Valvassori 头颈影像学

第 2 版

Mahmood F.Mafee
Galdino E.Valvassori　　著
Minerva Becker

刘怀军　等主译

中国医药科技出版社

内容提要

本书为《Valvassori头颈影像学》的第2版（增补版），翻译自国外知名专家的同名专著。全书共分六篇，以大量精美的图片和精到的文字介绍了颞骨、眼和眼眶、颅底、鼻腔和鼻旁窦、咀嚼系统、舌骨上颈部以及舌骨下颈部的解剖、病理和影像学特征，其中大量珍贵图片来自于国外著名专家的收藏，有很高的学术研究价值。

本书为头颈影像学方面的经典专著，可供影像科医生和相关临床医生学习参考。

图字 01-2006-4201号

图书在版编目(CIP)数据

Valvassori头颈影像学／马菲（Mafee，M，F.）等著；刘怀军等译.—2版.
—北京：中国医药科技出版社，2011.1
书名原文：Valvassori’s Imaging of the Head and Neck
ISBN 978-7-5067-4441-6

Ⅰ.①V… Ⅱ.①马… ②刘… Ⅲ.①头部－疾病－影像诊断
②颈－疾病－影像诊断 Ⅳ.①R651.04 ②R653.04

中国版本图书馆CIP数据核字（2009）第205755号

美术编辑 张 璐

出版 中国医药科技出版社
地址 北京市海淀区文慧园北路甲22号
邮编 100082
电话 发行：010-62227427 邮购：010-62236938
网址 www.cmstp.com
规格 650×960mm 1/8
印张 55
字数 1820千字
版次 2011年1月第1版
印次 2011年1月第1次印刷
印刷 北京高岭印刷有限公司
经销 全国各地新华书店
书号 ISBN 978-7-5067-4441-6
定价 360.00元

参译人员

主　译　刘怀军　王藏海　耿左军　全冠民　李彩英

副主译　杨　桦　冯平勇　汪国石　杨冀萍　朱青峰

李　英　李　晖

译　者　（以姓氏笔画为序）

王文燕　王立新　王　勇　王春霞　王颖杰
王　黎　王藏海　冯平勇　史朝霞　玉　鉴
边艳珠　乔桂荣　全冠民　刘怀军　刘增品
刘　燕　朱青峰　何　杰　张　晖　张新荣
李　英　李　晖　李彩英　李翠宁　杜亚强
杨　飞　杨　桦　杨艳梅　杨冀萍　汪国石
陈　薇　周立霞　周存河　孟令惠　尚　华
武柏林　柳　青　贺　丹　赵　林　栾　静
耿左军　袁　涛　贾秀川　郭平珍　陶　冉
崔彩霞　梁　莹　黄勃源　颜立群　薄士伟

译者的话

本书是一本集大量专业知识、基础知识、临床经验和影像资料的头颈影像学专著。全书内容丰富，用典型病例展开讨论的方式叙述了头颈部常见病、多发病的病理、临床与影像医学表现，是一本非常好的专业用参考书和工具书，适用于在校学生、临床医生和影像医学专业医技人员学习和使用。

本书在翻译过程中得到了我校多名教授的指导和帮助，王克岐教授、王永生教授非常支持和帮助我们的工作，提出了非常宝贵的意见，王汝圭教授在百忙中参加了审校工作，在此，深深致谢。此外，李晖、杨冀萍、杨飞、梁莹几位博士和硕士研究生在稿件整理和译务工作中也做出了巨大贡献。

感谢本书编辑和出版社所有人员对我们工作的支持和帮助。

感谢所有帮助和支持我们的各位老师和朋友。

译者

2010-7-18

谨以本书献给我们的爱人和孩子：

Mahvash, Rana, Alireza, 和 Mariam Mafee;

Eleanor, Danielle, Alex, Laura, 和 Pia Valvassori;

Christoph, Marie-Christine, 和 Manuel Becker.

著者简历

Mahmood F.Mafee,M.D.,F.A.C.R.
美国芝加哥伊利诺州大学医学院放射学教授
眼耳科医院头颈放射科主任
磁共振室主任
美国芝加哥伊利诺州大学医院前任放射科主任
前任美国头颈放射学会主席
美国华盛顿病理学军事学会前任著名的科学家
德国汉诺威国际神经科学学会名誉访问教授

Galdino E.Valvassori,M.D.,F.A.C.R.
美国芝加哥伊利诺州大学医学院放射科和耳鼻喉 - 头颈外科教授
美国头颈放射学会的创立者之一和首任主席
美国神经放射学会和德国耳鼻喉科学会名誉会员

Minerva Becker,M.D.
副教授
头颈放射学、诊断和介入放射学科、放射和医疗信息科主任
瑞士日内瓦大学医院耳鼻喉科和头颈外科临床会诊医师
欧洲头颈放射学会教育委员会主席

前言

过去30年来，医学影像诊断学取得了显著的进展。在数字影像领域，新影像技术的发展和持续进步为研究头颈部解剖和病理打开了崭新的一页。美国头颈部放射学协会（ASHNR）及其欧洲、亚洲分部之所以不断进取，是因为十分紧迫地意识到头颈部放射学在诊断和处理头颈部、颅底、神经－眼科和神经－耳科疾病方面的重要作用。

这个版本继承了第一版Valvassori主编的头颈部影像学（头颈部放射学的第一本教科书）中的优秀部分，同时也对头颈部影像学的最新进展及相关知识进行了综合性回顾。本版本包括的内容根据解剖学分区共归纳为12章。新增了包括颞颌关节、泪腺引流系统、牙齿扫描、头颈部的纤维骨和软骨性病变、MRI唾液腺造影、MR介入技术及甲状腺和甲状旁腺的最新内容。所有章节都扩增了该领域的新进展，并强调了影像解剖、相应病理改变及相关临床资料的重要性。对于每一个解剖分区，都介绍了胚胎学和解剖学、先天和发育异常、炎症、良性和恶性肿瘤性病变以及外伤和术后改变等相关内容。每一章节都列出了尽可能新的详细的参考文献。并花很大精力加入细腻的示意图来提供尽可能多的信息。

我们希望这本教科书可以给学生及该领域的放射科、耳鼻喉科、神经耳科、鼻科、头颈外科、眼科、神经眼科、口腔颌面－颞下颌外科、神经科、神经外科和肿瘤科的医生们提供帮助。

衷心感谢Cliff Bergman博士和Thieme International出版社所有参与编辑及出版工作的人员，尤其要感谢Stephan Konnry、Gert Krüger和Ingrid Schollhammer的耐心的重要的指导，因为他们都有高度的职业水准；最后是我的秘书Jamieson女士在打印及组织工作中的辛勤付出。没有他们不知疲倦的努力，这本书就不能如期完成。

Mahmood F.Mafee
Galdino E. Valvassori
Minerva Becker

目录

第 1 篇　颞骨

第 2 篇 眼和眼眶、颅底

第 3 篇 鼻腔和鼻旁窦

第 4 篇 咀嚼系统

第 5 篇 舌骨上颈部

第 6 篇 舌骨下颈部

所用影像学技术简写

2D FSE	二维快速自旋回波序列
3D FSE	三维快速自旋回波序列
CECT	对比增强 CT
CISS	稳态构成干扰序列
DTPA	二乙烯三胺五乙酸
DWI	弥散加权成像
EXPRESS	广泛匀相快速自旋回波序列
PGD	2-(^{18}F)氟 -2- 脱氧 -D- 葡萄糖
FISP	稳态进动快速成像
FLAIR	液体衰减反转恢复
FLASH	快速小角度激发
FSE	快速自旋回波
FSEIR	快速自旋回波反转恢复
GRASE	梯度和自旋回波
GRASS	稳态梯度回波重聚采集
HASTE	半傅里叶单次激发快速自旋回波技术
HU	Hounsfield 单位
MIP	最大密度投影
MRA	磁共振血管成像
MRV	磁共振静脉成像
NCCT	非强化 CT
PD	质子密度
PET	正电子发射体层摄影
RARE	弛豫增强的快速采集序列
STIR	短 TI 翻转恢复序列
T1WI	T1 加权
T2WI	T2 加权
TE	回波时间
TI	恢复时间
TR	重复时间
US	超声成像 / 超声

第1篇　颞骨

第1章　颞骨影像学

1 颞骨影像学

Galdino E.Valvassori

颞骨断面解剖

■解剖说明

乳突

乳突气房是一系列内衬黏膜，相互交通的空腔。乳突窦是气房中最大的一个，其向前经乳突窦入口与鼓室上隐窝相通。

外耳道

外耳道长约2.5～3.5cm，宽约6～9mm，外1/3由耳廓软骨延伸形成，内2/3为颞骨鼓部不完整的骨环构成。外耳道及鼓膜的外表面被有皮肤。

鼓膜

鼓膜分隔外耳道及中耳腔，其纤维弹性层外面衬外耳道皮肤，内面衬以中耳黏膜。膜的边缘增厚形成一个纤维软骨环（鼓环），环面朝向前上方。锤骨毗邻的鼓膜皱襞围成的三角形区域，没有弹力纤维层，因此鼓膜可分成小部分的松弛部和大部分的紧张部。鼓膜内凸，其最凸处恰与锤骨柄相连，称为鼓膜脐，而锤骨紧密连接于鼓膜内面。

中耳

中耳或叫鼓室，是一个不规则的含气腔隙，外界由鼓膜及其上方的鼓室上隐窝外侧壁构成，内侧面是内耳囊，上壁是鼓室盖，下壁是鼓室底板。中耳分为三部分：鼓膜内侧为中鼓室；向上为鼓室上隐窝；低于外耳道下壁部分为下鼓室，位于颈静脉球上方。咽鼓管和鼓膜张肌管开口于前壁。中鼓室后壁是锥隆起，呈锥形中空的骨性突起，内藏镫骨肌，并有该肌肌腱穿出。锥隆起外侧面是面隐窝，覆盖于面神经管乳突部的上部；内侧面是鼓窦，由中鼓室向后延伸囊状结构，大小不一。

中耳内侧壁即迷路壁上部可见由水平半规管形成的凸起，其下方耳蜗底周外侧面凸向鼓室形成的隆起（鼓岬）。鼓岬后面的凹陷分别是卵圆窗(前庭窗)和圆窗(蜗窗)。

中耳腔内可见由三块听小骨组成的听小骨链。在鼓室上隐窝，锤骨头与砧骨体形成锤砧关节，砧骨体向后逐渐变细形成短突，锤骨柄向下伸到鼓膜；砧骨长突与镫骨头形成砧镫关节。

面神经

面神经于第Ⅷ颅神经内侧约2mm处出脑，穿过桥小脑角池，于位听神经前上方进入内听道。在内听道底部，进入面神经管。面神经管向前外方走行，到达膝状神经节(迷路部或岩部)。在这里，岩大神经离开神经节加入深部岩神经形成Vidian神经。在膝状神经节，面神经急转（前膝）完全进入中耳的内侧壁，恰好通过卵圆窗的上部（鼓室部)。在锥隆起水平，面神经再次转向(锥曲）向下到达茎乳孔（乳突部)，并于此处出颞骨进入腮腺。

内耳

位于岩锥内的骨迷路充满了外淋巴。较小的膜迷路位于骨迷路内，漂浮于外淋巴液中，内含内淋巴。外淋巴腔通过耳蜗导水管与蛛网膜下隙直接交通。内淋巴腔不与蛛网膜下隙相通，终止于封闭的内淋巴囊，内淋巴囊位于后颅窝的硬脑膜下。

骨迷路由耳蜗、前庭和半规管组成。膜迷路包括耳蜗内的蜗管、前庭内的椭圆囊和球囊、膜性半规管。骨迷路总体积是0.2cm³或200 μl。[3] 膜迷路容积约为骨迷路的1/5，即0.04cm³或40 μl。

■断面解剖

正常断面解剖通过颞骨大体标本断面予以说明，包括是轴面、冠状面、20°斜冠状面和矢状面。每个大体标本断面均有缩小X线照片和CT图像对照。[31] 然而，缩小照片和CT图像制作轴位、冠状位、20°斜冠状位的大体标本并非同一块颞骨，而是来自其他研究活体。因此CT断面与相应的大体标本断面和缩小照片相似，但不完全一致。

横断面

图1.1显示成人右侧颞骨弓状隆起下方2mm横断面结构。断面外侧部为乳突气房占据；上半规管的前、后支位于中央，副弓状血管在上半规管两支之间穿过。岩上窦沿岩骨尖的上缘走行。

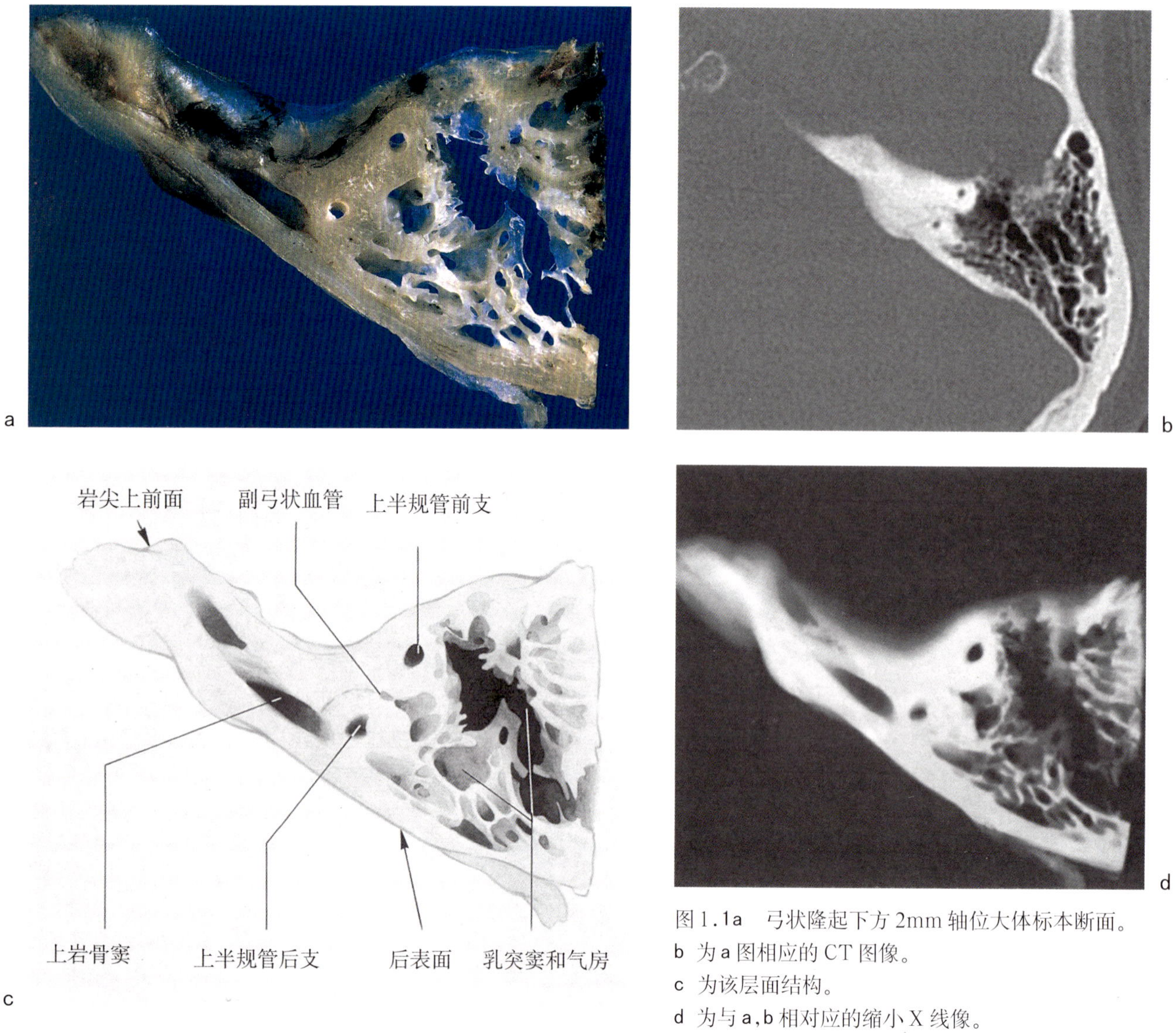

图1.1a　弓状隆起下方2mm轴位大体标本断面。
b 为a图相应的CT图像。
c 为该层面结构。
d 为与a,b相对应的缩小X线像。

图1.2与图1.1相邻　位于其下方层厚2mm显示成人右侧颞骨横断面结构。乳突窦开口于上鼓室，乳突小房环绕着上鼓室和乳突窦。锤骨头的上部和砧骨体显示于上鼓室内。上半规管和后半规管的非壶腹支于总脚处汇合。副弓状血管于副弓状窝向外侧穿行于上半规管前后两支之间。水平半规管构成乳突窦的内侧壁，水平半规管和上半规管的壶腹部分别开口于前庭的上部。该断面同时显示内听道的顶壁。

图1.3和1.4显示成人右侧颞骨，位于图1.2下方为层厚2mm断的上下面。乳突小房围绕着乳突窦并向侧面延伸到上鼓室周围。上鼓室内为锤骨头和砧骨体，砧骨短突止于砧骨窝内。此平面上鼓室腔在某种程度上近似三角形，底边在前，其内侧壁和外侧壁向后于乳突窦口处聚拢。上鼓室内侧壁与矢状面形成20°～25°夹角，其外侧壁与矢状面形成10°夹角。

水平半规管壶腹端进入前庭前部（图1.3），非壶腹端开口于前庭后部（图1.4）。后半规管自总脚向后外方伸展。椭圆囊斑横过前庭上部（图1.4a）。面神经和上前庭神经位于内听道内，上前庭神经朝向椭圆囊斑和水平、上半规管壶腹部弯曲（图1.3a）。面神经岩部或迷路部自内听道向膝状神经节走行。面神经在膝状神经节处急转进入水平部，沿鼓室内侧壁向后走行于水平半规管的正下方（图1.3a，1.4b）。内听道底的前方是耳蜗轴基底环和中环的上部。前庭导水管的上曲紧邻后半规管走行（图1.3b，1.4b）。

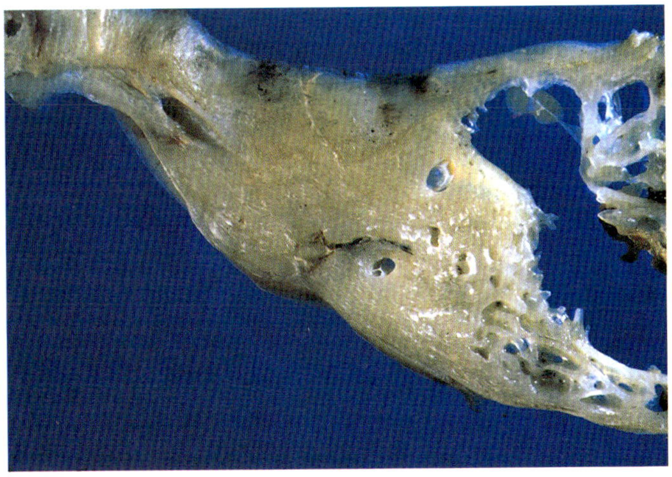
a

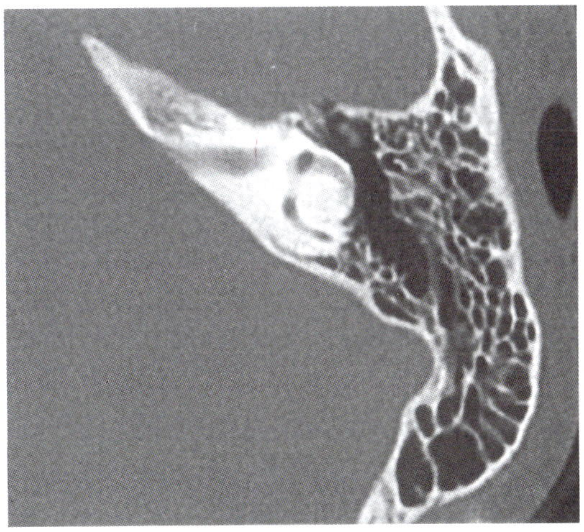
b

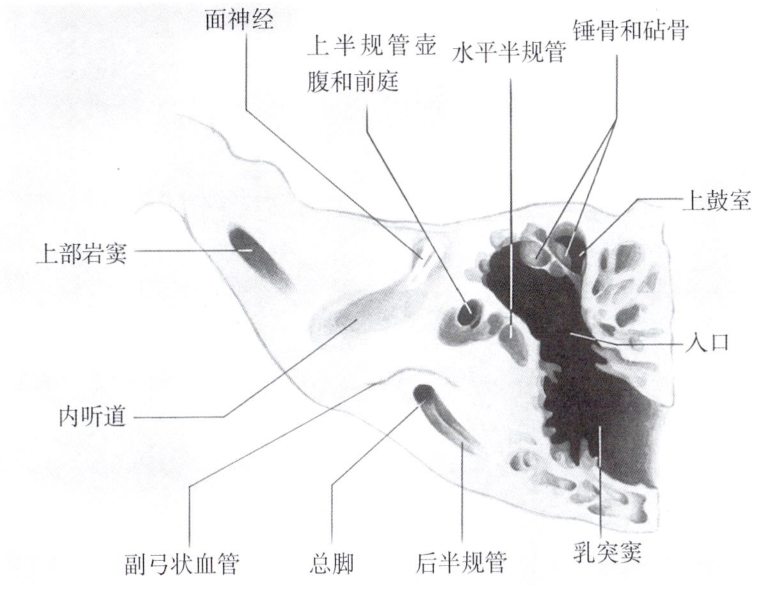

c

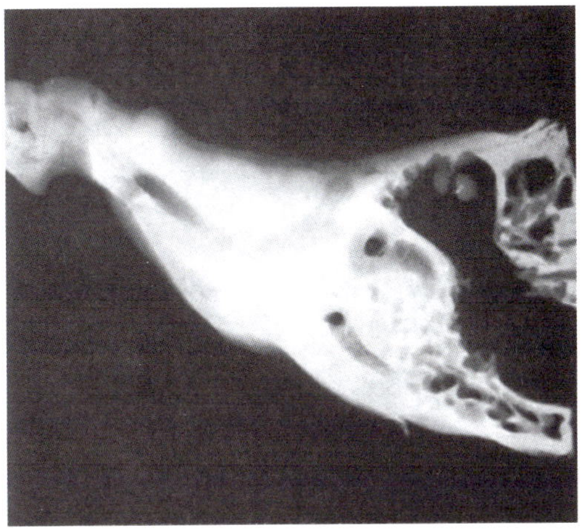
d

图1.2a　紧邻图1.1下方轴位大体标本断面。
b　为与a相对应的CT图像。
c　为该层面所显示的结构。
d　为与a,b相对应的微观X线摄影。

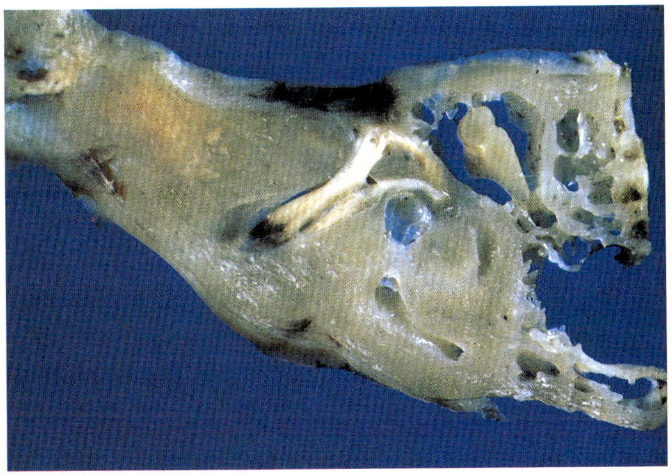
a

图1.3a　紧邻图1.2a下方轴位大体标本断面的上面。

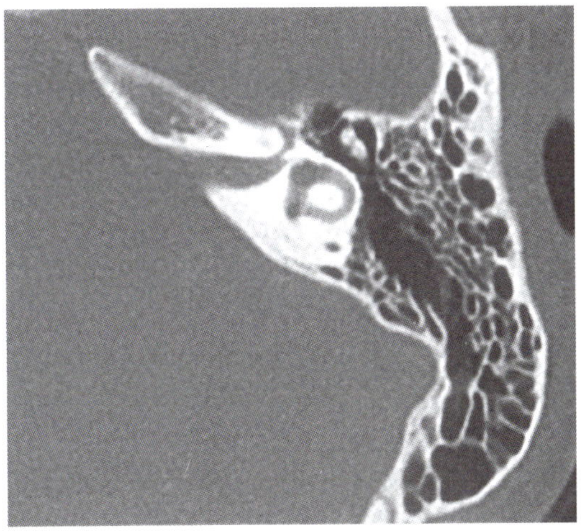
b

b　为与a相对应的CT图像。

图1.5和1.6显示成年人右侧颞骨图1.4下方相邻2mm厚横断层的上、下面。断层经过乳突窦和内听道上壁。鼓膜张肌肌腱自匙突到锤骨颈，显示于断层的下表面(图1.6a)。在卵圆窝，可见镫骨底板略向下弯曲，砧镫关节略低于底板下方（图1.6c)。面神经于卵圆窗处出现第二次转向。镫骨肌韧带和锥隆起位于面神经的前内侧(图1.6a)。

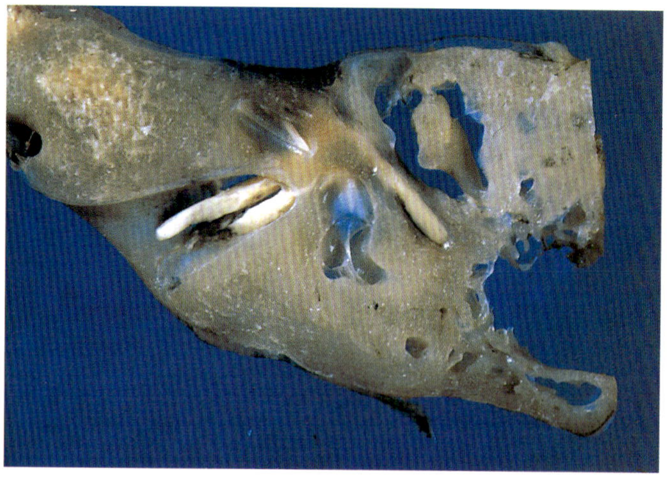
a

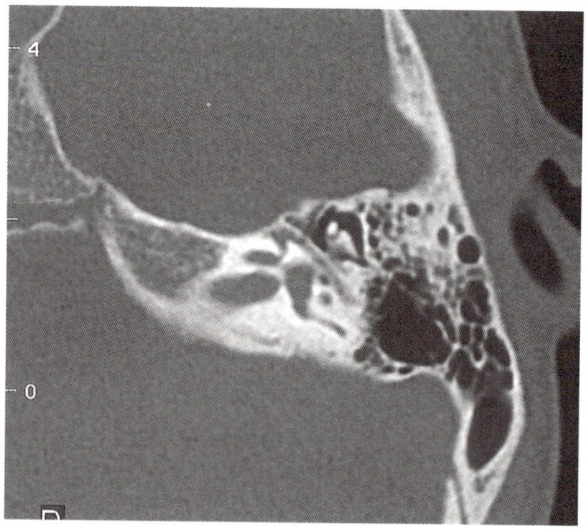
b

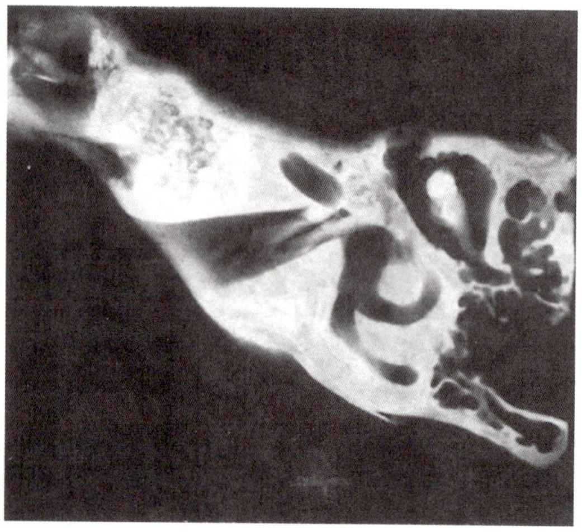
c

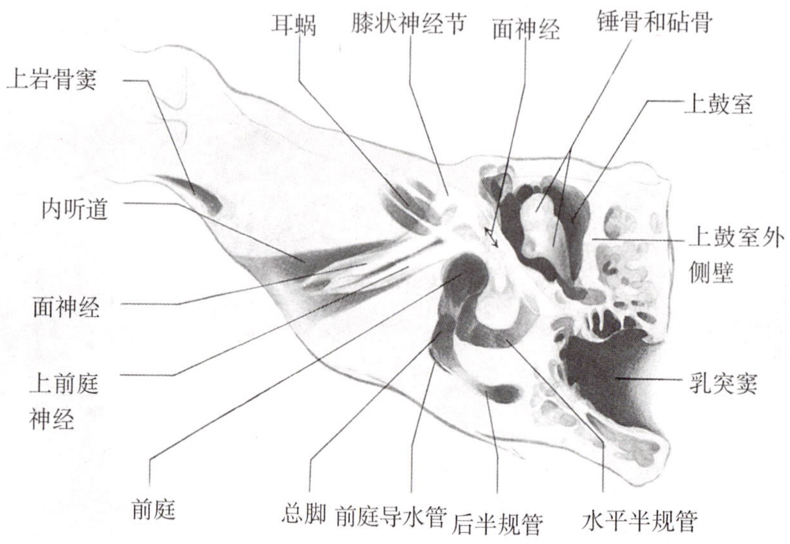

d

图1.4a　为相邻图1.2　a下方2mm轴位大体标本下面。
b　为与a相对应的CT图像。
c　为与图1.3a，1.4a对应的大体标本断面微缩X线摄影。
d　为该层面所显示的结构（图1.3，1.4）。

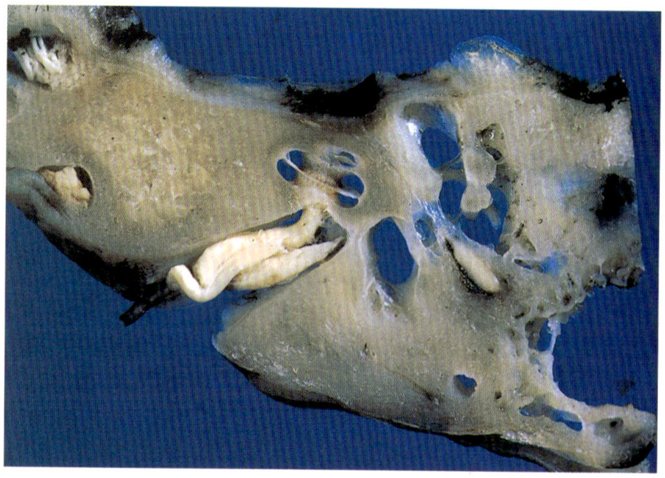
a

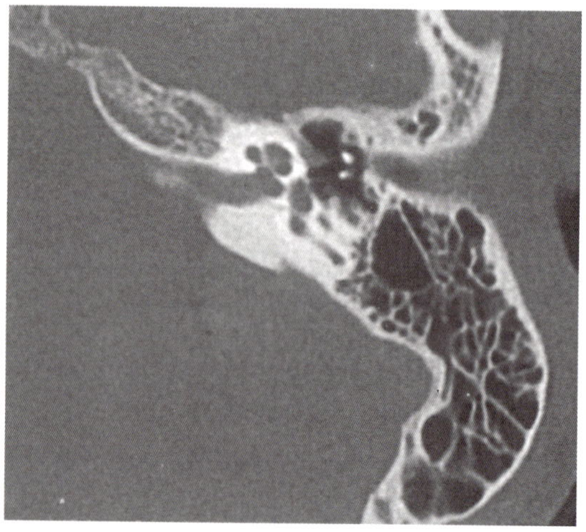
b

图1.5a　相邻图1.4a下方轴位大体标本断面的上表面。
b　为与a相对应的CT图像。

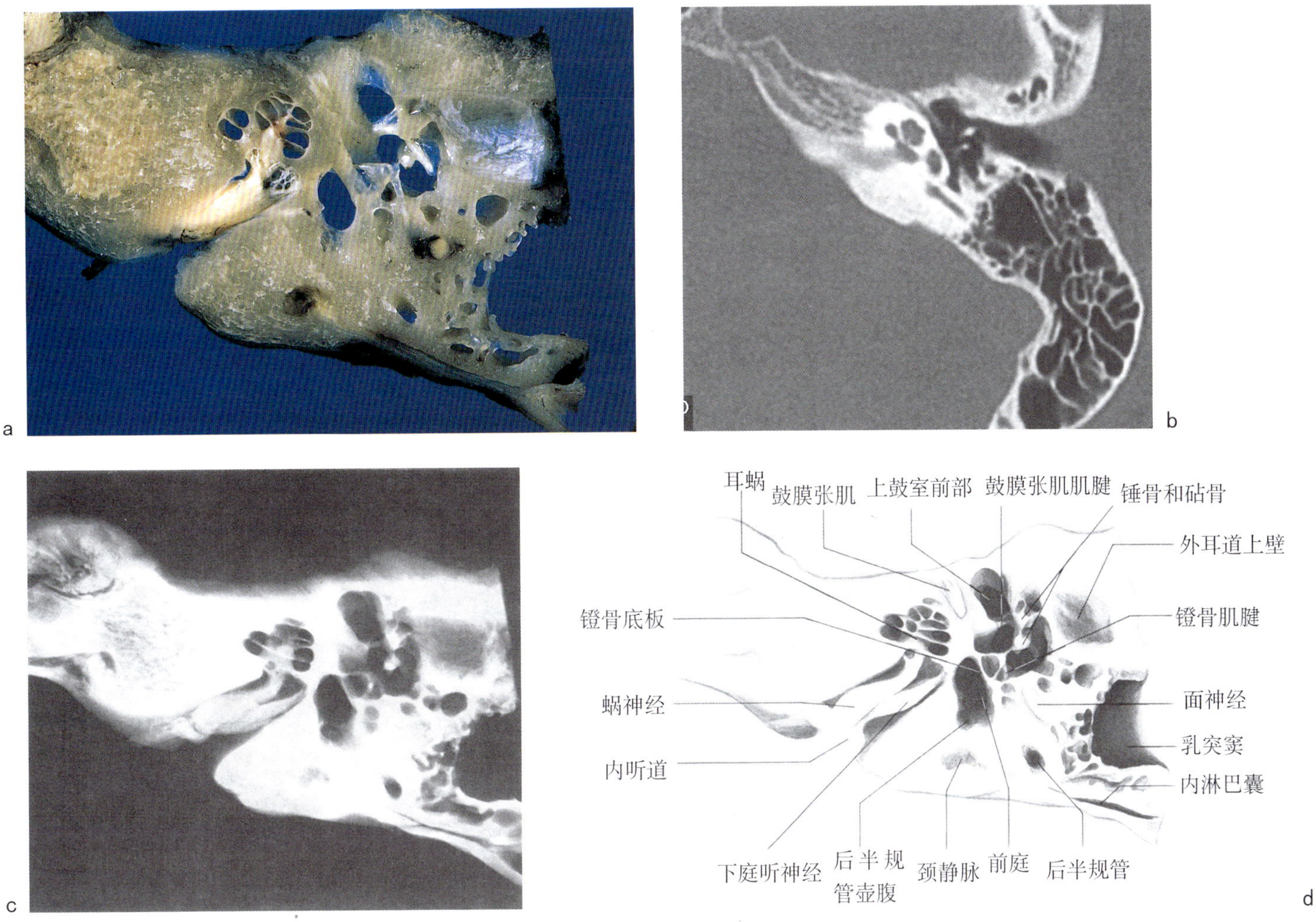

图1.6a　图1.4a下方2mm厚轴位大体标本断面的下表面。
b　为与a相对应的CT图像。
c　为与图1.5a、1.6a对应的大体标本断面微缩摄影。
d　为该层面所显示的结构（图1.5、1.6）。

在这一平面镫骨底板构成了前庭的外侧壁。后半规管膜性壶腹端连接前庭内后缘的椭圆囊（图1.6a）。后半规管壶腹旁的前庭神经此前于单孔出内听道（图1.6a，b）。后半规管位于前庭导水管的前方。该平面可见内淋巴囊进入前庭导水管。断面经过耳蜗轴和耳蜗的三个环。内听道内的蜗神经转向前右进入位于蜗轴内侧2mm的内听道底。蜗神经和下前庭神经位于内听道的下部。

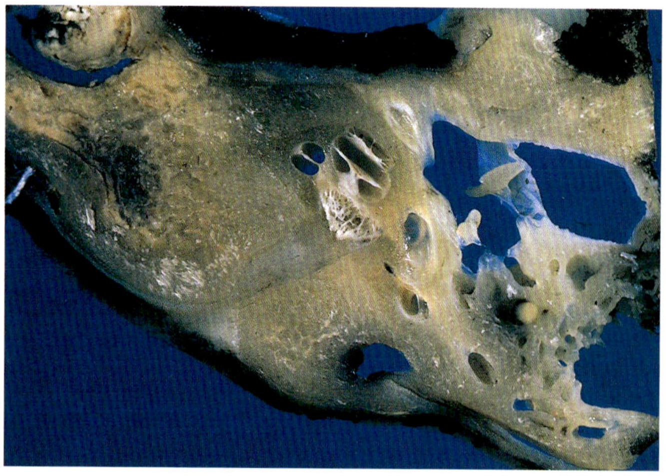

a

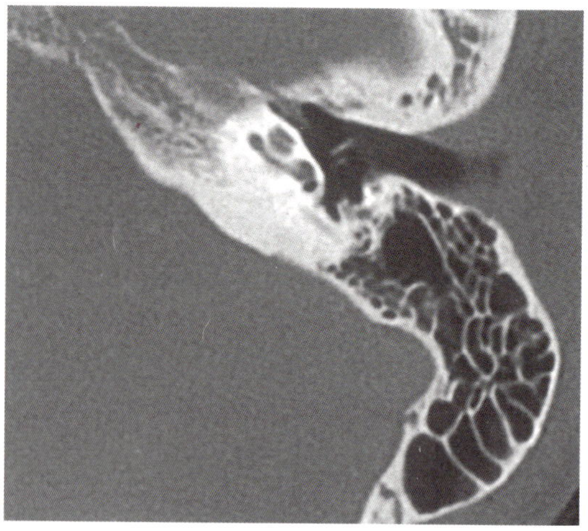

b

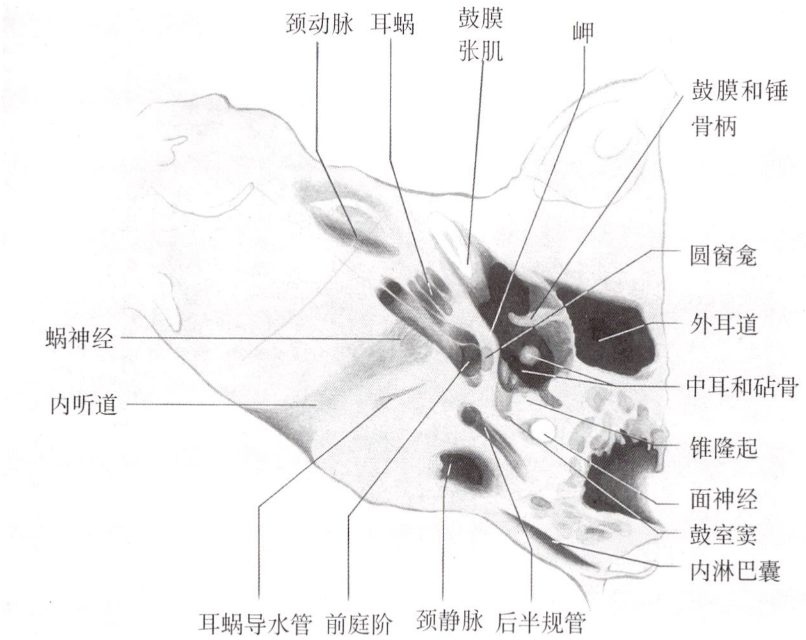

c

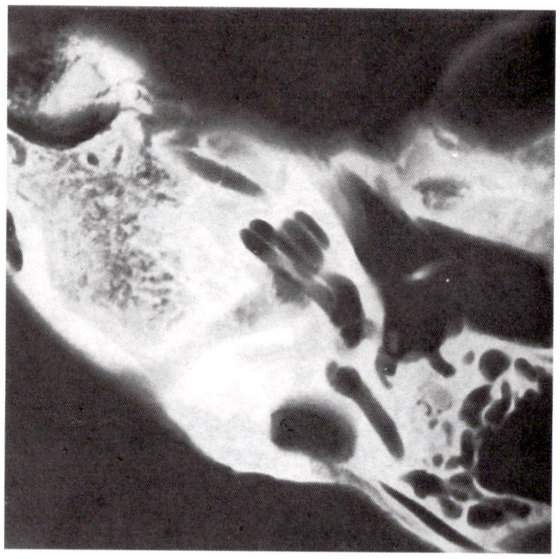

d

图1.7a　为相邻图1.6a下方轴位大体标本断面。
b　为与a相对应的CT图像。
c　为该层面所显示的结构。
d　为与a、b对应的大体标本断面微缩摄影。

图1.7示成人右侧颞骨图1.6下方紧邻2mm厚横断面。该层面鼓膜和锤骨柄的一部分将外耳道与中耳隔开。砧骨豆状突恰好位于锤骨柄后方。鼓膜张肌管位于中耳内侧壁的前部。面神经降部行于中耳后壁内，位于锥隆起和鼓室窦的外侧面。耳蜗底环旁的骨板外突形成了中耳内侧壁上的岬。耳蜗的三个环均可显示。螺旋形的薄骨板将前庭阶和鼓室阶分隔开来。在圆窗龛可见圆窗膜封闭鼓室阶。后半规管壶腹即将进入前庭的下、后部，显示于圆窗附近。后半规管弓向后位于面神经管与内淋巴囊之间的厚层组织中。颈静脉窝的圆顶位于中耳内侧方，耳蜗导水管自颞骨的后部行向圆窗区。

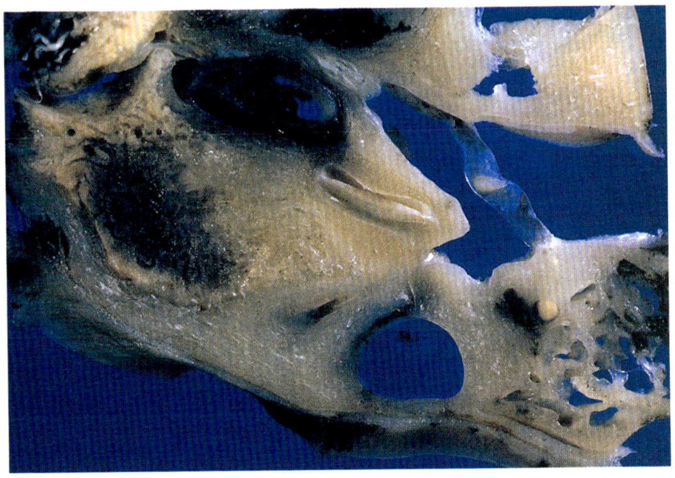

a

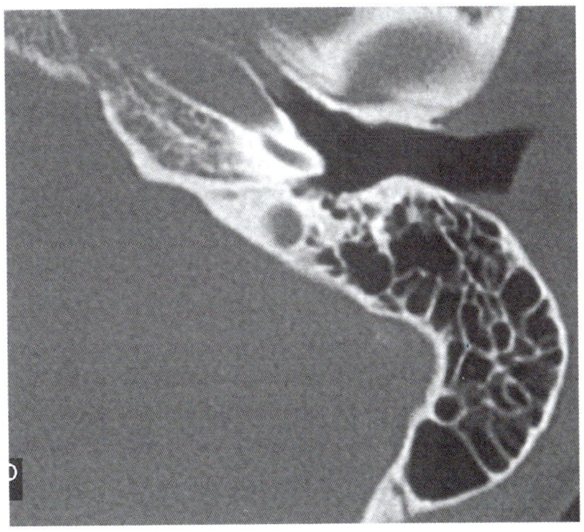

b

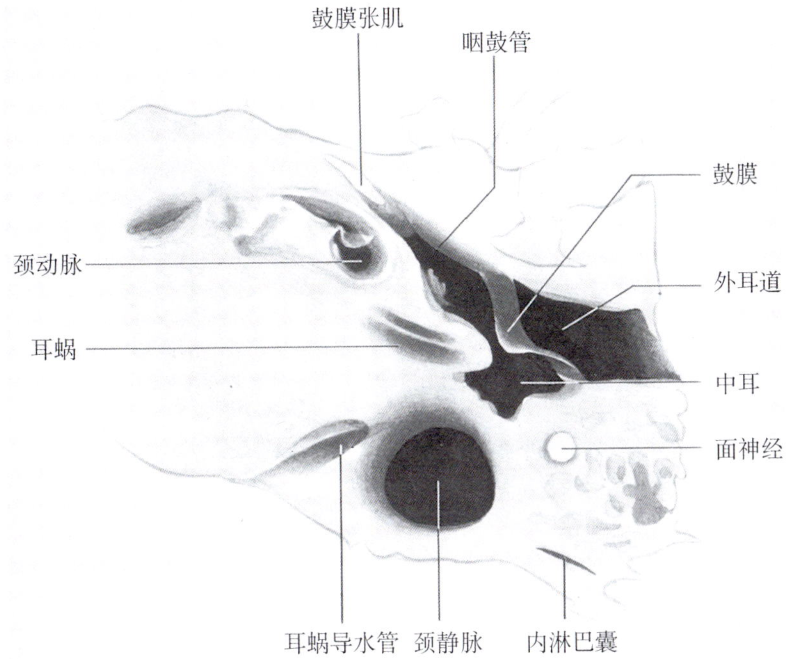

c

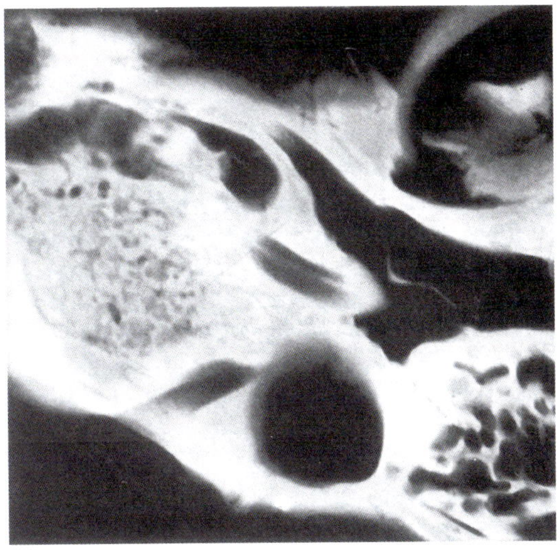

d

图 1.8a 为紧邻图 1.7a 下方轴位大体标本断面。
b 为与 a 相对应的 CT 图像。
c 为该层面所显示的结构。
d 为与 a，b 对应的大体标本断面微缩摄影。

图 1.8 显示成人右侧颞骨紧邻图 1.7 下方 2mm 厚横断面结构。锤骨柄的尖端附于鼓膜脐部。鼓膜张肌位于颈内动脉外上方。颈动脉位于耳蜗底环前方，邻近骨性咽鼓管内侧壁。面神经降部位于颈静脉窝外侧。耳蜗底环的下部构成了中耳的内侧壁。耳蜗导水管位于颈静脉窝的内侧，向内逐渐增宽开口于蛛网膜下隙。

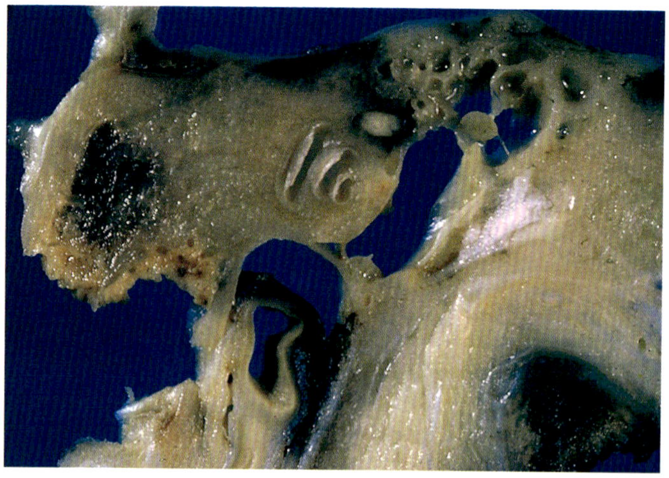

a

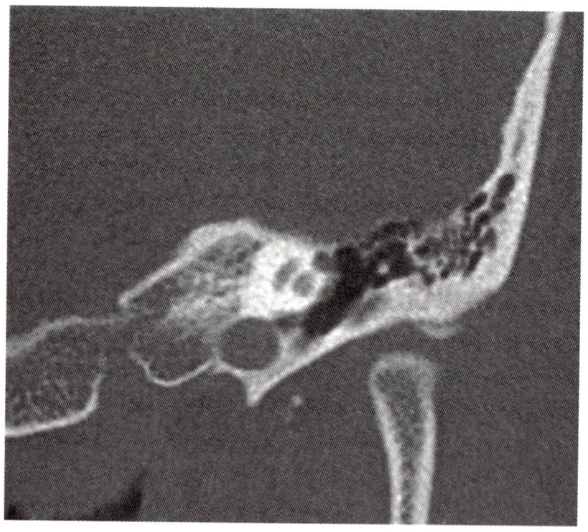

b

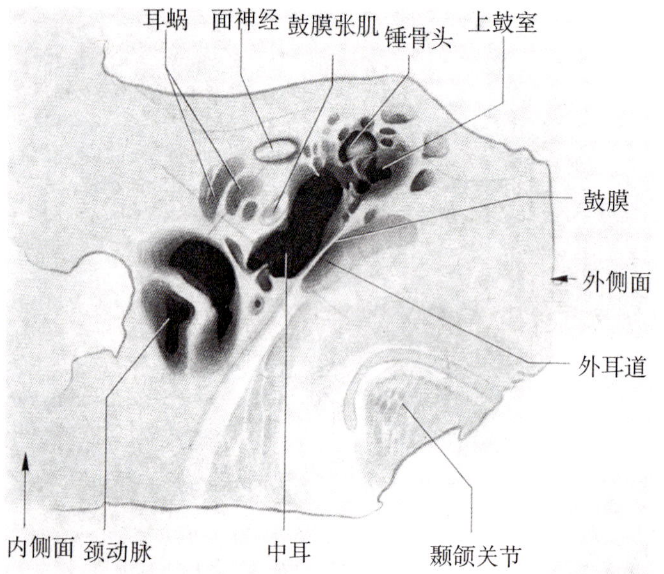

c

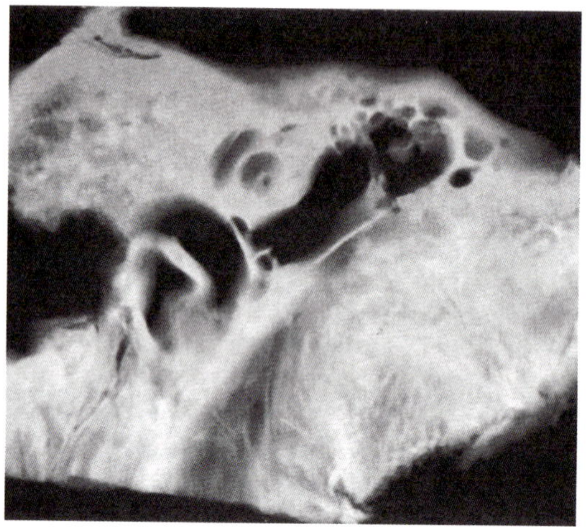

d

图 1.9a 为冠状位大体标本断面。
b 为与 a 相对应的 CT 图像。
c 为该层面所显示的结构。
d 为与 a，b 对应的大体标本断面微缩 X 线摄影。

冠状面断层

图 1.9 显示成人左侧颞骨 2mm 厚冠状断面结构，经外耳道前壁、大部分鼓膜前部、和颞颌关节后部平面。上鼓室内可见小片锤骨头。下鼓室与颈动脉管之间由薄层骨板分隔。面神经膝状神经节位于耳蜗上方，鼓膜张肌管位于中耳内侧壁。

图 1.10 显示成人左侧颞骨 2mm 层厚冠状面结构，为图 1.9 前方紧邻层面。可见菲薄的鼓膜切面将中耳与外耳道隔开，鼓膜松弛部的一小部分回缩附于骨环（Rivinus）切迹内锤骨短突上。骨膜张肌韧带穿过中耳，经匙突止于锤骨颈。上鼓室外侧壁与外耳道上壁在锤骨颈外侧交汇，边缘锐利。部分砧骨体显露于砧锤关节外侧，这可以说明听小骨块特征性的分叶表现。在组织切面后上方，面神经出膝状神经节后分为迷路部和鼓室部。在 CT 图像上，此分叉表现为毗邻的双环状孔洞。耳蜗的底环、中环和顶环位于颈动脉管的上方。

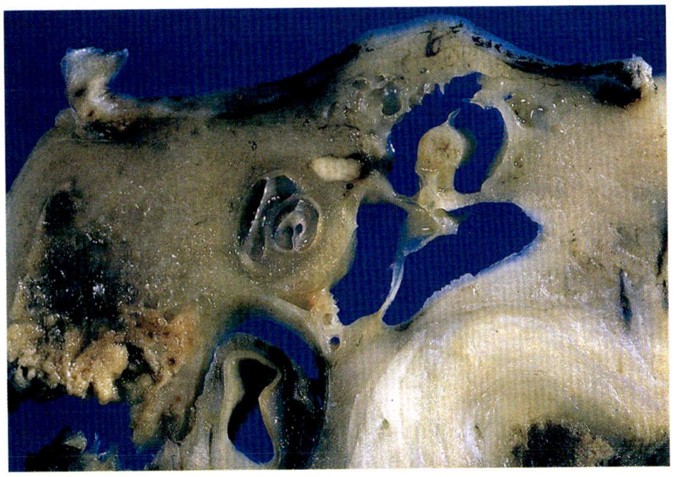
a

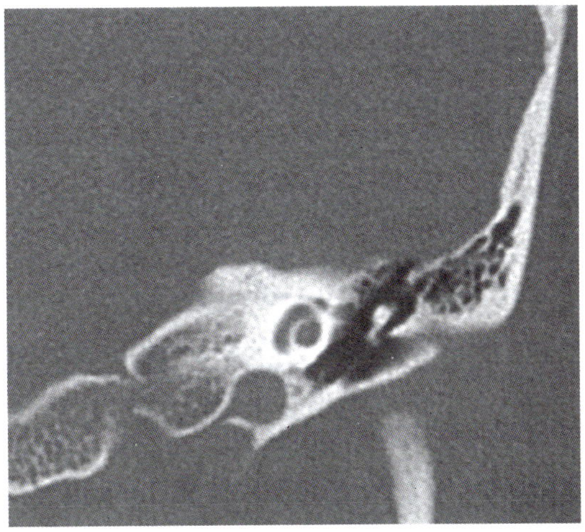
b

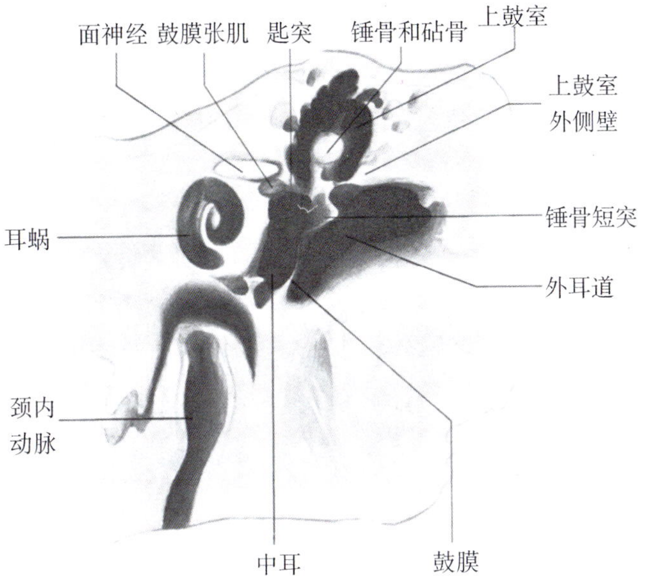

c

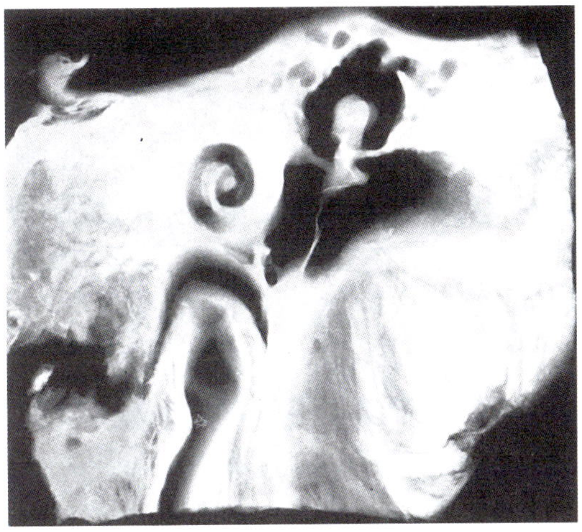
d

图1.10a 续于图1.9a后方2mm冠状位断面。
b 为与a相对应的CT图像。
c 为该层面所显示的结构。
d 为与a，b对应的微缩X线摄影。

图1.11示成人左侧颞骨结构，续于图1.10后方2mm厚的冠状断层。鼓膜和锤骨柄相连，分隔外耳道和中耳。鼓室上隐窝外侧壁的下缘和外耳道上壁形成三角形的突起（盾板），尖端指向内侧。

砧骨体部的一部分和砧骨长突位于上鼓室内，介于水平半规管突起和上鼓室外侧壁之间。面神经鼓室部在水平半规管的下方，卵圆窗前缘的上方。镫骨底板前部一小部分和前脚位于卵圆窗内。面神经的近段位于内听道的上部。此切面（图1.11a）可显示前庭的前壁、水平半规管和上半规管，部分膜迷路出现于前庭和半规管的腔内。

在面神经下方，蜗神经进入耳蜗轴的螺旋孔裂内。耳蜗底环的近端外凸形成中耳内侧壁上的岬。颈动脉管位于耳蜗底环下方。

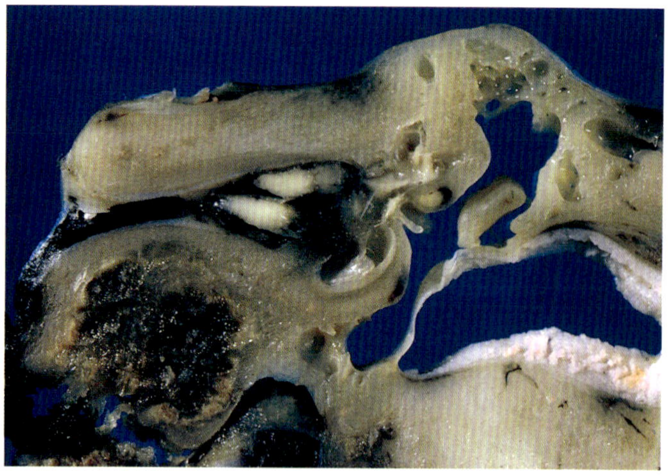

a

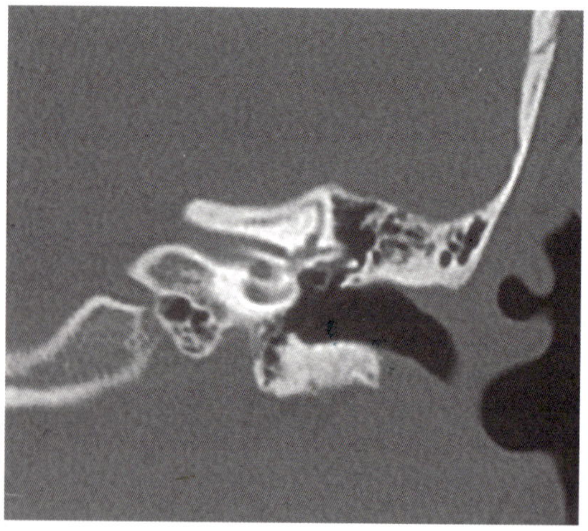

b

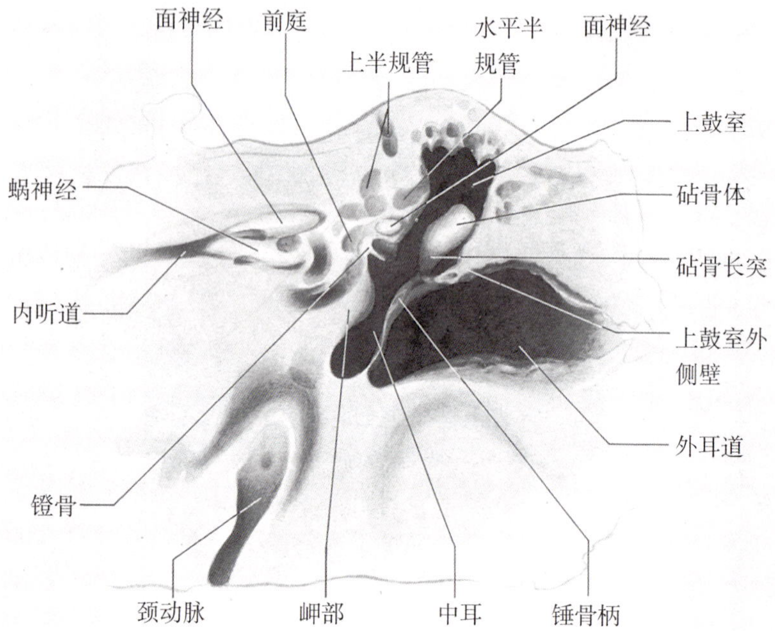

c

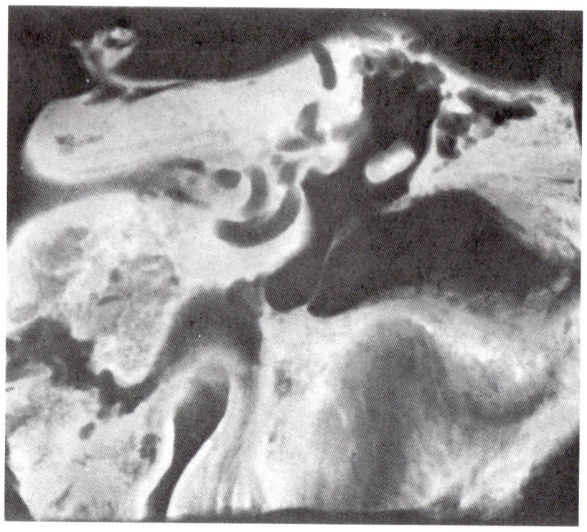

d

图1.11a 续于图1.10a后方2mm冠状位断面。
b 为与a相对应的CT图像。
c 为该层面所显示的结构。
d 为与a，b对应的断面微缩C线摄影。

图1.12和1.13示成人左侧颞骨，紧邻图1.11后方2mm厚冠状断面的前层和后面结构。鼓膜分隔外耳和中耳。砧骨长突伸向镫骨，尚未完全显示（图1.12a）。砧骨短突尖端位于乳突窦口处，在上鼓室外侧壁和水平半规管突起之间（图1.13a）。乳突窦自窦口向上向后扩展。该组织断面可显示前庭、上半规管和水平半规管的壶腹部。椭圆囊和椭圆囊（听）斑占据骨性前庭的上部。球囊的一部分位于前庭内侧壁上。面神经出现于水平半规管和卵圆窗之间。该断面包括了镫骨底板和底板上结构的大部分。前庭阶开口于前庭下部，而鼓室阶一直延伸到圆窗。面神经和听神经走行于内听道内。

图1.14示成人左侧颞骨紧邻图1.13后方2mm厚冠状断面结构。断面显示外耳道和中耳的后部。水平半规管伸入乳突窦内。上半规管于前庭上方汇入总脚。面神经位于水平半规管下方。锥隆起及镫骨肌肌腱在面神经的下方。中耳向内侧延伸越过锥隆起形成鼓室窦。面神经隐窝位于面神经和鼓膜后上部之间。

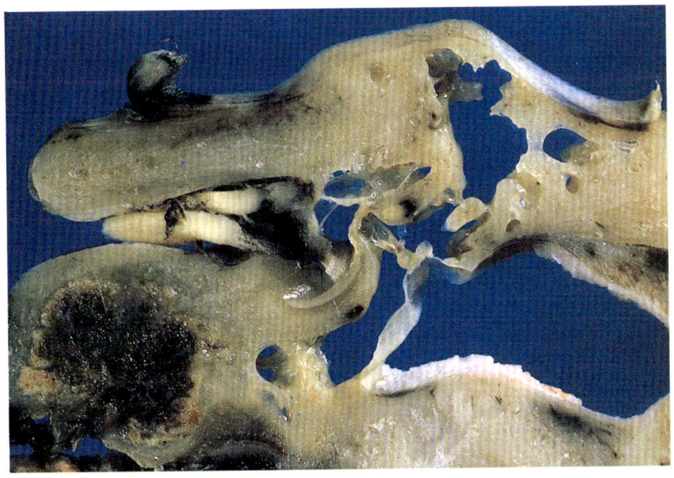

a

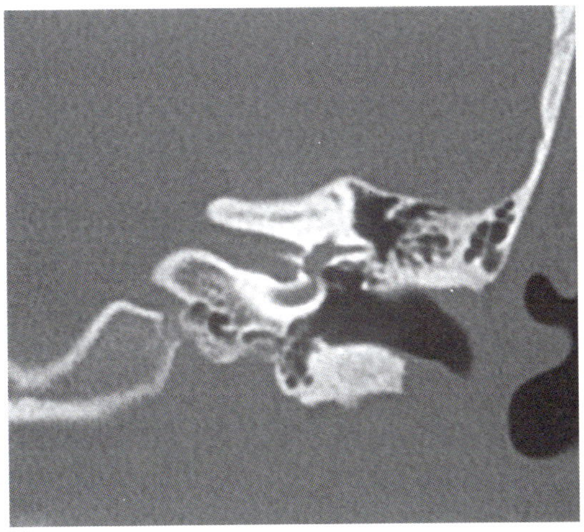

b

图1.12a 续于图1.11a后方2mm冠状位大体标本断面的前面观。 b 为与a相对应的CT图像。

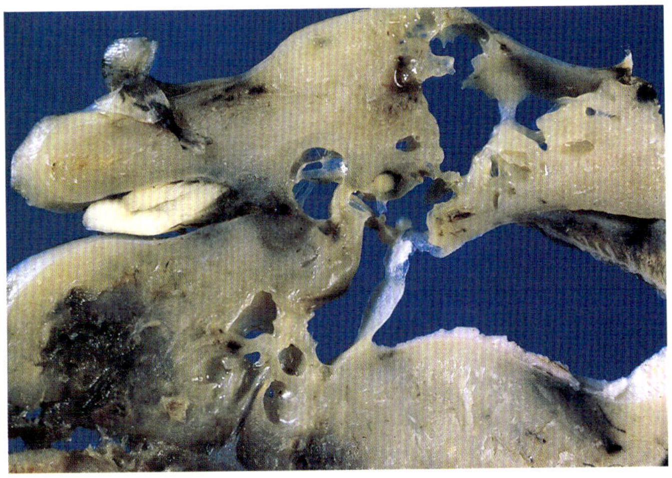

a

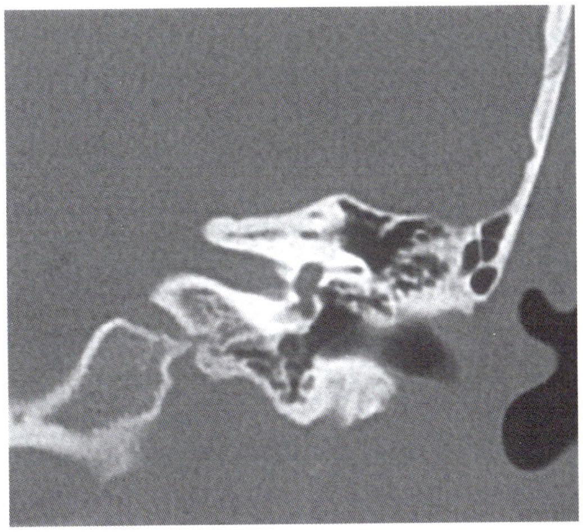

b

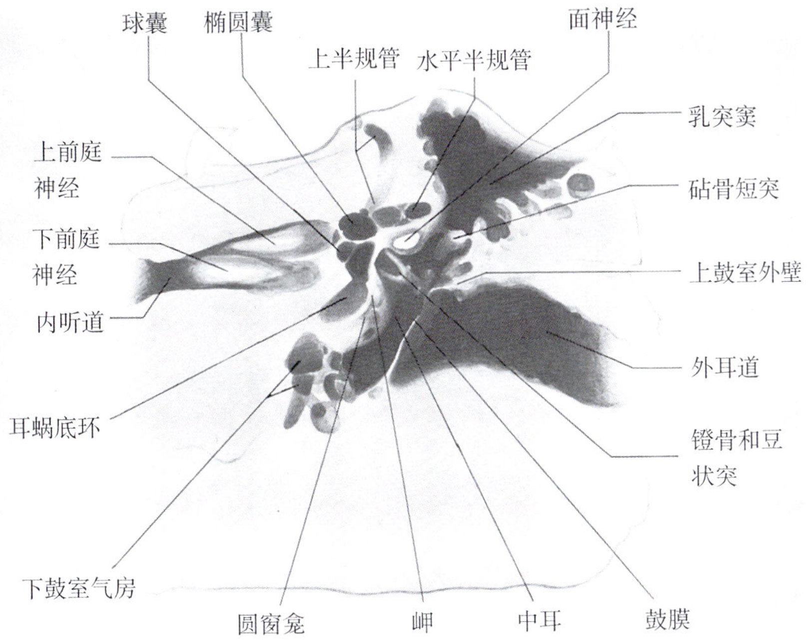

c

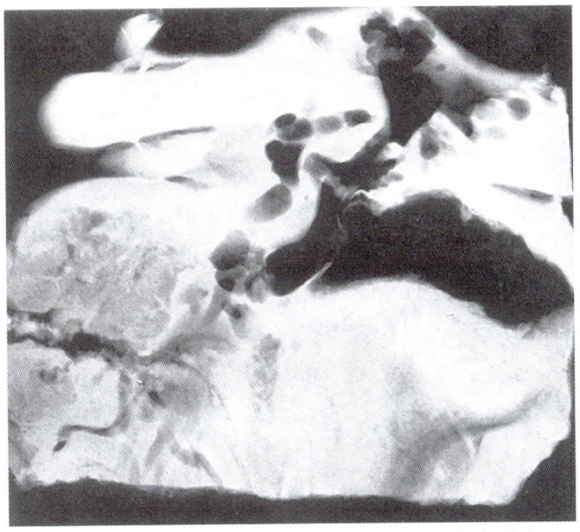

d

图1.13a 续于图1.11a后方2mm冠状位大体标本断面的后面观。
b 为与a相对应的CT图像。
c 为该层面所显示的结构。
d 为与图1.12a、1.13a对应的标本断面微缩X线摄影。

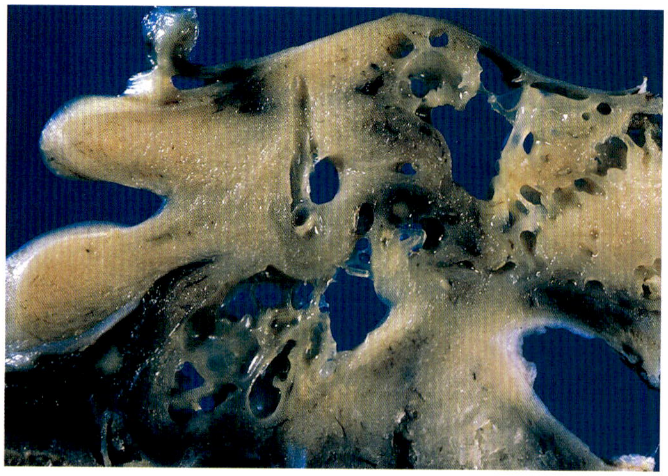

a

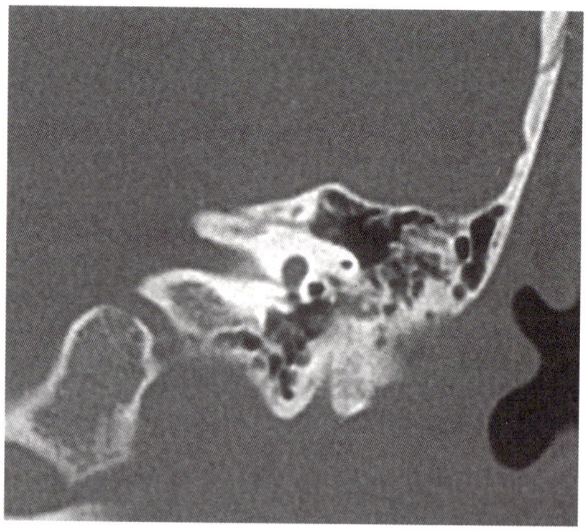

b

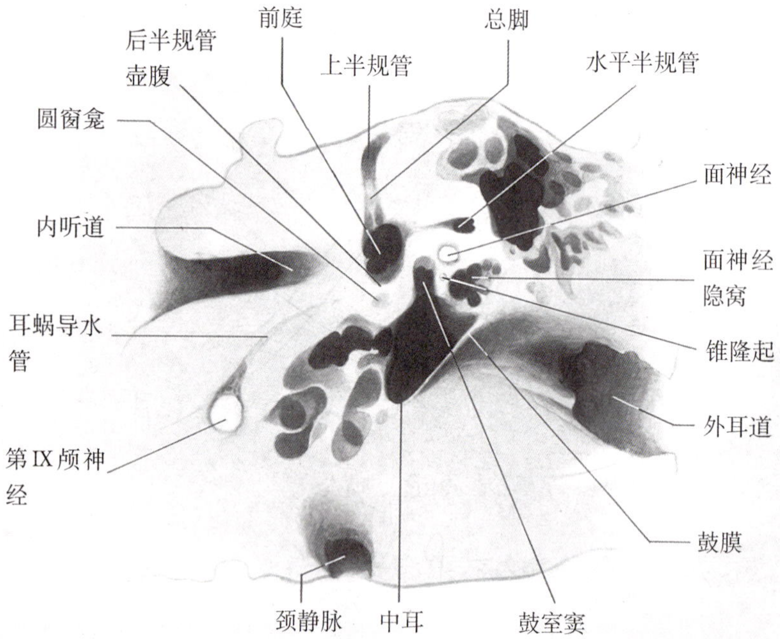

c

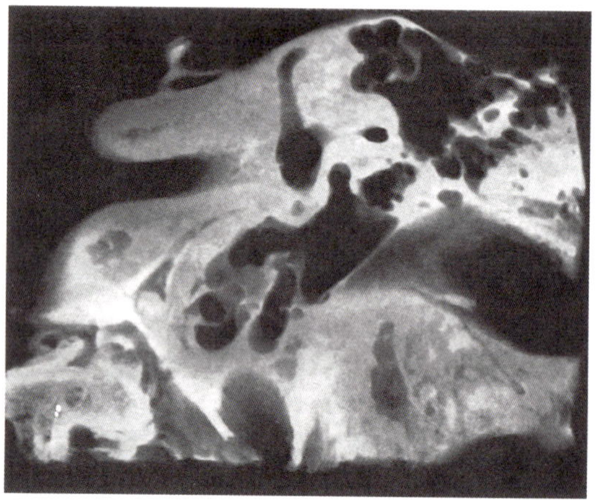

d

图1.14a 续于图1.13a后方2mm冠状位大体标本断面。
b 为与a相对应的CT图像。
c 为该层面所显示的结构。
d 为与a，b对应的大体标本断面微缩摄影。

后半规管壶腹端开口于前庭下部，残余圆窗龛出现于大致相同的水平。可见内听道的后壁。耳蜗导水管自圆窗区向下朝颈静脉孔延伸（图1.14a，d）。

图1.15示成人左侧颞骨，续于图1.14后方2mm厚冠状断面结构。该层面通过外耳道和乳突气房。水平半规管的后支突入乳突窦。总脚、水平半规管后支和后半规管壶腹端均开口于前庭后部。部分膜迷路出现于骨性蜗管内（图1.14a）。面神经鼓曲位于水平半规管的下方。迷路的下方是乳突气房。耳蜗导水管的内口或颈静脉开口位于内听道口和颈静脉窝之间（图1.14a，d）。

20° 斜冠状位断面

图1.16和1.17示成人右侧颞骨耳蜗水平2mm厚，20° 斜冠状位断面所包含的结构。断面自后向前恰好经过外耳道前方，通过鼓膜前部、耳蜗和内听道。该断面可显示上鼓室、中鼓室和下鼓室。

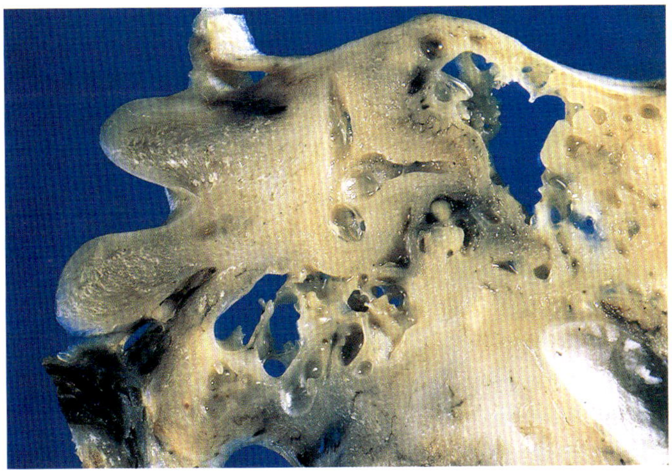
a

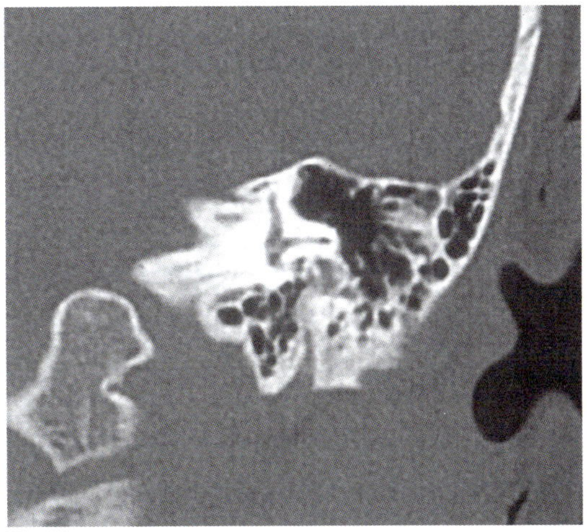
b

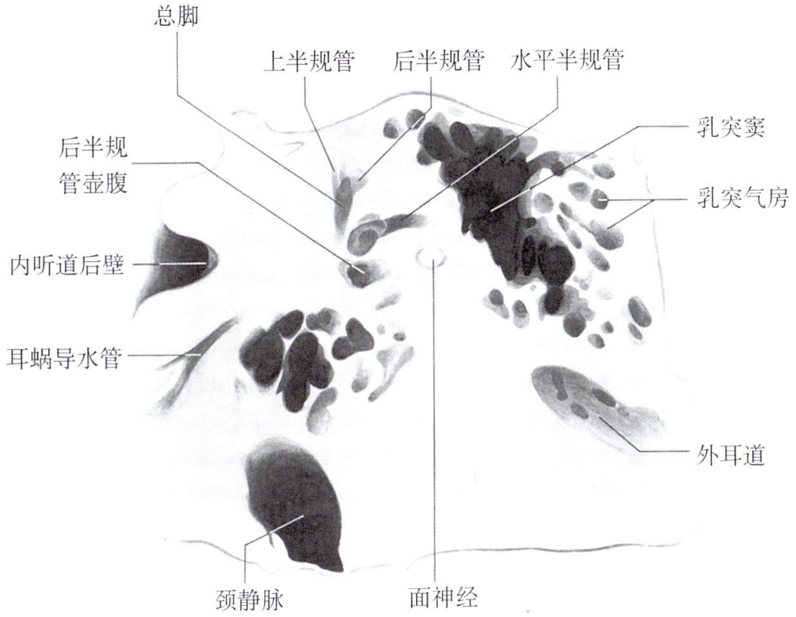

c

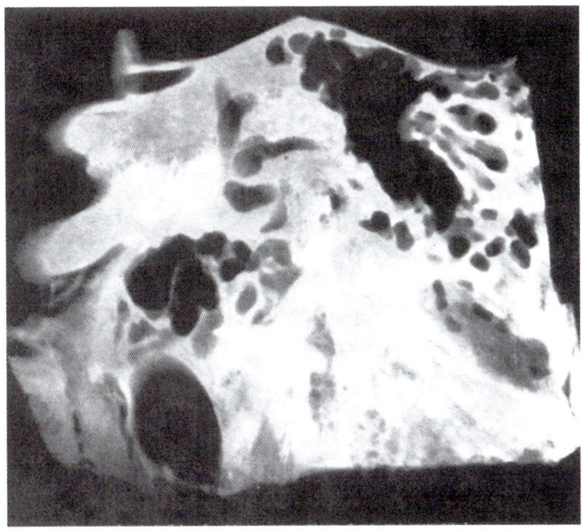
d

图 1.15a 续于图 1.14a 后方 2mm 冠状位大体标本断面。
b 为与 a 相对应的 CT 图像。
c 为该层面所显示的结构。
d 为与 a，b 对应的标本断面微缩 C 线摄影。

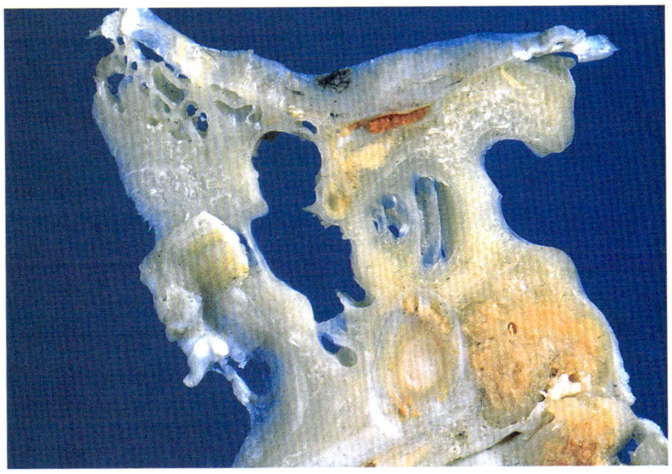
a

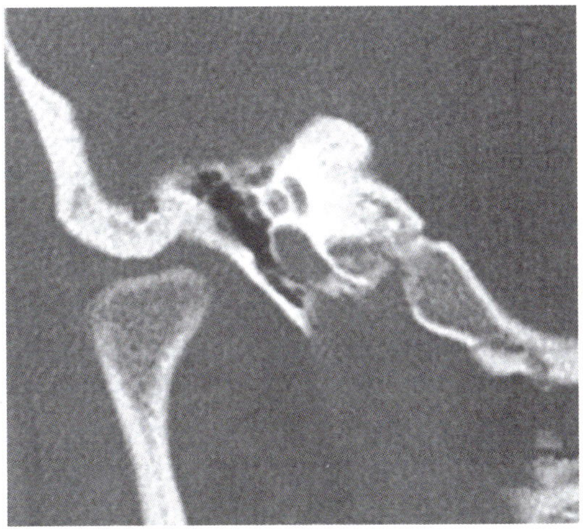
b

图 1.16a 为 20° 斜冠状位标本断面，前面。

b 为与 a 相对应的 CT 图像。

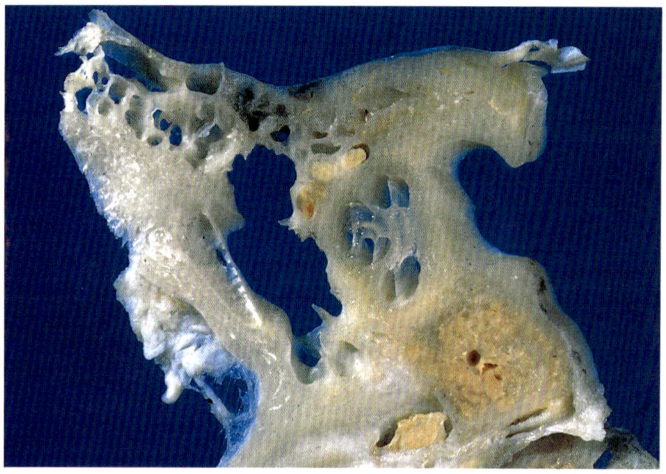
a

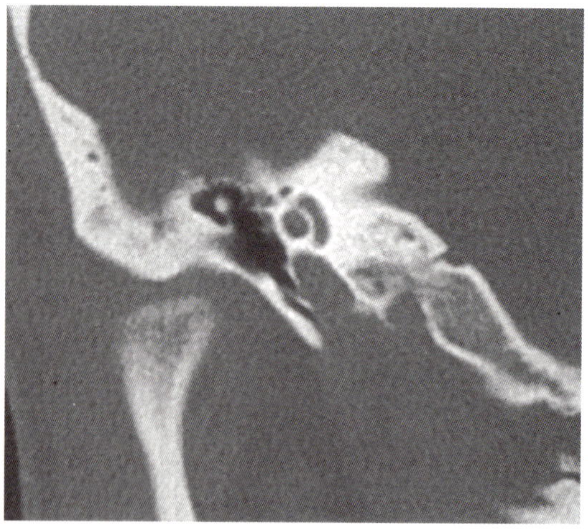
b

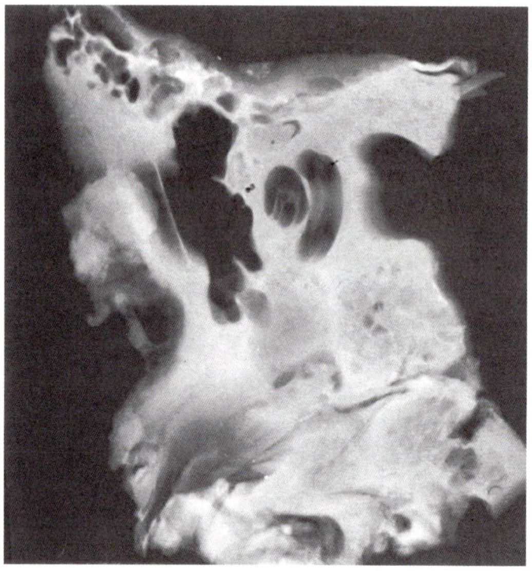
c

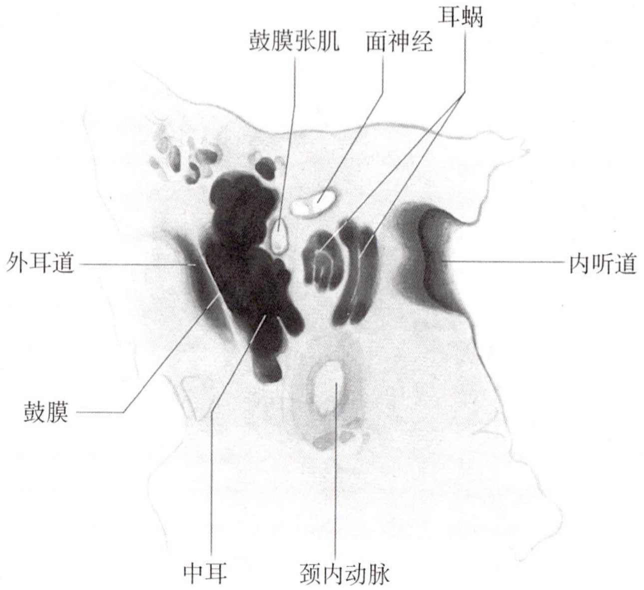

d

图1.17a 为20° 斜冠状位大体标本断面，图1.16a的后表面。
b 为与a相对应的CT图像。
c 为图1.16a，1.17a相对应层面的微缩摄影。
d 为该层面显示的结构（图1.16，1.17）。

鼓膜张肌投影于中耳内侧壁。在耳蜗上方，面神经从膝状神经节后分叉移行为岩段和鼓室段。耳蜗三个环的断面位于内听道外侧。CT图像可显示耳蜗螺旋形管道的轮廓和耳蜗环之间的骨性分隔。颈内动脉显示于耳蜗的下方。

图1.18示成人右侧颞骨，续于图1.17后方相邻2mm厚的20° 冠状斜位断面结构。显示部分外耳道和鼓膜前系带。

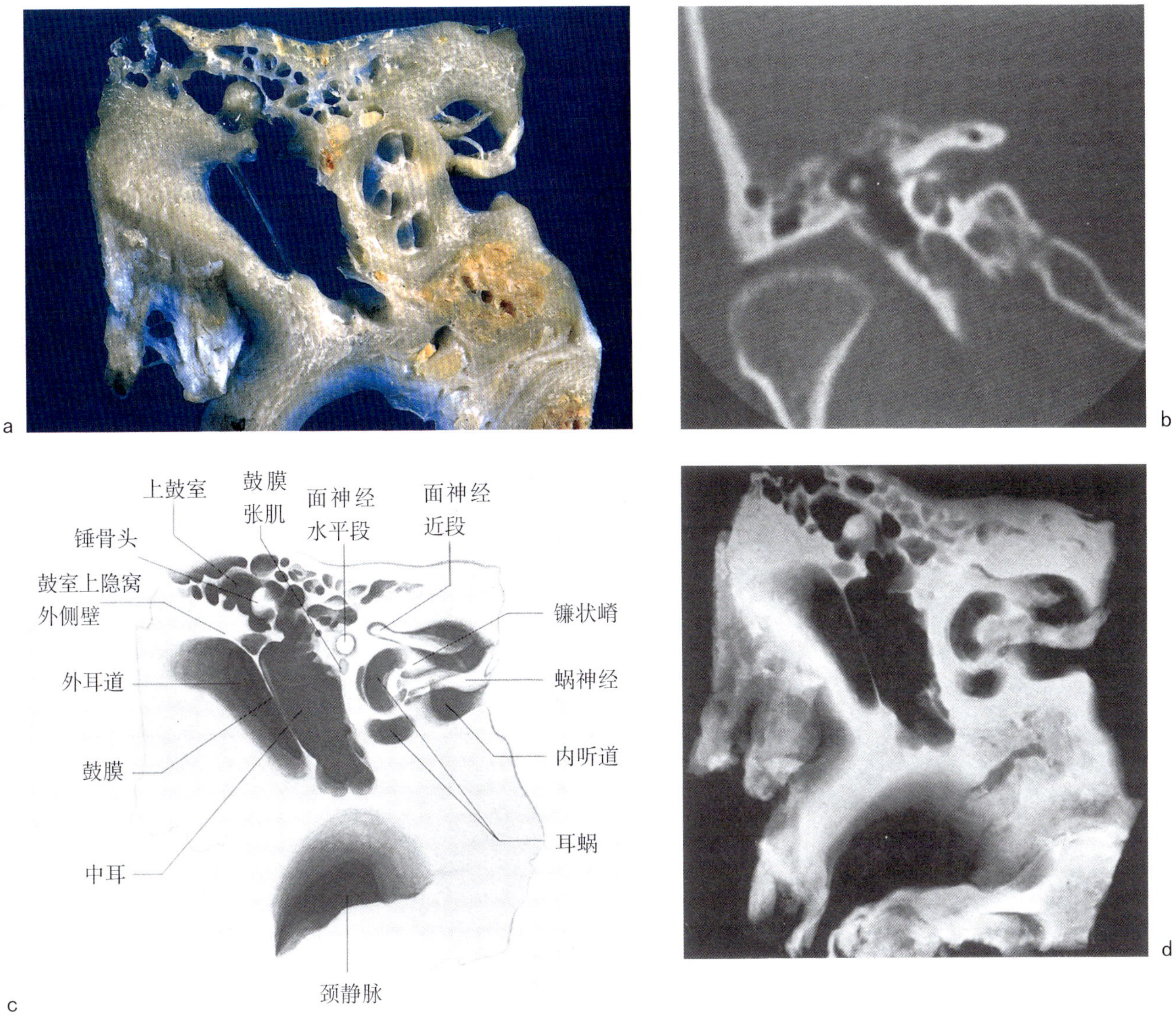

图1.18 a 图1.17a后方2mm 20°斜冠状位大体标本断面。
b 为与a相应的CT图像。
c 为该层面显示的结构。
d 为a, b相应层面的微缩摄影。

锤骨头和部分锤骨颈位于上鼓室。上鼓室外侧壁的前下缘与锤骨颈关系密切。鼓膜张肌肌腱在中耳内侧壁上，低于面神经水平段。迷路段或面神经岩部在镰状嵴上方向内侧走行进入内听道。在镰状嵴下方蜗神经进入耳蜗轴基底部。耳蜗基底环及中环的一部分位于内听道底的内侧。

a

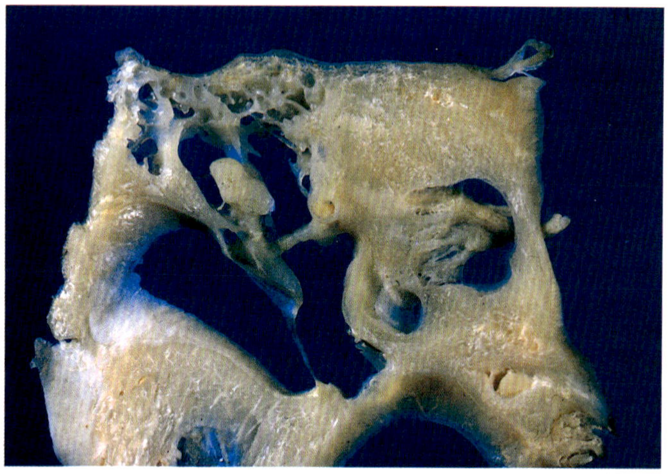

b

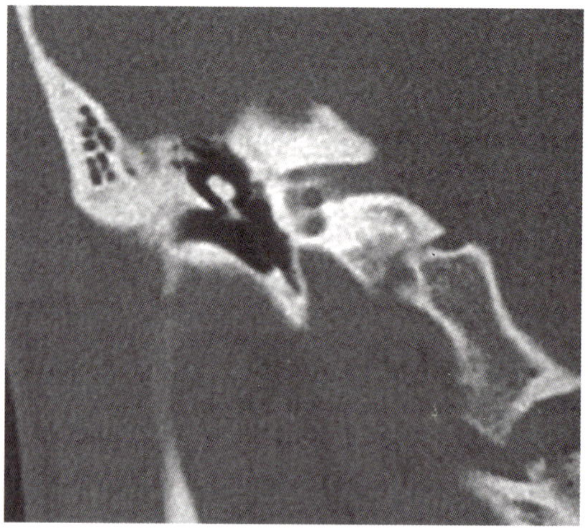

c

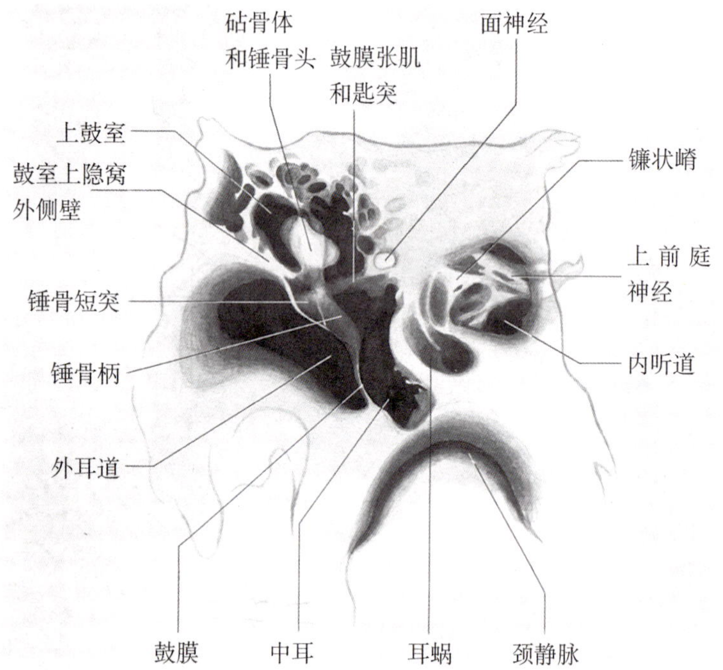

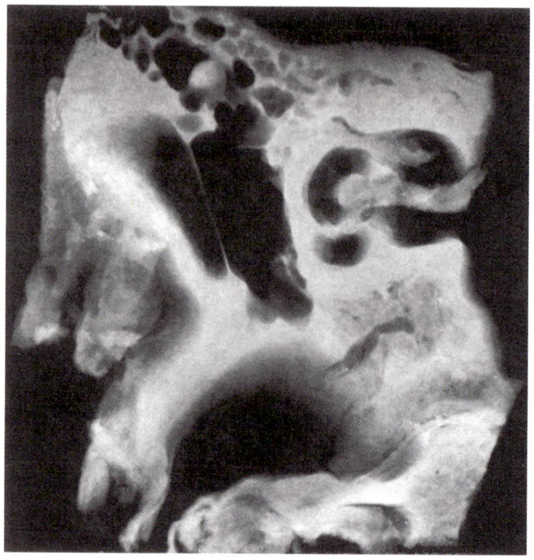

d

图 1.19a　图 1.18a 后方 2mm 20° 斜冠状位大体标本断面。
b 为与 a 相应的 CT 图像。
c 为该层面显示的结构。
d 为 a，b 相应层面的微缩摄影。

图 1.19 示成人右侧颞骨续于图 1.18 后方 2mm 层厚的 20° 斜冠状位断面。鼓膜和锤骨柄分隔外耳道和中耳。外耳道上壁与鼓室上隐窝外侧壁下缘相交，形成一锐利突起，恰好位于锤骨短突上方。在上鼓室内，砧骨体自锤骨头向外侧伸展（图 1.19a）。鼓膜张肌肌腱经匙突穿过中耳止于锤骨。面神经水平部紧邻匙突。耳蜗基底环隆起形成岬，构成鼓室腔的内壁。在内听道底部的前庭区，上、下前庭神经呈喇叭状张开（图 1.19a）。由镰状嵴将前庭神经分为两支。

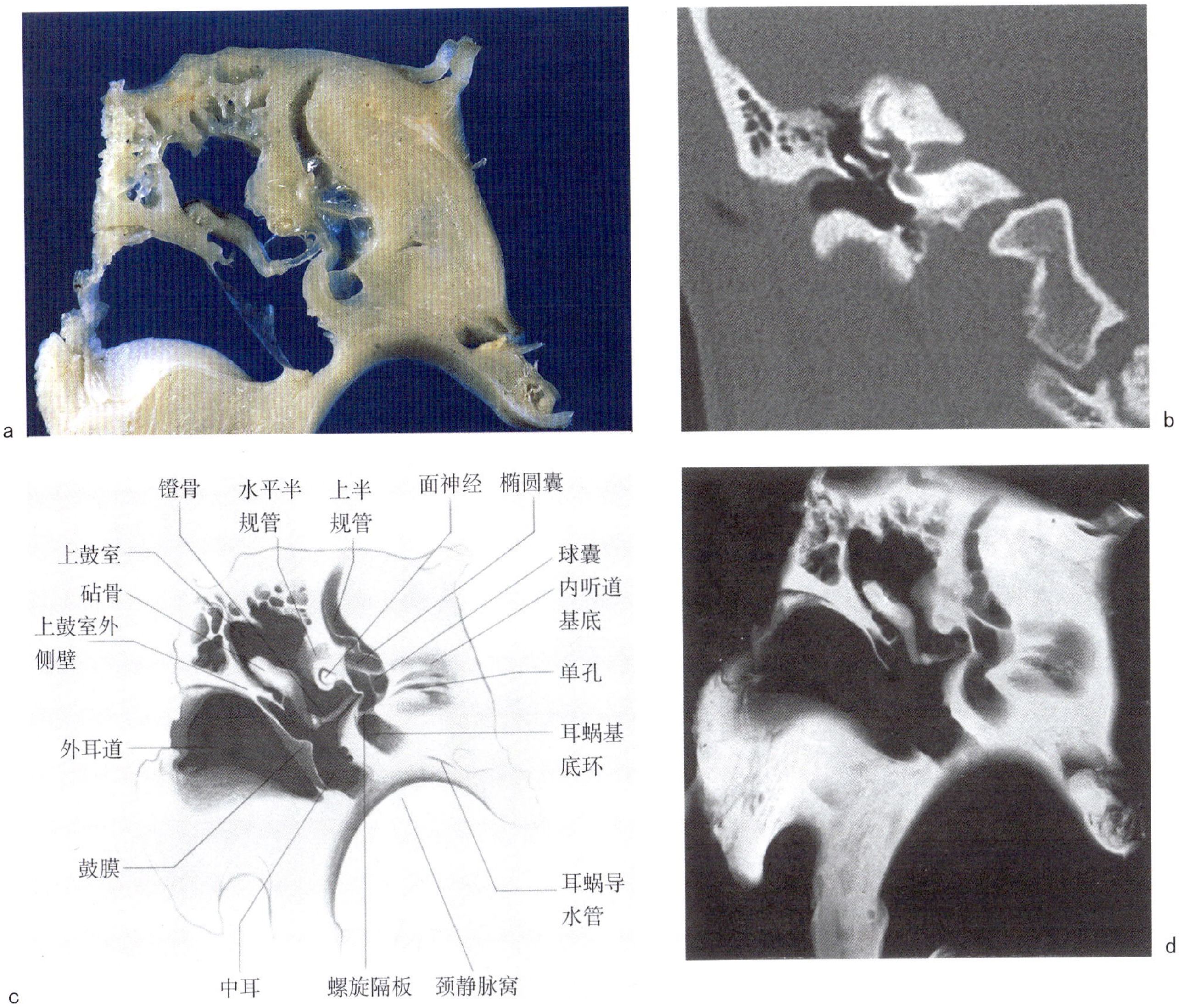

图1.20 a　图1.19a 后方 2mm　20° 斜冠状位大体标本断面。
b　为与 a 相应的 CT 图像。
c　为该层面显示的结构。
d　为 a,b 相应层面的微缩摄影。

图1.20 示成人右侧颞骨，续于图1.19 后方 2mm 层厚的 20° 斜冠状位断面。鼓膜系带自上鼓室外侧壁下缘伸向鼓环的底壁。砧骨体位于上鼓室内。砧骨长突与镫骨头相关节。面神经走行于中耳内侧壁内，水平半规管突起的下方。镫骨底板的前半部贴近卵圆窗。镫骨前脚与底板相连。在岬的腔内，可见螺旋形薄板将鼓室阶与前庭阶分隔开。前庭阶在鼓室阶的上方开口于前庭。上半规管和水平半规管的壶腹端开口于前庭、前庭腔和骨性半规管。部分为膜性半规管、椭圆囊前部、椭圆囊斑和球囊所占据(图1.20a, d)。该层面可见内听道底部(图1.20d)。颈静脉窝穹窿顶覆盖着薄层骨板。

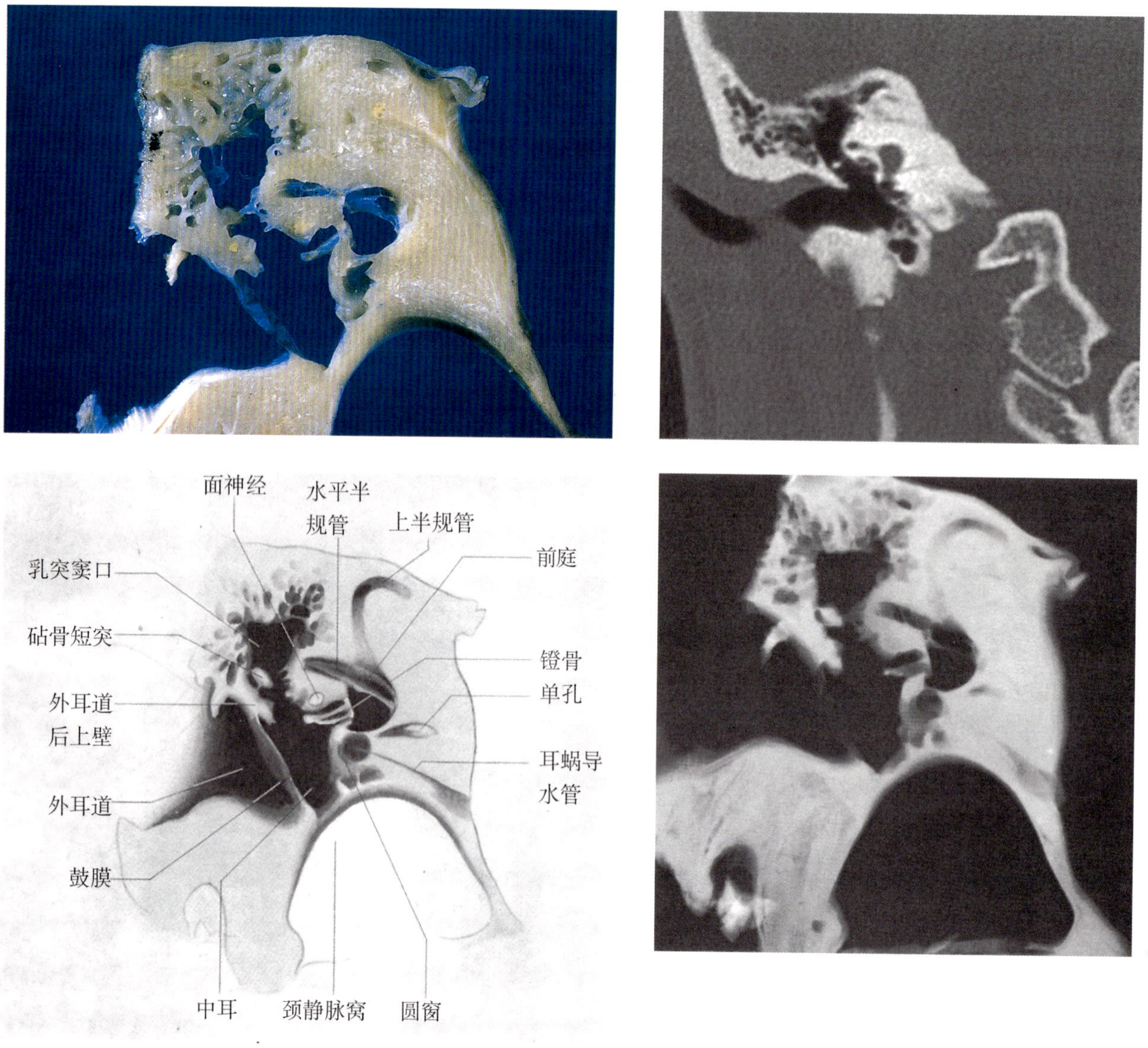

图1.21a 图1.20a后方2mm 20° 斜冠状位大体标本断面。
b 为与a相应的CT图像。
c 为该层面显示的结构。
d 为a,b相应层面的微缩摄影。

图1.21示成人右侧颞骨续于图1.20后方2mm层厚20° 斜冠状断面。层面包括外耳道，薄层鼓膜，中耳和乳突窦口。砧骨短突位于外耳道后上壁的上方。水平半规管形成了乳突窦口的内界。面神经出现于水平半规管的下方。镫骨底板后半部分位于卵圆窗旁，后脚位于卵圆窗龛内。在岬的下面，圆窗膜将窗龛与鼓室阶隔开。上半规管弓自前庭向上伸展。椭圆囊占据骨性前庭的上部。耳蜗导水管在颈静脉窝上方走行（图1.21c，d）。

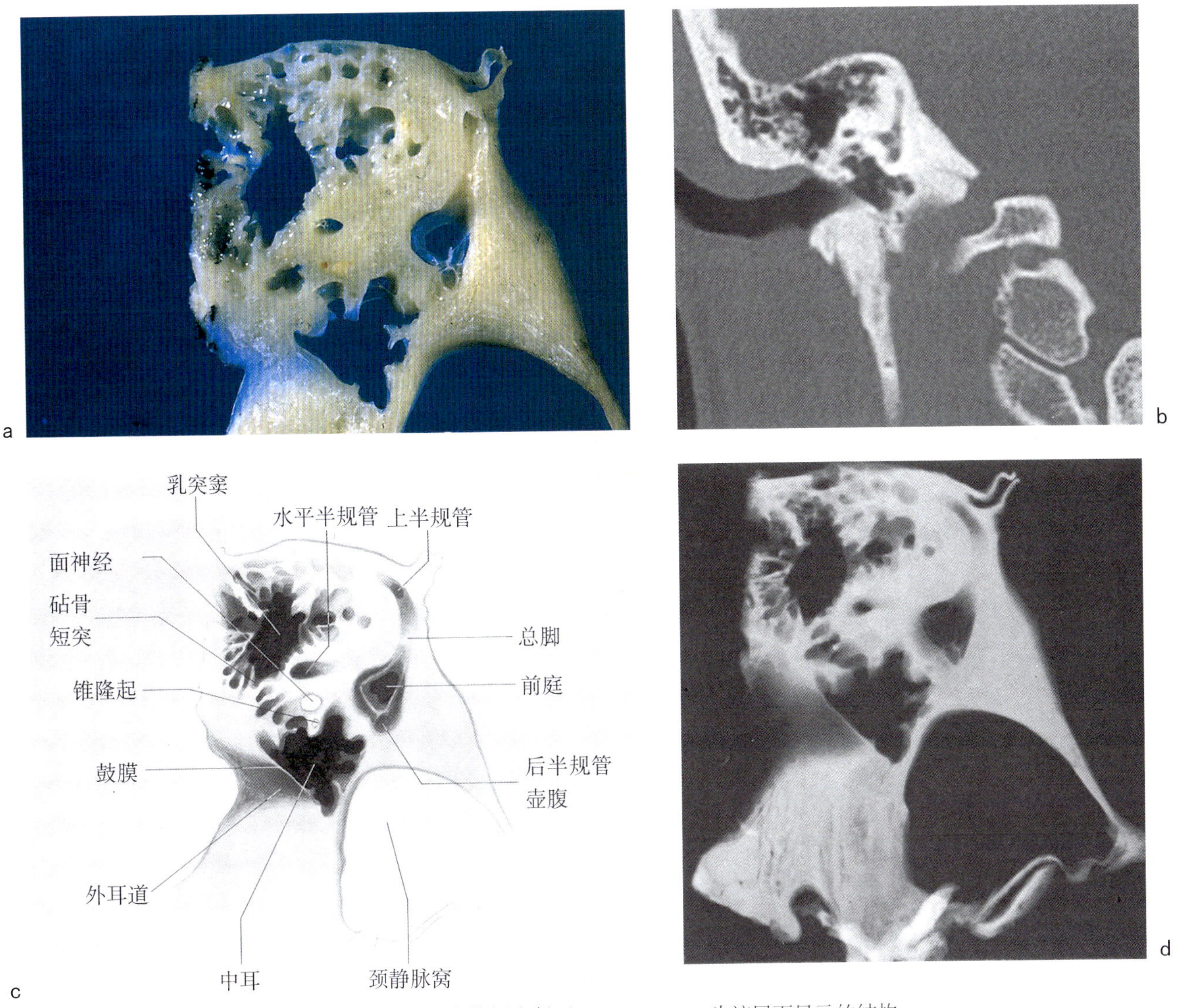

图1.22a　图1.21a后方2mm 20°斜冠状位大体标本断面。
b 为与a相应的CT图像。
c 为该层面显示的结构。
d 为a, b相应层面的微缩摄影。

图1.22示成人右侧颞骨，续于1.21图后方2mm层厚的20°斜冠状位断面结构。断面显示乳突窦及周围气房、外耳道后壁、和鼓膜的后部。砧骨短突的尖位于砧骨窝内。面神经和锥隆起位于中耳后壁内，水平半规管的下方。颈静脉窝穹隆顶形成下鼓室的底板。水平半规管凸入乳突窦。后半规管壶腹端开口于前庭的下部（图1.22a），圆窗的后缘对着壶腹后部，两者之间相隔组织的厚度不足2mm。前庭腔内可见部分膜迷路。

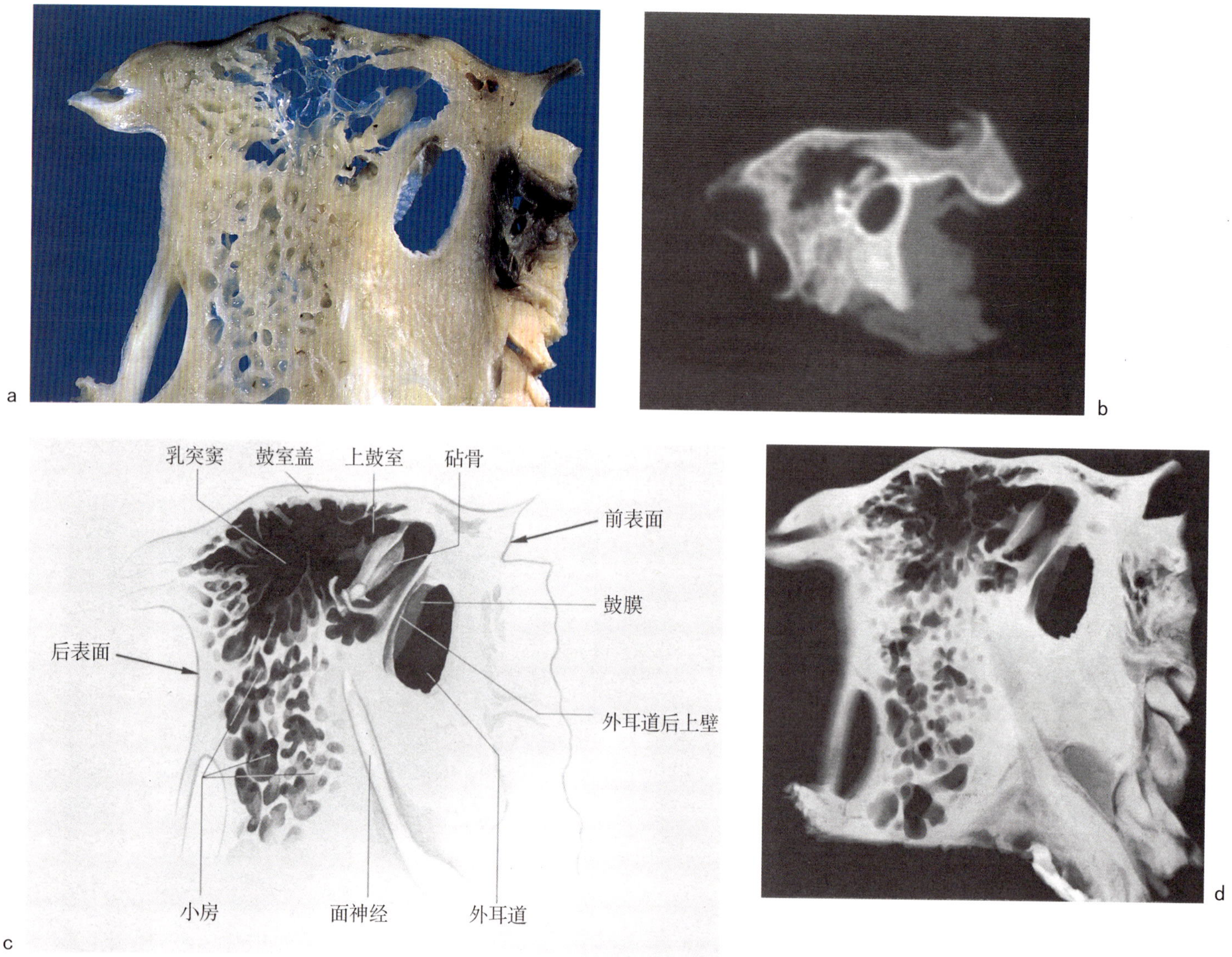

图1.23a　上鼓室外侧部矢状位大体标本断面。
b 为与 a 相应的 CT 图像。
c 为该层面显示的结构。
d 为a，b 相应层面的微缩摄影。

矢状断面

第一层矢状断面（图1.23）为成人右侧颞骨 2mm 厚断面，经外耳道的内侧部及上鼓室的外侧部。小部分鼓膜可见显示附着于外耳道后上壁。砧骨体位于上鼓室内，其短突位于砧骨窝内。断面的上缘由中耳顶盖和乳突组成。许多黏膜带横穿乳突窦。乳突内含大量小气房。面神经垂直段向下方走行。

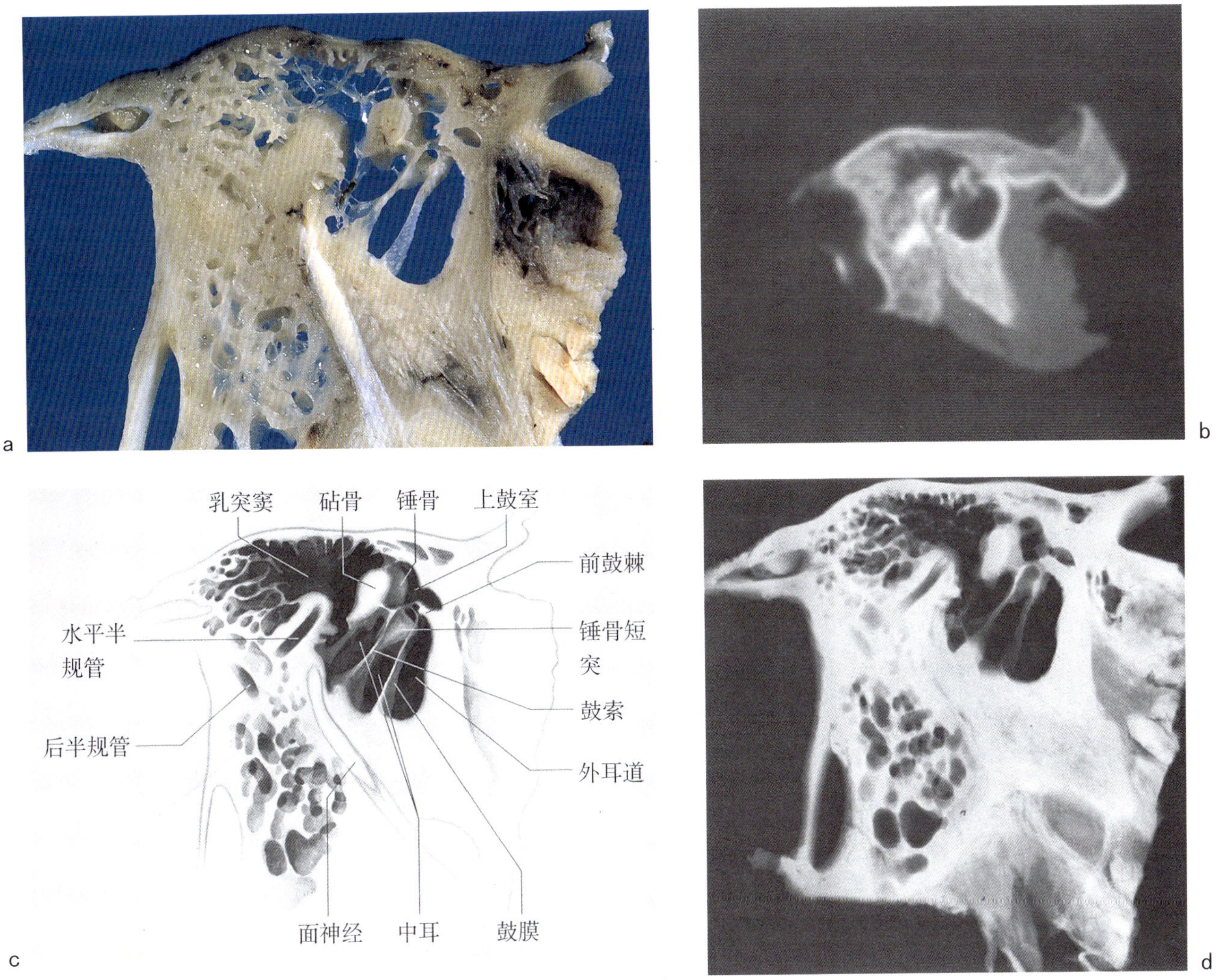

图1.24a　为图1.23a内侧2mm矢状位大体标本断面。
b　为与a相应的CT图像。
c　为该层面显示的结构。
d　为a，b相应层面的微缩摄影。

图1.24示成人右侧颞骨续于图1.23内侧的2mm厚矢状断面。细细的鼓膜系带分隔前外耳道和中耳后部。锤骨头和锤骨颈占据上鼓室的前部。可见砧骨体断面与锤砧关节。锤骨短突贴近鼓膜。前鼓棘恰好位于锤骨短突前方。可见鼓索的一部分穿过中耳。水平半规管的外侧大部显示于断面后部。面神经自鼓室曲转向下，朝向茎乳孔走行。

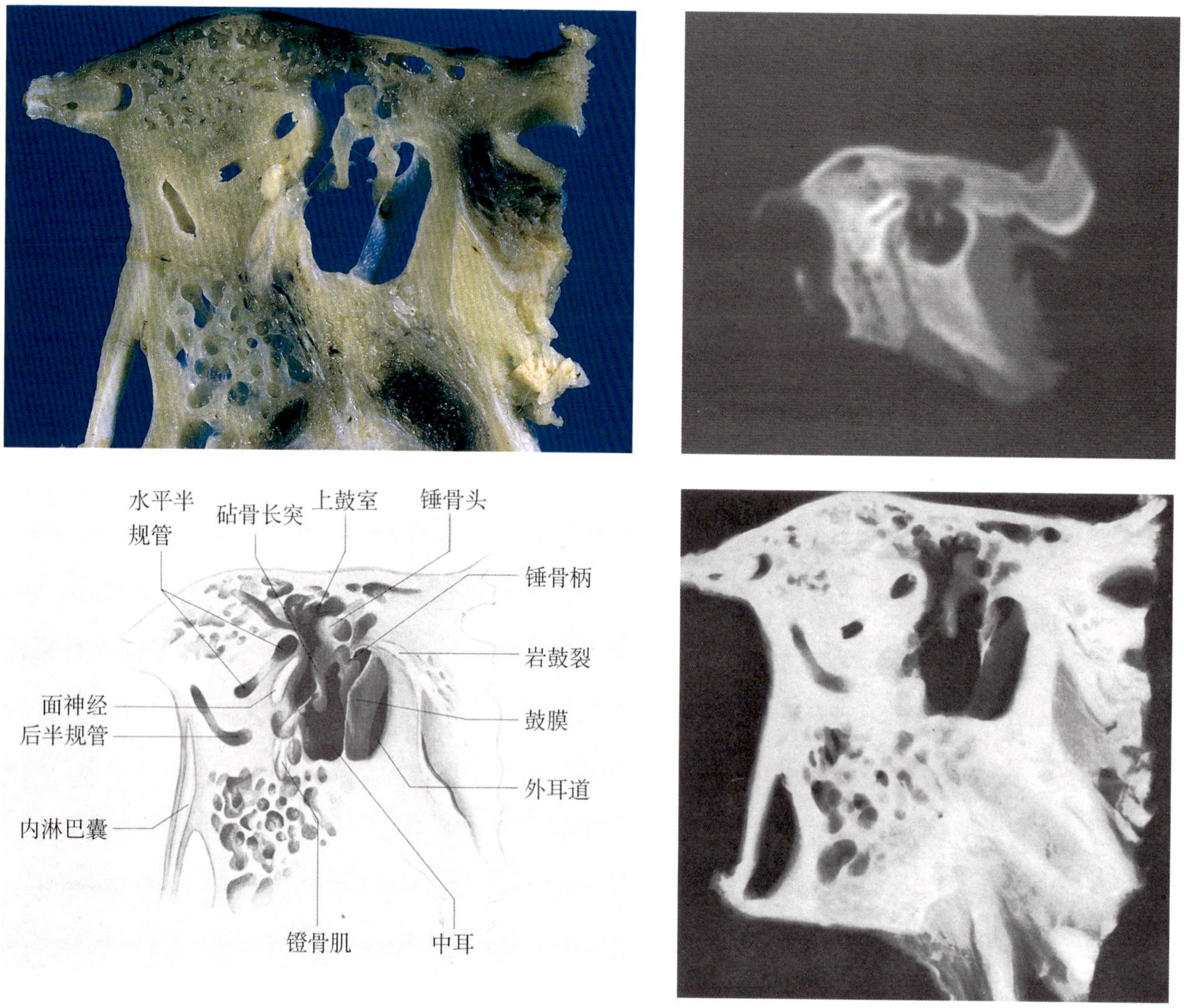

图 1.25a　为图 1.24a 内侧 2mm 矢状位大体标本断面。
b　为与 a 相应的 CT 图像。
c　为该层面显示的结构。
d　为 a,b 相应层面的微缩摄影。

图 1.25 示成人右侧颞骨，图 1.24 内侧 2mm 矢状断面结构。细细的鼓膜系带连于锤骨柄分隔外耳道和中耳。锤骨前韧带于前鼓棘上方的进入岩鼓裂。砧骨体与锤骨头相关节。砧骨长突伸向镫骨豆状突。水平半规管和后半规管位于岩骨内。面神经在水平半规管的下方穿过。锥隆起和镫骨肌在面神经的下方。内淋巴囊位于断层后表面硬脑膜下。

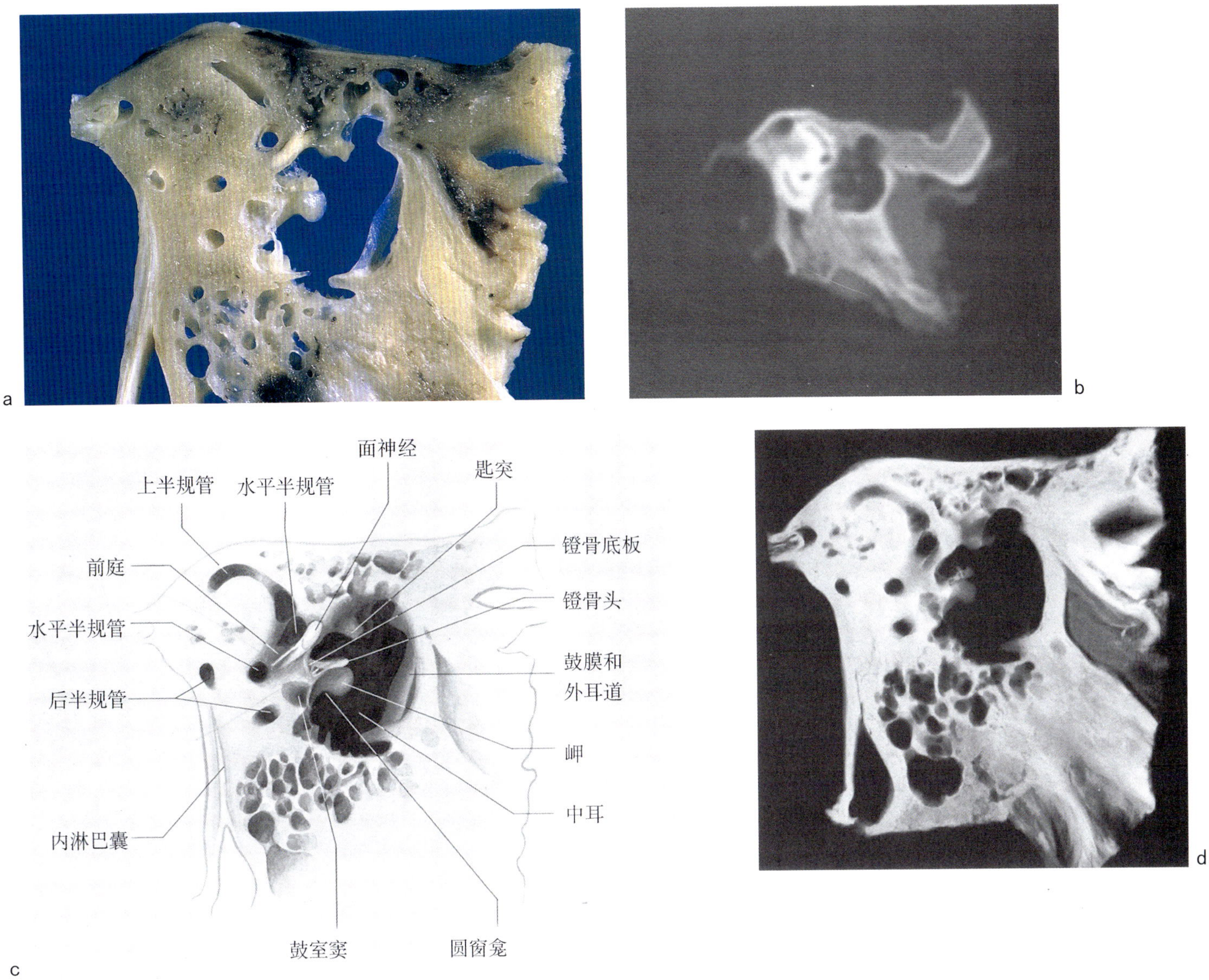

图1.26a 为图1.25a内侧2mm矢状位大体标本断面。
b 为与a相应的CT图像。
c 为该层面显示的结构。
d 为a,b相应层面的微缩摄影。

图1.26显示成人右侧颞骨，图1.25内侧2mm厚矢状断面。断面包括外耳道最深部、鼓膜前部和耳蜗岬的一薄层切面。镫骨底板的后半部，镫骨头和镫骨后脚，显示于卵圆窗龛内。鼓室窦在卵圆窗和圆窗之间向后延伸(图1.26a)。

面神经的断面出现于卵圆窗之上。匙突和鼓膜张肌肌腱在面神经前方。三个半规管出现于岩骨的后部。部分膜性半规管及其壶腹部包含在骨性半规管管腔内。水平半规管壶腹端于上半规管壶腹下方开口于前庭。恰位于面神经之下方。镫骨底板前部及前脚位于卵圆窗龛前部内。

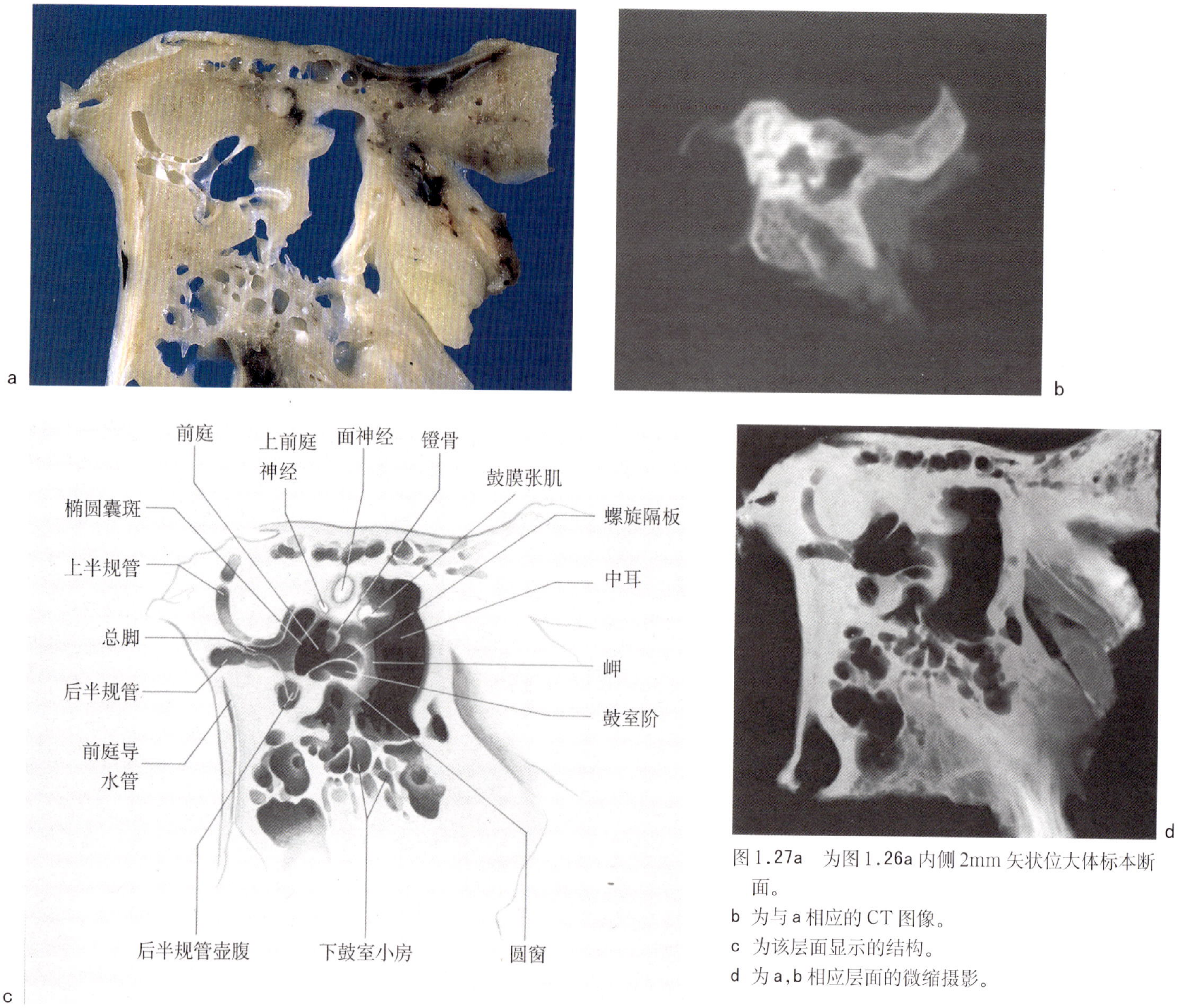

图1.27a　为图1.26a内侧2mm矢状位大体标本断面。

b　为与a相应的CT图像。

c　为该层面显示的结构。

d　为a,b相应层面的微缩摄影。

图1.27示成人右侧颞骨，图1.26内侧2mm厚矢状断面。断面通过中耳前部，可显示中耳的上鼓室部，中鼓室和下鼓室部。鼓膜张肌管在面神经下方伸入中耳。镫骨底板前部和前脚位于卵圆龛的前方。岬及其内部的前庭阶和鼓阶位于前庭的前方。该层面显示圆窗龛和覆盖在上面的膜。前庭内可见椭圆囊。椭圆囊斑向前上方与上前庭神经相接。椭圆囊自后方加入总脚，而后半规管壶腹端自下方加入。骨性前庭向后靠近总脚处越逐渐变窄，然后总脚分出后半规管的非壶腹支和上半规管。

在后面，内淋巴囊进入前庭导水管。导水管延伸到前庭的总脚内侧。

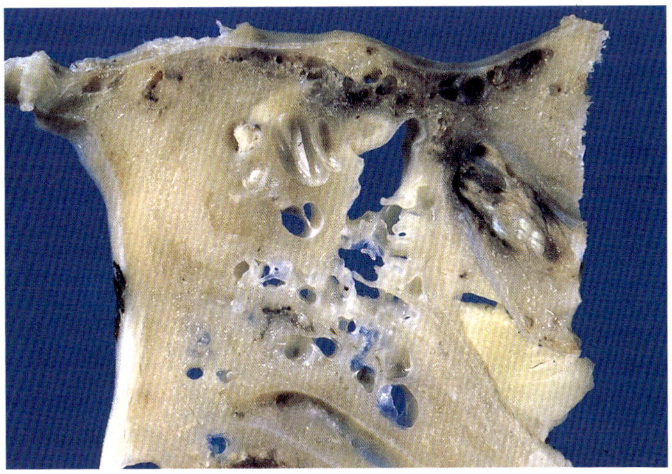
a

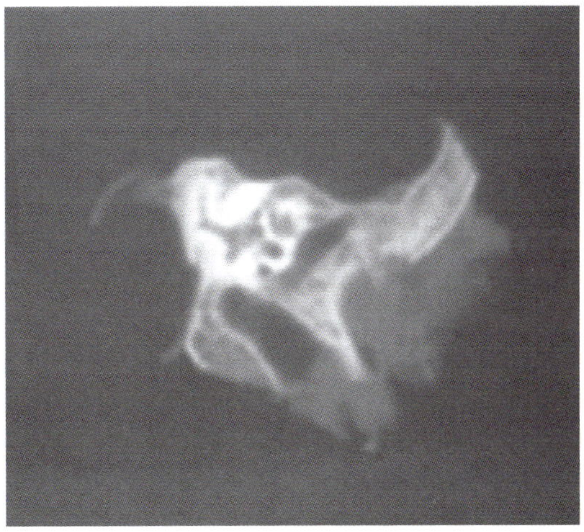
b

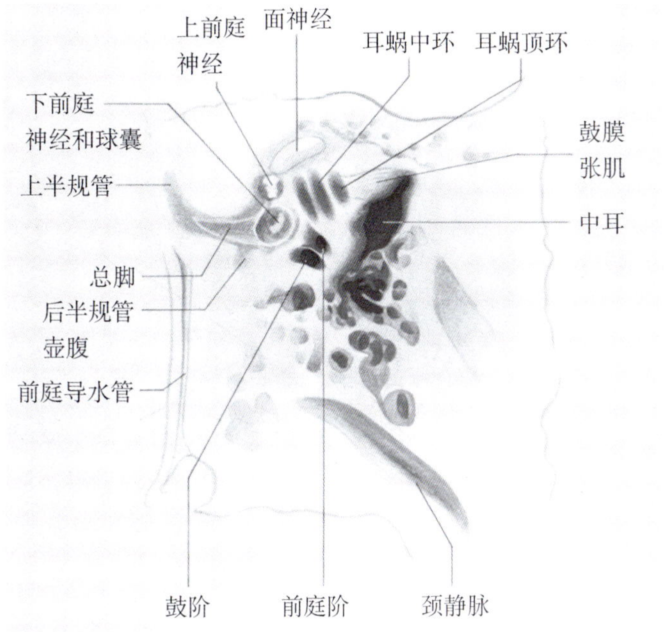

c

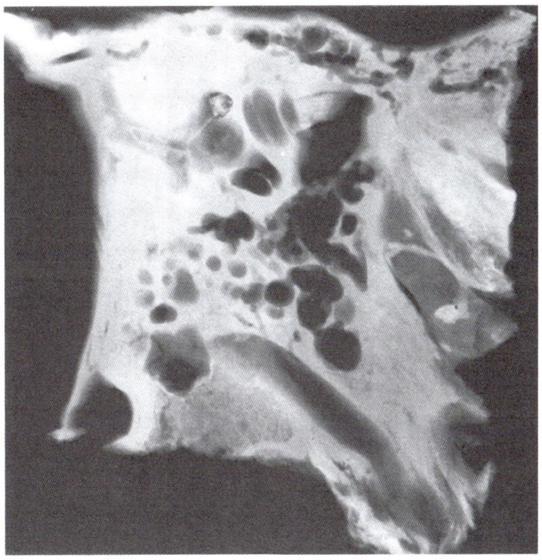
d

图1.28a 为图1.27a内侧2mm矢状位大体标本断面。
b 为与a相应的CT图像。
c 为该层面显示的结构。
d 为a,b相应层面的微缩摄影。

图1.28示成人右侧颞骨图1.27内侧2mm厚矢状断面。中耳在咽鼓管开口附近变窄。鼓膜张肌管位于中耳上部。

在厚的断面中，可见面神经由内听道底行向膝状神经节。耳蜗基底环的第一部分鼓阶和小前庭阶位于下前庭神经的下方。该层面可显示耳蜗的部分中环和顶环。部分骨性上半规管自总脚向上走行。在厚层切面中前庭导水管围绕总脚并向其内侧弯曲。内听道底位于耳蜗后方。内听道底中容纳上部分前庭神经、下前庭神经和面神经。

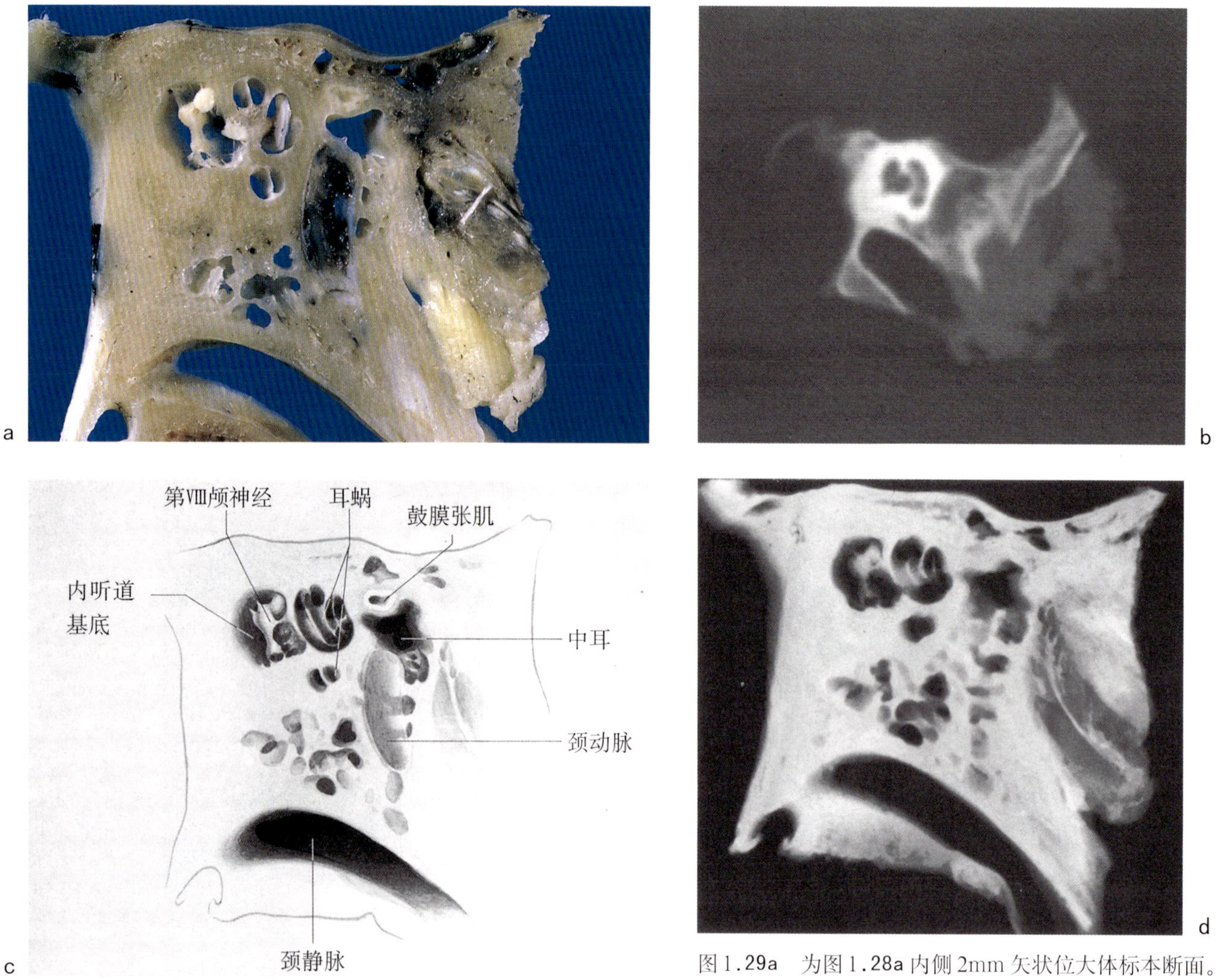

图 1.29a 为图 1.28a 内侧 2mm 矢状位大体标本断面。
b 为与 a 相应的 CT 图像。
c 为该层面显示的结构。
d 为 a，b 相应层面的微缩摄影。

图 1.29 显示成人右侧颞骨，图 1.28 内侧 2mm 厚矢状断面。鼓膜张肌管伸入中耳的耳咽鼓管。断面可显示耳蜗轴和三个蜗环。内听道口的外侧部可见面神经和听神经的断面。颈内动脉位于耳蜗的前下方，而颈静脉窝位于该断面的下表面。

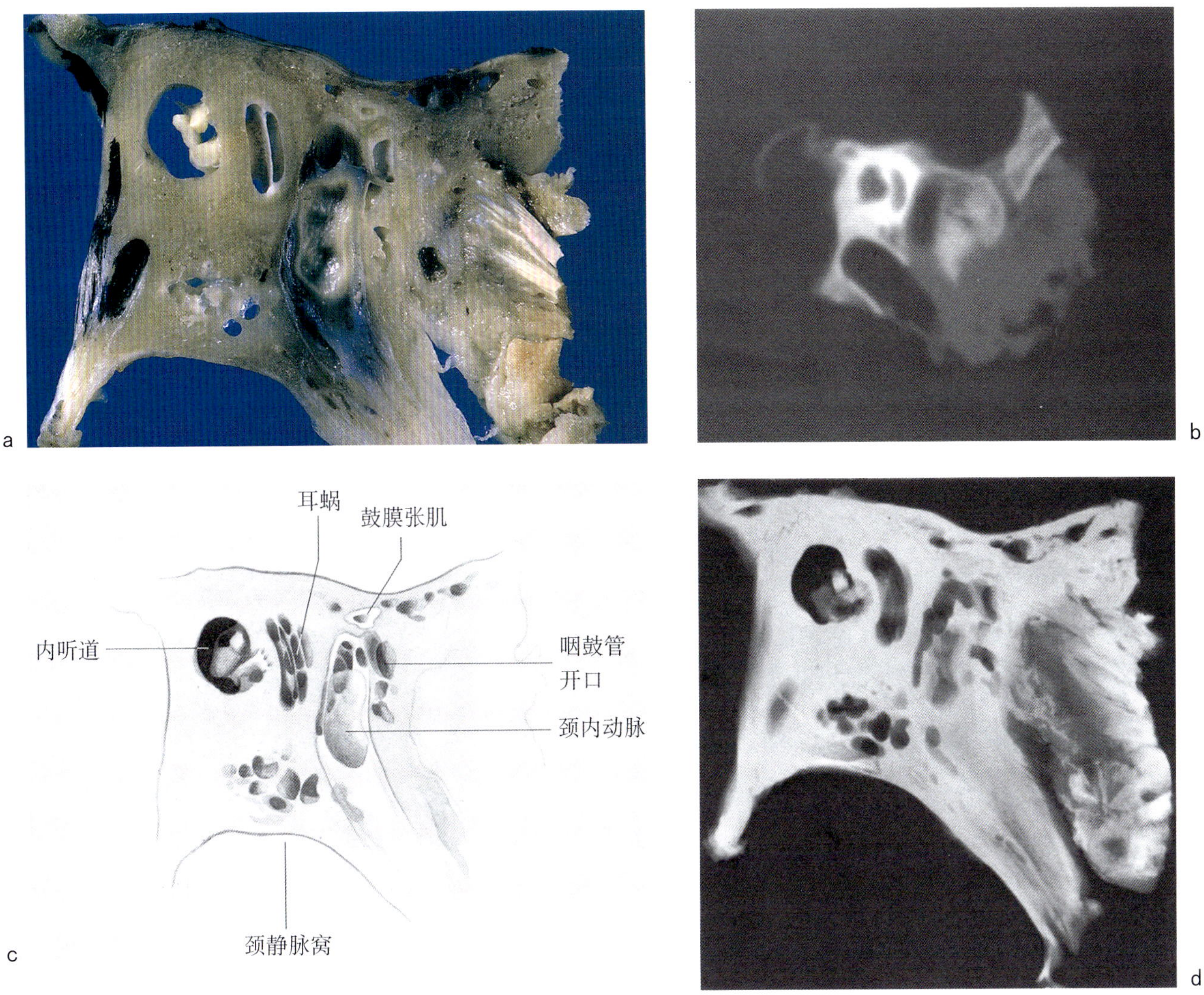

图1.30a　为图1.29a内侧2mm矢状位大体标本断面。
b　为与a相应的CT图像。
c　为该层面显示的结构。
d　为a，b相应层面的微缩摄影。

图1.30显示成人右侧颞骨，图1.29内侧相邻的2mm厚矢状断面。鼓膜张肌位于咽鼓管中耳部内。颈内动脉走行于咽鼓管和耳蜗之间。耳蜗基底周和中周的一部分出现于内听道前方，而颈静脉窝构成了该断面的下缘。

影像学技术

传统放射学摄影

传统的放射学摄影在观察颞骨全貌，判断乳突和岩锥气化程度方面很有价值。该方法可识别起源于颞骨或侵犯到颞骨的大块病变，对于评价电子耳蜗植入的电极的位置和完整性也十分有用。其导线的连续性不能用断层技术来观察，因为每个连续的断面上仅显示电极的一部分。

过去曾用的投照体位有好几种，但今天仍有应用价值的仅剩3种：侧位亦称许氏位；正位亦称经眶位；斜位亦称斯氏位。其他投照体位虽在历史上曾发挥重要作用，但已不再实际应用。

许氏位

许氏位（Schüller proiection）是乳突的侧位，投照时头的矢状面与台面平行，X线束向头尾方向旋转30°投照（图1.31）。

该体位可反应乳突气化的范围，乳突小房的分布和通气程度，小梁间隔的分布情况。乙状窦板投影为外耳道后外方一条锐利的高密度垂线影。如果乳突气化良好，那么可见窦板分隔乳突和岩锥的浅层气房和深部气房。如果乳突气化不良，则窦板后方无乳突气房显示。窦板线顶端向后上方走行逐渐与一条密度相近的由岩骨嵴的侧部形成的斜线融合而消失。窦板和硬膜板相交形成的锐角即“窦硬膜角”－Citelli角。再向前，岩骨嵴形成的斜线穿过低密度的外耳道投影区，延伸到下颌骨髁状突颈。

经眶位

经眶位（transorbitial projection）是乳突和岩锥的正位。投照时患者可以面对胶片或背对胶片（图1.32）。患者下巴固定，转动头部使听眶线垂直于台面。为了更好地显示细节，应两侧分别投照，投照时应当使X线中心线对准单侧眼眶中心，垂直于胶片。

因为倾斜于胶片平面，岩骨尖投影缩短。内听道可显示全长，为一条穿过岩锥的水平透亮带。在管道的内侧端，内听道口后壁游离缘形成一个光滑的，边缘清晰的朝向内侧的凹陷。通常，内听道的低密度带似乎向内侧朝后壁形成的凹缘延伸，而进入岩尖。然而这条低密度透亮带与其说是内听道投影，倒不如说是上下壁及夹在中间的凹槽的投影。在内听道的外侧，常常可分辨出低密度的前庭和半规管。耳蜗的顶周和中周与内听道的外侧部重叠，而基底周显示于内听道和前庭下方。

斯氏位

斯氏位（stenvers projection）为乳突和岩锥的斜位投照，患者面对胶片，头部轻度前曲，向对侧旋转45°（图1.33）。此时，被检查者眶外侧壁应贴近台面，X线束向尾侧旋转14°角。此位置可显示岩骨尖的全长，均位于眶缘外侧。内听道口因正对视线而投影成一卵圆形透亮区，开口朝向内侧，而外侧止于后壁游离缘。在内听道口的外侧面，内听道投影显著缩短。在该投照体位上前庭和半规管，尤其是后半规管在处于与胶片平行的平面，故常常可以辨认。在外围部，因没有重叠物，可显示乳突完整轮廓。

计算机体层摄影（CT）

目前传统CT已经被螺旋CT取代，螺旋CT可以快速扫描获得被检查部位的容积数据。以某一角度获得平面或断面图像后，还可以利用容积数据重建2D或高分辨3D图像。利用滑环设计取代从前的电缆扫描机架，滑环的源探测器组可以连续旋转，加之使用大容量的X线球管，使得连续扫描成为可能。螺旋CT的进步还包括消除呼吸重叠伪影，降低心动伪影，还因为缩短了检查时间，而显著提高了患者的舒适性。这对于儿童患者尤其重要，无论他们是被使用了麻醉剂还是简单的镇静剂。对于过伸头部十分困难的老人也是如此。

利用轴位扫描数据重组成其他平面可得到满意的图像，准直可小至5或1.5mm。扫描乳突和颞骨岩部所需的时间尚不足1分钟。新型多排探测器CT扫描机更是显著缩短了扫描时间。同时CT图像还可显示精细的骨骼解剖结构，清晰地显示乳突、外耳道和中耳内的软组织密度。但是CT在辨别异常密度物质的性质方面受到限制。例如，胆脂瘤的密度与肿瘤、肉芽组织、甚至液体都是同样的，因而不易鉴别。

在耳部狭小的空间里，用鼠标圈一个或大或小的兴趣区来读取密度值通常并不可靠，因为存在部分容积效应。

静脉团注对比剂后，对预先选定的层面实行系列扫描来获得时间一密度曲线，在判定血管性肿块方面很有用处。

目前，MR已能清楚地辨别颞骨气腔和异常空腔内不同类型的组织。

颞骨3D重建并没有增加诊断信息，但在帮助辅制订颅底病变手术方案方面，很有价值。

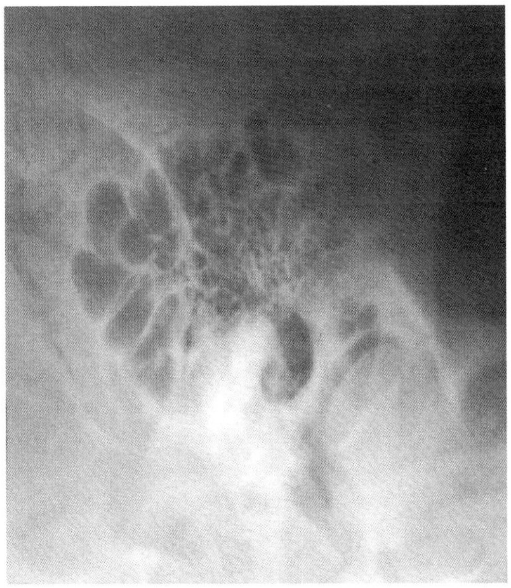
a
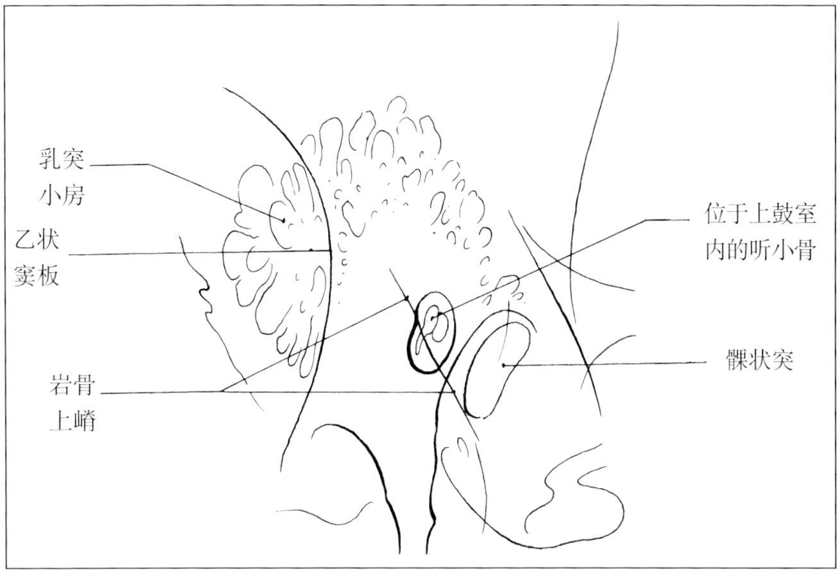

b

图1.31a 许氏位。b 许氏位线条图。

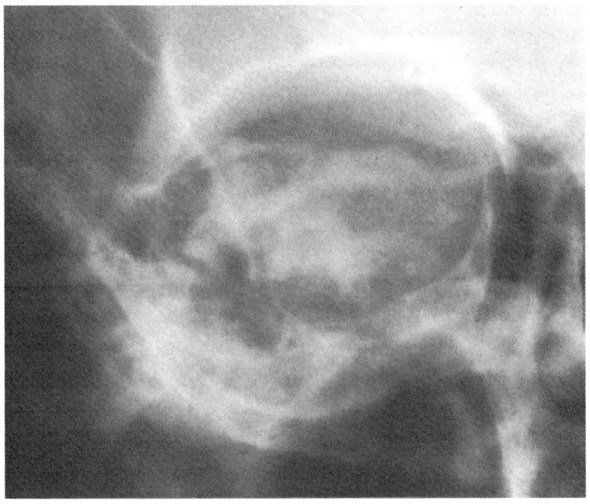
a
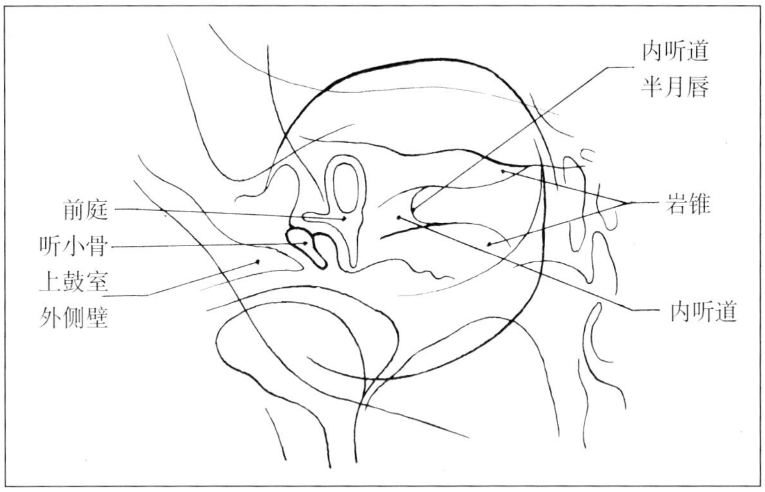

b

图1.32a 经眶位。b 经眶位线条图。

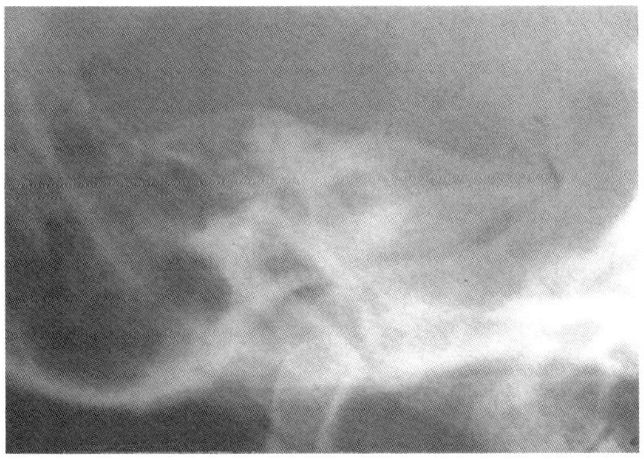
a

图1.33a 斯氏位。b 斯氏位线条图。

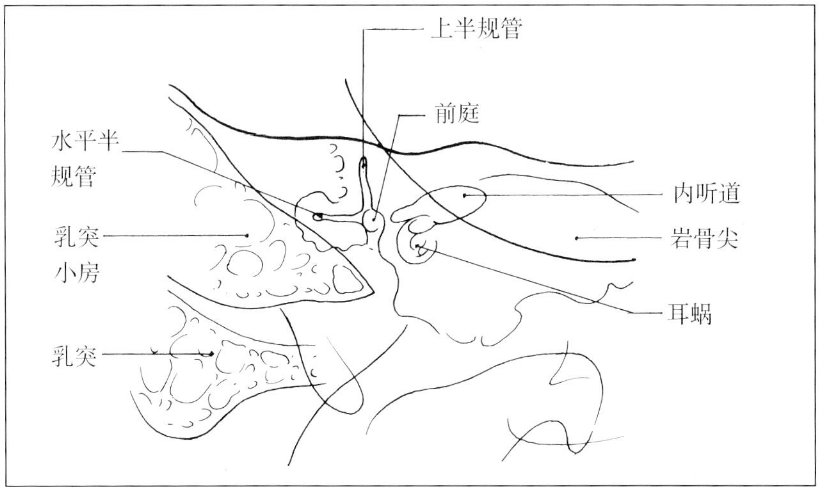

b

投照体位设计

正常的颞骨检查应包括4种体位：轴位或水平位、冠状位、矢状位或侧位、20°斜冠状位。

轴位或水平位

因为轴位扫描最容易办到，所以被当作标准位置。检查时患者仰卧，听眦线垂直台面，螺距1.5mm/s，自弓状隆起连续向下扫描至下鼓室底板和颈静脉窝。

该位置显示颞骨前后面的轮廓和结构，但无法显示颞骨的上下缘。

冠状位或正位投照

患者俯卧或仰卧于台上，头过伸，机架倾斜使扫描平面垂直于外耳孔与眶下缘的连线。此时机架必须倾斜15°～20°。

扫描范围从骨性咽鼓管到后半规管环，该体位是轴位的补充，因为它可以显示颞骨上界、下界和垂直结构。

20° 斜冠状位

扫描时将患者的头部从冠状位扫描的姿势向检查侧旋转20°。这一旋转使鼓室腔的内侧壁与扫描层面垂直，可以很好的观察卵圆窗、岬、面神经管鼓室段。如果患者不能耐受这种姿势，可以利用轴位数据重组该位置图像。

矢状位或侧位投照

直接进行侧位扫描需要患者的颈部有很好的柔韧性，因此并不容易。扫描也不可能获得完全标准的矢状位图像。目前，利用螺旋CT快速轴位扫描的原始数据进行后重组，可以得到几乎与直接扫描同样满意的矢状面图像。该体位的主要作用是显示面神经垂直部、前庭导水管和上半规管的上部。

面神经管CT

病变累及颞骨段面神经时就可能引起面神经的症状，例如部分或完全性面瘫、抽搐、一侧面肌痉挛、听觉或味觉的异常和流泪。CT可以显示面神经在颞骨中穿行的骨性管道，要更好地观察面神经本身，则需MR检查。CT通常采用层厚1mm断面，还可以采集对侧图像用于对比。要观察面神经不同部位需要采用不同体位。在颞骨中，必须观察四段面神经管。

1. 第一段或内听道段。轴面和冠状面可以显示。如怀疑有管腔内的肿物，就需要进行MR检查或CT脑池充气造影来了解病变的大小和范围。
2. 第二段或迷路段。该段面神经从内听道底到达前膝部，是面神经管最窄的一段。轴位或20°斜冠状位可以显示。
3. 第三段或鼓室段，此段面神经自前膝部出来沿鼓室内侧壁到达第二个转折处或叫面神经鼓室曲。轴位或20°斜冠状位可显示。
4. 第四段或乳突段，面神经自鼓室转弯后向茎乳孔走行。在矢状位或冠状位显示最佳。

磁共振成像(MRI)

MRI技术是一种可以获得各种体位的断面图像，而患者又不会受到电离辐射。获得MR图像靠的是氢核（质子）的相互作用、强磁场和射频脉冲。依靠被检查组织中氢核的集中度或密度，和T1、T2两个弛豫时间，将MR信号转化成图像数据，而T2弛豫时间具有组织特异性。MR的特点和优势之一是可通过改变T1和T2弛豫时间的权重得到多种图像。这主要通过改变射频脉冲之间的间隔时间（TR，即重复时间），及脉冲后间隔多长时间收集所激发的信号或回波（TE，即回波时间）来实现的。

不同组织的信号强度与其中所包含的自由质子粒量及T1、T2弛豫时间成比例。脂肪和体液中含大量的自由质子，因而产生很强的MR信号。空气，皮质骨和钙化组织因为含极少的自由质子，产生非常微弱的MR信号而表现为黑色区域。血管内因含流动的血液在MR图像上表现为流空的或无信号区。因为流动血液中磁化了的质子在采集其被激发的信号前，已经流出该层面。如果采用快速扫描技术，就会采集到血管内的高信号。

当异常组织的质子密度和弛豫时间与正常组织不同时，人们就会认识到其发生了病理变化。检查时患者仰卧，听眶下线垂直台面，通过改变磁场梯度的方向就可以获得不同体位的图像，无需移动患者的头部。通常需采集轴位、冠状位和矢状位图像。T1WI需要短TR，短TE，它可以显示最佳的解剖细节，T2WI需要长TR和长TE，最易区分正常和病变组织（见表1.1）。

为了提高图像的准确性，缩短采集时间，更好地显示和区分病变，MR成像技术历经了多次改进和优化。首先，人们引入了表面线圈，并将其放到离兴趣区最近的部位，提高了信噪比，从而改善了图像质量。缩短采集时间可以通过以下办法实现：

1. 缩短TR时间，采用梯度脉冲并使翻转角小于90°，即梯度回波成像技术。
2. 减少相位编码级数。这可以通过只采集或收集一半的源数据来实现，即半－傅里叶成像技术。
3. 增加单次激发所采集的数据量。快速自旋回波(FSE)使用单次激发后的多次回波（4～16），因而减少成像所需的激发次数。所获得的图像仅反应的是单纯的T2对比，但是与常规的自旋回波T2WI不同，此时脂肪表现为高信号。

静注顺磁性对比剂（钆-DTPA）可以帮助识别病变，并与其他病变进行鉴别。正常的脑组织除垂体、脉络丛和缺乏血脑屏障的硬脑膜外，不产生强化。只有当血脑屏障受到破坏时，脑部病变才会发生强化。脑外病变如脑膜瘤和神经瘤因为缺乏血脑屏障，强化十分明显。

本章节图像使用的是1.5T超导MR仪，2次或4次激发，显示矩阵256 × 192或512 × 256。

颞骨MR影像学

因为骨皮质和空气没有信号，正常乳突、外耳道和中耳腔在MR图像上表现为黑色，也看不到轮廓边缘。除了内耳结构和内听道外，岩锥也是黑色的。内耳和内听道由于腔内含液体，在T2WI上为高信号（图1.34）。岩骨尖板障骨髓腔内的脂肪也为明显的高信号。

由颞骨外伤、感染、或肿瘤引起的液体或软组织病变在MR上表现为异常信号。对于发现颞骨中微小的软组织病变，MR要比CT更灵敏。然而，因为骨性标志的缺失，MR图像通常不能判别病变的解剖部位和骨质破坏的有无及范围。基于这些原因，CT仍用于颞骨内病变的检查。

当病变超出了颞骨的界限，或是起源于内听道或颈静脉窝，MR就可以比CT更清晰地显示病变的细节和特征。对于血管球瘤尤其如此，因为MR图像可以很好地显示颈静脉和颈内动脉受累的情况，而无需血管内介入检查。通过采用快速回波技术和小矩阵（512 × 512），获得颞骨的高分辨图像并不需要太长时间。快速自旋回波技术节省下来的时间还可用于采集更大的矩阵（图1.34，1.35和1.36）。该序列得到的图像可以清晰地显示内耳结构和内听道。桥脑小脑角池和内听道内的每一根神经和血管都表现为十分清晰的条状低信号影（图1.34，1.35和1.36）。

颞骨0.5mm厚的断层图像可以通过三维傅里叶转换（3DFT）技术获得，同时要使用小接收线圈和小翻转角（10°～20°），短TR，短TE。可以利用轴面图像数据重组任意平面的T1WI图像。[2]

最后，可利用三维（3D）快速自旋回波（FSE）成像法，提高拟进行耳蜗植入和临床怀疑迷路畸形的患者图像的信噪比，从而提高空间分辨力。[5]

我们医院使用的是以下技术：3英寸（75mm）双相距阵表面线圈，参数是：TR3000ms，TE210MS，256 × 256矩阵，2NEX，视野16～18cm，层厚0.6～0.9mm，重叠为0，ETL96。单用一个表面线圈对一侧颞骨成像，也可以合用两个表面线圈同时采集双侧图像。通过增大回波链长度（ETL），可将扫描时间减少到8～9分钟。

表1.1　中耳和内耳病变的MRI分析

部位/病变	T1WI	T2WI	强化T1WI
中耳			
液体（渗出液）	0	+++	0
胆脂瘤	+	++	0
胆固醇肉芽肿	+++	+++	0
肉芽组织	+	++	++
颈静脉球	混杂	混杂	+++
血管球瘤	+	++(混杂)	++
脑膜脑膨出	脑组织周围环以黑边（液体）	脑组织周围环以亮边（液体）	(+/0)
岩骨尖			
先天性胆脂瘤	+	+++	0
胆固醇肉芽肿	+++	+++（混杂）	0
黏液囊肿	(+/0)	+++	+包囊
蛛网膜囊肿	0	+++	0
岩骨脓肿	+	++	(++～+++)
内耳			
出血（慢性）	+++	+++	无变化
迷路炎	0	(0/+)	(+～++)
自身免疫性迷路炎	0	(0/+)	++
神经瘤	0	(0/+)	+++
内淋巴囊肿瘤	(+～++)	(+～+++)	+++（信号不均）
ICA和CPA			
前庭神经雪旺细胞瘤	(+/0)	(+～+++)	+++
脑膜瘤	(+/0)	(+～+++)	(+++脑膜尾征)
脂肪瘤	+++	标准T2低信号	无改变
神经炎	0	+	(++神经增粗)
动脉瘤（血栓性）	混杂	混杂	++
血管瘤	+	++	+++
血管畸形	[+（混杂）]	混杂	因骨针及钙化无信号区
脑膜炎症	0	+（++FLAIR）	++线样强化
面神经			
Bell面瘫	0	+	++
带状疱疹（Ramsay Hunt）	0	+	+++延伸入ICA
神经瘤	+	++	+++
神经纤维瘤病	+	++	+++广泛受累
结节硬化	0	+	++

T1WI，T1加权；T2WI，T2加权；T1WI+C，注射对比剂后的T1加权；ICA，内听道；CPA，桥小脑角。
0，+，++，+++：T1WI和T2WI像上的信号强度和T1WI+C图像上强化的程度分级。

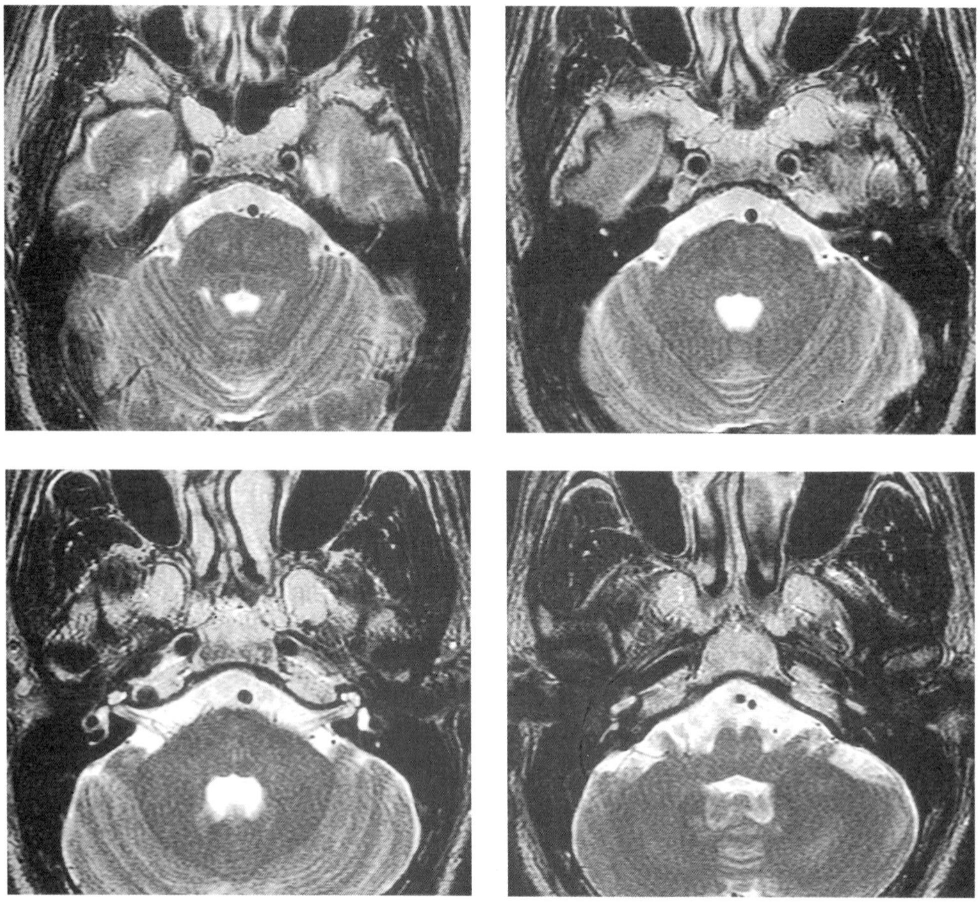

图1.34　正常颞骨。FSE T2WI图像。

a 为岩骨上嵴及第5颅神经水平上方断面。

b 为尾侧3mm断面，示上半规管及总脚。

c 为b尾侧3mm断面，显示耳蜗、前庭、及半规管。第7及第8颅神经自脑干向内听道走行。小脑前下动脉袢位于内听道内口旁。

d 为c下方3mm断面，示耳蜗基底周的下表面及后半规管。

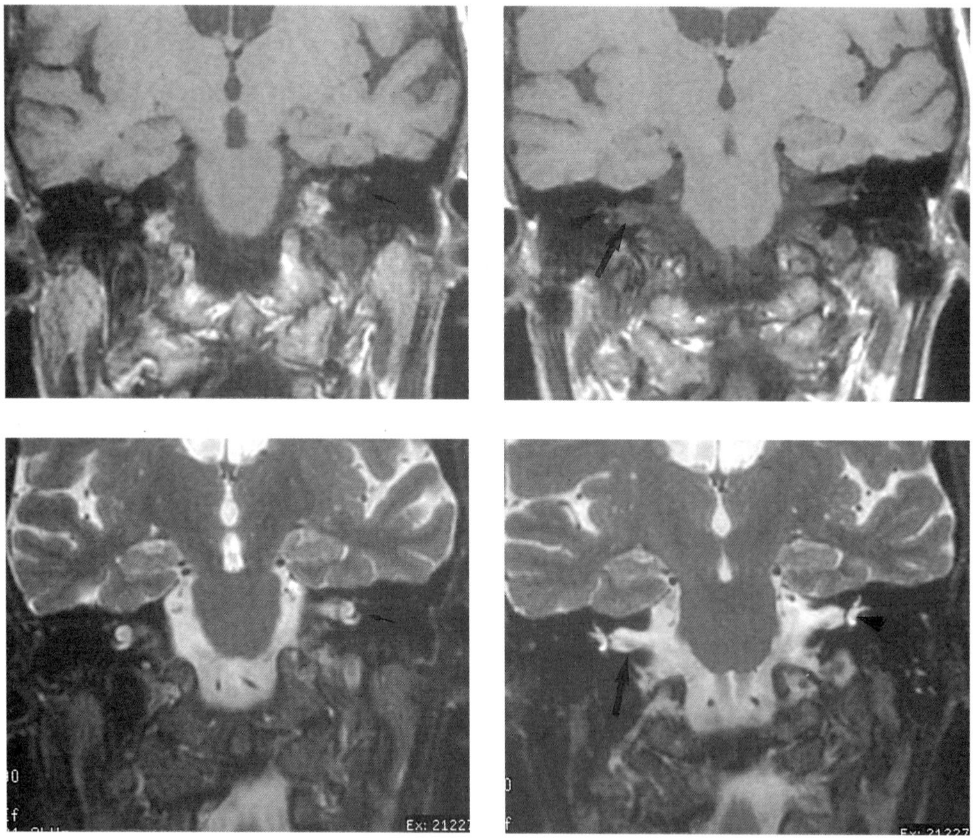

图1.35　正常颞骨。

a和b　为冠状T1。

c和d　为冠状FSE（小箭：耳蜗；长箭：颈内动脉；箭头：前庭和半规管）。

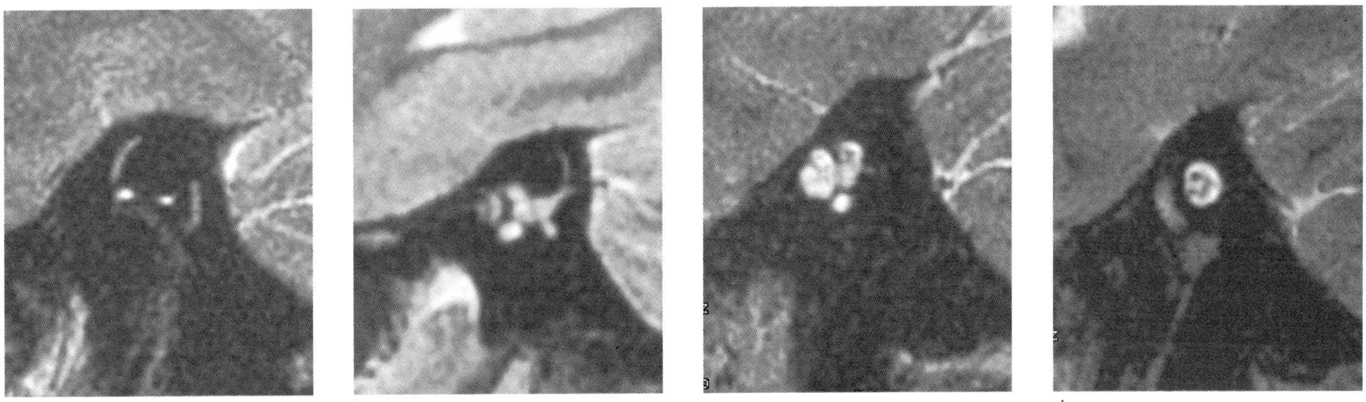

a b c d

图1.36 正常颞骨：矢状位FSE图像示：a 为三个半规管；b 为耳蜗和总脚；c 为耳蜗；d 为内听道内的面神经和听神经。

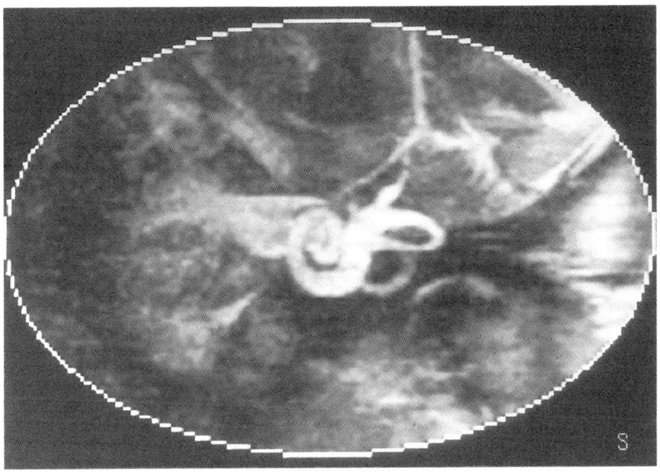

图1.37 膜迷路3D图像。

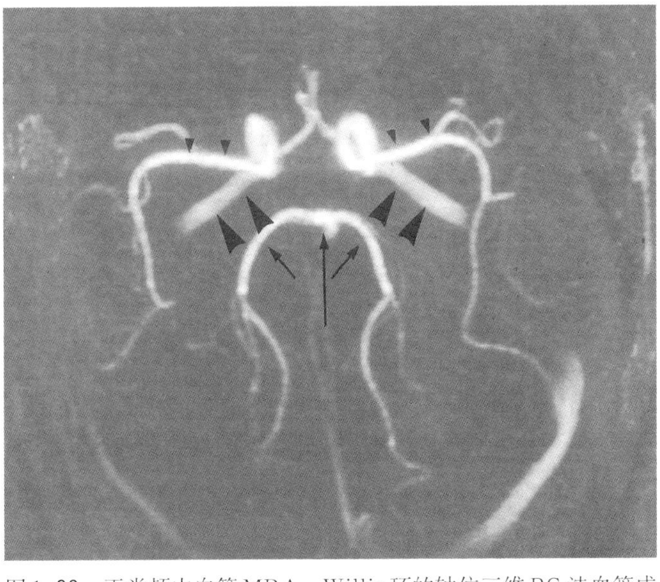

图1.38 正常颅内血管MRA。Willis环的轴位三维PC法血管成像。颈动脉（大箭头），基底动脉（长箭），大脑后动脉（短箭），及大脑中动脉（小箭头）。

后处理用最大密度投影（MIP）软件，重组膜迷路的3D图像，并可以从各个角度进行观察。当需要了解膜迷路的容积大小时，可用一种更细致的容积再现技术进行重组。该技术可以使医生对膜迷路有更深层次的理性和感性认识（图1.37）。

磁共振血管成像(MRA)

MRA成像可利用梯度回波技术和流动编码梯度进行。时间飞跃法（TOF）血管成像也是一种梯度回波技术，它将成像平面中静止组织的磁化用磁场饱和，从而不产生信号。同层面中的血流未被饱和，因而是产生信号的唯一组织。相位对比（PC）法血管成像实现起来相对困难。它不是利用射频脉冲饱和静止组织，而是给层面施加双向梯度，开始是正值随后变为负值。在静止组织中两个相反的梯度相互抵消。无论采用那种方法，都可以进行二维或三维的容积采集。

三维MRA可以进行薄层采集，故信噪比高于二维（图1.38）。而二维成像的优势是采集时间短，对慢血流更敏感，也可以进行大兴趣区的成像。分层采集后重建成立体图像，还可以进行多方位旋转使重叠血管分开，减少重叠（图1.39）。颅内血管MRA主要用于显示Willis环区动脉瘤（见图1.216），动静脉畸形（AVM）（尤其是在常规自旋回波图像上看不到的，小的硬脑膜AVF）和血管阻塞性病变，包括硬膜窦血栓等。颅外血管MRA可以完美地显示颈动脉和椎动脉的通畅情况（图1.140）。这些血管可能受到颈部肿块的压迫或推移，管腔可能因血栓形成或粥样硬化斑块而狭窄或被阻塞。

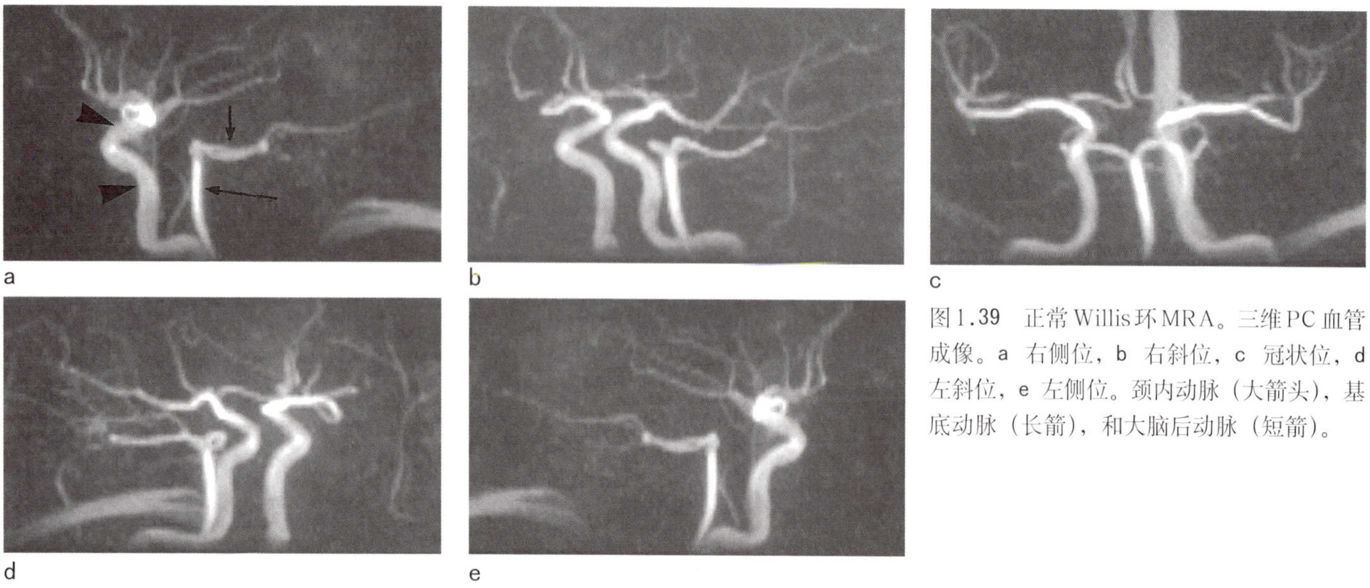

图1.39　正常Willis环MRA。三维PC血管成像。a 右侧位，b 右斜位，c 冠状位，d 左斜位，e 左侧位。颈内动脉（大箭头），基底动脉（长箭），和大脑后动脉（短箭）。

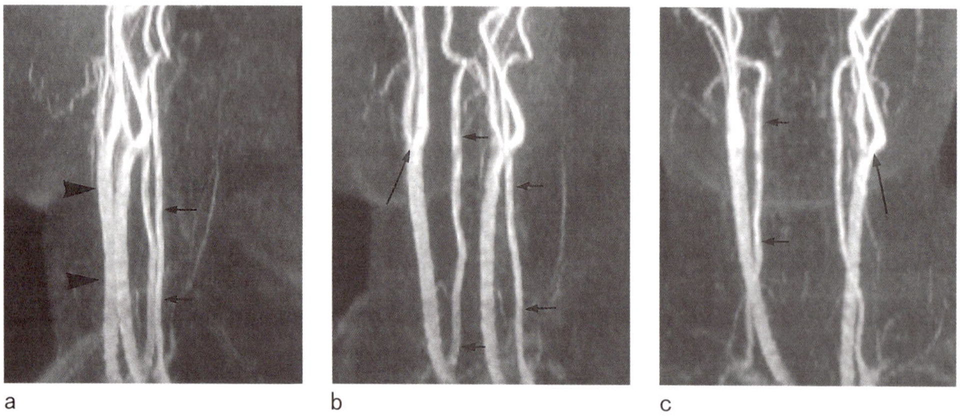

图1.40　正常颈部大血管MRA。二维TOF血管成像。a 右侧位，b 右斜位，c 冠状面。颈内动脉（大箭头），颈动脉分叉（小箭）和椎动脉（短箭）。

发育变异

颞骨某些结构大小和位置的发育变异十分常见。作者将这一标题设成灰色并将其同真正的发育异常划分开来，使每个读者阅读时一看就会明白二者的不同。

放射学者应当了解发育异常，而不是将其误认为病变。同时耳科医生更应当认识发育异常，因为他们要制订手术计划。不理解这些解剖变异将导致严重的手术并发症，而且手术过程也会十分困难和冗长。

乳突

不同个体之间，同一个人不同侧别之间，乳突的发育变异程度很大。有些乳突气化只限于一个乳突窦；而有的气化范围可达乳突尖或颞骨鳞部，甚至侵入毗邻的颧骨根部和枕骨（图1.41）。未气化的乳突由实性骨组织或由充满黄骨髓的海绵状腔隙（板障样的）构成。黄骨髓在MR T1W序列呈高信号，在T2序列信号减低。注意不要与常表现为T2高信号的液体或其他病理过程混淆。还应记住一点，MR无法区分含大气房的小乳突与硬化乳突，因为它们都表现为一致性的信号缺失。

侧窦

侧窦或乙状窦形成了乳突后面的一个浅压迹。偶尔，乙状窦会走得更靠前一些，并在乳突上形成一个深的沟槽，轴面显示最佳。有些病例乙状窦与外耳道之间仅有一薄层骨板相隔（图1.42）。不掌握这些信息，耳科医生手术中就可能会进入乙状窦，其后果是造成严重的出血和并发乙状窦血栓。

顶盖

乳突和鼓室上隐窝的顶盖通常稍低于上半规管弓顶处的弓状隆起平面。顶盖板低位并不罕见，尤其多见于那些先天性外耳道闭锁的患者。

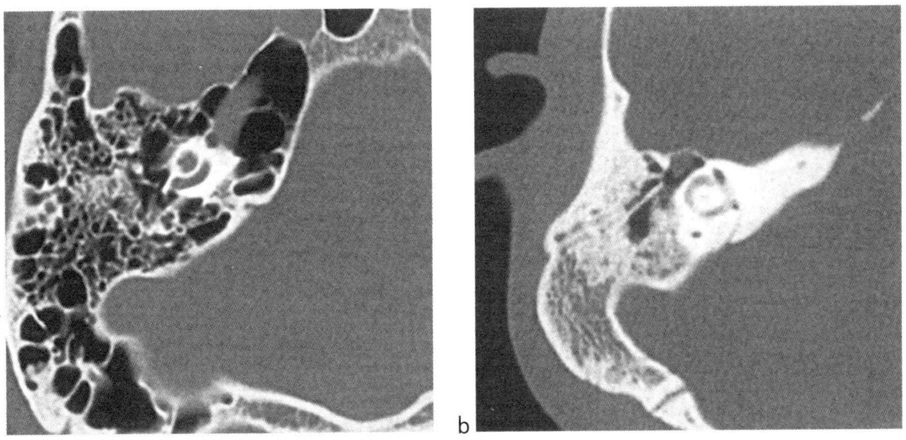

图1.41 乳突发育：轴位CT断面。a 乳突和岩椎极度气化。b 乳突气化仅限于一小乳突窦。

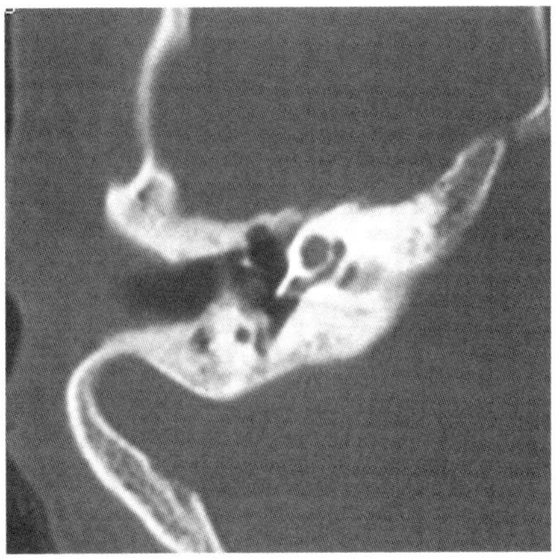

图1.42 前部侧窦：轴位CT断面。侧窦在乳突的后表面形成一个较深的凹槽，凹槽深达外耳道的后壁。

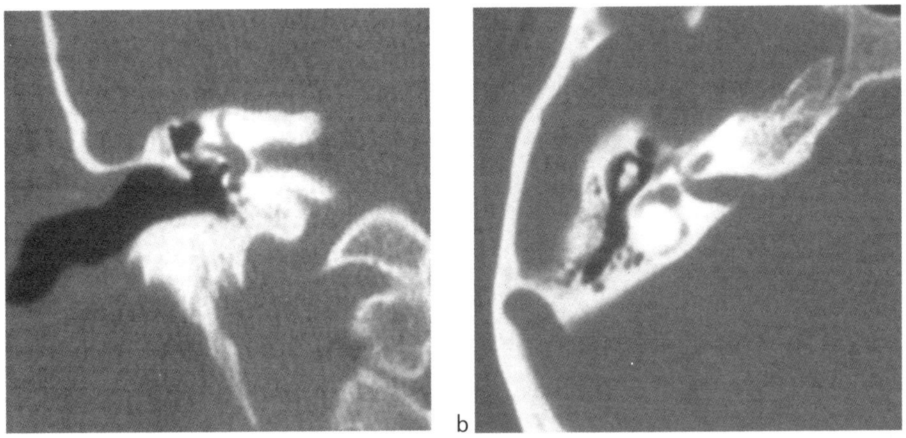

图1.43 顶盖低位：a 冠状位，b 横轴位CT断面。位置很低的硬脑膜覆盖在外耳道顶壁上（a）且中颅窝下陷于中耳的外侧形成一个凹槽（b）。

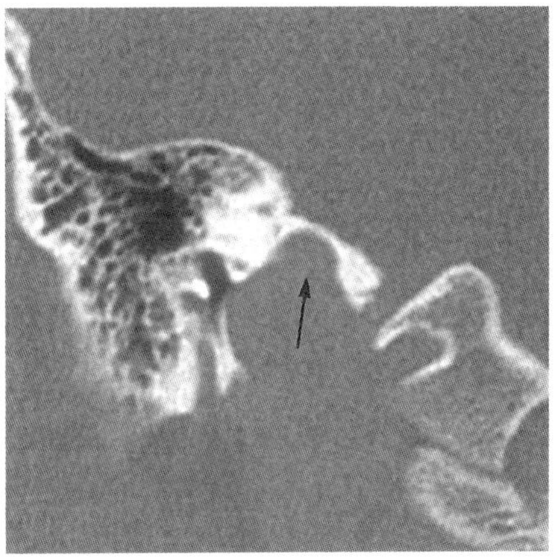

图1.44 颈静脉球憩室：冠状CT断面。可见大的颈静脉球顶发出憩室伸向岩骨上嵴。

冠状面上，可见到中颅窝底位置降低在鼓室上隐窝和迷路的外侧面形成凹槽。低位的硬脑膜往往覆盖在外耳道顶壁上，当外耳道未发育时，还常常延伸到中鼓室（图1.43）外侧。若不认识到这一特点，耳科医生术中就可能意外突破颅腔。

颈静脉窝

颈静脉窝和颈静脉球的大小变异很大，不仅仅是不同个体之间，即使是同一人的两侧之间也是如此。颈静脉窝的大小不是病理改变的标准之一。正常的颈静脉窝可以只在岩骨下表面形成一个浅浅的压迹，也可以向上扩展到岩骨上嵴的高度，而位于迷路和内听道的后方（图1.44）。这种情况下，颈静脉球的位置过高，在经迷路入路的听神经瘤手术时，成为探及内听道的障碍。通常高位的静脉结构不是颈静脉球本身，而是自颈静脉球顶发出的憩室（图1.44）。

有时颈静脉球会伸入下鼓室和中鼓室，此时可能会仅有一层骨板覆盖在颈静脉球上，也可能静脉暴露于中耳内，与鼓膜的内表面相接（图1.45）。这种情况下，高位的颈静脉球于耳镜下呈一个蓝色肿块，可能会被误认为血管瘤（图1.47）。

高位颈静脉球突入中耳有3种变异。

1. 颈静脉窝和颈静脉高位，颈静脉球上有一薄层骨壳覆盖。
2. 颈静脉窝和颈静脉球高位，但是突入中耳的软组织块周围包绕着不完整的骨壳。
3. 颈静脉窝和颈静脉球位置并不高，但是球上突出一个憩室，憩室通过颈静脉窝顶和下鼓室底板的骨质缺损处进入中耳。这种变异容易被误诊为血管球瘤，但除了缺损区，颈静脉窝的轮廓本身是完整的。

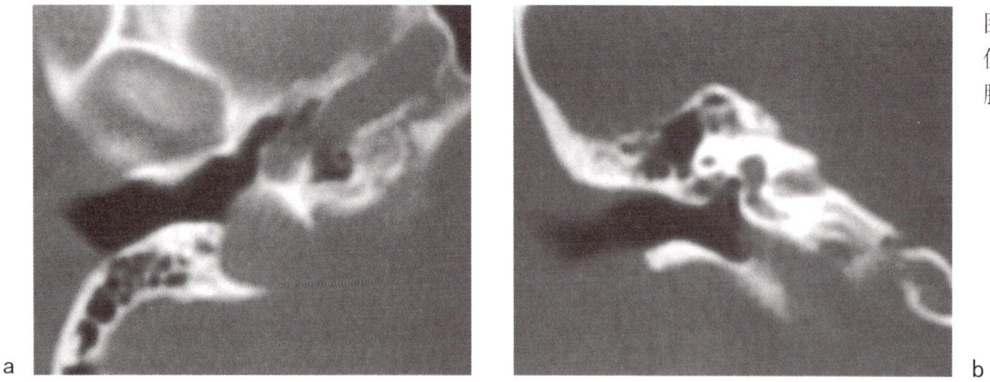

图1.45　颈静脉球高位：a 轴位，b 冠状位CT。下鼓室底可见一较大骨质缺损颈静脉球自此伸入中耳后下部。

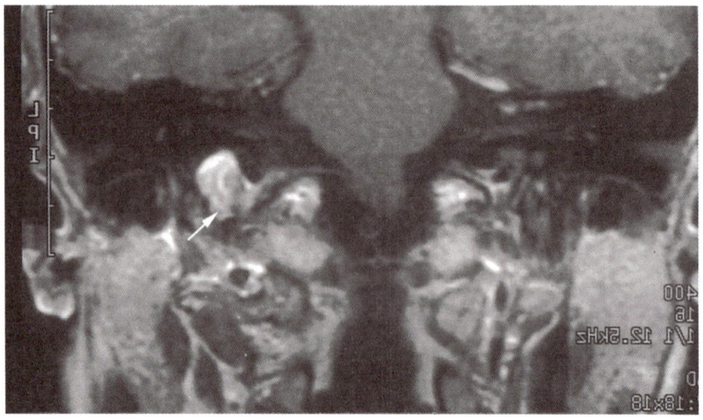

图1.46　颈静脉球高位：增强冠状面MRI T1WI。右侧颈静脉球似一强化的肿块，内可见垂直走行的条状低信号。

高位颈脉球MR检查时，因为球内血液湍流会产生混杂信号，此表现易被误认为血管球瘤。然而血管球瘤的是中高信号肿物内含多发的点状无信号区，而高位颈静脉球表现为腔内与壁平行的条状的高信号和低信号，信号的高低不同是因血液流速不同而产生的（图1.46）。对于有疑问的病例，可采用对慢血流敏感的2D时间飞跃技术，或短流速编码（VENC）的2D相位对比法进行MR颈静脉成像检查。

颈动脉

颈内动脉（ICA）颞骨段的小变异并不少见，并无临床意义。颈内动脉走行可能会异位经过中耳。根据Moret等报道，当颈段的动脉未发育时，往往会出现ICA迷走。如下鼓室动脉与增大的颈－鼓室动脉吻合形成迷走的ICA。这种变异很少见，但是有临床意义。当考虑手术方案时，耳外科医生应警惕手术野中存在异位动脉。这种改变也会被误认为血管球瘤或其他的中耳肿瘤。我们已经见到好几例这种少见血管异常有。都经血管造影或MRA证实。

纤维耳镜可观察到中鼓室下部一个粉红色的或浅蓝色肿块，与鼓膜内表面相接。肿块可有或无搏动（图1.48）。

颞骨内颈动脉异位的CT表现是：

1. 跨越中耳腔下部全长的软组织肿块（图1.49a）。
2. 动脉周围可以有部分薄层骨壳包绕。
3. 肿物与鼓膜相邻引起鼓膜外突，向内侧可致岬内陷(图1.49c)。

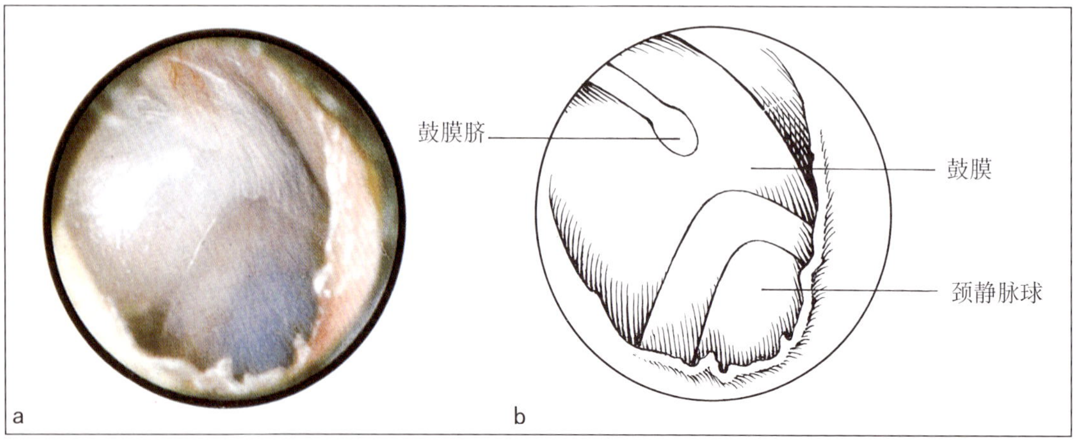

图1.47a　颈静脉球高位，耳镜表现，左侧。无骨板覆盖的颈静脉球穹顶伸入中鼓室的后部，与鼓膜相接。因含静脉血，颈静脉球特征地表现为蓝色。b为a的示意图。

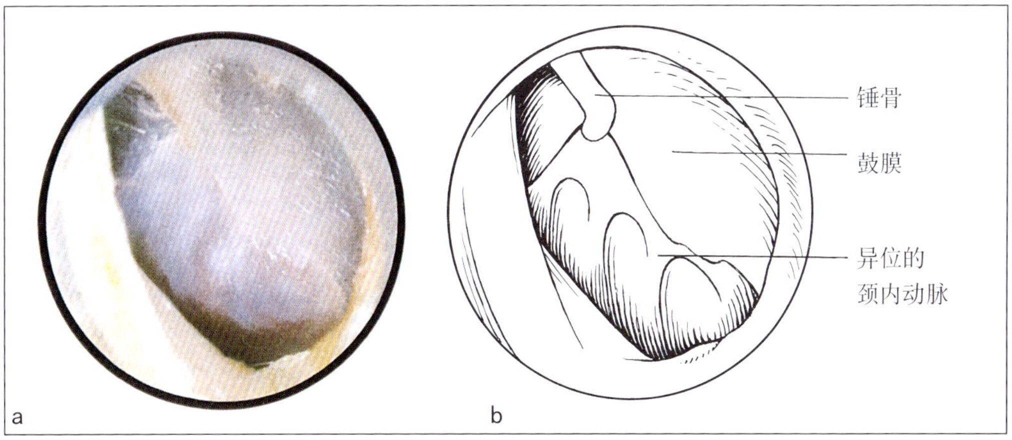

图1.48a 颈内动脉异位，耳镜表现，左侧。可见深部一个紫红色肿物占据中耳下部并经鼓膜轻度外疝。病变无搏动。b为a的示意图。

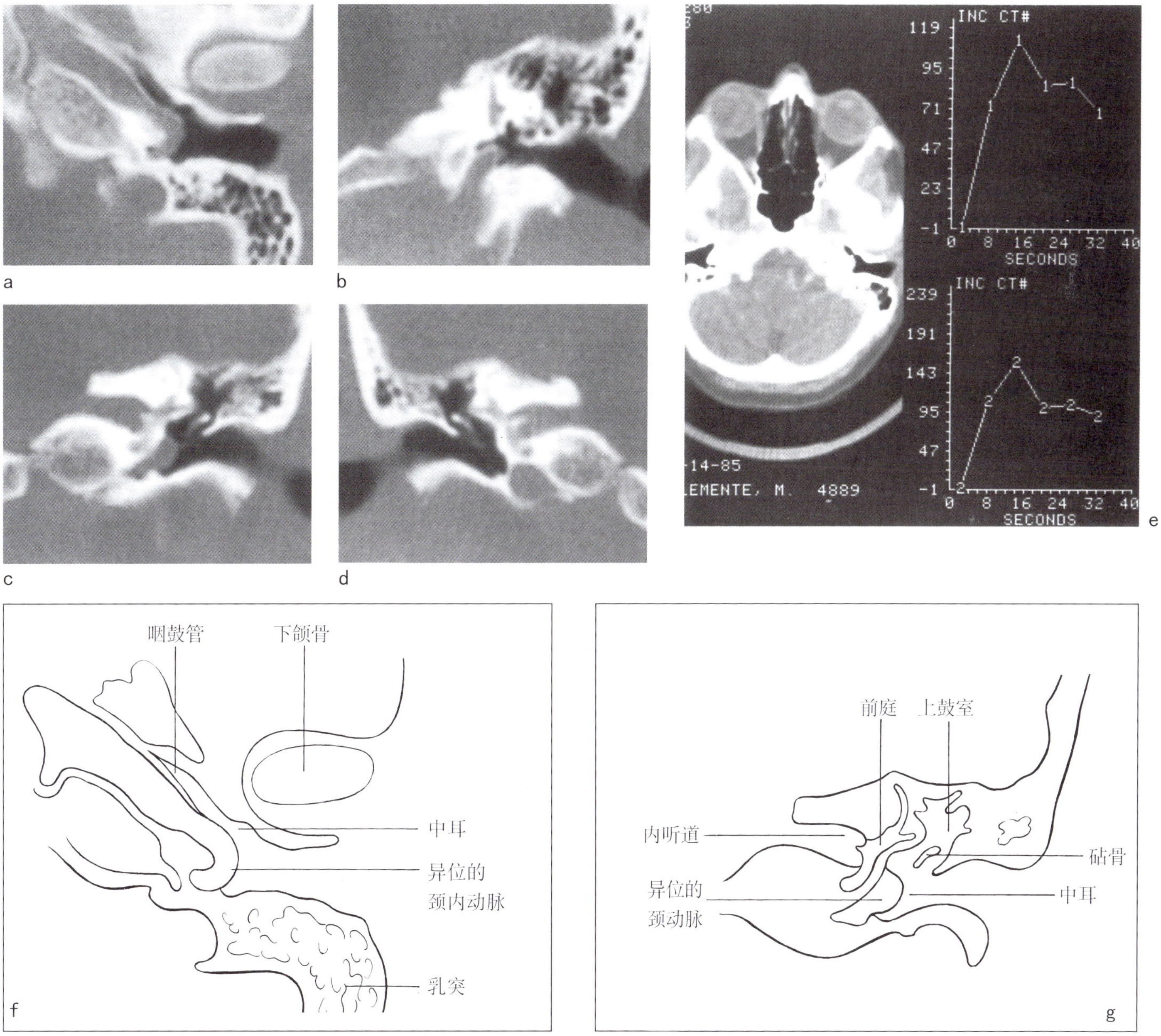

图1.49 颈动内脉异位。a 轴位，b、c 冠状位CT断面，左侧；d 冠状CT断面，正常的右侧；e 动态CT扫描，左侧。

在轴位CT上，异位的颈内动脉走行穿过中耳腔的全长。在冠状断面c 上，颈内动脉表现为中鼓室底部一个边缘清晰的软组织肿块。正常时应位于耳蜗下方的颈内动脉近端，此处缺失。与正常右耳的相应层面（d）对比，此处颈动脉正常。

异位的颈内动脉穿过向后移位的管道，经过下鼓室底部的缺损进入中耳（b）。动态CT增强扫描（e）显示中耳肿物的时间－密度曲线（上方曲线，1）与位于颞骨岩尖前部，正常位置颈内动脉的达峰时间一致（下方曲线，2）。

f 为a的示意图。

g 为c的示意图。

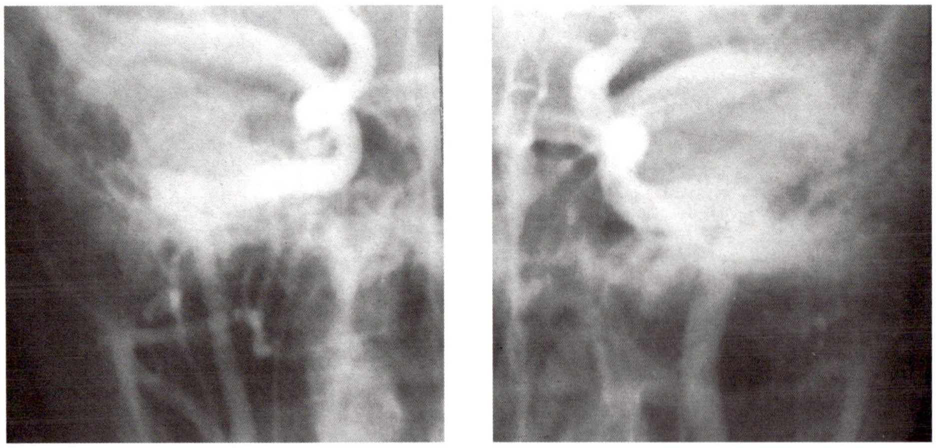
a b

图1.50a 颈内动脉异位，动脉造影，冠状位，右侧。狭窄的颈内动脉近端进入中耳并向外侧的前庭走行。
b 用于对照的正常左侧颈内动脉相应段血管造影。

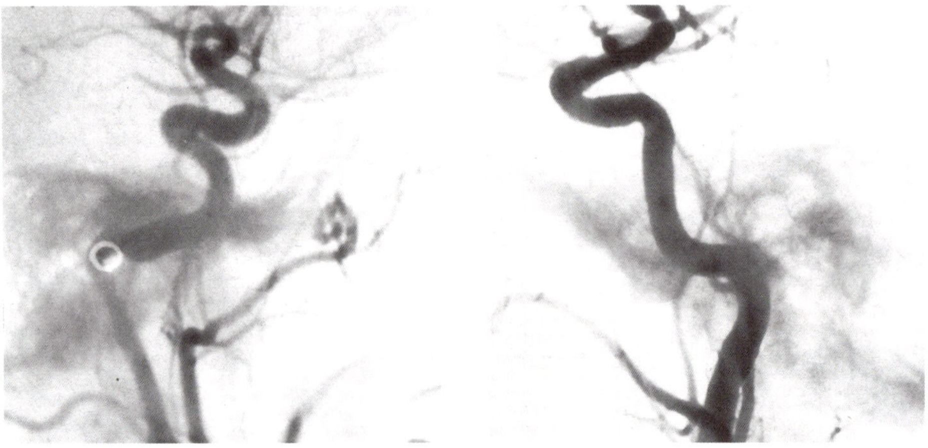
a b

图1.51a 异位颈内动脉血管造影，侧位，减影图。异位的颈动脉进入中耳后部并向前90° 急转。标记相当于前庭区。
b 用于对照的正常左侧颈内动脉相应段血管造影。

4. 动脉形成的肿块累及到砧镫关节引起传导性耳聋。
5. 正常的颈动脉管近端部分缺失。正常情况下，冠状位和20° 斜冠状位总是可以十分清晰地显示位于耳蜗的下方的颈动脉管（图1.49c, d）。
6. 异常的颈动脉在颈静脉窝与外侧面神经管垂直部之间，穿过扩大的鼓室小管或下鼓室后部底的裂隙进入颞骨（图1.49b）。

在显示中耳肿物的层面进行CT动态增强扫描就会得到一条具有特征性的高动脉峰的强化曲线（图1.49e）。MRA或动脉造影能证实CT的发现，动脉造影表现为（图1.50，1.51）：

1. 颈内动脉入颅部狭窄或呈锥样变窄。
2. 迷走的动脉近端较正常位置向后外侧偏离至少1cm以上。冠状面上，该段动脉位于前庭的垂直平面的外侧，而更多见的是其内侧。
3. 异常颈动脉近段基本垂直走行，而正常情况下该段颈内动脉应略向内、向前弯曲。
4. 异常的颈动脉在中耳腔内形成一个90° 的急转弯，然后向前穿越中耳腔自耳蜗顶下方出中耳，自此又回到岩尖内的正常路线。

蛛网膜颗粒

蛛网膜颗粒是自硬膜上的小缺口疝入静脉窦的绒毛结构，自蛛网膜下隙引流脑脊液到静脉系统。

然而相当数量的蛛网膜颗粒并没有到达静脉系统，而是与中颅窝骨板的内表面相接触，有少部分与颞骨骨板后表面相接。长期的脑脊液搏动就会形成小的骨质吸收和侵蚀区。CT可以显示骨质缺损下方的软组织密度小结节。MR T2WI可显示这些小结节因含液体而呈高信号。如蛛网膜颗粒开口到临近的气腔（如鼓室上隐窝，乳突小房），可导致自发性脑脊液耳漏，故有其临床意义。如果乳突和中耳腔感染，就可能引起颅内并发症。

岩骨尖

岩骨尖可以广泛气化也可以完全由密实的板障骨组成（图1.52a）。MR检查中，岩尖的信号强度因其骨性成分的不同而差别很大：为板障时表现为T1WI高信号或为亮区，如为高度气化或实体骨时则表现为低信号或黑区。当同一患者两侧岩尖骨结构不同时，其结果可能是一侧岩尖看起来比另一侧亮（图1.52b）。

a
b
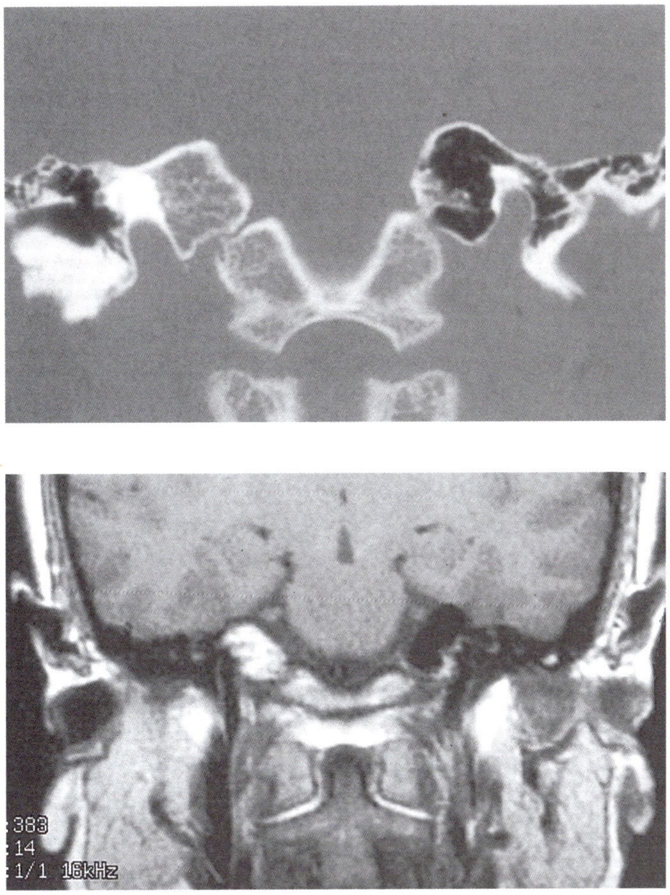

图1.52 岩骨尖：a 冠状CT，b 冠状T1WI MR。右侧岩骨尖为板障样而左侧气化良好。右侧板障样岩尖为MR高信号，而左侧气化的岩尖表现为无信号区。

颞骨先天性异常

因为是活体检查技术，CT可以准确地发现大量的颞骨先天性畸形。而在断层扫描出现以前，仅有极少数先天性畸形患者死亡后的标本可用于研究。手术也都是在不了解（先天）畸形的确切分型及其严重程度的情况下进行。先天畸形具遗传性，由基因缺陷所致，或于胎儿期获得，其严重程度取决于致病因素及胎儿被影响时的胎龄。

颞骨先天性畸形可分为以下三组：

1. 传声系统缺陷，包括外耳道、中耳、听小骨和迷路窗的异常。
2. 耳蜗前庭部感知器的畸形，包括内耳的一种或多种结构异常。
3. 面神经异常。

影像学评价

影像学评价对于耳先天性异常是必不可少的。对于外耳道闭锁和形成不全的患者，耳镜的价值很少。而且小孩子的听力测试结果也不十分可信。恰当的影像学检查可以显示耳的解剖结构。这些信息对于耳科医生诊断和正确处理传导性和神经性听力丧失很有价值。传统的放射学摄影除了观察乳突气化程度和范围之外，价值有限。CT包括轴位和冠状位断层是一种可取的检查方法。某些个别病例，需加20°斜冠状位和矢状位图像来观察迷路窗，乳突段面神经管和前庭导水管。

对于耳闭锁患者，需利用轴位CT扫描获得的数据进行三维重建和活体大小的耳模型重建。据此耳科医生制定相应手术计划。三维成像不仅提供骨性表面的良好外观，还可以通过电子技术剥下外层组织，显示深部结构尤其是面神经走行路线的有用信息。

检查中对于固定于床上的年轻人和多动的儿童，必须使用镇静剂。一个好的CT检查可以就矫形手术的可行性，及恰当术式选择方面给外科提供以下基本信息：

1. 鼓室骨异常的形态和严重程度。这类异常可从相对较轻的发育畸形到外耳道完全未发育。
2. 乳突窦和乳突小房气化的程度和部位。
3. 乙状窦、颈静脉球的位置和颈动脉管走行的部位。
4. 中耳腔的发育情况和充气情况。
5. 听小骨链的状况、听小骨的大小和形状，是否有融合或固定。
6. 迷路窗是否通畅。
7. 面神经发育情况和走行。
8. 脑膜与乳突、岩骨上嵴的关系。中颅窝常于迷路外侧形成一深陷的凹槽，使覆盖于乳突、外鼓室和外耳道上的硬脑膜低位。
9. 内耳结构的形态和发育的程度。放射学检查无法显示膜迷路的异常，但是CT可显示骨迷路的结构异常。

我们研究了900多例影像学发现的先天性耳缺陷。约60%有外耳道、中耳或二者兼有的畸形。内耳异常在先天性缺陷中占30%，剩余的10%为外耳、中耳和内耳的混合缺陷。

耳的胚胎学

简要地回顾一下耳的胚胎学对于理解先天畸形的影像学改变会有帮助。

外耳和中耳胚胎学

胚胎4周时，出现了3对鳃弓，中间隔以2对鳃沟。当第3对鳃弓和第2对鳃沟消失时，第1对鳃沟加深形成原始外耳道。与此同时第一咽囊外翻，短时间内与第一鳃

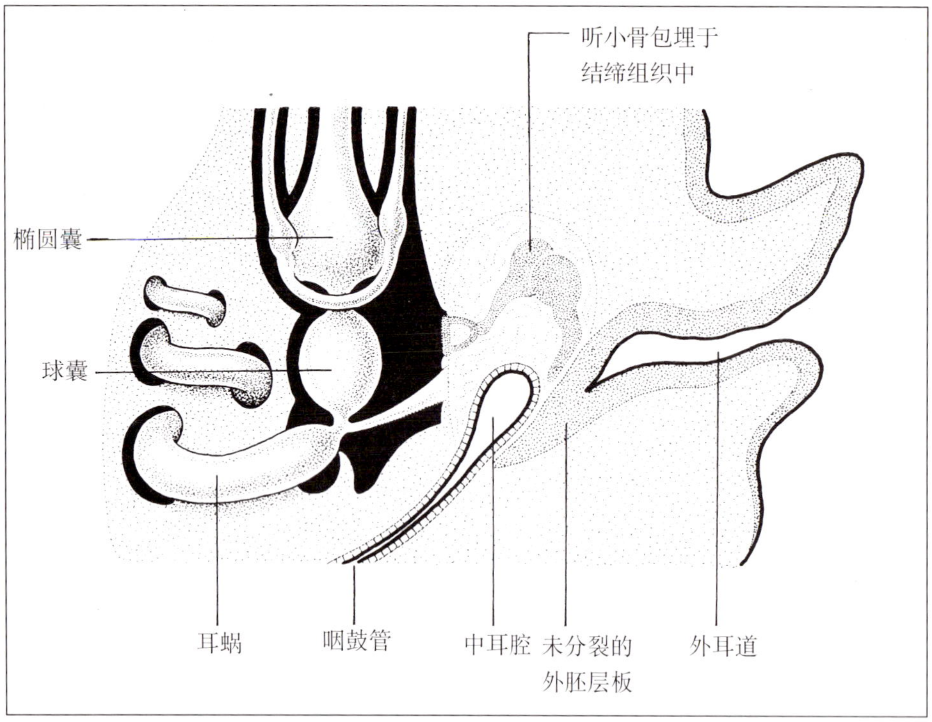

图1.53 3个月大胎儿，示中耳和外耳的发育。自原始外耳道发出实心上皮细胞团向第一咽囊生长。(引自 Shambaugh GE. *Surgery of the Ear*，第2版. Saunders：费城和伦敦，1967)

沟的外胚层相连。外胚层与内胚层之间的间叶细胞迅速生长，并使两个胚层分隔。胚胎第 8 周，原始外耳道的上皮细胞团向咽囊内生长。二者之间的薄层结缔组织最后形成鼓膜的纤维层(图 1.53)。

第一鳃沟迅速增殖的上皮细胞团在胚胎第 7 个月以前都是实心的，随后，上皮细胞团从最深处开始裂开，并形成鼓膜外表皮。细胞团的分裂向外侧推进形成原始外耳道的腔。此时外耳、中耳和内耳的其他结构已经形成。胚胎学上的这一顺序可以解释为什么外耳道中段狭窄或闭锁的病例，其中耳和鼓膜常常是发育完好的。第一咽囊最终形成咽鼓管和中耳，而第一和第二鳃弓的软骨形成锤骨、砧骨和部分镫骨。听小骨只生长于胎儿的前半期，随后骨化，达到成年后的大小（图 1.53)。颞骨气房的形成是由于鼓室、上鼓室、鼓室窦和咽鼓管的囊状外突。这个过程发生于胎儿的第 34 周。当出生后空气进入中耳，就会发生气化，除非因炎症而停止，否则气化和小房发育将持续至成年前。

内耳

人胚第 3 周，双侧后脑附近的板状外胚层组织同时增厚。这就是耳基板，耳基板几天后形成耳凹，耳凹于胚胎第 4 周时形成耳囊。到第 7 周，耳囊已经形成了 3 个半规管，并于第 11 周形成耳蜗（图 1.54)。原始迷路持续增大到胚胎中期，此时已达到它成年后的大小和形状。内淋巴管和囊最早自耳泡上分支出来。并于胚胎 $4\frac{1}{2}$ 周，耳囊分裂为内淋巴部和椭圆囊球囊部时，完全形成。

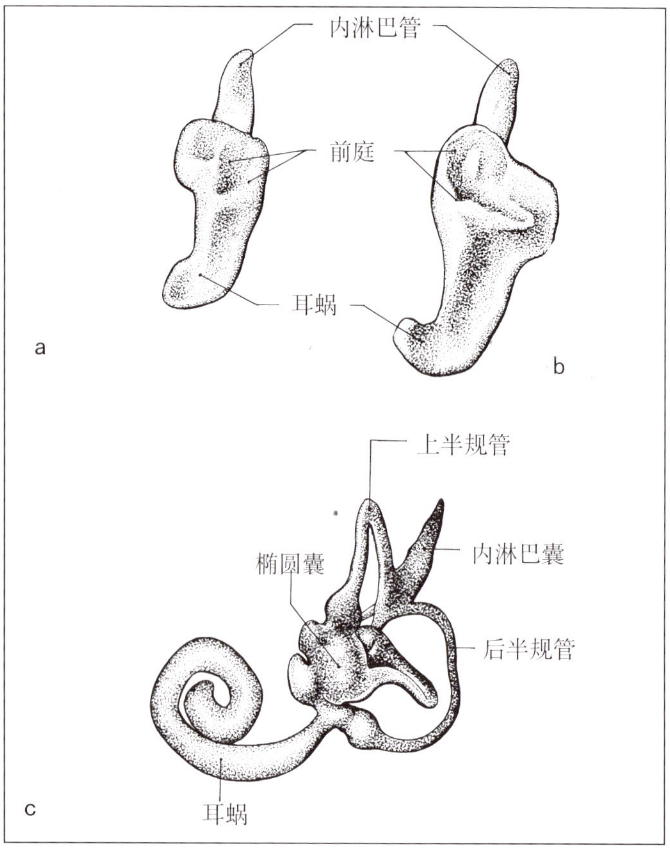

图1.54 3周内膜迷路的发育：a 第5周，b 第6周，c 第8周 (引自Anson BJ. *Morris, Human Anatomy*，第12版。McGraw-Hill，纽约，1966)。

在整个婴幼儿和儿童期，内淋巴管和囊不断改变，增大，与周围颞骨的生长保持一致。

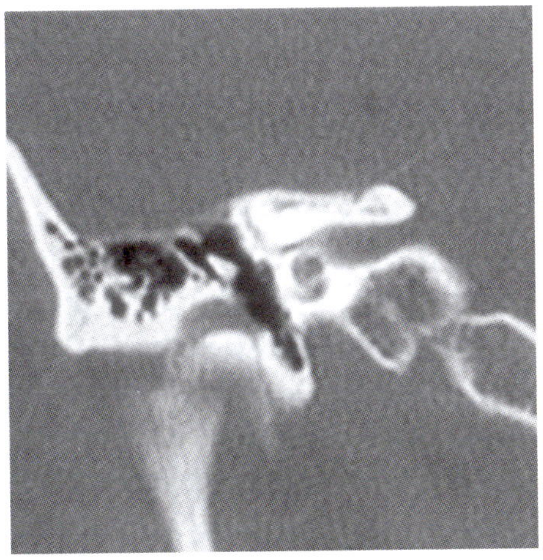

a

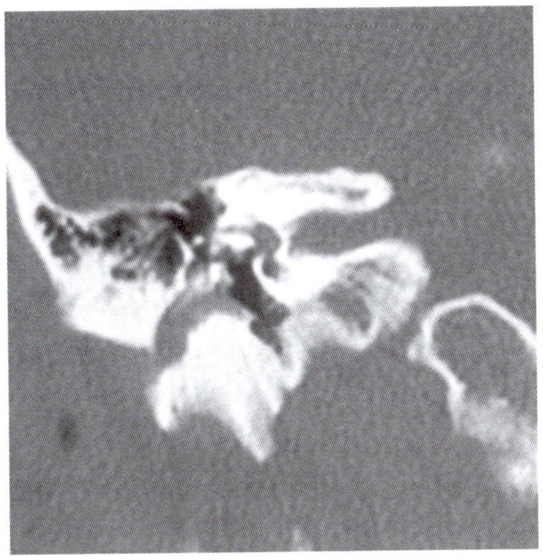

b

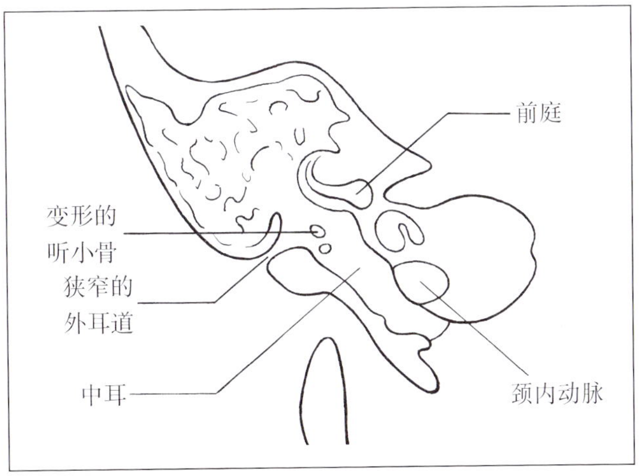

c

图1.55 鼓骨发育不良。a和b为冠状CT断面，右侧。外耳道狭窄且内端被一薄层骨板封闭。外耳道腔被软组织充填。中耳充气良好且大小正常。锤骨和砧骨体融合且固定于环面。卵圆窗正常。

半规管、椭圆囊和球囊感受器细胞在第8周分化形成，但耳蜗感受器细胞直到第12周才开始发育，直到胚胎中期发育完全。

胚胎第8周，包绕膜迷路的胎软骨外区演变为真正环状软骨外带，形成耳囊，而胎软骨内带中空形成外淋巴腔。这个腔包绕着前庭、鼓室阶、前庭阶、半规管和耳蜗，直到形成完整的包绕膜迷路的连续外淋巴腔。直到胚胎中期，软骨结构生长到最大并趋于成熟，耳囊才开始骨化。耳囊的内软骨层由软骨形成，它不像身体其他部位骨骼那样改变并重塑成带骨膜的哈弗骨。胚胎第16周时，当耳蜗已达到成人大小时，耳囊的第一个骨化中心出现于耳蜗周围。到第23周，14个骨化中心的骨化已基本完成。

声音传导系统异常

声音传导系统异常涉及外耳道、乳突、中耳腔、听小骨和迷路窗。

鼓骨异常

鼓骨异常的程度和分型可从外耳道中度狭窄到完全未发育（图1.55～1.59）。胚胎学上，外耳道内侧壁的确切部位是开始于鼓膜，此时发育过程中止就会于外侧端形成闭锁板，导致外耳道完全闭锁。

小耳

小耳，或各种程度的耳部畸形，常常合并有外耳道发育不良。虽然严重的小耳畸形常会并发外耳道发育不良，耳部畸形的严重程度与外耳道异常之间并无直接关系。在外耳道发育不全时，常常只见一小块附带组织或小凹出现于正常耳和外耳道的部位。这些组织块和小凹通常与乳突和中耳之间无内部联系。为了探明中耳位置及与外耳的残余间的关系，我们在小凹里贴一块不透X射线的小片，CT可以显示金属标记物及其与下方结构的关系。当外耳道走行较正常情况更垂直时，CT可显示此异位。外耳道起源于第一鳃沟及比邻鳃弓，这可以解释为什么外耳道异常往往合并有起源相同的其他结构的异常。

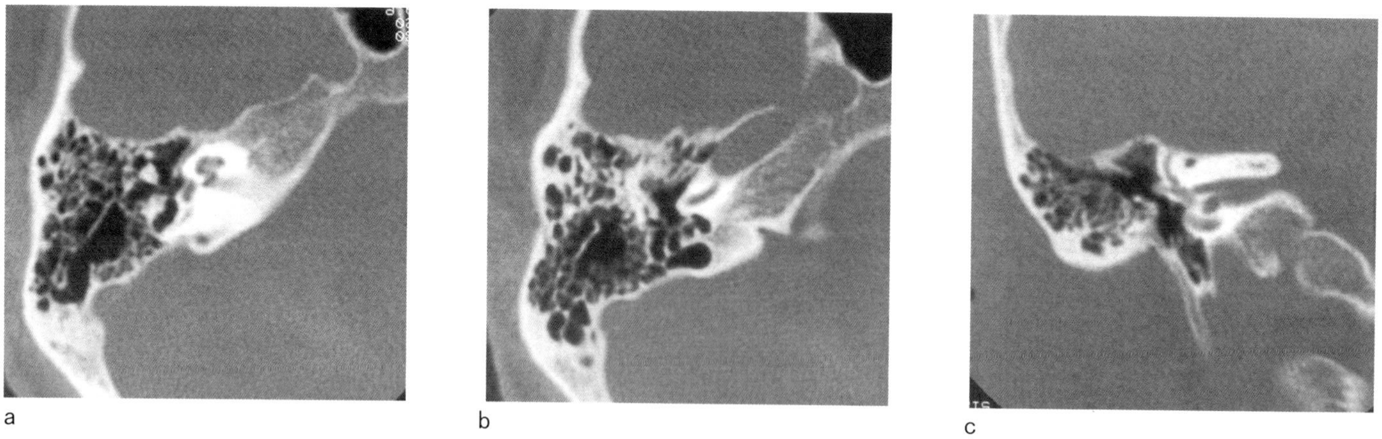

a b c

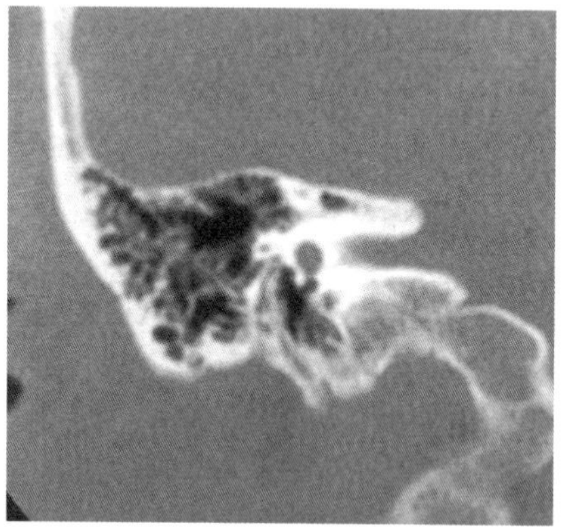

d

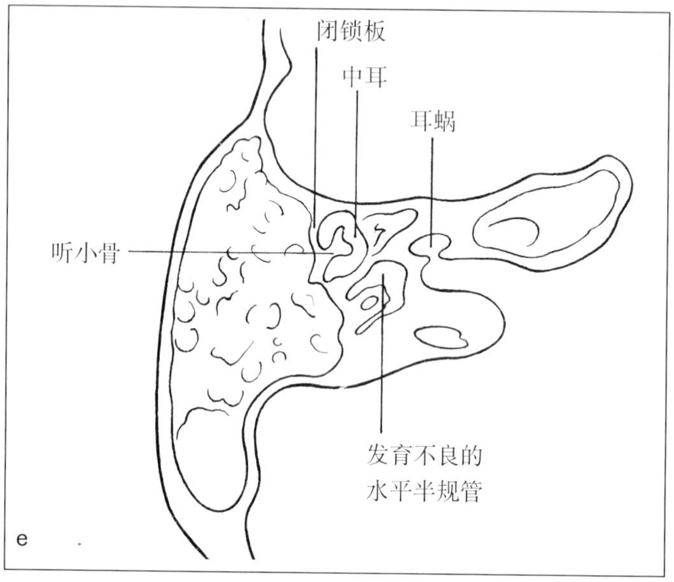

e

图1.56 外耳道发育不全。a和b 轴位，c和d 冠状位CT断面，右侧。乳突和中耳腔发育完好，结构清晰。锤骨头和砧骨体变形、融合、固定于厚骨板上。e为b 的示意图。

许多先天性外耳道发育不全的患者，颞下颌关节会向后移位，位于中耳腔的侧面（图1.57b）。有些病例也会出现下颌骨髁突发育不良，及颞颌关节窝变浅平。

乳突气化

放射学摄影可以显示乳突气化的程度。可以是完全没有气化（图1.59，1.60）；气化仅限于一个小的乳突窦；或完全正常（图1.56，1.58）。传统CT图像，尤其是轴位CT可以确定乳突气化的程度和乙状窦的位置与外耳道、乳突窦和中耳的相互关系。要确定鼓室盖板与乳突窦和中耳的关系就必须要有冠状面图像。先天性外耳道闭锁的患者，因为中颅窝底常常下限并在迷路侧面形成一个凹槽，容易见到低位的硬脑膜（图1.59，1.60）。

中耳异常

中耳发育和充气的程度需要轴面和冠状面CT来判断。中耳畸形从轻度的发育不良到几乎完全未发育都可以见到（图1.71）。对于绝大多数伴有外耳道闭锁的患者，中耳腔虽然有轻度发育不良，但通常充气良好（图1.55，1.56）。

听小骨异常

砧骨和锤骨异常的程度轻重不同，轴位和冠状位CT断面是显示这些异常的最佳体位。在外耳道发育不良但中耳发育情况大致正常的患者，锤骨和砧骨虽然出现但往往融合在一起，并且在锤骨颈处固定于闭锁的骨板上（图1.55～1.57）。这些患者的砧骨长突正常。如果闭锁骨板位于鼓膜的外侧，听小骨链就有可能完全正常。当中耳腔发育不良时，锤骨和砧骨常常以一种融合的无定形骨形式存在，砧骨长突变短或缺失（图1.58，1.60）。严重病例，中耳可能极度发育不良，只能见到异位的未发育的听小骨块（图1.59）。

有时先天性异常可能仅限于听小骨链。外耳道、中耳和听小骨都发育得很好，但锤骨或砧骨却与上鼓室壁融合固定在一起。锤骨固定比砧骨更为常见（图1.61）。如果听小骨和上鼓室壁或被盖之间存在骨化的组织，CT就可以显示这个单一的固定点。如果耳的鼓室顶盖明显低位，则听小骨与顶盖之间的间隙窄小，要判断固定的有无就十分困难。

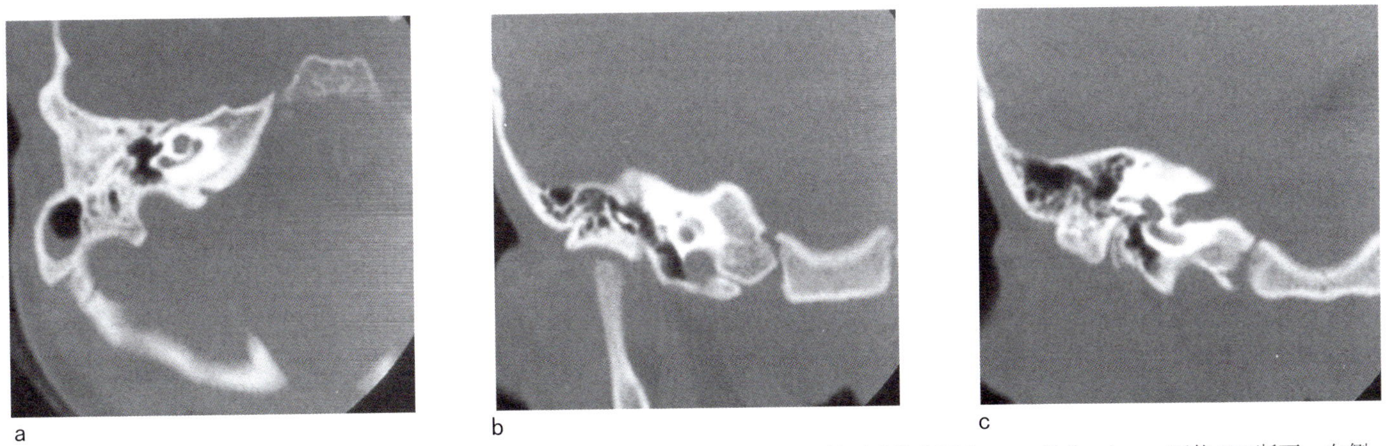

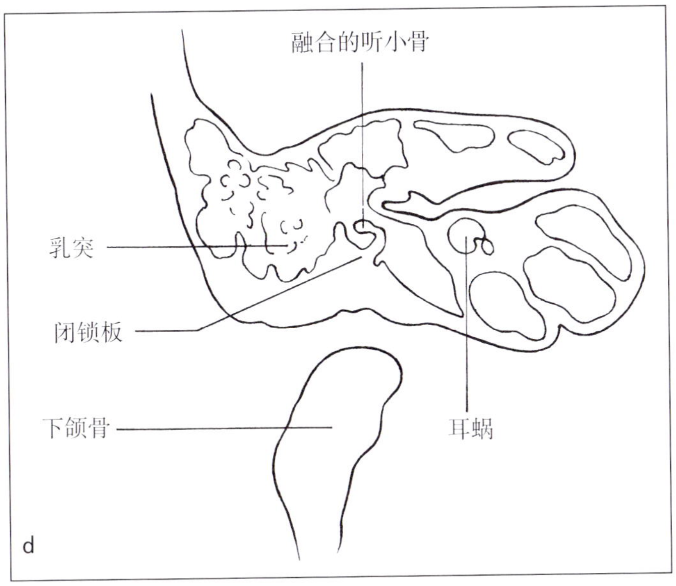

图 1.57 外耳道发育不全。a 轴位，b，c 冠状 CT 断面，右侧。乳突和中耳腔发育完好并充气。锤骨和砧骨发育不良并融合。面神经管垂直部轻度外旋。d 为 b 的示意图。

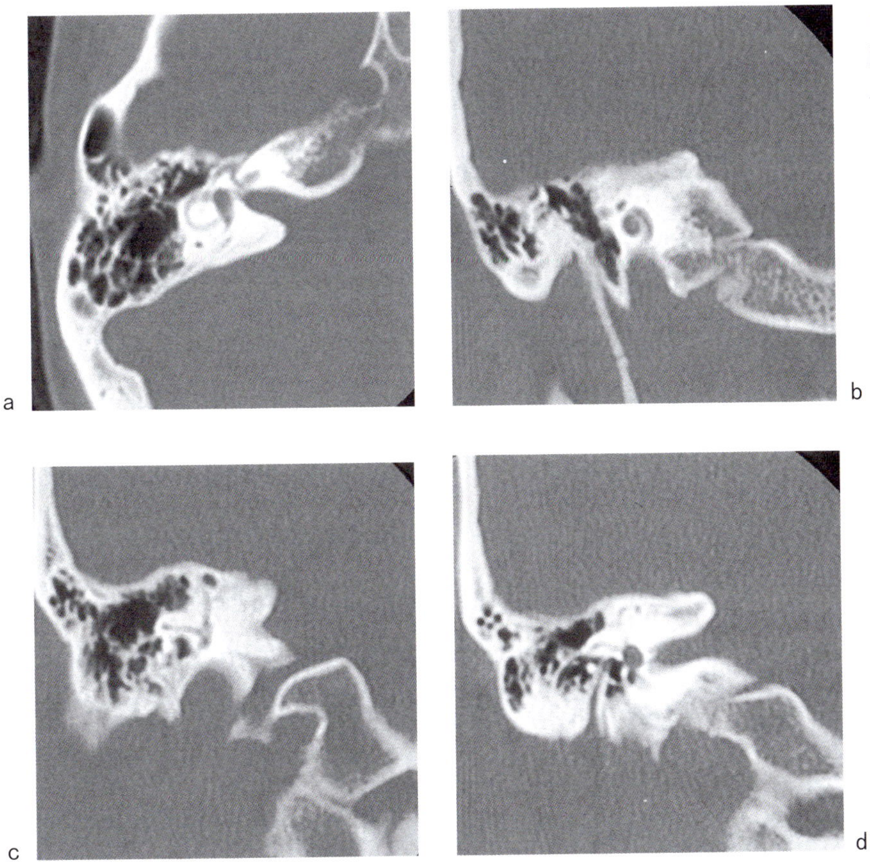

图 1.58 外耳道发育不全。a 轴位，b，c，d 冠状 CT 断面，右侧。乳突发育良好。中耳腔充气但较小。听小骨链发育不良。d 示面神经管乳突部向前移位。

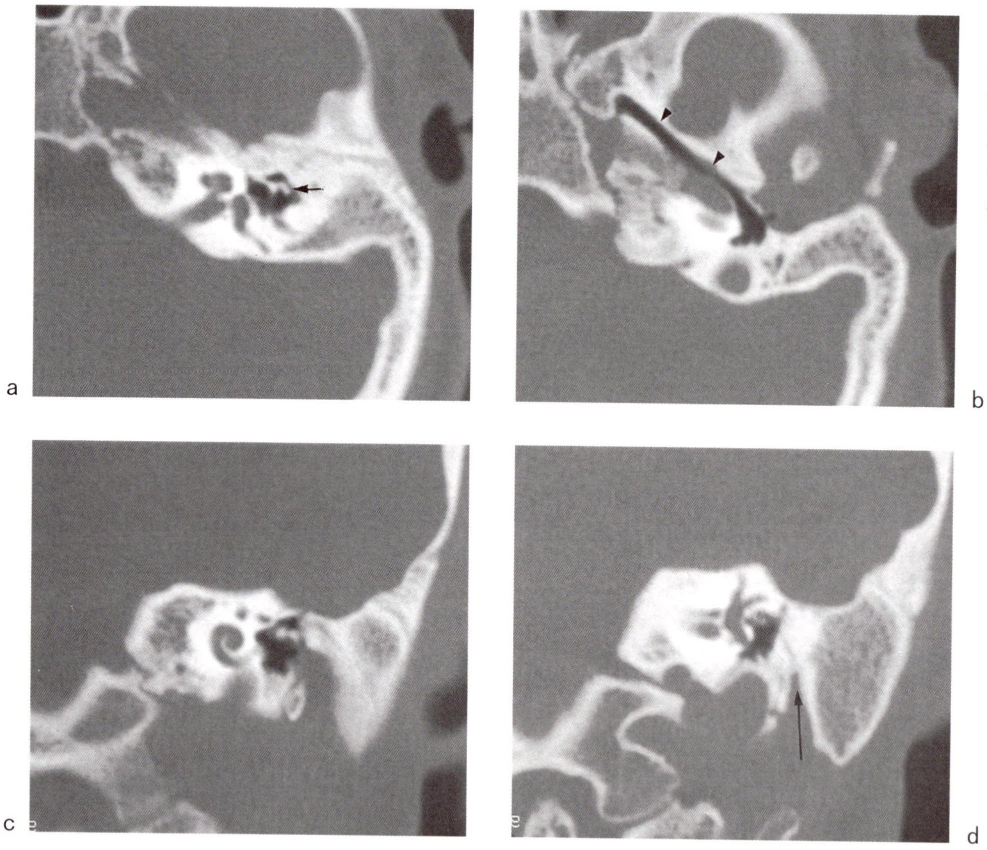

图1.59 外耳道发育不全。a，b 轴位，c，d 冠状CT断面，左侧乳突未发育。中耳腔大小正常，咽鼓管骨内段（箭头）异常增宽。听小骨发育不良，砧骨体（短箭）位于锤骨头外侧。面神经管垂直部外旋（长箭）。

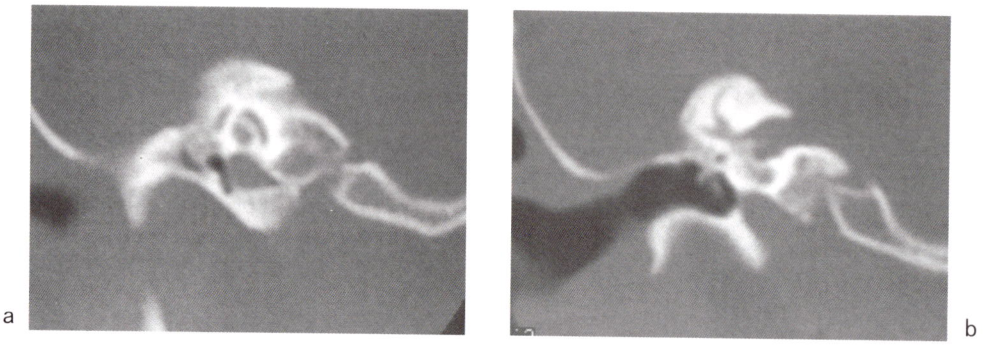

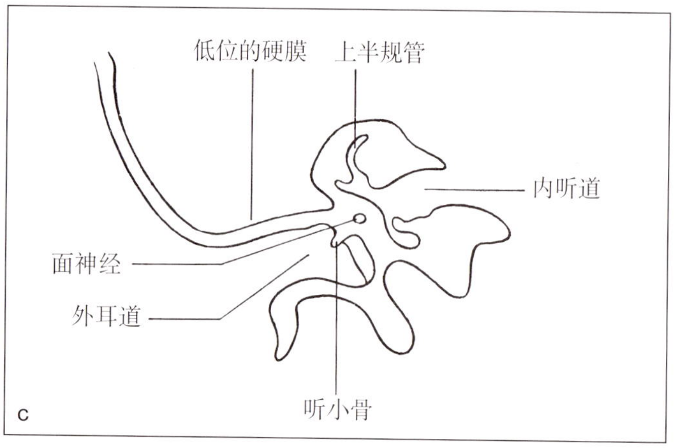

图1.60 乳突及上鼓室发育不良伴硬脑膜低位。
a，b 冠状CT断面，右侧。中耳腔位置CT断面显示乳突小，上鼓室发育不良，未发育的听小骨块，和极度低位的硬脑膜达面神经鼓室部水平。
c 为b的示意图。

迷路窗的异常

迷路窗和镫骨的异常可以是中耳内单独的缺陷，也可以与其他听小骨、中耳和外耳道的异常并存。镫骨和卵圆窗缺陷比圆窗缺陷更为多见。在发育好且充气良好的中耳腔中，20°斜冠状位和轴位CT断面可以显示镫骨细微结构的缺陷。最常见的镫骨异常是单一且增厚的单镫骨脚。镫骨底板先天固定是一种常见的单发缺陷，但只有镫骨底板异常增厚钙化时，CT才能发现病变。CT上镫骨的先天固定类似于镫骨的耳硬化症表现（图1.62）。

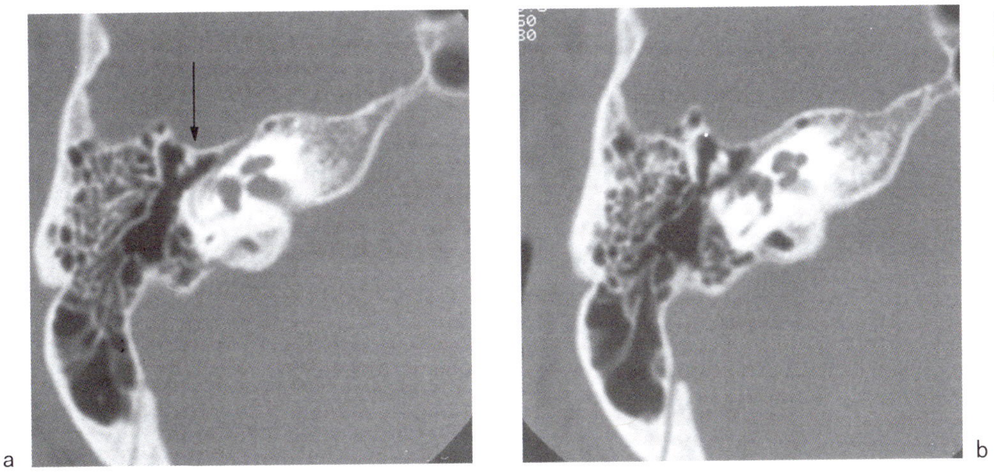

图1.61 先天性锤骨固定。a,b 轴位CT断面，右侧。锤骨头固定于鼓上隐窝前壁，鼓上隐窝前壁向后弯曲（箭）。

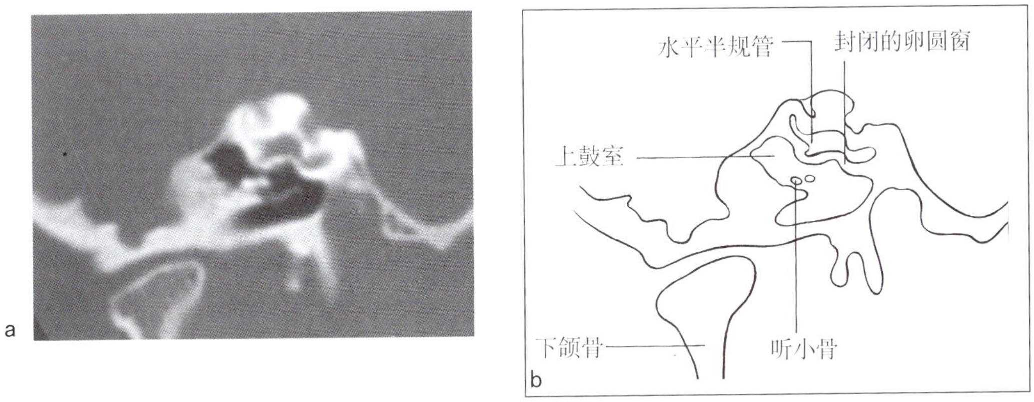

图1.62 a 卵圆窗先天性封闭，20°斜冠状位CT断面，右侧。患者为面颅骨发育不良。颞骨扭曲且硬脑膜低位。中耳充气且锤骨、砧骨正常，但卵圆窗被厚骨板封闭。面神经管在卵圆窗上方分叉。b为a的示意图。

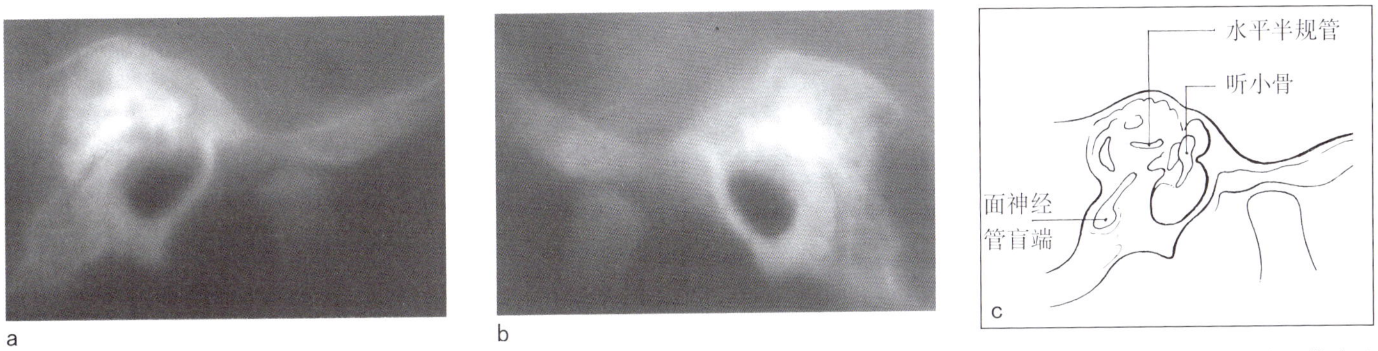

图1.63 先天性面神经管闭锁，矢状位断层。a 右侧，b 正常左侧。为患先天性面神经麻痹的3岁儿童。面神经在乳突部的中段终止于盲端（a）。断面b为正常面神经管表现。c 为a的示意图。

面神经异常

面神经管的先天性异常包括管的大小异常及走行异常。也可能有面神经部分或完全发育不良伴完全性面瘫（图1.63）。偶尔可以见到面神经管异常狭窄且形成不良，这些患者往往有间歇出现的面神经麻痹。面神经走行路径的轻微改变比较常见，没有临床和外科意义（图1.59）。面神经走行路径的严重异常常见于鼓室部和垂直部。认识这些异常对于耳部疾病矫正手术方案的制订非常重要。面神经水平部有时会异位向下盖在卵圆窗的上面，或是暴露于岬部上面。面神经乳突段畸形常见于先天性外耳道闭锁的患者。此时面神经管常常向外侧旋转（图1.59），旋转程度从略有倾斜到完全水平走行都可见到。因面神经异常常见于先天性外耳道闭锁的患者，先天性外耳道闭锁患者术前应行CT检查。

内耳异常

许多先天性感觉神经性耳聋的病例都是因为膜迷路的发育异常所致。这类病变CT无法显示但有可能通过MRI检查所探知。耳囊的缺陷CT检查可以见到。耳囊的异常可能仅涉及一种结构也可能涉及全部耳囊。根据深部感觉

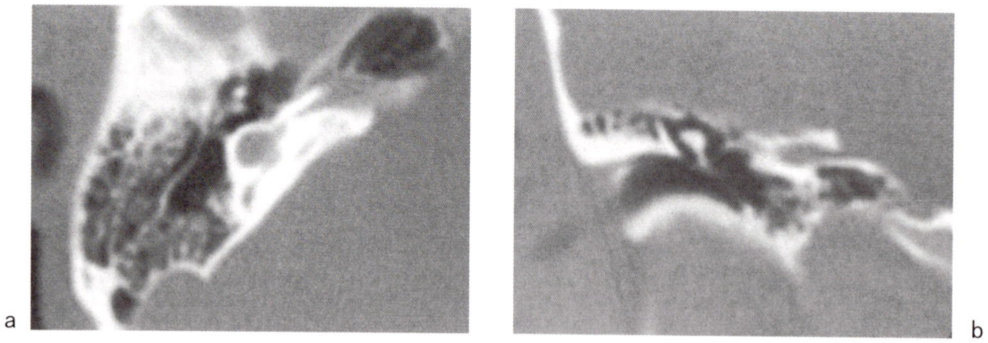

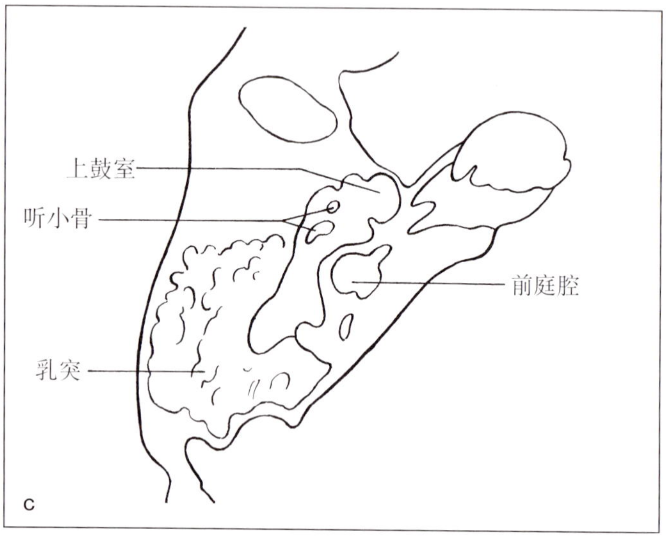

图1.64　Michel 畸形。a 轴位，b 冠状位 CT 断面，右侧。乳突及中耳正常，但岩锥明显发育不良。除了前庭区和水平半规管区的腔隙，内耳结构缺如。内听道很窄，看上去仅能容纳面神经本身。c 为d的示意图。

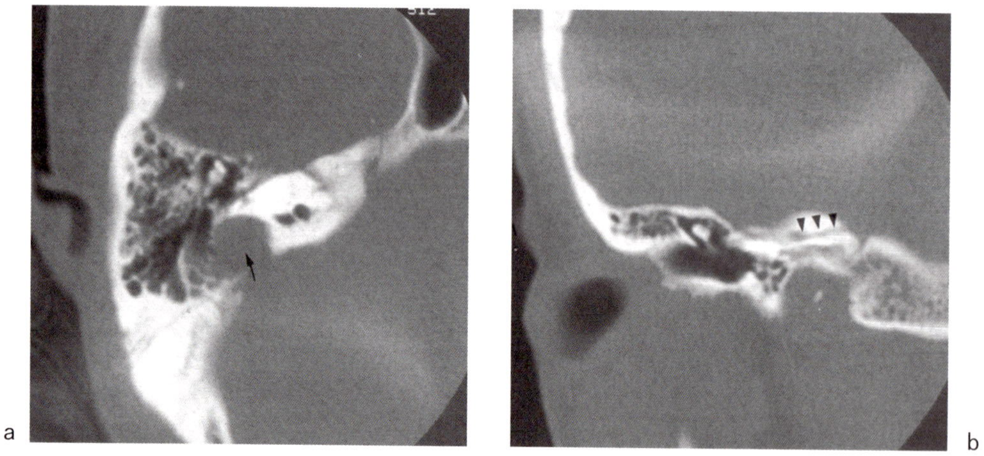

图1.65　Michel 畸形。a 轴位，b 冠状位 CT 断面，右侧。岩锥发育不良，迷路未发育。内听道明显发育不良（箭头）。乙状窦垂直部位于内侧，并于岩锥后表面，颈静脉球上方形成一个大的压迹（箭）。

神经性耳聋的外科学最新进展，CT 迷路检查的意义应包括：⑴评价耳囊的状态，⑵筛选有可能适合手术矫正的内淋巴囊或其他内耳结构畸形的病例，⑶挑选可行的耳蜗移植候选人。耳囊最为严重的异常是 Michel 型畸形，特征是岩锥发育不良且内耳结构几乎完全没有发育（图1.65）。也常常见到大小不等的单迷路腔，腔内也有正常前庭，耳蜗和半规管（图1.64）。有时面神经功能异常，且患者内听道可见，但此时内听道腔明显窄于面神经的宽度。外耳道和中耳通常正常，但与萎缩的迷路残迹相比，显得异常宽大。Michel 畸形通常双侧出现。我们曾经见到过同时患有 Klippel−Feil 畸形及 Michel 畸形的严重先天畸形病例。

轻度迷路囊畸形属于 Mondini 型畸形，其特征是耳蜗发育异常，还常合并前庭导水管、前庭和半规管的发育异常[7]。耳蜗可形成不良或为正常大小，但蜗轴和蜗环之间的骨板间隔形成不良或缺失，形成一种“空耳蜗”的表现（图1.66）。前庭导水管常常缩短、扩张（图1.66，1.67）。前庭增大，外形比正常时更像球形，水平半规管和上半规管壶腹端膨大（图1.71）。Mondini 畸形可以是单侧或双侧。

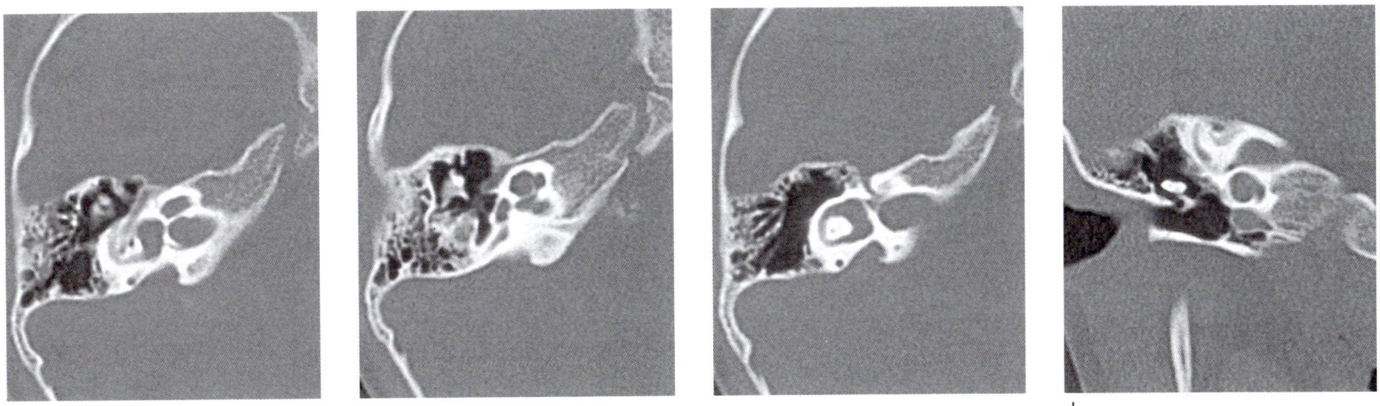

a b c d

图1.66 Mondini畸形。a,b,c 轴位，d 冠状位CT断面，右侧。耳蜗大小正常但缺乏骨性分隔，形成“空耳蜗”(b,d)。前庭中度扩张（a,c)。前庭导水管缩短并扩大。(a,c)。

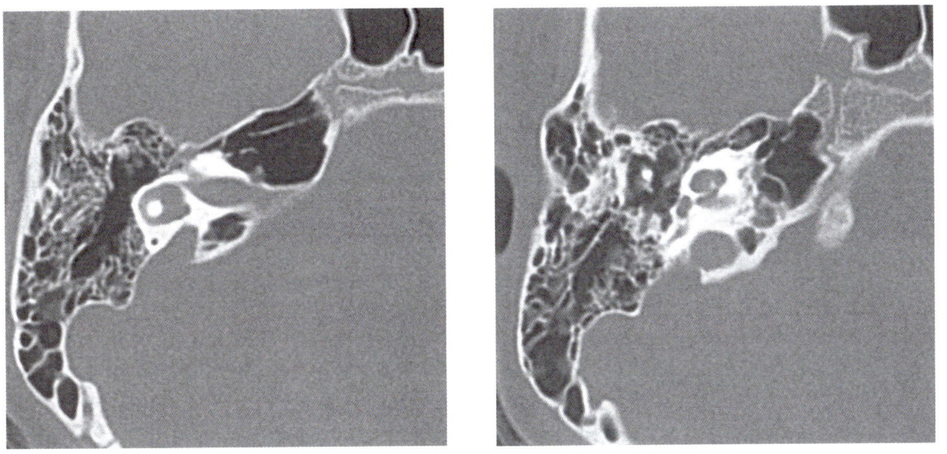

a b

图1.67 Mondini畸形。a,b轴位CT断面，右侧。耳蜗大小正常，但耳蜗轴发育不良（b)。前庭导水管明显增宽伴且前庭扩张（a)。

耳蜗

CT可以显示各种耳蜗畸形，包括其大小、腔、蜗轴和螺旋间骨板等多种异常（图1.67，1.68)。耳蜗的大小可以正常或完全缺失（图1.68)。耳蜗的腔可以狭窄、缺失和普遍扩张。如果耳蜗轴和骨螺旋板缺如，就形成“空壳”(图1.66)。

前庭导水管和内淋巴囊

前庭导水管是一个小的骨性管道，从前庭内后壁发出到达岩锥的后表面。成人该导水管的形状仿佛一个倒“J”。导水管近端、峡部向内侧的总脚弯曲呈弓形，是导水管最窄的部分，直径仅0.3mm。在其向下走行时逐渐变宽形成一个三角形裂口，与岩锥的后表面平行。导水管外孔测量最大径约2.0~6.0mm，最小直径1.0mm。

导水管内含内淋巴管，内淋巴管在内淋巴囊扩大成一盲端，内淋巴囊藏在前庭导水管远端腔内，位于岩骨的后表面。CT轴位和矢状位扫描或矢状位重组可用于观察前庭导水管。90%的正常人可以见到导水管峡后部，但因为总脚的遮盖和部分容积效应，峡部的显示率不到50%。高分辨三维MR成像，1mm层厚的轴面、矢状面和矫正矢状面图像在观察前庭导水管和内淋巴囊方面已经取代了CT。MR可以显示导水管和内淋巴囊内的真正成分而不是其骨性轮廓。

前庭导水管的影像学检查仅限于峡后段。我们在矢状断面上测量导水管外孔到总脚之间的宽度作为前后直径。在该平面上，正常导水管直径0.5~1.0mm。如果其中段管腔直径宽于1.5mm或狭于0.5mm，就认为异常。有时，导水管过于狭窄，在断面图像上无法显示。或者出现与Mondini畸形相似的前庭导水管扩张和缩短，但是不伴有其他放射学检查可以显示的异常[32]。这些病例中内淋巴囊也会扩张，充满液体，可能是内淋巴液（图1.70)。前庭导水管狭窄常常合并耳蜗或前庭的Ménière畸形，且导水管狭窄被认为是这些畸形的一个诱发因素。导水管即便看上去大小正常也不能排除Ménière型耳部病变，因为这种患者的导水管常常是正常的。

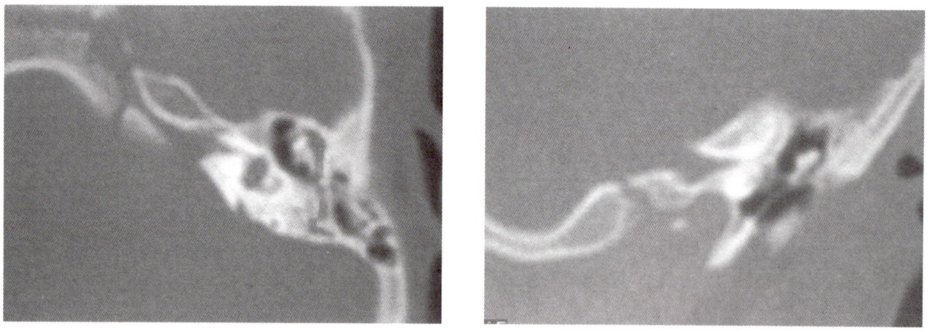

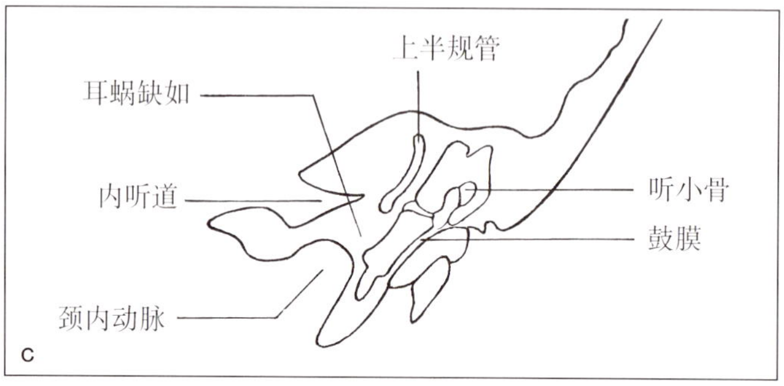

图1.68 耳蜗发育不全。a 轴位，b 冠状位CT断面，左侧。耳蜗严重发育不良。水平半规管发育不良。内听道呈“漏斗”状，其外侧端狭窄。c 为b的示意图。

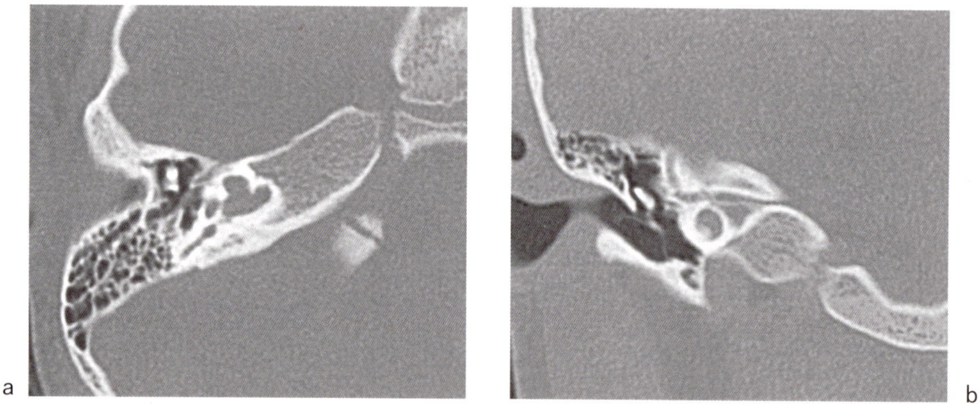

图1.69 耳蜗畸形。a 轴位，b 冠状位CT断面，右侧。蜗轴及蜗环之间骨性分隔缺如或发育不良。

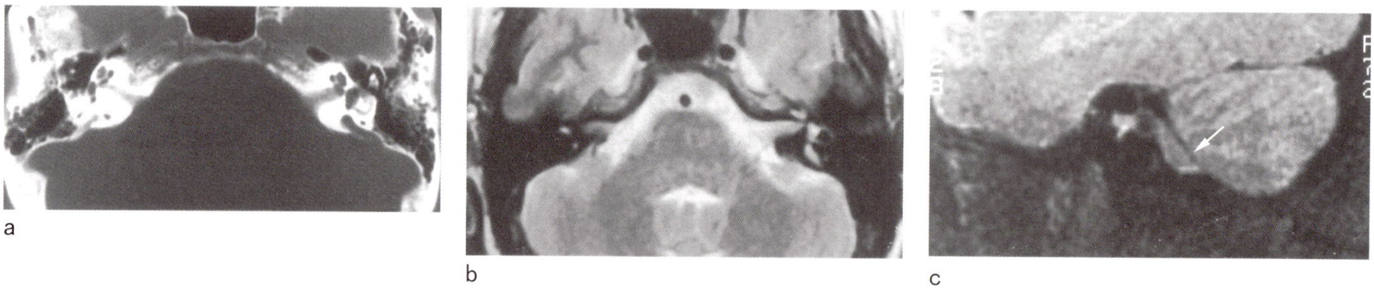

图1.70 大前庭导水管。a 轴位CT，b 轴位FSE MR，c 矢状位T1WI MR。增大的前庭导水管在CT断面上显示清晰，而MR图像可显示扩张且充满液体的内淋巴囊（箭）。

半规管和前庭

半规管的先天性畸形比较常见，可以单独存在或是与其他骨迷路畸形并存。水平半规管最常受累，可表现为缩短或扩张，甚至更为严重的缺陷，仅仅表现为前庭外侧面突出（图1.68，1.71）。这种病例往往是由于缺乏围绕半规管袢的正常骨核。水平半规管异常单独出现，耳蜗和前庭功能正常。前庭和半规管发育不良或不发育可以伴有或不伴有其他的内耳异常。常见合并的畸形有Waardenburg综合征。前庭扩张常合并有前庭导水管的增大（图1.66，1.67）。

内听道

常见的内听道异常是形成不良，伴有或不伴有其他异常（图1.72，1.73）。当双侧受累的患者成为耳蜗移植的候选人时，应进行MR检查（T2快速自旋回波成像）来明确蜗神经的存在。耳蜗神经在严重内听道发育不良的病

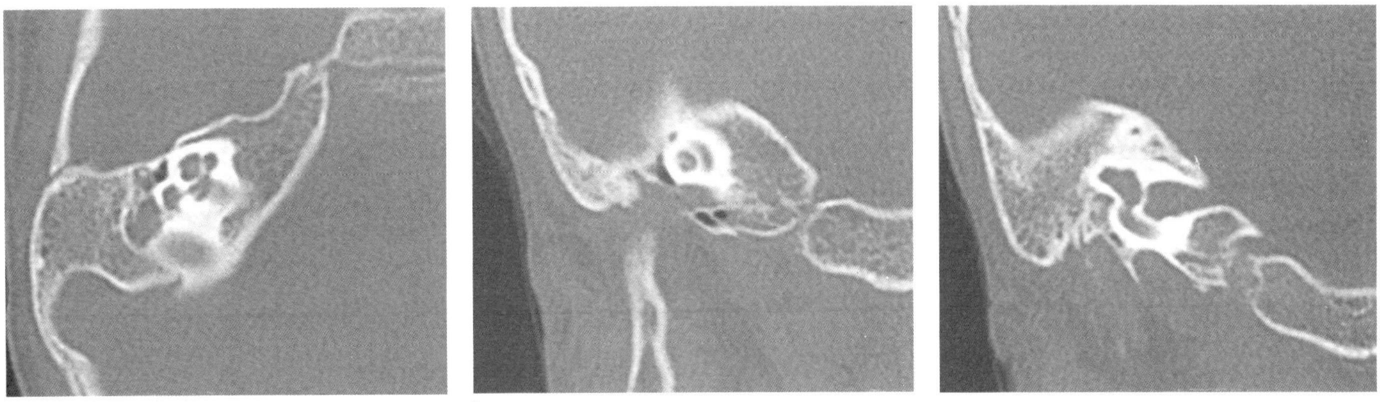

a b c

图1.71 重复畸形。a 轴位，b,c 冠状位CT断面，右侧。乳突未气化及外耳道未发育。中耳小，但咽鼓管通畅。前庭增大及水平半规管畸形。

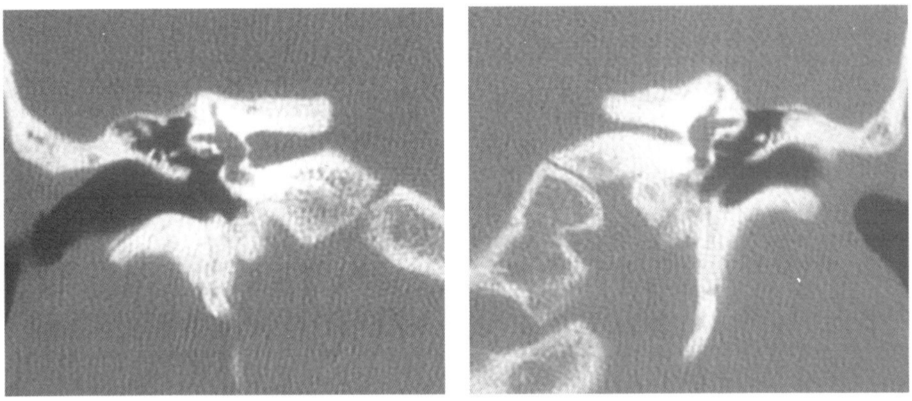

a b

图1.72 左侧的内听道发育不良。a，b 冠状位CT断面。示左侧颈内动脉管（b）发育不良比正常右侧小（a）。

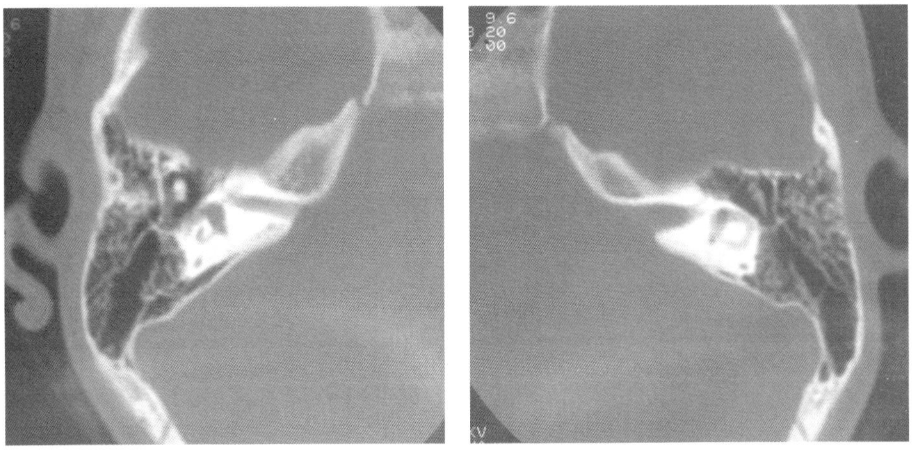

a b

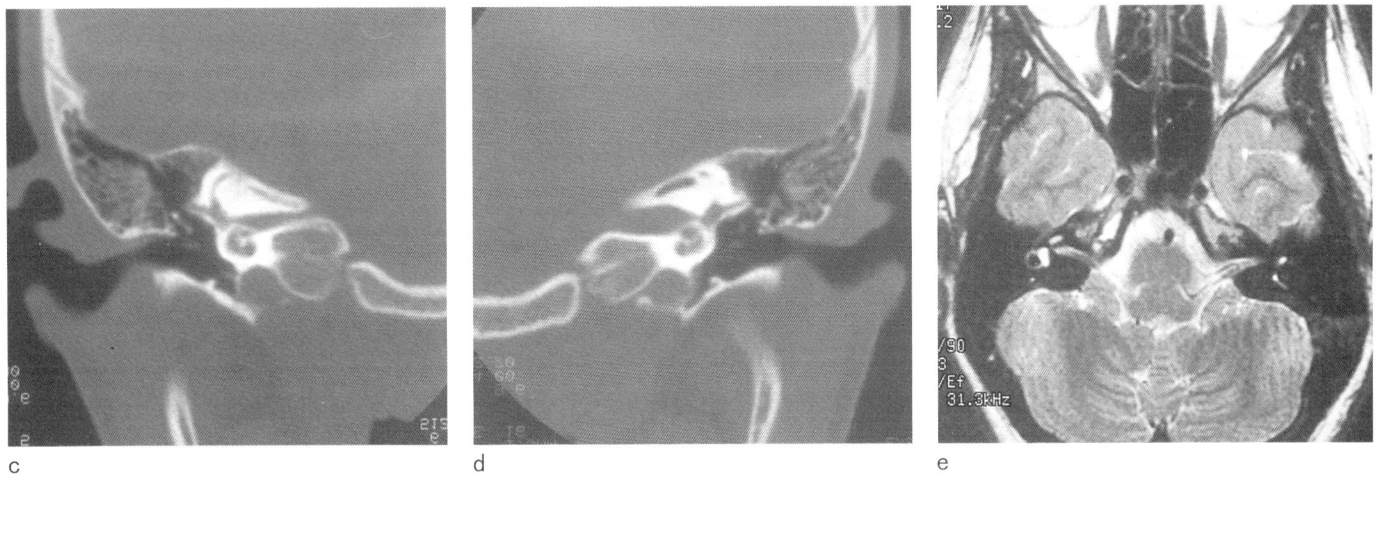

c d e

图1.73 右侧内听道发育不良。a,b 轴位，c,d 冠状位CT断面，e 轴位FSE MRI。右侧的内听道明显发育不良，内耳结构正常。

例常常是缺如的。很少见内听道异常扩张并缩短的病例。内听道扩张和缩短有时合并有神经纤维瘤病和慢性脑积水。后者的扩张则是继发于颅内压的升高，而不是一种先天性缺陷。

耳蜗导水管

耳蜗导水管从耳蜗开口处发出，进入鼓阶内侧到达圆窗，开口于岩锥后下表面颈静脉窝的内侧。长约10～14mm。从其发出的内侧孔到外侧的渐细段，直径1～5mm不等，90%的患者这段（渐细段）导水管可以显示。耳蜗导水管内含疏松的网状结缔组织，可以透过液体。极少见耳蜗导水管增大全程均超过2mm。

在手术处理耳硬化症引起的或先天性的镫骨底板固定时，有时会看到外淋巴液溢出，其最常见的原因往往是内听道基底的缺损，而不是耳蜗导水管的增大或有异常通道。

先天性闭塞性迷路炎

胎儿后期的某种病变可以导致一种或多种内耳结构腔内骨性或纤维性的闭塞，而这些内耳结构已发育完好。这种闭塞与继发于生后感染的闭塞性迷路炎无法区分。内耳结构部分或完全骨性闭塞在CT上显示良好。而纤维性闭塞在MR上才能看得见，表现为外淋巴液和膜迷路信号的部分或完全缺失（图1.74）。

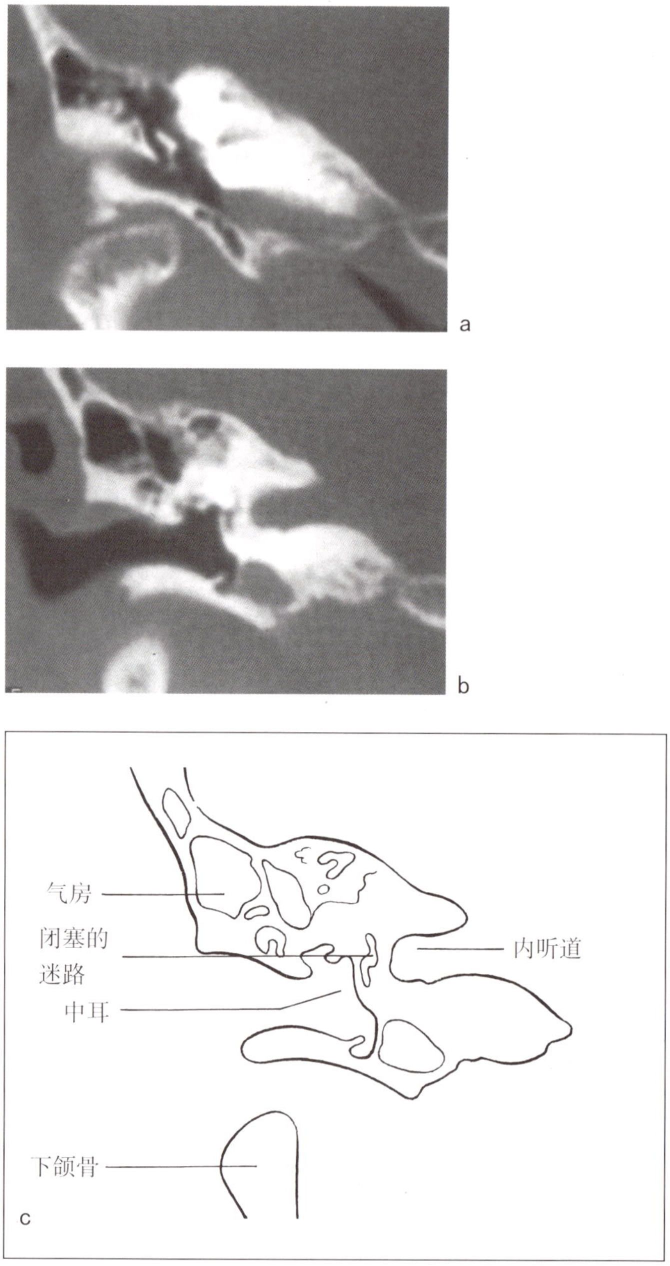

图1.74　闭塞性迷路炎。a，b 冠状位CT断面右侧中耳腔及乳突正常。内耳结构的腔内几乎完全被骨组织充填。c 为b的示意图。

脑脊液耳漏

由先天性缺陷引起的脑脊液耳漏罕见，但常常引起反复发作的脑膜炎。病因是多样的。许多时候，是因为蛛网膜粒使鼓室盖和硬脑膜局部缺损。也有少见的情况，比如耳漏是由于内听道基底和镫骨底板的缺损，使得蛛网膜下隙通过内听道和前庭与中耳相交通。这些患者都是重度耳聋。

耳蜗移植的影像学评价

耳蜗移植的候选人需要进行放射学检查来确定手术的可行性。CT可以明确乳突、中耳、圆窗、耳蜗和耳蜗腔发育的程度及其大小，明确硬脑膜的位置和面神经管的位置。耳外科医生必须了解乳突和中耳作为要到达岬和圆窗的手术入路，是否足够大。耳蜗移植完成后，外科医生需要了解耳蜗腔和圆窗是否通畅。如果耳蜗已发生了骨性闭塞，就需要给耳蜗钻孔或更换另外的耳蜗装置。耳蜗和内听道明显发育不良的患者，常常也提示听神经未发育，这样就不适合耳蜗植入。MR可以显示并确定听神经的有无及其发育程度，并排除CT上看不出来的耳蜗腔纤维性闭锁，除外存在影响听传导通路的中枢神经系统病变。术后还应行经眶位或斯氏位摄影检查了解电极的位置和所植入导线的完整性（图1.75）。这些图像资料将作为随访观察的参照。

先天性血管异常

见第3章。

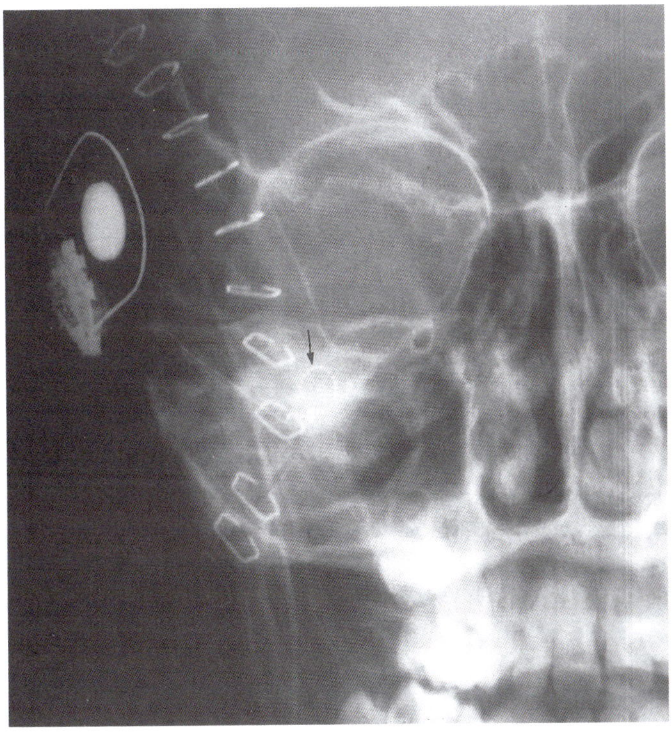
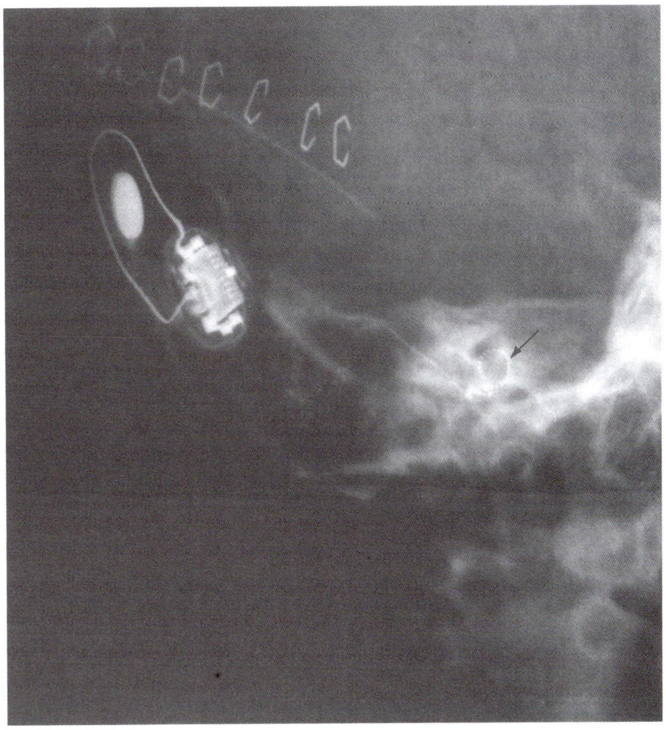

图1.75 耳蜗植入。a 柯氏位，b 斯氏位。活性电极被恰当地安放于耳蜗内（箭）。

听力丧失综合征

听力丧失同时伴有先天的或遗传性缺陷十分常见。[13]儿童先天性听力下降大约50%由遗传因素引起。对于传导性听力丧失的病人，可以通过影像学，一般是CT检查，来评价畸形的类型，及实行矫正手术的可行性。对于双侧深度感觉神经性听力丧失病人，考虑进行耳蜗植入手术之前，也必须进行影像学检查。

颌面发育不良（Treacher-Collins syndrome）是一种遗传疾病，累及起源于第一、二鳃弓，鳃沟和鳃囊的相应结构。这种异常一般是双侧、对称的。表现为下颌骨，上颌骨和颧骨形成不良；上腭短小，结构不完整；副鼻窦形成不良；还常有下唇缺损；听力丧失通常是传导性的。耳部畸形常表现为小或无耳，外耳道狭窄或闭锁，中耳发育不良，听小骨链畸形、固定。面神经乳突段可能异位；内耳结构一般正常。

一侧面部萎小（眼－耳－脊柱发育不良，Goldenhar综合征）是一种散发的颅面部异常，通常发生于单侧，累及起源于第一、二鳃弓的结构，而骨骼、肺、肾和中枢神经系统异常并不少见。受累的下颌骨支、髁突和上颌骨发育不良。颞骨改变与颌面骨发育不良相似，但多为单侧。大约10%～15%的病例合并内耳异常。眼球上皮样囊肿或皮脂肪瘤是Goldenhar综合征的特征性表现。

Waardenburg 综合征是一种遗传疾病，特征性表现是眼眦发育不良（只Ⅰ型有），眼距宽，鼻梁高，鼻翼发育不良，虹膜杂色症，眼底过度色素沉着，前额毛发白以及局部白化病。Ⅰ型病人有20%，Ⅱ型病人有50%出现感觉性听力丧失，可表现为单侧或双侧。影像学检查通常难以发现这类异常。

X－染色体相关的听力丧失是一种综合征，特征性地表现为外淋巴管溢液合并进展性混合或单纯感觉神经性听力丧失。女性携带者前庭功能正常，而男性患者多有前庭功能下降或缺失。CT检查显示内听道外侧部呈球形扩张，伴有分隔内听道和前庭的骨板缺失，及耳蜗轴的基底部的骨板缺失。这使得前庭内外淋巴液的压力增大，而引起传导性听力丧失，如果实施镫骨切除术，就会出现外淋巴溢流。

Usher 综合征是一种包括视网膜色素沉着和感觉神经性听力丧失的遗传性疾病。颞骨的影像学检查一般没有实际意义。

Alport 综合征是一种以肾小球肾炎和进展性感觉神经性听力丧失为特征的遗传性疾病。影像学检查无颞骨异常。

Stickler 综合征是一种先天性的，以面中部扁平、上腭裂、高度近视、关节病变和听力丧失为主要特征的疾病。听力丧失多为咽鼓管功能异常引发的传导性耳聋。

Pendred 综合征是一种包括非中毒性甲状腺肿和深度感觉神经性听力丧失的遗传性疾病，通常由Mondini畸形引起。

鳃－耳－肾综合征是一种以鳃裂瘘或囊肿、多种肾脏异常、及耳部异常为特征的遗传性疾病，耳部异常包括耳廓畸形、耳前凹陷和通常为混合型的听力丧失。

Alagille 综合征是一种先天性疾病，特征性的表现为内耳及外耳畸形，慢性胆汁郁积，精神迟滞等多系统异常。

颞骨损伤

当头部外伤后出现脑脊液耳漏、鼻漏、听力丧失及面神经麻痹时，应当对颞骨进行影像学检查。出于治疗和法医鉴定的目的，显示颞骨骨折十分必要。颅骨损伤常常累及颞骨。在颅底骨折中，颞骨也常会被累及。顶骨骨折延伸到颅底时也常常会影响到颞骨。颞骨骨折难以通过放射学摄影分辨清楚。常规放射学摄影有助于显示颞骨鳞部和乳突部的骨折。当骨折累及到中耳和岩锥时，CT 检查对于确定损伤的程度必不可少。在急性头部外伤伴有意识丧失或其他神经系统表现的患者，首先应进行 CT 或 MR 检查排除颅内出血的可能。

分类

颞骨骨折按骨折线的方向可分为纵向骨折和横向骨折。纵向骨折（图 1.76）发生率高于横向骨折，比率大概是 5：1。将颞骨骨折分为纵向和横向两型多少有些武断，因为大多数的骨折都有延伸到颞骨的趋势。乳突和外耳道的局部骨折是直接外伤的结果。单纯外耳道前壁的损伤可以由下颌骨创伤间接引起。典型的颞骨纵向骨折可以由鳞部片延伸至乳突。骨折线常常到达外耳道，并向内侧走行到达上鼓室。偶尔还可以自上鼓室向内侧延伸至岩骨，甚至深入到内外迷路。由于迷路骨质对于创伤有一定的承受力，内迷路骨折较为少见。迷路外的纵向骨折或者向前延伸或者向后延伸，向迷路前延伸更为常见。典型的颞骨横向骨折一般穿越岩锥并占岩锥长轴成直角。骨折线一般沿阻力最小的路线，由颈静脉窝圆顶穿越迷路到达岩骨上嵴。

临床表现

临床表现因骨折类型不同而有差异。当外耳道或鼓膜受损，会有鼓室出血并经外耳流出。当骨折线穿过上鼓室，通常会有听小骨链受损，而引发传导性耳聋。外耳道前壁错位骨折及继发的狭窄也可以导致传导性耳聋。当骨折进入岩锥但未累及迷路时，会因迷路震荡引发部分性感觉神经性耳聋或前庭麻痹。在纵向骨折经迷路外延伸至岩锥的患者，会因听小骨破坏及伴发迷路震荡出现混合性耳聋。外伤后可能会出立刻现面神经麻痹，或者在数小时、数天后出现。即刻出现的面神经麻痹，是由严重的直接外伤或骨折使神经断裂引起的。迟发性面神经麻痹是由神经水肿或血肿引起的，伴有或不伴面神经管的骨折。

影像学表现

有较宽分离和碎片错位的骨折在放射学摄影检查时比较容易被观察到。小骨折或分离、错位极小的骨折，只有通过 CT 扫描才能辨认清晰，而且 CT 扫描的平面要与骨折面成直角相交。因此，纵向或横向骨折的放射学摄影检查体位不同，而对于畸形的骨折还需运用多种检查体位来显示骨折线的走向。对于颞骨骨折，放射学摄影应首先按常规体位摄片，如许氏位、汤－钱伯林氏位和斯氏位。如果许氏位摄片发现颞骨鳞部的骨折线，并且骨折线延伸至乳突，这种骨折就属于纵向型骨折（图 1.77）。如果汤－钱伯林氏位和斯氏位摄片发现了位于枕骨的骨折线，且延伸至岩锥，就属于横向骨折（图 1.78）。

CT 可以精确地显示骨折学及中耳和岩骨的路线。还可以显示听小骨链的错位和断裂，面神经损伤的位置和顶盖的损伤。对于纵向骨折，轴位和矢状位显示最佳，因为这些体位使骨折线与切面成直角。

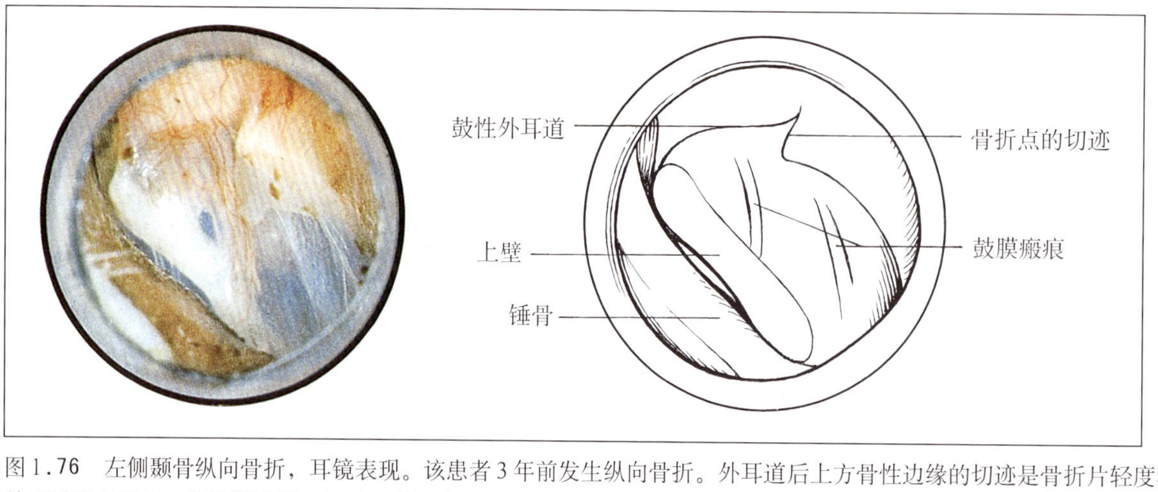

图 1.76 左侧颞骨纵向骨折，耳镜表现。该患者 3 年前发生纵向骨折。外耳道后上方骨性边缘的切迹是骨折片轻度移位所致，骨折片自外耳道突入乳突，伴鼓膜破裂。b 为 a 的示意图。

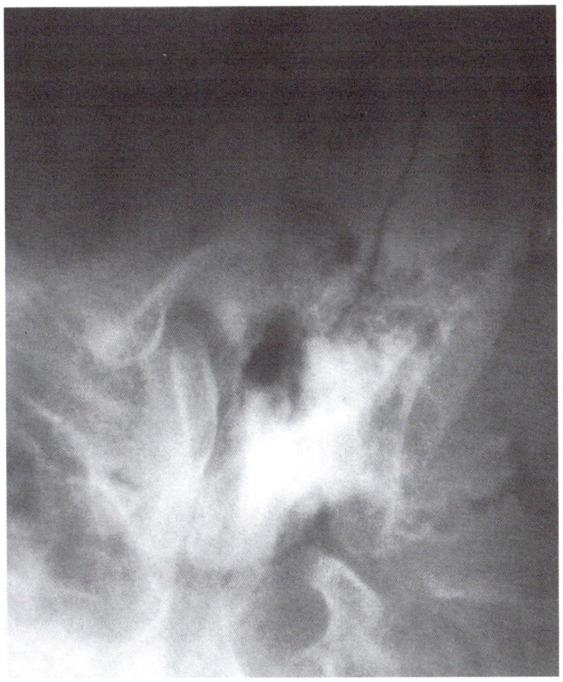

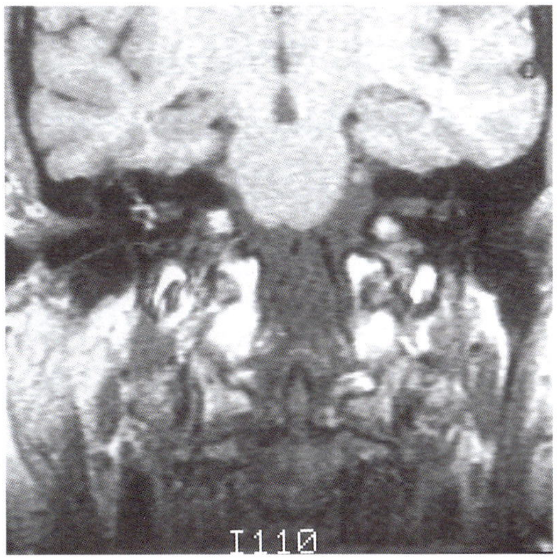

图1.79 迷路震荡。T1 MR 冠状断面平面。右侧迷路腔内的高信号是出血信号。MR 和CT检查未发现骨折。

◁图1.77 纵向骨折，颞骨，许氏位，左侧。纵行骨折线自颞骨鳞部向下延伸经过乳突进入外耳道。

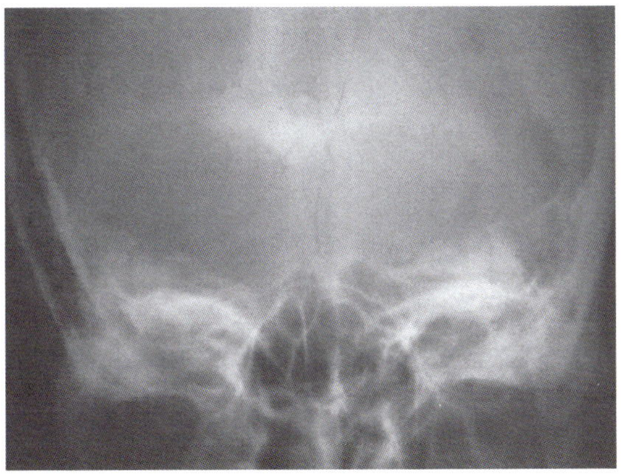

图1.78 横向骨折，双侧颞骨，汤氏位。双侧岩锥骨折，伴枕骨线样骨折直至枕骨大孔。

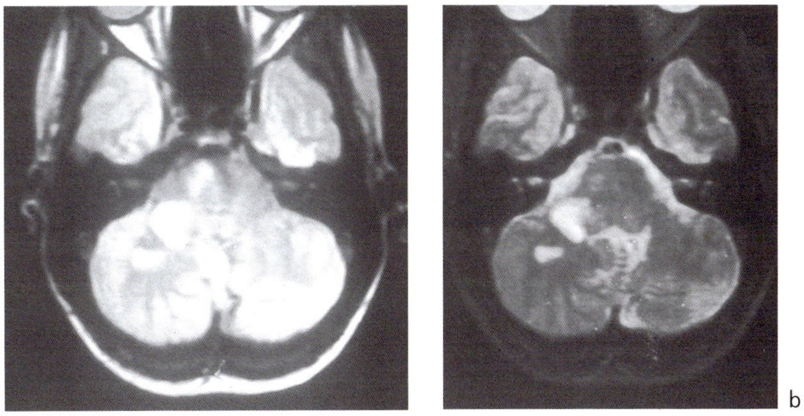

图1.80 颅内出血。a 质子密度像，b T2WI MR 横断面像。可见右侧耳蜗核区的后颅窝出血。

也需要冠状位和轴位扫描来显示横向骨折。骨折线的显示可能在某个平面突然消失，又于间隔几个毫米后的层面重新出现。这并不是因为骨折线的中断，而是骨折线方向改变，改变后的骨折线要在其他断面上才能观察到。在观察乳突小房和中耳腔出血方面MRI比CT更敏感，但MRI不能显示骨折和听小骨链的状态（图1.87）。因此，CT仍是颞骨创伤的首选检查。

■迷路震荡和出血

外伤后有可能出现内耳结构腔内出血。如果骨折线经过内耳，而患者出现不可逆性全聋或前庭麻痹，或二者并存。此时探明出血情况具有重要价值。如果出血是由于迷路震荡而没有真的骨折，利用MR可以明确诊断。检查应于至少受伤2天后进行，使脱氧血红蛋白转变为正铁血红蛋白，正铁血红蛋白在T1和T2加权像上均为高信号（图1.79）。发生于耳蜗核团和听传导通路的颅内出血也会引起暂时性或不可逆的耳聋（图1.80）。自发性迷路出血也可见于处于血管堵塞危险期的镰状细胞病的患者。

■纵向骨折

颞骨纵向骨折可累及到乳突，从中颅窝底和鼓室盖向下延伸到外耳道的后上壁（图1.81）。也常常扩展到外耳

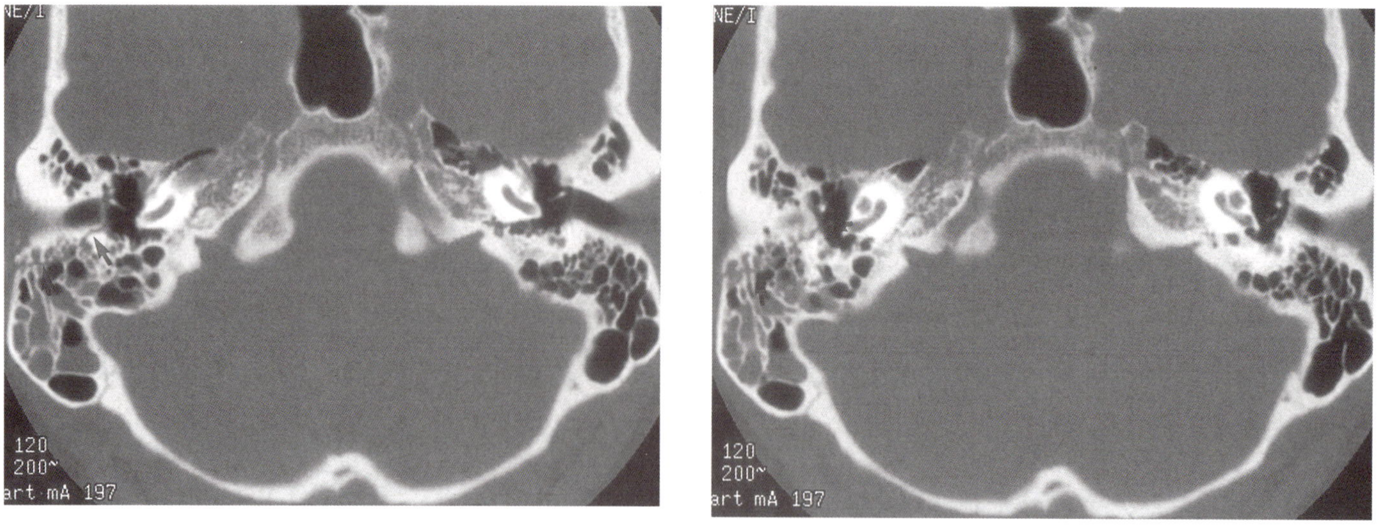

a　b

图1.81　右侧乳突纵向骨折。a和b　CT轴位断面。骨折线自乳突皮质延伸到鼓室上隐窝外侧壁。邻近气房内有出血。

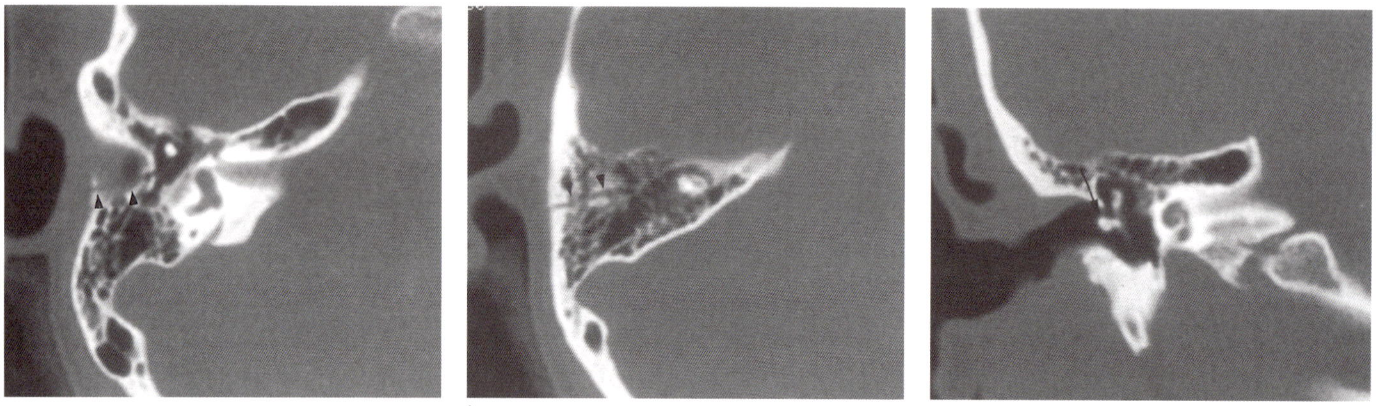

a　b　c

图1.82　右侧颞骨纵向骨折。a,b 横轴位，c 冠状位CT断面。纵向骨折到达鼓室上隐窝（箭头）。砧骨体向外侧移位并突入外耳道（箭）。

道前壁和颞下颌关节窝。外耳道后壁的骨折向内侧延伸可达面神经管的鼓室曲段或其远端，导致面瘫。

向内延伸进入鼓室的骨折会导致听小骨链的断裂，顶盖骨折则常常会出现的脑脊液耳漏(图1.82)。我们曾经发现砧骨脱位的病例，其短突刺入面神经管，使鼓室曲以远的面神经麻痹。纵向骨折偶尔会通过迷路进入岩锥。经过岩骨前部的比较多见，并有可能累及到位置表浅的膝状神经节区面神经(图1.85)。纵向骨折再向内侧延伸就到了颈动脉管，损伤颈内动脉，导致外伤后动脉瘤。

横向骨折

许多颞骨的横向骨折出现于中耳腔的内侧，并因此影响到内耳结构。骨折线可向前延伸进入中颅窝底，向后进入枕骨。更常见的横向骨折是自颈静脉窝顶到岩骨上嵴弓状隆起的内侧或外侧。位置偏外侧的骨折多影响鼓室岬、前庭、水平半规管和后半规管，偶尔也伤及面神经的鼓室段。位置较深的骨折多影响前庭、耳蜗、内听道底和总脚(图1.83，1.84)。另一型常见的横向骨折发生于前庭内侧，将内听道截成两段。

交通性乳突骨折

乳突直接外伤可导致乳突皮质和骨小梁的交通性骨折，并伴随出血出现弥漫的小房浑浊（图1.86，1.88)。骨质常扩展到外耳道、中耳和面神经管垂直部，导致面神经麻痹（图1.93)。

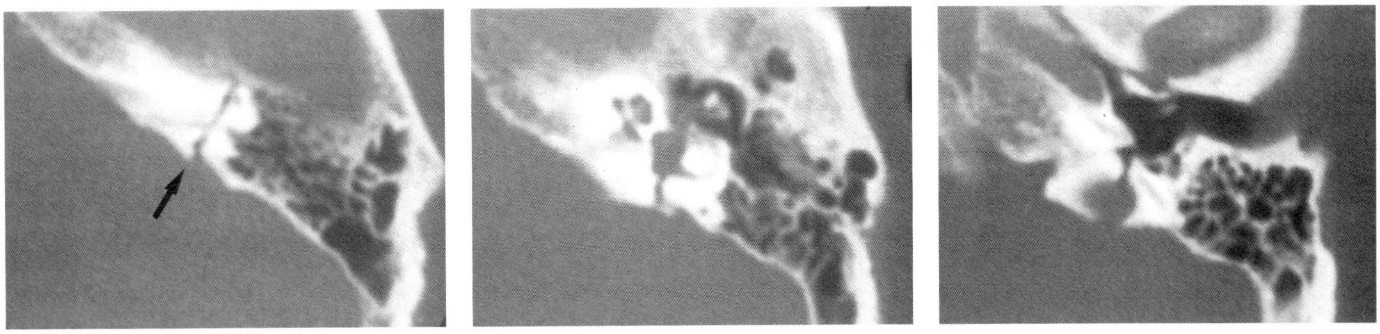

a b c

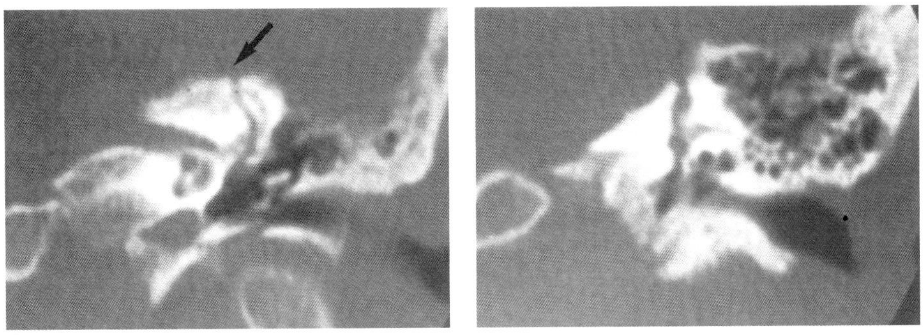

d e

图1.83 左颞骨横向骨折。a, b, c 轴位，d, e 冠状位CT断面。骨折自岩骨上嵴的弓状隆起延伸到颈静脉窝。骨折累及三个半规管，并分隔前庭（b）。卵圆窗前方的面神经管鼓室部受累（d）。

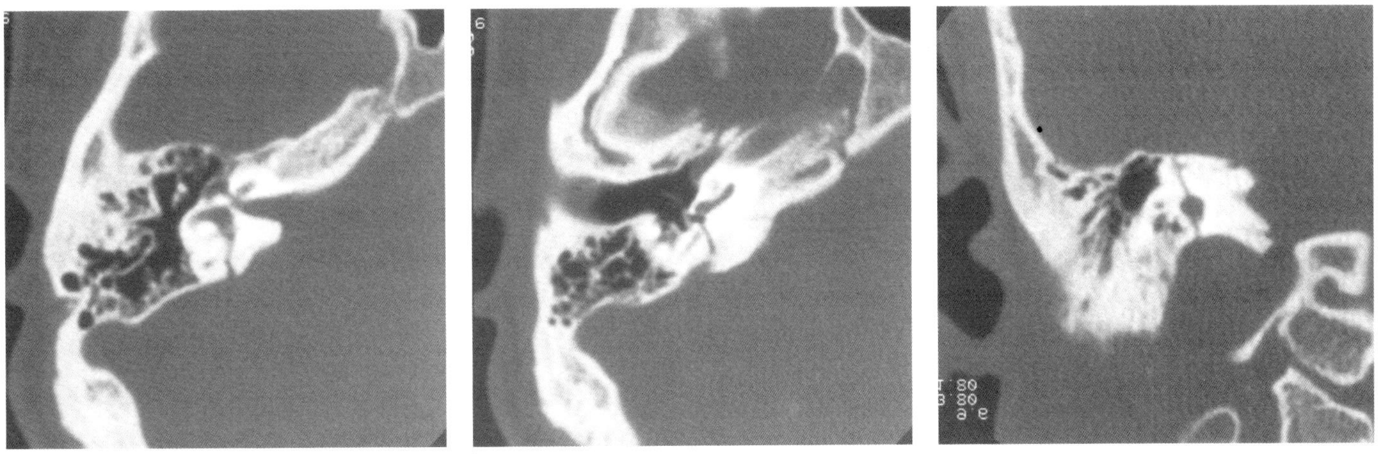

a b c

图1.84 右侧颞骨。横向骨折。a, b 轴位，c 冠状位CT断面。骨折自岩骨上嵴延伸到颈静脉窝并穿过上半规管和后半规管、前庭和耳蜗基底环。

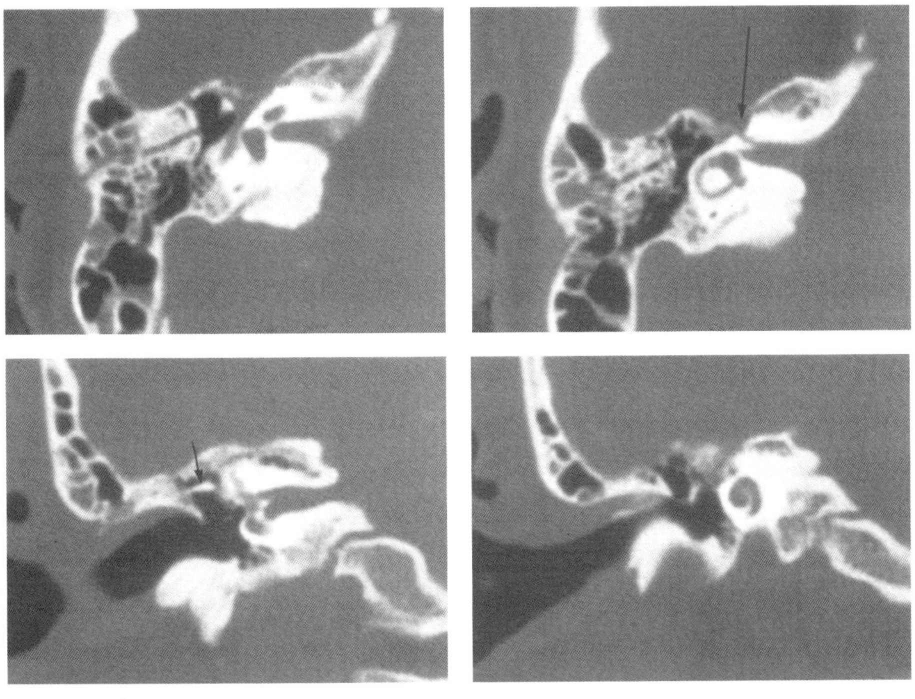

a b c d

图1.85 纵向骨折伴砧骨脱位和面神经麻痹。a, b 轴位，c, d 冠状位CT断面。纵向骨折穿过鼓室上隐窝达面神经管前膝部（长箭）。砧骨体脱位并旋转（短箭）。

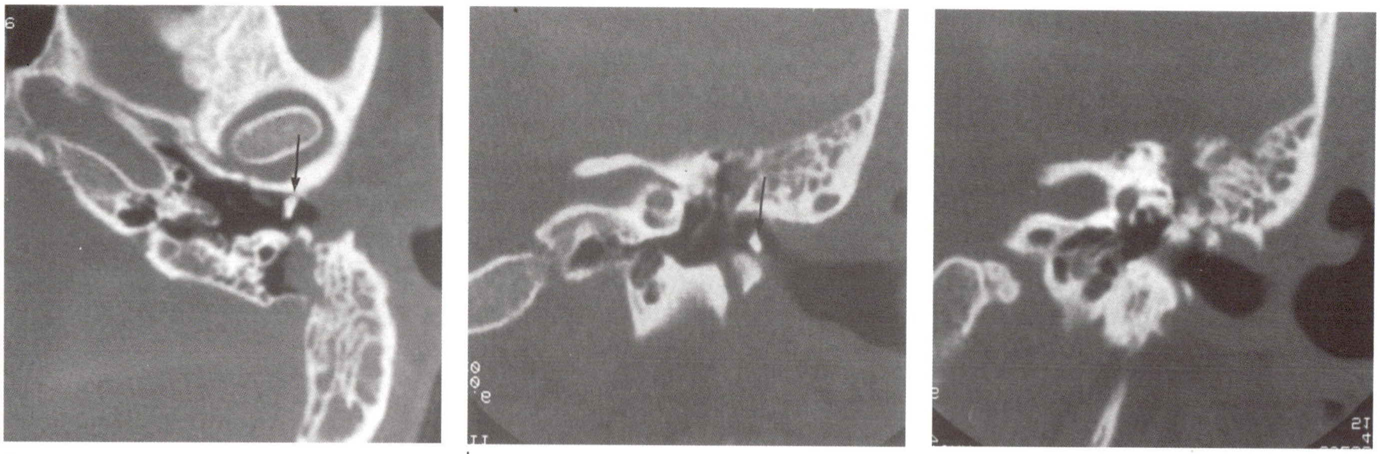

a　b　c

图1.86　左耳粉碎性骨折。a 横轴位，b, c 冠状位CT断面。多发骨折使乳突、外耳道、和中耳碎裂。砧骨（箭）移位到外耳道。

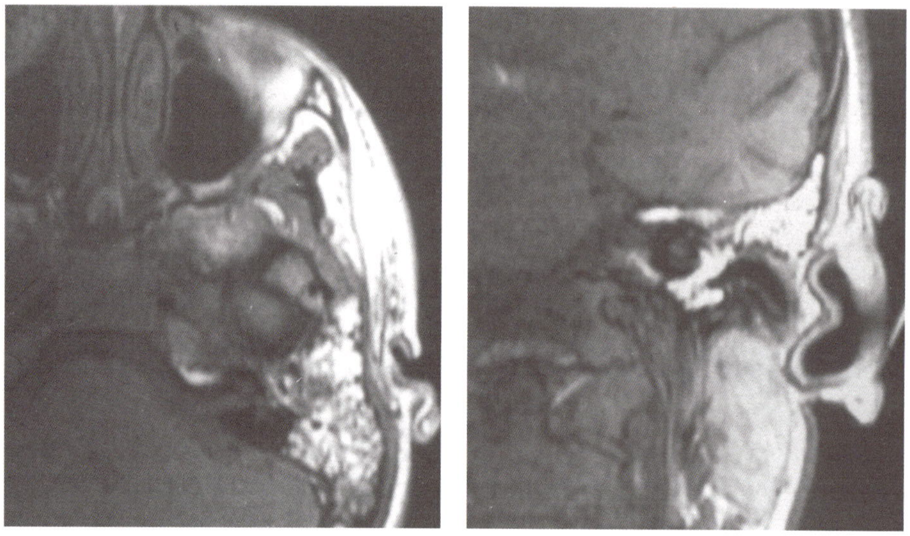

a　b

图1.87　左耳粉碎性骨折。a 横轴位，b 冠状位T1WI MR断面。乳突气房和中耳腔充满血液。隐约可见鼓室上隐窝外侧的骨折线。

听小骨脱位

颞骨骨折后，有的患者会出现一种持续传导性耳聋，这通常是继发于听小骨链中断造成的。听小骨链中断常常合并有纵向型骨折。有些病例没有放射学摄影方面的骨折证据，但经CT证实存在听小骨链中断。听小骨链中断也见于异物穿透鼓膜对耳造成的直接损伤，既往的乳突手术，或枪弹伤。因为锤骨紧密连接于鼓膜又有坚固的锤骨前韧带，锤骨脱位很少见。而砧骨因为与锤骨和镫骨的连接易被撕破，最易发生脱位（图1.82，1.85，1.86，1.89）。一旦砧锤关节分离，砧骨体通常会旋转并向上、向后和向外侧移位。比较少见的是砧骨体向下外侧方移位，与鼓膜的上部相连。耳镜观察脱位的砧骨为中耳上部的一个小骨块。

听小骨链中断最常见的部位是砧锤关节区。中断的原因可以是砧骨豆状突骨折、砧镫关节脱位或是骨折累及了镫骨上结构。影像学诊断砧镫关节区的中断的依据是看到砧骨长突与镫骨头分离，并观察到砧骨长突移位，离开镫骨。单纯的镫骨底板骨折不能直接显示。在一些镫骨骨折、脱位或外伤后外鼓室漏的患者，可以见到前庭或耳蜗腔内出现气体（图1.90）。

枪弹伤

射弹如子弹或工业意外中的金属片穿入颞骨，会造成严重的损伤。子弹伤的程度取决于子弹的弹道和弹片最后停留的位置。工业意外后，也常常发现嵌入外耳道或中耳的不透X线的高密度碎片影（图1.91）。子弹伤造成颞骨穿通，会有许多的金属弹片，因为子弹在与坚硬的岩骨碰撞过程中常会碎裂（图1.92）。弹伤影响到乳突和中耳会

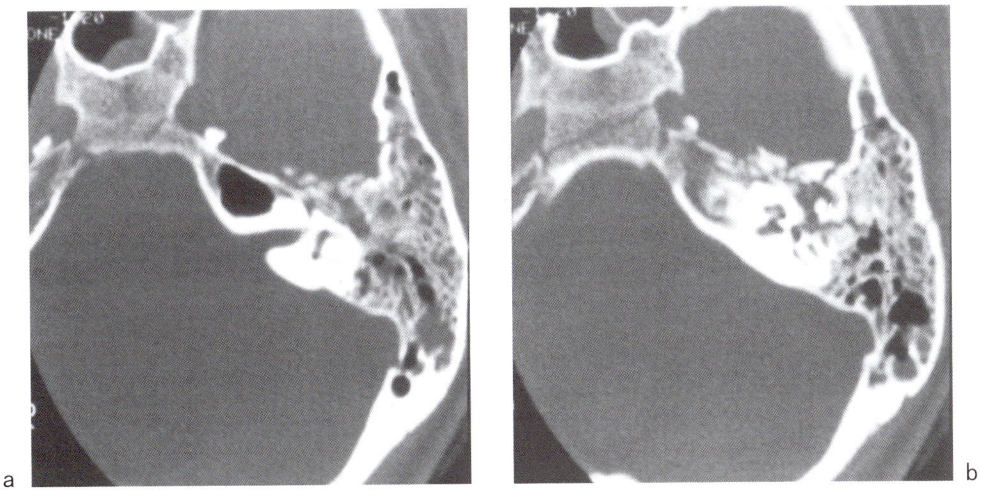

图1.88 颅底多发骨折。a,b 轴位CT断面。骨折累及左侧乳突和中耳，并延伸到耳蜗前方的岩锥。斜坡分裂及蝶窦左侧壁骨折，伴窦腔内出血。

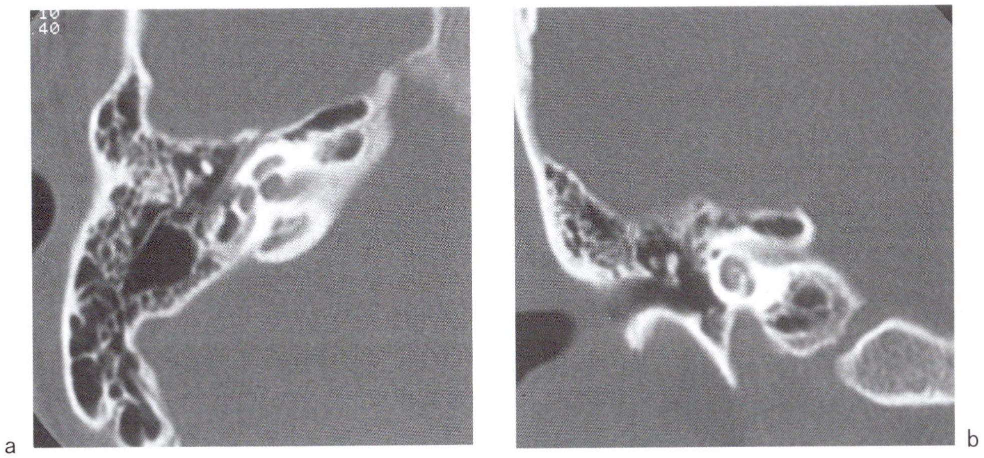

图1.89 听小骨脱位。a 轴位，b 冠状位CT断面。未发现骨折，但砧骨体移位到锤骨头外侧。

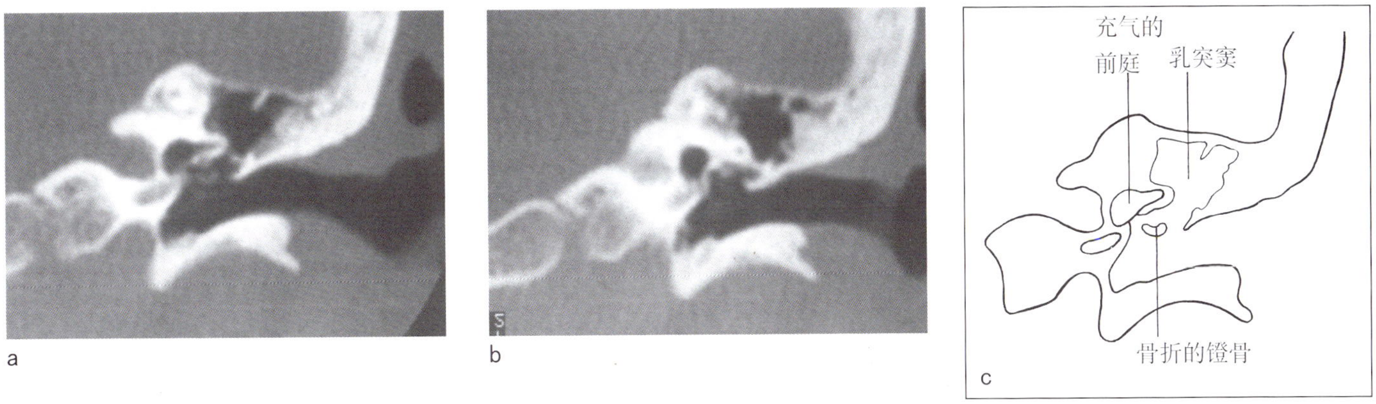

图1.90 左侧镫骨骨折伴迷路充气。a,b 冠状面。镫骨上部结构及底板骨折，空气进入前庭。可见前庭腔比邻近的耳蜗腔更黑。

引起脑脊液漏，传导性耳聋和面瘫。当影响到内耳结构时，会出现完全的感觉神经性耳聋和前庭功能的丧失。当出现大的金属片时，CT检查中一个严重的问题是出现星状伪影使图像质量下降。当颞骨中或脑部有可能存在铁磁性的碎片时，严禁MR检查。

外伤性面神经病变

各种头部外伤，尤其是高速行驶中的车祸造成的面神经颞骨内段损伤，而导致的面瘫并不少见。这些病例应进行CT检查，以明确：(1)是否有颞骨骨折，(2)骨折线走向，(3)面神经管受累的位置。如果计划行面神经管的减压手术，那么这些信息更是必不可少。

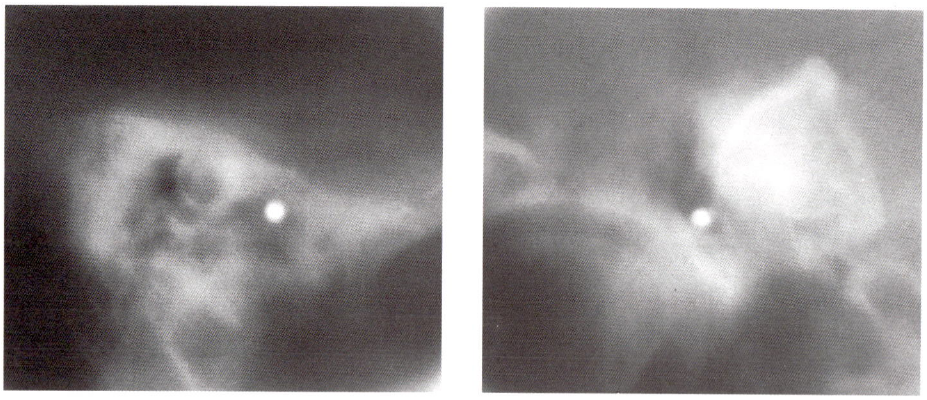

图1.91　右侧颞骨金属异物。a 矢状位，b 半轴位断层摄影。金属异物—— 一个较大的电焊碎屑位于中耳咽鼓管部。

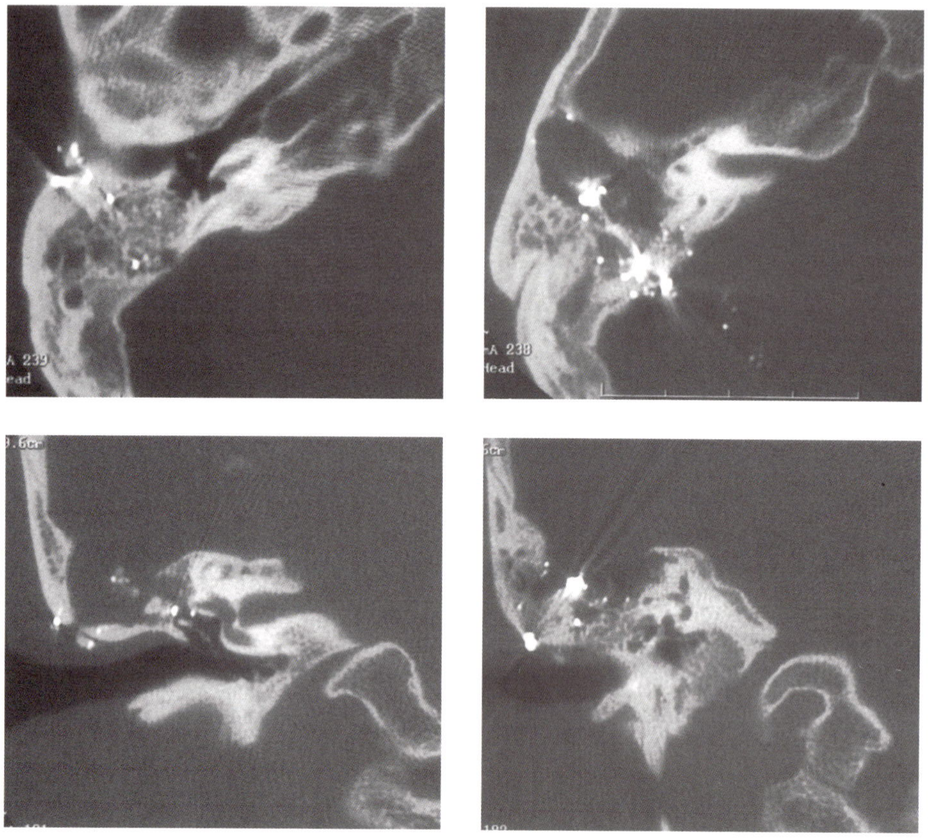

图1.92　弹伤。a, b 轴位，c, d 冠状位CT断面。子弹碎片分布于乳突、外耳道和鼓室上隐窝。以上区域及颅内可见多发金属碎片。听小骨链于砧镫关节处断裂。面神经管及内耳结构完整。

其放射学摄影的表现各异：

1. 可有一段面神经管轮廓被完全破坏。
2. 骨折线可穿过面神经管。
3. 管壁可分离且管壁骨碎片向内压迫面神经。
4. 可有砧骨脱位，砧骨短突嵌入毗邻面神经的管鼓室曲远端。

有些病例CT上看不到面神经管损伤的部位，但可通过追踪骨折线的走行确定损伤点。MR检查可以鉴别面神经挫伤伴周围出血以及神经的部分或完全性撕裂。

对于挫伤伴出血的患者，平扫T1WI可见神经内或神经周围的高信号。神经周围血肿压迫神经可造成面瘫。岩大神经的剧烈牵拉还可以引起颅内血肿。近期撕裂的面神经在平扫T1WI表现为低信号，静注对比剂后因血－神经屏障的破坏可出现对比增强。在纵向骨折中，面神经最常受损的部位是膝状神经节区，其次是第二个弯曲鼓室曲，而在横向骨折中，内听道内的面神经常损伤最严重，其次是鼓室段的近端。

面神经会在横向或纵向骨折中受到损伤。然而横向骨折发生面神经损伤的比率低于纵向骨折，50%以上的横向骨折并发外伤性面神经病变。此时，面神经损伤发生于内听道段、迷路段、或鼓室段（图1.83）。大约20%的颞骨纵向骨折患者会发生面瘫。

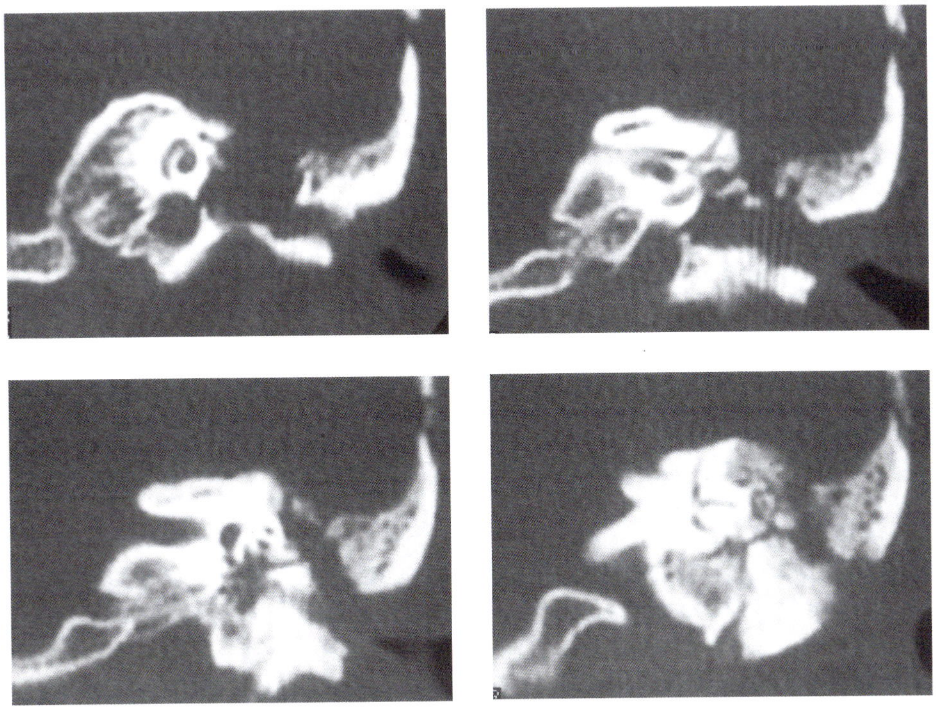

图1.93　多发骨折，伴突发面瘫和脑膜脑膨出。a, b, c, d 冠状位CT断面，左侧。颞骨鳞部和鼓室盖骨折。一较大软组织肿物自鼓室盖的大片缺损处疝入中耳(a)，该肿物CT值与脑组织一致。在a 层面后方3mm的b 图上，可见骨折伴上鼓室外侧壁移位。砧骨脱位。外耳道及中耳腔因出血水肿而密度增高。在b层面后方3mm的c图上，可见骨折累及乳突窦的顶盖并经过中耳后壁。在c 层面后方3mm的d 图上，骨折线横穿面神经管前庭部。

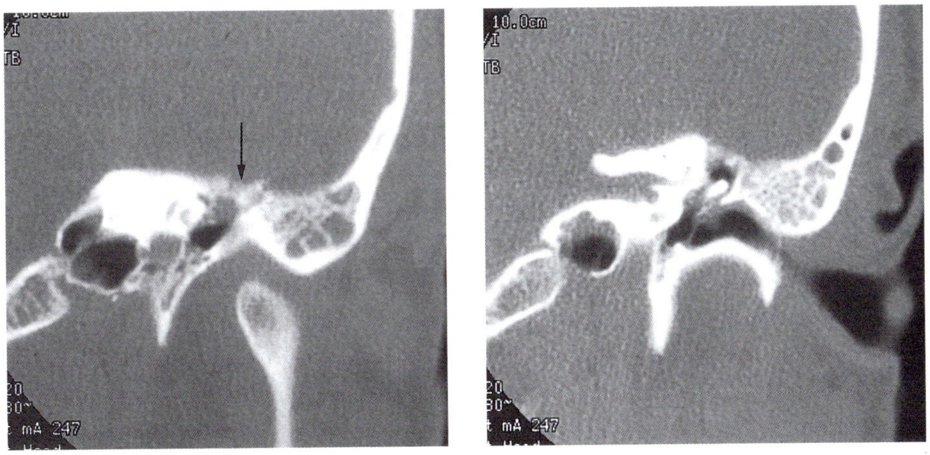

图1.94　脑脊液耳漏。a, b 冠状位CT断面。鼓室盖骨折（箭）且鼓室盖脑膜撕裂。清亮的液体通过破裂的鼓膜漏入外耳道。

面神经外伤中40%位于鼓室曲或其远端（图1.93），60%位于位置表浅且缺乏保护的前膝部（图1.85，1.88）。

医源性病变

面神经损伤可能出现于乳突手术后。这些病例最常见的受累部位是鼓室曲。此区的面神经管断裂，常常合并有水平半规管的损坏。

脑膜脑膨出

如CT检查发现鼓室盖或乳突后壁和岩锥处有无症状的软组织肿块，则提示存在脑膜脑膨出，MR检查可以证实此并发症。如果是脑膜膨出，肿物的信号就应与脑脊液相似，即T1WI低而T2WI高信号。如果伴有脑膨出，肿物在T1WI和T2WI上的信号会与邻近的脑组织相似。肿块周围常有液体信号环绕。

脑脊液耳漏

当损伤累及鼓室盖，且局部硬脑膜撕裂时，如果鼓膜有缺损，就会出现脑脊液耳漏（图1.94）。如果鼓膜完整，脑脊液就会流入咽鼓管，即脑脊液鼻漏。

CT可以显示鼓室盖单发或多发骨折的部位，但不能区分漏出的是脑脊液、血液还是其他液体。[30] 脑脊液耳漏的确诊依靠腰穿，鞘内注入少量标准脊髓造影对比剂后，如果造影剂经蛛网膜下隙弥散并漏入乳突或中耳（图1.95），就能肯定存在耳漏。

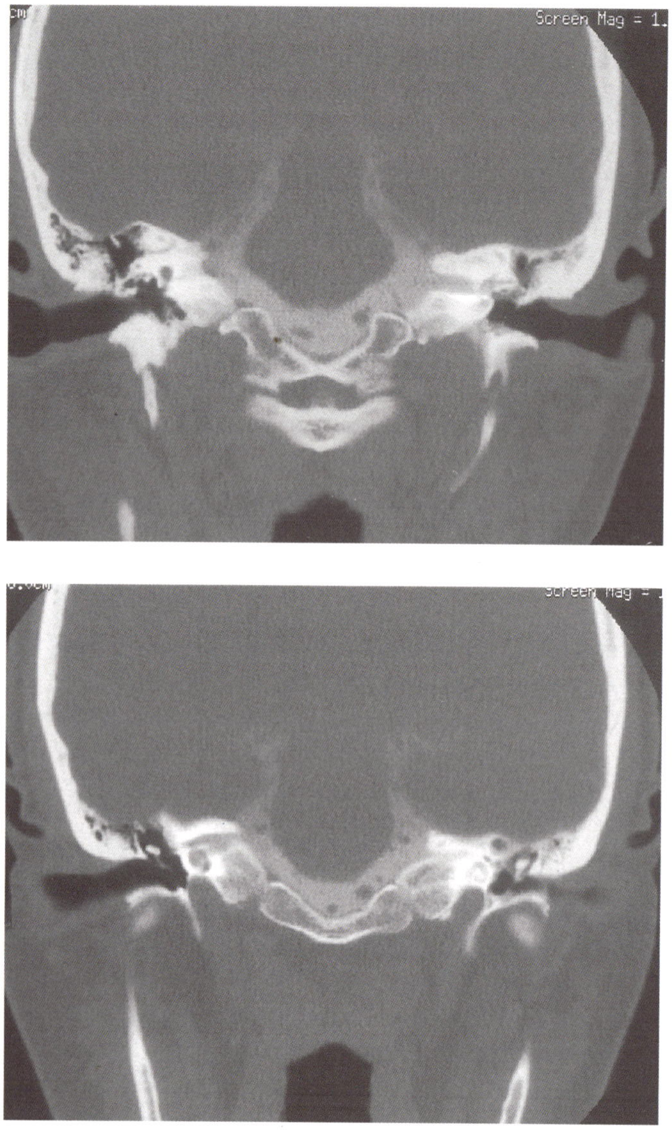

a

b

图1.95　定量研究。头部外伤后出现左侧重度耳聋，且中耳腔内有清亮液体的患者。对比剂充盈左侧内听道并通过内听道底部筛板上无法识别的缺损进入内耳结构（a）。耳蜗腔（b）、前庭和半规管密度增高。术中见镫骨底板轻度脱位，故脑脊液漏入中耳。

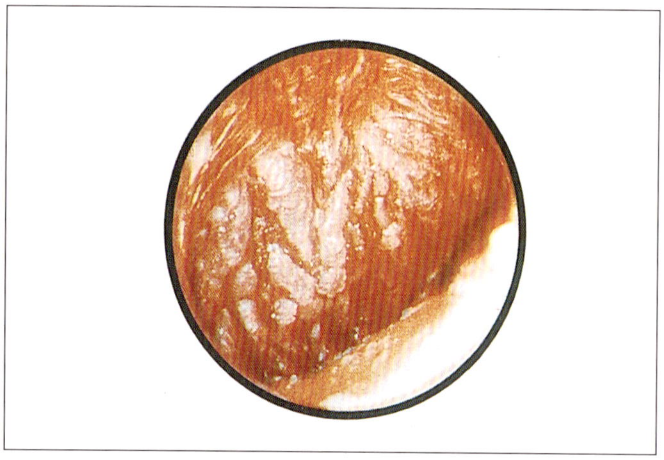

图1.96　急性中耳炎，耳镜表现，右侧。因腔内压力增高，中耳内脓液向外引流，鼓膜极度肿胀外凸。正常标志消失且鼓膜表皮脱屑。

急性中耳炎，乳突炎和恶性坏死性外耳炎

急性中耳炎和乳突炎

急性乳突炎往往是急性中耳炎的合并症或为急性中耳炎的蔓延。急性中耳炎往往起病于上呼吸道和鼻咽，沿咽鼓管上行，影响到中耳。即使是在急性中耳炎的早期，感染发展到一定程度就会进入上鼓室和乳突窦。感染能否进展到乳突小房和岩锥的小房，取决于病原体的毒力，宿主的抵抗力和治疗方式。当感染过程加剧，治疗不恰当治疗，就会化脓并破坏乳突和岩锥的小房间隔，导致局部的小房融合和脓肿形成。

急性化脓性乳突炎可能范围扩大并超过颞骨的边缘（前抗生素时代要比现在多见）。[16] 紧邻乙状窦的乳突后壁受到侵蚀则导致硬膜外脓肿形成和乙状窦脓毒性血栓（图1.103）。鼓室盖被侵蚀破坏后，可引发颞叶和硬膜外脓肿。如乳突皮质被侵蚀破坏，可导致乳突骨膜下脓肿、乳突与胸锁乳突肌连接处的深部脓肿（图1.101和1.102）。乳突感染向深部可达岩尖，导致岩骨炎，并出现严重的神经系统和颅内并发症（图1.100）。耳镜下，急性中耳炎时鼓膜肿胀、发红，因中耳浆液脓性渗液增多，压力升高，鼓膜常外凸。

有时，因抗生素治疗，耳镜下看起来病变似已经恢复，而乳突深部的感染仍存在并进展到脓肿形成和颅内并发症出现(见图1.103)。

面瘫是急性或亚急性中耳炎的一种并发症。如果急性中耳炎起病后很快出现面瘫，此时的面神经麻痹通常不是因为骨性面神经管受到侵蚀，而是由管内神经的炎症和水肿所引起，与Bell面瘫相似。注射对比剂后，MR检查常显示受累的面神经出现节段强化。保守治疗后，面神经功能可逐渐恢复。

急性中耳炎起病持续2周后或更长时间而出现的面瘫，常常提示骨性面神经管受到破坏及感染扩大。这类患者需进一步CT检查，还可能需手术治疗。

影像学表现

急性乳突炎的放射学摄影表现取决于感染性病变的阶段和颞骨气化的范围。无小房的乳突不会发生急性乳突炎。

急性乳突炎最早的表现是中耳腔和乳突小房的模糊。

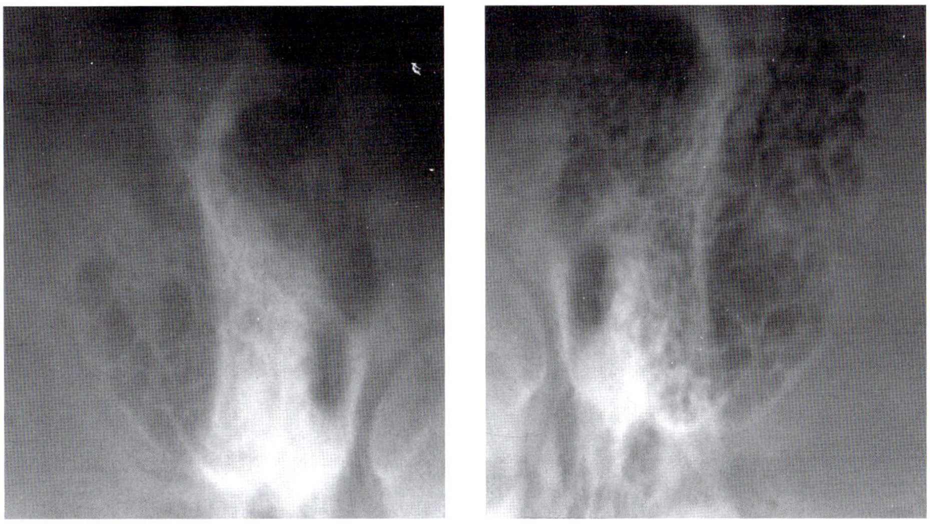

图1.97 急性乳突炎。a 许氏位，右耳。b 对侧正常耳许氏位。乳突气房呈弥漫均匀一致模糊影，伴完整的小梁间隔（a）。b 图上的乳突气房正常。

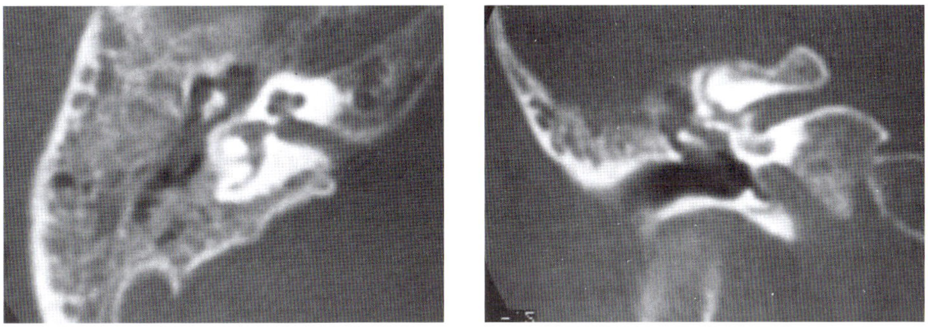

图1.98 急性乳突炎和中耳炎。a 轴位，b 冠状位 CT 断面，右侧。可见气化良好的乳突混浊，密度增高。小梁间隔完整。液体充满中耳上部，鼓室上隐窝的外侧壁和听小骨链正常。

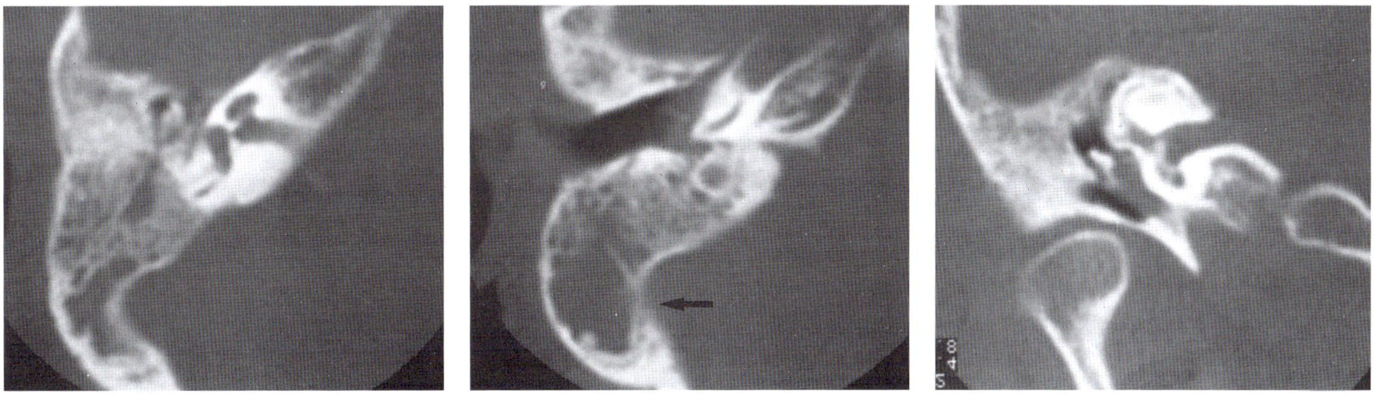

图1.99 右侧急性中耳炎合并乳突炎。a, b 轴位，c 冠状位 CT 断面。中耳腔混浊。乳突气房混浊及间隔破坏伴大脓腔形成。

随着感染加重，中耳和乳突小房弥漫实变。在疾病的早期，乳突小房小梁间隔轮廓完整（图1.97）。然而，随着黏膜水肿和浆液脓性渗出，因为缺少正常的气－骨界面，小梁的边缘变得不易分辨（图1.98）。在气化良好的岩骨，炎症发生时岩骨小房常出现类似改变。

随着病程进展，小梁间隔首先因为脱钙变得模糊不清，随后出现小梁破坏及化脓区小房融合（图1.99，1.100～1.102）。[1]

当严重的融合性乳突炎向后蔓延，窦板变得模糊，并出现局部侵蚀（图1.103），这些表现提示乙状窦脓毒性血栓的可能，可经 MRI 检查证实。颅内脓肿的 CT 表现为硬膜外、硬膜下或脑实质内低密度区，边缘强化（图1.103）。

影像学技术

传统放射学摄影，例如，许氏位和斯氏位，足可以判断小房实变的程度（图1.97），并可显示大范围的骨质破坏。轴位和冠状位 CT 断面可显示乳突或岩骨小房融合的具体区域和鼓室盖、或窦板受侵蚀的情况（图1.99～1.103）。如果怀疑有颅内并发症，必须于静注对比剂后行 CT 增强扫描（图1.103）。头 MR 检查也可以显示耳源性颅内病变。

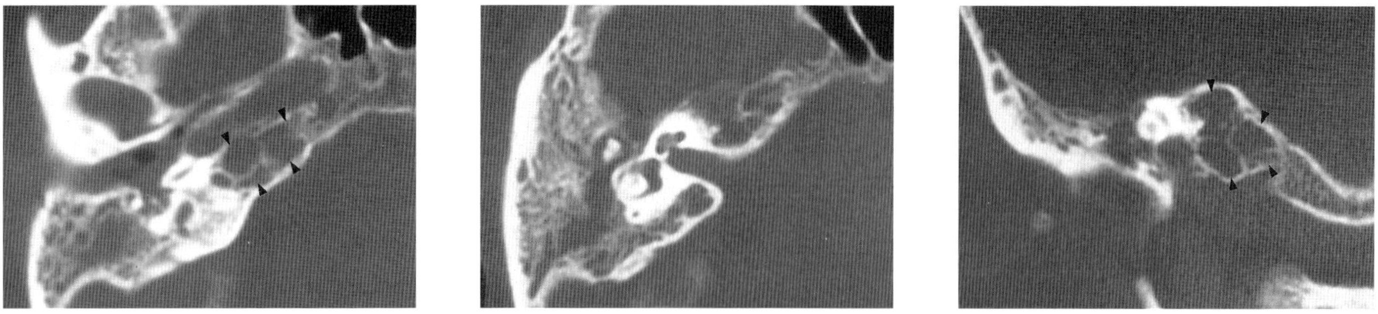

a b c

图1.100 右侧急性中耳炎伴岩骨炎。a, b 轴位，c 冠状位CT断面。乳突气房和中耳腔混浊。另见岩尖区的岩锥气房模糊伴小梁间隔破坏（箭头）。

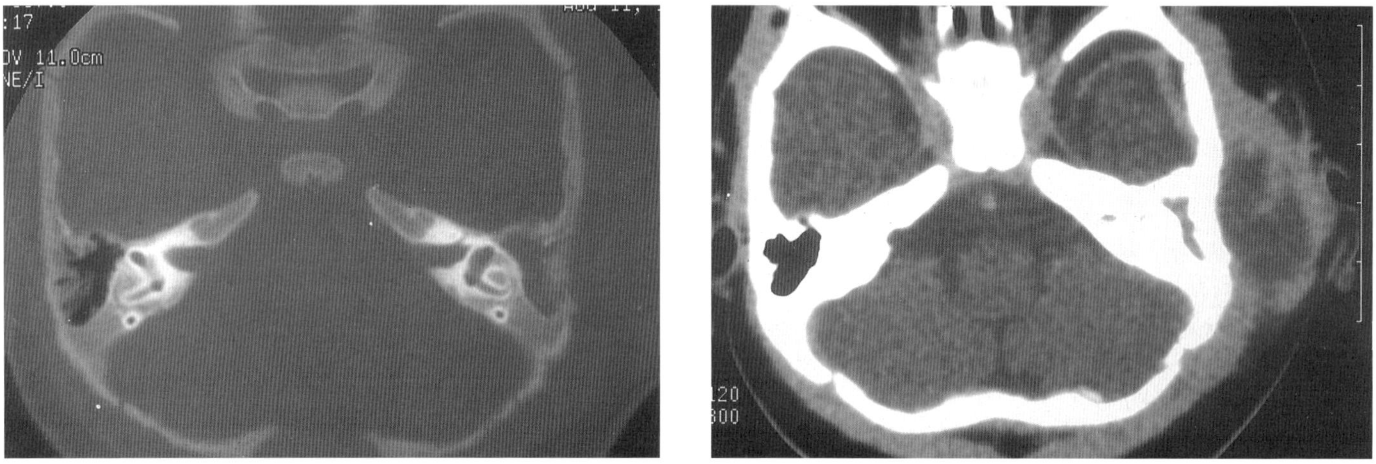

a b

图1.101 急性乳突炎伴骨膜下脓肿。a, b 轴位CT断面。左侧乳突炎伴空腔。乳突骨皮质被侵蚀伴骨膜下脓肿形成。

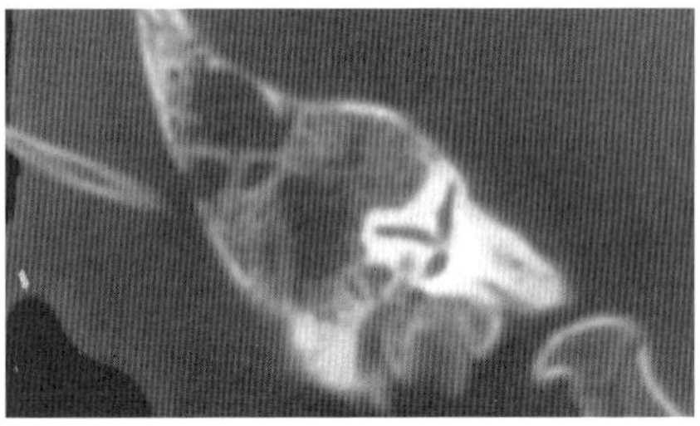

图1.102 右侧急性乳突炎伴骨膜下脓肿。冠状位CT断面。乳突气房混浊及乳突骨皮质侵蚀破坏。乳突上面软组织明显肿胀并有引流管置入。

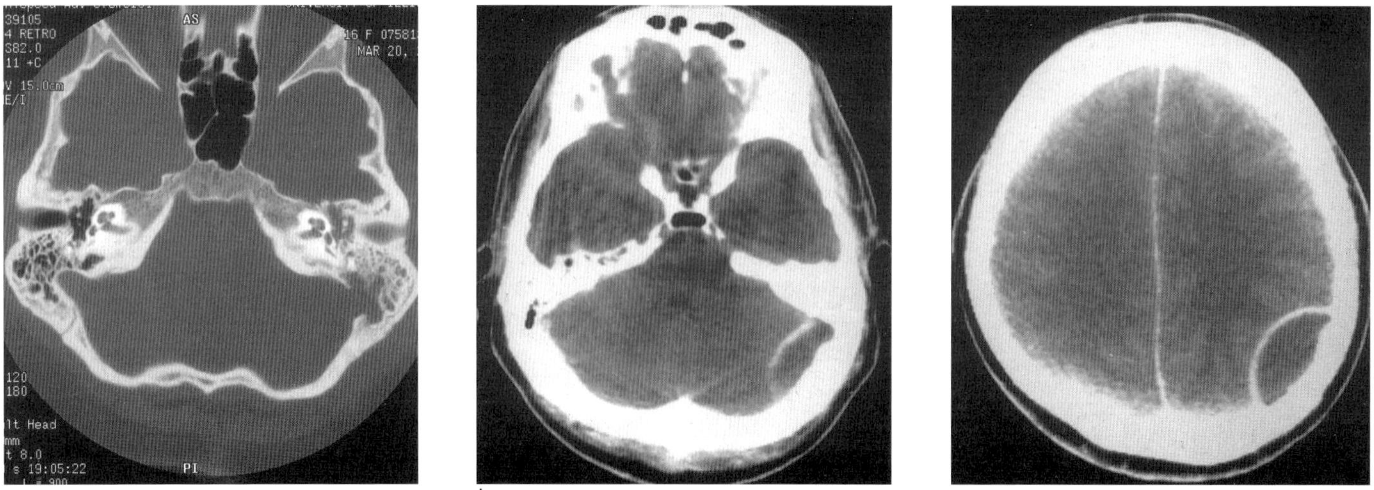

a b c

图1.103 左侧急性乳突炎伴颅内脑脓肿。a, b, c 轴位CT断面。在a图可见一个融合性大空腔侵蚀乙状窦板并引起侧窦脓毒栓子性静脉炎。在b图和c图，显示延伸到幕上的硬膜外大脓肿，其所覆盖的硬膜强化。

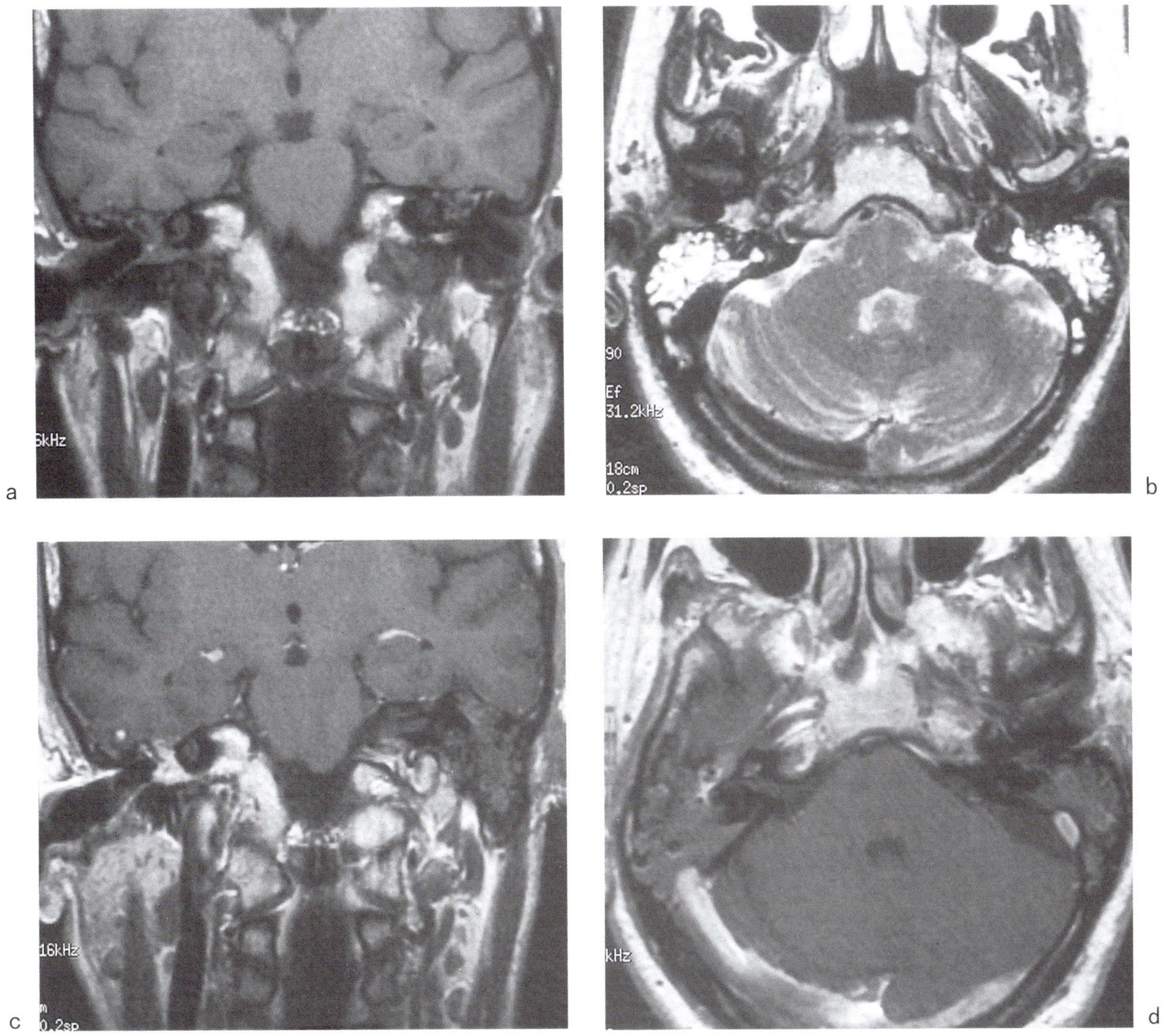

图1.104 急性乳突炎伴迷路炎。a 冠状位T1WI MR，b 轴位T2WI MR，c，d增强后的冠状位及轴位T1WI MR。可见右侧中耳内的软组织肿块（a）而乳突小房内充满了脓液（b）。注射对比剂后，中耳内（c）及右侧耳蜗（d）的肉芽组织有对比增强。

鉴别诊断

急性乳突炎的早期表现与浆液性中耳炎相似。在浆液性中耳炎患者，无菌性浆液性渗液充满中耳腔，有时还会充满整个乳突小房系统。因为浆液性中耳炎的临床特征与急性中耳炎完全不同，故放射学医师必须掌握足够的临床信息才能避免误诊。

CT 检查示浆液性耳炎的鼓膜回缩，而急性中耳炎鼓膜外突。

朗格汉斯细胞组织细胞病（网状内皮系统疾病）中的嗜酸性肉芽肿型可引起乳突小房间隔中断，与急性融合性乳突炎或岩骨炎的表现相似。临床病史和耳镜表现可以帮助放射学医师正确诊断。

急性迷路炎

急性细菌性或病毒性迷路炎，并且突然出现耳聋的患者，静注对比剂后MR扫描常常会发现骨迷路腔内的对比增强。[4] 已知急性迷路炎共分为4型：

1. 急性中毒性或浆液性迷路炎。是耳部或脑膜感染后，迷路对进入迷路的毒素的刺激反应，为非细菌性迷路病变。MR检查阴性。
2. 急性化脓性迷路炎。是一种来源于临近脑膜或耳部感染的内耳细菌性炎症。外淋巴或内淋巴腔隙都充填脓液。感染进一步发展可导致膜迷路坏死。此时可能因为毛细血管内皮坏死导致迷路－血屏障的破坏，内耳结构会出现强化（图1.104，1.106）。
3. 病毒性迷路炎是出现迷路强化的常见原因。它曾见于急性呼吸系统感染的患者，但就我们所知，不会出现于麻疹、腮腺炎和风疹患者。病理改变包括Corti器、前庭膜和血管纹的萎缩。随后，可因迷路－血屏障破坏而出现强化（图1.105）。
4. 急性免疫性迷路炎。增强表现与化脓性或病毒性迷路炎相似，但局限于耳蜗。[10]

慢性迷路炎

慢性迷路炎是骨迷路漏的局部反应也可以是弥漫性进展而来。内耳腔部分或完全被肉芽和纤维组织充满。若出现骨迷路炎，可引起内腔部分或完全骨性闭塞。

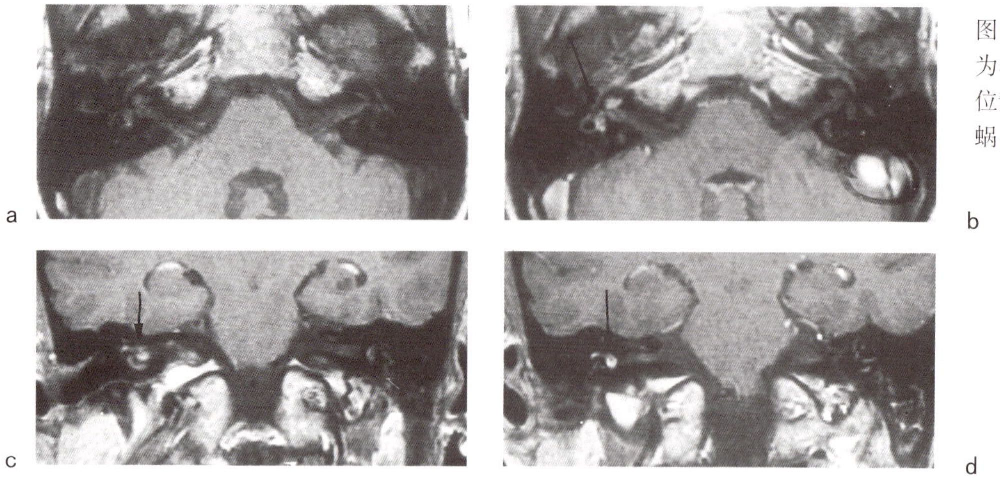

图1.105 急性病毒性迷路炎。MR检查：a为非强化轴位T1WI MR；b轴位及c,d冠状位静注对比剂后的T1WI，注射对比剂后，耳蜗、前庭、及水平半规管（箭号）明显强化。

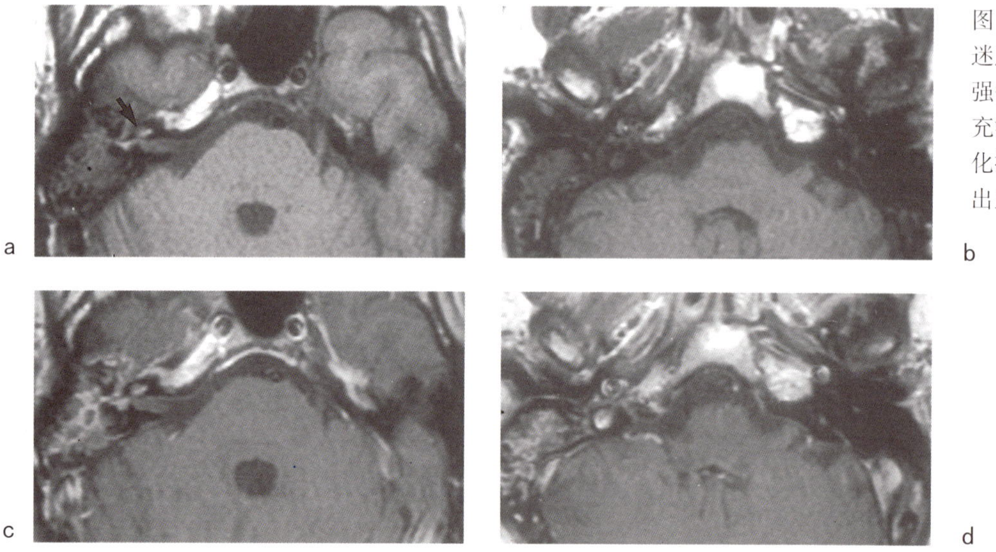

图1.106 亚急性乳突炎和中耳炎伴出血性迷路炎。a,b强化前轴位T1WI MR；c,d为强化后T1WI。可见右侧乳突小房及中耳内充满急性肉芽组织，肉芽组织有增强。非强化扫描耳蜗及前庭腔内的高信号（箭号）是出血。

内耳骨性闭塞在CT上易于观察。纤维性闭塞只有在MR上可以显示。在T2WI，正常内耳腔内高信号消失，受侵结构无法辨认。

面神经炎

静注对比剂后MR扫描，正常面神经会出现双侧中度强化，尤其是前膝段。根据Gerbarski 等的研究，这是因为面神经周围包绕着丰富的毛细血管丛。

在Bell面瘫痪和Ramsey Hunt综合征的患者，经常出现面神经的强化不对称，面瘫侧强化更显著。强化程度与疾病的病程有关。早期明显，随后无论面瘫是否恢复，强化强度逐渐下降。

Bell面瘫痪是一段面神经发生病变，且常常累及前膝段附近的迷路段和鼓室段。乳突段受累少见且常出现于晚期（图1.107）。而Ramsey Hunt综合征患者往往都携带有带状疱疹病毒，并常常侵犯内听道内的神经（图1.108）。发生病毒性神经炎时，神经往往不会增粗，或仅有轻度水肿。

恶性坏死性外耳炎

恶性坏死性外耳炎是一种发生于糖尿病、免疫抑制患者的颞骨急性骨髓炎症，由假单胞菌属细菌引起。感染开始于外耳，向外耳道壁周围扩展。病变常常会发展到中耳和乳突。炎症常会突破外耳道底的骨性和软骨性连接，沿颞骨下表面向外侧侵犯茎乳孔的面神经，向内侧侵犯颈静脉窝和第Ⅸ、Ⅹ、Ⅺ和Ⅻ颅神经。感染向前扩展还可侵犯颞下颌关节。

影像学表现

CT检查对于诊断恶性坏死性外耳炎必不可少，需轴位和冠状位扫描。恶性坏死性外耳炎的影像学表现与外耳道癌相似。都会有骨性外耳道的侵蚀和破坏，且因软组织水肿致外耳道腔变窄（图1.109，1.110）。

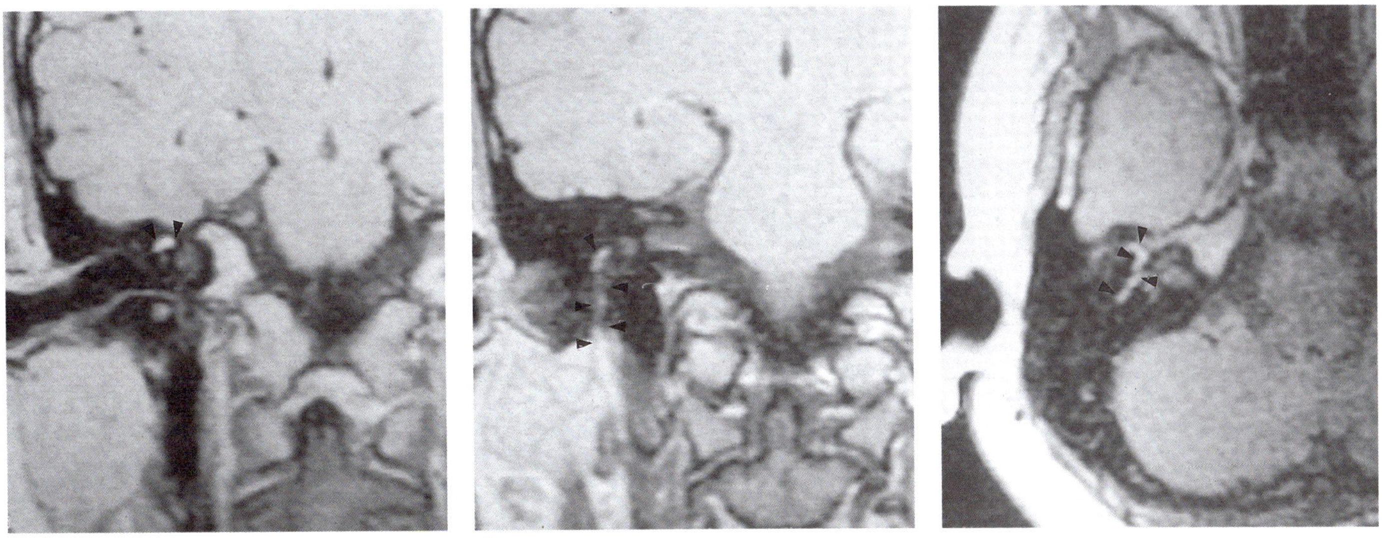

a b c

图1.107 面神经炎。a,b 冠状位，c 轴位增强T1WI MR。右侧面神经整个颞骨内段（箭头）均出现强化。

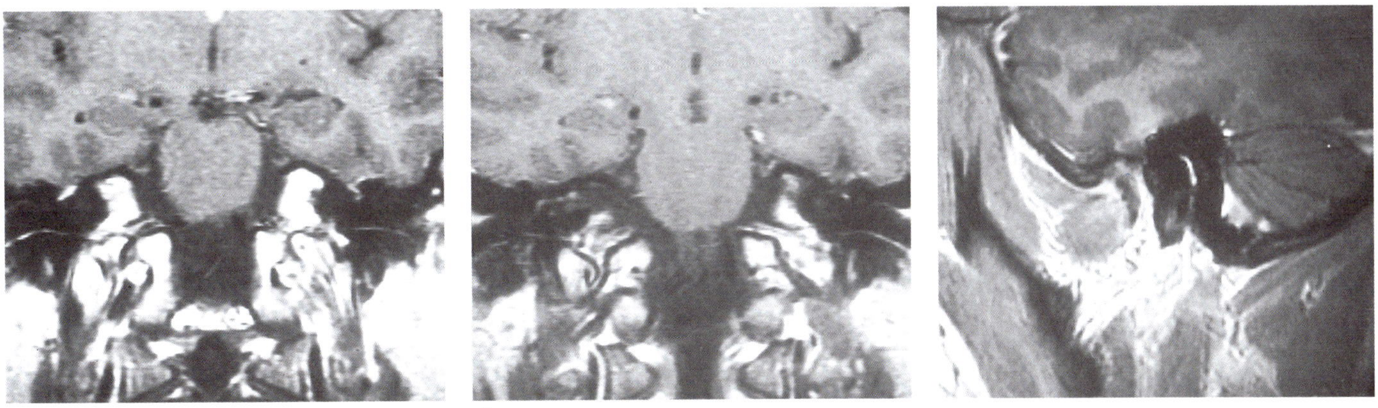

a b c

图1.108 Ramsey Hunt 综合征。a,b 冠状位，c 矢状位强化T1WI MR。右侧面神经的前膝（a）段部和乳突段（c）及内听道段（b ）出现增强。

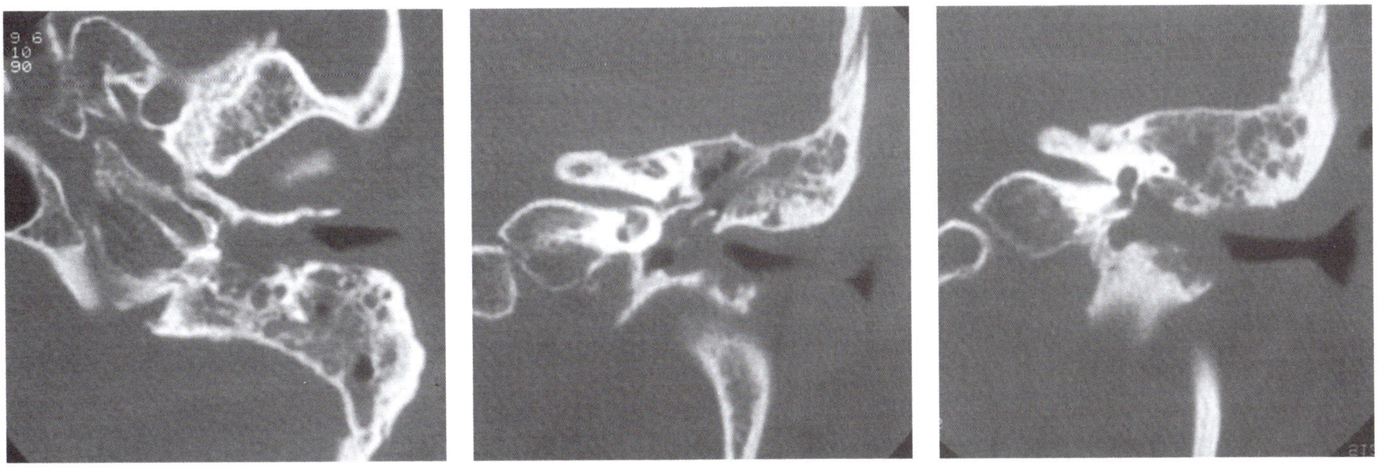

a b c

图1.109 左侧恶性坏死性外耳炎。a 轴位，b,c 冠状位CT断面。可见该糖尿病患者的外耳软组织明显肿胀阻塞外耳道。外耳道壁被侵蚀破坏，感染蔓延到乳突和中耳。

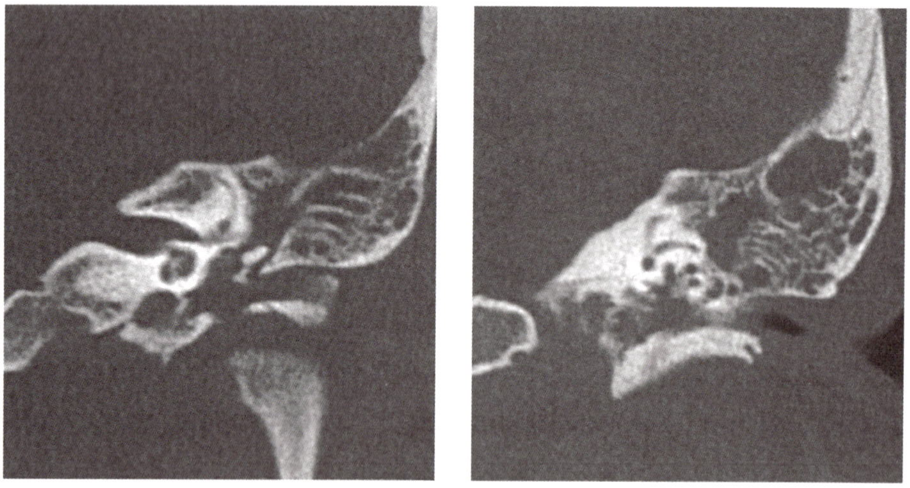

a b

图1.110 坏死性外耳炎：a，b 冠状位CT断面。左侧外耳道腔被肿胀的皮肤阻塞，外耳道底板部分受到侵蚀。感染扩展到中耳和乳突并致小房融合形成空腔。

有时已经出现了面神经瘫，而早期面神经管正常。静注对比剂后MR检查，会出现面神经乳突段强化。面瘫出现后数日，CT常常显示茎乳孔轮廓不完整及邻近的面神经管乳突段的破坏。炎症向内发展会造成颈静脉窝外侧壁侵蚀。如果外耳道前壁被破坏，炎症侵犯了关节窝，则下颌骨髁突可能会向前脱位。咀嚼肌肿胀，邻近的筋膜周围间隙消失。病变直接向后侵犯或经过中耳可影响到乳突小房（图1.109）。鼓室上隐窝外侧壁和中耳底板常常被破坏（图1.110）。晚期病例，整个岩锥可能都出现严重的骨髓炎，并可扩展到邻近枕骨和颈椎，甚至到达对侧颞骨。一旦炎症向外突破了颞骨的限制，MR对于确定颅内外病变的病程，比CT更准确。

恢复期

如果手术和抗生素治疗及时，成功阻止了炎症扩散并消除感染。CT随访就会显示岩锥、乳突、枕骨和其他受累结构的重新矿化。

慢性中耳炎和乳突炎

慢性中耳炎和乳突炎是低毒性病原体感染，或急性感染未完全吸收的结果。目前在美国，由于公共卫生的改善，抗生素的应用和疫苗接种，急性中耳炎极少转变为慢性中耳炎。而在抗生素前时代，一个毒力较强病原体的单纯重症感染，若同时有宿主抵抗力下降，常常会导致中耳严重破坏和瘢痕形成，瘢痕还常常产生慢性化脓。另一类慢性中耳炎是由于中耳未完全气化和咽鼓管的功能失调，这就是慢性粘连性中耳炎，此型中耳炎在美国相对多见。

临床表现

慢性化脓性中耳炎和乳突炎临床表现为病耳鼓膜穿孔、慢性流脓和听力下降。慢性炎症主要累及中耳黏膜，也可影响到上鼓室、乳突窦和乳突小房。

慢性化脓性中耳炎和乳突炎必须与慢性粘连性中耳炎相鉴别，后者有不同程度的中耳膨胀不全。

耳镜表现

在慢性化脓性中耳炎和乳突炎的活动期，会有鼓膜中心穿孔、流脓。鼓膜增厚发红，中耳黏膜水肿充血等表现。鼓膜穿孔边缘或中耳内侧壁上形成大小不等的肉芽肿性息肉。随着活动性感染的平息，鼓膜穿孔仍存但不再流脓，中耳黏膜水肿消退（图1.111）。在慢性粘连性中耳炎，常致深部膨胀不全，鼓膜局部囊袋状缩进似穿孔。然而仔细的显微耳镜观察会发现囊袋位于鼓膜萎缩和回缩区，并非真正的穿孔。慢性粘连性中耳炎可能演变成胆脂瘤，或另一种慢性乳突炎，将于第8章专门讨论。

影像学技术

传统放射学摄影足可以评价乳突发育程度、小梁分隔形式和气房受累程度（图1.112，1.113）。为了更好地显示中耳精细结构，需要轴位和冠状位CT断面。单侧病变只需要采集患侧的轴位和冠状位图像，但轴位断面应包括正常侧以便对照。

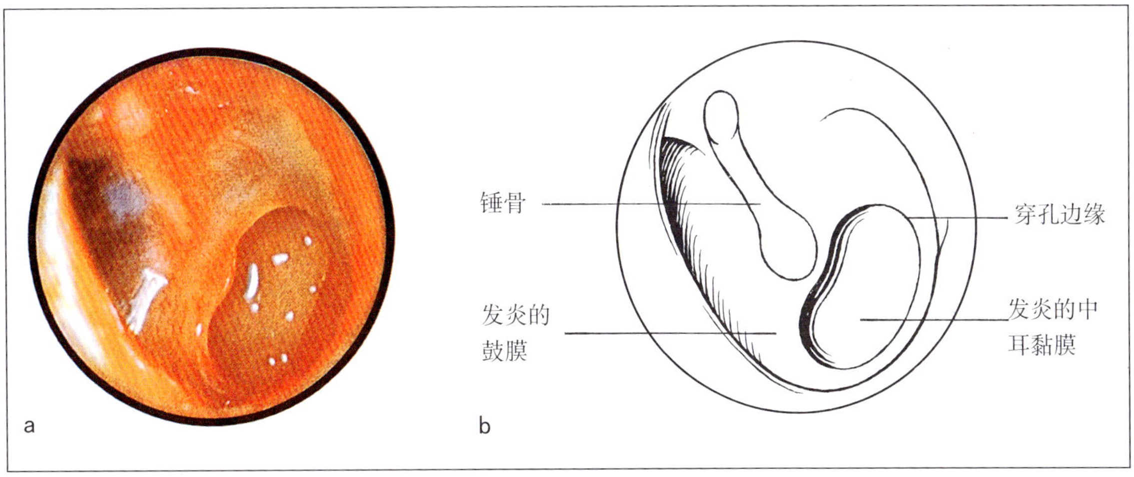

图1.111　a 为慢性中耳炎的耳镜表现，上面观。发生慢性炎症的鼓膜后部出现穿孔。中耳黏膜增厚变红。照像前已将脓性分泌物吸出。b 为a的示意图。

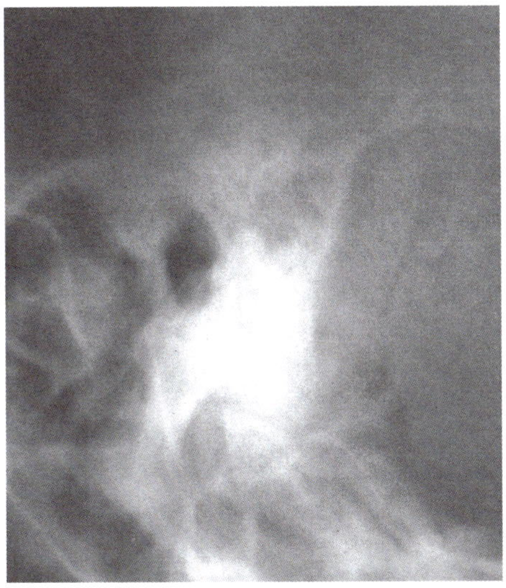

图1.112　左侧慢性乳突炎，许氏位。乳突小房模糊，密度不均，小房间隔增厚。部分小房因新骨形成而压缩。

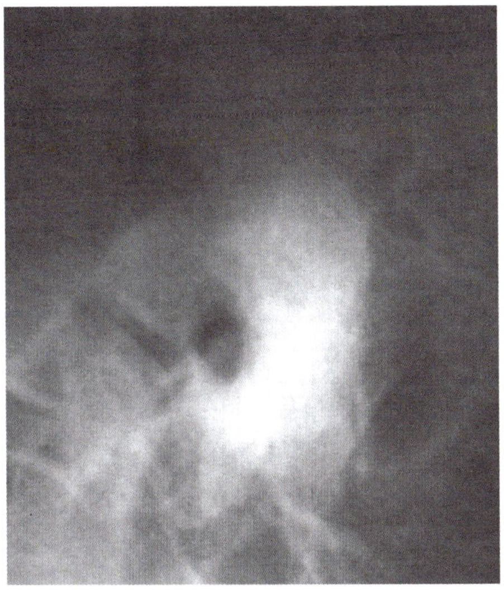

图1.113　左侧慢性乳突炎，硬化型，许氏位。乳突小房完全被反应性的新生骨组织填塞。

因注射顺磁性对比剂后，肉芽组织会出现强化，增强MR扫描可用于区分肉芽组织和液体或胆脂瘤，胆脂瘤与肉芽组织在CT断面上密度相似（图1.117）。

影像学表现

慢性乳突炎

慢性乳突炎的放射学摄影表现为乳突窦和小房的不均匀混浊及不同程度乳突小梁改变。乳突炎症使某些小梁因反应性新骨合成而增厚。同时，其他的小梁出现脱钙。这一时期小房比正常稍混浊，残余的小梁增厚（图1.112）。随慢性炎症持续存在，因反应性新骨合成使残余小梁增厚，小房缩小（图1.116）。病变晚期，小房闭塞，乳突部分或完全硬化（图1.113）。乳突窦腔和残余小房常常被肉芽组织所充填，显示为浑浊。

中耳

为了更好地评价慢性中耳炎的中耳改变，需行CT扫描。中耳的影像学表现取决于炎症粘连的程度和中耳充气程度。

在慢性化脓性中耳炎和乳突炎，常见到残余鼓膜增厚。急性化脓期的中耳部分或完全浑浊（图1.117）。如果没有活动性感染，中耳会充气。在慢性粘连性中耳炎，CT断面可显示鼓膜的增厚部分向岬侧回缩，且中耳间隙缩小（图1.114，1.115）。

砧骨长突侵蚀常见于慢性中耳炎（图1.115，1.116），而锤骨柄投影缩短。锤骨头和上鼓室内的砧骨体侵蚀少见，除非合并胆脂瘤。

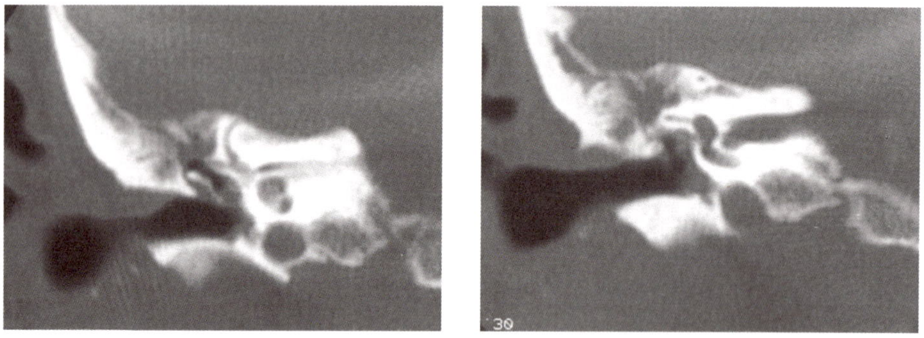

a　b

图1.114　慢性中耳炎。a, b 冠状位CT断面，右侧。鼓膜回缩到岬部。鼓膜后上象限可见一深深的回缩囊袋。

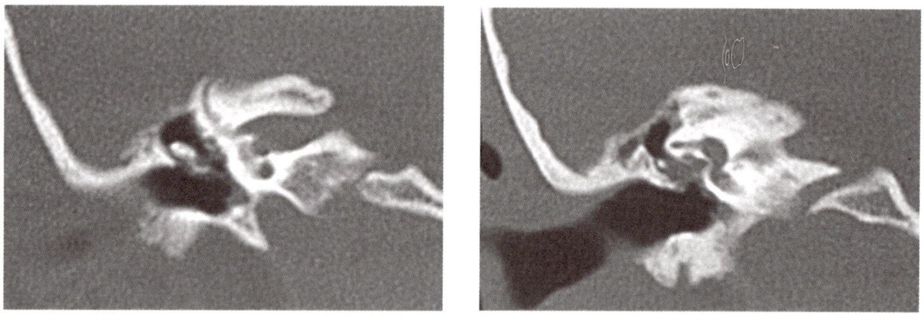

a　b

图1.115　慢性中耳炎。a, b 冠状位CT断面。右侧鼓膜增厚并回缩到岬部。鼓室上隐窝外侧壁完整。锤骨颈外侧可见一个浅的鼓膜回缩囊袋。肉芽组织充满中耳的后上象限，包绕并使砧骨长突侵蚀破坏。

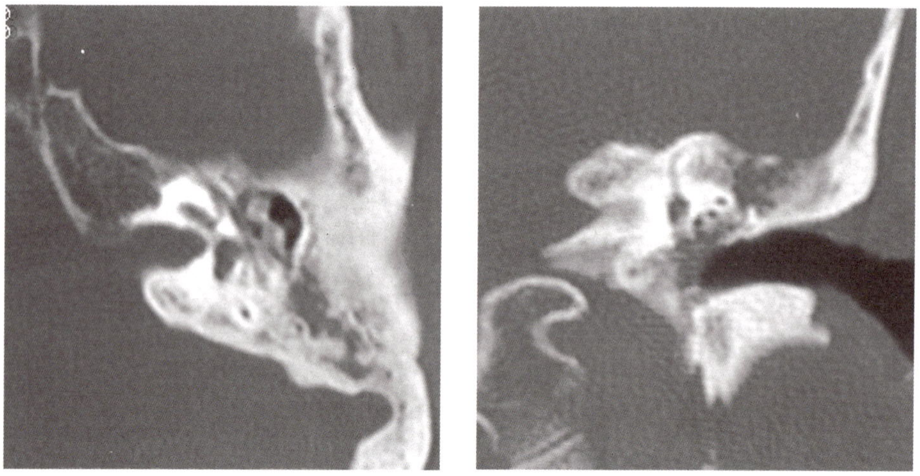

a　b

图1.116　慢性中耳炎伴鼓室硬化。a, b 冠状位CT断面。左侧中耳腔因鼓膜回缩而缩小，鼓室硬化区位于鼓室上隐窝内，包绕听小骨供其固定。乳突小房间隔增厚。

有的病例当砧骨长突被侵蚀时，鼓膜回缩与镫骨头粘在一起，形成天然的鼓膜镫骨传递路。

胆固醇肉芽肿

胆固醇肉芽肿是一种非特异性中耳和乳突慢性炎症。组织学上，胆固醇肉芽肿为慢性炎症组织肿块，内含胆固醇结晶，周围有巨细胞包绕。当胆固醇肉芽肿发生于中耳完整鼓膜的后面，耳镜看上去像一个血管球瘤。CT 表现为充气中耳内非特异性软组织肿块。不幸的是，中耳黏膜常常有炎症，肿块轮廓就显示不清。虽然中耳骨壁完整，但听小骨常常被肉芽肿性病变侵蚀（图1.118）。要更准确地了解肿块的大小和类型需 MRI 检查。MRI 上胆固醇肉芽肿表现为边缘清楚的软组织块，在 T1 和 T2 序列上都为高信号。在 T1 加权像上，肿块可以与周围的液体或水肿的黏膜区别，因为后者都是低信号。

岩锥胆固醇肉芽肿

胆固醇肉芽肿是最常见的岩尖原发疾病。它们发生于广泛气化的颞骨，为一种膨胀性病变，侵蚀周围骨质，并使之变薄（图1.119，1.120）。大的病变还会侵蚀骨迷路。

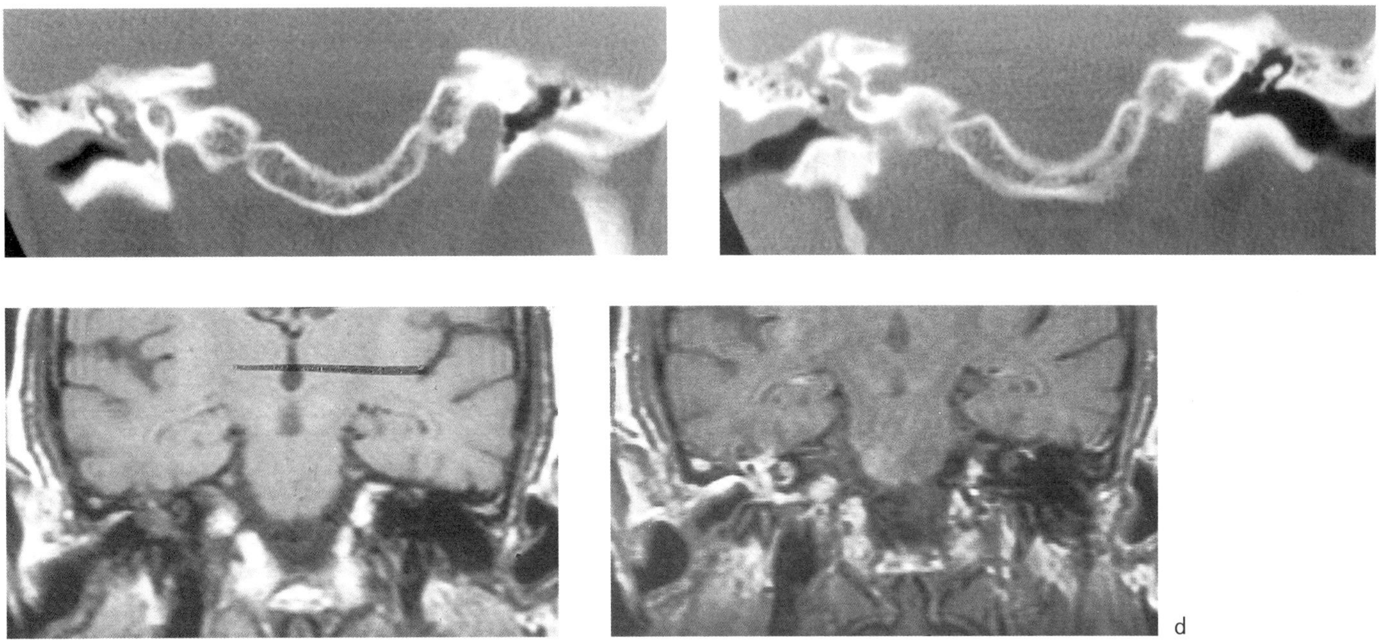

图1.117　右侧慢性化脓性中耳炎（结核病）及迷路炎。a，b　冠状位CT断面；c，d　冠状位T1WI MR。可见乳突小房模糊，中耳腔内软组织肿物。砧骨长骨被侵蚀破坏。在增强前MR图像（c），中耳软组织肿物的信号与灰质相似。注射对比剂后（d），中耳肿物有强化。耳蜗也出现了对比增强。

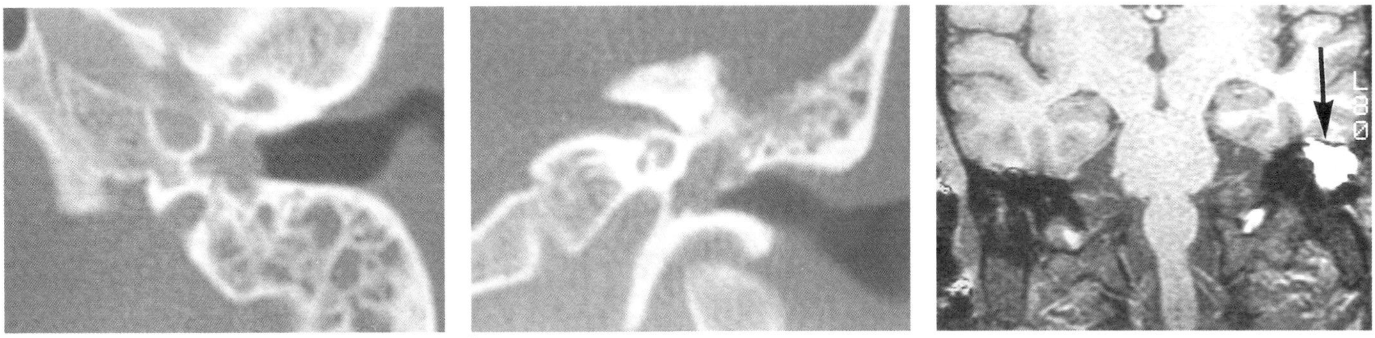

图1.118　左侧中耳和乳突胆固醇肉芽肿。a　轴位，b　冠状位CT断面；c　冠状位T1WI MR。中耳腔及乳突窦内可见大软组织肿块。听小骨被部分侵蚀破坏并向外侧移位。在平扫T1WI MR，肿块为高信号（箭）。

胆固醇肉芽肿在CT上与先天性胆脂瘤和岩尖黏液囊肿不能鉴别。三种病变都为低密度，除了囊壁常常出现淡淡的强化环外，都无强化。但MR可以区分这三种病变。胆固醇肉芽肿是一种高信号病变，其特征是短T1和长T2弛豫时间（图1.119）。胆固醇肉芽肿内的无信号区是含铁血黄素沉积所致（图1.121）。先天性胆脂瘤则为T1WI中等信号，在T2WI信号强度增加（图1.152）。黏液囊肿为T1低信号，T2高信号，且高信号强度类似于胆固醇肉芽肿。注射对比剂后，病变无增强，但黏液囊肿和先天性胆脂瘤常见到肿块周围的边缘强化。

鼓室硬化症

鼓室硬化症是因含有玻璃样变的、常有钙化的纤维肉芽组织沉积于中耳、上鼓室和鼓膜造成的（图1.122）。鼓室硬化症的发生常常是增厚的玻璃样变组织沉积于各层鼓膜间、岬黏膜和上鼓室中，环绕并固定听小骨（图1.116）。如果鼓室硬化沉积物足够大且有钙化，可以在CT上显示。沉积物表现为鼓膜内或岬表面点状或线样高密度影（图1.123）。发生于上鼓室的大块沉积物表现为包绕听小骨的，边缘不清的钙化肿块。听小骨正常轮廓消失。上鼓室前部或上部单发的硬化斑块还会造成锤骨头与顶盖发生骨性融合（图1.124）。

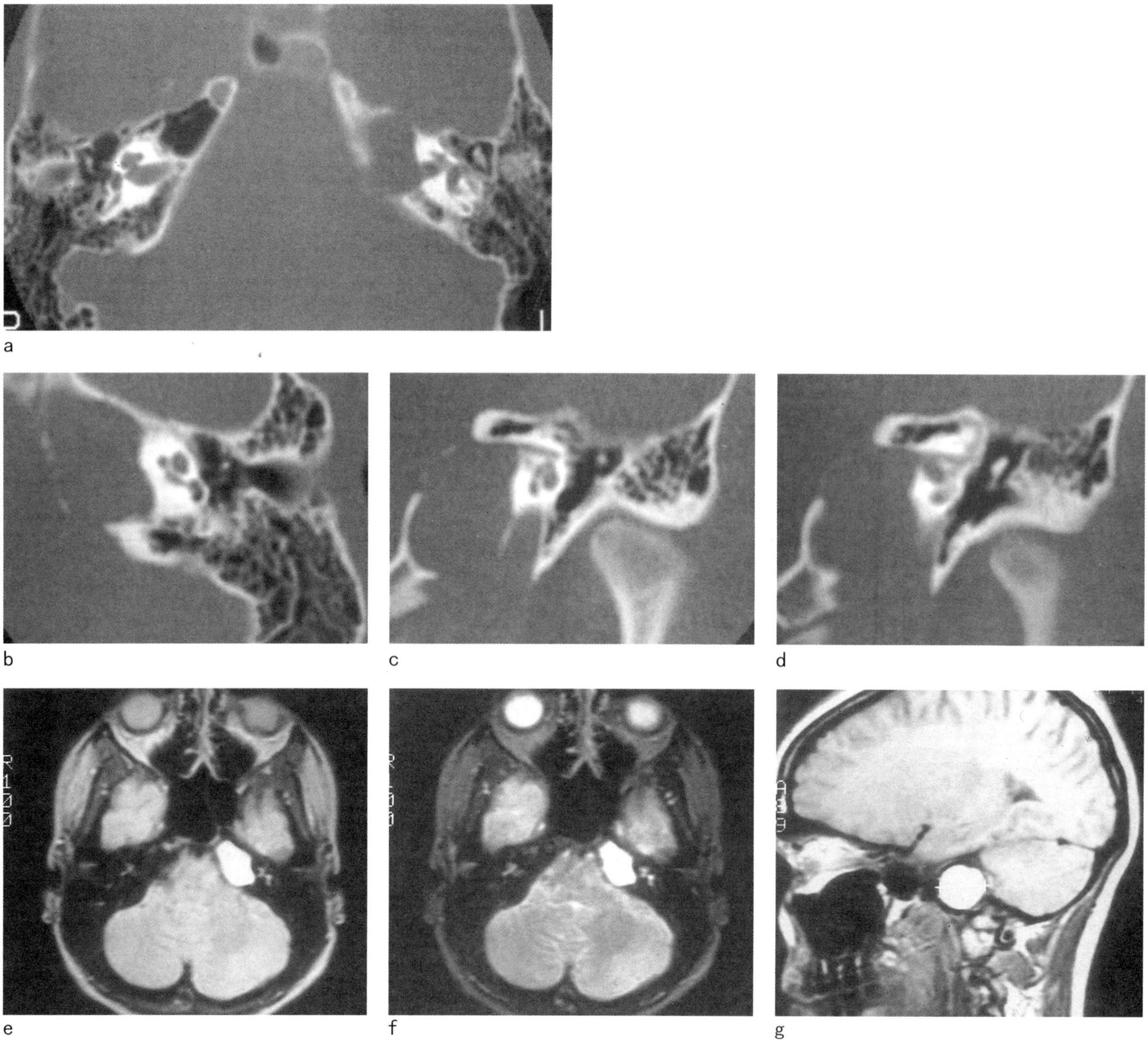

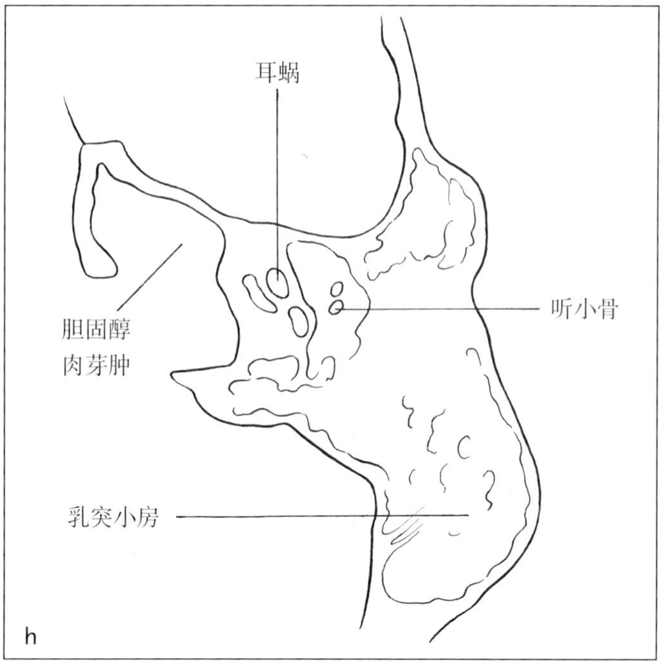

图1.119　岩骨尖胆固醇肉芽肿。a，b 轴位，c，d 冠状位CT断面；e，f 轴位和g矢状位MR断面，左侧。可见岩骨尖内膨胀性病变，侵蚀内听道的深部，并扩展到颈静脉窝（a～d）。中耳腔未受累及。轴位MR的质子密度像（e）、T2WI（f）、和T1WI矢状面像（g）显示岩锥病变在所有序列上均表现为均一的亮区。h 为b的示意图。

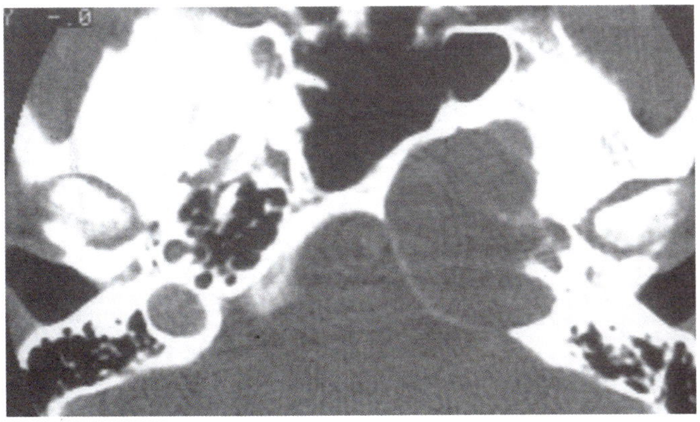
a
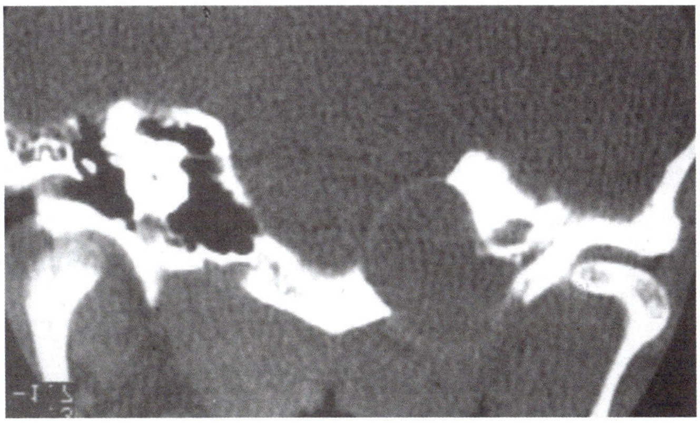
b

图1.120 左侧岩锥胆固醇肉芽肿。a 轴位，b 冠状位增强CT断面。病变累及岩骨尖及邻近颅底结构。肿块呈低密度，除包膜外无对比增强。

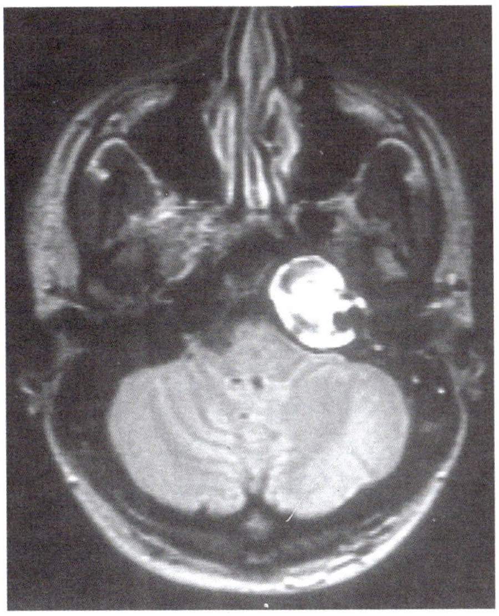
a
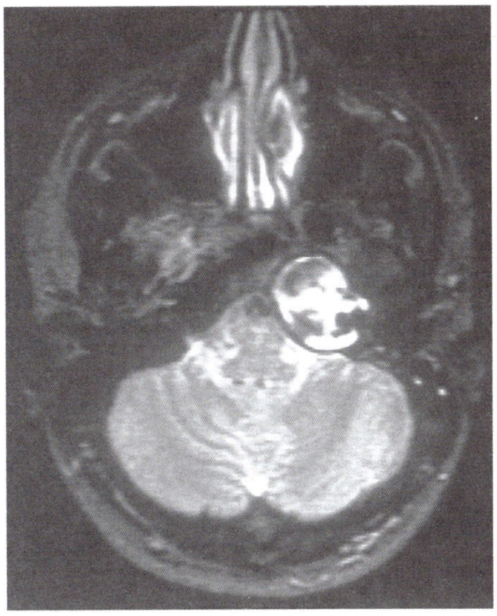
b

图1.121 胆固醇肉芽肿，为图1.120同一病例的MR图像：a 为原子密度加权像，b 为T2WI。两个序列上肿物均表现为高信号，病变内少数区域因含铁血黄素沉积造成信号缺失，而表现为暗区。

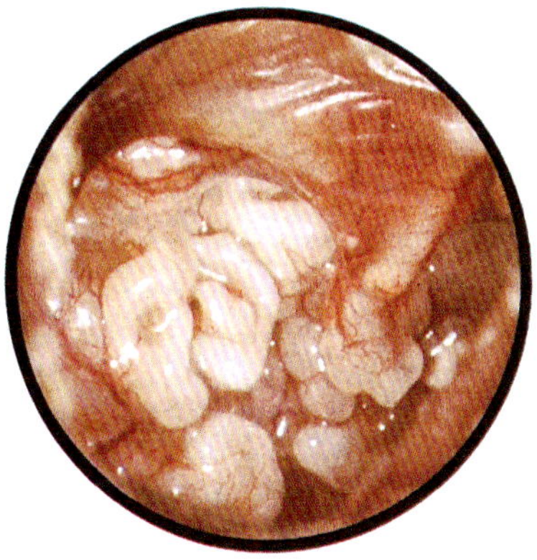
a
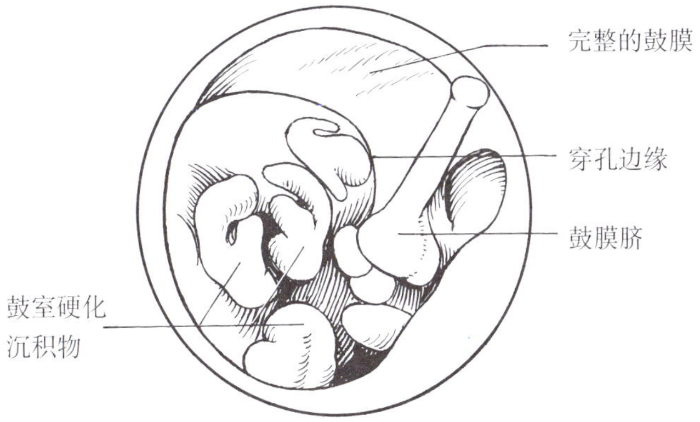

b

图1.122 a 右侧中耳鼓室硬化，耳镜表现。鼓膜可见一较大的穿孔，穿孔处暴露的中耳内侧壁上，布满白色球状的鼓室硬化沉积物。b 为a的示意图。

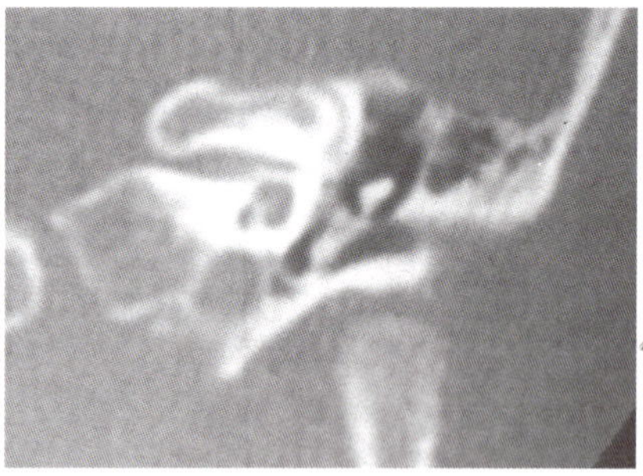

图1.123 鼓室硬化。冠状位CT断面。鼓膜上的鼓室硬化大斑块，使鼓膜增厚。乳突小房和中耳充气。

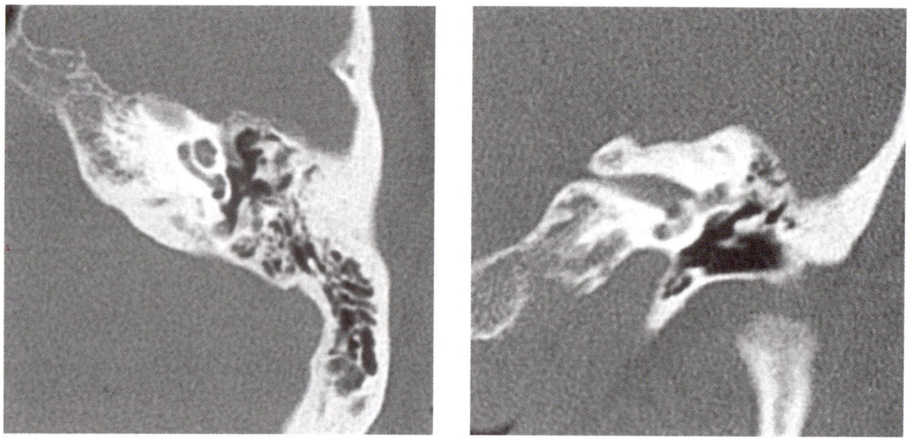

图1.124 慢性中耳炎伴鼓室硬化。a 轴位，b 冠状位CT断面。鼓室硬化沉积物将听小骨固定于鼓室上隐窝壁上。鼓室上隐窝外侧壁因鼓膜回缩囊袋的压迫而变钝。

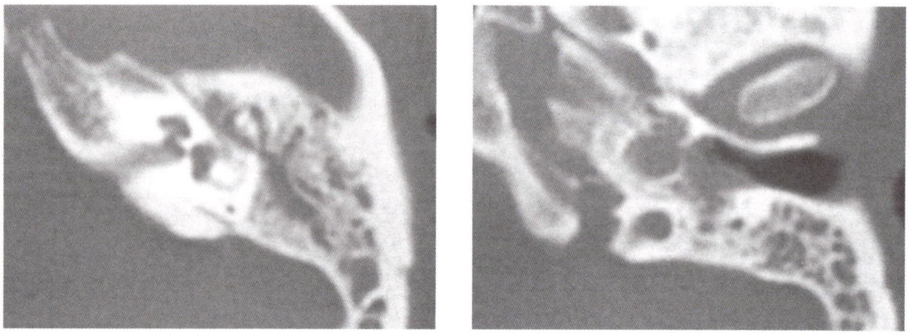

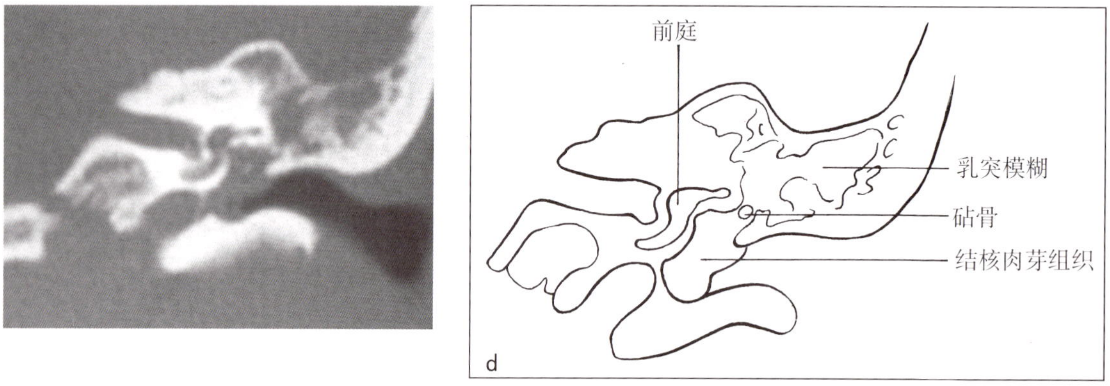

图1.125 左侧中耳和乳突结核。a, b 轴位，c 冠状位CT断面。乳突小房模糊。中耳腔被软组织肿物填充，包绕但未侵蚀听小骨。鼓膜外凸。d 为c的示意图。

结核病

美国近来结核病的发病率有所回升，原因可能是获得性免疫缺陷综合征（AIDS）的传播。耳部感染结核菌后发生慢性化脓性中耳炎，特点是鼓膜多发穿孔、息肉和肉芽肿，肉芽肿导致脓肿形成，并引起颅内并发症。CT和MR表现均无特异性，确诊需对耳部引流物进行细菌学检查（图1.125）。

中耳胆脂瘤

胆脂瘤是一种外胚层囊肿，组织学上内层为脱落的复层鳞状上皮（基质），外层为内皮下结缔组织。囊腔内充满了脱落的上皮碎屑。内皮下结缔组织层因受到慢性炎症的侵犯，出现特征性胆固醇结晶沉积和巨细胞、圆形细胞的浸润。

表皮样囊肿内上皮碎屑的不断堆积使囊肿变大，当其与毗邻的中耳、乳突、或岩锥骨性结构接触时，就会因压迫性坏死和酶性溶解而出现骨质的侵蚀破坏。

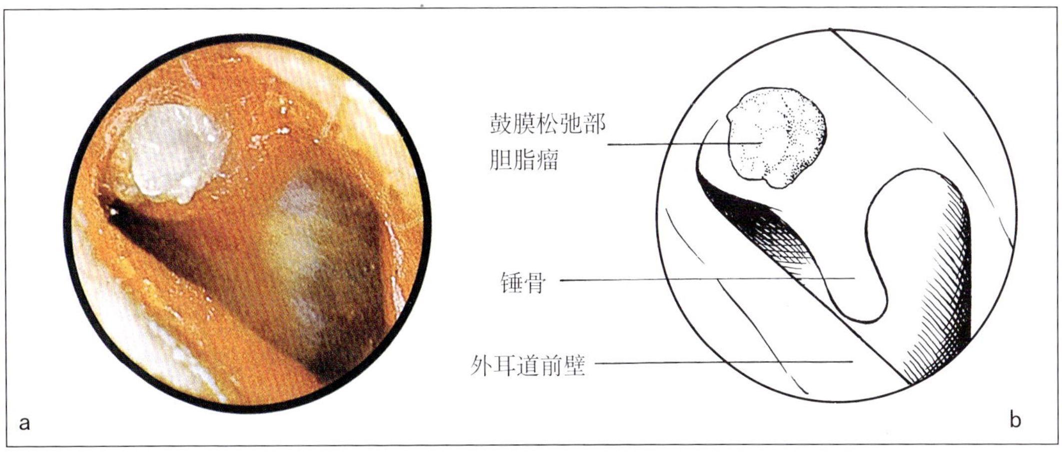

图1.126 a 示左侧鼓膜松弛部胆脂瘤的耳镜表现。可见鼓膜松弛部穿孔伴坏死的上皮碎屑。鼓环切迹轻度增大。b 为a的示意图。

胆脂瘤可以是先天性的或获得性的。先天性胆脂瘤起源于颞骨内或邻近的残余上皮。获得性胆脂瘤发生于中耳并扩展进入乳突，偶尔到岩锥。另有一种发生于外耳道的特殊类型胆脂瘤，常见于头部放射治疗以后。

中耳和乳突获得性胆脂瘤

获得性胆脂瘤的病因不明；对其发病机制的解释主要有四种学说。如不考虑其病因，已知获得性胆脂瘤会缓慢进展，侵蚀中耳和乳突结构。其发病机制主要有以下几种。

1. 负压理论。中耳充气不良，可能与咽鼓管功能紊乱有关，造成中耳内相对负压。这种负压引起鼓膜松弛部向内回缩或紧张部萎缩。回缩加深形成小凹，然后上皮碎屑在回缩形成的囊袋腔内存留。当囊袋口被碎屑堵塞破坏，就形成封闭的囊，即胆脂瘤。许多作者称这种发生于鼓膜松弛部的病变为原发获得性胆脂瘤。
2. 迁移理论。这种理论假定曾发生过坏死性中耳炎，鼓膜紧张部的边缘已被破坏穿孔。外耳道上皮沿穿孔边缘长入中耳、围绕成囊，形成了胆脂瘤。许多作者把这类胆脂瘤称作继发获得性胆脂瘤。鼓膜表面的上皮组织也可以自紧张部穿孔的边缘迁移到中耳形成胆脂瘤。
3. 化生理论。中耳感染后，中耳黏膜出现脱落及复层鳞状上皮化生，随后内翻成囊并形成胆脂瘤。
4. 内生毛细血管理论。该理论由Ruedi提出。炎性刺激物刺激引起鼓膜复层鳞状上皮的基底层过度增殖，过度增殖的基底层细胞侵入皮下结缔组织，扩展到中耳，并脱屑成囊，形成胆脂瘤。

临床和耳镜表现

许多胆脂瘤起源于鼓膜和外耳道的复层鳞状上皮，并发展到中鼓室和上鼓室。病变增大，就会破坏听小骨和邻近骨结构，并长入乳突。获得性胆脂瘤的特征是鼓膜松弛部或紧张部有穿孔，或二处同时穿孔。常常合并慢性感染，慢性流脓史，传导性和混合性耳聋（图1.126，1.132）。

许多鼓膜穿孔因为穿孔的边缘与鼓膜沟或鼓环切迹（Rivinns切迹）相接，属于边缘型。而有的胆脂瘤继发于鼓膜紧张部中心的穿孔。胆脂瘤的特征是鼓膜穿孔的腔内含有不等量上皮碎屑。在慢性感染性胆脂瘤，与上皮屑同时存在的还有肉芽组织和多发息肉。耳镜下，耳科医生大部分胆脂瘤可以诊断，但不能判断上鼓室和乳突内病变的大小和范围。一个大胆脂瘤的耳镜下表现可能仅仅是鼓膜上一个小的穿孔，及孔内的上皮碎屑（图1.126）。与之对应的是，有时也发现一个大的充满上皮碎屑的鼓膜穿孔，只伴发了一个相对较小的病变。若无恰当的CT检查，耳科医生就无法了解病变的大小以及听小骨、迷路、顶盖或面神经的情况。

成像技术

CT是首选检查方法，因为它既可以显示软组织肿块，同时也可以显示听小骨、顶盖和迷路等骨性结构的侵蚀。

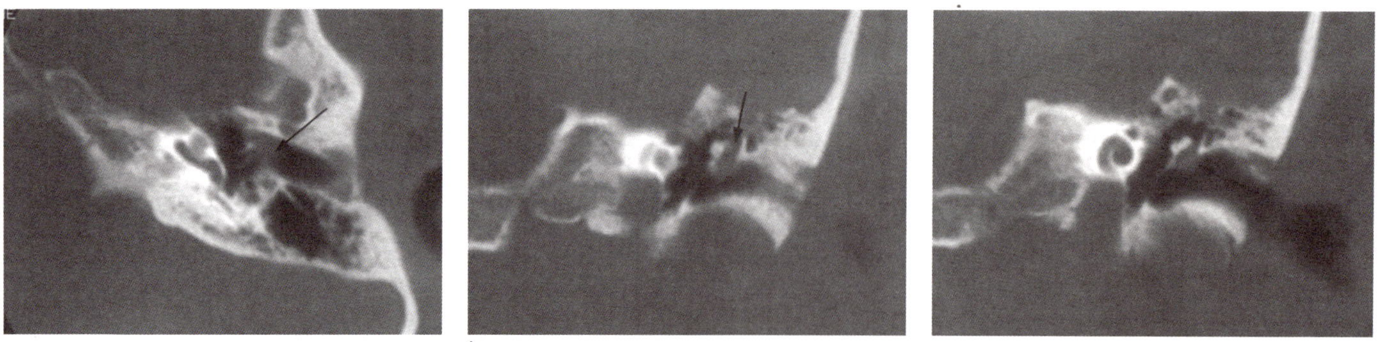

图1.127 左侧鼓膜松弛部胆脂瘤。a 轴位，b，c 冠状位CT断面。鼓室上隐窝外侧壁的下缘受到一个小软组织肿物的侵蚀（箭），该肿物位于听小骨的外侧。听小骨链完整。

如果患者病性加重伴颅内并发症，增强CT或MR都可以了解颅内病变的情况，如硬膜外脓肿和颅内的小脑脓肿。

CT

胆脂瘤的CT检查需扫轴位和冠状位，有时为了观察面神经鼓室部、卵圆窗龛和水平半规管的侵蚀，需加扫20°斜冠状位。

当需要矢状断面来观察面神经管乳突段时，我们可以重组矢状位或行MRI检查。

磁共振成像

表面线圈获得的MR图像可以显示胆脂瘤，表现为T1WI上的中等信号及T2WI高信号肿块（图1.140，1.150，1.152）。

MR的主要优势是可以区分真正的胆脂瘤肿块和周围环绕的液体及炎症。MR的主要不足在于判断病程，因为骨性标志显示很差，此外，还不能充分提供听小骨的和其他骨性结构的信息。

胆脂瘤的诊断

获得性胆脂瘤的诊断依据是发现软组织肿物伴上鼓室外侧壁、外耳道后上壁和听小骨的侵蚀破坏。绝大多数的胆脂瘤患者都会有处或多处上述结构受到侵蚀。砧骨长突的侵蚀常见于慢性中耳炎和胆脂瘤，并非胆脂瘤独有的表现。镫骨也会被胆脂瘤侵蚀。但要查明其受侵情况比较困难，因为结构细小，再加上中耳内的胆脂瘤和炎性组织更使得镫骨显示不清。

判断病变的范围依靠辨认乳突窦口、乳突窦、乳突和岩锥等结构的改变。发生胆脂瘤时，中鼓室和上鼓室内出现软组织肿块，如果中耳腔含气，软组织肿块的轮廓就比较清晰。在CT图像上胆脂瘤、炎性组织和液体的密度十分相近，如中耳腔内胆脂瘤周围包绕着液体或炎性组织，则肿块显示不清。此时可用MR来区分胆脂瘤及其周围的液体和肉芽组织。

影像学表现的分型

胆脂瘤的影像学表现有几种不同的类型。我们在研究中我们发现鼓膜穿孔的部位与放射学表现之间有相关性。

鼓膜松弛部胆脂瘤，又名原发获得性胆脂瘤，影像学表现具有特征性（图1.127～1.130）。起源于鼓膜紧张部的，通常是鼓膜后上部的胆脂瘤，又名继发获得性胆脂瘤，与松弛部病变特征截然不同的影像学（图1.134～1.138）。

许多时候，胆脂瘤可能既及松弛部，又及伴有紧张部，则病变的影像学表现为这两种类型的混合（图1.140）。此外，无论是紧张部还是松弛部胆脂瘤，到病变晚期，都会破坏中鼓室和上鼓室的多种结构，其征象不再有特征性（图1.141，1.143，1.144）。

鼓膜松弛部胆脂瘤

起源于鼓膜松弛部的胆脂瘤因为上鼓室外侧壁的侵蚀，放射学检查很容易诊断（图1.127～1.130）。在松弛部胆脂瘤患者，鼓室腔常常会因鼓膜紧张部的内陷而变窄。因为鼓膜紧张部常常会增厚，故内陷的鼓膜可以显示。松弛部胆脂瘤的典型表现包括以下的一种或几种。

1. 上鼓室外侧壁前部的侵蚀。
2. 前部鼓棘的侵蚀。
3. 上鼓室听小骨外侧的软组织肿块。
4. 上鼓室外侧壁与听小骨之间的距离增加，这是由于听小骨向内侧移位和上鼓室外侧壁被侵蚀破坏所引起。
5. 当胆脂瘤充满了上鼓室并向顶盖发展时，上鼓室顶呈现边缘光滑的弧形轮廓。

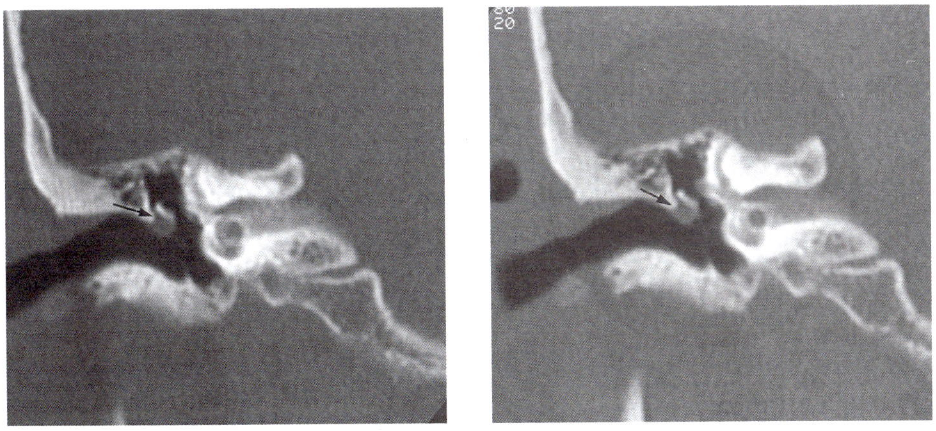

图1.128 右侧鼓膜松弛部胆脂瘤。a, b 冠状位CT断面。一个小的软组织肿物侵蚀到上鼓室外侧壁的下缘，并扩展到听小骨（箭）外侧的鼓室上隐窝内。

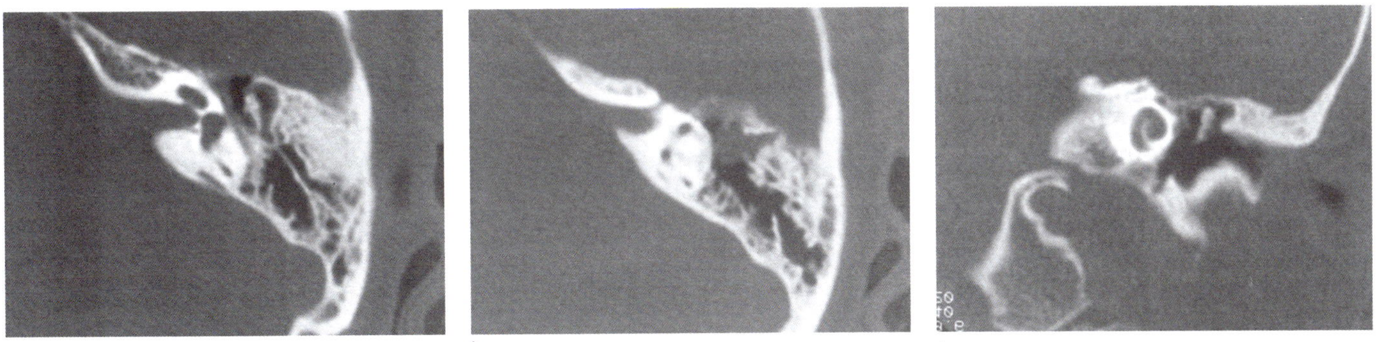

图1.129 鼓膜松弛部胆脂瘤。a, b 轴位，c 冠状位CT断面。胆脂瘤向外扩展到鼓室上隐窝，位于听小骨的上方。鼓室上隐窝外侧壁的下缘硬化。

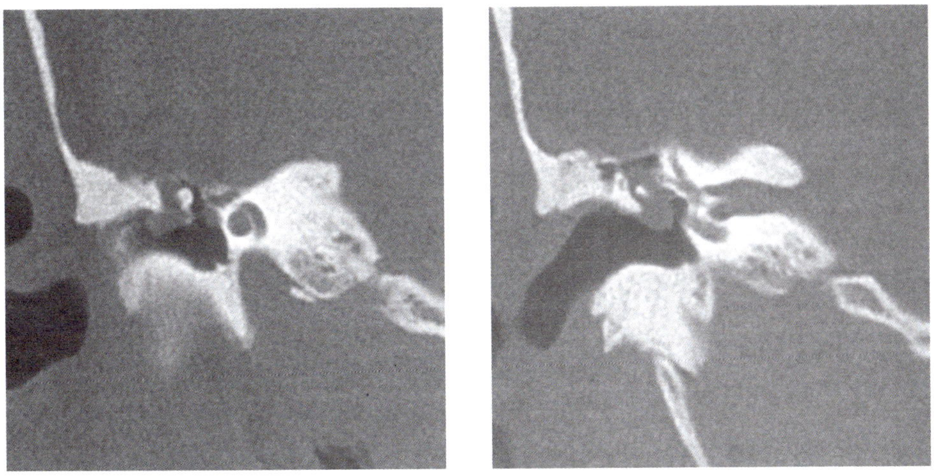

图1.130 右侧鼓膜松弛部胆脂瘤。a, b 冠状位CT断面。可见一息肉自鼓膜大的穿孔突入外耳道。鼓室上隐窝外侧壁的前部被侵蚀破坏。软组织肿物扩展到中鼓室上部并包绕和侵蚀到砧骨长突。

当胆脂瘤局限于上鼓室的前部，邻近的锤骨头被侵蚀，锤骨头会出现凹陷而不再是凸出的边缘。如果胆脂瘤发展到上鼓室后部，就会侵蚀砧骨体。松弛部的胆脂瘤，一般不会侵蚀砧骨长突，除非胆脂瘤很大并发展到中耳后部。许多严重病例，锤骨头和砧骨体会同时受到侵蚀（图1.137）。

上鼓室内陷囊袋

上鼓室内陷囊袋是鼓膜松弛部内陷形成的，内部不伴有上皮碎屑的堆积。因为这类病变可能是胆脂瘤的前期，耳科医生必须密切随访。上鼓室外侧壁硬化见于鼓膜松弛部的单纯内陷囊袋，如果松弛部增厚，鼓膜就会显示更清楚。因为没有上皮碎屑堆积在囊袋腔内并封闭袋口，故看不到软组织肿块（图1.131）。相似的囊袋发生在鼓膜的

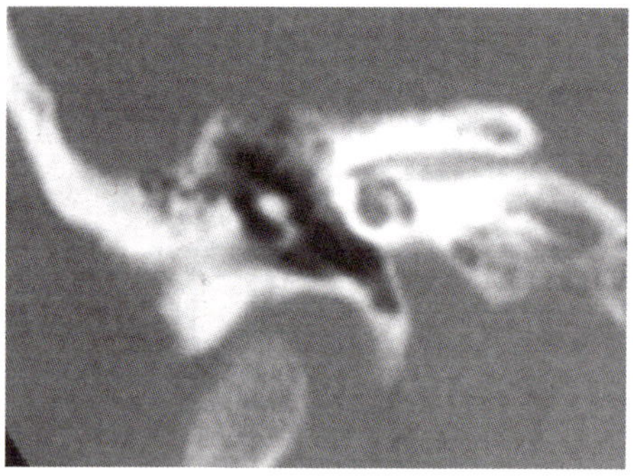

图1.131 鼓室上隐窝内陷囊袋。冠状 CT 断面。鼓室外侧壁下缘被一个空气填充的内陷袋侵蚀。

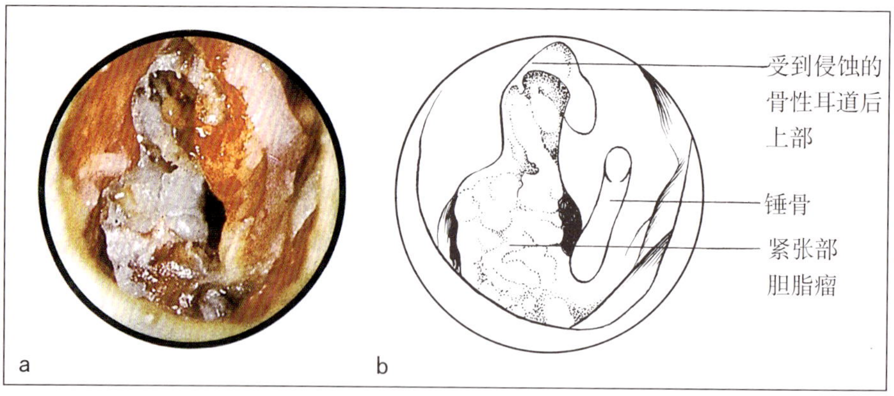

图1.132a 右鼓膜紧张部胆脂瘤。耳镜发现。鼓膜后上部穿孔内充满上皮碎片和肉芽组织。胆脂瘤部分地侵蚀了耳道壁的后上部。b 为a的示意图。

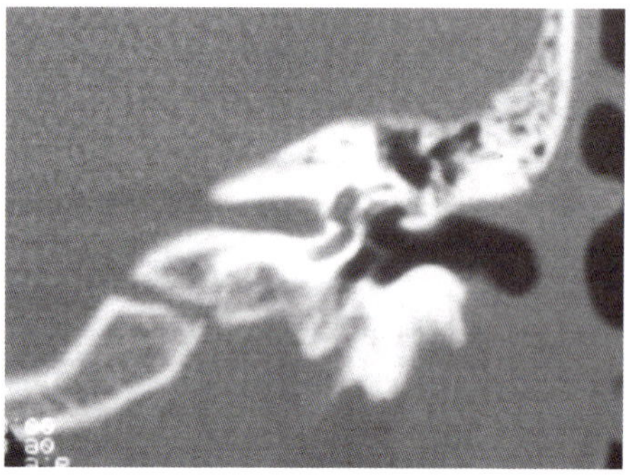

图1.133 鼓膜后上部的内陷囊袋。冠状 CT 断面。囊袋扩充进入蜗窗小窝侵蚀砧骨长突和镫骨上部结构。

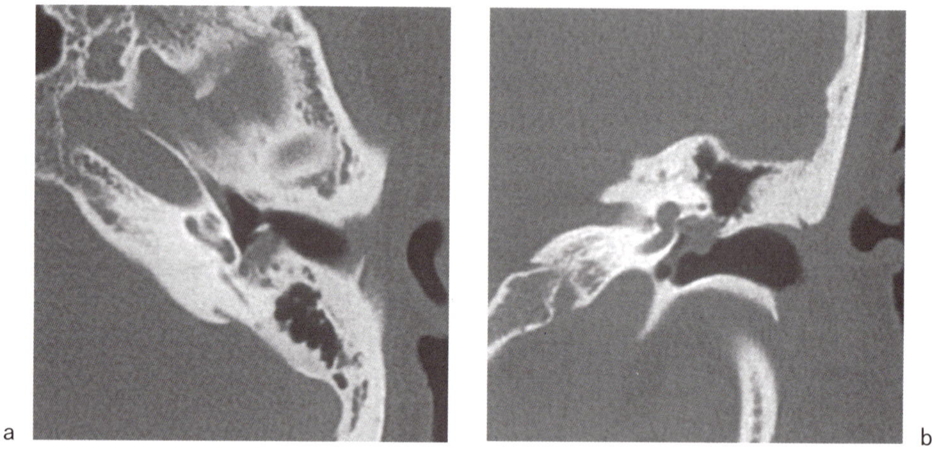

图1.134 左鼓膜紧张部胆脂瘤。a 轴位,b 冠状 CT 断面。软组织块填充中鼓室的后上象限而且进入鼓室窦内。胆脂瘤包围而且部分地侵蚀砧骨的长突。

紧张部，尤其在后上象限（图1.133)。砧骨长突时常被侵蚀收缩的鼓膜可能附着到镫骨头造成鼓膜固定术。

鼓膜紧张部胆脂瘤

因为发生病变时，上鼓室的侧壁可能是完好的，因此紧张部的胆脂瘤的诊断比松弛部更困难。在病情早期，骨的侵蚀局限于砧骨长突，无特异性。紧张部胆脂瘤的表现包括所有的紧张部常见的表现，并因紧张部损害的位点而异。紧张部胆脂瘤常有下列一或一个以上的检查发现(图1.134～1.136,1.138)：

1. 中耳软组织块。
2. 砧骨长突被侵蚀。
3. 中耳软组织块延伸到上鼓室内侧达听小骨。
4. 胆脂瘤形成的囊软组织块把锤骨头和砧骨体向外推移。锤骨头通常移位但形态完好，而移位的砧骨体常被侵蚀。

大部分紧张部胆脂瘤起源于鼓膜后上缘。这些病例常有上鼓室外上壁后部软组织的填塞和外耳道后上壁的侵蚀。起源于紧张部中央或前上穿孔的胆脂瘤。其外耳道后上部的骨壁完好。较大的紧张部胆脂瘤还有其他发现。早期病变可能局限在鼓膜内侧。紧张部后方的胆脂瘤能进入鼓窦内(图1.134,1.136,1.138)。此时,轴面中显示最佳。偶尔可见胆脂瘤延伸到咽鼓管内。

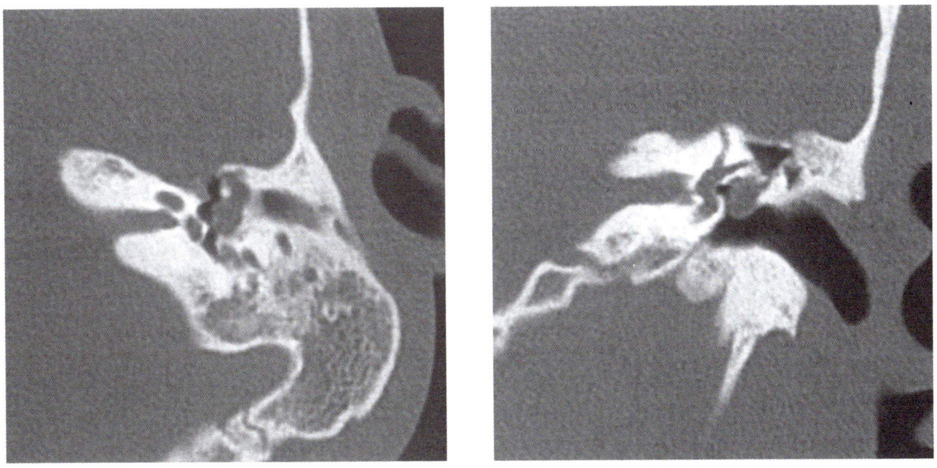

a b

图1.135 鼓膜紧张部,胆脂瘤。a 轴位,b 冠状CT断面，左。软组织块填充中鼓室上部包围并侵蚀砧骨长突。

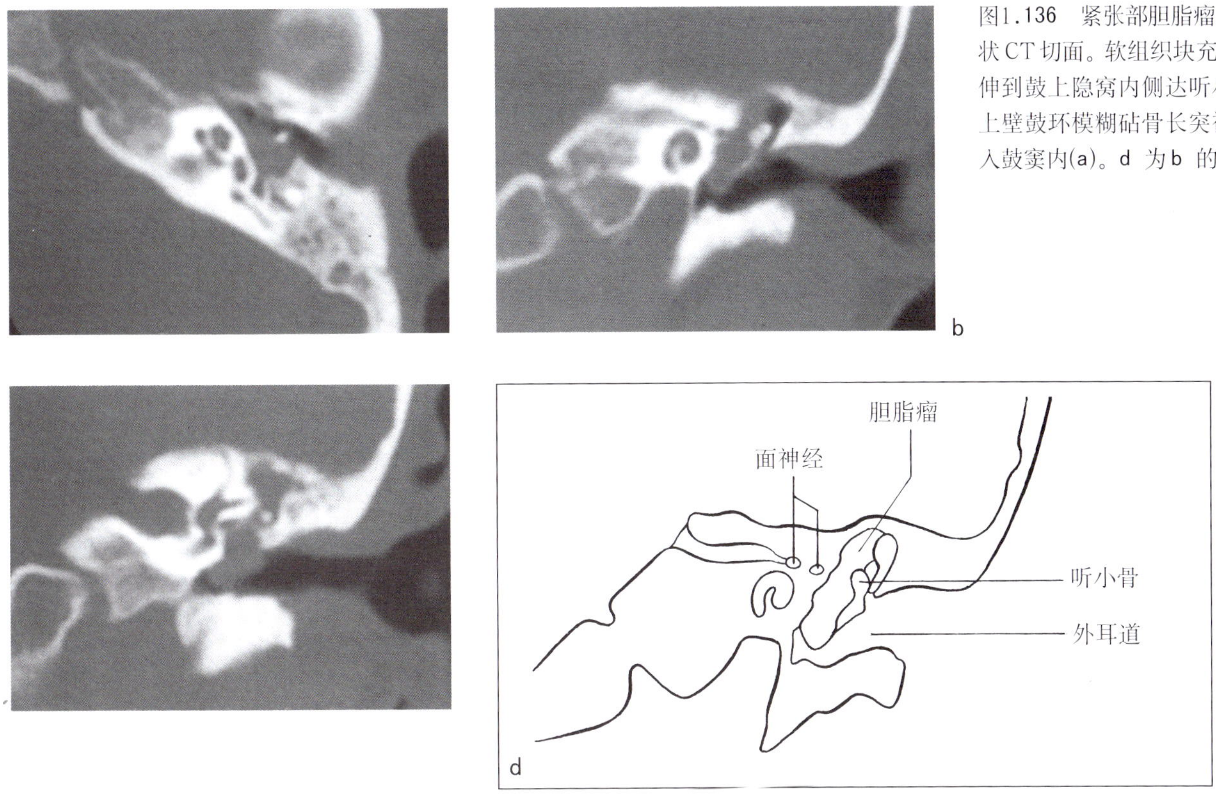

a b c d

图1.136 紧张部胆脂瘤。a 轴位,b,c 冠状CT切面。软组织块充盈中耳后部并延伸到鼓上隐窝内侧达听小骨。外耳道后上壁鼓环模糊砧骨长突被侵蚀。病变伸入鼓窦内(a)。d 为b 的示意图。

■松弛部和紧张部并发胆脂瘤

紧张部和松弛部并发的穿孔胆脂瘤中，影像学表现是两种模式的组合。(图1.140)有时，整个松弛部和紧张部缺如。影像学表现取决于鼓膜的哪部分受累更重。在鼓膜完全缺如的永变，中鼓室可见充气， 胆脂瘤顺中耳蔓延。

■胆脂瘤范围的评价

影像学上，中鼓室和上鼓室胆脂瘤范围的确定依据软组织肿块及入口、窦、乳突和颞骨岩部的骨质变化。

入口

在轴位CT上最能清晰地看到乳突蜜入口的扩大，而且显示出胆脂瘤后上部的范围。位于毗邻砧骨窝内的砧骨短突常受到侵蚀(图1.137．1.138,1.141)。

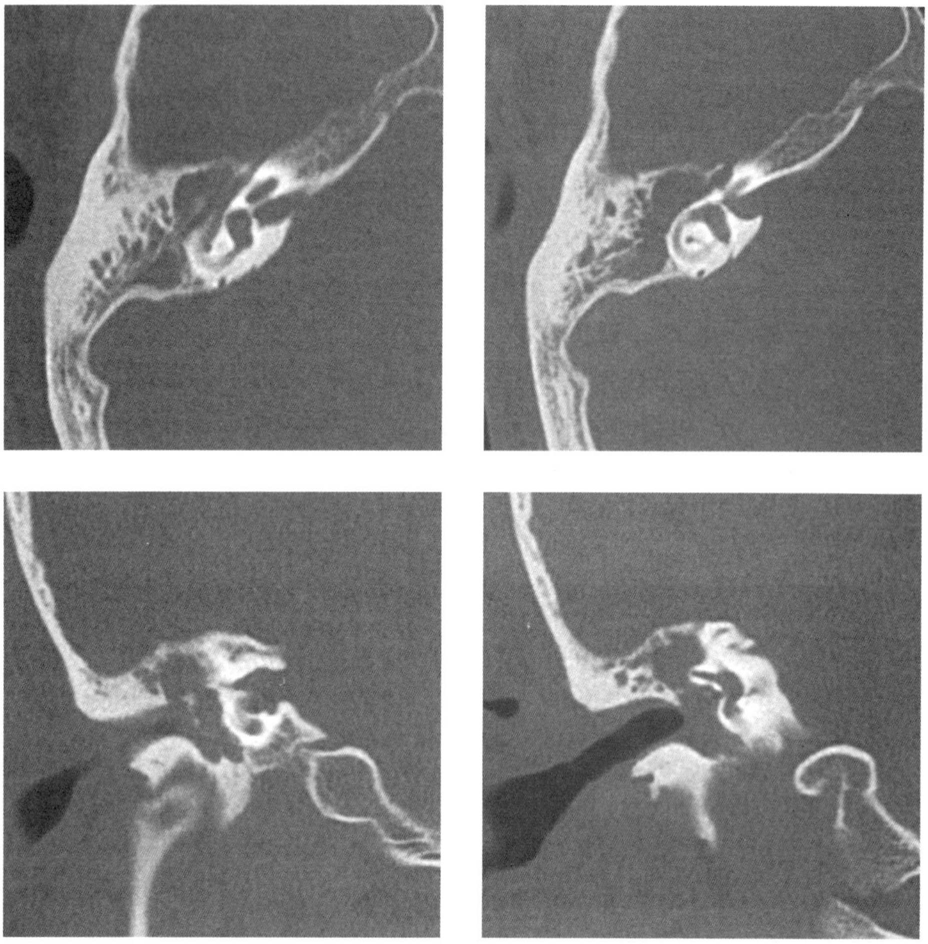

a b c d

图1.137 右侧鼓膜松弛部大的胆脂瘤。a，b 轴位，c，d 冠状CT断面。上鼓室侧壁被一大软组织块侵蚀填充整个中耳而且扩展到乳突。示入口的加宽(b)和Koerner隔的侵蚀(d)。锤骨、砧骨、和镫骨上部受侵蚀。

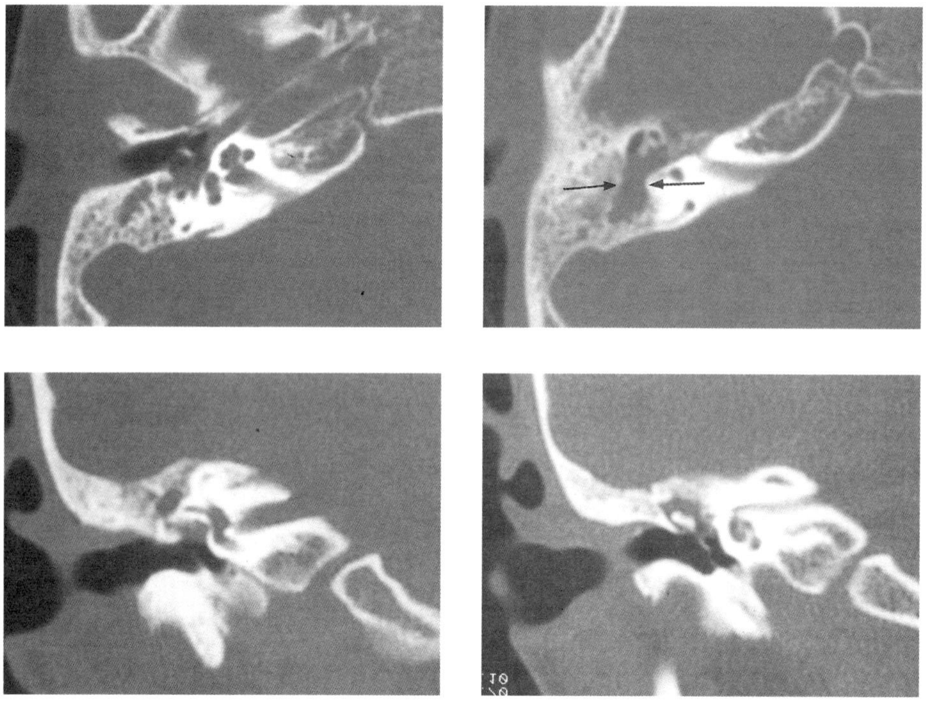

a b c d

图1.138 右侧鼓膜紧张部胆脂瘤。a，b 轴位，c，d 冠状CT断面。胆脂瘤填充中鼓室和鼓室窦的后上象限且达鼓室上的隐窝之内侧。部分砧骨体被侵蚀。肿块入口扩大（箭）并进入乳突窦内。

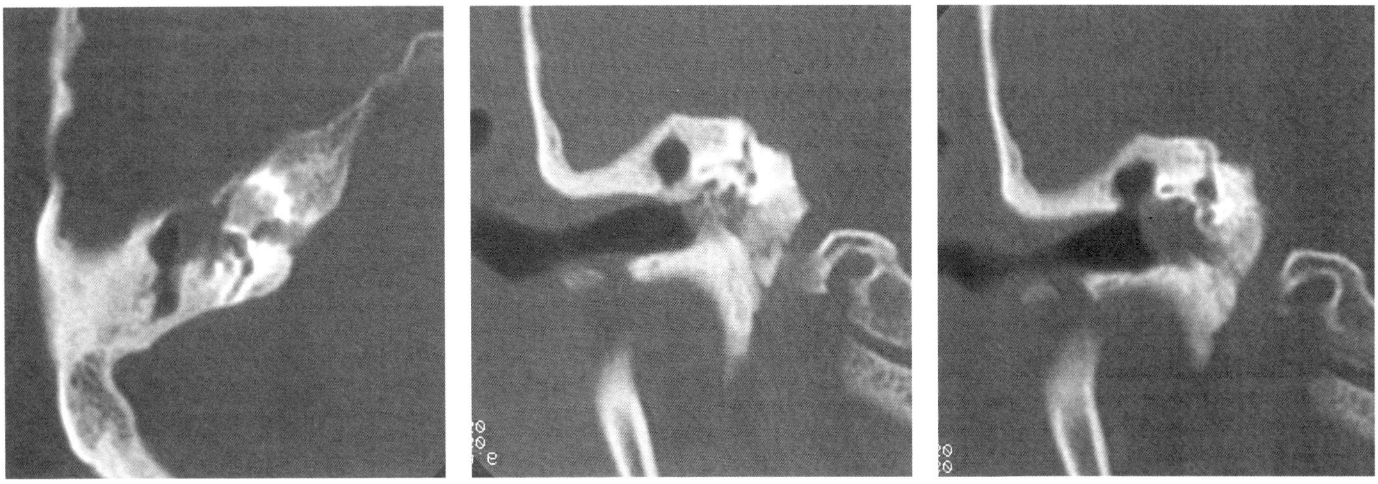

a b c

图1.139 伴发水平半规管瘘的胆脂瘤和内耳炎。a 轴位,b, c 冠状CT断面，右。

鼓室上隐窝侧壁和毗邻的管壁上部被侵蚀。空胆脂瘤囊从鼓室上隐窝伸出进入乳突内。水平半规管侧端被侵蚀（a）并且耳蜗内腔部分骨性闭塞。中耳腔内部分钙化的软组织块手术证实为大的肉芽肿（c）。

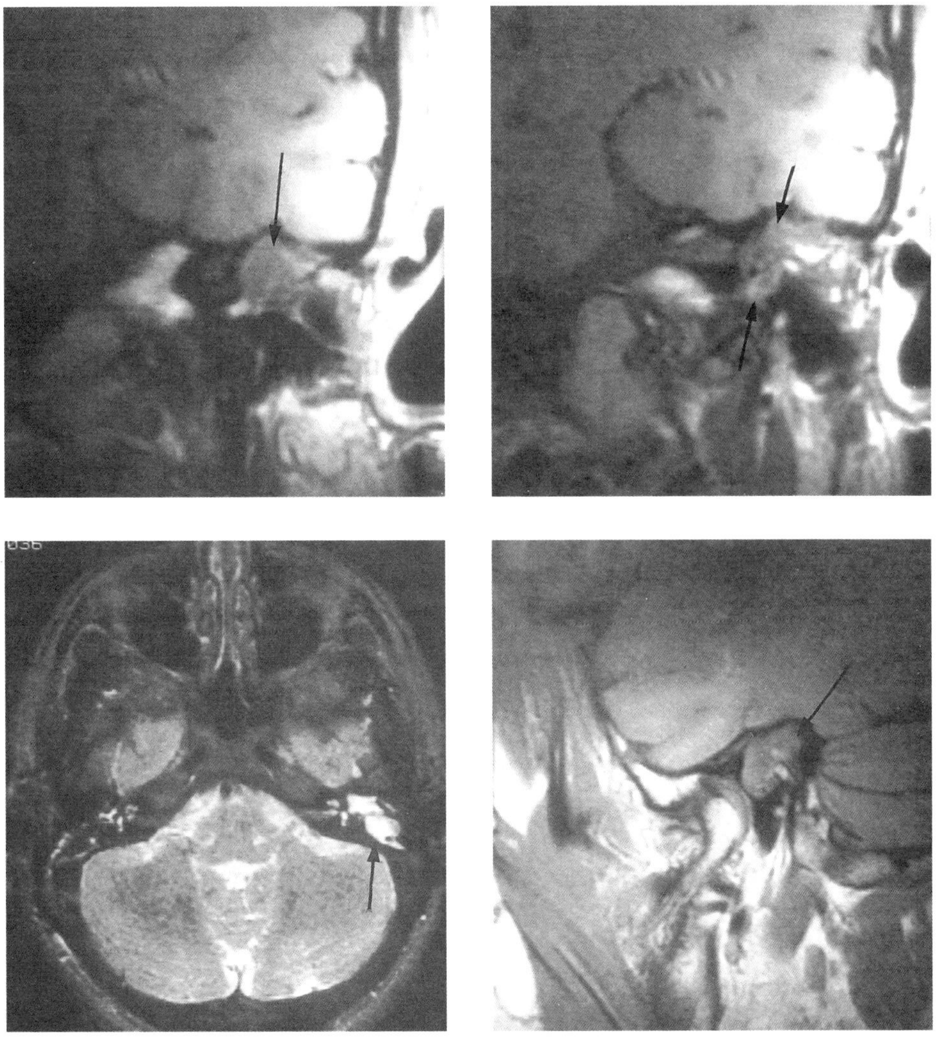

a b c d

图1.140 胆脂瘤，松弛部和紧张部的合并发作。a,b 冠状T1WI,c 轴位T2WI,d 矢状的 T1WI MR断面。大的胆脂瘤填充中耳腔和乳突,侵蚀鼓室上隐窝的外侧壁和管壁的后上部。也侵蚀水平半规管。此肿块在T1WI图像上有中强度信号,在T2WI图像中高强度信号(箭)。

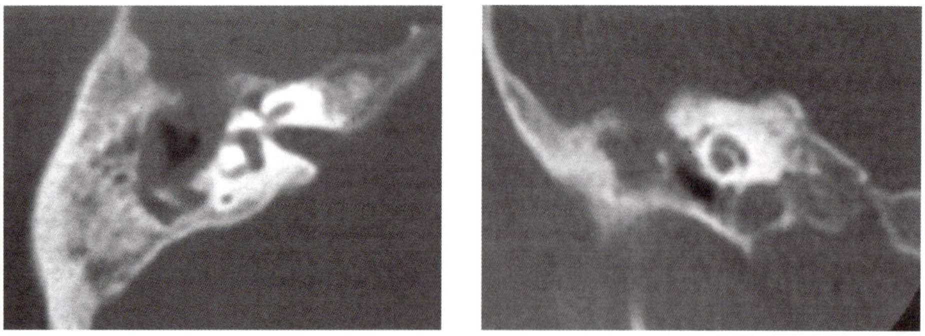

图1.141　右耳胆脂瘤。a 轴位。b,c 冠状 CT 断面。大的胆脂瘤填充上鼓室并侵蚀上鼓室侧壁。此团块延伸进入乳突窦内，入口扩大并侵蚀和水平半规管造成瘘。鼓室盖被侵蚀。变厚的鼓膜的外面被涂上一层含碘的治疗粉剂。d 为c 的示意图。

a　b

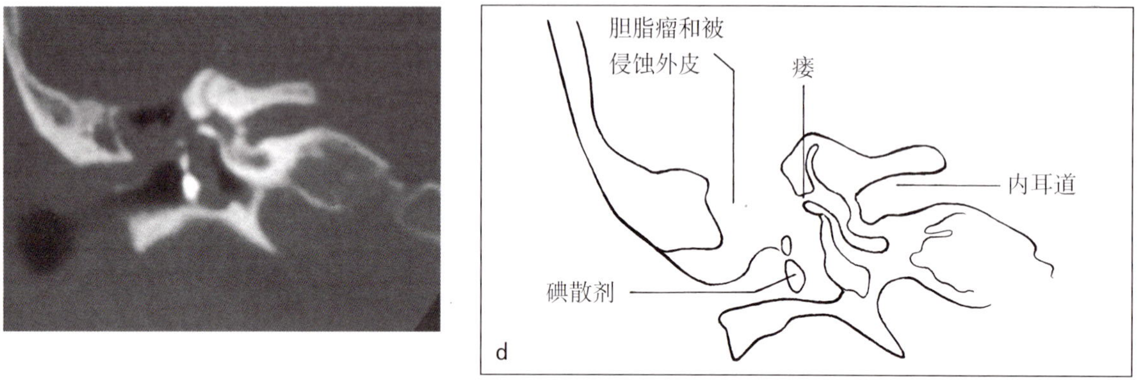

c　d

窦

当胆脂瘤延伸到乳突窦内，可见窦腔部分地或完全被填充。当胆脂瘤侵蚀沿窦壁排列的气房时，轮廓变得平滑。胆脂瘤的进一步的发展造成窦腔的扩大(图1.141～1.144)。胆脂瘤的向上扩展引起岩鳞隔渐进性侵蚀 (图 1.137,1.143,1.144)。Koerner 岩鳞隔是在气化乳突内的一个界标为一个的厚骨隔从顶盖内侧伸展向下进入窦和入口,(图1.147)。此隔的完全消失表明胆脂瘤扩展到窦的顶盖(图1.141)。

乳突

胆脂瘤的进一步发展进入乳突引起骨小梁的渐进性破坏和平滑模糊的大的腔形成(图1.140,1.144)。有时候，胆脂瘤可不侵蚀骨小梁而慢慢滋长到乳突气房(图1,142)这种无骨小梁侵蚀类型，常见于儿童，表现为乳突气房的混浊， 它不能够在X 光照相上与单纯的乳突炎相区别。

自然根源

有时候，乳头窦胆脂瘤扩展将会侵蚀上鼓室侧壁的后部和骨性外耳道的后上壁。向外进入外耳道内并形成一个“自然根源”的乳突窦腔。

并发症

当胆脂瘤侵蚀中耳、并发症窦和乳突的解剖界面或累及面神经时就会发生一系列并发症。

最常见的并发症是：

1．顶盖或窦板的侵蚀
2．迷路壁的侵蚀伴瘘形成
3．胆脂瘤扩进入颞骨岩部
4．面神经管的侵蚀

顶盖，窦板的侵蚀和颅内发并症

顶盖的侵蚀常见于大的胆脂瘤(图 1.141,1.143,1.144)。应记住鼓室盖向前下倾斜而常规人冠状断面中看不见。 改进的冠状面矢状的CT 断面。脑膜和颅内的合并症的发生可能与盖的侵蚀有关，在对比剂的注射之后所获得的CT 或磁共振成像可显示诸如耳原性脓肿等脑内病变(图1.103)。乳突后壁和窦板侵蚀在可见于胆脂瘤并可能导致乙状窦和侧窦的脓毒性血栓性静脉炎和小脑脓肿形成。

迷路瘘

迷路瘘最常发生在水平半规管外侧，因它凸入窦内。水平半规管的具有特征性，可致正常中耳内凸出的轮廓变平，并在上方侵蚀迷路囊。

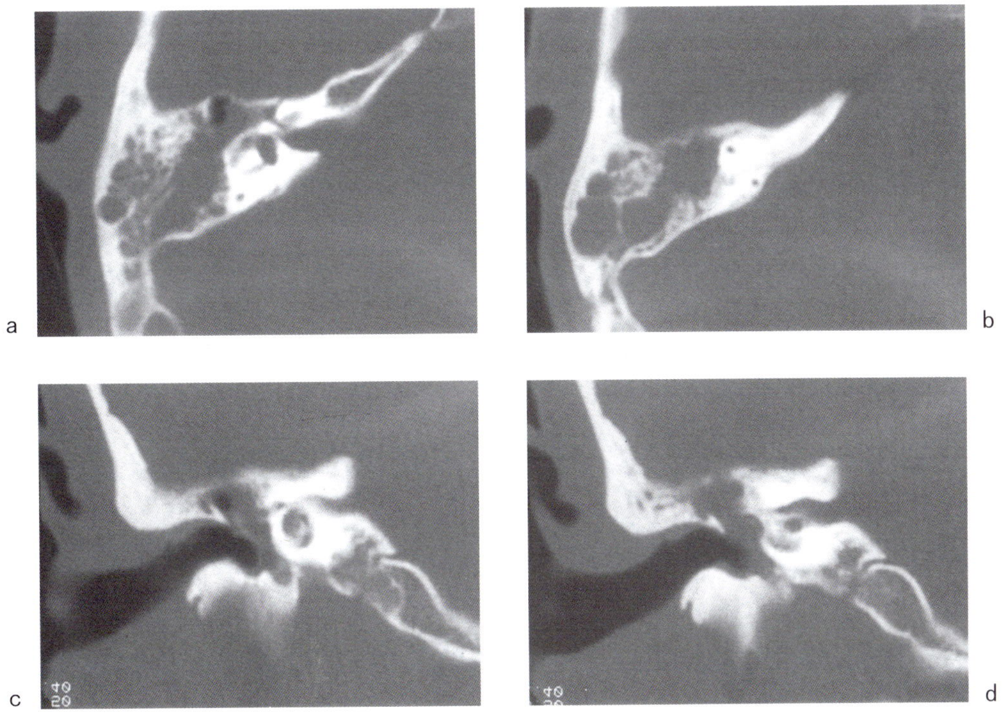

图1.142 延伸到乳突内的鼓膜紧张部胆脂瘤。a,b 轴位，c,d 冠状CT断面。软组织块填充中鼓室，延伸到容纳听小骨的鼓室上隐窝之内。整个乳突被胆脂瘤浸润。

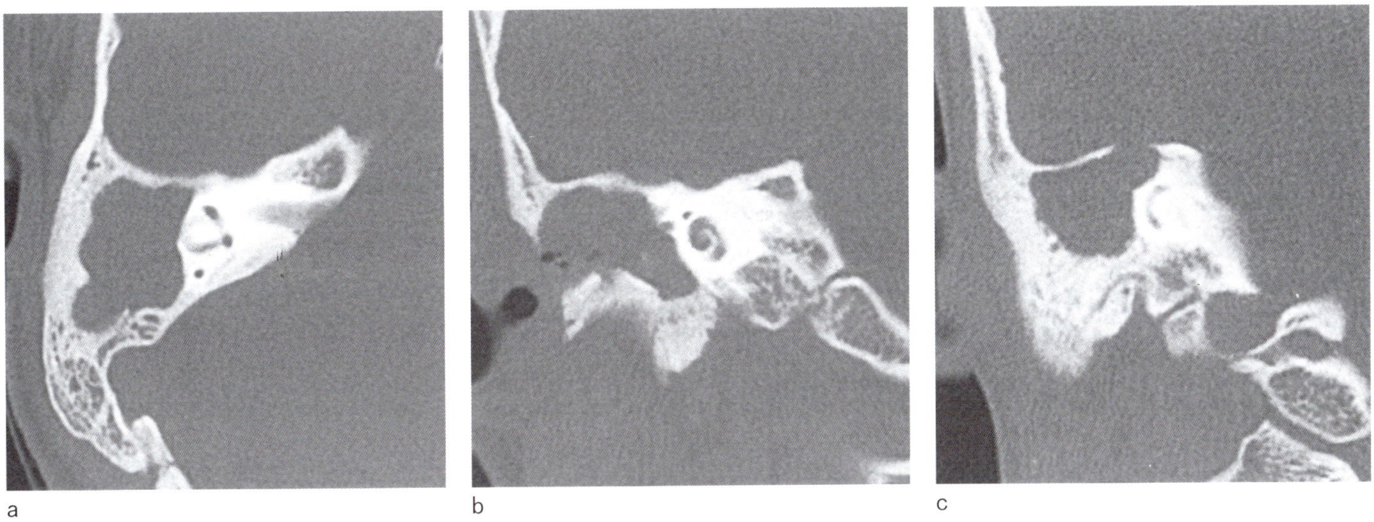

图1.143 广泛侵蚀的胆脂瘤。 a 轴位,b，c 冠状CT断面。胆脂瘤已经侵蚀所有的分界标志,形成一个大腔突入外耳道。顶盖变薄，部分地被侵蚀(c)。

在轴位及冠状CT断面中可见水平半规管的外侧部隆突瘘（图1.139,1.140,1.141,1.143,1.144)。水平的前后面的瘘于轴位断面中显示最清晰。 迷路的其他区域的瘘罕见并且常发生于在侵蚀到岩椎的大的胆脂瘤。 水平半规管瘘在小或中等大小松弛部胆脂瘤中罕见因为听小骨插入囊和骨性水平半规管之间。在极晚期，瘘的发生可能与听小骨溶解有关。 水平半规管瘘在紧张部胆脂瘤中并不少见，因为来自中耳的胆脂瘤可延伸到听小骨中间并与骨性水平半规管接触。 如果感染经由瘘传布到迷路产生迷路炎，就会发生严重的眩晕和耳聋（图1.139)。

胆脂瘤的颞骨蔓延

获得性胆脂瘤进入颞骨岩部多见于含气的颞骨岩部的大胆脂瘤。 向内延伸，胆脂瘤侵蚀颞骨气房的薄壁，此进程畅通无阻(图1.144)。

颞骨蔓延最常见的路径如下。

1. 前上部：在耳蜗上面， 累及膝状神经节并蔓延到颞骨岩部的上部区域。

2. 后上部：在上半规管脚到内道底之间。这些病变可能开口于内听道壁。

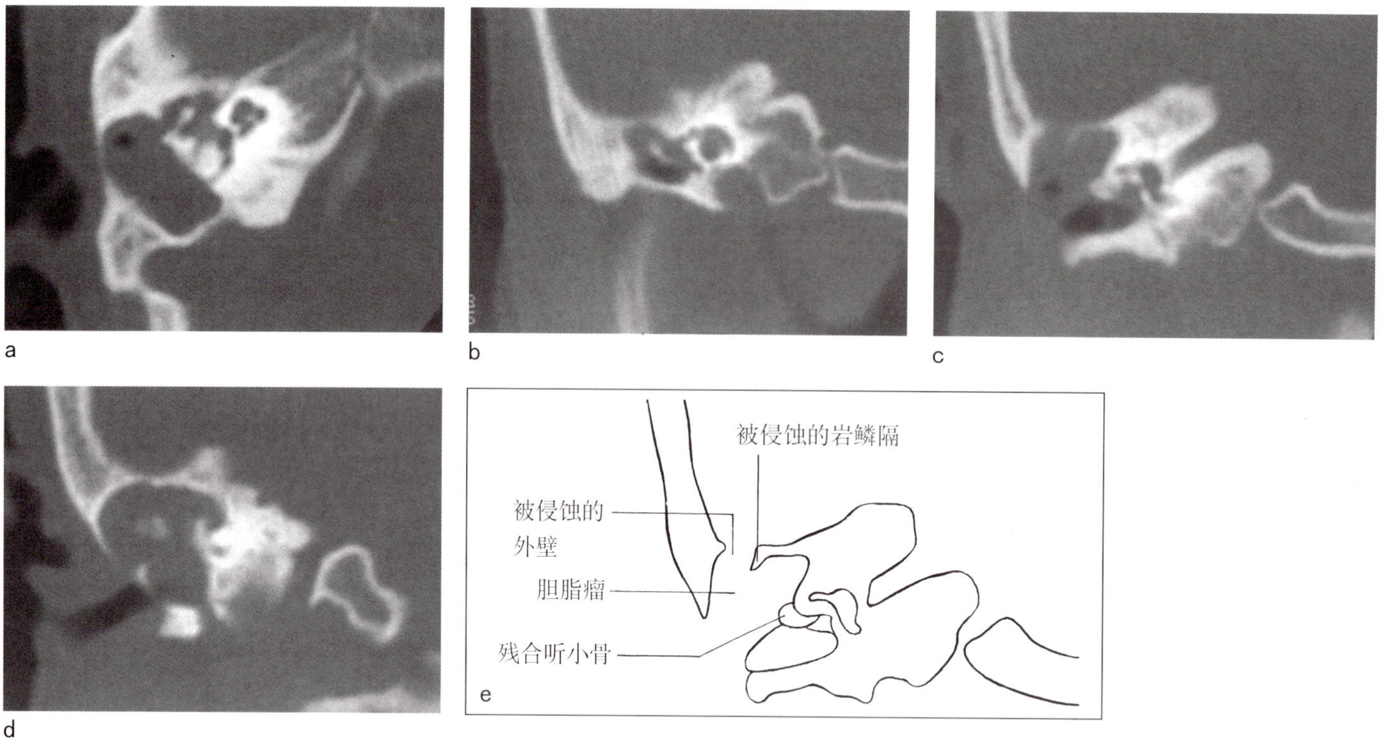

图1.144 范围广泛的右耳胆脂瘤。a 轴位，b，c，d 冠状CT断面。个广泛的胆脂瘤填充且侵蚀上鼓室和整个乳突。病变已经破坏了骨性外耳道壁的后上部，破坏了顶盖(c)，且侵蚀后半规管形成瘘。面神经管乳尖段被侵蚀和面神经被暴露。e为 c 的示意图。

3．迷路下在耳蜗和内耳道下方。病变可能破入颈静脉窝。

轴位CT断面显示颞骨气房壁的侵蚀，伴有气腔边缘模糊。如果没有发生骨的侵蚀，不可能用CT来区分胆脂瘤的范围与液体流面。在这情况下可使用磁共振判断病变范围。

面神经

当胆脂瘤侵蚀面神经管并使神经外露，可能发生面神经麻痹。暴露的神经受胆脂瘤挤压或者炎症性过程的影响引起麻痹。显示面神经管的侵蚀对耳科医生来说很重要，术前应面神经管是否受侵，避免对暴露的神经伤害(图1.140,1.144,1.149)。受侵的面部神经管最常部位是卵窗到垂直段近侧的区域。对鼓室段前部和膝状神经节的侵蚀可发生有在大的鼓室病变。面神经的乳突段的侵蚀发生在累及整个乳突。累及神经的鼓室段在冠状和20°斜冠位看得最清晰。乳突段的侵蚀在矢状和轴位断面可见。在50%的正常耳中，面神经水平部是先天性地裂开的。因此，这段的骨管的缺损的迹象不一定表示胆脂瘤的侵蚀。在的T1W2序列中获得的磁共振断面常可见受累面形神经的区段增强。

中耳先天性胆脂瘤

先天性胆脂瘤在组织结构上为表皮样的肿瘤，起源于位于颞骨各处或毗邻的硬膜外或硬膜上间隙的胚胎表皮样组织残余。[26] 先天性的胆脂瘤临床征候学取决于病变的大小和位置(图1.145)。

CT检查结果

耳镜检查，先天性中耳胆脂瘤呈现为发白的球形团块，位于完好的鼓膜内侧。通常以前没有炎症或有时候伴有浆液性中耳炎。CT断面常显示在含气的中耳内为界限清楚的软组织块。典型的软组织块位于中鼓室前部且听骨链完好(图1.146,1.147)。如果胆脂瘤累及整个中耳腔或伴随浆液性中耳炎，整个鼓室显得混浊而且鼓膜向外凸出(图1.146,1.148)。在冠状和轴位断面上看到的外凸能够使放射学家区别先天性胆脂瘤与浆液性中耳炎。在两种病变中，中耳都显得混浊，但是浆液性中耳炎的鼓膜向内侧收缩。获得性胆脂瘤的上鼓室的外侧壁下缘特征地侵蚀，而在先天性胆脂瘤是完好的。当先天性病变进入上鼓室，上鼓室的侧壁时常从里面被破坏。在这些情况下，听骨链被破坏。发生于乳突中现的先天性胆脂瘤非常少见，并伴有乳突骨小梁型的破坏与乳突内囊性肿块。在这些病例中，

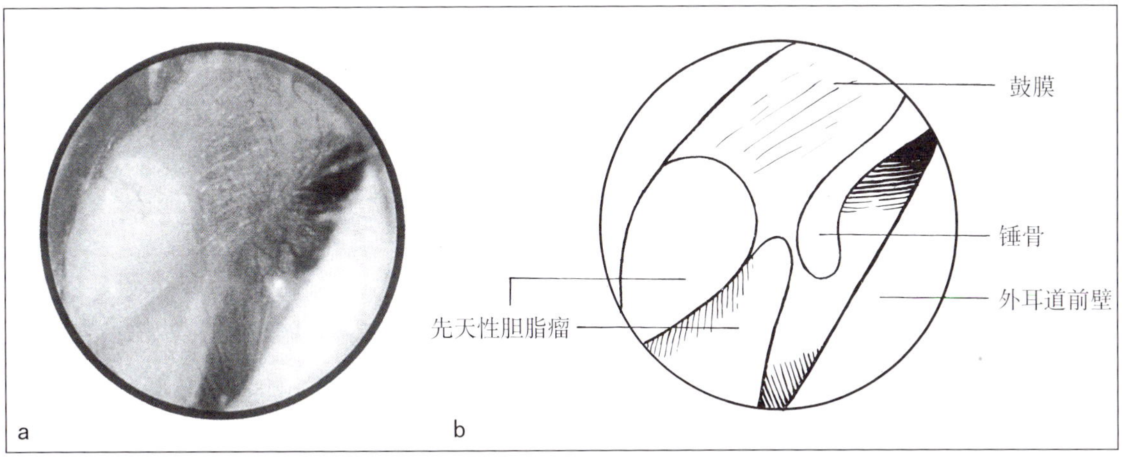

图1.145 右耳先天性胆脂瘤，耳镜检查结果。a 附有坏死上皮碎片的白色肿块填充于中耳后下方与完整的鼓膜中间并与鼓膜相连。b 为a的示意图。

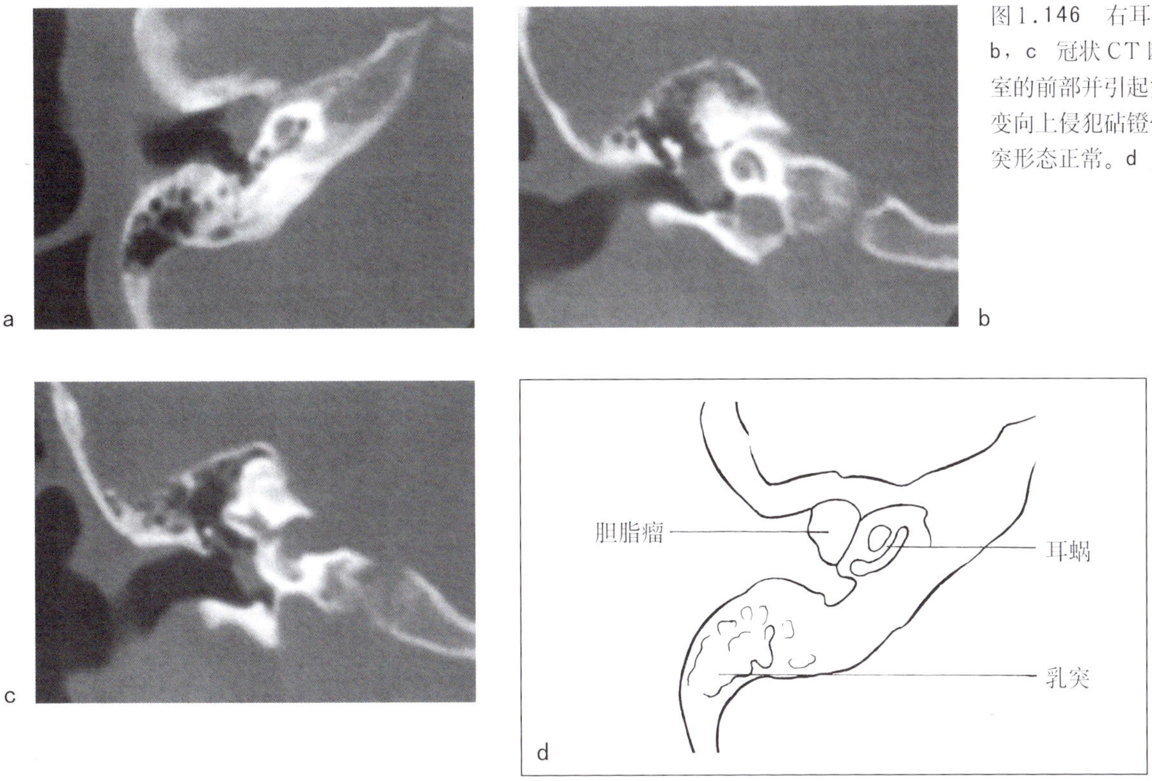

图1.146 右耳先天性胆脂瘤。a 轴位，b，c 冠状CT断面。软组织块填充中鼓室的前部并引起完整的鼓膜向外突出。病变向上侵犯砧镫骨关节。残余的中耳和乳突形态正常。d 为 a的示意图。

与中耳腔受侵的获得性胆脂瘤不同的是，先天性胆脂瘤的中耳腔形态正常。应该对这些病例进行磁共振检查来区分先天性胆脂瘤和胆固醇肉芽肿。

颞骨岩部和硬膜外胆脂瘤

这些病变多在颞骨的岩尖或毗邻的硬膜外腔出现[6]。颞骨岩部先天性胆脂瘤的首要特征是时常缓慢发病的面神经麻痹(图1.149，1.150)，其次是由迷路侵蚀引起的神经性耳聋。在早期阶段，中耳可能正常。放射照相的检查结果取决于胆脂瘤发生于颞骨岩部还是出现在毗相邻的硬膜外或硬膜内腔。若胆脂瘤发生在颞骨的岩尖内，CT成像显示在岩尖的一个，囊性膨胀性病变(图1.151)。 被侵犯的颞骨岩部局限性扩大，岩骨上嵴通常隆起变薄(图1.149)。 随着病变扩展，内耳道和迷路也会受到侵蚀。起自硬膜外或硬膜内腔的胆脂瘤引起在颞骨上表面的杓状缺损(图1.152)，缺损由颞骨岩部外向对颞骨侵蚀所引起，因此不像在颞骨岩部内造成的损害那样没有骨的轮廓。

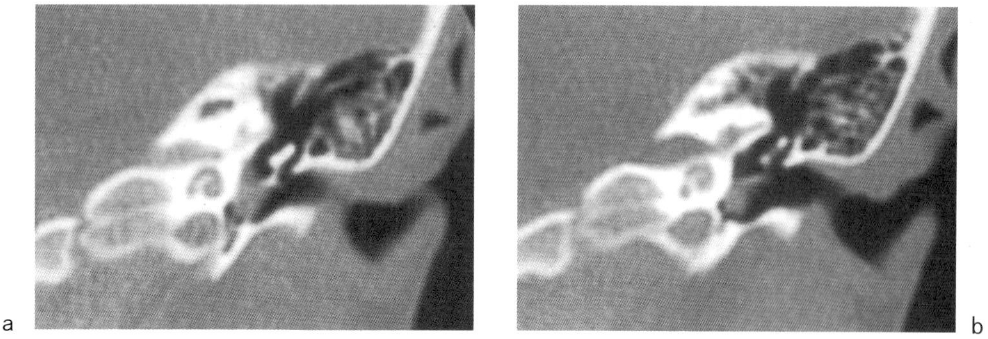

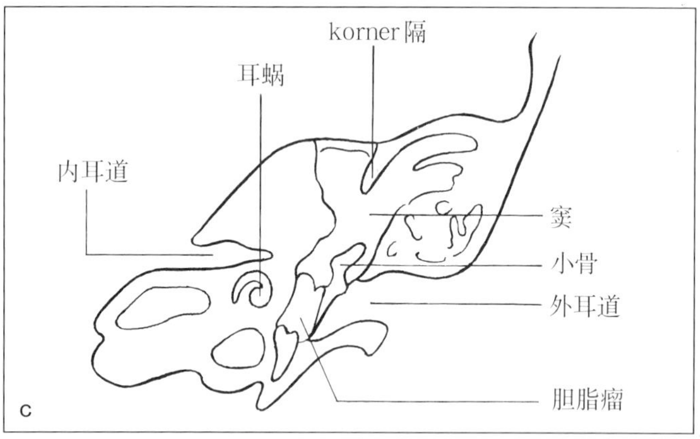

图1.147　先天性胆脂瘤。a，b 冠状CT断面。左。一个界限清楚的软组织块位于中鼓室。软组织块从完好的鼓膜延伸到岬。中耳和乳突充气良好。c 为 a的示意图。

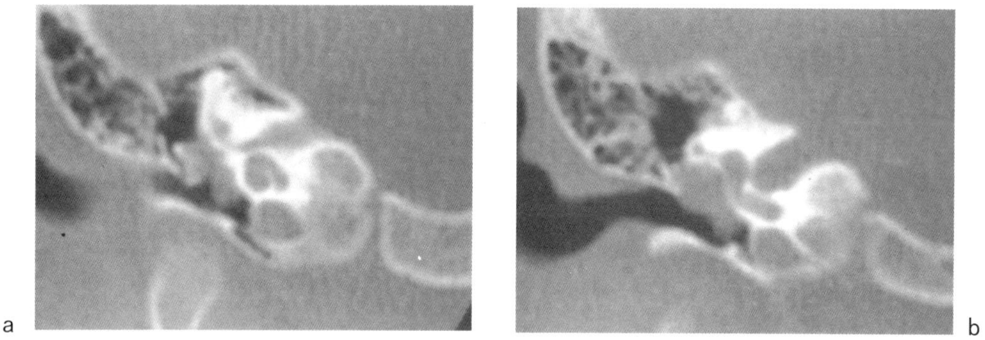

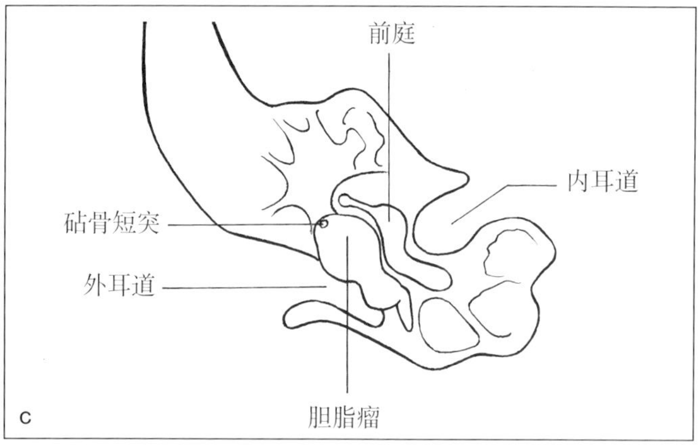

图1.148　先天性胆脂瘤。a,b 冠状CT断面。一个大的软组织块填充大部分中鼓室并完好的鼓膜向外移位。软组织块延伸到鼓室内侧达听小骨且侵蚀砧骨的长突。c 为b 的示意图。

除了菲薄囊壁强化外CT增强扫描肿块无增强。CT检查结果应与胆固醇肉芽肿和岩尖的黏液囊肿相鉴别。胆脂瘤与胆固醇肉芽肿可经磁共振成像区别开，因为在T1序列中胆固醇肉芽肿显现得明亮而胆脂瘤信号稍弱，这是因为其T1弛豫时间较长的缘故(图1.150.1.152)。起源于颈静脉窝区域的胆脂瘤能引起与颈静脉球瘤相似的骨质改变。二者均使颈静脉窝扩张并侵蚀颞骨岩部后下方和毗邻的枕骨。

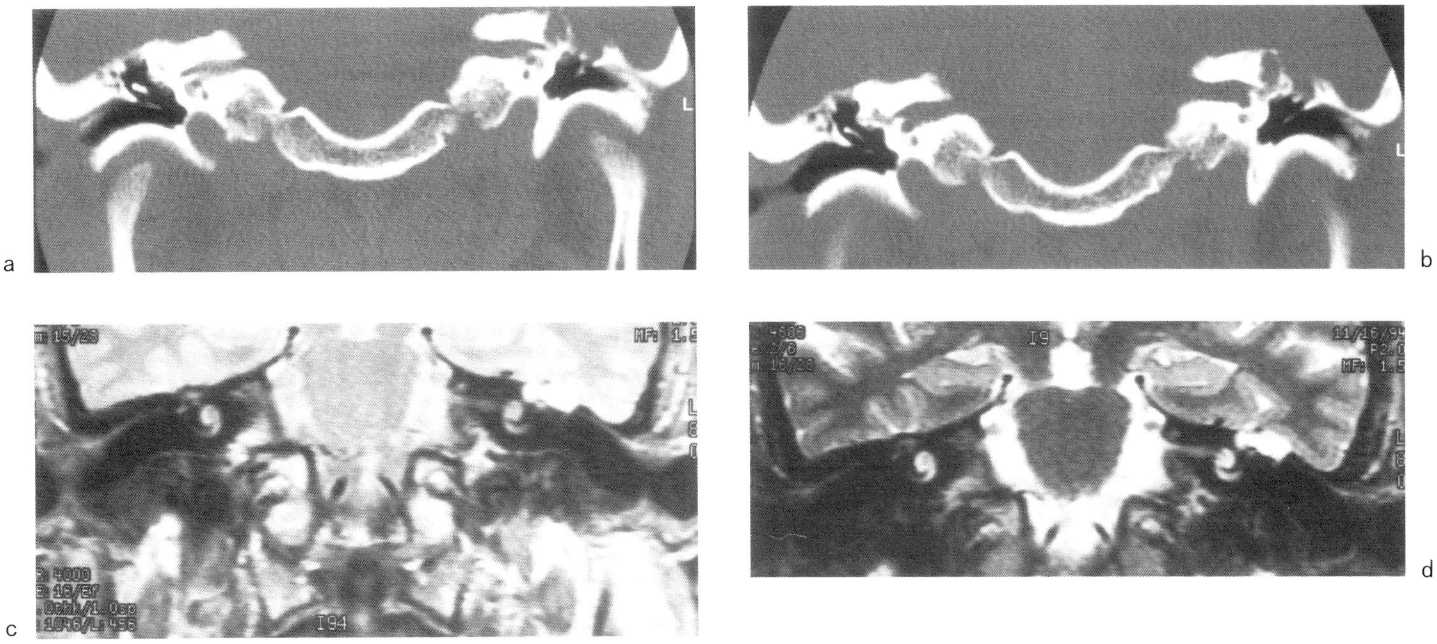

图1.149 左颞骨岩椎的先天性胆脂瘤。a，b 冠状CT断面，c 质子密度，d T2WI 冠状磁共振图像。膨胀的软组织块侵蚀颞骨岩锥上方而且延伸到鼓室上隐窝。累及膝神经节区的面神经管。

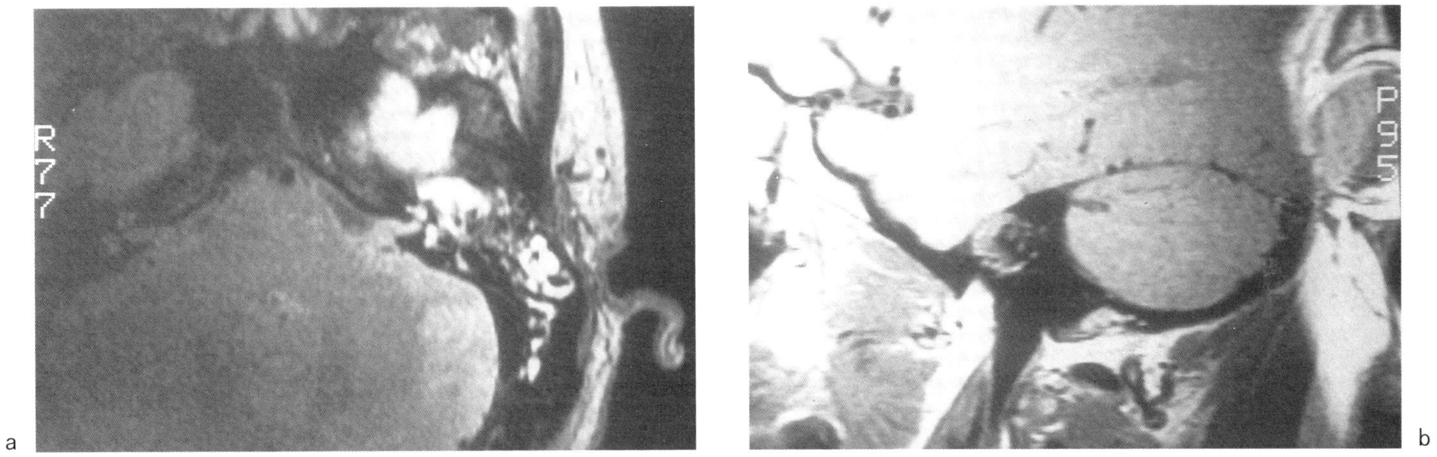

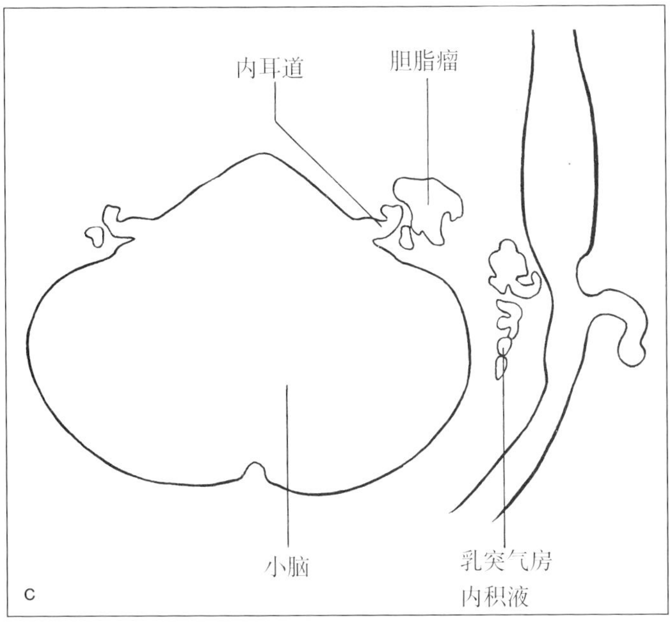

图1.150 颞骨岩部先天性胆脂瘤。a 轴位 T2WI，b 矢状质子密度像磁共振断面：同图1.149。胆脂瘤在T2WI图像中表现为颞骨岩部前部和中耳腔内的一个高信号肿块（a）。在矢状面质子密度加权可见，信号强度低于在T2WI，(b) 在轴位T2WI图像中，乳突气房可见明亮液体。c 为a的图表。

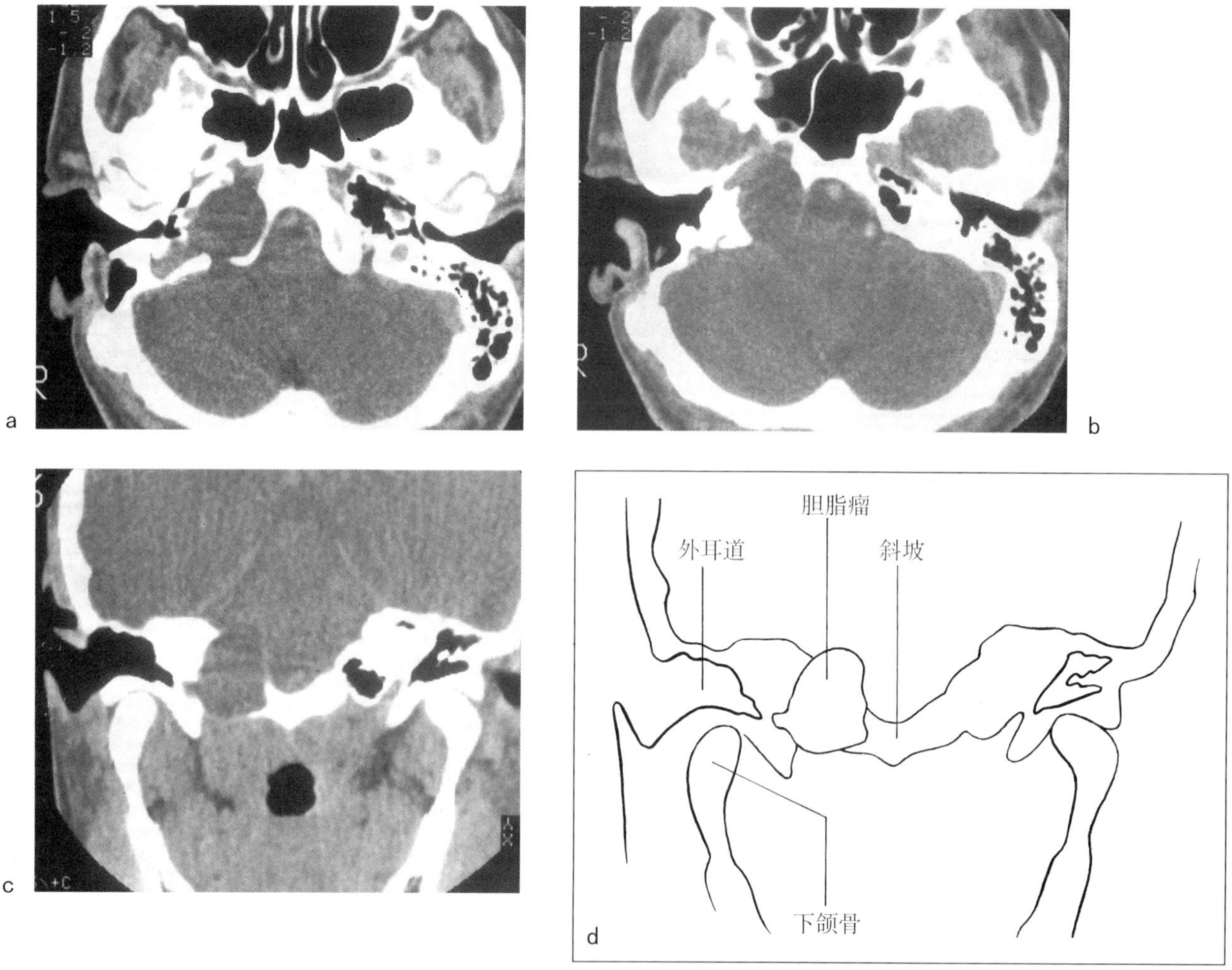

图1.151　岩尖胆脂瘤。a, b 轴位, c 增强的冠状 CT 断面。右岩尖被一个低密度的膨胀性病变破坏。 注意囊的增强。病变侵犯斜坡和枕髁。有一个乳突切除术的陈旧缺损。d 为c的示意图。

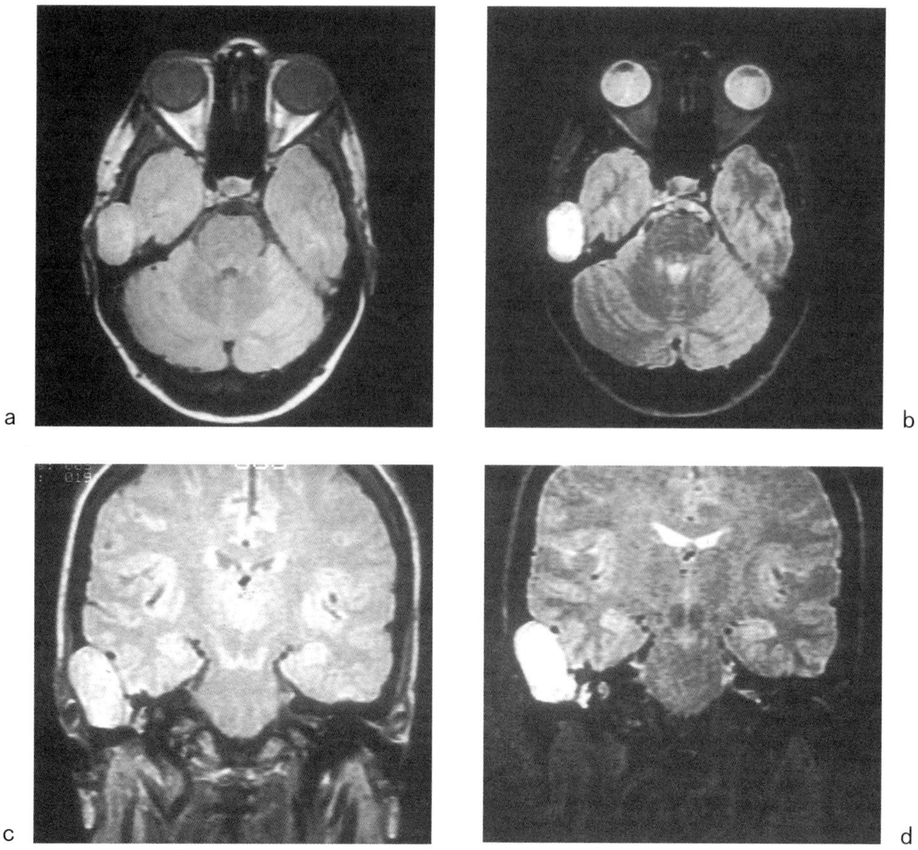

图1.152　右侧先天性胆脂瘤。a, b 轴位磁共振断面, c, d 冠状磁共振断面。在右颅中窝侧，有一大的硬膜外肿块。毗的颞骨的上面受侵并进入外耳道。病变在质子密度加权中等强度信号(a, c)在 T2WI 图像中高信号。(b, d)。

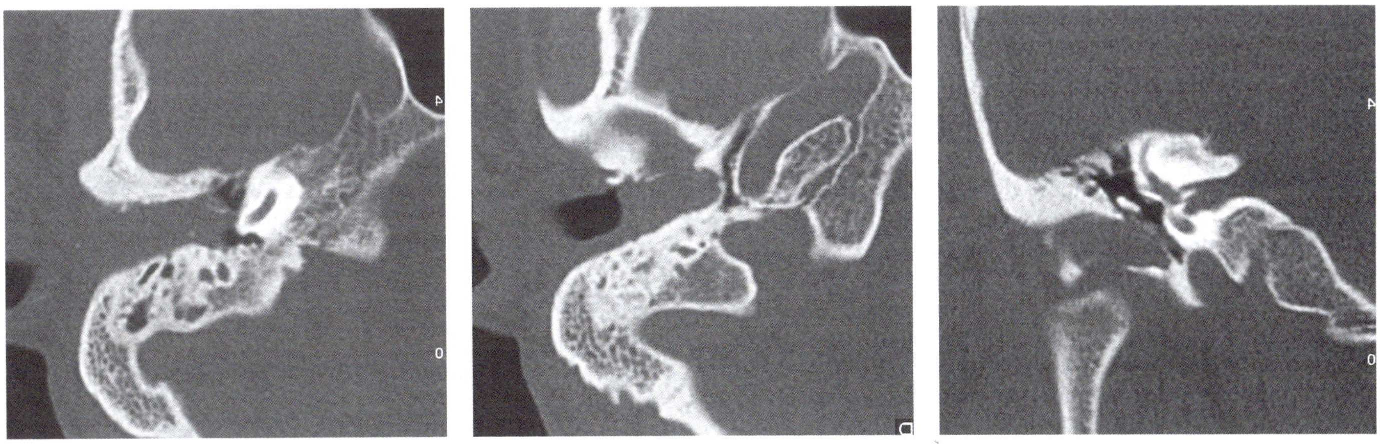

a b c

图1.153 右外耳道阻塞性角化病。 a 轴位 b,c 冠状CT断面。软组织块填充外耳道而且侵蚀其前壁和底，外耳道腔扩大。

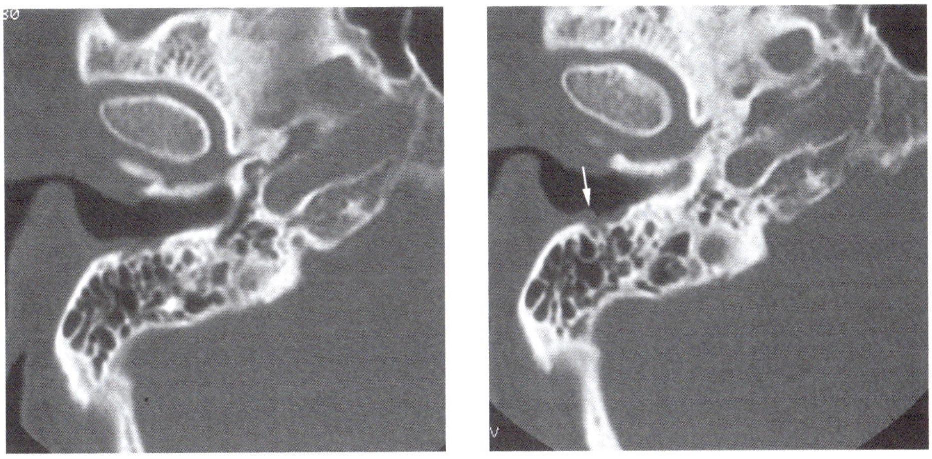

a b

图1.154 右外耳道胆脂瘤。a,b 轴位 CT断面。在外耳道后壁有局限性骨膜炎(箭)。

桥小脑角先天性胆脂瘤产生与听神经瘤类似的体征和症状。内听道通常不扩大，但是内耳道后壁可受侵蚀和变短。此外，磁共振成像增强扫描很容易对二者进行区别。

外耳道阻塞性角化病和胆脂瘤

阻塞性角化病由骨瘤、外耳道狭窄或耵聍硬块所引起。当它发生在年轻的病人身上的时候，时常伴随支气管扩张。外耳道长期封闭使上皮碎片在其中累积并骨性外耳道扩大。CT可显示外耳道狭窄或闭塞部以及由软组织块造成的骨性外耳道扩大(图1.153)。

外耳道的胆脂瘤，常伴有局限性骨炎，骨性外耳道内有脱落的上皮碎屑蓄积为特征(图1.154,1.155)。去除碎屑可显示骨耳道壁深部的局限性侵蚀并暴露坏死的区域。有时病变扩性外大可累及几乎整个外耳道的环状面。常有耳区放疗历史。CT可显示浸润性骨膜炎外耳道内受累骨皮质的侵蚀。在较大的病变可有骨性外耳道壁杓状缺损。当病变扩大时，受累区域的外耳道扩大，但不伴有耳道内腔的闭塞。如果外耳道胆脂瘤较大，还可侵蚀鼓环并延伸到中耳、鼓室上隐窝和乳突。

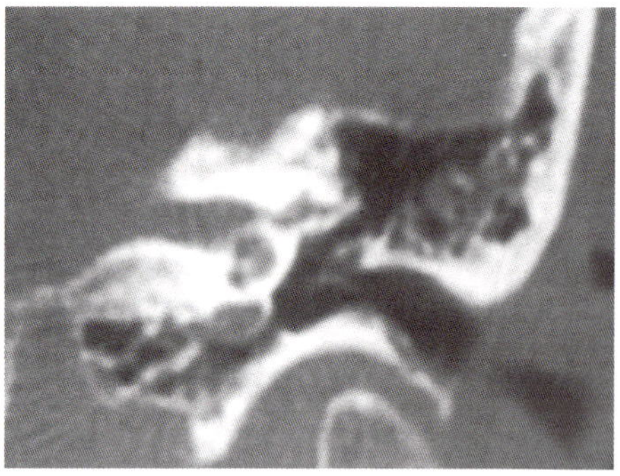

a

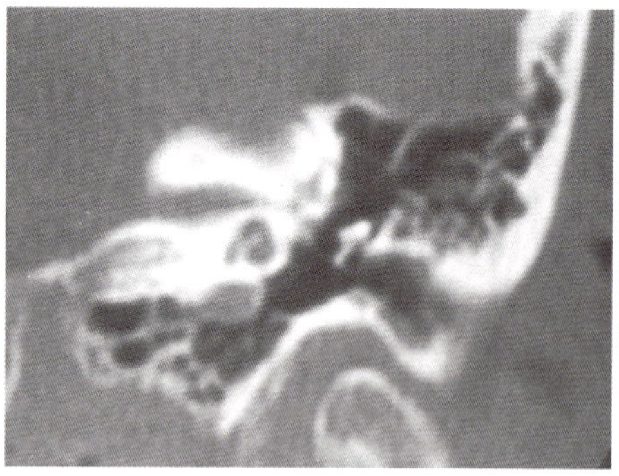

b

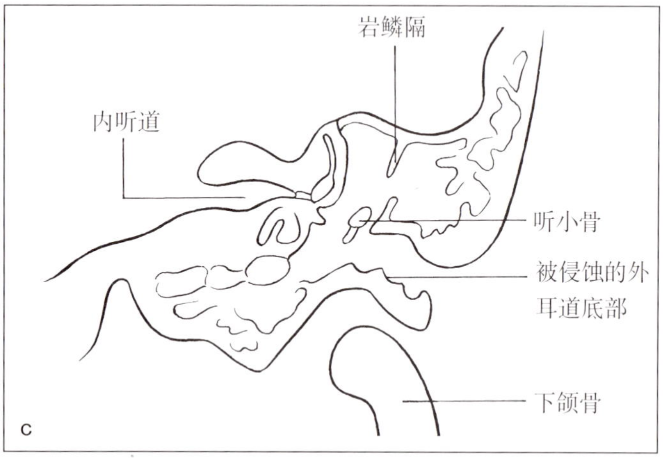

图1.155 放射治疗的后外耳道胆脂瘤，。a，b 冠状CT断面，左。外耳道底部的局限的侵蚀。坏死的碎屑覆在侵蚀处上面。这位病人20年前有头部放射治疗史。c 为b 的示意图。

颞骨术后和放射治疗后改变

耳手术后的X光照片很难解释。常看不见骨性标志，而且因为病变复发或组织移植或下垂物填充乳突切除术后空腔，乳突腔时常模糊。随着时间的推移，形成新骨的可能部分填充手术的缺损。为了理解和解释耳的手术后的放射成像的检查结果，放射学者应该熟悉中耳和乳突手术的基本操作技术。

单纯性和根治性乳突切除术

乳突的手术分为单纯性和根本性两种术式。

单纯性乳突切除术

单纯乳突切除术包括钻透乳突外部皮质和去除乳突气房。乳突气房去除返到乳突窦。病理学需要，甚至扩充到上鼓室。外科医生在硬脑膜板和外耳道上壁之间钻孔并使上鼓室外侧壁的下缘保持完好。有时可能只对窦和鼓室上隐窝探查。在这些情况下，只把需将乳突皮质和乳突气房移开充分暴露上述区域（图 1.157）。

根治乳突切除术和改良乳突根治术

单纯乳突切除术和不同类型乳突根治术是在根治的过程中乳窦被切除。在乳突根治手术时，后上骨性管壁侧面和上鼓室的侧壁上部被首先钻开。留下一个骨弓称作乳突桥，形成后上骨性管壁的内侧部和上鼓室的壁的下缘。这一个桥在手术的最后阶段被切除则单纯乳突切除术转换成乳突根治术 。

骨桥的切除把乳突腔和外耳道变成一个互通的腔。改良乳突根治术是最普遍施行的乳突根治术的类型。在改良乳突根治术中，为保有听力保留鼓膜和听小骨。在很少施行的经典乳突根治术中，所有的中耳结构和鼓膜等被切除。

鼓室成形术

鼓室成形术是为改良听力所设计的中耳和乳突的手术方式。鼓室成形术有五种典型类型。

Ⅰ型鼓室成形术中用一个移植物来覆盖鼓膜的缺损而不改变听骨链。这一过程也称为鼓膜成形术。

Ⅱ型鼓室成形术：在镫骨头和部分地被侵蚀的砧骨长突之间放置支柱来修复鼓膜和恢复听骨链的连续性。

Ⅲ型鼓室成形术，施行步骤如下。

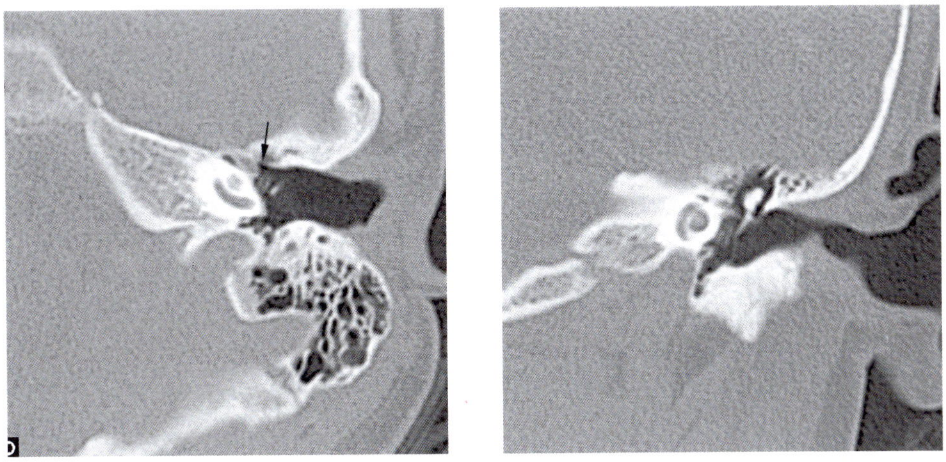

图1.156 鼓膜造孔术管（箭)移置进入中耳腔内。a 轴位,b 冠状CT断面,左。

1．把鼓膜或移植物固定在镫骨上(鼓膜固定术)。
2．将一个移植物或部分听骨链置换物(PORP)放置在鼓膜和镫骨头之间。
3．如果没有镫骨脚，在鼓膜和镫骨底板之间放置一个完整的听骨链置换物（TORP)。

Ⅳ型鼓室成形术,闭合的小中耳腔,包括圆窗和咽鼓管开口在岬上放置鼓膜移植物或剩余鼓膜。活动的镫骨底被暴露,覆盖移植的薄口皮肤。

Ⅴ型很少施行鼓室成形术，包含水平半规管开窗术，保存缩小的中耳腔。

Ⅰ型和Ⅱ型鼓室成形术通常不行乳突切除术，Ⅲ,Ⅳ,和Ⅴ型在道－壁－下的乳突切除术。

用于鼓室成形术的移植材料各种不同。骨支架可以用病人身上摘除的听小骨或颞骨乳突皮质(自体移植物)。颞筋膜用来修复鼓膜。移植物来自常供体并保存在颞骨库中(自体移植物)。也可用人造移植材料（同种异体移植物)。多孔塑料材料和适合生物的陶器耐受性好且能被塑造成适当的尺寸和形状。

影像学表现

耳的手术后的放射照相很难，因此CT对于正确地评估病理变化是必要的。手术后耳的放射学评价需要以下知识①实施手术的病理学；②实施手术的类型；③临床和耳镜检查结果。它们使放射照相术的进一步研究成为必要。耳术后的放射照相方面,依赖外科手术前病理变化、手术操作、复发或后遗症。当外科医生觉得在手术结束时可能有后遗症,就应该手术后随访观察，这为以后的评价奠定良好的基础。

乳突腔

乳突病变清除手术后，上鼓室及外耳道内腔显现界限清楚和轮廓清晰的缺损，它依赖实施手术的类型。手术期间顶盖处产生的小缺损并不重要。

乳突腔通常很清楚，除非有某种纤维肌性的皮瓣填充乳突。放射线学者一定要了解皮瓣的使用。在乳突根治术后，定期地清理乳突和外耳的空腔，避免坏死的上皮碎片和耵聍的蓄积。通常空腔不会完全被碎片装满。然而,如果碎片已经累积数年,腔将会显得完全混浊。感染和复发的胆脂瘤也会填充乳突腔和并乳突腔变得不透亮、不规则,这是由于骨壁的炎症导致脓肿形成。残余的乳突气房的小梁脱去矿物质，在长期的感染中变厚。如果胆脂瘤复发填充乳突切除术空腔，那么空腔的扩大和骨壁变薄可引起顶盖和窦板的侵蚀(图1.159)。甚至发生迷路瘘(图1.160)。如果有瘘的迷路被感染,可能发生部分或完全的骨质吸收(图1.158)。复发的胆脂瘤可能侵蚀面神经管并且达迷路(图1.159)。此时应该与胆固醇肉芽肿囊肿区别,胆脂瘤通常密度较低和边缘较平滑。假使怀疑有其他病变，可用磁共振来鉴别。

外耳道狭窄

外耳道在鼓膜成形术和鼓室成形术中被保护，术后，有时被一纤维性的瘢痕填充。CT将会显示外耳道软组织狭窄的程度和界限。当瘢痕组织填充外耳道的时候，外耳道的气柱在鼓沟侧部的盲囊内截止。在乳突根治术之后，由于再发生或持续感染，纤维化可能使外耳道变窄或闭塞。

中耳

在成功的乳突手术后，中耳腔可能正常大小或收缩，但仍然充气。

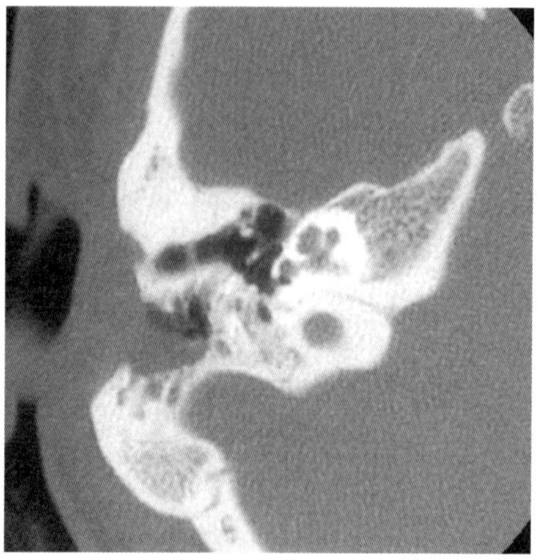

a

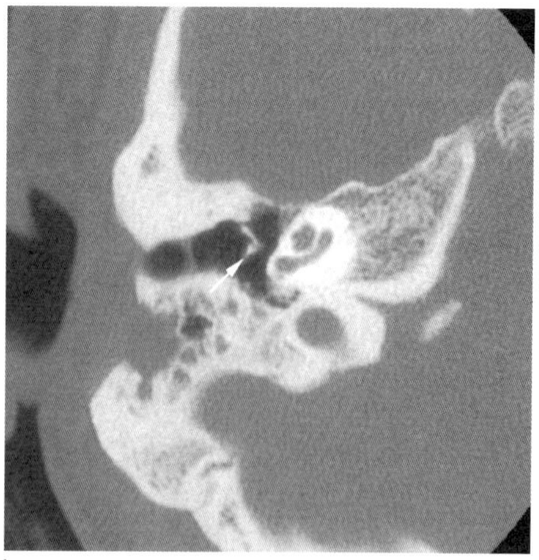

b

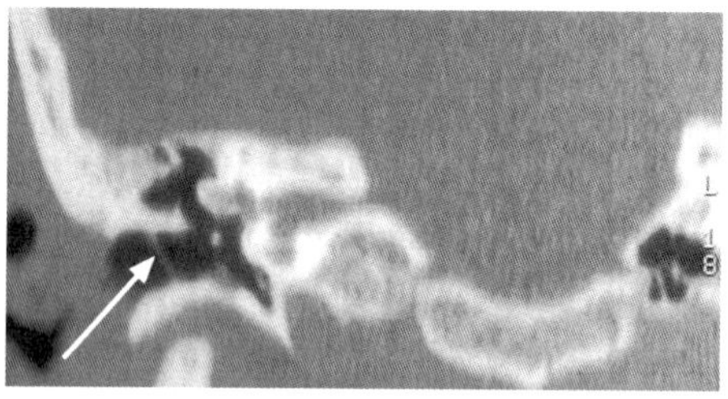

c

图1.157 右单纯乳突切除术和鼓室成形术后。a, b 轴位,c 重建的冠状CT断面。鼓膜移植物（长箭）和换位的砧骨体似被旋转和外移位置（短箭）。

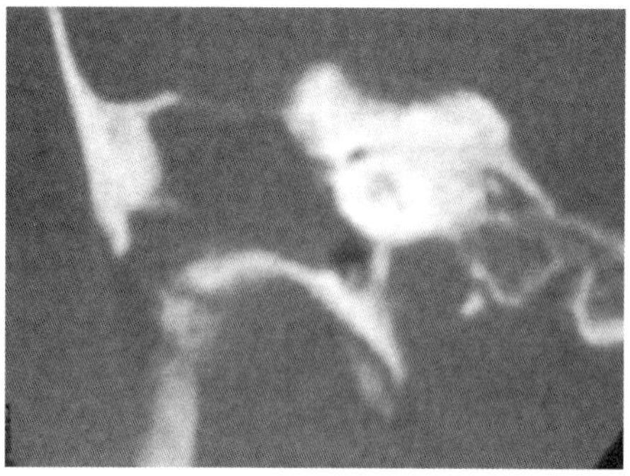

a

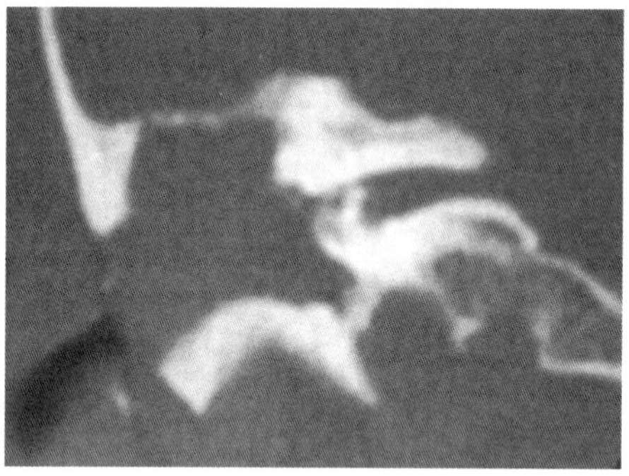

b

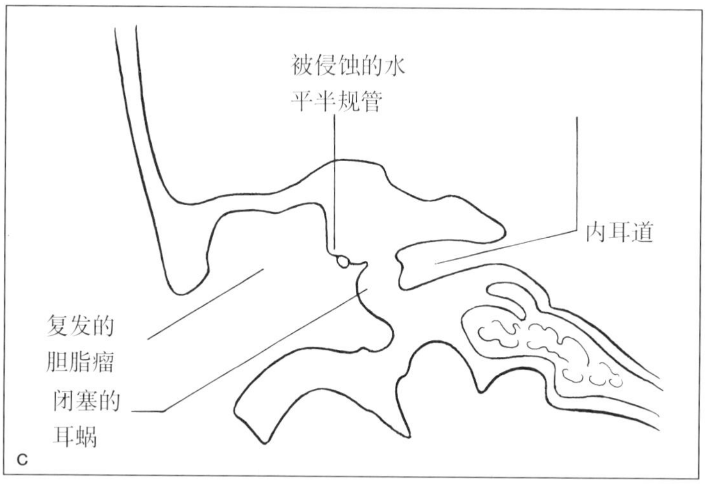

c

图1.158 胆脂瘤复发，伴有闭塞性迷路炎。a，b 冠状CT断面，右侧。外耳道狭窄复发的胆脂瘤填充乳突切除术后的空腔和中耳。伴水平半规管瘘，导致化脓性迷路炎和继发的耳蜗、前庭和半规管的内腔部分骨性闭塞。c 为b的示意图。

中耳腔变模糊是感染再发生或胆脂瘤复发的迹象。有时鼓室成形术后，用来重建鼓膜的移植物向外移到鼓沟。变厚、结疤、向外移的移植物在轴位和冠状 CT断面中可看到（图1.157)。有时候，不透X射线的异物，像外科器械断掉的尖或被移位的鼓膜造孔术管，可在中耳腔内发现(图1.156)。

听小骨

听骨链的外像表观依赖听小骨是否已经在外科手术中被清除、放在适当的位置或调换。砧骨体是最常被调换的听小骨。当适当调换的时候，容易地看到砧骨体位于中耳的后上象限位于鼓膜或锤骨柄和卵窗区之间。由于再发生感染，砧骨可能被吸收。在鼓膜或锤骨柄与镫骨之间放置砧骨也许会失败，而且砧骨也许向下移动，CT 可观察到（图1.157)。复发的胆脂瘤也能向下推移砧骨。当听骨链已经被侵蚀或必须手术除去时，通常实施某种形状的听小骨的重建。自体移植物从颞骨获得或使用异体移植物。异体移植物是用各种不同的材料做成的。金属或陶瓷的（羟磷灰石）听小骨的置换假体能被CT 很好地显现，然而塑料撑杆时常不可辨别。

面神经管

手术后CT 检查中，面神经管形态因病理和手术的范围而改变。面神经管可能正常或未受累，也可被病变侵蚀，破裂，或在手术受损伤(图1.159)。

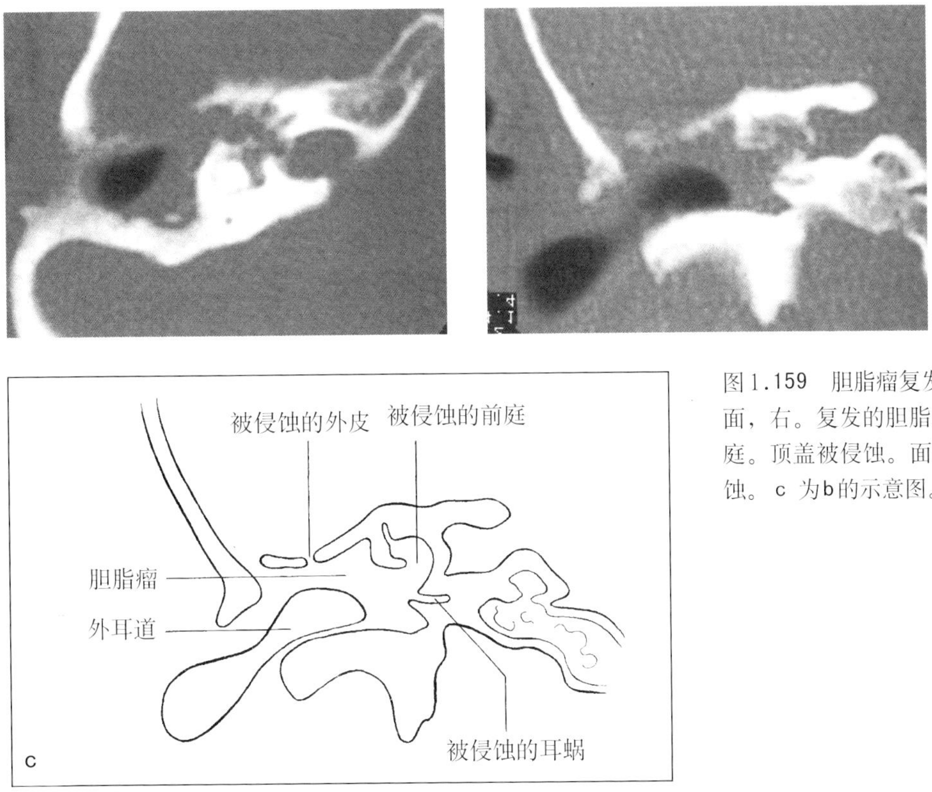

a b c

图1.159 胆脂瘤复发，改良乳突根治术后。a 轴位，b 冠状CT断面，右。复发的胆脂瘤填充乳突切除术腔的中部并侵入耳蜗和前庭。顶盖被侵蚀。面神经管的整个鼓空段从膝神经节到锥体被侵蚀。c 为b的示意图。

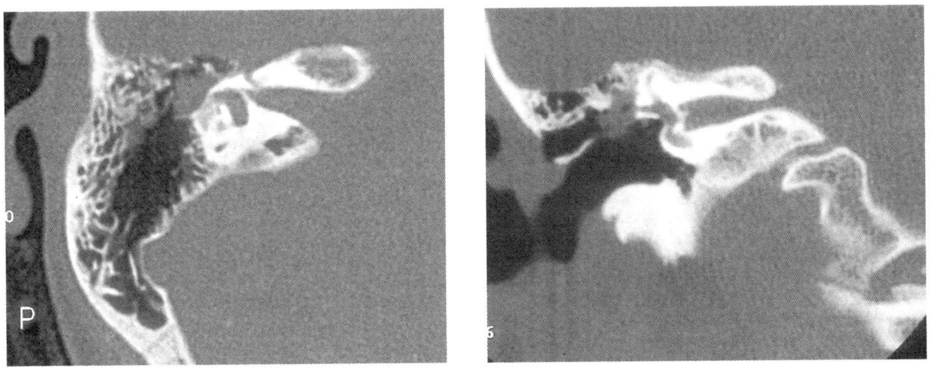

a b

图1.160 胆脂瘤复发，单纯乳突切除术后。a 轴位，b 冠状CT断面，右。后上部的道壁被保护。软组织块填充鼓室上隐窝而且侵蚀水平半规管形成瘘。锤骨头部分受侵；砧骨已于手术时切除。

颞骨岩部

对听神经瘤的切除后或经迷路入路的桥小脑角其病变的病人进行磁共振随访研究。 在这些病例中，肿瘤切除之后，从乳突到内耳道的大范围手术区常被脂肪移植物填充。移植物的范围可由薄层T1 WI轴或冠状面清晰显示。在注射对比剂后， 重复相同的序列，并使用脂肪抑制可区别残余物或肿瘤的强化肿块以及周围的脂肪。

脑膜膨出和脑膜脑膨出

在邻近乳突顶盖缺陷的软组织肿块提示脑膜膨出或脑膜脑膨出的可能性。如果脑和脑脊膜疝入窦或上鼓室的相对小的空间内，由于脑脊液的搏动传播穿越脑膜膨出的壁引起的周围骨壁渐进性吸收（图1.161)。CT可以显示顶盖的骨性缺损和延伸到乳突腔的软组织块(图 1.161，1.162)。 这一软组织病变不能与复发的胆脂瘤完全区别开，因为两肿瘤变的吸收系数相似。用 CT对脑膜膨出进行的更明确诊断可通过腰动脉注射少量的胺碘苯丙酸乙酯对比剂来达到， 它会弥散进入蛛网膜下隙和疝出的块内。区别脑脊膜膨出和胆脂瘤以磁共振能最好。在磁共振图像上，胆脂瘤于T1 WI呈中等信号强度而于T2 WI呈高信号。脑膜膨出具有与脑脊液相同的信号特征：呈T1低信号和T2高信号(图1.162)。在磁共振上，脑膨出和毗邻的脑组织信号相同(图1.161)，它不同于胆脂瘤。

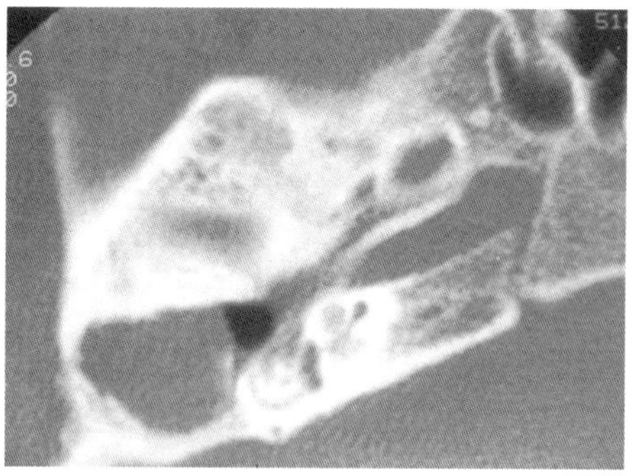
a

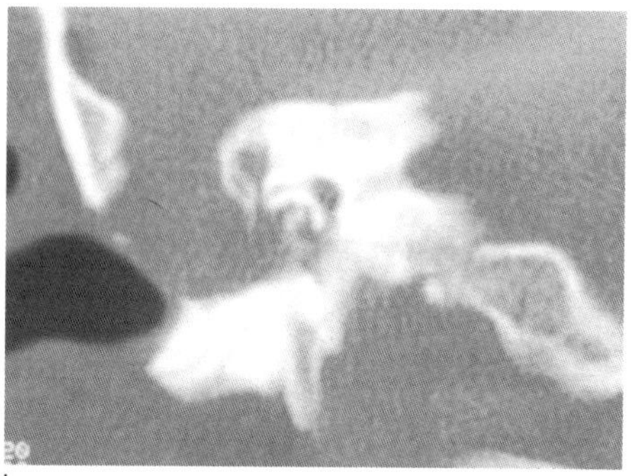
b

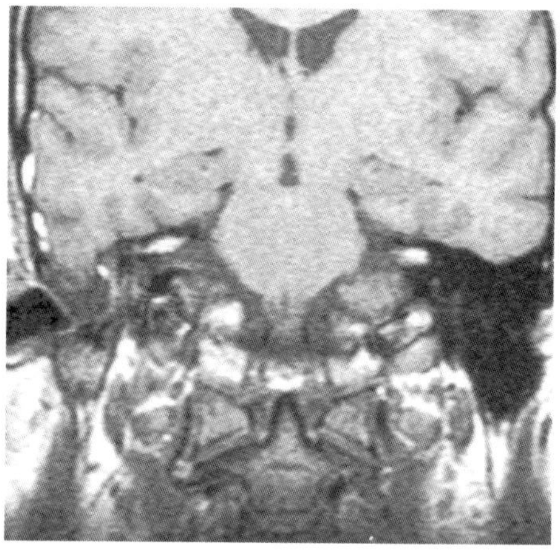
c

图1.161 脑膜脑膨出，改良的乳突根治术后。a，b 冠状CT 图像，c 冠状 T1WI 磁共振图像。顶盖处一个大的骨质缺损使脑膜脑膨出疝入乳突腔。

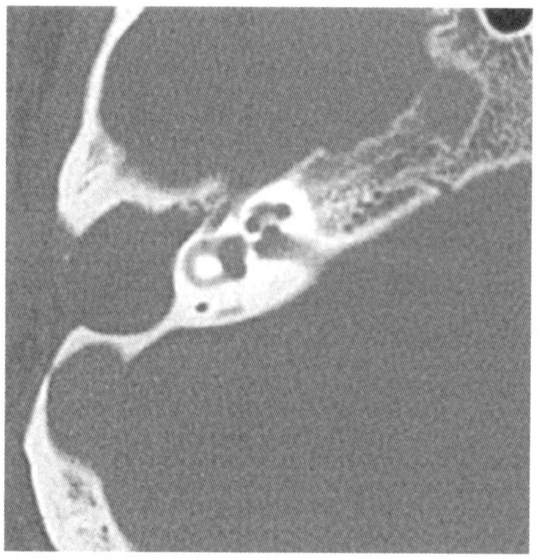
a

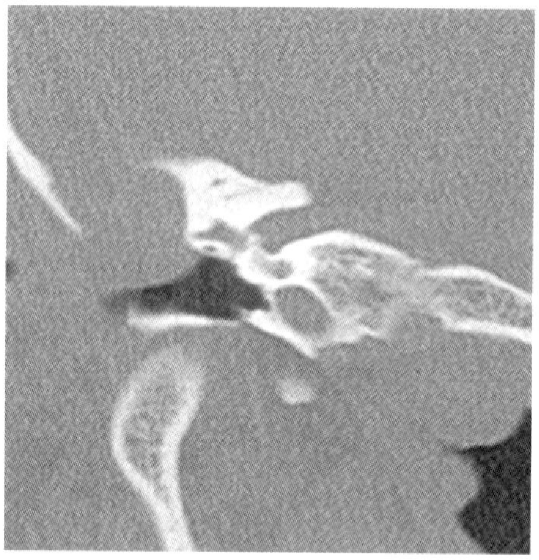
b

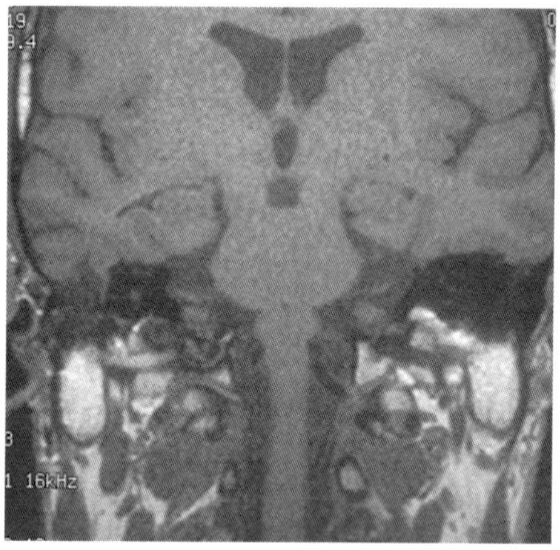
c

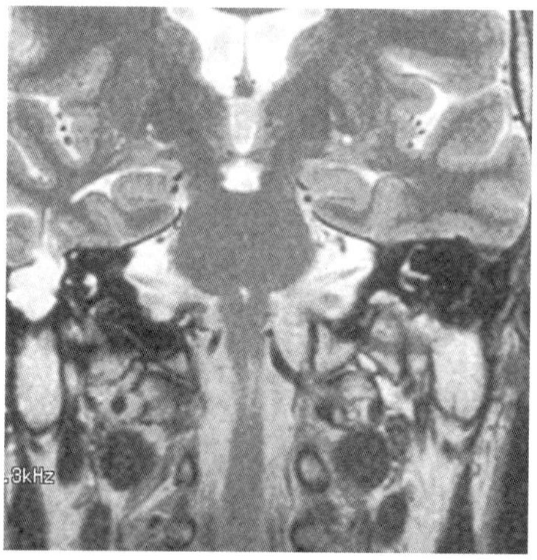
d

图1.162 脑膜膨出，乳突根治术后。a 轴位，b 冠状CT图像。c 冠状T1WI和d 轴位 T2WI磁共振图像。顶盖有一个大的缺损伴脑膜膨出疝入乳突腔和外耳道。

放射治疗后改变

颞骨的放射性坏死是对颅内外恶性肿瘤进行的高剂量放射治疗法的结果。这些变化发生在上述疾病治疗后几年内，表现为外耳道的皮肤溃疡穿通到颞鳞部，乳突和颞骨岩部的广泛骨坏死(图1.163)。

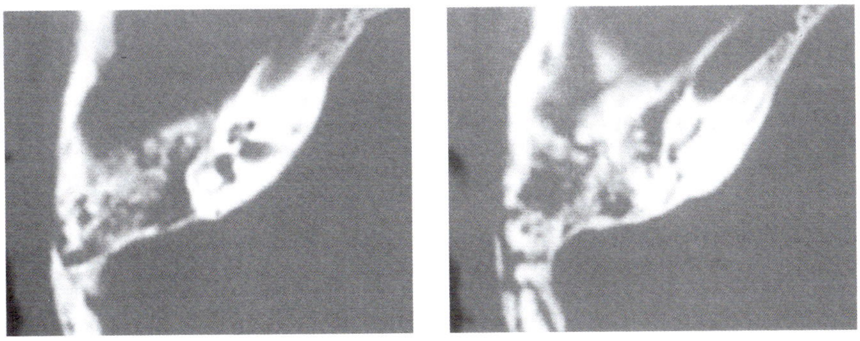

图1.163 放射性骨坏死。a, b 轴位CT断面，右。11年前这位病人因腮腺癌治行放射治疗。颞鳞部和乳突的广泛的溶解和脱钙。中耳混浊。

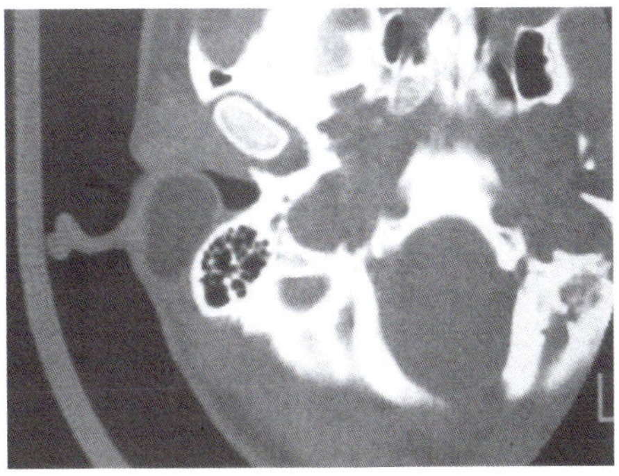

图1.164 耳后区脂肪瘤。轴位CT断面。含脂肪的肿块侵犯右外耳道的软骨部分，并使之内腔变窄。

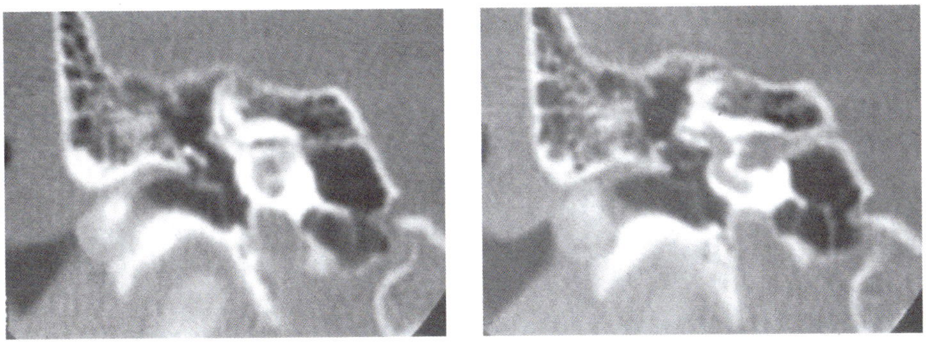

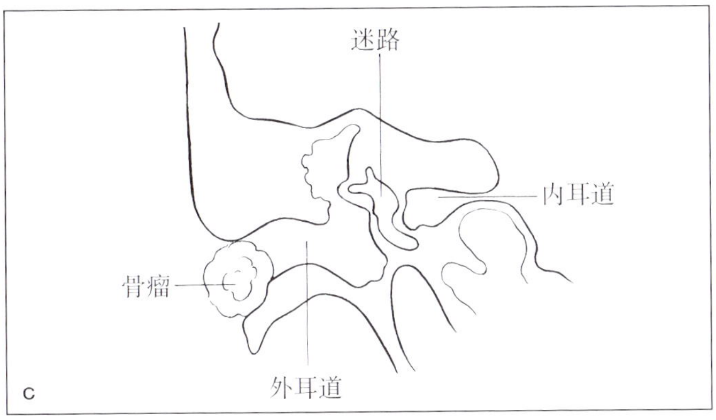

图1.165 外耳道骨瘤。a, b 冠状CT断面，右颞骨。一个大的骨瘤阻塞右外耳道外部。中耳腔正常。c 为b的示意图。

肿瘤

良性肿瘤

颞骨的良性肿瘤可发生于鳞部、乳突部和岩部或毗邻的结构，诸如脑膜、颈静脉和脑神经。邻近结构的良性肿瘤会累及颞骨和外耳道。影像学特征脂肪瘤或多形性腺瘤等可致腮腺肿大使外耳道变窄或阻塞外耳道(图1.164)。听神经鞘瘤有明显的影像学特征，将会在第11章中分别讨论。

外生骨疣

外生骨疣是外耳道最常见的肿瘤，表现为局部的或弥漫的骨性肥大区域，经常游泳可引起。常多发，体积可大可小，而且常为双侧。小的病变常无症状，大的病变可阻塞外耳道。外生骨疣有一个变化的CT表象。 小的病变表现为密集的小结节突出进入外耳道腔内。弥漫性病变显现为多发高密度骨嵴沿着耳道壁排列。有时整个耳道的环状面变厚而且内腔缩小。

骨瘤

骨瘤通常是单发的良性骨肿瘤，可发生在颞骨的任何部位。分松质型和致密型两种类型。在X线影像上，致密型病变表现为清晰的，有时分叶状的致密骨块。松质型骨瘤表现为部分骨化的肿块。常位于外耳道，骨瘤在外耳道以单发骨性肿块出现并封闭内腔(图1.165)。此病变可引起上皮碎片和耵聍存留，造成外耳道的胆脂瘤。骨瘤也可发生在鳞部、乳突、中耳和颞骨岩部。

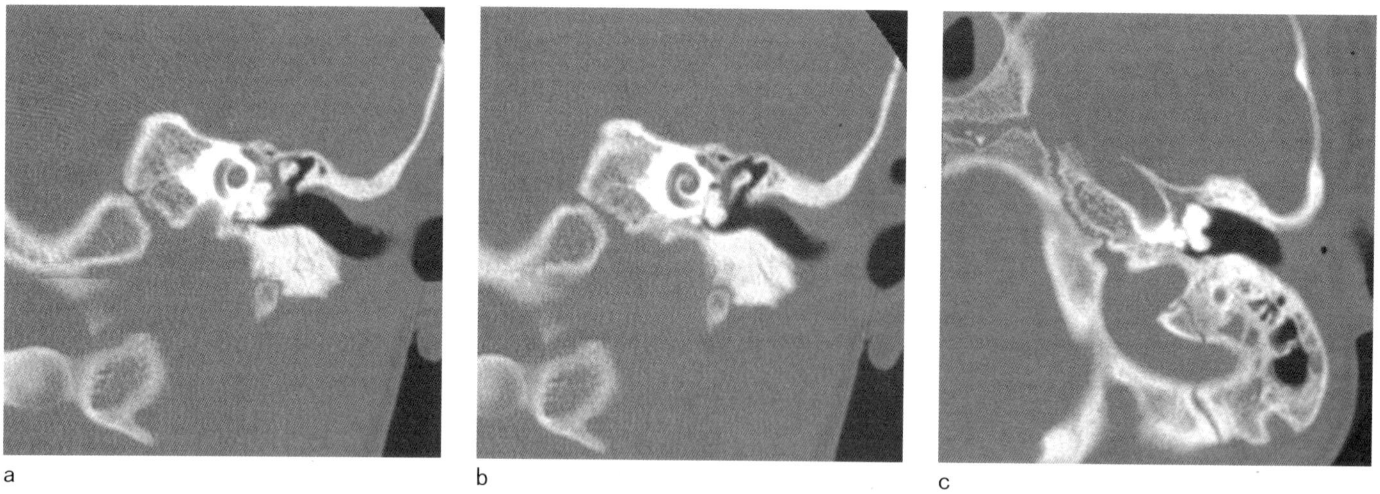

a b c

图1.166 右中耳腔的骨瘤。a，b 冠状，c 轴位CT断面。起于岬的骨性块填充中耳腔下部（感射Dr. B. Carter供图）。

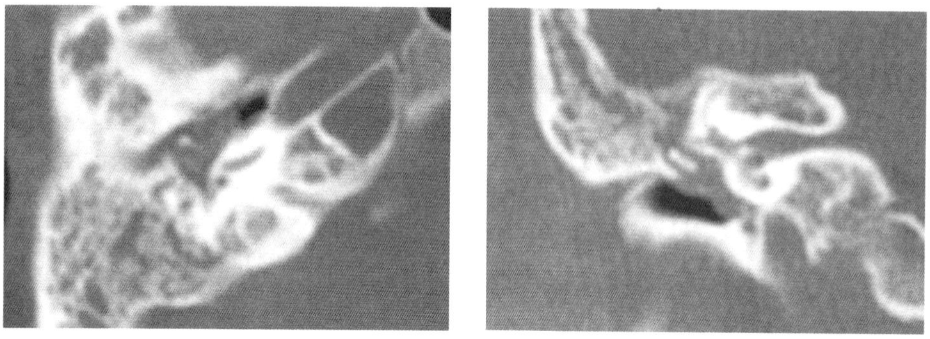

a b

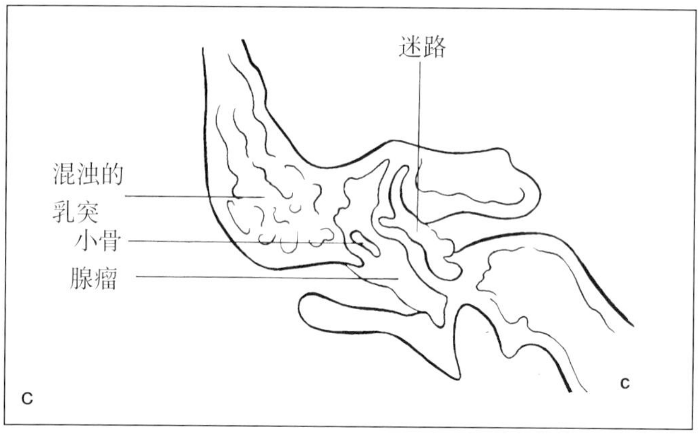

c

图1.167 中耳腔腺瘤a 轴位，b 冠状CT断面，右。分叶状软组织块填充中鼓室和鼓室上隐窝大部分，包围但并不侵蚀听小骨。肿瘤扩大进入鼓窦和乳突窦。鼓室上的隐窝外侧壁完好。乳突气房内含液体混浊不清。c 为b的示意图。

骨瘤在颞骨鳞部的表面形成硬块，通常位于耳廓上方和后方。乳突中发生的骨瘤，如果不侵犯面部神经通常无症状。

发生于耳的骨瘤可能位于中耳并由于侵犯听骨链引起传导性耳聋(图1.166)。颞骨岩部的骨瘤通常位于内耳门区。很少侵犯内听道的神经血管的结构，并不引起听力和前庭的紊乱。

腺瘤

腺瘤通常起源于外耳道软骨部皮肤的耵聍腺。同外耳道的其他良性瘤一样，如果病变未阻塞外耳道，或者使鼓膜和中耳界面模糊，则不需要影像检查。中耳腺瘤少见。腺瘤手术后易复发并可能恶变为腺癌。中耳腺瘤CT表现为弥漫或局限性非特异性的软组织块(图1.167)。若腺瘤尚未恶变成腺癌，则无骨性侵蚀。

海绵状血管瘤

海绵状血管瘤是颞骨的罕见肿瘤。临床和放射学特征的取决于其发生的解剖位置。

当血管瘤发生在颞骨鳞部，形成一个含特征性放射状小梁的透亮区。外耳道的血管瘤可填充于外耳道并改变骨性耳道扩大。病变内常有静脉石。图1.168显示发生于鼓膜的一个血管瘤。中耳血管瘤在CT图像上表现为边界不清晰的软组织块，可能伴有听小骨的侵蚀。因为血管瘤不

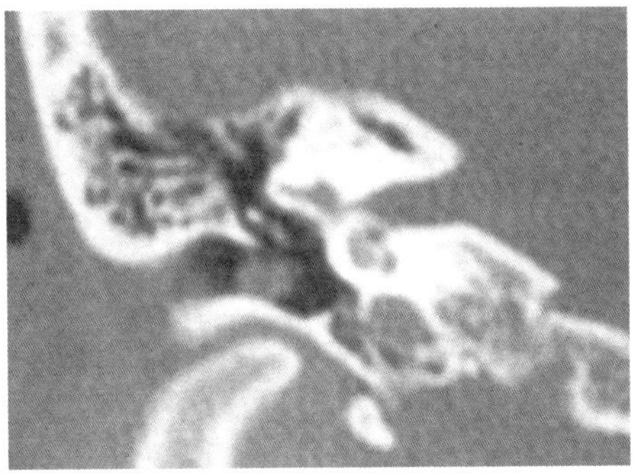

图1.168 毛细血管瘤，右鼓膜。冠状CT。一界限清楚的软组织块位于毗连鼓膜的外部表面的外耳道的中间部分。

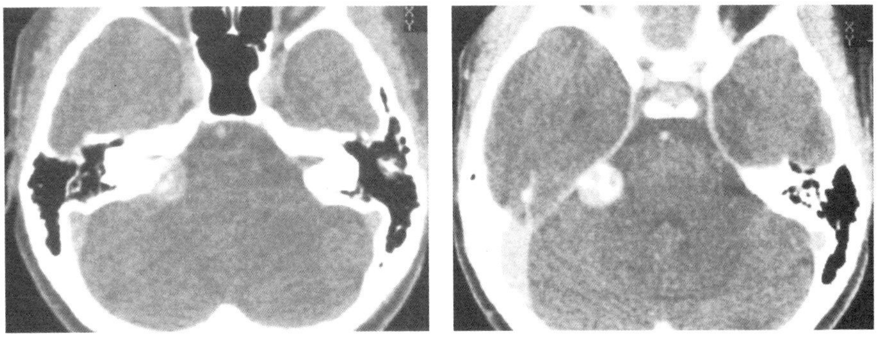

图1.169 脑膜瘤，右小脑脑桥的角。a，b 增强后轴位CT断面。部分钙化的软组织块从内耳道凸入到小脑脑桥池。骨质增生使内耳道变窄。

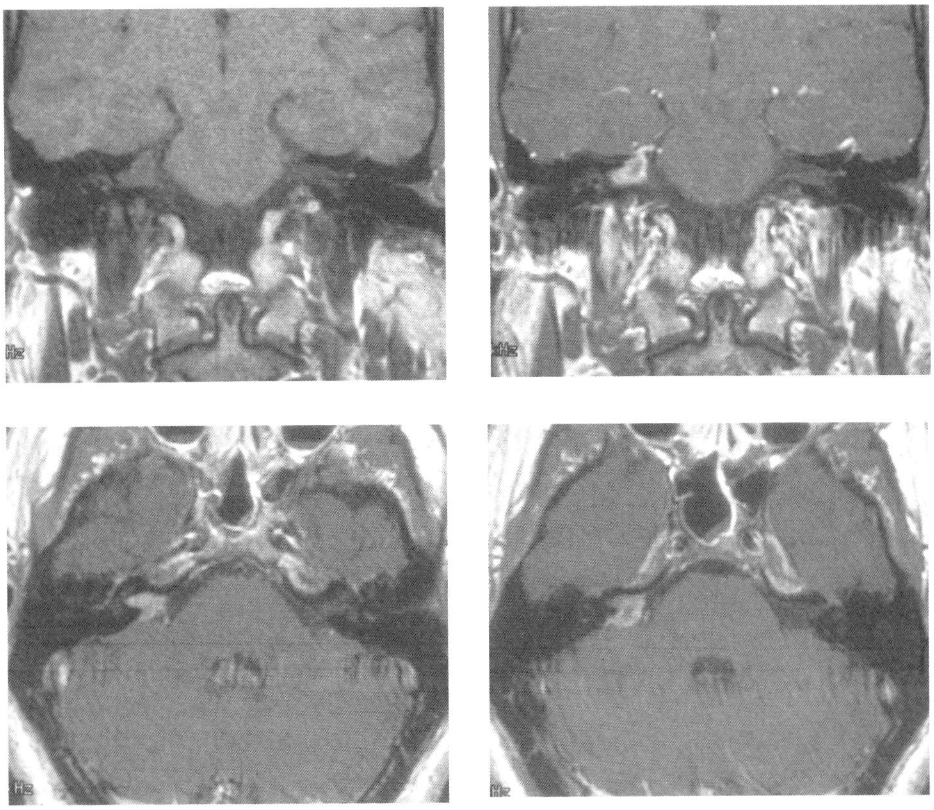

图1.170 脑膜瘤，右内耳道。磁共振图像：a 冠状增强前，b 冠状，c，d 轴位增强后。一软组织块填充内耳道而且扩充进入毗连的小脑脑桥池。部分地钙化块致不均匀的增强。

侵蚀下鼓室底壁，CT可以区别中耳血管瘤和颈静脉球瘤，但是它不能够与鼓室球瘤鉴别。血管瘤的磁共振表现有特征性：肿块在T1加权图像上为低信号，在T2加权图像上统一变成明亮高信号，在注射对比剂后，显著强化。颞骨岩部血管瘤可引起斑状伴有蜂巢状透亮区，而且有时有进入毗邻的颅腔内。

位于内听道和桥小脑桥角的血管瘤似听神经鞘瘤。可能由磁共振成像或血管造影术（DSA）进行分辨。

脑膜瘤

脑膜瘤发生于覆盖在颞骨表面的脑膜（蛛网膜绒毛和蛛网膜帽状细胞）并向内听道内延伸。

脑膜瘤最常见的发生部位在硬脑膜和蛛网膜覆盖岩骨嵴。（图1.169）X线摄影可发现骨质增生或虫蛀样侵蚀等不同骨质改变，并也可能直接破坏颞骨。上述征象常同时发生。肿瘤块内常含钙化(图1.169，1.170)。脑膜瘤也可表现为斑块状病变。有一些脑膜瘤可侵蚀顶盖并进入中耳腔内。

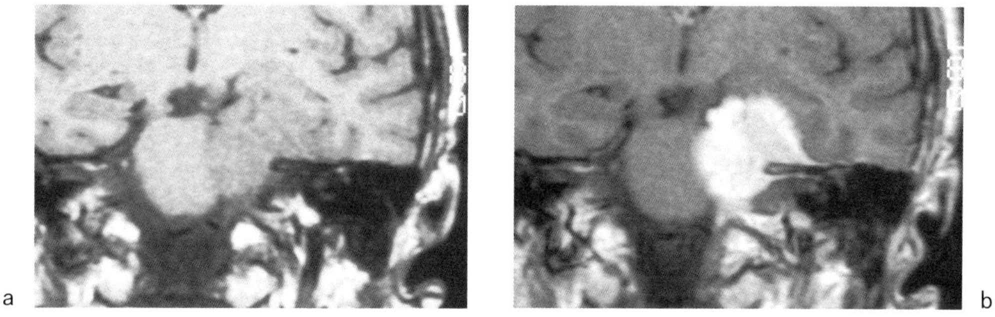

图1.171 左小脑脑桥角脑膜瘤。冠状T1WI,a 注射对比剂之前，b 注射对比剂后。起于天幕切迹的强化块向下进入桥小脑角池并向上进入颅中窝。注意内听道上壁和岩上嵴的脑膜受累（尾征）脑膜受累。

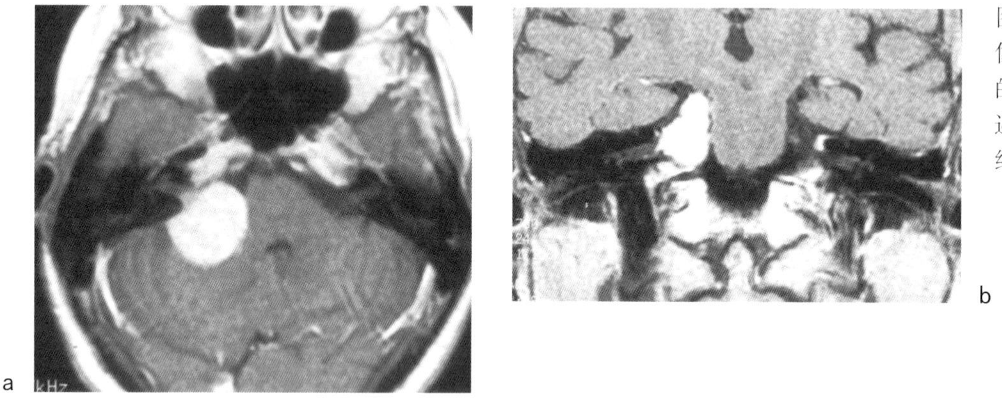

图1.172 右桥小脑角脑膜瘤。磁共振图像:a 轴位,b 冠状 T1WI 增强后。强化的软组织块从桥小脑池角延伸到天幕切迹。脑干受压局部有凹痕且第四脑室受压缩小。内听道未侵犯。

偶发的异位脑膜瘤可侵犯中耳腔而无顶盖的侵蚀或颅内的侵犯。面神经的受累多发生于膝状神经节区。迷路的侵蚀罕见。在可疑有脑膜瘤的情况下，CT 和磁共振增强扫描前后可确诊，因为此技术会显示颅底的侵犯和肿瘤的颅内部分（图1.170,1.172)。斑块状脑膜瘤常不能被CT应出是因为肿瘤缺乏层样强化。起自内听道和桥小脑角池的脑膜瘤在临床上和影像与听神经瘤相似（图1.170)。如果有内耳道骨壁肥厚和横嵴骨肥大，或者肿块内含散在钙化，可以进行鉴别诊断。

脑膜瘤的MRI有多种表观。多数T1加权像呈与周围脑组织相近的等信号——在T2加权像上呈高信号。然而，部分肿瘤在T2加权像上呈低信号，也应高度怀疑脑膜瘤。在注射对比剂后，脑膜瘤趋于均匀明显强化(图1.171,1.172)。肿瘤内钙化呈无信号区(图1.170)。在磁共振上，斑块状脑膜瘤伴随的脑膜的增厚和强化是可以辨认。脑膜瘤的诊断是发现所谓典型的硬膜尾征，它是由肿瘤块斑块状延伸或间皮组织反应性增生所致(图1.171)。

在脑膜瘤患者和手术后发生脑膜炎症时不应与斑块状脑（脊）膜瘤混淆。两者病状都有强化表现，但是炎症累及的软脑膜常无或轻微变厚。脑膜炎通常是弥漫性脑膜改变，而脑膜瘤则为局限性改变(见图1.212)。

面神经鞘瘤

颞骨内的面神经瘤或神经鞘瘤很少发生。

临床表现取决于肿瘤起源的部位和病变大小。起自内听道病变内出现的症状与听神经瘤的症状相仿(见图1.207)。发生在面神经管的神经鞘瘤常引起周围型面瘫或面肌抽搐。当神经瘤位于面神经管的鼓室部，由于肿瘤累及听骨链肿瘤首要症状可能是传导性聋(图1.173)。在我们发现的一系列面神经瘤中，最常见的受侵部位是膝神经节区(图1.174)。

影像表现

最初，面神经鞘瘤引起神经的增相及骨性神经管内腔的扩大(图1.173,1.175)。为探测早期的变化，必需比较受累侧和正常侧。当病变的扩大会造成骨性管道的侵蚀，以及颞骨岩部、中耳和乳突等毗邻结构的侵犯（图1.173)。当肿瘤延伸到中耳内的时候，即可见清晰的软组织块（图1.173)。

CT可显示面神经管的扩大或侵蚀（图1.175)，如果肿瘤进入充气的中耳内即可显示瘤体（图1.173)。评估病变的大小和范围磁共振是首选。早期面部神经病变部分变厚（图1.175）强化。随着肿瘤扩大，磁共振图像可同时显示颞骨内和颅内的侵犯。增强T1加权像获肿瘤呈显著均匀的强化（图1.174,1.175)。

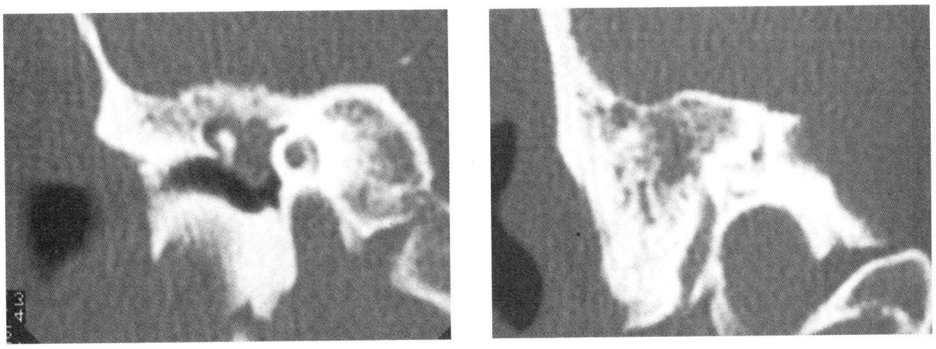

a b

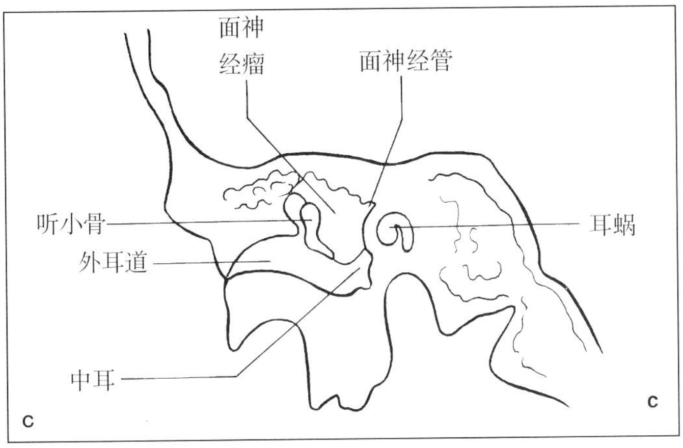

c

图1.173 右面神经瘤。a，b 冠状CT断面。软组织块填充中耳锤骨延伸(a)。 在b中，向后的6mm断面，神经瘤向面神经垂直部内侧已经引起骨性管道的扩张。c 为a的示意图。

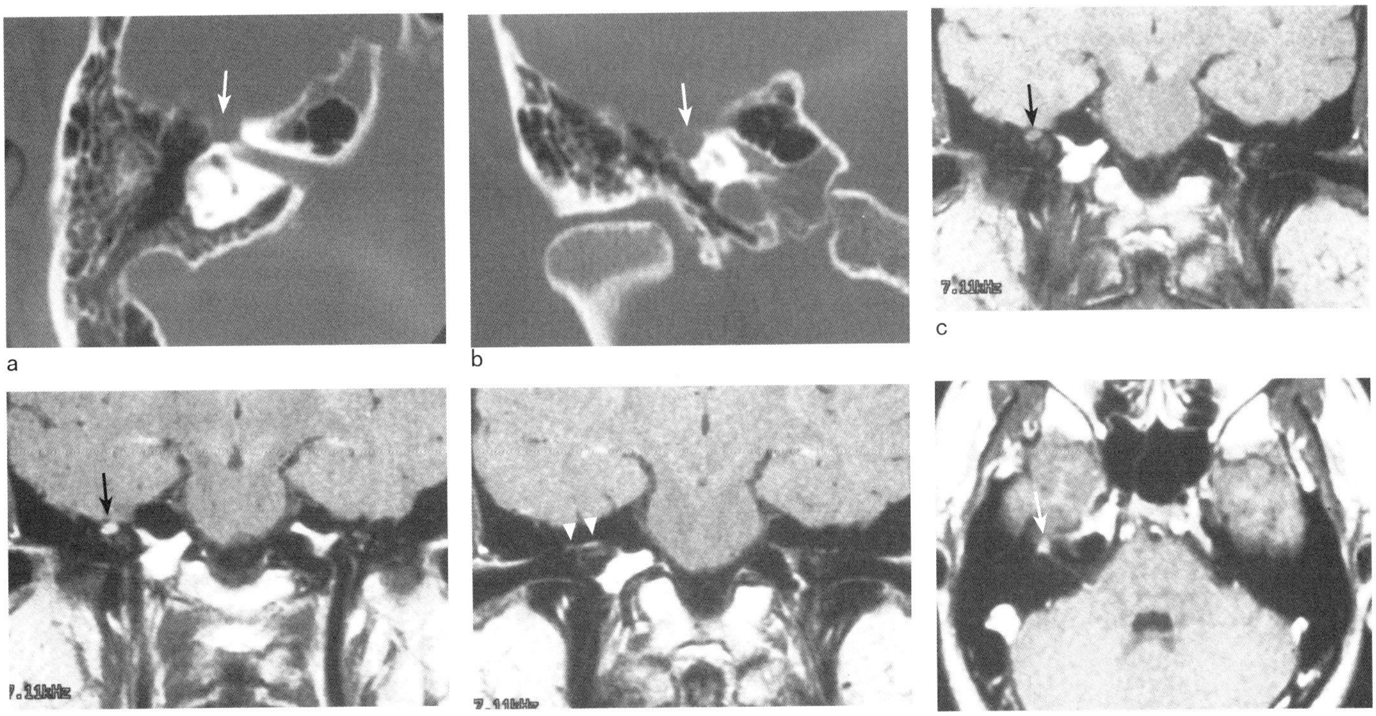

图1.174 面神经瘤。a 轴位。b 冠状CT断面；c 增强前冠状面，d 和e 增强后冠状面，f 增强后轴位T1WI图像。一个强化的软组织肿块致面神经管前膝段（箭)扩大。注意在e图中，内听道（箭)面神经由于病变而增粗、强化。

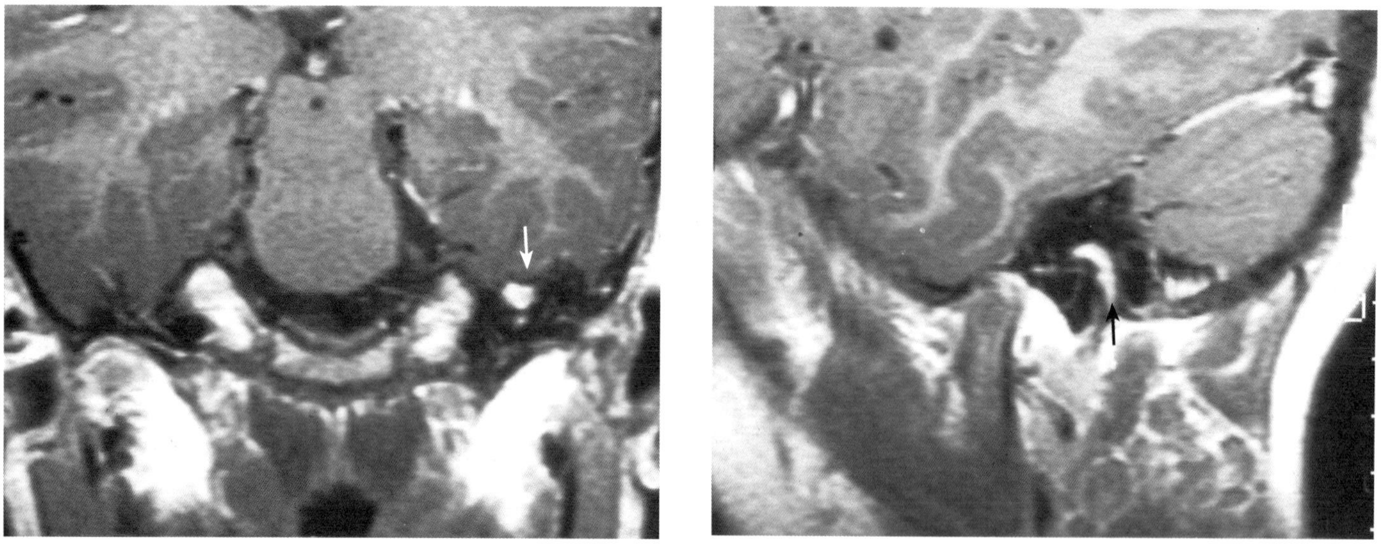

图1.175 左侧面神经纤维瘤。 a 冠状面，b 在注射对比剂后的矢状面 T1WI 磁共振图像。整个颞骨内面神经明显变厚而且强化(箭)。

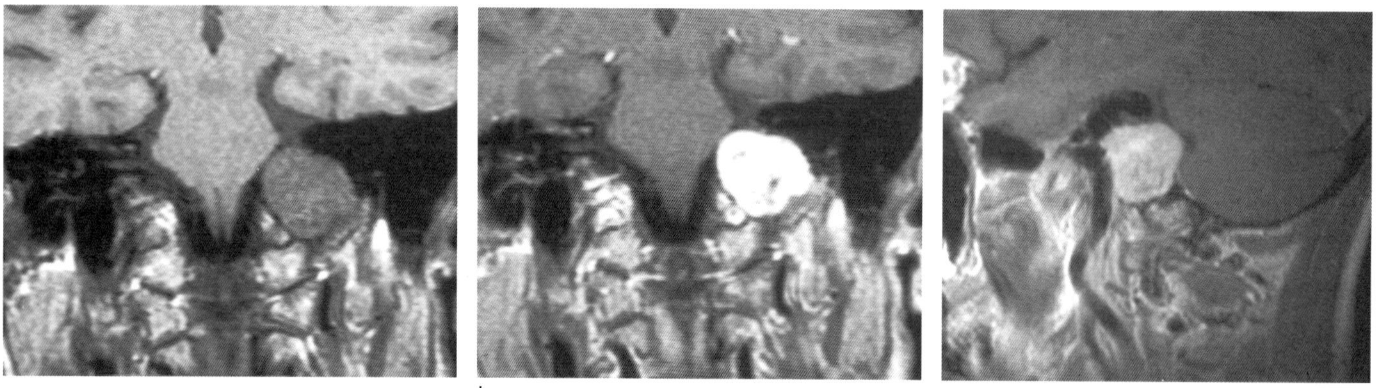

图1.176 迷走神经鞘瘤。a T1WI 冠状增强前磁共振图像；b，c T1WI 冠状和矢状的磁共振增强图像。一个增强软组织块侵蚀左侧岩骨的下后部。颈静脉窝呈缓慢上升缓慢下降型扩大。但是肿瘤未进入中耳腔。颈静脉球被肿块压迫。

第Ⅴ颅神经神经瘤

第Ⅴ颅神经瘤起于神经的脑池部或三叉神经半月神经节，可向上扩大进颅中窝。偶尔这些肿瘤会侵蚀并进引起凹入和上岩嵴中间。轴位和冠状 CT 断面可显示骨质侵犯的部位和程度。冠状和轴位磁共振图像能更好的显示肿瘤块。由于神经不同程度增粗及肿块的大小不同，T2 加权像呈高信号，并有明显的强化。

第Ⅸ，第Ⅹ，第Ⅺ和第Ⅻ颅神经神经瘤

第Ⅸ，第Ⅹ，第Ⅺ和第Ⅻ颅神经神经瘤多发生于颈静脉窝或在舌下神经管中。它们引起各种类型的神经麻痹。随着肿瘤增长，可引起颈静脉窝和舌下神经管的渐进性扩张类似颈静脉球瘤。(图1.175)。神经瘤也可向颅内体积延伸进入颅后窝和枕大孔。

与颈静脉球瘤不同，当第Ⅸ，Ⅹ，Ⅺ颅神经神经瘤非常大并才引起颈静脉窝扩大但比血管球瘤更边界清楚。CT（包括增强扫描）或磁共振成像可对病变的大小和范围进行诊断和评价。

增强 CT 显示为强化的软组织块。计算机后处理生成的神经鞘瘤时间密度曲线呈缓慢上升缓慢下降型不同于血管球瘤的速升。

磁共振 T2 加权像中神经瘤显示为高信号强度的肿块，在注射对比剂后呈均质增强(图1.176)。

嗜酸细胞肉芽肿

嗜酸细胞肉芽肿（朗格汉斯细胞，组织细胞增多症）是一种良性慢性肉芽肿，与网状内皮系统其他疾病相关，诸如Letterer-Siwe病、Hand-Schuler-Christian病和组织细胞增生症 X[12]。字母 X 用来标明组织细胞的未知起源。现在知道组织细胞在形态学和免疫学上与朗格汉斯细胞是相同的。 病因学未知，但是嗜酸细胞肉芽肿通常被归类为良性瘤。颞骨的嗜酸细胞肉芽肿通常侵犯乳突。影像表现类

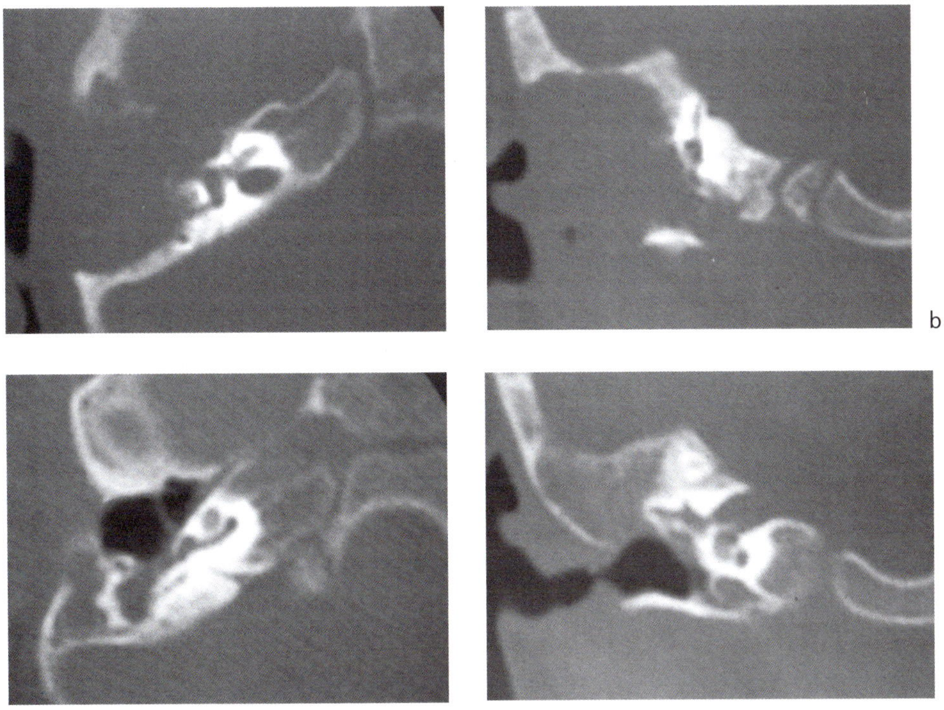

a b c d

图1.177 嗜酸细胞肉芽肿。a 轴位，b 冠状CT断面。右。一个大的软组织块填充并侵蚀乳突、外耳道，中耳和迷路囊的水平半规管的骨性轮廓。c，d 放射治疗后四个月的冠状CT图像。由于软组织块的缩小和所侵犯的颞骨部分的再矿化已经有显著的好转。

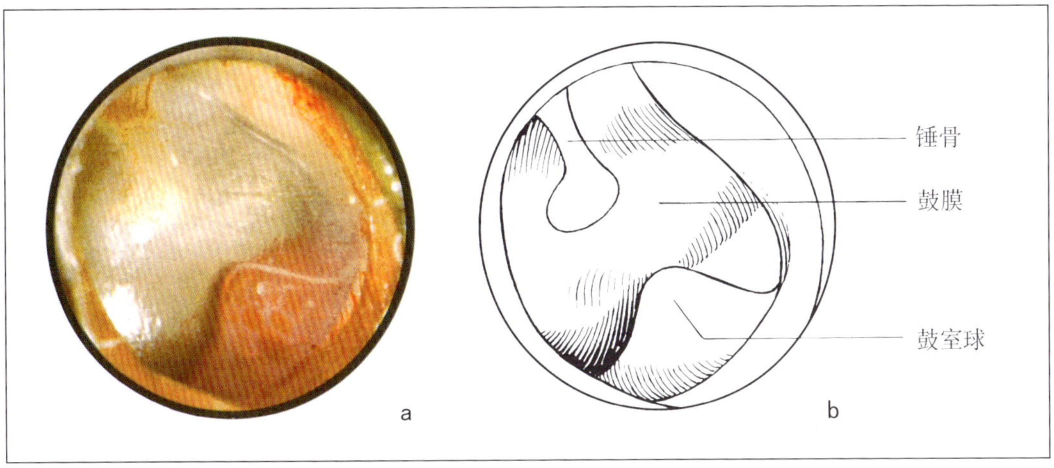

图1.178 a 鼓室球瘤。耳镜所见，左。一个紫红色块位于中耳下部与鼓膜相接触。b 为a的示意图。

似融合的急性乳突炎。受累的乳突气房模糊，骨隔被破坏形成空腔。乳突皮质可变薄，破坏或膨胀(图1.177)。

随着病情的进展，可累及到外耳道和中耳腔伴有骨壁破坏。因此，病变可能延伸到颞骨岩部和迷路。在这一阶段难与恶性肿瘤，特别是儿童的横纹肌肉瘤鉴别。当病变影响颞骨鳞部时嗜酸细胞肉芽肿引起大小不定的溶骨区。病变的边缘没有成骨反应。放射治疗后受累颞骨通常有部分的或完全的再矿化(图1.177)。

血管球瘤

血管球瘤，也叫化学感受器瘤和非嗜铬性神经节细胞瘤，是起源于中耳或微小的球腺良性瘤，主要在颈静脉窝中和在中耳的岬上被发现。

症状取决于病变的位置和大小。在颈静脉窝中出现的病变，称为颈静脉球瘤，侵犯毗连的脑神经和可能引起相应神经的麻痹。肿瘤通常累及中耳，由于侵犯听骨链可导致传导性耳聋。随着病变扩大，可延伸到乳突和外耳道。累及迷路引起耳鸣，神经性耳聋和眩晕。鼓室球瘤起源于沿岬走行的雅各布森神经球腺。早期，这些病变很小且局限于中耳，可能侵犯听小骨。如果病变向下扩大并破坏鼓室底，则与颈静脉球瘤难以鉴别。

耳镜检查发现

血管球瘤的特征为位于中耳的淡紫红色球状肿块。在早期阶段，块位于完好的鼓膜内侧。肿瘤与鼓膜的接触时常引起曲线状气－瘤平面。因为颈静脉球瘤和鼓室球瘤二者均在中耳下部出现， 耳镜检查对两者不能分辨 （图1.178.1.179)。

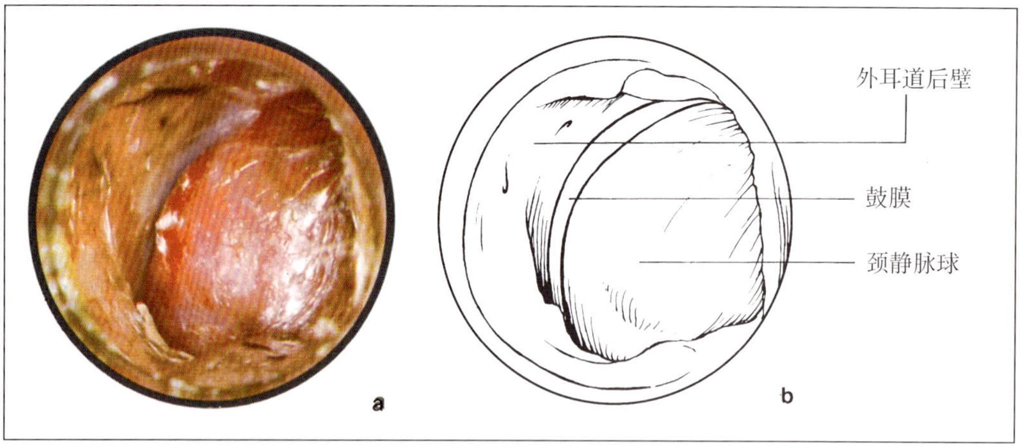

图1.179 a 右颈静脉球瘤耳镜检查所见。一大的颈静脉血管球填充中耳并使鼓膜疝入外耳道。该症变有血管球瘤紫红色的特征。b 为 a 的示意图。

随着病变扩大，鼓膜脱落而且淡紫红色息肉样肿块在外耳道内显现。当处理此病变时，容易大量出血。而慢性耳炎的炎性息肉出流血极少。应通过组织切片活检来确诊。为避免出血造成肿块模糊，活检应该在影像检查之后进行。当肿瘤局限于中耳而且位于完好的鼓膜后方，血管球瘤的耳镜检查表现可能与高位颈静脉球，异位的颈内动脉(见图1.48)，或中耳的胆固醇肉芽肿相混淆(图1.178，1.179)。

影像技术

CT 是诊断鼓室球肿瘤和评价其范围的最有用的技术。对于扩展到中耳外面的较大的病变是磁共振检查的指征。动脉造影和静脉造影术已经在很大程度上被 CT 和磁共振血管成像取代。

CT

在注射对比剂前后需扫轴位和冠状 CT 断面。观察软组织和骨的影像变化。预先选定肿块所在的断面的行动态 CT 扫瘤研究会区别血管球瘤和其他血管肿块，如高颈静脉球。时间－密度曲线为类似动脉快速上升的达波峰，不同于颈脉球瘤高位静脉球的延迟的静脉峰(图1.180)。

磁共振

磁共振表面线圈能获得更清晰的图像。肿瘤在 T1 加权的和 T2 加权的图像上显现为中等强度信号的块，包含多处血管产生的流空信号(图1.185，1.186)。在对比剂注射后肿块强化。为了区分肿瘤块和毗邻的板障骨，可于增强 T1 扫描时妥用脂肪抑制技术。CT 和 MR2 增强扫描均可清晰显示颅内受侵的边界但颅外部分 MR2 显示更清楚，因为血管球信号强度不同于周围结构，特别是肌肉的信号强度。另外，颈静脉和颈动脉的受累通常可在常规自旋回波或梯度回波图像中看到(图1.185)。若不能清晰地显示血管，应该磁共振或 CT 血管成像。在磁共振血管中术，我们使用三维时间飞跃法诊断颈动脉疾病和二维的时间飞跃法诊断颈静脉。

动脉造影术

动脉造影术可用来鉴别栓塞形成、外科结扎，以及肿瘤切除之前的血管球瘤供养血管的评价。颈总动脉注射造剂用于显现来自颈外动脉部和颈内动脉的给养血管。咽升动脉是最常见的供血动脉。椎动脉造影可通过椎基底动脉的循环观察到供。

应该用减影法来血管性肿块和供养血管，否则会因周围高密度颞骨的影响而显示不清(图1.187)。

逆行静脉造影术

很少需要逆行颈静脉造影术，因为磁共振图像能显示肿瘤对静脉的侵犯(图1.188)。经皮穿刺颈静脉入路或用塞格林（Seldinger）针通过股静脉进行穿制造影。通管丝退出和导丝前进经过针腔进入颈内静脉到颈静脉窝的骨盖。退出针接着用一个不透明线的聚乙烯导管进入颈静脉，然后移去导丝，再行造影。

影像学所见

鼓室球瘤

CT 和磁共振在此病的诊断方面很重要，并且在判断病变大小和范围方面是必要的。

CT 检查显示鼓空球瘤为不同大小的软组织块，通常在鼓室腔的下部(图1.180，1.181)。当炎症或浆液填充中耳并包围肿瘤，轮廓变得模糊。充填整个中耳的大鼓室球瘤可引起鼓膜向外膨出和岬的凹面侵蚀。病变也可向后进入乳突和向下进入下鼓室的气房内。下鼓室的底通常完好。如果病变侵蚀颈静脉窝，肿瘤就不能与颈静脉血管球区别。但此时颈静脉球和颈静脉为正常。

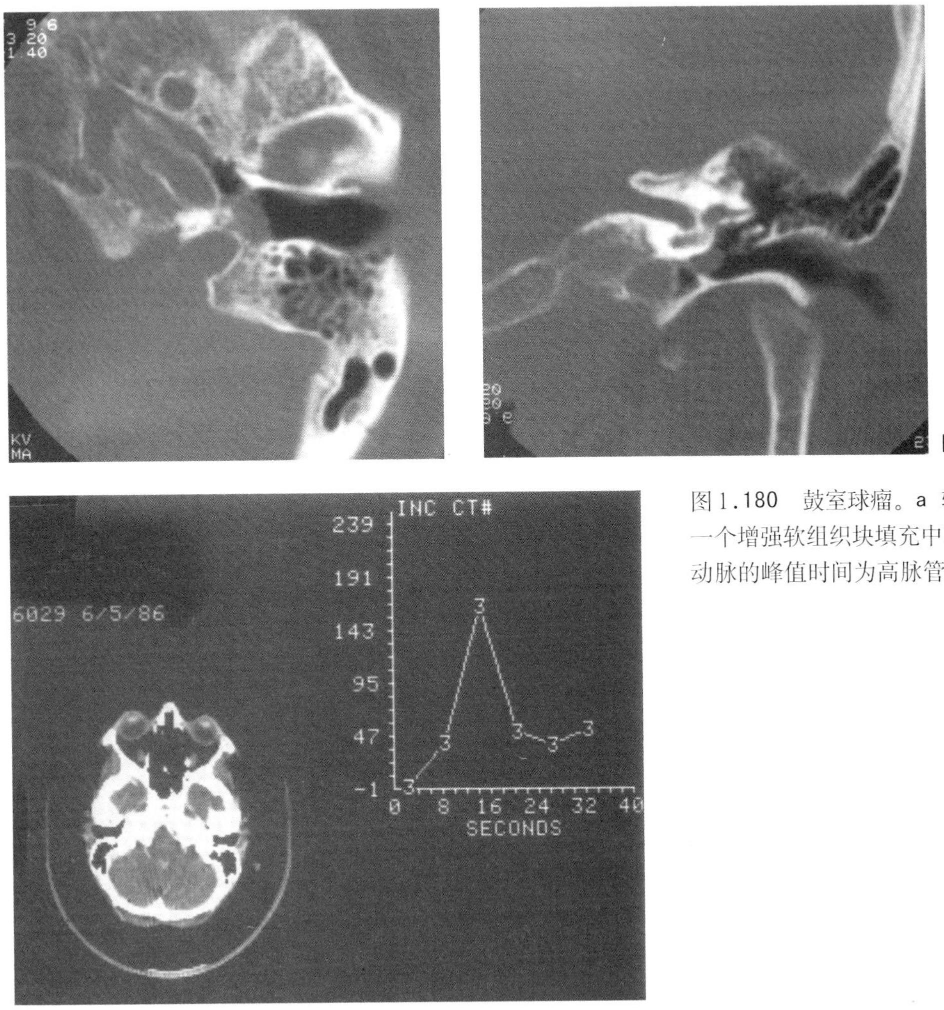

a b c

图1.180　鼓室球瘤。a 轴位，b 冠状CT图像；c 时间－密度曲线。一个增强软组织块填充中耳腔的较低的部分。动态研究显示肿瘤随着动脉的峰值时间为高脉管性的。

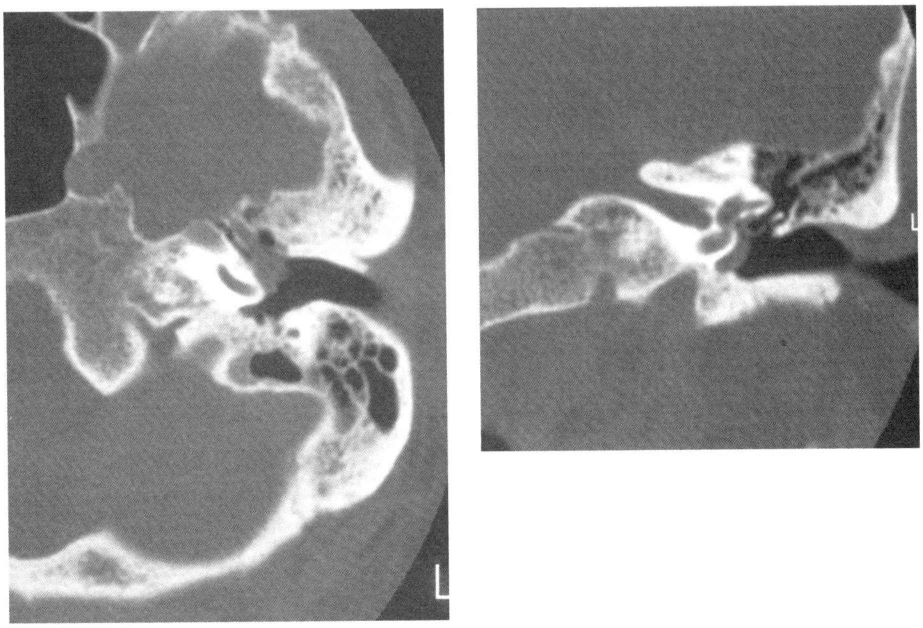

a b

图1.181　左鼓室球瘤。a 轴位，b 冠状CT断面；界限清晰的软组织块位于中鼓室下部。中耳的残余物被充气没有鉴别出骨性侵蚀。

颈静脉球瘤

颈静脉球瘤的典型CT检查发现是(图1.182～1.186)：

1．颈静脉窝的皮质骨侵蚀和颈静脉窝扩大。颈静脉窝的大小变化极大，且常发现两个颈静脉窝不对称。大的颈静脉窝并不提示血管球瘤的存在除非伴有骨壁的侵蚀。

2．把颈静脉窝与颈动脉管的外口分开的三角形骨中隔的侵蚀。这一发现在矢状的图像上显示最好。

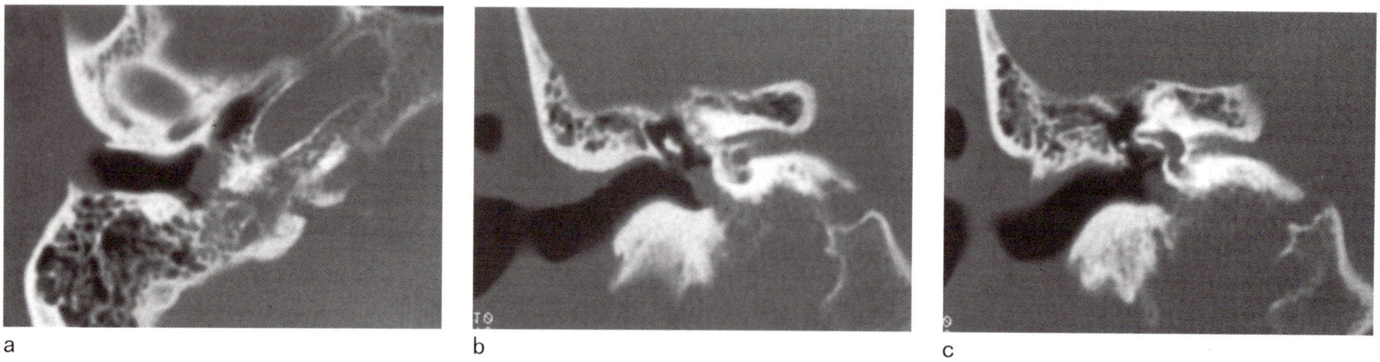

a b c

图1.182 颈静脉血管球。a 轴位,b,c 冠状CT断面,右颈静脉窝似扩大,下鼓室的侧壁和底似被侵蚀。一个强化的软组织块突入中鼓室而且伤害砧镫关节。

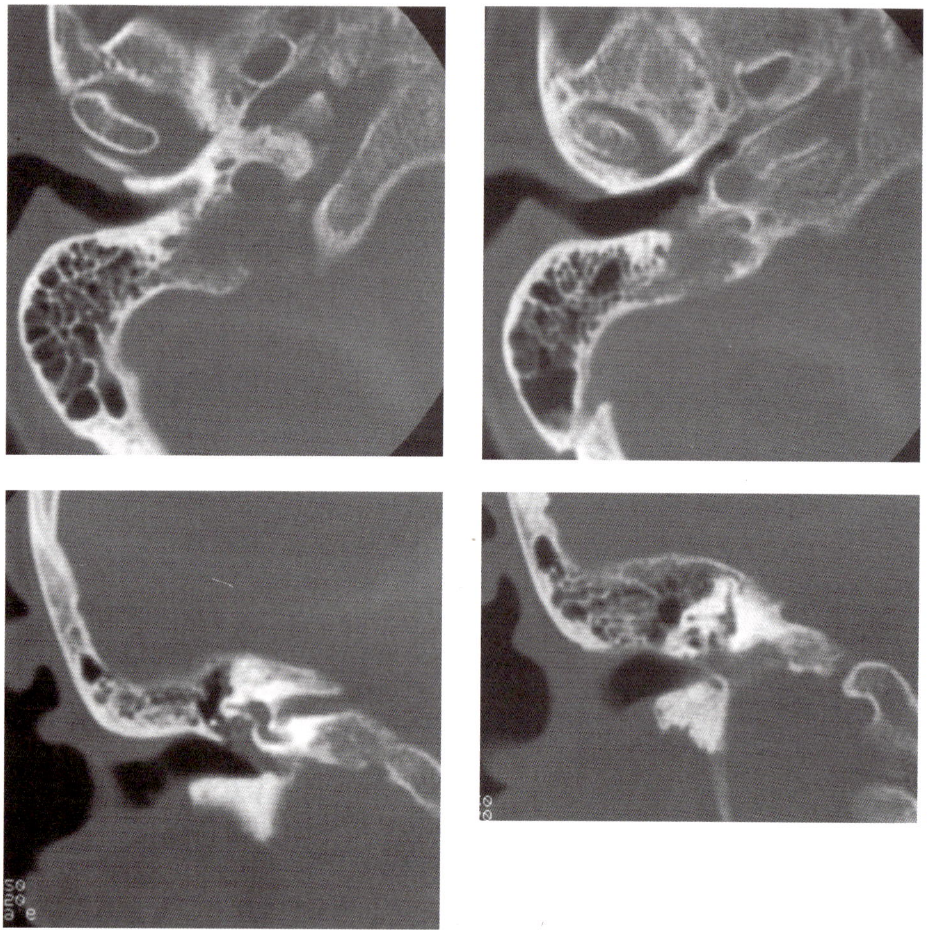

a b c d

图1.183 颈静脉血管球瘤。a,b 轴位,c,d 冠状CT断面,右。颈静脉窝和颞骨岩部后下方被侵蚀。强化的软组织块扩展进入中鼓室且包绕砧骨和镫骨的长突。

3. 中耳腔底的侵蚀。
4. 一个强化的软组织块从颈静脉窝突出进入中耳腔大小不定。肿块可能向上延伸侵犯听骨链。可能进一步累及乳突。肿块向外侧还可侵蚀鼓膜共填充外耳道。
5. 颞骨岩部后下方受被侵。这是血管球向内扩展的特征。血管球向下破坏颞骨岩部的后下方并侵蚀耳蜗导水管外口。进一步的扩大导致岩尖部分或完全破坏。迷路骨化但是很少被侵犯。
6. 枕骨的毗邻面时常被累及并且逐渐受侵蚀扩大。进一步向向内扩展包线舌下神经管并到达枕骨大孔。
7. 较大的肿瘤侵蚀颞骨岩部且凸入中颅窝和后颅窝的硬膜外腔（图1.183,1.184,1.186）。
8. 颈静脉内和沿着颈静脉向下的蔓延经常发生。由磁共振显示最好（图1.185）。

磁共振成像

较大的颞骨外延伸的颈静脉血管球瘤需要磁共振来诊断。在T1WI和T2WI图像肿瘤为中等强度信号不均匀的肿块。一些小的流空信号区散在分布于肿瘤各处，是由瘤内高血流血管产生。信号强度与周围颅内和颅外的软组织容易区别(图1.185.1.186)。在静脉注射对比剂后，肿瘤呈现中等到明显的强化（图1.186b）。 磁共振的主要优点是

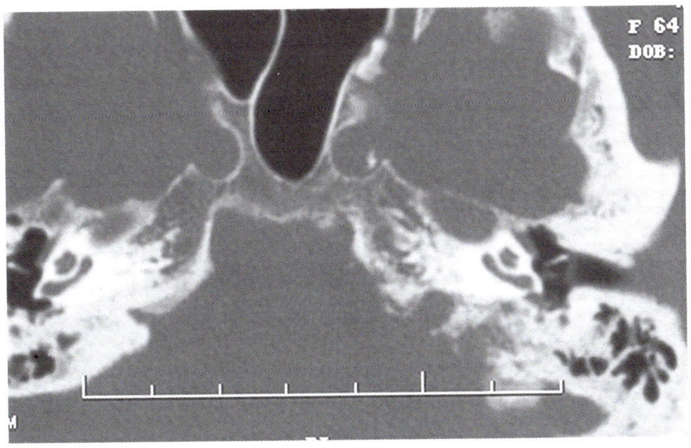

a

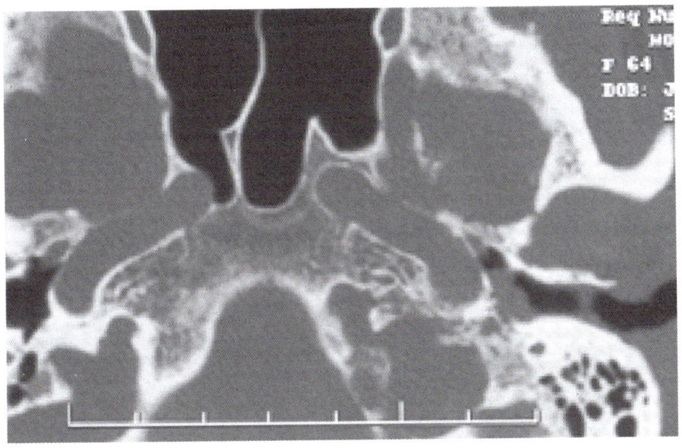

b

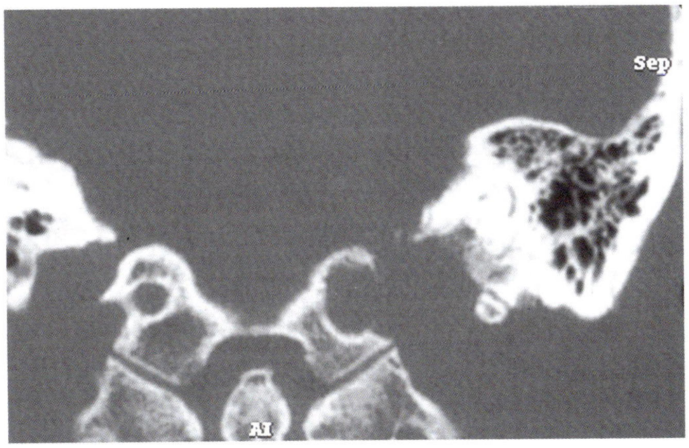

c

图1.184 颈静脉血管球瘤,左。a,b 轴位,c 冠状CT断面。肿瘤侵蚀颈静脉窝，颞骨岩部后部,和毗邻的枕骨包括舌下神经管(c)。也累及下鼓室的底，而且肿块扩展进入中耳下部(b)。

不需要创伤性脉管造影就能显现颈静脉和颈内动脉。磁共振可显示这些血管的移位，变窄或闭塞以及血栓形成(图1.185,1.186)。肿瘤在血管内腔里的以及蔓延能被清楚地识别。当计划实施颅底手术时,详尽了解肿瘤是否危及大血管的安全是很必要的。

静脉造影术

在没有磁共振的情况下，逆行的颈静脉造影术是显示血管球瘤最好方法可了解其在颈静脉腔内或沿着颈静脉壁向下扩展进入颈部（图1.188)。这一信息对放射疗法射野下缘的情况的设定是必需的。

动脉造影术

诊断血管球瘤不要求减影法动脉造影术，但是当鉴别栓塞形成或外科结扎病变的供养血管之前(图1.187)是需要做的。

内淋巴囊瘤

内淋巴囊瘤是局部出现的乳头状腺瘤样肿瘤。经常合并 Von Hippel-Lindau 病,这是一种遗传多系统的肿瘤性疾病[19]。内淋巴囊瘤首先累及毗邻的硬脑膜和内淋巴管。从那里病变伸延到前庭半规管、乳突和中耳腔，在中耳腔内透过完好的鼓膜，耳镜下呈蓝色的肿块，时常与血管球瘤混淆。继续的生长导致乳突和颞骨岩部完全被肿瘤代替。轴位CT图像显示内淋巴囊区肿瘤归初侵蚀颞骨岩部后局部(图1.189,1.190)[15]。随着病变扩大，可观察到颞骨岩部的破坏伴内耳结构的侵犯。在磁共振图像中，由于囊肿含血或高蛋白质的液体呈高信号区和由于钙化和血管流空有无信号区[22]，因此肿瘤形态各异。在静脉注射对比剂后,肿块的实体部分呈不均匀的强化(图1.189,1.190)。

恶性肿瘤

原发恶性肿瘤

癌

颞骨的癌主要见于外耳道。 中耳腔的原发癌极罕见，因为大多数的中耳癌实际上由外耳道深部侵入所致。外耳道癌容易侵入和向深部扩展累及颞骨的周围部分。突出的症状是疼痛和出血。因为在外耳道的皮肤和骨膜之间没有皮下组织，癌早期即可浸润骨膜，引起剧烈疼痛(图1.192)。

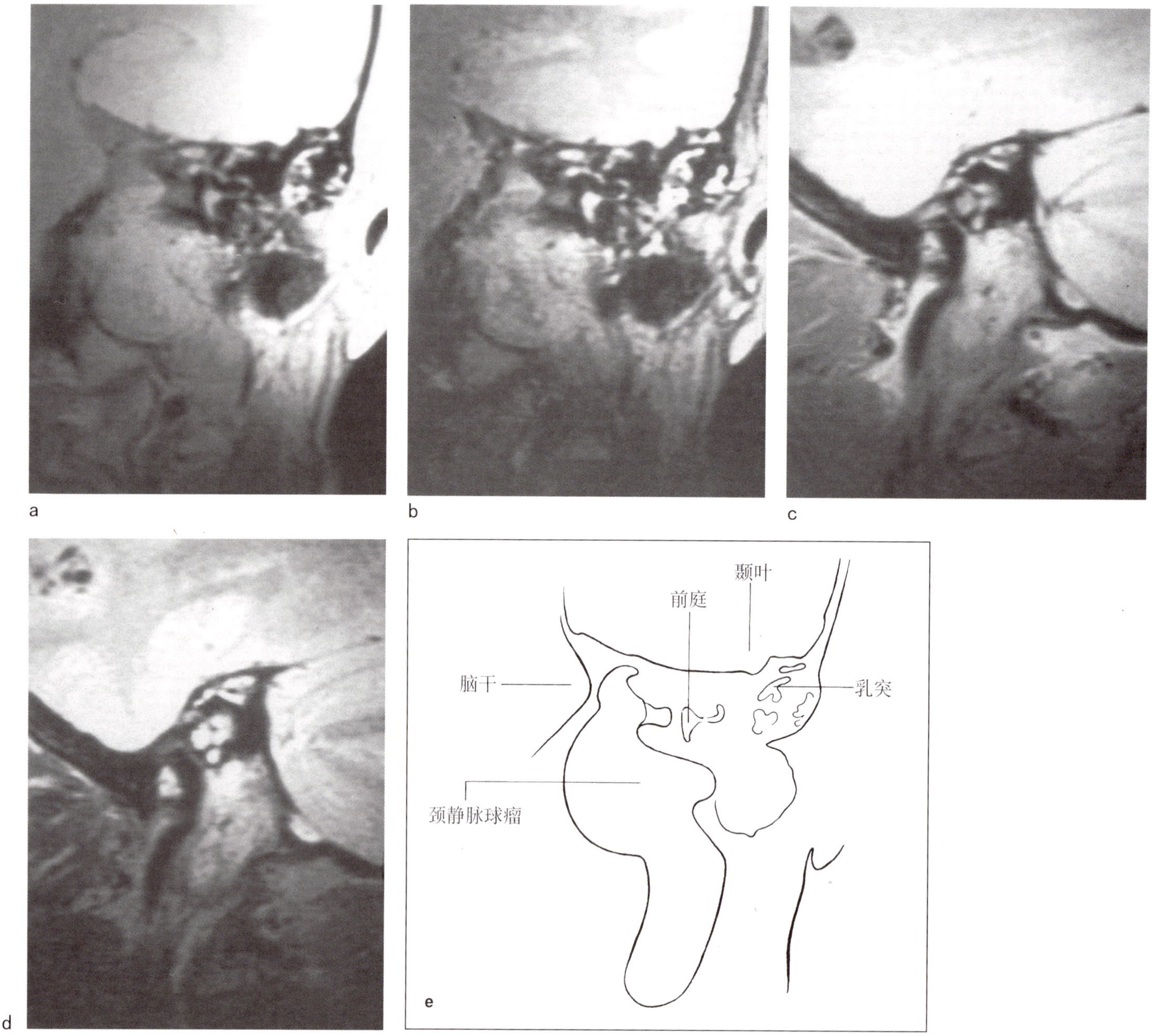

图1.185 颈静脉球瘤。a，b 冠状，c，d 矢状的磁共振断面，左。a 和 c 是自旋密度加权像，b 和 d 是 T2WI 图像。大的软组织块从颈静脉窝延伸到颞骨岩部。肿瘤块以在双回波序列里呈混杂信号为特点，并且包含一些无信号区域，推测为血管流空。肿瘤阻隔颈静脉球并延伸但是不累及颈动脉。e 为 a 的示意图。

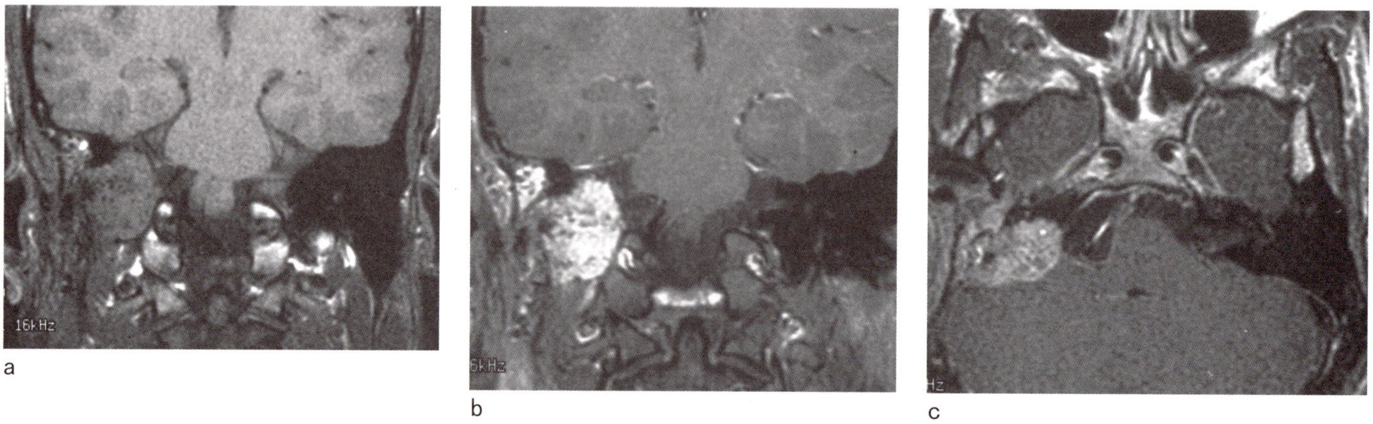

图1.186 复发的颈静脉球瘤，右，手术后二年。a 在注射对比剂前的冠状 T1WI 磁共振图像；b 冠状断面，c 增强后的轴位 T1WI 磁共振图像。信号不均的大软组织块填充颈静脉窝而且侵蚀乳突和颞骨岩部(a)。内含有多发无信号区的增强的肿瘤块侵蚀内耳道 (b 和 c)。

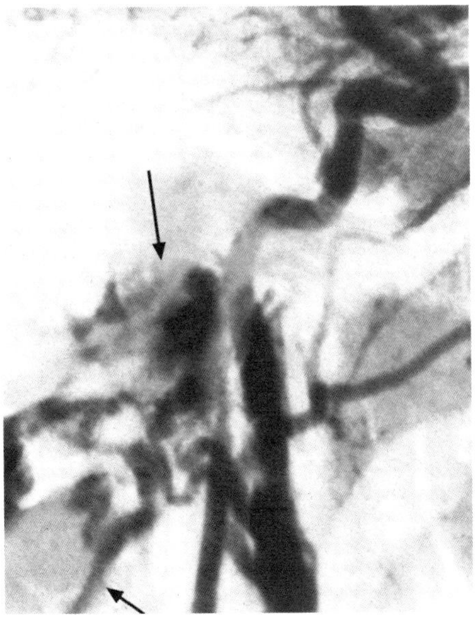

图1.187 颈静脉球瘤，以及减影的颈动脉造影，右。 血管性肿块（长箭）位于颞骨岩部的下方。供养球瘤的咽升动脉（短箭）扩张。

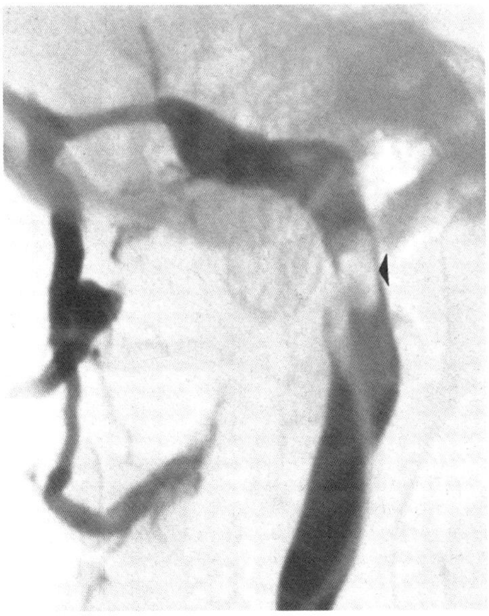

图1.188 颈静脉球瘤，逆行静脉造影，右。一个充盈缺损（箭头）显现在颈静脉球圆顶下1cm的颈静脉内。

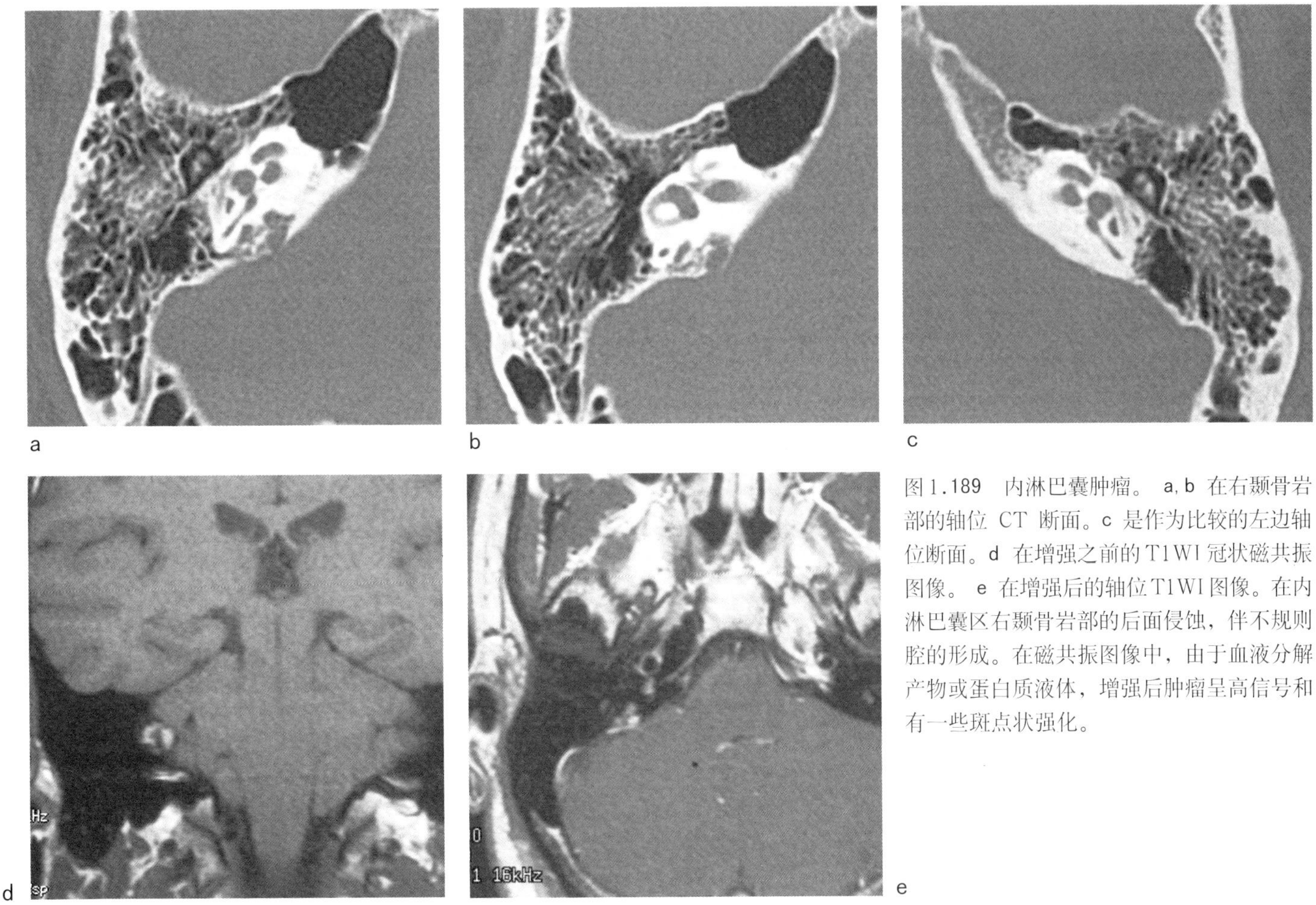

图1.189 内淋巴囊肿瘤。 a，b 在右颞骨岩部的轴位 CT 断面。c 是作为比较的左边轴位断面。d 在增强之前的T1WI冠状磁共振图像。 e 在增强后的轴位T1WI图像。在内淋巴囊区右颞骨岩部的后面侵蚀，伴不规则腔的形成。在磁共振图像中，由于血液分解产物或蛋白质液体，增强后肿瘤呈高信号和有一些斑点状强化。

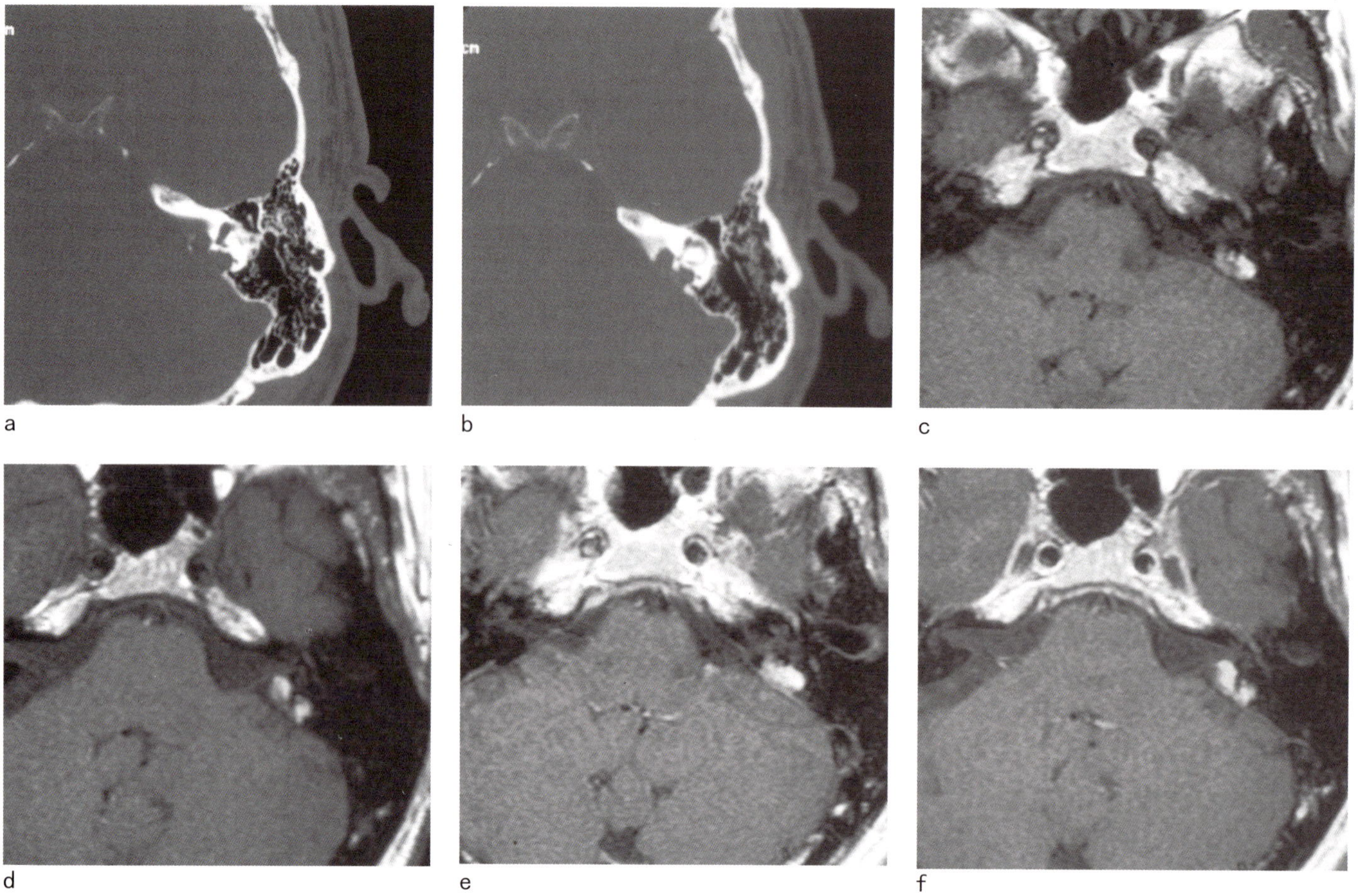

图1.190 内淋巴囊肿瘤.a，b 轴位 CT;c,d 对比前的轴位 T1WI 磁共振图像：e,f 增强的轴位T1WI 图像。肿瘤已经侵蚀左颞骨岩部的后面，包括内耳道后壁和后半规管下肢（a，b）。肿瘤包含高信号强度区域，是因血液产物或蛋白质液体和在对比后的强化。

扩展

外耳道癌向前可延伸入颞下颌关节腔内，向后进入乳突和面神经之内，向下延伸至颈部，以及向内进入中耳。进一步向内延伸侵犯颈静脉窝和颞骨岩部。

耳镜检查结果

在外耳道癌的耳镜检查时，发现一个接触时容易出血的粒状溃疡的病变。外耳和中耳的所有这样的粒状病变应该进行活体组织切片检查（图1.191）。

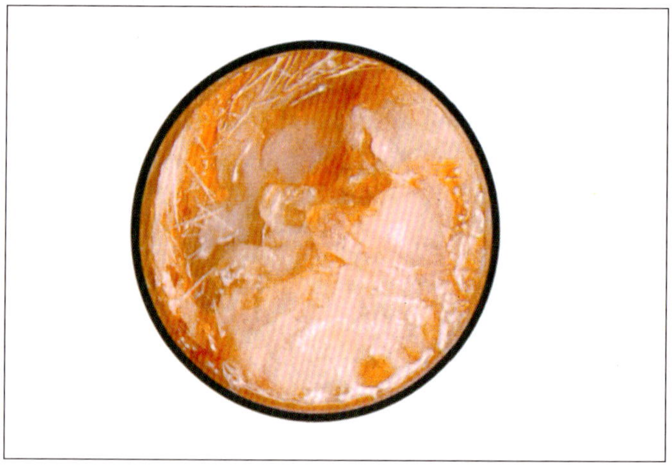

图 1.191 外耳道癌，耳镜检查结果，右。一个大的粒状鳞癌填充外耳道。

图像评价

颞骨癌的CT的作用有二：显示癌特征性的骨侵蚀和确定病变的范围。这一信息将会使外科医生能够决定病变切除的可能性。当放射治疗时候，影像检查有助于确定放疗范围。在向颞骨外侵犯的较大病变中，磁共振应为首选方法，因为它在显示颅内和颅外的侵犯方面优于CT。在病变早期CT会显示在外耳道内不规则的软组织块，侵蚀和破坏骨壁部分（图1.192）。肿瘤经外耳道骨壁会侵蚀颞下颌窝并造成髁突的前移。进入乳突会造成的典型虫蚀样骨破坏。病变向后常侵犯面神经管的垂直段。当病变向内延伸时，在中耳形成软组织块。病变时常从中耳向下进入颈静脉窝或进入颞骨岩部。颞骨受累通常造成迷路的骨化，因为耳囊对浸润相对有抵抗力。极晚期的癌引起颞骨和毗邻骨结构的广泛破坏。在这些情况下，磁共振比CT

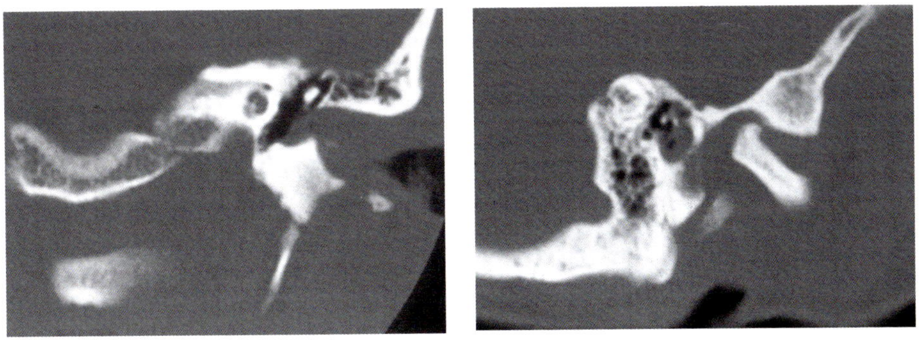

a b

图1.192 左外耳道癌。a 冠状CT断面，b 矢状CT断面。软组织肿块填充外耳道腔但是不进入中耳腔之内。肿瘤已经侵蚀外耳道的底壁和前壁。

能更好地显示肿瘤在颅内和颈部的侵犯。

肉瘤

颞骨的肉瘤极罕见。他们常见于儿童的中耳或颞骨岩部。组织学上包括横纹肌肉瘤、纤维肉瘤、淋巴肉瘤、成骨肉瘤、软骨肉瘤和未分化的肉瘤(见第3章)。

图像检查发现

CT应包括轴位和冠状断面。CT增强扫描和磁共振能显示病变在颅内和颅外的扩展。

如果病变从中耳开始，常会有软组织块引起鼓膜向外凸出。乳突气房在病变早期显现模糊混浊，随着肿瘤的生长被破坏。

外耳道通常是完好的。肉瘤容易进入咽鼓管内。发生在鼻咽和咽鼓管中的肉瘤也可逆行延伸到中耳和颞骨。不论肿瘤来自岩部或来自中耳，其高度恶性常完全破坏岩锥(见第3、7章)。

继发性恶性肿瘤

继发恶性肿瘤累及颞骨是由于毗邻结构病变的直接侵犯和远隔转移而来。

直接蔓延

腮腺癌直接蔓延侵犯颞骨最常见，当病变从腮腺向上扩展，则累及颅底和颞骨。外耳道的底和乳突的下部通常也会被肿瘤侵蚀。病变还可能阻塞外耳道。当茎乳孔被侵犯会引起面神经麻痹。腺样囊性癌趋向于从茎乳孔沿着面神经播散并且侵蚀和扩张面神经管。随着肿瘤的生长，乳突、中耳和颞骨岩部均可受侵（图1.193)。CT能显示颞骨的渐进性破坏。 磁共振图像显示肿瘤表现为沿着面神经播散并侵犯颅底的强化肿块(图1.193)。

远隔转移瘤

颞骨的最常见的转移瘤是乳腺、肺、前列腺和肾的癌。黑色素瘤和其他的恶性肿瘤也可转移到颞骨 （图1.191.1.195)。并可累及到颞骨的任何区域，而且征状的改变取决于病变的位置。病变可能是破骨性的，如肺转移癌；也可能是成骨性的，如前列腺癌；或混合性的，由含破坏性和硬化性的病，如乳腺癌。应行CT或磁共振检查来排除颞骨病变的颅内的扩散和确定颞骨侵犯的范围。

CT或磁共振成像还能除外颅内其他转移灶的存在。

内耳道和听神经鞘瘤

■正常内耳道

正常内耳道（IAC）从在颞骨岩部中段的后面的开口延伸到筛板， 侧面地关闭耳道，而且把耳道与前庭分开(图1.196～1.198)。它的长度为10～20mm，最小直径2mm，最大径12mm。然而，不同个体的内耳道大小有很大的差别，任何人两个耳道是对称的或只有不到1mm的差别。内耳道包含听神经，它在耳道内分开进入耳蜗和前庭；还含有面神经、中间神经、迷路动脉；在20%～40%的病例中，还有小脑前下动脉。 在内耳道底有一些小的开口[9]。上前庭神经通过筛板的小开口到达水平及上半规管的壶腹，和椭圆囊斑。在耳道的前壁横嵴上面外侧[9]是面神经和中间神经的法洛皮欧 (fallopian)道的开口。在镰状嵴下，到耳道基底中间2～3mm处，是螺旋孔列，在蜗轴底部为蜗神经的一系列的小孔。在下壁和后壁之间的连接是单道的开口，由有一支下前庭神经通过到后半规管的壶腹。下前庭神经的剩余部分通过筛板到达球囊斑。内耳道以硬膜为界并且沉浸在脑脊液内。当然，在内耳道内液体的容量与耳道的大小成比例。

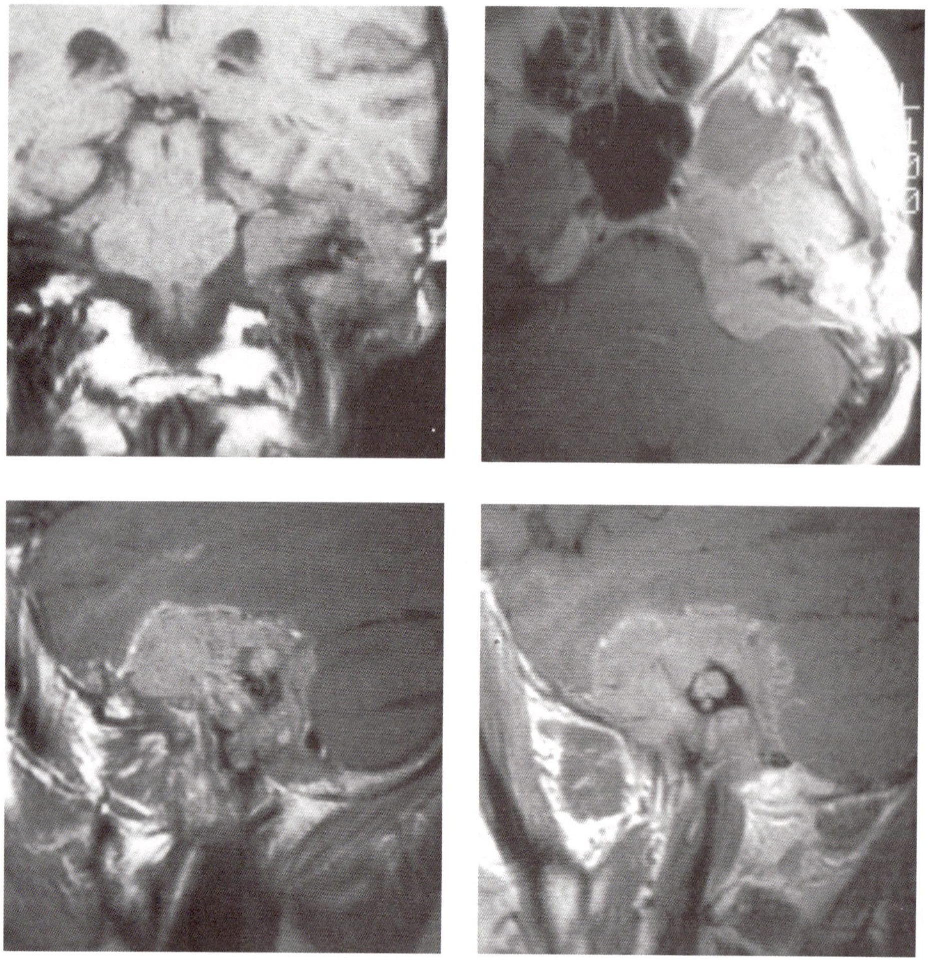

图1.193 左腮腺复发腺样囊性癌。a 注射对比剂前冠状T1W图像;b 轴位, c 和d 在增强后的矢状T1W图像。一个强化的肿瘤占据了整个乳突和颞骨岩部。肿瘤侵入内耳道但未伤害迷路。

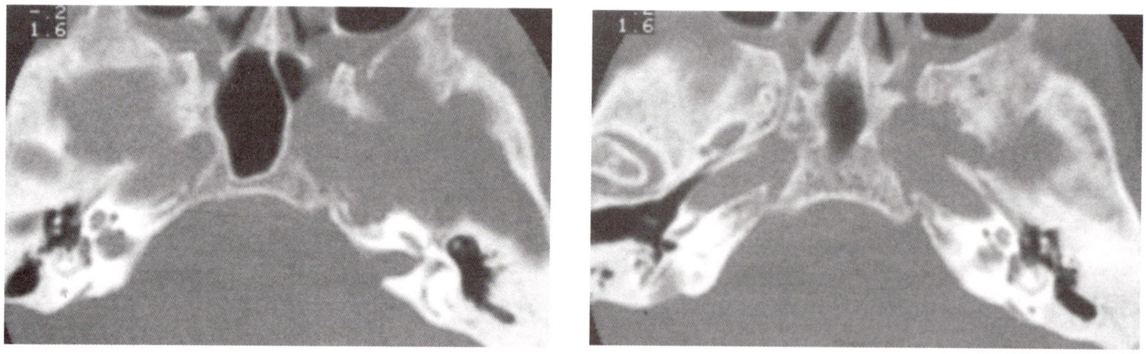

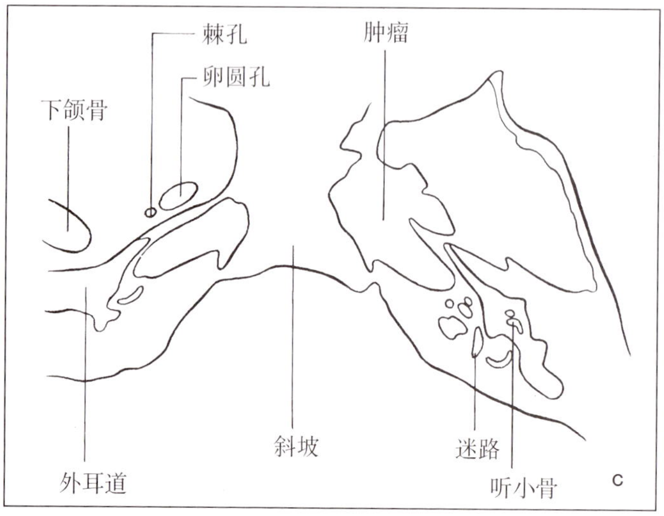

图1.194 肺的转移癌。a,b 轴位CT断面。一个大的破坏性病变累及左岩尖，斜坡和中颅窝底部包括卵圆孔。病变延伸到左蝶窦。c 为b 的示意图。

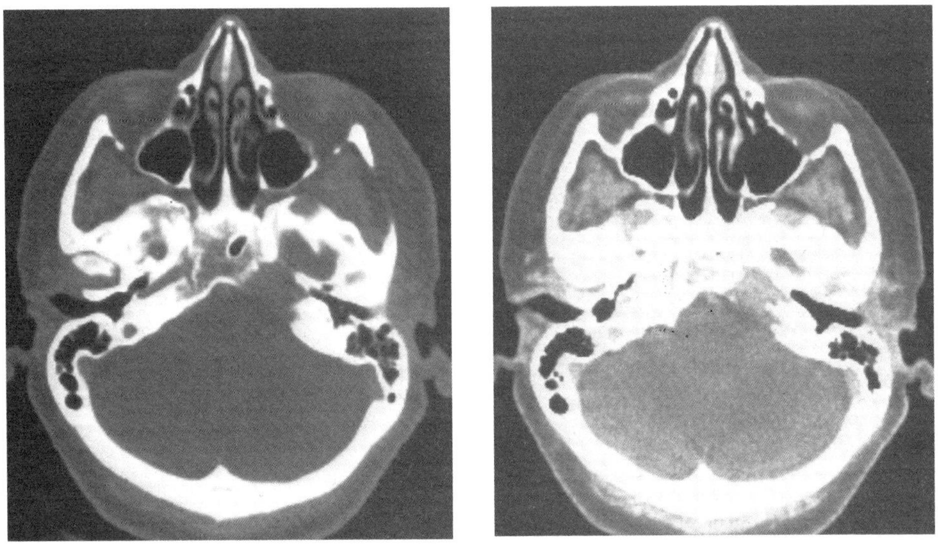
a b

图1.195 乳腺转移癌。a,b 轴位CT断面。一个大的破坏性病变累及左颞骨岩部，斜坡和毗邻的中颅窝底。增强的软组织肿块填充骨缺损（b）。

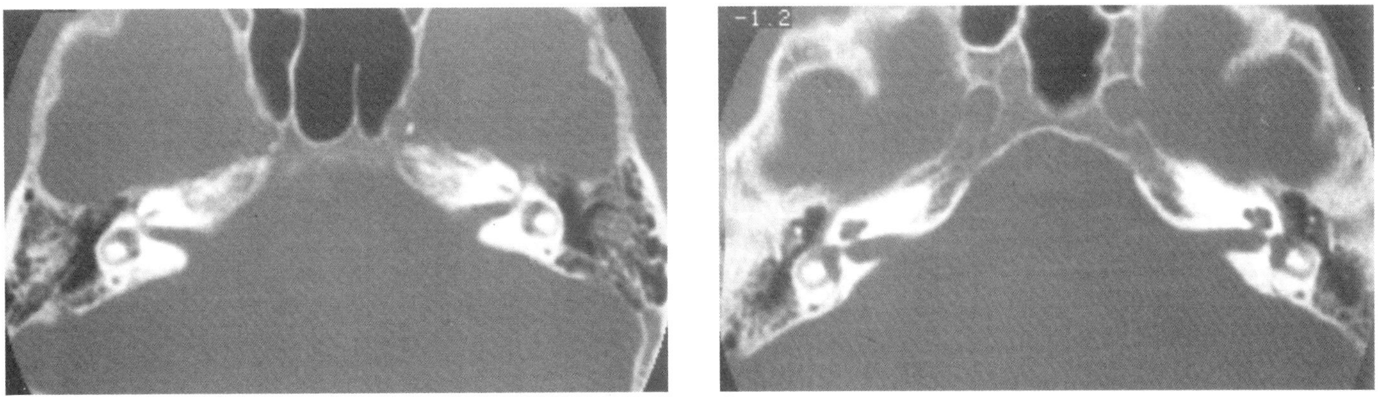
a b

图1.196 正常内耳道。a,b 轴位CT断面。a 经过内耳道上区鼓室断面。面神经管从内耳道底延伸到膝状神经节区域。b 横越内耳道下区的断面显示蜗神经轴基部开口。内耳道开口呈斜面形状，和后壁形成一个清晰的边缘，而前缘与岩骨的中后面平滑地过渡。

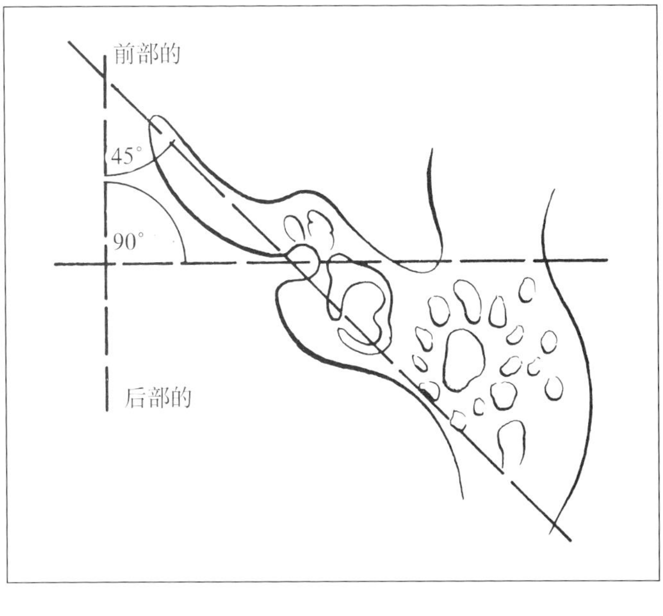

图1.197 内耳道有关的图表。颞骨岩部的长轴形成与矢状面成大约45°角。内耳道进入岩锥处与矢面成90°角。

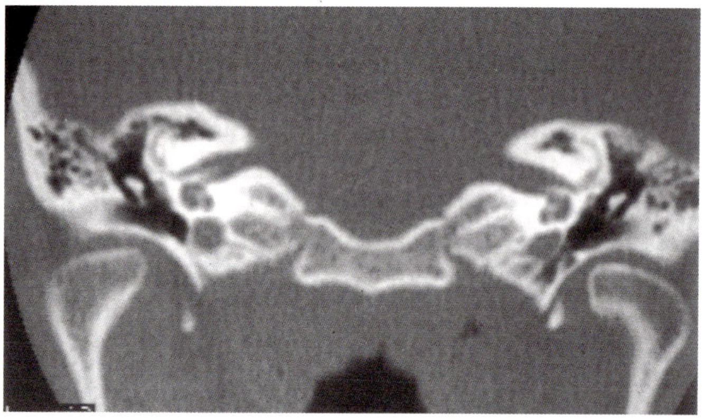

a

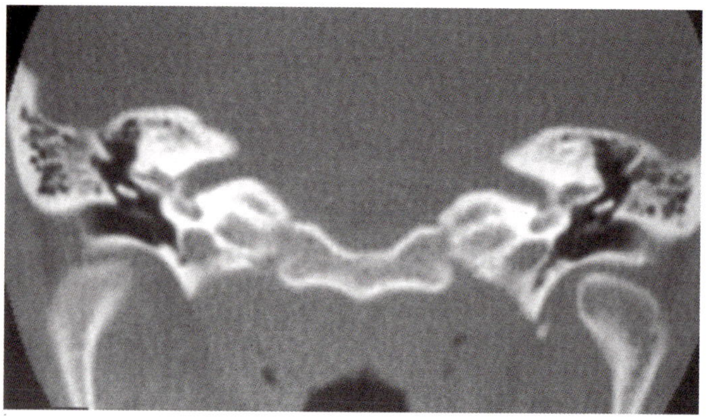

b

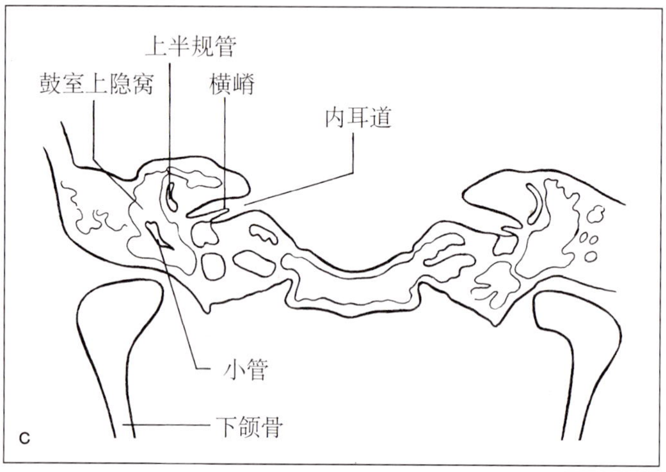

图1.198 正常内耳道。a，b 冠状CT断面。a 最前内耳道部的断面显示横嵴划分内耳道底外侧部。b 内耳道中部断面。c 为a的示意图。

■影像学研究

所有患有原因不明的神经性耳聋或前庭功能损失的病人均应行内耳道和桥小脑南池的影像学检查。 听力测定和前庭的测试有高度敏感性但是不能够提供桥小脑角肿瘤的明确诊断。磁共振成像研究得到普遍认可。当没有MR仪器时，应该进行CT增强和充气脑池造影术(图1.208~1.211)。骨算法的薄层轴位和冠状断面在评价涉及内耳道的骨发育异常中也非常有价值(图1.200)。目前磁共振增强成像是内耳道听神经鞘瘤和其他的占位性病变诊断的金标准(图1.202~1.205)。然而，很小以此作为常规研究不明原因的渐进性神经性耳聋，检查的费用是受限的因素。近期一些作者发现,快速自旋回波（FSE）MR在听神经鞘瘤的检测中和对比增强的MR一样敏感和有效"(图1.203~1.205)。依照这些作者的观点，这种经济有效的方法可筛选耳蜗后的病变。[24] 快速自旋回波T2加权序列产生高清质量的图像，在管道内的脑脊瘫为高信号介质[34]。神经、血管和占位性病变为各种不同回波长度和形状的充盈缺损。毗邻的内耳结构里液体的高信号清晰可见(图1.34)。我们使用快速自旋回波序列研究在耳蜗植入物之前的内耳道和研究偏侧面肌痉挛的内耳道，我们发现其在对内耳道占位性病变的没有优势评价有显著的局限性。首先，在狭窄的内耳道脑脊液很少因此高信号强度介质，快速自旋回波没有优势。更重要的是，直径小于2mm的肿块，可能与在血管产生的充盈缺损混淆而诊。缺乏充盈缺损特性是另一个严重不足。内耳道内的所有块产生同样信号的充盈缺损。因此不能把听神经瘤与脂肪瘤、小动脉瘤、动静脉畸形、神经炎或脑膜肿块区别开。如果存在神经鞘瘤，快速自旋回波图像将辨别不出向蜗轴内的扩展的部分，而注射对比剂之后能清晰看到(钩征)但推测预后的价值不高[8]。自旋回波T2加权像不能诊断炎性病变侵犯听神经和面神经，迷路和脑脊膜，而对比剂注射之后由于强化则很好鉴别。在突然听力丧失的病人时尤为重要，因为病毒性迷路炎或神经炎比听神经鞘瘤更常发生。 我们对患有原因不明的神经性耳聋或不明原因前庭功能障碍的病人进行的研究已经引导我们确立了多种检查途径。

内耳道的有限的研究

顾名思义，这不是完整的评估候选病人颞骨的一项筛查研究而是局限于内耳道和毗连的内耳结构的确切的检查。在增强前后获得颞骨岩部12个2mm厚轴位T1加权的或冠状断面。检查时间总共大约20分钟。对强化的团块和高信号的病变，诸如脂肪瘤、出血或静脉曲张增强前T1加权图像，是必需的。增强后T1加权的断面于显示强化肿瘤的存在、大小、位置和范围。它对观察肿瘤是否扩展到内耳道底还是更少见的在耳蜗、前庭内，或在法洛皮欧（fallopian）道里面是很重要的。因为这样的扩展将会使肿瘤的切除更困难而且增加了损坏面部神经的危险性。

内耳道和脑的全面研究

这一评估用于下列病例中。

1. 患者患有双耳神经性耳聋，这些病例有患神经纤维瘤病及（或）其他的中枢神经系统病变的可能性。
2. 患者患有眩晕和异常的前庭症状，和无 SNHL 有关联。
3. 当 SNHL 和其他神经学有相关发现。

检查包括：在注射对比剂之前，2mm 快速自旋回波行后颅窝和内耳道轴位成像，2mm T1 加权的冠状内耳道断面和 5mm FLAIR 轴位脑的断面，对检测（神经）脱髓鞘病变特别有用。在静脉注射对比剂增强之后，可获得内耳道 2mm T1 加权冠状图像和 5mm 的全脑轴位断面。

内耳道的 FSE 平扫研究

依我们之见，在耳蜗植入术之前和由于偏侧面肌痉挛局限于薄的 T2 加权的快速自旋回波轴位成像的内耳道是对于的评价研究的唯一指征。尤其患有先天性耳聋在耳蜗植入术之前，进行内耳道的轴位和矢状的成像可识别蜗神经。当然，先天缺失或神经萎缩是耳蜗植入术的禁忌证。对于患有偏侧面肌痉挛的患者，轴位和冠状断面可显示受侵面神经的血管或血液循环。

内耳道病理学

内耳道病理及度涉及内耳道壁或起自内耳道的内容物。

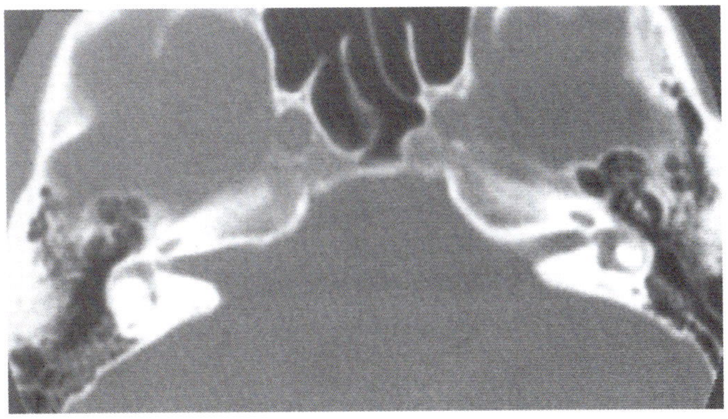

图 1.199 听神经鞘瘤。轴位 CT 断面。右内耳道比左内耳道大且宽。右内耳道后壁变钝并且比左内耳道微短。

骨性变化

病理条件下，无论先天的还是后天的，均可能导致耳道过窄或不正常的扩大。耳道天生的变窄通常可见于患有极深度神经性耳聋的儿童，由于听神经发育不全。后天的狭窄由骨瘤、脑膜瘤、纤维的发育不良、畸形性骨炎、食骨症、骨硬化症和其他的更不寻常的骨发育不良所引起。骨的生长或变厚道壁的骨肥大侵占耳道并引起神经性耳聋，或更少见的面神经麻痹。

内耳道不正常的扩大或由于耳道内（图 1.199，1.209）占位性病变或由于在发育不良的耳道内的硬脑膜的增厚不伴有肿块（图 1.200）。常见于神经纤维瘤病。

内耳道内的病理学

正常的内耳道内包含面神经、听神经和血管，被覆脑膜。病理的进程可能由这些结构的任一个引起，很少由异位组织引起。

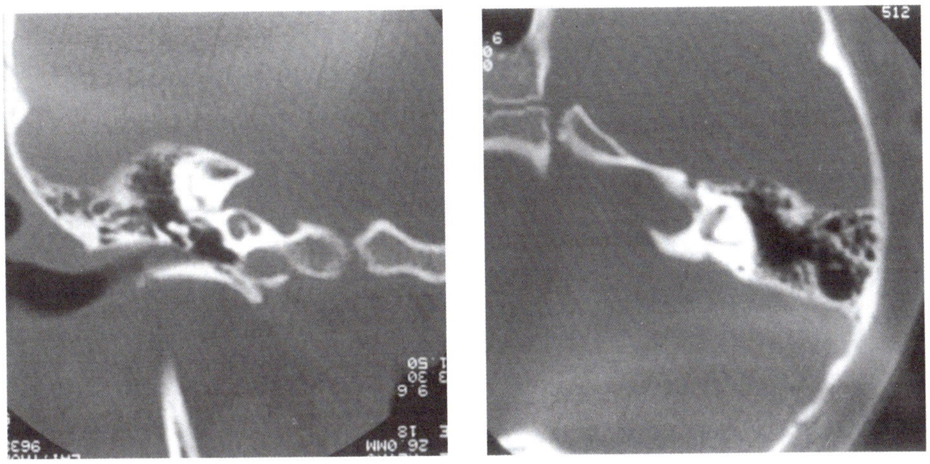

a b

图 1.200 神经纤维瘤病。a 冠状，右，b 轴位，左边的 CT 图像。内耳道内的扩大是由于硬脑膜的扩张但没有肿瘤块。

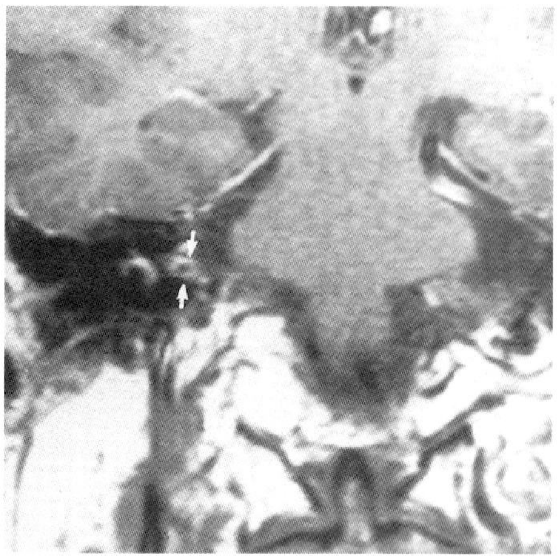

图1.201 前庭神经细胞炎。增强后的冠状T1W MR图像。有前庭，半规管，前庭神经的增强（箭）。

神经性的病理学

因为在临床征候学上和常在成像检查发现的差别，面神经和听神经方面将会分开考虑。两个神经，涉及的病理包括炎性和新生物的条件所组成(神经鞘瘤)。

听神经炎性病变

听神经炎性病变通常累及前庭神经的成分而且是病毒感染的结果。临床的征候为眩晕、恶心、呕吐、而且较少见听力丧失。MR研究显示静脉注射对比剂之后，在一些病人中，前庭神经强化（图1.201）。听神经肿胀区段的强化可能似假肿瘤，这易与神经鞘瘤混淆。下列各点可能在鉴别诊断中有帮助。神经炎的强化不像听神经鞘瘤那样实性和均质，且边缘通常扇形而不是像肿瘤那样为平滑和凹的。除此之外，在一些病例中，由于迷路炎前庭和半规管也有增强。

前庭神经鞘瘤

在大约10%的病人中，听神经鞘瘤是渐进性单耳神经性耳聋和前庭功能丧失的原因。听神经鞘瘤通常在内耳道内腔出现，当它们慢慢地扩大，侵蚀内耳道的骨边缘（图1.199）。放射影像可见其侵蚀。听神经鞘瘤在所有的桥小脑角肿瘤中大约占80%～90%。听神经瘤是良性，易囊变，第Ⅷ颅神经之一的缓慢生长的肿瘤。 病变是由于神经膜或神经鞘细胞的增殖引起。在组织学上，肿瘤由含大的长纺锤体核的细胞组成，时常以栅式排列。较大的肿瘤可能有肿瘤块内囊性退变(图1.208)。

多数听神经鞘瘤起于第Ⅷ颅神经前庭支，很少起于耳蜗支。大部分听神经肿瘤发生在内耳道腔内神经膜鞘与从周围神经节的神经胶质纤维的结合处(图1.203,1.204)。

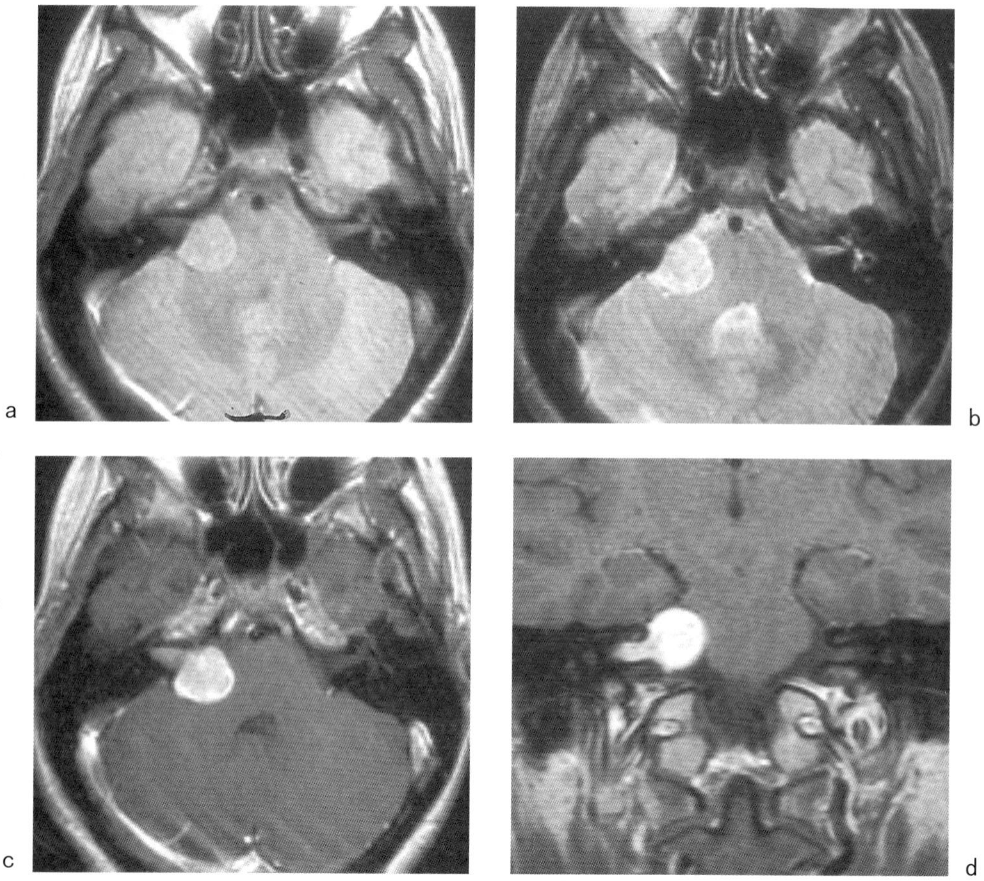

图1.202 听神经鞘瘤。a 密度,b T2WI增强前，c T1WI增强后轴位图像。d T1WI冠状增强后图像。明显强化的肿瘤填充内耳道并延伸到小脑桥脑池内。肿瘤挤压并使脑干有凹痕。

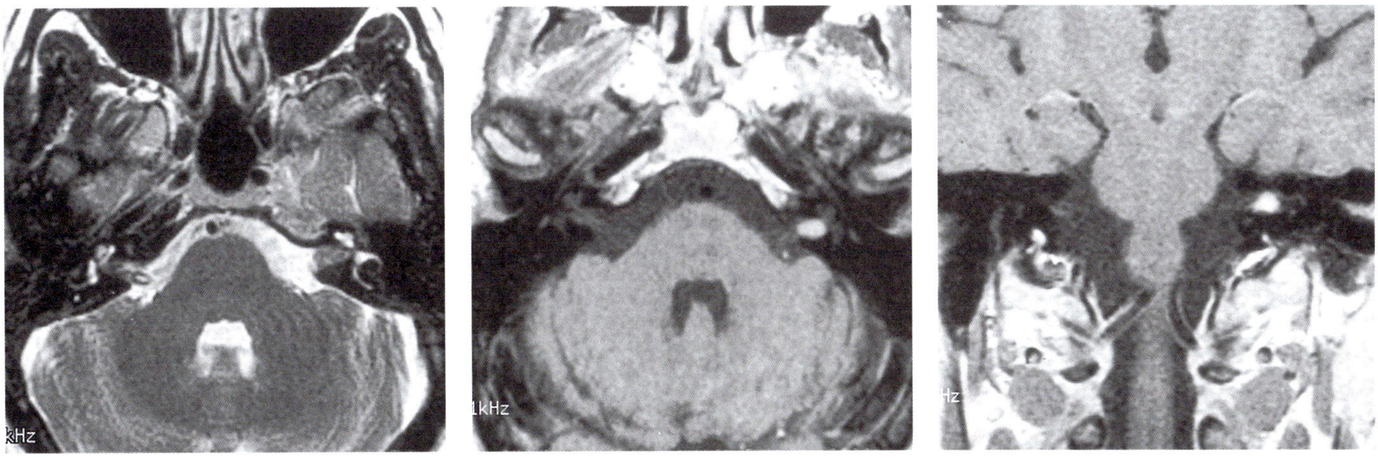

a b c

图1.203 听神经鞘瘤。MR 图像：a 轴位 FSE，b 轴位和 c 冠状 T1WI 对比后。一个强化肿瘤填充左内耳道。在 FSE 上清晰可见块的充盈缺损。

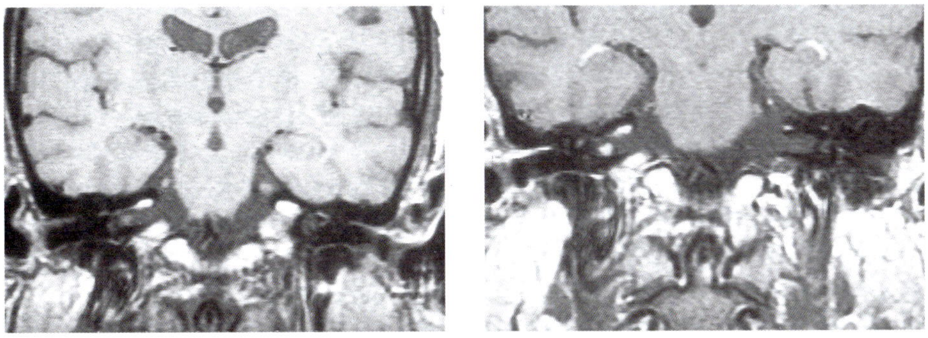

a b

图1.204 听神经鞘瘤。MR T1WI 冠状断面：a 增强前，b 在增强后。在右内耳道内可见直径大约为 2mm 的小肿瘤。

听神经鞘瘤的早期生长局限在内耳道腔内，并不产生明显的症状(图1.204)一旦病变延伸接触到内耳道壁，成长肿瘤的压力造成对内耳道壁的侵蚀和必然的扩大。少数听神经鞘瘤在小脑脑桥池内发生而不进入内耳道。其他的病变，诸如脑膜瘤、表皮样囊肿瘤和蛛网膜囊肿，发生在池内很似听神经鞘瘤。

除了患有神经纤维瘤病在(Ⅱ型)的病人外，双耳听神经鞘瘤是极罕见的。

听神经鞘瘤的最常见的症状是缓慢进行性神经性耳聋；然而在一些病例中，也可观察到突然听力丧失或听力正常。前庭紊乱，诸如轻微的头晕和不平衡的感觉偶有发生作为第一个症状。耳鼻喉科医师使用一系列的听力测试来帮助区别耳蜗与耳蜗后的损害，并选择影像研究。普遍使用的测试是纯音气和骨传导测听，语声鉴别试验，适应测试诸如音调衰减试验，鼓膜压测量的镫骨反射测量和脑干的诱发反应。热试验和眼震电图描记法测定第Ⅷ神经的前庭部分的功能。在听神经瘤中，前庭功能不正常超过80%。在神经瘤中很少累及面部神经因为第七神经的运动纤维对压力抵抗。随着神经鞘瘤生长，它们均匀地增大进入小脑桥脑角(图1.202，1.205)。病变向上延伸引起对第Ⅴ颅神经的压迫。同侧的角膜反射的丧失可能是对第Ⅴ颅神经的压迫的首发迹象。肿瘤的进一步的扩大将会产生对经过第Ⅴ颅神经、第Ⅺ颅神经瘫痪。 病变还可以发生对脑和脑干的侵蚀。幸运地是因为早期诊断的方法有了改进，很少看到这一严重的晚期损害。

由于早期诊断，增加的脑脊液压力和视盘水肿极少发生。只有在较大的肿瘤中脑脊液蛋白质升高。

神经纤维瘤病

双耳前庭神经鞘瘤（图1.206）是神经纤维瘤病Ⅱ型的（NF Ⅱ）标志损害，22 染色体长臂的遗传基因的紊乱。在神经纤维瘤病Ⅱ中发现的其他病变是脑膜瘤、肉瘤、第Ⅴ或其他脑神经的神经鞘瘤、鼓室膜瘤、胶质瘤和少年后囊白内障。神经纤维瘤病Ⅱ应该区别于神经纤维瘤病Ⅰ（NF Ⅰ），神经纤维瘤病Ⅰ一种更常见的长臂的染色体 17 基因的混乱并且其特点为多样的神经纤维瘤的存在和牛乳斑咖啡。神经纤维瘤病Ⅰ的其他特征是丛状的神经纤维瘤，腋窝的和腹股沟的斑点，视神经胶质瘤，Lisch 小节（虹膜的错构瘤），颅骨和脑膜的发育异常。

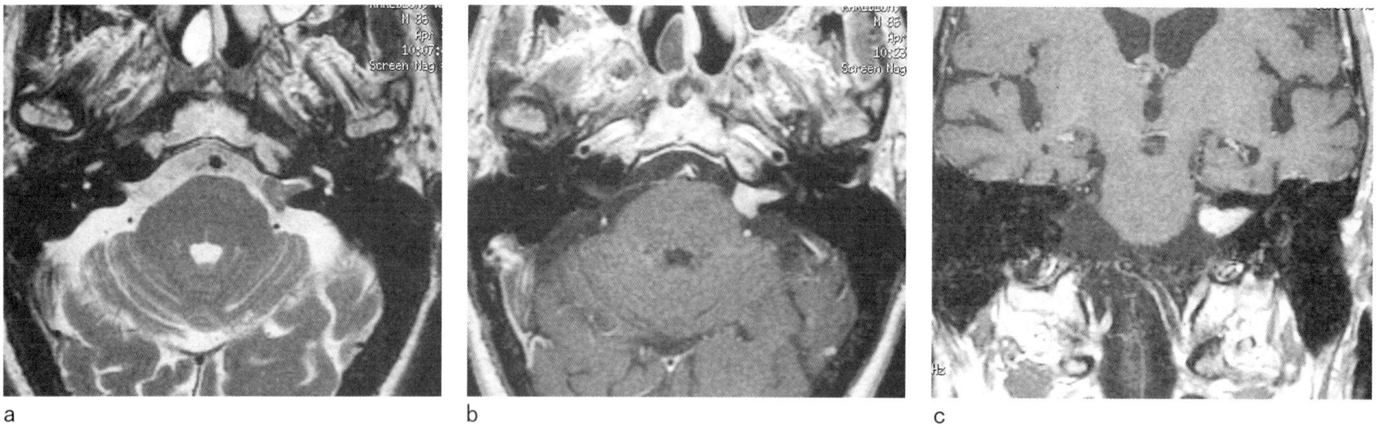

图1.205 听神经鞘瘤,左。MR图像：a FSE，b 对比前，c T1WI 对比后。强化的软组织块填充内耳道而且延伸到小脑脑桥池。肿瘤在 FSE(a)轮廓清晰在亮的脑脊液里面为一充盈缺损。

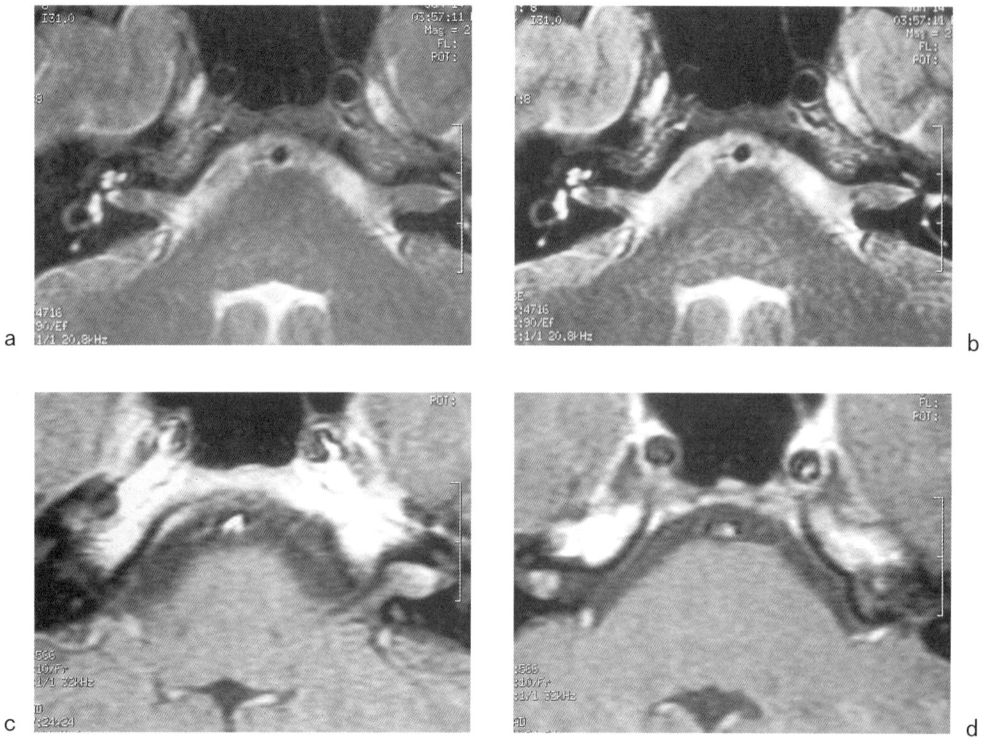

图1.206 神经纤维瘤病Ⅱ型轴位MR图像：a T2WI，b FSE对比前。c，d T1WI对比后。一个增强的肿瘤部分地填充和伸展到两内耳道。左听觉神经变厚但未增强。肿瘤在FSE图像显示很清楚，虽然肿瘤块似乎扩充进入小脑脑桥池内神经增厚(b)。

正如在NF Ⅱ所看到的，双耳听神经鞘瘤给耳科医生带来了处理病症的困境，因为去除两个听神经鞘瘤时常导致完全耳聋。听力测定随访和MR研究应该尽早进行以便决定听力丧失的程度和肿瘤的生长速度。

面神经

面神经在听神经前面2～3mm离开脑干，然后横越小脑脑桥池，进入内耳道的前上象限。在基底附近，面神经进入法洛皮欧道（fallopian canal）内，沿着匍行的路程到茎乳孔。

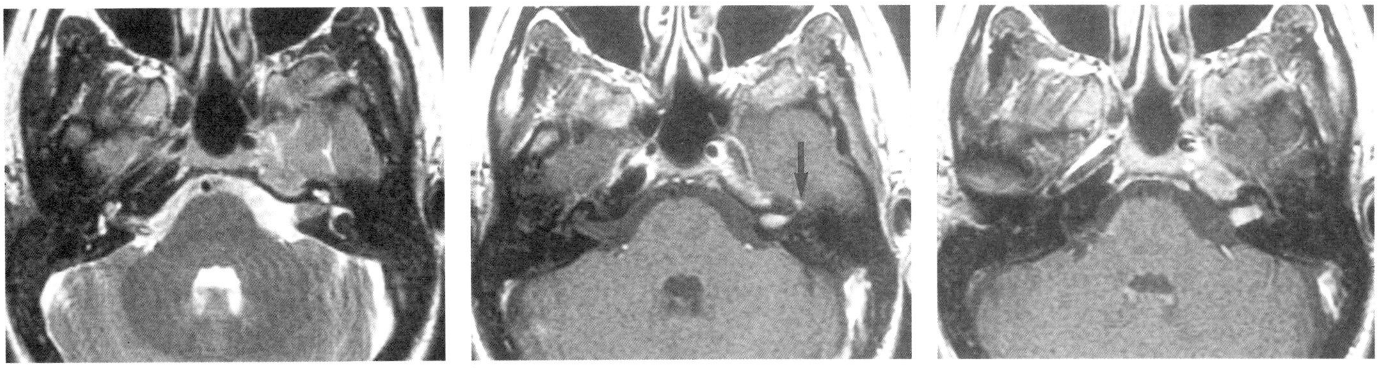

a b c

图1.207 面神经神经鞘瘤。轴位MR：a FSE T2WI，b 和 c 对比后T1W。一个强化的软组织块填充左内耳道而且延伸到面神经管内,到达弯曲的膝状神经节（b 箭）。在 FSE T2WI图像中，不能区分肿瘤和前庭神经鞘瘤，因为是否延伸到面神经管内是不可辨别的。

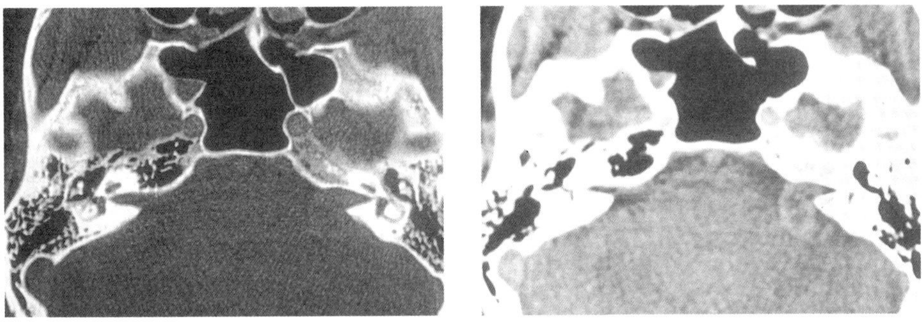

a b

图1.208 听神经瘤。a 骨窗CT轴位断面；b 软组织窗灌注后CT轴位断面。部分地延伸到毗连的小脑脑桥池内的部分囊变的肿块致左内耳道扩大。

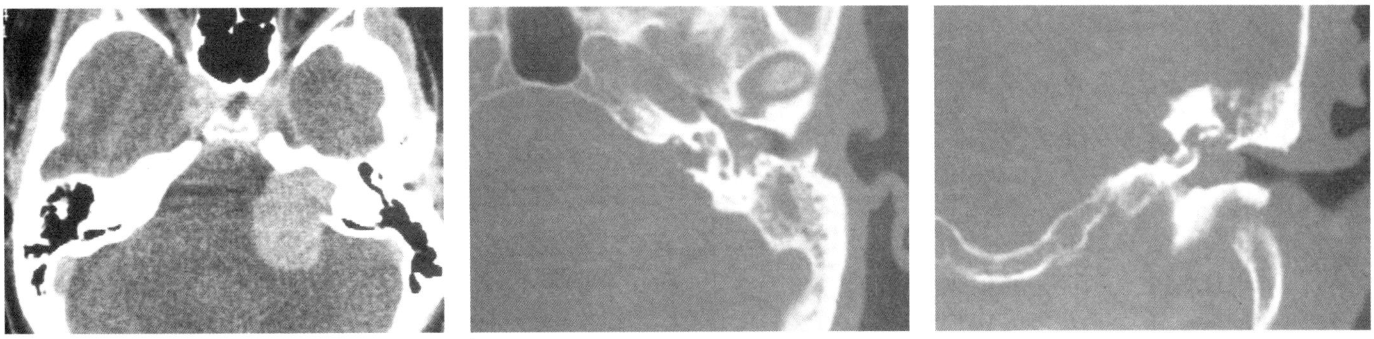

a b c

图1.209 听神经鞘瘤向中耳扩展。a 增强后的颅后窝的轴位CT；b 左耳轴位和 c 冠状CT。大的肿瘤块扩展到内耳道而且突入颅后窝。病变延伸到中耳腔且凸入外耳道。

炎性病变

见面神经炎第66页。

肿瘤

面神经鞘瘤可能发生在内耳道但因为常累及到法洛皮欧管本身，通常是可辨别的(图1.207)。高分辨率CT研究通常显示耳道侵及节段，常为迷路段和前膝段。MR发现强化及增厚的面神经是由于肿瘤包绕所致。随着病变增大，增强的软组织块可能填充整个内耳道并从侧面进入中耳腔内(图1.173)或从前部进入颅中窝。

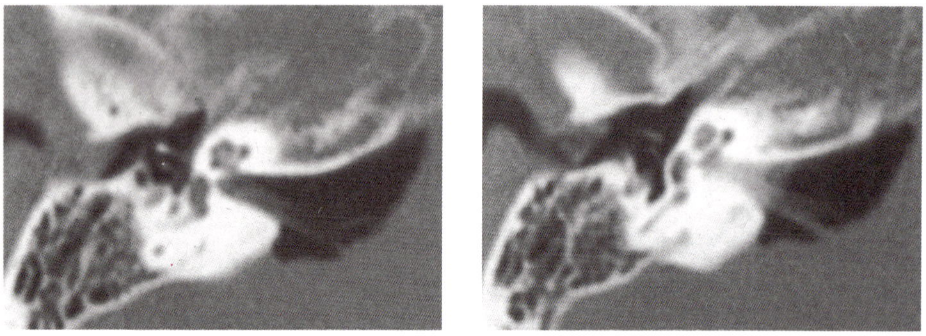

a b

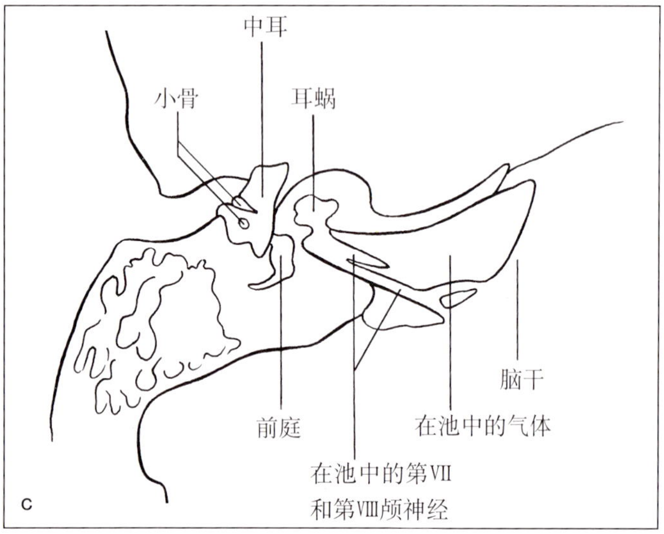

c

图 1.210 正常小脑脑桥池的气脑造影摄片。a，b 轴位 CT 断面，右。气体填充小脑脑桥池和内耳道。当正常的第Ⅶ和第Ⅷ脑神经清晰可见从脑干伸展到内耳道。c 为 a 的示意图。

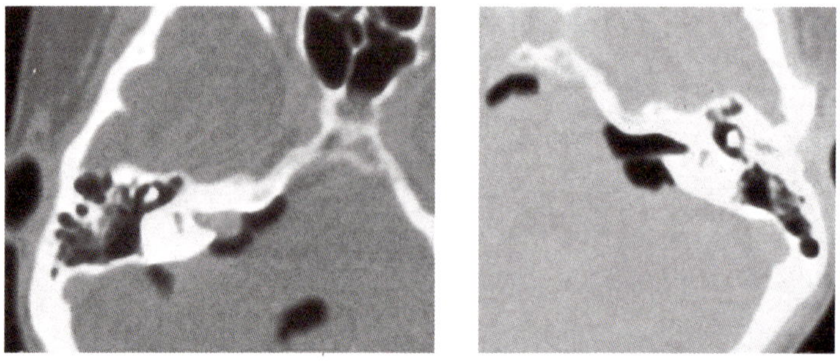

a b

图 1.211 听神经瘤 CT 气脑池造影术。a 右，b 左轴位 CT 断面。一个小的肿瘤块（a）填充和扩延到右内耳道并凸入小脑脑桥池内。第Ⅷ神经近位部分正常并且进入肿瘤的中间。b 显示正常的左边作为比较。

脑膜的病理学

向来自细菌性脑膜炎、类肉瘤病或术后刺激的炎症可能连累小管内扩展的脑膜。在第一个例图中，在静脉注射对比剂之后进行的 MR 研究显示强大的整个耳道的脑膜衬里(图 1.212)。在术后炎症中，强化通常局限并在基底或沿着其中的一道壁以高信号带出现。

脑膜瘤

脑膜瘤是小脑脑桥角（CPA）的第二最常见肿瘤并且通常出现内耳道外面，虽然它们可能延伸到耳道的内部。限于内耳道的脑膜瘤是罕见的，在临床上和影像上都类似于听神经鞘瘤。脑膜瘤生长成一种硬块或斑块状，可能引起骨肥大（图 1.169）或侵蚀毗连的骨结构。在静脉注射对比剂之后获得的 MR 图像除了在大约 10% 的情况下由于钙化，在块里面可注意信号空虚的小区域之外(图 1.169，1.170)肿瘤强化均匀。斑块病变伴强化的变厚脑膜的区域出现，并且常与块状的肿瘤相似，如此产生一个所谓的尾征，有助于诊断脑膜瘤但此片象非脑膜瘤特有(图 1.171)。

血管异常

血管袢

由血管与脑神经的交叉压迫产生临床症状的观念首先由 Dandy 在 1934 年为三叉神经痛提出的。稍后相同的观

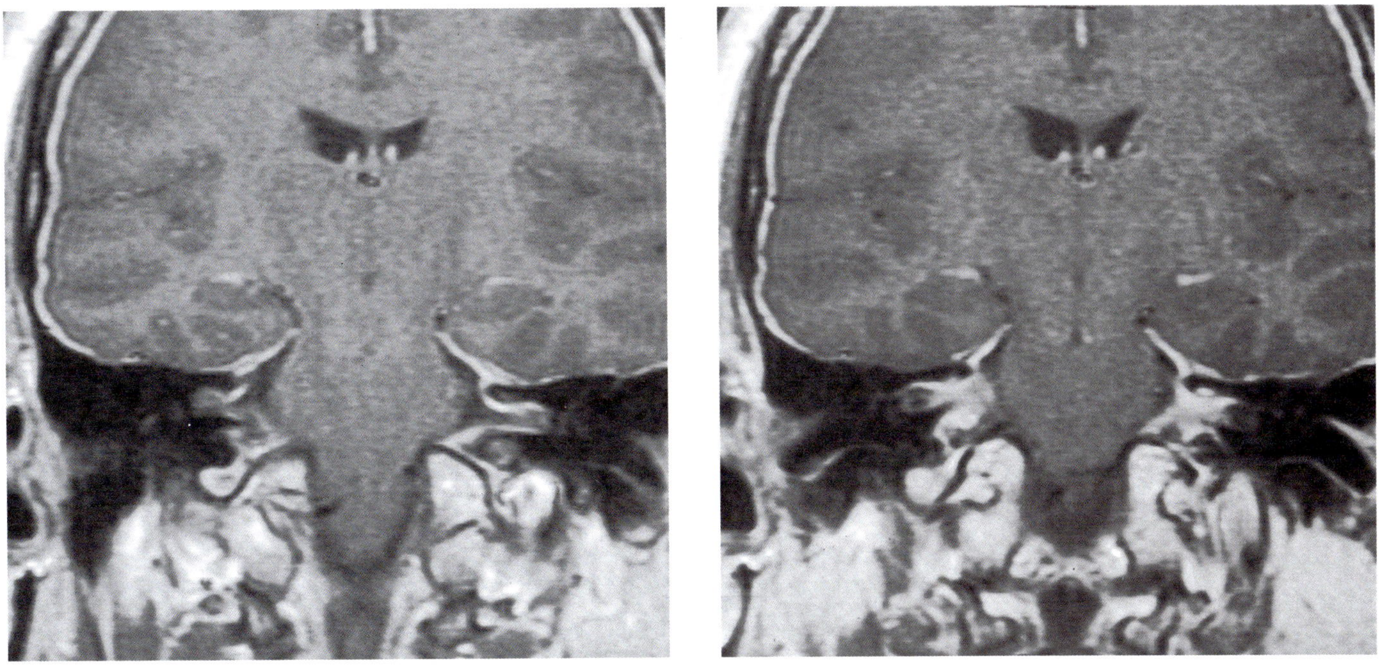

a　b

图1.212　脑膜炎。a，b 对比后冠状T1WI MR图像。有弥漫脑膜的增强，包括内耳道衬。

念被引用到面神经来解释偏侧面肌痉挛的一些病例，并在最近扩展到第Ⅷ颅神经作为耳鸣、眩晕、听力损失的可能因素。小脑下前动脉(AICA) 在小脑脑桥池内时常形成袢并在20%以上的情况下进入内耳道。除此之外，扭曲的椎动脉或基底动脉在小脑桥脑池内时常形成突起的血管袢。神经的交叉压迫通常发生在脑干神经发生部位由于此处神经不够松弛，或在狭窄的内耳道内。以前，由CT脑池充气造影术来识别脉管环(图1.213)。目前我们常使用T2 FSE轴位和冠状平面MR图像(图 1.214，1.215)。

动脉瘤

内耳道内的动脉瘤极罕见；我记得只遇到3例。两个小的颅内动脉瘤，一个用不透明的脑池造影，另一个用CT脑池充气造影术。在两个实例中它们以非特异的块出现，被认为是小的听神经鞘瘤。第3例MR图像研究，大概由于血栓形成或流速慢呈高信号的小块出现在T1加权和T2加权图像上。在静脉注射对比剂之后，病变显得稍微大些。在手术时发现为迷路动脉的小动脉瘤。

在小脑脑桥池内，动脉瘤可能压迫听神经或面神经和似神经鞘瘤的症状。在静脉注射对比剂之前获得的MR图像上，显示由血凝块产生的不均匀的高强度信号的团块。如果动脉瘤内腔部分明显，流动的血会以信号流空的区域出现(图1.216)。

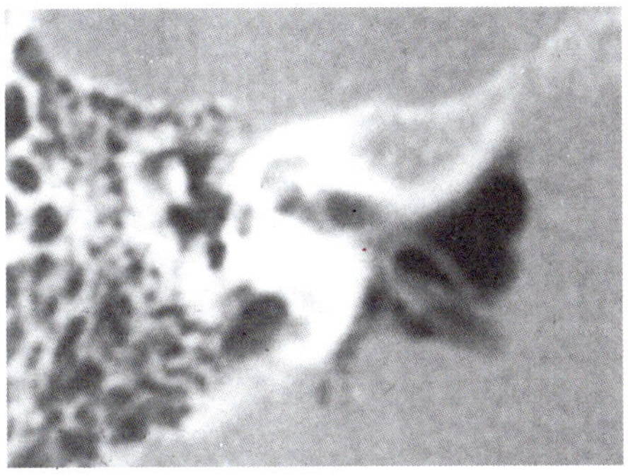

a

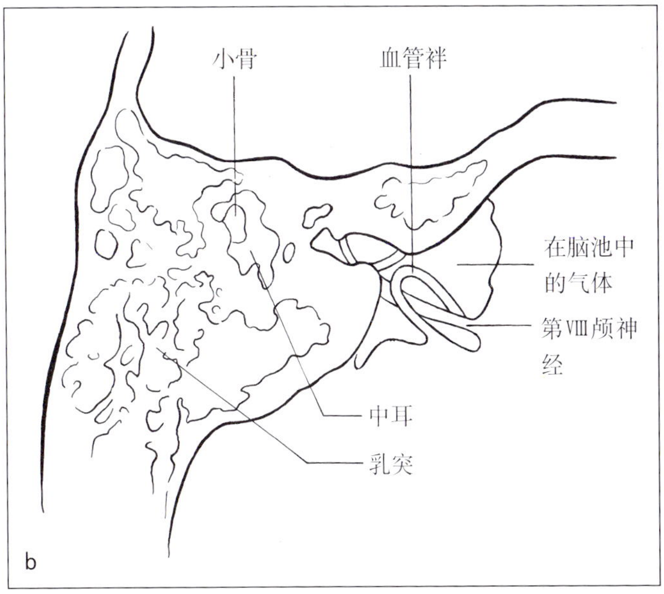

b

图1.213　a 血管袢。轴位CT小脑脑桥池的充气脑池造影，右。气体填充右内耳道和小脑脑桥池。一个粗大的血管，推测为小脑下前动脉，在池内形成一个大的血管袢。血管跨过并似乎压迫第Ⅷ颅神经近脑干出口处和在内耳道门处。b 为a的示意图。

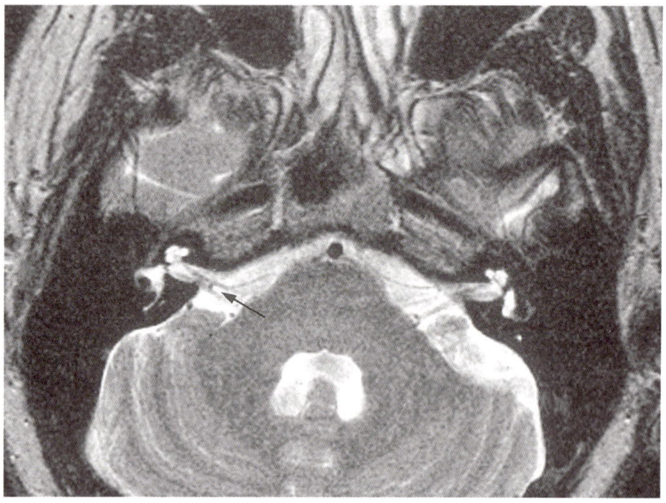

图1.214 血管袢，右。轴位FSE MR图像。血管袢经过耳蜗和前庭神经之间(箭)。无手术证实。

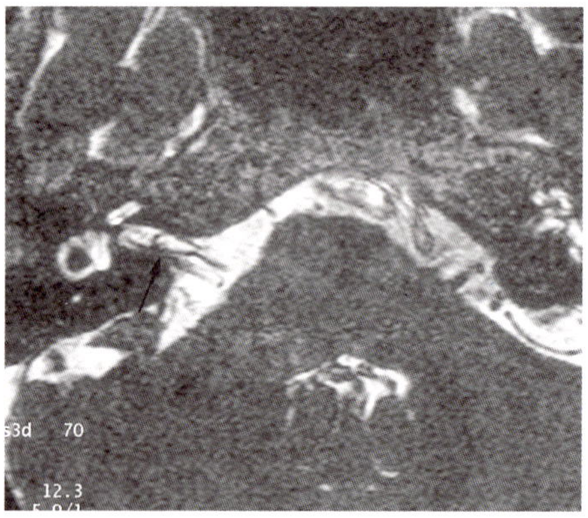

图1.215 血管袢。小脑前下动脉袢在右内耳道内且压迫听神经。内耳道减压解除失衡和耳鸣。

静脉瘤

就我的经验，静脉瘤畸形极罕见。在我所见到的唯一病例，CT图像显示内耳道扩大和里面一个环状钙化似静脉石。MR图像显示在内耳道一个高信号强度块，在增强扫描后变大和信号增高。

血管瘤

限于内耳道内腔的小血管瘤或动静脉畸形是罕见的。他们在MR平扫图像里高信号强度的区域，是由于慢的血流，在静脉注射对比剂后变得较大。肿块呈不均匀的强化并可因含钙化产生空信号区。较大的血管瘤侵犯颞骨岩部的骨质并可能延伸到内耳道。这些病变在TI加权的平扫图像上以中等强度的肿块为特点，包含由于钙化造成轮辐状空信号区域[27]。在静脉注射对比剂后肿瘤变得更亮，但维持同样的不均匀强度信号(图1.217)。

内耳道内的异位病变

脂肪瘤(迷离瘤)

在我所见的4个病例中，脂肪瘤位于内耳道的基底。可通过获得T1加权和T2加权图像或每当见到明亮的块在增强后T1加权的图像上通过增加脂肪抑制技术来作出诊断（图1.218）。[11] 脂肪瘤也可能累及脑桥小脑角（CPA）区和迷路。

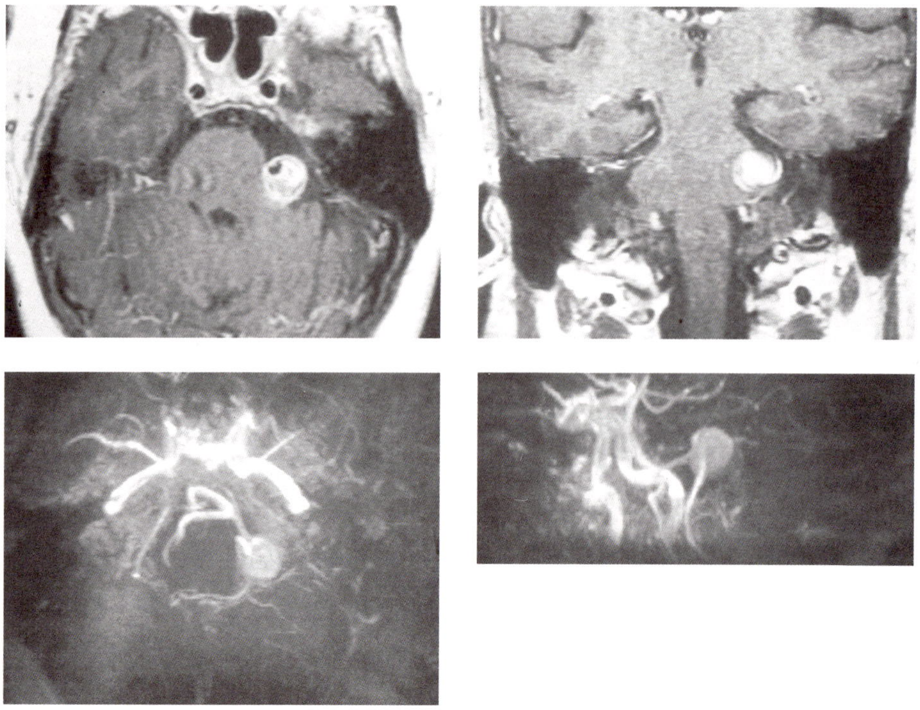

a b c d

图1.216 动脉瘤，左椎动脉。a 轴位，对比后的b 冠状MR T1WI断面。c，d MR三维空间相位强化血管造影(照)片。在左小脑脑桥池内可见一个不均匀信号的块。MR血管造影术显示在左椎动脉有一动脉瘤。

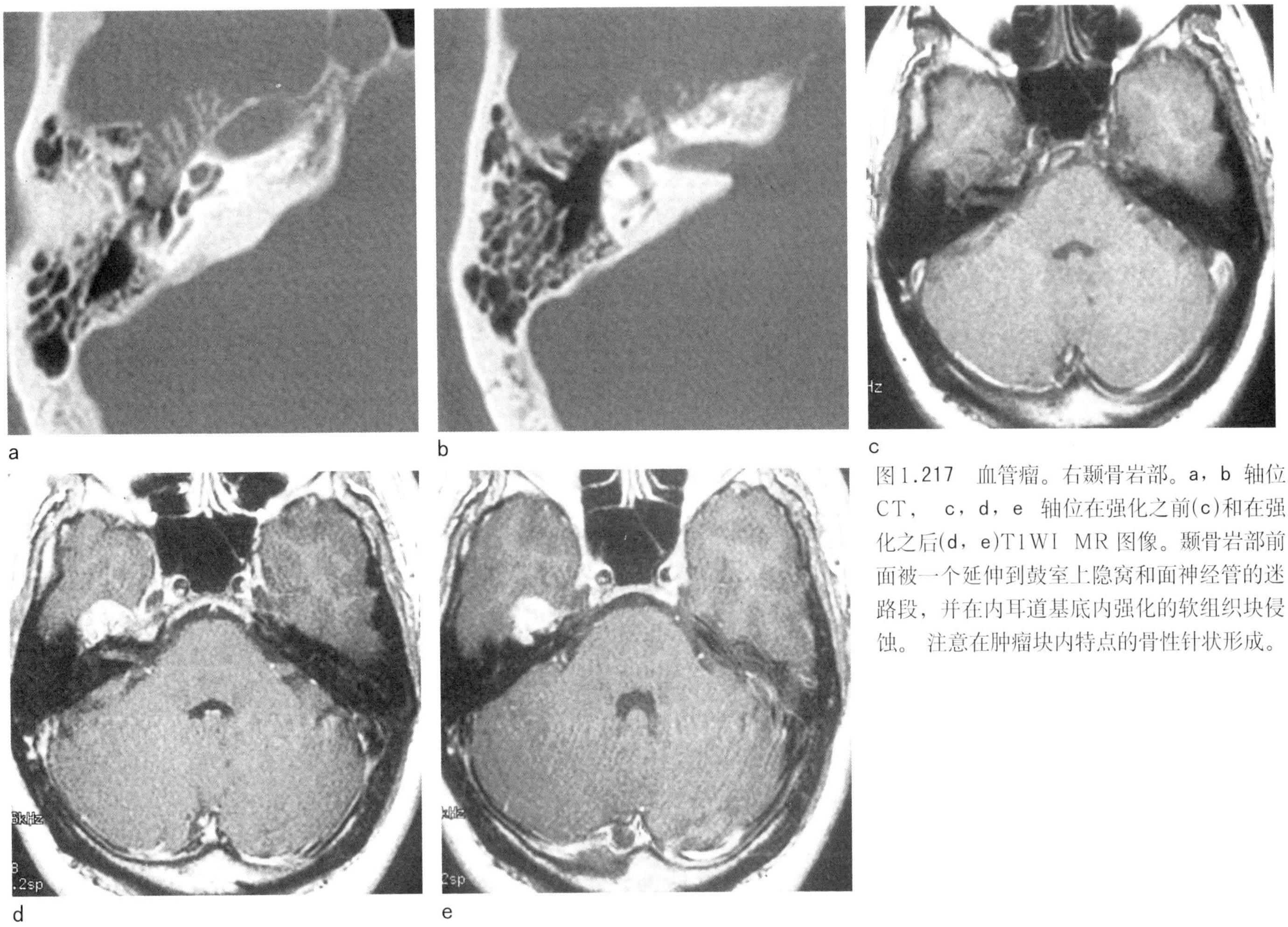

图1.217 血管瘤。右颞骨岩部。a，b 轴位CT， c，d，e 轴位在强化之前(c)和在强化之后(d，e)T1WI MR图像。颞骨岩部前面被一个延伸到鼓室上隐窝和面神经管的迷路段，并在内耳道基底内强化的软组织块侵蚀。注意在肿瘤块内特点的骨性针状形成。

表皮样囊肿

表皮样囊肿常发生在小脑脑桥池内，但少见于内耳道。MR 研究显示在T1的加权图像上为一个不强化的低信号的肿块，在T2加权的图像中呈高信号(图1.219)。与蛛网状囊肿不同，表皮样囊肿在FLAIR和扩散加权成像序列呈高信号。

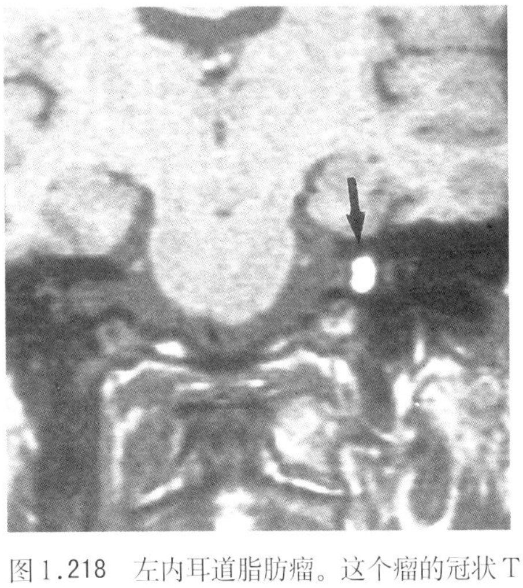

图1.218 左内耳道脂肪瘤。这个瘤的冠状T1WI MR断面显示在左内耳道内一个高信号强度块（箭)。

转移瘤

就我对内耳道转移瘤的经验而言，主要是乳癌或肺癌和黑色素瘤转移(图1.220)。如果没有累及骨，诊断转移是很困难的，当病人有阳性的病史时应该考虑到转移。磁共振成像首先考虑。病变在T1加权图像上呈中等强度信号，在T2加权图像上变得更亮。在静脉注射对比剂之后，肿块呈均匀的或非均匀的强化。通常由于肿瘤向软脑膜的蔓延才累及内耳道。

淋巴瘤

已有报道白血病和淋巴瘤的浸润可发生在内耳道和小脑脑桥池内。在增强前图像中， 病变的性状与转移瘤类似。在静脉注射对比剂之后，强化更明显和更均匀。淋巴瘤在MR扫描扩散加权成像特征为高信号。

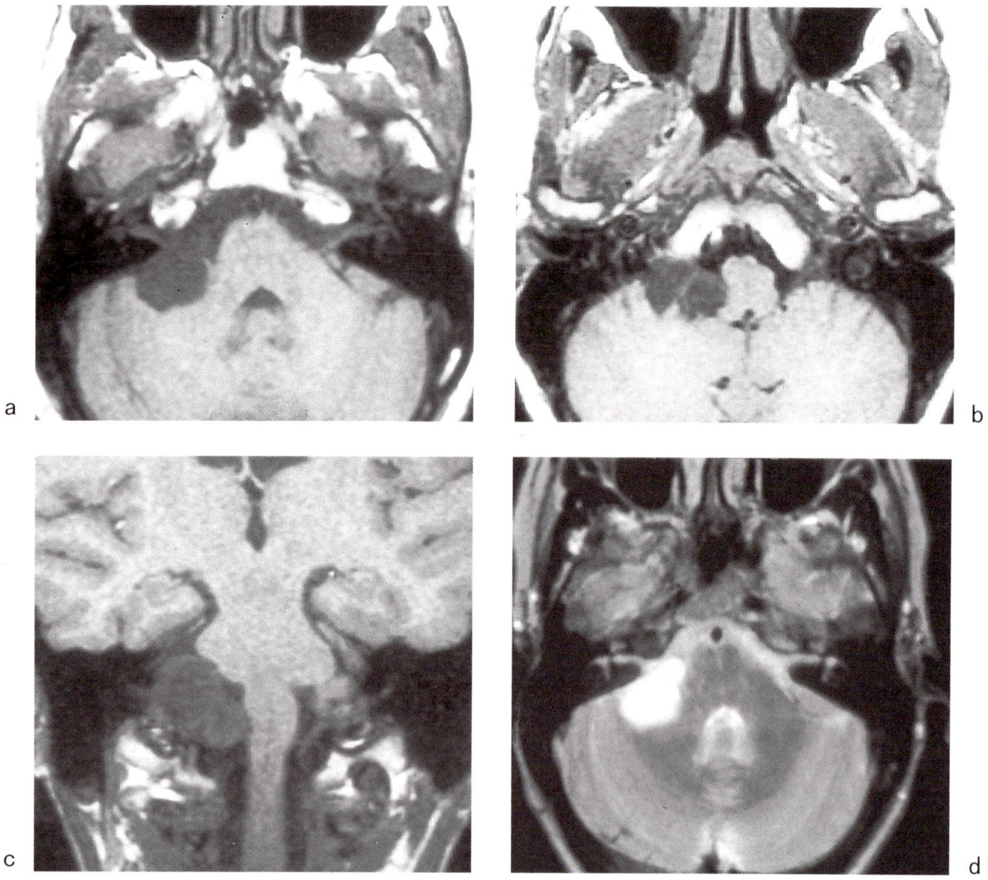

图1.219 表皮样囊肿，右小脑脑桥池。a，b 轴位 T1WI， c 冠状 T1WI，d 轴位 T2WI MR 图像。囊性大肿块几乎从内耳道孔延伸到枕骨大孔。肿块使脑桥和延髓有压痕。

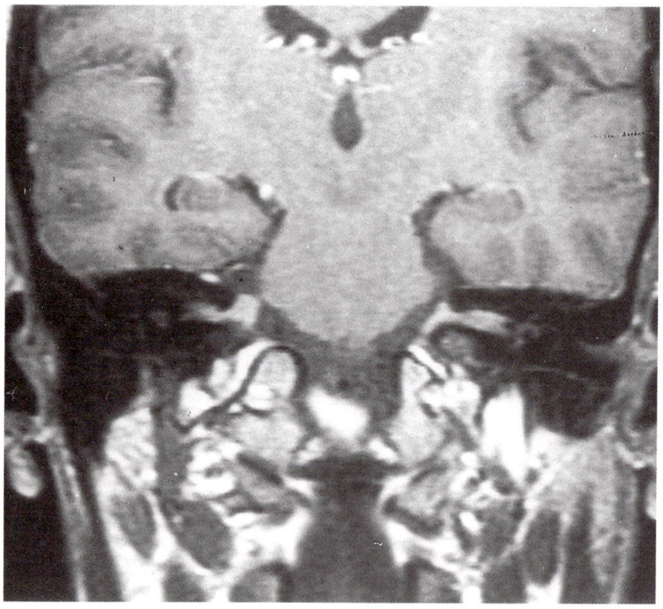

图1.220 转移性黑色素瘤。冠状 T1WI MR 图像。强化的病变累及小脑脑桥池并延伸到内耳道。

耳硬化症和骨发育不良

■耳硬化症

耳硬化症是迷路囊的一种原发的病灶性疾病。耳硬化症的病灶可能是单一或多发的，并且经历了不同间隔骨再吸收和再沉积的周期。病因学似乎有遗传因素。病灶最通常见的部位在卵圆窗前的迷路囊（窗前小裂）。这一病灶容易向后延伸固定镫骨底，有时侵入并使镫骨底变厚。相似的病灶发生在迷路囊的其他的区域中，特别是在耳蜗。由于固定镫骨牵涉到卵圆窗引起传导性耳聋。耳蜗的病灶产生神经性耳聋的机制还不明确。

在软骨内层中出现的病灶在组织学上无外表改变。 在活动性病灶中，有骨性小梁的疏松、不规则的网状结构，它有很多的血管，成骨细胞和破骨细胞。在一个成熟的病灶中，相对无血管的并包含较少细胞的密集骨。

这些病灶可能逐渐地扩大并延伸到迷路囊的骨内膜层和骨外膜层。骨膜的受侵产生小的外生骨疣一样突起伸进入鼓室腔。耳硬化症的发展以缓解和加重为特征。疾病可能相对长时间是静止的，或可能有快速发展的听力减退。

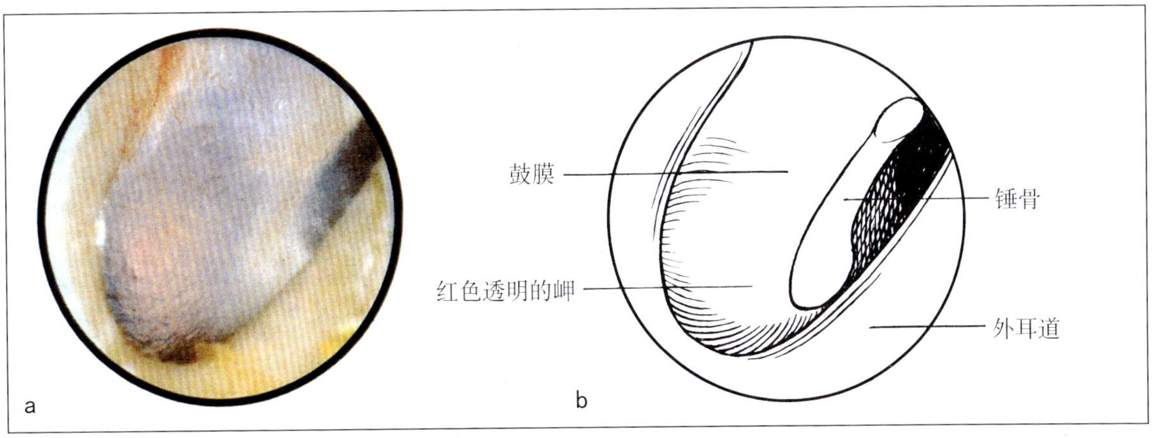

图1.221 耳硬化症。Schwartge 征：检耳镜检查发现，右。a 通过完好的鼓膜见一红色透明的岬，它是耳蜗性耳硬化症和去矿化的表现。b 为 a 的示意图。

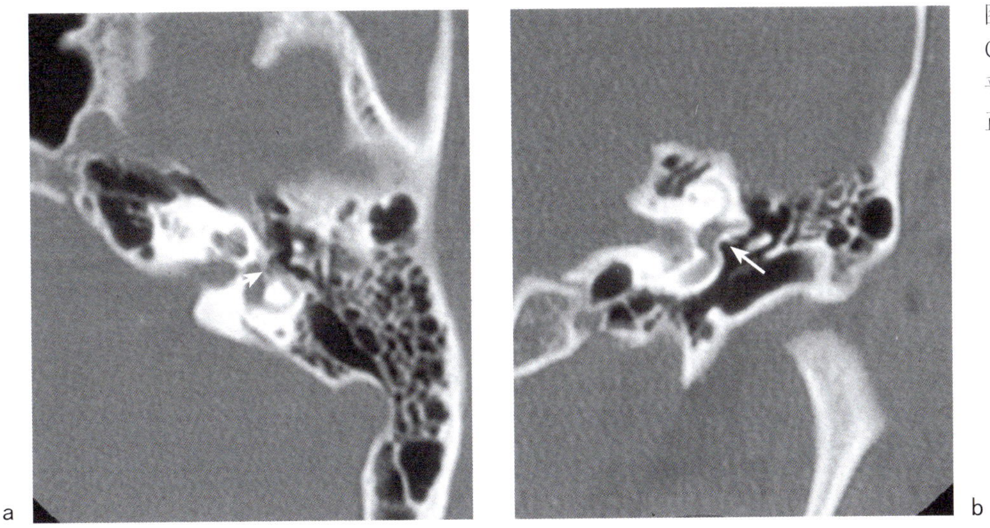

图1.222 左边的镫骨的耳硬化症。a 轴位CT，b 20° 冠状斜的 CT 图像。卵圆窗似乎被一个变厚的镫骨底板封闭。(箭) 耳蜗囊正常。

临床过程

耳硬化症通常在年轻的成人中以渐进性传导性或混合类型的耳聋发痛。听力损失，在发作时通常为传导性，可能相对长时间稳定。耳聋程度的发展通常随着几次恶化之后出现最大程度的传导性耳聋。后来耳聋程度的加深可能由耳硬化症合并耳蜗神经性耳聋双重因素所引起。

在耳硬化症的平常病例中，鼓膜和中耳在耳镜检查上呈正常的。当大的活跃的血管的耳硬化症的病灶严重累及耳蜗和岬时，岬的黏膜充血。这种充血通过正常鼓膜可看到而且引起岬透红，称做 Schwartge 征(图 1.221)。

迷路窗的 CT

CT 可用来研究和诊断迷路窗、耳蜗和其他的内耳结构的耳硬化症。用来研究迷路窗和耳蜗囊的投影轴位和 20° 斜冠状位较好。轴经投影显示耳蜗的螺管和圆窗。为了暴露卵窗，20° 斜冠状位比标准的冠状面好得多。

卵圆窗位于中耳腔的迷路壁中，与颅骨的矢状平面形成向后打开约 20° 的角。窗的垂直轴为 1.5～2mm，长轴 3～4mm。

在耳蜗前方的水平面开始，取断面间隔 1mm。这些断面将会通过卵圆窗区。

卵圆窗以清晰的骨开口显现，它在水平半规管的壶腹支下面的前庭外侧壁中。镫骨底板与长轴呈直角切面。正常镫骨底板以细线延伸到并与卵圆窗交叉出现(见图 1.20)

圆窗膜关闭鼓阶并深位于圆窗窝(见图 1.21)。在轴位断面上，可清晰看到蜗窗窝在卵圆窗下岬的下方(见图 1.7)。

窗的耳硬化症的 X 线所见

卵圆窗的耳硬化症的 X 线表现取决于病理过程成熟度和病变的范围。

在成熟的耳硬化症中，卵圆窗被钙化的病灶变窄或闭锁(图 1.222)。 在活动性耳硬化症或耳硬化中，缺乏钙化的病灶不能被辨别。有时候镫骨底变成很厚，最小限度地累及周围的卵圆窗边缘。在弥散性耳硬化症中，累及整个镫

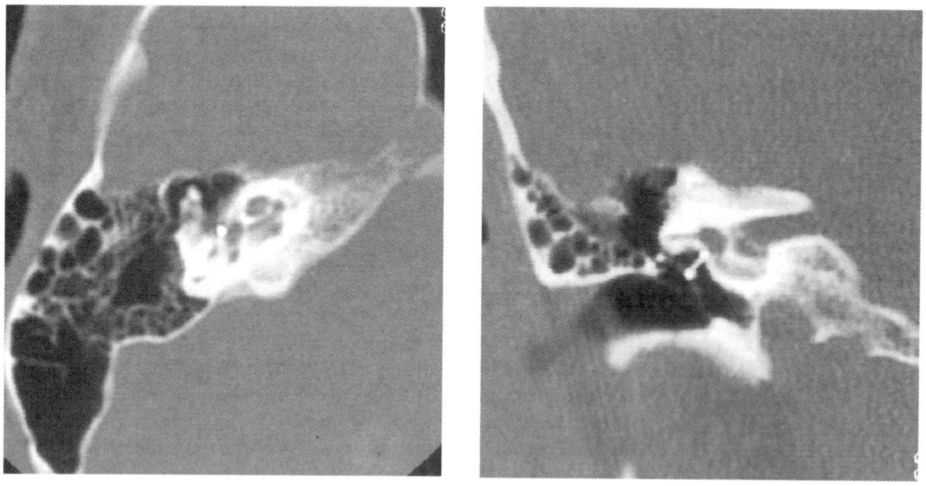

图1.223 镫骨足板切除术后的镫骨耳硬化症。a 轴位。b 冠状CT断面,一个金属的假体从砧骨长突延伸到卵圆窗。假体与砧骨长突和卵圆窗对应良很好。

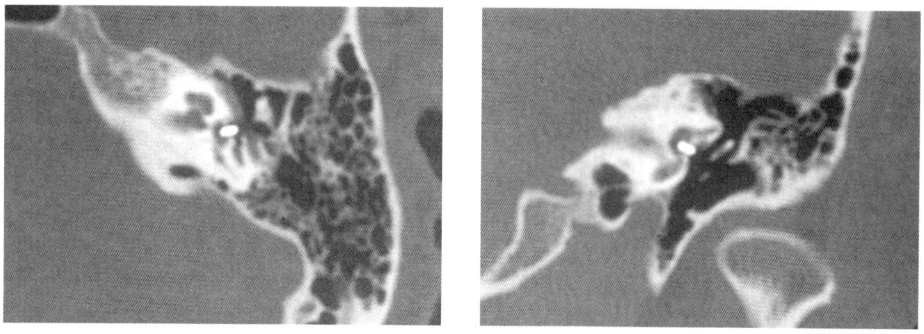

图1.224 镫骨足板切除术后的左镫骨耳硬化症。a 轴位,b 20° 斜冠状位CT断面。卵圆窗开放而且撑杆的近中端凸入前庭。但是卵圆窗的边缘脱钙故卵圆窗似比常态大（图1.228, 1.232)。

骨底和卵圆窗边缘。在这些病例中，卵圆窗似乎完全地被一个厚的骨板代替。

耳硬化症的病变可侵犯镫骨底的前庭面和卵圆窗边缘并侵犯前庭。单独的病灶可能单独累及圆窗或从卵圆窗区域的大的病灶延伸来。去矿化区域或硬化的病灶可能包围而且侵犯圆窗。很难预测圆窗耳硬化症听力功能的损失，因为已知圆窗中微小的开口对于它的水流动力学功能是可以满足的。

迷路窗外科手术前的和手术后的评价

临床上耳科医生基于耳镜检查，用测听和音叉测试来诊断耳硬化症。 临床不能够评价定镫骨底的病变累及的范围或程度。CT 能显现卵圆窗和镫骨底的病变人范围，而且可用于怀疑耳硬化症的临床诊断时和双侧的病例选择哪侧耳做手术的情况下。患有明显混合的耳聋病人要判断是否累及迷路囊的情况下也需要做 CT(图1.222～1.234)。

镫骨底板切除术后的 CT

CT 有助于测定镫骨足板切除术后立即和延迟眩晕听力丧失原因。假体的位置通常在 CT 断面中是明显的（图1.223,1.226)。因为部分容积效应，非常薄的金属假体可能看不到，然而比较厚的金属假体被扭曲因此显示的比实际本身更厚，CT 也能显现一些厚的塑料假体撑杆。在手术后立刻有严重的神经性耳聋或眩晕的情况下，CT 能显现出进入前庭内的假体的突出（图1.224,1.225)。

当早期听力改进之后发生传导性耳聋，原因可能是由于固定造成卵圆窗的再闭塞（图1.228,1.232）或假体脱位(图1.226)。 如果卵圆窗仍然开放，传导性耳聋的发生可能是由于假体的侧端从砧骨分离，或由于砧骨长突坏死。有时撑杆末端附在侧部长突上，但是中端从卵圆窗脱位。

耳蜗性耳硬化症的 CT

CT 可显现耳蜗囊内耳硬化症的病灶。 正常耳蜗囊以非常清晰的高密度的骨壳勾勒出耳蜗的螺管内腔轮廓的。当耳硬化症的病灶影响耳蜗囊时，有一密度不同断裂的高密度描绘出囊（图1.227～1.234)。在对耳蜗性耳硬化症 X 线照片的描述中，一定考虑 3 个因素。

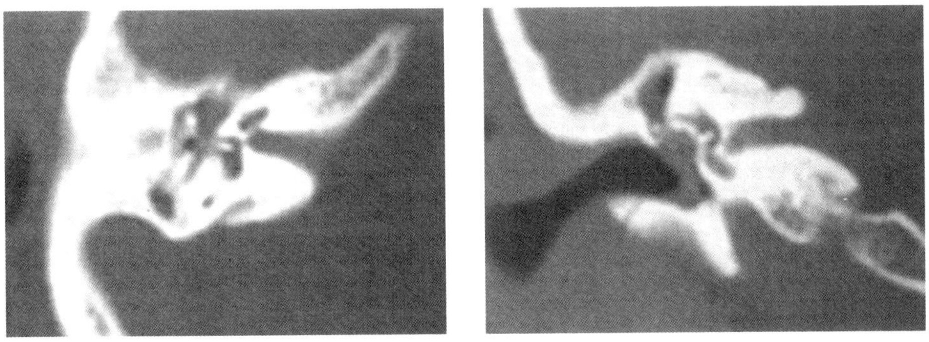

a b

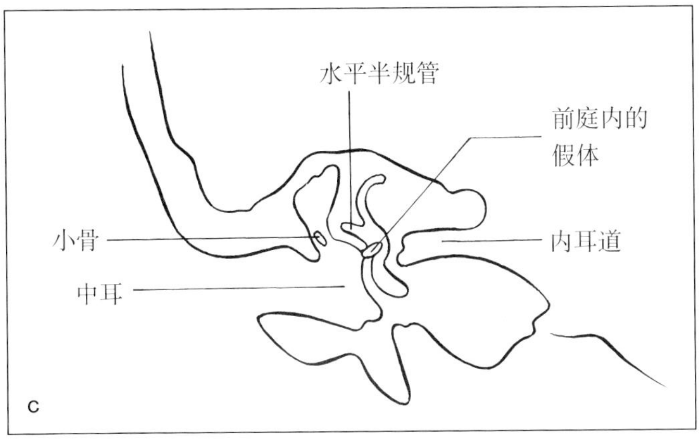

c

图1.225 镫骨足板切除术后的右膜孔耳硬化症。a 轴位,b 冠状CT断面，右。一个金属假体从砧骨长突延伸到卵圆窗，它是开放的。撑杆中端突入前庭之内至少2mm。中耳腔的改变是慢性的中耳炎。c 为b 的示意图。

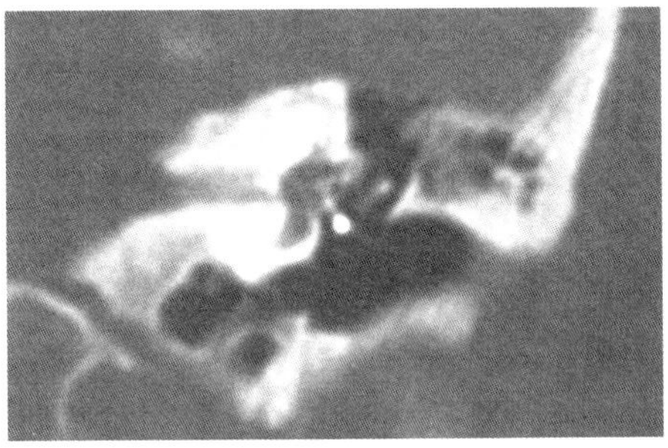

图1.226 镫骨足板切除术后的耳硬化症。冠状斜位CT断面,左。假体的外侧端被向下移置而且与砧骨长突分开。

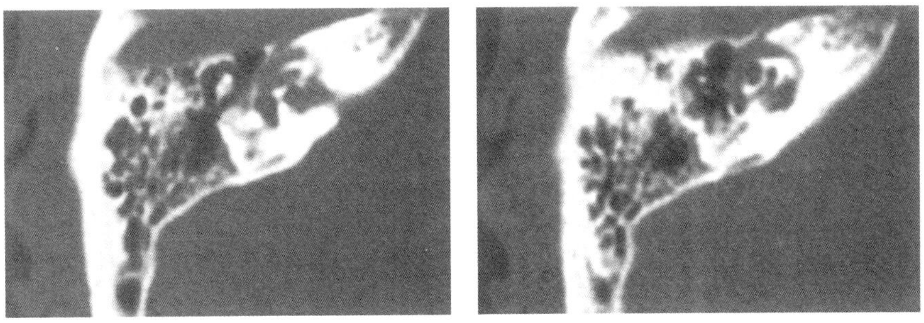

a b

图1.227 严重的耳蜗性耳硬化症。a,b 轴位CT断面。耳蜗囊外形被严重去矿化破坏。剩余的密集区域是正常的耳蜗囊碎片。

1. 耳硬化症的病灶一定是直径为1mm或大于1mm在断面中才可见。
2. 耳硬化症的病灶密度一定不同于正常耳囊的密度。
3. 因为正常迷路囊非常致密，硬化的病灶只能当被认为是囊的骨外膜或囊的骨内膜的表面时，病灶才被辨认。

耳蜗性耳硬化症的X线改变可依照病变的范围和病灶的成熟度分类。

耳硬化症的病变可能局限到毗邻卵圆窗前缘的耳蜗底周的小部分，伸展进入底部转折处，或累及耳蜗的其他区域。有时候内耳道底、半规管和前庭受累。耳硬化症影像表现随着病情的成熟阶段而改变。在脱矿物质或海绵期，正常地清晰轮廓囊变得模糊并且可能完全消失(图1.227)。囊的去矿化引起耳蜗的螺管内腔和囊之间丧失正常密度差的。耳蜗性耳硬化症的一个典型的病征是由囊内的海绵状病灶形成的双环效应(图1.228,1.231～1.234)。囊内的去矿化带可能局限到囊的一个区段或几乎整个耳蜗。这一双环征也可在成骨不全和三期梅毒中看到。在成熟或硬化期，囊的局部或扩散区域变厚是由于耳硬化症新的同位骨造成的。在端点的时候看到的这样的病灶以囊的外观或内观的粗糙或扇面区域出现。

当海绵状变和硬化同时发生时，呈现为镶嵌样图像密度减低的区域与密度增高的区域相混合的混合体的特点。

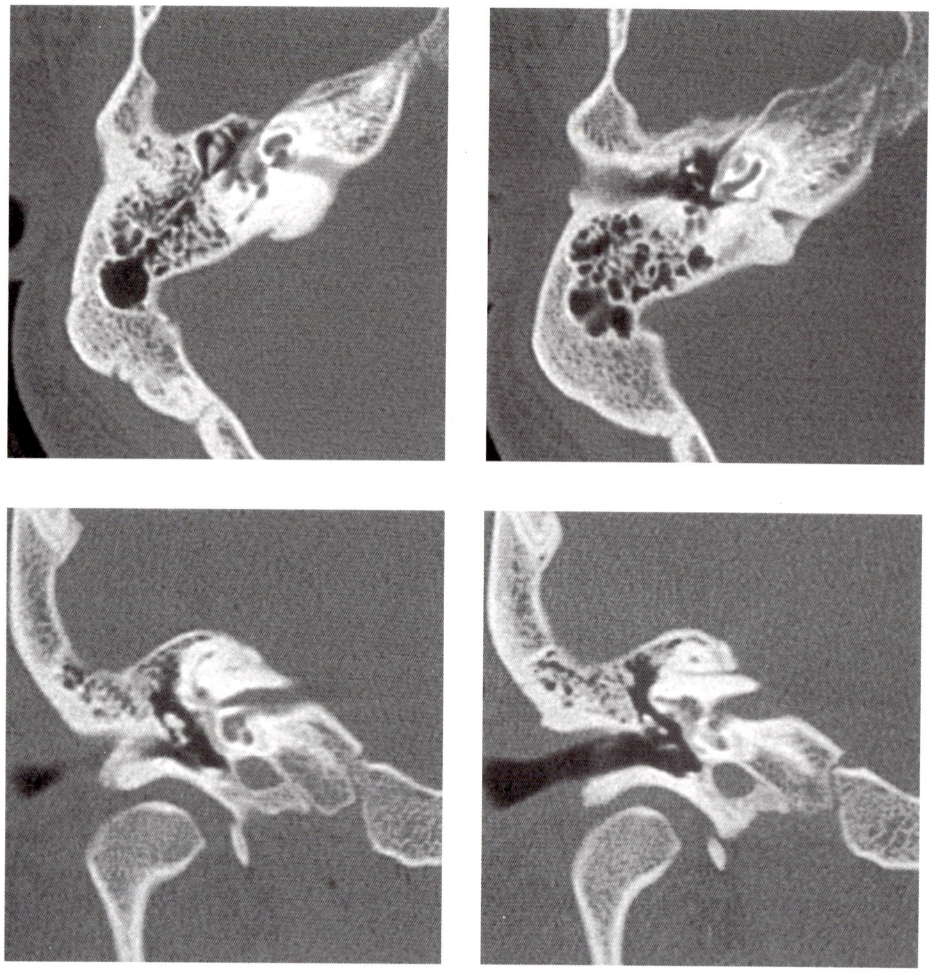

图1.228 镫骨足板切除术后的右膜孔和耳蜗性耳硬化症。a, b 轴位, c, d 冠状 CT 图像。精细金属撑杆的内端似乎被钙化不良板包围固定重新闭合卵窗 (d)。联合海绵灶为全耳蜗囊，显露出双环的外观(a, b)。

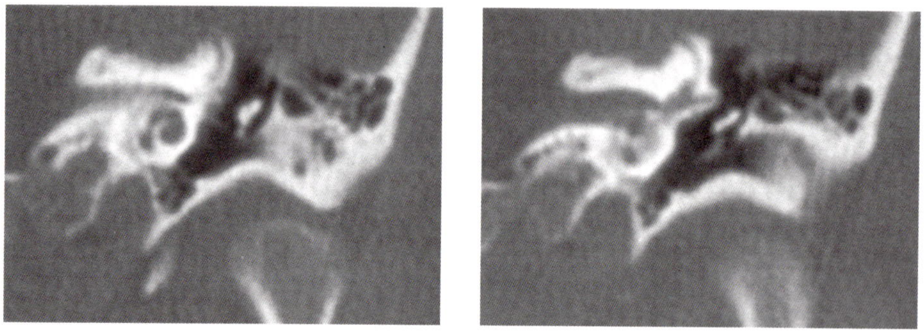

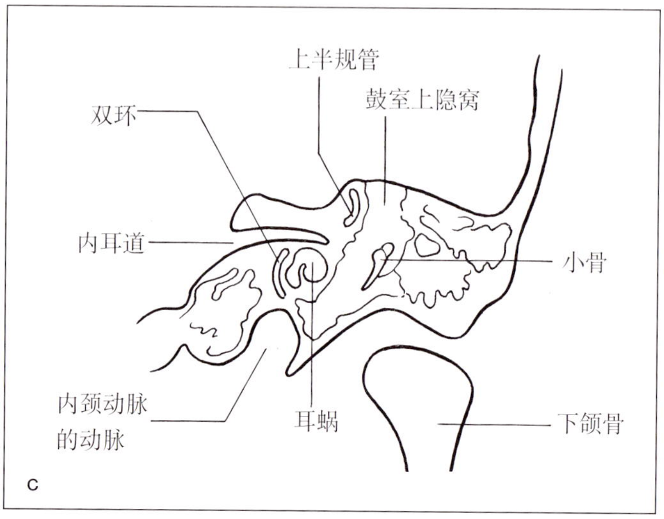

图1.229 耳硬化症。a, b 冠状 CT 断面，左。镫骨底板的前部变厚。b 汇合的海绵状的病灶位于耳蜗囊的内侧方面，显露双环的外观。c 为 a 的示意图。

CT 密度计量学

用 CT 密度研究进行耳硬化症的耳蜗囊侵犯的定量评价[33]。使用最小的光标，扫描耳蜗囊的外形和并获得 31 个光点密度读数。从 2 个轴位断面获得读数，较低的通过底周和蜗窗小窝，上面的横越蜗轴和 3 个耳蜗的螺环。从较低的断面获得 15 个读数，从上面的断面获得 16 个读数。囊的密度测绘曲线图是通过基于获得的 31 个点的密度计量值读数获得的。

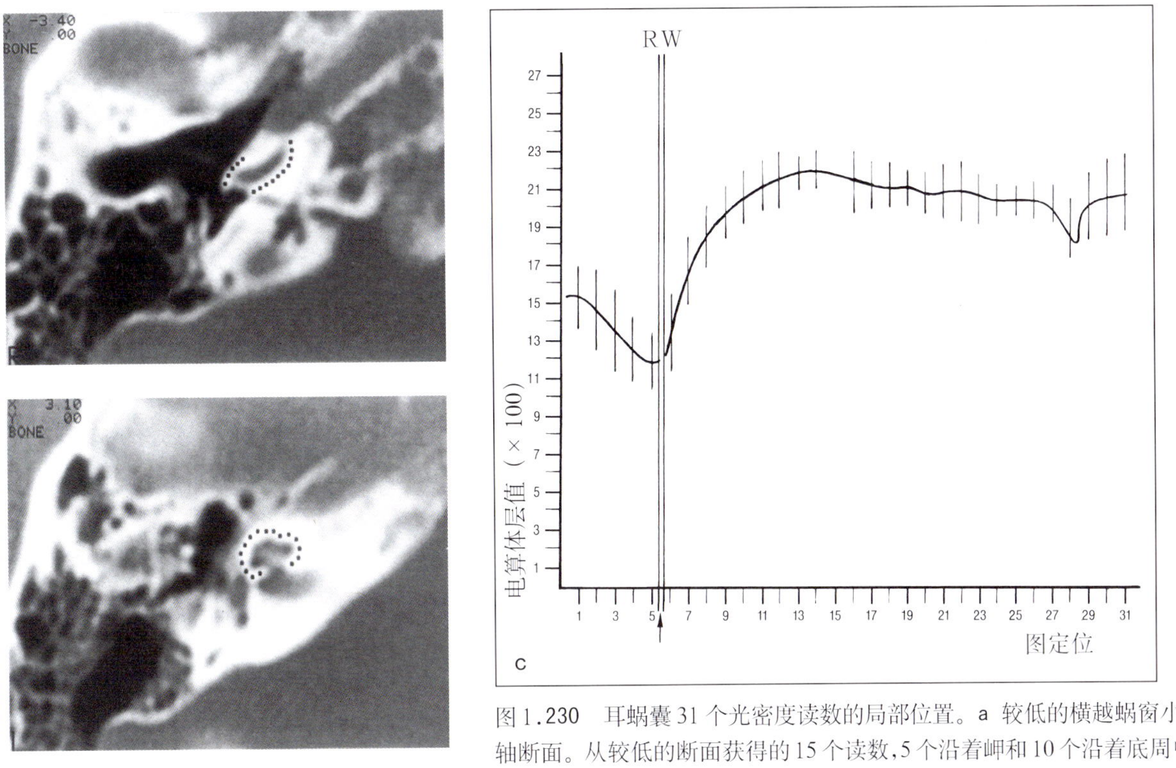

图1.230 耳蜗囊31个光密度读数的局部位置。a 较低的横越蜗窗小窝的断面；b 中耳蜗轴断面。从较低的断面获得的15个读数，5个沿着岬和10个沿着底周中间的面。16个读数在耳蜗的等高线之后的上面的断面所获得，而且结果标在图上。c 带有正常的耳蜗囊的标准差的光密度的曲线。电算体层值在垂直轴列出，位点上光标读数始于圆窗在水平轴上列出。RW是蜗窗小窝的位置。

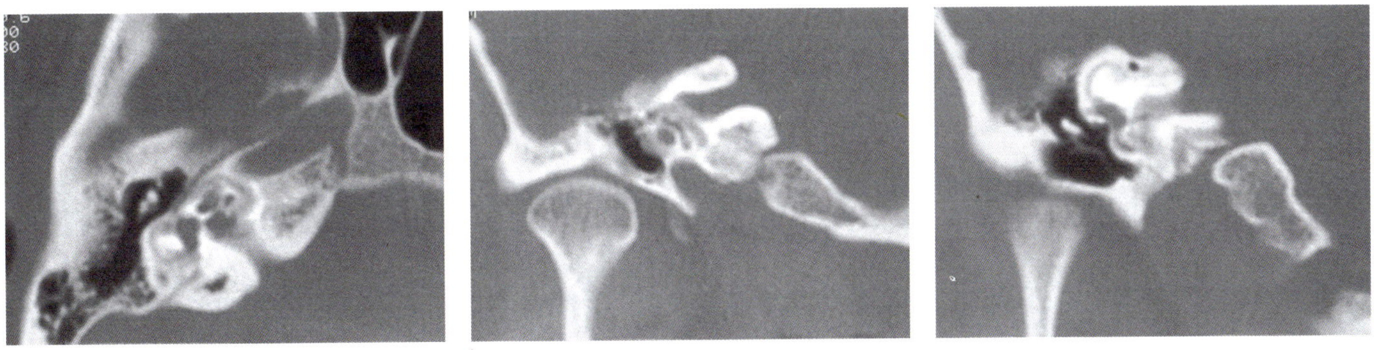

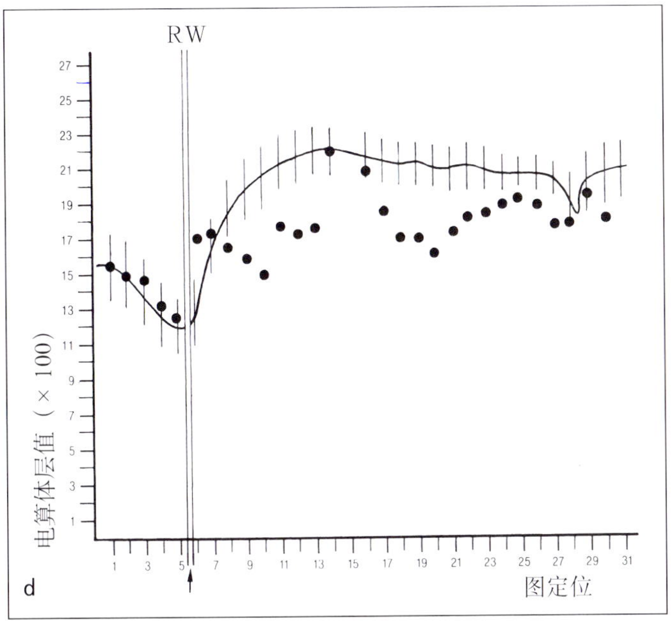

图1.231 右镫骨和耳蜗耳硬化症。a 轴位，b，c 20°冠状斜位CT断面；d 耳蜗囊的密度计曲线图。镫骨底板变厚并在耳蜗囊内侧有一个去矿化的大环。不累及岬。

如图1.230所示，31个已测量到的点的局部分布，始于岬并经过3个耳蜗的卷到达前庭的前面，图的水平轴指出测量的区域，垂直轴显示用CT值表达的囊的密度。

来自病人的曲线与先前获得的来自正常的耳曲线相比较。密度变更每点超过标准差10%～15%表明耳蜗受累。

CT密度计量学对于在耳蜗囊内耳硬化症的病灶的鉴定和决定此病的成熟度是一个客观的方式。在评价医学治疗后的进展中和为之后此病的自然进程方面，密度计量学也是有用的(图1.231～1.233)。

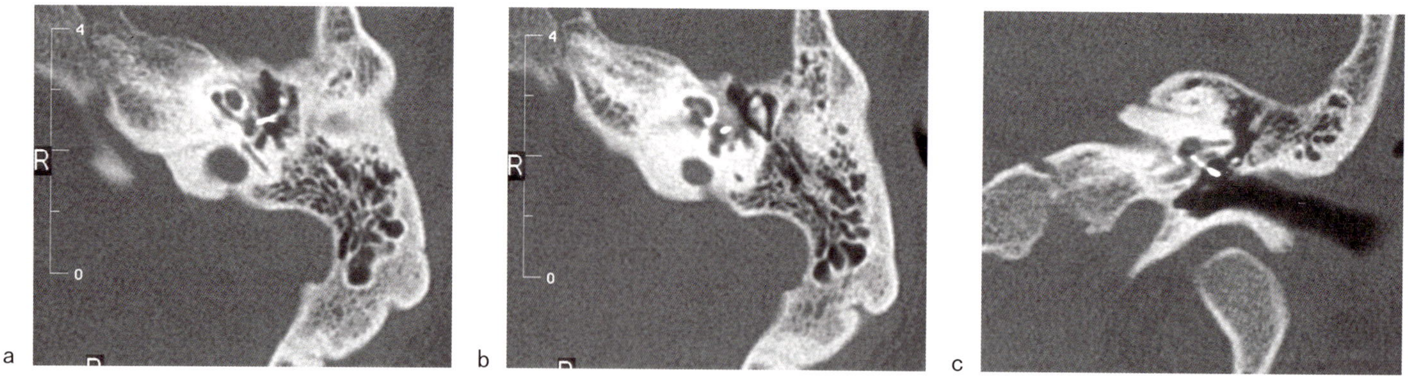

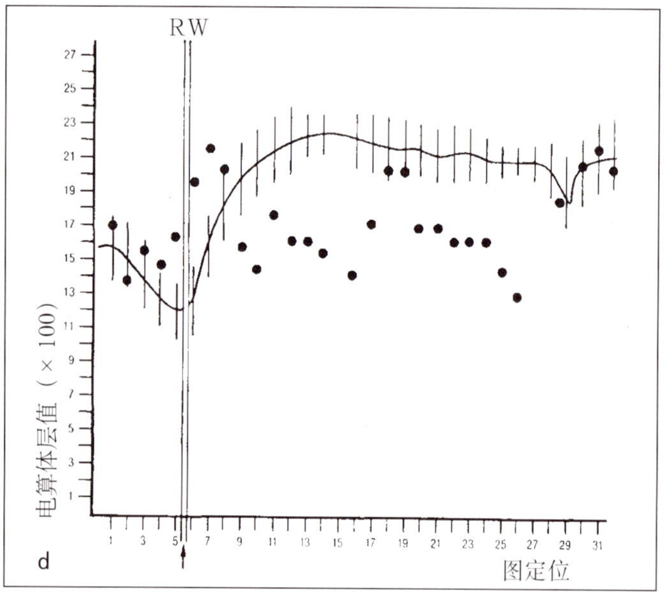

图1.232 膜孔和耳蜗性耳硬化症，镫骨足板切除术之后，a，b 轴位，c 冠状CT断面；d 耳蜗囊的密度曲线图。假体在理想的位置，但是卵圆窗被一严重钙化板再消除。海绵状的病灶被记录在耳蜗囊内，不累及岬。

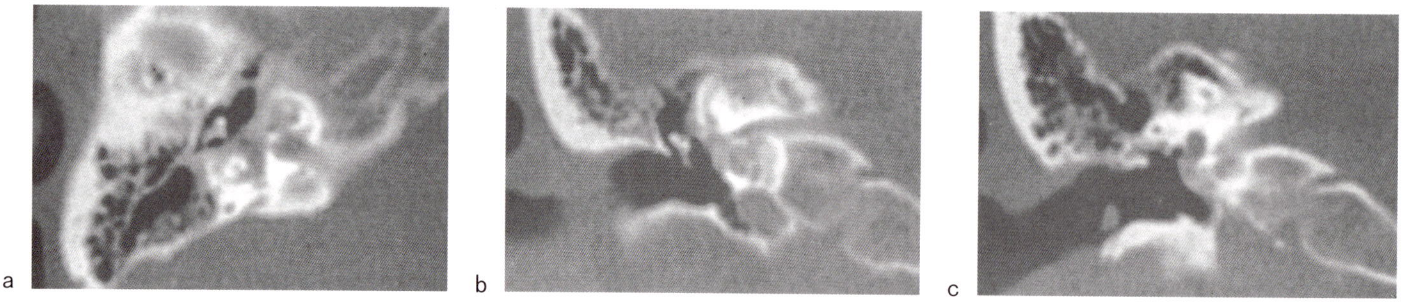

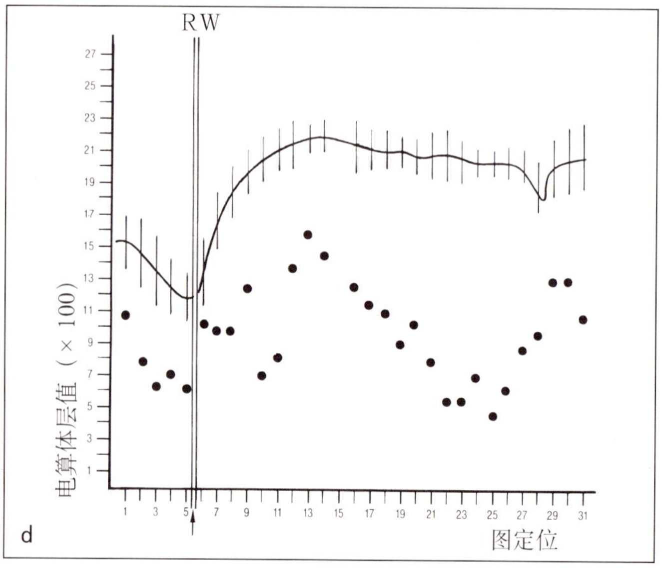

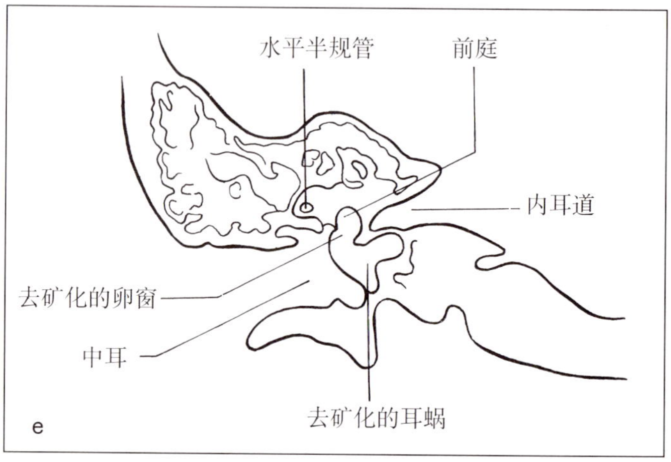

图1.233 耳蜗的耳硬化症。a 轴位，b，c，冠状CT断面；d 密度计曲线图，右。整个耳蜗囊有严重的海绵状变形成双环效应。在底板旋转和顶上的卷中，侵犯是特别地严重的。密度计曲线图（d）（黑色的点），显示病变的严重性。密度曲线最低的区域相当于最严重的去矿化的区域在图的3～5和20～27水平轴上。上面为正常曲线。e 为c 的示意图。

与耳硬化症类似的密度曲线在畸形性骨炎（Paget病），成骨不全和三期梅毒中发生。可由临床、影像和实验室来进行鉴别。

耳蜗的磁共振成像

我们最近已经为阳性的Schwartze症状进行新的MR调研和对严重的海绵状变的病人CT研究。

使用一个三维傅里叶转化梯度回波技术（3DFf）和非常的TE和低翻转角。经过耳蜗在轴位和冠状平面获得厚度达1.0mmT1加权的薄层图像。在注射对比剂之前和之后扫描，然后进行比较。

在一些严重病例中，我们已经观察到去矿化囊的区域内强化(图1.234，1.239)。我们推测这是由初期耳硬化症病灶的很多的血管和腔隙浓集对比剂产生的。为证实这种观察并确定强化的程度与病变的活性可能相关，必须进一步研究。

Paget病

Paget病能影响颅盖和颅底，包括颞骨岩部。当疾病过程思及到耳囊内时，将会发生混合的或渐进性神经性耳聋。

放射学表现

在缺乏典型骨骼变化其他区域，通过识别颅骨和颞骨岩部的特殊特征也能诊断畸形性骨炎。畸形性骨炎有一个渐进性骨吸收活动期，跟随着一个不规则的再矿化阶段，导致受到侵犯的骨骼肥大、不规则矿化(图1.235，1.236)。向侧面蔓延颞骨岩部哈佛骨首先受到侵犯。

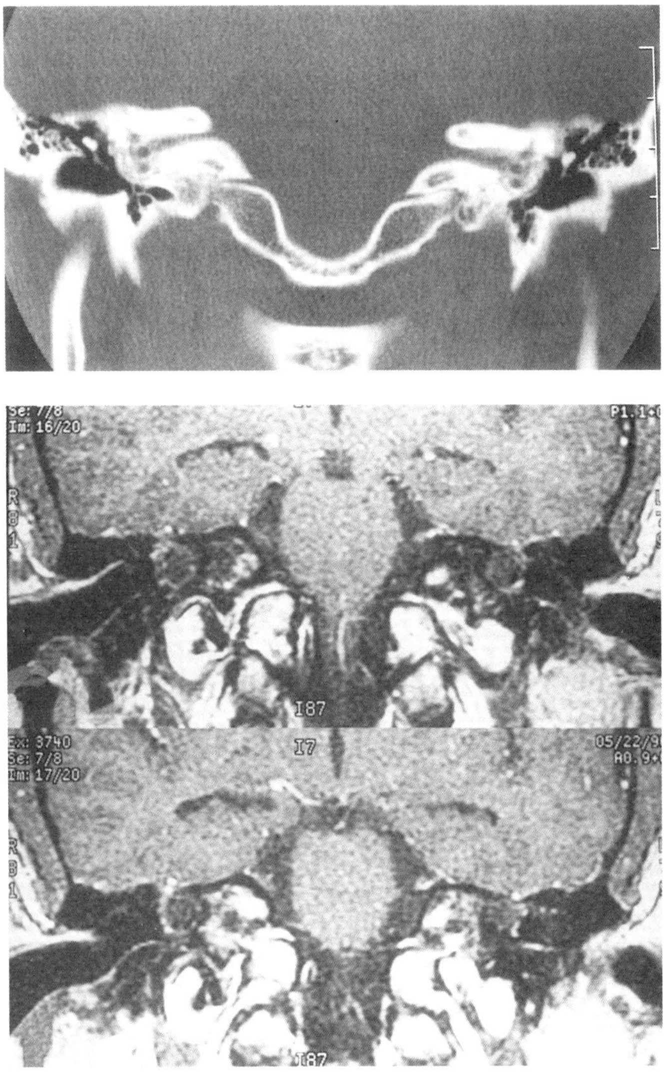

a

b

图1.234 耳蜗的耳硬化症。a 冠状CT图像，b 冠状T1WI增强后的MR图像。严重的皮肤棘细胞层水肿的变化在两个耳蜗各处可注意到(a)。对比注射之后获得的MR图像显示病灶明显强化近似血管(b)。

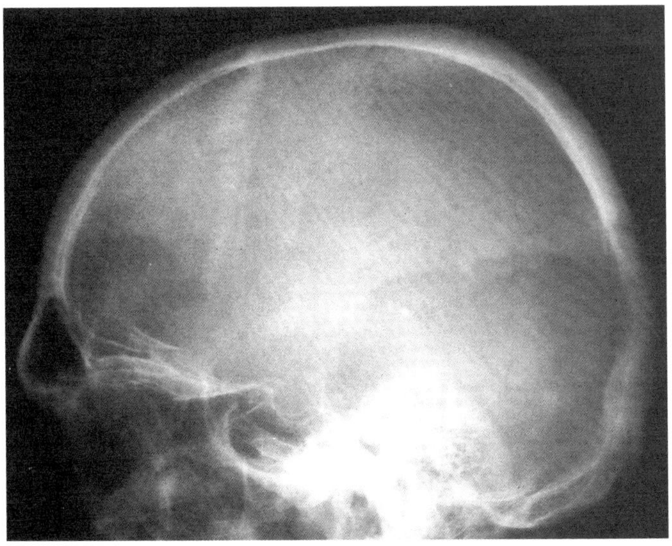

图1.235 畸形性骨炎。颅骨侧位。两个去矿化和局限性骨质疏松的清晰凹陷的区域在枕骨和额骨显现。

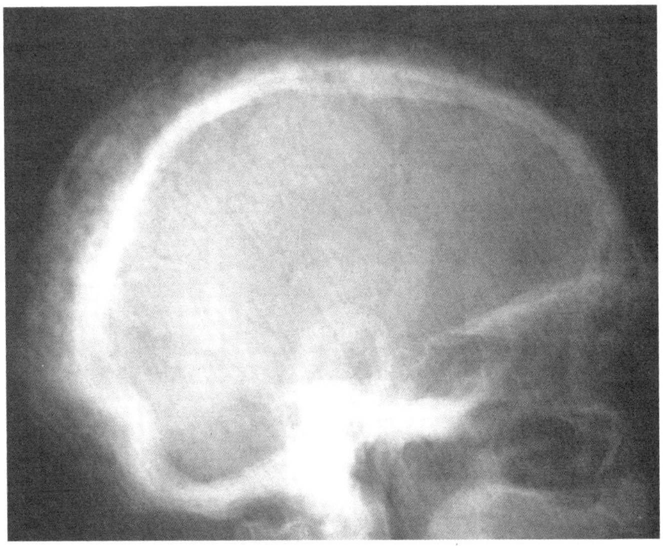

图1.236 畸形性骨炎。颅骨侧位。颅盖明显地变厚而且病理骨的重建引起变厚颅盖的不规则再钙化。

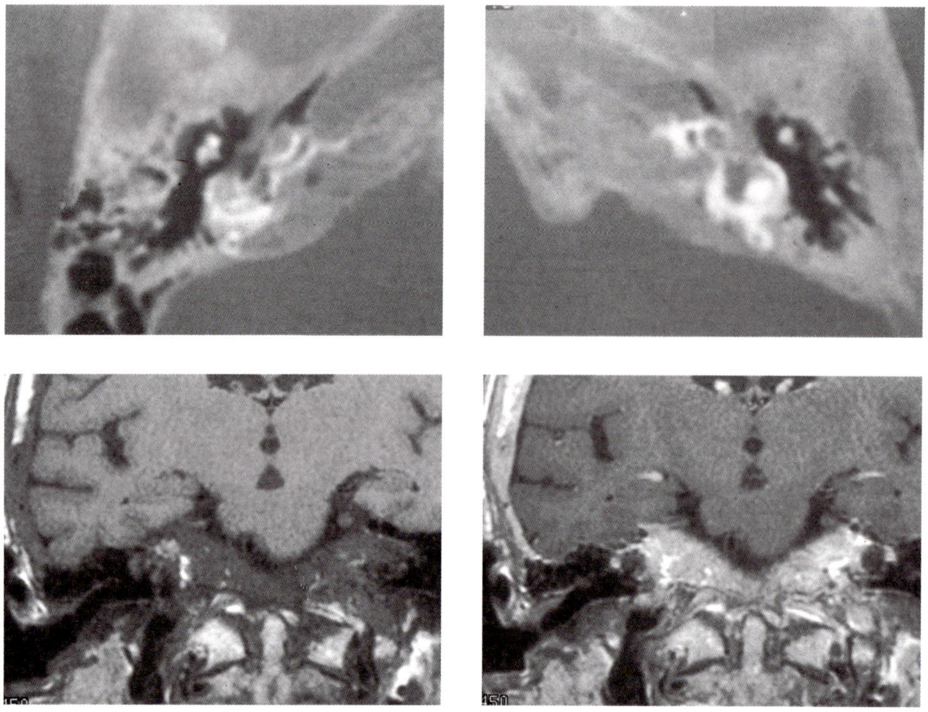

a b c d

图1.237 畸形性骨炎。a,b 轴位CT图像。c 冠状增强前,d 冠状增强后MR图像。CT断面（a,b）显示两个颞骨岩部的典型褪色外表。耳囊变薄而且部分中断。MR图像（c,d）显示畸形性骨炎在颅盖和颅底的典型改变和耳蜗囊的强化。

起先，由于岩部的严重脱矿质，迷路囊比常态更清楚。耳囊的侵犯从骨膜表面开始。慢的脱矿质发生，首先产生囊的细化，最后囊完全分解。这造成具有畸形性骨炎特性的整个颞骨岩部褪色的外表(图1.237)。内耳道通常是第一个受累结构,随后是耳蜗和前庭系统（图1.237）。 在疾病的晚期阶段,不规律的矿化物沉积在新骨,造成颞骨岩部变厚。

成骨不全

成骨不全，或脆骨症，其特征为异常变细的和易碎的长骨伴有多发性骨折的历史，并伴蓝色巩膜及严重的混合性聋。在这种病的一些形式中可能缺少特征性。头大,颅盖骨不正常变薄,而且侵犯到耳囊。CT和磁共振检查结果与活动性的耳蜗耳硬化症相似但是更弥漫并且累及整个耳囊(图1.238,1.239)。

骨硬化症

骨硬化症〔阿耳伯斯·尚堡病（Alkers-Schonkerg disease)，大理石状骨病〕是一种少见骨病，以骨的吸收减少同时新骨生成为特征。这造成骨的硬化伴有髓腔和板障区的闭塞和颅骨孔变窄。颞骨岩部显示完全缺乏气化和均匀弥漫的硬化表现。疾病的弥漫发展造成内耳道变窄和侵犯神经血管束。面部麻痹可能在相同的病理基础上发生。对于更多的细节，见第3章和第4章。

纤维性结构不良

纤维性结构不良是未知病因学的骨萎缩，它可能累及颅骨。在颅骨中发生的有两种不同类型。在颅盖和下颌骨中有多样囊状损害部分。颅骨底病变是纤维组织的不正常的增殖与在髓腔内的编织骨小梁混合的结果。这些变化引起密度的增加和受影响区域骨质变厚。纤维性结构不良的损害通常是单侧的所以导致不对称(图1.240)。在颞骨中，鳞部变厚和无气化。由于新骨的形成外耳道时常变窄的。由于颞骨岩部变厚和浓密,迷路囊轮廓与周围的骨很难区别。进一步的进展可能导致内耳道变窄和迷路内腔的闭塞。

颅骨干骺端发育不良

颅骨干骺端发育不良是一种遗传病，具有在长骨干骺端的改变和颅骨的骨过度生长的特征，尤其是面和颌。颅骨显示颅盖的显著变厚、密度增加和板障的闭塞。颅底骨、上颌骨和下颌骨变大，变厚和硬化。鼻旁窦闭塞(图1.241a)。在颞骨，外耳道和中耳逐渐地被新的密集的骨形成填满。颞骨岩部变厚和迷路内腔闭塞(图1.241b,c)。其他罕见的先天性疾病和骨的发育异常，诸如锁骨颅骨发育不全和赫尔利（Hurler）综合征，也累及颞骨和迷路囊。

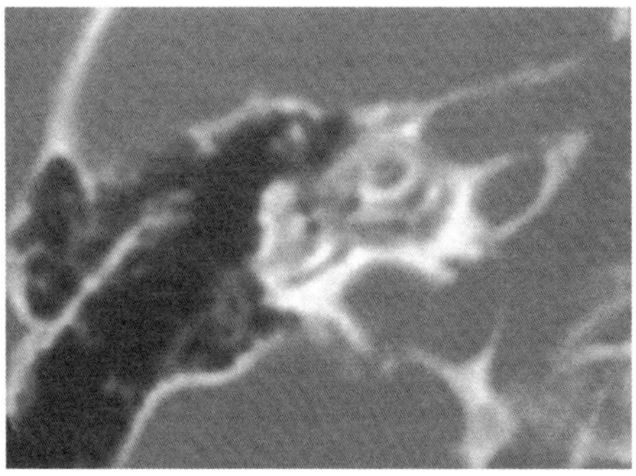
a
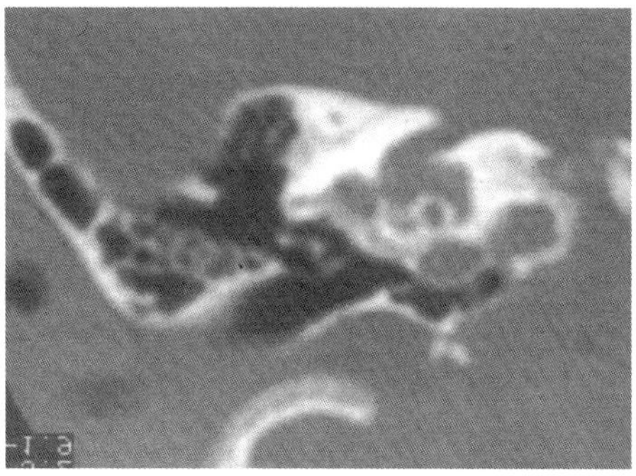
b
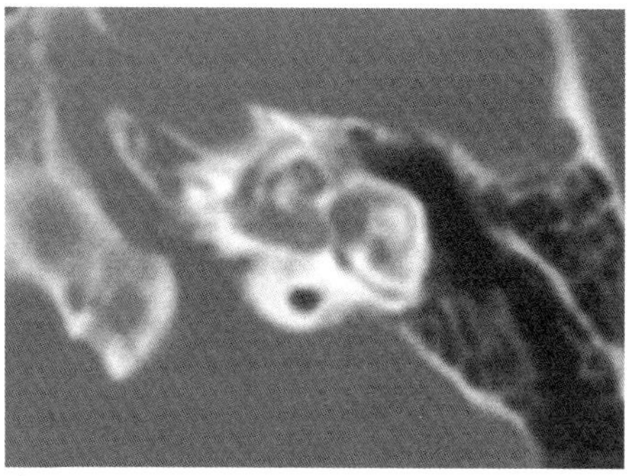
d

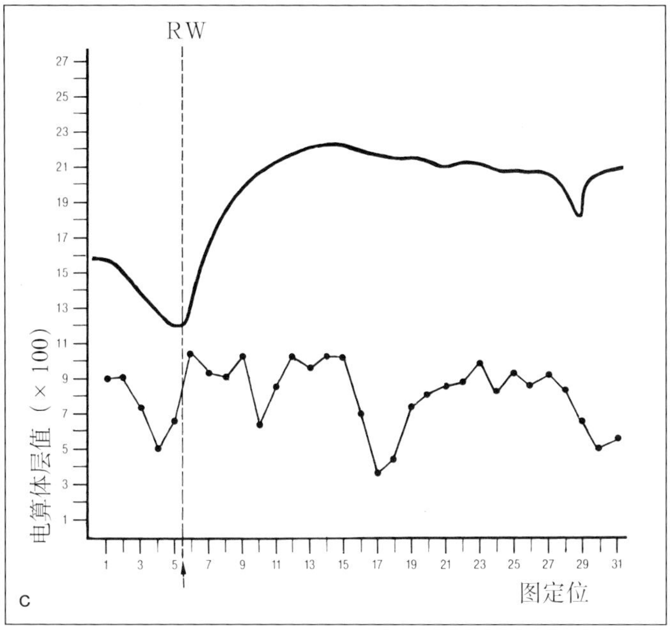

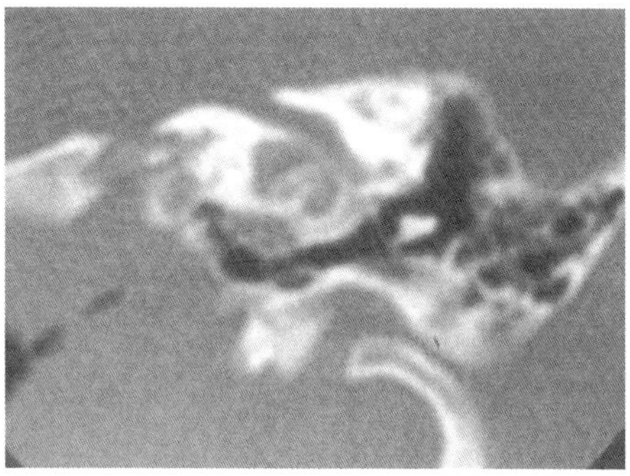
e

图1.238 成骨不全。a 轴位，b 20° 冠状斜位的CT断面；c 右耳的密度曲线；d 轴位和 e 20° 斜冠状位CT断面，左。耳蜗囊几乎完全地抹掉。侵犯到内耳道基底和前庭。右囊密度曲线示受侵(c)的定量评价(黑色的点)。上面为正常曲线。

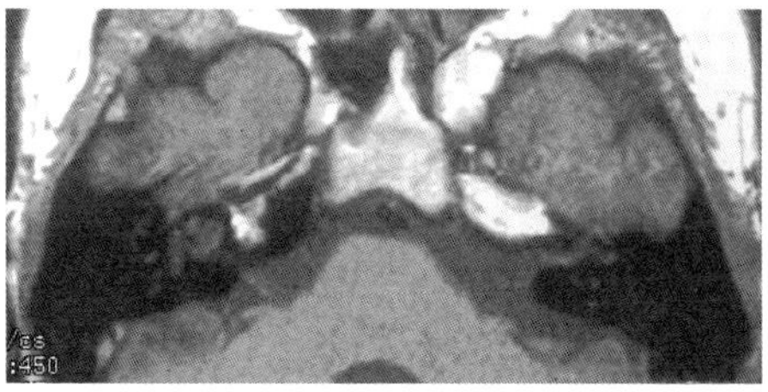
a
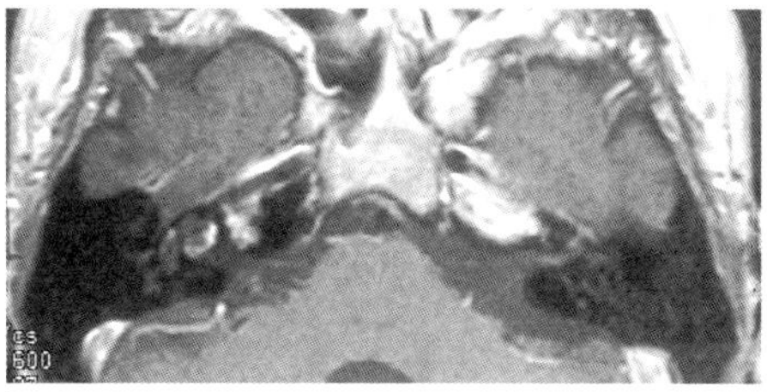
b
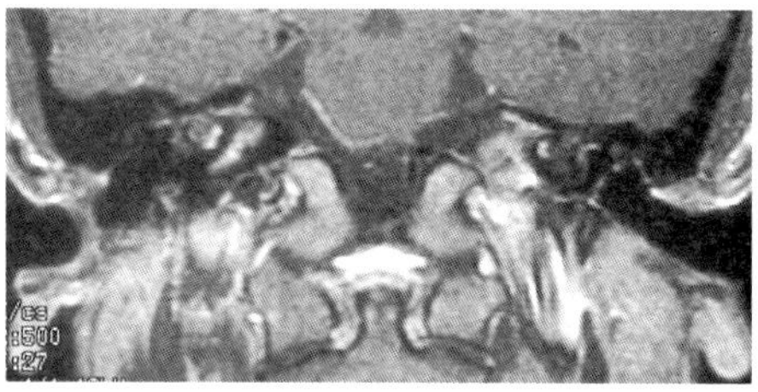
c

图 1.239 成骨不全，如图 1.238。MR 图像：a 对比前的轴位 T1W；b，c 对比后轴位和冠状。注意在耳蜗囊中，特别在右边，一些强化的区域。

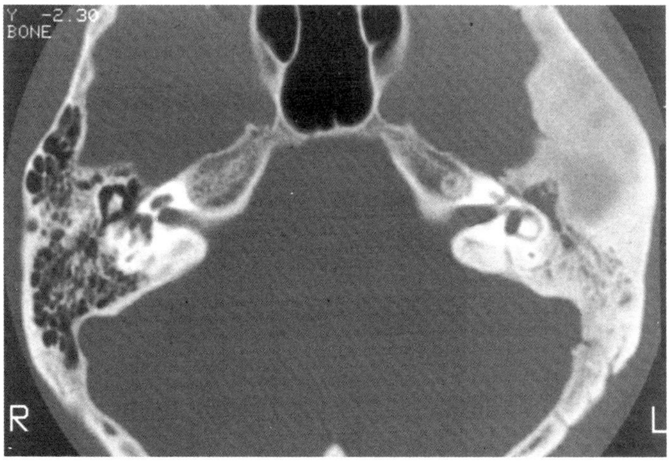

a
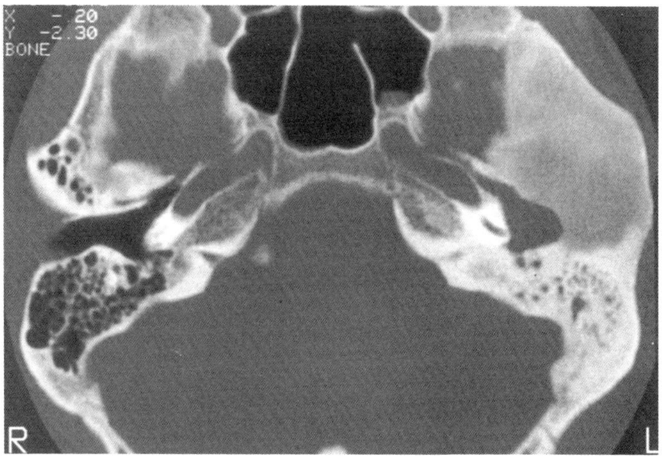

b

图1.240 纤维性结构不良。a，b 轴位，c 直接的矢状 CT 断面，左。颞鳞显著增厚。疾病扩展到颞下颌窝使之变浅。增生肥大的过程闭塞一些乳突气房而且阻塞外耳道。因为外耳道被阻隔，胆脂瘤填充中耳。

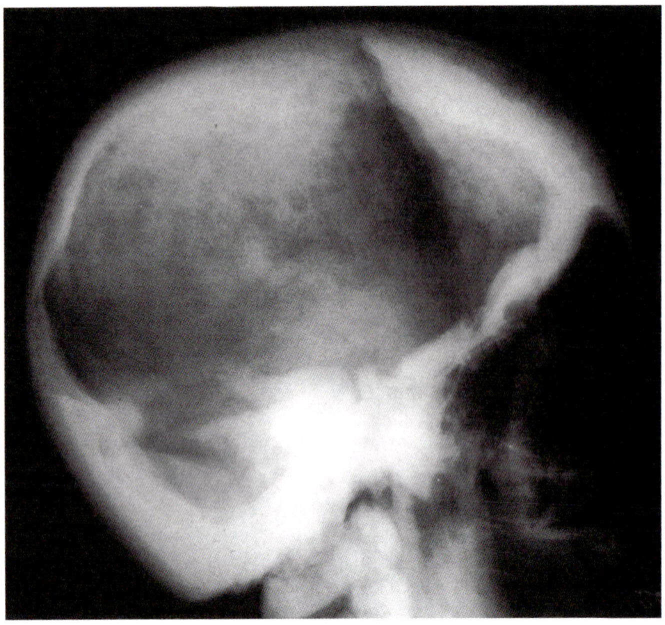

a

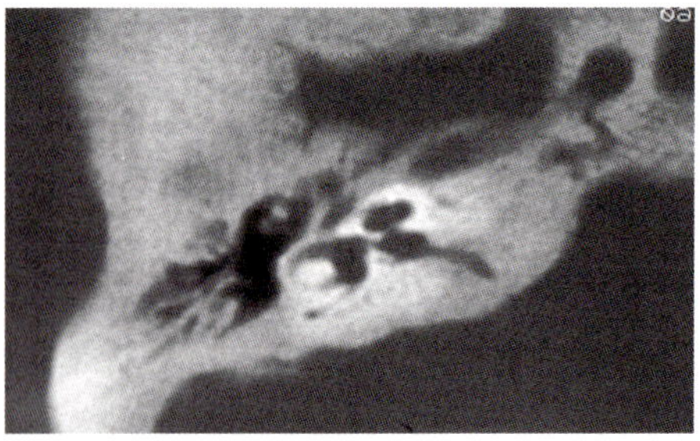

b

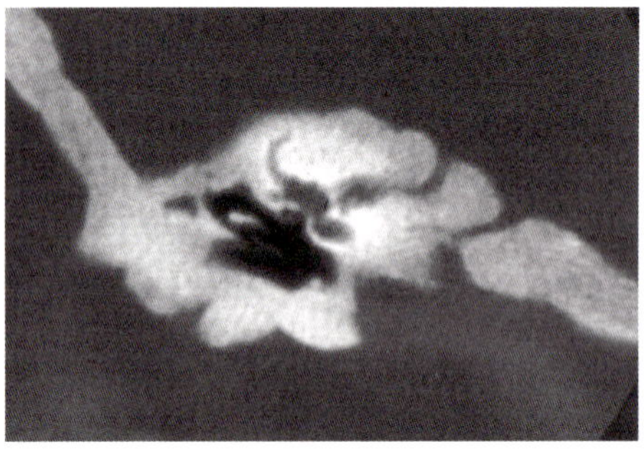

c

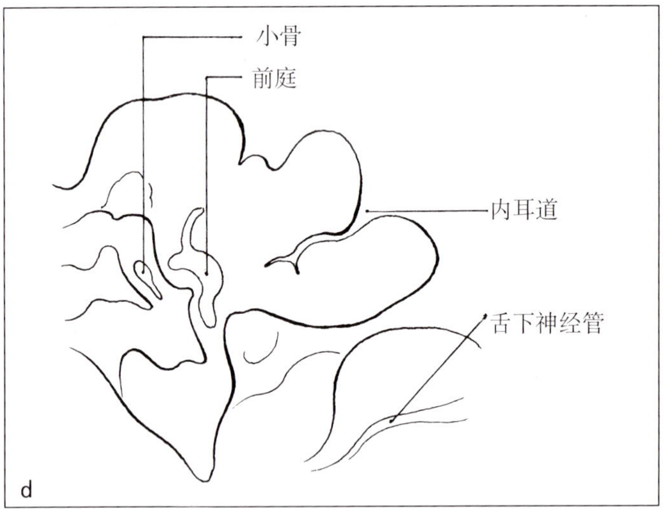

d

图1.241 颅骨干骺端发育不良。a 侧面颅骨，b 轴位和c冠状 CT断面，右。颅盖和颞骨岩部可见浓密变厚的硬化骨，为病变扩展内耳道狭窄所致。d 为c 的示意图。

参考文献

1. Antonelli PJ, Garside JA, Mancuso AA, Stricker ST, Kubilis PS. Computed tomography and the diagnosis of coalescent mastoiditis. Otolaryngol Head and Neck Surg 1999; 120(3): 350–354.
2. Arnold B, Jager L, Grevers G. Visualization of inner ear structures by three-dimensional high-resolution magnetic resonance imaging. Am J Otol 1996; 17(3): 480–485.
3. Buckingham RA, Valvassori GE. Inner ear fluid volumes and the resolving power of magnetic resonance imaging: can it differentiate endolymphatic structures? Ann Otol Rhinol Laryngol 2001; 110(2):113–117.
4. Casselman JW, Kuhweide R, Ampe W, Meeus L, Steyaert L. Pathology of the membranous labyrinth: comparison of T1 and T2 weighted and gadolinium-enhanced spin-echo and 3DFT-CISS imaging. AJNR 1993; 14: 59–69.
5. Casselman JW, Kuhweide R, Deimling M, et al. Constructive interference in steady state 3DFT MR imaging of the inner ear and cerebellopontine angle AJNR 1993; 14:47–57.
6. Chang P, Fagan PA, Atlas MD, Roche J. Imaging destructive lesions of the petrous apex. Laryngoscope 1998; 108(4 Pt 1):599–604.
7. Davidson HC, Harnsberger R, Lemmerling MM, et al. MR Evaluation of vestibulocochlear anomalies associated with large endolymphatic duct and sac. AJNR 1999; 20:1435–1441.
8. Dubrulle F. Ernst O, Vincent C, Vaneecloo FM, Lejeune JP, Lemaitre L. Cochlear fossa enhancement at MR evaluation of vestibular Schwannoma: correlatioin with success at hearing-presrvation surgery. Radiology 2000; 215(2): 458–462.
9. Fatterpekar GM, Mukherji SK, Lin Y, Alley JG, Stone JA, Castillo M. Normal canals at the fundus of the internal auditory canal: CT evaluation. J. Comput Assist Tomogr 1999; 23(5): 776–780.
10. Fitzgerald DC, Mark AS. Sudden hearing loss: frequency of abnormal findings on contrast-enhanced MRI studies. AJNR 1998; 19(8):1433–1436.
11. Greinwald JH Jr, Lassen LF. Lipomas of the internal auditory canal. Laryngoscope 1997; 107(3): 364–368.
12. Koch BL. Langerhans' Histiocytosis of temporal bone: role of MRI. Top Magn Reson Imaging 2000; 11: 66–74.
13. Mafee MF, Valvassori GE. Radiology of the craniofacial anomalies. Otolaryngol Clin North Am 1981; 14: 939–988.
14. Mafee MF, Lachenauer CS, Kumar A, et al. CT and MR imaging of intralabyrinthine schwannoma: report of two cases and review if the literature. Radiology 1990; 174: 395–400.
15. Mafee MF, Wee R, Lee G, Mafee RF. Imaging of vestibular aqueduct, endolymphatic duct and sac and adenocarcinoma of probably endolymphatic sac origin. Riv Neuroradiol 1995;8: 951–961.
16. Maffee MF, Singleton EL, Valvassori GE, et al. Acute otomastoiditis and its complications: role of CT. Radiology 1985; 54: 391–397.
17. Mafee MF, Aimi K, Valvassori GE. CT in the diagnosis of primary tumors of the petrous bone. Laryngoscope 1984; 94: 1423–1430.

18. Mafee MF, Raofi B, Kumar A, Muscato C. Glomus faciale, glomus jugulare, glomus tympanicum, glomus vagale, carotid body tumors, and simulating lesions: role of MR imaging. Radiol Clin North Am 2000; 38: 1059–1075.
19. Megerian CA, MCKenna MJ, Nuss RC, Manaiglia AJ, Ojemann RG, Pilch BZ, Nadol JB Jr. Endolymphatic sac tumors: histopathologic confirmation, clinical characterization, and implication in von Hippel-Lindau disease. Laryngoscope 1995; 105(8 Pt 1): 801–808.
20. Mislav Gjuric, Koester M, Paulus W. Cavernous hemangioma of the internal auditory canal arising from the inferior vestibular nerve: case report and review of the literature. Am J Otol 200; 21: 110–114.
21. Moret J, Dickens JR, Jackson CG. Vascularization of the Ear. Normal Variations, Glomus Tumors. J Neuroradiol 1982; 9: 209–260.
22. Mukherji SK, Albernaz VS, LoWW, Gaffey MJ, Megerian CA, Feghali JG, Brook A, Lewin JS, Lanzeri CF, Talbot JM, Meyer JR, Carmody RF, Weissman JL, Smirniotopoulos JG, Rao VM, Jinkins JR, Castillo M. Papillary endolymphatic sac tumors: CT, MR imaging and angiographic findings in 20 patients. Radiology 1997; 202(3): 801–808.
23. Noujaim SE, Pattekar MA, Cacciarelli, et al. Paraganglioma of the temporal bone: role of MRI versus CT. Top Magn Reson Imaging 2000; 11(2): 108–122.
24. Parlier-Cuau C, Champsaur P, Perrin E, Rabischong P, Lasau JP. High resolution computed tomography of the canals of the temporal bone: anatomical correlations. Surg Radiol Anat 1998; 20(6): 437–444.
25. Pisaneschi MJ, Langer B. Congenital cholesteatoma and cholesterol granuloma of the temporal bone: role of MRI. Top Magn Reson Imaging 2000; 11(2): 87–97.
26. Robert Y, Carcasset S, Rocourt N, Hennequin C, Dubrulle F, Lemaitre L. Congenital cholesteatoma of the temporal bone: MR findings and comparison with CT. AJNR 1995; 16(4): 755–761.
27. Rodgers GK, Appelgate L, De La Cruz A, et al. Magnetic resonance angiography: analysis of vascular lesions of the temporal bone and skull base. Am J Otol 1993; 14: 56–62.
28. Schmalbrock P, Chakeres DW, Monroe W, Saraswat A, Miles BA, Welling DB. Assessment of internal auditory canal tumors: a comparison of contrast-enhanced T1 weighted and steady-state T2 weighted gradient-echo MR imaging. AJNR 199; 20: 1207–1213.
29. Shelton C, Harnsberger HR, Allen R, King B. Fast spin-echo magnetic resonance imaging: clinical application in screening for acoustic neuroma. Otolaryngol Head Neck Surg. 1996; 114(1): 71–76.
30. Stone JA, Castillo M, Neelon B, Mukherji SK. Evaluation of CSF leaks: high resolution CT compared with contrast-enhanced CT and radionuclide cisternography. AJNR 1999; 20(4): 706–712.
31. Valvassori GE, Buckingham, RA. Tomography and cross sections of the ear. Philadelphia: WB Saunders; Stuttgart: Georg Thieme Verlag, 1975.
32. Valvassori GE, Clemis JD. The large vestibular aqueduct syndrome. Laryngoscope 1978; 88: 723–728.
33. Valvassori GE, Dobben GD. CT Densitometry of the cochlear capsule in otosclerosis. AJNR 1985; 6: 661–667.
34. Valvassori GE. The internal auditory canal revisited. Otolaryngol Clin North Am 1995; 28(3): 431–451.

第 2 篇　眼和眼眶、颅底

第 2 章　眼和眼眶

第 3 章　颅底

2 眼和眼眶

M.F.Mafee

第1部分 眼

胚胎学

眼球由外胚层和中胚层发育而来。

胚眼始基最初是在前脑（间脑）的两侧，出现两个外胚叶中空的憩室（视窝）（图2.1）。憩室向两侧生长，远端膨胀形成视泡，近端收缩形成视茎[1-7]（图2.1）。与此同时，覆盖视泡的小部分体表外胚层变厚形成晶状体板(晶状体凹)[1-7](图2.1)，晶状体板向内凹陷低于体表外胚层形成中空的晶状体泡(图2.1b, c)。同时，视泡外壁向间脑壁凹陷，形成双层的视杯（图2.1c)。在相当长的一段时间内，沿着视杯下缘视茎有一宽的裂缝，称为视裂或脉络膜裂（胚裂)(图2.1c)，玻璃体动脉随着间充质穿过胚裂进入视茎和视杯。[1-7]

视网膜由视杯发育而来(图2.1)。为便于描述，将其分为两个分化层：色素层和神经层(图2.1d)。色素层由薄的视杯外层形成（图2.1)，它是单层柱状细胞，细胞内有色素颗粒；神经层由视杯内层形成。[1-7] 神经节细胞、无长突细胞和 Müller 细胞的支柱纤维由视网膜原始神经母细胞内层分化而来。[1,2,8,9,10,11] 外层神经细胞层分化为水平细胞、双极视杆与视锥神经细胞，可能视杆细胞和视锥细胞是由视网膜神经母细胞外层形成。[1,2]

晶状体

始基晶状体，也就是晶状体基板，内陷低于外胚层表面形成晶状体泡(图2.1c)。血管间充质浓聚包埋晶状体称作晶状体血管囊。晶状体由玻璃体动脉供血，这些血管在晶状体囊后面形成血管丛（图2.1d)。

睫状体, 虹膜和晶状体悬韧带

睫状体的结缔组织、睫状肌的平滑肌纤维和晶状体悬韧带由间充质分化而来，位于视杯边缘上缘。虹膜的括约肌和开大肌来源于神经外胚层，[1] 虹膜脉管系统由中胚层分化而来。[1, 2]

玻璃体

初级或原始玻璃体一部分来源于外胚层，一部分来源于中胚层。[1,2,3] 原始玻璃体由玻璃体动脉及其分支供血(图2.1d)。发育完全或第二玻璃体在原始玻璃体和视网膜之间生长，最初是均质的凝胶，体积迅速增大，向前将原始玻璃体挤到虹膜的后面。来源于玻璃体血管周围间充质的玻璃体细胞现在位移到第二玻璃体。以后，玻璃体血管萎缩并消失留下无细胞的玻璃体管。[2, 12-18]

脉络膜

脉络膜为葡萄膜的后部，较早发生，由围绕着视杯的致密的间充质形成（图2.1e)。脉络膜的前部修饰后形成睫状体和睫状突。

巩膜

巩膜由围绕着视杯的致密间充质衍生而来(图2.1e)，在将来插入眼直肌的附近形成。[3]

角膜

覆盖着视泡的体表外胚层分化为角膜上皮，临近的间充质分化成前房的间皮。[2,17] 覆盖角膜后面的固有质和内皮组织来源于间充质。[1]

血管系统

眼部血管系统的发育是一个复杂的过程，既要保证出现的血管满足眼部发育的营养需求，又要适应后来的相同功能血管的退化。[3, 12-19] 在胚胎发育的早期，颈内动脉发出毛细血管丛到视杯的背侧(腹侧和背侧眼动脉)，玻璃体动脉是背侧眼动脉的一个分支，其穿过胚裂进入视杯(图2.1d, e)。[3]

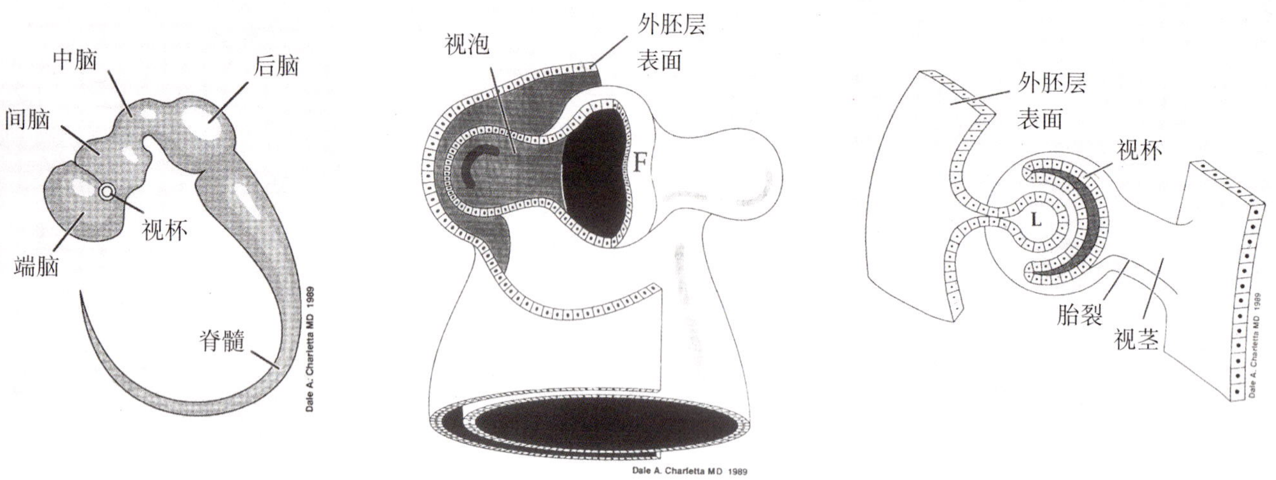

a b c

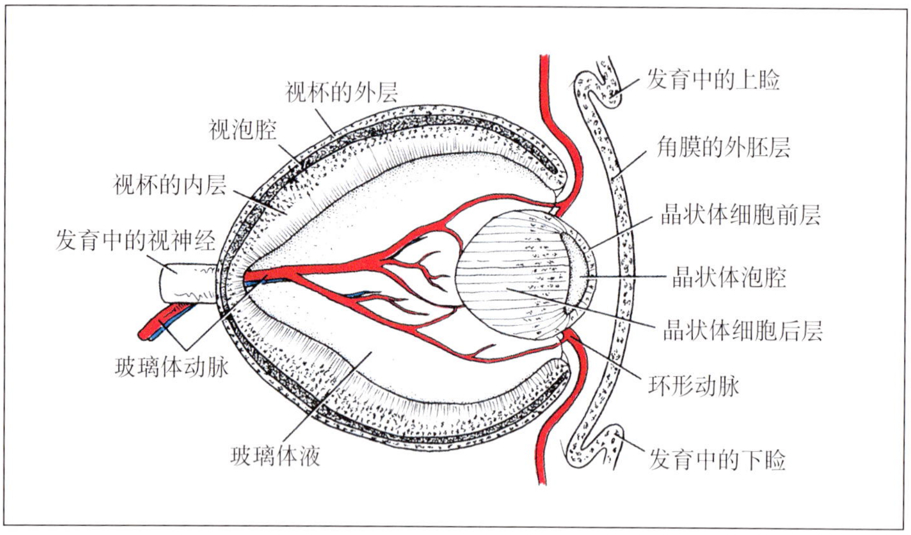

d

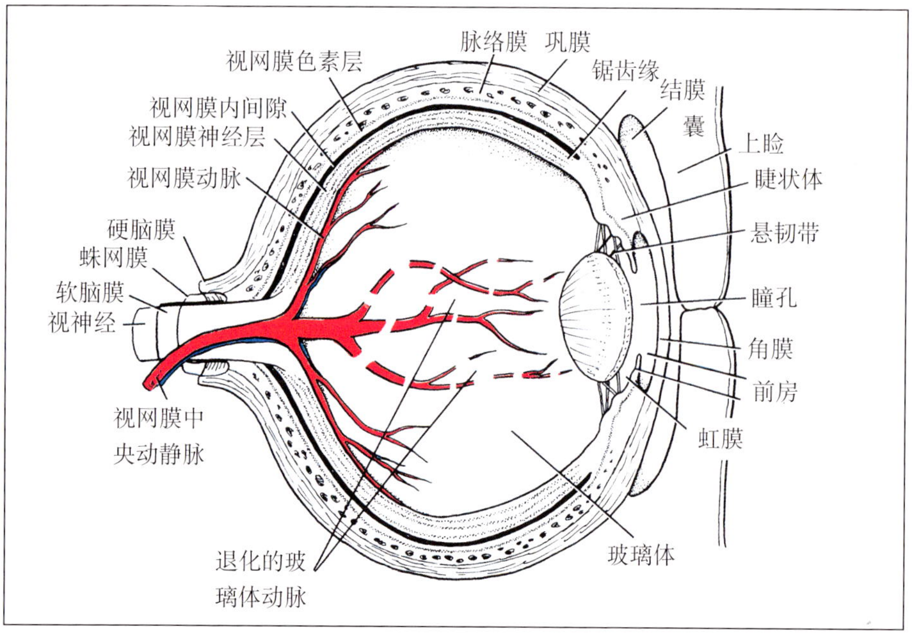

e

图2.1a～c 胚眼的发育

a 当人胚胎长5mm时（妊娠4周）。到妊娠3周时，在神经沟的两侧一边出现一个凹陷即视窝。随后视窝变深形成视泡，前脑一边一个。每一侧视泡形成同侧的视茎和视杯。

b 眼部结构的发育。当胚长4mm 时，在前脑的每一侧（F）向外隆起形成两个视泡，视泡的远侧膨胀而近侧形成管状的视茎。

c 在胚长5mm时，每一个视泡外侧面内陷形成视杯，视杯的内壁（以前是视泡的外壁）发育成视网膜，而外壁形成视网膜色素上皮组织。视泡由一层表皮外胚层覆盖形成晶状体(L)．可以看到通过胎裂，间充质延伸到视茎和视杯。源自 Brown G，Tasman W，eds．Congenital Anomalies of the Optic Disc．New York：Grune and Stratton；1983．From Mafee MF et al．CT of optic nerve coloboma，morning glory anomaly，and colobomatous cyst．Radiol Clin North Am 1981；25:693-699．With permission．

d，e 不同发育阶段的眼。

d 发育早期的眼的示意图。可以看到视杯的内层和外层、发育中的晶状体、发育中的玻璃体液（玻璃体）、玻璃体动脉和发育中的眼睑。

e 发育晚期的眼的示意图。可以看到视网膜、脉络膜、巩膜、角质层、玻璃体、晶状体、前房、后房、结膜囊和眼睑各层。眼睑保持闭合状态直到妊娠第7月。

图d和e源自Snell R，Lemp MA．Clinical Anatomy of the Eye．Cambridge，MA：Blackwell Scientific Publications；1989．

妊娠6周时，原始背侧眼动脉转化为发育成熟的眼动脉，而腹侧眼动脉退化后转化成鼻睫后动脉，[3-6] 在妊娠后3个月，玻璃体系统开始退化，[4,5,14-18] 玻璃体系统残留物有时可在成人看到，表现为永久性乳头状膜。[6] 妊娠7个月时，玻璃体动脉不再开放，并且失去了和圆盘的联系。偶尔会有一个小芽保留附着在圆盘上如Bergmeister乳头。[3]

眼外肌

眼球被轴旁中胚层高度密集的细胞围绕，正在发育的眼区部位的中胚层组织形成了眼外肌。[1,17,20] 在发育过程中眼外肌伴随Ⅲ、Ⅳ、Ⅵ对颅神经。[1] 通过胎儿超声可看到眼部运动。[20]

眼睑

眼睑由表皮外胚层和相邻的中胚层发育而来。睫毛和皮脂腺来源于表皮外胚层，而睑板来源于神经嵴细胞。[20] 表皮外胚层形成结膜上皮，大约妊娠3个月，随着眼睑的生长，眼睑彼此融合在一起。1 这种融合状态保持到胎儿5个月时，睑缘才开始分离。妊娠7个月时睑缘分离完成。[1] 在睑缘融合时，在角质的前面存在一个紧密的间隙——结膜囊。

泪腺

泪腺从上皮芽生，由表皮外胚层发育而来，向上外侧生长，从结膜上穹进入下面的间充质(图2.1e)。[1,20] 随着提上睑肌的发育，泪腺分为眶部泪腺和睑部泪腺。[17]

泪囊和鼻泪管

泪囊和鼻泪管最初由上颌骨和外侧鼻隆突之间的外胚层细胞实心条索发育而来，后来上皮条索中央细胞破坏，这个条索变成空心，形成鼻泪管，其末端膨大形成泪囊。[1,2,17,20] 随后细胞增殖形成进入每一个眼睑的泪管(下、上和总泪管)。

眼眶

围绕视泡的间充质发育成眶骨。[1,2,17] 眼眶由膜和软骨原基联合形成。颅底、颅骨、筛骨和蝶骨来源于更原始的软骨颅，筛骨和蝶骨形成眶骨的大部分。眼眶上部和颅盖从原始膜基发育而来。外侧鼻突形成内侧壁，上颌突形成外侧壁和下壁(见第4章)。骨性眼眶从胎儿6个月到出生后18个月，大小和形状发生了迅速的改变。[20] 有趣的是，在发育早期眼球的发育较眼眶更快，以至于在胎儿六个月时眼球的前半部分突出于眶口。

参考文献

1 Warwick R, Williams PL. Gray's Anatomy, 35 th British edition. Philadelphia: W.B. Saunders; 1973: 145-147.
2 Snell RS, Lemp MA, eds. Clinical Anatomy of the Eye. Boston: Blackwell Scientific; 1989: 1-15.
3 Mann IC. Developmental Abnormalities of the Eye, 2 d ed. Philadelphia: J.B. Lippincott; 1957: 74-78.
4 Mann IC. On the development of the fissure and associated regions in the eye of the chick and some observations of the mammal. J Anat 1921; 55: 113-118.
5 Mann IC. The Development of the Human Eye. New York: Grune and Stratton; 1969.
6 Yanoff M, Duker JS, eds. Ophthalmology. Philadelphia: Mosby; 1999: 3.1-3.6.
7 Mafee MF, Jampol LM, Langer BC, Tso M. Computed tomography of optic nerve colobomas, Morning glory anomaly, and colobomatous cyst. Radiol Clin North Am 1987; 25: 693-699.
8 Driell D, Provis JM, Billson FA. Early differentiation of ganglion, amacrine, bipolar and Müeller Cells in the developing fovea of the human retina. J Comp Neurol. 1990; 291: 203-219.
9 Hollenberg J, Spira AW. Human retinal development. Ultrastructure of the outer retina. Am J Anat. 1973; 137: 357-386.
10 Mann IC. On the morphology of certain developmental structures associated with the upper end of the choroidal fissure. Br J Ophthalmal 1922; 6: 145-163.
11 Brown G, Tasman W, eds. Congenital Anomalies of the Optic Disc. New York: Grune and Stratton; 1983: 97-191.
12 Jack RL. Regression of the hyaloid vascular system: an ultrastructural analysis. Am J Ophthalmol 1972; 74: 261-271.
13 Renz BE, Vygantas CM. Hyaloid vascular remnants in human neonates. Ann Ophthalmol 1977; 9: 179-184.
14 Mafee MF, Goldberg MF, Valvassori GE, et al. Computed tomography in the evaluation of patients with persistent hyperplastic primary vitreous (PHPV). Radiology 1982; 145: 713-717.
15 Mafee MF. Imaging of the Globe. In: Valvassori GE, Mafee MF, Carter BL, eds. Imaging of the Head and Neck. Stuttgart: Georg Thieme Verlag; 1995: 216-247.
16 Mafee MF. Magnetic resonance imaging: ocular antomy and pathology. In: Newton TH, Bilanuik LT, eds. Modern Neuroradiology, Vol. 4. Radiology of the Eye and Orbit. New York: Clavadel Press/Raven Press; 1990; 2.1-3.45.
17 Mafee MF. The eye. In: Som PM, Curtin HD, eds. Head and Neck Imaging. St. Louis: Mosby; 2003: 441-527.
18 Mafee MF, Atlas SW, Galetta SL. Eye, orbit, and visual system. In: Atlas SW, ed. Magnetic Resonance Imaging of the Brain and Spine. Philadelphia: Lippincott, Williams & Wilkins; 2002: 1433-1524..
19 Edward DP, Mafee MF, Garcia-Valenzuela E, Weiss RA. Coats disease and persistent hyperplastic primary vitreous. Role of MR imaging and CT. Radiol Clin North Am 1998; 36: 1119-1131.
20 Edward DP, Kaufmann LM. Anatomy, development, and physiology of the visual system. Pediatr Clin North Am. 2003; 50: 1-23.
21 Becker MH, McCarthy JG, Congenital abnormalities. In: Gonzalez CF, Becker MH, Flanagan JC (eds.). Diagnostic Imaging in Ophthalmology. New York, NY: Springer Verlag; 1985: 115-187.

解剖学

眼球分两部分、前部和后部。前部较小，占1/6，透明（角膜）；后部较大，占5/6，为不透明（巩膜）。

眼包括3个基本层（图 2.2，2.3）：

1．巩膜或外层，主要由胶原弹性组织组成。

2．色素膜或中层，是富含血管和色素组织，包括3部分：脉络膜、睫状体和虹膜。

3．视网膜，内层，眼的感觉神经层。

Tenon 囊和眼外肌鞘（套）

眼球的筋膜鞘，也叫眼球筋膜或Tenon囊，是包绕眼球并且将眼球与中央眶脂肪组织分隔的一层薄膜，为眼球形成了一个窝。[1-3] Tenon囊调节角（膜）巩膜缘后的巩膜并且和球结膜融合(图2.3)。[3] 视神经和鞘、睫状神经和血管从后面穿过Tenon囊，这个囊融合并且延伸到视神经鞘和巩膜包绕着视神经入口(图2.3)。[2,3] 纤维组织隔附着在Tenon囊的外表面，并且，接近赤道处有涡流静脉穿过(脉络膜和巩膜的引流静脉)。[2] Tenon囊的内膜是光滑的、有光泽的，通过巩膜外层与巩膜的外面分隔。[2] 这是个潜在的间隙，有疏松结缔（网状）组织纤维通过，并延伸到筋膜和巩膜之间（图2.3）。

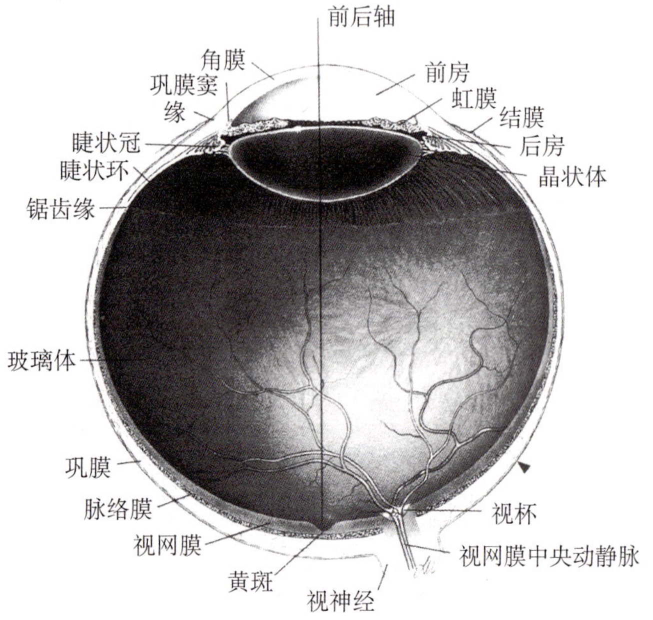

图2.2　眼球的示意图。Tenon囊（箭头），包绕眼球并将眼球与眼眶脂肪分离开。

所有眼外肌腱穿过囊到达巩膜。在穿过处，各个筋膜鞘沿着肌腱返回，各自形成管状套管结构。[2] 炎症和眼球内的新生物最常累及Tenon间隙。在巩膜炎、巩膜外层炎、Tenon筋膜炎和假瘤，炎性渗出后导致特征性圆或半圆形Tenon囊的扩张（图2.4）。视网膜成神经细胞瘤（图 2.5）和葡萄膜黑色素瘤也会扩散到Tenon间隙。

巩膜

巩膜是眼球外侧白色的坚硬的外膜，从角膜的边缘一直延伸到视神经，在视神经处与硬脑脊膜相连。[3,6] 巩膜的外缘靠着Tenon囊。巩膜的内表面与脉络膜组织融合。[6] 在后面涡静脉、睫状后长动脉和神经、睫状后短动脉和神经穿过巩膜。内直肌附着于角膜缘后5.5mm；下直肌 6.5mm；外直肌6.9mm；上直肌7.7mm。[1] 上斜肌和下斜肌附着点在巩膜赤道的后方。视神经纤维穿出巩膜的部位是筛板。睫状前动脉的分支在直肌插入处向前穿过巩膜，除了外直肌仅有一条睫状前动脉外，每个直肌有两条睫状前动脉。[1]

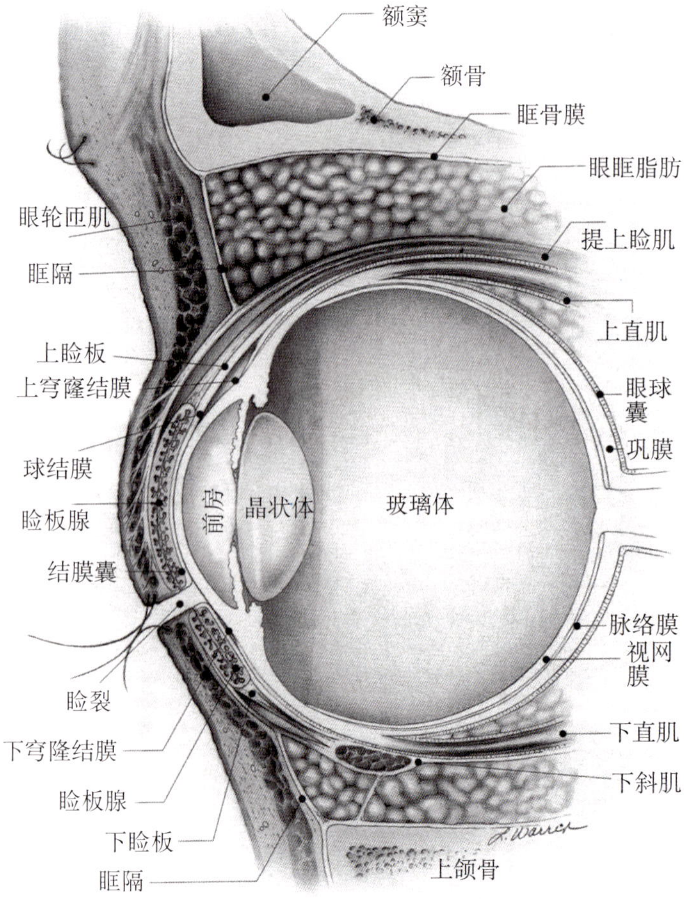

图2.3　在视神经水平眼球和眼眶矢状面大体解剖图，重点显示眼和眼眶的结构。

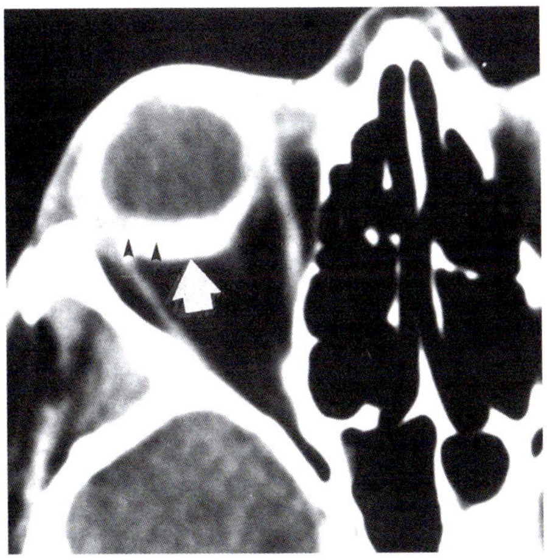

图2.4 Tenon 筋膜炎。增强CT扫描显示右侧眼球Tenon囊和巩膜增厚和增强（长箭），可看到在Tenon间隙的液体聚集（箭头）。

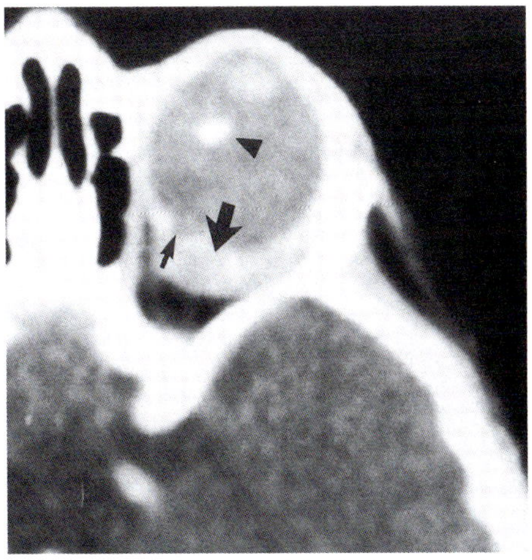

图2.5 视网膜母细胞瘤扩散到Tenon囊。

涡静脉（4或5条）在眼球赤道后大约4mm处穿过巩膜。巩膜向前与角膜连续，向后在角膜与巩膜交接处，巩膜内有环形小管称巩膜静脉窦或Schlemm管(图2.2)。

巩膜的血液供给和神经分布

巩膜是相对无血管的结构，但是在直肌附着点的前面，睫状前动脉形成密集的巩膜上丛，巩膜后部接受睫状后长动脉和睫状后短动脉的小分支的供应。巩膜接受三叉神经的分支睫状神经的支配。[1,17]

角膜

显微镜下角膜包括五层，从前到后依次为：①角膜上皮层；②Bowman层（膜层）；③固有层；④Descement膜层；⑤角膜内皮。Descement层比内皮层厚，角膜上皮是复层的，包含五个细胞层，角膜内皮为单层扁平细胞。[1]

角膜的血液供应和神经分布

角膜无血管结构并缺乏淋巴引流。角膜的营养来自房水弥散和其边缘巩膜和结膜毛细血管末端。角膜的神经分布来自三叉神经眼支， 主要通过睫状长神经支配。[1]

色素层(脉络膜、睫状体和虹膜)

色素层是眼球的血管层，位于巩膜和视网膜之间（图2.2， 2.3），包括脉络膜、睫状体和虹膜。脉络膜是色素层的一部分，位于巩膜和视网膜的外膜视网膜色素层（RPE）之间（图2.3），主要是一层血管组织膜，从视神经延伸到视网膜锯齿缘（图2.2， 2.3），再继续延伸为睫状体。[1,5,6] 其厚度不同从后极处大约0.22mm到锯齿缘附近的0.10mm，在视间隙。增强CT轴位扫描显示左侧整个眼球充满视网膜母细胞瘤，局部有钙化 （箭头）。注意局部侵犯到眼球壁(小箭)，并且肿瘤明显扩散到Tenon间隙（大箭）。神经处和涡（状）静脉内口处，它形成视神经管的一部分，牢固附着在视神经区的巩膜上，在此处睫状后动脉和睫状神经进入眼。[7] 它也附着在涡状静脉离开眼球的巩膜处，[1,7] 这可以解释脉络膜剥离时涡静脉处形成凹陷的特征性改变。[7] 脉络膜分为4层，从内到外为：脉络膜基底层、脉络膜内层、基质层、脉络膜上层。[1,7,8]

脉络膜基底层

脉络膜基底层（2～4μm厚）是坚硬、无细胞、无定形的双层结构， 位于视网膜和脉络膜残余之间。[8,9] 其功能还不十分清楚，当脉络膜肿瘤穿透脉络膜基底层，会导致特征性的蘑菇形增长（见图2.85）。

脉络膜内层

脉络膜内层是脉络膜的毛细血管层， 位于外部的脉络膜基底层，毛细血管汇入涡静脉。脉络膜内层是脉管系统内脏型伴血管孔 （大口径毛细血管），这些开口覆盖着隔膜，允许脉络膜内层和周围组织之间相对自由的交换物质。[10,11] 相反，视网膜毛细血管没有孔，并且在毛细血管和视网膜血管之间形成了一强物质交换屏障。[6] 应注意的是在斑点处毛细血管的密度是最大的、开口是最宽的。

脉络膜基质层

基质层位于脉络膜内层的外面，包括血管、神经、成纤维细胞、积集免疫细胞、巨噬细胞、淋巴细胞、肥大细胞、浆细胞和包含黑素细胞疏松的胶原支持组织，供应基质层的血管是睫状后短动脉的分支和向前的延支，静脉

非常多并汇集4或5条涡静脉引流入眼静脉。[1,11]

脉络膜上层

脉络膜上层，也叫脉络膜周/脉络膜上腔，是一个潜在的间隙，厚约30μm，位于脉络膜基质层和巩膜之间。[6,11,12]在视神经处，脉络膜同脑膜和蛛网膜连续。[1,11,12]

脉络膜的血液供应和静脉引流

脉络膜接受血液供应主要是从睫状后动脉，许多循环分支起自睫状前动脉。这些动脉都是眼动脉的分支，4或5条涡状静脉引流脉络膜进入眼静脉。[7,8,11]

功能

色素膜最重要的功能是提供眼部的血液供应和调节眼部体温。[11] 脉络膜负责营养色素上皮和视网膜外1/3。[6]

脉络膜的神经分布

脉络膜由睫状长神经和睫状短神经支配。[13] 鼻睫神经是三叉神经眼支的分支，发出睫状长神经。它们含感觉神经和交感神经纤维。睫状短神经起自睫状神经节，携感觉神经和副交感神经纤维。[1]

睫状体

睫状体后面与脉络膜相连，前面接虹膜的周围缘(图2.2，2.3)，环绕前巩膜的内侧面。厚约6mm，向前延伸到巩膜突（沿着巩膜沟内侧巩膜组织突起的嵴)，向后延伸到视网膜的锯齿缘。[1]横断面上，睫状体是一个面向前房的小基底三角形，前面是脊状突起或皱襞叫睫状冠（图2.2，2.3)，后面光滑平坦叫睫状环。睫状体由①睫状体上皮，②睫状体基质和③睫状肌组成。睫状体基质包含富含血管和黑色素细胞的疏松结缔组织，睫状肌包含平滑肌纤维。睫状肌的神经支配来自于动眼神经的节后副交感神经，神经纤维通过睫状短神经到达肌肉。

虹膜

虹膜是一个有收缩性、伴中央孔即瞳孔的含色素的薄膜(图2.2，2.3)。它悬挂在角膜和晶状体之间的房水里。虹膜将晶状体和角膜之间的间隙分为前房和后房。由后房睫状突形成的房水经过瞳孔进入前房，引流至虹膜角膜角的静脉窦（罗－杜二氏巩膜窦)。[1,12] 虹膜包括一个基质层和两个上皮层，基质层包含含有黑色素细胞的富血管结缔组织，还含有神经纤维、瞳孔括约肌的平滑肌纤维和瞳孔开大肌的肌上皮细胞。[1] 虹膜的动脉供应来自两条睫状后长动脉和七条睫状前动脉。[1,13]

视网膜

视网膜，眼球的内层，在活体是一紫红色的透明薄膜，它的外面邻脉络膜，内面邻玻璃体，后面与视神经相连。视神经和眼的内层表现为脑向前突出的部分。大体上视网膜有2层：①内层，由感觉视网膜组成，如光感受器、初级和次级神经元(神经节细胞)和视网膜的神经胶质成分(Müller细胞，或支持神经胶质细胞)；②外层，视网膜色素上皮细胞（RPE)，由单层细胞组成，它的核与脉络膜基底层(Bruch's membrane)靠近。[11,12]

视网膜很薄，厚度由近圆盘处0.056mm到锯齿缘的前面0.1mm。[12,13]在视神经乳头盘处较薄，最薄外在斑凹。感觉视网膜从视神经向前延伸到睫状体正后方，在这里视网膜的神经组织结束，它的前缘形成锯齿状叫视网膜锯齿缘(图2.2，2.3)。在锯齿缘前面，视网膜的非感觉部分与睫状体和它的突起的色素层和非色素细胞层相连续。斑点，视网膜的中心，位于视神经边缘颞侧3.5mm(图2.2)。视网膜紧紧地附着在视盘边缘，其前端终止在锯齿缘，视网膜也牢固地附着在玻璃体上，但与视网膜色素上皮细胞(RPE)结合较松，其营养来自脉络膜和视网膜色素上皮细胞。[12]

视网膜色素上皮细胞彼此紧密相连，这个排列形成一个屏障（血－视网膜屏障），限制离子的流动和防止大的有毒分子从脉络膜毛细血管内到视网膜的光感受器。神经视网膜包含3组神经元：①光感受器（圆锥和圆柱细胞；②双极细胞；③神经节细胞。它还拥有其他重要的神经元如水平细胞和无长突细胞来调节它们的运动。[1,13] 支持细胞(Müller cells)也在内。神经节细胞的轴突形成视神经，穿过筛板后其纤维变成有髓鞘的。这些轴突的髓鞘来自少突胶质细胞而不是Schwann细胞。

每一个视网膜有大约一百万的神经节细胞，每个神经节细胞有100个感光细胞。神经节细胞的轴突聚集在视盘处视神经的出口，穿过筛板，变成有髓鞘的神经纤维。在一些个体，神经节细胞轴突是部分有髓鞘的；这样的区域在视网膜表面是没有视觉的，临床上为白色光泽盲区。[1]

视网膜的支持细胞类似于神经胶质细胞。其中一个呈放射状叫做Müller细胞，其他类似胶质细胞的视网膜的星形胶质细胞、血管周围星形胶质细胞和微神经胶质细胞也已经被描述。[1]

黄斑是视网膜后部中心椭圆形、淡黄色的区域，直径4.5mm，位于视神经乳头盘的外侧约3mm，中央凹是黄斑中心的凹陷，直径1.5mm，脑脊液压力的升高引起视盘突入眼球，认为是视神经的压力妨碍了它的纤维轴突运输引起视神经乳头水肿。

视网膜的血液供应

视网膜的血液供应有两个来源，包括脉络膜毛细血管和视网膜中央动脉，脉络膜毛细血管不进入视网膜层，但组织液由这些细胞间溢出（锥状、柱状和外核层）。视网膜内层由视网膜中央动脉供应，视网膜动脉是终末动脉吻合支，没有动静脉吻合支。视网膜依赖这两个动脉，单独一支是不足的。视网膜中央动脉是眼动脉的第一个分支，[1,13] 直径0.3mm，向前附着于视神经的硬脊膜鞘，在眼球后部12mm进入视神经中下部。中央动脉被交感神经丛围绕，并与中央静脉伴行，穿过筛板进入眼球，与睫状后动脉视中央动脉之间有小的吻合支(睫状视网膜动脉)。视网膜中央静脉通过筛板离开眼球，穿过蛛网膜下隙，直接回流至海绵窦或眼上静脉。[14] 视网膜没有淋巴管。[1]

玻璃体

玻璃体填充于晶状体和视网膜之间，占眼球体积的2/3，大约4ml。[14-16] 玻璃体除此之外，包括网状胶原纤维、水溶性蛋白、一些盐和透明质酸外都是水。[1,11,14-16] 其拥有一个细致的胶原纤维网起支撑作用。玻璃体是人体拥有最大和最简单的单一结缔组织的结构。[12] 一些玻璃体损伤可能导致纤维增殖性反应（例如增殖性玻璃体视网膜病变），随后会导致牵拉性视网膜剥离。[11] 玻璃体被前后透明膜限制，[1] 附着在感觉视网膜，特别是在视网膜的锯齿缘和视神经盘的边缘。[1]

玻璃体内，玻璃体沟向前从视神经盘到晶状体的后极，玻璃体透光，支撑晶状体后面，压住视网膜色素上皮细胞辅助支撑感觉视网膜。

影像技术

CT 提供了一种较常规 X 线摄影术和体层摄影术更为先进的眼部主要检查方法。MRI 的发展已经证实在诊断性医学成像和生物医学研究中的取得了更大突破性进展。[14-24] MR 质子成像可显示解剖代表三类状态组织的物理特性细节：质子（自旋）密度、T1 和 T2 弛豫时间。质子密度成像特别是质子弛豫时间，组织的内在差别使得各种正常结构和病变之间形成良好的图像对比。[4,5,11,16-19,21,24] 这部分讨论正常和眼部疾病 CT 和 MRI 表现，特别强调 MRI 在眼科学的实用价值。

CT 技术

眼部球内病变的 CT 扫描序列包括眼球1.5～3mm 轴位扫描，对于可疑、小的异物，应用层厚1mm 扫描。对于6点和12点位置的异物和病变，直接用1～3mm（根据病变大小）冠状扫描。可加扫应用碘对比剂（泛影葡胺：1ml/ 磅体重）眼和眼眶1.5～3mm 的轴位增强扫描。怀疑视网膜母细胞瘤和色素层黑色素瘤， 加扫5mm 头的轴位扫描观察颅内异常情况。CT 在眼部病变的主要应用包括检测异物、眼外伤、眼球内钙化。对于眼内肿瘤和其他眼球病变，MRI 优于 CT 扫描。

MRI 技术

MR 扫描的成功依赖于患者的合作，婴儿和孩子需要适当的镇静。这个过程要仔细地给病人和家属解释，特别是需要父母或其他人待在 MR 扫描室陪护病人时，对小于2～4岁的婴儿和孩子使用口服水合氯醛(75～100mg/kg 体重)，通常能提供满意的镇静效果。对于5～8岁的儿童，这个剂量不足时，需肌注苯海拉明（Benadryl，从前用1mg/kg）或咪达唑仑(0.05～0.08mg/kg)，其他儿童需要静脉内给药或全身麻醉，也可能对建议用药和处方药的使用之间存在差别。因为需要监测镇静的病人，在我们机构里镇静是由一名经过专门训练的 MR 影像护士执行。MR 扫描过程中应用脉搏血氧定量法监测动脉血氧饱和度。当需要全身麻醉，麻醉师使用 MR 配套的监视器和通气设备。

这部分的 MRI 主要研究在1.5T(Tesla) Signa 设备(General Electric, Milwaukee, WI, USA)上完成，采用层厚2mm、3mm 或5mm，层间距0或0.6～1.5mm，完整的 MRI 眼部评价包括眼和周围结构的轴位、横断位、矢状位高分辨力扫描。眼球的扫描应用标准的头部线圈顺利完成，然而扫描视野应保持在12cm 和16cm 之间，分辨率256 × 192或256 × 256或512 × 256。眼表面线圈可能提高 MR 图像的空间分辨率。[4] 如果眼表面线圈可用，用来检测局限在眼球的病变和头线圈不能检测到的更小的病变。对于已经侵入视神经和眼球后间隙的眼球内病变，我们建议用头线圈评价视神经的通路，推荐常规钆对比对眼眶和脑 MR 增强扫描，用头线圈对怀疑的视网膜母细胞瘤儿童进行检查，特别是对视网膜母细胞瘤可疑蛛网膜播种植及双侧视网膜母细胞瘤的病人，这有助于早期检测到累及视神经、眼眶播散或无症状的成松果体细胞瘤和蝶鞍上的肿瘤。[4]，每一个体检查针对不同问题特殊制定操作程序，通常眼部病变我们常规MR影像检查包括T1WI、T2WI和用或不用脂肪抑制的增强前后T1WI。眼的MRI参数方法如下：

眼的MRI参数

头线圈或表面线圈

轴位：

TR 2000~3000ms，TE 30（80）~120ms

256×192，层厚3mm，层间距0.5mm

FOV 16×16 cm，激励次数（NEX）=2，无相位卷析

这可以用快速自旋回波，单回波的T2权重脂肪抑制采集技术代替

增强前轴位：

TR 500ms，TE 20ms

256×192，层厚3mm，层间距0.5mm

FOV 14~16，NEX=2或3，NP

增强后轴位和冠状位：

TR 500ms，TE 20ms

256×192，层厚2或3mm，层间距0.5mm

FOV 14~16，NEX=3，NP

增强后脂肪抑制轴位：

TR 500ms，TE 20ms

256×192，层厚3mm，层间距0.5mm

FOV 14~16，NEX=3，NP

依照轴位和冠状位发现加扫强化脂肪抑制T1权重矢状位

用头部线圈眼眶和头的轴位增强扫描：

TR 500ms，TE 20ms

256×192，5mm层厚，1.5mm层间距

FOV 22~24cm，NEX=1

由于表面线圈的固有敏感性用表面线圈获得的影像运动伪影更明显，[4] 所以有时用头线圈获得的图像能更好地显示病变。用表面线圈，层厚3mm常常用来减少部分平均容积效应，但是薄层图像信息量较少(小容积)，可能会导致延迟回波T2WI的信息量减少，特别是快速衰减的T2信号。另外，靠近表面线圈的结构可能会由于表面线圈特异地增加信号强度而变暗。因为这些因素，有时候恶性色素层的黑色素瘤或视网膜母细胞瘤用头线圈获得的T2WI可能较表面线圈更清楚。脂肪抑制脉冲序列对眼内(小)病变和评价眼内肿瘤和炎症的眼外扩散是重要的。脂肪抑制T2WI采集对视神经和前面的视觉通路的也是有用的。一般而言脂肪抑制T1WI脉冲序列导致灰质等级的动态范围扩大，这可通过改变窗宽和窗位改变图像亮度(图2.6)。泪腺和眼外肌在非强化T1WI脂肪抑制脉冲序列表现为高信号(图2.6)。避免误诊可通过比较增强前化后脂肪抑制T1WI序列。脂肪抑制脉冲序列更易对牙充填物产生伪影和在骨－气平面产生磁敏感伪影。有时候在补牙或支架患者，同侧眼眶的脂肪不能抑制，产生一个异常增强的假象(图2.7)。由于眼化妆品(图2.8)或眼睑文身产生的金属（铁）伪影，与牙齿有关的伪影，磁敏感性伪影在3T MR扫描仪上获得的图像更明显。

MRI和眼内异物的评价

尽管MRI有许多优点，它并不是对外伤后眼内异物首选检查方法，安全忠告来自在成像过程中引起铁磁性异物移动可能带来的额外伤害。一个离体和活体（兔）的研究表时MRI（1.5T）扫描仪对检测异物的效果抗磁性和顺磁性异物在成像过程中没有伪影和运动，但是强磁性异物产生大量的伪影，影响图像质量。[20] 对于陈旧性外伤性异物患者、金属厂职工或其他高危险人群，推荐应用一个高分辨率的眼眶CT扫描层厚1.5mm，和一个层厚5~10mm头CT扫描作为除外异物的检查方法。

MRI检查对视网膜手术、视网膜填塞、巩膜扣带术和人工晶体（IOL）移植的患者是安全的。第一代人工晶体是双面凸的聚甲基丙烯酸甲酯（PMMA）材料，但是由于手术技术和IOL设计和制作方面有了许多改变，我们原则上需要同行IOL移植、视网膜手术或其他手术操作的一起检查，确保没有MRI禁忌。对进行镫骨足板切除术（金属的)或其他金属假体的患者已经证实在1.5TMR设备上是安全的，但在应用3T或更高场强设备时应仔细地屏蔽，还没有足够证据表明这些装备在较1.5T高的场强上不产生运动。

MRI伪影

运动伪影可导致MR图像质量的下降，因此要求病人在检查时闭上眼睛是重要的。伪影可由牙齿填塞物、牙托(图2.7)、氧化铁的眼睑文身、甚至是外用眼部化妆品造成(图2.8)。由文身或眼部化妆品造成的伪影通常表现为在氧化铁的部位皮肤轮廓失真，也可能是眼球变形，或者眼睑周围高信号区域产生的多样伪影。磁敏感性伪影产生于沿着眶底、筛骨蝶骨复合体上面和颅底的气－骨界面，这些MRI伪影在3T MR扫描仪获得的图像上更显著。

眼部正常MR影像解剖

对眼球的解剖和病理，MRI能够提供对比度好的眼部图像和敏感性高的早期大体病理改变。[4,14,16,18,22-24] 眼球是机体惟一包含充满较多（玻璃体）和较少（晶状体）水

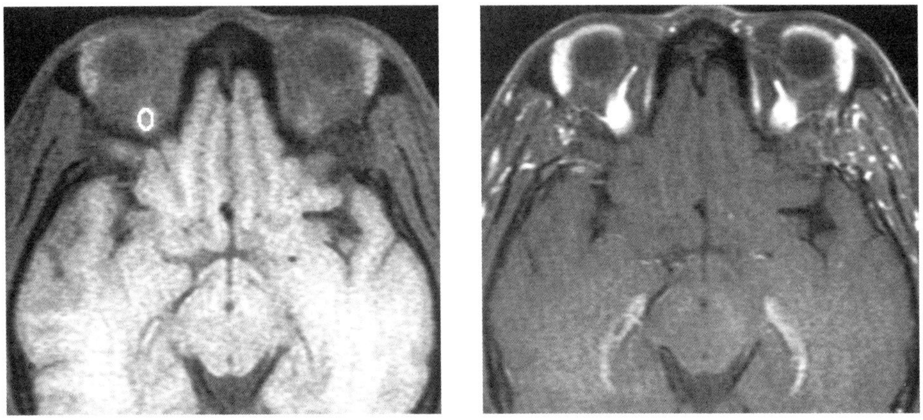

a b

图2.6 眼眶的增强前 (a)和增强后 (b) 脂肪抑制T1WI MR成像。同一扫描水平，眼和眼眶的轴位T1WI(550/15,TR/TE) MR扫描，眼外肌和泪腺在强化前的脂肪抑制MRI显示高信号(a)，脂肪抑制强化后MRI信号增强(b)。用同样的脉冲参数(256 × 128/4 NEX，16cm FOV，层厚3mm) 采集图像和同样的窗宽和窗位照相。

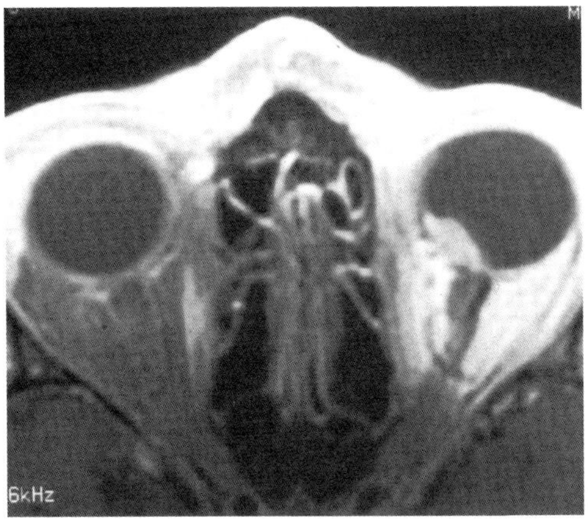

图2.7 补牙导致脂肪抑制的不足。增强前脂肪抑制T1WI MR扫描，显示一肿块符合左眼恶性色素层的黑色素瘤。右眼眼球后的脂肪得到了抑制，而左眼没有抑制。

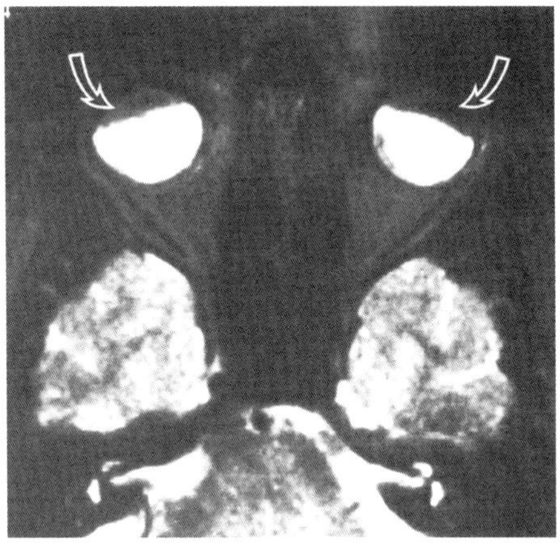

图2.8 轴位T2WI MR扫描显示化妆品伪影(箭)。

内容物的软组织。[22,23] 玻璃体的含水量是98%～99%，角膜的是80%，晶状体是65%～69%，这些区别使得这些组织产生各自不同的水质子弛豫时间。[12,18,22]

玻璃体

玻璃体占眼部容积的2/3，接近4ml。[8] 玻璃体液是一种凝胶似的、透明的、由0.2%透明质酸散在分布0.2%胶原纤维网状组织组成的细胞外基质、聚合物、水(98%～99%)和少量可溶性蛋白组成。[16,17,22] 因为玻璃体是一种浸浴在稀薄的溶解性蛋白中长的、固定的胶原纤维组成的凝胶，它的水容物只有一部分与大分子接触，[22] 因此，玻璃体里含大量的水，MRI弛豫类似于纯水，仅有少量的蛋白和水相互作用。[14,18,22] 因此玻璃体的弛豫时间比大多数组织长，比水短。

晶状体，睫状体和眼皮

晶状体由三部分组成：①弹性囊；②晶状体上皮，固定在晶状体前面；③晶状体纤维。晶状体直径大约9mm，厚4～4.5mm。

它的前面是虹膜和房水，晶状体后面被玻璃体液环绕(图2.2，2.3)。MRI在T2权重脉冲序列正常晶状体比周围液性组织更黑，主要是因为它的T2弛豫时间超短。[22] 晶状体核呈较含水物质信号更低，并且有比皮层更短的T2弛豫时间。

MRI也提供其他眼部结构的精确信息，前房，位于晶状体前面，新月形，短和长的TR上与玻璃体液是几乎等强度的。[12,22] 睫状体在T2W MR影像上显示从晶状体边缘到眼球壁低信号区。在MRI上不能区分正常眼的巩膜、脉络膜和视网膜各层。[12,18,19] 前房是位于角膜后面、虹膜前面的小腔(图2.3)，包含房水。房水滋养角膜上皮和晶状体。[6] 虹膜是色素层向最前面的延伸，位于晶状体的前面(图2.2,2.3)。睫状体把眼球分成两部分（节段）：前部和后部。前房和后房属于前部，前房中央部前后径大约3mm，[1]，体积约0.2ml。[1] 后房是一个小裂缝样的，后面到虹膜，前面到晶状体，体积约0.6ml，[1] 充满房水，通

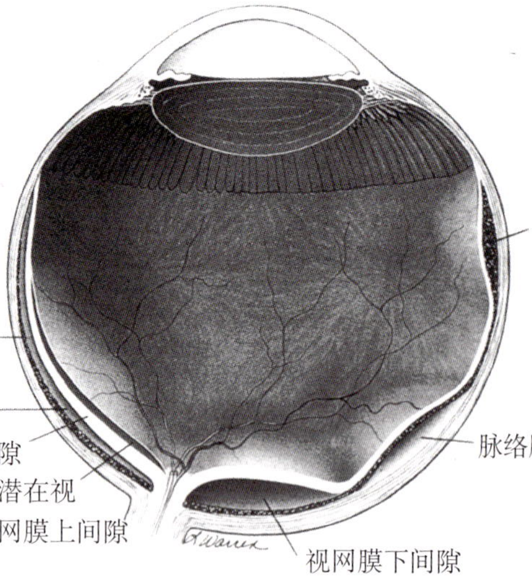

图2.9 眼内的潜在间隙图示。引自Mafee MF et al. Retinal and choroidal detachments: Role of MRI and CT. Radiol Clin North Am 1987; 25: 481-507. With permission.

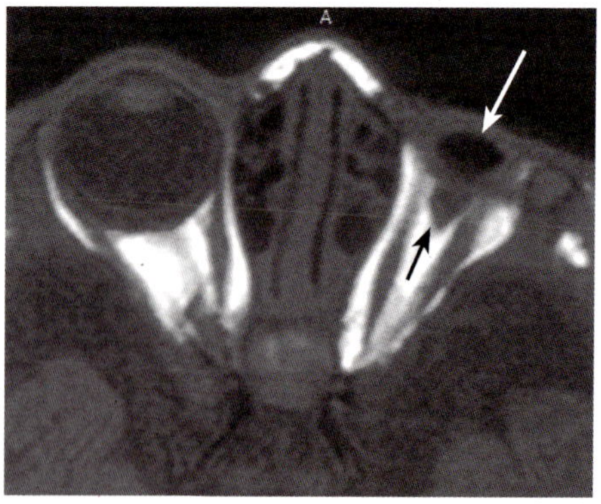

图2.10 临床上的无眼。轴位T_1-WI MR扫描显示左眼球缺如。可以看到义眼（长箭）和左眼球退化（短箭），可看到眼外肌。

过瞳孔与前房相通，后房被前面的虹膜、周围的睫状突、后面的晶状体和小带限制（图2.2，2.3）。[1]

眼球内的潜在间隙

眼球内有三个基本的潜在间隙积集液体使眼球各种膜分开（图2.9）：[11,12,14,21,23]

1. 玻璃体后间隙，位于玻璃体基底(玻璃样后膜)和感觉视网膜之间潜在间隙（图2.9）。玻璃样后膜从感觉视网膜分离称为玻璃体后剥离[11，14,16]（图2.9）。
2. 视网膜下间隙，位于感觉视网膜和视网膜色素上皮细胞之间潜在间隙，感觉视网膜从视网膜色素上皮细胞分离称为视网膜剥离(图2.9)。
3. 脉络膜上周隙，位于脉络膜和巩膜之间的间隙。网膜色素上皮细胞和脉络膜基底层紧紧地附着于脉络膜上，只有两层撕开时才会分开。然而脉络膜疏松地附着在巩膜上，可被分离，导致脉络膜脱离(图2.9)。

病理

先天异常

无眼

无眼意味着是发育缺陷眼的完全缺如，非常罕见。[25] 多见一个残余的小囊，临床上称为无眼(图2.10)。实际上无眼除了眼球缺如外，视神经和视交叉也可能缺如，视神经束可能不发育，外侧膝状体核神经胶质增生的。[26]CT和MRI见到退化的组织或无眼球存在(图2.10)。有时在残存组织可见到异常钙化和分裂的神经胶质增生组织。

眼小畸形

眼小畸形(小眼）指先天性发育不全或获得性眼球缩小。先天性眼小畸形是无眼的开始，眼小畸形的定义是成人眼的中轴长度小于21mm或1岁时小于19mm。[25] 足月儿眼球轴长17.3mm，[3] 2岁时眼球的大小是成人眼的80%～90%（20～22mm)。[21]眼小畸形可发生于单侧或双侧，可单独出现或伴有眼、颅面或全身畸形。[12，14,25，27]眼小畸形的其他原因还包括先天性风疹综合征、持续增生性原始玻璃体(PHPV)和早产儿视网膜病(ROP)。双侧眼小畸形和白内障可见于Lowe综合征(眼-脑-肾疾病)。[26] 缺损、PHPV和先天性白内障是最常见的伴随眼小畸形的眼部畸形。[12,14,27]眼小畸形由于视泡向外生长后胚胎受到损伤，这种情形多伴有眶内囊肿(图2.11a,b)，[28]囊肿可沿着视神经同眼内容物自由交通。先天性眼小畸形在CT和MRI表现为一个小眼球和一个轻度减小或发育不良的眼眶。老年患者眼小畸形可能发生在外伤、手术、炎症、放射或其他导致眼组织破坏的病变(眼球痨)。在这些患者，CT和MRI表现为一个小的、皱缩的球体，常常伴有广泛的眼内钙化或骨化。眼小畸形的基本病变列于表2.1。

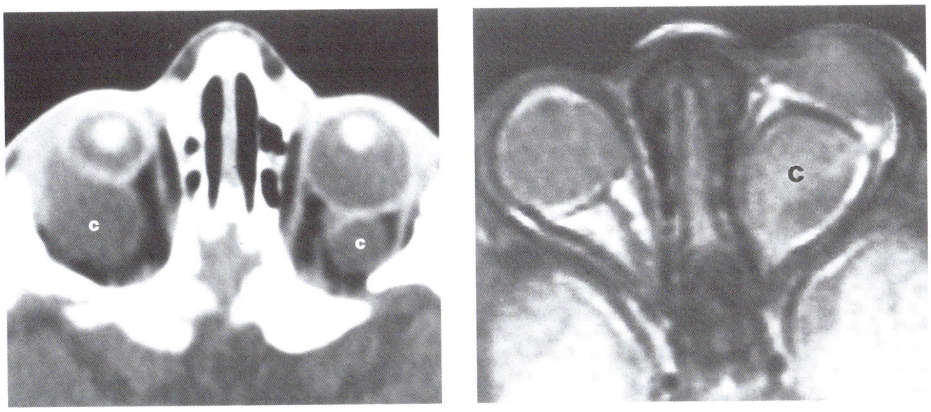

a b

图2.11 眼小畸形伴囊肿。a 轴位 CT 扫描显示双侧眼小畸形伴有囊肿(c)，b 轴位质子MR扫描显示左眼小畸形伴有大囊肿(c)。

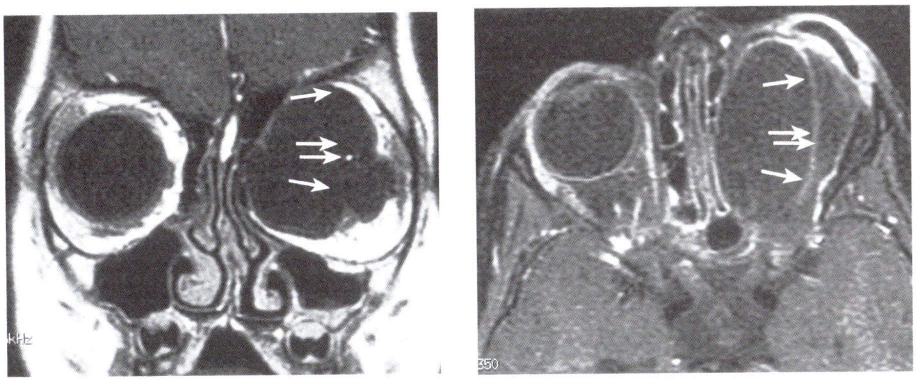

a b

图2.12 先天性囊状眼。4个月女孩左眼先天性囊状眼伴有Goltz综合征。经眼眶增强后轴位脂肪抑制T1WI(a)和冠状增强T1WI(b)MR扫描显示眶内大囊肿，左眼眶增大和辨别不清的左眼球结构。注意强化线(箭号)，可能表明异形的视网膜组织和神经胶质增生。

表2.1 眼小畸形，单独发生、合并其他眼部病变或综合征

- 孤立眼小畸形
- 伴随眶内囊肿的眼小畸形
- 永存后始玻璃体增生症(PHPV)
- 早产儿视网膜病(ROP)
- 先天性风疹综合征
- 先天性弓形虫病
- 先天性梅毒
- 创伤后
- 炎症后[疱疹，巨细胞病毒（CMV)]
- 放射治疗后
- Hallerman–Streiff 综合征
- MIDAS 综合征（眼小畸形、皮肤发育不全和巩角膜）
- Lowe 综合征（眼–脑–肾疾病）
- Norrie 综合征
- Warburg 综合征
- Meckel 综合征
- 13 染色体和 18 染色体异常
- 其他颅面和全身综合征

先天性囊状眼

先天性囊状眼是一种罕见的先天性畸形，由于胚胎4周时视泡内陷失败引起，[14,28] 出生时表现为一个成分复杂的囊占据了眼眶，没有明显的眼球残余物(图2.12)。囊壁细胞来自未分化的视网膜和视网膜色素上皮细胞，也可表现为类似视神经的结构和眼外肌的残余物。[28]

巨眼

牛眼和巨眼

巨眼或眼球增大，见于合并有轴性近视、先天性青光眼(牛眼)、Sturge–Weber 综合征和神经纤维瘤病的患者(见图2.109c)。有眼睑和颜面部的神经纤维瘤病的患者50%有患侧的青光眼，[14] Sturge–Weber 综合征的患者中达到30%有青光眼，其中近2/3发展为牛眼。[29] 婴幼儿青光眼主要特征为眼的增大(图2.13)，是由于在幼眼组成角膜和巩膜的未成熟或正在生长中的胶原仍然通过伸缩对眼内压增加产生反应。[25] 巨眼指的是指在一个全面增大的眼中增大了角膜而没有青光眼。巨眼常见的原因是由于高度近视的眼的轴位延长(图2.14)，[26] 正常成人眼轴位长约24～25mm。眼球在CT上的轴位长和宽基础数据已经公布。[30] 除了眼的延伸，CT和MRI也能显示后面的巩膜色素环的细线化。

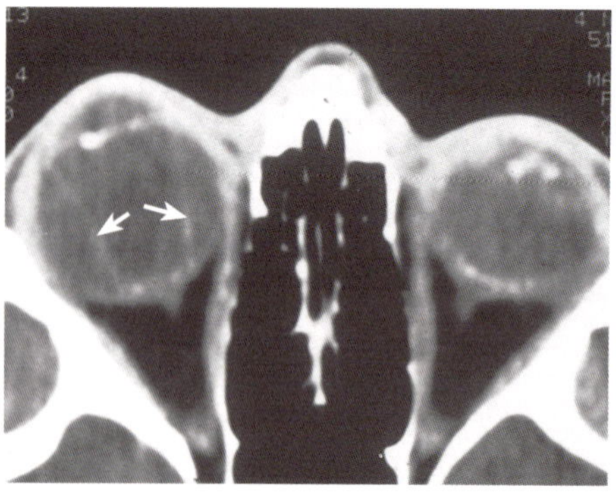

图2.13 牛眼。由于右侧青光眼导致巨眼和左侧眼小畸形与青光眼手术并发症有关。右眼增大和浆液性脉络膜脱离(箭)。左眼小，并显示玻璃体密度增加和一些钙化，表现为左眼组织紊乱(眼球痨)。注意两眼的睫状体营养不良性钙化。

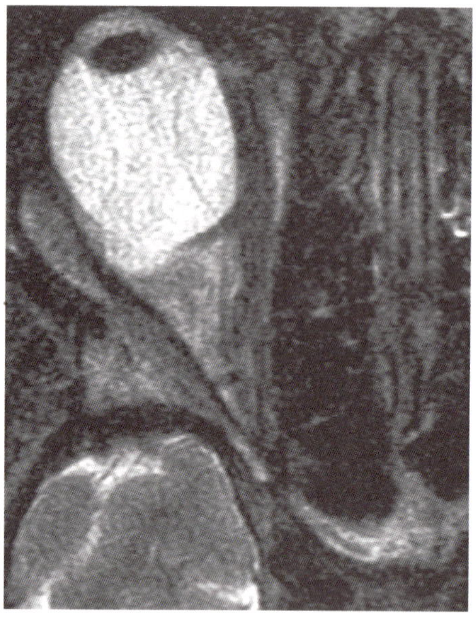

图2.14 后葡萄肿和近视。右眼眶的轴位T2WI MR扫描。眼球的前后径增大，后葡萄肿为后外侧眼球向后膨出，如果巩膜没有影响到色素层组织叫扩张，如果色素层包含在扩张中（“动脉瘤”），就叫葡萄肿。

葡萄肿

葡萄肿是指眼球的巩膜－色素层外衣变细和延伸（扩张）。进行性近视（大近视者）导致后葡萄肿(图2.14)。葡萄肿也已经报道继发于青光眼、巩膜炎和坏死的感染、外科或放射治疗后和外伤。直到3～4岁眼球的各部分可通过伸缩适应升高的眼内压，到青少年的早期可看到合并轴性近视的青光眼（图2.13）[25]。由于炎症或感染的巩膜－角膜变细引起前葡萄肿[25]。

隐眼

隐眼由于眼睑部分或完全发育（眼眉，睑裂，睫毛和结膜）不全所致。隐眼可能同各种先天性眼部畸形和全身畸形有关，例如并指和泌尿生殖系统畸形。[14,25]

X-性连锁的先天性视网膜裂

X－性连锁的先天性视网膜裂是在神经纤维部的视网膜分裂的一种先天性疾病。这种情况下视网膜穿孔，最后导致全层视网膜剥离。CT和MRI上X－性连锁的视网膜先天性裂表现无特异性，表现与视网膜剥离一致。[4]

缺损和牵牛花视盘畸形

缺损(希腊文,“a mutilation”)是一个先天性或获得性的切迹、缺口、孔或裂，是组织的缺损或部分缺损。眼部缺损可发左虹膜、晶状体、睫状体、视网膜、脉络膜、视神经或巩膜。[12,14,28,30]眼科镜检查，视神经缺损特异显示乳头区增大伴有视盘部分或全部凹陷。单独视神经缺损由于胎裂的最上端未闭合。[12,14,24,27,31-33]胎裂的其他部分未闭合引起虹膜、晶状体、睫状体和视网膜脉络膜的缺损。[34]伴视神经缺损眼的视敏度是可变的，从正常到仅存光感，眼部缺损可能伴眼部或非眼部异常包括心肌缺损、耳发育不良、面神经麻痹和经蝶骨的脑膨出。[35] 缺损可形成于正常眼或小眼。在一小部分小眼伴缺损中，巩膜的缺损考虑是眼的神经外胚层形成的眼外疝，与眼球有类似通道相连如眶(内)囊肿。[28] 小眼的相对大小、缺损的囊肿和囊肿增长的方向是相当多样的(图2.15，2.16)。缺损的囊肿与许多全身综合征、染色体畸变和家族性疾病相关联(表2.2)。[28]

牵牛花视盘畸形在1970年首先被Kindler报道。[36] 他描述了10个单侧的视神经乳头先天性畸形的患者。因为视神经乳头和牵牛花形态相似，他把这种畸形叫做牵牛花

表2.2 伴有系统性和紊乱综合征的缺损和缺损型囊肿

- 眼－脑－表皮综合征(Dellman 综合征)
- 局灶性真皮发育不全(Goltz综合征)
- 臂－眼面综合征
- CHARGE联合征
- VATER联合征
- Aicardi综合征
- 鼻侧缘畸形
- Lenz 综合征
- Meckle综合征
- Warburg综合征
- 三倍体
- 第13号染色体三体性
- 第18号染色体三体性
- 猫眼综合征
- 4p 缺失 经筛窦、蝶窦脑膜膨出
- 经筛眶切开术和经蝶骨开颅术

源自 Kaufman LM, Villablanca Pi. Mafee MF, Diagnostic imaging of cystic lesionsin the child's orbit. Radiol Clin North Am 1998; 36: 1149～1163.

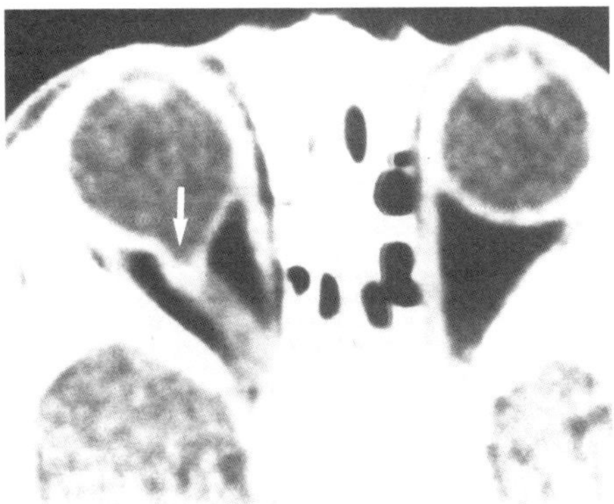

图2.15 视神经乳头盘的缺损。轴位强化后CT扫描显示右侧眼球后大的缺损伴视神经乳头盘凹陷(箭)。病变被强化的变形的巩膜围绕并且看上去同玻璃体有直接相连。这与眼科镜所见缺损累及右侧视神经乳头盘、视网膜和脉络膜缺损表现一致。 源自 Mafee MF et al. CT of optic nerve:Colobomas, morning glory anormaly, and colobomatous cyst. Radiol Cin North Am 1987; 25: 693~699. With permission.

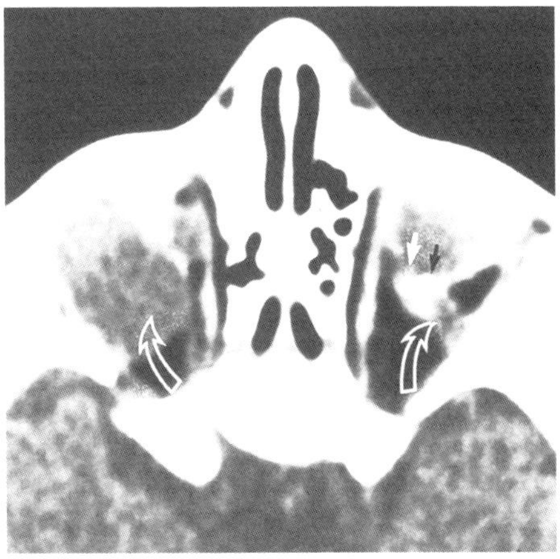

图2.16 缺损、缺损囊肿和眼小畸形。轴位CT扫描显示双侧眼小畸形、缺损病变(白箭)、钙化(黑箭)和缺损囊肿(弯箭)。

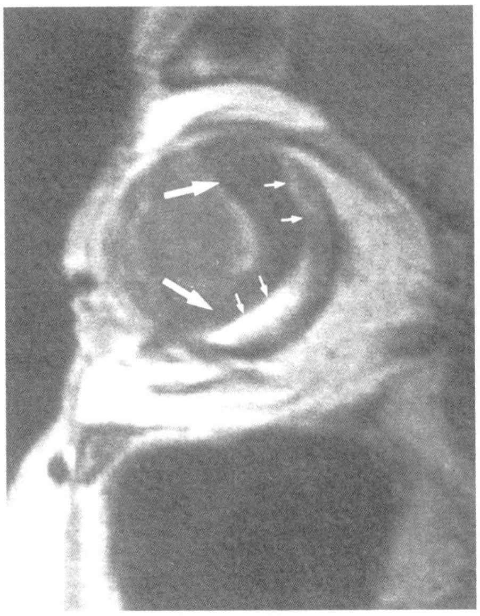

a

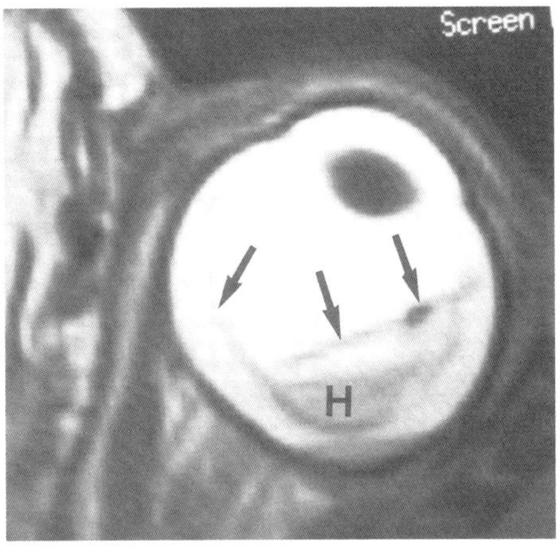

a

图2.17 玻璃体后膜和视网膜剥离。
a 矢状T1WI MR扫描。剥离的玻璃体后膜(大箭)在视网膜剥离的前面(短箭)。透明膜间隙的低信号是由于急性出血;视网膜下间隙高信号是由于慢性缺血,这个患者伴有视网膜和玻璃体后膜剥离的黄斑变性。
b 玻璃体后膜剥离。轴位T2WI MR扫描在另一患者,患有Coats病的婴儿,显示玻璃体后膜剥离(箭)和急性玻璃体下出血(H)。注意不同于视网膜剥离,玻璃体后膜剥离是从视神经盘分离。

综合征。眼科镜检查圆盘增大和凹入并且白色组织有一中心孔。视盘被隆起的光环和可变色素的视网膜下组织围绕,牵牛花视盘畸形的CT表现在1987年首次被描述。[32]

视神经盘缺损的CT和MRI表现是伴有视盘内陷的球后缺损(图2.15)。牵牛花畸形的影像表现是特征性的与临床表现大漏斗形的视盘表现相一致。伴有视神经乳头缺损的缺损囊肿在CT和MRI上很容易诊断(鉴别)(图2.16)。

眼结构剥离

玻璃体后膜剥离

玻璃体后膜剥离发生在50岁以上的成年人,也可以发生在患有持续增生性原始玻璃体儿童的(PHPV)[12,14,16,25]老年人群中,玻璃体易于退化和液化,这可能导致玻璃体后部脱离和诱发视网膜剥离。[1,11,12,14] 成人玻璃体后部脱离主要与黄斑变性有关(图2.17)。

玻璃体后膜很薄,正常下在MRI或CT上是看不到的,当玻璃体后间隙充满血液和其他液体引起膜增厚时才能见到(图2.17~2.19)。玻璃体膜后间隙内液体在转换成侧卧位时,在CT和MRI可见到异常分层。由于玻璃体膜后间隙内的液体不是玻璃体内的物质,因此在侧卧位时在玻璃体膜后间隙可见到分层现象。

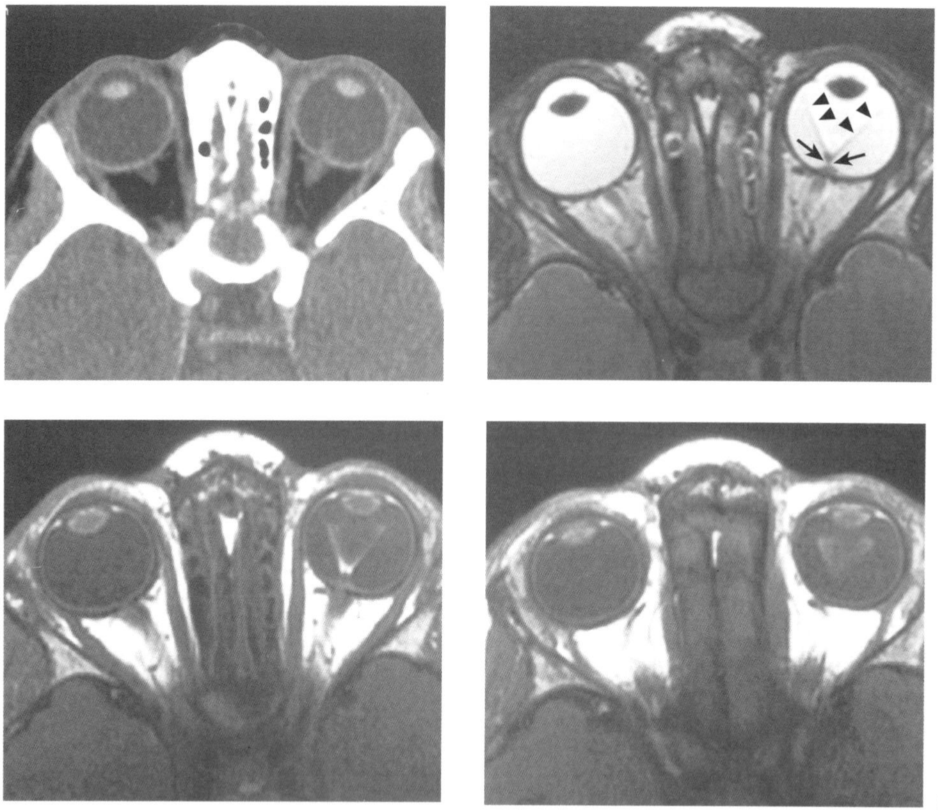

a b c d

图2.18 可疑玻璃体后膜剥离。18个月儿童有左眼白瞳，临床不能排除视网膜母细胞瘤。

a 轴位CT扫描显示非钙化性病变。左侧视神经乳头盘处可疑血肿，图像上可看到模糊的V形线向视神经乳头盘处延伸。

b 轴位T2WI MR扫描，可见低信号的V形图像(箭头)，V形的尖被非常不清楚的线性组织连到视神经乳头盘（箭），表示在视神经乳头盘的边缘玻璃体附着到视网膜的部分。

c 轴位未增强和d轴位增强。T1WI MR扫描显示玻璃体后膜剥离。没有增强肿块不像视网膜母细胞瘤。

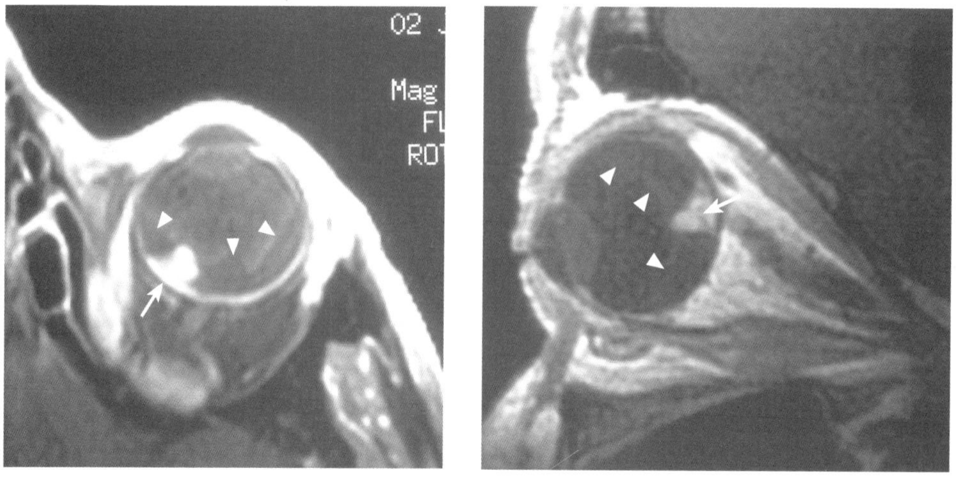

a b

图2.19 色素层黑色素瘤合并玻璃体后膜剥离。

a 强化后脂肪抑制轴位T1WI MR扫描显示脉络膜黑素瘤(箭)。可看见一曲线图像（箭头）没有向视神经乳头盘延伸，同玻璃体后膜剥离表现一致。

b 强化后矢状位T1WI MR扫描显示脉络膜黑素瘤（箭）和玻璃体后膜剥离（箭头）。

玻璃体引起的视网膜下出血。一些脉络膜损伤也可引起视网膜剥离(图2.21)。玻璃体内出血混有似凝胶的细胞外物质即玻璃体液，所以不显示凝胶内分层。在CT和MRI上不能区分玻璃体膜后间隙的液体和视网膜间隙下的液体。[21]

视网膜剥离

视网膜剥离发生在感觉性视网膜从视网膜色素上皮细胞分离时。视网膜色素上皮细胞有屏障功能，一旦发生损坏，液体漏到视网膜潜在间隙。[5,12,14,21] 孔源性视网膜脱离指由于视网膜上的孔或裂口导致剥离。感觉性视网膜是中枢神经系统的一部分，因此，如果有一个撕裂，感觉视网膜不能愈合。另一方面，视网膜色素上皮有愈合能力。视网膜剥离的激光治疗，激光束的能量被视网膜剥离处视网膜色素上皮细胞吸收，产生的热能复原和闭合裂口。在视网膜下的间隙里的液体能够被CT和MRI检出(图2.20)。（视网膜剥离通常是由肿块如恶性脉络膜黑素瘤引起的视网膜隆凸，或由一团块，纤维玻璃体增生性疾病如早产玻璃体视网膜病或糖尿病性玻璃体视网膜病引起的视网膜萎缩。）也可发生在炎症过程如弓蛔虫属虫眼内炎幼虫肉芽肿。[5,21] 视网膜剥离也可在发生于视网膜血管漏的Coats病患者。视网膜剥离还可见于视网膜下出血或外伤、老年性黄斑变性或永存原始玻璃体增生症。任何脉络膜病变均可引起视网膜剥离。

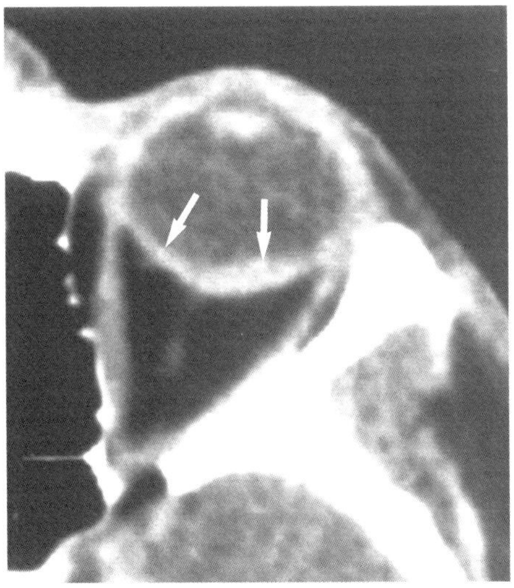

图2.20 视网膜剥离。CT扫描显示一个浅的视网膜剥离（箭）。可注意视网膜游离瓣覆盖视神经乳头盘，视网膜下渗出液表现为密度增高。

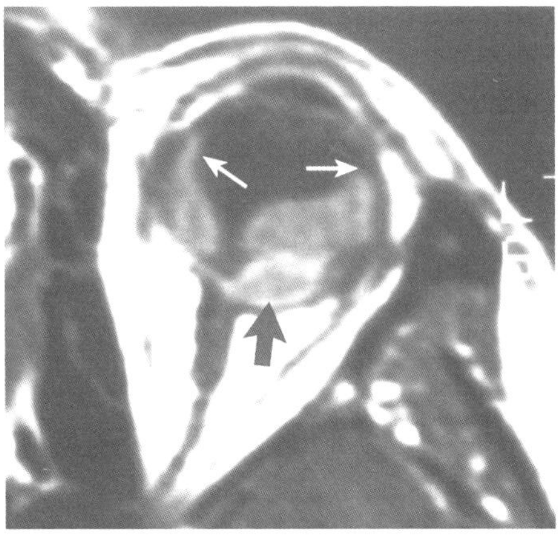

图2.21 渗出性视网膜剥离。增强后T1WI MR扫描显示视网膜剥离的特征性。分离的感觉视网膜从视神经乳头延伸到锯齿缘(白箭)。引起视网膜剥离的肿块(黑箭。这个肿块明显强化考虑是脉络膜的血管瘤。此患者已失访。

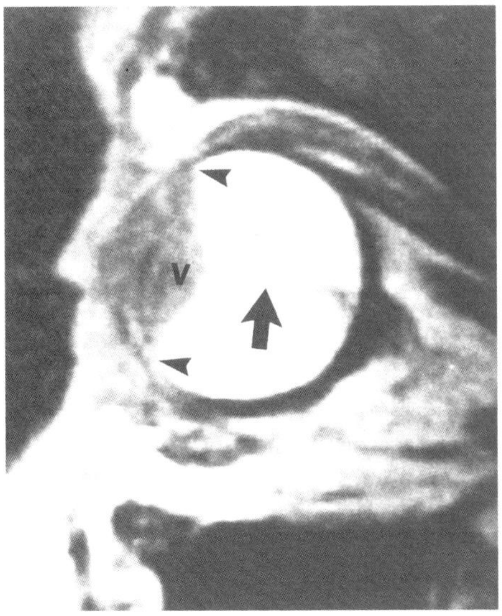

图2.22 完全出血性视网膜剥离。矢状T1WI MR扫描显示视网膜剥离的折叠瓣(箭)，向锯齿缘延伸(箭头)。V= 收缩的玻璃体。

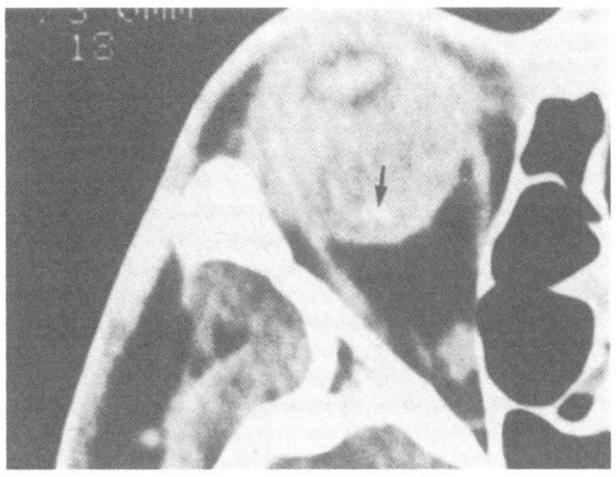

图2.23 伴有钙化的慢性完全性视网膜剥离。已知慢性视网膜剥离的患者轴位CT扫描，显示完全视网膜剥离，视网膜下渗出致眼球密度增加。可看到小的钙化(箭)。这可能通过视网膜色素上皮细胞组织转化的钙（“骨”）形成。

视网膜剥离的表现随着渗出量(图2.21，2.22)、视网膜下的组织成分伴或不伴出血而不同。

取视神经乳头盘切面，视网膜剥离在视神经乳头盘有特征性凹迹(图2.21，2.22)。当出现完全视网膜剥离和整个玻璃体腔脱落，视网膜游离瓣不能清楚的显示。在晶状体下或上层面轴位CT或MRI扫描可见，完全视网膜剥离眼球均匀密度／强度增加(图2,23)。视网膜剥离在冠状MRI显示特征性折叠膜(图2.24)。渗出性视网膜剥离的视网膜下液富含蛋白，比孔源性脱离的视网膜下液(渗出液)有更高的CT值(密度)和更强的MR信号强度(T1W MRI)。

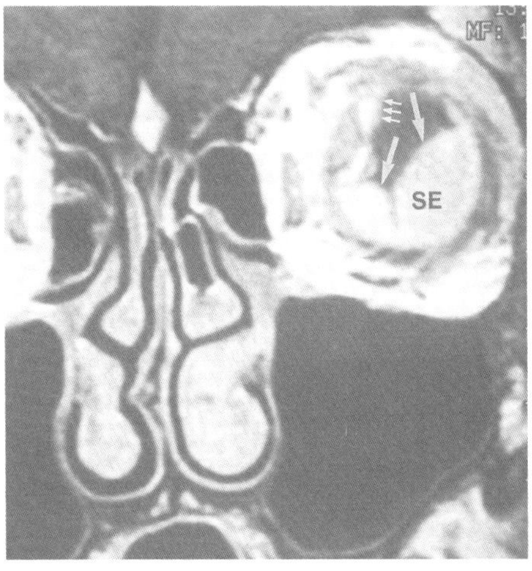

图2.24 视网膜剥离。冠状强化T1WI MR扫描显示完全视网膜剥离特征性表现(箭)。SE= 视网膜下渗出。

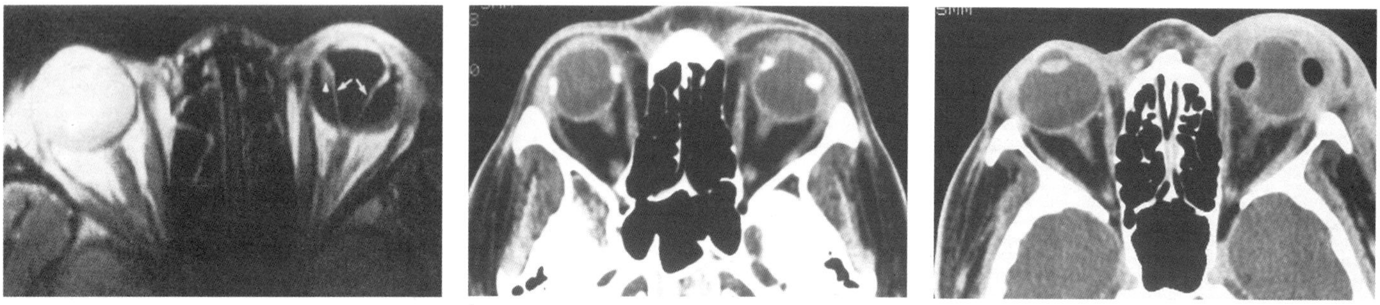

a b c

图2.25a 视网膜剥离和视网膜剥离的患者用玻璃体内的硅酮油做视网膜粘结术。T2WI轴位MR横断扫描显示视网膜的游离瓣(箭)。玻璃体的低信号是由于视网膜粘结术注射硅酮油所致。高信号区（箭头）是由于视网膜下的渗出不能被硅酮油替代。视网膜保持分离。

b 巩膜的带状影(皱曲)。轴位CT扫描显示双侧巩膜带状影，因为对双侧视网膜剥离的患者行视网膜粘结术所致。硅酮带显示高密度。

c 另一位患者的轴位CT扫描显示左眼巩膜硅橡胶海绵带影，由于硅橡胶海绵含有空气显示低密度。

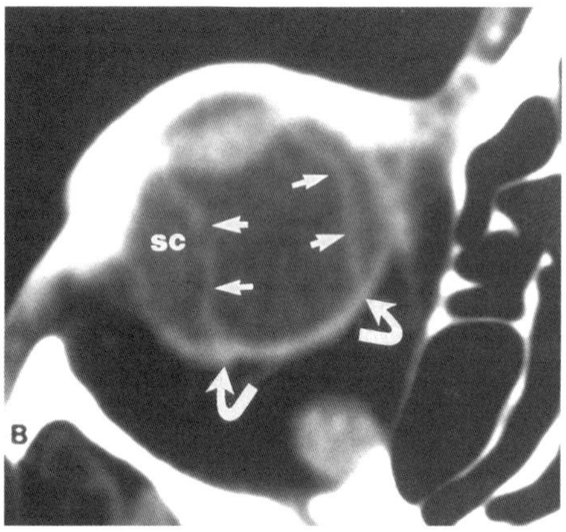

图2.26 浆液性脉络膜脱离。轴位的CT扫描可见到脱离的脉络膜（直箭）。在涡静脉的预定区（弯箭），脉络膜脱离被涡静脉的固着效应特征性限制，可看到脉络膜周隙(SC)液体低信号，提示浆液聚集，不像视网膜剥离，脉络膜脱离向睫状体延伸并且可能伴有睫状体根部分离。

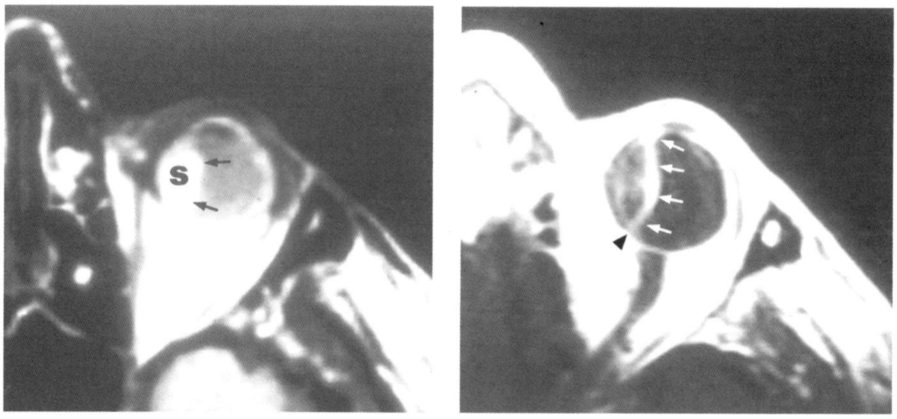

a b

图2.27 浆液性脉络膜脱离，质子MR扫描显示脉络膜脱离（箭）。在脉络膜周隙(s)可看到液性高信号。b 强化后轴位T1WI MR扫描显示增强的脱离脉络膜（箭）。可看到脱离脉络膜被限制在涡静脉的预定区域(箭头)。源自Mafee MRUveal melanoma, choroidal hemangioma, and simulating lesion. Role of MR imaging. Radiol Clin North Am 1998;36: 1083-1099.

视网膜撕裂导致孔源性视网膜脱离和后来的玻璃体液经入口进入视网膜下间隙。[5,11,12] 在许多浅的视网膜剥离的情形下，MRI特别是CT扫描不能显示剥离的视网膜。在这些患者超声优于MR和（或）CT。视网膜剥离在CT或MR表现为特征性V形影像，它的尖在视神经乳头状盘，末端朝着睫状体(图2.21，2.25)。视网膜剥离同脉络膜剥离的表现容易混淆。然而，在视神经乳头盘和黄斑区脉络膜剥离，累及脉络膜的脱离由涡静脉、睫后短动脉和神经的固着效应限制。这种限制通常表现为脱离的脉络膜特征性表现，而不像脱离的视网膜瓣，不能延伸到视神经乳头盘的区域（见图2.26，2.27）。[5,11]

恶性黑素瘤和脉络膜血管瘤是导致成人视网膜剥离最常见的脉络膜肿瘤（见图2.88，2.103）。[5,11] 这些肿瘤根据大小和位置会产生不同程度的视网膜下积液。(图2.21，2.22)。

脉络膜脱离，脉络膜渗出和眼张力过低

脉络膜脱离是由于在潜在的脉络膜上的间隙液体积聚(浆液性脉络膜脱离)或血液积集(出血性脉络膜脱离)。[5,37~42] 浆液性脉络膜脱离(图2.26，2.27)可发生在眼内手术、穿透性眼外伤或炎性视网膜疾病。[39] 出血性脉络膜脱离常发生在挫伤后、穿透伤后或作为眼内手术的并发症。

眼张力过低是浆液性脉络膜脱离的基本原因。[39] 眼张力过低可能是炎性疾病（眼葡萄膜炎，巩膜炎）、眼球意外穿孔、眼部手术或重度青光眼治疗的结果。[39~42] 眼张力

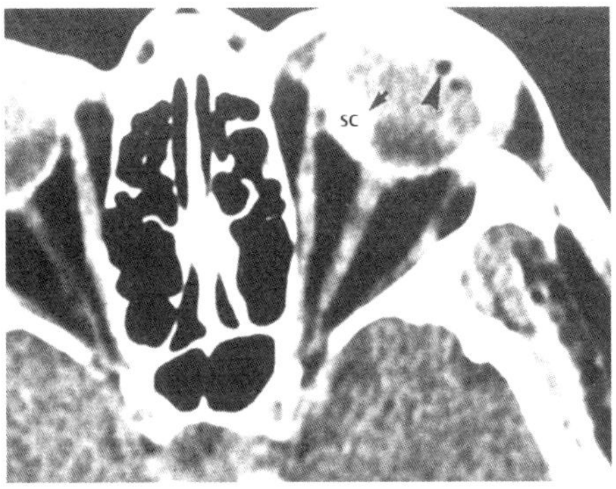

图2.28　急性创伤性出血性脉络膜脱离。轴位未增强CT扫描显示脉络膜脱离（箭头）。脉络膜周隙(SC)密度增高由于几天出血。看到小的玻璃体内气泡（箭头）。From Mafee MF. The eye. In:Som PM, Curtin HD, eds. Head and Neck Imaging. St. Louis：Mosby；2003：441-521.With permission.

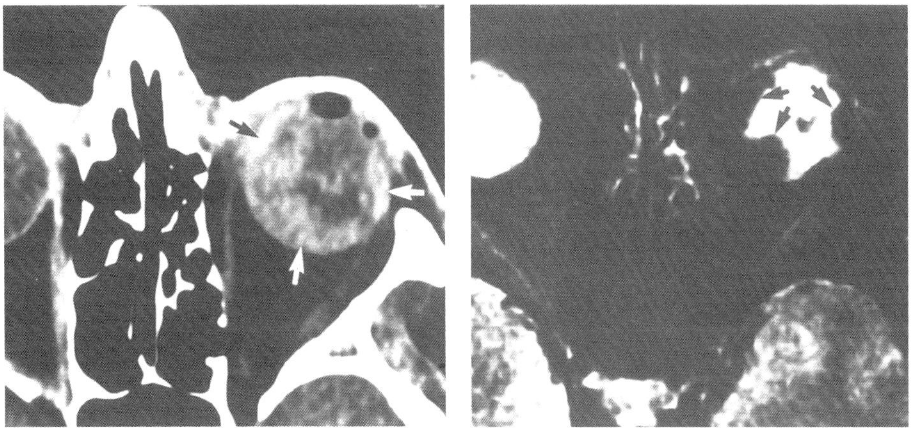

a　b

图2.29　急性出血性脉络膜脱离。a 轴位CT扫描显示多发的脉络膜血肿(箭)。b T2WI MR扫描显示急性脉络膜血肿低信号（箭头）。源自 Mafee MF et al. Retinal and choroidal detachments：Role of MRI and CT. Radiol Clin North Am 1987；25：481-507.

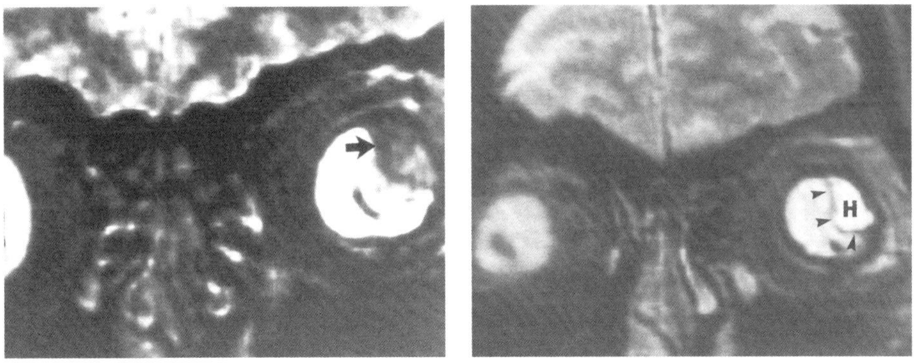

a　b

图2.30　急性出血性脉络膜脱离。
a T2WI 冠状MR扫描显示一个低信号的急性脉络膜血肿（箭）。
b 冠状T2WI MR扫描,10天后显示高信号脉络膜血肿(H)。可看到脉络膜脱离（箭头）。MRI特征性的急性或亚急性血肿可被误诊为脉络膜黑素瘤。

过低引起脉络膜毛细管渗透性增加。增加的渗透性导致液体从脉络膜的脉管系统渗出进入色素组织引起整个脉络膜弥漫水肿（脉络膜渗出），随着脉络膜水肿的增加，潜在的脉络膜上(脉络膜外)间隙液体积累导致浆液性或渗出性脉络膜剥离。[38,39,41,43] 像脉络膜血肿，脉络膜渗出可能先有眼部的手术或其他形式的眼外伤[11,39,40,44,45-47] 实际上，脉络膜渗出虽然时间短，但可能是一个常见的术后并发症。[40,46]

在CT扫描,脉络膜脱离表现为半月形的或环形可变的衰减区域，衰减的程度依赖于病因，但伴眼球的炎性疾病通常较大(图2.26,2.27)。脉络膜的炎性疾病(眼色素膜炎)很少表现为脉络膜的局限性耸起；通常引起没有局部性耸起的弥漫性增厚，除非是脉络膜脓肿(见图2.37)。[5]

CT上出血性脉络膜脱离表现为低或高的小丘样高密度区，可非常大且不规则(图2.28)，在新鲜的出血性脉络膜脱离，在潜在的脉络膜上隙脉络膜和血肿是等密度的，然而在慢性脉络膜血肿或血清血液的脉络膜脱离患者，可能能够区分脉络膜脱离和脉络膜上液体聚集（图2.26，2.28）。[39]

脉络膜血肿在MRI表现为眼球壁局灶的、界限清楚的、晶状体状肿块(图2.29)，这个特征性构型通常不会改变，但是随着血肿时间长短信号强度变化。[40] 多发损害偶见(图2.29)。脉络膜血肿的信号密度依赖于血肿时间，血肿发生的最初48小时左右(用1.5TMR）与正常玻璃体比较在T1WI和PW MRI是等信号到轻微低信号，在T2WI呈明显低信号(图2.30a)。通常5天后,它的信号特征将改变在T1WI和PW MRI逐渐呈相对高信号或在T2WI轻度低信号，[5,11,39,40] 在这个阶段脉络膜血肿可能被误诊为脉络膜黑色素瘤。[40] 在T1WI、PWI和T2WI，血肿通常信号强度继续增加(图2.30b，2.31，2.32)，并且所有MR序列在2周或2周以上血肿呈明显高信号（图2.31，2.32)。[5,39,40]

浆液性脉络膜脱离（图2.26,2.27）和脉络膜渗出(图2.33)在CT和MRI与脉络膜血肿表现不同(图2.29,2.30)。

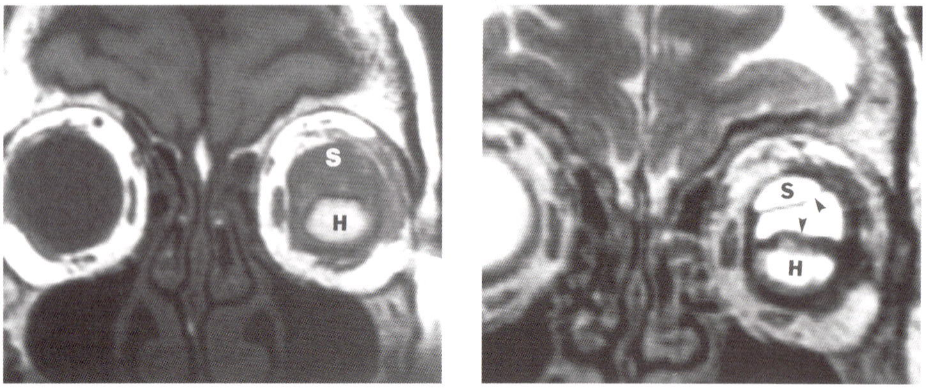

a b

图2.31 浆液的和慢性出血性脉络膜脱离。

a 冠状T1WI MR扫描显示浆液(S)和慢性出血(H)脉络膜脱离。

b 冠状T2WI MR扫描。浆液的(S)、出血的(H)脉络膜脱离显示高信号，可见脱离的脉络膜(箭头)。源自Mafee MF. Uveal melanoma, choroidal hemangioma, and simulating lesions. Role of MR imaging. Radiol Clin North Am 1998；36：1083–1099.

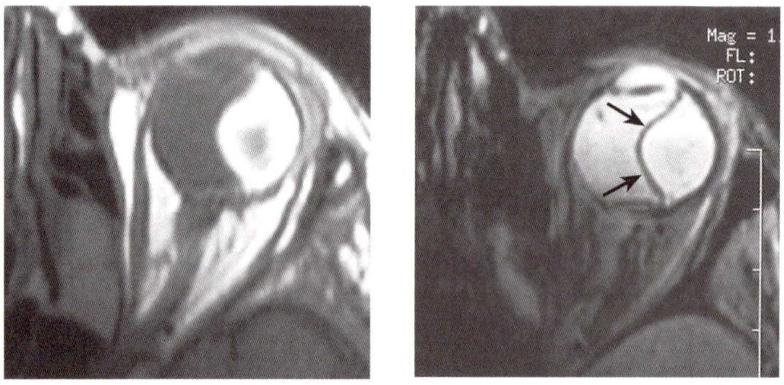

a b

图2.32 亚急性出血性脉络膜脱离。a 轴位T1WI 和 b T2WI MR 扫描显示脱离的脉络膜（箭）。脱离的脉络膜从涡静脉预定的位置延伸到睫状体，可见高信号脉络膜上出血。

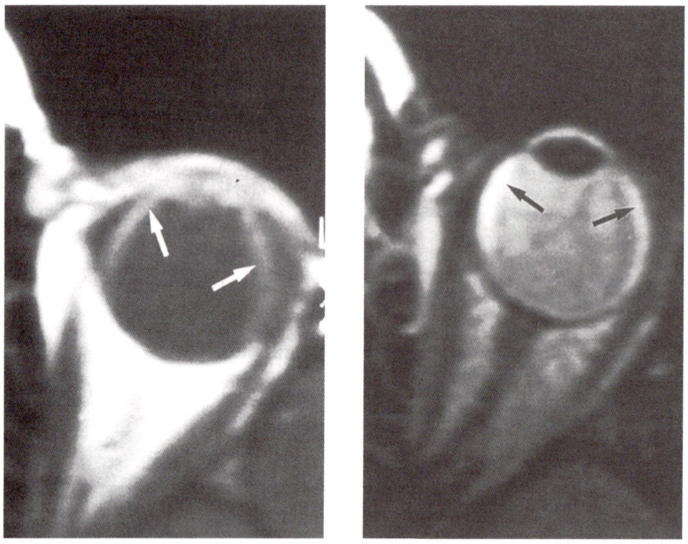

a b

图2.33 脉络膜渗出。a 轴位质子和b T2WI MR扫描显示脉络膜的液体积聚（箭），延伸到睫状体。

图2.33a 源自Mafee MR Uveal melanoma, choroidal hemangioma, and simulating lesions. Role of MR imaging. Radiol Clin North Am 1998；36:1083–1099.

浆液性的脉络膜脱离由于脉络膜上的潜在间隙非出血性液体集聚而导致，脉络膜剥离表现为脉络膜的光滑隆凸（图2.26,2.27），脉络膜上周隙的液体在CT上常是低密度的(图2.26)，MRI表现是渗出液（图2.27）。脉络膜渗出在CT和MRI常常显示新月形或环形病变(图2.33)，[5,39,40]与脉络膜血肿或脉络膜脓肿的晶状体表现不同。

眼部炎性病变

全身的或原发的眼部炎性过程可累及眼。许多感染性疾病可能感染眼球（图2.34～2.40）。病毒性疾病包括单纯性疱疹(图2.34)、巨细胞病毒(图2.35,2.36)、风疹、麻疹、腮腺炎、天花、水痘和传染性单核细胞增多(症)。细菌性疾病包括普通病原体(图2.31）和其他炎性情况，例如梅毒、布鲁杆菌病、结核病(图2.39)、伯克肉瘤（图2.40）和麻风病。免疫缺陷疾病患者和糖尿病患者可能发生霉菌感染，特别是念珠菌病可累及眼球。[26]

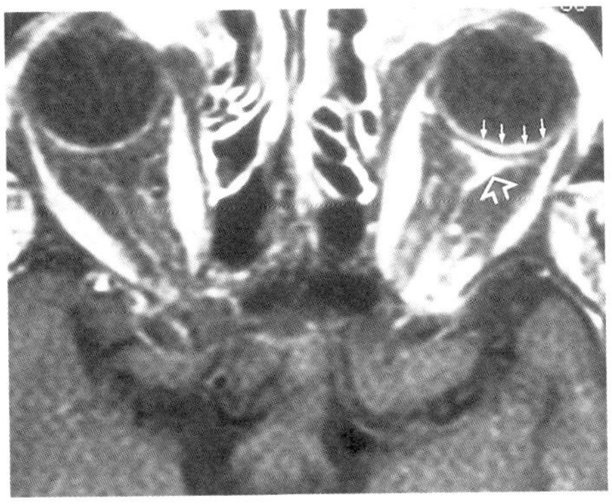

图2.34 单纯性疱疹病毒眼炎(HSO)。67岁，男，有糖尿病和晚期肾病史，发展为HSO(角膜炎、三叉神经痛和左侧眼肌麻痹)。增强后脂肪抑制T1WI MR扫描，左眼视网膜和脉络膜显示增厚和强化（小箭)。可看到Tenon 囊的异常强化和沿着左视神经鞘强化(空箭)，提示疾病不再局限于眼球。

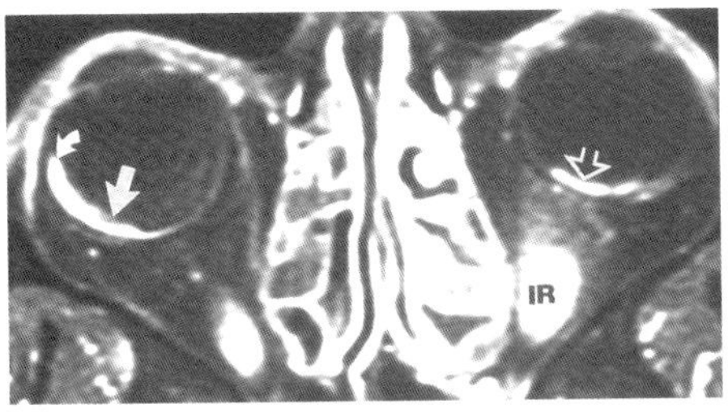

a

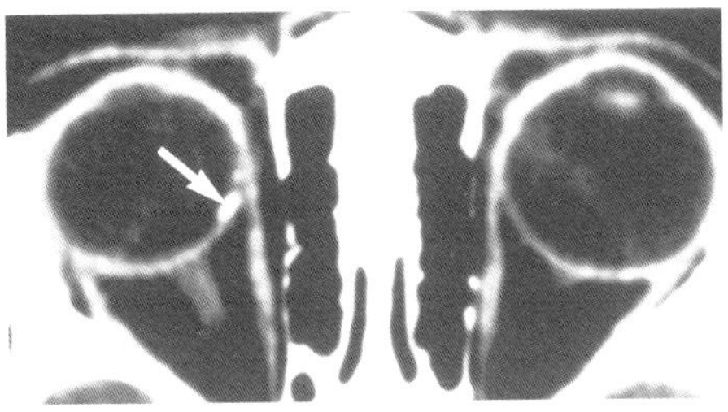

b

图2.35 巨细胞病毒视网膜炎

a 轴位增强后脂肪抑制T1WI MR扫描，在成人AIDS病人，两侧眼球的视网膜增厚和明显增强（箭号)，显示强化没有扩展到（视网膜）锯齿缘上（弯箭)，提示视网膜的病变而不是脉络膜／色素层的病变。IR＝下直肌。

b 轴位CT扫描在伴CMV视网膜炎免疫缺陷的3岁患者，显示钙化（箭)。

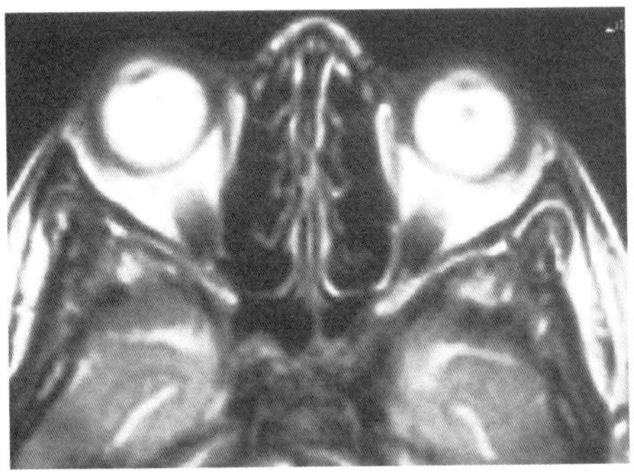

a

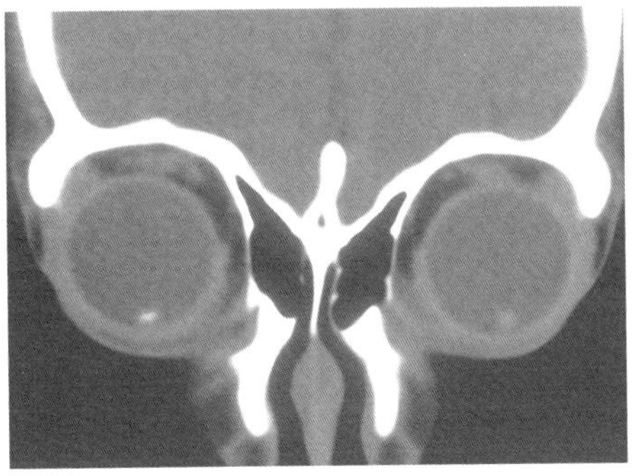

b

图2.36 慢性巨细胞病毒性视网膜炎，10岁女孩，有再生障碍性贫血和免疫缺陷已经引起慢性CMV视网膜炎。a 轴位T2WI MR 扫描显示晶状体后小的低信号影与甲基鸟嘌呤埋植剂相一致。b 冠状CT扫描。甲基鸟嘌呤埋植剂显示高密度。埋植剂用作药物治疗。

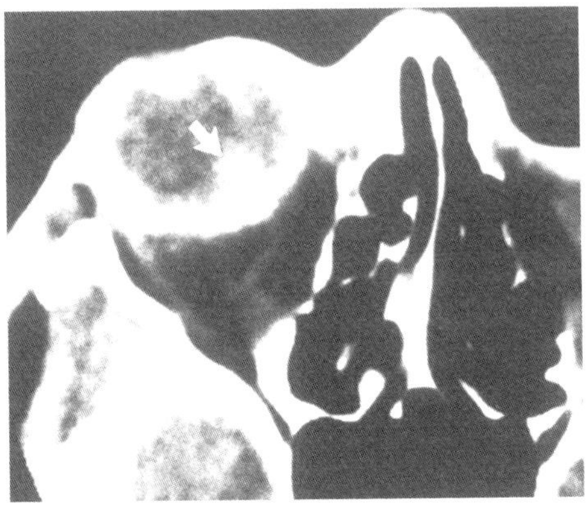

a

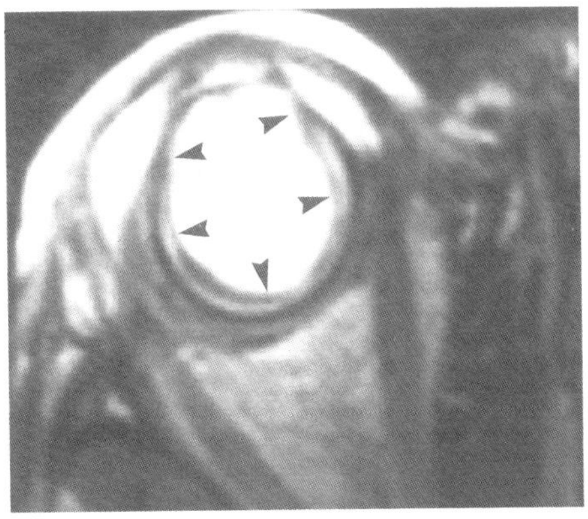

b

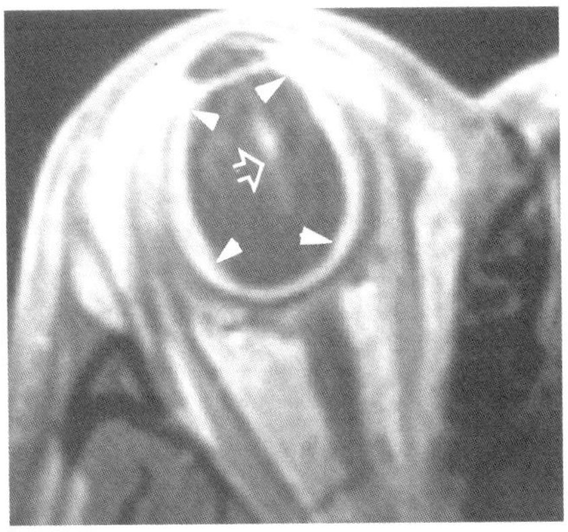

c

图2.37 眼内炎。

a 眼内炎和慢性脓肿。增强后轴位CT扫描显示显著增厚的色素层巩膜的外膜，注意硬化区（箭)，表示脉络膜脓肿。源自 Mafee MF et al. Retinal and choroidal detachments:Role of MRI and CT.Radiol Clin North Am 1987；25：487-507

b 轴位T2WI和 c 强化后T1WI MR扫描在另一个眼内炎的患者。色素层增厚，且强化(箭头)。还可看到沿着玻璃管玻璃体内强化(空箭)，表明患者也有玻璃体炎，这些表现与眼内炎更相符。而不是色素层炎。

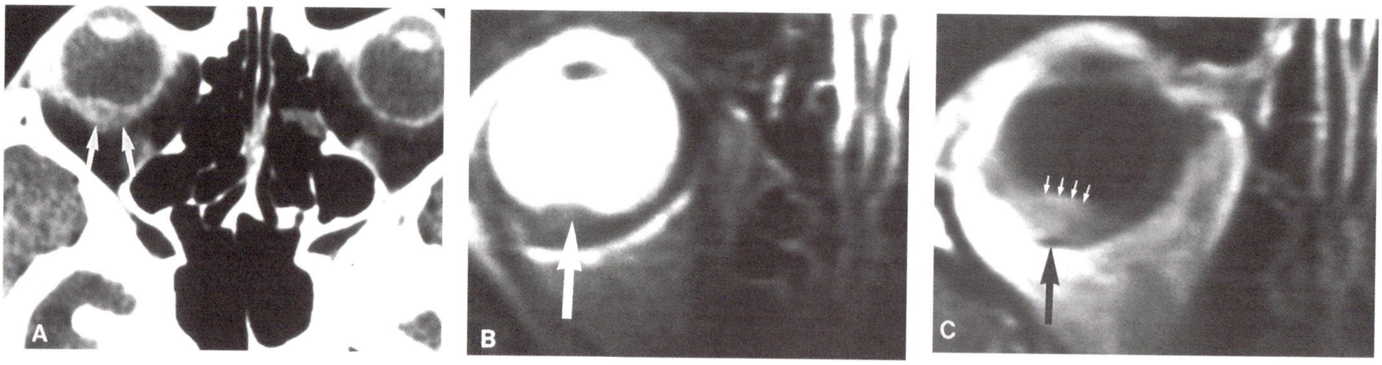

图2.38 后部结节状巩膜炎，a 强化后CT扫描显示右侧巩膜增厚伴强化和局灶性团块性病变(箭)。b 轴位T2WI MR扫描。病变（箭）显示低信号，类似脉络膜黑素瘤。 这个病变几乎在T1WI MRI上没有显示。c 增强后横断T1WI MR扫描。病变(箭号)显示中度强化。患者经过短期的甾类激素治疗好转，症状减轻。在随访影像中病变不再显示。图2.38a，b 源自 Mafee MR Uveal melanoma, choroidal hemangioma, and simulating lesions. Role of MR imaging. Radiol Clin North Am 1998；36：1083-1099.

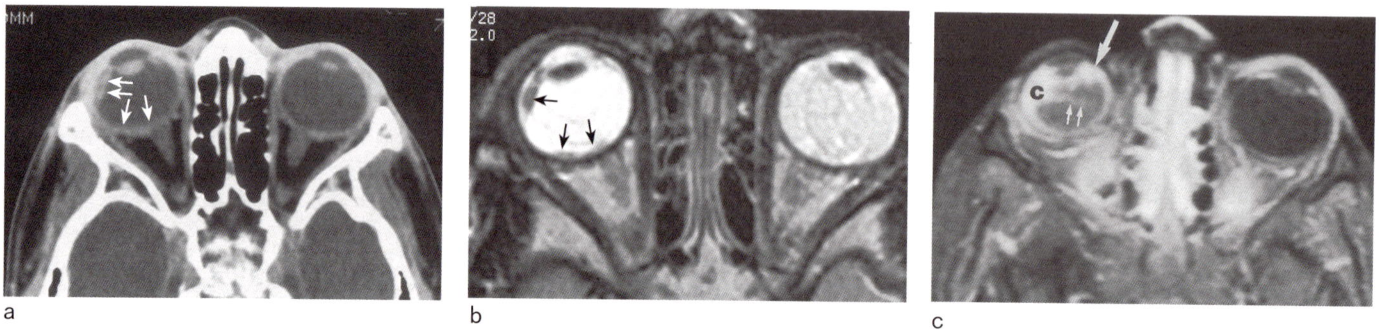

图2.39 3岁男孩肉芽肿性葡萄膜炎伴白瞳。临床上视网膜细胞瘤不能除外。

a 强化后轴位CT扫描显示右侧脉络膜和睫状体信号增强伴中度增厚（箭号)。

b 轴位T2WI MR扫描。右侧眼球内可见低信号病变（箭号),累及脉络膜和睫状体。

c 轴位脂肪抑制增强TIWI MR扫描。玻璃体内有显著对比增强（小箭），并且沿着右眼显著增厚的脉络膜(c)和睫状体（大箭)。图2.39 b 源自Kaufman LM, Mafee MF, Song CD. Retinoblastoma and simulating lesions. Role of CT, MRI and use of Gd-DTPA contrast enhancement. Radiol Clin North Am 1998；36：1101-1117.

慢性炎症过程可引起巩膜、脉络膜和晶状体的钙化，很多疾病可导致不规则的眼球内钙化块和变形的不规则的小眼球（眼球痨）(见图2.42)。

巩膜外层炎

巩膜外层炎是位于结膜和巩膜之间的薄层组织的特发性炎症。巩膜外层炎可伴随深部炎症(巩膜炎)。巩膜外层炎不需要影像评价。

巩膜炎

巩膜炎可特发或伴有系统性疾病。[14,25,26,48] 病变可能是单侧或是双侧的。巩膜炎可由胶原血管病症、肉芽肿病、代谢性疾病、感染和外伤引起，老年可来源于细菌、真菌和病毒感染。[14,48] 也可由代谢性疾病（痛风）或自身免疫性疾病引起。伯克肉样瘤和耳蜗前庭综合征也可造成巩膜炎。耳蜗前庭综合征是一种罕见的特发性自身免疫性炎症伴多系统感染，包括感染眼(深部非梅毒性间质性角膜炎）和耳（前庭耳蜗的功能障碍)，也可伴随血管炎。

巩膜炎被分为前或后巩膜炎，急性或慢性。后巩膜炎导致巩膜和脉络膜增厚，[12,26,48] 这可能同增厚的Tenon囊有关，以及继发的浆液性的或渗出性视网膜脱离(见图2.4)[12,48]。组织病理学上，后巩膜炎被分为两种形式：结节状的和弥漫性的。后结节状巩膜炎可能类似于葡萄膜的黑素瘤(图2.38)。弥漫性后巩膜炎表现为色素层巩膜的外膜弥漫性增厚，CT和MRI扫描可见不同程度的强化(图2.4,2.38)。[12,26,48]

眼色素层炎

眼色素层炎是眼球内容物的炎性病变常常显著累及色素层束。[26] 眼色素层炎病因学通常不清楚，Vogt-Koyanagi-Harad综合征也称为VKH 病，是一种病因不明的双侧肉芽肿的全眼色素层炎，亚洲更常见，常伴随眼外受累包括脑膜炎、发热、头痛、眩晕、耳鸣和听觉缺失。眼色素层炎可能由特殊的病因引起如结核病(图 2.39）、弓形体病和巨细胞病毒。

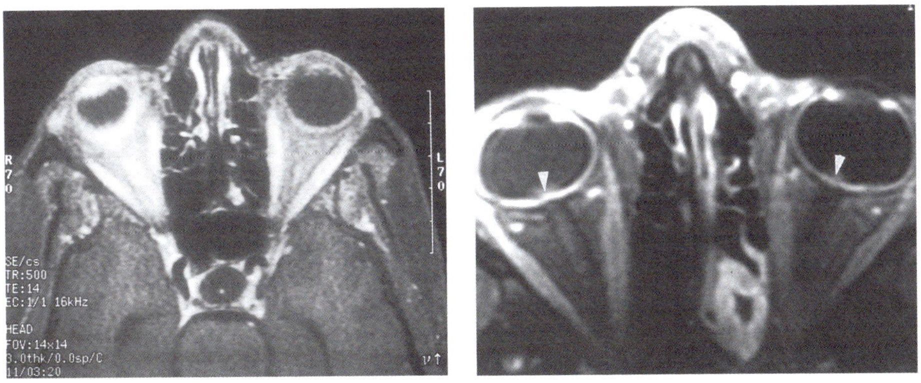

a　b

图2.40　眼伯克肉样瘤（全眼色素层炎）。

a 轴位增强脂肪抑制T1WI MR扫描。右眼整个色素层结节状强化。

b 轴位增强脂肪抑制T1WI MR在另一患者，12岁孩子双侧原发全眼色素层炎，注意色素层增厚和结节样硬化。

眼色素层炎是伯克肉样瘤常见的表现（图2.40）。如果有眼色素层炎，累及泪腺炎伴发热、腮腺增大、偶见面神经麻痹，这些病变称为Heerfordt综合征或色素层腮腺炎或葡萄膜腮腺炎。

视神经乳头炎

视神经乳头炎，视神经乳头的炎症，包括局部缺血、感染、自身免疫性疾病等多种病因，如果炎症性过程严重，视神经乳头盘可能显著增大和出血，类似视网膜母细胞瘤。[4]

寄生虫感染

幼虫的肉芽肿病通常感染2～8岁的儿童，病变是由于食入了线虫类、犬弓蛔虫或猫弓蛔虫的卵导致眼色素层炎(见图2.75～2.77)。[6,12,14,26] 有三种临床表现：类似于视网膜母细胞瘤单侧局灶性肉芽肿、眼内炎和睫状环病。[26]

良性反应性淋巴样增生

良性反应性淋巴样增生（BRLH）是一组以小圆的淋巴细胞和浆细胞多形性浸润为特征，眼眶的BRLH常常是良性病程，表现为没有视敏度改变的过敏症状和体征，眼眶的BRLH常累及泪腺和结膜，可能累及Tenon囊和引起眼球后壁增厚。在CT或MRI类似后巩膜炎、眼色素层炎和色素层黑素瘤的表现。临床上和在影像学诊断上眼的淋巴瘤和白血病浸润也可能类似眼色素层炎和后巩膜炎(见图2.107，2.108)。

视乳头水肿

颅内压升高可能导致视神经乳头盘隆凸的视乳头水肿，在CT和MR扫描，如果视乳头水肿显著，可观察到视神经乳头盘隆凸，进入眼球后面(图2.41)。视神经鞘复合物直径可能增加。强化后的T1WI MR扫描可见异常强化的视神经乳头盘(图2.41)。

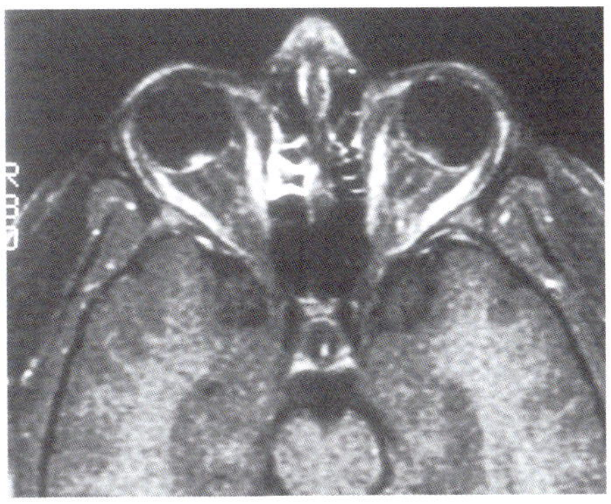

图2.41　颅内压升高伴视乳头水肿。轴位增强脂肪抑制T1WI MR扫描。视神经乳头盘隆起突入玻璃体，并且有强化。

眼球内钙化

眼球内钙质沉积是一个复杂过程，病理生理学依赖于钙的特异位点，眼内钙化可能是转移性钙片（血钙过高）或营养不良钙片，并且伴随多种退化性眼部病变（新生物、炎症、先天性发育不良、衰老或外伤性退化）。[26,49] 在新生物里的钙化可能是肿瘤坏死的结果，这种新生物包括视网膜母细胞瘤和星形细胞的错构瘤，后者可在结节性硬化症或多发性神经纤维瘤Ⅰ型中见到。50%结节性硬化症的患者伴发视网膜错构瘤病，常有钙化。眼内钙化或骨化也可发生在先天性的血管性病变例如Sturge–Weber综合征，von Hippel–Lindau病和Coats病的进展期。[14,26] 慢性创伤后退化可能是营养不良性眼内钙化的最常见原因(图2.42)。脉络膜骨瘤，特别是巩膜外层迷芽瘤和视神经乳头盘的脉网膜小疣是眼球内钙化的其他原因。[6,12,14,26,49] 早产儿视网膜病也可引起继发的单侧或双侧眼球内钙化。[14,49] 巩膜的钙化常见于老年，在水平眼外肌的插入附着点

表 2.3 眼球内组织和视神经钙沉积的原因和位置

钙化位置	描述	病因
角膜	角膜上皮的基底层，Bowman 膜；前面的间质薄层	慢性虹膜睫状体炎
巩膜	局灶性、接近直肌插入点	特发性巩膜脉络膜炎钙化 高钙血综合征* 类风湿性关节炎* 带囊肿的小眼畸形* 转移性钙化* 线状脂腺痣综合征
晶状体	局灶性或弥散性，在被膜下或中线区域(特别是过熟内障)	引起过熟内障的条件
睫状体	局灶性	创伤 髓上皮瘤(畸胎样的)* 近视
脉络膜/RPE	局灶性或弥漫性（从 RPE 组织转化或脉络膜骨瘤)	创伤 眼色素层炎，弓蛔虫肉芽肿* Sturge-Weber 综合征* 脉络膜骨瘤*
视网膜	局灶性、分散性或弥散	视网膜母细胞瘤 脉网膜小疣 眼球痨 视网膜下膜 视网膜周膜 PHPV* ROP* Coats 病* 星形细胞瘤* CMV 视网膜炎* 结节性硬化症* von Hippei-Lindau 病* 慢性机化的视网膜剥离 髓上皮瘤*
视神经	局灶性，接近视神经表面	脉网膜小疣 星形细胞瘤* 髓上皮瘤* 视神经鞘硬脑膜的特发性钙化* • 视神经鞘硬脑膜瘤 • 包括视神经鞘的 AVM • 特发性的视神经鞘硬脑膜的钙化

源自 Yan X，Edward DP. Mafee MR Ocular calcification，radiologic-pathologic correlation and literature review. Int J Neuroradiol 1998；4：81-96.

* 不寻常的原因.

RPE =视网膜色素上皮细胞

PHPV =永存原始玻璃体增生症

ROP =早产儿视网膜病

CMV =巨细胞病毒

AVM =动静脉畸形

表 2.4 常见的儿童眼部病变

- 视网膜母细胞瘤 – 儿童最常见的恶性肿瘤
- 永存原始玻璃体增生症 (PHPV)
- 早产儿视网膜病 (ROP)
- 先天性白内障
- Coats 病
- 伴或不伴眶(内)囊肿的眼小畸形
- 视神经乳头盘和脉络膜缺损
- 眼外伤
- 眼部炎症，包括肉芽肿病变(肉样瘤病，结核病)
- 弓蛔虫幼虫的肉芽肿病

前面(图 2.43)。[49] 钙化可出现在滑车(图 2.43d)。眼内钙化可见于甲状旁腺功能亢进症或甲状旁腺功能减退症患者(图 2.44)。有时眼内钙化可能是特发的(图 2.45)。眼球痨指在皱缩或萎缩的眼球里发生的钙化或骨化(图 2.42)，其可能是眼创伤后退化的结果。眼内钙化最常见的原因是外伤或感染。[5, 14, 49] 表 2.3 列出了最常见的眼内钙化的原因。

白瞳(症)

白瞳（症），是白色、粉红色或黄白色瞳孔（猫眼）。患者伴白瞳主要考虑以下疾病：视网膜母细胞瘤 (Rb)、持续增生性原始玻璃体 (PHPV)、早产儿视网膜病 (ROP)、先天性白内障、Coats 病、弓蛔虫病、视网膜星形细胞瘤

（结节硬化）、髓上皮瘤、完全性视网膜剥离、脉络膜或视神经乳头盘缺损、眼色素层炎、视网膜贮积病、玻璃体出血和各种非特异性疾病。[5, 12, 14, 16, 25] 儿童最常见的眼部病变表2.4。

白瞳（症）是高度恶性原发性视网膜癌——视网膜母细胞瘤最常见的体征，[50] 其病因鉴别对迅速诊断和适当治疗至关重要，诊断准确性特别重要是因为视网膜母细胞瘤是人类少数癌之一，它确诊的金标准是组织病理学证实癌变。[12]

视网膜母细胞瘤

视网膜母细胞瘤（Rb）是儿童期最常见的眼内肿瘤。原发性视网膜肿瘤起源于视网膜的光感受器的神经外胚层细胞（视网膜的核层），病变具有高度恶性。[51, 54] 为了确保适当的治疗视网膜母细胞瘤必须与许多类似的眼内病变进行鉴别诊断（表2.5）。[4] 必须迅速确诊以最大限度挽救眼睛，最大程度减小肿瘤相关的死亡率。[12,55] 当疾病延展到眼外，死亡率接近100%。[55] 早期诊断时，肿瘤局限在眼球的5年存活率大于90%。[12,56] 治疗眼的有效视觉达到病人的90%，不摘除眼的病人占75%。[56]

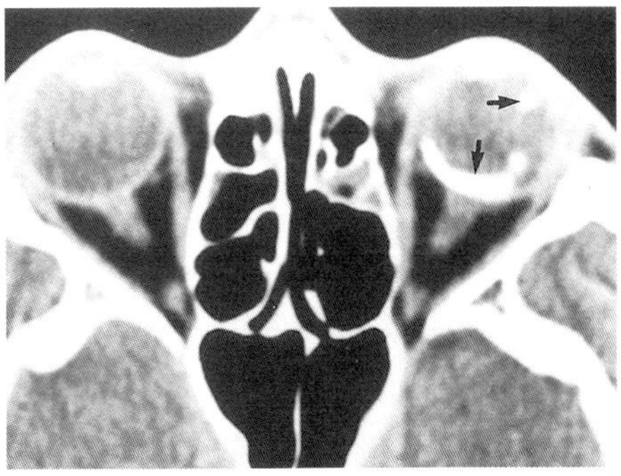

图2.42 眼球痨。CT扫描显示左眼轻度变小，伴随玻璃体密度增加和广泛的营养不良性钙化（箭），这代表眼球无功能紊乱，因此叫眼球痨。

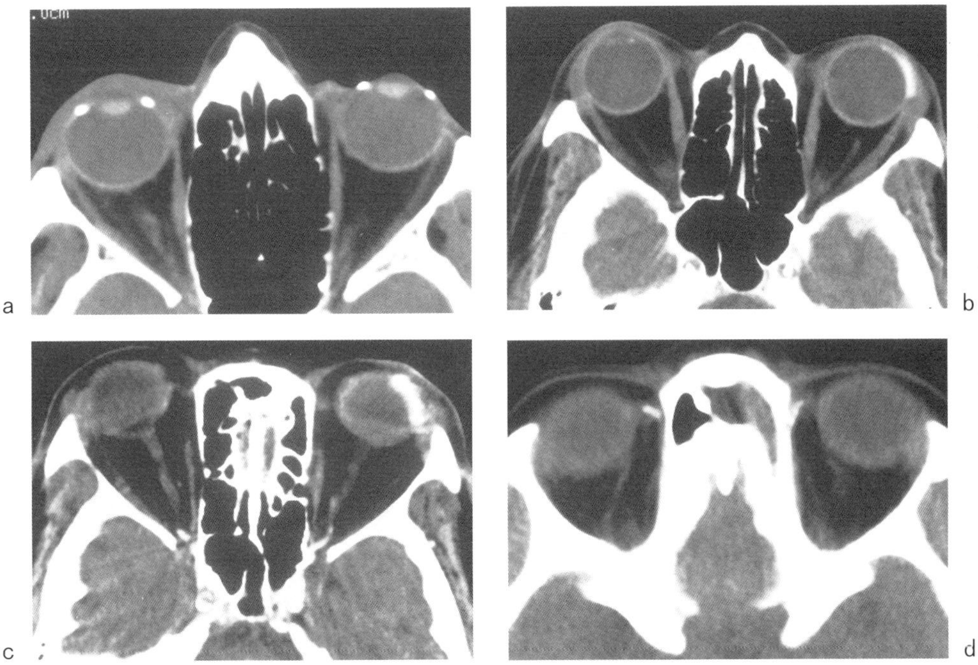

图2.43 眼的钙化
- a 一个85岁妇女，轴位CT扫描显示双眼内外直肌的附着点处的巩膜老年性钙化。
- b 一个70岁妇女，轴位CT扫描显示沿着左眼外直肌的弓形巩膜密度增高的钙化，也可看到右侧睫状体钙化，这个病人双眼做过白内障手术。
- c 轴位CT扫描显示左眼临近处显著钙化，这可能是特发性的，也可考虑为巩膜上骨瘤。
- d 轴位CT扫描显示滑车和眼眶上斜肌腱部分钙化。

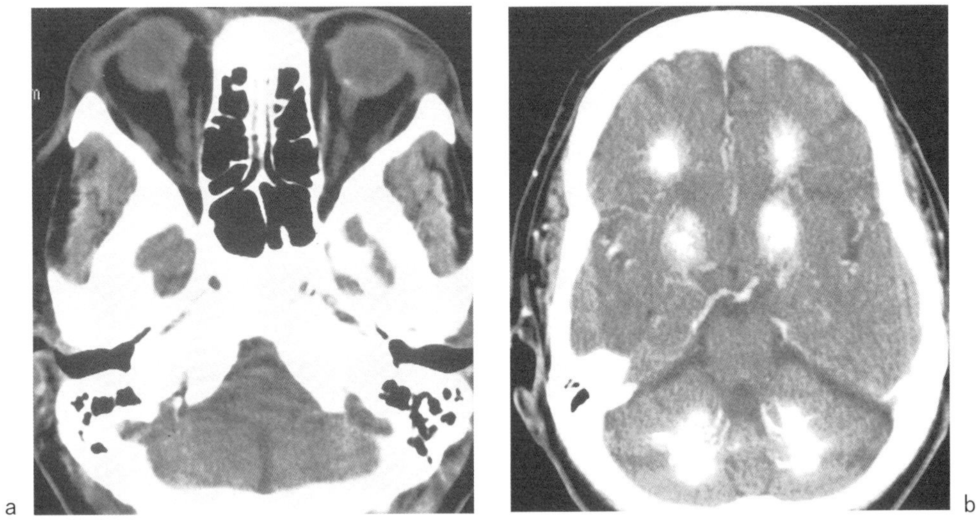

图2.44 甲状旁腺功能减退症和眼内钙化。
- a 轴位CT扫描显示左眼后面小的钙化。
- b 轴位CT扫描显示小脑齿状核和幕上基底核显著的钙化。

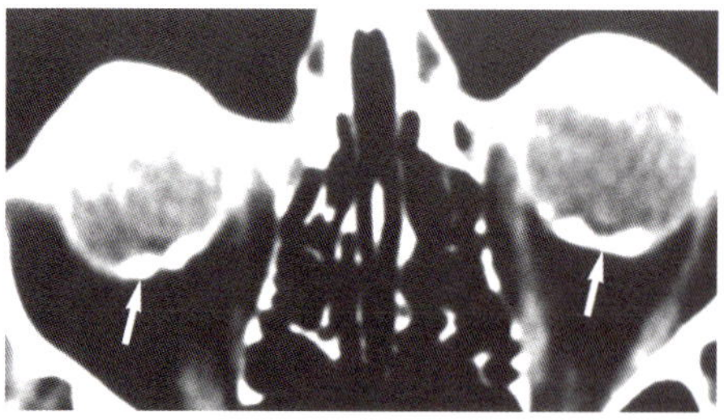

图2.45 特发性眼内钙化。CT扫描显示双侧眼内钙化（箭头）。患者患前列腺癌。初期临床诊断是眼的转移性钙质沉积，随访观察没有转移癌的迹象。

表2.5 眼内类似视网膜母细胞瘤的块状和似块状病变

- 持续增生性原始玻璃体（PHPV）
- 早产儿视网膜病（ROP）
- 先天性 白内障
- Coats病
- 弓蛔虫病
- 髓上皮瘤
- 视网膜星形细胞瘤
- 视网膜色素上皮细胞和视网膜联合错构瘤
- 脉络膜骨瘤
- 色素失调症
- 青少年黄肉芽肿
- 中外胚叶平滑肌瘤
- 视神经乳头炎
- 视神经乳头脉网膜小疣
- 视网膜的神经胶质增生
- 有髓鞘神经纤维
- 脉络膜视网膜缺损
- 视神经乳头盘缺损（牵牛花盘）
- Walker-Warburg 综合征
- Hippel-Lindau 视网膜血管瘤病
- 脉络膜血管瘤
- 视网膜下新生血管膜
- 玻璃体混浊
- 眼色素层炎
- 玻璃体出血
- 眼内炎
- 机化的玻璃体
- 视网膜剥离
- X-性连锁的视网膜层分裂
- 视网膜发育不全
- 视网膜贮积病
- Norrie病
- 进展的视网膜囊肿
- 镰状褶
- 家族性渗出性玻璃体视网膜病变
- 外伤
- 近视
- Stickler综合征
- 先天性青光眼
- 蝇蛆病

修订自Kaufman LM，Mafee MI;. Song CD. Retinoblastoma and simulating lesions: role of CT, MR imaging and use of Gd-DTPA contrast enhancement. Radiol Clin North Am 1998; 36: 1101-1117.

Virchow首先提出视网膜母细胞瘤神经胶质起源假说。[12] Bailey和Cushing将视网膜母细胞瘤分为两型：成神经管细胞瘤和神经上皮瘤。[12] 众所周知视网膜母细胞瘤来源于原始胚胎视网膜细胞（光感受器和或神经元视网膜细胞）。[57] 此肿瘤可能是未分化的或分化很好，[51,58] 包含少浆和大核的小圆形或卵圆形细胞（蓝细胞）。

Jensen和Miller[59]以及Abramson等[60]指出放射治疗区域或外侧出现继发的癌。[59] 据报道世界范围内视神经母细胞瘤的发生率为婴儿1/8 000~30 000。尽管这个肿瘤在起源上是先天的，但通常在出生时没有被发现。[12,62] 但是，眼部受累和转移癌可能出生时就存在。[12,14,62] 在美国平均诊断年龄是13个月，[63] 在其他国家，常常到4岁才被检出，此时疾病已晚期。[64] 超过90%的病例是在5岁前诊断的。[65] 当个体视网膜细胞染色体13q14 Rbl基因的等位基因失活或丢失导致视神经母细胞瘤。[66-70] 视网膜母细胞瘤发生有两种方式：①非家族性散发形式；②家族性常染色显性遗传。[12] 在这两种形式中视网膜母细胞瘤的生物学特性是一样的，非家族性视网膜母细胞瘤所有病人表现为单侧实体肿瘤，而85%家族性的视网膜母细胞瘤病例是双侧的，15%单侧的。[4] 整体而言，接近1/3的病人是双侧病变。[4,62,65]

已经确切证实视神经母细胞瘤与染色体13星形细胞瘤（结节硬化）、髓上皮瘤、完全性视网膜剥离、脉络膜或视神经乳头盘缺损、眼色素层炎、视网膜贮积病、玻璃体出血和各种非特异性疾病。[5,12,14,16,25] 儿童最常见的眼部病变表2.4。

白瞳（症）是高度恶性原发性视网膜癌——视网膜母细胞瘤最常见的体征，[50] 其病因鉴别对迅速诊断和适当治q14谱的缺失（13q14）之间相关。[68-75] 脂酶D、电泳多肽人类酶也已经被绘制到染色体谱13q14。[72] 在几个没有显性染色体缺失的遗传性成视网膜细胞瘤家族，视网膜母细胞瘤的基因显示同脂酶D紧密相连，并且指定到染色体环13 q14。[72,73] 家族性视网膜母细胞瘤病人其他非眼内肿瘤高度易感，常见成骨肉瘤和其他在放射线外区域新生物（见图2.59），[12,14,60] 继发性新生物也可出现在放射区域外侧外。[14]

三侧视网膜母细胞瘤。在松果体或蝶鞍旁区异位视网膜母细胞瘤的发生——三侧视网膜母细胞瘤——来源于Jakobiec等[76]和Bader等的报告。[77,78] 视网膜母细胞瘤-松果体母细胞瘤的联系(三侧视网膜母细胞瘤) 表明这些肿瘤是有相关性(见图2.55)。[79] 另外这些肿瘤有共同的神经外胚层起源，众所周知低等脊椎动物的松果体腺有光感受器功能（类似于视网膜）和内分泌功能，[79] 推测因为有相似的起源成视网膜细胞和成松果体细胞可能有同样的变异致癌，不是所有的遗传性视网膜母细胞瘤都发展为成松果体细胞瘤可能是由于松果体腺小细胞群或由于其他没有认识的因素。[80]

四侧视网膜母细胞瘤。三侧视网膜母细胞瘤是指双侧视网膜母细胞瘤综合征伴有单发松果体腺、鞍上区或蝶鞍旁的颅内肿瘤。[76,77] El-Nagger等[81] 报告一个11月的婴儿双侧Rbs和两个不同的伴部分钙化的颅内肿瘤：一个大的在松果体腺区和一个小的在蝶鞍上区，松果体活组织检查符合神经母细胞瘤（成松果体细胞瘤）。

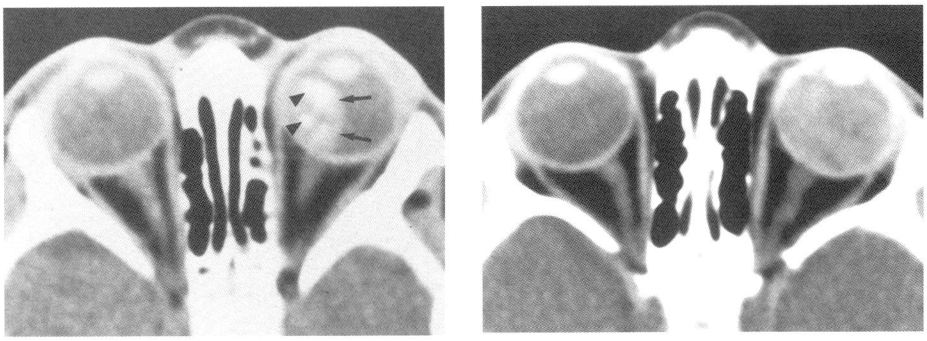

a　b

图2.46　视网膜母细胞瘤

a CT扫描显示视网膜母细胞瘤伴有不同大小的多发钙化（箭）。

b CT扫描显示无钙化的视网膜母细胞瘤。

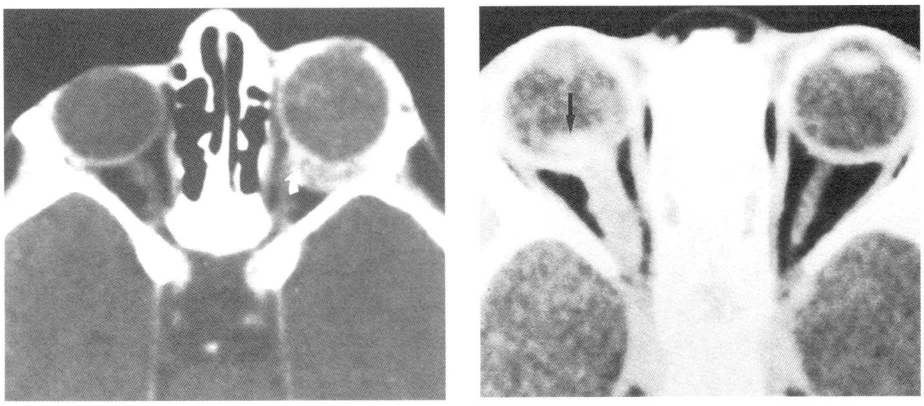

a　b

图2.47a　扩散到Tenon间隙视网膜母细胞瘤。增强后CT扫描显示视网膜母细胞瘤扩散到Tenon间隙（箭）。左眼球被弥散，但没有显著强化。扩大的左眼可能由于继发青光眼引起。

b 沿着视神经扩散的视网膜母细胞瘤。增强CT扫描显示视网膜母细胞瘤(黑箭)。可看到明显累及视神经。

作者用“四侧视网膜母细胞瘤”定义有两个特殊的中线颅内肿瘤伴随双侧视网膜母细胞瘤。

临床诊断

在美国，视网膜母细胞瘤占儿童肿瘤死亡的1%。[82] 视网膜母细胞瘤诊断通常依靠眼科镜检查，然而在检查和临床上区分视网膜母细胞瘤和其他良性类似病变还很困难。[12,14,62,82,86]与视网膜母细胞瘤相关的体征是白瞳，占病人的60%。[4,12,65] 斜眼（眼的偏斜）是第二大体征。下一个常见的症状和体征是继发性青光眼引起的疼痛伴有异色症（不同的有色虹膜），需要眼科评价。眼科对视网膜母细胞瘤认识是相当可靠的，小的病变被看作视网膜内灰－白焦点，其他特征性的眼科镜发现包括肿瘤钙化和玻璃体种植。随着肿瘤体积加大，常形成假性凸面结构并以三种形式生长。

1．内生视网膜母细胞瘤，肿瘤向前部突出，突破视网膜的内部限制，向玻璃体内生长。

2．外生视网膜母细胞瘤，肿瘤出现在视网膜内，向视网膜间隙内生长，引起视网膜隆凸；[4,12,62] 随着肿瘤继续生长，伴随着渗出和罕见的视网膜下出血，进行性的引起视网膜剥离。用眼科镜检查外部生长的肿瘤类似于外伤性视网膜剥离。

3．弥散性视网膜母细胞瘤，肿瘤沿着视网膜生长表现为板状块，弥散生长使得诊断困难，因为眼科镜检查没有典型特征（类似于炎症或出血），缺乏特征性钙化，且它通常发生在典型人群之外。[12,62]

诊断性影像学

超声、CT和MRI是视神经母细胞瘤和类似病变的最有效评价方法。肿瘤和钙化能通过超声诊断，然而诊断准确率仅仅80%。[4] 肿瘤扩散到眼眶的中外层和向眼外扩散时禁用超声检查。

高分辨率、薄层(1.5mm) CT扫描检测肿瘤和钙化具有高精确度。[4,12,62,86]超过90%视网膜母细胞瘤在CT上显示钙化，[56] 钙化可呈小的单一的，也可是大的单一的、多发的点状或弥散的(图2.46a)，也可能细点状的钙片。[62]有时候也可没有钙化(图2.46b)。DNA从视网膜母细胞瘤的坏死细胞释放，有形成DNA视网膜母细胞瘤－钙复合物的倾向，这可用眼底镜、超声和CT识别。[12,14,62,86-88] 在视网膜母细胞瘤眼外成分中，钙化很少出现(图2.47a)。[62]眼内钙化出现在3岁以下儿童(98%病例在6个月前)高度提示视网膜母细胞瘤，因为除了CMV眼内炎(图2.35b)、小眼畸形和缺损，没有类似病变。含钙化的（见图2.16）[12,62] 视网膜母细胞瘤在小眼畸形中相当少见。3岁以上儿童中一些类似病变，包括视网膜星形细胞瘤、早产儿视网

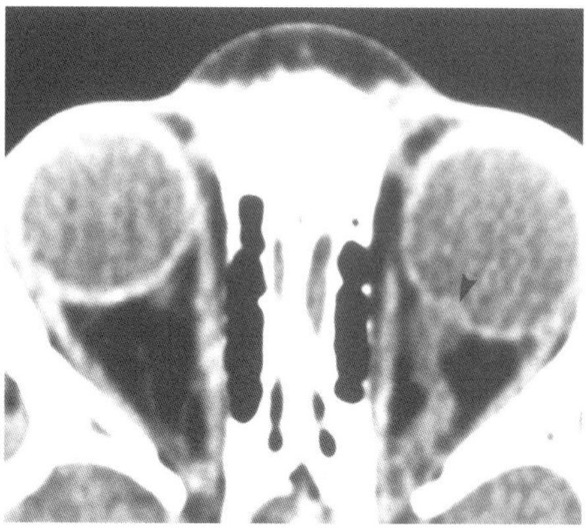

图2.48 神经瘤：神经纤维病症。CT横轴位扫描显示左侧视神经盘一边界模糊的高密度灶（箭）。

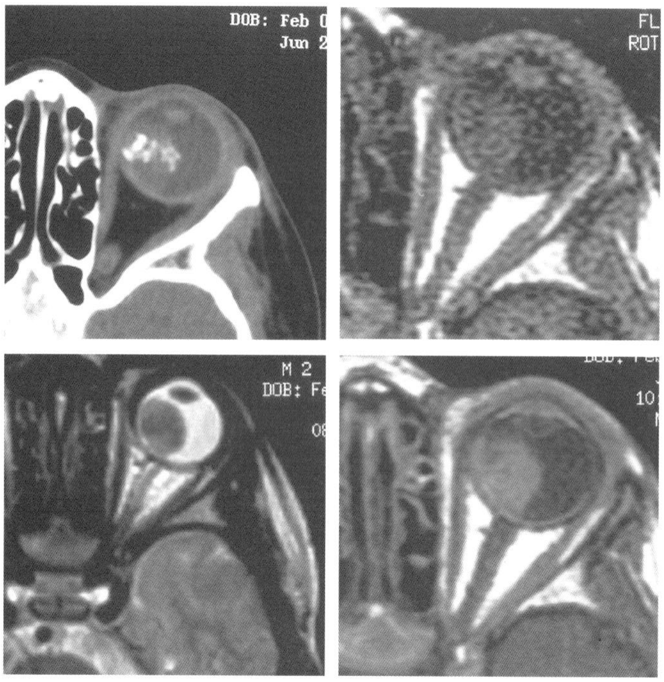

a b c d

图2.49 视网膜母细胞瘤。
a CT扫描显示左眼一部分钙化的视网膜母细胞瘤。
b MR横轴位T1WI，相对于残存的正常玻璃体，视网膜母细胞瘤表现为略高信号。
c MR横轴位T2WI，肿瘤表现为明显低信号。
d MR横轴位增强并脂肪抑制T1WI，注意肿瘤和眼球前部的强化。

膜病变（ROP）、弓蛔虫病和视神经起始部玻璃膜疣可产生钙化。[12，14，62] 视网膜母细胞瘤的弥漫性浸润方式很少，可无钙化（见图2.53）。[25，72] 一部分视网膜母细胞瘤的眼外及颅内蛛网膜下隙的蔓延可在CT增强扫描中发现（图2.47b）。

视网膜星形细胞瘤（星形细胞错构瘤）最初的表现类似于视网膜母细胞瘤，[12，14，63] 视网膜星形细胞瘤可早于结节性硬化其他的神经或皮肤病学表现之前出现（见图2.78）。[62] 神经瘤：神经纤维病症CT表现也可与无钙化的视网膜母细胞瘤相似（图2.48）。[62] MRI一直被用于评价视网膜母细胞瘤和其他相似病变。[4，12，14，62，82，85，89－91] 在视网膜母细胞瘤的诊断中，因MRI对钙化不敏感，其特异性不如CT（图2.46）。然而对于视网膜母细胞瘤与相似病变的鉴别，MRI的表现则有足够的特异性（图2.49～2.53）。[91] 相对于正常玻璃体，视网膜母细胞瘤在T1WI（图2.49b）和PWI呈轻到中度高信号，T2WI呈明显到中等强度的低信号（图2.49c）。在各种MR脉冲序列上，视网膜母细胞瘤与白质信号相等。隆起高度为2～3mm的肿瘤在MRI上可能不能被明确判定，[62，91] 目前的MRI技术不能有效识别高度小于2mm的肿瘤。在MRI的所有序列包括梯度回波序列中，钙化可表现为不同程度的低信号（图2.49b）。相对于对钙化高度敏感的CT扫描（图2.49a），MRI可能是非特异性的。在许多病例中，MRI不能分辨钙化，因此在视网膜母细胞瘤的诊断中，CT因其对钙化的高度敏感而特异性更高。CT能可靠地发现小至2mm的钙化。[91] 然而，MRI较CT具有较高的对比分辨率，对于白瞳症的鉴别可提供更多的信息。[4，91] 顺磁性钆对比剂的应用改善了MRI的敏感性。在MR T1增强扫描中，视网膜母细胞瘤呈中等到明显强化（图2.49～2.54）。在一些病例中，MRI增强扫描可见到前房的异常强化（图2.54），这种表现是非特异性的，可在眼的其他病变如PHPV中见到。

在各种影像学诊断方法中，MRI已经成为诊断疑难的视网膜母细胞瘤病变的最有用的方法。[4，12] CT对辨别显示钙化有价值，但超声和CT在显示视网膜母细胞瘤的局部蔓延（图2.51,2.52），或鉴别视网膜母细胞瘤与其他相似病变方面价值较低（图2.53）。

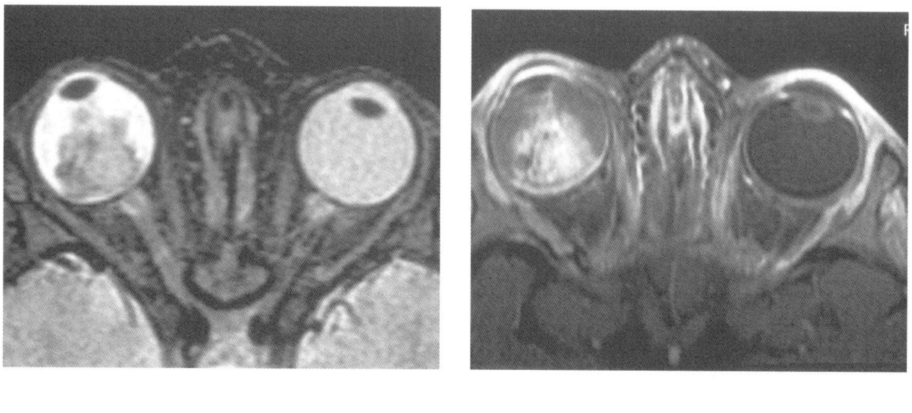

a b

图2.50 11岁男孩，视网膜母细胞瘤。a MR横轴位T2WI，b 横轴位增强脂肪抑制T1WI，显示右眼巨大视网膜母细胞瘤。注意右眼球前部强化与血－视网膜屏障破坏有关。右眼增大是由于继发于眼内巨大肿瘤导致的青光眼所致。

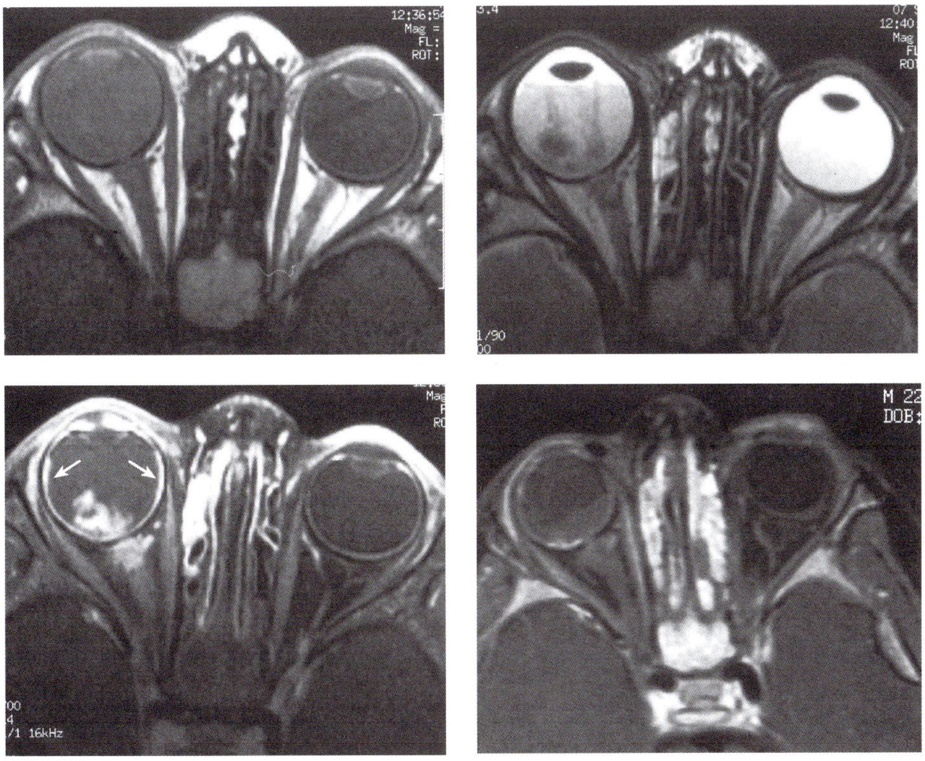

图2.51 视网膜母细胞瘤侵犯视神经。a MR横轴位增强扫描T1WI，b 横轴位T2WI，c 横轴位增强、脂肪抑制T1WI，显示右眼视神经母细胞瘤蔓延到右侧视神经。注意整个右侧视网膜增厚、强化（箭），可能由于肿瘤浸润或反应性神经胶质增生所致。还应注意由于血－视网膜屏障的缺失所致的眼球前部的强化。d MR横轴位增强并脂肪抑制T1WI，一个完整的化疗疗程后，肿瘤缩小。注意视网膜下渗出。右侧视神经仍有增厚并伴异常强化。眼球摘除术后显示眼球内无肿瘤，但在一小部分切除的视神经内可见活动性肿瘤。数月后，病人发展成弥漫性蛛网膜下腔转移。

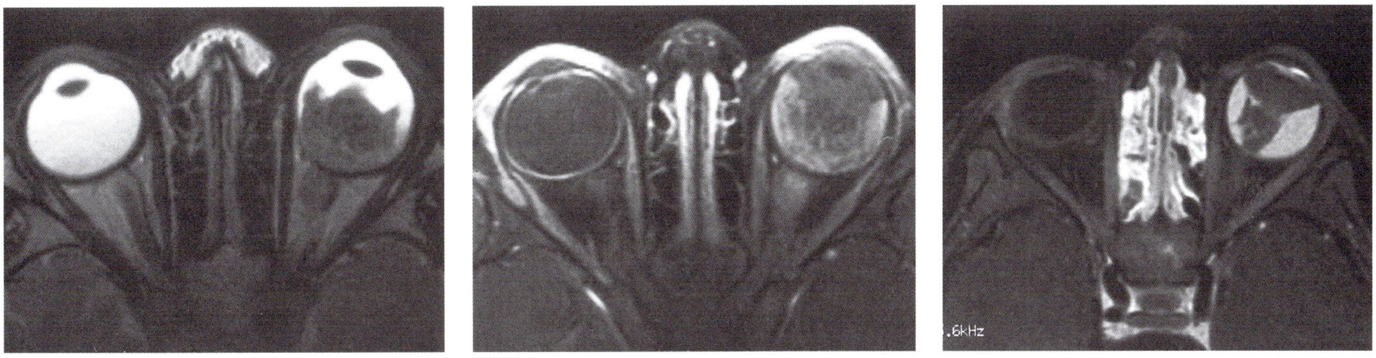

图2.52 视网膜母细胞瘤伴视神经侵犯。a MR横轴位T2W，b 横轴位增强并脂肪抑制T1WI，显示左眼视神经母细胞瘤蔓延到左侧视神经。肿瘤在T2WI上表现为极低信号（a）。视网膜脱离（b）。c 横轴位增强并脂肪抑制T1WI，进行一个完整的化疗疗程后，肿瘤明显缩小，但视网膜仍脱离。视网膜下渗出在T1WI上呈高信号，在b中所见的化疗前视神经的异常强化已消失。化疗结束后，左眼球被摘除。在眼球和切除的视神经中未见存活的肿瘤细胞。在c中所见的脱离的视网膜片之间的低信号是由于瘢痕和胶质增生的视网膜皱襞所致。

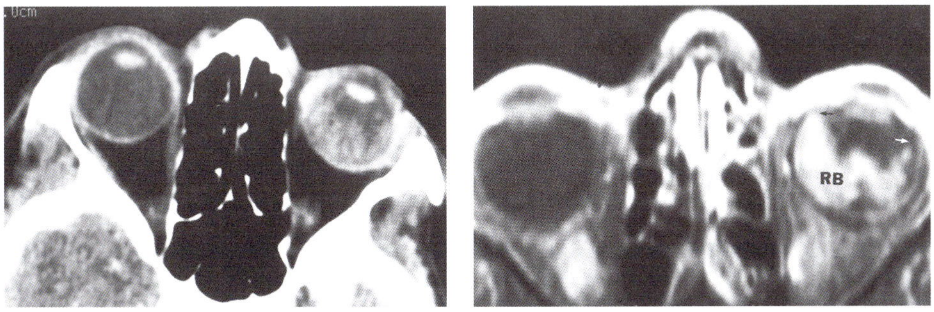

图2.53 无钙化的弥漫性视网膜母细胞瘤。
a CT扫描显示左眼一弥漫性无钙化的视网膜母细胞瘤。
b MR横轴位增强、脂肪抑制T1WI，显示一明显强化的弥漫性视网膜母细胞瘤(RB)。强化表明肿瘤未延伸到锯齿缘水平之外(箭)，提示病理上视网膜受侵，因此最可能诊断为视网膜母细胞瘤。

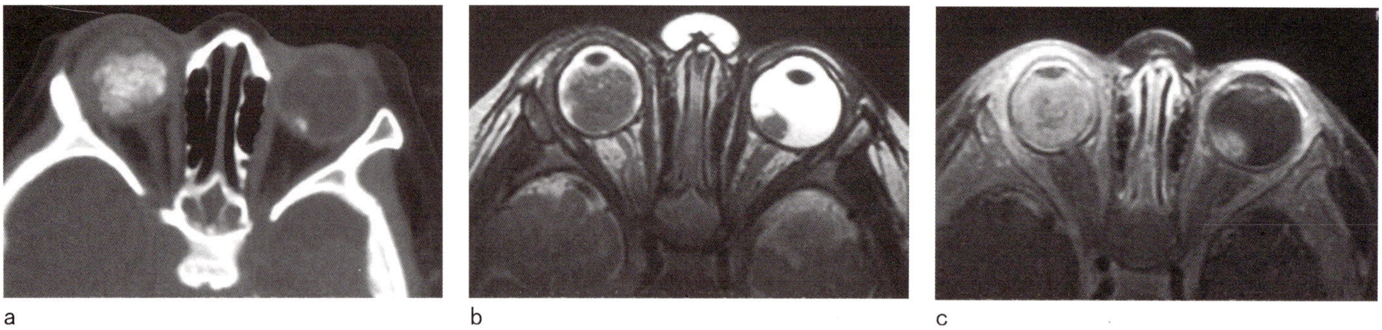

图2.54 双侧性视网膜母细胞瘤。a 轴位CT扫描显示双侧钙化的视网膜母细胞瘤。b MR横轴位T2WI及c MR横轴位增强、脂肪抑制T1WI，肿瘤在T2WI上表现为低信号，并有明显强化。注意右眼球前部的强化（c），与血－视网膜屏障损害有关。沿脱离的视网膜的肿瘤周围部分强化更明显。

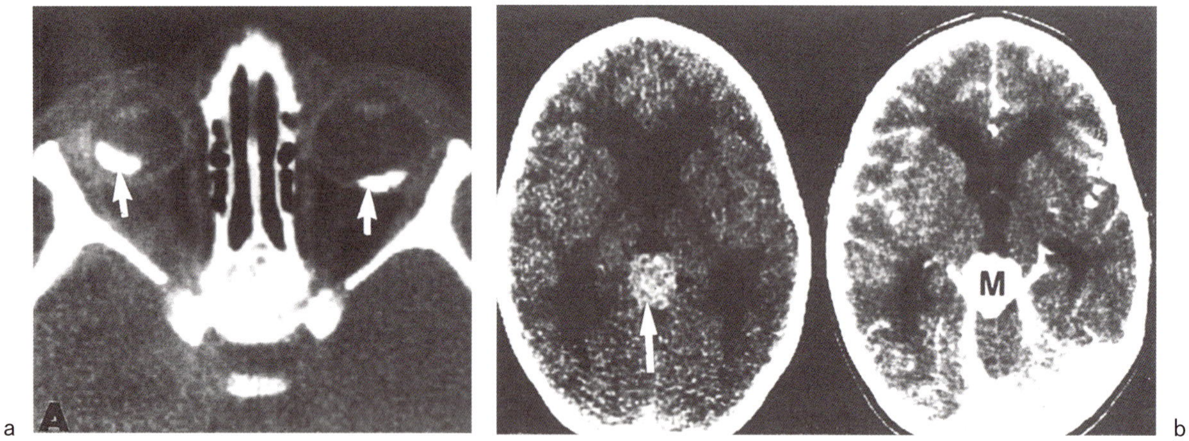

图2.55 三侧性视网膜母细胞瘤。a 平扫和b 增强前后横轴位CT扫描显示双侧钙化的视网膜母细胞瘤（短箭）和部分钙化的松果体肿块（长箭），松果体肿块明显强化（松果体母细胞瘤）（M）。经允许引自Mafee MF等. 视网膜母细胞瘤及相似病变. CT和MRI的作用. Radiol Clin North Am 1987;25:667-692.

在对怀疑为视网膜母细胞瘤的眼球病变的研究中，我们的检查方案包括眼部CT轴位平扫（层厚1.5~3mm)、眼部和脑的MRI扫描，因为对视神经（图2.51,2.52）和颅内浸润的评价MRI优于CT。对于三侧性或四侧性视网膜母细胞瘤（图2.55,2.56)、复发的视网膜母细胞瘤（图2.57）以及视网膜母细胞瘤所致的转移瘤（图2.58），CT和MRI均能很好的评价。有家族性视网膜母细胞瘤的病人，应高度怀疑发展为其他眼外癌的可能性，常为骨源性肉瘤和其他外部放射治疗内区域的淋巴瘤（图2.59）。第二种肿瘤也可于放射区域外生长。[4,12] 在一些双侧视网膜母细胞瘤的病人中，我们注意到，随着治疗，在MRI T1增强扫描中强化的松果体仍较大。在MRI随访中（2年），这种松果体的表现无变化。

眼球内肿块及类似视网膜母细胞瘤的眼内病变

有一些其他的儿童眼内病变与视网膜母细胞瘤相似，表现为视网膜及视网膜下肿块或肿块样病变、视网膜脱离或玻璃体混浊。[4,12] 视网膜脱离可机化和收缩，类似于眼内肿块。

永存原始玻璃体增生症

永存原始玻璃体增生症（PHPV）需要与视网膜母细胞瘤鉴别。该病的临床特征为足月婴儿小眼球并有单侧白瞳症。有时，PHPV也可为双侧，PHPV是由胚胎时期玻璃体动脉不能完全退化所致。基本病变由发育不全的原始玻璃体和晶体血管膜各部分的残余组织存在和相应胚胎连接组织的广泛增生引起。PHPV的疾病分类学相当复杂。[91,94] 这种眼的畸形可能是一种孤立的先天缺陷，或者是更多眼外或系统性侵犯的表现。

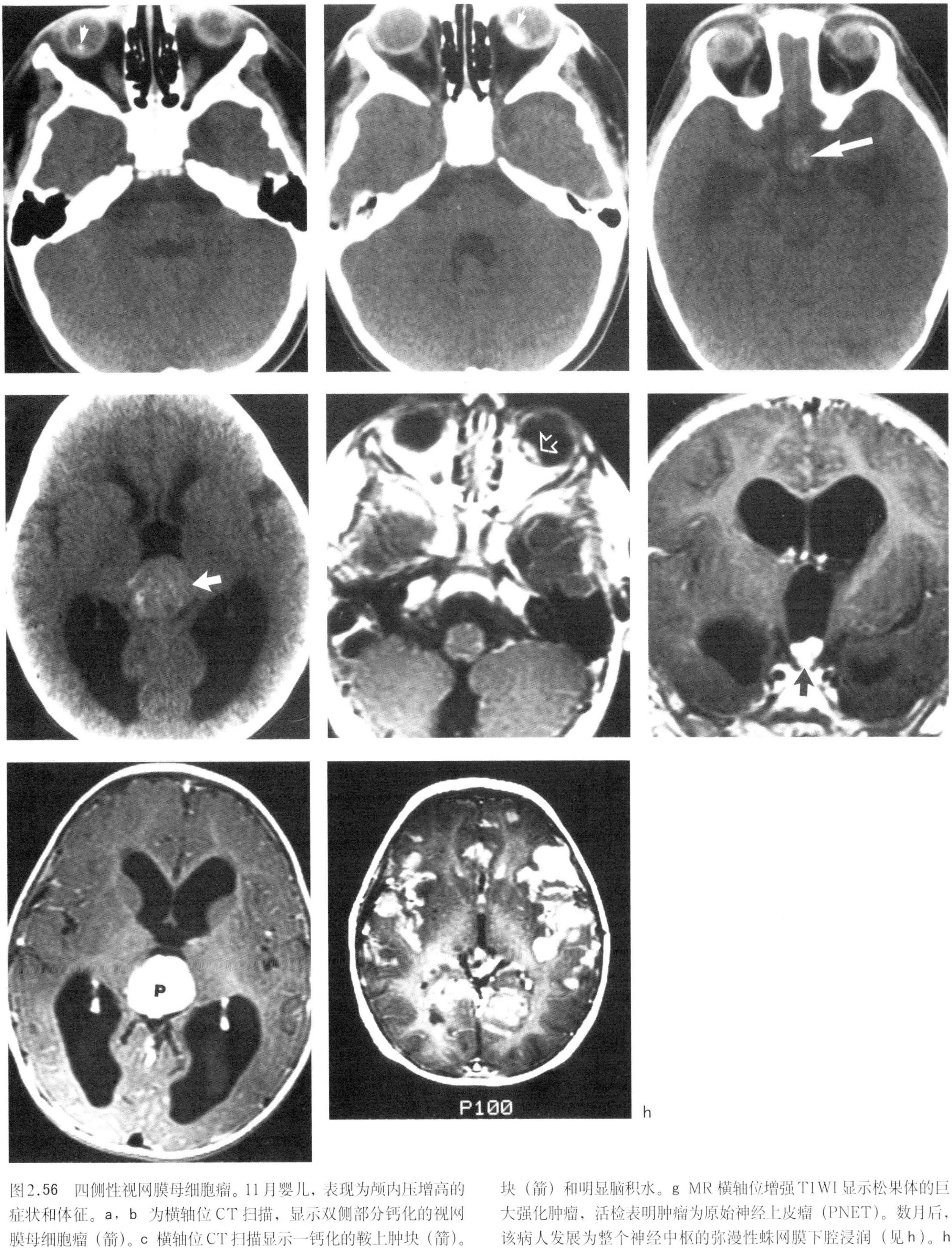

a, b c d, e f g h

图2.56 四侧性视网膜母细胞瘤。11月婴儿，表现为颅内压增高的症状和体征。a，b 为横轴位CT扫描，显示双侧部分钙化的视网膜母细胞瘤（箭）。c 横轴位CT扫描显示一钙化的鞍上肿块（箭）。d 轴位CT扫描显示一伴几处小钙化的巨大松果体瘤（箭）。注意明显的脑积水。e MR横轴位增强扫描T1WI显示左眼一强化的视网膜母细胞瘤（箭）。f MR冠状位增强T1WI显示一鞍上强化肿块（箭）和明显脑积水。g MR横轴位增强T1WI显示松果体的巨大强化肿瘤，活检表明肿瘤为原始神经上皮瘤（PNET）。数月后，该病人发展为整个神经中枢的弥漫性蛛网膜下腔浸润（见h）。h MR横轴位增强T1WI显示由肿瘤蛛网膜下腔播散导致的弥漫性蛛网膜下腔强化。

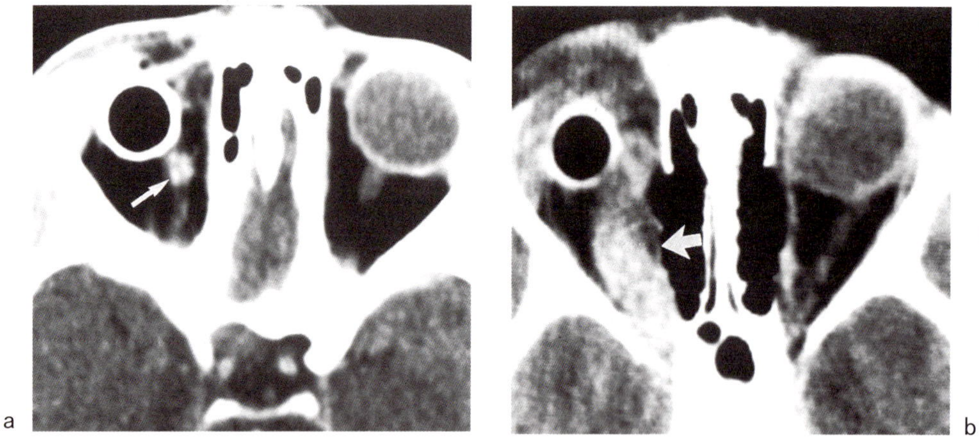

图 2.57 视网膜母细胞瘤复发。
a 右眼球摘除后 CT 横轴位增强扫描显示眼植入物及植入物后方的软组织肿块（箭），怀疑肿瘤复发。如果原来有一次原始检查，那么现在会更容易确定植入物后方的增强肿块的性质。
b 数月后轴位 CT 增强扫描，显示沿右侧残留的视神经分布的巨大肿瘤复发（箭）。

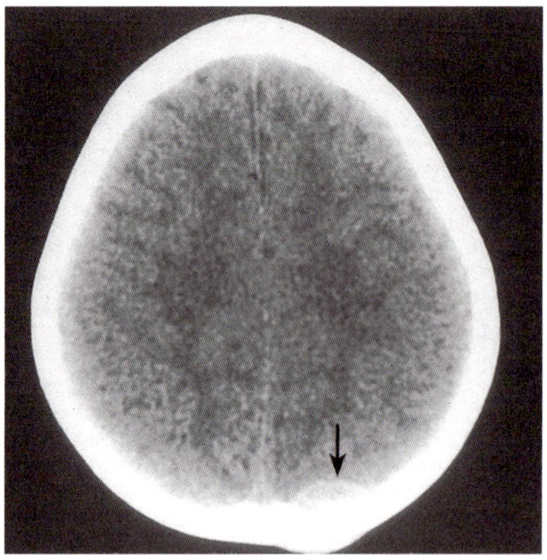

图 2.58 视网膜母细胞瘤转移横轴位 CT 扫描显示从视网膜母细胞瘤转移到左侧枕骨的转移灶。注意硬膜下腔的浸润（箭）。

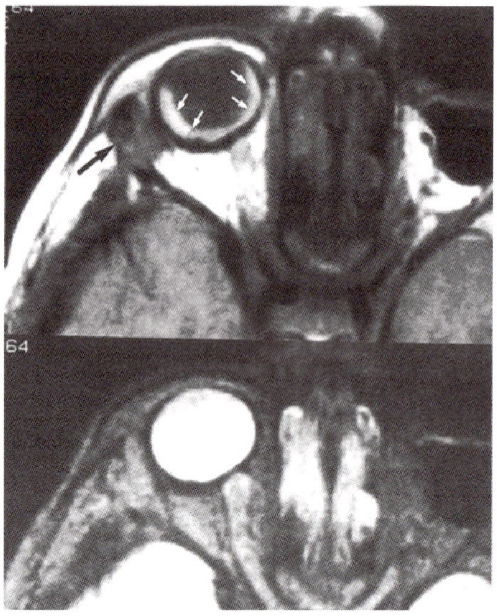

图 2.59 眼眶肉瘤病人伴双侧视网膜母细胞瘤。MR 横轴位 PDWI（上图）和 T2WI（下图）显示慢性视网膜脱离（箭）。随着放射治疗，视网膜母细胞瘤完全变性。注意左侧假眼和侵犯右眶侧壁的肿块（箭）。CT 扫描显示骨质破坏，考虑肿块为骨肉瘤。

胚胎时期的眼内血管系统可分为两部分：在虹膜区域的前部系统和玻璃体内的后部成分（晶状体后），前部系统由瞳孔膜组成，小血管芽向内生长使晶体前的虹膜中胚层血管化形成瞳孔膜。[8] 后部系统包括主要的玻璃体动脉、玻璃体固有血管和晶体血管膜。[8, 16] 首先发生退化的血管是玻璃体固有血管，其次为晶体血管膜，最后是玻璃体动脉。[8, 16, 94] 在妊娠第一个月，晶状体和视网膜之间的空间容纳原始玻璃体。它包括两个部分：中胚层起源的组织，包括玻璃体血管及其分支；外胚层起源的纤维网状组织。[95] 在胚胎第 2 个月，胶原纤维、基质或含有透明质酸的明胶成分形成。它们形成次级玻璃体并开始代替原始性玻璃体的血管成分。到第 14 周，这些次级玻璃体开始填充玻璃体腔。[16, 95] 至胚胎第 5、6 个月，该腔主要由次级玻璃体充填，表现为成人玻璃体。[16] 原始玻璃体产生一个小的中央腔隙，玻璃体管(Cloquet canal)在视神经起始部和晶状体后部表面之间呈 S 形走行。[16, 21] CT 和 MRI 不能辨别正常人的玻璃体管。

临床诊断

由于 PHPV 临床表现的多样性，病原学的异质性和常见的屈光间质浑浊，使其诊断常很困难。[92, 94, 96] 眼内的彻底检查不仅应排除白内障，也应排除玻璃体出血或不透明的晶状体后的纤维血管组织。这种疾病临床通常表现为小眼球，单侧白瞳。在出生时，晶状体很清楚，后方有白至粉红色的纤维血管团；后来晶状体常变得肿胀和白内障形成。[97] 在未经治疗的 PHPV 成熟期，眼睛通常发展成青光眼，最后变成眼积水或痨病，有时导致眼球摘除。[97]

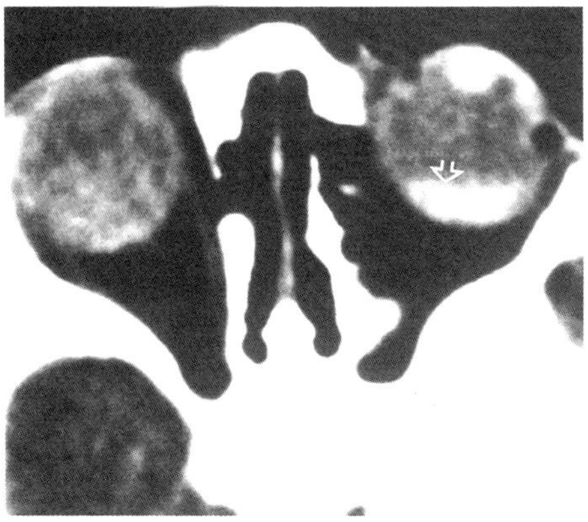

图2.60 双侧PHPV。CT横轴位平扫示双侧眼球密度增高。可见分层液体（箭），符合视网膜下腔或玻璃体下腔出血。经允许引自Mafee MF et al.Persistent hyperplastic primary viterous (PHPV)：Role of CT and MRI.Radiil Clin North Am 1987;25:683-692

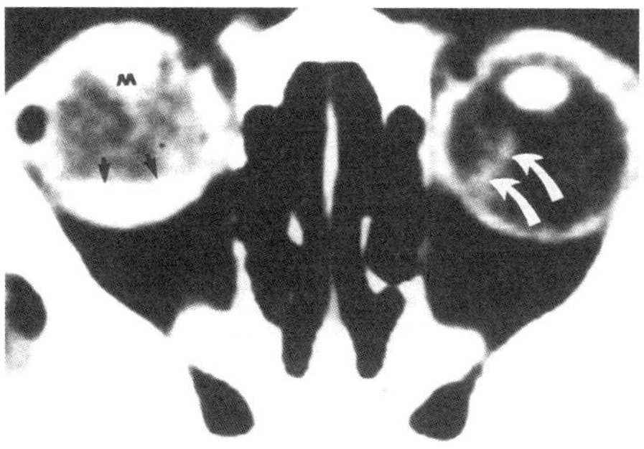

图2.61 双侧PHPV。CT横轴位平扫示右侧眼球密度增高伴分层液体（黑箭），符合视网膜下腔或玻璃体下腔出血。注意右侧晶体后方的软组织肿块（M），与原始玻璃体残留有关。左眼球内可见一管状结构（白箭），代表沿玻璃体管（Cloquet管）的残留或与先天性游离视网膜有关。经允许引自Mafee MF Mafee MF et al. Persistent hyperplastic primary viterous (PHPV):Role of CT and MRI.Radiol Clin North Am 1987;25:683-692

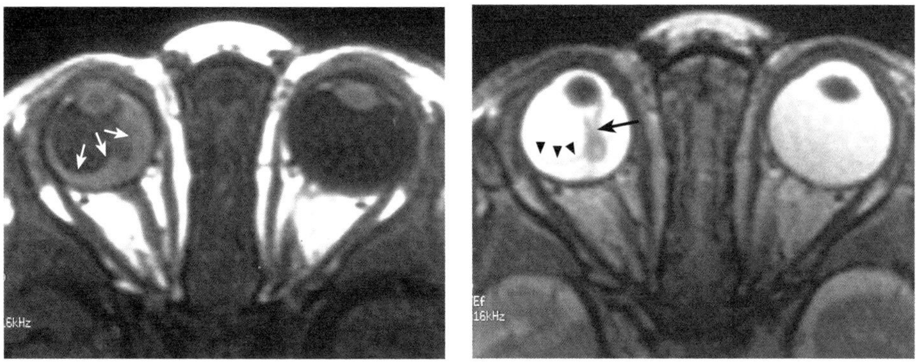

a b

图2.62 PHPV。

a MR横轴位T1WI示：与正常左眼相比，右侧小眼球，右侧晶体轻度变形，前房变浅。这种信号强度的增加是由于慢性玻璃体下腔出血而非视网膜下腔出血导致的，因为该分离的结构（箭）（后部玻璃体膜）未覆盖视盘。

b MR横轴位T2WI示低信号的管状结构（箭），与原始玻璃体残留和分离的后部玻璃体膜有关（箭头）。

影像诊断

CT表现

PHPV的CT表现首先由Mafee和Goldberg报道。[16,94] 随着CT静脉对比剂增强扫描和侧卧位重复扫描的应用而积累大量资料（图2.60，2.61）。[16]

CT表现包括以下几点。

1. 通常可发现小眼球和其他眼球的畸形，也可表现轻微或不出现，查体和超声检查可能不会发现。[94]
2. 眼球内或其周围无钙化。
3. 可见整个玻璃体密度增加（图2.60，2.61），少部分病例可表现为玻璃体密度正常。
4. 增强扫描可见玻璃体内组织的异常强化。
5. 玻璃体内管状、柱状或其他不连续的高密度代表玻璃体管(Cloque管)内的胚胎组织或先天性游离的视网膜（图2.61）。
6. 卧位可显示由于重力作用导致的玻璃体内的液平面，表明在玻璃体或视网膜下腔有含血的液体。
7. 晶体可变小、不规则，前房变浅。

在更严重病例，病变侧的视神经可发育不全。有时，对于轻微病变，CT和MR检查可无异常发现。[21] 偶尔患眼可伴轴性近视，此时患眼无小眼球。[21]

MRI表现

不同类型的PHPV其MRI表现不同。早期PHPV在MR T1WI、PWI、和T2WI上玻璃体均呈明显高信号。[21] 早产儿视网膜病变（ROP）的MRI表现可以与PHPV相同。PHPV的视网膜脱离可有两种表现形式：①视网膜从视神经突入玻璃体，与后天性视网膜脱离类似（图2.61）；②视网膜从偏离视神经的眼球壁的一点突入，提示视网膜镰状皱褶或先天性视网膜游离（图2.61～2.63）。[92,94] CT或MRI增强扫描可显示一晶体后强化肿块，患眼前部可见强化（图2.62）。PHPV通常伴严重的视神经和视网膜的畸形。[94]

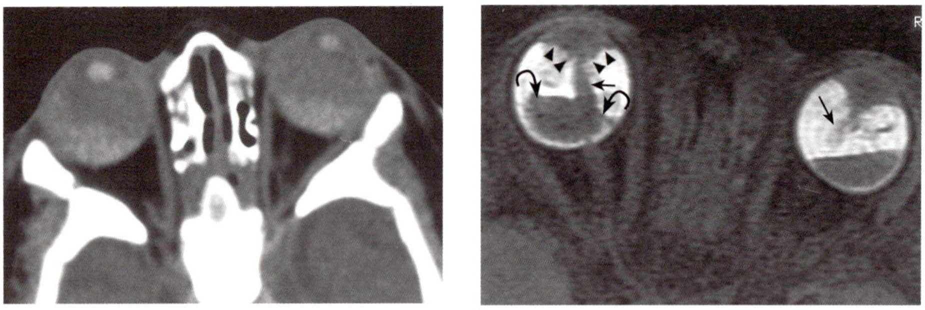

a b

图2.63 双侧PHPV。a CT横轴位平扫示双侧眼球密度增高伴分层液体。注意前房变浅。b MR轴位脂肪抑制T1WI（3.0 T）显示双侧眼球内分层的视网膜下急性出血（弯箭）。注意玻璃体内的管状结构（直箭），代表先天性未贴附的视网膜或沿Cloquet管的原始玻璃体残留。眼球的高密度很可能与视网膜慢性或亚急性出血有关。箭头指示脱离的感觉视网膜。

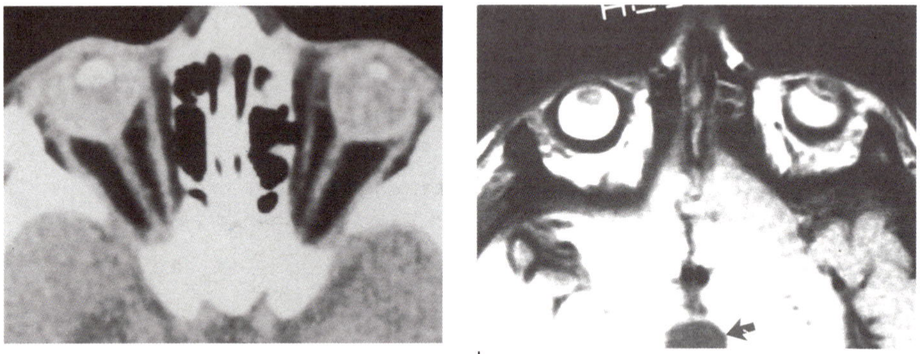

a b

图2.64 Norrie病。

a 横轴位CT扫描示双侧小眼球伴眼球密度增高，最可能代表由本病所致的双侧视网膜脱离，是一种视网膜发育异常。注意晶体的高密度和不规则的轮廓。视神经明显变细。在Norrie病的病人，视神经可能严重发育不良。经允许引自Mafee MF Mafee MF Mafee MF et al.Persistent hyperplastic primary vitreous (PHPV): Role of CT and MRI.Radiol Clin North Am 1987;25:683–692.

b MR横轴位质子加权显示双侧小眼球。注意与扩大的三脑室前部的脑脊液相比眼球的高信号（箭）。

■视网膜发育不良

视网膜发育不良包括一组疾病，如诺里病（Norrie病）和沃－瓦综合征（Walker–Warburg syndrome），在这些疾病中，不断发展的外层视网膜异常增生和皱襞导致先天性视网膜脱离。在诺里病和沃－瓦综合征，以及有视网膜发育不良的患者中，[4]PHPV表现为更严重的畸形（图2.63）。

■Norrie病

Norrie病，诺里病，或称先天性进行性智力迟钝盲聋病，是一种少见的X染色体隐性遗传综合征，包括视网膜畸形、耳聋、智力迟钝或减退。[98–103]Warburg确定诺里病属X染色体隐性遗传，仅影响男性，在眼部完全不影响女性携带者。[102] 发病的男性可以表现为眼部改变，包括部分或完全性视网膜脱离；玻璃体视网膜出血，可在新生儿期出现；[98] 晶体后肿块；白内障；青光眼；视神经萎缩；脉络膜细胞过多；眼球痨（眼球皱缩和废用）。经过长短不等的时间后，这些病变可导致双眼失明。[98]

Norrie病的发病机制尚不清楚。在组织病理学上，该疾病的早期特征为缺乏视网膜神经节细胞和视网膜上缺乏正常的神经纤维层结构。[104，105]

Norrie病的CT表现首先由Maffe和Goldberg报道。[16，21，94] 这些表现包括双侧玻璃体密度增高（图2.64a），晶体后肿块，视网膜脱离，小眼球，[21] 视神经萎缩，前房变浅以及晶体变小、密度增高。[21] 无眼球内外钙化，玻璃体内亦无重力性液体分层。Norrie病的MRI表现包括双侧小眼球伴玻璃体高信号，由慢性玻璃体或视网膜下出血导致（图2.64b）；可出现永存原始玻璃体；视神经可发育不良；也可伴有脑发育不良。

■Warburg综合征

包括先天性中枢神经系统畸形、小眼症、先天性单侧或双侧游离视网膜的一组复杂综合征，在很多疾病中都曾有描述，如Meckel综合征，一种伴中枢神经系统畸形的常染色体隐性遗传性疾病（脑膨出）、腭裂、肝囊肿和多囊肾，生殖器畸形和小眼症。[106]

1971年，Warburg[107]提出这些病人可能患有疾病分类学上一种独特的综合征。[107] 她描述了一种常染色体隐性遗传性疾病，包括婴儿期即可死亡的极度智力低下、脑积水、小眼症和先天性视网膜游离。[107] 后来的尸检证实了这些临床表现并且注意到这些病人同时存在无脑回畸形。[108，109]

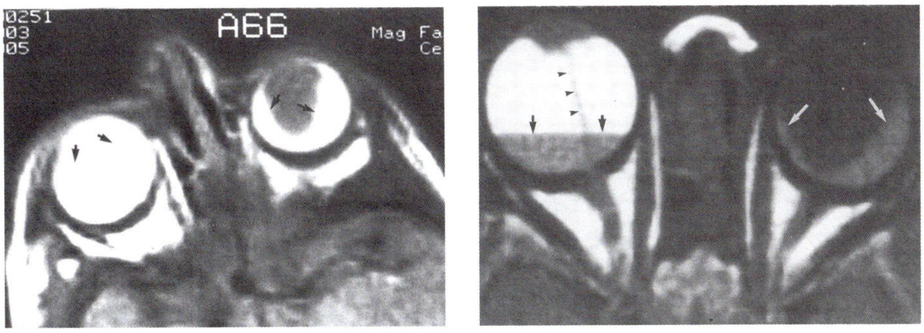

a b

图2.65 Warburg病。a MR横轴位T1WI示双侧慢性出血性视网膜脱离（箭）。b 随访横轴位PWMR示左侧脱离的视网膜无变化（白箭）。注意右侧的液-液平面（黑箭），与近期的视网膜下出血有关。注意脱离形成皱襞的视网膜（箭头）。沿玻璃体管（Cloquet管）的先天性游离视网膜或胚胎期玻璃体血管系统的残留可能有相似的管状表现。图2.65b Mafee MF Mafee MF et al.Persistent hyperplastic primeny viterous (PHPV): Role of CT and MRI. Radiol Clin North Am 1987;25:683-692.

这种综合征被Pagen再次描述。[110]并创出命名为HARD ± E的名称，具有下列特征性表现：脑积水、无脑回畸形、视网膜发育不良（脱离）、伴有或不伴有脑膨出。[110]HARD ± E，或Warburg综合征是一种先天性眼脑疾病，由同时影响眼和脑的胚胎发育的基因缺陷引起，并且特异性的侵犯视网膜和脑。[14,111]先天性双侧白瞳症为其特征。与这种综合征有关的眼的表现包括小眼症和视网膜发育不良，伴视网膜脱离或先天性视网膜不贴附，[14,110,112]相关的异常包括玻璃体出血、大量玻璃体内血管、不透明的晶体后组织、永存原始玻璃体增生症和视盘发育不良。[111]

在Warburg综合征患者中所见的小眼症和脑积水也可在先天性弓形体病、风疹综合征、先天性梅毒、疱疹病毒和巨细胞病毒（CMV）感染的儿童中见到。弓形体病可有特异性的脉络膜视网膜瘢痕和阳性的血清学试验。这种显著的血清抗体滴度有助于风疹、巨细胞病毒、疱疹、梅毒与Warburg综合征的鉴别。[17]

Warburg综合征病人的眼部CT、MRI表现包括双侧视网膜脱离（图2.65）、视网膜下出血、玻璃体出血和玻璃体内液平面的出现（图2.65）。也可能出现永存原始玻璃体。[12,14,16,21]先天性游离视网膜或完全脱离的视网膜表现为特异性的窄漏斗状，或邻近Cloquet管的玻璃体内的三角形肿块（图2.65b）。

早产儿视网膜病变或晶体后纤维组织增生

与PHPV相比，早产儿视网膜病变（ROP），或称晶体后纤维组织增生，或视网膜纤维组织增生，见于早产儿及低体重婴儿。ROP通常为双侧对称。ROP的基本特征为早熟。婴儿越小，发展成这种疾病的危险性越大。ROP通常因氧疗时间过长引起。 Eller等[113]报道14例病人有相关的永存玻璃体血管系统，其中有7人发现有大量的永存玻璃体血管系统。

临床诊断

在ROP病人，发生在视网膜末梢血管的异常增生可继发出血和瘢痕形成，其机化和收缩，在进展期可导致牵拉性视网膜脱离。ROP的眼底检查表现分为活动期、退行期和瘢痕形成期。血管对组织内氧过多引起的痉挛性反应导致的动脉狭窄为最初活动期的特征。[114]包括新生血管分支逐渐从视网膜进入玻璃体。可能有大量玻璃体出血，视网膜可部分或完全脱离。[115]

退行期。本病的特征在于早期阶段随新生血管的消失有自发退化的趋势甚至出现视网膜的重新贴附。[115]然而，脱离的视网膜可能不会全都重新贴附。约85%~90%的病例显示自发性退化。

瘢痕形成期。最后，一层致密膜或者一个灰白色的血管化肿块将作为活动期的永久证据而存留。晶体总是很清楚，随视网膜瘢痕形成，视网膜脱离。眼的发育常受阻，最后成为小眼球。

影像诊断

除可表现为小眼球外，ROP早期的CT和MRI表现可能无特异性。在多数进展期病例，与ROP具相同特征的疾病之间的CT和MRI鉴别诊断可能比较困难（图2.66），如PHPV、视网膜母细胞瘤、眼内炎症或者存在视网膜脱离的大量病理状态。[14,16,21,62,112,115]ROP的钙化少见。而在进展期病例可能出现钙化要多一些（图2.67）。在小眼球中的钙化不支持视网膜母细胞瘤，不管伴有或不伴有ROP或PHPV的小眼球，很少有视网膜母细胞瘤的报道。

Coats病（科茨病，渗出性视网膜病）

1908年，George Coats[116]报道了6例有大量视网膜下渗出包括胆固醇裂隙的终末期眼病，，具有以下特征：常发生于男孩；单侧发病；先天性但非家族性；视网膜血管异常表现（毛细血管扩张症，动脉瘤，动静脉短路，出血，

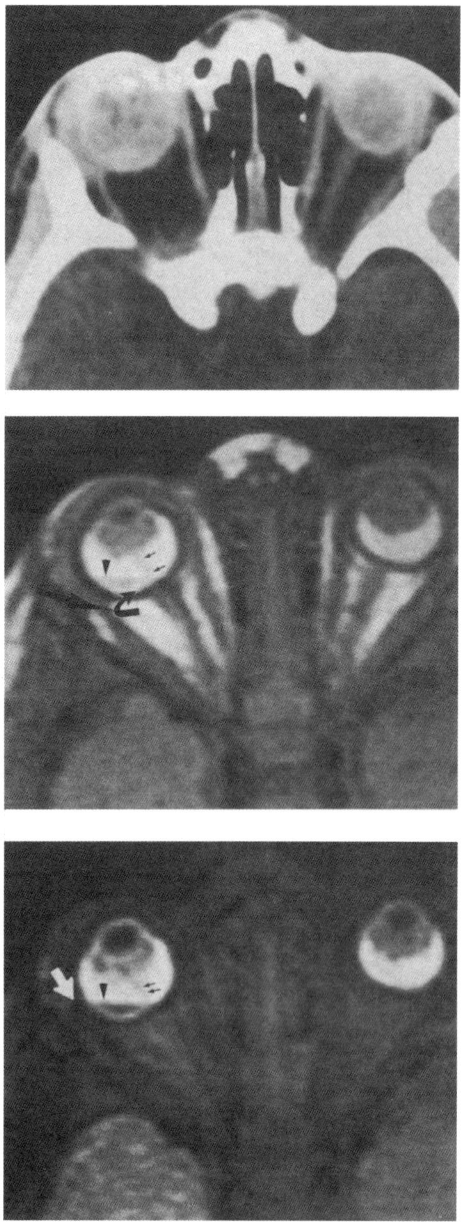

a

b

c

图2.66 早产儿视网膜病变（ROP）。a CT扫描，b PWMR，c MR T2WI显示双侧小眼球。注意视网膜脱离（b、c 短箭）和分层的液体（血液，b、c 箭头）。视网膜下出血在PWWI（b 弯箭）较T2WI（c）较少出现低信号。这种慢性视网膜下出血或渗出和球后或周围脂肪一样在PWWI上表现为高信号（b 直箭），在T2WI上多为低信号(c)。

这种疾病的影像表现不能与双侧PHPV和视网膜发育不良综合征如诺里病、Warburg病鉴别。诊断应根据相应的临床表现。经允许引自Maffe MF.The eye.In:Som PM,Curtin HD,eds.头颈部影WI学.St. Louis：Mosby；2003:441—527.

血管周围炎，血管鞘）；含有胆固醇的渗出和充满液体内含巨嗜细胞的视网膜内／下的浸润。[116] 该疾病现在以其名字命名，Coats病（原发性视网膜毛细血管扩张症）是一种原发性视网膜血管异常，这种异常以特发性视网膜毛细血管扩张和动脉瘤样视网膜血管伴视网膜内和视网膜下渗出为特征，导致渗出性视网膜脱离（渗出性视网膜病）。[6, 12, 116－123]

这种疾病在青少年男性比女性更多见。该疾病也可见

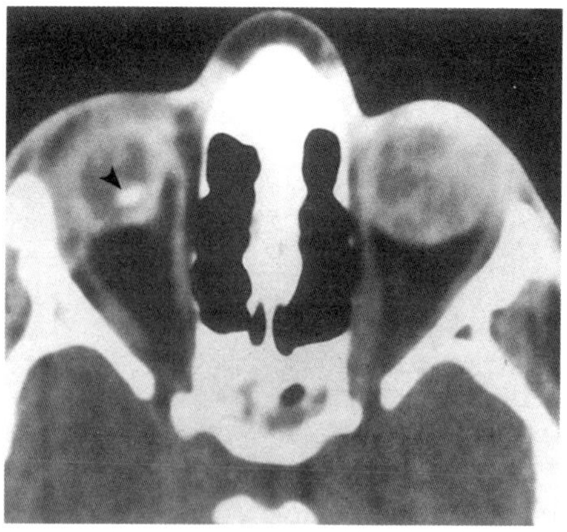

图2.67 进展期早产儿视网膜病变(ROP)。横轴位CT扫描显示小眼球和营养不良性钙化（箭头）。眼球密度增高，由慢性视网膜脱离、增生性玻璃体视网膜病变和瘢痕形成所致。

于成人，而且往往是单侧。[12, 116－118] 视网膜毛细血管扩张的形成和毛细血管扩张症时有脂蛋白渗出造成血－视网膜屏障的破坏，是Coats病病理变化的根本原因，即毛细血管扩张症时有脂蛋白渗出。[12, 119, 120]Coats病的血管异常尽管出生时就存在，但只有当视网膜脱离和中心视力缺失时才出现症状。[12]

临床诊断

Coats病常发生于男孩，多数病人症状在20岁之前出现。尽管发病高峰在6～8岁，[120] 但从4个月～70岁均有报道。[120] 表现形式包括白瞳症、斜视、不能通过学校筛检或继发于新生血管形成和闭角的疼痛性青光眼（11%）。[123]

影像诊断

进展期Coats病的眼底镜检查和镜下组织活检表现与外部生长的视网膜母细胞瘤和白瞳症非常相似。[119, 122] 在进展期Coats病，伴有神经胶质增生的慢性脱离的视网膜可类似于眼内肿块。[119, 122] 视网膜母细胞瘤与Coats病鉴别非常重要。许多进展期Coats病因为不能排除视网膜母细胞瘤而摘除眼球。[119a, 123]

Coats病的CT和MRI表现随疾病的进展阶段而不同。早期，这两种检查几乎均无任何表现。后期，视网膜脱离构成了所有CT和MRI病理表现的基础。Sherman、Mclean、Merritt[121] 报道了两例儿童Coats病，认为CT不能鉴别Coats病与单侧无钙化的视网膜母细胞瘤。Haik等报道了14例Coats病的CT表现，在进展期Coats病常规可见完全性视网膜脱离（图2.68a）。[85] 虽然钙化不是Coats病的特征，然而在进展期Coats病，全部病例中有5例偶尔可见钙化或骨化的纤维性斑状结节（图2.69a）。[119, 120, 123, 123a] 这些结节可能代表渗出性增生和RPE的化生。[120]Pe’er[123a]

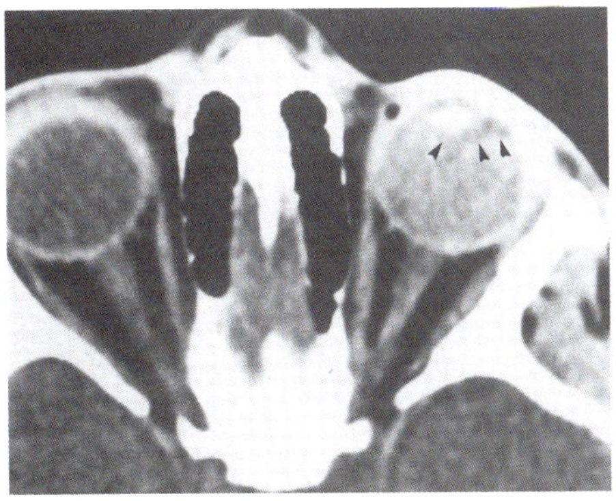

a

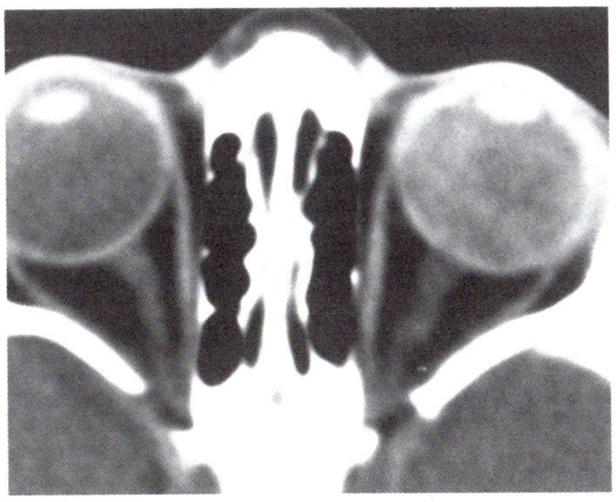

b

图2.68 Coats病。

a 横轴位CT扫描显示左眼球弥漫性密度增高，由完全性渗出性视网膜脱离所致。可见到脱离的视网膜片（箭），延伸到锯齿缘。根据CT表现不能排除如b中所见的无钙化的视网膜母细胞瘤。

b 横轴位CT扫描显示左眼球密度增高，由无钙化的视网膜母细胞瘤伴视网膜脱离所致。

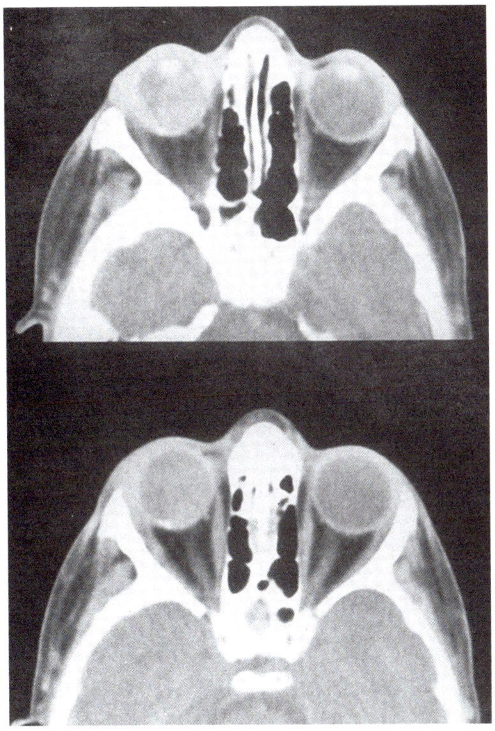

a

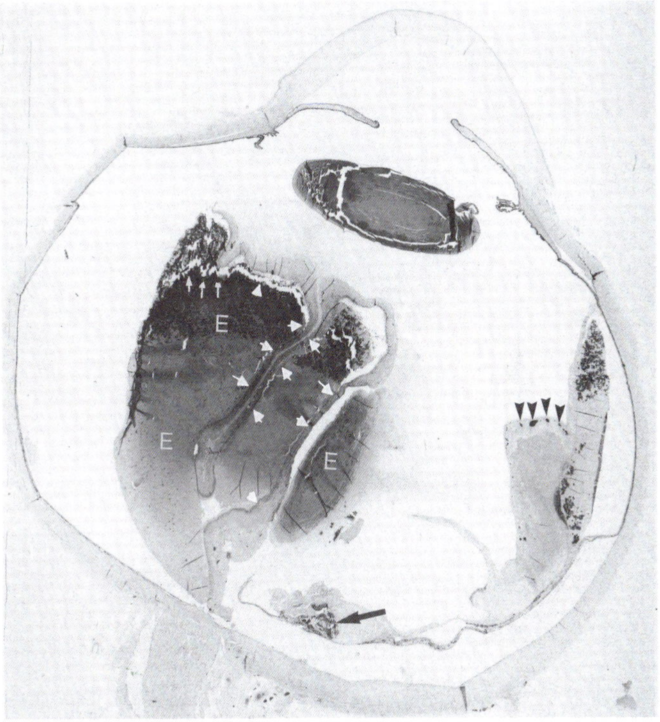

b

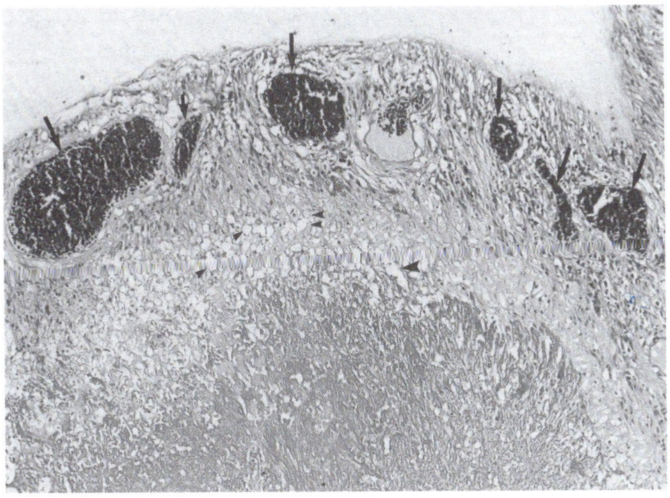

c

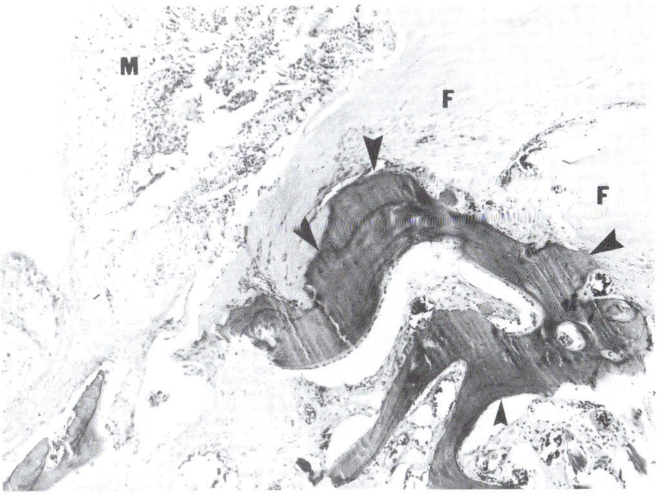

d

图2.69 Coats病。

a CT增强扫描显示右眼球密度增高，与完全性视网膜脱离有关。注意邻近右眼黄斑区的钙化。

b 整个摘除的右眼球，视网膜脱离，形成皱襞（白箭），被大量视网膜下出血性渗出向前推移（E）。在一个视网膜皱襞内，周边部分可见视网膜毛细血管扩张（箭头）。在后部邻近黄斑区，在视网膜色素上皮水平可见纤维骨性结节（黑箭）。脉络膜被人工剥离（苏木－嗜伊红染色）。

c 在一个视网膜皱襞内可见许多毛细血管扩张性血管通道（箭），为Coats病的特征性表现。视网膜下层可见包括胆固醇斑块的蛋白性渗出（箭头）（洋苏木－嗜伊红染色）。

d 视网膜下黄斑区（M）可见包括骨小梁（箭头）和致密纤维组织（F）的纤维骨性结节。感谢Ahmed Hydayat，MD，AFIP，Washington，DC，USA.

a

b

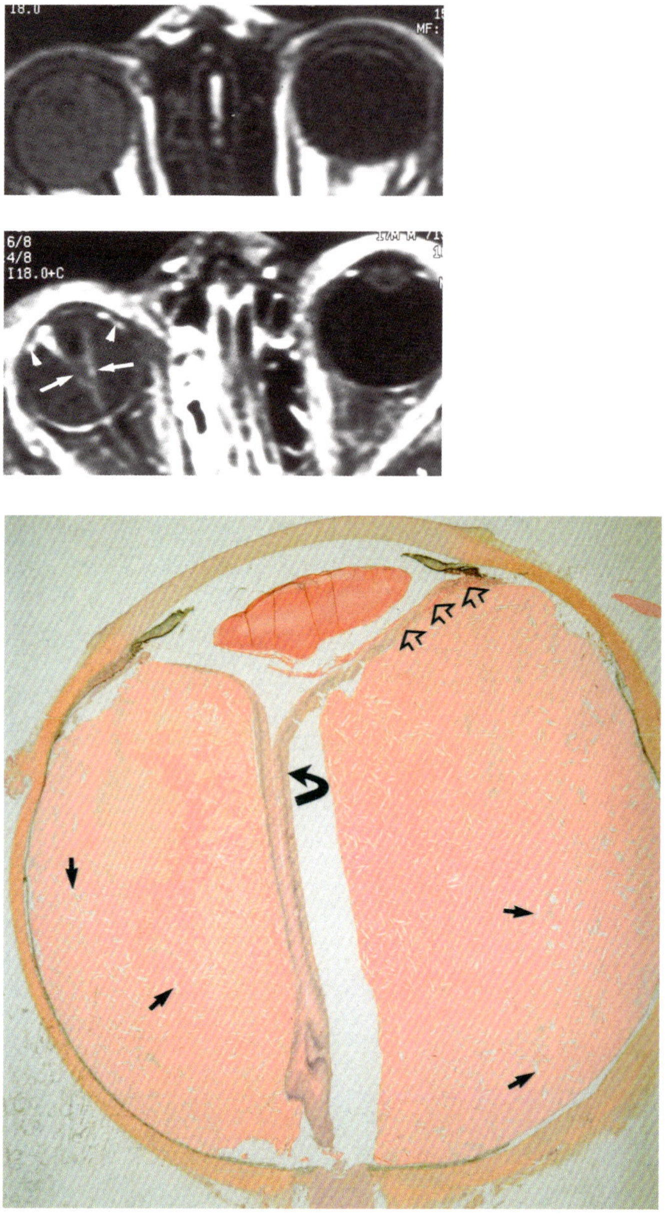

c

图2.70　Coats病。

a MR横轴位平扫T1WI，右眼可见轻度信号增高。

b MR横轴位增强、脂肪抑制T1WI，可见完全性视网膜脱离（箭）。注意脱离的感觉视网膜的强化（箭）和锯齿缘的强化（箭头）。这些强化与毛细血管扩张和感觉视网膜的微动脉瘤有关，是Coats病的基本病理改变。感觉视网膜的脱离和增厚与视网膜内渗出有关，见c。

c 摘除眼球的低像镜显微照片，注意脱离的视网膜（弯箭）、大量视网膜下渗出、视网膜下渗出中的大量胆固醇斑块（短箭）和视网膜旁的血管瘤（空心箭）。注意视网膜内渗出导致增厚脱离的感觉视网膜。经允许引自Edward DP，Mafee MF，Garcia-Valenzuela E，Weiss RA.Coats disease and persistent hyperplastic primary vitreous.Role of MRI and CT Radiol Clin North Am 1998;36:1119-1131.

报道了一例误诊为视网膜母细胞瘤而行眼球摘除的Coats病病例。在组织病理学检查中，在脱离的、紊乱的视网膜中心可见钙化，伴有出血，与RPE无明确联系。[123a]钙化和骨化也可发生在眼球痨、视网膜血管瘤病、血管瘤和星形细胞性错构瘤。[119]在Coats病和视网膜母细胞瘤与其他白瞳症的鉴别中，MRI要优于CT（图2.70）。[91，120]Coats病的视网膜下渗出在T1WI、PDWI和T2WI上通常为轻到中度高信号（图2.70，2.71～2.74）。视网膜母细胞瘤的MRI特征为相关视网膜下的渗出中发现肿块。Coats病的MRI表现通常为视网膜脱离而无眼球内肿块（图2.70～2.74）。

在Coats病的进展期，可出现反应性神经胶质增生或化生（RPE）的纤维骨性结节，CT和MRI可表现为钙化或非钙化的肿块，特别在黄斑水平。在白瞳症的病例中，邻近黄斑区后部的钙化不应排除Coats病。[119]而小视网膜母细胞瘤引起的后部小钙化不太可能引起明显的或完全性视网膜脱离。因此，对于白瞳症，在有相应的临床表现、MRI表现时，伴完全或大部视网膜脱离，结合CT所见的后部小钙化灶，应该考虑进展期Coats病或视网膜发育不良而非视网膜母细胞瘤（图2.69）。

在Coats病中，静脉注射对比剂Gd-DTPA后脱离的视网膜可强化（图2.70b，2.73c）。最显著的特征是扩张的视网膜毛细血管血管常位于视网膜皱襞的周围，如图2.70b、2.71d和2.73c中所见。这种表现可以解释由于视网膜内扩张血管部位隐蔽而难以在临床上诊断Coats病。[119]在Coats病的早期，其CT和MRI表现与无钙化的视网膜母细胞瘤难以区别（图2.74），因为Coats病的病变在MR T2WI上也可表现为低信号（图2.74）。这时可应用流动敏感脉冲序列如梯度回波技术。如果证实病变为血管，结合相应的临床表现应支持Coats病的诊断。最后要说明的是，在许多早期Coats病的病例中，CT和MRI表现为阴性。一些病例患眼的CT或MRI扫描仅显示较正常眼略小（图2.70）。

■眼弓蛔虫病（硬化性眼内炎）

眼弓蛔虫病是对犬弓蛔线虫的炎性反应引起的一种脉络膜视网膜炎。[12，14，124～126]感染的幼犬排出虫卵，虫卵可在土壤中生存多年。这种感染由摄入被污染的土壤中的虫卵所致。在这些病人中，幼虫的死亡导致眼内大范围的炎症反应，[124～126]眼弓蛔虫病通常为单侧，见于年龄较大儿童。

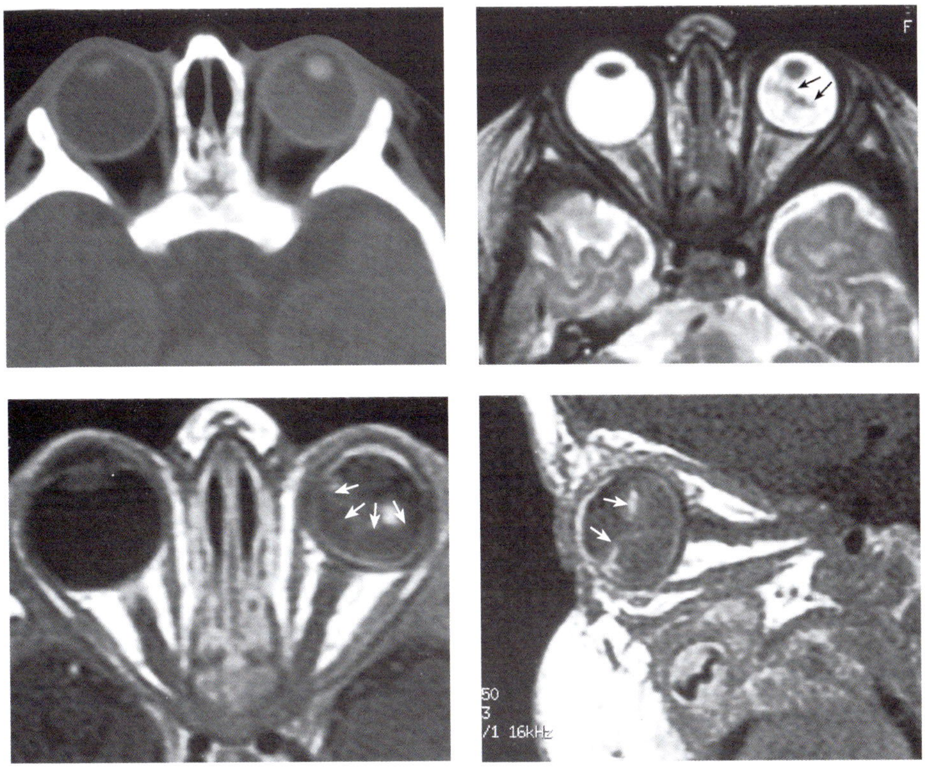

图2.71 Coats病与PHPV。4个月女孩，左眼患白瞳症。

a 横轴位CT平扫显示左眼球略变小，密度增高，与视网膜脱离有关，MR扫描更易辨别。

b MR横轴位T2WI，可见一不规则的低信号肿块（箭），与眼底镜检查显示的晶体后血管性白色的团块表现一致，这种表现最符合PHPV。在详细的眼底镜检查中，晶体后肿块后方未发现视网膜。

c MR横轴位增强扫描T1WI和矢状位T1WI（d），可见一明显强化的不规则肿块，与眼底镜中所见的血管性白色肿块一致。这很可能与原始玻璃体残留有关。注意受累眼前房的强化和左侧晶体的信号变化。

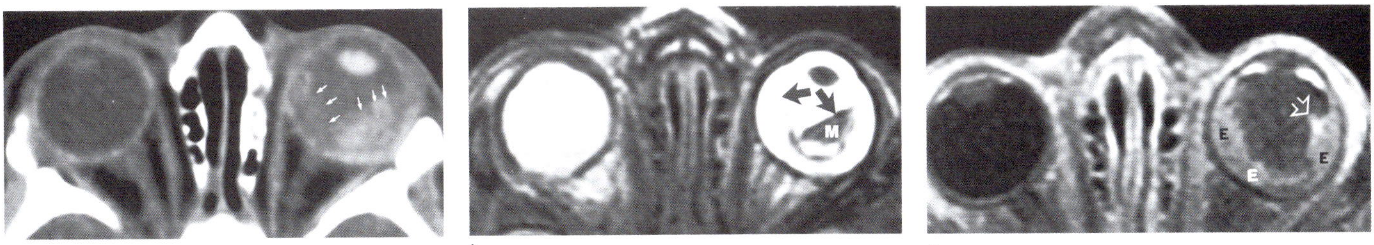

图2.72 Coats病。

a 横轴位CT平扫显示一种非特异性的视网膜或后部玻璃样脱离表现（箭）。视网膜母细胞瘤不能除外。

b MR横轴位T2WI显示在视神经起始部前部所见的后部玻璃样脱离（箭）。注意肿块样影像（M），由玻璃体下腔出血所致。

c MR横轴位增强扫描脂肪抑制T1WI，显示视网膜下腔渗出（E）。视网膜下渗出的信号强度与T1WI平扫相同，此处未列出。注意脱离的感觉视网膜的强化（箭），由Coats病的基本病理改变－视网膜毛细血管扩张所致。经允许引自Edward DP，Mafee MF，Garcia－Valenzuela E，Weiss RA. Coat's disease and persistent hyperplastic primary vitreous. Role of MRI and CT Radiol Clin North Am 1998;36:1119－1131.

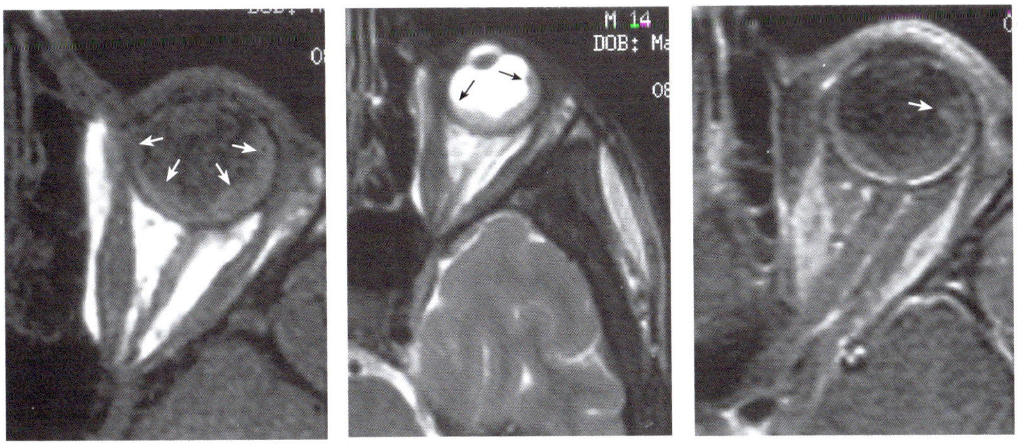

图2.73 Coats病。14岁男孩，左眼患白瞳症。

a MR横轴位T1WI显示视网膜脱离（箭）。

b MR横轴位T1WI显示视网膜脱离（箭）。视网膜下的信号可能由浓稠的渗出或出血所致。未做MR增强扫描，弥漫性视网膜母细胞瘤不能排除。

c MR横轴位增强扫描联合脂肪抑制T1WI，可见沿脱离的感觉视网膜末梢端的强化灶（箭），为Coats病的特征性表现。无视网膜下腔强化，证实是渗出/出血，而非弥漫性视网膜母细胞瘤。

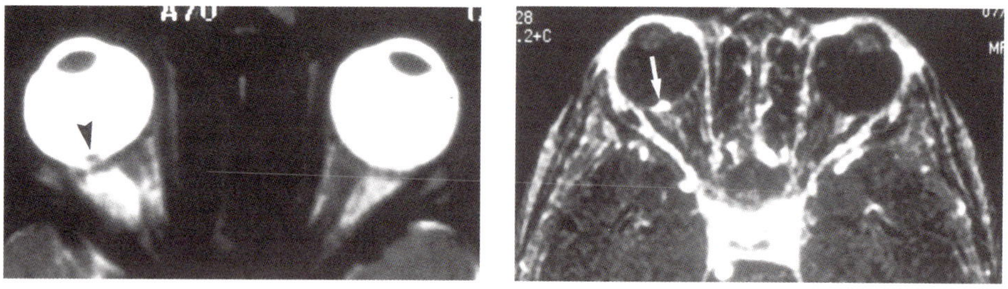

a b

图2.74 局限性Coats病。
a MR横轴位T1WI显示右眼球后侧一小的低信号病灶（箭）。
b MR横轴位FSPGR－20°增强扫描，显示肿块（箭）可能是富血管性的，支持Coats病或眼内其他血管性疾病的诊断。根据眼底镜和MR表现，该病人临床最可能诊断为Coats病。

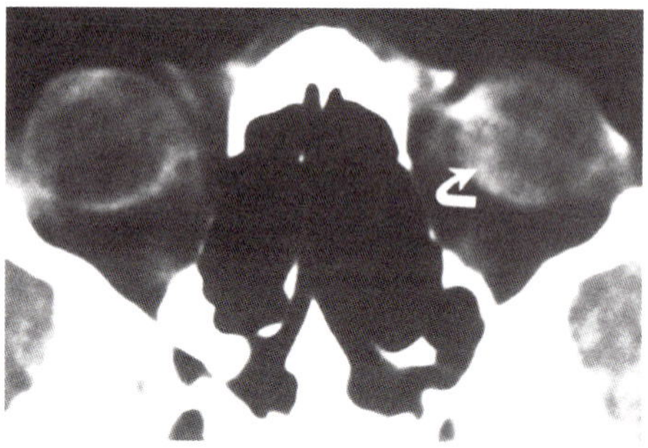

图2.75 弓蛔虫肉芽肿。CT增强扫描显示一个轻度强化的不规则肿块（箭）。

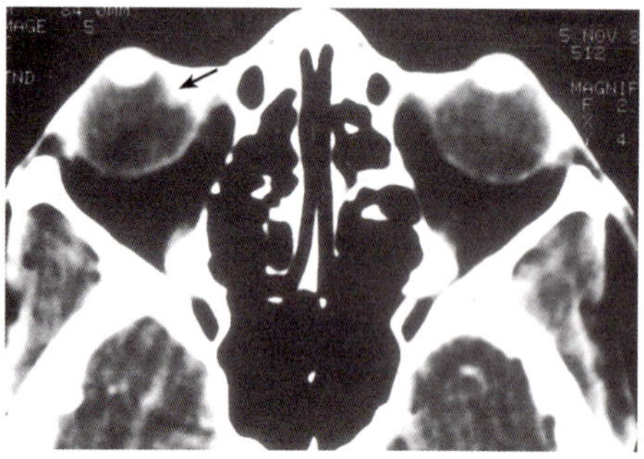

图2.76 一个中年女性的眼部肉芽肿。横轴位CT扫描显示右眼前部鼻侧一肿块，可见小钙化（箭）。因临床不能排除恶性黑色素瘤，眼球被摘除。组织病理学符合慢性肉芽肿。

临床诊断

临床上，眼内弓蛔虫病可表现为一种基本炎性反应，表现为伴有玻璃体浑浊的严重的眼内炎症，或表现为视网膜后或周围肉芽肿。[12] 这种肉芽肿表现为视网膜上一种白色、突出的病灶，可能与粘连的玻璃体束、玻璃体牵拉、牵拉性视网膜脱离以及视网膜和视盘的牵拉有关。[12] 眼内的组织学改变以淋巴细胞、浆细胞、嗜酸细胞和巨噬细胞的浸润为特征。常见视网膜、视网膜下和玻璃体出血。犬弓蛔虫在第二幼虫阶段的残留通常很难发现。目前可对犬弓蛔虫病做诊断性酶联免疫吸附分析（ELISA）。

影像诊断

Margo等[124] 报道了3例组织病理学证实的硬化性眼内炎的CT表现。这些表现包括玻璃体密度均匀增高，提高视网膜脱离、玻璃体机化和视网膜下的炎性渗出。这些研究者认为上述表现与Coats病和无钙化的视网膜母细胞瘤类似。这三例年轻成人弓蛔虫病在CT上表现为局限性或弥漫性的边界不清的肿块，无明显强化（图2.75）。[62] 炎性病变（慢性脓肿）在CT上表现为眼色素层巩膜的不规则，伴弥漫性或局限性增厚、轻度强化（图2.76）。

结合相应的临床表现，可依据犬弓蛔虫肉芽肿的CT表现做出一个推定诊断。[62] 一个推定诊断为弓蛔虫病的病人的MR影WI见图2.77。一般情况下，这种对幼虫浸润的炎性反应产生的视网膜下蛋白性渗出在MR T1WI、PDWI和T2WI上表现为各种高信号（图2.77）。一个ELISA反应阳性的病人，多个弓蛔虫脓肿的MR增强表现见图2.77c、d。应注意此时根据慢性视网膜脱离、玻璃体机化的CT和MR表现去鉴别下列疾病可能非常困难，如：弓蛔虫性肉芽肿、Coats病、ROP、PHPV和无钙化的视网膜母细胞瘤。[62]

眼星形细胞性错构瘤（视网膜星形细胞瘤）

视网膜星形细胞瘤是一种良性、黄白色、少见的视网膜肿瘤，它可与结节性硬化或神经纤维瘤病并发，也可单独发生。[127] 早期视网膜星形细胞瘤（星形细胞性错构瘤）可酷似早期视网膜母细胞瘤，可以在任何结节性硬化的神经或皮肤表现之前出现。[14，65] 肿瘤可见于视网膜或视神经，常表现为单发或多发的突出于视网膜表面1或2mm的结节，在该阶段，CT和MR不能显示病灶。突起超出3mm的肿瘤可在CT和MR上显示。星形细胞性错构瘤的CT表现与视网膜母细胞瘤相似（图2.78）。如未出现典型结节性硬化的特征，星形细胞性错构瘤与其他眼内病变的鉴别可能相当困难。

视网膜色素上皮和视网膜联合错构瘤

视网膜色素上皮和视网膜联合错构瘤是一种少见的先天性眼部肿瘤。这种侵犯视网膜色素上皮的成熟细胞的良性浸润表现为后极或视盘的突出性病灶，伴有各种色素沉着。缺少色素沉着的病灶在临床、CT和MR上表现与视网膜母细胞瘤类似。[4]

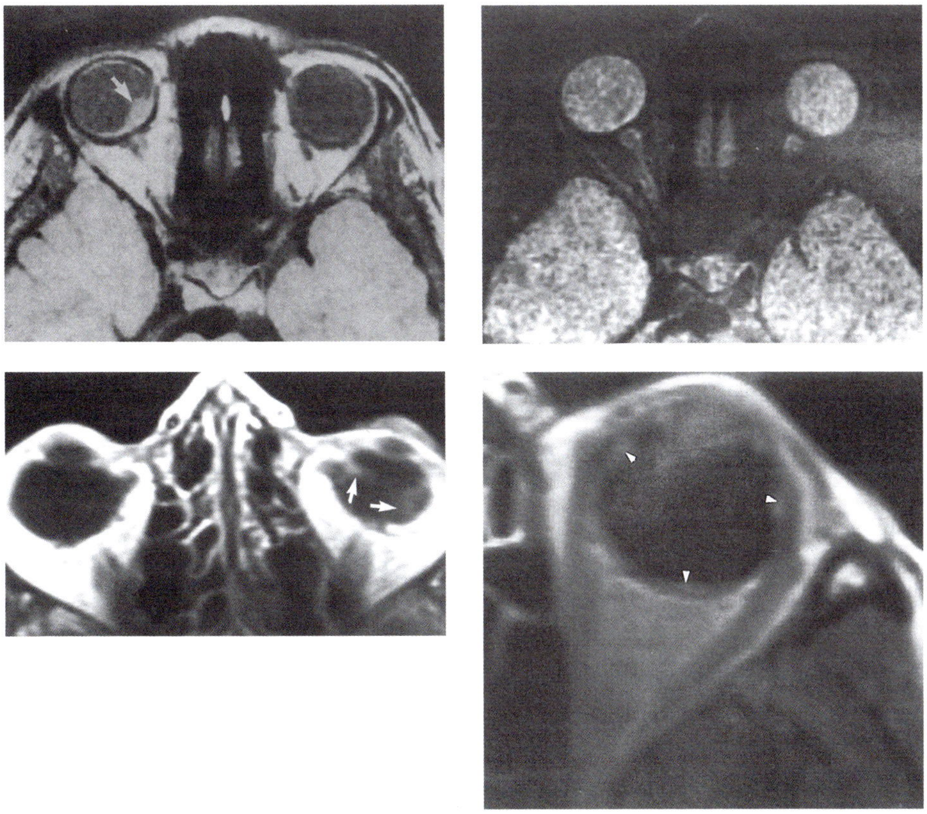

图 2.77　一患白瞳症的 6 岁女孩，弓蛔虫肉芽肿。a PDWIMR 和 b T2WI 显示一不规则的眼球内肿块（箭），肿块在 T2WI 上表现为等信号。视网膜母细胞瘤在 T2WI 上表现为低信号。经允许图 2.77a、b 引自 Mafee MF. The eye. In:Som PM, Curtin HD,eds.Head and Neck Imaging. St.Louis:Mosby;2003:441–527.
c，d 一 60 岁女性眼弓蛔虫病。MR 横轴位增强扫描 T1WI 显示玻璃体带状影（箭）和慢性眼内脓肿（箭头）。

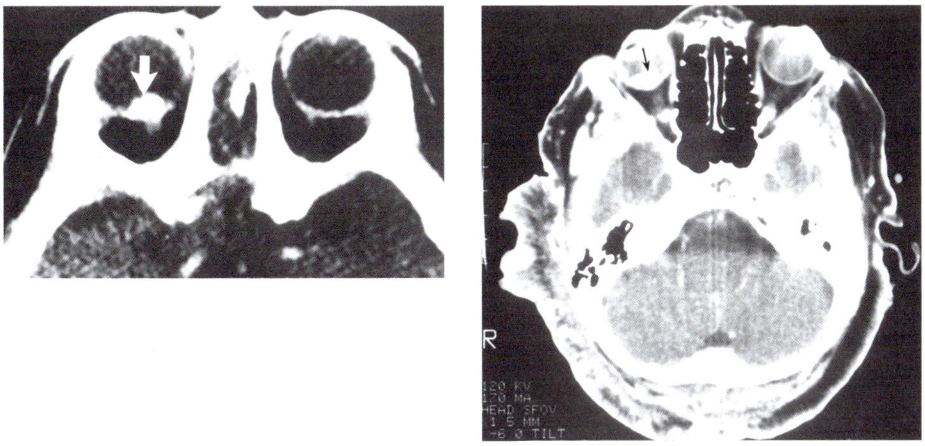

图 2.78　视网膜星形细胞性错构瘤。
a 横轴位 CT 增强扫描示一强化肿块（箭），该病人患结节性硬化。引自 Barett G. Haik,MD,Memphis, Tennessee, USA.
b 横轴位 CT 增强扫描，右眼球后极有一钙化肿块（箭），该病人为神经纤维瘤病 I 型。注意侵犯右耳部的丛状神经纤维瘤。

色素失禁症

色素失禁症是一种与皮肤、眼、骨骼系统异常相关的疾病。[4] 眼部侵犯通常为双侧但常不对称。视网膜血管异常、色素的变化和视网膜色素上皮的浸润导致眼内结节状肿块（假神经胶质瘤），通常见于 1 岁患儿内。

幼年型黄色瘤

幼年型黄色瘤（非朗格汉斯细胞组织细胞增多症）是一种发生在婴儿和儿童的良性上皮性多灶性皮肤斑疹。[4,14] 这种皮肤病灶是由组织细胞构成的橘黄色肉芽肿性结节。它是一种肉芽肿性炎性反应，通常表现为图东（Touton）巨细胞。除皮肤外，这种疾病还可侵犯眼和眼眶（图 2.79），通常影响虹膜和睫状体（前色素膜系统），[123-130] 但脉络膜、视网膜或视神经上的病变未见报道。[129] 幼年型黄色瘤也可表现为孤立的或弥漫的眼眶肿块。[130] 浸润虹膜可引起自发性前房积血、青光眼和眼色素膜炎（葡萄膜炎）。

神经节瘤

神经节瘤是一种少见的眼部肿瘤，起源于胚胎期视杯的神经上皮细胞。[131] 病变通常在出生时或幼儿出现，表现为虹膜上黄色或粉色肿块。组织病理学上，神经节细胞瘤由神经胶质细胞和神经元的混合体构成。[131]

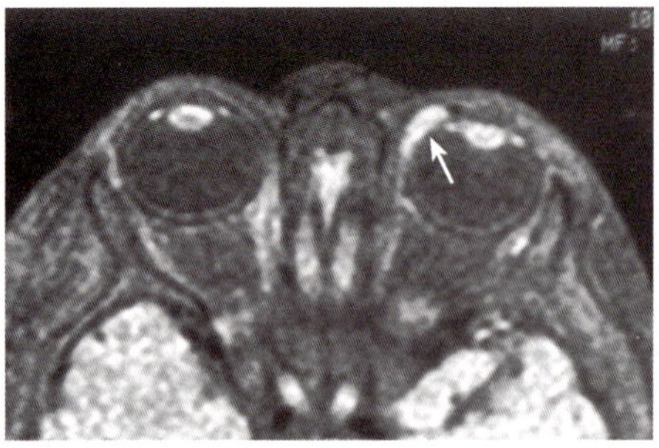

图2.79 幼年型黄色瘤。MR 横轴位增强并脂肪抑制 T1WI，左眼球内可见一肿块（箭），中等强度强化。感谢 Ahmad Hydayat，MD，AFIP，Washington，DC ，USA.

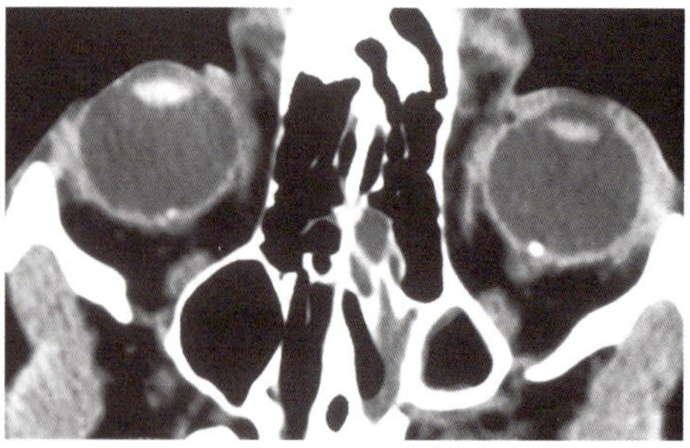

图2.80 9岁男孩的玻璃膜疣，有假性视乳头水肿病史。患儿因至少持续7年的眼部症状而求助于眼科专家，自述为占据视野的红紫色斑点并缓慢移动，CT 横轴位平扫显示双侧视神经起始部钙化的玻璃膜疣。

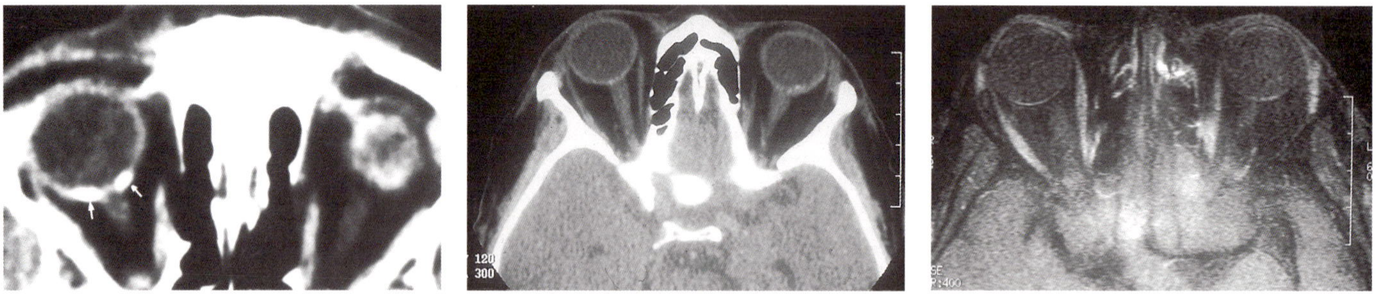

a b c

图2.81 脉络膜骨瘤。

a CT 横轴位扫描显示周围性钙化，符合脉络膜骨瘤。

b CT 横轴位扫描显示一个左侧视盘旁的密度增高区，初诊为脉络膜骨瘤。

c MR 横轴位增强脂肪抑制 T1WI（3.0T），显示一边缘模糊的强化病灶，与 b 中所见的病灶对应。

■视神经起始部玻璃膜疣

视神经起始部玻璃膜疣为良性，通常为双侧，为假性视乳头水肿的原因，偶尔为常染色体显性遗传。[132, 133] 这种盘状小疣或透明体是一种起源不明的球形、无细胞的由薄片叠成的凝结物，常有部分钙化，可能与视网膜神经纤维变性的轴浆衍生物的积聚有关。[132, 133] 玻璃膜疣埋在神经起始部的实质中，通常在筛板前部。玻璃膜疣包括唾液酸、脑苷脂、钙、糖类、黏多糖类和铁。视盘的玻璃膜疣的大小（直径 59～750 μm）和数目可以不同，小的玻璃膜疣常融合形成大的集合物。当钙化成分超过 1～1.5mm 时，CT 薄层扫描（1～1.5mm）可以分辨。[132] 尽管视盘的玻璃膜疣很少在生后早期见到，但现在认为绝大多数玻璃膜疣出生后就存在。[132, 133] 以后随着增大并且接近视盘表面而变得更明显，眼科上成为可见的透明体或胶状体。[132]

玻璃膜疣在儿童早期很少被 CT 扫描发现（图2.80）。仔细观察视盘可发现一小片区域较其他部位密度稍高。这些带有视盘玻璃膜疣的儿童或成人中有一些可能进行过大量的诊断研究，包括头颅 CT 和 MR 检查，以除外颅内病变。当玻璃膜疣恰好位于视盘表面下时，可使视盘边缘模糊，易误为视乳头水肿。

■脉络膜骨瘤

典型的脉络膜骨瘤是一种见于年轻白人女性的单侧良性肿瘤。[12, 14, 49] 组织病理学提示为髓腔内含松散纤维血管组织的成熟骨。[49] 脉络膜骨瘤起初被归类于一种迷芽瘤（一种良性先天性肿瘤，包括正常纤维组织但不在正常部位发生），目前认为是一种未知病因的获得性良性脉络膜肿瘤。[131]

脉络膜骨瘤的病人表现为数月或数年的无痛性进行性视觉缺失，或近期突发性中心性视物模糊。一些病变可在常规眼部检查中首先发现。[131] 如果病变侵犯黄斑区脉络膜，由于 RPE 受压和神经感觉性视网膜退变，视力可能受损。[131]

超声和 CT 对发现脉络膜骨瘤有价值。CT 扫描中，脉络膜骨瘤表现为眼球后壁的盘状钙化性增厚，典型者在近乳头区，与脉络膜小疣不同，典型的钙化不累及视盘中心（图2.81）。在脉络膜骨瘤的鉴别诊断中最重要的病变列于表2.6。

视网膜神经胶质增生

视网膜和视神经星形胶质细胞类似于体内的结缔组织细胞（成胶质细胞）。[14] 视网膜神经胶质增生是指视网膜星形胶质细胞反应性增生和肥大，尤其发生在对损伤的反应。神经胶质组织的增生可表现为肿块样，与眼内肿瘤相似，或引起牵拉性视网膜脱离。

有髓神经纤维

在成人视网膜中不常出现少突神经胶质细胞和髓鞘。[4] 大约1%眼球视网膜中含有有髓神经纤维，通常分布在周围。这种髓鞘形成产生一种轻度隆起的、白色的视网膜斑，病变扩大，可产生白瞳症。有髓神经纤维的CT表现与无钙化的视网膜母细胞瘤相似（见图2.48）。

视网膜下神经血管膜

视网膜下神经血管膜是一种获得性异常，发生于神经感觉视网膜下，来源于脉络膜的新生毛细血管生长，通常是对一些视网膜损伤的反应。这些新生血管可以出血或渗漏，导致严重的视网膜脱离。病灶可机化，形成隆起的视网膜神经胶质瘢痕和视网膜的牵拉。[4]

玻璃体浑浊

任何与玻璃体细胞有关的疾病，如眼色素膜炎、玻璃体出血、眼内炎或玻璃体机化，均可与长入玻璃体的视网膜母细胞瘤相似（图2.39）。[4, 12] 玻璃体浑浊通常致视网膜模糊，使临床医生鉴别玻璃体细胞病变的病因更为困难。

脉络膜血管瘤

脉络膜血管瘤是一种脉络膜先天性血管性错构瘤，典型的见于中年人。正常的脉络膜血管覆盖于肿块上面。儿童的脉络膜血管瘤可与视网膜母细胞瘤相似（见图2.106）。[4, 12, 14] 脉络膜血管瘤的CT和MR特征在本章其他部分描述（184页）。

恶性色素膜黑色素瘤

累及成人脉络膜的原发和转移性眼内肿瘤中，以恶性黑色素瘤最常见。[134] 色素膜的恶性黑色素瘤在黑人中少见，白人与黑人的发病率约为15：1。[135] 累及睫状体和脉络膜的黑色素瘤被认为起源于原有的痣。[134] 这种肿瘤有血源性转移的能力，最容易转移到肝脏。脉络膜恶性黑色素瘤的发病率估计为5.2~7.5人/百万人口/年。[136] 色素膜黑色素瘤的发病率随年龄增加。少于20%的肿瘤见于

表2.6 脉络膜骨瘤的CT和MR鉴别诊断

- 脉络膜血管瘤
- 无黑色素的脉络膜痣或黑色素瘤
- 变性的视网膜母细胞瘤
- 脉络膜转移瘤（前列腺）
- 特发的或营养不良的硬化性脉络膜钙化
- 外伤后或炎症后眼球钙化
- RPE化生性钙化或骨化
- 眼球痨的骨化
- 脉络膜神经鞘或神经纤维瘤
- 眼内异物
- 与黄斑变性有关的钙化
- 终末期肾脏疾病的血管性钙化
- 慢性视网膜脱离时视网膜周围钙化
- 代谢性钙化

引自Mafee MF. The eye. In:Som PM, Curtin HD, eds.Head and Neak Imaging. St.Louis: Mosby; 2003;441-527.

20岁以下的病人。[5] 先天性黑色素沉着、眼黑色素细胞增多症、眼皮肤黑色素细胞增多症和眼色素膜痣均为容易发生色素膜黑色素瘤的瘤前病变。

Callender根据细胞特征，对黑色素瘤的分类有助于判断预后。[137, 138] 梭形A肿瘤预后最好，由带有伸长核的梭形细胞组成，特征为缺乏核仁。预后占第二位的是梭形B肿瘤，该肿瘤细胞与梭形A形态相同，但略大并且有一个包括明显核仁的细胞核。预后最差的是上皮细胞肿瘤，由大的、较梭形细胞更多形性的细胞组成。最后，有一些具有梭形细胞核和上皮细胞的混合细胞肿瘤。[134, 138] 一些肿瘤可无黑色素，尤其是梭形细胞肿瘤。

临床诊断

虹膜黑色素瘤在虹膜上可见斑点，或一侧眼的虹膜变色。典型的睫状体黑色素瘤表现为分布于周边区域明显突出的、结节状、棕黑色病灶。[139] 典型的脉络膜黑色素瘤表现为眼底的棕黑色实性肿瘤，呈双凸形、晶体的横剖面。[139] 肿瘤最初在脉络膜内呈扁平状生长，后来突出于Bruch膜，最终穿破该膜呈特征形的蘑菇形，向玻璃体腔生长（图2.82）。位于肿瘤表面的视网膜局部突出、脱离（实性视网膜脱离）。像浆液性脱离一样，这种脱离逐渐延伸超过肿瘤边缘。眼底镜检查，病变表现为沿实性脱离的视网膜有各种不同程度色素上皮沉着的局限性肿块，肿瘤表面的视网膜血管隆起。视网膜通常与肿块相连，不容易见到在裂孔源性视网膜脱离中所见到的漂浮。在有些病例中，视网膜下液体仅延伸到病灶底部，另一些病例，液体积聚到一定程度，视网膜广泛或完全脱离（图2.82）。[139] 有些病例，视网膜下液体是血性的，这在穿破Bruch膜的眼部肿瘤中几乎是惟一见到的。[139] 如果肿瘤未经治疗，可引起继发性青光眼，最终穿过眼球到达球后。转移主要发生于肝脏。近年来临床对于怀疑脉络膜黑色素瘤的治疗一直存在争议。[140-147] 眼球摘除一直是一个多世纪以来的标

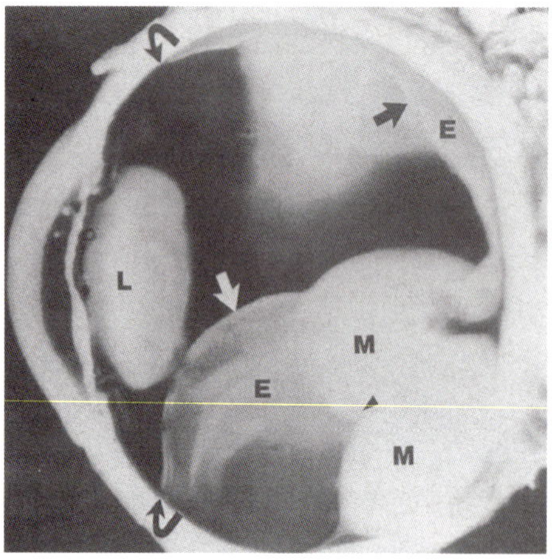

图2.82 恶性脉络膜黑色素瘤。大体眼标本横切面显示一脉络膜黑色素瘤（M），引起完全性视网膜脱离（直白、黑箭）。肿瘤穿破Bruch膜（箭头）使其呈蘑菇形。注意视网膜下渗出（E）、视网膜锯齿缘（弯箭）和晶体（L）。经允许引自Mafee MF. The eye. In:Som PM, Curtin HD, eds. Head and Neck Imaging. St. Louis: Mosby; 2003:441–527.

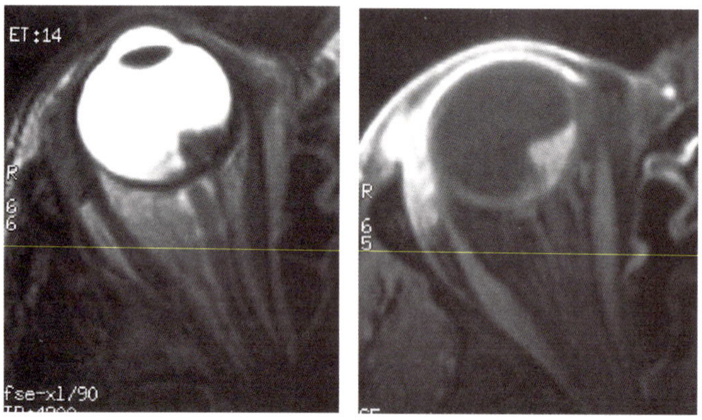

a b

图2.84 恶性色素膜黑色素瘤。a MR横轴位T2WI，b MR横轴位脂肪抑制T1WI，脉络膜黑色素瘤在T2WI上呈低信号（a），与平扫T1WI相比（此处未显示），肿瘤表现为中度强化（b）。

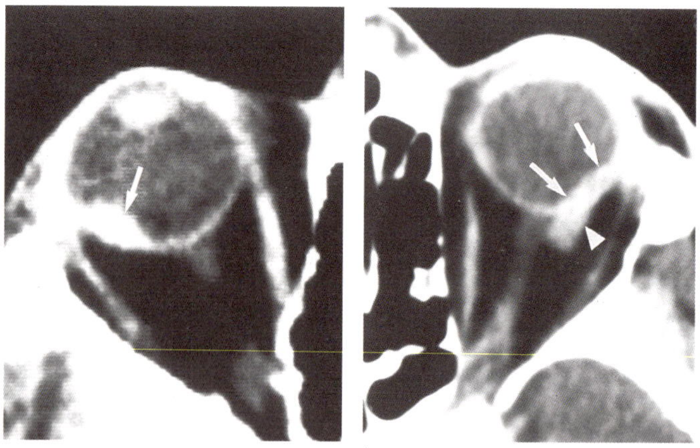

a b

图2.83 恶性色素膜黑色素瘤。a 轴位CT平扫显示一盘状的脉络膜黑色素瘤（箭），b 横轴位CT增强扫描显示一盘状脉络膜黑色素瘤，伴眼球外蔓延（箭头）。

准治疗方法。[141] 有些人提倡早期切除所有黑色素瘤以防止转移。[147] 色素膜黑色素瘤也常用放疗。原发色素膜黑色素瘤转移的器官包括肝脏、肺、骨骼、肾脏和脑，发生率依次降低。转移瘤的彻底检查十分重要，以避免不必要的眼球摘除。[143]

影像诊断

尽管色素膜的黑色素瘤可通过眼底镜、荧光血管造影或超声准确诊断，误诊仍不断发生，特别当屈光间质浑浊妨碍直接观察时。[122, 148–150] 对于大的（厚度大于3mm）的色素膜黑色素瘤，CT是一种高度准确的方法，动态CT扫描可提供眼内病灶的血管形成和灌注信息，有助于色素膜黑色素瘤与其他疾病鉴别，如脉络膜血管瘤。多数色素膜黑色素瘤在CT上表现为突出的、高密度的、边缘清楚的透镜形或蘑菇形病灶（图2.83）。

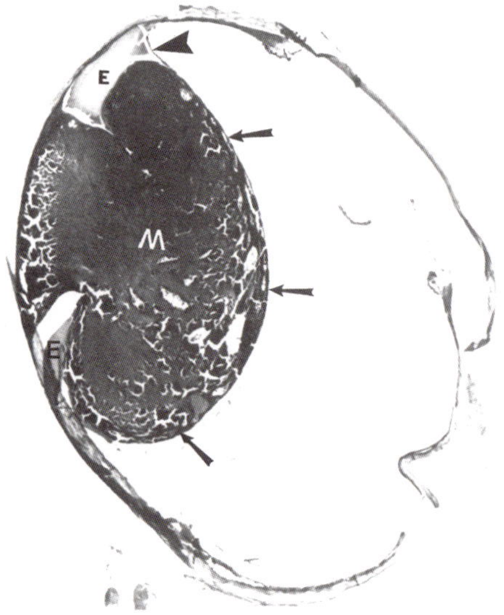

a

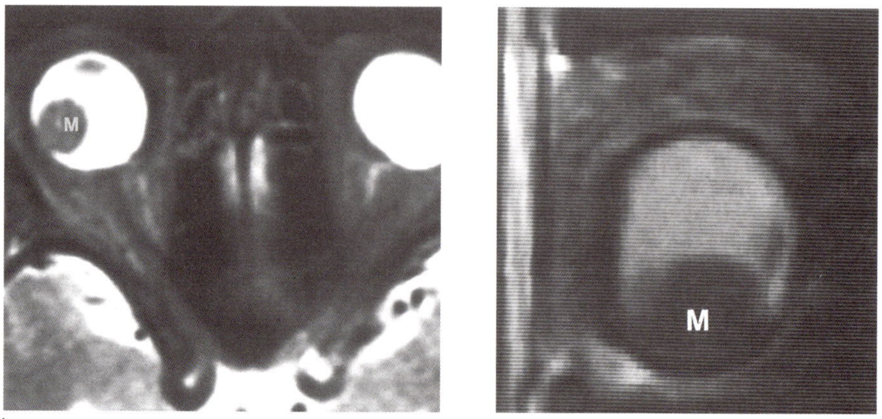

b c

图2.85 恶性色素膜黑色素瘤。

a 摘除眼球的组织切片显示一蘑菇形的脉络膜黑色素瘤（M）。肿瘤上面的视网膜突起（箭），超过肿瘤边缘的视网膜脱离（箭头）。注意视网膜下腔的渗出（E）。肿瘤穿破脉络膜基底膜（Bruch膜）产生一种特征性的蘑菇形。

b MR横轴位T2WI显示一个蘑菇形脉络膜黑色素瘤（M）。

c 一个18岁非洲裔－美国女性，被摘除眼球的MR横轴位T2WI显示一个大的恶性色素膜黑色素瘤。

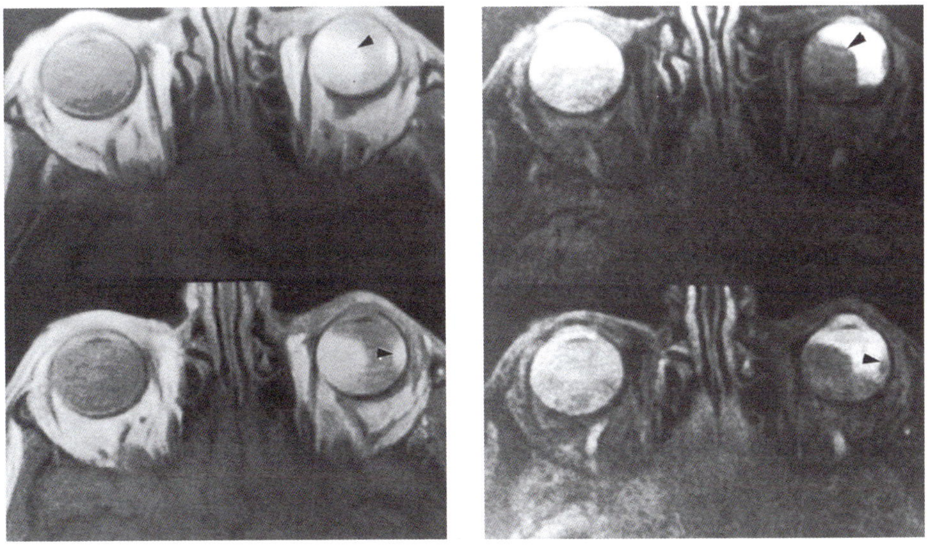

a　　b

图2.86　与慢性机化的视网膜下渗出、出血有关的视网膜脱离，与色素膜黑色素瘤类似。

a　MR 横轴位PWI 显示边界清楚的高信号肿块（箭头）。

b　MR 横轴位T2WI示a中肿块呈均匀低信号（箭头）。眼球被摘除。这些表现证实为机化的视网膜下出血所致。视网膜脱离与色素膜黑色素瘤放疗引起的并发症有关。有时视网膜或脉络膜出血与色素膜黑色素瘤很难鉴别。对于血肿，需MR重复检查观察信号动态变化。

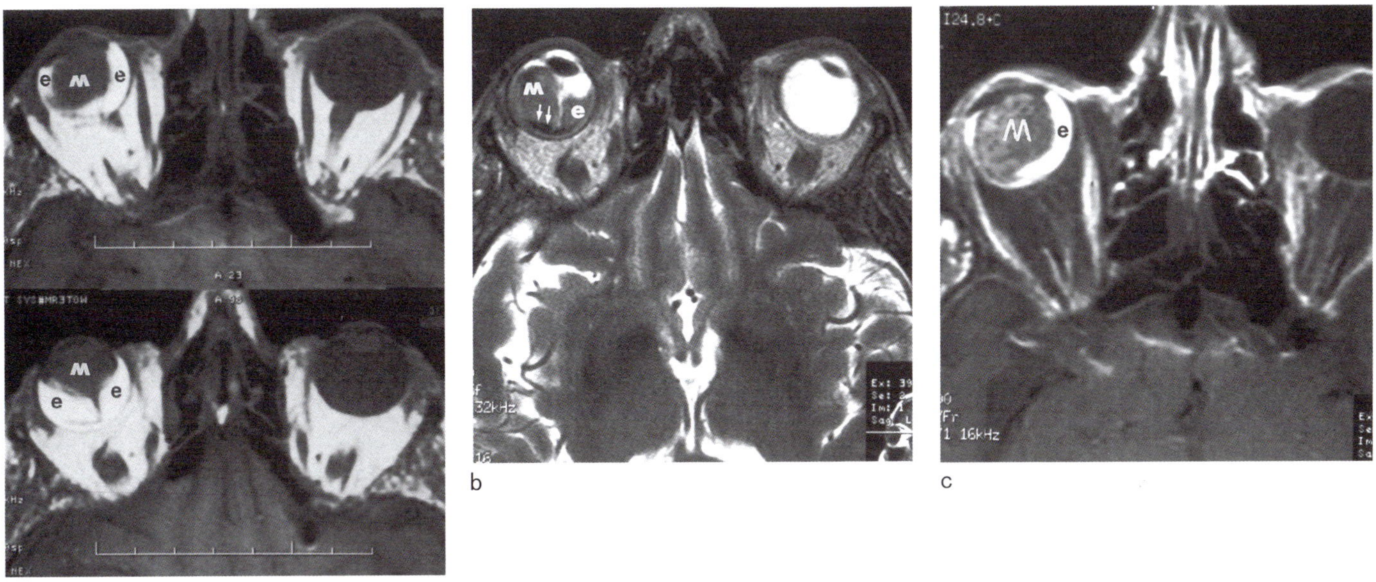

a　　b　　c

图2.87　恶性色素膜黑色素瘤。a　MR 横轴位平扫T1WI，b　T2WI，c　增强脂肪抑制T1WI，显示一大黑色素瘤（M），合并视网膜脱离。注意视网膜下渗出（e）和分层状出血（b 中箭）。所有 MR 扫描均为3.0T，头线圈。该病人临床诊断为脉络膜错构瘤和移动性视网膜下出血。由于肿块强化（M），MRI 支持脉络膜黑色素瘤而非错构瘤的诊断，MR 随访未显示肿块（M）信号特征的任何变化，证明肿块的表现不是错构瘤。眼球摘除证实为恶性黑色素瘤。

少数报道已经证实了 MRI 在诊断眼球内病变的价值。[5, 18, 19, 152] 在T1WI和PDWI上，色素膜黑色素瘤表现为中等强度的高信号区（高于玻璃体信号）（图2.84a）。在T2WI上，黑色素瘤表现为中等到明显的低信号区（低于玻璃体信号）（图2.84b，2.85b）。色素膜黑色素瘤的MRI特征与视网膜母细胞瘤非常相像。视网膜和脉络膜出血也可与脉络膜黑色素瘤相似（图2.86）。对于合并的视网膜脱离，MRI较CT 更容易观察（图2.87，2.88）。渗出性视网膜脱离在MR　T1WI、PDWI 和T2WI 上可能表现为中等到极高信号区（图2.87a）。机化的视网膜下渗出、急性或亚急性视网膜下出血在T2WI 上可表现为低信号（图2.89b）。慢性视网膜脱离和出血性视网膜下液体有不同的MRI 表现。多数色素膜黑色素瘤表现为一个边界清楚的实性肿块（图2.84，2.85）。然而眼内黑色素瘤也可有不典型表现（图2.89）。当色素膜黑色素瘤出现坏死或出血时，肿瘤内信号不均匀的表现可能对诊断带来疑问。有些黑色素瘤可能在MR　T1WI 上显示较好。如果盘状或环形黑色素瘤形态扁平，则很难分辨。另外，机化的视网膜下渗出，伴或不伴有出血，可能和色素膜黑色素瘤的MRI 表现相似（图2.86，2.89）。MRI 最宜观察肿瘤侵犯巩膜、视盘、Tenon 囊、眼球外眶部蔓延以及远隔转移（图2.90～2.92）。在色素膜黑色素瘤的诊断和确定眼部病理变化中静脉注射顺磁性对比剂 MRZ 扫描非常有价值，尤其对视神经的评价以及观察眼球肿瘤的球后蔓延（图2.90）。

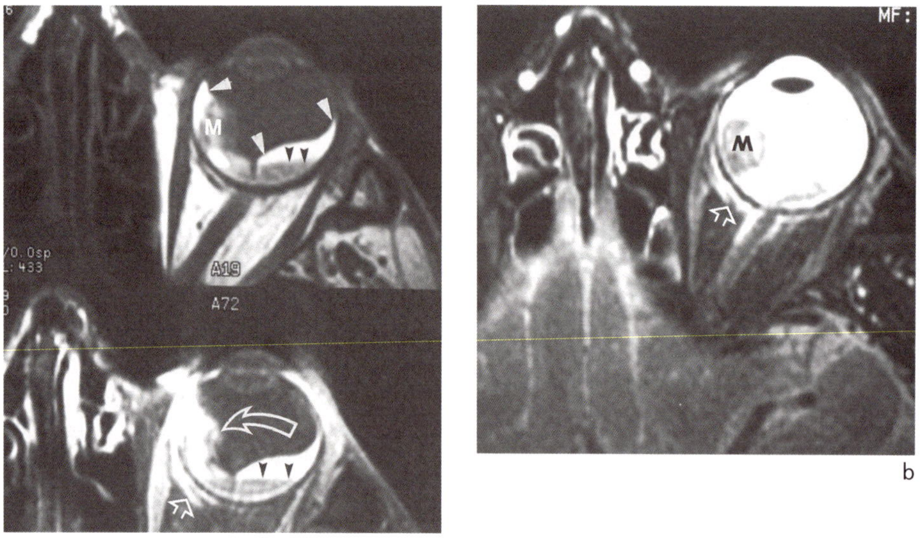

a b

图2.88 恶性色素膜黑色素瘤和出血性视网膜脱离。

a MR横轴位平扫(上图)和增强扫描T1WI(下图)显示一脉络膜黑色素瘤(M),伴出血性视网膜脱离(白箭头)。注意视网膜下腔分层状的急性出血(黑箭头)。注意脉络膜黑色素瘤的强化(弯箭)。

b MR横轴位T2WI显示脉络膜黑色素瘤(M)。注意Tenon腔内高信号的液体(空心箭)伴Tenon囊的强化(a空心箭)。肿瘤未延伸到Tenon囊,可能是一种反应性质的变化,随激光治疗可见Tenon囊/腔的相似变化。

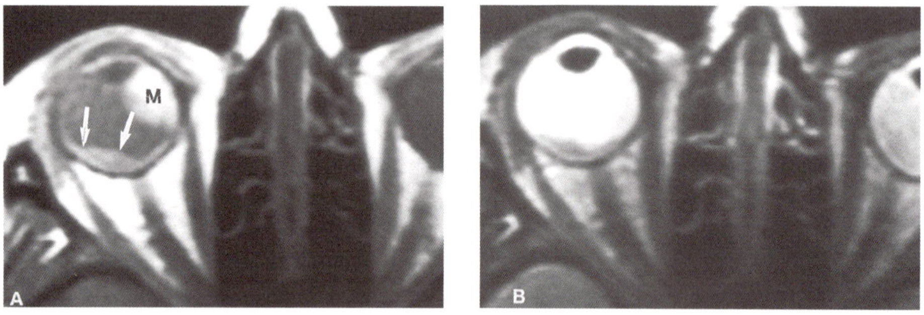

a b

图2.89 T2信号不典型的恶性色素膜黑色素瘤。a MR横轴位PDWI和b T2WI,色素膜黑色素瘤(M)在两个图WI上均呈高信号。视网膜下出血(箭号)在T2WI上呈低信号(b)。这种低信号是由于出血或浓稠的渗出所致。

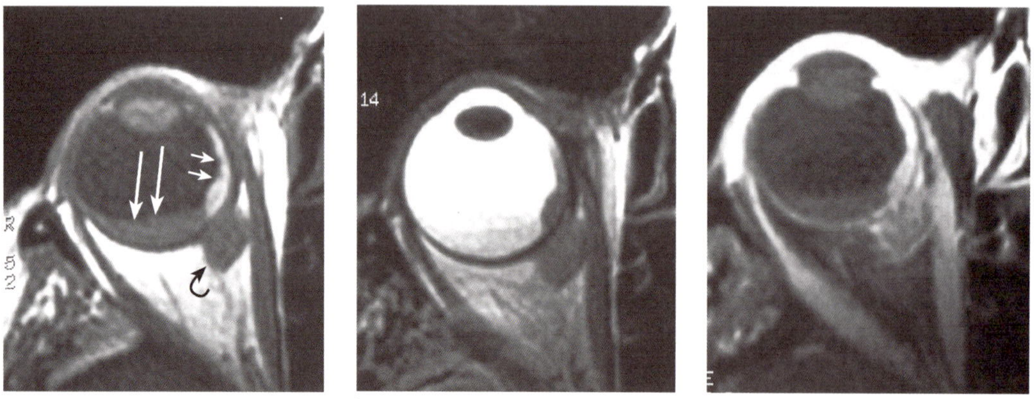

a b c

图2.90 恶性色素膜黑色素瘤伴眼球外侵犯。a MR横轴位平扫T1WI,b T2WI和c 轴位增强脂肪抑制扫描,注意右眼一脉络膜黑色素瘤(a 短箭)在T1WI(a)上表现为高信号,T2WI(b)上表现为低信号。注意视网膜下渗出致视网膜脱离(a长箭)。在球后间隙内可见一大的球外蔓延处(a中弯箭)。

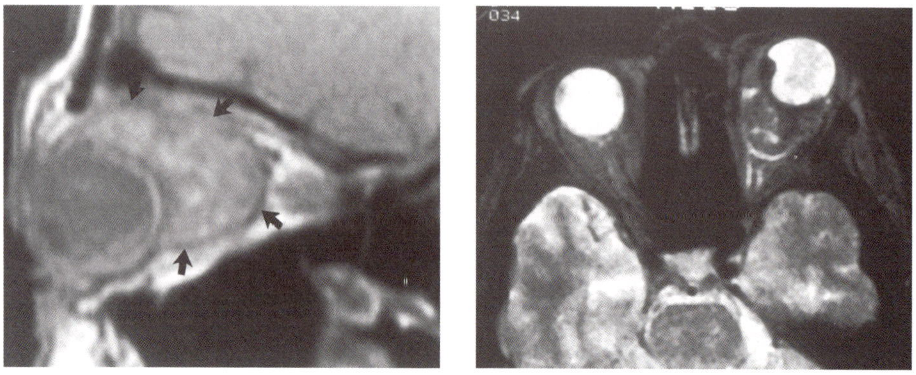

图2.91 伴球后生长的巨大恶性色素膜黑色素瘤。 a MR矢状位PDWI显示一个由于脉络膜肿块蔓延所致的巨大肿块(箭号)(未在该层面显示)。b 同一病人MR横轴位T2WI显示沿左眼球鼻侧分布的低信号的色素膜黑色素瘤,伴球后巨大蔓延。经允许引自Mafee MF. Ureal melanoma,choroidal hemangioma,and simulating lesions, Role of MR Imaging. Radiol Clin North Am 1998;36:1083-1099.

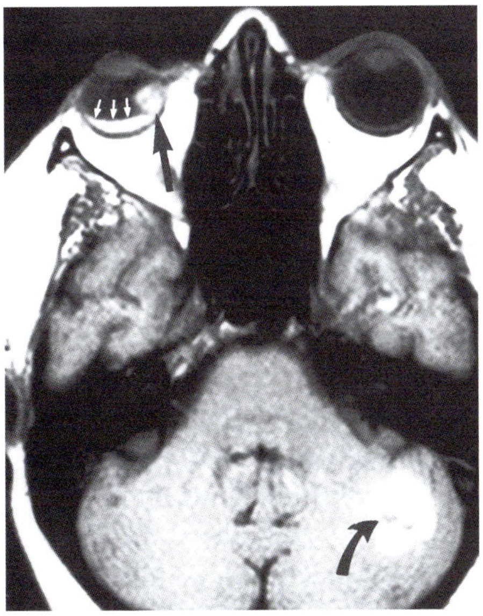

图 2.92 恶性色素膜黑色素瘤伴脑转移。MR 横轴位平扫 T1WI 显示脉络膜黑色素瘤（黑直箭），视网膜下渗出（白箭）和小脑转移（弯箭）。病人还有多发肝转移，此处未显示。

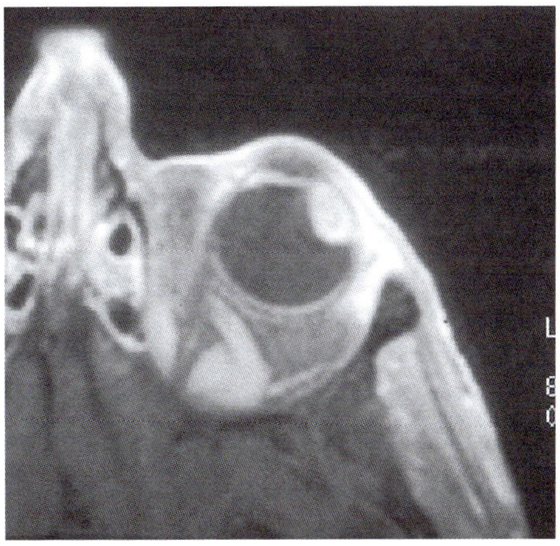

图 2.93 恶性睫状体－脉络膜黑色素瘤。MR 横轴位增强脂肪抑制 T1WI 显示一睫状体－脉络膜黑色素瘤。

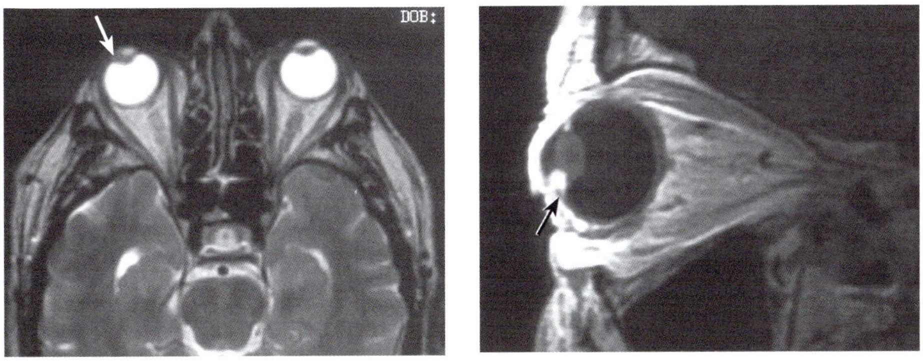

a b

图 2.94 拟诊睫状体无黑色素肿瘤。a MR 横轴位 T2WI 和 b 矢状位增强脂肪抑制 T1WI 示右眼睫状体－虹膜肿块（a 箭），肿瘤有明显强化（b 箭）。肿瘤中无黑色素，在 T2WI 上仍表现为低信号（a）。在 MRI 上鉴别诊断包括睫状体黑色素瘤、睫状体腺瘤（腺癌）和转移瘤。

色素膜黑色素瘤在 MR T1WI 增强扫描表现为中等程度的强化（图 2.87～2.90）。脂肪抑制 T1WI 明显范围扩大，伴眼外肌和泪腺信号强度明显增加。因此，在 MR 增强扫描脂肪抑制 T1WI 上，应注意评价邻近眼外肌与眼球的连接处的肿瘤的蔓延。MR 脂肪抑制 T1WI 非常容易因相关的牙填充物或其他眶周的异物而产生伪影（见图 2.7）。突出超过 3mm 的脉络膜病灶通常在 MRI 上很好分辨。小于 3mm 的病灶超声显示较好。[4, 5, 12]

黑色素瘤病灶的 MR 特征与黑色素的顺磁性特性有关。[153-155] Damadian 等[153]报道，与其他肿瘤不同，黑色素瘤具有短 T1 弛豫时间，作者将其归因于黑色素中稳定的原子团顺磁性质子弛豫所致。[153] 电子自旋共振（ESR）研究表明在所有已知情况下，黑色素产生一种稳定的自由原子团信号，这些稳定的原子团产生一种缩短 T1、T2 弛豫时间值的质子弛豫增强。[154] 最近应用人工模型的研究表明了黑色素中自由原子团的内容（每克 10^{18} 量子或每 3000 亚单位一个自由基本物质）。黑色素瘤组织中黑色素的平均浓度（15mg/ml）相当低，以致实际上不能影响组织的 T1 弛豫时间。[156] 已表明黑色素与金属铁有高度的亲合能力，[5, 14, 156] 体内天然黑色素包含多种金属（铁、铜、锰、锌）。[5] 这表明黑色素作为一种细胞内的自由金属清除剂可能有一种细胞保护功能。Enochs 和其同事[156]的研究提出正是这种与顺磁性金属的结合（顺磁性金属清除剂）导致黑色素瘤在 T1WI 上呈高信号。因此色素膜黑色素瘤是唯一使 T1、T2 值都缩短的肿瘤。在 T1WI 上，肿瘤应为相对高信号，与此相反 T2WI 为低信号，这样的信号强度在绝大多数色素膜黑色素瘤中均可见到。有时，色素膜黑色素瘤在 T2WI 上可呈混合信号或高信号（图 2.89）。无黑色素的色素膜黑色素瘤在 CT 和 MR 上不能与含黑色素的黑色素瘤鉴别。睫状体的黑色素瘤表现为结节状病灶，其信号特征与脉络膜黑色素瘤相似（图 2.93，2.94）。

由于钆对比剂的应用，色素膜黑色素瘤和其他眼内肿瘤的 MRI 诊断能力得到极大提高（图 2.94）。原发性眼内黑色素瘤蔓延到眶内并不常见。眼球外蔓延病灶的大小与眼球肿瘤的大小无关。眼外侵犯最好用 MR 脂肪抑制增强 T1WI 评价（图 2.90）（也见图 2.97）。

表 2.7 虹膜黑色素瘤的鉴别诊断

- 虹膜痣
- 髓上皮瘤(视网膜胚瘤)
- 转移瘤
- 幼年型黄色瘤
- 睫状体上皮腺瘤和腺癌
- 虹膜囊肿
- 炎性肉芽肿(结节病、结核、弓蛔虫病)
- 虹膜和睫状体平滑肌瘤
- 迷芽瘤，畸胎瘤
- 神经节瘤
- 异物

引自 Mafee MF. The eye. In:Som PM, Curtin HD, eds.Head and Neck Imaging. St.Louis: Mosby; 2003:441-527.

表 2.8 脉络膜黑色素瘤和睫状体黑色素瘤的鉴别诊断

- 包括眼黑色素细胞增多症的脉络膜痣
- 视盘黑色素细胞瘤
- 脉络膜黑色素细胞瘤
- 转移瘤（通常双侧）
- 脉络膜血管瘤
- 脉络膜骨瘤
- 色素膜的炎性肉芽肿（结核、结节病）
- 结节性后巩膜炎
- 脉络膜脱离
- 局限性脉络膜－脉络膜上血肿
- 局限性视网膜下或色素上皮下血肿（老年性黄斑变性）
- 髓上皮瘤
- 脉络膜淋巴瘤（几乎均为双侧）
- 原发性眼睫状上皮腺瘤和腺癌
- 血管外皮细胞瘤（睫状体）
- 色素膜的白血病浸润
- 色素膜假瘤
- 视网膜大量神经胶质增生
- 视网膜星形细胞瘤
- 色素膜神经鞘瘤 / 神经纤维瘤
- 神经节瘤
- 肉芽肿
- 晶状体瘤（斑痣性错构瘤病）
- 老年性黄斑变性（视网膜胶质增生和出血性肿块）

引自 Mafee MF. The eye. In:Som PM, Curtin HD, eds. Head and Neck Imagine. St.Louis: Mosby; 2003:441-527.

鉴别诊断

眼的许多良、恶性病变可以与恶性色素膜黑色素瘤混淆，包括脉络膜脱离、脉络膜痣、脉络膜血管瘤、脉络膜囊肿、色素膜的神经纤维瘤和神经鞘瘤、平滑肌瘤、脉络膜淋巴瘤、色素膜转移瘤、睫状体腺瘤、髓上皮瘤、视网膜脱离、黄斑的盘状退变。[4, 151, 157] 在虹膜黑色素瘤、脉络膜黑色素瘤和睫状体黑色素瘤的鉴别诊断中最重要的病变列于表 2.7 和 2.8。

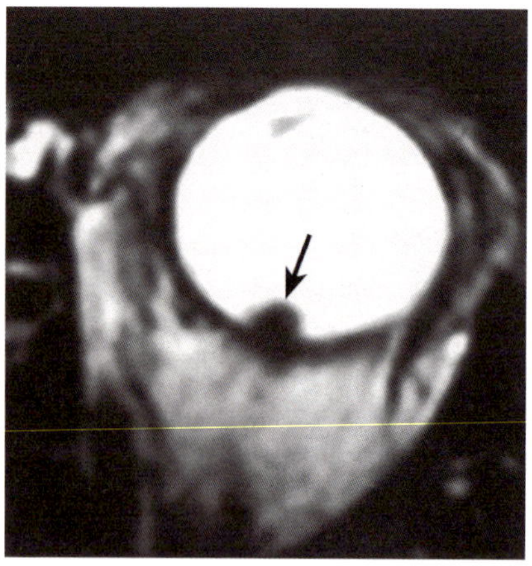

图 2.95 视盘的黑色素细胞瘤。MR T2WI 显示视盘的黑色素细胞瘤（箭）。病变不能与视乳头周围的恶性黑色素瘤鉴别。经允许引自 Mafee MF. Ureal melanoma,choroidal hemangioma,and simulating lesions.Role of MR Imaging. Radiol Clin North Am 1998;36:1083-1099.

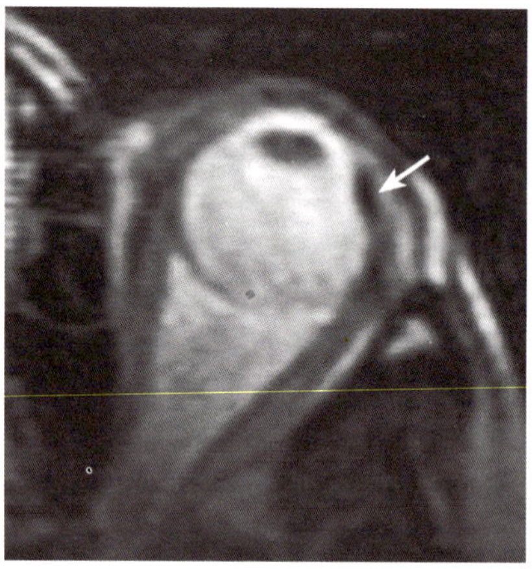

图 2.96 黑色素细胞瘤。MR 横轴位 T2WI 显示侵及左眼颞侧的黑色素细胞瘤。不能与盘状的恶性色素膜黑色素瘤鉴别。

黑色素细胞瘤

黑色素细胞瘤是一种深度着色的良性肿瘤，通常发生于视盘，也可发生于色素膜的任何部位。近 50% 的黑色素细胞瘤发生于黑人，黑人中恶性色素膜黑色素瘤的发病率不到 1%。[5, 14, 136] 黑色素细胞瘤的 MRI 表现与恶性色素膜黑色素瘤相似（图 2.95，2.96）。黑色素细胞瘤在 MR T2WI 上表现为均匀的极低信号（图 2.95,2.96）。视神经起始部的原发恶性黑色素瘤是一种极少见的肿瘤。[158] 多数视神经起始部的黑色素瘤与视乳头周围的脉络膜黑色素瘤的蔓延有关。[159] 图 2.97 显示一例经临床病理证实的无脉络膜侵犯的视盘的原发恶性黑色素瘤。临床表现与黑色素细胞瘤十分相像，因此延误了正确诊断。MRI 表现为伴有视神经侵犯的盘状肿块（图 2.97），病人做了右眼剜除术。尽管保留了 17mm 的视神经，肿瘤仍出现在外科切除点上。后来病人做了右侧额颞部颅骨切开术，切除了残余视神经到视交叉部分。

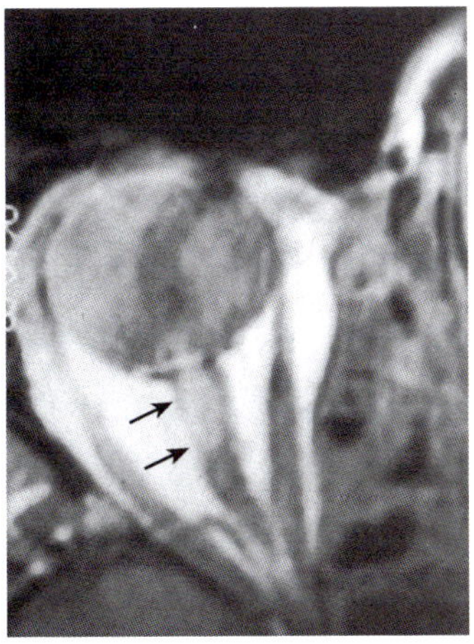

a

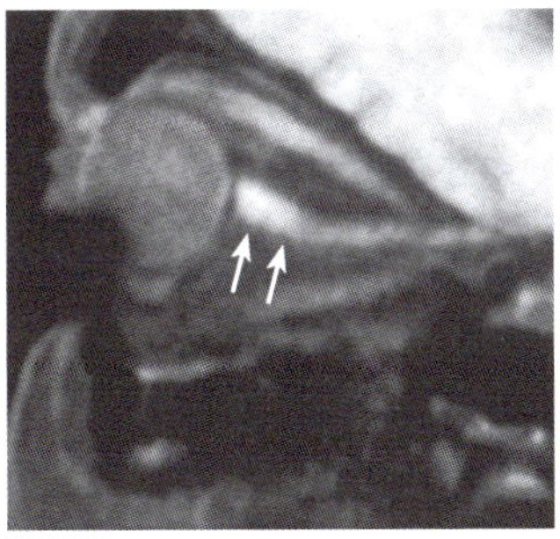

b

图2.97　恶性黑色素瘤侵犯视神经。

a MR横轴位T1WI显示右侧视盘的一个边界不清的肿块，视神经增粗（箭）。

b MR矢状位增强脂肪抑制T1WI显示右侧视神经异常强化。右眼剜除术后组织学证实为恶性色素膜黑色素瘤，向视神经蔓延12mm。经允许引自Mafee MF. Ureal melanoma, choroidal hemangioma, and simulating lesions. Role of MR Imaging. Radiol Clin North Am 1998;36:1083–1099.

■色素膜转移瘤

色素膜转移瘤在临床和影像上可能和色素膜黑色素瘤混淆。色素膜的转移灶主要在脉络膜水平蔓延，通常在厚度上增加较少。与色素膜黑色素瘤形成突起的肿块不同，转移灶呈斑点状表现和弥漫性轮廓，厚度增加较少。[5，155] 恶性细胞（栓子）利用睫状后短动脉血流获得到达眼通路的途径，这可能是大多数转移灶都发生于眼后半部的原因。眼部继发性癌最常见的来源是乳腺和肺。MRI在色素膜转移瘤和色素膜黑色素瘤的鉴别诊断方面优于CT。[14，160] 然而，色素膜转移瘤与色素膜黑色素瘤可能有相似的信号特征（图2.98～2.102）。Gd-DTPA增强扫描增加了MRI辨别色素膜转移瘤的敏感性（图2.98～2.102）。

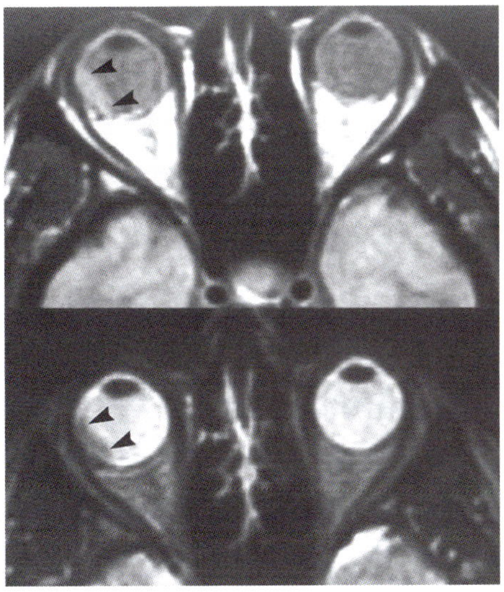

a

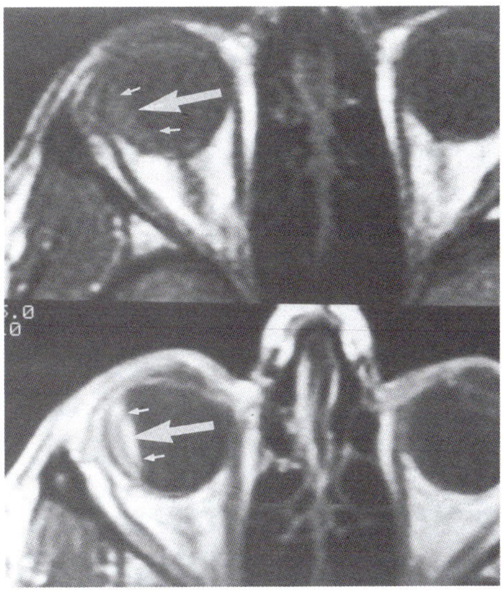

b

图2.98　来自原发乳腺癌的脉络膜转移瘤。

a MR横轴位PW（上图）和T2WI（下图）显示来源于乳腺癌的脉络膜转移瘤（箭头）。

b MR横轴位平扫（上图）和增强T1WI（下图）。注意脉络膜转移瘤的明显强化（箭）。经允许引自Mafee MF. Ureal melanoma, choroidal hemangioma, and simulating lesions, Role of MR Imaging. Radiol Clin North Am 1998;36:1083–1099.

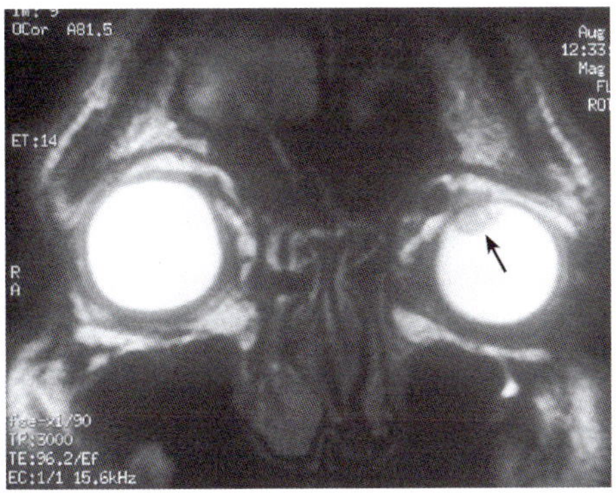

a

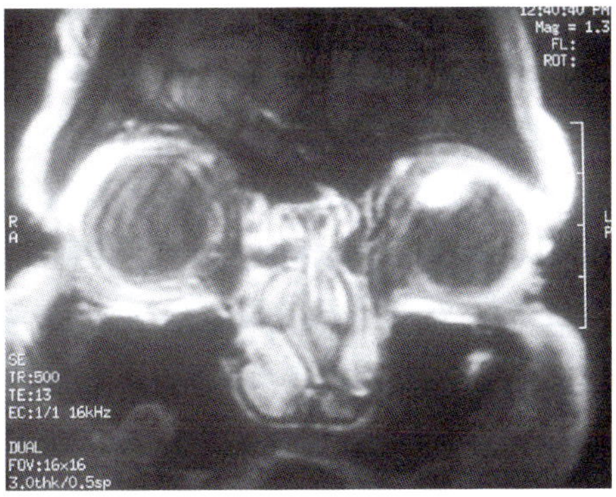

b

图2.99　来自肾上腺瘤的脉络膜转移瘤。

a MR冠状位T2WI显示一侵犯左眼上中部的低信号肿块（箭）。

b 冠状位增强T1WI显示右眼肿瘤明显强化。针吸活检证实为转移瘤。质子束治疗后MRI随访显示转移完全消退。

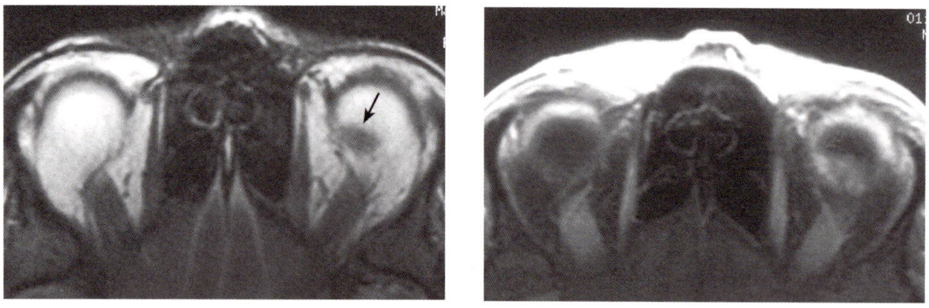

a b

图2.100 来自胸腺瘤的脉络膜转移瘤。a MR横轴位T2WI和b 横轴位增强脂肪抑制T1WI，可见一累及左眼球上部的肿块（箭）。病灶在T1WI上为等信号（此处未显示），在T2WI上为低信号，增强后表现为中等强化（b）。

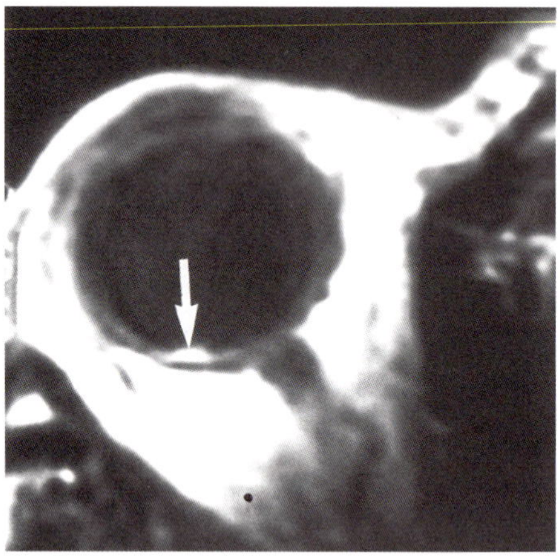

图2.101 来自前列腺癌的脉络膜转移瘤。MR横轴位增强扫描T1WI显示一累及右眼球后部的小转移灶（箭）。

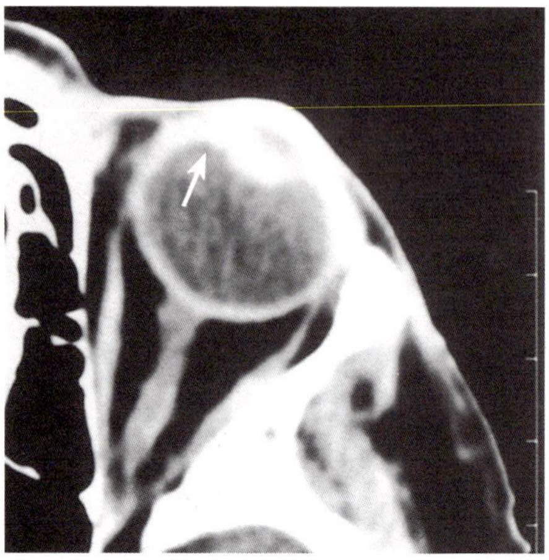

图2.102 来自肺癌的睫状体转移瘤。CT横轴位增强扫描显示睫状体转移瘤（箭）。

表2.9 色素膜痣的鉴别诊断

- 虹膜、睫状体和脉络膜黑色素瘤
- 色素膜转移瘤
- 炎性肉芽肿
- 虹膜和睫状体平滑肌瘤
- 幼年型黄色瘤
- 局限性脉络膜血管瘤
- 脉络膜骨瘤
- 脉络膜神经鞘瘤
- 视网膜下血肿
- 神经节瘤
- 虹膜异物

色素膜痣

色素膜痣是一种先天性疾病，通常见于10岁左右儿童，最常发生于脉络膜的后1/3。[5]多数脉络膜痣的基底直径小于5mm，高度小于1mm，但这种类型的病变偶尔基底直径也可达10mm以上，高3mm以上。[25]偶尔，脉络膜痣可能伴有浅层的浆液性视网膜脱离，伴有或不伴有视网膜下新血管形成。[155, 161, 162]脉络膜痣是误诊为恶性黑色素瘤而行眼球摘除的最常见的误诊病变之一。[149-151]有时这两种病变的鉴别相当困难。长期随访是惟一有效的方法。[162]脉络膜痣的鉴别诊断中最重要的病变大部分列于表2.9中。

多数的色素膜痣因其太小而不能被CT和MRI发现。CT和MR发现的两个色素膜痣的病例，其表现与色素膜黑色素瘤完全相同。这两个病人均做了病灶的眼球壁内切除术，组织病理学证实为脉络膜痣。

脉络膜和视网膜海绵状血管瘤

脉络膜血管瘤（CH）通常与Sturge-Weber综合征（脑-三叉神经分布区皮肤血管瘤病综合征）合并出现。另外，视网膜血管瘤（视网膜血管瘤病）也可见于von Hippel-Lindau病的患者。视网膜血管瘤的临床诊断较困难。多数病例。虽然做过眼底镜检查，因肿瘤被视网膜脱离所掩盖，病变在病理检查中发现。[163]但另一方面，von Hippel-Lindau病的视网膜血管瘤病的诊断主要依靠眼底镜表现。

Struge-Weber病包括皮肤的毛细血管性和海绵状血管瘤，沿三叉神经分布，还包括软脑膜的静脉性血管瘤。[163, 164]眼的改变包括脉络膜血管瘤、牛眼（水眼）、或伴有视神经萎缩和凹陷的慢性青光眼。[5, 16, 163]这种青光眼可以被睫状体和前房角的血管瘤样改变解释。

已报道脉络膜血管瘤有两种不同类型：①与其他疾病无关的局限型或孤立型；②弥漫型血管瘤病，通常伴有面部焰色痣或Struge-Weber综合征变异。[5, 14, 163]

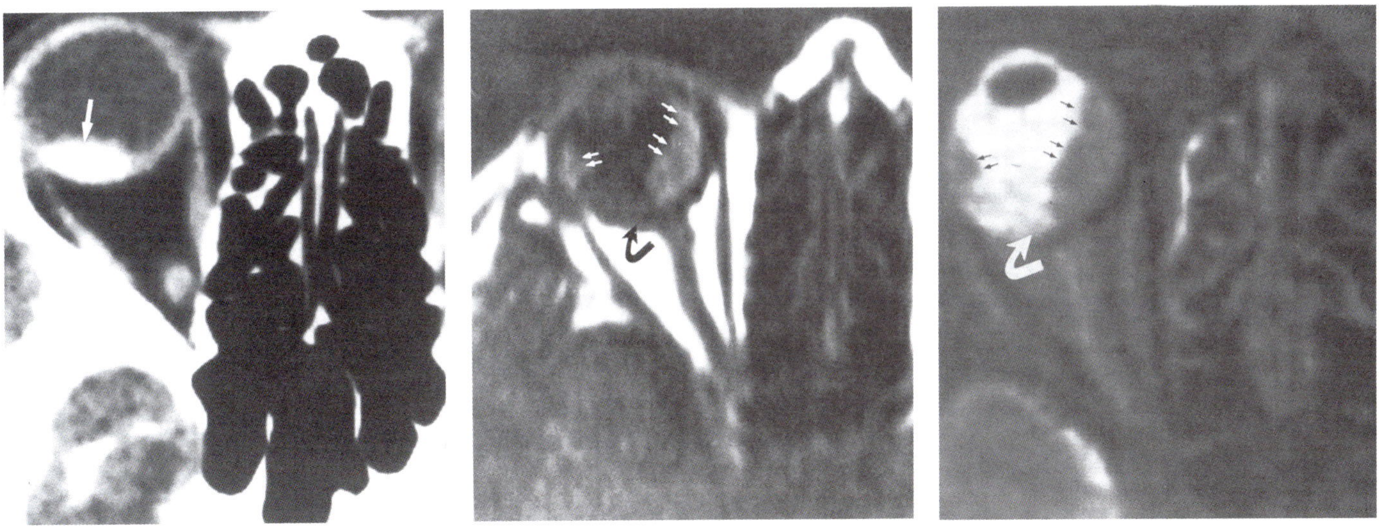

a b c

图 2.103　脉络膜血管瘤。

a CT 增强扫描显示一明显强化的肿块，符合脉络膜血管瘤（箭）。

b 病人发展成慢性视网膜脱离，MR 横轴位 T1WI 显示相对于玻璃体和脑组织呈等信号的血管瘤（弯箭）。视网膜下液体表现为高信号（短箭）

c MR 横轴位 T2WI 显示血管瘤（弯箭），与脑组织相比为高信号，与玻璃体相比为等信号。慢性视网膜下液体呈低信号（短箭号）。该病例与图 2.86 所示病例类似，再次说明将慢性视网膜脱离误诊为恶性色素膜黑色素瘤的可能性。注意特征性的脱离视网膜在锯齿缘前部的限制。经允许引自 Mafee MF. The eye. In:Som PM, Curtin HD, eds.Head and Neck Imaging. St.Louis: Mosby; 1999;695-812.

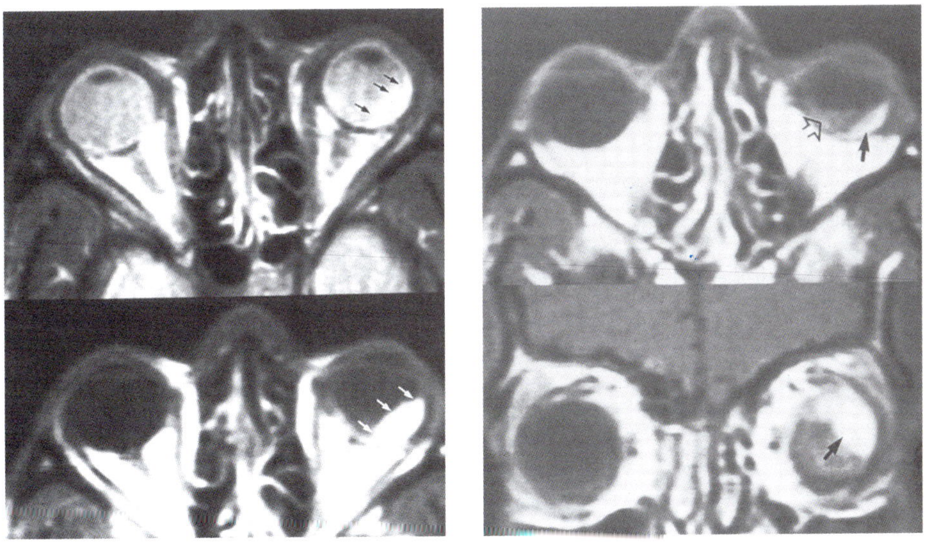

a b

图 2.104　脉络膜海绵状血管瘤。

a MR 横轴位 PWI（上图）和增强后 T1WI（下图）显示一个略高信号的肿块（黑箭）。注意肿块的明显强化（白箭）。

b 增强扫描 T1WI 轴位（上图）和冠状位（下图），与图 2.104a 同一病人，显示脉络膜血管瘤的强化（实箭）。注意伴发的视网膜下渗出（空心箭）。

临床诊断

孤立性 CH 局限于脉络膜，有明确的边缘，位于眼球赤道后部为其特征。[5,14,163] 典型的表现为局灶性的橘红色的脉络膜肿瘤，位于视乳头附近或眼底的黄斑区。相反，与 Struge-Weber 综合征相关的血管瘤是一种弥漫性病变，可累及脉络膜、睫状体、虹膜，偶尔也可累及其他无色素膜的组织，如巩膜外层、结膜及其边缘。

影像诊断

尽管色素膜血管瘤可以被眼底镜、荧光血管造影或超声诊断，临床诊断仍可能较困难。[5,18,19,63] 脉络膜血管瘤在 CT 平扫和动态扫描中表现为边界不清的肿块，增强或动态扫描有明显强化（图 2.103a）。有些病例中，脉络膜血管可被视网膜脱离所掩盖。脉络膜血管瘤在 MR 上可表现为 T1WI 低信号，T2WI 高信号区（图 2.103c，2.104a），并有明显强化（图 2.104～2.106）。因其不能穿破 Bruch 膜呈蘑菇形，而呈特征性的双凸透镜形。有些脉络膜血管瘤在 MR T1WI、PWI 和 T2WI 上均表现为中等信号（图 2.104，2.106）。有些病例中，脉络膜血管瘤可被视网膜脱离所掩盖（图 2.105a）。

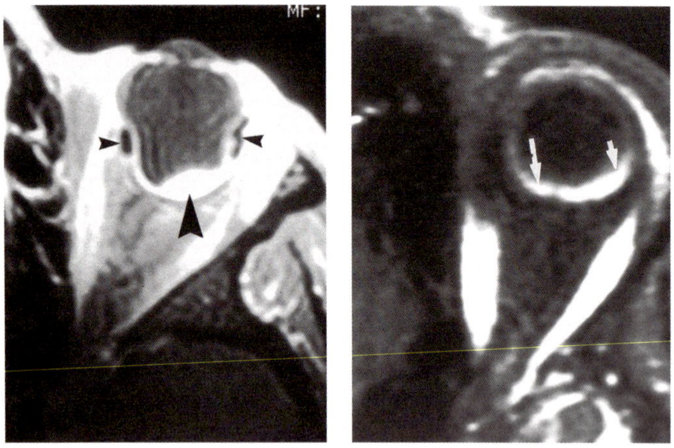

a b

图2.105 脉络膜血管瘤导致视网膜脱离。
a MR 横轴位增强脂肪抑制 T1WI 显示一脉络膜血管瘤（大箭头）。注意治疗视网膜脱离的巩膜扣带（小箭头）。
b 横轴位增强脂肪抑制 T1WI 显示 Sturge-Weber 综合征病人的弥漫性脉络膜血管瘤（箭）。

视网膜血管瘤病和 von Hippel-Lindau 病

视网膜血管瘤病和 von Hippel-Lindau 病是一种可与视网膜斑痣性错构瘤互换名称的疾病。[6] 这种综合征包括视网膜和小脑的血管畸形。视网膜病变通常有畸形的特征（错构瘤），小脑病变包括缓慢生长的囊性血管性肿瘤。除眼部异常外，这些病人可能发展成小脑的血管母细胞瘤、视神经或视交叉的血管母细胞瘤、肾癌、嗜铬细胞瘤或肾脏及胰腺囊肿。von Hippel-Lindau 病的视网膜血管瘤病的诊断主要依靠眼底镜表现。因为病灶较小（1.5～2mm），视网膜血管瘤很少在 CT 和 MRI 扫描中发现。病变进行性增大，常导致渗出性或牵拉性视网膜脱离并发症，导致眼球痨。[14] 即使在该阶段，CT 和 MRI 也可能不显示视网膜血管瘤。

脉络膜出血和脉络膜剥离

在色素膜黑色素瘤的鉴别诊断中，必须考虑脉络膜出血和脉络膜剥离，因其可被误诊为脉络膜肿瘤。未突破 Bruch 膜的大量脉络膜出血在眼底镜、CT、MRI 的表现可与脉络膜肿瘤相似，因为它形成一个圆形的、甚至球形的棕黑色突起，用透视法检查是不透明的。浆液性脉络膜脱离可能被误为脉络膜黑色素瘤。脉络膜渗出（色素膜渗出）是另一种病理改变，可与环状的黑色素瘤混淆。[40, 41] 脉络膜出血（图2.28）、脉络膜剥离（图2.26～2.32）和色素膜渗出（图2.33）的 CT 和 MRI 特征已在本章前面讨论过。

脉络膜囊肿

脉络膜囊肿非常少见，但可被误为脉络膜肿瘤。可以为双侧、可引起视网膜脱离。[5, 14]

眼淋巴瘤

视网膜和中枢神经系统的原发性淋巴瘤的发病率增高与获得性免疫缺陷综合征（AIDS）和其他原因的免疫缺陷有关。[5, 14, 25] 与原发性眼淋巴瘤相比，由全身恶性淋巴瘤所致的继发性眼侵犯主要表现为色素膜肿瘤。这种疾病最初常出现色素膜炎的表现。眼典型的原发性淋巴瘤为双侧，可能被误诊为脉络膜肿瘤。[5] 在 MRI 上，眼淋巴瘤可以与色素膜黑色素瘤的信号特征相似（图2.107）。眼淋巴瘤通常为双侧，而双侧的黑色素瘤相当少见。

眼白血病

白血病的眼内浸润可累及色素膜、视网膜、视盘或玻璃体。这是一种少见的眼部疾病，很不幸，眼部浸润对白血病幸存者来说是一个预后较差的征候。[5, 14, 25] 白血病的眼内浸润可能出现在单侧或双侧。在 MRI 上，白血病的眼内浸润与色素膜黑色素瘤、转移瘤和眼内炎症（微生物和非微生物的）的信号特征相似（图2.108）。

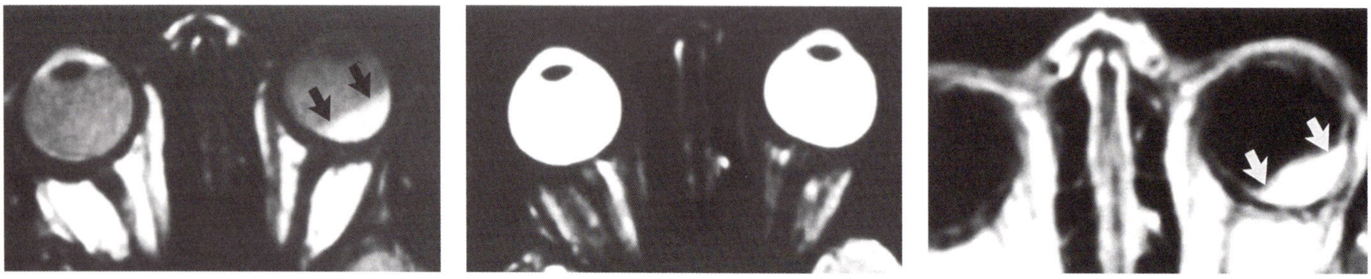

a b c

图2.106 5岁女孩，脉络膜血管瘤。a MR 横轴位 PDWI，b 横轴位 T2WI，c 横轴位增强 T1WI 显示一巨大脉络膜血管瘤（箭）。病变在 PDWI 上呈高信号，在 T2WI 上相对于玻璃体为等信号。

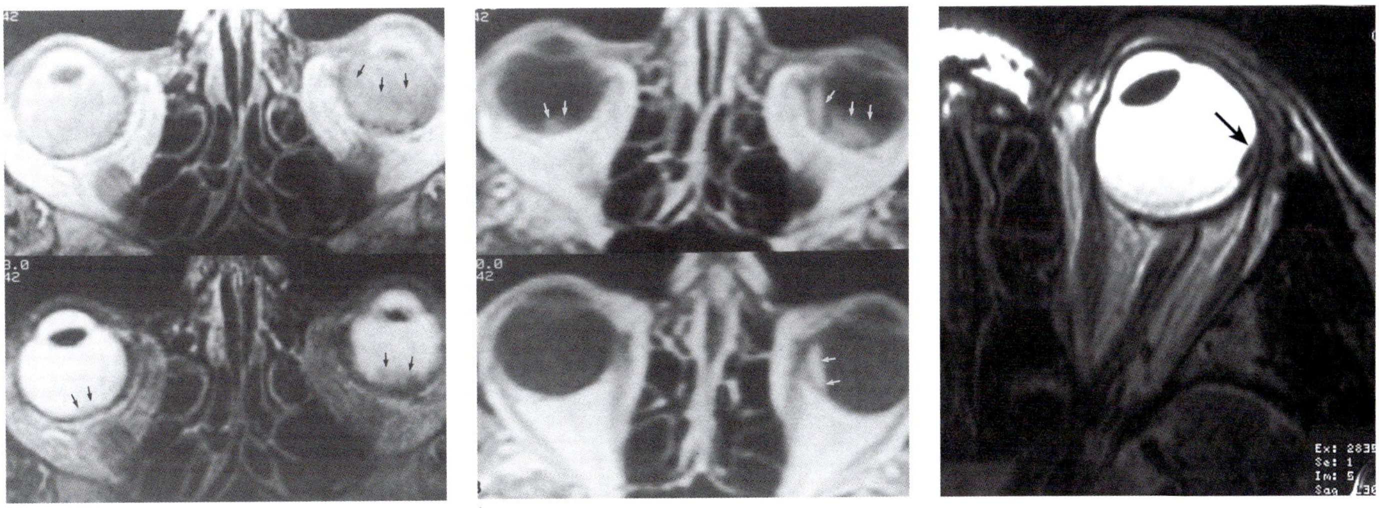

a b c

图2.107 眼淋巴瘤。

a MR横轴位PDWI（上图）和T2WI（下图）显示一个侵及双眼的边界不清的肿块（箭），病变在T2WI上为低信号。

b MR横轴位增强扫描T1WI显示双眼淋巴瘤呈中等程度的强化（箭）。

c 另一左眼淋巴瘤的病人MR横轴位T2WI（箭），如所见，眼淋巴瘤的MRI特征与恶性色素膜黑色素瘤相同，但眼淋巴瘤通常为双侧（a，b），而双侧眼黑色素瘤相当少见。

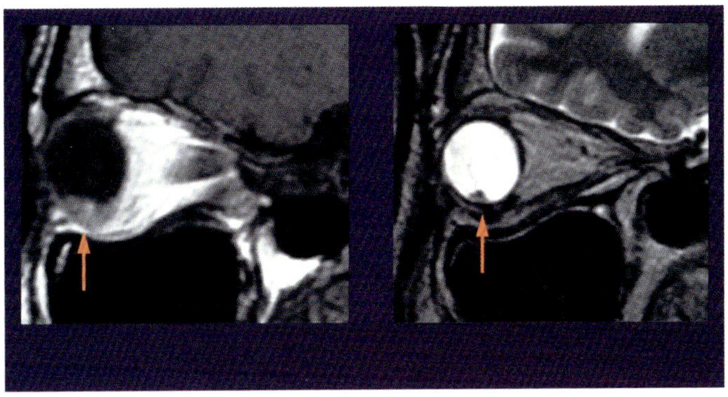

a

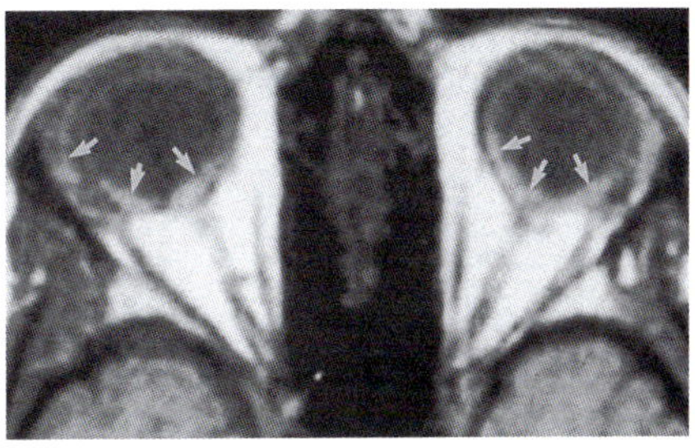

图2.108 白血病眼内浸润。MR横轴位增强扫描T1WI示不规则结节状强化的病灶（箭），符合白血病眼内浸润。经允许引自Mafee MF. Uveal melanoma,choroidal nemangioma,and simulating lesions.Role of MR Imaging. Radiol Clin North Am 1998;36:1083－1099.

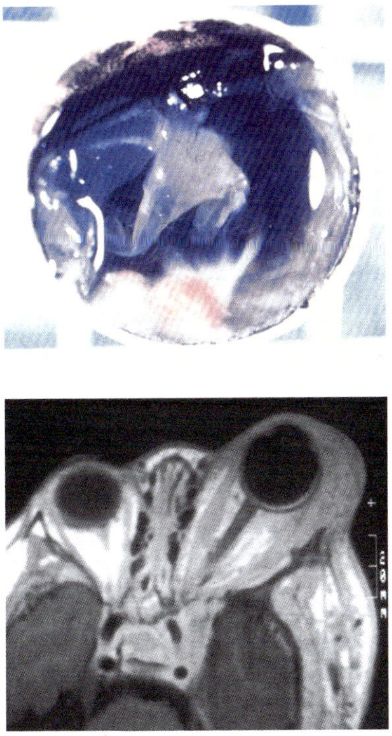

b

c

图2.109 色素膜神经鞘瘤。

a MR矢状位T1WI、T2WI显示一累及眼球下部病灶，符合色素膜神经鞘瘤（箭）。

b 大体眼标本切面显示色素膜神经鞘瘤。感谢Yuichi Inoue,MD.Ikedo,Osaka,Japan.

c 另一病人，已知患神经纤维瘤病（NF1），MR横轴位增强扫描T1WI显示丛状的神经纤维瘤，累及左眼睑、一侧眶壁和左颞窝。左眼球增大。左眼后部的强化由弥漫性色素膜神经纤维瘤所致。感谢Ahmed Hydayat,MD,AFIP,Washington DC,USA.

原发性眼神经鞘瘤（神经鞘瘤）

原发性眼神经鞘瘤（POS）是一种相当少见的疾病，诊断上可与色素膜黑色素瘤混淆。这种良性肿瘤起源于色素膜或巩膜上的周围神经的Schwann细胞。POS发生于神经纤维瘤病Ⅰ型的病人或无这种疾病的人。POS通常表现为脉络膜或睫状体上的无黑色素的肿块，临床上，依靠荧光血管造影、超声无法与色素膜黑色素瘤鉴别。[2]POS的CT和MRI表现（图2.109a,b）也不能与色素膜黑色素瘤鉴别。[5]有时，在神经纤维瘤病Ⅰ型的病人，整个脉络膜可由于弥漫性神经纤维瘤而增厚（图2.109c）。

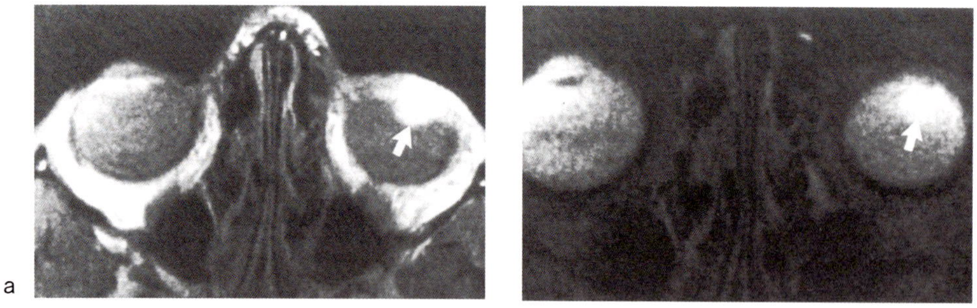

图2.110 中外胚层的平滑肌瘤。a MR横轴位PDWI，b T2WI显示睫状体一高信号的肿块（箭），平滑肌瘤在CT和MR增强扫描时呈明显强化，此处未显示。

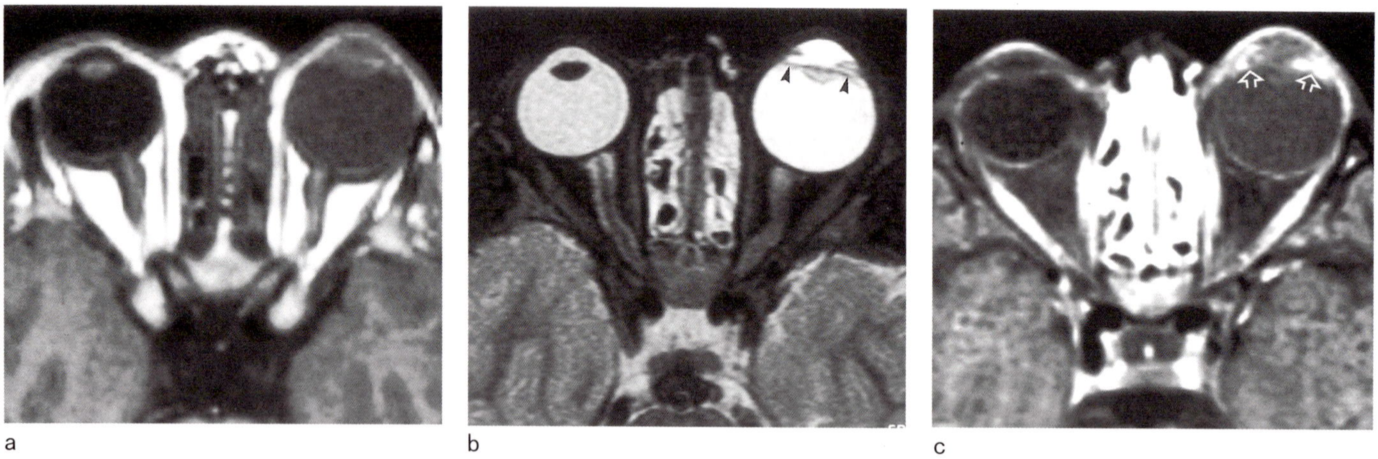

图2.111 睫状体髓上皮瘤。一儿童患者，a MR横轴位T1WI，b T2WI和c 横轴位增强扫描T1WI显示一累及左眼睫状体的浸润性突起，符合髓上皮瘤。由于继发性青光眼左眼增大。感谢Sattam Lingawi,MD,Saudi Arabia.

平滑肌瘤（中外胚层的平滑肌瘤）

睫状体的平滑肌瘤相当少见，须与其他梭形细胞肿瘤鉴别，特别是最常见的无黑色素的梭形细胞黑色素瘤。[165, 166] Jakobiec等报道了两例睫状体良性肿瘤（一例为37岁女性，另一例为20岁女性），由光学显微镜诊断为神经源性肿瘤，但电镜检查，由具有不常见形态学特征的平滑肌细胞组成。他们认为肌源性和神经源性的特征存在于睫状体（中外胚层）平滑肌的神经嵴起端，这些肿瘤组成一个新的肌源性肿瘤的疾病分类。他们提出睫状体中外胚层平滑肌瘤这个专用名词，因为在头颈部形成骨、软骨、结缔组织的神经嵴细胞已被称为中外胚层。[166] 睫状体中外胚层平滑肌瘤的MRI表现已有报道。[62, 91] 病变表现为边界清楚的非浸润性肿块，在MR T1WI、PDWI和T2WI上均为高信号（图2.110）。病灶在T2WI上相对于玻璃体为低信号。T1WI增强扫描上有明显强化。[166a] 眼平滑肌瘤和平滑肌肉瘤的CT和MRI表现不能与色素膜黑色素瘤、神经源性肿瘤和髓上皮瘤鉴别。

眼腺瘤和腺癌

眼腺瘤和腺癌可能起源于虹膜、睫状体或视网膜的色素上皮。眼腺瘤和原发性腺癌是相当少见的肿瘤，在CT和MRI上不能与眼黑色素瘤鉴别（见图2.94）。

髓上皮瘤

髓上皮瘤或称视网膜胚瘤是一种少见的眼内原发肿瘤，起源于神经外胚层，发生于睫状体原始非色素上皮。[4, 5, 167] 髓上皮瘤尽管也见于成人，但更常见于儿童。[5, 167] 在眼部，髓上皮瘤常发生于睫状体，很少起自虹膜、视网膜或视神经。目前视神经的髓上皮瘤仅有6例报道。[167a] 组织学上肿瘤与胚胎期的视网膜和神经组织相像。这种肿瘤分畸胎样和非畸胎样两种类型。非畸胎型（视网膜胚瘤）是一种纯粹的髓上皮细胞增生。畸胎样髓上皮瘤通过异种成形的附加表现来辨别，特别是软骨、骨骼肌和脑组织。尽管多数髓上皮瘤细胞学上是恶性，远隔转移却少见。[5] 肿瘤可以沿虹膜表面从睫状体的起始点向前延伸，或沿视网膜表面向后延伸（图2.111,2.112）。

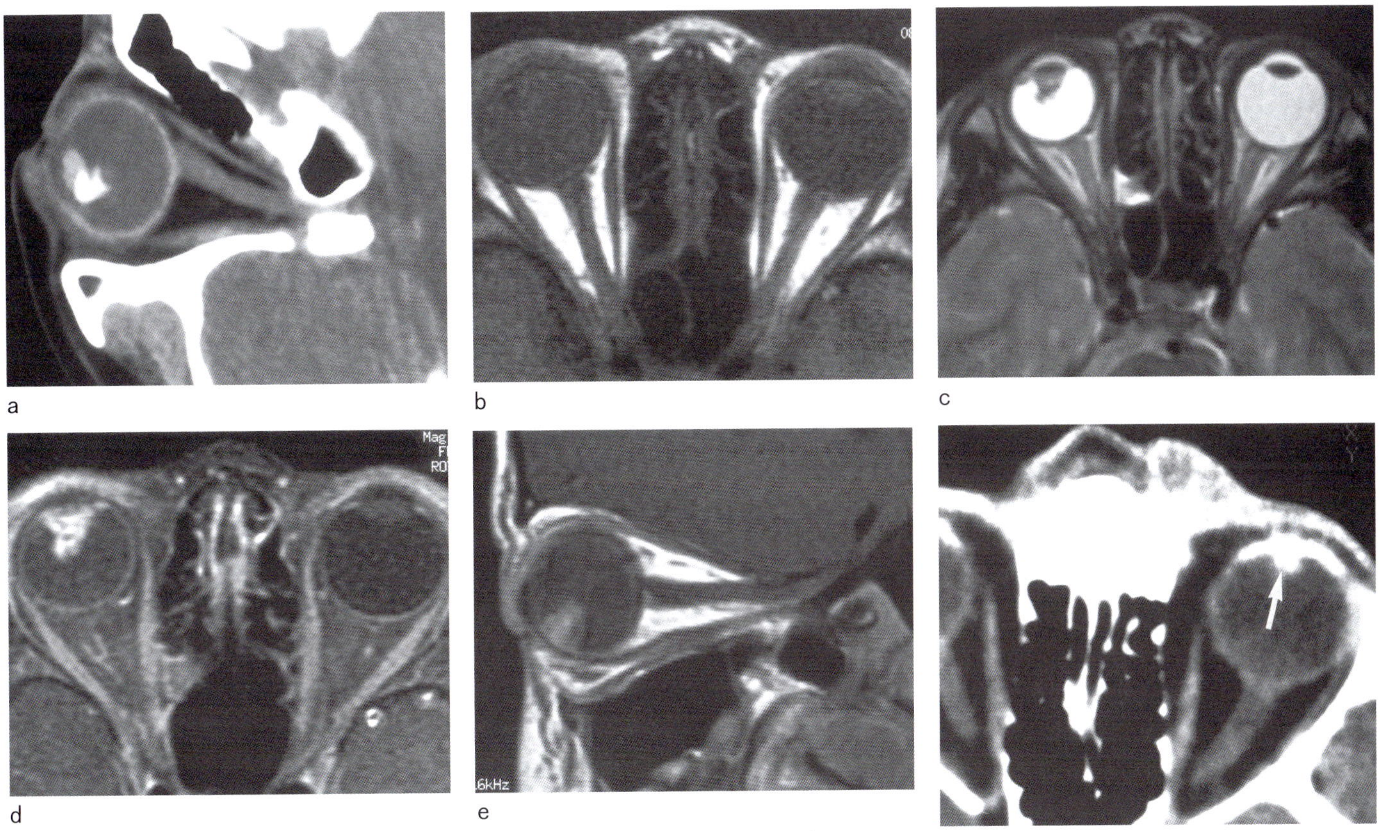

图2.112 睫状体髓上皮瘤伴钙化，21个月男孩，患白瞳症。a CT扫描显示一邻近晶体的钙化肿块，符合钙化的髓上皮瘤。b MR横轴位T1WI，c T2WI，d 横轴位增强脂肪抑制，e 矢状位增强扫描T1WI。髓上皮瘤在T2WI上为低信号（c），表现为明显强化（d，e）。f 28岁男性，横轴位CT增强扫描显示一睫状体髓上皮瘤（箭）。

视神经的髓上皮瘤可能使诊断面临挑战（图2.113）。视神经的髓上皮瘤的诊断要求组织学检查。图2.113显示一个恶性畸胎样髓上皮瘤。

髓上皮瘤作为一种无色素的睫状体肿块一般发生于10岁前。在这些肿瘤：视网膜母细胞瘤、肉芽肿和幼年型黄色瘤的鉴别诊断中应考虑到髓上皮瘤。髓上皮瘤中可出现钙化（图2.112a）。在成人，该肿瘤在眼底镜、荧光血管造影、超声、CT和MRI上可类似于无色素的色素膜黑色素瘤和睫状体平滑肌瘤（图2.112f）。[21]

老年性黄斑变性

黄斑变性在老年人是导致失明的第一位原因。脉络膜毛细血管的动脉硬化、色素上皮细胞功能障碍、神经上皮细胞的消失是老年人黄斑变性综合征的根本原因。[6] 严重的可能发生的合并症之一是出血，出血开始局限于色素上皮间隙下，后来延伸到视网膜下腔，最后形成一个机化的纤维瘢痕，受累黄斑的所有功能随之丧失。[5, 12, 14] 老年性黄斑变性合并视网膜下改变时，CT表现可与色素膜黑色素瘤相似（图2.114a）。然而，在CT平扫上可能看不到明显的病变，但是在黄斑区可以看到与渗漏血管有关的明显的局灶线性对比增强。

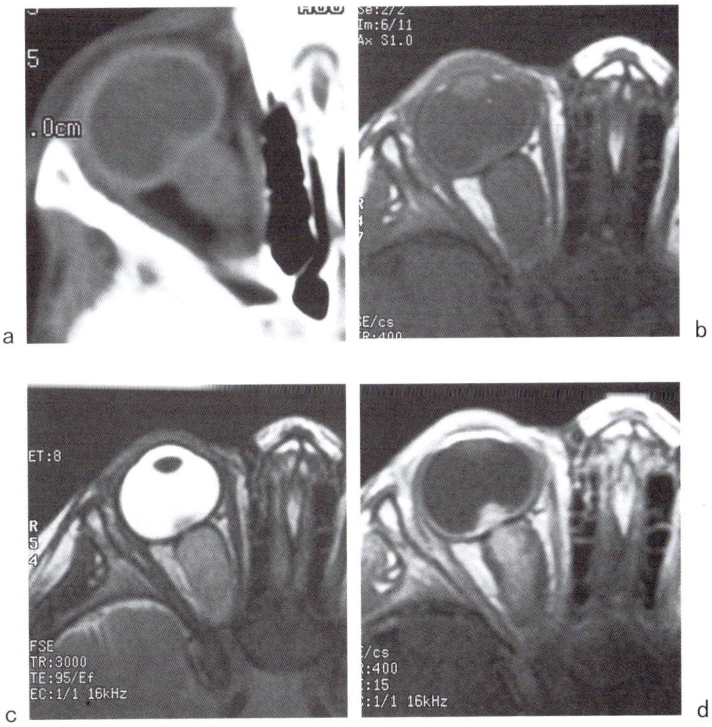

图2.113 视神经髓上皮瘤。a CT横轴位平扫显示右侧视神经明显增粗和视盘肿块。b MR 横轴位T1WI，c T2WI和d 横轴位增强扫描脂肪抑制T1WI，与脑组织相比，肿瘤在T1、T2上均为等信号（b，c），明显强化（d）。

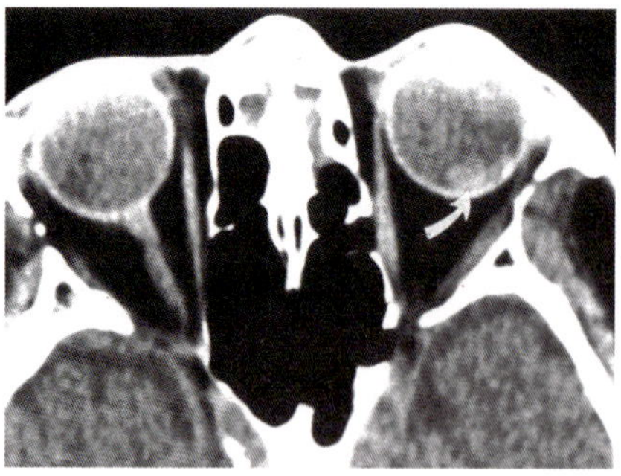

a

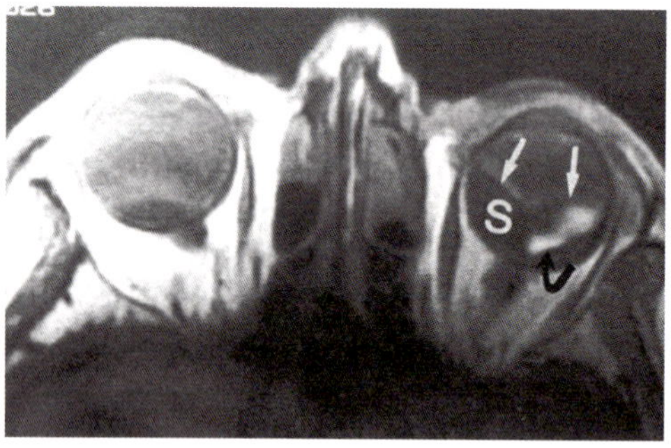

b

图2.114 黄斑变性伴发眼内出血。
a 横轴位强化后CT扫描显示为一边界不清的肿块(箭头)。
b 横轴位MR T1WI显示为CT上(a)不易识别的改变。注意后部玻璃体的分离(白箭)。CT上看见的肿块呈高信号(黑箭号),延伸至视神经水平,所见提示它应位于视网膜下间隙。手术发现这是由于视网膜下积血和反应性改变所致。玻璃体下间隙(S)内低信号与急性玻璃体下出血有关。

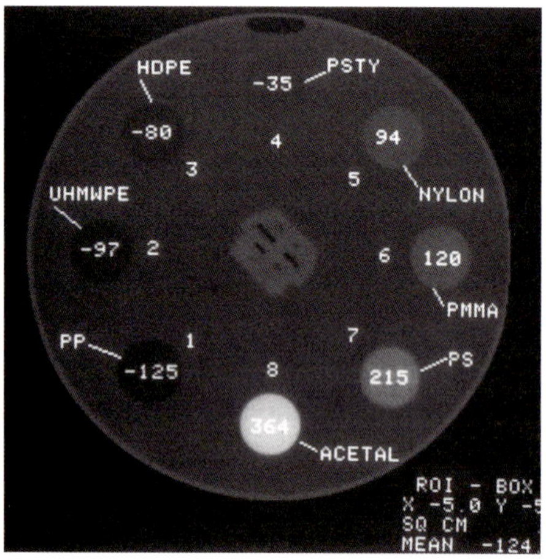

a

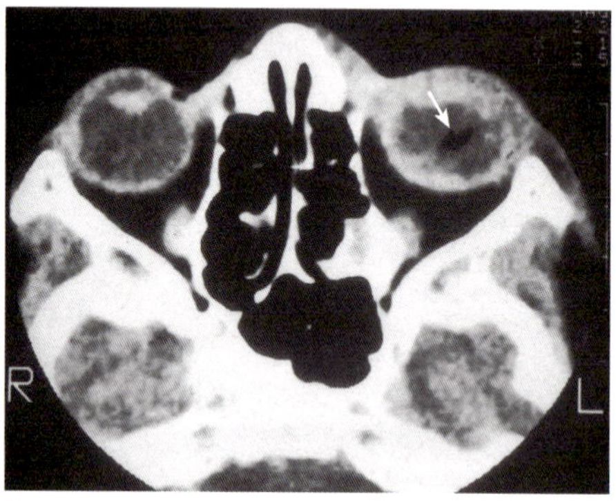

b

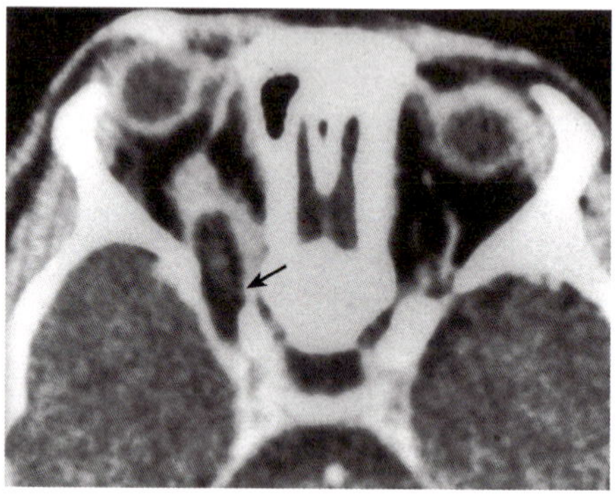

c

图2.115 塑料材质的CT。
a 不同种类的塑料材质CT扫描显示为不同的CT值。
b 眼的塑料异物。CT横轴位显示左眼内一低密度塑料异物(箭),这很容易被误认为伪影。
c 眼眶异物。CT显示右侧眶尖一低密度异物(箭),异物为一段铅笔(该病例由台湾谭博士提供)。

黄斑变性的MRI所见根据疾病的阶段呈多种多样。因为视网膜下间隙内的液体,在所有的脉冲序列上病变都可以显示为高信号。如并发出血和其他的并发症,如后部玻璃体分离和反应性视网膜胶质增生,黄斑变性可显示不同的MRI特征(图2.114b)。

■眼外伤

眼内异物(IOFBs)在眼外伤中占很大比例,成功地处理它们需要使用先进的诊断和手术技术。[171-174]对眼内异物预后有影响的因素包括异物大小、材料、位置、弹道、活动度、炎性反应、组织损伤的程度和类型以及损伤后时间长短。眼内残留异物的自然病程变化很大。眼内残留含铁的异物可以发展成眼球铁质沉着病。铁质沉着改变可以是稳定或消退的。[176-177, 178]大约7%~13%的眼内残留异物病例伴发眼炎。

根据我们的经验,眼内病变(包括IOFBs)最佳的CT检查方法为采用平行于听眦线的连续1.5mm横轴位切面。当异物较时,薄层切面是非常有用的。冠状位和矢状位重建在确定眼内异物的位置是有帮助的,特别是当异物位于周边时。当确定怀疑位于球内6点或12点的异物时,直接的冠状位扫描是最佳检查方法。但不幸的是CT在检测异物时的敏感度有限。例如,微小的铜异物CT不能显示,它可以导致不可修复的视网膜损伤,同时伴有进行性的视力丧失。[26]

眼内塑料异物在窄窗宽时可以得到更好的显示,这与观察木质碎片时是一样的。[180, 181]塑料的CT值范围很宽(−125~+364)(图2.115)。[182]CT扫描可能检测不出残留的非金属异物,特别是当它们由有机材料,如塑料或木头构成时。[183, 184]

超声有技术上难以操作的缺点,它在开放性眼球损伤通常是禁忌的,而且当眼内异物不止一个时,很难确诊。

在有金属异物时MRI是禁忌的。[183]Williamson等人将各种磁性和非磁性眼内异物插入15只眼球中,在15个非磁性异物中MRI(使用低场MR机)可准确定位11个。没有检测到的2个异物位于脉络膜上间隙。这表明,和CT扫描一样,靠近巩膜的异物难以检测到。通常,在怀疑有铁磁性异物的眼外伤检查中MRI是禁忌的。对于那些有外

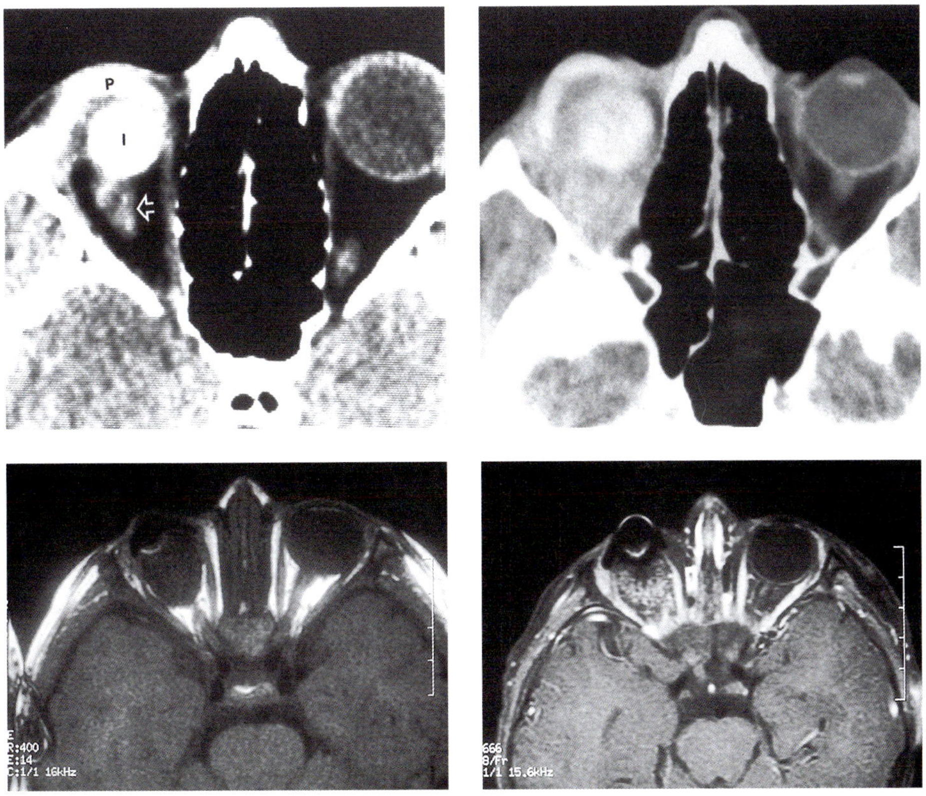

图2.116 由于视网膜母细胞瘤复发所致的眼眶植入物的移位。

a CT扫描显示右侧眼球摘除后置入眶内的球形植入物(I)以及覆盖其表面假体(P)的位置。注意增多的软组织(箭)，与肿瘤复发有关。

b 3个月后CT扫描显示肿瘤大块复发。注意眼眶植入物向内侧移位。

c，d 眼球摘除术后多孔植入物。横轴位未增强T1WI(c)及横轴位增强压脂T1WI(d)MR扫描。图2.116 d为图2.116 c 3个月后采集。注意眼球植入物以及覆盖其表面眼假体的位置。右侧眼外肌正常强化，血供良好。注意眼眶植入物的强化与其良好的血管形成是一致的。

伤性异物既往史的患者，金属(工业)工人或其他可疑个体，建议采用高分辨1.5mm层厚眼眶CT扫描和5～10mm层厚头部CT扫描以排除异物的可能性。在CT排除金属异物后可以建议使用MRI。

Lagouros和同事们[185]做了眼内异物的磁共振(MRI)在体和离体实验研究。抗磁性和顺磁性异物可以成像，在成像过程没有伪影和移动。而铁磁性异物像所预期的那样产生大量伪影，无法进行有意义的成像。

Henrikson和他的同事[182]描述了各种塑料材质的CT所见。作者结论认为当塑料物较小和位于负的CT值范围时(<-30Hu)CT扫描可能不易显示。Lagouros和他的同事使用MRI能够使聚苯乙烯成像，这在Henrikson等人的研究中CT值为-35Hu。似乎所有的塑料材质，由于相对缺乏氢在相对富含氢的玻璃体中都表现为信号缺失。

眼内木质异物的检测是困难的，特别是似乎轻微损伤的病例。[190-194]眼部放射学检查很少检测出木质碎片(图2.115c)。[193]CT可检测出伴有金属涂料或肉芽肿的木质异物。在CT扫描上木质异物显示为低密度影像；它们经常被误认为气体或眼眶脂肪的部分容积效应(图2.115c)。实验和临床研究都表明CT在单独检查干燥木质时几乎没有意义。Tate和Cupples发现高分辨CT机不能检测到小的木质碎片。Myllyla等报告在他们的两名患者中，CT扫描没有检测出眶内的木质异物。他们注意到木头的CT值范围为-618～+23Hu。眼部超声在检测眶内木质异物时也有一些限制。眶内木质异物在MR T1WI、PDWI和T2WI上显示为低信号。它们尤其在MR T1WI上显示最为清楚。[190]MRI在检测眼眶木质异物上的作用首先由Green等报道。这些作者建议对所有怀疑被木质异物穿透眼睛而CT扫描未显示异物的患者进行MRI扫描。

无眼眼窝和眼眶植入物

CT和MRI在无眼眼窝及眼眶植入物的检查中发挥着重要作用。[168，200-202]有两种眼眶植入物：(1)用于眼球摘除术后的球形植入物和(2)用于修复非手术性和手术性损伤的重建眼眶植入物。[168]球形眼眶植入物被缝合在锥内间隙(图2.116)。然后将一个外观适当的眼假体覆盖在眼球表面(图2.116)。球形眼眶植入物可以由非多孔材料，如聚硅酮和聚甲丙烯酸树脂，或多孔材料，如多孔聚乙烯或羟磷灰石制作(图2.116)。

眼球摘除后影像研究是为了评估多孔球形眼眶植入物的血供形成、移位、暴露和眼眶的再生。[168]增强MR T1WI被证实在确定眼球摘除术后羟磷灰石植入物血供形成方面是非常有价值的(图2.116)。[200，201]依据植入物内MRI的增强表现，决定手术将球形眼眶植入物和外部表面眼假体结合起来的合适时间。[168，200，201]结合过程包括通过覆盖其表面的软组织向球形眼眶植入物内钻一个洞，然后放置一个结合钉。置入内衬结膜的洞内的结合钉与眼假体是成对的，为的是提高其能动性。眼眶植入物必须有充足的血供以供养钻洞交界处的结膜内衬。外科医师可以在放置结合钉前申请MRI检查。MRI纤维血管内生的提供证据有很广泛的临床重要性。纤维血管内生的速度依赖于患者本身和外科手术技术。

参考文献

1 Snell RS, Lemp MA, eds. Clinical Anatomy of the Eye. Boston, MA: Blackwell Scientific; 1989.
2 Reeh MF, Wobij JL, Wirtschafter JD. Ophthalmic anatomy: a manual with some clinical applications. San Francisco, CA: Am Acad Ophthalmol 1981; 11-54.
3 Edward DP, Kaufmann LM. Anatomy, development, and pathology of the visual system. Pediatr Clin North Am 2003; 50: 1-23.
4 Kaufman LM, Mafee MF, Song CD. Retinoblastoma and simulating lesion: role of CT, MR imaging and use of GD-DTPA contrast enhancement. Radiol Clin North Am 1998; 36: 1101-1117.
5 Mafee MF. Uveal melanoma, choroidal hemangioma, and simulating lesions: Role of MR imaging. Radiol Clin North Am 1998; 36: 1083-1099.
6 Siegelman J, Jakobiec FA, Eisner G, eds. Retinal Diseases, Pathogenesis, Laser Therapy and Surgery. Boston: Little Brown; 1984: 1-66.
7 Rutmin U. Fundus appearance in normal eye. I. The choroid. Am J Ophthalmol 1967: 64: 821-857.
8 Anderson H, Apple D. Anatomy and embryology of the eye. In: Peyman GA, Sanders DR, Goldberg MF, eds. Principles and Practice of Ophthalmology, Vol. 1. Philadelphia: W.B. Saunders; 1980: 3-68.
9 Nakaizumi Y. The ultrastructure of Bruch's membrane. II. Eyes with a tapetum. Arch Ophthalmol 1964; 72: 388-394.
10 Wudka E, Leopold IM. Experimental studies of the choroidal blood vessels. Arch Ophthalmol 1956; 55: 857-885.
11 Mafee MF, Peyman GA. Retinal and choroidal detachments: role of MRI and CT. Radiol Clin North Am 1987; 25: 487-507.
12 Mafee MF: Magnetic resonance imaging: Ocular anatomy and pathology. In: Newton TH, Bilanuik LT, eds. Modern Neuroradiology, Vol. 4. Radiology of the Eye and Orbit. New York: Clavadel Press/ Raven Press; 1990: 2.1-3.45.
13 Warwick R, Williams PL, eds. Gray's Anatomy. 35th British Edition. Philadelphia: W.B. Saunders; 1973.
14 Mafee MF. The eye. In: Som PM, Curtin HD, eds. Head and Neck Imaging. St. Louis: Mosby; 2003: 441-527.
15 Balaz EA. Physiology of the vitreous body. In: Schepens CL, ed. Importance of the vitreous body in retinal surgery with special emphasis on reoperations. St. Louis: Mosby 1960: 29-48.
16 Mafee MF, Goldberg MF, Valvassori GE, et al. Computed tomography in the evaluation of patients with persistent hyperplastic primary vitreous (PHPV). Radiology 1982; 145: 713-714.
17 Aguayo JB, Glaser B, Mildvan A, et al. Study of vitrous liquifaction by NMR spectroscopy and imaging. Invest Ophthalmol Vis Sci 1985; 26: 692-697.
18 Mafee MF, Peyman GA, Grisolano JE, et al. Malignant uveal melanoma and simulating lesions: MR imaging evaluation. Radiology 1986; 160: 773-780.
19 Mafee MF, Puklin J, Barany M, et al. MRI and in vivo proton spectroscopy of the lesions of the globe. Semin Ultrasound CT MR. 1988; 9: 59-71.
20 Lagouros PA, Langer BG, Peyman GA, et al. Magnetic resonance imaging and intraocular foreign bodies. Arch Ophthalmol 1987; 105: 551-553.
21 Mafee MF, Goldberg MF. CT and MR imaging for diagnosis of persistent hyperplastic primary vitreous (PHPV). Radiol Clin North Am 1987; 25: 683-692.
22 Penning DJ, et al. MRI imaging of enucleated human eye at 1.5 Tesla. J Comput Assist Tomogr 1986; 10: 55.
23 Aguayo JB, Blackband SJ, Schoeniger J, et al. Nuclear magnetic resonance imaging for a single cell. Nature 1986; 322: 190-191.
24 Mafee MF, Mafee RF, Malik M, Pierce J. Medical Imaging in pediatric ophthalmology. Pediatr Clin North Am 2003; 50: 259-286.
25 Yanoff M. Duker JS. Ophthalmology. Philadelphia: Mosby; 1999.
26 Char DH, Unsold R. Computed tomography: ocular and orbital pathology. In: Newton TH, Bilanuik LT, eds. Modern Neuroradiology, Vol. 4. Radiology of the Eye and Orbit. New York: Clavadel Press/ Raven Press; 1990: 9.1-9.64.
27 Levin AV. Congenital eye anomalies. Pediatr Clin North Am 2003; 50: 55-76.
28 Kaufman LM, Villablanca PJ, Mafee MF. Diagnostic imaging of cystic lesions in the child's orbit. Radiol Clin North Am. 1998; 36: 1149-1163.
29 Zion VM. Phakomatoses In: Tasman W, Jaeger EA, eds. Duane's Clinical Ophthalmology, Vol. 5, Chapter 36. J.B. Lippincott, Philadelphia 1990: 1-12.
30 Mafee MF, Pruzansky S, Corrales MM, et al. CT in the evaluation of the orbit and the bony interorbital distance. AJNR 1986: 7:265-269.
31 Brown G, Tasman W, eds. Congenital anomalies of the optic disc. New York: Grune and Stratton; 1983: 97-191.
32 Mafee MF, Jampol LM, Langer BG, et al. Computed tomography of optic nerve colobomas, Morning glory anomaly, and colobomatous cyst. Radiol Clin North Am 1987; 25: 693-699.
33 Mann I. Developmental Abnormalities of the Eye, 2d ed. Philadelphia: J.B. Lippincott; 1957; 74-78.
34 Savell J, Cook JR. Optic nerve colobomas of autosomal dominant heredity. Arch Ophthalmol 1976; 94: 395-400.
35 Pollock JA, Newton TH, Hoyt WF. Transsphenoidal and transethmoidal encephaloceles. Radiology 1968; 90: 442-453.
36 Kindler P. Morning glory syndrome: unusual congenital optic disc anomaly. Am J Ophthalmol 1970; 69: 376-384.
37 Weiter JJ, Ernest JT. Anatomy of the choroidal vasculature. Am J Ophthalmol 1974; 78: 583-590.
38 Capper SA, Leopold IH. Mechanism of serous choroidal detachment. Arch Ophthalmol 1956; 55: 101-113.
39 Mafee MF, Peyman GA. Choroidal detachment and ocular hypotony: CT evaluation. Radiology 1984; 153: 697-703.
40 Mafee MF, Linder B, Peyman GA, et al. Choroidal hematoma and effusion: evaluation with MR imaging. Radiology 1988; 168: 781-786.
41 Peyman GA, Mafee MF, Schulman JA. Computed tomography in choroidal detachment. Ophthalmology 1984; 91: 156-162.
42 Iijima Y, Asanagi K. A new Bscan ultrasonographic technique for observing ciliary body detachment. Am J Ophthalmol 1983; 95: 498-501.
43 Wing GL, Schepens CL, Trempe CL, et al. Serous choroidal detachment and the thickened choroid sign detected by ultrasonography. Am J Ophthalmol 1982; 84: 499-505.
44 Archer DB, Canavan YM. Contusional eye injuries: retinal and choroidal lesions. Aust J Ophthalmol 1983; 11: 251-164.
45 Gole GA. Massive choroidal hemorrhage as a complication of krypton red laser photocoagulation for disciform degeneration. Aust N Z J Ophthalmol 1985; 13: 37-38.
46 Maumenee AE, Schwartz MF. Acute intraoperative choroidal effusion. Am J Ophthalmol 1985; 100: 147-154.
47 Schepens CL, Brockhurst RJ. Uveal effusion. I. Clinical picture. Arch Ophthalmol 1963; 70: 189-201.
48 Chaques VJ, Lam S, Tessler HH, Mafee MF. Computed tomography and magnetic resonance imaging in the diagnosis of posterior scleritis. Ann Ophthalmol, 1993; 25: 89-94.
49 Yan X, Edward DP, Mafee MF. Ocular calcification, radiologic-pathologic correlation and literature review. Int J Neuroradiol 1998; 4: 81-96.
50 Howard GM, Ellsworth RM. Differential diagnosis of retinoblastoma: a statistical survey of 500 children. I. Relative frequency of the lesions which stimulate retinoblastoma. Am J. Ophthalmol 1965; 60: 610-618.
51 Popoff NA, Ellsworth RM. The fine structure of retinoblastoma: in vivo and in vivo observations. Lab Invest 1971; 25: 389-402.
52 Tso MOM, Fine BS, Zimmerman LE, et al. Photoreceptor elements in retinoblastoma: a preliminary report. Arch Ophthalmol 1969; 82: 5;7-59.
53 Tso MOM, Fine BS, Zimmerman LE. The nature of retinoblastoma. I. Photoreceptor differentiation: a clinical and histopathologic study. Am J Ophthalmol 1970; 69: 339-349.
54 Tso MOM. Clues to the cells of origin of retinoblastoma. Int Ophthalmol Clin 1980; 20(2): 191-210.
55 Kodilyne HC. Retinoblastoma in Nigeria: problems in treatment. Am J Ophthalmol 1967; 63: 467-481.

56 Abramson DH, Ellsworth RM, Tretter P, et al. Treatment of bilateral groups I through III retinoblastoma with bilateral radiation. Arch Ophthalmol 1981; 99: 1761–1762.

57 Kyritsis AP, Tsokos M, Triche TJ, et al. Retinoblastoma: origin from a primitive neuroectodermal cell? Nature 1984; 307: 471–473.

58 Tso MOM, Zimmerman LE, Fine BS, et al. A cause of radioresistance in retinoblastoma: photoreceptor differentiation. Trans Am Acad Ophthalmol Otolaryngol 1970b; 74: 959–969.

59 Jenson RD, Miller RW. Retinoblastoma: epidemiologic characteristics. N Engl J Med 1971; 285: 307–311.

60 Abramson DH, Ellsworth RM, Kitchin DF, Tung G. Second nonocular tumors in retinoblastoma survivors. Ophthalmology 91: 1351–1255, 1984.

61 Pendergrass TW, Davis S. Incidence of retinoblastoma in the United States. Arch Ophthalmol 1980; 98: 1204–1210.

62 Mafee MF, Goldberg MF, Greenwald MJ, et al. Retinoblastoma and simulating lesions: role of CT and MR imaging. Radiol Clin North Am 1987; 25: 667–681.

63 Ellsworth RM. The management of retinoblastoma. Trans Am Ophthalmol Soc 1969; 67: 462–534.

64 Lennox EL, Draper GJ, Sanders BM. Retinoblastoma: a study of natural history and prognosis of 268 cases. Br Med J 1975; 3: 731–734.

65 Abramson DH. Retinoblastoma: diagnosis and management. Cancer J Clin 1982; 32: 130–140.

66 Kundson AG. Retinoblastoma: a prototype heredity neoplasm. Semin Oncol 1978; 5: 57–60.

67 Kundson AG, Jr. Mutation and cancer: a statistical study of retinoblastoma. Proc Natl Acad Sci USA 1971; 68: 820–823.

68 Lele KP, Penrose LS, Stallard HB. Chromosome deletion in a case of retinoblastoma. Ann Hum Genet 1963; 27: 171–174.

69 Kundson AG Jr., Meadows AT, Nichols WW, et al. Chromosomal deletion and retinoblastoma. N Engl J Med 1976; 295: 1120–1123.

70 Yunis JJ, Ramsey N. Retinoblastoma and subband deletion chromosome 13. Am J Dis Child 1978; 132: 161–163.

71 Cavenee WK, Murphree AL, Shul MM, et al. Prediction of familial predisposition to retinoblastoma. N Engl J Med 1986; 314: 1201–1207.

72 Sparkes RS, Sparkes MC, Wilson MG, et al. Regional assignment of genes for human esterase D and retinoblastoma to chromosome band 13q14. Science 1980; 208: 1042–1044.

73 Sparkes RS, Murphree Al, Lingua RW, et al. Gene for hereditary retinoblastoma assigned to human chromosome 13 by linkage to esterase D. Science 1983; 219: 971–973.

74 Motegi T. High rate of detection of 13q-14 deletion mosaicism among retinoblastoma patients (using more extensive methods). Hum Genet 1982; 61: 95–97.

75 Seidman DJ, Shields JA, Augsburger JJ, et al. Early diagnosis of retinoblastoma based on dysmorphic features and karyotype analysis. Ophthalmology 1987; 94: 663–666.

76 Jakobiec FA, Tso MOM, Zimmerman LE, et al. Retinoblastoma and intracranial malignancies. Cancer 1977; 39: 2048–2058.

77 Bader JL, Miller RW, Meadows AT, et al. Trilateral retinoblastoma. Lancet 1980; 2: 582–583.

78 Bader JL, Meadows AT, Zimmerman LE, et al. Bilateral retinoblastoma with ectopic intracranial retinoblastoma: trilateral retinoblastoma. Cancer Genet Cytogenet 1982; 5: 203–213.

79 Judisch GF, Patil SR. Concurrent heritable retinoblastoma, pinealoma and trisomy X. Arch Ophthalmol 1981; 99: 1767–1769.

80 Stefanko SZ, Manschot WA. Pinealoblastoma with retinoblastomas differentiation. Brain 1979; 102: 321–332.

81 El-Naggar S, Kaufman LM, Chapman LI, Miller MT, Mafee MF. Tetralateral retinoblastoma. Ann Ophthalmol 1995; 27(6): 360–363.

82 Schulman JA, Peyman GA, Mafee MF, et al. The use of magnetic resonance imaging in the evaluation of retinoblastoma. J Pediatr Ophthalmol Strabismus 1986; 23: 144–147.

83 Robertson DM, Campbell RJ. Analysis of misdiagnosed retinoblastoma in a series of 726 enucleated eyes. Mod Probl Ophthalmol 1977; 18: 156–159.

84 Char DH. Current concepts in retinoblastoma. Ann Ophthalmol 1980; 12: 792–804.

85 Haik BG, Saint Louis L, Smith ME, et al. Magnetic resonance imaging in the evaluation of leukokoria. Ophthalmology 1985; 92: 1143–1152.

86 Char DH, Hedges TR, Norman D. Retinoblastoma: CT diagnosis. Ophthalmology 1984; 91: 1347–1350.

87 Goldberg BB, Kotler MN, Ziskin MD. Diagnostic Uses of Ultrasound. New York: Grune and Stratton, 1975; 100.

88 Danziger A, Price MI. CT findings in retinoblastoma. AJR 1979; 133: 695–702.

89 Daniel AF, Shurin SB, Bardenstein DS. Trilateral retinoblastoma: two variations. AJNR 1995; 16: 166–170.

90 Provenzale JM, Weber AL, Klintworth GK, et al. Radiologic-pathologic correlation. Bilateral retinoblastoma with coexistent pinealoblastoma (trilateral retinoblastoma). AJNR 1995; 16: 157–165.

91 Mafee MF, Goldberg MF, Cohen SB, et al. Magnetic resonance imaging versus computed tomography of leukokoric eyes and use of in vitro proton magnetic resonance of retinoblastoma. Ophthalmology 1989; 96(7): 965–976.

92 Warburg M. Retinal malformations: aetiological heterogeneity and morphological similarity in congenital retinal non-attachment and falsiform folds. Trans Ophthalmol Soc UK 1979; 99: 272–283.

93 Ohba N, Watanabe S, Fujita S. Primary vitreoretinal dysplasia transmitted as an autosomal recessive disorder. Br J Ophthalmol 1981; 65: 631–635.

94 Goldberg MF, Mafee MF. Computed tomography for diagnosis of persistent hyperplastic primary vitreous (PHPV). Ophthalmology 1983; 90: 442–451.

95 Peyman GA, Sanders DR. Vitreous and vitreous surgery. In: Peyman GA, Sanders DR, Goldberg MF, eds. Principles and Practice of Ophthalmology, Vol. 2. Philadelphia: W. B. Saunders; 1980: 1327–1401.

96 Katz NNK, Margo CE, Dorwart RH. Computed tomography with histopathologic correlation in children with leucocoria. J Pediatr Ophthalmol Strabismus 1984; 21: 50–56.

97 Caudhill JW, Streeten BW, Tso MOM. Phacoanaphylactoid in persistent hyperplastic primary vitreous. Ophthalmology 1985; 92: 1153–1158.

98 Liberfarb RM, Eavey RD, DeLong GR, et al. Norrie's disease: a study of two families. Ophthalmology 1985; 92: 1445–1451.

99 Norrie G. Causes of blindness in children: twenty-five years experience of Danish Institutes for the blind. Acta Ophthalmol 1927; 5: 357–386.

100 Warburg M. Norrie's disease: a new hereditary bilateral pseudotumour of the retina. Acta Ophthalmol 1961; 39: 757–772.

101 Warburg M. Norrie's disease (atrofia bulborum hereditaria): a report of eleven cases of hereditary bilateral pseudotumour of the retina, complicated by deafness and mental deficiency. Acta Ophthalmol 1963; 41: 134–146.

102 Warburg M. Norrie's disease: a congenital progressive oculo-ocoustico cerebral degeneration. Acta Ophthalmol 1966; suppl 89.

103 Holmes LB. Norrie's disease: an X-linked syndrome of retinal malformation, mental retardation, and deafness. J Pediatr 1971; 79: 89–92.

104 Apple DJ, Fishman GA, Goldberg MF. Ocular histopathology of Norrie's disease. Am J Ophthalmol 1974; 78: 196–203.

105 Blodi FC, Hunter WS. Norrie's disease in North America. Doc Ophthalmol 1969; 26: 434–450.

106 Mecke S, Passarge E. Encephalocele, polycystic kidneys and polydactyly as an autosomal recessive trait simulating certain other disorders: the Meckel syndrome. Ann Genet 1971; 14: 97–103.

107 Warburg M. The heterogeneity of microphthalmia in the mentally retarded. Birth Defects 1971; 7: 136–154.

108 Chemke J, Czernobilsky B, Mundel G, et al. A familial syndrome of central nervous system and ocular malformation. Clin Genet 1975; 7: 1–7.

109 Chan CC, Egbert PR, Herrick MK, et al. Oculocerebral malformations: a reappraisal of Walker's "lissencephaly." Arch Neurol 1980; 37: 104–108.

110 Pagon RA, Chandler JW, Collie MR, et al. Hydrocephalus, agyria, retinal dysplásia, encephalocele (HARD ± E) syndrome: an autosomal recessive condition. Birth Defects 1978; 14(6B): 233–241.

111 Levine RA, Gray DL, Gould N, et al. Warburg syndrome. Ophthalmology 1983; 90: 1600–1603.

112 Warburg M. Hydrocephaly, congenital retinal nonattachment, and congenital falciform fold. Am J Ophthalmol 1978; 85: 88–94.

113 Eller AW, Jabbour NM, Hirose T, et al. Retinopathy of prematurity: the association of a persistent hyaloid artery. Ophthalmology 1987; 94: 444–448.

114 Ashton N, Ward B, Sperpell G. Role of oxygen in the genesis of retrolental fibroplasia: a preliminary report. Br J Ophthalmol 1953; 37: 513–520.

115 Michaelson IC. Retrolental fibroplasia. In: Michaelson IC, ed. Textbook of the Fundus of the Eye. New York: Churchill Livingstone; 1980: 303–315.

116 Coats G. Forms of retinal disease with massive exudation. Royal London Ophthalmologic Hospital Reports 1908; 17: 440–525.

117 Mafee MF, Inoue Y, Mafee RF. Ocular and orbital imaging. Neuroimaging Clin North Am 1996; 6: 29–318.

118 Woods AC, Duke JR. Coats disease. I. Review of the literature, diagnostic criteria, clinical findings, and plasma lipid studies. Br J Ophthalmol 1963; 47: 385–412.
119 Senft SH, Hidayat AA, Cavender JC. Atypical presentation of Coats disease. Retina 1994; 14: 36–38.
119a Silodor SW, Augsburger JJ, Shields JA, et al. Natural history and management of advanced Coats disease. Ophthalmic Surg 1988; 19: 89–93.
120 Edward DP, Mafee MF, Valenzuela EG, Weiss RA. Coats disease and persistent hyperplastic primary vitreous: role of MRI and CT. Radiol Clin North Am. 1988; 36: 1119–1131.
121 Sherman JL, McLean IW, Brallier DR. Coats disease. CT pathologic correlation in two cases. Radiology 1983; 146: 77–78.
122 Shields JA, Shields CL. Intraocular Tumors: A Text and Atlas. Philadelphia: W.B. Saunders; 1992.
123 Chang M, McLean IW, Merritt JC. Coats disease: a study of 62 histologically confirmed cases. J Pediatr Ophthalmol Strabismus 1984; 21: 163–168.
123a Pe'er J. Calcifications in Coats disease. Am J Ophthalmol 1988; 106: 742–743.
124 Margo CE, Katz NN, Wertz FD, et al. Sclerosing endophthalmitis in children: computed tomography with histopathologic correlation. Pediatr Ophthalmol Strabismus 1983; 20: 180–184.
125 Wilder HC. Nematode endophthalmitis.Trans Am Acad Ophthalmol Otolaryngol 1950; 55: 99–104.
126 Zinkham WM. Visceral larva migrans: a review and reassessment indicating two forms of clinical expression, visceral and ocular. Am J Dis Child 1978; 132: 627–633.
127 Reesner FH, Aaberg TM, VanHorn DL. Astrocytic hamartoma of the retina not associated with tuberous sclerosis. Am J Ophthalmol 1978; 86: 688–698.
128 Zimmerman LE. Ocular lesions of juvenile xanthogranuloma. Trans Am Acad Ophthalmol Otolaryngal 1965; 69: 412.
129 Wertz FD, Zimmerman LE, McKeown CA, et al. Juvenile xanthogranuloma of the optic nerve, disk, retina, choroid. Ophthalmology 1982; 89: 1331–1335.
130 Shields CL, Shields JA, Buchanon HW: Solitary orbital involvement in juvenile xanthogranuloma. Arch Ophthalmol 1990; 108: 1587.
131 Augsburger JJ, Guthoff R. Benign intraocular tmors. In: Yanoff M, Duker JS, eds. Ophthalmology. St. Louis: Mosby; 1999: 9.9.1–9.14.2.
132 Mafee MF. Calcifications of the eye. Head and Neck Disorders (Fourth Series) Test and Syllabus. Am College Radiol, Reston, VA 1992: 70–116.
133 Friedman AM, Henkind P, Gartner S. Drusen of the optic disk: a histopathological study. Trans Ophthalmol Soc UK 1975; 95: 4–9.
134 McMahon RT. Anatomy, congenital anomalies, and tumors. In: Peyman CA, Sanders DR, Goldberg MF, eds. Principles and Practice of Ophthalmology. Philadelphia: W.B. Saunders; 1980: 1491–1553.
135 Yanoff M, Fine BS. Ocular Pathology. A Text and Atlas. Hagerstown, MD: Harper and Row, 1975; 831.
136 Depotter P, Shields JA, Shields CL, eds. MRI of the Eye and Orbit. Philadelphia: J.B. Lippincott; 1995: 35–92.
137 Callender GR. Malignant melanotic tumors of the eye: a study of histologic types in III cases. Trans Am Acad Ophthalmol Otolaryngol 1931; 36: 131–142.
138 McLean JW, Foster WU, Zimmerman LE. Prognostic factors in small malignant melanomas of choroidal and ciliary body. Arch Ophthalmol 1977; 95: 148–58.
139 Augsburger JJ, Damato BE, Bornfeld N. Malignant intraocular tumors. In Yanoff M, Duker JS, eds. Ophthalmology. St. Louis: Mosby; 1999: 9.3.1–9.8.4.
140 Peyman GA, Juarez CP, Diamond DG, et al. Ten years experience with eye wall resection for uveal melanomas. Ophthalmology 1984; 91: 1720–1725.
141 Donders PC. Malignant melanoma of the choroid. Trans Ophthalmol Soc UK 1973; 93: 745–751.
142 Zimmerman LE, McLean IW, Foster WD. Does enucleation of the eye containing a malignant melanoma prevent or accelerate the dissemination of tumor cells? Br J Ophthalmol 1978; 62: 420–425.
143 Duffin RM, Straatsma BR, Foos RY, et al. Small malignant melanoma of the choroid with extraocular extension. Arch Ophthalmol 1981; 99: 1827–1830.
144 Char DH. The management of small choroidal melanomas. Surv Ophthalmol 1978; 22: 377–387.
145 Canny CLB, Shields JA, Kay ML. Clinically stationary choroidal melanoma with extraocular extension. Arch Ophthalmol 1978; 96: 436–439.
146 Ruiz RS. Early treatment in malignant melanomas of the choroid. In: Brockhurst RJ, Boruchoff SA, Hutchinson BR, et al, eds. Controversy in Ophthalmology. Philadelphia: W.B. Saunders; 1977: 604–610.
147 Manschot WA, VanPeperzeel HA. Choroidal melanoma: enucleation or observation? A new approach. Arch Ophthalmol 1980; 98: 71–77.
148 Mauriello JA Jr., Zimmerman LE, Rothstein TB. Intrachoroidal hemorrhage mistaken for malignant melanoma. Ann Ophthalmol 1983; 15: 282–284.
149 Ferry AP. Lesions mistaken for malignant melanoma of the posterior uvea: a clinicopathologic analysis of 100 cases with ophthalmoscopically visible lesions. Arch Ophthalmol 1964; 72S: 463–469.
150 Shields JA, Zimmerman LE. Lesions simulating malignant melanoma of the posterior uvea. Arch Ophthalmol 1973; 89: 466–471.
151 Zimmerman LE. Problems in the diagnosis of malignant melanomas of the choroid and ciliary body. Am J Ophthalmol 1973; 75: 919–929.
152 Peyster RG, Augsburger JJ, Shields JA, et al. Intraocular tumors: evaluation with MR imaging. Radiology 1988; 68: 773–779.
153 Damadian R, Zaner K, Hor D, et al. Human tumors by NMR. Physiol Chem Phys 1973; 5: 381–402.
154 Gomori JM, Grossman RI, Shields JA, et al. Choroidal melanomas: correlation of NMR spectroscopy and MR imaging. Radiology 1986; 158: 443–445.
155 Mafee MF, Peyman GA, McKusick MA. Malignant uveal melanoma and similar lesions studied by computed tomography. Radiology 1985; 156: 403–408.
156 Enochs SW, Petherick P, Bogdanova A, et al: Paramagnetic metal scavenging by melanin: MR imaging. Radiology 1997; 204: 417–423.
157 Depotter P, Shields JA, Shields JA, Shields CL: Computed tomography and magnetic resonance imaging of intraocular lesions. Ophthalmol Clin North Am 1994; 7: 333–346.
158 Erzurum SA, Jampol LM, Territo C, O'Grady R. Primary malignant melanoma of the optic nerve simulating a melanocytoma. Arch Ophthalmol 1992; 110: 684–686.
159 Deveer JA. Juxtapapillary malignant melanoma of the choroid and so-called malignant melanoma of the optic disk. Arch Ophthalmol 1973; 51: 147–751.
160 Mafee MF, Peyman GA, Peace JH, et al. Magnetic resonance imaging in the evaluation and differentiation of uveal melanoma. Ophthalmology 1987; 94: 341–348.
161 Naumann G, Yanoff M, Zimmerman LE. Histogenesis of malignant melanomas of the uvea: histopathologic characteristics of nevi of the choroid and ciliary body. Arch Ophthalmol 1966; 76: 784–796.
162 Gonder JR, Augsburger JJ, McCarthy FF, et al. Visual loss associated with choroidal nevi. Ophthalmology 1982; 89: 961–965.
163 Mafee MF, Ainbinder DJ, Hidayat AA, Friedman S: MRI and CT in the evaluation of choroidal hemangioma. Int J Neuroradiol 1995; 1: 67–77.
164 Adams RD, DeLong GR. Developmental and other congenital abnormalities of the nervous system. In: Harrison's Principles of Internal Medicine. New York: McGraw-Hill; 1974: 1849–1863.
165 Meyer SI, Fine BS, Font RI, et al. Leiomyoma of the ciliary body: electron microscopic verification. Am J Ophthalmol 1968; 66: 1061–1068.
166 Jakobiec FA, Font RL, Tso MOM, et al. Mesectodermal leiomyoma of the ciliary body: a tumor of presumed neural crest origin. Cancer 1977; 39 (5): 2102–2113.
166a Park SW, Kim HJ, Chin HS, et al. Mesoectodermal leiomyosarcoma of the ciliary body. AJNR 2003; 24: 1765–1768.
167 Apt L, Heller MD, Moskovitz M, et al. Dictyoma (embryonal medulloepithelioma): recent review and case report. J Pediatr Ophthalmol 1973; 10: 30–38.
167a Chavez M, Mafee MF, Castillo B. et al. Medulloepithelioma of the optic nerve. J Pediatr Ophthalmol Strabismus 2004; 41: 48–52.
168 Ainbinder DJ, Haik BG, Mazzoli RA. Anophthalmic socket and orbital implants: role of CT and MR imaging. Radiol Clin North Am. 1998; 36: 1133–1147.
169 Munk PL: Uveal melanoma (letter). Radiology 1997; 204: 874–875.
170 Raizman MB, Haas JJ: Case records of the Massachusetts General Hospital: A 32-year-old-man with vitreous hemorrhage and mediastinal lymphadenopathy. N Engl J Med 1998; 338: 313–319.
171 Coleman DF, Lucas BC, Rondeau MJ, et al. Management of intraocular foreign bodies. Ophthalmology 1987; 94: 1647–1653.
172 Benson WE, Machemer R. Severe perforating injuries treated with pars plana vitrectomy. Am J Ophthalmol 1976; 81: 728–732.
173 De Juan E Jr, Stemberg P Jr, Michels RG. Penetrating ocular injuries:; types of injuries and visual results. Ophthalmology 1983; 90: 1318–1322.

174 Cridland N. Intraocular foreign bodies. Proc R Soc Med 1967; 60: 598-600.
175 Begle HL. Perforating injuries of the eye by small steel fragments. Am J Ophthalmol 1929; 12: 970-977.
176 Scott RS, Weigeist TA. Management of siderosis bulbi due to a retained iron containing intraocular foreign body. Ophthalmology, 1990; 97: 375-379.
177 Braendstrup P. Two cases of temporary siderosis bulbi with spontaneous resorption and without impairment of function. Acta Ophthalmol 1944; 22: 311-316.
178 Ambler JS, Sanford F, Meyers M. Management of intraretinal metallic foreign bodies without retinopexy in the absence of retinal detachment. Ophthalmology 1991; 39: 391-394.
179 Mieler WF, Ellis MK, Williams DF, et al. Retained intraocular foreign bodies and endophthalmitis. Ophthalmology 1990; 97: 1532-1538.
180 Grove AS. Orbital trauma and computed tomography. Ophthalmology 1980; 403-411.
181 Grove AS, Jr. Computed tomography in the management of orbital trauma. Ophthalmology 1982; 89: 433-440.
182 Henrickson GC, Mafee MF, Flandery AE, Kriz RJ, Peyman GA. CT evaluation of plastic intraocular foreign bodies. AJNR 1987; 8: 378-379.
183 Lobue TD, Deutsch TA, Lobick J. et al. Detection and localization of nonmetallic intraocular foreign bodies by magnetic resonance imaging. Arch Ophthalmol 1988; 106: 260-261.
184 Duker JS, Fisher DH. Occult plastic intraocular foreign body. Ophthalmic Surg 1989; 20: 169-170.
185 Lagouras PA, Langer BG, Peyman GA, et al. Magnetic resonance imaging and intraocular foreign bodies. Arch Ophthalmology 1987; 105: 551-553.
186 Williamson THE, Smith FW, Forrester JV. Magnetic resonance imaging of intraocular foreign bodies. Br J Ophthalmol 1989; 73: 555-558.
187 Kelly WN, Paglen PG, Pearson JA, et al. Ferromagnetism of intraocular foreign body causes unilateral blindness after MR study. AJNR 1986; 7: 243-245.
188 Zheutlin JD, Thompson JT, Shofner RS. The safety of magnetic resonance imaging with intraorbital metallic objects after retinal reattachment or trauma (Letter) Am J Ophthalmol 1987; 103: 831.
189 Sears FW, Zenansky MW (eds.). University Physics, 4th ed. Reading, MA: Addison-Wesley; 1970.
190 Green BF, Kraft SP, Carter KD, et al. Intraorbital wood: detection by magnetic resonance imaging. Ophthalmology 1990; 97: 608-611.
191 Ferguson EC III. Deep, wooden foreign bodies of the orbit: a report of two cases. Trans Am Acad Ophthalmol Otolaryngol. 1970; 74: 778-787.
192 Macrae JA. Diagnosis and management of a wooden orbital foreign body: case report. Br J Ophthalmol 1979; 848-851.
193 Brock L, Tanenbaum HL. Retention of wooden foreign bodies in the orbit. Can J Ophthalmol 1980; 15: 70-72.
194 Reshef DS, Ossoinnig KC, Nerad JA. Diagnosis and intraoperative localization of a deep orbital organic foreign body. Orbit 1987; 6: 3-15.
195 Weisman RA, Savino PJ, Schut L, et al. Computed tomography in penetrating wounds of the orbit with retained bodies. Arch Otolaryngol 1983; 109: 265-268.
196 Tate E, Cupples H. Detection of orbital foreign bodies with computed tomography: current limits. AJR 1981; 137: 493-495.
197 Mylyla V, Pyhtinen J, Pajvansalo M, et al. CT detection and location of intraorbital foreign bodies: experiments with wood and glass. Rofo Fortschr Rontgenstr Neuen Bilgeb Verfahr 1987; 146: 639-643.
198 Coleman DJ. Reliability of ocular and orbital diagnosis with B-scan ultrasound orbital diagnosis. Am J Ophthalmol 1972; 74: 704-718.
199 Macrae JA. Diagnosis and management of a wooden orbital foreign body: case report. Br J Ophthalmol 1979; 63: 848-851.
200 DePotter P, Shields CL, Shields JA, et al. Role of magnetic resonance imaging in the evaluation of the hydroxyapatite orbital implant. Ophthalmology 1992; 99: 824.
201 Shields CL, Shields JA, DePotter P. Hydroxyapatite orbital implant after enucleation: Experience with initial 100 consecutive cases. Arch Ophthalmology 1992; 110: 333.
202 Rubin PA, Green JP, Keur C, et al. Medpur motility coupling post: Primary placement in humans. Am Soc Ophthal Plast Reconstr Surg 28th Annual Symposium 1997.

第 2 部分 眼眶

胚胎学

眶骨是由围绕眼泡的前脑间充质囊发育而来的。眼眶由致密的胶原膜性和软骨性始基结合而成。筛骨和蝶骨构成眼眶的大部分，它们来自比较原始的软骨颅的软骨(软骨内骨)。眼眶的上部及相邻颅盖是由膜性始基发育而来(膜状骨)。眼眶的内侧壁由外侧鼻突构成，外侧壁和下壁由上颌突发育而来(见第 4 章胚胎学的讨论部分)。上壁由围绕眼泡的间充质发育构成。眼外肌由位于眼泡区域的间充质发育而来(见本章第 1 部分胚胎学讨论部分)。

解剖学

眼眶是容纳眼球、眼外肌、血管、淋巴管、神经(第Ⅱ、Ⅲ、Ⅳ、Ⅴ、Ⅵ对颅神经以及交感和副交感神经)、脂肪和结缔组织以及容纳泪器大部的两个隐窝。眼眶由七块骨(额骨、蝶骨、筛骨、泪骨、上颌骨、颧骨和腭骨)的骨膜构成边界，并且通过 Tenon 囊与眼球分开。眼眶前部为眶隔和眼睑。眼眶是锥形，它的顶端指向后内侧，底部即眼眶的开口指向前外侧。眼眶的骨壁向上将其与前颅窝分开，向内侧与筛骨小房、蝶窦以及鼻腔分隔，向下与上颌窦分开，向后及向外与颞窝及面部外侧相分离。成人眼眶的容积大约为 30ml。[2,4,5] 眼眶的入口平均高约 35mm，宽 45mm。[2,6] 眼眶的最宽处位于眼眶前缘后约 1cm。在成人，从眼眶入口至眶尖的深度为 40mm 到 45mm 不等。

骨性眼眶

每个眼眶都有顶、下壁、内侧壁、外侧壁、底（或眶口）以及尖。眼眶的边缘构成了一四面锥体。上缘由额骨构成，其内侧被眶上切迹中断。眶上孔（切迹）有血管和眶上神经通过，眶上神经是三叉神经眼支的一个分支。眼眶内缘由上部的额骨和下部的泪骨及上颌骨的泪嵴构成。下缘由上颌骨和颧骨构成，外缘由颧骨和额骨构成。

眶顶

眶顶由额骨眶板及蝶骨小翼的大部构成(图 2.118，2.119)。其前内侧是额窦的底，前外侧为泪腺窝，其内有泪腺的眶部。后部，在眶顶与内侧壁交界处是视神经管和视神经孔(图 2.118，2.119)。它建立了眼眶与中颅窝之间的交通。视神经管内含有视神经、眼动脉以及交感神经纤维。内侧，距眼眶上缘约 4mm 处的滑车凹(窝)构成了上斜肌的滑车。滑车是一个弯曲的透明软骨板，它附着在额骨的滑车窝处。在老年人中，滑车钙化并不少见。

眼眶内侧壁

除了最后部眶内侧壁是非常薄的。它由上颌骨额突的一小部分、泪骨、筛骨以及蝶骨体构成(图 2.117～2.119)。眶内侧壁轻微外下倾斜移行为眶下壁。前部为容纳泪囊的泪沟(图 2.117)。泪沟向下通过鼻泪管与鼻腔相通。鼻泪管长约 1cm，其内含有鼻泪导管，开口于鼻腔的下鼻道。在眶内侧壁还有容纳前后筛神经和血管的两条管道。这些管腔位于前颅窝底水平。前筛孔位于额筛缝，有前筛血管及神经通过。后筛孔位于眶顶和内侧壁交界处，有后筛血管和神经自此通过额骨。

眼眶下壁

眶下壁或底相对较薄，它的大部分同时也是上颌窦的顶(图 2.118，2.119)。眶下壁由上颌骨的眶部、颧骨的眶突以及腭骨的眶突构成(图 2.118，2.119)。腭骨的眶突在眶下壁与内侧壁交界处后内侧构成一个小三角区(图 2.119)。在前部约 1.0～1.5cm，眶下壁与眶外侧壁相连续，但在这一区域后方，眶下壁与外侧壁被眶下裂分隔开(图 2.118)。眶下裂向后与翼腭窝相通，向前与颞窝相通。眶下裂的内缘有眶下沟的切迹(图 2.118)。眶下沟向前通过眶下壁，在距眶缘后约 1cm 处陷入眶下壁并且移行为眶下管，开口于上颌骨前壁成为眶下孔。眶下孔位于眶缘下约 1cm(图 2.118，2.119)。眶下沟、管、孔内有眶下神经通过。眶下神经是上颌神经(V2)的延续。[1-6] 下斜肌起自鼻泪管开口外侧的眶下壁。[2] 下斜肌是惟一没有起自眶尖的眼外肌。

眼眶外侧壁

眼眶外侧壁是最厚的壁，它后部由蝶骨大翼的眶面构成，前部由颧骨的额突眶面构成(图 2.117，2.118)。这两块骨相交于蝶颧缝。这一部分颧骨有两个细小管道的开口。其中之一为颧面神经和动脉的管道，(靠近眶下壁与外

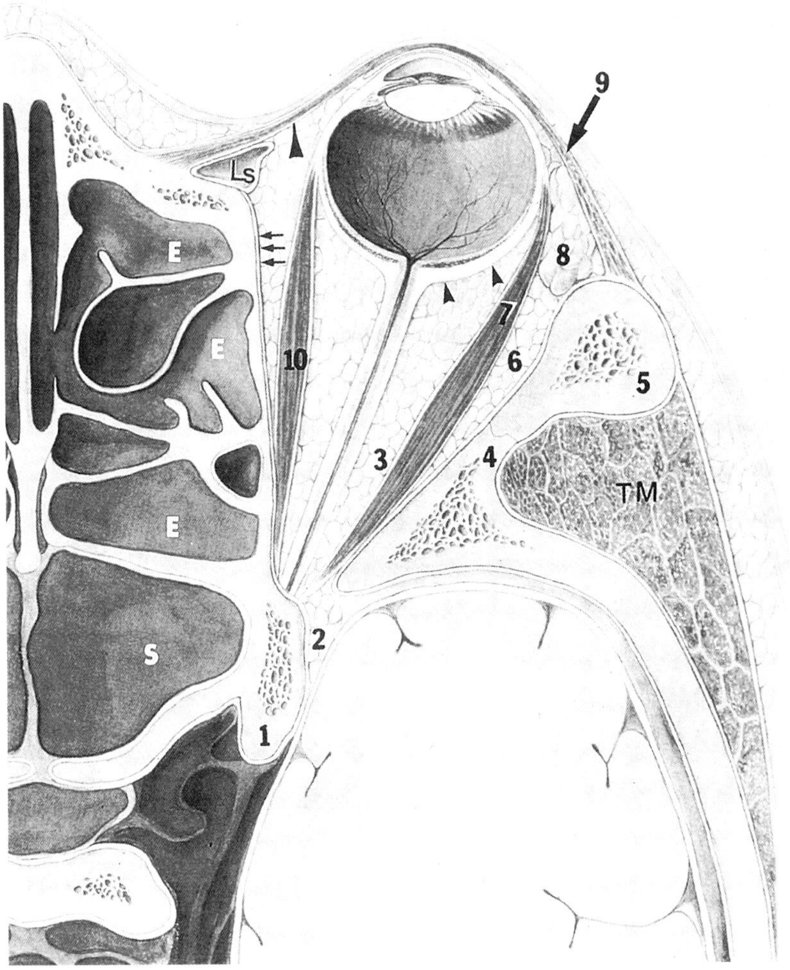

图 2.117　左侧眼眶在视神经水平的横断面图解。注意眶周的骨膜(三个黑箭号)。眶周骨膜在泪囊(Ls)水平分开，而后形成眶隔(大箭头)。注意 Tenon 囊(箭头)。

1= 前床突
2= 眶上裂
3= 眶中央脂肪
4= 蝶骨大翼
5= 颧骨
6= 眶外周脂肪
7= 外直肌
8= 泪腺
9= 眼轮匝肌纤维
10= 内直肌
E= 筛窦小房
Ls= 泪囊
S= 蝶窦
TM= 颞肌

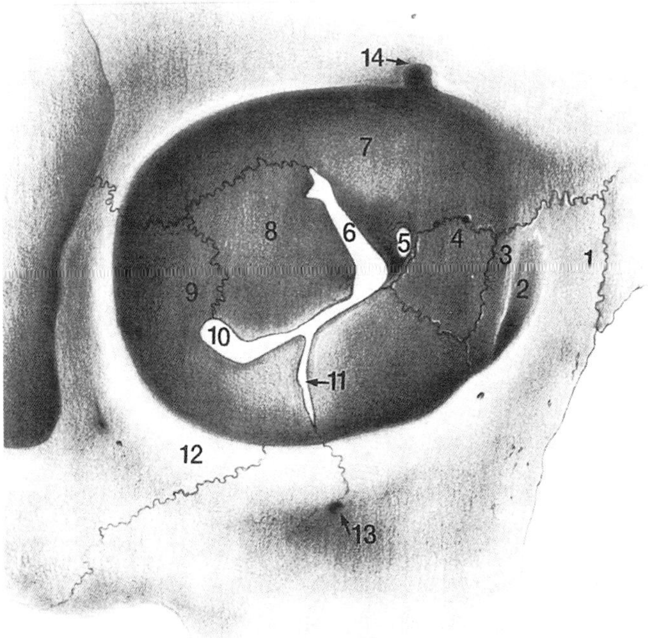

图 2.118　骨性眼眶图解。

1= 上颌骨额突
2= 泪沟
3= 泪骨
4= 纸板
5= 视神经管(孔)
6= 眶上裂
7= 额骨
8= 蝶骨大翼
9= 颧骨的眶板
10= 眶下裂
11= 眶下沟
12= 颧骨
13= 眶下孔
14= 眶上孔

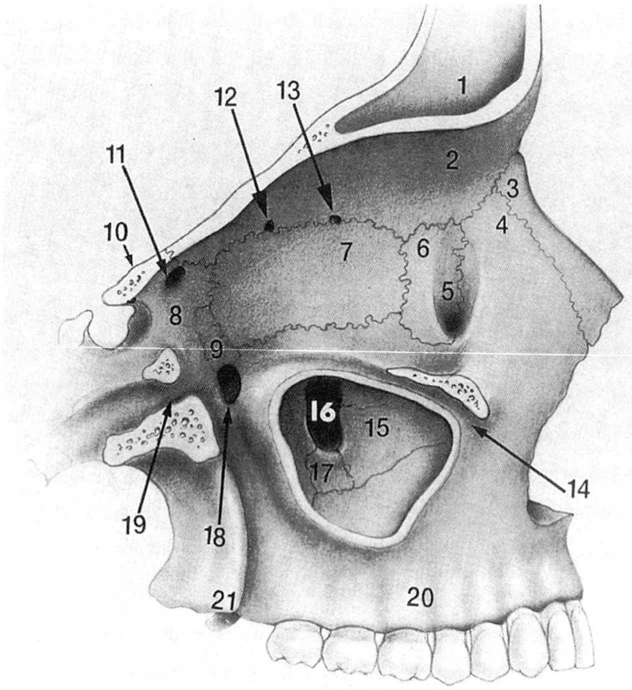

图2.119 眶上颌部分图解。

1= 额窦
2= 额骨眶板
3= 鼻骨
4= 上颌骨额突
5= 泪沟
6= 泪骨
7= 纸板
8= 蝶骨
9= 腭骨
10= 蝶骨小翼
11= 视神经管
12= 后筛孔
13= 前筛孔
14= 眶下管(孔)
15= 下鼻甲
16= 上颌窦裂口
17= 腭骨
18= 开口于翼腭窝的蝶腭孔
19= 翼管，开口于翼腭窝
20= 上颌骨牙槽突
21= 翼板

侧壁交界处)，另外一个为颧颞神经和动脉的管道，在外侧壁上它比颧面神经和动脉通道要稍高一些。外侧眶结节是颧骨眶缘的一个小隆起，它位于额颧缝下约11mm。这一重要的标志是：①外直肌翼状韧带；②眼球悬韧带；③外侧睑韧带；④提上睑肌腱膜的附着点。

眶尖

眶尖基本上是由视神经管和眶下裂构成的。视神经管和眶上、下裂各种结构进出眼眶的通道。视神经管在出生时实际上没有长度，到1岁时变成4mm长，成年人到9mm长。[1, 3] 视神经管行向外前下，有眶部和颅内开口(孔)。视神经管与头矢状面约成45°角，内侧邻接蝶骨体(图2.118～2.120)，上部邻接蝶骨小翼上根，下部和外侧邻接蝶骨小翼的下根(视柱)。[2, 3] 总腱环附着在视神经管眶口上、内、下缘附近的眶壁上，它环绕视神经并作为下、内、外、上直肌的起点(图2.120b)[1]。视神经管内含有视神经、眼动脉以及来自颈内动脉丛的交感神经纤维。

眶上裂

眶上裂就位于视神经管的下外侧，由视柱将其与视神经管分开。它位于蝶骨大翼和小翼之间(图2.118，2.121)。眶上裂长约22mm，形态类似逗点，球状或较宽部分位于下内侧，较窄的部分位于上外侧。眶上裂与中颅窝相交通，其内有动眼神经、滑车神经、外展神经以及眼神经终末支和眼静脉通过。泪腺神经、额神经和滑车神经经过眶上裂的外侧狭窄部，其内还有泪腺动脉的脑膜支，偶尔有脑膜中动脉眶支通过。滑车神经位置比较靠近内侧，且位于总腱环外侧。动眼神经的两个分支(上支和下支)、鼻睫神经(眼神经的一个分支)、外展神经以及交感神经丛从总腱环内穿过，然后经过眶上裂内侧较宽部分。[2] 它们可能有眼上、眼下静脉与其伴行，但是眼上静脉也可以和滑车神经伴行，眼下静脉也可能在总腱环下通过眶上裂的内侧端。[1]

眶下裂

在眼眶的后部，眼眶下壁和外侧壁由眶下裂分隔开(图2.118，2.121)。眶下裂就位于眶上裂下方，上部邻接蝶骨大翼，下部邻接上颌骨和腭骨的眶突，外侧与颧骨相接（颧上颌缝）(图2.118)。眶下裂斜行延伸，可看作是更靠近内侧的翼腭窝的逐渐弯曲移行（图2.120，2.121)。上颌神经是通过眶下裂的最重要的结构。眶下裂内还穿行眶下血管、颧神经和来自翼腭神经节的几个小细支。一支静脉通过眶下裂的前部使眼下静脉与颞下窝内翼丛相交通。[1] 眼下静脉在进入海绵窦前经过眶下裂的下部。

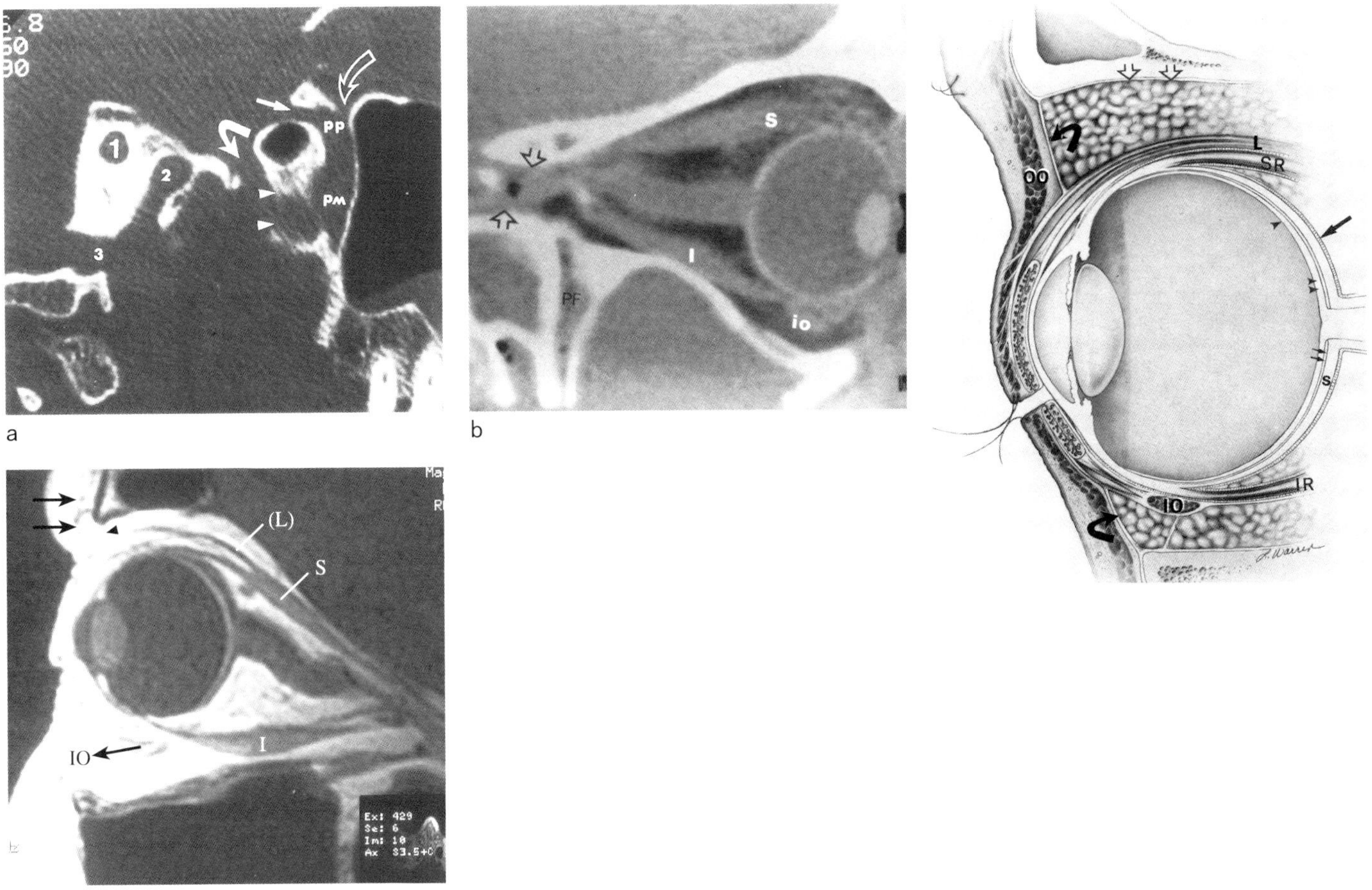

a b c d

图2.120 a 翼腭窝。直接旁矢状位CT扫描显示翼腭窝(PP)，眶下裂(空弯曲箭)、圆孔(实直箭)、卵圆孔(实弯曲箭)、翼板(箭头)、翼上颌裂(PM)、颈动脉管(2)、颈静脉窝(3)和内听道(1)。

b 眼眶的CT解剖。尸体标本头部的旁矢状位CT扫描显示眼球、视神经、上直肌(S)、下直肌(I)、下斜肌(IO)、总腱环(箭)以及翼上颌裂(PF)。眼眶骨膜，即所谓的眶骨膜排列在骨性眼眶的表面作为眶的筋膜，而且相对疏松地附着在骨性眼眶上。骨膜在视神经管与视神经鞘及硬脑膜相连接。通常，骨膜不能与邻近的软组织区分开来。眶骨膜与颅面骨的骨膜是连续的，在眶上裂处与硬脑膜的骨膜层也是连续的。注意眶骨膜与翼腭窝及翼上颌缝(PF)骨膜的连续性。CT图像由FW Zonneveld提供，复制自Mafee MF等人所写的眼眶占位性病变：CT和MRI的作用(145例病人分析)。Radiol Clin North Am 1987;25:529.

c 眼球和眼眶的大体解剖矢状位切面重点显示了眶骨膜(空箭号)；眶隔(黑弯曲箭号)；提上睑肌(L)；上直肌(SR)；下直肌(IR)；下斜肌(IO)；Tenon囊(单黑箭)；巩膜(S)；脉络膜(双小箭号)；视网膜(双箭头)以及玻璃体底部(单箭头)。注意眼轮匝肌(OO)的眼睑部，它位于眶隔前方。

d 矢状位MR T1WI扫描显示眼球；视神经；提上睑肌(L)；上直肌(S)；下直肌(I)；下斜肌(IO)；眶隔(箭头)和眼轮匝肌(箭)。

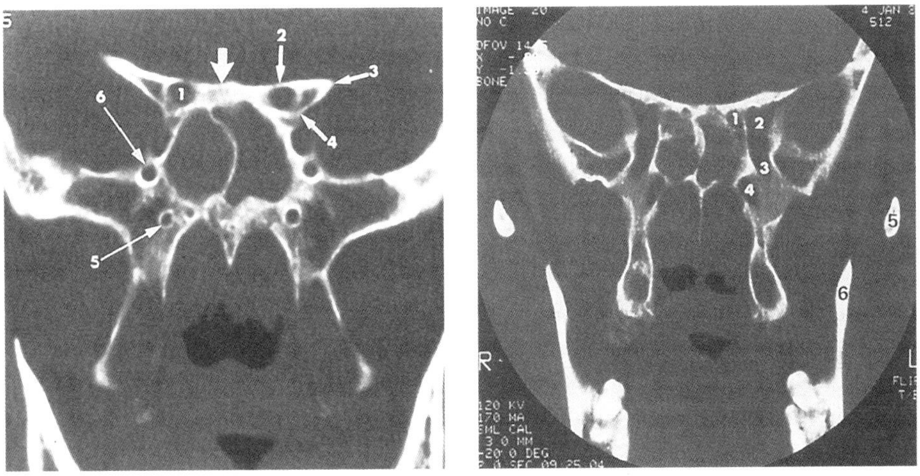

a b

图2.121a 冠状位CT扫描显示视神经管(1)，蝶骨小翼的上(后)根(2)，前床突(3)，蝶骨小翼的下(前)根(4)，翼管(5)，圆孔(6)和蝶骨平面(箭)。

b a层面前6mm的冠状位CT扫描显示视神经管(1)，眶上裂(2)，眶下裂(3)，翼腭窝(4)，颧弓(5)以及下颌骨(6)。注意明显的腺样体组织。

翼腭窝

翼腭窝(PPF)是一个小的狭窄的锥形间隙，位于眶尖下方，向下逐渐变细[7](图2.119，2.120b,2.121b)。它上部与蝶骨体相邻接，前界为上颌骨，后界为翼突和蝶骨大翼，内侧界为腭骨(图2.119，2.120，2.121b)。它通过翼上颌裂与颞下窝相交通。开口于翼腭窝的五个孔为圆孔、翼管、咽管(腭鞘管)(图2.119，2.120a，2.121)、蝶腭管以及翼腭管。翼腭窝最重要的内容物为上颌神经、翼腭神经节(蝶腭神经节)和上颌动脉的终支。上颌神经(V2)走行于海绵窦的下部，经圆孔出颅底。然后它行经位于翼腭神经节上方的翼腭窝上部，进入眶下裂，行向前外侧到达眶下壁内眶下沟的后端。上颌神经最终通过眶下孔穿出到面部。可以在第3、4章找到关于翼腭窝的更详细的解剖。

眶骨膜

骨性眼眶的骨膜被称作眶骨膜或眼眶筋膜。[8] 骨膜是一种覆盖骨的特殊结缔组织结构。它由两层构成：表层纤维套和称作新生层的活化内层。Duhamel 首先进行了骨膜骨源性特性的科学研究。[9] 眶骨膜除了在眶前缘、滑车窝、泪嵴以及裂和管边缘外通常都疏松地附着在周围骨上。[1,3,4,8] 在前方，它与眶缘的骨膜相延续(图2.117～2.121)。在后方，它与视神经的及环绕眶上裂的硬膜相连续。因此，眼眶后部的手术或外伤有可能引起脑脊液漏。[3] 硬脑膜由脑膜层和骨膜层构成。这两层结合非常紧密，要把它们分开很困难。[2,4,8] 然而当这两层通过视神经孔后，它们就分开了。脑膜层延续为视神经鞘，骨膜层附着在骨性眼眶表面成为眼眶筋膜或眶骨膜。来自眼眶内各种结构的大量隔膜和筋膜束带附着于骨膜的内表面。[4] 在前方，眶骨膜与眶底边缘(前缘)的眶隔相融合。[6] 眶隔是眶骨膜的延续。

眶隔和眼睑

眶隔是形成眼睑纤维层的一薄层纤维组织，它附着于骨性眼眶的边缘，在此与眶骨膜相延续。在上睑，它与提上睑肌的腱膜相融合。在下睑，眶隔在下睑板缘下约3～5mm处与睑囊筋膜融合。眼轮匝肌的睑部位于眶隔前(图2.120c,d)。[5] 从皮肤向内至眼眶，每个眼睑通常由皮肤、皮下间隙组织、眼轮匝肌纤维、睑板和眶隔、睑板腺以及结膜组成(图2.120c,d)。结膜是覆盖在眼睑内表面的透明血管性黏膜，它在角膜和巩膜前部形成反折。[1,5] 结膜从眼睑到眼球的反折线被称作结膜穹窿。睑结膜高度血管化，且它的深部，特别是靠近穹窿处，含有相当数量的淋巴组织。睑结膜紧紧附着于睑板。[1] 球结膜疏松地连结于眼球。在到达角膜处，球结膜延续为角膜上皮。[1] 睑结膜由一层包含黏蛋白分泌杯状细胞和Krause-Wolfring副泪腺的非角化上皮覆盖。[2,5] 这些副腺的分泌物构成了泪分泌物的主要成分，而反射性眼泪分泌是由副交感神经支配的主泪腺产生的。[2,5] 在每个眼睑中，眶隔增厚形成睑板。提上睑肌附着在上睑板的上缘。下直肌的一些纤维附着于下睑板的下缘。[4,5] 睑板的后部都有结膜覆盖，深面含有睑板腺(变异脂质分泌腺体)。

睑板由作为睑板骨架的致密结缔组织构成。它们通过内侧和外侧睑韧带附着在眼眶边缘。上下睑板的长度(22mm)和厚度(1mm)是相似的。[2,6] 上睑板的宽度比下睑板(11mm)的2倍还要宽。睑板腺是变异的汗腺。它们的油性分泌物通过小孔排进泪液膜中。

眼轮匝肌

眼轮匝肌是一块围绕着眼眶边缘并延伸至颞区和面颊(眶部)的扁平的椭圆形肌肉；它还延伸至眼睑(睑部)，甚至更远至泪囊后方(泪部)(图2.117，2.120c，2.120d)。

Tenon 囊(眼球筋膜囊)和 Tenon 间隙眼球筋膜腔

Tenon 囊是包裹眼球的纤维弹性膜，它从视神经包裹至睫状肌水平。Tenon 囊也被称作球筋膜鞘、眼球筋膜和球筋膜。这一纤维弹性窝包裹了眼球的后4/5，将其与眶中央脂肪分隔开。眼球筋膜增加了眼球的运动，它包裹但没有附着于巩膜。在本章第一部分眼球已先论述了眼球筋膜。

眼眶脂肪网状组织

在眼眶，所有结构都位于脂质网状组织内。构成网状结构的纤维弹性组织将脂肪分为叶和小叶。[2,8] 脂肪网状组织被分为①眶周脂肪，位于肌锥和它的肌间膜之外(图2.117,2.120b,2.120d,2.122)；②眶中央脂肪，位于肌锥内(图2.117,2.120b～d)。结缔组织分隔位于眶壁、肌肉和眼球之间。这些细小的分隔可以被高分辨MRI显示(图2.122)。

眼肌

眼外肌

六条眼外肌控制眼球的运动，包括四条直肌和两条斜肌。直肌起自总腱环。总腱环是一个包绕视神经孔和眶上裂内缘的漏斗形腱环，它在视神经孔和眶上裂内缘处与视神经的硬膜鞘及眶骨膜相延续。[2,8,10,11] 总腱环分为上部和下部，上部称作眶上腱或Lockwood上总腱，下部称作Zinn下总腱。[11] 因为关系紧密，所以眶尖病变通常同时累及所有这些结构。下直肌起自视神经孔下方的Zinn总腱，它在距角膜缘6.5mm处附着于巩膜下部。上直肌(四条直肌中最长)起自视神经孔上方的Lockwood总腱和视神经鞘，它通过提上睑肌腱膜下方，在距角膜缘7.7mm处止于巩膜上部。内直肌(直肌中最厚)起自Lockwood上腱、Zinn下腱和视神经鞘，在距角膜缘5.5mm处止于巩膜。[2,10,11] 外直肌起自Zinn下总腱和Lockwood上总腱，在距角膜缘6.9mm处止于巩膜。[2,11] 上斜肌(眼外肌中最长和最薄的)起自蝶骨体的骨膜，位于Zinn总腱环和内直肌起点的内上方。[2,10,11] 它以细长腱的形式沿眶内侧壁上部前行进入滑车，一个覆盖有滑膜鞘的纤维软骨环。[12] 上斜肌腱通过滑车，然后急转向后外下方，位于上直肌下方，最终止于眼球赤道后方巩膜的外侧。下斜肌起自鼻泪管口后外侧的浅凹。它通过下直肌的下方行向后外上，最终止于眼球的下外侧部分。[13] 除了下斜肌长37mm外所有的眼外肌都长约40mm。[13] 下斜肌基本上没有肌腱，而上斜肌有20mm的肌腱。

眼睑的肌肉

上睑的牵缩肌包括提肌、提肌腱膜以及交感神经支配的上睑板肌(Müller肌)。在下睑，牵缩肌包括睑囊筋膜和下睑板肌(Müller肌)。[5]

提上睑肌起自眶尖蝶骨小翼的眶骨膜，正位于Zinn总腱环上方。[2,5] 当提肌向前朝眼睑走行时，它的体部位于上直肌上方(图2.120c，d)。成年人的提肌和它的肌腱长50~60mm。提上睑肌的肌部长约40mm，受动眼神经上支的支配，其作用为提上睑。[2] 提上睑肌常被称作第7条眼外肌。上横韧带(Whitnall韧带)是提肌鞘的聚集，它位于提肌和提肌腱膜交界移行区。[2,5]Whitnall韧带的功能主要是对上睑和眶上组织的悬吊支撑。[5] 下睑的类似物为Lockwood韧带。[5] 提肌腱膜一直向前止于睑板的前表面(图2.120c)，并通过内和外侧角止于眼角肌腱。[5,6] 外侧角较坚固，紧紧附着于眶结节，将泪腺分为眶叶和睑叶。[5]

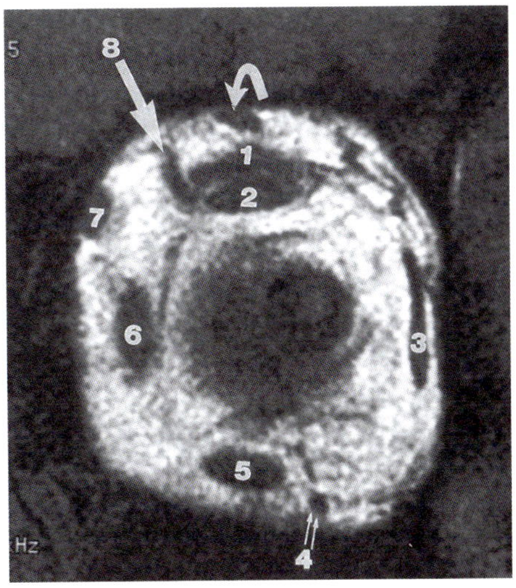

图2.122 使用3英寸表面线圈采集的冠状位MR T1WI图像(TR/TE，450/28；FOV：8×8；256×256，层厚3mm，间隔0.0mm)显示提上睑肌(1)，上直肌(2)，外直肌(3)，眼下静脉(4)，下直肌(5)，内直肌(6)，上斜肌(7)，眼上静脉(8)和额神经(弯箭)。注意眼眶脂肪垫内有大量结缔组织分隔，表现为脂质网状结构。正像我们所看到的一样，结缔组织分隔位于眶中央脂肪内以及眼眶壁、肌肉和部分眼球之间。

上睑板肌(Müller肌)止于上睑板缘。[5] 该眼肌可以提上睑大约2mm，如果它受损，就像在Horner综合征，将会产生轻度眼睑下垂。

睑囊筋膜是下睑的提上睑肌和腱膜的类似结构。[5]

眼睑和眼球的运动

提上睑肌是提上睑的主要随意横纹肌。它被眼轮匝肌所拮抗。[2,6] 当非横纹肌较小的下层，即Müller肌去除神经支配时，它就会引起Horner综合征中的眼睑下垂。在眼筋膜鞘内，眼球通过眼外肌来转动，取代了向上(上抬)，向下(压低)、向内(内收)和向外(外展)凝视。眼球也可以进行围绕一个前后轴的转动(扭动)。[10,11,13,14] 内、外直肌的运动分别为内收和外展。它们是拮抗肌，通过相互调节长度视轴可以顺利通过水平弧。上直肌的主要作用是上视，该肌还有辅助轻微内旋(内收)作用。[1,11] 它的主要拮抗肌是下直肌，它使眼球下视和内收。上斜肌从滑车作用于眼球，它的拮抗肌是下斜肌。[2] 下斜肌使凝视向上，而上斜肌使凝视向下，两斜肌都产生内收作用。[1,2,11]

眼动脉、泪腺动脉和眶下动脉的肌支给眼外肌供血。除了外直肌，每条直肌都接受与睫状体主小动脉环交通的两条睫状前动脉供血。外直肌由来自泪腺动脉的一支血管供血。[2]

神经分布

视神经

视神经实际上不是神经，而是中枢神经系统的一条神经纤维通路。它由起自视网膜神经节细胞层的100多万条轴突构成。视神经与脑白质的结构相似。它的纤维由神经胶质细胞而非雪旺氏细胞鞘包绕。[2,6,15] 视神经(图2.117, 2.120b, d)和眼动脉一起通过视神经管，在直肌锥内行向前外侧，于眼球后极内侧进入眼球。视神经长约3.5～5.5cm，直径约4mm。[3,6] 它分为四部分：球内部(1mm)、眶内部(3cm)、管内部(5～6mm)以及颅内部(1cm)。[3] 球内部分可以被分为三段：(1)板前段,(2)板段和(3)板后段。板前段部分的表面通过眼底镜可以看见。它是一个1.75 × 1.5mm的椭圆体，有盘形凹(生理凹)位于椭圆体几何中心的稍偏颞侧。[5,6] 视神经乳头(视盘)包含来自视网膜神经节细胞的无髓鞘轴突、血管以及在视乳头的表面形成了一薄层基底板的星形细胞。[2]

视盘的板段由星形细胞、弹性纤维、来自巩膜层的胶原连结组织以及小血管构成。巩膜筛状层的作用是作为视神经轴突的一个支架。板后段从筛状层延伸至眶尖。从中央的筛状层开始，神经的横断面直径增至约3mm，视网膜神经节细胞的轴突开始有髓鞘。通过视神经管后，视神经位于眼动脉上方，颈内动脉内上方。大脑前动脉跨过视神经与前交通动脉汇合，然后两侧视神经行向后方汇合成视交叉。

脑膜鞘(硬膜、蛛网膜、软膜)

硬膜，视神经鞘的外层，由胶原结缔组织构成。蛛网膜由排列成疏松筛网状结构的细小胶原纤维构成，其表面覆盖有内皮细胞。最内层为软膜，它由微细的胶原和弹性纤维构成且高度血管化。来自蛛网膜和软膜的成分与视神经分隔是延续的。软膜分隔起自后筛状层区域，包绕所有的神经束。它在眶内部和管内部一直延续，终止于颅内部。蛛网膜与蛛网膜下隙相连续，终止于筛状层水平。它由胶原组织、少量弹性组织和脑膜细胞构成。硬膜包绕视神经。它厚0.3～0.5mm，由致密的胶原束和弹性组织构成，在前方与巩膜和眼球筋膜的外层相融合。视神经的脑膜有感觉纤维支配，当视神经有炎性病变时，患者会有疼痛感。

视神经的血供

视神经筛状板前区和筛状层区域的血液由睫状后动脉的分支供应，而视盘表面由视网膜小动脉或小睫状视网膜动脉的分支供血，视网膜小动脉是视网膜中央动脉的分支。[2,6,15] 视神经眶内部分的血液由视网膜中央动脉的神经内分支和来自视乳头周围脉络膜及视网膜中央动脉和眼动脉的多发折返软膜分支供应。[2,5] 视神经管内部分几乎完全由眼动脉供血。视神经颅内部分主要由颈内动脉和眼动脉的分支供血。从眼球后部至眶尖的实际距离为20mm，而视神经从视神经孔经曲折的S形路径到达眼球后部。这一较长的长度使得眼球可以在不拉紧视神经的情况下运动。视神经通过软膜和蛛网膜的接近以及硬膜和视神经管处骨膜的融合而固定于眶尖。[16] 在视神经管，视神经的硬膜鞘与骨膜融合，因此视神经完全不能运动。[5] 眼动脉在视神经管内由硬膜包绕，位于视神经外下方。在视神经管眼眶端，视神经失去硬膜鞘，向内侧穿入肌锥内间隙。[16]

周围神经

几支神经从中颅窝和翼腭窝到达眼眶。视神经穿过视神经管。其他的神经通过眶裂进入眼眶。

感觉神经分布

眼眶的主要感觉神经分布通过三叉神经的眼(V1)和上颌(V2)分支。三叉神经核复合体从中脑延伸至颈髓上段，通常尾端位于C4。[4,5] 眼神经在进入眼眶前分为泪腺神经、额神经和鼻睫神经，它们每一个都通过眶上裂进入眼眶。[3,6] 眼神经的额支（最大分支）和泪腺支（最小分支）在总腱环外进入眼眶，在眶骨膜和提肌复合体之间行向前方以支配前额和泪腺。鼻睫分支位于肌锥内，向内侧跨过视神经，沿眼眶内侧壁于上直肌和上斜肌下方向前走行，终止于筛神经（前和后）以及滑车下神经。[2,6] 它的分支包括一支到睫状神经节的分支和两支睫状长神经。[3,6] 睫状长神经含有交感血管收缩纤维以支配眼球内的血管。

运动神经的分布

动眼神经(III) 动眼神经核位于中脑被盖，它从脚间窝出来，在其他神经上方经海绵窦（图2.134b, c）最头端、外侧壁，通过眶下裂进入眼眶。它有上、下两个分支，经常在其进入眼眶前形成。[2,6] 动眼神经以上支(支配提上睑肌和上直肌)和下支(支配内、下直肌以及下斜肌)的形式从 Zinn 总腱环内进入肌锥。睫状神经节位于球后约 1.5～2cm 视神经外侧。[3,6] 它主要是一个来自动眼神经下支的副交感神经纤维形成突触的神经节。支配提上睑肌内的平滑肌(Müller 肌)和下直肌 Müller 肌(起自下睑内下直肌的睑囊头部)的交感神经纤维在海绵窦内进入动眼神经，然后与其分支伴行至这些肌肉。[5]

滑车神经(Ⅳ) 滑车神经核位于中脑被盖，它的纤维从背侧前髓帆穿出离开中枢神经系统，跨越至对侧行向前下，在动眼神经(Ⅲ)和眼神经(Ⅴ1)之间于海绵窦外侧壁内穿行(图 2.134b, c)，然后滑车神经横过动眼神经，在其他神经上方穿出眶上裂，支配上斜肌。[2,5,6]

外展神经(Ⅵ) 外展神经核位于桥脑被盖，它的纤维从延髓和桥脑之间的腹侧沟离开中枢神经系统，在颈内动脉和眼神经(Ⅴ1)之间穿过海绵窦（见图 2.134b, c）。然后外展神经通过眶上裂进入眼眶，在它支配的外直肌内表面行向前方。

其他神经 第七对颅神经是眼轮匝肌的运动支配神经。它的感觉支中间神经发出支配泪腺的副交感神经。面神经进入腮腺，然后分成上颞面神经支和下颌面神经支。面神经通过形成颞额支和颧支的上支支配眼轮匝肌。

自主神经 睫状神经节位于球后 1.5～2cm 视神经外侧。它接受来自鼻睫神经的感觉纤维，来自动眼神经的副交感神经纤维和来自海绵窦颈内动脉丛的交感神经纤维(通过眶上裂)。[2,3,6] 只有副交感神经纤维在神经节内形成突触。感觉根通过睫状短神经分布至角膜、虹膜和睫状体。这些睫状短神经经过睫状神经节的前部进入眼球。[2,6] 副交感神经纤维支配睫状肌和虹膜的括约肌(它的功能为收缩瞳孔)。支配括约肌的副交感神经的节前纤维起自中脑的 Edinger-Westphal 核(埃－魏氏核)，与动眼神经伴行并进入其下支，最终在睫状神经节形成突触。节后纤维起自睫状神经节细胞，以睫状短神经的形式离开神经节，穿过巩膜行至睫状肌和虹膜。交感神经纤维支配眼球血管、虹膜开大肌(以睫神经的方式)、泪腺和由交感神经支配的上下睑的肌肉(Müller 肌)。支配瞳孔开大肌的交感神经纤维通过不形成突触的睫状神经节，然后与睫状短神经并行。[2,3] 支配瞳孔开大肌的节前交感神经纤维起自上胸段脊髓的中间外侧柱灰质，然后进入交感神经干，在颈交感神经干内上行，终止于颈上神经节突触。[3,5] 节后纤维起自颈上神经节细胞，上行经过颈动脉海绵窦神经丛。其中一些纤维加入眼神经并延续至鼻睫支，且通过其睫状长神经分支行至眼球。其他来自海绵窦神经丛的纤维进入睫状神经节的交感根，通过该神经节而不形成突触，与睫状短神经并行。[5] 还有其他一些眶内交感神经纤维与动眼神经同行支配提上睑肌和下直肌的平滑肌成分(Müller 肌)。[3,5]

泪腺的节前副交感神经纤维起自桥脑的上涎核细胞，与面神经伴行在中间神经内走行，然后它们在膝状神经节离开面神经，以翼管神经的一部分，即岩大神经的方式进入翼腭神经节形成突触。节后纤维起自翼腭神经节细胞，它通过翼腭神经至上颌神经并穿过上颌神经的颧支。[2,5] 然后这些纤维进入眶内颧神经的颧颞支，并与眼神经的泪腺支相交通以支配泪腺。泪腺的节前交感神经纤维起自上胸段脊髓的中间外侧柱灰质，进入交感神经干，在颈交感神经干内上行，终于颈上神经节突触。[5] 节后交感神经纤维起自颈上神经节细胞，穿过颈动脉丛，在嘴侧延续于岩深神经，加入岩大神经形成翼管神经。然后这些纤维穿过不形成突触的翼腭神经节，以与节后副交感神经纤维相似的方式分布支配泪腺。[2,5]

血管解剖

动脉供应

眼眶的主要动脉供应来自眼动脉的分支。眼动脉通常起自颈内动脉海绵窦段远端，极少数情况下它可以起自脑膜中动脉，经眶上裂进入眼眶。[3] 在视神经管内，眼动脉在硬膜鞘内行于视神经的外下方，并在眶尖离开硬膜。在 82.6% 的人群中，眼动脉跨越视神经至眼眶内侧；在剩余的 17.4% 的人群中，眼动脉行于视神经下方。[3] 考虑到某些起源上的变异，眼动脉的分支包括泪腺动脉、眶上动脉、筛前动脉、筛后动脉、鼻额动脉和鼻背动脉。[2] 眼球的分支包括视网膜中央动脉和睫状动脉。视网膜中央动脉是眼动脉的第一分支。[6] 它穿过并进入视神经，行于视神经中央，分布于视网膜。睫状动脉被分为三组：睫后短动脉、睫后长动脉和睫前动脉。睫后动脉通过 15～20 条短支(至脉络膜和睫状突、视神经乳头部)和 2 条长支(至睫状肌、虹膜和脉络膜前部)供应眼球。[2] 泪腺动脉分支为脑膜返动脉、颧动脉、腺动脉和睑外侧动脉(它构成眼睑的动脉弓)。眼动脉通常与颈外动脉系统有吻合支。这是通过穿越眶上裂的脑膜中动脉和泪腺动脉来实现的。

眼眶和眼球的静脉引流

来自眼球和相邻结构的静脉血引流入无瓣膜的眼下和眼上静脉。眼上静脉经眶上裂引流入海绵窦。眼下静脉穿过眶下裂，与眼上静脉和翼状静脉丛相吻合。[1,3,6] 眼上静脉和眼下静脉都与面部静脉相交通。[1,6]

眼上静脉是这两支静脉中较大的一支，它起自上睑内侧部的后方，由眶上静脉的一支和面静脉的一支(角静脉)联合而成。眼上静脉接收与眼动脉大多数分支相连的属支。它与视网膜中央静脉相交通，且通常在眶尖附近接收眼下静脉。眼上静脉还接收来自眼球上部的两条涡静脉(涡静脉连于睫状后静脉)。眼下静脉变异较多，它起自眼眶下壁前部的静脉丛，通过眶下缘与面静脉相交通，穿过眶下裂与翼状静脉丛相交通。它在眼眶脂肪内于下直肌上行向后方，接收肌支和来自眼球下部的两条下涡静脉。

眼下静脉与眼上静脉相吻合，且它还有一相似的分支通过眶下裂与翼状静脉丛相联接。[3] 它可以通过眶上裂的下部，直接流入海绵窦。

泪器

泪腺位于眼眶上外侧角上睑后方的一个浅窝(泪腺窝)内，深陷于提上睑肌腱外侧缘(图2.117)。[1,16] 泪腺重约78g，大小约20 × 12 × 5mm。它被提上睑肌腱膜外侧缘分成睑叶和眶叶(较大)。[1~3] 眶叶位于睑叶上方。有10~12条小管从泪腺深部表面开口于结膜囊。泪腺是浆液性腺体。它表面呈结节状，有一层微细的结缔组织假囊。泪腺由Whitnall韧带和连于眶骨膜上部的分隔支持。泪腺动脉从后方穿入泪腺，而来自泪腺的静脉引流入眼上静脉。它的淋巴引流通过眼睑和结膜引流入耳前淋巴结。[2,3]

除了主泪腺，在眼睑和结膜还有副腺(Krause-Wolfring腺)。

泪腺产生的泪液在眼睑瞬目的帮助下通过角膜表面向侧流向泪点。眼泪通过上下睑的泪小管引流入泪囊。泪小管起自泪点，它有2.0mm长的垂直部和8.0mm长的水平部，汇合成总泪小管。总泪小管经Rösenmuller瓣进入泪囊的外侧壁，该瓣膜可防止反流。[3] 泪囊位于泪骨和上颌骨额突形成的泪沟内。[1] 泪小管内衬鳞状上皮，而泪囊和鼻泪管则内衬柱状上皮、杯状细胞和纤毛细胞。泪囊垂直长度为13~15mm。眼泪通过鼻泪管及其内一个位于鼻腔外侧壁的反折(称作Hasner瓣)引流入下鼻甲下方。[2,3]

影像技术

CT和MRI是用于眼眶成像的两种最常用的方法。每一种方法都有优点和缺点。通常，CT在显示骨的细节和检查钙化及异物时是首选检查方法，但对眼眶结构的辐射是一个缺点。另一方面MRI没有已知的生物学副作用，在确定眼球病理改变时优于CT。通常认为MRI在检查眼眶软组织时等同或稍优于CT。

CT

眼眶常规CT检查包括层厚5mm的连续横断和冠状切面。当怀疑有较小病变时，应进行薄层(1.5或3mm)扫描。3mm或1.5mm切面对于视神经解剖和病理改变的充分显示是必要的。放射学家应经常根据临床信息和初步诊断来制定合适的检查方法。对于异物，行1.5mm横断面扫描以提高发现较小物体的敏感性是重要的。在异物定位时，由于患者在横断面扫描时无移动，采用计算机重建产生的其他平面的图像是有用的，因此通常不必进行额外的直接冠状切面扫描。对于位于6点或12点位置的异物或病变，常建议行直接冠状切面扫描。对于眼球病变，薄层(1.5mm)非常重要，因为在常规5mm切面上很容易遗漏眼球病变。[16] 对于骨病变或眼眶骨折，除了常规检查外还应行回顾性高分辨骨算法骨窗成像(窗宽：4000，窗位：700~800)。[16]

对于眼眶CT扫描，是否需要静脉注射对比剂应该由临床信息决定，且最好留给放射学医师来处理。对比剂均匀一致地增加眼眶内大多数软组织结构的密度。[2,16] 虽然根据眼眶病变的增强方式区分它们不太容易，但对比剂在判定眼眶病变的血管性质时常是必要的，而且更重要的是它在判定眼眶病变颅内蔓延时的作用。眶尖肿块可能是颅内病变，如脑膜瘤的蔓延，这种情况并不少见，这在非增强CT检查中很容易被遗漏。通常在评估异物、不太复杂的眼眶骨折和甲状腺眼病、眼外肌形态学改变或变异、皮样囊肿(没有感染或破裂)以及骨病变，如骨瘤、骨样骨瘤、骨纤维发育不良和Paget病时不使用对比剂。但是，在骨源性或软骨源性肉瘤或转移性骨病变患者中对比增强CT是必要的。

技术

横轴面采集通常大致平行于听眶下线。[16-18]这通过采集一个侧位的数字定位像就可以很容易地确定。下方的切面应包括上颌窦的上部，上方的切面应包括蝶鞍和整个额窦。对于所有的眼眶和眼球肿瘤，通常还另外采集头部剩余部分强化后的10mm横轴面。虽然来自眼眶和眼球肿瘤的脑转移瘤并不常见，但额外的切面可以提供有关不受怀疑病变[脑膜瘤、动脉瘤和动静脉畸形（AVM）]的更多信息。

冠状面通常大致垂直于听眶下线采集。但在许多情况中，当患者有较多牙齿填料或其他金属假体时，冠状面的角度就更加倾斜(半冠状位)。冠状面扫描患者的位置可以是俯卧位或仰卧位，而且像横轴面一样，冠状面检查也可以通过采集一个眼眶侧位的数字定位像而容易地确定。眼眶的冠状面检查应根据临床信息和横轴面的所见来调整选择。当患者患有视力缺失和当判定眶尖病变的颅内蔓延时，冠状面应向后扩展至包括视交叉。对于累及前组筛窦小房或鼻腔的病变和起自鼻泪囊和管的病变，冠状面应向前扩展至包括鼻骨。

矢状面 几乎所有的CT扫描机都能够进行电脑重建，编辑横轴面的数据将其重建为冠状位、矢状位和斜位。虽然图像质量不如直接扫描，但在许多情况下可以获得额外的信息，特别是如果有高质量的薄层(1.5～3mm)直接横轴面或冠状面时。颅面部结构直接的矢状位扫描可以通过将患者放在一个单独的支持器上并使用适合于标准床面的特殊头部固定器来实现。采用新的超快速螺旋CT扫描机，重建的矢状位图像具有极好的细节，从而消除了直接矢状位成像的需求。

MRI技术

几乎这一章所有的MR图像都由1.5T Signa MR仪采集(GE,Milwaukee,WI)。使用头线圈，单回波SE T1加权(T1W)脉冲序列重复时间(TR)为400～800ms，回波时间(TE)为20～25ms（TR/TE,400～800/20～25ms)。多回波SE质子加权(PW)和T2加权(T2W)脉冲序列的TR为2000～2800ms，TE为20～100ms。多回波SE脉冲序列在我们最近的扫描方案中已经被快速自旋回波T2W脉冲序列所替代。它使用下列的成像参数：TR/TE，2500～4200/90～102ms，回波链长度14，数据采集矩阵256 × 256，显示野20～22cm，两次激励采集。

虽然每次检查都应根据患者的情况进行特别的设计，但我们常规的眼眶MR检查包括短TR短TE矢状位图像，层厚5mm，层间距1～1.5mm，使用常规头线圈。这些检查通常采用一次激励，矩阵256 × 192或256 × 256，显示野20～24cm。在矢状位T1W脉冲序列后，采集横轴位多回波SE序列(TR/TE，2000～2800/20,80ms)，包括整个眼眶结构。对这个多回波SE脉冲序列，层厚为5mm，层间隔1.5～2.5mm，矩阵256 × 192，显示野20cm。根据矢状位和横轴位所见采集额外的冠状位单回波T1W或T2W快速SE脉冲序列。对于视神经病变，使用头线圈另外采集旁矢状位图像。眼眶脂肪在快速SE T2W脉冲序列上仍保持为高信号。因此我们选择采集快速SE T2W脂肪抑制脉冲序列。

顺磁性对比剂，即钆与二乙烯三胺五乙酸的螯合物(Gd-DTPA)，应用于可疑的眶内炎症性和眼眶占位性病变。对比增强T1加权检查使用横轴位SE脉冲序列(TR/TE，600～800/20ms)，激励4次，显示野16～20cm，矩阵256 × 128，层厚3mm，层间隔0.5mm。还经常采集强化前T1W横轴位SE脉冲序列。除了激励次数为2而不是4以外，强化前T1W脉冲序列的参数与强化后T1W序列一致。

T1加权脂肪抑制技术

T1加权脂肪抑制图像可以采用不同的技术来获取。[2,20-22]在这一章，T1WI压脂图像通过采用预饱和技术方式来获取。在成像前，首先确定每一位患者的波谱脂峰，然后应用一个射频脉冲，其中心位于脂肪的共振频率。射频脉冲后应用一个毁损梯度。这一压脂技术(化学饱和)是Signa系统的一个标准特征，可以在采集标准T1W脉冲序列的同时非常容易地应用上。强化后压脂图像采集完后，再立即采集一横轴位或冠状位标准T1WI序列，其参数与T1WI压脂脉冲序列一致。这样做是因为压脂脉冲序列对磁敏感性伪影更加敏感。[20,21,22]此外，眼外肌的强化，特别是泪腺的强化在压脂图像上被夸大了。因此如果病变靠近泪腺、眼外肌或窦壁(骨－气－软组织交界面)就有曲解病变的可能性。

反转回复(IR)脉冲序列和压脂技术的应用

短时间反转回复(STIR)图像可以通过抑制脂肪的信号和将T1加权和T2加权信息叠加起来而明显地显示病变。因为大多数病变都具有长T1长T2弛豫时间，因此在STIR图像上病变表现为高信号。脂肪信号减低使得病变更加突出。脂肪抑制的最佳TI(反转时间)根据所使用的线圈和脂肪的构成在人与人之间是不同的。1.5T MR仪上脂肪抑制的最佳TI为145～170ms。通常STIR图像采集所用的TR为2000ms，TI为150～160ms，TE为20ms。STIR序列经常用于眼眶转移性病变。

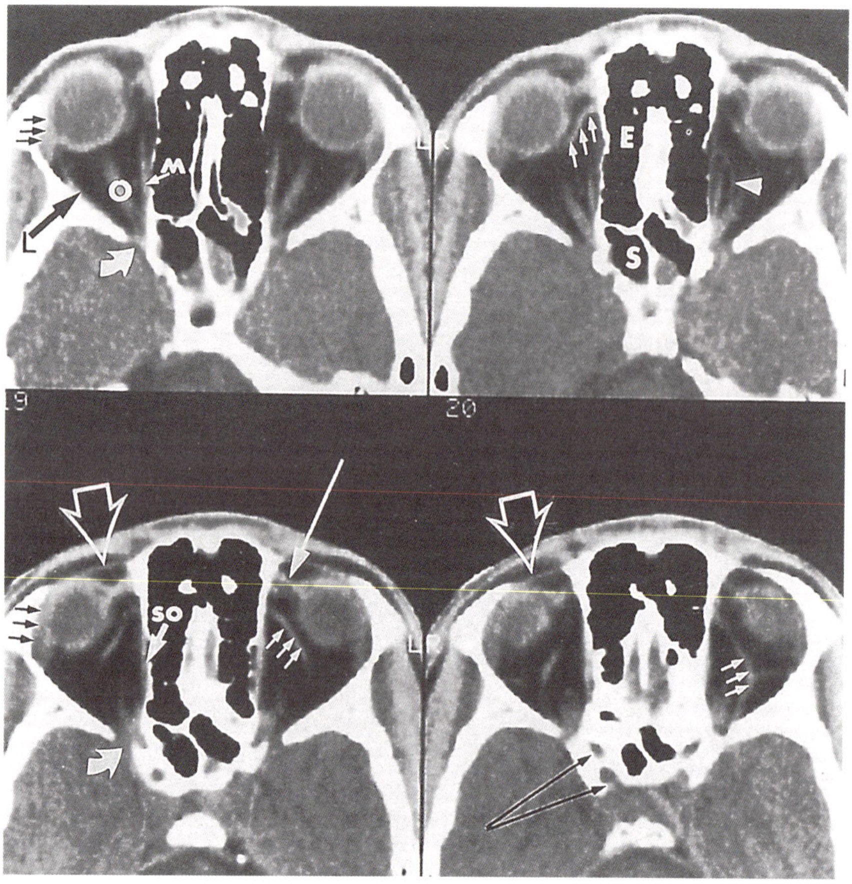

图2.123 系列横轴位CT扫描显示泪腺(黑短箭号)，眶上裂(弯箭)，眼上静脉(白短箭)，眼动脉(箭头)，眶隔(空箭)，上斜肌腱反折部(长箭)和视神经管(交叉箭)。

E= 筛窦
L= 外直肌
M= 内直肌
O= 视神经
S= 蝶窦
SO= 上斜肌

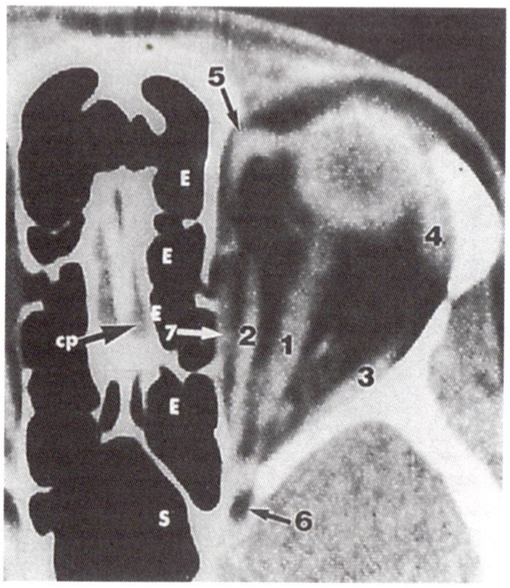

图2.124 横轴位CT扫描显示视神经(1)，内直肌(2)，外直肌(3)，泪腺(4)，上斜肌腱反折部(5)和眶上裂(6)，上斜肌(7)，筛窦小房(E)，蝶窦(S)和筛板(CP)。

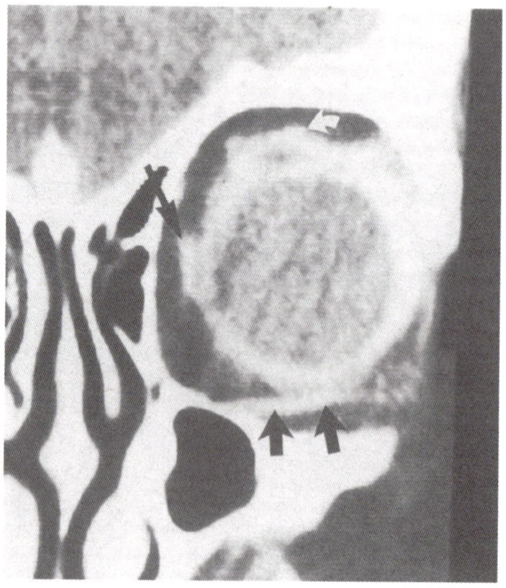

图2.125 冠状位CT扫描显示下斜肌(两个黑箭)，上直肌－提上睑肌肌腱复合体(白箭)和内直肌肌腱(单黑箭)。

眼眶的正常CT和MRI解剖

骨性标志在延展骨算法和骨窗技术的帮助下可以在CT上得到最佳显示。在横轴位和冠状位扫描都可以看到视神经管。在横轴位和冠状位扫描同样可以清楚显示骨性眼眶的外侧缘、眶上下裂、泪腺窝、泪囊沟、鼻泪管、眶下管和鼻旁窦(图2.123～2.126)。冠状位扫描在评估眼眶下壁和眶顶时最佳。

眼外肌

眼外肌在CT上清晰显示，它们在强化后CT扫描上呈均匀一致增强(图2.123～126)。这些肌肉在MRI上显示最佳(图2.127～2.133)。

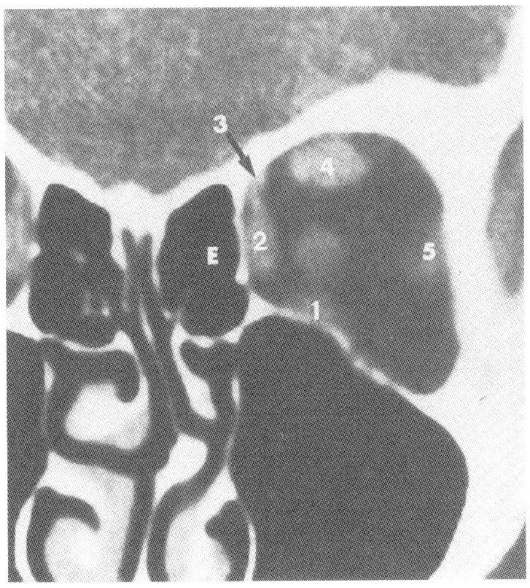

图2.126 冠状位CT扫描显示下直肌(1)、内直肌(2)、上斜肌(3)、上直肌(4)和外直肌(5)。E=筛泡。

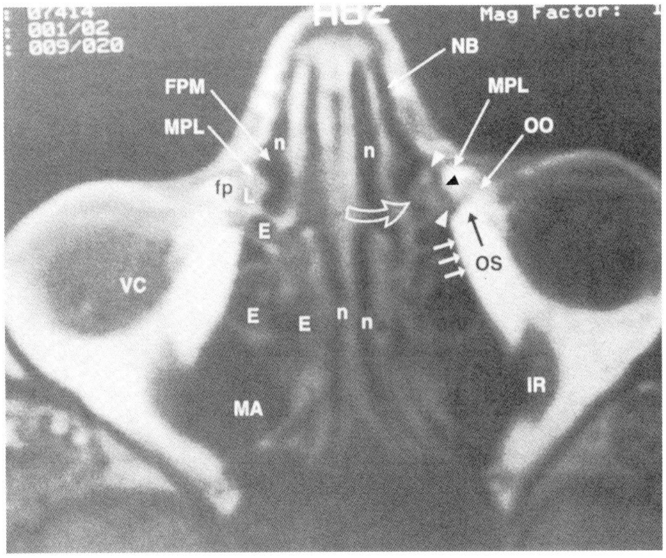

图2.127a 眼眶正常MRI解剖。采用表面线圈采集的横轴位T1WI MR显示筛窦小房(E)，脂肪垫(fp)，上颌骨额突(FPM)，下直肌(IR)，泪囊(L)，上颌窦上内侧部分(MA)，内侧睑韧带(MPL)，鼻腔(n)，鼻骨(NB)，眼轮匝肌泪部(OO)，眶隔(OS)，玻璃体腔(VC)，由泪骨和上颌骨额突构成的泪沟(空弯曲箭)，眶骨膜(三个短箭)和泪筋膜(黑箭头)。泪囊长约12mm，位于泪囊窝，由泪筋膜(黑箭头)包绕。泪筋膜在后方附着于泪骨的后泪嵴，在前方附着于上颌骨的前泪嵴(白箭头)。筋膜由眶骨膜(三个白箭)构成。泪筋膜在前方将内侧睑韧带(MPL)与泪囊分隔开，在后方将眼轮匝肌(OO)泪部与泪囊分隔开。内侧睑韧带仅覆盖泪囊前部的上部。泪囊上半部分在内侧与前组筛房(E)相联系，下半部分在内侧与鼻腔中鼻道前部相联系。眶隔(OS)是一纤维膜，附着于眼眶边缘，在那儿它与眶骨膜(三个短箭)相延续。眶隔将眼睑与眼眶内容物分隔开。眶隔位于内侧睑韧带后方。内侧睑韧带将眼睑内侧端附着于泪嵴和上颌骨的额突。

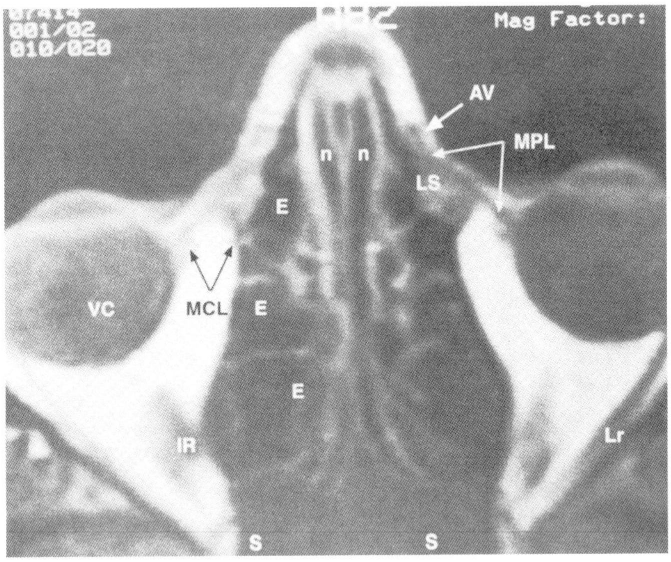

图2.127b 横轴位T1WI MR扫描，比a向头侧3mm采集。

AV=推测的角静脉	MCL=内侧翼状韧带
E=筛窦小房	MPL=内侧睑韧带
IR=下直肌	n=鼻腔
Lr=外直肌	S=蝶窦
Ls=泪囊	VC=玻璃体腔

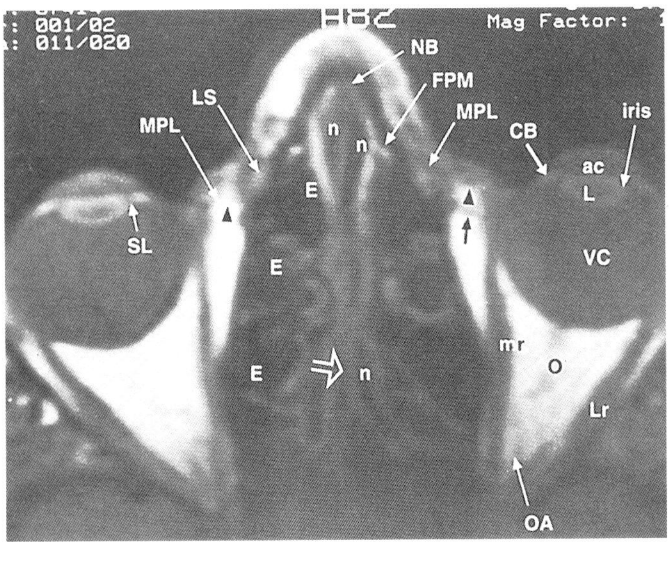

◁图2.127c 横轴位T1WI MR扫描，比b向头侧偏3mm采集。注意当内直肌筋膜袖形成内侧翼状韧带(黑箭)时它的伸展。内侧翼状韧带附着于泪骨。眶隔(箭头)见位于内侧翼状韧带前方。眶隔在泪沟水平分开并包绕泪囊，在下方与鼻泪管的骨膜相延续(也见于a)。内侧睑韧带(MPL)位于泪囊前方，且它将眼睑内侧端附着于泪嵴和上颌骨的额突。MPL长约4mm，宽约2mm，在鼻泪沟前方附着于上颌骨额突。它由泪筋膜与泪囊分隔开(见a)。

ac=前房	n=鼻腔
CB=睫状体	NB=鼻骨
E=筛窦小房	O=视神经(部分容积)
FPM=上颌骨额突	OA=眼动脉
L=晶状体	SL=晶状体悬韧带
Lr=外直肌	鼻中隔(空箭)
Ls=泪囊	MPL=内侧睑韧带
mr=内直肌	

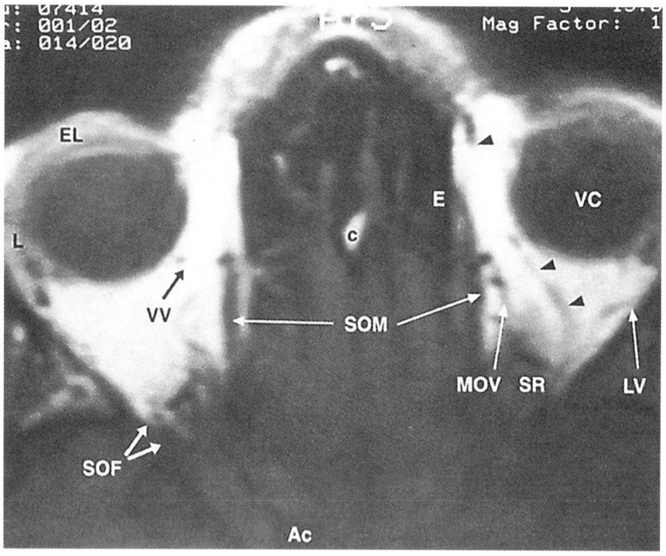

图2.127d 横轴位T1WI MR扫描，比c向头侧9mm采集。

AC＝前床突
C＝鸡冠
E＝筛窦小房
EL＝眼睑
L＝泪腺
LV＝泪腺静脉
MOV＝眼内侧静脉
SOM＝上斜肌
SR＝上直肌
SOF＝眶上裂
VC＝玻璃体腔
VV＝推测的涡静脉或内侧副静脉
箭头＝眼上静脉

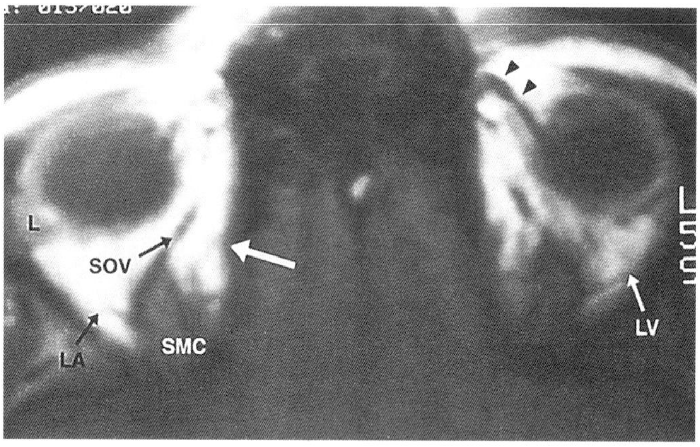

图2.127e 横轴位T1WI MR扫描，比d向头侧3mm采集。

L＝泪腺
LA＝泪腺动脉
LV＝泪腺静脉
SMC＝上直肌－上睑提肌复合体
白箭号＝推测的鼻睫神经
箭头＝上斜肌反折部

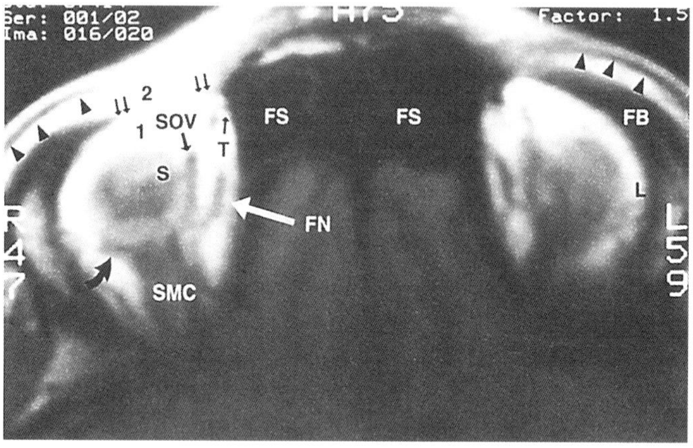

图2.127f 横轴位T1WI MR扫描，比e向头侧偏3mm采集。眶隔(小双箭)将筋膜前脂肪垫(1)与眼轮匝肌下脂肪垫(2)分隔开：眶隔与眶骨膜相延续。额神经(FN)位于总腱环外，在眶顶下提上睑肌上表面行向前方，并分为眶上支和滑车上支。

1＝筋膜前脂肪垫 小双箭＝眶隔
2＝眼轮匝肌下脂肪垫(箭头)
FB＝额骨 L＝泪腺 S＝巩膜
SMC＝上直肌－提上睑肌复合体
FN＝额神经 FS＝额窦 SOV＝眼上静脉
T＝滑车 箭头＝眼轮匝肌

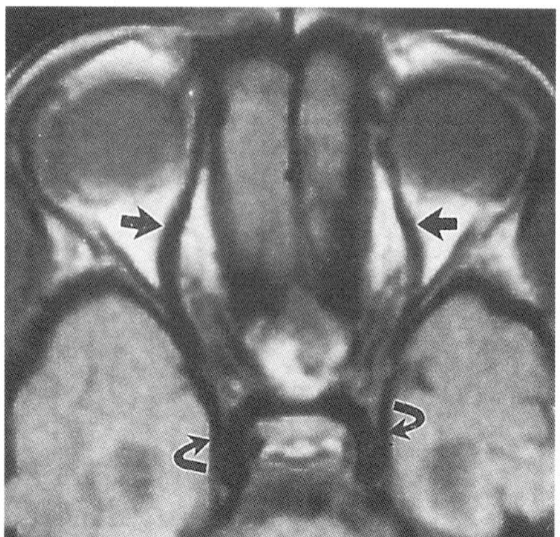

图2.128 横轴位质子密度加权(PDWI) MR扫描，用头线圈采集。可显示眼上静脉(箭号)进入海绵窦(弯箭)。

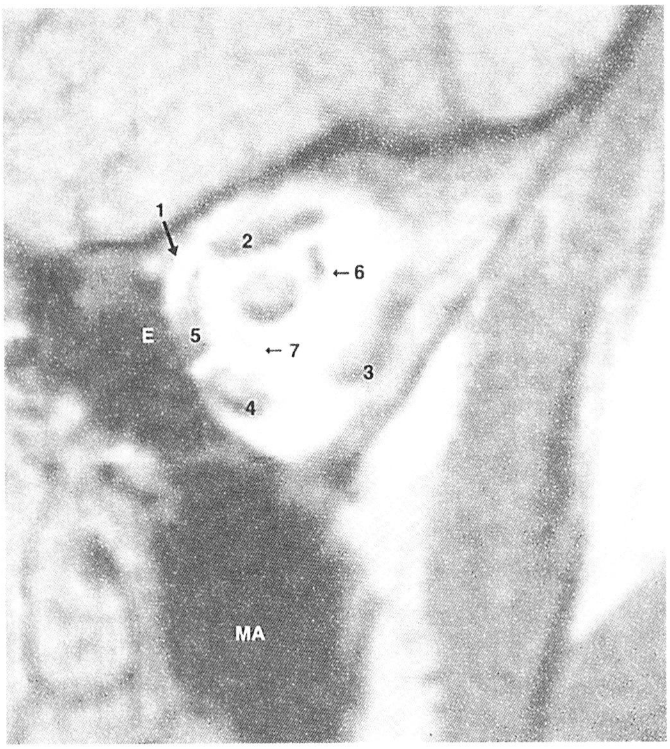

图2.129a 采用表面线圈采集的冠状位T1WI MR扫描。
1=上斜肌
2=上直肌
3=外直肌
4=下直肌
5=内直肌
6=眼动脉和其肌支
7=动眼神经
E=筛窦
MA=上颌窦

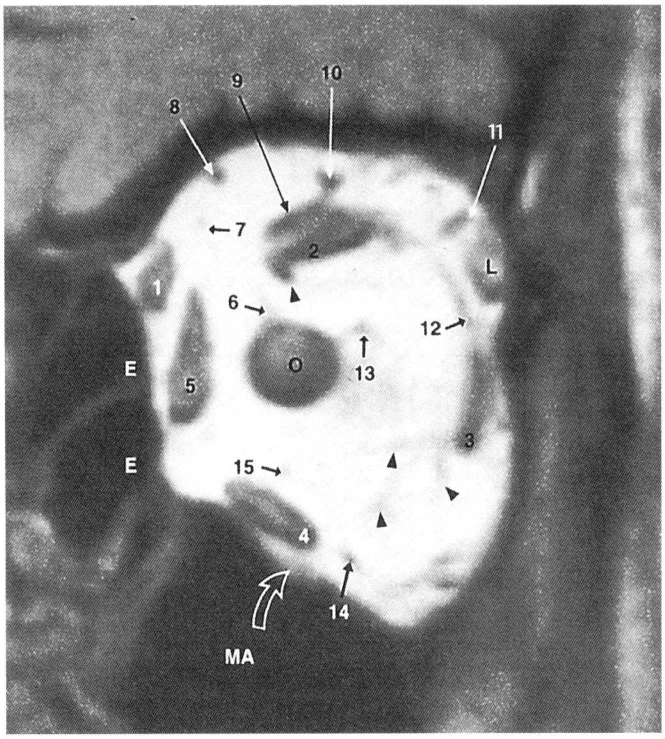

图2.129b 冠状位T1WI MR扫描，比a向前3mm采集。
1=上斜肌
2=上直肌
3=外直肌
4=下直肌
5=内直肌
6=推测的睫后动脉和(或)睫状神经节
7=鼻睫神经
8=滑车上神经
9=提上睑肌
10=额神经
11=泪腺神经、动脉和静脉
12=肌间隔
13=推测的睫后动脉
14=动眼神经(下支)
15=内侧眶静脉或下部肌肉动脉
E=筛窦
MA=上颌窦
单箭头=眼上静脉
多个箭头=外侧副静脉
空弯箭=眶下神经

眼外肌走行通常平行于相邻的眶壁。因此在横轴位上只有水平直肌(内和外直肌)才可显示全貌(图2.127)。同样，垂直直肌(上和下直肌)在旁矢状位(斜位)上显示最佳(图2.120d，2.130)。这些肌肉在它们的腱部和Zinn总腱环起始部逐渐变细，这在旁矢状位(垂直直肌)和横断位(水平直肌)扫描可以清晰地显示(图2.120d，2.127，2.130)。在横轴位的任何切面中都只能部分显示上直肌和下直肌(图2.127)。在冠状位扫描上，所有的直肌都显示为一斜断面(图2.129)。这与它们相对于冠状面倾斜的方向以及眼眶向眶尖的倾斜有关。要准确确定这些肌肉的横断面尺寸，就需要单独为每一块肌肉进行重建图像或直接斜位MRI扫描。这明显是不现实的，也是不必要的，除非关键时刻需要某一特定肌肉的精确尺寸。[14] 提上睑肌与上直肌紧密相邻，它只是在前部的冠状位图像上显示为一单独的肌肉(图2.129b，c)，在那儿它与上直肌是分开的。这两块肌肉在矢状位和旁矢状位(斜位)MRI上都可以被显示为单独的肌肉(图2.120d)。上斜肌的肌部在冠状位扫描上显示最佳，它的腱部在横轴位扫描上显示最佳(图2.124，2.129b)。上斜肌腱滑车部分和它的反折部在横轴位扫描上显示最佳(图2.124)。滑车在横轴位扫描上显示良好，偶尔有钙化。下斜肌在冠状位、矢状位和旁矢状位扫描显示最佳(图2.120d，2.125)。下斜肌肌腹在横轴位CT扫描通常很难显示。偶尔下斜肌和下直肌可以在横轴位MR扫描上清晰显示(图2.131，2.132)。

泪腺

在上外侧肌锥外间隙很容易识别泪腺(图2.129)。泪腺紧邻上直肌和外直肌肌腱，通过外直肌使它与眼球区分开来(图2.127，2.129b，c)。[23]

血管和神经结构

虽然在非增强CT上通常能看见眶内的血管结构，但它们在强化后显示更为明显。在MRI上，较大的血管通

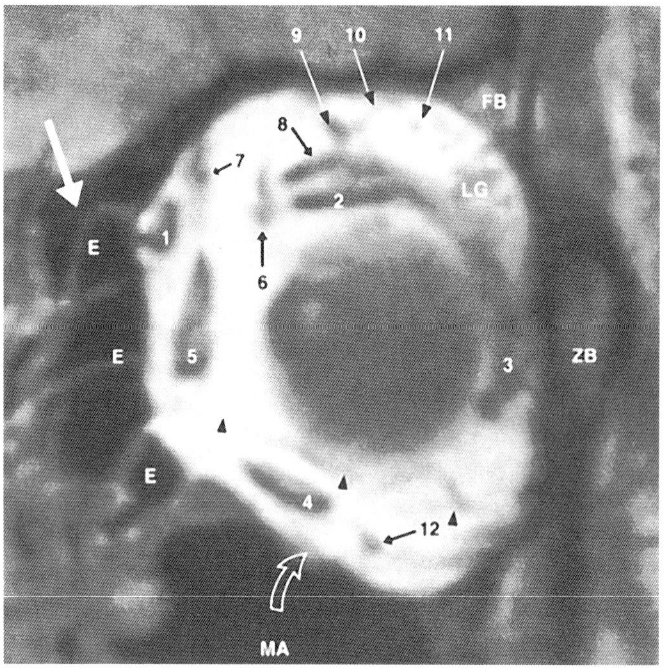

图 2.129c　冠状位 T1WI　MR 扫描，比 b 向前 3mm 采集。

1= 上斜肌　　11= 泪腺神经
2= 上直肌　　12= 推测的动眼神经下支
3= 外直肌　　E= 筛窦小房
4= 下直肌　　FB= 额骨
5= 内直肌　　LG= 泪腺
6= 眼动脉和眼上静脉　　MA= 上颌窦
7= 内侧眼静脉　　ZB= 颧骨
8= 提上睑肌　　箭头 = 推测的副静脉
9= 额神经　　空弯箭 = 眶下神经
10= 眶上神经　　实箭 = 筛骨小凹

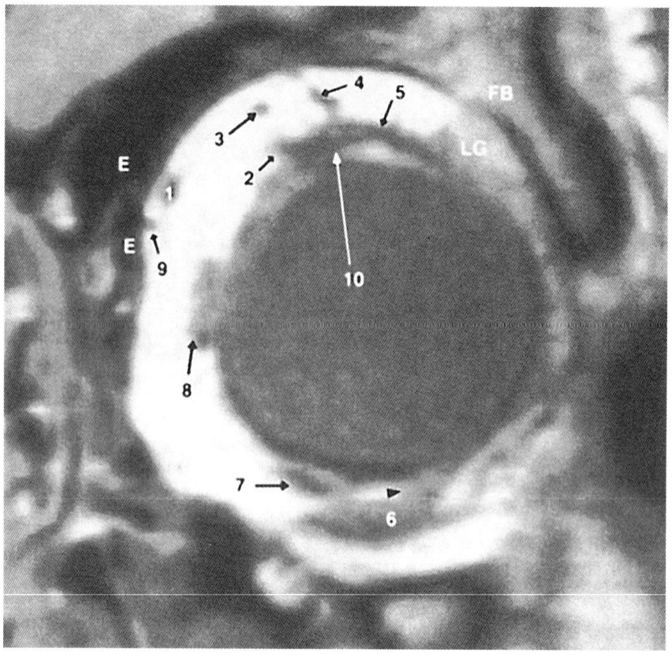

图 2.129d　冠状位 T1WI　MR 扫描，比 c 向前 3mm 采集。

1= 上斜肌肌腱　　8= 内直肌肌腱
2= 上斜肌反折腱，位于上直肌肌腱下方　　9= 筛动脉
3= 推测的眼上静脉　　10= 上直肌肌腱
4= 额神经　　E= 筛窦小房
5= 提上睑肌肌腱　　FB= 额骨
6= 下斜肌　　LG= 泪腺
7= 下直肌肌腱　　箭头 = 推测的 Lockwood 悬韧带

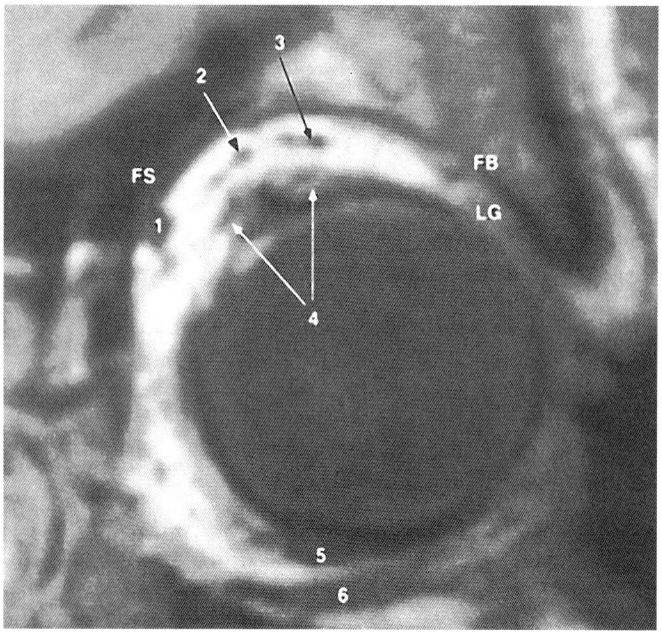

图 2.129e　冠状位 T1WI　MR 扫描，比 d 向前 3mm 采集。

1= 上斜肌肌腱　　6= 下斜肌
2= 推测的眼上静脉　　FB= 额骨
3= 额神经　　FS= 额窦
4= 上直肌－提上睑肌复合体　　LG= 泪腺
5= 下直肌肌腱

常为低信号(信号流空)。眼动脉在眶尖处可见位于视神经下方，然后在环绕和跨越视神经至其内上方之前转向外侧(图 2.129a, c)。它的一些分支，包括筛前支、后支和睫后支可以被显示。[3,24,25]

眼上静脉在眼眶前内侧起自肌锥外间隙，走行于滑车附近，在上直肌下方和视神经上方穿过肌锥，随后经眶上裂离开肌锥内间隙(图 2.127f，2.128)。这一静脉通常在横轴位、冠状位、矢状位和旁矢状位图像上可以显示。眼下静脉和连结静脉不一定同时可见。[2]

眼眶小神经，特别是额神经、眶上神经和第三对颅神经的下支以及眶下神经的肌锥内和肌锥外部分可以在 CT 和 MR 扫描上显示。这些神经在 MRI 上显示较好(图 2.133)。这些神经的位置可以有变异。[3] 额神经可见于提上睑肌和眶顶之间(图 2.133)。这些小神经大多数可以在眶尖冠状位扫描上显示。[25]

视神经

视神经眶段直径约 3～4mm，长 20～30mm，在横轴位和矢状位扫描上显示最佳(图 2.120d，2.130)。视神经管内部和视交叉前部在 MRI 上显示最为清晰。

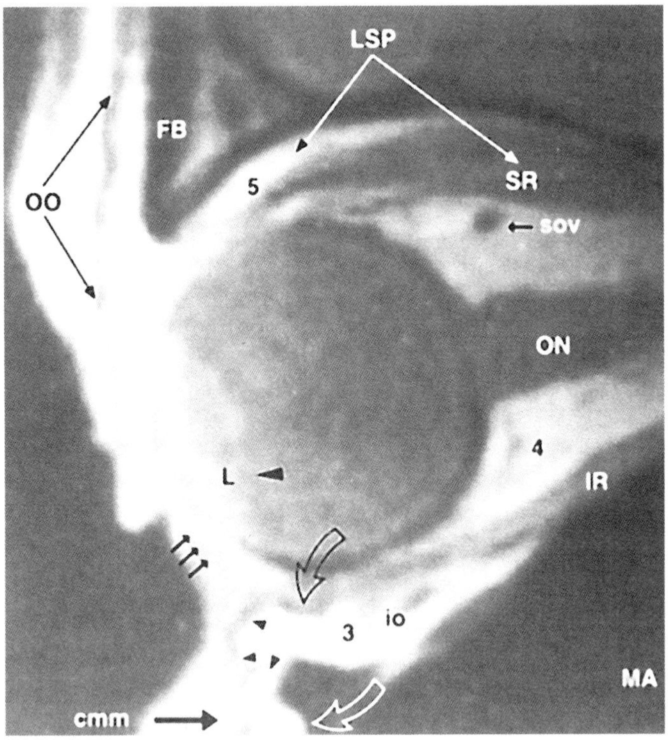

图2.130a　矢状位质子密度加权(PDW) MR 扫描。

OO= 眼轮匝肌纤维
FB= 额骨
5= 肌锥外脂肪
LSP= 提上睑肌
SR= 上直肌
sov= 眼上静脉
ON= 视神经
4= 肌锥内脂肪网
箭头 = 晶状体后囊
三个箭 = 下睑板
IR= 下直肌
IO= 下斜肌
3= 肌锥外脂肪
cmm= 口复合肌
L= 晶状体
黑弯箭 = 推测的 Lockwood 悬韧带
白弯箭 = 上颌窦(MA)前缘
三个箭头 = 眶隔

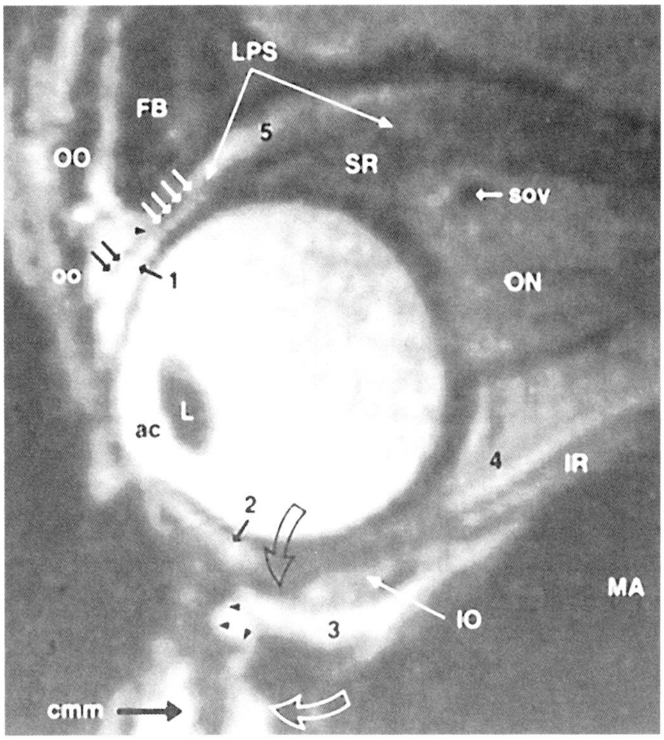

图2.130b　矢状位T2WI MR 扫描显示眼轮匝肌纤维(OO)，额骨(FB)，提上睑肌(LPS)，肌锥外脂肪(5)，上直肌(SR)，眼上静脉(SOV)，视神经(ON)，肌锥内脂肪网(4)，下直肌(IR)，上颌窦(MA)，下斜肌(IO)，肌锥外脂肪(3)，上颌窦前壁(白空箭)，口复合肌(cmm)，眶隔(箭头)，推测的Lockwood悬韧带(黑空箭)，下穹(2)和上穹(1)，前房(ac)，晶状体(L)，上睑板(黑箭)和提上睑肌附着腱(白箭)。这一附着腱是向下行至眶隔后方的一个腱膜[在这一断面眶隔显示为一边界不清的影像（箭头)]。腱膜纤维穿过眶隔，附着于上睑板的前表面。它的一些纤维在眼轮匝肌(OO)肌束之间行向前方附着于皮肤。

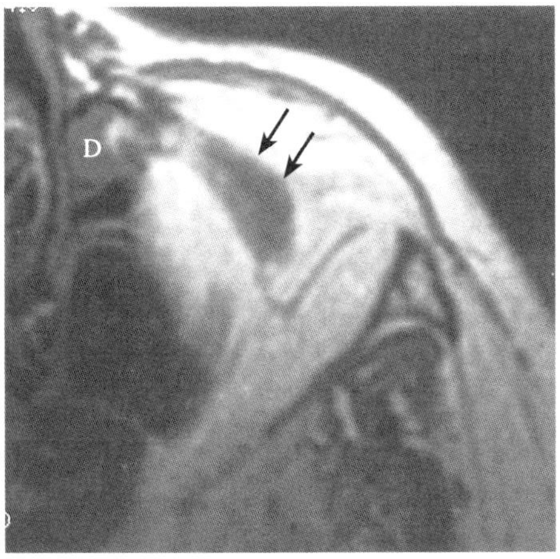

图2.131　下斜肌　横轴位T1WI MR 扫描，使用表面线圈采集(TR/TE,550/13,FOV：14 × 14，3NEX，256 × 192，层厚2.0mm，间隔0.5mm)，显示下斜肌(箭)注意它的起源紧邻鼻泪管(D)。

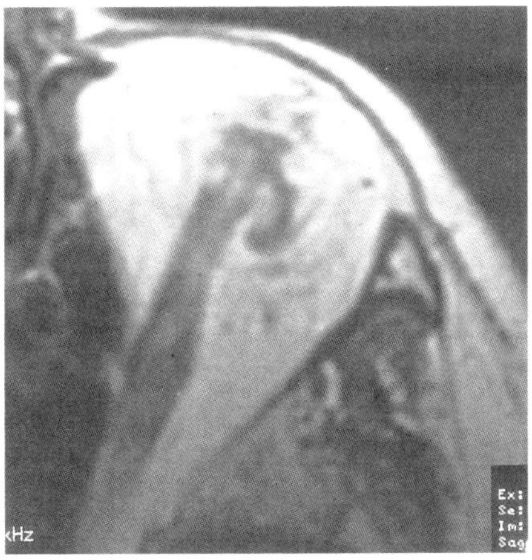
a

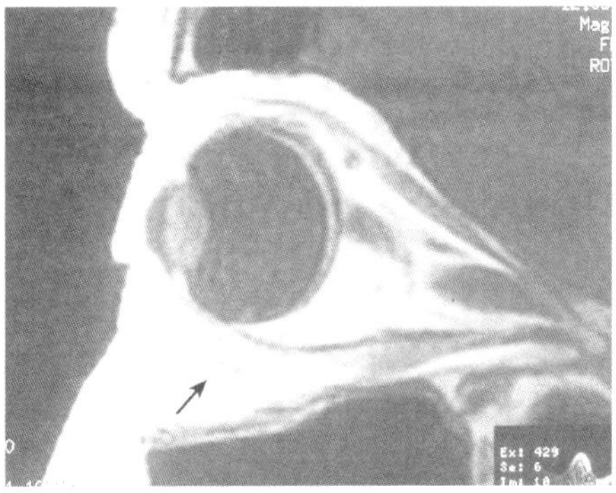
b

图2.132a　下直肌　横轴位T1WI MR 扫描，比图2.131 向上2.5mm 采集，显示下直肌。b　下直肌和上直肌　矢状位T1WI MR 扫描，与a 为同一个人，显示下斜肌(箭)以及上直肌和下直肌的附着。

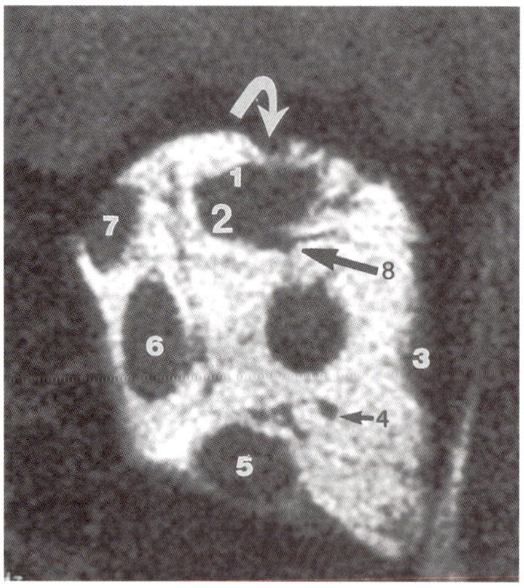

图2.133 额神经 冠状位T1WI MR扫描，使用3英寸表面线圈采集(TR/TE,450/28，FOV：8×8，256×256，层厚3mm，间隔为0.0mm)，显示额神经(弯箭)，提上睑肌(1)，上直肌(2)，外直肌(3)，眼下静脉(4)，下直肌(5)，内直肌(6)，上斜肌(7)和眼上静脉(8)。注意眼眶脂肪垫内的大量结缔组织分隔，使其呈脂肪网样外观。

表2.10 肌锥病变

眼下肌肉增生的常见原因：
Graves肌炎，甲状腺眼病(自身免疫过程)
炎症性肌炎，包括囊虫病(罕见)
肉芽肿性肌炎(少见)
假瘤(肌炎型)
淋巴瘤
血管病变(血管瘤、AVM、颈动脉海绵窦瘘)
肢端肥大症
假风湿结节(罕见)
转移瘤(乳腺、肺)

通常在T1WI、T2WI和质子密度加权像(PDWI)上视神经的信号强度与正常脑白质相似。[26]经常在冠状切面上见到代表神经鞘内的脑脊液(CSF)的环形T1低信号和T2高信号。这不应与视神经边缘界限清晰的低信号区相混淆，该低信号区是由化学位移伪影引起的。

海绵窦

海绵窦与眶尖和蝶骨体侧面直接相连。它的外侧壁内包含有第三和第四对颅神经以及第五对颅神经的眼支和上颌支(图2.134)。颈内动脉和外展神经向前穿过海绵窦。大量的小梁横跨海绵窦，使它呈海绵状外观(因此而得名)。每一个窦都从前部的眶上裂扩展至岩尖。颈内动脉和神经由覆盖的内皮与静脉血分隔开。[2,15]颈内动脉被它的交感神经丛包绕，行向前方穿过海绵窦。海绵窦属支包括眼上、下静脉，大脑静脉、蝶顶窦和视网膜中央静脉。海绵窦向后引流入岩上窦和岩下窦，向下引流入翼状静脉丛。[15]两个海绵窦通过行于鞍隔内的前和后腔间窦相互交通。每个窦通过眼上静脉与面静脉有重要交通。

眼眶腔隙

在描述性术语中，眼眶被分为骨膜外腔隙、骨膜下腔隙、肌锥外腔隙、肌锥和肌锥内腔隙(图2.117，2.129)。肌锥内腔隙由直肌和其肌间隔与其他的腔隙分隔开。它们在眼眶前部较厚实且在冠状位扫描显示最佳(图2.129)。由于某些疾病倾向于呈现在某一特定的眼眶腔隙，因此眼眶腔隙的概念有一些实用价值(表2.10～2.13)。它对于放射学鉴别诊断和制定手术计划有帮助。这些病变在本章稍后讨论。在判定转移性和营养不良性眼眶钙化时，区别眼眶内病变球内和球外的位置也是有用的(表2.14～2.15)。

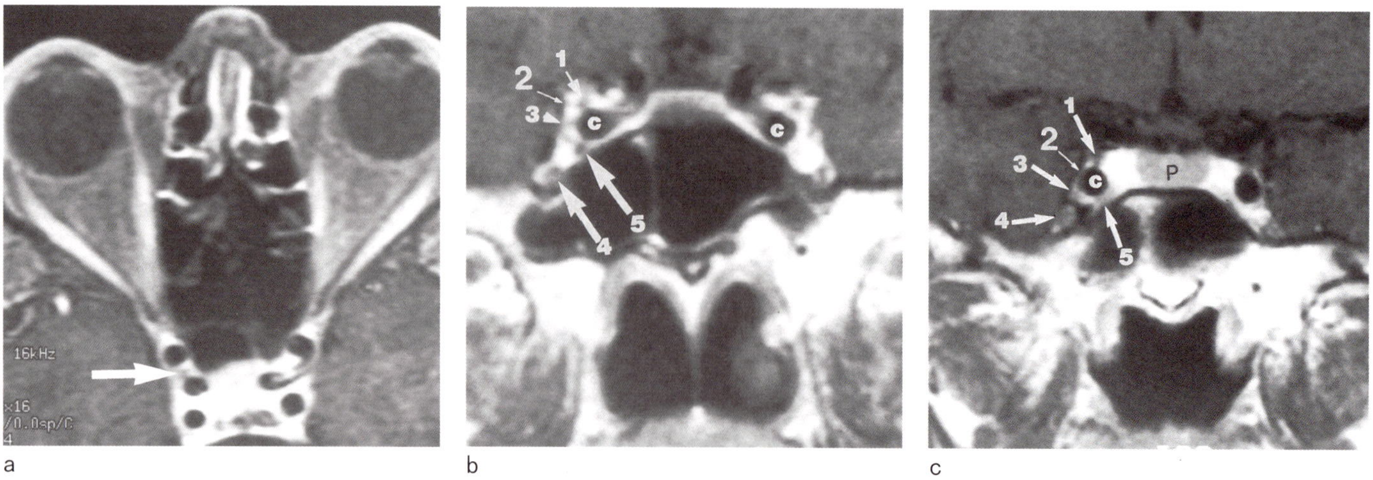

图2.134 海绵窦，MR解剖。
a 横轴位增强脂肪抑制T1WI MR扫描显示海绵窦静脉结构明显增强。注意颈内动脉的信号流空。在右侧可辨认出三叉神经的眼支(箭)。
b, c 冠状位增强T1WI MR扫描显示动眼神经(1)，滑车神经(2)，三叉神经眼支(3)，三叉神经上颌支(4)和外展神经(5)。注意颈内动脉(C)和正常的垂体(P)。

表 2.11 肌锥内(眶中央)病变

常见	不常见
海绵状血管瘤	毛细血管瘤
视神经脑膜瘤	周围神经肿瘤
视神经胶质瘤	神经纤维瘤
视神经肉芽肿性疾病(结节病)	神经鞘瘤
视神经炎(MS)	白血病
淋巴瘤	血囊肿
假瘤	视神经鞘囊肿
淋巴管瘤	缺损性囊肿
静脉性血管瘤	血管母细胞瘤(视神经)
血管曲张	化学感受器瘤(睫状神经节)
动静脉畸形	坏死性黄色肉芽肿(罕见)
颈动脉海绵窦瘘	脂肪瘤(罕见)
血管外皮细胞瘤	淀粉样变性(罕见)
纤维组织细胞瘤	硬化性血管瘤
横纹肌肉瘤	
眼眶蜂窝织炎和脓肿	
转移瘤	

表 2.13 骨膜下病变

常见的眼眶骨膜下病变包括:	
骨膜下蜂窝织炎	泪腺肿瘤蔓延
骨膜下脓肿	皮样和表皮样囊肿
鼻及鼻窦肿瘤性病变骨膜下浸润	血肿和血囊肿
脑膜瘤浸润(平板状脑膜瘤)	胆固醇肉芽肿
淋巴瘤	纤维组织细胞瘤
浆细胞瘤	原发骨或软骨性肿瘤
朗格汉斯组织细胞增多病	转移瘤(神经母细胞瘤)

表 2.14 转移性眼眶钙化的鉴别诊断

先天性的
Fanconi(范可尼)综合征
Milk-alkali 综合征
肾小管酸中毒
内分泌的
甲状旁腺功能亢进(原发或继发)
甲状旁腺功能减退
假甲状旁腺功能减退
假性假甲状旁腺功能减退
特发性的——结节病
感染性的
巨细胞病毒
麻风
骨髓炎
梅毒
弓形体病
结核
异物肉芽肿
中毒性的
过量摄入磷酸钙或强碱
维生素 D 中毒
外伤性的——制动术、固定术
肿瘤性的
支气管源性癌
转移性骨受累(前列腺)
多发性骨髓瘤
甲状旁腺腺瘤
甲状旁腺癌
放疗后

采用和修改自 Froula PD 等. CT 扫描上发现的眼眶钙化的鉴别诊断. Mayo Clin Proc 1993;68:256-261.

表 2.12 肌锥外周围眼眶病变

毛细血管瘤	朗格汉斯组织细胞增多病
皮样和表皮样囊肿	脂肪瘤
纤维组织细胞瘤	淋巴管瘤
硬化性血管瘤	眼眶脑膨出
血管肉瘤(罕见)	周围神经肿瘤
血管外皮细胞瘤	浆细胞瘤
血囊肿	横纹肌肉瘤
淀粉样变性(罕见)	结节病
泪腺病变	韦格纳(Wenner)肉芽肿(罕见)
A 炎症	转移瘤
B 淋巴瘤	
C 假瘤	
D 结节病	
E 上皮肿瘤	

表 2.15 营养不良性眼眶钙化的鉴别诊断

眼球内
白内障
内眼炎(慢性期)
肉芽肿(弓蛔虫,结节病)
透明斑块
特发性巩膜脉络膜钙化(老年的)
视神经脉络膜小疣
眼球结核
慢性视网膜脱离(化生钙化或 RPE 骨形成)
视网膜脱离(巩膜后皱曲过程)
视网膜发育不良,Coats 病(慢性期)
视网膜母细胞瘤
早产儿视网膜病(晚期)
结节性硬化,神经纤维瘤病(视网膜错构瘤)
Von Hippel-Lindau 病(慢性视网膜脱离)
脉络膜骨瘤
眼球外
泪腺窝内
淀粉样变性
迷芽瘤
皮脂瘤(球结膜下先天性黄色脂瘤)
泪腺恶性肿瘤
浆细胞瘤
多形性腺瘤*
血管曲张
泪腺窝外
淀粉样变性
动静脉分流或畸形
滑车钙化
软骨肿瘤
胶质瘤*
血管瘤*
血管外皮细胞瘤*
出血
特发性炎性"假瘤"*
淋巴管瘤
淋巴瘤*
黑色素瘤*
脑膜瘤
转移性结肠癌
黏液囊肿
神经母细胞瘤
神经纤维瘤*
外伤后眶骨碎片
畸胎瘤
旋毛虫病
血管曲张

采用和修改自 Froula PD 等. CT 扫描上发现的眼眶钙化的鉴别诊断. Mayo Clin Proc 1993;68:256-261.

* 很少显示钙化。

表2.16 400例成人CT眼眶测量线和说明

线和说明	测量值(cm)					
	最小值		最大值		平均值	
	男性	女性	男性	女性	男性	女性
aa，近似瞳孔间距离	6.26	6.21	7.51	7.50	6.78	6.63
bb，在上颌骨额突后缘测量的BID	2.29	2.29	3.21	3.20	2.67	2.56
cc，在眼眶赤道水平或其后测量的BID	2.63	2.56	3.50	3.30	2.80	2.83
dd，在视神经平面水平两侧颧骨额突前缘间的距离	9.18	8.29	10.13	11.00	9.73	9.97
ee，两侧视神经进入眼球处之间的距离	5.16	4.78	6.40	6.00	5.43	5.27
ff，在眼球后极水平测量的BID	2.87	2.56	3.70	3.51	3.10	2.97
gg，在最宽处测定的BID(通常位于FF线后)	3.16	2.93	4.10	3.67	3.37	3.20
hh，在最后处测定的BID(骨性眶尖)	2.16	2.43	3.37	3.23	2.73	2.80
ii，在骨性眶尖处眶上裂间距离	2.90	2.70	3.83	3.63	3.10	3.00
jj，视神经管颅侧开口中央部间的距离	2.20	2.01	2.73	2.70	2.30	2.20
kk，前床突尖间的距离	2.31	2.43	3.21	3.16	2.80	2.83
ei，视神经眶内部的长度						
右侧	2.70	2.40	3.80	3.23	3.10	2.90
左侧	2.60	2.40	3.80	3.21	3.20	2.80
ap，眼球前后径						
右侧	2.50	2.39	2.90	2.70	2.80	2.50
左侧	2.40	2.40	2.80	2.80	2.70	2.63
tt，眼球横径						
右侧	2.50	2.40	2.80	2.90	2.70	2.71
左侧	2.50	2.50	2.90	2.90	2.80	2.83
视神经轴间角度(度)	35	36.5	50	51.5	41	42.3

BID=骨性眶间距离 采用自Mafee MF，Pruzansky S，Corrales MM等．CT在眼眶和骨性眶间距离评估中的作用．AJNR 1986；7：265-269(已允许使用)

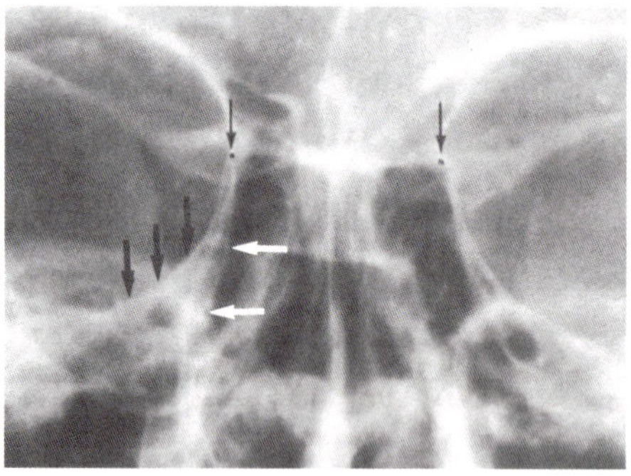

图2.135 Caldwell投照显示眼眶内侧壁的前部(三个黑箭)和后部(双白箭)。可以在这两条线结合的地方(箭显示的黑点)测量眶间距离。

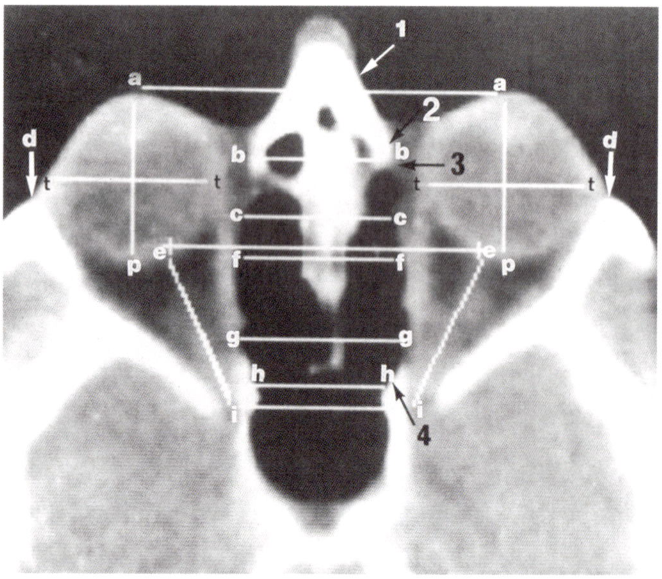

图2.136 横轴位CT扫描显示鼻骨(1)，上颌骨额突(2)，泪骨(3)，眶尖(4)和表2.16所显示的线性测量的位置。采用自Mafee MF等，CT在眼眶和骨性眶间距离评估中的作用．AJNR．1986；1：265(已允许使用)。

骨性眶间距离

眼眶之间的距离和它们单独的尺寸在诊断颅面异常时是很重要的。颅面畸形经常累及眼眶，包括眼眶裂、两眼距离过近和两眼距离过远。骨性眶间距离(BID)的测量在明确两眼距离过远的严重程度方面是有用的。这一距离通常在泪点间水平测量。泪点是鼻骨、泪骨和上颌骨的连结点。[8]在CT出现之前，大多数观察者依据标准的放射拍片来测量BID(图2.135)，分别有成人和较小年龄群的正常值。[27-31]

Hansman采用大组健康受试者的颅骨和副鼻窦放射拍片进行了眶间距离和颅骨厚度的测量。[31]根据他的结果，从婴儿到成人，女性的骨性眶间距离一直小于男性。从1岁6个月开始，男性和女性的测量尺寸都逐渐增加。在13岁左右时，女性的增长开始达到稳定，而男性的增长一直到21岁左右。因此当生长完成时，女性的测量值显著小于男性。女性的平均成人测量值为25mm，男性为28mm。[31]

在CT上泪骨和筛骨眶板(纸板)表现为一薄条骨，可以在任何想要的点测量BID。[18]在400例成人(男性200人，年龄18～82岁，平均年龄52岁；女性200人，年龄17～88岁，平均年龄54岁)CT研究中，测量了眼眶内侧壁之间不同点的BID(图2.136)，同时还进行了一些其他线性和角度测量；这些数据见表2.16。

骨性眼眶内侧壁之间不同点的距离和其他线性和角度测量如图2.136所示。如在表2.16中所见，在视神经平面于上颌骨额突后缘测量的正常 BID 范围在男性为 2.29–3.21cm(平均为 2.67cm)，在女性为 2.29–3.20cm(平均为 2.56cm)。最宽的眶间距离位于眼球后极后方。这在男性为 3.16–4.10cm(平均为 3.37cm)，在女性为 2.93–3.67cm(平均为 3.20cm)。在横轴位上连结两侧眼眶外侧缘的线(表 2.16，图 2.136 中的 DD 线)正常时在眼球中部与其相交，眼球至少有 1/3 位于此线后方。

病理

眼距过宽、过窄

Exophthalmos(突眼)，exorbitism(突眼)

眼眶两眼距离过远描述了两侧眼眶内侧壁相距较正常远的解剖情形。[32–34] 眼眶两眼距离过远的患者两侧眼球距离几乎经常较正常宽。在内眦距离过宽中，内侧眦韧带顶端间的距离增大，眼球表现为较正常距离宽。内眦距离过宽是临床上一种酷似眼眶两眼距离过远的情况，但它的 BID 没有增大。眼眶两眼距离过近指的是 BID 减小。

Exophthalmos(突眼)描述的是异常的眼球突出(prominence)，而术语 proptosis(突眼)强调的是异常的眼球前突，但通常 exophthalmos 和 proptosis 作为同义词使用。另一方面 exorbitism(眼球突出)指的是眼眶容积的减小。眼眶内容物体积大于眼眶容量并通常向前突出(proptosis)，导致眼球异常突出(exophthalmos)。

先天性和发育性异常

有许多累及眼眶、眼球、邻近眼眶组织和其他颅面骨骼结构的遗传性和散发性异常。[35] 本章不能够列举所有的先天畸形或综合征，许多书籍对这些疾病进行了详细描述。[33–38]

解剖和发育方面的思考

眼眶和眼球的先天性异常源于胚胎和胎儿的发育不完善。妊娠第 8 周是真正胚胎发育的最后一周。[35,43–45] 到妊娠第 3 周视凹出现，前脑两侧各一个。前脑组织中心(脊索前中胚层)的紊乱可以导致独眼畸形、并眼畸形或无嗅脑畸形。无眼畸形是由于神经板前部发育成视凹神经外层失败所致。有多种眼球和全身异常与视神经缺损相伴发。这些情况已在本章眼球部分描述过。颅缝早闭是由于颅骨，包括颅底的胚基阶段发育异常所致。下颌面骨发育不全和半侧面部肢体发育不良可能是由于源自第一和第二腮弓的面部结构中胚层分化受抑制所致。[35]

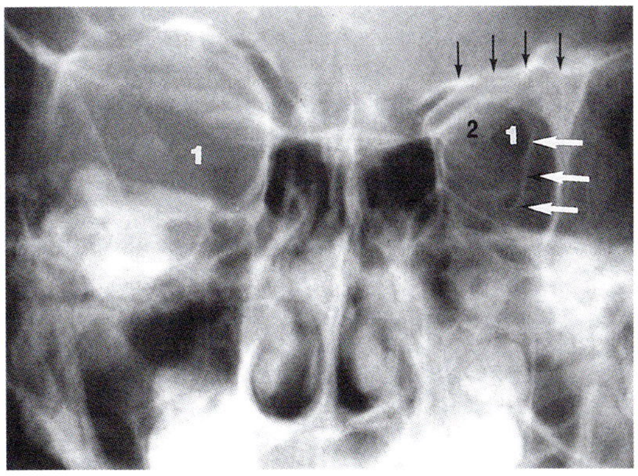

图 2.137 小眼畸形，颅骨后前位像。蝶骨小翼(2)和上颌窦发育不全，眶上裂不对称(1)。注意斜线(白箭)间的差别，它代表蝶骨大翼颞面的骨皮质。注意左侧眼眶(黑箭)的发育不全。采用自 Mafee MF 等，CT 在眼眶和骨性眶间距离评估中的作用.AJNR.1986;7:265(已允许使用)。

在正常情况下，眼球指引眼眶的生长。一岁内眼球容积几乎成倍增长，达到成人容积的 50% 以上。[46] 到 3 岁末达到成人容积的 75%(与神经增长相似)。[46] 眶颅交界的形状也受大脑和颅骨发育的影响。[46] 当大脑发育不全而眼球发育正常时，额骨的眶板常升高进入前颅窝。[18] 在小头畸形中，眼眶通常为环形且眶顶高弓。[47] 当眼球发育不全而大脑发育正常时，额骨眶板表现为发育不全，而其垂直部或颅部正常(图 2.137)。在婴儿或儿童早期摘除眼球，如果未使用假体治疗，将会引起眼眶发育停止，导致眼眶狭小。[35] 在冠状缝骨性融合中，眼眶在融合侧被向上向外拉长，呈花斑眼镜蛇样表现。在一些病例中，颅骨畸形的矫正可以引起眼眶畸形的自发性矫正。[48,49] 在下颌面骨发育不全中，因为颧骨发育不全可能会引起眼眶下外侧缺损。在严重颧骨发育不全患者中，眼眶外侧壁由蝶骨大翼和额骨颧突构成。

骨的异常

骨化异常可以导致眶壁内的副骨缝和额外的小骨。[35] 在罕见情况下，额区、上颌区和眼眶区骨骼的先天性缺失可以导致骨性眼眶的畸形。一侧骨性眼眶的不对称性增大可能是由于偏心病变，如神经纤维瘤、血管瘤、淋巴管瘤、畸胎瘤、皮样囊肿、表皮样囊肿和其他一些缓慢增长的过程所致。眼眶狭小见于无眼畸形、小眼畸形和婴儿期眼球摘除术后没有及时进行假体治疗的病例。

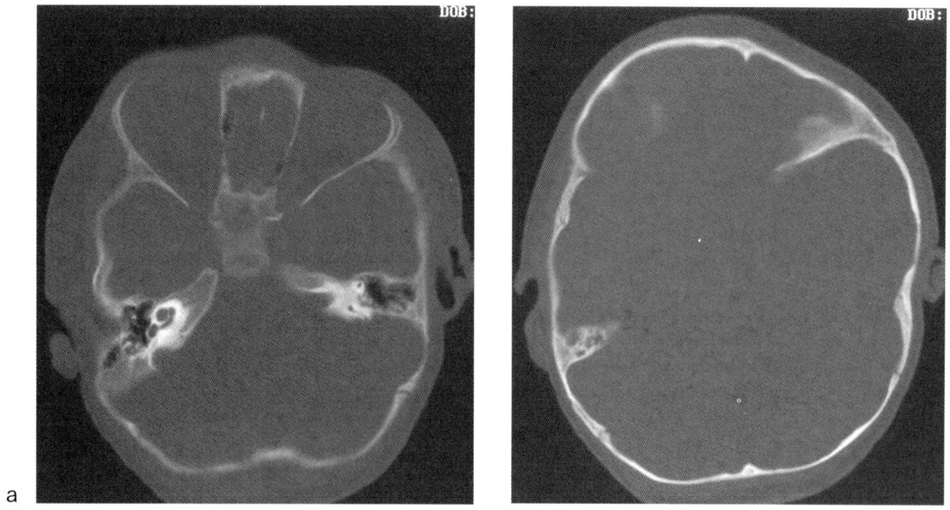

图2.138 斜头畸形
a 轴位CT扫描示右侧冠状缝正常，左侧冠状缝未显示，注意左侧蝶骨大翼向外侧移位，左侧中颅窝扩大，左侧眼眶外侧壁变短，筛窦迷路向左侧倾斜。
b 轴位CT扫描示右侧冠状缝正常，左侧冠状缝完全融合，注意左侧额骨变平。

颅面部发育不良眼眶骨

颅面骨发育不良和发育异常可以导致较为复杂的眶部畸形。颅面骨发育不良中眼眶畸形主要是由于冠状缝发育异常所致。一条或多条颅缝过早闭合是许多颅面骨异常患者较为常见的病因。[50-57]

先天孤立性颅缝早闭

任何颅缝都可能发生早闭。但是，有一些颅缝早闭类型比其他类型更常见[49]，Harwoodnash结合自己的经验和Anderson、Geiger、Shillito及Matson等人的两大组数据后总结报道如下：双侧矢状缝早闭占56%；单侧冠状缝早闭占11%；双侧冠状缝早闭占11%；额缝早闭占7%；人字缝早闭占1%；三条或更多颅缝早闭占14%。由于早闭颅缝的不同，颅眶骨、包括眼眶及眶间距会出现不同特征性形态变化，可总结分类如下。

1. 额缝早闭：三角颅；眶间距缩小是其最常见的特征[47]。
2. 矢状缝早闭：舟状颅；眼眶前后径增大而垂直径和横径缩小。
3. 单侧冠状缝和（或）人字缝早闭：斜头畸形，如果二者同时发生，则会出现特征性的眼眶畸形，后面会详细讨论。
4. 双侧冠状缝或人字缝早闭会导致短颅畸形。
5. 冠状缝和人字缝早闭：尖头畸形。
6. 冠状缝、人字缝和矢状缝早闭：方头畸形。

原发颅缝早闭会伴有如下先天性疾病综合征[38,47,49]

- Crouon病（颅面畸形）。
- Apert病（尖头并指畸形，Ⅰ型）。
- Saethre－Chotzen综合征（尖头并指畸形，Ⅱ型）。
- Carpenter综合征。
- 软骨营养障碍 先天性钙化。
- Brachmann－Delange综合征（布－得综合征）。
- Laurence－Moon－Biedl－Bardet综合征（劳－穆－比－巴综合征）。
- Treacher－Collins （特－柯）综合征。

斜头畸形中眼眶的改变

斜头畸形通常是由于一侧冠状缝或人字缝早闭所致，少数是由于颞鳞缝早闭所至。每种颅缝早闭都会出现特征性颅骨畸形，在临床病例中，更多是一侧冠状缝早闭，在这类患者中，病变同侧的蝶骨小翼抬高同时伴有眼眶外上壁向外突出，使眶部形状变得丑陋（图2.138）[49]。额骨变扁也是一侧冠状缝早闭的特征性改变（图2.138）。病变侧前颅窝容积缩小。病变侧蝶骨大翼向前、向下移位，中颅窝容积相对增大（图2.138）。另外，由于眼眶下壁抬高使眶腔缩小（图2.138）。病变侧筛板也有抬高。鼻窦、鸡冠及筛窦迷路向患侧倾斜。

双侧冠状缝早闭可能会伴有或不伴有其他畸形。这会导致前颅窝前后径及眼眶深度明显缩短，同时顶骨内板会有明显的脑回压迹。眼眶部丑陋改变及一侧冠状缝早闭引起骨质改变，双侧颅缝早闭时也会出现同样现象（图2.139）。伦巴迪注意到一侧或双侧矢状缝或人字缝之间的骨性连接变化，半数报道病例是冠状缝结构的骨性连接。

Crouzon和Apert病的眼眶改变

Crouzon病，即颅面部骨发育不良，是一种常染色体异常引起的疾病，有多种不同临床表现[49]。Apert病，又称尖头并指畸形综合征Ⅰ型，是一种常染色体遗传性疾

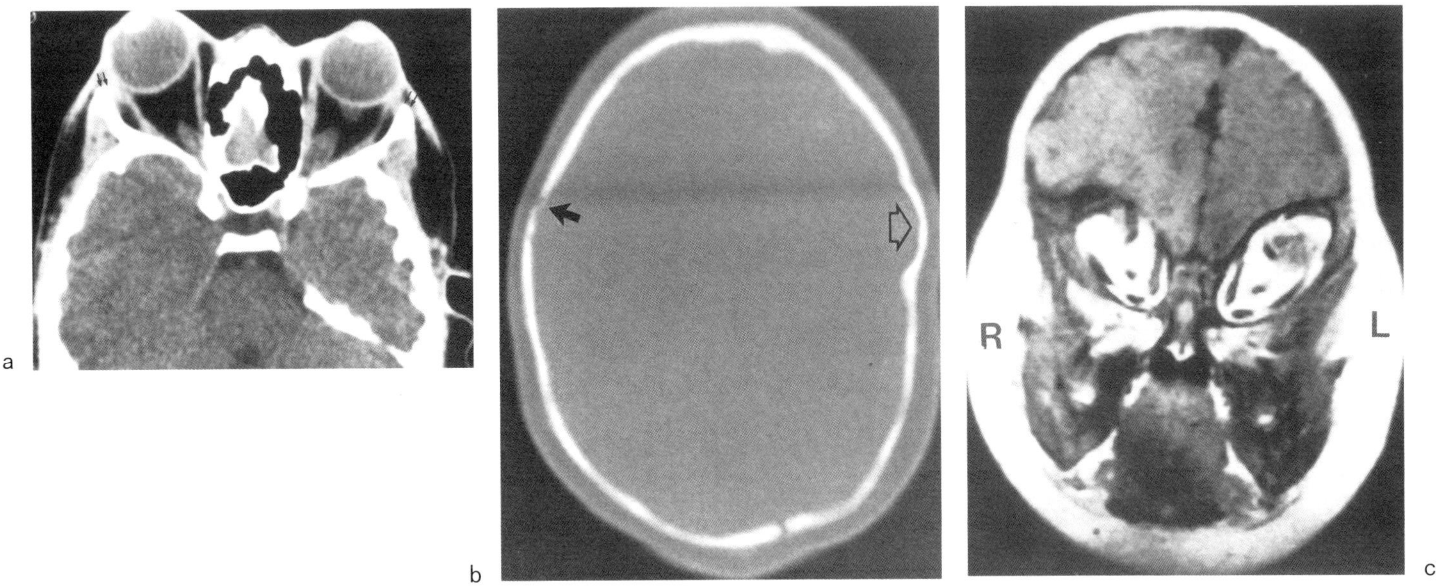

图2.139 Crouzon病。
a 轴位CT扫描示左侧蝶骨大翼向外侧移位，筛窦呈气球样膨胀，眼眶外侧壁可见局部凹陷（箭）。注意双侧颞骨有增大的脑回压迹。
b 另外一例Crouzon病患者轴位CT扫描及冠状位MR扫描（c）示：右侧冠状缝明显变窄（实箭），左侧冠状缝融合（空箭），眶部上移，眼外肌走行异常。

病。Crouzon病的颅面部改变与Apert综合征有些类似，包括短颅畸形、眶间距缩小、双侧眼球突出、鹦鹉嘴状鼻、上颌骨发育不良凸颚、下唇下垂导致的口腔闭合不良。双侧眼球突出是眼眶突起的主要表现，它也是几种引起眼眶容积缩小疾病的表现。单纯从颅底的改变并不能鉴别Crouzon和Apert病。在许多大宗Crouzon病例中并没有发现颅底骨质有固定性改变，尖颅畸形、短颅畸形、舟状颅及三角颅都会发生。许多不同病因所导致的畸形会有相似的临床表现。通常Crouzon病最常见的改变是短颅畸形、舟状颅畸形。Apert病的特征性改变是不规则颅腔狭窄及尖颅畸形，同时伴有手或脚的并指畸形。Crouzon和Apert病还可伴有四肢骨畸形，如：肘、肩或髋关节强直、心血管畸形、泌尿生殖系统畸形以及胃肠道畸形。

Crouzon和Apert病中眼眶畸形主要是由于冠状缝的早闭，眼眶畸形所致面部丑陋主要是由于眼眶顶壁及外侧壁抬高、眼眶上缘凹陷、眶下缘发育不良所致（图2.139）。由于眼眶顶壁变得较为垂直而使眼眶深度明显变小，蝶骨大翼在冠状方向上的移位即蝶骨大翼向前移位以及筛骨气球样改变都是引起外斜视的原因。其他原因是上颌骨发育不良导致眼球突出和相对性凸颚（图2.139）。还会导致眶下缘凹陷眼眶下壁变短。Crouzon和Apret病中视神经孔通常变窄，引起视神经萎缩。颅缝早闭患者常有不同程度的眼外肌异常，如眼外肌缺如，眼外肌异常嵌入和眼外肌纤细（图2.140）。

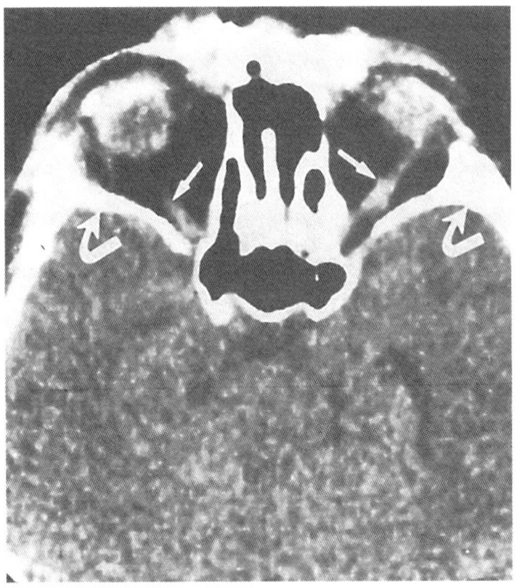

图2.140 Crouzon病轴位CT扫描示双侧蝶骨大翼向外侧移位（弯箭），眼眶外侧壁变短，上直肌变形并变薄（直箭）。

Saehthre－Chotzen病（尖头并指畸形综合征Ⅱ型）

Saethre－Chotzen病是由Saethre在1931年和Chotzen在1932年发现。1970年Bartsocas报道了美国第一例家族性Saethre－Chotzen病，Saethre－Chotzen病的典型表现是多个颅缝的闭合异常，面部结构不对称，轻度面部发育不良，上睑下垂，睑裂呈先天愚形状改变，鸟嘴状鼻，发迹低下，短头畸形，各种并指畸形，尤以2、3手指并指畸形最为常见。其他并发畸形包括腭弓抬高，腭裂，外耳形状异常。眼眶部畸形与Crouzon和Apert病表现相似。

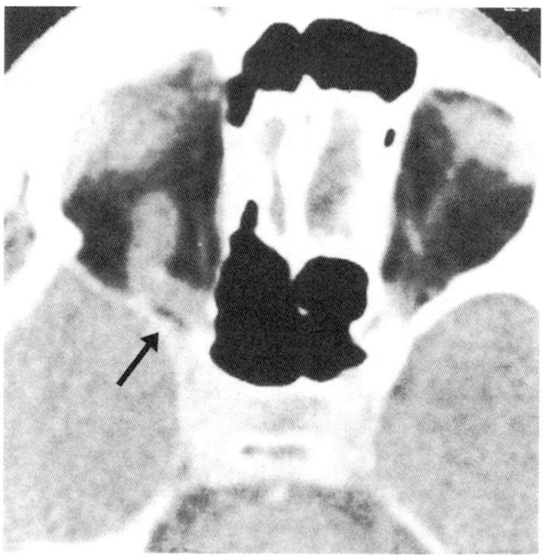

图2.141 神经纤维瘤病（NF1）轴位CT扫描示右侧蝶骨大翼发育不良（箭），合并视神经胶质瘤，所以右侧视神经明显增粗。

神经纤维瘤病

1882年，Friedrich Daniel Von Recklinghausen对神经纤维瘤病做了比较典型的描述。神经纤维瘤病的临床诊断标准包括：（1）6个以上的奶油咖啡斑，直径大于1.5cm；（2）腋窝部及其他皮肤褶皱间雀斑；（3）皮下神经纤维瘤；（4）家族中父母或兄弟姐妹中有明确类似改变者[58]。该病是一种常染色体显性遗传疾病，外胚层与中胚层器官同时受累是其特征性表现[32]。神经纤维瘤病的发病率大约是1/3000[59]，其中50%有阳性家族史，另外50%是自发基因突变所致。该病发生中枢神经系统肿瘤的发病率是一般人群的6倍[61]，这些肿瘤包括：听神经瘤、胶质瘤、脑膜瘤及室管膜瘤，常常是同一患者发生多种中枢神经系统肿瘤。尽管25%～35%的神经纤维瘤病发生在头颈部，但眼眶部受累并不常见[59]。眼眶部病变常伴有搏动性突眼，病变可分为四种：（1）眶部肿瘤；（2）丛状神经纤维瘤病（见图2.276）；（3）眶部骨脂发育不良（图2.141）；（4）先天性青光眼[59]。与神经纤维瘤病并发最常见的眶部肿瘤是视神经胶质瘤，视神经胶质瘤和视神经脑膜瘤均可双侧发病（图2.141）。双侧视神经胶质瘤的发生是神经纤维瘤病Ⅰ型的典型病理表现（见图2.299）。双侧视神经脑膜瘤的发生可以提示神经纤维瘤病的存在。神经纤维瘤病患者还可以出现视神经鞘瘤、视神经纤维瘤及视神经纤维肉瘤。

眼窝部（中胚层）缺损

颅骨发育不良特别是眶部骨质发育不良是Von Recklinghausen病（神经纤维瘤病Ⅰ型）异常临床表现的一部分。眼窝部发育异常是蝶骨大翼和（或）小翼部分或完全缺损所致（图2.141），蝶骨体也可能受累出现蝶鞍畸形或发育异常[32, 59]。这些骨质发育异常可导致邻近颞叶脑组织及其覆盖的硬脑膜变厚向前疝入眼眶后部，因此造成眼球外凸，脑脊液的正常搏动传导至眼球而出现搏动性突眼。其他临床改变还有病变侧额窦、上颌窦及筛窦骨质发育不良[32, 59]。

下颌骨及面部发育不良（MFD）的眼眶改变

下颌骨发育不良（MFD）是1889年由眼科医生G.A. Berry[62]首先报道，Treacher Collins[63]描述了该病，认为它的特征性改变是颧骨发育不良和脸颊部扁平。1923年Pires和Monteior等人认为MDF是由于腮弓在发育过程中缺损所致。Franceschetti和Klein等人将MFD分为5种不同种类，分别是：完全型、不完全型、异常终止型、单侧型和非典型型。Gorlin和Pindborg[66]等人认为没有单侧型MFD综合征，单侧型MFD应归为半侧面部狭小畸形。Poswillow在有关致畸性导致MFD非遗传性变异的动物试验中发现，MFD是由于耳前神经嵴在转化成第一、第二鳃弓时结构异常所致。

下颌骨及面部发育不良（MFD）的眶骨改变

下颌骨及面部发育不良（MFD）时，上颌骨和颧骨通常伴有小孔和狭小，或眼眶下壁不完整[49]，颧弓部分缺损，上颌骨颧突的改变有发育不良、部分缺损或完全缺如。MFD的特征性X线表现为眼眶下壁近中线部位向下倾斜和鼻骨外形近似鸟嘴状。眼眶外缘、下缘常部分缺损。CT显示眶外壁不同程度的沟裂的缺损。蝶骨大翼发育不良导致眶外壁部分缺损。Herring[68]报道一例MFD综合征合并蝶骨大翼发育不良患者其颞骨鳞部向前突出代替发育不良的蝶骨大翼。[68]

颅面部狭小畸形的眶骨改变

颅面部狭小畸形临床上有很多不同名称，如：第一、第二鳃弓发育畸形综合征，耳下颌骨发育不良，眼耳椎体发育不良综合征。[66, 49]Gorlin[66]等人提出包括Goldenhar综合征和眼耳椎体发育不良综合征以前单独描述，现为这一类复杂型的变异。半侧面部狭小畸形一词被用来形容单侧下颌支及髁状突未发育的患者。约10%患者累及双侧面部，但是以一侧面部病变为重。[66]该畸形伴随的其他表现有眼球上赘皮、脂肪瘤、巨眼球畸形、巩膜及虹膜缺损及由于上颌骨、颧骨发育不良导致的类似MDF的眶壁畸形。

先天性的眶部囊肿

眶部及眶周最常见的先天性囊性病变包括：皮样囊肿、表皮样囊肿、迷芽瘤和畸胎瘤（表2.17）[3,8,16,69-71]。迷芽瘤是指一个器官或其一部分正常组织结构出现在异常位置[2,6,72]。皮样囊肿、表皮样囊肿可以在眶部多处出现。球结膜下黄色脂瘤是实质性肿瘤，多出现在眼球外侧壁球结膜下方[2,72]。球结膜脂肪瘤是真正的迷芽瘤，因为正常情况下该处并没有脂肪组织。球结膜迷芽瘤是比较常见的先天性病变，具有潜在的生长可能，它内含有正常人球结膜不应有的表皮样和皮样成分。

有三种球结膜迷芽瘤，包括：有硬化边缘的皮样囊肿、弥漫性迷芽瘤及复杂型迷芽瘤。有硬化边缘的皮样囊肿常发生在一侧颞骨下缘。球结膜下黄色脂瘤密度较低其内含有较多的脂肪和胶原成分，其外包绕有层状鳞状上皮，不含有毛囊。其典型好发部位是球结膜外上方邻近上睑提肌和上直肌处（图2.142）[2,6,73]。双侧有硬化边缘的皮样囊肿和球结膜下黄色脂瘤可以在Goldenhar综合征患儿身上发现。复杂型迷芽瘤内含有多种异位组织，如异位泪腺组织、呼吸道组织、异位眼睑腺及脑组织。球外骨性迷芽瘤为孤立结节，类似皮样囊肿，其内含有成熟致密骨组织以及其他常见的迷芽瘤成分，如皮脂腺和毛囊[2,6]。皮样囊肿、表皮样囊肿是儿童眶部常见的肿瘤，可以发生在眶周多个部位，最常见的部位是眼眶外上部。许多先天性皮样囊肿、表皮样囊肿在出生时并未发现，多在20～30岁时才发现[6]。是由于神经管闭合时残留下来的外胚层组织堆积所致。皮样囊肿是由于皮样成分在胚胎发育时陷入颅缝或硬膜及头皮中所导致[2,6,16,70]。皮样囊肿、表皮样囊肿都有不同厚度的包膜。表皮样囊肿内含有层状角化上皮和鳞状上皮。皮样囊肿内含有一种或多种皮肤附属器官如皮脂腺或毛囊。有些皮样囊肿内还有脂肪小叶。

畸胎瘤内含有多个胚层的组织。内胚层结构包括肠道或呼吸道上皮，外胚层结构包括皮肤及其附属器官，中胚层结构包括神经及平滑肌结构和骨、软骨以及血管结构。先天性囊性病变占眶部及眼睑部肿物的24%，占眶深部肿物的6%～8%，占所有眶部囊性病变的80%[74]。这些病变可以是囊性或者是实质性肿物。畸胎瘤在出生时即可发现眶部有囊性或实质性肿块[7,70]。眶部畸胎瘤起源于由多功能干细胞转变来的眶部造血干细胞[72]。畸胎瘤可以是实性、囊性或囊实性。由于眶部畸胎瘤通常为囊性，因此在患儿出生时可以发现明显突眼。睾丸处的畸胎瘤通常为恶性，但在眶部发生的畸胎瘤很少为恶性[72]。皮样囊肿、表皮样囊肿大多发生在眼眶上部（图2.143～2.147），生长缓慢，但有时肿瘤可以生长加快，特别是在成年时期[71]。它们常位于邻近额骨颧骨颅缝的骨膜上（图2.148）[69-71]。有时也可固定于额骨筛骨骨缝或额骨鼻骨骨缝，表现类似于脑膨出（图2.146）[2,6,16]。

表2.17　儿童常见眶部异常

眶部蜂窝织炎：导致儿童突眼的最常见诱因
皮样及表皮样囊肿：眶部最常见肿物
毛细血管瘤及淋巴血管瘤：儿童最常见眶部血管性肿物
视神经胶质瘤：儿童最常见视神经肿瘤
横纹肌肉瘤：儿童最常见的眶部原发恶性肿瘤
白血病
炎性假瘤
神经纤维瘤
转移性神经母细胞瘤：儿童最常见眶部转移性肿瘤
骨膜下血肿

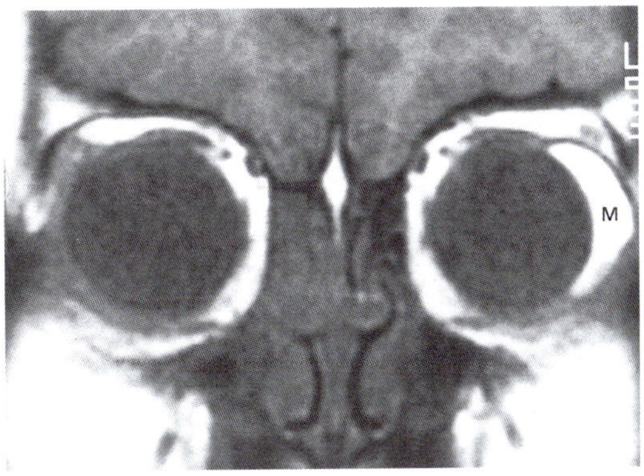

图2.142　皮脂瘤。冠状位MR扫描示眼眶外侧占位病变，T1WI呈均匀高信号（M）。

影像学诊断

根据病变的不同要采用不同的影像学检查方法。当病变的主要表现是骨质变形（图2.143a）、骨质破坏、钙化或病变内有脂性成分，应采用CT扫描（图2.147）。MRI能够提供病变内有液体成分或组织囊变的信息（图2.148）。皮样囊肿、表皮样囊肿在CT扫描时表现为无强化、边缘清晰、光滑和低密度的肿物，增强扫描均无强化（图2.143a，2.144，2.147）。含脂肪成分的皮样囊肿在CT扫描时可以有典型的脂肪密度影（图2.144，2.147）。同样钙化影也可以清晰显示（图2.144，2.147）。钙化并不是表皮样囊肿的特征性表现，虽然颅内表皮样囊肿可以偶尔出现钙化，但眶部表皮样囊肿不出现钙化。如果皮样囊肿、表皮样囊肿破裂，则在其周围可以出现炎性改变（图2.144）。极少数的皮样囊肿可以在CT扫描时表现为等或明显高密度。皮样囊肿、表皮样囊肿在MRI扫描时表现为T1WI低信号（图2.143b），T2WI、T2FLAIR及DWI高信号影，皮样囊肿在MRI扫描时可以发现其内有典型的脂肪信号（图2.146，2.148，2.149）。皮样囊肿和表皮样囊肿在CT及MRI增强扫描时均可以出现边缘强化（图2.149）。

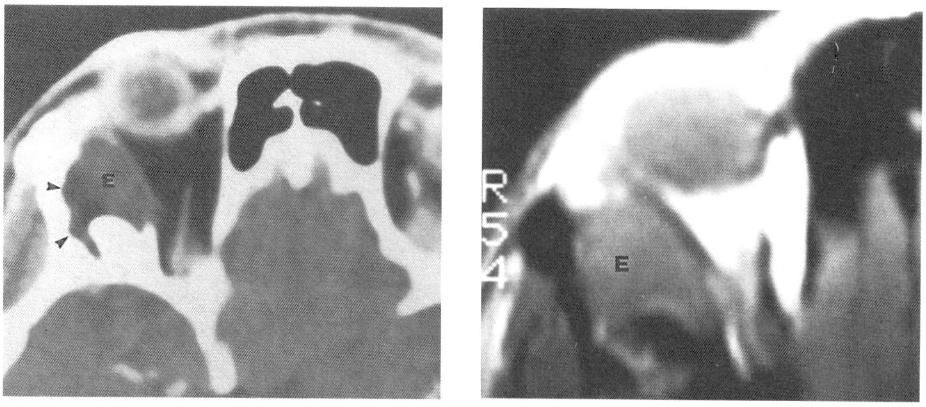

a b

图2.143 表皮样囊肿。a 轴位CT增强扫描示右侧表皮样囊肿，注意右侧眼眶外侧壁呈扇边状改变（箭头）。b 轴位MR PDWI层面低于图a 层面，病变与脑组织相比呈等信号（E）。

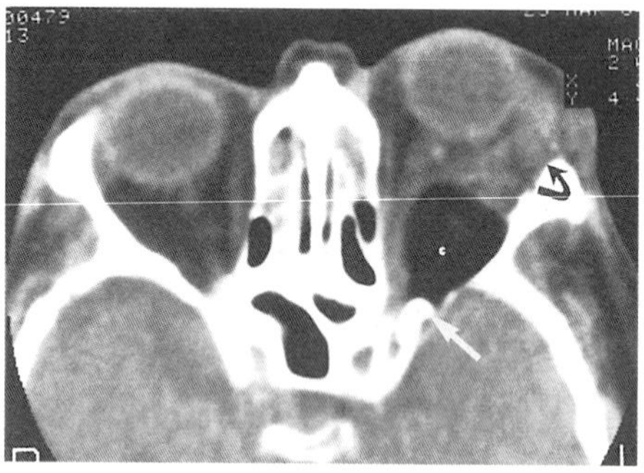

图2.144 皮样囊肿。轴位CT扫描示皮样囊肿（C）注意钙化影（白箭），囊肿前部可见异常增厚的软组织影（弯箭），这是由于皮样囊肿破裂所导致。

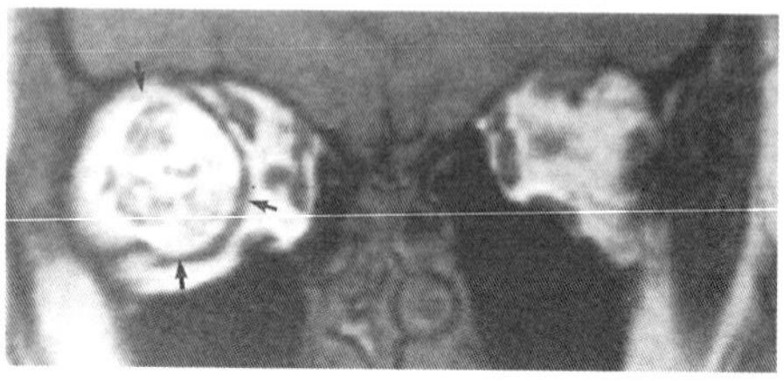

图2.145 皮样囊肿。冠状位MRI T1WI可见眶部巨大皮样囊肿（箭）。

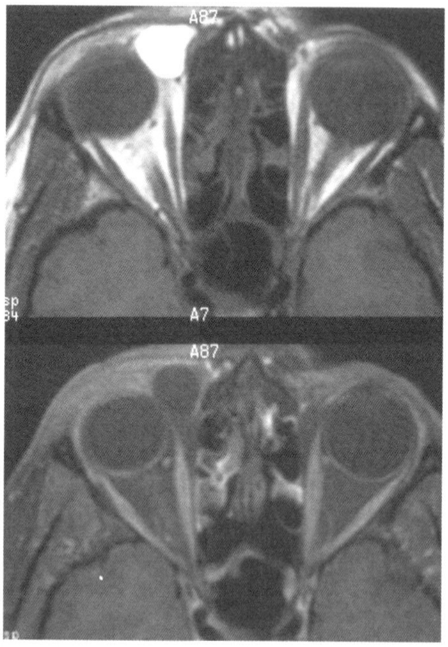

图2.146 皮样囊肿。轴位MR扫描，上图为T1WI，下图为T1WI压脂序列，可见右侧眼眶内侧皮样囊肿。

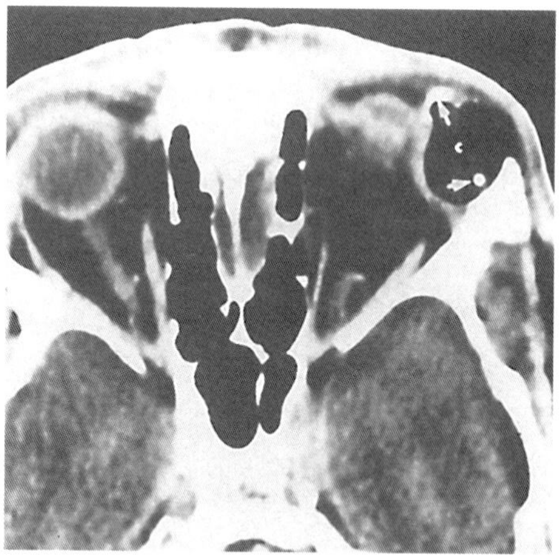

图2.147 皮样囊肿。轴位CT扫描显示左侧眶部含脂肪性囊肿（c），其内可见钙化（箭）。对比图2.148，该患者未见囊肿周围骨质破坏。

图2.148 皮样囊肿。轴位MR增强扫描，T1WI显示左侧眶部可见▷巨大皮样囊肿，其内可见脂肪信号影（F），无强化（箭），注意眼眶外侧壁骨质明显破坏。

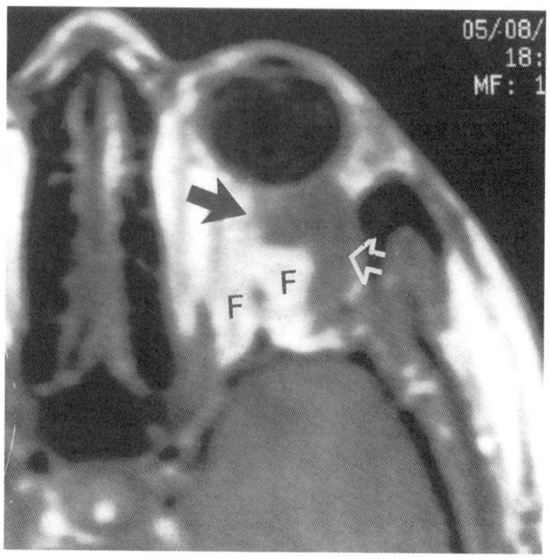

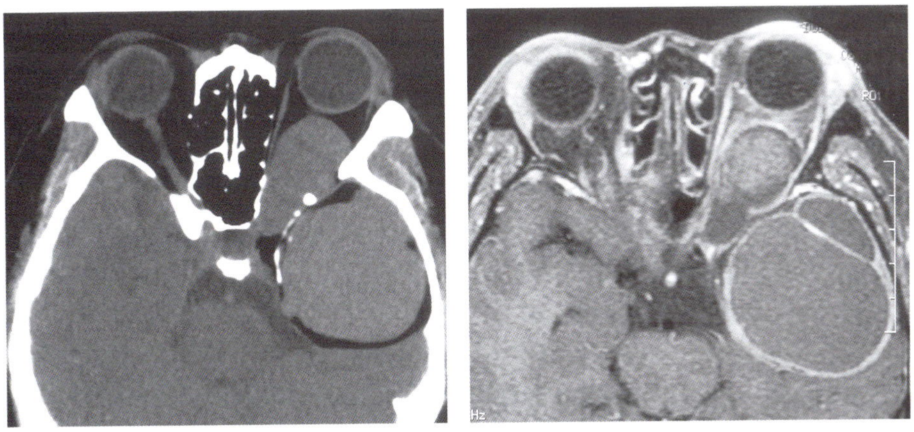

图2.149 可疑皮样囊肿。a 轴位CT扫描，b 轴位MRI T1WI压脂增强扫描，可见眶部及中颅窝巨大皮样囊肿，注意病变包膜强化。

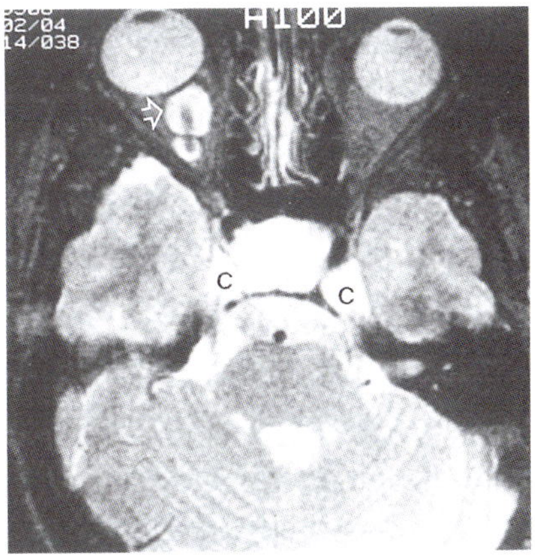

图2.150 视神经周围硬脑膜膨胀。轴位MR扫描，T2WI可见右侧视神经周围脑膜囊状扩张（箭），并可见空蝶鞍及半月神经节处脑池扩大（C）。

其他少见先天性异常及眼部/眶部后天获得性囊肿

眶壁起源于中胚层组织，眼球及视神经主要由外胚层发展而来。眼球的发育缺陷会导致眶部体积缩小。大部分眶壁异常改变通常伴有颅骨及躯干骨质发育异常[35]。独眼畸形、并眼畸形、无眼畸形及巨眼畸形都是婴儿中比较常见的先天性眼球异常，这些异常通常还伴有其他前额部发育异常。MRI对上述异常有其特殊的诊断价值。一般来讲，有多种囊性或类囊性病变可以累及眶壁（图2.150，2.151～2.154），这些病变包括先天性病变和眼眶及其周围结构后天获得性病变[72]。囊肿的定义是一个封闭的囊腔，其外有囊壁包绕，其内容物可以是液体、半液体或实质性结构。囊肿主要是由于管型结构先天性阻塞或寄生虫感染以及外伤所致。见表2.18。

先天性囊性眼球

先天性囊性眼球是一种罕见的先天发育异常，其病因是在胚胎第4周时视神经囊泡进入囊鞘受阻[2,72]。婴儿出生时眼眶内可见一复杂囊性占位而无正常眼球。囊壁由未分化的视网膜细胞或视网膜色素上皮细胞构成。眶内可能会有类似视神经或眼外肌样的结构[72]。CT或MR扫描显示眼眶结构增大，其内包含有圆形或椭圆形单囊。先天性囊性眼球及眶部缺损在本章第1部分已经介绍。

视神经鞘脑膜膨出

视神经鞘脑膜膨出（视神经鞘囊肿、蛛网膜囊肿、视神经周围囊状水瘤）是包绕眶段视神经的脑膜囊状扩张所致[76]（图2.150）。视神经鞘脑膜膨出可以是原发或继发，通常伴有其他眶部病变，如脑膜瘤、星形细胞瘤、血管瘤等等[2,16]。临床上，患者表现为视觉敏感，视野异常及视神经异常的一系列改变。该病的CT或MRI改变是视神经周围硬脑膜局部或节段性扩张。视神经周围硬脑膜扩张可能会伴有空蝶鞍及蛛网膜下隙扩大（图2.150）。

表2.18 眶部囊肿

Ⅰ先天性囊性病变
迷芽瘤（表皮样囊肿，皮样囊肿，皮脂瘤）
畸胎瘤
眼组织缺失囊肿
先天性囊性眼球
先天性泪囊突出
Ⅱ临近结构囊肿
脑膨出（脑膜膨出，脑膨出，脑膜-脑膨出，脑穿通性囊肿）
肠源性囊肿
牙源性囊肿
Ⅲ后天获得性眶部囊肿
黏液囊肿
黏液脓囊肿
泪囊突出
囊性血管性病变（淋巴血管瘤，眶部静脉曲张）
巧克力囊肿（血性囊肿）
表皮及其附属器囊肿
表皮种植性囊肿
泪腺囊肿
骨膜下血性囊肿
胆固醇肉芽肿性囊肿
动脉瘤样骨囊肿
囊性眼外肌炎
眶部脓肿
寄生虫性囊肿（包虫性，囊虫性）

肠源性囊肿

肠源性囊肿是一种少见的中枢神经系统先天性错构囊肿。它包含有单层分泌黏液类似胃肠道的上皮细胞，好发部位为下颈部及颈胸交界处，眶部极罕见。通常该病发生于前颅窝，向前突入眼眶内。（见第3章）

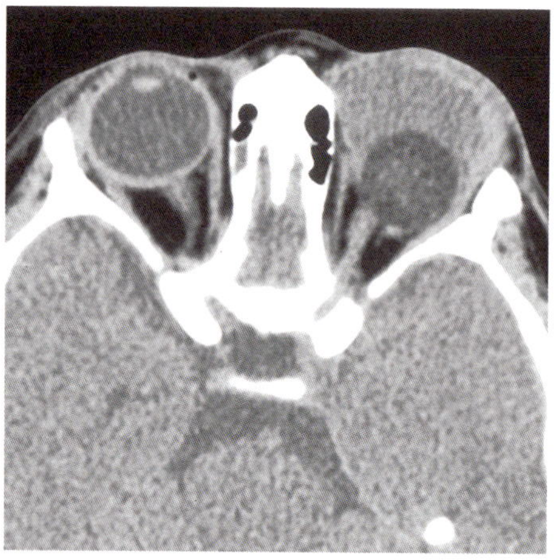

图2.151 上皮种植性囊肿。CT扫描可见左侧眶内种植物，其前方可疑为种植性囊肿。

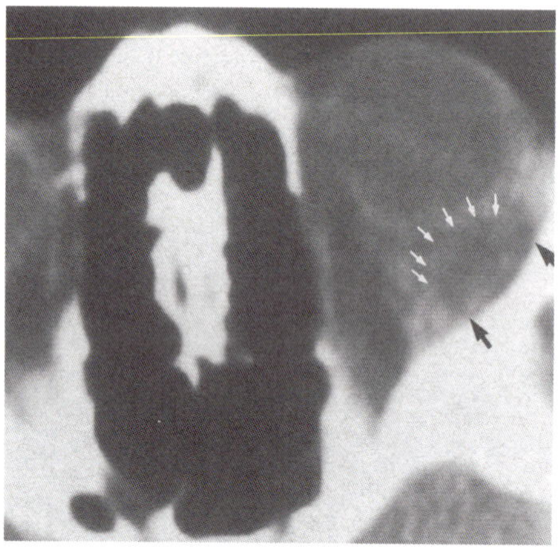

图2.152 泪腺导管囊肿。轴位CT增强扫描示左侧眶部外侧低密度占位性病变（箭）。

牙源性囊肿

牙源性囊肿由角化上皮或非角化层状鳞状上皮包绕，其内充满液体。起源于颌部，有时囊肿可以向上突入上颌窦及眼眶内。CT扫描表现为低密度影，边缘无强化。MR扫描表现T1WI中等强度信号，T2WI高信号，T1WI序列上信号特征与囊内蛋白含量的多少有关。

眶部后天获得性囊性病变

囊性血管性病变：淋巴管瘤，静脉曲张，巧克力囊肿

淋巴管瘤，静脉曲张将在本节后描述。淋巴管瘤包含有多个大小不等囊性结构，由于自发性或轻度外伤引起的瘤内急性出血形成巧克力囊肿[72]。静脉曲张表现为一条光滑粗大、边缘清晰的静脉影。眶内静脉曲张出血则会形成血性囊肿或巧克力囊肿。这些血性囊肿可以是前期外伤所致。

上皮及其附属器囊肿

由眼睑部皮肤、皮肤附属器及结膜来源的后天性囊性病变可以累及眼睑及眶骨的表面[2,16,72]。睑板腺囊肿，常见于儿童，是由于睑板腺外口阻塞引起其内睑板腺脂肪囊性扩张。汗腺囊肿，由于汗腺moll孔阻塞所致。外分泌性汗腺囊肿起源于眼睑外分泌汗腺。脂性囊肿：由于皮脂腺内脂肪潴留所致。粟粒状囊肿：皮脂腺囊状扩张。表皮样囊肿：由层状鳞状上皮细胞包绕，其内为角化物质。钙化上皮瘤：起源于毛基质细胞的实质性或囊性病变。含结膜囊肿：壁较薄，其内为液体充盈，由层状非角化柱状黏液分泌性上皮细胞包绕。由于大多数皮肤及其附属器囊肿体积较小(＜1cm)，因此眼科医师很少建议行影像学检查。

上皮种植性囊肿

上皮种植性囊肿来源于表皮细胞、结膜上皮细胞或由于外伤引起的呼吸道上皮细胞异位种植于眼睑皮肤内或眼眶内的囊性病变。CT及MR检查所见与其他囊性病变比较无特异性变化（图2.151）。行眼部手术后的患者出现眶部囊性占位病变，增强扫描病变无强化，则应考虑到上皮种植性囊肿的可能。

泪腺导管囊肿

泪腺外分泌口的阻塞可引起泪腺囊肿的产生[2,16,72]。由于Krause及Wolfring副泪腺的开口阻塞，泪腺囊肿可以在眶部任何部位发生。CT及MR检查所见与其他囊性病变类似（图2.152，2.153）。

泪囊囊肿

泪囊囊肿是由于鼻泪囊或其漏斗部囊肿扩张形成，其原因是鼻泪管远端阻塞。泪囊囊肿被认为是泪腺引流系统先天异常，常于出生后数天内临床上就可以发现病变。CT及MR检查显示鼻泪囊区边界清晰的占位病变。CT扫描：病变不合并感染时呈等密度。MRI扫描：T1WI低信号，T2WI高信号。如果合并感染，MRI增强扫描显示病变边缘强化（图2.154；以及图2.359，2.360）。

血性囊肿及巧克力囊肿

多数眶部血肿与其他部位血肿一样，是由于血液聚积形成，通常会在数天内吸收。血性囊肿是由于眶部急性出血不完全吸收并机化所致[2,16,70,72,78]。它具有纤维组织性囊壁，其内容物为红细胞破碎产物，如胆固醇、含铁血黄素、

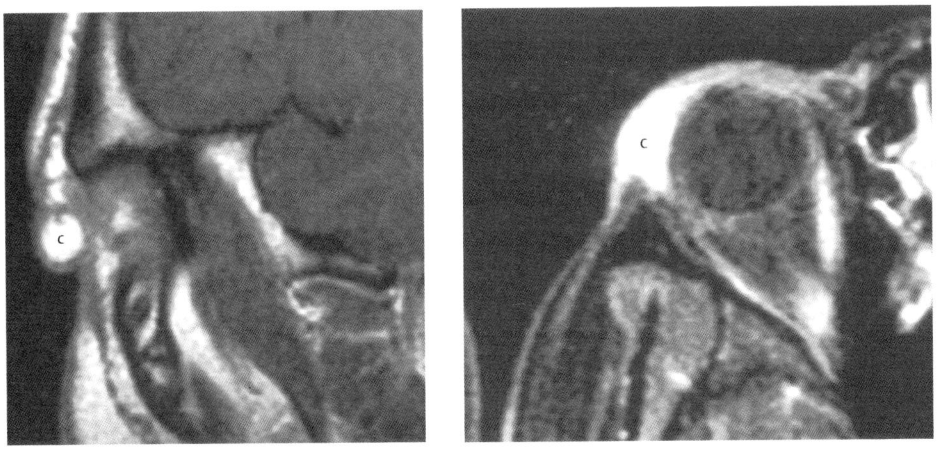

图2.153 泪腺导管血性囊肿。a 矢状位MRI T1WI b 轴位MRI T1WI压脂可见泪腺导管囊肿呈高信号影，其内含有血红蛋白裂解产物。

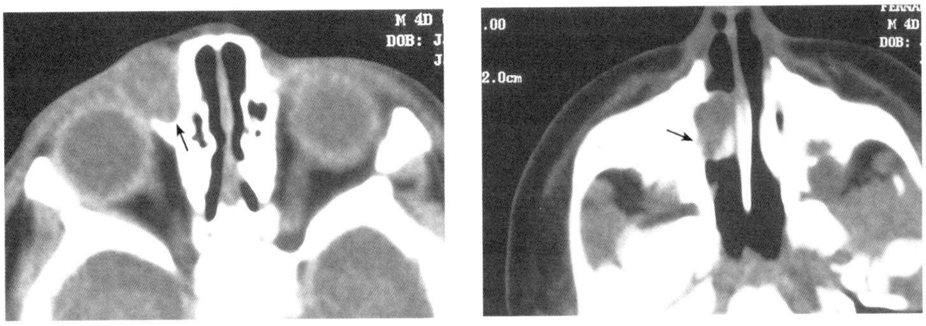

图2.154 泪囊囊肿。患者为出生后4天婴儿，a、b 轴位CT扫描示右侧泪囊及导管先天性黏液囊肿（箭）。

胆红素结晶、红细胞、组织细胞及肉芽组织。血性囊肿可以发生于眶部任何部位，包括骨膜下间隙。

骨膜下血肿其病因可以是创伤性或是自发性，创伤性更为常见，但是创伤与临床出现症状的间隔时间可以是立即出现，也可以是数月或数年。自发性骨膜下血肿通常是白血病、血小板减少、恶液质、血友病、镰状细胞贫血及其他血液系统疾病的并发症[2.78]。

骨膜下血肿可以有不同的临床表现。急性骨膜下血肿是创伤的并发症，临床上比较少见，其常见症状是一侧疼痛性突眼[78]，发展较快且难以解释，特别是在没有明确外伤史时。它的形成是由于骨膜下血管破裂所致。作为硬膜外血肿的延续有时它也可以发展为外伤后，出血常常聚积在眶壁上方骨膜下。帽状态腱膜下血肿。眶壁上缘、额骨下缘是一个较大的凹面，此处的骨膜附着比较疏松。因此，外伤后，出血常常聚积在眶壁上方骨膜下。

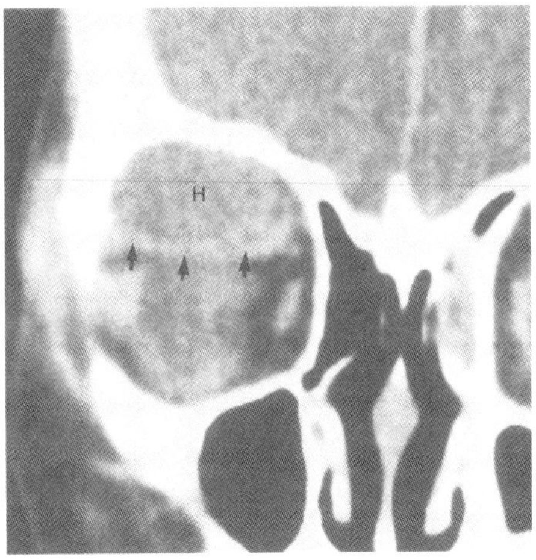

图2.155 眶部骨膜下血肿。冠状位CT扫描示巨大骨膜下血肿（H）及移位的骨膜（箭）。注意，分离的骨膜常局限在额骨颧骨缝及额骨筛骨缝之间。

影像学诊断

CT扫描是诊断骨膜下血肿的首选方法。冠状位扫描或多平面重建可以提高诊断准确性。急性、亚急性骨膜下血肿CT很容易判定，表现为病变边缘清晰、光滑，其内为均匀高密度影，无强化，宽基底与邻近骨壁附着，眶周脂肪受压向眶中部移位（图2.155，2.156）。血肿与其他骨膜下病变一样，其外形常为椭圆形或梭形，局限于眶上部，位于额骨颧骨缝及额骨筛骨缝之间。最佳扫描方式是冠状位扫描，或轴位扫描然后行矢状位或冠状位重建（图2.155，2.156）。慢性骨膜下血肿通常密度不均匀，多为低密度影，边缘清晰，有宽基底与骨壁附着（图2.157）。长期慢性血肿形成所谓胆固醇肉芽肿，表现为囊性病变，由于邻近骨质长期受压而使其骨质吸收（图2.160）。慢性血性囊肿在CT扫描时与皮样囊肿及表皮样囊肿难以鉴别，MR扫描则很容易鉴别。

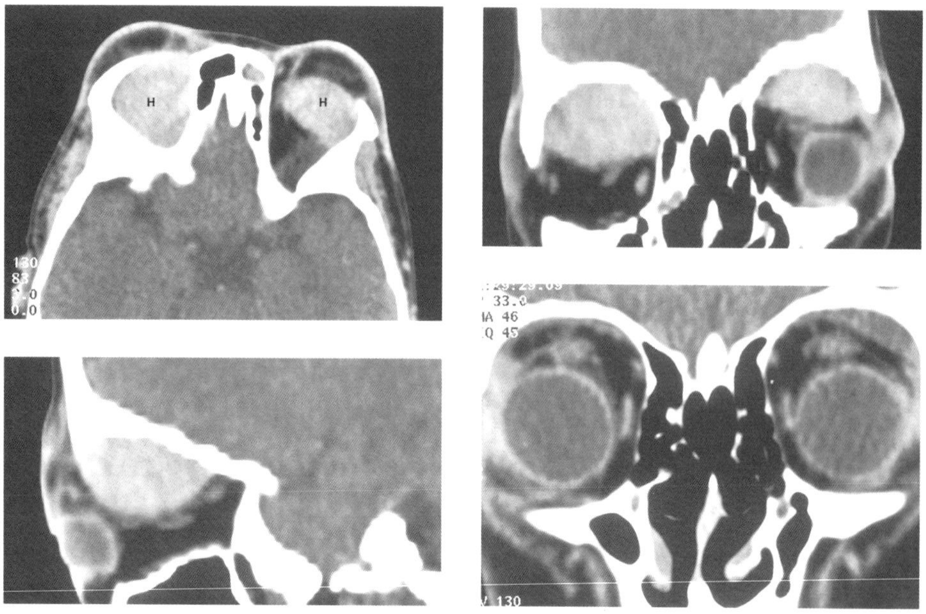

a b c d

图2.156　急性双侧骨膜下血肿。患者13岁，患有镰状细胞贫血症，突发双侧突眼。a 轴位CT扫描示双侧骨膜下血肿。b、c为冠状位和矢状位CT重建，可见典型骨膜下血肿影像学改变。d 手术后冠状位CT扫描，显示左侧血肿体积缩小、密度增高（Ayman Elsayed博士提供）。

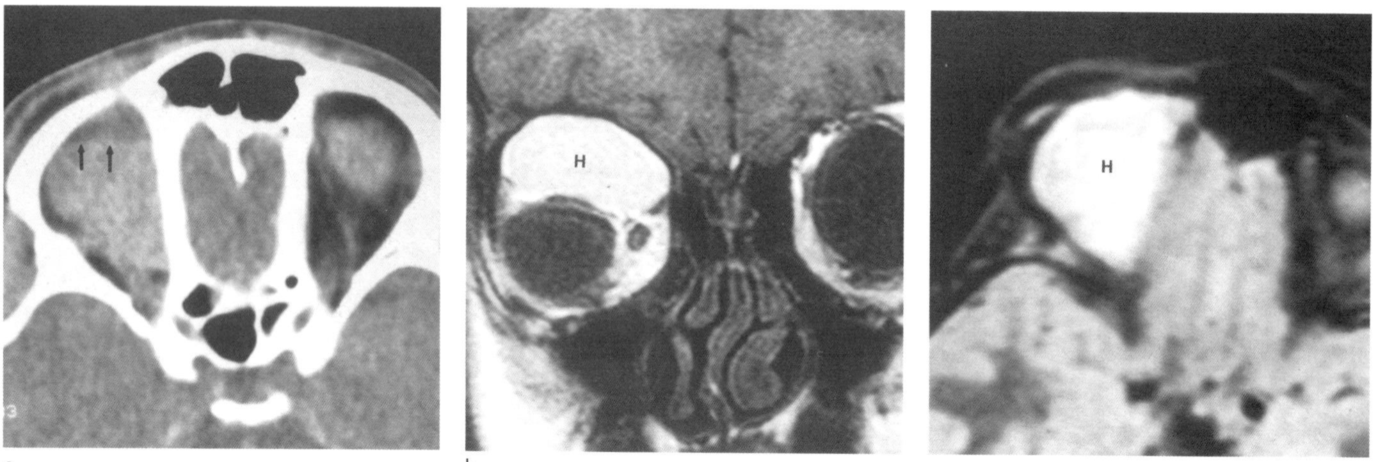

a b c

图2.157　亚急性和慢性骨膜下血肿。a 患者9岁，轴位CT扫描可见病变内有液-液平面（箭）。b 冠状位MRI T1WI，c 轴位T2WI，骨膜下血肿（H）均呈高信号影。

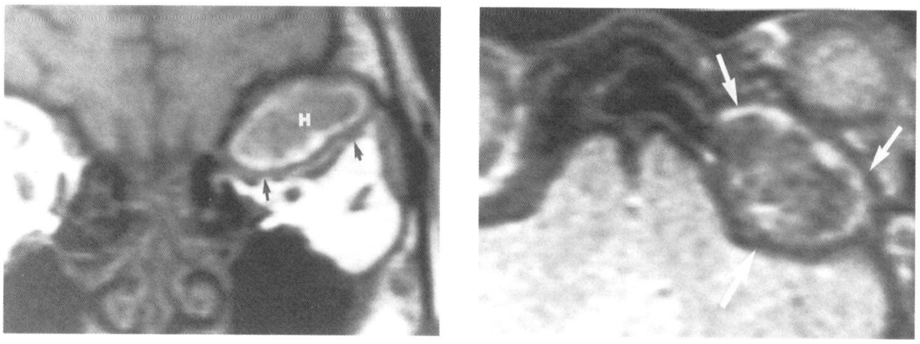

a b

图2.158　急性骨膜下血肿。a 冠状位MRI T1WI可见较大的骨膜下血肿（H），b 轴位MRI T1WI示病变呈低信号（箭）。

MR扫描对血肿的诊断有很大帮助，由于血肿内血红蛋白内的铁原子在不同时期有不同的磁化强度[79]，因此，MRI可以区分血肿的不同时期。高场强磁共振机（T ≥ 1.5T）扫描时超急性血肿（发病数小时以内）其磁共振表现类似于水，T1WI低信号，T2WI高信号。急性血肿（1～7天）由于脱氧血红蛋白的顺磁性效应，T1WI、T2WI上均表现为低信号（图2.158）。7天后，脱氧血红蛋白转变为高铁血红蛋白，T1WI出现高信号，如果高铁血红蛋白仍然在细胞内，则T2WI上表现为低信号（图2.159），高铁血红蛋白位于细胞外时，则T2WI上表现为高信号（图

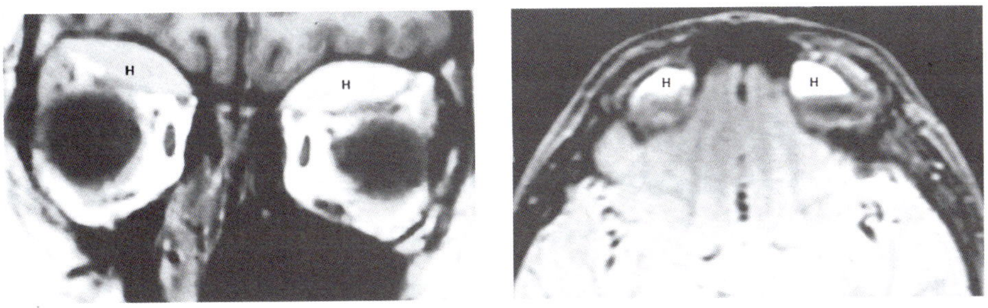

图2.159 亚急性、慢性双侧骨膜下血肿。a 冠状位MRI T1WI，b 轴位MRI T2WI，可见双侧眶部骨膜下血肿（H），注意病变内有液－液平面，这是由于血肿内不同成分所致。

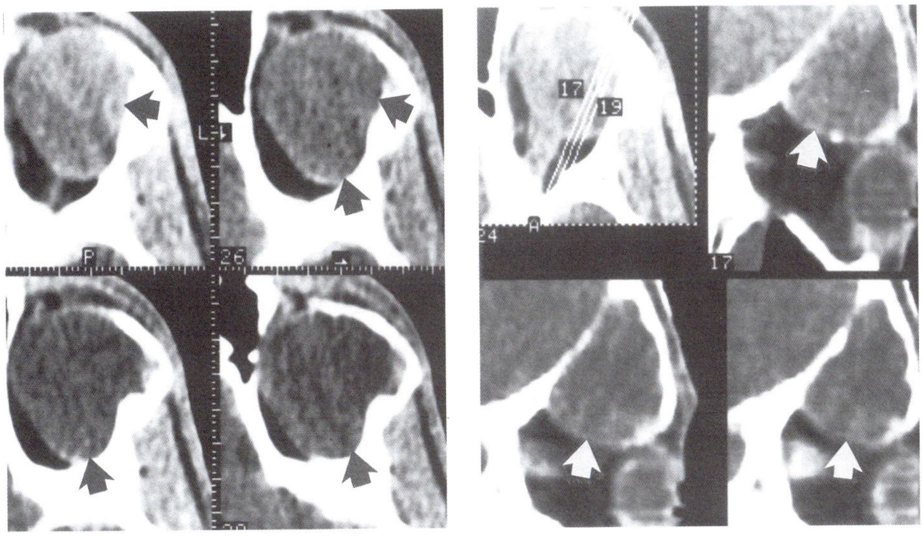

图2.160 胆固醇肉芽肿。a 轴位CT扫描、b 斜矢状位重建，可见眶部巨大胆固醇肉芽肿（箭头）。

表2.19 眶部血肿不同时期的MRI表现

	分期				
	超急性	急性	亚急性	亚急性—慢性期	慢性
时间	数小时	1～3天	3～7天	7天～数周	数月～数年
类型	新鲜血液	早期血凝块	RBC溶解前	RBC溶解后	机化血栓或瘢痕
成分	氧合血红蛋白	脱氧血红蛋白	胞内高铁血红蛋白	胞外高铁血红蛋白	含铁血黄素
T1WI MRI信号	低～高	低～等	高	高	低
T2WI MRI信号	高	低	低	高	低

2.157b，2.159b）。血肿机化后，由于含铁血黄素存在，血肿在T_1WI、T_2WI序列上均呈低信号。血肿在MRI扫描时的信号改变见表2.19

眶部胆固醇肉芽肿

胆固醇肉芽肿是浸润性肉芽肿性组织包绕胆固醇结晶，造成其邻近骨质受压移位或骨质破坏。其病因可能是含气骨组织（如乳突）与外界无法相通，腔内负压增高，使组织水肿及出血，破碎的红细胞膜形成胆固醇与磷脂并沉积导致其形成。胆固醇结晶作为异物刺激周围组织产生巨细胞肉芽组织反应。组织学上它不含有上皮成分，而含有局灶性黄色瘤样肉芽组织、胆固醇结晶、巨噬细胞和含铁血黄素，其包膜为纤维组织。在非含气骨组织内的胆固醇肉芽肿有不同的病因。在眶部胆固醇肉芽肿可继发于创伤、手术后或感染后。

CT扫描，胆固醇肉芽肿表现为边缘不规则溶骨性骨质破坏，使骨外膜不同程度隆起突入眶内造成突眼（图2.160）。病变很少向前、中颅窝内突出。胆固醇肉芽肿的密度与脑组织大致一致，与表皮样囊肿的鉴别点是后者在囊肿与邻近颅骨间有一硬化边缘。增强扫描胆固醇肉芽肿无强化效应。CT扫描在鉴别皮样囊肿、表皮样囊肿、动脉瘤样骨囊肿与胆固醇肉芽肿时有一定局限性[2,78]。MRI扫描对上述鉴别有较大价值。胆固醇肉芽肿会产生与慢性血肿相似的短T1、长T2信号（图2.157b、c，2.159）[78]。

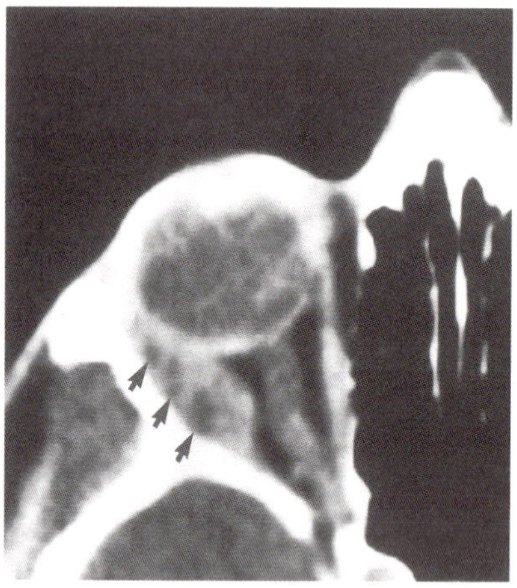

图2.161 囊性肌炎。轴位CT扫描示右侧外直肌明显增粗，其内可见低密度囊性改变（箭）。

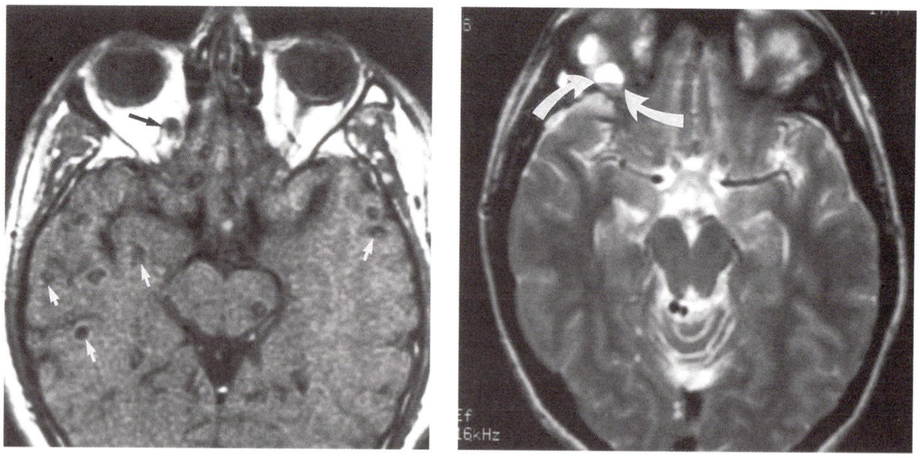

图2.162 眶部及颅内囊虫病。a 轴位MRI T1WI 球后囊虫病变（黑箭），颅内可见多发囊虫病变（白箭）。b 轴位MRI T2WI 眶部囊性病变内可见液－液平面（箭）。

动脉瘤样骨囊肿

动脉瘤样骨囊肿的名称并不准确，因为它既没有动脉瘤也没有囊肿。该病常见于儿童，发生于颅面部时有时会侵及眶壁[72]。它是一种良性病变，其特征性大体改变是病变骨近似囊状扩张，内部有血液充盈。病变侵蚀的边缘可以是不规则形或分叶状，并有骨性分隔。动脉瘤样骨囊肿本身临床意义不大，但是它肯定是骨和骨纤维病变的继发产物。如：非骨化性纤维瘤、骨化性纤维瘤、骨纤维不良、青少年沙样瘤、侵蚀性骨化纤维瘤、成软骨细胞瘤、软骨黏液样纤维瘤、纤维肉瘤、骨软骨肉瘤、血管内皮瘤及血管瘤等等[72]。

囊性肌炎

眶部非特异性囊性肌炎会引起眼外肌的囊状改变[72]，但临床上该病比较少见。口服激素治疗对该病有效，由此说明该病是肌肉水肿[72]，而不是寄生虫原虫（图2.161）。

眶部脓肿（眶部炎性囊性病变）

眶部脓肿是发生于骨膜下、眶内及眼睑内的脓性液体聚集所致，常伴有眶部蜂窝织炎和副鼻窦炎（图2.165）。眶部脓肿（眶部炎性囊性病变）的CT和MRI表现将在接下来一节介绍。

寄生虫性囊肿

包虫病，囊肿病

眶部寄生虫囊性病变的发生一般局限在当地卫生环境较差的地区。包虫病的发生与细粒棘球绦虫幼虫感染有关。细粒棘球绦虫成虫生活于食肉动物的肠道内（通常为狗），虫卵经粪便排出。有爪类动物是其中间宿主，食入虫卵后虫卵在其肌肉内长成幼虫。人类如果食用未经煮熟的感染动物的肌肉后引起感染。通过血液循环包虫幼虫会寄居于眶部，形成边缘清晰的囊性包块，包块内有时会有液液平面。临床上患者表现为无痛性逐渐加重的眼部症状[72-80]。曾有一例9岁女性患者，在其泪腺及泪腺窝内有一巨大包虫囊肿。

囊肿病是因为感染了带状绦虫的幼虫所引起。临床上患者因有眼外肌囊肿而产生眶部症状。口服激素治疗无效。

大多数寄生虫囊性病变的CT、MRI检查没有特征性改变。有时囊壁会出现不同程度的强化[72-80]。几乎所有眶部囊虫行CT扫描时会在眼外肌内或其邻近部位出现囊性肿物。有时也会有眼球内囊性肿物[81]。约有一半患者因在CT或MRI扫描时发现头节而确诊（图2.162）。神经系统及眶部同时发生囊虫病并不多见（图2.162）。神经系统的囊虫病比眶部病变更加危重[72]。眶部囊性病变CT及MRI表现见表2.20。

眶部炎性病变

眶部病变的病理分型及年龄分布见表2.21和2.22。眶部炎性病变占眶部原发病变的60%[3]。炎症分为急性、亚急性和慢性。大部分急性炎症是由于副鼻窦炎引起。炎症可以由面部、口腔、或颈部病变发展而来，或由于外伤或局部异物引起，也可以继发于败血症。细菌类型大多是：葡萄球菌、链球菌、肺炎球菌、假单胞菌、奈瑟菌、嗜血杆菌及分枝杆菌等等[82,83]。病毒感染类型主要是单纯疱疹病毒及带状疱疹病毒。

表2.20 眶部囊性病变的CT和MRI特点

病变类型	CT特点	MRI特点
表皮样囊肿	病变无强化，对周围骨质无侵蚀，病变邻近骨质可有扇状硬化边，无钙化。少数病例可有骨质扇状硬化边，无钙化。少数病例可有边缘强化	T1WI序列呈低信号，T2WI、FLAIR及DWI序列呈高信号，少数病例可有边缘强化。囊肿破裂时可出现眶部炎性改变
皮样囊肿	病变无强化，对周围骨质无侵蚀，病变邻近骨质可有扇状硬化边。钙化是其特征性表现。低密度（脂肪）、脂肪－液体密度均是其特征性表现。少数病例可有边缘强化	T1WI序列呈低信号，T2WI序列呈高信号。如果病变内含有脂肪成分可以有典型的脂肪信号。少数病例可有边缘强化。囊肿破裂时可出现眶部炎性改变
结膜迷芽瘤（皮脂瘤）	表现为脂肪密度肿块	表现为脂肪信号肿块
胆固醇肉芽肿（慢性血性囊肿）	病变无强化，可以伴有或不伴有周围骨质侵蚀，骨质破坏边缘不规则。病变与脑组织呈等密度，没有硬化边	T1WI序列及T2WI序列均呈高信号。通常其内信号均匀，由于含铁血黄素的存在，在T2WI序列病变内部信号可以不均匀
肠源性囊肿	根据囊内黏液多少的不同，病变可以呈等或高密度	根据囊内黏液多少的不同，T1WI序列上病变可以呈低或高信号，T2WI序列呈高信号。
其他上皮及其附属器囊肿（包括种植性囊肿）	低密度肿物，无强化	T1WI序列呈低信号，T2WI序列呈高信号。无强化
先天性囊性眼球	低密度肿物，无强化	T1WI序列呈低信号，T2WI序列呈高信号。无强化
泪腺囊肿	低密度肿物，无强化（除非合并感染时）	T1WI序列呈低信号，T2WI序列呈高信号。通常无强化（除非合并感染时）
寄生虫囊肿（包虫、囊虫）	眼外肌内或其邻近囊性病变。囊壁可有不同程度强化。头节可以明确显示。可有弥漫性眼外肌炎性改变。囊性病变还可以出现在泪腺内或其附近及眶部其它部位	眼外肌内或其邻近、泪腺内或其附近以及眶部其他部位囊性病变。T1WI序列呈低信号，T2WI序列呈高信号。头节可以明确显示。囊壁可有不同程度强化，可有弥漫性眼外肌炎性改变

本表来自Mafee Mf..眼、眶部胚胎、解剖及病理学。Som Pm，Curtin Hd等人的头颈部影像学。2003：441－654。

表2.21 大宗病例中眶部病变的发生比例

病变类型	所占比例(%)
甲状腺眶部病变	47
囊性病变	8
炎性病变	8
血管性病变	5
泪腺病变	4
淋巴浸润性病变	4
继发肿瘤	4
黏液性及脂性病变	3
间叶组织病变	2
转移瘤	2
视神经肿瘤	1
纤维及结缔组织病变	1
骨及骨纤维病变	1
组织细胞病变	＜1
其他及不典型病变	17

来自YANOFF M,DUKER JS等的眼病学中眶部疾病部分1999;7;14.1-14.18

表2.22 常见眶部疾病的年龄分布

病变类型	发病率%		
	儿童、青少年（0～20岁）	中年人（21～60岁）	老年人（61岁以上）
甲状腺眼病	10	59	40
传染性病变	7	3	3
炎性病变	6	5	9
囊性病变	12	3	4
血管瘤样病变	15	2	1
其他血管性病变	7	2	3
外伤	7	4	2
继发眶部恶性病变	1	2	9
转移瘤	1	1	8
间叶组织病变	9	1	1
淋巴血管性病变	6	1	0
淋巴浸润性病变	1	3	12
视神经病变	5	1	1
其他神经源性病变	5	3	2
泪腺窝部病变	1	1	1
其他	7	8	4

来自YANOFF M,DUKER JS等的眼病学中眶部疾病1999;7;14.1-14.18

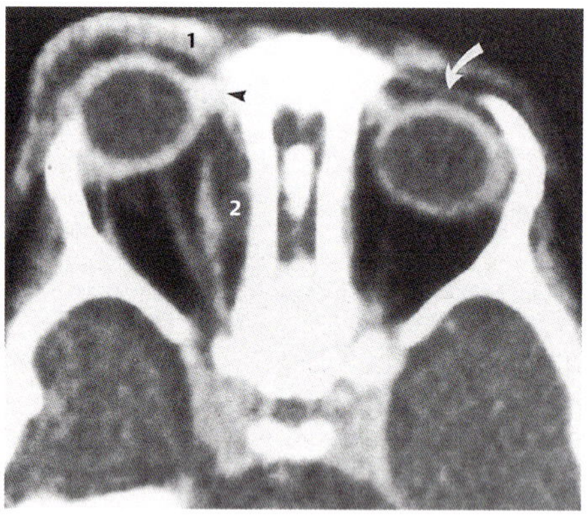

图2.163 眼隔前及眼隔后炎性病变。轴位CT扫描示左侧正常眼隔（白箭）及眼睑。右侧眼睑水肿（1），上斜肌肌腱附着处增厚（箭头），眼隔后骨膜下积液（2）。右侧眼隔显示不清，这是由于眼睑皮下组织水肿导致。

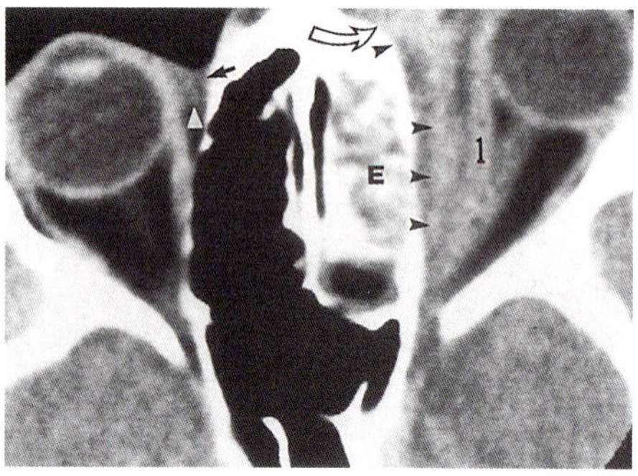

图2.164 骨膜下蜂窝织炎。CT增强扫描是左侧筛窦密度增高（E）及骨膜下浸润（箭头），内直肌受压向外侧移位（1）。注意右内侧翼状韧带（白箭）和内侧睑韧带（黑箭）由于泪囊的部分容积效应，在这个水平眼隔不能作为一个独立的结构显示出来。眼隔位于内侧翼状韧带的前方内侧睑韧带的后方。注意增厚的左眼隔（弯箭）。

表2.23 眶部蜂窝织炎分期

类型	临床表现
炎性水肿	眼睑红肿
隔前蜂窝织炎	眼睑红肿伴有眼隔前眶内软组织的炎性增厚出现结膜水肿
隔后蜂窝织炎	眶内容物的水肿；眼球突出、结膜水肿和眼外运动减少，视觉的缺失（不常见）
骨膜下脓肿	在眶骨膜和累及的窦间炎性渗出物和脓液的聚集 脓肿引起眼球突出和移位 随疾病的进展出现视觉的缺失
海绵窦血栓	随着对侧相似体征的进展出现眼球突出和眼肌麻痹，伴有脑神经麻痹（III，IV，V，VI）和视觉的缺失

眶部急性感染发病迅速，局部软组织肿胀，面部正常形态消失，局部软组织破坏及脓肿形成。在临床上，急性感染的发病部位对预后有较大影响（图2.163）。眼隔前感染很少引起眼部功能障碍，而隔后感染会引起较为严重的视神经及眼球运动功能异常（图2.164）。

眶部蜂窝织炎及鼻窦炎

副鼻窦炎是眶部蜂窝织炎的主要诱因。随着抗生素的应用，副鼻窦炎引起眶部蜂窝织炎的几率已大为减低，但在儿童眶部蜂窝织炎仍时常发生[70,82,83]，而且先于副鼻窦炎表现出临床症状。在抗生素没有广泛应用于临床之前，眶部蜂窝织炎的致死率高达17%，致盲率为20%。它是导致儿童突眼发生的主要病因。临床上，眶部蜂窝织炎分为五个阶段：（1）炎性水肿；（2）骨膜下蜂窝织炎及脓肿；（3）眶部蜂窝织炎；（4）眶部脓肿；（5）眼静脉及海绵窦血栓[3,70,83]。由于上述分型有时可以重叠发生，因此临床上很难明确将病变定为某种类型[70,83]（表2.23）。

眶部细菌性蜂窝织炎的分型

副鼻窦炎引起的眶部蜂窝织炎在儿童比较常见，成人并不多见。导致副鼻窦炎向眶部蔓延引起蜂窝织炎的因素有：先天发育异常、手术、外伤引起的骨壁断裂、前组和后组筛窦的神经血管穿口。板障静脉、副鼻窦及眶部的引流静脉缺乏静脉瓣，这就为副鼻窦区的血栓性静脉炎向眶部蔓延提供了通道[84]。Chandler等人[85]根据眶部解剖结构及眶部蜂窝织炎的可能病因对副鼻窦炎的眶部并发症作出的分类临床上比较有意义。但其分类是在新的影像学检查方法出现之前作出的。我们对眶周感染性病变的分类归纳在表2.23中[84]。

眼隔前蜂窝织炎及隔前水肿

眼隔前蜂窝织炎是指炎症局限于眼隔前部的眼睑皮肤及皮下组织。眼隔前水肿是副鼻窦炎眶部并发症的早期表现，此时容易误诊为眶部蜂窝织炎，这个阶段病变感染还是局限在副鼻窦区。眼隔前水肿表现为眼睑尤其是上眼睑肿胀及轻度眶部水肿，这是引流静脉充血的反映。如果不及时治疗，则会进一步发展为眼隔前蜂窝织炎。CT及MRI检查可以显示眼睑水肿及副鼻窦病变（图2.163）[8]。临床上患者可以有眼睑充血、肿胀，但是不会出现眼球突出、球结膜水肿及眼球运动受限等症状。

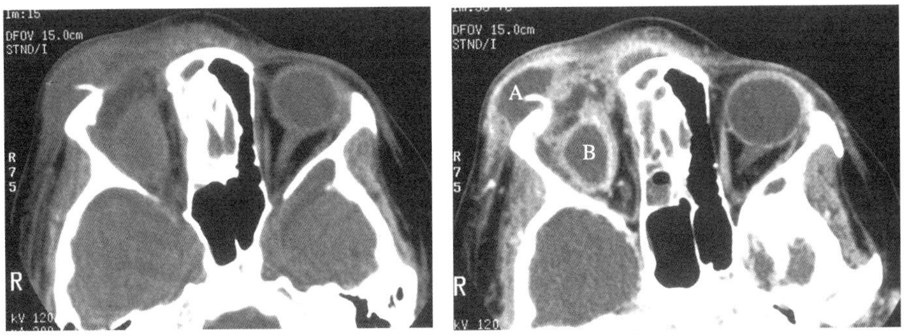

图2.165　10岁女性患者，因急性副鼻窦炎引起眶部脓肿，临床表现为右侧眼球突出。a 轴位CT平扫及b增强扫描可见右侧眼睑部脓肿（A）及球后巨大脓肿（B），注意眼睑脓肿通道。

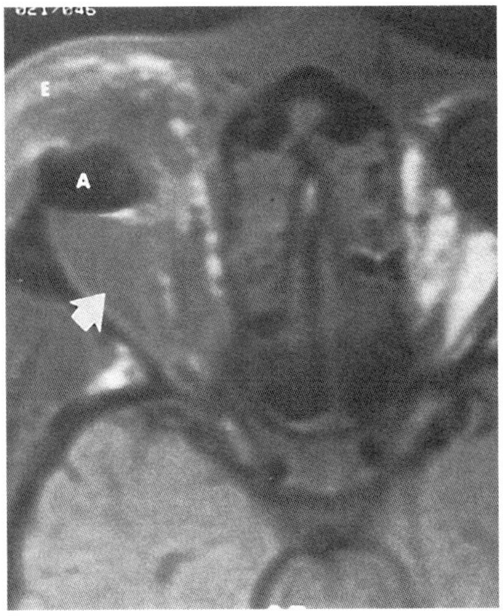

图2.166　骨膜下脓肿。轴位MR扫描，质子密度序列示双侧筛窦信号增高，右侧眼睑水 ▷ 肿（E）和巨大骨膜下脓肿（箭号），其内可见气体（A）及脓腔内液体聚积。

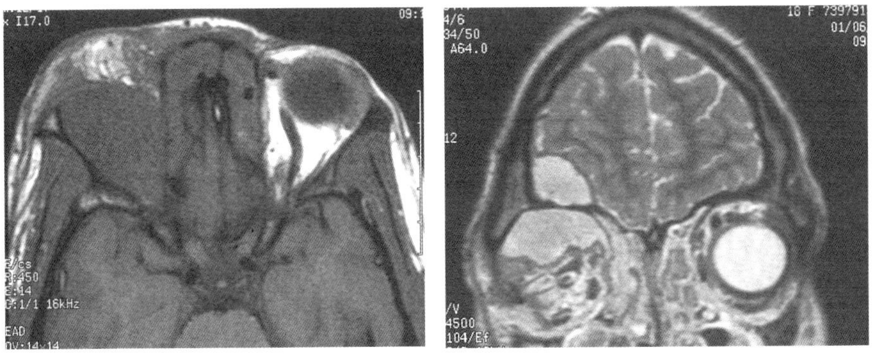

图2.167　骨膜下脓肿。a 轴位MRI　T1WI，b 冠状位MRI　T2WI可见眶部骨膜下巨大脓肿和硬膜外脓肿。双侧筛窦黏膜呈急性炎性改变。

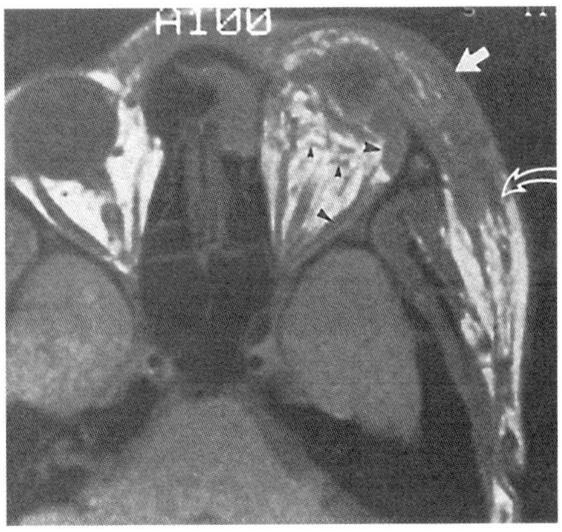

图2.168　眶部蜂窝织炎。轴位MRI pdWI示皮肤及皮下组织弥漫增厚、水肿，球后脂肪因水肿导致体积增大。

眼隔后蜂窝织炎

眼隔后蜂窝织炎是指眶部炎症局限于眶内眼隔后部，炎性水肿是该病的早期病理改变。在临床上难以鉴别蜂窝织炎是眼隔前还是眼隔后时，影像学检查对两者的区分有较大帮助[84]。CT及MRI检查可见眼睑软组织影增厚，通常病变比较弥散，眼睑内的脓肿腔并不常见。临床上如果怀疑有眼隔后蜂窝织炎发生时通常需要行增强扫描，这样可以鉴别眼隔后炎性水肿、蜂窝织炎及眶部脓肿（图2.163～2.165）。

骨膜下蜂窝织炎及脓肿

随着骨膜反应的逐渐加重，眼睑及球结膜的水肿也越来越明显，眼球也开始突出。炎性组织及脓肿局限于骨膜下形成骨膜下蜂窝织炎（图2.164），并进一步发展为骨膜下脓肿（图2.166，2.167）。随着病变向眶周及球后脂肪蔓延，形成全眶部蜂窝织炎（图2.168）。骨膜下脓肿及眶部蜂窝织炎通常并存。[70,83] 病变发展的这一阶段，眼球的运动功能逐渐受到影响（图2.165），[3,7,83] 更为严重的会引起视神经炎及视神经缺血性改变、眼静脉血栓（图2.169）、海绵窦血栓和颈内动脉霉菌性动脉瘤（图2.170），这些都是眶部及副鼻窦炎症的严重并发症。脑中央静脉系统功能不良及眼部功能异常提示有海绵窦血栓的形成。在引流静脉区及海绵窦内会形成急性血栓性静脉炎[2,82]。该类患者临床常见症状有：头痛、发热、寒战。实验室检查会有白细胞总数增多。眼部症状有：眼睑水肿、眼球突出、球结膜水肿、眼肌麻痹、视网膜静脉充血和视乳头水肿[2]。

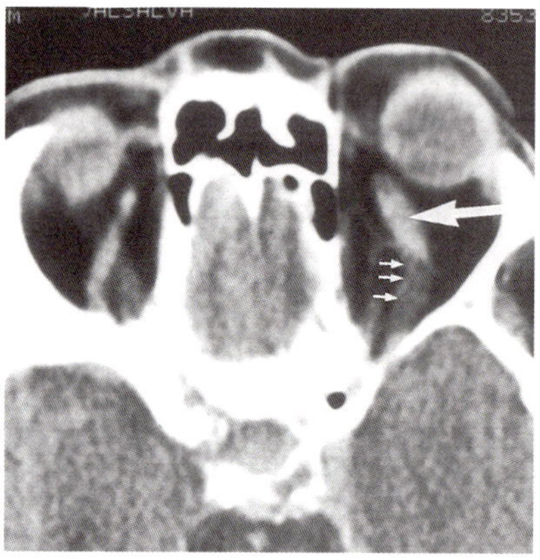

图2.169 眼上静脉血栓。轴位CT增强扫描示左侧眼上静脉增粗（大箭）。注意其后部可见充盈缺损（小箭）。

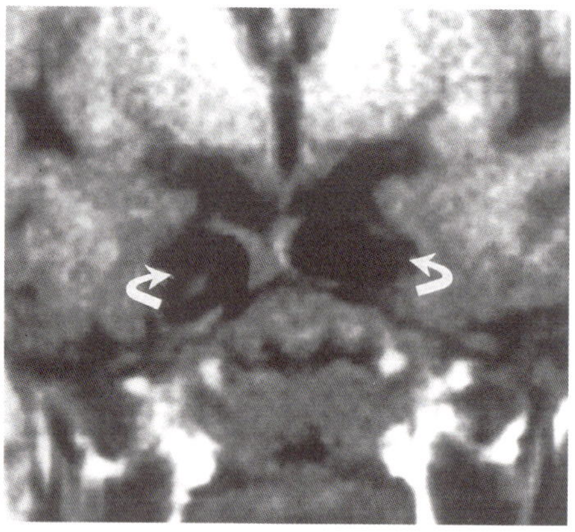

图2.170 双侧颈内动脉霉菌性血管瘤。冠状位MR扫描T1WI序列可见海绵窦内占位病变（箭）对比上眶额部蜂窝织炎呈低信号影。（Jose Mondonca 博士提供）

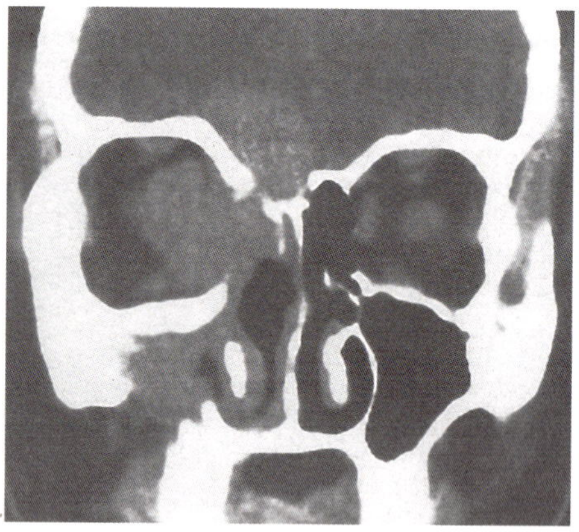

图2.171 毛霉菌病。冠状位CT扫描可见眶、鼻部毛霉菌病，向上突入前颅窝。病变侧上颌骨、筛骨及鼻腔呈手术后改变。

海绵窦血栓

海绵窦血栓（CST）是由副鼻窦、眶部及面部感染而致[84]。由眼静脉血栓性静脉炎蔓延而来（图2.169）。CT扫描，血栓相对于海绵窦呈高密度，增强扫描时可见颈内动脉呈明显管状强化，而海绵窦内的血栓显示为充盈缺损。该病通常伴有眼上静脉明显增粗。海绵窦血栓发病早期CT扫描结果可以是假阴性，直到病变后期才会有阳性发现。MRI扫描，发生血栓一侧的眼上静脉较健侧增粗，其信号低于健侧。T1WI、T2WI序列上病变侧静脉腔内均呈高信号[86-88]。海绵窦血栓可导致海绵窦、眼静脉及眼外肌充血。MRI及MRV检查对海绵窦血栓作出诊断的敏感性明显高于CT扫描[87]。海绵窦血栓发生时该侧颈内动脉海绵窦段可发生变形。MRI各个序列上病变侧海绵窦内的血栓均呈明显异常高信号影。颈内动脉霉菌性（败血症）动脉瘤是海绵窦血栓的严重并发症，如果怀疑有该并发症发生，可以行CT或MRI扫描，并可以经MRA及DSA检查而确诊（图2.170）。

真菌感染

真菌感染通常发生在有严重糖尿病血糖难以控制以及免疫功能抑制的患者（如AIDS）中。免疫功能抑制的患者特别容易被假丝酵母菌、结节型组织胞浆菌、球孢子菌、毛霉菌及曲霉病等感染[84]，其中，最常见的感染类型是毛霉菌及曲霉菌。在人类真菌引起的毛霉菌病在人类是比较普遍的，通常并不引起严重病变[70,82,89]，特殊情况例外。毛霉菌病主要有四大类，它们是：鼻大脑型、肺型、胃肠型及弥漫型[89]。其中鼻大脑型最为常见，它发病与鼻腔，扩散至副鼻窦而后向眶部及海绵窦内蔓延（图2.171）[70,89]。眶部鼻大脑型毛霉菌病的常见症状有：眼肌麻痹、突眼、上睑下垂、失明以及眶部蜂窝织炎[2,16,70]。

毛霉菌病的病理学特点是小血管壁的受侵。因此，当病变侵入海绵窦后可引起急性脑梗死。曲霉菌普遍存在于农作物粉尘中，曲霉菌病大多是由肺部经血行播散至颅内[89]，与毛霉菌类似，它也可以引起鼻大脑型霉菌病和眶部感染。曲霉菌病的病理学特点也是小血管壁的受侵，同时包括颈内动脉壁受侵[70]。MRI扫描时一个重要的影像学改变是T2WI序列上霉菌感染区呈低信号，但这个征象并不能作为定性诊断的依据（图2.172），发生上述MRI信号改变的原因可能是霉菌可以产生顺磁性物质。CT和MRI在该病诊断中的主要作用是可以明确显示病变部位，如副鼻窦区、眶部或是颅内（图2.171，2.172）。CT和MRI检查并不能鉴别出是毛霉菌病感染还和曲霉菌病感染。进展期，两者的影像学改变与恶性肿瘤类似（图2.171，2.172）。此时，可眼部发生霉菌经Tenon囊向球后蔓延（图2.173）。

急性、亚急性及慢性特发性眶部炎症性疾病（炎性假瘤）

眶部特发性感染性综合征通常是指炎性假瘤，其临床及组织学分类不太明确[2,3,16]。通常是指没有局部和全身诱因的非肉芽肿性炎性病变。该病可以表现为特异性肉芽肿。对它的诊断通常需要结合病史、发病过程、激素治疗是否有效、实验室检查以及活检结果等在排除其他眶部疾病后才能做出诊断[3,16,91]。有一组疾病可以有类似炎性假瘤的改变，如：淋巴瘤、结节病、胶原血管性疾病（系统性红斑狼疮）以及其他肉芽肿性病变。眶部炎性假瘤是一

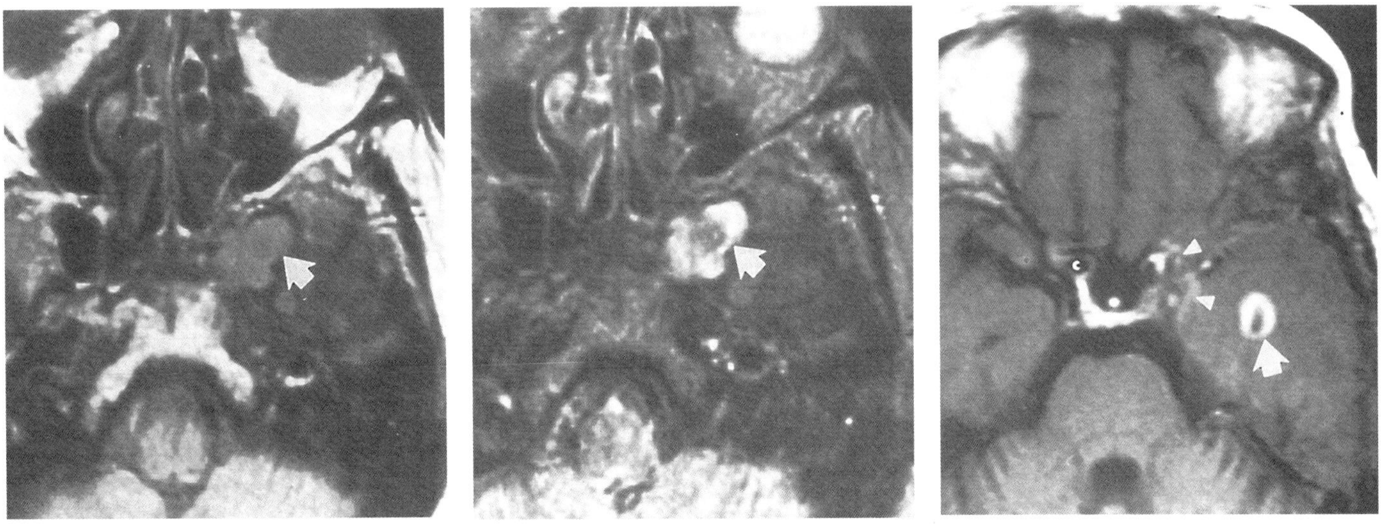

a　b　c

图2.172　曲霉菌病（侵袭型）。
a 轴位MRI　PDWI示左侧蝶窦信号增高（箭）。
b 轴位MRI　T2WI可见由于炎性水肿导致的左侧蝶窦（箭）呈高信号影。
c 轴位MRI（增强扫描）T1WI可见左侧颞叶脓肿（箭）及左侧海绵窦（箭头）受侵犯。注意右侧颈内动脉形态正常（C），左侧颈内动脉炎性狭窄。

种特发性炎性病变，它没有局部或全身诱因可查[92,93]，必须在排除了其他眶部炎性病变如：Wegner肉芽肿、残留异物、硬化性血管瘤、外伤及鼻窦炎后才能做出诊断。

成人甲状腺眼病（Grave病）最常见的眼部异常是炎性假瘤的发生，约占全部眶部病变的4.7%～6.3%，该病大多发生于成人，但有时也会在儿童发生，通常是双侧眼部发病。双侧眼部炎性假瘤的发生应考虑到可能有系统性血管炎及全身性淋巴浸润等系统性疾病的存在[5,6]。眼部炎性假瘤的症状主要有：急性发作的眼部疼痛、眼球活动受限、复视、眼球突出、视神经受压或视神经周围受侵引起的视觉障碍、球结膜水肿、充血，眼睑红肿等等[3,16]。疼痛是眼部炎性假瘤的重要临床症状，但并不是所有眼部炎性假瘤患者均出现该症状。有些患者表现为眼外肌或球后脂肪内的完全硬化性病变[3,5,6,16]。

组织病理学改变

眼部炎性假瘤的诊断最早是由Birch－Hirschfield于1905年提出[94]，至今在眼部疾病学、影像学及病理学方面仍有很多难以解释的疑点[93]。组织病理学检查可以发现病变内包含多形性炎性细胞及纤维组织及肉芽组织基质细胞、嗜曙红细胞、血浆细胞、组织细胞、淋巴滤泡细胞、淋巴细胞等多种细胞包埋于纤维组织基质中。有一些病例报道了淋巴细胞性炎性假瘤，它是一种没有全身淋巴瘤症状的隐匿性恶性淋巴瘤。胚胎细胞的出现以及血管的增多说明为反应性病变，通常激素治疗有效而且预后良好。如果病变内有散在弥漫分布的成淋巴细胞，而且激素治疗无效，通常为淋巴细胞源性肿瘤。由于炎性假瘤的一些特殊病理特点，有些学者认为它是自体免疫反应的产物[93,95]。眼部炎性假瘤通常为多中心性病变，可引起眼外肌炎、泪囊炎、硬化性肌腱炎及包绕在视神经周围的神经鞘和结膜组织的炎性改变[3,5,6,16]。上述病变可以分类为：（1）急性、亚急性特发眶前部炎症；（2）急性、亚急性特发弥漫性眶部炎症；（3）急性、亚急性特发眼外肌炎症；（4）急性、亚急性特发眶尖部炎症；（5）特发性泪囊炎；（6）视神经周围炎。托－亨二氏综合征是眼部炎性假瘤的一种类型，该病的炎症局限在眶上裂、视神经管或海绵窦附近[3,5,6,16]。

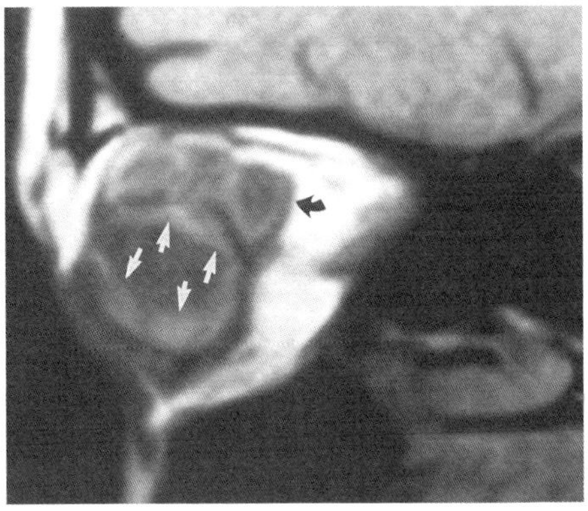

图2.173　眼球及眶部芽生菌病。矢状位MR增强扫描，T1WI可见眼球葡萄膜明显增厚并强化（白箭）。球后肿物（黑箭）为眶部脓肿。

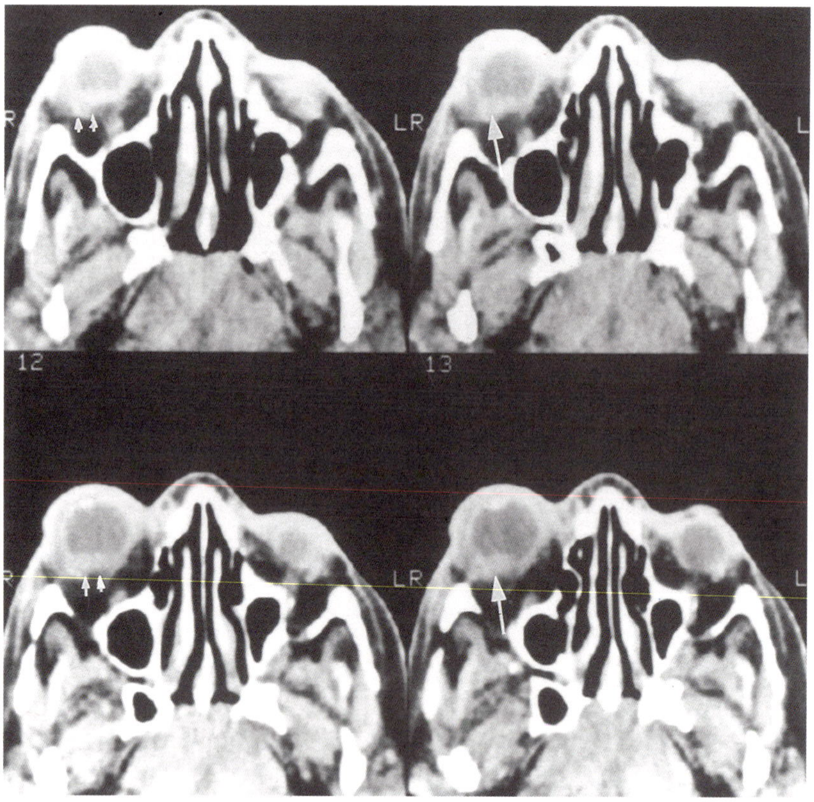

图2.174 炎性假瘤（后部巩膜型）。轴位CT增强扫描示右侧眼球突出、眼睑增厚、眼球筋膜及后部巩膜明显强化。结节状强化影（箭）考虑为结节性巩膜炎所致。

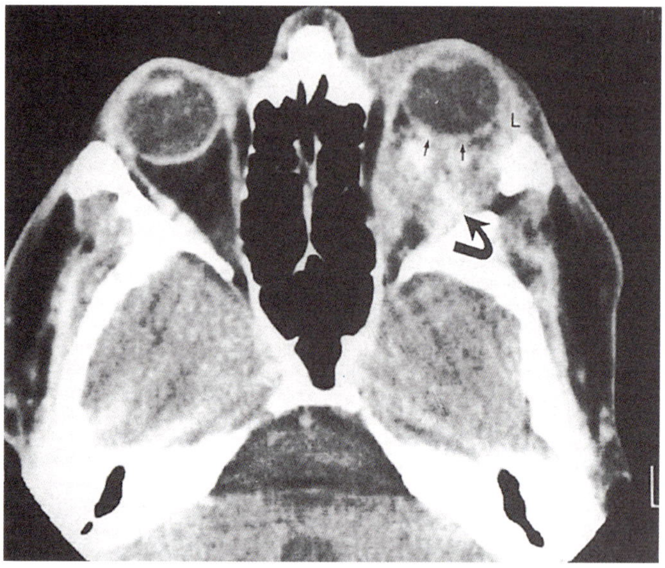

图2.175 炎性假瘤。轴位CT增强扫描示浸润性病变累及左侧泪腺（L）、眼球筋膜间隙（箭）和球后间隙（弯箭）。左侧眼眶外侧壁局部骨质缺损是由于活检所致。

眶前部炎性假瘤

眶前部炎性假瘤主要累及眼眶前部组织及邻近眼球[2,3,16]。主要临床是疼痛、突眼、眼睑肿胀及视力下降。其他临床发现还有葡萄膜炎、硬化性肌腱炎、视乳头炎及渗出性视网膜分离。眼外肌的运动通常不受影响。CT及MRI检查可见葡萄膜、巩膜缘增厚、视神经结合部显示不清、CT增强扫描葡萄膜、巩膜缘明显强化（图2.174）[93]。这些影像学改变的病理基础是炎性反应后含蛋白性漏出液聚集在葡萄膜与Tenon衣囊之间所造成。超声检查可以很好显示Tenon囊中的液体。后部巩膜炎的患者可引起视网膜分离以及包块，易与球内肿瘤混淆（图2.174，以及图2.38）[2,93]。

弥漫性眶部炎性假瘤

弥漫性眶部炎性假瘤的临床症状与眶前部炎性假瘤类似，症状更明显[2,3]。弥漫肿胀及浸润型炎性假瘤会占据整个球后间隙，并广泛固定于眼球壁上。尽管有体积较大的炎性假瘤，它们也不侵蚀眼球使其变形或引起眶部骨质破坏（图2.175，2.176）。这类炎性假瘤与淋巴瘤非常难以鉴别。

眼外肌炎性假瘤

眼外肌炎性假瘤是指一条或几条眼外肌受侵，发生炎性浸润（图2.177，2.178）。眼外肌炎症可以是急性、亚急性或是复发性。主要临床症状是眼外肌运动时疼痛、复视、突眼、眼睑肿胀、球结膜水肿及受累眼外肌炎性改变[3,93]。病变可以是双侧发生。最常受侵犯的眼外肌是上直肌及内外直肌（图2.177）。主要鉴别诊断包括：甲状腺眼病（Grave病）、甲状腺功能障碍性眼外肌病。甲状腺功能障碍性眼外肌病通常是无痛性、对称性病变，病情进展

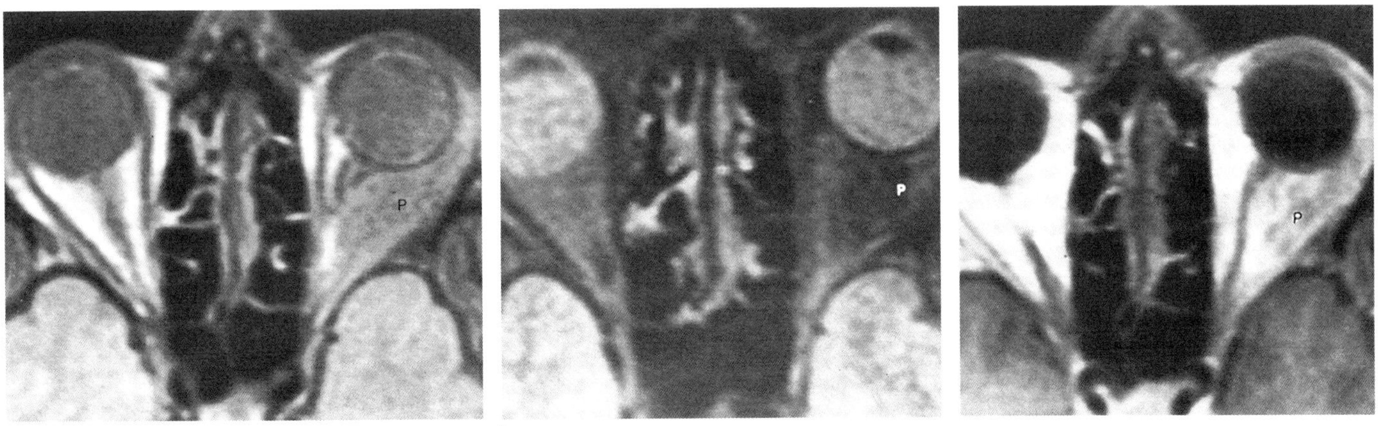

a b c

图2.176　炎性假瘤。
a 轴位MRI PDWI示炎性假瘤（P）呈浸润性改变。
b 轴位MRI T2WI序列示炎性假瘤（P）与右侧正常球后组织对比呈低信号。
c 轴位MR增强扫描，T1WI示炎性假瘤（P）轻度强化。

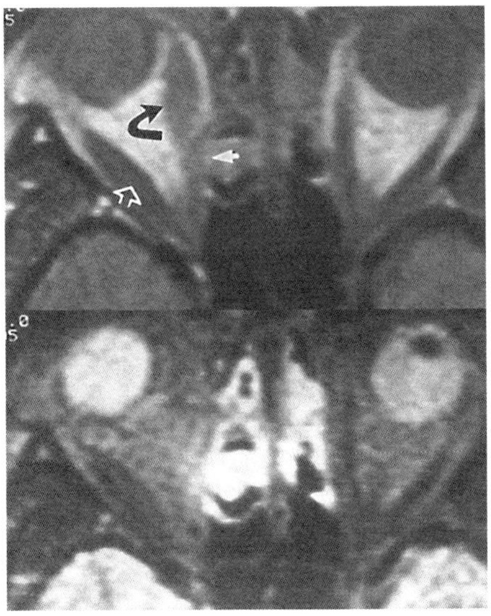

图2.177　眼外肌炎性假瘤。上图：轴位MRI PDWI 下图：MRI T2WI序列示右侧内（弯箭）、外（空箭）直肌增粗。T2序列上内直肌呈明显高信号影。筛窦可见炎性改变。眼外肌炎性假瘤的形成可能是由于眼外肌对副鼻窦炎症的高敏反应所导致。右侧内直肌水肿明显导致右侧眶内壁骨壁显示不清（白实箭）。

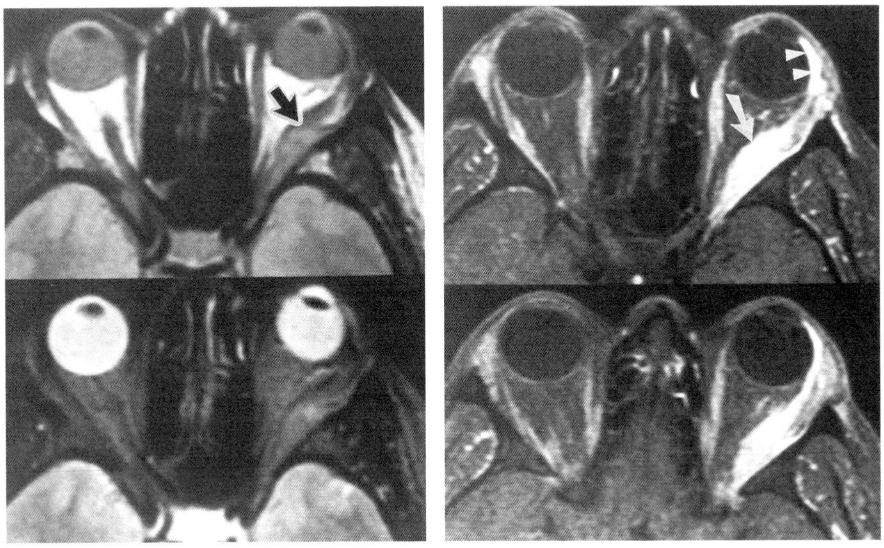

a b

图2.178　眼外肌炎性假瘤。
a 上图：轴位MRI PDWI下图：MRI T2WI示左侧内直肌增粗（箭）。
b 轴位MRI T1WI压脂序列示左侧内直肌明显强化（箭），病变沿其肌腱蔓延（箭头）。

缓慢，常伴有全身其他部位病变。典型CT扫描改变是病变眼外肌增粗，并向前延伸至肌腱处（图2.177，2.178）。其他对诊断有帮助的影像学发现还有受累眼外肌边缘凸凹不光滑，近似绒毛状改变；眶壁骨膜及肌锥间脂肪浸润；受累肌肉肌腹部内缘向内隆起（图2.177）。上述影像学改变均是由于眼外肌肌腱炎、肌筋膜炎及眼外肌炎所致。增强扫描：与甲状腺眼病的鉴别点是该病眼肌呈梭形增粗，但病变并不累及肌腱。其他比较少见的能引起眼外肌增粗的病变还有眼部动静脉瘘及眼部肿瘤（原发或转移性）[93]。

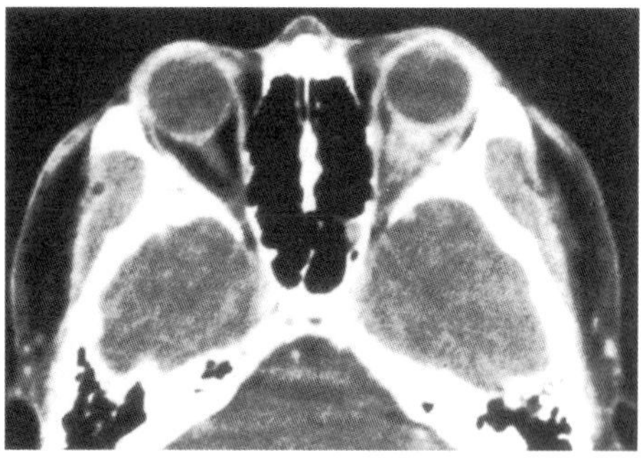

图2.179 视神经周围炎性假瘤。轴位CT增强扫描示视神经周围浸润性病变，淋巴瘤可以有类似CT表现。

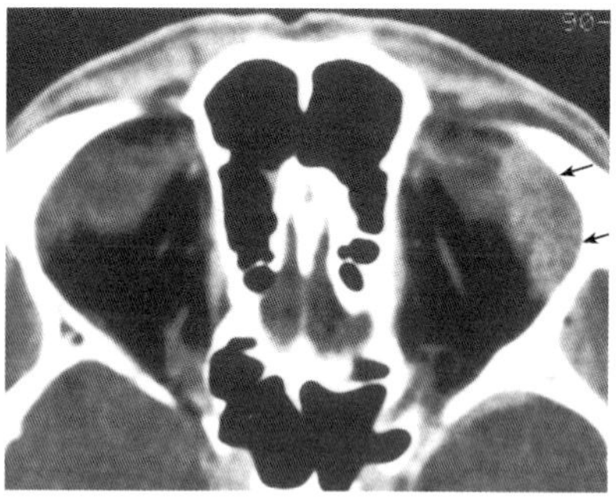

图2.180 泪腺炎性假瘤。轴位CT增强扫描示左侧泪腺因特异性炎性假瘤导致弥漫肿大（箭）。

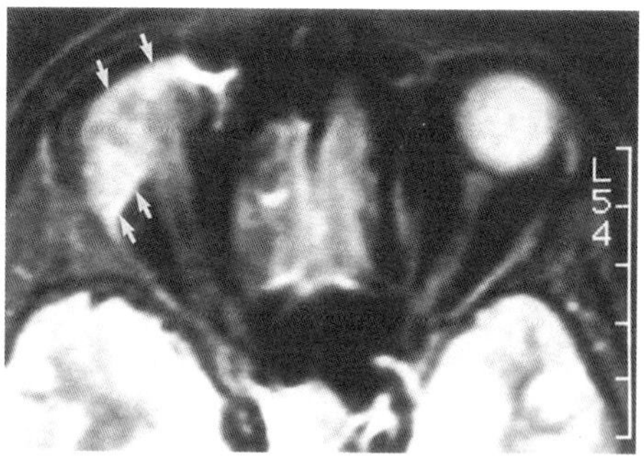

图2.181 特异性泪腺炎。轴位MR扫描，STIR序列示右侧泪腺增大，信号增高（箭）。

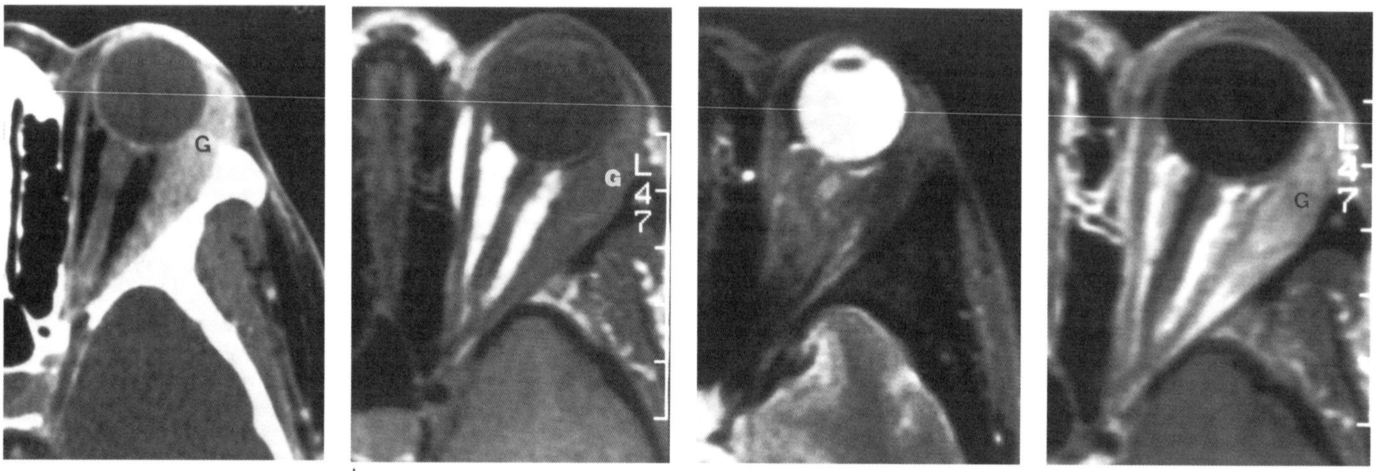

a b c d

图2.182 特异性泪腺炎。
a CT增强扫描示左侧泪腺弥漫增大（G）。
b 轴位MRI T1WI示左侧泪腺弥漫增大（G）。
c 轴位MRI T2WI示左侧泪腺炎性假瘤呈明显低信号影。
d 轴位MRI T1WI示左侧泪腺（G）增大，并有轻度强化。

视神经周围炎及巩膜周围炎

特发性视神经周围炎是指视神经周围神经鞘的炎性病变，其临床症状与视神经炎类似，包括眶部疼痛、眼外肌运动时疼痛、视力下降及视盘水肿。与视神经炎不同的是当向后推压眼球时疼痛加剧。该类患者常有轻度突眼[93]。CT和MRI扫描显示视神经鞘增粗，边缘不规则（图2.179）。巩膜周围炎是指炎性病变主要侵及紧邻巩膜的组织（图2.179）。

泪腺炎

急性特发性泪腺炎即泪腺炎性假瘤表现为眼眶外上象限触痛[23,93]。病毒性泪腺炎症状类似，通常伴有其他疾病如：腮腺炎、单核细胞增多症、带状疱疹等等，这些疾病可以有淋巴结肿大。特发性泪腺炎的鉴别诊断包括细菌及病毒性泪腺炎、泪腺区皮样囊肿破裂、结节病及斯耶格伦综合征引起的泪腺炎症、淋巴细胞异常浸润、泪腺区囊性或实质性肿物等等。由于多种疾病均可引起泪腺病变，因此行泪腺部组织活检检查对定性诊断有很大帮助。特发性泪腺炎性假瘤的CT和MRI所见见图2.180～183。

眶尖部炎性假瘤

炎性假瘤可以弥漫生长（图2.184），有时可以侵及眶尖部。该病患者临床上表现出典型的眶尖部病变综合征，包括眶部疼痛、轻度突眼、眼外肌运动受限。CT和MRI扫描显示眶尖部不规则浸润性病变沿眼外肌及视神经向后延伸。结节病（图2.185）以及其他肉芽肿性病变（韦格纳肉芽肿）临床上均会引起眶尖综合征。

儿童眶部炎性假瘤

儿童眶部炎性假瘤占全部眶部炎性假瘤发病率的6%～16%[9]，约1/3患者为双侧发病而且通常不伴有全身其他部位病变，儿童眶部炎性假瘤临床上可以伴有视乳头炎及虹膜炎[5,6]，病变可以是局限性（图2.186），也可以是弥漫性（图2.187）。

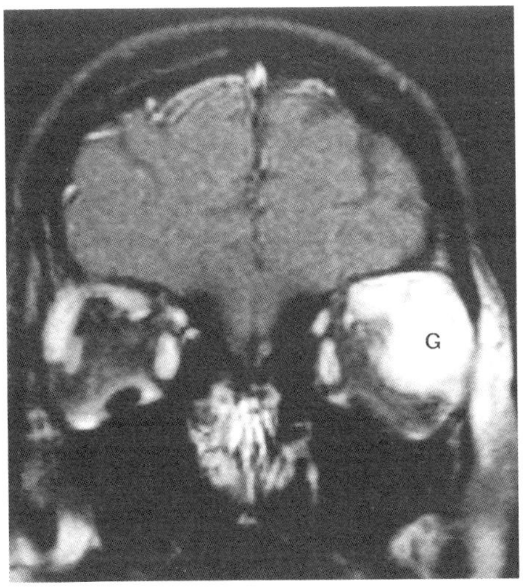

图 2.183　泪腺炎性假瘤。冠状位 MRI T1WI 脂肪抑制 可见左侧泪腺明显弥漫肿大（G）。泪腺炎性假瘤 MR 所见与泪腺结节病 MR 改变难以鉴别。

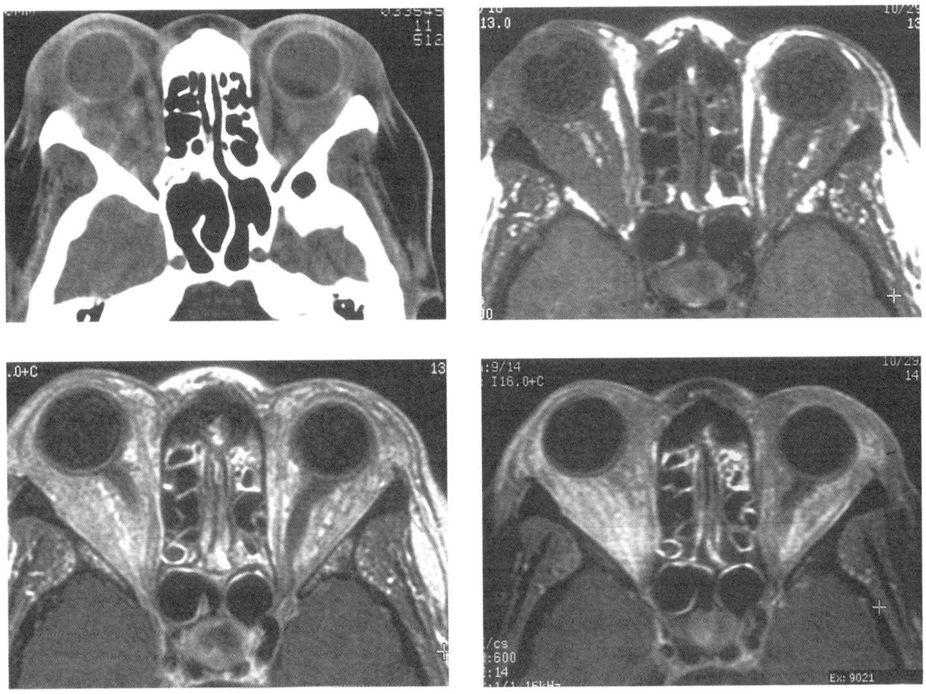

图 2.184　双侧眶部弥漫性炎性假瘤。a 轴位 CT 平扫。b 轴位 MRI T1WI。c 轴位 MRI 增强扫描，T1WI。d 轴位 MRI T1WI 脂肪抑制可见累及双侧眶部的浸润性病变。淋巴瘤、血管炎、系统性红斑狼疮及组织细胞异常症如 Erdheim-Chester 病和黄色瘤样肉芽肿等疾病可以有类似影像学改变。

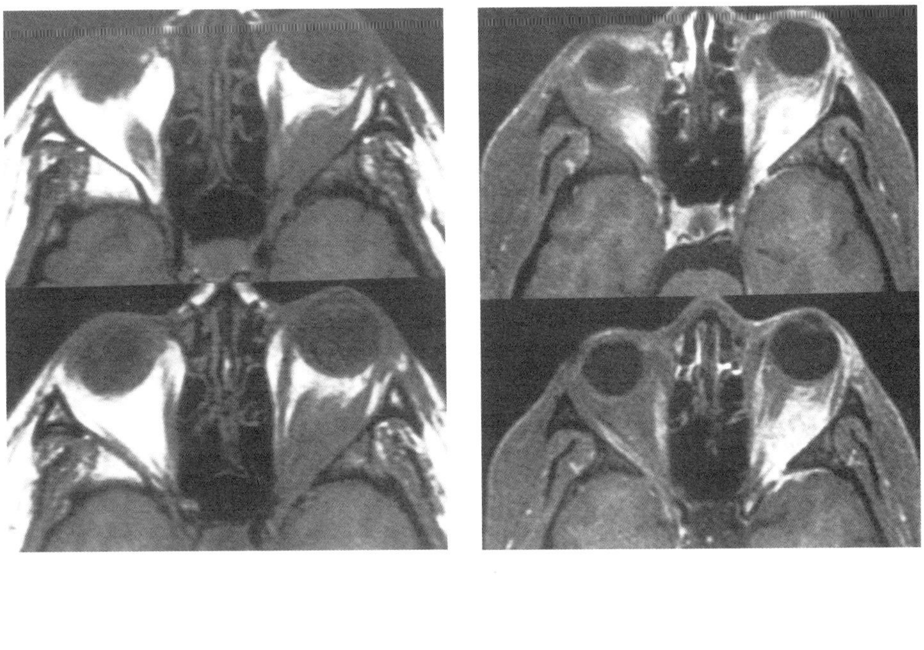

图 2.185　结节病。
a 轴位 MRI T1WI 可见炎性浸润性病变累及左侧眶尖。
b 轴位增强扫描，T1WI 脂肪抑制示眶尖部病变明显强化。经活检证实为结节病。

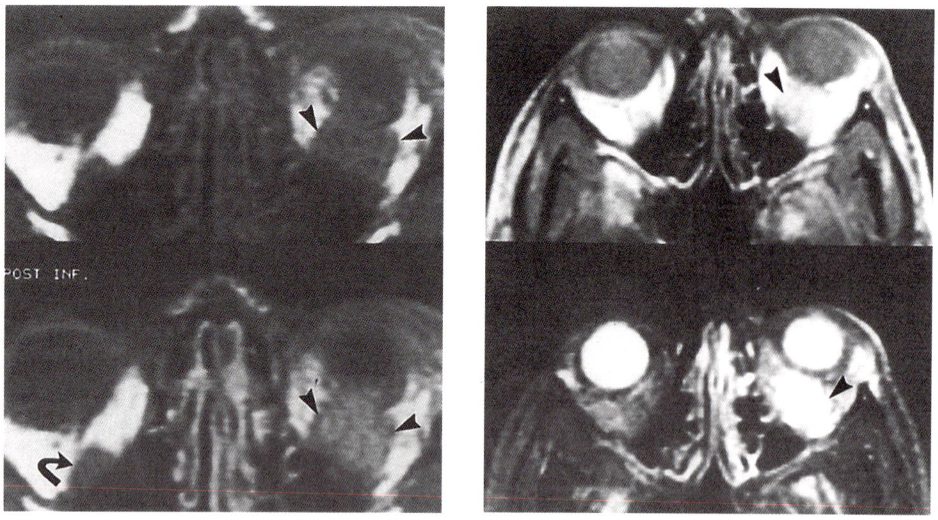

a b

图2.186 眶部肌炎性假瘤。患者为女性，12岁。

a 上图：轴位MRI T1WI 下图：MRI增强扫描T1WI示左侧下直肌增粗，并强度强化（箭头），右侧下直肌形态正常（弯箭）。

b 上图：轴位MRI，PDWI 下图：MRI T2WI示假瘤呈明显高信号影（箭头）。

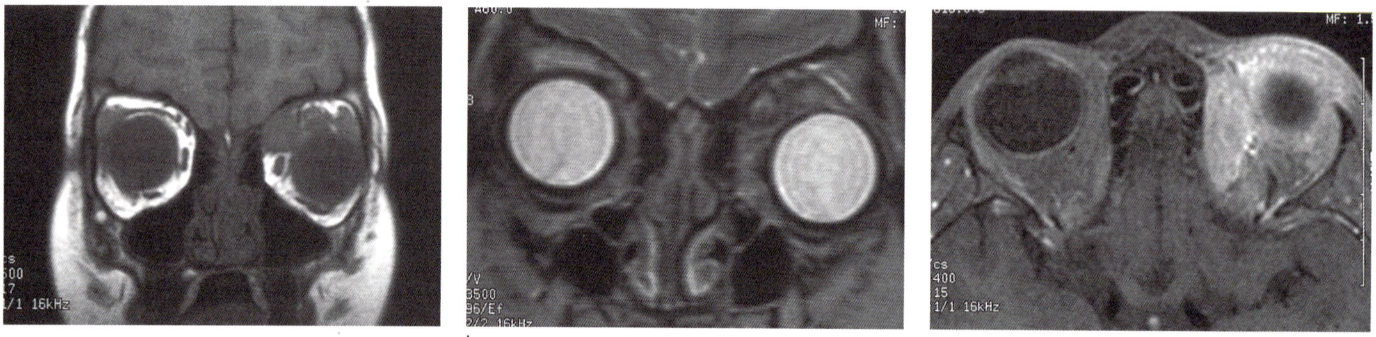

a b c

图2.187 炎性假瘤。患者为6岁男性儿童，病史为左眼肿胀、疼痛两天。a 冠状位MRI T1WI序列；b 冠状位MRI T2WI脂肪抑制 c 轴位MR增强扫描，T1WI脂肪抑制示左侧眶内炎性假瘤，经短期激素治疗后患者恢复正常。

痛性眼外肌麻痹（Tolosa-Hunt综合征）

1954年Tolosa报道了一例单侧复发性眼肌麻痹的病例，此病累及Ⅲ、Ⅳ、Ⅵ及Ⅴ1颅神经[97]。动脉造影提示颈动脉虹吸段节段性狭窄，该患者死于手术探查，尸检表明颈动脉海绵窦段周围有非特异性肉芽组织包绕使血管外膜增厚，并累及邻近颅神经的主干。1961年Hunt等[98]又报道了6例具有相似症状和体征的病例，回顾Tolosa的载玻片（病理），提出海绵窦的轻度炎症及窦壁受累是此综合征的病因，同时他们强调动脉造影对于排除动脉瘤及赘生物是非常必要的[98]。1966年Smith和Taxal又报道了5例并将本病命名为Tolosa-Hunt 综合征[99]，并强调肾上腺皮质激素的大剂量冲击疗法对本病有诊断性治疗作用。1973年Sondheimer 和Kanpp报道了3例Tolosa-Hunt综合征，且全部进行了静脉造影检查，发现到每个所有病例病变侧的肌肉圆锥后部的眼上静脉堵塞，并且同侧海绵窦的管腔部分或完全性堵塞。

现在认为疼痛性眼外肌麻痹（Tolosa-Hunt综合征）是一种特发性炎症反应过程，是一种局限性在眶部的炎性假瘤，由于它的解剖位置位于眶上裂和（或）海绵窦而产生典型的临床表现[97,101]，表现为复发性、持续性、自愈性眶部钝痛及Ⅲ、Ⅳ、Ⅵ及Ⅴ的第1和（或）2分支颅神经的麻痹。多数情况下单侧发病，但也可能双侧发病。眶尖部炎性假瘤和海绵窦病变引起的Tolosa-Hunt综合征对大剂量甾体类药物非常敏感，因此在病因上可以除外其他损伤所致。在病理上，可见淋巴细胞及血细胞浸润伴硬脑膜增厚。这种情况通常对肾上腺素有反应，这对排除炎性赘生物（特别是霉菌性）（图2.188）与血管性损伤非常重要，颈动脉造影及MRI对于排除动脉瘤引起这种临床症状和征象非常必要。某些海绵窦、眶尖部及蝶鞍旁的损伤都会引起相似的症状，比如淋巴瘤（包括Burkitt淋巴瘤、白血病）、肉芽肿病、垂体腺瘤、皮样囊肿，眶部、副鼻窦及鼻咽部的癌变、侵袭性的霉菌感染、动脉瘤及转移性肿瘤（包括黑色素瘤、肺、脑、乳房、甲状腺、前列腺）。

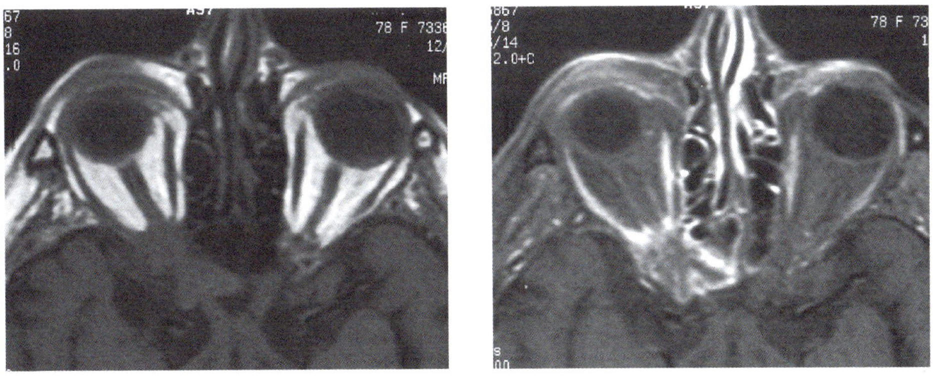

a　b

图2.188　眶尖部曲霉菌感染所致的疼痛性眼外肌麻痹综合征。a 轴位MRI T1WI，b 轴位MRI增强扫描，T1WI脂肪抑制，可见右侧眶尖部浸润性曲霉菌病变。

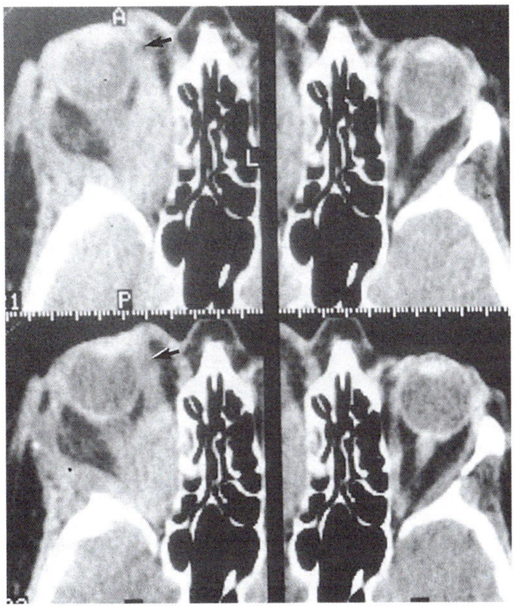

图2.189　甲状腺性眼部病变。轴位CT扫描示右侧内直肌肌腹部明显增粗，注意其肌腱部也增粗（箭）。甲状腺性眼外肌病变很少累及肌腱部。为解除视神经压迫症状，右侧眼眶外侧壁被部分切除。甲状腺性眼外肌病变很少为单侧发病。

甲状腺眼眶病变（Graves 甲状腺功能障碍眼肌病）

甲状腺眶部病变（Grave 甲状腺机能障碍性眼病）是引起成人单侧或双侧突眼症的最常见病因。本病好发于20～45岁[6]，是一种不明原因的多系统疾病，临床具有下列三种症状之一（或一种以上）（1）甲状腺功能亢进伴弥漫性甲状腺肿大。（2）浸润性眼病。（3）浸润性皮肤病变[2,6,16]。甲状腺眼病是指眶部和眼睑的结构功能紊乱，临床症状包括上下眼睑退缩、突眼、眼球活动受限、眼睑肿胀及眼球血管充血。虽然大多数甲状腺眼病患者甲状腺功能亢进，但眼病也可以出现在某些甲状腺功能减低或正常的患者中。桥本病患者偶见甲状腺眼病症状[102]。

病理

免疫病理学

目前认为甲状腺眼病是一种自身免疫性疾病，免疫复合物（甲状腺免疫球蛋白与抗甲状腺免疫球蛋白）经颈部（连通眶部及甲状腺）的淋巴管到达眶部引起眼部病变[6,102]。这些免疫复合物使得眼外肌粘连并刺激炎性介质渗出（包括淋巴细胞、浆细胞、巨细胞），成纤维细胞增生、葡萄糖胺聚糖生成过量及眶部充血[6,102,103]。

组织病理学

在甲状腺眼病早期，眼外肌内淋巴细胞浸润且透明质酸含量增多，引起眼肌的充血水肿。本病急性期眼外肌变性及纤维化[6,102]，最后导致限制性肌病。

诊断

甲状腺眼病的诊断主要依靠临床表现，但实验室检查及影像学检查对本病确诊是非常重要的[2,6]。突眼、睑退缩、睑后退、巩膜血管突起及眼睑水肿是其重要的临床表现。另外有些患者以渐进性复视为特征（通常为垂直性凝视）。突眼主要为眼外肌肿胀或眶内脂肪增多所致。多数情况下突眼为双侧且对称，但偶尔亦会出现严重不对称表现。下直肌最易受累及，其次为内直肌及上直肌[102]。

影像诊断

CT 和 MRI 在本病早期（充血阶段）通常即可显示肿胀的眼肌，特别是冠状位图像对于评价眼肌的肿胀程度最有价值。在急性充血期，眼肌及球后结构显著肿胀，此时CT 及 MRI 能够判定眼肌的突出程度。增多的网状脂肪最终会替代眶隔，有时会出现泪腺脱垂。视神经的受压程度在 CT 和 MRI 轴位与矢状位图像上显示的最为清楚[3,10]。

大约90%的甲状腺眼病的患者在 CT 及 MRI 扫描上表现为双侧异常（图2.189～2.193），即使其临床表现为单侧异常[2,3]。最典型的眼肌肿胀发生在肌腹部，而肌腱部很少受累，但也有很少一部分患者的主要受累部位为肌腱部（图2.189）[3]。另外比较有帮助的影像学表现是肌腹部

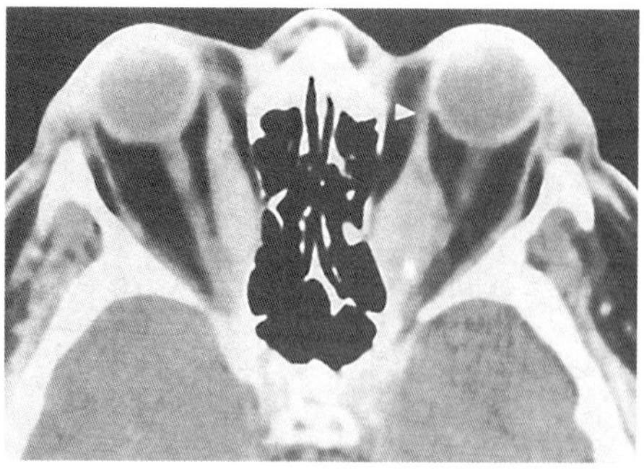

图2.190 甲状腺性眼肌病变。轴位CT扫描示双侧内直肌明显增粗，受累外直肌肌腱处形态正常（箭头）。

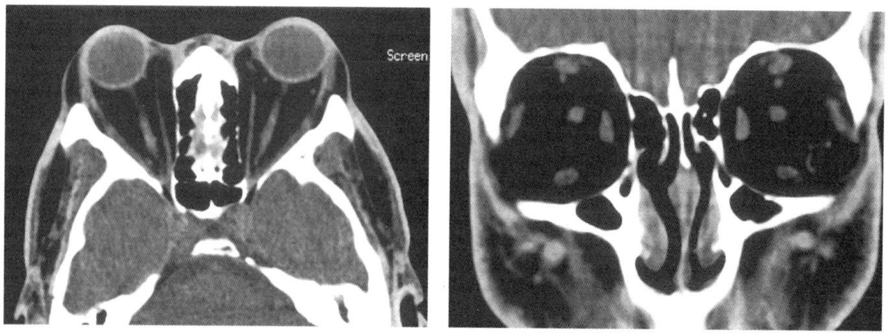

图2.192 甲状腺性眼肌病变。a 轴位及b 冠状位CT扫描可见由于眶部脂肪体积增大导致的双侧凸眼。眼外肌由于继发纤维化密度减低。

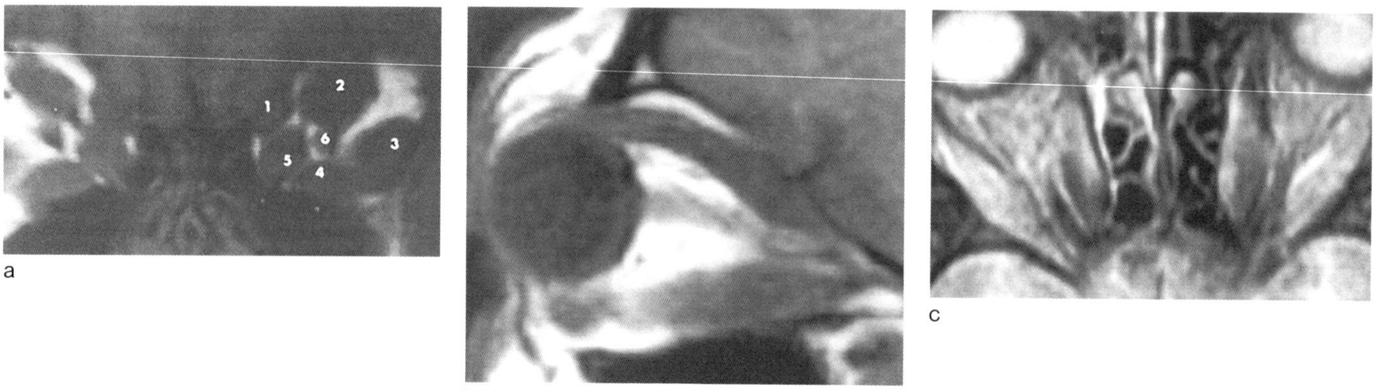

图2.191 甲状腺性眼肌病变。

a 冠状位MRI TWI1示上斜肌（1）、上直肌（2）、外直肌（3）、下直肌（4）及内直肌（5）明显增粗。该层面未见视神经（6）受压，但在眶尖处视神经被增粗的眼外肌紧紧束住。

b 矢状位MRI T1WI示上直肌明显增厚，于眶尖部可见视神经被增粗的眼外肌紧紧束住。

c 轴位MRI T2WI示眼外肌明显增粗。外直肌由于水肿呈稍高信号影。

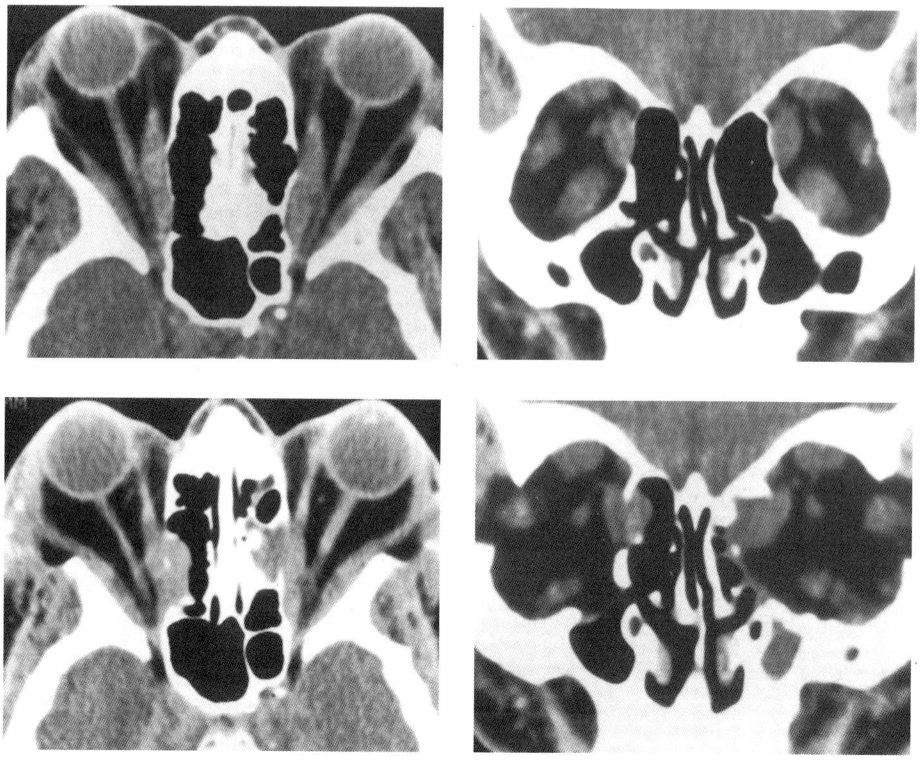

图2.193 甲状腺性眼肌病变。a 轴位及b 冠状位CT扫描示眶部网格状脂肪结构体积增大及增粗的眼外肌。c 轴位及d 冠状位CT扫描示双侧眼眶骨壁局限性受压改变。

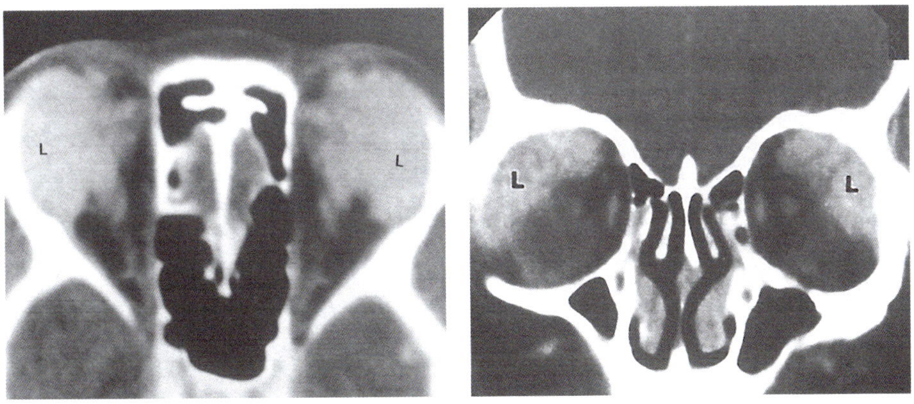

a b

图2.194 双侧慢性肉瘤样泪腺炎。
a 轴位CT扫描示双侧泪腺弥漫肿大（L）。
b 结节病，冠状位CT扫描示双侧泪腺弥漫肿大（L）。

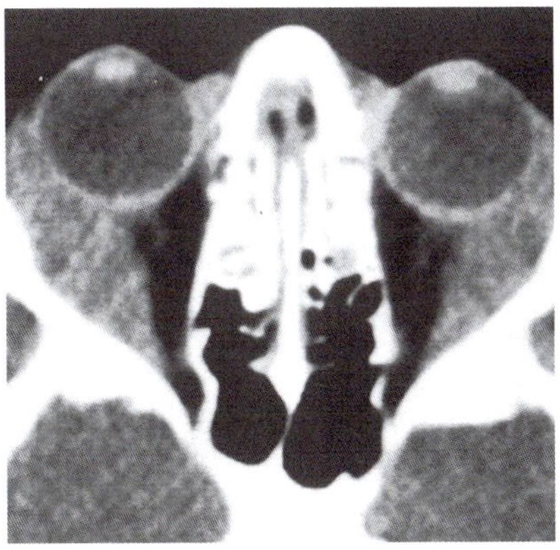

图2.195 双侧泪腺炎。患者7岁，表现为无痛性突眼。轴位CT扫描示双侧泪腺肿大，考虑为结节病。青少年黄色瘤性肉芽肿及Erdheim–Chestre病可以有类似CT改变。

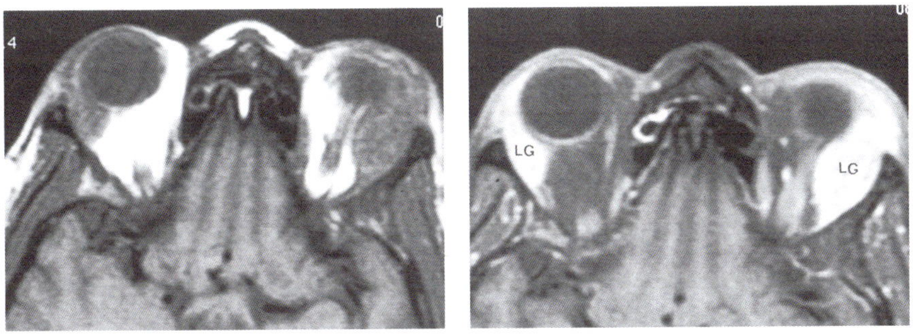

a b

图2.196 慢性肉瘤样泪腺炎。a 轴位MRI T1WI及b MRI增强扫描T1WI脂肪抑制示双侧泪腺结节病（LG）。

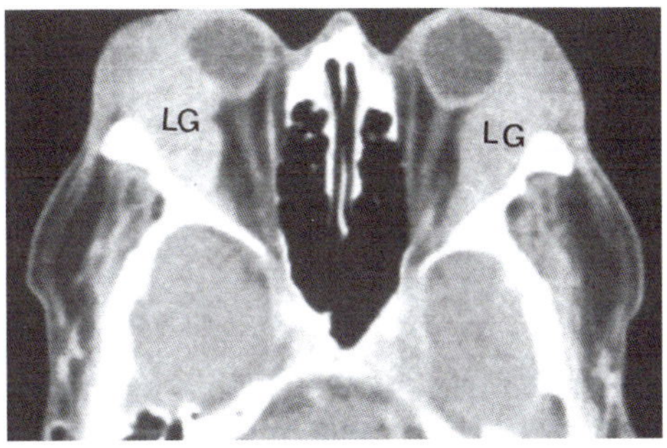

图2.197 双侧泪腺假瘤样改变。患者80岁，临床表现为双侧突眼。轴位CT扫描示双侧泪腺呈明显分叶状增大（LG）。

区域密度减低，这有可能是因为局限性淋巴细胞浸润和黏多糖沉积所致。甲状腺眼病其他的CT与MRI表现为眶部脂肪增多、泪腺增大（肿胀）、眼睑肿胀（饱满）、眼球突出、前部眶隔替代物、视神经延长，伴或不伴球后部幕状物。在MRI T2WI加权像上受累的眼肌区域呈高信号（图2.191c），这可能是因为炎症或水肿所致，甾体类药物对这些患者通常有较好的治疗作用。在慢性期（非肿胀期），随着眼球活动受限的进展，继而眼外肌纤维化，最终眼肌弹性消失。在此期，CT及MRI仍可以显示眼肌被脂肪所取代或眼外肌呈窄带状外观（图2.192）。这是因为眼肌可以轻度或明显变薄（图2.192），但眶部网状脂肪仍增多，仍有突眼、前部眶隔及泪腺脱垂表现。

结节病

结节病是一种不明原因的肉芽肿性疾病，以亚急性或慢性多系统（包括眶部、眼部结构）的非干酪性感染坏死为特征[2,3,16,104]，是一种间接免疫性迟发性超敏反应。美国黑色人种发病率为白人的10～20倍。眼球及眶部的任何部位均可受累，病变包括眼葡萄膜炎、脉络膜睫状体炎、角膜结膜炎、结膜结节、眼眶肌炎及视神经炎。结节病眼部病变最常见的是泪腺炎，可单侧发病，与泪腺肿瘤不易鉴别（图2.194）。泪腺病变通常比较广泛（图2.194～2.196），若双侧泪腺及唾液腺发病，就会出现以眼干燥症及口干燥症为特征的类米库利兹Mikulicz–toke综合征[16,104]。结节病也可累及视神经，临床上与视神经原发性肿瘤非常相似[105,106]。眶部假瘤及淋巴瘤可引发结节病。（图2.197，2.198）。

病理及免疫学特征

结节病是一种由于辅助淋巴细胞过分活跃而造成的发病部位位点紊乱的疾病。这种非干酪性肉芽肿由单核细胞、组织细胞、淋巴细胞、浆细胞及多核巨细胞组成[104]，部分肉芽肿会出现中心坏死，表达CD_4的辅助T细胞多散在分布于这些炎性细胞中间。

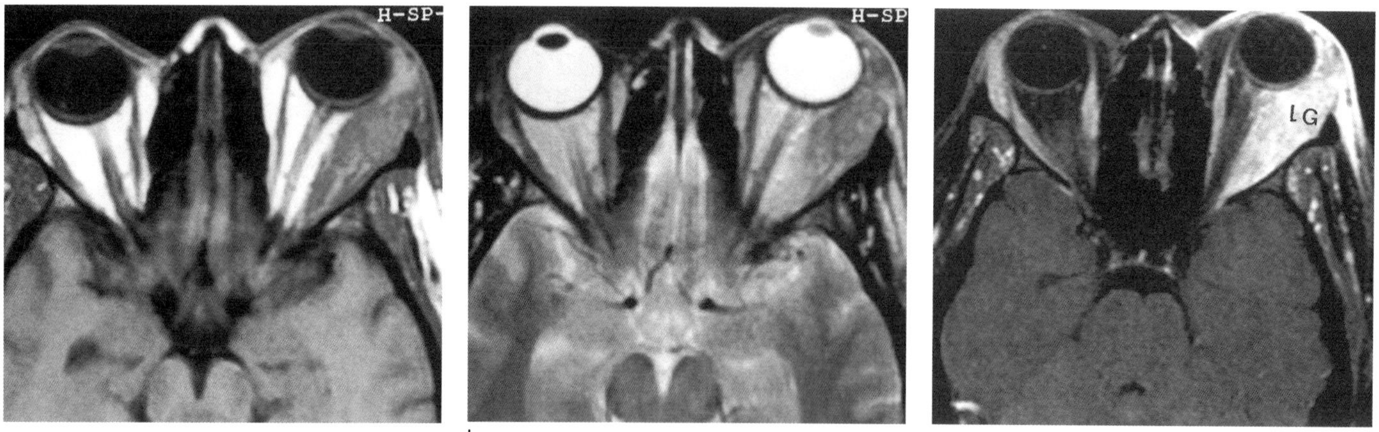

a b c

图2.198 泪腺假瘤样改变。轴位MRI扫描 a T1WI；b MRI T2WI； c MR增强扫描T1WI脂肪抑制示左侧泪腺明显增大（LG）。

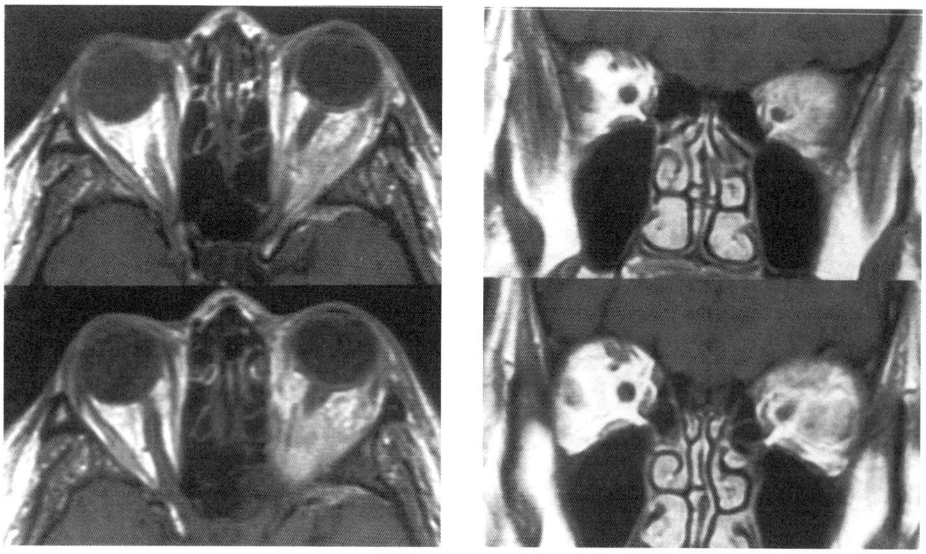

a b

图2.199 眶部结节病表现类似于假瘤样病变。a 轴位MRI T1WI；b 冠状位MRI T1WI示结节病侵及左侧外直肌及上直肌，眶尖部脂肪也受侵犯。

临床特点

结节病的临床表现可以是多器官受累或某一个器官受累。很多无症状的病人是在胸部放射检查时发现的，这些病人可以有（或无）临床症状。Lofgren综合征是指全身弥漫分布的结节状红斑、双侧肺门淋巴结肿大及多发性关节炎为特征的一类全身性病变。眼葡萄膜炎和托腮痈被称为眼色素膜层腮腺炎或Heerfordt综合征。冻疮样狼疮被认为是鼻的结节病[104]。血管紧张素转化酶（ACE）水平的升高对于拟诊结节病有帮助。大约25%的患者眼部病变呈进行性发展，其中包括眼葡萄膜炎，眼睑、视神经、眶部及眼肌的炎症（图2.199），泪腺的肉芽肿性感染（图2.194~2.196），视网膜血管炎，眼色素膜层腮腺炎及玻璃体炎。Dykhuizen与他的合作者[107]报道过1例结节病，此患者有反复发作性头痛，一过性右身轻度偏瘫及左侧眼肌麻痹，手术切除了结节性肉芽肿破坏的球后损伤部分。12年后该患者右肺出现一肿块，所切除的肺部肿块的组织学表现与先前切除的左眼部肿块相似。原发于眶部的感染可以是肉芽肿类型的感染，与结节病很相似。Raskin与他的同事[108]报道了12例有关结节病和其他非感染性肉芽肿侵袭眶部的病例，其中5例患者经组织学证实为结节病，在这些患者中，全身性检查未发现系统性病变的证据，提醒临床医生要警惕原发于眶部的感染性肉芽肿与系统性结节病在临床病理学上并非一致。Monfort-Gouraud与他的同事报道了1例眶部炎性假瘤病例，并怀疑一名13岁结节病男性患者患有眼葡萄膜炎及单侧眶部炎症。Mombaterts和他的同事报道了7例原发性单侧眶部感染性肉芽肿病例，组织病理学报告提示肉芽肿性感染中混杂了非肉芽肿感染及纤维化，他们根据自己的研究及参考文献推断原发性眶部肉芽肿性感染与其诊断为眶部结节病不如诊断为眶部假瘤更为确切。

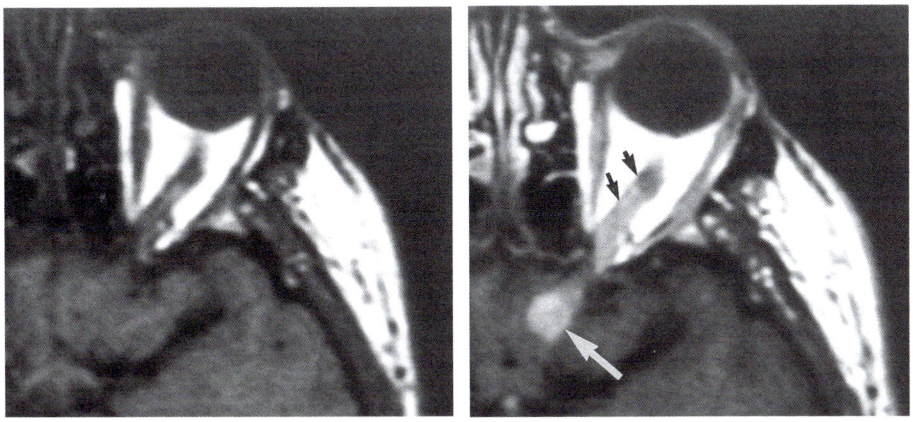

a b

图2.200 视神经结节病。a 轴位平扫T1WI像和b 增强T1WI MRI示左眼视神经结节病（箭）。

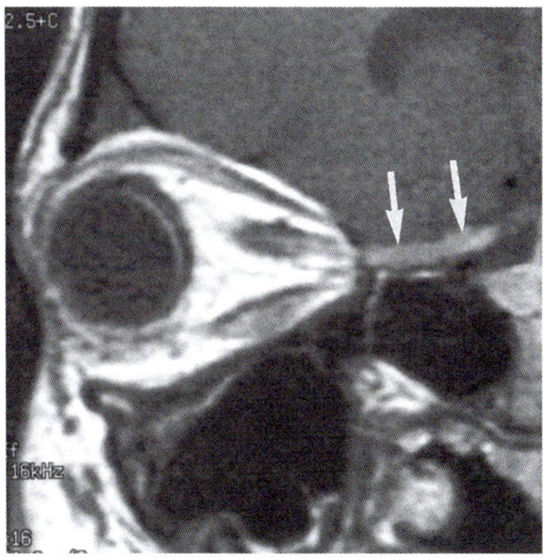

图2.201 视神经结节病。矢状位强化T1WI MR扫描示视神经管内段和颅内段强化（箭），符合结节病。

Carmody等[111]报道了15例患者的MRI扫描结果，3例疑似和12例确诊的眶内或视觉通路结节病。MRI示8例患者结节肉芽肿累及视神经、4例表现神经周边强化，1例视神经萎缩、9例表现视交叉受累、1例视辐射T2信号增高、3例患者表现的眶内占位的MRI信号特征与特发性假瘤相似。5例存在与多发性硬化非常相似的脑室周围白质异常。Ing等[112]曾报道1例22岁的白人妇女有视神经结节病而无全身或眼疾患。作者在英文文献中查到17例与上面报道相似的经视神经活检证实的视神经结节病的报道，深入前瞻性研究并未发现全身性结节病，他们中的大多数被误诊为视神经鞘膜瘤。

视神经结节病

结节病可累及包括视神经在内的神经系统，可表现为突发性或慢性的视觉缺失，有或无视神经盘改变。一组包括11例年龄在16～48岁的视神经结节病的系列研究，之中仅有2例患者之前确诊患有该病。[113]4例有视神经盘肉芽肿，4例有视神经肉芽肿，5例有后眼色素膜炎和视网膜炎。在这组病例中，11例中的8例胸片有特征性异常改变。[113]仅1/3患者血清ACE水平升高。11例患者的CT扫描显示有罕见的视神经增粗或其他改变。尽管通常人们认为结节病一般不累及视神经，可是被CT或MRI发现的疑似视神经结节病的病例在增多，部分还有病理结果的证实。

尽管神经影像还不能完全将视神经结节和视神经鞘膜瘤区别开来，在无眼色素膜炎和全身结节病的情况下，某些影像征象能提高视神经结节病的诊断可能性，提出在进行活检前可试行皮质类固醇治疗。以我们的经验支持视神经结节病的影像学征象有以下几点。

1. 视神经强化伴视神经颅内段明显增粗（图2.200，图2.202）。
2. 视神经颅内段增粗伴强化（边缘清晰）（图2.202）。
3. 视神经的异常强化，同时异常硬脑膜和软脑膜强化或泪腺增大。
4. 在所有结节病患者中均未发现双侧视神经增大伴异常强化现象。这一发现有助于诊断视神经鞘膜瘤、脱髓鞘疾病、视神经胶质瘤、淋巴瘤、白血病浸润和假瘤。
5. 在所有的结节病例中均未见到视神经的钙化。

视神经结节病在16岁以下极为罕见。[104]儿童中出现的视神经增粗和强化见于视神经胶质瘤、沿视神经侵犯的视网膜母细胞瘤和白血病浸润，以及非常少见的视神经鞘膜瘤和视神经髓质上皮瘤。[104]

患者不管是神经结节病还是眼、眶内和视神经的结节病，均可选用MR检查。钆对比增强T1加权序列是MR影像检查中提供信息最多的序列（图2.200，2.201）。对于视神经结节或类似疾病的诊断行强化脂肪抑制T1加权像非常重要。钆对比强化T1加权MRI对诊断神经结节病（脑膜血管的和实质）也非常重要。[104]神经结节病可能很像脑膜瘤和动脉瘤（图2.202）。

干燥综合征

干燥综合征（sjögren syndrome）是以角膜结膜炎和口腔干燥为表现的一自身免疫性疾病。患者可伴有相关的自身免疫性疾病，如类风湿性关节炎、系统性红斑狼疮、多发性肌炎、硬皮病或脉管炎等。最早表现为泪腺和唾液腺小管周围的淋巴细胞浸润，最后发生伴透明化和纤维化的核萎缩。干燥综合征患者眼泪中的溶菌酶消失有助于与结节病的鉴别，结节病患者眼泪中的溶菌酶增高。干燥综合征患者的眶内特征可与假瘤类似。

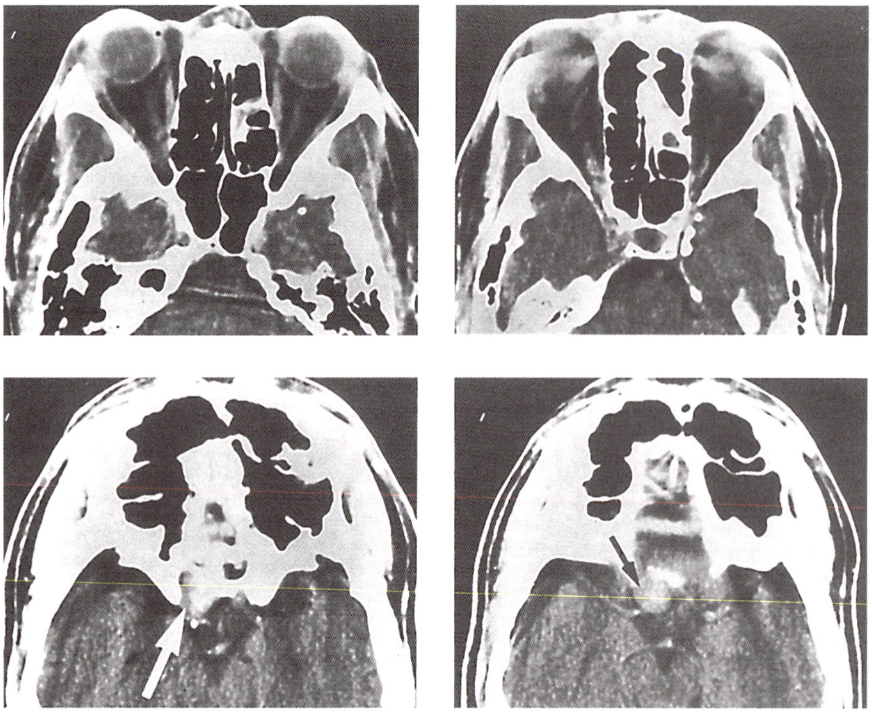

图2.202 视神经结节病。系列强化CT扫描显示右视神经管内段和颅内段强化（白箭号），同时显示视交叉前肉芽肿强化（黑箭）。外科手术为结节肉芽肿。病例来自Mafee MF，第25号病例，视神经鞘膜瘤。头颈部疾病（第4版）考试和大纲。Reton VA：美国放射学院，1992年。

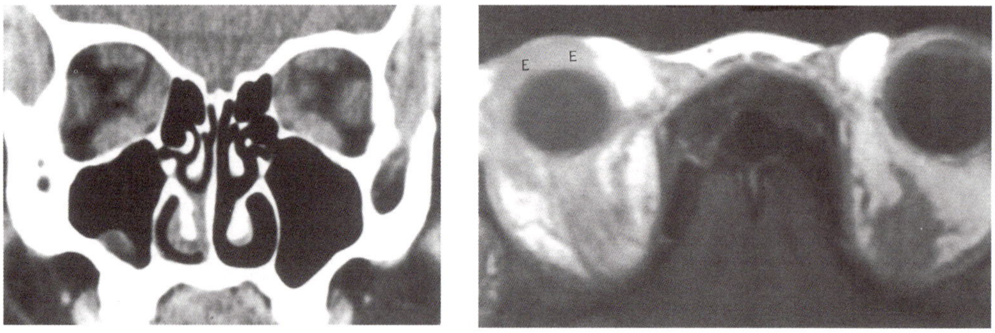

a b

图2.203 干燥综合征（sjögren syndrome）。
a 冠状位CT示双眼眼外肌增粗。
b 与a同一患者，轴位T1WI MR扫描示上直肌增粗，同时右眼睑增厚（E）。

血管炎

血管炎是由免疫复合物介导的一组疾病，它包括多种引起炎性血管破坏的过程。临床上脉管炎可表现为急性、亚急性和慢性炎性和血管受损的症状和体征。[2,3,16] 主要疾病包括多发动脉炎结节、Wegener肉芽肿、特发性中线破坏性疾病（恶性中线网状细胞增多症或多形态网状细胞增多症）、巨细胞动脉炎（颞动脉炎）、过敏性（白细胞破碎性）血管炎和结缔组织病，包括系统性红斑狼疮、类风湿性关节炎、硬皮病和多发性肌炎。

Wegener 肉芽肿

Wegener肉芽肿是一多系统性疾病，表现为上下呼吸道坏死性肉芽肿，肺内、上呼吸道和其他部位的坏死性血管炎（小动脉和静脉的灶性坏死性血管炎）和血管球性肾炎三联征。[3,106] 如不经治疗，本病通常是致命的。已证实皮质类固醇激素联合环磷酰胺对本病治疗非常成功。[3] 以眼和眶内双侧受累（图2.204，2.205）并且对皮质类固醇无反应或仅有短暂反应为典型特征的，通常能提示诊断。[3] 视附器受累包括泪腺增大、鼻泪管阻塞和眼睑瘘管形成。[3,16]

Wegener肉芽肿的眶内受累应与特发性假瘤、淋巴网状增殖病和转移瘤进行鉴别。[106]Wegener肉芽肿的CT和MRI表现与假瘤和淋巴瘤相似（图2.204，2.205）。大多数病例有鼻和附鼻窦的受累。高滴度的血清抗中性粒细胞胞浆抗体（ANCA）高度提示Wegener肉芽肿。

特发性中线坏死性肉芽肿(淋巴瘤样肉芽肿)

特发性中线坏死性疾病（恶性中线网状细胞增多症或多形性网状细胞增多症），以前被称为致死性中线肉芽肿，临床特征表现为鼻、鼻窦和咽部等广泛结构受累，通常还

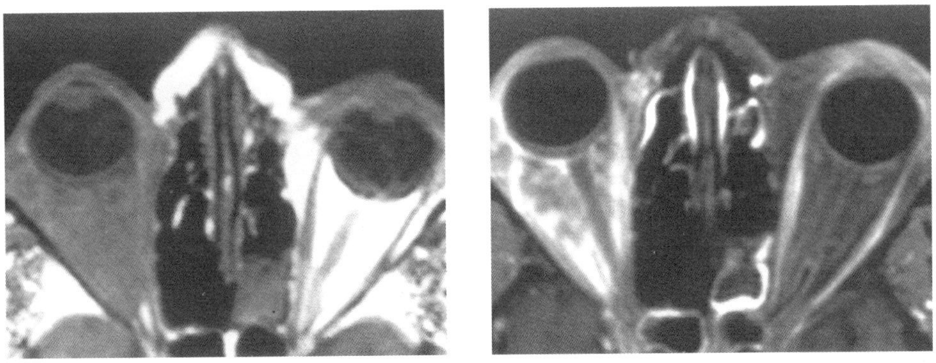

图2.204　Wegener肉芽肿。a 轴位T1WI平扫和 b 脂肪抑制T1WI强化MR扫描示浸润过程，Wegener肉芽肿累及右眼眶。美国UCLA的Pablo Villablanca医生提供病例。

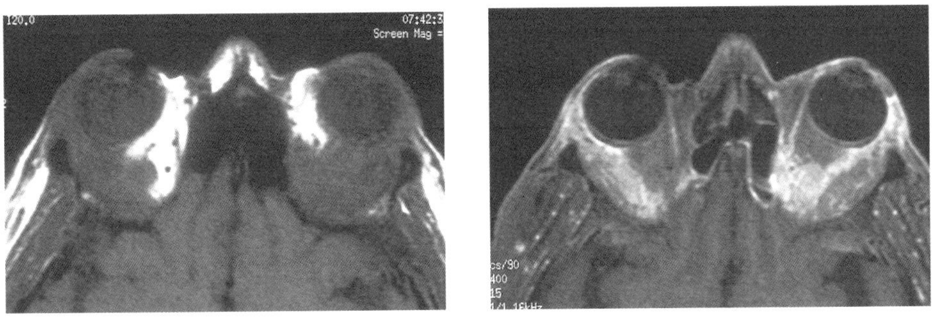

图2.205　Wegener肉芽肿。a 轴位T1加权和 b 脂肪抑制T1WI MR扫描示Wegener肉芽肿累及双侧眶内。

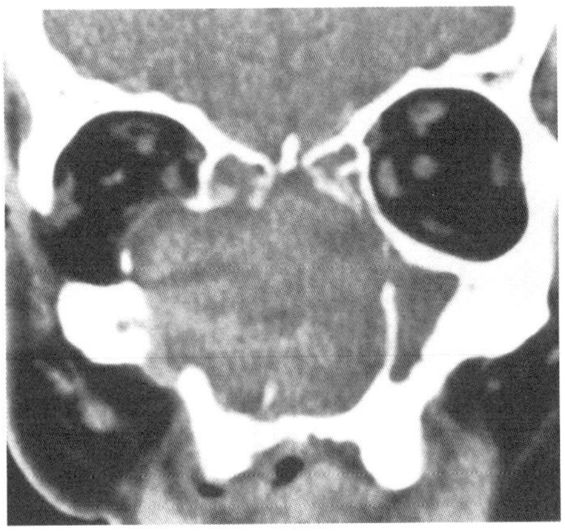

图2.206　中线破坏性肉芽肿（淋巴瘤样肉芽肿）。冠状位CT扫描示鼻腔内一巨大肿块，伴鼻中隔破坏和右眼眶受累。

可累及眼眶和中央面颅骨（图2.206）。该病与Wegener肉芽肿有些相似之处，但该病肺累及罕见，未见肾脏累及。[106] 尽管本病病理机制未明，某些病例可由面部中央淋巴瘤样进程所致。本病表现不一定表现有中线结构，如鼻中隔的进行性加重的顽固性溃疡和坏死。[101,104] 这些肿瘤归类于T细胞淋巴瘤，与EB病毒感染有关。[101,104] 这一类病也被命名为淋巴瘤样肉芽肿或多形性网状细胞增多症。

结节性动脉周围炎（结节性多动脉炎）

该病是包括中小动脉、邻近静脉血管炎，偶尔累及小动脉和小静脉。本病呈节段性并可形成结节性动脉瘤。眼科表现为由于视网膜和脉络膜梗死所导致的渗出性视网膜剥离。也有眶内感染的报道。继发于眶内动脉严重感染所致的眶内结缔组织坏死可引发突眼。[3,106]

过敏性（白细胞破碎性）血管炎

本病在显微镜下为类似结节性动脉周围炎表现，而其主要累及更小的血管。病理学上通常表现为小动脉、小静脉和毛细血管的坏死，但不是所有病人都有坏死，或仅有在血管周围为正发生核溶解的中性粒细胞所浸润的表现。临床表现上不同，从广泛的多系统受累到初发皮肤损害。[2,106]

红斑狼疮

任一结缔组织病均可与全身性血管炎有关。最常见的结缔组织病包括系统性红斑狼疮、类风湿性关节炎和皮肌炎。系统性红斑狼疮是一可累及多器官的自身免疫性疾病，女性与男性发病率为9：1，初发年龄多在20～30岁。[2,3,16] 组织学显示结缔组织病的血管炎类似过敏性血管炎。[2,3,106] 此综合征抗核抗体（ANA）常阳性。20%的患者有视觉受累，主要是因为视网膜血管受累。[2,3] 眶内受累罕见，严重的眶内血管炎可累及眶内结构。[106] 眶内狼疮样疾病的CT和MR表现与假瘤和淋巴网状内皮细胞增殖症相似。

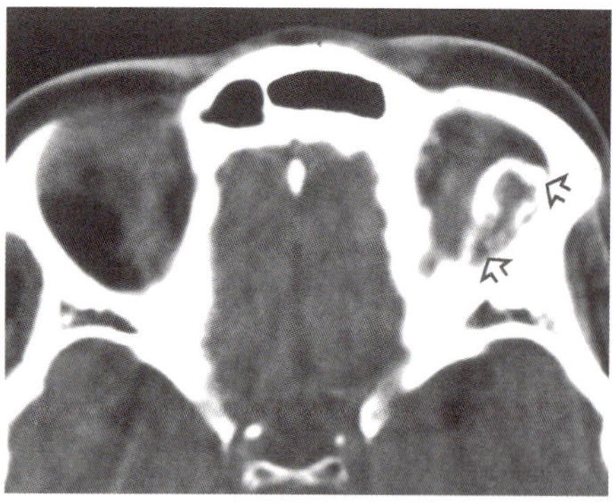
a
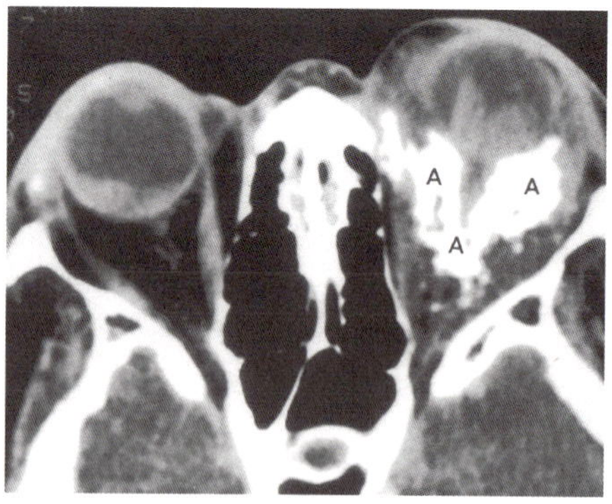
b
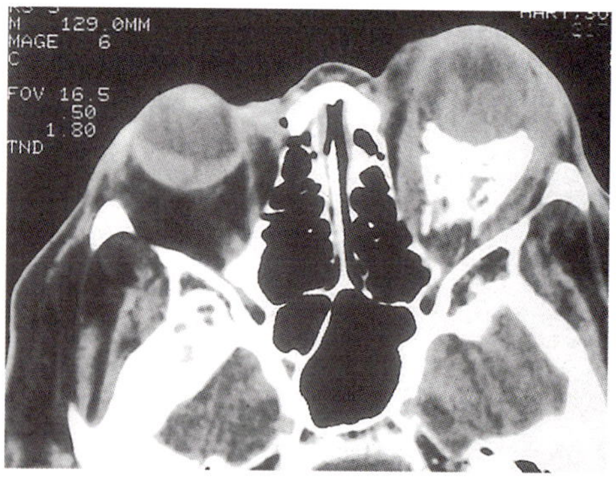

c

图2.207 原发泪腺和眼眶淀粉样变性病。
a 轴位CT扫描示左泪腺不规则钙化（箭）。
b 轴位CT扫描示累及球后间隙的由淀粉样变性所致的不规则桶状钙化（A）。双侧视网膜剥离。
c 不同层面眼眶轴位CT扫描示原发性眼淀粉样变性病有关的左眼后弥散钙化。双侧视网膜剥离。

淀粉样变性

淀粉样变性病是因一种不定型透明物（淀粉体）在肌肉、皮肤、神经、黏膜下层、肾上腺和眶内等多种组织内沉积而引发的一种疾病。眼眶和眼附器受累可作为原发遗传性系统性淀粉样变性病表现的一部分，或者作为继发性淀粉样变性病的一部分，或作为一局限性独立过程。[2,16,82,106] 眼和附器淀粉样变性的临床表现包括由于提上睑肌浸润导致的上睑下垂和由于多个眼外肌受累导致的眼球运动麻痹。当泪腺受累时，本病类似泪腺肿瘤。CT上可见淀粉样沉积物（均一嗜伊红蛋白）似假瘤、血管畸形和其他占位病变，沉积物偶有钙化（图2.207）。[82] 在MRI图像上，淀粉样沉积物在所有的成像序列上均表现为与肌肉相似的信号（图2.207）。曾有局部淀粉浸润侵犯副鼻窦，引起骨破坏的报道。

混杂肉芽肿和组织细胞病

许多病理学机制公认：除了纤维组织细胞瘤外，其他疾病罕见眼眶受累。混杂肉芽肿性和组织细胞病包括组织细胞X增多病（朗格汉斯细胞组织细胞增多病）、Erdheim–Chester病、青少年黄色肉芽肿、类风湿性结节、渐进性坏死的黄色肉芽肿和纤维组织细胞瘤。[2,3,16] 所有这些病变有一共同的特征，即存在局部或全身性组织细胞的浸润。纤维组织细胞瘤是这类病变中最常见的肿瘤。

朗格汉斯细胞组织细胞增多病

儿童的朗格汉斯细胞组织细胞增多病是一种比结节病或Wegener肉芽肿还常见的一种肉芽肿性疾病，好发于1～4岁的儿童[101]。

历史背景及新分类

1953年Lichtenstein[115] 用组织细胞X病命名一组疾病，包括嗜酸肉芽肿、Hand–Schüller–Christian病、Letterer–Siwe病。他认为以上三种病均有独特的炎性组织细胞增多的病理改变。字母X表示病因未明。1985年，Nezelof等[116] 以Birbeck颗粒为标记物，发现组织细胞X增多病是由于在形态和免疫学上与朗格汉斯细胞系统内朗格汉斯细胞相似的异常组织细胞在各种组织中异常增殖和浸润所致。因此，本病变名为朗格汉斯细胞组织细胞增多病（LCH）。[117–119] 本病病因不明。有些研究者认为LCH可能是一种免疫调节紊乱性疾病，然而，一些研究者提供了有力的证据表明各种的LCH是一克隆增殖性疾病。[118,120]

组织细胞病可分为两种：（1）X组织细胞（朗格汉斯细胞）、朗格汉斯细胞组织细胞增多症（LCH）；（2）非X组织细胞（单核巨噬菌体型）增殖，包括青少年黄色肉芽肿（JXG）。[117] 这些疾病均以局限性组织细胞增殖为特点。然而，它们的形态学、组织化学和免疫组织化学染色类型以及电镜特征不同。组织细胞学会最近对儿童组织细胞增多症重新进行了分类。Ⅰ类包括LCH；Ⅱ类包括除朗格汉斯细胞外的所有单核巨细胞组织细胞增多症，如JXG；Ⅲ类包括恶性组织细胞病变。眼组织细胞病分为LCH（组织细胞增多X病）、伴巨块型淋巴结病的鼻窦组织细胞增多病、JXG、Erdheim–Chester病、渐进性坏死性黄色肉芽肿（NXG）、假类风湿小结和结节病等。[117]

朗格汉斯细胞组织细胞增多病的临床表现

本病好发于1～4岁儿童。[101,118] 儿童好发部位为骨和骨髓。尽管LCH是一罕见病，但在LCH病中眼受累的情况并不少见，特别是在嗜酸肉芽肿等慢性类型中眼受累情况更为常见。在76例儿童LCH的大宗样本报告中眼受累的发生率是23%。[117]LCH眼最常见的症状和体征是单侧或双侧眼球突出、眼睑浮肿和红斑以及眶周痛等。其他症状

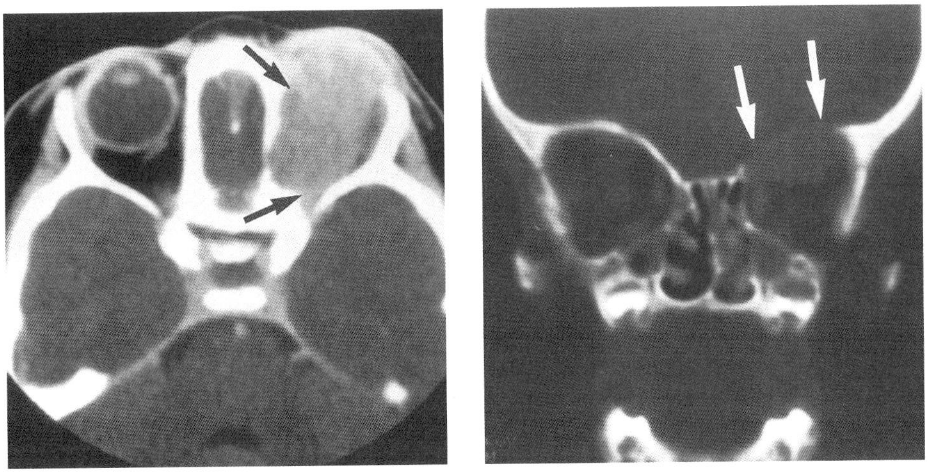

图 2.208 朗格汉斯细胞组织细胞增多症。
a 轴位增强 CT 扫描示左眼上象限一大的侵袭性肿块（箭）。
b 冠状位 CT 扫描示累及左眶上壁的溶骨改变（箭）。病例经美国俄亥俄洲 Cincinnati 大学 Bernadett Cook 博士允许。

和体征有上眼睑下垂、视神经萎缩和视神经乳头水肿等。额骨构成眼眶上壁和上外侧壁靠前的部分最常受 LCH 侵犯，偶有肿瘤位于眼尖和眶上裂有或无骨侵犯。Hand-Schüller-Christian 病（LCH 的慢性弥散型）的典型病例可有双侧眼球突出、尿崩症，颅骨缺损罕见。[117]Letterer-Siwe 病见于 2 岁以下幼儿，表现为急性弥漫型 LCH 伴肝脾大、淋巴结肿大、发热、血小板减少、贫血和皮肤损害等。

眼球改变

LCH 很少出现眼内受累，通常出现急性播散型（如 Letterer-Siwe 病）的一部分出现。在这些病例中可见色素膜层尤其是脉络膜的受累。[3]

组织病理学特征

大体标本为柔软、易碎、易出血、棕黄色组织。组织病理表现为呈片状分布的大型组织细胞，中间散在分布的嗜伊红细胞和淋巴细胞和少许多巨核细胞。

免疫组织化学

LCH 细胞 S-100 蛋白、花生凝集素和 CD1 α(OKT-6) 免疫组化通常为阳性。[117]

影像诊断

CT 和 MRI 提供最有助于本病诊断的检查手段。在普通平片上多数溶骨缺损表现为不规则、锯齿状和斜形，伴有或不伴有硬化窄带。眼眶受累表现多样，最常见眼眶表现为孤立性病变。在眼眶受累典型病例，CT 和 MRI 显示出溶骨改变通常发生于眼眶的上外侧壁或上壁（图 2.208～2.210），表现为泪腺、外直肌、其他眼结构、甚至眼球受累的边缘清晰或弥漫性软组织肿块。软组织可延伸至硬膜外和颞窝，可累及颞肌（图 2.209）。当出现多发性骨缺损时，眼眶上外侧壁和顶壁最常受累（图 2.210）。在面颅骨、蝶骨、筛骨、颞骨、枕骨和顶骨亦可见类似的骨损害。病变全部位于骨外的情况罕见。病变在增强 CT 和 MRI 扫描中有中度到明显强化（图 2.209c, d）。

在影像上 LCH 需与以下疾病的鉴别诊断：结节病和结核等肉芽肿性疾病（图 2.211）、横纹肌肉瘤、青少年纤维肉瘤、侵袭性纤维增殖症、泪腺肿瘤、淋巴瘤、假瘤、白血病浸润、粒细胞肉瘤或绿色瘤、窦组织细胞增多病、转移性神经母细胞瘤、转移性 Wilms 肿瘤和转移性 Ewing 肉瘤。

青少年黄色肉芽肿(JXG)

青少年黄色肉芽肿（JXG）[120]是一良性疾病，常有自愈性，好发于婴儿、儿童，偶见于成人。其病因机制不明，表现为非朗格汉斯细胞（单核巨噬细胞）增殖。青少年黄色肉芽肿的命名最早出现于 1936 年，直到 1954 年才认识此病。[117]最近组织细胞学会重新定义了儿童组织细胞增多病的分类，将 JXG 归入第Ⅱ类。[117]

临床特征

该病特征性的在儿童中发病，尤其是婴幼儿，也有出生即罹患该病。JXG 眶内受累非常罕见。眶内受累情况中常见虹膜和睫状体受累，[117]视网膜、脉络膜和视神经极少受累。

组织病理学特征

组织学上，病变中可见泡沫组织细胞、上皮样单细胞、淋巴细胞、浆细胞、嗜伊红细胞、Touton 巨细胞和纺锤状细胞等。[117]Touton 巨细胞为多核细胞，其多个细胞核沿一小的中央非泡沫细胞质周围呈环形集聚排列。

在组织病理诊断上要注意与包括 Erdheim-Chester 病在内的眼型 JXG 的鉴别诊断，尤其是对成年患者。两者均具有 Touton 巨细胞和泡沫组织细胞。高脂血症、慢性脂质肉芽肿性肾盂肾炎和腹膜后黄色肉芽肿对 Erdheim-Chester 病的正确诊断非常重要。[122,123]炎性假瘤则无黄色瘤或 Touton 巨细胞的组织学特点。

影像诊断

青少年黄色肉芽肿（JXG）在放射学上最常见眼前部

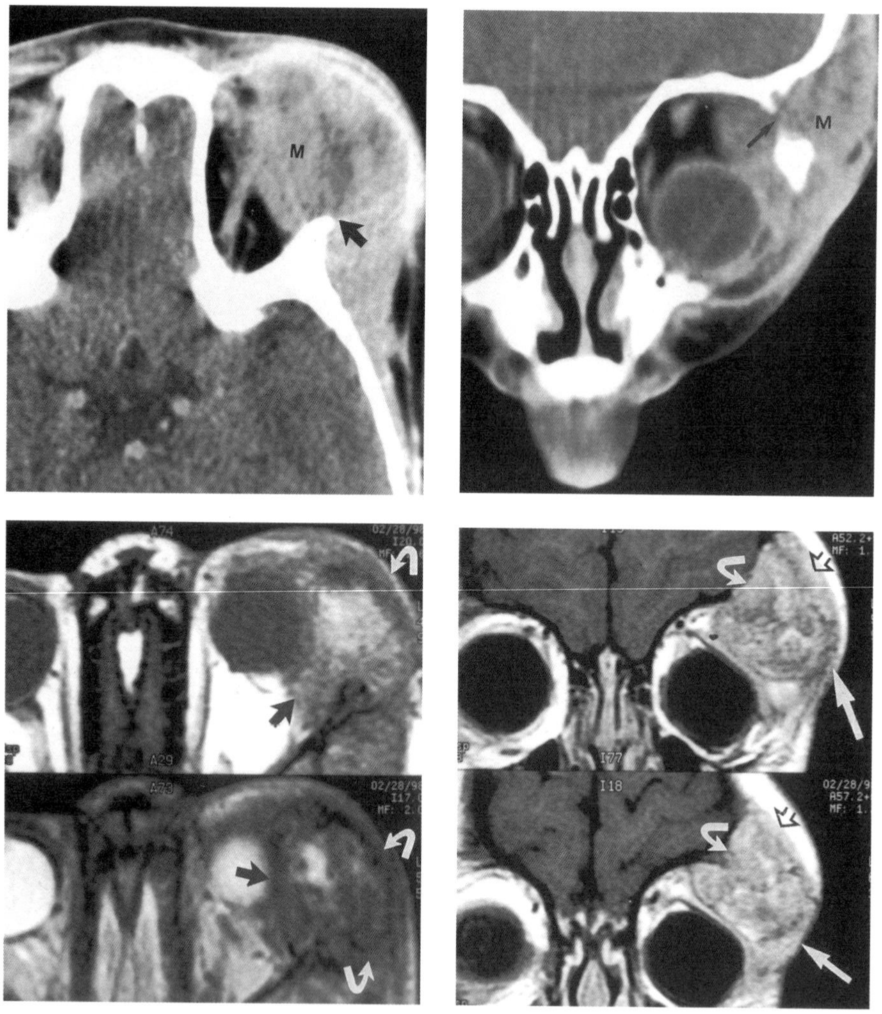

图2.209 朗格汉斯细胞组织细胞增多症。
a 轴位强化CT扫描示一巨大软组织肿块（M）伴眶壁破坏（箭）。
b 冠状位强化CT扫描示一巨大肿块（M）伴骨侵蚀（箭），累及左眼眶上外侧壁。
c 质子密度加权像（上排）和T2加权像（下排）MR示肿块（箭）。
d 冠状位增强T1加权像示病变明显强化，术中可见肿物少许出血。

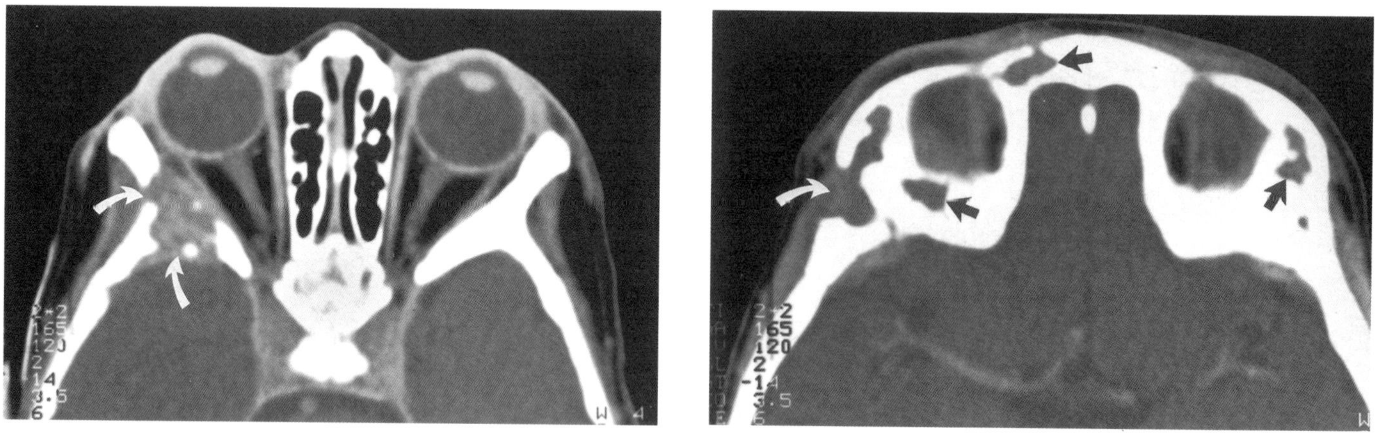

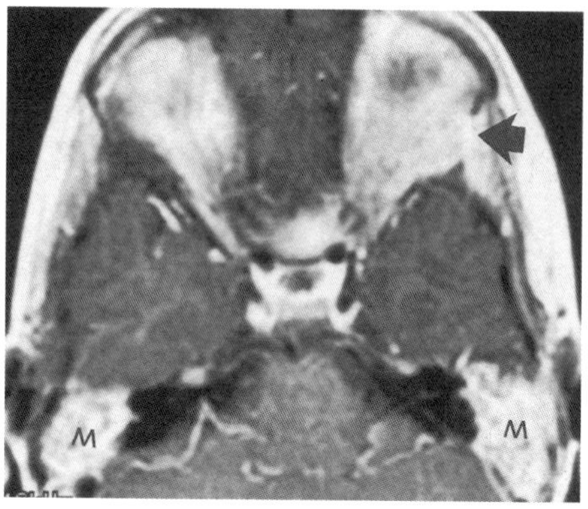

图2.210 朗格汉斯细胞组织细胞增多症。a, b 轴位强化CT扫描示双侧眼眶溶骨破坏，符合朗格汉斯细胞组织细胞增多症。美国迈阿密州Royal Oak的Samir Noujaim博士提供病例。c 另一朗格汉斯细胞组织细胞增多症病例。轴位强化T1加权MR示累及左眼眶上外侧壁的强化病变（箭），双侧乳突骨受累（M）。澳大利亚悉尼R. Schamschula提供病例。

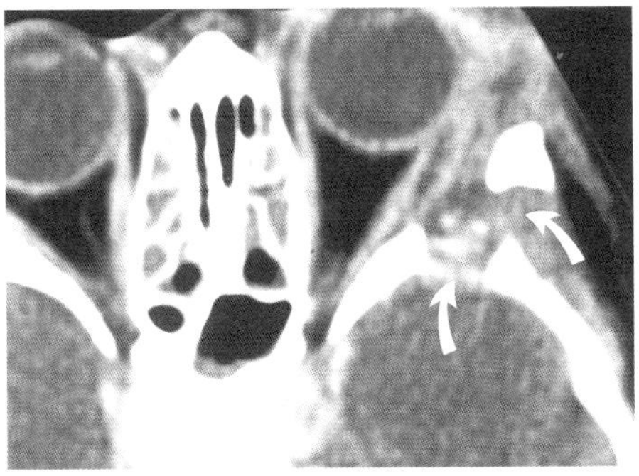

图2.211　结核。轴位强化CT扫描示左眼眶外侧壁骨破坏（箭）。澳大利亚悉尼G．Markson博士提供病例。

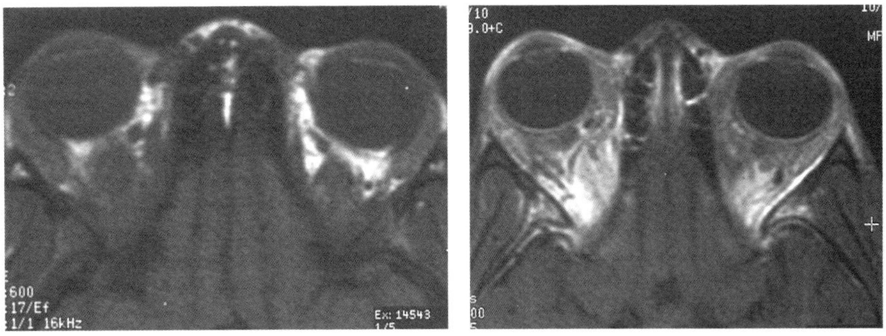

a　　b

图2.212　一名8岁女孩疑似青少年黄色肉芽肿病例。
a 轴位T1WI MR示双眼眶内浸润病变。
b 轴位强化脂肪抑制T1WI MR扫描示疑似眼眶黄色肉芽肿明显强化。

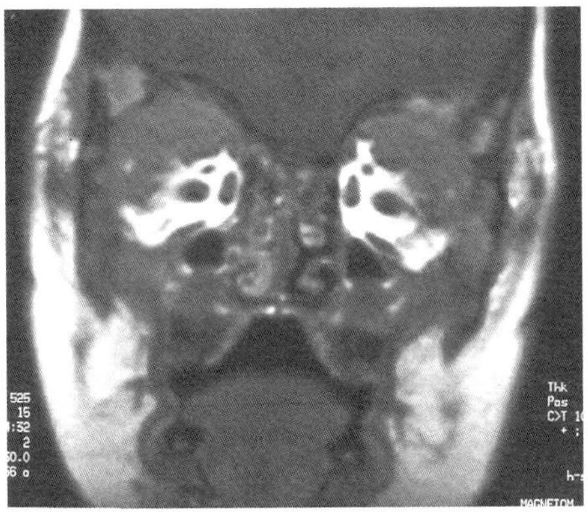

图2.213　一名3岁女孩青少年黄色肉芽肿病例。冠状位强化T1WI MR示明显双眼眶内侵犯，活检证实为黄色肉芽肿。

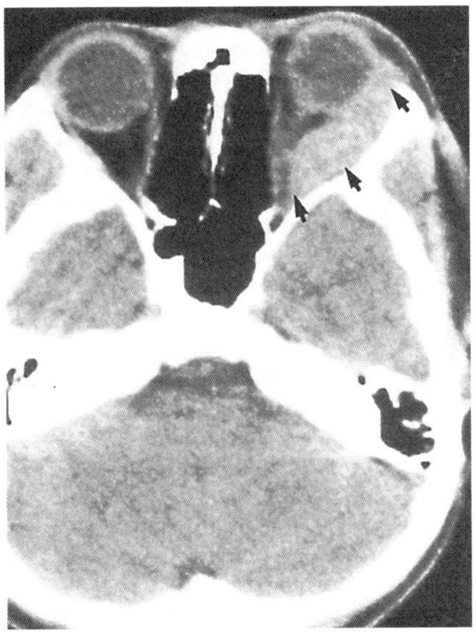

图2.214　假瘤结节。一儿童轴位CT示左外直肌、眼外侧脂肪和泪腺受侵犯。

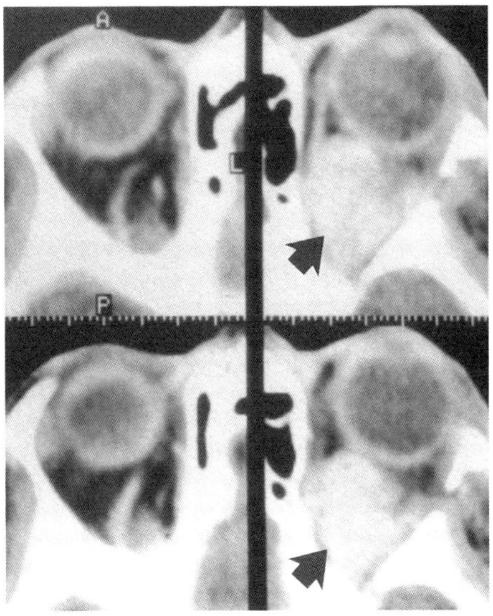

图2.215　渐进性坏死性黄色肉芽肿。轴位强化CT示左眼球后间隙受累（箭），活检证实为渐进性坏死性黄色肉芽肿。眼眶外侧壁缺损部位为活检部位。右眼眶亦受累（此处未显示）。

的视器受累（参见本章第1部分），了解包括眼眶骨壁的眶内是否受累是非常重要的（图2.212），那些骨受累病例不容易与LCH鉴别开来。最近，我们遇到一例在临床和放射学影像上具有典型LCH（Hand-schüller-Christian病）表现的疑难JXG病例。一名3岁的小女孩，有双侧眼球突出和尿崩症，组织病理学上更支持JXG（图2.213）。此外，组织细胞S-100蛋白免疫组化阴性，电镜检查未见Birbeck颗粒。

Erdheim-Chester病

Erdheim-Chester病是发生于成年人的全身性黄色肉芽肿的一种独特形式。[122,123] 大多数患者无眶内受累。最早的两例Erdheim-Chester病是由Shields等人报告的。[123] 该病特点为多器官浸润，包括肺、肾脏、心脏、骨骼、眼眶和腹膜后组织等。眼眶受累常为双侧，表现为进行性双侧突眼、可有眼肌麻痹和由于视神经受压导致的视野缺失。[91] CT和MRI显示眼眶内脂肪网状组织的广泛软组织浸润。[106,124] 行MRI Gd-DTPA增强扫描一般无强化，有时可有延迟强化现象。

类风湿性结节

类风湿性结节通常发生于儿童真皮内局限性肿块。该病可累及眼眶前部和眶骨周围（图2.214），类似假瘤、LCH和眼眶内肿瘤表现。皮下结节由环绕渐进性坏死性胶原呈带状排列的肉芽肿构成。这些结节常被认为是发生在以前外伤部位并被简单的切除。[3]

渐进性坏死性黄色肉芽肿

渐进性坏死性黄色肉芽肿组织细胞病病理学特征为：在异型球蛋白血症和多发骨髓瘤、白血病等增殖性疾病患者中出现多发硬化性黄色皮下结节。[3,106,125] 组织学上，病变由伴Touton巨细胞和黄瘤的肉芽肿炎性浸润构成。眼科情况常见的有黄色肉芽肿累及眼睑、眼眶、结膜和眶脂体（图2.215）。

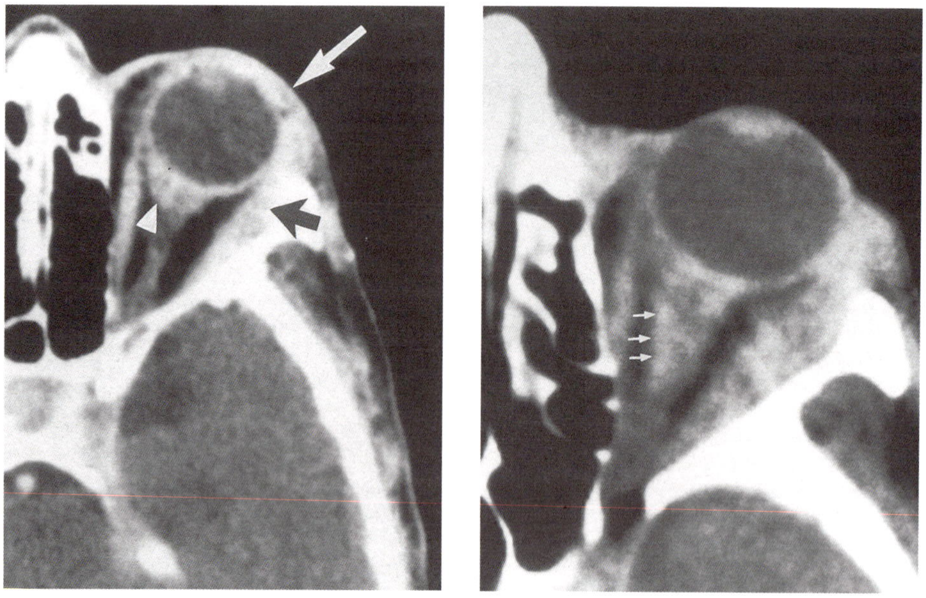

图2.216 眶内淋巴瘤。
a 轴位强化CT示外直肌中度增粗（黑箭）、球后浸润（箭头）和左眼睑增厚（白箭）。
b 10个月后轴位强化CT扫描示左眶内淋巴瘤复发伴左视神经受累（箭）。

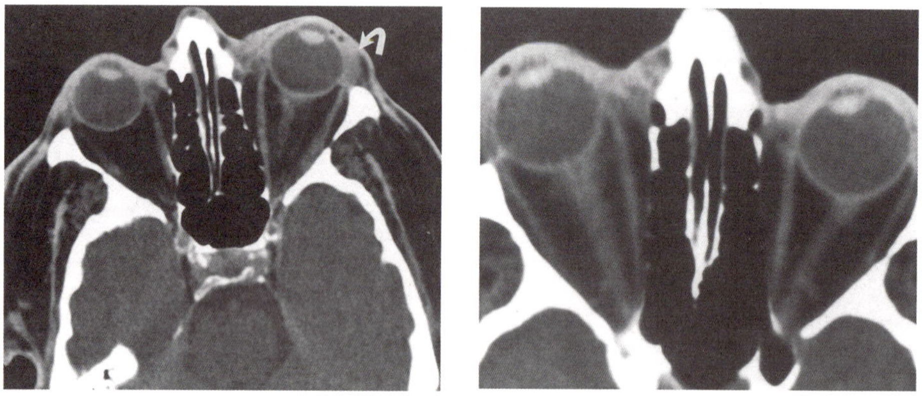

图2.217 眶内淋巴瘤。
a 轴位强化CT示左眼突出伴左外直肌轻度增粗，同时左泪腺有轻度增大（箭）。
b 5个月后轴位强化CT示右眼突出伴右视神经轻度增粗和右眼睑增厚。患者患全身性淋巴瘤。

肿瘤

眶内淋巴瘤

眶内淋巴瘤属免疫系统的实体肿瘤，它主要由（单克隆的）B细胞构成。非霍奇金淋巴瘤常有结外表现，结外表现的发生率在21%～64%之间，而大约10%的非霍奇金淋巴瘤发生于头颈部。[126] 淋巴瘤占眶内肿瘤的10%～15%。[2,125]

眶内淋巴病变有从恶性淋巴瘤到良性假型淋巴瘤或假瘤再到反应性和非典型淋巴增生症等多种类型。[2,126,127] 现在尚没有影像学、临床学甚至实验室方法能绝对地将良性眶内淋巴病变和眶内淋巴瘤或类似病变区分开来。[2,16] 多形细胞浸润的病变更倾向于良性，细胞形态越单一的病变越倾向于恶性。[2]75%的眶内淋巴瘤患者伴有或将罹患全身性淋巴瘤。[2,126] 眶内真正的淋巴组织位于结膜下和泪腺两处，表明该部位为眶内淋巴网状组织的始源地。[2,128,129] 良性和恶性淋巴肿瘤好发于成人，儿童患者非常罕见。[6,130] 眼科医生常遇到的淋巴肿块主要有两型，一种是原因未明的局部良性疾病反应性淋巴增生症，另一种是恶性淋巴瘤，起源于眶内且局限于眶内，或起源于鼻旁窦，继而延伸至眶内，或为全身性淋巴瘤的局部表现。

影像诊断

超声、CT和MRI均可用于眶内淋巴瘤的评估诊断。结合临床症状和体征CT和MRI检查能高度提示疑似眶内淋巴瘤的可能性。[130] 但CT和MRI检查结果的特异性差，不能区分淋巴瘤与眶内假瘤、良性淋巴增生症（图2.216～2.220）、泪腺假瘤，有时与原发上皮泪腺肿瘤（图2.220）、视神经肿瘤、Graves眼病、原发眶内肿瘤或眶内蜂窝织炎等也不容易鉴别。[126–130] 眶内淋巴瘤呈均匀略高密度影，边界清晰或欠清晰（图2.221,2.222,2.223）常位于眶内前部（图2.221）和球后部（图2.222～2.224），

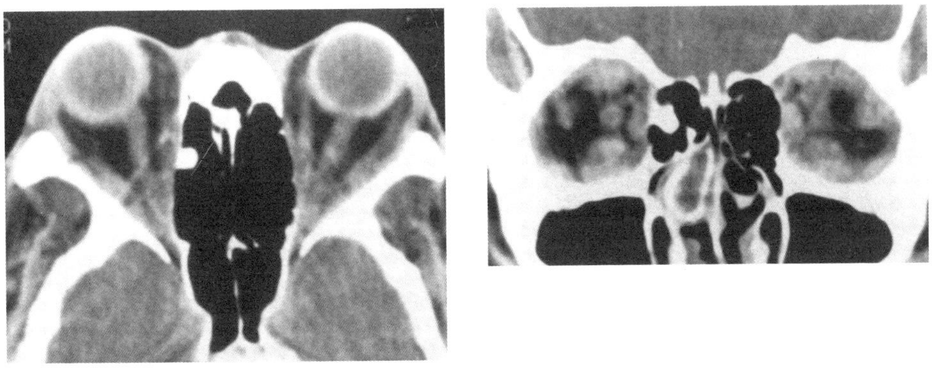

图2.218 良性淋巴增生症。
a 轴位强化CT示双眼外直肌和内直肌中度增粗伴巩膜增厚。
b 冠状位强化CT示双侧球外脂肪弥漫性浸润伴眼外肌中度增粗。

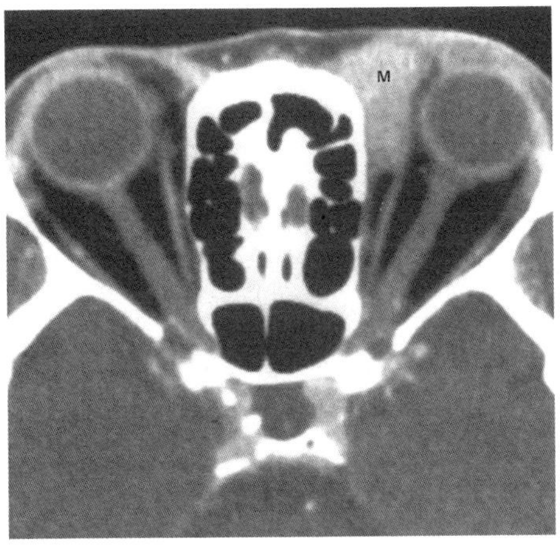

图2.219 良性淋巴增生症。一名老年男性患者轴位增强CT示边界清晰的肌锥外软组织块影（M），符合良性淋巴增生症。

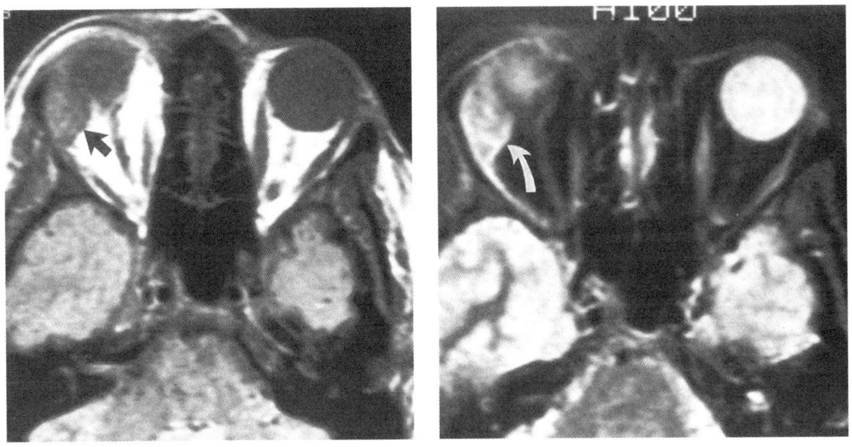

图2.220 泪腺良性淋巴增生症。a 轴位T1WI和b T2WI MR扫描示右泪腺增大（箭），符合良性淋巴增生症。

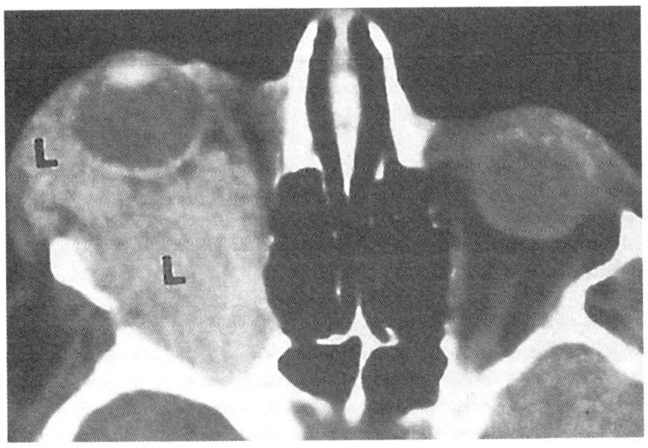

图2.221 眶内淋巴瘤。轴位强化CT示一巨大眶内肿块，证实为眶内淋巴瘤（L）累及泪腺和整个球后间隙。需要注意的是肿块围绕眼球进行自身塑形而无侵袭性。

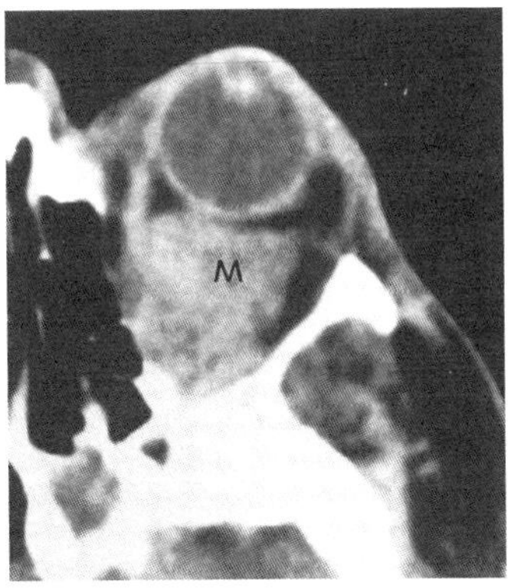

图2.222 淋巴瘤。轴位强化CT示一巨大肿块（M），累及左眼眶内球后间隙，符合淋巴瘤。

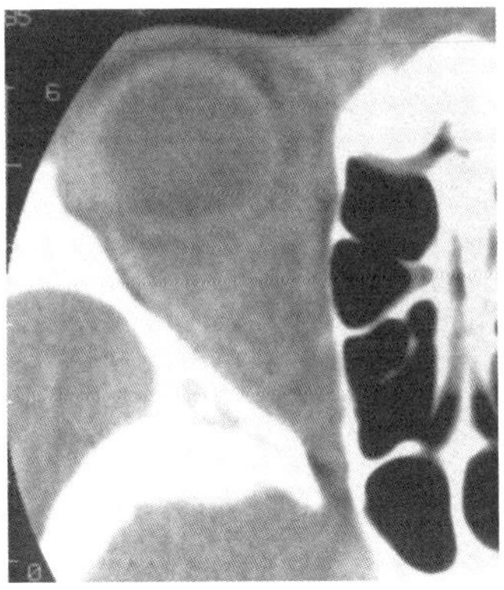

图2.223 淋巴瘤。轴位增强CT示一弥漫浸润病变，累及右眼眶内肌锥内间隙，符合淋巴瘤。

或位于肌锥内（图2.224），或位于眶上、下间隙内（图2.225,2.226）。常表现为轻度到中度CT强化（图2.225，图2.226）。[126, 130] 眶内淋巴瘤的共同特点是围绕眶内结构进行塑形而无溶骨改变（图2.221）。[129]

位于泪腺窝内的大的肿块在无溶骨的情况非常像炎性病变或淋巴样病变（图2.227）。[16,130] 然而，侵袭性的恶性淋巴瘤可导致明显的骨破坏。[130] 泪腺淋巴瘤表现眼球向内、前移位，弥漫累及泪腺中度强化肿块（图2.227，2.228）。[126]

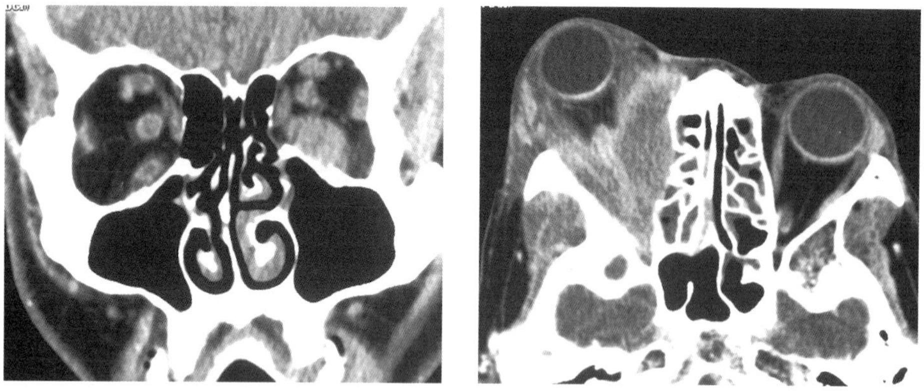

a b

图2.224 淋巴瘤。
a 冠状位CT示左下直肌明显增大，活检证实为淋巴瘤。
b 另一患者轴位CT示外直肌和内直肌明显增大，疑似淋巴瘤。

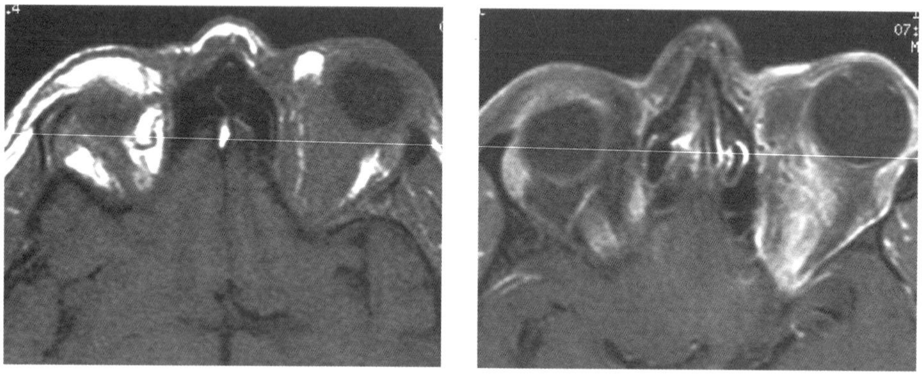

a b

图2.225 淋巴瘤。a 轴位T1WI和b 轴位增强脂肪抑制MR扫描示眶内淋巴瘤累及左眼上直肌和眶内脂肪组织。

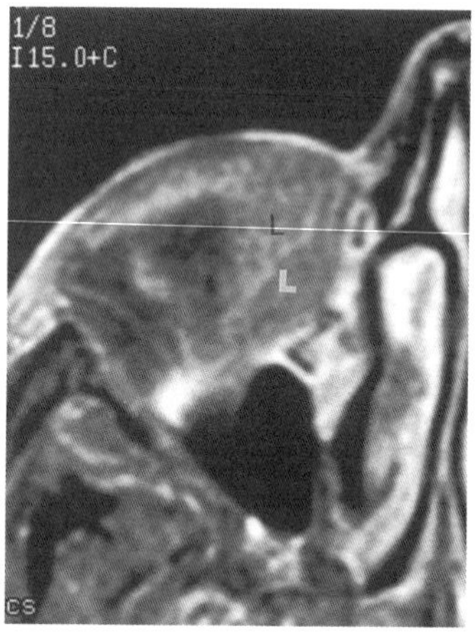

图2.226 淋巴瘤。轴位增强脂肪抑制T1WI MR扫描示眶内淋巴瘤累及右眼眶下部。

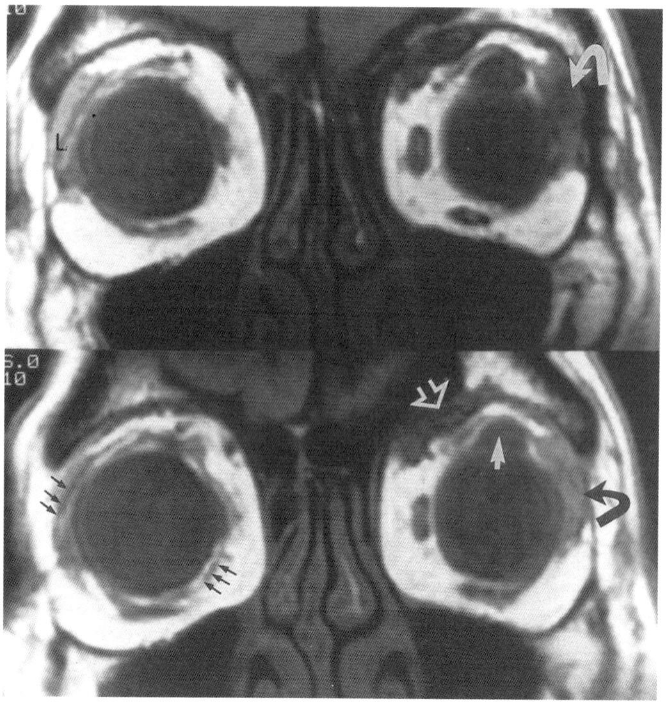

图2.227 淋巴瘤。冠状T1加权MR扫描示眶内淋巴瘤累及左泪腺（弯箭）、上直肌（白箭）和骨膜下隙（空箭）。注意可见正常的右泪腺（L）和正常肌肉内纤维鞘（黑箭）。

现已证实MRI在对淋巴瘤和假瘤的诊断同CT一样敏感。假瘤和淋巴瘤在T1加权像和质子密度像均为中等或低信号，在T2加权像上表现为等信号或少见略高信号（图2.227～2.229）。[126] 儿童眶内淋巴瘤患者MRI特点类似眼眶横纹肌肉瘤（图2.229）。有时眶内淋巴瘤与附鼻窦淋巴瘤或全身性淋巴瘤有关（图2.230，2.231）。

淋巴浆细胞肿瘤（浆细胞瘤）

单纯由浆细胞构成的肿瘤（浆细胞瘤）和由B淋巴细胞和浆细胞混合构成的肿瘤（淋巴浆细胞瘤）与各种淋巴瘤有着密切的关系。[2,3,106] 浆细胞实为B淋巴细胞演化而来，能产生大量的免疫球蛋白。[2,106] 这种名为浆细胞瘤能分泌大量的异常IgM蛋白并在血清中出现单克隆蛋白峰，这在Waldenstrom巨球蛋白血症中也经常见到。[2,3] 多发骨髓瘤是浆细胞瘤中最重要的一种肿瘤（图2.232）。也有与系统性多发骨髓瘤无关的髓外浆细胞瘤独立类型。当浆细胞瘤影响眼眶和视器时表现出与淋巴增殖性疾病同样的临床表现（图2.232）。[2,3] 孤立的浆细胞瘤和Waldenstrom巨球蛋白血症在CT和MRI均可表现为肿块。肿块表现为

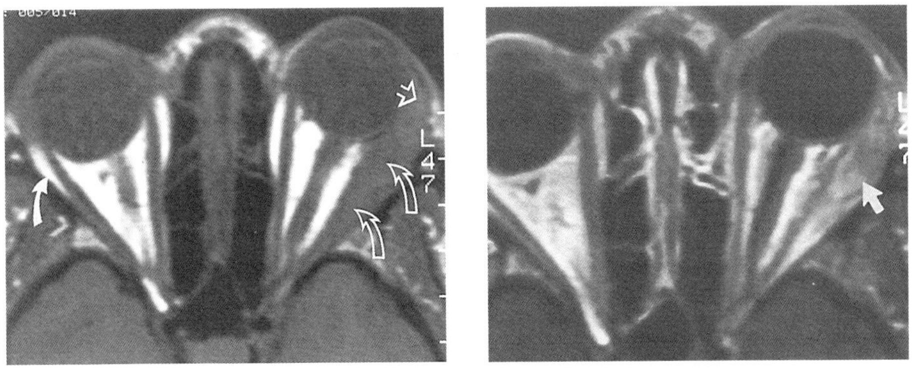

a　b

图2.228　眶内假瘤。

a 轴位T1WI MR扫描示从泪腺（短箭）、外侧肌锥间隙到左外直肌（弯空箭）受累的过程。注：正常的肌锥外脂肪在右侧（实心弯箭）。假瘤与脑组织等信号。

b 轴位强化T1WI MR扫描示假瘤呈中度强化（箭）。

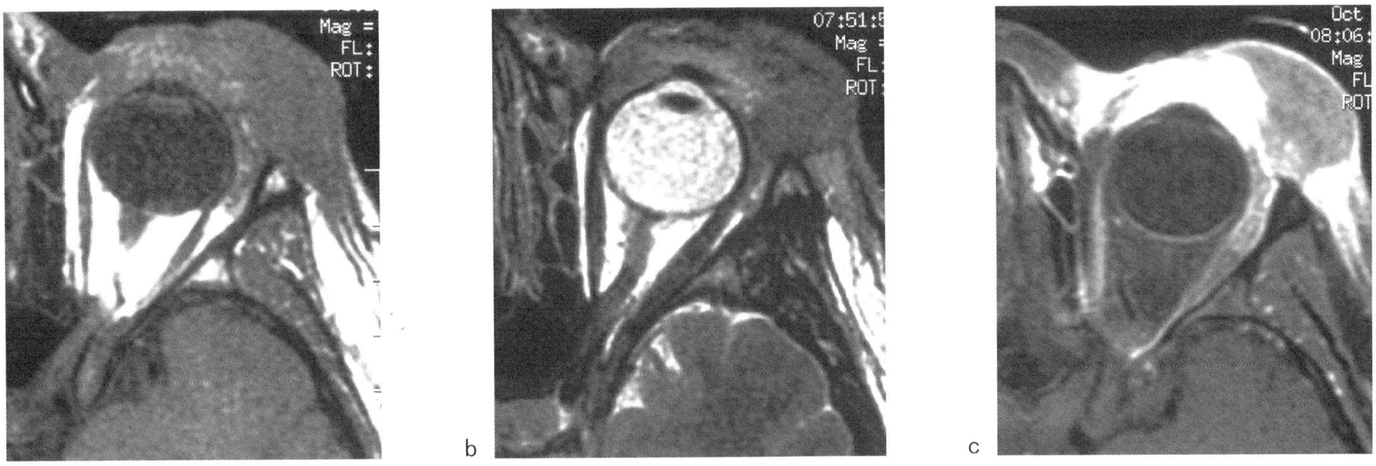

a　b　c

图2.229　一例16岁淋巴瘤男孩。a 轴位T1WI像和b 轴位T2WI像和c 轴位强化脂肪抑制MR扫描示累及左眼睑的巨大眶内淋巴瘤。

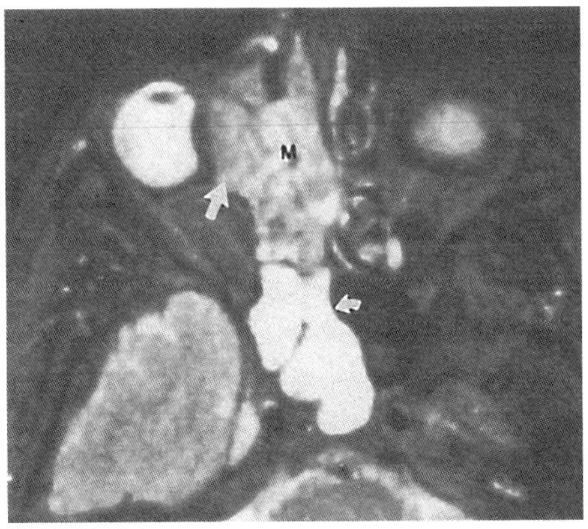

图2.230　鼻窦－眶内淋巴瘤。轴位T2WI MR扫描示一累及右眼眶（箭）的巨大筛窦肿块（M）。淋巴瘤呈高信号。由于分泌物潴留导致的右蝶窦高信号（弯箭）。

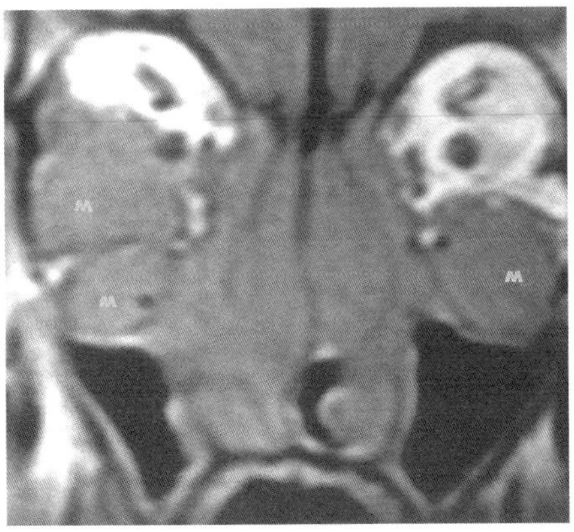

图2.231　眼眶内和鼻旁窦疑似淋巴瘤。冠状位质子密度加权MR扫描示骨膜下巨大肿物（M）伴鼻窦和筛小房内软组织充填。

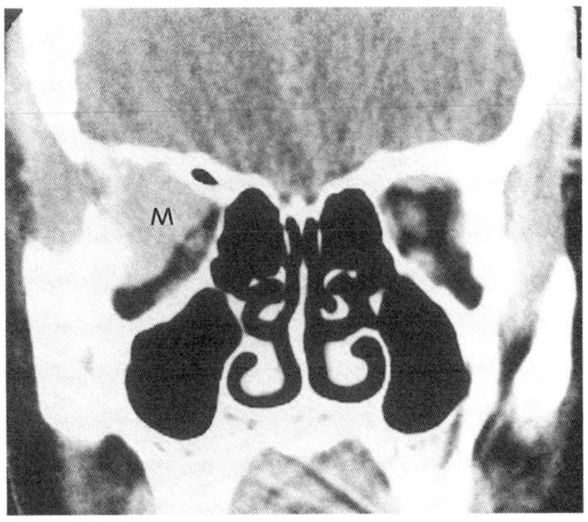

图2.232　多发性骨髓瘤。冠状CT扫描示一巨大肿物（M），累及左眼眶上外部伴骨侵蚀。

分叶状、明显强化、边界清晰，伴或不伴有溶骨改变。[2,16]在髓性白血病病例中可见浸润性或虫蚀样骨破坏或整块骨破坏。[70]

眶内白血病

白血病是儿童最常见的一种恶性肿瘤。估计在美国每年7100名儿童恶性肿瘤中白血病占35%。[106,125]儿童白血病主要归类于淋巴和骨髓源性肿瘤。75%为急性淋巴细胞源性白血病，20%为急性髓源性白血病，5%为慢性髓源性白血病。[106]慢性淋巴细胞性白血病主要见于成人，几乎

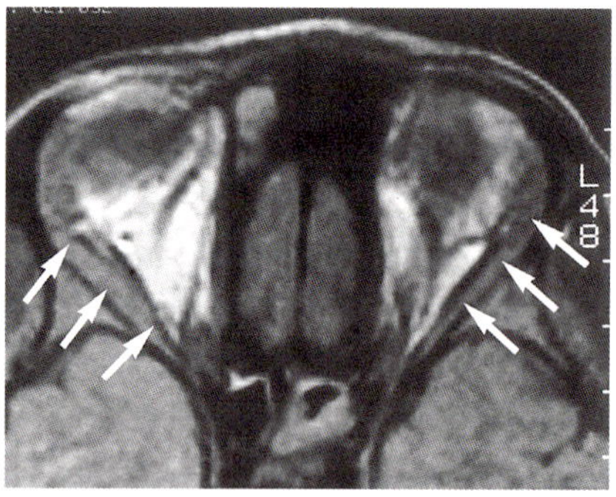

图2.233 眶内白血病。轴位质子密度加权MR扫描示双侧骨膜下白血病的浸润(箭)。

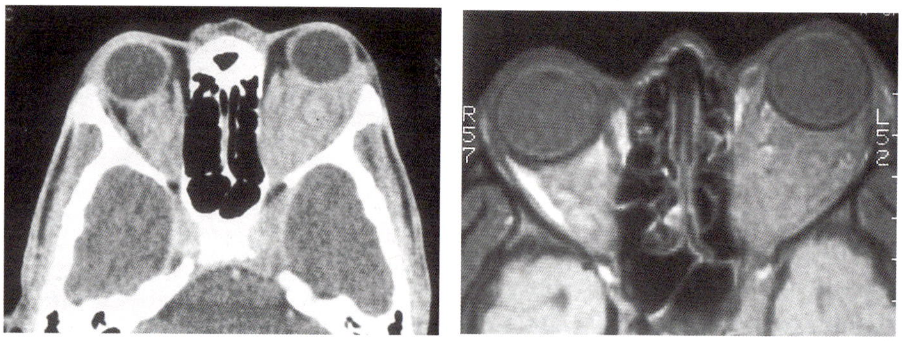

a b

图2.234 眶内白血病浸润.一名35岁男子表现双眼突出。

a 轴位强化CT扫描显示球后间隙的弥漫浸润过程。

b 质子密度加权MR扫描示球后浸润与肌肉呈等信号。影像诊断是假瘤或淋巴增生性病变。最后进一步检查证实是急性白血病。

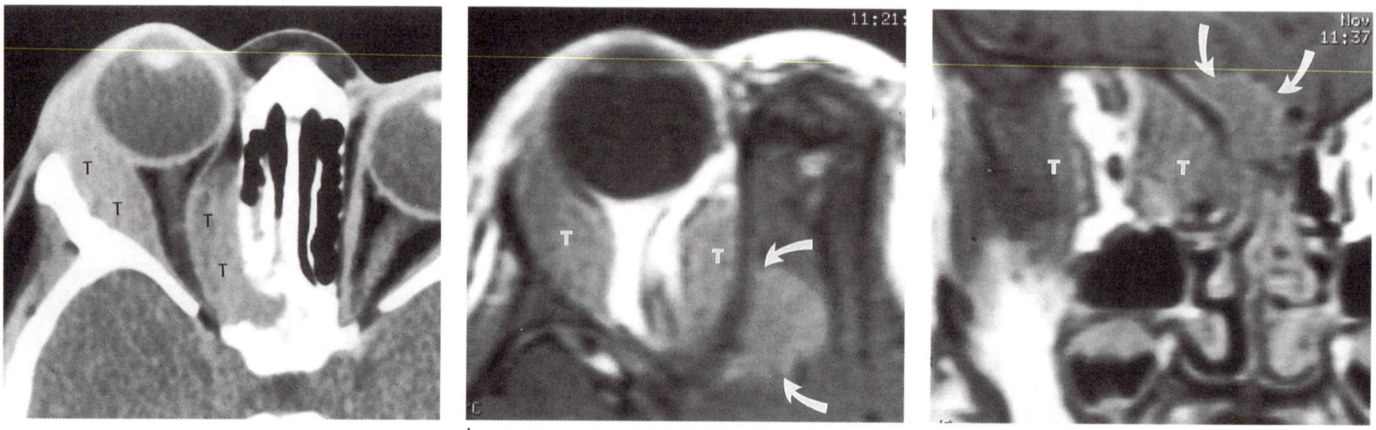

a b c

图2.235 成髓细胞肉瘤(白血病)。一名2岁儿童的a 轴位CT像，b 轴位强化T1WI MR像及c 冠状面强化T1WI MR像。证实为肌锥外(骨膜下)软组织肿瘤(T)，右眼眶内、外侧部受累，肿瘤累及右侧后组筛窦并一直延伸至前颅窝底(b和c中的箭号)。

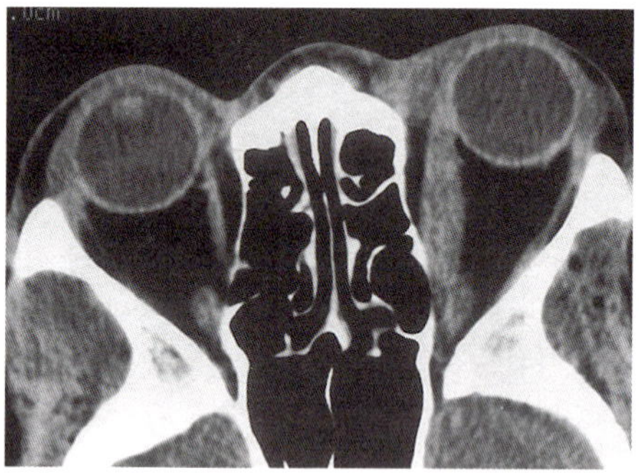

图2.236 霉菌病。轴位强化CT像示左眼内直肌受累，同时左眼睑增厚。

不累及儿童。[2] 眼和附器受累相当常见(图2.233)。白血病的眶内受累是白血病细胞直接浸润骨骼和软组织的结果(图2.233、2.234)。

在急性骨髓性白血病(AML)患者，此种浸润常以成髓细胞肉瘤的形式出现(图2.235)。粒细胞肉瘤常被称为绿色瘤，之所以被称为绿色瘤是因为此肿瘤内的髓过氧化物酶使得肿瘤的大体标本呈绿色。[2,16,106] 这可能是多数患者AML的最初表现。该病的典型表现是累及眶内骨膜下区，常为眼眶侧壁受累并延伸至颞窝或伴筛窦、筛板、前颅窝受累的眼眶内侧壁侵犯。也可有硬脑膜或软脑膜的浸润，增强CT和MRI呈明显强化(图2.235b，c)。需要与眶内白血病浸润进行鉴别诊断的有：横纹肌肉瘤、朗格汉斯细胞组织细胞增多病症、骨膜下脓肿、骨膜下血肿、淋巴瘤、假瘤、转移瘤(来自成神经细胞瘤、尤文肉瘤、Wilms肿瘤)和霉菌病(图2.236)

眶内血管病变

眶内血管病变是一组重要的眶内病理改变，特别是在婴幼儿及儿童。由于人们对其本质的迷惑，它们也是最有争议的一组疾病。[131] 对于可累及眼眶的各种血管畸形的分类问题仍存在争论，但一般来说，眶内血管病变主要有毛细血管瘤、海绵状的血管瘤(海绵状血管瘤，一种静脉畸形)、血管曲张(静脉畸形)淋巴管瘤、淋巴管畸形(静脉淋巴性)、动静脉畸形(AVM)、“硬化性血管瘤”、血管外皮细胞瘤、恶性血管外皮细胞瘤(血管肉瘤)及成血管细胞瘤(Von Hippel-Lindau病)。

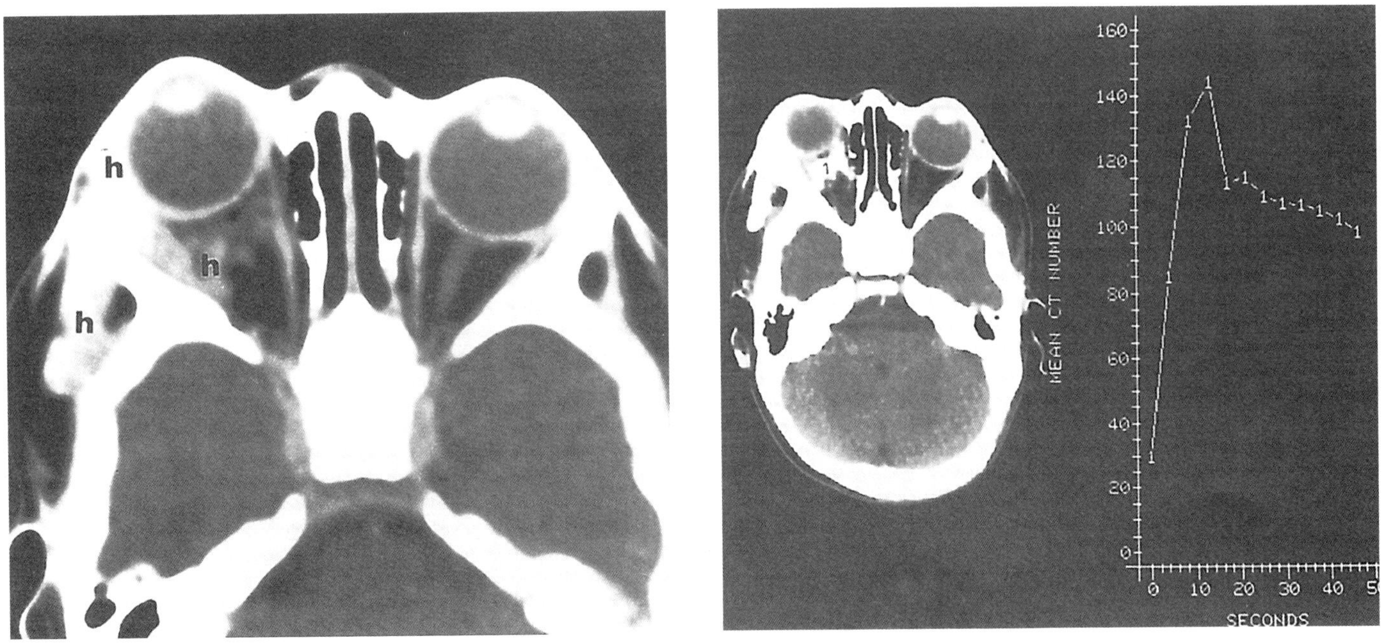

a　　　　b

图2.237　毛细血管瘤。
a 轴位增强CT示一累及眶内和眶外的血管瘤（h）。
b 动态CT示富血管病变的快速充盈至高峰再到快速退出的特征。

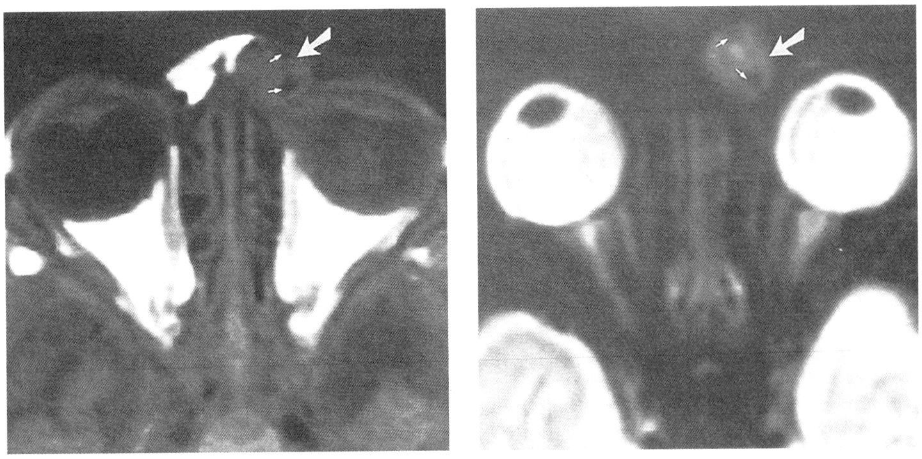

a　　　　b

图2.238　毛细血管瘤。a 轴位质子像和b T2WI MR像示一右鼻眶角肿块（大箭）。注意血管流空（小箭）。

毛细血管瘤
（良性血管内皮瘤）

毛细血管瘤主要好发于出生1年内的婴儿。此瘤往往经过6～10个月的增大后逐步消失。[2,8,16,131,132] 毛细血管瘤好发于鼻根部（图2.237,2.238）。显微镜下肿瘤由内皮和增生的毛细血管构成，良性内皮细胞相互围绕形成小的类毛细血管大小的间隙。[8,16,131] 眼眶内和眼眶周围的毛细血管瘤有一条来自颈内动脉或颈外动脉的动脉血管供血，并且易大出血。[8,131,132] 毛细血管瘤可经眶上裂、视神经管和眶顶壁延伸至颅内。CT或MRI成像上，毛细血管瘤表现为从锐利边缘强化（图2.238）到无边缘强化、不规则强化。尽管有时毛细血管瘤位于肌锥内间隙，但大多数的毛细血管瘤位于肌锥外（图2.239）。毛细血管瘤在动态CT或CT血管成像上特征表现为均一明显强化（图2.237b）。在MRI T1加权像毛细血管瘤表现为略低或略高于脑组织的信号，在质子密度和T2加权像上为高于脑组织的信号（图2.238,2.239），注射Gd-DTPA对比剂后呈明显强化。毛细血管瘤的血管分布可不在MR血管成像（MRA）上显示，目前尚不能依据MRA结果进行毛细血管瘤的诊断。

海绵状毛细血管瘤

眶内海绵状毛细血管瘤是成人最常见的眶内血管瘤，具有独特的临床和组织病理学特点。[2,16,131] 它好发于20～40岁。与毛细血管瘤不同的是眶内海绵状毛细血管瘤具有缓慢性进行性增大，后者伴有逐渐缩小的特点。与毛细血管瘤不同的是眶内海绵状毛细血管瘤无供血动脉。[8] 由于海绵状血管瘤有一独特纤维假包膜的缘故，CT和MRI上可见肿块清晰的边界（图2.240）。肿瘤独立于主循环，

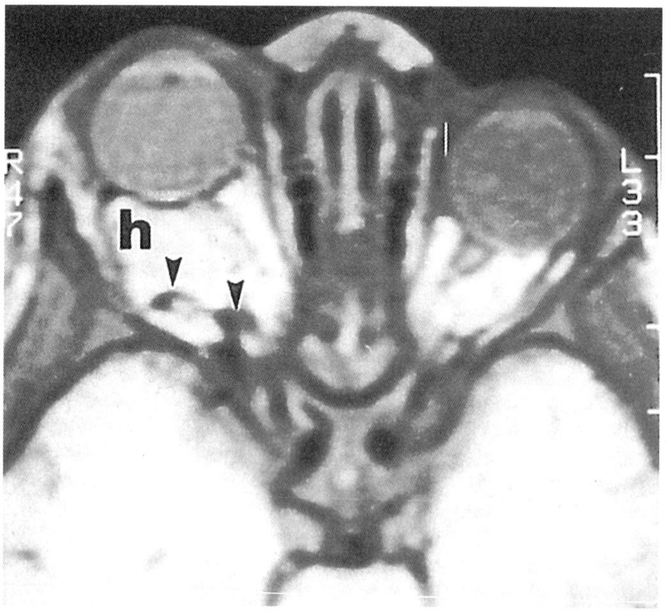

图2.239 肌锥内毛细血管瘤。一名5个月大的婴儿的轴位质子加权MR 扫描示一巨大球后肿物，符合毛细血管瘤（h）。注意大血管的流空信号（多箭头）。

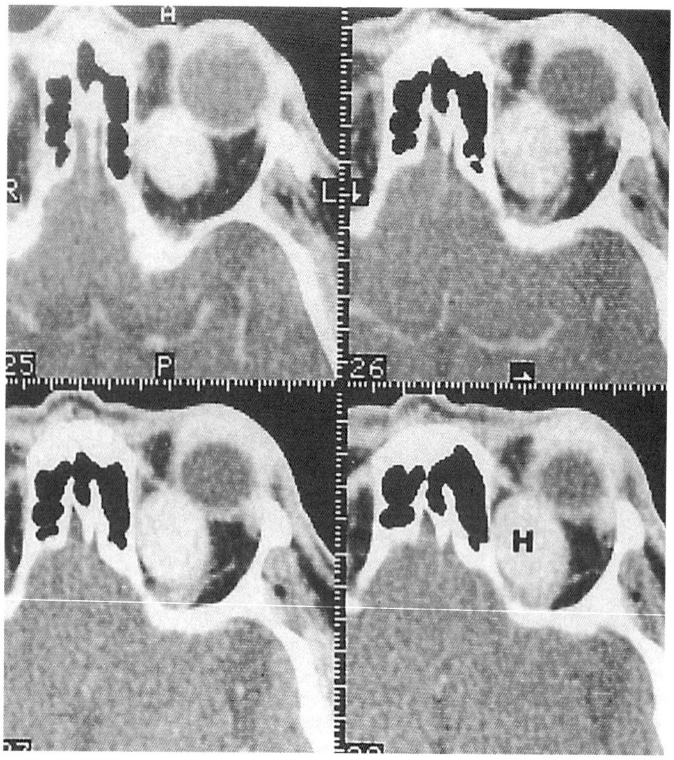

图2.240 海绵状血管瘤。增强CT示一边界清晰的肌锥内强化肿块，符合海绵状血管瘤（H）。

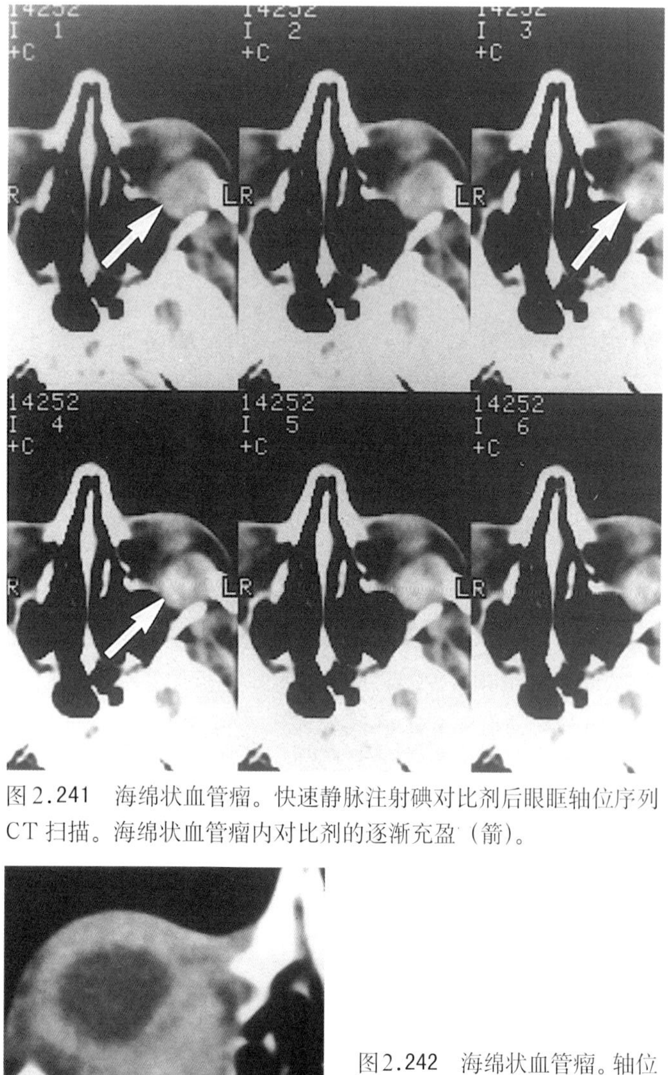

图2.241 海绵状血管瘤。快速静脉注射碘对比剂后眼眶轴位序列CT扫描。海绵状血管瘤内对比剂的逐渐充盈（箭）。

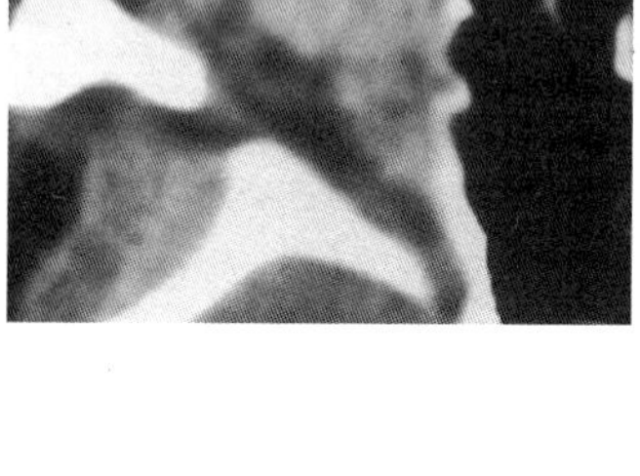

图2.242 海绵状血管瘤。轴位增强CT示右肌锥内间隙内一不规则、边界欠清的肿块（箭）。符合海绵状血管瘤部分切除和反应性软组织改变。右眼眶外侧壁的缺损为手术所致。

所以可以不必分割即可将肿瘤整体切除。[8] 眶内海绵状毛细血管瘤可发生于眶内任何部位，但最常见（83%）的部位是在球后肌锥内（图2.240～2.244）。

眶内海绵状毛细血管瘤CT表现为边界清晰、表面光滑、均匀、球形、卵圆形或分叶状软组织呈强化或多变的对比强化肿块（图2.240,2.241）。除非自发性破裂或手术损伤，其一般不会影响眼球和周围结构（图2.242）。血管瘤的MRI特征见图2.243和图2.244。组织学上，海绵状毛细血管瘤由变薄的内皮细胞沿巨大扩张的血管（窦状间隙）排列而成。[8,16,131] 这些窦状血管间隙是导致CT（图2.241）或MRI（图2.245）延迟强化的原因。海绵状毛细血管瘤可位于肌锥外间隙或肌锥内、外间隙（图2.246）。有时肌锥内间隙内的海绵状毛细血管瘤很难与脑膜瘤、血管外皮细胞瘤和神经鞘瘤等肌锥内病变鉴别（图2.227）。[8,16,131] 肌肉内血管瘤偶见。海绵状毛细血管瘤的眶骨改变并不少见，钙化罕见。“硬化性血管瘤”是用来描述血管瘤存在明显的硬化情形，其实这一命名并不十分确切，病变常表现为钙化点（图2.248）。某些血管瘤可伴有明显的突眼和眶内改变（图2.249,2.250）。

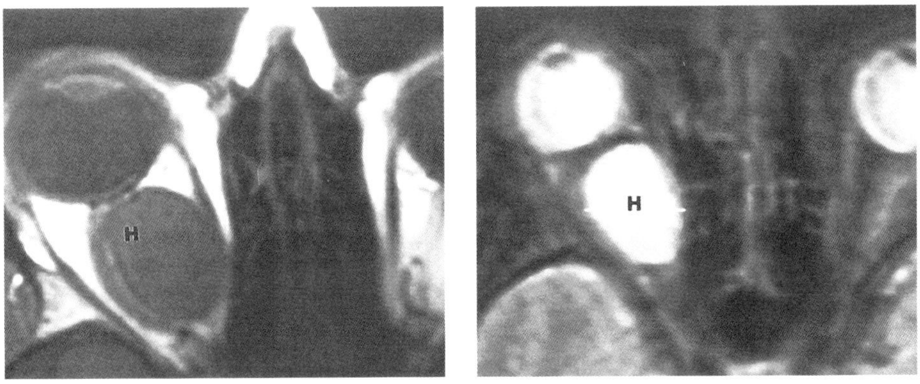

a b

图2.243 海绵状血管瘤。a 轴位T1WI和b T2WI MR示一边界清晰肌锥内肿块，符合海绵状血管瘤（H）。

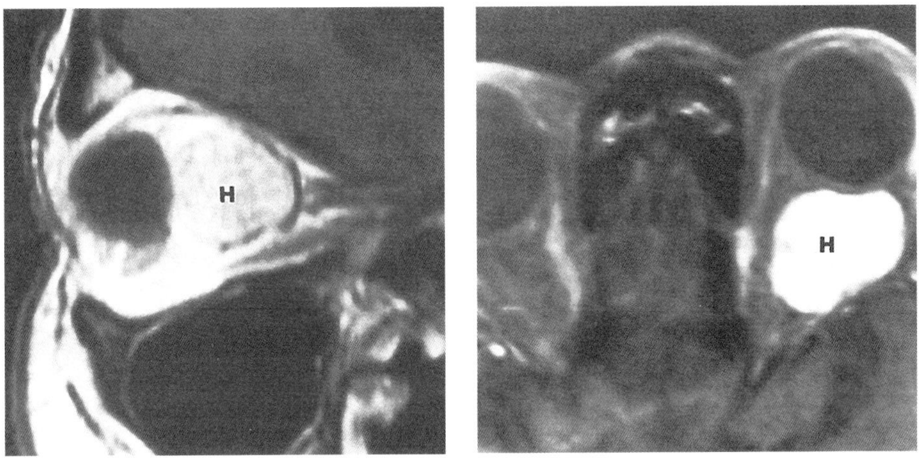

a b

图2.244 海绵状血管瘤。a 矢状位T1WI和b 轴位强化脂肪抑制T1WI MR扫描示一边界清晰肌锥内肿块，符合海绵状血管瘤（H）。肿块经脂肪抑制序列外形更为清晰。

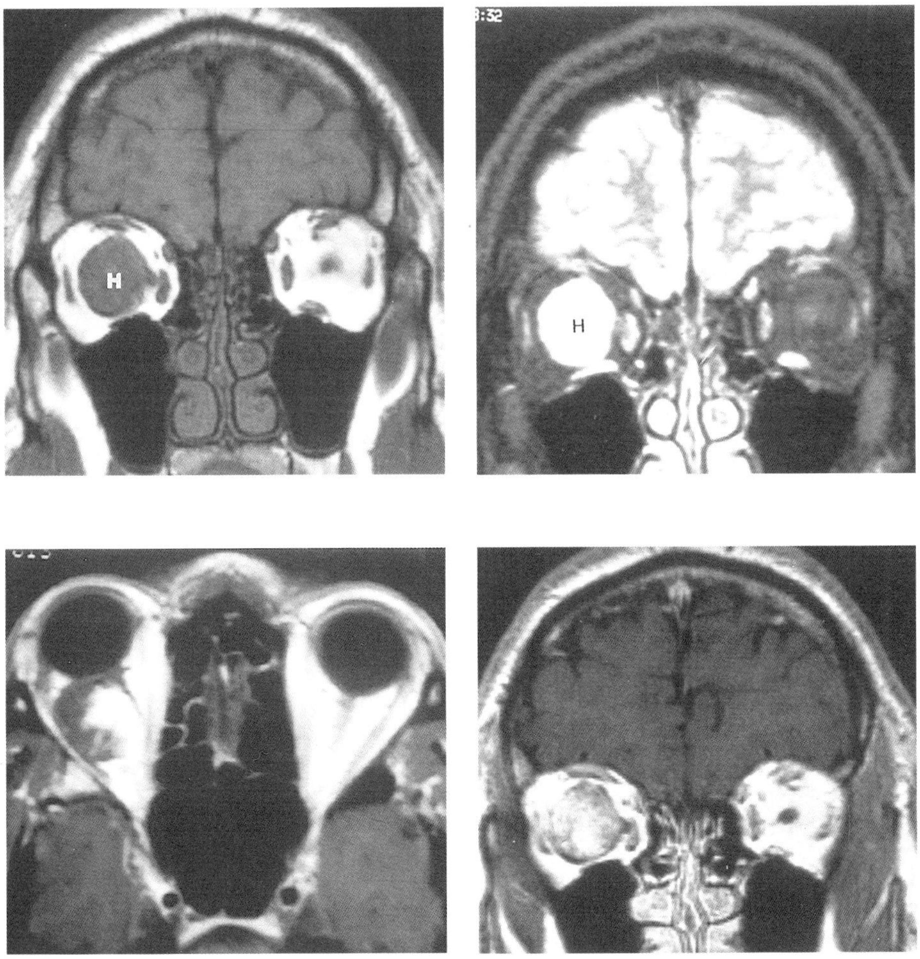

a b c d

图2.245 海绵状血管瘤。a 冠状位T1WI平扫、b 冠状位T2WI平扫、c 轴位强化T1加权和d 冠状位强化T1WI MR扫描示右肌锥内间隙内一海绵状血管瘤（H）。c 呈不均匀强化，d 呈明显弥漫强化。冠状强化T1WI MR像（d）为轴位强化T1WI MR扫描（c）数分钟后获取。在延迟T1WI MR像海绵状血管瘤的强化变得更均一（参见图2.241）。与海绵状血管瘤不同，血管外皮细胞瘤在MR强化早期和晚期均为明显的均一强化。

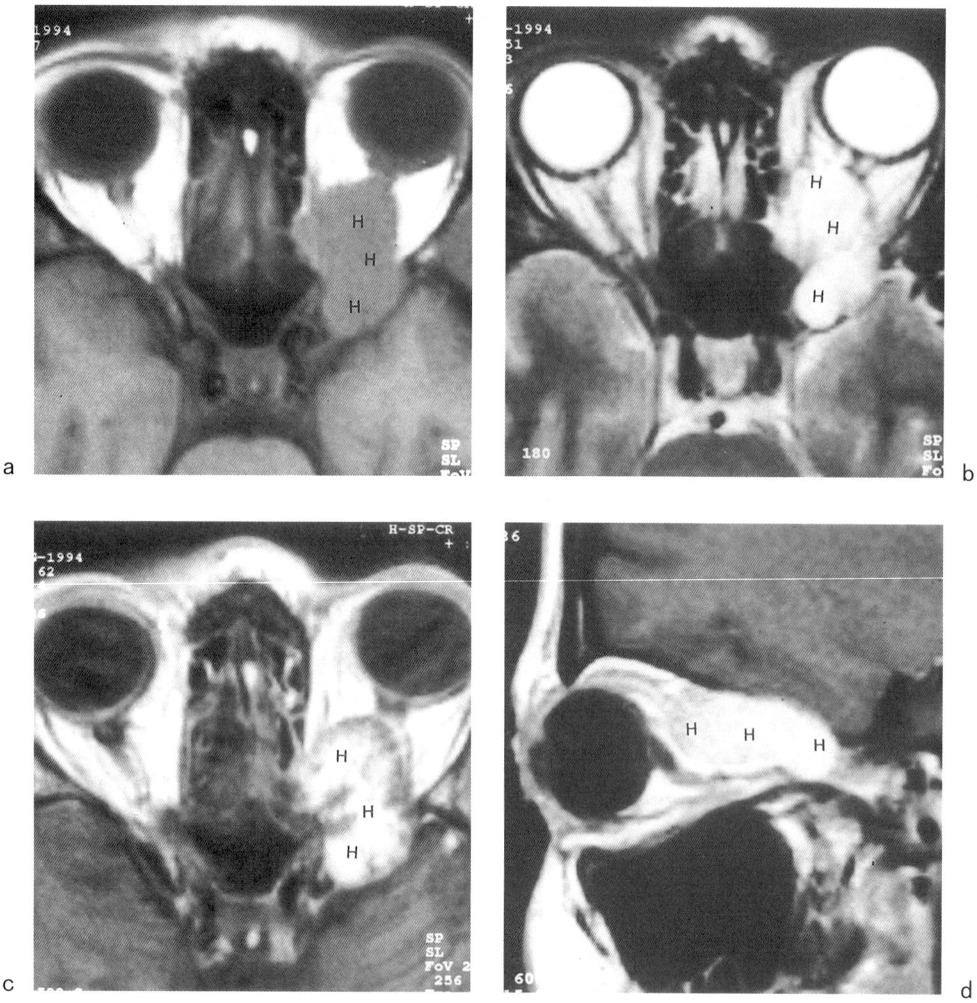

图2.246　海绵状血管瘤。a 轴位T1WI，b 轴位T2WI、c 轴位强化T1WI和d 矢状位强化T1WI MR扫描示一巨大海绵状血管瘤（H）。可见肌锥外侵犯伴左眼眶后眼眶壁改变。南非Christian Barnard纪念医院Richard Hewlett博士提供病例。

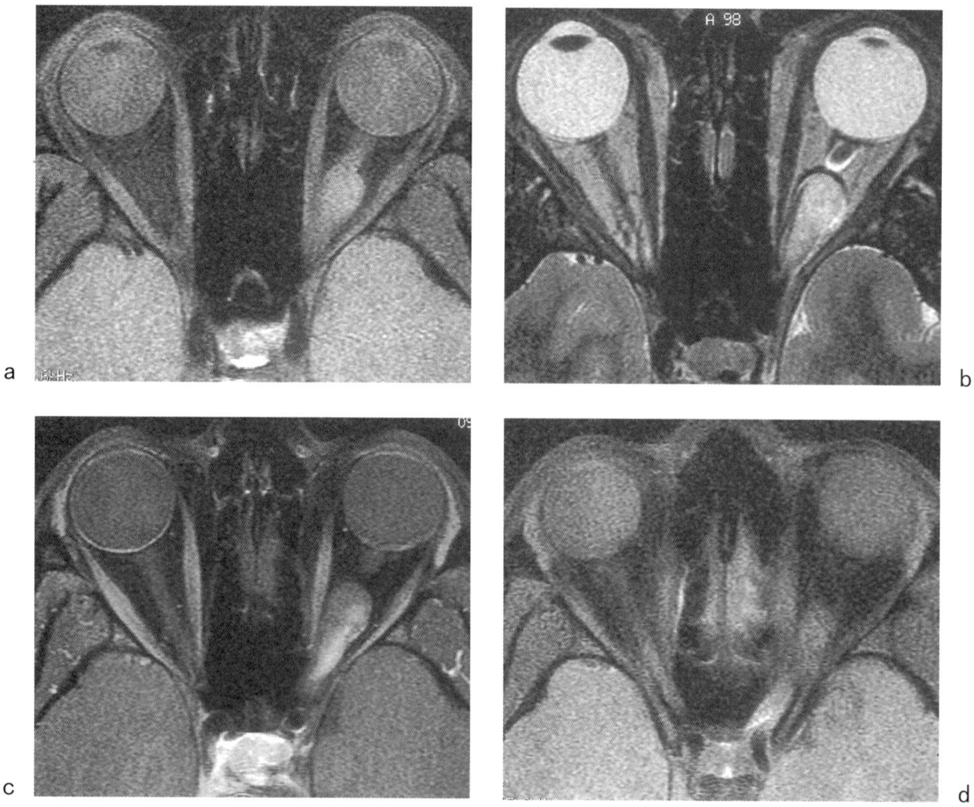

图2.247　疑似海绵状血管瘤。a 轴位非强化脂肪抑制T1WI，b 轴位T2WI，c 和d 轴位强化脂肪抑制T1WI MR扫描。可见一边缘光滑沿左视神经走行的肿块，并延伸至视神经管内（d）。本例为疑似海绵状血管瘤病例。当进行Valsalva动作时肿块外形不变。随访3年肿块稳定。以上图像均在3T MR仪上应用头线圈完成。

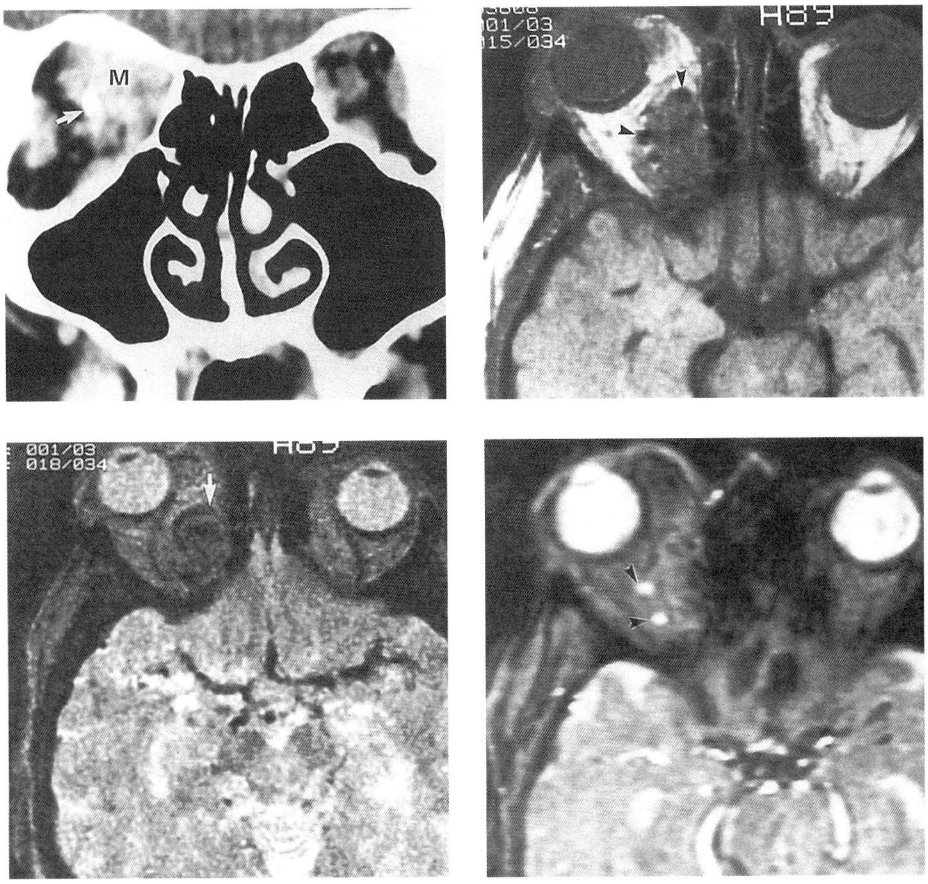

a b c d

图2.248 “硬化性血管瘤”。
a 冠状面强化CT扫描示一不规则强化肿物（M）。明显圆形钙化（箭）。
b 轴位质子加权MR像。血管瘤呈与脑组织等信号。由于钙化所致多个低信号影（箭头）。
c 轴位T2WI MR扫描。血管瘤呈低于脑组织的低信号，是由于增加的组织间质硬化（致密的纤维组织）所致。主要血管（箭）。
d 梯度回波MR扫描示“硬化性血管瘤”内的血管（箭头）。伴硬化的AVM可有类似的影像表现。

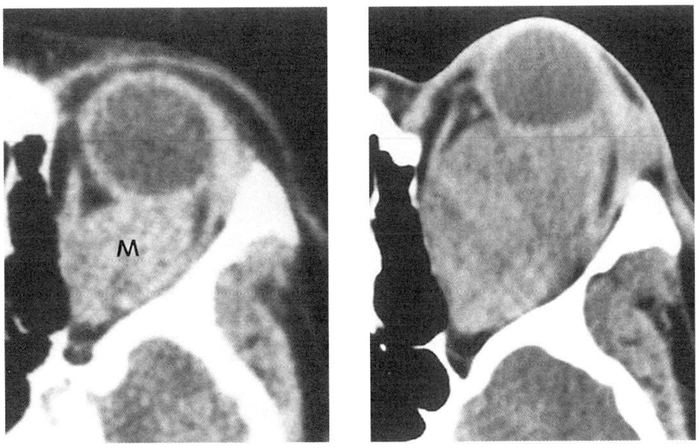

a b

图2.249 血管瘤。
a 一名8岁女孩的轴位增强CT扫描示一强化的左球后肿物（M）。
b 8年后复查的轴位增强CT扫描示肿物增大，证实与“硬化性血管瘤”一致。

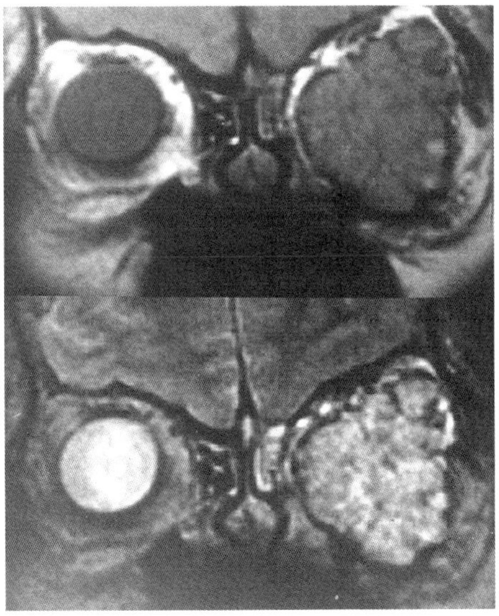

图2.250 血管瘤。一名65岁的女性患者的冠状面T1WI MR像（上）和冠状面T2WI MR像（下）示一个大的左侧眶内血管瘤。

淋巴管瘤

关于淋巴管瘤的起源现仍有争议，但其主要由乏血血管及淋巴管构成的无包膜肿物。[72] 管道间的结缔组织可能包含在病毒感染时增生的淋巴细胞簇，当儿童患者罹患上呼吸道感染时，会出现恶化性眼球突出的临床表现。[72] 眶内淋巴管瘤好发于儿童及青年，与婴幼儿毛细血管瘤的迅速、自限性生长不同，淋巴管瘤在前20年呈逐步进行性增长。[8,131] 海绵状淋巴管瘤由内部充满淋巴液的内皮细胞的排列的小窦腔组成（内充满清亮的或巧克力色的不凝液体），伴周围结缔组织基质的侵犯。[8,72,131] 间质内常可见淋

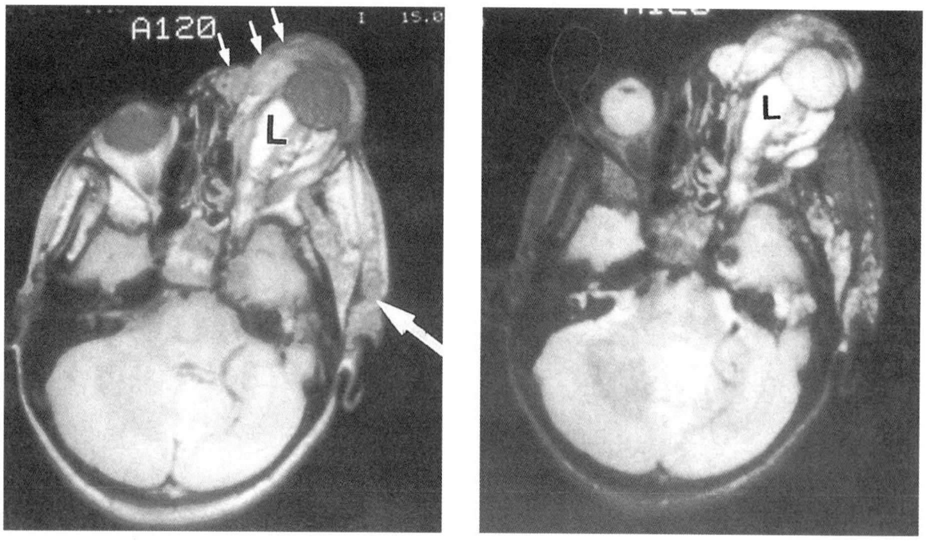

a b

图2.251 10岁女孩的淋巴管瘤。
a 轴位质子加权 MR 像，显示了一累及眼睑（短箭）、肌锥内（L）和颞窝的巨大淋巴管瘤（箭）。
b 轴位T2相MR图像，淋巴管瘤（L）呈高信号。

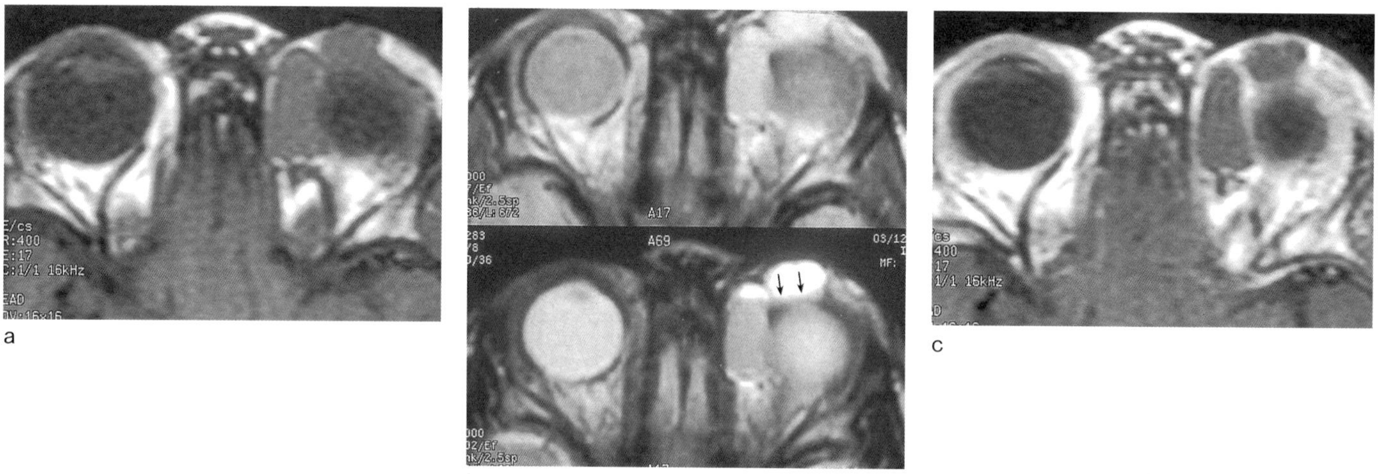

a b c

图2.252 3岁男孩伴左眼突出的淋巴管瘤。
a 轴位T1WI MR平扫示一累及左眼眶的淋巴管瘤。
b 质子加权 MR像（上）和T2WI MR像（下），箭所示为由于出血所致的液－液平面。
c 轴位强化T2WI MR像，无明显对比强化。

巴滤泡和淋巴细胞的浸润。常见自发（或小的外伤后）出血，形成巧克力囊肿。[8,16] 淋巴管瘤可有明确的边界，但典型表现为弥漫和无完整包膜（图2.251～2.253），部分病变累及眼睑和眶内正常组织。淋巴管瘤常呈多房性（图2.252），由于很难完全切除，容易复发，好发于肌锥外间隙。[8,131]

CT图像上，淋巴管瘤的表现多变，常表现为在肌锥外或肌锥内不均匀高密度的肿物。可有骨改变，钙化少见、可有轻微到明显的强化。淋巴管瘤在T1加权MRI为低于或高于脑组织的信号，T2加权MRI呈异常高信号（图2.251～2.253）。由于出血导致的液－液平面为淋巴管瘤的特征性表现。淋巴管瘤的MRI特征有助于其与假瘤和血管瘤的鉴别（图2.251～2.253）。[8]

眶内静脉曲张

眶内静脉曲张是一先天性静脉畸形，以静脉增殖及一支或多支眶内静脉的明显膨大为其特征，推测其这与先天性的血管壁薄弱有关。[8,16,72,133] 静脉曲张可为一支光滑扩张的静脉、静脉的某节段扩张或乱麻状静脉团[72]。眼眶内的静脉曲张可含囊肿（巧克力囊肿）和实性两种成分。[72] 眶内静脉曲张是自发性眶内出血的常见原因[134]。临床上在进行瓦氏动作时，眼球突出或眼球移位增加，这反映静脉曲张与静脉系统有关。[8,16,72,1]

眼眶静脉曲张的CT表现在横断面上可能无异常（图2.254a），但由于静脉压的增加，俯卧位扫描时在横断面、特别是冠状面会出现明显的异常（图2.254b）。由于患者安静仰卧时静脉曲张可能完全塌陷或很难发现，任何时候可疑静脉曲张时建议加做Valsalva动作时的CT扫描。

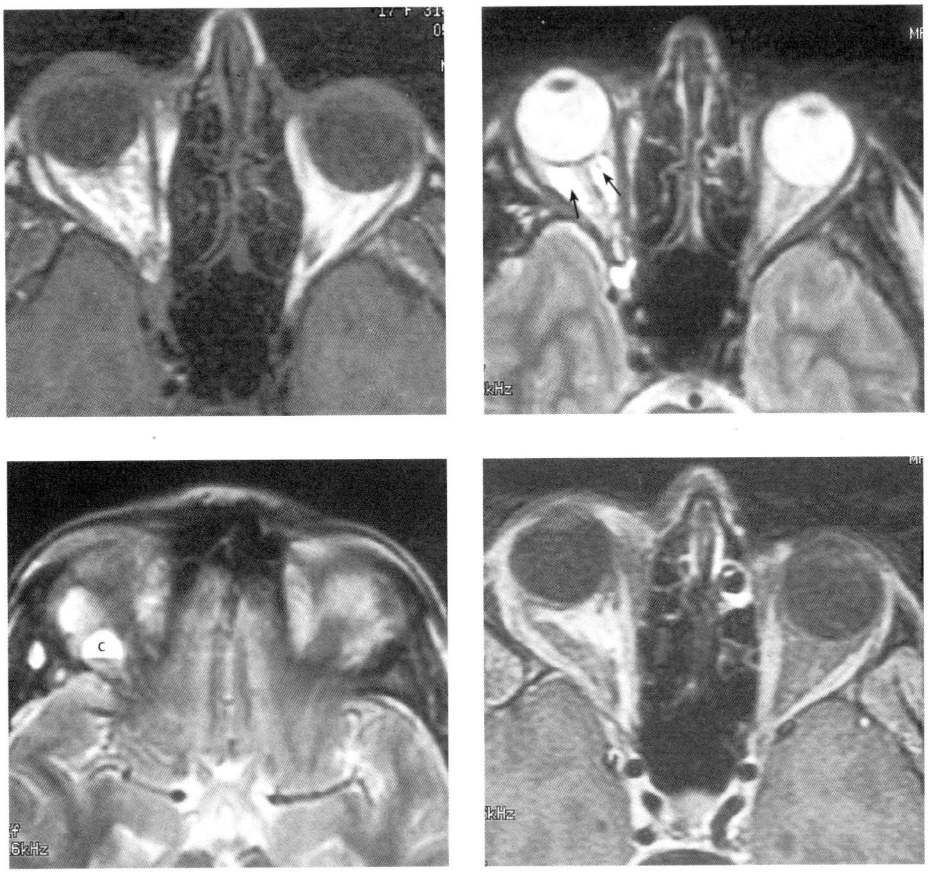

图2.253 淋巴管瘤。
a 轴位T1WI，b 横断面T2WI，c 轴位T2WI像，d 轴位强化脂肪抑制MR扫描，示一边界不清肌锥内淋巴管瘤。T2WI MR像示肌锥内明显的高信号（箭）和出血性囊肿（巧克力囊肿）（c）。注意比较此强化的淋巴管瘤（图2.253b）与图2.252c中未能强化的淋巴管瘤。

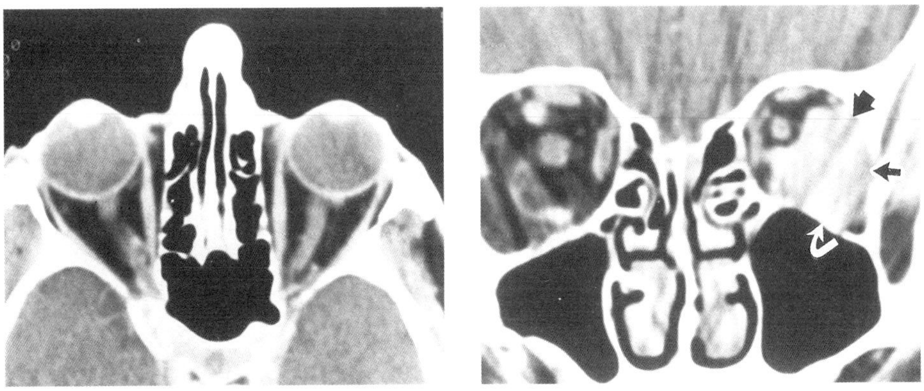

图2.254 眶内静脉曲张。
a 轴位强化CT示无明显眶内病变。
b 俯卧位冠状面CT显示了一大的团块影，符合静脉曲张。静脉曲张在冠状面CT扫描能得以显示是因为此体位增加了静脉压的缘故。图像经过许可，转载自Mafee MF、PuttermanA、Valvassori GE,et al.Orbital space-occapy-ing lesions: role of CT and MRI,an analysis of 145 cases.Radiol Clin north AM 1987;25:525-559

当患者被怀疑眶内静脉曲张，也应该行俯卧位MRI扫描。某些静脉曲张因与难辨别的静脉系统间存在小的交通支联系，由于有静脉血流的停滞，往往只要当发生出血或血栓时才得以发现静脉曲张的存在。[131] 眶内静脉曲张也可继发于颅内血管畸形，特别是动静脉分流。[2,132] 认识那些眶内静脉曲张可与海绵状血管瘤具有相同CT影像学表现是非常重要的（图2.255）。

眶内静脉曲张的MRI扫描，静脉曲张在T1加权像、质子像及T2加权像常为高信号（图2.256）。有时眶内静脉曲张与海绵状血管瘤或其他眶内肿物具有相同的MRI表现，比如T1加权像低信号、T2加权像高信号以及增强T1加权像MRI强化（图2.256）。

眶内静脉曲张可有多个圆形或管状钙化影（静脉结石）（图2.257）。[8] 包括静脉曲张在内的静脉异常可伴有毗邻或远隔的颅内外静脉异常（图2.258、图2.259）。[131]

颈动脉海绵状瘘和动静脉畸形

颈动脉海绵状瘘可致眼球突出、球结膜水肿、静脉淤血、搏动性眼球突出和听诊杂音等。曾有由颈动脉海绵状瘘导致缺血性眼坏死的报道。[16,135] 颈动脉海绵状瘘可由外伤或手术引起，或自发产生。

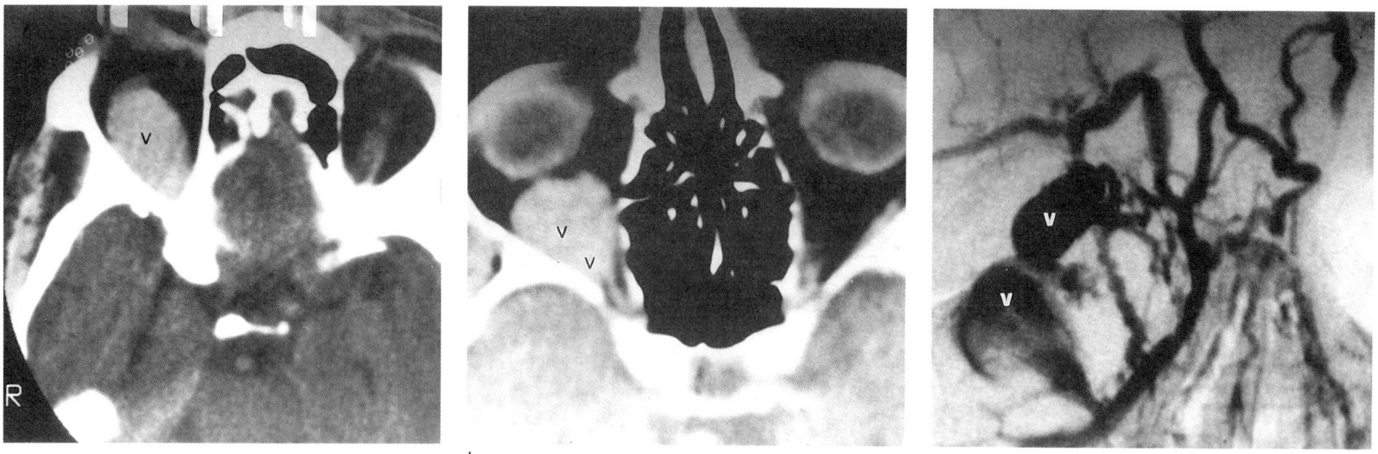

图2.255 眶内静脉曲张。

a 轴位强化CT显示了一由眼上静脉所致的眶内静脉曲张（V）。

b 另一患者轴位强化CT示一由眼下静脉所致的眶内静脉曲张（V）。

(Dayton.OH.USA）许可。

c 另一患者眶内静脉造影示一眶内静脉块状扩张，符合静脉曲张（V）。病例经美国OH州Dayton的John D.Bullock博士许可。

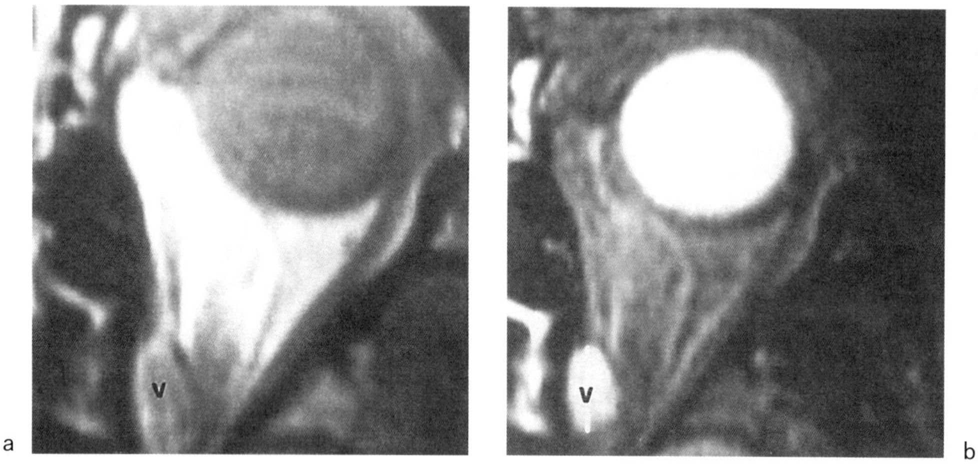

图2.256 眶内静脉曲张。a 轴位质子加权像和b 轴位T2加权像示一清晰的眶内肿物，符合眶内静脉曲张（V）。这很难与海绵状血管瘤鉴别。Valsalva动作时重新行CT或MR扫描示肿物充血，符合了静脉曲张的诊断。

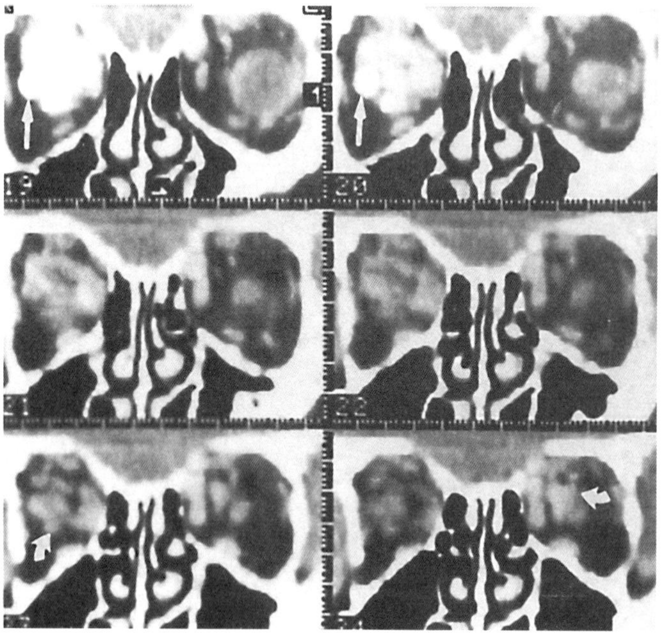

曾有自发性颈动脉海绵状瘘患者伴发成骨不全、Ehlers-Danlos综合征和假性黄瘤的报道。在有些病例瘘管可能继发于由结缔组织病引发的血管壁薄弱。[135] CT和MRI证实，眼球突出，颈动脉海绵状瘘管伴有眼上静脉的淤血，偶有眼下静脉淤血以及常见同侧眼外肌增粗（图2.260）。CT或MRI显示眼上静脉内或海绵窦内有静脉血栓形成。眶内自身的动静脉分流罕见。[131] 有时不规则的颅内静脉畸形和硬脑膜血管畸形和瘘管可酷似颈动脉海绵状瘘的影像学表现（图2.261）。[135] 血管造影对颈动脉海绵状瘘管治疗计划及准确定位是非常关键的。

图2.257 眶内静脉曲张。增强CT连续多层面重建示双侧多发强化肿物（箭）。注意圆形钙化（直箭）。

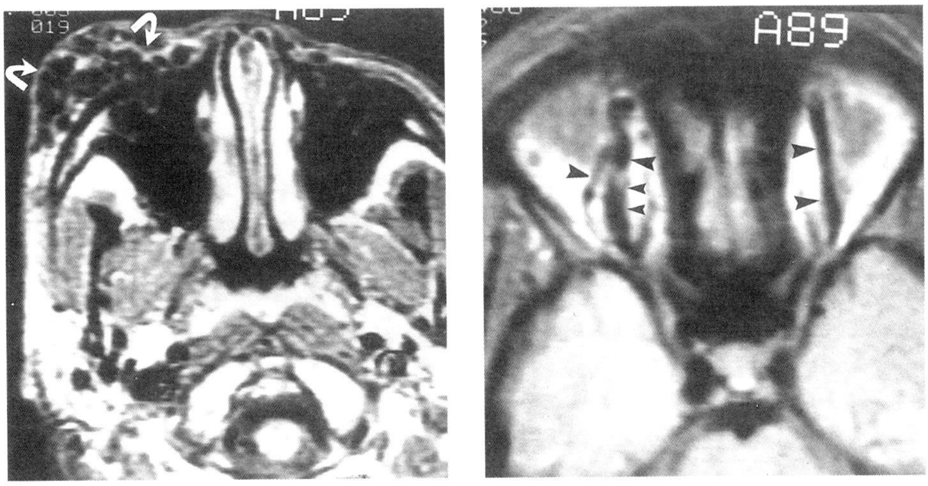

a　b

图2.258　颜面血管畸形。

a 轴位质子加权MRI示多发扩张血管累及右侧面颊部（箭）。

b 轴位质子加权MRI示a上层面扩张的右眼上静脉及其分支（箭头），左眼上静脉（双箭头）正常。

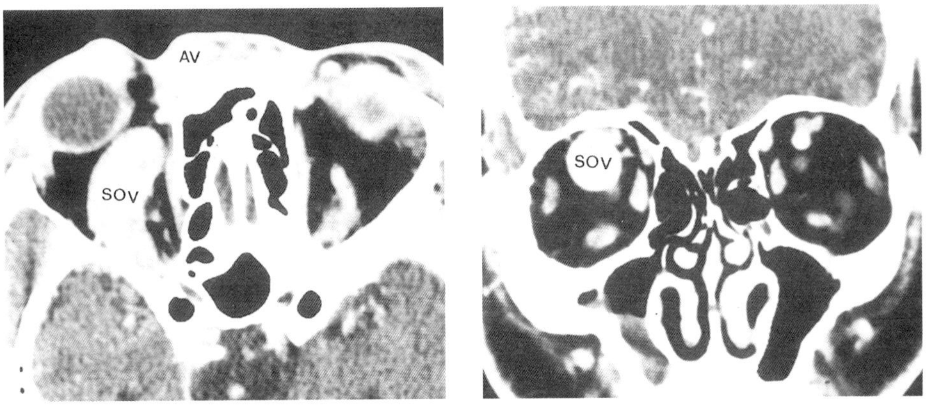

a　b

图2.259　硬脑膜血管畸形。

a 轴位增强CT像示显著的右眦静脉（AV）及右眼上静脉（SOV）明显扩张，左眦静脉及左眼上静脉亦增粗。

b 冠状面增强CT示显著的眼上静脉（SOV）扩张，注意右颞叶血管增多。

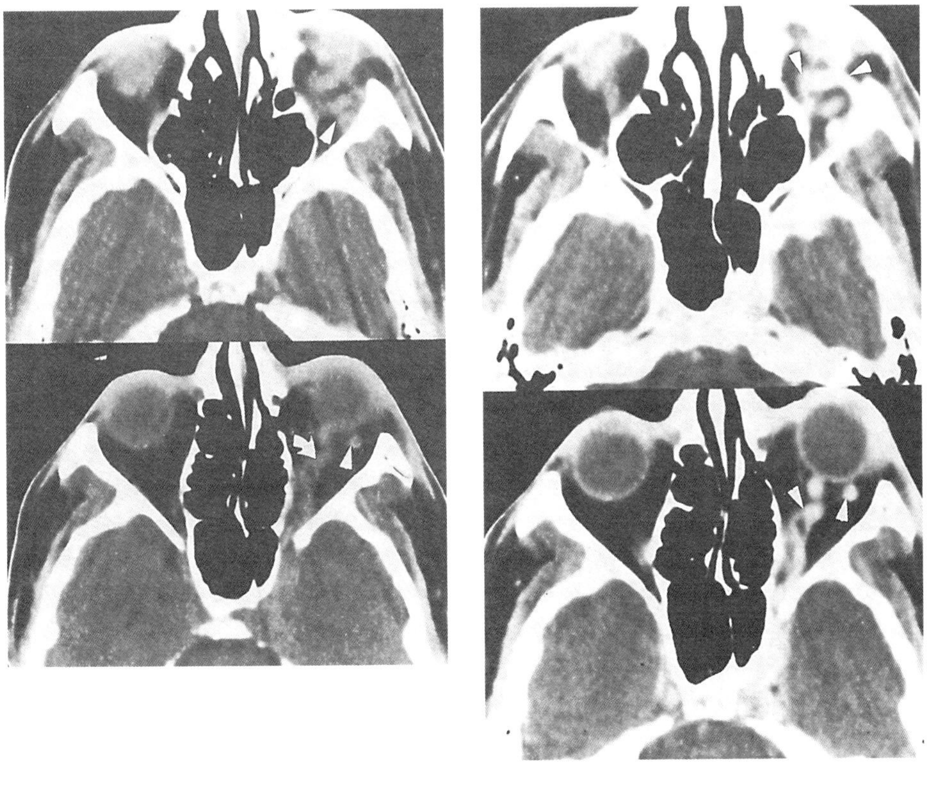

a　b

图2.260　颈动脉海绵状瘘。a 轴位增强前和b 增强后CT扫描示眶内静脉明显淤血（箭头）。注意双侧眼上、下静脉和侧支强化。

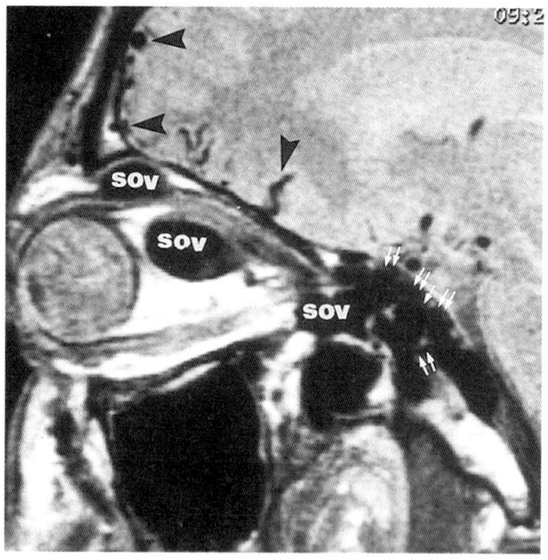

图 2.261 形似颈动脉海绵窦瘘的硬脑膜血管畸形。矢状位质子加权 MR 扫描示眼上静脉明显扩张（sov）。注意扩张的血管邻近海绵窦（箭）和扩张的颅内血管（箭头）。

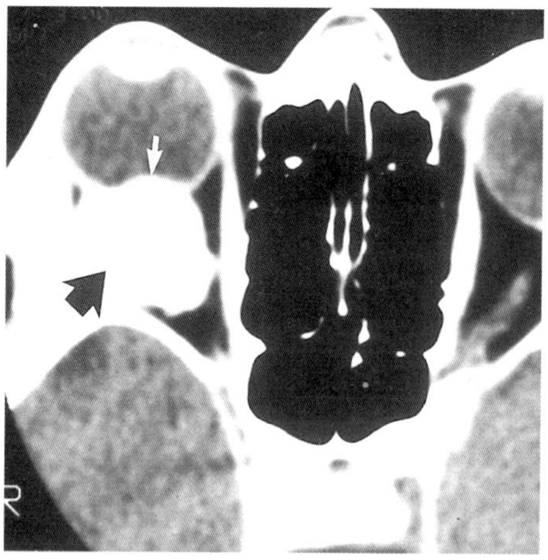

图 2.262 血管外皮细胞瘤。轴位增强 CT 扫描示一巨大明显强化团块（箭），符合血管外皮细胞瘤。注意血管外皮细胞瘤已有眼球侵犯（白色箭）。

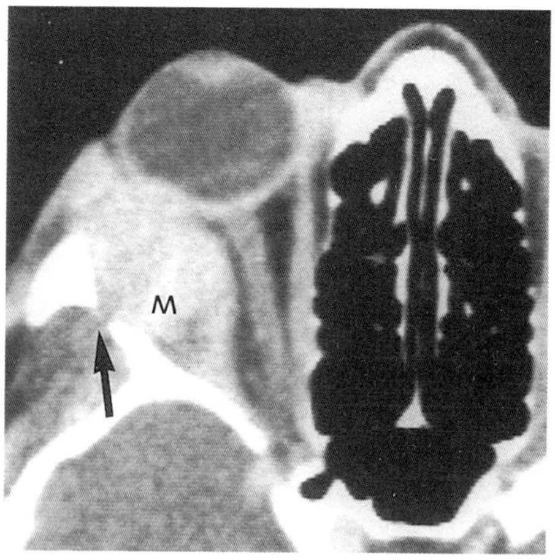

图 2.263 血管外皮细胞瘤。轴位增强 CT 扫描示一巨大明显强化团块（M），符合血管外皮细胞瘤。注意局限性骨破坏（箭）。注意此病例的强化不像图 2.262 那样明显。

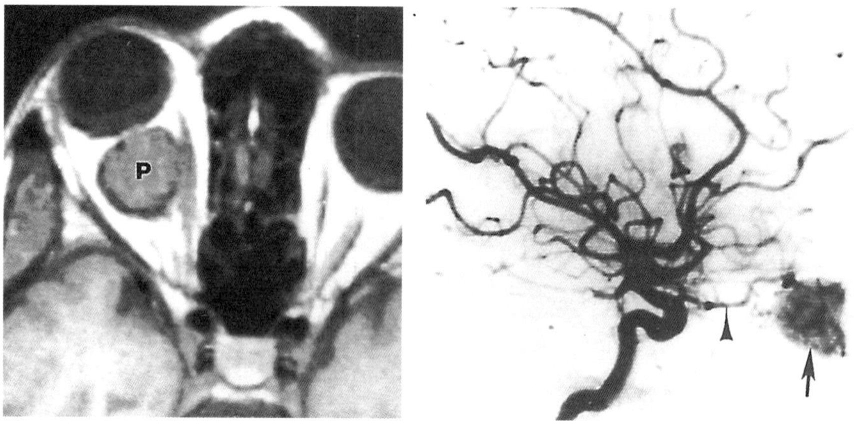

a b

图 2.264 血管外皮细胞瘤。
a T1WI MR 扫描示一眶内血管外皮细胞瘤(P)。注意内直肌局限性侵犯。
b 血管造影示清晰的眼动脉（箭头），富血管的血管外皮细胞瘤（箭）。

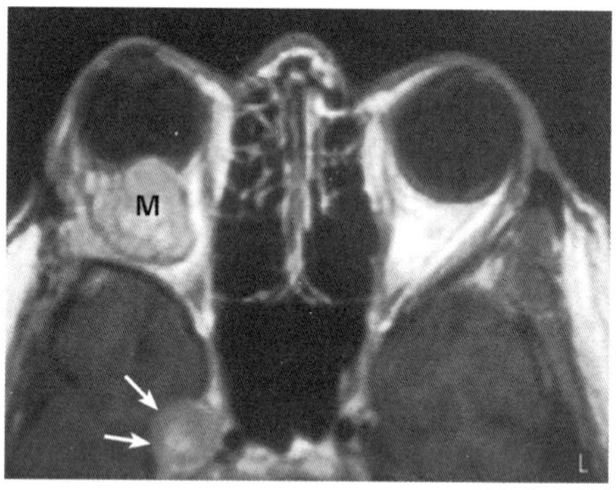

图 2.265 血管外皮细胞瘤复发伴神经旁侵犯并延伸至海绵窦。轴位增强 T1WI MR 扫描示一巨大团块，符合血管外皮细胞瘤复发（M）。注意神经周围延伸至右海绵窦（箭）。

血管外皮细胞瘤

血管外皮细胞瘤是一罕见的呈缓慢性生长的血管肿瘤，它起源于被称之为 Zimmermann 的独特细胞，血管外皮细胞瘤正常包裹着毛细血管和由几乎各种组织类型的毛细血管后小静脉。[8,136-138] 组织学方面，肿瘤由被增生细胞围绕着的分散的、毛细血管样间隙构成。[2,8] 血管外皮细胞瘤可被纤维血管隔分割成多个小叶。[8,136] 血管外皮细胞瘤中约有 50% 的病例为恶性，可通过血管和淋巴途径发生转移，但远位转移少见。[8,139] 远位转移多发生在肺部。[8,136,138] 如果血管外皮细胞瘤不能完全切除则容易复发，治疗主要选择是扩大的外科切除术。

在 CT 上，与海绵状血管瘤相比，由于对邻近组织的侵犯使得眶内血管外皮细胞瘤外边界欠清晰（图 2.262）。[8,16] 可见眶骨溶骨改变（图 2.263），和血管外皮细胞瘤明显强化及富有血管是其典型特征（图 2.262，2.264）。复查 CT 或 MRI 对血管外皮细胞瘤复发诊断极为重要（图 2.265）。MRI 和 CT 上不易将血管外皮细胞瘤与海绵状血管瘤、神经源性肿瘤、脑膜瘤等病变进行鉴别（图 2.264～2.266）。血管造影有助于将其与海绵状血管瘤、脑膜瘤和神经鞘瘤的鉴别。[8] 血管外皮细胞瘤通常有较早的浓染（图 2.264b，2.266c），而海绵状血管瘤与其相比则充盈较晚或表现为无充盈团块。[8,133,140] 脑膜瘤可能会显示多根肿瘤血管并呈迟缓染色。神经鞘瘤则可无肿瘤着色。[8,16,139,140] 有时血管外皮细胞瘤可能难以与其他较少见血管源性肿瘤如血管肉瘤和纤维组织细胞瘤等进行鉴别。[8] 血管外皮细胞瘤可起源于鼻旁窦继而侵犯眼眶（图 2.267）。钙化并非血管外皮细胞瘤的特征，而钙化在外科术后和（或）放疗后血管外皮细胞瘤复发中常见（图 2.264a）。

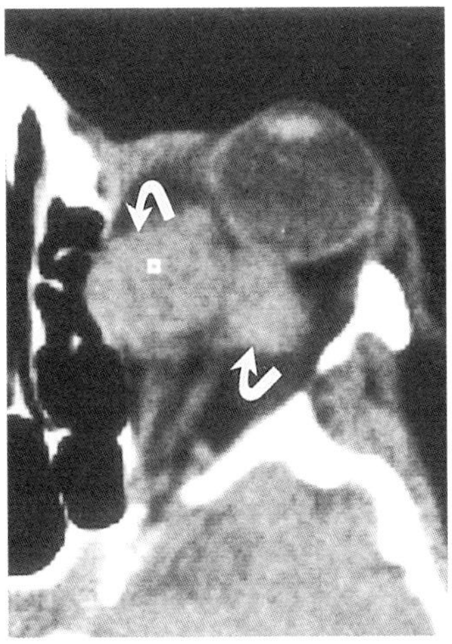
a

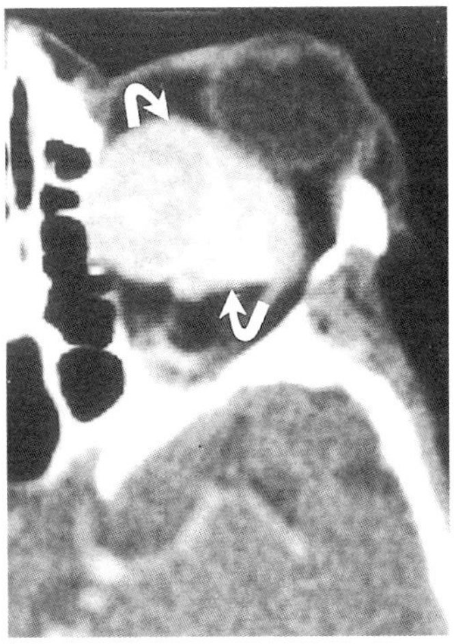
b

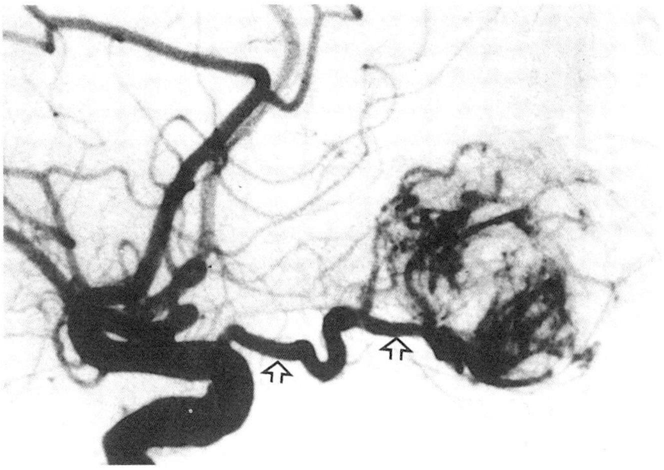
c

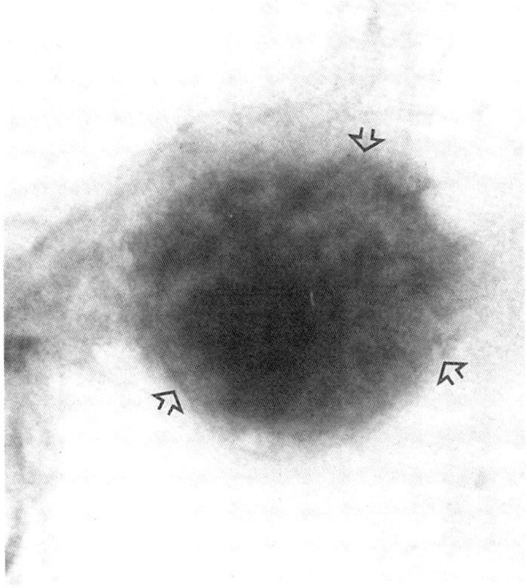
d

图2.266 血管外皮细胞瘤。a 轴位平扫和 b 强化CT扫描示一巨大血管外皮细胞瘤（箭）。海绵状血管瘤、视神经鞘膜瘤、神经纤维瘤、纤维组织细胞瘤和眶内淋巴瘤可有类似表现。c 血管造影显示眼动脉增粗（箭）和血管外皮细胞瘤致密的血管团。d 血管造影（毛细血管延迟相）显示肿瘤充盈（箭），系血管外皮细胞瘤浓染典型特征。

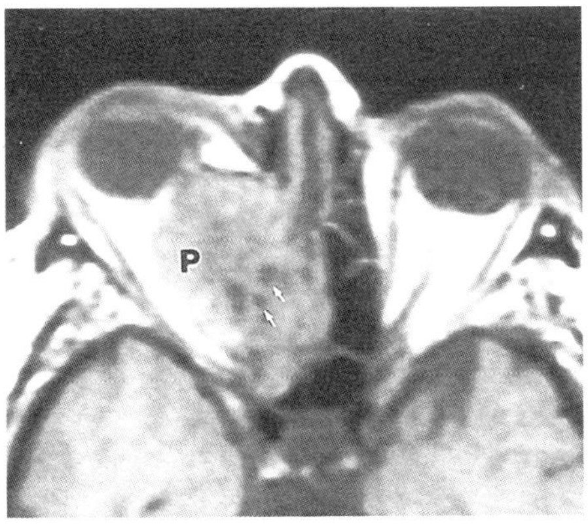

a

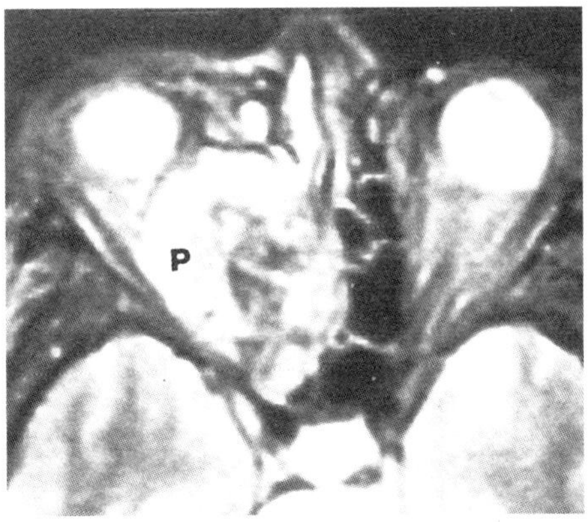

b

图2.267 鼻旁窦血管外皮瘤累及眼窝。
a 轴位T1WI MR扫描示一巨大血管外皮细胞瘤（P）侵蚀邻近的筛骨。CT所示钙化在MR上为低信号区（箭）未得以显示。
b 轴位T2WI MR扫描示血管外皮细胞瘤（P）。

神经病变

眶内的神经纤维膜瘤又称雪旺瘤

眼眶内容纳很多的周围神经。约4%的眼眶肿瘤系外周神经肿瘤，主要有神经纤维瘤和神经膜瘤或雪旺瘤。其中2%为丛集性神经纤维瘤病，1%是单独的纤维神经瘤，1%是雪旺瘤（图2.268～2.276）。[141]

雪旺瘤属可起源于眶内各处的呈缓慢生长的良性神经鞘瘤，尽管它常见于肌锥内间隙。[8,105,106,141] 恶性雪旺瘤（恶性神经膜瘤、神经源性肉瘤、纤维肉瘤和神经鞘膜瘤）在眶内肿瘤中非常罕见。[2,8,141] 视神经没有雪旺细胞；眶内的雪旺瘤起源于第Ⅲ、Ⅳ、Ⅴ、Ⅵ、Ⅶ周围神经和自主神经。雪旺瘤和神经纤维瘤常包括感觉神经，两者的差异主要在病理学上。雪旺瘤与神经纤维瘤区别在于被神经源性神经束膜包裹，雪旺瘤具有非常明显的雪旺细胞起源。[2,16] 组织学上雪旺瘤由一层薄的纤维囊包裹，该纤维囊由受压的周围神经组织构成。雪旺瘤由交织成索状和螺旋状呈密集排列的长轴方向彼此平行的纺锤状细胞构成。这种细胞模式被称为Antoni A型。[2,8,106,141] 由Antoni B型细

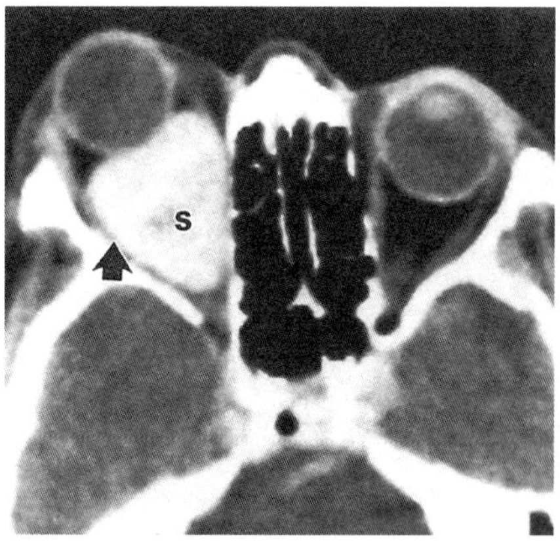

图2.268 眶内雪旺瘤。轴位强化CT扫描示一明显强化的肌锥内高密度团块符合雪旺瘤（S）。肿块邻近外直肌（箭）而无外直肌受累。鉴别诊断时需与海绵状血管瘤、血管外皮细胞瘤、视神经鞘膜瘤、神经纤维瘤和纤维组织细胞瘤等进行鉴别。

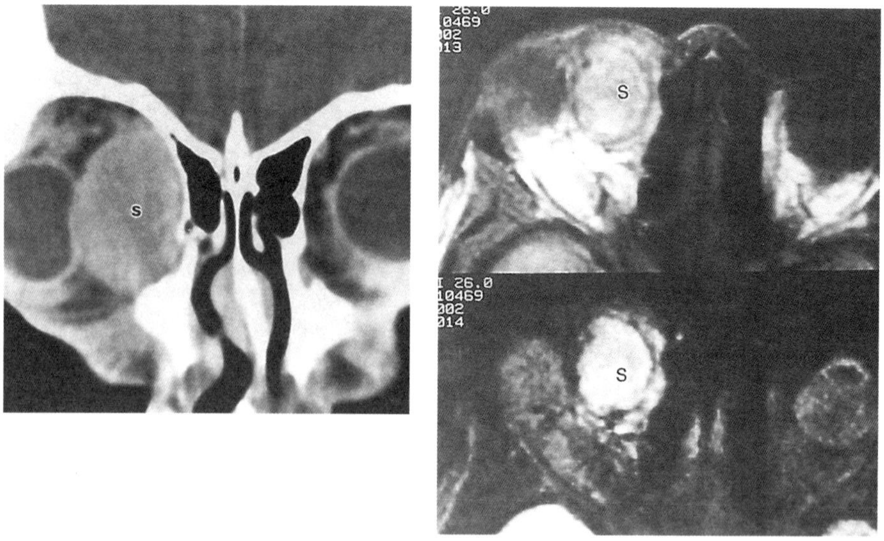

图2.269 肌锥外眶内雪旺瘤。

a 冠状面强化CT扫描示一清晰的（囊性）高密度团块符合雪旺瘤（S）。同a图比较，肌锥外病变在横断面得以更为清晰的显示。

b 轴位质子加权（上图）和T2WI（下图）MR扫描示雪旺瘤（S）。此图未显示更下方层面的内直肌受压向外移位情况。鉴别诊断时要与包括纤维组织细胞瘤、血管外皮细胞瘤、神经纤维瘤、淋巴瘤和横纹肌肉瘤（成人较少见）在内的肿瘤进行鉴别。

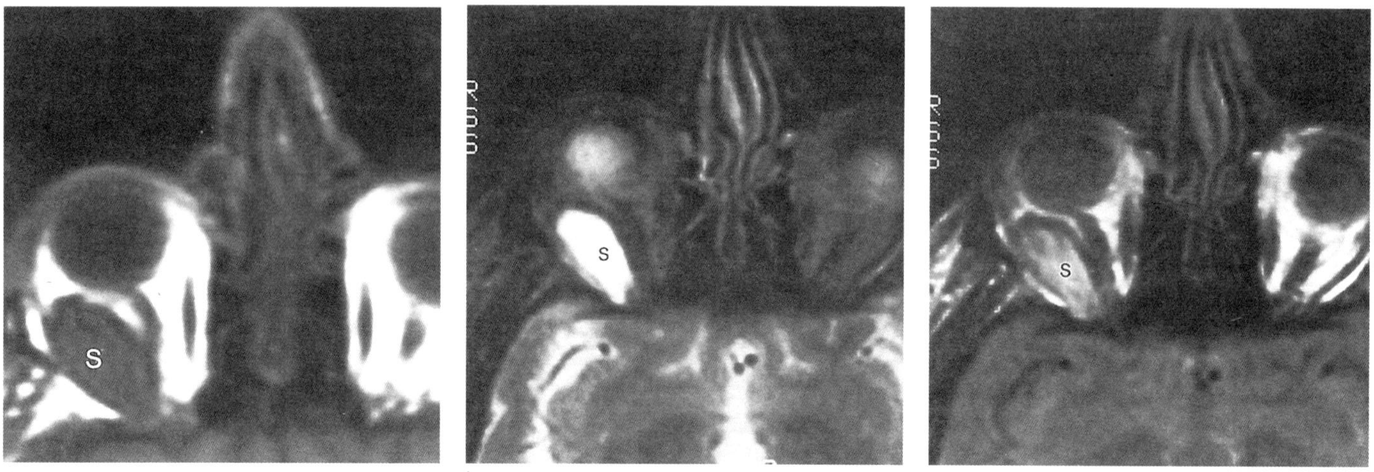

图2.270 眶内雪旺瘤 a 轴位T1WI b T2WI和 c 轴位强化T1WI MR扫描示一雪旺瘤（S）。需与包括海绵状血管瘤、血管外皮细胞瘤和纤维组织细胞瘤进行鉴别诊断。

胞构成的雪旺瘤比较少见，细胞以呈胶原矩阵随机分布为特征。[2,6,16,106,141] 在CT和MRI上，眶内的雪旺瘤边界清晰呈椭圆形或梭形，肌锥内、外部肿块均呈中度到明显强化（图2.268～2.272）。视神经常被肿瘤压迫移位或包埋（图2.268）。雪旺瘤和神经纤维瘤可有明显强化区、轻微强化和不强化区存在（图2.271b）。在T2加权MR像上肿瘤的黏液样区和含较多的细胞成分的区域相比，因含较多的水成分而表现为高信号（图2.271e）。

神经纤维瘤

神经纤维瘤可为以下四种类型之一：(1) 丛状 (2) 弥散 (3) 局限性或限制性 (4) 神经切断术后神经瘤。[2,141] 当外周神经的某一节段的大部分神经束受累时，可见整个神经节段的圆柱状增粗。这种临床和病理的结构被称做丛状纤维神经瘤。[6,16,141] 丛状纤维神经瘤好发于新生儿或儿童，并常累及眼睑（见图2.216a）。肿瘤呈条索状和结节状生长，触诊时称为“蠕虫袋”征。丛状神经纤维瘤累及眼睑是诊断神经纤维瘤病的重要特征（Recklinghausen病）。[141] 弥散的神经纤维瘤与丛状神经纤维瘤类似，浸润眶内脂肪和眼外肌，但其病变多与Von Recklinghausen病不同。[2,141] 限制性或局灶的神经纤维瘤类似于缓慢生长的肿瘤，形成肿块时挤压眼球（图2.273）。肿瘤常沿任一感觉神经生长，但更常见于上象限（图2.274，2.275）。当发生于泪腺神经，它的临床表现与泪腺肿瘤相同。

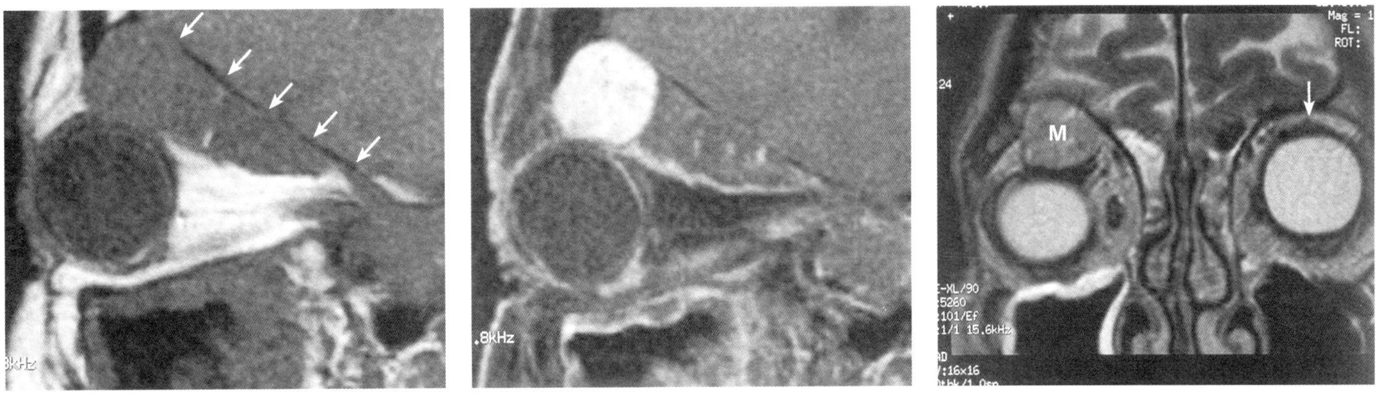

a b c

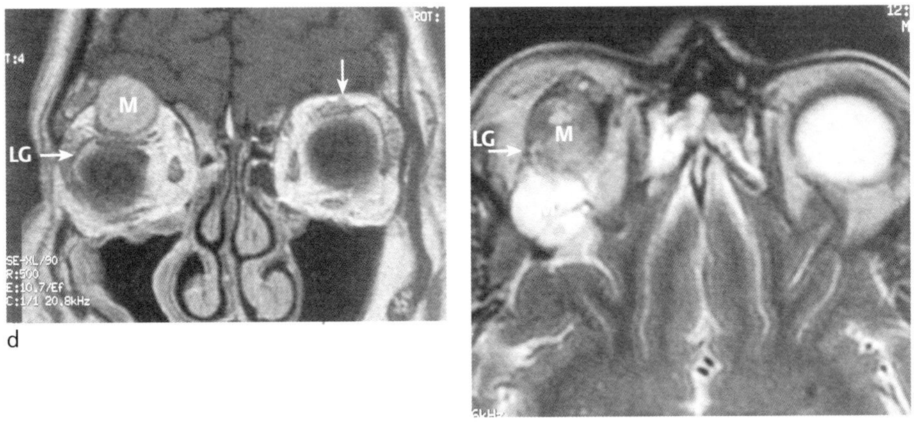

d e

图 2.271　眶额神经雪旺细胞瘤。

a 矢状 T1WI 平扫可见锥外巨大占位性病变。

b 增强矢状 T1WI 可见图 a 所示肿块不均匀强化。

c, d 冠状 T2WI（c）及 T1WI（d）锥外肿块。注意正常的左额神经（箭头）及正常的右泪腺（LG）。

e 横断 T2WI 可见眼眶肿物（M）符合源于额神经的雪旺细胞瘤。注意 T2 信号不均匀的特点，肿块后部较前部信号更高。注意正常泪腺（LG）。感谢南非 Cape Town 的 Jan Lots 博士和 Kobus Brits 博士提供病例。

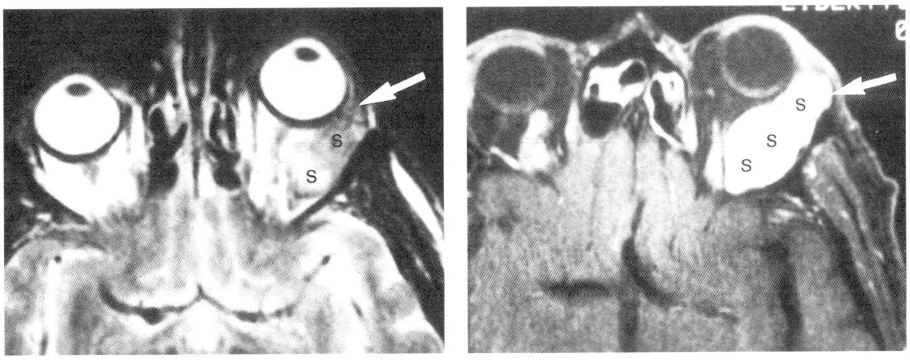

a b

图 2.272　源于泪神经的雪旺细胞瘤。

a 横断 T2WI 和 b 增强脂肪抑制 T1WI 显示眼眶雪旺细胞瘤（S）。注意泪腺前移（箭），提示肿物并非来自泪腺。

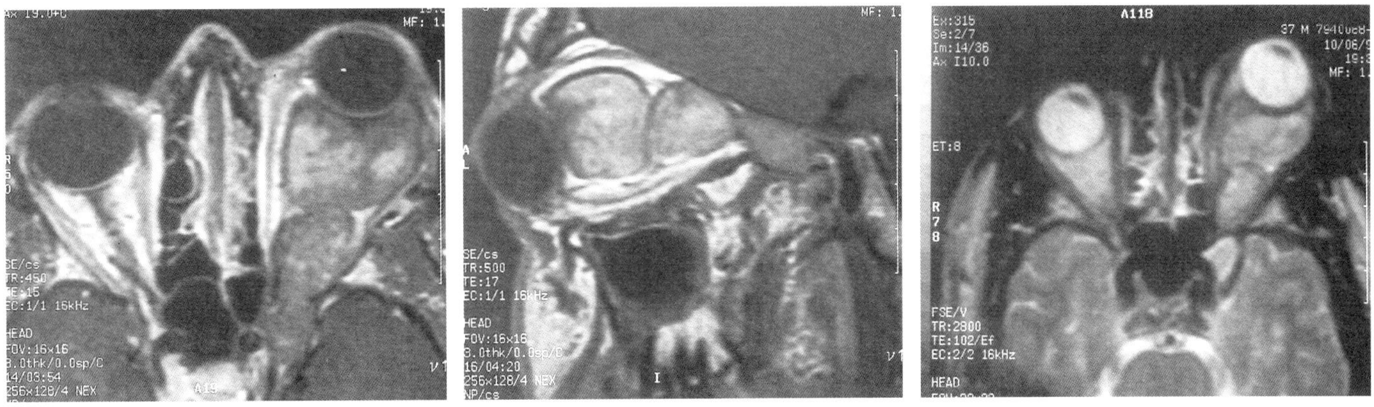

a b c

图 2.273　眼眶神经纤维瘤 a 横断非增强 T1WI，b 矢状增强 T1WI 及 c T2WI 显示巨大锥内肿块经眶上裂至海绵窦，提示肿物并非源于视神经，神经纤维瘤的可能性最大。

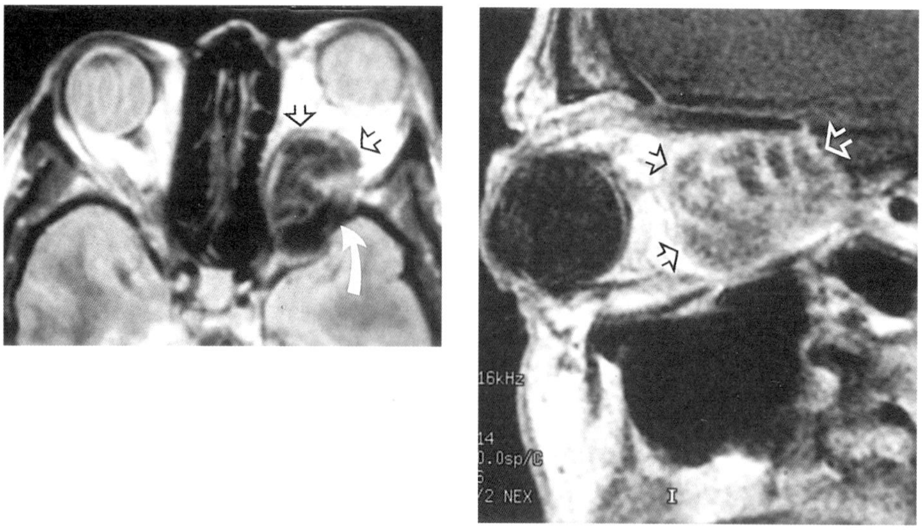

a b

图 2.274 眶内神经纤维瘤 a 轴位 T2WI 和 b 矢状面强化 T1WI MR 扫描示神经纤维瘤（箭）。肿瘤在 T2WI MR 像上表现为与致密的纤维基质有关的呈低信号（a）。注意与图 269 和图 270 的比较。

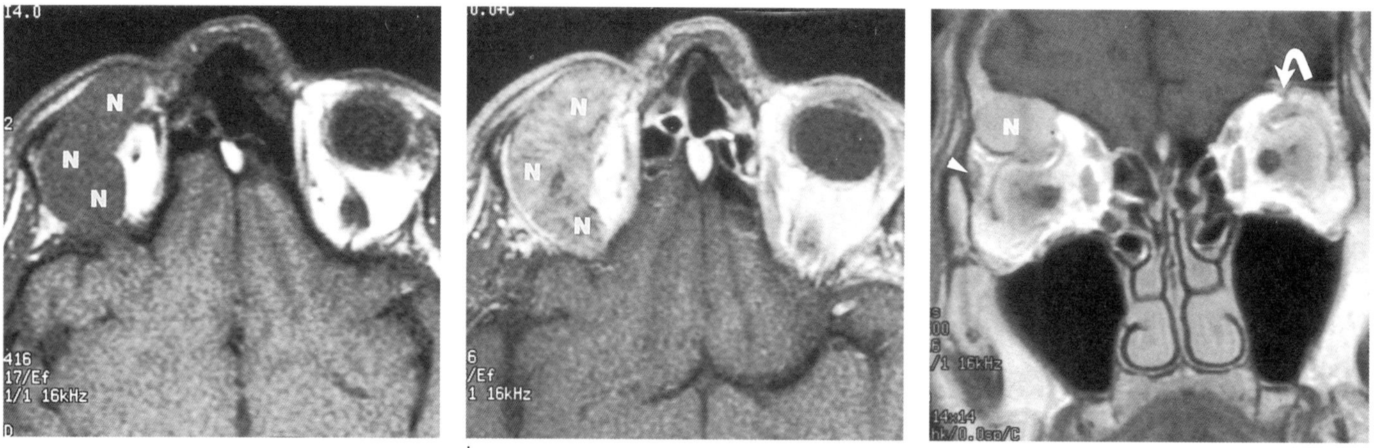

a b c

图 2.275 眶内额神经神经纤维瘤。a 轴位 T1WI 平扫 b 轴位强化 T1WI 平扫，c 冠状面强化 T1WI MR 扫描示一发生于右额神经的巨大团块为神经纤维瘤（N）。注意正常的额神经（弯箭）。肿瘤与泪腺分界清晰（箭头）。

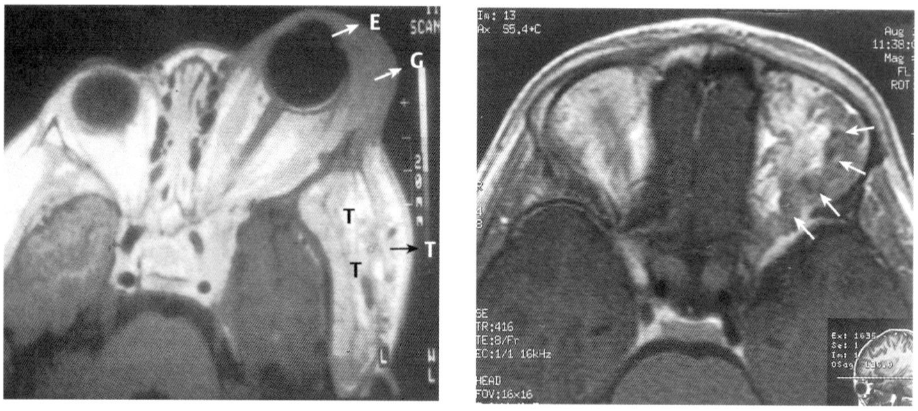

a b

图 2.276a 丛状神经纤维瘤。轴位强化 T1WI MR 扫描示弥漫的纤维神经瘤累及左眼睑（E）、泪腺（G）、外直肌和内直肌和左颞窝（T）。左眼球增大、整个眼色素层明显增强。眼色素层增厚是由于纤维神经瘤侵犯脉络膜所致。美国 Washington DC AFIP 的 Ahmed A. Hidayat 博士提供病例。

b 丛状纤维神经瘤。另一 NF1 患者轴位强化 MR 扫描示丛状纤维神经瘤累及左上眼眶（箭）。

眶内丛状和弥散神经纤维瘤表现为延伸至周围组织的边界欠清的肿块，有时通过眶上裂和眶下裂延伸（图 2.276a，b）。恶性与良性神经鞘瘤的 CT 和 MR 上表现相类似，区别在于良性神经鞘瘤无骨破坏。两侧的额神经神经纤维瘤（图 2.276c）和肌肉内神经纤维瘤致眼外肌增粗，亦可见神经纤维瘤病患者。需要与眶内雪旺瘤和神经纤维瘤鉴别的是海绵状血管瘤、脑膜瘤、纤维组织细胞瘤、神经纤维瘤、纤维细胞瘤、血管外皮细胞瘤和转移瘤。

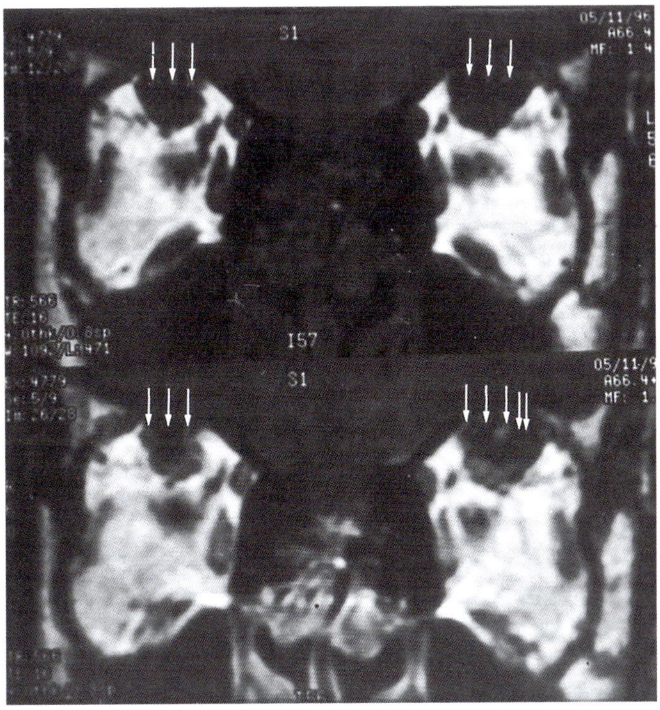

图2.276c 双侧额神经神经纤维瘤。另一NF1患者的冠状位T1WI MR扫描示双侧额神经神经纤维瘤（箭）。

视神经鞘肿瘤性和非肿瘤性增大

视神经炎

视神经炎为累及视神经的急性炎症过程可表现为视神经的增粗。[2,16] 多发性硬化是视神经炎最常见的原因。视神经炎患者往往表现为单侧视力降低，也有双侧视力受损的情况。[142] 另外视辐射神经损伤也是导致视神经炎的原因之一。儿童视神经炎与成人不同，儿童视神经炎的视神经盘水肿的发生率高并且倾向于双侧同时受累。[142] 视神经炎通常为多发性硬化的早期表现，CT和MRI表现为视神经增粗，常伴有不同程度的对比强化（图2.277～2.281）。MRI示视神经增粗，T2加权像为高信号（图2.280）。[15] 在视神经炎患者中，MRI所见多发性硬化斑在反转恢复序列（STIR）显示地更为明显。[2,16] 增强脂肪抑制T1加权MR是最好的证实视神经炎的扫描技术。视神经呈局限性或弥漫性强化（图2.280，2.281）。

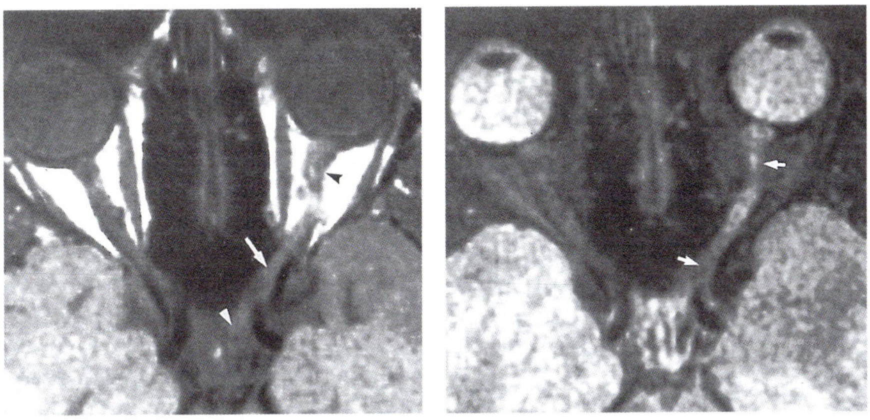

a b

图2.277 视神经炎。a 轴位质子密度加权和b T2WI MR扫描示一名罹患视神经炎的14岁女孩的左视神经弥漫性增粗（箭头）。左视神经与未受累的右视神经相比呈略高信号。

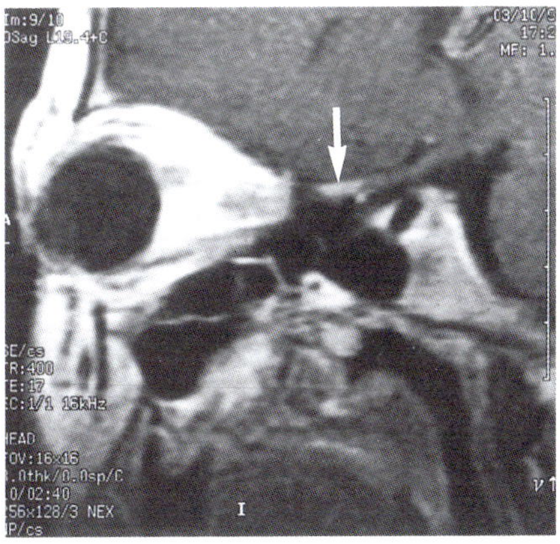

图2.278 视神经炎。矢状位强化T1WI MR示视神经局限性增强（箭头），符合视神经炎。

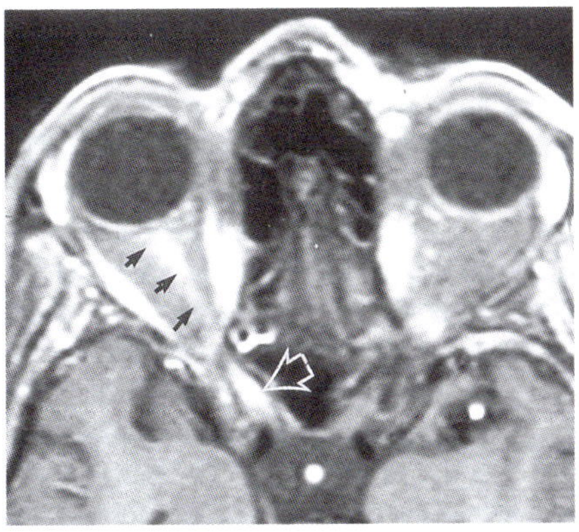

图2.279 视神经炎。轴位增强脂肪抑制T1WI MR示包括视神经管内段（空心箭）的右视神经（箭）呈弥漫性强化，符合脱髓鞘视神经炎。结节病可有类似MR表现。

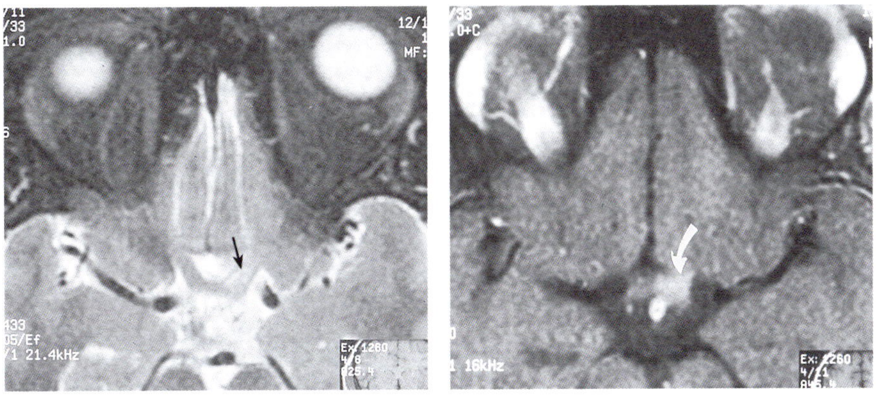

a b

图2.280 局限于视神经管内段的视神经炎。a 轴位T2WI和b 轴位增强脂肪抑制T1WI MR扫描示局限于左视神经管内段的脱髓鞘视神经炎。病变呈T2WI像高信号并有中度强化（箭）。

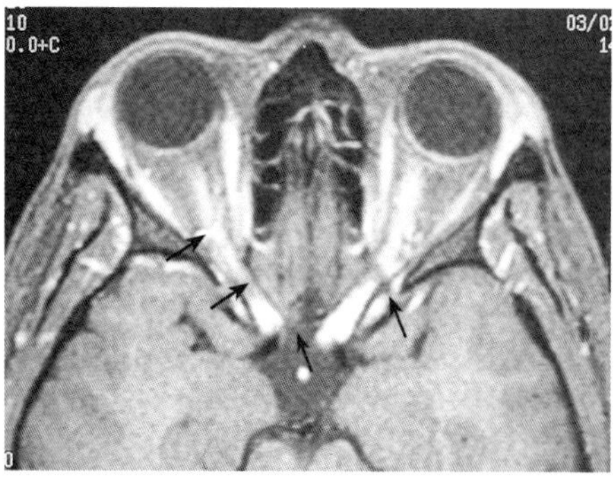

图2.281 双侧视神经炎。轴位增强T1WI MR扫描示一例活检证实的由脱髓鞘病导致的双侧视神经炎患者的双侧视神经明显强化(箭)。

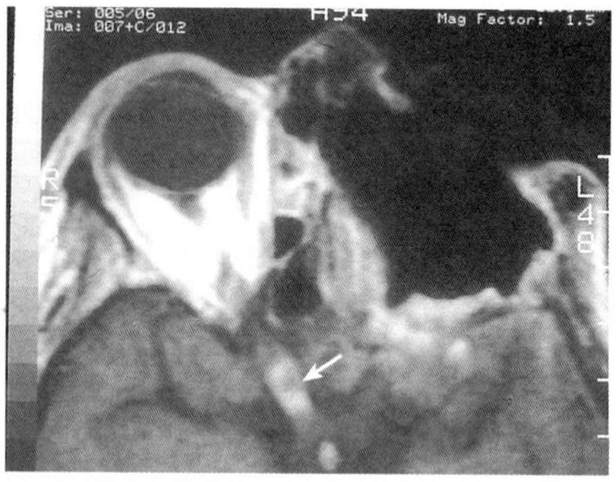

图2.282 由于放疗导致的视神经炎。轴位强化脂肪抑制T1WI MR扫描示因放疗性视神经炎致右视神经增强表现（箭)。左眼眶呈现因晚期鼻旁窦癌术后表现。

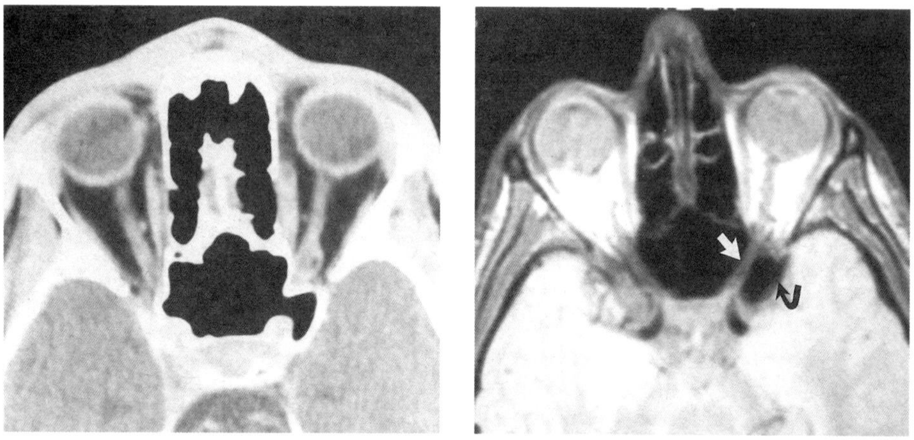

a b

图2.283 鼻旁窦膨大。a 轴位CT和b 轴位质子密度加权MR扫描示左前鞍状突气腔形成（黑箭)。左视神经神经管内段（白箭)。与视神经相邻的左视神经管外骨皮质明显变薄。

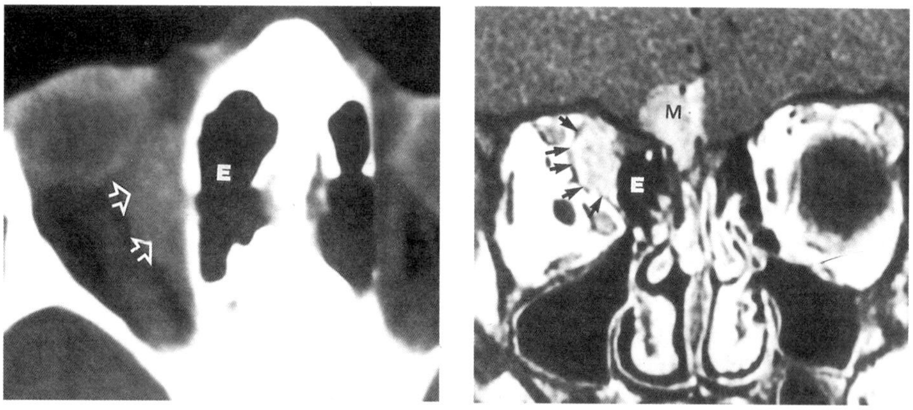

a b

图2.284 与脑膜瘤有关的气腔膨大。
a 轴位CT扫描示一软组织肿块累及右眼眶（箭)。右筛窦扩张（E)。
b 冠状位强化T1WI MR扫描示一脑膜瘤（M）并侵犯右眼眶（箭)。右筛窦扩张（E)。沙特阿拉伯的E.L. Tajudine博士提供病例。

总之，视神经炎在CT和MRI的强化通常是轻度的或局限于在视神经的一个小的节段上，尤其是视神经管内部分(图2.278,2.280,2.282)。

鼻旁窦膨大和视神经病

鼻旁窦膨大是一被覆正常黏膜的副鼻窦高度气化的罕见情形。副鼻窦的过度气化使窦壁骨质变薄和整体裂开。最常见额窦的受累，蝶窦因其内有视神经管，所以蝶窦的受累易影响视力（图2.283)。[143] 蝶窦或蝶筛窦的气腔扩大可引起视觉症状。[143] 鼻旁窦膨大与脑膜瘤和纤维骨质病变有关（图2.284)。[143] 很少见无相关疾病的鼻旁窦膨大引发视觉症状的情况。我们曾报告过3例有视觉症状的蝶窦气腔扩大的病例。[143] 目前，对造成视神经病理的原因尚不明确。由于在鼻窦和视神经管间存在直接交通，我们可以假定这种视神经病理是由于黏膜或空气压迫导致视神经缺血

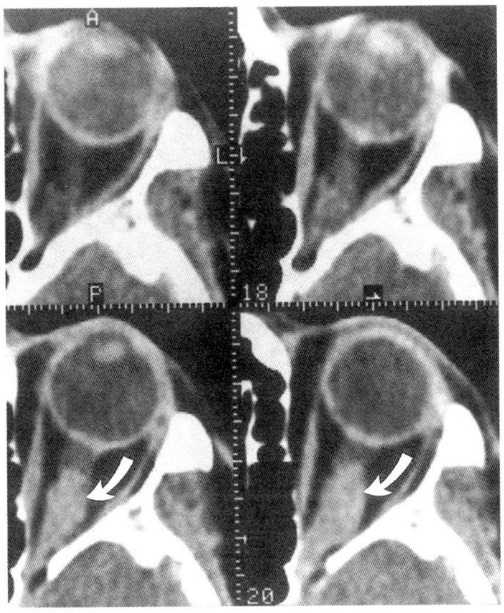

图2.285　视神经鞘膜瘤。轴位增强CT扫描示左视神经管状增粗（箭）。符合视神经鞘膜瘤。

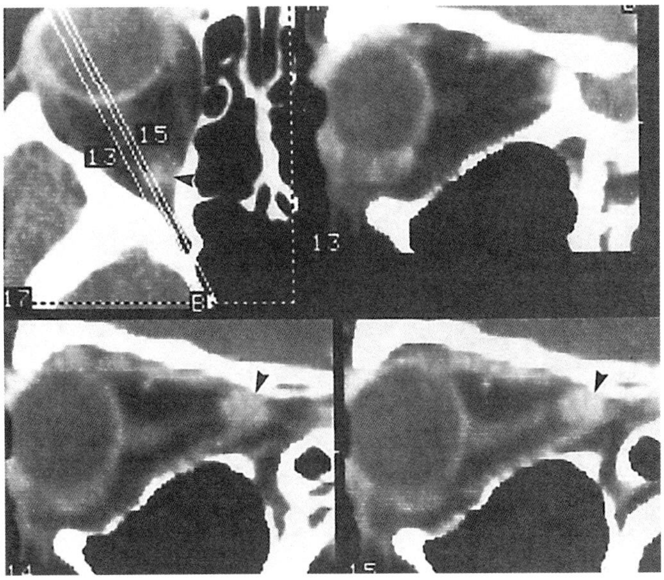

图2.286　视神经鞘膜瘤。矢状位CT重建示脑膜瘤累及视神经顶段（箭头）。

而引起的。[143] 有人认为鼻窦内压力的突然增高，比如打喷嚏或海拔变化，可对暴露的视神经造成损伤。[143]

视神经鞘膜瘤

视神经鞘膜瘤有两种起源，一是来源于附着于视神经上的蛛网膜细胞，另一来源是来自颅内脑膜瘤的眶内侵犯（视神经管）。另外一罕见脑膜瘤起源于眼窝内肌锥内或眶壁的异位的蛛网膜细胞。这些眶内异位“硬膜外”脑膜瘤表现为与视神经鞘或视神经管无关，亦与颅内起源无关。其起源尚不清楚，但可能起源于沿眶壁或位于肌锥内的先天性异位脑膜细胞巢。其常常有特征性的局限性的相邻筛小房的侵犯，被称之为“发疱状”（图2.284）。脑膜瘤好发于中年女性。儿童的视神经膜瘤罕见，但比成人更具侵袭性。有无神经纤维增生的患者均可出现双侧视神经膜瘤。而双侧视神经胶质瘤通常发生在神经纤维瘤病（NF1）患者中。

CT是一种对视神经脑膜瘤进行评估的非常好的影像学方法。最好行平扫加对比强化扫描。1.5～3mm的薄层扫描对肿瘤实际范围的显示非常重要。由于硬脑膜的限制，64%的视神经脑膜瘤病例表现为边界清晰的管状增厚（图2.285）。[2,16,142] 视神经鞘膜瘤常位于眶极（图2.286,2.287），表现为偏心性扩展。静脉给予对比剂后，视神经鞘膜瘤表现为边界清晰的均一强化。视神经鞘膜瘤可见“轨道征”，即强化CT示视神经鞘周边强化伴中央呈透亮区，但这非视神经鞘膜瘤的特异征象，[16,142] 假瘤和视神经炎也可见“轨道征”。[16]CT图像的视神经肿物内线样或颗粒状钙化常提示视神经鞘膜瘤（图2.288）。[15]

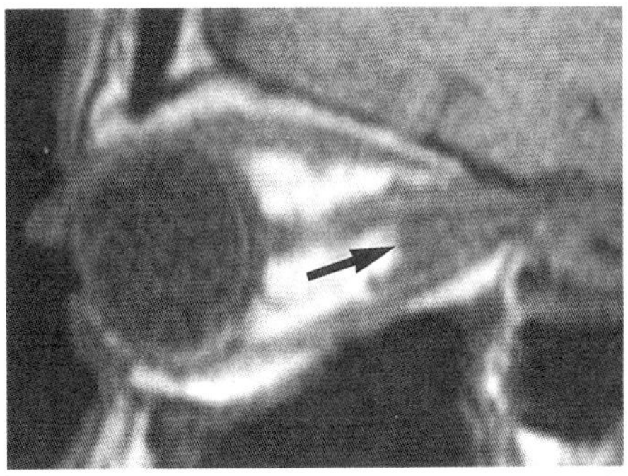

图2.287　视神经鞘膜瘤。矢状位T1WI MR扫描示视神经局限性扩展，与术后病理证实鞘膜瘤相符（箭）。

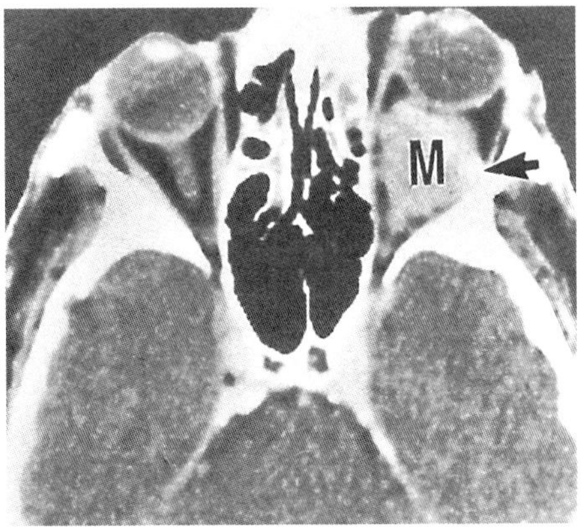

图2.288　视神经鞘膜瘤。轴位增强CT扫描示一围绕左视神经生长的强化肿块（M）。可见脑膜瘤特征性细小钙化（箭）。

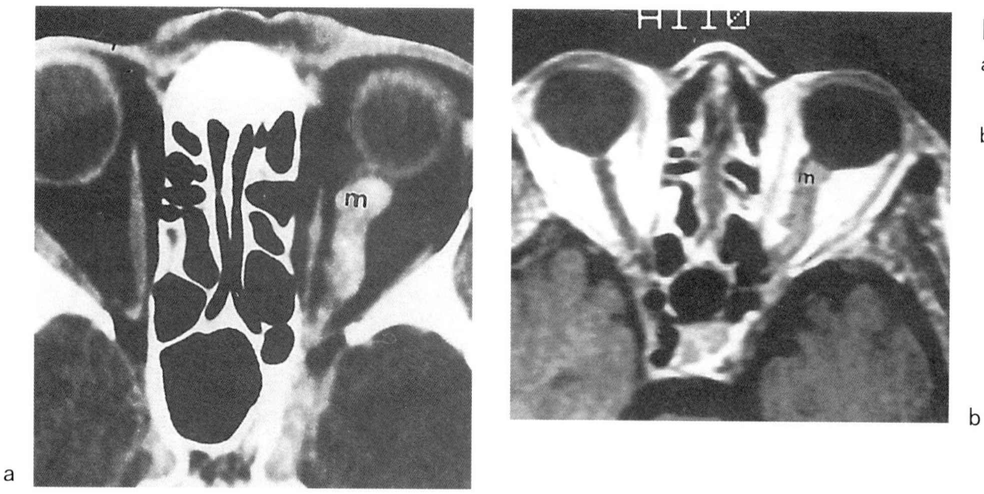

图2.289 视神经鞘膜瘤。
a 轴位增强CT扫描示沿左视神经一明显强化肿块（M）。
b 轴位增强T1WI MR扫描示脑膜瘤中度强化（M）。

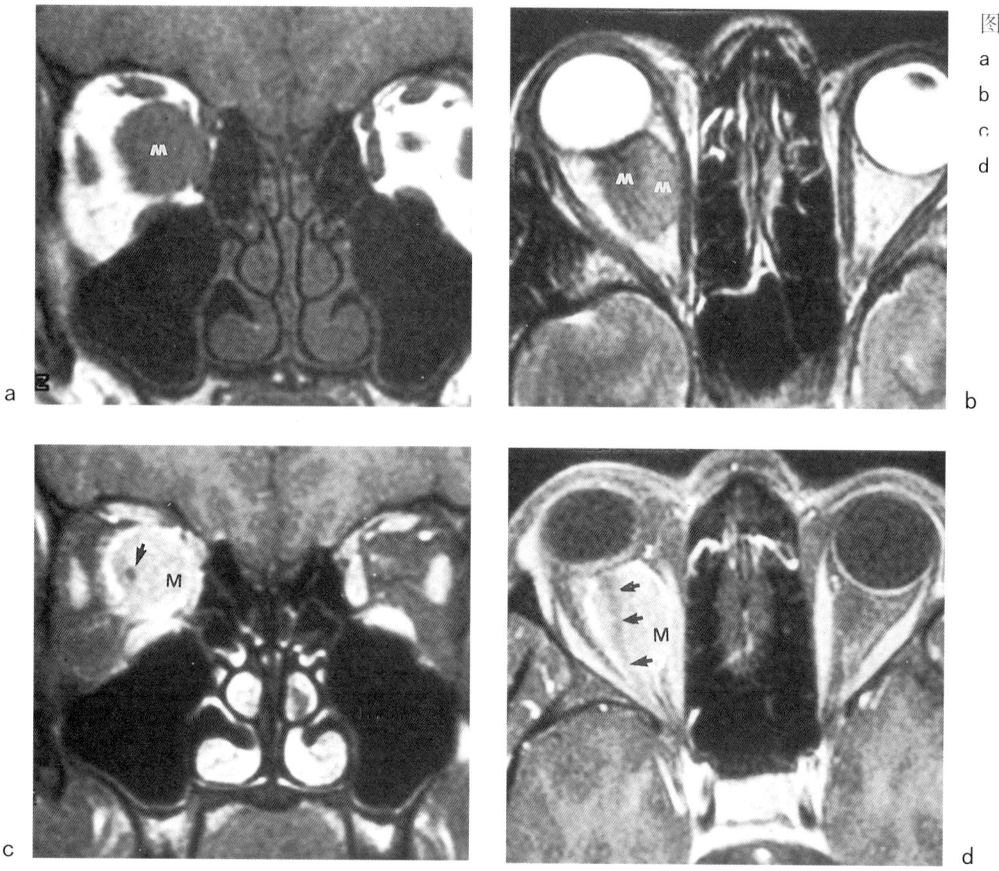

图2.290 视神经鞘膜瘤。
a 冠状位平扫T1WI像。
b 轴位T2WI像。
c 冠状位强化脂肪抑制T1WI像。
d 轴位强化脂肪抑制T1WI MR扫描示一巨大视神经鞘膜瘤（M）。注意变细的视神经（箭）。

MRI非常有助于视神经鞘膜瘤的评价。MR像上，视神经鞘膜瘤呈均匀或围绕视神经的增粗（图2.289，2.290）。在大多数MR脉冲序列脑膜瘤通常保持与正常视神经和脑组织的等信号。脑膜瘤在T1加权MR像和质子加权像可能为低信号、T2加权像为高信号。[2,16,142] 静脉注射顺磁性钆对比剂后脑膜瘤为明显强化表现。给予对比剂后，T1加权脂肪抑制脉冲序列对脑膜瘤强化信号证明是非常有价值的序列（图2.291）。有时小脑膜瘤MRI不能显示（图2.292）；然而，局限性视神经钙化可被CT检出（图2.292b）。需要指出的是在个体尚无视觉症状时一些局限性硬脑膜钙化就可被偶然发现（图2.293）。由于罕见视神经鞘的良性硬脑膜钙化，那些偶然发现，即便是没有症状也应进行随访观察。

CT和MRI能很容易地证实颅内脑膜瘤的眶内侵犯（图2.294）或视神经膜瘤的颅内侵犯（图2.294）。斑状脑膜瘤可有明显的骨肥厚改变，有时无明显的软组织成分（图2.295）。

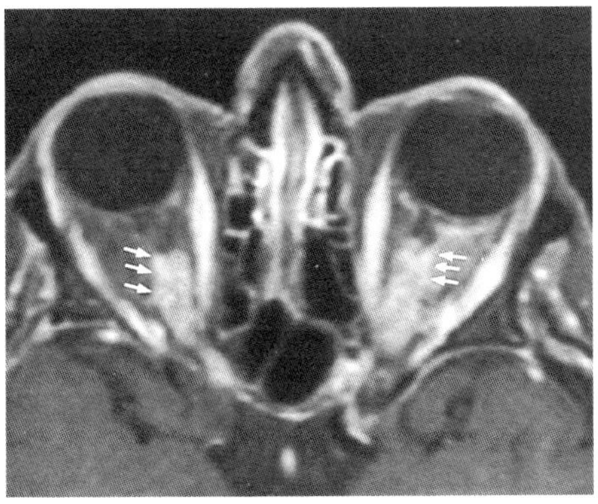

图 2.291　两侧的视神经鞘膜瘤。轴位脂肪抑制 T1WI MR 增强扫描显示两侧视神经鞘膜瘤“斑片状”强化（箭）。

a

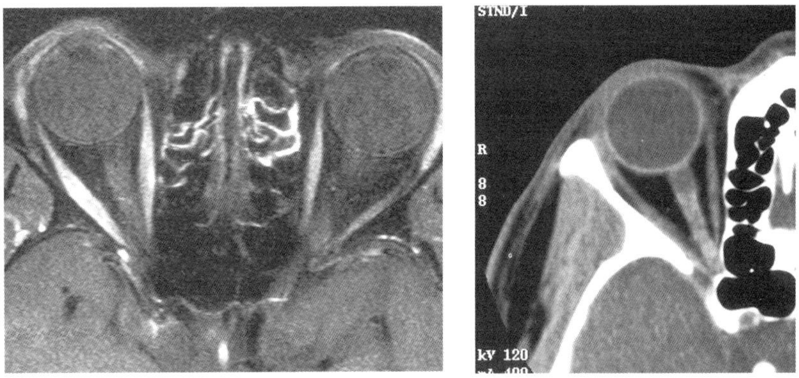

b

图 2.292　小视神经鞘膜瘤。

a 使用 3.0T MR 扫描仪进行轴位脂肪抑制 T1WI 增强扫描，没有看到明显的病变。

b 轴位 CT 平扫显示推测为右侧视神经鞘膜瘤的弥散的小钙化。

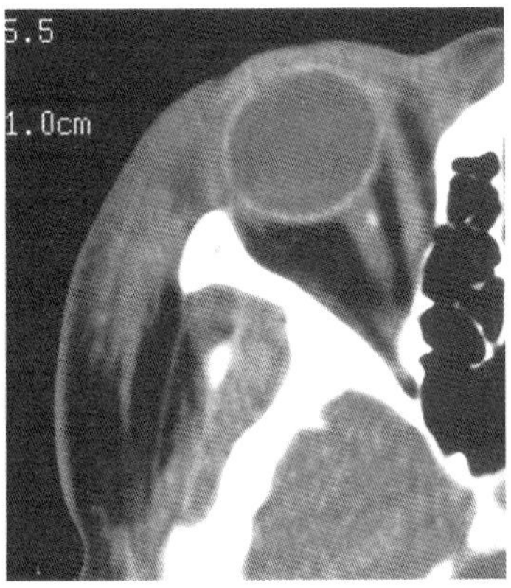

图 2.293　视神经鞘膜钙化。不伴有视觉障碍的 26 岁女性，轴位 CT 平扫显示一个局灶性的钙化。

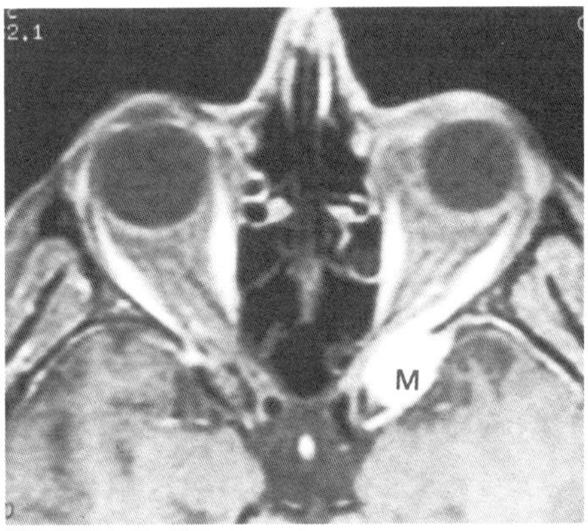

图 2.294　床突旁脑膜瘤侵犯视神经管。轴位脂肪抑制 T1WI MR 增强扫描显示脑膜瘤（M）侵入左侧视神经管。

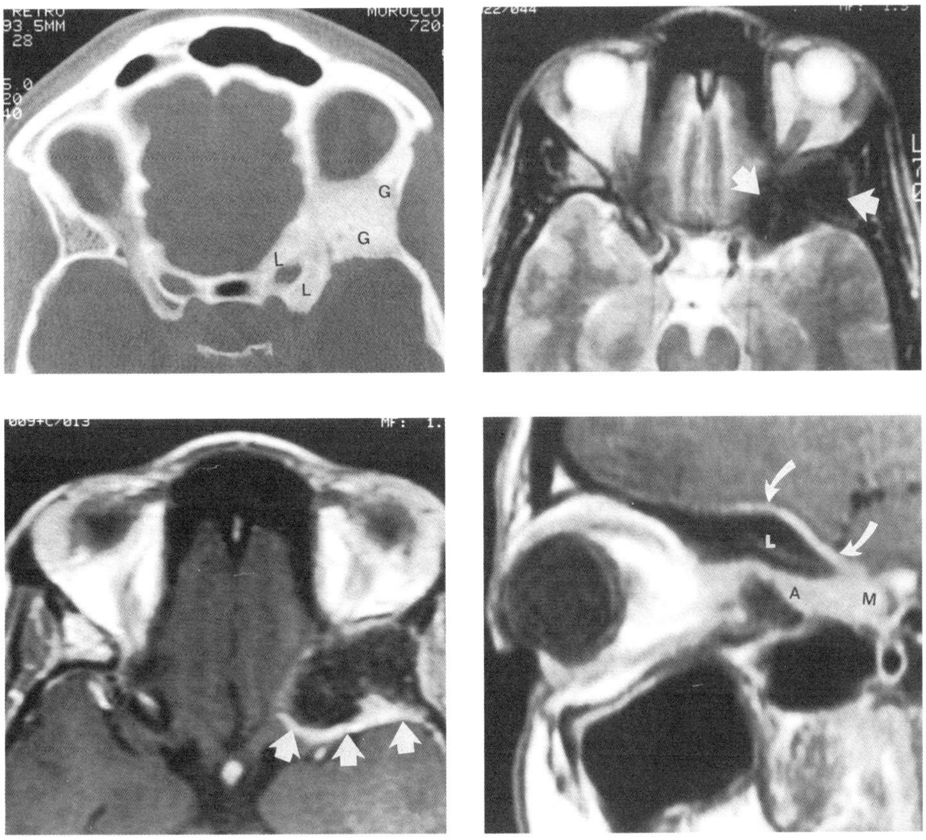

a b c d

图 2.295　斑状脑膜瘤

a 轴位 CT 扫描显示蝶骨大翼(G)和蝶骨小翼(L)厚度的增加和硬化。这与斑状脑膜瘤特征性的广泛骨肥厚改变相关。这种 CT 表现可能被误认为纤维发育不良。

b 轴位 T2WI MR 扫描显示低信号的肥厚骨。

c 轴位 T1WI MR 增强扫描。异常的强化（箭）代表斑状脑膜瘤。这是诊断的关键，而在良性的纤维骨性病变中，环绕蝶骨周围没有这样的强化。在良性的纤维骨性病变中，蝶骨内部出现不均匀强化。

d 矢状位 T1WI MR 增强扫描显示斑状脑膜瘤(M)沿眶上裂蔓延到眶尖(A)。注意肥厚的蝶骨小翼（L）和越过蝶骨小翼的斑状脑膜瘤。

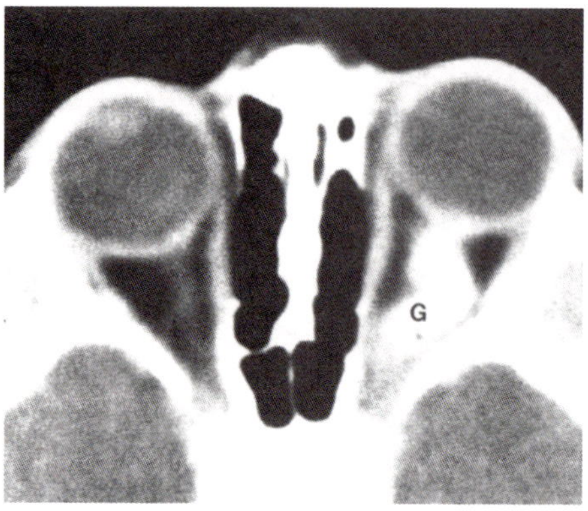

图2.296 视神经胶质瘤5岁男孩，没有神经纤维瘤病病史，增强后横轴位CT扫描示视神经胶质瘤（G）明显强化。注意：肿瘤的迂曲走行，是青年性毛细胞胶质瘤的特征。

视神经胶质瘤

视神经胶质瘤起源于神经胶质[2,16]。尽管在儿童（2～6岁）中常见，但也可见于新生儿和成人。9/10的病例在20岁前出现症状。儿童视神经胶质瘤是一种良性、易于区分、缓慢生长的肿瘤（青少年毛细胞胶质瘤）。双侧视神经胶质瘤是神经纤维瘤病1型（NF1）的特征。儿童视神经胶质瘤的自然病程不包括恶变和全身转移[2,16]。局部侵犯眼外肌很少见。神经周围组织增厚（蛛网膜增生）可能是视神经胶质瘤出现纺锤形表现的原因[2,16]。此肿瘤的主要结局是视神经纤维和视神经营养动脉的损害所导致的萎缩性改变[16]。恶性视神经胶质瘤主要见于成人，是一种少见的致死性疾病（多形性胶质母细胞瘤），通常是颅内胶质瘤扩散而致。首先表现为单侧视力丧失，快速进展为双侧失明，在一或两年死亡[2,16]。视神经弥漫性屈曲状增粗，伴有典型的纽扣状（窦状）(kinking and buckling (sinusoid)) 表现，是儿童型视神经胶质瘤的特征（图2.296）。视神经胶质瘤钙化少见，静脉内注入对比剂后表现为均匀或不均匀增强，视神经小营养动脉的缺失导致肿瘤梗死而造成不均匀增强[2,16]。

MRI能够评价增粗的纺锤形和纽扣状的视神经（图2.297）。T1W和质子加权MR图像上，视神经胶质瘤表现为相对脑白质的等信号或轻度低信号（图2.298a，2.299）。T2W图像上病变信号具更大的可变性；但是，可能表现为相对于脑白质的高信号（图2.298b）。应用顺磁性Gd-DTPA对比剂致胶质瘤中等到明显增强（图2.297c，2.298c）。有时，视神经胶质瘤周围可能有蛛网膜中等至明显增生，表现为增强后CT和MR图像显示视神经胶质瘤周围中等至明显强化，此征象可能与视神经脑膜瘤相似。但是，后者在儿童中非常少见，另外见增粗的视神经轮廓不规整，与视神经硬膜鞘周围的局部受侵有关。视神经低级别胶质瘤在没有神经纤维瘤病的成年人中非常少见（图2.300）。恶性视神经胶质瘤极其少见，并且生物学行为具侵袭性（图2.301）。视神经另一少见肿瘤是血管母细胞瘤，见于von Hippel-Lindau病（图2.302）。

眼眶纤维组织肿瘤

眼眶纤维性肿瘤是一组临床、组织学和影像表现均容易混淆的病变，包括纤维瘤、含纤维的组织细胞瘤、纤维细胞瘤、侵袭性纤维瘤病、结节状筋膜炎和纤维肉瘤。纤维组织细胞瘤较纤维母细胞性肿瘤（纤维瘤、纤维瘤病）更常见[144]。

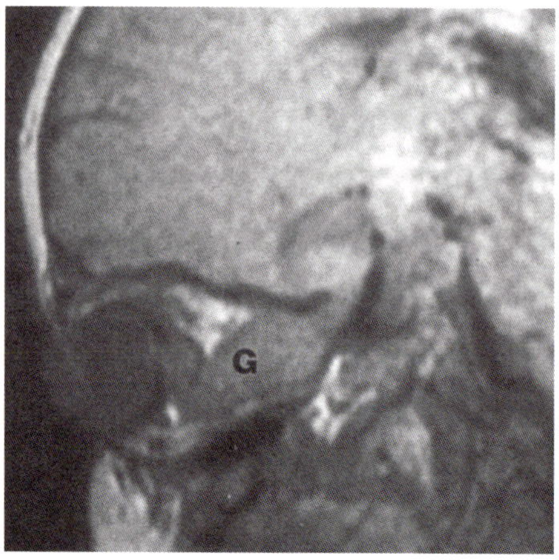

a

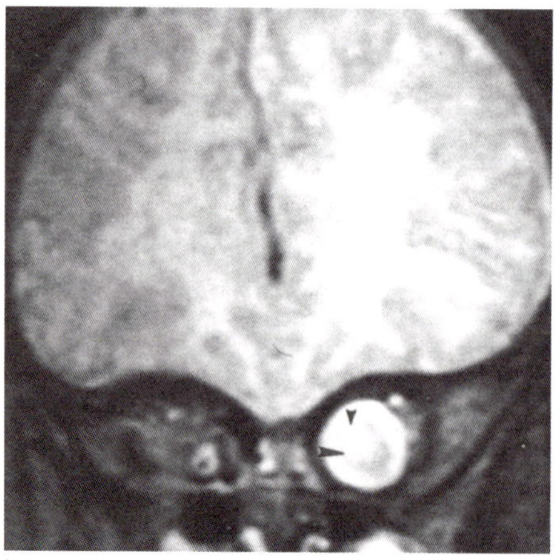

b

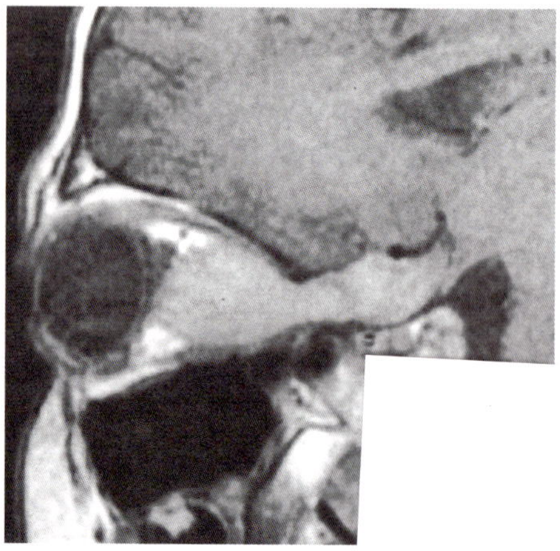

c

图2.297 青年性视神经毛细胞胶质瘤。
a 矢状PW MR图像显示一大的视神经胶质瘤（G）。
b 冠状T2WI MR图像显示胶质瘤（箭）被高信号CBF包绕。
c 另一8岁男孩矢状增强T1WI MR图像显示左侧（毛细胞）胶质瘤明显强化。

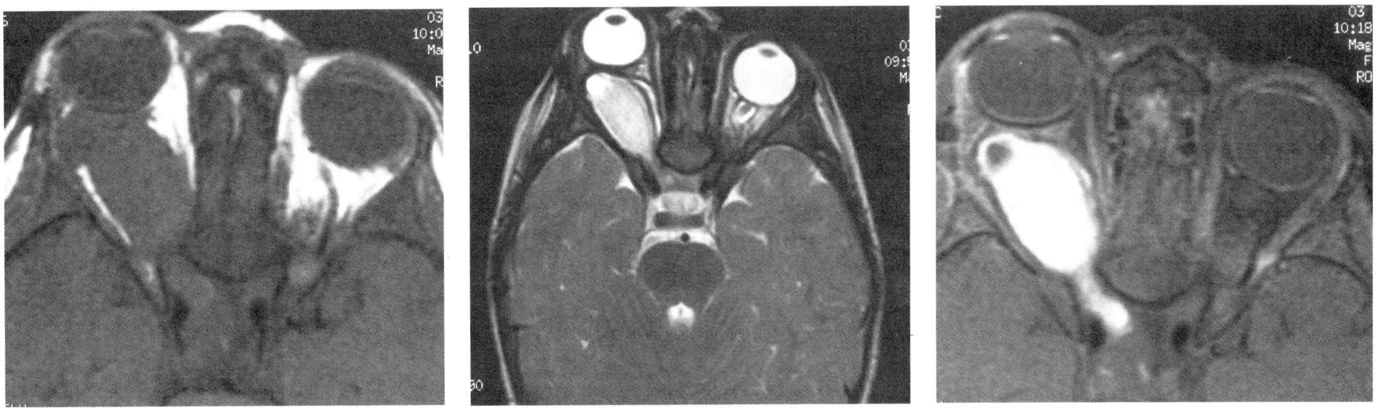

a b c

图2.298 17月龄男婴低级别视神经胶质瘤。a 轴位增强前T1WI，b 轴位T2WI和 c 轴位增强脂肪抑制图像，显示大的视神经胶质瘤累及右侧视神经。

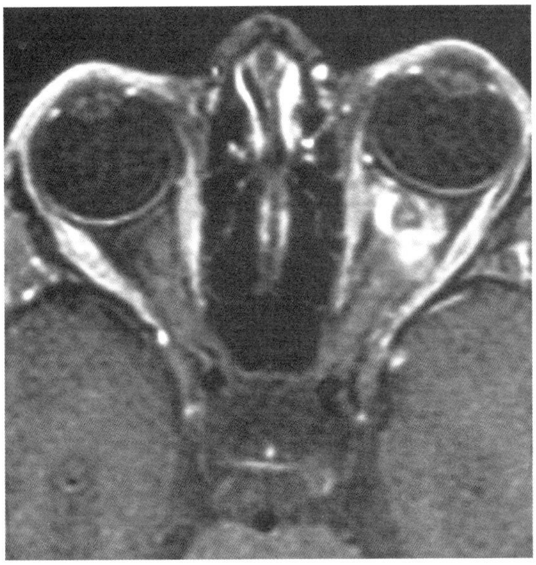

图2.299 4岁女孩双侧视神经低级胶质瘤。轴位增强脂肪抑制T1WI MR图像显示双侧视神经胶质瘤，为NF1的特征性表现。

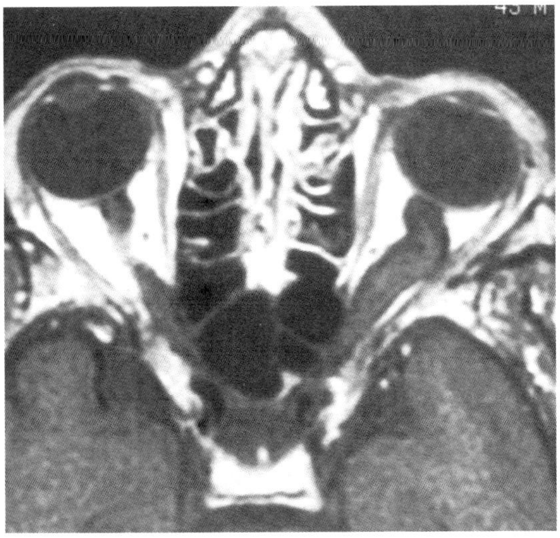

图2.300 男性，43岁，视神经低级胶质瘤。轴位增强T1WI MR图像显示左侧视神经弥漫性中度增粗。

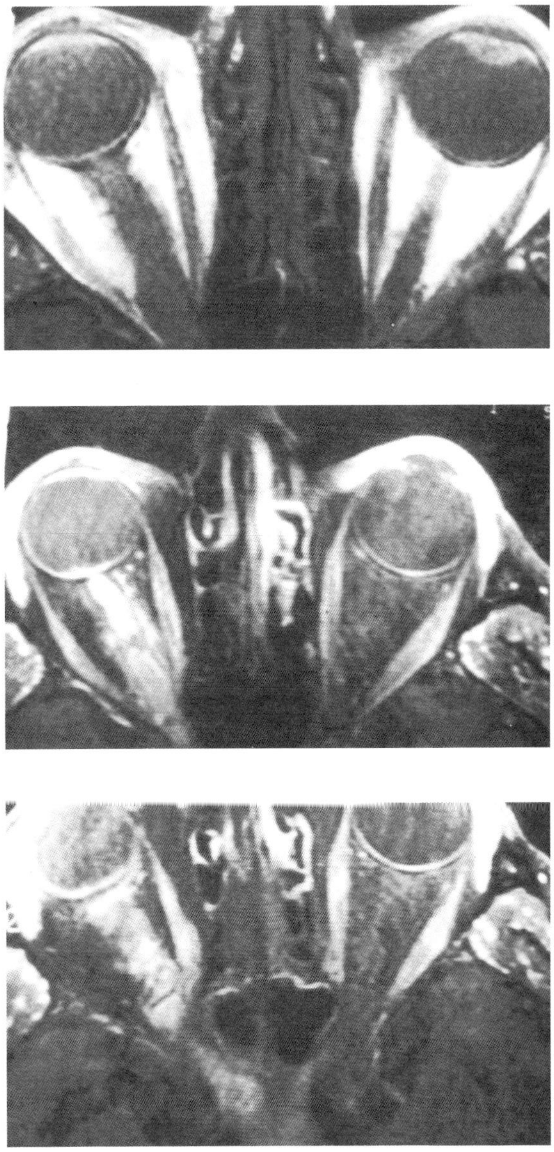

a

b

c

图2.301 视神经胶质母细胞瘤。a 轴位增强前T1WI MR图像和b，c 轴位增强后脂肪抑制T1WI MR图像。右侧视神经明显增粗，且明显增强。注意肿瘤轮廓不规整。球后脂肪受侵（b）并侵犯左侧视神经颅内段（c）。该病例经Adam Flander，MD，Thomas Jefferson Hospital，Philadelphia，PA，USA．的允许。

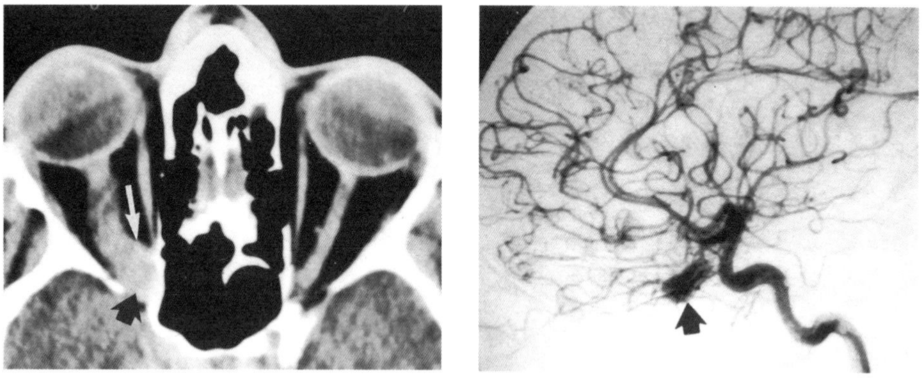

a b

图2.302 视神经血管母细胞瘤。a 轴位增强CT图像和b 血管造影侧位像显示视神经血管母细胞瘤（箭）。Adam Flander，MD，Thomas Jefferson Hospital，Philadelphia，PA，USA．允许。

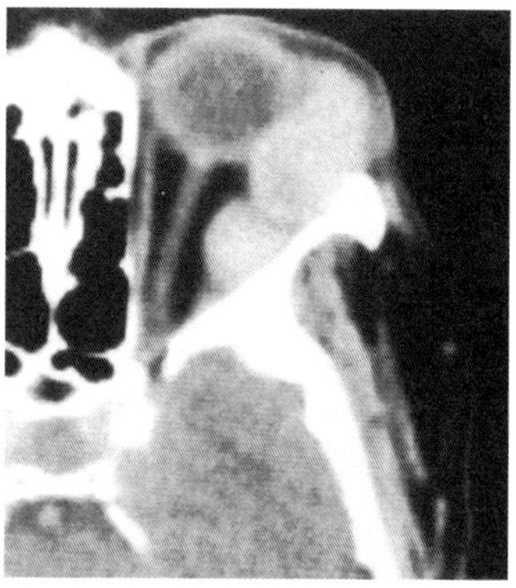

图2.303 纤维组织细胞瘤。轴位CT图像显示二分叶状增强肿块，符合纤维组织细胞瘤。

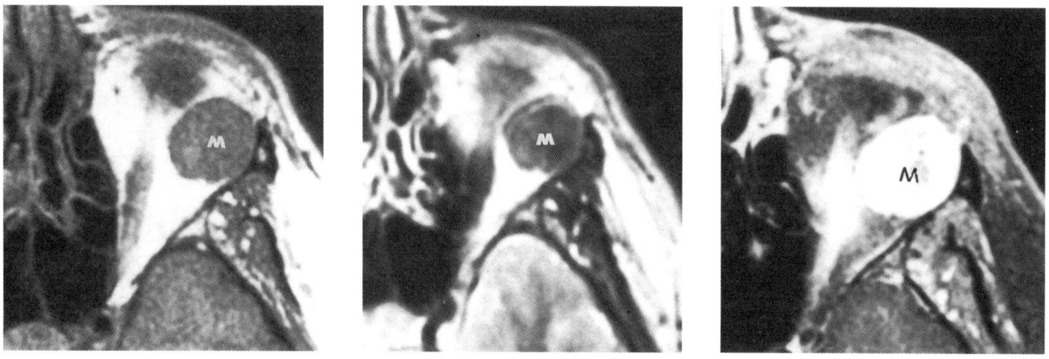

a b c

图2.304 推测的纤维组织细胞瘤。a 轴位增强前T1WI，b 轴位T2WI，和c 轴位增强脂肪抑制T1WI MR 图像显示一肿块（M），推测为纤维组织细胞瘤。

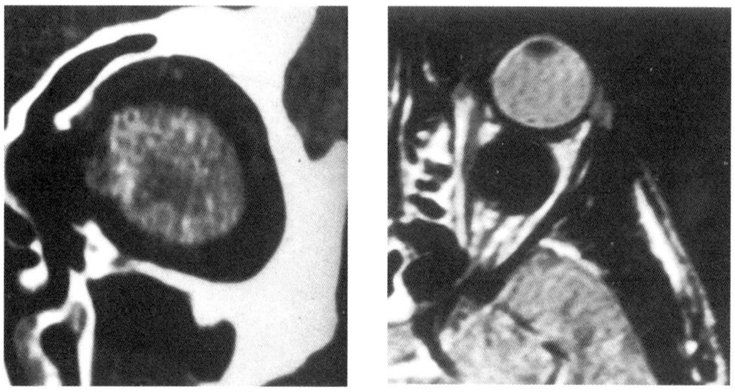

a b

图2.305 纤维细胞瘤。
a 冠状强化CT图像显示一中等增强肿块（M），手术证实为纤维细胞瘤。
b 轴位T2WI MR图像。由于含有密集的纤维组织，肿块表现为极低信号。

纤维组织细胞瘤

纤维组织细胞瘤是一种间叶细胞来源的肿瘤，累及体部筋膜、肌肉和软组织[3,144-147]。一些作者认为是最常见的眼眶间叶细胞肿瘤[145]。肿瘤由纤维母细胞、肌纤维母细胞、未分类间叶细胞和纤维样组织细胞组成，趋向形成车轮状或分层状特征性表现[2,3,147]。纤维组织细胞瘤可能起源于成纤维细胞的前体，与网状内皮系统或恶性组织细胞无关。此肿瘤可能为良性或恶性[145,146]。纤维组织细胞瘤在CT和MR图像上为边界清楚的肿块，位于肌锥内或肌锥外，呈中等至明显对比增强（图2.303，2.304）。一些肿瘤可二分裂开。部分细胞密集的纤维组织细胞瘤可以表现为中等至明显T2WI MR低信号。此类T2WI低信号病变与神经纤维瘤（见图2.274）、纤维细胞瘤（图2.305）和眼眶脑膜瘤（图2.306）在影像上不易区别。鉴别诊断包括海绵状血管瘤、血管外皮细胞瘤、雪旺瘤、脑膜瘤、神经纤维瘤、纤维细胞瘤、平滑肌瘤（血管源性）、淋巴瘤和转移瘤。恶性纤维组织细胞瘤可能见于视网膜母细胞瘤放疗后[16]。恶性纤维组织细胞瘤可导致骨侵蚀[2,8]（图2.307）。

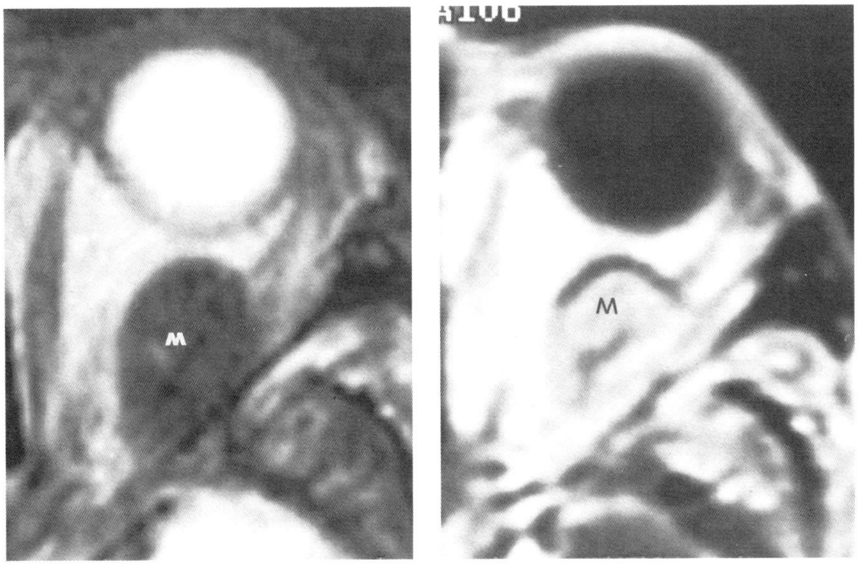

a b

图2.306 眼眶脑膜瘤。a 轴位T2WI MR图像显示低信号肿块（M）。b 轴位增强T1WI MR图像显示肿块中等到明显强化。眼眶脑膜瘤被认为起源于眶内异位的蛛网膜组织。T2WI MR低信号是由于纤维组织排列紧密和肿瘤组织浓密。

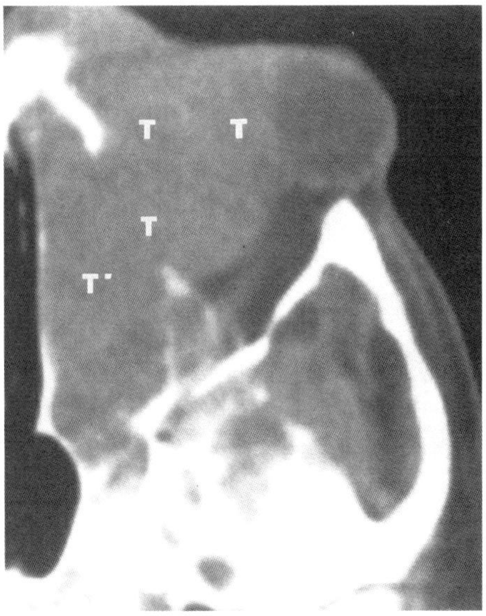

图2.307 恶性纤维组织细胞瘤。轴位CT扫描显示广泛破坏的肿瘤性肿块，累及左侧眼眶和邻近的鼻窦腔。

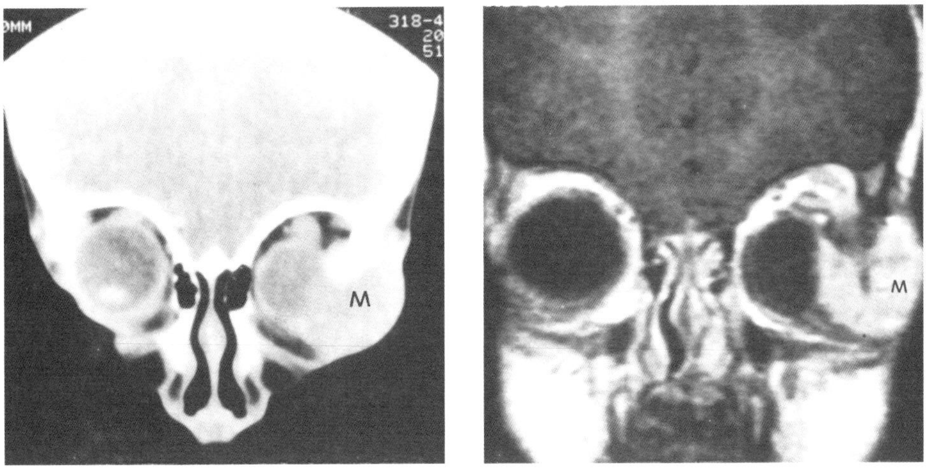

a b

图2.308 女孩，3岁，侵袭性纤维瘤病。a 冠状增强CT图像和b 冠状增强T1WI MR图像显示中等至明显强化的大肿块（M），组织学证实为侵袭性纤维瘤病。此病例与眼眶横纹肌肉瘤难以鉴别。

纤维瘤和纤维肉瘤

纤维瘤是最不常见的眼眶纤维性肿瘤，多数纤维瘤见于年轻成人[144]。常有包膜，生长缓慢，长达数年。起源于眼外肌筋膜或眼眶Tenon囊。纤维肉瘤在眼眶也很少见。纤维肉瘤可先天发生或见于婴儿、青少年、成人[144]。侵袭性纤维瘤病是良性病变，但局部侵犯纤维母细胞，临床和病理上均位于纤维瘤和低级别纤维肉瘤之间，侵袭性纤维瘤病CT和MR具有良性表现或显示侵袭性特征（图2.308）。

眼眶横纹肌肉瘤

尽管横纹肌肉瘤（RMS）是少见肿瘤，但仍是最常见的儿童眼眶原发性恶性肿瘤和最常见的儿童软组织恶性肿瘤。软组织肉瘤在所有儿童癌瘤中占6%[148–152]。RMS常发生于2～5岁，但可见于出生至成年的任何年龄。多数病例诊断时的平均年龄为7～8岁，90%患者在16岁前出现症状。眼眶RMS常为单侧，尽管肿瘤可以侵犯眼眶及其附件（眼睑、泪腺等），但更多地累及眼眶的上部。眼眶RMS的最具特征的临床表现为眼球突出或移位，且发病突然，进展迅速。RMS起源于胚胎组织，包括不成熟的肌前纤维或具有畸变潜能的不同于肌纤维的多能性胚胎间叶细胞[153]。

儿童任何快速进展的眼球突出都应该推测性诊断为RMS。鉴别诊断包括白血病和转移性病变（神经母细胞瘤）的累及，淋巴瘤、朗格汉斯细胞组织细胞病、侵袭性纤维瘤病、丛状神经纤维瘤病、破裂的皮样／表皮样囊肿、外伤后骨膜下出血、淋巴管瘤出血所致的巧克力囊肿。横纹肌肉瘤是多形性肿瘤。细胞可能间变。基于组织病理学

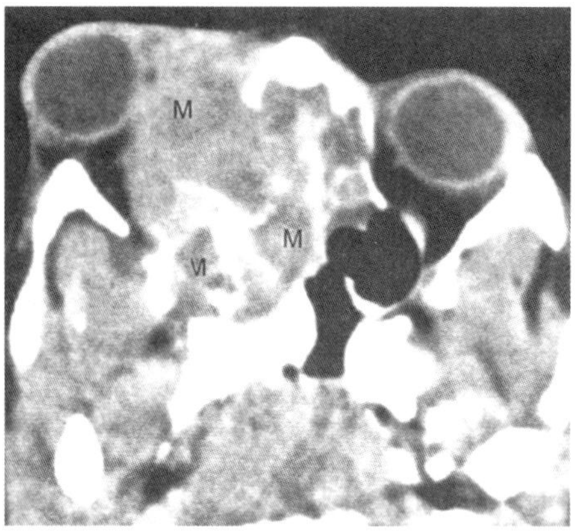

图2.309　女性，17岁，横纹肌肉瘤。轴位增强后CT扫描显示一大的破坏性肿块（M），累及右侧眼眶并侵犯筛骨。

特点，RMS分为三种组织学类型：（1）胚芽型，（2）分化型，（3）小泡型。眼眶RMS通常表现为无痛性快速进展的单侧眼球突出，其次可表现为可触知肿块存在的表面肿胀和眼球突出。患者可能提供混乱的易误导的病史，如近期的外伤等。大多数肿瘤位于球后，导致突眼，但也可起源于肌锥外，特别是上部或上鼻侧。RMS也可来源于肌锥内的睫状体[148]。来自于副鼻窦、鼻腔、翼腭窝、鼻咽和咽旁间隙的肿瘤可继发侵犯眼眶，而起自任何部位的RMS均可转移至眼眶[148]。

影像诊断

CT和MRI在术前评价RMS并进行分期方面起到重要作用。影像检查应当包括原发和转移部位的CT和MRI扫描（如肺、肝、脑等）。CT和MRI在评价肿瘤复发和残留方面作用重大。彻底治疗后8～10周应当进行基础CT和MRI扫描，否则无法随访观察判断肿瘤复发与否。能够及时实施合适的化疗和放疗会明显提高患者的生存期，所以此类肿瘤尽早诊断显得尤为重要。CT图像上，横纹肌肉瘤与正常肌肉相比为等密度，表现为均匀的、边界清楚的软组织肿块，无骨破坏。更大的肿瘤表现为边界清楚的软组织肿块伴有骨破坏或周围结构受侵（图2.309）。肿瘤内局灶性出血使得CT图上病灶密度不均匀。所有肿瘤均有中等至明显强化[148]。在T1W　MR图像，横纹肌肉瘤相对于脑组织为等或稍低信号（图2.310a，2.311a）。T2W　MR图像，肿瘤相对于脑为轻度到中度信号增高（图2.311b）。

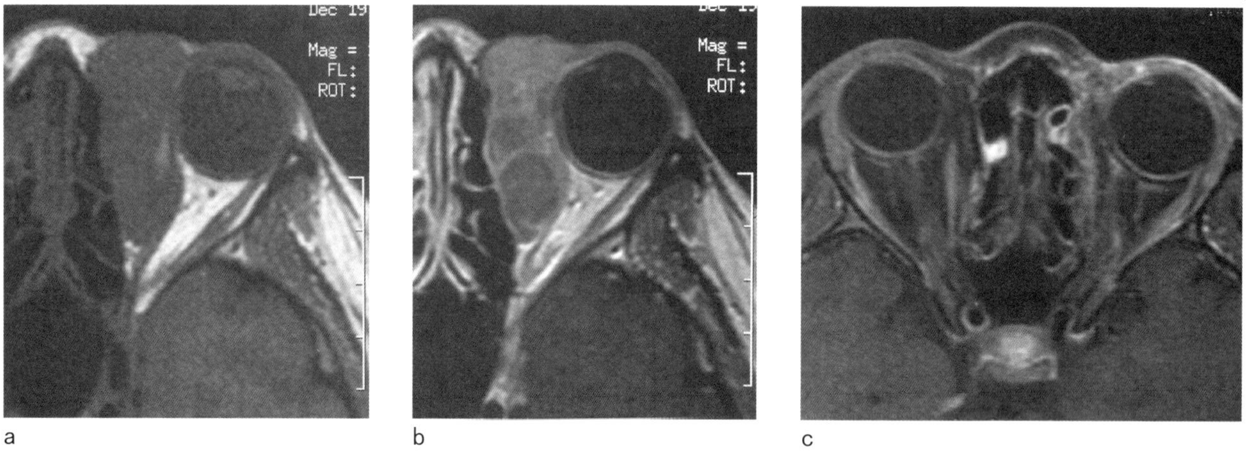

图2.310　横纹肌肉瘤。a 轴位增强前T1WI和b 轴位增强T1WI　MR图像显示一大肿块符合横纹肌肉瘤。c 轴位增强脂肪抑制T1WI　MR图像，为化疗和放疗后随访图片，显示肿瘤完全消失。

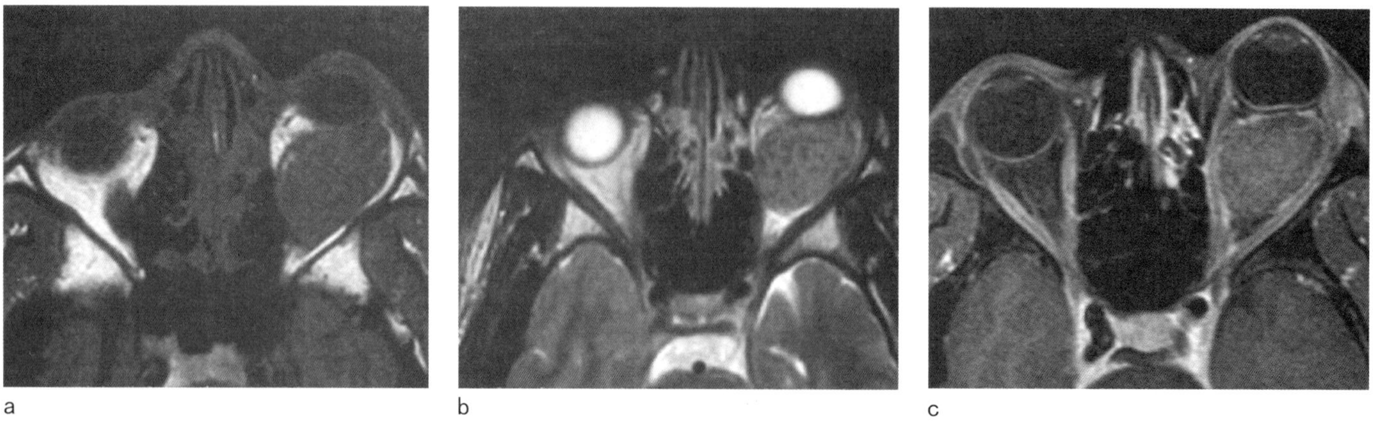

图2.311　男性，19岁，横纹肌肉瘤。a 轴位增强前T1WI，b 轴位T2WI和c 轴位增强脂肪抑制T1WI　MR图像。可见一边界清楚的肌锥内肿块，轻度强化。冠状面扫描（未显示）提示侵犯下直肌。组织学诊断为横纹肌肉瘤。

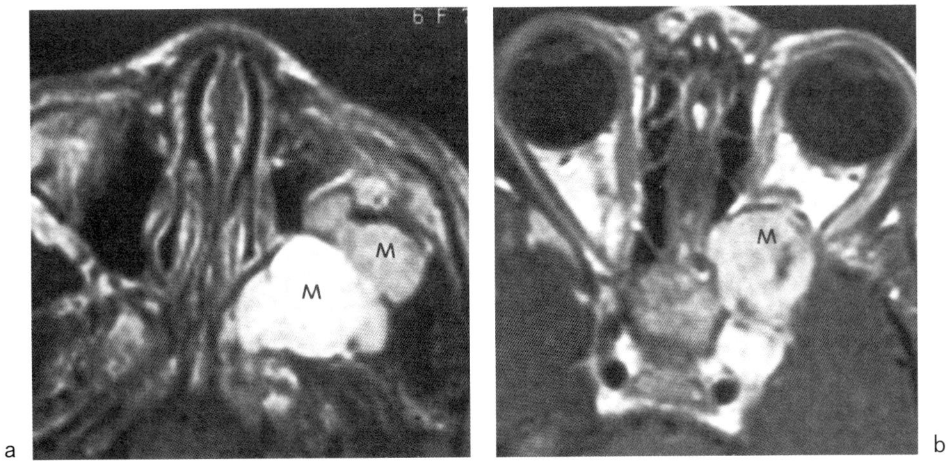

图2.312 横纹肌肉瘤，6岁，女性。a 轴位T2WI和b 轴位增强T1WI MR图像显示一大肿块（M），符合横纹肌肉瘤，起自颞下窝（a）并侵及左侧眼眶（b）。

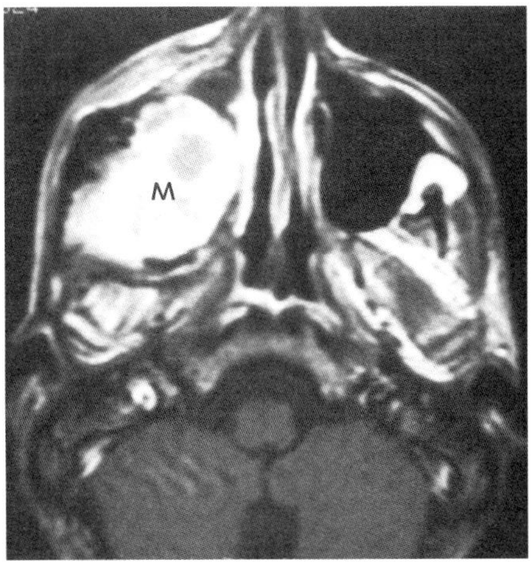

图2.313 横纹肌肉瘤。轴位增强T1WI MR图像显示右侧颞下窝肿块（M），符合横纹肌肉瘤，有明显增强。

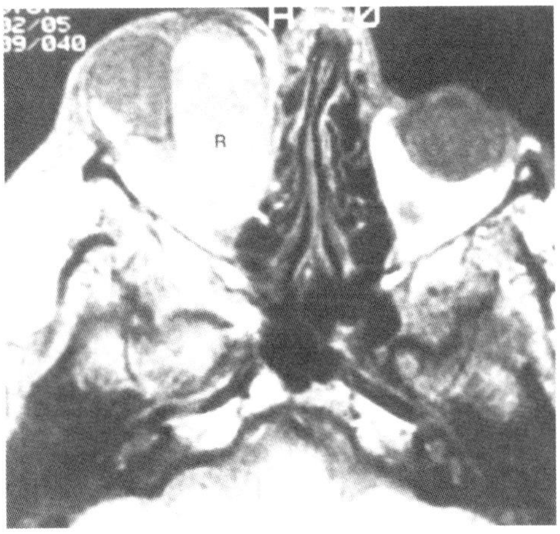

图2.314 横纹肌肉瘤，60岁。轴位PW MR扫描显示眼眶内见一大肿块，符合横纹肌肉瘤（R）。横纹肌肉瘤发生于老年很少见。鉴别诊断应包括淋巴瘤、原发性眼眶黑色素瘤（见图2.317）、恶性组织细胞瘤、血管外皮细胞瘤和转移瘤。

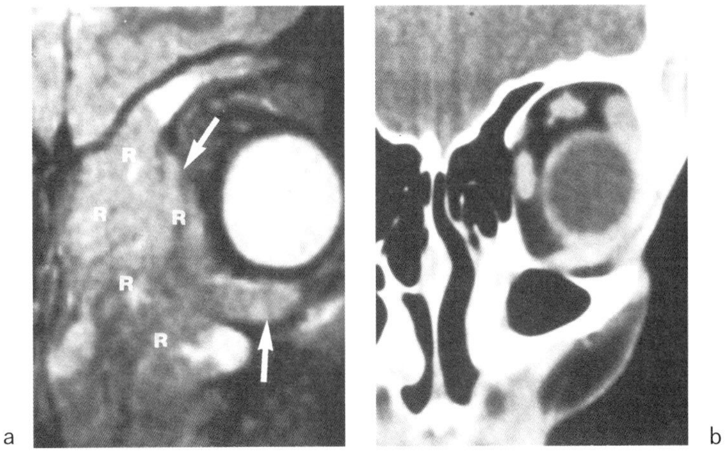

图2.315 横纹肌肉瘤。
a 冠状T2W MR扫描显示左侧鼻窦腔内一大的横纹肌肉瘤（R），扩散至眼眶（箭）。
b 治疗后冠状增强CT扫描示肿瘤完全消失。

肿瘤内慢性或亚急性出血区出现局灶性T1WI和T2WI信号增高区[5]。RMS在增强后CT和T1W MR显示中等至明显增强（图2.310b，2.311c）。

RMS可以起自颞下窝而后扩展至眼眶（图2.312，2.313）。诊断有疑问时，CT或MRI检查能够确定浸润性肿块的存在及邻近结构受累情况，包括脑组织。尽管这两种技术在检出肿块明确其来源方面作用相当，但MRI软组织分辨率高且能多平面成像，所以能够更好地描绘病变范围。尽管眼眶RMS最常见于儿童和20岁以下成人，有时也发生于老年人（图2.313，2.314）。MRI和CT都能够用于疗效的评价（图2.315）和肿瘤复发的判断（图2.316）。

尽管如此，许多眼眶和头颈部常见或不常见的病变，如血管瘤、淋巴管瘤、淋巴瘤、白细胞浸润、丛状神经纤维瘤病、侵袭性纤维瘤病、朗格汉斯细胞组织细胞病、类风湿结节、假肿瘤、骨膜下脓肿、骨膜下出血、尤文肉瘤、和转移瘤（神经母细胞瘤）的CT和MR表现与RMS的特征是非常相似的。所以，许多病例的影像表现是不特异的，组织学诊断是必需的。儿童骨膜下出血与RMS极相似，此时MRI对于做出正确诊断价值巨大。儿童眼眶假瘤可与眼眶RMS表现类似（图2.186，2.187）。儿童侵袭性纤维瘤病（图2.308）和毛细血管瘤以及其他血管性病变，包括血管畸形表现都可能类似于RMS。动态CT观察有时对于诊断毛细血管瘤非常有帮助。有时RMS临床和影像均表现为骨膜下脓肿[54]。在成人，淋巴瘤和原发性和继发性眼眶肿瘤都应当被考虑在鉴别诊断内（图2.317）。

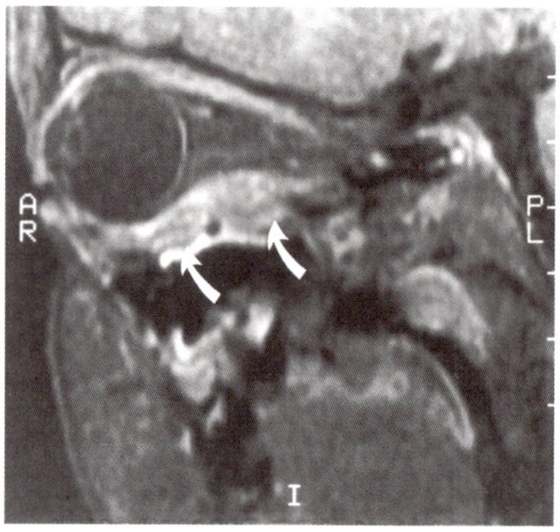

图2.316 横纹肌肉瘤复发。矢状增强脂肪抑制T1WI MR扫描显示横纹肌肉瘤复发（箭）。

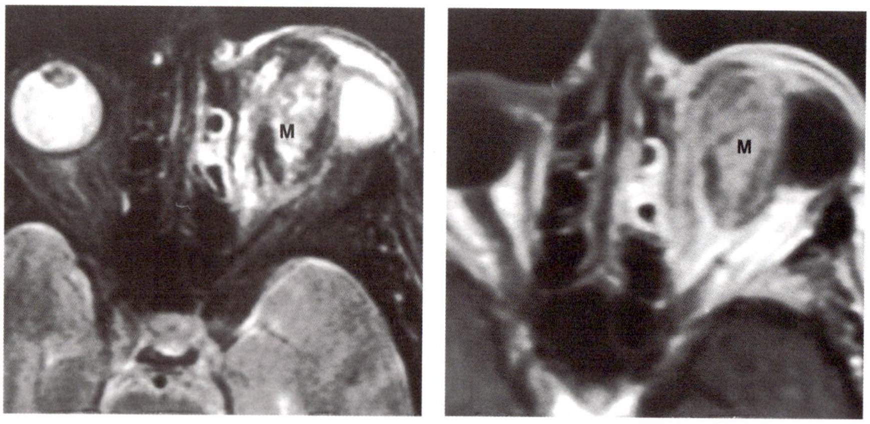

a b

图2.317 眼眶原发恶性黑色素瘤，69岁，男性。a 轴位T2WI和b 轴位增强T1WI MR扫描见一大肿块（M），符合原发性葡萄膜黑色素瘤。鉴别诊断包括淋巴瘤和转移瘤。

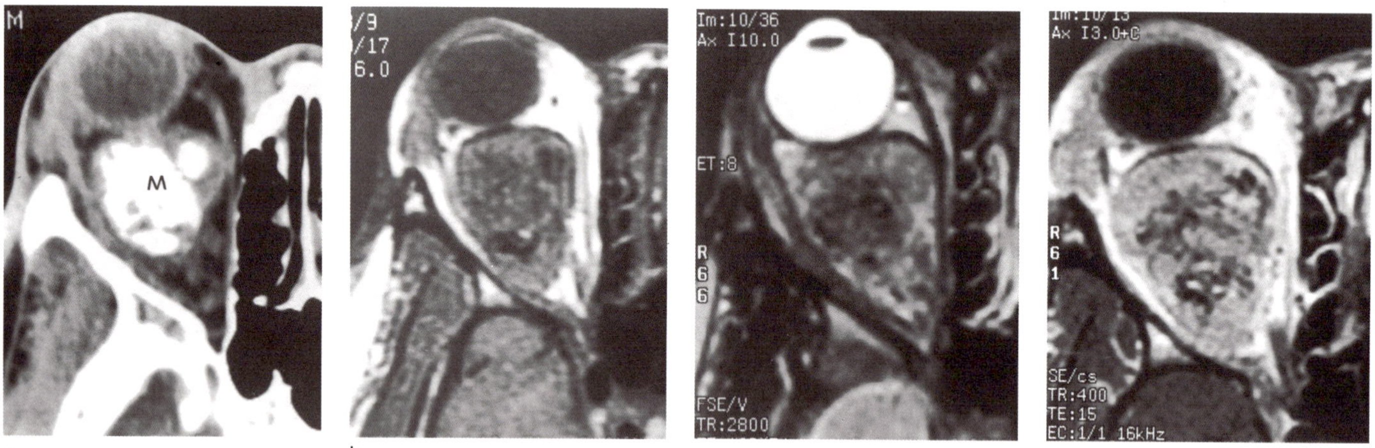

a b c d

图2.318 眼眶间叶细胞软骨肉瘤。a 轴位CT扫描显示肌锥内肿块（M）伴明显钙化。b 轴位增强前T1WI，c 轴位T2WI，和d 轴位增强T1WI MR扫描。该肿块表现为T2WI MR低信号（c）并中等度强化（d）。

眼眶间叶细胞软骨肉瘤

骨外恶性软骨肿瘤分为两大亚型：间叶细胞和黏液软骨肉瘤。间叶细胞软骨肉瘤通常发生于骨内。骨外发生的部位包括头颈、颅内和脊柱硬脊膜，相对少见的部位是腿，特别是大腿[155, 156]。眼眶间叶细胞软骨肉瘤（OMC）是一种极其罕见的疾病，更常见于年轻女性[2,155,156]。OMC最常见的临床综合征是突眼，伴有眼眶疼痛、复视和头痛。组织学上，OMC相对界清，包含软骨组织岛。软骨区为成熟软骨的表现，多数在软骨基质中包含不定形钙化和骨化灶[155]，其他未分化间叶细胞组织区域以纺锤形(spindle–like)细胞为主。有丝分裂不常见。

CT图像特征包括相对边界清楚的软组织肿块内间有粗斑点状钙化（图2.318），增强后可见中等、延迟强化。MRI特征为T1WI信号强度低于或等于脑组织，T2WI与脑组织等信号，静脉注射Gd–DTPA对比剂后中等度强化(图2.318b～d)。肿瘤内钙化成分显示T1和T2低信号（图2.318b, c)。但是，在增强T1WI MR图像，钙化成分内可见到轻度强化[155]。眼眶内钙化性肿块鉴别诊断包括脑膜瘤、硬化性血管瘤、血管外皮细胞瘤、血管畸形、静脉曲张、和眼眶淀粉样变性[2,8,155]。钙化在海绵状血管瘤、纤维组织细胞瘤、纤维细胞瘤、雪旺瘤、神经纤维瘤和视神经胶质瘤是极罕见的。眼眶淀粉样变性表现为一软组织肿块，伴有粗糙斑状不定形钙化，弥漫散布于整个病变（图2.207)。另外，钙化密度区实际上代表淀粉样病变区[155]。

泪腺和泪腺窝病变

泪腺大小和形状类似于杏仁，位于泪腺窝眼眶肌锥外上外侧脂肪内，与上直肌和外直肌的肌腱相邻。眼睑前裂片与眶深部裂片通过提上睑肌肌腱的侧角相分隔[23,125]。泪腺可以在急性或慢性感染性病变（泪腺炎）包括脓肿形成时（图2.319）以及多种眼眶病理改变时被累及，此类患者详细的临床检查和术前影像学检查是不可缺少的，以便于避免不必要的切开活检。尤其疑为泪腺的良性混合性肿瘤时，此肿瘤需要通过眶侧部手术彻底切除以保证完全根除、避免晚期复发[23,157,158]。如果良性混合瘤进行切开活检，那么会增加术中肿瘤溢出的可能性，从而增加晚期复发的几率[23,159,160]。目前已经达成共识，如果能在首次手术时完全切除，良性混合瘤预后良好。

通常情况下，上皮性肿瘤占泪腺肿块的50%，另外50%为淋巴性或感染性病变[23,159]。转移至泪腺实质的少见[23]。皮样囊肿不是真正的泪腺肿瘤，尽管其来源于上皮组织残余并位于眼眶内，特别是在眼眶上外象限。而上皮性囊肿是由于泪腺导管的扩张而引起的泪腺病变[23,159]。泪腺的感染性病变分为两类：急性和慢性，急性泪腺炎（细菌或病毒）在儿童和青年人中更常见[23,155,162]。可能与外伤有关，临床表现可能为局部触痛、红斑、眼睑肿胀、结合部球结膜水肿、分泌物增加或溢脓、耳前或颈部淋巴结增大、和全身中毒症状[23,155]。急性泪腺炎常为单侧，对治疗趋向于显效反应快速[23,155]。急性泪腺炎可能是特发性眼眶炎性假瘤的一部分，此诊断常基于临床症状、CT 或 MRI 表现和给予皮质类固醇治疗反应快速而良好[23,155,162,163]。

慢性泪腺炎为急性感染迁延或由类肉瘤病（见图2.182)，甲状腺眼肌病、Mikulicz 综合征、“硬化性假瘤”和 Wegener 肉芽肿引起。肉瘤常为双侧性疾病，伴对称性或不对称泪腺增大（见图2.194,2.195)。Mikulicz 综合征是在某些条件下，如白血病、淋巴瘤、假瘤、结核、梅毒和类肉瘤病引起的非特异性泪腺和唾液腺肿胀。Sjögren 综合征出现泪腺增大和淋巴细胞浸润，半数病人患有结缔组织病，如风湿性关节炎、系统性红斑狼疮、硬皮病、多肌炎。泪腺区炎性假瘤占眼眶假瘤的近 15%（见图2.183)。

Wegener 肉芽肿眼球受累常见，占全身该疾病的40%[2,23,81]。而泪腺受累并非不常见（见图2.204)。泪腺受累的组织学检查显示组织细胞、浆细胞、淋巴细胞、多形细胞和嗜酸性细胞的浸润，伴巨细胞形成[23,163]，可以表现为泪腺巨块性增大，CT 能明确显示[23,163,164]。泪腺的淋巴类病变包括范围较广，自反应性淋巴增生至各种类型的恶性淋巴瘤（见图2.220,2.227)。Shield 等总结了 645 例活检证实的眼眶占位性病变，发现 71 例为淋巴细胞和浆细胞病变[162]。其中12 例位于泪腺。良性混合性泪腺肿瘤趋向于发生在30～60 岁之间，肿瘤表现为缓慢进展的无痛性上睑肿胀、突眼或两者都有，并没有炎症的症状和体征（图2.320～322)。

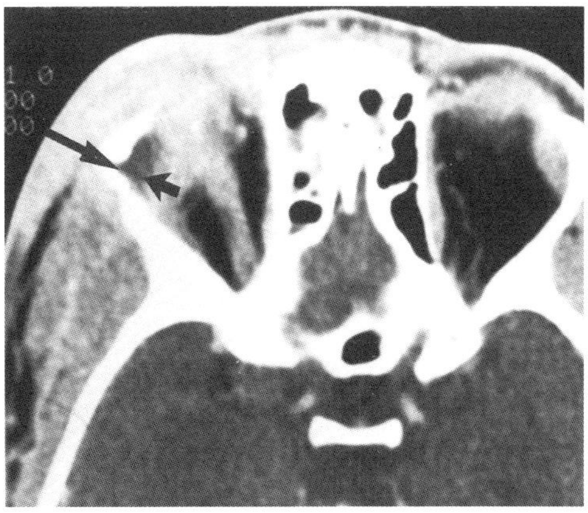

图2.319　急性泪腺炎。轴位增强 CT 扫描显示感染引起右侧泪腺及邻近眼眶软组织弥漫性增大增厚，累及右侧颞窝。注意骨髓炎（大箭）引起的骨侵蚀和脓肿形成（短箭)。

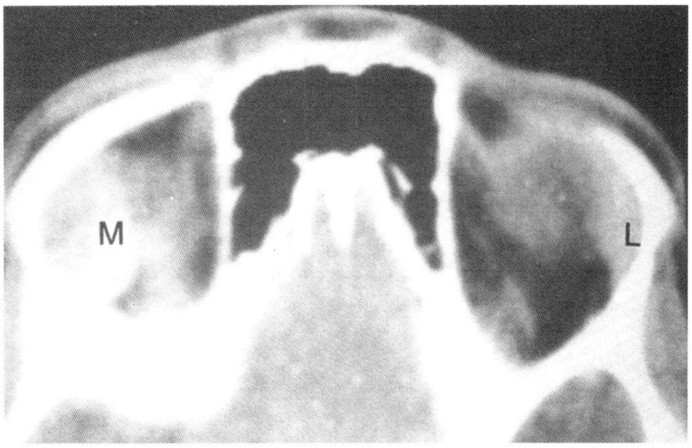

a

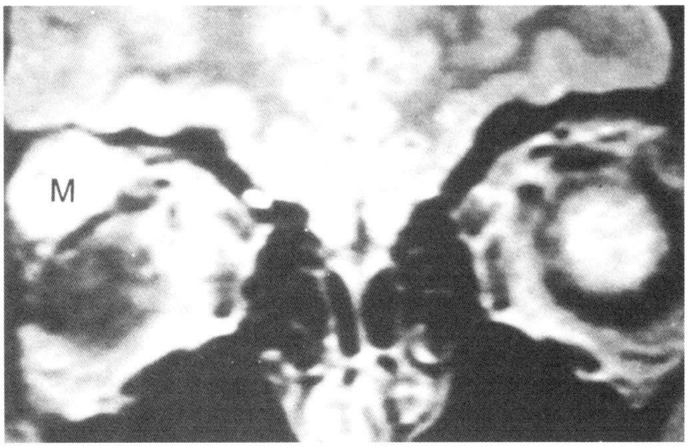

b

图2.320　良性泪腺肿瘤。

a 轴位增强 CT 扫描显示边界清楚的右侧泪腺肿块（M)，符合良性混合瘤。注意正常的左侧泪腺（L)。

b T2WI MR 扫描显示泪腺肿块（M)，手术证实为良性混合瘤。

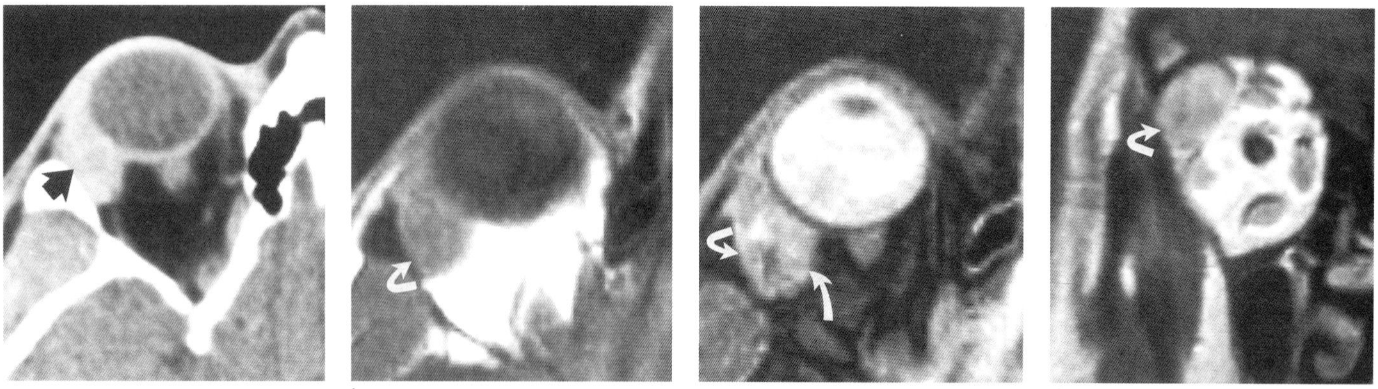

a b c d

图2.321 泪腺良性混合肿瘤。a 轴位增强CT扫描，b 轴位增强前T1WI MR扫描，c 轴位T2WI MR扫描，和d 冠状增强T1WI MR扫描，显示右侧泪腺肿块（箭），外科手术证实为良性混合肿瘤。

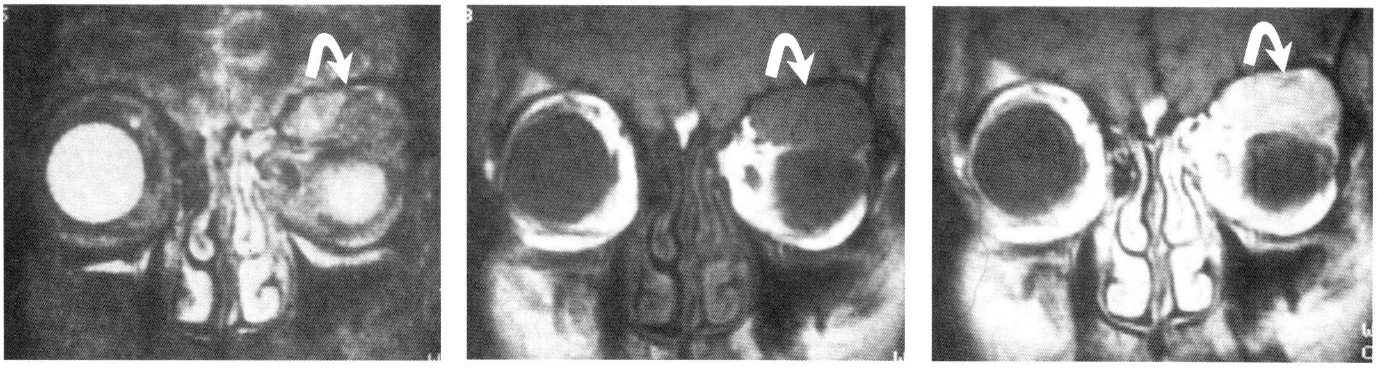

a b c

图2.322 泪腺良性混合肿瘤
a 冠状T2WI MR扫描显示泪腺大的不均匀混合性肿瘤（箭）。
b,c 冠状增强前T1WI（b）和增强T1WI(c)MR扫描。肿块（箭）在T1WI MR图像上表现为明显均匀强化的肿块。经August F. Mark，MD，Munchen，Germany允许。

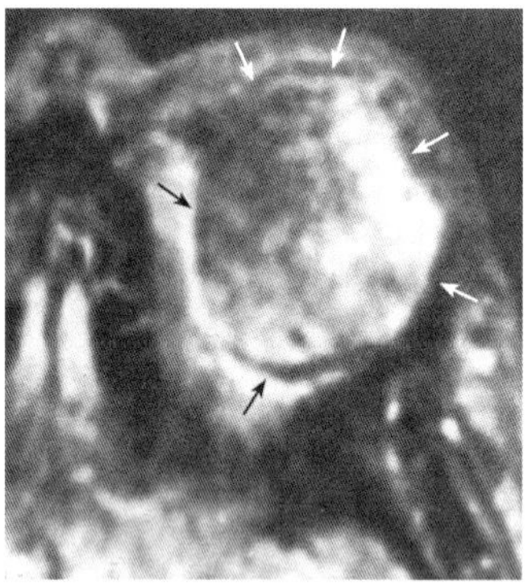

图2.323 泪腺良性混合肿瘤。轴位T2WI MR扫描显示泪腺大的混合性肿瘤（箭）。

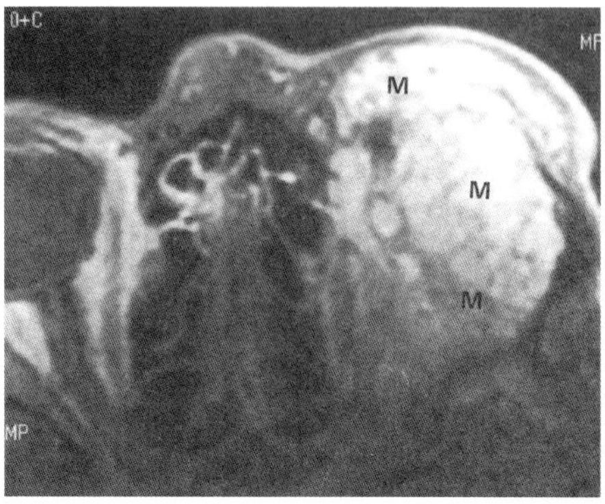

图2.324 大的泪腺良性混合肿瘤。轴位增强T1WI MR扫描显示有强化的大泪腺肿块（M），手术证实为良性混合性肿瘤。

CT和MRI

泪腺感染性病变显示腺体的弥漫性增大，对比剂增强明显，可能与急性外直肌炎有关，或与Tenon腔积液引起巩膜炎和环形色素层巩膜增强有关。发生慢性泪腺炎时，腺体也显示弥漫性椭圆形增大（见图2.195,2.197）。在结节病（见图2.194）或其他如Milulicz综合征、假瘤（见图2.197,2.198）、和Wegener肉芽肿等病例可以引起腺体大块状增大[23,81,163]。良性和恶性淋巴类肿瘤侵及泪腺时也出现腺体椭圆形外观的弥漫性增大（见图2.182）[23,163]。但是，这些病变通常很大（见图2.197），常向前向后延伸，在眼球上形成铺展或呈帘样。通常情况下，炎症过程和淋巴瘤趋向于累及泪腺的全部，并包括睑叶（见图2.221,2.227）。一般来说，肿瘤性病变很少起源于泪腺的睑叶，因此肿块常常向后侵犯，而不向前生长超出眶缘（图2.320,2.321）。一些混合性肿瘤在T2W MR图像显示信号不均匀（图2.322）。某些肿瘤很大以至于在颞骨骨性眼眶上部形成陷窝（图2.323,2.324）。

由于泪腺与唾液腺在组织学上具有相似性，因此累及这些腺体的病变是相似的。上皮性肿瘤占侵及泪腺肿块的

50%[23,159,163]。这些肿瘤的半数为多形性（良性混合性）腺瘤，其他半数为恶性病变。恶性肿瘤中，腺样囊性癌是最常见的，其次为多形性肿瘤（恶性混合瘤）、黏液表皮样癌、腺癌（图2.325，2.326）、鳞状细胞癌和未分化（间变）癌。这些肿瘤的大多数属于多形性腺瘤[23,158]。良性混合瘤可能出现自发性恶性变，而且患有此类肿瘤的患者病史越长恶变的机会越大[158,160,164]。这样的恶性混合瘤的细胞簇由先前存在的良性混合瘤发展而来，此时常常为分化不良的腺癌或腺样囊性癌[23,162]。一般情况下，患有此类癌的患者预后差[23,157]。

良性和恶性上皮样肿瘤均可致泪腺窝的骨性改变[23]。但是，骨性改变也可由泪腺囊肿（图2.327）和其他眼眶病变引起，如雪旺细胞瘤、神经纤维瘤、纤维组织细胞瘤，以及来源于骨膜下间隙和骨的病变，如良性眼眶囊肿、血性囊肿（巧克力肉芽肿）（见图2.160）、朗格汉斯细胞组织细胞病，特别是嗜酸性肉芽肿、皮样囊肿、表皮样囊肿或转移癌[160]。淋巴性和炎性过程很少造成骨质改变[23]。

■其他泪腺病变

泪腺淀粉样肿瘤

泪腺淀粉样的浸润是非常少见的病变[163]。泪腺和眼眶淀粉样变性病通常是原发的局灶性病变，尽管由于变性和淀粉样物质的沉积可见到继发性的形式[163]。孤立的泪腺受累少见，表现可类似于泪腺炎症、浸润性病变甚至是肿瘤。泪腺淀粉样变性病CT和MRI可发现有或无钙化的泪腺增大。泪腺管状无定形钙化强烈提示泪腺淀粉样变性病的可能性（见图2.207）。钙化可以多发，集聚呈静脉石[163]。

Kimura病

Kimura病是一种原因不明的慢性自限性炎性改变，为头颈部肿瘤样肿块的少见原因。Kimura等[166]于1948年报道此病。Kimura病长期与嗜酸性细胞增多性血管淋巴管增生同名；但是，目前已经明确它们是两种独立的疾病，尽管具有某些相似的组织学特征。患者典型的临床表现为头颈区无痛性肿块样结节，常引起局部淋巴结增大。几乎全部出现周围血嗜酸性细胞增多、血清IgE水平增高。组织学上，Kimura病以混合性淋巴嗜酸性细胞浸润、反应性淋巴滤泡增生、不定界的纤维化和毛细血管增生为特征。大唾液腺和泪腺常受累。Kimura病CT表现见图2.328。泪腺Kimura病的鉴别诊断包括泪腺炎、结节病、假瘤、淋巴瘤和泪腺、泪腺窝肿瘤[163]。

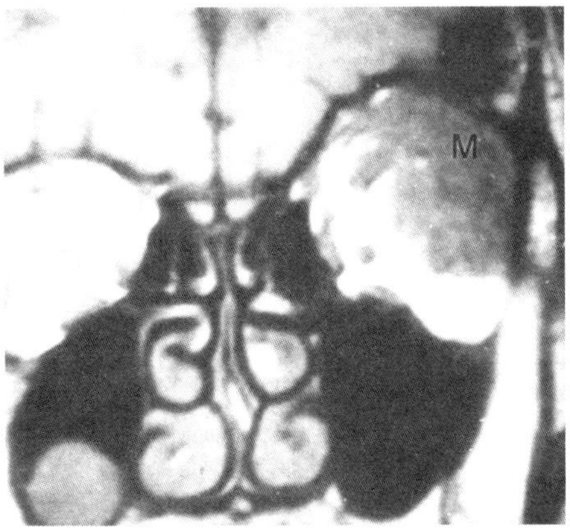

图2.325 泪腺腺样囊性癌。冠状MR扫描显示一不规则浸润性肿块（M），侵犯邻近的上直肌、外直肌和肌锥内外脂肪。

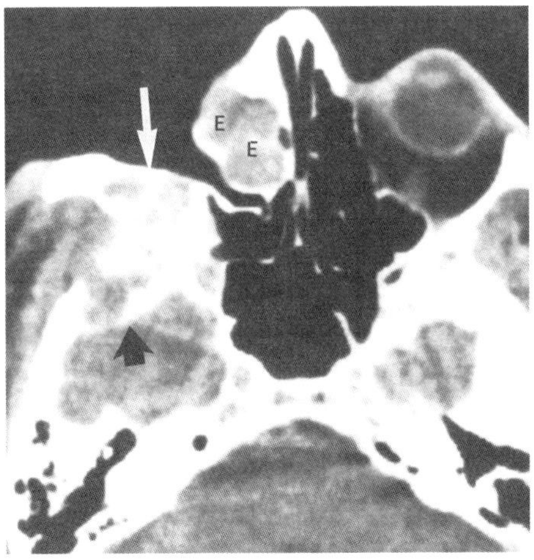

图2.326 泪腺癌复发。轴位增强CT扫描显示右侧眼眶内容物挖出术后，见右侧筛骨（E）和手术床（箭）肿瘤复发。

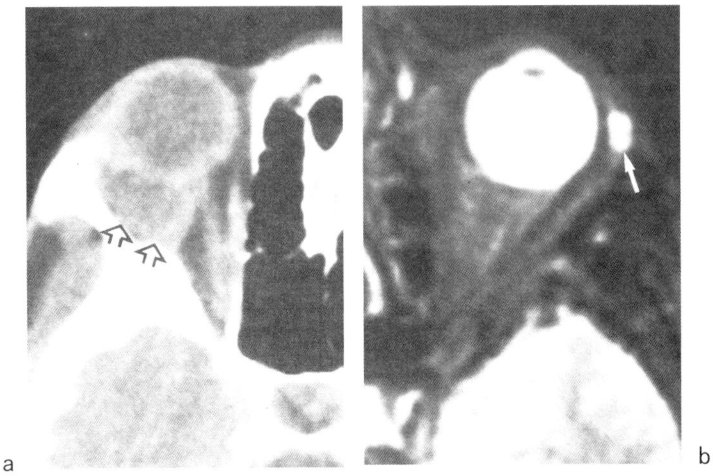

图2.327 泪腺导管囊肿。
a 轴位增强CT扫描显示一大的泪腺囊肿（箭）。注意邻近囊肿的外侧眶骨光整的重塑。
b 另一患者轴位T2WI MR扫描显示一小的泪腺导管囊肿（箭）。

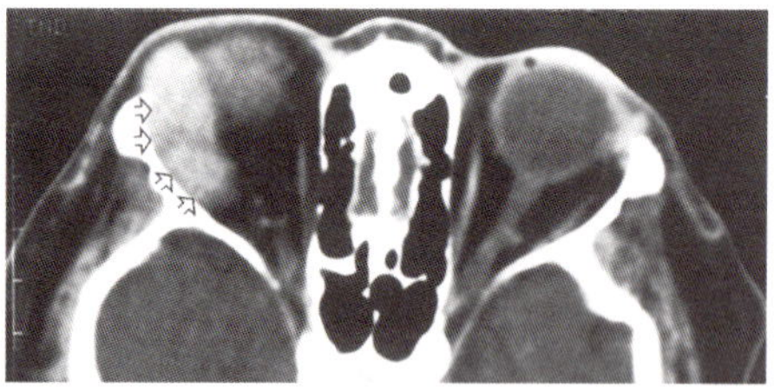

图2.328 泪腺Kimura病。轴位增强CT扫描显示右侧泪腺弥漫性增大，明显强化(箭)。经Robert A. Weiss, MD, Chicago, IL, USA.允许。

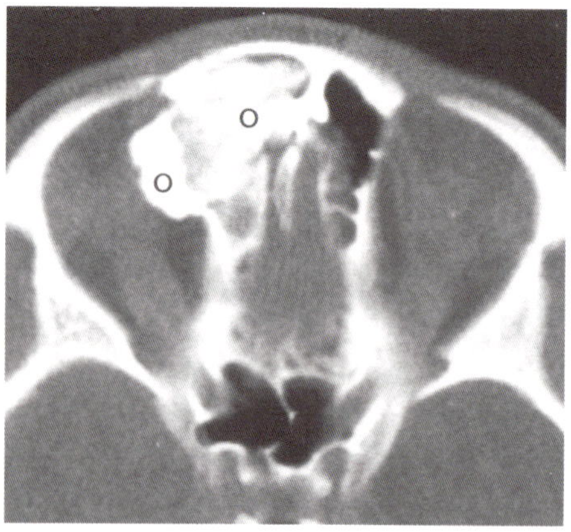

图2.329 骨瘤。轴位CT扫描显示一额－筛骨瘤（O），伸至左眼眶。

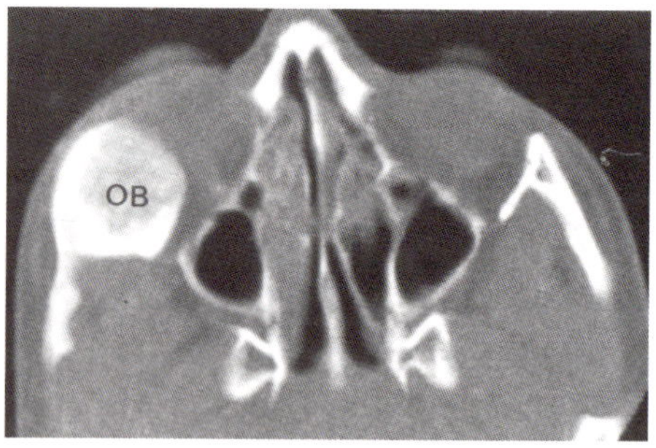

图2.330 骨母细胞瘤。轴位CT扫描显示骨母细胞瘤（OB）累及右眼眶侧壁。

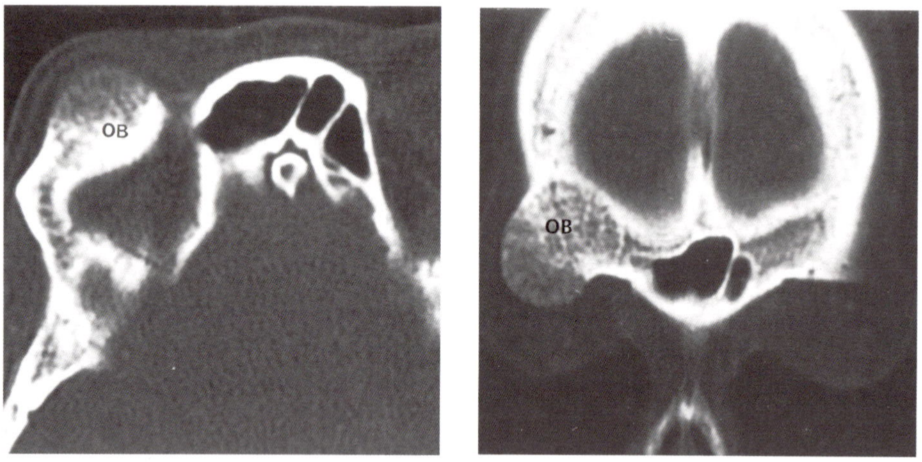

a b

图2.331 骨母细胞瘤。轴位（a）和冠状（b）CT扫描显示一推测的额骨骨母细胞瘤(OB)。经Robert A. Weiss, MD, Chicago, IL, USA.允许。

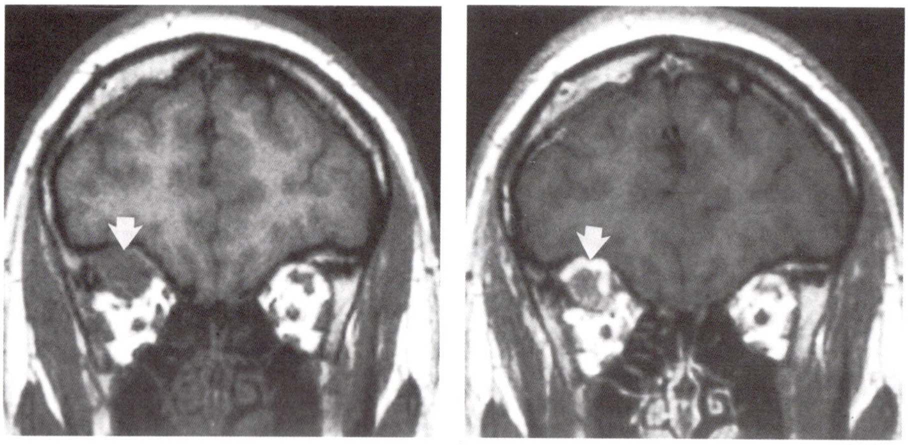

a b

图2.332 骨母细胞瘤。a 冠状增强前T1WI和 b 冠状增强T1WI MR扫描显示一推测的骨母细胞瘤（箭）。CT扫描（未在此显示）示边界清楚的硬化性病变。

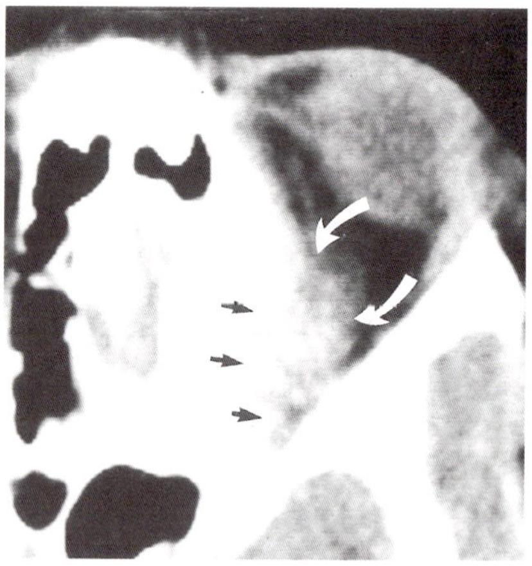

图2.333 筛骨骨源性肉瘤侵及眼眶。轴位增强CT扫描显示不规则肿块（白箭）累及左侧眼眶。注意肿瘤骨形成（黑箭）。

眼眶的纤维骨性病变

眼眶和眼眶旁区纤维－骨、骨和软骨性病变相对罕见。这些病变在临床症状、放射学表现和病理特征方面均有不同程度重叠，造成了诊断困难[2,125]。本章讨论的病种包括骨瘤（图2.329）、骨母细胞瘤（图2.330～332）、和骨肉瘤（图2.333，2.334）。纤维－骨性病变在第4章中详述。

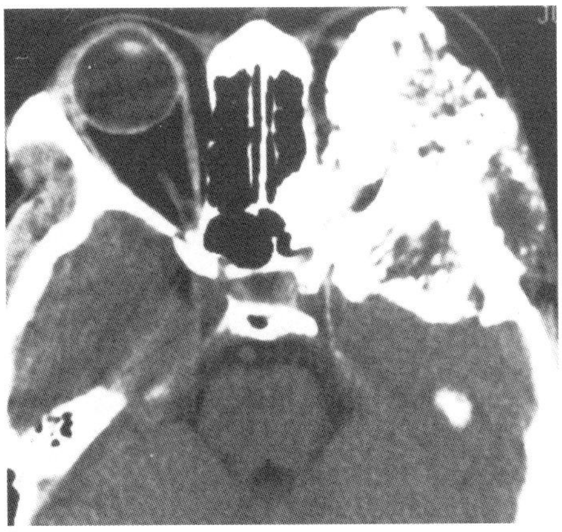

图2.334 骨源性肉瘤。轴位CT扫描显示一破坏性肿块侵犯左眼眶。注意明显的肿瘤骨形成。

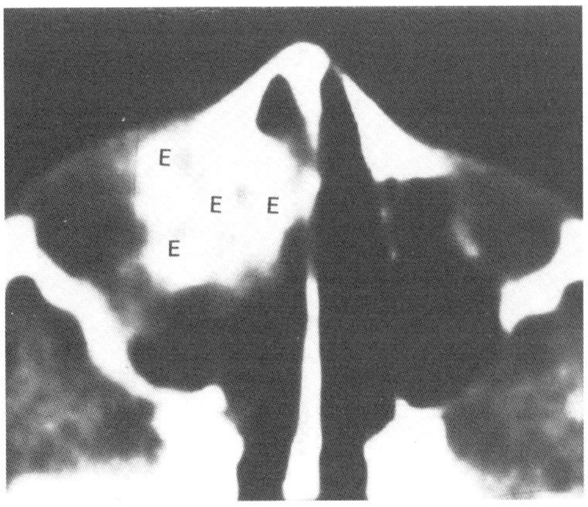

图2.335 钙化的神经上皮瘤。CT扫描显示一钙化的神经上皮瘤（E）侵犯右侧眼眶。可被误诊为良性纤维–骨病变。

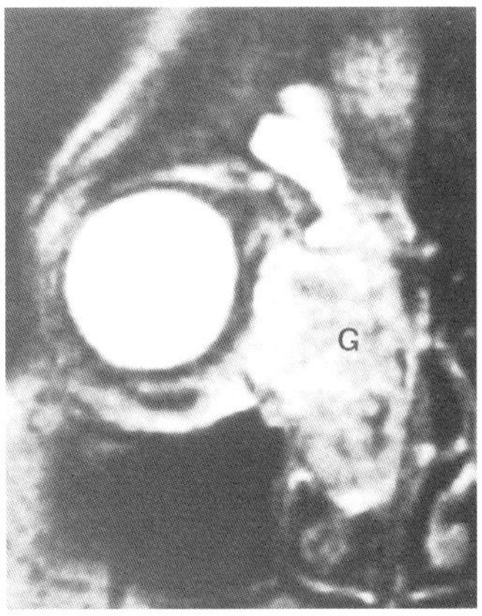

图2.336 巨细胞肿瘤，20岁，女性。冠状T2WI MR扫描显示一鼻窦窦腔巨细胞肿瘤（G），累及右侧眼眶。

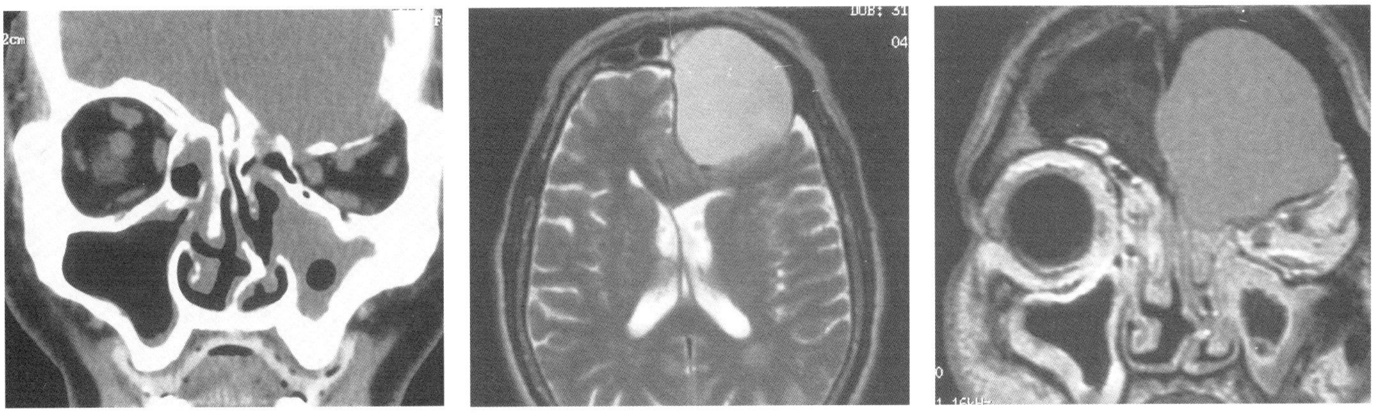

a b c

图2.337 黏液囊肿侵及眼眶。a 冠状CT扫描显示额部一大的黏液囊肿伸至左侧眼眶。注意左眶顶壁的侵蚀和下陷。b 轴位T2WI和c 冠状增强T1WI MR扫描。黏液囊肿在T1WI和T2WI MR图像为高信号。与增强前T1WI图像表现相同（未在此显示）。

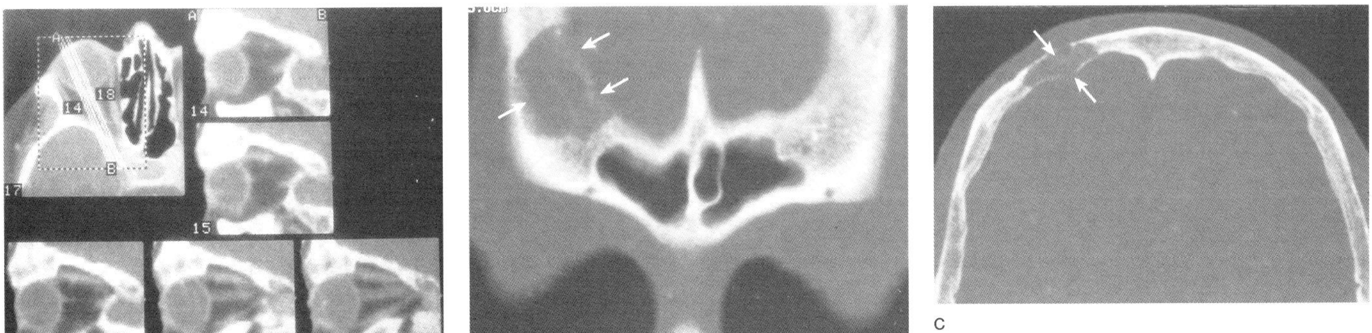

a b c

图2.338 骨内血管瘤。

a 矢状CT图像重建，显示额骨血管瘤侵犯眶上部。可能误诊为良性纤维–骨病变，如纤维形成不良。

b, c 另一患者冠状（b）和轴位（c）扫描，显示病理证实的右侧额骨血管瘤（箭）。

继发性眼眶肿瘤

鼻窦腔的恶性和良性肿瘤包括囊肿都可能直接侵犯眼眶（图2.335～2.338）。面部皮肤肿瘤如基底细胞和鳞状细胞癌、恶性黑色素瘤都可能侵犯眼眶（图2.339）。眶下裂是肿瘤来自或扩散至翼腭窝或颞下窝的途径。口腔和鼻窦腔的腺样囊性肿瘤、鳞状细胞癌、黑色素瘤和淋巴瘤可能沿着神经–血管周围通路进入翼腭窝，进而到达眼眶（见第4和9章）。颅内病变如脑膜瘤可通过眼眶后侧壁、

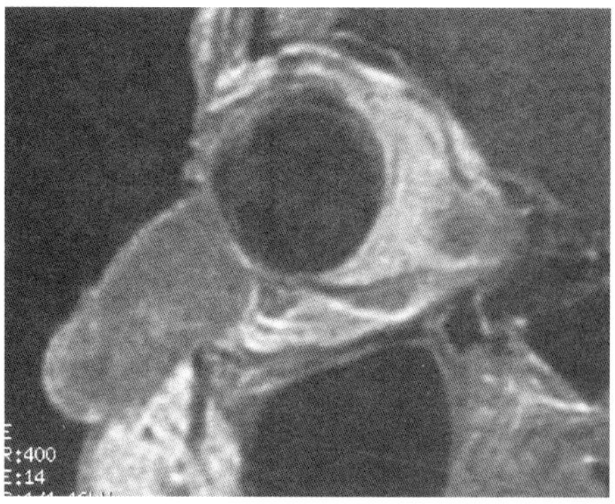

图2.339 恶性黑色素瘤侵及眼眶。矢状增强T1WI MR扫描显示一大的皮肤黑色素瘤侵犯左侧眼眶。

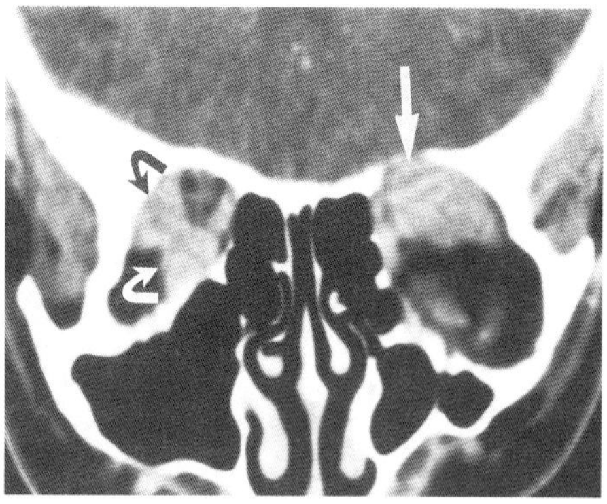

图2.340 转移瘤。冠状增强CT扫描显示双侧转移（箭），来自原发性乳癌。

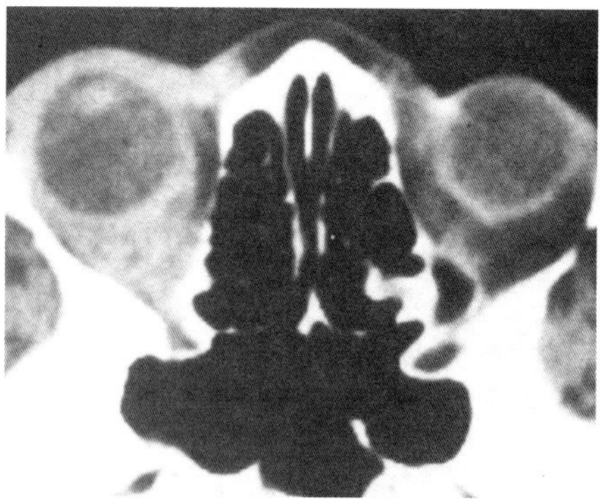

图2.341 转移瘤。轴位CT扫描显示病变弥漫性浸润，为来自于乳腺硬癌的转移瘤。硬癌转移的患者常表现为眼球受牵拉而内陷。

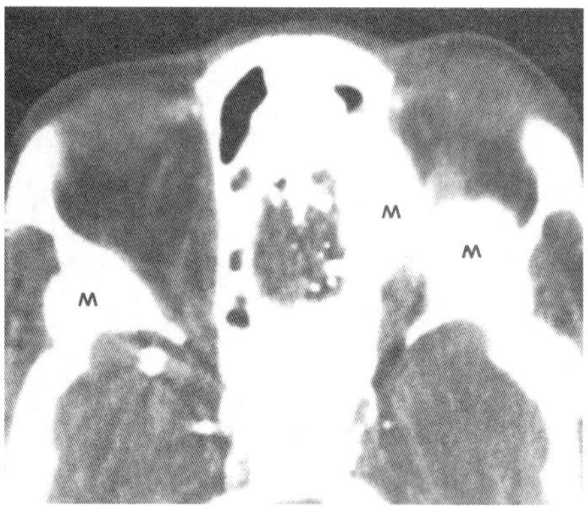

图2.342 转移瘤。轴位CT扫描显示来自前列腺癌的多发成骨性转移（M）。

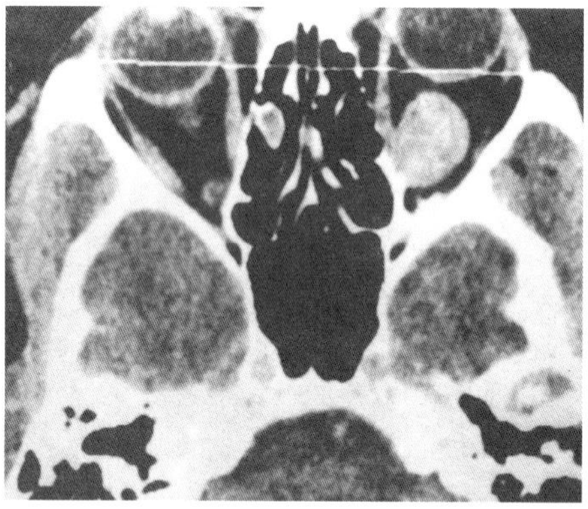

图2.343 转移瘤。轴位增强CT扫描显示类癌瘤转移。Debra J. Sheltar, MD, Houston, TX, USA.允许。

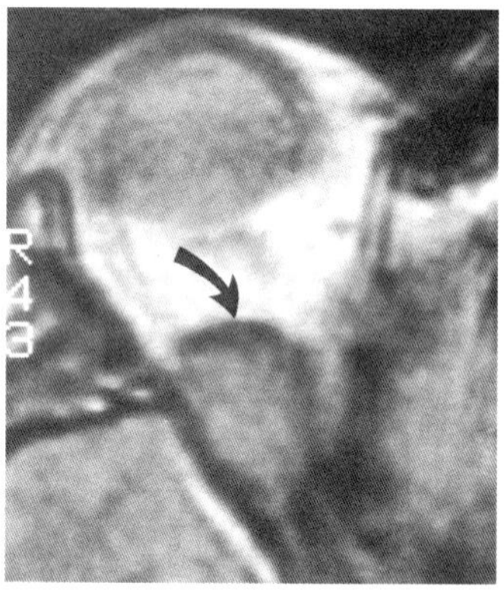

图2.344 转移瘤。轴位PDW I MR扫描显示原发平滑肌肉瘤的转移（箭）。

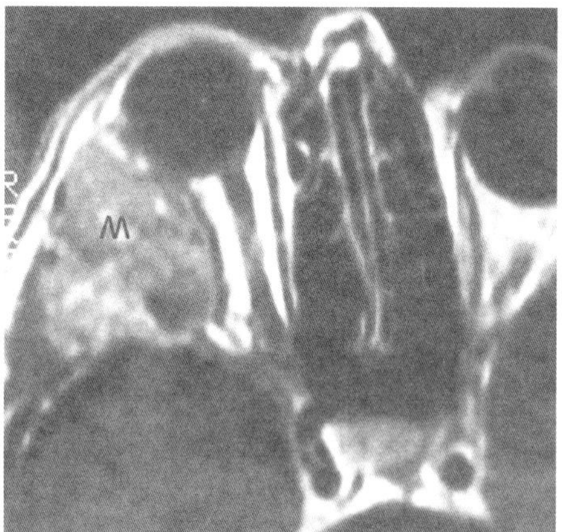

图2.345 恶性纤维组织细胞瘤转移。轴位增强T1WI MR扫描显示一大的破坏性肿块（M），明显强化，转移灶破坏蝶骨大翼。

视神经管、或蝶骨裂、筛孔、或薄弱的骨壁如纸板和眶顶侵犯眼眶。转移至眼眶的肿瘤多为女性乳癌（图2.340，3.341）、肺癌、肾癌、或男性前列腺癌（图2.342）。转移瘤可类似于原发性眼眶肿瘤、肌炎或弥漫性眼眶假瘤（乳癌）。病变的多样性有助于诊断转移瘤。转移瘤可发生于眼眶任何部位[167]，同时，转移灶可是单发的、边界清楚的、类似于良性眼眶肿瘤，所遇病例此种表现可见于有或没有原发性乳腺癌、前列腺癌、恶性黑色素瘤和类癌瘤（图2.343）病史的患者。来自于胃硬癌（皮革胃）或乳腺硬癌的硬化性眼眶转移（粘连性纤维化）导致眼球内陷（图2.341）。肉瘤也可转移至眼眶（图2.344，2.345）。儿童眼眶转移常来自神经母细胞瘤（图2.346）、Ewing肉瘤和Wilms肿瘤。同时，视神经转移瘤和种植都可以与视神经炎类似（图2.347）。因色素膜恶性黑色素瘤、视网膜母细胞瘤和眼髓上皮瘤行眼球摘除术的患者，如果在手术床出现不能解释的肿块，高度怀疑为肿瘤复发。

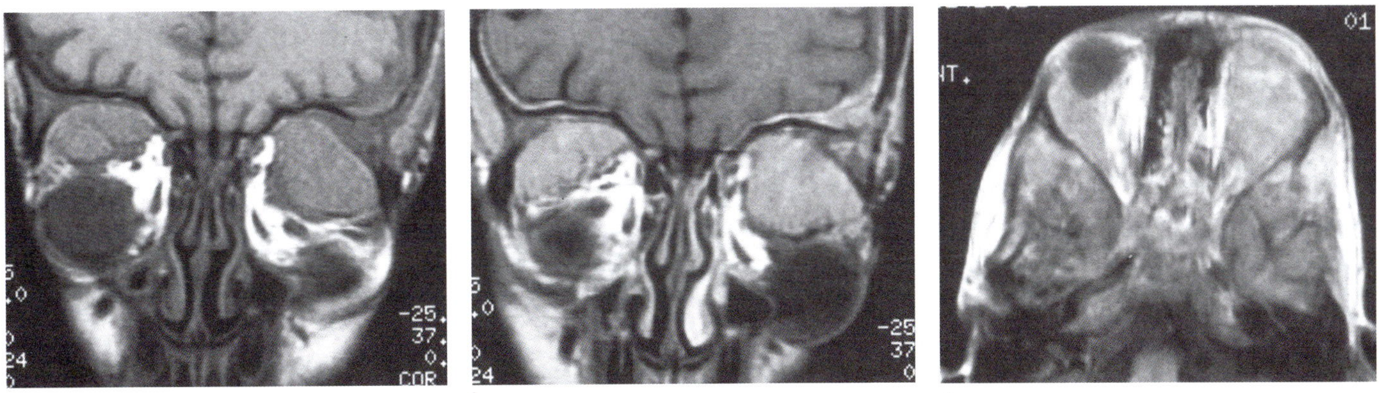

a　b　c

图2.346　神经母细胞瘤转移，女孩，9岁。a 增强前冠状，b 增强冠状和c 增强轴位MR扫描，显示双侧骨膜下神经母细胞瘤转移。Ayman A. El Sayad, MD, Saudi Arabia.

眼球运动异常性疾患

眼球运动异常（斜视）相对常见，发生率约为2%～4%[14]。通常在婴儿期或儿童早期发病，获得性者可发生在任意年龄。如果被视物没有同时投射在两眼的黄斑区，斜视就会存在，不协同眼的位置决定分离类型的描述（内斜视＝向内分离，外斜视＝向外分离；垂直方向的不协调称为上斜视和下斜视）[14]。

与眼眶疾病相关的获得性眼球运动异常

很多典型甲状腺功能亢进的患者没有眼球肌肉受累的表现，而严重眼肌运动受限的患者常常甲状腺功能正常，被称为正常甲状腺眼肌病的一种类型。眼肌炎或其他疾患的患者可以表现为一只或两眼管状视野（凝视测试野时眼球无运动），伴有各种炎症体征和突眼。海绵窦瘘的患者眼静脉充血，EOM 继发性肿胀，眼球运动机械性受限。

Brown 上斜肌腱鞘综合征

1950年，Brown 描述了一种临床综合征（上斜肌腱鞘或Brown 综合征），以眼内收受限为特征。典型病例表现为直视或下斜视（一只眼低于原始位置）。Brown 进一步将其分为真性和假性综合征[168]。真性（先天性）Brown 综合征仅仅包括上斜肌腱鞘复合体先天性短小缩紧的患者。假性（获得性）Brown 综合征是由于各种病因造成继发性此类临床特征的患者。多数作者包括Brown 假设，获得性Brown 综合征是一种继发于邻近组织炎性过程累及上斜肌腱鞘－滑车复合体的疾患。正常眼球运动上斜肌需要松弛的鞘和鞘内肌腱活动自如。眼内收时，初始动作为下斜肌抬高，当眼球抬高到内收位置，上斜肌正常松弛，致使肌腱拉长并通过滑车自由滑动。如果上斜肌不能松弛或其肌腱不能延长，眼内收时就不能抬高。内收抬高受限类似于下斜肌麻痹，尽管病理过程假定为原发于上斜肌复合体的位置。这种肌腱生理性通过滑车的运动受限可以为永久性的，也可为间歇性，依赖于获得性疾病。

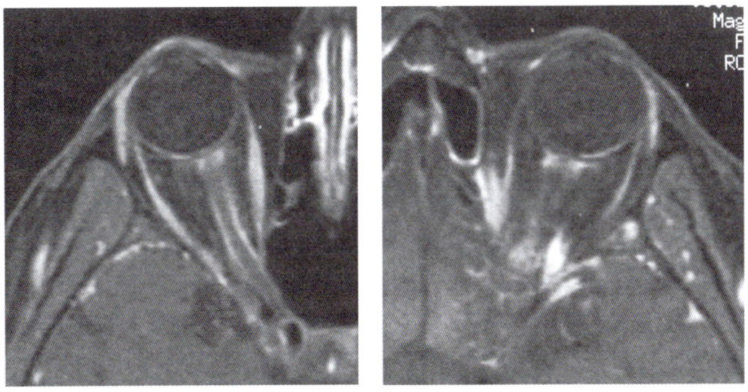

a　b

图2.347　视神经转移瘤。a, b 轴位增强脂肪抑制T1WI MR 扫描显示双侧视神经强化，伴原发性乳癌弥漫性蛛网膜下腔播散。

获得性Brown 综合征，症状和表现常常为间歇性。罹患此病的患者常常抱怨为间歇性向上凝视时视物成双（复视）或试图上视时滑车区“咔哒”感（图2.348，2.349）。CT 和MRI 能够显示获得性Brown 综合征滑车区的异常（图2.348～2.350）。一位有头外伤病史的患者显示受累侧眼上斜肌肌腱返折部分明显增厚，外科手术时证实[169]。文献证实获得性Brown 综合征和风湿性关节炎有一定关系，且可以自发性消失。

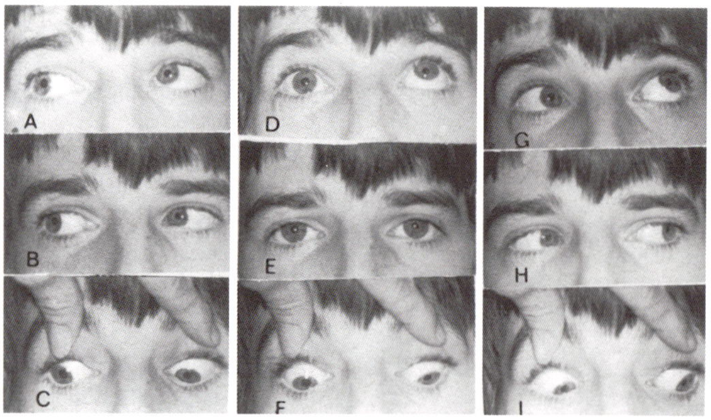

a

图2.348 左侧获得性Brown综合征。
a 不同的眼凝视状态。原始状态（E），右侧（B），左侧（H），下右（C），下中（F），下左（I）状态眼正常（隐斜视）。但上中（D）和上左（右眼内收）（G）位置，右眼上视不能。外展时右眼抬高的水平与左侧平齐，此时眼上抬是可能的（A），直至到中线位置时出现异常（D，G）。当眼自原始位置（E）内收至鼻侧时（G），为下斜肌抬高的初始动作。这时，内收时右眼抬高不能（G），这样的病人类似于右眼下斜肌麻痹，此为Brown综合征的特征。这是"假瘫痪"，因为其原因不是右侧下斜肌的无功能，而是拮抗肌右眼上斜肌的不能充分松弛造成的。

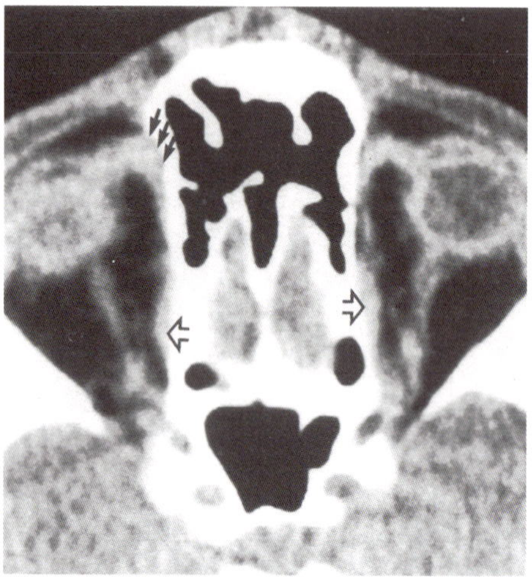

b

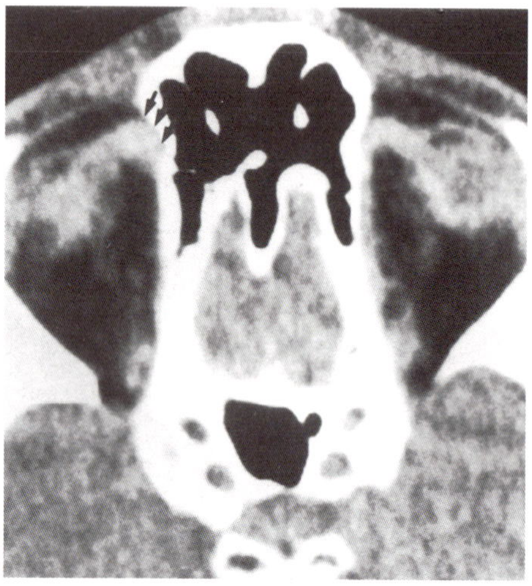

c

图2.348 b和c轴位CT扫描显示上斜肌（空箭）和增厚的右上斜肌肌腱返折部分（实箭）。复制并被允许。Mafee et al. CT in the evaluation of Brown syndrome of the superior oblique tendon sheath. Radiology 1985；154：691–695.

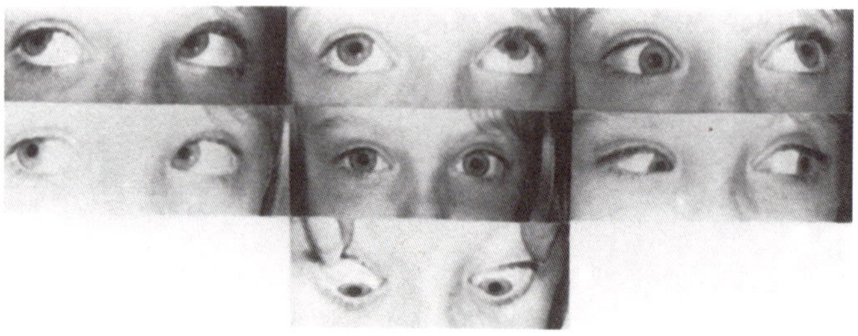

a

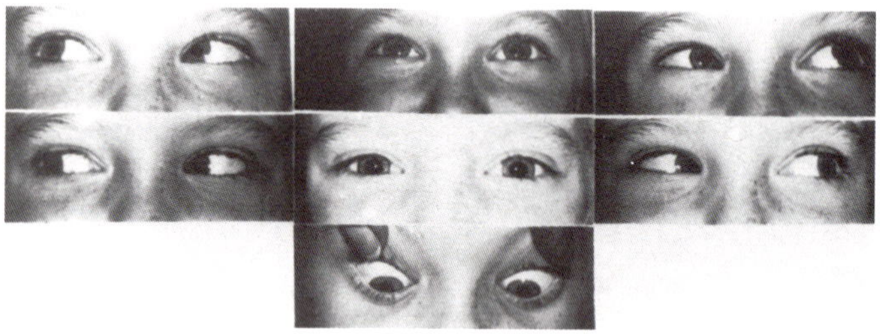

b

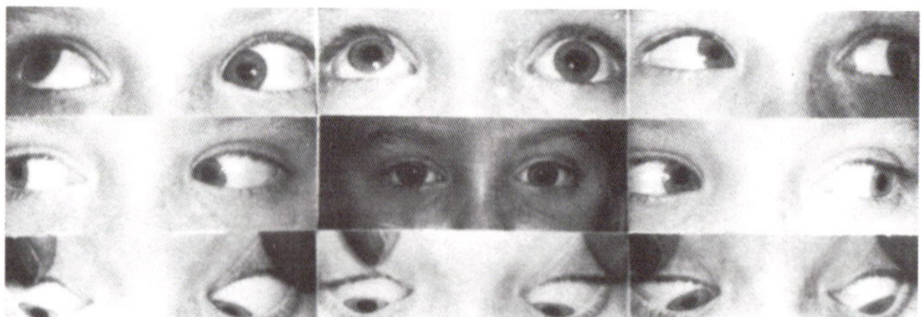

c

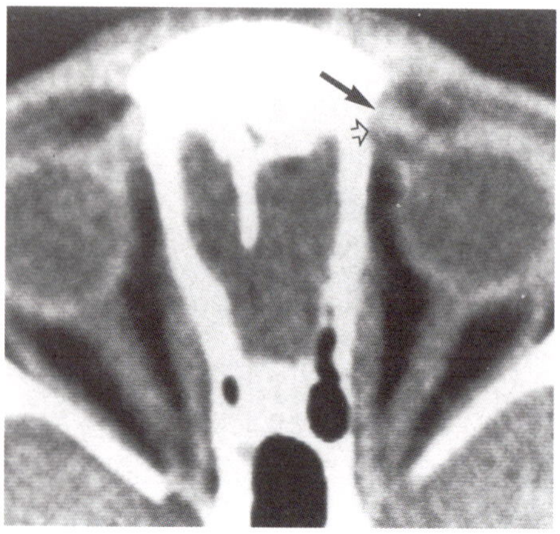

d

图2.349a 先天性Brown综合征，示眼不同的凝视状态。注意右眼上中位置明显抬高受限（上中），右眼内收时更为明显（上右）。
b 右侧上斜肌肌腱松弛术后，内收和外展的抬高功能明显改善。
c 外伤后左侧获得性Brown综合征。注意左眼直视向上位置（上中）和内收（上右）抬高受限。
d 轴位CT扫描左上斜肌返折肌腱轻度增厚（箭），开口箭指示水肿区。Mafee et al. CT in the evaluation of Brown syndrome of the superior oblique tendon sheath. Radiology 1985；154：691–695.

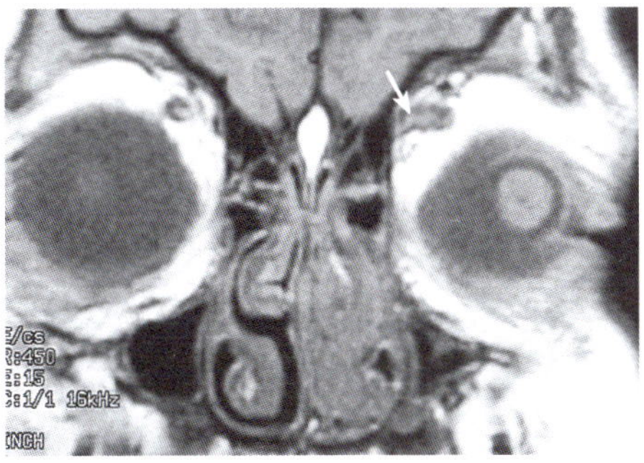

图2.350 左侧获得性Brown综合征。冠状T1WI MR扫描显示左侧上斜肌返折部分增厚（箭）。

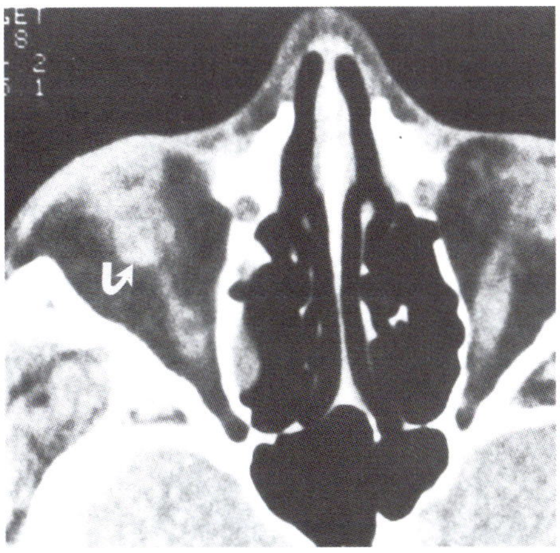

图2.351 下直肌破口。轴位CT扫描显示刀伤后右侧下直肌（箭）变形。

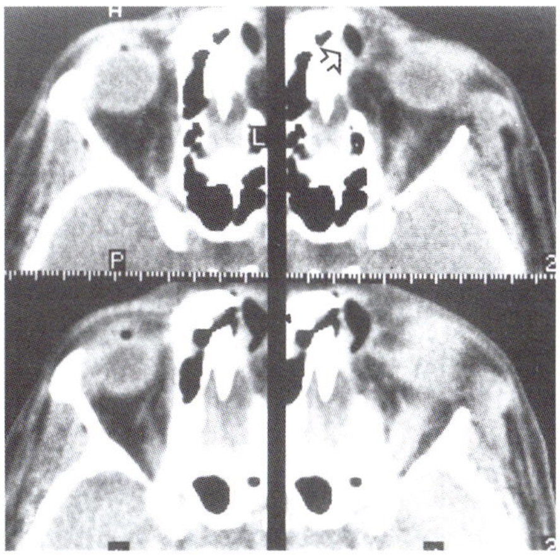

图2.352 额窦手术后滑车变形。轴位CT扫描显示术后左侧滑车区变形（箭）。患者左上斜肌功能丧失。

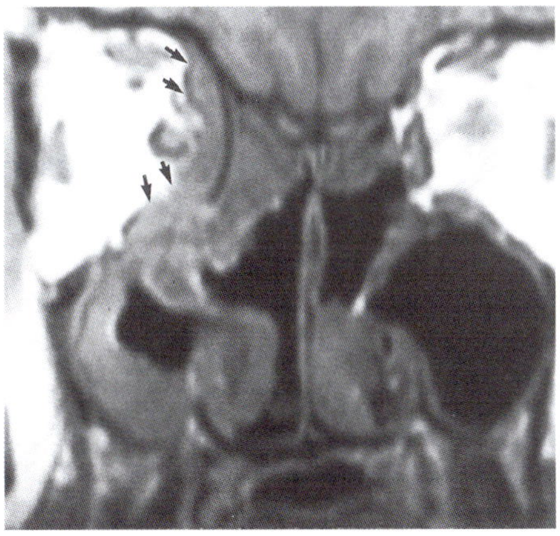

图2.353 鼻窦内镜手术后右侧内直肌变形。冠状T1WI MR扫描显示沿右眶内壁（箭）的骨膜下软组织（血肿）。

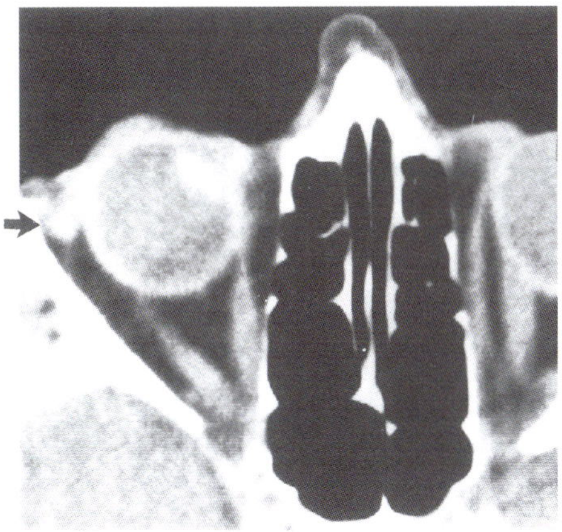

图2.354 假性肌肉消失。左侧凝视轴位CT扫描显示右侧外直肌不能见到，可见外伤后疤痕形成（箭），导致右侧外直肌功能受限。手术时外直肌可见。

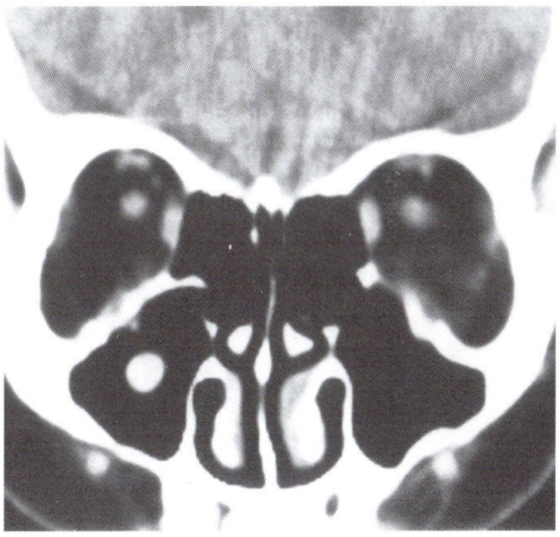

图2.355 上斜肌未显示。冠状CT扫描显示上斜肌缺失。

眼肌外伤损害

眶底骨折时眶内组织常是箝闭的。眼球运动失常是由于下直肌或下斜肌或二者同时嵌顿引起。(图2.351)，或者可能与其肌腱损伤有关（图2.352），也可为血肿或疤痕形成引起（图2.353，2.354）。内直肌常在眶内壁骨折时受到损害。牵引试验阳性在早期不能证实嵌顿，而且这些异常可能是血肿或炎症的结果。软组织损害可能在爆裂性骨折典型表现中占有重要地位。

眼外肌的先天性异常

先天性综合征

眼球运动异常常发生于颅骨联合综合征，而且可根据观察到的运动异常的特征模式进行预测。这一点在Apert和Crouzon颅骨联合综合征特别正确，这两组疾病异常运动的类型可能受到异常解剖造成的机械因素影响，但也可显示肌肉大小和嵌入的位置的异常。极少数情况下，上斜肌在影像上可能表现缺如（图2.355）。

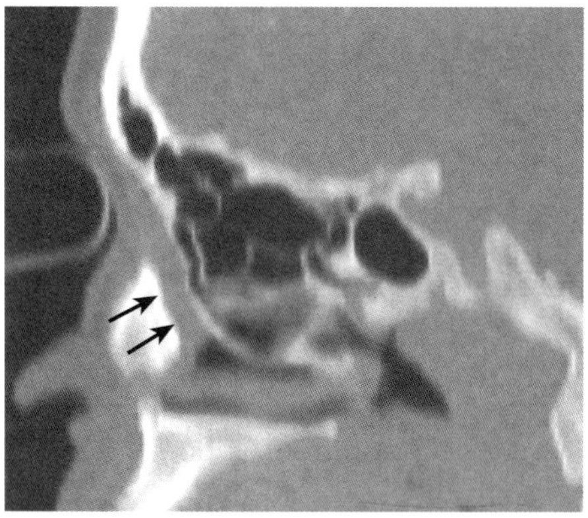

图2.356 矢状重建CT图像显示正常鼻泪管（箭）。

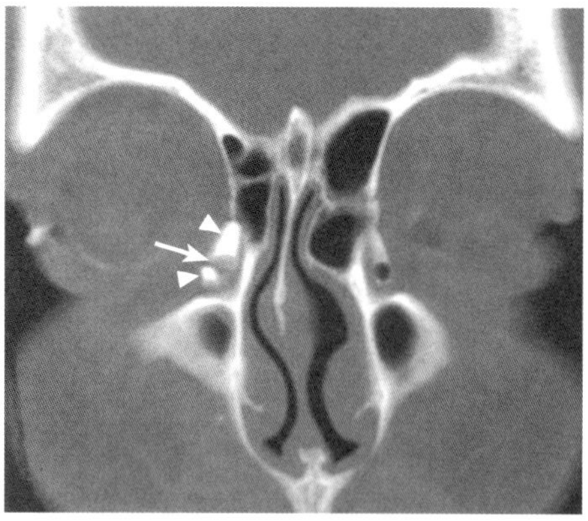

图2.357 泪石。CT泪囊造影显示右侧泪囊充盈缺损（箭），伴泪石。造影剂溢出泪囊（箭头）。

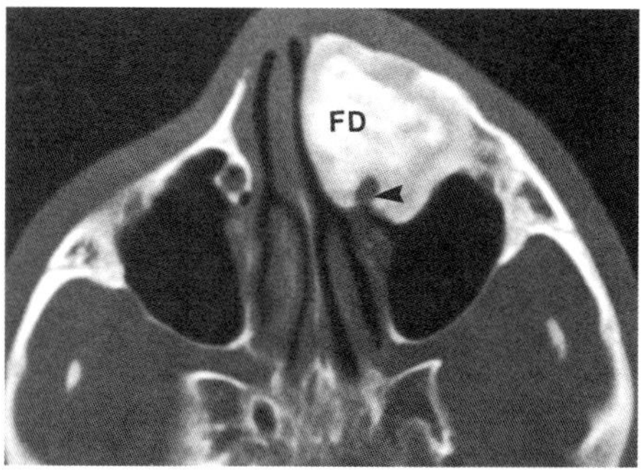

图2.358 鼻泪管缩窄。轴位CT扫描显示典型的纤维性结构不良（FD）。注意左侧鼻泪管狭窄（箭头）。

泪腺

泪囊、上下泪小管和鼻泪管的异常可以引起很多综合征。但是，这些患者的绝大多数表现为眼泪增多（溢泪），出现这些症状的原因可能是泪引流系统的内因或外因所致。鼻泪囊槽／窝和鼻泪管可通过CT扫描显示（图2.356）。泪小管、总泪管、泪囊和鼻泪管在泪囊造影时显影[170]。泪囊造影技术自从1909年Ewing描述后变化很小[171]。数字减影和闪烁扫描的现代技术成为标准泪囊造影的有效辅助手段。目前标准的泪囊造影技术包括注射水溶性碘对比剂进入泪引流系统[170]。局麻下，扩张下位穿刺点，并插入泪小管，用棉签闭塞上位穿刺点的同时，注射2～3ml对比剂（Sinografin），于注入对比剂之前及注入后5分、15分和30分拍摄Caldwell和侧位像。延时照相（60分钟）来评价染色的持久性。正常泪囊造影显示上下泪小管、总泪管、泪囊和鼻泪管充盈。延迟照相能够显示泪引流系统内染色完全清除。CT泪囊造影能够对泪引流系统（图2.357）和邻近组织受累情况进行更好的评价。

泪小管阻塞

阻塞一般位于总泪管的近端。外伤是最常见的原因，泪小管炎和泪小管乳头状瘤是阻塞的其他原因。总泪管阻塞常常是因为慢性泪囊炎或泪石的球－瓣效应。泪囊造影能够使上、下泪小管显影，上达或包括总泪管（Maier窦）；泪囊不充盈。总泪管通畅性丧失需要联合泪囊鼻切除和插入独立的管或总泪管微切除并泪囊鼻切除[170]。

高位鼻泪管阻塞

高位鼻泪管阻塞的典型部位在鼻泪管骨入口处。这是泪囊造影最常见的疾患[170]。常常为膜管的狭窄性病变，骨病和外伤导致骨管变形并非不常见（图2.358）。典型的表现为泪囊扩张，形成泪囊黏液囊肿或脓肿。慢性泪囊炎是膜管缩窄的最常见病因[170]。继发于慢性泪囊炎的泪石也可以存于鼻泪管内导致泪道完全或不完全阻塞。纤维－骨病变可引起鼻泪管狭窄，导致泪引流系统的不完全阻塞（图2.358）。

泪囊突出

泪囊突出（泪囊黏液囊肿）是泪囊的囊性扩张或憩室。该扩张是由鼻泪管近侧或远侧的阻塞引起[172]。泪囊突出被认为是泪引流系统的一种先天性异常，常在出生后数日就有表现。CT和MR图像，泪囊突出表现为边界清楚的圆形病变，以鼻泪囊区为中心（图2.359）[172]。无感染时CT表现为均匀密度病变。MR图像上，泪囊突出表现为T1WI低信号、T2高信号（图2.360）。如果存在感染，会出现环形对比剂增强。

泪囊肿瘤

泪囊肿瘤少见，包括上皮性和非上皮性肿瘤。良性上皮性肿瘤包括乳头状瘤、大嗜酸细胞瘤(oncocytoma)、和良性混合瘤。恶性上皮性肿瘤包括鳞癌（图2.361）、腺癌（图2.362）、黏液表皮样癌（图2.363）、嗜酸细胞腺癌、腺样囊性癌、腺泡细胞癌（图2.364）和低分化癌。泪囊其他肿瘤包括恶性黑色素瘤（图2.365）、淋巴瘤（图2.366）、神经源性肿瘤、纤维组织细胞瘤和其他少见肿瘤。

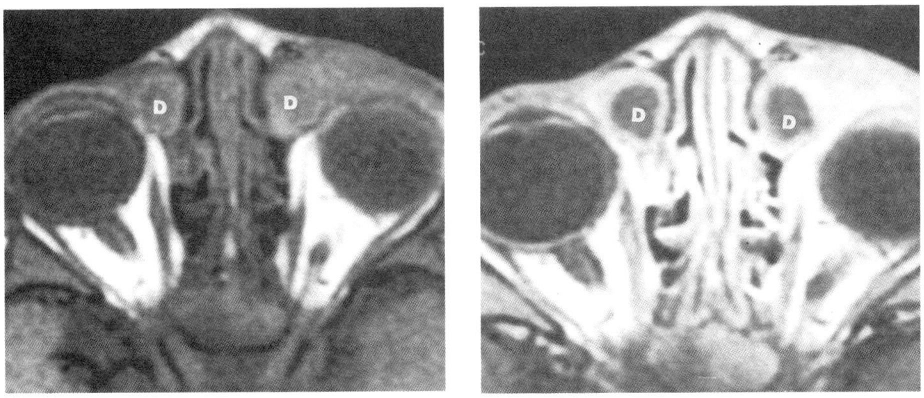

a　b

图2.359　泪囊突出。a 轴位增强前T1WI和b 轴位增强T1WI MR扫描显示双侧泪囊黏液囊肿（泪囊突出）(D)。

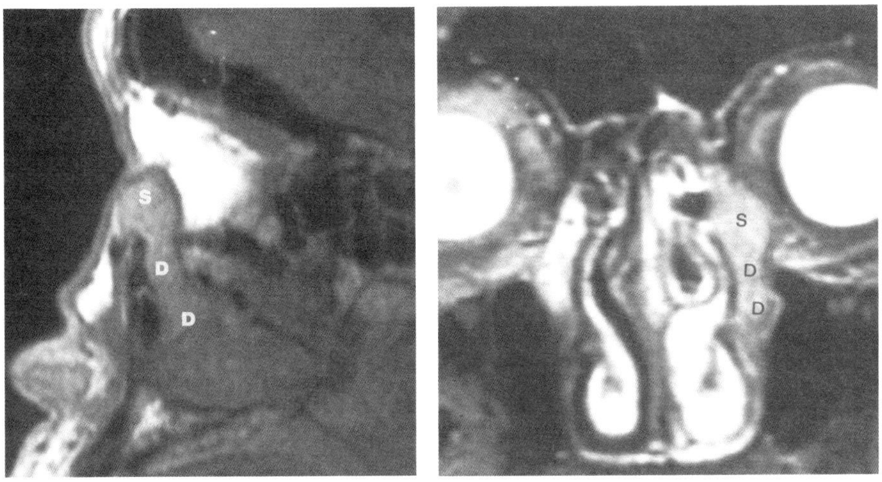

a　b

图2.360　泪引流系统扩张。a 矢状T1WI 和b 冠状T2WI MR扫描显示鼻泪管远端阻塞引起左侧鼻泪管（D）和囊（S）明显扩张。

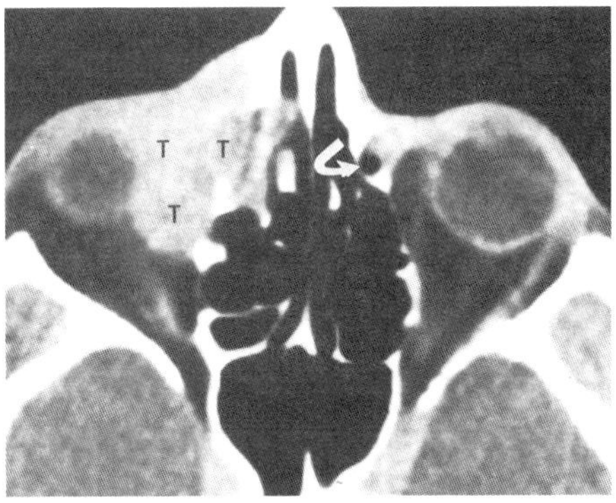

图2.361　泪囊鳞状细胞癌。轴位增强CT扫描显示右侧泪囊肿瘤（T）。注意正常左侧鼻泪管（箭）。

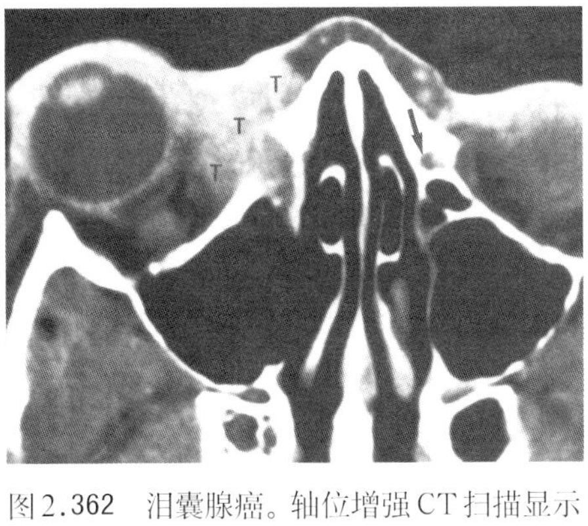

图2.362　泪囊腺癌。轴位增强CT扫描显示右侧泪囊肿瘤（T），符合腺癌。注意左侧正常的鼻泪管（箭）。

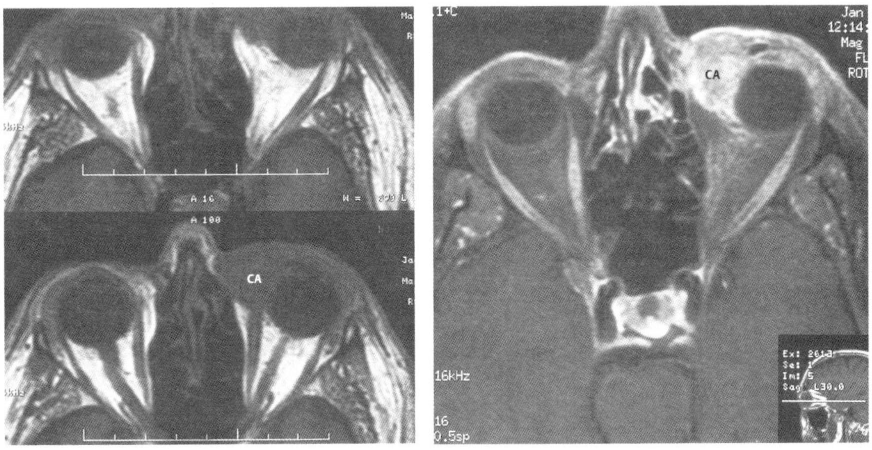

a　b

图2.363　泪囊区黏液表皮样癌。a 轴位T1WI和b 轴位增强脂肪抑制T1WI MR扫描，显示左侧泪囊区黏液表皮样癌（CA）。

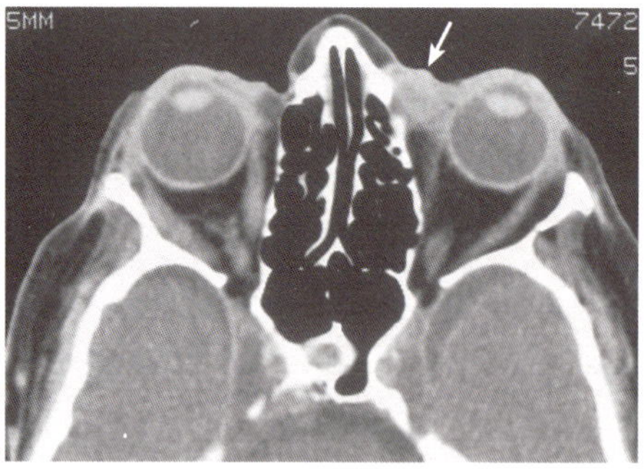

图2.364 泪囊腺泡细胞癌。轴位CT扫描，显示左侧泪囊腺泡细胞癌（箭）。

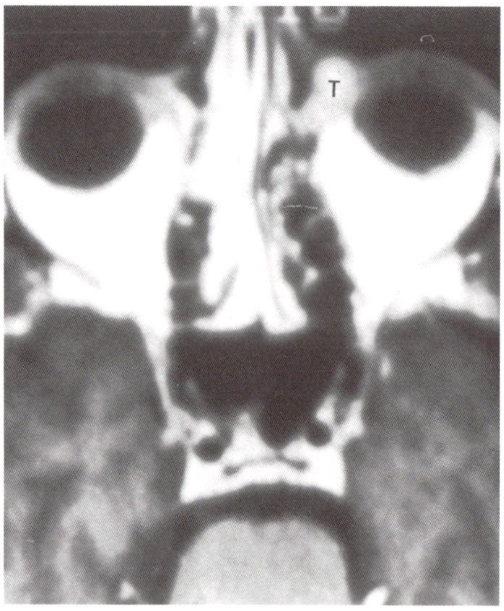

图2.365 左侧泪囊原发性恶性黑色素瘤。轴位增强T1WI MR扫描显示左侧泪囊肿瘤（T），符合泪囊原发性恶性黑色素瘤。

■眼眶外伤

眼眶外伤包括：眶底骨折、内侧壁骨折、外侧壁骨折、眶顶骨折、混合骨折如三角骨折、鼻筛眶骨折、Le Fort骨折；眼眶和眼球的穿通伤，包括异物[172, 173]。

典型的眶底爆裂性骨折通常不损及眶缘。很多情况下，眶内组织在骨折部位箝闭（图2.367～2.369）。CT能够更好地描绘眶骨变形和软组织情况[172]，CT可以显示下直肌的位置（如自由的、呈钩状、套圈状）并更好地识别软组织改变，如血肿和脂肪疝入骨折处，凹陷骨折眼眶底骨片向眶内移位，导致眶内容体积缩小。眶底骨折常累及眶内侧壁。单纯眶内侧壁骨折可单独存在，眼眶积气（气眶）常与眼眶内侧壁骨折有关。冠状扫描能很好地评价这些骨折和内直肌在骨折处可能的损害。

眶底骨折可以是穿通性或非穿通性损伤。这些骨折常伴随气脑、CSF漏和颅内并发症，额窦骨折可以同时存在，CT和MR图像都能够提示评价骨折及伴随的颅内并发症。

视神经管、眶上裂和眶尖骨折可能引起视神经损害。CT扫描是定位骨折的最好方法，MRI对反映视神经损害是必需的。当骨碎片在视神经管中撞击神经时，视神经受压可能会有加重。视神经受压也可以在视神经鞘内出血或相关骨膜下出血或球后出血时发生。可治性病因的快速诊断和治疗，如骨碎片压迫视神经或急性球后和骨膜下出血压迫视神经，其症状会出现显而易见的恢复[173]。

a 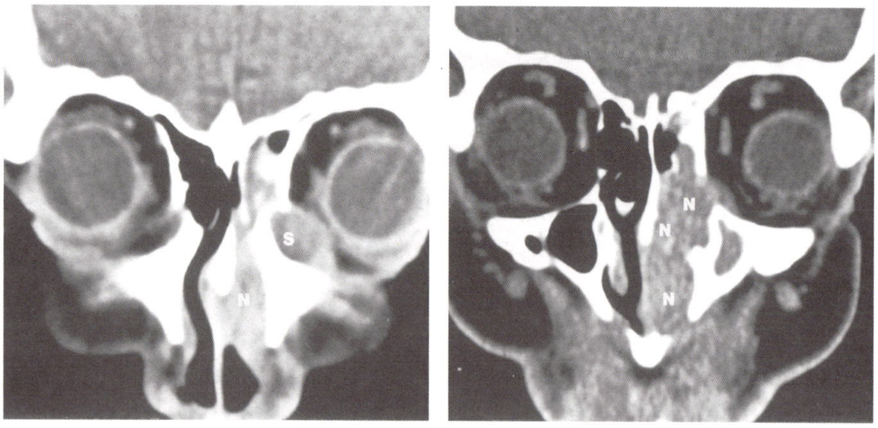 b

图2.366 淋巴瘤累及泪囊。a, b 冠状增强CT扫描显示淋巴瘤累及左侧鼻腔（N）和左侧泪囊（S）。

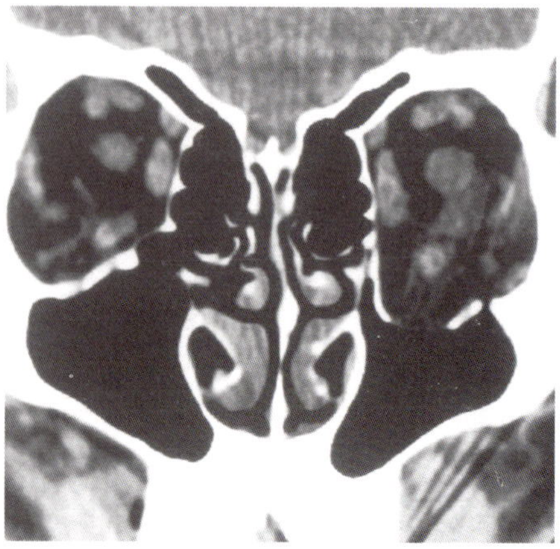

图2.367 眼眶骨折。冠状CT扫描显示左侧眶底爆裂性骨折，伴眶内脂肪疝入左侧上颌窦。

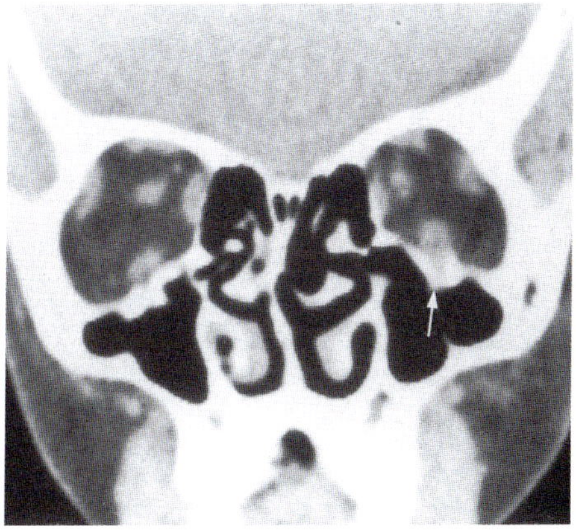

图2.368 眼眶骨折。冠状CT扫描显示左侧眶底微小移位性爆裂性骨折引起的左侧下直肌变形并嵌顿（箭）。

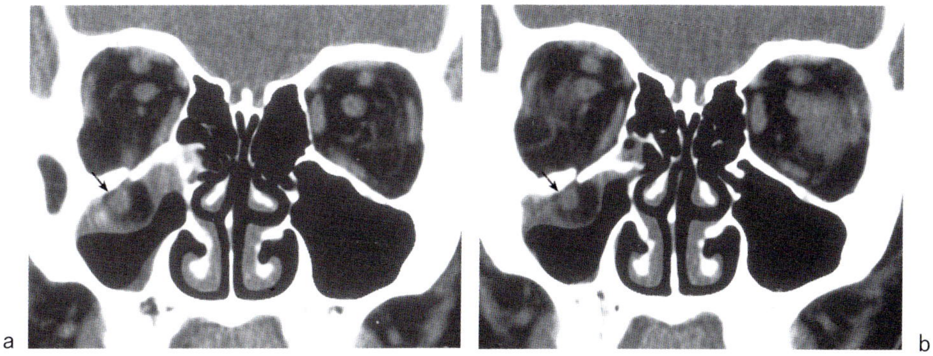

图2.369 眼眶骨折。
a 冠状CT扫描显示眶内脂肪疝，下直肌（箭）进入右侧上颌窦腔。
b 冠状CT扫描显示右侧眶底微小移位性骨折部位右侧下直肌嵌顿。该层面，下直肌完全位于上颌窦腔内（箭）。

眼眶外侧壁骨折常与三角形或混合性Le Fort Ⅲ型骨折有关。此类骨折在第4章进行讨论。

CT扫描是评价眼眶骨折相关并发症和术后眶部改变的可选方法（图2.370）。

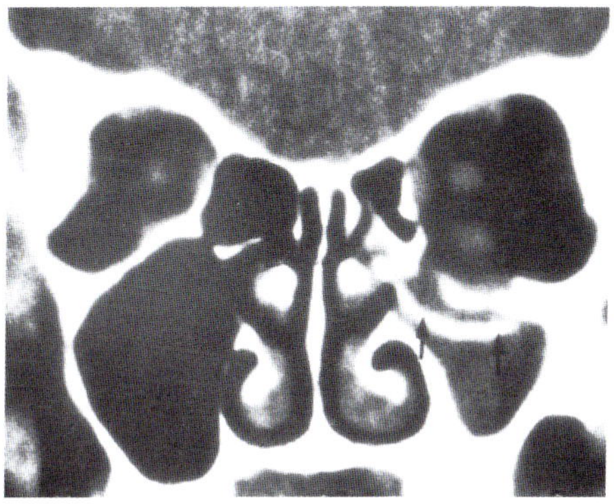

图2.370 眶底植入物移位。冠状CT扫描显示左侧眶底植入物（箭）移位至左侧上颌窦腔。

参考文献

1 Warwick R, Williams PL, eds. Gray's Anatomy. 35th British edition. Philadelphia: W.B. Saunders; 1973.
2 Mafee MF. The eye, orbit: embryology, anatomy, and pathology. In: Som PM, Curtin HD, eds. Head and Neck Imaging. St. Louis: Mosby; 2003: 441-654.
3 Rootman J, ed. Diseases of the Orbit. Philadelphia: J.B. Lippincott; 1988.
4 Reeh MJ, Wobij JL, Wirtschafter JD. Ophthalmic Anatomy: A Manual with Some Clinical Applications. San Francisco: American Academy of Ophthalmology; 1981: 11-54.
5 Smith MF. Orbit, eyelids, and lacrimal system. Basic and Clinical Science Course. San Francisco: American Academy of Ophthalmology; 1987-1988.
6 Wilson FM. Fundamentals and principles of ophthalmology. Basic and Clinical Science Course. San Francisco: American Academy of Ophthalmology; 1991-1992.
7 Daniels DL, Yu S, Pech P, et al. Computed tomography and magnetic resonance imaging of the orbital apex. Radiol Clin North Am 1987; 25: 803-817.
8 Mafee MF, Putterman A, Valvassori GE, et al. Orbital space-occupying lesions: role of CT and MRI, an analysis of 145 cases. Radiol Clin North Am 1987; 25: 529-559.
9 Duhamel HL. Sur le development et la crue des os des animax. Mem Acad R Sci 1742; 55: 354-370.
10 Mafee MF, Miller MT. Computed tomography scanning in the evaluation of ocular motility disorders. In: Gonzalez CF, Becker MH, Flanagan JC, eds. Diagnostic Imaging in Ophthalmology. New York: Springer-Verlag; 1985: 39-54.
11 Dale RT, ed. Fundamentals of Ocular Motility and Strabismus. New York: Grune and Stratton; 1982.
12 Helveston EM, Merriam WW, Ellis FD, et al. The trochlea: a study of the anatomy and pathology. Ophthalmology 1982; 89: 124-133.
13 Fink WH. The anatomy of the extrinsic muscles of the eye. In: Allen JH, ed. Strabismus Ophthalmic Symposium. St. Louis: Mosby; 1950: 17-62.
14 Miller TM, Mafee MF. Computed tomography scanning in the evaluation of ocular motility disorders. Radiol Clin North Am 1987; 25: 733-752.
15 Snell RS, Lemp MA, eds. Clinical Anatomy of the Eye.Boston, MA: Blackwell Scientific; 1989.
16 Mafee MF. Imaging of the orbit. In: Valvassori GE, Mafee MF, Carter B, eds. Imaging of the Head and Neck. Stuttgart: Georg Thieme Verlag; 1995: 248-327.
17 Zonneveld FW, Koorneef L, Hillen B, et al. Direct Multiplanar, High Resolution, Thin-Section CT of the Orbit. Eindhoven, NL: Philips Medical Systems; 1986.
18 Mafee MF, Pruzansky S, Corrales MM, et al. CT in the evaluation of the orbit and the bony interorbital distance. AJNR 1986; 7: 265-269.
19 Mafee MF, Kumar A, Tahmoressi CN, et al. Direct sagittal CT in the evaluation of temporal bone disease. AJNR 1988; 9: 371-378.
20 Barakow JA, Dillon WP, Chew WM. Orbit, skull base and pharynx: contrast-enhanced fat suppression MR imaging. Radiology 1991; 179: 191-198.
21 Tien RD, Hesselink JR, Szumowski J. MR fat suppression combined with Gd-DTPA enhancement in optic neuritis and perineuritis. J Comput Assist Tomogr 1991; 15: 223-227.
22 Tien RD, Chu PK, Hesselink JR, et al. Intra- and paraorbital lesions: value of fat-suppression MR imaging with paramagnetic contrast enhancement. AJNR 1992; 12: 245-253.
23 Mafee MF, Haik BG. Lacrimal gland and fossa lesions: role of computed tomography. Radiol Clin North Am 1987; 25: 767-779.
24 Langer BG, Mafee MF, Pollack S, et al. MRI of the normal orbit and optic pathway. Radiol Clin North Am 1987; 25: 429-446.
25 Zonneveld FW, Koorneef L, Hiller B, et al. Normal direct multiplanar CT anatomy of the orbit with correlative anatomic cryosections. Radiol Clin North Am 1987; 25: 381-407.
26 Ettl A, Salomonowitz E, Koorneef L, Zonneveld FW. High resolution MR imaging anatomy of the orbit. Correlation with comparative cryosectional anatomy. Radiol Clin North Am 1998; 36: 1021-1045.

27 Currario G, Silverman FN. Orbital hypotelorism, arhinencephaly, and trigoncephaly. Radiology 1960; 74: 206-216.
28 Gerald BE, Silverman FN. Normal and abnormal interorbital distances with special reference to mongolism. AJR 1956; 95: 154-161.
29 Morin J, Hiu J, Anderson J, et al. A study of growth in the interorbital region. Am J Ophthalmol 1936; 56: 895-901.
30 Cameron J. Interorbital width: new cranial dimension, its significance in modern and fossil man and in lower mammals. Am J Phys Anthropol 1931; 15: 509-515.
31 Hansman CF. Growth of interorbital distance and skull thickness as observed in roentgenographic measurements. Radiology 1966; 86: 87-96.
32 Linder B, Campos M, Schafer M. CT and MRI of orbital abnormalities in neurofibromatosis and selected craniofacial anomalies. Radiol Clin North Am 1987; 25: 787-802.
33 Converse JM, McCarthy JG. Orbital hypertelorism. Scand J Plast Reconstr Surg 1985; 15: 265-276.
34 DeMyer WM. Neurologic evaluation associated forebrain maldevelopment and orbital hypotelorism. In: Symposium on Diagnosis and Treatment of Craniofacial Anomalies, Vol. 20. St. Louis: Mosby; 1979: 153-163.
35 Becker MH, McCarthy JG. Congenital abnormalities. In: Gonzalez CF, Becker MH, Flanagan JC, eds. Diagnostic Imaging in Ophthalmology. New York: Springer-Verlag; 1985: 115-187.
36 Gorlin RJ, Pindberg JJ, Cohen MM Jr. Syndromes of the Head and Neck, 2d ed. New York: McGraw Hill; 1976.
37 Smith DW. Recognizable Patterns of Human Malformation. Philadelphia: W.B. Saunders; 1970.
38 Taybi H. Radiology of Syndromes and Metabolic Disorders. 2d ed. St. Louis: Mosby; 1983.
39 Mafee MF, Jampol LM, Langer BG, et al. Computed tomography of optic nerve colobomas: morning glory anomaly, and colobomatous cyst. Radiol Clin North Am 1987; 25: 693-699.
40 Mann I. Developmental Abnormalities of the Eye, 2d ed. Philadelphia: J.B. Lippincott; 1957: 74-78.
41 Mann I. The Development of the Human Eye. New York: Grune and Stratton; 1969.
42 Brown G, Tasman W, eds. Congenital anomalies of the optic disc. New York: Grune and Stratton; 1983: 97-191.
43 Arey LB. Developmental Anatomy, 6th ed. Philadelphia: W.B. Saunders; 1970.
44 Duke-Elder S, Wybar KC. System of ophthalmology: the anatomy of the visual system, Vol. 2. St. Louis: Mosby; 1961.
45 Hamilton WJ, Boyd JD, Mossman HW, eds. Human Embryology: Development of Form and Function, 3d ed. Baltimore, MD: Williams and Wilkins; 1962.
46 Tessier P. The definitive plastic surgical treatment of the severe facial deformities of craniofacial dysostosis: Crouzon's and Apert's diseases. Plast Reconstr Surg 1971; 48: 419-442.
47 Campbell JA. Craniofacial anomalies. In: Newton TH, Potts DG, eds. Radiology of the Skull and Brain, Vol. 1, Book 2. St. Louis: Mosby; 1971: 571-633.
48 Pruzansky S. Time: the fourth dimension in syndrome analysis applied to craniofacial malformations. Birth Defects 1977; 13: 3-28.
49 Mafee MF, Valvassori GE. Radiology of the craniofacial anomalies. Otolaryngol Clin North Am 1981; 14: 939-988.
50 Harwood-Nash DC. Coronal synostosis. In: Rogers LF, ed. Disorders of the Head and Neck Syllabus, Second Series. Reston, VA: American College of Radiology. 1977.
51 Anderson FM, Geiger L. Craniosynostosis: a survey of 204 cases. J Neurosurg 1965; 22: 229-240.
52 Shillito J Jr., Matson DD. Craniosynostosis: a review of 519 surgical patients. Pediatrics 1968; 41: 829-853.
53 Crouzon O. Dysostose cranio-faciale hereditaire. Bull Mem Soc Med Hop, Paris; 1912: 33: 545-555.
54 Lombardi G. Radiology in Neuro-ophthalmology. Baltimore, MD: Williams and Wilkins; 1967.
55 Saethre H. Ein beitrag zum turnschadel problem (pathogenese, erblickeit und symptomatologie). Deutsch Z Nervenh 1931; 119: 533-555.
56 Chotzen F. Eine eigenartige familiare entwicklungsstorung (akrocephalo- syndaktylie), dysostosis craniofacialis and hypertelorisms). Mschr Kinder 1932; 55: 97-122.
57 Bartsocas CS, Weber AL, Crawford JD. Acrocephalosyndactyly type 3: Chotzen's syndrome. J Pediatr 1970; 77: 267-272.
58 Lewis A, Gerson P, Axelson K, et al. Von Recklinghausen neurofibromatosis II. Incidence of optic glioma. Ophthalmology 1984; 91: 929-935.
59 Zimmerman RA, Bilaniuk LT, Mezger RA, et al. Computed tomography of orbitofacial neurofibromatosis. Radiology 1983; 146: 113-116.
60 Kobrin JL, Block FC, Wiengiest TA. Ocular and orbital manifestations of neurofibromatosis. Surv Ophthalmol 1979; 24: 45-51.
61 Jacoby CG, Go RT, Beren RA. Cranial CT of neurofibromatosis. AJR 1980; 135: 553-557.
62 Berry GA. Note on a congenital defect (? Coloboma) of the lower lid. Royal London Ophthalmologic Hospital Reports 1889; 12: 225.
63 Treacher-Collins E. Case with symmetrical congenital notches in the outer part of each lower lid and defective development of the malar bones. Trans Ophthal Soc 1900; 20: 190-191.
64 Pires deLima JA, Monteior HB. Aparello branquiale suas pertur-bacoes evolutivas. Arch Anat Anthrop (Lisboa) 1923; 8: 185.
65 Francheschetti A, Klein D. The mandibulo-facial dysostosis, a new hereditary syndrome. Acta Ophthalmol 1949; 27: 141-224.
66 Gorlin RJ, Pindberg JJ, Cohen MM Jr. Syndromes of the Head and Neck, 2nd ed. New York: McGraw-Hill; 1976.
67 Poswillo D. The pathogenesis of the Treacher Collins syndrome (mandibulofacial dysostosis). Br J Oral Surg 1975; 13: 1-26.
68 Herring SW, Rowlatt UF, Pruzansky S. Anatomical abnormalities in mandibulofacial dysostosis. Am J Med Genet 1979; 3: 225-259.
69 Henderson JW. Orbital Tumors. Philadelphia: W.B. Saunders; 1973: 116-123.
70 Mafee MF, Dobben GD, Valvassori GE. Computed tomography assessment of paraorbital pathology. In: Gonzalez CA, Becker MH, Flanagan JC, eds. Diagnostic Imaging in Ophthalmology. New York: Springer-Verlag; 1985: 281-302.
71 Grove AS. Giant dermoid cysts of the orbit. Ophthalmology 1979; 86: 1513-1520.
72 Kaufman LM, Villablanca JP, Mafee MR. Diagnostic imaging of cystic lesions in the child's orbit. Radiol Clin North Am 1998; 36: 1149-1163.
73 Rubenstein J. Disorders of the conjunctiva and limbus. In: Yanoff M, Duker JS, eds. Ophthalmology. St. Louis: Mosby; 1999: 1.1-1.21.
74 Dutton J. Orbital diseases. In: Yanoff M, Duker JS, eds. Ophthalmology. St. Louis: Mosby; 1999: 14.1-14.7.
75 Chang DF, Dallow RL, Walton DS. Congenital orbital teratoma: Report of a case with visual preservation. J. Pediatr Ophthalmol Strabismus 1980; 17: 88.
76 Garrity JA, Trautmann JC, Bartley GB, et al. Optic nerve sheath meningoceles: clinical and radiographic features in 13 cases with a review of the literature. Ophthalmology 1990; 97: 1519.
77 Laventer DB, Merriman JC, Defendini R, et al. Enterogenous cysts of the orbital apex and superior orbital fissure. Ophthalmology 1994; 101: 1614.
78 Dobben GD, Philip B, Mafee MF, et al. Orbital subperiosteal hematoma, cholesterol granuloma, and infection. Evaluation with MR imaging and CT. Radiol Clin North Am 1998; 36: 1185-1200.
79 Polito E, Leccisotti A. Diagnosis and treatment of orbital hemorrhagic lesions. Ann Ophthalmol 1994; 26: 85-93.
80 Gomez-Morales A, Croxatto JO, Croxatto L, et al. Hydatid cysts of the orbit: a review of 35 cases. Ophthalmology 1988; 95: 1027.
81 Mafee MF, Atlas SW, Galetta SL. In: Atlas SW, ed. Magnetic Resonance Imaging of the Brain and Spine, 3d ed. Philadelphia: Lippincott Williams and Wilkins; 2002: 1433-1524.
82 Weber AL, Mikulis DK. Inflammatory disorders of the paraorbital sinuses and their complications. Radiol Clin North Am 1987; 25: 615-630.
83 Hawkins DD, Clark RW. Orbital involvement in acute sinusitis. Clin Pediatr 1977; 16(5): 464-471.
84 Eustis HS, Mafee MF, Walton C, Mondonca J. MR imaging and CT of orbital infections and complication in acute rhinosinusitis. Radiol Clin North Am 1998; 36: 1165-1183.
85 Chandler JR, Langenbrunner DJ, Stevens ER. The pathogenesis of orbital complications in acute sinusitis. Laryngoscope 80: 1414; 1970.
86 Dolan RW, Choudhury K. Diagnosis and treatment of intracranial complications of paranasal sinus infection. J Oral Maxillofac Surg 53: 1080; 1995.
87 Igarishi H, Igarishi S, Fujio N, et al. Magnetic resonance imaging in the early diagnosis of cavernous sinus thrombosis. Ophthalmologica 209: 292; 1995.
88 Saah D, Schwartz A. Diagnosis of cavernous sinus thrombosis by magnetic resonance imaging using flow parameters. Ann Otol Rhinol Laryngol 103: 487; 1994.

89 Centeno RS, Bentson RJ, Mancuso AA. CT scanning in rhinocerebral mucormycosis and aspergillosis. Radiology 1981; 140: 383-389.
90 Courey WR, New PFJ, Price DL. Angiographic manifestations of craniofacial phycomycosis: report of three cases. Radiology 1972; 103: 329-334.
91 Weber AL, Vitale Romo L, Sabates NR. Pseudotumor of the orbit. Clinical, pathologic, and radiologic evaluation. Radiol Clin North Am 1999; 37: 151-168.
92 Blodi FC, Gass JDM. Inflammatory pseudotumor of the orbit. Br J Ophthalmol 1968; 52: 79-93.
93 Flanders AE, Mafee MF, Rao VM, et al. CT characteristics of orbital pseudotumors and other orbital inflammatory processes. J Comput Assist Tomogr 1989; 13(1): 40-47.
94 Birch-Hirschfield A. Zur diagnostik and pathologie der orbitaltumoren. Deutsche Ophth Ges 1905; 32: 127-135.
95 Motto-Lippa L, Jakobiec FA, Smith M. Idiopathic inflammatory orbital pseudotumor in childhood. II. Results of diagnostic tests and biopsies. Ophthalmology 1981; 88: 565-574.
96 Trokel SL, Hilal SK. Recognition and differential diagnosis of enlarged extraocular muscles in computed tomography. Am J Ophthalmol 1979; 87: 503-512.
97 Tolosa E. Periartritic lesions of the carotid siphon with the clinical features of a carotid infraclinoid aneurysm. J Neurol Neurosurg Psychiatry 1954; 17: 300-302.
98 Hunt WE, Meagher JN, LeFever HE, et al. Painful ophthalmoplegia. Neurology 1961; 11 (Suppl):56-62.
99 Smith JL, Taxdal DSR. Painful ophthalmoplegia: the Tolosa-Hunt syndrome. Am J Ophthalmol 1966; 61: 1466-1472.
100 Sondheimer FK, Knapp J. Angiographic findings in the Tolosa-Hunt syndrome: painful ophthalmoplagia. Radiology 1973; 106: 105-112.
101 Hurwitz CA, Faquin WC. Case record 5-2002. N. Engl J Med 2002; 346(7): 513-520.
102 Rubin RM, Sadun AA. Ocular myopathies. In Yanoff M, Duker JS, eds. Ophthalmology. St. Louis: Mosby; 1999: 11.18.1-11.18.8.
103 Kendler DL, Lippa J, Rootman J. The initial clinical characteristics of Graves' orbitopathy vary with age and sex. Arch Ophthalmol. 111: 197-201; 1993.
104 Mafee MF, Dorodi S, Pai E. Sarcoidosis of the eye, orbit, and central nervous system: role of MR imaging. Radiol Clin North Am 1999; 37: 73-87.
105 Mafee MF. Case 25: Optic nerve sheath meningioma. In: Head and Neck Disorders (Fourth Series) Test and Syllabus. Reston VA: American College of Radiology; 1992: 552-595.
106 Shields JA, ed. Diagnosis and Management of Orbital Tumors. Philadelphia: W.B. Saunders; 1989.
107 Dykhuizen RS, Smith C, Kennedy MM, et al. Necrotizing sarcoid granulomatosis with extrapulmonary involvement. Eur Respir J. 1997; 10: 245-247.
108 Raskin Em, McCormick SA, Maher EA, et al. Granulomatous idiopathic orbital inflammation. Ophthal/Plast Reconstr Surg 1995; 11: 131-135.
109 Monfort-Gouraud M, Chokre R, Dubiez M, et al. Inflammatory pseudotumor of the orbit and suspected sarcoidosis. Arch Pediatr 1996; 3: 697-700.
110 Mombaerts I, Schlingemann RO, Goldschmeding R, Koornep L. Idiopathic granulomatous orbital inflammation. Ophthalmology 1996; 103: 2135-2141.
111 Carmody RF, Mafee MF, Goodwin JA, et al. Orbital and optic pathway sarcoidosis: MR findings. AJNR 1994; 15: 775-783.
112 Ing EB, Garrity JA, Gross SA, Ebersold MJ. Sarcoid masquerading as optic nerve sheath meningioma. Mayo Clinic Proc 1997; 72: 38-43.
113 Beardsley TL, Brown SV, Sydner CF, et al. Eleven cases of sarcoidosis of the optic nerve. Am J Ophthalmol 1984; 97: 67-77.
114 Vidal RW, Devaney K, Ferlito A, et al. Sinonasal malignant lymphomas: a distinct clinicopathological category. Ann Otol Rhino Laryngol 1999; 108: 411-419.
115 Lichtenstein L. Histiocytosis X: Integration of eosinophilic granuloma of bone, "Letterer-Siwe disease" and "Hand Schüller-Christian disease" as related manifestations of a single nosologic entity. Arch Pathol 1953; 56; 84-102.
116 Nezelof C, Barbey S. Histiocytosis: Nosology and pathobiology. Pediatr Pathol 1985; 3: 1-41.
117 Hidayat AA, Mafee MF, Laver NV, Noujaim S. Langerhans' histiocytosis and juvenile xanthogranuloma of the orbit. Clinicopathologic, CT, and MR imaging features. Radiol Clin North Am 1998; 36: 1229-1240.
118 Stanley SS: Taking the X out of histiocytosis X. Radiology 1997; 204: 322-324.
119 Nezelof C, Basset F. Langerhans cell histiocytosis research: post, present, and future. Hematol Oncol Clin North Am 1998; 12: 385-406.
120 Zimmerman LE. Ocular lesions of juvenile xanthogranuloma. Nevoxanthoendothelioma. Trans Am Acad Ophthalmal Otolaryngol 1965; 69: 412-442.
121 Jakobiac FA, Mills MD, Hidayat AA, et al. Periocular xanthogranulomas associated with severe adult-onset asthma. Trans Am Opthalmol Soc 1993; 91: 99-129.
122 Alper MG, Zimmerman LE, LaPiana FG. Orbital manifestations of Erdheim-Chester disease. Trans Am Ophthalmal Soc. 1983; 8: 64.
123 Shields AK, Karcioglu ZA, Shields C, et al. Orbital and eyelid involvement with Erdheim-Chester disease: A report of two cases. Arch Ophthalmol 1991; 109: 850-854.
124 Tien RD, Brasch RC, Jackson DE, et al. Cerebral Erdheim-Chester disease: persistent enhancement with Gd-DTPA on MR images. Radiology 1989; 172: 791-792.
125 Mafee MF. Eye and orbit. In: Som PM, Curtin HD, eds. Head and Neck Imaging. St. Louis: Mosby-Yearbook; 1996: 1009-1128.
126 Flanders AE, Espinosa GA, Markie- wicz DA, et al. Orbital lymphoma. Radiol Clin North Am 1987; 25: 601-612.
127 Peyster RG, Hoover ED. Computerized Tomography in Orbital Disease and Neuro-ophthalmology. Chicago: Mosby; 1984: 21-56.
128 Fitzpatrick PJ, Macko S. Lymphoreticular tumors of the orbit. Int J Radiat Oncol Biol Phys 1984; 10: 333-340.
129 Yeo JH, Jakobiec FA, Abbott GF, et al. Combined clinical and computed tomographic diagnosis of orbital lymphoid tumors. Am J Ophthalmol 1982; 94: 235-245.
130 Valvassori Ge, Sabnis SS, Mafee RF, et al. Imaging of orbital lymphoproliferative disorders. Radiol Clin North Am 1999; 37: 135-150.
131 Bilaniuk LT. Orbital vascular lesions: Role of imaging. Radiol Clin North Am 1999; 37: 169-183.
132 Mafee MF, Miller MT, Tan WS, et al. Dynamic computed tomography and its application to ophthalmology. Radiol Clin North Am 1987; 25: 715-731.
133 Ruchman MC, Stefanyszn MA, Flanagan JC, et al. Orbital tumors. In: Gonzalez CA, Becjer MH, Flanagan JC, eds. Diagnostic Imaging in Ophthalmology. New York: Springer-Verlag; 1985: 201-238.
134 Krohel GB, Wright JE. Orbital hemorrhage. Am J Ophthalmol 1979; 88: 254-258.
135 Tan WS, Wilbur AC, Mafee MF. The role of the neuroradiologist in vascular disorders involving the orbit. Radiol Clin North Am 1987; 25: 849-861.
136 Panda A, Dayal Y, Singhal V, et al. Hemangiopericytoma. Br J Ophthalmol 1984; 68: 124-127.
137 Stout AP. Tumors featuring pericytes, glomus tumor and hemangioperibytoma. Lab Invest 1956; 5: 217-223.
138 Stout AP, Murray MR. Hemangiopericytoma. Ann Surg 1972; 116: 26-32.
139 Bockwinkel KD, Diddams JA. Haemangiopericytoma: report of care and comprehensive review of literature. Cancer 1970; 25: 896-901.
140 Rootman J, Goldberg C, Robertson W. Primary orbital schwannomas. Br J Ophthalmol 1982; 66: 194-204.
141 Carroll GS, Haik BG, Fleming JC, et al. Peripheral nerve tumors of the orbit. Radiol Clin North Am 1999; 37: 195-202.
142 Mafee MF, Goodwin J, Dorodi S. Optic nerve sheath meningiomas: Role of MR imaging. Radiol Clin North Am 1999; 37: 37-58.
143 Skolnick CA, Mafee MF, Goodwin JA. Pneumosinus dilatans of the sphenoid sinus presenting with visual loss. J Neuroophthalmol 2000; 20(4): 259-263.
144 Dalley R. Fibrous histiocytoma and fibrous tissue tumors of the orbit. Radiol Clin North Am 1999; 37: 185-194.
145 Font RL, Hidayat AA. Fibrous histiocytoma of the orbit: a clinicopathologic study of 150 cases. Hum Pathol 1982; 13: 199.
146 Ros PR, Kursunoglu S, Batle JF, et al. Malignant fibrous histiocytoma of the orbit. J Clin Neuroophthalmol 1985; 5: 116.
147 Jacomb-Hood J, Moseley IF. Orbital fibrous histiocytoma: Computed tomography in 10 cases and a review of radiological findings. Clin Radiol 1991; 43: 117-120.
148 Mafee MF, Pai E, Philip B. Rhabdomyosarcoma of the orbit. Evaluation with MR imaging and CT. Radiol Clin North Am 1998; 36: 1215-1227.
149 Vade A, Armstrong D. Orbital rhabdomyosarcoma in childhood. Radiol Clin North Am 1987; 25: 701-714.
150 Mafee MF. Case 10: Myositic orbital pseudotumor. In: Head and Neck Disorders (Fourth Series) Tested Syllabus. Reston VA: Am Coll of Radiology; 1992: 213-259.

151 Mafee MF. The orbit proper. In: Som PM, Bergeron RT, eds. Head and Neck Imaging. St. Louis: Mosby-Yearbook; 1991: 747-813.
152 Mafee MF. Orbital and intraocular lesions. In: Edelman RR, Hesselink JR, Zlatkin MC, eds. Clinical Magnetic Resonance Imaging. Philadelphia: W.B. Saunders; 1995: 985-1020.
153 Rao BN, Santana VM, Fleming et al. Management and prognosis of head and neck sarcomas. Am J Surg, 158: 373-377; 1989.
154 Seedat RY, Hammlton PD, deJager LP, et al. Orbital rhabdomyosarcoma presenting as an apparent orbital subperiosteal abscess. Int J Pediatr Otorhinolaryngol 2000; 52: 177-181.
155 Shinaver CN, Mafee MF, Choi KH. MRI of mesenchymal chondrosarcoma of the orbit: case report and review of the literature. Neuroradiology 1997; 39: 296-301.
156 Koeller KK. Mesenchymal chondrosarcoma and simulating lesions of the orbit. Radiol Clin North Am 1999; 37: 203-217.
157 Stewart WB, Krohel GB, Wright JE. Lacrimal gland and fossa lesions: an approach to diagnosis and management. Ophthalmology 1979; 86: 886-895.
158 Wright JE. Factors affecting the survival of patients with lacrimal gland tumors. Can J Ophthalmol 1982; 17: 3-9.
159 Zimmerman LE, Sanders LE, Ackerman IV. Epithelial tumors of the lacrimal gland: prognostic and therapeutic significance of histologic types. Int Ophthalmol Clin 1962; 2: 337-367.
160 Jakobiec FA, Yeo JH, Trokel SL, et al. Combined clinical and computed tomographic diagnosis for primary lacrimal fossa lesions. Am J Ophthalmol 1982; 94: 785-807.
161 Hesselink J, Davis K, Dallow R, et al. Computed tomography of masses in the lacrimal gland region. Radiology 1979; 131: 143-147.
162 Jones BR. Clinical features and etiology of dacryoadenitis. Transophthalmol Soc UK 1955; 75: 435-452.
163 Mafee MF, Edward DP, Koeller KK, Dorodi S. Lacrimal gland tumors and simulating lesions. Clinicopathologic and MR imaging features. Radiol Clin North Am 1999; 37: 219-239.
164 Hoffman GS, Kerr GS, Leavitt RY, et al. Wegener granulomatosis: an analysis of 158 patients. Ann Intern Med 1992; 116: 488.
165 Shield SJA, Bakewell B, Augsburger JJ, et al. Classification and incidence of space-occupying lesions of the orbit: a survey of 645 biopsies. Arch Ophthalmol 1984; 102: 1606-1611.
166 Kimura T, Yoshimura S, Ishikawa E. Eosinophilic granuloma with proliferation of lymphoid tissue. Trans Soc Pathol Jpn 1948; 37: 179.
167 Char DH, Unsöld R. Computed tomography: Ocular and orbital pathology In: Newton TH, Bilaniuk LT, eds. Radiology of the Eye and Orbit. New York: Raven Press; 1990: 9.1-9.64.
168 Brown HW. True and simulated superior oblique tendon sheath syndromes. Doc Ophthalmol 1973; 34: 123, 134.
169 Mafee MF, Folk ER, Langer BG, et al. CT in the evaluation of Brown syndrome of the superior oblique tendon sheath. Radiology 1985; 154: 691-695.
170 Millman AL, Liebeskind A, Putterman AM. Dacryocystography: The technique and its role in the practice of ophthalmology. Radiologic Clin North Am.; 1987: 25: 781-786.
171 Ewing AE. Roentgen ray demonstration of the lacrimal abscess cavity. Am J Ophthalmol; 1909: 241: 1-4.
172 Mafee MF, Mafee RF, Malik M, Pierce J. Medical imaging in pediatric ophthalmology. Pediatr Clin North Am.; 2003: 50: 259-286.
173 Mauriello JA, Lee HL, Nguyen L. CT of soft tissue injury and orbital fractures. Radiol Clin North Am 1999; 37: 241-252.

3 颅底

Mahmood F.Mafee

胚胎学

发育中的脑组织周围间充质浓聚并且形成了颅骨，同其他部位骨骼一样，颅骨在到达骨样期以前也经历了原生质期和软骨期。颅胚的骨化在原生质期后紧随而来，不经过软骨化阶段（膜化骨形成）。软骨颅是指部分颅骨经过，或保持为软骨的时期（软骨化和软骨形成）[1]。一些面颅骨起源于腮弓或内脏弓（面颅）。除额骨眶板和蝶骨大翼外侧部分是软骨化骨外，其余整个颅底是由间充质直接骨化形成的（图3.1）[1]。胚胎第一个月末时在发育中的脑周围颅胚开始形成，枕板最先出现并最终形成枕骨底部。颅软骨之前的骨化成分充分发育[1]，但部分在出生时仍然存在，因此成人颅骨中仍有小部分软骨区域[1]。出生时，未骨化的颅软骨存在于下列位置：（1）鼻翼和鼻中隔；（2）蝶骨；（3）蝶－枕和蝶岩联合；（4）岩尖（破裂孔）；和（5）枕骨[1]。

表3.1 颅骨的软骨化骨和膜化骨

A 软骨化骨	B 膜化骨
1．鼻囊	1．额骨
2．眶蝶骨	2．鼻骨
3．前蝶骨	3．颞骨鳞部
4．后蝶骨	4．枕骨鳞部
5．枕骨底	5．顶骨
6．耳囊	6．鼓室骨
7．外枕部	7．翼突
8．上枕部	8．犁骨
9．蝶骨大翼	9．腭骨
10．麦氏下颌软骨	10．泪骨
11．锤骨软骨	11．颧骨
12．茎突软骨	12．上颌骨
13．舌骨软骨	13．下颌骨

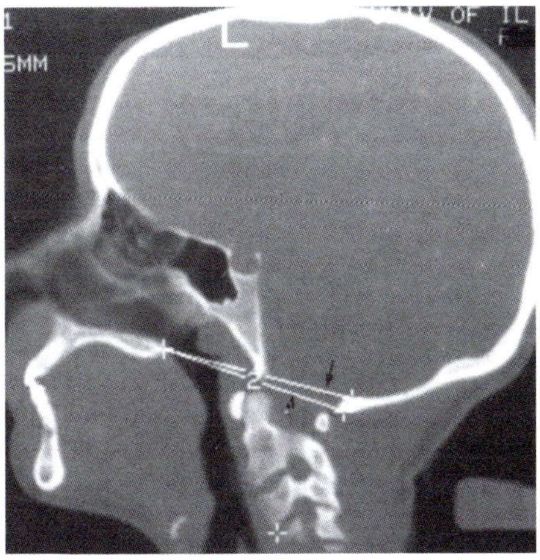

图3.1 头颈区矢状CT正中层面，显示颅底骨的中线结构。注意钱柏林线（箭号）、McGregor（箭头）线和颅－颈－面区的精解中线解剖。

解剖学

颅腔内含有脑组织、脑膜和脑血管，骨壁内衬有一层纤维膜，又称硬脑膜（骨膜内层），是硬脑膜的外层（骨内膜层）或骨膜层，经过多个颅骨孔向外延伸，与颅骨外表面的骨膜，即颅骨膜（外层骨膜）相延续。这两层纤维膜通过在骨缝处与深入狭窄骨间隙的骨缝韧带相延续。大多数颅骨分内、外板，由致密骨质形成，被板障分隔（板障间隙），板障的网状骨间隙内含有红骨髓[1]。

颅骨支撑和保护其内容物：脑、脑膜和特殊感觉神经。如果暴露颅底内表面，可自然清楚地将其分为前、中、后颅窝三部分（图3.1）：前颅窝占颅底前部不足1/3，后部在中线两侧均有一清晰边缘（蝶骨小翼后缘）。两面三刀前颅窝底两侧由眶顶组成，中线区域由鼻腔顶部和筛窦小房构成（图3.2）。筛骨的筛板（包括侧板）位于眶顶之间，鸡冠是附着于筛板最前部分的嵴样隆凸（图3.2）。前颅窝底的后半部分由蝶骨组成（图3.2），两侧的蝶骨小翼自体部发出，蝶骨小翼与额骨眶板后缘相邻，其清晰的后缘构成了两侧前颅窝底的后界。

中颅窝紧邻前颅窝，它的中线部分由蝶骨体组成，其上表面为蝶鞍（图3.1、3.2），两侧中颅窝底前部由蝶骨大翼构成、后部由颞骨岩部构成（图3.3）。

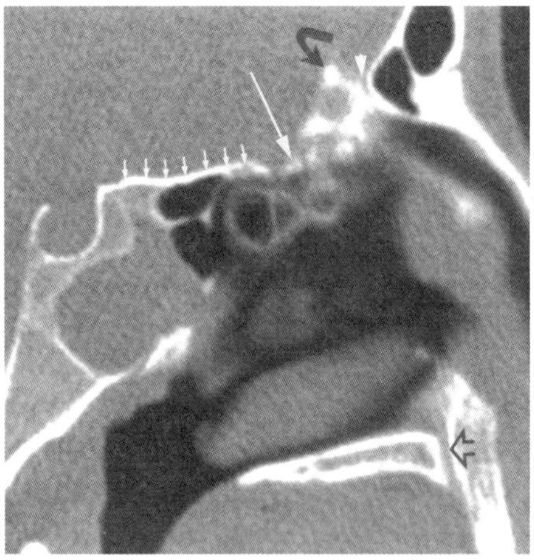

图3.2 矢状面CT显示切牙孔（空箭）、盲孔（箭头）、鸡冠（弯曲黑箭）、筛板（白箭）、蝶骨隆突（短箭）、蝶鞍和斜坡。注意蝶窦切开的术后改变。

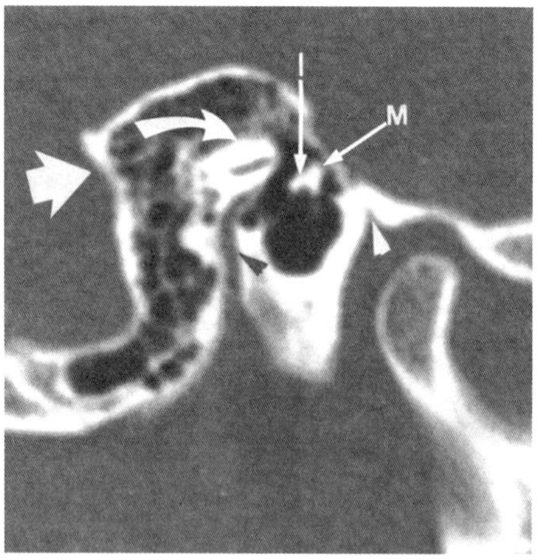

图3.3 颅底矢状CT，显示中、后颅窝底。这层岩骨后部（大箭）构成后颅窝侧壁，其上界分隔中、后颅窝。注意鳞鼓裂（白箭头）、锤骨（M）、砧骨（I）、外半规管（弯箭）和面神经管（黑箭头）。注意鼓室盖为构成鼓室顶的薄板层骨。

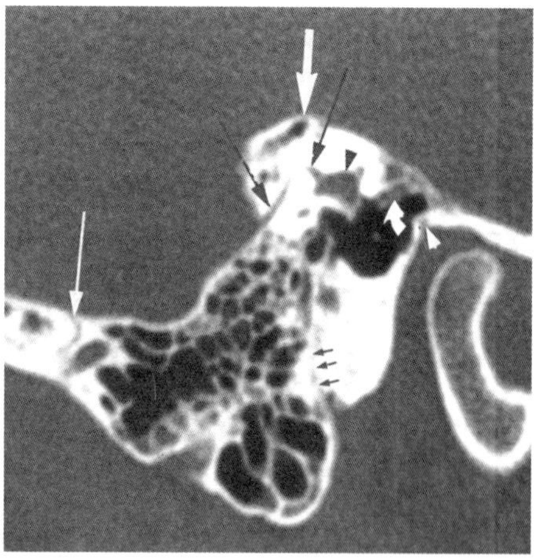

图3.4 颅底矢状CT，显示岩鳞裂（白箭头）、鼓室张管（弯箭）、前庭（黑箭头）、前庭导水管（黑箭）、弓状隆起 （短白箭）、乳突－枕缝（长白箭）和鼓室乳突缝（短黑箭）。

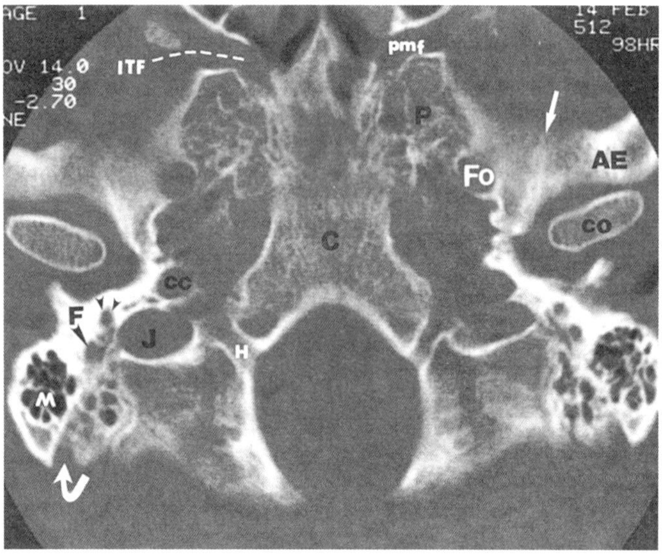

图3.5a 轴面CT示二腹肌切迹（弯箭）、乳突（M）、面神经管（F）和其前方的茎突根部（双箭头）、颈静脉窝（J）、颈动脉管（cc）、舌下神经管（H）、斜坡（C）、下颌骨髁突（co）、关节隆凸（AE）、蝶颞缝（直箭号）、卵圆孔（FO）、翼板底部（P）和翼突上颌裂（pmf），进入颞下窝（ITF）。

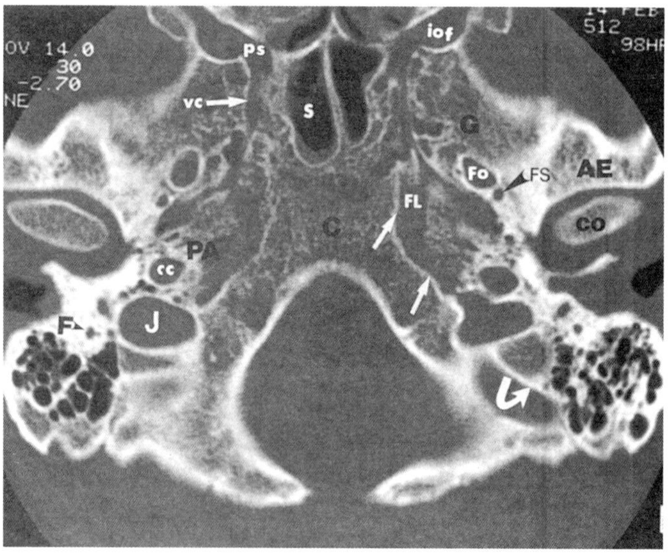

图3.5b 轴面CT（a图向头侧3mm层面），显示面神经管（F）、颈静脉窝（J）、颈内动脉管（cc）、岩尖（PA）、斜坡（C）、翼管（VC）、翼腭窝（PS）、蝶窦（s）、眶下裂（iof）、蝶骨大翼（G）、卵圆孔（Fo）、破裂孔（FL）、棘孔（FS）、关节突（AE）、下颌骨髁突（co）、岩枕裂（直箭）和乙状窦板（弯箭），岩静脉沿岩枕裂走行汇入颈静脉球。

中颅窝底后部由岩骨前表面构成（图3.3、3.4）。蝶骨大翼从同侧体部向外延伸，弯曲向上与颞骨鳞部和顶骨前部相连共同围成颅中窝（图3.5）。

后颅窝位于两侧颞骨岩部后方，占颅底近2/5（图3.4、3.5），大部分由枕骨组成，前半部分是枕骨底部，与蝶骨底部共同构成斜坡。后颅窝两侧壁上部由岩骨后表面构成，下部由枕骨侧面又称枕骨髁构成。颞骨乳突与枕骨鳞部在枕乳缝相连组成后颅窝。

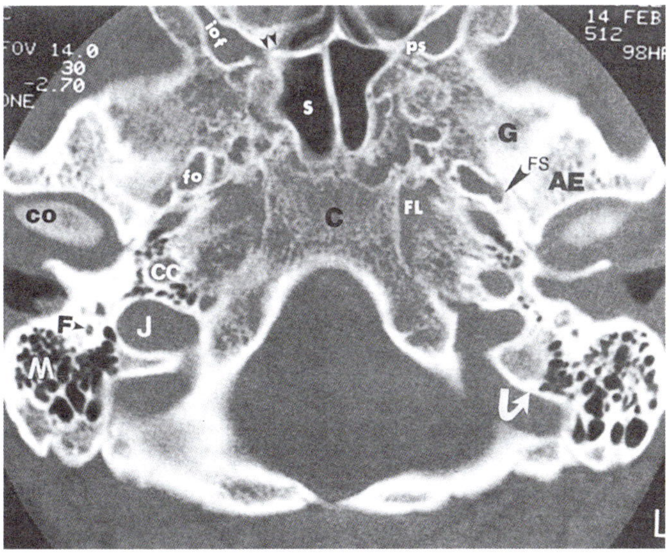

c

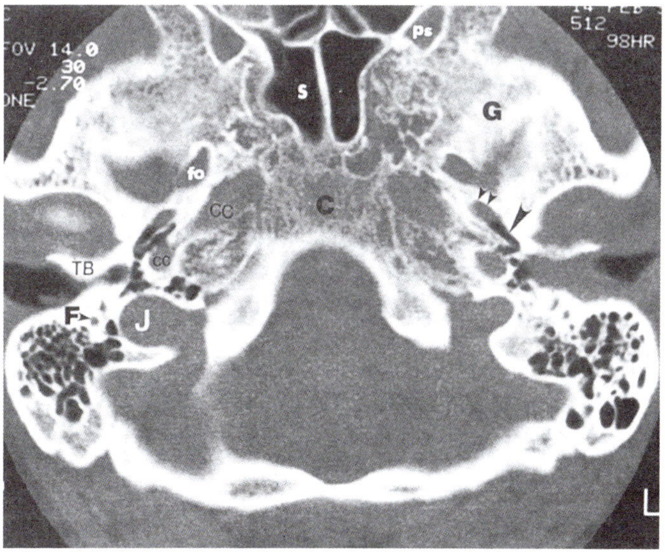

d

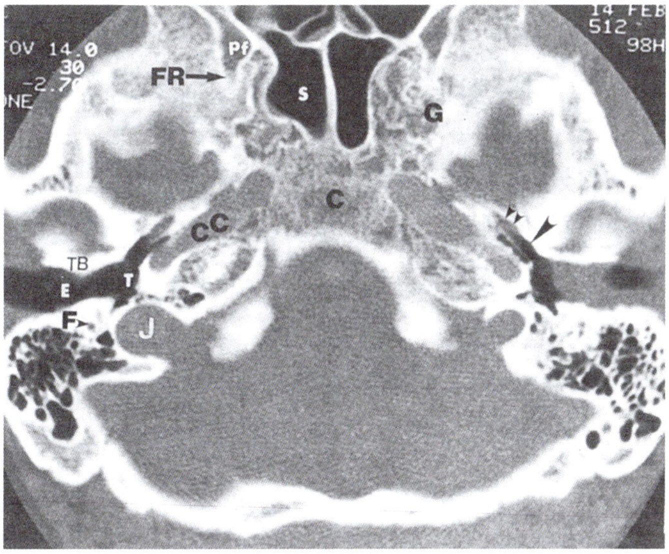

e

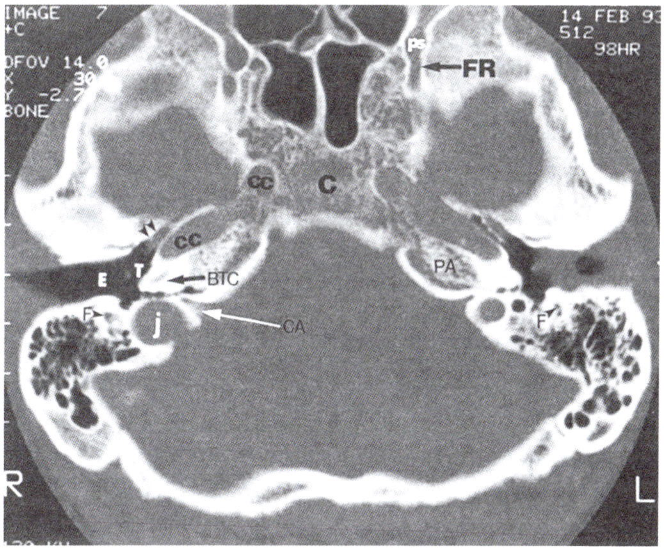

f

图3.5c　b图向头侧3mm层面，显示乳窦（M）、面神经管（F）、颈静脉窝（J）、颈内动脉管（cc）、髁（co）、卵圆孔（fo）、蝶窦（s）、眶下裂（iof）、蝶腭孔（箭头）、翼腭孔（ps）、蝶骨大翼（G）、棘孔（FS）、破裂孔（FL）、关节隆凸（AE）、乙状窦板（弯箭号）和斜坡（C）。注意鳞鼓裂向外向下沿下颌窝底走行。

图3.5d　c图向头侧1.5mm层面，显示面神经管（F）、颈静脉窝（J）、鼓室盖（TB）、颈内动脉管（cc）、斜坡（C）、卵圆孔（fo）、蝶窦（s）、翼腭窝（ps）、蝶骨大翼（G）、鼓膜张肌（短箭头）和咽鼓管（大箭头）。

图3.5e　d图向头侧1.5mm层面，显示面神经管（F）、颈静脉窝（J）、内听道（E）、鼓室（T）、鼓室盖（TB）、颈内动脉管（cc）、斜坡（C）、蝶窦（s）、圆孔（FR）、翼腭窝（pf）、蝶骨大翼（G）、鼓室张肌（短箭）和咽鼓管（大箭号）。

图3.5f　e图向头侧1.5mm层面，显示面神经管（F）、颈静脉窝（J）、耳蜗导水管（CA）、耳蜗底（BTC）、鼓室腔（T）、内听道（E）、鼓膜张肌（箭头）、颈内动脉管（cc）、斜坡（C）、翼腭窝（ps）、圆孔（FR）和岩尖骨髓（PA）。

枕骨大孔位于颅底部，脑干通过它后延续为脊髓，另外枕骨大孔内容纳有特定的神经和血管结构，详见表3.2。

颅底外表面

颅底的下表面极不规则，向前与面颅骨相连，颅底有多个通道（裂）和孔穿过并容纳血管和神经结构，见表3.2。切牙管位于硬腭前部，向上通至相应两侧鼻腔，内有腭大动脉终支和鼻腭神经通过（图3.2，表3.2）[1]。偶尔在中线部位可见两个孔：前、后切牙孔。

腭大孔是腭大管的最低开口，开口靠近腭骨外侧缘，向下紧邻腭上颌缝（图3.6，3.7）[1]。腭小孔通常每侧有两个，位于腭大孔后方，在轴面CT显示最好。腭大孔内容纳有腭大神经和血管，腭小孔内容纳有腭小神经和血管（表3.2）。

表3.2 颅底各孔、管、裂的内容

名称	位置	内容
盲孔	前颅窝底鸡冠和额骨内嵴间	盲端很少开放，有一支鼻腔至上矢状窦的静脉通过
前筛管	额骨和筛骨	前筛动脉和神经
后筛管	额骨和筛骨	后筛动脉和神经
视神经管	蝶骨小翼	视神经、眼动脉、交感神经
眶上裂	蝶骨小翼、大翼	运动神经Ⅲ、Ⅳ、Ⅵ，感觉神经V1（额神经、泪腺和鼻睫神经）交感纤维、眼上静脉、泪腺动脉和脑膜中动脉吻合
眶下裂	蝶骨大翼、腭骨、颧骨和上颌骨	V2（眶上神经、颧神经）、起自翼腭神经节的副交感支
圆孔	蝶骨大翼	上颌神经、圆孔静脉丛
卵圆孔	蝶骨大翼	下颌神经、翼小神经、卵圆孔静脉丛（导静脉）与翼丛汇入海绵窦、副脑膜动脉
棘孔	蝶骨大翼	脑膜中动脉、静脉、下颌神经脑膜支
韦萨留斯孔（Foramen of Vesalius）	蝶骨大翼、卵圆孔前方不固定小开口	导静脉
破裂孔	岩尖、蝶骨体和蝶骨大翼后界	颈内动脉及其伴行交感和静脉丛、咽升动脉脑膜支和导静脉诸如海绵窦、翼管神经、连接海绵窦和咽静脉、翼丛的2～3支小导静脉
颈内动脉管	颞骨岩部	颈内动脉、颈内神经丛和静脉丛
颈静脉孔	岩骨和枕骨	颈内静脉（翼内窦），Ⅸ、Ⅹ、Ⅺ颅神经
内听道	岩骨	Ⅶ、Ⅷ颅神经，迷路血管
舌下神经管	枕骨	舌下神经、舌下管静脉丛或偶尔一支单独静脉、咽升动脉脑膜支
髁管（不连续）	枕骨	髁后导静脉与枕下三角处静脉汇入乙状窦
乳突管（孔）	颞骨乳突	导静脉和耳后静脉或枕静脉、枕动脉脑膜支
枕大孔	枕骨	延髓、脑膜、副神经根、椎动脉、脊动脉
茎乳孔	茎突和乳突	面神经、耳后动脉茎乳支
翼管	蝶骨	翼神经和血管
腭大孔	腭骨	腭大神经、血管
腭小孔	腭骨	腭小神经、血管
切牙管	上颌骨	腭大动脉终支和鼻腭神经
翼突鼓室裂	颞骨	鼓室索、上颌动脉鼓室前支
乳突小管	颞骨岩部（颈静脉窝底）	迷走神经耳支
鼓室小管	颞骨岩部（近颈静脉窝和颈动脉管开口间）	舌咽神经鼓室支

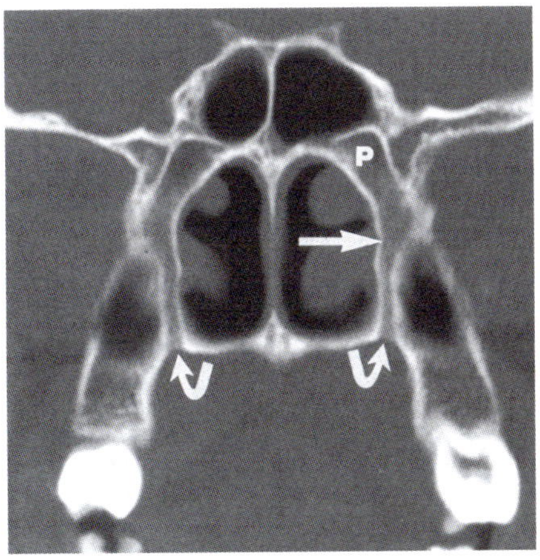

图3.6 冠状CT显示翼腭窝（P）、腭大管（直箭）和腭大孔（弯箭）。

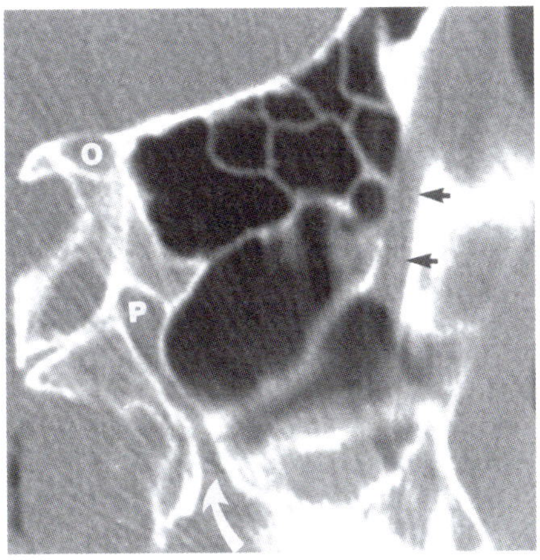

图3.7 矢状CT示视神经管（O）、翼腭窝（P）、腭大孔（弯箭－腭大管的下开口），注意鼻泪管。

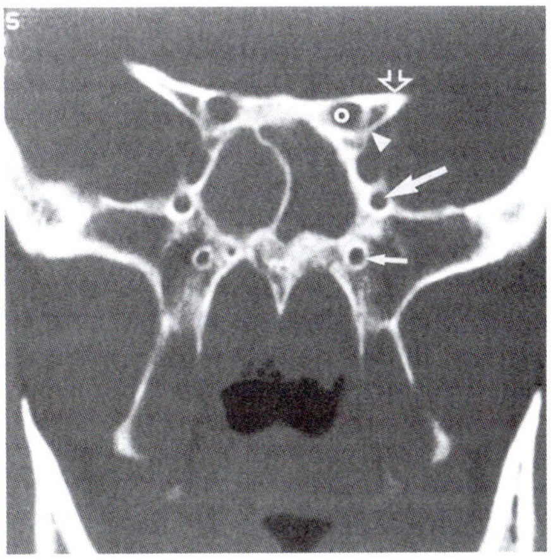

图3.8 直接冠扫CT显示蝶骨小翼（空箭）、视神经管（O）、视柱（箭头）、圆孔（大箭）和翼管（短箭），注意蝶窦混浊。

翼突、翼板、舟状窝、蝶骨嵴、卵圆孔和棘孔

翼突在蝶骨大翼和蝶骨体连接处沿上颌骨后方下降（图3.7～3.10），有翼突内、外侧板，被翼窝分隔开[1]。活体上翼突内侧板的内表面被覆黏膜并参与构成后鼻孔的外侧界和部分鼻咽侧壁[1]，翼突内侧板后界的顶端分离并围绕形成一个浅窝，称舟状窝，翼突张肌的前部纤维起源于此[1]。翼突外侧板向后外突出，其外表面构成颞下窝的内侧壁[1]。卵圆孔和棘孔是蝶骨大翼颞下表面的重要孔道（图3.5、3.8～3.10）。卵圆孔穿过蝶骨大翼、位于圆孔后方，容纳三叉神经下颌支（表3.2）。

除了下颌神经，卵圆孔内还有脑膜副动脉通过，有时会有翼小神经（表3.2）[1]。在卵圆孔和舟状窝间的骨质有时会出现一个小孔，称蝶导孔（Vesalius孔），有导静脉通过注入海绵窦（表3.2）[1]。蝶骨大翼的棘孔位于卵圆孔略后外侧，容纳脑膜中动脉及其伴行静脉和下颌神经脑膜支（图3.5）（表3.2）[1]。紧邻棘孔的后外侧，蝶骨大翼表面有一向下的不规则突起称蝶骨嵴[1]。蝶骨嵴的内表面和相邻蝶骨大翼后界构成一条沟的前外侧界，这条沟的后内侧界由颞骨岩部构成，沟内容纳咽鼓管的软骨部分（图3.5）[1]。在沟的后侧和内侧，岩骨下表面填充了蝶骨大翼和枕骨基底部之间的空隙。

破裂孔

破裂孔位于卵圆孔后内侧，后界为岩骨尖，前界为蝶骨体和蝶骨大翼后缘（图3.5），容纳颈内动脉和伴行的交感神经及静脉丛（表3.2）[1]。此区域岩骨下表面粗糙而不规则。该区后方有一大的圆形孔向上伸入骨内，下方开口为颈内动脉管（图3.5），此管转向前内侧并开口于破裂孔的后壁（图3.6）。破裂孔的下半部分填充有纤维软骨，没有大的结构经此处进出颅内。破裂孔内有咽升动脉的小脑膜支横过，并有起自海绵窦的导静脉经过（表3.2）。岩大神经在颈内动脉外侧经破裂孔向下走行，与岩深神经汇合共同组成翼管神经（图3.5、3.6、3.10）（表3.2）。

翼管（Vidian管）

翼管或Vidian管位于翼突和蝶骨大翼与蝶骨体融合处（图3.5、3.8），开口于破裂孔前壁，向前走行，开口于翼腭窝后壁（图3.5b、3.8、3.10），容纳有翼管内血管和神经（表3.2）[1]。

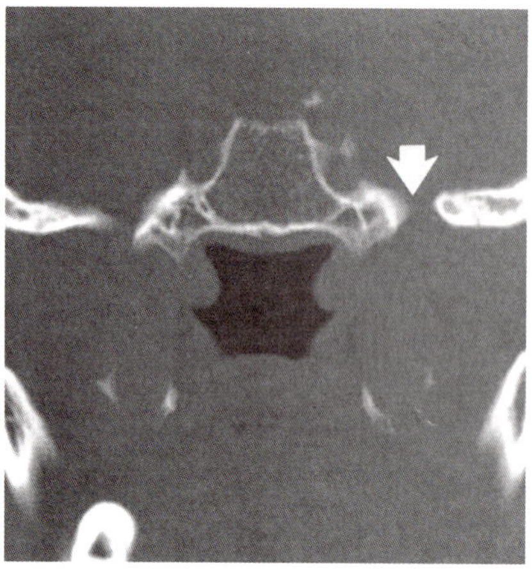

图 3.9 冠状 CT 显示两侧卵圆孔（箭）。

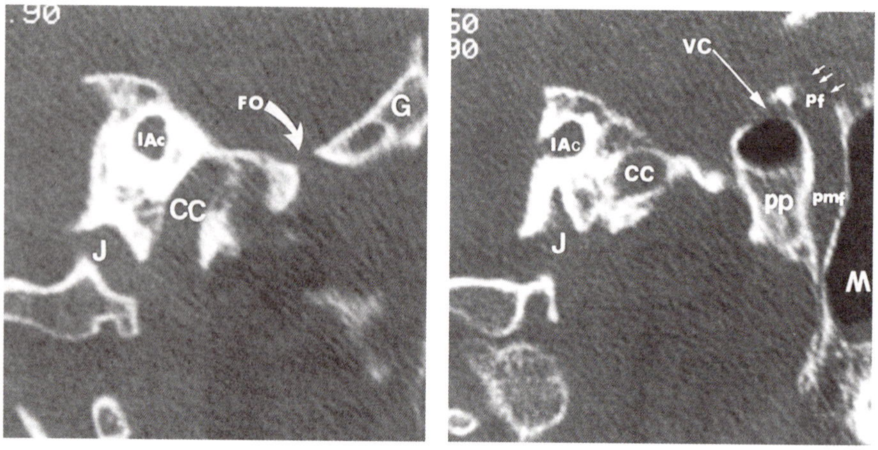

a b

图 3.10a 直接半矢状 CT 扫描显示蝶骨大翼（G）、卵圆孔（FO）、颈内动脉管（CC）、内听道（IAc）和颈静脉窝（J）。

b 半矢状 CTa 图的两侧层面，显示上颌窦（M）、翼上颌窝（pmf）、翼腭窝（pf）、翼管（VC）、翼突（pp）、颈动脉管（cc）、内听道（IAc）和颈静脉窝（J），注意眶下裂（箭）和翼腭窝的关系。

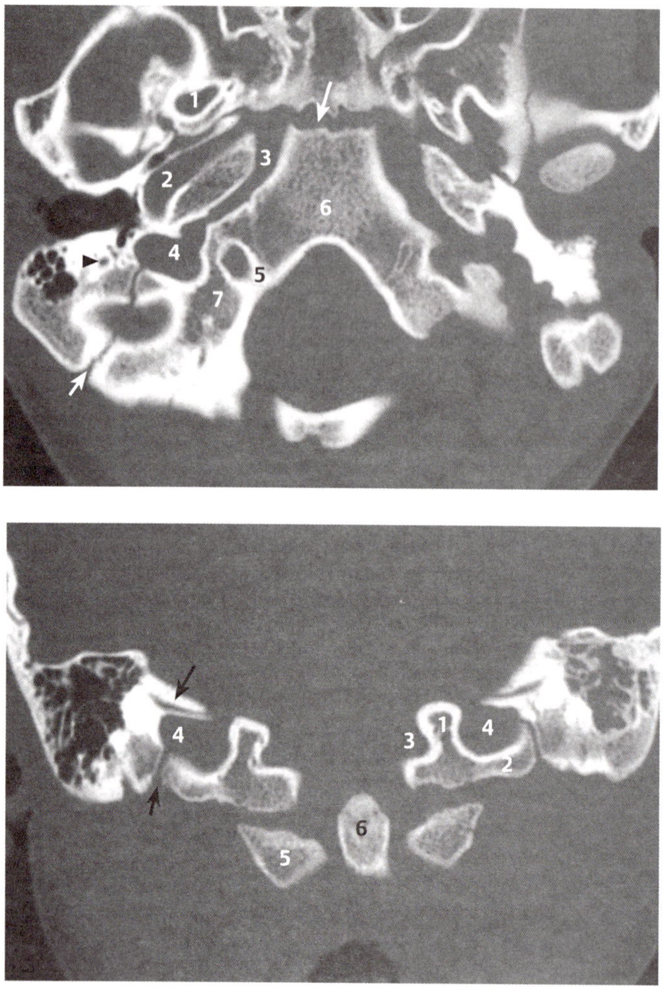

a b

图 3.11

a 一个 6 岁男孩颅底轴位 CT 显示：1 卵圆孔；2 颈静脉管；3 岩－枕裂；4 颈静脉窝；5 舌下神经管；6 枕骨底；7 枕骨颈静脉突；箭头为面神经管降部；长箭号为蝶枕软骨联合；短箭号为枕－乳缝。

b 同一人的冠状 CT 1 枕骨髁；2 枕骨颈静脉突；3 舌下神经管；4 颈静脉窝；5 寰椎上关节面；6 牙突；短箭为枕－乳缝；长箭为前庭导水管。注意左侧乳突气房混浊。

■鳞鼓裂

鳞鼓裂从蝶骨嵴底部向外并略向后位于颞骨鼓室板上部和下颌窝底之间（图 3.5c, d）。鳞鼓裂的内侧缘深部可见薄的骨边（图 3.3、3.4），是鼓室盖外下部的底缘，也是颞骨岩部的一部分（图 3.3、3.4），它将鳞鼓裂上半部分分为岩鼓裂和岩鳞裂（图 3.3、3.4）。鼓索从鼓室腔向前下经过岩鼓裂走行于前半规管内，上颌动脉的前鼓室支也穿过岩鼓裂（表 3.2）[1]。

■枕骨大孔和舌下神经管

枕大孔在颅底外表面后半部的内侧区起重要作用（图 3.5），内有延髓下端和脑膜通过。在蛛网膜下隙内有副神经脊髓根、椎动脉及交感神经丛上升入颅，脊髓后动脉下降，位于脑干两侧后外表面，前动脉位于脑干腹侧正中（表 3.2）[1]。此外小脑扁桃体也可能在延髓两侧突入枕骨大孔。在前方，两侧枕骨髁覆盖部分枕骨大孔边缘并向下与寰椎侧块的上关节面相关节（图 3.11）。枕骨髁前部（前髁）的上表面存在舌下神经管开口（图 3.5a、3.11），管内容纳舌下神经、咽升动脉脑膜支和发自基底静脉丛的细小导静脉（表 3.2）[1]，有时舌下神经管被一骨性间隔分为两部分[1]。枕骨髁后存在一小凹，深度各异，这是髁窝，髁管位于此处，其内有来自乙状窦的导静脉通过[1]。枕骨髁的外侧，枕骨的颈静脉突与颞骨岩部相关节，突的前部游离并构成颈静脉孔的后界（图3.5a、3.11）。

颈静脉孔

颈静脉孔位于岩枕裂后方、枕骨颈静脉突和颞骨岩部颈静脉窝之间，大而不规则（图3.5a、3.10、3.11）。在前面与颈动脉管下方开口之间被一骨嵴分隔（图3.10），在内侧面被一薄骨板与舌下神经管分隔（图3.5a、3.11），在外侧面与茎突鞘的内侧面相连[1]。孔的前部有岩下窦通过（表3.2）；中间部分有舌咽神经、迷走神经和副神经通过；后部容纳颈内静脉（球）（表3.2），颈静脉孔底将颈静脉球与鼓室腔隔开；侧壁有一小管穿过即乳突小管，内有迷走神经耳支（Arnold 神经）通过（表3.2），该神经向外侧穿过骨质，与面神经管非常接近，最终终止于鼓室乳突缝（图3.4），出生时即出颅但在鼓室板和乳突发育时被骨质包绕，位于颈静脉窝和颈动脉管开口处的嵴上或邻近处，有容纳鼓室神经的管穿过骨质到达中耳，延续为舌咽神经鼓室支（Jacobson 神经）（表3.2），在颈静脉孔的上界近内侧端有一小切迹，在内侧表面很好辨认，其内容纳有舌咽神经下神经节（图3.5f），耳蜗导水管的开口位于切迹的尖端（图3.5f），导水管内容纳有外淋巴管。

茎乳孔

（图3.5a）在茎突根部后方茎乳孔内有面神经穿过，茎乳孔位于乳突切迹前端，二腹肌的后腹起源于此。面神经出茎乳孔后与二腹肌后腹接近，在进入腮腺前支配该肌肉。除面神经外，孔内还容纳耳后动脉的茎乳支（表3.2）[1]。

颅底内表面

颅底内表面与外表面不同，很自然地分为前、中、后颅窝（图3.1）。前颅窝位于前部，由两侧额骨组成，底部由额骨眶部（水平板）、筛骨筛板、蝶骨前部和蝶骨小翼构成。蝶骨构成前颅窝底后部，中心为蝶骨体上表面的前部，称为蝶骨隆凸（图3.2），该隆凸与筛板后缘相关节（图3.2）[1]。隆凸后方为交叉沟的前界，交叉沟于颅中窝前部蝶骨体上交叉并连接两侧视神经管[1]。前颅底的孔包括视神经管（孔）（图3.7）、前后筛管和盲孔（图3.2）。盲管通常一端封闭，但偶尔是空的，容纳一条从鼻腔至上矢状窦的静脉（表3.2）。视神经管内走行视神经、眼动脉和脑膜（表3.2）。前筛管开口与额骨眶部和筛板间的缝在同一水平线，位于鸡冠后方眶板内侧缘之上，因此很难辨别[1]。筛前神经、动脉和静脉通过前筛管向前走行于脑膜下并在鸡冠侧两进入鼻腔（图3.2），后筛管开口于筛板后外侧角、蝶骨前缘下方，有筛后血管通过（表3.2）[1]。

眶上裂、圆孔、鼓室盖和窦盖

中颅窝两侧比中部范围大，前界为蝶骨小翼后缘、前床突和交叉沟前缘，后界为岩骨上界和蝶骨鞍背，侧界是颞骨鳞部、顶骨前角和蝶骨大翼（图3.3、3.4、3.5f、3.8）[1]，中部由蝶骨体构成，包括蝶鞍、鞍结节、鞍背和后床突。中颅窝外侧部很深，前部由蝶骨大翼脑面、后部由岩骨前表面、侧部由颞骨鳞部脑面构成。前部经眶上裂与眼眶相连，裂内走行眼静脉终支、眼上静脉、动眼神经、滑车神经、外展神经和一些小血管（表3.2）[1]。圆孔紧邻眶上裂内端的下方和略后方穿过蝶骨大翼（图3.5f、3.8），容纳上颌神经并向前进入翼腭窝（表3.2）。卵圆孔在圆孔后方穿过蝶骨大翼，有下颌神经通过（图3.5bc、d、3.9）（表3.2），其后内侧为破裂孔（图3.5b、c、d）。岩骨尖前表面在破裂孔后方有一浅凹陷，即三叉神经压迹，三叉神经节位于此（见图3.13d）。三叉神经压迹的后外侧是弓状隆起，由上半规管形成，将此处与颅中窝底密切联系在一起（图3.4）[1]。弓状隆起的前外侧是岩骨前表面，由鼓室腔底的薄层骨板——鼓室盖构成（图3.4），在弓状隆起的侧面，鼓室盖的后部构成了乳突窦的底，即窦盖。岩骨上缘将中颅窝与后颅窝分开（图3.3、3.4）。

三叉神经压迹后方，岩骨的上缘有岩上窦沟，将海绵窦后端与乙状窦上端连接起来。

海绵窦

在蝶骨体两侧，海绵窦从眶上裂内端延伸至岩骨尖，除颈内动脉和交感神经丛外，海绵窦内还有动眼神经、滑车神经、外展神经和眼神经，但这些结构与骨质无关（图3.12）。越过鞍结节的前内窦和越过鞍背前方的后内窦将两侧海绵窦彼此连接[1]。海绵窦下部因小梁结构穿过而呈现出海绵样外观，第Ⅲ、Ⅳ对颅神经和三叉神经的眼支、上颌支经海绵窦侧壁向前走行（图3.12）于上皮层和硬脑膜之间，外展神经于窦内穿过。 海绵窦属支包括眼上、眼下静脉、脑静脉、蝶顶窦和视网膜中央静脉。海绵窦向后引流至岩上窦和岩下窦，向下至翼突静脉丛。岩上、岩下窦是分别位于两侧岩骨上、下缘的小窦，岩上窦将海绵窦引流入横窦，岩下窦将海绵窦引流入颈内静脉。岩骨前表面有两条神经沟，内侧较大者容纳岩大神经——面神经的分支，外侧较小者容纳岩小神经——鼓室丛的分支。岩大神经在三叉神经节深部进入破裂孔，与岩深神经（来自颈内动脉周围的交感纤维）共同构成翼突神经，或走行于翼管内，岩小神经向前穿过卵圆孔。

三叉神经窝(Meckel 腔)、三叉神经池和神经节

三叉神经腔或Meckel腔位于岩骨尖的浅凹内（三叉神经压迹），硬脑膜的脑膜层从后颅窝岩骨尖区域向内下延伸至中颅窝硬膜下（图3.12c～e），最终返折形成Meckel腔，包裹三叉神经根和三叉神经节。三叉神经半月节是三叉神经感觉神经节（图3.12c～e），沿中颅窝内侧走行，与海绵窦关系密切（图3.12c～e）。第Ⅴ颅神经的感觉纤维起自三叉神经节细胞。在岩尖部覆盖三叉神经切迹的脑膜有一陷凹，三叉神经节即位于此处。由于蛛网膜延伸至三叉神经腔，故称三叉神经（Meckel）池，在MR上容易见到（图3.12c～e）。

后颅窝

后颅窝在三个颅窝中最大最深，占颅底近2/3，容纳小脑、桥脑和延髓，前界为岩骨上缘（图3.3～3.5），后界是枕骨鳞部内表面（图3.5），底由枕骨基底、枕骨髁、枕骨鳞部和颞骨乳突部构成（图3.5b）；枕骨构成颅底和颅后部的大部分，包括枕骨大孔和膨胀的鳞部，位于枕骨大孔的上方、后方和前方的近似四边形厚质结构为基底部（图3.5）；枕骨大孔两侧为侧部（图3.5a、b，3.11）；下表面为枕骨髁，其两侧突起与寰椎上面相关节（图3.11b）[1]。髁的前部的上面为舌下神经管（图3.11），有舌下神经和咽升动脉脑膜支通过[1]。髁后方是髁窝，窝底部有时可见髁管，有起自乙状窦的导静脉通过（表3.2）。

颈静脉突自髁的后半部向外侧延伸（图3.11），是位于颈静脉切迹前方的四边形骨板，颈静脉切迹构成颈静脉孔的后部，有时被向前向外的颈内静脉突分为两部[1]。

图3.12 海绵窦、鼓室腔和神经节 ▷

a 1.5T MR冠状T1WI（上图）和增强T1WI（下图），扫描通过中颅窝，显示海绵窦。注意海绵窦内衬上皮层的强化、颈内动脉流空、动眼神经（直白箭）、眼神经（箭头）、上颌神经（黑箭）和展神经（弯箭）。滑车神经很小，如能见到则位于动脉神经下。

b 3T MR冠状增强T1WI，扫描通过中颅窝，显示海绵窦。注意动眼神经（直白箭）、滑车神经（小黑箭）、眼神经（空黑箭）、上颌神经（大黑箭）、展神经（弯白箭）和卵圆孔内的上颌神经（箭头）。

c 3T MR轴位T2WI，显示耳蜗（1）、蜗神经（2）、前庭（3）、下前庭神经（4）、后半规管（5）和内淋巴管（6）。

d 轴位T2WI，c图上方2mm，显示耳蜗（1）、面神经（2）、前庭（3）、上前庭神经（4）、水平半规管（5）、后半规管（6）、内淋巴管（7）、岩尖骨髓（8）、半月池和神经节（9）。

e 另一人3T MR轴位T2WI，显示三叉神经的神经池部分（弯箭）和三叉神经池（直箭）。三叉神经节或半月神经节是第Ⅴ颅神经的感觉神经节，在右侧与岩骨尖关系密切，三叉神经池内可见其分支。箭头为上半规管。

f 3T矢状MR T2WI(4117/84,TR/TE,512 × 264/4.00 NEX,12 × 12 FOV)，注意视交叉（1）、第三脑室脚间窝、终板（箭头）和颅中线结构的精细解剖。

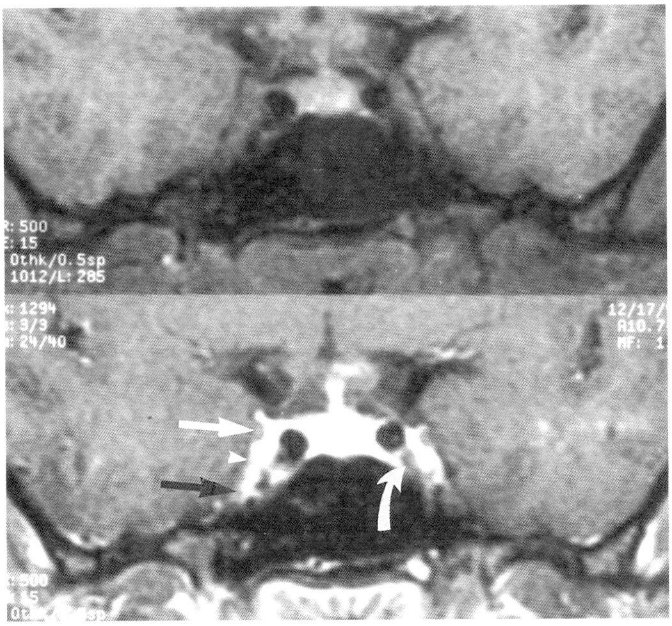
a

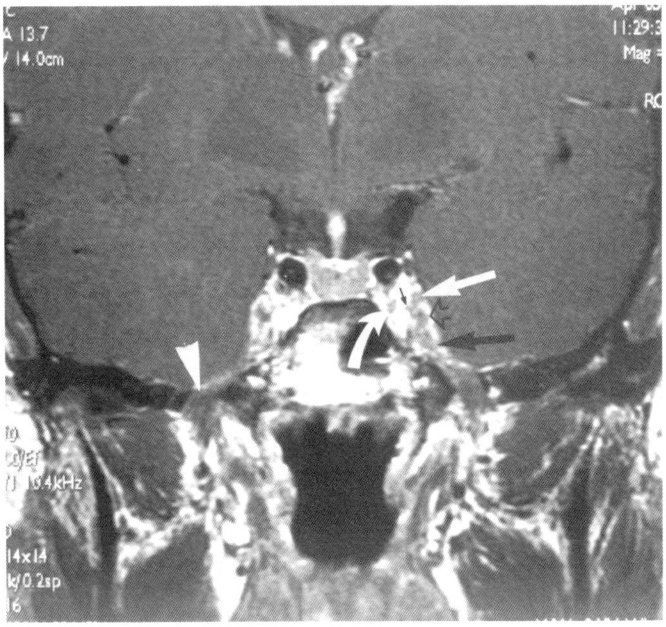
b

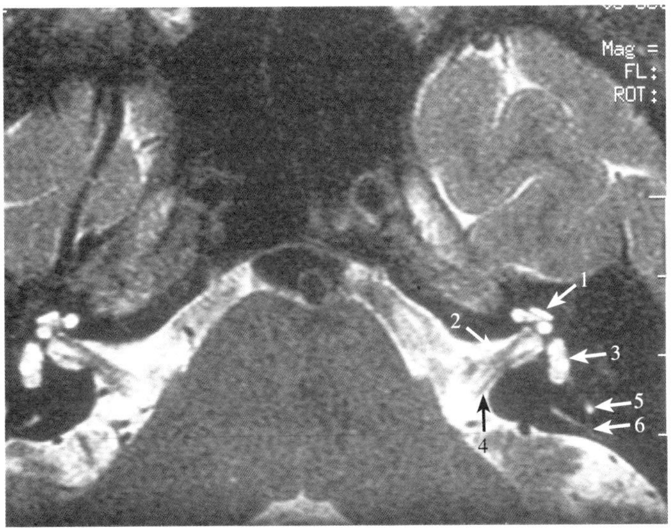

c

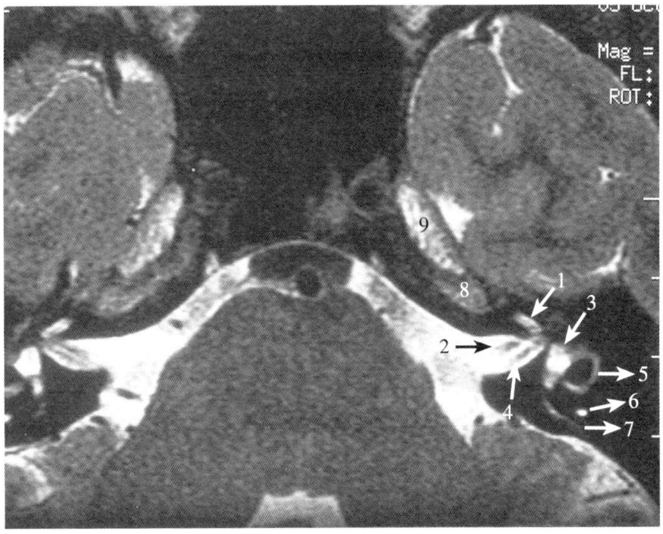

d

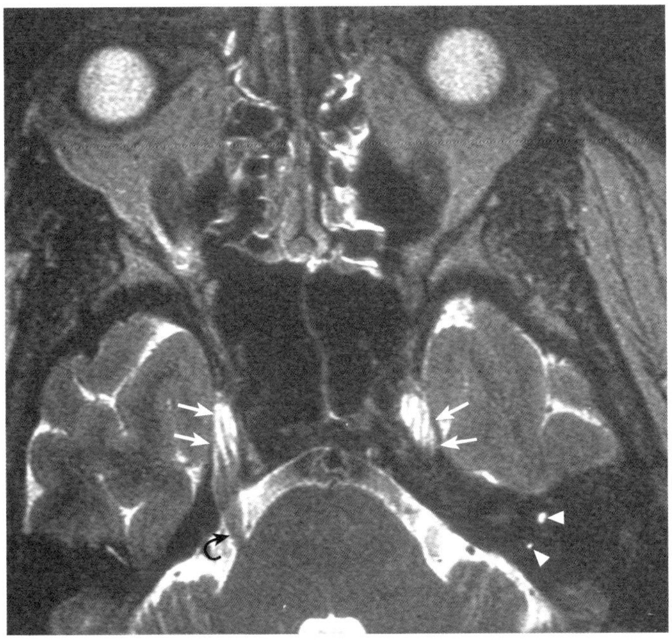
e

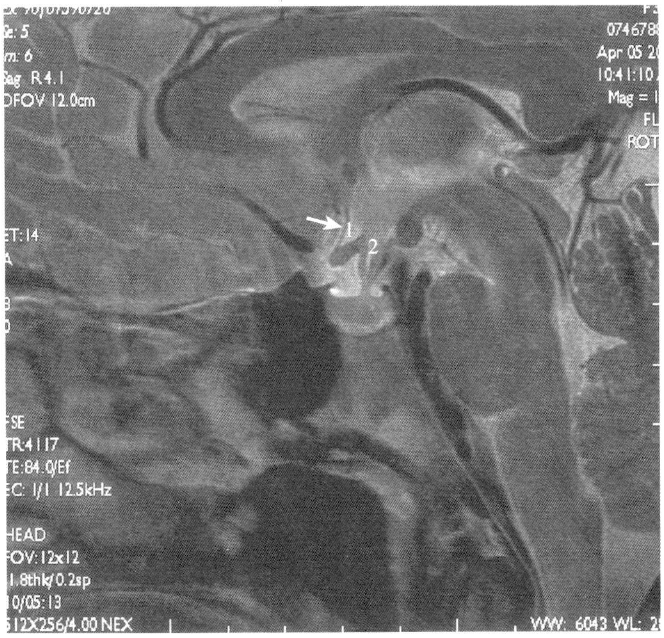

f

颈静脉突的下表面有一突起称副乳突，有时向下突出与寰椎横突相关节[1]。颈静脉突的侧面表现为不规则的四边形或三角形区域，通过一块生长期软骨板与颞骨表面相连；在25岁左右，软骨板开始骨化（图3.5a、3.11）[1]。枕骨大孔前方是枕骨基底部、蝶骨基底部和构成斜坡的鞍背（图3.1），该区域在两侧均借岩－枕裂与岩骨分离，活体上岩－枕裂内是薄软骨板（图3.6b），后界为颈静脉孔，边缘为岩下窦沟[1]。颈静脉孔后部是颈静脉球，静脉前方从后向前依次有副神经、迷走神经和舌咽神经通过。颈静脉孔下缘内侧有一圆形突起称颈静脉结节，位于舌下神经管内口的略上前方（图3.11），容纳舌下神经和咽升动脉脑膜支。后颅窝侧壁大部分由岩骨后表面构成，内听道（IAC）向外走行，内有听神经、面神经、迷路血管、脑膜和蛛网膜下隙（图3.12c～e）。在岩骨后方，后颅窝侧壁由颞骨乳突部构成，容纳一条宽沟，先向前下，而后转向内下，最终向前止于颈静脉孔的后界，这条沟内容纳有乙状窦称为乙状窦沟。乳突孔在这段开口于其后缘附近，有汇入窦内的导静脉和枕动脉脑膜支通过（表3.2）。髁管是多变的，容纳有发自乙状窦下端的导静脉。基底静脉丛连接两侧岩下窦并与椎内静脉丛汇合，并与后颅窝前壁（斜坡）关系密切。

影像诊断在颅底病理和外科的重要性

颅底是一个含有很多重要功能结构的解剖区域，也是各种疾病可能发生的部位，如先天性病变、感染性病变、良恶性肿瘤和外伤。CT和MRI是观察各种颅底病变最敏感的检查方法[2~9]。近年来颅底外科技术的发展使得更好地进入并修复这一复杂的解剖区域成为可能[10~14]。精确判定颅面部肿瘤的起源、位置和累及范围对于临床肿瘤分级、确定适当的治疗方式和估计预后是极其重要的。对于鼻窦恶性肿瘤来说，淋巴结和远处转移很少见，因此如果能够确定鼻窦肿瘤入侵犯颅底的范围并提供进行切除术的信息，病人将得到治愈机会。

CT对于发现颅底病变的软组织成分和骨侵犯的价值不大[2~9]，MR在发现软组织成分方面优于CT[6,7,15]。临床检查结合CT、MRI能够很容易评价恶性筛窦肿瘤分级、分期的所有范围特征[16]，CT和MRI能够清晰显示肿瘤的范围及解剖结构的受累，这也是分期的决定性因素[16]。目前公认前颅面部切除术是累及筛板的筛窦肿瘤的治疗方法，无论前颅窝是否受累[16]。

由于进入颅底中部的难度大，因此在过去的十年里出现了很多种手术方法，包括以下几种认为安全的入路方式：（1）经鼻腔入路暴露前面部；（2）经腭入路能够直接到达蝶嘴和斜坡近端，需要切除部分硬腭并分离软腭[17]；（3）经眶入路能够直接到达斜坡下部和上位颈椎，除非分离软腭否则不能到达鼻咽，但这样做有可能导致术后瘘管形成及腭咽功能丧失；（4）经下颌骨入路到达鼻咽和斜坡；（5）经上颌和（6）Le Fort－Ⅰ入路达颅底中心[10,17]。尽管颅底手术技术已经有了显著提高，但仍面临挑战，主要是由于该区域入路难并接近许多血管、神经结构而使根治性手术治疗难以施行。

影像技术

CT可以用来显示骨质结构、孔、裂、颈动脉管、颈静脉窝、面神经管和头颈联合部（图3.1～3.11），应包括骨窗和软组织窗的轴位及2～5mm层厚直接冠状位扫描。许多病例矢状位重组建也是很有意义的，强化或不强化均可。MRI应在矢状、冠状及轴面三个方位行3～5mm层厚扫描，确定颅内病变范围时行Ga剂增强检查（伴或不伴脂肪抑制）。梯度回波序列及MRA、MAV对于发现病变血供，对于评价肿瘤、囊肿有关的血管解剖是有意义的，如：血管球瘤、脑膜瘤、神经源性肿瘤、表皮样囊肿和胆固醇肉芽肿[7,13]。鉴别表皮样囊肿（胆脂瘤）和其他相关病变时，FLAIR与DWI序列是有意义的，表皮样囊肿在两个序列均呈高信号，伴有钙化或角质成分时，不一定为均匀高信号。本章内大多数MR图像是在1.5T MR机上得到的，少数为3T MR图像。

血管造影和栓塞

侵及颅底的肿瘤可有来自颈内、外动脉及椎动脉分支的丰富血供[19]。MRI 和 CT 能够清晰显示肿瘤的存在及其范围和边界，MRA 可用来描述病变血管分布和动脉供血，[19] 显示血管移位和包绕，但真正评价动脉供血情况不能用 MRA[19]。

在颅底肿瘤栓子置入之前可选择血管造影，在手术切除前血管内栓塞可减少肿瘤血供。手术应在栓子形成后 1～5 天内完成，如果这段时间内不实施手术，就会建立由其他血管供血的血液循环。如考虑到有颈内动脉受累，则应行球囊阻塞试验性血管造影来评价血管阻塞程度，若不存在其他血管代偿，应在手术前建立颈外动脉－大脑中动脉通路。在永久性球囊闭塞后 8 周内应避免手术以使血栓机化并预防操作过程中颈内动脉远端血凝块栓子的形成。

颅底影像解剖

CT 可清楚显示颅底这一解剖区域，如 CT 和 MRI 结合能够最大限度地提供各种组织信息（图 3.1～3.12）。在第 1 章里回顾了部分颅底解剖，图 3.1～3.12 显示了颅底大部分重要的结构和孔道。

解剖变异

术前的 CT、MRI 和血管造影检查使手术难度降低并可提高肿瘤完全切除的机会，正确掌握解剖变异对于耳科、眼科、颌面及颅底外科医生是至关重要的。解剖变异或异常有时可增加手术死亡率和与手术并发病的发病率。重要解剖变异包括：视神经管裂（图 3.13）、颈内动脉管裂或走行异常（图 3.14、3.15）、颈静脉窝高位（图 3.16）、颈静脉窝裂伴颈内静脉突至鼓室下（图 3.17）、乙状窦板前位（图 3.18）、导静脉突出（图 3.18）、面神经管裂、鼓室盖和鼓室窦低位、筛板低位。一些解剖变异／异常可能会导致临床症状，如冠状突过长引起运动受限（图 3.19）、伴或不伴永久性镫骨动脉的颈内动脉畸变（图 3.15）和颈内静脉球突入鼓室下（图 3.17）可能导致搏动性耳鸣。其他解剖变异如蝶窦窦腔扩张伴有前床突广泛气化和视神经管裂很少引起视野缺损（见第 2 章）。

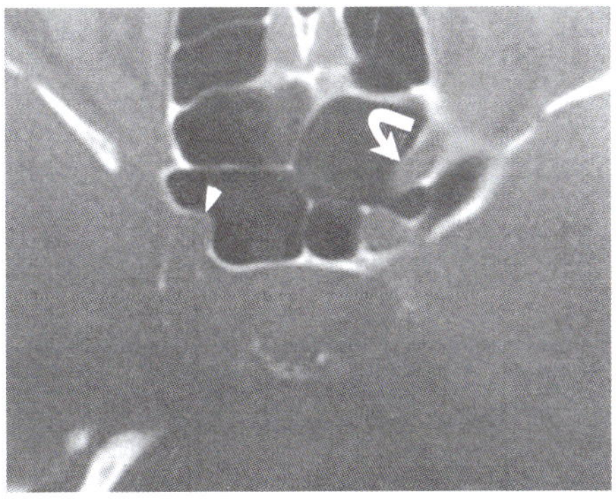

图 3.13　视神经管和颈内动脉管裂。CT 显示颈内动脉管裂（箭头）和视神经管裂，均突入两侧蝶窦（弯箭）。

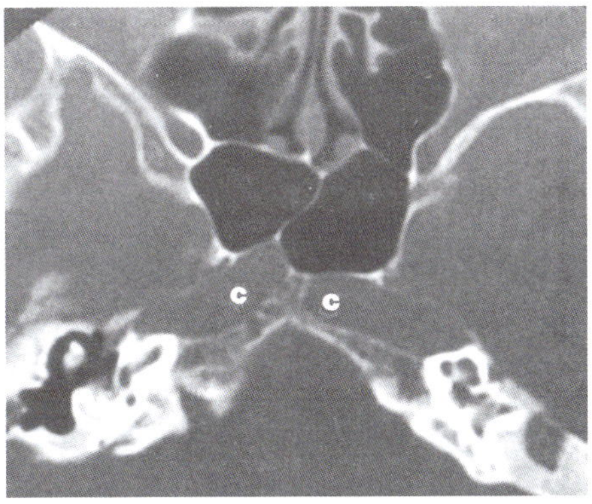

图 3.14　蝶骨后颈内动脉管。CT 显示颈内动脉管于蝶骨后走行（C）。

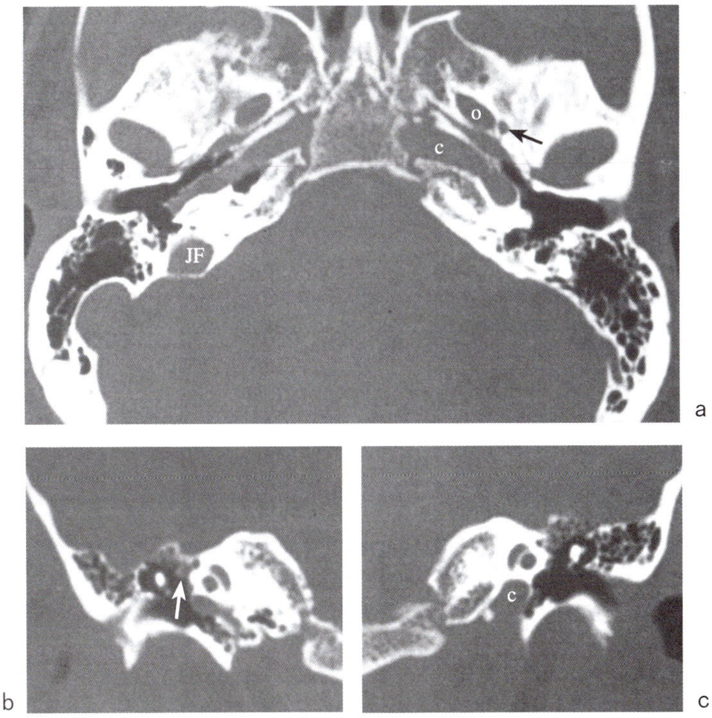

图 3.15　颈内动脉管畸变。
a　轴面 CT 显示正常的左侧颈内动脉（C）和右侧颈内动脉畸变。注意右侧和左侧正常的棘孔（箭头）。JF 颈内静脉窝，O 卵圆孔。
b　冠状 CT 扫描显示右侧面神经管轻度扩大（箭），提示可能存在永存镫骨动脉，在 a 图可见位于畸形颈内动脉上方的小点。
c　冠状 CT 显示的是用以对比的左侧面神经管。
感谢 S.Noujain，MO，Royal Oak，Michigan，USA

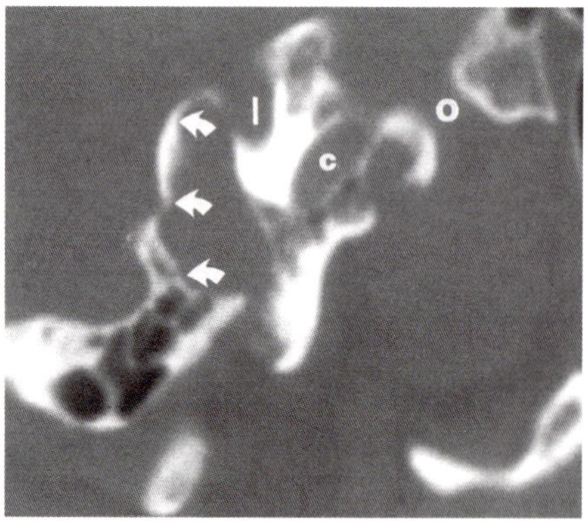

图3.16 颈静脉窦高位。半矢状位CT扫描显示高位颈静脉窝（箭头）、内听道（I）、颈内动脉管（C）和卵圆孔（O）。

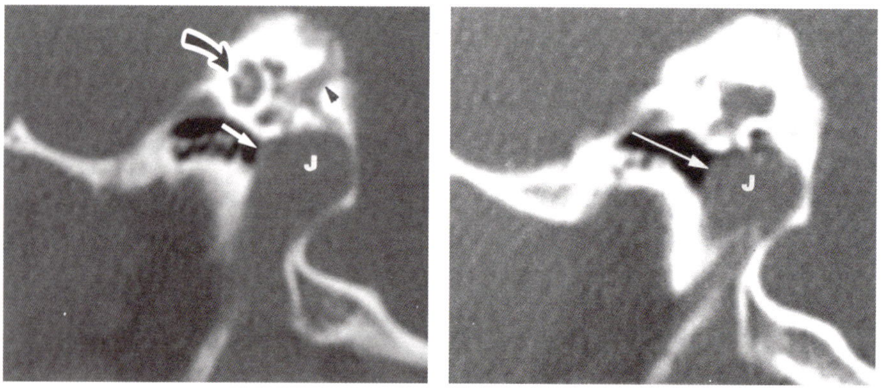

a b

图3.17 颈静脉窝裂伴颈静脉球突入鼓室下。

a 直接半矢状位CT显示高位颈静脉窝（J）伴局限性骨裂（直箭）。注意耳蜗（弯箭）和角（箭头）。

b 半矢状位CT显示高位颈静脉窝/球（J）、骨裂和凸出的颈内静脉（箭）。

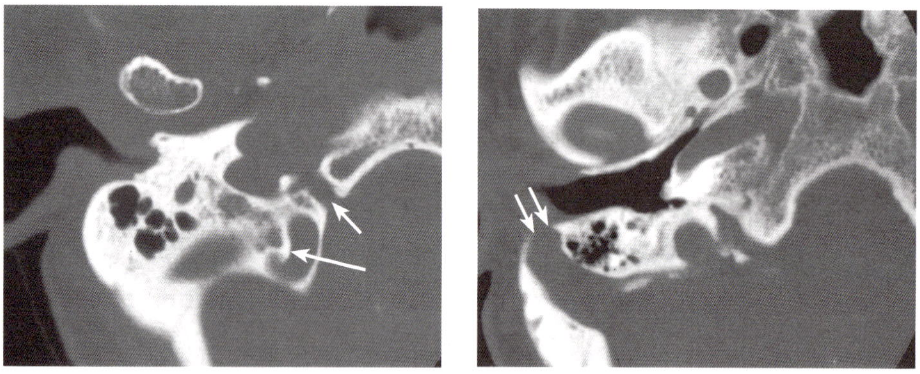

a b

图3.18a CT显示邻近舌下神经管（短箭）的大导静脉管（长箭）。

b 与a图同一人CT显示乙状窦板明显位于前外侧并伴有局部区域骨裂（箭）。

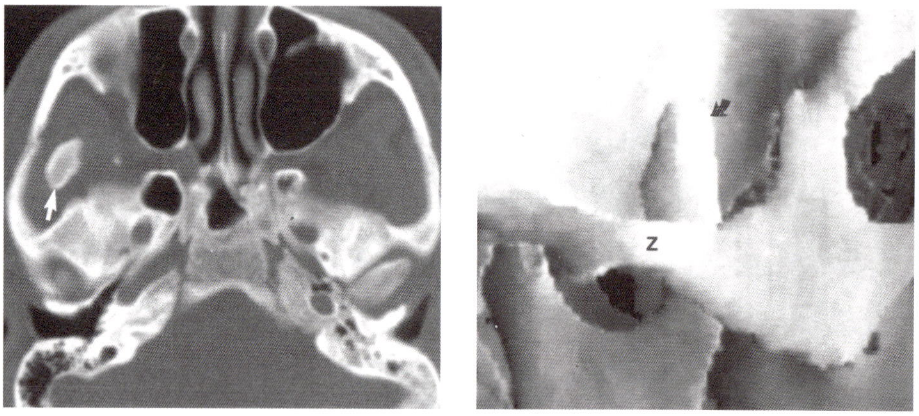

a b

图3.19 冠状突过长。

a 轴位CT和b三维重建均显示过长的下颌骨冠状突（箭头）。Z为颧弓。

颅底病理

总的来说，颅底病变可分为三类：（1）颅内病变侵及颅底；（2）原发或继发的纤维－软骨－骨病变、骨折；（3）颅外病变累及颅底（表3.3～3.5）。累及颅底的颅内病变可以是先天异常，如脑膜脑膨出（图3.20～3.25）、生长性包涵囊肿（表皮样囊肿、皮样囊肿、颅咽管瘤和神经管原肠囊肿）（图3.26～3.44）、肿瘤（脑膜瘤、脊索瘤、侵

表3.3 前颅底病变

- 脑膜脑膨出
- 发育性囊肿（表皮样囊肿、皮样囊肿）
- 畸胎瘤
- 神经管原肠囊肿
- 感染（硬膜外脓肿）、侵袭性霉菌感染和肉芽肿（类肉瘤）
- 黏液囊肿（前筛窦）
- 胆固醇肉芽肿（眼眶）
- 血管瘤
- 淋巴管瘤
- 外翻性乳头状瘤（鼻窦乳头状瘤延伸）
- 息肉（鼻窦息肉延伸）
- 癌（鼻窦癌延伸）
- 成感觉神经细胞瘤
- 血管外皮细胞瘤（原发于脑膜或鼻窦、眼眶肿瘤侵犯）
- 神经鞘瘤/神经纤维瘤（鼻窦肿瘤延伸）
- 淋巴瘤
- 浆细胞瘤
- 黑色素瘤（颅内黑色素瘤延伸）
- 韦格纳（Wegener）肉芽肿
- 恶性纤维组织细胞瘤
- 横纹肌肉瘤
- 骨-纤维病变（纤维性发育不良、骨化纤维瘤、成骨细胞瘤）
- 骨硬化症
- Paget病
- 巨细胞瘤
- 朗格汉斯细胞组织细胞增多症
- 脑膜瘤
- 转移瘤（乳腺癌、肺癌、肾癌、前列腺癌、甲状腺癌、神经母细胞瘤等）

袭性垂体腺瘤、神经瘤、淋巴瘤包括浆细胞瘤、畸胎瘤和血管性病变如动脉瘤。轴内病变很少累及颅底，以我们的经验，室管膜瘤可累及颅底。

颅底发育性囊肿

表皮样囊肿和皮样囊肿

表皮样囊肿或先天性胆脂瘤可位于硬膜内、硬膜外或骨质内，囊肿发育自胚胎发育过程中的残余上皮沿颅缝线或板障生长，仅由表皮覆盖，充满角蛋白，但不含皮样成分。皮样囊肿衬有角化上皮，壁上附有皮样附属物如毛囊、皮脂腺、脂肪。表皮样和皮样囊肿均可侵及颅底（图3.26～3.31）。表皮样囊肿在CT上表现为无强化的低密度肿块，骨质内表皮样囊肿可引起骨膨胀和骨破坏（图3.26～3.29），少数病例在病变内或病变周围可见钙化（图3.31）。含真正脂肪组织的皮样囊肿（与畸胎瘤容易鉴别）在CT和MRI上均呈脂肪特征（图3.27），而不含纯脂肪组织的皮样囊肿在CT和MRI上都难与表皮样囊肿鉴别。表皮样囊肿在MRI表现为T1WI低信号，T2WI、FLAIR和DWI均呈高信号（图3.26、3.27、3.28）。

表3.4 中颅底病变

- 脑膜脑膨出
- 表皮样囊肿
- 皮样囊肿
- 畸胎瘤
- 神经管原肠囊肿
- 颅咽管瘤
- 蛛网膜囊肿
- 胆固醇肉芽肿（眼眶或岩尖囊肿的延伸）
- 岩尖黏液囊肿（罕见）
- 感染（硬膜外脓肿和侵袭性真菌感染）
- 黏液囊肿（蝶窦）
- 血管瘤
- 侵袭性垂体腺瘤
- 神经鞘瘤/神经纤维瘤
- 脑膜瘤
- 颈内动脉巨大动脉瘤
- 颈内动脉-海绵窦瘘、硬脑膜动-静脉瘘
- 鼻咽癌侵及颅底
- 头、颈肿瘤的神经周围延伸
- 淋巴瘤
- 浆细胞瘤
- 横纹肌肉瘤（儿童）
- 纤维组织细胞瘤
- 巨细胞瘤
- 朗格汉斯组织细胞增多症
- 脊索瘤
- 骨-软骨瘤
- 软骨黏液瘤
- 骨纤维病变（纤维性发育不良、骨化纤维瘤、成骨细胞瘤）
- 骨硬化症
- Paget病
- 转移瘤（乳腺癌、肺癌、肾癌、前列腺癌、甲状腺癌、神经母细胞瘤、胃肠道肿瘤等）

表3.5 后颅底病变

- 表皮样囊肿、皮样囊肿
- 神经管原肠囊肿
- 胆固醇肉芽肿
- 岩尖黏液囊肿
- 感染（硬膜外脓肿）、颅底骨髓炎和侵袭性霉菌感染
- 类风湿关节炎（寰-齿关节）
- 滑膜囊肿
- 颈静脉球瘤
- 神经鞘瘤（5、7、8、9、10、11、12）
- 神经纤维瘤
- 软骨肉瘤/软骨瘤
- 脊索瘤
- 颈内动脉瘤（岩段）
- 硬脑膜动静脉瘘
- 骨源性肉瘤
- 朗格汉斯细胞组织细胞增多症
- 淋巴瘤
- 浆细胞瘤
- 软骨黏液瘤
- 颞骨和腮腺肿瘤侵犯
- 内淋巴管瘤（低分化乳头状腺癌）
- 骨-纤维病变（骨软骨瘤、成软骨瘤、纤维异常增生等）
- 转移瘤

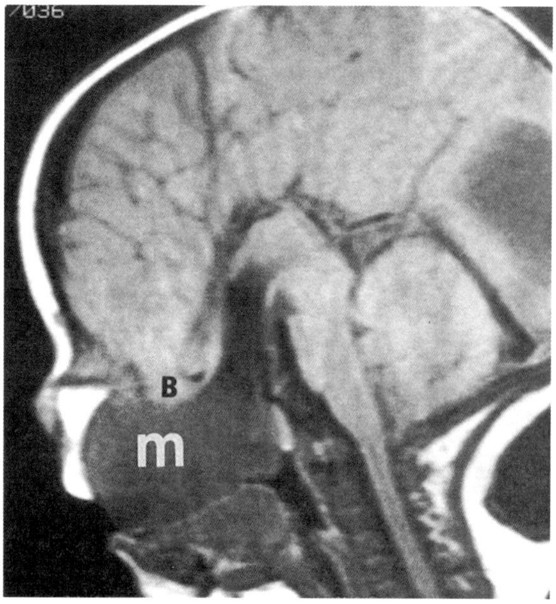

图3.20 脑膜脑膨出 MR 矢状位 T1WI 显示前颅窝底巨大缺损伴部分脑膜（m）脑质（B）突入鼻-筛联合，可见巨大含 CSF 成分（膨出脑膜）明显疝出。

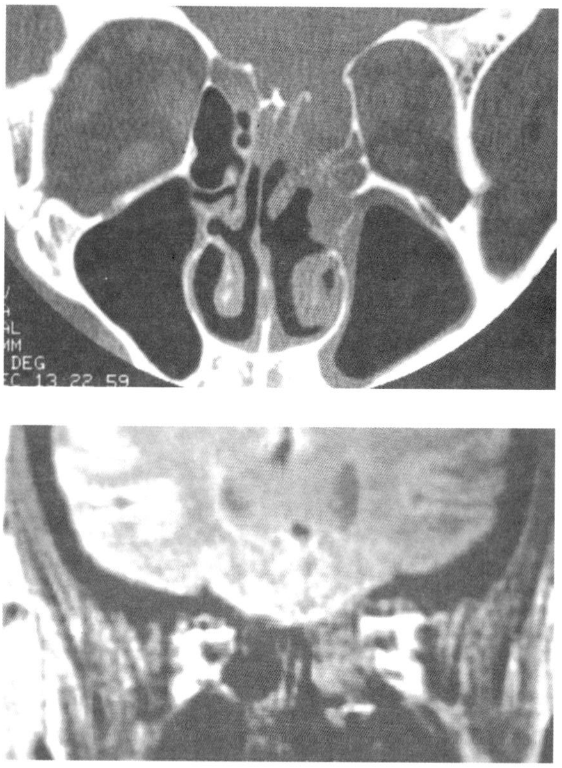

图3.21 脑膜脑膨出 a 冠状 CT 和 b MR 质子密度加权像显示前颅窝底左侧骨质缺损，伴脑质疝入筛骨迷路。

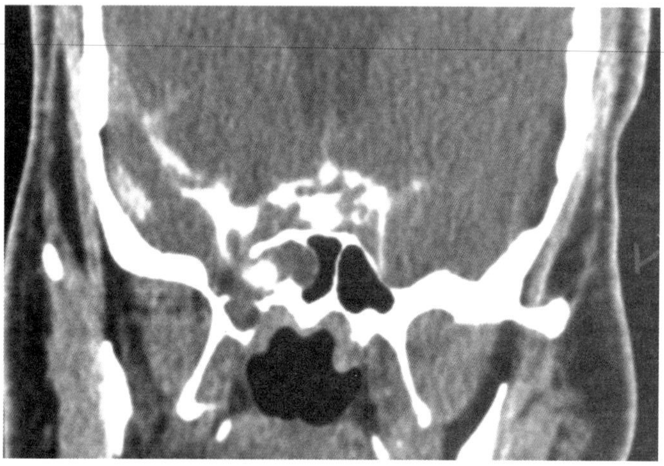

图3.22 脑膜脑膨出 冠状 CT 显示中颅底右侧骨质缺损伴脑质疝入右侧蝶窦。

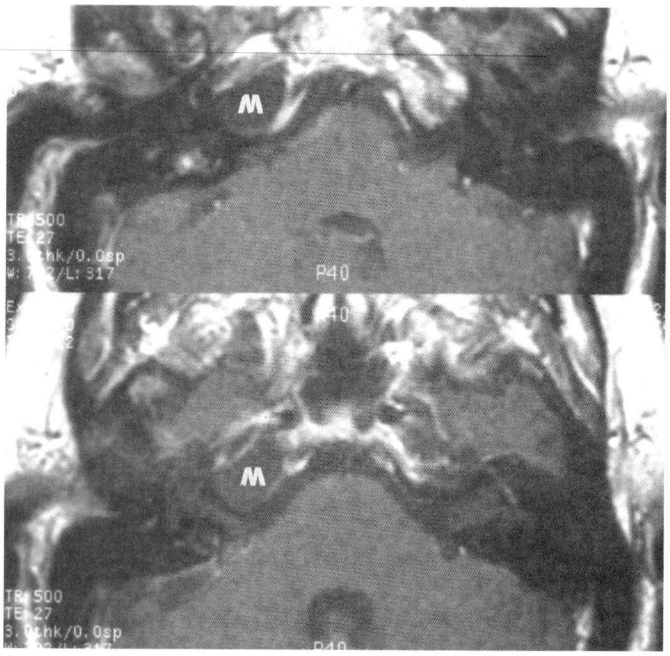

图3.23 岩尖脑膜膨出。轴位 Gd 增强 T1WI 示右侧岩尖脑膜膨出（M），与该区域蛛网膜囊肿或表皮样囊肿无法鉴别。与脑膜膨出及蛛网膜囊肿不同，表皮样囊肿在 FLAIR 和 DWI 上呈高信号。

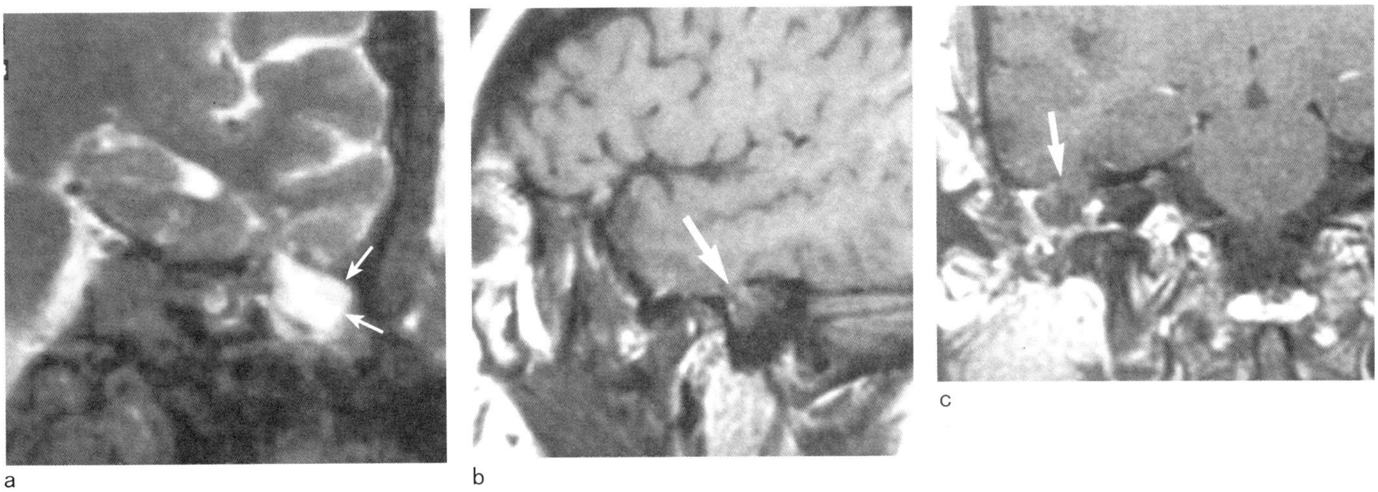

图3.24 脑膜膨出。a 冠状T1WI显示脑膜膨出（箭）进入乳突窦。另一病人b 矢状T1WI和c 冠状增强T1WI显示乳突内的脑膜膨出（箭）。

图3.25 脑膜膨出。一病人的冠状位CT脑池造影，无外伤史，显 ▷ 示中耳内的CSF（白箭）。注意迷路下气房内的CSF聚积（黑箭）和CPA池内的气泡（白弯箭）。术中该区内见CSF，可能在迷路下区侵入异位的蛛网膜组织从而导致CSF聚积。

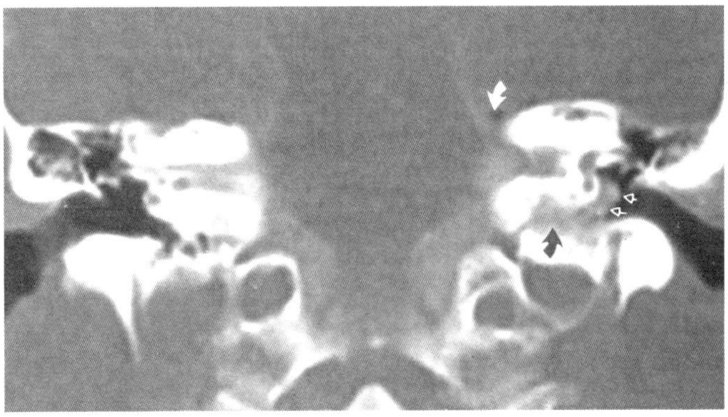

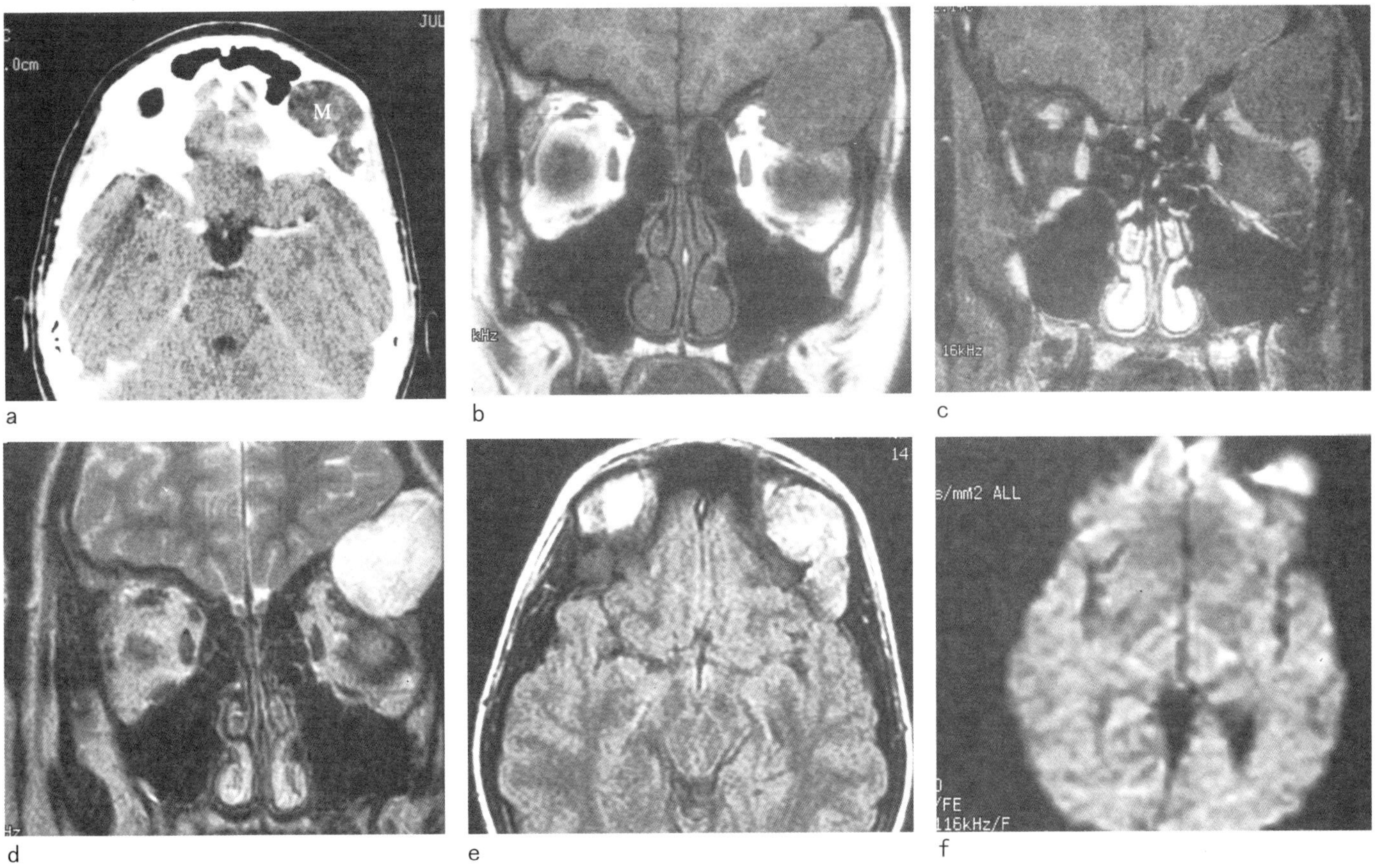

图3.26 前颅窝的表皮样囊肿 14岁男孩，a 增强CT显示无强化肿块（M）累及左眶底；b 冠状T1WI示左眶的颞上区巨大低信号肿块；c 冠状脂肪抑制增强T1WI，d 冠状T2WI，e 轴位FLAIR，f 轴位DWI，表皮样囊肿在FLAIR、DWI上呈高信号，无强化。

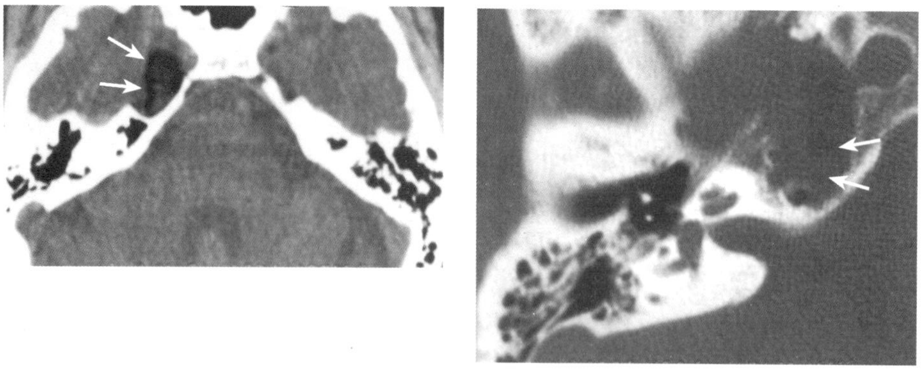

a b

图3.27 三叉神经池皮样囊肿 a 轴位CT示右侧三叉神经池内含纤维肿物（箭）；b 轴位CT显示岩尖三叉神经压迹膨胀（箭）。

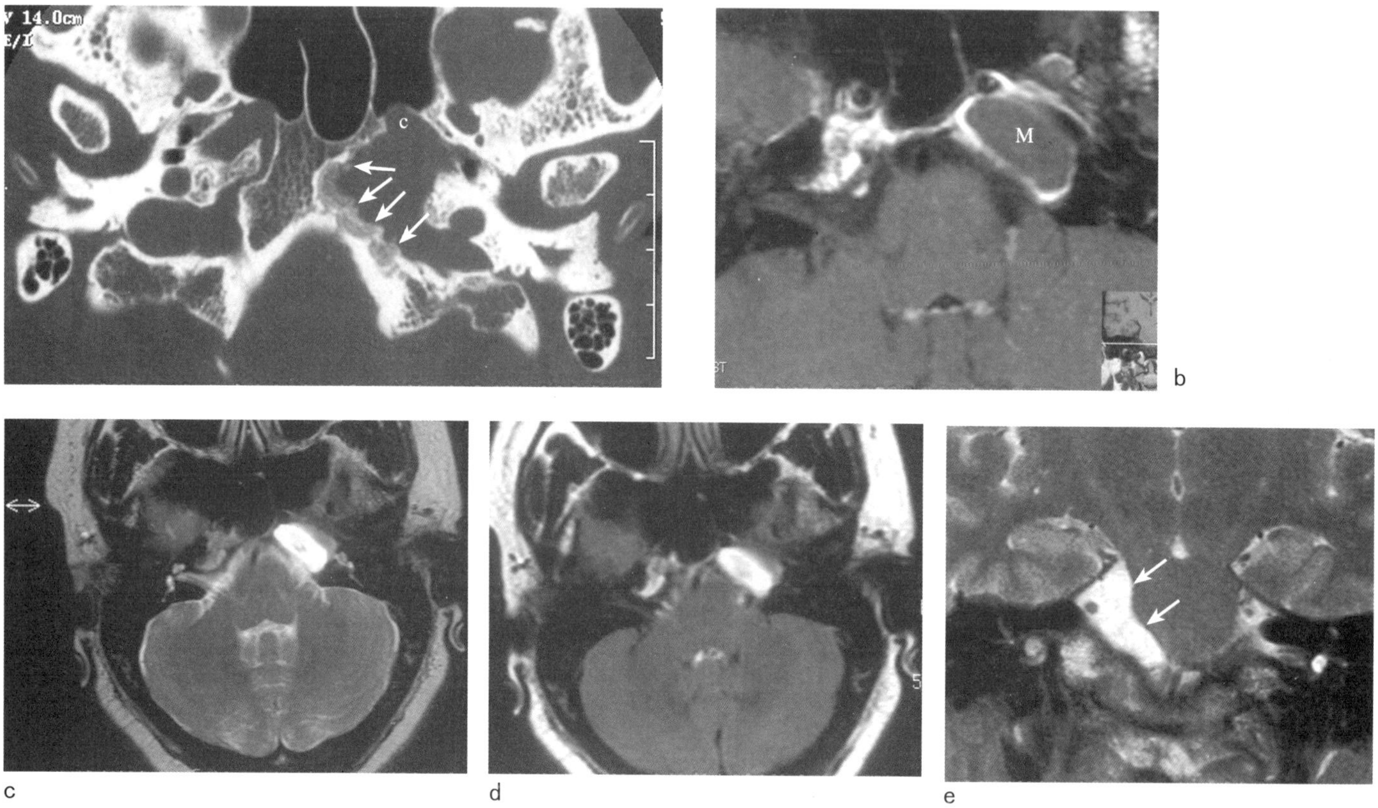

a b c d e

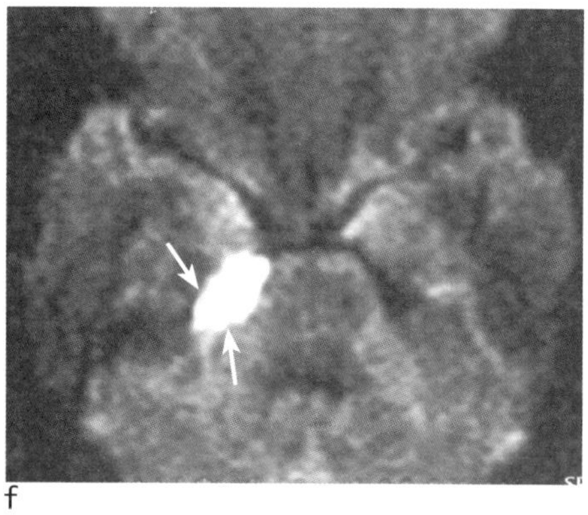

f

图3.28 岩骨表皮样囊肿 a CT扫描显示侵及左侧岩尖的膨胀性肿物。注意颈内动脉管内侧面受侵（c）和斜坡左侧骨质硬化（箭）；b 轴位增强T1WI显示肿块边缘轻度强化（M）占据岩尖；c 轴位T2WI和d 轴位FLAIR，病变均呈高信号；e 另一病人的冠状T2WI和f 轴位DWI，显示右侧CPA区硬膜内表皮样囊肿（箭），在DWI上呈高信号。

在增强GD-T1WI上，病变周围包膜有一薄层强化（图3.28），表皮样囊肿罕见钙化，而皮样囊肿和畸胎瘤内多见。有些表皮样囊肿因含致密的鳞状碎片（角蛋白）而在任何MR序列上信号都不均匀。表皮样囊肿需与胆固醇肉芽肿和黏液囊肿鉴别，胆固醇肉芽肿与表皮样囊肿和皮样囊肿具有不同的病因学和病理机制，常继发于外伤、手术和感染后[4～6，15～20]，称为胆固醇囊肿和胆固醇肉芽肿可造成骨质受推移和骨质破坏。（图3.32、3.33）

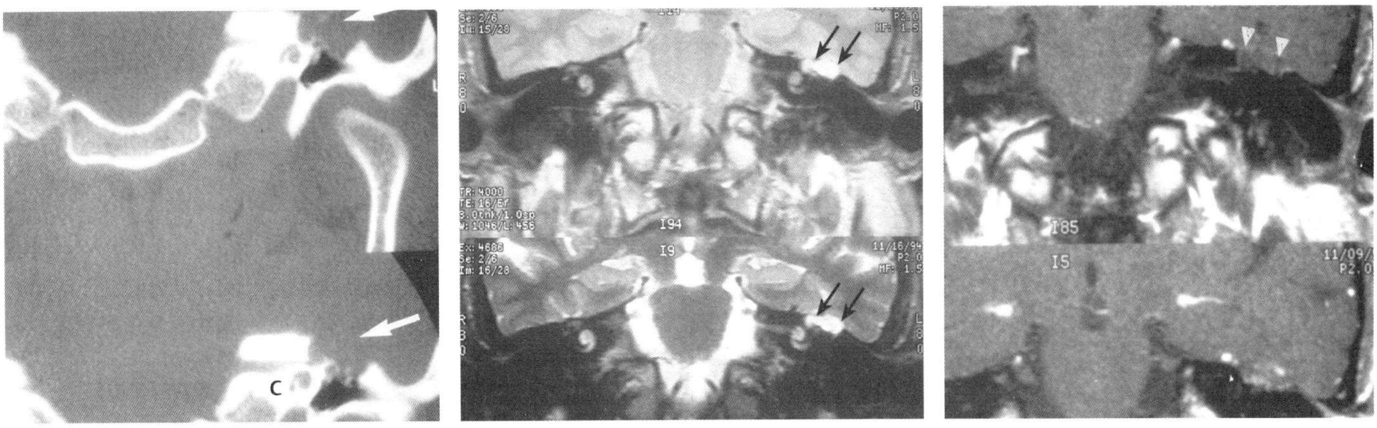

a b c

图3.29 中颅窝表皮样囊肿 a 冠状CT扫描，b PDWI（上图）和T2WI（下图）MR扫描，显示左侧中颅窝邻近面神经管膝段的表皮样囊肿（箭），病变于T2WI呈高信号，无强化图3.29c。C耳蜗。

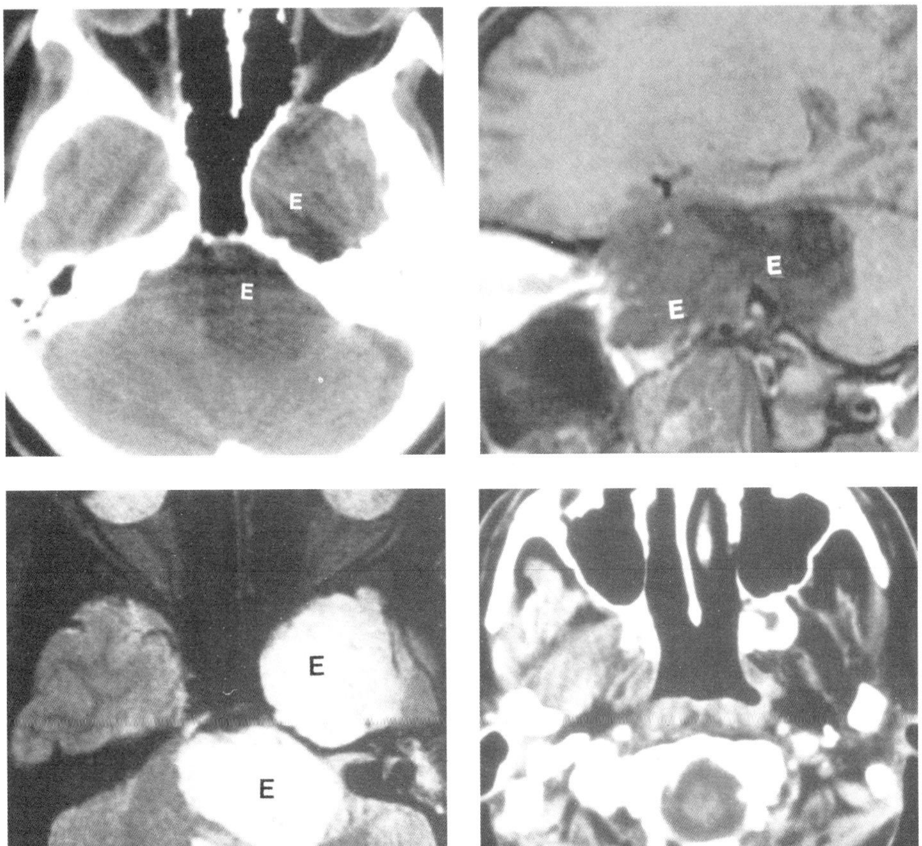

a b c d

图3.30 后、中颅窝表皮样囊肿。
a CT显示巨大表皮样囊肿（E）；
b 矢状T1WI
c 轴位T2WI可见表皮样囊肿（E）；
d CT显示由于表皮样囊肿压迫三叉神经和神经节而导致的咀嚼肌去神经萎缩。

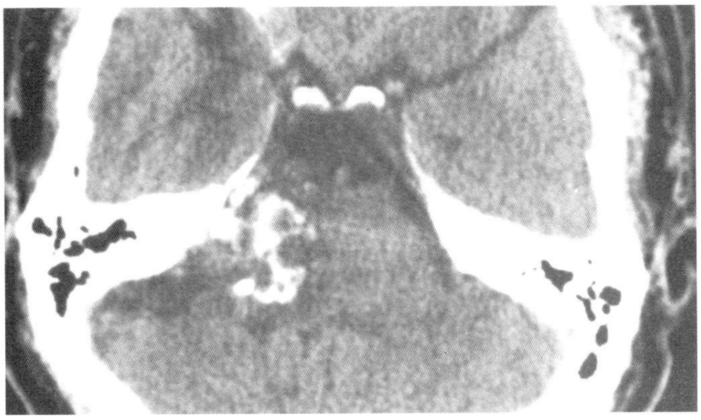

图3.31 表皮样囊肿 CT显示CPA硬膜内表皮样囊肿，很少见到表皮样囊肿的类似钙化。

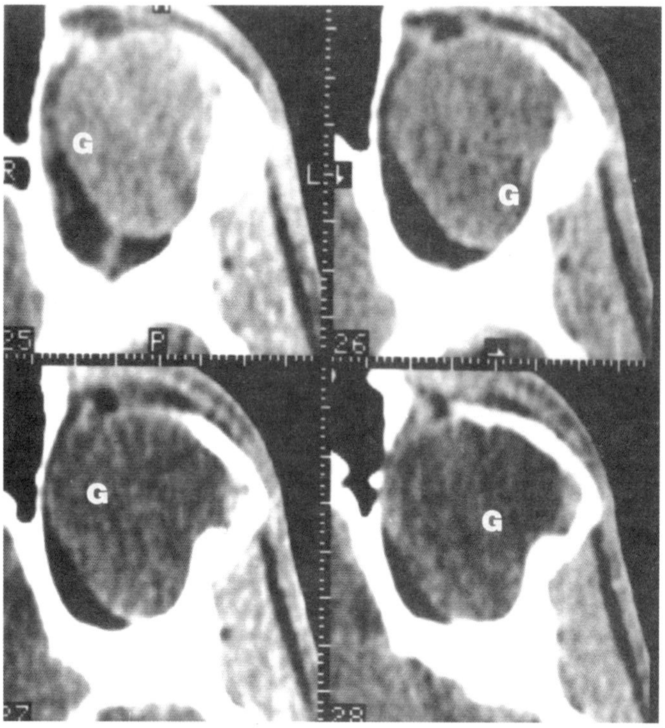

图3.32 胆固醇肉芽肿。轴位CT显示巨大胆固醇肉芽肿（G），侵及左眼眶上表面。

CT可见膨胀溶解的病变无强化（图3.32，3.33b），胆固醇肉芽肿在T1WI、T2WI均呈高信号，以慢性出血为特征（图3.33）[20]。有些病变表现为不均匀信号（图3.34），有时可位于双侧（图3.35）。第二章在眶部和第一章的颞骨有表皮样囊肿和胆固醇肉芽囊肿的详细描述。

副鼻窦的黏液囊肿是囊性病变，内衬有呼吸上皮，是各副鼻窦主要开口堵塞所致，多见于额窦和筛窦，特征为窦壁膨胀、侵蚀和破坏（图3.36）。在第四章副鼻窦有详述。

颅咽管瘤

颅咽管瘤是一种上皮肿瘤，类似颌骨的成釉细胞瘤。多数发病于10～20岁，另一发病高峰为50岁，占颅内原发肿瘤的2%～5%，常位于鞍上区，也可位于鞍内（图3.37、3.38），起源于垂体前、后叶间Rathke囊残余物的鳞状上皮细胞。

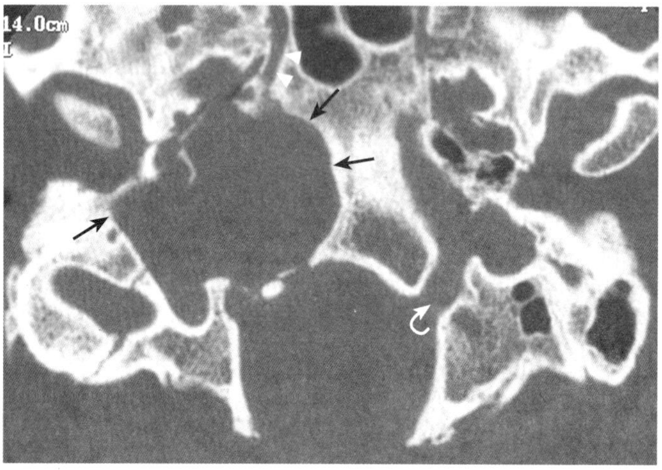

a

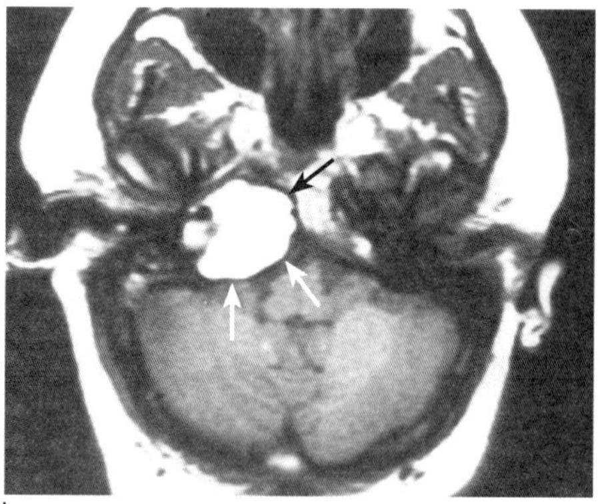

b

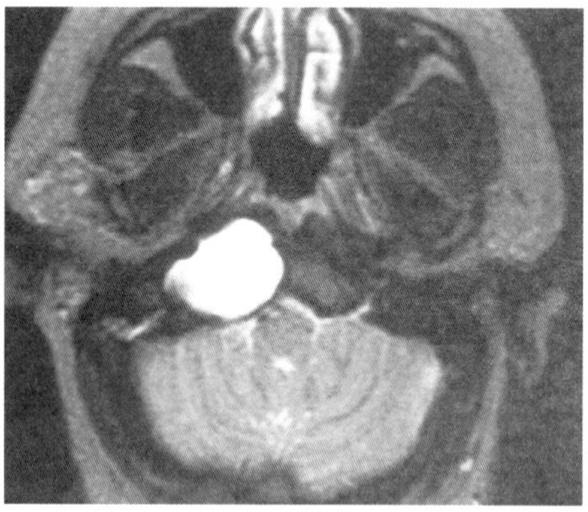

c

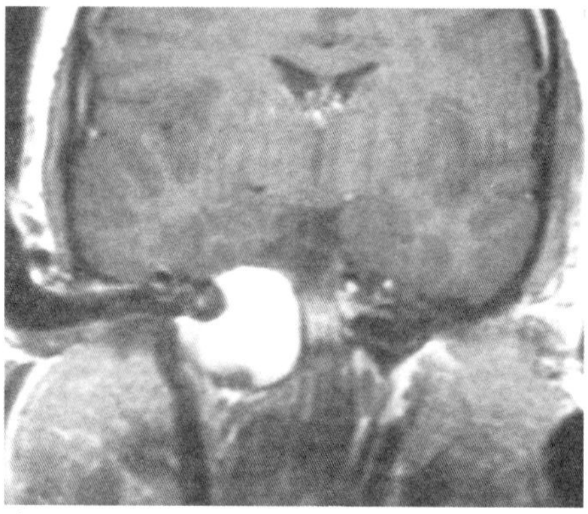

d

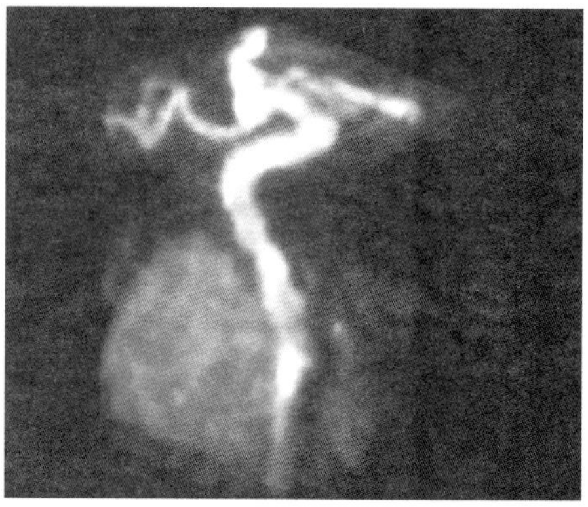

e

图3.33 胆固醇肉芽肿。a CT可见侵及右侧岩尖的膨胀性肿块（箭）；箭头为翼管，注意左侧正常的舌下管（弯箭）和右侧受侵；b T1WI，c T2WI，d 冠状增强T1WI和e MRA，病变均呈高信号。

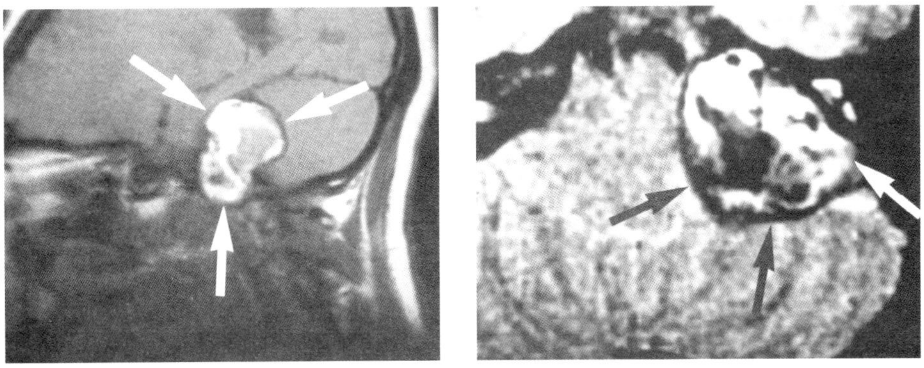
a b

图3.34 胆固醇肉芽肿 a 矢状T1WI和 b 轴位T2WI显示左侧岩尖巨大胆固醇肉芽肿。

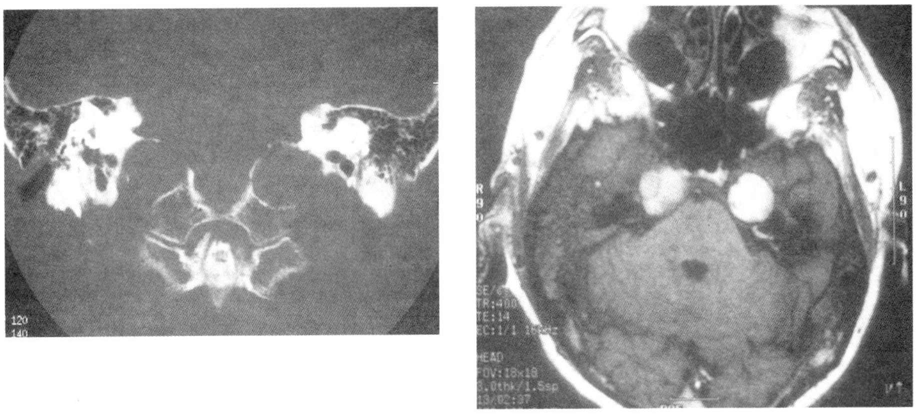
a b

图3.35 双侧胆固醇肉芽肿。
a 冠状CT和b MR轴位T1WI显示双侧岩尖胆固醇肉芽肿。

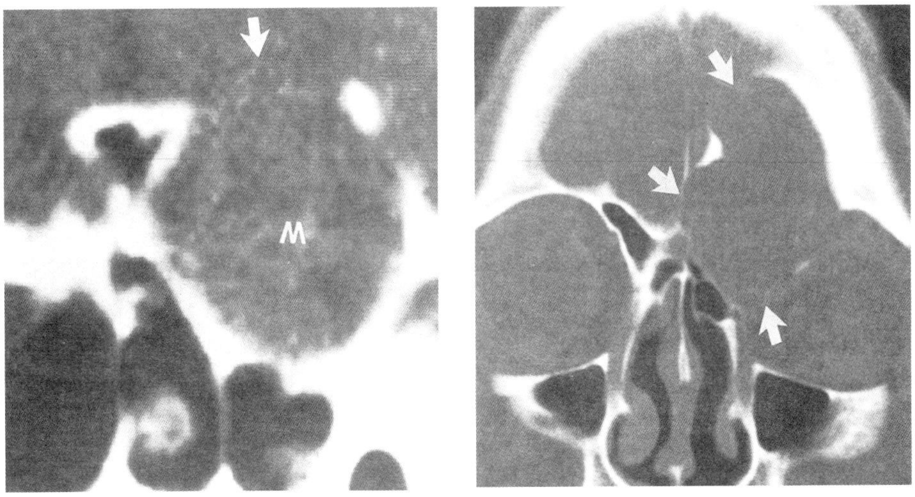

a b

图3.36
a 蝶窦黏液囊肿。冠状CT示蝶窦明显膨胀，可见一巨大黏液囊肿（M）突入中颅窝鞍上区（箭）。
b 额窦黏液囊肿。冠状CT示左额窦明显膨胀可见一巨大黏液囊肿（箭），突入前颅窝和左眼眶。

约80%位于鞍上，20%位于鞍内，也有位于脑室内（三脑室）和颅外（蝶窦内和颅底）（图3.39）。颅咽管瘤与颌骨成釉细胞瘤极类似，有的颅咽管瘤内有牙齿形成，提示二者有共同的细胞起源。病变大小和成分各异，CT和MR能够显示内部结构的不均匀。CT可显示囊实性及钙化成分（图3.38）[21]，钙化常为环形或结节状，可见于80%病例[21]。CT上均匀等或高密度的囊性颅咽管瘤罕见[21]。病变高密度与高蛋白成分有关，颅咽管瘤实性成分常在CT上呈均匀强化。钙化在MR各脉冲序列上都表现为低信号，囊变区表现为T1等信号，T2高信号[21]。约半数颅咽管瘤在T1WI上含局限或弥漫的亮信号，这与囊内包含蛋白物质、胆固醇或正铁血红蛋白有关，如蛋白含量高则在T2WI上呈低信号[21]。肿瘤实性成分呈长T1长T2信号，注射GD-DTPA后有显著强化。

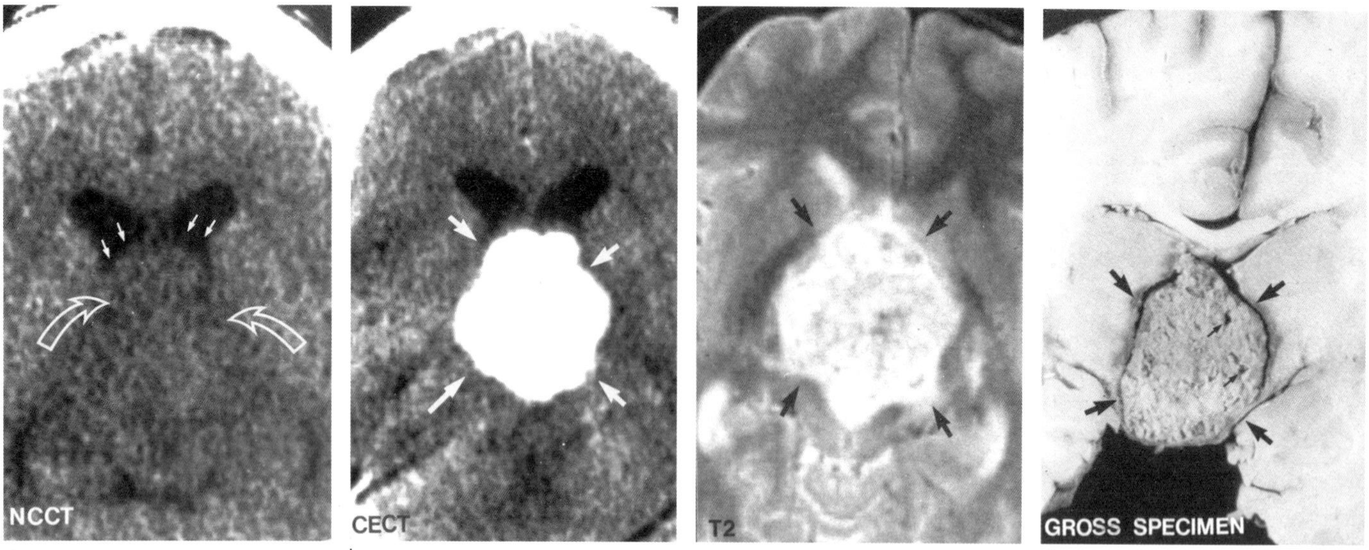

a b c d

图3.37 颅咽管瘤。

a CT平扫（NCCT）显示鞍上肿物（箭）；

b 增强CT（CECT）显示非囊性的病变显著强化（箭）；

c MR T2WI病变呈高信号；

d 大体标本为鞍上实性颅咽管瘤。

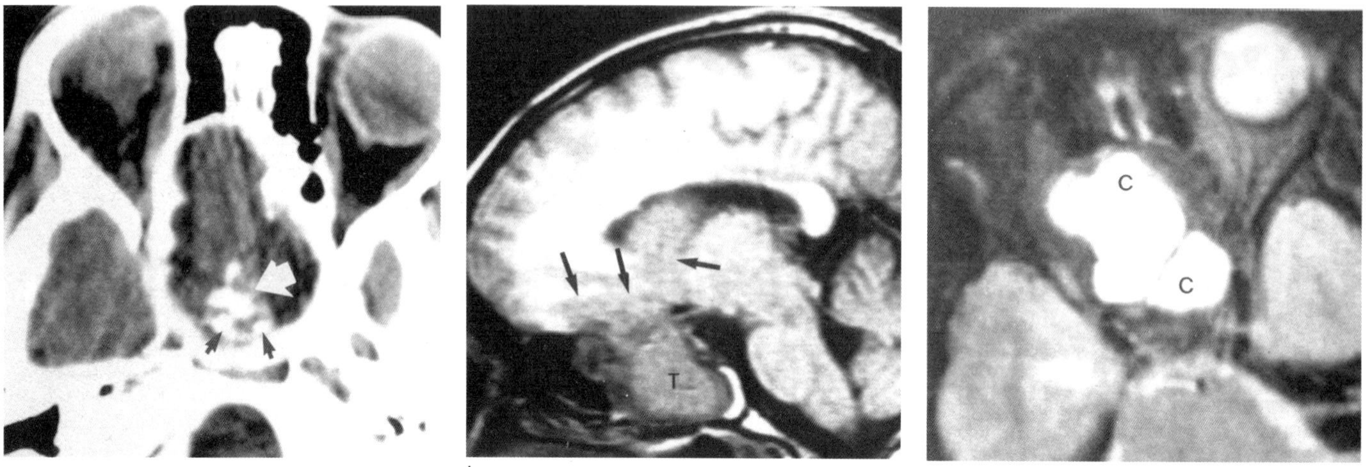

a b c

图3.38 颅咽管瘤。

a CT显示大囊性肿物侵及前颅窝底和中颅窝蝶鞍，注意钙化（箭）；

b T1WI显示鞍内及鞍上肿瘤突入前颅窝底；

c T2WI显示病变延伸至前颅窝。

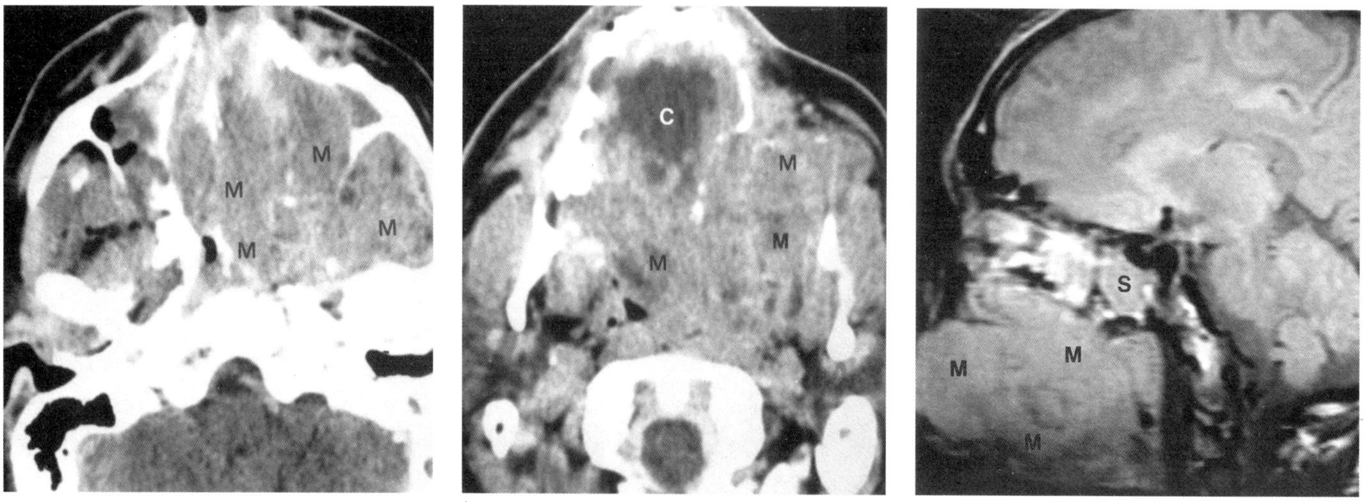

a b c

图3.39 颅外颅咽管瘤。a CT显示广泛病变（M）侵及鼻咽、鼻腔并突入左侧上颌窦和左侧颞下窝；b CT显示肿瘤占据了硬膜突入口咽和颊腔，部分囊变（C）；c 矢状PDWI像显示蝶窦（S）、口咽和口腔（M）内广泛的颅咽管瘤。鞍内和鞍上无受累。

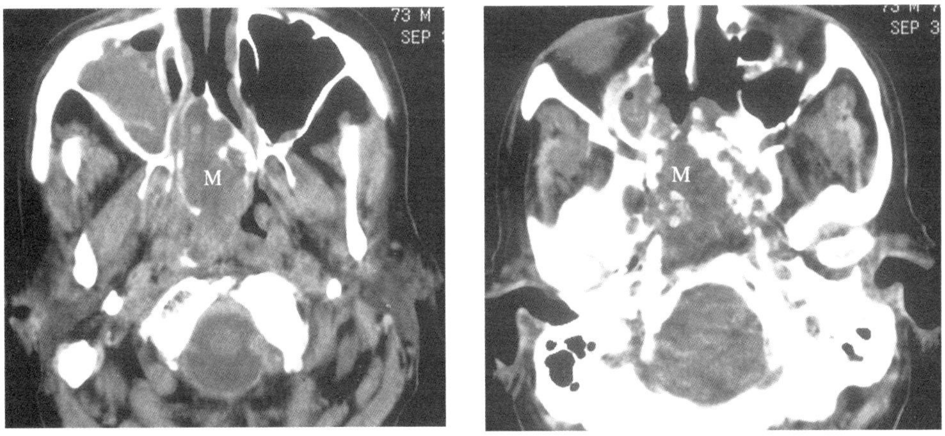

图3.40 成釉细胞瘤 a CT平扫显示肿块（M）位于鼻咽；b CT平扫显示颅底中部的侵袭性肿物（M）为成釉细胞瘤，鉴别诊断包括脊索瘤、软骨肉瘤、侵袭性垂体腺瘤、颅咽管瘤、巨细胞瘤、成感觉神经细胞瘤、蝶窦癌和转移瘤。

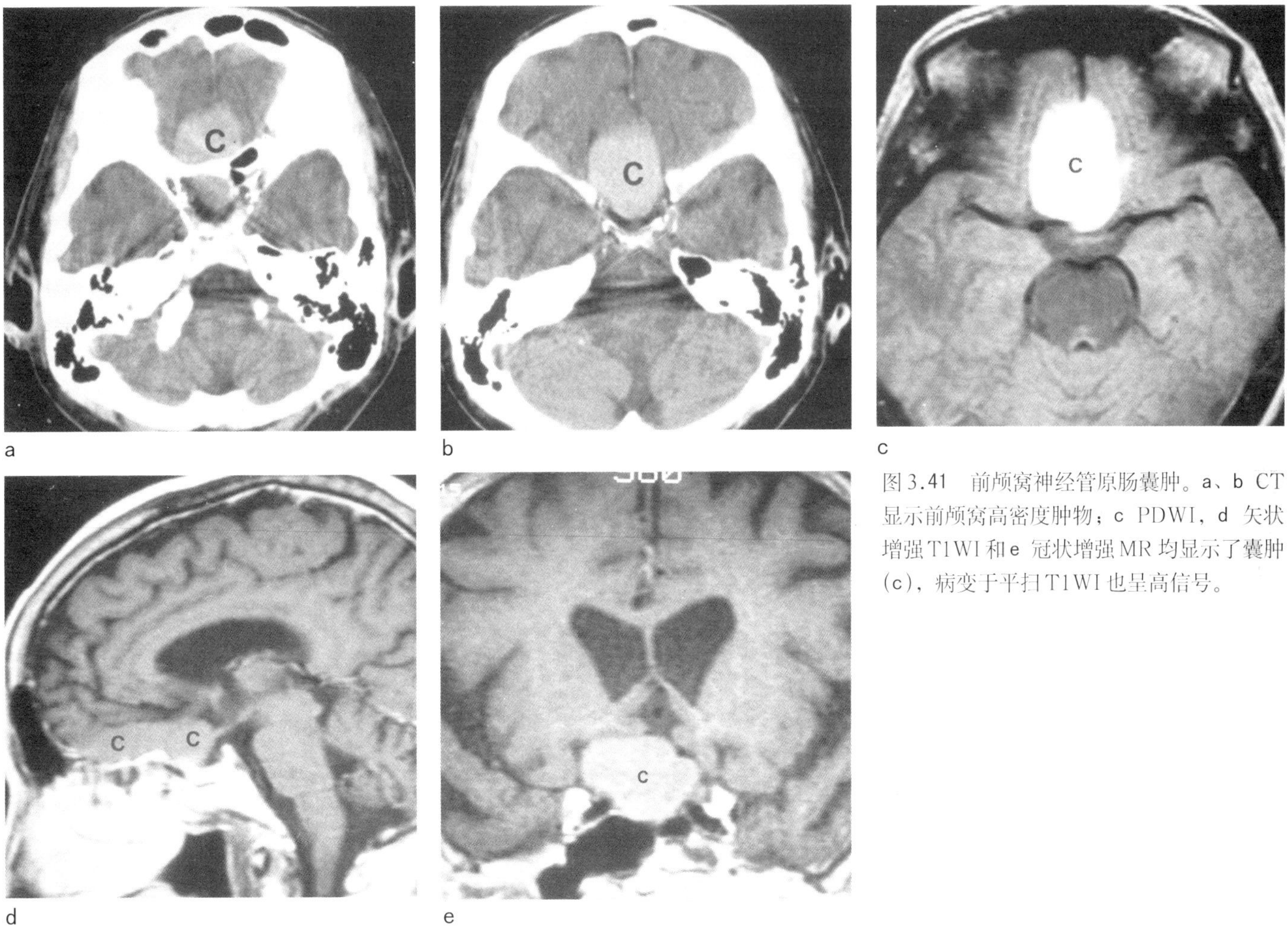

图3.41 前颅窝神经管原肠囊肿。a、b CT显示前颅窝高密度肿物；c PDWI，d 矢状增强T1WI和e 冠状增强MR均显示了囊肿（c），病变于平扫T1WI也呈高信号。

颅咽管瘤的病变范围可以很广，可伸入颅底、斜坡、蝶窦和筛窦（图3.39），蝶窦及颅底的成釉细胞瘤罕见，但与侵及颅底和鼻窦腔的颅外颅咽管瘤容易混淆（图3.40）。

Rathke 裂囊肿

Rathke裂囊肿在组织学上与颅咽管瘤相似[21]，起源于Rathke囊的残余，但较小，位于鞍内，有一薄壁内衬有单层柱状上皮或立方上皮[21]。而颅咽管瘤壁较厚，由鳞状上皮或基底细胞组成。

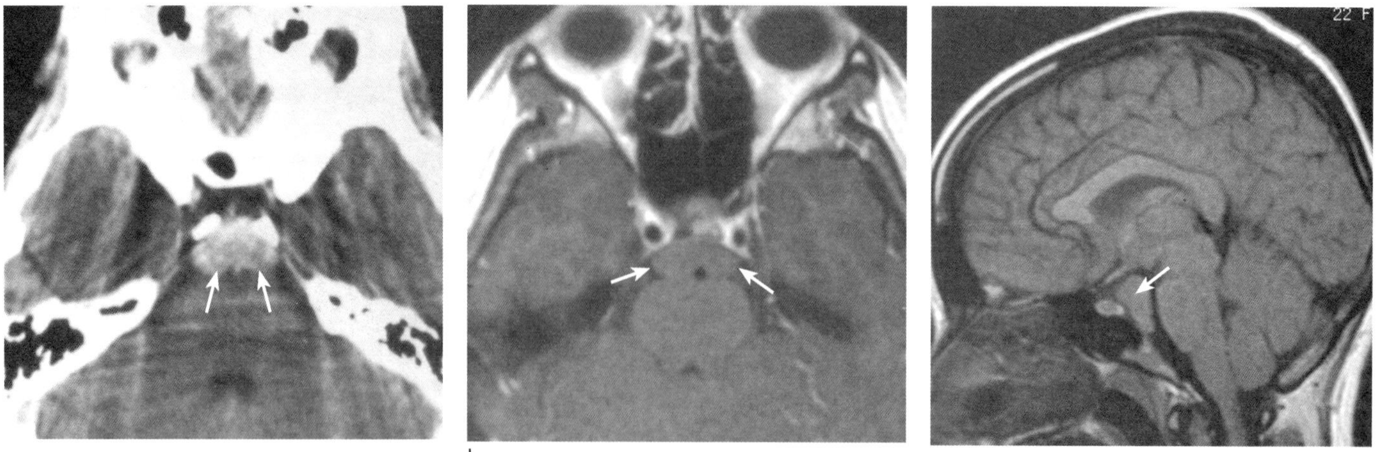

a b c

图3.42 后颅窝的神经管原肠囊肿。a CT 显示桥前区高密度肿块（箭）；b 轴位增强 T1WI 示肿块（箭）位于基底动脉前；c 矢状位平扫 T1WI 显示肿物位于斜坡和鞍背后方，延伸至鞍上区后表面。

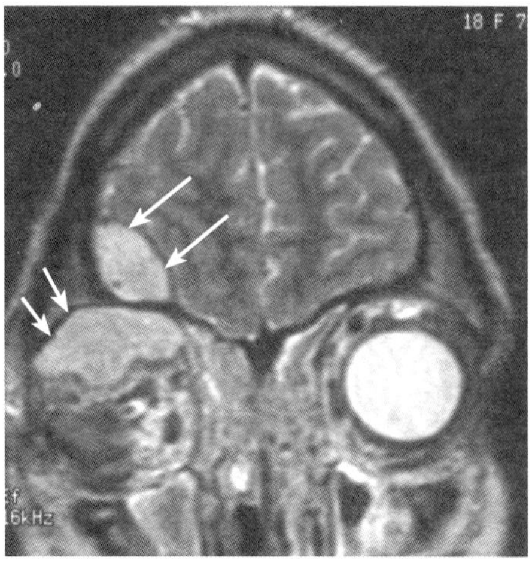

图3.43 前颅窝起自鼻窦的硬膜外脓肿。冠状 T2WI 显示筛窦混浊、眶周脓肿（短箭）和硬膜外脓肿（长箭）。

神经管原肠囊肿

神经管原肠囊肿是在胚胎早期与脊索和（或）神经原肠管发育不良有关的一种发育性囊肿。神经原肠管是胚胎第 3 周羊膜腔与卵黄囊的临时连接物，若持久不消失可继发神经管原肠囊肿[22]。颅内神经管原肠囊肿可位于前颅窝（图 3.41）[23]、后颅窝包括桥小脑池、桥前池、鞍上池、斜坡前（图 3.42）和斜坡内[24]。目前认为神经管原肠囊肿起源于发育中的内胚层和脊索组织，表示神经原肠管持久存在[25]。在胚胎发育第 1 个月末，颅胚（中胚层）与凝聚的间充质一起包围发育中的脑组织[24]，枕骨最早出现，枕骨基底部出现最晚，同时脊索斜过枕骨板接近发育中的咽后壁上皮[24,25]，并与之融合接近颅底，行于垂体腹侧，终止于尾部[25]。因此脊索有可能在向斜坡移行过程中携带神经原肠管中的内胚层成分（图 3.42）。神经管原肠囊肿、胶样囊肿和 Rathke 囊肿在组织学和免疫化学分析上均相似，因此发病位置是重要鉴别特征[25]。Rathke 裂囊肿位于蝶鞍，鞍上罕见；神经管原肠囊肿常位于后颅窝（图 3.42），前颅窝罕见（图 3.41）[23]。典型的胶样囊肿位于沿三脑室前上壁的室间孔区。脊髓内的神经管原肠囊肿多见于颈部，位于脊髓前方，不伴有脊髓异常[25]。髓内神经管原肠囊肿位于脊髓圆锥水平脊髓或神经根后方；髓内神经管囊肿常伴脊髓异常[23,24,25]。内、外胚层永久粘连或脊索和内胚层粘连可能会导致脊索发育不良，如脊髓纵裂和神经管原肠囊肿[23,25]。

神经管原肠囊肿的组织学表现包括无纤毛、有纤毛的立方或柱状被覆上皮（偶见复层柱状上皮）和数目各异的混合细胞[23,24,25]。这种黏蛋白特征使其与正常呼吸道或胃肠道被覆上皮完全不同[25]。含黏稠蛋白样液体的神经管原肠囊肿在 CT 平扫呈高密度，在 T1WI 和 T2WI 均呈高信号（图 3.41、3.42）。有报道轴外桥小脑区神经管原肠囊肿伴有小部分实性成分[22]，后者由泡沫组织细胞、慢性炎细胞、巨细胞和胆固醇碎片组成，T2WI 病变呈等、低信号。颈髓神经管原肠囊肿与蛛网膜囊肿信号相似，因此这种位于脊髓前方、无强化的硬膜下肿物应考虑诊断神经管原肠囊肿。

感染性病变

鼻窦腔、眼眶、颞下颌关节和颞骨的感染性病变可经颅底播散至颅内（图 3.43～3.52）。在糖尿病人和免疫力

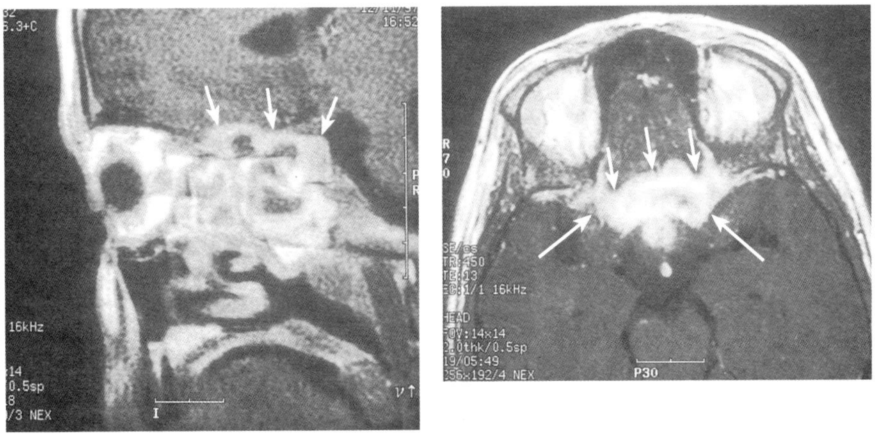
a b

图3.44 鼻窦源性硬脑膜外脓肿。a 增强矢状位和b 轴位MR显示蝶窦内黏膜炎性强化和前颅窝大的硬膜外脓肿（箭）。

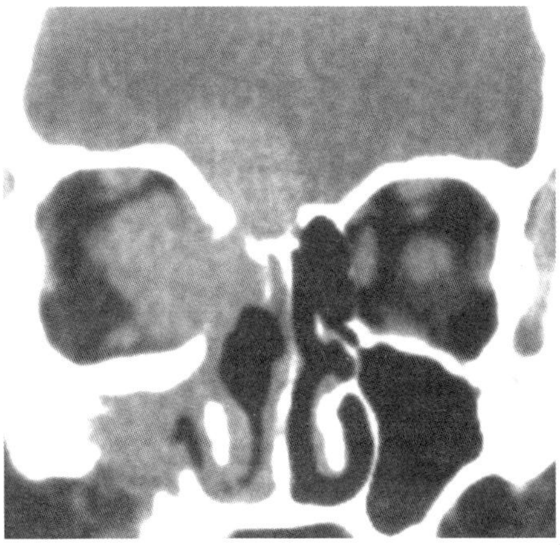

图3.45 毛霉菌病累及前颅窝。冠状增强CT显示右侧鼻窦腔术后改变和广泛毛霉菌感染侵及右眶和前颅窝。

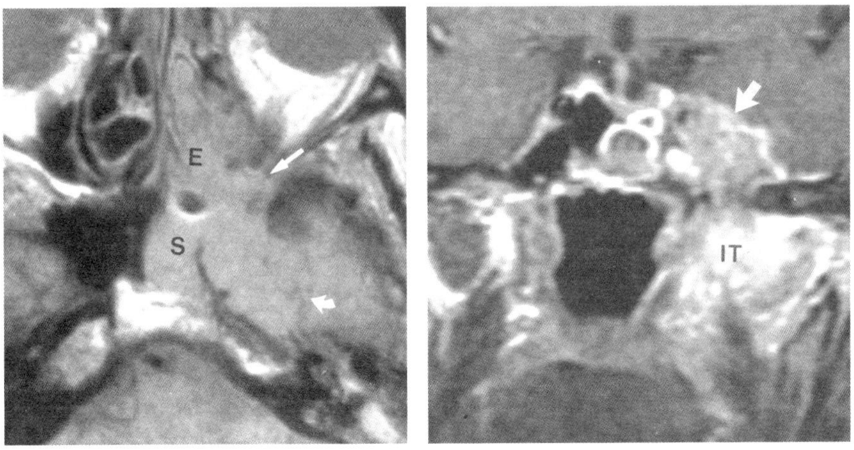

a b

图3.46 曲菌病侵及中颅窝。a PD像显示蝶窦（S）和筛窦的炎性混浊，注意骨膜下感染并伸入中颅窝（箭）；b 增强冠状T1WI示海绵窦（箭）、颅底和颞下窝（IF）的炎性侵犯。

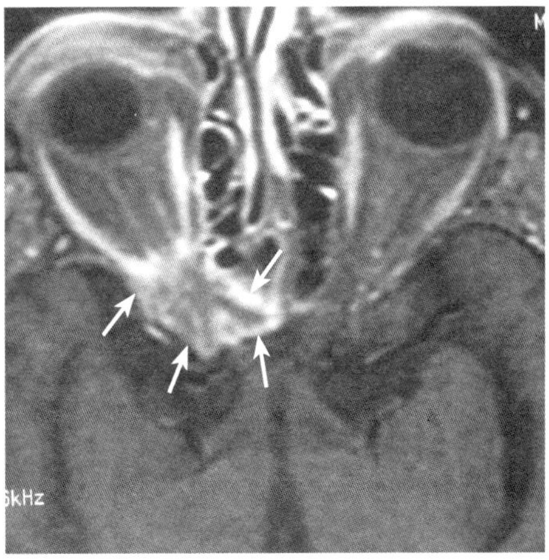

图3.47 中颅窝曲菌病78岁女性，Tolosa–Hunt综合征，轴位脂肪抑制增强T1WI显示右侧眶上裂浸润，手术证实为侵袭性曲菌病。

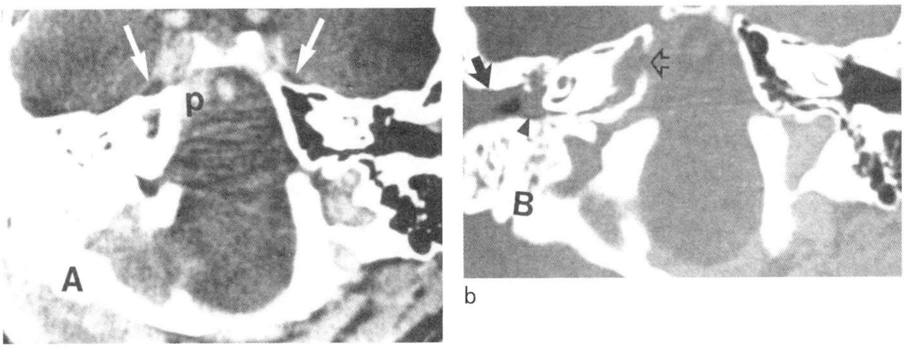

a b

图3.48 颞骨岩尖炎。a 轴位增强CT示右侧乳突小房混浊，邻近右岩尖（P）处异常强化，注意半月池（箭）。
b 轴位CT示岩尖局限性侵蚀（空箭），右乳突气房混浊和右中耳乳突区（箭头）内听道（实性黑箭）炎性改变。该患者外耳道脓肿外科引流后表现为Gradenigo综合征。

低下病人，机会性真菌感染可侵入鼻窦腔并很快累及颅底，如毛霉菌病和曲菌病（图3.45～3.47）。颅底侵袭性坏死性的霉菌骨髓炎很罕见，在临床上常常误诊，常侵犯免疫降低宿主，需长期抗生素治疗和血清治疗（图3.46、3.47）[11]。病变也可见于有免疫能力的宿主，与颅底细菌性骨髓炎不同，颅底颞骨区的霉菌性骨髓炎与糖尿病无关，而有报道糖尿病人患毛霉菌病侵及前、中颅窝和免疫耐受病人患进行性曲菌病。

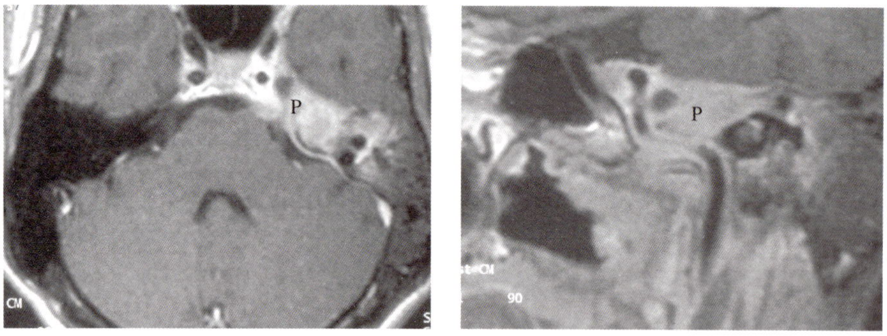

图3.49 岩尖炎 a 轴位增强T1WI显示左岩尖炎性强化（P）；b 矢状T1WI示岩尖炎性强化（P），注意颈内动脉周围异常强化，严重者可引起Horner综合征。

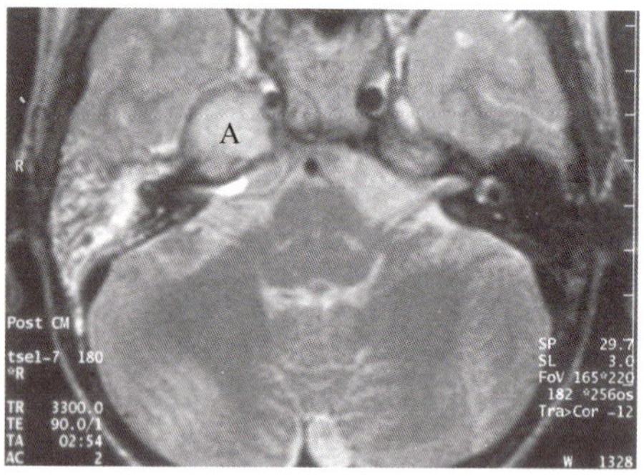

图3.50 耳源性岩尖脓肿轴位T2WI显示岩尖硬膜下脓肿（A）。

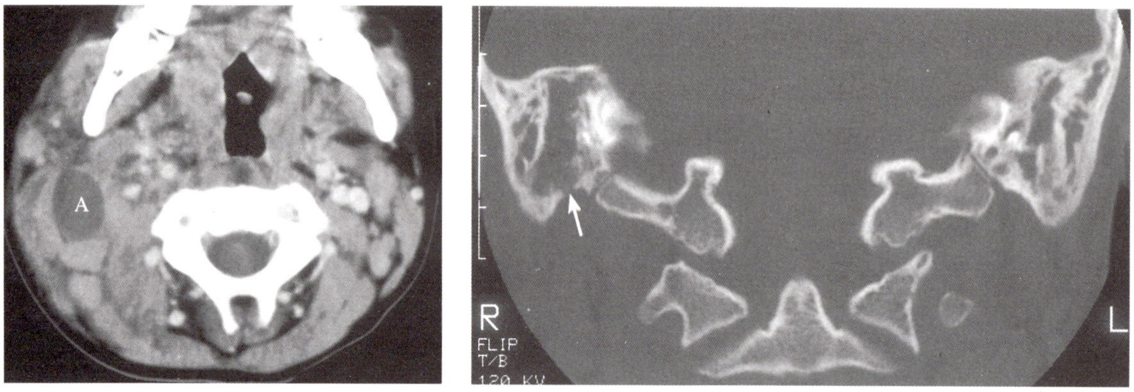

图3.51 Bezold脓肿 a 增强CT示右侧胸锁乳突肌下方颈部脓肿（A）；b 冠状CT示右侧筛窦混浊伴皮质中断（箭），乳突脓肿经此进入颈面深部结构。

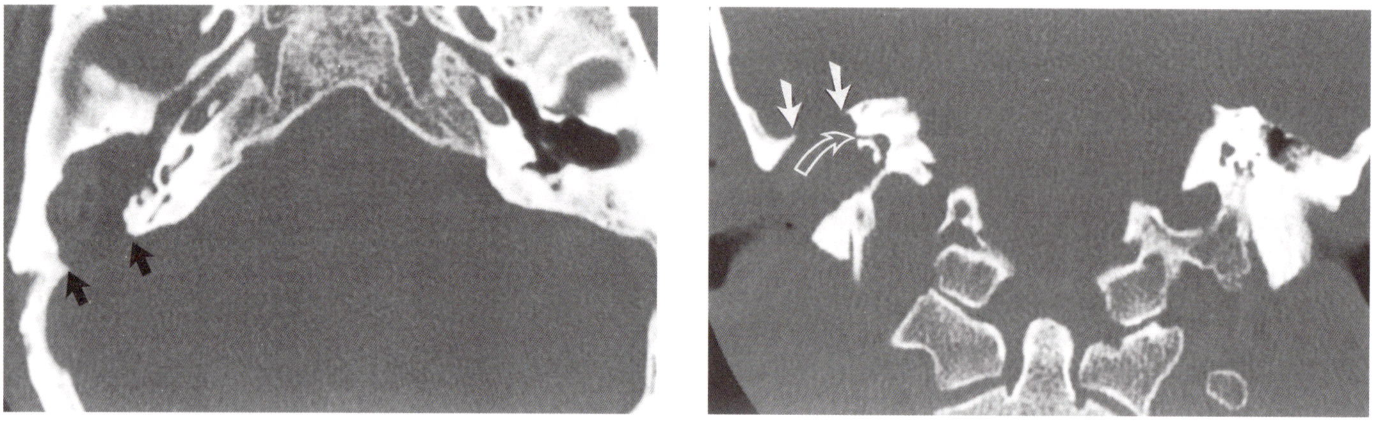

图3.52 继发性胆脂瘤 a 轴位CT示乳突窦明显膨胀，充满脂肪碎片，注意岩乳板受侵（箭）；b 冠状CT示鼓室盖受侵蚀（实性箭）和侧半规管裂（空箭）。

慢性鼻腔和颞骨炎性改变可能与黏液囊肿和胆固醇肉芽肿形成有关。慢性耳乳突炎的病例可能会导致继发性胆脂瘤，与原发性胆脂瘤（表皮样囊肿）一样可能引起颅底的侵蚀（图3.52）。

肿瘤

常侵犯颅底的脑外肿瘤包括副鼻窦肿瘤、鼻咽癌、青少年血管纤维瘤、组织细胞增多症（图3.53）、多发黑色素瘤、淋巴瘤、横纹肌肉瘤、颞骨肿瘤、耳源性肿瘤、囊腺癌或其他神经周围浸润的肿瘤（图3.54、3.55）咽后转

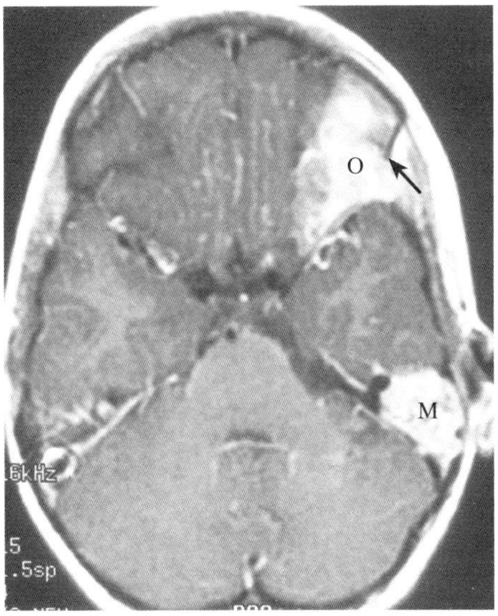

图3.53 朗格汉斯组织细胞增多症增强CT显示眼眶（o）和乳突（M）受累，注意左眶外侧壁受侵（箭）和该区显著强化。

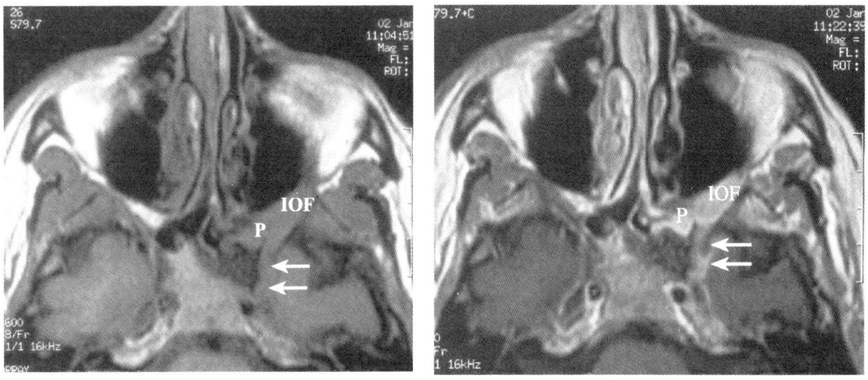

a　b

图3.54 硬腭腺样囊性癌的神经周围浸润。a 轴位平扫T1WI显示肿瘤位于左侧翼腭窝，在圆孔（箭）和眶下裂（IOF）内沿上颌神经走行；b 增强T1WI示相同区域的肿瘤强化。

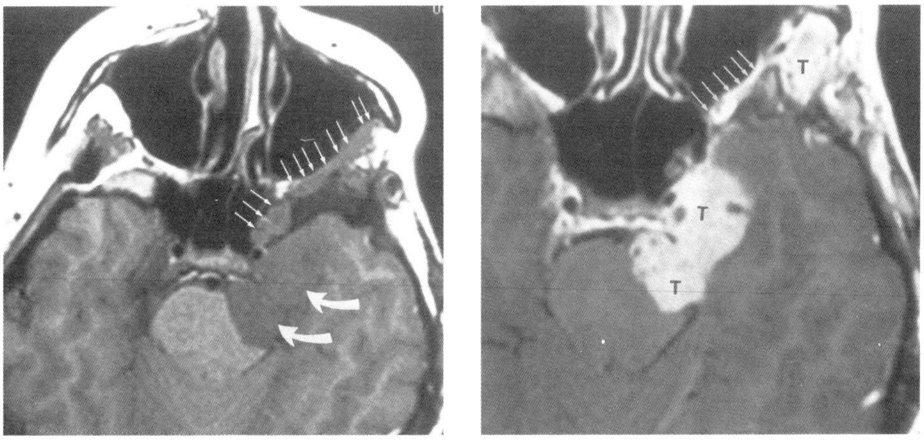

a　b

图3.55 腮腺全切后数年，左侧腮腺腺样囊性癌伴神经周围浸润。a 轴位平扫T1WI示肿瘤沿左侧颞下窝、眶下裂和翼腭窝走行（小箭），注意肿瘤沿第五对颅神经走行（大弯箭）；b 增强T1WI示左颞窝肿瘤显著强化，沿眶下裂（箭）和第Ⅴ对颅神经走行。

移、颅底结节或软组织沉积和骨转移会在本章其他节内详述。常侵及颅底的颅内肿瘤为侵袭性垂体腺瘤、脑膜瘤和神经源性肿瘤。

侵入性垂体腺瘤

垂体是上皮和神经外胚层的结合，位于蝶骨的蝶鞍内，由前叶腺垂体和后叶神经垂体组成[21]。最常见的垂体原发肿瘤为垂体腺瘤[21]，占颅内肿瘤近10%，之所以发病率这么高是因为放免测定和影像技术的提高增加了微腺瘤的检出率[26]。手术切除的有激素分泌功能的垂体肿瘤中不到一半为泌乳素瘤，在年轻育龄女性，很多泌乳素瘤为微腺瘤，而男性均为大腺瘤且多有侵袭性。一些垂体腺瘤具有侵袭性，可浸润海绵窦，侵入蝶窦、鼻咽、颅底和邻近脑质（图3.56）。肿瘤可从鼻咽延伸至鼻腔，临床表现为息肉，鼻咽内异位垂体罕见。肿瘤可侵蚀斜坡进入岩尖（图3.56），颈内动脉瘤可与小的或大的垂体瘤相似（图3.57）。

脑膜瘤

脑膜瘤占颅内原发肿瘤的13%～18%，起源于蛛网膜的脑膜细胞（蛛网膜帽细胞），这种细胞广泛存在于蛛网膜粒，也可成簇见于颅内和脊髓蛛网膜和脉络丛上，在这些部位引起脑膜瘤如侧脑室三角区[21]。

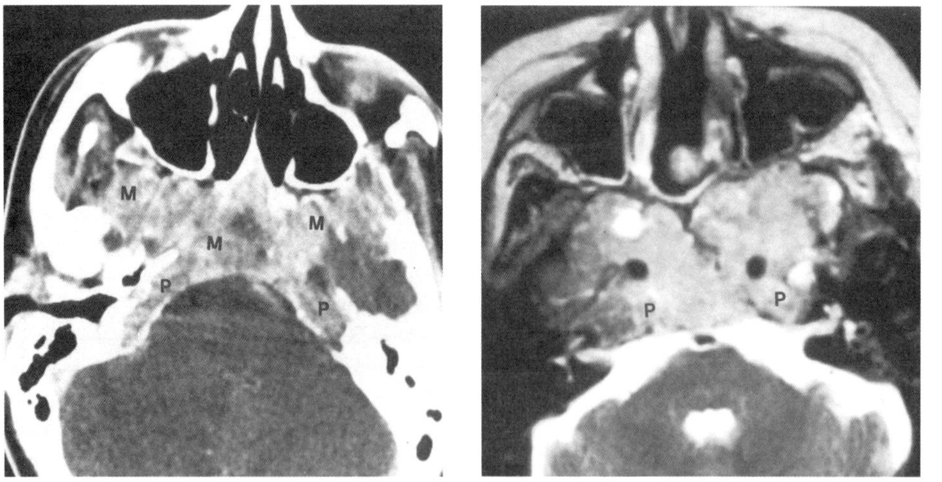

a b

图3.56 侵入性垂体瘤。a CT 扫描显示颅底破坏性肿块（M），累及蝶骨体、侧隐窝和岩骨尖（P），与侵袭性催乳素垂体瘤有关。b 另一例侵袭性垂体瘤患者，轴位 T2WI 显示一个大的中线部位肿块，扩展到海绵窦、蝶窦的侧隐窝和岩骨尖部位（P）。

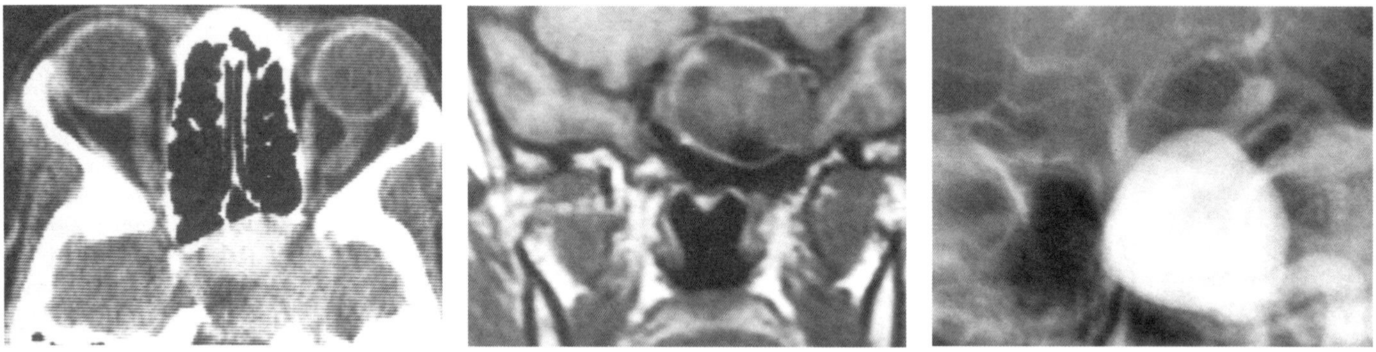

a b c

图3.57 巨大的颈内动脉血管瘤。a 增强 CT，b 冠状位 T1WI，c 血管成像，显示颈内动脉血管瘤伴部分血栓形成。

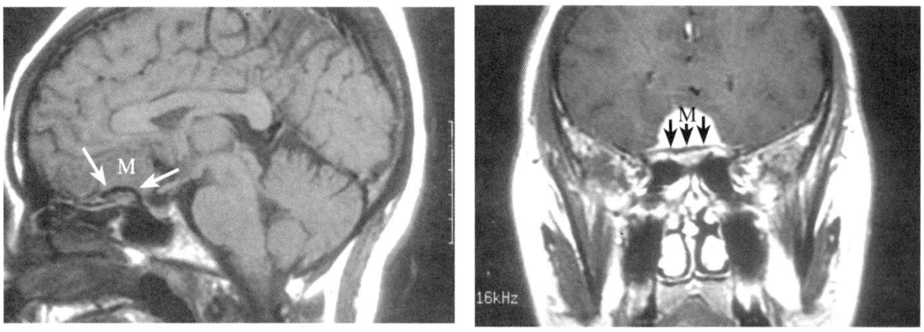

a b

图3.58 颅底脑膜瘤。a 矢状位 T1WI，b 冠状状位 T1WI 增强扫描，显示蝶骨隆凸脑膜瘤（M）。箭号所指为骨性肥大改变。

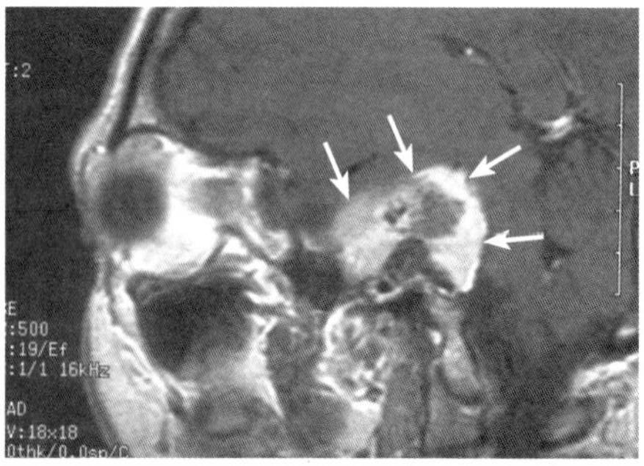

图3.59 颅底脑膜瘤。矢状位 T1WI 增强扫描显示累及中颅窝的斜坡脑膜瘤（箭）。

蛛网膜帽细胞易形成沙砾样脑膜瘤，是脑膜瘤中常见的特征性表现。脑膜瘤通常生长为较大的肿块（图 3.58～3.61）；尤其在蝶骨边缘，很少在岩骨上、下表面。新生物呈扁平状生长被称为扁平型脑膜瘤（图 3.62，3.63）[27]。颅内脑膜瘤可沿自然通路向颅外生长（颅底孔和裂）（图 3.64，3.65）。有时颅外脑膜瘤可在鼻窦内（图 3.64，3.65）、鼓室（图 3.66）和颈静脉孔（图 3.67）出现，其起源于异位的蛛网膜组织（图 3.66，3.67）。我们曾见到原发性脑膜瘤起源于上鼻甲，临床上类似乳头状瘤，肿瘤切除后在同一部位复发，需要进一步外科手术。脑膜瘤的 CT 值呈轻至中度增高，这与沙砾样钙化和致密结缔组织有关[21]。大多数脑膜瘤在增强 CT 上显示不均匀强化（图 3.68）[21]。在 T1WI 上多数脑膜瘤呈等信号（图 3.58），少数低信号。

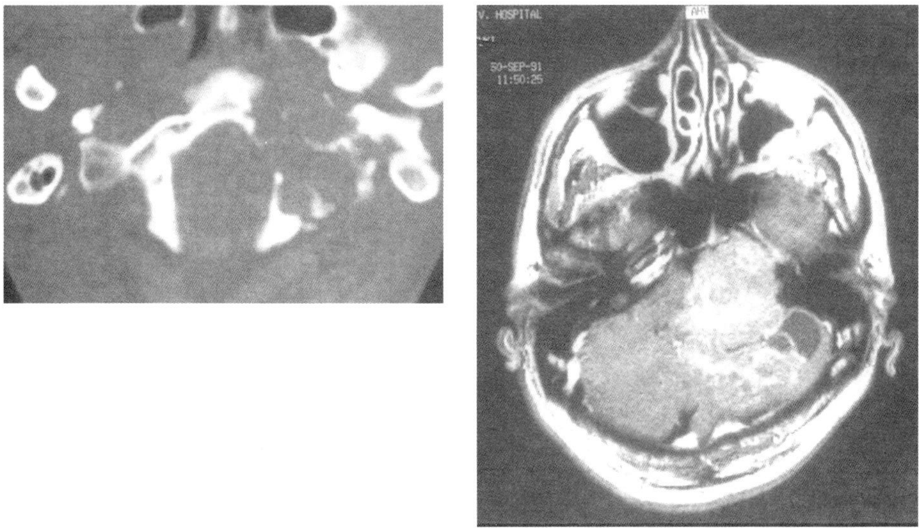

a b

图3.60 脑膜瘤。a 轴位CT扫描显示左侧枕骨侧块破坏。b T1WI增强扫描显示左侧桥小脑角区巨大脑膜瘤（图片由Japan，Y. Inoui博士提供）。

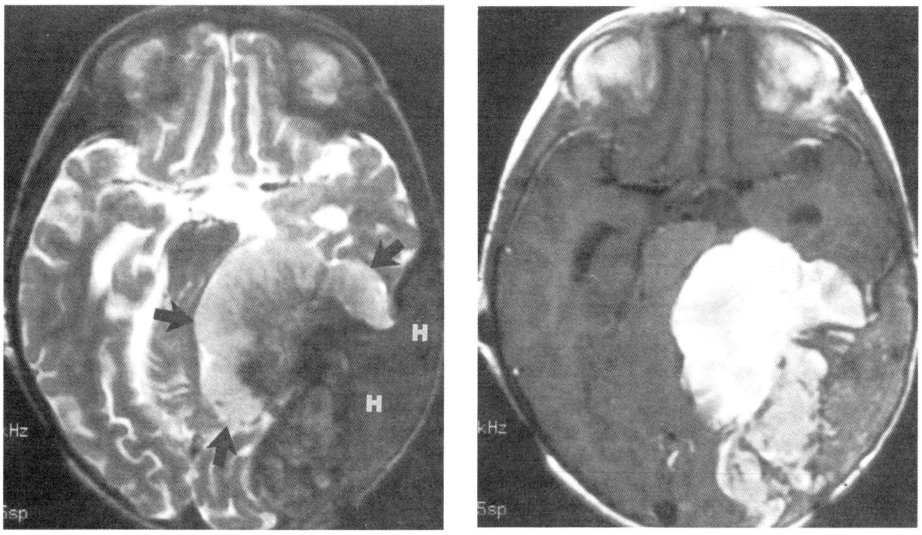

a b

图3.61 脑膜瘤。6岁，女性。a 轴位T2WI扫描显示明显骨性肥大改变（H）的巨大脑膜瘤（箭）。b T1WI增强扫描显示肿瘤明显强化。

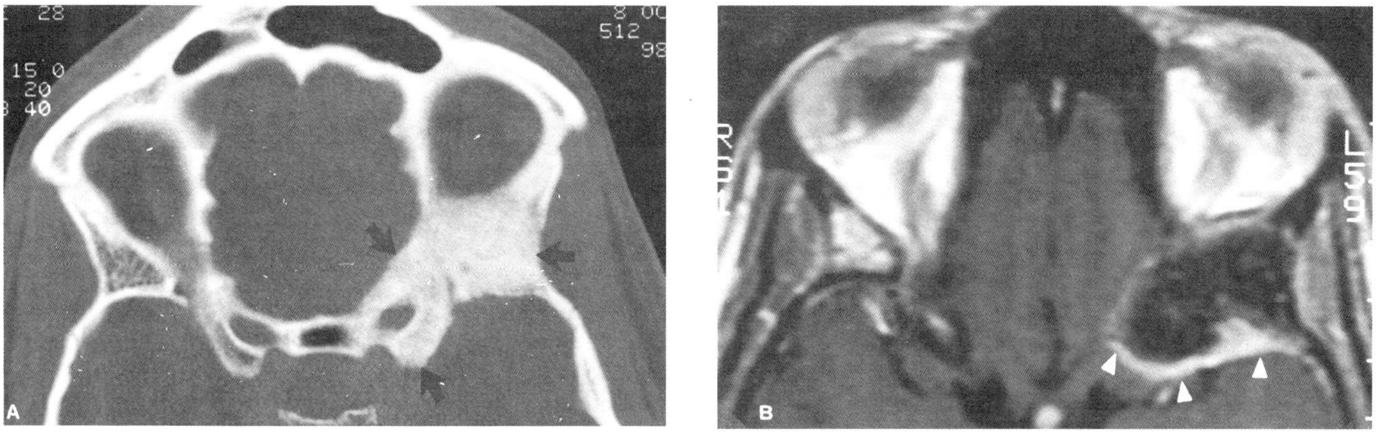

a b

图3.62 扁平型脑膜瘤。a CT显示左侧蝶骨翼明显骨性肥大改变（箭）。b T1WI增强扫描显示边缘强化（箭头），符合扁平肥厚型脑膜瘤。

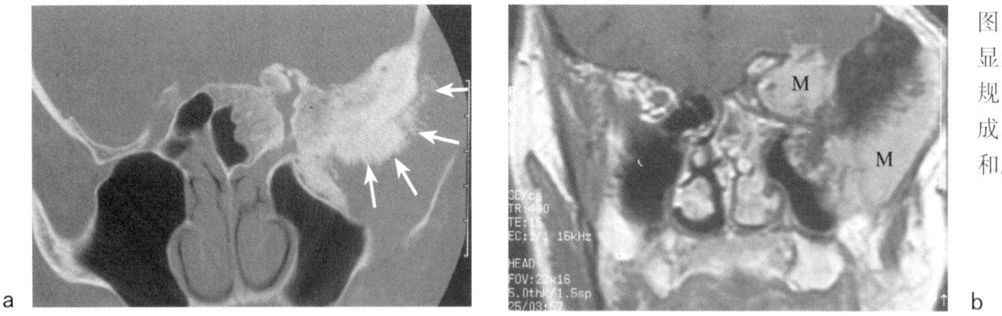

图3.63　侵袭性脑膜瘤。a 冠状位CT扫描显示左侧蝶骨明显骨性肥大改变，注意不规则钙化毛刺，类似成骨肉瘤的骨肿瘤形成。b 冠状位T1WI增强扫描显示累及颅内和颅外结构的脑膜瘤强化（M）。

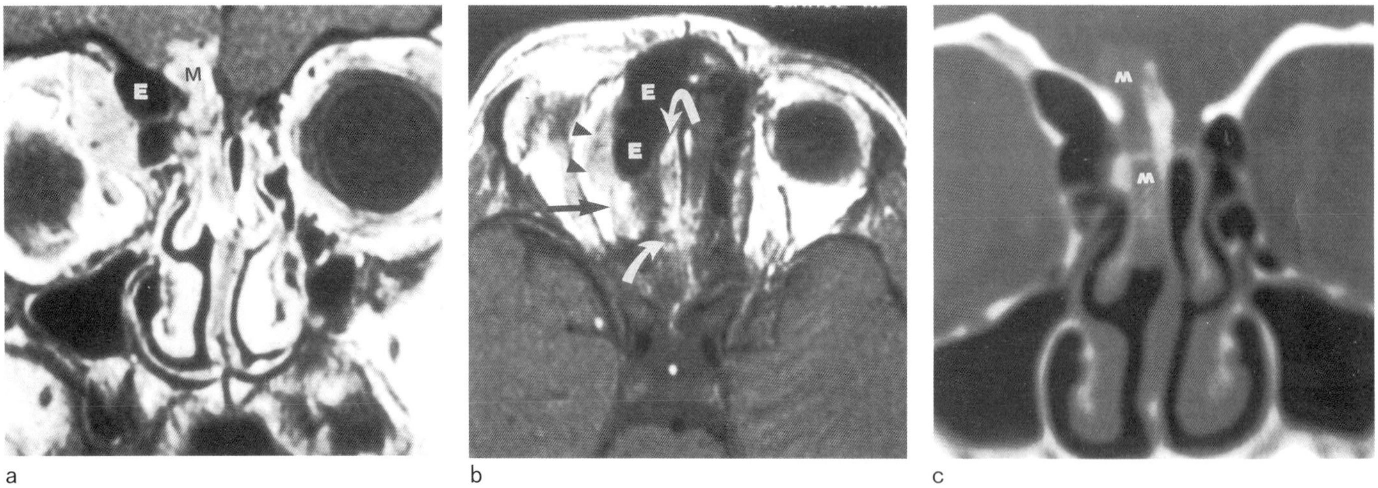

图3.64　脑膜瘤。10岁，男性，患有神经纤维瘤病。a 冠状位MR增强扫描显示前颅窝脑膜瘤（M）。注意向邻近筛窦侵袭（E）。b 轴位MR增强扫描显示前颅窝脑膜瘤（箭）。注意肿瘤侵及右眶（箭头）及邻近筛窦气房扩大（E）。c 冠状位CT扫描显示前颅窝和上鼻腔脑膜瘤（M）（图片由Saudi Arabia，E.L.Tajudine博士提供）。

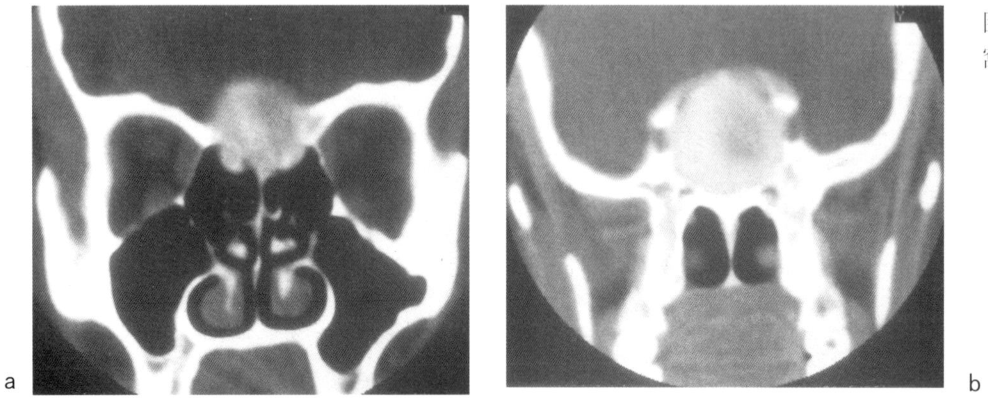

图3.65　脑膜瘤。a和b CT扫描显示前颅窝底和蝶窦内高密度肿块，符合脑膜瘤。

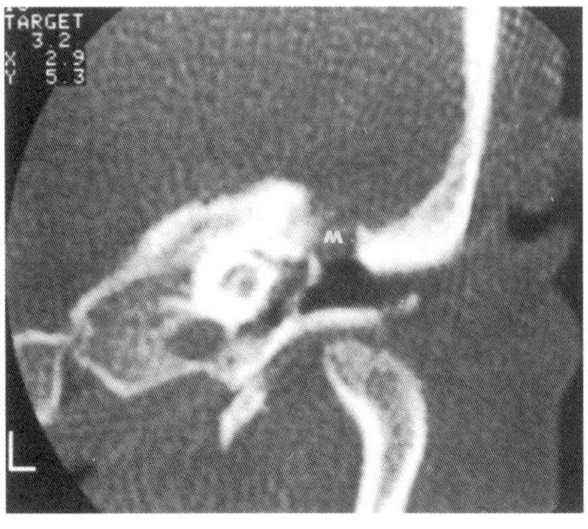

图3.66　鼓室内脑膜瘤。冠状位CT扫描显示鼓室上隐窝肿块（M），类似鼓室上隐窝胆脂瘤，注意鼓室盖缺失。脑膜瘤可能来源于异位的鼓室上隐窝内的蛛网膜组织或疝入鼓室上隐窝的脑组织。

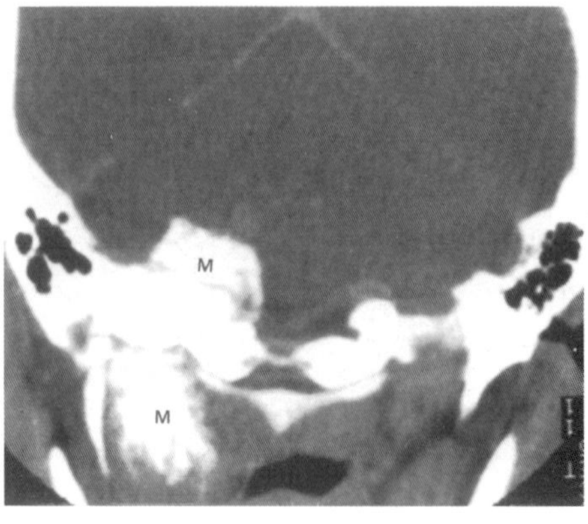

图3.67　脑膜瘤钙化。冠状位CT扫描显示后颅窝底伴有明显钙化的巨大脑膜瘤（M），并向颅外生长进入右侧咽旁间隙。

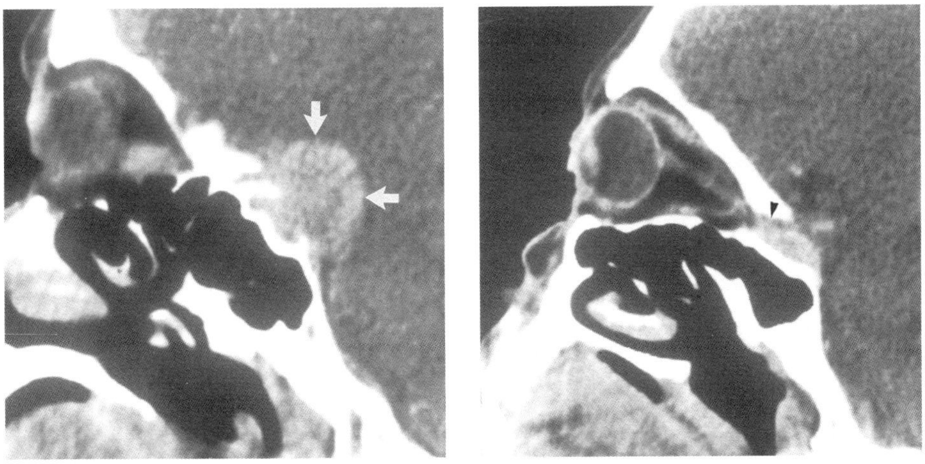

a b

图3.68　脑膜瘤。旁矢状位增强CT扫描显示鞍旁脑膜瘤（箭）。b 偏a内侧的CT扫描显示鞍旁脑膜瘤长入视神经管（箭头）。

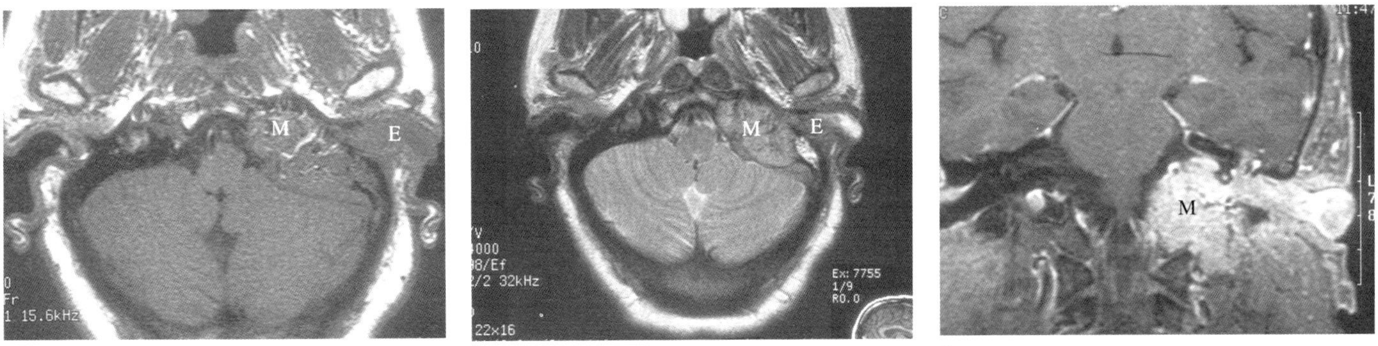

a b c

图3.69　颈静脉球瘤。a 轴位T1WI和b T2WI扫描显示一肿块（M），累及左侧岩骨，进入外耳道（E）。c 冠状位压脂T1WI增强扫描显示肿块明显强化（M），侵及岩骨，并长入中耳和外耳道。

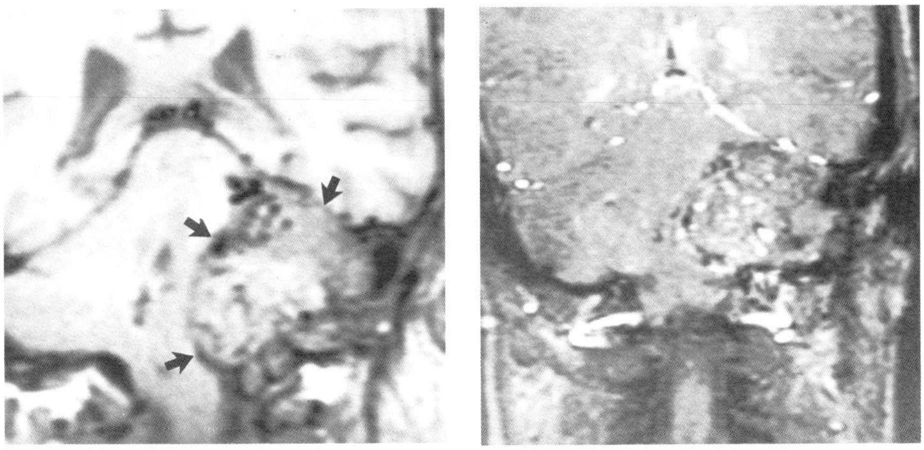

a b

图3.70　颈静脉球瘤。a 冠状位T1WI和b 梯度回波（GRE/60°，24/14，TR/TE）MR扫描显示为一较大的富血管的桥小脑角区肿块，为颈静脉球瘤（箭）。

T2WI呈等信号（50%）或高信号（40%）（图3.61）[21]。增强扫描通常显示明显不均匀强化（图3.58～3.61）[21]。邻近增厚的硬脑膜强化，形成所谓的“脑膜尾征”，在脑膜瘤中较常见。

颅底副神经节瘤，雪旺细胞瘤和神经纤维瘤病

颅颈部副神经节瘤，雪旺细胞瘤和神经纤维瘤病在颞骨（第1章）和咽旁间隙（第8章）已复习。这些病变可累及颅底[28, 29]。副神经节瘤或颈血管球瘤经常侵犯颅底，起自颈静脉孔、鼓室和迷走神经节，很少沿着面神经走行[28,29]。副神经节瘤比雪旺瘤更富血供具局部侵袭性更强，在MRI上，病变部位常能看到流空信号影，反映血供丰富（图3.69，3.70）。CT和MR增强后扫描可有明显强化（图3.71，3.72）[28, 29]。在少数情况下，化学感受器瘤起自鞍区和鞍旁（图3.73）。雪旺细胞瘤具有长T1长T2信号特征。大的雪旺瘤常呈混杂信号，与肿瘤部分明显强化和部分不强化有关（图3.74～3.83）。雪旺细胞瘤和神

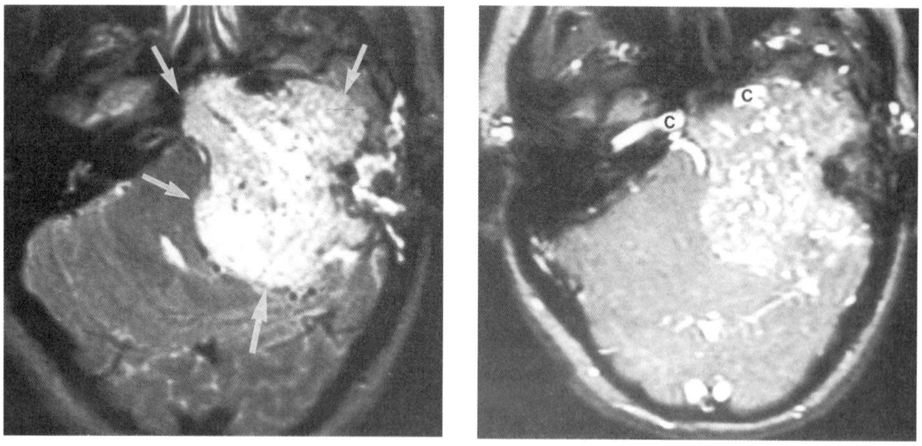

a b

图3.71 颈静脉球瘤。a MR增强扫描显示后－中颅窝内明显对比增强的肿瘤（箭）。b 梯度回波（GRE/60°，24/14，TR/TE）MR扫描显示明显富血管的肿块。C显示颈内动脉。

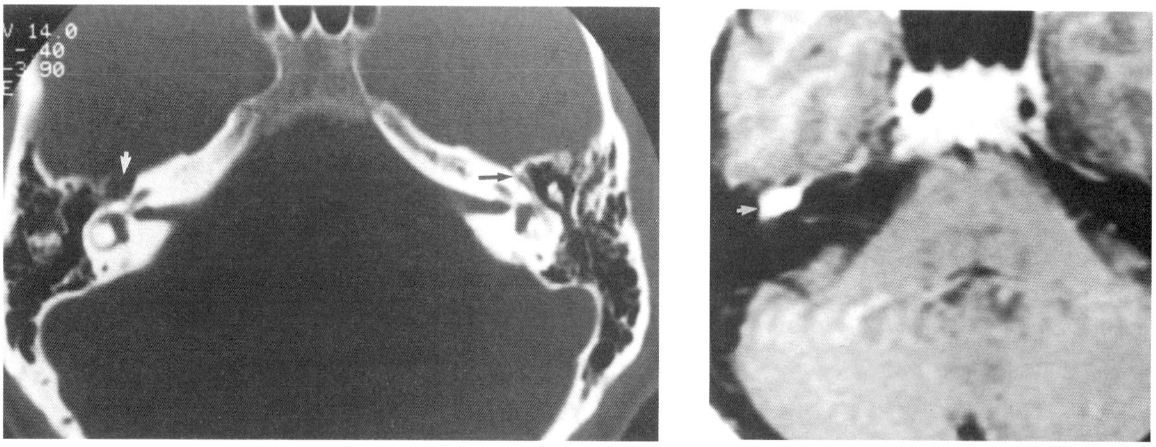

a b

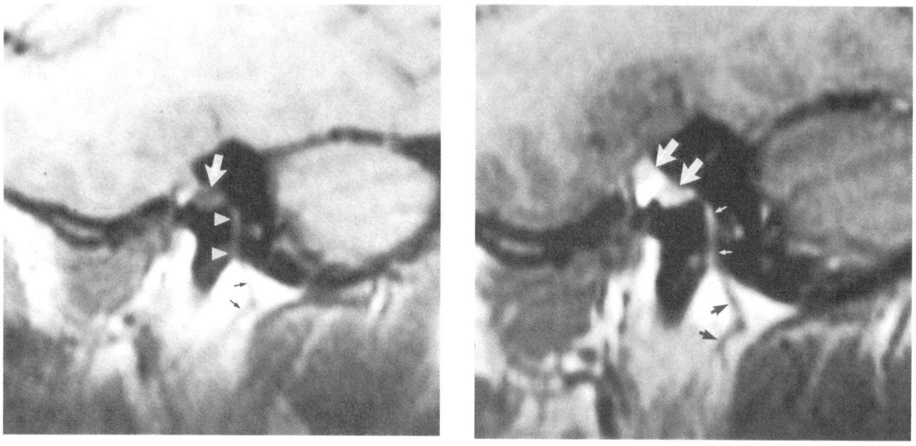

c d

图3.72 面神经瘤。a CT扫描显示右面神经管的膝部受累和破坏（白箭）。注意左侧正常的面神经管（黑箭）。b T1WI增强扫描显示右侧面神经膝部明显强化的肿块（箭）。c 矢状位T1WI增强前扫描显示面神经管的膝状部（大箭）和面神经的正常乳突段和腮腺段（箭头和小箭）。d 矢状位T1WI增强扫描显示明显强化的面神经瘤（大箭）。注意正常的面神经乳突段和腮腺段（小箭）。

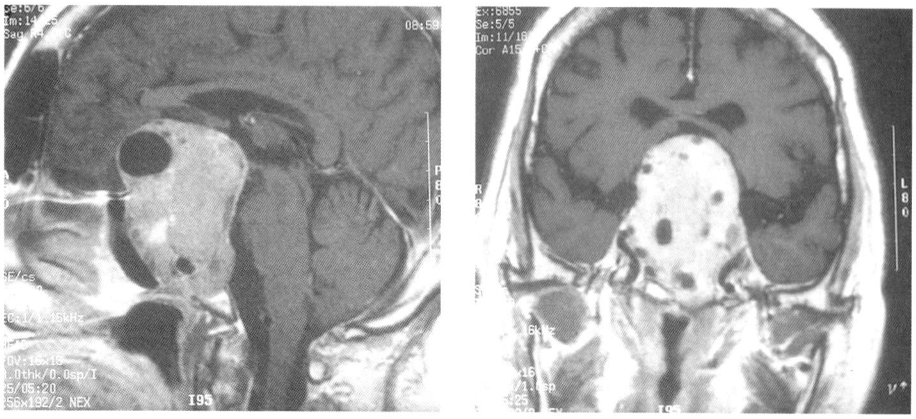

a b

图3.73 鞍区化学感受器瘤。a 矢状位和b 冠状位T1WI增强扫描显示巨大明显强化的鞍区肿块。注意肿瘤内几条流空信号影提示显著增多的血管。

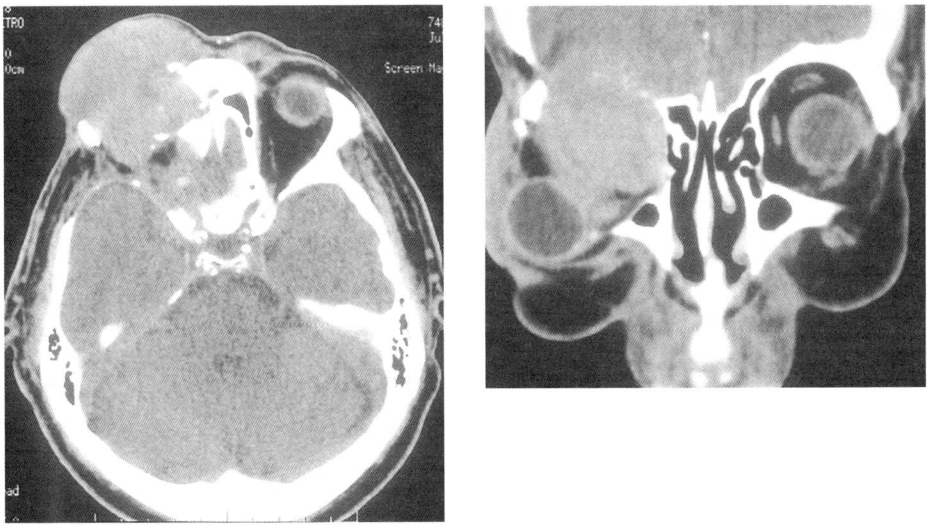

a　b

图 3.74　前颅窝神经纤维瘤。a 轴位和 b 冠状位 CT 扫描显示巨大破坏性肿物侵及右眶顶，推测此患者侵袭型神经纤维瘤属于神经纤维瘤病 1 型，不除外恶变。

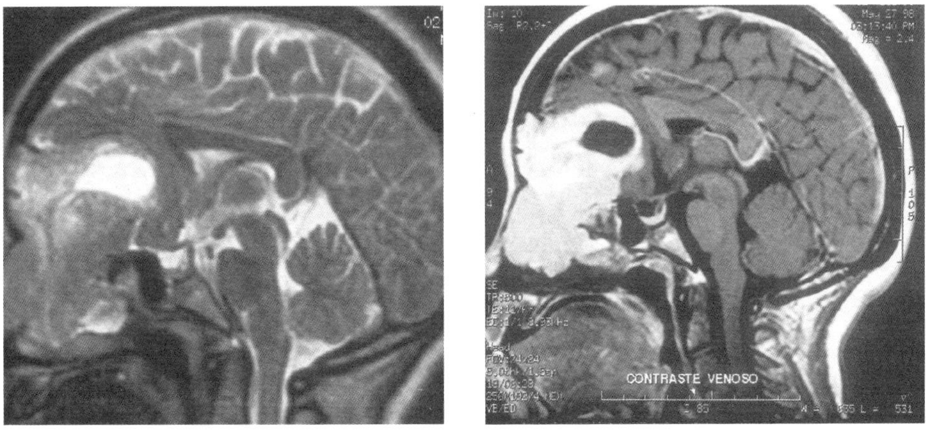

a　b

图 3.75　前颅窝神经纤维瘤。a 矢状位 T2WI 和 b T1WI 增强扫描显示神经纤维瘤病 I 型的巨大鼻腔－筛窦内肿物侵入前颅窝。图片由 Brazil，Heraldo Belmont 博士提供。

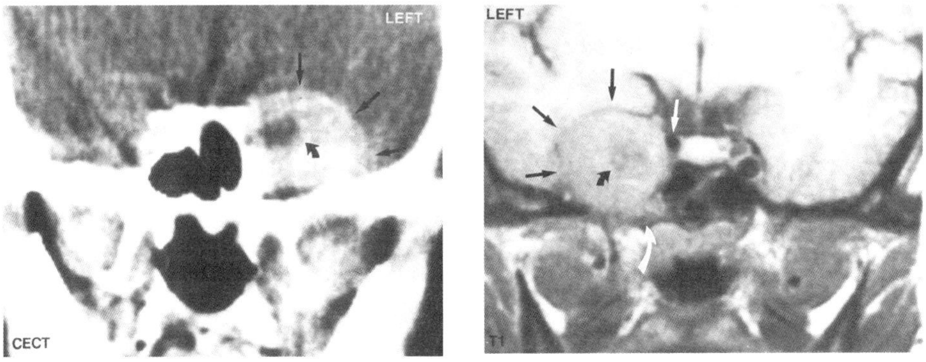

a　b

图 3.76　单纯第 V 对颅神经的神经纤维瘤。a 冠状位增强 CT 扫描（CECT）显示肿块起自左侧海绵窦内的上颌神经（箭）。b 冠状位 T1WI 显示肿物（箭）。注意小的囊性成分（黑色弯箭）。颈内动脉移位（白色直箭）。肿瘤沿圆孔生长（白色弯箭）。

经纤维瘤病导致颈静脉孔和颅底裂 / 孔扩大，边缘光滑（图 3.80～3.82）。骨和邻近组织的破坏提示为恶性的雪旺细胞瘤和神经纤维瘤病。少见的颈静脉孔区含色素的雪旺瘤见图 3.84。颈静脉孔区肿瘤的鉴别诊断列表 3.6 如下。

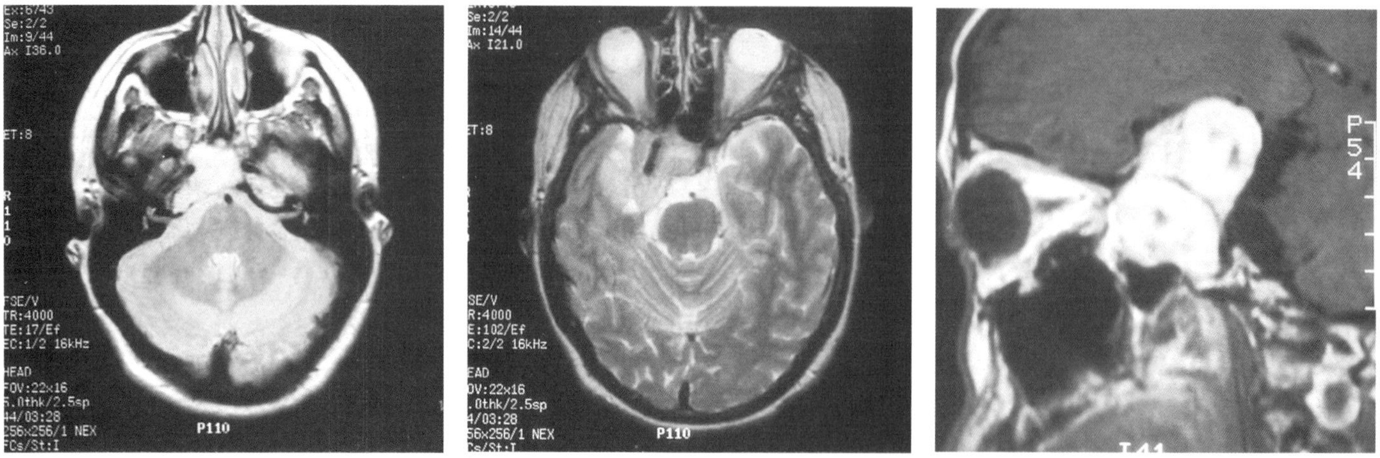

a b c

图3.77 第Ⅴ对颅神经的神经纤维瘤。a 轴位PDWI MR扫描显示邻近右岩尖肿块侵及海绵窦。b 轴位T2WI显示右侧海绵窦内肿块。c 矢状位T1WI增强扫描显示向鞍旁和颅底生长的较大的明显强化肿瘤。

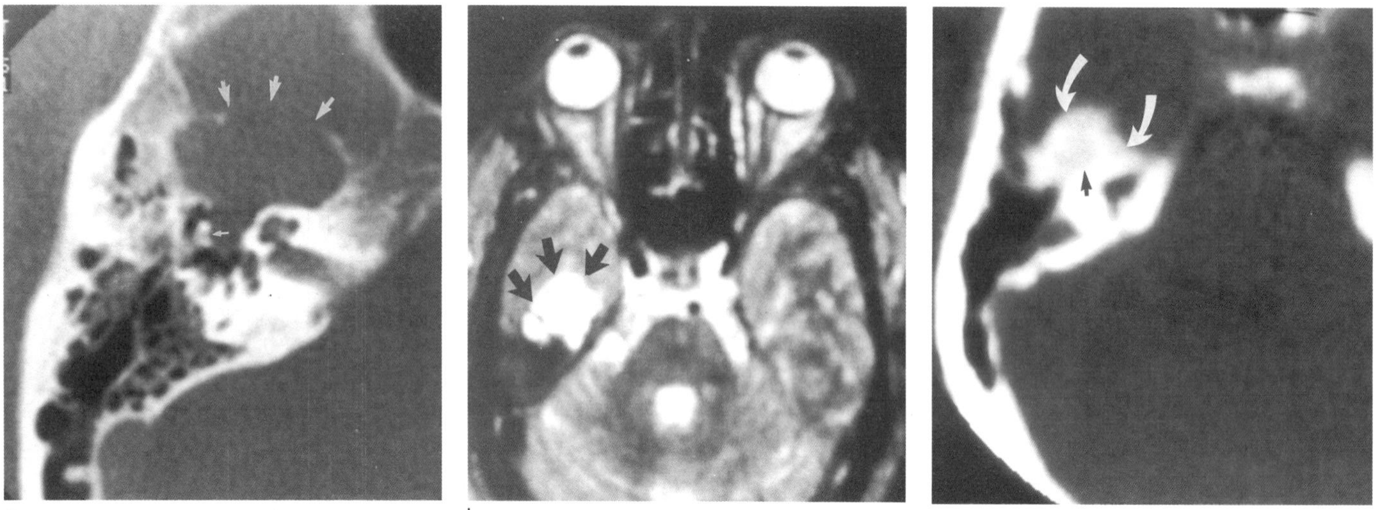

a b c

图3.78 面神经纤维瘤。a 轴位CT扫描显示面神经管膝部明显扩大（箭）。注意肿瘤邻近中耳小骨（小箭）。b T2WI扫描显示面神经纤维瘤呈高信号改变（箭）。c 轴位CT扫描显示伴有钙化的面神经“硬化性血管瘤”，此图用以和面神经纤维瘤比较。

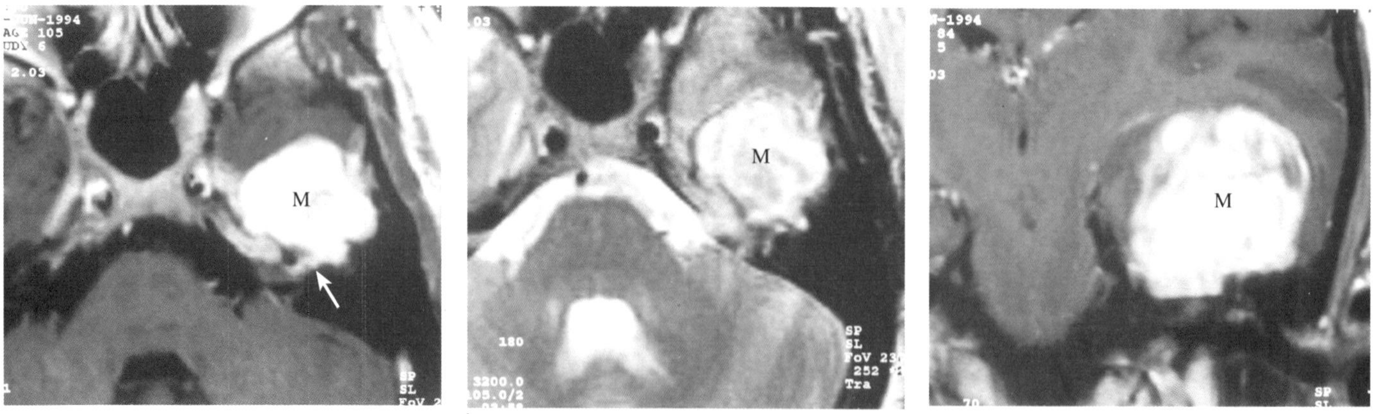

a b c

图3.79 面神经纤维瘤。a T1WI增强扫描显示沿着面神经生长（箭）的巨大强化肿块（M）。b 轴位T2WI显示呈高信号的面神经纤维瘤（M）。c 冠状位T1WI增强扫描显示强化的面神经瘤。估计肿瘤可能起自岩浅大神经。图片由South Africa，Richard Hewlett博士提供。

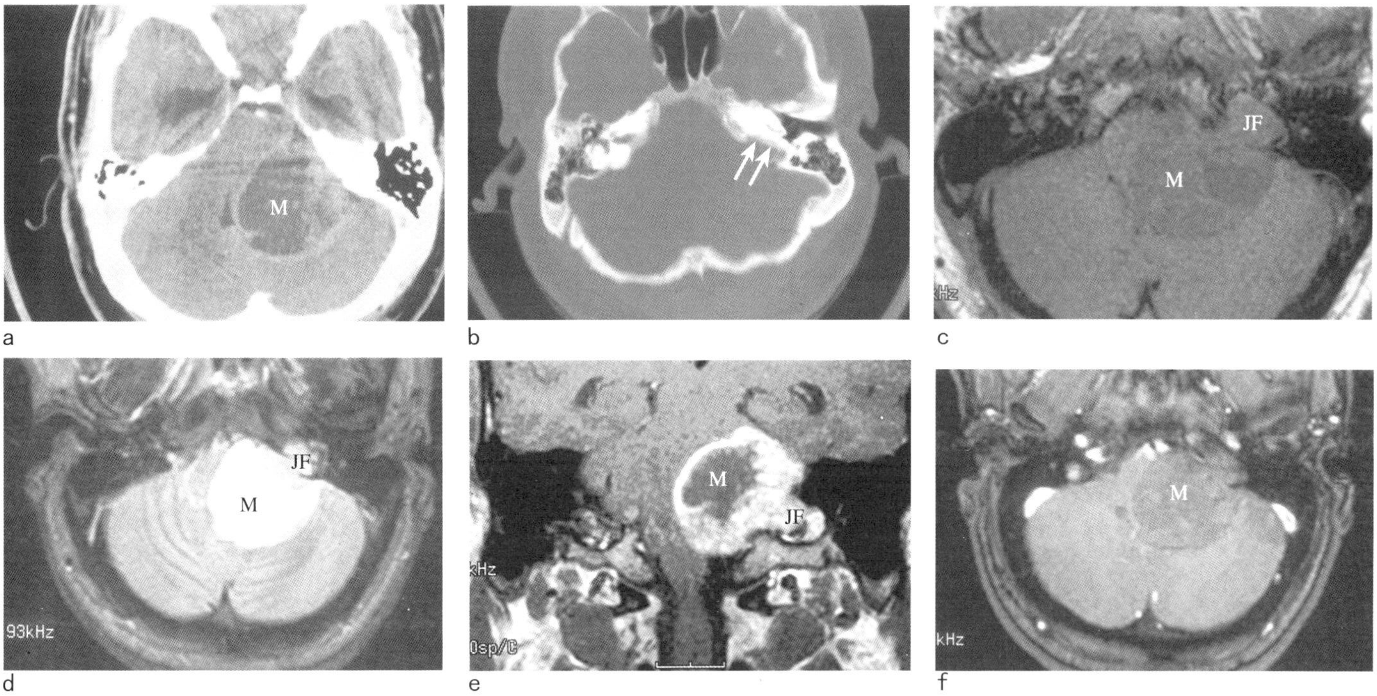

图3.80 颈静脉窝雪旺细胞瘤（舌咽神经）。a 增强CT扫描显示左侧CPA部分强化的肿瘤（M）。b 增强CT扫描显示颈静脉窝破坏（箭）。c 轴位T1WI和 d 轴位T2WI显示肿块位于颈静脉窝（JF），并侵入后颅窝（M）。e 冠状位T1WI增强扫描显示颈静脉窝肿瘤（JF）侵入后颅窝，左侧大脑脚受压。f 梯度回波（GRE/50°，100/7ms，TR/TE）显示肿块（M）。注意与化学感受器瘤不同，在此脉冲序列中没有丰富的血管出现，与图3.71比较。

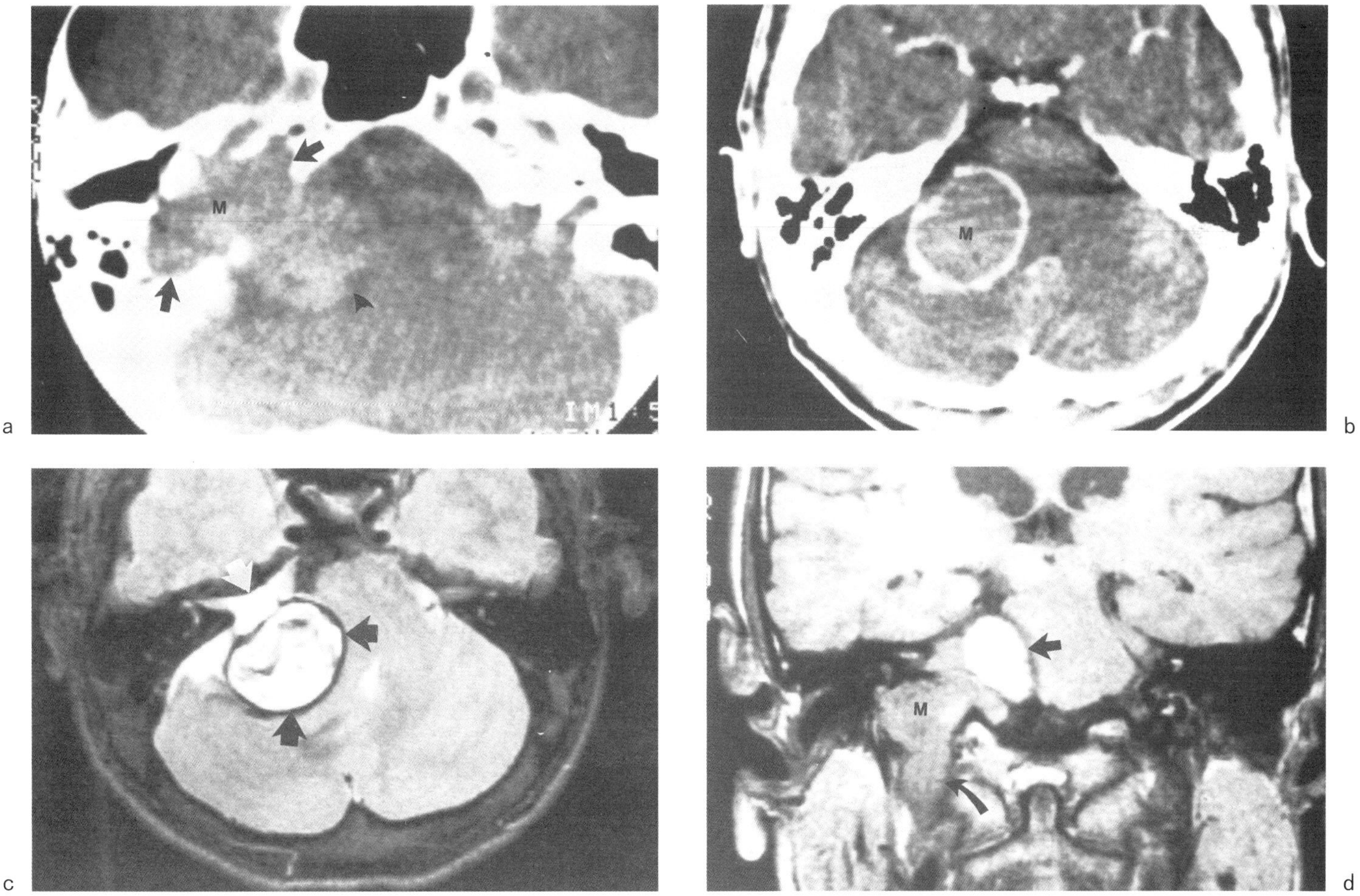

图3.81 迷走神经雪旺细胞瘤。a 增强CT扫描显示扩大的颈静脉窝内（箭）软组织肿块（M）。注意肿瘤长入CPA（箭头）。b 增强CT扫描显示CPA肿瘤生长及其边缘部分的明显强化。c T2WI像显示CPA颈静脉窝雪旺瘤（箭）。d 冠状位T1WI增强前扫描显示颈静脉窝雪旺瘤（M），生长入左侧CPA（直箭）和上颈部（弯箭）。

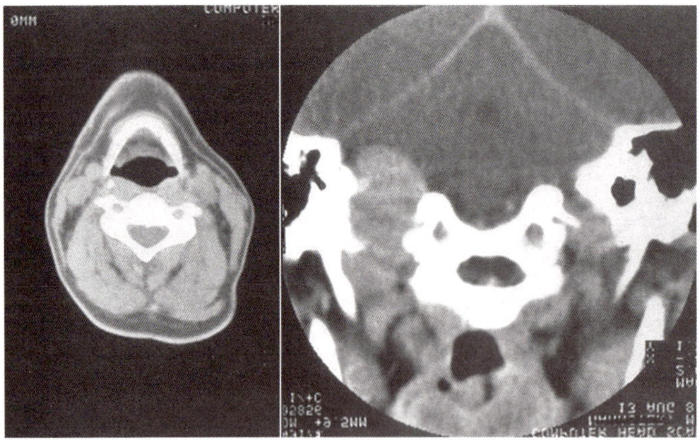

图 3.82 第XI对颅神经肿瘤。轴位和冠状位增强 CT 扫描显示右侧颈静脉窝肿块。注意右侧斜方肌和胸锁乳突肌的去神经萎缩。

表 3.6 颈静脉孔区的各种肿瘤

- 颈静脉球瘤（最常见）
- 鼓室道
- 颈静脉窝雪旺细胞瘤（9、10、11）（第二最常见）
- 面神经雪旺细胞瘤
- 舌下神经雪旺细胞瘤
- 脑膜瘤*
- 内淋巴囊腺癌*
- 软骨肉瘤*
- 脊索瘤*
- 骨肉瘤*
- 成软骨细胞瘤*
- 软骨黏液瘤
- 淋巴瘤
- 多发性骨髓瘤
- 转移瘤（肺、乳腺、甲状腺、肾）

* 可能出现钙化

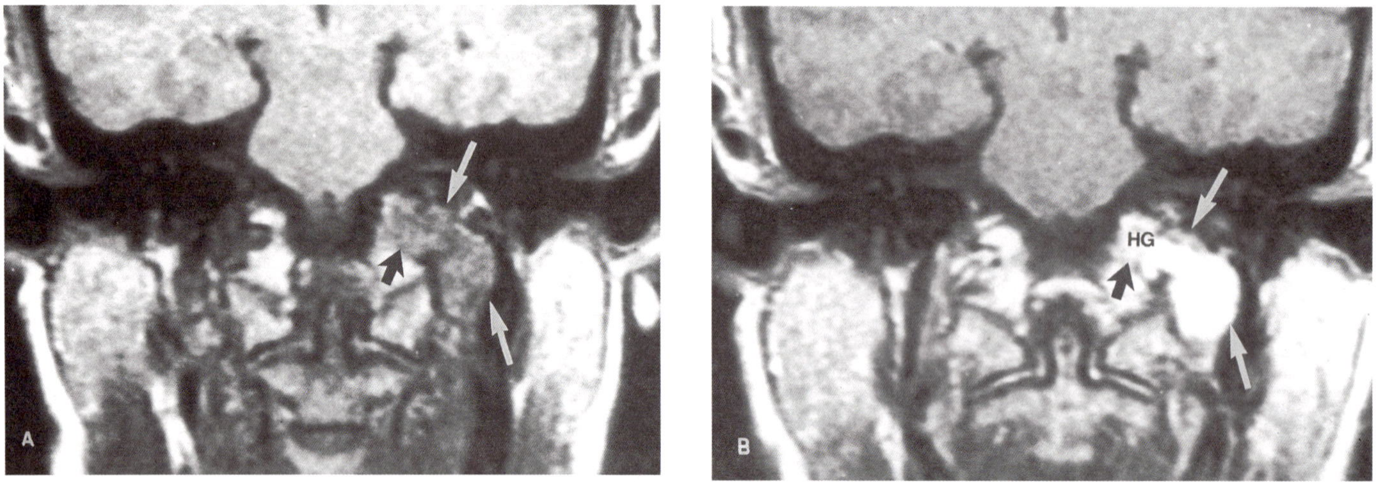

图 3.83 舌下神经瘤。a 冠状位 T1WI 显示沿颅底生长的肿块（箭）。b 冠状位 T1WI 增强扫描显示扩大的舌下神经管（HG）内明显强化的舌下神经瘤，并延伸至上颈部（箭）。

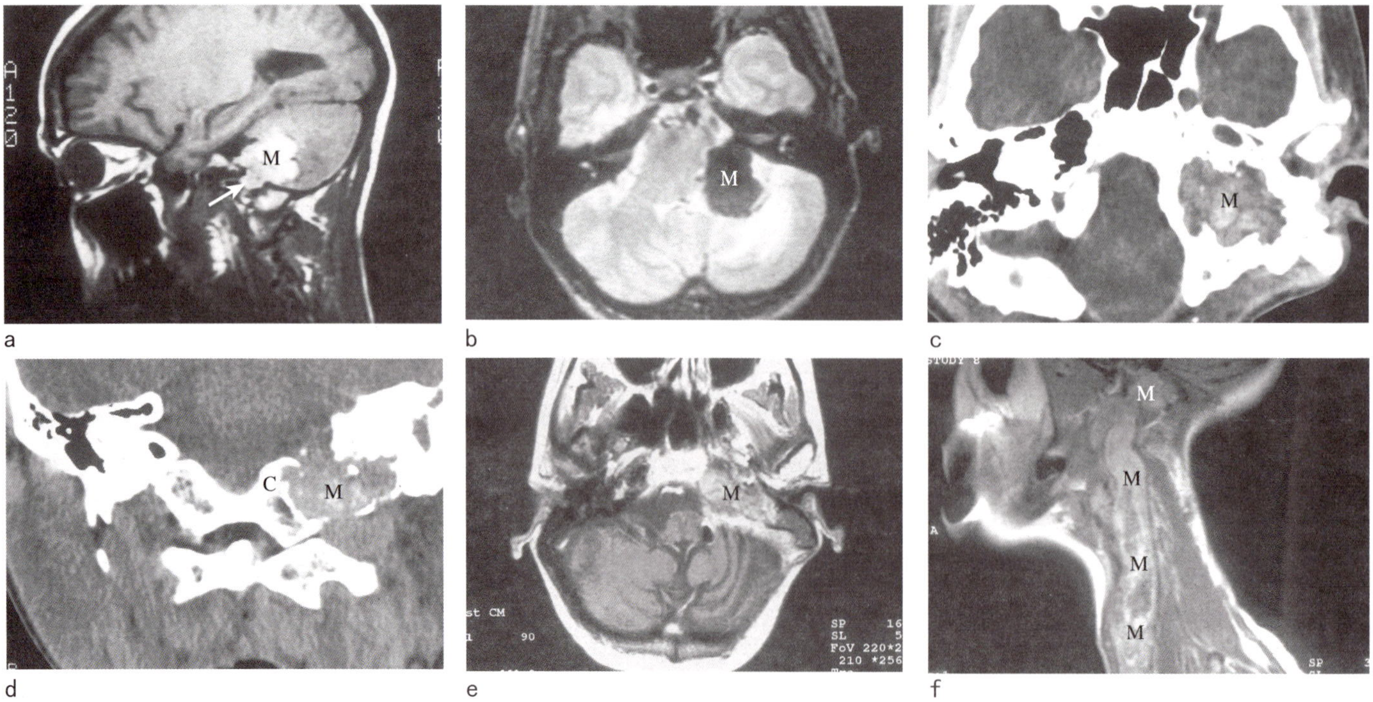

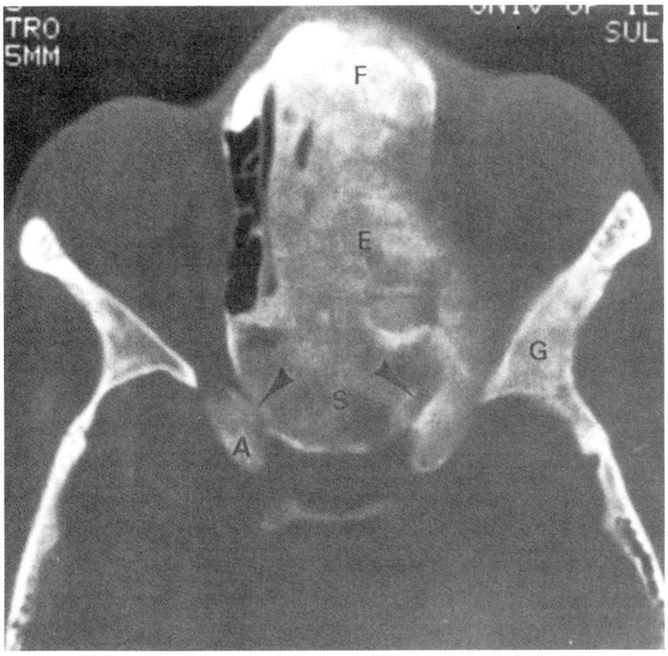

a

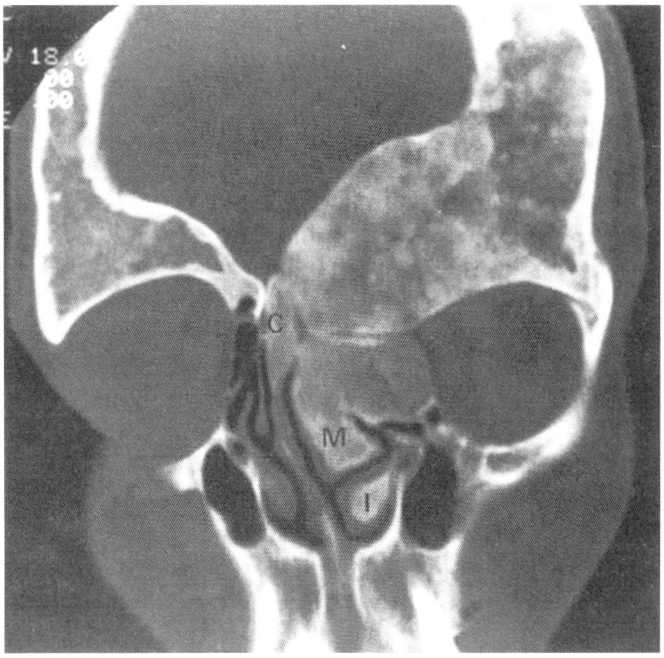

b

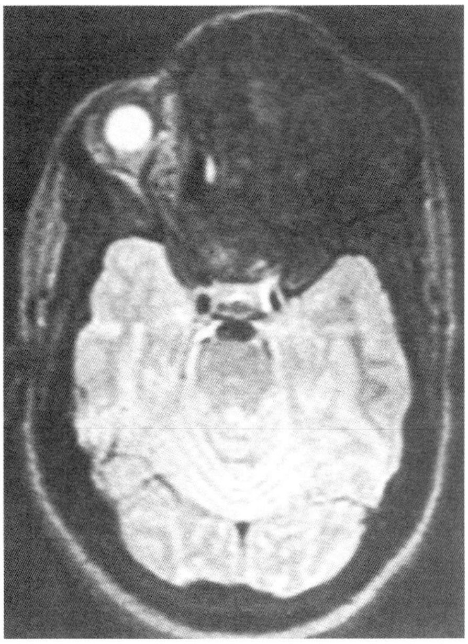

c

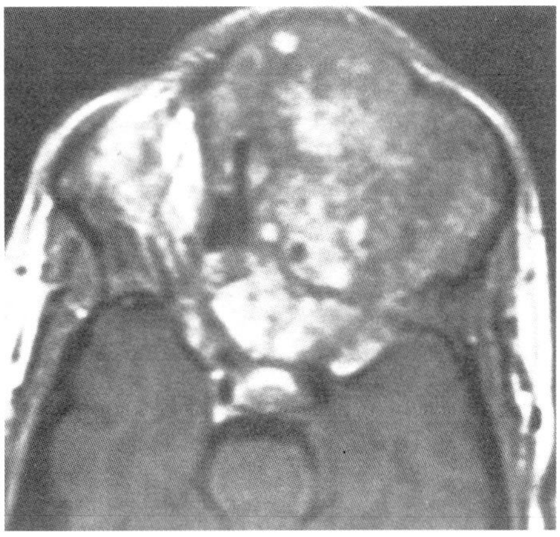

d

图3.85　骨纤维发育不良。a 轴位CT扫描显示纤维发育异常的特征性改变包括额骨（F）、筛骨（E）、蝶骨（S），注意包括蝶骨大翼（G）和前床突（A）。视神经管明显狭窄（箭头）。b 冠状位CT扫描显示前部颅骨受累。包括嵴（C）、中甲（M）和上甲（I），一般上甲不常见。c 轴位T2WI扫描。骨质呈低信号，见a。d T1WI增强后扫描。骨质不均匀强化。增强前T1WI（未提供图片）几乎与脑实质一样呈等信号。

◁图3.84　颈动脉窝含色素的雪旺细胞瘤。a 矢状位T1WI增强前扫描显示高信号肿块（M），b T2WI显示低信号（M）。肿瘤切除后病理证实为原发性软脑膜黑色素瘤。c 肿瘤切除6年后，CT增强前扫描显示肿块位于扩大的颈静脉窝。d 冠状位CT增强前扫描显示颈静脉窝肿块（M）和枕骨髁的部分破坏（C）。e T1WI增强后扫描显示颈静脉窝肿瘤复发（M）。f 矢状位T1WI增强后扫描显示沿整个颈静脉（M）生长的肿块。肿瘤切除后病理证实为含色素雪旺细胞瘤而非原发性软脑膜恶性黑素瘤。

颅底纤维-骨病变

颅底纤维－骨病变包括纤维发育不良（图3.85，3.86），骨化纤维瘤（图3.87），骨内血管瘤（图3.88），骨瘤，成骨细胞瘤，破骨细胞瘤（巨细胞瘤）（图3.89，3.90），成软骨细胞瘤（图3.91，3.92），软骨黏液瘤（图3.93，3.94），血管外皮细胞瘤（图3.95），软骨瘤，软骨肉瘤（图3.96～3.98），成骨肉瘤（图3.99，3.100），脊索瘤（图3.101～3.106），纤维组织细胞瘤，侵袭型纤维瘤病图（3.114），淋巴瘤（图3.115～3.117），朗格汉斯组织细胞病（图3.118～3.119），白血病浸润（图3.120）和转移瘤。转移瘤原发灶常见于肺、乳腺、前列腺、甲状腺和肾脏的肿瘤。儿童原发灶最常见于白血病、神经母细胞瘤，维尔姆斯（Wilm）瘤和尤因（Ewing）瘤。

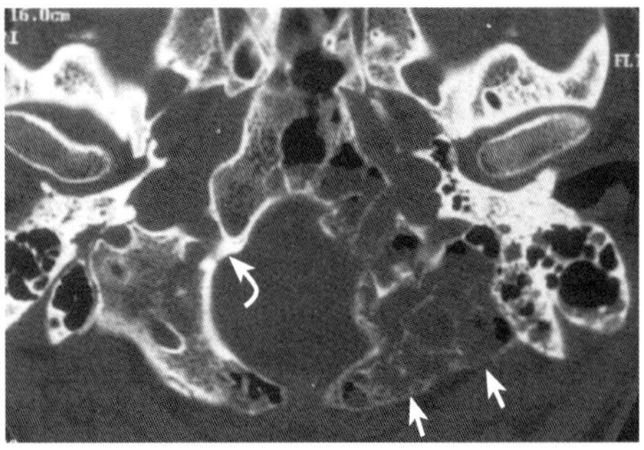

a

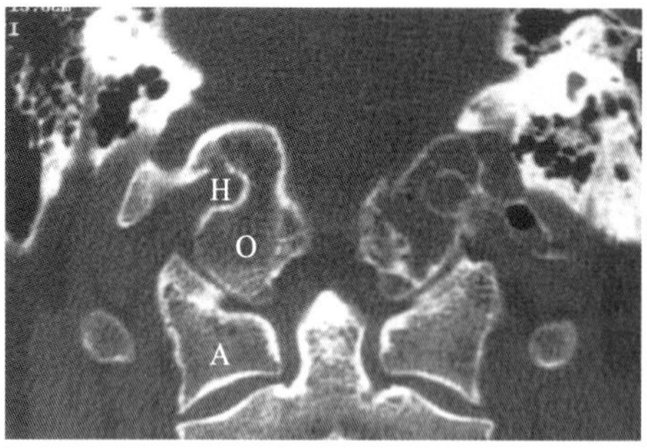

b

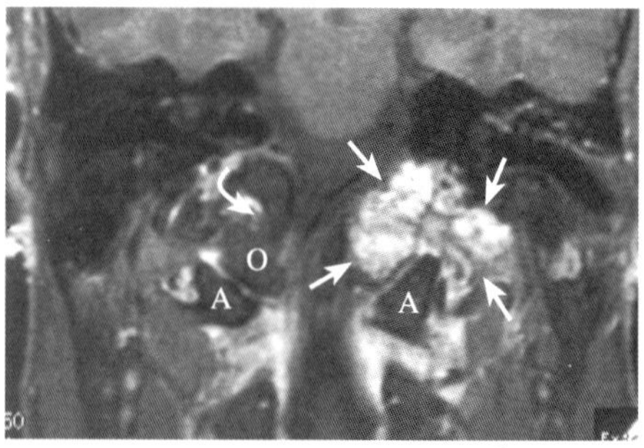

c

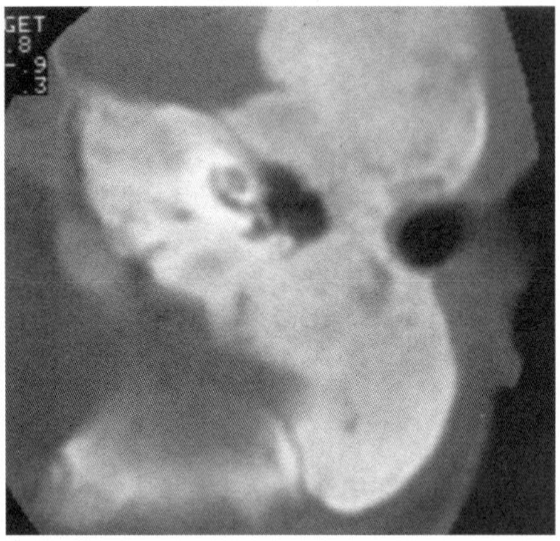

d

图3.86 纤维发育不良。a CT扫描显示（箭）枕骨左侧膨胀，组织学证实为良性骨性纤维瘤，注意左侧枕骨气腔形成。正常的右侧舌下神经管（箭号）和左侧舌下基底部的皮层边缘轮廓不规则。b 冠状位CT扫描显示左侧枕骨髁病理性骨折，与骨化纤维及失去颅颈交界部坚实的组织支撑有关。治疗后CT扫描（未提供图片）显示由于骨小梁明显增生，骨折完全愈合。A=寰椎侧块，O=枕骨髁，H=舌下神经管。c 冠状位压脂T1WI增强后扫描显示左侧骨化的纤维明显强化，累及左侧枕骨髁（箭号）；A=寰椎上关节面；O=枕骨髁；弯箭=舌下神经管。d CT扫描显示另一例患者纤维发育异常累及除了泪泡囊以外的整个颞骨。

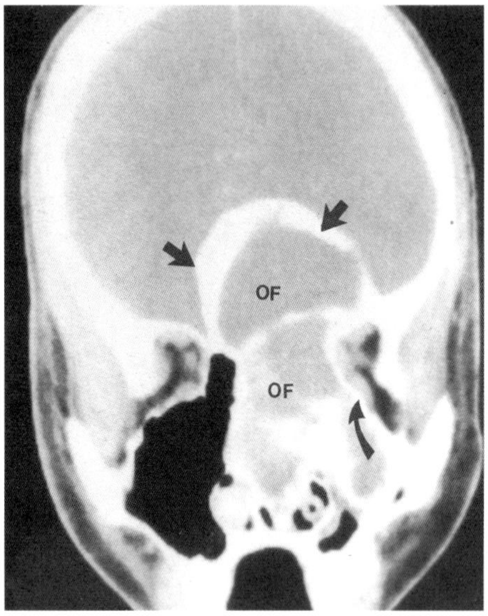

图3.87 骨化性纤维瘤。冠状位CT扫描显示巨大的骨性纤维病变，类似成骨纤维瘤（OF）。注意增厚的边缘（箭）。左眶底轻微增厚，无骨膜反应（弯箭）。

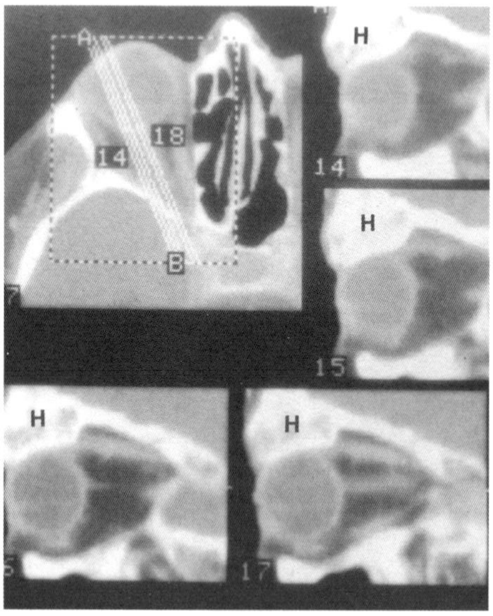

图3.88 骨内血管瘤。重组旁矢状位CT扫描显示骨内血管瘤（H）累及额部眶板。鉴别诊断：成骨细胞瘤、骨瘤、局灶性纤维发育不良和血管外皮细胞瘤。

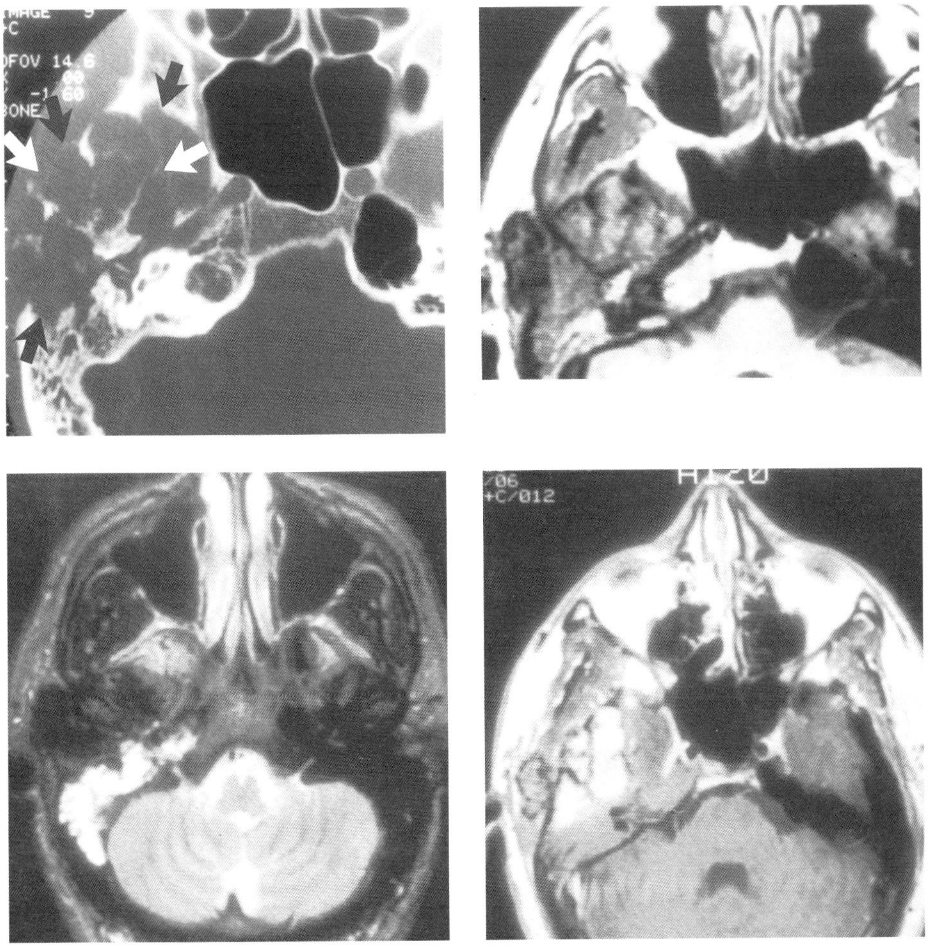

图3.89 颞骨巨细胞肿瘤。a 轴位CT，b T1WI，c T2WI和 d T1WI增强后扫描显示膨胀性骨质破坏性肿块，累及颞骨鳞部、中耳、乳突骨的前部（图3.89a中的箭）。肿块呈混杂信号（b、c）且明显强化（d）。鉴别诊断包括软骨黏液纤维瘤、软骨肉瘤、侵袭型神经纤维瘤病、转移瘤等。

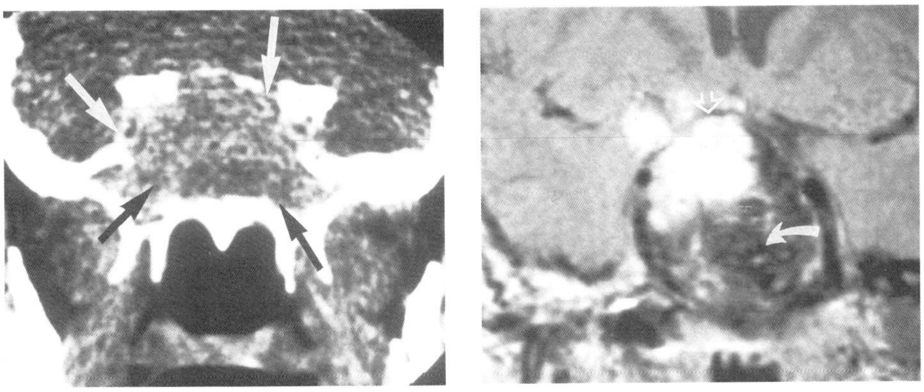

图3.90 蝶骨复发型巨细胞肿瘤。a 冠状位CT扫描显示蝶窦膨胀性肿块（箭）。肿瘤切除后填充骨片。b 数年后冠状位T1WI增强后扫描显示巨细胞肿瘤复发（空箭），骨片和瘢痕组织呈低信号（弯箭）。

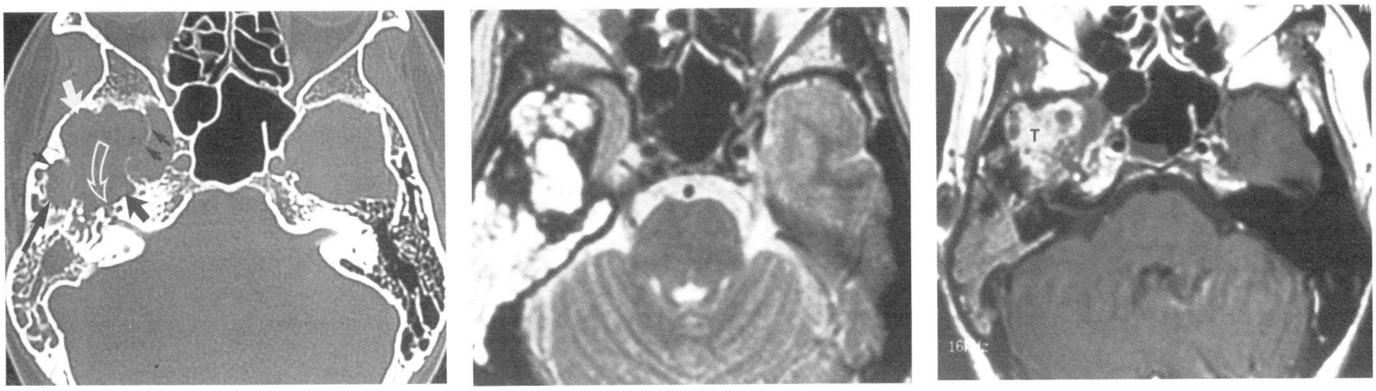

图3.91 颞骨鳞部成软骨细胞瘤。a CT显示膨胀性骨质破坏性肿块（箭），累及颞骨鳞部，侵入中耳耳蜗，伴有耳蜗膜囊破坏（空白色箭）。b T2WI显示由原来的高信号变为混杂信号。注意乳突气房内炎性改变所致肿瘤的高信号影。c T1WI增强扫描显示肿瘤明显强化（T），图片由Australia，Tony Peduto 博士提供。

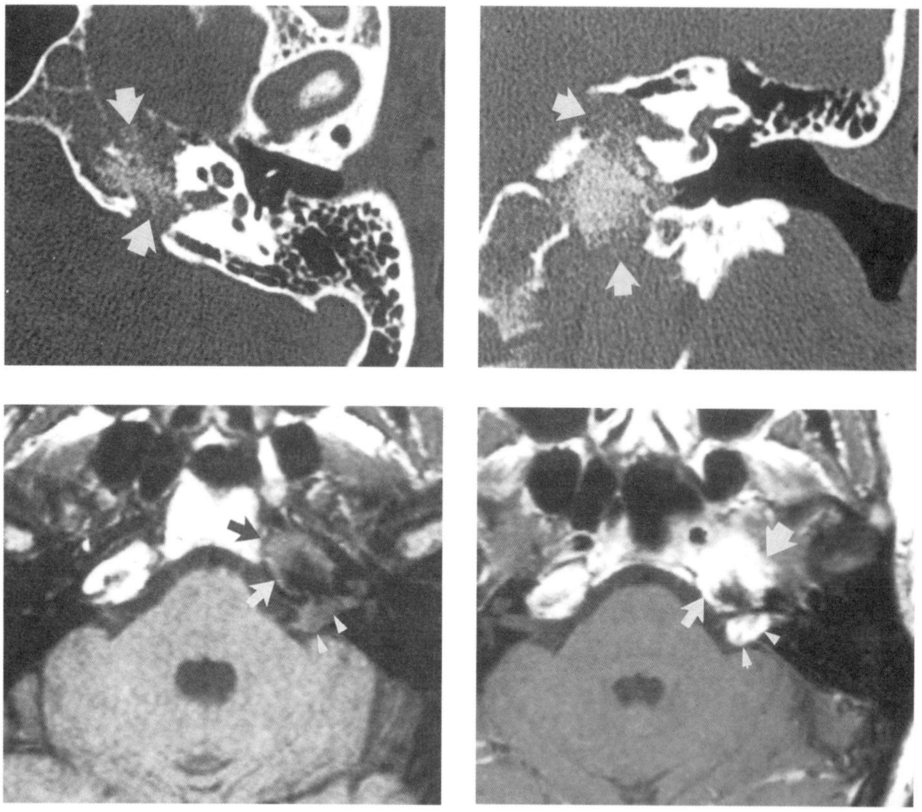

图3.92 颞骨岩部成软骨细胞瘤，a 轴位和b 冠状位CT扫描显示破坏性肿块累及岩尖（箭），注意基质钙化和向内听道侵入。c T1WI和d T1WI增强后扫描显示岩骨尖肿块（箭）以及肿瘤侵入内听道（箭头）。图片由USA，G．Lee博士提供。

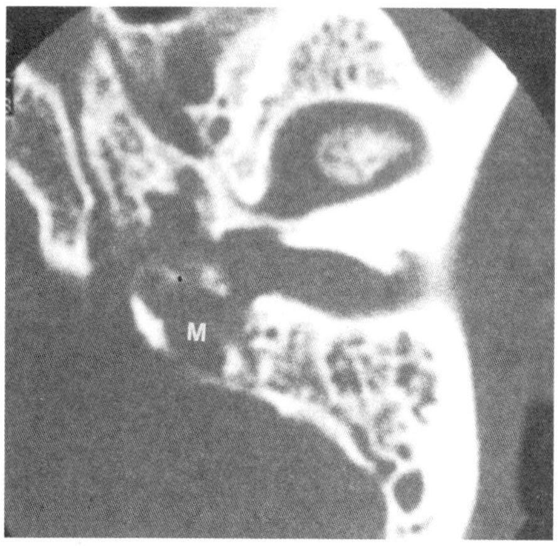

图3.93 颞骨肌纤维瘤。CT显示破坏性肿块，累及岩骨尖（M），侵入中耳和外听道。

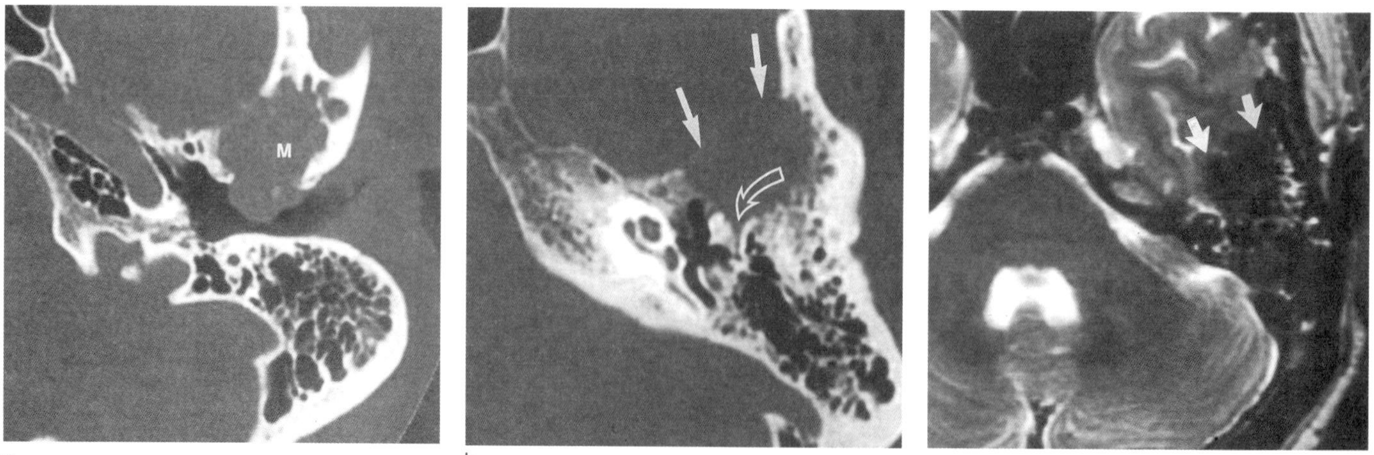

图3.94 软骨黏液纤维瘤。a CT显示膨胀性肿块（M），累及颞骨鳞部，长入外耳道。b CT扫描，在a图的上方，肿块侵入中颅窝（箭）及长入鼓室上隐窝（弯箭）。c 轴位T2WI扫描显示肿瘤主要为低信号，表明主要是致密的纤维成分。图片由USA，G．Lee博士提供。

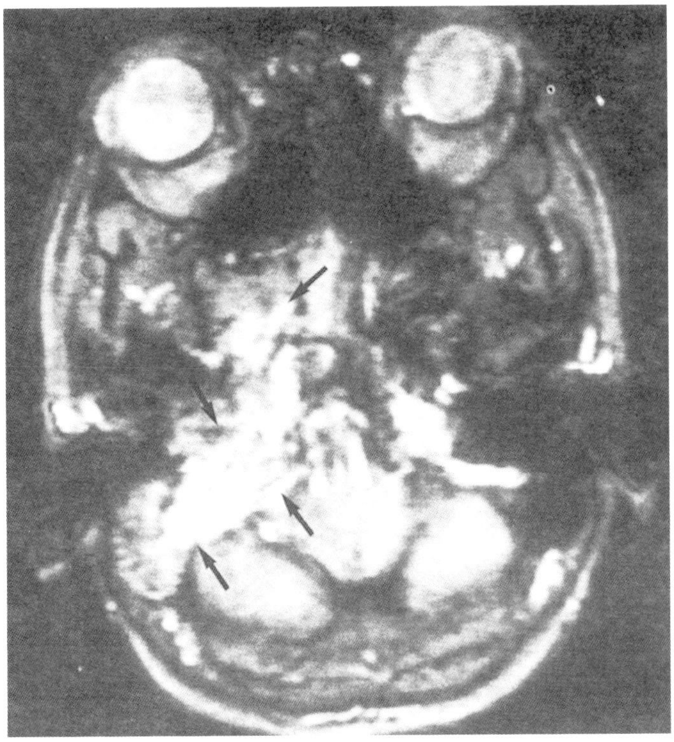

a

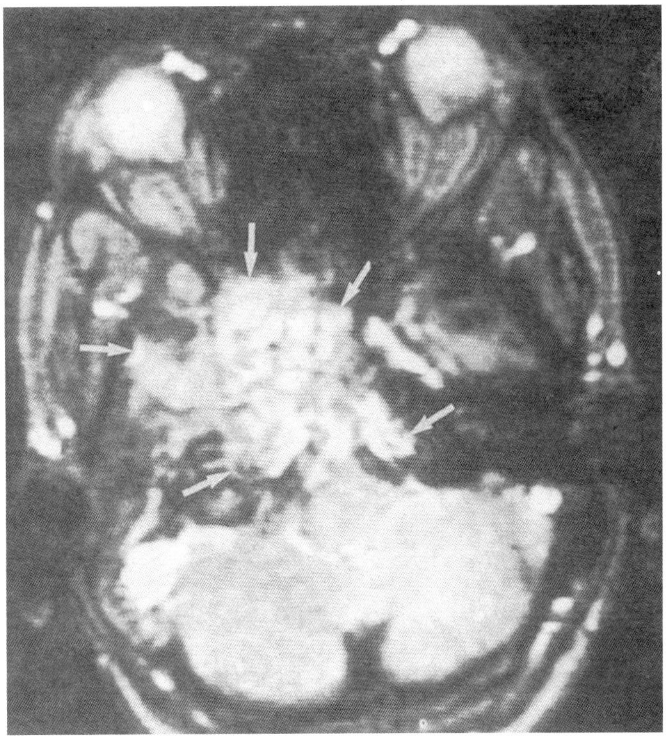

b

图3.95 考虑为血管外皮细胞瘤。

a 轴位梯度回波MRI示：富血管性肿块（箭）累及后颅窝并向中颅窝生长。

b a层面上一层面，轴位梯度回波MRI示：肿块累及斜坡及蝶骨（箭）。

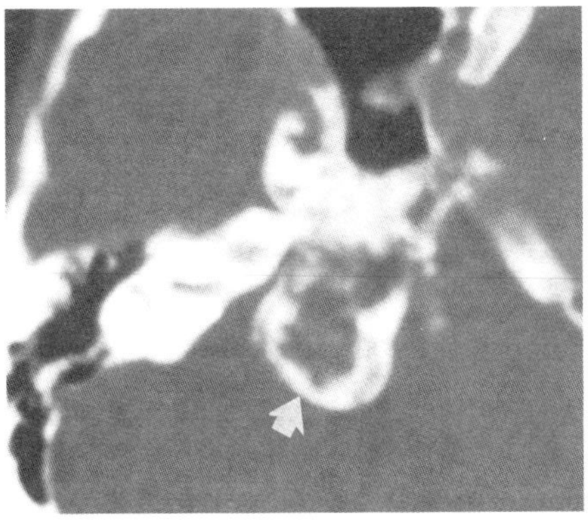

图3.96 颅底软骨肉瘤。CT扫描示：一个部分钙化（肿瘤钙化）的大肿块（箭），以斜坡为中心，延伸至海绵窦后部。该肿瘤可能起源于蝶枕和蝶岩软骨联合部。本病例由Marina Grisoli,MD.Italy提供。

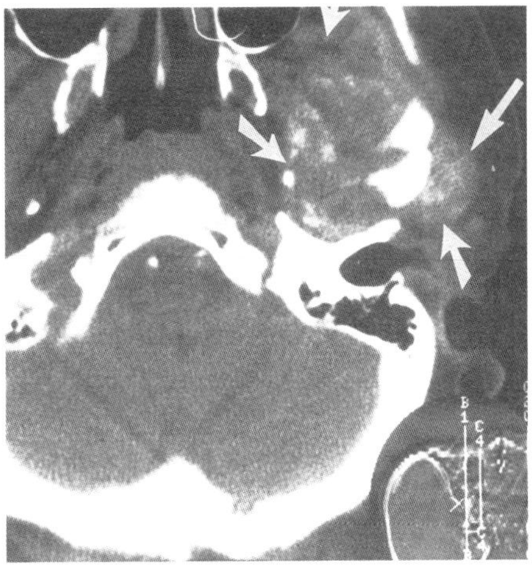

图3.97 颞下颌关节（TMJ）软骨肉瘤。CT扫描示：左侧TMJ区一大肿块（箭），注意肿瘤钙化和左侧髁突不规则。

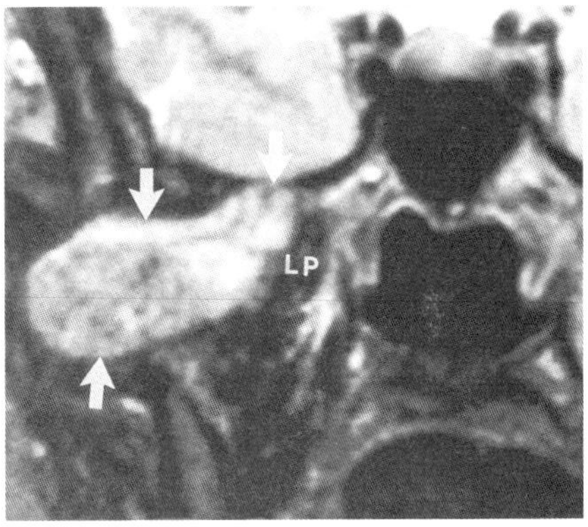

图3.98 颞下颌关节（TMJ）软骨肉瘤。冠状位T2WI示：累及右侧TMJ区的信号不均匀的大肿块（箭），翼外肌（LP）移位。

颅底软骨肉瘤

颅底肉瘤罕见，却是潜在致死性肿瘤，对耳鼻喉科、颌面外科及神经外科医师具有长期的挑战性。本病预后不良，局部复发和远处转移常见[31]。软骨肉瘤占全部头和颈部肿瘤的0.1%[32]。颅底最常见的发病部位包括颞枕连接处（岩枕缝）（图3.96）、中颅窝（破裂孔）、蝶筛联合、斜坡、前颅窝及颞下颌关节（图3.97，3.98）[31]。蝶枕、蝶岩软骨联合及颞骨岩部的大部分是软骨内化骨的颅骨成骨部位，据推测残余的软骨岛可出现在这些区域，软骨肿瘤就起源于这些软骨细胞[31]。有些作者提出，这些肿瘤可能起源于多能间充质细胞或成熟纤维母细胞的化生[31-33]。尽管大多数软骨肉瘤起源于软骨或骨性结构，他们也可在软组织内生长，而正常状态下这些软组织内无软骨出现（见第2章）[33, 34]。这些软组织的软骨肉瘤是否来自间充质细胞或异位软骨样前体细胞还不清楚[34]。曾有人提出几种

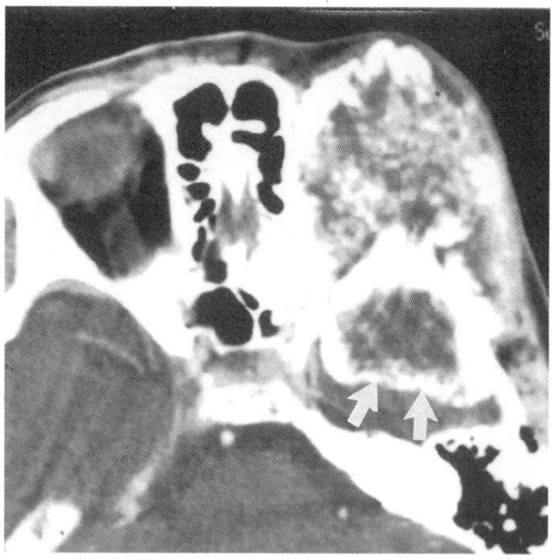

图 3.99 骨源性肉瘤。CT 扫描示：扩张生长的破坏性肿瘤，累及左侧眼眶，并向左侧中颅凹延伸（箭），有大量肿瘤骨形成。

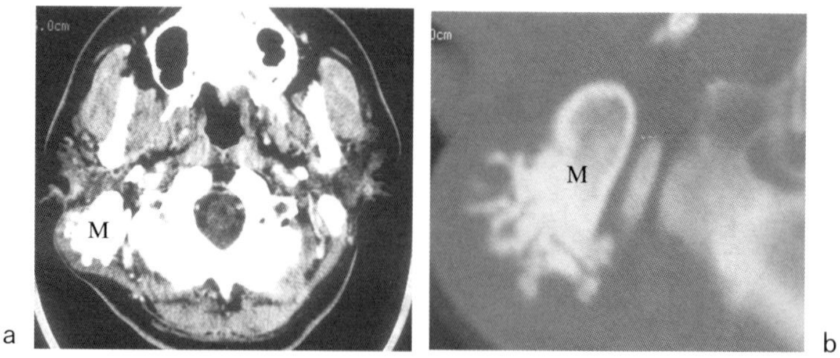

图 3.100 乳突骨膜外骨肉瘤。a CT 平扫示：右侧乳突增大（M），骨皮质轮廓不规则，乳突区软组织增厚。b CT 平扫显示骨质的详细情况：乳突硬化（M）与肿瘤骨形成有关的大量骨岛吻合，注意乳突和侵犯乳突的肿瘤之间的一个缝隙。本片由 Dr.Paterson,Seattle WA USA 提供。

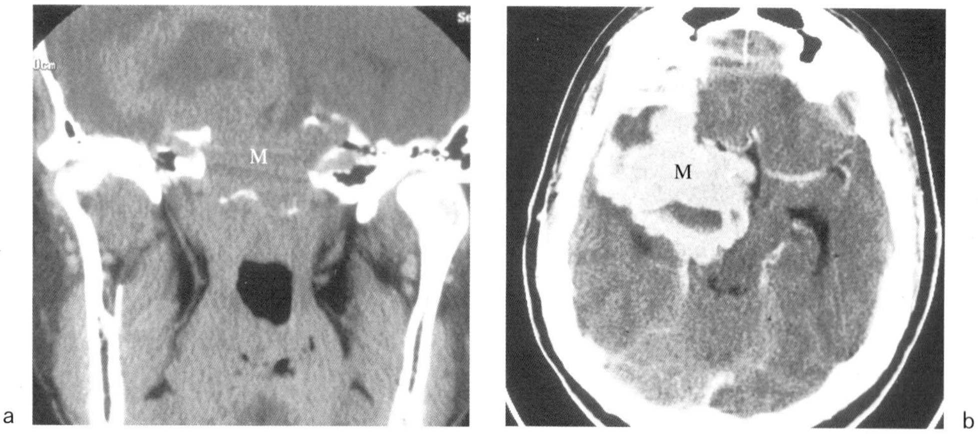

图 3.101 考虑为脊索瘤。a 男性，24 岁，冠状位 CT 示：累及斜坡的破坏性肿块（M），向右侧颞叶生长。b 轴位 CT 增强扫描示：肿瘤硬膜内部分明显强化（M）。本片由 Dr. S. Raju, Chicago, IL, USA 提供。

软骨肉瘤的亚型，传统的亚型包括透明软骨肉瘤、黏液软骨肉瘤及兼有这两种成分的混合型，按照细胞结构的异型性和细胞核的不典型性将软骨肉瘤分为三类[35]，Rosenberg 等[35]综述了 200 例颅底软骨肉瘤，发现 50.5% 的肿瘤为 Ⅰ 级（分化好），21% 为 Ⅱ 级（中度分化），28.5% 为 Ⅰ 级和 Ⅱ 级混合性，0% 为 Ⅲ 级（分化不良）。软骨肉瘤的鉴别诊断包括脊索瘤、软骨样脊索瘤、软骨瘤、骨软骨瘤、成骨肉瘤（图 3.99，图 3.100）、脑膜瘤、雪旺细胞瘤、成软骨细胞瘤、内生软骨瘤、造骨细胞瘤、纤维骨质损害、血管球瘤、棕色瘤及转移瘤[36，37]，有时，口腔和鼻窦腔的腺样囊性肿瘤可发生钙化，反应性的骨膜骨形成，类似成软骨源性骨肿瘤（见第 4 章）。

影像诊断

在软骨肉瘤和其他颅底病变的诊断方面，CT 和 MRI 起了很重要的作用。CT 扫描对软骨肉瘤和骨肉瘤最有帮助，因为它可显示骨质破坏和肿瘤钙化（图 3.96～3.100），软骨肉瘤的早期边缘整齐，相邻骨质膨胀性推移，可有钙化边；有时，肿瘤局限于蝶窦内，类似一个良性病灶。MRI 可协助评价肿瘤累及颅内外结构的情况[36]，软骨肉瘤在 T1WI 上呈低到中等信号，在 T2WI 上呈高信号，在增强 MR T1WI 上显著强化（图 3.98）。这种信号特征与脊索瘤类似（见图 3.103～3.106）。

脊索瘤

脊索瘤是恶性肿瘤，起源于胚胎脊索结构的残余组织，几乎占所有恶性骨肿瘤的 1%[38]。脊索在人类的功能是作为原始的中轴骨架，在妊娠的第 3 周至第 4 周出现[38]，它从蝶骨与枕骨的软骨连接处延伸至尾骨，即从蝶骨的骨性边缘起，在枕骨底部进入该骨，其走行与原始咽腔并列，再沿椎体中心经齿状韧带尖达尾骨[38]，因此，脊索瘤出现在骶尾部、颅骨（图 3.101，102）、椎骨（颈椎、腰椎、胸椎的发生率依次增高）[38]；颅颈部脊索瘤以鞍背（图 3.103）、斜坡（图 3.101）、蝶窦（图 3.104）以及鼻咽部多见，其次是颈静脉孔前方（图3.105）、岩骨尖（图3.102）和中颅凹。病理学上，脊索瘤边界清楚或有包膜，质软，是含有黏液样或胶样物质的囊实性肿块，肿瘤细胞为上皮样细胞，细胞浆内含有大量空泡和囊状细胞核[38]，这些细胞由丰富的细胞外黏蛋白基质连在一起，胞浆空泡变代表内含糖原和黏液，当其含量丰富时可呈现“肥皂泡”样外观，挤压细胞核使脊索瘤细胞呈现特征性的“空泡细胞”[38]，免疫组化方面，脊索瘤的细胞角蛋白、上皮膜抗原和S-100蛋白反应呈阳性[38]。脊索瘤有一种变异叫软骨样脊索瘤（图3.105），因在妇女和青年人中比非软骨样脊索瘤更常见而受到重视，实际上，这种肿瘤只发生在颅底，含良性或恶性软骨成分，S-100蛋白免疫反应呈阳性，细胞角蛋白免疫反应阴性，预后较好[38]。

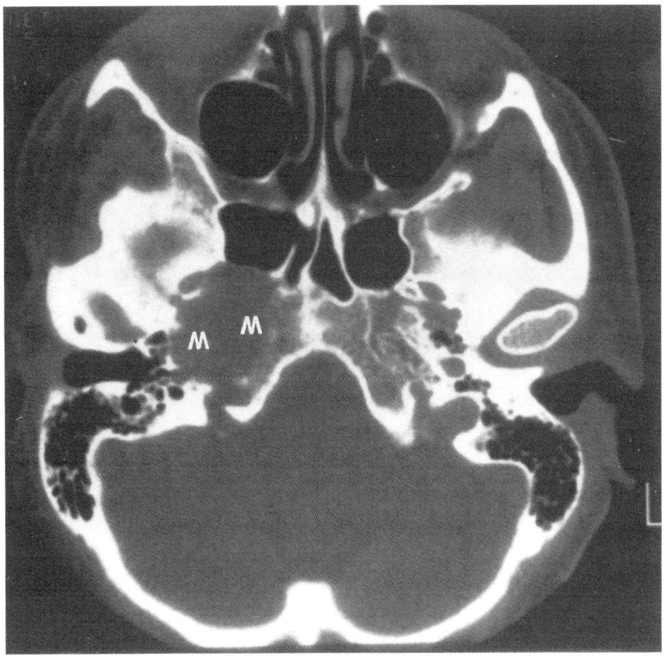

图3.102 脊索瘤。CT平扫示：位于右侧岩枕部的肿块（M），岩骨尖及与之相邻的斜坡受侵蚀。

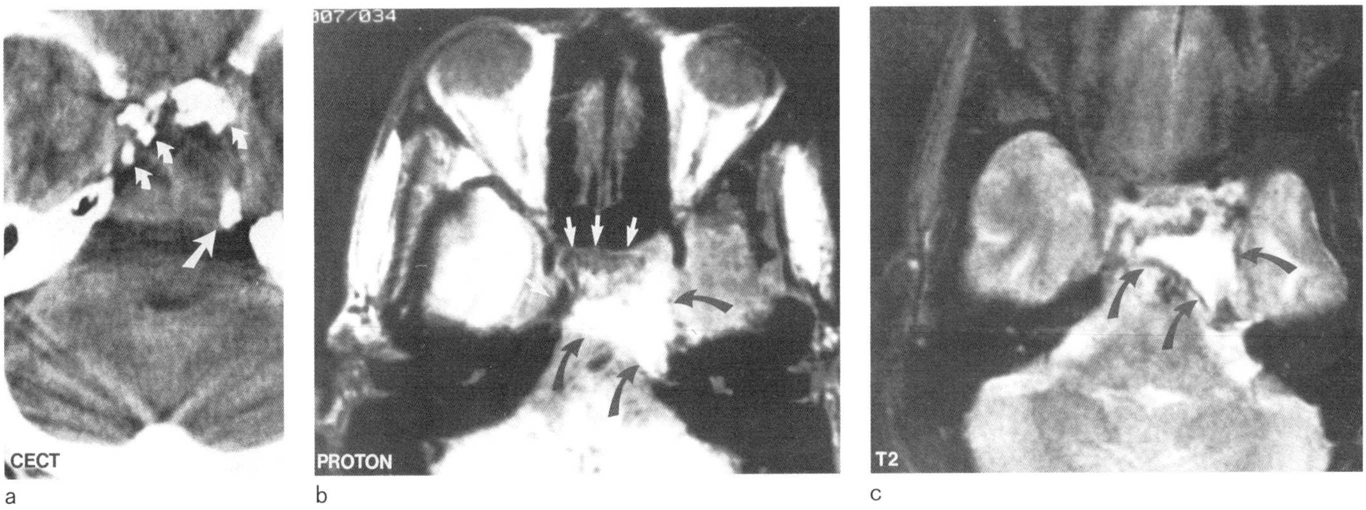

图3.103 脊索瘤。a 对比增强CT（CECT）扫描示：近鞍背的大肿块，缺乏明显强化，含多发粗大钙化（箭）。b 质子密度加权像。c T2WI示：脊索瘤呈高信号（箭）。

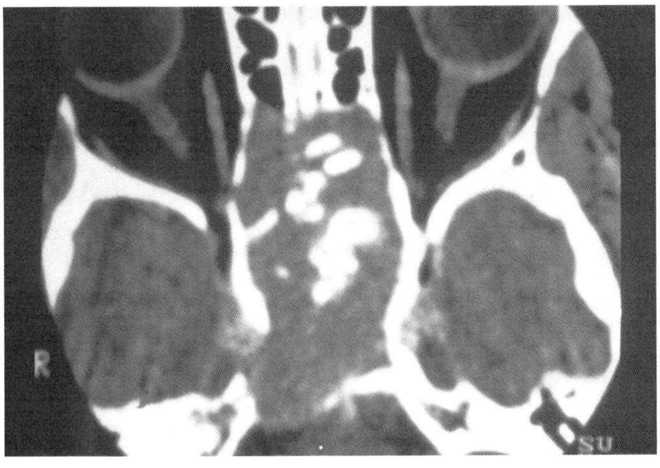

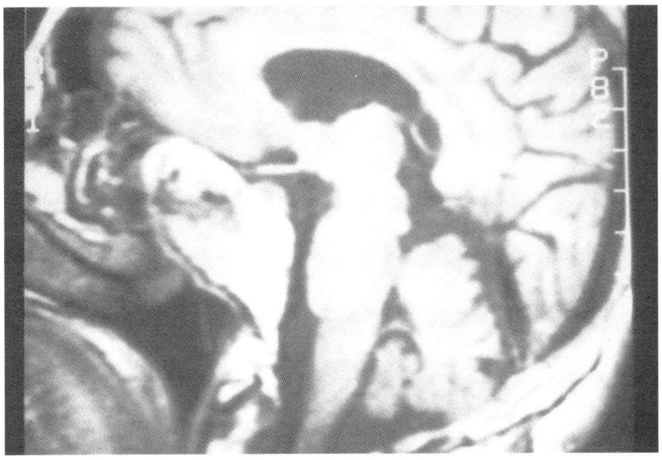

图3.104 脊索瘤a CT扫描示：累及蝶窦及斜坡的肿块，注意其粗大钙化。b T1WI示：脊索瘤位于整个蝶窦腔内。

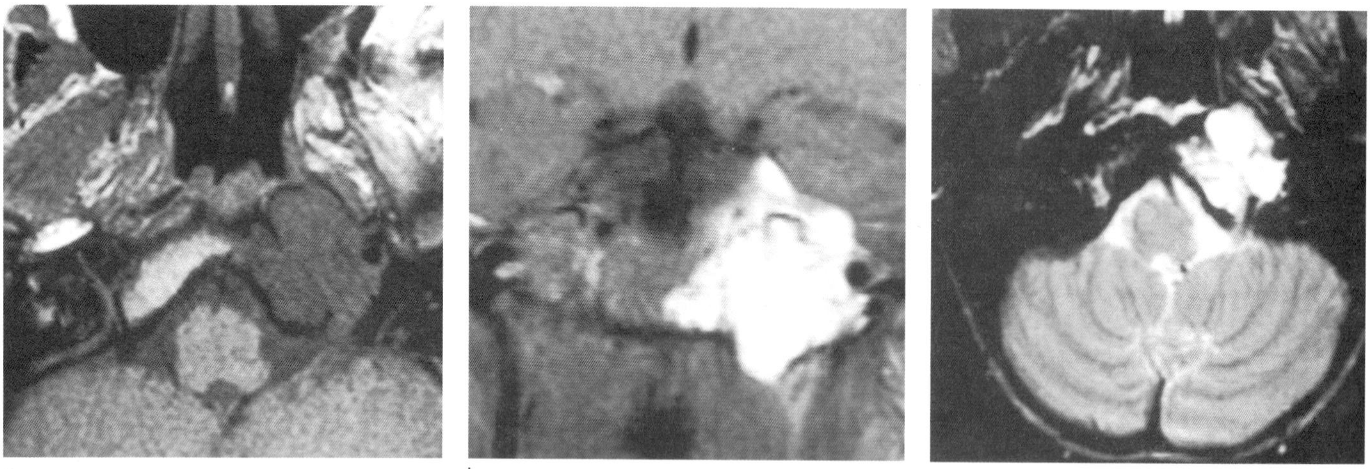

a b c

图3.105 软骨样脊索瘤。a 轴位T1WI示：左侧岩骨尖下部的低信号肿块。b 冠状位增强T1WI示：脊索瘤显著强化。c 轴位T2WI示：脊索瘤特征性的高信号影。鉴别诊断：脊索瘤、软骨肉瘤、转移性肾上腺样瘤及甲状腺癌。本片由B. D,Doust MD,Chicago.IL,USA提供.

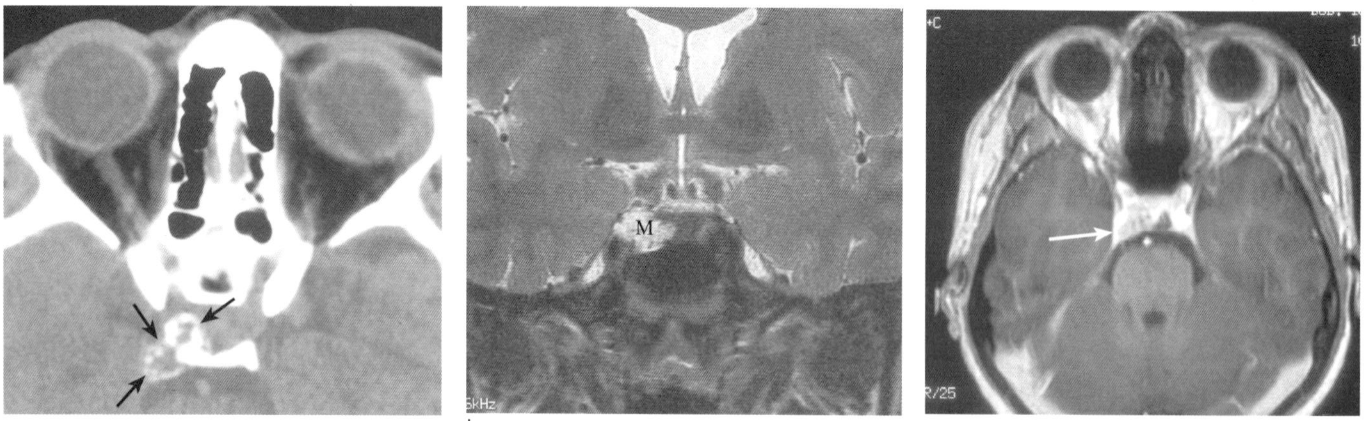

a b c

图3.106 脊索瘤。a CT扫描示：右侧鞍旁钙化性肿块（箭）。b 3T MRI冠状位T2WI示：肿块(M)呈中等高信号。c 增强T1WI示：该脊索瘤轻度强化（箭）。

脊索瘤、软骨样脊索瘤和软骨肉瘤依靠CT和MRI难以鉴别（图3.96、3.103～3.106），组织学上，诊断这些病变也不容易[31]，脊索瘤有胞浆内含有大量的嗜酸性空泡的细胞，叫做空泡细胞。软骨样脊索瘤兼有软骨肉瘤和脊索瘤的特征，软骨样脊索瘤含有新生的软骨细胞和空泡细胞，而空泡细胞较软骨瘤更罕见[31]。脊索瘤细胞角蛋白，上皮膜抗原（EME），S–100蛋白和vimentin染色阳性；相反，软骨肉瘤vimentin和S–100蛋白染色阳性而角蛋白和EME染色阴性[31]。脊索瘤的鉴别诊断包括纤维肉瘤样变、恶性纤维组织细胞瘤、骨肉瘤和软骨肉瘤。[38]

影像诊断

在CT扫描上，脊索瘤典型的表现为中线区累及斜坡的部膨胀性破坏性病变（图3.101～3.104），瘤体常含有多发钙化或邻近被破坏的骨碎片，当肿瘤增大时，可累及鼻咽部、蝶鞍、海绵窦、岩骨尖、蝶窦并向后累及脑干和基底动脉，由于陈旧性出血和含蛋白液体，T1WI上显示为低信号肿块内含有局灶性高信号，在T1WI、T2WI、梯度回波MRI上，钙化表现为低信号，在T2WI上，脊索瘤呈典型的高信号（图3.103c,3.106b），静脉注射Gd对比增强剂后，肿瘤出现均匀或非均匀强化（图3.105b）。

在T2WI上，脊索瘤可为明显的高信号（图3.103），对比增强后情况各异，有时可轻微强化（图3.106）。在MRI上，具有基质钙化的肿瘤可显得信号不均匀，通常，注射Gd对比剂后增强显著（图3.105）[36]。目前，脊索瘤全切后加放疗（理想的为中子束）疗效最好[31]。位于岩枕缝的颅底肿瘤的鉴别诊断包括脊索瘤、软骨肉瘤、颈静脉窝雪旺细胞瘤、颈静脉球瘤、脑膜瘤、成软骨细胞瘤、软骨黏液瘤、横纹肌肉瘤、朗格汉斯细胞组织细胞病、内淋巴囊肿瘤、鼻咽癌及转移癌的扩散。雪旺细胞瘤边缘通常光滑且相对乏血管，在动态增强CT上无显著强化，在血流敏感磁共振脉冲序列如梯度回波序列上血供无增多，然而，雪旺细胞瘤和神经纤维瘤在常规MRI和CT增强扫描上对比增强明显（图3.80，3.83）。颈静脉球瘤（副神经节瘤）局部破坏和浸润导致颈静脉窝不规则扩大，这些病变血管丰富，在T1WI和T2WI上可见血管流空信号（图3.69，3.70，3.71），副神经节瘤在动态CT扫描上显著增强，在血流敏感磁共振脉冲序列上示血管丰富（图3.70b，3.71b）。脑膜瘤为基底位于硬膜的肿瘤，肿瘤和邻近硬膜明显强化（硬膜尾征）（图3.60，3.61），脊索瘤是典型的斜坡破坏性肿瘤，使斜坡扩大并向鼻咽后部的软组织延伸；软骨肉瘤、脊索瘤、脑膜瘤常有钙化，但雪旺细胞瘤罕见钙化，我们曾经见到一个累及第V和第X颅神经的雪旺细胞瘤有明显钙化。

横纹肌肉瘤

尽管横纹肌肉瘤(RMS)在成人罕见，在儿童却是最常见的眶内和头颈部恶性肿瘤，(图3.107，3.108)[37, 39]RMS有三种类型，胚胎性、分化性和腺泡性[37]。成人恶性腺泡性RMS侵袭性最强[39]，眼眶RMS的急性及亚急性症状可被误认为眼眶炎症[40]，儿童头颈部RMS、尤文肉瘤及其他软组织肉瘤发生率较青年人高，软组织肉瘤包括纤维肉瘤、血管肉瘤、恶性纤维组织细胞瘤、恶性神经鞘瘤、脂肪肉瘤、血管外皮细胞瘤、滑膜肉瘤及其他少见的肉瘤[37]。RMS可邻近或累及颞骨（图3.109，3.110），放疗加化疗能明显提高RMS病人的生存率，近期的基因疗法曾针对RMS靶肿瘤进行治疗[39]。

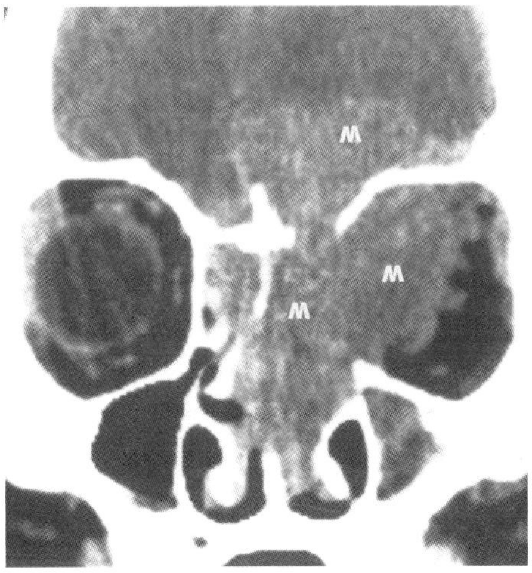

图3.107　横纹肌肉瘤。CT扫描示：位于鼻窦眼眶区的肿块（M），累及前颅凹。本片由 Hafez Sharif,MD,Cairo,Egypt提供。

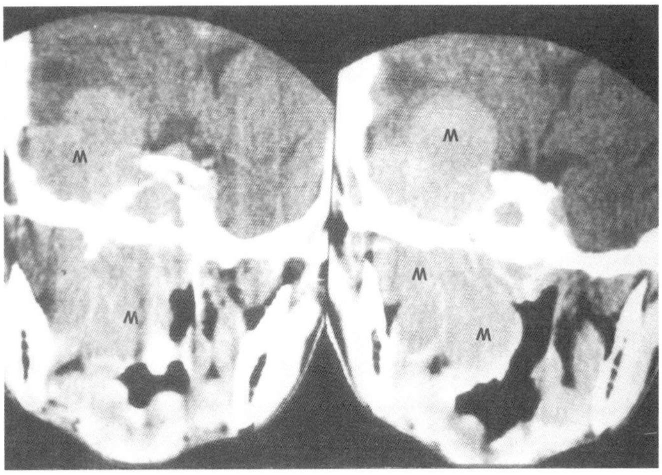

图3.108　横纹肌肉瘤。CT扫描示：累及颅内外的大肿块（M），符合晚期横纹肌肉瘤的表现。本片由 Hafez Sharif,MD,Cairo,Egypt提供。

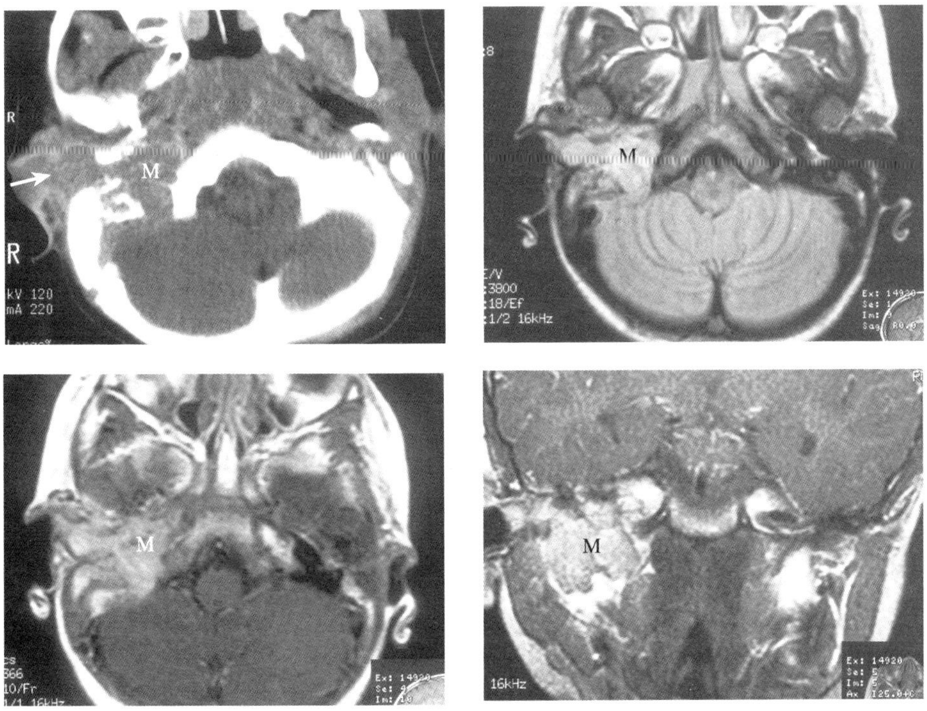

图3.109　横纹肌肉瘤。a 增强CT扫描示：累及颅底的肿块（M），岩乳骨板被侵蚀，肿瘤突进中耳及外耳道（箭）。b PDWI显示此肿块(M)的情况。c Gd 增强T1WI示：肿瘤明显强化（M）。d Gd 增强冠状位T1WI示：该颅底肿瘤有强化（M）。

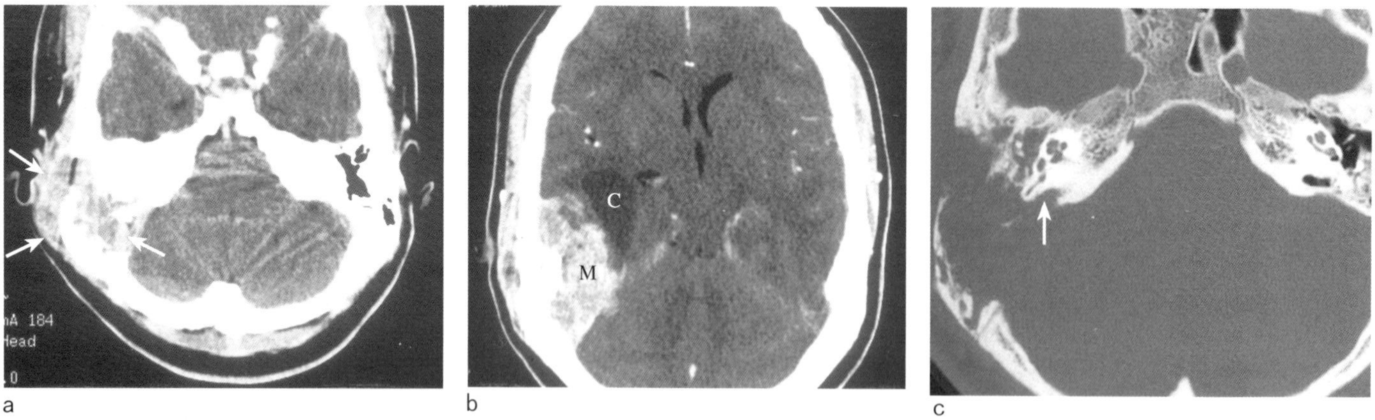

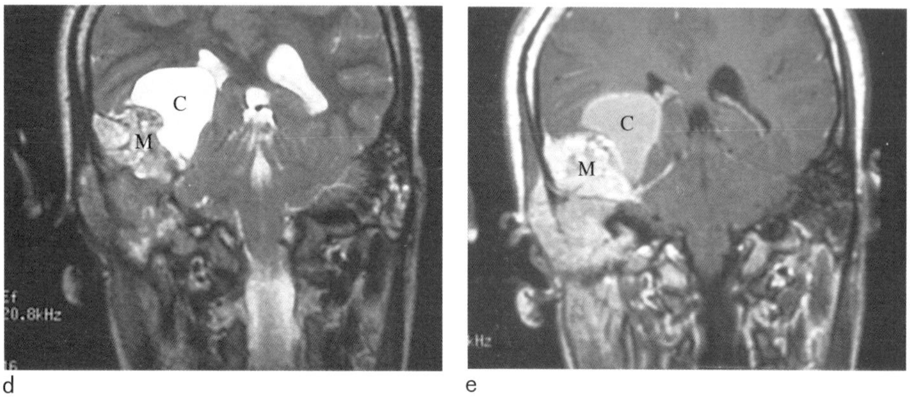

图3.110 横纹肌肉瘤。a 女性，18岁，增强CT扫描示：累及右侧乳突区的显著强化的破坏性肿块（箭）。b a层面以上8mm CT增强扫描示：肿块明显强化(M)且伴有囊性成分（C）。c CT扫描示：岩乳部明显破坏并累及前庭水管（箭）。d 冠状位T2WI示：肿块信号中等（M），囊性部分呈均匀的高信号(C)。e 冠状位增强T1WI示：该横纹肌肉瘤显著强化（M），囊性部分呈高信号是由于富蛋白的液体聚集所致。

内淋巴源性低度恶性腺癌

颞骨原发性腺癌显然是异常罕见的肿瘤，肿瘤细胞的起源问题，即使是今天仍无定论。1989年，Heffner[41]描述了20例颞骨乳头状囊性肿瘤，这种肿瘤破坏了颞骨后部的大部分，而且显著向后颅凹扩张，患者病史表明这种病变生长速度缓慢，许多肿瘤的某些部分与正常的远隔内淋巴囊组织有类同之处，Hassard等[42]人报道了来自（美国）军事病理研究所（AFIP）的一例罕见的内淋巴囊源性乳头状腺瘤。其病理组织与上述较大的破坏性肿瘤很相似，Heffner推断他所报道的病例中肿瘤生长缓慢，但瘤组织表现出对颞骨的破坏性和浸润性，他倾向于诊断为低度恶性腺癌，是因为该肿瘤为上皮性并且沿着颞骨后内侧面呈破坏性、浸润性生长。他推断内淋巴囊可能是这些肿瘤生长并向骨内和后颅凹发展的理想部位，肿瘤特征性的引起前庭水管的破坏，有时明显腐蚀岩乳骨板（图3.111），肿瘤内可出现细小的或粗大的钙化。这种肿瘤可以是实性或囊实混合性，CT和MRI扫描显示中等到显著的对比增强（图3.111），部分肿瘤可能起源于迷路下的乳突气房细胞，内淋巴囊完好（图3.112）[43a]。据报道Von Hippel-Lindau病[43]有侧肿瘤患者。其他的罕见颞骨肿瘤，如黏液表皮样癌与低度恶性乳头状腺瘤在CT和MRI上类似（图3.113），这些肿瘤应与在岩骨后内侧面的破坏性或非破坏性肿瘤和中线外桥小脑肿瘤进行鉴别诊断。

纤维瘤病

纤维瘤病是一种纤维母细胞浸润并侵袭性增殖的疾病，这种疾病还称为侵袭性纤维瘤病，硬代性纤维瘤，肿胀性炎性纤维瘤，炎性假瘤[38]。这种疾病没有感染及肿瘤的特征[38]。头颈部发病占这种疾病的10%～15%，儿童在该部位的发病率可达30%[38]，除颈部外常见的发病部位是鼻腔、鼻旁窦、鼻咽、舌及口腔，这种疾病可累及咽旁，眼眶和颞骨（箭头）。

图3.112 颞骨的内淋巴源性低度恶性乳头状腺癌。a 轴位T2WI示：右侧迷路后部几处异常高信号（箭）。b 矢状位T2WI示：异常高信号位于迷路下部（大箭），注意正常的内淋巴管和内淋巴囊（小箭）。c 另一病人，矢状位T2WI与b比较内淋巴管及内淋巴囊扩大。d 矢状位T2WI示：迷路下部高信号肿块（箭）向上延伸至近内淋巴囊处。

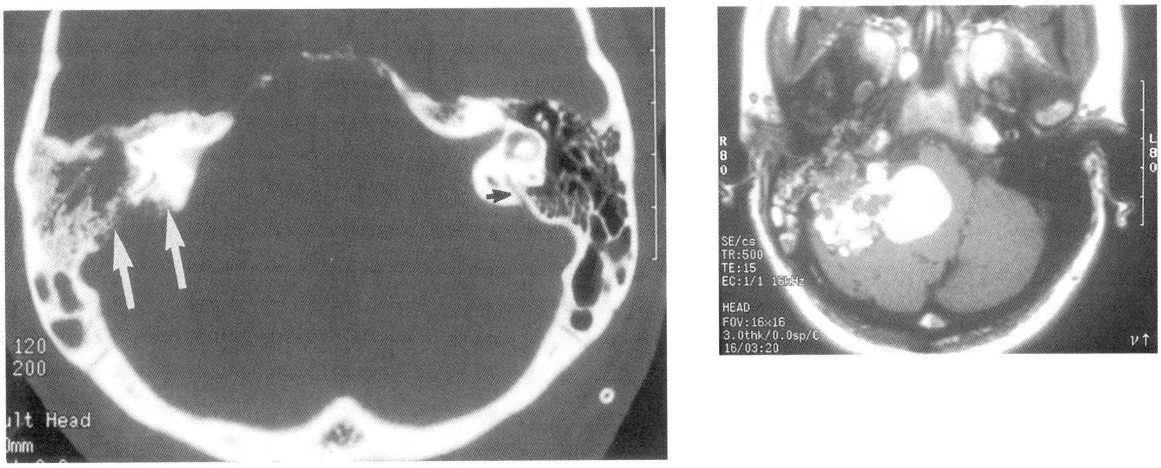

a b

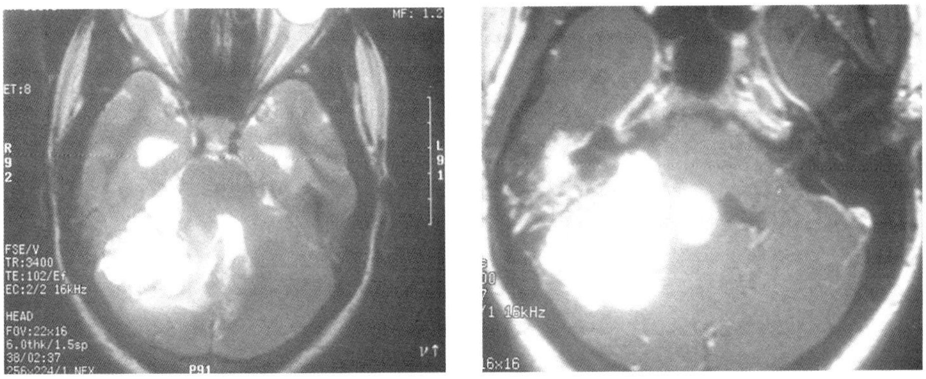

c d

图3.111 内淋巴囊低度恶性乳头状腺癌。a CT扫描示：相当于前庭水管的位置岩乳部骨质破坏（白箭），左侧前庭水管正常（黑箭）。b T1WI示：累及后颅凹的巨大肿块。c T2WI及d 增强T1WI示：含囊性及强化的实性成分的大肿块。

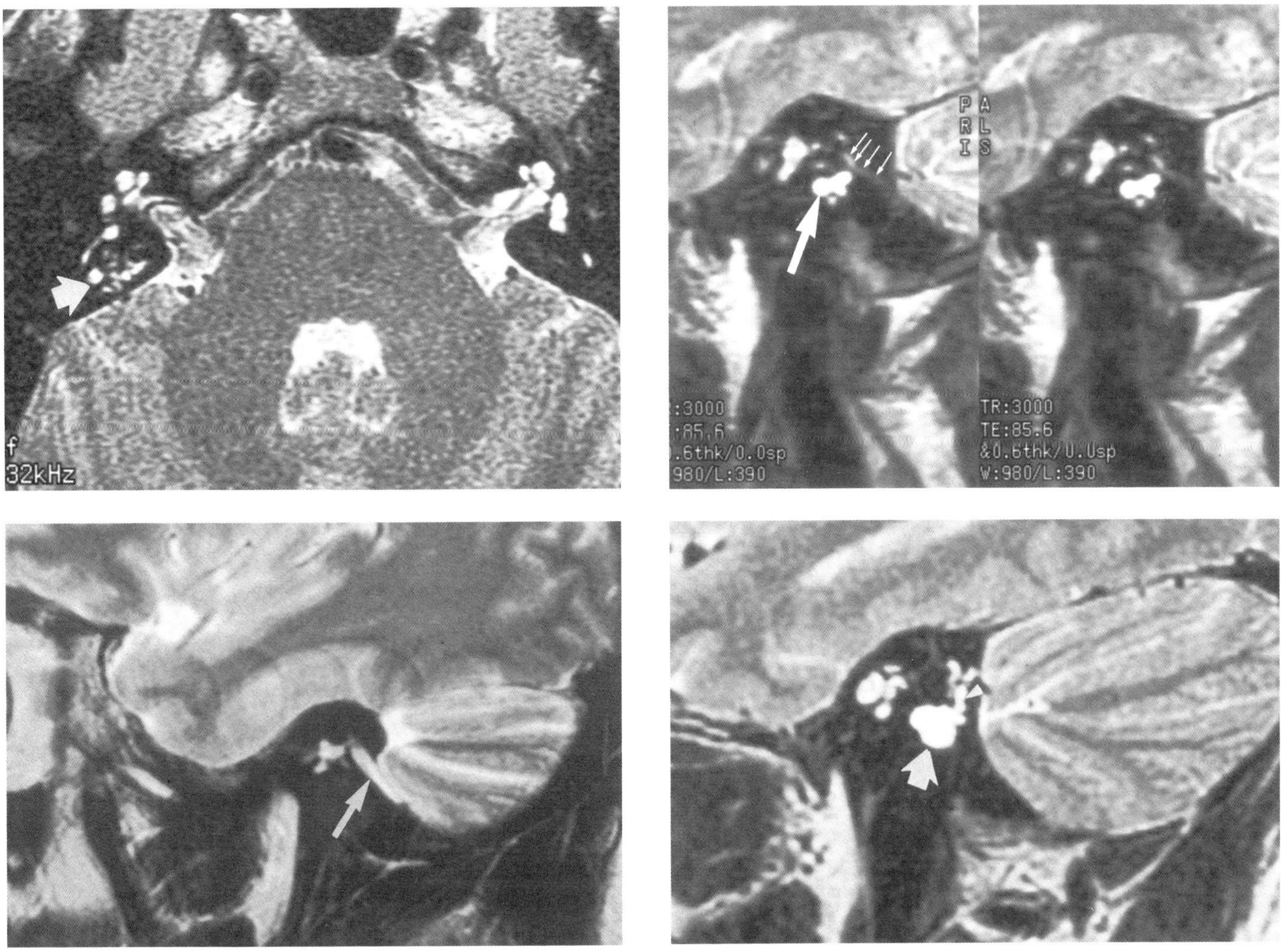

a b c d

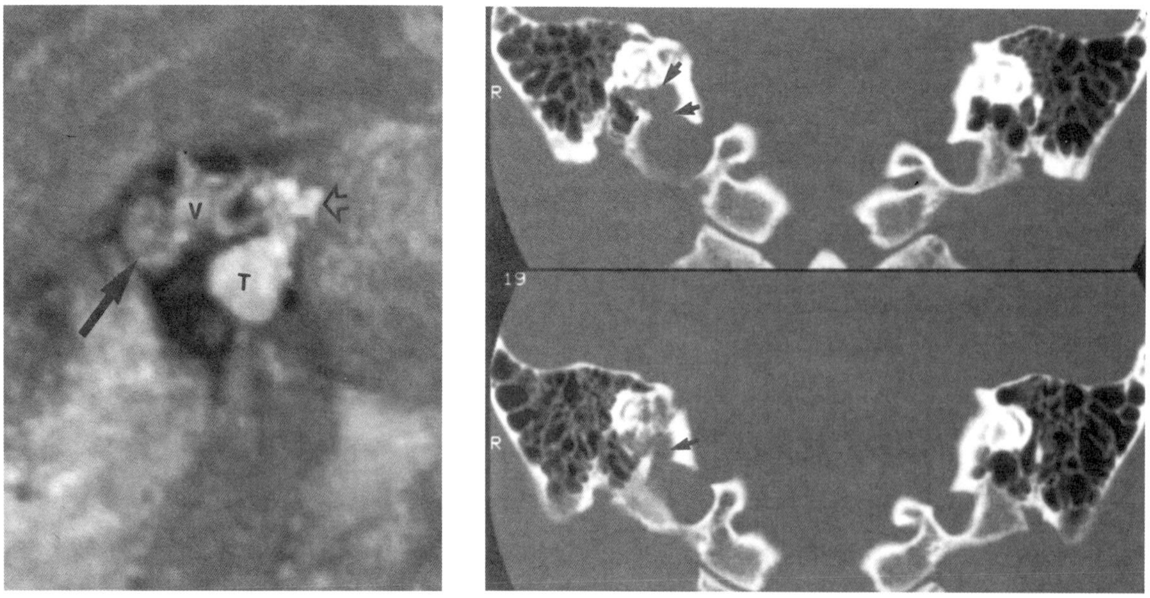

e f

图3.112e 运用MIP技术3D MRI示：肿瘤（T）及其向内淋巴管周围浸润（空箭）的部分，耳蜗(实箭)及前庭（V）。f 冠状位CT扫描示：肿瘤所在的颈静脉窝的上面扩大（箭）。手术中见内淋巴囊及内淋巴管正常，考虑肿瘤起源于迷路下乳突气房的黏膜腺。

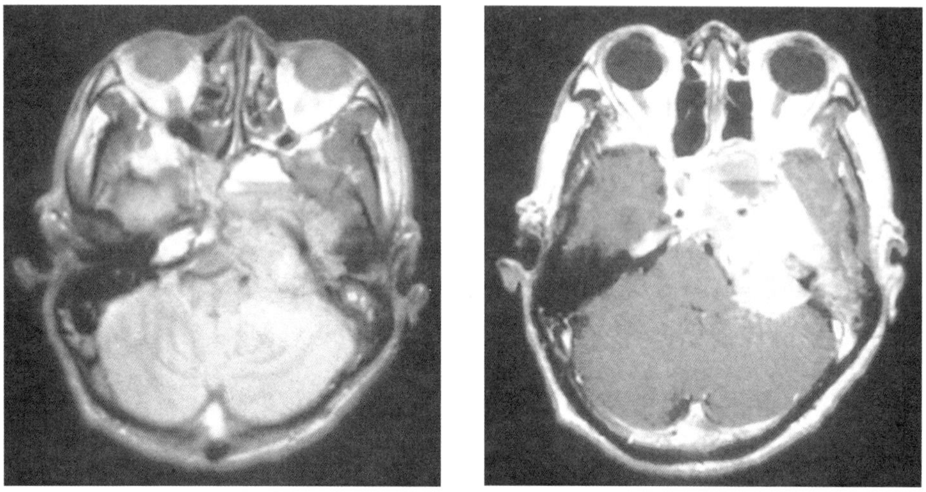

a b

图3.113 颞骨黏液表皮样癌。a 增强前及b 增强后后轴位MRI示：明显强化的肿块，占据了整个左侧岩骨尖。

骨乳突（图3.114）。其CT和MRI影像表现的鉴别诊断包括横纹肌肉瘤、神经鞘瘤、黏液瘤、软组织肉瘤、纤维骨性病变、朗格汉斯细胞组织细胞病、淋巴瘤及转移瘤。

淋巴组织增生性疾病

淋巴瘤，浆细胞瘤，组织细胞病及白血病均可累及颅底[44-48]。恶性淋巴瘤分为非霍奇金淋巴病（NHL）和霍奇金淋巴病，NHL是包括B和T淋巴细胞，组织细胞和浆细胞在内的多种细胞浸润性生长的疾病，占优势的细胞决定了肿瘤的病理类型，脑膜浸润是继发性NHL的最常见的病变（图3.115），颅底骨质受累可为最初表现或在全身疾病病程中出现（图3.116），包括颅颈部、斜坡、岩骨、蝶筛联合受累。有些淋巴瘤可沿着邻近的神经生长，也可首先累及颅内外的神经（图3.116），以前，原发性中枢神经系统NHL少见，但近年来发病率有所上升，这是由于器官移植和AIDS所致[44]。霍奇金病通常局限在几群或一群淋巴结，淋巴结外很少累及。组织学上的特征表现为R－S细胞或其变异型，以及由淋巴细胞、组织细胞、浆细胞、嗜酸细胞组成的炎症细胞浸润，霍奇金病可分为几种亚型：（1）淋巴细胞为主型，（2）混合细胞型，（3）淋巴细胞削减型，（4）结节硬化型。霍奇金病可累及脑膜和颅底组织，脑实质受累罕见[45，46]。

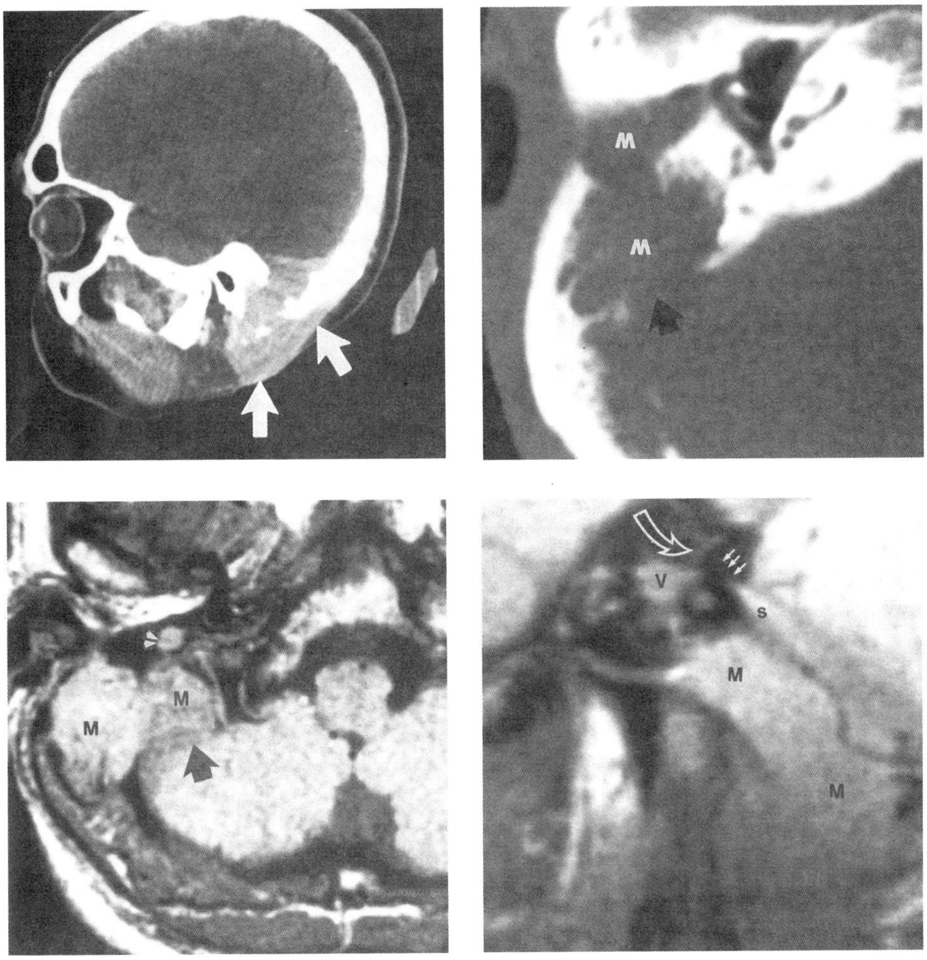

图3.114 侵袭性纤维瘤。a 矢状位增强CT示：累及乳突区的明显强化的破坏性肿块（箭）。b CT扫描示：肿块(M)位于乳突及外耳道内，岩乳部骨板破坏（箭）。c T1WI示：肿块（M），岩部乳突骨板破坏（箭），肿瘤向邻近部面神经浸润(箭头)。d 矢状位T1WI示：肿块（M）扩展至内淋巴囊区(S)。内淋巴管（小箭），前庭(V)及半规管总脚（弯箭）。

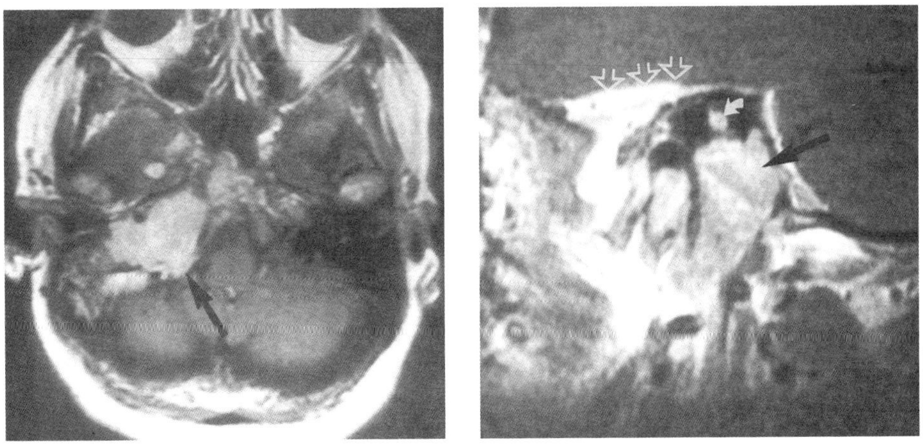

图3.115 淋巴瘤。a 轴位Gd增强T1WI示：累及岩骨尖部（箭）的强化肿块。b 矢状位Gd增强T1WI示：肿瘤在颈静脉窝内(黑箭)，内听道内（弯箭）及中颅凹底（空箭）。

浆细胞瘤(多发性骨髓瘤)

浆细胞瘤的特点是分泌单一免疫球蛋白或免疫球蛋白片段的单克隆浆细胞增殖。血液中的免疫球蛋白构成为M球蛋白（骨髓瘤），它可以是IgA、IgD、IgG、IgE或IgM，浆细胞肿瘤细胞的增殖可发生在多个骨（多发性骨髓瘤）或单个骨（单发性骨髓瘤）[47]。这种起于骨髓内的疾病，其特征是由成熟的或未成熟的具有核不典型性和核分裂能力的浆细胞构成，常存在由免疫球蛋白堆积的Russell小体。已有累及脑膜或大脑的原发性颅内单发浆细胞瘤和发生于颅底骨的浆细胞瘤的病例报道（图3.117）。

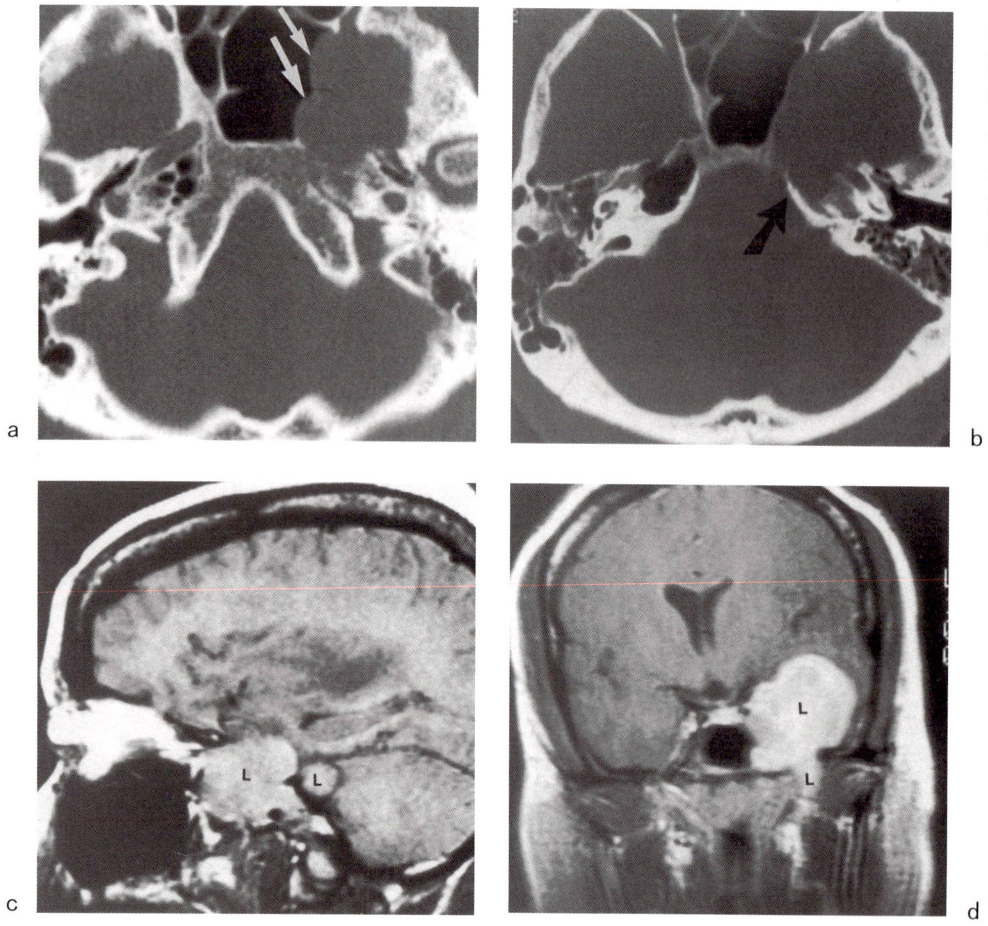

图3.116 浆细胞瘤。a CT扫描示：邻近蝶岩部的肿块（箭）。b a层面上一个层面CT扫描示：左侧岩骨尖部分侵蚀（箭）。c 矢状位T1WI扫描示：累及颅底的三叉神经走行区的病变(L)。d 冠状位Gd增强MRI示：沿三叉神经进入卵圆孔的病灶(L)，强化显著。组织学表现综合浆细胞瘤。

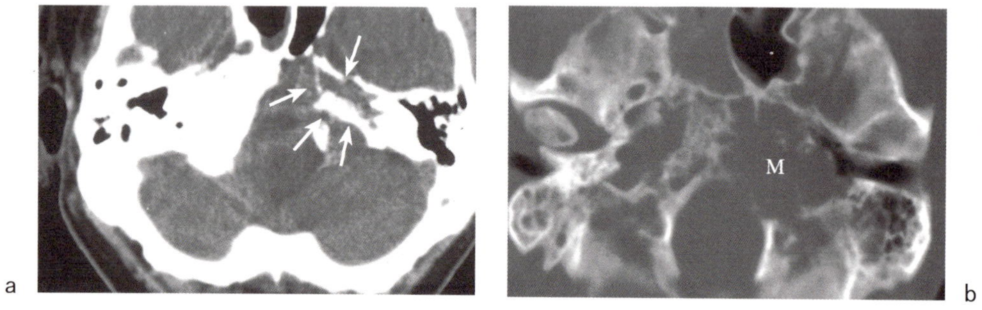

图3.117 多发性骨髓瘤。a CT平扫示：累及左侧岩骨尖的破坏性肿块(箭)。b CT平扫示：位于左侧颈静脉窝和毗邻斜坡区的肿物（M），伴有骨质破坏。

组织细胞病

组织细胞增多病由一组不同种类的疾病组成，其特征是单核巨噬细胞系统或树突细胞系统（朗格汉斯细胞和树突网状组织细胞）的组织细胞增殖[38, 48]。组织细胞病包括朗格汉斯组织细胞增多病、单核吞噬细胞增多病，如幼稚黄色肉芽肿、窦组织细胞增生伴巨淋巴结病（Rosai-Dorfman disease）、网状内皮系统组织细胞瘤及其他不常见的肿瘤。恶性组织细胞病包括单核细胞白血病、恶性组织细胞增多症及组织细胞淋巴瘤。单发朗格汉斯细胞组织细胞增多症（嗜酸性肉芽肿）是一种发生在儿童和青年人的良性疾病，受累部分在颅骨，尤其是岩乳区、眼眶及蝶骨区是（图3.118，3.119）；多发朗格汉斯细胞组织细胞增多症，可累及淋巴结、肝脏、脾脏、骨及其他脏器，病变在颅腔内可累及多个骨、眼眶、下丘脑垂体区，典型的黄脂瘤病（Hand-Schuller-Christian disease）三联征包括蝶骨溶骨性损害、突眼和尿崩症。

白血病

白血病的脑脊髓并发症包括弥漫性或局部浸润，实性肿块（绿色瘤）（图3.120）伴实质内外出血，柔膜和硬膜浸润最常见，而且可合并颅神经根和脊神经根的侵犯，绿色瘤（粒细胞性肉瘤），与白血病对骨和软组织浸润形

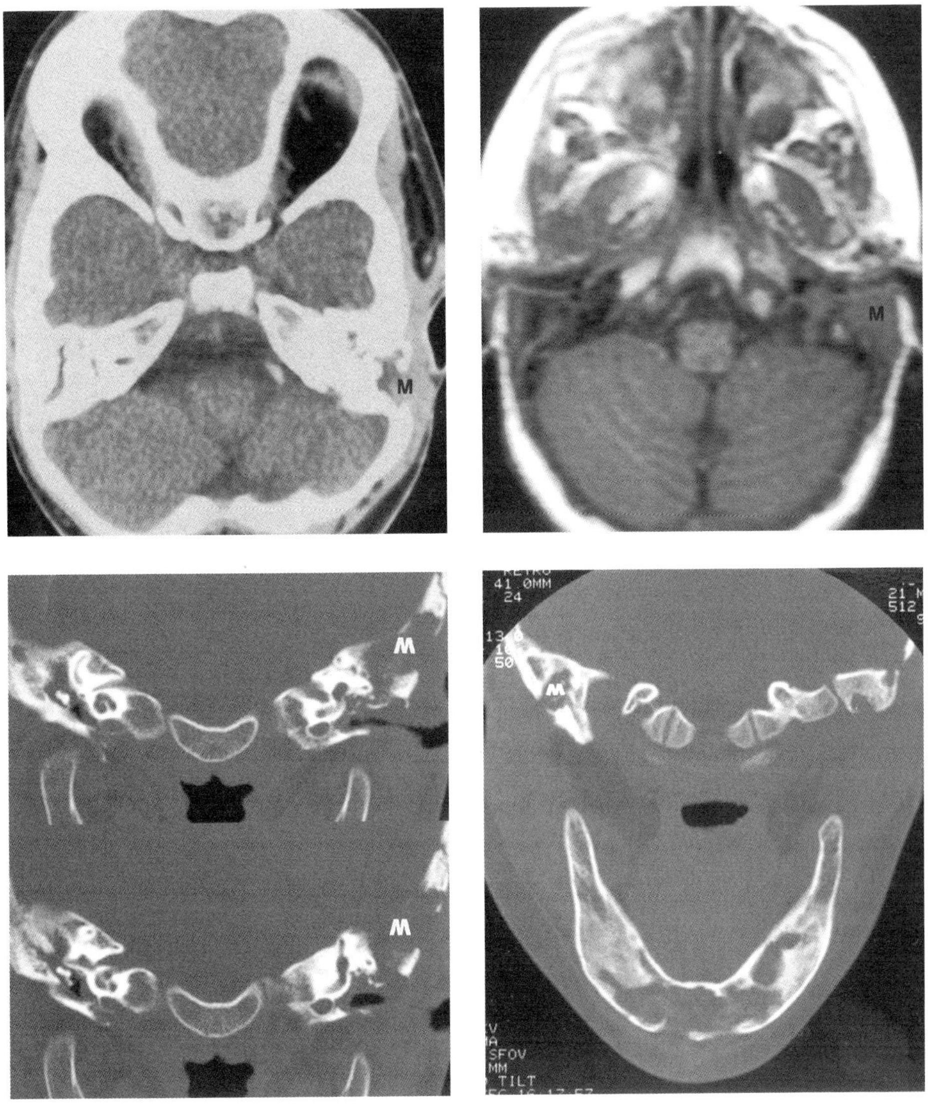

a b c d

图3.118 双侧颞骨乳突的朗格汉斯细胞组织细胞病。a CT扫描示：累及左侧乳突区的肿块(M)。b T1WI示：肿块(M)呈低信号。c 冠状位CT扫描示：累及左侧乳突的破坏性肿块(M)。d 冠状位CT扫描示：肿物(M)破坏骨皮质，右侧乳突亦受累。下颌骨多发性溶骨性损害。此患儿还患有双侧气胸。

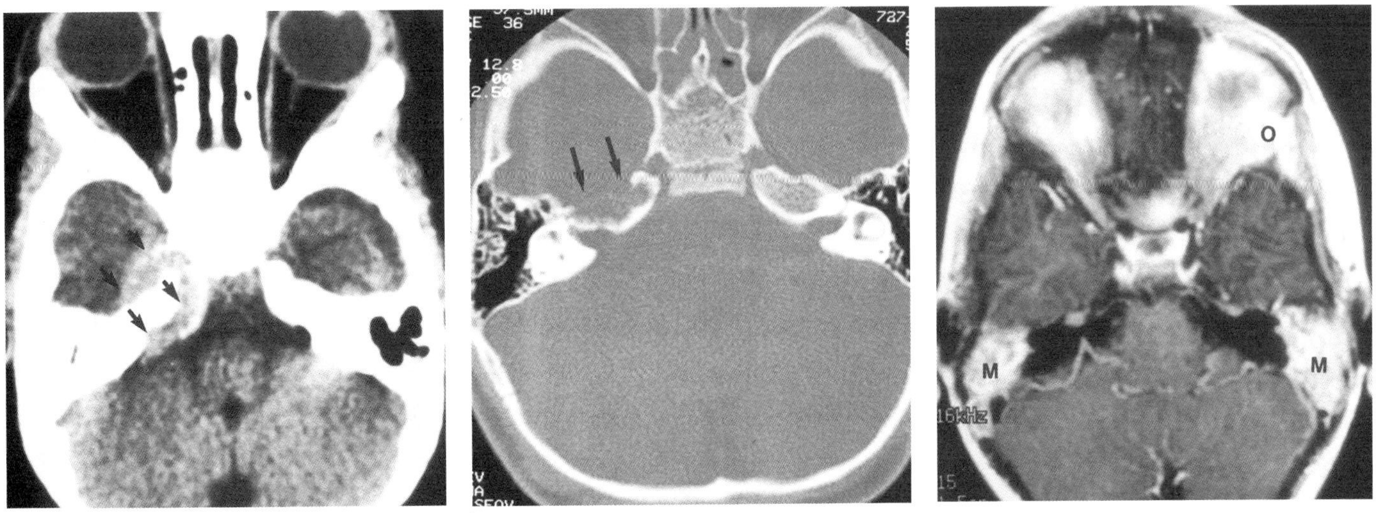

a b c

图3.119 朗格汉斯细胞组织细胞病。a 增强CT扫描示：显著强化的浸润性突起，累及右侧岩骨尖（箭）。b CT扫描示：岩骨尖骨皮质腐蚀（箭）。c 另一病人，Gd增强 T1WI示：朗格汉斯细胞组织细胞病，侵犯双侧乳突(M)和左侧眼眶(O)。图 c 由Robert Schamschula，MD，Australia提供。

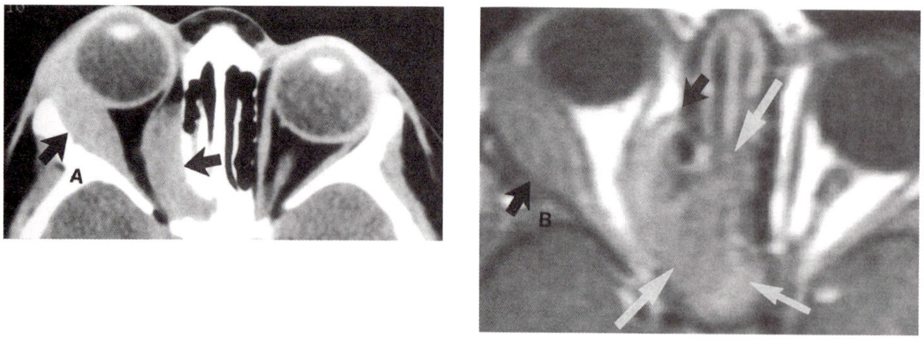

图3.120 绿色瘤。a 增强CT扫描及b Gd增强 T1WI示：白血病骨膜下浸润（箭），累及右侧眼眶及前颅凹底（白箭）。

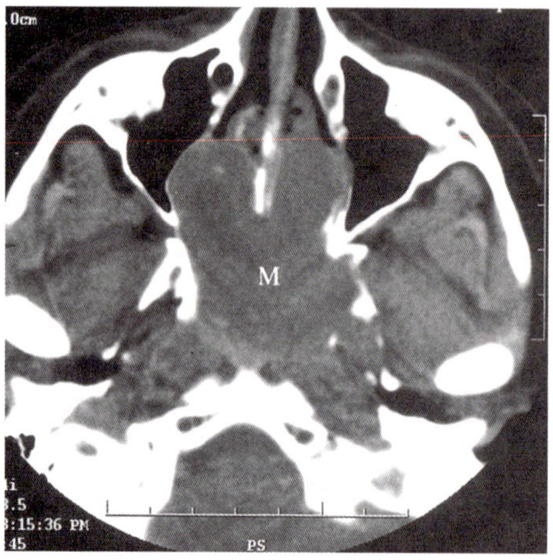

图3.121 血管纤维瘤。轴位CT平扫示：鼻咽部的大肿块(M)突入鼻腔。

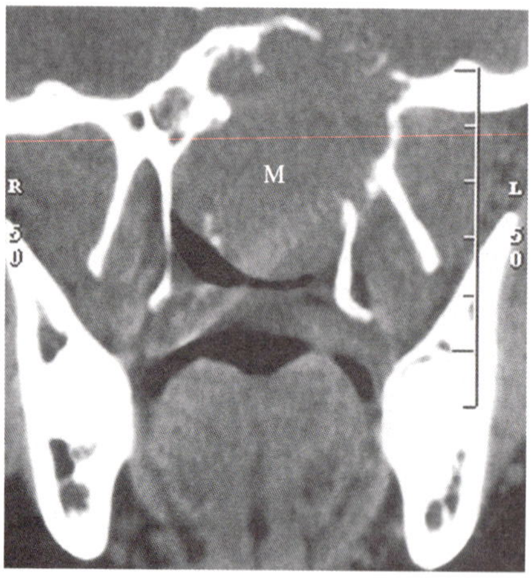

图3.122 血管纤维瘤。冠状位CT平扫示：鼻咽部肿块(M)向蝶窦内生长，肿瘤破坏蝶骨翼基底部达左侧海绵窦。

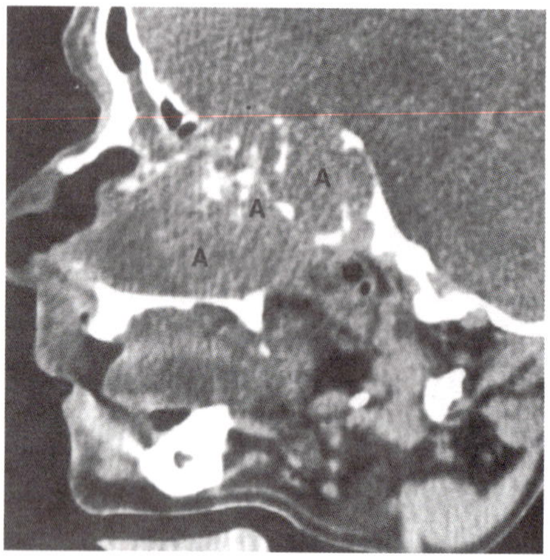

图3.123 筛骨腺癌侵犯前颅凹。矢状位CT扫描示：累及鼻筛复合体的腺癌（A），突入蝶窦并侵犯前颅凹底。

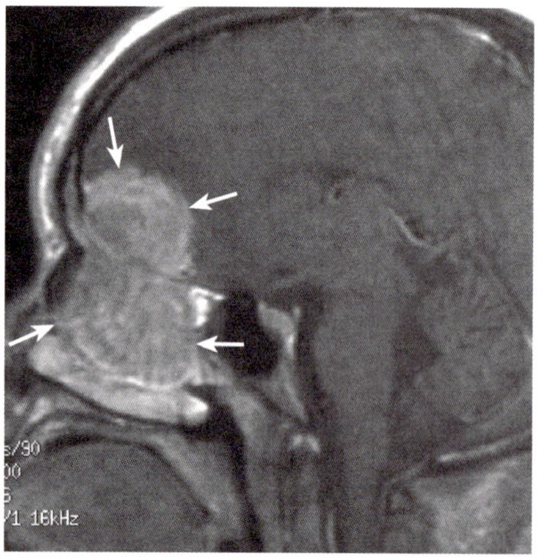

图3.124 嗅神经母细胞瘤。Gd增强T1WI示：该嗅神经母细胞瘤显著增强，向前颅凹明显延伸（箭）。

成肿瘤实体有关（图3.120）。由于肿瘤细胞含有髓过氧化物酶，病变呈特征性的绿色。

颅外病变侵犯颅底

侵犯颅底的颅外病变通常包括幼年型血管纤维瘤（图3.121，3.122）、鼻咽癌（图3.123～3.125）[49-52]、鼻旁窦(图3.43～3.47)[53]及颞骨感染（坏死性的外耳炎）（图3.48～3.51）、血管球复合肿瘤（图3.69～3.72）；血管外皮细胞瘤、侵袭性纤维瘤（图3.114）、神经源性肿瘤（图3.80～3.84）、咽后部及颅底的淋巴结或软组织转移。

鼻旁窦肿瘤及炎症可以通过颅底扩散到颅内，鼻旁窦、眼眶或鼻腔病灶可累及颅底，包括黏液囊肿（图3.36a、b）、癌症（图3.123）；嗅神经母细胞瘤（图3.124，3.125）、泪腺肿瘤（腺样囊性癌、腺癌）、腮腺肿瘤（图3.126）、横纹肌肉瘤、淋巴瘤、朗格汉斯细胞组织细胞病。成人最常见的侵犯颅底的鼻旁窦病灶是鳞状细胞癌及嗅神经母细胞瘤，嗅神经母细胞瘤起源于嗅区的神经上皮细胞[50-52]，嗅觉的特殊感觉神经上皮覆盖于上鼻甲上方及鼻中隔上部。由于上鼻甲、筛板及鼻中隔上部属于

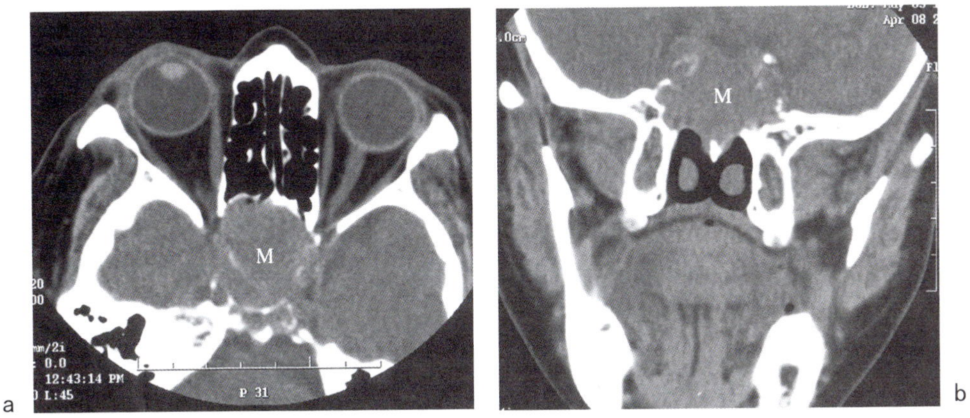

图3.125 嗅神经母细胞瘤。起源于蝶窦并侵犯颅底。a 轴位及b 冠状位CT扫描示：蝶窦内肿块（M），侵犯蝶骨翼及蝶窦底。

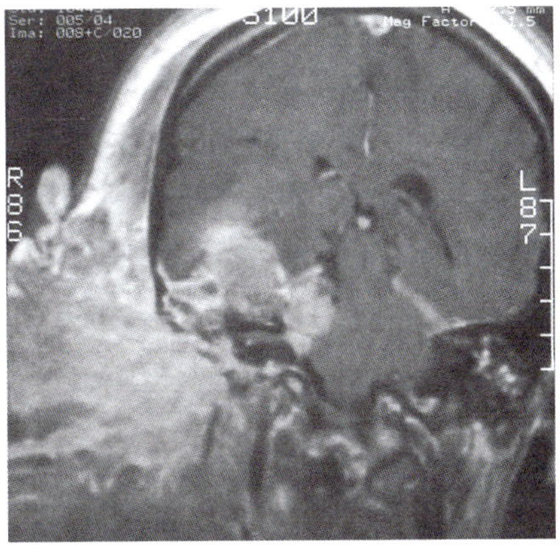

图3.126 25岁，女性，右侧腮腺未分化癌，向颅内侵犯。Gd增强冠状位T1WI示：肿瘤累及右侧腮腺区并向颅内生长。

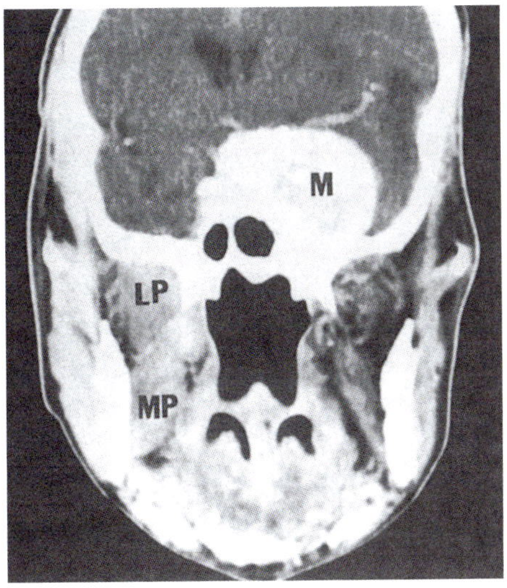

图3.127 咀嚼肌神经性萎缩。增强后冠状位CT扫描，考虑为窦旁脑膜瘤（M），同侧翼内肌、翼外肌及右侧咬肌和颞肌的萎缩。注意对侧正常的翼外肌(LP)和翼内肌(MP)。

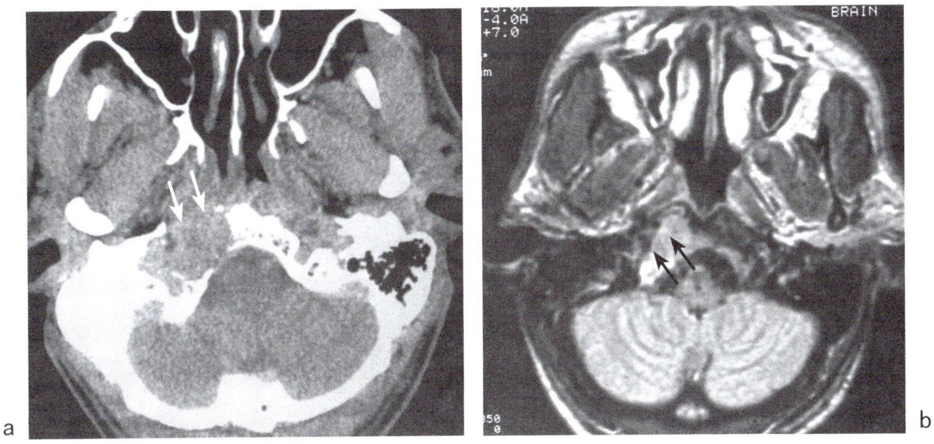

图3.128 肺小细胞癌颅底转移。a CT扫描示：软组织肿块（箭），右侧斜坡及右侧舌下神经管骨质受侵蚀。PW I示：相当于a所见同一部位的骨髓被一个高信号病理性突起所替代。

筛骨，又由于这种肿瘤向筛窦扩散速度非常快，在筛骨肿瘤的分类上包括嗅神经母细胞瘤似乎是合适的。在年轻人中，幼年型血管纤维瘤及淋巴瘤更常见，淋巴瘤可呈膨胀性或破坏性生长；虽然鼻咽部幼年型血管纤维瘤(JNA)是一种良性肿瘤，但它是一种侵袭性且富血管的病变，可破坏骨质并向颅内扩展（图3.121，3.122）[49]。上颌骨切除及再植是Schuller及其同事[14]发明的一种前颅底肿瘤例如JNA的扩大切除手术方式，同时保留相邻的重要结构。最后，颞下窝内的肌肉萎缩应注意是否有颅底异常和第V对颅神经受累（图3.127）[7]，任何累及第V对颅神经的病变都可导致咀嚼肌萎缩（见图3.30）。任何累及第X对颅神经的病变均可影响吞咽的肌肉，即咽部和腭部的肌肉。翼肌假性肥大，可继发于半下颌切除术后，翼肌和咬肌向前上牵拉残余的下颌支，翼外肌相应地缩短从而显得较对侧肌肉肥大，这种情况不应误认为是肿瘤。

转移瘤

颅底转移瘤是常见的侵袭性肿瘤，它们可以是溶骨性（乳腺、肾、甲状腺、肺、浆细胞瘤）、硬化性(前列腺）或

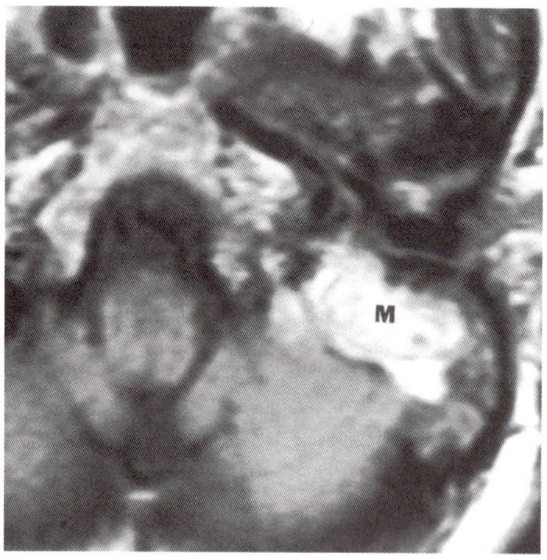

图3.129 乳腺癌颅底转移。Gd增强MRI示：累及左侧岩乳区的显著增强的肿块（M）。

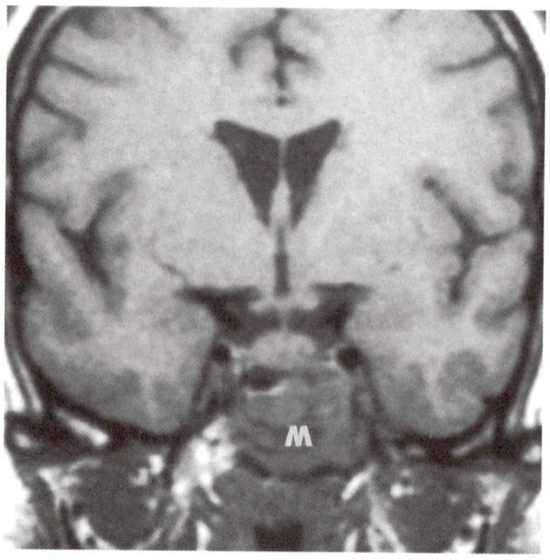

图3.130 结肠腺癌颅底转移。冠状位T1WI示：累及蝶骨的肿块（M）。

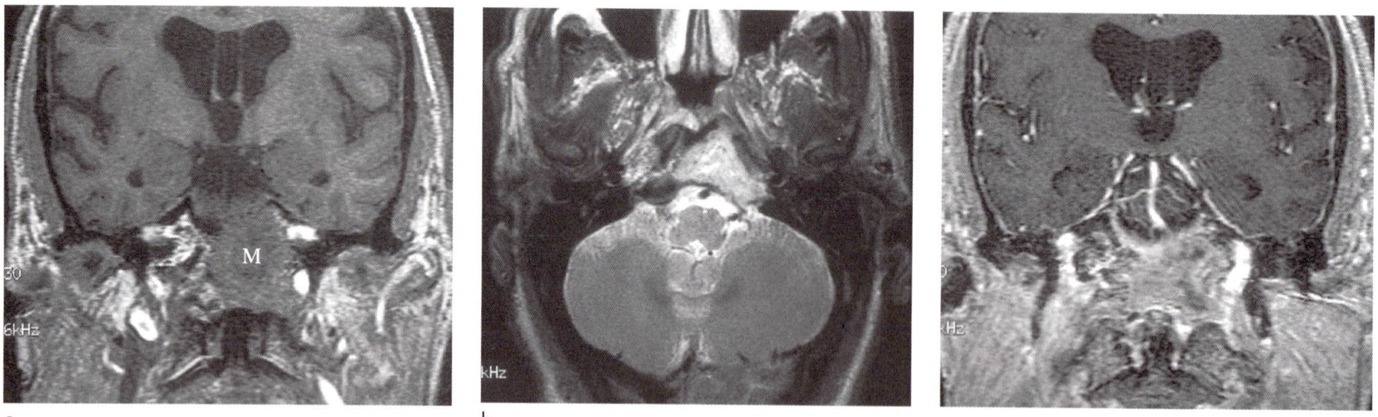

a b c

图3.131 甲状腺癌颅底转移。3T MRI扫描示：累及颅底的转移病灶（M）a 冠状位 T1WI。b 轴位T2WI及 c Gd增强冠状位 T1WI。

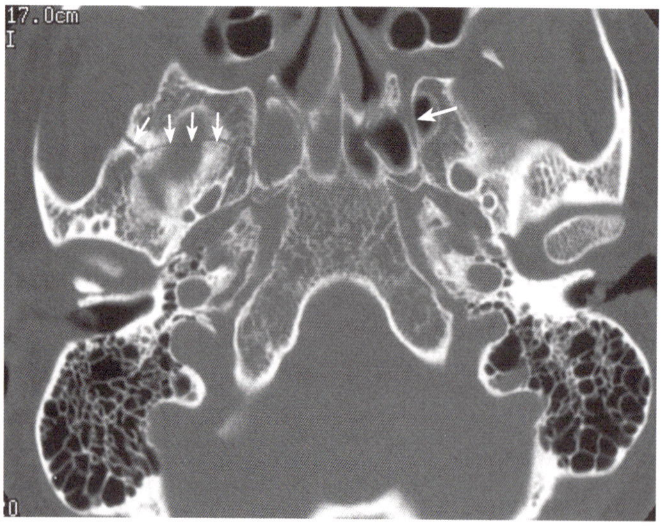

图3.132 颅底骨折。轴位CT扫描示：累及蝶骨大翼的骨折（小箭），骨折线延伸至翼管。注意左侧翼管正常（长箭），由于出血致右侧蝶窦密度增高（不透明）。

混合性（前列腺、乳腺）的转移瘤，CT检查是确定骨质破坏的首选方法（图3.128）[7]，MRI可用来评价颅底转移瘤的软组织成分、骨髓浸润及颅内扩散情况（图3.129～3.131）。

外伤

CT适合检查颅底骨折（图3.132～3.137），使用水溶性碘剂行CT脑池造影可以准确地检测脑脊液鼻漏和耳漏的部位（图3.138、3.139）[8,9]，MRI对显示软组织挫伤（图3.140）及颅内外出血很有价值。第1、2、4章对颅底外伤做了进一步讨论。

a
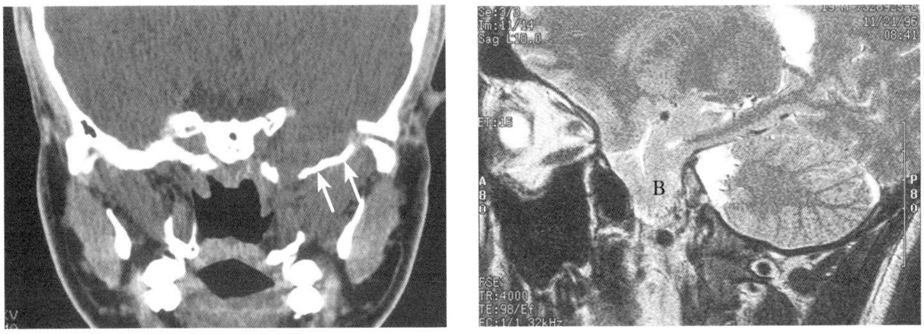

b

图3.133 颅底凹陷性骨折合并脑疝。a 冠状位CT扫描示：左侧中颅凹的凹陷性骨折（箭）。b 矢状位T2WI示：脑疝形成(B)。

a
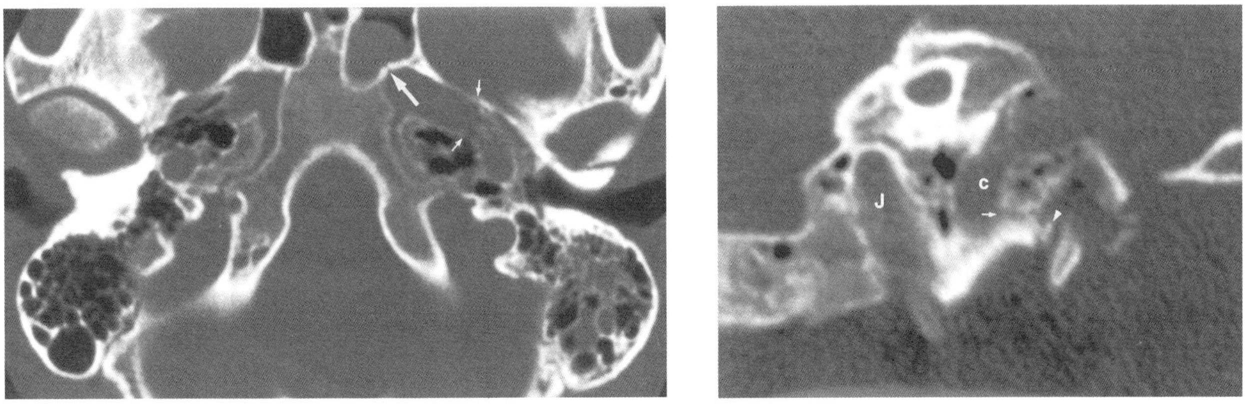

b

图3.134 颈动脉管骨折。a 横轴位CT扫描示：累及左侧颈动脉管（小箭）和左侧蝶窦（大箭）的骨折。b 矢状位CT示：正常颈静脉窝（J）和颈动脉管（C）的骨折（箭），注意骨折碎片（箭头）。

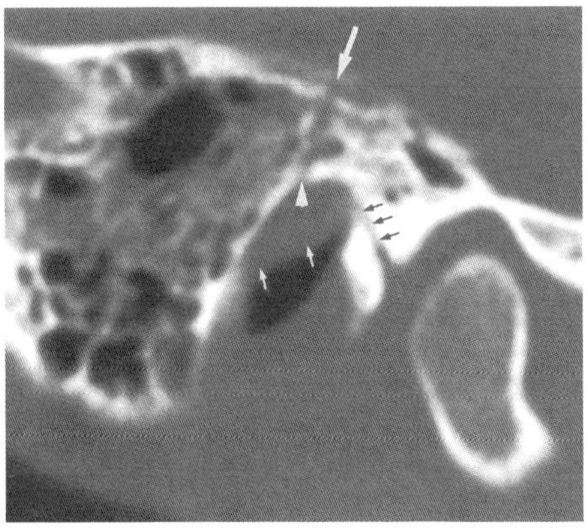

图3.135 颅底骨折。矢状位CT扫描示：中颅凹底骨折（长箭），骨折线延伸至外耳道的上壁（箭头），注意鼓室鳞部骨缝分离（黑箭）以及与外耳道出血（小白箭）有关的软组织变化。

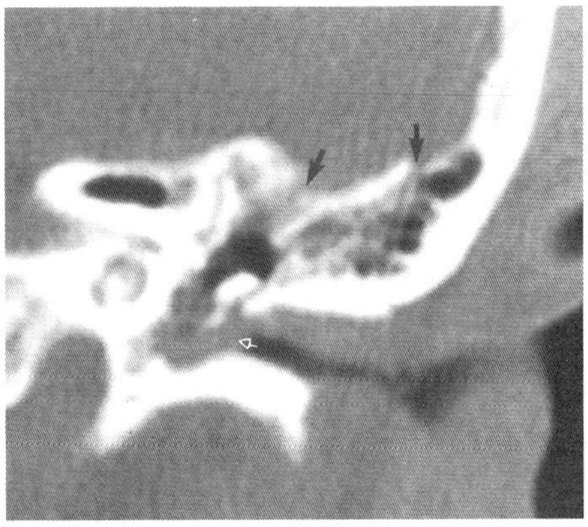

图3.136 中颅凹底凹陷骨折合并脑脊液漏。冠状位CT扫描示：累及中颅凹底包括鼓室盖的骨折（黑箭），鼓膜增厚（白箭），鼓室内积血和脑脊液漏造成中耳密度增高。

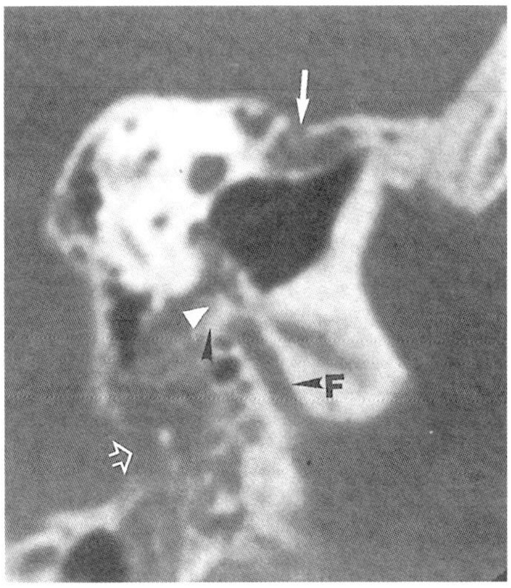

图3.137 颞骨骨折。半矢状位CT平扫示：乳突骨折累及乙状窦骨板（空箭），面神经管骨折，一骨折碎片（箭头）伸入面神经管（F）。累及中颅凹底的骨折（实箭）。

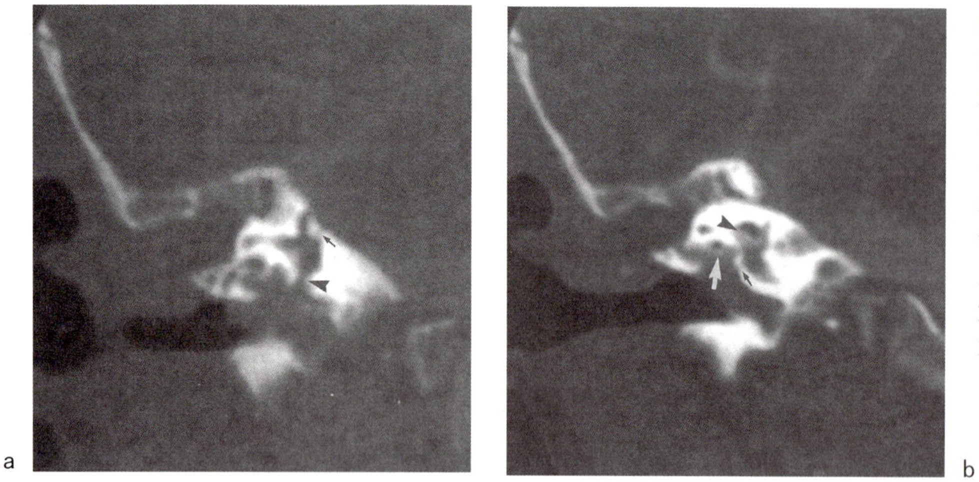

图3.138 颅底骨折致脑脊液耳漏。a 鞘内注射碘对比剂后冠状位CT扫描示：沿耳蜗底部转折处的骨折（箭头），延伸至前庭（箭），中耳和乳突部的软组织改变与曾经的乳突切除术有关。b 冠状位CT脑池造影示：脑脊液漏流入前庭（箭头）、中耳腔（白箭），注意蜗底转折处的骨折（黑箭），此病人做了乳突及乳突腔软组织切除术，未能解决脑脊液漏的问题，修补耳囊骨折处治愈了脑脊液漏。

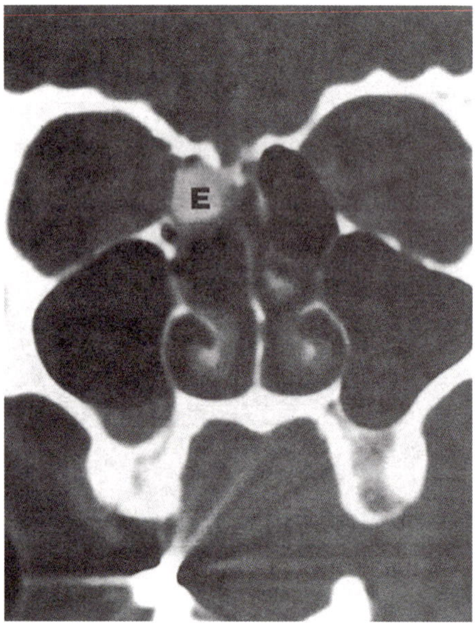

图3.139 脑脊液（CSF）漏。冠状位CT脑池造影示：筛窦（E）内脑脊液与对比剂混合，筛板缺损。此病人做了鼻内手术治疗脑脊液漏，但未能解决问题。

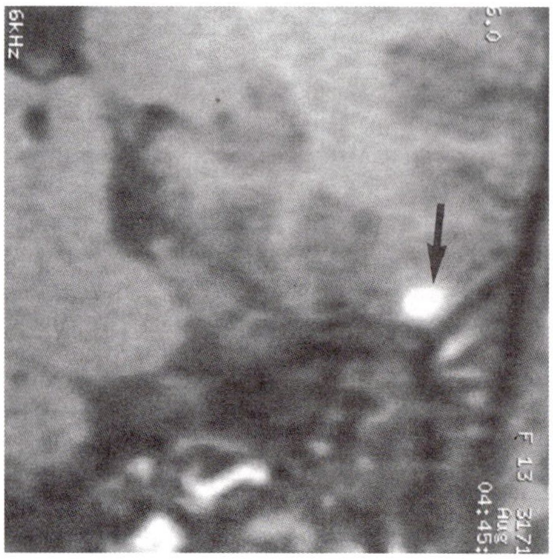

图3.140 颅底骨折。冠状位T1WI示：局灶性血肿（箭）位于CT扫描所见鼓室盖骨折的部位。

参考文献

1 Warwick R, Williams PL, eds. Gray's Anatomy, 35 th British ed. Philadelphia: W.B. Saunders; 1973.
2 Noyek AM, Kassel EE, et al. Clinically directed CT in occult disease of the skull base involving foramen ovale. Laryngoscope 1982; 92: 1021-1027.
3 Som PM, Shugar JM, et al. A clinical radiographic classification of skull base lesions. Laryngoscope 1979; 89: 1066-1076.
4 Mafee MF, Aimi K, et al. CT in the diagnosis of primary tumors of the petrous bone. Laryngoscope 1984; 94: 1423-1430.
5 Mafee MF, Valvassori GE, et al. The role of radiology in surgery of the ear and skull base. Otolaryngol Clin North Am 1982; 15: 723-723.
6 Kumar A, Valvassori GE, et al. Skull base lesions: a classification and surgical approach. Laryngoscope 1986; 96: 252-263.
7 Weber AL. Imaging of the skull base. Eur J Radiol 1996; 22: 68-81.
8 Mafee MF, Valvassori GE " et al. Tumors and tumor-like conditions of the middle ear and mastoid: role of CT and MRI: an analysis of 100 cases. Otolaryngol Clin North Am 1988; 21: 349-375.
9 Mafee MF, Valvassori GE, Dobben GD. The role of radiology in surgery of the ear and skull base. Otolaryngol Clin North Am, 1982; 15(4): 723-753.
10 Lewark TM, Allen GC, Chowdhury K, et al. LeFort I osteotomy and skull base tumors. Arch Otolaryngol Head Neck Surg 2000; 126: 1004-1008.
11 Shelton JC, Antonelli PJ, Hackett R. Skull base fungal osteomyelitis in an immunocompetent host. Otolaryngol Head Neck Surg 2002; 126: 76-78.
12 Schuller DE, Hart MC, Goodman JH. The surgery of benign and malignant neoplasms adjacent to or involving the skull base. Am J Otolaryngol 1989; 1: 305-313.
13 Powell DM, Shah N, Carr A, et al. Maxillary removal and reinsertion in pediatric patients. Arch Otolaryngol Head Neck Surg 2002; 128: 29-34.
14 Schuller DE, Goodman JH, Brown BL, et al. Maxillary removal and reinsertion for improved access to anterior cranial base tumors. Laryngoscope 1992; 102: 203-212.
15 Pisneski M, Mafee MF, Samii M. Applications of MR angiography in head and neck pathology. Otolaryngol Clin North Am 1995; 28(3): 543-561.
16 Cantu G, Solero CL, Mariani L, et al. A new classification for malignant tumors involving the anterior skull base. Arch Otolaryngol Head Neck Surg 1999; 125: 1252-1257.
17 Colreavy MP, Baker T, Campbell M, et al. The safety and effectiveness of the LeFort I approach to removing central skull base lesions. ENT Ear Nose Throat J 2001; 80: 315-320.
18 Fitzek C, Mewes T, Fitzek S, et al. Diffusion-weighted MRI of cholesteatoma of the petrous bone. J Magn Reson Imaging 2002; 15: 636-641.
19 Thorton J, Bachir Q, Aletich VA, et al. Role of MRI and diagnostic and interventional angiography in vascular and neoplastic diseases of the skull base associated with vestibulocochlear symptoms. Topics Magn Reson Imaging 2000; 11(2): 123-137.
20 Dobben GD, Philip B, Mafee MF, et al. Orbital subperiosteal hematoma, cholesterol granuloma, and infection: evaluation with MR imaging and CT. Radiol Clin North Am 1998; 36: 1185-1200.

21 Mafee MF, Smirniotopoulos JG, Goodwin J. Imaging of chiasmal and juxtasellar regions. Ophthalmol Clin North Am 1994; 7: 347–366.

22 Shin JH, Byun BJ, Kim DW, Choi DL. Neurenteric cyst in the cerebellopontine angle with xanthogranulomatous changes: serial MR findings with pathological correlation. AJNR 2002; 23: 663–665.

23 Bevetta S, El-Shunnar K, Hamlyn PJ. Neurenteric cyst of the anterior cranial fossa. Br J Neurosurg 1996; 10: 225–227.

24 Kapoor V, Douglas R, Melanie J, et al. Neuroradiological-pathological correlation in a neurenteric cyst of the clivus. AJNR 2002; 23: 476–479.

25 Brooks BS, Duvall ER, Gammal TE, et al. Neuroimaging features of neurenteric cysts: analysis of nine cases and review of the literature. AJNR 1993; 14: 735–746.

26 Randall RV, Scheithauer BW, Laws ER, et al. Pituitary adenomas associated with hyperprolactinemia: a clinical and immunohistochemical study of 97 patients operated on transsphenoidally. Mayo Clin Proc 1985; 60: 753–762.

27 Charbel FT, Hyun H, Misra M, et al. Juxtaorbital en plaque meningiomas; report of four cases and review of literature. Radiol Clin North Am 1999; 37: 89–100.

28 Mafee MF, Valvassori GE, Shugar MA, et al. High resolution and dynamic sequential computed tomography: use in the evaluation of glomus complex tumors. Arch Otolarynol 1983; 109: 691–696.

29 Mafee MF, Raofi B, Kumar A, Muscato C. Glomus faciale, glomus jugulare, glomus tympanicum, glomus vagale, carotid body tumors, and simulating lesions. Radiol Clin North Am 2000; 38: 1059–1076.

30 Wenig BM, Mafee MF, Ghosh L. Fibro-osseous, osseous, and cartilaginous lesions of the orbit and paraorbital lesion: correlative clinicopathological and radiographic features, including the diagnostic role of CT and MR imaging. Radiol Clin North Am 1998; 36: 1241–1259.

31 Neff B, Sataloff RT, Storey L, et al. Chondrosarcoma of the skull base. Laryngoscope, 2002; 112: 134–139.

32 Koch BB, Karnell LH, Hoffman HT, et al. National cancer database report on chondrosarcoma of the head and neck. Head Neck 2000; 22: 408–425.

33 Shinaver CN, Mafee MF, Choi KH. MRI of mesenchymal chondrosarcoma of the orbit: case report and review of the literature. Neuroradiology 1997; 39: 296–301.

34 Chen CC, Hsu L, Hecht JL, Janecka I. Bimaxillary chondrosarcomas: clinical, radiological, and histologtic correlation. AJNR 2002; 23: 667–670.

35 Rosenberg AE, Nielson GP, Kiel SB, et al. Chondrosarcoma of the base of the skull: a clinical pathological study of 200 cases with emphasis in its distinction from chardoma. Am J Surg Pathol 1999; 23: 1370–1378.

36 Brown E, Hug EB, Weber AL. Chondrosarcoma of the skull base. Neuroimaging Clin North Am 1994; 14: 429–541.

37 Mafee MF, Pai E, Philip B. Rhabdomyosarcoma of the orbit: evaluation with MR imaging and CT. Radiol Clin North Am 1998; 36: 1215–1227.

38 Wenig B, ed. Atlas of Head and Neck Pathology. Philadelphia: W.B. Saunders; 1993.

39 Amato MM, Esmaeli B, Shore JW. Orbital rhabdomyosarcoma metastatic to contralateral orbit. Ophthalmology 2002; 109: 753–756.

40 Seedat R, et al. Rhabdomyosarcoma. Int J Pediatr Otorhinolaryngol 2000; 52: 177–181.

41 Heffner DK. Low grade papillary adenocarcinoma of endolymphatic sac. Cancer 1989; 64: 2292–2302.

42 Hassard AD, Boudreau SF, Cron CE. Adenoma of the endolymphatic sac. J. Otolaryngol 1984; 13: 213–216.

43 Mafee MF, Wee R Lee, Mafee RF. Imaging of vestibular aqueduct, endolymphatic duct and sac and adenocarcinoma of probable endolymphatic sac origin. Rivista Neuroradiol 1995; 8: 951–961.

43a Mafee MF, Shah H. Endolymphatic sac tumors and papillary adenocarcinoma of the temporal bone. Role of MRI and CT. Iranian J Radiol, in press.

44 De Angelis LM. Primary central nervous system lymphoma: a new clinical challenge. Neurology 1991; 41: 619.

45 Sapozink MD, Kaplan HS: Intracranial Hodgkin disease: a report of 12 cases and review of the literature. Cancer 1983; 52: 1301.

46 Ashby MA, Barber PC, Holmes AE, et al. Primary intracranial Hodgkin's disease: a case report and discussion. Am J Surg Pathol 1988; 12: 294.

47 Mancardi GL, Mandybur TI. Solitary intracranial plasmacytoma. Cancer 1983; 51: 2226.

48 Hydayat AA, Mafee MF, Laver NV, Noujaim S. Langerhans cell histiocytosis and juvenile xanthogranuloma of the orbit. Clinicopathological, CT, and MR imaging features. Radiol Clin North Am 1998; 36: 1229–1240.

49 Gullane PJ, Davidson J, O'Dwyer T, Forte V. Juvenile angiofibroma: a review of the literature and case series report. Laryngoscope 1992; 102: 928–933.

50 Kadish S, Goodman M, Wang CC. Olfactory neuroblastoma: a clinical analysis of 17 cases. Cancer 1976; 37: 1571–1576.

51 Austin JR, Cebrun H, Kershisnik MM, et al. Olfactory neuroblastoma and neuroendocrine carcinoma of the anterior skull base: treatment results at the M.D. Anderson Cancer Center. Skull Base Surg 1996; 6: 1–8.

52 Dulguerov P, Calcaterra T. Esthesioneuroblastoma: the UCLA experience 1970–1990. Laryngoscope 1992; 102: 843–849.

53 Som PM, Brandwein M. Sinonasal cavities: Inflammatory diseases, tumors, fractures and postoperative findings. In: Som PM, Curtin HD, eds. Head and Neck Imaging, Vol 1. St. Louis: Mosby-Yearbook Inc; 1996: 126–315.

第三篇　鼻腔和鼻旁窦

第 4 章　鼻腔和鼻旁窦的影像学

4 鼻腔和鼻旁窦的影像学

M.F.Mafee

鼻腔：胚胎学和发育

正如其对咽和喉的形成所起的作用，腮器（如腮弓、腮沟、咽囊和腮膜）在脸部、鼻腔、口腔和脖子的形成中也起了重要的作用。第一腮弓通常指下颌骨的部分，第二腮弓通常指舌弓。每个腮弓由外胚层外部、间质核和内胚层内部组成。间质形成骨骼成分，随后全部或部分软骨化[1]。剩余的大部分间质核（近轴的和脊索前的部分）变成了横纹肌。大部分面部间质是由神经嵴细胞生成。人类的下颌弓在原咽的底部向腹内侧生长在中线与其配对物连接。与其相似，舌弓向腹侧生长，在中线处相遇融合。当下颌突起（突）进入到原咽的底部时，前脑中部的间质和胚孔原口的上皮顶在外胚层下增生和膨出，形成额鼻突起或隆凸。面突（额鼻、腭骨、下颌骨）在妊娠第4周出现并形成脸部的边界和结构（图4.1）[2]。成对的下颌和上颌突起形成了脸的旁侧结构；额鼻隆凸形成了脸中部结构。在第五周，变厚的外胚层斑块在两腹外侧向额鼻隆凸发育，将其分为中部（鼻中）和侧面（鼻侧）鼻突（隆起）或皱褶（图4.1）。进一步增厚成为嗅觉器官或鼻基板。它们起初分离，随着突起的发展，它们快速向下发展形成嗅隐窝（鼻隐窝）[1]。间质从鼻中突伸长进入胚孔原口顶部（口凹）增殖形成前颌或球形区也没希氏球突[1]。

嗅隐窝（鼻隐窝）周围的间质生长，使鼻隐窝变得更深变成了原始鼻腔或鼻囊，即鼻腔的前身。成对的上颌突，如颌突，由增殖的间质构成，上面覆盖着外胚层。上颌突向腹侧方向生长，与侧鼻突（褶）融合，这两者原先被鼻颌沟分开。沿鼻侧和上颌突界面的外胚层形成实体细胞柱，中间孔道成为鼻泪管。在下一星期内，上颌突的内面形成了腭骨突起，向中线生长。腭骨在连接组织的隔膜内从一个中心开始骨化，这个中心在胎龄的第8周出现在胎儿的垂直板内[1]。鼻囊到第3个月末就已发育良好[1]。其外侧部分的游离缘向内弯曲形成下鼻甲，在第5个月胎龄骨化（膜成骨），成为一块单独的骨骼[1]。后来，鼻囊的侧面部分骨化成筛骨，支撑着内表面脊，并逐渐形成了中、上和最上鼻甲。鼻囊的剩余部分为下鼻中隔和鼻翼软骨；部分由间质犁骨和鼻骨取代[1]。鼻腔的前部叫做前庭，其上皮是由外胚层发育而成，代表了外鼻外皮的向内延伸；

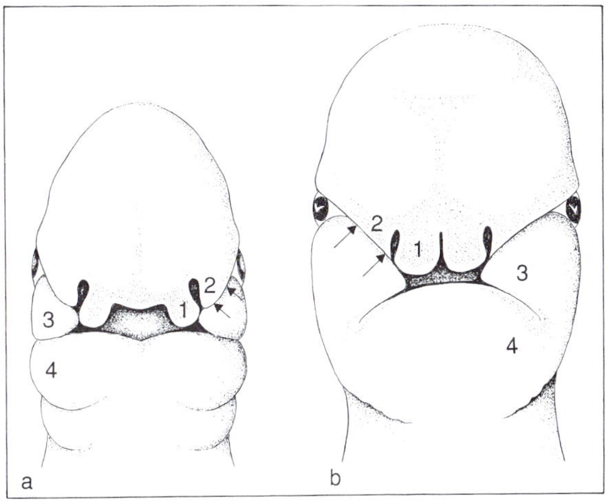

图4.1 妊娠第5周（a）和第6～7周（b）胎儿面部的正面观。1= 鼻中突；2= 鼻侧突；3= 上颌突；4= 下颌突；箭所指为鼻泪沟。源自 Castillo M.Congenital abnormalities of the nose:CT and MR findings.AJR，1994;162:1211-1217,已授权。

与其相似，鼻腔内部上皮（鼻黏膜）也源于外胚层[2]。鼻上皮从鼻腔的后上部开始发育，由外胚层的鼻腔上皮细胞分化而来[2]。

鼻旁窦：胚胎学和发育

上颌窦

鼻旁窦随着鼻腔壁的发育在鼻道内生长[2,3]。上颌窦和筛窦在胎儿期发育。虽然额窦和蝶窦是在胎儿期开始发育，但是到出生时它们的大小并不足以显示，而是在出生的前几年内才发育完全[2,3]。在胎龄为3个月时，上颌窦从鼻囊筛骨部位的侧壁上开始芽生[3]。出生时，上颌窦的直径约为6～8mm大小。[3] 到生后4～5个月，上颌窦就能够明显辨别，特别是在CT扫描图上（图4.2）。出生后，上颌窦仍保持快速生长直到3岁左右（图4.2c, e, g），此后，生长速度减慢，直到7岁（图4.2, h）[3]。再次出现一个加速生长期直到12岁。在第二次出牙后，随着上颌牙槽突的进入，出现了进一步生长[3]。

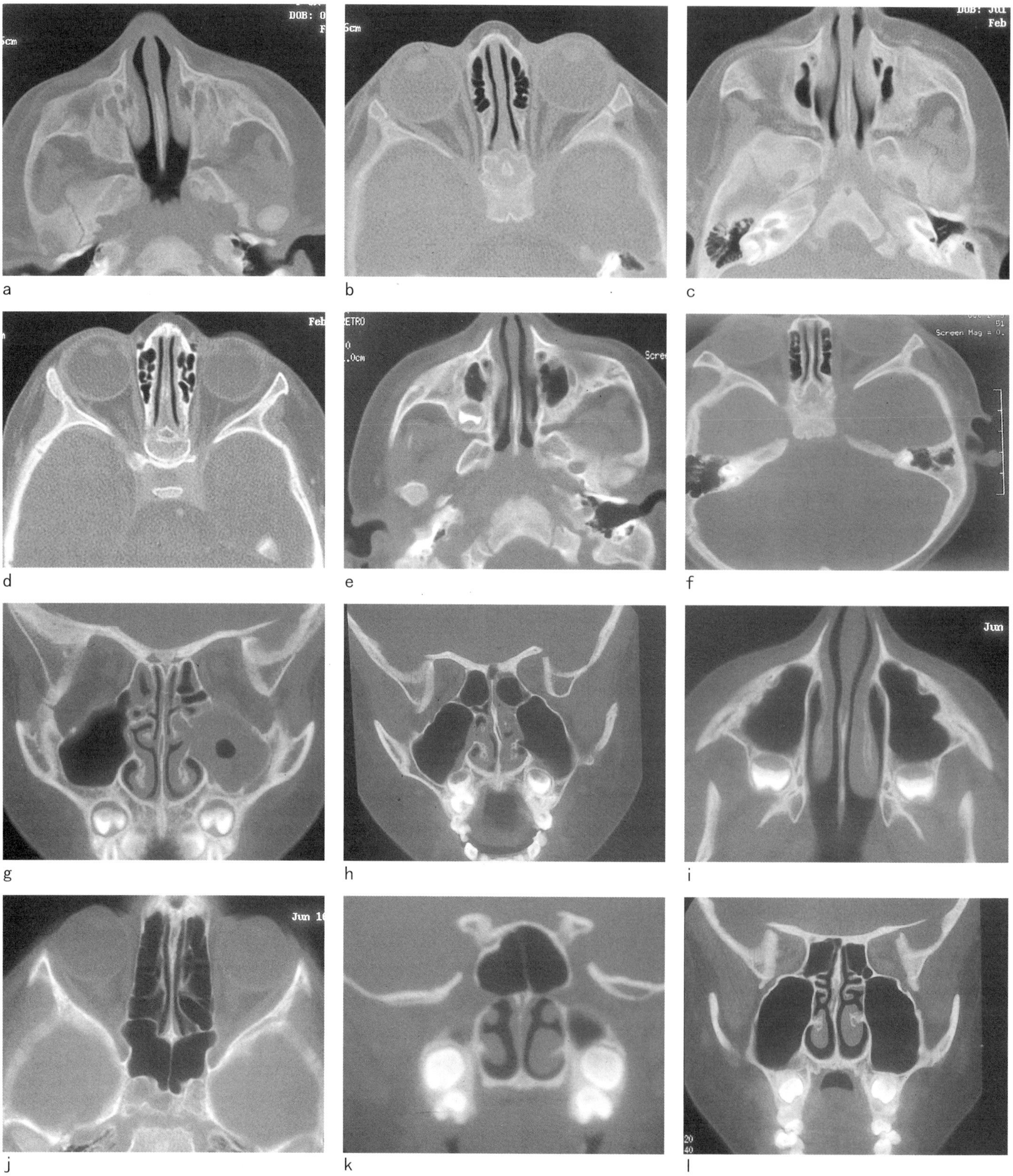

图4.2 副鼻窦的发育，a,b 为3个月的婴儿的CT扫描图。注意上颌窦很小，仍未形成气腔。一些婴儿出生后的前几天或前几周可能会在上颌窦内出现气腔。筛窦形成明显气腔（b）。7月龄婴儿的c和 d CT扫描图显示出上颌窦和筛窦的正常气化。e,f 为2岁儿童的CT扫描图。g 3岁儿童的CT扫描图。h 5岁儿童，i,j,k 6岁儿童 和l 10岁儿童，除g图外，其余都显示了鼻旁窦的纵向发育，g图为一3岁儿童的左上颌窦炎的CT图。

筛窦

约在3个月胎龄时，前组筛窦和中组筛窦在中管未来的黏膜区，从发育中的鼻腔侧壁外突开始发育[3]。随后，上鼻道的鼻黏膜开始外翻形成组后筛窦。出生时，前筛窦约5mm高，2mm长，2mm宽，后筛窦约5mm高，4mm长，2mm宽[3]。出生后或几个月后，筛窦可在CT扫描图中辨认出（图4.2b，d）。到了12岁，筛窦几乎达到与成人相同大小（图4.2h）（后筛窦24mm高，23mm长，12mm宽）[3]。

额窦

额窦是由额凹区鼻囊的筛骨部分发育而成的。出生时，其无法与前组筛窦区分[3]。出生后生长缓慢，在1岁时，额窦从解剖学方面几乎不可见。约4岁时，额窦开始填充于额骨的垂直板内。直到十几岁后，额窦才呈进行性增长[3]。

蝶窦

在胎龄3个月时，发育中的鼻腔向外延伸蝶窦开始发育。虽然在4个月胎儿的蝶窦可显示可的微小的空洞，但是在出生时蝶窦仍然很小，不比蝶筛骨凹处大[3]。5岁后，蝶窦的发育变得稍快，到7岁时，蝶窦延伸至蝶鞍下方的水平（图4.2k）[3]。直到12岁时才出现进一步的生长。在12岁以后，随着蝶窦的生长，蝶骨的翼突（外侧突）也开始生长。

鼻腔解剖学

鼻腔是第一个上部的空气通道，从嘴的顶部向上通往颅骨的基底（图4.3a）。它由鼻中隔分成两等份，经鼻孔在面部开口，向后通过后鼻孔也叫内鼻孔与鼻咽腔相连（图4.3b，c）。外鼻的骨架由骨骼和透明软骨组成。其骨质结构由鼻骨、上颌骨的额（鼻）突和额骨鼻部组成。软骨的结构由中隔软骨，鼻侧软骨和鼻翼大软骨组成。这些结构通过连续的软骨膜和骨膜彼此相连，并与骨骼相连[1]。

在鼻腔的前部，鼻中隔软骨形成了几乎全部的鼻中隔。其后上缘与筛骨的垂直板相连，后下缘与犁骨和上颌骨的鼻突和鼻前突相连（图4.3a，c）。犁骨是一个梯形薄骨板，构成了鼻中隔的后下部。它有两个面和四个缘。上缘最厚，呈现为深的沟槽，通过犁骨侧翼与每边相连。沟槽与蝶骨的额角相吻合[1]。翼与蝶骨甲、腭骨的蝶突和翼内板的鞘突相接[1]。下缘与上颌骨和腭骨形成的鼻嵴相接。前缘最长：上半部分与筛骨的垂直板相连，下半部分裂开以容纳鼻中隔软骨的下缘。后缘是游离，将后鼻孔（内鼻孔）隔开。犁骨的前端与上颌骨的切牙嵴后缘相连，并在切牙管之间向下伸出。后鼻孔（或内鼻孔）是两个椭圆形的开口，每个垂直径约2.5cm，横径约1.25cm。每侧鼻腔切有一个顶，一个底，一个内侧（中隔）壁和一个外侧壁。它由三个区域组成：前庭区、呼吸区和嗅觉区。鼻前庭稍向外膨胀，位于鼻孔内部。其结构依次为皮肤、短粗鼻毛、皮脂腺和汗腺。前庭上方受向后卷曲的突起限制，称为鼻阈（黏膜界），其对应着鼻软骨下部的上缘，前庭的皮肤与鼻腔的黏膜在鼻阈移行[1]。呼吸区是鼻腔中最大的区域，位于前庭和嗅觉区之间。嗅觉区的下界是上鼻甲，包括鼻中隔上部和中间顶[1]。

鼻腔顶两边很窄，可分为额鼻部分，筛骨部分和蝶骨部，对应着其支撑骨骼结构。前部为额鼻部分，由额骨和鼻骨的鼻棘构成。筛骨水平部分由筛骨的筛板形成，从前颅隐窝底的中部将鼻腔分开（图4.3a，c）。其含有大量的小孔，是嗅神经的通道。蝶骨部由蝶骨的体的一部分构成。

鼻腔底两侧之间是下凹的。其前3/4处由上颌骨的腭突构成，其后1/4处由腭骨的水平部构成（图4.3，4.4）。在其前部各有一切牙（切牙的）管开口（图4.3c）。

内侧壁由鼻中隔骨部和隔板构成，其经常偏离中央面。鼻中隔骨部几乎由整个犁骨和筛骨的垂直板构成（图4.3a）。

鼻腔的外侧壁非常不规则，因其存在3块骨性突起：即上鼻甲、中鼻甲和下鼻甲（图4.3）。对大部分而言，其骨质部分的下面和前面由上颌骨的鼻表面组成（图4.3a），后面由腭骨的垂直板组成，上面由插入鼻腔和鼻框之间的筛骨迷路的鼻表面组成（图4.3a）。[1,4,5] 鼻甲向下稍向内侧突出，构成了每个通道或管路的顶（上、中、下鼻道），与鼻腔相通（图4.3a）。下鼻甲是一块独立的薄骨板，与上颌骨的鼻表面和腭骨的垂直板相连（图4.3）[4,5]。下鼻道在下鼻甲之下，并向下延伸至鼻腔底部。它是3个通道中最大的，跨越几乎鼻侧壁的全长。下鼻道与鼻泪管口相接（图4.3b）。

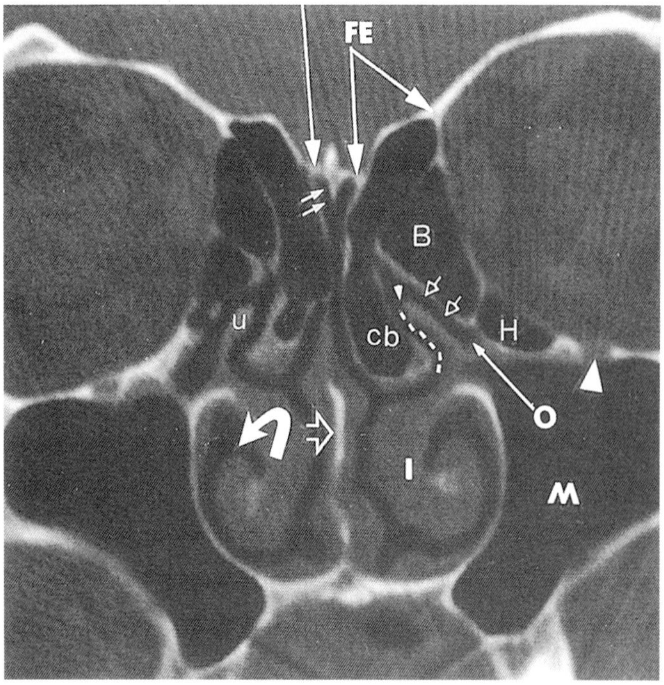

a

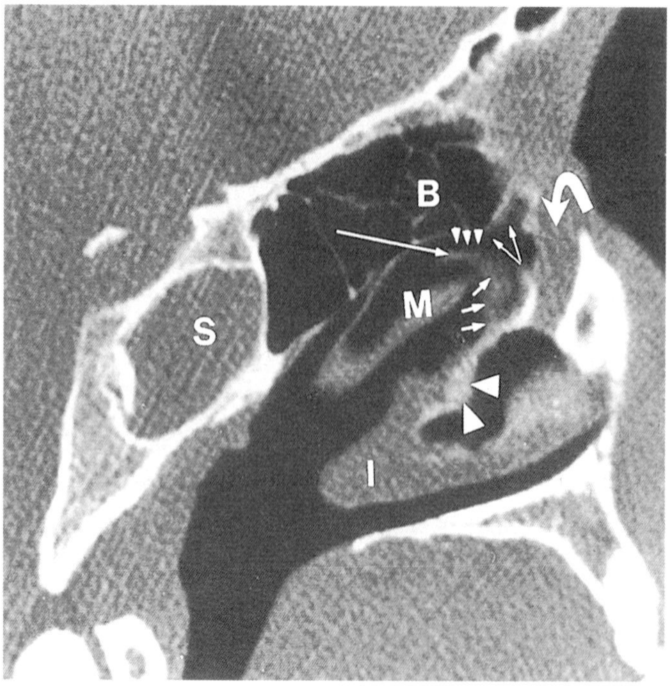

b

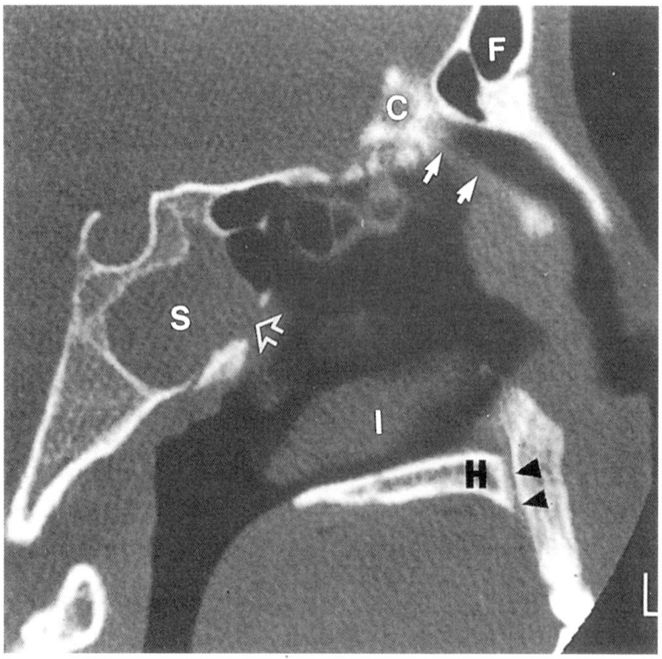

c

图4.3

a 头颅CT扫描显示了下鼻甲（I），鼻中隔（中空箭），下道（弯箭），钩突（u），上鼻道（小双箭），筛板（长箭），筛骨小窝（FE），筛泡（B），漏斗管（双中空箭），充气的中鼻甲，所谓的鼻甲泡（cb），上颌窦口（o），眶下管（大箭头），和上颌窦（M）。小箭头指向半月裂孔区，其连接漏斗管和中鼻道（虚线）。

b 直接半矢状CT扫描图显示了鼻泪管（弯箭），下鼻甲（I），中鼻甲（M），筛泡（B）和不透明的蝶窦（S）。注意部分充满的钩突（三个小箭）及其连接到下鼻甲筛突的附件（双箭头）。漏斗管在筛泡和钩突之间（3个箭头）。前筛窦（交叉箭）包括筛泡，排向漏斗管的通路。长箭头指向钩突的后部。

c 直接半矢状CT扫描显示额窦（F），鸡冠（C），不透明的蝶窦（S），后组筛窦，中隔和筛骨的垂直板（双箭），下鼻甲（I），硬腭（H）和切牙管（箭头）。注意蝶鞍，鞍结节，蝶骨板和多孔的筛板，为嗅神经纤维的通路。中空箭指向蝶窦前壁的手术缺损区。

中鼻甲和上鼻甲是筛骨迷路的内表面上的骨质突起（图4.3）。中鼻甲向后延伸与腭骨的垂直板相连[2,4,5]。中鼻道与前组筛窦、中组筛窦、上颌窦和额窦的开口相通（图4.4）。上鼻甲是一个卷曲的小薄片，位于中鼻甲的后上方。上鼻道与后组筛窦的开口相通（图4.4）。一个狭窄的间隔，蝶筛隐窝（图4.4），将上鼻甲与蝶骨主体的前表面分离，蝶窦通过其开口于鼻腔内。紧邻上鼻道之后是蝶腭孔（图4.4），穿透鼻腔的侧壁开口在翼腭隐窝[4-6]。其从翼腭窝传送蝶腭动脉、鼻腭和鼻上神经[1]。

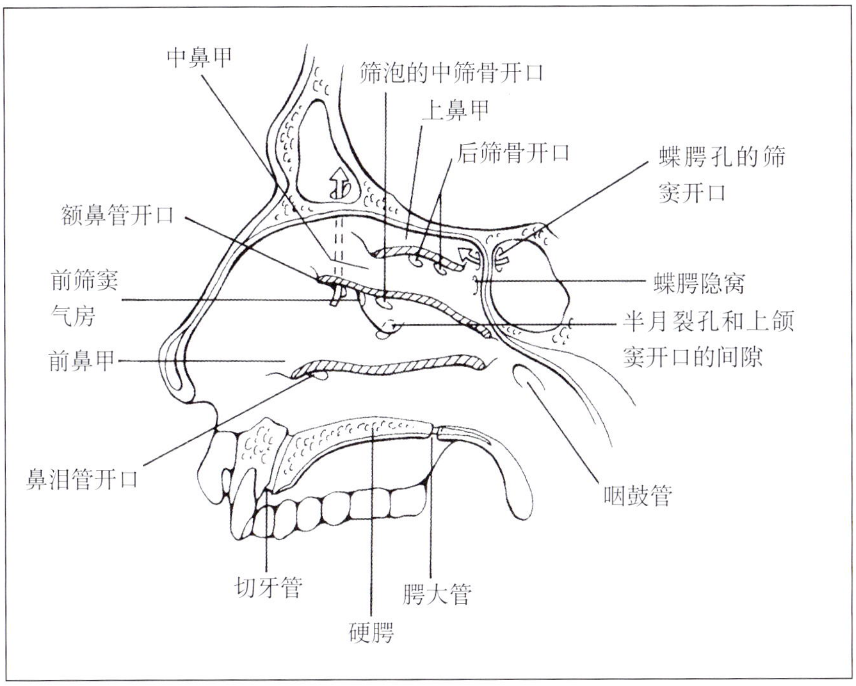

图4.4 鼻腔的示意图，显示了窦口的相对位置。额窦开口于额鼻管内，然后依次排入中鼻道的前部。源自Davies J.Embryology and anatomy of the head Paparella MM, Shurrick DA,编写的《耳鼻喉学》Vol 1, Phildelphia:W.B. Saunders.1980中Davies J.写的“头、颈、面部、腭、鼻和鼻旁窦的胚胎学和解剖学”和Bergeron RT, Osborn AG, Som PM编写的《头颈成像》St. Louis: Mosby, 1984.中Som PM.的“鼻旁窦”，并经过修饰。1984，经授权。

鼻黏膜

鼻黏膜位于除前庭区外的鼻腔内，并且与骨膜和软骨膜紧密相连。鼻前庭是一个皮肤结构，由角质化的扁平上皮和其下的皮下组织和皮肤的附属器（毛囊，皮脂腺和汗腺）组成[2]。鼻甲处的鼻黏膜最厚，并且大部分血管特别是血管末梢端都存在于鼻甲上。鼻中隔黏膜也很厚，但是在鼻腔底部开口处和鼻旁窦的开口处很薄。鼻腔的非感觉上皮由散布着杯状细胞的假复层纤毛柱状上皮组成，称为呼吸上皮。其下面的基板是浆液腺和黏液腺（改称为小唾液腺），由上皮表面的分支管开口。呼吸黏膜的下面有丰富的血管海绵组织。这些海绵状的内皮证明了“开窗法”。紧接着向下是鼻膜，有淋巴细胞纤维层浸润，形成多处散在淋巴组织，在这之下是黏膜和浆液腺的紧密连接层，它们的导管穿过淋巴层，在黏膜表面开口。腺体和杯状细胞分泌的黏液形成了覆盖在黏膜表面的薄黏液层，它随着纤毛的运动向下和向后移动[4-9]。

嗅上皮比鼻腔内外围的非感觉上皮更厚。它主要由3种类型的细胞组成：嗅觉感受器细胞，支撑（支柱）细胞和基底细胞[1]。感受器细胞是初级的嗅觉感觉神经元。这类细胞有两极，是梭形的神经元，垂直位于嗅上皮内，由有髓鞘的顶树突和贯穿筛板的无髓鞘的轴突组成，前者穿过基板从黏膜表面突起[1,2]。支撑细胞是不规则的柱状细胞，分离受体且部分将受体包裹。基底细胞呈不规则形状或多边形，被限制在紧邻的上皮基板范围内。感受器细胞的无髓鞘的轴突组成小束存在于支撑细胞和基底细胞突起中的上皮内，最终穿过基板，在此，每束神经元被施万细胞包被[1]。被包裹的神经束（嗅丝）与互相聚集形成嗅觉神经的纤维束[1]。这些纤维最后进入嗅球，在那里它们与二级感觉神经元经突触连接。

鼻周期

鼻周期是一种生理现象，在这个周期中，鼻黏膜经历了左右鼻黏膜肿胀的交替循环。周期持续20分钟～6小时不等。

神经分布

鼻腔的神经包括三叉神经和嗅觉脑神经。

鼻黏膜的神经分布包括三叉神经的眼支（鼻睫神经的前筛分支）和上颌分支包括，也有翼管神经通过翼腭（蝶腭）神经节参与[1,2]。伴随这些神经内的感觉纤维的是对应鼻血管的节后血管收缩交感神经纤维，与从翼腭神经节发出的分支同行的是节后副交感纤维，后者是鼻腺的促分泌神经[1]。嗅黏膜含有嗅觉神经纤维起源细胞，这些细胞被收集成束，贯穿筛板，终止于嗅球[2]。

血液供应和淋巴引流

鼻腔由血液供应来自以下血管：蝶腭动脉、面动脉、筛前和筛后动脉、眼动脉（颈内动脉的分支）分支。蝶腭动脉是颌内动脉（颈外动脉的分支）的末梢动脉，位于蝶腭孔中。它供应鼻中隔黏膜；上颌窦内侧壁的膜部分；上、中、下鼻甲和鼻外侧壁。鼻静脉与动脉平行，通过蝶腭孔入翼静脉丛，然后进入颈内静脉，或通过眼静脉进入到海绵窦，然后进入硬脑膜乙状窦至颈静脉球，也会通过面静脉进入颈内静脉或颈外静脉[2]。

淋巴系统

鼻前部淋巴系统引流，经覆盖外鼻的皮肤排出，并通向下颌下淋巴结。鼻腔淋巴系统的主体经咽后淋巴结向颈深淋巴结引流[2]。

鼻旁窦的解剖

鼻旁窦是含气的空腔，包括额窦、筛窦、上颌窦和蝶窦。不同个体中，它们的大小和形状不同，沿着鼻窿呼吸黏膜向鼻腔的呼吸黏膜延伸。其黏膜比鼻黏膜薄，血管少，与窦的骨质壁连接更松[1]。窦腔的存在使颅骨变轻，并增加了声音的共鸣。

额窦

额窦是位于额骨薄板（骨板）之间（图4.5）的两个不规则的空洞，向后上方及侧面以不同的程度延伸。从发育方面讲，额窦在胎龄为第4个月时在额隐窝区开始发育[10]。出生时，无法与前组筛窦辨别。出生后生长缓慢。1岁或2岁后，用由眼可见，到了7～8岁，开始快速发育，但是直到青春期才达到最终的大小[1,5,10]。男性的额窦较大。伴随着第一次脱落白齿的长出，额窦发生了初级扩张，二级扩张发生于6岁，即恒牙长出时[1]。随着年龄的增长，额窦内壁的骨质吸收、变薄，导致鼻窿进一步膨胀。它们的平均尺寸为：高3.2cm，宽2.6cm，深1.8cm[1]。额窦向后延伸进入眶顶的中部（图4.5）。在额骨内向上延伸的额窦部分很小，而眶部巨大，或与之朋友（图4.6）。每个额窦通过横贯筛骨迷路连接的额鼻管（额鼻隐窝）在对应的中鼻道前部开口（图4.5d）[1,4-6]。

神经分布

额窦的神经分布由额神经的眶上支和滑车上分支提供，额神经是由第Ⅴ（三叉）颅神经的眼支出出[2]。

血液供应和淋巴引流

额窦的动脉血由筛前动脉的眶上支和滑车上动脉提供；引流静脉为连接眶上和眼上静脉位于眶上切迹中的吻合静脉，然后江入海绵窦[1,2]。额窦的淋巴引流向下颌下结[2]。

筛窦和筛骨的外科解剖

微创外科技术（MIST）使用功能强大的设备，它的应用进一步丰富了鼻旁窦的外科解剖学知识。筛骨是一个精密且复杂的结构。与它有相连骨头13块：额骨，蝶骨，鼻骨，上颌骨，泪骨，腭骨，下鼻甲和犁骨[1,6]。筛骨由四部分组成：一个水平的薄片，叫做筛板；一个垂直板和两个侧块，称为迷路（图4.7）。筛窦在胎龄2个月到4个月时开始发育，出生时会有一些小病（4个或5个）（图4.2b）[10]。到12岁，筛窦几乎达到了成人的大小（图4.2j，l）[3,10]。每个筛骨迷路由前、中、后3组薄壁且充分气化的筛泡组成（图4.8）。前组和中组通常指前筛泡（2～8个细胞），与后组通过中鼻甲基板的垂直部分离。基本上，前筛窦被定义为那些向漏斗内开口和经过上面的半月裂孔开口进入中鼻道的筛泡[3,11,12]。筛泡是那些开口在泡上或泡下的小房[3]。后组筛小房在上鼻道内开口。前组筛窦包括额隐窝筛泡，漏斗（漏斗上）筛泡，鼻丘小房，末端小房，筛泡和鼻甲泡（含有气腔的前中鼻甲）[3]。虽然筛骨迷路的界限被认为是筛骨，但是筛窦也向相邻的骨骼内延伸：前部的鼻骨和泪骨，后部的蝶骨，下部的上颌骨和上方的额骨眶板[3]。一些气泡没有被筛骨完全包住（壁外小房）；相反，筛骨被打孔，筛泡黏膜向上伸向额骨的筛骨切迹，向前伸向泪骨和上颌骨，向后伸向蝶骨和腭骨。最前方的壁内筛窦是额隐窝窦（其发育与额隐窝有关或相邻的小房），向前上伸向额骨（图4.9a）。即眶上筛窦，额窦也是从这些小房中产生[4,11]。第二组向前的是漏斗小房。从这些小房中延伸出最前方的壁外小房，鼻丘小房，它使泪骨和相邻的上颌骨额突内产生气腔（图4.9b）[3,4,5,11,12]。鼻丘小房位于中鼻甲前部末端前方紧邻的鼻侧壁（图4.10）[13,14]。这些小房的出口向朝筛骨筛漏斗（图

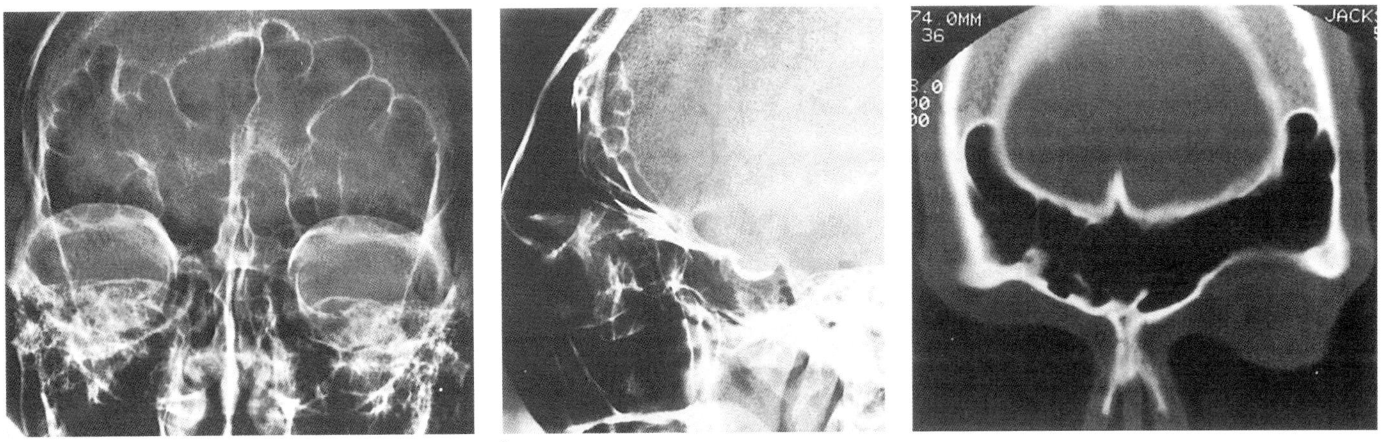

a b c

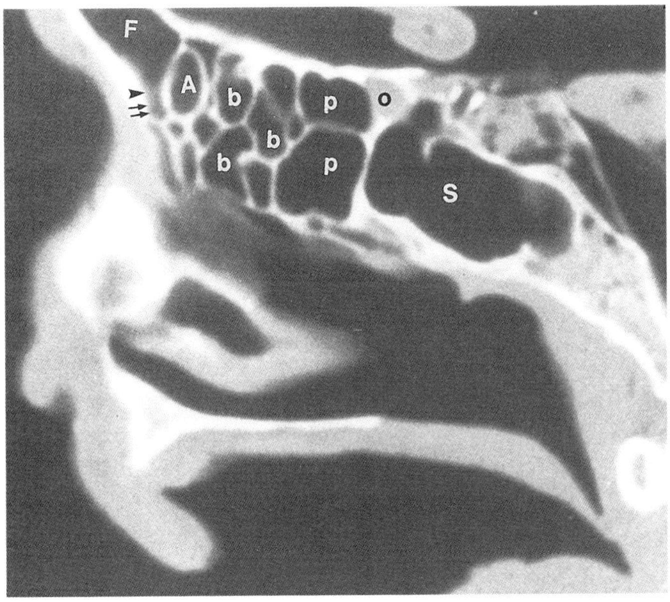

d

图4.5a,b 巨大额窦柯氏位（Caldwell）投影（a）和侧位（b）投影。

c 头部CT扫描显示了额窦的充分气化。

d 尸体头部的矢状CT扫描图。显示出额窦（F），额孔（箭头），额（额鼻）隐窝（箭），前筛骨（漏斗小房）（A），泡状小房（b），后组筛窦（p），视神经和视神经管（o）和蝶窦（S）。

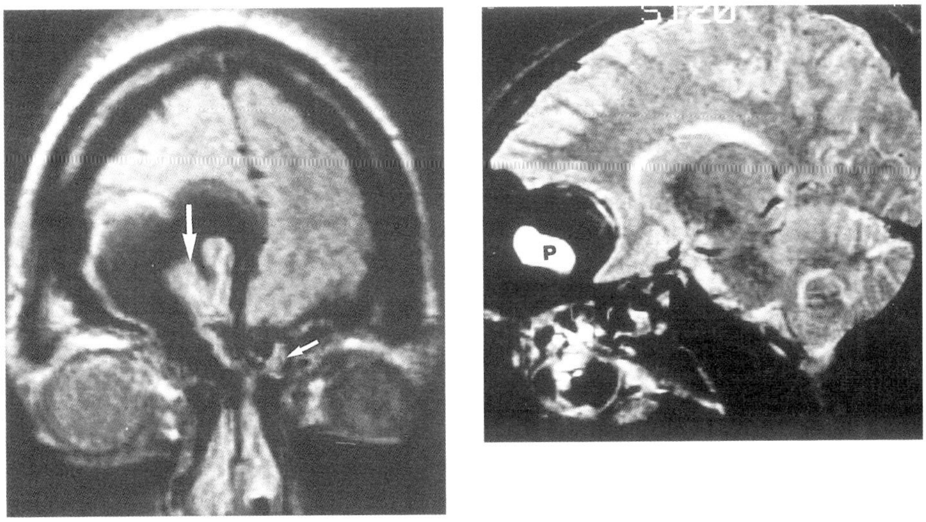

a b

图4.6 额窦两侧不对称。

a 冠位质子加权MR扫描图显示了右额窦明显增大（箭），通过外科手术切除。

b 同一个病人的矢位T2WI MR扫描图，显示了巨大的额窦，内有一块息肉（P）。

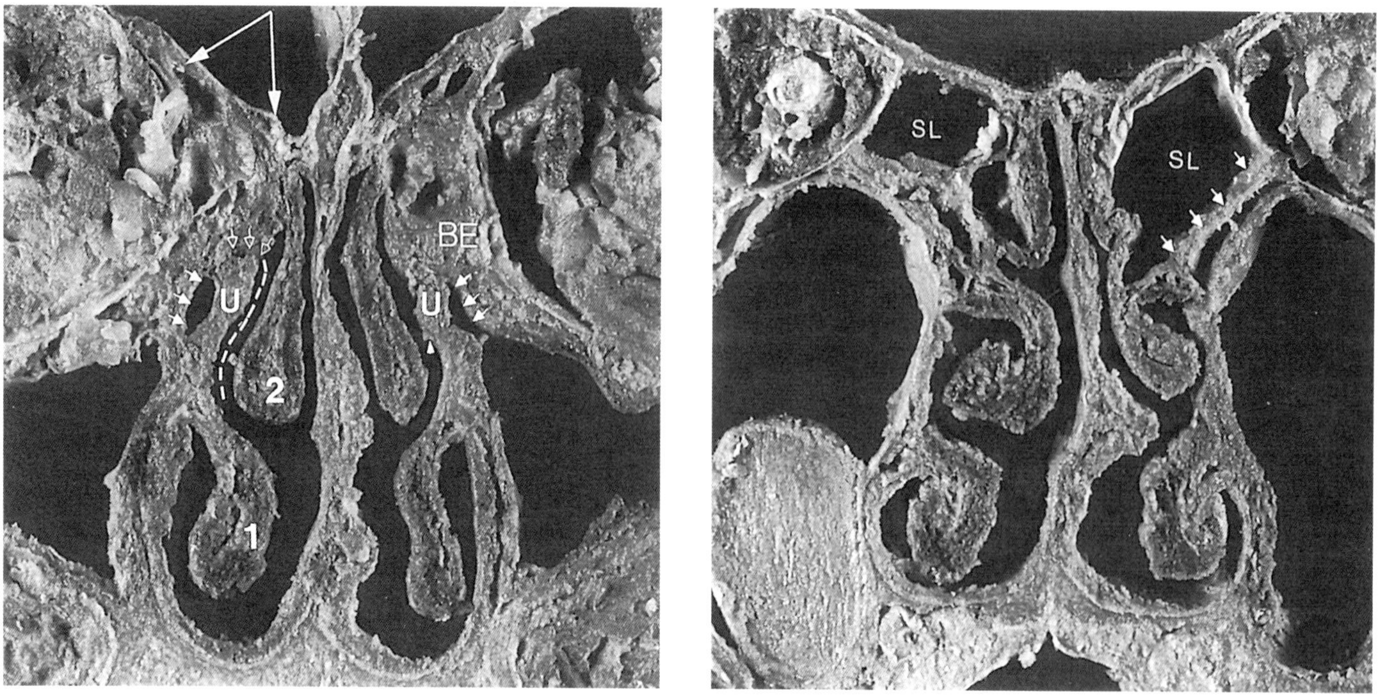

a

b

图4.7

a 尸体头部的窦口鼻道复合体的冠状部分，显示了下鼻甲（1），中鼻甲（2），钩突（U），和筛泡（BE）。注意钩突与下鼻甲的筛突的连接处（箭）。漏斗管（三个实心箭）是筛泡下缘与钩突之间的通路。三个空心箭头指示中鼻道（虚线）与漏斗管通过半月裂孔的连接。正如所见，裂孔（三个空心箭头）是筛泡下面和钩突上面的连接通路。图片顶部的长箭头显示了筛骨小窝（筛骨侧块顶部）。注意中鼻甲与筛骨小窝和筛板接合处的连接。

b a后部的冠状部分，筛泡的后部。注意中鼻甲的侧面连接，即所谓的基板或间骨板（箭）。基板将筛窦与筛泡小房分离。这一部分的侧窦（SL）在基板之上。侧窦，如果在图中出现，应位于小房筛泡之上，基板前部。注意右上颌骨的底部出现的潴留囊肿。从Mafee MF．的“内窥镜下的窦外科学：放射科医生的作用”AJNR1991;12;855–860复制，已得到许可。

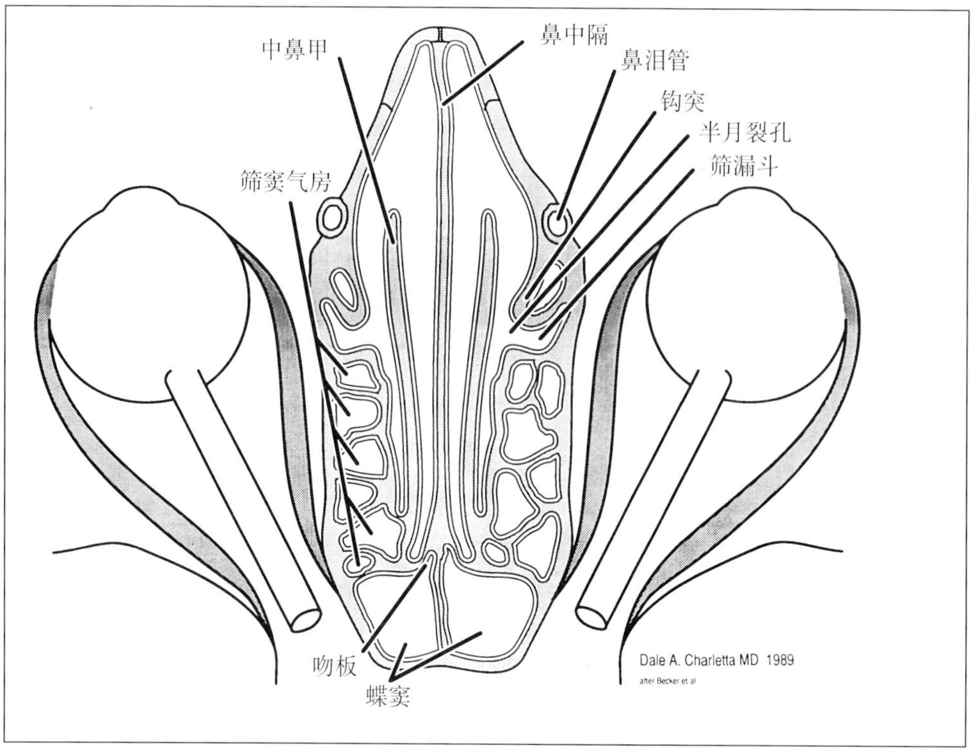

图4.8a 筛骨，蝶骨和鼻腔的示意图，描述了窦口鼻道复合体的解剖学。

图4.8b ▷

4.8,4.9b）。鼻丘小房很值得注意，因为它们出现在80%的人中[9]。鼻丘小房位于半月裂孔前上方的鼻外侧壁（图4.9a,4.9b），在中鼻道的前部形成了一个鼓起的区域（图4.9b）[9]。这些小房开口于漏斗的上部[9]。

筛骨迷路的内表面构成了相应鼻腔侧壁的一部分。在鼻腔内侧壁上、鼻甲或气流通道的骨骼发生卷曲，鼻甲向内突出将通向鼻道分开（图4.7）[1,6]。上鼻甲和中鼻甲是筛骨的一部分，但下鼻甲（鼻甲是骨甲和软组织的复合物）是一对分离的骨骼。上、中、下鼻甲形成各自的鼻道（通气道），即上、中、下鼻道，增加了与鼻的接触表面，更有效地温暖和润湿吸入的空气（空气调节）[6]。后组筛窦的出口在上鼻道（图4.4）中鼻道通过不同的开口和空气通路与前中组筛窦以及额窦和上颌窦相连。额窦通过额鼻道（管）或额鼻隐窝，与相应鼻腔的中鼻道相通（图4.5d,4.9b）。额窦与鼻腔的这种连接严格来讲不是管道[15,16]，而是在额窦孔与中鼻道前部之间的通路，称为额隐窝（图4.5d,4.9b）。在中鼻甲前上附件的前方和额隐窝前方是鼻堤（梁）和鼻丘小房（图4.9b）[3,4,5,11]。鼻侧壁上的这个突起代表了大部分前组筛窦的前部（图4.10）。这些小房（鼻丘小房）可进入泪骨或上升的上颌突。因为它们与额隐窝非常接近，所以是非常好的外科界标。在鼻外筛窦切除术中打开这些鼻丘小房就能够非常清楚地看到额鼻管（图4.9b,4.10）。额鼻道（额隐窝）阻塞会导致额窦黏液囊肿。另一方面，为了施行额窦清除术，有必要完全消除额鼻道（图4.9c）。

在鼻丘小房的前后是筛骨钩突（图4.10b,4.11～4.13），内窥镜下从前到后外科手术的起点。钩突是从作为鼻侧壁一部分的筛骨迷路的外侧出来的一条薄的卷曲骨片（图4.10b,4.11～4.13）。其向后下突出，大小各异。钩突高2～4mm，长14～22mm[13]。

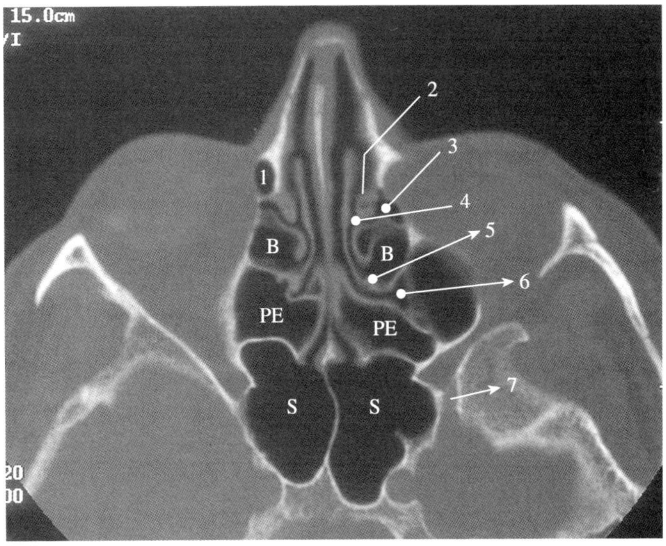

图4.8b 漏斗，半月裂孔，基板和侧窦。轴向CT扫描显示了鼻泪管（1），钩突（2），漏斗（3），半月裂孔（4），中鼻甲的基板（5），侧窦（6），圆孔（7），筛泡（B），后组筛泡（PE）和蝶窦（S）。注意：在基板和右组后筛窦之间没有空隙（裂口），因此，右侧无侧窦。

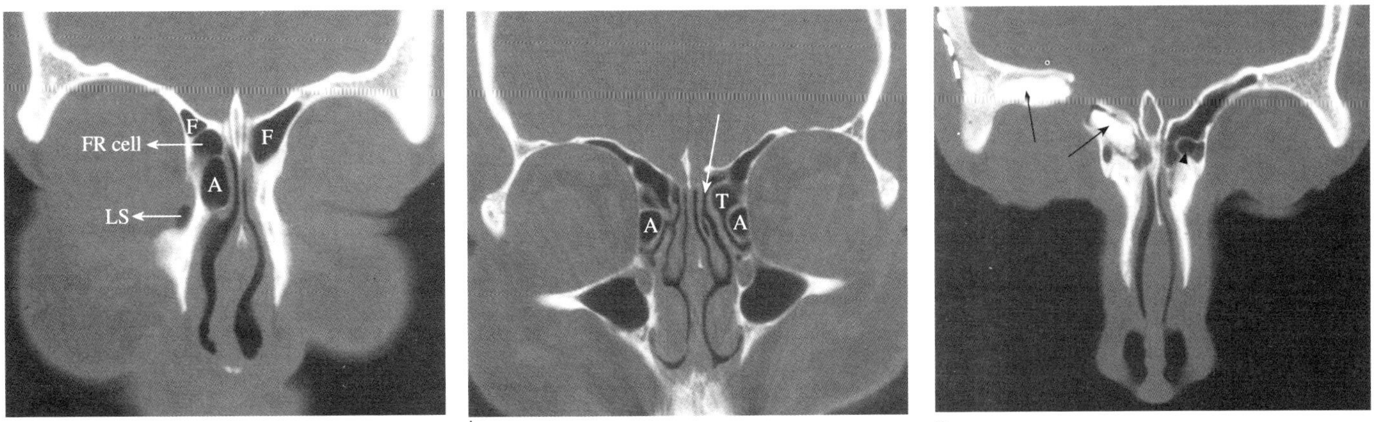

a　　b　　c

图4.9
a 冠状位CT扫描显示额窦（F）、额隐窝前筛气房（RF cell）、鼻丘（A）和泪囊（LS）内的气体。
b 冠状CT扫描显示鼻丘小房（A）和额鼻隐窝（箭）。注意：前组筛窦左侧的钩突的前附件，产生了所谓的末端小房（T）。在这一病例中，左侧的额鼻隐窝（箭）开口于钩突内侧的中鼻道。右侧的额鼻隐窝开口于右侧的漏斗。
c 额窦切除术，使用羟基磷灰石水泥。冠状CT扫描显示了右额窦中的羟基磷灰石水泥（箭），包括额鼻隐窝。箭头示额隐窝窦。

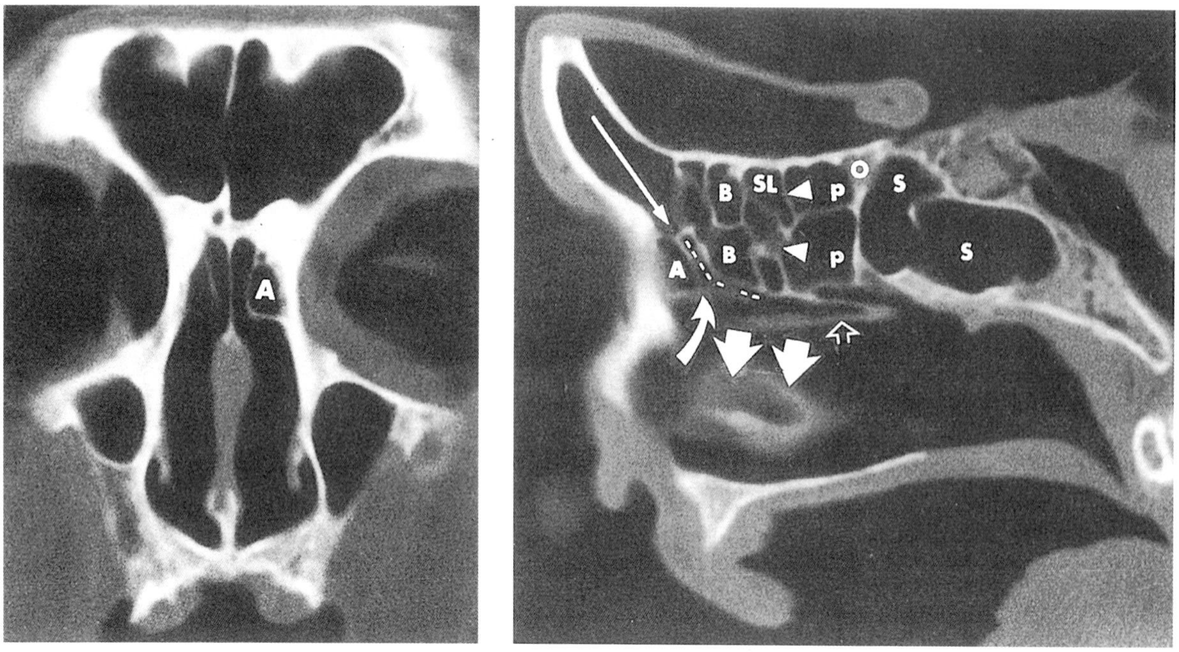

a b

图4.10
a 尸体头部的CT扫描显示了鼻丘小房（A）。
b 尸体头部的中线旁矢状面CT扫描显示了鼻丘小房（A），筛泡（B），侧窦（SL），后组筛窦（p），视神经（O）和蝶窦（S）。注意中鼻甲（开放的箭），钩突（弯曲箭）和部分充满的下鼻甲（双箭）。漏斗（虚线）是位于筛泡下钩突上的一个弯曲的通路。注意额鼻管或额隐窝（长的直箭）。额窦的开口通向额鼻管，它向下通中鼻道。注意在筛板后的中鼻甲附件（箭头）。此处将作通中鼻甲的基板。基板是L形的，与眶内侧壁相连。

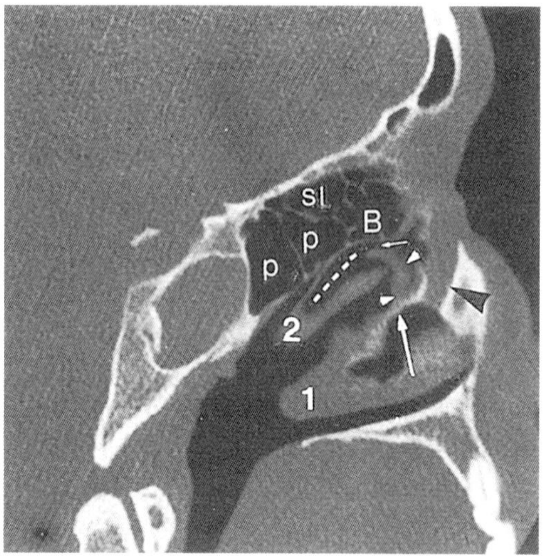

图4.11 直接旁矢状面CT扫描显示了下鼻甲（1），中鼻甲（2），筛泡（B），侧窦（Sl）和后筛窦（p）。基板是筛泡和后筛窦之间的骨质隔离物。基板也位于侧窦和筛泡之间。这部分中可见一个部分充盈的钩突（白箭头）。注意位于下鼻甲的筛突之前的钩突的附件（长箭）。钩突的上前方是鼻丘小房。漏斗是位于筛泡下钩突上方的一个弯曲的通道（短白箭）。钩突的后上方边界与筛泡的前下方边界是半月裂孔（虚线），它绕过筛泡的后下方边界将漏斗与中鼻道相连。注意蝶窦部位的浑浊，这是由外科证实的黏液滞留性囊肿造成的。这个影像清晰地解释了在内窥镜下前筛窦切除术中为什么鼻泪管（黑箭头）或囊会受到损伤。从Mafee MF. 的“内窥镜下的窦外科学：放射科医生的作用”AJNR1991;12;855-860复制，已得到许可。

其向前与泪骨和下鼻甲的筛突相连（图4.7,4.8,4.11,4.12）。这个突起的上缘是游离的，在鼻中隔内形成了半月裂孔的内界（图4.8,4.12）[1]。随着其向后向下延伸，形成了半月裂孔的下边界（图4.7,4.12）和漏斗内壁（图4.8）。

半月裂孔是鼻腔侧壁的曲线开口，位于钩突之上，筛泡之下（图4.8,4.9,4.11,4.12）。开口将钩突和筛泡分开，并连接了漏斗和鼻中隔。（图4.8）。中组筛窦在鼻中隔的侧壁上（图4.8a,4.11～4.13,4.14b）形成圆形突起，称为筛泡，鼻中隔的处侧边形成眶内侧壁的一部分。这些筛小房开口于筛漏斗，或在筛泡的内壁上开口于中鼻道[4]。

筛漏斗是一个槽形裂口（深弯曲通路），位于筛泡下和钩突外上方（图4.8,4.9,4.11,4.12,4.14b）。它可能为前组筛窦、中组筛窦、额窦和上颌窦引流[14]。在50%以上小体的头部，漏斗随额鼻管向上延伸进入额窦[1]。然而，Kasper发现在62%的情况下，筛漏斗和额鼻连接为不连续的解剖通道。

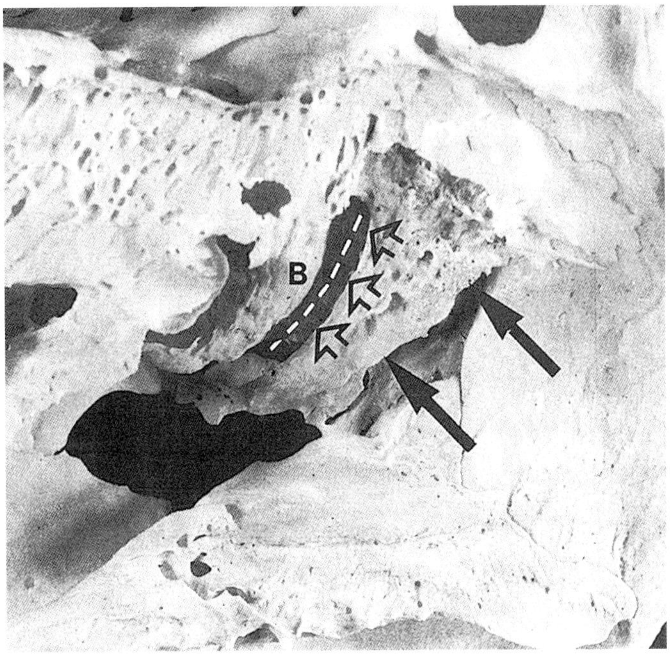

图4.12 鼻外侧壁的解剖学。头骨的中鼻甲已去除，暴露鼻的左侧壁。注意钩突的前下界（巨大箭头）和后上界（开放的箭）；B－筛泡。钩突的后上界与筛泡的前下界之间的通道（虚线）是半月裂孔。裂孔绕过筛泡的前、下、后界达中鼻道。从 Mafee MF. 的“内窥镜下的窦外科学：放射科医生的作用” AJNR1991；12；855－860 复制，已得到许可。

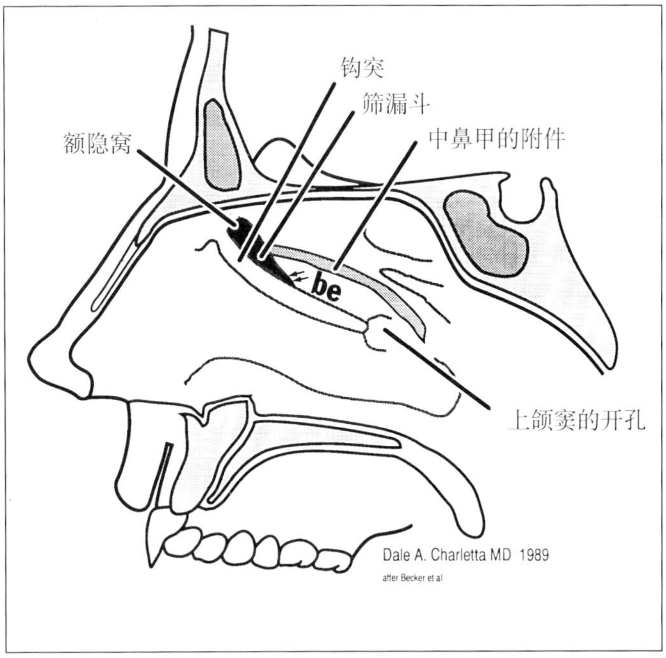

图4.13 鼻腔的示意图，显示了窦口鼻道复合体的一些解剖学标志。be＝筛泡。注意上颌窦的开口邻近钩突的后部。

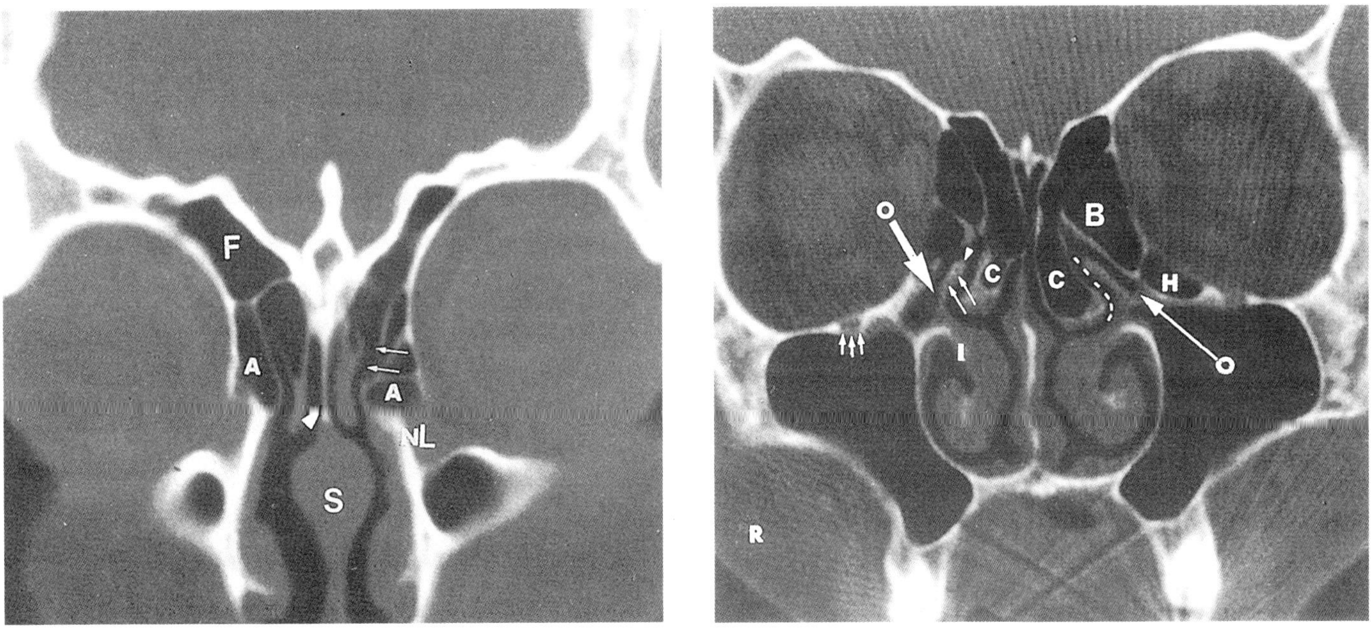

a b

图4.14

a 冠状 CT 扫描显示了鼻丘小房（A），额隐窝（箭），额窦（F），泪囊窝和鼻泪管（NL），筛骨的垂直板（箭头）和鼻中隔（S）。

b 冠状 CT 扫描显示了筛泡（B），钩突（双箭），鼻甲泡（c），哈勒小房（H），下鼻甲（I）和眶下管（三箭）。漏斗是钩突和筛泡之间的通道。半月裂孔（箭头）是中鼻甲（虚线）和漏斗之间的连接通道；O＝上颌窦口。

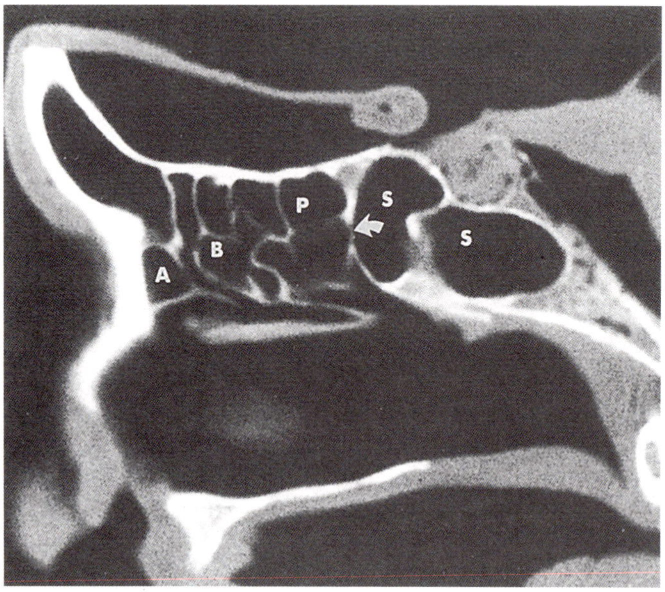

图4.15 尸体头部的中线矢状 CT 扫描显示了蝶窦（S）及其开口（弯箭）在蝶筛隐窝（这部分是沿着孔道的侧边，而不是中心边缘得到的。）注意鼻丘小房（A），泡（B），后筛窦（P）和筛泡与后筛窦之间的基板。

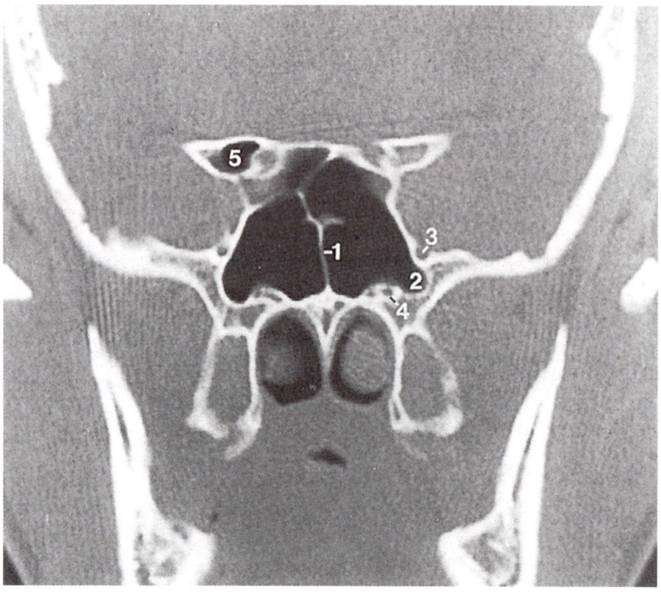

图4.16 正常蝶窦的冠状面 CT 扫描图。一个中隔（1）将左右蝶窦分开。在圆孔（3）和翼（维杜斯）管（4）之间伸出一个小的外侧隐窝（2）。也请注意右前鞍突的气腔形成（5）。

额窦的确切的引流系统取决于其胚胎学发音。可通过未发育的筛窦向额隐窝[15]引流或直接排入额隐窝中[4,5,11,13,14]。筛泡和钩突内侧是中鼻甲（图4.7）。它向前与鼻堤内壁和钩突前上缘相连（图4.9，4.10）[16]。向上与筛板相连。中鼻甲的附属物改变了其一贯的延伸方向，前后方向延伸，并向侧面卷曲，中鼻甲的最末端侧面朝向额平面，被称为基板或间骨板（图4.7b，4.8b，4.11）[11,14,16]。后筛窦在基板和蝶窦之间。基板是后组筛窦与前组筛窦和中组筛窦分早的标志[4-6,11]。

侧窦（球后，球上隐窝）

在间骨板和筛泡之间常会存在一个气腔（裂口），向上延伸至筛泡（泡上隐窝），也叫做侧窦（图4.7b，4.8b）。不同于前筛窦向漏斗内开口，侧窦可能与额隐窝相连[4,5,16]或直接开口于进入中鼻道。Bloger 等发现用整体和内窥镜技术解剖的人类尸体中93.8%出现独立的泡后隐窝。70.9%出现独立的发育良好的泡上隐窝。他们发现泡上隐窝不与额隐窝相连。他们建议将侧窦命名为泡后和泡上隐窝更准确[17]。

神经分布

筛窦的神经分布由三叉神经的眼支和上颌支的分支提供，包括鼻睫神经、前筛和后筛神经以及翼腭神经节（蝶腭神经节）的眶支[2]。

血液供给和淋巴引流

筛窦通过眼（前筛骨和后筛骨）动脉的分支、蝶腭动脉的鼻支、颌内动脉的末端分支和颈外动脉的分支从颈内动脉和颈外动脉获得血液供给。筛窦的静脉引流有分别两种途径：（1）由鼻静脉入鼻，流向上颌静脉，而后流入下颌后静脉，最终流入颈外静脉[2]；（2）通过筛静脉汇入通向海绵窦的眼静脉[2]。筛窦的淋巴引流至下颌下淋巴结（前但筛窦和中组筛窦）和咽后淋巴结（后组筛窦）[2]。

蝶窦

蝶窦包含于蝶骨内。它们于胎龄的第3个月，以鼻腔黏膜向外突起的方式开始发育。出生时，蝶窦非常小，几乎不大于蝶筛隐窝的一个突起[3,9,10]。5岁后，进入蝶骨的侵入加快，到了7岁，蝶窦向后延伸达到蝶鞍的大小。青春期后出现进一步增大。蝶窦与脑垂体（图4.10，4.11，4.15）视神经和视交叉相邻，并与颈内动脉和两侧两侧海绵窦相连。与额窦相似，蝶窦在形状和大小的变化幅度较大。蝶窦主间隔常偏向一侧；因很少双侧对称（图4.16～4.18）。蝶窦的平均大小是：垂直高度2cm，横向宽度1.8cm，前后深度2.1cm[1]。蝶窦有时可能侧向扩展，（外侧隐窝）到达翼突或蝶骨大翼根部（图4.17），还可能突入蝶骨小翼（图4.16）和基底部。骨壁之间有一些间隙，黏膜可直接与硬脑脊膜接触。由颈内动脉和翼管形成的骨嵴可分别从外侧壁和底部突入窦内部[1,14]。后筛窦可延伸入蝶骨体内，并在很大程度上取代蝶窦[1]。但蝶窦通过位于蝶筛隐窝，前壁上部的开孔引流入鼻腔（图4.15）。蝶窦窦口位于窦部高处，总是排泄入中鼻道或上鼻道。此窦口的平均尺寸约为2mm × 3mm，位于窦底部上方10mm处[3]。蝶窦由筛后动脉供其血液，淋巴液引流至咽后淋巴结，其神经分布来自筛后神经及翼腭神经节的眶支[1]。

上颌窦

上颌窦由孕后第65天左右开始发育。婴儿出生时此窦的大小约为 6～8mm³。在4～5个月大或更早的时候，即可通过普通X线摄像术，尤其是CT扫描观察到（图4.2a）。7～18岁时开始快速扩增，这与恒牙生长有关。筛窦和上颌窦是仅有的两种在出生时体积就足够大，而对鼻窦炎有临床意义的窦腔（请见图4.56）[3]。上颌窦是位于上颌骨体内的锥形腔，是最大的鼻旁窦（图4.14、4.19、4.20）。其锥体的底部由鼻腔的侧壁组成，其顶点延伸至上颌骨的颧突，甚达到颧骨处。其底部面向内，为鼻腔侧壁，在此处形成上颌窦裂孔（图4.12）。此裂孔因受位于上面的筛骨钩突、位于下面的下鼻甲上颌突以及的位于后面的腭骨垂直板的影响而被大大缩小（图4.19、4.20）。上颌窦的顶部为眶底，眶下管呈成脊形，而眶下管通常突入此窦中（图4.19、4.20）。其底部由上颌骨的牙槽突构成。与第一和第二臼齿根部相对应的几个锥形凸起突入其底部。有时其底部被一个或多个上述牙根贯穿。偶尔也会有第三臼齿、甚至犬齿的第一和第二前臼齿的根部突入窦中。不同个体间上颌窦的大小各异，甚至同一人的两侧上颌窦大小也不相同。所测得的上颌窦平均大小为：第一臼齿对面竖直高度3.5cm、横向宽度2.5cm、前后深度3.2cm[1]。上颌窦与鼻腔的中鼻道相通，通常有两个开口，其中一个通常一生中都被黏膜封闭(鼻囟门)。上颌窦的自然窦口位于其内侧壁的上部，通常在筛泡中点的后面（图4.4、4.13、4.14b）[4,5]。钩突向后的延线指向此出口，是像和内窥镜对其位置进行判断的绝佳标志（图4.12、4.14b）。10%～30%的情况下都存在副气房开口，通常位于上颌窦的内侧，该处由无骨壁的双层黏膜形成了钩突下面的窦壁。上颌窦的天然开口位于其顶部，其位置不利于自然引流。此内侧开口的形状使得从前组筛窦和后组筛窦流下的脓液经半月裂孔的导流入上颌窦的开口，因而在某些情况下上颌窦可作为上述鼻窦脓液的辅助蓄积处。

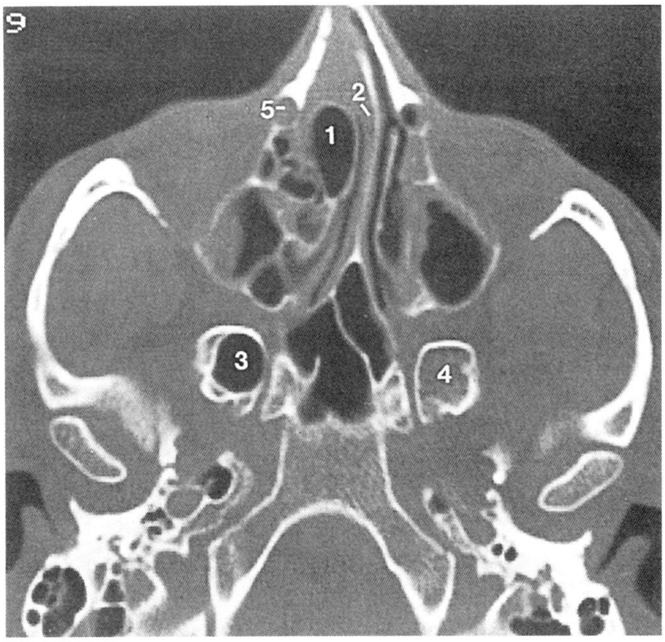

图4.17 轴面CT扫描，正常变异。请注意，中鼻甲气化（1）为右筛窦气房的一部分。鼻中隔（2）偏向左边。蝶窦一外侧隐窝（3）延伸入翼骨中，而左翼骨是实心的（4）。还请注意，左侧含气右侧有液体和软组织的鼻泪管(5) 均属正常。请注意穿过翼突底部的翼状管。摘自参考文献17a。

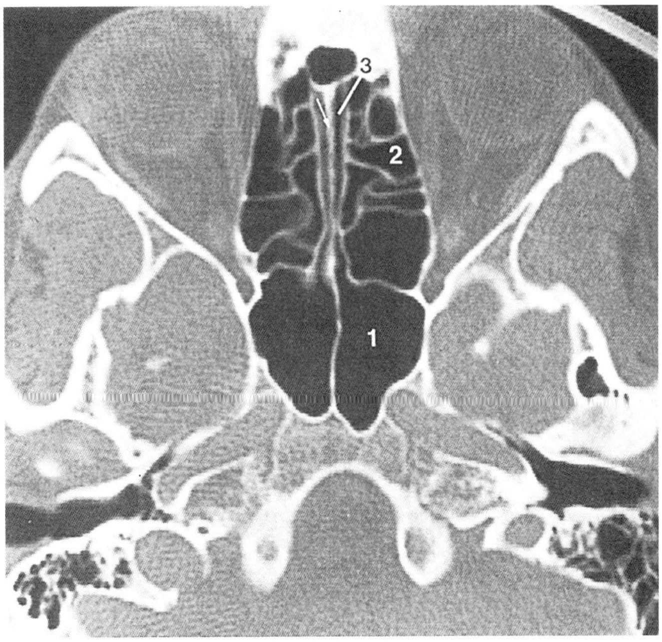

图4.18 穿过蝶窦（1）、筛窦（2）和带有鼻中隔（箭）的鼻腔（3）顶部轴面的CT扫描。摘自参考文献17a。

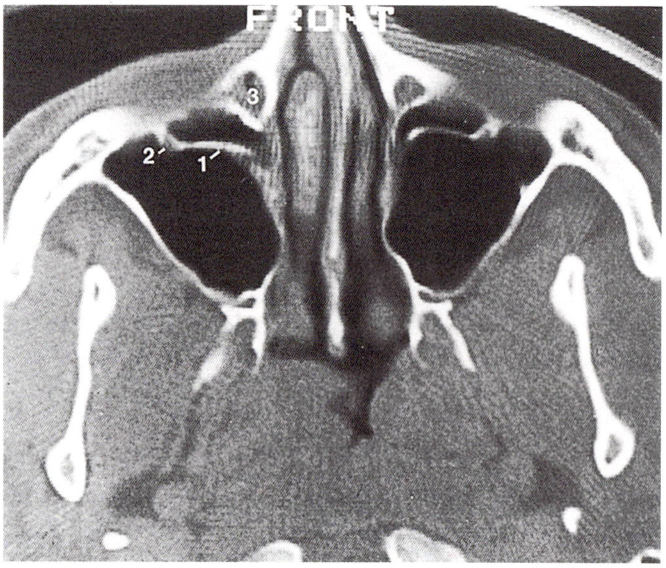

图 4.19 带有隔膜的上颌窦，轴向CT扫描。骨隔膜（1）从眶下（2）延伸到上颌窦的内侧壁，将上颌窦的前室与主腔部分隔开。鼻泪管（3）位于前面。

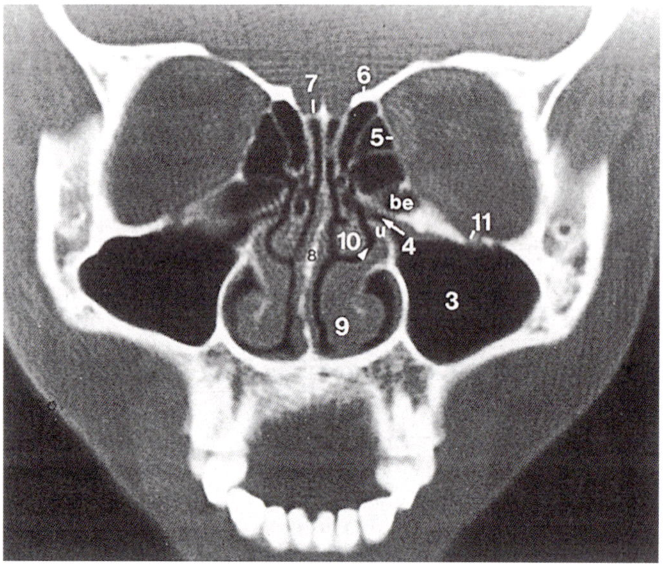

图4.20 冠状CT扫描显示上颌窦开口（4）至漏斗部（箭）(3)。漏斗部位于筛泡（be）和钩突（u）之间。请注意筛骨纸板（5）、筛凹（6）、筛板（7）、鼻中隔（8）以及下鼻甲（9）和中鼻甲（10）等部位。筛板的侧板位于6和7之间。

神经支配

上颌窦的神经支配三叉神经的上颌支，其中包括上齿槽神经、中齿槽神经和后上齿槽神经以及眶下神经[1, 2]。

血液供给和淋巴引流

上颌窦的血液供给由面动脉、眶下动脉以及腭大动脉等血管供应，主要血供来自上颌动脉分支（眶下动脉、腭大动脉、后上齿槽动脉、前上齿槽动脉以及蝶腭动脉）[2]，较少部分来自面动脉，上颌动脉和面动脉都是颈外动脉的分支。静脉回流在前部通过面前静脉流入颈静脉，后部通过上颌静脉经下颌后静脉流入颈静脉系统，还有一部分通过颞下窝回流。上颌静脉与翼状静脉丛相通，而翼状静脉丛通过颅底部与硬膜窦（海绵窦）融合[2]。上颌窦的淋巴液引流至下颌下淋巴结[2]。

功能性鼻内窥镜手术及放射科医生的作用

自Messerklinger[18]和Wigand等[19]报道了鼻内窥镜及其外科应用的优势之后，内窥镜鼻窦外科手术便开始变得越来越受欢迎。Hilding[21,22]、Proctor[23,24]和Messerklinger等[25, 27]通过在黏液纤毛清除和鼻旁窦通气、鼻窦部通畅引流和窦黏膜保存等方面的研究，提出了一种称作“功能性内窥镜鼻窦外科手术”[20]的概念。功能性鼻内窥镜手术是建立在窦口鼻道复合体（上颌窦窦口、前筛窦窦口和中筛窦窦口、额隐窝、漏斗部、和中鼻道复合体）为慢性窦室疾病发病的关键区域这种假说的基础上的[11,13,25-31]。窦口鼻道复合体（OMC)附近鼻黏膜处所出现微小病理变化即可影响黏液纤毛清除或上颌窦、筛骨窦及额窦的通气性能。功能性内窥镜鼻窦外科手术的基本原理是，如果能够保证充分的引流，即可使窦黏膜功能恢复正常[4,5,6,14]。此方法并没有试图移除窦黏膜，而是使其恢复正常并重新行使其正常功能。人们认为，OMC阻塞是慢性鼻窦炎发病过程中的关键。大部分针对慢性鼻窦炎的内窥镜治疗方法都旨在解决累及OMC的疾病[25]。从功能概念上来看，通过外科手术的方法除去OMC区域的阻塞是保证鼻窦通气的关键因素。鼻腔鼻窦黏液纤毛清除是维持鼻子健康及抵抗能力所需的一项基本功能[8]。急性和慢性感染可导致呼吸系统黏膜发生超微结构病变[9]。黏膜纤毛转运在呼吸道的机体抵抗能力机制中起着重要的作用[7]。黏膜纤毛转运功能是否正常在很大程度上取决于纤毛的活性和黏液层的性质[7]。通过光电仪器测量纤毛的摆动频率是一种对纤毛活性进行评估的直接方法[7]。

在手术技术方面，筛骨、鼻腔、窦口鼻道复合体和上颌窦自然窦口以及额窦的确切引流系统的解剖学知识非常重要。鼻内窥镜窦手术成功的基础是，需要对慢性鼻窦炎患者的窦口鼻道复合体部位病变进行明确的诊断[4,14,20,31]。这种包括对患者病史进行详尽的审查、包括鼻内内窥镜检在内的详细体检以及在治疗后进行CT扫描对窦口鼻道复合体进行检查[14,15,31]。对鼻旁窦，特别是筛窦的解剖学特性的了解程度，对于正确解读鼻旁窦影像至关重要。在内窥镜检法中，最为重要的标志为鼻堤气房、额隐窝、中鼻甲、中鼻道、钩突、筛骨漏斗部、半月裂孔、筛泡、上颌窦的自然窦口、基质膜、上鼻道和蝶筛隐窝（图4.7～4.14）。

窦口鼻道复合体

窦口鼻道复合体或窦口鼻道复合部即上颌窦窦口和漏斗部[4,5,14,20]，为正常气体通道，为上颌窦以及前但筛窦、中但筛窦和额窦提供气流并进行黏液纤毛清除（表4.1、4.2）[16]。但是，“窦口鼻道复合体”这一术语也经常用于表示上颌窦窦口、前筛气房和中筛气房、额鼻管（额隐窝）（图4.11、4.12、4.14）、漏斗部、中鼻道复合体（表4.1）[1]。而在许多耳鼻喉科报道中前筛骨气房和中筛骨气房也被统称为前筛骨气房。认识到窦口鼻道复合体的重要性，使放射科医生对计划进行功能性内窥镜鼻窦外科手术的患者进行检查时起到重要的作用。放射科医生需要熟悉鼻腔鼻窦的基本结构及其内部空腔，尤其是更为细微和复杂的筛骨解剖学特性。如额隐窝、侧窦（眼球后、眼球上的隐窝）[17]以及蝶筛隐窝等某些相当模糊、难以琢磨的隐窝。放射科医生还应熟悉鼻内窥镜手术的原理、仔细对鼻旁窦进行检查，具体而言就是对筛骨、中鼻道区域以及鼻腔侧壁有详尽了解。

解剖学变异

当然，筛骨复合体、窦口鼻道复合体及鼻旁窦在不同个体之间应该会有一定的结构差异，所以如发现文献所示的某些图与某个受检患者的图像并不完全一致，也可以理解。有时会发现某些解剖学变异情况，应在影像报告中列出。如下文所述。

筛泡的引流

根据筛泡的构造，我们描述了三类筛泡的发育情况[32]。(1) 简单型筛泡是一种简单的、通常体积较大、腔室内侧开口的筛泡。筛骨简单型筛泡的开口和最大也最稳定的前组筛旁均开口于中鼻道。简单型筛泡的开口通常位于上半月裂孔（HSS）处。但是，也可能位于筛泡的前壁或侧壁上、筛骨漏斗部、下半月裂孔处以及球后隐窝处[33]。(2) 组合型筛泡具有2个或3个隔离的分房，每个均在内侧开口并与上半月裂孔（HSS）相通[32]。(3) 复合型筛泡具有2个或3个隔离的分房，其中一个与上半月裂孔（HSS）相通。其他的与筛骨漏斗部相通[32]。组合型筛泡中未发现各隔间之间有相通[32]。

表4.1　窦口鼻道复合部（复合体）及其局部解剖学

- 中鼻道
- 漏斗部
- 半月裂孔
- 额隐窝（鼻前管）
- 额窦窦口
- 筛泡气房开口
- 其他前组筛窦气房开口
- 上颌窦的主窦口
- 中鼻甲、钩突、筛泡、上颌窦和额窦的局部解剖学

表4.2　蝶筛隐窝及其局部解剖学

- 上鼻道
- 蝶窦的主窦口
- 后组筛窦气房开口
- 上鼻甲、蝶骨、和后组筛窦的局部解剖学

泡状鼻甲泡，即中鼻甲气化

筛骨气房可伸入中鼻甲底部，使鼻甲扩大。扩大、气化后的鼻甲即称为泡状鼻甲。这种解剖学变异相对比较普遍。耳鼻喉科医生对鼻甲泡是否在中鼻道或筛骨漏斗部产生危险非常感兴趣（图4.14b）。

筛凹的低位(筛迷路顶端)

筛板、筛凹及筛状板的侧板（筛板和筛凹之间的薄骨片）低位是一种危险的解剖学变异，如果外科医生对其不了解，易将其穿透（图4.20）。中鼻甲附着的位置在筛板及其侧板连接处（图4.14、4.20）。前筛骨动脉位于筛凹和筛骨侧板的连接处（图4.21h）。筛凹（筛骨顶部）属于额骨的一部分。它比筛骨的筛板及其侧板要厚一些。

钩突的变异

钩突可对称性地或不对称地肥厚。在极少见的情况下，钩突可发生不全膨胀（图4.22）或气化（“钩突泡”）（图4.23）。钩突的上缘可发生内侧偏斜阻断中鼻道，或发生外侧偏曲阻断筛漏斗部，而后者更为重要（图4.22）。严重外侧偏曲甚至与中眶壁发生融合的钩突，可危及眼眶，进而危及视神经，需内窥镜鼻窦外科手术将钩突切除。

Haller 气房

这种气房是沿眼眶底部延伸的筛骨气房（眶下筛窦气房）（图4.14b、4.21j），可导致漏斗部狭窄。

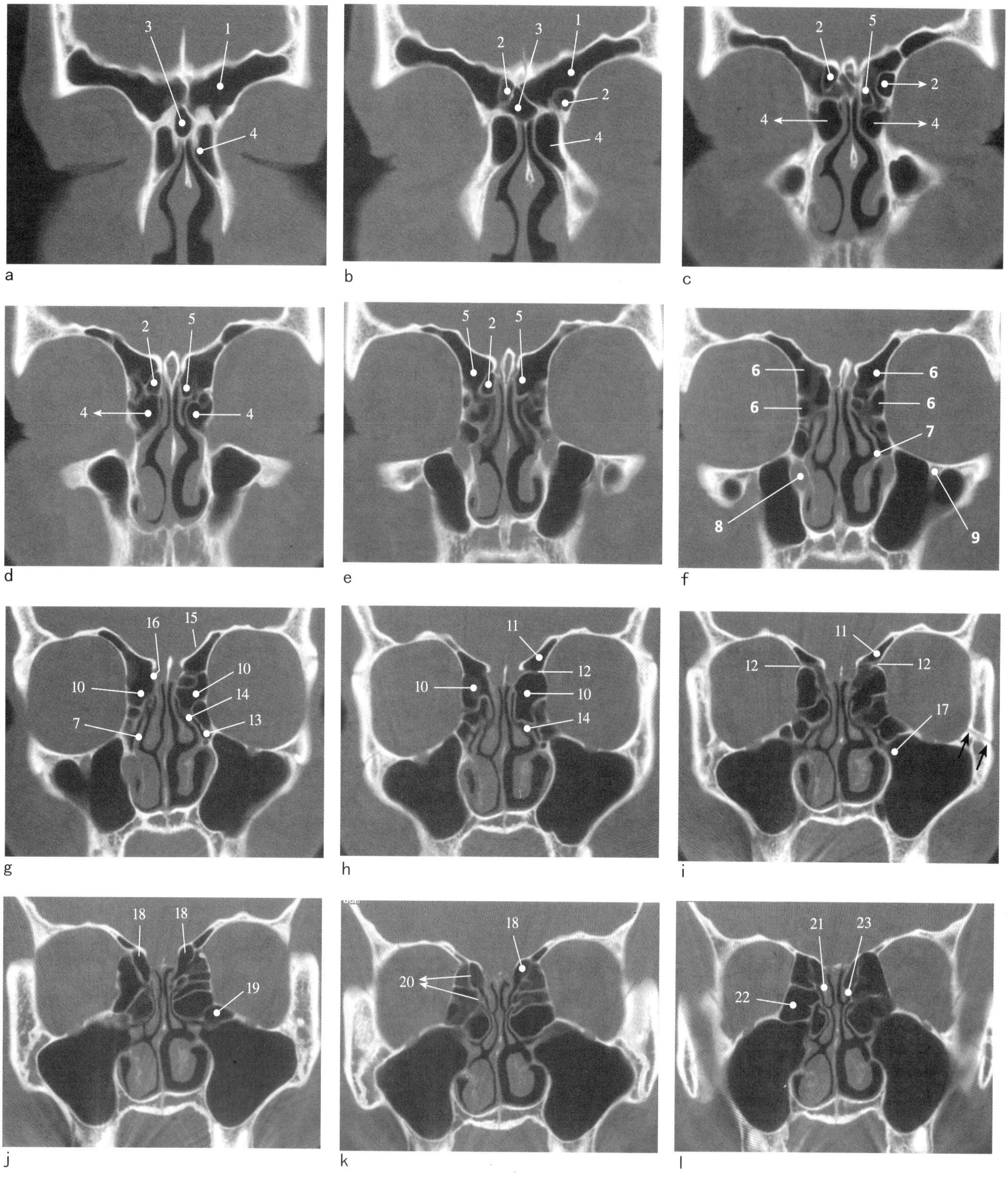

图4.21a～l 鼻旁窦和窦口鼻道复合体的影像解剖图所有影像均来自同一人。1＝额窦；2＝额隐窝前筛窦气房；3＝额泡；4＝鼻堤气房；5＝额隐窝（额鼻隐窝）；6＝前筛窦气房；7＝钩突；8＝鼻泪管；9＝眶下管和眶下神经；10＝筛泡；11＝眼球上气房；12＝前筛骨动脉管；13＝漏斗部；14＝半月裂孔，即漏斗部开口于中鼻道处；15＝筛凹；16＝筛骨的侧板；17＝上颌窦窦口；18＝侧窦；19＝Haller气房；20＝基质膜；21＝上鼻甲；22＝后组筛窦气房；23＝上鼻道；箭头＝颧骨的颧骨通道。下鼻道和中鼻道为气道，分别位于下鼻甲和中鼻甲的侧下方。

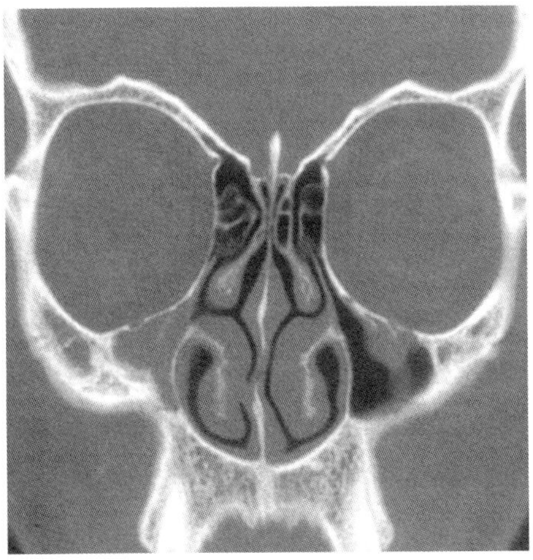

图4.22 冠状CT扫描钩突的解剖学变异显示右钩突侧面附着在眼眶内壁（“不全膨胀钩突”）。请注意漏斗隐窝阻塞而使得右上颌窦变得不透明。

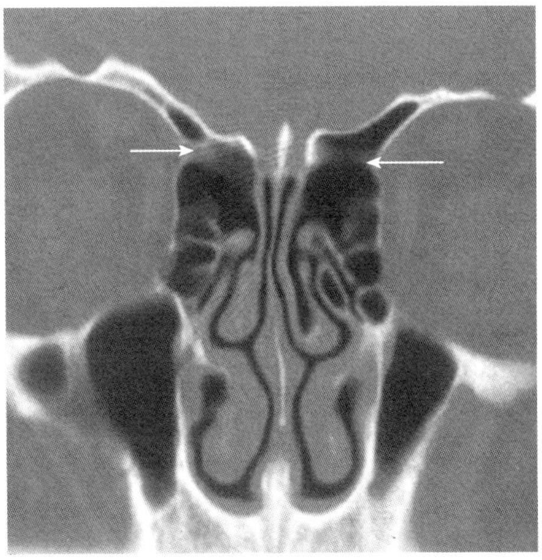

图4.23 钩突气化冠状CT扫描显示左钩突气化。请注意前筛骨静脉（箭）。

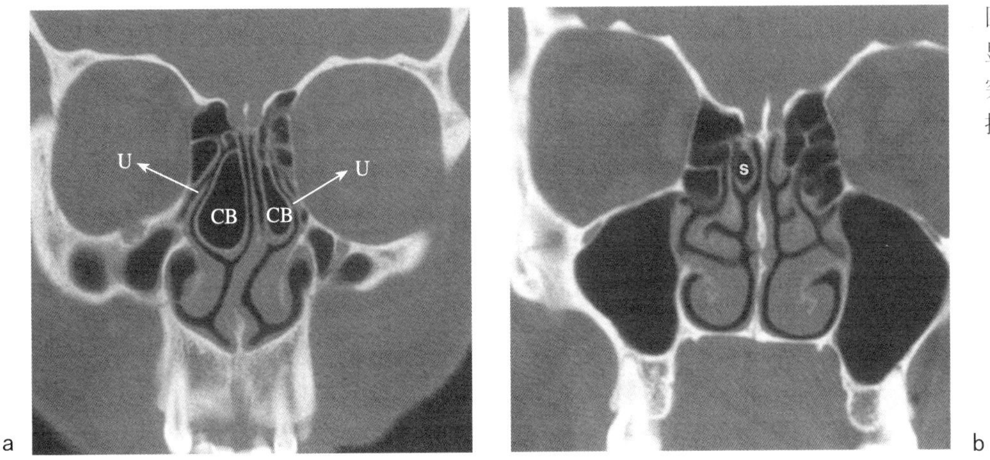

图4.24 双侧泡状鼻甲和上鼻甲气化，a显示双侧鼻甲泡(CB)的CT扫描。U＝钩突，b显示上鼻甲气化（S）的冠状CT扫描。

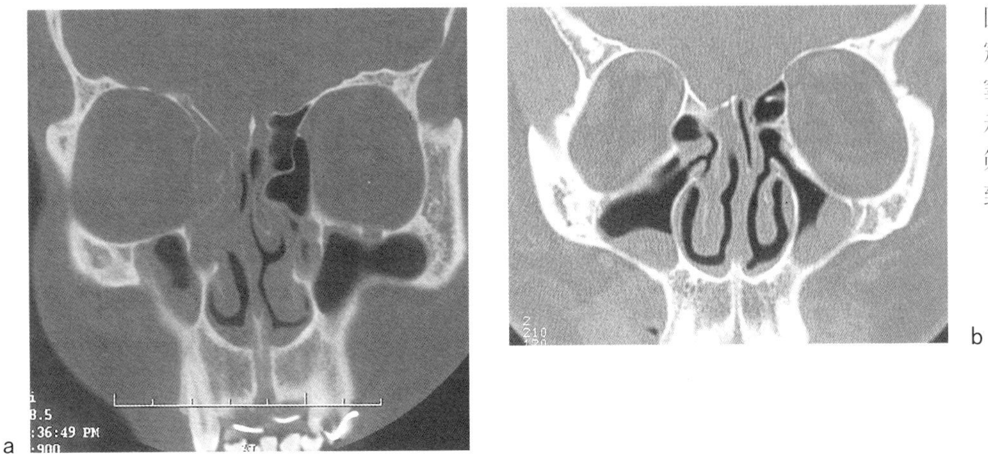

图4.25 筛凹低位。a显示右筛凹低位的冠状CT扫描。请注意不透明的右侧前筛窦气房。b另一位患者的冠状CT扫描，显示右筛凹下移以及骨冠状质缺损。发现右筛窦气房和上鼻道部分密度增高是脑疝所致。

气化上鼻甲

后筛窦气房可侵入上鼻甲，导致鼻甲增大（图4.24b）。

视神经管突入后组筛复合体

有一项重要的观察结果是，后组筛窦气房外部发生明显气化，可增加视神经的易感性（图4.15、4.16）。在极少数病例，颈内动脉可暴露在后组筛窦和蝶窦中。此外，检查确认是否有不对称性的蝶骨间隔非常重要，因为如有向后的扩增情况通常可标明颈内动脉的位置。

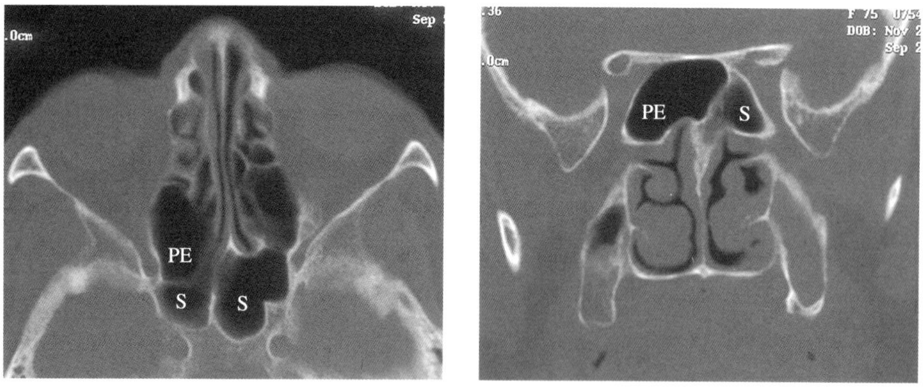

a b

图4.26 Onodi气房的a轴位、b冠状CT扫描，显示了右侧后组筛窦气房（PE）的延伸情况，即“Onodi气房”延伸至右蝶窦（S）中。在外科手术中，可能会将此Onodi气房误认为是蝶窦，如图4.26b所示。

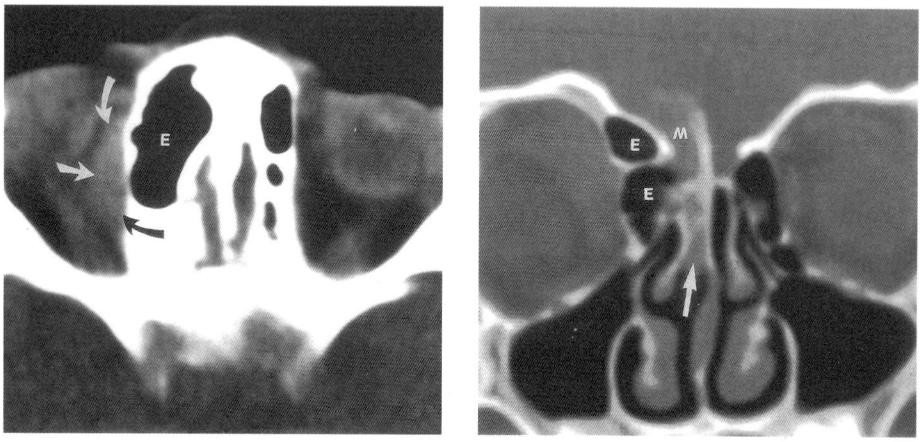

a b

图4.27 脑膜瘤和相关的气压窦膨胀变形。a 显示颅前窝脑膜瘤延伸至右眼眶中（箭）的轴向CT扫描。请注意右筛窦气房(E)的增大情况。b 显示颅前窝脑膜瘤（M）及其延伸如右鼻腔(箭)中情况的径向CT扫描。请注意右前筛窦气房（E）的增大情况。感谢沙特阿拉伯E.L. Tajudine医生的案例研究。

Onodi 气房

Onodi气房是指伸入蝶窦前部的后筛窦气房。匈牙利布达佩斯大学喉科教授Adolf Onodi[31]最先阐述了这种蝶筛气房（“Onodi气房”）。他报道称，后筛窦气房可向蝶窦两侧或上方气化，导致发生解剖学变异，使得蝶窦偏向后组筛窦气室的由下方。在1995年，人们尝试着规范化Onodi气房的定义。解剖术语研究组[35]将Onodi气房定义为向蝶窦两侧和上方气化且与视神经紧密相关的最后筛窦气房（图4.26）[35]。按照这个定义，Onodi气房的发生率约为所有人群的8%到14%[34]。蝶窦的严重气化可导致包括前床突在内的蝶骨小翼气化。这种情况称为“气压膨胀变形”[34]。Onodi气房对于外科手术具有很大的影响，所能否够发现这种气房便显得极为重要[34]。如有Onodi气房存在会增加蝶窦及后筛窦内窥镜及其他外科手术时眶部并发症的危险。在内窥镜鼻窦外科手术中，Onodi气房可被误认为是蝶窦，导致外科医生对空间的认知发生偏差。如存在Onodi气房及气化前床突，则可能增加视觉神经以及颈内动脉损伤的危险。

鼻旁窦的气压膨胀变形

鼻窦气压窦膨胀变形（PD）是一种罕见的病症，其特征为副鼻窦异常充气膨胀，可导致骨骼分界处严重变薄[36-39]。如果累及蝶窦则可压迫视神经，导致视力下降[36]。蝶窦顶部的裂开可导致脑脊髓液（CSF）泄漏[40-45]。PD的发病机制尚属未知，但人们已经提出了5种假定机制，即先天性机制、发育性机制、肿瘤性机制、纤维骨骼性机制、以及阻塞性机制[38]。脑半球先天性发育不全或脑萎缩可导致额窦发育过度。无眼畸胎可导致筛窦失衡过度[38]。骨骼的发育异常以及造骨细胞和破骨细胞功能导致的骨骼异常可导致所有副鼻窦整体发育过度[38]。脑膜瘤可导致局部骨骼肥厚、邻近的鼻窦发生膨胀（图4.27）。有报道称纤维性结构不良或骨化性纤维瘤等纤维-骨损伤可导致鼻窦过度发病[39]。窦口鼻道复合体阻塞也可导致鼻腔和副鼻窦之间出现异常的单向阀，导致发生慢性空气滞留以及窦内压升高[38]。PD也可能是一种解剖学变异，而通过成像研究偶然发现。蝶窦的PD在经受气压性创伤，如跳水、飞行或采用强制性捏鼻闭嘴呼气法的患者而言非常重要。蝶窦的过度气化可导致其顶部以及颅中窝底部变得相对较薄。这可能是导致某些特定患者出现自发性脑脊液漏的重要发病因素（图4.28）[40–44]。

其他解剖学变异包括鼻中隔偏曲、反向中鼻甲、钩突呈水平方向、筛状板的侧板呈竖直方向、上颌窦发育不全(可在钩突切除术中危及眼眶)、眼眶内壁或底部的创伤后变形或先天性变形。CT 扫描和内窥镜检查在鼻腔和鼻旁窦病变的诊断和治疗过程中具有互补的作用[4–6]。内窥镜鼻窦外科手术同传统的鼻窦外科手术一样可导致严重的危险。已有失明、眼球转动障碍、眼眶血肿、脑脊液漏、颅前窝脑质和／或血管损伤、脑脓肿、颅腔积气、颈动脉－海绵窦瘘和死亡等并发症的相关报道[45–49]。Buus 等[48]报道了一例 39 岁女性患者在行内窥镜筛房切除术后发生双侧失明。两侧的病标本均显示有视神经组织。在整整一代耳鼻喉科医生学习这种新技术的同时，对其并发症的认识也不断深入。并发症预防应从采用合适的术前内窥镜检查、CT 评估和术前准备入手[46,48,49]。

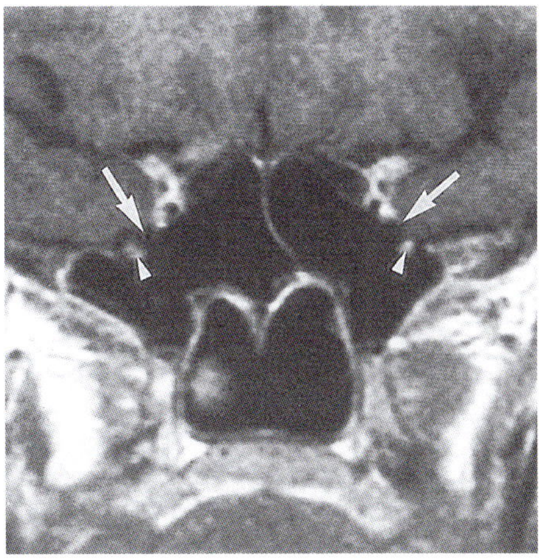

图4.28 显示蝶窦和蝶间隔膜的冠状 T1WI MR 扫描。请注意窦腔从侧面延伸至翼突底部。注意颅中窝骨骼变薄的情况，硬脑膜直接抵在蝶窦（箭）黏膜之上。上颌神经从圆孔（箭头）中突出。

翼上颌裂、翼腭（蝶腭）窝和腭骨

颞下窝位于蝶骨大翼的颞下嵴之下，后者与颧弓的上缘平齐[1]。翼上颌裂（PMF），即翼腭窝的侧开口，是位于颞下窝内侧内三角形裂隙，位于上颌骨的分支和蝶骨的翼突之间（图4.29～4.30）[1]。翼上颌裂的后缘非常清晰，上部由翼突底部前表面边缘构成，下部由融合的翼板和相对不明显的前缘组成，这是因为上颌窦的后壁的轮廓弯曲(图4.30)。翼腭窝（PPF）是一个较小的空隙，是PMF向上延伸的部分，位于眶尖的下后方（图4.29～4.31)。这个相对较小的倒三角形空间后面连有融合的翼状板和蝶骨的底部（根部），内侧和稍上方前内侧处为腭骨的垂直板，前面连接有上颌骨的后壁（图4.29～4.31）[1,50]。PPF 窝与鼻腔（通过蝶腭孔）（图4.29d，4.31）、眼眶（通过眶下裂）（图 4.30,4.31)、颞下窝（通过PMF)、颅腔（通过圆孔和威迪恩管)(图4.29)、鼻咽部（通过腭鞘管)、和口腔（通过腭管)(图4.31)(请见表4.3）[50,51]。当从侧面观察时，PPF 为一个狭窄的下部末端尖细的空间，位于位置更加靠前的眶裂旁，由上颌骨和蝶骨弯曲边缘之间的间隙构成(图4.29～4.31)。该间隙在下部和内侧由跨过腭骨，构造独特[50]。

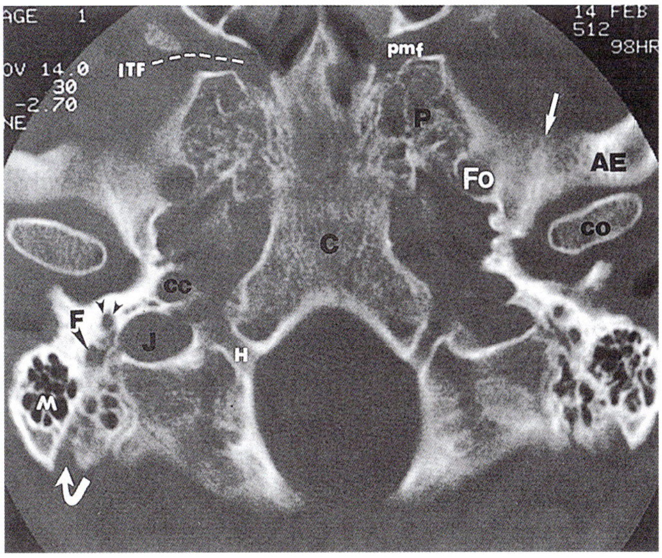

图4.29a 头盖骨底部的正常解剖学特性轴向 CT 扫描显示，二腹肌凹口（弯箭）、乳突（M）、面神经管（F）和茎突（双箭）根据骨髓后面、颈静脉窝（O）、颈动脉管（cc）、舌下神经管（H）、斜坡（C）、下颌骨髁状突（co）、关节结节（AE）、蝶颞缝合处（直箭头）、卵圆孔（Fo）、翼状板底部（P）、和翼上颌裂（pmf），均进入颞下窝（ITF，虚线）。

图4.29b–e ▷

因为其包括水平板和垂直板，从正面看腭骨的形状呈L形(图4.33，4.34)。两侧腭骨的水平板连接在一起，形成了融合在上颌骨腭突上的硬腭的后面部分。在垂直板的上部，有与上颌骨和蝶骨融合在一起的突起。眶突在上侧方延伸，附着在上颌骨眶面的后缘，部分附着于蝶骨体下表面。蝶突间内上侧延伸附着在翼突内侧板的底部[50]。垂直板在前部与上颌骨内侧壁的粗糙后表面融合，因而部分遮住了上颌窦裂孔（图4.32）[50]。垂直板后面轮廓各不相同，并与翼突内侧板的内表面融合（图4.34）。垂直板具有复杂的内侧和外侧面（图4.34）。外表面从前到后覆盖了部分上颌窦裂孔的平滑部、附着于上颌骨内壁后表面的粗糙部、上部附着与腭骨的眶突和蝶突共同形成 PPF 的前内

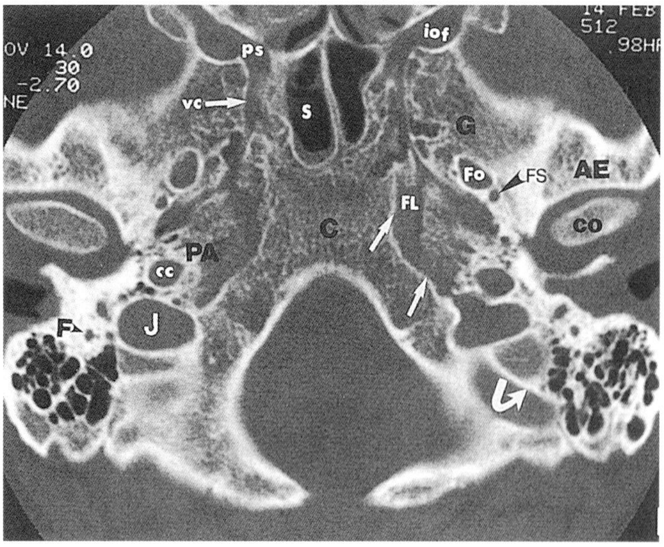

b

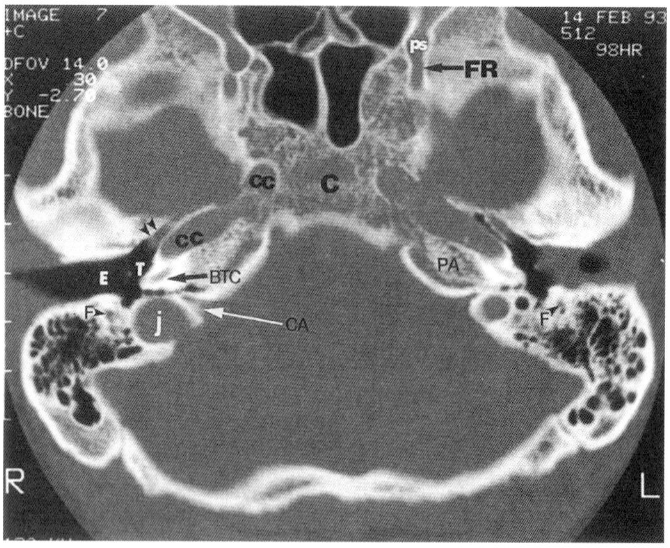

c

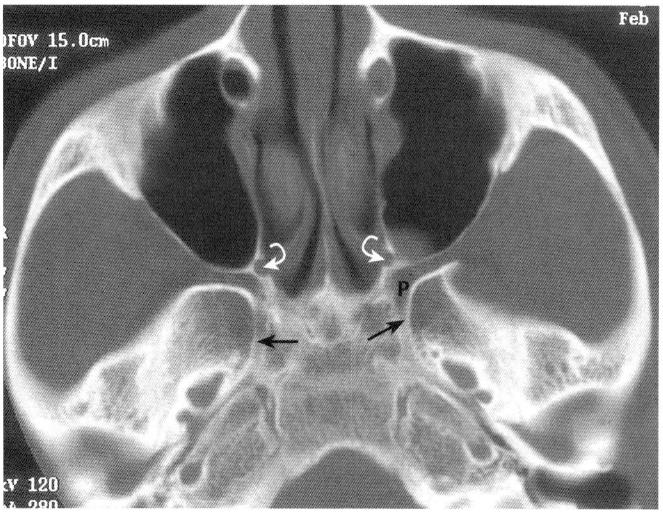

d

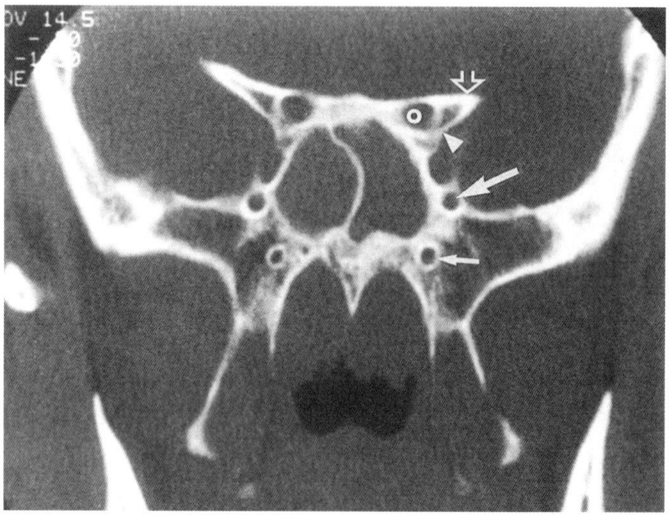

e

图4.29b

b 轴向CT扫描，在a向头侧3mm处扫描而得，显示面神经管（F）、颈静脉窝（J）、颈动脉管（cc）、岩尖（PA）、斜坡（C）、威迪恩氏管（vc）、翼腭窝（ps）、蝶窦（s）、眶下裂（iof）、蝶骨大翼（C）、卵圆孔（Fo）、破裂孔（FL）、棘孔（FS）、关节结节（AE）、下颌骨节（co）、岩枕裂（直箭）、乙状窦板（弯箭）。岩下静脉沿岩枕裂加入颈静脉球。

c 轴向CT扫描，显示面神经管（F）、颈静脉窝（J）、耳蜗管（CA）、耳蜗的底部弯曲（BTC）、鼓室(T)、外耳道（E）、鼓膜张肌（箭头）、颈动脉管（cc）、斜坡（C）、翼腭窝（ps）、圆孔（FR）和岩部尖（PA）的骨髓。

d 轴向CT扫描，显示蝶腭管（弯箭头）、威迪恩管（直箭）、和翼腭窝（P）。

e 直接径向CT扫描，显示蝶骨小翼（空心箭）、视神经管（o）、视束（箭头）、圆孔（大箭）、和威迪恩管（短箭）。请注意蝶窦不透明。随着年龄的增加，可发生萎缩性病变，从颅骨内壁处发生骨质吸收现象。这可以导致颅中窝变薄，使硬脑膜和蛛网膜下隙直接抵在蝶窦（箭）黏膜之上（请见图4.28）。这种变薄现象可导致自发性脑脊液泄漏。

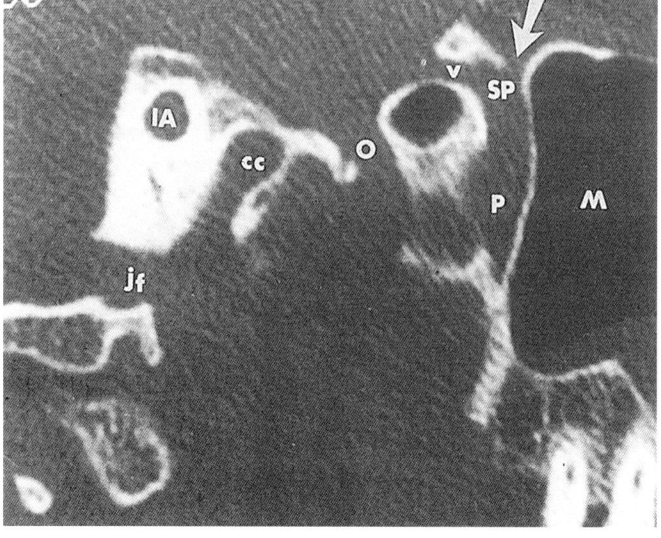

◁图4.30 蝶腭窝。半径向CT扫描，显示上颌窦（M）、翼上颌裂（P）、蝶腭窝（SP）、眶下裂（箭号）、卵圆孔（O）、翼管（威迪恩管）（v）、颈内动脉（cc）、颈静脉窝（jf）和内耳道（IA）。

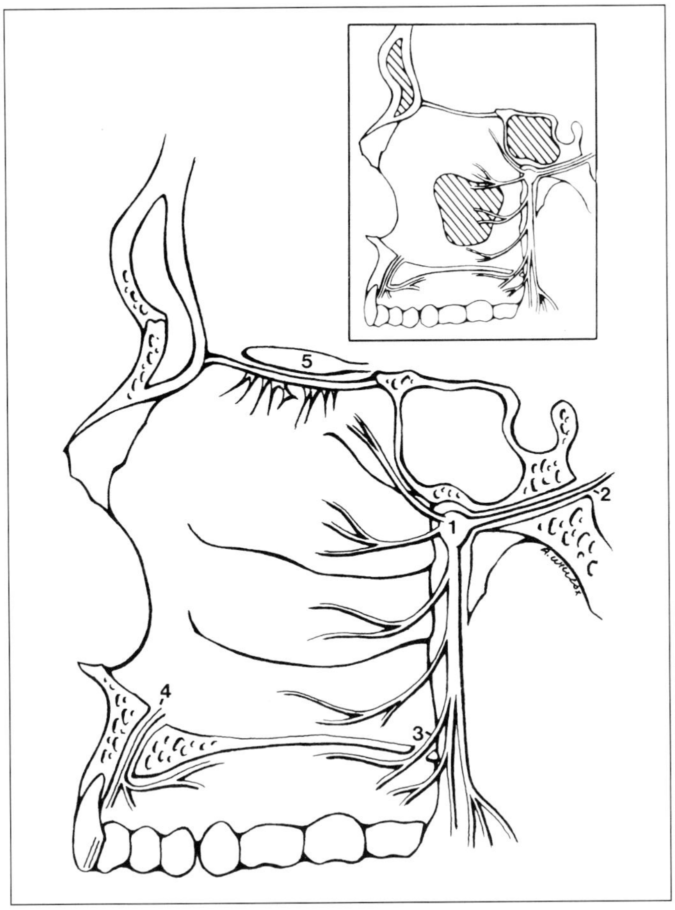

图4.31 蝶腭神经节及其旁支的示意图和窦的插入示意图。请注意蝶腭神经节（1）、翼状管内的威迪恩神经（2）、腭大神经（3）、鼻腭神经（4）和嗅球（5）。源自Warwick R, Williams PL, eds. Gray's Anatomy, 35th British ed. Philadelphia: W.B. Saunders. 1973.

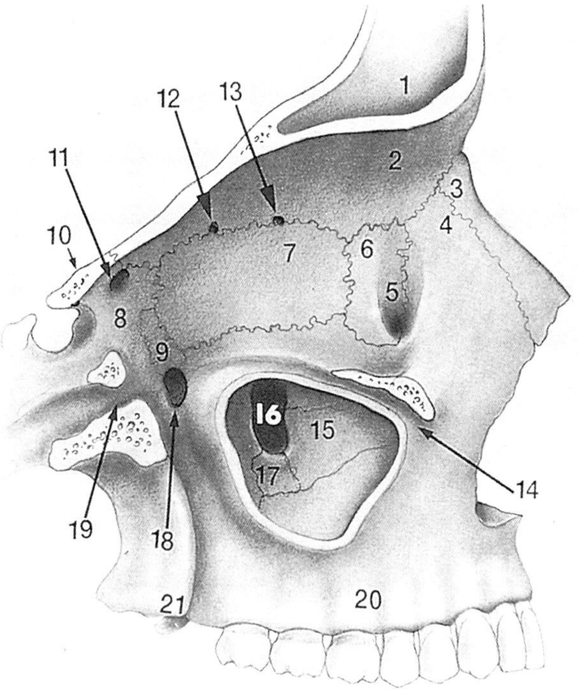

图4.32 眶上颌区的示意图。

1=额窦
2=额骨的眶板
3=鼻骨
4=上颌骨的额突
5=泪沟
6=泪骨
7=眶板
8=蝶骨
9=腭骨
10=蝶小翼
11=视神经管
12=筛后孔
13=筛前孔
14=眶下管（孔）
15=下鼻甲
16=上颌窦裂孔
17=腭骨
18=开向翼腭窝内的蝶腭孔开口
19=维杜管，开口在翼腭窝内
20=上颌骨的齿槽突
21=翼板

壁的“V”形部分（图4.34），下面一个附着在前部融合的翼板和翼突内侧板的上部缘的弯曲脊部、最后面是具有多种轮廓并与翼突内侧板内表面前部融合的骨板[50]。构成鼻侧壁的内侧表面的筛嵴与中鼻甲相邻，其鼻甲嵴与下鼻甲相邻。垂直板的上部、眶突和蝶突以及两突之间的蝶腭沟，与蝶骨的前表面形成锐角，而垂直板的下部几乎呈纵向[50]。

腭骨的眶突、蝶突和锥突也有重要的附着部分。眶突向上外方延伸，附着在上颌骨眶面的后缘，部分附着于蝶骨骨体下表面。蝶突向内上延伸附着在翼突内板的底部。眶突和蝶突均形成PPF和鼻腔的部分骨壁（图4.33、4.34）[50,51]。从水平和垂直板的连接处向上突起的锥突与上颌骨相连，向后外延伸到翼板的下缘与之相连。除腭骨之外，蝶骨翼突的解剖也很复杂。位于蝶骨体和大翼下部的翼突由翼基板，翼内板和翼外板组成（图4.34）。基板前表面在翼内板弯曲的内部较深处形成了一个浅窝，以大翼和蝶骨体、眶上裂下缘、融合的翼板和翼内板上部为边界。这个隐窝，向上为圆孔的开口，向下内为维杜（翼）管开口，形成了PPF的大部分后壁（图4.29b，c，4.30）；其外侧边缘构成了大部分翼上颌裂的后缘翼板下面的小部分。再向下，分离的翼板与腭骨的锥突相连。翼上颌裂，位于PPF的外口处，有一个边界明显的后缘，上部由翼突基部的外缘形成，下部由融合的翼板形成，前缘由上颌窦后壁弯曲的轮廓形成（图4.30）。由位于上颌骨内壁的后下面向下倾斜的沟槽与较大上颌管之间的连接形成的前腭大孔（图4.35），深至腭骨垂直板外表面，在位于水平板外缘的腭

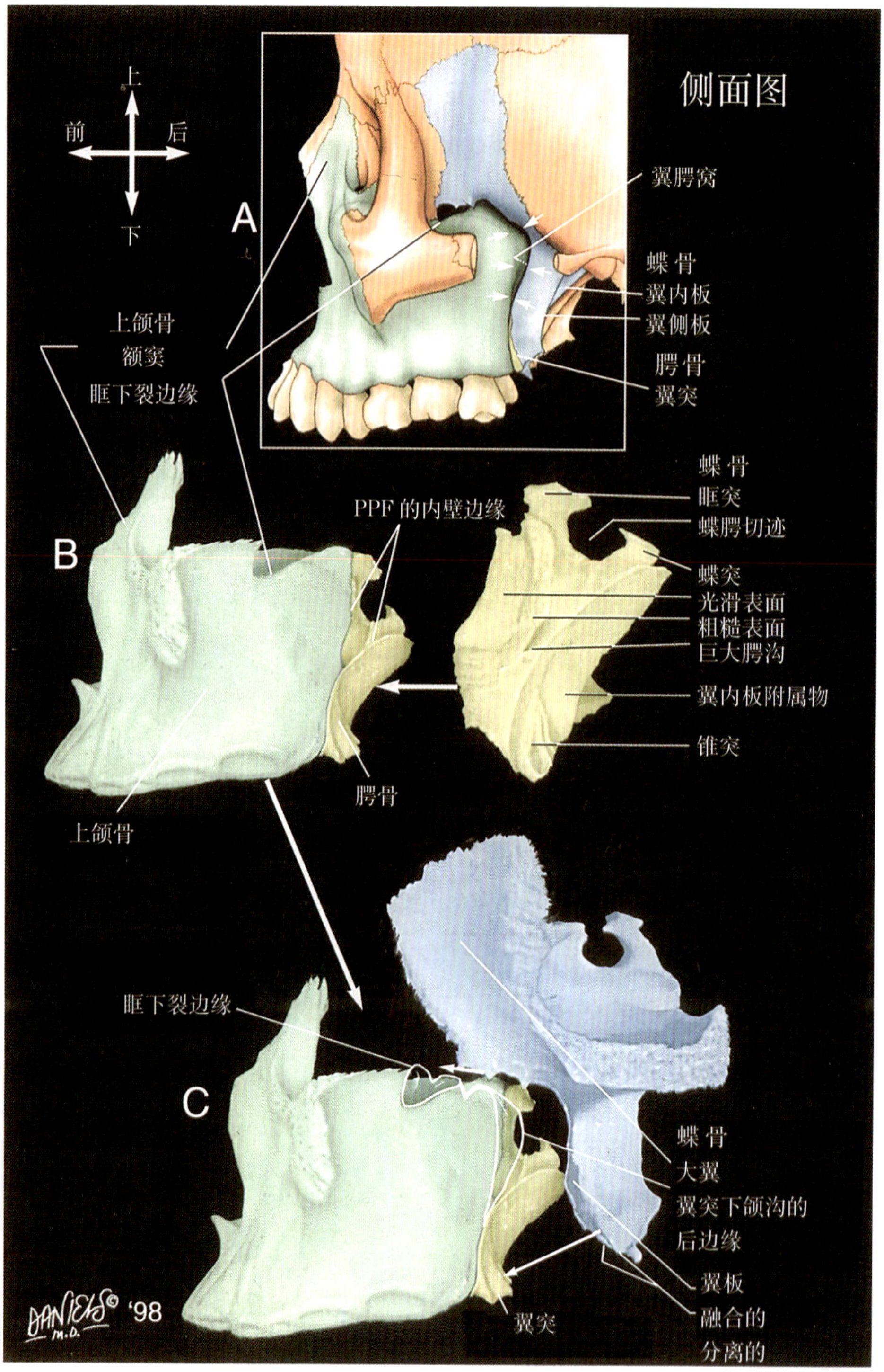

图4.33 蝶骨、腭骨和上颌骨的侧面图。

A 完整的颅骨中显示的是蝶骨和上颌骨之间弯沟，由翼腭窝（PPF）及其侧面开口，翼上颌裂（箭号），和下眶裂的较前部组成。

B 为了显现PPF的内侧壁的前边界，显示出腭骨的粗糙表面与上颌骨的后部内表面相连。再靠下，腭骨锥突前表面与上颌骨相连。PPF的内壁向下逐渐变细。

C 完成的PPF，翼内板内表面与上颌骨的垂直板的最后部分相连。再向下，锥突与角形翼板下边缘融合。翼上颌裂前部由上颌骨形成，后部由翼突的基础的后边缘形成，下部由融合的翼板形成。翼上颌边缘和下眶裂用白色显示。来源于Daniels D,et al.Osseous anatomy of pterygopalatine fossa. AJNR 1998; 19:1425.

大孔向下开口。腭小管经锥突延伸至位于锥突下表面的前部腭小孔开口（图4.36）。

腭神经（图4.31）分布在口腔顶部，软腭、扁桃体、和鼻腔的被覆黏膜[1]。（前）腭大神经自腭大管下行，经腭大孔伸向硬腭（图4.31,4.35,4.36）[1]。它发出鼻旁支，通过腭骨的垂直板内的开口后，在下鼻甲上部、中鼻道和下鼻道的壁上分支；在其鼻甲的出口处，腭分支分布于软腭。较次要的（中和后）腭神经沿腭大管下行，经腭小孔伸出，向悬雍垂、扁桃体和软腭发出侧支。

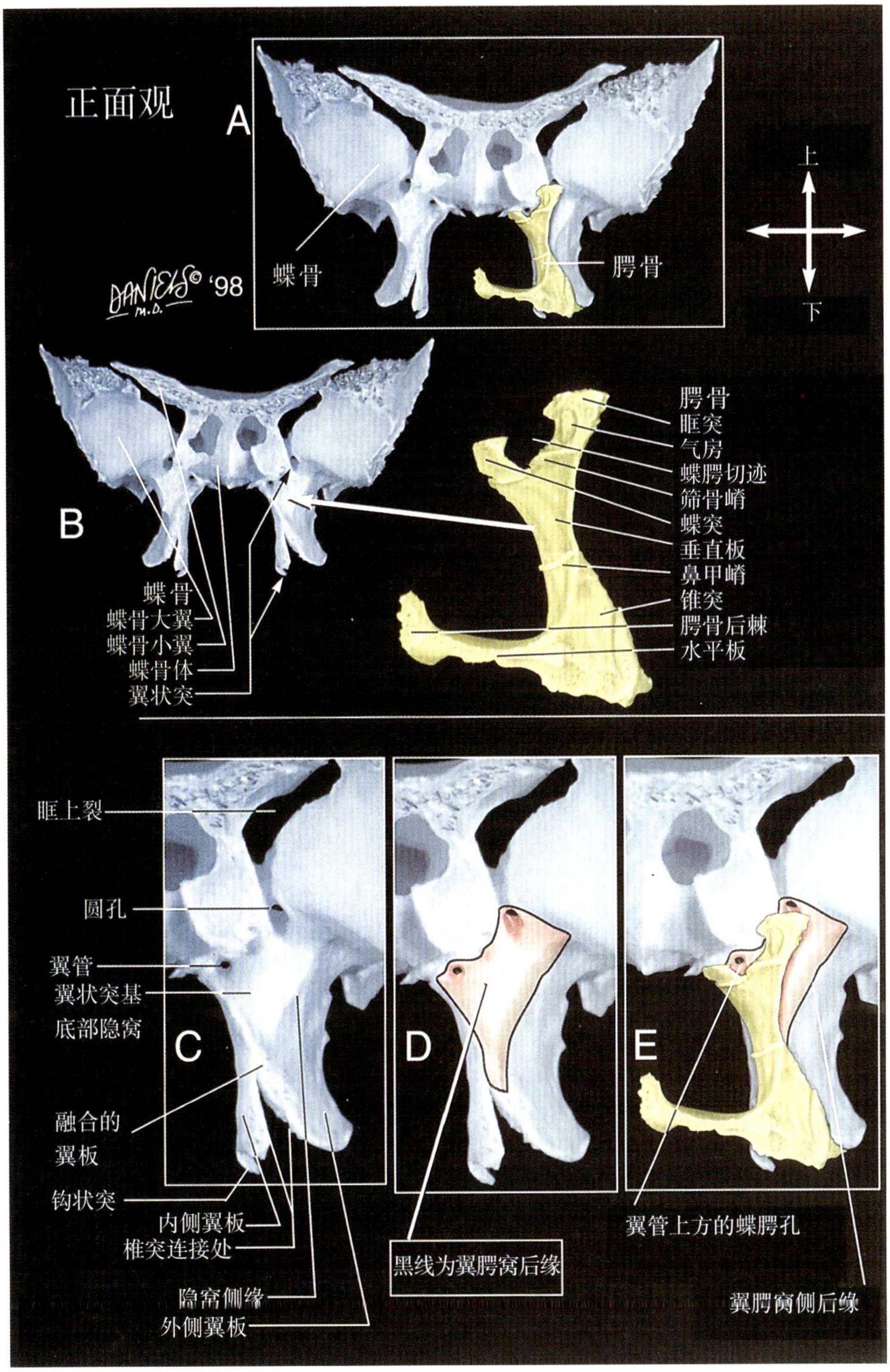

图4.34 蝶骨和腭骨前面观。

A 腭骨附着于翼突的整体观和蝶骨体下面观。

B 腭骨的水平板和垂直板使腭骨整体像个直角。锥突由骨板连接处向后外，位于翼板下缘之间。

C 翼突放大观显示出蝶骨基底部的浅隐窝。在其内侧深部，构成翼腭窝的大部分后壁，包括圆孔开口和中下位翼管。

D 翼腭窝后缘与蝶骨体基底部隐窝和变尖的下部边缘相对应。

E 腭骨位置是固定的，注意垂直板的上部、眶、蝶骨嵴和蝶腭孔的成角构型。轴位CT 可以观察到蝶腭孔位于翼管上方(图4.29d)。翼腭窝向侧方延伸到腭垂直板上方。

翼腭（蝶腭）神经节

翼腭窝神经节（PPG）（图4.31）是外周副交感神经中最大的神经节，它位于翼腭窝深部（PPF），翼状管的前方（图4.29b,4.31,4.32）。[1] 在上颌神经跨越翼腭窝时，此神经节位于其正下方。翼管神经构成了运动神经和副交感神经的根。岩大神经起源于面神经的膝状神经节，主要含分布到腭部黏膜的嗅觉纤维，也包括走行至翼腭窝神经节的节前副交感神经纤维。岩大神经向前延伸到破裂孔，并在此与来自颈内动脉上交感神经丛的岩深神经汇合，组成翼管神经经过翼状管止于翼腭神经节。翼腭神经节的交感神经根参与翼管神经的组成。翼腭窝神经纤维属于节后纤维，起源于颈上神经节并且进入颈内动脉丛和岩深神经。看似起源于翼腭神经节的分支大多源于上颌神经的神

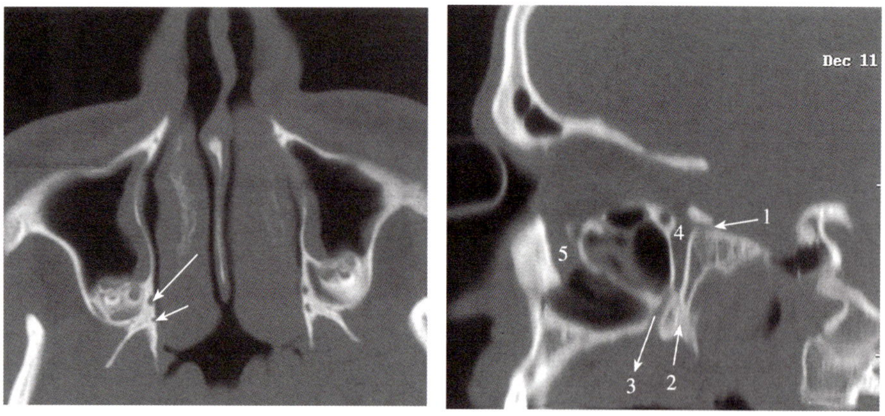

图4.35 a 轴位CT显示腭骨大孔（长箭）小孔（短箭）。b CT矢状位重组，显示翼管（1）、大腭管（3）小（2）腭管、翼腭窝（4）和鼻泪管（5）。

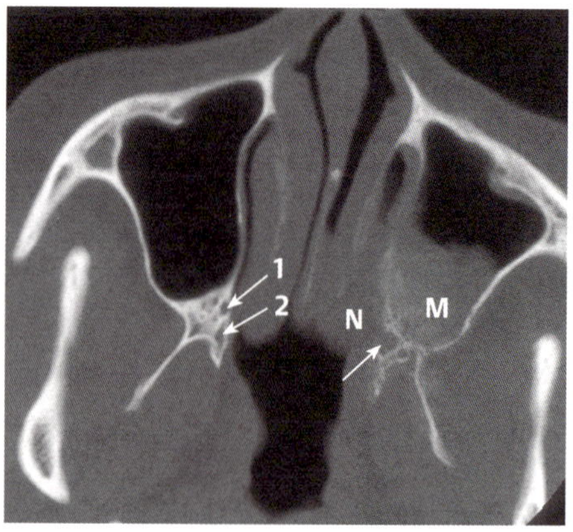

图4.36 腭孔。轴位CT显示大腭孔（1）小（2）腭孔。随着左侧上颌窦（M）和鼻腔（N）内的腺样囊性癌围神经性的蔓延，左侧腭骨的骨质破坏区不断扩大。

经节，这些神经分支虽与PPG关系密切，但与神经节细胞之间无突触连接。这些神经分支包括眶支、腭支、鼻支和咽支。眶支通过眶上裂入眶，分布到骨膜和眶内肌肉。部分末梢通过筛后孔分布到筛窦和蝶窦。腭支分布到口腔顶壁、软腭、扁桃体和鼻腔黏膜内层。鼻支通过蝶腭孔进入鼻腔（图4.29d）。咽支是一个细小的分支，起源于翼腭神经节后方，与上颌动脉的咽支并行经过腭鞘管（表4.3），在咽鼓管后方分布于鼻咽部的黏膜。腭鞘管由犁骨翼的鞘突构成下壁，腭骨蝶突构成上壁，向前通向翼腭窝的后壁。

翼腭窝向外通过翼突上颌缝与颞下窝相连（图4.29a,4.3b），向内通过蝶腭孔与鼻腔相通（图4.29d），向前通过眶下裂与眶相通（图4.29d,4.30），向上通过圆孔（图4.29c）和翼腭管（图4.29d,4.30, 4.31）与颅腔相连。蝶腭孔横穿腭骨垂直部，孔内有蝶腭管、鼻上神经和鼻腭神经走行。该孔连通翼腭窝与鼻腔上口。

应用解剖

翼腭窝的交通广泛，为鼻腔、眶、颞下窝、颅腔、鼻咽、口腔和口咽（表4.3）部感染和肿瘤提供了扩散途径。肿瘤和感染能通过下述途径波及翼腭窝：眶尖、眶下裂、圆孔（可通向海绵窦）、翼管（连接枕骨大孔和岩骨尖）、翼管神经（连接面神经的膝状神经节）、蝶腭孔（与鼻腔的后上部相通）、腭骨大小管（连接腭孔和口腔）（图4.35,4.37,4.38）、翼突上颌裂（与咀嚼肌间隙相通）、腭鞘管（连接鼻咽部）。腭鞘管是鼻咽和PPF间的潜在连接，内有翼腭窝到咽顶部的咽神经和血管通过。腭鞘管向前开口于翼腭窝后壁，其内走行着翼腭神经节的咽支和上颌动脉的咽支。翼突上颌裂的下部翼腭管（图4.31）较窄，有腭神经和血管走行，并与口腔潜在相通。

蝶腭动脉是供应鼻黏膜的主要血管，起自蝶腭孔，供应鼻甲、囟门和鼻中隔。[52] 蝶腭动脉是位于蝶腭（翼腭）管或翼管内上颌内动脉的终支。[52] 后部鼻出血就是因为损伤了蝶腭动脉的广泛分支。当大量出血通过填塞或者电灼保守治疗无效时，常需分离并结扎出血血管。[52] 鼻部手术中损伤蝶腭动脉常引起大出血。[52] 蝶腭孔上部为蝶骨体，前部为腭骨眶突，后部为腭骨蝶突围成（图4.29d）。[52–54] 蝶腭孔位于中鼻甲水平板和上鼻甲水平板末端后缘之间（图4.29d）。[52] 在CT上，通过成角的外形和位于翼管前方的特点可以识别蝶腭孔（图4.29b, d）。此外，无论CT扫描还是外科手术，确认位于中鼻甲水平板后部的蝶腭孔至关重要（图4.29d）。[52] 大多数情况下，蝶腭孔位于筛骨嵴后部腭骨垂直板上。因此在鼻内入路手术中，切开黏膜后，暴露筛骨嵴作为寻找蝶腭孔的标志。[52] 中路造口术是治疗上颌窦炎的重要外科技术。当通过鼻囟门实施造口术时，偶尔会发生动脉出血。当取走筛骨垂直板进行大中路造口术时，蝶腭动脉发出的鼻后侧动脉的主要分支可能会遭到破坏。鼻甲切开术中，切除前半部下半部和下鼻甲后，大动脉出血少见，但切除后部和上部时，常会发生大出血。

表4.3 翼腭窝汇集的管、孔、裂以及头颈部恶性肿瘤和感染通过翼腭窝的扩散途径

名称	位置	内容	通过翼腭窝扩散途径
圆孔	蝶骨大翼	上颌神经及静脉丛	从翼腭窝到海绵窦
翼管	蝶骨	翼状神经及静脉	从翼腭窝到圆孔
眶下裂	蝶骨大翼、腭骨、颧骨、上颌骨	眶下静脉，源于翼腭突神经节的颧副交感神经分支	从翼腭窝到眶尖
蝶腭孔	蝶骨体，腭骨蝶突和眶突	鼻腭神经和伴行静脉	鼻腔到翼腭窝，反之亦然
腭大管	上颌骨和腭骨	前中后腭神经，穿出腭骨孔的腭小血管	从眶腔到翼腭窝，反之亦然
腭鞘管	犁骨和腭骨鞘突	翼腭突神经节的咽支，上颌动脉的小咽支	从咽顶到翼腭窝，反之亦然
翼上颌裂	蝶骨上颌突和翼突	上颌动脉和神经的颞支	从翼腭窝到颞下窝，反之亦然

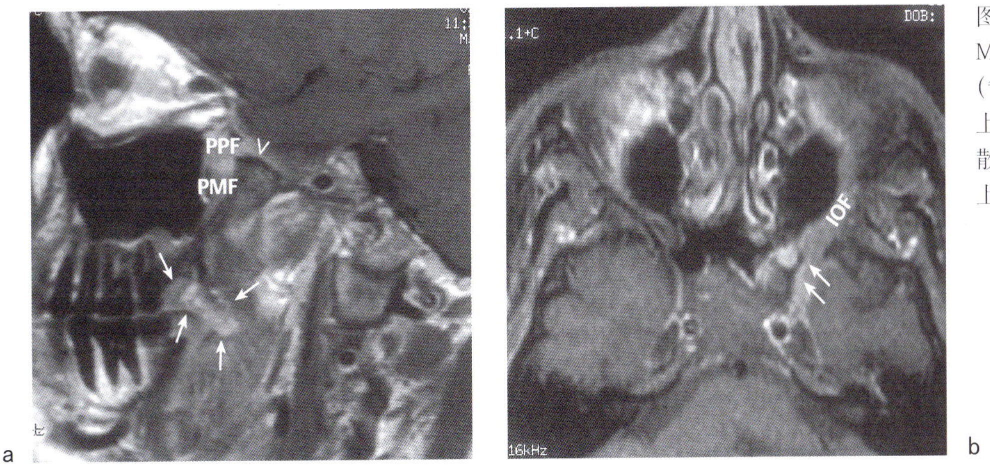

图4.37 腺样囊性癌的围神经扩散。a MRI T1WI增强矢状位，显示位于硬腭（箭）的腺样囊性癌。注意肿瘤可以沿着翼上颌缝(PMF)、翼腭窝(PPF)和翼管（V）扩散。b 轴位增强压脂像，显示肿瘤沿着左侧上颌神经(箭)和眶下裂扩散（LOF）。

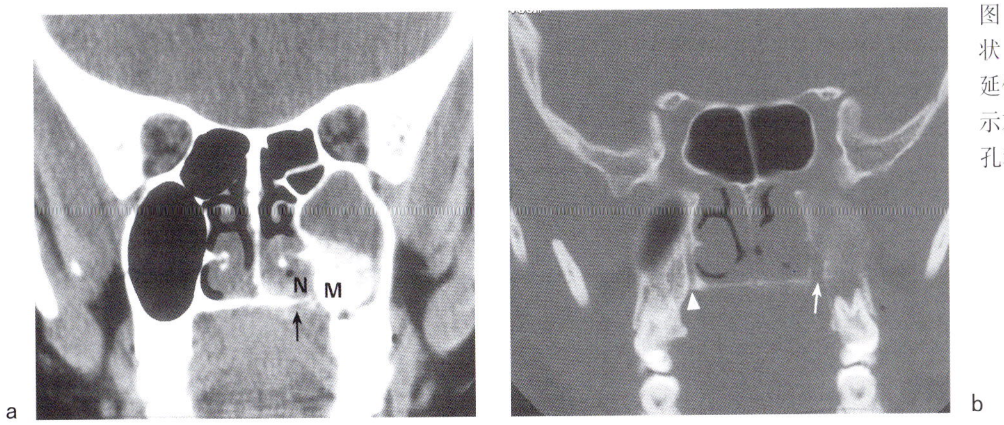

图4.38 腺样囊性癌的围神经扩散。a 冠状CT显示左侧上颌窦内钙化性肿块（M），延伸到鼻腔(N)和硬腭（箭）。b 冠状CT显示左侧腭大孔（箭号）和翼管扩大。右侧腭孔和翼管正常（箭头）。

参考文献

1 Warwick R, Williams PL, eds. Gray's Anatomy, 35th British ed., Philadelphia: W.B. Saunders; 1973.
2 Wenig BM. Atlas of Head and Neck Pathology. Philadelphia: W.B. Saunders; 1993.
3 Graney DO, Rice DH. Paranasal sinuses—anatomy. In: Cummings CW, Fredrickson JM, Harker LA, Krause CJ, Schuller DE, eds. Otolaryngology Head and Neck Surgery. St. Louis: Mosby-Year Book; 1993: 901-906.
4 Mafee MF. Endoscopic sinus surgery: role of the radiologist. AJNR 1991; 12: 855-860.
5 Mafee MF, Chow JM, Meyers R. Functional endoscopic sinus surgery: Anatomy, CT Screening, indications, and complications. AJR 1993; 160: 735-744.
6 Mafee MF. Preoperative imaging anatomy of nasal-ethmoid complex for functional endoscopic sinus surgery. Radiol Clin North Am 1993; 31(1): 1-20.
7 Boek W, Graamans K, Natzijl H, et al. Nasal mucociliary transport: New evidence for a key role of ciliary beat frequency. Laryngoscope 2002; 112: 570-573.
8 Jang YJ, Myong NH, Park KH, et al. Mucociliary transport and histologic characteristics of the mucosa of deviated nasal septum. Arch Otolaryngol Head Neck Surg 2002; 128: 421-424.
9 Rautiainen M, Nuutinen J, Kiukaanniemi H, Collan Y. Ultrastructural changes in human nasal cilia caused by the common cold and recovery of ciliated epithelium. Ann Otal Rhinol Laryngol 1992; 101: 982-987.
10 Mafee MF. Imaging of the nasal cavities, paranasal sinuses, nasopharynx, orbits, infratemporal fossa, pterygomaxillary fissure, parapharyngeal space, and base of skull. In: Ballenger JJ, Snow JD, eds. Ballenger's Otorhinolaryngology Head and Neck Surgery, 16th ed. Ontario: BC Decker; 2002.
11 Becker SP. Anatomy for endoscopic sinus surgery. Otolaryngol Clin North Am 1989; 22: 677-682.
12 Van Ayela OE. Ethmoid labyrinth: anatomic study with consideration of the clinical significance of its structural characteristics. Arch Otolaryngol 1939; 39: 881-902.
13 Rice DH. Endoscopic sinus surgery: anterior approach. Oper Tech Otolaryngol Head Neck Surg 1990; 1: 99-103.
14 Zinreich SJ, Kenney DW, Rosenbaum AE, Gayer BW, Kumar AJ, Stammberger H. Paranasal sinuses: CT imaging requirements for endoscopic surgery. Radiology 1987; 163: 709-775.
15 Kasper KA. Nasofrontal connections: a study based on one hundred consecutive dissections. Arch Otolaryngol 1936; 23: 322-343.
16 Zinreich SJ, Abidin M, Kennedy DW. Sectional imaging of the nasal cavity and paranasal sinuses. Oper Tech Otolaryngol Head Neck Surg 1990; 194-98.
17 Bogler WE, Mawn CB. Analysis of the suprabullar and retrobullar recesses for endoscopic sinus surgery. Ann Otol Rhinol Pharyngol Suppl 2002; 186: 3-14.
17a Carter BL. Paranasal sinuses, nasal cavity, pterygoid fossa, nasopharynx, and infratemporal fossa. In: Valvassori GE. Buckingham RA, Carter BL, Hanafee WN, Mafee MF, eds. Head and Neck Imaging. Stuttgart: Georg Thieme Verlag; 1988: 173-250.
18 Messerklinger W. Endoscopy of the Nose. Baltimore: Urban and Schwarzenberg; 1978.
19 Wigand ME, Steiner W, Jaumann MP. Endonasal sinus surgery with endoscopical control: from radical operation to rehabilitation of the mucosa. Endoscopy 1978; 10: 255-260.
20 Kennedy DW, Zenrich J, Rosenbaum AE, Johns ME. Functional endoscopic sinus surgery: theory and diagnostic evaluation. Arch Otolaryngol 1985; 111: 576-582.
21 Hilding AC. The physiology of drainage of nasal mucus. IV Drainage of the accesory sinuses in man. Otolaryngol Rhinol Laryngol 1944; 53: 34-41.
22 Hilding AC. Physiological basis of nasal operations. Calif Med 1950; 72: 103-107.
23 Procter DF. The nose, paranasal sinuses and pharynx. In: Waters W, ed. Lewis-Walters Practice of Surgery, Vol. 4. Haerstown, MD: Prior; 1966: 1-37.
24 Proctor DF. The mucociliary system. In: Proctor DF, Anderson IHP, eds. The Nose: Upper Airway Physiology and Atmospheric Environment. New York: Elsevier; 1982.
25 Messerklinger W. On the drainage of the normal frontal sinus of man. Acta Otolaryngol 1967; 673: 176-181.
26 Messerklinger W. Uber die Drainage der menschlichen Nasennebenhohlen unter normalen and pathologischen Bedingungen. II. Mitteilung: Die Stirnhohle und ihr Ausfuhrungssystem. Monatsschr Ohrenheilkd 1967; 101: 313.
27 Messerlinger W. Endoscopy of the Nose. Baltimore: Urban and Schwarzenberg; 1978.
28 Winther B, Gross CW. Introduction and indications for functional endonasal (endoscopic) sinus surgery. Oper Tech Otolaryngol Head Neck Surg 1990; 1: 92-93.
29 Schaefer SD. Endoscopic sinus surgery: posterior approach. Oper Tech Otolaryngol Head Neck Surg 1990; 1: 104-107.
30 Stammberger H. Endoscopic endonasal surgery: concepts in treatment of recurring rhinosinusitis. Part I. Anatomic and pathologic considerations. Otolaryngol Head Neck Surg 1986; 94: 143-147.
31 Chow JM, Mafee MF. Radiologic assessment preoperative to endoscopic sinus surgery. Otolaryngol Clin North Am 1989; 22: 691-701.
32 Setliff RC, Catalano PJ, Catalano LA, Francis C. An anatomic classification of the ethmoidal bulba. Otolaryngol Head Neck Surg 2001; 125: 598-602.
33 Onodi A. The Optic Nerve and the Accessory Sinuses of the Nose. New York: William Wood & Co.; 1910.
34 Allmond L, Murr AH. Opacified Onodi cell. Arch Otolaryngol Head and Neck Surg 2002; 128: 598-599.
35 Stammberger HR, Kennedy DW. Paranasal sinuses: anatomic terminology and nomenclature. The Anatomic Terminology Group. Ann Otol Rhinol Laryngol Suppl 1995; 167: 7-16.
36 Skolnick CA, Mafee MF, Goodwin J. Pneumasinus dilatans of the sphenoid sinus presenting with visual loss. J Neuroophthalmol 2000; 20: 259-263.
37 Benjamins LE. Pneumosinus frontalis dilatans. Acta Otolaryngol 1981; 1: 412-423.
38 Ganly I, McGuiness R. Pneumosinus dilatans of the maxillary, ethmoid, and sphenoid sinuses. Arch Otolaryngol Head Neck Surg 2002; 128: 1428-1430.
39 Lloyd GA. Orbital pneumosinus dilatans. Clin Radiol 1985; 36: 381-386.
40 Davis S, Kaye AH. A dynamic pressure study of spontaneous CSF rhinorrhea in the empty sella syndrome. J Neurosurg 1980; 52: 103-105.
41 Clark D, Bullock P, Hui T, Firth J. Benign intracranial hypertension: a cause of CSF rhinorrhea. J. Neurol Neurosurg Psychiatry 1994; 57: 847-849.
42 Kaufman B, Nusen FE, Weiss MH, et al. Acquired spontaneous, nontraumatic normal pressure cerebrospinal fluid fistulas originating from the middle fossa. Radiology 1977; 122: 379-387.
43 Gassner HG, Ponikau JU, Sherris DA, Kern EB. CSF rhinorrhea: 95 consecutive surgical cases with long-term follow-up at the Mayo Clinic. Am J Rhinol 1999; 13: 439-447.
44 Shetty PG, Shroff MM, Fatterpeckar GM, et al. A retrospective analysis of spontaneous sphenoid sinus fistula: MR and CT findings. Am J Neuroradiol 2000; 21: 337-342.
45 Stankiewicz JA. Blindness and intranasal endoscopic ethmoidectomy. Laryngoscope 1987; 97: 1270-1273.
46 Stankiewicz JA. Complications of endoscopic sinus surgery. Otolaryngol Clin North Am 1989; 22: 749-758.
47 Maniglia AJ. Fatal and major complications secondary to nasal and sinus surgery. Laryngoscope 1989; 99-276.
48 Buus DR, Tse DT, Farris BK. Ophthalmic complications of sinus surgery. Ophthalmology 1990; 97: 612-619.
49 Neuhaus RW. Orbital complications secondary to endoscopic sinus surgery. Ophthalmology 1990; 97: 1512-1518.
50 Daniels DL, Mark LP, Ulmer JL, et al. Osseous anatomy of the pterygopalatine fossa.
51 Daniels DL, Mark LP, Mafee MF, Massaro B, et al. Osseous anatomy of the orbital apex. AJNR 1995; 16: 1929-1935.
52 Lee HY, Kim HU, Kim SS, et al. Surgical anatomy of the sphenopalatine artery in lateral nasal wall. Laryngoscope 2002; 112: 1813-1818.
53 El-Guindy A. Endoscopic transseptal sphenopalatine artery ligation for intractable posterior epistaxis. Ann Otol Rhinol Laryngol 1998; 107: 1033-1037.
54 Bolger WE, Bargie RC, Melder P. The role of the crista ethmoidalis in endoscopic sphenopalatine artery ligation. Am J Rhinol 1999; 13: 81-86.

成像技术

概论

鼻窦腔是上呼吸道的一个重要组成部分。各种炎性和过敏性反应、良性和恶性肿瘤、类似肿瘤类病变都可能发生在此区域。传统的平片放射学是将摄影方法用于鼻窦腔的各种病理情况。[1] 它为进一步诸如CT和MRI的检查提供了方向和基础。[1] 发育畸形，如唇腭裂，鼻和鼻旁窦的先天解剖和炎性疾病，骨折和纤维－骨病变，鼻旁窦和颅底的细微骨性结构，都能通过CT得到最好的评估[2-4]。另一方面，MRI能提供更多鼻窦软组织、面部和颅底的更多信息。颅内外联合病变如：鼻皮样囊肿、鼻胶质瘤、鼻窦肿瘤颅内扩散和感染，都能通过MRI得到最好的评估[1-4]。

虽然鼻窦普通平片对急性鼻窦炎、亚急性和慢性鼻窦炎的早期评价，及其他鼻旁窦病变有重要价值，有时CT与鼻窦平片之间会存在明显的误差[1-5]。慢性鼻窦炎的浓厚的黏液在CT上具有特征性的表现（图4.39）。这种明显的CT表现在平片上很难显示出来，在MRI上可能会完全漏掉或误诊（图4.77b）。[6,7]

虽然CT对于骨性和软骨性病变的诊断更有效，但MRI则对病变软组织范围和明显的颅内扩散更加敏感。对于区分炎性情况和肿瘤性病变，MRI优于CT[1-4, 7, 8]。与大多数恶性肿瘤、淋巴细胞增生、骨髓增生和慢性肉芽肿病相反，大多数炎性病变在MRT2I权（T2WI）像表现为高信号，[3,7] 大多数鼻窦腔肿瘤与周边炎症和分泌物的高信号不同；因此，MRI对这些肿瘤的评测和分期具有重要作用。鼻源性的颅内并发症能通过MRI得到最好的评价。鼻窦手术的颅内和眶内并发症也能通过MRI得到最好的评价。CT对于鼻腔镜手术的术前和术后评价独具效果。[5,6,8,10-13]

CT

CT是一种用于评价鼻窦腔的极好的成像方式。它能准确评估鼻旁窦、颅面骨和鼻旁窦气化程度。5mm断层经常用于评估大多数鼻窦和颅底结构。轴位断层平行于眶耳线或硬腭。冠位断层通过病人仰卧位或俯卧位获得，病人的头过伸，扫描架的倾斜平面尽量和眶耳线成90°。通过调整扫描架的倾斜角可以尽量减少牙齿带来的伪影。扫描架角度的调整取决于图像数字化后处理所要求的X线束的角度。

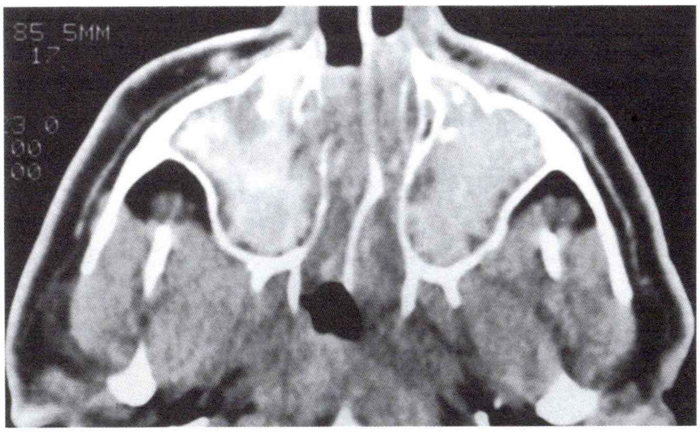

图4.39 慢性鼻窦炎。CT扫描显示双侧鼻腔息肉，上颌窦密度增高，内见相应浓缩分泌物。双侧上颌窦黏膜增厚。

薄层扫描（3mm）用于诊断微小病变和评价孔道部分。照相时，有些人推荐使用一种中间窗宽窗位技术（2500/250窗宽／窗位）。[7-19]

浏览或打印CT图像最好应用较宽的窗宽（4000/700～800窗宽／窗位）即骨窗技术。如果研究在硬盘拷贝上进行，我们推荐技术员使提供一种附加软组织窗技术。软组织窗技术能更好地评价浓缩黏膜分泌物和微小钙化。超高速螺旋CT可提供高质量的重组影像。

许多学者报道，鼻旁窦术前CT最好的影像诊断必须包括病人的准备，CT技术和数据显示。[4,7,8,11,19] 对于慢性和过敏性鼻窦炎，通过恰当的治疗和病人合适的准备，CT能对鼻窦腔黏膜的疾病进行最有效的评估。[2,4,19] 3mm直接冠状CT断层扫描，病人仰卧位并且头过伸，能对鼻窦内镜手术进行最好的术前评估。[1,2,4,5,7,9,10] 鼻旁窦完整的CT研究应包括轴位和冠状位扫描，[2,3,5] 而在大多数情况下，单独冠状位能给复杂孔道的分析提供的信息最多。冠位扫描应该前到额窦后到蝶窦。通过冠位轴位CT扫描的结合，外科医生能更简便地评估复杂孔道的三维定位。[5]

当冠位CT显示出鼻窦肿块或黏膜疾病时，应当进行轴位扫描。[5] 额窦后壁侵蚀，蝶筛骨平台、基底部、翼腭缝、翼腭窝，都能通过轴位和直接或重组矢状位CT进行评估（图4.40）。[21,22] 螺旋CT的应用在断层影像中起重要作用。尤其在快速诊断和影像重建方面大为改进。对于儿童和晃动的病人，螺旋CT能在几分钟内提供最有效、可靠诊断信息。鼻窦内镜手术前不用做增强CT。只有初次CT扫描提示占位时才使用对比剂。

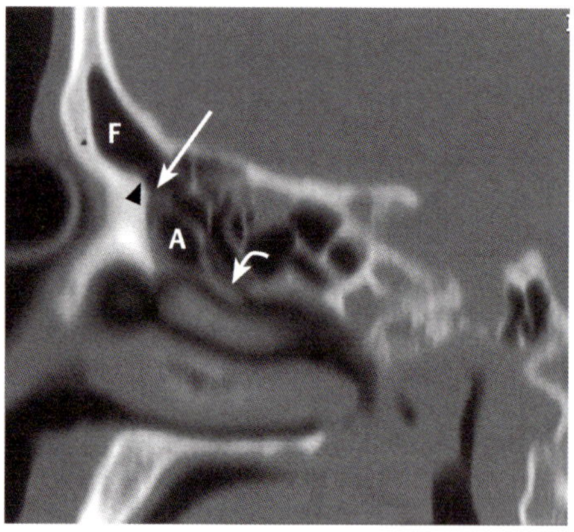

图4.40 重组矢状位CT，显示额窦(F)、额窦孔(箭头)、额窦隐窝(箭)、鼻丘小房和钩状突。(弯箭)

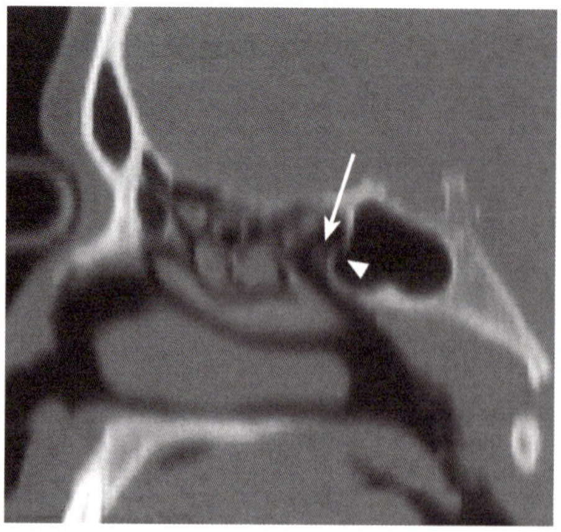

图4.41 重组建矢状位CT 显示蝶窦孔（箭头）和蝶筛隐窝（箭）。

若怀疑鼻窦感染或肿瘤导致颅内或颅外并发症，对比增强就必不可少了。三维重组CT大大有益于研究面部重塑和制定手术计划。CT与MRI的结合可以最大程度地为鼻窦肿瘤提供影像诊断信息。鼻窦疾病的MRI检查，使用头部线圈，行5mm层厚矢状T1加权，轴位T1加权、T2加权和冠状T1加权扫描。静脉给予钆对比剂后，获得轴位，冠位和矢状位T1加权像。我们还可以得到T1强化序列中一种磁敏感物质和牙科填充物相关的伪影在脂肪抑制序列上更明显的脂肪抑制序列。

影像介导的内镜手术

影像介导系统是十分有用的，头颈部手术时给耳鼻喉医生提供精密的解剖定位。[25-27] 利用光学和电磁学为基础的影像介导系统价值很大，它通过2mm或更高的精密度提供手术前解剖定位。[27] 影像介导腔镜手术的CT应包括2.5mm轴位和矢状位、冠状位重组图像（图4.40,4.41）。以光学为基础的影像指导系统，在手术中显示出外科器械的顶端和在患者术前CT中横断、矢状和三维图像中相应位置。影像介导系统的使用平均缩经总手术时间约17.4分钟／人。[27]

标准X线摄影

通过四个标准的鼻窦投影：沃特位，柯特威尔位，侧位，颏顶位，可以清楚地了解鼻旁窦和鼻腔的影像解剖。

沃特位(Waters view) 水平相是通过抬高下颌并把X线暗盒放在距鼻1～1.5cm的位置，保持中线与暗盒垂直获得的。许多解剖结构包括上颌窦，额窦，前筛骨气房，眶上缘，都能在沃特位上看到，如图4.42示。上颌窦在水平相上观察最好。不适于观察筛骨后气房。额窦在鼻腔和眼眶后方显示清楚，蝶窦主腔显示欠清。在水平位还可以看到其他的结构包括眶底、眶缘、眶下孔、眶上切迹、圆孔、颞线（图4.42）。上颌窦和额窦内的液平在直立位投影可以清楚辨别。可疑液平时要头偏一侧再次水平投影来确诊。(图4.43)

柯特威尔位(Caldwell view) 这种后前位相通过鼻与前额正对X线暗盒并且让眶耳线（外耳道与外眦连线）与暗盒垂直而得到的。中心X线来需偏斜15°～25°以便使岩骨嵴投射在眶底或其下方(图4.44)。柯特威尔位中可以观察到的解剖结构见图4.44。此位最适宜观察额窦和筛窦。筛骨纸板，眶上裂、圆孔纸板、眶下缘、额颧缝、无名线、和其他结构也能清楚看到(图4.44)。蝶窦和蝶鞍与筛骨气房和鼻腔是重叠的。虽然上颌窦与岩骨重叠，但是它们可以在这种投影上得到评测。通过观察柯特威尔位可以与沃特位互补来诊断上颌窦疾病。

侧位（Lateral view） 这种体位通过病人坐在垂直的暗盒固定器前以便让头保持真正的侧位。X线来垂直于胶片中心。图4.45所示的一些解剖结构可以在这种投影上看到。蝶窦和鞍结节此体位显示效果最好。额窦、筛窦、上颌窦互相重叠。额窦的前后壁在此体位可以观测到。其他可以在此体位评估的结构包括翼上颌缝、翼腭窝、鼻咽、软硬腭和上颌骨。颧骨呈三角形骨与上颌窦重叠（图4.45a,c）眶壁与眶缘互相重叠。可以看到斜坡从鞍背一直到枕骨大孔前方。这种相位适于观察蝶窦、额

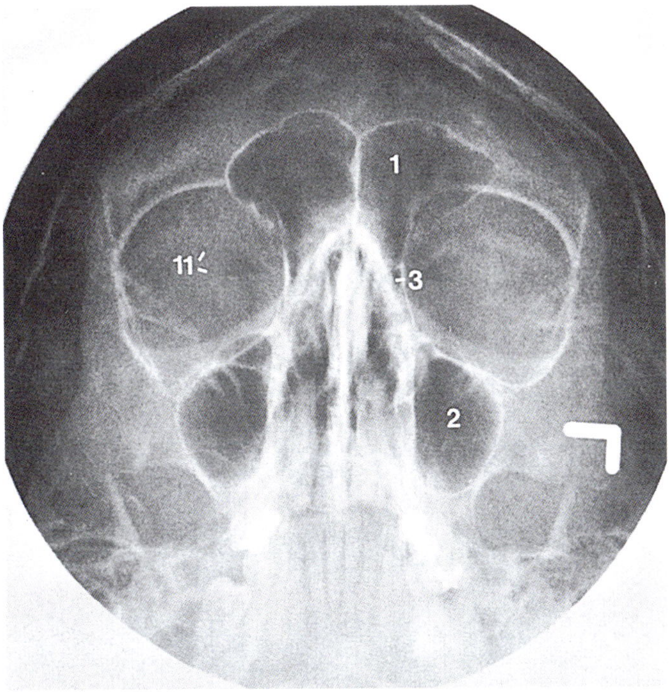

a

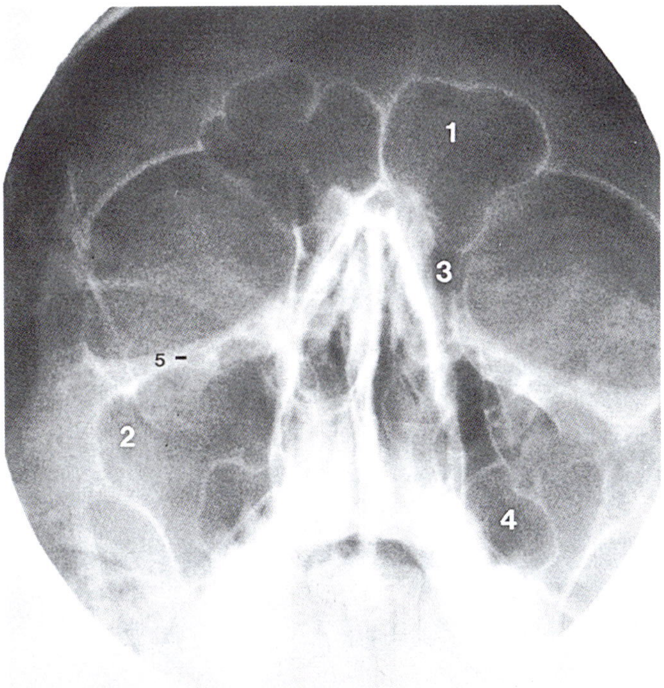

b

图4.42a～c　瓦氏位（Waters projection）。三个不同的患者显示不同的鼻窦和正常解剖标志，均可看到双侧对称额窦（1）、上颌窦（2）和前组筛窦气房（3）。b、c 显示通过上颌窦可显示蝶窦侧隐窝(4),在眶下缘可见眶下神经管（5）。c显示蝶骨小翼最好，中间有眶上裂（7）将其与蝶骨大翼分开。因为后部的结构位于眶尖后方，圆孔（8）有时投影在抬高的下颚下方，鼻骨（9）和鼻中隔（10）显示清晰，软组织结构如睑裂（11）蝶骨大翼的无名线（12）也非常清楚，但在科特威尔位中显示的更清楚。在此图像中，眶底投影在眶下缘下方，摘自参考文献20。

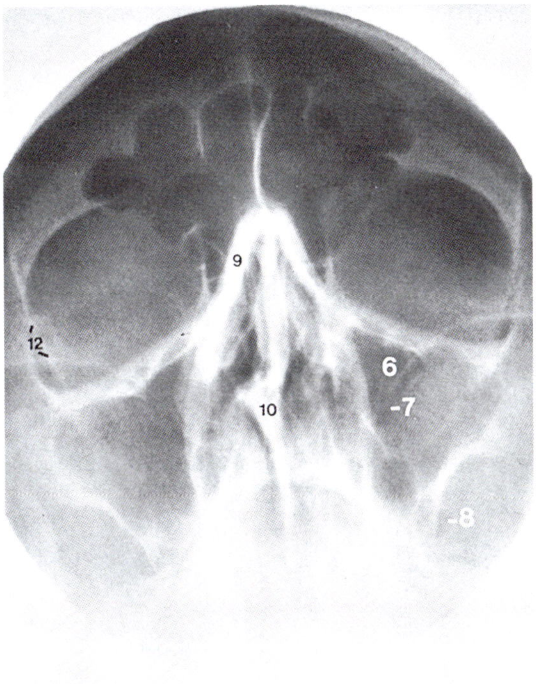

c

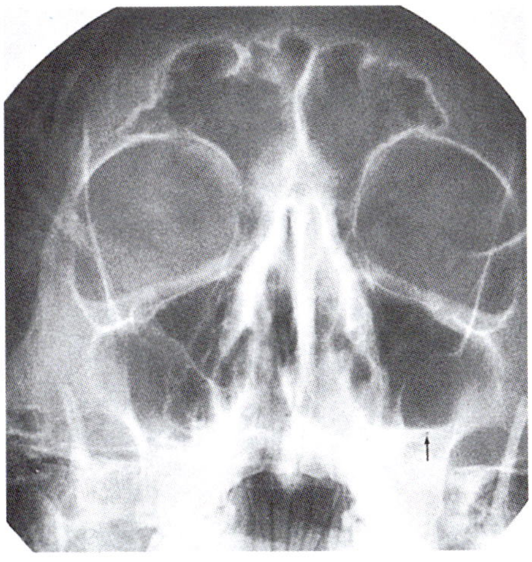

a

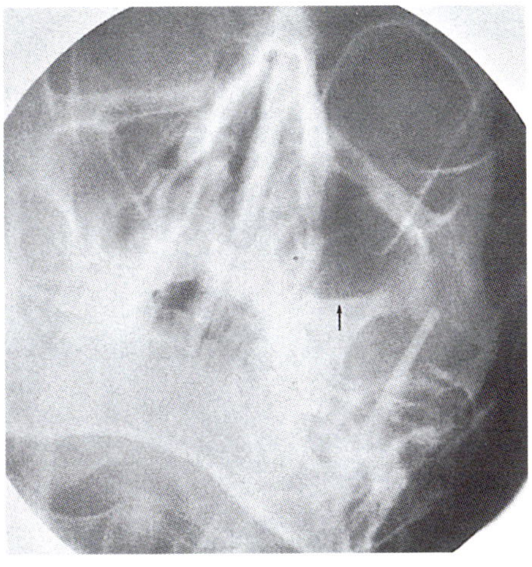

b

图4.43　瓦氏位显示液平面。a 图为标准水平位，可见液平面（箭），b 图为转动头位后的同一液面。摘自参考文献20。

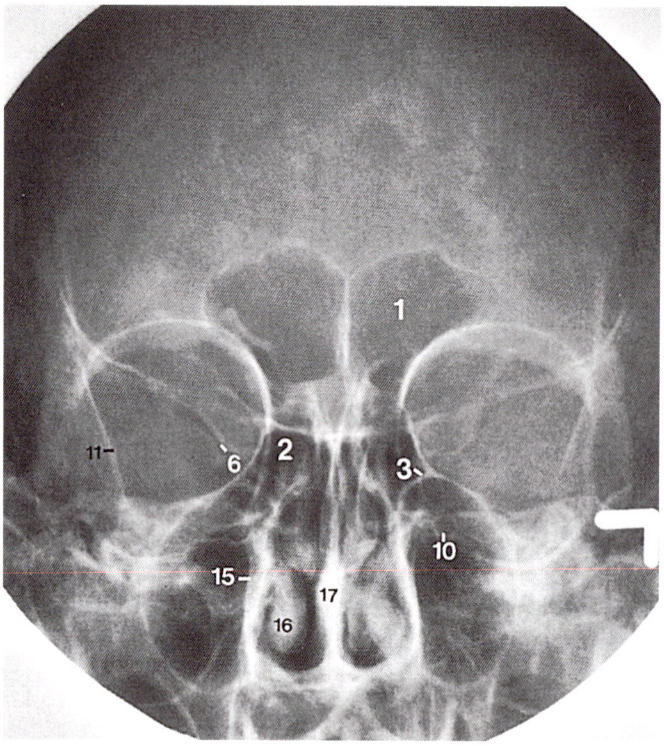

a

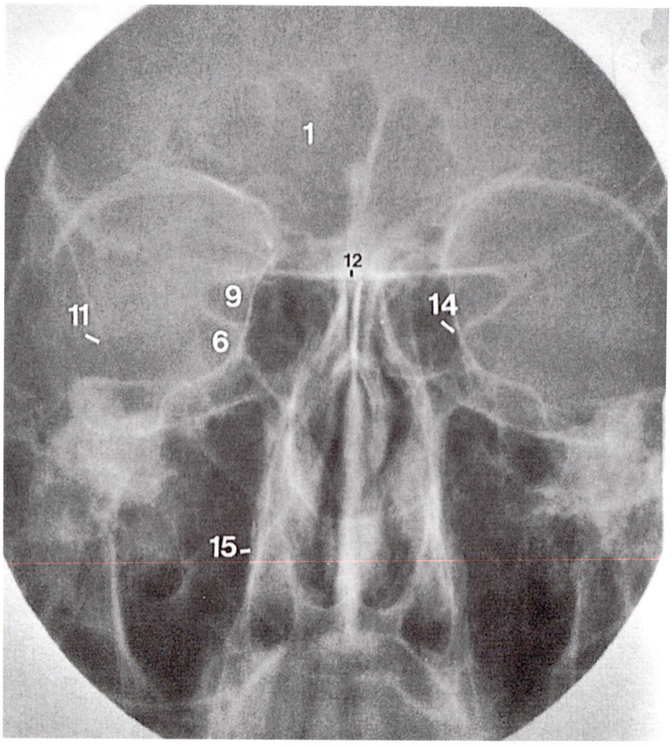

b

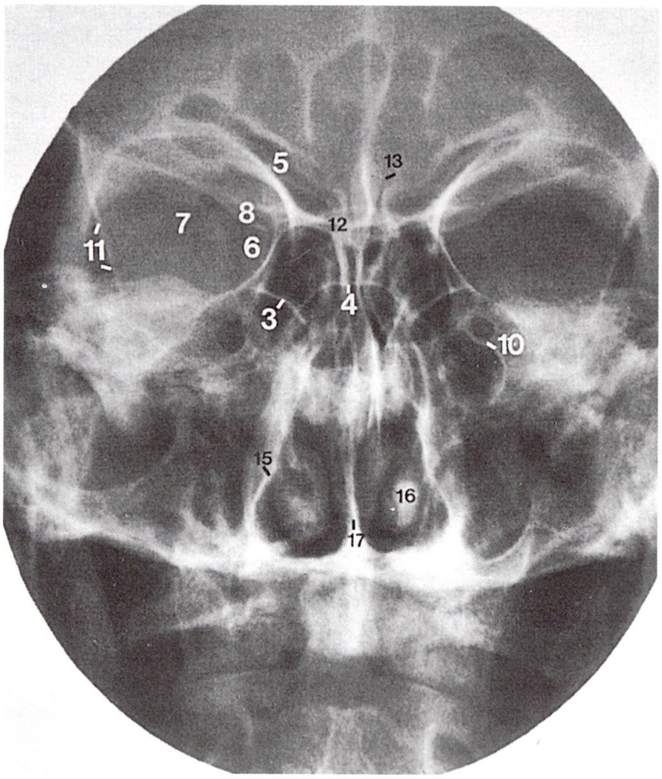

c

图4.44a～c　柯氏位。可以很好地观察额窦（1）和筛窦（2），但上颌窦与颞骨岩部重叠，c 可最好的显示上颌筛板（3）和鞍底（4），眶上气房是筛窦气房延伸到眶顶上方，眶上裂（6）位于蝶骨大翼（7）和小翼（8）之间，位于眶尖部，前床突（9）在b中显示含气，通过眶上裂上部投影，c 中显示的蝶骨大翼无名线（11）蝶骨平台（12）和鸡冠（13），纸板形成眶内侧壁，还可以显示额窦内侧壁（15），下鼻甲（16）、鼻中隔（17）、鼻腔底、硬腭。摘自参考文献20。

窦、和上颌窦的液气平面。普通平片中的蝶窦气液平可能是诊断颅底骨折和脑脊液鼻漏惟一的征象。

颏顶位(Submentovertieal base view)　通过让 X 线束在一定角度通过颅底而得到的。在这种投影中，把头放在暗盒上，保持眶耳线与 X 线束中央垂直。这种投影可以观察颅底特定骨质和孔道，如图 4.46 所示。蝶窦在这种相位显示最清楚。图 4.46 中所谓的“三条侧位线”即(1)上颌窦侧壁形成的 S 型线（窦线），(2)眶侧壁形成的直线（眶线），(3)中颅窝前壁形成的曲线（中颅窝线）眼眶线和中颅窝线是蝶骨大翼的一部分。因此，当它们向内侧延伸时，

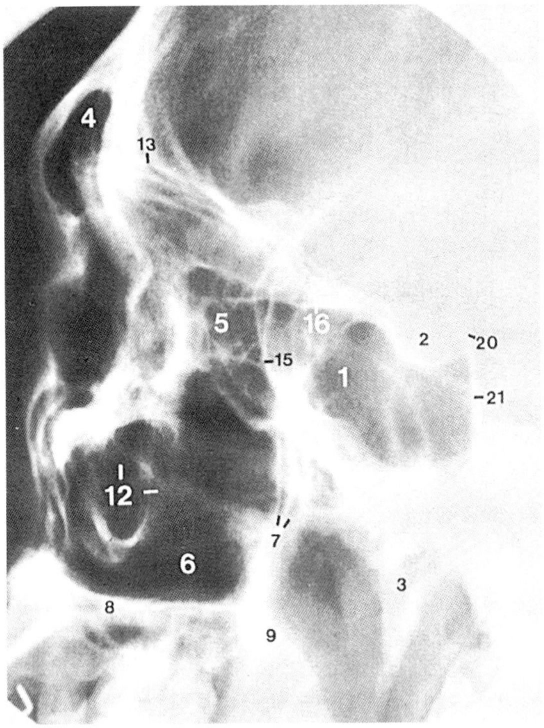

a

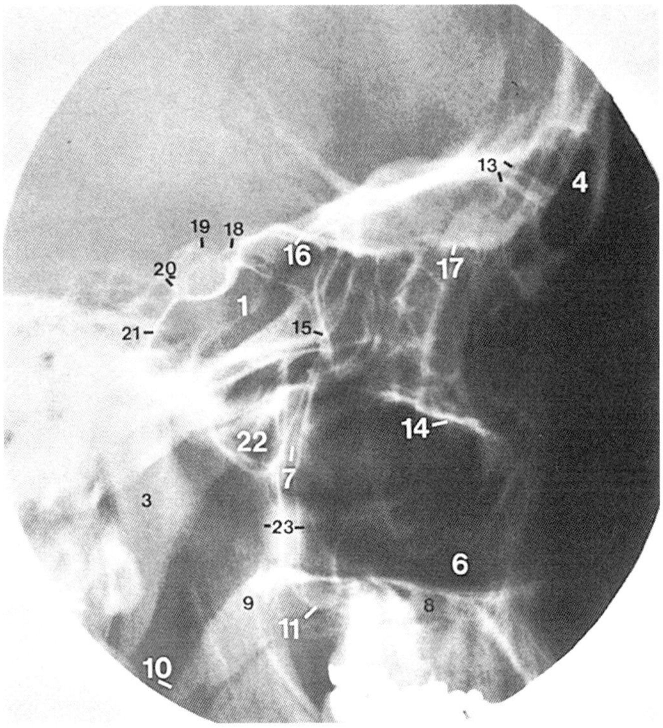

b

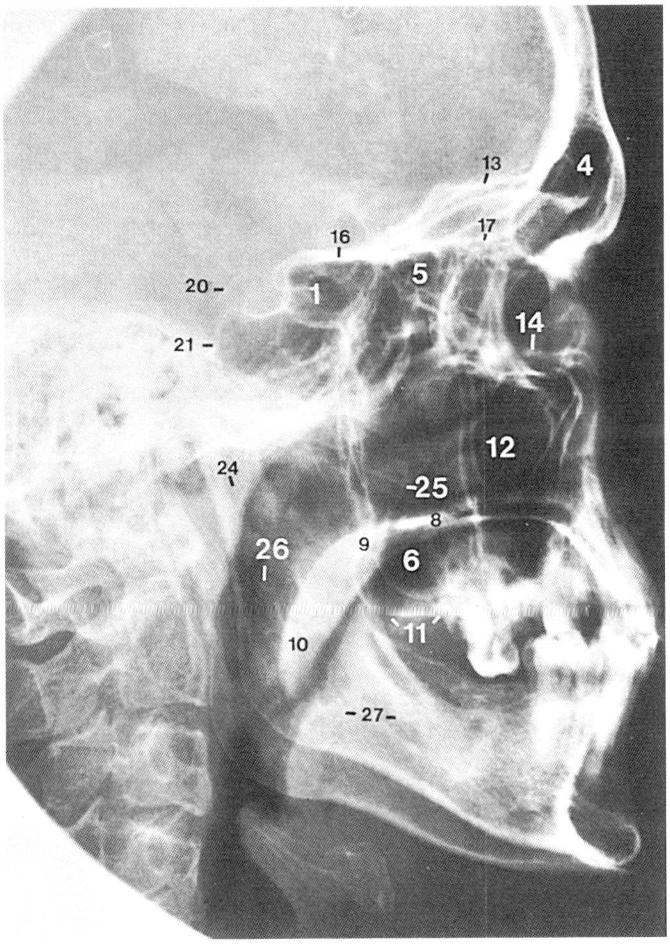

c

图4.45a～c　侧位像。最适宜观察蝶窦（1）、蝶鞍（2）和鼻咽软组织（3）。双侧额窦（4）、筛窦（5）和上颌窦（6）重叠。上颌窦后壁和翼突之间的翼突上颌缝（7）是一个长长的三角形。注意观察硬腭（8）、软腭（9）和悬雍垂（10）。上颌窦底（11）就在硬腭水平（b），当上颌窦过大延伸入牙槽突时，其下壁就在硬腭水平之下（c）。颧骨（12）包括上颌窦的外侧壁。注意眶顶（13）和眶底（14）。中颅窝底（15）由蝶骨大翼及蝶骨平面（16）构成，筛窦上壁（17）、前后床突（18）（19）、鞍背（20）和斜坡（21）。构成蝶骨侧隐窝（22）进入翼上颌缝后方的翼部。b 图最适宜观察下鼻甲（23）。c 图最适宜观察枕髁（24）、冠状缝（25）、下颌骨的体部（27）和下颌支（26）。摘自参考文献20。

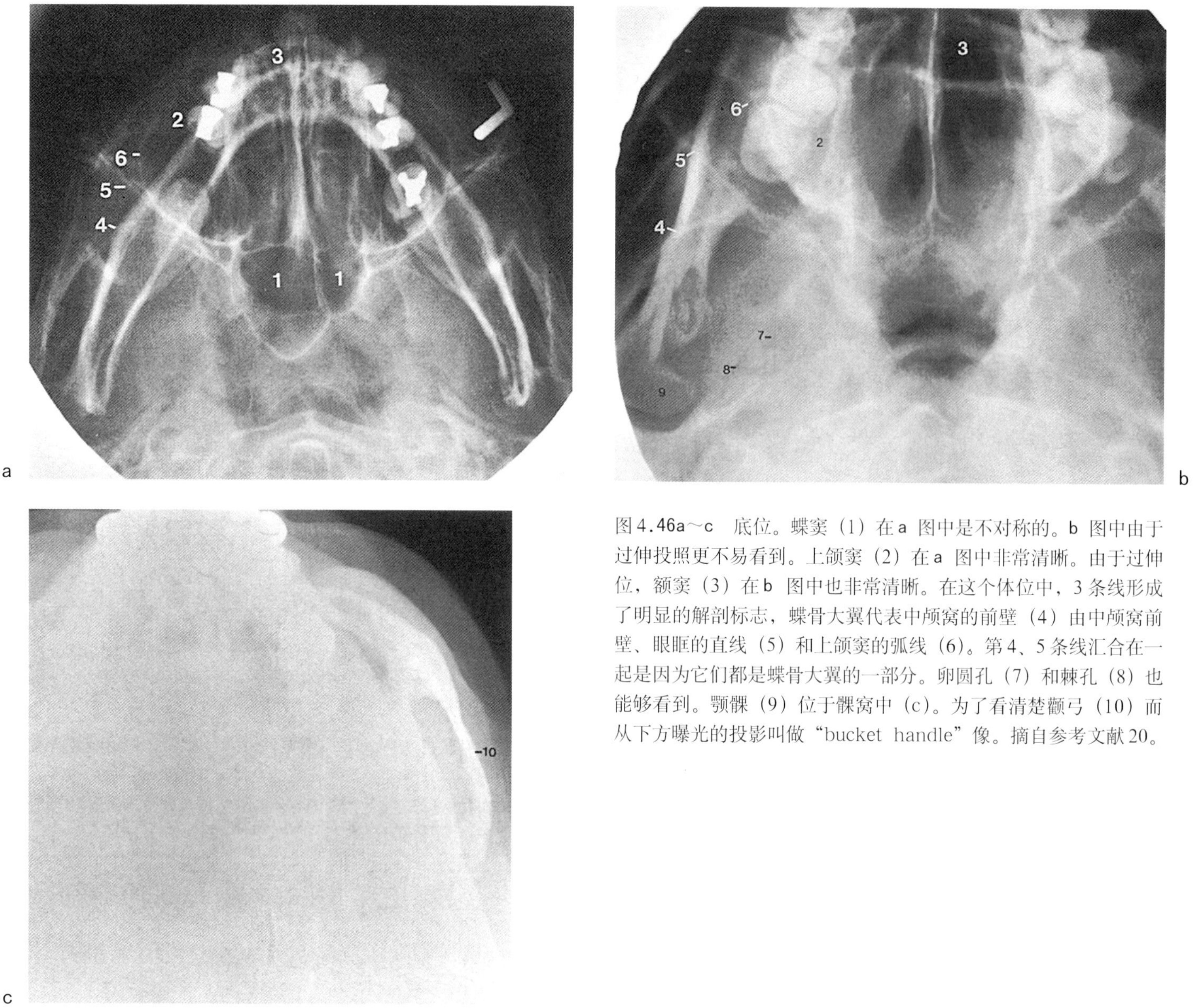

图4.46a~c 底位。蝶窦（1）在a 图中是不对称的。b 图中由于过伸投照更不易看到。上颌窦（2）在a 图中非常清晰。由于过伸位，额窦（3）在b 图中也非常清晰。在这个体位中，3条线形成了明显的解剖标志，蝶骨大翼代表中颅窝的前壁（4）由中颅窝前壁、眼眶的直线（5）和上颌窦的弧线（6）。第4、5条线汇合在一起是因为它们都是蝶骨大翼的一部分。卵圆孔（7）和棘孔（8）也能够看到。颚髁（9）位于髁窝中（c）。为了看清楚颧弓（10）而从下方曝光的投影叫做“bucket handle”像。摘自参考文献20。

似互相汇合。横断位的不断改进说明了人们对这一领域的兴趣。常用投射方法是将下腭抬至额窦之上投照（图4.46）。这个位置的投影可以看到蝶窦、上颌窦的后外侧壁、中颅窝底，包括卵圆孔、棘孔、颞下颌关节和岩尖[1,20]，筛窦被叠加于鼻腔上，过伸的常采取将下腭抬至额窦之前投照的方法，这样额窦的前后壁都清晰可见。另一种改良方法是投射到额骨之后或枕颏位与底位之间。主要被用于观察更多后面的结构，比如颈静脉窝[20]，从下方曝光的像可用于观察颧弓（图4.46c）。

斜位：斜位像可用以分开前组筛窦和后组筛窦，显示视神经管和眼眶各壁。

反汤氏位像：这是让下颌向下，X 线向足侧给角度，透过眶下裂把上颌窦后壁和蝶骨分开。它有时可用于观察外伤病人的上颌窦后壁、蝶骨和腭髁。

鼻骨像：上颌骨前部和鼻部的侧位投影能很好地观察鼻骨和前鼻棘（图4.47）。它能看到前鼻部、上颌骨与鼻骨间的骨缝。上颌部血管和神经管沟与上颌鼻骨缝平行，不要误认为骨折线。闭口位用于从中后部观察鼻骨的骨折碎骨片。

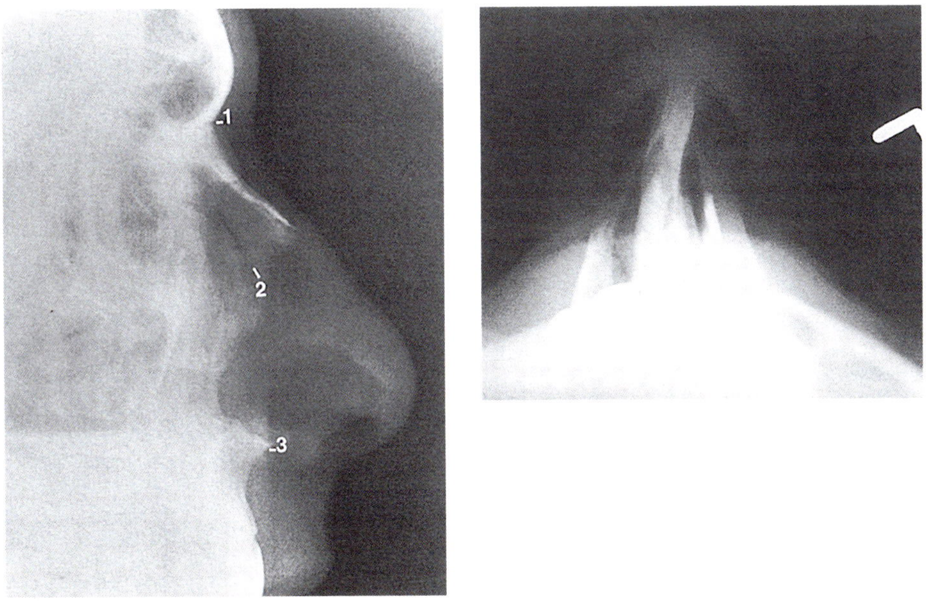

a b

图4.47 鼻骨。鼻骨侧位（a）和闭口位（b）投影的成像可以显示鼻骨。他们在鼻根（1）处与额骨分开。血管和神经管沟与鼻骨和上颌骨鼻突之间缝相平行。上颌骨的蝶突（前骨棘）也能显示。咬合面投影的b图可用于证实鼻骨错位。摘自参考文献20。

磁共振成像

就鼻窦部影像而言，常见的观点是MRI不如CT更有价值。这种观点也许对某些特殊疾病如纤维－骨病变来说是正确的。但在鉴别肿瘤与其周围炎性病变和潴留分泌物方面，磁共振优于CT。炎性黏膜病变呈明显T2高信号，增厚的炎性黏膜是明显T1WI强化，二者都有助于影像学专家分辨肿瘤与其周围炎性病变。磁共振比CT能更好地观察肿瘤颅内侵犯和鼻窦病变的颅内并发症。总的来说，磁共振与CT的联合应用，大多数病例都能做出更好的诊断和评价。有时能做出更有针对性的诊断。应根据不同个体来选取最合适的放射学检查方法。在对鼻部可疑疾病的诊断过程中，典型的磁共振检查包括T1WI（短TR/TE）矢状定位、无增强的（短TR、短TE）和T2WI（长TR、长TE）横断序列以及增强T1WI（短TR、短TE）的横断、冠状和矢状位。

其他的脉冲序列可以提供更多信息，T2WI（长TR、长TE）冠状序列有特殊的用处，此检查能评价鼻窦病变的颅内侵犯。在我们研究所，磁共振常规扫描层厚为5mm，成像矩阵为256 × 256或256 × 128，NEX为1～2，以头部线圈为接收线圈。可用钆对比剂（0.1m mol/kg）增强扫描在可疑有肿瘤、浸润性病变、鼻窦炎性病变及其的并发症的诊断中。有时候，脂肪抑制增强T1WI（短TR短TE）序列可用于增加正常与异常组织间的对比度，特别用于观察侵及眶内的鼻部疾病。

鼻窦成像的辐射损伤危险

电离辐射的生物学副作用是人们一直关注的问题[4,14,15]。总体来说，诊断检查辐射的人体吸收量是非常低的[16]。临床研究中也未显示过医用放射剂量的最低限[14]。平均看来，工业国家中人们日常生活所接受的放射线剂量比诊断用放射线剂量还要高[15,11,18]。世界上自然环境中放射线剂量分为三个等级[15]。有报道说有1%～2%的基因疾病是由于自然界中的放射线辐射作用导致的。[3,15]引起人类基因突变的放射剂量是2～2.5Sv[18]。放射性白内障的发生也与照射的时间和人的年龄有关[15]。对角膜的研究证明除非每次给予剂量达到50Gy（5000rads），否则没什么影响。最近，SI成为与Sv等同的单位，SI是雷姆单位。对于诊断用X线，1Gy=1Sv，1Sv=100rem。[19]

鼻窦系列片及CT的放射辐射危险是很小的[14]。在每次普通拍片过程中大约只接收到0.3cGy的剂量。[3,14]最容易被放射累积量影响的器官是晶体、甲状腺和生殖腺。如果按正常的枕颏位和Caldwell位那样照射，晶体所接受的剂量也是很小的。[14]如果将高速摄像和后下位投照联合应用，拍鼻窦片时眼睛所接受的放射剂量是0.0001Gy（0.01cGy）～0.0005Gy（0.05cGy）。[3,14]头CT检查时晶体的吸收剂量是3～6Gy[2,3]。放射线剂量决定于Kilovolt peak(KVp)和mAs[19]。鼻窦CT扫描(以125 KVp、160mAs为例)的放射剂量为1.76～1.92cSv（1.76～1.92雷姆）。鼻窦CT可减小mAs（如80～125mAs）来减少晶体、角膜和其他器官所接受的放射剂量。但并不用改变其他参数。平片照相也可避免放射线直接照射晶体。

参考文献

1 Mafee M F. Imaging of the nasal cavities, paranasal sinuses, nasopharynx, orbits, infratemporal fossa, pterygomaxillary fissure, parapharyngeal space " and base of skull. In: Ballenger JJ, Snow JB, eds. Ballenger's Otorhinolaryngology Head and Neck Surgery, 16 th ed. Ontario: BC Decker; 2002.
2 Mafee MF. Imaging of paranasal sinuses and nasal cavity. In English GM, ed. Diseases of the Nose and Sinuses. Vol. 2. Philadelphia: Lippincott-Raven; 1995: 1–42.
3 Mafee MF. Modern imaging of paranasal sinuses a role of limited sinus CT scanning consideration of time, cost and radiation. Ear Nose Throat J 13: 532–546.
4 Mafee MF. Imaging methods for sinusitis. JAMA 1993; 269(20): 2808.
5 Chow J M, Mafee M F. Radiologic assessment preoperative to endoscopic sinus surgery. Otolaryngol Clin North Am 1989; 22: 691–701.
6 Mafee M F, Chow J M, Meyers R: Functional endoscopic sinus surgery: Anatomy, CT screening, indications, and complications. AJR 1993; 160: 735–744.
7 Som P M, Curtin H D. Chronic inflammatory sinonasal diseases including fungal infections; the role of imaging, Radiol Clin North Am 1993; 31: 33–34.
8 Mafee MF. Nonepithelial tumors of the paranasal sinuses and nasal cavity: Role of CT and MR imaging. Radiol Clin North Am 1993; 31: 75–90.
9 Zinreich S J, Kennedy DW, Rosenbaum AE, et al. Paranasal sinuses: CT imaging requirements for endoscopic survey. Radiology 1987; 31: 709–775.
10 Kennedy DW, Zinrich J, Rosenbaum AE, et al. Functional endoscopic sinus surgery: Theory and diagnostic evaluation. Arc Otolaryngol 1985; 111: 576–582.
11 Mafee M E Endoscopic sinus surgery: Role of the radiologist. AJNR 1991; 12: 855–860.
12 Mafee ME Preoperative imaging anatomy of nasal-ethmoid complex for functional endoscopic sinus surgery. Radiol Clin North Am 1993; 31: 1–20.
13 Rice DH. Basic surgical techniques and variations of endoscopic sinus surgery. Otolaryngol Clin North Am 1989; 22: 713–726.
14 Poznanski AK. Do sinus roentgenograms in children pose a radiation risk? JAMA 1989; 262: 3058.
15 Mettler FA, Moseley RD. Medical Effects of Ionizing Radiation. Orlando: Grune and Stratton; 1985.
16 Wagner L K. Absorbed dose in imaging. Why measure it? Radiology 1991; 178: 622–623.
17 Upton AC. The biological effects of low-level ionizing radiation. Sci Am 1982; 246: 41–49.
18 Exposure of the U.S. Population from Diagnostic Medical Radiation. Bethesda, MD: National Council on Radiation Protection and Measurement; 1989
19 Zinreich SJ, Albayram S, Benson ML, Oliverio PJ. The ostiomeatal complex and functional endoscopic surgery. In: Som PM, Curtin HD, eds. Head and Neck Imaging, Vol. I, 3 rd ed. St. Louis: Mosby; 2003: 149–173.
20 Carter BL. Paranasal sinuses, nasal cavity, pterygoid fossa, nasopharynx, and infratemporal fossa. In: Valvassori GE, Buckingham RA, Carter BL, Hanafee WN, Mafee MF, eds. Head and Neck Imaging. Stuttgart: Georg Thieme Verlag; 1988: 173–250.
21 Mafee MF, Kumar A, Tahmoressi CN, et al. Direct saggital CT in the evaluation of temporal bone disease. AJNR 1988; 9: 371–378.
22 Ball JB, Towbin RB, Staton RE, Cowdrey K. Direct sagittal computed tomography of the head. Radiology 1985; 155: 822.
23 Friedmann M, Mafee M, Ray C, et al. Three-dimensional imaging for evaluation of head and neck tumors. Arch Gynecol Head Neck Surg 1993; 119: 601–607.
24 Ray CE, Mafee MF, Friedmann M, Tahmoressi CN. Applications of three-dimensional CT imaging in head and neck pathology. Radiol Clin North Am 1993; 31: 181–194.
25 Zinreich SJ, Tebos, Long DL, et al. Frameless stereotaxic integration of CT imaging data accuracy and initial applications. Radiology 1993; 188: 735–742.
26 Fried MP, Kleefield J, Gopal H, et al. Image-guided endoscopic surgery: results of accuracy and performance in a multicenter clinical study using an electromagnetic tracking system. Laryngoscope 1997 107: 594–601.
27 Metson R, Coseza M, Gliklich RE, Montgomery WW. The role of image-guidance systems for head and neck surgery. Arch Otolaryngol Head Neck Surg 1999; 125: 1100–1104.

鼻与鼻窦疾病

鼻与鼻窦先天性畸形

面部先天性畸形既可单独发生，也可作为各种颅面综合征的一部分与其他部位畸形合并存在[1-4]。鼻先天性畸形可伴或不伴呼吸道梗阻，鼻阻塞于新生儿期即可发现。唇裂与腭裂是最常见的畸形，但其他较少见的缺损在面部肿块性病变的鉴别诊断中也甚为重要。较复杂的病例需同时行CT与MRI检查进行评估。面部先天性畸形均为胚胎时期面部发育异常所致，胚胎第2及第3个月时面部发育停滞常伴胚胎营养障碍。

胚胎学

胚胎第4周前神经孔在视隐窝邻近处闭合，中胚层组织开始形成骨、软骨以及结缔组织，此时胎儿面部出现数处隆起。位于嘴侧的额隆起向外下附着于上颌突，上颌突的上方及内侧发育为内侧鼻突与外侧鼻突(图4.1)。额突与上颌突融合，参与形成上唇的外2/3、筛泡上嵴、腭突。鼻内侧突与上颌突融合形成人中与鼻小柱。鼻内侧突也与额隆突融合形成鼻额突，后者最终形成鼻骨、鼻软骨、中切牙、硬腭及筛骨(图4.1)。鼻泪囊与鼻泪管发育自位于上颌突与眼眶之间的鼻泪沟（图4.1)。鼻内突融合与鼻额突形成失败导致面中线部裂。外胚层组织可陷入过度生长的鼻额突，推测这是异位胶质瘤、表皮样囊肿、皮样囊肿及窦道形成的原因。若神经孔不能闭合，可形成经鼻额部、额筛部或额蝶复合体的脑膨出，导致外向性、鼻内性或鼻咽部脑膨出或脑膜膨出[3,4]。

腭裂

在面部与腭形成过程中因发育停止与融合失败造成的先天性畸形并非鲜见，最简单的例子是：若单侧上颌突不能完全与相应的前颌骨区(球状突)完全融合，导致人中与同侧上唇之间存在持久性裂隙(图4.48)，即唇裂或“兔唇”。上颌突与外侧鼻突融合障碍导致面裂，此时鼻泪管呈开放的犁沟状，该病通常伴同侧唇裂(图4.1)[4]。已报道过多种腭裂，最多见的是单侧性的，仅一侧鼻腔与口腔相交通，裂隙的长度不等；最轻的类型是仅有软腭裂，或甚至仅有悬雍垂裂[4]。

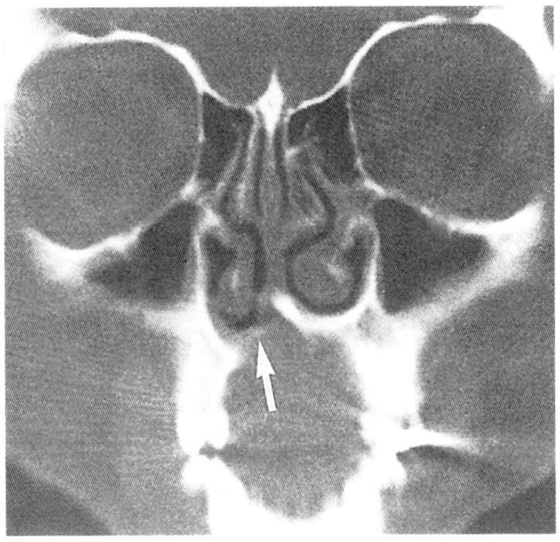

图4.48 冠状位CT显示腭上颌裂（箭）。

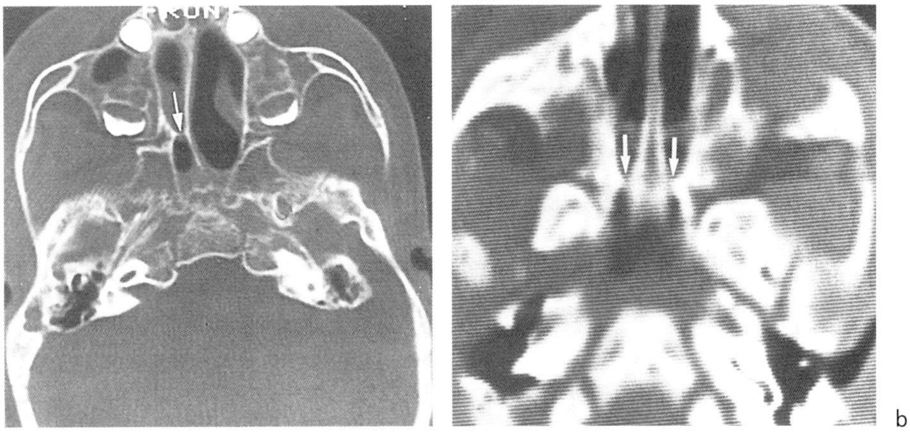

图4.49 后鼻孔闭锁。a 单侧后鼻孔闭锁，b 双侧后鼻孔闭锁。轴位CT显示右侧（a）及双侧（b）后鼻孔骨性闭锁（箭）。注意后鼻孔闭锁侧鼻腔发育不良、犁骨异常增厚，见图4.49b（Carter BL博士，Thieme,1988）。

后鼻孔闭锁(Choanal Atresia, Choanal obliteration)

原始口腔与咽凹尾侧以口咽膜相分隔，形成颅骨的外胚层下端与胃肠分隔为中胚层板，中胚层板不吸收即造成骨性后鼻孔闭锁，后鼻孔膜性闭锁的原因则为口咽膜未穿孔。后鼻孔闭锁可为双侧或单侧孤立发病，文献报道约75%的病例合并其他缺损性畸形，其发病率为1/7000～8000活产儿，女婴多于男婴，45%为双侧性，大多数为部分或完全性骨性闭锁，5%～10%为膜性闭锁。有些病例闭锁不完全，表现为后鼻孔狭窄。后鼻孔闭锁可伴鼻结构及上颌骨腭突发育不良、腭骨过度生长、犁骨增宽或腭骨垂直板异常。双侧后鼻孔闭锁表现为新生儿早期严重呼吸困难。因为新生儿主要经鼻呼吸，需数小时或数天才能掌握经口呼吸。所以新生儿呼吸困难需怀疑后鼻孔闭锁，导管不能经鼻进入口咽部可证实诊断，进一步诊断和显示病变部位则需清理鼻腔、应用祛充血性滴鼻剂后CT检查。文献对后鼻孔闭锁及闭锁板结构的定义尚不明确，与choanal atresia相比，choanal obliteration一词是更倾向于描述性术语，因为增厚的犁骨与翼内板对病变的作用大于闭锁板本身。许多后鼻孔闭塞的病例原因是鼻腔后部内外侧壁贴近，其间无软组织或两壁间出现细小骨片。CT是怀疑后鼻孔闭锁的首选检查(图4.49)，轴位扫描时机架向头侧倾斜5°，与硬腭平行，层厚1.5～3mm，软组织与骨算法，2岁以下婴幼儿正常后鼻孔的径线大于0.37cm，8岁以下儿童正常犁骨后下宽度小于0.34cm[8]。犁骨增厚是后鼻孔狭窄的潜在原因。后鼻孔膜性闭锁通常行内镜下穿孔治疗，骨性闭锁者则需行经腭的犁骨切除。

先天性梨状孔狭窄

鼻内侧突过早融合与过度生长导致梨状孔狭窄（图4.1），75%的病例上颌两个中切牙融合成单个巨大切牙，有些患者可合并前脑无裂畸形与垂体－肾上腺轴异常。

先天性泪囊膨出及泪囊泪管黏液囊肿(鼻黏膜下肿块)

胚胎学上鼻泪管引流系统来自上颌骨与鼻额突之间的外胚层（图4.1）[3,4]。鼻泪管自胚胎第3个月开始管化，至第6个月或出生呼吸时完成[3,9]。管化不全的最常见部位是鼻泪管与鼻黏膜交界区，即Hasner瓣；其次是总泪管与泪囊连接处，即Rosenmüller瓣[9]。推测先天性鼻泪管膨出（CD）为上述两处狭窄，导致鼻泪管引流系统内黏液聚集及泪囊扩张。文献也使用“黏液囊肿”一词，指泪囊内能产生黏液的腺体组织。鼻泪管膨出一词在解剖学上更为精确，不指明泪囊内液体的来源[9]。临床上未感染的鼻泪管膨出为内眦区域的蓝色肿块。CD上更常见和典型的新生儿鼻泪管阻塞是内眦区域无肿块，脓液或泪液在眼球或眼睑表面自由流动[9]。新生儿单纯鼻泪管阻塞是引流系统在一处即Hasner瓣处梗阻。CD则为引流系统远近端均阻塞，导致泪囊扩张[9]。新生儿内眦区肿块的鉴别诊断包括CD、毛细血管瘤、淋巴管瘤、实体型皮样囊肿、表皮样囊肿、脑膨出、脑膜脑膨出、鼻胶质瘤、脑组织异位，儿童病例则需考虑炎性病变、横纹肌肉瘤、及鼻窦鼻腔的其他肿瘤（表4.4）。

虽然鼻泪引流系统在胚胎早期即开始发育，鼻泪管的管化在妊娠晚期或生后呼吸时才完成。鼻泪管近段管化失败加上总泪道阻塞导致泪囊黏液囊肿。鼻泪管远端(Hasner 瓣)未能管化，加上Rosenmüller 瓣阻塞则形成鼻泪管黏液囊肿。上述病变可为单侧性或双侧性。CT 与 MRI 表现为内眦区囊性肿物（图4.50），泪囊窝可能扩大。鼻泪管黏液囊肿表现为软组织肿块，并见相应下鼻甲下方鼻泪管扩张。黏液囊肿表现为鼻眶角下部或鼻腔内CT上液性密度、MRI液体信号影（图4.50），合并感染的病例在CT及MRI上可见一定程度强化。完全切除或造口术可治愈本病[9]。

表4.4 婴幼儿内眦区肿物的鉴别诊断

- 先天性泪囊膨出（黏液囊肿）
- 毛细血管瘤
- 皮样囊肿／表皮样囊肿
- 脑膨出
- 脑膜脑膨出
- 脑组织异位
- 横纹肌肉瘤
- 炎性病变（泪囊炎）

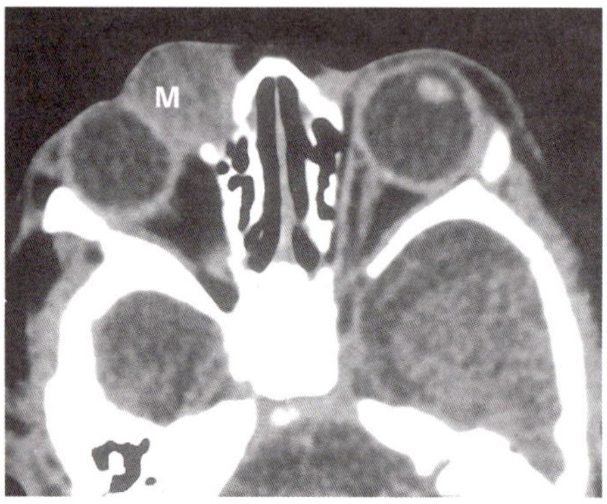

图4.50 先天性泪囊膨出。轴位CT显示右侧鼻－眶处肿物(M)，符合先天性泪囊膨出（黏液囊肿）。

面中线裂

面中线裂是鼻内侧突融合失败与鼻上颌突形成障碍所致（图4.1），常伴眼距过远。面中裂分为低面中裂与高面中裂两组，前者累及上唇、硬腭，偶尔包括鼻[2,3]，可伴随颅底部脑膜脑膨出、胼胝体发育不良（发育不全）、颅内脂肪瘤、视神经发育不良（眼缺损）。高面中裂累及前额，少数侵犯上唇与硬腭，伴随畸形包括眶内脑膨出、额鼻及鼻脑膜脑膨出（图4.51）、颅骨隐性裂、小眼畸形、无眼畸形、颅内脂肪瘤，少数可见胼胝体畸形。

鼻前区闭合异常：脑膨出、鼻胶质瘤、表皮样囊肿及皮样囊肿

脑膨出是颅内容物，包括脑膜、脑实质经颅盖骨或颅底缺损处的突出，可为先天性、自发性与外伤所致。多数脑膨出为额叶组织经前颅凹底缺损向筛窦或鼻腔疝出[11,12]。蝶窦内或颞骨内（岩骨尖及乳突）脑膨出罕见（图4.52）[11,12]。胚胎早期额骨借额囟与鼻骨相隔。鼻前间隙将鼻骨与其下方的软骨性鼻囊分开。鼻前间隙包括硬膜憩室，后者逐渐退化，其遗迹为紧邻鸡冠前方的盲孔。

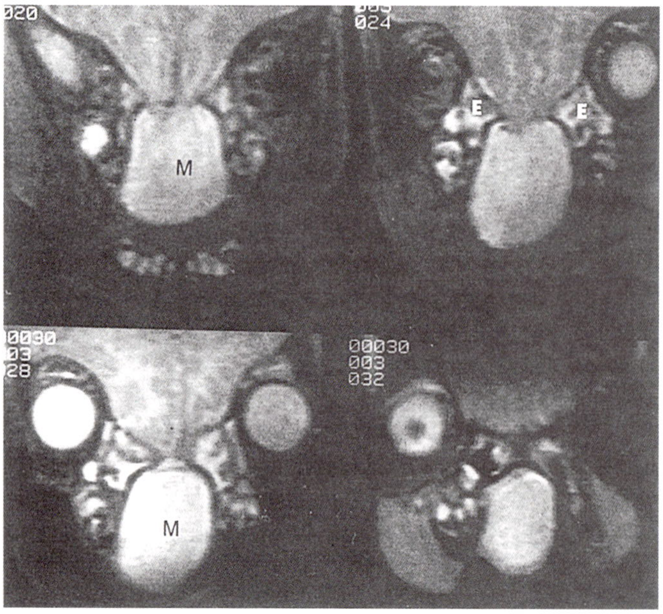

a

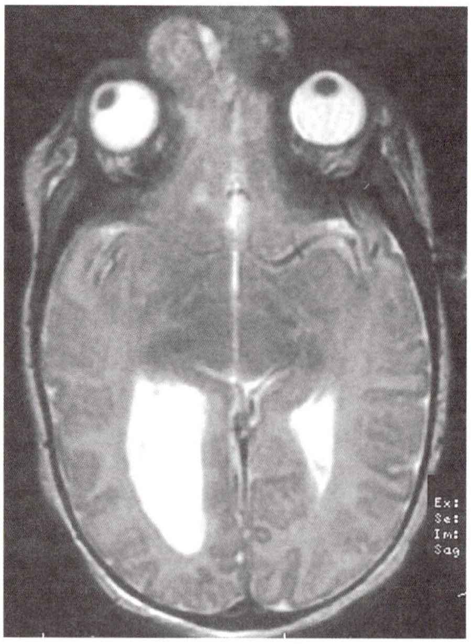

b

图4.51 a 脑膜脑膨出。冠状位T2WI见显著眼距过大、筛窦迷路（E）之间脑组织疝出，大的脑脊液性肿物（M）代表脑膜膨出。b 脑膜脑膨出。轴位T2WI，另一例患者，眼距明显过宽，脑组织经眼球之间外突。

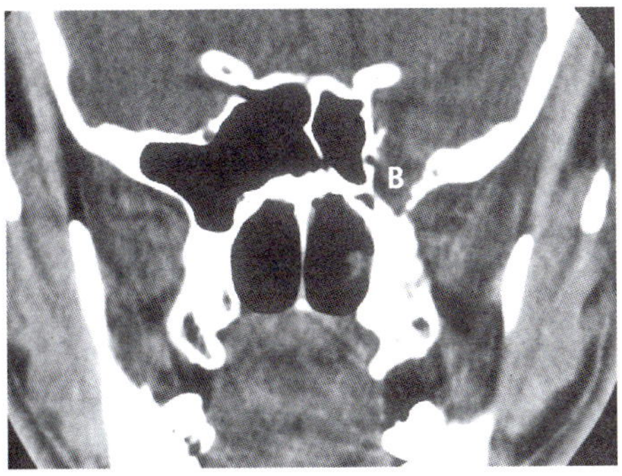

图4.52 蝶窦脑膜脑膨出。冠状位CT，蝶窦左侧隐窝内见脑组织（B）。

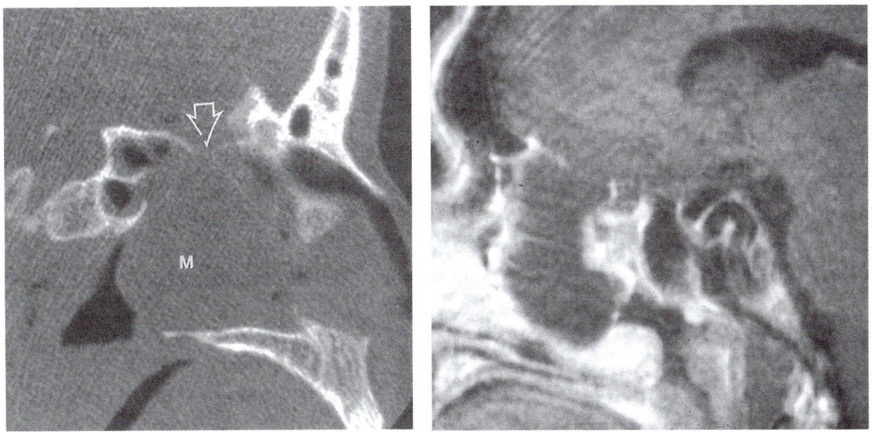

4.53 a 鼻胶质瘤。直接矢状位CT，鼻部大肿块（M），临床考虑息肉。注意：筛板下移（箭）。术后脑脊液漏。b 另一成人病例，矢状位增强T1WI，鼻内大的脑膜膨出，临床诊断为息肉。

脑组织经额囟突出形成鼻额部脑膨出（占前顶脑膨出的40%～60%）[2,3]。前顶（sinciput）为头前部，位于前额上方并包括前额。若脑组织向鼻前间隙突出，则形成鼻筛脑膜脑膨出（占前顶脑膨出的30%）（图4.51）。鼻胶质瘤（nasal gliomas）为硬膜憩室远端分离的脑组织（图4.53a），此种颅外残留的神经胶质组织（星形细胞与胶质增生）生长缓慢，无恶变倾向。据报道约15%的鼻胶质瘤与蛛网膜下隙之间有纤维组织连接，二者之间无脑脊液，但术后可发生脑脊液漏（图4.53）。鼻胶质瘤以及脑膜膨出、脑膜脑膨出可表现为晚发性鼻内肿物（图4.53）。

蝶窦内脑膜脑膨出分为内侧型、鞍旁型、外侧型与蝶窦隐窝型，外侧型者位于圆孔外侧、气化的翼突与蝶骨大翼内，为颞叶脑组织经中颅窝骨缺损处疝出所致。蝶窦向外侧气化过度，进入翼突，可导致中颅凹底相对变薄，使某些患者易于形成自发性脑膜脑膨出或脑脊液漏。对于蝶窦气化良好、同时蝶窦顶变薄或缺损的患者，CT与MRI上蝶窦侧隐窝内只要见到液平或软组织肿物均应强烈怀疑脑脊液漏或脑膜脑膨出（图4.52）。已行脑膨出切除及颅底修补的患者CT检查可见缺损附近或蝶窦外侧隐窝周围骨质增生，及多层筋膜或其他软组织填塞蝶窦外侧隐窝。

皮样囊肿、表皮样囊肿及皮样窦

鼻前区的硬膜憩室若达到鼻部皮肤，其退化时即有可能卷入外胚层组织，形成皮样窦（50%）或皮样囊肿及表皮样囊肿（50%）[3,11,13,14]。神经外胚层组织经盲孔自大脑镰向鼻中隔延伸。皮样窦可开口于眉间（眶上或额鳞部眉上弓形隆起内侧的光滑隆起）至鼻小柱（两侧鼻孔直接皮肤－软骨间隔）的任何部位。表皮样囊肿最常见于鼻尖或鼻稍外侧区域，皮样囊肿通常居于中线、常见于鼻背上部（图4.54，图4.55）。有些病例可见上述病变与颅内交通[2,3,11,13,14]。鼻皮样囊肿或鼻凹（pit）限于鼻部，若出现盲孔增大、鸡冠分叉、鼻中隔分叉或增宽（图4.55b），或任何时候出现反复发作性脑膜炎及前颅凹脓肿，均应考虑病变与颅腔有窦道相通。薄层CT检查（1.5～3mm）最易显示与确定骨缺损。在笔者单位，对有鼻凹、皮样囊肿、表皮样囊肿、鼻根部或其附近的脂肪瘤患儿均行薄层CT扫描，若发现或疑有窦道或与颅内交通，再行脑MR检查。病变的颅内部分可限于附着于鸡冠的脑膜[2]，或为包埋于额下区的中等或较大肿块。

参考文献

1 Mafee MF, Valvassori GE. Radiology of craniofacial anomalies. Otolaryngol Clin North Am 1981; 14: 939–988.
2 Naidich TP, Blaser SI, Bauer BS, Armstrong DC, McLone DG, Zimmerman RA. Embryology and congenital lesions of the midface. In: Som PM, Curtin HD, eds. Head and Neck Imaging, 4th ed. St. Louis: Mosby; 2003; 3–86.
3 Castillo M. Congenital abnormalities of the nose: CT and MR findings. AJR 1994; 162: 1211–1217.
4 Warwick R, Williams PL, eds. Gray's Anatomy, 35th British ed., Philadelphia: W.B. Saunders, 1973: 116–119.
5 Carter BL. Paranasal sinuses, nasal cavity, pterygoid fossa, nasopharynx, and infratemporal fossa. In: Valvassori GE, Buckingham RA, Carter BL, Hanafee WN, Mafee M F, eds. Head and Neck Imaging. Stuttgart: Georg Thieme Verlag, 1988: 192–250.
6 Khafagy YW. Endoscopic repair of bilateral congenital choanal atresia. Laryngoscope 2002; 112: 316–319.
7 Harner SG, McDonald TJ, Reese DF. The anatomy of congenital choanal atresia. Otolaryngol Head Neck Surg 1981; 89: 7–9.
8 Chinwuba C, William J, Strand R. Nasal airway obstruction. CT assessment. Radiology 1986; 159: 503–506.

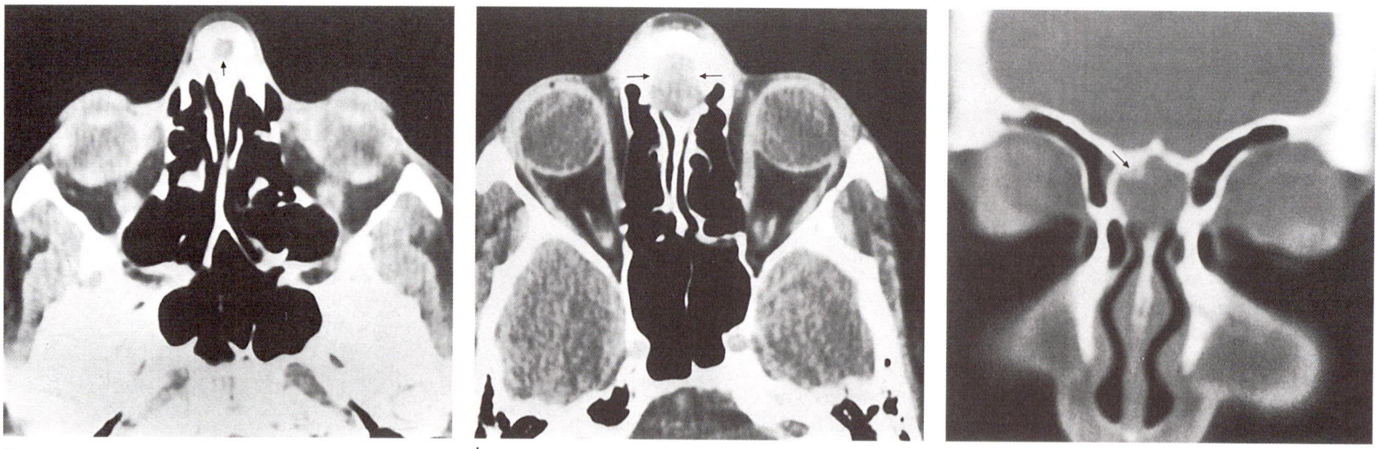

a b c

图4.54 鼻皮样囊肿。a，b 轴位与冠状位CT，大的皮样囊肿（箭）在鼻中隔内自鼻向头侧延伸至盲孔，手术未发现与颅内交通。(经Giulian B博士及Hottenstein D博士同意采用)。

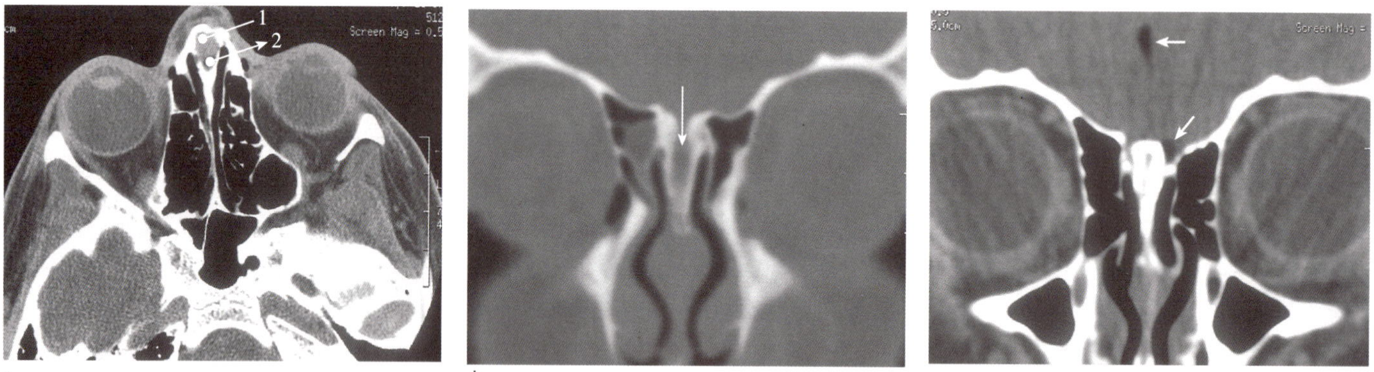

a b c

图4.55 与颅内交通的鼻皮样囊肿。a 轴位CT，皮样囊肿（1）及其内的脂肪组织（2）。b 冠状位CT，鼻中隔裂（箭）。c 冠状位CT，显示皮样囊肿经前颅窝处的瘤内脂肪（箭）。

9 Shashy RG, Durairaj V, Holmes JM, et al. Congenital dacryocystocele associated with intranasal cysts: diagnosis and management. Laryngoscope 2003; 113: 37–40.
10 Simpson DA, David DJ, White J. Cephaloceles: Treatment, outcome, and antenatal diagnosis. Neurosurgery 1984; 15: 14–21.
11 Barkovich A J, Vandermarck P, Edwards MSB, Cohen PH. Congenital nasal masses: CT and MR imaging lectures in 16 cases. AJNR 1991; 12: 105–116.
12 Lai Sy, Kennedy DW, Bolger WE. Sphenoid encephaloceles: disease management and identification of lesions within the lateral recess of the sphenoid sinus. Laryngoscope 2002; 112: 1800–1805.
13 Sessions RB. Nasal dermal sinuses: new concepts and explanations. Laryngoscope 1982; 92: 1–25.
14 Clark WD, Bailey BJ, Stiernberg CM. Nasal dermoid with intracranial involvement. Otolaryngol Head Neck Surg 1985; 93(l): 102–104.

鼻窦炎症性病变

急性鼻窦炎

鼻窦炎不仅仅是一个影像学诊断，也不是必须由放射学才能做出诊断。放射学医师必须了解患者有无以下提示鼻窦炎的症状与体征，包括：流涕或鼻黏膜充血、发热、既往鼻窦引流及灌洗史以及手术史。应了解筛窦与上颌窦是唯一出生时即较大，并可出现有临床表现的鼻与鼻窦炎的窦腔（图4.56）。黏膜增厚这一最常见的放射学征象通常提示为慢性鼻窦炎，但也见于急性鼻窦炎。术后瘢痕、Caldwell–Luc术后骨膜增生可导致鼻窦内含气消失，这些改变可能是永久性的，无任何鼻窦疾病时也是如此。[1] 即使缺乏提示慢性鼻窦炎的骨硬化与骨膜反应，也不能完全排除慢性感染性病变。双侧性病变且无骨质侵蚀倾向于炎症、而不是肿瘤性病变。平片、CT及MRI上，弥漫性黏膜及黏膜下组织增厚是一常见征象。临床上也确实有20%～40%头部MR检查的患者偶然发现鼻窦内水肿性组织。鼻窦炎可伴随病毒感染或全身性疾病，也见于变态反应疾病的患者。有症状的急性感染性鼻窦炎患者可见黏膜增厚、气液平面或同时有这两种征象。急性鼻窦炎最常见的病因为上呼吸道感染病毒，其次为*肺炎链球菌*，其他病原菌包括*嗜血流感杆菌*、*卡他莫拉菌(Moraxella catarrhlis)*。约20%的孤立性上颌窦感染源于龋齿。更严

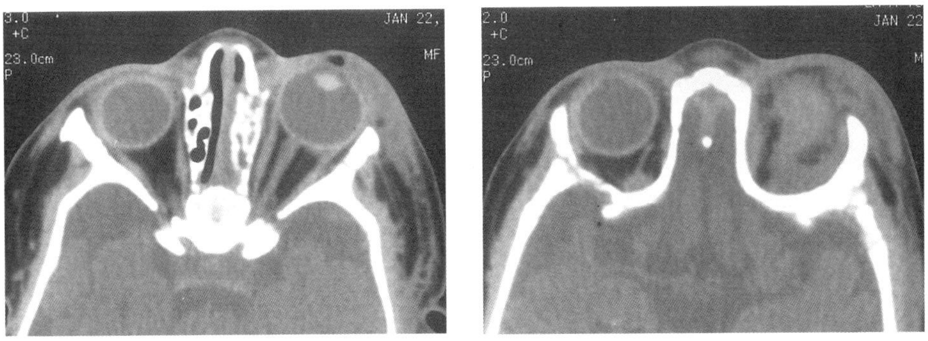

a b

图4.56 8周婴儿急性鼻窦炎伴眶蜂窝织炎。a 轴位CT，左侧筛窦密度增高。b 轴位CT，病变自眶隔前向后延伸至眶隔后的上外侧部分。

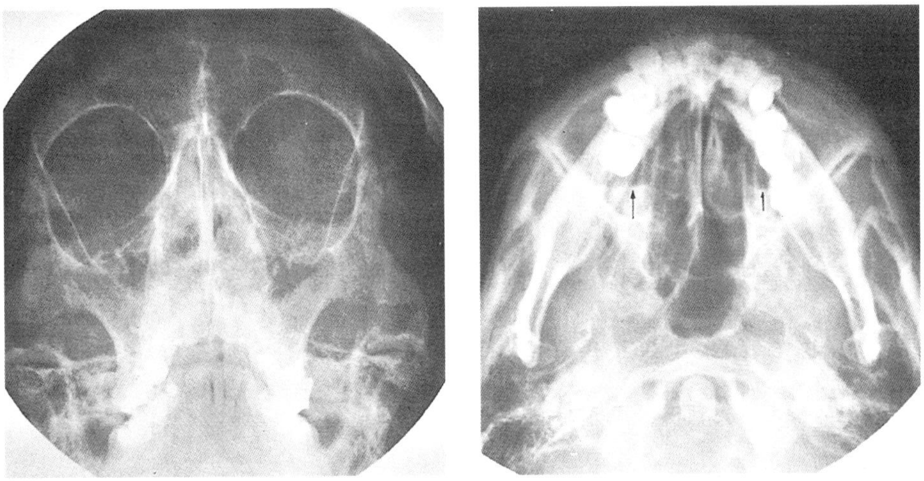
a b

图4.57 a 变态反应性鼻窦炎。Water位，鼻窦弥漫性密度增高是变态反应性鼻窦炎的常见征象。b 急性鼻窦炎伴气液平面。颅底位，双侧上颌窦内见液平面（箭）。

重的鼻窦炎见于糖尿病以及由于药物、毒品、全身性疾病引起的免疫抑制，这些患者更倾向于真菌的侵袭性鼻窦炎，如毛霉菌、曲霉菌，可侵犯局部血管，致广泛骨质破坏、骨髓炎，甚至脑梗死[2,7]。真菌性鼻窦炎的治疗包括手术清除及应用两性霉素B，因此需及早做出诊断及恰当治疗[6]。有时需行活检及特殊培养确定诊断[6]。

影像学诊断

需要指出的是窦腔内液平面不一定均为急性鼻窦炎，需了解病史及体征以与其他病变鉴别，包括以往做过窦腔引流、近期外伤及手术、气压伤、凝血障碍所致的出血[1]。急性鼻窦炎一般临床表现明显，平片检查可证实诊断（图4.57），需要时可行CT检查。鼻窦炎的并发症是CT及MR检查的适应证[1,8~10]，CT适于显示骨质破坏与骨髓炎，而MR检查对于眼眶及颅内鼻窦源性并发症的显示更具优越性[11]。

鼻窦感染及其并发症

常规放射学检查适于无并发症的急性鼻窦炎的诊断。虽然抗生素使急性鼻窦炎的眼眶并发症减少，但仍时有发生，并可为儿童鼻窦炎的首发表现[1,12]。鼻窦的炎症可直接侵犯眼眶，也可经鼻窦与眼眶之间无瓣膜的静脉蔓延。对于有并发症的鼻窦炎，CT是显示其性质及病变来源的最佳检查。眼眶并发症包括炎性水肿（图4.58）、眼眶骨膜炎、蜂窝织炎（图4.59）、骨膜下脓肿（图4.60）、眼眶及面部蜂窝织炎（图4.61）及眶内脓肿（图4.62）。若感染自鼻窦向颅内蔓延，则可发生以下一种或多种并发症：海绵窦血栓（图4.63）、脑膜炎（图4.64）、硬膜外（图4.65）与硬膜下脓肿（图4.66）、脑脓肿（图4.67）。额窦的骨膜炎或骨髓炎如很严重，则会经额窦后方骨板侵犯前颅窝（图4.68）。

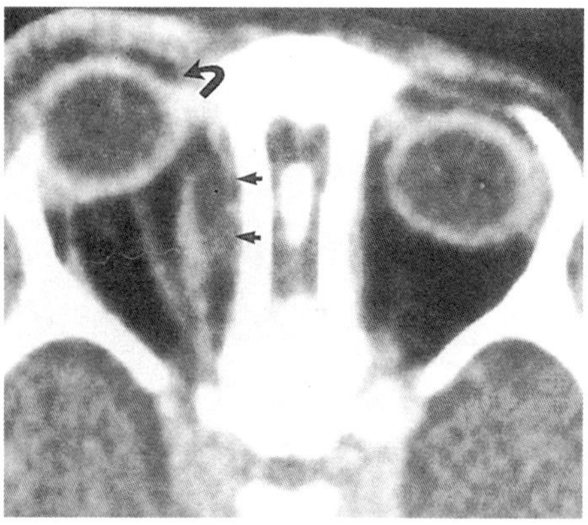

图4.58 眼睑及骨膜下间隙炎性水肿。轴位CT，眼睑（弯箭）与骨膜下间隙水肿（直箭）。

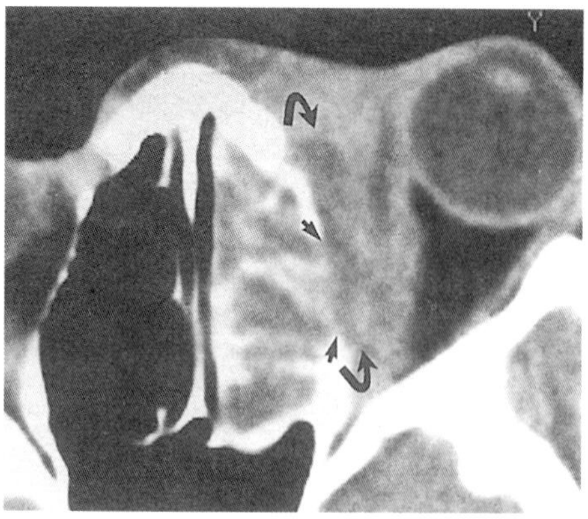

图4.59 眶骨膜下蜂窝织炎。CT扫描，左侧筛窦气房密度增高。注意：筛骨纸板骨质侵蚀（箭），骨膜下蜂窝织炎（弯箭）。

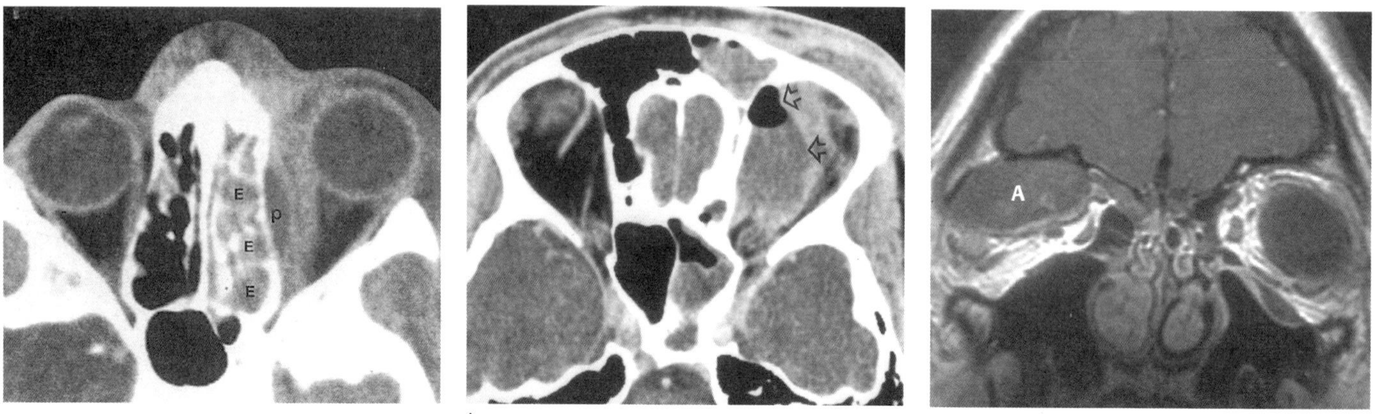

a b c

图4.60

a 眶骨膜下脓肿。CT扫描，左侧筛窦气房密度增高（E），骨膜下间隙液体密度聚集（P）。

b 骨膜下脓肿。CT扫描，额窦左侧密度增高以及大的眶骨膜下脓肿（箭）。注意蝶窦左侧黏膜增厚。

c 骨膜下脓肿。增强T1WI，大的骨膜下脓肿（A）。

a

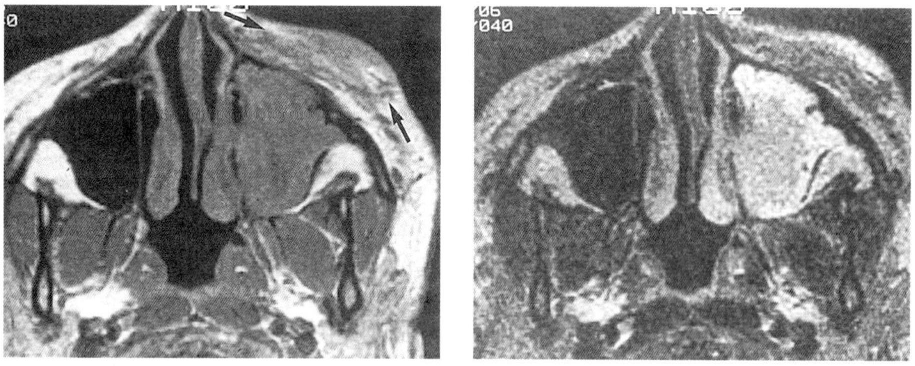

b

图4.61 面部蜂窝织炎。a 轴位PWI及b T2WI，左侧颊部弥漫性炎性水肿（箭），左侧上颌窦密度增高。该患者牙科手术后出现面部与眼眶蜂窝织炎，致眼眶脓肿伴部分视力丧失。

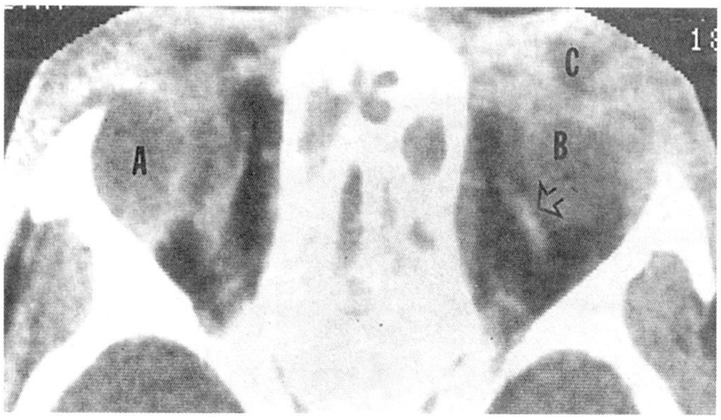

◁图4.62 眼眶脓肿。CT扫描，眼眶（A，B）与眼睑脓肿（C），注意眼上静脉轻度怒张（箭）。

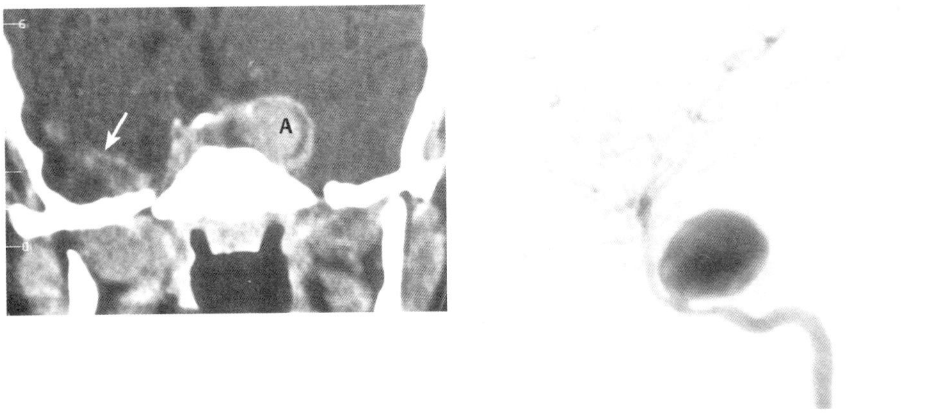

a b

图4.63 鼻窦源性真菌性动脉瘤。a 冠状位增强CT，左侧颈内动脉真菌性动脉瘤（A），注意：颞叶脑脓肿（箭）。b 动脉造影显示真菌性动脉瘤（Mondonca J.博士的病例）。

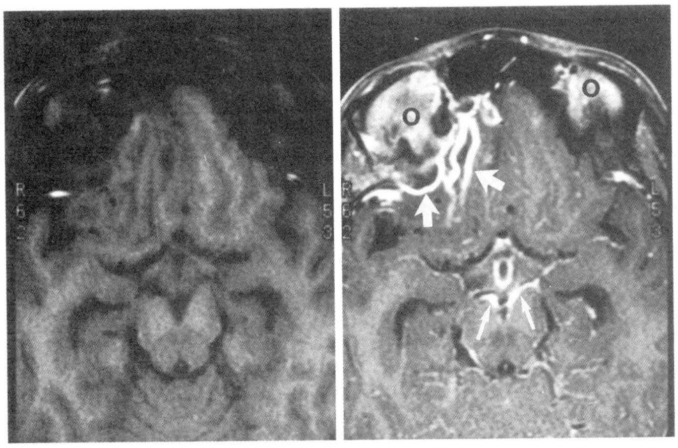

a b

图4.64 鼻窦源性眼眶蜂窝织炎与脑膜炎。非增强压脂(a)与增强压脂(b)T1WI，眶上部脂肪样网状组织强化（O）及柔脑膜强化（箭）（Mohazab H.博士的病例）。

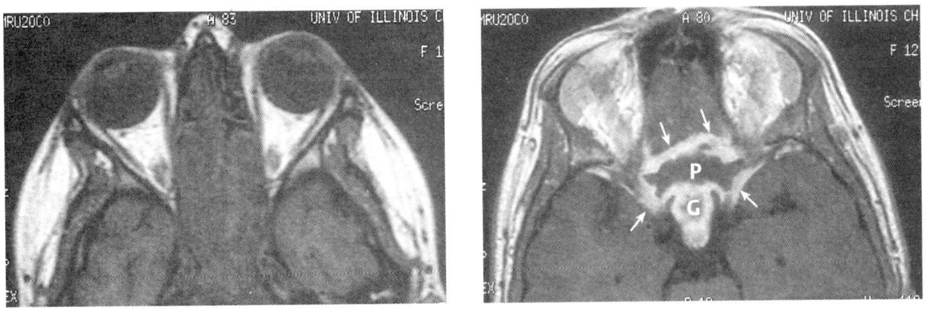

a b

图4.65 鼻窦源性硬膜外脓肿。a T1WI MR扫描一12岁女孩显示暗的蝶骨和筛窦。b 增强T2WI MR扫描显示硬膜外脓肿（P）和肉芽组织（G）。注意肉芽组织是沿着蝶平面生长的（箭）。

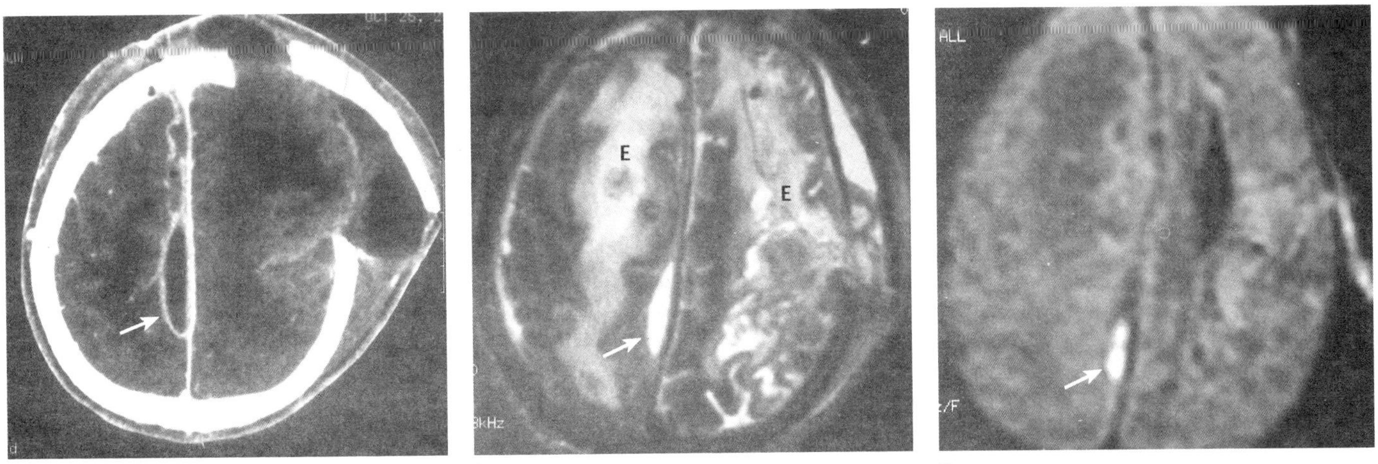

a b c

图4.66 鼻窦源性硬膜下脓肿及脑炎。a 增强CT显示沿大脑镰分布的硬膜下脓肿（箭），注意与鼻窦源性硬膜下脓肿引流术后改变，及左侧额叶脑炎所致的明显水肿。b T2WI显示硬膜下脓肿（箭）及显著的双侧白质脑水肿（E）。c DWI显示硬膜下脓肿（箭）。

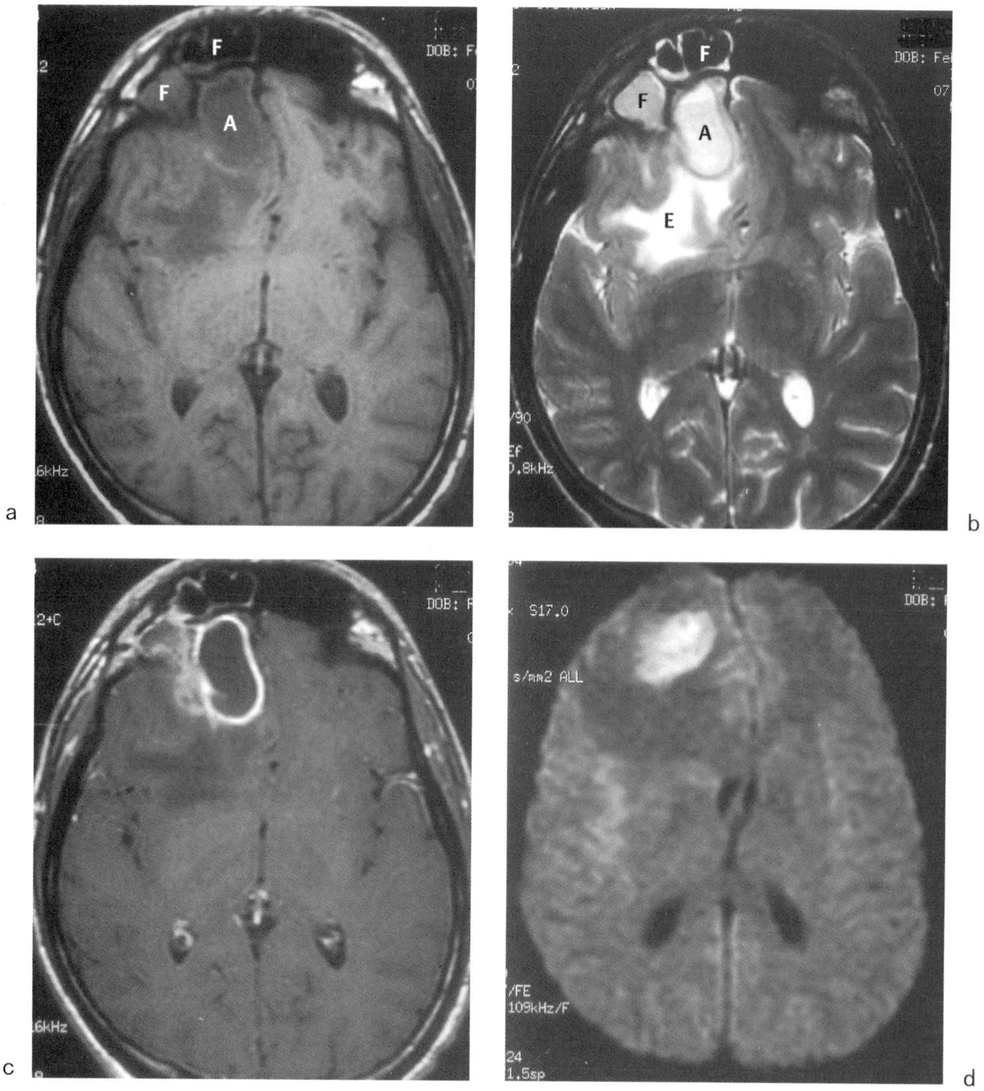

图4.67 a～d 额窦右侧炎症所致鼻窦源性脑脓肿。a 及 b T1WI 及 T2WI，额窦右侧炎性改变（F），额叶脓肿（A）及水肿（E） c 增强 T1WI，d DWI，额叶脓肿，DWI 为高信号(d)。该例疗效较好。

额骨的骨髓炎可伴感染鼻窦的团块状水肿及帽状腱膜下脓肿形成被称之为“Pott 膨胀瘤”（图4.69）[1]。合理的抗生素和其他内科治疗无效的急性、亚急性及慢性鼻窦炎应行活检以除外潜在的肿瘤性病变，感染局限于单个鼻窦时尤其如此。上颌窦炎的患者需除外牙源性感染。拔牙后鼻窦内持续性气液平面表明口腔－鼻窦之间存在窦道。急慢性鼻窦炎眼眶并发症最佳检查方法是 CT 与 MRI（图4.58～4.60，4.62）。儿童鼻炎与鼻窦炎最常见的并发症发生于眼眶，这些并发症按从轻到重顺序排列：眼眶水肿、蜂窝织炎、眶骨膜下脓肿、眶内脓肿、眼上静脉及海绵窦血栓。鼻窦炎引起的眶炎性水肿为眼睑水肿，病变早期常被误诊为眶及骨膜下间隙蜂窝织炎，其实此时炎症仍限于鼻窦内，此期 CT 与 MRI 可显示眼睑与结膜水肿、单个或多个鼻窦炎症。随着眶骨膜反应的出现及加重，眼睑与结膜水肿更加广泛，眼球开始突出，骨膜下炎性组织的聚集形成骨膜下水肿（图4.58）或蜂窝织炎（图4.69）；此后脓液形成，为骨膜下脓肿（图4.60）。随着病变进展，病原菌侵入眶周及球后脂肪、形成真正的眼眶蜂窝织炎及脓肿（图4.62），这两种病变常常并存，此期球外肌运动逐渐出现障碍，严重病例可因为视神经炎或缺血（压迫）或两者同时出现导致视力障碍。眶内脓肿可为骨膜下脓肿经骨膜扩展形成，或是眼眶及面部蜂窝织炎局限化所致（图4.61）[12]。筛窦炎常造成眼肿胀、骨膜下脓肿及眼眶蜂窝织炎，后者为病变经筛骨纸板延伸形成。CT 是急性鼻窦炎极佳的检查方法，CT 与 MRI 所得的信息，加上临床表现（突眼、眼外肌运动受限、视敏度下降）是临床治疗的最佳指征[9]。

鼻窦炎的颅内并发症

鼻窦炎的颅内并发症相对少见，但及时诊断对防止永久性神经损害或致死具有重要意义。鼻窦感染的颅内蔓延可经无瓣膜的导静脉间接侵犯，也可由于化脓性骨质侵蚀、创伤或结构异常导致经骨直接侵犯。这些并发症包括骨髓炎、硬膜外脓肿、硬膜下脓肿、脑膜炎、脑炎、脑脓肿、鼻窦－硬膜静脉血栓（海绵窦血栓）、脑梗死，以及因颅内脓肿破入脑室且与鼻窦相通时形成的张力性颅内积气。

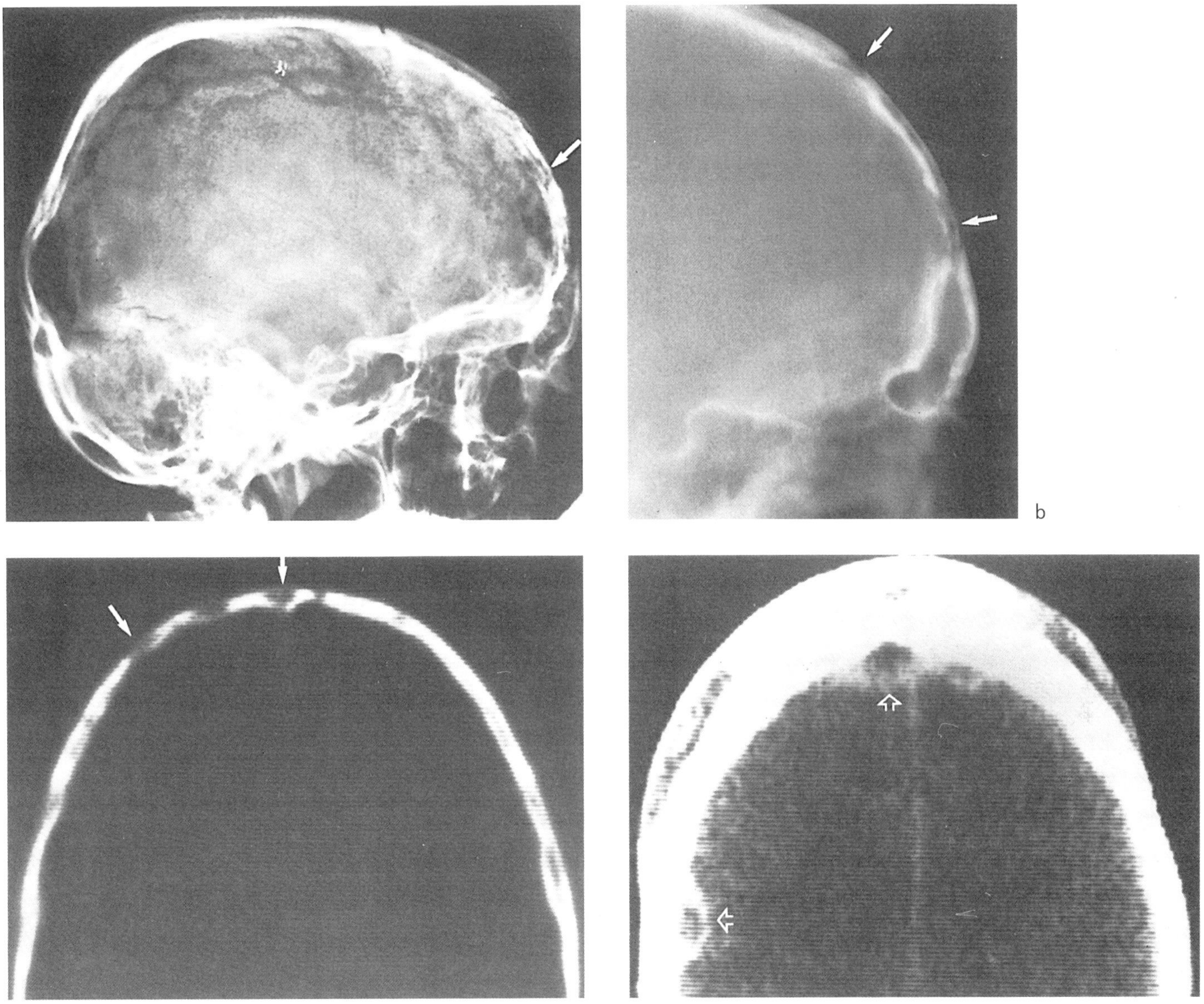

图4.68 额骨急性骨髓炎，伴继发于鼻窦炎的硬膜外脓肿。a 颅骨侧位片。b 侧位体层片。c 及 d 轴位 CT 扫描。平片、体层摄影及 CT 均见骨髓炎所致的额骨骨质破坏。d 图显示骨髓炎所致硬膜外脓肿（空心箭）。临床上患者按继发于鼻窦炎的眶蜂窝织炎治疗，未考虑到骨髓炎。（Carter BL 等，Radiology，1983；147：739－742，经允许转载）。

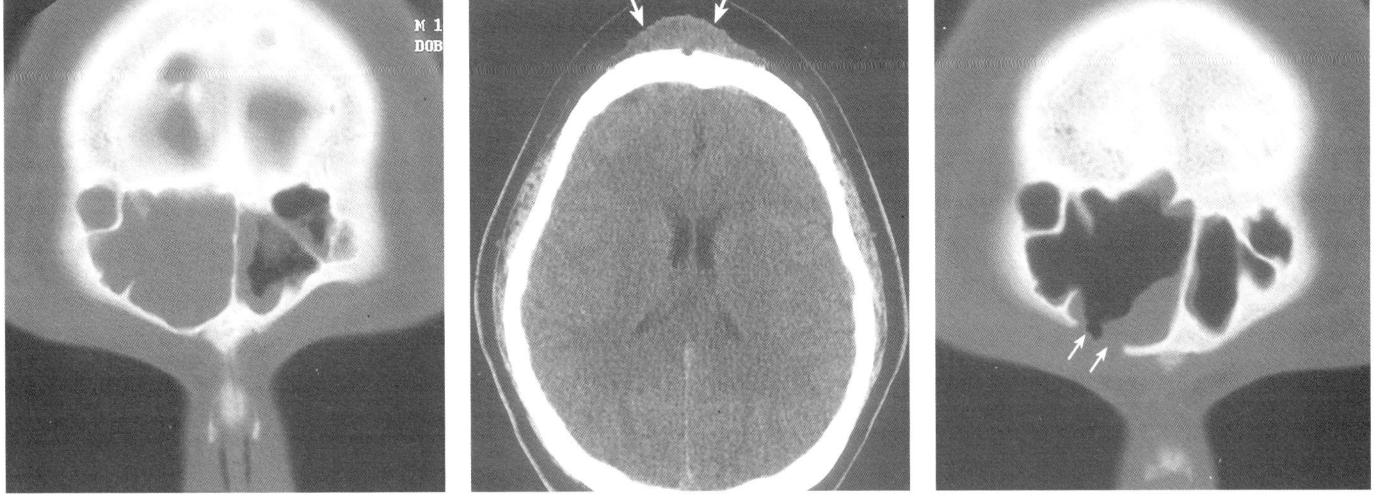

图4.69 男，15 岁。帽状腱膜下脓肿（Pott 膨胀瘤）。a 冠状 CT，额窦右侧密度增高，额窦左侧黏膜也见增厚。b 额骨外板外帽状腱膜下蜂窝织炎。c 额窦钻孔后冠状位 CT，见额窦钻孔（箭），额窦炎明显减轻。

硬膜下脓肿（SDE）是鼻窦炎最常见的并发症[8,11]，经及时治疗，其死亡率为10%～20%，但某些病例高达70%。SDE是鼻窦炎最常见的颅内并发症[11]，SDE最常见的原因也是鼻窦炎。SDE是神经外科急症，需引流以防止迅速恶化及暴发性进展。病变向硬膜下发展最常见的是由于经血栓性静脉炎的间接蔓延。发热、鼻窦炎及神经功能障碍三联征提示病变向颅内扩展。SDE感染邻近柔脑膜时可出现脑膜刺激征，因此临床上可见脑膜刺激征、偏瘫、抽搐或精神症状。增强CT一般足以显示SDE，表现为脑外低密度液体影像，以及明显的皮质肿胀。可能血管强化增加，原因是炎性反应所致的血管通透性普遍增加。CT检查可能难以显示少量大脑半球间的硬膜下液体聚集（图4.66）。MRI对于硬膜下脓肿及化脓性病变的检出优于CT。SDE是鼻窦炎的一种严重并发症，常见于青年男性，可伴*链球菌感染性咽峡炎*[8]。伴有精神状态改变时应行有效治疗，MR检查、包括增强检查来诊断SDE，CT检查、包括增强CT均不能显示小的SDE，MRI是SDE及其他颅内并发症的首选影像学检查[8,11]。早期诊断与治疗是减少并发症及死亡率的基础。一旦怀疑鼻窦炎广泛或多处并发症，行鼻窦、眼眶及颅脑MR检查是明智之举[13]。

急性真菌性鼻窦炎

毛霉菌病

鼻与鼻窦真菌感染是一种严重疾病，需及时手术或内科治疗以避免其高死亡率[1,10,12]。本病见于AIDS、免疫抑制或抗代谢治疗的患者。典型鼻－眶－脑毛霉菌病的见于糖尿病、酮症酸中毒及重度免疫抑制患者，白血病及接受透析治疗的病人也罹患此病[1,12,14,15]，最近还有报道发生于铁过多患者[4,5]。鼻－脑真菌感染病原菌为毛霉菌科，属于藻菌属与曲霉菌。毛霉菌普遍存在于自然界，是人体正常的腐生寄生菌[10]，除非有基础疾病，该菌很少引起严重病变[2,3,6,10]。毛霉菌临床上主要包括5种亚型：鼻－眶－脑型、肺型、胃肠道型、播散型及皮肤型[10,14,15]，其中鼻－眶－脑型最常见，死亡率也最高。通常先在鼻腔起病，然后侵犯眼眶与海绵窦[1,2,10,14]，眼眶病变时出现诸如眼肌麻痹、眼球突出、视力丧失及眼眶蜂窝织炎。眶蜂窝织炎可伴突然视力丧失，原因是视网膜中央动脉及静脉阻塞。对于迅速出现眼动脉病变的患者，鉴别诊断需包括巨细胞性动脉炎（也称颞动脉炎）、鼻－眶－脑型毛霉菌病及曲菌病。眼眶血管对周围异常组织压迫的抵抗力很强，眶内恶性肿瘤及炎性假瘤较少引起眼眶血管的阻塞。炎症性病变则可经颅内及眶下裂侵犯颞下窝（图4.70，4.71）。鼻甲黑色坏死是毛霉菌病具有诊断性的临床表现，但直到晚期方可出现。毛霉菌病的病理学特点是侵犯血管壁，尤其是动脉壁。一般认为病原菌侵犯鼻腔与鼻窦是吸入微尘颗粒所致[10]。当机体失去对真菌的内在抵抗力，即在组织中形成孢子，随后产生菌丝与侵犯血管[10]。真菌在动脉壁肌层内繁殖，静脉及淋巴管壁病变较轻，导致化脓性动脉炎、血栓性静脉炎，随后出现梗死。鼻与鼻窦病变也经上述血管病变蔓延，并继续侵犯脑膜、脑、海绵窦、颅神经及颈动脉。真菌性动脉炎可致动脉瘤、血栓或脑梗死[10]。

鼻窦的毛霉菌病影像学征象首先由Green等描述[14]，他们提出三种表现：黏膜结节状增厚、无液面征、斑点状骨壁破坏，这些征象均非真菌性鼻窦炎的典型表现，但CT或MRI可能对诊断极有帮助，有时可见特征性改变[10,12]。CT或MRI对诊断的主要作用是能清楚显示鼻、鼻窦及眼眶病变之间的关系，这种关系是毛霉菌病的典型特征，因此临床实践中只要见到鼻、鼻窦、眼眶病变合并存在即需考虑毛霉菌病的诊断。感染的毛霉菌侵犯眶内侧壁导致眶周蜂窝织炎，使内直肌抬高，进而可被菌丝直接侵犯（图4.70）。病变鼻窦邻近面部软组织层次模糊及受侵、窦壁骨质破坏，尤其是常见到提示骨膜炎与骨炎的骨膜不规则以及骨皮质变薄。在合理的临床诊治过程中，CT与MRI通常有助于该类疾病与恶性肿瘤鉴别。两性霉素B及手术病变清除仍是鼻－眶－脑毛霉菌病的主要治疗措施[15]。

曲霉菌病

*曲霉菌*是一种广泛存在于农业灰尘中的霉菌，可感染鼻－脑及眼眶，与毛霉菌类似，尽管更常见的是自肺向脑的血行蔓延。曲霉菌还具有众所周知侵犯血管的特点，包括侵犯颈内动脉。眼眶与鼻窦同时受侵并非鼻－脑毛霉菌或曲霉菌感染的特征，但了解该征象表明本病的可能性，尤其是如果有好发因素，则有助于早期诊断与治疗这种侵袭性与致命性疾病。在笔者的实践中，CT与MRI是正确诊断本病的最有效影像学方法（图4.71）。对于疑诊或有

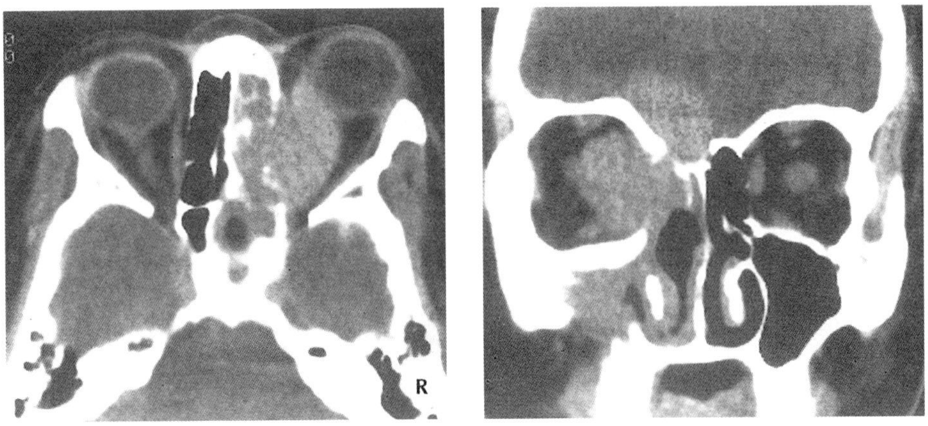

图4.70 毛霉菌病。a 轴位与b 冠状位CT扫描。右侧筛窦软组织改变，明显侵犯右侧眼眶与颅腔。注意右侧上颌窦与筛窦术后改变。R为右侧。(埃及Sherif H博士的病例)。

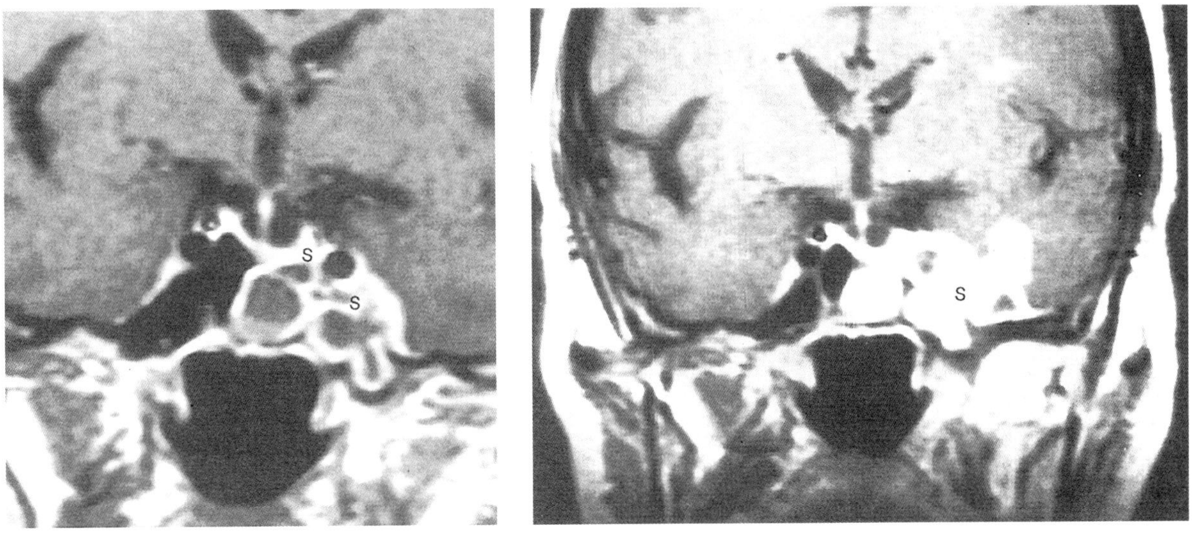

图4.71 侵袭性曲菌病。a 增强T1WI及b 5个月后复查。注意复查CT（图b）可见蝶窦左侧明显强化（S），并侵犯颈内动脉、海绵窦及颞叶。

鼻-鼻窦毛霉菌病、曲菌病或其他机遇性感染可能时，CT与MRI检查有必要包括鼻腔、鼻咽、颅底及脑。

慢性鼻窦炎

慢性鼻窦炎极其常见，仅美国1年即有3100万人患病[16]。慢性鼻窦炎的定义是即使经治疗，病程仍迁延3个月以上[16]。本病常为细菌感染、慢性变态反应性疾病及囊性纤维化（CF）患者的并发症[1]。文献已详细报道了慢性鼻窦炎的炎性细胞及细胞因子类型，与对照组相比，遗传性过敏症患者慢性鼻窦炎的黏膜标本内嗜酸细胞、T淋巴细胞及细胞表达TH-2样因子，包括白介素（IL）-4、IL-5、IL-3增高。CF是一种不同类型的隐性遗传性疾病，病理学特点反映了囊性纤维化细胞膜传导-调节子(CFTR)基因突变[17,18]。典型CF时CFTR出现两种丧失功能性的突变[17]，特点为气道与鼻窦慢性细菌感染、胰腺外分泌不足造成的脂肪消化不良、男子阻塞性精子运动功能低下性不育以及汗液中氯含量增高[17]。多数CF有鼻窦炎，这些患者鼻窦常发育不良，8个月以上的患者90%~100%可见鼻窦炎的影像学表现。与其他鼻窦炎不同的是CF患者鼻窦炎的炎性细胞与细胞因子均不同[17-18]：中性白细胞、巨噬细胞计数更高，干扰素δ及IL-δ的mRNA表达细胞增多。慢性鼻-鼻窦炎是一种临床诊断，CT可确定诊断及作出分期。[19-20] CT检查常用于内科治疗失败患者手术计划的制定。慢性炎症、尤其是鼻窦炎症常表现为黏膜增厚与骨硬化（图4.72，4.73）。急性感染可造成窦壁骨质脱钙，当转变为慢性炎症时，则导致窦壁骨质硬化（图4.73）。窦壁的这些变化常提示骨炎，需延长抗生素的使用时间。

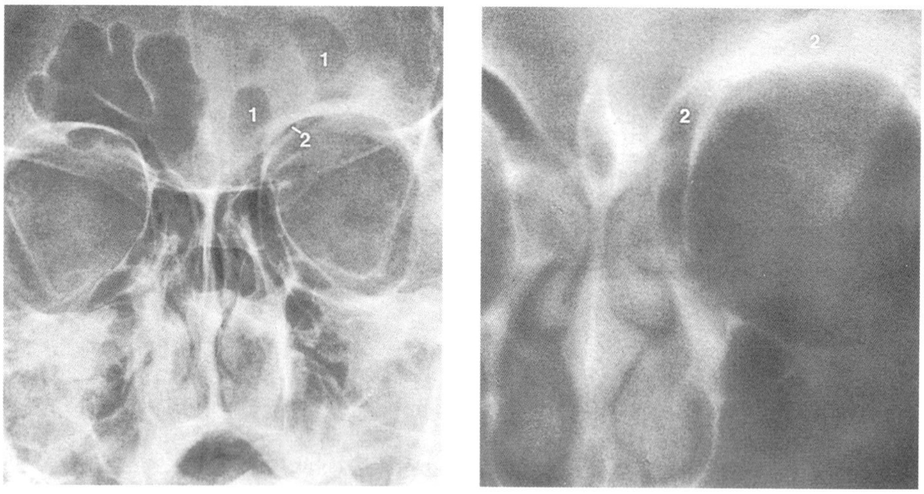

a b

图4.72 慢性鼻窦炎。a Caldwell位，b 前后位体层摄影。15年前鼻窦炎致额窦左侧部分混浊（1）。近期症状由于左侧眶上气房感染（2），可见一定程度的反应性骨硬化，也为慢性炎症。（引自参考文献20a）。

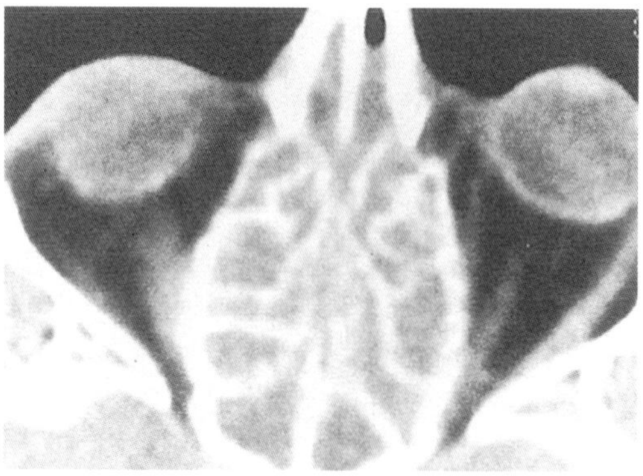

图4.73 慢性筛窦炎。注意：筛窦气房混浊伴骨性间隔硬化。蝶窦小且混浊。

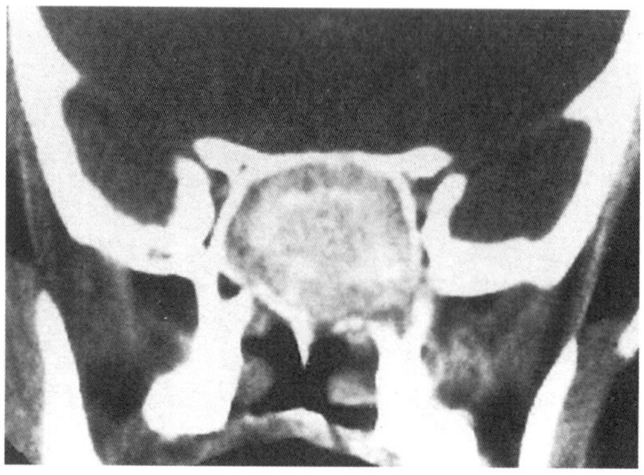

图4.74 慢性非侵袭性曲菌病。冠状位平扫CT，蝶窦混浊与轻度扩张。注意：多发与钙化及浓稠黏液有关的密度增高区。

慢性真菌性鼻窦炎与慢性变态反应性真菌性鼻一鼻窦炎(AFS)

真菌性鼻窦炎常因常规使用抗生素不能治愈的感染而诊断。免疫正常患者的真菌感染可因见到缓慢发展的黏膜外真菌球以及慢性非侵袭性病变而首次被识别[21]。而免疫抑制患者的鼻窦真菌病更为典型，原因是暴发性毛霉菌与曲菌病。良性的黏膜外真菌病因常为*曲菌病*[21]。但是仅根据微生物学检查确定侵袭性真菌病并不总是现实的[22-27]。黏膜外真菌病在窦腔潴留的分泌物中腐生生长，本病常为良性，罕见伴随黏膜侵犯（图4.74，4.75），治疗时必须切除真菌球、保持黏膜纤毛的引流及窦腔通气（图4.75），需行活检除外黏膜受侵[28]。Saferstein[29]首次报道鼻息肉、痂皮形成与*鼻窦曲菌*培养阳性并存，此后其他作者也报告这些表现为一独立的疾病。变态反应性黏蛋白、鼻窦－鼻腔息肉病、黏膜外真菌一起被称为变态反应性真菌性鼻－鼻窦炎（AFS），类似于支气管肺的变态反应性曲菌病[29,33]（图4.76）。虽然本病为诸多文献与研究的对象，其确切的病理生理学、诊断标准及最终的治疗方法仍无定论[33]。多数作者同意行鼻窦外科袋形缝合及去除变态反应性黏蛋白治疗，但单纯手术并不能治愈本病[33]。即使手术恰当，仍有可能在病变鼻窦内残留真菌菌丝与孢子[34]。类固醇激素有助于降低复发率，但一旦减量或停药，病变将会复发[34]。有些作者推荐局部抗真菌治疗以及术后相关真菌抗原的免疫治疗。

根据定义，变态反应性鼻窦炎的病变中心可见变态反应性黏蛋白，临床上由糊状、棕绿色致密物质构成，组织学上为真菌染色下可见的内含真菌（通常为曲菌）碎片的层状退变炎性细胞构成，苏木素－伊红染色可见Charcot-Leyden晶状物[35]。病变中心含高浓度蛋白的黏蛋白形成CT上的高密度区（图4.76）以及MRI上相应的T1WI及T2WI低信号改变[35]。变态反应性真菌性鼻－鼻窦炎（AFS）被认为是对环境中悬浮的真菌过敏反应，通常为丛霉菌类。对于免疫正常的宿主，AFS是一种非侵袭性疾病，特点为可见变态反应性黏蛋白，后者有嗜酸细胞与Charcot-Leyden结晶以及间隔的黏液层构成，形成层状的

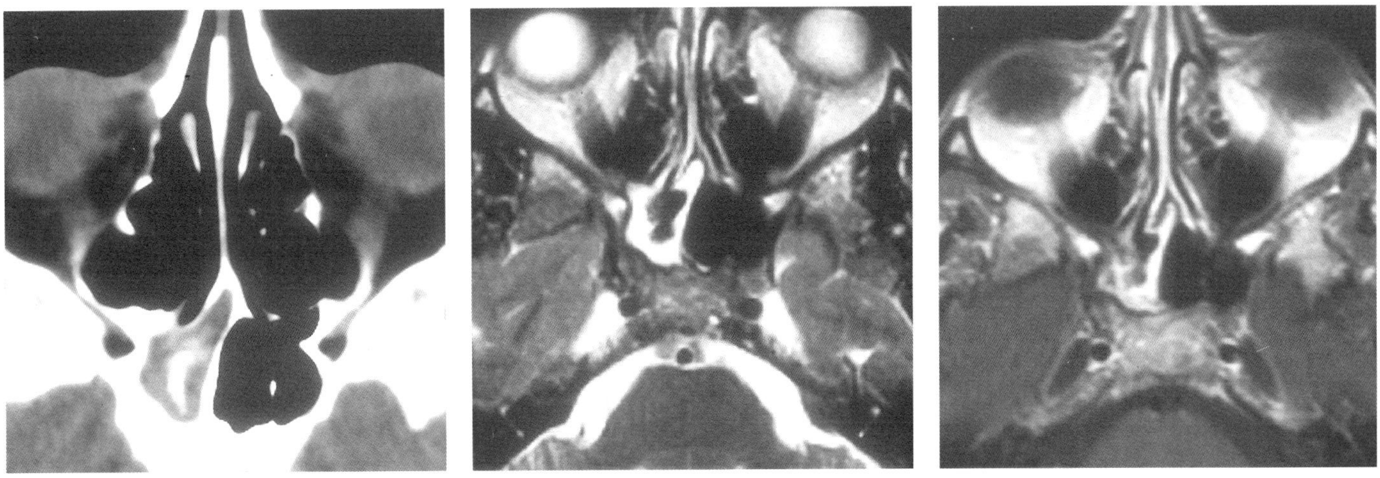

a b c

图4.75 慢性非侵袭性蝶窦曲菌病。a 轴位CT平扫，蝶窦右侧密度增高，伴中心钙化。b与c T2WI与增强T1WI，蝶窦右侧炎性改变，注意病变中心为低信号，与CT上所见的钙化相对应。

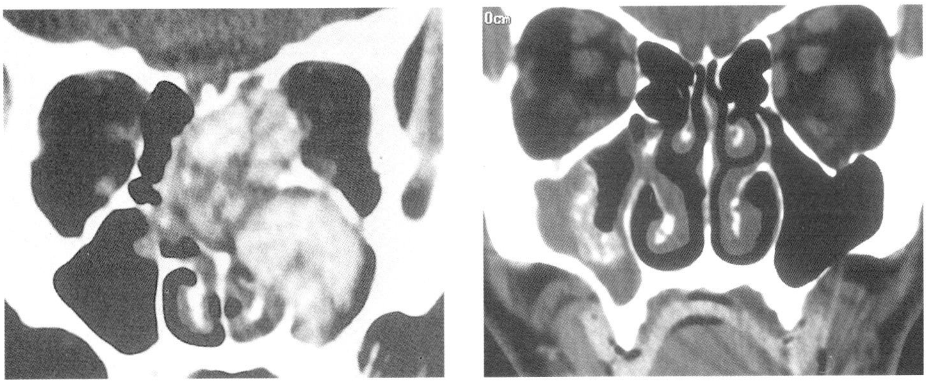

a b

图4.76 a 慢性变态反应性鼻窦炎。冠状位CT，左侧上颌窦、鼻腔及筛窦内密度增高肿块，手术切除息肉及高度浓缩的潴留黏液。b 慢性非侵袭性曲菌病，冠状位CT，右侧上颌窦密度增高，伴中心钙化（“真菌球”）。

浓缩状。真菌菌丝在变态反应蛋白内散在、弥漫分布，但并无侵入宿主组织的证据[34]。真菌球也是一种非侵袭性病变，菌丝缠绕致真菌形成块状结构，并不具有侵袭性[34]。儿童的AFS与成人不同，前者有面骨的明显异常（面骨变形及突出），单侧鼻窦受累及鼻窦病变不对称更为常见[36]，两组鼻窦真菌培养类型相似，但曲菌仅见于成年人[36]。

慢性真菌性鼻窦炎的影像诊断

真菌性鼻窦炎的影像学表现可为非特异性，也可高度提示真菌感染，最常累及的鼻窦为上颌窦、筛窦及蝶窦。平片表现可从非特异性无骨质改变的黏膜病变到窦腔密度增高伴中央或周边致密（钙化）的肿块（真菌球或真菌肿）[10, 21, 28]，真菌球或真菌肿表现为均匀软组织密度肿块或边缘清楚、类似钙化与骨密度的病变（图4.76）[21]。慢性真菌性鼻窦炎窦腔内息肉状肿块被认为是由于菌丝体内磷酸钙与硫酸钙的沉积[28, 37]。CT对于真菌凝结物的显示优于平片与多轨迹体层摄影。Zinreich等报道25例真菌性鼻窦炎[21]，其中22例CT上病变内见大小不一的密度增高区，最小者4mm，最大者几乎形成整个上颌窦铸型。作者提出鼻窦内局限密度增高代表坏死菌丝体内磷酸钙与硫酸钙的沉积[28, 37]。Zinreich等的研究显示鼻窦内密度增高与真菌性鼻窦炎具有良好相关性[21]。但是，由于脓液、干燥的黏膜分泌物、营养不良性钙化（凝结物或鼻石）、急性出血在CT上也为高密度[38]，所以仅CT见到鼻窦部分或全部密度增高还不能确定诊断，该征象可作为高度怀疑慢性非侵袭性或慢性惰性真菌性鼻窦炎、尤其是曲菌病的线索。病变中心密度增高，伴或不伴钙化，代表黏膜外干燥的潴留黏液中真菌腐生生长。CT上高度浓缩的蛋白性黏液通常表现为层状极高密度。鼻窦与鼻腔内弥漫性密度增高应考虑为慢性过敏性鼻窦炎（变态反应性真菌性鼻窦炎），常见者为曲菌病（慢性非侵袭性曲菌病）（图4.76）或慢性增生性鼻窦炎或息肉伴干燥的潴留黏液（图4.77）。随着上述物质沉积于鼻窦，出现因炎性物质释放及病变压力作用引起的骨质脱钙，导致窦腔扩张与黏液囊肿形成。真菌性鼻窦炎的MRI特点根据病变时期而异。急性侵袭性真菌病无论病原体如何，均有明显的黏膜水肿与

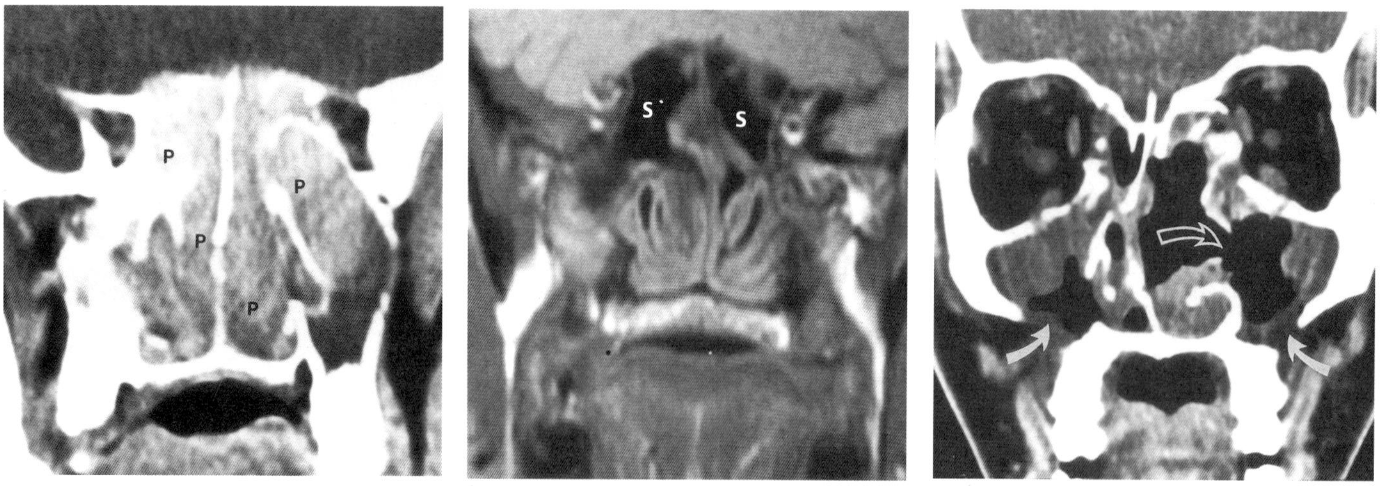

a b c

图4.77 慢性增生性鼻窦炎与息肉病，伴干燥的黏膜分泌物潴留。a 冠状位CT，b 冠状位PWI，c 术后CT扫描。鼻－鼻窦息肉（P）。注意：c 图中可见双侧Caldwell-Luc手术后改变（实心箭）及中鼻甲切除术后（空心箭）。MRI不能显示蝶窦内浓缩分泌物（S）。术前浓缩黏液的特征性层状改变（a）。

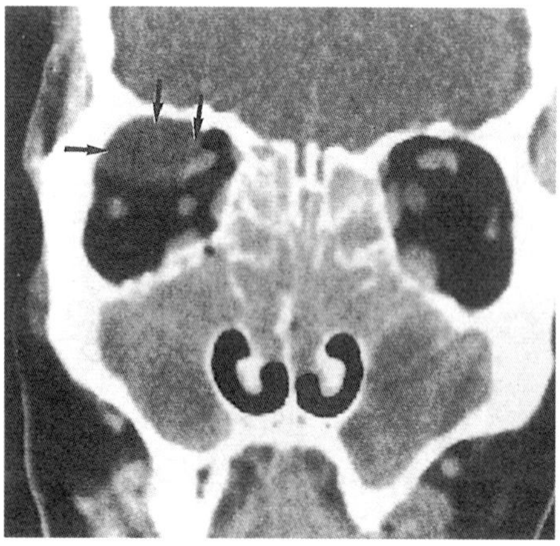

图4.78 鼻－鼻窦息肉病。冠状位CT，上颌窦、鼻腔及筛窦内软组织密度肿块，患者为长期鼻息肉病史。右侧眼眶上方软组织（箭号）由于额窦息肉使眶壁骨质糜烂。

炎细胞浸润，致PW上、尤其是T2WI上明显高信号，在T1WI上则为相对低信号。慢性非侵袭性或惰性真菌性鼻窦炎，黏膜分泌物浓缩及干燥导致T1WI低信号及T2WI上极低信号（图4.77）。反应性肉芽或伴随的亚急性或急性鼻窦炎在T2WI上则为高信号，增强MRI上仅见黏膜缘强化。Zinreich等的研究中真菌浓缩物均为钙染色阳性[21]，他们认为T1WI低信号及T2WI上极低信号为真菌性鼻窦炎中的钙、铁与锰所致。已知铁、镁及锰均为真菌氨基酸代谢所必需[39]。Zinreich等比较了2例真菌浓缩物标本及4例细菌性鼻窦炎的标本[21]，观察有无铁、镁及锰，发现确诊的2例曲菌性鼻窦炎中铁与锰这两种顺磁性物质远远高于4例细菌性鼻窦炎，故其认为真菌浓缩物中铁与锰浓度增高以及钙化，可解释T2WI上低信号。但目前已知窦腔内或息肉蒂干燥的黏膜分泌物可致明显的T2WI低信号。事实上，实践中似乎大多数有T2WI低信号的鼻窦病变与干燥、浓缩的黏膜分泌物潴留有关，并无真菌感染。慢性非侵袭性鼻窦炎与慢性变态反应性过敏性鼻窦曲霉菌病可有与伴随干燥黏膜分泌物潴留的慢性增生性鼻－鼻窦息肉病相同的MR表现。

过敏

上呼吸道过敏性疾病导致鼻腔与鼻窦典型改变，可从轻度的黏膜增厚到一致性鼻窦密度增高，常见鼻甲增厚，偶尔伴鼻息肉。约10%的人群具有此种过敏性表现，常有季节性，原因是豚草过敏，真菌孢子也是重要的抗原。过敏性鼻窦炎（图4.78）的广泛、双侧性鼻窦密度增高及弥漫性息肉远比细菌性鼻窦炎（图4.79）多见。妊娠期鼻炎这种临床熟悉的疾病被认为是雌激素水平增高所致，其定义是孕期内鼻充血持续至少6周及以上，无其他呼吸道感染的征象及已知过敏原，且在产后2周内消失。

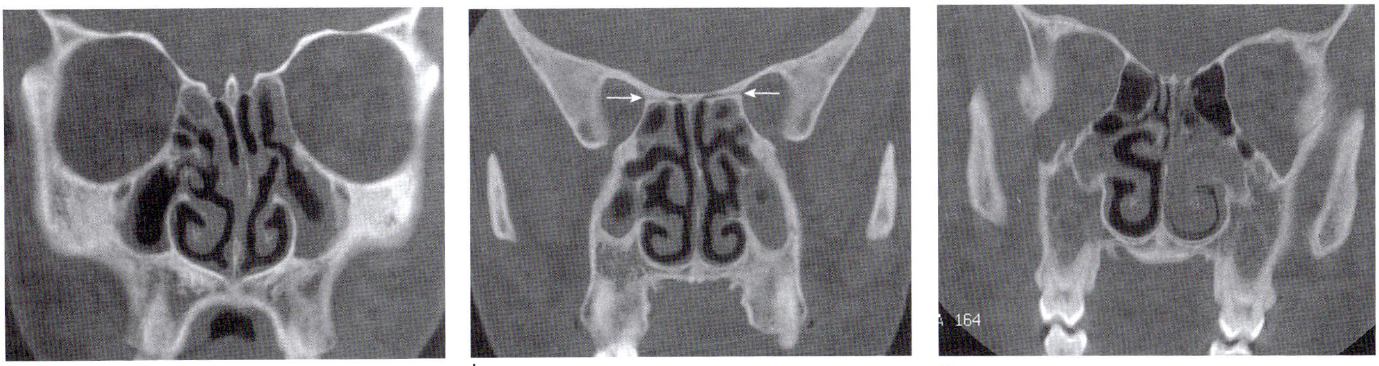

a b c

图4.79 囊性纤维化。a 冠状位CT，鼻窦发育不良伴黏膜增厚。注意 b.c Kartagener 综合征者筛窦后管（箭），冠状位CT显示上颌窦发育不良及密度增高。

血管舒缩性鼻炎(药物性鼻炎)

局部使用收缩剂的明显鼻血管收缩效应可在血管扩张及鼻塞时反弹[41]，长期使用鼻血管收缩药物时尤其如此，增加收缩剂可解除鼻塞，但最终患者逐渐依赖于药物，形成长期用药过量的恶性循环。此即为药物性鼻炎。

继发于滥用可卡因的慢性鼻-鼻窦炎

鼻腔滥用可卡因可引起多种耳鼻喉科并发症，包括从其强力性血管收缩到鼻腔黏膜直接收缩。反复鼻腔喷洒与嗅可卡因引起鼻中隔缺血与坏死，导致鼻中隔穿孔、粘连及慢性鼻窦炎。其他并发症包括骨溶解性鼻窦炎、鼻泪管阻塞、高血压危象、血管炎、室性心律失常、心肺骤停、阵挛－强直性癫痫及高热[42]。

静止性鼻窦综合征

慢性鼻窦炎常见症状包括充血、鼻出血、面压感或面部疼痛，有些患者表现为眼眶结构改变如眼球内陷及上视时复视。静止性鼻窦综合征被描述为自发性眼球内陷伴慢性上颌窦炎、上颌窦膨胀不佳。鼻内镜检查显示鼻架凹缩（鼻架膨胀不全）及漏斗闭塞。对于静止性鼻窦综合征有三种学说解释其病理机制。最流行的理论是上颌窦口阻塞，导致窦腔膨胀不佳及负压形成，此后窦壁膨胀不全；其次是炎性病变致眶底骨质糜烂；还有作者认为是发育不良窦腔出现炎症。影像学表现包括上颌窦漏斗处鼻道－窦口复合体阻塞、钩突膨胀不全以及上颌窦腔收缩、上颌窦密度增高、上颌窦顶（眶下壁）向下及内壁向外及后壁向前弓状变形，上颌窦壁可见增厚（慢性骨炎）、变薄或部分缺损（图4.80）[44]。

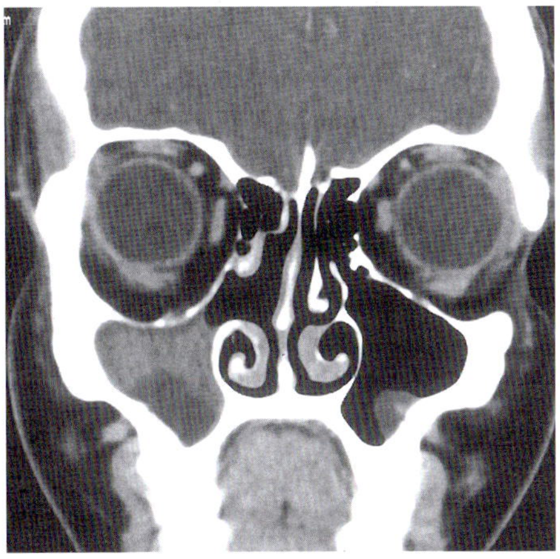

图4.80 无症状性鼻窦病变。冠状位CT，31岁女性，既往无手术及外伤史，右侧上颌窦密度增高，右侧钩突未见显示（atelectatic uncinate,钩突膨胀不全）。

鼻结石

鼻与鼻窦内异物滞留时间较长时可被包裹与钙化，分别称之为鼻石与鼻窦结石。这些结石可为内源性，也可以是外源性[46]，前者包括牙、死骨片及干燥的血凝块，后者有水果种籽、珍珠、纽扣、土块或石块、残留的纱布棉球[46]。化脓性渗出物、血液成分的沉积、细胞碎屑以及矿物盐如磷酸钙与碳酸钙形成其粗糙的表面。鼻石可造成鼻腔阻塞、恶臭鼻涕伴局部疼痛、鼻出血，并可致鼻－鼻窦骨壁压力性坏死而突入上颌窦内。鼻腔内异物可自我诱导形成、或因鼻根管填塞、子弹、榴霰弹及铅弹诱导形成结石。CT上鼻腔内钙化块为鼻石的特征（图4.81），这种钙化表现为铸型状、周围环以伴随炎症形成的软组织影。鼻窦结石与鼻石相似，最常见于上颌窦。

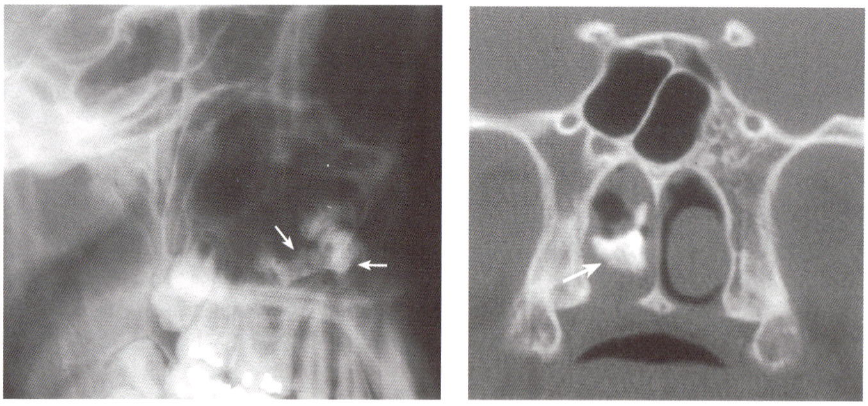

图4.81 鼻结石。a 侧位片，鼻腔内钙化肿块（箭）。b CT扫描，鼻腔后部钙化性肿块（箭），符合鼻石。

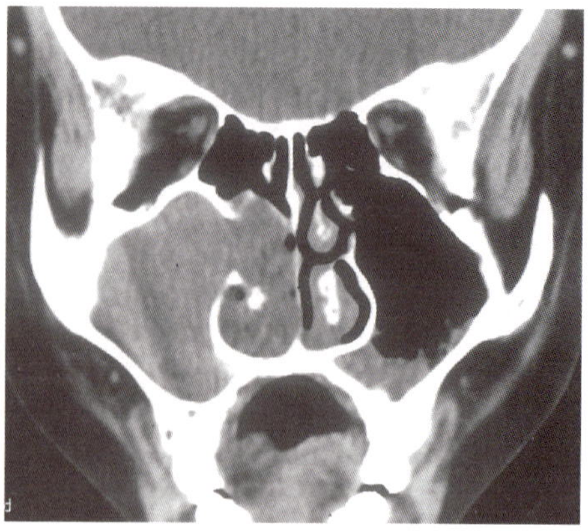

图4.82 鼻–鼻窦结节病。冠状位CT，右侧上颌窦–右侧鼻腔软组织肿块，符合结节病，此表现难以与鼻–鼻窦息肉或内翻乳头状瘤区别。

表4.5 鼻腔–鼻窦肉芽肿的鉴别诊断

- 真菌感染
- 结节病
- 结核
- 麻风
- 梅毒
- 鼻硬结病
- 变态反应性肉芽肿与过敏性血管炎
- 多结节性动脉炎与系统性红斑狼疮
- gravidarum 肉芽肿
- 血管炎（Charg–Straus 综合征）
- 异物肉芽肿（脂肪肉芽肿，石蜡肉芽肿）
- 胆固醇肉芽肿
- 化脓性肉芽肿
- 原发性肉芽肿（破坏与非破坏性）
- 鼻息肉内非特异性肉芽肿
- Wegener 肉芽肿
- 淋巴瘤样肉芽肿（T 细胞淋巴瘤，以往称之为假肿瘤或中线网状细胞增多症

萎缩性鼻炎

鼻黏膜干燥可见于多种疾病，原发性萎缩性鼻炎或臭鼻症累及十几岁或青年女性，可见痂皮与异臭。体检可见鼻腔增宽与黏膜变薄。继发性萎缩性鼻炎见于反复感染、多次鼻腔手术或滥用可卡因。对收缩性滴鼻剂的依赖也可造成鼻黏膜萎缩。长期迁延不愈的感染造成萎缩性鼻炎是美国不常见的疾病[1]。渐进性慢性炎症、萎缩、纤维化见于呼吸道上皮的硬结与萎缩性病变伴的岛屿状鳞状细胞化生。此类患者有不能自觉的污秽黏液分泌物，因为此时已丧失嗅觉。

鼻–鼻窦肉芽肿性疾病

上呼吸道可见多种肉芽肿性疾病[47-63]。鼻–鼻窦肉芽肿的鉴别诊断范围很广（表4.5），包括结节病（图4.82）、真菌病、结核、梅毒、麻风、鼻硬结病、Wegener 肉芽肿、变态反应性肉芽肿性血管炎(Churg–Strauss 综合征)、淋巴浆细胞性肉芽肿（假肿瘤）、胆固醇肉芽肿、异物肉芽肿如滴入油剂造成的脂肪肉芽肿、激素注射及石蜡和不明原因的其他异物肉芽肿。鼻内单发肉芽肿不具有特征性，据报道占鼻息肉的1%[48]。1 项19 例鼻息肉的研究中6 例可见原发肉芽肿。以往文献中，中线肉芽肿是指一组头面部中线破坏性病变。文献复习表明这些疾病之间缺乏共同之处[47,63]。“中线肉芽肿”或致死性中线肉芽肿、多形性网状细胞增多症、淋巴瘤样肉芽肿等名词已不再使用。免疫细胞化学技术及分子遗传学的进展揭示被称为中线破坏性病变的大多数鼻–鼻窦破坏性疾病可分为两种不同的类型：Wegener 肉芽肿与非霍奇金 T 细胞淋巴瘤。用于此类病变的名词包括致死性中线肉芽肿、不愈合性中线肉芽肿(Stwart 综合征)、原发性中线破坏性病变、多形性网状细胞病、淋巴瘤样肉芽肿、假肿瘤等。现已确认多形性网状细胞病为非霍奇金淋巴瘤，中线破坏性肉芽肿与 T 细胞淋巴瘤有关（图4.83）[47]。鼻–鼻窦淋巴瘤是西方国家结外淋巴瘤中的罕见类型，这与某些亚洲国家不同，后者鼻–鼻窦淋巴瘤为结外淋巴瘤的次常见疾病，超过90%可见 T 细胞，细胞基因组内可见 EB 病毒。Wegener 肉芽肿并非鼻–鼻窦破坏性病变的主要原因，诊断时需除外其他更常见的疾病（表4.6）。

鼻硬结症

鼻硬结症为鼻与上唇的肿瘤样膨胀，常见于非洲（尤其是埃及）、中美洲与南美洲、东欧地区。本病为 Klebsiella

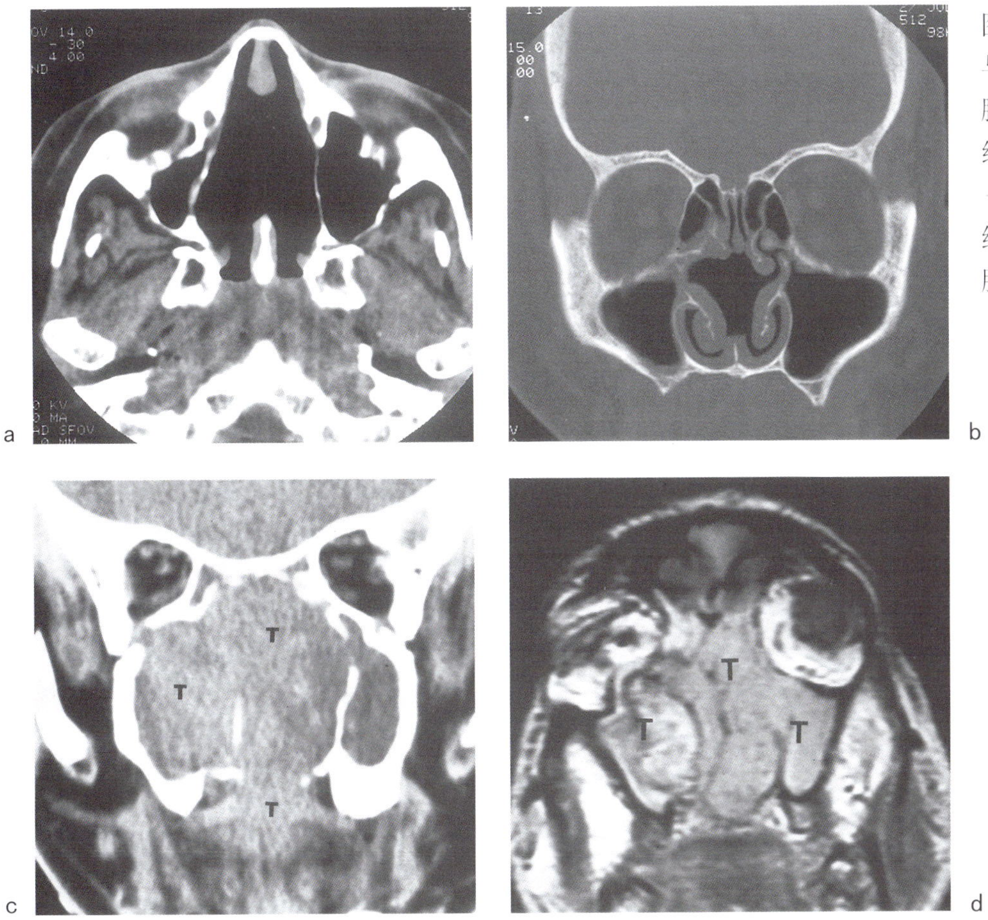

图4.83 a, b Wegener肉芽肿。轴位与冠状位CT，鼻中隔大穿孔，鼻腔黏膜增厚。c, d，另一例患者，原发性中线肉芽肿，冠状位CT与MRI，鼻腔－鼻窦破坏性肿块（T），最常见于T细胞淋巴瘤，可误诊为Wegener肉芽肿。

鼻硬结菌所致，这是一种有革兰阴性菌膜的低毒力细菌，常累及鼻腔与鼻咽部，也可侵犯喉、气管、中耳与眼眶[52]。

鼻孢子菌病

鼻孢子菌病是Seeberi孢子菌引起，属于真菌，流行于印度南部与斯里兰卡，常侵犯鼻腔与结合膜，病变可很大、形似带蒂息肉或乳头状瘤。其具有诊断性的特点是肿块上可见白色斑点，实际上为孢子菌本身[53]。肿块为无痛性，易出血，鉴别诊断包括球孢子菌病与其他真菌感染。

肌球病(myospherulosis)

是一种无害的医源性假性肌病，病因为红细胞与矿脂性药膏相互作用[54]，组织学表现为纤维组织包埋的假囊肿，伴慢性淋巴细胞、组织细胞、巨细胞及浆细胞浸润，假囊肿内含圆形、囊状的"母囊"，母囊又包含许多小粒状或包涵体。肌球来源于红细胞对包扎物药膏中矿脂或羊毛脂的反应性改变。

表4.6 鼻－鼻窦破坏性病变的鉴别诊断

1 创伤
- 事故
- 医源性（术后）
- 自发性（rhinosillecomania）

2 感染
- 细菌：分枝杆菌、梅毒、鼻硬结症、麻风、放线菌
- 真菌：曲霉菌、毛霉菌、其他引起鼻－鼻窦炎的真菌

3 中毒性
- 可卡因
- 铬盐

4 炎症
- 结节病
- 异物肉芽肿
- Wegener肉芽肿
- 多结节性动脉炎
- 系统性红斑狼疮
- 变态反应性过敏性血管炎

5 肿瘤
- 基底细胞癌
- 鳞癌
- 腺癌
- 血管外皮瘤
- 成感觉神经细胞瘤
- 淋巴瘤
- 黑色素瘤
- 梭形细胞肉瘤，纤维肉瘤
- Kaposi肉瘤
- 移植术后淋巴增生性疾病(PTLD)
- 骨及软骨来源肉瘤
- 转移瘤

仿自Borges A等，AJNR，2000;21：331－336

鼻妊娠期肉芽肿

妊娠期肉芽肿（GG）是一种不常见的良性血管增生性疾病，常见于妊娠期的口腔、牙龈黏膜，罕见于鼻腔，为妊娠期分叶状的毛细血管瘤，产后自行消失。该病称之为“肉芽肿”实际上是一种错误，因为它并非肉芽肿。尸检表现为棕红色肿块，触之易出血，表面常见溃疡形成[49]。病变起自鼻中隔、鼻甲或鼻底部，可无蒂或带蒂。鉴别诊断包括乳头状瘤、神经鞘瘤、血管瘤性息肉、内翻乳头状瘤、黏膜黑色素病、淋巴瘤、Kaposi肉瘤及转移瘤。GG的原因尚不明了，但出现于妊娠期且在产后消退清楚表明它是一种妊娠激素刺激依赖性疾病。

结节病

鼻窦结节病通常表现为鼻阻塞与慢性鼻窦炎，文献报道占结节病的1.2%～18%，Mayo医院1950～1981年2319例结节病中[51]，9%累及头颈部，鼻腔累及率为13%。鼻结节病常累及鼻中隔与鼻甲黏膜，尤其好侵犯下鼻甲。

影像学表现

鼻－鼻窦结节病无特异性CT与MRI表现，可见黏膜增厚——通常提示慢性黏膜病变(图4.82)。结节病的鼻窦炎可因鼻腔病变引流后继发感染或结节病的直接侵犯。有时影像学检查可见鼻腔肿块伴鼻－鼻窦骨结构破坏。结节病也可侵犯鼻腔外，鼻皮肤结节病称之为冻疮样狼疮(lupus perino)，CT与MRI表现为鼻与面部包括眼睑皮肤增厚。

Wegener肉芽肿

Wegener肉芽肿（WG）为一种严重的非感染性坏死性肉芽肿性血管炎，特征性累及上呼吸道与肾脏（局限性坏死性肉芽肿性肾炎）[54, 55]，病因不明，可能与不明原因的抗原所致的自身免疫反应有关，最终累及多个脏器。血沉增快，抗中性白细胞胞浆自身抗体（ANCA）阳性。WG可类似其他炎性及肿瘤性病变，需行病变活检及ANCA抗体检测确诊。1982年Davies等首先报道ANCA见于坏死性肉芽肿性肾小球肾炎与系统性血管炎患者的血浆中，此后发现这些作用于自身抗原的抗体见于各种系统性血管炎，包括Wegener肉芽肿、多结节性动脉炎、原发性新月形肾小球肾炎，因此ANCA阳性疾病可为累及肺、肾脏及其他部位的血管炎或肉芽肿性疾病。WG典型地引起鼻与鼻窦缓慢进展的溃疡和破坏。临床检查可见鼻中隔穿孔、黏膜干燥及厚痂形成，文献中54%的病例累及神经系统，已报道有反复发作性脑膜炎与脑实质受侵、但无鼻与肾脏病变，且ANCA阴性者。积极的治疗包括环磷酰胺、咪唑硫嘌呤及皮质激素，可明显改善WG患者的生存。

影像学表现

WG早期影像学无特异性，表现为黏膜增厚、仅能提示鼻－鼻窦病变。广泛性软组织肿块与伴随的骨质破坏（图4.83a, b）是WG晚期的特点，但仍非特征性表现（图4.83），需与很多疾病鉴别（表4.6，图4.83）。WG病变也可边界清楚，形似息肉或呈弥漫性及结节状，伴或不伴骨质破坏。根据CT与MRI特点并不能准确鉴别鼻－鼻窦淋巴瘤、其他肉芽肿性疾病及肿瘤性病变。

变态反应性肉芽肿与血管炎(Churg-Strauss综合征)

本病最早由Churg与Strauss描述为支气管哮喘、嗜酸细胞增多症、血管炎三联征[65]。Mayo医院1950～1978年32例报道中，患者年龄为11～70岁，鼻腔受累常见，表现类似于WG及多形性网状细胞增多症，即鼻阻塞、疼痛、脓性或血性鼻涕、嗅觉丧失、息肉、痂皮、黏膜颗粒状及干燥。全身表现明显，包括发热、盗汗、不适、体重下降、肌肉痛、贫血、白细胞增多、血沉增快[1]。

影像学表现：CT与MRI表现为鼻腔非特异性黏膜增厚，伴鼻窦炎征象，可为全组鼻窦黏膜结节状或息肉状增厚。

异物肉芽肿（石蜡肉芽肿及胆固醇肉芽肿）

石蜡是一种直链饱和碳水化合物（hydocarbons，疑为hydrocarbons之误－译注）[66]，注入体内可形成石蜡肉芽肿，特点为肉芽肿异物－机体反应。文献报道石蜡肉芽肿为使用蜡浸纱布包扎鼻与鼻窦所致[67]。胆固醇肉芽肿（CG）是另一种慢性异物肉芽肿，与对出血的反应有关，在头颈部最常见于岩尖、中耳及乳突，也发生于眼眶、额骨与鼻窦。无论部位如何，其组织学表现均相同：异物巨细胞周围环绕针状的胆固醇结晶，病变组织内也可见泡沫样胞浆的组织细胞、含铁血黄素及慢性炎症反应。胆固醇肉芽肿的特征为T1WI及T2WI均为高信号，有些CG在T2WI可为低信号。

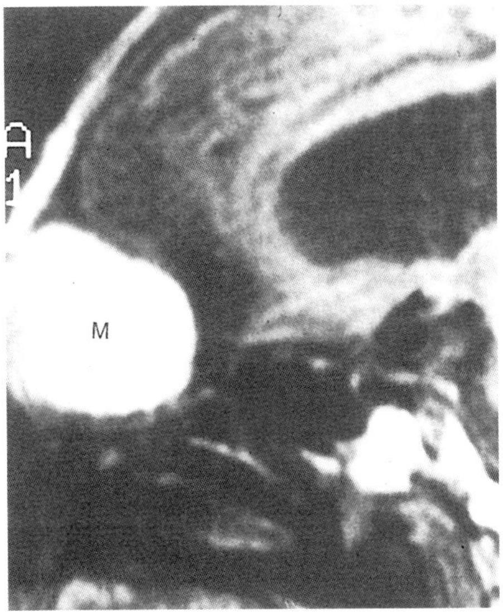

图4.84 额窦黏液囊肿。矢状位增强T1WI，额窦内高信号膨胀性肿块（M），符合黏液囊肿。

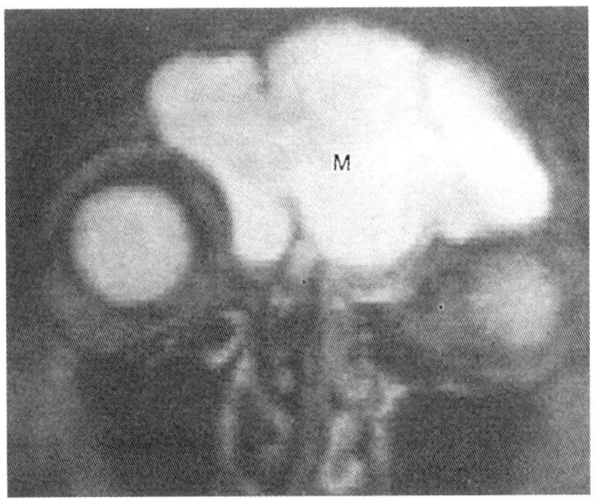

图4.85 额窦黏液囊肿。冠状位T2WI，额窦扩张性高信号肿物（M），符合黏液囊肿。

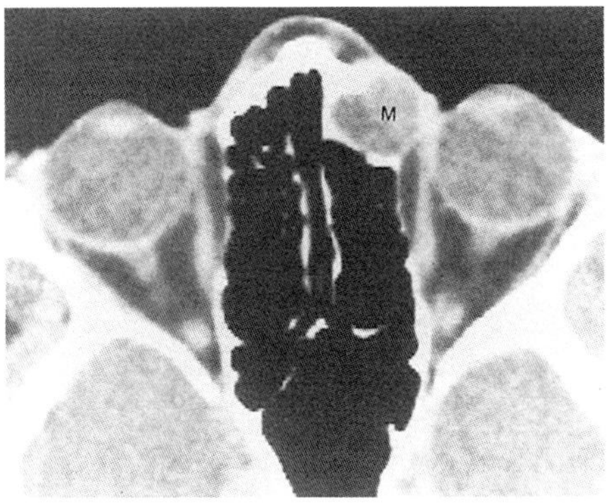

图4.86 筛窦黏液囊肿，轴位CT，前组筛窦扩张性肿块（M），符合黏液囊肿。

鼻窦黏液囊肿

黏液囊肿（黏液聚集）病因尚存在争议，多数学者认为继发于主要窦口的阻塞[68,69]，这种阻塞可为炎症、外伤、骨瘤、骨纤维结构不良、或窦腔内或其周围反复手术所致[1,10,12]。少数学者认为黏液囊肿起自黏膜内小的囊肿，后者继续增长、最终阻塞窦口；与之相似，外伤、炎症、手术也可能与囊肿最初形成有关，或囊肿在上述原因后重新形成。孤立性蝶窦非侵袭性真菌性鼻窦炎非常少见，但已为人所熟知，最常见的病原菌为曲霉菌。与其他真菌性鼻窦炎如变态反应性、慢性弥漫性非侵袭性及急性爆发性鼻窦炎不同的是，真菌球的形成是曲霉菌性鼻窦炎突出的病理表现。慢性非侵袭性鼻窦炎可导致鼻窦黏液囊肿的形成[10,12]。黏液囊肿为最常引起骨破坏的囊肿样病变，是一种内衬黏膜的膨胀性囊肿性病变，阻塞窦腔内分泌的黏液聚集上皮脱屑不断增加[1,12]。双侧性黏液囊肿罕见。黏液囊肿内分泌物通常为清亮、稠厚（黏液样）、坚实，除非因细菌侵犯使之向脓囊肿转化[10]。脓囊肿内含稠厚、半流体状的绿色或黄色物质。

黏液囊肿常按其所在的鼻窦加以叙述。本病最常见于额窦与筛窦，推测其窦口为近地侧。超过半数的黏液囊肿位于额窦（图4.84，4.85），其余大部分累及筛窦迷路（图4.86，4.87），上颌窦及蝶窦罕见（图4.88，4.89）。黏液囊肿所在部位对治疗计划制定极为重要。黏液囊肿的不断扩张导致周围骨质的糜烂，并突入到邻近的眼眶（图4.87，4.90）。眶上黏液囊肿最常见的临床特点是眼球突出（眼球移位）、眼睑肿胀、轻度眼肌麻痹、不同程度的视力障碍及可触及肿块。黏液囊肿可进入鼻腔上象限的眼眶更前部（通常为筛窦黏液囊肿）（图4.87），形成奇特的眼睑下垂，出现上睑部肿块，并在眶上缘稍下触及肿块。若大的额窦黏液囊肿破坏眶顶骨质，则形成类似于眼眶后部或蝶窦肿瘤的表现。蝶窦黏液囊肿侵犯颅内则导致严重的神经系统症状，可破坏鞍底、并侵犯垂体，出现眶尖综合征伴视力丧失或视野缩小（图4.89）。上颌窦黏液囊肿尽管少见，也可抬高上颌窦顶造成眶内容物上移及眼球突出（图4.90）。

黏液囊肿的影像学诊断

CT与MRI是黏液囊肿诊断与处理的首选方法。本病的放射学表现已得到很好地叙述[10,12]。大的黏液囊肿的典型表现为窦腔增大、变形，伴大的骨质缺损、表明病变侵入邻近结构（图4.84～4.91）。但并非所有的黏液囊肿均具典型征象，许多病例骨质改变不明显。逐渐出现的骨质压力性萎缩和糜烂使黏液囊肿在CT上呈膨胀性外观（图4.84～4.90），注射对比剂后无强化（除了包膜周围炎症及边缘硬化），偶见周边钙化。有时额窦大的炎性息肉使眶顶骨壁糜烂可出现类似于黏液囊肿（图4.78）或其他肿瘤的CT表现。黏液囊肿在MRI上典型表现为T1低信号、少见为高信号、T2WI上为高信号（图4.84，4.85，4.91）。由于长期存在的黏液囊肿内蛋白含量不同，MRI上T1WI及T2WI信号变化很大。有些黏液囊肿所含的稠厚黏液或干燥的黏膜分泌物在T2WI呈低信号。T1WI上信号增高与蛋白含量有关。因此，根据蛋白含量的不同，黏液囊肿在T1WI上可呈轻度或明显高信号（图4.84，

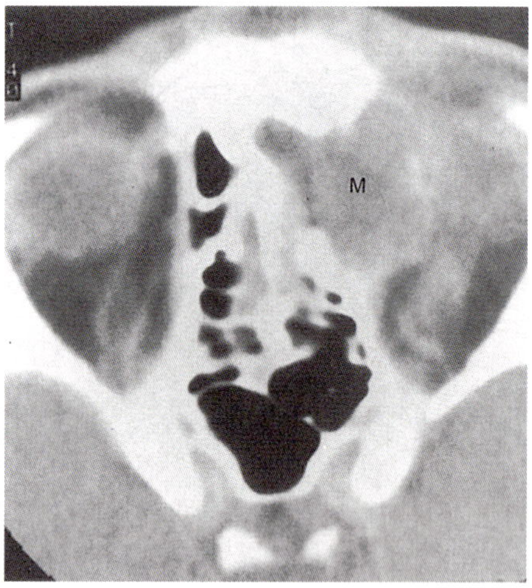

图4.87 筛窦黏液囊肿。轴位CT显示筛窦黏液囊肿（M）向眼眶扩展。

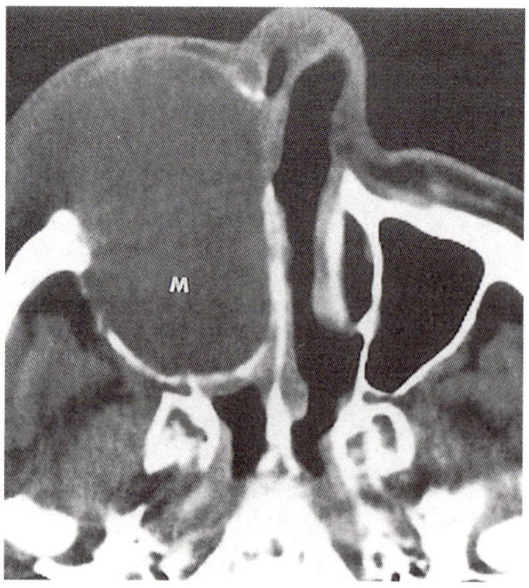

图4.88 上颌窦黏液囊肿，轴位CT显示扩张性肿块（M），符合上颌窦黏液囊肿。

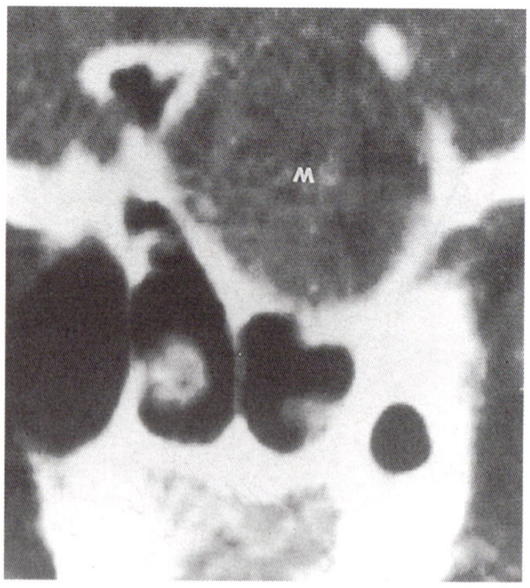

图4.89 蝶窦黏液囊肿，冠状位CT显示大的蝶窦黏液囊肿（M），为鼻－筛骨纤维结构不良阻塞左侧蝶窦开口所致。

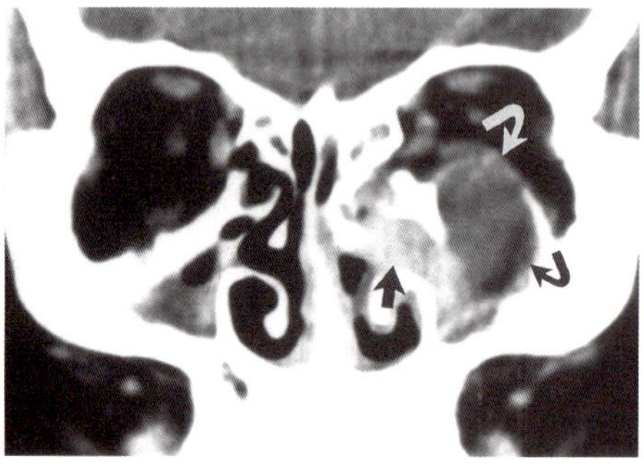

图4.90 继发于鼻腔癌的上颌窦黏液囊肿，增强CT显示鼻腔癌（直箭），导致上颌窦口阻塞及黏液囊肿形成（弯箭）。（埃及Sherif H博士允许采用）

c

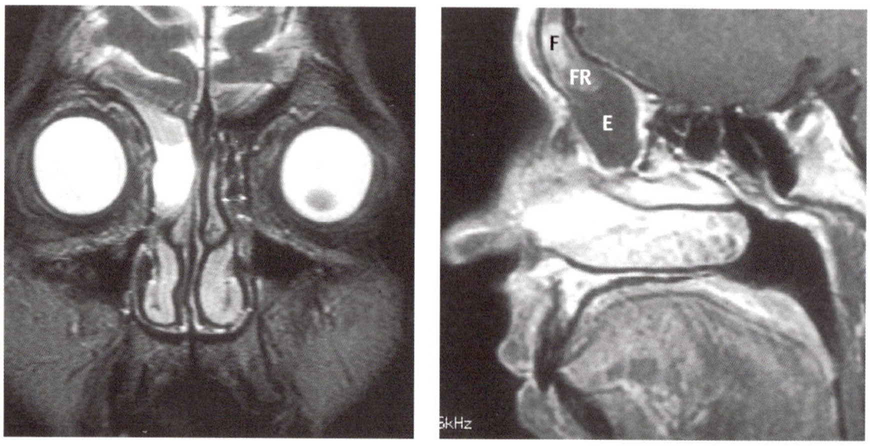

d

图4.91 筛窦黏液囊肿。a 冠状位T2WI显示筛窦黏液囊肿，额窦右侧潴留分泌物轻度高信号。b 增强T1WI，筛窦黏液囊肿（E），注意黏液囊肿边缘强化，额窦（F）与额窦上隐窝（FR）潴留分泌物。

4.91）。慢性真菌性鼻－鼻窦炎（真菌与变态反应性真菌性鼻－鼻窦炎）与真菌性黏液囊肿在T1WI及T2WI上均呈轻到中度信号强度，窦腔扩张，并在MRI增强图像上呈边缘强化。CT与MRI也可显示肿瘤性或炎性病变造成的窦口阻塞这种黏液囊肿形成的原因。传统教学中强调需彻底切除黏液囊肿内衬以达到治愈目的。但是，黏液囊肿的单纯引流与袋形缝合也已达到良好的长期疗效[69]。

潴留囊肿

Lindsay将上颌窦壁内的囊肿定义为非分泌性囊肿[70]，这是鼻窦平片、CT及MRI常见的偶然发现，估计在健康成年人的发现率约为10%[71]。这些囊肿为黏液腺或浆液腺管堵塞所致，一般较小，罕见情况下可大到足以填塞窦腔（图4.92）。上颌窦是最大的鼻窦，最常见到壁内潴留囊肿，蝶窦次之[19]。潴留囊肿通常无症状，但是当阻塞上颌窦窦口及症状符合慢性鼻－鼻窦炎时则具有临床重要性。这些潴留囊肿起源于鼻窦黏膜，为黏膜下腺引流受阻所致，是鼻窦CT与MRI检查最常见的偶然发现，其发生率为4.3%～12.4%。上颌窦潴留囊肿的发病机制还不是很

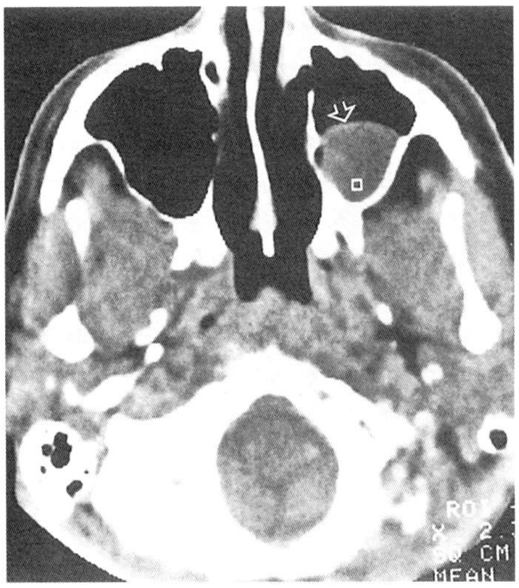

c

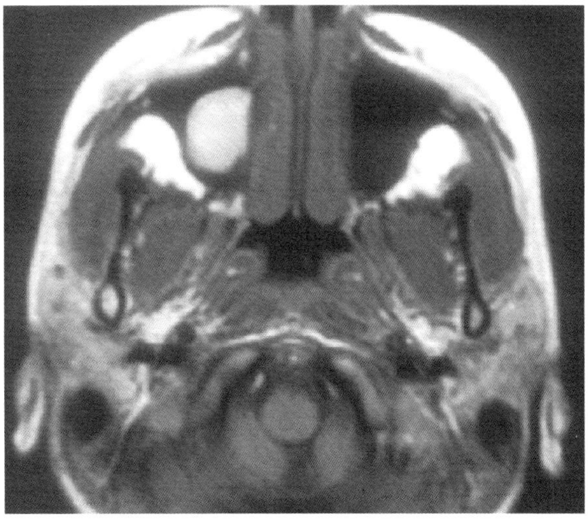

d

图4.92 a 潴留囊肿。横轴位CT可见正常上颌窦内边界清楚的软组织肿块，呈水样密度（箭号所示），b MR横轴位T1WI可见右侧上颌窦内一含黏液的潴留囊肿，其高信号是由于含有蛋白质样液体内容物。该囊肿在T2WI和FLAIR脉冲序列中表现为低信号与蛋白质物质浓度增高有关。

清楚。一些研究推测是由于梗阻后或过敏[73]。其他报道提到了航空气压性损伤[74]。大意为该损伤引起潴留囊肿为一炎症过程，以及鼻道复合体的炎性阻塞。总的来说，认识到上颌窦潴留囊肿与鼻道复合体的解剖变异无关是很重要的，而且也不能反映上颌窦出口的持续梗阻[19]。在应用Lund评分系统时，应该考虑到上颌窦潴留囊肿不能作为影像学阳性征象病变[20]。当然，对于一些大的和正好位于上颌窦内侧的上颌窦潴留囊肿，以及伴有骨骼改变的，提示应行诊断和治疗性操作[75]。Berg等人认为经常在健康人群中发现这些囊肿，似乎是后鼻孔息肉的起因。他们认为，窦壁内膨胀性囊肿，当占据整个窦腔后，将从窦口延伸入鼻腔，最终形成后鼻孔息肉，或者“后鼻孔囊肿”。该息肉的大体与镜下结构以及囊内蛋白质分布，同鼻内囊肿是一致的[76]。在CT上这些囊肿表现为边缘光滑、外形膨凸（半球形）、水或软组织样密度[77]。MRI表现为长T1长T2信号特征，即T1WI上囊肿表现为低信号。黏液性潴留囊肿，同浆液性囊肿相反，在T1WI可以表现为稍高信号，这与其内的蛋白质含量较高有关，潴留囊肿在增强CT和MRI均无对比增强。

■鼻息肉

鼻息肉（Nps）是鼻部最常见的一种肿块样病变[78]是鼻腔内良性黏膜隆起性病变，具有多因子起源并以黏膜慢性炎症为特征。有学者已提出的病理学机制由多个因素组成，包括细胞因子、免疫球蛋白E（IgE）、白细胞介素（IL）、IL-4、IL-5、IL-6和IL-8、转化生长因子-β_1（TGF-β1）[79]。其中IL-5在嗜酸粒细胞的聚集和激活中起着关键的作用[79]。Ming等人[78]报道鼻息肉成纤维细胞（NPFs）的作用是通过合成IL-6调节激活免疫应答（浆细胞形成）和细胞基质的合成。环氧合酶（COX）也通过促进血管扩张对鼻息肉的发生起到了一定作用。IL-6是一个多功能细胞因子，参与了多种炎症反应，其中最主要的是调节宿主免疫，比如将B细胞分化成产生抗体的浆细胞以及T细胞增殖及随后刺激白细胞增多[78]。IL-6还可以促进成纤维细胞增殖、增加胶原沉着、减少胶原分解[78]。环氧合酶是一种促使花生四烯酸向前列腺素（PGs）转化的酶[78]。已经鉴定出环氧合酶有2种亚型：COX-1用于维护组织内环境的稳定，而可诱导的COX-2与PG家族PG的过量合成有关。PGE2可以增加血管通透性，使细胞易迁移至炎症区域[78]。有关COX-2和IL-6在鼻息肉病理机制中的重要作用已被Ming等学者阐明[78]。细菌感染和/或变态反应的作用仍存在争议，但如下所述它似乎是次要的。

慢性鼻窦炎常由反复发作的急性或亚急性鼻窦-鼻腔炎性病变发展而来。鼻窦黏膜反映这些病理变化，表现为黏膜肥大、息肉样、萎缩或纤维变性等，和感染性或变态反应性急慢性炎症、水肿混杂在一起。慢性感染和变态反应都被认为是鼻息肉形成的可能原因。鼻息肉形成有多种不同学说，一些作者认为反复感染导致慢性血管改变。Tos和Mogensen[80]提出上皮破裂启动了肉芽组织的形成。然而，在这以前，这些都不可能解释是什么启动了息肉的生长[81]。1988年，Petruson等人提出胰岛素样生长因子1（IGF-1）对于鼻息肉的形成是一种可能的致病机制[81,82]。他们在上皮及血管细胞上，如同在活化的巨噬细胞和鼻息肉上一样发现了高浓度的营养生长肽——IGF-1。因此认为如果这些细胞包含在炎性阻塞的鼻窦黏膜中，就会使IGF-1浓度过度增加，并且在很长时间内发挥它的促生长作用，导致黏膜异常增殖，并最终形成鼻息肉。鼻息肉在组织学上分为水肿型（60%）、囊腺型（27%）和纤维型

(13%)，其表面上皮完整，而深层的组织有水肿／液体和假囊肿形成[79,83]。息肉组织似无神经支配，加上小静脉开放的上皮连接，可能是血管通透性增高的原因[78]，也因此导致CT和MRI的对比增强。常可见嗜酸粒细胞、中性粒细胞、血浆和肥大细胞、巨噬细胞、淋巴细胞聚集[78]。结缔组织和上皮细胞的增殖、基底膜增厚、纤维化也被提到过。息肉的生长速度很难估计，但是观察到很多患者感染时息肉生长会加速[81,82]。息肉上皮来源细胞－基底细胞具有不同的有丝分裂活性，间变可见于所有细胞，也可以无间变。Petruson等人证实鼻黏膜的有丝分裂活性要高于鼻息肉，相应地其生长因子的活性要低于鼻息肉。这一发现提示生长因子活性增加在鼻息肉的形成中要比有丝分裂活性更重要。正常情况下，鼻黏膜上皮细胞在几周就会脱落一次[81,82]。感染时，其脱落的速度会增加，有时甚至可见大面积无上皮细胞区域。Petruson等[81,82]发现鼻息肉上皮细胞的寿命比鼻黏膜的长。他们还注意到绝大部分的鼻息肉中内皮细胞和血管壁细胞可能具有IGF－1免疫活性。Petruson等[81,82]推测，当既参与了变态反应又参与了炎症反应的巨噬细胞聚集到了鼻窦内，就会释放生长因子，并且由于引流减少，使其高浓度积聚，结果刺激鼻窦的上皮和血管生长，息肉开始膨胀通过窦口进入鼻腔。众所周知，类固醇抑制IGF－1活性，所以局部应用类固醇可以延缓鼻息肉的生长[85]。

阿司匹林敏感性鼻息肉[1]

美国大约有超过1000万的哮喘患者：其中大概有50万患者在临床上不同于单纯支气管哮喘[86]。在这些患者中，常伴有继发于支气管哮喘的鼻息肉，且对于阿司匹林和其他非甾体类消炎药（NSAIDs）如布洛芬等非常敏感[86-89]。有阿司匹林敏感性哮喘症状的患者，往往伴有严重的鼻窦炎和鼻息肉，这一临床三联征首先由Max Samter医生描述，因此又称为Samter三联征[89]。该病特点在于随着时间的推移病变逐渐恶化，并可致致命性哮喘发作[86]。鼻息肉、支气管哮喘和阿司匹林敏感三联症的原因还不清楚。阿司匹林敏感性的一个主要缺陷在于阿司匹林用药前后都有过量的半胱氨酸白三烯产物产生[87,88]。这些调节物质是在5－脂氧化酶C4合酶的作用下由花生四烯酸衍变而来[88]。关键合成酶的活性增强被认为是阿司匹林敏感的哮喘患者半胱氨酸白三烯产物增加的原因，这可能从遗传学上已经决定了[88]。在阿司匹林不耐受的人群中刺激哮喘发作的药物的共同的特征是抑制了环氧合酶－1（COX－1）[88]。半胱氨酸白三烯的受体特征的研究已经到了分子水平[88]，其两种受体分别被称为CysLT1和CysLT2，CysLT1受体大量存在于气道。Sousa和colleagues[87]报道了伴有鼻窦炎的阿司匹林敏感人群中，鼻黏膜浸润的粒白细胞内CysLT1的表达增加。阿司匹林不耐受和支气管哮喘间的相互关系可能是继发于白三烯等炎症介质的释放而导致的支气管哮喘。

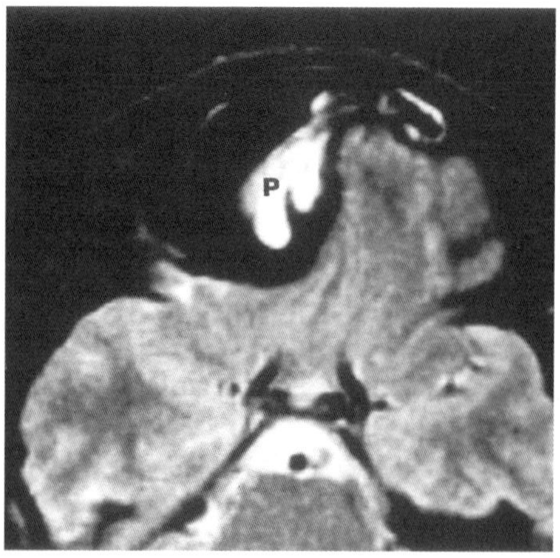

图4.93 额窦息肉。MR横轴位T2WI扫描显示一额窦息肉（P）。

鼻及鼻窦息肉的影像表现

单发的息肉在平扫CT和MRI上很难同潴留囊肿相鉴别（图4.93）。与囊肿不同的是，息肉表现为中等到明显增强（图4.94,4.95）。多发息肉时，鼻窦分泌物在息肉之间及息肉表面贮积。CT扫描息肉表现为软组织密度，然而，随着黏膜分泌物浓度增加，其CT值也会增加，慢性鼻鼻窦息肉病可以表现为混杂密度，伴有局限性密度增高，类似局灶性或弥漫性营养不良性钙化(图4.06)。鼻及鼻窦息肉的一个重要CT和MRI征象是鼻凹的均匀膨胀(图4.78)以及相邻的鼻鼻窦骨壁的外压性骨吸收。鼻息肉时骨侵蚀并不常见。但是，侵袭性较强和存在时间较长的息肉病可以引起鼻窦的类似骨侵蚀样的明显膨胀(图4.78)。在MR上息肉表现为多种信号强度，息肉的MRI特征反映了息肉的不同时期（水肿、腺样、囊性变和纤维化）以及位于息肉之间和息肉表面黏膜分泌物不同的干燥阶段。这些表现使息肉与MRI上不表现为多变信号的肿瘤能够区别开来。息肉可以并发黏液囊肿，此时要鉴别黏液囊肿和多发息肉几乎不可能。

后鼻孔息肉

后鼻孔息肉是由膨胀的窦腔内囊肿／息肉突出于上颌窦开口进入鼻腔发展而来[76]。后鼻孔息肉与上颌窦之间的密切关系由Killian在1906年首先描述[91]，他从鼻咽部追

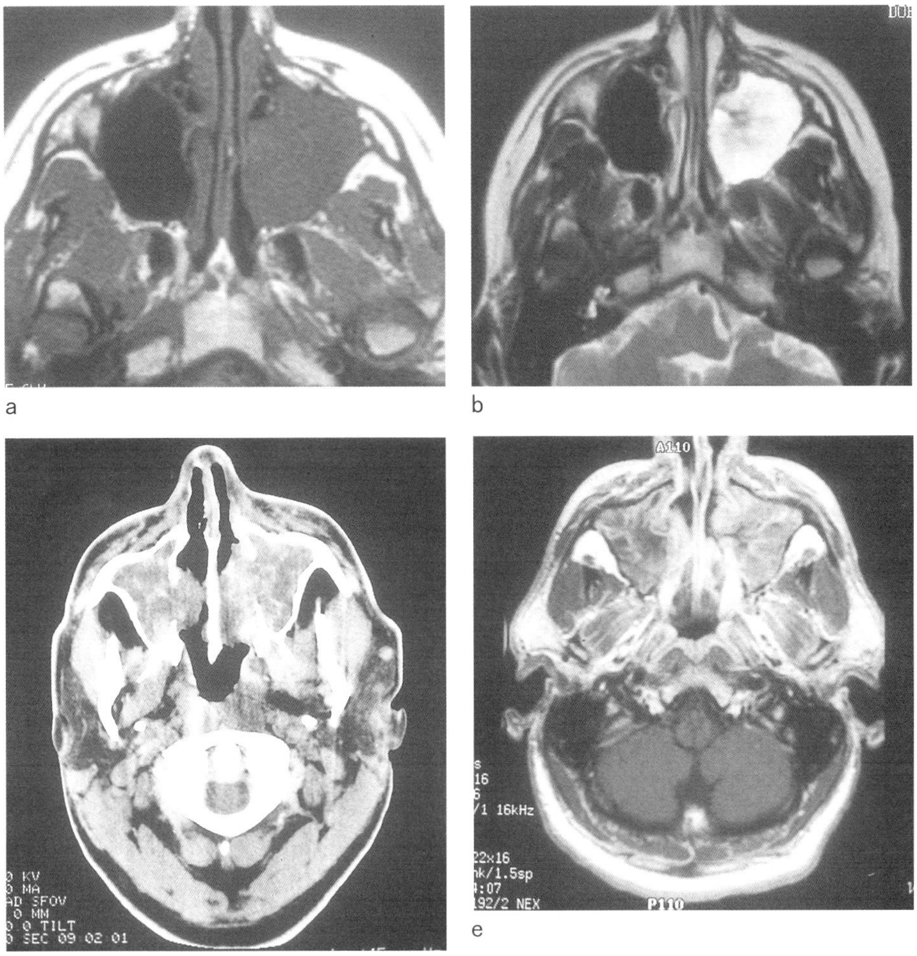

a b c d e

图4.94 上颌窦息肉。a 横轴位T2WI b 横轴位T2WI和c 横轴位T1增强压脂扫描显示左侧上颌窦息肉。息肉内一般含有相当多的组织液，这可以解释该例中不均匀的对比增强。d 横轴位CT增强扫描显示另一例上颌窦内息肉病。e 横轴位T1WI增强扫描与d为同一患者，显示同CT扫描相似的增强效果。

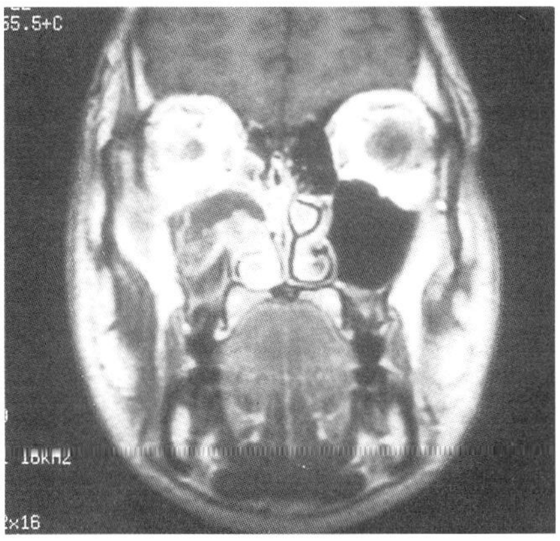

图4.95 “血管瘤样息肉”，MR冠状位增强扫描显示右侧鼻腔和右侧上颌窦的血管瘤样息肉。息肉的组成成分使其具有明显强化。

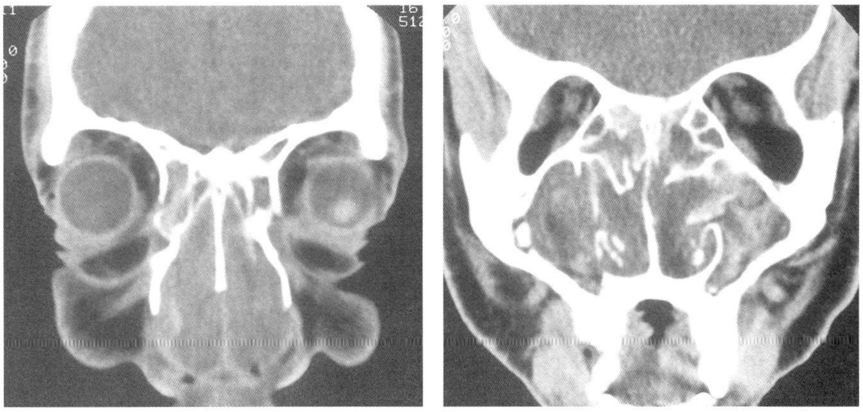

a b

图4.96 大量的鼻鼻窦息肉病，患者为28岁男性病人，有鼻息肉病和多次外科息肉切除术病史。a，b 冠状位CT扫描显示双侧鼻腔息肉和上颌窦、筛窦多发息肉。上颌窦内线样密度增高影是干燥的黏液。

踪息肉至上颌窦窦口，但并未进入上颌窦内。其他作者发现后鼻孔息肉通过一个纤维性或息肉状的蒂附着在上颌窦外侧壁上[92]。Mills[93] 认为上颌窦后鼻孔息肉起源于细菌性鼻窦炎吸收过程中被阻塞和破坏的黏液腺。Berg等人应用外科探查窦腔的保护技术能够显示窦腔内的后鼻孔息肉。息肉的窦腔内部分毫无例外地都可以被显示。息肉通过一薄壁囊肿连续地进入上颌窦内，而且在大多数病例中，该囊肿完全占据窦腔(图4.97)。囊肿壁同排列规则的鼻窦黏膜完全不同。后鼻孔息肉的鼻内部分的组织病理学为一中央性空腔，周围环绕着单纯的水肿基质，仅见极少量的细胞[76]。其外表面覆盖着正常的呼吸上皮；后鼻孔息肉的窦内部分具有相同的组织学改变，但是囊肿壁可能要

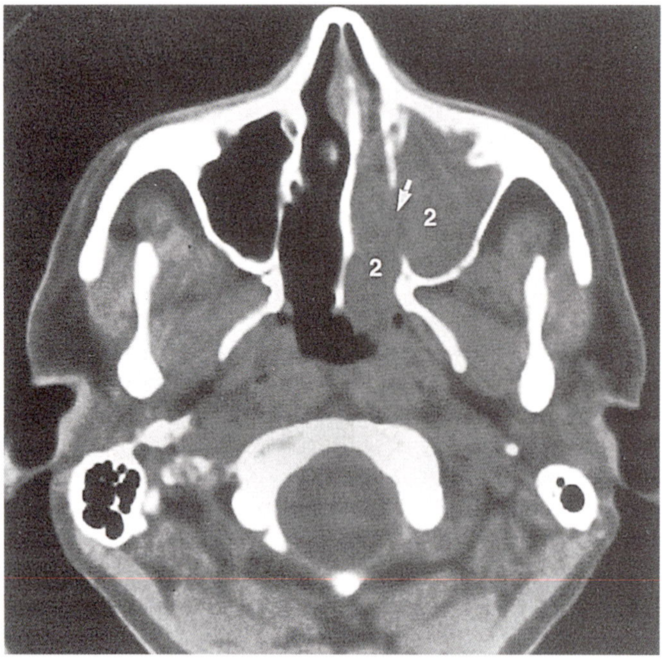

a

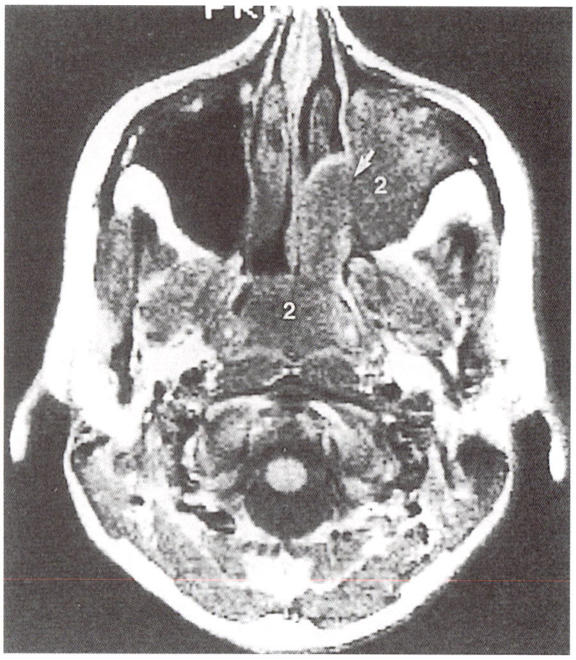

b

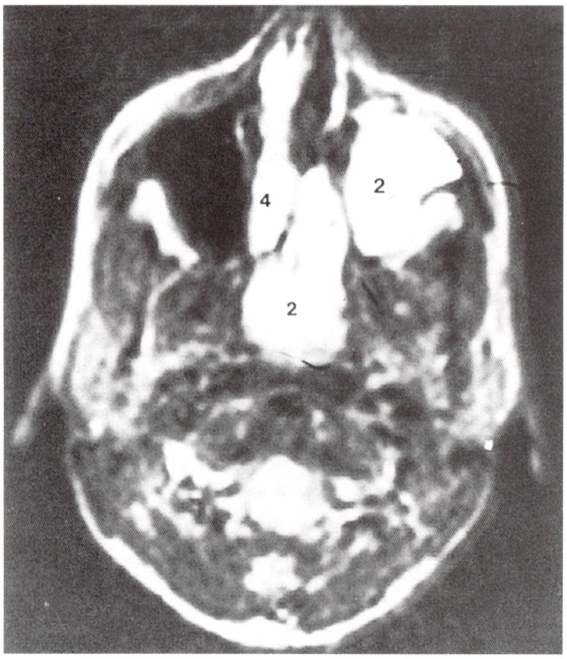

c

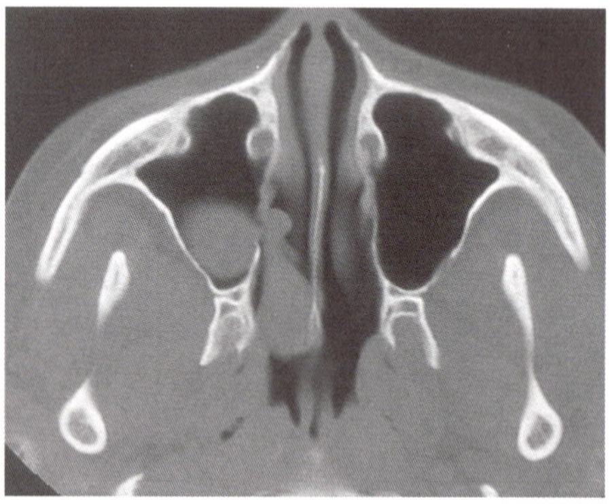

d

图4.97a～c 上颌窦－后鼻孔息肉。横轴位CT扫描（a）显示息肉（2）从左侧上颌窦内通过扩大的上颌窦窦口（箭头所示）伸展至鼻腔和鼻咽部。整个息肉（2）在MRI横断面T1WI平扫（b）和T2WI（c）全部显示。水肿性病变非常明显，在T1WI(b)表现为低信号，在T2WI(c)表现为高信号。右侧鼻甲（4）由于黏膜分泌物在T2WI也表现为正常的高信号。d 上颌窦后鼻孔息肉。另一病人CT扫描可见右侧上颌窦和鼻腔内息肉。

薄一些，并且排列不规则。Berg等人[76]还不能在微观结构上将后鼻孔息肉的任何部分同鼻窦内囊肿鉴别。从后鼻孔息肉中抽取的囊液其蛋白分布和浓度与鼻窦内囊肿相同[76]。

参考文献

1 Salmon SD, Graeme-Cook F. Case records of the Massachusetts General Hospital. N Engl J Med 1990; 322: 116–123.
2 Ferguson BJ, Amon J, Poole MD et al. Short treatment durations for acute bacterial rhinosinusitis: Five days of gemifloxacin versus 7 days of gemifloxacin. Otolaryngol Head Neck Surg 2002; 127: 1–6.
3 Mafee MF. Imaging of paranasal sinuses and nasal cavity. In: English GM, ed. Otolaryngology, Vol. 2. Philadelphia: Lippincott-Raven; 1996: 11–44.
4 Bienfang DC, Karluk D. Mucormycosis, rhino-orbital. Case records of the Massachusetts General Hospital. N Engl J Med 2002; 346: 924–929.
5 Abe F, Inaba H, Katoh T, Hotchi M. Effects of iron and desferrioxamine on *Rhizopus* infection. Mycopathologica 1990; 107: 782–783.
6 Mora-Duarte J, Betts R, Rotsstein C, et al. Comparison of Caspofungin and Amphotericin B for invasive candidiasis. N Engl J Med 2002; 347: 2020–2029.
7 Stammberger H, Jakse R, Beaufort E Aspergillosis of the paranasal sinuses. X-ray diagnosis, histopathology, and clinical aspects. Ann Otol Rhinol Laryngol 1984; 93: 251–256.
8 Hutchin ME, Shores CG, Bauer MS, Yarbrough WG. Sinogenic subdural empyema and streptococcus anginosus. Arch Otolaryngol Head Neck Surg 1999; 125: 1262–1266.
9 Eustis HS, Mafee MF, Walton C, Mondonca J. MR imaging and CT of orbital infections and complications in acute rhinosinusitis. Radiol Clin North Am 1998; 36: 1165–1183.

10 Mafee MF. Orbital and intraocular lesions. In: Edelman RR, Hesselink JR, Zlatkin MG, eds. Clinical Magnetic Resonance Imaging. Philadelphia: W.B. Saunders; 1996: 985.

11 Jones NS, Walker JL, Bassi S, et al. The intracranial complications of rhinosinusitis: Can they be prevented? Laryngoscope 2002; 112: 59-63.

12 Mafee MF. Eye and orbit. In: Som PM, Curtin HD, eds. Head and Neck Imaging. St. Louis: Mosby; 2003: 441-654.

13 Younis RT, Anand VK, Davidson B. The role of computed tomography and magnetic resonance imaging in patients with sinusitis with complications. Laryngoscope 2002;112: 224-229.

14 Green WH, Goldberg HI, Wohl GT. Mucormycosis infection of the craniofacial structures. AJR 1967; 101: 802-806.

15 Talmi YP, Reouven AG, Bakon M, et al. Rhino-orbital and rhino-oribitocerebral mucormycosis. Otolaryngol Head Neck Surg 2002; 127: 22-31.

16 Berger G, Kattan A, Bernheim J, Ophir D. Polypoid mucosa with eosinophilia and glandular hyperplasia in chronic sinusitis: A histopathological and immunohistochemical study. Laryngoscope 2002; 112: 738-745.

17 Knowles MR, Durie PR. What is cystic fibrosis? N Engl J Med 2002; 347: 439-442.

18 Sobol SE, Christodoulopoulos P, Manoukian JJ, et al. Cytokine profile of chronic sinusitis in patients with cystic fibrosis. Arch Otolaryngol Head and Neck Surg 2002; 128: 1295-1298.

19 Bhattacharyya N. Do maxillary sinus retention cysts reflect obstructive sinus phenomena? Arch Otolaryngol Head Neck Surg 2002; 126: 1369-1371.

20 Lund VJ, Kennedy DW. Staging for rhinosinusitis. Otolaryngol Head Neck Surg 1997; 117(Suppl): 35-40.

20a Carter BL. Paranasal sinuses, nasal cavity, pterygoid fossa, nasopharynx, and infratemporal fossa. In: Valvassori GE, Buckingham RA, Carter BL, Hanafee WN, Mafee MF, eds. Head and Neck Imaging. Stuttgart: Georg Thieme Verlag; 1988: 173-250.

21 Zinreich SJ, Kennedy DW, Malat J, et al. Fungal sinusitis: diagnosis with CT and MR imaging. Radiology 1988; 169: 439-444.

22 Pillsbury HC, Fischer ND. Rhinocerebral mucormycosis. Arch Otolaryngol 1977; 103: 600-604.

23 Young RC, Bennett JE, Vogel CL, et al. Aspergillosis: the spectrum of disease in 98 patients. Medicine 1970; 49: 147-173.

24 Meikle D, Yarington CT Jr., Winterbauer R H. Aspergillosis of the maxillary sinuses in other healthy patients. Laryngoscope 1985; 95: 776-779.

25 McGill T J, Simpson G, Nealy G B. Fulminant aspergillosis of nose and paranasal sinuses: a new clinical entity. Laryngoscope 1980; 90: 748-754.

26 Beck-Mannagetta J, Necek K, Grasserbauer M. Solitary aspergillosis of maxillary sinus: A complication of dental treatment. Lancet 1983; 2: 1260.

27 Terry D. Blastomycosis of the paranasal sinuses. Presented at the American Rhinologic Society, April 17-18, 1993; Los Angeles, California.

28 Stammberger H. Endoscopic surgery for mycotic and chronic recurrent sinusitis. Ann Otorhinolaryngol 1985; 94(Suppl) 119: 3-10.

29 Saferstein B. Allergic bronchopulmonary aspergillosis with obstruction of the upper respiratory tract. Chest 1976; 70: 788-790.

30 Katzenstein AL, Sale SR, Greenberger PA. Allergic aspergillus sinusitis: a newly recognized form of sinusitis. J Allergy Clin Immunol 1983; 72: 89-93.

31 Marple B, Newcomer M, Schwade N, Mabry R. Natural history of allergic fungal rhinosinusitis. A 4- to 10-year follow-up. Otolaryngol Head Neck Surg 2002; 127: 361-366.

32 Beamis JF, Mark EJ. Case records of the Massachusetts General Hospital. N Engl J Med 2001; 345: 443-449.

33 Bassichis BA, Marple BF, Mabry R, Newcomer MT. Use of immunotherapy in previously treated patients with allergic fungal sinusitis. Otolaryngol-Head Neck Surg 2001; 125: 487-490.

34 Schell WA. Histopathology of fungal rhinosinusitis. Otolaryngol Clin North Am 2000; 33: 251-276.

35 Manning SC, Wash S. Diagnosis of allergic fungal sinusitis vs a mucocele. Arch Otolaryngol Head Neck Surg 1999; 125: 1169.

36 McClay JE, Marple B, Kapadia L, et al. Clinical presentation of allergic fungal sinusitis in children. Laryngoscope 2002; 112: 565-569.

37 Kopp W, Fotter R, Steiner H, et al. Aspergillosis of the paranasal sinuses. Radiology 1985; 156: 715-716.

38 Mukherji SK, Figueroa RE, Ginsberg LE, et al. Allergic fungal sinusitis: CT findings. Radiology 1998; 207: 417-422.

39 Kubicek C P, Rohr M. Metabolic effects of managenese deficiency in *Aspergillus niger*: evidence of increased protein degradation. Arch Microbiol 1985; 141: 266-268.

40 Ellegard E, Karlsson G. IgE-mediated reactions and hyperreactivityin pregnancy rhinitis. Arch Otolaryngol Head Neck Surg 1999; 125: 1121-1125.

41 Graf P, Enerdal J, Hallen H. Ten days' use of oxymetazoline nasal spray with or without benzalkonium chloride in patients with vasomotor rhinitis. Arch Otolaryngol Head Neck Surg 1999; 125: 1128-1132.

42 Ayala C, Watkins L, Deschler DG. Tension orbital pneumocele secondary to nasal obstruction from cocaine abuse: a case report. Otolaryngol Head Neck Surg2002; 127: 572-574.

43 Kim SA, Mathog RH. Radiology quiz case 2; Silent sinus syndrome: maxillary sinus atelectasis with enophthalmos. Arch Otolaryngol Head Neck Surg 2002; 128: 81-83.

44 Boyd JH, Yaffee K, Holds J. Maxillary sinus atelectasis with enophthalmos. Ann Otol Rhinol Laryngol 1998; 107: 34-39.

45 Gillman GS, Schaitkin BM, May M. Asymptomatic enophthalmos: the silent sinus syndrome. Am J Rhinol 1999; 13: 459-462.

46 Hadi U, Ghossaini S, Zaytoun G. Rhinolithiasis: a forgotten entity. Otolaryngol Head Neck Surg 2002; 126: 48-51.

47 Borges A, Fink J, Villablanca P, et al. Midline destructive lesions of the sinonasal tract: Simplified terminology based on histopathologic criteria. AJNR 2000; 21: 331-336.

48 Coup AJ, Hooper IP. Granulomatous lesions in nasal biopsies. Histopathology 1980; 4: 293-308.

49 Krishna I, Balakrishnan K, Kumar N. Quiz case 4; Nasal granuloma gravidum. Arch Otolaryngol Head Neck Surg 2000; 126: 1156-1160.

50 Neville E, Mills RG, James DG. Sarcoidosis of the upper respiratory tract and its relation to lupus pernio. Ann NY Acad Sci 1976; 278: 416-426.

51 McCaffrey TV, McDonald TJ. Sarcoidosis of the nose and paranasal sinuses. Laryngoscope 1983; 93: 1281-1294.

52 Thompson LDR. Rhinoscleroma. ENT Ear Nose Throat J 2002; 81: 506.

53 Loh KS, Chong SM, Pang YT, Soh K. Rhinosporidiasis: Differential diagnosis of a large nasal mass. Otolaryngol Head Neck Surg 2001; 124: 121-122.

54 Wenig BM, ed. Atlas of Head and Neck Pathology. Philadelphia: W.B. Saunders; 1993.

55 Hoffman GS, Kerr GS, Leavitt RY, et al. Wegener's granulomatosis: an analysis of 158 patients. Ann Intern Med 1992; 116: 458-498.

56 Davies DJ, Moran JE, Neall JF, Ryan GB. Segmental necrotizing glomerulonephritis with antineutrophil antibody: possible arbovirus aetiology? BMJ 1982; 285: 606.

57 Jennette JC, Charles LA, Falk RJ. Antineutrophil cytoplasmic autoantibodies: disease associations, molecular biology, and pathophysiology. Int Rev Exp Pathol 1991; 32: 193-221.

58 Fanburg BL, Niles JL, Mark BJ. Case records of the Massachusetts General Hospital. N Engl J Med 1993; 329: 2019-2026.

59 van der Woude FJ, Rasmussen N, Lobatto S, et al. Autoantibodies against neutrophils and monocytes: Tool for diagnosis and marker of disease activity in Wegener's granulomatosis. Lancet 1985; 1: 425-429.

60 Jayne DRW, Marshall PD, Jones SJ, Lockwood CM. Autoantibodies to GBM and neutrophil cytoplasm in rapidly progressive glomerulonephritis. Kidney Int 1990; 37: 965-970.

61 Weinberger LM, Cohen ML, Remler BF, Naheedy MH, Leigh RJ. Intracranial Wegener's granulomatosis. Neurology 1993; 43: 1831-1834.

62 Marsot-Dupuch K, Clement DeGivry S, Quayoun M. Wegener granulomatosis involving the pterygopalatine fossa: An unusual case of trigeminal neuropathy. AJNR. 2002; 23: 312-315.

63 McDonald TJ, Deremee RA, Harrison EG Jr., Facer GW, Devine KD. The protein clinical features of polymorphic reticulosis (lethal midline granulomatosis). Laryngoscope 1976; 86: 936-945.

64 Weymuller EA, Rice DH. Surgical management of infections and inflammatory diseases. In: Cummings CW, Fredrickson JM, Harker LA, Krause EJ, Schuller DE, eds. Otolaryngology Head and Neck Surgery. 2nd ed. Vol. 1. St. Louis: Mosby-Year Book; 1993; 955-964.

65 Churg J, Strauss L. Allergic granulomatosis, allergic angiitis, and periarteritis nodosa. Am J Pathol 1951; 27: 277-301.

66 Keefe MA, Bloom DC, Keefe KS, Killian PJ. Orbital paraffinoma as a complication of endoscopic sinus surgery. Otolaryngol Head Neck Surg 2002; 127: 575-577.

67 Aferzon M, Millman B, O'Donell T, Gilroy PA. Cholesterol granuloma of the frontal bone. Otolaryngol Head Neck Surg 2002; 127: 578-581.

68 Lee JT, Bhuta S, Lufkin R, Calcaterra TC. Fungal mucoceles of the sphenoid sinus. Laryngoscope 2002; 112: 779-783.

69 Har-El G. Endoscopic management of 108 sinus mucoceles. Laryngoscope 2001; 111: 2131-2134.

70 Lindsay JR. Nonsecreting cysts of the maxillary sinus mucosa. Laryngoscope 1942; 52: 84-100.

71 Hanna HH. Asymptomatic sinus disease in air-crew members. Clin Aviation Aerospace Med 1974; 45: 77-81.
72 Cooke LD, Hadley DM. MRI of the paranasal sinuses: Incidental abnormalities and their relationship to symptoms. J Laryngol Otol 1991; 105: 278-281.
73 Berg O, Carenfelt C, Sobin A. On the diagnosis and pathogenesis of intramural maxillary cysts. Acta Otolaryngol 1989; 108: 464-468.
74 Garges LM. Maxillary sinus barotrauma. Aviat Space Environ Med 1985; 56: 796-802.
75 Fisher EW, Whittet HB, Croft CB. Symptomatic mucosal cysts of the maxillary sinus: antroscopic treatment. J Laryngol Otol 1989; 103: 1184-1186.
76 Berg O, Carenfelt C, Silfversward C, Sobin A. Origin of the choanal polyp. Arch Otolaryngol Head Neck Surg 1988; 114: 1270-1271.
77 Mafee MF. Imaging of the head and neck: computed tomography, magnetic resonance. In: Ballenger JJ, Snow JB, eds. Otorhinolaryngology Head and Neck Surgery. 15th ed. Baltimore: Williams and Wilkins; 1996; 699.
78 Ming CM, Hong CY, Shun CT, et al. Inducible cyclooxygenase and interleukin 6 gene expressions in nasal polyp fibroblasts. Arch Otolaryngol Head and Neck Surg 2002; 128: 945-951.
79 Hirschberg A, Darvas AJZ, Almay K, et al. The pathogenesis of nasal polyposis by immunoglobulin E and interleukin-5 is completed by transforming growth factor β1. Laryngoscope 2003; 113: 120-124.
80 Tos M, Mogensen C Pathogenesis of nasal polyps. Rhinology 1977; 15: 87-95.
81 Petruson B, Hansson HA, Petruson K. Insulin-like growth factor I immunoreactivity in nasal polyps. Arch Otolaryngol Head Neck Surg 1988; 114: 1272-1275.
82 Petruson B, Hansson HA, Petruson K. Insulin-like growth factor I is a possible pathogenetic mechanism in nasal polyps. Acta Otolaryngol 1988; 106: 156-160.
83 Kakoi H, Hiraide E. A histological study of formation and growth of nasal polyps. Acta Otolaryngol 1987; 103: 137-144.
84 Winther B, Brofeldt, Christensen B, et al. Light and scanning electron microscopy of nasal biopsy material from patients with naturally acquired common colds. Acta Otolaryngol 1984; 97: 309-318.
85 Karlsson G, Runderantz H. A randomized trial of intranasal biclomethasone dipropionate after polypectomy. Rhinology 1982; 20: 144-148.
86 Ziroli NE, Na H, Chow JM, et al. Aspirin-sensitive versus non-aspirin-sensitive nasal polyp patients: analysis of leukotrienes/FaS and FaS-ligand expression. Otolaryngol Head Neck Surg 2002; 126: 141-146.
87 Sousa AR, Parikh A, Scadding G, et al. Leukotriene-receptor expression on nasal mucosal inflammatory cells in aspirin-sensitive rhinosinusitis. N Engl J Med 2002; 347: 1493-1499.
88 Arm JP, Austre KP. Leukotriene receptors and aspirin sensitivity. N Engl J Med 2002; 347: 1524-1526.
89 Samter M, Beers RF. Intolerance to aspirin: clinical studies and consideration of its pathogenesis. Ann Intern Med 1968; 68: 975-983.
90 Som PM, Dillon WP, Sze G, et al. Benign and malignant sinonasal lesions with intracranial extension: their MR differentiation. Radiology 1989; 172: 763-766.
91 Killian G. The origin of choanal polypi. Lancet 1906; 2: 81-82.
92 Van Alyea OE. Management of non-malignant growths in the maxillary sinus. Ann Otolaryngol 1951; 65: 714-722.
93 Mills CE. Secretory cysts of the maxillary antrum and their relation to the development of antrochoanal polypi. J Laryngol Otol 1959; 73: 324-3344.

表 4.7 鼻鼻窦的良性肿瘤

1	骨瘤
2	血管瘤，淋巴管瘤
3	鼻和鼻窦或乳头状瘤
4	血管纤维瘤
5	神经鞘瘤
6	小叶性毛细血管瘤（脓性肉芽肿）
7	鼻鼻窦血管外皮细胞瘤
8	良性纤维组织细胞瘤*
9	纤维瘤病*
10	良性纤维骨性和骨性病变
	a 纤维结构不良
	b 骨化性纤维瘤
	c 青少年活性骨化性血管瘤
11	鼻鼻窦黏液瘤和纤维黏液瘤
12	造釉细胞瘤*
13	巨细胞瘤*

源自Wenig BM. Atlas of Head and Neck Pathology. Philadelphia, W.B. Saunders, 1993. *潜在恶性

鼻窦和鼻腔肿瘤和肿瘤样病变

引言

鼻和鼻窦的恶性肿瘤在所有恶性肿瘤中仅占0.2%～0.8%，在头颈部所有肿瘤中占3%[1-4]。大约50%～65%的鼻鼻窦恶性肿瘤发生于上颌窦内，10%～25%发生于筛窦，15%～30%发生于鼻腔[2,5-8]。

鼻和鼻窦通道的肿瘤和肿瘤样病变可以被分类为（1）根据良性和恶性分类；（2）根据癌、肉瘤或淋巴瘤分类；（3）根据组织来源分类（如上皮的，骨的，淋巴的，间质的等等）（4）上述联合。世界卫生组织按照其组织来源分类，然后再分为良性和恶性肿瘤。一些较常见的鼻和鼻窦肿瘤和肿瘤样病变如表4.7和4.8所列。

因为很多鼻及鼻窦肿瘤往往伴随有潜在的或合并慢性炎症或变应性疾病，肿瘤很容易被漏诊[4]。尽管在CT上能够将肿瘤与伴随的炎症区分开来，但鉴别诊断还是很困难。在这种情况下，CT对于显示肿瘤的确切界限就有缺陷[9,10]。随着影像技术的发展和MRI应用于临床，更好地勾画肿瘤就成为可能。如今，通过MRI，在鼻窦的绝大多数肿瘤中，都有可能将炎症反应及潴留分泌物与肿瘤完整区分开来，因为炎症中含有的大量水分在T2WI上具有很高的信号[9]。与之不同的是，大多数鼻及鼻窦肿瘤由大量细胞组成[2,3]，因此在T2WI上为中等信号[5,9]。然而，我们也应该认识到，大多数良性肿瘤和腺性肿瘤，如息肉、乳头状瘤、小唾液腺瘤和神经鞘瘤等，也常常因含有足量的水分而在T2WI上产生高信号[5]。

尽管已不常用传统平片，但它仍作为各种鼻腔和鼻窦病变的筛选检查，并指出进一步检查的方向，如CT或MRI。在合适的临床背景下，根据CT和MRI表现、位置、扩展及骨质破坏的情况，放射科医生可以作出比较合理的

鉴别诊断。例如，慢性炎症性病变经常伴有黏膜－骨膜增厚，有时为明显的骨质硬化[10-12]。慢性鼻窦炎因含有浓缩的黏液而在CT上具有特征性的高密度表现。鼻腔和鼻窦的息肉病、黏液囊肿、慢性非侵袭性霉菌感染（曲霉菌）和良性肿瘤由于它们缓慢生长或肿块效应以及骨质脱钙，可能超出其起源处。逐渐增大的软组织肿块如息肉或黏液囊肿引起压力性骨萎缩和骨侵蚀，在CT扫描上很容易识别。另一方面，恶性肿瘤常常破坏骨骼，侵犯周围骨和软组织结构。病变向眶内、翼腭窝、颞下窝及颅内扩展，增强CT特别是MR扫描可显示。鼻窦骨性或软骨性肉瘤显示不规则的骨膜反应、皮质断裂和岛状肿瘤骨形成以及明显的骨质破坏[10-12]。与恶性肿瘤相反，大多数炎性病变在T2WI表现为相当的高信号；淋巴网状内皮细胞异常增生和慢性肉芽肿病变，均表现为T2WI相对稍高信号[5,10-12]。大多数鼻腔和鼻窦肿瘤信号在T2WI不如其周围的炎症及潴留液信号高。在增强MRI上，多数肿瘤强化程度低于炎症反应，因此MRI对于显示肿瘤及肿瘤的分期上有重要作用。

良性肿瘤

同恶性肿瘤比较鼻的良性肿瘤相对较少，按降序排列，良性肿瘤包括：骨瘤、血管瘤、乳头状瘤、血管纤维瘤、良性混合瘤、神经鞘瘤及其他少见肿瘤。

骨瘤

骨瘤最常见于额窦及筛窦，可以由很高密度的密质骨或由夹杂有小梁纤维组织的板层骨组成（图4.98）。纤维骨瘤在平片上表现为稍低的高密度，容易同囊肿混淆[12]。骨内血管瘤在平片和CT上同骨瘤相似[13]。骨瘤的临床、组织学及CT和MRI特征详见鼻及鼻窦纤维骨性病变章节（P442）。

鼻－鼻窦乳头状瘤或Schneiderian乳头状瘤

鼻和鼻窦黏膜（Schneiderian黏膜或鼻黏膜）由假性纤毛柱状上皮组成，可产生三种不同的组织学上的乳头状瘤，包括蘑菇样（鼻中隔、鳞状细胞或外翻性生长的乳头状瘤），占50%；内翻性（内翻性生长乳头状瘤）（图4.99,4.100），占47%；柱状细胞乳头状瘤（Schneiderian嗜酸瘤细胞），占3%（图4.101）。上述统称为Schneiderian乳头状瘤（表4.8）[3,5,9,14-16]，均是良性新生物，由鳞状或柱状上皮细胞增生、黏液细胞或黏液池以及黏液瘤样基质组成[3]。上述三类生物学行为基本一致，但临床表现各异[3]。蘑菇样乳头状瘤好发于鼻中隔，呈疣状，不被认为是癌前病变[5]。内翻性乳头状瘤特征性地起源于邻近中鼻甲的鼻腔侧壁上，并向筛窦和上颌窦内蔓延（图4.99），几乎总是单侧发生，并且在部分切除术后易复发。蘑菇样乳

表4.8　鼻鼻窦肿瘤和肿瘤样病变分类

起源	类型
上皮	Schneiderian乳头状瘤 蘑菇样（鼻中隔，鳞状细胞或外翻性生长的乳头状瘤） 内翻性（内翻性生长乳头状瘤） Schneiderian嗜酸瘤细胞（柱状细胞乳头状瘤） 鳞状细胞癌 腺癌 未分化癌
涎腺	多形性腺瘤 腺样囊性癌（圆柱瘤） 腺泡细胞癌 黏液表皮样癌
神经外胚层	神经鞘瘤 神经纤维瘤 异位脑膜瘤 侵袭性垂体腺瘤 嗅神经母细胞瘤 恶性神经鞘瘤 神经内分泌癌
软组织	血管瘤 血管纤维瘤 纤维瘤 淋巴管瘤 血管外皮细胞瘤 血管肉瘤 横纹肌肉瘤 良性和恶性的纤维组织细胞瘤
骨，软骨和牙源性	骨瘤，成骨细胞瘤，破骨细胞瘤（骨巨细胞瘤） 牙骨质骨化性纤维瘤 黏液瘤 软骨瘤 脊索瘤 软骨肉瘤 骨肉瘤 Ewing肉瘤 牙源性囊肿 造釉细胞瘤 纤维结构不良 Paget病
造血组织	浆细胞瘤 淋巴瘤 朗格汉斯细胞组织细胞增生症 地中海贫血 多形性网状细胞增多症（淋巴瘤样肉芽肿病） ＝非霍奇金淋巴瘤
发育性	鼻神经胶质瘤脑膨出 错构瘤 皮样囊肿／表皮样囊肿 畸胎瘤 恶性畸胎瘤
转移性	肾脏 肺 乳腺 消化道 其他
混杂的	炎性息肉 霉菌感染 韦格纳（Wegener）肉芽肿 颗粒细胞瘤 Merkel细胞瘤 潴留囊肿 黏液囊肿

头状瘤经常局限于鼻中隔。内翻性乳头状瘤和柱状细胞乳头状瘤沿着鼻腔侧壁（中鼻道、中鼻甲）生长，较少发生于鼻窦（图4.99～4.102）[3]。柱状细胞乳头状瘤的特征是柱状或圆柱状细胞多层增生伴有少量鳞状细胞。柱状细胞乳头状瘤可以表现出内翻或外翻性生长，其解剖分布和临床表现与内翻性乳头状瘤相似[14-16]。一般情况下，乳头状瘤是单侧的，但偶有双侧发生。

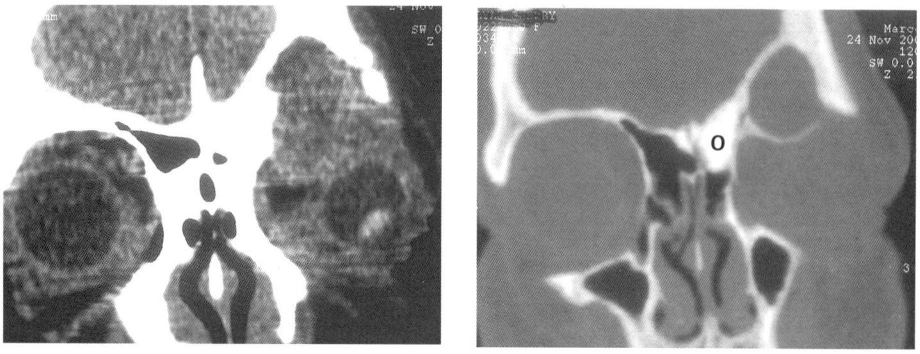

a b

图4.98 骨瘤继发黏液囊肿。a 冠状位CT扫描显示左侧额窦膨胀性改变，其内可见继发于额窦骨瘤的大的黏液囊肿。b 冠状位CT显示骨瘤（o），阻塞左侧额隐窝。注意左侧额窦黏液囊肿在眶上的范围。该病例由美国芝加哥Michael Friedman提供。

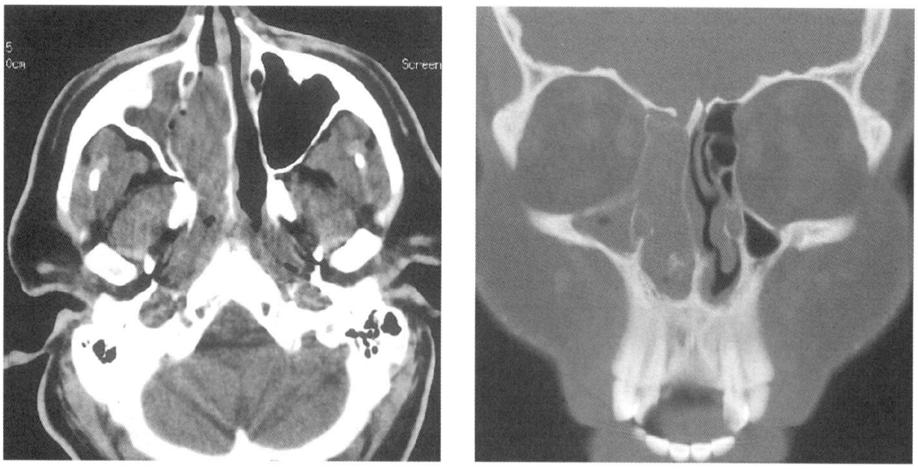

a b

图4.99 内翻性乳头状瘤。a，b 横轴位和冠状位CT扫描显示右侧鼻腔肿块，伸展至右侧鼻咽，手术证实为内翻性乳头状瘤。

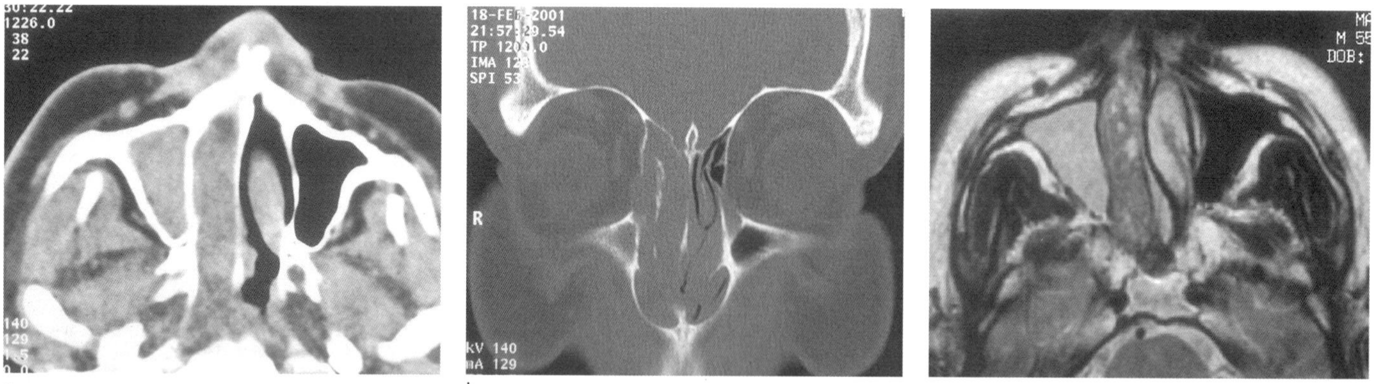

a b c

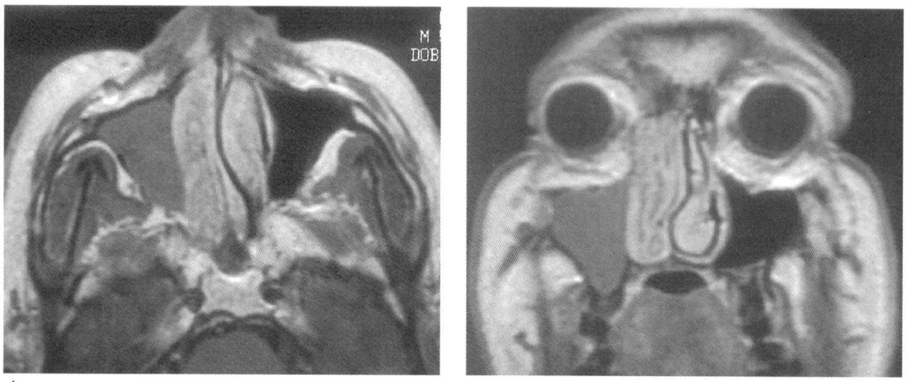

d e

图4.100a～e 内翻性乳头状瘤。a 横轴位增强能 b 冠状位 CT扫描，显示内翻乳头状瘤为右侧鼻腔大的肿块。注意右侧上颌窦浑浊，可能是肿瘤蔓延进入或阻塞性炎症。c 横轴位T2WI，d 横轴位增强T1WI，e 冠状位增强T1WI扫描显示内翻性乳头状瘤，右侧上颌窦浑浊是由于上颌窦阻塞所致，CT扫描上与其肿瘤蔓延不能区分。

图4.100f，g ▷

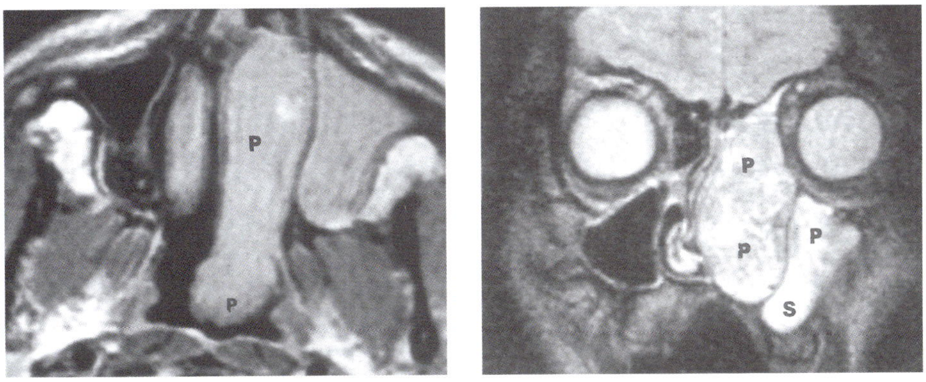

f g

图4.100f.g 另一患者内翻性乳头状瘤。f 横轴位PWI 和冠状位T2WI 扫描显示大的内翻性乳头状瘤（P）蔓延至左侧上颌窦和鼻咽。注意上颌窦窦底部潴留的分泌物（S）为明显高信号。

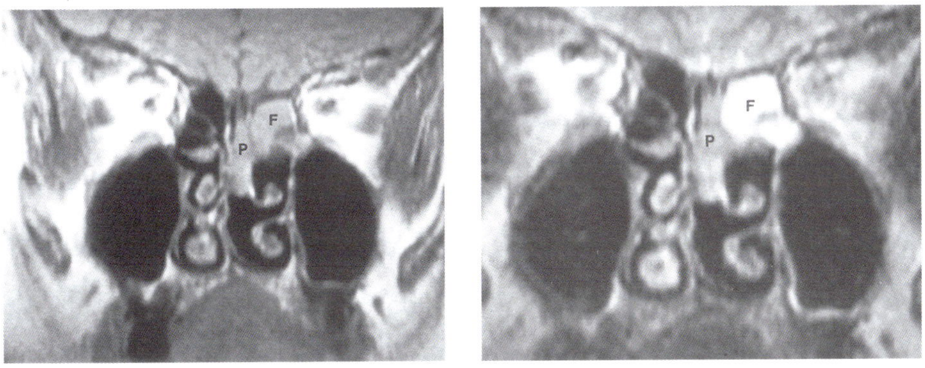

a b

图4.101 柱状细胞乳头状瘤。a 冠状位PWI 和b T2WI 扫描显示鼻内乳头状瘤（P）。注意后组筛窦内的潴留液体(F)。

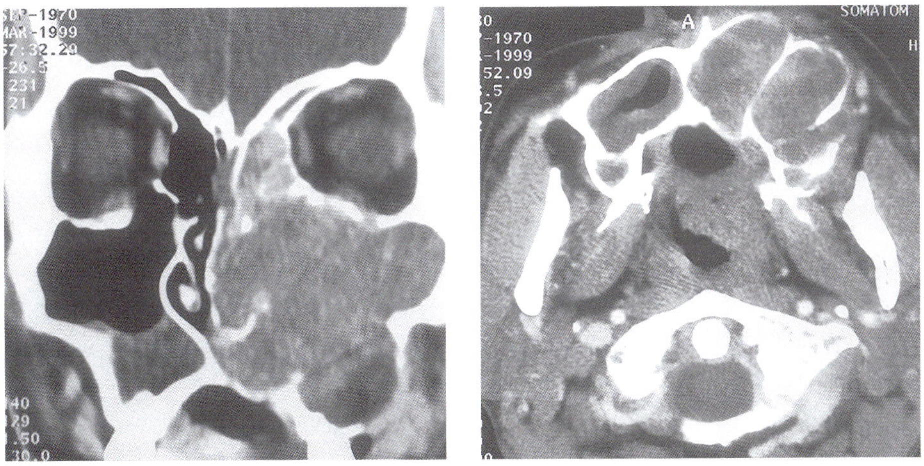

a b

图4.102 外翻性和内翻性乳头状瘤。a 冠状位增强和b 横轴位CT 扫描，可见巨大鼻腔乳头状瘤伸展进入左侧上颌窦，致上颌窦下壁的显著膨胀。组织学检查示乳头状瘤，主要由外翻性和内翻性成分组成。

虽然已经从鼻－鼻窦乳头状瘤中分离出人类乳头状病毒（HPV）6/11 型，但乳头状瘤的病因仍然没有确定[3]。鼻－鼻窦乳头状瘤可以和鼻炎性息肉同时发生[3]。鼻－鼻窦乳头状瘤不伴其他部位如上呼吸道乳头状瘤发生率的增加[3]。微小的黏液囊肿相应地散在于肿瘤上皮是鼻－鼻窦乳头状瘤的一个组织学特征，这一特征可以将它与起源于身体其他部位复层鳞状上皮的乳头状瘤鉴别开[16]。尽管内翻性乳头状瘤（IP）是良性肿瘤，却具有局部侵袭性，特征性地表现出表面上皮细胞向基质内翻性生长。大多数病例为鼻腔和鼻窦同时受累，仅5%病例完全局限于鼻窦内[17]。内翻性乳头状瘤恶变率为7%～15%，其中鳞癌最为常见[17]。中耳的Schneiderian 乳头状瘤和鼻－鼻窦乳头状瘤常伴随发生，罕见情况下仅有中耳的Schneiderian 乳头状瘤而无鼻窦病变[15,16]。推测其机制为在胚胎发育时期异位细胞迁移，即排列于鼻－鼻窦的外胚层起源的Schneiderian 黏膜迁移至位于其他的含气管道（如咽鼓管鼓室隐窝）的内胚层起源的黏膜[16]。

IP 最常见的临床表现是单侧鼻塞和鼻衄。

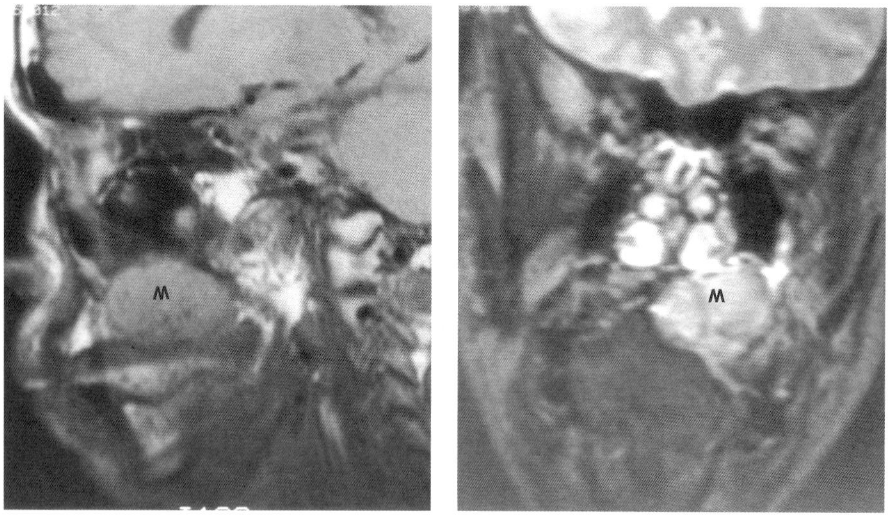

a b

图4.103 硬腭的多形性腺瘤。a 矢状位T1WI和b 冠状位T2WI显示多形性腺瘤，表现为硬腭肿块（M）。

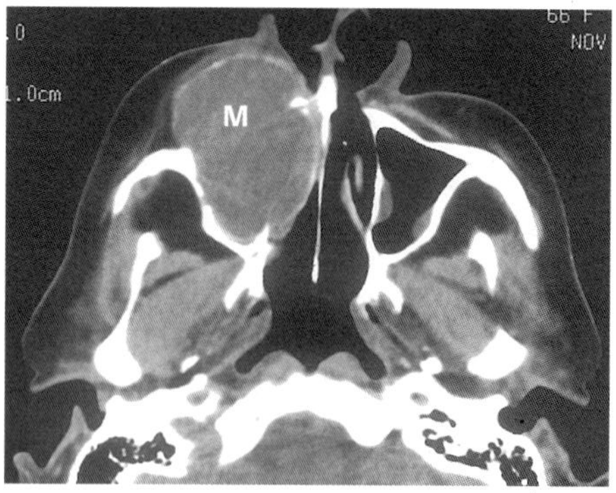

图4.104 上颌窦的多形性腺瘤。横轴位CT显示右侧上颌窦内及蔓延至邻近右颊部的边界清楚的肿块（M）。

其特征性影像表现是占据单侧鼻侧壁和鼻窦的息肉样肿块（图4.99～4.101）。70%的病例在CT扫描上可见骨侵蚀（压迫性侵蚀）[17]。然而，这一表现常常继发于骨重建和压迫性骨吸收，而不是真正的骨侵蚀。乳头状瘤在T2WI上具有比鼻－鼻窦恶性肿瘤更高的信号。经验证明鼻鼻窦乳头状瘤的复发与手术切除不完全有关[16]。经鼻切除术、Caldwell-Luc术及中部上颌骨鼻侧切开术其复发率分别为58%～71%、35%及13%。因此，认为最后一种手术方法最佳[17]。而且，术后8～10周行CT平扫非常重要，其目的是便于多年后患者CT复查时作比较。已经注意到可以有5%～13%鳞状细胞癌伴发内翻性和柱状乳头状瘤[16]。Hyams[14]提到在一些病例中见到从良性乳头状瘤转变成恶性病变。

腺瘤

腺瘤可以发生于上皮组织中任何有腺体的部位，如鼻、鼻窦和鼻咽，类似于鼻息肉，但有局部侵袭性，且在不完全切除后可以局部复发。发生于小唾液腺的多形性腺瘤也可以起源于腭或鼻孔内异位的腺体，或罕见于鼻窦（图4.103，4.104）。恶性混合瘤更常见于小唾液腺，少见于大腺体（图4.105）。

血管瘤

任何情况下瘤内出现血管时均须考虑到血管瘤[12]。它可能是毛细血管瘤或海绵状血管瘤，单独存在或作为综合征的一部分，如Osler-Weber-Rendu(AVF)综合征。与毛细血管瘤比较起来，海绵状血管瘤较少发生于上呼吸道[3]，海绵状血管瘤在鼻甲上要比鼻中隔更常见[3]。分叶状息肉样表现是毛细血管瘤在皮肤和黏膜的一种表现，这种病变曾经被认为是脓性肉芽肿的同义词。但是，这一名称是错误的，因为病变既不是感染又非肉芽肿病[3]。病变好发于鼻中隔的前部区域，如Little区或Kisselbach三角[3]。另一较常见部位是鼻甲末端，其病因还不清楚，但是与外伤史及妊娠（妊娠瘤）有关。组织学上，血管成分由中央的毛细血管向周围发出分支呈分叶状或簇状分布[3]。血管成分被肉芽组织包绕和慢性炎性细胞浸润[3]。所谓妊娠瘤是一种分叶状毛细血管瘤，发生于妊娠期间，并在分娩后退化[3]。发生于软骨鼻中隔的血管瘤有很强的侵袭性，且如果切除不完全将会复发[12]。骨内血管瘤少见，最常见于颅盖骨和脊柱，罕见于面颅骨，其中较常见于上颌骨、下颌骨、鼻骨、颧骨和额骨。

目前认为血管瘤是一种血管内皮细胞异常增生的错构瘤[13]。骨内血管瘤的特征性表现为膨胀性病变，具有非常锐利的边缘，皮质轮廓完整及放射状骨小梁呈日射状。血管在MR上呈T1WI低信号、T2WI高信号，骨小梁呈典型的低信号。动态增强CT和钆增强MR上病变有显著增强。骨内血管瘤的CT和MRI特征和血管外皮细胞瘤相似(图4.106，也见于图4.149)。

血管纤维瘤

血管纤维瘤是一种良性的、含有大量血管、无包膜的肿瘤，几乎仅发生于男性青少年，20%–36%的病人颅内受累[1,12,18–20]，组织学上为良性，但具有局部侵袭性。血管纤维瘤几乎都起源于邻近翼腭窝的鼻咽部。病变可以延伸至鼻咽、鼻腔、上颌窦、蝶窦、筛窦（图4.107）、颞下窝，并且通过眶下裂进入眼眶，通过圆孔、翼管和眶上裂进入颅内。临床上，CT扫描、MRI和血管造影表现都有诊断意义。在CT扫描中，血管纤维瘤有明显的强化（图4.107）。

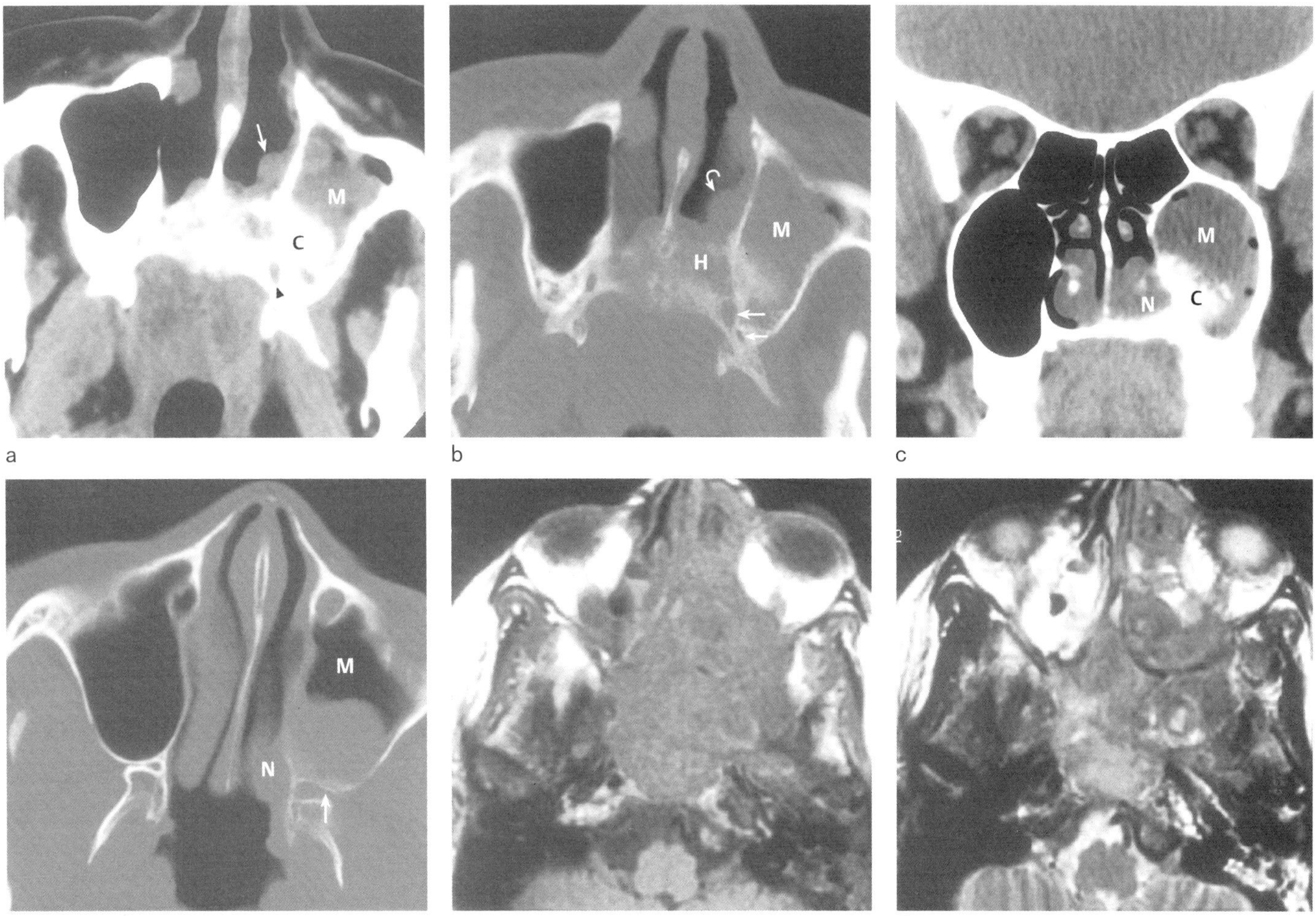

a b c d e f

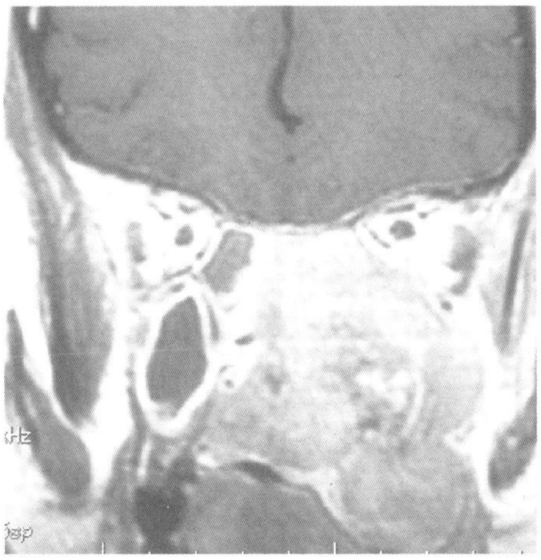

g

图4.105 腺样囊性癌伴有神经周围侵犯。a CT扫描显示左侧上颌窦内肿块（M），伴有明显钙化（C）。注意鼻内肿块（箭头）和扩大的腭大孔（短箭）。b 横轴位CT扫描显示上颌窦肿块（M），肿瘤侵犯硬腭（H）、鼻腔（弯箭）和扩大的左侧腭大孔（直箭）。c 冠状位CT扫描显示部分钙化（C），左侧上颌窦肿块（M）和左侧鼻腔肿块（N）。d 横轴位CT显示腺样囊性癌周围侵犯，形成的肿块位于上颌窦内（M），鼻腔内（N）和扩大的左侧翼突上颌裂（箭头）。e 2年后，横轴位T1WI，f T2WI和 g 冠状位增强T1WI显示大块肿瘤占据鼻－鼻窦和颅底。

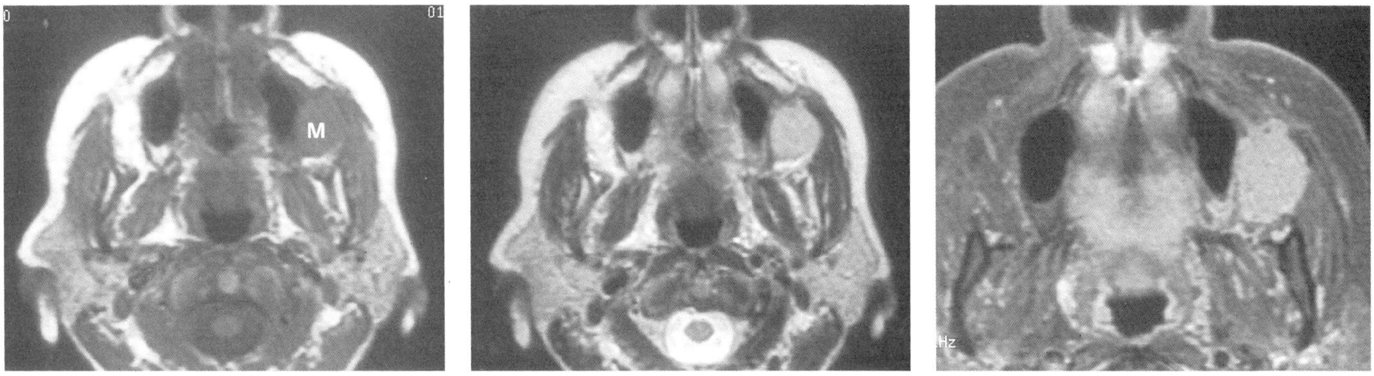

a b c

图4.106 血管外皮细胞瘤。a 横轴位T1WI显示左侧颊部肿块（M）。b 横轴位T2WI c 横轴位增强压脂T1WI显示，肿瘤呈T2WI高信号（b）和明显强化（c）。

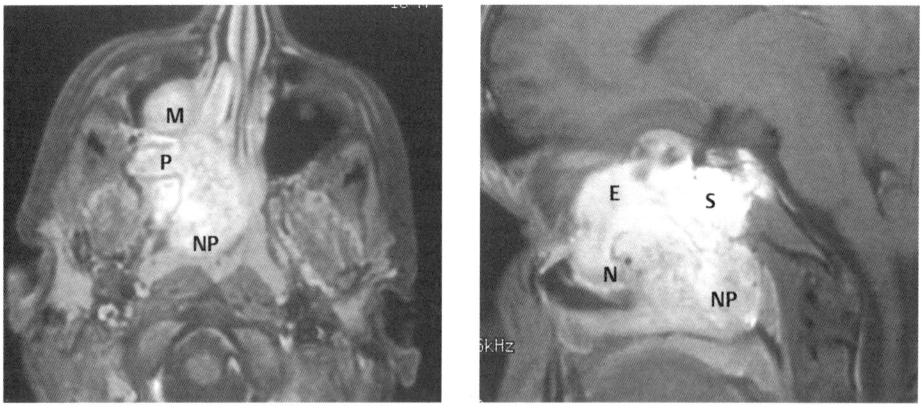

a b

图4.107 青少年血管纤维瘤。男性 13岁 a 轴位 MR 增强T1W 抑脂像示鼻咽及翼上颌裂(P)和上颌窦内明显强化的大肿瘤。b 矢状位 MR 增强T1W 抑脂像示肿瘤位于鼻咽(NP)、鼻腔(N)、筛窦(E)及蝶窦(S)内。

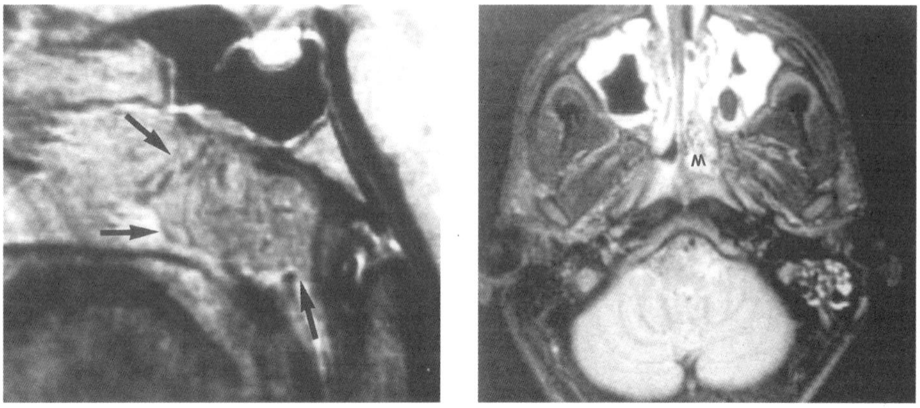

a b

图4.108 青少年血管纤维瘤复发。男 19岁 a 矢状位质子密度像示鼻腔后部肿物(箭)延伸进入鼻咽部，可见数个流空信号提示血管形成，b 轴位T2WI示鼻内及鼻咽部肿物，可见上颌窦内炎性病变。

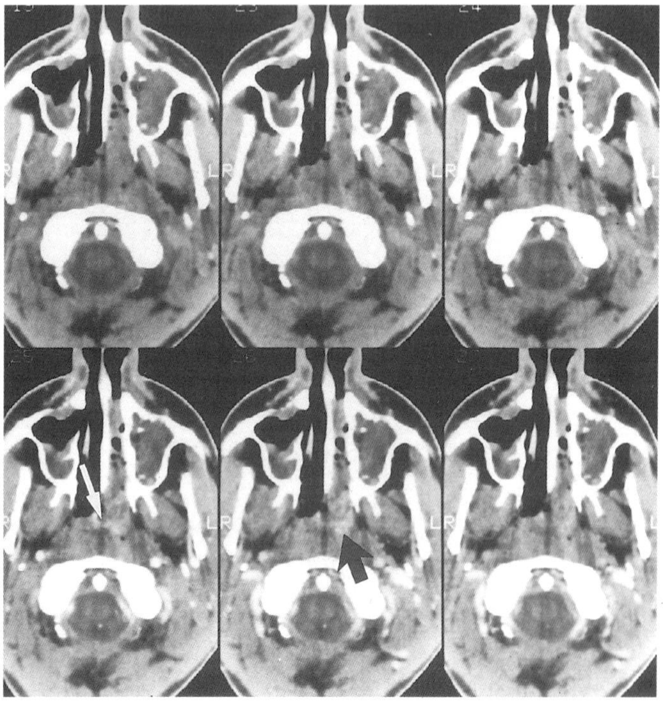

图4.108c 快速静脉注入对比剂后动态CT扫描提示血管纤维瘤呈快速强化（箭）。

动态CT扫描显示明显早期强化为特征的富血管病变。在MRI这些病变表现为肿块，在T1WI呈低～中等信号，T2WI质子密度加权像呈中～高信号。可有许多流空管道提示血管形成增加，用梯度回波MR脉冲序列可证实血管分布。纤维血管瘤在Gd-DTPA增强T1WI上显示明显强化征象。

神经源性肿瘤

鼻胶质瘤

鼻胶质瘤源于静止的胶质细胞，可为鼻底部结节，类似皮样囊肿，或形成鼻内肿物类似息肉（图4.53a），与在此区域内的其他先天性病变一样，在考虑切除肿瘤之前，应除外肿物与颅内相关。

神经鞘瘤

外周神经鞘瘤分为神经鞘瘤、神经纤维瘤和神经源性肉瘤，这些肿瘤大部分源于感觉神经，运动神经较少发生此类肿瘤，鼻腔内神经原性肿瘤起自三叉神经的第一第二分支以及自主神经，嗅神经和眼神经无神经鞘细胞，因此不发生此类肿瘤。神经鞘瘤常单发，有包膜，如能完整切除不会复发，此类肿瘤不常见于鼻腔内。以往报道的肿瘤位于鼻窝及上颌窦、筛窦、蝶窦内，CT所见神经鞘瘤呈

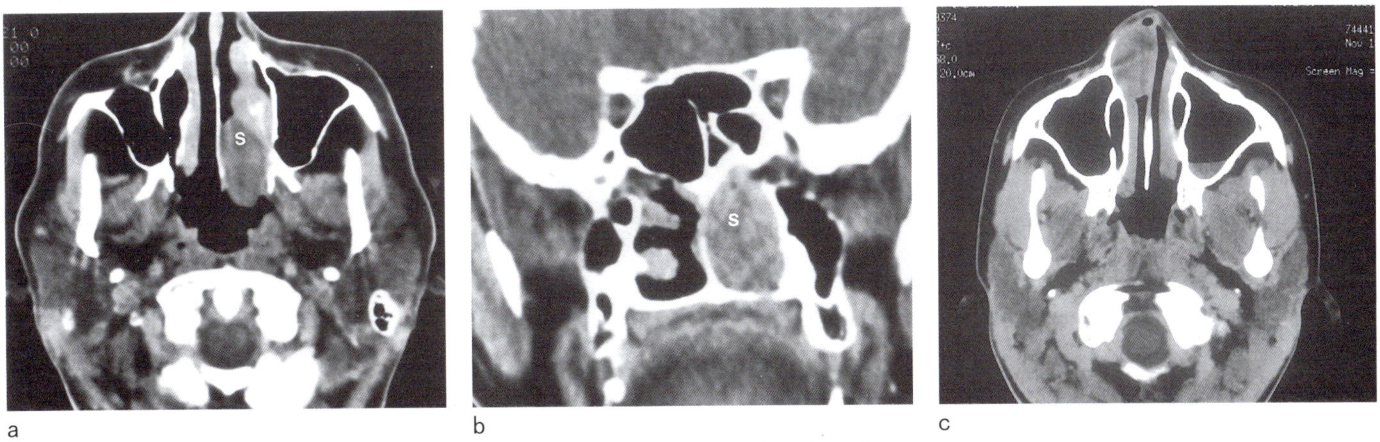

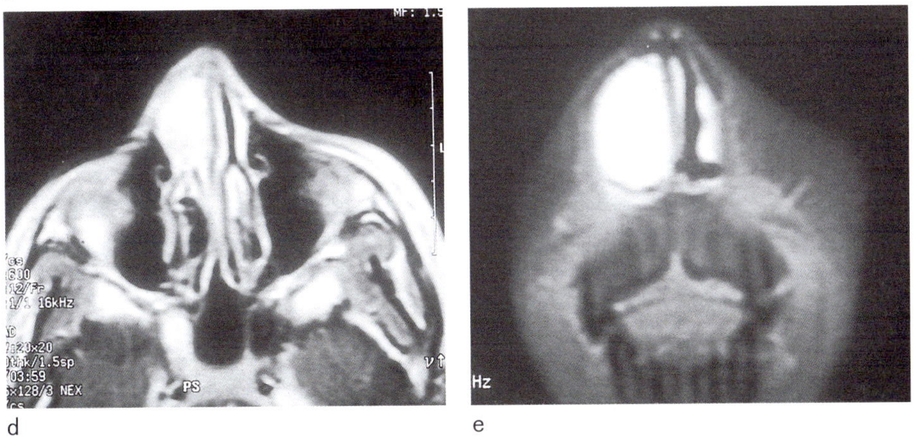

图4.109 神经鞘瘤a 增强CT扫描轴位及b 冠状位可见位于鼻内边缘清晰的肿物，手术后证实为神经鞘瘤（s）。另一患者，女 16岁 c CT扫描轴位，d MR增强T1WI及e MR冠状增强T1W抑脂像，示手术证实的神经鞘瘤。

边缘清楚和均匀的肿块，静脉注入造影剂病变呈中度强化（图4.109），但神经鞘瘤可以是不均匀的以及囊变。恶性神经鞘瘤具有破坏性。神经鞘瘤在T1WI呈低～中等信号，T2WI呈高信号（图4.109，4.110），静脉注入Gd-DTPA后肿瘤呈明显强化（图4.110c，d）。根据其组织学的不同（antoni型A或B），有无囊变及有无胆固醇变性，神经鞘瘤可有不同信号特征，神经鞘瘤可引起骨损害（图4.110），侵犯周围骨引起骨质破坏应考虑恶性变的指征，一些鼻窦内的神经鞘瘤，即使没有恶变也可向外扩展（第3章）。血管外皮细胞瘤与鼻窦腔的神经鞘瘤相似（图4.111）。

脑膜瘤

脑膜瘤可扩展到鼻窦腔内（图4.112，4.113）。极少情况下，源于异位的蛛网膜组织脑膜瘤可见于鼻窦腔内，（图4.114）窦内脑膜瘤可完全钙化，类似骨瘤或骨纤维异常增殖症。

累及鼻窦腔的上皮性牙源性囊肿

很多牙源性囊肿或肿瘤生长在上颌骨及下颌骨。包括含齿囊肿，为一种源于未萌出的牙釉质的上皮性囊肿（图4.115）。含齿囊肿呈膨胀性生长且边界清楚，生长速度不等。只有组织病理学可明确诊断含齿囊肿及其他牙源性囊肿，如牙源性角化囊肿（OKC）[21]于1956年由Philipsen最先报道，其典型病变表现为颌骨骨质内破坏，肿瘤具有破坏性、侵袭性和高复发性。OKC源自齿釉板的细胞窠，在齿坚固组织形成之前，口腔上皮在发育中的牙滤泡上。另一种理论是由于口腔上皮基底层细胞扩展进入上或下颌骨而形成OKC[21]，OKC可为单个或多房囊肿，具有侵袭性，可累及大部分上、下颌骨（图4.116）。多数齿源性囊肿，特别是角化囊肿发生在20岁以，为基底细胞痣的一部分（Gorlin-goltz综合征），是常染色体显性遗传（图4.117）。患者同时骨骼发育畸形，CT扫描显示OKC为一膨胀性的囊性肿物，下颌骨损害常呈扇形，并由于高蛋白浓度而呈高密度，有时在囊肿中心或边缘可见钙化，病变可广泛累及上或下颌骨一半，伴有骨皮质中断或错位，或扩展至邻近软组织（图4.118，4.119），病变累及上颌骨表现为膨胀或非膨胀性的囊性肿物，源自齿槽嵴，并归入上颌窦（图6.116，4.117），囊肿边缘钙化使囊肿与上颌窦骨膜界限分明（图4.115b）。T1WI上OKC呈低～高信号，T2WI呈高信号（图4.118b，4.119），CT及MR增强扫描均无强

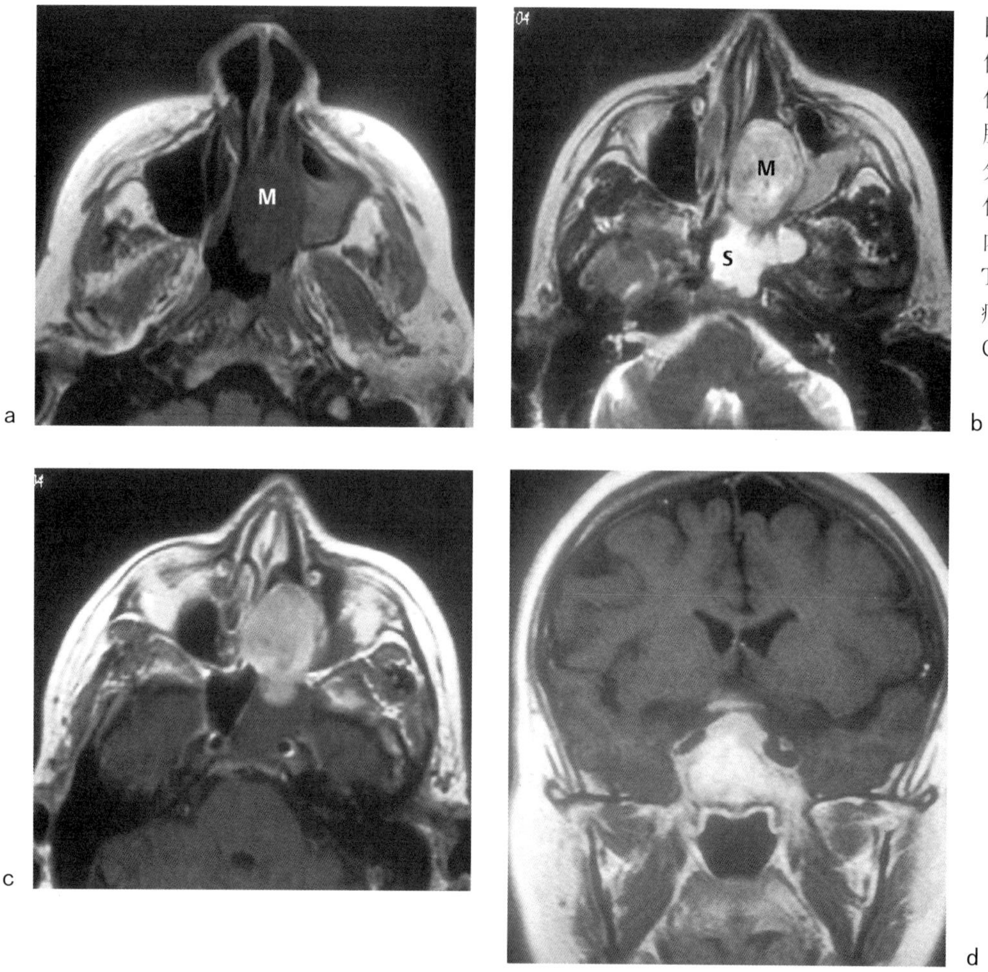

图4.110 神经鞘瘤。a 轴位T1WI可见左侧鼻腔内肿物（M），符合神经鞘瘤。b 轴位T2WI提示大部分为高信号的混杂信号肿物（M），为神经鞘瘤。蝶窦内可见滞留分泌物（s）。c MR增强T1WI可见均匀强化的肿瘤。注意肿瘤侵入蝶窦，形成左蝶窦内滞留分泌物。d 另一患者的冠状位 增强T1WI可见蝶窦内强化的肿物，符合神经鞘瘤。图d 提供者Harish Shownkeen，MD，ChicagoIL，USA。

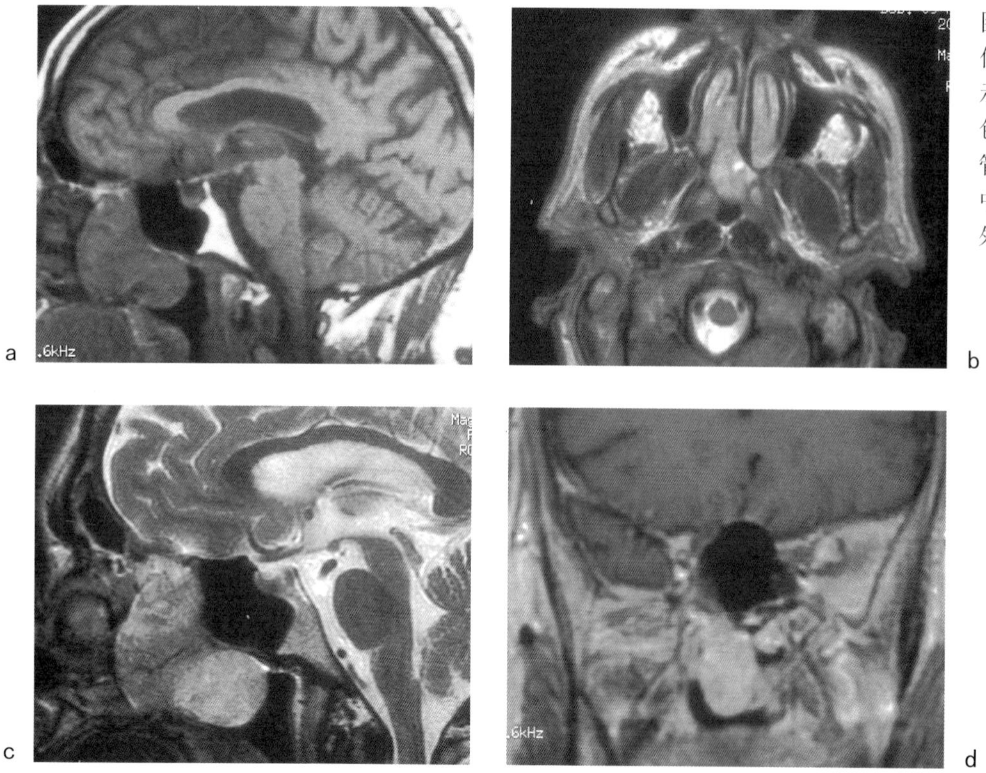

图 4.111 鼻肿瘤。a 矢状位T1WI，b 轴位T2WI，c 矢状T2WI及d 冠状增强T1WI示鼻内右侧中鼻甲内侧的肿物。鉴别诊断包括乳头状瘤、神经鞘瘤、多形性腺瘤、血管外皮细胞瘤、鼻腔神经胶质瘤及息肉。术中发现肿瘤血管丰富。组织学证实为血管外皮细胞瘤。

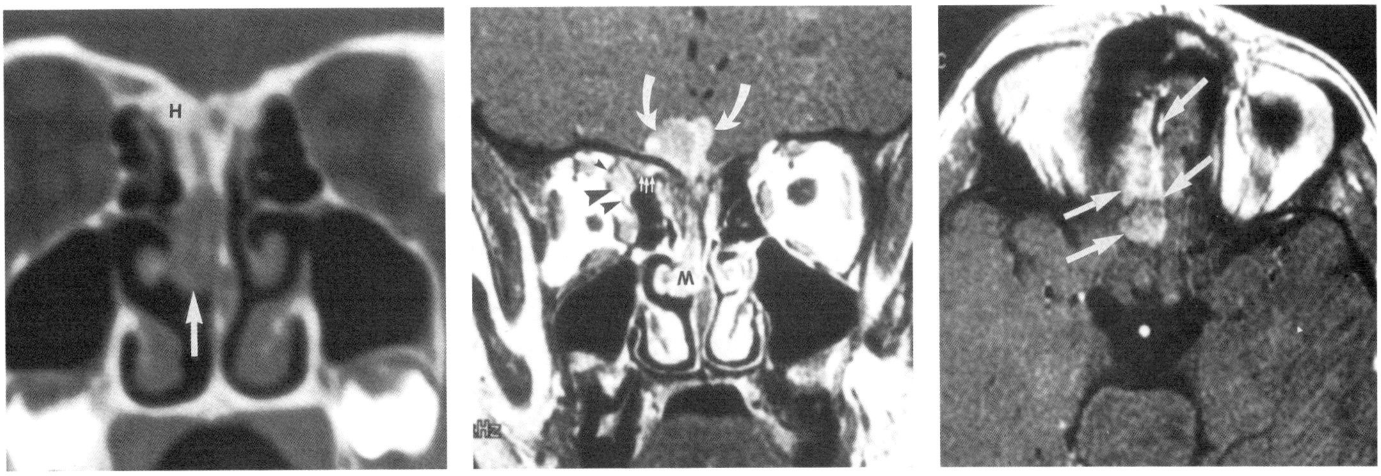

a　b　c

图4.112　侵入鼻腔的嗅板脑膜瘤。a 冠状位CT可见鼻肿物（箭），符合脑膜瘤侵入鼻腔。注意骨肥厚改变（H）。b MR冠状增强T1W显示嗅板脑膜瘤（大箭）。肿瘤沿筛窦（三联白箭）侵入眶内（箭）。还看到肿瘤进入鼻腔内（M）。c MR轴位增强T1WI示嗅板脑膜瘤（箭）。提供者 Dr.E.L tajudine，沙特阿拉伯。

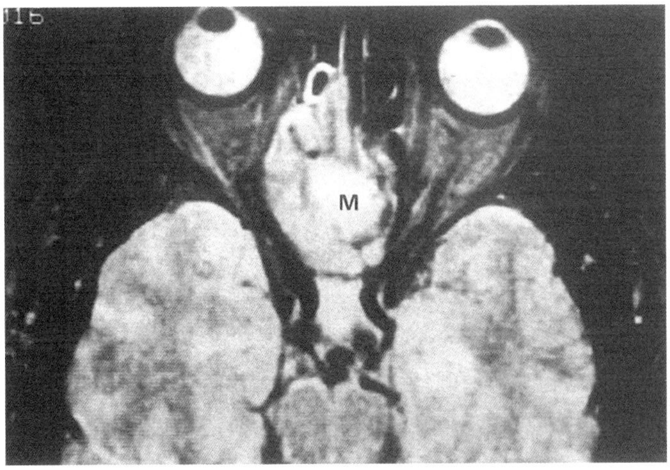

图4.113　脑膜瘤。T2WI可见蝶窦及右侧筛窦内一大肿物（M）。为颅内脑膜瘤的扩展。脑膜瘤也可原发于鼻窦及鼻腔内，源于异位的蛛网膜组织（见图4.114）。

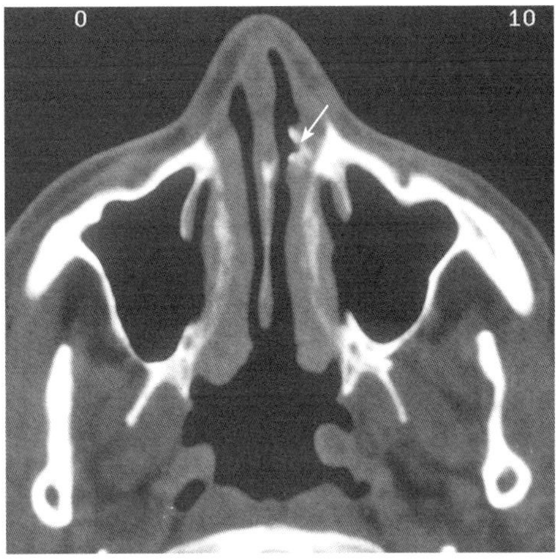

图4.114　源于异位蛛网膜粒的鼻腔内的脑膜瘤。轴位CT提示左下 鼻甲的前面有细小钙化（箭），为鼻内脑膜瘤复发。临床认为患者为小乳头状瘤。两次活检及病理检验确诊为脑膜瘤。

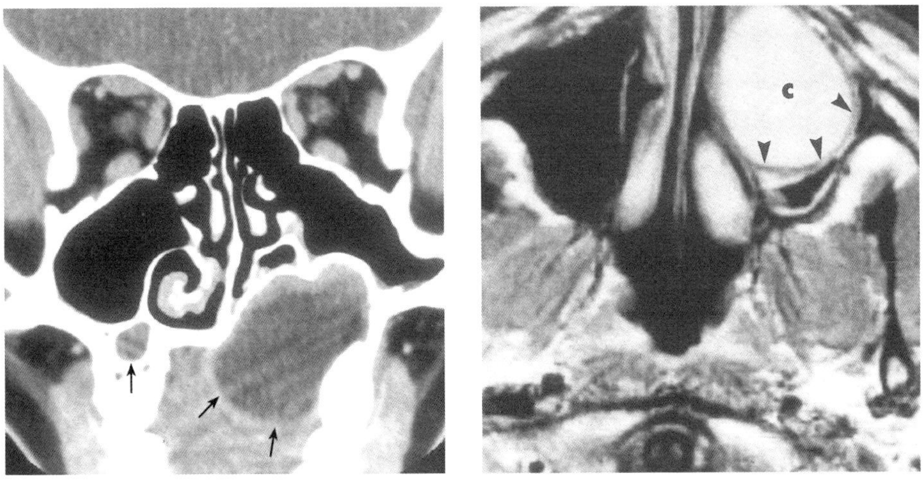

a　b

图4.115　牙源性囊肿。a 冠状位CT可见双侧牙源性囊肿，左侧上颌骨囊肿大，右侧较小（箭），b 另一患者MR轴位质子密度像提示高信号角化性囊肿（C）突入左侧上颌窦内。注意特征性的囊肿包膜（箭）以气体与窦内壁的黏膜分开。

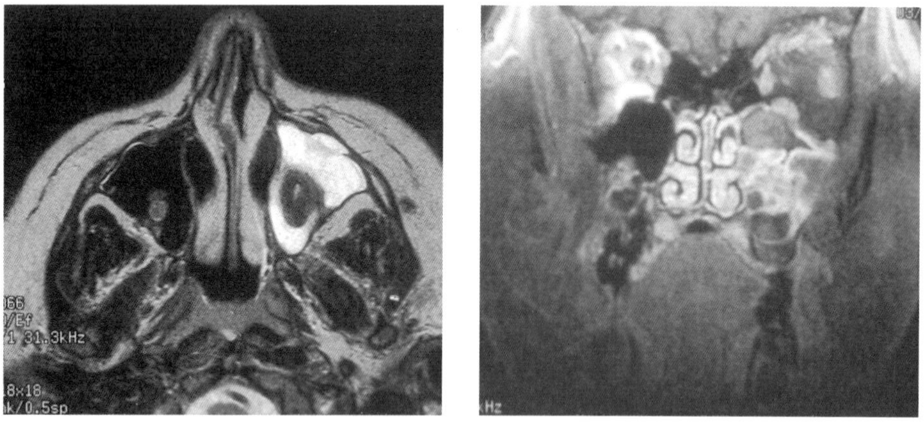

a b

图4.116 多发牙源性囊肿。a MR 轴位 T2W 可见左侧上颌骨的一大牙源性囊肿。注意囊内有一低信号磨牙。右侧上颌窦内小囊肿。b MR 冠位增强抑脂T1WI可见囊肿内中等强化。牙源性囊肿内的强化成分必须仔细检查，因有恶性变可能。

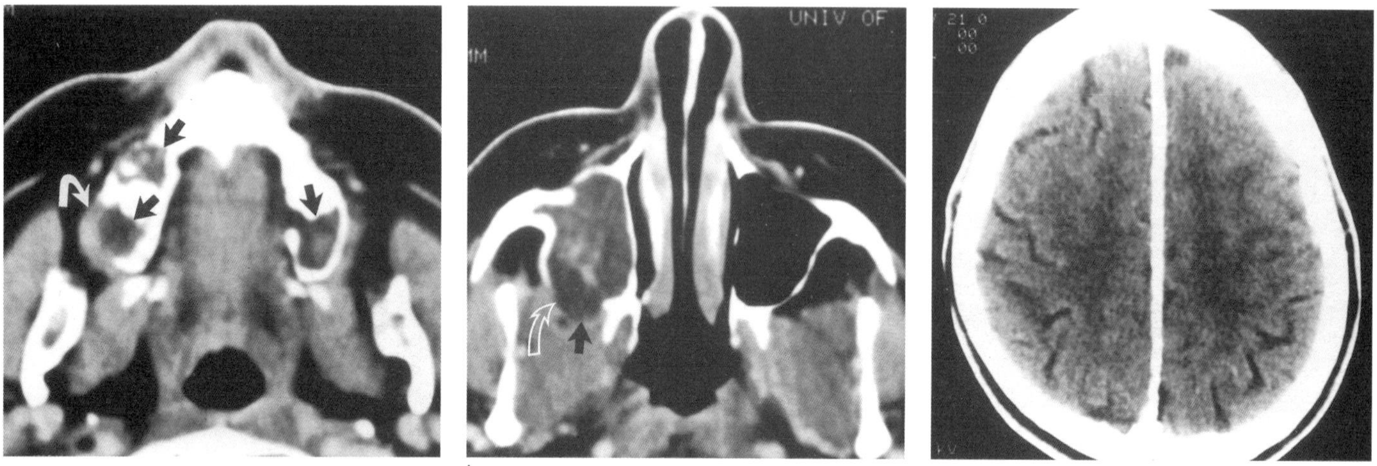

a b c

图4.117 多发角化囊肿（=基底细胞痣综合征）。a 增强CT提示多发囊肿侵及颌骨牙槽突（箭头）。b 较高层面可见囊肿侵入右侧上颌窦内，可见一些强化注意癌变。c CT可见大脑镰明显钙化。

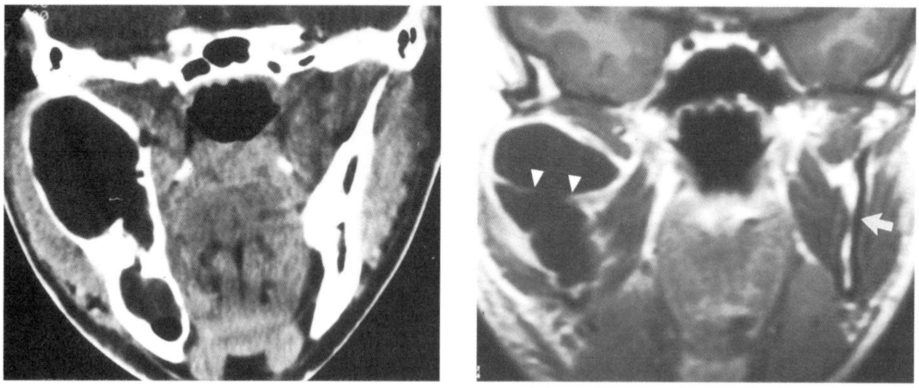

a b

图4.118 大的牙源性角化囊肿。a 冠状位CT及b 冠状位MR增强T1WI可见右侧下颌骨囊性扩张。MR（b）提示为含液囊肿，近期活检可见气液平面（箭）。囊壁分隔有强化（b）。但未见软组织成分。箭为正常的左侧下颌支。

化，有时可出现不均匀强化（图4.116b，4.115b，4.119d）。齿根周围黏膜的根端囊肿可出现在龋齿根部，这些囊肿容易破坏，并在拔牙后形成口内瘘道。成釉细胞瘤可出现在上颌骨和下颌骨，呈多囊性或蜂窝状表现（图4.120，4.122）。它们可恶性变必须完整切除。中胚层牙瘤源于齿芽的间叶细胞，也可见其他如黏液瘤，牙源性纤维瘤及牙骨质母细胞瘤。混合型肿瘤包括外胚层及中胚层褶成分，包括牙瘤、复杂混合的牙瘤及复合混合的牙瘤（图4.123，4.124）。

非牙源性囊肿

非牙源性囊肿根据其生长位置命名。上颌骨中部或上颌骨囊肿裂为好发部位，源于鳞状上皮细胞。鼻腭管囊肿（NDC）（图 4.125）及门牙管囊肿最多见。通常非牙源性

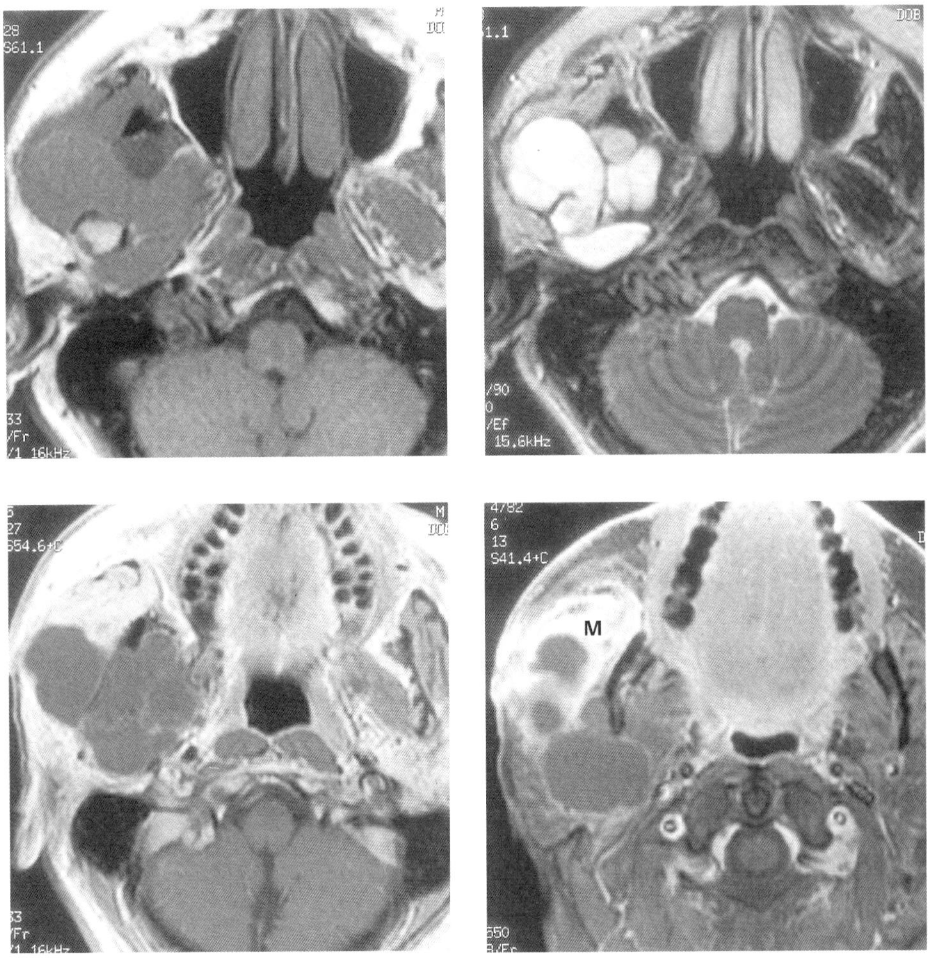

a b c d

图4.119 伸入颞下窝内巨大的角化性囊肿。a T1WI 可见右侧颞下窝内巨大的肿物。b T2WI 可见右颞下窝内呈多囊性的高信号病变。c 增强 T1WI 及 d 增强 T1W 抑脂像提示囊性病变内无明显增强区。咬肌可见增强信号。术后证实增强表现是咬肌（M）受侵的反映。

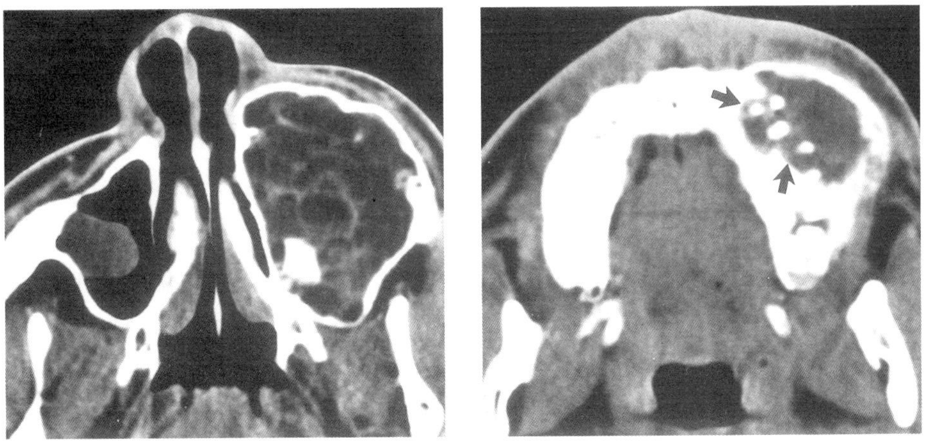

a b

图4.120 成釉细胞瘤。a，b 轴位 CT 提示位于上牙槽骨及左侧上颌窦内混杂密度膨胀性生长的肿物（箭）。提供者 Hatem Sherif，MD，埃及，开罗。

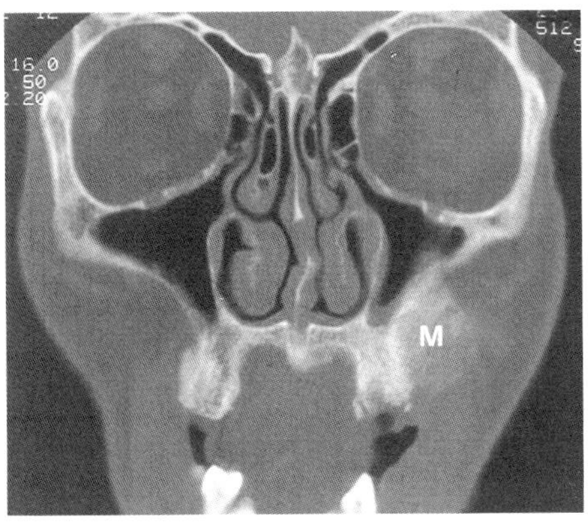

图4.121 成釉细胞瘤。冠位 CT 提示上颌骨牙槽突内局部膨胀的肿物（M），内可见钙化。

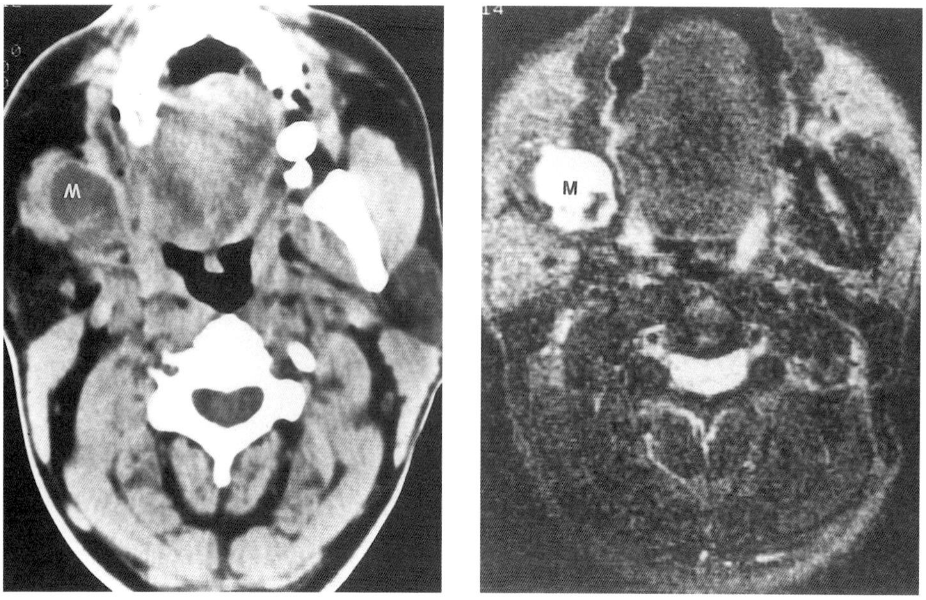

a b

图4.122 成釉细胞瘤复发。a CT扫描提示面颊部巨大复发性成釉细胞瘤（M）。手术切除右下颌支。b MR轴位T2WI提示高信号为面颊部复发性成釉细胞瘤（M）。

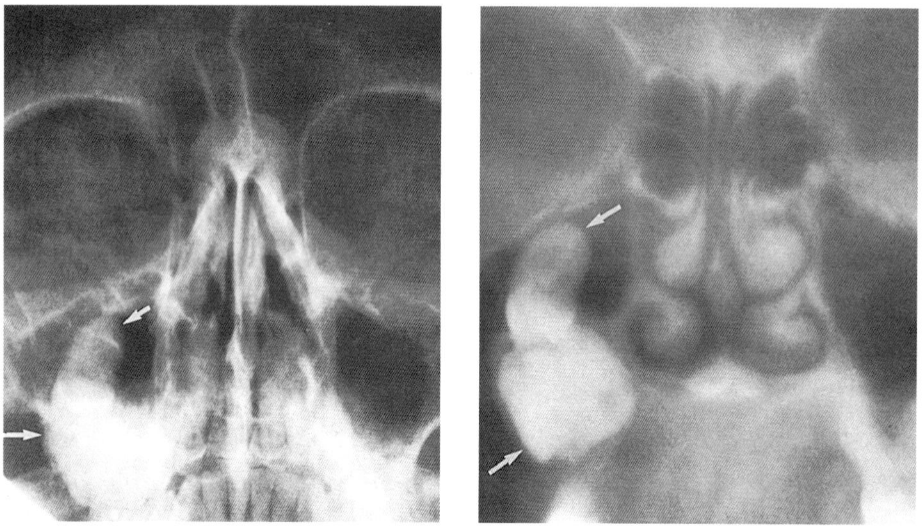
a b

图4.123 复合性混合牙瘤，右侧，a 沃特斯照射法，b AP投照。牙槽突内的复合性混合牙瘤，高密度肿瘤与牙齿分界清晰（箭）。参考文献[12]。

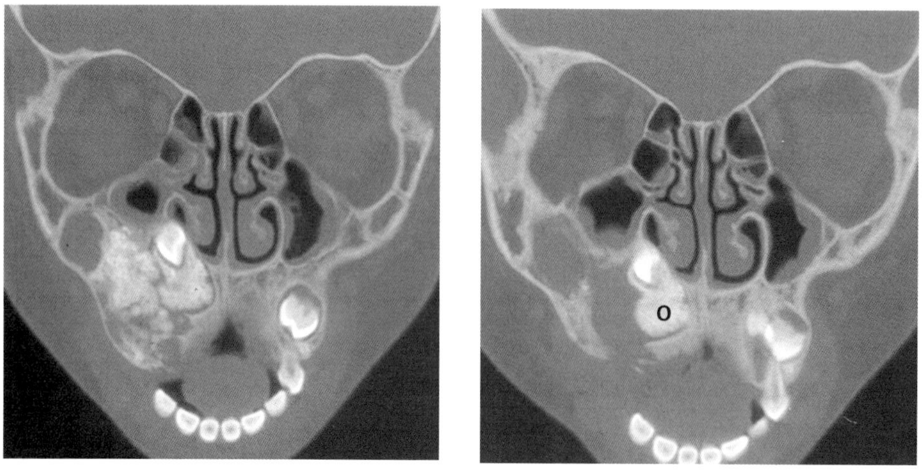

a b

图4.124 复合性混合牙瘤，女，7岁。a 冠位CT提示位于右侧上牙槽突内致密的肿块及牙齿，符合牙瘤。b 术后冠位CT提示残留牙瘤（O）。

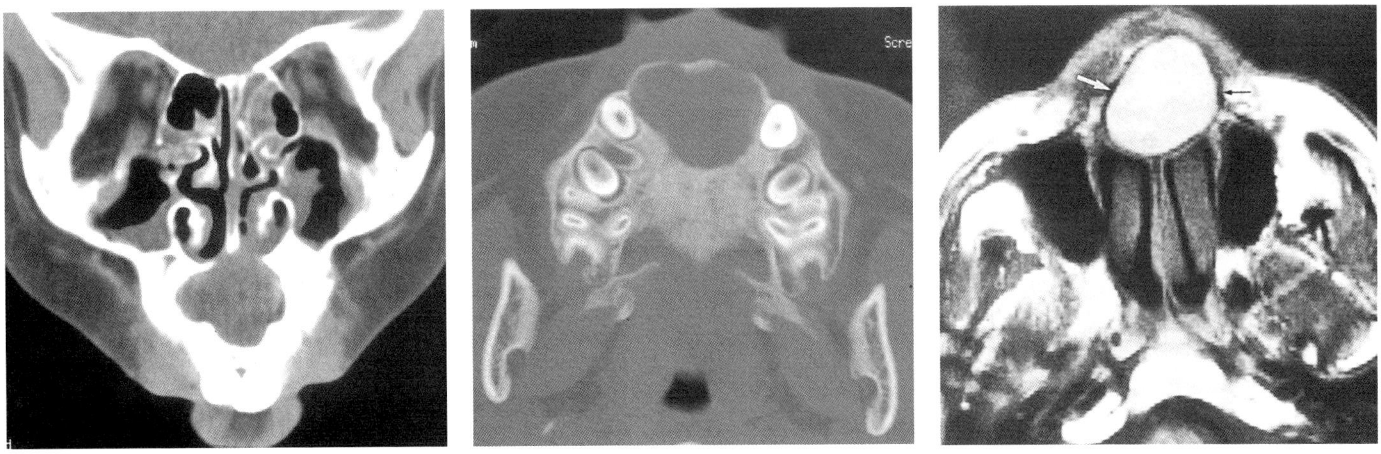

a b c

图4.125a，b 鼻腭管囊肿（“切牙囊肿”）。a 冠位及b 轴位CT提示切牙骨内的鼻腭管囊肿（“切牙囊肿”）。c 切牙管囊肿T1WI。囊肿（箭）致切牙管扩张。图4.125c 由B.L.carter，MD.提供，Thieme 1988。

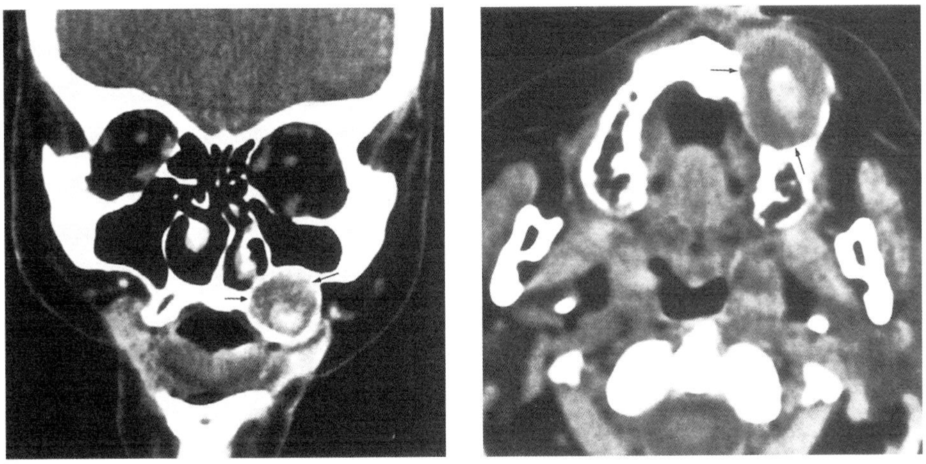

a b

图4.126a，b 左上颌球颌囊肿。a 冠位CT，b 轴位CT囊肿（箭）呈膨胀性生长，内可见伴钙化的蛋白成分。参考文献12。

囊肿源于上颌窦，以往认为非牙源性囊肿同所有的面裂囊肿一样，源于胚胎发育过程中的上皮组织，目前证明非牙源性囊肿由口鼻管（现在的切牙管内）残留的上皮组织发展而来[12，23]。此类囊肿可继发感染，或因外伤激活。此区较好发的囊肿为，位于侧切牙及犬牙之间的球颌囊肿（图4.126）、位于一侧鼻腔底部的鼻牙槽囊肿（图4.127）、牙根囊肿及动脉瘤样囊肿。鼻牙槽囊肿中部，具有潜在活性的切牙减少发生牙根囊肿的可能，而成釉细胞瘤一般不发生在中部[23]。这些囊肿易发生感染而体积增大，导致面部畸形，因此应手术切除[12，21]。球颌囊肿指位于侧切牙及犬牙之间的囊肿，源于胚胎时鼻内侧与上颌突之间的组织。鼻牙槽囊肿位于鼻翼与上颌窦之间，不侵犯骨或使其分离。（图4.127）。

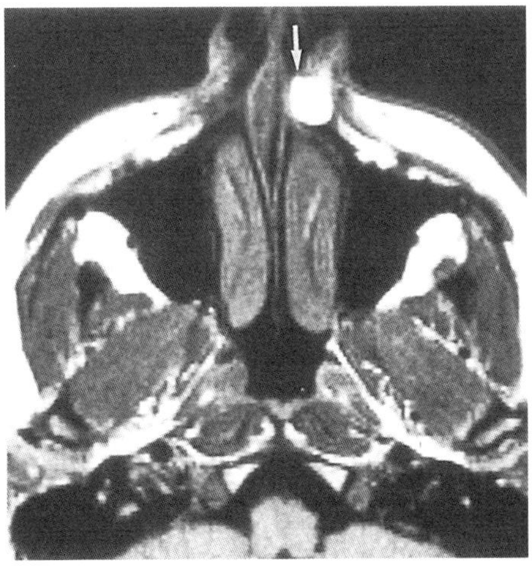

图4.127 鼻牙槽囊肿（箭），T1WI提示囊肿使上颌骨鼻甲室移位，高信号提示病变内蛋白含量较高。参考文献12。

颅外颅咽管瘤

颅咽管瘤是一种类似于下颌骨造釉细胞瘤的上皮性肿瘤，据报道源于Rathke小袋残余的鳞状上皮细胞，生长

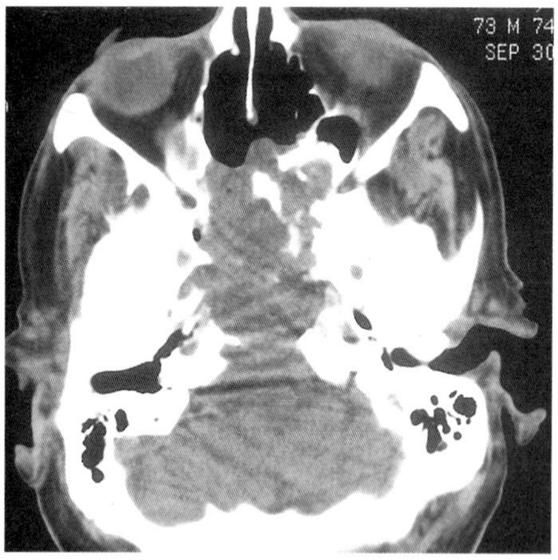

图4.128 蝶窦内成釉细胞瘤，轴位CT提示中线破坏性肿物，占据蝶窦并侵入筛窦后部。MR T2WI为很高信号，类似黏液囊肿。

于鞍内。较少见。类似于蝶窦或颅骨基底部的成釉细胞瘤（图4.128，4.129）。颅外的颅咽管瘤可广泛生长。蝶窦内颅咽管瘤和成釉细胞瘤的CT及MR表现形似蝶窦黏液囊肿。颅外的颅咽管瘤表现破坏性生长的囊性成分的软组织肿块（图4.129）。详见第3章。

牙源性上皮性肿瘤

牙源性肿瘤包括成釉细胞瘤、牙源性钙化上皮性肿瘤（Pindborg肿瘤）及透明细胞牙源性癌。除了侵袭性上皮性牙源性肿瘤，成釉细胞瘤是最常见的良性肿瘤，破坏性牙源性上皮肿瘤超过80%累及下颌骨。上颌骨成釉细胞瘤主要位于磨牙区域（图4.120～4.122），并可侵及磨牙后部周围软组织（图4.130）。成釉细胞瘤已在第6章详细论述），牙源性骨化上皮瘤是一种发生在固有上皮层的良性肿瘤，是一种散在的无细胞透明间质桥状结构，并有淀粉样物质聚集，内呈大量成簇变异环状结构，钙化的同心圆状结构（Linesegang环），2/3CEOT生长在下颌骨，1/3生长在上颌骨。位于上颌部病变CT表现为一个不均匀膨胀性生长的肿物，部分钙化。内可有未萌出的牙齿。在MR上T1WI及T2WI呈不均匀混杂信号，增强扫描T1WI显示肿瘤非钙化成分中等或明显增强。

颗粒细胞瘤

颗粒细胞瘤（粒细胞性肌细胞瘤）是一种少见的生长在上消化呼吸道黏膜的良性病变。好发于舌前1/3。若肿瘤生长在上腭，则类似混合瘤（多形腺瘤）或腺样囊肿。已经有病例报道病变可向周围神经蔓延。大部分为良性病变，约10%的颗粒细胞瘤恶性变，并向局部淋巴结及远处转移。以往认为颗粒细胞瘤源于肌原细胞，但最近包括免疫组化检查在内的研究表明在颗粒肿瘤细胞内发现联系密切的神经微丝基底部的神经源性生长点，提示为神经源性，在颗粒肿瘤细胞内发现S-100蛋白支持这种观点。在发育晚期（成熟）的神经元及施万细胞内可发现S-100蛋白。而在肌原细胞内无此蛋白。S-100及神经元特异性烯醇酶染色证明颗粒细胞瘤为神经源性肿瘤。髓鞘结构及非髓鞘化的神经轴突结构证明颗粒细胞瘤源于施万细胞。虽然有多发局灶肿块的报道，颗粒细胞瘤典型者呈单发的实性肿块。

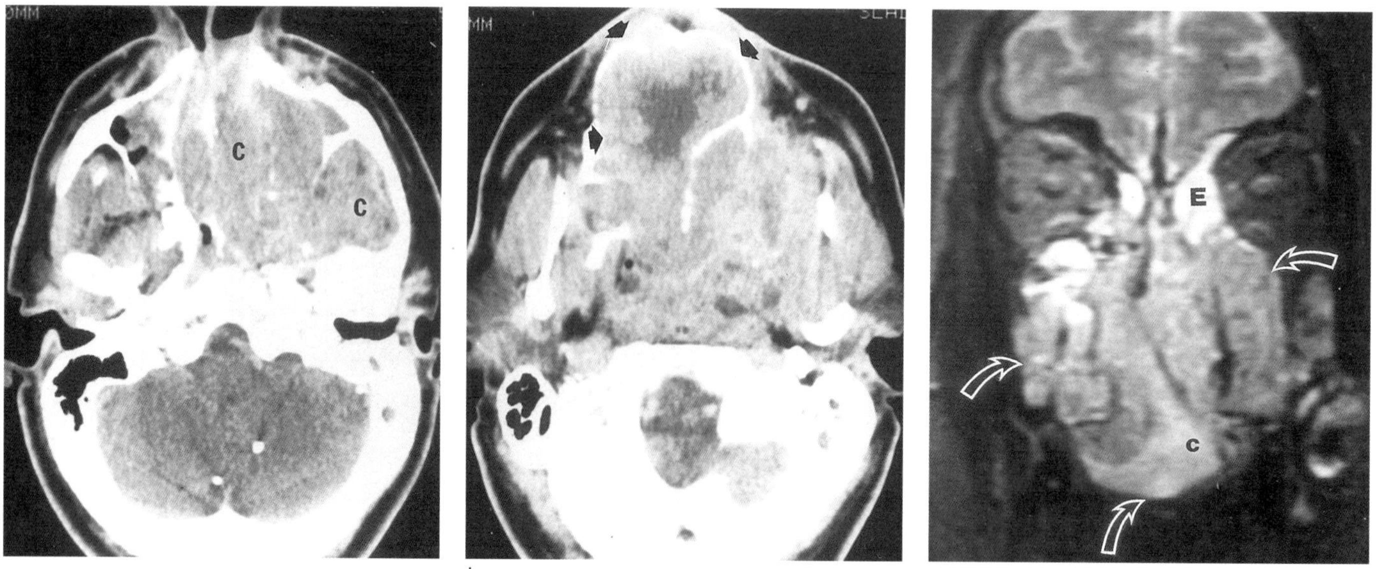

a b c

图4.129 颅外的颅咽管瘤。a 增强CT提示呈软组织密度的颅外颅咽管瘤浸润至鼻咽、鼻腔、上颌窦及左侧颞下窝（c），b 增强CT提示病变累及硬腭（箭）。c MR冠位T2WI提示肿瘤延伸进入鼻窦腔内（箭）。在硬腭病变内（c）见液体信号，筛窦内可见潴留黏液（E）。

恶性牙源性肿瘤

透明细胞牙源性癌

以往二十年，透明细胞牙源性癌是一种报道甚少的肿瘤[25]。表现为一种具有破坏性的无痛性肿块，并易多次局部复发。Waldron 及 Hansen 等[26] 最早报道了 5 例。此后又陆续报道了 30 例。下颌骨是最易受累部位。鉴别诊断包括转移癌、尤其是肾细胞癌，中心型（早期骨性）唾液腺肿瘤内含透明细胞的肿瘤（例如黏液表皮样癌），透明细胞癌，腺细胞癌或上皮－肌上皮癌，牙源性肿瘤（内含透明细胞成分的，例如牙源性钙化上皮瘤及透明细胞性成釉细胞瘤）[27]。

鼻窦鼻上皮细胞瘤

发生在鼻腔或鼻旁窦的恶性上皮细胞肿瘤在美国癌症患者比例很小，其发病率低于新发癌症患者的 0.4%。绝大多数鼻腔及鼻旁窦恶性肿瘤是上皮源性肿瘤（表 4.9）。

这些肿瘤还可分为上皮细胞源性及唾液腺源性。上皮细胞癌进一步分为乳头状癌、鳞状上皮细胞癌、腺癌和间变型癌[5, 9, 10, 11, 20, 29, 30, 31]。唾液腺源性肿瘤包括多形性腺癌、囊性腺性癌，腺泡细胞癌及黏液表皮样癌。通常，鼻腔内的恶性肿瘤少见，鉴别诊断主要有鳞癌、腺癌、未分化癌、黑色素瘤、淋巴瘤、囊性腺样癌及少见的黏液表皮样癌。

鼻窦恶性肿瘤少见，仅占头颈部恶性肿瘤的 5%[1, 32]，美国密歇根州立大学独立机构的 Myers 和他的同事[32] 自 1980～1997 年 18 年间，记录并治疗了 170 例鼻旁窦恶性肿瘤患者；其中为 141 例患者进行了完整记录，包括 87 名男性及 54 名女性，其病理情况和病灶累及范围见表 4.10。

其中大部分患者病理证实为晚期病变。但 141 名患者中仅 6 名（4.3%）患者出现局部转移。给予所有患者积极治疗，其中 71 名患者在 336 天内复发[32]，5 年及 10 年生存率分别为 52%和 35%。

鳞状上皮细胞癌

鳞状上皮细胞癌好发于 50～70 岁老人，男女比例约 2：1。早期表现为一侧钝痛及一侧鼻腔内分泌脓性物。一项研究认为，鳞状项细胞癌最常见的症状是面神经痛（42%），其次是鼻塞（29%）、面部肿胀（26%）。很少出现早期淋巴结转移（约 10%）[32]。病变位于上颌窦内，主要表现为周围组织的肿胀及结构扭曲，例如面颊部、龈颊沟、鼻部或眼部。这些症状出现时有 40%～60% 患者能够

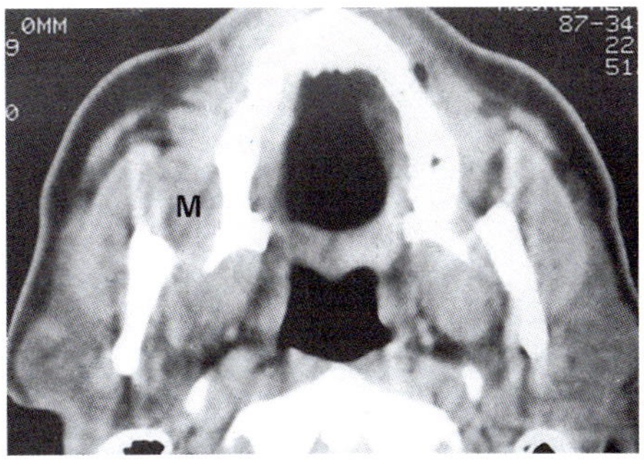

图 4.130　颊部成釉细胞瘤。CT 提示右颊部肿物（M），组织学检查证明为成釉细胞瘤。

表 4.9　鼻腔及鼻旁窦恶性肿瘤的分类：

1　上皮组织源性
- 鳞状上皮细胞癌
- 呼吸系统肿瘤
- 腺癌（黏膜的）
- 小唾液腺新生物

2　间质细胞 / 神经外胚层 / 造血细胞源性
- 恶性黑色素瘤
- 嗅（感觉）神经细胞瘤
- 中线恶性网状细胞增多症 = 非霍奇金淋巴瘤
- 霍奇金淋巴瘤
- 恶性纤维组织细胞瘤
- 纤维肉瘤
- 恶性神经鞘瘤
- 平滑肌肉瘤
- 血管肉瘤
- 骨肉瘤
- 软骨肉瘤
- Tetracarcinoma
- 其他

表 4.10　141 例鼻旁窦恶性肿瘤的病理及浸润分布。

组织学	受累的鼻旁窦				
	上颌窦	筛窦	额窦	蝶窦	共计
鳞状上皮细胞癌	61	8	1	3	73
囊腺癌	12	5	0	0	17
腺癌	7	9	0	0	16
淋巴瘤	9	0	0	1	10
嗅神经细胞瘤	0	9	0	0	9
骨肉瘤	4	0	0	0	4
纤维肉瘤	2	1	0	0	3
鼻窦未分化癌	0	2	0	0	2
浆细胞瘤	1	1	0	0	2
退行性细胞肉瘤	1	0	0	0	1
血管外皮细胞瘤	0	1	0	0	1
黑色素瘤	0	1	0	0	1
尤因肉瘤	0	0	0	1	1
恶性神经鞘瘤	1	0	0	0	1
共计	98	37	1	5	141

Myers LL, Nussenbaum B, Bradford CR 等提供，鼻旁窦恶性肿瘤：18 年独立研究机构，喉镜 2002；112：1964–1969.

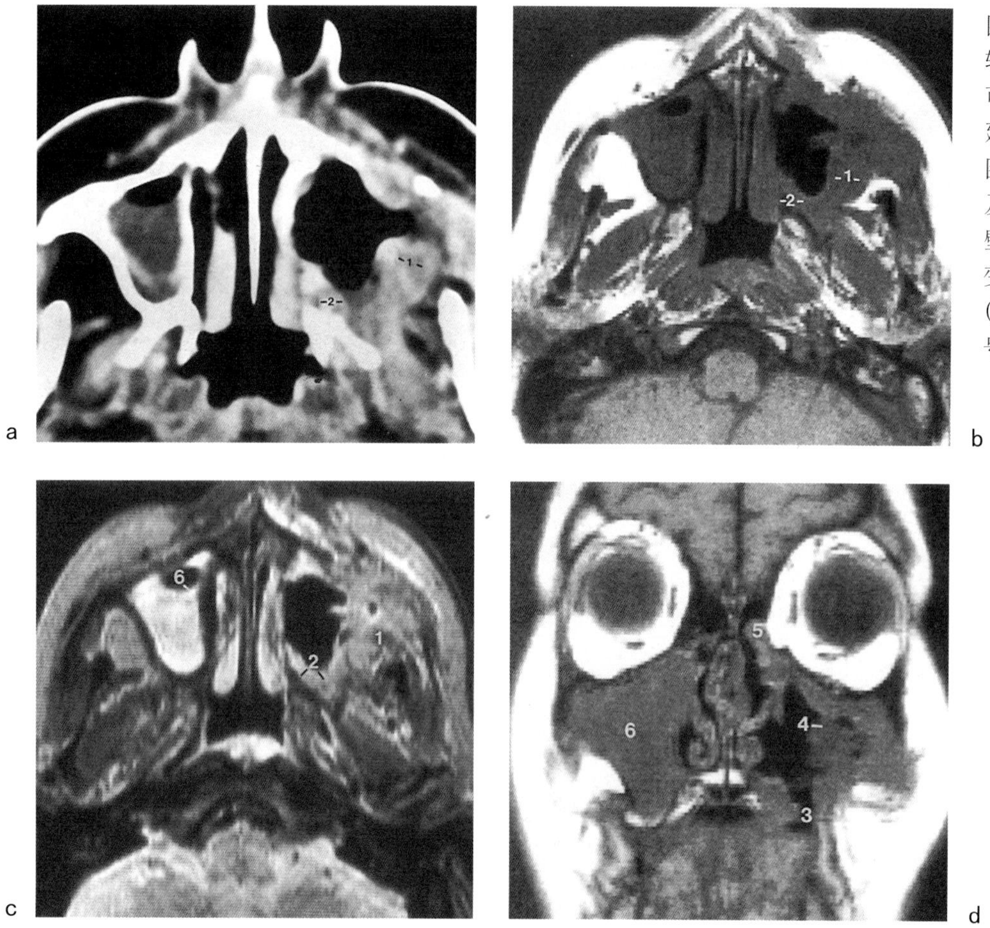

图 4.131 左侧上颌窦癌。a 轴位CT，b 轴位T1WI，c T1WI及d MR冠位T1W均可见后外窦壁内广泛骨质破坏，并向外侧延伸累及颞下窝（1）及翼腭窝（2）。冠位图像（d）可见病变向下延伸累及牙槽骨（3）及硬腭。肿瘤进入左筛窦（5）内，窦内侧壁被破坏（4）。右侧上颌窦（6）内炎性病变，并可见气液平面（c），T2WI呈高信号（c），而左侧窦腔内肿瘤（1和2）呈中等信号。参考文献12。

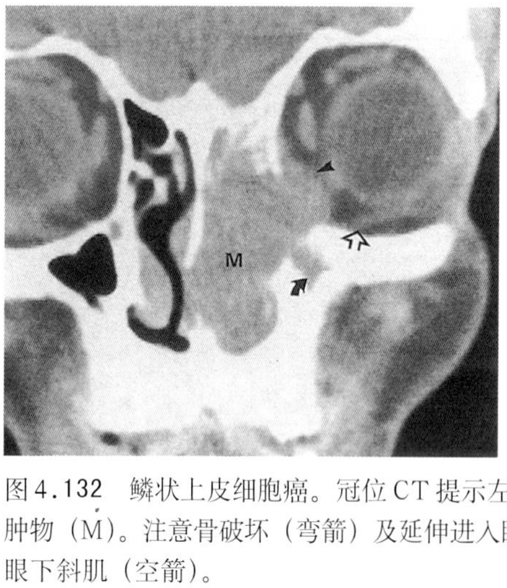

图4.132 鳞状上皮细胞癌。冠位CT提示左鼻腔及筛窦内的巨大肿物（M）。注意骨破坏（弯箭）及延伸进入眶内（箭头）；正常的眼下斜肌（空箭）。

确诊。还有研究表明面神经痛、鼻塞、鼻衄为经常出现的症状[2, 5]。面神经痛及触觉减退是由于鼻窦及头颈部癌浸润周围神经所致[33-36]。脑神经受侵是蝶窦癌最常见的症状，外展神经最常受累。上颌窦癌易侵入眶内、筛窦、翼腭窝或颞下窝（图4.131），蔓延进入眼眶的病变可通过眶下裂进入翼腭窝。筛窦内的鳞状上皮细胞癌较少，多为筛窦腺癌[38, 39]。

筛窦癌较易蔓延进入眼眶（图4.132），特殊区域的筛窦癌可通过颅前窝进入眶内，筛窦后部的癌灶可通过眶上裂进入颅中窝。外科手术联合放疗治疗后，约35%的患者可以生存5年以上[2, 40, 41]。累及眼眶提示预后不良，累及翼腭窝及颈部淋巴结转移的患者病情危重，鼻腔及鼻窦上皮细胞癌患者经过详细的询问病史及体格检查[2]，包括影像学检查可以早期诊断。这些检查对于确定肿瘤明确的范围很有必要，但这往往被临床所忽略。

影像诊断

影像诊断包括CT及MR（图4.131～4.136）。MR影像很好地显示周围软组织情况、炎性水肿及分泌物情况，而CT则能很好地显示骨质情况，了解是否骨转移。（图4.132，4.133）

临界评估主要包括眶壁（图4.132，4.137）、筛板、筛骨凹、上颌窦后壁、翼腭窝、蝶窦边界、额窦后壁。受累

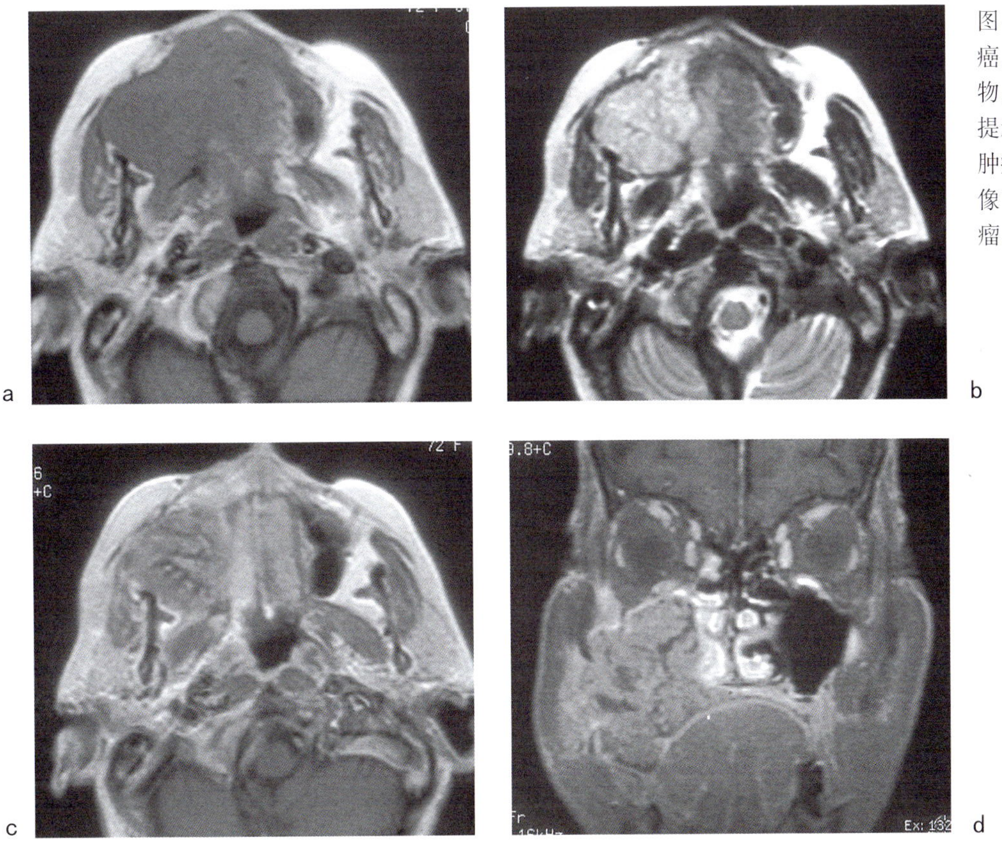

图4.133　女 72岁，上颌窦鳞状上皮细胞癌。a 轴位T1WI提示一个巨大固定的肿物，侵及右侧上颌骨牙槽突。b 轴位T2WI提示肿瘤呈高信号。c 轴位增强T1WI可见肿瘤呈中等强化， d 冠位增强T1WI抑脂像可见位于右侧上颌窦及面颊部的巨大肿瘤，需与腺癌及淋巴瘤相鉴别。

提示病灶超出鼻腔及鼻旁窦的范围。增强扫描对诊断鼻窦内鳞状上皮癌作用不明显，因为肿瘤与炎性病变、肉芽组织瘢痕密度相似，然而增强CT扫描有以下优点：

1．增强扫描可详细了解颅内肿瘤蔓延范围，相关的脑膜、脑实质及血脑屏障破坏情况。
2．增强扫描可以区分液体及实性组织，了解坏死范围。

尽管CT扫描可提供大量重要的信息，但以下几种情况CT扫描不能确定：

1．不能确定肿瘤是否已经或正在破坏眶骨膜；
2．CT扫描很难区分肿胀的组织与软组织内的肿瘤范围，所以不能确定浸润周围组织的程度。
3．难以判断肿瘤是否累及窦道使其梗阻，因为分泌物与肿胀的软组织密度相近。

MR也难以区分肿瘤是否侵及眶骨膜，但对于后两种情况，MR优于CT，MR图像可更清晰地显示周围软组织内的肿瘤范围，炎性组织及窦道内的分泌物（图4.134，4.137）。多平面成像及无辐射性的特点也使得MR优于CT。由于各种组织内质子活性的差别使得MR很好地区分肿瘤、周围软组织、炎性组织及分泌物。肿胀的组织及窦道内的分泌物在T1WI呈低信号，T2WI呈高信号。（图4.134，135）。然而，由于位于鼻腔或鼻旁窦肿瘤患者，特别是已经明确诊断为高分化肿瘤患者，进行着长期慢性的浓缩高亲水性黏蛋白吸收游离水的本能良性过程，导致不同程度上缩短T1及T2的弛豫时间。几乎完全干燥的区域由于周围仍存有大量静水，使得在T1WI及 T2WI呈现广泛的多种信号强度[9，29]。

鼻腔及鼻旁窦癌肉眼及纤维镜下的具有相似病理学特征：

1．均为细胞丰富瘤，缺少游离性水，在T1WI及T2WI上呈低～中等均匀信号（图4.135）；
2．T1WI及T2WI局部边界清晰的中～高等信号提示亚急性或慢性出血病变；
3．T1WI呈低～中等信号，T2WI呈高信号则提示液化坏死区；

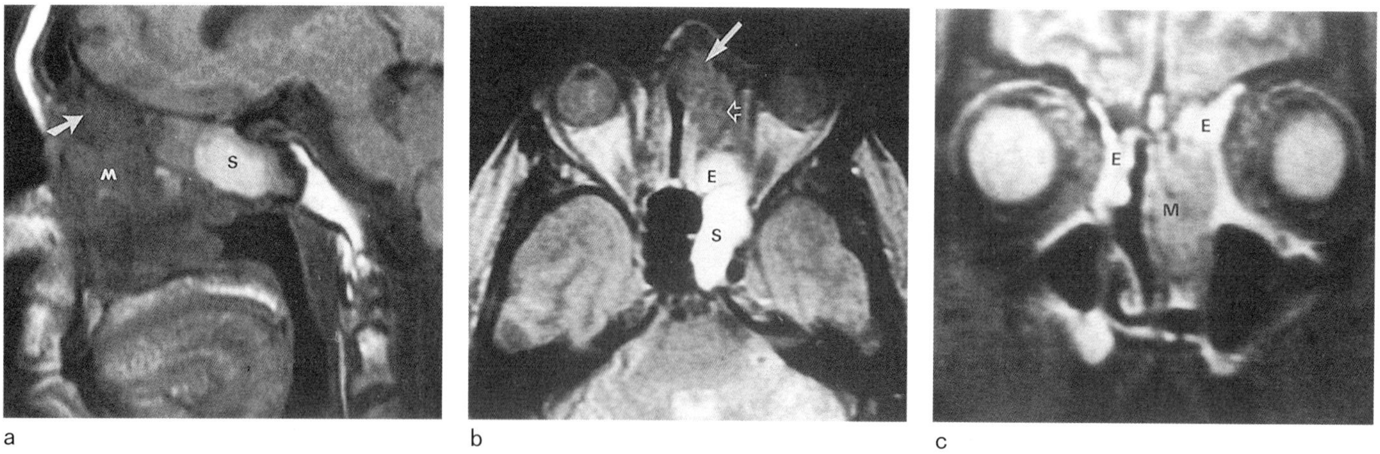

图4.134 鳞状细胞癌。

a 矢状T1WI示鼻腔和筛窦内（箭）一肿物(M)。蝶窦内潴留的分泌物呈高信号。

b 横断PDWI示肿块位于鼻腔（实心箭）和筛窦内（空心箭）。后组筛窦（E）和左侧蝶窦（S）内潴留的黏液呈高信号。

c 冠状T2WI可见肿物（M）及筛窦内的高信号黏液性分泌物（E）。

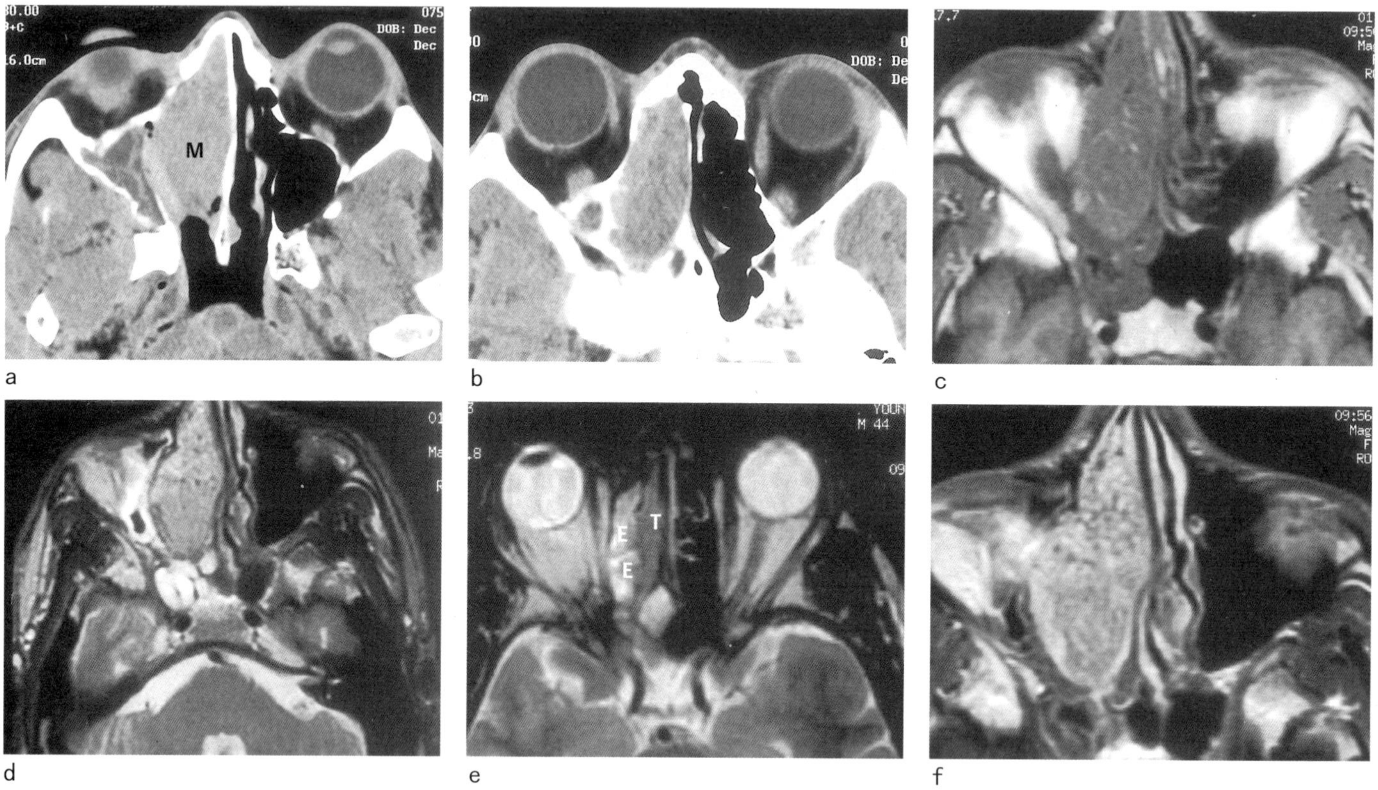

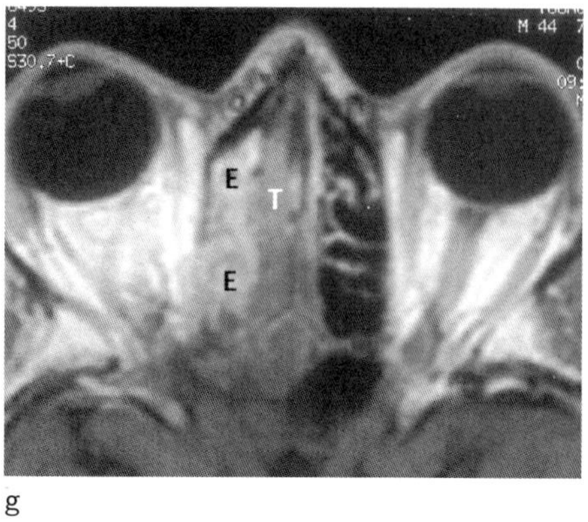

图4.135 鼻筛窦区的乳头状鳞状细胞癌。a 增强CT示肿块（M）呈中等强化。b 增强CT示肿块占据了右侧整个筛窦。c T1WI和d T2WI示肿块相对于脑组织呈等信号。e T2WI示相对于筛窦内炎性黏膜（E），肿物（T）呈低信号。f 和g 增强T1WI示肿块强化，强化程度低于筛窦内增厚的炎性黏膜（E）。

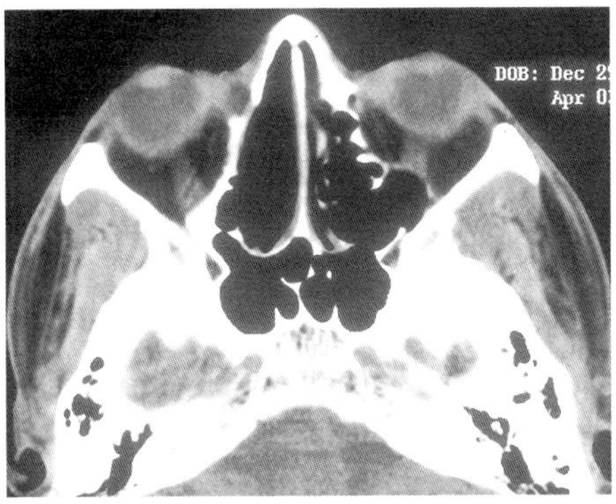

h

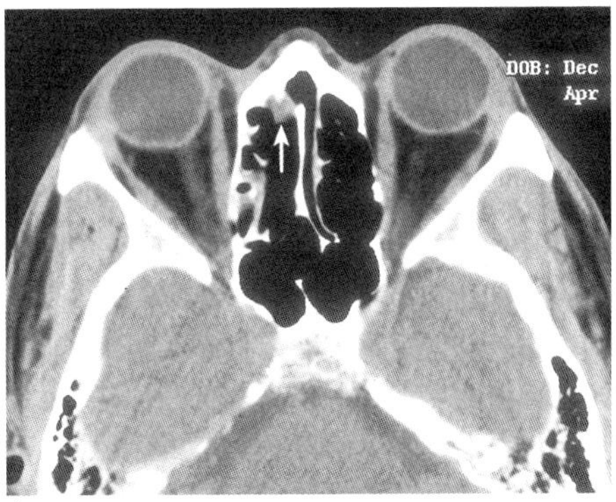

i

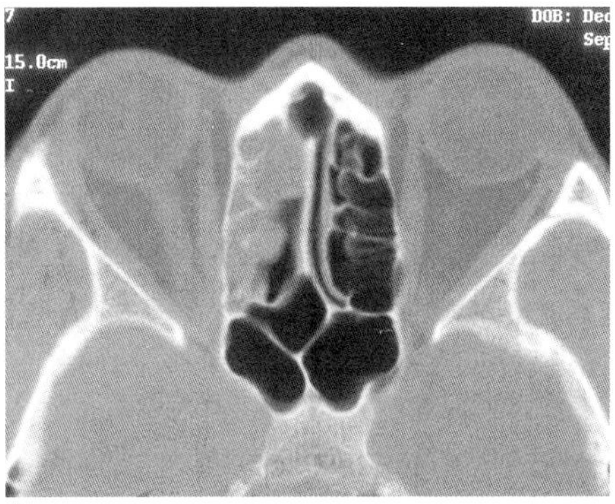

j

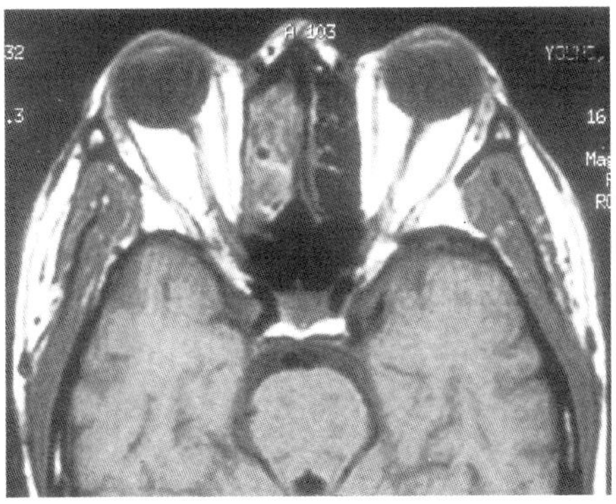

k

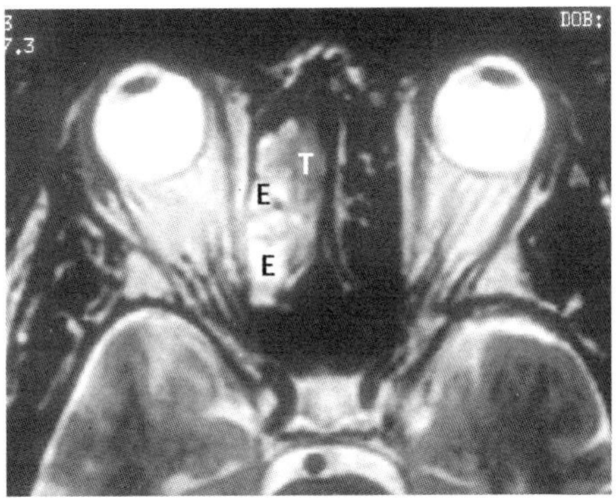

l

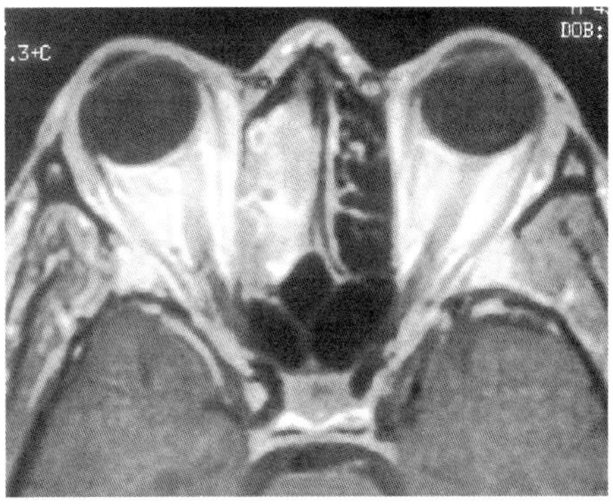

m

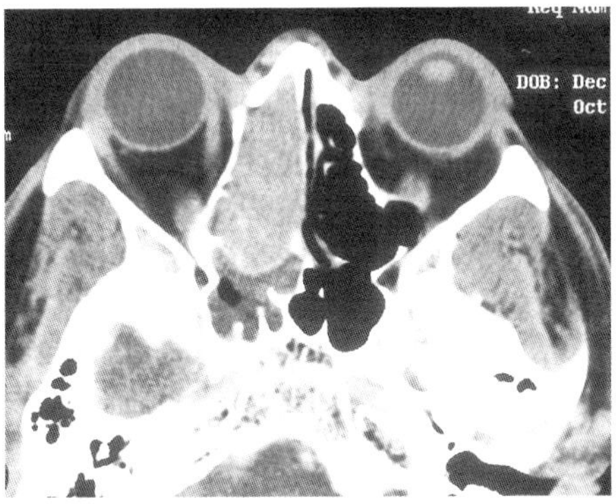

n

图4.135 h和i为术后几周的CT扫描图像，是术后的正常表现。可见密度增高的小病灶(图1.135i 箭所示)。J 术后5个月的CT扫描图像，可见筛窦手术区明显浑浊。这种结节样的表现高度提示肿瘤复发。k T1WI i T2WI m 增强T1WI示右侧筛窦内异常信号（T），如原图d、e所示，此复发肿瘤比筛窦内的炎症（E）信号低。n 为数月后的增强CT扫描，肿瘤明显复发，复发后的表现与原b图所示相同。

4．根据肿瘤的形态表现及T1WI、T2WI信号强度，常可鉴别鼻腔和鼻旁窦内的恶性肿瘤与良性肿瘤，如息肉和乳头状瘤（图4.94、4.97）。良性肿瘤侵犯到颅内表现为息肉状颅内肿块[29]。

Gd-DTPA增强MR能提供更多的诊断信息。大多数情况下，肿瘤的强化程度低于增厚的黏膜（图4.135g）。肿瘤的强化程度与肿瘤的血供相关，血供丰富的肿瘤强化程度高[29]。黏膜强化可以帮助鉴别阻塞的鼻旁窦与肿瘤。

鼻窦腔的腺体肿瘤

腺样囊性癌

小唾液腺来源的肿瘤和其他腺体肿瘤占鼻窦腔恶性肿瘤的4%～10%[5,42]。小唾液腺肿瘤可发生在鼻窦腔的任何部位；但它常常起源于硬腭内的小唾液腺，然后扩展到鼻腔或鼻窦内（图4.138）。这些肿瘤包括腺样囊性癌（ACC图4.138～4.141）、黏液表皮样癌（图4.136，4.142）、腺泡细胞癌和混合瘤（多形性腺瘤）。许多作者都强调腺样囊性癌[5,42]，它既破坏骨质，又重建骨质。腺样囊性癌能够穿过原发部位周围的黏膜下和纤维组织延伸，以及有沿神经鞘和血管周围组织侵犯的倾向（图4.140、4.141）[33]。沿神经周围生长也常见于头颈部鳞状细胞癌包括皮肤型，沿神经周围生长还可见于其他头颈部肿瘤，例如淋巴瘤（包括移植后淋巴增殖病变）、韦格纳肉芽肿病、恶性黑色素瘤以及颗粒细胞肿瘤[28]。腺样囊性癌占头颈部恶性肿瘤的<1%，占唾液腺肿瘤的10%[33]。它更常发生在小唾液腺。硬腭和鼻旁窦是小唾液腺肿瘤最好发的部位。

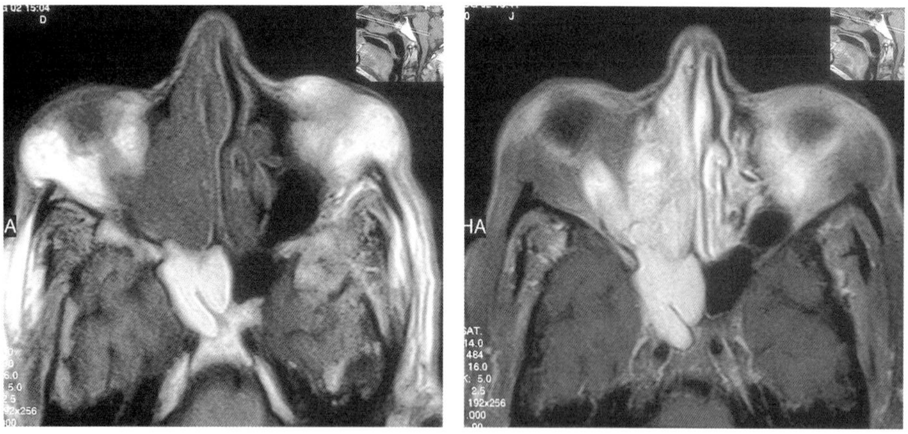

a b

图4.136 鼻腔的黏液表皮样癌。a 横断T1WI示右侧鼻腔内低信号肿块。蝶窦内潴留的分泌物呈高信号。b 横断增强压脂T1WI示肿块明显强化，最后组织学诊断为黏液表皮样癌。

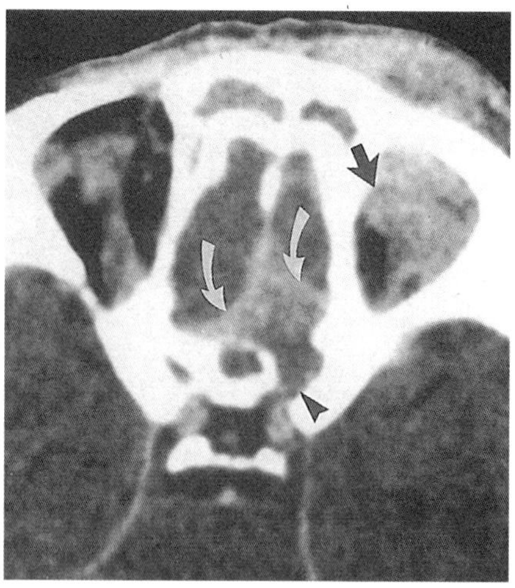

图4.137 横断增强CT示筛窦癌侵犯到前颅窝（白箭），视神经管（箭头）和眶上部（黑箭）。

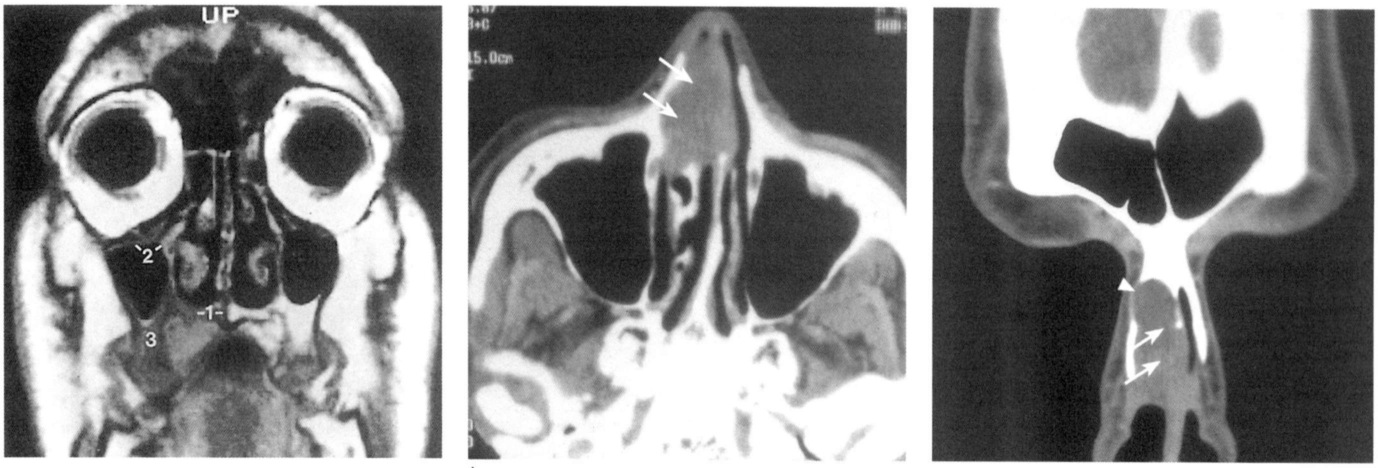

a b c

图4.138 a 硬腭和右侧牙槽嵴的腺样囊性癌。冠状T1WI示上颌窦（2）内软组织影，累及到硬腭（1）及其下的软组织和低信号的牙槽嵴（3）。b 横断和c冠状CT为另一个患者，示鼻腔内腺样囊性肿瘤（箭），c 病变侵蚀鼻骨（箭头），组织学示神经周围受累。

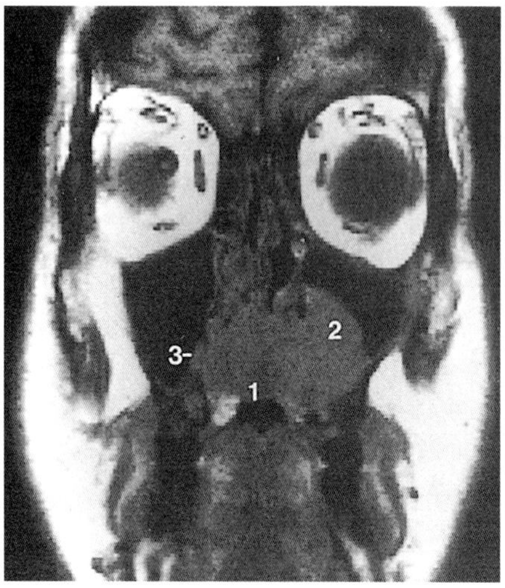

图4.139 硬腭腺样囊性癌冠状T1WI示硬腭（1）和左侧上颌窦（2）内巨大肿物，且略延伸到右侧上颌窦（3）。

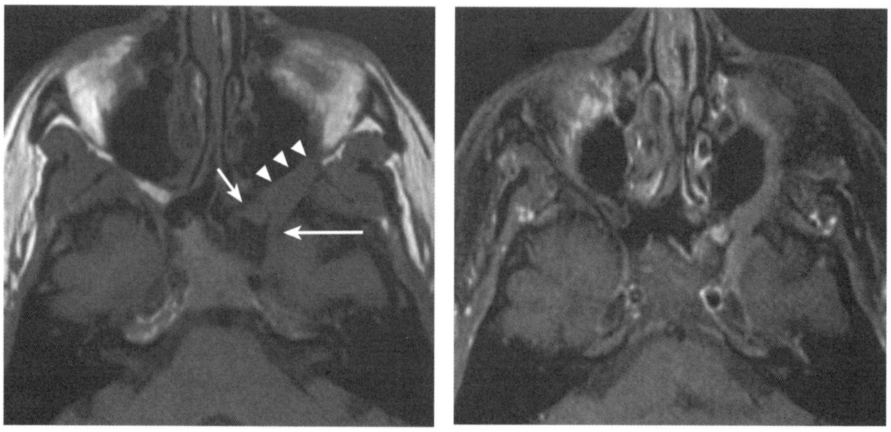

a b

图4.140 腺样囊性肿瘤侵犯神经周围。a 横断T1WI示硬腭的腺样囊性癌沿神经周围生长（未在此显示），沿眶下组织（箭头）和上颌神经（长箭）进入蝶腭窝（短箭）。b MR增强压脂T1WI示受累组织呈中等强化。

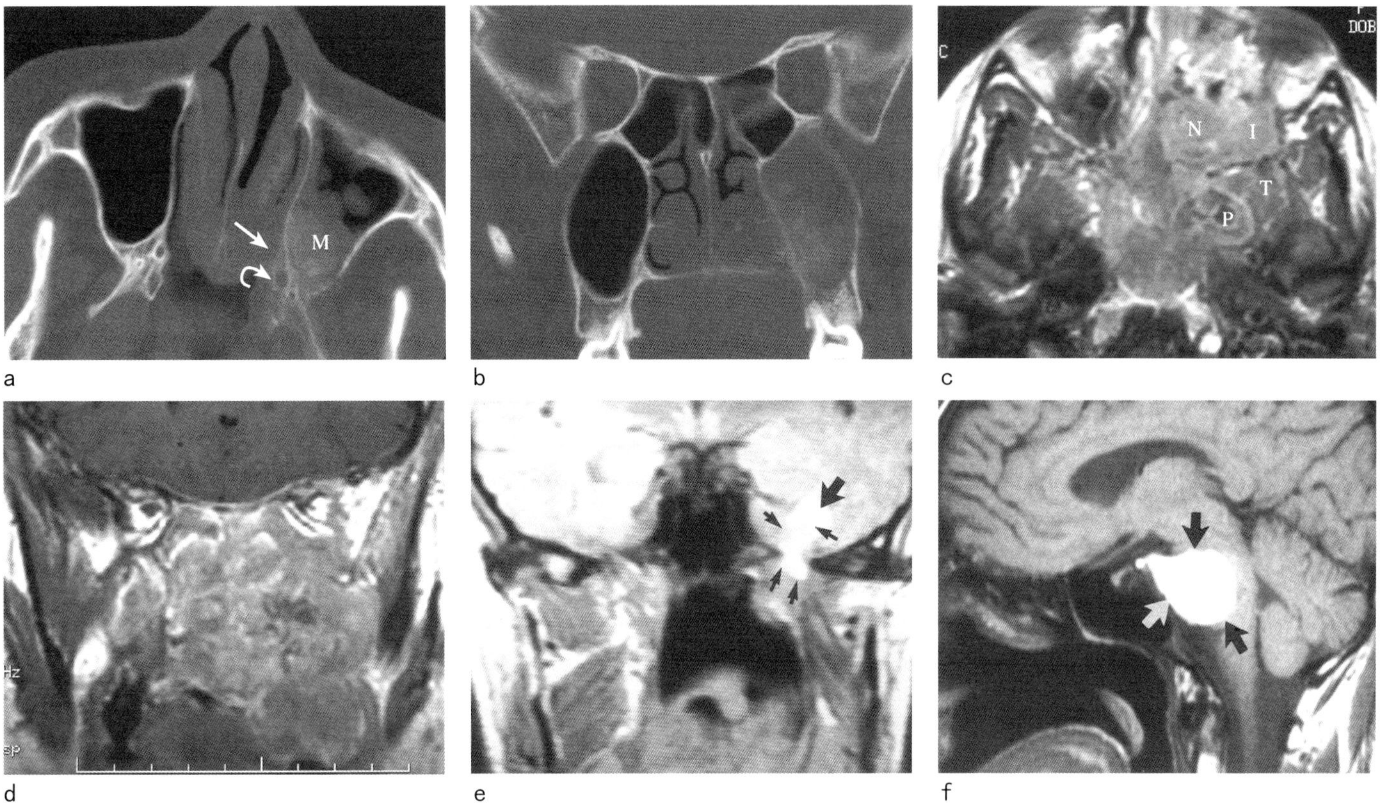

图4.141 腺样囊性癌沿神经周围侵犯。a CT示左侧上颌窦内肿块（M）。肿瘤侵犯到鼻腔（直箭），由于肿瘤沿神经周围侵犯，致左侧腭大孔扩大（弯箭）。b 冠状CT示左侧上颌窦内部分钙化的肿块。病变累及左侧邻近的鼻腔和硬腭，硬腭左侧骨质减少。c 2年后的MR横断增强T1WI，肿瘤增大，已侵犯到鼻腔（N）、眶下裂（I）、翼腭窝（P）、和颞下窝（T）。d MR冠状增强T1WI示肿瘤侵及左侧鼻腔、左侧上颌窦和左侧硬腭。e MR冠状PDWI为另一个约20年前行硬腭腺样囊性癌切除术的患者，在颅底可见一肿块（箭），卵圆孔扩大。f 10个月后MR矢状T1WI，在桥脑前可见一沿三叉神经生长的巨大高信号肿物（箭），术后病理为与原肿瘤一致的腺样囊性癌。

ACC占全部鼻旁窦恶性肿瘤的5%～15%[34]。ACC是生长缓慢的恶性肿瘤，有局部复发和向远处转移倾向[33]，原发肿瘤治疗后数十年仍可复发和转移（图4.141f）[35]。患头颈部ACC的患者，其原发灶在鼻旁窦或鼻腔者预后较差[33]。Wiseman等人研究大多数在显微镜下手术切除的病人，边缘仍有肿瘤存在，尽管手术切除的范围足够大，包括上颌骨切除术、眼眶摘除术和颅面骨切除术，他们提出尽管做到切除边缘无肿瘤很困难，但手术切除肯定是有益的。ACC对放射敏感，但不能放疗治疗。术后放疗尽可能延迟，而且能防止肿瘤局部复发。与头颈部其他恶性肿瘤不同，患有鼻窦通道ACC的患者在有远处转移时仍可存活较长时间[33]，因此，有远处转移存在不是进行原发灶手术治疗的禁忌证，而是得到局部控制。ACC患者较少有颈部淋巴结转移，在Wiseman报道的35例中没有发生颈部淋巴结转移[33]。

黏液表皮样癌

黏液表皮样癌（MEC）易主要发生在唾液腺、口腔及咽部的小唾液腺和泪腺[44,45]，只有极少数会发生在呼吸道（例如喉、气管和支气管）或鼻窦腔（图4.136、4.142）[44,45]，鼻窦腔的最好发部位为上颌窦腔，其次为鼻腔、鼻咽腔和筛窦[45]。根据CT和MRI表现，不能鉴别鼻窦腔的黏液表皮样癌和其他恶性肿瘤（图4.136、4.142）。

腺癌

原发的腺癌罕见，好发部位为筛窦[9,42]（图4.143）。腺癌一般由不同类的肿瘤组成，可以分为数种形态学亚型，包括乳头状、管状、黏液的、非黏液的、透明细胞、结肠的和实性肿瘤[6]。一般情况下，鼻窦腔恶性肿瘤不符合唾液腺肿瘤的典型特征时常归类为腺癌这类肿瘤，使骨边缘呈膨胀性改变，在CT和MRI可表现为相对的良性病变[9]。高度恶性的腺癌具有侵蚀性及破坏性边缘（图4.143），而低度恶性肿瘤是推压征象，高度恶性腺癌是没有典型的腺体形态的实性组织，有严重的核多形性、有丝分裂比率增加[6]，这可能使它在T2WI呈中等信号。

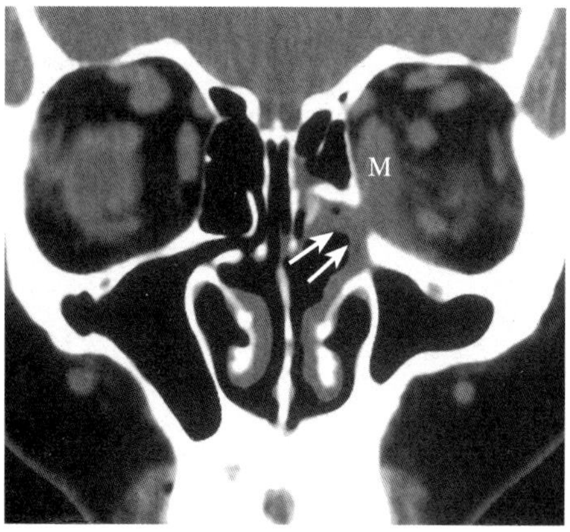

a

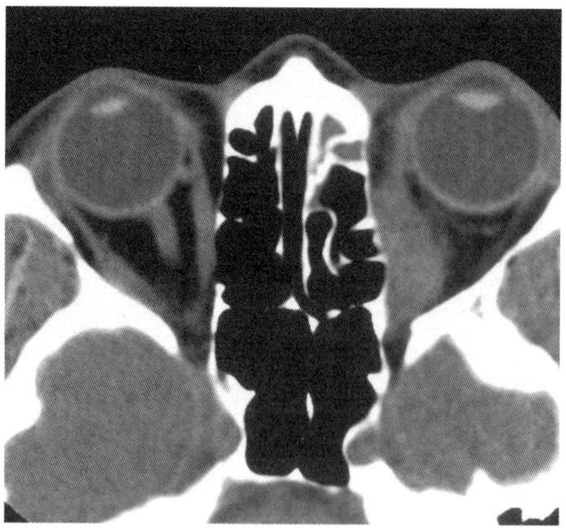

b

图4.142 筛窦的低度恶性黏液表皮样癌。a 冠状断面CT示在鼻腔–筛窦肿瘤最近切除后的部位可见不规则形的软组织肿物（箭），可见一眼眶肿物（M），与肿瘤侵蚀有关。b CT示肿瘤沿左眼眶内侧壁生长。

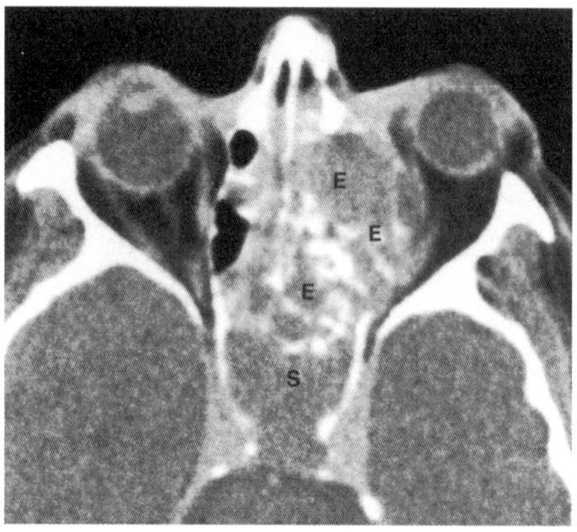

a

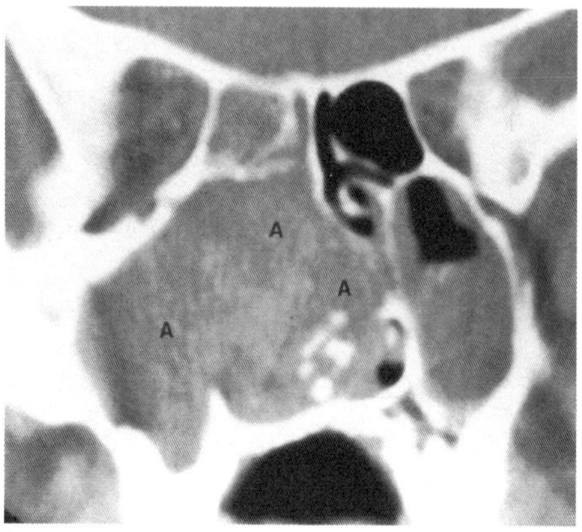

b

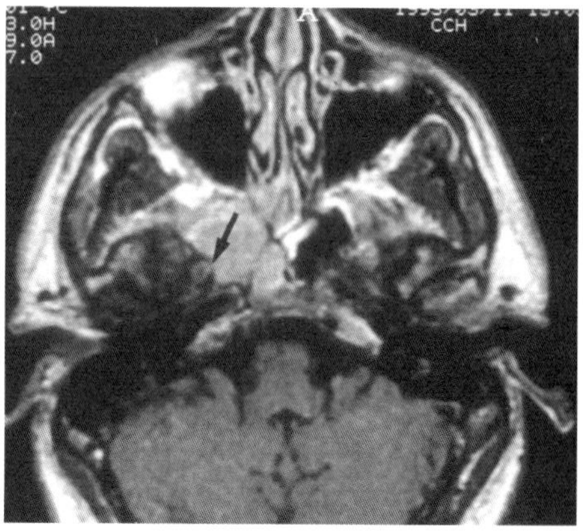

c

图4.143 筛窦和鼻腔内腺癌 a 横断CT示筛窦窦腔（E）内巨大肿物。由于充满潴留的黏液分泌物，蝶窦窦腔（S）浑浊。注意有一些营养不良性钙化。b 另外一个患者的冠状CT，示右侧上颌窦和鼻腔内的腺癌（A），有营养不良性钙化。c 另外一个患者的MR横断增强T1WI示右侧蝶窦内明显增强的肿块（箭），延伸至后组筛窦，组织学诊断为未分化癌。病例c来自Calvin Flowers, MD. Chicago, IL. USA.

大多数低度恶性肿瘤主要由均匀的小腺体组成，腺体中有囊或乳头形成，可见沙粒体（钙化）。（图4.143）。细胞是均匀的无实质的多形性核，核分裂相也罕见[7, 43]。与高度恶性肿瘤不同，低度恶性肿瘤的这种组织结构导致T2WI高信号。腺样囊性癌易沿神经内及神经周围生长（图4.140，4.141）[9]。腺样囊性癌和腺癌的主要治疗方法是手术切除，可用或不用术前或术后放疗。

鼻窦腔的神经内分泌癌和未分化癌

神经内分泌癌是一种恶性肿瘤，它沿上皮和神经内分泌细胞两条路线分化[3]，是肿瘤少见的类型，实际上可在头颈部任何部位见到，包括鼻窦腔、唾液腺、喉和中耳[3]。鼻窦腔未分化癌是高度侵袭性肿瘤，易发生在成人，可在鼻腔和（或）多个鼻窦中见到（图4.200）[3]。它的特点是无任何组织学分化特征（鳞状、腺状、神经微纤维或花瓣状），很难与高度恶性的嗅神经母细胞瘤鉴别（图4.143c）[3, 47]。

嗅神经母细胞瘤（嗅神经上皮细胞瘤/感觉神经母细胞瘤）

嗅神经母细胞瘤又称为感觉神经母细胞瘤，是来源于神经外胚层的罕见的恶性肿瘤，发生于筛板区的嗅神经上皮鼻中隔的上1/3，沿最上和最大鼻甲生长。它占鼻窦腔癌的6%，占上消化气道恶性肿瘤的0.3%[48]，发病高峰分别在11～20岁和50～60岁。Kadish等人[49]介绍了一种简单的分期方法：A期，肿瘤局限在鼻腔内；B期，肿瘤超出鼻腔，但限于鼻窦内；C期，肿瘤超出鼻旁窦[49]。肿瘤在显微镜下有不同表现，因此常被误诊为淋巴瘤、黑色素瘤、未分化癌、髓外浆细胞瘤、Ewing肉瘤和胚胎性横纹肌肉瘤[5, 47]，此时利用电子显微镜和免疫组化分析进行这些病变的鉴别。大体上肿块有宽基底或有蒂与筛板区相连。主要细胞类型范围自未成熟的成神经细胞到有良性形态的神经细胞。病理研究发现肿瘤有黏膜下和颅内扩散的倾向，无前颅窝硬膜明显受累。

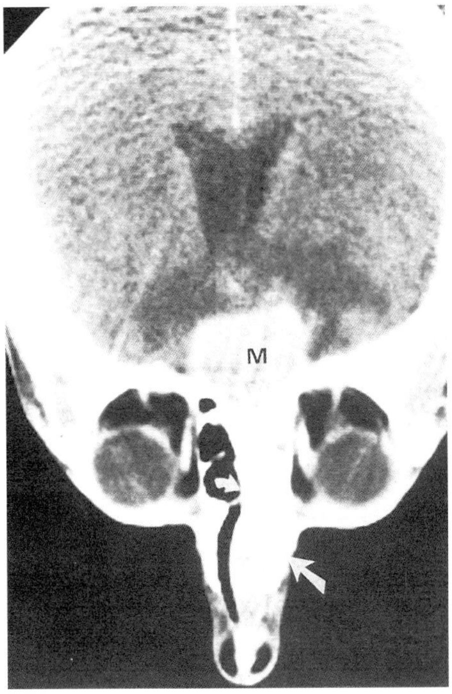

图4.144 嗅神经母细胞瘤。冠状增强CT示鼻腔内（直箭）和左侧筛窦（弯箭）内有一肿块，明显侵及前颅窝和额叶，呈明显强化（M），周围可见脑水肿。

这些肿瘤最常见的症状是鼻出血和鼻塞，57%的患者可局部复发[47]，我们的一位患者在治疗后23年局部复发。文献报道转移的发生率为20%～62%[3,47]，最常见的部位是颈部淋巴结，其他部位还可见于腮腺、皮肤、肺、骨骼、肝脏、眼睛、脊髓和椎管。由于肿瘤有沿黏膜下生长的倾向，所以手术切除范围要广泛[47]，而且手术切除的同时要行活组织冰冻切片观察。术前确定病变需行CT或/和MR检查（图4.144，4.145），包括增强扫描，从而判断硬膜或额叶是否受累（图4.144、4.145），对有硬膜或额叶受累的患者必须行经颅面的肿瘤切除手术，完全切除筛窦区（前颅切开术和鼻切开术）[47]，术后5年生存率为58%～75%[2,10]。虽然肿瘤是侵袭性的，且能侵及颅内，但肿瘤一般在鼻腔和筛窦内膨胀性生长（图4.144，4.145）。CT、MRI一般表现为密度/信号均匀的肿块，有中度到明显强化，肿瘤T1WI信号低于脑组织，T2WI信号明显低于脑组织（图4.146）。有时，肿瘤密度不均匀，可有囊变区，还可有钙化（图4.147）。我们曾遇到一位患者，肿块完全钙化，类似骨化性纤维瘤（图4.147）。

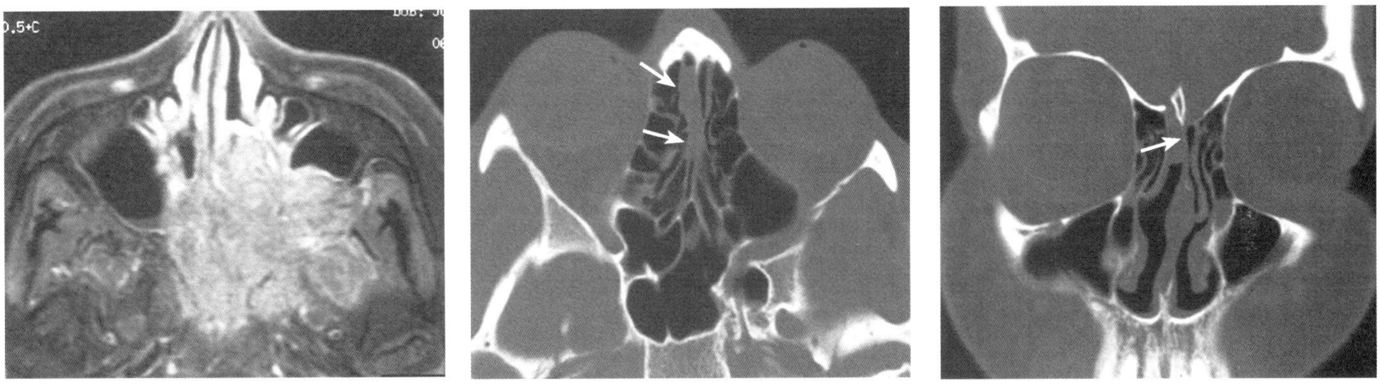

a　b　c

图4.145 a, b 56岁嗅神经母细胞瘤女性患者。a MR横断增强压脂T1WI示肿块明显强化，占据两侧鼻腔、鼻咽和左侧上颌窦，并延伸至左侧颞下窝。b, c 31岁女性嗅神经母细胞瘤患者。b 横断 c 冠状CT示一小嗅神经母细胞瘤（箭）。在此次检查前几周曾行一稍大肿瘤切除术，增强MR病变明显强化，残留的肿瘤也进行了手术切除。

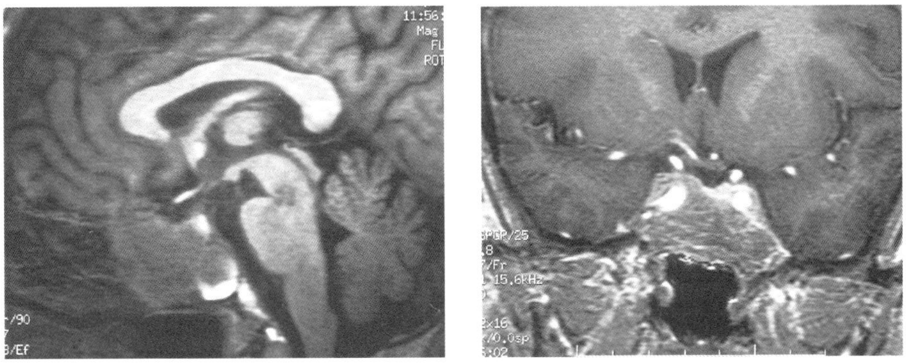

a　b

图4.146 67岁女性患者，蝶窦嗅神经母细胞瘤。应用3.0TMR扫描仪，a 矢状T1WI和b 冠状增强T1WI，示蝶窦内肿块，组织学证实为嗅神经母细胞瘤。

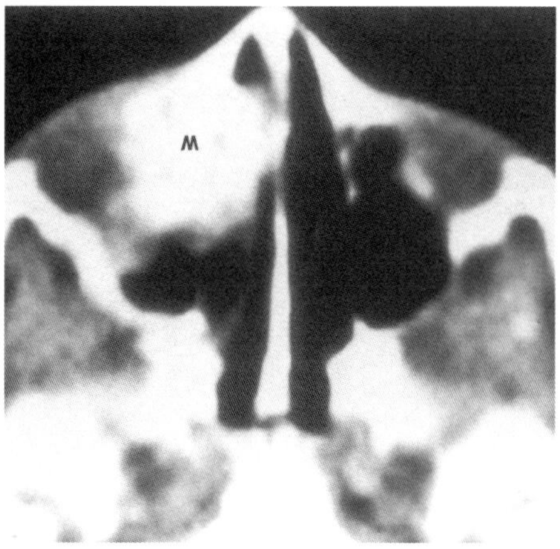

图4.147 钙化的嗅神经母细胞瘤。横断CT可见一钙化的肿块(M)，符合嗅神经母细胞瘤。

肿瘤发生在蝶窦比较罕见（图4.146)。原发的颅内嗅神经母细胞瘤也有报道，骨骼是最常见的转移部位[47]，颈部淋巴结也是常见的转移部位，其他的转移部位还有肝脏、胰腺、肺、纵隔淋巴结、皮肤、柔脑膜和硬膜外间隙。嗅神经母细胞瘤一般要进行颅面的切除手术和术后放疗[48, 49]。

节细胞神经瘤

颌面部神经母细胞的肿瘤非常罕见，仅占儿童肿瘤的6%[50]。肿瘤来源于神经嵴，正常迁移进入脊髓和交感神经节[50, 51]。典型的肿块发生在病初几个月，表现为颈部无痛性肿块，肿瘤可侵犯颅神经、颈动脉鞘和颅底[50]。病理学上，神经母细胞的肿瘤的成熟程度不同。神经母细胞瘤是一种最原始类型的肿瘤，最易转移。节细胞神经瘤是分化最好的类型（成熟型），没有转移倾向[51]。儿童头颈部肿瘤的鉴别诊断应包括感染性病变、发育异常（囊性水瘤、腮裂囊肿）和恶性肿瘤例如横纹肌肉瘤、非霍奇金淋巴瘤、Ewing肉瘤和各种神经母细胞的肿瘤，包括婴儿黑色素神经外胚瘤[50, 51]。

婴儿黑色素神经外胚瘤

婴儿黑色素神经外胚瘤（MNTI）是一种非常罕见的原始神经外胚层肿瘤，起源于神经嵴细胞，在神经母细胞巢周围有大的含黑色素细胞[52, 53]。大于90%的MNTI肿瘤发生在头颈部[53]。肿瘤细胞含有大量的胞浆内黑色素[53]。肿瘤总是发生在1岁以内，表现为下颌－颌面部的生长迅速、无痛性、膨胀性和色素沉着软组织肿块，上颌骨前部是最常受累的部位（70%）[53]，肿瘤可发生在眼眶、脑、颅内硬脑膜[53]。有个案报道，4－羟－3－甲氧苯甲基苯基乙醇酸水平增高，肿瘤切除后又恢复到正常值，这与起源于神经嵴的其他肿瘤一样，例如神经母细胞瘤、节细胞神经母细胞瘤和嗜铬细胞瘤。

CT和MRI表现为破坏性溶骨性病变，使邻近的骨质与牙齿移位[53]，可有相邻膨胀骨质的硬化及肿瘤内钙化。治疗方法是手术切除[52,53]，局部复发率为10%～15%[53]。转移发生率少于5%。根据临床和病理，不能判断哪个肿瘤具有恶性成分，只有极少数病例报道恶性成分找到是神经母细胞瘤的特征[52,53]。

Ewing肉瘤

Ewing肉瘤（ES）是一高度恶性的小圆形细胞（蓝细胞）肿瘤，见于儿童、青少年和青年人，占原发恶性骨肿瘤的5%～10%[5]。只有1%～4%的Ewing肉瘤发生在头颈部，最常见的部位为下颌骨，其次为上颌骨、颅骨和颈椎[54]。病理学上，ES表现为一种恶性的原始类型的“小圆形蓝色细胞”。鼻窦腔的原发性ES非常罕见，我们曾见过一例18岁的男性患者，肿瘤起源于前组筛窦，CT表现为筛骨小的破坏性的病变，同时在左侧眶鼻窝内有软组织。骨骼原始神经外胚层肿瘤和ES密切相关[54a]。ES的基本化疗药物有四种：阿霉素、环磷酰胺、长春新碱、更生霉素[54a]，一种新的联合用药，异磷酰胺和依托泊苷对经过标准治疗后复发的骨ES和原始神经外胚层肿瘤非常有效。[54a]

颅外原始神经外胚层肿瘤(PNET)

外周的原始神经外胚层肿瘤（PNETs）是一种少见的具有高度侵袭性的恶性肿瘤，头颈部罕见[55-57]，最常见的是躯干和下肢的软组织肿块，在软组织中，肿瘤起自非自主神经系统，具有神经元的分化[55]。它具有经典神经母细胞瘤和一些中枢神经系统肿瘤的某些特征[56]，虽然没有明确的病理组织学分类，但应用特殊染色和免疫组化能得到更真实的特征，并确定此肿瘤是其他小圆形细胞肿瘤的一种特殊类型，如ES、横纹肌肉瘤、淋巴瘤和经典的神经母细胞瘤[56]。PNETs类肿瘤包括中线神经外胚层肿瘤和外周神经外胚层肿瘤（图4.148)，前者累及脑、脊髓。外周神经上皮肿瘤定义为起源于外周非自主神经组织的PNET[55]。PNETs认为是起源于神经嵴[56]，已有报道PNET和Ewing肉瘤在患视网膜母细胞瘤放疗后发生[58]。

Merkel细胞癌

Merkel细胞癌是一种罕见的侵袭性肿瘤，起源是有争议的。有证据表明它起源于神经嵴，以及起源于表皮基底层的移行细胞（Merkel细胞)。虽然大部分Merkel细胞肿瘤见于暴露于阳光的部位，但有报道它可位于鼻、硬腭和头颈部的其他部位[59,60]。最近报道了一例富血供的鼻腔肿块，膨胀性生长，CT示有骨质破坏，MR呈长T1长T2信号，MR增强T1WI肿块明显强化。

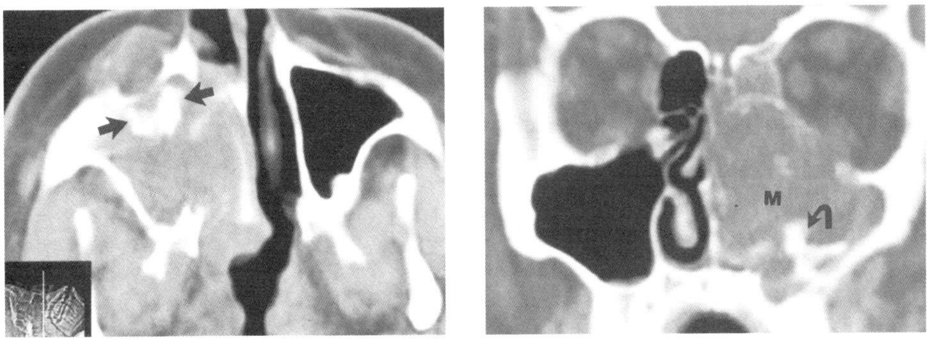

a b

图4.148 原始神经外胚层肿瘤（PNET）。a 横断CT示累及右侧上颌窦、鼻腔和颊部的破坏性肿瘤。注意在这类肿瘤中比较常见的簇状钙化(箭)。b 冠状CT示上颌窦内肿块（M）和钙化（箭号）。注意侵及左侧眶底。

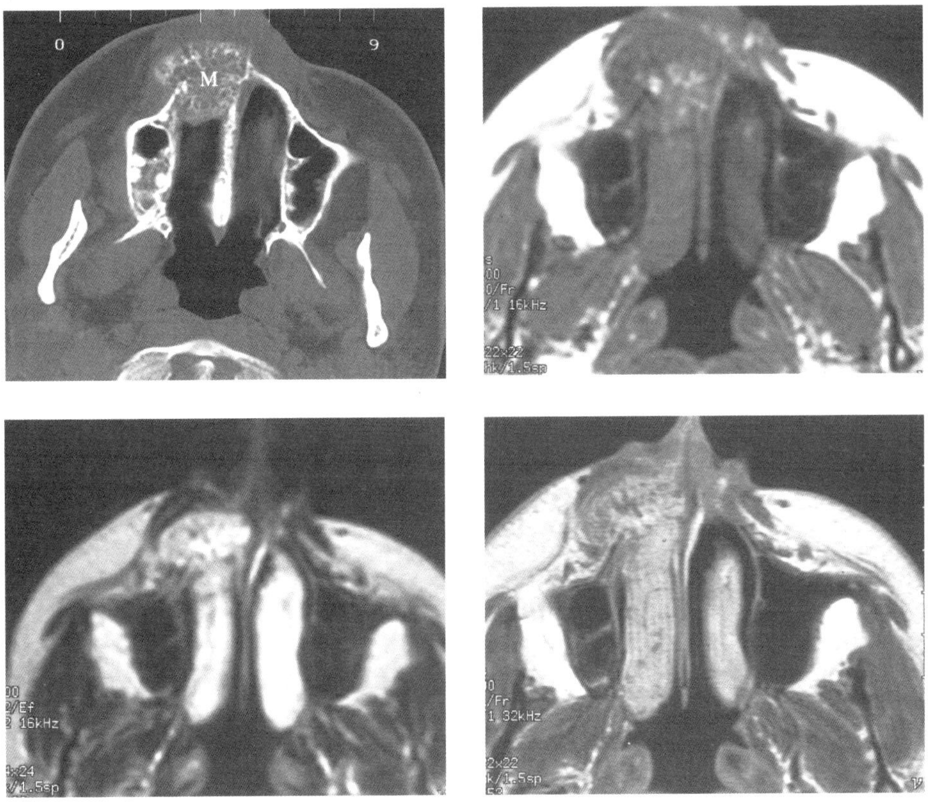

a b c d

图4.149 血管外皮细胞瘤。a 横断CT示前颌骨肿块（M），有高密度小梁。b 横断T1WI，c 横断T2WI和d MR横断增强T1WI。T1WI肿瘤呈混杂信号（b），T2WI肿瘤呈高信号（c），d 图示肿瘤有明显强化。

鼻窦腔海绵状血管外皮细胞瘤

鼻窦血管外皮细胞瘤是一种罕见的病变，常有鼻道的阻塞和鼻出血。外皮细胞一词是Zimmerman在1923年首先介绍的[61,62]，是毛细血管网状鞘外的一种特殊细胞，它们是一种小的圆形或纺锤状的细胞，起支撑包绕毛细血管的细胞质的作用，位于内皮细胞的外面，周围环绕着基底膜，人们认为它有收缩的特性，可调节毛细血管内腔的大小，还可合成胶原蛋白[62,63]。鼻血管外皮细胞瘤占鼻腔血管源性肿瘤的1%，后者主要发生在下肢、腹膜后和盆腔，但有15%～20%发生在头颈部[64]，鼻腔和鼻旁窦最常见，其次为眶区、腮腺和颈部[65]。这些血管外皮瘤CT呈中度到明显强化的肿块，可有钙化（图4.419），尤其是手术后或放疗后复发的肿瘤，肿瘤可以很伴有骨质侵蚀。T1WI肿瘤呈低到中等信号，T2WI呈中等到高信号（图4.111，4.419），注射Gd-DTPA后呈中度到明显强化（图4.419）。鼻窦血管外皮细胞瘤的治疗方法是局部大范围手术切除。

鼻窦腔横纹肌肉瘤

横纹肌肉瘤是婴儿和儿童最常见的软组织肉瘤[66]，位居儿童恶性肿瘤的第7位，占儿童全部肿瘤的5%～15%[67,68]，发病高峰在2～5岁的人群，第2个发病高峰在15岁到19岁之间。最常见的部位是头颈部，其次是泌尿生殖道、四肢、躯干和腹膜后。横纹肌肉瘤是一种多形性肿瘤，细胞可间变.根据它们的组织病理学特征，横纹肌肉瘤分为三种组织学类型：胚胎型、分化型、腺泡型[69]。

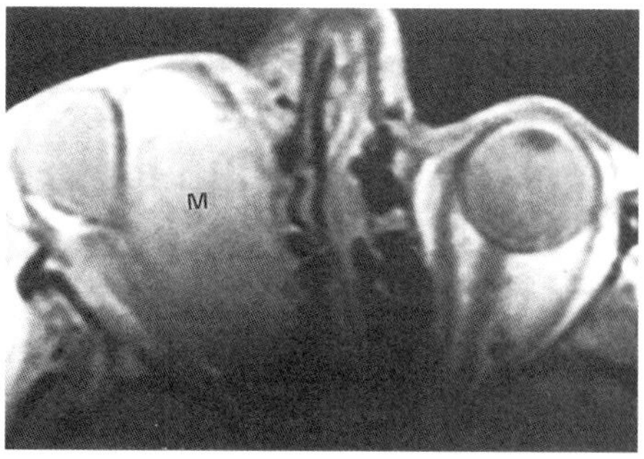

图4.150 横纹肌肉瘤。横断CT示一位老年患者眼眶巨大肿物(M)，符合横纹肌肉瘤。

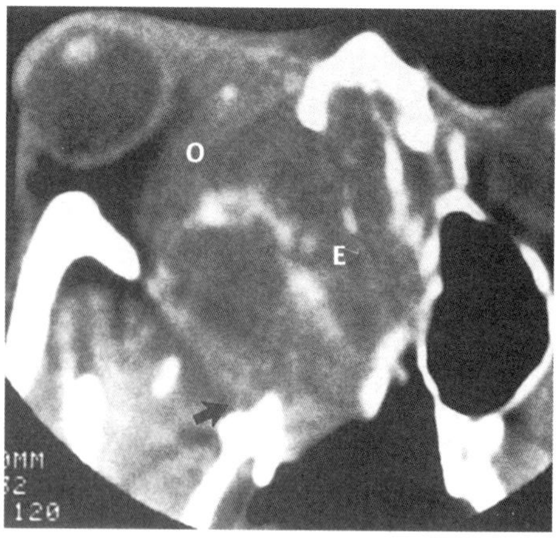

图4.151 横纹肌肉瘤。横断CT示一17岁女孩筛骨（E）和眼眶（O）的巨大肿块，扩展至蝶腭区（箭）。

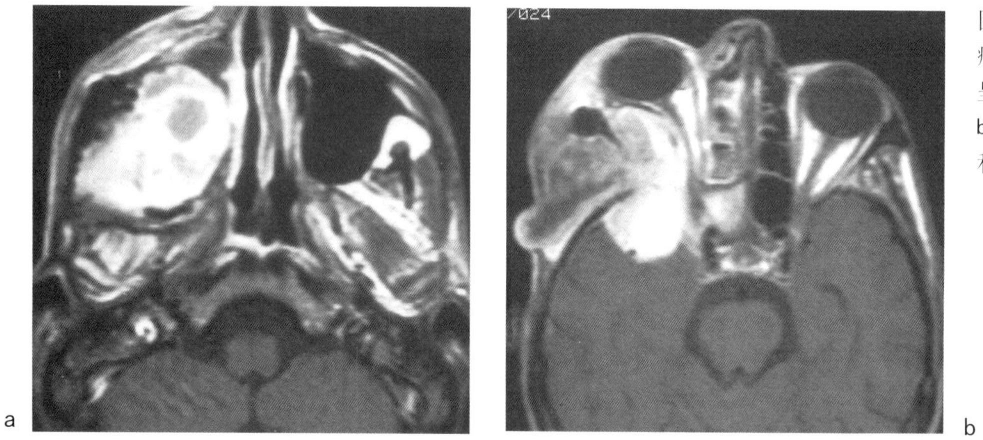

图4.152 28岁男性患者，复发的横纹肌肉瘤。a MR 横断增强T1WI示右侧颞下窝呈明显强化的大肿块，扩展入右侧上颌窦。b MR 横断增强T1WI示右侧颞窝、眼眶和中颅窝右侧前部的肿瘤。

分化型横纹肌肉瘤是最少见的一种类型，罕见误诊，因为细胞有横行条纹的嗜酸的胞浆纤维，从而可以诊断这类肿瘤。胚胎型横纹肌肉瘤是一种最常见的组织学亚型，一般认为起源于原始肌肉细胞，后者见于7～19周的胎儿[67]。从组织学上诊断胚胎型和腺泡型横纹肌肉瘤有一定的困难，据统计约高达50%的横纹肌肉瘤在最初活检时误诊[67]。

鼻窦道和眼眶的横纹肌肉瘤症状相对轻微（例如：复发的鼻窦炎，眼球突出或小的鼻－眼眶肿块）。继发鼻肿瘤可以由眼眶或由咽部横纹肌肉瘤经邻近的眼眶扩展而来（图4.150～4.152）。横纹肌肉瘤具有侵袭性、骨破坏和推压骨质的病变。需行CT和MR检查，可行或不行增强扫描，尤其注意颅底的骨质侵蚀和颅内的侵犯（图4.150～4.152）[66，69]，最初的手术步骤应包括适当的活检以证实诊断，并在不导致过多的损伤，如可行时做肿瘤完全切除[66，69]。化疗能有效的治疗原发肿瘤和控制转移病灶[70]，放疗首先用于局部治疗[59]，一般放疗和化疗是横纹肌肉瘤的主要治疗方法，自从应用了联合疗法（手术、化疗和放疗），儿童头颈部横纹肌肉瘤患者的生存率明显和持续提高[66]。

鼻窦腔淋巴瘤

淋巴瘤一般分为霍奇金病和非霍奇金淋巴瘤。一般情况下，霍奇金病发生在淋巴结，并扩展到邻近的淋巴结群，霍奇杰金淋巴瘤起自一组淋巴结群，但40%的病例起自淋巴结外器官或组织[71]。非霍奇金淋巴瘤能分化成淋巴细胞性白血病[72]。大部分淋巴结外淋巴瘤主要是B细胞淋巴瘤，T细胞淋巴瘤只占1%多一点[73]。在美国，鼻窦自然杀伤（NK）/T细胞淋巴瘤是罕见的淋巴结外淋巴瘤临床类型，它更多发生在亚洲[73-76]。Cheung等人报道的113例鼻部淋巴瘤中，45.1%是NK/T细胞淋巴瘤，21.3%是纯T细胞淋巴瘤，33.6%是B细胞淋巴瘤。因此，在亚洲NK/T细胞淋巴瘤是非霍奇金淋巴瘤最常见的类型，发生在鼻部和鼻咽部[76，77]。血管中心性是NK/T细胞淋巴瘤的常见征象[74]。淋巴结外NK/T细胞型淋巴瘤最常见部位是鼻腔[73]，但还可发生在其他部位，包括胃肠道，皮肤，神经系统和眼。虽然鼻咽部是Waldeyer环的一个部分，是发生淋巴瘤的潜在部位，在美国罕见累及鼻部和鼻旁窦[71]。

a 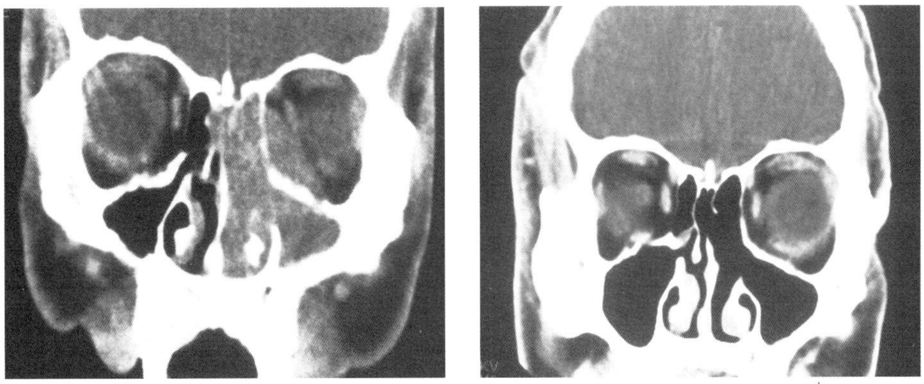 b

图4.153　淋巴瘤。a 冠状增强CT示左侧鼻腔和筛窦淋巴瘤，沿左眶内侧壁生长。b 治疗后的冠状CT图像示肿块完全消失。

a 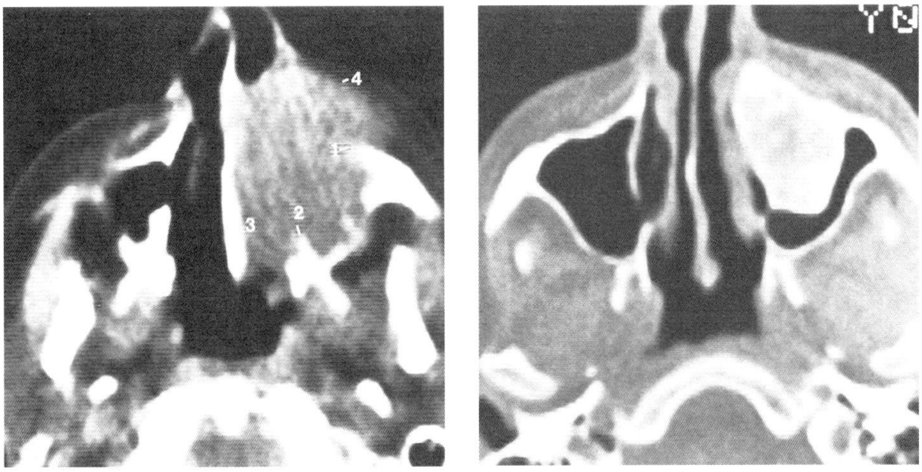 b

图4.154　左侧上颌窦淋巴瘤。a 横断CT示巨大肿块，破坏鼻窦的前壁（1）和内侧壁（2），并延伸到鼻腔（3）和窦前皮下组织（4）。对病变进行放疗，b 几年后的CT扫描图像，示肿块被致密的钙化取代。

鼻部和鼻旁窦的淋巴瘤一般是非霍奇金淋巴瘤，常见于播散的淋巴瘤或AIDS患者。Freeman等[71]人报道了1467例淋巴瘤患者，其中37例位于鼻咽部，33例位于鼻腔和鼻旁窦，早期诊断的淋巴瘤可以在一个淋巴结外部位呈单中心[71]，这些部位的淋巴瘤临床表现易与感染或肉芽肿或非淋巴瘤性肿瘤混淆[67]。以前所知的病如多形性网状细胞病、淋巴瘤样肉芽肿、中线肉芽肿综合征、非愈合性中线肉芽肿、伴有不典型细胞渗出的坏死或特发性中线破坏性疾病现在都明确归入T细胞淋巴瘤。大多数鼻部淋巴瘤是T细胞类的，最新的WHO肿瘤分类将这些肿瘤归为淋巴结外淋巴瘤或NK/T细胞淋巴瘤鼻型。淋巴结外NK/T细胞淋巴瘤主要见于亚洲男性，平均诊断年龄为50岁，该病与Epstein-Barr病毒密切相关。鉴别淋巴瘤和韦格纳肉芽肿是非常重要的，因为淋巴瘤的治疗方法是放疗，而突发严重的韦格纳肉芽肿是用环磷酰胺和类固醇治疗。在CT和MRI图像上，鼻部和鼻旁窦淋巴瘤与鼻窦最常见的疾病如鼻窦炎、鼻息肉病、肉芽肿病变和一些良恶性肿瘤相似（图4.153～4.160），它们都表现为巨大肿块，都能变得膨胀、侵蚀或浸润（图4.155，4.158，4.159）。放疗和化疗仍然是治疗淋巴瘤的主要方法。

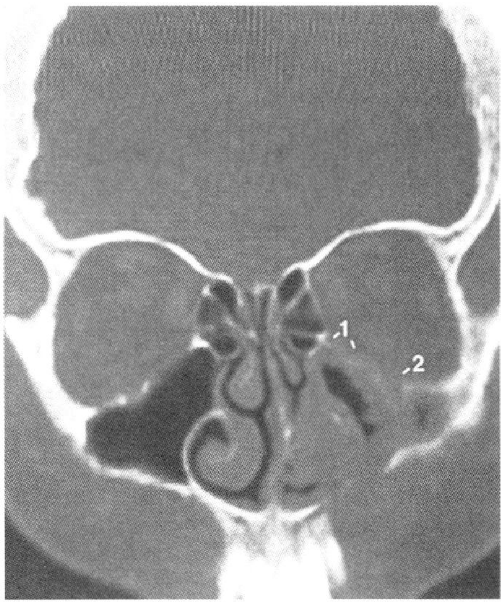

图4.155　左侧上颌窦的淋巴瘤。冠状CT示窦内软组织肿块，伴有明显骨质破坏，最初认为是癌，后来证实为淋巴瘤，可见眶底破坏（1）和眶下神经管区的骨质破坏（2）。来自参考文献22。

鼻窦腔浆细胞瘤

浆细胞肿瘤包括多发性骨髓瘤、单发性骨髓浆细胞瘤和髓外浆细胞瘤。多发性骨髓瘤和浆细胞瘤属于B淋巴细胞增殖疾病的一部分[18]。髓外浆细胞瘤（EMP）的特征是浆细胞单克隆增殖，是B淋巴细胞群的肿瘤。EMP占鼻腔、鼻旁窦和鼻咽非上皮细胞肿瘤的4%，占头颈部恶性病变的0.4%[79]，占浆细胞肿瘤的20%，在上呼吸道的发生率为75%～80%[79]。鼻腔、鼻中隔和鼻咽是常见的发病部位，表现限于软组织肿块。没有普遍的骨质受侵和全身表现。肿瘤可发生在鼻旁窦腔和鼻咽，也有报道发生在扁桃体、口咽、喉、眼眶、甲状腺、腮腺、颈椎前软组织、下颌骨、TMJ、舌骨、蝶窦[18]，岩骨、颅底、斜坡和单独位于头骨内[18]。大约30%的髓外浆细胞瘤患者20年后或更长时间后出现多发性骨髓瘤的全身表现。

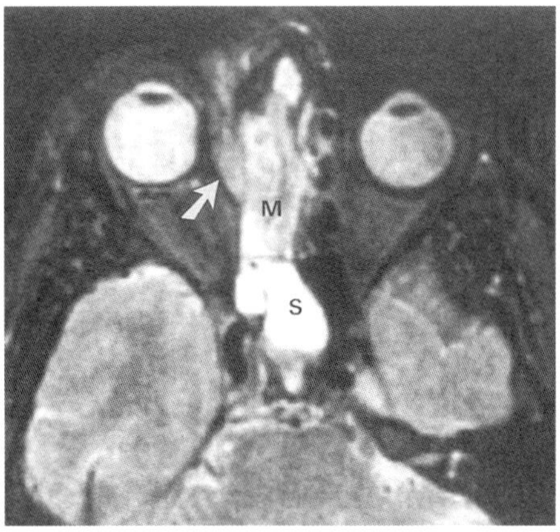

图4.156 巨细胞淋巴瘤。MR横断T2WI示肿块(M)的高信号低于蝶窦内留的液体（S），注意累及到眼眶和骨膜被掀起（箭）。

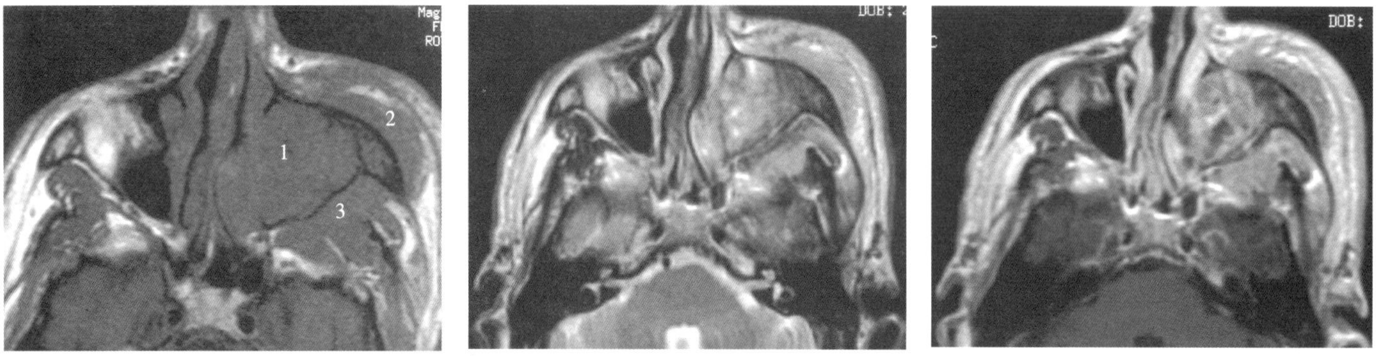

图4.157 淋巴瘤 a MR横断T1WI，b 横断T2WI，c 增强横断T1WI，示左侧上颌窦（1）、颊部（2）、颞下窝（3）和鼻腔内浸润性病变。

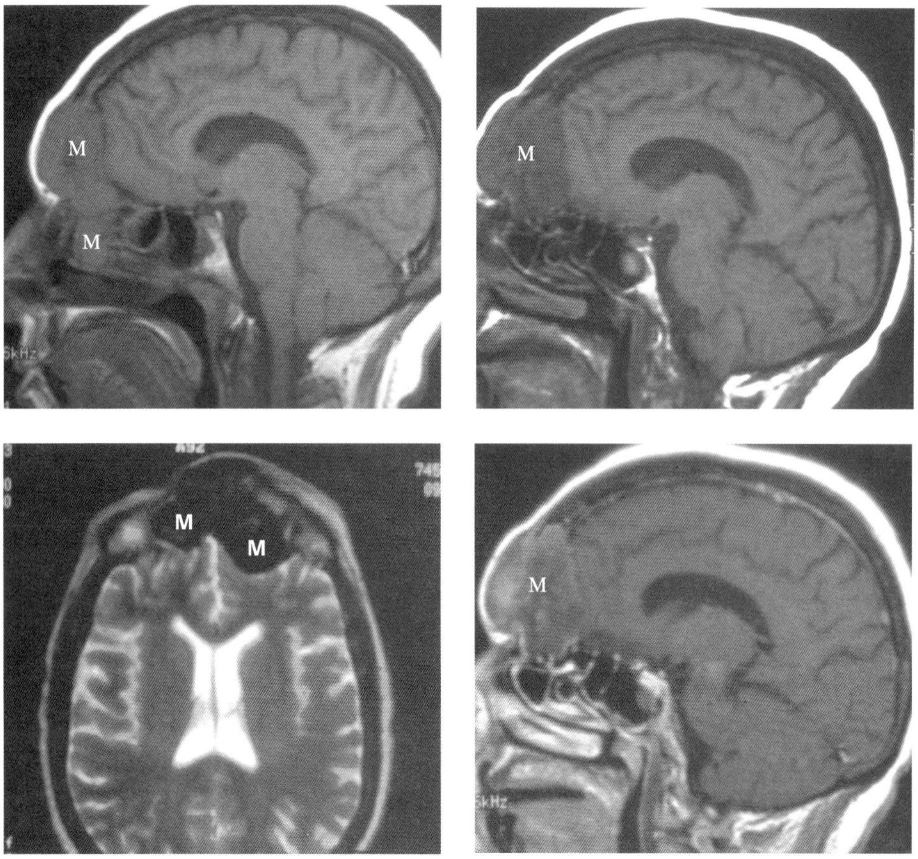

图4.158 额窦淋巴瘤。a MR矢状T1WI示额窦及额隐窝内肿块（M）。b 7个月后的MR矢状T1WI，由于肿瘤生长，额窦明显膨胀。c MR横断T2WI示额窦内低信号的肿块。d MR矢状增强T1WI示额窦淋巴瘤呈中等强化。

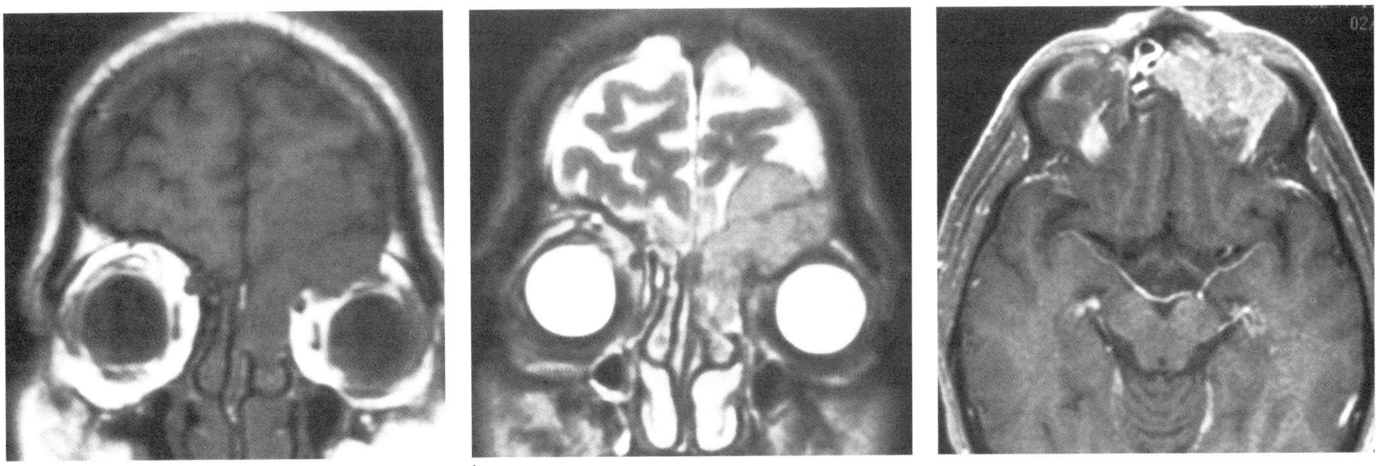

a b c

图4.159 额窦淋巴瘤。a MR 冠状 T1WI 示左侧额窦及鼻额隐窝内肿块。b MR 冠状 T2WI 示肿块信号低于脑组织。c MRI 横断增强 T1WI 示额窦淋巴瘤明显强化。病例来源于 Harish Showkeen, MD, Chicago, IL, USA

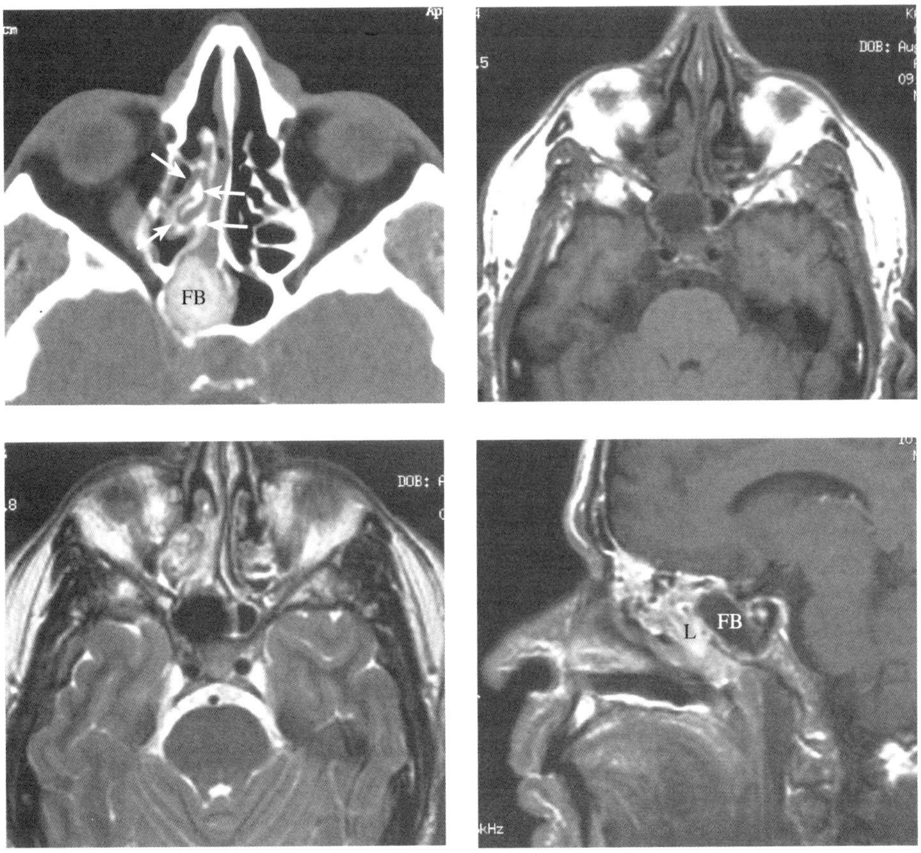

a b c d

图4.160 复发的淋巴瘤和曲霉菌球。a 横断CT示钙化的肿块，手术证实为曲霉菌球(FB)，注意复发的淋巴瘤（箭）。b 横断T1WI，c 横断T2WI，d 矢状增强T1WI示复发的淋巴瘤（L）和低信号的霉菌球(FB)。

鼻窦道的浆细胞瘤在CT上表现为边界清晰的肿块，常有膨胀性生长，伴有骨骼变形和骨骼侵蚀（图4.161）。注射造影剂后呈中到明显强化。MRI图像上浆细胞瘤表现为T1WI低信号，T2WI中到高信号的肿块（图4.161），注射钆造影剂后呈中等到明显强化。单纯依靠影像不能将这种肿瘤与鼻窦道其他恶性病变鉴别开[18]。

移植后淋巴细胞增殖性疾病(PTLD)

长期应用免疫抑制剂与淋巴组织增殖性疾病发病率增高有关，此病极易发生在淋巴结外部位，最容易累及胃肠道、中枢神经系统和同种异体移植器官[81,82]。累及鼻窦腔及头颈部的其他部位比较罕见，表现为Waldeye环黏膜下局灶性肿块或颈部淋巴结病变[81,82]。Gordon[82]等人报道了一例患者由于PTLD导致多发颅内神经麻痹，PTLD起自鼻旁窦，并扩展至颅底，在CT及MRI表现类似侵袭性霉菌感染[82]。

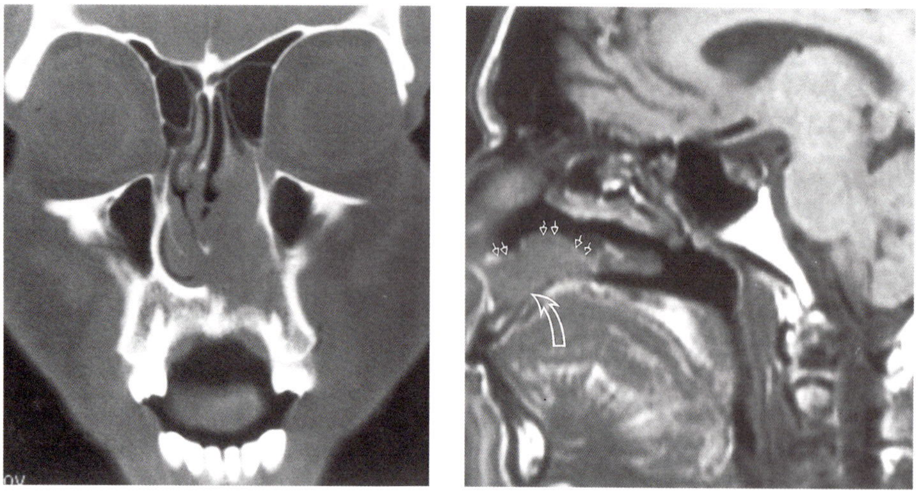

a b

图4.161 浆细胞瘤 a CT 扫描显示：左侧鼻腔有肿块，并侵蚀左鼻腔底部。b MR 矢状T1WI 示一低信号肿块（箭）。

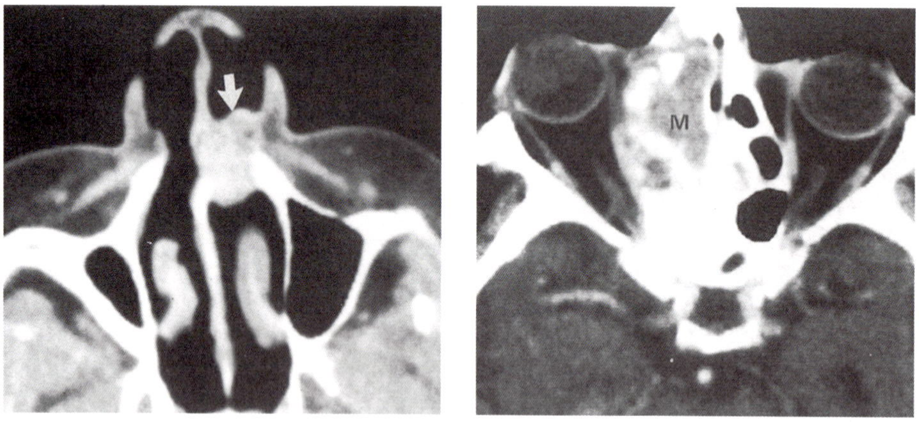

a b

图4.162 a 恶性黑色素瘤。横断CT示左侧鼻腔前部有一边界清晰的肿块（箭）。b 恶性黑色素瘤。另一患者增强CT示右侧鼻腔和筛窦内巨大肿块（M），延伸入眼眶。

副鼻窦白血病表现

慢性淋巴细胞白血病（CLL）是成人最常见的白血病。它是一种无痛性疾病，在老年患者中最为流行；90%的患者超过50岁。CLL 头颈部表现常伴有颈部淋巴结病变。CLL 在鼻旁窦的表现非常罕见；到目前为止，文献中仅有3例报道。其CT 表现与慢性炎症的息肉状黏膜增厚相似。粒细胞性肉瘤是一种罕见的不成熟细胞的髓外聚集和髓源性的分化。由于瘤体呈绿色又称为绿色瘤。继发于细胞内髓过氧化酶产生的绿色瘤出现常预示着急性髓性白血病或慢性髓性急变期发作。虽然它能发生在身体任何部位，但常见于软组织、皮肤、骨膜和淋巴结。累及鼻窦－眼眶区已在第8 章阐述。

鼻窦腔内恶性黑色素瘤

累及鼻和鼻旁窦黏膜的恶性黑色素瘤非常罕见，很难治疗。它的预后较差，一般甚至比表皮恶性黑色素瘤更差。大约20%的恶性黑色素瘤发生在头颈部，其中不到10%的肿瘤影响到口腔和上呼吸道的黏膜[84-86]。只有不到1%的恶性黑色素瘤发生在鼻腔及其相邻的鼻窦。大部分起源于鼻腔，只有不到25%的病变始于上颌窦内[84]。初次治疗后许多年可出现局部复发和远处转移。其5 年存活率是10%～25%[5,84]。黑色素肿瘤可有特征性的MR 表现，即T1WI 高信号和T2WI 低信号，但这种MR 表现不常出现（图4.163）。

鼻窦部良性纤维－骨性，骨性和软骨性病变

面部，包括鼻窦腔和眼眶的纤维－骨性，骨性和软骨性病变相对少见[87-90]。这些病变的临床、放射学以及病理学表现有重叠，造成诊断困难。包括鼻窦部和其他颅面部范围的纤维骨性和软骨性病变都是非肿瘤性增生和肿瘤。

一般良性纤维－骨性病变包括骨纤维异常增殖（FD）以及骨化性纤维瘤(OF)。根据放射学和组织病理学特性可以区分FD 与OF。然而，颅面部的良性纤维－骨性病变不能通过组织病理学来区分。

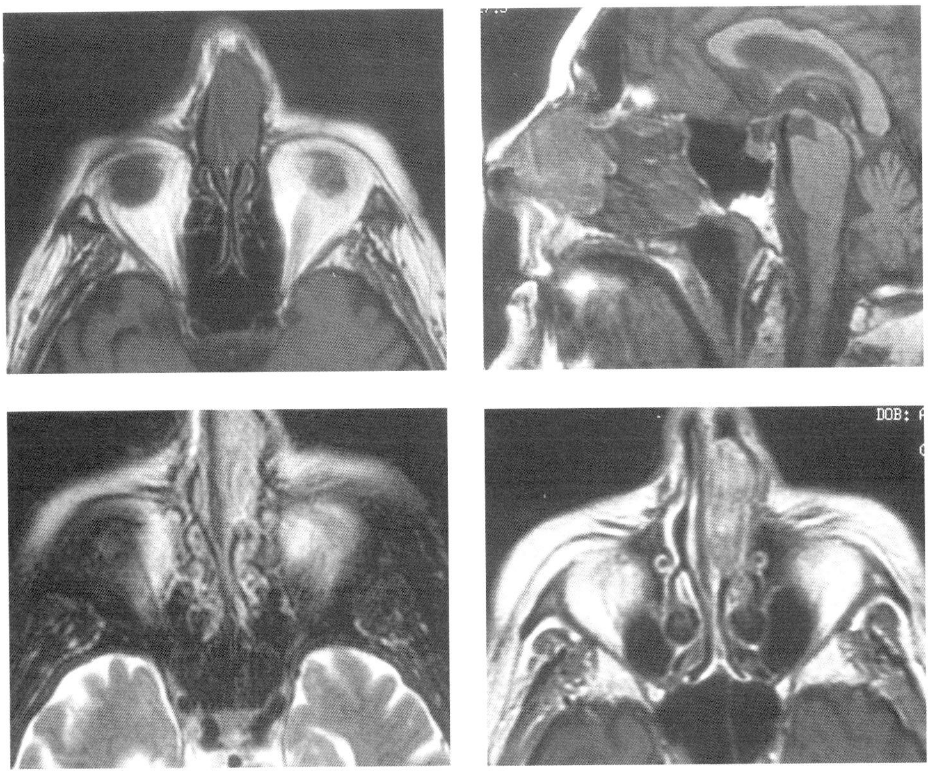

a b c d

图4.163 鼻恶性黑色素瘤。a MR T1WI横断面示左侧鼻腔肿块。b MR 矢状T1WI示鼻的肿块，呈稍高于脑组织的信号。c MR T2WI横断面。肿物呈稍高于脑组织的信号。d MR 横断增强T1WI示肿瘤明显强化。

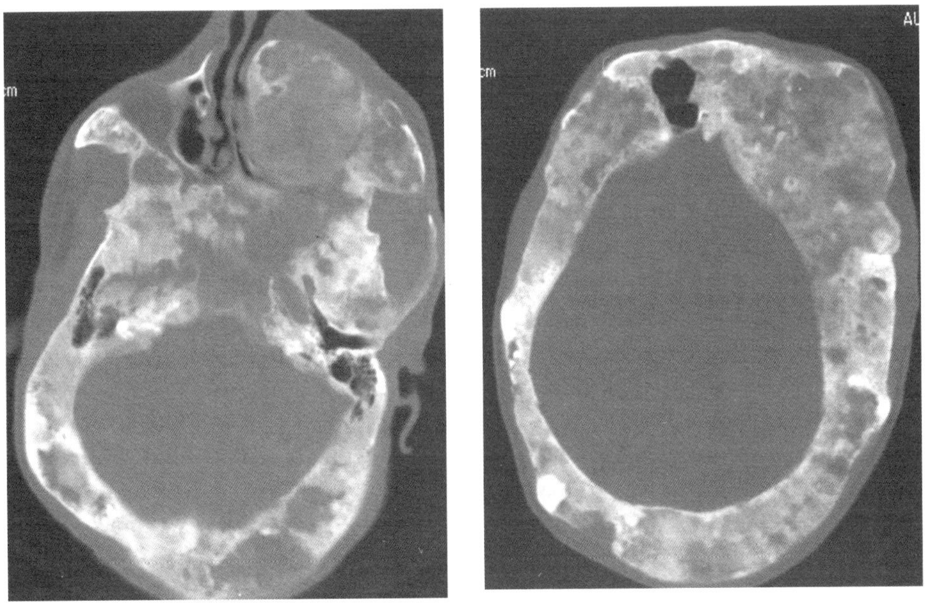

a b

图4.164 McCune-Albright 综合征。a，b CT示弥漫型骨纤维异常增殖，累及颅面骨。

FD可表现出多种OF可见的组织学特征（例如层状骨和成骨细胞环）。同样OF也可表现出多种FD可见的特征（例如没有成骨细胞环的网织状骨）。由于不结合放射学表现，病理学家把这些病变定为良性纤维-骨性病变，不再做进一步说明[90]。

骨纤维异常增多症

骨纤维异常增殖症（FD）是一种原发的非遗传的良性骨疾病。它表现为正常的骨髓组织被结构性无力的纤维和骨组织所代替[90、91]。FD分为三种常见的亚型：单骨型（占70%），多骨型（占27%）以及McCune-Albright综合征（占3%）。单骨型病变最轻，McCune-Albright综合征病变最严重，多见于女性，并且常伴有身材矮小、内分泌紊乱以及表皮色素沉着[92,93]。单骨型不是多骨型的前体形式[90]，先天性FD又称为娃娃脸，属于一种常染色体显性遗传性疾病，其主要表现为双侧颚骨，尤其是下颌骨明显肿大[90]。由于上颌骨膨胀累及上颌窦和上颌骨的眶下缘，造成眶底向上膨隆，使眼球上移，暴露出巩膜下部，同时面部皮肤收紧，使下眼睑回缩。

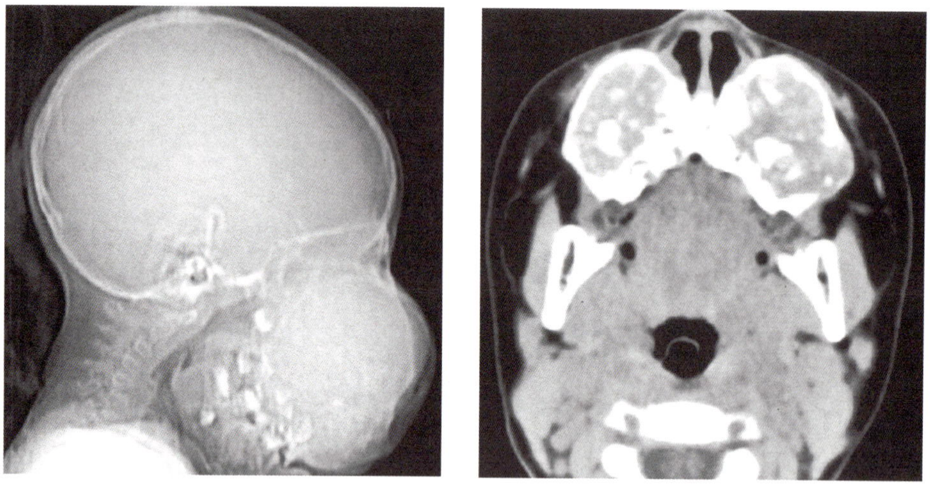

图4.165 娃娃脸。a 侧位片和 b CT示双侧上颌骨骨纤维异常增殖。上颌骨膨胀，累及上颌窦。

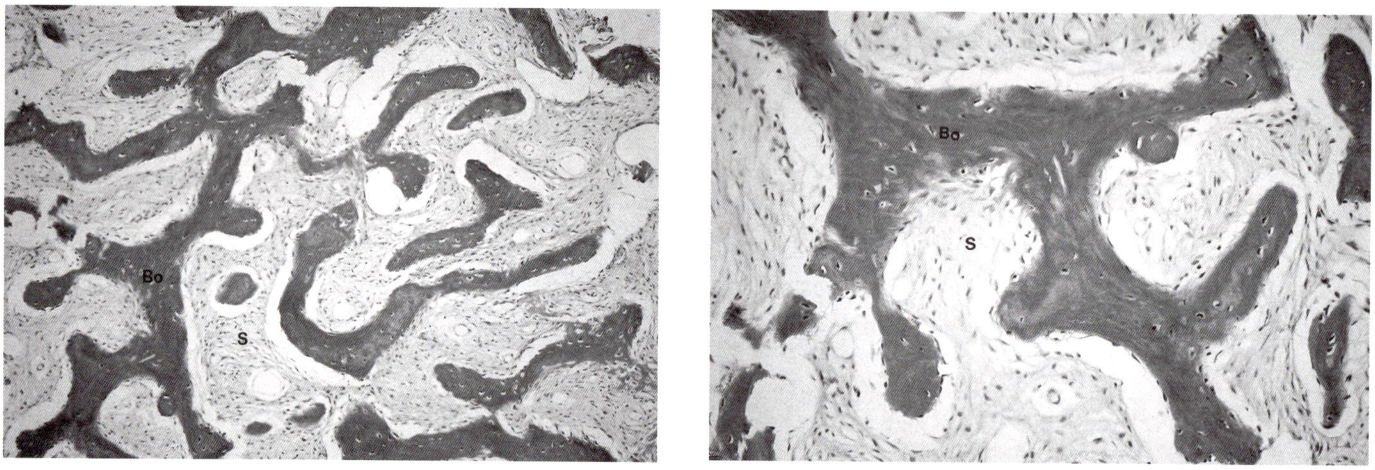

图4.166 骨纤维异常增殖。a 低倍和 b 高倍显微镜照片。这种纤维－骨性病变特征为形态不规则的不成熟骨（O）缺乏典型的成骨细胞边缘，骨小梁不是层状骨，而是网织状不成熟骨。基质（S）含有中度的细胞成分，纤维组织成分与骨化性纤维瘤相似（图4.171）。包括难以形容的、纤维组织无分型的各种细胞成分。由Bruce Wening,MD,Washington D.C.提供。

整体形成娃娃脸表现，就像是文艺复兴中描绘的向上凝视天堂[90]。

FD具体病因还不清楚，Lee及其同事提出环腺苷酸或蛋白催化酶的细胞内异常调节为FD发生的可能病因，其他学者[91、95]也已确定GS α基因的突变导致内源性GTP酶活性的改变或GS蛋白信号传导通路的改变，是FD的病因之一。现在大家相信FD的病因是结合子后的GNAS－1基因的蛋白转录体的突变，GNAS－1基因编码的G刺激蛋白的α亚基因。在蛋白转录过程中发生的点突变引起[96、97]。GS α亚基的201位突变，其中精氨酸被半胱氨酸或组氨酸代替[96、97]。这种突变首先在McCune-Albright综合征患者的内分泌器官中发现，以后在FD单骨型及多骨型中也发现了这种突变。FD的自然发展过程包括两个阶段：活动期可持续至青春期，和随后出现的静止期[8]。大部分FD患者是在30岁以下，一般是在二十岁以前患病[99]许多患者到成年才有症状[99]。

FD的组织病理学表现为紊乱的小梁周围过度增生的纤维基质（图4.166），纤维组织成分是难以形容的，无分型和具有不同的细胞成分。骨性成分主要包括不规则形的骨样骨小梁，以及由纤维基质化生的未成熟的骨。骨成分的不良结构有不成形的骨小梁，细胞成分增加和不规则的边缘及形成不固定的几何形式，包括c－形及s－形结构。骨小梁缺少骨母细胞边缘（图4.166）[90]。还可能看到多核巨细胞、巨噬细胞、血管增生和钙化[90]。FD及骨化纤维瘤在组织学上不能区分。由于血管增多，FD可合并有动脉瘤样骨囊肿形成。动脉瘤样骨囊肿属于放射学的术语，不是临床实体。解剖上累及颅底最常见的部位是筛骨，其次是蝶骨、额骨和上颌骨[91]。

视力正常FD的患者，是否对视神经管内视神经周围的FD进行适当的处置是有争议的。

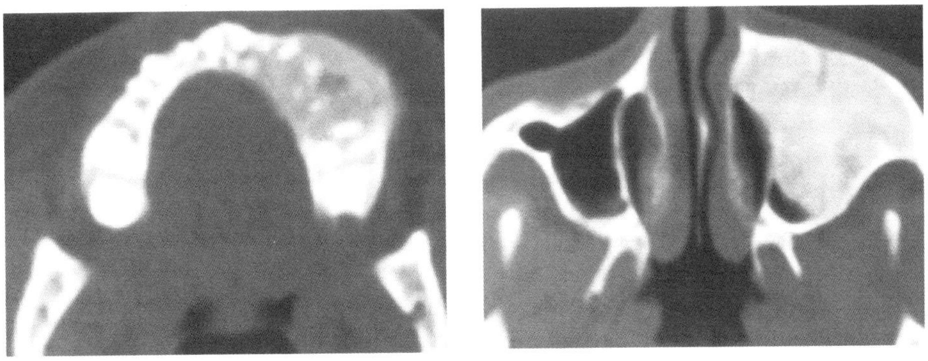

a b

图4.167 骨纤维异常增殖。a，b CT示左侧上颌窦齿槽骨局限性膨胀，无骨膜反应，邻近软组织隆起或浸润。通过上颌窦(b)层面显示典型的磨玻璃表现，有少许混入少许正常的骨皮质。

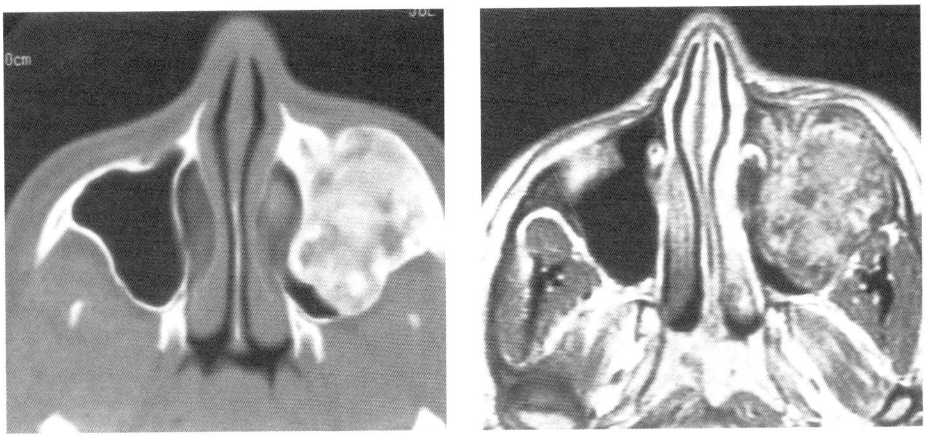

a b

图4.168 骨纤维异常增殖。a CT和b MR增强T1WI示左侧上颌窦腔的骨纤维异常增殖。b 示病变呈明显不均匀强化。

Lee[91]等人研究表明，与正常人相比，FD患者被包绕的视神经管狭窄具有统计学明显差异。然而，尽管视神经管缩窄，95%的患者视力正常。因此，作者认为不能仅依靠影像学诊断进行视神经预防性减压。FD患者急性或者渐进性视力丧失的原因尚未清楚[99]，可能的原因包括视神经受压、受牵拉、损伤、病理性折断以及囊性肿物，比如部分FD患者伴有动脉瘤样骨囊肿[99]。目前已有几种药物对FD患者可有抑制效果，其中包括二碳磷酸盐化合物，它可以抑制破骨细胞的再吸收，还有芳香酶抑制剂以及三苯氧胺，已证实可以成功治疗McCune-Albright综合征[91]患者的性早熟。在FD缺少根治性药物时，手术是主要的治疗方法[91]。偶然在CT或MRI发现没有症状的患者，他们需进行影像随访。放疗是无效的，有可能导致恶变，已被禁止使用[91]。

影像诊断

根据发展阶段以及病变内骨基质量的不同，FD有不同的放射学特征。放射学改变包括从透明区到弥漫性硬化(图4.164 4.167)。骨膜反应或皮质断裂不是良性纤维-骨性病变的特征，硬化型的FD常累及面骨及颅底部，而溶骨型，多见于颅骨。FD的典型表现是受累骨膨胀，CT示密度不均匀，连续的骨皮质变薄。(图4.167)骨化纤维瘤表现为有增厚的边缘，呈骨密度（图4.172）。FD在T1WI呈等信号，在T2WI呈不均匀低信号（图4.168～4.170），T2WI可见高信号区，特别是在病变早期。静脉注射Gd-DTPA后，呈中度到明显强化（图4.168～4.170）。FD或骨化性纤维瘤，特别发生在蝶骨，MR可误诊为脑膜瘤。

骨化性纤维瘤

骨化性纤维瘤多见于妇女，尤其是年龄较大人群。虽然可发生于任何年龄，但最常见于30～40岁[90]。有报道易发生于美籍亚洲妇女[90]。眼眶及眶旁的病变一般无临床症状，不伴有疼痛和肿大，常在放射学检查时发现的。有症状的肿瘤表现为牙齿移位，或单侧肿大引起的面部不对称。曾有人提出骨化性纤维瘤起源于牙周韧带的间充质，如果是这样则与牙骨质化纤维瘤和牙骨质-骨化性纤维瘤有关[90]。

骨化性纤维瘤表现为灰褐色到白色，呈沙砾状，坚硬，直径大约0.5～10cm。组织学上，骨化性纤维瘤由随机分布的成熟骨针构成，周围环绕着成骨细胞，混在纤维基质中（图4.171）。

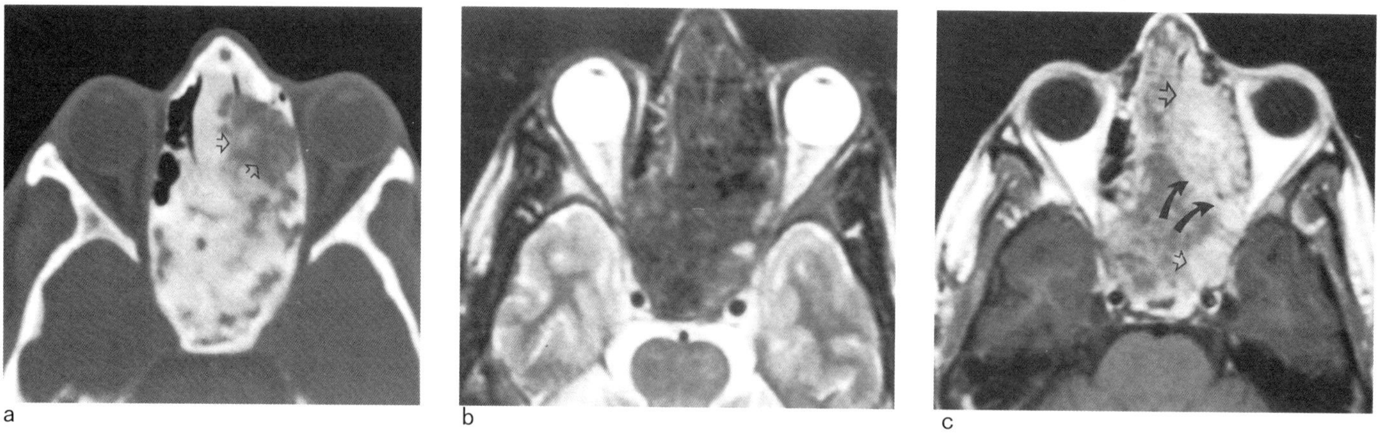

图4.169 骨纤维异常增殖。a CT，b MR T2WI 和 c MR 增强 T1WI 示筛骨和蝶骨骨纤维异常增殖。可见较少钙化部分（a 中的箭）在增强 MRI（c 中的箭）上呈更明显的强化。

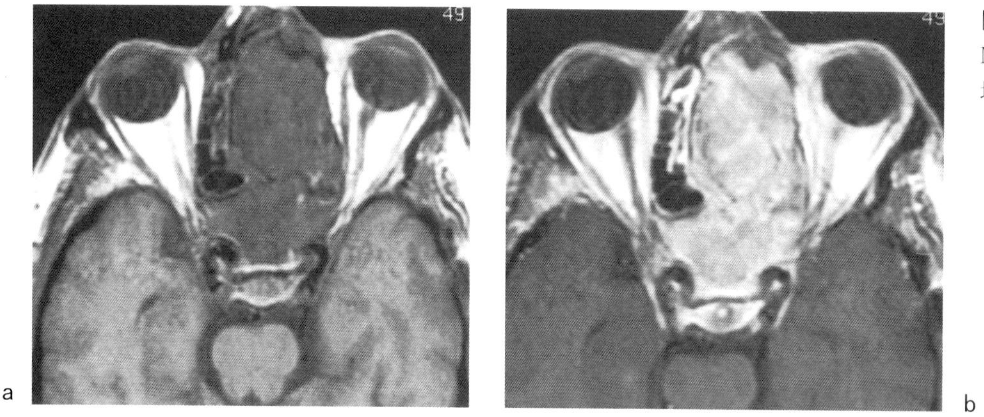

图4.170 骨纤维异常增殖。a T1WI 和 b MR 增强 T1WI 示蝶骨和筛骨的骨纤维异常增殖，呈明显均匀的强化。

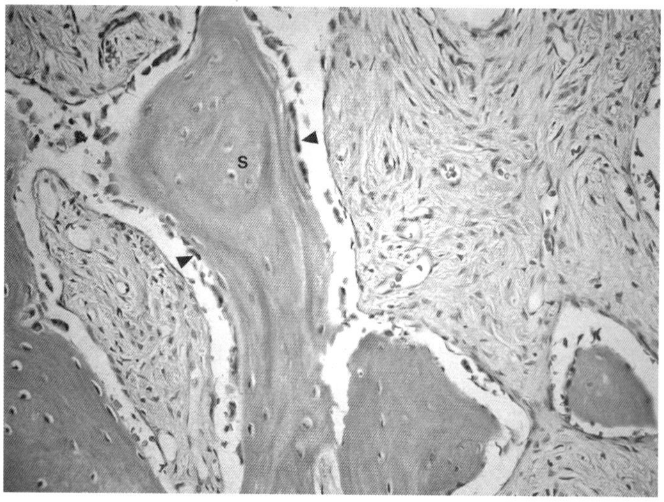

图4.171 骨纤维瘤（显微照片）。这种纤维-骨的病变特征是成熟的（薄层状的）骨针（S），周边有造骨细胞（箭头），其中混有基质。Bruce Wening, MD, Washington D.C., USA.

虽然其骨性成分一般认为是成熟的，中心部位可有网织骨，周围是板层骨，但完全是成熟骨组织很少见，在纤维基质中富含细胞，其中有丝分裂相较为常见[90]。另外还可看到继发性改变，包括出血、炎症以及巨细胞。骨纤维瘤的鉴别诊断首先是 FD。骨化性纤维瘤的治疗方法是手术切除，完全切除后预后良好，复发罕见[90]。

影像学特征依赖于病变的发展阶段以及矿化基质的数量。病变边界清楚或锐利，轮廓光滑（图4.172）。早期病变表现为单发的囊状或实性软组织，可有少量钙化或无钙化。晚期病变为密度增高。CT 扫描骨化性纤维瘤呈一膨胀的团块，周围是薄或厚的高密度边缘。病变内可有骨岛形成（图4.173，4.174）。MR 扫描，骨化性纤维瘤表现为不均匀的，T1WI 呈低到中等信号，T2WI 呈低信号，增强 T1WI 呈中等强化。

骨化性纤维瘤的变异

包括在骨化性纤维瘤范围内的都是它的变异，它们本质上是同一种病变，也许不同的是钙化物质的性质（牙本质骨与骨）、病变部位问题（口部与鼻旁窦或眼眶）、或其他的形态变异（沙瘤样结石）和总体的生物学行为（侵袭性的与静止性的）。

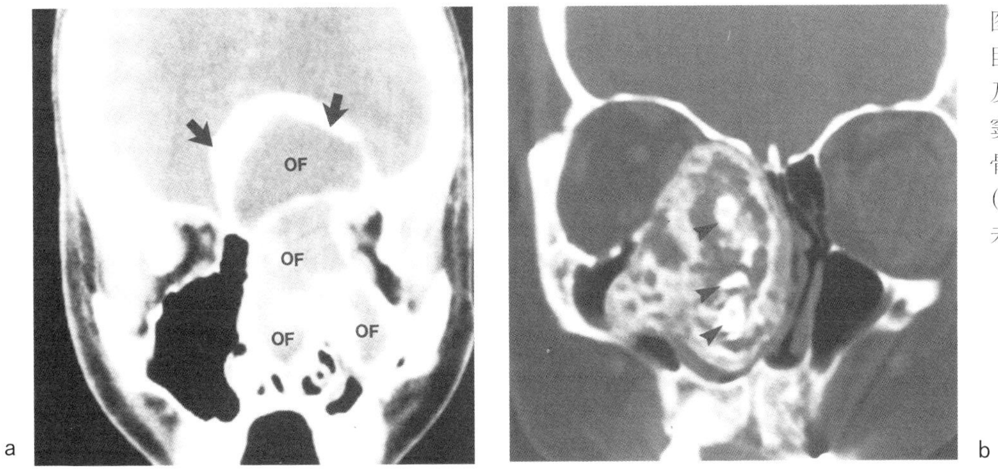

图4.172 骨化性纤维瘤。a CT示筛窦内巨大骨化性纤维瘤（OF）。膨胀的病变累及前颅窝底（箭），延伸到左侧鼻腔和上颌窦。b 另外一个患者的冠状CT示鼻筛窦骨化性纤维瘤。内可见钙化岛（成熟骨）（箭）。病变呈贝壳状表现，CT示邻近眶骨未见受累。

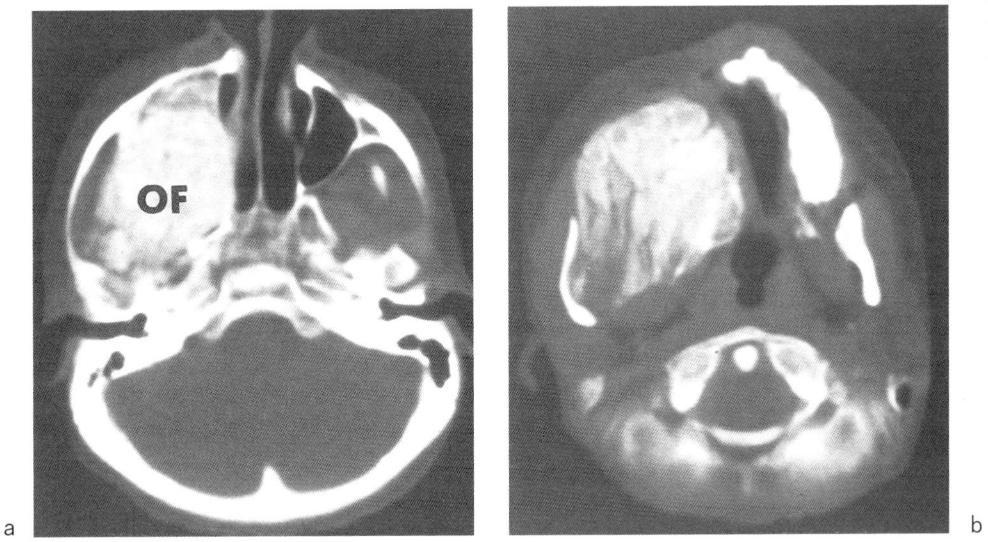

图4.173 骨化性纤维瘤。a，b 为一个儿童的横断CT，推测为骨化性纤维瘤。

颚部病变可能起源于牙周韧带，牙周韧带的细胞能产生牙本质骨或纤维组织[90]。根据病变内是牙本质还是骨质，将病变定为牙本质化纤维瘤或骨化性纤维瘤，同时混有这两种基质称为牙本质－骨化性纤维瘤。在没有牙周韧带的部位发生有相似表现病变的组织学起源不太清楚（例如鼻旁窦、眼眶），有可能起源于胚胎时期移位的牙周韧带。换句话说，它起源于其他能产生牙本质、骨质和纤维组织的细胞。在眼眶和眶旁区域，一般没有牙本质，可以有卵圆形、圆形的钙化结石，有同心圆状分层（沙瘤样结石）。可以有局部侵袭行为，延伸到邻近的组织，破坏骨质，这些病变有另外的名称，称为侵蚀性沙瘤样骨化性纤维瘤和青少年活跃的骨化性纤维瘤[90,95]。

沙瘤样活跃的骨化性纤维瘤

沙瘤样活跃的骨化性纤维瘤又称为青少年侵袭性沙瘤样骨化性纤维瘤，是传统骨化性纤维瘤的变异，典型发生部位是鼻窦道，具有潜在侵袭性，有局部侵蚀和破坏能力[90,95]。没有性别差别，发生在青少年人群（20岁以下），故又称为青少年沙瘤样骨化性纤维瘤。虽然称为青少年，但这并不总是正确的，因为它可发生在较广泛的人群，包括老年人[90,95]。临床症状有面部肿胀、鼻塞、疼痛、鼻窦炎、头痛和突出。它可发生在鼻窦道的任何区域，但好发于筛窦、鼻部和眶上额部[90,95]。可累及一个部位或多个鼻窦，还可累及眼眶。

组织学上，骨化性纤维瘤最具特色的成分是有矿化或钙化的沙瘤样体或小骨，小骨可以是几个也可以是致密的无数个球体，小骨可小到圆形或椭圆形，也可大到不规则状，可以位于骨小梁内，也可位于相邻细胞基质内（图4.174）。

小骨内可见破骨细胞，周围可见骨母细胞。骨小梁形态各异，可呈不规则形，从曲线形到粗糙的骨小梁。骨小梁由板层骨组成，有破骨细胞和骨母细胞边缘。球状小骨和骨小梁之间可见移行带。非骨性成分有细胞基质，呈簇状生长，由圆形到多角形纺锤形细胞组成，并有明显的嗜碱性细胞核和明显的胞浆边界。可见有丝分裂，但不活跃，且没有不典型的有丝分裂。

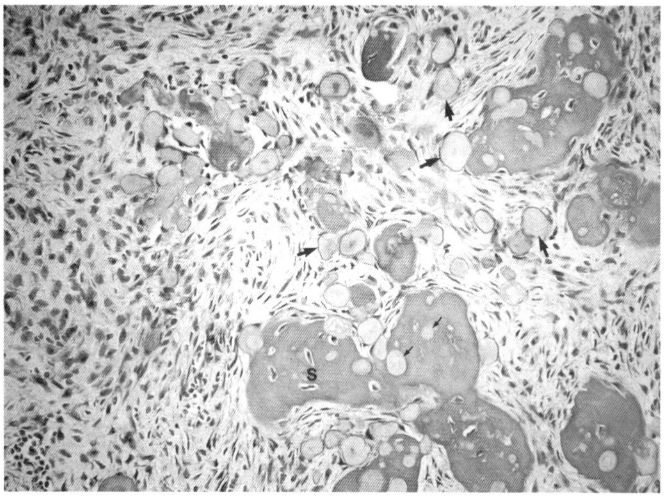

图4.174 侵袭性沙瘤样骨化性纤维瘤（显微照片）。这种变异的骨化性纤维瘤最具特色的成分是矿化或钙化的沙瘤样体或小骨（箭）。小骨可以很小，呈圆形到椭圆形，大到不规则形，可以位于骨小梁内（小箭）还可位于邻近的细胞基质内。注意网织骨的骨针（S）分布在细胞性纤维基质内。在这个变异的骨化纤维瘤组织学中。新形成的骨小梁非常小，提示牙本质或沙瘤体（箭）。Bruce Wening, MD,Washington D.C.，USA.

放射学特征与骨化性纤维瘤相似，有软组织和骨密度的混合表现。病变有侵袭性，明显的骨膨胀，有或无骨皮质断裂（图4.175）。在骨软骨肉瘤可见。

骨膜反应和新生骨不是骨化性纤维瘤或沙瘤样活跃的骨化性纤维瘤的特征。病变可延伸入周围组织，是膨胀性改变，不是侵犯（图4.175b c）。在CT和MRI图像中，可见软组织液样平面，最典型的特征是很多圆形或椭圆形大小不一的钙化灶，代表沙瘤样体（图4.175）。沙瘤样活跃性骨化性纤维瘤的MR表现与骨化性纤维瘤相似，增强MRI呈中到明显强化。MR T2WI可见高信号，与囊肿或软组织液平相似。治疗方法是彻底的手术切除，完全切除后预后良好，但可复发，而且肿瘤可具有侵袭性，局部破坏和侵蚀到重要组织结构[90,95]。

鼻旁窦髓外造血

鼻旁窦髓外造血（EHPS）与骨纤维异常增殖的放射学表现相似[100]。本病虽不常见，但需包括在纤维骨性疾病的鉴别诊断中，还有当研究窦腔有明显软组织肿块或密度增高的原因时，患者伴有高度活动的造血异常则应把鼻窦髓外造血作为鉴别诊断[100]。特别是患有地中海贫血、镰刀细胞贫血或原始粒细胞增殖疾病的患者更应如此。EHPS的放射学特征有鼻窦肥大，鼻窦消失和鼻窦扩大。良性纤维一骨性病变和低度恶性软骨肉瘤CT表现为浑浊的鼻窦中有线状或细小的高密度灶与钙化岛相似。MRI中病变呈T1WI和T2WI低信号，增强后呈轻度强化。

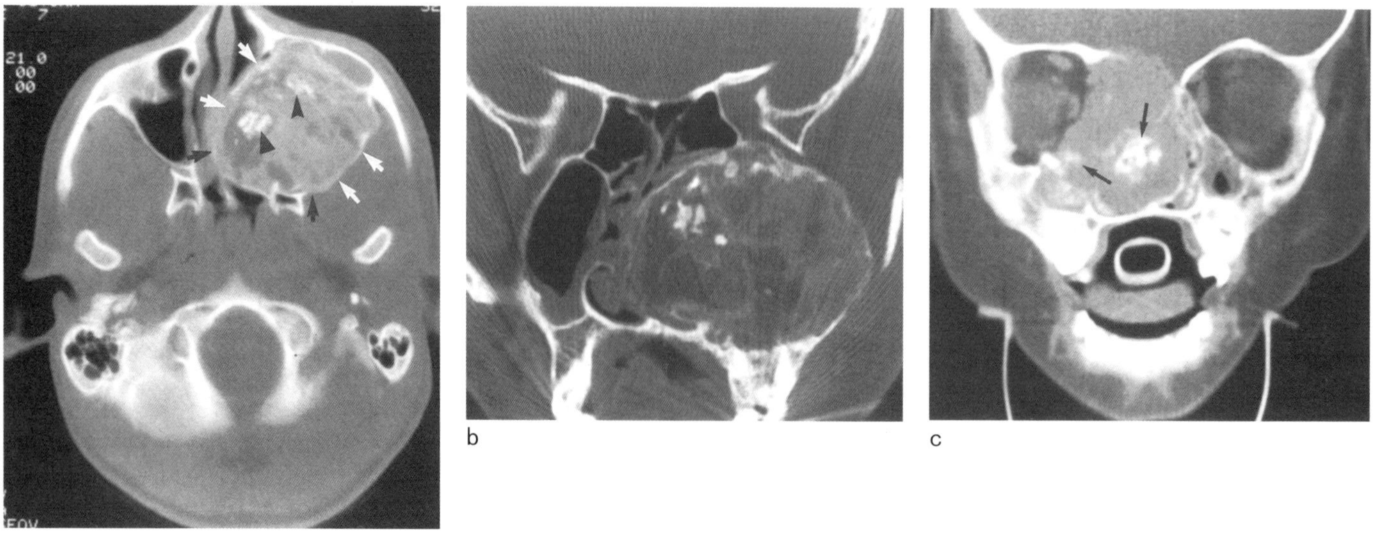

a b c

图4.175 侵蚀性沙瘤样骨化性纤维瘤。a 横断CT示巨大的混杂密度肿块，有数个小的钙化灶，沙瘤样体（箭头）。注意上颌窦（箭）后壁和内壁膨胀。b 冠状CT示病理证实的沙瘤样骨化性纤维瘤患者。c 18个月的儿童CT扫描示软组织肿块累及眼眶内侧壁和筛骨顶部。病变内可见钙化岛（箭）。Tony Pedulo,MD,Westmead, Australia.

Paget 骨病(畸形性骨炎)

Paget 骨病是累及3%~4% 40岁以上人群的一种常见疾病[101]。Paget 病的病因不清，推测其可能为病毒源性，因为在Paget 病组织学标本的破骨细胞中发现了核内包涵体(类似副黏病毒变种包涵体)[101]。Paget 病的特征为骨的过度和异常重塑，包括活动期和静止期。在溶骨期(初期活动期)，破骨细胞占优势。在混合期(活动期)，成骨细胞开始出现，叠加于破骨细胞活动，并最终占主导地位。最后，成骨期(晚期无活动期)表现为破骨活动逐渐减退[101]。同一患者可见处于不同时期的Paget 病。Paget 病主要位于中轴骨，最常累及的部位为骨盆，脊柱和颅骨次之。CT和MRI 可以显示骨的增大以及骨小梁和骨皮质的增厚(图4.176)。在MRI 上，骨髓通常保持其黄骨髓的信号特点。Paget 病病理学上所见的血流增加表现为静脉注射钆对比剂后的强化增加[101]。Paget 病肉瘤变发生于1%的患者。CT和MRI 在髓腔内发现占位样改变、皮质破坏以及伴随的增强的软组织占位都提示肉瘤变。[101]

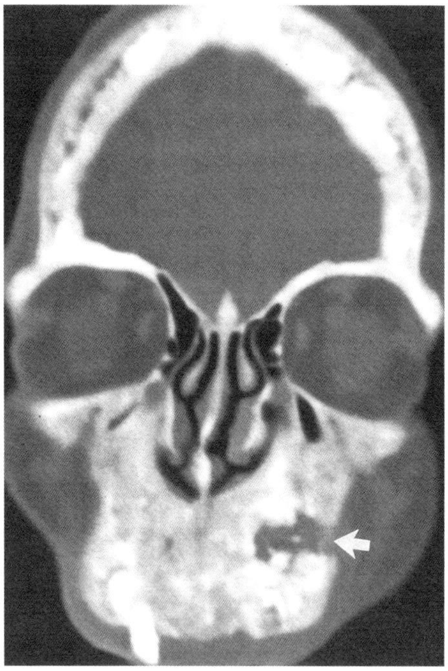

图4.176 Paget 病。冠状位CT 扫描显示Paget 病累及颅面骨。注意典型的骨质增大和混合性过度骨形成以及骨密度的丧失。骨缺损处(箭)是活检的部位。由Calvin Flowers,MD 提供。

石骨症

石骨症被认为是由不止一种遗传或生化缺陷所致，该病至少被描述过五种类型[102]。石骨症是一群异质性遗传情况，其特点为由于受损骨被破骨细胞骨吸收所致的骨密度增加[103,104]。两种最常见的类型为常染色体隐性(恶性)石骨症(AROP)和常染色体显性(良性) 石骨症(ADOP)。不同的类型可以通过遗传方式、临床和放射学表现以及预后进行鉴别[103]。在人类现在只有三个基因与骨硬化症有关[104]。石骨症早发型是常染色体隐性遗传，在出生时或生命早期就表现出来并致死，一般在儿童早期由于严重的贫血和重度感染造成死亡[103]。牙骨质增厚有关的神经麻痹可以导致并发症：如耳聋、失明和骨髓腔减少可以导致髓外造血和肝脾肿大。治疗这些患者目前的用得最多的是骨髓移植或使用重组人干扰素[103]。在放射学上可见广泛的骨密度增加(骨硬化)。石骨症伴肾小管酸中毒和脑内钙化是一种常染色体隐性遗传的石骨症类型，它在儿童早期表现为病理性骨折、发育不良、身材矮小，在大多数患者还有智力发育迟缓[103]。它的放射学表现与其他类型的石骨症相似，但在儿童晚期似乎有自发性的骨硬化消退[103]。所有的患者都表现为颅内基底节和皮层的钙化[103]。石骨症中间型是一种常染色体隐性遗传类型，其特点是临床表现比早发型(恶性型)轻得多。这种类型非常罕见，放射学上表现为弥漫性骨硬化。

石骨症迟发型是常染色体显性遗传，也称作良性型或成人型。它比前面描述的类型轻得多。大多数患者没有症状，只在放射学检查时偶然发现[103]。根据硬化的分布，在成人群体中可区分出两种基本表型。这两种表型也有一些临床差别[102-104]。常染色体显性遗传石骨症Ⅰ型(ADOP Ⅰ)一般没有症状[103]。放射学上可见广泛的均匀一致的骨质硬化(图4.177)，致病基因为11号染色体q12-13[104]。ADOP Ⅰ是惟一一种和骨折率增加无关的石骨症[103,104]。常染色体显性遗传石骨症Ⅱ型(ADOP Ⅱ)，最初由Albers-Schonberg描述[104]，其特点为由于椎体终板增厚所致的脊柱三明治样表现。携带ADOP Ⅱ的基因位于1号染色体p21[103]。ADOP Ⅰ中骨质硬化的分布是广泛的，主要位于颅骨、脊柱和长骨[103]。与ADOP Ⅰ不同，ADOP Ⅱ中骨质硬化的分布是更多的局灶性的骨质增生，导致骨内骨(bones-within-bones)、脊柱三明治样外观(rugger-jersey脊柱)以及颅底的显著硬化。[103,104] ADOP Ⅰ和ADOP Ⅱ的CT 表现包括硬化增加、骨质增厚以及骨髓腔闭塞(图4.177)。骨增厚伴有视神经管、眶上和下裂、岩骨颈动脉管、椎体横突孔(椎动脉)以及颅底其他孔的狭窄[102]。视神经管狭窄和视神经萎缩主要见于ADOP Ⅱ和常染色体隐性遗传(恶性)石骨症[102]。石骨症骨的MRI 表现为所有脉冲序列上呈显著的低信号[102]。受累的颅面骨增厚，MRI 低信号，包括骨髓腔。受累的骨质在MR 增强扫描T1WI 上不显示强化。

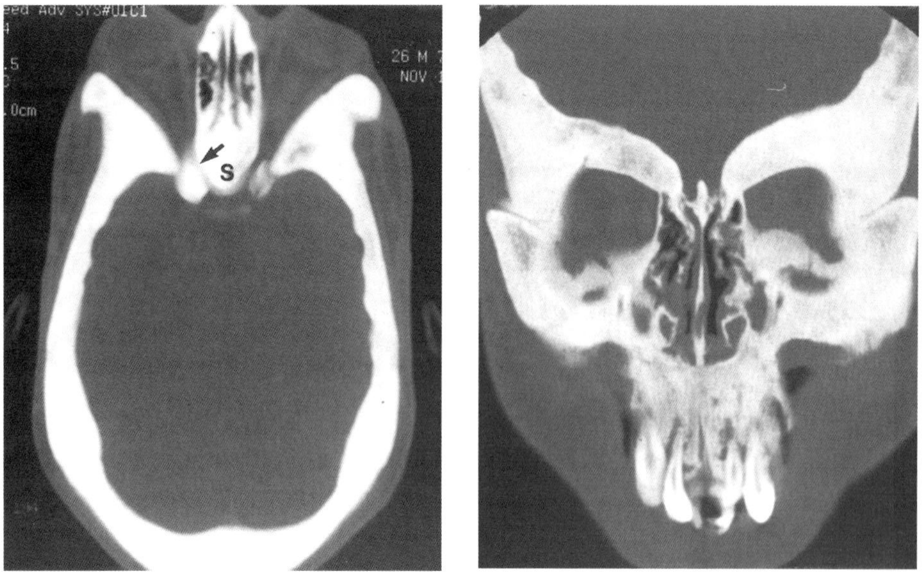

a b

图4.177 石骨症，见于一26岁男性。a CT扫描显示颅面骨显著硬化和骨增厚。注意右侧视神经管变窄(箭)。注意筛窦小房体积小和蝶窦(S)未发育。b 冠状位CT扫描显示颅面骨显著硬化和骨质增厚和骨髓腔闭塞。注意上颌窦和筛窦发育不良。

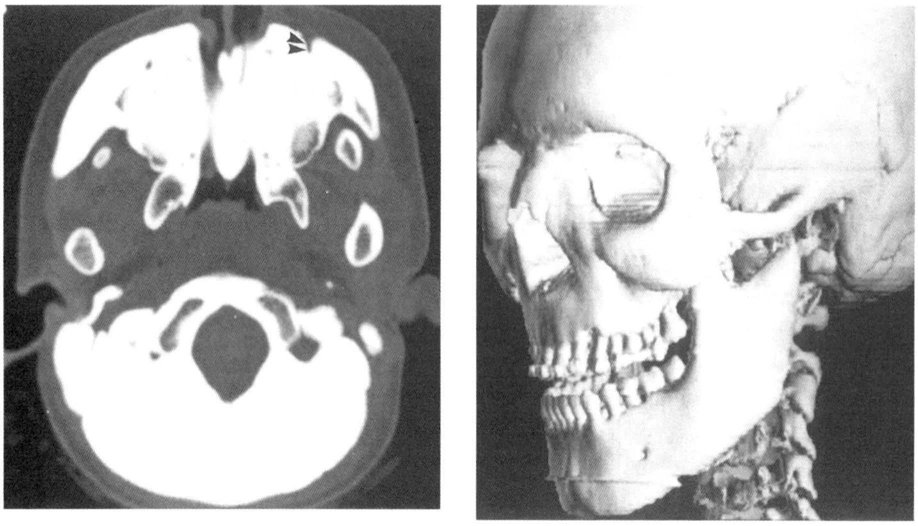

a b

图4.178 推测为Camurati–Engelmann病。a CT扫描和b三维重建图像显示颅面骨的硬化和骨增厚。注意眶下管变窄(a中的箭)。由James Goodwin，MD提供。

但是，如果伴有髓外造血，则在静脉注射钆对比剂后有中度的强化。

Camurati-Engelmann病

Camurati–Engelmann病是一种罕见的硬化性骨发育不良，其遗传方式为常染色体显性遗传[103]。面骨和颅骨可以受累。患者表现为在儿童期肌肉无力和疼痛、步态失调、听力丧失以及眼球突出[103]。放射学上它由颅骨管状骨质增生构成(图4.178)。病变分布通常是双侧对称性的。

骨瘤

骨瘤是良性的骨形成的肿瘤，几乎只见于颅面骨。在颅面部，骨瘤可以见于任何部位，但最常见于额窦和筛窦(图4.179)[12,90]。这些肿瘤通常没有症状，都是放射学检查时发现的。与眶旁骨瘤有关的症状包括头痛、面部肿胀或畸形以及眼部病变[12]。虽然骨瘤通常没有症状，但它可以阻塞窦口，导致继发性感染或黏液囊肿形成(图4.98)。它也可以生长侵入相邻的结构，如眼眶。某些人在航空飞行时会有严重的鼻窦疼痛，这也可以用骨瘤来解释。有时额窦的巨大骨瘤可以侵蚀后骨板，导致显著的颅腔积气。如果额窦有潜在的感染，就会并发颅内感染或脓肿形成。眶旁骨瘤通常作为一个单独的病变，但可以伴发Gardner综合征。Gardner综合征为常染色体显性遗传，其特点为肠道（结肠直肠）息肉病、软组织病变(纤维瘤病、皮肤表皮样囊肿、脂肪瘤以及平滑肌瘤)和多发性颅面部骨瘤。[90]组织学上骨瘤边界清晰，主要由致密成熟的层状骨构成，有时有成骨细胞环绕。

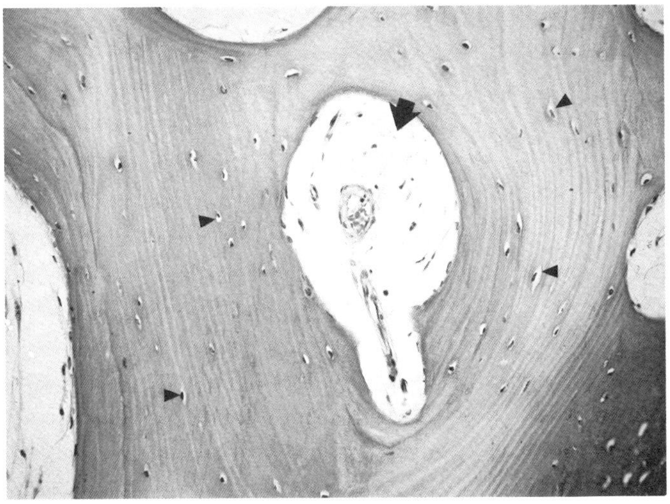

a

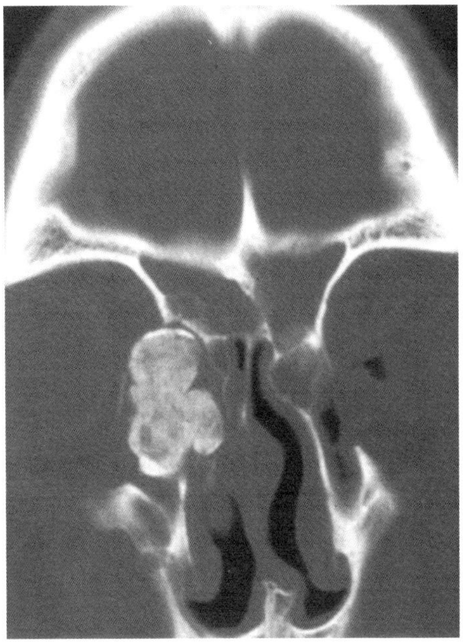

b

图4.179 a 骨瘤(显微照片)。象牙型骨瘤由致密成熟的层状骨构成。注意骨细胞(箭头)、哈佛氏管(箭)，以及缺少纤维基质。在纤维性骨瘤中，骨间间隙包括纤维性、纤维血管性以及脂肪组织。b 骨瘤。CT 扫描显示右侧前组筛窦的骨瘤。

骨间间隙由纤维、纤维血管或脂肪组织构成，可见造血单元。骨瘤通常不需要治疗，但对于有症状的骨瘤或因为美容的原因可能需要外科手术切除。完全的手术切除是有效的。

诊断性影像学

骨瘤的放射学表现为边缘锐利的高密度的病变起自并局限于骨或突入鼻窦(图4.179b)。有时其边界可不规则。致密(象牙型)的骨瘤在MR T1WI和T2WI上表现为低信号。疏松的骨瘤在MR T1WI和T2WI上表现为中等信号强度，钆增强MR T1WI表现为中度强化。那些在CT上表现均匀致密的骨瘤在MRI上也会有某种程度的强化。

骨母细胞瘤

骨母细胞瘤是一种良性成骨性肿瘤，它的组织学表现与骨样骨瘤相同，但体积较大。骨母细胞瘤是不常见的骨肿瘤，约占良性骨肿瘤的3%[90]。骨母细胞瘤发生于椎骨、长骨(特别是股骨和胫骨)以及手足的小骨，头颈部受累部位包括下颌骨(最常见的部位)、上颌骨、颞骨、眼眶以及鼻窦[90]。骨母细胞瘤多发于男性，虽然可发生于任何年龄，但大多数患者(70%~90%)在30岁以下[90]。头颈部受累的症状和体征包括疼痛、面部肿胀和不对称、牙齿松动以及进食问题。与骨样骨瘤相反，骨母细胞瘤的疼痛较少夜晚发生，而且对阿司匹林反应较差。骨母细胞瘤的致病因素不详。组织学上骨母细胞瘤表现为富细胞的，无序排列的骨样小梁，伴有疏松的纤维血管结缔组织。骨小梁由网织骨构成，厚度不一，表面被覆均匀一致的成骨细胞。多核巨细胞多少不等，在某些已知的病变中可能很明显。骨母细胞瘤中的细胞成分表现为松散的，其间有纤维血管基质介入，基质内含有明显扩张的毛细血管、外渗的血液以及纤维组织。[90]

影像诊断学

CT 图像上，骨母细胞瘤表现为边界清楚的有明显钙化边缘的圆形膨胀性病变。中央部分可以与骨化性纤维瘤表现相似(图4.180)。在MRI图像上骨母细胞瘤与骨化性纤维瘤有相似的特点。中央部分在MR T2WI上可以是高信号。骨母细胞瘤在Gd-DTPA增强MR T1WI上表现为中度至明显强化(见图5.35b~d以及第3和5章)。治疗方法是保守的手术治疗，包括刮除术或局部切除术是首选的治疗方法，且是治愈性的[90]。但部分切除或不彻底刮除后的肿瘤可消退，不完全切除的病变可复发。

软骨瘤

眶旁区，包括鼻窦通道和鼻咽的软骨瘤罕见。最常见的发生部位包括鼻腔(中隔)、筛窦以及鼻咽[105,106,107]。男女发病率相同，大多数患者小于50岁[106]。有症状的患者可表现为鼻塞、增大的无痛性肿块、眼球突出以及头痛。颅面部软骨瘤可以表现为息肉状的、坚硬的、表面光滑的结节，大小约0.5~2cm，很少大于3cm。组织学上，软骨瘤表现为分叶状肿瘤，它由代表软骨正常组织学表现的软骨细胞构成。但未见细胞多形性、双核软骨细胞或有丝分裂活动增加。观察颅面软骨瘤应带着一些疑问。Chaudhry 等[106]发现大约20%的颅面部软骨肉瘤最初被误诊为软骨瘤。有时，区分软骨瘤和分化好的软骨肉瘤是困难的。

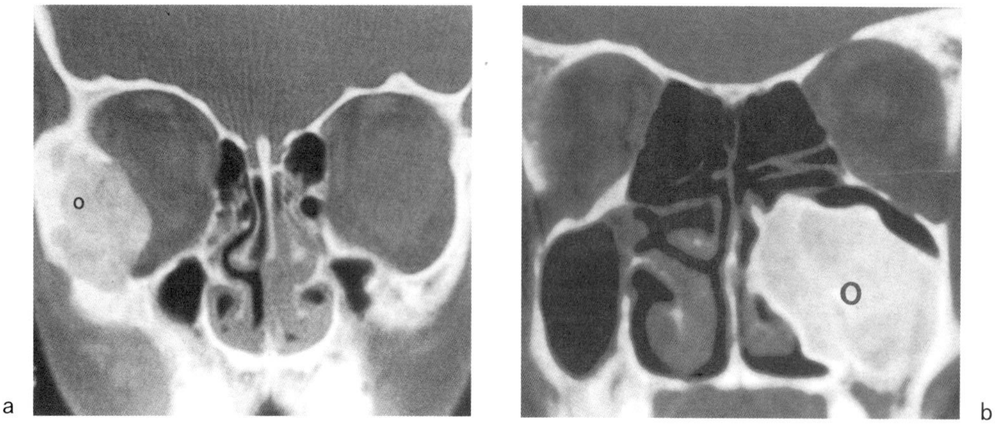

图4.180 成骨细胞瘤。a 冠状位CT扫描显示一成骨细胞瘤（O）累及右眼眶的外侧壁。b 冠状位CT扫描显示左侧上颌骨的成骨细胞瘤（O）。上颌骨钙化的棕色瘤可与上颌骨的成骨细胞瘤以及放疗后钙化的淋巴瘤相似（见图4.154）。
图b感谢Randall Weingarten,MD,芝加哥，IL，美国。

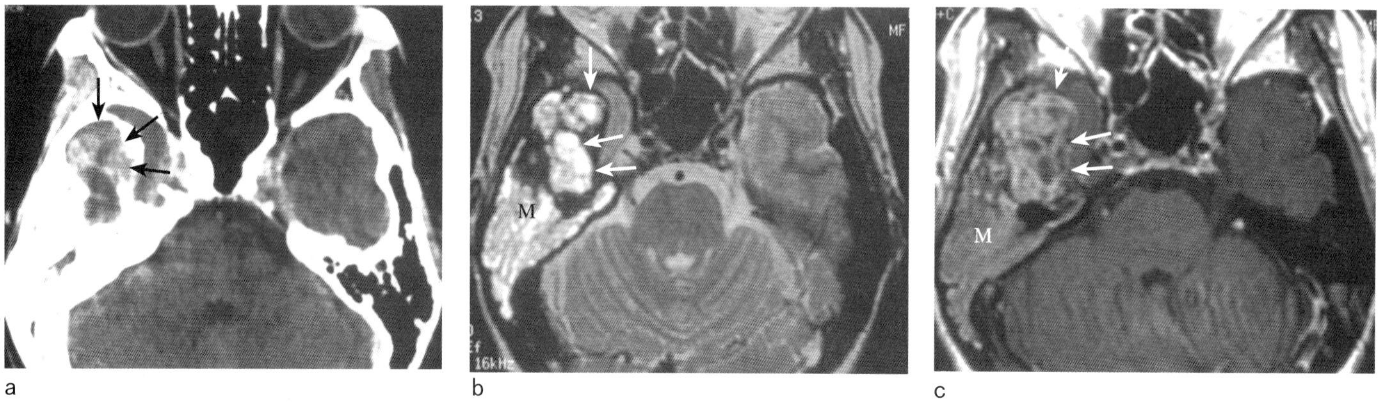

图4.181 颞骨的成软骨细胞瘤。a 轴位CT扫描显示右侧中颅凹膨胀性肿物。注意内侧缘钙化（箭）。b 轴位T2WI扫描示高信号肿物（箭）以及高信号的乳突气房（M），此为继发于肿瘤侵袭所致的存留分泌物。c 轴位增强T1WI扫描显示肿瘤明显强化（箭），以及乳突炎性增厚的黏膜为中度强化。病例感谢Tony Pedulo，MD,Westmead,Australia.

由于这个原因，所有颅面部软骨源性的肿瘤的治疗方法应选保守治疗而非外科手术切除。软骨瘤的复发不常见。肿瘤复发提示肿瘤可能在首次诊断时误诊的分化良好的软骨肉瘤。

成软骨细胞瘤

成软骨细胞瘤是一种良性软骨形成的肿瘤，主要由不成熟的软骨细胞（成软骨细胞）组成。成软骨细胞瘤不常见，仅占骨肿瘤的不足1%[108]。成软骨细胞瘤发生于头和颈部的少于2%[106]。颞骨是头和颈部最易受累的部位（图4.181）；发生于其他部位，包括其他的颅面骨者少见。

组织学上，成软骨细胞瘤是富细胞的肿瘤，由单核细胞（成软骨细胞）、随机分布的多核巨细胞、类软骨区和钙化组成。可见细胞有丝分裂相，但一般数目有限，且无不典型者。[90]

治疗上可选择用或不用骨移植的刮除术，治疗有效率可达90%以上[106, 108]。肿瘤局部复发可发生于外科手术后三年内，通过再次刮除和切除可成功治疗。虽然Huvos和Marcove[108]发现在成软骨细胞瘤内同时存在动脉瘤样骨囊肿成分时，对肿瘤复发有不利影响，但Bloem和Mulder[109]未发现这种相关性。局部侵蚀性生长和远处转移（所谓的转移性成软骨细胞瘤）极少发生[106, 107]。治疗这种病变应彻底切除。

巨细胞瘤(破骨细胞瘤)

巨细胞瘤（GCTs）是良性，但有局部侵袭性生长的肿瘤，其特征为有破骨细胞样的巨细胞，其间混杂有上皮样的和梭形的单核细胞[90, 110]。骨GCT早在1818年由Sir Astley Cooper首先描述[110]。以前本病曾有许多名称，如骨髓肉瘤、成骨细胞瘤、和破骨细胞瘤[110]。GCT是一种相对常见的骨的肿瘤，占所有原发骨肿瘤的4%～9.5%，占良性骨肿瘤的18%～23%[110]。巨细胞瘤也称做破骨细胞瘤，因为巨细胞与破骨细胞很相像。这种肿瘤通常见于成人长骨的干骺端。绝大多数GCT发生于骨骼发育成熟、年龄在20～50岁之间的病人。头部和颈部的GCT不常见[20, 29, 90]。最常见的发生部位包括蝶骨（最常见）、颞骨、和筛骨。症状包括头痛、复视、视力下降和突眼[90]。多中心的GCT不常见，一旦发生可能伴有更具侵袭性的

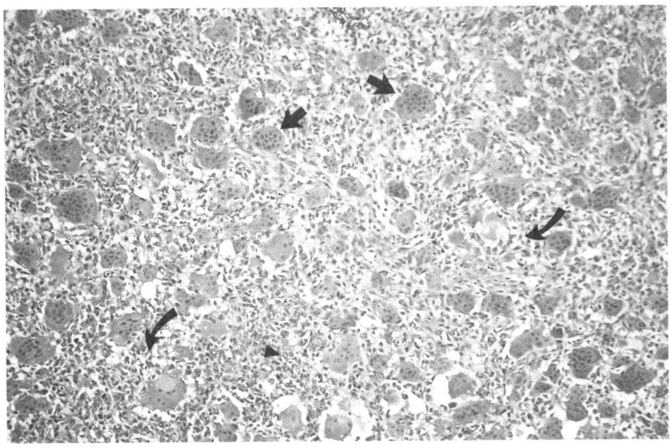

a

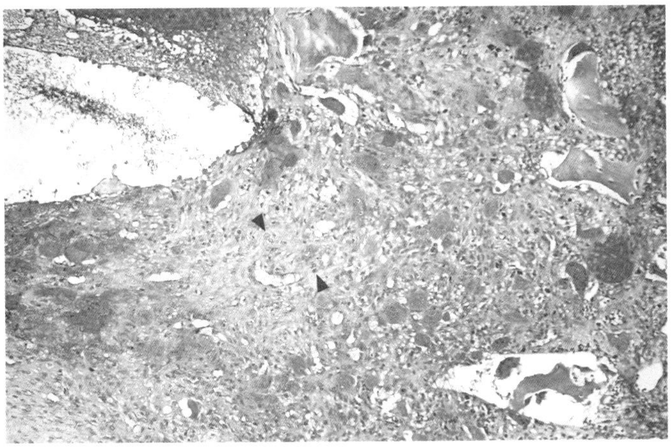

b

图4.182 巨细胞瘤(电镜照片)示多核巨细胞（箭）均匀地分布于细胞基质中（a)。基质由原始的实质细胞、分化中的组织细胞（箭头）和成纤维细胞（弯箭）构成。可见囊性变（b)。感谢Bruce Wenig，MD，Washington D.C.，USA。

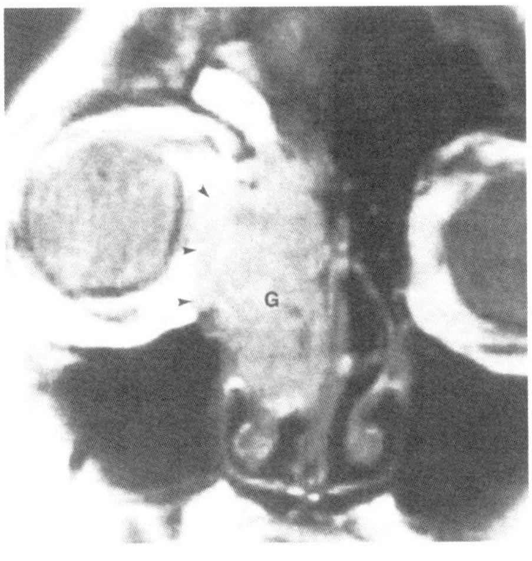

图4.183 巨细胞瘤。19岁男性，冠状质子密度权重MR扫描显示一符合巨细胞瘤的巨大肿物（G），累及右侧鼻腔和右侧筛窦小房并突入眼眶（箭头）。

临床过程，或可能由于未检出的甲状旁腺腺瘤、增生或者腺癌（见图4.187）。

病理特点

组织学上，真性巨细胞瘤特征为在单核细胞背景下弥漫分布的数量极多的多核巨细胞。巨细胞是均匀分布于整个病变，内有多个细胞核位于细胞的中心部（图4.182）。通常认为多核巨细胞来源于单核细胞的融合[90]。GCT缺少基质产物，但有病理性骨折时，类骨质（反应性新生骨）可以存在。软骨样基质不常见，但如存在，则说明该病变可能并非GCT。此外，还可见薄壁的血管腔、出血和有含铁血黄素的巨噬细胞（泡沫细胞）。GCT内含有动脉瘤样骨囊肿（ABC）的成分相对常见。GCT是伴有继发性ABC的最常见的病变。在检定GCT的实质成分时需与原发的ABC鉴别，后者只含有出血性囊变区[110]。GCT的病理学鉴别诊断很广，除了巨细胞修复性肉芽肿，还有甲状旁腺功能亢进的棕色瘤、成骨细胞瘤、成软骨细胞瘤、ABC、非骨化性纤维瘤、异物反应、伴有囊性出血改变的骨纤维异常增殖症以及含大量巨细胞的骨肉瘤[110]。

影像诊断

鼻窦腔的巨细胞瘤可导致局部膨胀和破坏（图4.183，4.184）。在CT影像上，肿瘤实体成分的密度与肌肉相似。ABC在CT和MRI影像上呈液体-液体平面表现，CT上为低密度。在MR扫描的T1WI和T2WI上，GCT的实性成分常常呈低-中等信号强度，这种MR表现的原因为含铁血黄素沉积、血管数量增加细胞数量增加、或高胶原含量。ABC区在T1WI上显示为高或低的信号强度，在T2WI上信号明显增高。GCT的实性成分在增强的T1WI上显示为弥漫性强化，反映了病理上所见血管增多的组织。增强T1-权重像在检出复发肿瘤上最有价值（图4.184d）。鼻窦腔巨细胞瘤的鉴别诊断应包括横纹肌肉瘤、淋巴瘤、上皮样肿瘤、甲状旁腺功能亢进的棕色瘤、巨细胞修复性肉芽肿、成软骨细胞瘤（图4.181）和转移瘤。如果单纯用刮除法治疗，巨细胞瘤的治疗方法为外科切除，手术范围取决于肿瘤的大小和范围。如果只用单纯刮除法治疗巨细胞瘤，60%的会复发[90]。放射治疗也应用于巨细胞瘤的治疗，但通常在不适合外科手术切除和冰冻治疗情况下采用[90]。

巨细胞修复性肉芽肿

1953年Jaffe[111]沿用“巨细胞修复性肉芽肿”一词表示上颌骨和下颌骨以外的巨细胞肿瘤，在沿骨破坏区旁可见骨样组织沉积，提示存在修复过程[111,112]。巨细胞修复性肉芽肿是一种不常见的、良性的、非肿瘤性的、反应性的骨疾病，通常发生在下颌骨，主要见于儿童和年轻成人[112]。

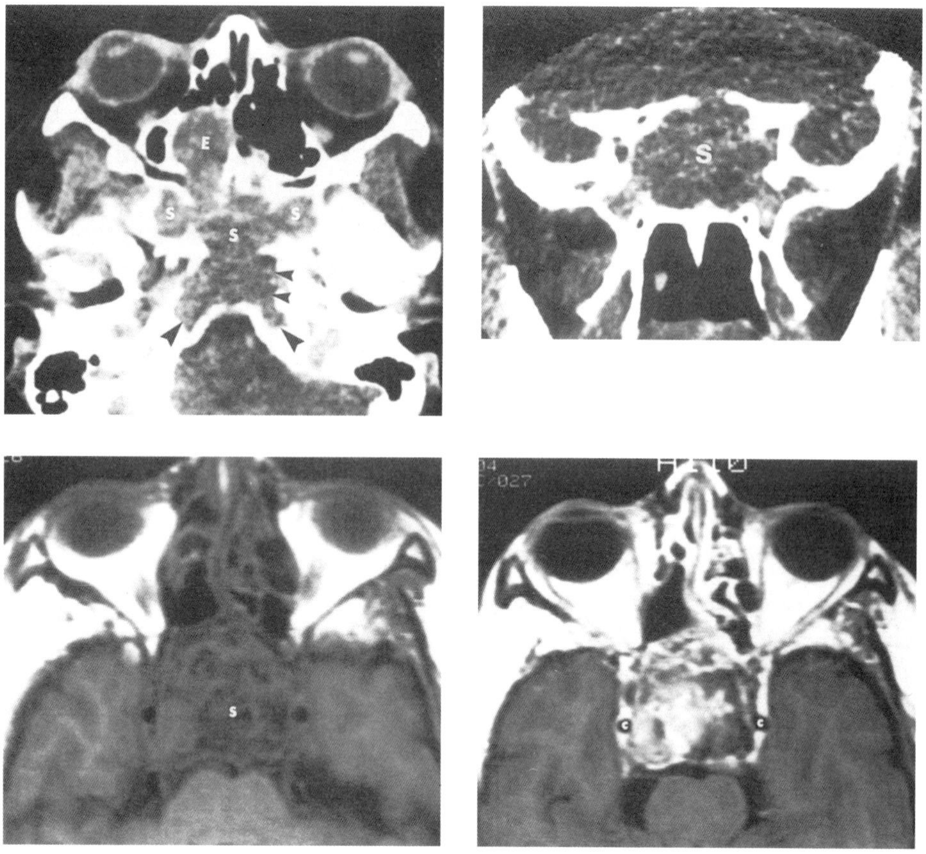

a b c d

图4.184 巨细胞瘤（破骨细胞瘤）。25岁女性。

a 增强后轴位CT扫描示有轻度强化的软组织密度，累及筛骨(E)、蝶骨(S)和斜坡(箭头)。

b 冠状CT扫描示肿瘤位于整个蝶窦(S)内。

c 手术后一年随访的轴位T1WI扫描。示蝶窦(S)内一个质地不均匀的肿物，为手术后复发。

d 轴位增强后T1WI扫描示复发肿瘤有明显强化。注意颈内动脉向外侧移位(c)。

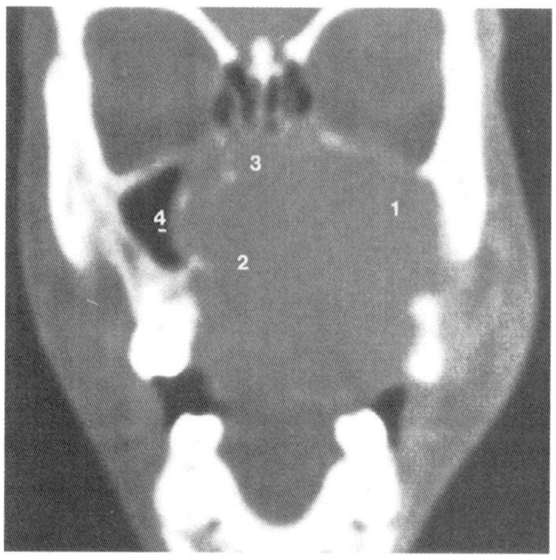

图4.185 巨细胞修复性肉芽肿，位于一8岁男孩的上颌骨。冠状位CT扫描示来自左侧上颌骨和腭的一个大的、膨胀生长的软组织肿块占据整个左侧上颌窦(1)、腭(2)、侵及鼻腔(3)和右侧上颌窦(4)。肿瘤被切除后行放射治疗。来自参考文献12。

巨细胞修复性肉芽肿（GCRGs）与真性巨细胞瘤、棕色瘤、动脉瘤样骨囊肿有一些共同的特点，在许多方面这些病变难以鉴别[90,111,112]。在头颈部，上颌骨和下颌骨是最常见的发生部位（图4.185，4.186）。有报道GCRGs发生在头颈部其他器官，包括副鼻窦、鼻中隔、颞骨、其他颅骨以及环状软骨和舌骨。[113]眼眶、眶周或鼻咽部受累稍少见。主要局限在骨内部（如下颌骨）的病变被称作中心型巨细胞修复性肉芽肿（图4.185，4.186），而那些首先累及软组织（如眶周、鼻窦或口）的病变被称为周围型巨细胞修复性肉芽肿[90]。累及眶周会伴有疼痛和肿胀。

中心型和周围型巨细胞修复性肉芽肿的组织学表现是相同的，都是由含有多核巨细胞的成纤维细胞基质构成。巨细胞分布不均匀，且趋于聚集在病变的有限区域内。巨细胞经常聚集在出血灶内部和四周，或见于血管腔内。较少见巨细胞弥漫地分布在成纤维细胞基质中。这里的巨细胞与真正的巨细胞瘤中的相比要小些，细胞核更少。基质包括梭形到卵圆形的成纤维细胞。有丝分裂像可见于成纤维细胞却不见于巨细胞内；一般成纤维细胞的有丝分裂活性要比真性巨细胞瘤差。巨细胞和基质的成纤维细胞都缺乏细胞的异形性，可以有囊肿形成和反应性骨存在，后者可有或没有成骨细胞边缘带。基质内可见炎细胞浸润，包括淋巴细胞和浆细胞。

棕色瘤和肾性骨发育不良

1934年Albright等[114]描述了一种不同的巨细胞瘤，它继发于甲状旁腺功能亢进，因肉眼所见称为“棕色瘤”。原发的甲状旁腺功能亢进是由于腺瘤、较少见的腺样增生或甲状旁腺腺癌直接释放甲状旁腺激素所致。继发的甲状旁腺功能亢进是由于钙和磷的代谢不平衡所致。

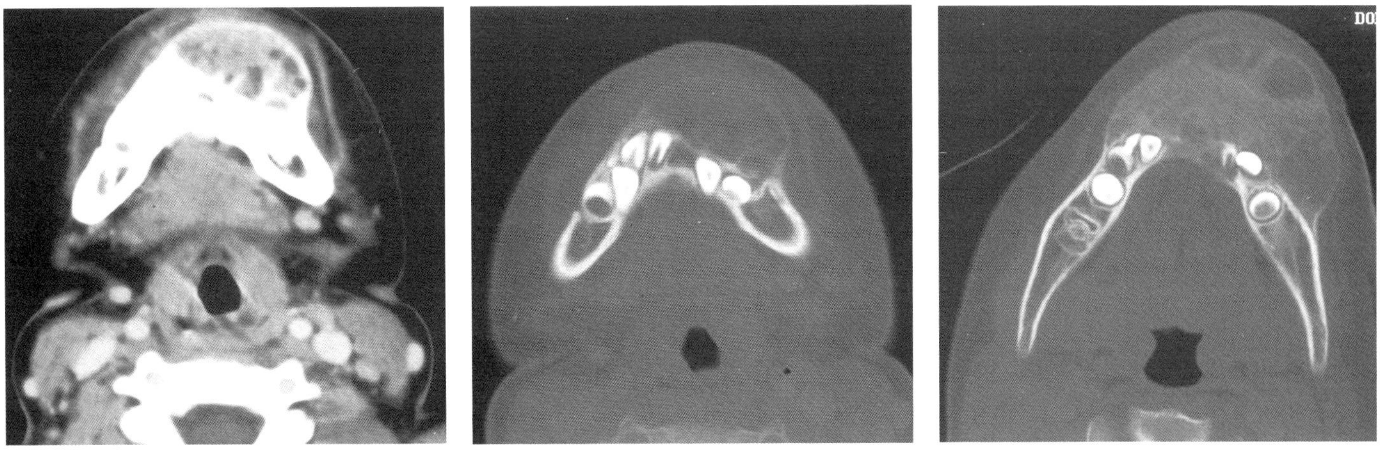

a b c

图4.186 5岁女孩下颌骨的巨细胞修复性肉芽肿。a 增强的轴位CT扫描显示中度增强的累及下颌骨前部的膨胀生长的肿物。b 高分辨率轴位CT扫描显示下颌骨骨皮质明显变薄。注意病变内部细小的网格状钙化。c 病变经过骨刮除治疗6个月后随访CT扫描，显示病变内钙化程度增加（修复）。

在西方世界纤维性骨炎、骨囊肿和棕色瘤临床上罕见，但在世界其他地方常见[115]。纤维性囊性骨炎作为原发的甲状旁腺功能亢进的一种表现，在1891年由Von Recklinghausen首先描述[115]。它是由甲状旁腺激素直接作用于骨骼，使具有骨生成潜力的细胞从成骨细胞向破骨细胞转化所导致。破骨过程的失衡导致骨的吸收，同时骨髓被纤维组织替代和骨皮质变薄。血管成纤维组织内的骨内出血可致囊肿的形成。满含含铁血黄素的巨噬细胞群、巨细胞群以及增生变大的成纤维细胞群充填在囊性病变内[115]。血管数量增加、出血、含铁血黄素沉积使病变呈现特征性的棕色，因此命名“棕色瘤”。因此，棕色瘤不是一种肿瘤病变，而是代表一种细胞的反应性和修复性过程。大体上，棕色瘤表现为一种部分囊性部分实性的肿块[115]。临床上，棕色瘤是慢性生长的病变，可以局部消退。尽管棕色瘤首发于原发的甲状旁腺功能亢进，但更频繁地见于继发的甲状旁腺功能亢进，因为后一种情况下肿瘤的生长期更长。棕色瘤最常累及肋骨、锁骨、骨盆带和下颌骨。上颌骨和硬腭的棕色瘤不常见（图4.187）。眼眶受累曾有报道。

组织病理学

在组织学上，棕色瘤含大量的巨细胞，与真性巨细胞瘤和巨细胞修复性肉芽肿不能区分。棕色瘤与真性巨细胞瘤、巨细胞修复性肉芽肿、和其他含有巨细胞的骨肿瘤的鉴别诊断，需要综合从疾病的临床过程中获得的信息，包括CT、MRI等放射学成像、放射性核素扫描、实验室检查、穿刺组织学活检，因为没有任何一种特点可以被称为某种病变的特征性表现[115]。而鉴别诊断是有必要的，因为这些病变的治疗方法不同。我们知道巨细胞瘤和巨细胞修复性肉芽肿都需要手术治疗，而棕色瘤在去除病因或对病因进行治疗后可以自行消退（图4.187）。因此，对于膨胀生长的，尤其发生在面部的骨病变，采用简单的常规血清生化分析就可以排除棕色瘤的诊断。

影像诊断

棕色瘤表现为骨的膨胀生长和囊性变，引起骨皮质变薄、骨的再构建和骨的破坏[116]。X线影像可以合并病理性骨折。在病变内偶尔可见少量的骨样物质，是由于病变基质中有骨组织生成。常规骨扫描显示这些病变的放射性药物摄入增加，说明其富血供的特性。锝-99M扫描通常用于甲状旁腺腺瘤或增生的定位；代谢活跃的棕色瘤可通过摄入^{99m}Tc来证实。在CT上，棕色瘤可见到肿胀，同时明显的骨皮质变薄和伴有软组织膨胀的骨皮质破坏（图4.187）。病变的CT值一般处于血和纤维组织之间（图4.187a）。静脉内注射碘造影剂后，可见中度到显著的增强，反映病变的血供特点。棕色瘤的MRI表现存在差异。这些病变一般地在T1WI和T2WI MR图像上都表现为低到中等信号（图.4.187，4.188）。病变内可见非常低的信号，是由于存在出血和含铁血黄素。液-液平面可能存在，提示病变的出血特点和继发的ABC的形成。静脉内注射钆造影剂，增强的T1WI显示病变的实性成分有明显的增强。

棕色瘤治疗的关键在于逆转高钙血症，可采用甲状旁腺切除的方法[115]。从根本上治疗代谢紊乱后，棕色瘤经常有硬化和消退的表现（图.4.187i）[115]。单纯根据影像学表现，棕色瘤必须与其他颅面骨的膨胀生长和破坏性病变相鉴别，即真性巨细胞瘤、巨细胞修复性肉芽肿、浆细胞瘤、“动脉瘤样骨囊肿”、牙瘤和非牙源性肿瘤、纤维性骨病变以及转移瘤。

巨细胞修复性肉芽肿（GCRG）的鉴别诊断除了巨细胞瘤，还包括甲状旁腺功能亢进的棕色瘤（图4.187，4.188）。

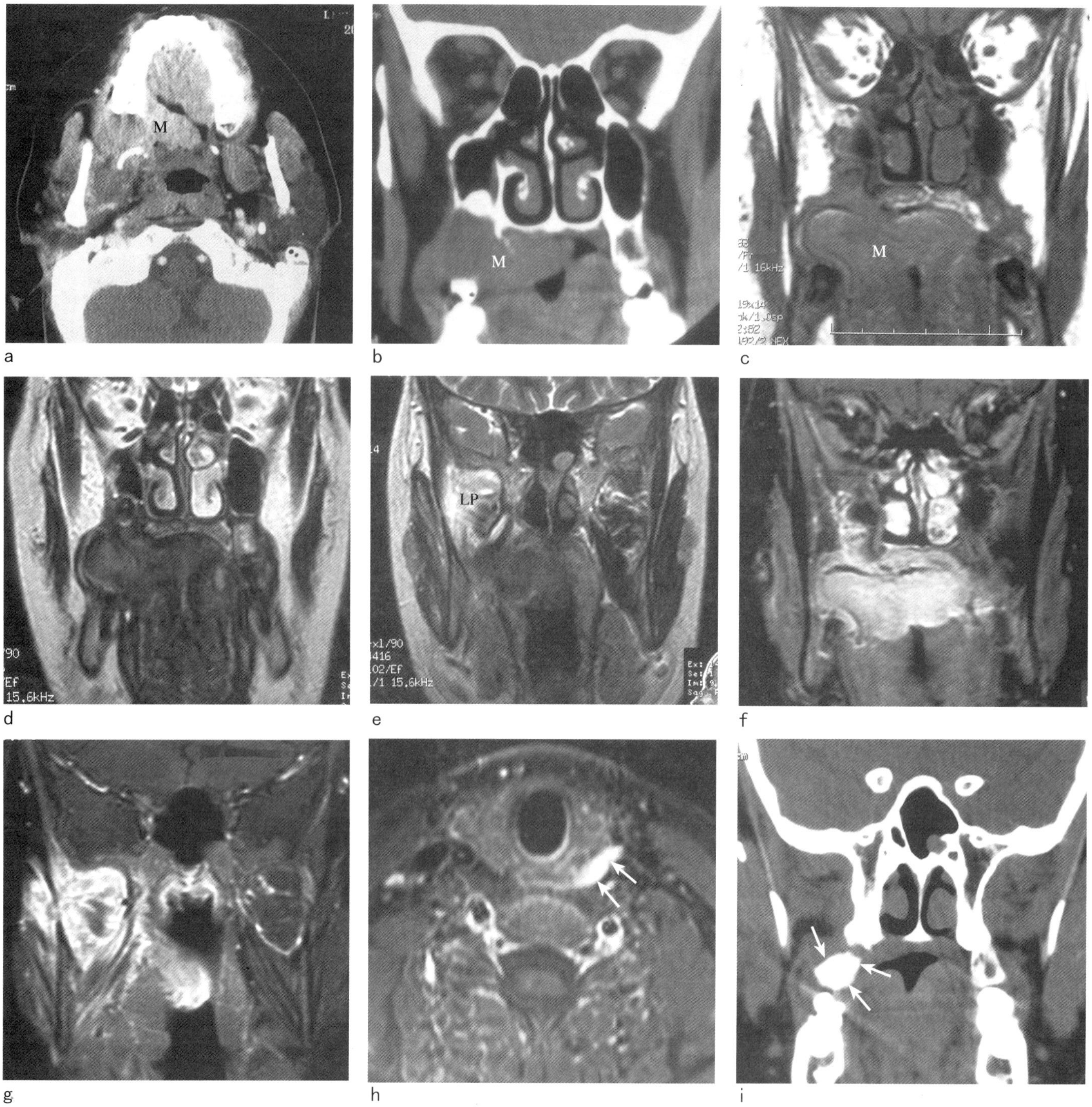

图4.187 棕色瘤。19岁女性。a 增强的轴位CT扫描显示巨大的硬腭上颌骨肿物（M）。b 冠状位CT扫描显示肿物（M）侵犯同侧上颌骨鼻甲。c 冠状位T1WI MR扫描显示低信号的右侧硬腭上颌部肿物（M）。d 在冠状位T2WI MR扫描上病变显示为低信号。e 增强的冠状位T1WI MR扫描显示右侧翼外肌（LP）异常增强。f，g 增强的脂肪抑制冠状位T1WI MR扫描显示硬腭上颌骨肿物明显增强以及右侧翼外肌的异常增强。h 增强的脂肪抑制MR扫描显示左侧巨大的甲状旁腺腺瘤（箭）。i 切除甲状旁腺腺瘤后随访冠状位CT扫描显示右侧硬腭上颌骨肿物几乎完全消退。注意在棕色瘤位置的营养不良性钙化（箭）。硬腭肿物的组织病理学诊断支持棕色瘤。切除甲状旁腺腺瘤后，硬腭肿物的体积变小和有钙化形成。翼外肌的异常增强也消失了。另一个医院的CT和MR诊断为横纹肌肉瘤。针刺活检的诊断为恶性巨细胞瘤。我医院的影像诊断为棕色瘤。甲状旁腺的MRI确立了这一诊断（图4.187h）。上颌面部的外科手术被取消，代之以甲状旁腺腺瘤（26mm）被切除。治疗后口部肿物几乎完全消退（图4.187i），右侧翼外肌的反应性改变也消失了。

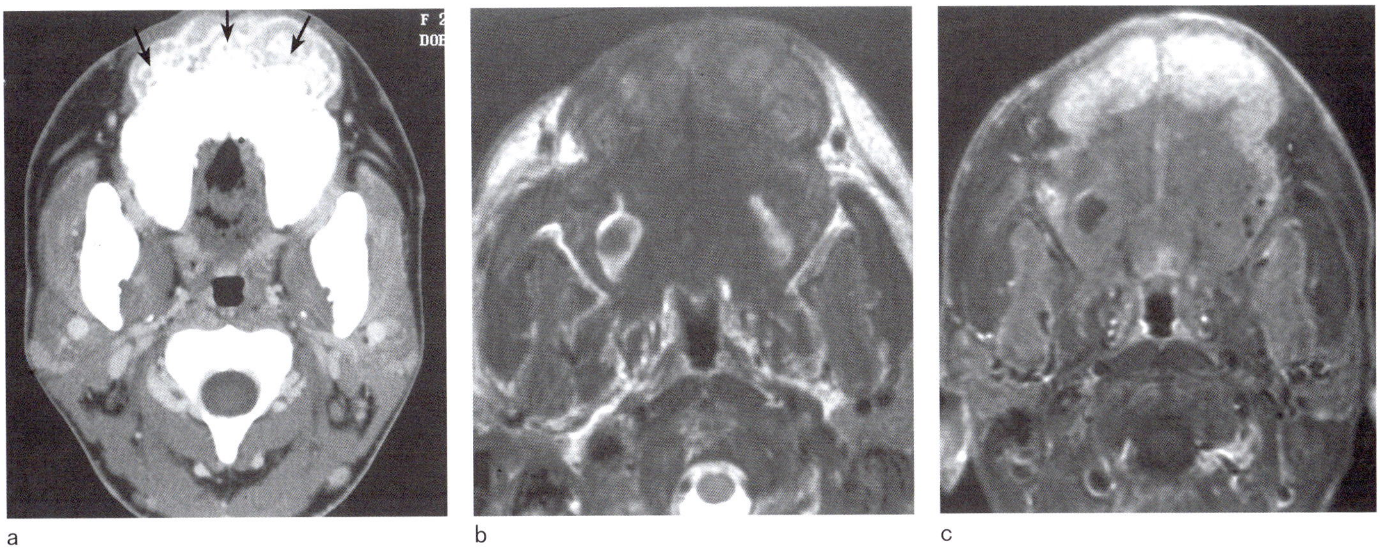

图4.188 棕色瘤和肾性骨发育不良。a 轴位CT扫描显示上颌骨牙槽突以及下颌支厚度增加，与肾性骨发育不良有关。注意扩张的软组织侵蚀上牙床（箭）。b 轴位T2WI和c 增强的脂肪抑制T1WI显示软组织侵犯上牙床。注意c上明显的增强。牙床病变的病理诊断符合棕色瘤。

事实上这两种病变的组织病理学改变是一样的[90]。因此，所有怀疑巨细胞修复性肉芽肿的病人应该做实验室检查，包括血清钙、甲状旁腺激素、磷以及碱性磷酸盐水平，确定是否有甲状旁腺功能亢进。外科刮除是治疗GCRG的一种选择。高于15%的颌部病变会复发[90]，但鼻窦的病变在手术刮除后较少复发。

肾性骨发育不良

肾性骨发育不良（RO）一词用于描述晚期肾功能衰竭（ESRF）导致的骨的并发症（图4.188）。RO是一种多因子引起的骨的重建障碍的疾病。这些因子包括甲状旁腺激素（PTH）、肿瘤坏死因子（TNF-α）和白介素1（IL-1），作用于此处的成骨细胞使骨的再建过程激活[117]。同时原有的破骨细胞被骨基质的分解产物引到此位置，并被激活。

肾性骨发育不良根据组织学特点分为纤维性骨炎、骨软化、伴或不伴有无动力性的几种疾病类型[116]。甲状旁腺功能亢进和其他因素都可以引起慢性肾病（CRD）病人的骨的病变[118]。一些CRD的病人会有甲状旁腺功能亢进的尿毒症性骨疾病，其特征为破骨细胞和成骨细胞被激活并伴有过度的骨吸收。其他病人会有无动力性骨疾病或骨软化。无动力性骨疾病特征为骨细胞的活性降低，无过多的骨质沉积和很少有甲状旁腺过度分泌[118]。

甲状旁腺通过分泌甲状旁腺激素（PTH），调节血钙的浓度和骨的代谢。血钙浓度又反馈调节PTH分泌。低血钙或血钙浓度下降通过甲状旁腺细胞表面上的钙敏感受体，在几秒钟内刺激PTH分泌[118]。任何原因的低钙血症都会刺激甲状旁腺激素分泌，慢性低钙血症同时也刺激甲状旁腺的生长。不过，慢性肾功能障碍的病人，继发的甲状旁腺功能亢进，通常比其他原因如维生素D缺乏或吸收障碍所导致的低钙血症疾病的病人，持续的时间更长并且更严重[118]。甚至，在肾移植以前，或者常见于肾移植以后，继发的甲状旁腺功能亢进引起甲状旁腺激素过度分泌和高钙血症（第三期甲状旁腺功能亢进）[118]。肾性骨发育不良典型的组织病理学特点为纤维性囊性骨炎（OFC），这是由于局部生成的细胞活素和1-α，25-二羟维生素D缺乏导致的继发的甲状旁腺功能亢进引起的。纤维性骨炎的标志是骨髓的纤维化，是由于骨髓的间质细胞的活跃所引起，这里不同于成纤维样细胞分泌纤维组织占据骨小梁的空间的那种纤维化[117]。该病变的另一特点是骨再构建的速度加快，导致骨的吸收加快。吸收加快的原因是破骨细胞的数量增加和活性增高。骨的生成也增加，反映在类骨质和无板层骨的数量增加，这是骨更新速度加快的标志。

在OFC中，异常的再构建活跃灶通常在长骨的皮质骨单位上，吸收和再构建的结果是导致骨皮质多孔现象增加。[117] OFC可以为纤维组织所充填。当极为富含血管的纤维组织形成时，微出血、微骨折、和血液的副产物将会积累下来。细胞内和细胞外的含铁血黄素的沉积将累积并显出微红-棕色，因此命名为“棕色瘤”（图4.185，4.187）。

鼻窦的恶性骨、软骨肿瘤

骨肉瘤（骨源性肉瘤）

高达10%的普通骨肉瘤发生在头颈部[90]。颅面部骨肉瘤（不包括那些发生在Paget病背景下的）男女发病率相同，病人的年龄通常比那些骨肉瘤在面部以外部位生长的病人要年长10～20岁。颌骨最常受累，下颌骨比上颌骨常见。骨肉瘤可以发生于头颈的其他部位，包括鼻旁窦、眶区和颅骨[10,11,90]。

最常见的临床主诉包括面部的痛性肿胀、牙的问题、鼻塞和鼻出血。碱性磷酸酶升高是临床上诊断骨肉瘤的唯一重要的实验室证据，已存在的良性骨病变的病人碱性磷酸酶突然升高可能意味着肿瘤的恶性转移。

大多数骨肉瘤在与以前不同的条件下可能复发，但是骨肉瘤更多地继发于已有的骨疾病，包括Paget病、骨纤维异常增殖症、成骨细胞瘤、骨软骨瘤、巨细胞瘤、慢性骨髓炎、成骨不全、骨梗死[90]。离子辐射也与骨的肉瘤的发生有关[10,11]。骨肉瘤可以是家族性的[90]。有成视网膜细胞瘤的遗传的病人有发生骨肉瘤的危险（到25岁时大约10%）[2]。

骨肉瘤的大体形态取决于钙化程度与含基质成分的多少。因此，骨肉瘤会因致密程度、硬度、多肉程度和纤维性而不同。骨肉瘤的组织病理学特点为肉瘤基质内密集地混有和生成类骨质。类骨质是尚未钙化的骨的前体，表现为不规则轮廓的嗜酸型的、玻璃样物质，并且被成骨细胞的环所围绕。基质细胞呈现不同程度的退行性改变，呈梭形或多形性，细胞核浓染，其内可有或没有核仁。坏死、侵袭性生长、有丝分裂活跃包括典型和非典型（异常）的有丝分裂都普遍地存在。肿瘤的血供从相对不丰富到极为丰富而存在差异。

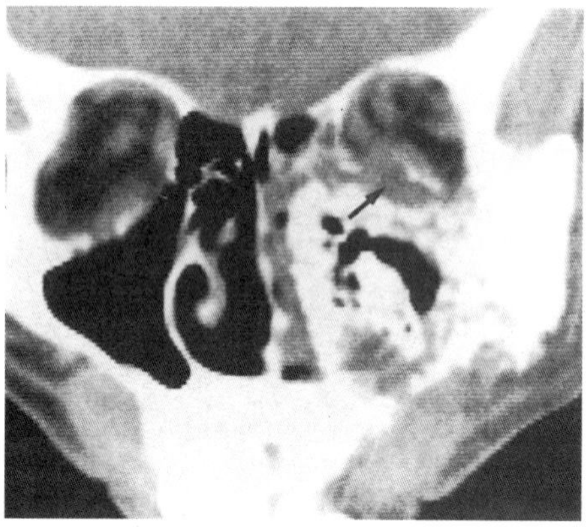

图4.189 骨源性肉瘤。冠状CT扫描显示累及左侧上颌骨，并伴有明显肿瘤样骨结构的破坏性的骨病变。注意侵犯了下直肌（箭号）。

诊断成像

X线影像上，骨肉瘤为破坏性的、界限不清的难以描述的溶骨性改变、骨硬化、或二者混合性病变（图4.189~4.192）。在肿瘤内部可有少量或大量的肿瘤骨的生成和侵入的周围组织（图4.189，4.190）。在MR成像上，肿瘤呈现不均匀表现，在T1WI上为中等信号，在T2WI上为混杂信号（高信号和低信号区）（图4.191c）。在钆-DTPA增强T1WI上骨肉瘤呈现不均匀的增强（图4.190）。

软骨肉瘤

软骨肉瘤仅占原发骨肿瘤的10%~20%[105]。头部和颈部软骨肉瘤的发生率为5%~12%[90]。在头部和颈部，男性的软骨肉瘤的发病略高于女性，主要的发病年龄段为40~70岁。约2%的软骨肉瘤发生于20岁以下的病人[90,119]。头颈部最常发生的部位是喉；尽管软骨肉瘤可以发生在任何有软骨存在的部位，但最常见于颅面部，包括下颌骨、上颌骨、上颌面的骨骼（鼻和鼻旁窦），以及颅底和鼻咽（见第3章）[6,119]。来自鼻中隔的病变曾有报道，但罕见，到目前仅报告50例。症状根据发生的部位而不同。颅面部软骨肉瘤可引起鼻塞、鼻出血、牙的改变（松动或牙萌出）、突眼、视觉障碍，膨胀生长的肿物还伴有疼痛、牙关紧闭、头痛和神经症状。

组织学上，软骨肉瘤是分小叶的、细胞增多的肿瘤，其细胞核浓染和并有多形性；可双核或多核；具有显著的

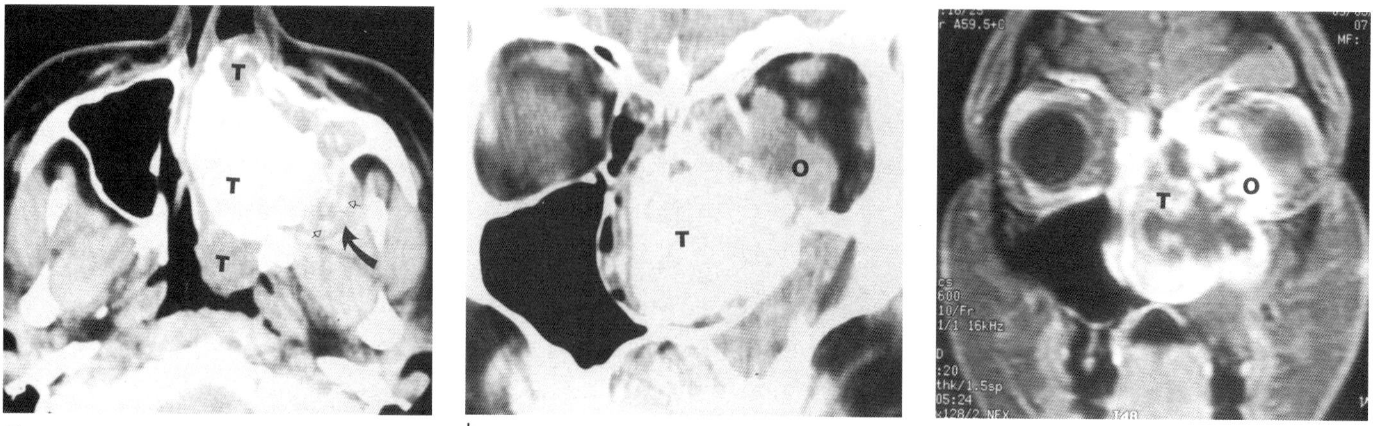

a b c

图4.190 筛骨的骨源性肉瘤。a 轴位CT扫描显示累及鼻腔和左侧上颌窦的巨大破坏性肿瘤（T）。注意突入颞下窝（弯箭）。注意鼻腔内肿瘤样骨结构以及颞下窝的肿瘤的成分（小箭）。b 增强的冠状CT扫描显鼻内的肿瘤（T）。注意对眶的侵犯（O）。c 冠状脂肪抑制增强的T1-权重MR扫描显示肿瘤坏死（T）。注意明显的对眶的侵犯（O）。

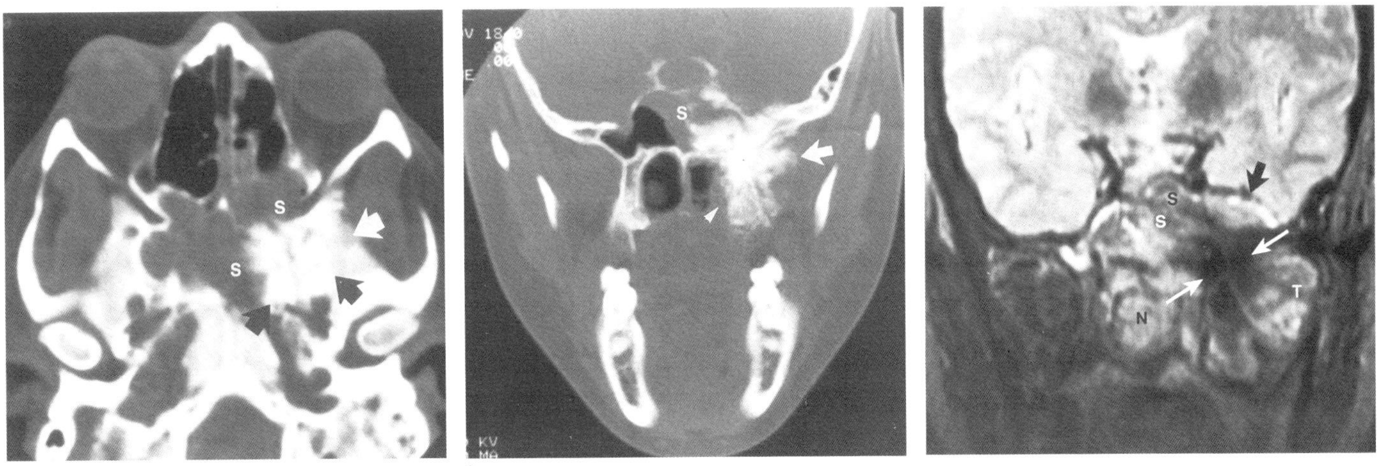

a　　b　　c

图4.191　蝶骨的骨源性肉瘤。a 轴位CT扫描显示一个蝶骨基底部的骨肉瘤。注意明显的肿瘤样骨生成（箭）。蝶窦（S）内肿瘤提示没有钙化的证据。b 冠状CT扫描显示蝶窦（S）内肿瘤。注意明显不规则的肿瘤样骨结构（箭）和骨膜反应（箭头）。c 灌注冠状MR扫描显示位于鼻咽（N）、蝶窦（S）、和颞下窝（N）的肿瘤。注意低信号的肿瘤样骨结构（白箭）和由于累计硬膜外空间所致的硬膜（黑箭）的抬高。

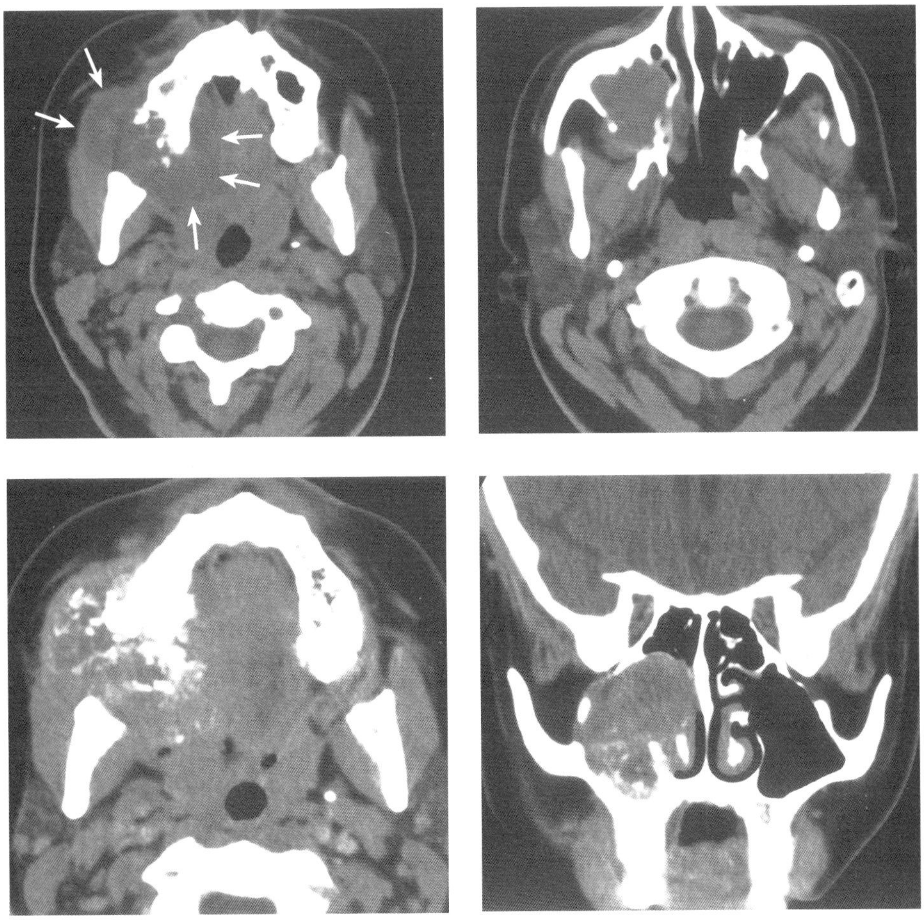

a　　b　　c　　d

图4.192　上颌骨牙槽部的骨源性肉瘤。a 轴位CT扫描显示一个累及牙槽突的巨大的口内的肿物（箭），而且向右侧颊部间隙突出。注意小的钙化灶。b 轴位CT扫描显示右侧上颌窦内的肿瘤。注意侵犯了上颌窦的后壁。2个月后的c 轴位和d 冠状CT扫描显示明显的成骨性肉瘤特征性的不规则肿瘤样骨结构。

核仁；有丝分裂活性增加。软骨肉瘤的组织学差异，包括反分化的软骨肉瘤、间叶型软骨肉瘤以及透明细胞软骨肉瘤，鼻道和鼻咽罕见。[105] 组织学上根据细胞数增多的程度、细胞核的大小和异型性以及有丝分裂的活跃程度将软骨肉瘤分为三级。

肿瘤一级有大量的软骨基质，基质内多簇具有正常或轻微不规则形态的软骨细胞，核仁罕见，缺少有丝分裂相。肿瘤二级呈现更多的细胞、基质减少、增大的核、有丝分裂增加以及更多数量的双核细胞。肿瘤三级可见数量极大的细胞、细胞核明显的多形性、显著的有丝分裂相以及不规则的和卫星形状的软骨细胞。[105]

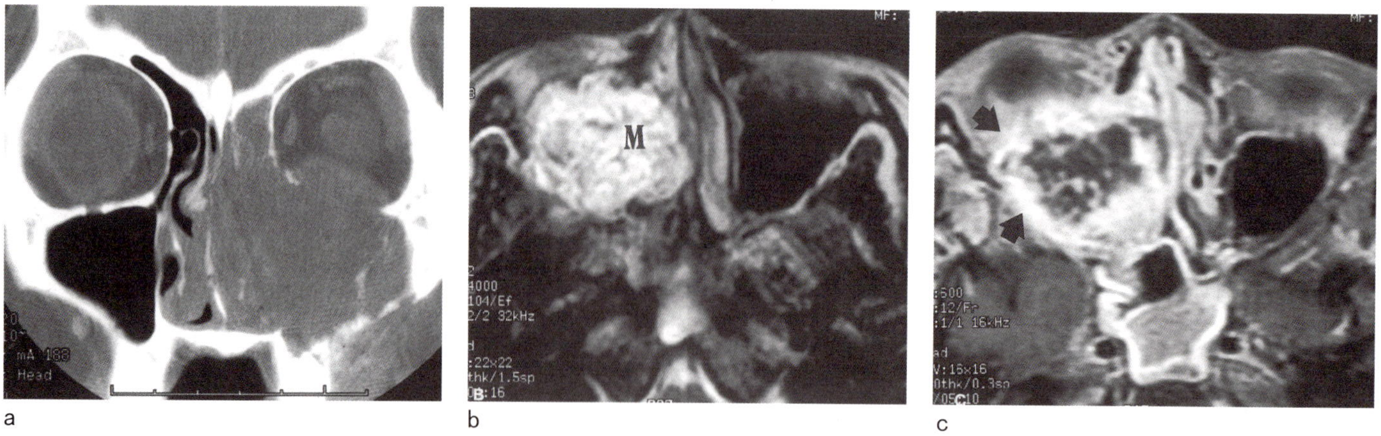

a b c

图4.193 软骨肉瘤 a 冠状CT扫描显示左侧上颌骨的一个破坏性肿物，侵入眶的底部。b 轴位T2WI扫描显示一个高信号病变（M），侵犯上颌窦并且突入右侧鼻腔。c 增强的脂肪抑制T1WI示部分坏死的肿瘤有明显增强（箭）。初步诊断为软骨肉瘤，但最终的病理结果证实是软骨源的骨肉瘤。

影像诊断

颅面部软骨肉瘤在X线影像上表现为破坏性、侵袭性生长的软组织病变，内部有散在的、环状的钙化。多个细小钙化或者小的和粗大的钙化同时存在（图4.193）。X线表现与组织学分级存在相关性[105]。低分级的软骨肉瘤为均匀一致的钙化，在肿瘤和非肿瘤骨之间存在明确的分界。在高级的软骨肉瘤，肿瘤的更多部分是没有钙化的，同时钙化的表现也趋于密度不高且没有一定的形状，肿瘤呈现不规则的生长，与正常宿主骨之间没有良好的界限。

软骨肉瘤可以组织无破坏、结构清楚，也可以呈破坏性的、结构极为不清的溶骨改变，或者两种情况同时存在。在MR成像，在T1WI上呈低信号，在T2WI上呈中等到明显高的信号（图4.193）。在钆对比剂增强的T1WI上可有中等到明显的增强。对上颌面部的软骨肉瘤的治疗，要求包括足够边界组织的根治性切除[90, 120]。在这些部位，软骨肉瘤生长缓慢，但始终存在多个复发的肿瘤特性。

鼻窦腔的各种肿瘤

鼻窦的黏液瘤和纤维黏液瘤

颅面部骨的黏液瘤／纤维黏液瘤罕见。在1958年，Zimmerman和Dahlin[121]回顾了2276例原发骨肿瘤，仅发现26例颌骨的黏液性肿瘤。在1973年，Ghosh等在8723例原发的骨肿瘤中找到10例牙源性的黏液瘤[122]。黏液瘤可以发生在任何年龄，但最常发生在25岁～35岁之间[123]。通常，黏液瘤／纤维黏液瘤是一种颌骨的肿瘤，不经常发生在颌骨以外的部位；下颌骨（后部和髁）比上颌骨（颞骨颧突和牙槽基底部）更易受影响[3]。颌骨以外的受累部位包括鼻旁窦、首先是上颌窦，经常伴有突入鼻腔[3]。发生于颌骨使人相信这些肿瘤起源于原始的牙的间充质组织或者源于骨源性的胚胎结缔组织[3]。尽管下颌骨和上颌骨的黏液瘤为良性的、缓慢地、膨胀地生长的肿瘤，他们可以在局部具有侵蚀性[123]。上颌骨肿瘤最常表现为腭或面部的肿胀。

组织学上，黏液瘤由埋在富含多糖的黏液基质内的小的、良性表现的卫星细胞构成。因为存在大量的黏液基质，肿瘤显得含细胞很少。组织学上富含黏液基质是肿瘤在T1-W图像上呈相对高信号，在T2-W图像上呈显著的高信号的原因。

颅面部黏液瘤的组织学表现与其他肿瘤相似。这些肿瘤容易误以为是黏液瘤的黏液区域，包括炎性息肉、黏液囊肿、多形型腺瘤、黏液样神经纤维瘤、软骨黏液纤维瘤、黏液脂瘤、纤维组织细胞瘤、软骨肉瘤、软骨瘤、内翻性乳头状瘤、纤维肉瘤、平滑肌肉瘤和横纹肌肉瘤[124]。横纹肌肉瘤结合蛋白desmin阳性而黏液瘤则不是。来自假定的黏液瘤／纤维黏液瘤的转移瘤会使诊断变得极为可疑[3]。实际上，病变可以呈现为一种肉瘤（脂肉瘤、恶性纤维组织细胞瘤、或横纹肌肉瘤）的黏液样的变异。[3]

X线图像上，病变呈侵袭性的单房或带有“蜂窝状”或“肥皂泡”多房样表现，类似于成釉细胞瘤的X线表现（图4.194）。在CT扫描图像上，黏液瘤为软组织的密度，在增强CT扫描上为中度的对比增强。上颌骨黏液瘤通常显示为骨皮质的膨胀、变薄甚至明显的破坏[123]。

上颌窦内的膨胀生长病变的鉴别诊断如表4.11所列。黏液囊肿是上颌窦和其他副鼻窦内最常见的膨胀性生长的肿物。在CT图像上，黏液囊肿通常是单房的向外扩张窦壁。内含受损和未萌出的牙的膨胀生长的囊性病变则可能是牙源性的囊肿[125, 126]。成釉细胞瘤，最常见的牙源性肿瘤，是良性但呈侵袭性生长，通常起源于下颌骨的磨牙和前磨牙区域。在CT图像上成釉细胞瘤由单个小房或者多个小房的囊肿样的病变构成。其软组织成分可以有中度增强。Pindborg 肿瘤（钙化的上皮牙源性肿瘤）也是一种良性非侵袭性生长的肿瘤，与成釉细胞瘤相似，侵犯和破坏骨骼[123]。Pindborg 肿瘤为不明原因的与牙源性结构有关的良性肿物。大多数肿物发生在下颌骨。肿瘤由不等圈数的实性的上皮层、球形的或同心圆板层的钙化组成。[123] 同时伴有腺瘤样牙源性肿瘤和含牙囊肿的也有报道。Pindborg 肿瘤因此可以表现为下颌骨或上颌骨的有多种形态钙化的，中心伴或不伴含有牙组织，膨胀性生长的肿物。牙瘤可与Pindborg 肿瘤或骨化性纤维瘤混淆。与 Pindborg 肿瘤对比，牙瘤会表现为多种形态的、有数不清的牙齿样密度（小牙）的不透 X 线区[123]。

在切除上颌窦囊肿样表现的病变之前的抽吸活检可以提供重要信息。淡黄色表明是囊性病变；脓液说明有炎症或是炎性肿物；白色含角蛋白的液体强烈提示是一个牙源性的有角质生成的囊肿。血性抽取物可代表血管畸形。MRI 在鉴别各种鼻旁窦肿物时优于 CT。

软骨黏液样纤维瘤

软骨黏液样纤维瘤是一种起源于软骨、单发、边界清楚的良性肿瘤，可以累及颅面骨包括副鼻窦[3]。肿瘤可以累及颞骨。随着时间演变，黏液成分可以形成纤维化；其内可有软骨生成，尽管软骨含量不同但从不超过肿瘤体积的 75%[3]。破骨巨细胞和大量的钙化可见。外科手术（整块切除）是治疗选择。肿瘤切除不完全则可能会复发。

纤维瘤病

侵袭性的纤维瘤病（硬纤维瘤）是一种成纤维细胞呈浸润性异常增殖，同时不伴有炎性过程或者炎性肿物的病理过程[3]。约 10%～30% 的病例累及头颈部。在颈部以外，常见的发生部位是鼻腔和鼻旁窦、鼻咽、舌、口腔和眶[3,127]。可以累及乳突和外耳道区。疾病通常表现为无痛性增大的肿物。鼻窦的纤维瘤病引起面部变形、鼻塞、鼻出血和突眼。组织学上病变由均匀一致的、细胞核边界清楚且淡染的梭型细胞组成，这些细胞被大量的胶原组织分隔开。具有中度形态异常并且有丝分裂相少见。[3]

组织学上，结节性筋膜炎（NF）、一种非肿瘤性（反应性）成纤维细胞增殖会被误以为是侵袭性的纤维瘤病[3]。在头颈部，NF 最常发生于颈，也可以发生于乳突和外耳道。侵犯鼻窦极为罕见。在影像上，鼻窦纤维瘤病表现为软组织肿物，经常因侵犯周围组织而边界不清，伴有骨质的破坏（图 4.195）。治疗方法为彻底的外科切除。一般地，病变由于容易钻入邻近的结构而难以控制[3]。转化为明确的纤维肉瘤的病例罕见[3]。

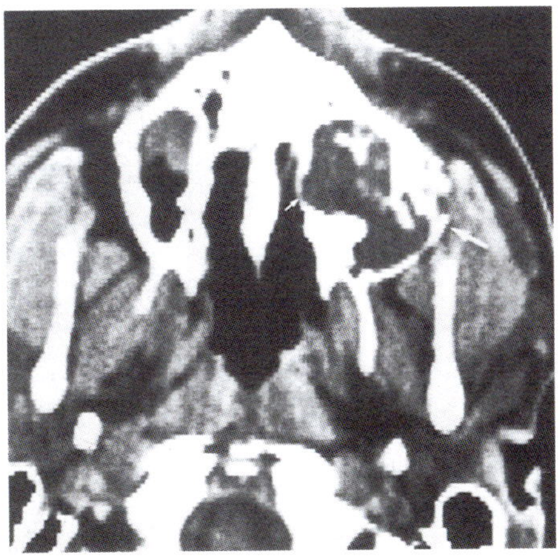

图 4.194 黏液瘤，右侧上颌窦。轴位 CT 扫描显示左侧上颌窦一个膨胀生长的病变（箭）。内有一些钙化区。来自参考文献 12。

表 4.11 上颌窦膨胀性生长病变的鉴别诊断

- 骨纤维异常增殖症
- 骨化性纤维瘤
- 含牙囊肿（角质生成的囊肿）
- 成釉细胞瘤
- 腺样成釉细胞瘤
- Pindborg 肿瘤
- 囊性牙瘤
- 黏液瘤
- 多形型腺瘤
- 神经纤维瘤
- 内翻性乳头状瘤
- 软骨黏液性纤维瘤
- 成骨细胞瘤
- 腺样囊性瘤
- 髓外造血
- 地中海贫血
- 骨巨细胞瘤

纤维肉瘤

纤维肉瘤是一种成纤维细胞的恶性肿瘤。近 10%～15% 的纤维肉瘤发生在头颈部[3]。头颈部常见的发生部位是鼻腔和鼻旁窦，然后是喉和颈。肉眼观病变呈息肉状或无蒂的。鼻窦纤维肉瘤经常伴有骨的侵犯和破坏。组织上，基于细胞形态、细胞成熟度、胶原产物的含量，纤维肉瘤分为低度和高度[3]。在影像上，鼻窦纤维肉瘤显示为软组织肿块，伴有骨的侵蚀和破坏（图 4.196）。鉴别诊断包括纤维瘤病、纤维组织细胞瘤、恶性神经鞘瘤、鼻癌、恶性黑色素瘤和淋巴瘤。

良性纤维组织细胞瘤

良性纤维组织细胞瘤（BFH）是一种由成纤维细胞和组织细胞混合构成的良性肿瘤[3]。头颈部 BFH 肿瘤不常见，占纤维组织细胞瘤的低于 5%。在皮肤以外，头颈部最常见的部位是鼻腔、鼻旁窦、和眶[127]。BFH 的 CT 和 MRI 表现不能与鼻窦的神经鞘瘤、乳头状瘤和早期的癌鉴别。

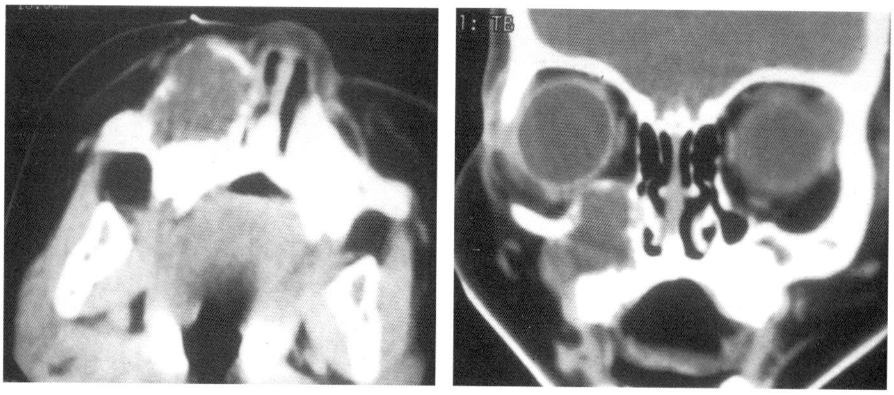

a b

图4.195 侵袭性生长的纤维瘤病。16岁男孩。a 轴位CT扫描显示累及右侧颊部的软组织肿块。b 冠状CT扫描显示累及右侧上颌窦。感谢Ahmad Monajati,MD,纽约，美国。

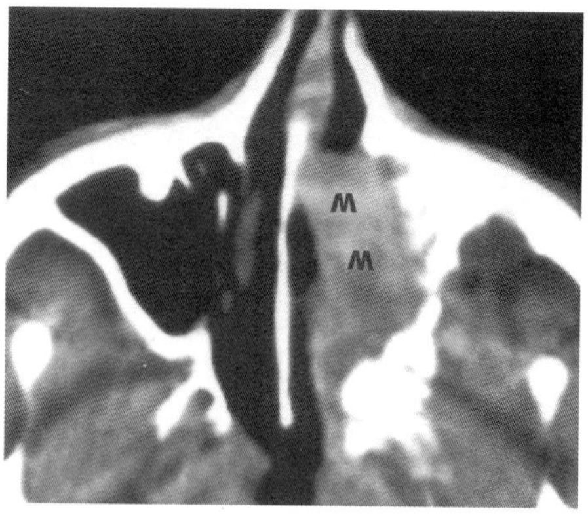

图4.196 复发的纤维肉瘤。轴位CT扫描显示鼻腔内软组织肿物（M），符合复发的纤维肉瘤。注意左侧上颌窦和翼板的反应性骨改变。感谢Hatef Shaif,MD,开罗，埃及。

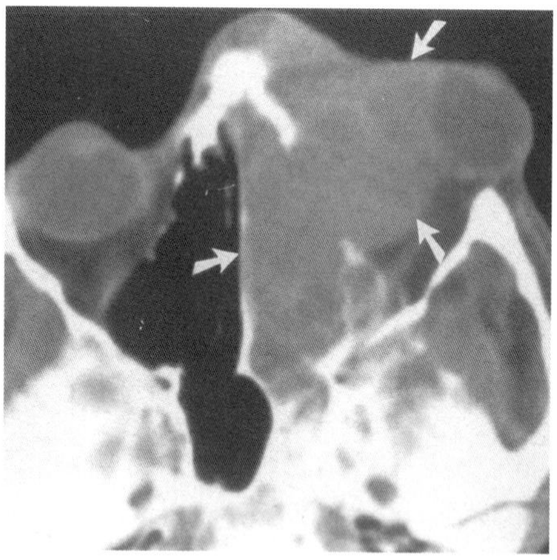

图4.197 恶性纤维组织细胞瘤。轴位CT扫描显示累及鼻筛骨和眶的巨大软组织肿物（箭），感谢Hatef Sharif,MD,开罗，埃及。

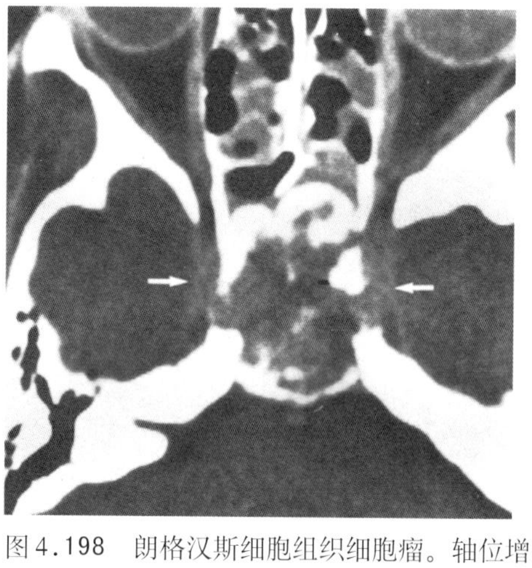

图4.198 朗格汉斯细胞组织细胞瘤。轴位增强CT扫描显示一个增强的软组织肿物（箭）取代了部分斜坡，符合嗜酸性肉芽肿。来自参考文献12。

恶性纤维组织细胞瘤

恶性纤维组织细胞瘤（MFH）是一种由具有恶性组织特点的由成纤维细胞和组织细胞混合构成的肿瘤[3]。MFH是成人在晚年最常见的软组织肉瘤，首先累及下肢软组织。在头颈部最常见的皮肤以外发生部位是鼻腔、眶[127]和颈。症状会有不同和占位征象，带有或不带有疼痛、鼻塞、鼻出血、面部变形和突眼。肿物由混有组织细胞的梭型细胞构成，具有明显的多型性，有丝分裂活跃。[3]鼻窦MFH的CT和MRI表现与纤维肉瘤、横纹肌肉瘤、淋巴瘤和鼻窦癌相似（图4.197）。一些MFH在T2WI上显示为非常低的信号，与细胞成分更多和有丝分裂活跃有关。MFH黏液样变在T2WI可以显示为高一些的信号。淋巴结转移占病例的15%。其他部位的转移包括肺、肝和骨。大多数MFH会复发；不过，放射照射引起的病例也有报道。治疗方法为彻底的外科切除[3]。

朗格汉斯细胞组织细胞增多症

朗格汉斯细胞组织细胞增多症（LCH）是一种发生在儿童的，比肉瘤样或Wegener 肉芽肿病更常见的肉芽肿性疾病。组织细胞增多－X一词用于描述某一群组织细胞的状态，字母X代表其性质未知。现在已知这些组织细胞的状态取决于增生程度以及不同组织内异常组织细胞的浸润。这些细胞形态上和免疫性质与朗格汉斯细胞相似，因此命名为朗格汉斯细胞组织细胞瘤。LCH头颈部多发，通常位于颅骨或颌骨。鼻窦受累不常见。上颌骨颌和蝶窦受累曾有报道（图4.198）[127]。LCH在第2章和第3章中有更详细的讨论。

垂体腺瘤和蝶鞍嗜铬细胞瘤

垂体腺的肿瘤，特别是催乳素瘤（图4.199）和其他的颅内或颅外肿瘤，如脑膜瘤、脊索瘤、癌（图4.200）和嗜铬细胞瘤（图4.201），以及颈内动脉的巨大动脉瘤，可以侵蚀蝶鞍的底壁和侧壁，表现为蝶窦或鼻咽的肿物。侵袭性生长的垂体腺瘤可以突入鼻腔和上颌窦并有鼻息肉样的临床表现。

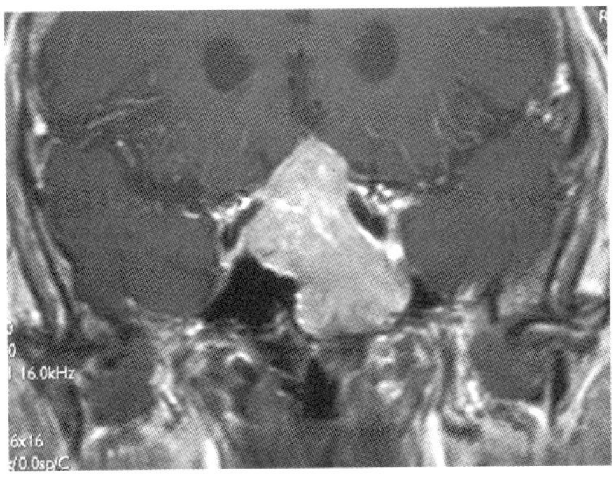

图4.199 垂体腺瘤。冠状T1WI图像上显示一个巨大的垂体腺瘤突入蝶窦左侧。

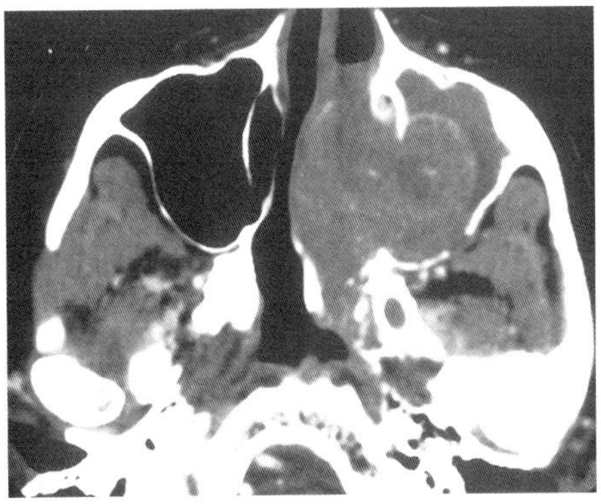

图4.200 未分化癌。增强CT扫描显示蝶窦的（此处未显示）未分化癌扩散，进入鼻腔和左侧上颌窦。

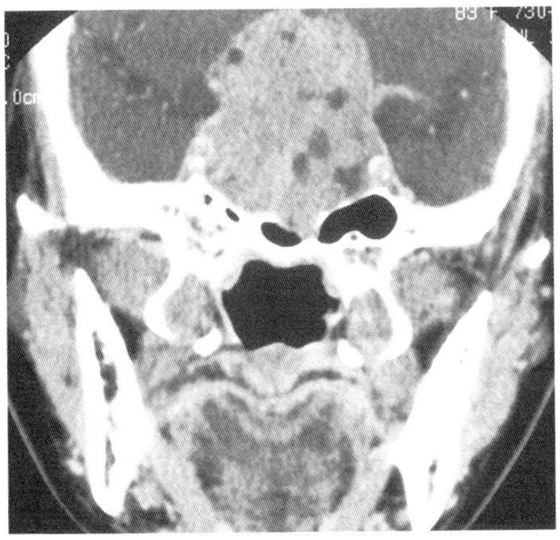

a

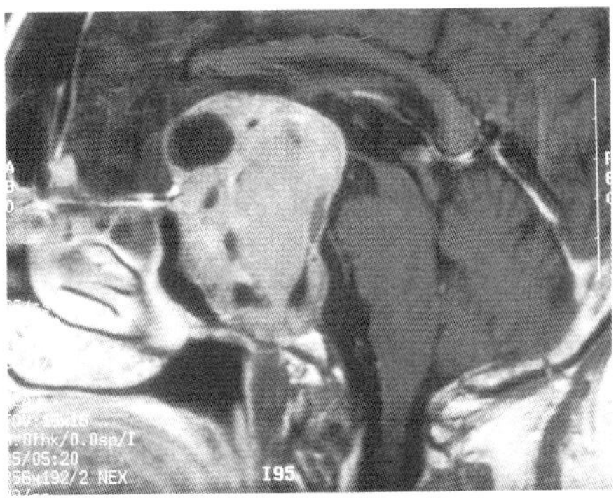

b

图4.201 蝶鞍区嗜铬细胞瘤。a 冠状位增强CT扫描显示一个巨大的蝶鞍内肿物，显示强烈的对比增强。b 矢状位增强T1WI扫描显示一个鞍旁的嗜铬细胞瘤扩散进入蝶窦。

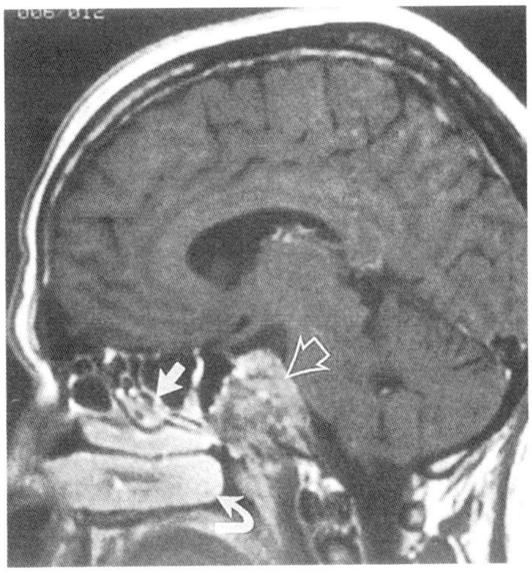

图4.202 转移瘤。矢状位增强T1WI显示增强的结肠腺癌转移瘤（开放箭）。注意正常的鼻甲黏膜（弯箭）和筛窦气房（白箭），其增强超过肿瘤。

转移瘤

鼻窦道是转移瘤最先种植的位置。一些不寻常的鼻窦病变诊断为“原发肿瘤”之前，需要先进行系统的排查。在转移至鼻窦腔的肿瘤中，肾细胞癌最常见[128]。其次是肺、乳腺、前列腺、睾丸、和胃肠道肿瘤。绝大多数鼻旁窦的转移瘤发生于骨，主要是血源性转移。回顾98例鼻旁窦转移瘤可见，肾细胞癌占54%，最常累及上颌骨（36%），然后是筛窦（25%），额窦（17%），和鼻腔（11%）。[128]

在超过40%的病例中，颅底的病变是造成下列表现的原因，包括头痛、面部疼痛、视觉障碍和眼球运动的症状[89]。前列腺和肺是转移瘤最常见的原发部位[89]。临床症状与原发的蝶骨恶性肿瘤相似。鼻旁窦的转移瘤有围绕窦壁扩张性生长的趋势，而不是呈一个黏膜增厚的改变。在CT扫描上，来自肾细胞癌和黑素瘤的转移瘤呈现明显增强的、软组织肿块造成鼻窦腔的壁重构或破坏。前列腺转移瘤通常导致具有异常的边界不规则的骨硬化，伴有或多或少的软组织成分。来自肺、乳腺、膀胱、泌尿生殖道远端和胃肠道的转移瘤通常具有侵袭性和造成骨质破坏。来自结肠癌的蝶窦转移瘤的MR特征可见图4.202。

参考文献

1 Boring CC, Squires TS, Tong T. Cancer statistics. CA Cancer J Clin 1992; 42: 19-38.

2 Mafee MF. Imaging of paranasal sinuses and nasal cavity. In: English GM, ed. Otolaryngology. Vol. 2. Philadelphia: Lippincott-Raven; 1996; 1-44.

3 Wenig BM. Atlas of Head and Neck Pathology. Philadelphia: W.B. Saunders; 1993.

4 Gadeberg CC, Hjelm-Hansen M, Sogaard H, et al. Malignant tumors of the paranasal sinuses and nasal cavity. A series of 180 patients. Acta Radiol 1984; 23: 181-187.

5 Som P. Tumors and tumor-like conditions of sinonasal cavity. In: Som P, Curtin H, eds. Head and Neck Imaging, 3d ed. St. Louis: Mosby-Year Book; 2003.

6 Goepfert M. Luna MA, Lindberg RD, et al. Malignant salivary gland tumors of the paranasal sinuses and nasal cavity. Arch Otolaryngol 1983; 10: 662-668.

7 Knegt PP, de Jong PC, van Andel JG, et al. Carcinoma of the paranasal sinuses: results of a prospective pilot study. Cancer 1985; 56: 57-62.

8 Konno A, Togawa K, Inous S. Analysis of the results of our combined therapy for maxillary cancer. Acta Otolaryngol Suppl (Stockh) 1980; 372: 1-16.

9 Chow JM, Leonetti JP, Mafee MF. Epithelial tumors of the paranasal sinuses and nasal cavity. Radiol Clin North Am 1993; 31: 61-73.

10 Mafee MF. Imaging of the head and neck: computed tomography, magnetic resonance imaging. In: Ballenger JJ, Snow JB, eds. Otolaryngology Head and Neck Surgery, 15th ed.. Baltimore: Williams and Wilkins; 1996: 699.

11 Mafee MF. Nonepithelial tumors of the paranasal sinuses and nasal cavity. Role of CT and MR imaging. Radiol Clin North Am 1993; 31: 75-90.

12 Carter BL. Tumors of the paranasal sinuses and nasal cavity. In: Valvassori GE, Buckingham RA, Carter BL, Hanafee WN, Mafee MR, eds. Head and Neck Imaging. Stuttgart: Thieme Verlag, 1988; 219-250.

13 Moore S, Chun JK, Mitre SA, Som PM. Intraosseous hemangioma of the zygoma: CT and MR findings. AJNR 2001; 22: 1383-1385.

14 Hyams VJ. Papillomas of the nasal cavity and paranasal sinus: a clinicopathological study of 315 cases. Ann Otol Rhinol Laryngol 1971; 80: 192-206.

15 Seshul MJ, Eby TL, Crowe DR, Peters GE. Nasal inverted papilloma with involvement of middle ear and mastoid. Arch Otolaryngol Head Neck Surg 1995; 121: 1045-1048.

16 Chherti DK, Gajjar NA, Bhuta S, Andrews JC. Quiz case 2. Schneiderian-type papilloma of the middle ear. Arch Otolaryngol Head Neck Surg 2001; 127: 79-80.

17 Lea JT, Bhuta S, Lufkin R, Castro DJ. Isolated inverting papilloma of the sphenoid sinus. Laryngoscope 2003; 113: 41-44.

18 Norris CM, Goodman ML. Case records of the Massachusetts General Hospital. N Engl J Med 1992; 326: 1417-1424.

19 Mafee MF. Dynamic CT and its application to otolaryngology and head and neck surgery. J Otolaryngol 1982; 77: 5.

20 Hill JH, Soboroff BJ, Appelbaum EL. Nonsquamous tumors of the nose and paranasal sinuses. Otolaryngol Clin North Am 1986; 19: 723-739.

21 Grafenberg MR, Kim S, Sorenson D. Pathology quiz case 2. Odontogenic keratocyst (OKC). Arch Otolaryngol Head Neck Surg 2002; 128: 1100-1102.

22 Philipsen HP. Om Keratocyster (Kolesteatom) 1 Kaeberbe. Tandelaegebladet 1956; 60: 963-980.

23 Albayram MS, Sciubba J, Zinreich JJ. Nasopalatine duct cyst. Arch Otolaryngol Head Neck Surg 2001; 127: 1283-1285.

24 Sik-Ching Ching A, Wai Pak M, Kew J, Metreweli C. CT and MR imaging appearances of an extraosseous calcifying epithelial odontogenic tumor (Pindborg Tumor). AJNR 2000; 21: 343-345.

25 Brandwein M, Said-Al-Naief N, Gordon R, Urken M. Clear cell odontogenic carcinoma: report of a case and analysis of the literature. Arch Otolaryngol Head Neck Surg 2002; 128: 1089-1095.

26 Waldron CA, Small IA, Silverman H. Clear cell ameloblastoma—an odontogenic carcinoma. J Oral Maxillofac Surg 1985; 43: 707-717.

27 Hansen LS, Eversole LR, Green TL, Powell NB. Clear cell odontogenic tumor—a new histologic variant with aggressive potential. Head Neck Surg 1985; 8: 115-123.

28 Boulos R, Marsot-Dupuch K, DeSaint-Maur P, et al. Granular cell tumor of the palate: a case report. AJNR 2002; 23: 850-854.

29 Som PM, Dillon WP, Sze G, et al. Benign and malignant sinonasal lesions with intracranial extension: differentiation with MR imaging. Radiology 1989; 172: 763-766.

30 Som PM, Brandwein M. Sinonasal cavities: Inflammatory disease, tumors, fractures, and postoperative findings. In: Som PM, Curtin HD, eds. Head and Neck Imaging, 3d ed. Vol. I.. St. Louis: Mosby; 1996.

31 Spiro JD, Soo KC, Spiro RH. Squamous carcinoma of the nasal cavity and paranasal sinuses. Am J Surg 1989; 158: 3328-3332.

32 Myers LL, Nussenbaum B, Bradford CR, et al. Paranasal sinus malignancies: An 18-year single institution experience. Laryngoscope 2002; 112: 1964-1969.

33 Schmalfuss IM, Tart RP, Mukerji S, Mancuso AA. Perineural tumor spread along the auriculotemporal nerve. AJNR 2002; 23: 303-311.

34 Wiseman SM, Popat SR, Rigual NR, et al. Adenoid cystic carcinoma of the paranasal sinuses and nasal cavity: a 40-year review of 35 cases. ENT Ear Nose Throat J 2002; 81: 510-517.

35 Kim GE, Park HC, Keum KC, et al. Adenoid cystic carcinoma of the maxillary antrum. Am J Otolaryngol 1999; 20: 77-84.

36 Fordice J, Kershaw C, El-Naggar A, Goeppert H. Adenoid cystic carcinoma of the head and neck. Predictors of morbidity and mortality. Arch Otolaryngol Head and Neck Surg 1999; 125: 149-152.

37 Moore GF, Massey JD, Yonkers AS. Abducens nerve paralysis: A potential presentation of sphenoid sinus cancer. Otolaryngol Head Neck Surg 1986; 94: 249-253.

38 Bridger MWM, Beale FA, Bryce DP. Carcinoma of the paranasal sinuses—ûa review of 158 cases. J Otolaryngol 1978; 7: 379-388.

39 Larson DL, Christ JE, Jesse RH. Preservation of the orbital contents in cancer of maxillary sinus. Arch Otolaryngol 1982; 108: 370-372.

40 Lund VS. Malignant tumors of the nasal cavity and paranasal sinuses. ORL 1983; 45: 1-12.

41 Sisson GA. Carcinoma of the paranasal sinuses and craniofacial resection. J Laryngol Otol 1976; 90: 59-68.

42 Batsakis JG. Tumors of the Head and Neck: Clinical and Pathological Considerations. 2d ed. Baltimore: Williams and Wilkins: 1979; 177-187.

43 Lund VS, Howard DJ, Lloyd GAS, et al. Magnetic resonance imaging of paranasal sinus tumor for craniofacial resection. Head Neck 1989; 11: 279-283.

44 Kaznelson DJ, Schindel J. Mucoepidermoid carcinoma of the air passages. Report of three cases. Laryngoscope 1979; 89: 115-121.

45 Thomas GR, Regolado JJ, McClinton M. A rare case of mucoepidermoid carcinoma of the nasal cavity. ENT Ear Nose Throat J 2002; 81: 519-522.

46 Skolnik EM, Massari FS, Tenta LT. Olfactory neuroepithelioma: reviews of the world literature and presentation of two cases. Arch Otolalryngol 1966; 84: 644-653.

47 Som PM, Lidov M, Brandwein M, et al. Sinonasal esthesioneuroblastoma with intracranial extensions: marginal tumor cysts as a diagnostic MR finding. AJNR 1994; 15: 1259-1262.

48 Argiris A, Dutra J, Tseke P, Haines K. Esthesioneuroblastoma: The Northwestern University Experience. Laryngoscope 2003; 113: 155-160.

49 Kadish S, Goodman M, Wang CC. Olfactory neuroblastoma: a clinical analysis of 17 cases. Cancer 1976; 37: 1571-1576.

50 Califano L, Zupi A, Mangone GM, et al. Cervical ganglioneuroma: Report of a case. Otolaryngol Head Neck Surg 2001; 124: 115-116.

51 Joshi VV, Cantor AB, Altshuler G, et al. Recommendations for modification of terminology of neuroblastic tumors and prognostic significance of Shimada Classification. A clinicopathologic study of 213 cases from the pediatric oncology group. Cancer 1992; 69: 2183-2196.

52 Kapadia S, Frisman D, Hitchcock C, et al. Melanotic neuroectodermal tumor of infancy. Clinicopathological, immmunohistochemical, and flow cytometric study. Am J Surg Pathol 1993; 17: 566-573.

53 Volk MS, Nielsen GP. Case records of the Massachusetts General Hospital. Case 7—2001. A male infant with a right maxillary mass. N Engl J Med 2001; 344: 750-757.

54 Howard D, Daniels H. Ewing's sarcoma of the nose. J Ear Nose Throat 1993; 72: 277- 279.

54a Grier HE, Krailo MD, Tarbell NJ, et al. Addition of ifosfamide and etoposide to standard chemotherapy for Ewing's sarcoma and primitive neuroectodermal tumor of bone. N Engl J Med 2003; 348: 694-701.

55 Dehner LP. Peripheral and central primitive neuroectodermal tumors. Arch Pathol Lab Med 1986; 110: 997-1003.

56 Chowdhury K, Manoukian JJ, Rochon L, et al. Extracranial primitive neuroectodermal tumor of the head and neck. Arch Otolaryngol Head Neck Surg 1990; 116: 475-478.

57 Jurgens H, Bier V, Harms D, et al. Malignant peripheral neuroectodermal tumors: a retrospective analysis of 42 cases. Cancer 1988; 61: 349-357.

58 Klein E, Anzil A, Mezzacappa P, et al. Sinonasal primitive neuroectodermal tumor arising in a long-term survivor of heritable unilateral retinoblastoma. Cancer 1992; 70: 423–431.

59 Azizi L, Marsot-Dupuch K, Bigel P, et al. Merkel cell carcinoma: a rare cause of hypervascular nasal tumor. AJNR 2001; 22: 1389–1393.

60 Rice RD, Choukich GD, Thompson KS, Chase DR. Merkel cell tumor of the head and neck: five new cases with literature review. Arch Otolaryngeal Head Neck Surg 1993; 119: 782–786.

61 Chawla OP, Oswal VH. Hemangiopericytoma of the nose and paranasal sinuses. J Laryngol Otol 1987; 101: 729–737.

62 Stout AP, Murray MR. Hemangiopericytoma: a vascular tumor featuring Zimmerman's pericytes. Ann Surg 1942; 116: 26–33.

63 Rhodin JAG. Ultrastructure of mamalian venous capillaries, venules and small collecting veins. J Ultrastruct Res 1968; 25: 452–500.

64 Batsakis JG, Rice DH. The pathology of head and neck tumors: Vasoformative tumors. Part 9B. Head Neck 1981; 3: 326–339.

65 Batsakis JG, Jacobs JB, Templeton AC. Hemangiopericytoma of the nasal cavity: electron-optic study and clinical correlations. J Laryngol Otol 1983; 97: 361–368.

66 Anderson GJ, Tom LW, Womer RB, et al. Rhabdomyosarcoma of the head and neck in children. Arch Otolaryngol Head Neck Surg 1990; 116: 428–431.

67 Feldman BA. Rhabdomyosarcoma of the head and neck. Laryngoscope 1982; 92: 424–440.

68 Malogolowkin MH, Orega JA. Rhabdomyosarcoma of childhood. Pediatr Ann 1988; 17: 251–268.

69 Mafee MF, Pai E, Philip B. Rhabdomyosarcoma of the orbit: evaluation with MR imaging and CT. Radiol Clin North Am 1998; 36: 1215–1229.

70 Pinkel D, Pickren F. Rhabdomyosarcoma in children. JAMA 1961; 175: 293–298.

71 Wilder WH, Harner SG, Banks PM. Lymphoma of the nose and paranasal sinuses. Arch Otolaryngol 1983; 109: 310–312.

72 Aisenberg AC. Malignant lymphoma. N Engl J Med 1973; 288: 883–890.

73 Farhat F, Djokic M, Naclerio RM. Extranodal natural killer (NK)T-cell lymphoma (Epstein-Barr virus associated). Arch Otolaryngol Head Neck Surg 2002; 128: 1327–1329.

74 Jaffe ES, Chan JK, Sui J, et al. Report of the workshop on nasal and related extranodal angiocentric T/Natural killer cell lymphoma: definitions, differential diagnosis, and epidemiology. Am J Surg Pathol 1996; 20: 103–111.

75 Oai GC, Chim CS, Liang R, et al. Nasal T-cell/natural killer cell lymphoma: CT and MR imaging features of a new clinicopathologic entity. AJR 2000; 174: 1141–1145.

76 Khariwala SS, Litman DA, McQuone SJ, et al. Natural killer (NK) cell/peripheral T-cell lymphoma. Arch Otolaryngol Head Neck Surg 2000; 126: 1391–1393.

77 Cheung MMC, Chan JKC, Lau WH, et al. Primary non-Hodgkin's lymphoma of the nose and nasopharynx: clinical features, tumor immunophenotype, and treatment outcome in 113 patients. J Clin Oncol 1998; 16: 70–77.

78 Freeman C, Berg JW, Cutler SJ. Occurrence and prognosis of extranodal lymphomas. Cancer 1972; 29: 252–260.

79 Miller FR, Lavertu P, Wanamaker, et al. Plasmacytomas of the head and neck. Otolaryngol Head Neck Surg 1998; 19: 614–618.

80 Ching ASC, Khoo JBK, Chong VFH. CT and MR imaging of solitary extramedullary plasmacytoma of the nasal tract. AJNR 2002; 23: 1632–1636.

81 *Loevner LA, Karpati RL, Kumar P, et al. Posttransplantation lympho*proliferative disorder of the head and neck: imaging features in seven adults. Radiology 2000; 81: 139–148.

82 Gordon AR, Loevner LA, Sonners AL, et al. Posttransplantation lymphoproliferative disorder of the paranasal sinuses mimicking invasive fungal sinusitis: Case report. AJNR 2002; 23: 855–857.

83 Johnston *R, Altman KW, Gartenhaus RB. Chronic lymphocytic* leukemia manifesting in the paranasal sinus. Otolaryngol Head Neck Surg 2002; 127: 582–584.

84 Conley J, Hamaker RC. Melanoma of the head and neck. Laryngoscope 1976; 29: 760–764.

85 Conley J, Pack GT. Melanoma of the mucous membranes of the head and neck. Arch Otolaryngol Head Neck Surg 1974; 99: 315–319.

86 Moore ES, Martin H. Melanoma of the upper respiratory tract and oral cavity. Cancer 1955; 8: 1167–1176.

87 Mafee MF, Langer B, Valvassori GE, et al. Radiologic diagnosis of nonsquamous tumors of the head and neck. Otolaryngol Clin North Am 1986; 19: 507–521.

88 Fu Y, Perzin AH. Nonepithelial tumors of the nasal cavity, paranasal sinuses and nasopharynx: a clinical pathologic study: II. Osseous and fibro-osseous lesions, including osteomas, fibrous dysplasia, ossifying fibroma, osteoblastoma, giant cell tumor, and osteosarcoma. Cancer 1974; 33: 1289–1305.

89 Mickel RA, Zimmerman MC. The sphenoid sinus: A site for metastasis. Otolaryngol Head Neck Surg 1990; 102–709–716.

90 Wenig BM, Mafee MF, Ghosh L. Fibro-osseous, osseous, and cartilaginous lesion of the orbit and paraorbital region: correlative clinicopathologic and radiographic features, including the diagnostic role of CT and MR imaging. Radiol Clin North Am 1998; 36: 1241–1259.

91 Lustig LR, Holliday MJ, McCarthy EF, Nager GT. Fibrous dysplasia involving the skull base and temporal bone. Arch Otolaryngol Head Neck Surg 2001; 127: 1239–1247.

92 Albright F, Butler M, Hamptom A, Smith P. Syndrome characterized by osteitis fibrosa disseminata, areas of pigmentation and endocrine dysfunction with precocious puberty in female. N Engl J Med 1937; 216: 727–746.

93 McCune D, Bruch H. Osteodystrophia fibrosa: report of a case in which the condition was combined with precocious puberty, multiple pigmentation of the skin and hyperthyroidism. Am J Dis Child 1937; 52: 745–748.

94 Lee P, Van Dop C, Migeon C. McCune-Albright syndrome: long term follow-up. JAMA, 1986; 256: 2980–2984.

95 Cohen M, Howell R. Etiology of fibrous dysplasia and McCune-Albright syndrome. Int J Oral Maxillofac Surg 1999; 28: 366–371.

96 Schwindinger WF, Francomano CA, Levine MA. Identification of a mutation in the gene encoding the alpha subunit of the stimulator G-protein of adenylyl cyclase in McCune–Albright syndrome. Proc Natl Acad Sci USA 1992; 29: 5152.

97 Weinstein LS, Shenker A, Gejman PV, et al. Activating mutations of the stimulatory G-protein in the McCune–Albright syndrome. N Engl J Med 1991; 325: 1688.

98 Tokano H, Sugimoto T, Noguchi Y, Kitamura K. Sequential tomography images demonstrating characteristic changes in fibrous dysplasia. J Laryngol Otol 2001; 115: 751.

99 Lee J, Fitzgibbon E, Butman JA. Normal vision despite narrowing of the optic canal in fibrous dysplasia. N Engl J Med 2002; 347: 1670.

100 Kearney PR, Nasser A. Pathology quiz case 2; extramedullary hematopoiesis of the paranasal sinuses. Arch Otolaryngol Head Neck Surg 2002; 128: 76–79.

101 Smith SE, Murphey MD, Motamedi K, et al. From the Archives of the AFIP Radiologic Spectrum of Paget disease of bone and its complications with pathologic correlation. Radiographics 2002; 22: 1191–1216.

102 Curé JK, Key LL, Goltra DD, Van Tassel P. Cranial MR imaging of osteopetrosis. AJNR 2000; 21: 1110–1115.

103 Hul WV, Vanhoenacker F, Balemans W, et al. Molecular and radiological diagnosis of sclerosing bone dysplasias. Eur J Radiol 2001; 40: 198–207.

104 Hul EV, Gram J, Bollerslev J, et al. Localization of the gene causing autosomal dominant osteopetrosis Type I to chromosome 11q12–13. J Bone Miner Res 2002; 7: 1111–1117.

105 Coppit GI, Eusterman VD, Bartels J, Downey TJ. Endoscopic resection of chondrosarcomas of the nasal septum: A report of 2 cases. Otolaryngol Head Neck Surg 2002; 127: 569–571.

106 Chaudhry AP, Robinovitch MR, Mitchell DR, et al. Chondrogenic tumors of the jaws. Am J Surg 1961, 102. 403.

107 Dahlin DC, Lenni RR. Bone Tumors: General Aspect and Data on 8,542 Cases, 4th ed. Springfield, IL: Charles C. Thomas; 1986.

108 *Huvos AG, Marcove RC. Chondroblastoma of bone: A critical review.* Clin Orthop 1973; 95: 300.

109 Bloem JL, Mulder JD. Chondroblastoma: a clinical and radiological study of 104 cases. Skeletal Radiol 1985; 14: 1.

110 Murphey MD, Nomikos GC, Glemming DJ, et al. From the archives of the AFIP. Imaging of giant cell tumor and giant cell reparative granuloma of bone: *Radiologic-pathologic correlation. Radiographics* 2001; 21: 1283–1209.

111 Jaffe HL. Giant cell reparative granuloma, traumatic bone cyst and fibrous (fibro-osseous) dysplasia of jawbones. Oral Surg 1953; 6: 159–175.

112 Quick CA, Anderson R, Stoal S. Giant cell tumors of the maxilla in children. Laryngoscope 1980; 90: 784–791.

113 Khademi B, Gandomi B. Giant cell reparative granuloma of the hyoid bone. Otolaryngol Head Neck Surg 2001; 124: 117–118.

114 Albright F, Aub J, Bauer W. Hyperparathyroidism: a common and pleomorphic condition as illustrated by 17 proved cases from one clinic. JAMA 1934; 102: 1276–1287.

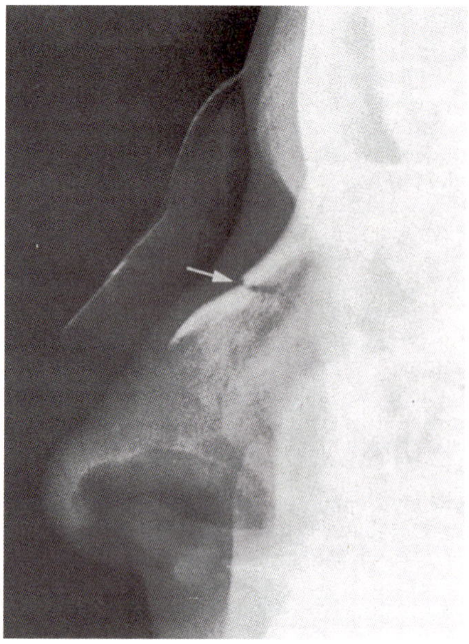

图4.203 鼻骨骨折，侧面投影。骨折线（箭）跨过鼻骨凹槽并且骨折碎片有轻微的移位。

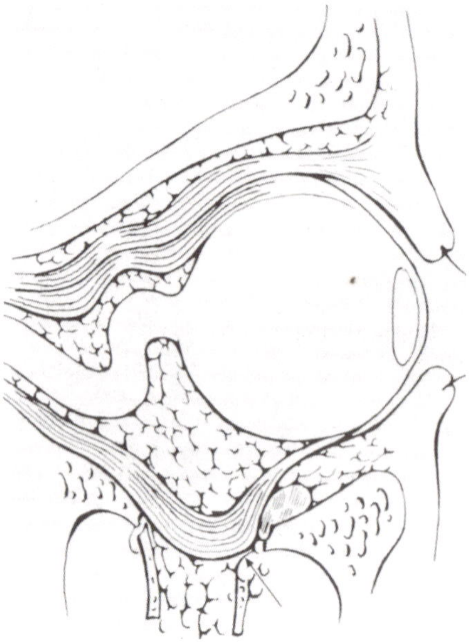

图4.204 粉碎性骨折的示意图。眼窝内的下直肌及脂肪通过骨折薄弱区域向下移位。由Zizmor修改。Trans Am Acad Ophthalmol Otolaryngol 1957;44;733–739.

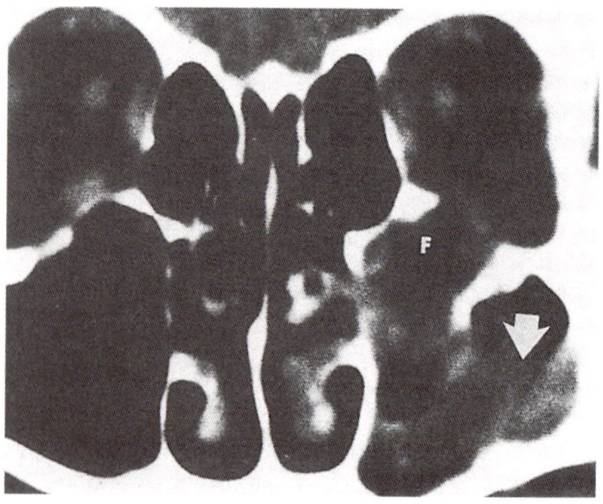

图4.205 粉碎性骨折。冠状CT扫描显示左眼眶底的骨折，在上颌窦内形成眼眶脂肪和气－液平面的复合性疝。

115 Kar DK, Gupta SK, Gupta SK, et al. Brown tumor of the palate and mandible in association with primary hyperparathyroidism. J Oral Maxillofac Surg 2001; 59: 1352–1354.
116 Mafee MF, Yang G, Tseng A, et al. Fibro-osseous and giant cell lesions including brown tumor of the mandible, maxilla and other craniofacial bones. Radiol Clin North Am 2003; 13: 525–540.
117 Hruska RA, Teitelbaum SL. Renal osteodystrophy. N Engl J Med 1995; 33: 166.
118 Marx SJ. Hyperparathyroidism and hypoparathyroid disorders. N Engl J Med 2000; 343: 1863–1875.
119 Burkey BB, Hoffman HT, Baker SR, et al. Chondrosarcoma of the head and neck. Laryngoscope 1990; 100: 1301.
120 Finn DG, Goeppert H, Batsakis JG. Chondrosarcoma of the head and neck. Laryngoscope 1984; 95: 1539.
121 Zimmermann DC, Dahlin DC. Myxomatous tumors of the jaws. Oral Surg 1958; 11: 1069–1080.
122 Ghosh BC, Huvos AG, Gerald FP, Miller TR. Myxoma of the jaw bones. Cancer, 1973; 31: 237–240.
123 Batti JS, Zahtz G, O, Reilly B. Quiz Case 4: Myxoma of the maxillary sinus. Arch Otolaryngol Head Neck Surg 2000; 126: 679–683.
124 Heffner DK. Sinonasal myxomas and fibromyxomas in children. ENT Ear Nose Throat J 1993; 72: 365–368.
125 Mabrie DC, Francis HW, Zinreich SJ, et al. Imaging quiz case 4: Dentigerous cyst. Arch Otolaryngol Head Neck Surg 2001; 126: 1269–1273.
126 Yonetsu K, Bianchi JG, Troulis MJ, Curtin HD. Unusual CT appearance in an odontogenic keratocyst of the mandible: case report. AJNR 2001; 22: 1887–89.
127 Mafee MF. Orbit: embryology, anatomy, and pathology. In: Som PM, Curtin HD, eds. Head and Neck Imaging. Vol. 1. St. Louis: Mosby; 2003: 529–654.
128 Berstein JM, Montgomery WW, Balgh K, Jr. Metastatic tumors to the maxilla, nose, and paranasal sinuses. Laryngoscope 1966; 76: 621–650.

外伤及术后表现

外伤

颌面的损伤在严重外伤的病人中占有相当大的数目。机动车事故（MVA）和撞击仍然是颌面骨折的主要原因。严重的外伤病人中脑和肺的损伤常常合并颌面的骨折。眶部和颌面部骨折是所有面部骨折中最常见的。面部损伤的病人尽管很少拍摄胶片，但是也能提供有用的信息[1,2]。直接撞击到鼻子的骨折错位，可以毁损面容和引起正常的呼吸阻塞。变形的程度在侧位片及咬合面片中是很明显的（图4.203）。CT扫描可以用于面部合并其他骨折的评价。在鼻骨，骨折线可以穿过平行于鼻骨和上颌骨鼻突缝的血管和神经沟（图4.203），许多严重损伤的病人常常合并上颌骨前部棘突和其他骨的骨折（鼻前棘）。严重变形或有合并症的骨折需要进一步的CT扫描检查。面部骨折通常是多重的，复杂的，不对称的，但是这些骨折通常有不同的形式，如眶部的爆裂性骨折1.2爆裂性骨折（图4.204～4.208）通常累及眶底，当被一个拳头、球或其他钝性的东西创伤眼球，眶部软组织的移位会引起眶底向下凹陷。眼眶的前缘保持完整。底部凹陷的骨折可以合并眶部脂肪疝或合并下直肌或／和下斜肌的挤压（图4.204，4.205，4.206）。常常存在下直肌的挫伤，和正常

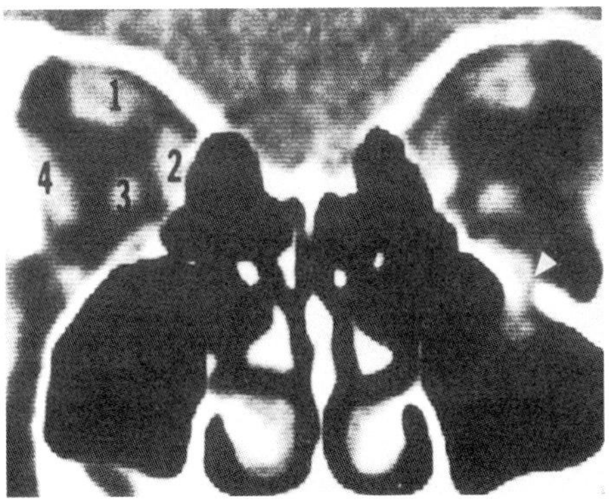

图4.206 爆裂性骨折。冠状CT扫描显示眶底骨折的微小移位。注意骨折侧部分疝入的下直肌（箭）和软组织（血肿）。1＝上直肌；2＝内直肌；3＝下直肌；4＝外直肌。

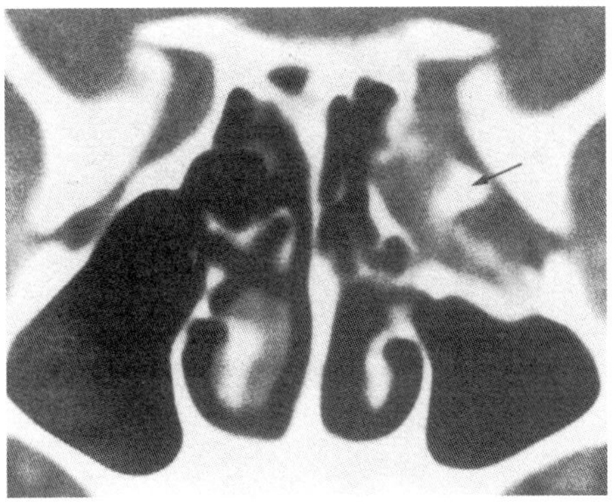

图4.207 爆裂性骨折。冠状CT扫描显示左眶底的骨折。注意眶尖的一个骨碎片（箭）。

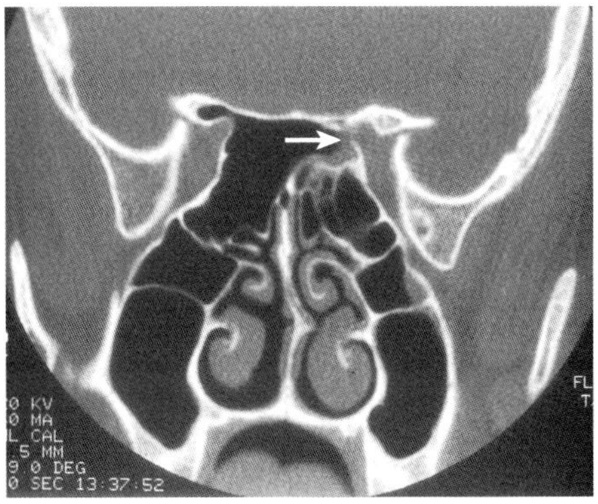

图4.208 视神经孔的骨折。冠状CT扫描显示累及到视神经孔的左眶尖的一个骨折（箭）。

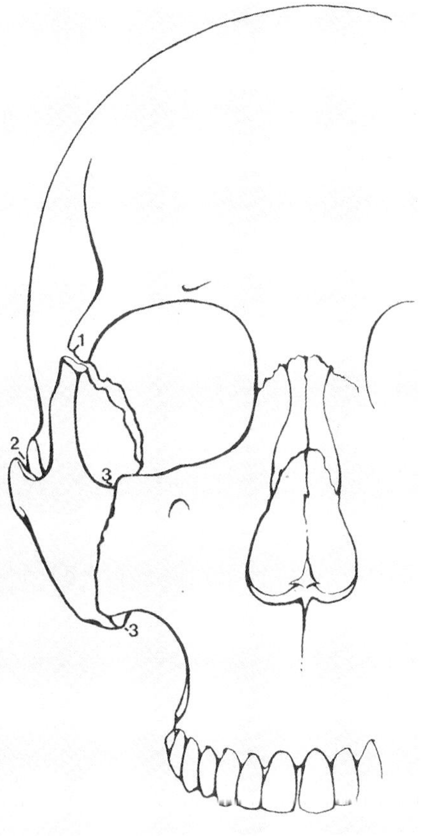

图4.209 一个三角区骨折的概略图。骨折延伸到额颧骨部（1），颧弓（2），眶前缘（3）和上颌骨。注意也可使蝶颧缝，蝶软骨翼和颧弓分开。After Zizmor ,Noyek A. Orbital trauma .in：Newton TH,Potts DG;Radiology of the Skull and Brain.St . Louis:Mosby,1971.

a

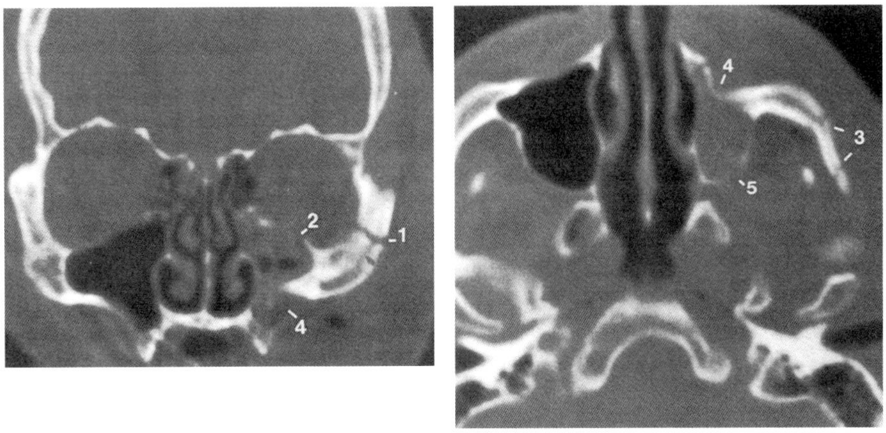

b

图4.210 三角区骨折。a 冠状和b 横断CT扫描。骨折穿过左额颧缝、前缘（2）到眶底，颧弓（3）清晰可见。另外，骨折线穿过颧骨/上颌骨区域累及上颌窦的前壁（4）和后壁（5）。凹陷的颧骨在b上显而易见。冠状CT扫描可看到标志的骨折累及颧骨颧弓的额突（1），注意右侧正常的额颧缝与左侧不规则变形的额颧缝对比 。来自参考文献2a。

侧对比可以看出肌肉的变形。直接冠状或重建的矢状CT扫描可以清晰地显示这种损伤。累及到内侧的筛骨板爆裂性骨折比累及到下侧的要少见（图4.207）。这种骨折常常合并内直肌的挫伤或挤压。面部创伤可以导致眶底内陷性骨折和眶顶的爆裂性或内陷性骨折。这种骨折可以累及到眶尖（图4.208）。

三角区骨折

三角区骨折是由于面部受到有角度的损伤而形成的三个主要骨折点；它们是额颧缝、颧弓和上颌骨（包括眶前缘和上颌窦的侧壁）。这种类型的损伤颧骨常常凹陷，但是受累的颧骨扭曲和移位的方向会随着撞击的强度和方向而改变（图4.211）。Le Fort（勒福）骨折是由于前面部直接受到损伤。其分类是Le Fort在1901年谈到面颅骨对称性骨折时最先做了描述，向后延伸到翼状面（图4.212）。由于这种损伤常常是不对称的，因而一般被定为Le Fort典型骨折。Le Fort Ⅰ型骨折是一种在上牙槽嵴的上方延伸穿过上颌窦下壁的一种水平骨折，形成一个“浮游腭”。一般腭中间的断裂并发这种损伤（图4.213）。

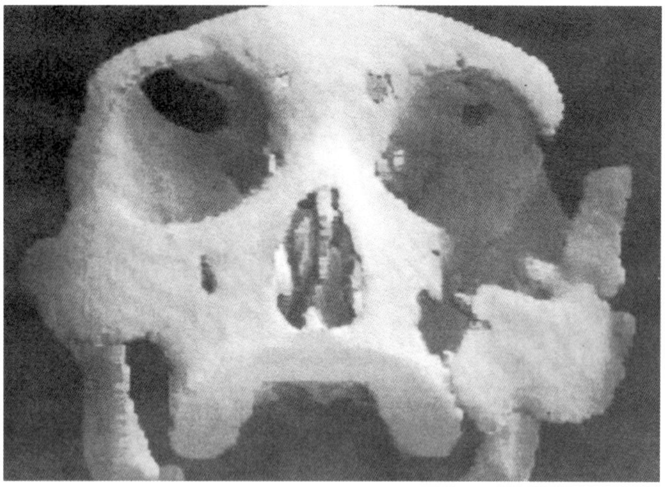
a

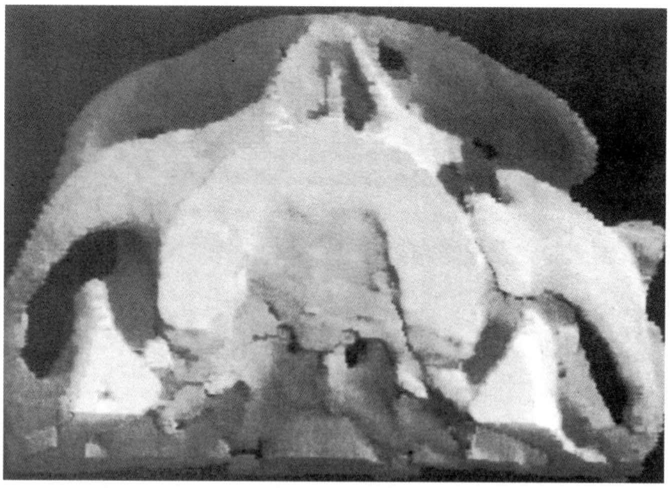
b

图4.211 三角区骨折。a 和 b 三维 CT 成像显示的一个左侧三角区骨折。注意分离的左额颧缝，眶下 RIM 骨折，凹陷和旋转的左颧骨颧弓。

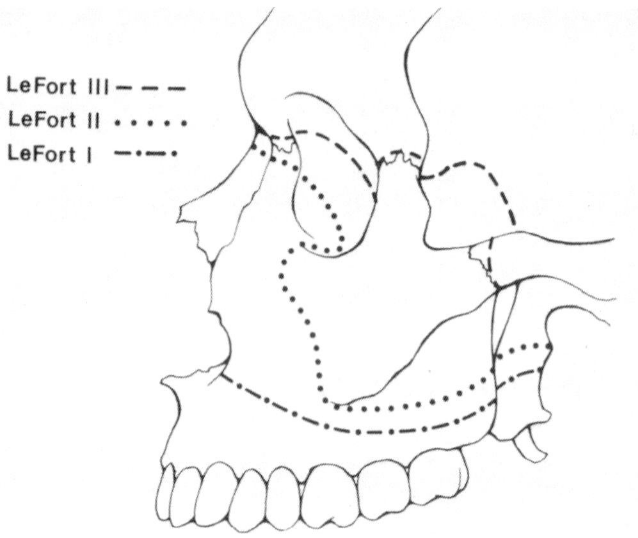

图4.212 Le Fort 型骨折的概略图。来自 Holt GR. Maxillofacial trauma. In:Cummings, et al,eds.Otolaryngology Head and Neck Surgery. St.Louis：Mosby,1986.

Le Fort Ⅱ型骨折也叫做锥形骨折（图4.214）其垂直穿过上颌骨和上面的鼻筛骨并且向后到达翼板。颧骨颧弓被留下一个完整的“浮游上颌骨”。最严重的是Le Fort Ⅱ型骨折，一种复杂的颅面骨的断裂。(图4.215)。骨折线穿过额颧缝的两侧，横跨鼻子，向下到翼板，形成一个“浮游脸”[2]

颅面部损伤的并发症和脑脊液漏

颅面部损伤中，筛板、筛骨动脉、视神经和颌内动脉都会严重受损[1]。骨折穿过眶尖接近于视神经可因为视神经受损而导致失明。损伤累及窦口可以引起窦的闭塞并随后形成黏液囊肿。骨折穿过颅骨内板也可以合并内板的撕裂和脑脊液漏。因此，窦内的气液平面很可能是血或脑脊液。[1]

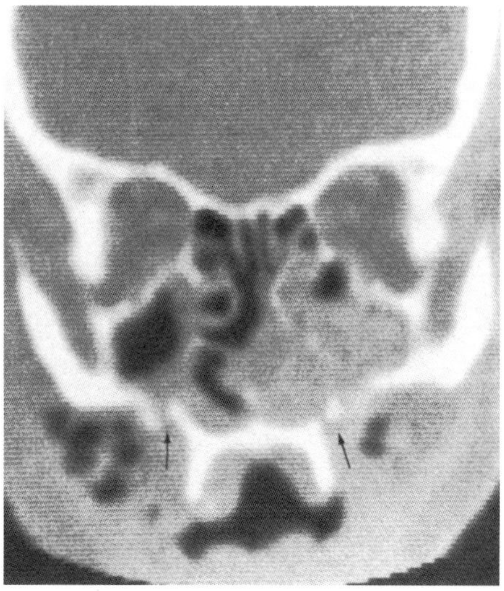
a

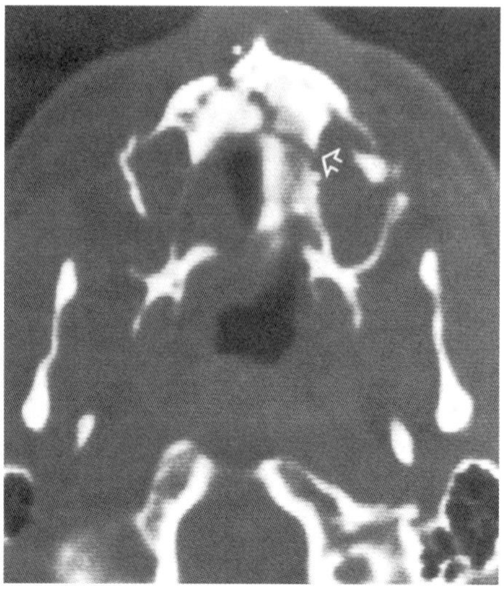
b

图4.213 Le Fort Ⅰ型骨折。a 冠状和 b 横断 CT 成像。“浮游腭”是正由于好在上牙槽嵴（箭）上方骨折的结果。如 b 所示一个联合的骨折可以延伸到腭（开箭）。来自参考文献 2a。

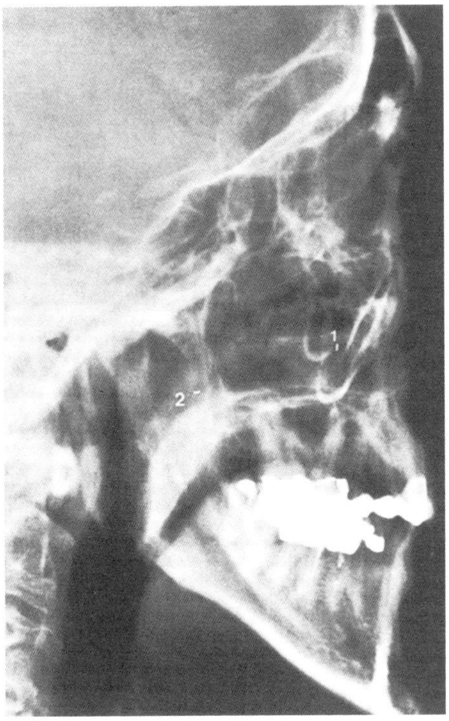

a

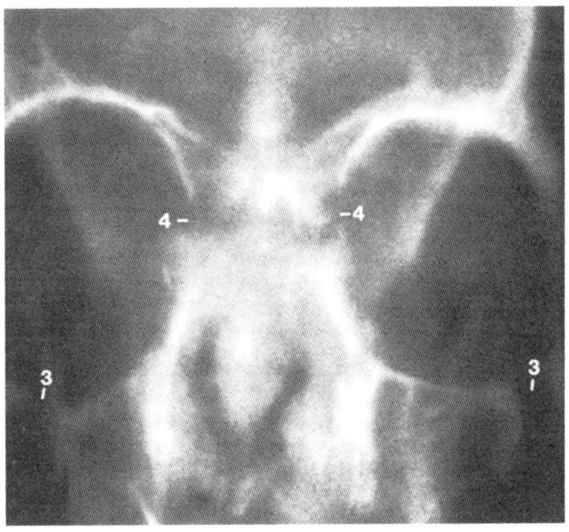

b

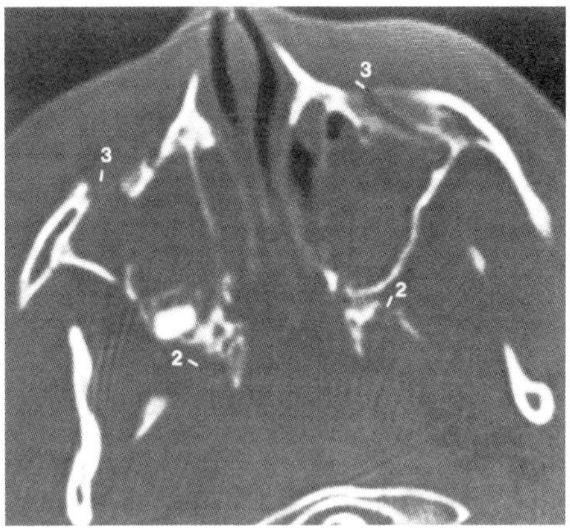

c

图4.214 Le Fort Ⅱ型骨折。a 侧位投影，b 前后断层和c 横断CT扫描。骨折穿过面中部形成“浮游上颌骨”。这种骨折在a上可以看到从颧骨颧弓（1）和翼状区（2）和在b 和c上穿过上颌骨和颧骨颧弓(3)交界处，以及在b上复杂的横穿过鼻筛骨。在c上可以看到骨折穿过上颌骨／颧骨颧弓区域（3）和翼板。来自参考文献2a。

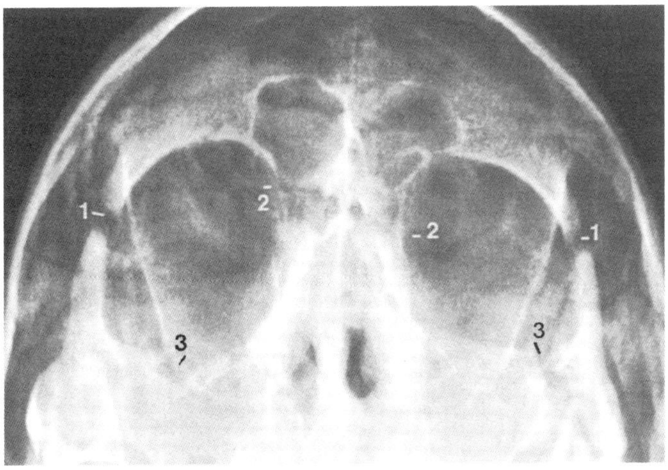

图4.215 Le Fort Ⅲ型骨折。一种完全的颅面部的分离。瓦氏位投影。骨折线穿过额颧骨区（1）域和鼻根（2）并向后延伸到翼板(不显示)，导致面颅骨从脑颅骨完全分离。同时注意面中部Le Fort Ⅱ型骨折损伤（3）。来自参考文献2a。

内板的撕裂可以合并颅腔积气。当骨折累及乳突小房、鼻旁窦、鼻顶或鼻咽顶部时，确定有无脑脊液漏是非常重要的，因为有发生脑膜炎的潜在危险。应用鞘内注射适当的碘对比剂CT脑池造影术是一种选择性的研究方法（图4.216）。在CT上常见的眶部或面部软组织结构的皮下气肿也是临近鼻旁窦骨折的一个征象（图4.218）。脑脊液漏也可以提示一个征象，即具有完整鼓膜的颞骨的骨折，使脑脊液进入通过咽鼓管鼻咽。因此，有脑脊液漏的病人，在病人俯卧位时，鞘内注入碘对比剂后薄层（3mm）冠状CT扫描可以获得前、中和后颅凹。

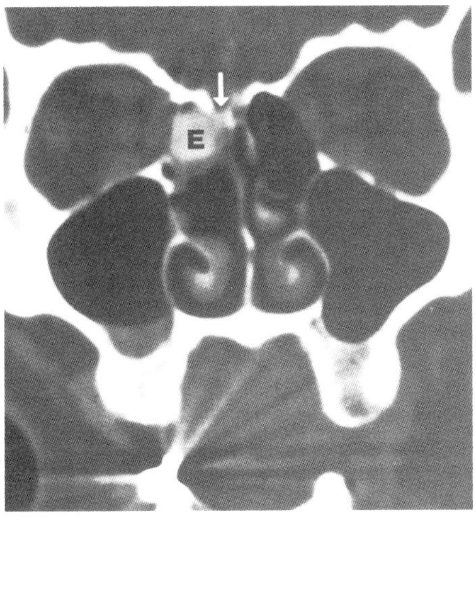

a

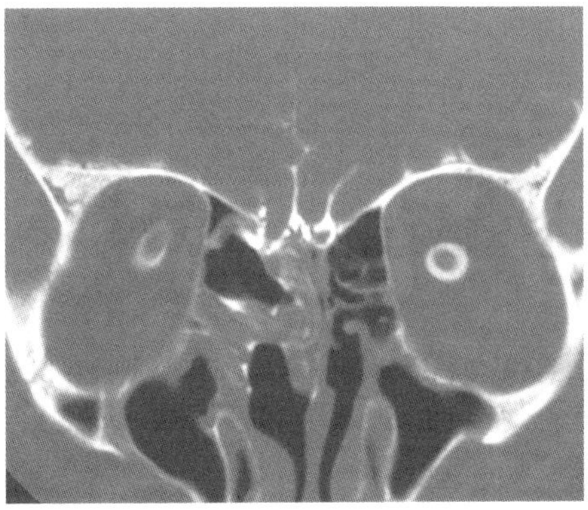

b

图4.216 脑脊液漏。CT脑池造影术显示漏口（箭）的位置。注释对比剂在筛窦的聚集（E）。b CT脑池造影术显示右后前筛窦切除术后改变。注意右侧筛板的变形和右侧筛窦及鼻腔内的对比剂。

窦的外科术后改变和并发症

鼻窦炎和肿瘤性疾病[2]的外科治疗有几种选择。患有急性鼻窦炎时，窦的冲洗是禁忌的，因为窦口通常是闭塞的，鼻外侧壁、尖牙窝和其他窦的（窦切开术）刺入，可以蔓延疾病。[2]急性鼻窦炎在经过7～10天的抗生素的治疗后病人仍有严重的症状，通常需进行引流操作[2]。对于上颌窦，如果冲洗失败，则可以施行前筛房切除术、中鼻道或下鼻道的造口术。[2]以往治愈慢性脓性上颌窦炎的过程通常使用下鼻道造口术，即所谓的鼻上颌窦的开窗过程（图4.217），这已经在诊室里很成熟了。用一个锐刮匙止血钳穿刺上颌窦壁和下鼻甲的骨折部分。使用咬钳使开口在各个方向扩大。如果窦腔内出现不可逆的疾病，应该实行考－路二氏手术。考－路二氏手术是基本的窦造口术和到上颌窦外部路径。这是很成熟的，但是不常用，对于不可逆的窦疾病如息肉组织、窦的囊性病、骨坏死、上颌骨肿瘤、口腔上颌窦瘘的存在和上颌骨的复杂骨折[2]。考－路二氏手术需要在牙列（尖牙和第二磨牙）上龈颊沟做横切。骨膜是隆起的和眶下神经是可辨别和保护的；窦的前壁是有窗的并且切口是被扩大的。囊肿和良性肿瘤能被切掉并且避免损伤黏膜。在操作的过程中，鼻上颌窦的下口被打开以创建一个鼻上颌窦窗来引流。没有必要切除全部内在黏膜，但如果这样做了，在术后的CT扫描图像上只能看到一个收缩的上颌窦，沿着骨化、骨膜增厚、甚至窦内的骨化（图4.218）。

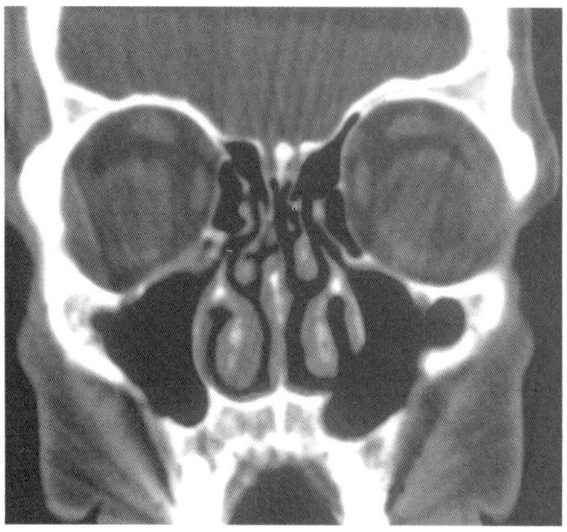

图4.217 下鼻道窦造口术。冠状CT显示沿着左侧上颌窦内侧壁的下方由于下鼻道窦造口术操作形成的术后缺损。

目前，最常见的外科进路是针对鼻窦腔炎性疾病的无菌操作[3]。近几年耳(鼻)喉科医生开始对ostiomeatal complex感兴趣，哪是额，筛的（前面），上颌窦引流法。这个区域的异常，通常在冠状CT上能很好的显示，能解释病人为什么患有鼻窦炎（图4.219）。外科处理注意解决成因问题，而不是注重鼻窦炎的结果。外科的改变是有限的，仅仅是针对ostiomeatal unit和少数前组筛窦或可能累积到前和后组筛房切除术、蝶窦切开术、蝶窦切除术。有时，术后的改变可能对于uncinectomy是有限的，上颌骨的ostioplasty（中道的窦造口术）[3]，额隐窝的手术、中鼻甲切除术、鼻中隔成形术（图4.22），和微考－路二氏手术操作。功能性内镜检查鼻窦手术是一种精细的手术，确实存在临近组织的外科损伤（图4.211）。重要的并发症包括脑脊液漏（图4.216b）；颅腔积气（图4.222）；损伤到脑实质和大脑动脉，眼眶的并发症如骨膜下血肿；损伤到眼外肌，尤其是内直肌（图4.221a）的并发症，如球后血肿；失明；损伤到鼻泪管和sac[4-6]。任何与鼻的外侧壁有关的手术如内窥镜检查的窦的手术与鼻成形术都对泪管和sac引流有一个潜在的危险。在FESS的过程中，泪液排泄系统是外科手术中最易受损的结构之一。

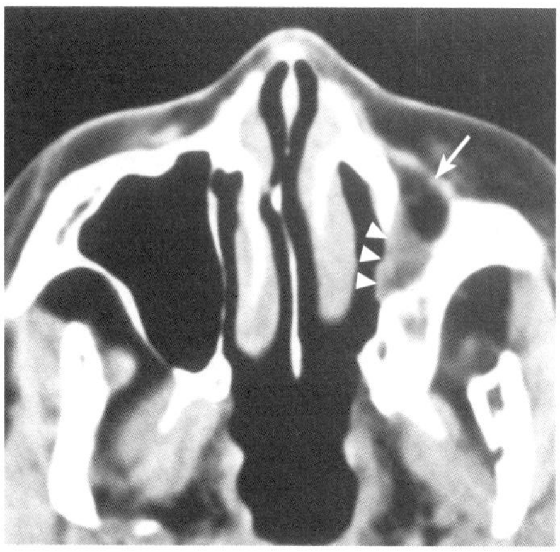

图4.218 考－路二氏手术操作。在术后，CT扫描显示一个前方的术后缺损（箭）和左侧上颌窦的鼻上颌窦的窗口（箭头）。注意在术后缩小的左侧上颌窦和左侧上颌窦侧壁的增殖性反应性膜壁的增厚。

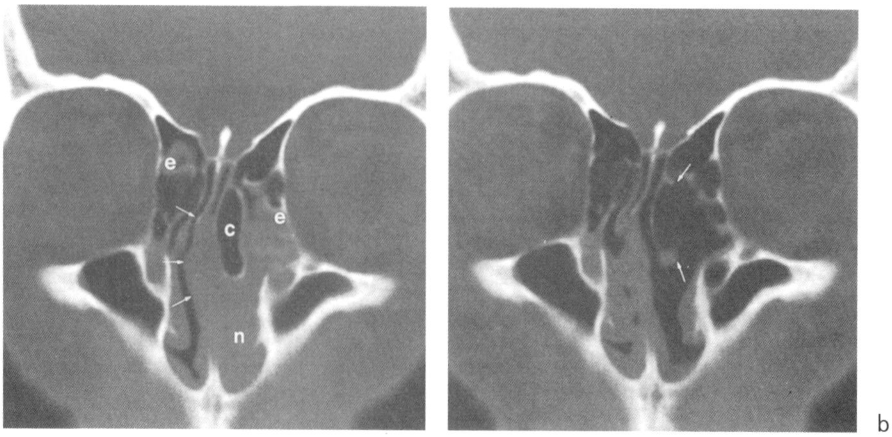

图4.219 慢性鼻窦炎和窦的内窥镜检查手术的术后。
a 冠状CT扫描显示鼻腔的软组织密度（n）和炎性息肉是一致的。注意前筛骨的疾病（e）、泡状鼻甲（c）、鼻中隔偏曲（箭）和左侧显著的漏斗的疾病。
b 左侧漏斗的疾病消除后，泡状鼻甲（箭）已经被打开，左侧钩突被消除。

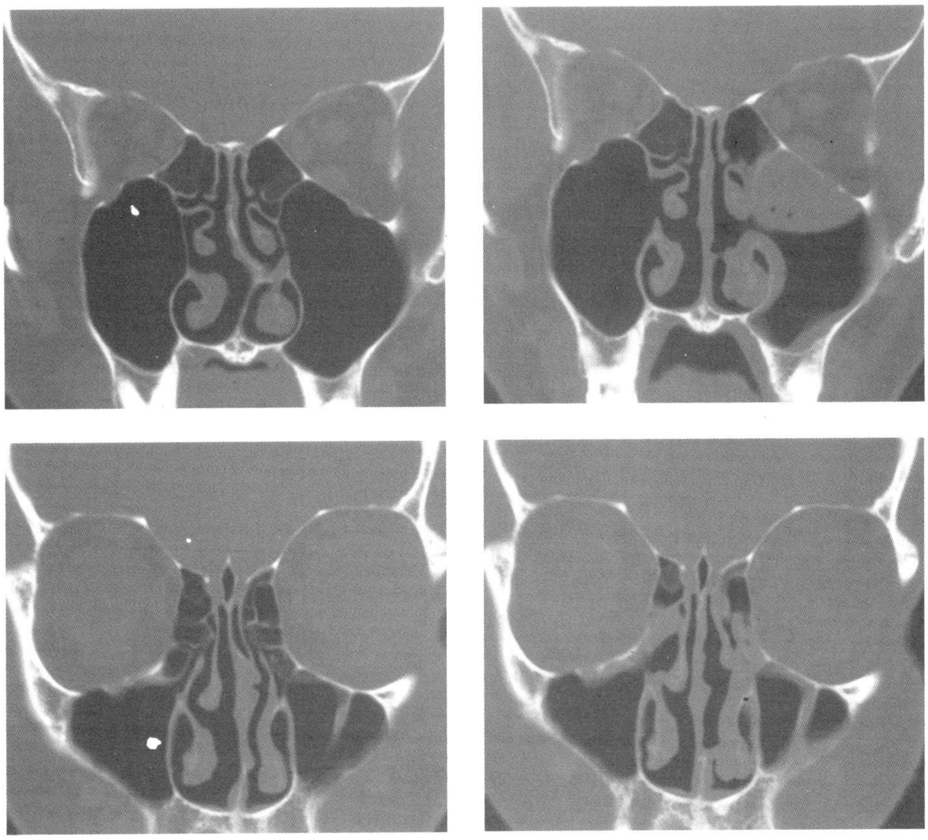

a b c d

图4.220 鼻中隔成形术和中鼻道窦造口术后的情况。a 冠状CT扫描显示鼻中隔向左偏移。b 冠状CT扫描显示鼻中隔的校正。c 术前冠状CT显示正常的钩突和充气的筛骨和上颌窦。注意左中鼻甲的内侧。d 术后冠状CT扫描显示两侧的窦造口术。显示左中鼻甲的偏位。不能除外中鼻甲粘连于钩突的残根。

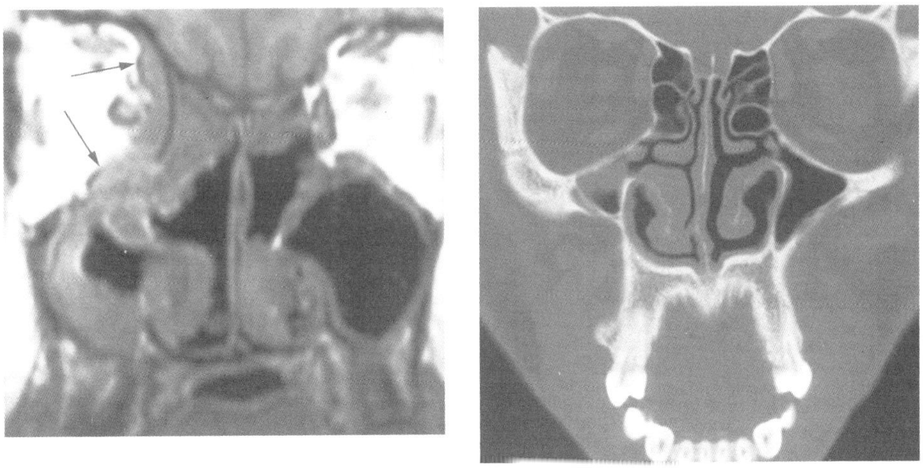

a b

图4.221 鼻内的内窥镜检查手术的并发症。a 冠状T1WI显示两侧前筛窦切除术的术后改变。注意沿着眼眶内侧壁（箭）的骨膜下血肿。b 另一个病人的冠状CT扫描显示发育不全的上颌窦。注意右侧钩突的侧方移位。发育不全的上颌窦或钩突的侧面附件在uncinectomy过程中会增加眶内的并发症。

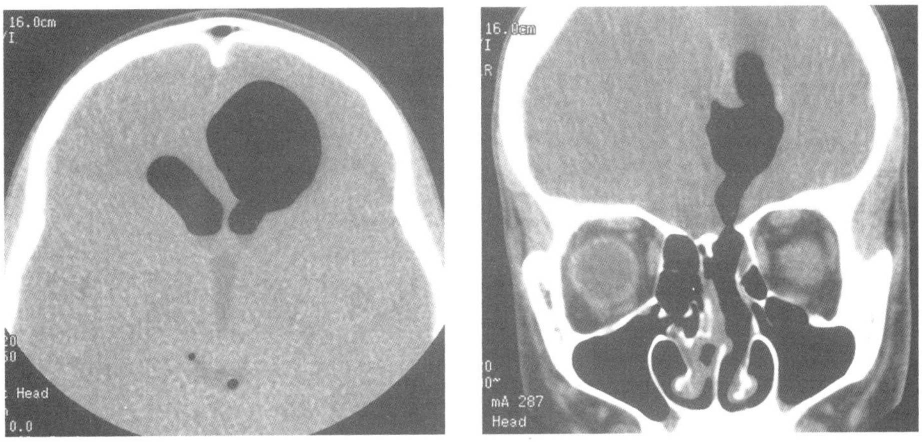

a b

图4.222 颅腔积气。a 轴位和b 冠状位CT扫描显示额部的颅腔积气，为窦的内窥镜检查手术的并发症。注意左侧筛房切除术的术后表现。

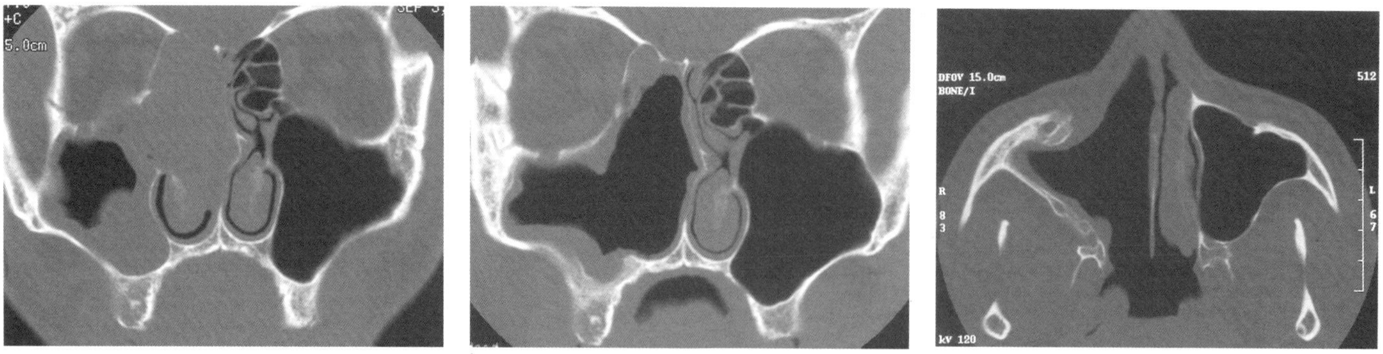

a b c

图4.223 内侧上颌骨和筛房切除术后的情况。a 冠状CT扫描显示的一个右侧鼻筛窦乳头状鳞状细胞癌。b 冠状CT扫描显示右侧筛房和内侧上颌骨切除术。c 轴位CT扫描显示右内侧上颌骨的术后改变。注意手术面的反应／疤痕组织。

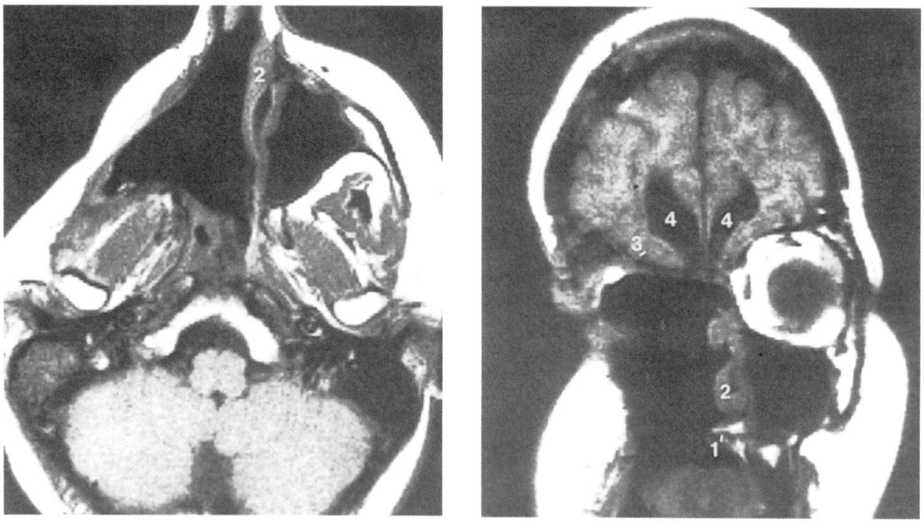

a b

图4.224 上颌骨全切除术。上颌骨和眶部的切除术后的情况。MRI在轴位（a）及冠状位(b)的成像。右侧颧骨颧弓、窦、鼻腔、筛骨和右侧硬腭的缺失，以及眶部的缺失，这些都是上颌窦成骨肉瘤患者根治手术后的指征。残留的左腭（1）、左鼻甲（2）和右眶顶（3）是可辨别的标志。由于脑的萎缩所造成的术后额叶萎缩作为筛骨气房顶部和筛板综合手术评估的一部分。来自B. L.Carter,MD,1988 Thieme.

上颌窦

鼻旁窦的大部分外科手术都存在影像学改变。例如，术后几天出现的气液平面通常进行上颌窦的冲洗。如果冲洗和抗生素未能清除上颌窦的感染，假定牙科会诊已经除外存在潜在的牙尖疾病，应执行鼻窦造口术或考－路二氏手术（图4.217，4.218）。鼻窦造口术（下鼻道窦造口术）是在下鼻甲的下方建立一个开口以使上颌窦到鼻腔能更好地引流（图4.217）。如果该方法失败应实行考－路二氏手术以清除黏膜疾病（图4.218）。在术后，窦道可以有某种程度的纤维样变黏膜疾病。手术后的上颌窦很少出现感染和骨化，表现为术后骨膜的增厚甚至窦腔内的骨化（图4.218）。黏膜的不完全清除可以导致一个继发性黏液囊肿的发展。

上颌窦和鼻腔的肿瘤有几种手术治疗方法。内下上颌骨切除术（IMM）是为窦的内壁和下鼻甲的切除而设计。这种手术通常用于内翻型乳头(状)瘤的治疗。该手术是通过鼻侧切开术切口或通过唇下进入。内下上颌骨切除术对于特殊的肿瘤为了保护功能性组织和提供一个可取的美容效果允许适当的X线照射[7]。内侧上颌骨切除术是用于累及到全外侧鼻腔但还没有扩展到眶部、颅前窝、外侧上颌骨及牙槽的手术[7]。手术切除包含鼻的外侧壁、所有的鼻甲组织、筛骨以及上颌窦的内容物(图4.223)。该手术通过扩大的鼻侧切开术的切口。所有鼻甲组织的切除会有一个异常的鼻腔，需要长期治疗痂。

根治式上颌骨切除术或上颌骨全切除术是上颌骨晚期癌的标准手术。这个手术包括沿着鼻骨筛窦的上颌骨的切除，在某些病例中，为沿着翼板走行[7]。这个手术对眶内容物摘除可处理或不处理（图4.224）。根治式上颌骨切除术是用于上颌骨恶性肿瘤区域或那些扩展到面部软组织、腭或还没有侵入到筛骨顶、后眼眶或翼状区的前眶的治疗[7]。当这些区域被累及了，必须决定是否采取使用面部切除或依赖于化学疗法或放射疗法的方法。

筛窦

筛窦切除术是用于复发的鼻塞性息肉、慢性筛骨炎和筛窦的肿瘤。筛骨气房的壁被去除，留下筛板和完整的筛骨气房的顶。纸板的一部分由于筛窦切除术偶尔被切除。对于筛窦有三种基本方法：鼻内的、经窦的和外部方法。

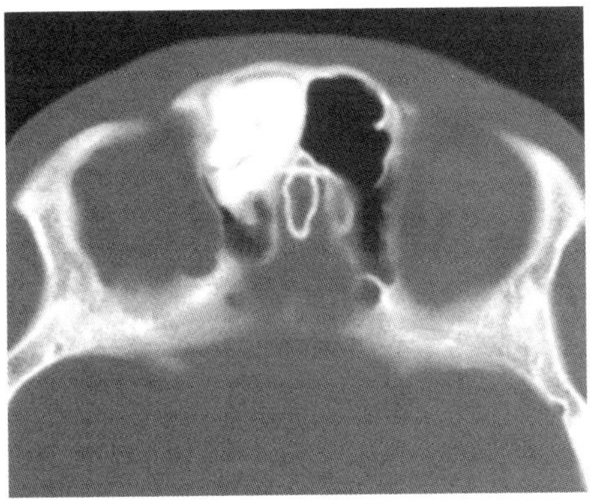

a

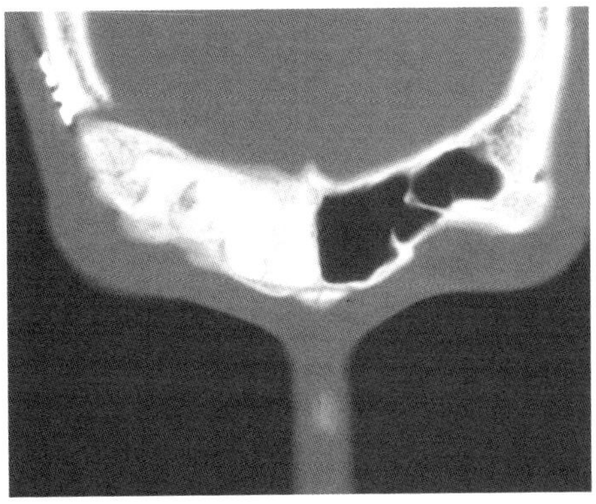

b

图4.225 额窦的阻塞。a 横断和冠状位CT显示右侧前组鼻窦用羟基磷灰石完全堵塞。

鼻内的方法可以使用不同的辅助：内窥镜、显微镜或头灯。筛窦可以接近上颌窦，蝶窦也一样（扩展的考－路二氏手术）（图4.233）。蝶窦也可以从外部进入，切口大约在内眦与鼻背到骨膜的中间位置打开，骨膜在鼻骨和纸板上鼓起，在泪后嵴的后方可以直接进入筛窦。这种外部方法的优越性使这个区域能很好显现，缺点是纸板的去除。

额窦

单纯性引流操作通过在眶的上内缘上的环钻，用于额窦的引流，很少有X线摄影的异常（看图4.69c）。在这个慢性额窦炎的病例中，有两种基本方法：(1) 黏膜保护技术和 (2) 黏膜清除技术。黏膜保护技术可以在鼻内或外部实行。鼻内进路是利用内窥镜和由于在额隐窝气房到暴露鼻额管和额窦口的去脏术后涉及到前筛窦切除术的典型方法，一般在这个手术中，额窦口有足够大小，没有更多的要求[7]。该种方法也可用于位于额前内的黏液囊肿。有两种外部的黏膜保护方法，两者都有一个从鼻外筛窦切除术开始的步骤。这在去除额窦的大部分内板之后，即所谓的林奇（Lynch）法，或通过扩大鼻额管和试图用一个黏膜瓣来重建它，即所谓的波伊登（Boyden）法[7]。聚乙烯管（支架）常用于支撑额窦和中鼻道之间的引流途径。这些方法的缺点之一是眶壁的软组织在术后容易向内侧塌陷，一旦支架被去除鼻额管就会阻塞。

黏膜清除操作有三个基本类型。首先是骨成形瓣与闭塞的额窦配对，这包括创建一个前骨瓣。早在1900初期就已经开始了额窦阻塞的研究，尽管用自身的脂肪、肌肉、骨头为材料已经取得了很好的成绩，但是用于额窦阻塞的理想材料的研究还在继续。骨成形瓣操作已经成为因为阻塞窦腔有很小的美容变形的选择性手术。骨成形瓣能在额窦的考德威尔（Caldwell）投影中成像。窦前壁的边可用锯描述出，并且前壁向下弯曲以至于暴露全窦腔。全窦的黏膜就可以去除了。在此之后，鼻额管被填塞并用绷带覆盖，额窦通常用来自于腹部和大腿的脂肪阻塞，然后前骨瓣被复位到最初的位置（图4.225）。另一种方法是额窦前去除，即里德尔（Reidel）操作。这种方法目前很少使用，但是可以指出前板有骨髓炎的严重前板额窦炎。在这个技术中，前板被去除，然后黏膜被去除，包括额鼻管的黏膜，额部皮肤可以背离后板塌陷。在随后的6～12个月内，前板可以被重建[7]。第三种操作即所谓的颅成形操作。这是与神经外科的联合手术。当感染累及到额窦的后床或有一个严重的骨折致使后床与颅腔之间贯通时才执行该手术。在这个例子中，后床及黏膜被去除，额鼻管被堵塞，脑组织向前脱出远离额窦前床的后部分。

额窦闭塞技术已经取得了显著的进展。Reidel，Killian和Kichnt通过去除额窦前壁部位的变化完成了额窦的闭塞和由于疾病高复发率所造成的表面皮肤向缺损的位置的凹陷所致的显著的美容畸形。GOODALE和蒙格马利把带有自身脂肪使用前壁的骨成形瓣的额窦闭塞技术普及了。尽管通过自身脂肪的额窦闭塞越来越成为最常用的方法，但是同体移植材料的多样性，例如自身的松质骨和低压冻干的软骨已经被成功的使用。脂肪、骨质和肌肉自体移植物可能有供体部位的发病，另外，它们是无血管移植物，因此增加了局部感染的风险[7,8,9]。和其他额窦闭塞方法相比有些作者宁愿把颅骨膜瓣的使用作为一个有效的选择方法[8]。颅骨膜瓣包括上面覆盖有松弛的连接组织的颅骨的颅骨膜和帽状腱膜下的筋膜。颅骨膜瓣避免了与游离脂肪酸或松质骨有关的供体部位的发病。

羟基磷灰石水泥近来用于窦的闭塞越来越普及[10,11,12]。在CT扫描上羟基磷灰石水泥表现为类似骨皮质密度的高密度区域（图4.225）。羟基磷灰石具有供体部位不发病的优点和完全骨整合的潜能[12]。

蝶窦

蝶窦一般通过鼻外筛窦切除术或通过鼻道或筛骨迷路或通过穿隔技术打开蝶窦的前壁。如果经鼻的或穿隔技术不可行，则鼻外筛窦切除术将允许直接进入蝶骨。经蝶骨的垂体摘除术之后，蝶窦的术后改变常常很明显。在该手术之后，蝶窦通常被填满脂肪或肌肉组织。在MRI上脂肪，陈旧血和渗出血常见。

参考文献

1 Alvi A, Doherty T, Lewen G. Facial fractures and concomitant injuries in trauma patients. Laryngoscope 2003; 113: 102-106.
2 Weymuller EA, Rice DH. Surgical management of infectious and inflammatory disease: Paranasal sinuses. In: Cummings CW, Fredrickson JM, Harker LE, Krause CJ, Schuller DE, eds. Otolaryngology Head and Neck Surgery. 2nd ed. Vol. I. St. Louis: Mosby-Year Book; 1993; 955-964.
2a Carter BL. Paranasal sinuses, nasal cavity, pterygoid fossa, nasopharynx, and infratemporal fossa. In: Valvassori GE, Buckingham RA, Carter BL, Hanafee WN, Mafee MF, eds. Head and Neck Imaging. Stuttgart: Georg Thieme Verlag; 1988: 173-250.
3 Kennedy DW, Zinreich SJ, Sharalan H, Kuhn F, et al. Endoscopic middle meatal antrostomy: theory, technique and patency. Laryngoscope 1987; 97(8 Pt 3 Suppl. 43): 1-9.
4 Silva AB, Stankiewiez JA. Perioperative and postoperative management of orbital complications in functional endoscopic sinus surgery. Oper Tech Otolaryngol Head Neck Surg 1995; 6: 231-236.
5 Unlü HH, Caylan R, Kuttu N, et al. Active transport dacryocystography in evaluating lacrimal drainage system after rhinoplasty. Am J Rhinol 1996; 10: 87-91.
6 Halis U, Goktan C, Aslan A, Tarhan S. Injury to the lacrimal apparatus after endoscopic sinus surgery: surgical implications from active transport dacryocystography. Otolaryngol Head Neck Surg 2001; 124: 308-312.
7 Weymuller EA. Paranasal sinuses neoplasms. In: Cummings CW, Fredrickson JM, Harker LA, Krause CJ, Schuller DE, eds. Otolaryngology Head and Neck Surgery. Vol. I. St. Louis: Mosby-Year Book; 1993; 941-953.
8 Parhiscar A, Har-El G. Frontal sinus obliteration with the pericranial flap. Otolaryngol Head Neck Surg 2001; 24: 304-307.
9 Goodale RL, Montgomery WW. Anterior osteoplastic frontal sinus obliterations: five years experience. Ann Otol 1961; 70: 860-863.
10 Ducic Y, Stone TL. Frontal sinus obliteration using a laterally based pedicled pericranial flap. Laryngoscope 1999; 109: 541-545.
11 Lykins CL, Friedman CD, Constantino PD, et al. Hydroxyapatite cement in craniofacial skeletal reconstruction and its effects. Arch Otolaryngol Head Neck Surg 1998; 124: 153-159.
12 Petruzzelli GJ, Stankiewicz JA. Frontal sinus obliteration with hydroxyapatite cement. Laryngoscope 2002; 112: 32-26.

第四篇　咀嚼系统

第5章　颞下颌关节

第6章　下颌骨和上颌骨

5 颞下颌关节

Mahmood F. Mafee

胚胎学

颞下颌关节（TMJ）由下颌髁状突、关节窝、关节结节及关节盘组成。关节窝及关节结节为颞骨鳞部的一部分。颞骨鳞部小单一的骨化中心膜状致密间充质骨化形约成于胚胎7、8周，位于颞骨颧突根部区域[1]。腮器对于下颌骨、耳、颜面及颈部的形成有着重要的作用。第一腮弓软骨即Meckel软骨于妊娠41天左右即可辨认，它自发育的听软骨囊延伸至第一腮弓或下颌弓，左右两侧在腹侧交汇（图5.1）。[1] Meckel软骨背侧逐渐分离，形成锤骨及砧骨原基，随后骨化为锤骨头、颈、砧骨体及砧骨短头。腹侧的软骨由发育中的间充质下颌骨包裹。经过二次膜内成骨，下颌骨最终形成。Meckel软骨中间部分消失，然而它的鞘持续存在形成锤骨前韧带及蝶下颌韧带[1]。下颌弓中胚层成分形成咀嚼肌（翼内肌、翼外肌、咬肌及颞肌），鼓膜张肌、腭帆张肌、下颌舌骨肌及二腹肌前腹；它们皆由下颌神经支配即第一弓的支配神经[1]。下颌骨的骨化开始于胚胎6周左右，位于颏孔附近。下颌头出现一锥形软骨块，即髁状软骨。这增加了下颌支的高度。关节盘的胚胎学起源同第一腮弓的间充质成分相同，这种成分也参与翼外肌的形成。

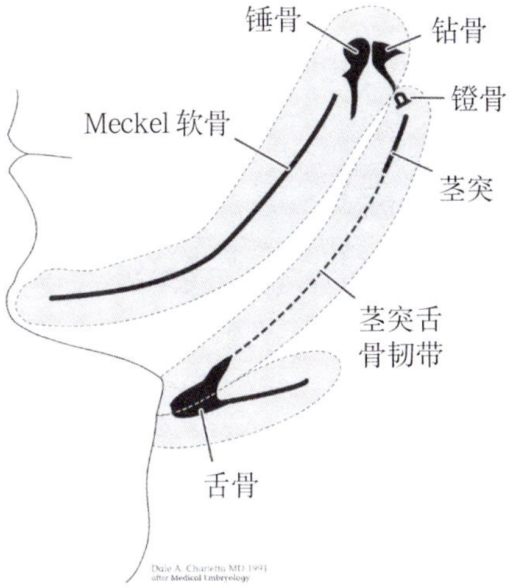

图5.1　面颈部图解矢状剖面，显示下颌骨Meckel软骨及舌骨。

解剖学

颞下颌关节是一双动滑膜关节，它能进行滑动及旋转[1-3]。它的运动依靠正常位置的髁状突，并涉及到关节结节、颞骨下颌窝（关节窝）前部以上及下颌髁状突以下部分（图5.2）。关节突是指前关节结节外侧的骨性突起（图5.2）。它比固有的关节结节突出更加明显[2]。关节表面覆以纤维软骨，其中胶原纤维占绝大多数，仅有少量的软骨细胞[1]。由纤维组织构成的关节盘将关节分为上下两部分（图5.3）[1-3]。关节盘内软骨成分罕见。软骨细胞常见于病理情况下，为化生组织。颞骨鼓骨的前表面是所谓的鼓板（图5.2a，b）。在这篇文章中，我们特指鼓环为鼓骨的半环部分，它形成外耳道的大部分。耳科医生描述鼓骨的内缘为鼓环（沟），鼓膜即位于此。颞骨鳞部紧贴于鼓板前面，构成颞下颌关节的上面。关节窝是一凹性结构，而关节结节是一凸起结构（图5.2，a,b，5.3）。关节窝还可以描述为以颞骨颧突的前后根所限定的部分。它的前后、内外方向都是凹面。关节窝向前与关节结节分界不清（图5.2，5.3），但常被人为的描述成是分离的[1]。

下颌髁状突位于关节下部。髁状突的外极是突出的，许多情况下常延伸至关节窝以外。因此，髁状突后方常由外耳道软骨及骨组织支持。髁状突关节面的前下有一三角形的凹陷，即髁小凹。这一凹陷为翼外肌肌腱附着的地方。髁状突、关节窝及关节结节表面覆以纤维结缔组织[1-3]。纤维结缔组织层下为透明软骨[3]。纤维软骨在其关节面有一层致密纤维结缔组织。纤维软骨表面部分覆以滑膜[2]。显微镜下可分辨出颞骨与髁状突之间的若干组织层。从关节腔到骨分为：⑴致密纤维结缔组织；⑵未分化的纤维母细胞（增生层）；⑶中间层（纤维母细胞－软骨母细胞）；⑷软骨；⑸致密骨；⑹松质骨。关节盘位于髁状突、关节窝及关节结节之间（图5.2c,d,5.3a），由纤维结缔组织构成，其前后附着于血管丛[3]。

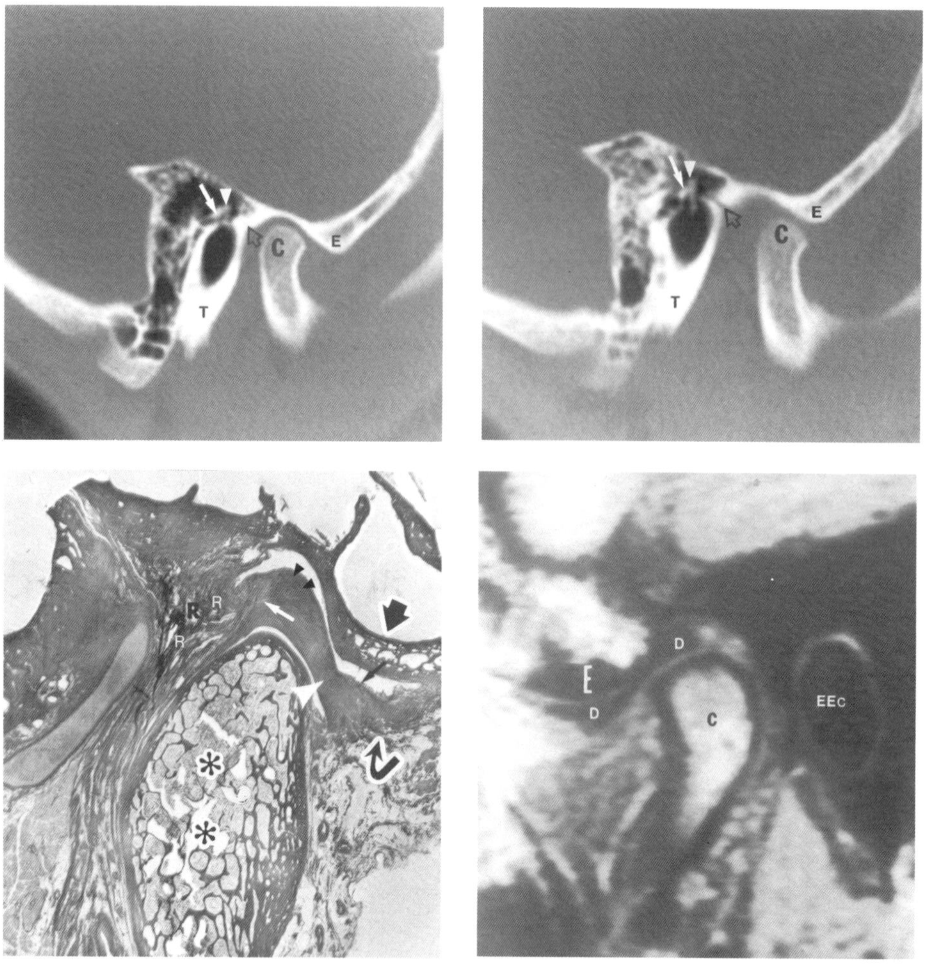

a b c d

图5.2 正常颞下颌关节解剖。a, b 矢状CT扫描示颞下颌关节正中剖面闭口位(a)及开口位(b)。正常髁状突(C)、关节窝及前关节结节(e)的关系清楚可见。注意鼓骨、砧骨(长箭)、锤骨(箭头)及骨鳞裂(开箭)图a, b经许可摘自参考文献4。

c 右侧颞下颌关节矢状微观剖面，显示后带(黑箭头)，中间带(箭)，前带(小黑箭)，前结节(大黑箭)及髁状突(星)。需指出的是前附着处(曲箭)与关节囊前部分界不清，与前带(小黑箭)相比，它由较为疏松的结缔组织构成。后附着处(白实箭)与后带(黑箭头)分界模糊。关节盘与盘后组织(R)分界清楚。图c 来源于芝加哥illinois大学牙科学Leslie Heffez博士。

d 矢状位T1WI示髁状突(C)、关节盘(D)、关节结节(E)及外耳道(EEC)。

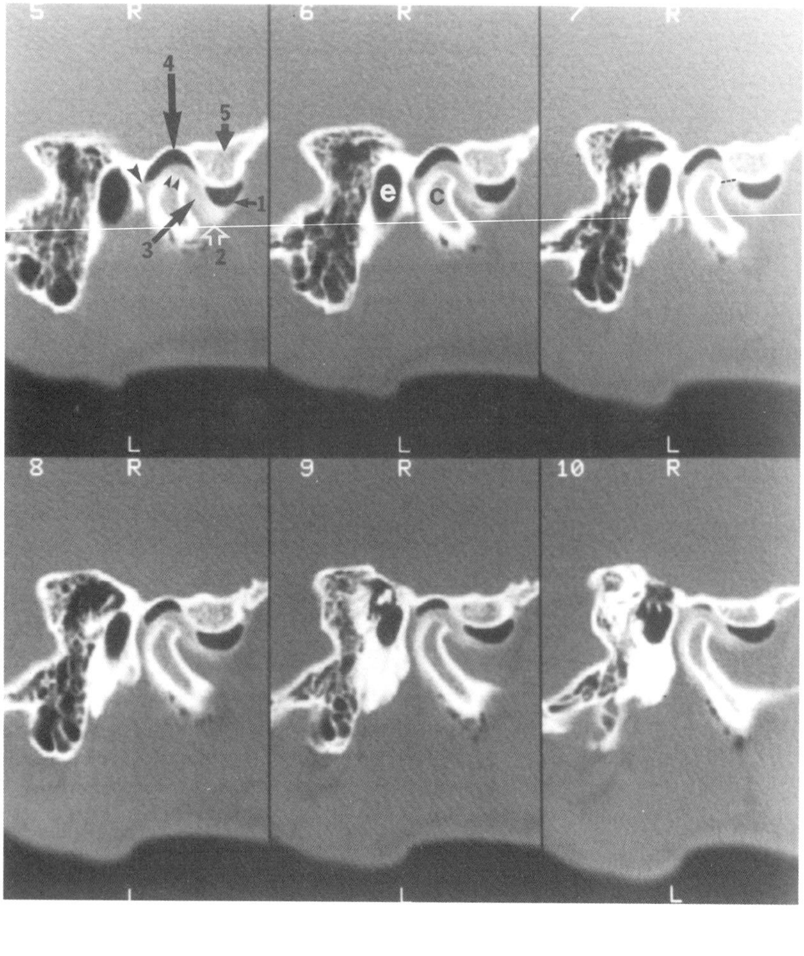

a

图5.3 正常颞下颌关节解剖。a 闭口位时，一侧正常颞下颌关节双重对比(空气及碘对比剂)的直接矢状位图像(图5~图10为从外向内)的连续序列。图像显示外耳道(e)、盘后(双板)带(单箭头)、下颌髁状突(C)，上关节腔前后隐窝(箭1和4)内的空气、关节结节(箭5)及下关节腔(箭2)前隐窝内的碘对比剂。关节盘的前(箭3)和后带(双箭头)被上下关节间隙内的空气及碘对比剂分别勾划出来。关节盘的后带位于髁状突的顶端。关节盘的中间带位于前和后带之间。正常位置的关节盘，是指当后带位于髁状突上表面前部时，即相当于髁状突11~12点或12~1点的位置，它取决于髁状突的方位。也可以从髁状突前上面连接处的一点至关节结节后斜面最下缘的一点划一条线(图7虚线)，当这条线通过关节盘的中间带，则可认为关节盘位置正常。

图5.3b和c ▷

关节腔周围环以关节囊。关节囊附着于关节窝（图5.3）周边、向下附着于下颌髁状突下方，内外侧附着于关节盘[1-3]。关节腔被关节盘完全分隔开，分为上下互不相通的两部分或间隙，术语称为上（颞盘）下（髁状盘）关节腔（图5.3）。关节囊有两种成分：外层纤维囊即纤维层，内侧滑液层即滑膜层。关节盘在胚胎学上起源于翼外肌的间充质，与该肌肉在前内侧有少许的连接。然而这些纤维并不是很重要，而且不能向前牵拉关节盘[2,4]。关节腔的前后延伸部分称为隐窝：⑴下关节腔的前隐窝；⑵上关节腔的前隐窝；⑶下关节腔的后隐窝；⑷上关节腔的后隐窝（图5.3）[2-4]。滑膜常覆盖于前后隐窝并且仅位于关节盘的最外缘。滑液由透明质酸－蛋白及少量的黏多糖（GAGs）组成。Lever及Ford 5描述滑膜液为血浆的透析物。

关节韧带本质上为关节囊内侧纤维结缔组织的压缩[2]。韧带保证其稳定性，尤其是在外侧方向上。外侧颞下颌韧带，即常说的外侧韧带或颞下颌韧带，是颞下颌关节的主要韧带。内侧关节囊韧带在关节的前1/2～2/3是缺如的。内侧关节囊韧带不像外侧韧带那样坚固，为前后至后下斜行[2]。蝶下颌韧带及茎突下颌韧带仅为保护关节较大范围的运动方面的副韧带。蝶下颌韧带起源于蝶骨角棘止于下颌支的下颌小舌。茎突下颌韧带起自茎突顶端止于下颌角及下颌骨的后缘。

关节盘或半月板是由纤维结缔组织构成，其前后附着于血管丛（图5.3）[2]。这些附着处术语称为前附着及盘后组织[2,4]。关节盘向前通过前附着与关节囊相连（图5.4）。翼外肌上头的肌腱附着于关节盘的前内侧，而翼外肌的下头附着在下颌骨的髁状突[3]。盘后组织系于关节盘的后方，将关节腔完全分割成两个独立的滑膜腔，即所谓的上下关节腔（图5.5）[3]。盘后组织由纤维血管结缔组织构成并且前部致密伸入固有关节盘。从后向前有一从富血管到乏血管在到纤维结缔组织的渐进过程，因此盘后组织与关节盘两者之间无明显分界。[2,3] 许多学者将盘后组织直接插入关节盘的部分称为后附着。[2,3] 盘后组织（双板区）的最下部（下板）由致密纤维结缔组织形成，上部（上板）由疏松的弹性组织构成。这种构造可以方便髁状突与关节盘的活动，或许有助于闭口时关节盘的回复以维持正常的髁状突－关节盘的关系。双板区含有一血管丰富的组织，它包含耳颞神经、咬肌神经及颞后深神经的分支[3]。正常关节盘有后带、中间层（薄层）及前带。在关节的中心层面看后带明显大于前带（图5.6，5.7）。

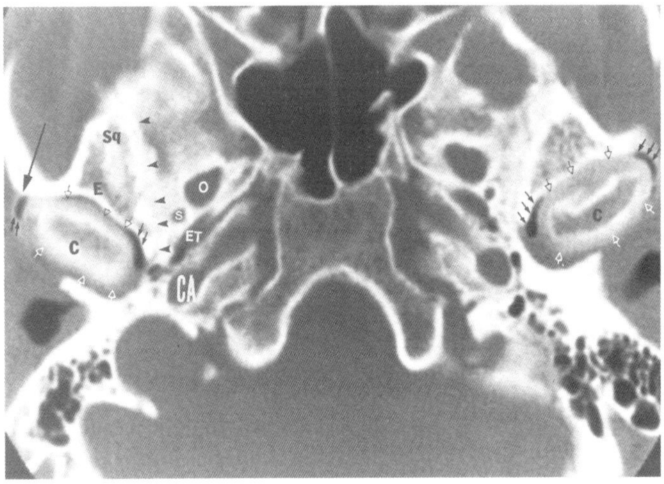

b

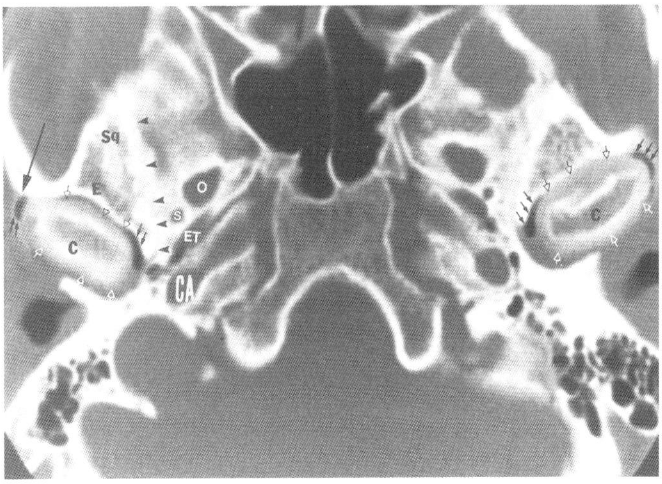

c

图5.3　正常颞下颌关节解剖。

b　与a为同一病人，闭口位，髁状突顶端轴位剖面，显示髁状突（C）、部分调整的关节盘、前后关节腔内的碘对比剂（黑白空心箭）及前关节腔内的空气（实黑短箭）。图中可见关节结节（E）、关节突(长箭)及颞骨鳞部（Sq）剩余部分。关节突代表关节结节外侧部分的骨性突起，它比固有结节更突出。口腔及上颌面外科医生采用关节结节及关节突关节镜检查治疗慢性、持续性髁状突脱位。箭头＝蝶鳞缝；CA＝颈内动脉管；ET＝耳咽管；O＝卵圆孔；S＝棘孔。

c　位置低于b轴位剖面，显示髁状突（C）、关节盘(D)及关节腔内的空气(大空箭)及碘对比剂（小箭）。图a经许可摘自参考文献4。

除非关节盘穿孔，否则上下关节腔（部分）自然情况下很少相通[2]。典型的穿孔常发生在关节盘移位后重塑的盘后组织。正常的关节，上关节腔的平均容积约1.2ml，下关节腔为0.9ml。这一信息来源于对尸体的研究。然而

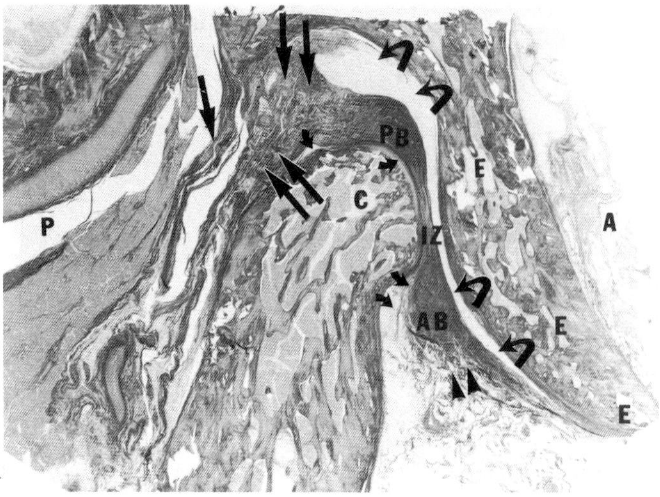

图5.4 正常颞下颌关节解剖。颞下颌关节矢状位微观剖面。纤维关节盘将关节分为两个独立的部分，即上关节腔（长曲箭）及下关节腔（短曲箭）。关节窝、关节结节（E）及髁状突(C)表面覆以纤维结缔组织，在其下方为透明软骨。关节盘的前（箭头）后（直箭）发现含有血管丛。前血管丛称为前附着（箭头），盘后组织直接伸入关节盘后缘的部分称为后附着。图中可见后带(PB)、中间带(IZ)及前带(AB)。A= 前；P= 后。

图片来源于芝加哥illinois大学牙科学Leslie Heffez博士。

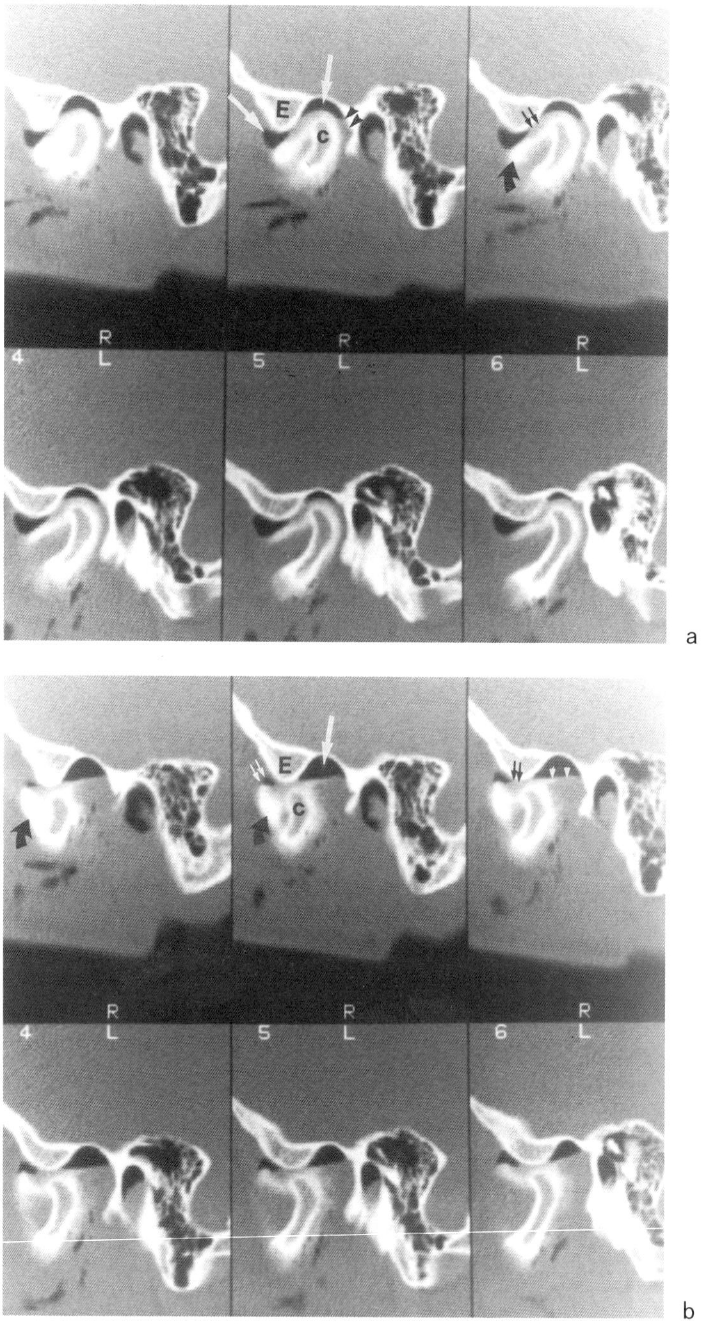

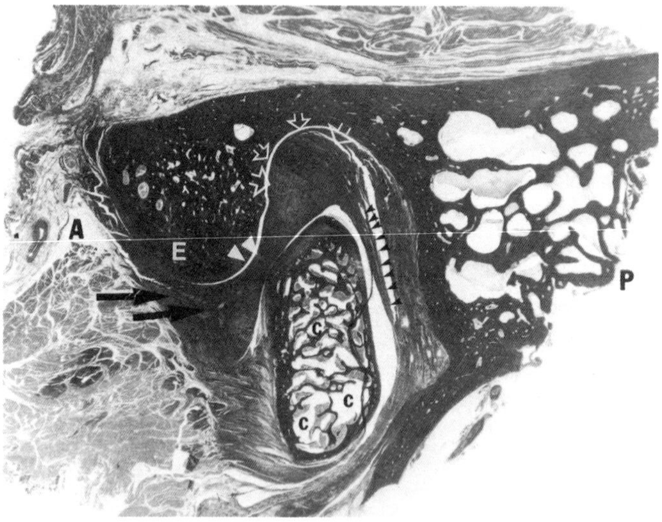

图5.6 正常颞下颌关节。正常颞下颌关节矢状位微观剖面显示后带（空箭）、中间层（白箭头）、前带（黑箭）、盘后组织(黑箭头)、髁状突(C)及关节结节（E）。A= 前；P= 后。图像来源于芝加哥illinois大学牙科学Leslie Heffez博士。

图5.5 正常颞下颌关节解剖。a 右侧正常颞下颌关节闭口位，双重对比CT矢状位系列图像（从外向内）显示正常的髁状突（C）、关节盘(黑箭)及关节结节(E)。注意上关节腔内的空气（白箭）、下关节腔内的碘对比剂（曲箭）及盘后（双板）组织（双箭头）。b 右侧正常颞下颌关节开口位，双重对比CT矢状位系列图像（从外向内）。正常髁状突（C）、关节盘(直黑箭)及关节结节(E)的关系清晰可见。可见盘后组织的延伸（箭头）。可见在上关节腔内的空气（白箭）及下关节腔内的碘对比剂（曲箭）充盈。注意从闭口位（a）至开口位（b）时关节盘形态的变化。经许可摘自参考文献4。

在临床实践中，关节造影术所获得的关节腔容积比上述数据小得多：上下关节腔分别为0.4～0.5ml，0.2～0.3ml[2-4]。

盘后组织含有多种覆以内皮的间隙，闭口位时保持萎陷状态。当髁状突滑动时，由于位于盘后组织下方的髁状突的牵引，盘后组织（图5.5a）有所膨胀，这导致血液流入盘后组织[4]。

关节盘、髁状突及关节结节的相互关系是描述关节盘移位的基础。正常关节中，关节盘的后带位于髁状突上方，开口位时髁状突在关节盘下方旋转，与此同时关节盘－髁状突复合体向前下滑动至关节结节的下方（图5.5，5.6，5.7）[2,6]。

下颌骨髁状突不仅仅围绕关节窝旋转；它亦可以带动关节盘向前滑动至颞骨的关节结节下方[2,3]。闭口位时关节连接外位或关节形成于髁状突与关节结节后部、关节窝之间（图5.3a，5.5a）。开口位时关节结合处位或关节形成于关节结节的后下部（图5.5b）[3]。休息与开口时关节盘与髁状突的正常关系基本相同[3]。盘后纤维弹性、网状组织分别与开口时及休息时膨胀和收缩[3]。开口位与休息时相比较，关节盘的形态有所改变（图5.5）[3]。下颌骨开口位时，盘后脉管组织充血，部分填充下颌髁状突腾出的空间。[3]

正常时，关节盘的中间带或薄带位于髁状突的前结节与关节结节之间，紧贴着关节结节的后斜面（图5.6，5.7）。前带位于关节结节下方，后带位于髁状突头12点或11点的位置（图5.7）。这种定义带有很强的主观性，因此对于正常的关节盘与轻度半脱位的关节盘很难将其完全区分开来。对于一些可疑的病历，应该依靠开口、闭口两次投照确定关节盘的位置[2,3]。这样可以更好评估关节盘的位置。透明质酸主要分布在后带下面及中间带的后面。它通过渗透作用吸收、保持水分以抵抗压缩力量。透明质酸决定水的分布，因此影响关节盘的MR信号特点。移位的关节盘经常发生自我折叠，皱褶。另外，关节盘部分再吸收，部分压缩进入前关节囊。随着关节盘移位，盘后组织逐渐延长。

影像诊断技术

颞下颌关节疾病处理的进展除了改进诊断方法以外，还与充分明确此部分的各种变异情况的病因密切相关[6,7]。几种影像技术可以用来评估颞下颌关节。平片与全颌骨成像可用来对骨质异常做初筛及除外大体病变如骨折及老年性退行性关节疾病[2,6,7]。经典的（通常的）更好的投照位是全颌骨、侧斜位及穿颅位相，平片是获得更多复杂影像的基础。复杂的运动体层摄影在过去广泛应用于骨质异常的诊断，目前已被CT所取代。[6] CT是评估颞下颌关节骨性解剖及疾病研究时的选择（图5.2a，b）在MRI发明以前，关节造影术是关节盘移位的首选诊断方法。颞下颌关节造影术于1944年由Norgaard首先发明[8]，后来又经过几位研究者的改进[3]，目前已很少应用[2,6]。

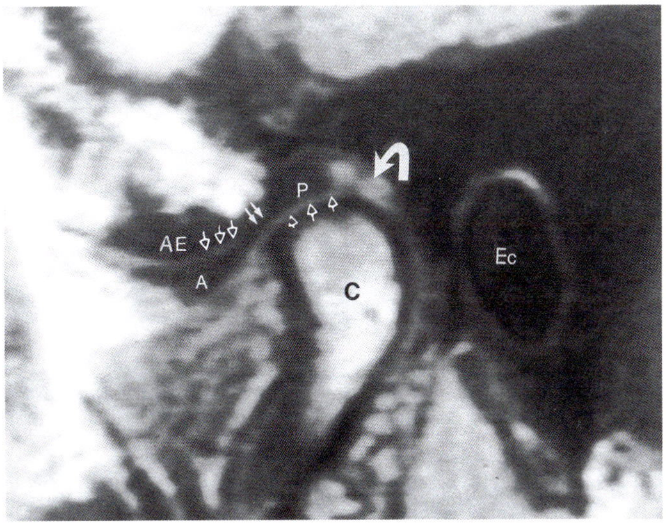

图5.7 正常颞下颌关节解剖。闭口位颞下颌关节T1加权正中矢状剖面。图中可见正常髁状突（C）、关节结节(AE)及外耳道(Ec)的关系。关节盘表现为低信号强度：后带（P），中间带（直实双箭）及前带（A）。中间带位于关节结节的后斜面与髁状突的前表面之间。盘后组织呈混杂中等信号强度（曲箭）。髁状突的皮质骨表面光滑。下颌髁状突、关节窝及关节结节表面覆以纤维软骨。部分纤维软骨表面再覆以滑膜。纤维软骨／滑膜覆盖物在MRI上呈中等信号（3个空心箭）。将显示的解剖与图5.6中的矢状微观剖面进行对比。经许可摘自参考文献4。

CT扫描仍是颞下颌关节硬组织的标准断层结构诊断的金标准，同时亦能提供颞下颌关节相关软组织结构的有用信息。关节造影术及磁共振成像（MRI）能提供关节盘及其与邻近组织的关系的最佳信息。CT空气－阳性造影剂（双重对比）关节造影术技术于1988年首次阐述[3,9,10]。此技术已成为关节盘及其与髁状突、关节窝和（或）关节结节关系的可靠检查手段（图5.3，5.5）[3,9]。它要求在透视引导下将0.4～0.8ml空气／碘对比剂（60%泛影葡胺）注入上下关节腔。之后，将病人送入CT扫描间，直接行开口及闭口位的矢状位（1.5～3mm）扫描[3,9,10]。目前传统的关节造影术及CT对比关节造影术极大程度上已被MRI取代。

核医学（闪烁扫描法）

核医学已证明对于一些颞下颌关节疾病的诊断较为敏感，例如骨髓炎、纤维骨病及转移瘤，但是这种方法并不具有特异性。核医学偶尔也会用来诊断生长畸形如髁状突增生[6,7]。

CT 技术

颞下颌关节CT扫描常规检查除了关节造影以外，还应包括：1.5~3mm准直、0.25mm像素及4000的宽灰阶以更好显示颞下颌关节的骨性结构。它包括闭口位时的10~16幅断面，随后在张口器帮助下，张口位时有选择的采集个别断面。如果有特殊的矢状位头固定器，则直接获得矢状/旁矢状图像会更好[3,9,10]。否则，矢状位图像则需通过重建获得。直接获得的冠状位断面也很必要。

在我们单位，应用我们研究的头固定器可以直接获得矢状位图像[3,9,10]。自多排螺旋CT问世以来，我们不再使用头固定器来得到颞下颌关节的矢状/旁矢状图像。而是直接获得轴位或冠状位断面。用轴位剖面数据重建的矢状位图像具有较高的质量并能够满足诊断的要求。在我们单位，颞下颌关节CT扫描技术参数如下：

1 闭口位，120kv，170mA1，1.5~3mm层厚无间距的轴位扫描，先标准窗观察软组织细节，然后再骨重建或调整骨窗观察骨质情况。

2 开口位扫描重复上述步骤。

3 闭口位，120kv，170mA，3mm层厚无间距的冠状位扫描，先标准窗观察软组织细节，然后再骨重建或调整骨窗观察骨质情况。

4 用轴位CT扫描的数据重建矢状/旁矢状（斜矢状）图像。有时，为了确定有无骨骼畸形还需获得重建的斜冠状位（平行于下颌骨髁突的水平长轴）图像，因为有时斜冠状位比真正的冠状位能更好的发现病变。

表5.1 颞下颌关节MR图像的扫描参数

轴位定位图	
TR/TE	400ms/16ms
NEX	0.5
FOV	18cm
层厚	3mm
矩阵	256 × 128
矢状，闭口位	
TR/TE	600~1000ms/20~30ms
NEX	2~4
FOV	12~16cm
层厚	3mm
层距	0.3~2mm
矩阵	256 × 192 或 256 × 256
矢状，开口位	
TR/TE	600~1000ms/20~30ms
NEX	2~4
FOV	12~16cm
层厚	3mm
层距	0.3~2mm
矩阵	256 × 128 或 156 × 192
冠状，闭口位及矢状，开口位	
TR/TE	2000~2500ms/70~80ms
NEX	2
FOV	16cm
层厚	3mm
层距	0~0.3mm
矩阵	256 × 192

FOV，视野；NEX，激励次数；TE，回波时间；TR，重复时间

MRI 技术

与CT比较，MRI能提供关节盘解剖及病理改变方面更多的信息。与髁状突长轴垂直的直或斜矢状MR剖面能够较为满意的描述正常关节盘及它脱出时的位置（图5.7），为了获得最好的信息，图像应定向垂直（矢状）或平行（冠状）于下颌髁状突的水平长轴，而不是真正的矢状或冠状面[6]。冠状MR图像能较好地评估关节盘向内外侧的移位[2,4,6]。在这一章节中所呈现的MR图像皆来源于1.5T超导磁共振，它应用体线圈作为发射线圈，用7.6cm直径的环形表面线圈（或双面相控阵多线圈）作为接收线圈。轴位定位MR图像常用于决定斜矢状及冠状图像的方位。而闭口位时，大多数的图像皆采用重复时间256 × 256的矩阵、四次激励、3mm的层厚及12或16的视野条件下获取（表5.1）。自旋回波多层技术采用600~1000ms及回波时间20~30ms得到T1加权影像。开口位时，常采用256 × 192或256 × 128的矩阵，其他条件与闭口位时相同。可调整的开口器常用于获得开口位置的MR图像[4]。T2加权影像的重复时间及回波时间分别为2000~2500ms、70~80ms，它常用来评估颞下颌关节内的积液以及炎性改变（图5.22）。一些学者认为快速自旋回波（FSE）T2加权影像比标准的T2加权影像具有更高的信噪比[6]。一般而言，将颞下颌关节的MR图像层厚定为3mm或更薄是很重要的[6]。小翻转角、快速扫描技术例如梯度回波或稳态梯度回波（GRASS）常用来评估盘后组织、颞下颌关节其他部分的血管增多及关节弥散的情况。虽然应用稳态梯度回波或类似的序列获得的动态MR图像已经用于颞下颌关节的检查，但这些序列还尚未证实具有作为常规检查的价值[6]。静脉注射钆对比剂增强的MR图像对于颞下颌关节紊乱综合征的诊断意义很小，而证实对于颞下颌关节类风湿关节炎滑膜增生、退行性及感染性关节炎、滑膜软骨瘤病及颞下颌关节的肿瘤的评估是非常有效的[2,4,6]。

颞下颌关节正常影像解剖

CT是评估颞下颌关节正常解剖一种极好的方法。颞下颌关节正常CT影像解剖见图5.2a，b。关节盘－髁状突－关节结节的相互关系可在CT双重对比关节造影术（气关节造影术）进行评估（图5.3a，5.5）[3,9,10]。MRI是评估颞下颌关节关节盘及其他软组织结构的金标准（图5.2d，5.7）。正常关节的磁共振图像显示位于髁状突与关节窝之间一低信号强度的结构（关节盘）（图5.7）。关节盘为蝴蝶结形。关节盘的解剖部位，分为后带、中间带及前带，但这些结构之间很难清楚分界，偏离了它们的形态学基础。由于部分容积效应、斜的断面、断面层厚及关节盘的形态及大小的影响，蝴蝶结形的关节盘并不是很常见。在许多个体，解剖变异给正常关节盘的诊断造成困难。然而闭口及开口位的结合有助于影像医师将正常关节盘与异常关节盘位置区分开来。

开口位时，关节盘的后带似乎是由延伸的盘后组织突入形成（图5.5b）。闭口位时，盘后组织是一薄层结构，呈均匀一致的中等信号强度（图5.7）。在一些病例中，盘后组织并入关节窝及髁状突的纤维软骨－滑膜－皮质骨复合体中，因此不易被清楚的识别。开口位时，盘后组织在关节窝下膨胀并显示为混杂不均的信号强度。这种不均匀性的产生是由于开口时血液流入该区所致。盘后组织常与关节窝、髁状突相对应。关节窝/关节结节及髁状突表面的纤维软骨（中等信号强度）将颞骨及髁状突皮质的低信号与关节盘区分开来（图5.7）。髁状突表面的纤维软骨有时不明显。颞下颌关节囊精确的识别常很困难。

解剖变异及发育异常

解剖变异包括下颌髁状突成角异常、关节窝及关节结节气化及鼓板的发育缺陷[2]。乳突气化范围广泛波及到关节窝及关节结节（图5.8）。当病人准备行关节成形术时，这一发现有着重大的意义，因为气化的骨质对于螺旋钉的固定来讲，它的稳定性很差。

标准的体层摄影及CT图像即可发现鼓板发育缺陷。若无肿瘤、感染或外伤的病史，这一缺陷将被视为在生长发育过程中Huschke孔闭合不全所致。这一缺陷极少大到足以使外耳道前壁变形（图5.9）。颞骨鼓部在胶原纤维组织中骨化来源于单一的骨化中心，骨化中心大概出现于胚胎3个月时[1]。它出生时表现为一不完整的环即鼓环。出生后鼓环向外、后延伸形成一圆柱样结构即颞骨鼓部。发育过程中的一段时间，外耳道的下壁存在一开口称为Huschke孔[1]。随着乳突向下、向前生长，Huschke孔的位置从下向前移动，该孔一般于5岁时闭合。因为盘后组织起源于鼓板的前壁，鼓板发育缺陷导致盘后组织直接起源于外耳道的皮下组织[11]。伴有较大缺陷的病人常抱怨耳部对温度变化过于敏感。这些缺陷理论上应有利于关节造影套管针进入到外耳道。但当进行关节切除术并计划异源体植入时，就有向后移位及外耳道瘘形成的危险[11]。

髁状突发育不全（耳下颌骨发育障碍，面下颌骨发育障碍，偏面小颌畸形）

颞下颌关节发育畸形常导致面部轮廓畸形，包括面部不对称（图5.10～5.13）。髁状突发育不全可导致严重的面部畸形。在单侧病例中，患侧生长受限而对侧继续发育，则致使健侧面部平坦及下巴偏离患侧[7]。双侧同时受累者罕见，这时无面部的不对称，但下巴明显后移[7]。有时外耳及中耳亦可出现畸形，这取决于病变累及的范围。在那些偏面小颌畸形及面下颌骨发育障碍（Treacher－Collins综合征）的病人，下颌骨的畸形几乎都伴随有外耳及中耳的畸形[12-14]。然而内耳的畸形却非常罕见[12,14]。面神经同腮腺、咬肌、翼内肌及翼外肌一样，可出现部分缺失（图5.10）。有时咬肌可有中至重度的萎缩但不伴有明显的下颌骨发育不全（图5.14）。在偏面小颌畸形或Goldenhar综合征的病人中，畸形常以耳下颌区为中心并向周围放射，累及中下2/3的面部骨骼及表面的软组织

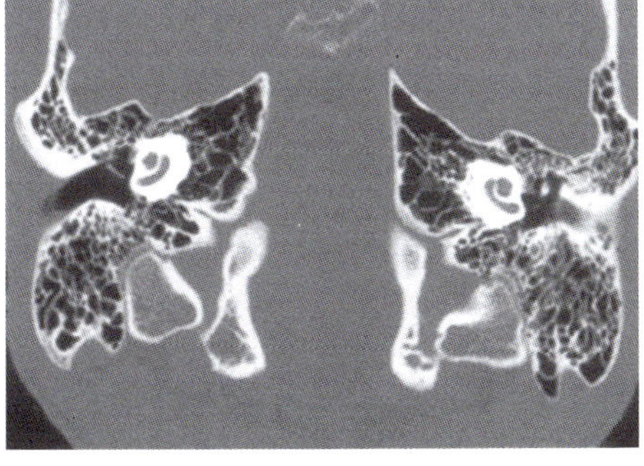
a

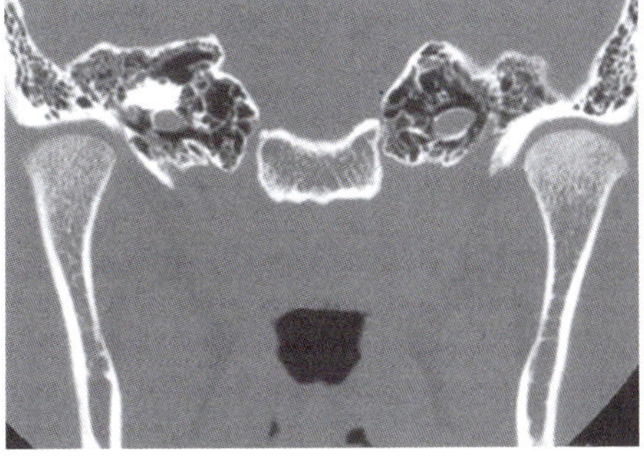
b

图5.8 关节窝及关节结节的气化。a 轴位及b冠状位CT显示过度气化的颞骨包括关节窝及前部关节结节。

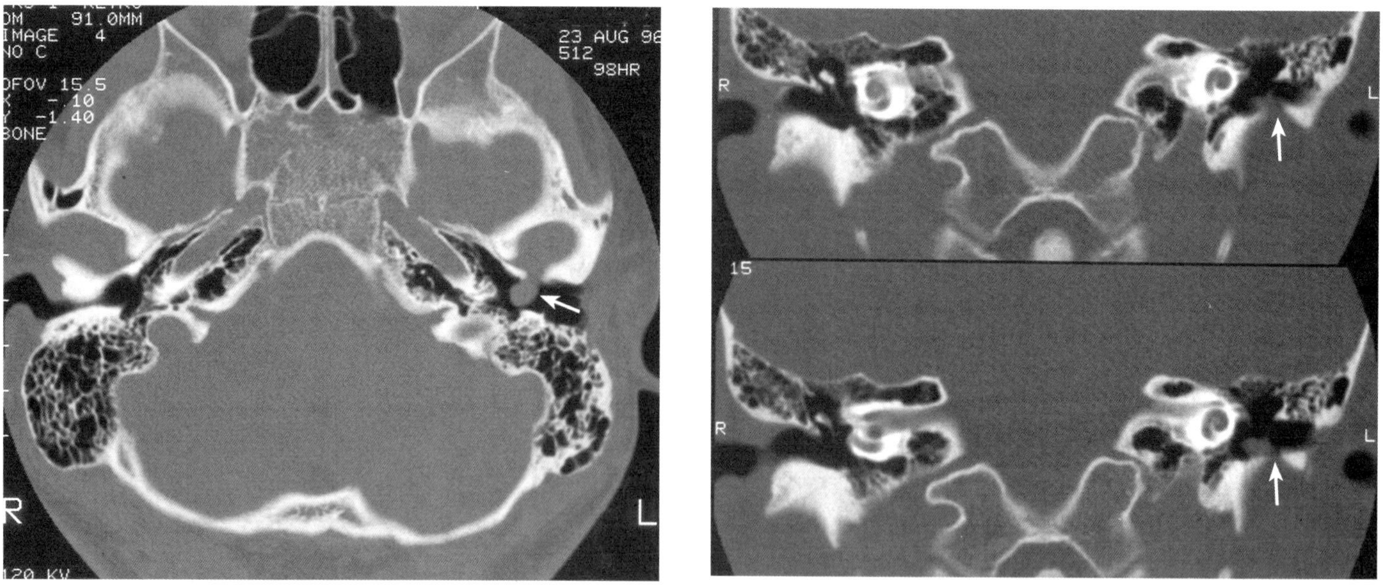

a b

图5.9 颞下颌关节疝入外耳道。a 轴位CT显示左侧外耳道前壁部分骨质缺如，这是因为在生长发育过程中Huschke孔闭合不全所致。图中可见关节囊疝入外耳道（箭）及右侧外耳道的外生骨疣。b 冠状位CT示关节囊疝入外耳道（箭）。

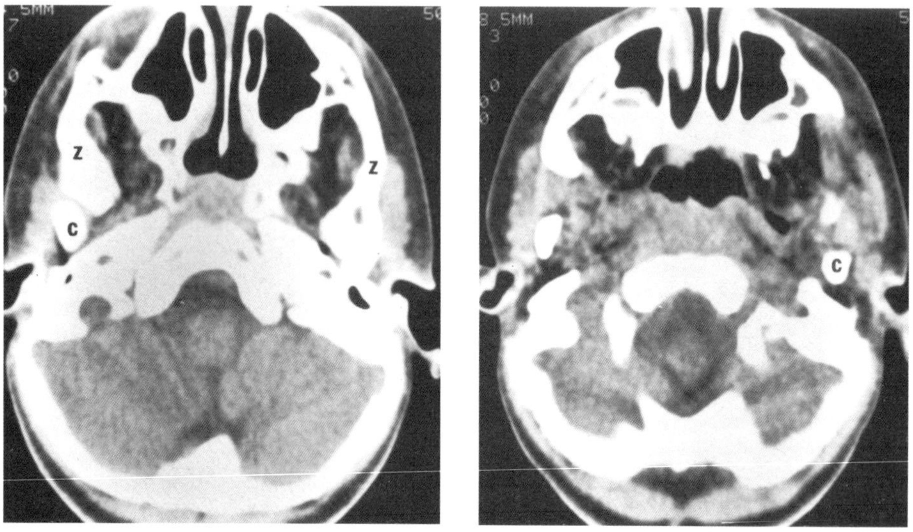

a b

图5.10 Pierre Robin 综合征。a，b 轴位CT显示髁状突（C）发育不全。注意颧弓（Z）的畸形及咀嚼肌发育不良。

（图5.11）。一般下颌骨以下至前下颌角切迹之间是正常的。根据下颌骨发育不良的严重程度可以分为Ⅰ级：颞下颌关节及其分支正常但体积略小；Ⅱ级：颞下颌关节及分支形态异常但仍具有功能；Ⅲ级：颞下颌关节及分支都缺失。其他特点还包括关节窝、颧突、上颌骨、咀嚼肌、舌肌及腮腺发育不全、口耳距缩短、颊横裂即增大的人中、悬雍垂、唇裂及腭裂及牙齿畸形。

髁状突发育不全导致下颌骨不完善（缩颌）。髁状突过度生长导致下颌骨突出（凸颌）。许多病人上颌骨亦表现为异常的生长方式。外科治疗常采用复杂的骨切开术将双颚重新排列。畸齿矫正治疗是该治疗的一部分。面部不对称的鉴别诊断包括单侧髁状突发育不全、单侧髁状突增生、单侧巨颚、肿瘤（原发或转移，良性或恶性）或单侧髁状突肥大。髁状突发育不全可以作为严重的综合征如偏面小颌畸形（第一、二鳃弓综合征）的特征之一（图5.11，5.12）。这些综合征表现为腭侧偏向患侧。在这些病人，髁状突、关节窝、冠突、下颌支的部分，甚至部分下颌体都可缺如[7,12,14]。

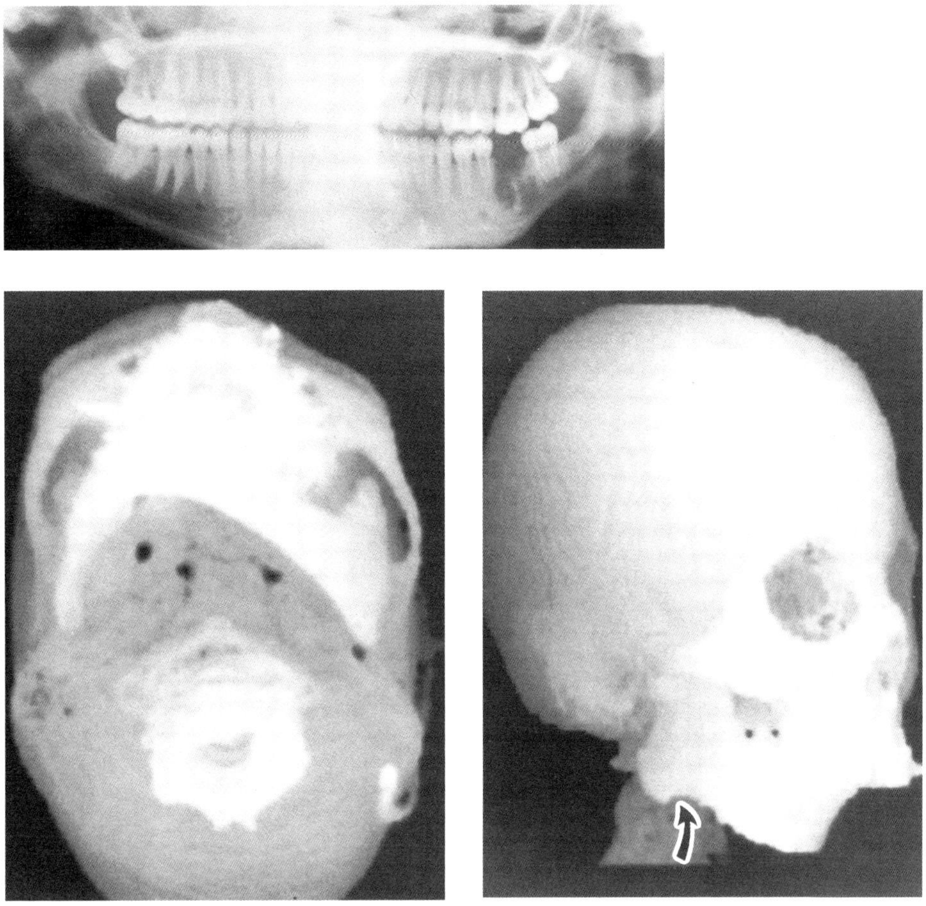

图 5.11　偏面小颌畸形。a 下颌骨的全景照片示左侧下颌骨明显发育不全。b，c 另一个偏面小颌畸形病人的3D图像显示右侧下颌骨包括右侧髁状突发育不全。注意前下颌角切迹及（牙）咬合不良。

髁状突发育不全

髁状突发育不全可以是先天性的（图 5.10～5.13），然而更多是由于后天因素造成的。最常见的病因包括外伤、感染及辐射（图 5.15）。那些情况常为单侧，但也可发生于双侧。影像学上表现为小的髁状突，浅的乙状切迹，较短的下颌支及下颌体，及患侧前下颌角切迹的增大（图 5.11）。在健侧，下颌体常又长又平，并伴有下巴偏向患侧[7]。双侧髁状突发育不全的病人表现为两侧髁状突形态改变。此外他们有一较短的下颌骨及回缩的下巴[7]。

髁状突增生

双侧下颌骨（包括下颌髁状突）过度生长常见于肢端肥大症、巨人症及某些遗传的综合征如 Kinnefelter 综合征及血管角质瘤体弥散综合征[7]。然而髁状突过度发育的最常见形式为先天性单侧髁状突增生[15]。这种情况开始于正常髁突生长应该停止的时期，特征为一侧下颌骨缓慢渐进

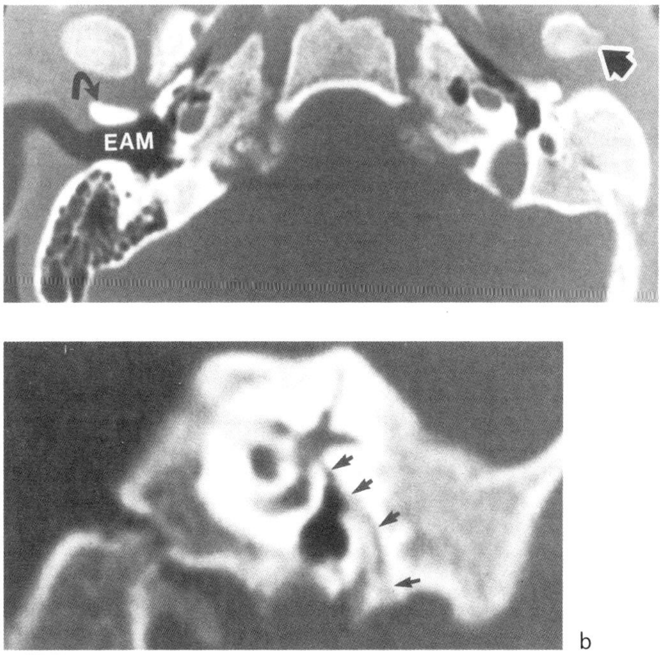

图 5.12　偏面小颌畸形 a 轴位 CT 扫描显示左侧髁状突发育不全（直箭）及左侧外耳道缺失。注意右侧正常鼓骨（曲箭）及右侧正常外耳道（EAM）。b 冠状位 CT 扫描显示乳突气化不良。注意面神经管（箭）向前移位。

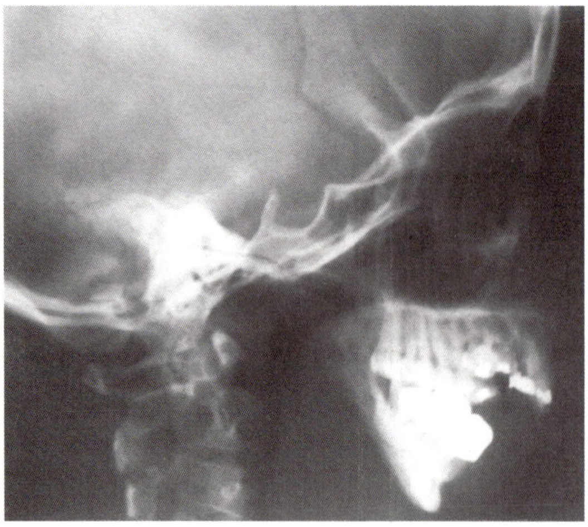

图5.13 面下颌骨发育障碍。头侧位像显示下颌骨发育不全伴髁状突缺失。

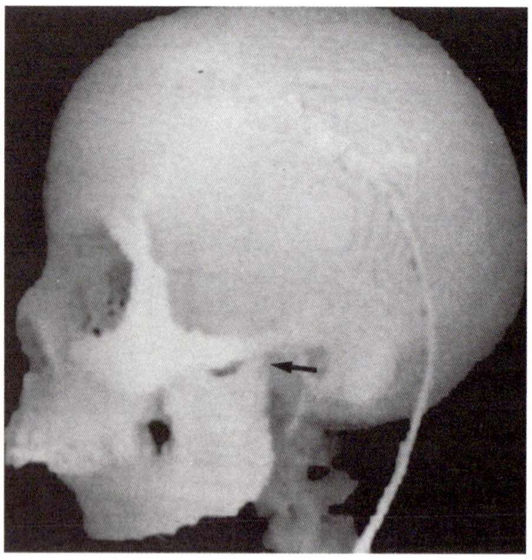

图5.15 颞下颌关节强直及髁状突发育不全。颞下颌关节强直常继发于新生儿脑膜炎及先前可能发生的颞下颌关节感染。三维CT图像显示左侧髁状突（箭）畸形及由于关节强直而导致正常髁状突－关节窝关系的消失。病人有脑室－腹膜分流。经许可摘自参考文献4。

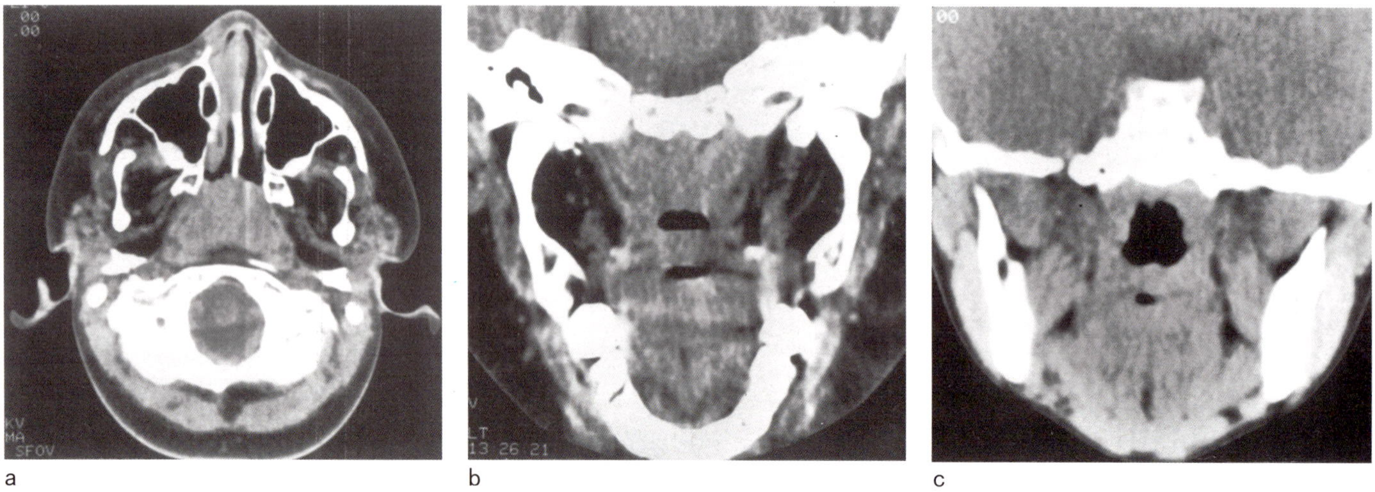

图5.14 咀嚼肌先天性萎缩。5岁儿童的a轴位及b冠状CT扫描显示咀嚼肌明显萎缩。注意下颌支及髁状突的畸形。c 正常冠状CT扫描（年龄与病人相同）便于对比。

性扩大。[7] 影像学上显示为一侧髁状突不对称扩大，同侧的下颌颈及下颌支延长，下巴偏向健侧。

髁状突增生是指髁状突过度生长。单侧颊横裂是一种罕见的综合征，它是指同侧整个下颌骨包括牙齿都扩大。髁状突增生的治疗取决于髁状突增生是否仍然继续。在这点上，（锝）骨扫描对于确定髁状突增生病人髁突活跃生长非常有效[7]。

炎症

感染性关节炎

颞下颌关节可被全身性感染如葡萄菌或链球菌败血症、淋病、结核、梅毒、放射菌病、或霉菌病的一种所累及[16-19]。更常见的原因是邻近部位感染直接蔓延过来，如来源于腮腺、耳或牙齿[7,16]。感染亦可起源于颞下颌关节穿透性的损伤或作为关节造影术及其他颞下颌关节外科手术（如前列腺颞下颌关节的感染）的并发症。感染性关节炎一开始常伴发寒战，发热及出汗[7,16]。随后关节周围出现红肿及痛，导致脓液及炎性渗出物集聚在关节内（图5.16）并且使关节运动受限[7,16]。此后根据感染的严重程度的不同，可产生从关节盘部分或完全的破坏到髁状突及关节窝的骨髓炎等不同程度的破坏[16]。感染的后期可以出现纤维化及营养不良性的钙化，导致纤维性或骨性强直。[16] 对于儿童，病变可以影响髁状突的生长潜能，从而可导致面部畸形及咬和不良。颞下颌关节强直的快速发展要求急性关节炎第一征象出现时即应进行治疗[16-18]。感染

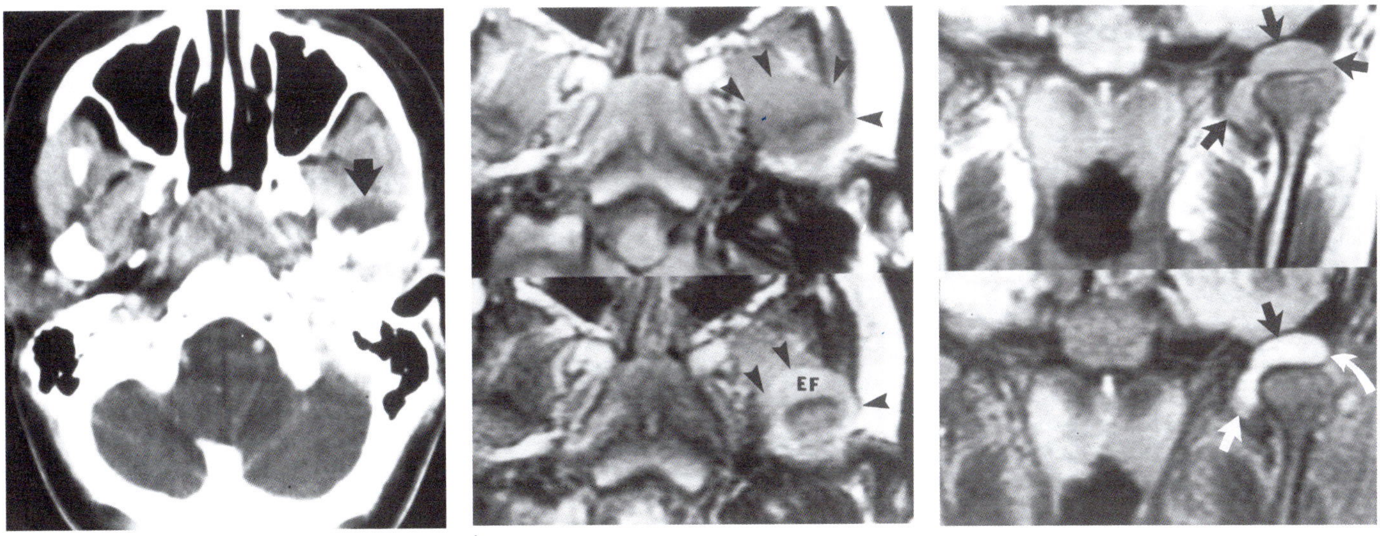

a b c

图5.16 左侧颞下颌关节急性化脓性关节炎。a 轴位增强CT扫描显示液体（脓）集聚在左侧颞下颌关节（箭）。b 与a同一病人，质子密度（上方）及T2WI（下方）轴位MR扫描显示由于关节积液的存在（EF）左侧关节囊膨胀（箭头）。c 与a同一病人，质子密度（上方）及T2WI（下方）冠状位MR扫描显示左侧颞下颌关节内上部分（箭）由于液体集聚（脓液及炎性分泌物）膨胀。经许可摘自参考文献4。

性关节炎早期（7～10天）常规影像学检查的结果有着重要的意义，因为此时骨质尚未受累。然而，脓液及炎性渗出物在关节内的聚集可较早的被CT扫描发现，特别是MRI（图5.16）。在早期阶段，当发生骨质稀疏及骨质侵蚀时，CT在观察硬组织方面优于MRI，根据感染程度的不同，可以看到从关节表面破坏到髁突骨髓炎等不同程度的骨质破坏。晚期，可发展为纤维或骨性强直。在儿童，感染性关节炎可影响髁突的浅在生长并且导致面部不对称[7]。

■坏死性外耳道炎

坏死性外耳道炎多见于年龄较大、糖尿病控制较差的病人，病原体主要为铜绿假单胞菌。炎症可经以下几条途径迅速进行播散：通过骨侵蚀直接侵犯邻近乳突小房、中耳；向前侵犯颞颌关节、腮腺及嚼肌间隙；而且常侵犯咽旁间隙软组织及颞下窝。当颞下颌关节及邻近软组织受侵时，MRI是首选的检查方法。而当外耳道、颞下颌关节及颅底的骨髓炎导致骨质破坏时，CT为首选的检查方法。详情请见第1章。

颞下颌关节紊乱综合征

尽管多种疾病可影响颞下颌关节，最常见的仍是颞下颌关节紊乱综合征。它表现为内部结构紊乱、关节盘功能改变及闭口位时关节盘与髁状突、关节窝、关节结节对应关系不良[3,4,6,9,16,17,20–24]。它包括关节盘移位、关节盘穿孔及关节盘碎裂。关节盘常向前移位（图5.17），这可能和关节盘后附着穿孔有关。内部结构紊乱引起的颞下颌关节功能紊乱是常被报道的。其主要临床症状及表现为头痛、关节周围疼痛、关节弹响、颌骨运动受限及面部肌肉组织紧张[2,3,4,6]。病人常为十多岁到十五岁之间的女性。颞下颌关节内部结构紊乱的病因不清，但看起来与创伤有关。包括微创（插管、长期牙齿治疗、磨牙症、咀嚼肌痉挛及牙咬和不正）、小/大的创伤（骨折、脱臼及关节积血）及退行性、炎性关节病（例如：骨关节炎、类风湿性关节炎及银屑病性关节炎）[2,6]。颞下颌关节内部结构紊乱的病理生理学基础认为与关节盘后附着抵抗翼外肌牵引力能力的丧失有关[2,3,4]。这时，闭口位时关节盘后附着仍位于髁状突前方及髁状突直接连接后部的神经纤维血管区（图5.17）。McCarty和Farrar报道颞下颌关节病变的70%多病人中有不同形式的关节盘移位。颞下颌关节内部结构紊乱通常分为半脱位及脱位[2,4]。髁状突适应移位的关节盘的能力称为“适形”。开口位时伴有髁状突适形的关节盘前移（一些学者称为半脱位）（图5.18），常伴有关节弹响。这是因为开口位时髁状突跳过移位的关节盘，闭口位时又滑过关节盘后缘从而产生相互撞击声。[4] 开口位时未伴有髁状突适形的关节盘前移（一些学者称为脱位）提示髁状突不能适应移位的关节盘（图5.19～

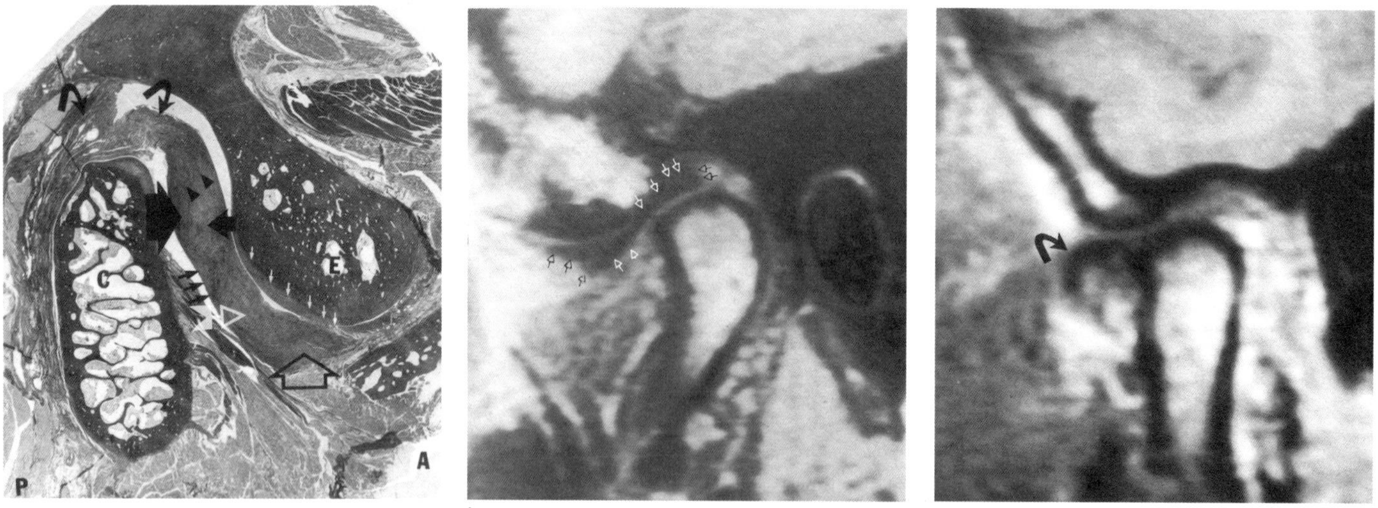

a b c

图5.17 颞下颌关节紊乱综合征。a 颞下颌关节内部结构紊乱的矢状位显微镜下照片。在内部结构紊乱综合症中关节盘常向前内侧移位，关节盘后带（大黑箭）发生变形。部分病例后带、中间带及前带分界不清，图示的关节盘解剖结构仍然存在，后带（大黑箭）、中间带（小黑箭）及前带（开黑箭号及开白箭）均呈现出来。随着关节盘进一步向前移位，盘后组织（曲箭）向前伸展覆盖髁状突表面，然后上述组织逐渐进行重塑。最终盘后组织显示与关节盘相似；因为它缺乏血管分布。变形的后带与重塑的盘后组织大致分界见图（黑箭）。关节结节内侧纤维结缔组织增厚（小白箭）。A=前；C=髁状突；P=后。图像来源于芝加哥Illinois大学牙科学Leslie Heffez博士。b 闭口位矢状位T1WI MR扫描显示一正常关节盘，典型呈蝴蝶结型。c 内部结构紊乱及无适形关节盘脱臼。开口位矢状位T1WI扫描显示一变形、向前移位的关节盘。经许可摘自参考文献4。

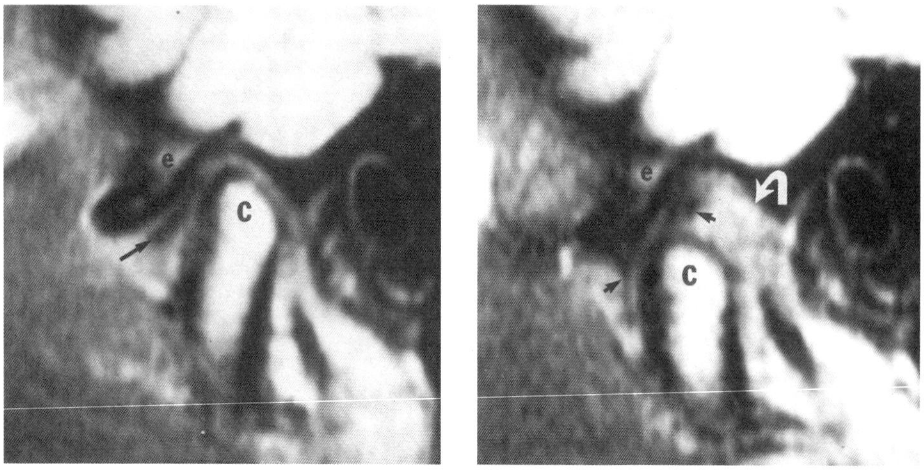

a b

图5.18 适形并向前移位的关节盘。a 颞下颌关节的闭口位正中矢状T1WI。伴有适形并轻度向前移位（见b）。关节盘边缘整齐，后带、中间带及前带分界欠清。盘后组织（中等信号强度）位于髁状突（C）之上。髁状突的皮质骨、关节窝及关节结节（e）光滑。b 开口位 髁状突轻度平移及旋转，关节盘虽然变形但位置正常。开口、闭口位可能是产生外观上变形的一个因素盘后组织呈中等信号包绕后带。E＝关节结节。经许可摘自参考文献4。

5.25）。这代表颞下颌关节内部紊乱的较严重阶段，常伴有慢性疼痛及开口受限（闭锁）。在颞下颌关节紊乱综合征中，关节盘常向前内侧移位。后附着处需经历一磨合过程。在部分病例中，正常清晰显示的前带、中间带及后带分界不清（图5.23）。当关节盘向前移位时，它的功能位置发生改变负荷于盘后组织而不是关节盘本身。其结果就形态学改变来说，导致后带肥厚而关节盘前2/3变薄（图5.22，5.23）。盘后组织（双薄片区）逐渐纤维化，从而形成“假关节盘”（图5.22，5.23）。关节盘移位后遗症包括关节盘穿孔及退行性关节病。穿孔通常发生在盘后组织或者与关节盘连接处，而不是在关节盘本身。[6] 正常状态下，上下关节间隙无联系。关节造影术中，若造影剂从下关节间隙泄露入上关节间隙则提示关节盘穿孔[6]。颞下颌关节的MRI及常规CT检查不能诊断穿孔。

在MRI图像上，关节盘移位一般分为轻度、中度及重度。轻度移位是指后带位于髁状突的前上面，中度移位是指后带位于髁状突与关节结节顶点之间，重度移位是指后带位于关节结节顶点（图5.23～5.25）。不管影像学形态如何，断面所有图像都应进行评估，以除外位置或角度因素而导致的假性关节盘形态改变及关节盘移位[2-6]。

梯度回波、T2WI与常规T1WI图像互补可发现变形关节盘内的渗液及关节间隙内的囊内积液（图5.21，5.22）。梯度回波、T2WI及T1WI图像联合可精确的描绘出关节囊的边界。不管关节盘是否移位，盘后组织始终保

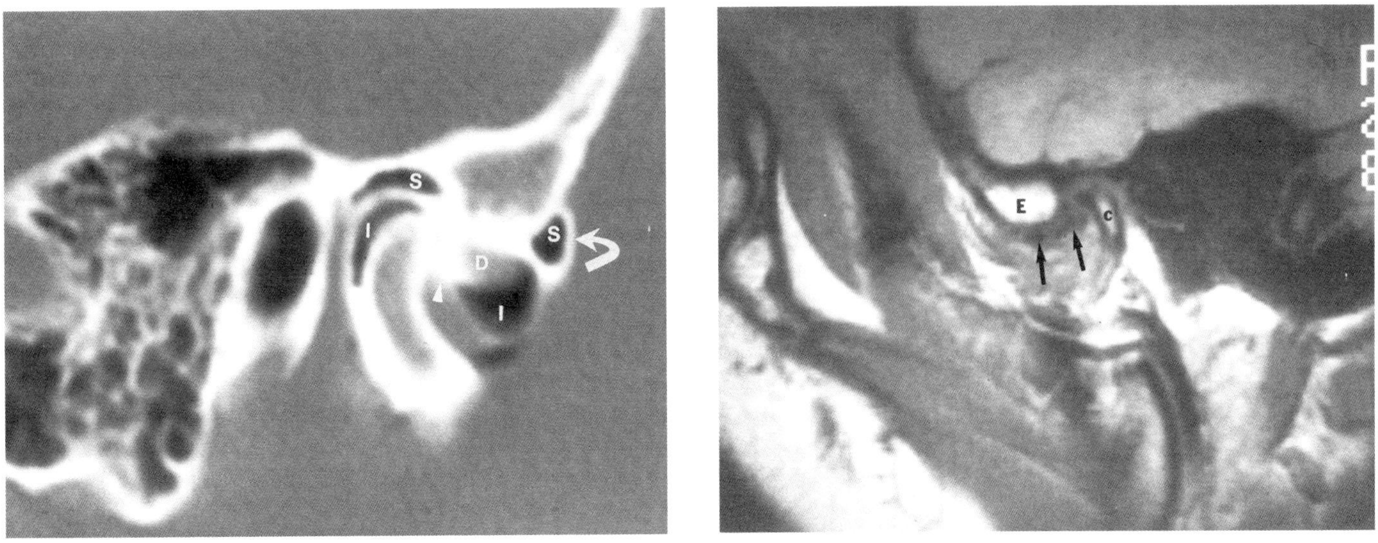

a　b

图5.19　左侧颞下颌关节向前脱位。a 闭口位双重对比CT 关节造影片显示向前移位的关节盘（D）。上（S）下（I）关节间隙可见气体。下关节间隙内可见碘对比剂沿着前部关节囊。b 与a同一病人，闭口位矢状T1WI MR扫描显示关节盘向前移位。c＝髁状突；E＝关节结节；经许可摘自参考文献4。

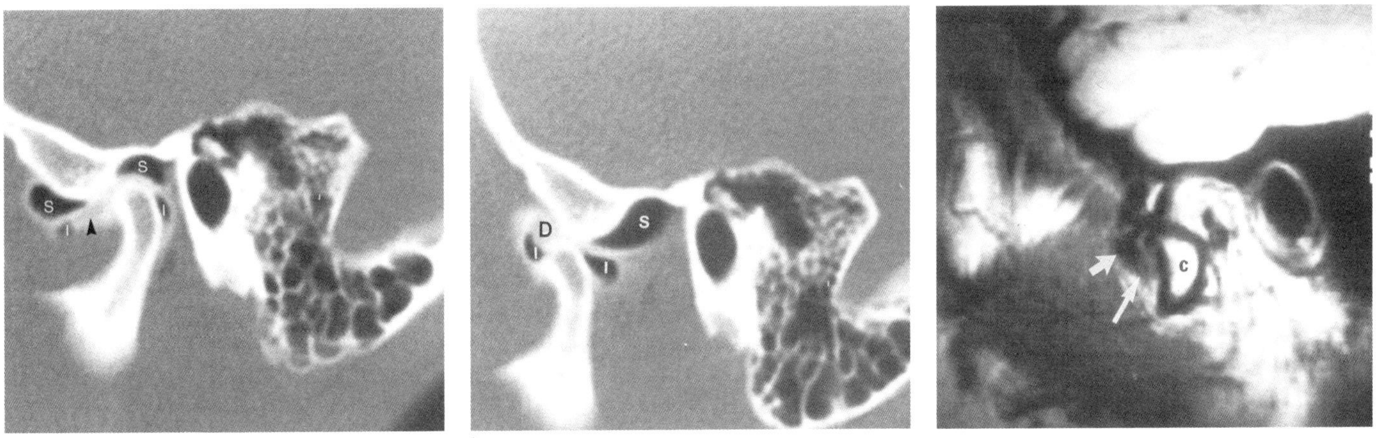

a　b　c

图5.20　无适形的右侧颞下颌关节向前脱位。a 闭口位双重对比CT 关节造影片显示向前脱位的关节盘。上下关节间隙内可气体。碘对比剂勾画出移位关节盘轮廓。b 开口位双重对比CT 关节造影片显示向前移位的关节盘。上下关节间隙可见气体。c 与a，b为同一病人，开口位矢状质子密度加权MR扫描显示一变形、向前移位关节盘。经许可摘自参考文献4。

持膨胀的能力。它膨胀的程度取决于髁状突平移的距离。髁状突平移的距离与是否存在关节盘渗液、关节囊积液、肌肉组织炎症及关节囊内粘连等因素有关。单纯关节盘形态很少能够限制其平移。

一些临床医师及研究者应用无血管性坏死来描述髁状突重塑的MRI表现。无血管性坏死已被明确定义，常见于股骨头的，多为特发性。目前其病理过程认为为股骨头血供减少，继而发生炎症及骨髓坏死。随着骨髓的破坏，皮质骨变得无支撑、股骨髁中央发生塌陷。愈合期股骨髁进行重塑、变形及硬化。股骨头与干骺端的血供解剖学上是分开的，因此股骨髁易于受到血流改变的影响。然而下颌骨髁状突血供来源于翼外肌及下颌支髓腔，从这方面来说，下颌骨髁状突更易受到保护[2]。颞下颌关节无菌性坏死病因不同于股骨头缺血性坏死，因为颞下颌关节骨髓腔改变与常见的病理学因素如类固醇激素的应用或镰状细胞疾病无明确联系[2,6]。下颌骨髁状突骨髓腔信号改变的临床意义尚不清楚，是否需要治疗还是未知[6]。

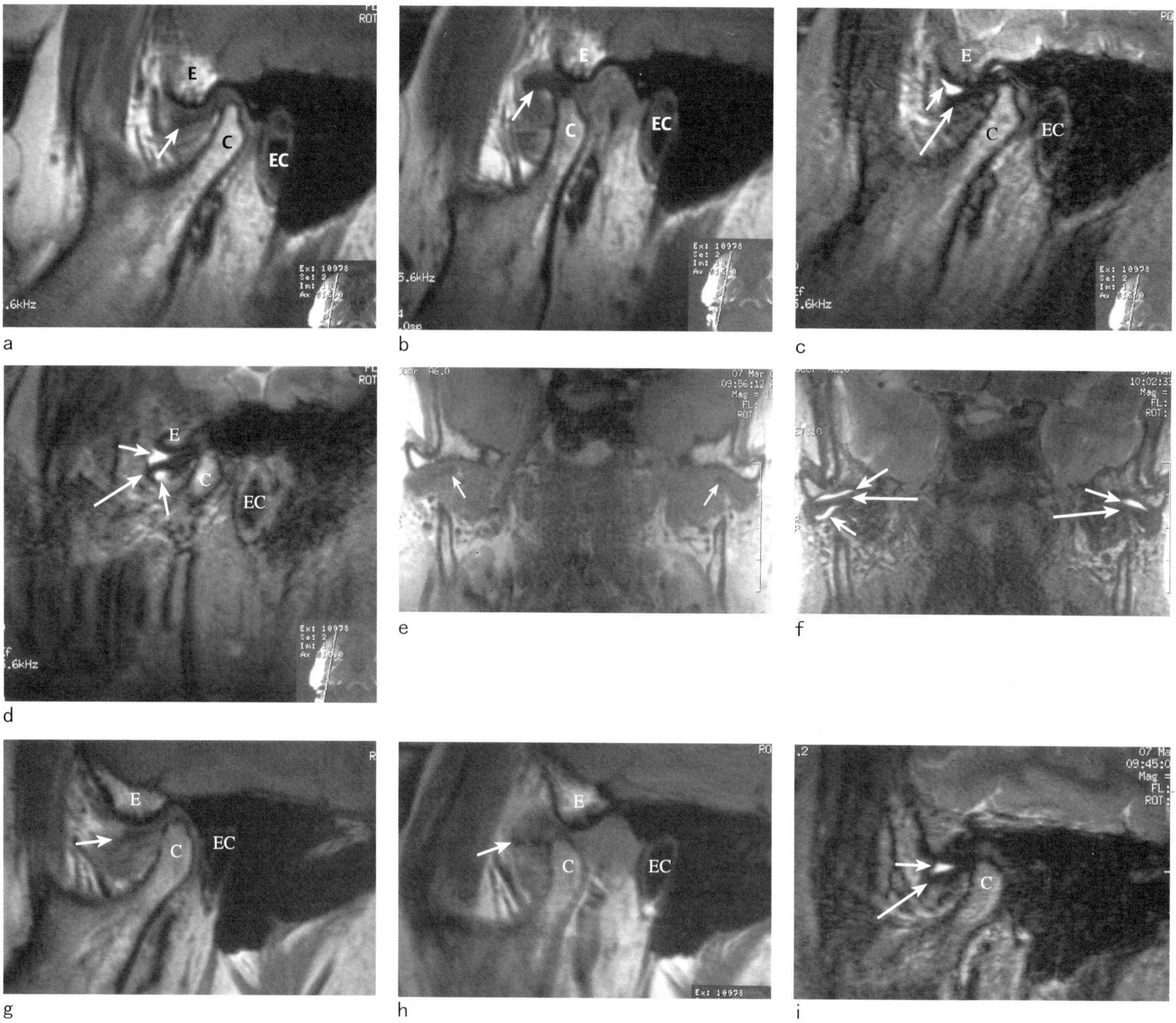

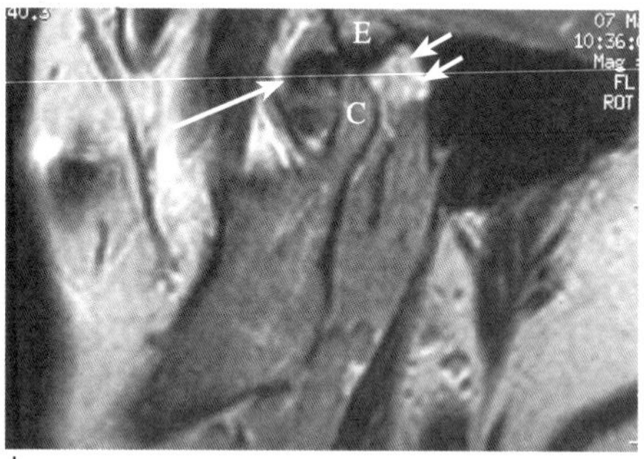

图5.21 无适形的双侧关节盘向前移位伴有关节积液。a 右侧颞下颌关节闭口位矢状T1WI显示关节盘向前移位。C= 髁状突；E= 关节结节；EC = 外耳道。b 右侧颞下颌关节开口位矢状T1WI显示关节盘无适形。c 右侧颞下颌关节开口位矢状T2WI MR扫描。图像可见移位的关节盘及前上关节间隙内积液。d 右侧颞下颌关节矢状闭口位T2WI MR扫描。可见移位的关节盘及前上、前下关节间隙内积液。e 闭口位冠状T1WI可见关节盘向前外侧移位。f 开口位冠状T2WI MR扫描。可见移位关节盘及关节积液。g 闭口位矢状T1WI显示关节盘向前移位。h 左侧颞下颌关节开口位矢状T1WI显示关节盘无适形。i 左侧颞下颌关节闭口位矢状T2WI可见关节盘移位及前上关节间隙积液。j 左侧颞下颌关节开口位矢状T2WI可见无适形的关节盘及积液从前关节间隙向后关节间隙流动。C= 髁状突；E= 关节结节；EC= 外耳道。

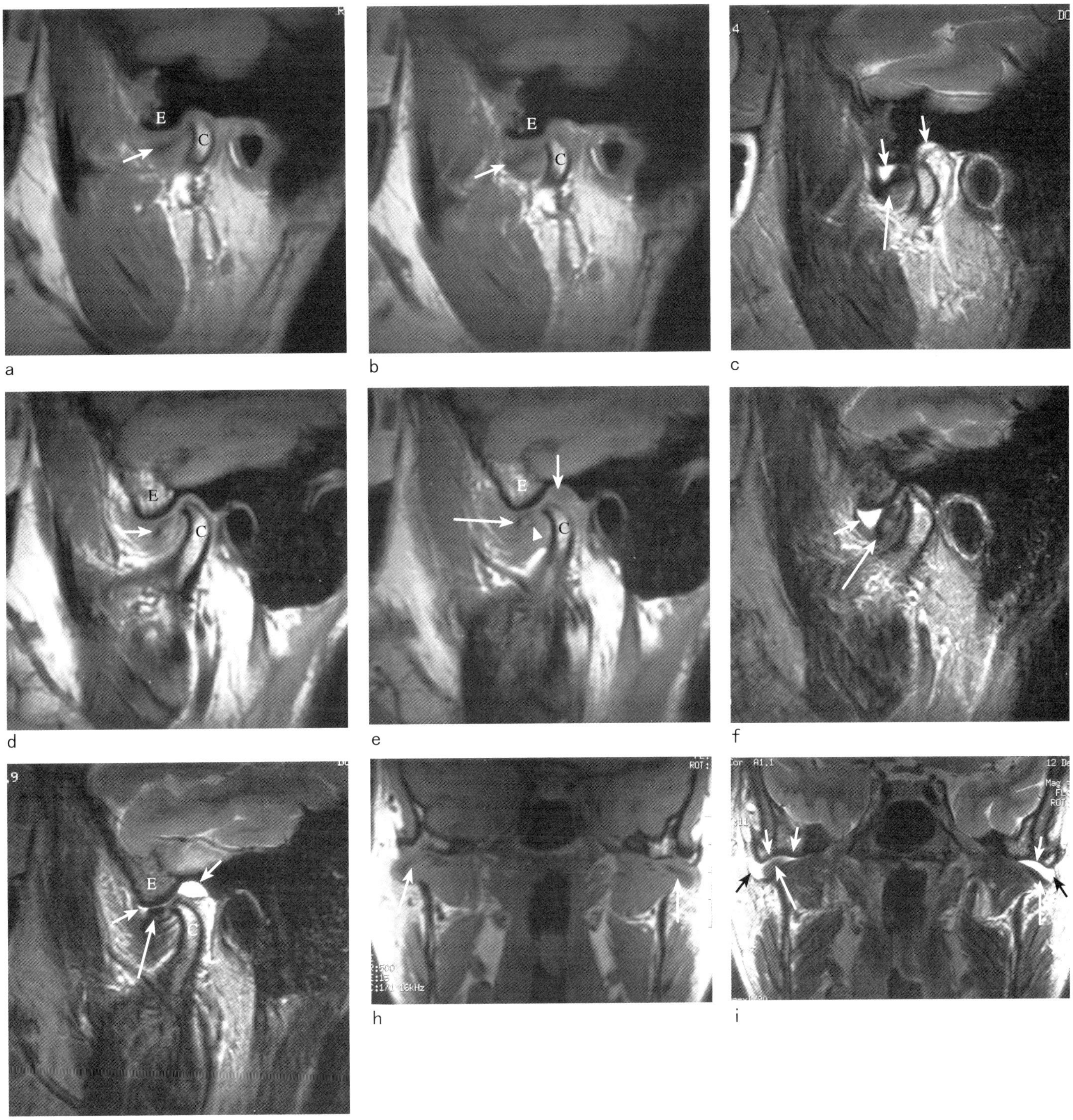

图5.22　双侧关节盘移位及关节积液。a．b 左侧颞下颌关节闭口位矢状 T1WI 显示关节盘向前移位但无适形。E= 关节结节；C= 髁状突；c 左侧颞下颌关节开口位矢状 T2WI 可见关节盘向前移位及上关节间隙关节积液。d 右侧颞下颌关节闭口位矢状 T1WI 显示关节盘向前移位。e 右侧颞下颌关节开口位矢状 T1WI 显示关节盘脱位、翼外肌腱及关节积液。积液的显示比 T2WI 显示好。f 右侧颞下颌关节闭口位矢状 T2WI 显示移位的关节盘及关节积液。g 右侧颞下颌关节矢状 T2WI 显示移位的关节盘及关节积液。h 闭口位冠状 T1WI 显示双侧关节盘向前移位。i 冠状 T2WI 显示双侧移位关节盘及关节积液。C= 髁状突；E= 关节结节。

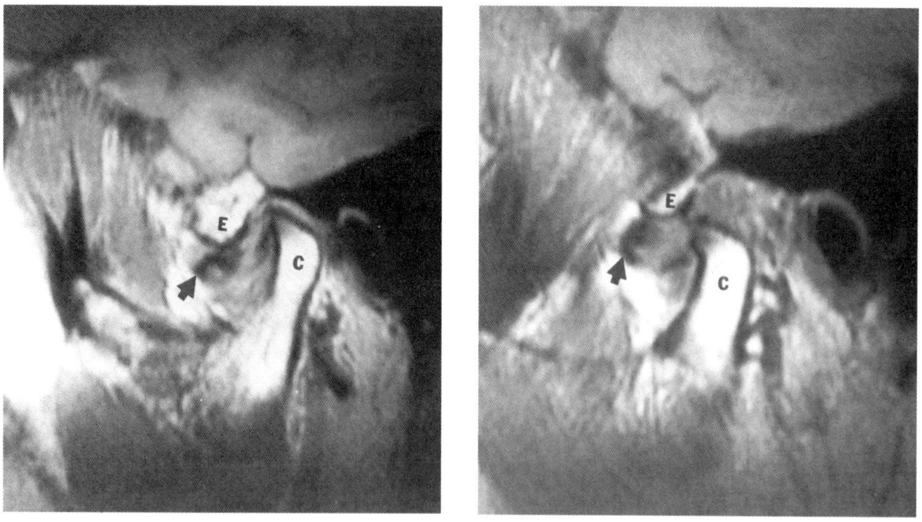

a b

图5.23 严重的关节盘向前移位。a.b 颞下颌关节闭口位(a)和开口位(b)矢状 T1WI MR 扫描，显示变形弯曲的关节盘(箭)向前移。C= 髁状突，E= 关节隆凸。经许可摘自参考书4。

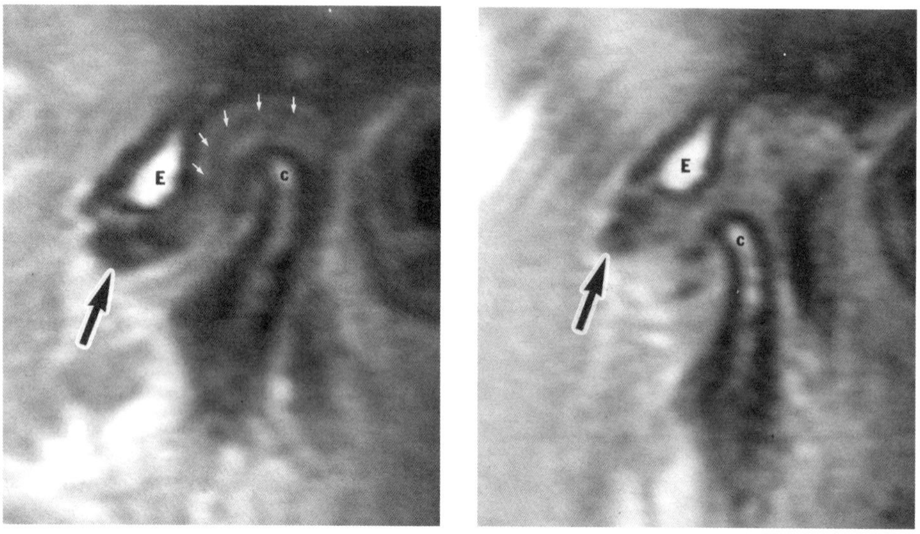

a b

图5.24 没有复位的严重的关节盘脱位和变形的关节盘后组织。颞下颌关节闭口位(a)和开口位(b)矢状 T1WI 显示脱位的哑铃形关节盘（大箭）位于关节隆凸(E)的下方。髁状突(C)相对较薄。关节盘后组织在关节窝之下看起来相当厚。图5.24a 中小箭指示的低信号的图像是变形的关节盘后组织。高于或低于变形的关节盘后组织的中等信号代表肥厚的有活性的纤维滑液组织。

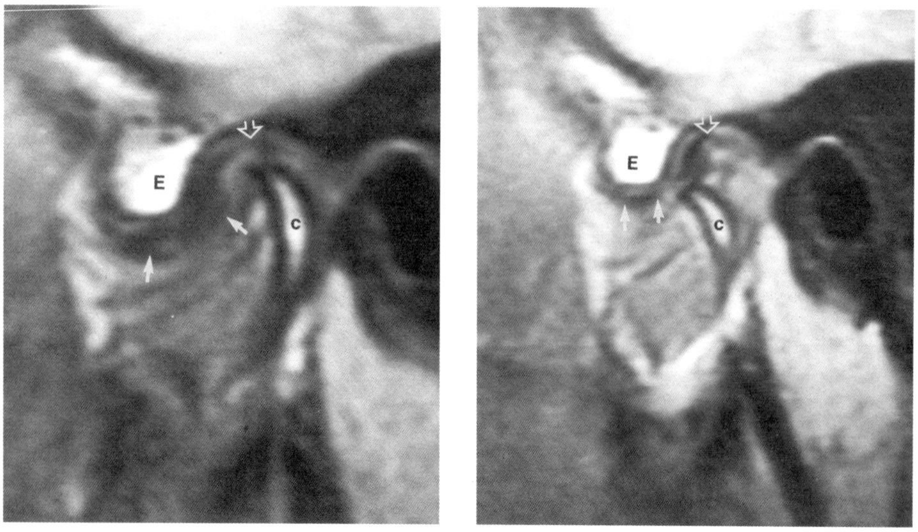

a b

图5.25 关节盘向前移位和关节盘后组织重塑。颞下颌关节闭口位(a)和开口位(b)中心断面的矢状 T1WI 显示弯曲前移的新月形。髁状突顶端的低信号(开箭)是由于重塑和纤维变性的关节盘后组织。C= 髁状突，E= 关节结节。经许可摘自参考书4。

剥脱性骨软骨炎

剥脱性骨软骨炎系指关节内游离体，在相应的下颌骨髁或颞骨关节组成部分有缺损[6]。这种情况罕见，偶见于颞颌关节[25]。

关节病变

颞颌关节可能与其他关节同样的病变过程，这种关节炎以退行性关节炎和类风湿性关节炎最常见，但也有外伤后关节炎、牛皮癣性关节炎及代谢性关节炎（痛风及假性痛风）的报道。关节炎的药物治疗在很多情况下已取代外科疗法[2,7]。

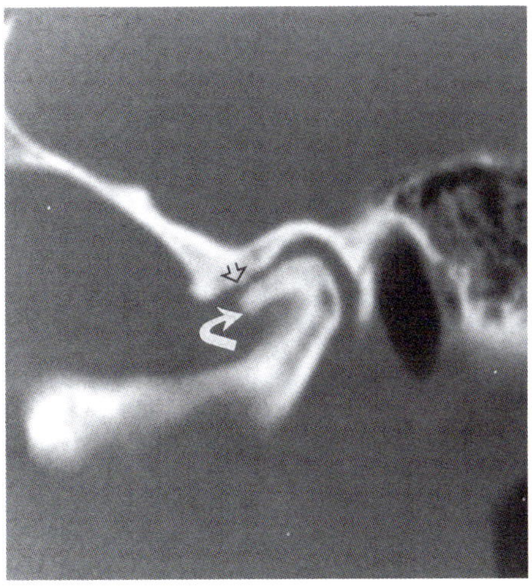

图5.26　颞下颌关节退行性骨关节炎。矢状位CT扫描显示髁状突及前唇变平变形（弯箭），髁突也变平（空箭）。

退行性关节炎（骨关节炎，骨关节病）

骨关节炎的诊断主要靠临床症状和放射学检查，实验室检查对该病的确诊帮助甚微。骨关节炎是最常见的关节炎，包括退行性关节病和骨关节炎。通常认为它不是炎症性的，且即使有一些炎症表现也是继发于微小创伤或大创口的[2]。骨关节炎可以原发也可以继发，原发性退行性骨关节炎常由于随年龄的增长正常关节的磨损或撕裂引起，通常自50岁起发病[2,7]。发病是隐袭性的，症状相对轻微[7]。此时关节内常发生轻微的劈啪声或捻发音，但没有明显的疼痛。虽然关节炎发生双侧，有时只有一侧受累[7]。继发性TMJ骨关节炎常见于20～40岁病人，常由急性创伤引起[2,7]。骨关节炎主要发生在成年人群，发病高峰年龄在40～50岁，女性是男性的6倍[2]。当有关节内部紊乱或过度的功能外习惯时，该病可发病于较年轻人群。45岁以下，骨关节炎以男性居多，45岁以上则相反[2]。典型的骨关节炎也影响髋、脚、膝及手部诸关节。根据Blackwood [26]和Macalister[27]的报道，颞颌关节的骨关节炎非常常见。他们随机的尸检结果证实发病率为40%～69%，以后的研究没有能重复此发病率，发病率的数据主要决定于确认本病的标准，虽然病变常是双侧，但病人主诉常限于一侧。[2]

重复性的过负荷关节可导致骨关节炎、磨牙和紧咬这些过度的功能外习惯与关节超负荷相似。关节内紊乱导致通过下颌髁与关节盂窝/突的力量改变了，这些力量的改变常导致骨性关节面的重新塑造。骨关节病的发病机制包括活动性骨关节面的组成部分功能减弱，软骨内的蛋白聚糖分子遭到破坏。[2]这些蛋白聚糖分子负责水分的保持，因此间接的润滑软骨保护软骨[2]。蛋白聚糖分子的破坏导致更多间质液的吸收，降低了关节的应力能力。关节表面的重塑过程使骨髁和突变平[2]。重塑过程的标志就是位于关节下的Eli囊的出现[2]。骨吸收关节边缘骨质增生可形成骨赘（图5.26～5.29）。骨赘断裂形成“关节鼠”少见（图5.28），这些是位于关节滑膜腔内的游离体，关节腔内碎片可导致继发感染。

骨关节病要经过几个急性及慢性期[2]，开始起病很慢，很多病人没有明显的症状所以很少求医。一些临床医生发现一些病人虽没症状但其放射学图片上已出现明显的重构表现[28]。急性期病人症状为典型的耳前区触痛，咀嚼肌可能痉挛或触痛。随着年龄的增长当骨的重构变得比较明显时骨关节炎趋于稳定。不像风湿性关节炎，晨僵在此病的进程中不常见到，实验室检查对本病的进程也无明显的特异性。

颞下颌关节的退行性骨关节炎的最早期放射学表现，无论是原发或继发，都表现为髁的软骨下硬化[28]。随病程进展，可见到髁变平、骨赘形成、边缘唇状增生、硬化增加、关节间隙变窄、骨突变平（图5.26～5.28）[7]。常伴发关节内紊乱。可出现关节内或关节外钙化（关节鼠）及关节盘的钙化（图5.29）。由于重塑过程引起关节下的损坏可导致皮质下低密度区骨囊肿（Eli囊肿）（图5.27）。

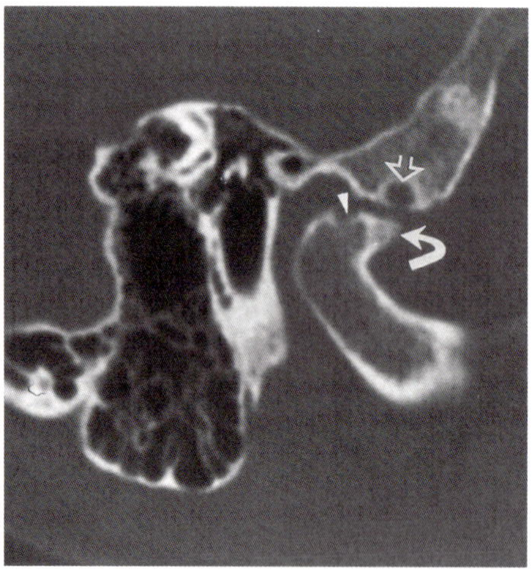

图5.27 TMJ退行性骨关节炎。矢状位CT扫描显示髁突皮质下骨质受侵蚀（箭），边缘骨赘形成（弯箭）关节突皮质下囊肿形成（空箭）。引自参考文献4。

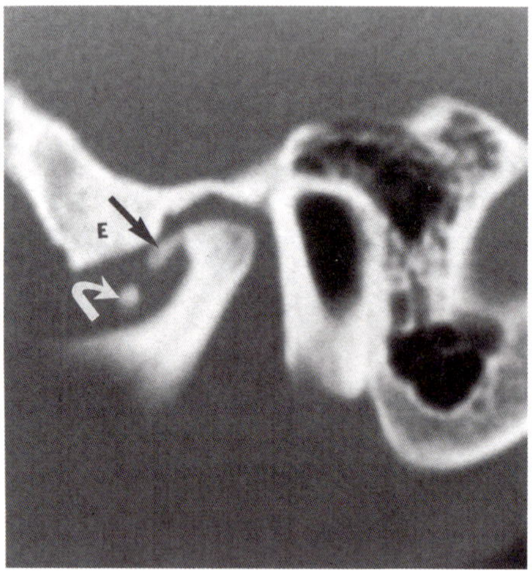

图5.28 骨质疏松患者的退行性骨关节炎。矢状位CT扫描显示颚突及关节窝变平，骨赘形成（黑箭），关节内钙化（游离体）（白箭），前方关节突硬化明显（E）。引自参考文献4。

尽管关节盂的病变没有髁突改变明显，但有时会出现皮质侵蚀。关节间隙变窄通常表示关节盘的退变。在疾病早期，无放射学表现，（锝）骨扫描被认为是一种较敏感的方法。治疗骨关节病的目的是缓解症状直到病变基本消失，要告知患者该病的性质及进程。治疗方法包括药物治疗、理疗、器械治疗，很少手术治疗[2,6,27]。手术包括椎间盘成形术，椎间盘摘除术和（或）关节成形术[2]。脊关节强直时做关节间隙成形术（图5.30，5.31）。

创伤性关节炎

创伤性关节炎代表TMJ对外伤的直接的关节内反应，因此产生的炎症和偶尔的积血导致疼痛、关节区痛痉挛、受累侧的牙齿不能咬和颌活动受限[2]。此时因为可能存在关节囊内骨折，CT是首选检查TMJ的方法。[2,4] TJM关节内积血CT表现为关节间隙的增宽[4]，积血的密度可以不比关节邻近的软组织或肌肉的密度高[4]。MRI显示关节积血（急性或慢性）特异性较高。如有关节内紊乱，MRI将显示关节盘前位[7]。严重的TMJ创伤患者最终可出现退行性关节炎。

类风湿性关节炎

类风湿性关节炎（RA）是一种病因不明的慢性全身性疾病，起始主要表现为周围关节的炎症性关节炎。大多数患者的血清和关节液含有免疫球蛋白G（IgG；类风湿病因子）特异抗体。类风湿性关节炎可影响TMJ。当TMJ发病时，应典型地累及身体的其他小关节。疾病通常是双侧对称和多关节的，罕见单关节病变。

根据Tabeling和Dolwick[29]，约50%类风湿性关节炎的病人有TMJ功能不全，从关节轻微的不灵活到强直。在儿童可形成对面部骨骼生长的严重影响[2]。类风湿性关节炎临床病程是不同的，可以从少关节型到严重的进行性多关节病。最具有破坏性的关节炎型常发生于类风湿因子滴度高的病人。累及关节的典型表现是以痛苦起始、早晨僵硬、关节活动受限和炎症体征。关节活动时痛苦加剧。类风湿性关节炎的晨僵是继发于滑膜充血、关节囊增厚和关节积液。虽然，最初关节活动受限是继发于炎性改变，但是以后纤维化、肌肉挛缩、骨性或纤维性关节强直与关节活动受限有关。

Steinbrocker等[30]把关节炎进程分为四期：Ⅰ期（早期），Ⅱ期（中期），Ⅲ期（严重期)和Ⅳ期（终期)。放射学表现，Ⅰ期疾病示骨质疏松；Ⅱ期示软组织病变，例如结节和肌腱滑膜炎，而没有关节变形，骨质疏松可伴有或没有轻微的髁下骨质破坏；Ⅲ期导致软骨和骨的破坏，有关节变形，但没有纤维性或骨性关节强直；Ⅳ期示纤维性或骨性关节强直、髁的破坏、关节间隙变窄、髁头前移。关节突变平，关节盂顶部受侵蚀，并有骨赘形成、下颌支生长缩短，由于垂直距离受损，病人表现后咬合不良[2]。

主要治疗目的是缓解疼痛，保持关节和肌肉的功能，使面部保持原形[31-33]。TMJ僵直要行关节间隙成形术形成假关节。

青少年型类风湿性关节炎是多发生在儿童的关节滑膜炎症[2]；以人名命名为Still 病。当青少年型类风湿性关节炎累及到颞颌关节时，最关心的是它对成长的影响，严重者可发展为小颌症。

青少年型类风湿性关节炎有三个亚型：全身型（20%）；多关节型(40%)和单关节型(40%)，对于分型还存在分歧[2]。就全身型而言，男女发病率基本相同，类风湿因子及抗核抗体阴性[2]。儿童出现高热、出疹，全身性淋巴结肿大、肝脾大，白细胞增多及贫血[2]。全身性的表现持续约几个月，约50% 病人出现全身症状几个月后发生多关节慢性炎症。当颞颌关节受累时，它可发生于一侧或双侧。多数病人用关节移植或重建进行早期干预是必要的[2]。骨移植术联合关节间隙成形术用于解除关节强直。

放射学表现

由于类风湿性关节炎以关节滑膜的慢性炎症发病，所以早期X 线无骨质改变[32]。随着病变发展，约50%～80% 病人出现两侧关节脱钙表现、髁突变平、骨侵蚀[33]。骨侵蚀最常发生在髁突的前上部分。随后，髁突皮质轮廓及关节盂呈进行性不规则破坏（图5.32）。随着破坏的发展，下颌关节垂直距离的缩短将导致关节向前咬颌。[7] 钆增强MR 成像能很好显示类风湿性颞颌关节炎增厚的滑膜(图5.32c)。

■代谢性关节炎

代谢性关节炎，常伴有痛风（尿酸关节炎）或假痛风(双水焦磷酸钙关节病，软骨病)，发生在颞颌关节少见[7]。它多数发生在40 岁以上的男性，起病急，关节疼痛、红肿、触痛，几天后可能恢复，症状缓解可持续数月或数年[2,7]。关节盘钙化（图5.29）、关节骨组织破坏，外生骨疣，骨赘形成曾有报道[7]。颞颌关节在其他疾病中可能受累，如系统性红斑狼疮、Reiter 综合征、Lyme 病。上述疾病的放射学表现可能相似，包括骨质疏松、髁和突侵蚀改变、关节盘钙化、软骨下囊性变、关节面硬化、关节间隙变窄及关节强直[7]。这类疾病没有特异性放射学表现。

■类风湿性病变（强直性脊柱炎，牛皮癣脊柱炎）

强直性脊柱炎是这一类属的典型[2]。这一类属的其他疾病包括牛皮癣关节病、Reiter 综合征、反应性关节病、青少年慢性多关节病[2]。强直性脊柱炎的其他命名有玛丽－斯特伦佩尔（Marie–Strumpell）病和风湿样的脊柱炎[2]。但是强直性脊柱炎血清类风湿因子阴性，没有类风湿小结。这种病的特点是骶髂关节炎。关节的症状源自滑膜的炎症、骨化韧带及肌腱的附着，后者可导致邻近椎体的融合和脊柱的过度弯曲，最后导致胸廓运动受限和呼吸困难[2,7]。该病发生数年后1/3 患者出现颞颌关节受累[34]。有文献报道颞颌关节受累比例高达50%。和骶髂关节炎表现相似，颞颌关节受累表现为疼痛，晨僵，活动时明显，最后发展为关节强直。放射学表现和成人类风湿样关节炎相似，表现为骨髁和关节盂的侵蚀。当关节严重受累时，可出现皮质下硬化、关节间隙变窄、关节强直及骨赘形成。

牛皮癣性关节炎患者的颞颌关节

牛皮癣性关节炎是一种少见病，女性多于男性，病人有长时间持续性的牛皮癣。跖趾和指间关节最易受累。指甲和关节受累的耦联性已经被认识，当颞颌关节受累时，典型表现是单侧发病[7]。可发展为关节强直。最后可能会出现关节间隙增宽，由于关节软骨破坏而出现软骨下囊变。最后发展为骨性关节强直[2]。牛皮癣性关节炎的放射学表现和风湿样关节炎类似[7]。

关节强直／活动受限的原因

导致颞颌关节活动受限原因包括关节强直（纤维性或骨性)(图5.29.5.30)；由于下颌重建术后咀嚼肌的瘢痕；单侧或双侧冠突肥大；颧弓骨折向内侧错位导致冠状突创伤；髁突骨折；咀嚼肌痉挛；急性关节闭锁；关节内错位；筋膜间隙感染；化脓性关节炎。其它原因包括髁突或邻近组织新生物及骨化性肌炎（图5.34c)[2]。

颞颌关节强直是一个症状而不是一种独立的疾病，其病因有多种[7]。因为它可以有多种原因引起，可以是局部或全身性，纤维性或骨性，单侧或双侧，关节内（真性）或关节外（假性）。[7] 由于咀嚼肌或下颌骨邻近的组织受累而导致的慢性关节活动受限称为假性关节强直，关节强直极少能导致完全不能张口，即使是完全型的骨性强直骨骼也完全有足够的灵活性把口张开[7]。骨性和纤维性关节强直的最终区分要靠放射学检查。

颞颌关节强直治疗要靠外科，真正的颞颌关节强直是发生于关节内的强直，其特点为下颌髁突和颅底借骨性或纤维性织连接起来（图5.30）。引起强直的原因通常有创伤，炎症和感染，先天性和不明原因。准确的关节强直病因很难确认，因为病人从发病到正确治疗间隔时间经常在10 年左右[2]。而这10 年时间不利于患者准确地回忆发病时的情况。外伤占颞颌关节强直病因中的26%～75%[2]。一些创伤引起颞颌关节内出血，随后出现纤维性或骨性强直。当关节盘和其附件断裂时，更易发生骨性强直。联合

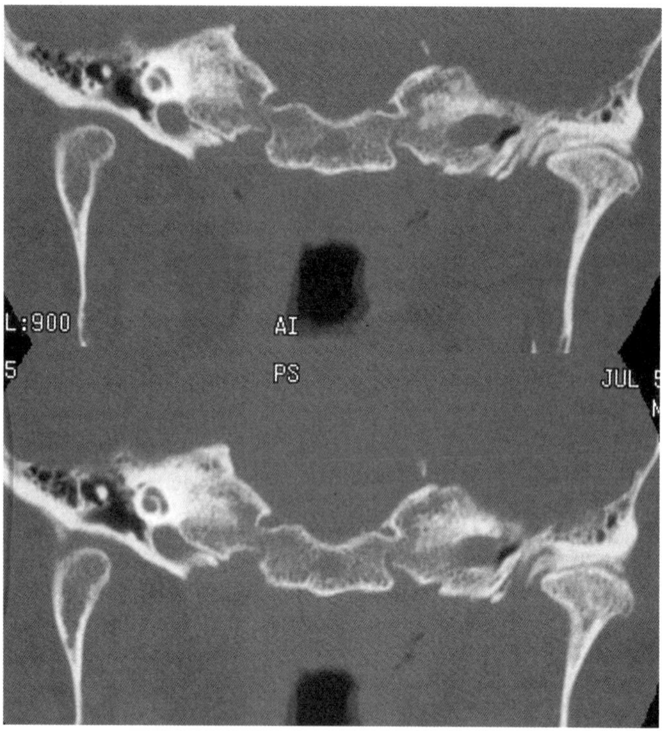

图5.29 关节盘钙化的退行性颞颌关节炎。冠状位CT显示左侧颞颌关节退行性变。注意左侧颞下颌关节标记的关节盘钙化。

处的创伤最常见。

大约一半的风湿样患者存在一定程度的张口受限，Ⅳ期患者常存在双侧关节强直。据Davidson等[35]在Marie-Strumpll病和强直性脊柱炎患者研究发现，颞颌关节受占11.5%。

*外耳道炎、中耳炎、乳突炎、颞骨骨髓炎，尤其是糖尿病患者坏死性外耳道炎*能直接累及颞颌关节，如果得不到及时准确的治疗，将导致关节强直。继发于猩红热、伤寒、淋病、结核病的双重感染引起长期的颞颌关节强直曾偶见报道，[29]（在血液外的某处炎症部位细菌或其他毒素停留在一特定部位，亦称摄菌效应）。先天性或婴儿型的颞颌关节强直也有报道，这些病例可能由于新生儿期的创伤或感染(图5.15)。关节切开术后若病人不能恢复正常活动，将导致颞颌关节强直。有相当一部分颞颌关节强直病因不清[2]。

颞颌关节强直多单侧发生，病人症状为不同程度下颌活动受限。单侧受累病人张口时下颌常向患侧偏移。尽管双侧发生强直，借助舌骨上肌的牵拉及下颌骨的内在弹性，病人也能张开嘴[2]。当颞颌关节强直发生在生长期儿童时，由于会出现小颌症，孩子的面部会变形，上牙槽和下颌支垂直距离缩短。双侧颞颌关节强直可导致张口畸形、代偿性的上颌骨增大、小颌症及“鸟脸”征[2]。其他常见牙齿改变有易被忽视的龋齿和咬合不良[2]。

放射学表现

尽管存在软组织的变化，如钙化，对比增强，关节间隙变窄、骨骼变形、张口受限，使人们怀疑存在关节强直，但纤维性的关节强直没有放射学表现。

a

b

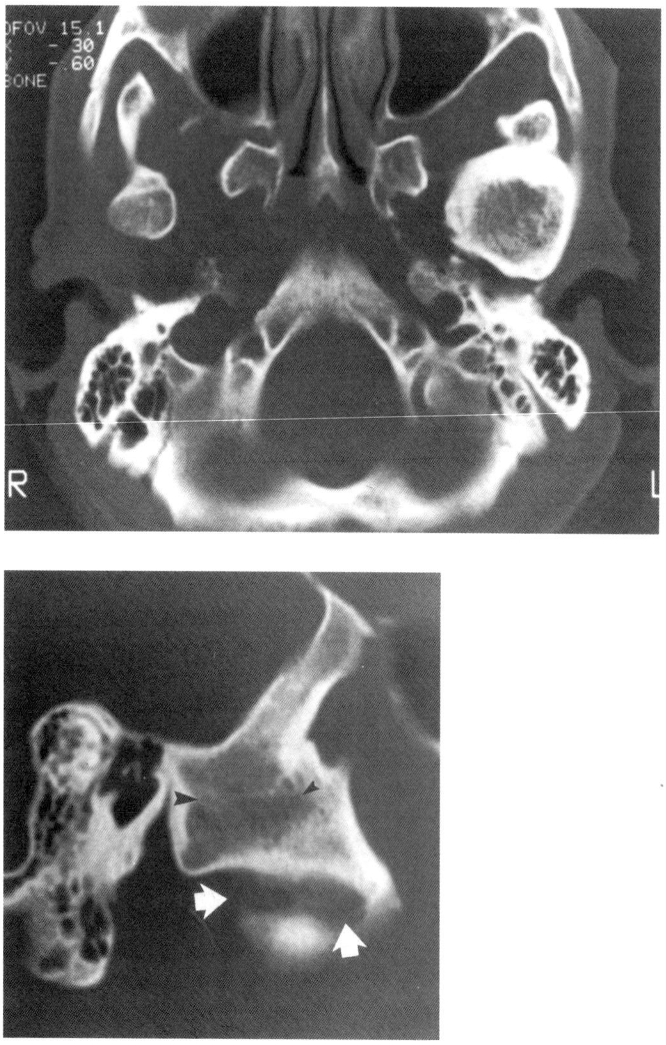

◁图5.30 颞颌关节的骨性强直（34岁女性）。a 轴位，b 矢状位。由于2年前外伤而导致关节强直，左侧髁状突及双侧下颌骨变形。白箭，示外科术后的假关节。在前部关节间隙不完全，因为为了确保关节间隙塑形成功，他必须穿过下颌骨支且宽度约5～10mm。黑箭头示变形的髁突与肥大变形的关节盂的骨性融合。

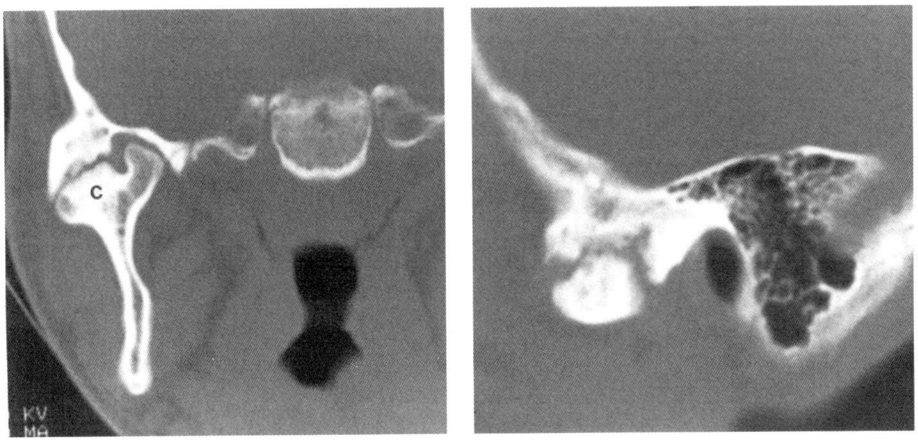

a b

图5.31 颞颌关节的关节强直。a 冠状位 b 矢状位，右侧下颌髁突明显变形（C），右侧关节盂明显变形，关节内钙化导致骨性强直。

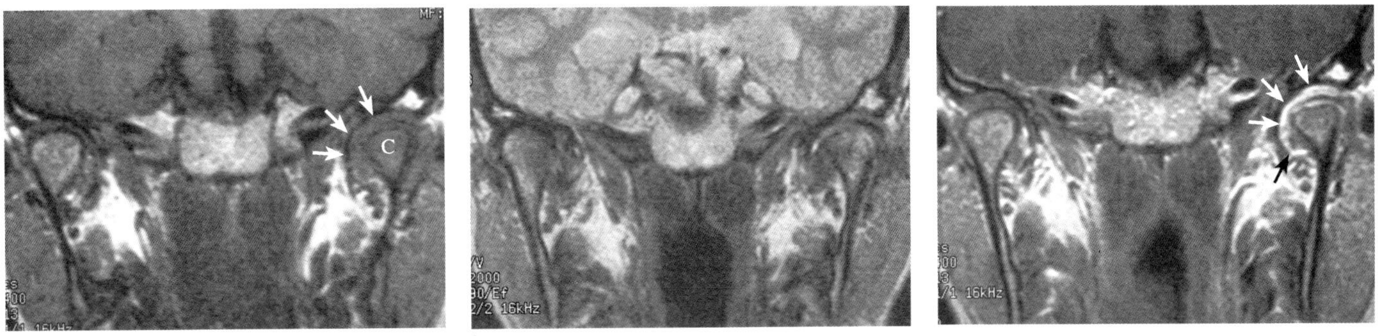

a b c

图5.32 风湿样关节炎 a 冠状位 T1WI 图像显示增厚的左侧颞颌关节增厚的软组织信号（箭），注意左侧下颌髁突骨髓腔信号减低（C）。b 冠状位 T2WI 显示左侧颞颌关节内增生肥大的滑膜及炎性水肿，呈高信号改变。c 冠状位 T1WI 显示左侧颞颌关节间隙内高信号，代表增生肥厚的滑膜和 panus 形成（箭）。

骨性关节强直的关节间隙部分或全部被钙化填塞(图5.30,5.31)。某些病人关节间隙内可能存在由于髁突和关节盂坏死形成的大骨块(图5.30)。

矢状位、冠状位及轴位 CT 必须准确显示关节强直的程度(图5.30,5.31)。然而在 CT 上，常可准确发现关节强直的类型，判断为骨性或纤维性强直，透 X 射线部分代表骨样或不成熟骨组织。CT 在显示颞颌关节中外侧部分的强直及确定关节发育至关重要。3DCT 得到优质图像更有帮助。

外科治疗的目的是在强直部或其附近建立一个间隙或假关节（图5.30)。直接或间接移植骨中心对正在成长的孩子而言是必要的，在成人为保持关节间隙，充填自体或异体移植物，防止再强直[2,36]。

滑膜软骨瘤病

滑膜软骨瘤病是一种少见的良性关节紊乱疾病，其特点为滑膜变性形成大量的透明样的软骨体[4,37]。这些软骨体能从滑膜上脱落进入关节腔，形成游离体，可钙化。该病常发生于单关节，无原因，且常发生于膝、肘、髋较大关节[4,37]。

颞颌关节的滑膜软骨瘤病由 Axhausen 于1933年首次描述，据报道发病年龄从18岁到75岁，平均46岁[4,37]。女性好发。尽管有报道称滑膜软骨瘤病和软骨肉瘤的发展有一定的关系，但它是一种良性病变。这些病例可能代表原发肿瘤，且这些病例都没有累及颞颌关节。

颞颌关节滑膜软骨瘤病临床症状包括疼痛，下颌活动受限，并且经常出现耳前肿胀[4,37]。颞颌关节的滑膜软骨瘤病的 X 线表现包括关节间隙增宽，关节内钙化游离体，髁突及关节盂的坏死、硬化(图5.33)。这些表现在滑膜软骨瘤病都不是特异性的，上述部分或全部征象也可见于退行性骨关节炎(图5.28)。颞颌关节内不透 X 线的游离体并非具有特异性，它可见于退行性骨关节炎(图5.28)、分离性骨软骨炎[6]、髁突骨折、骨化性肌炎(图5.34c)、肉芽肿性（结核性）关节炎、风湿样关节炎、神经关节病[4]。CT 对诊断滑膜软骨瘤病有帮助，其能分辨出常规 X 线片子不能区分的关节内或关节外钙化(图5.33,5.34)。能很好评价髁突及关节盂坏死硬化情况（图5.33a)。在滑膜软骨瘤病中关节囊的肿胀及关节间隙内出现液体聚集是非常常见的，这些表现在 MRI 图像上能最好的显示出来(图 5.33)。

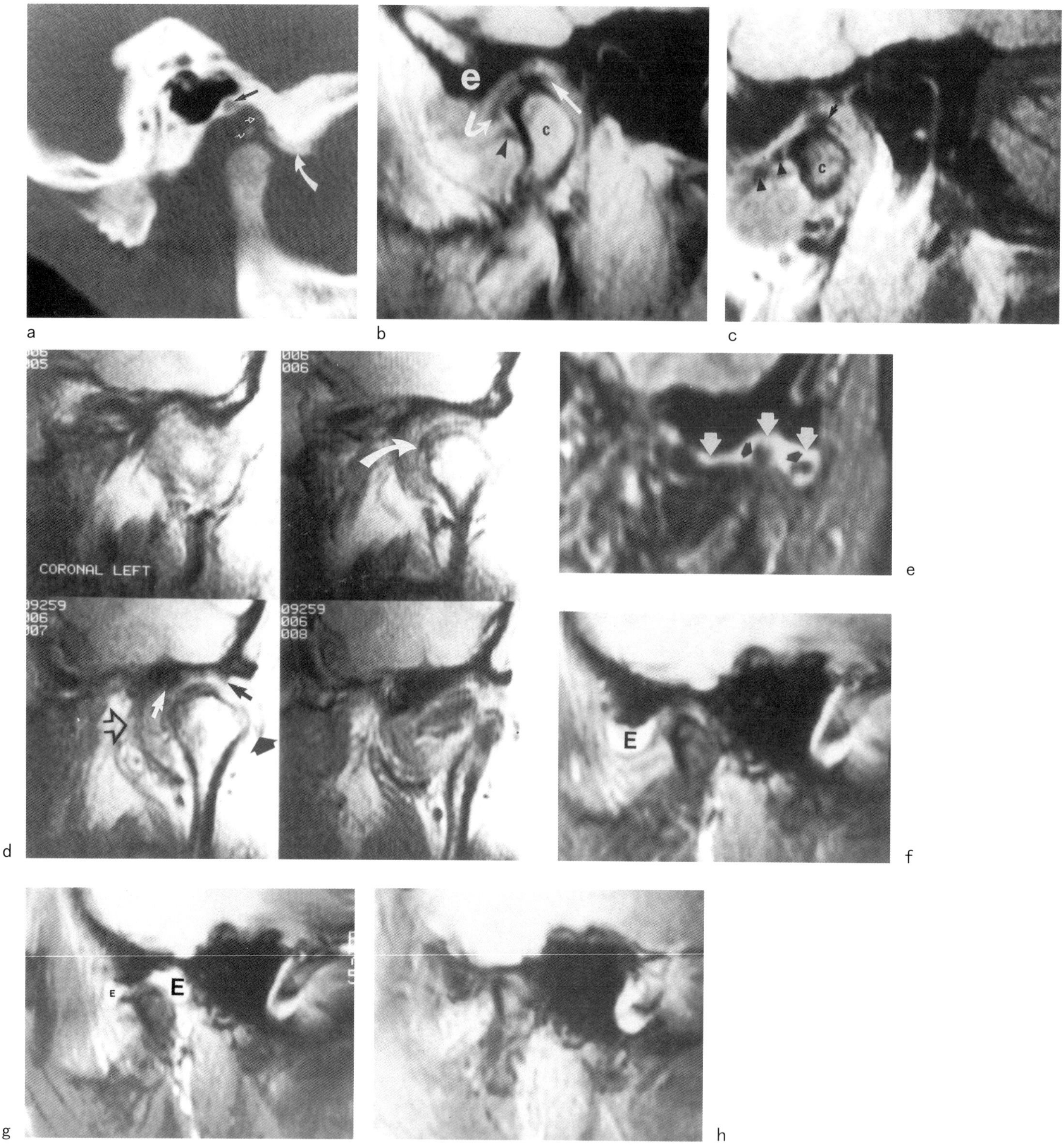

图5.33 滑膜软骨瘤病。a 矢状位CT显示左侧颞颌关节咬合时，由于软组织或关节渗液而导致关节间隙增宽，下颌髁突及关节盂变形不规则，沿关节结节边缘不规则钙化（弯箭）、关节间隙内钙化（白色小箭）及关节盂局灶性侵蚀（黑箭）。b 矢状位 T1WI显示左侧颞颌关节咬合时，关节间隙正常，关节盘（箭）不规则，但其位置正常。关节间隙前部的高信号（箭）代表钙化游离体）。c 矢状位 T1WI，与 图5.33a，b 为同一病人，张口位扫描，注意关节盘（箭）及低信号的游离体（箭）。C= 髁突。d 冠状位T1WI，（左侧颞下颌关节闭口位扫描）显示关节囊明显增宽（开放箭及宽黑箭），关节间隙上方少许低信号（小箭），代表游离体。关节盘显示为弯曲带状低信号（弯箭）e 冠状位T2WI（闭口位扫描左侧颞颌关节）显示高信号的关节积液（白箭）及低信号游离体（黑箭），由于关节内渗液而导致关节囊膨胀。f 梯度回波矢状位MR扫描左侧颞颌关节闭口位，显示关节间隙前部高信号的渗出液。E= 渗出物。g 梯度回波矢状位MR扫描左侧颞颌关节开口位，显示关节间隙前、后部高信号的渗出液（E）。h 梯度回波矢状位MR扫描右侧正常的颞颌关节，关节间隙内无明显渗出液。

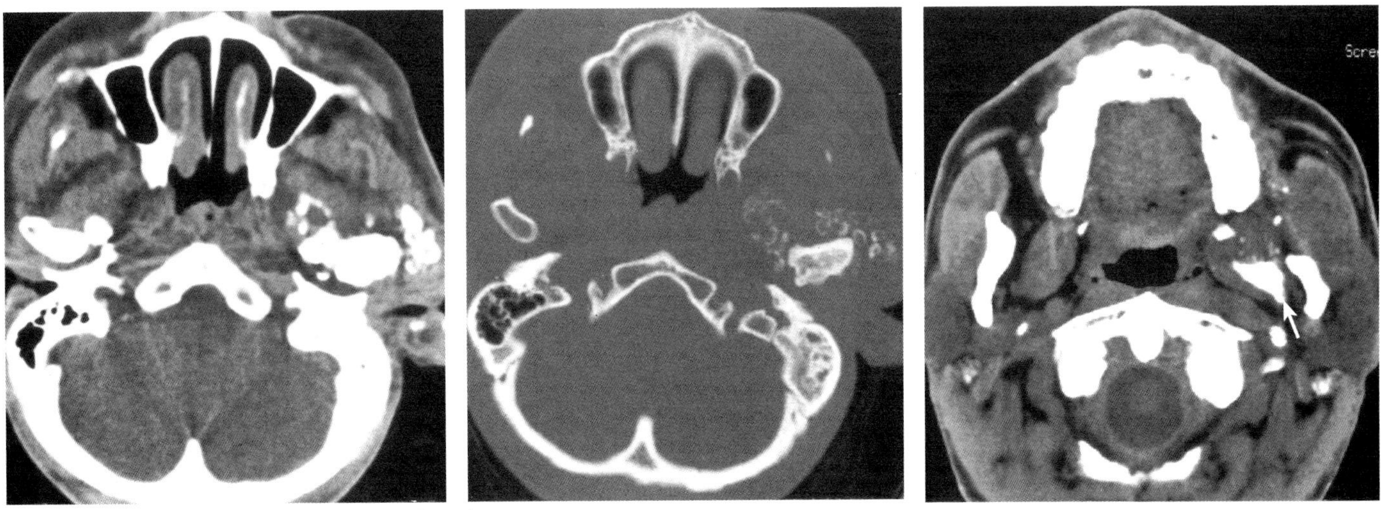

a b c

图5.34a, b 滑膜骨软骨瘤。a 轴位CT显示滑膜炎，位于髁突中部，边缘及前部的软骨钙化游离体。髁突不规则、硬化。b 轴位CT（骨窗）；不规则钙化游离体显示更明确。c 骨化性肌炎，轴位 CT 扫描，显示另一个病人左侧翼内肌创伤后骨化性肌炎（箭）。左侧下颌骨支创伤后变形。

CT 能最好显示钙化的滑膜小体，MR 梯度回波及T2WI对液体积聚显示最好(图5.33e～g)。可出现明显的关节囊肿胀，伴随颜面部肿胀。肿胀的原因是由于液体的积聚及关节囊软组织的增厚。明显肿胀可致颞下窝和中颅窝受累。大部分滑膜软骨瘤病需行关节手术、间盘切除术、滑膜切除术。关节镜是否能有效地根除此病还不清楚。

肿瘤

不管是良性还是恶性，很少累及颞颌关节。因文献报道很少，恶性或良性肿瘤累及颞颌关节的实际发生率很难确定。软骨瘤、 骨软骨瘤和骨瘤是颞颌关节常发生的肿瘤；然而骨样骨瘤[38]、黏液瘤、纤维黏液瘤(图5.35a)、软骨样纤维瘤、成软骨细胞瘤、 成骨细胞瘤(图5.35b～d)、巨细胞瘤（破骨细胞瘤)(图5.36～5.38)、 神经鞘瘤(图9.105)、朗格汉斯组织细胞病（图5.39)、滑膜血管瘤及恶性转移瘤也有报道[2,7]。纤维肉瘤、软骨肉瘤(图5.40，5.41)及滑膜肉瘤是最常累及颞颌关节的恶性肿瘤[2,7]；然而腮腺或邻近组织的恶性肿瘤如外耳道癌，能直接累及颞颌关节。

恶性肿瘤包括软骨肉瘤、滑膜肉瘤、骨肉瘤、横纹肌肉瘤、恶性神经鞘瘤、淋巴瘤包括多发性骨髓瘤及转移瘤。滑膜肉瘤典型特点是从远端滑膜关节发病。头颈部的病变发生在脸颊软组织要比发生在颞颌关节多见。多发性骨髓瘤可以表现为髁突溶解破坏或单纯骨质疏松，后者如单独存在，可被误诊为正常的髁突凹。颞颌关节转移瘤很少见，它们常累及髁突，大部分转移瘤是癌，尤其是腺癌。来自前列腺、乳腺、肺、结肠及甲状腺的转移瘤已有报道。

放射学表现

骨瘤、成骨细胞瘤、骨软骨瘤等良性病变使髁突增大。骨瘤累及髁突的病例已有报道，它们的表现与内生骨瘤、外生骨瘤、骨软骨瘤、成骨细胞瘤不易鉴别。Lind and Hillerstrom[38] 曾报道一例下颌骨髁突骨样骨瘤。骨软骨瘤倾向沿纵轴方向生长，成骨细胞瘤倾向于沿横轴方向生长。其他良性病变有成软骨细胞瘤、软骨黏液纤维瘤，良性巨细胞瘤、中心型修缮的巨细胞瘤。最近报道，巨细胞损害与聚四氟乙烯移植物有关这些损害是对外来性微小物体的反应有关[2]。

巨细胞瘤(破骨细胞瘤） 破坏下颌窝及邻近的髁突(图5.36～5.38)。骨瘤、成骨细胞瘤、骨软骨瘤在T2WI表现为低信号(图5.35c)。肿瘤没有骨化的组织，如同其它良性纤维性骨损害如纤维发育不良、骨化性纤维瘤等，在对比增强T1WI上表现为中等至明显强化(图5.35d)。巨细胞瘤由于出血而呈高低混杂的信号，尤其在T2WI图像上。在增强T1WI上，巨细胞瘤的实性部分呈中等至明显强化， 颞颌关节的成软骨细胞瘤如同其它部位的成软骨细胞瘤一样，在增强T1WI上呈明显对比增强（图5.42)，颞颌关节的恶性肿瘤常破坏骨质且边缘不规则。

色素绒毛结节性滑膜炎

色素绒毛结节性滑膜炎是一种良性病变，局限侵蚀关节滑膜、关节囊及腱鞘[39,40]。颞下颌关节受累极少见[39]。

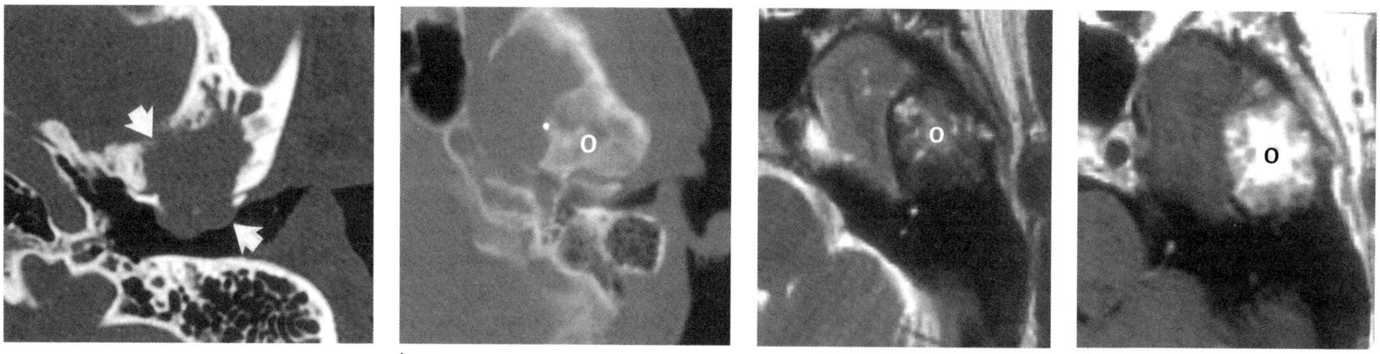

图5.35 纤维黏液瘤。a 轴位 CT 扫描显示膨胀性破坏（箭），病变累及左侧颞下颌关节，蔓延至外耳道内。图片源自Dr.G.Lee，Kansas City-MO,USA.
b～d 累及左侧颞下颌关节的左侧颞骨成骨细胞瘤。b 轴位平扫CT显示累及左侧颞骨鳞部的膨胀性破坏（o）。注意肿瘤内有中等量的矿化成分。c,d 轴位 T2WI(c)和强化T1WI(d)，病变在T2WI呈混杂信号，于增强T1WI上明显强化。

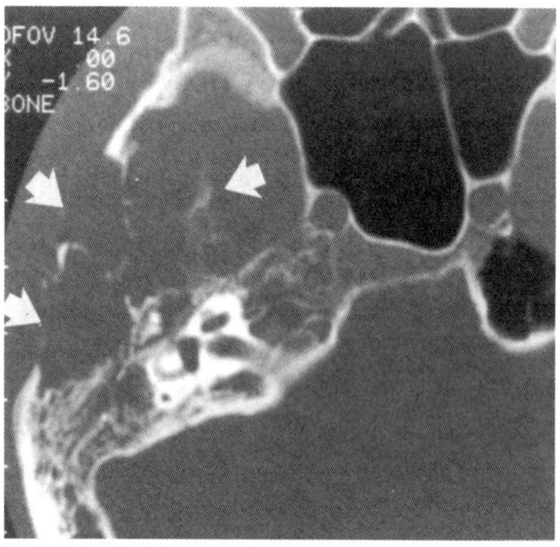

图5.36 巨细胞瘤（破骨细胞瘤）。轴位CT扫描显示破坏性损害（箭），病变累及与颞下颌关节邻近的颞骨鳞部。

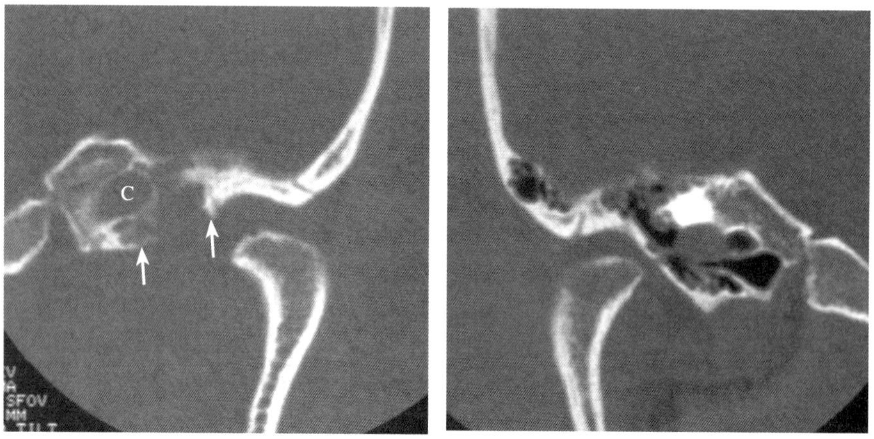

图5.37 巨细胞瘤（破骨细胞瘤）。a 冠状位CT扫描显示溶骨性破坏（箭），病变侵犯邻近颞下颌关节的岩骨底面。C= 颈动脉管。b 冠状位 CT 扫描右侧正常的颞下颌关节做对比。

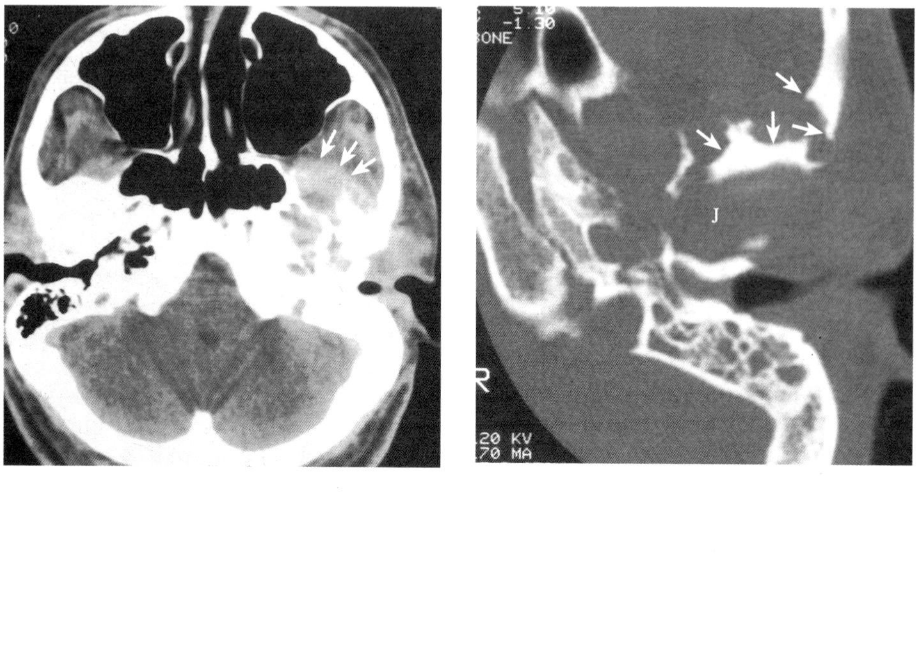

图5.38 巨细胞瘤（破骨细胞瘤）。a 增强轴位CT扫描，显示邻近左侧颞下颌关节侵犯颅底的强化病变（箭）。b 轴位CT扫描显示左侧颞下颌关节骨质（箭），关节内软组织增厚。

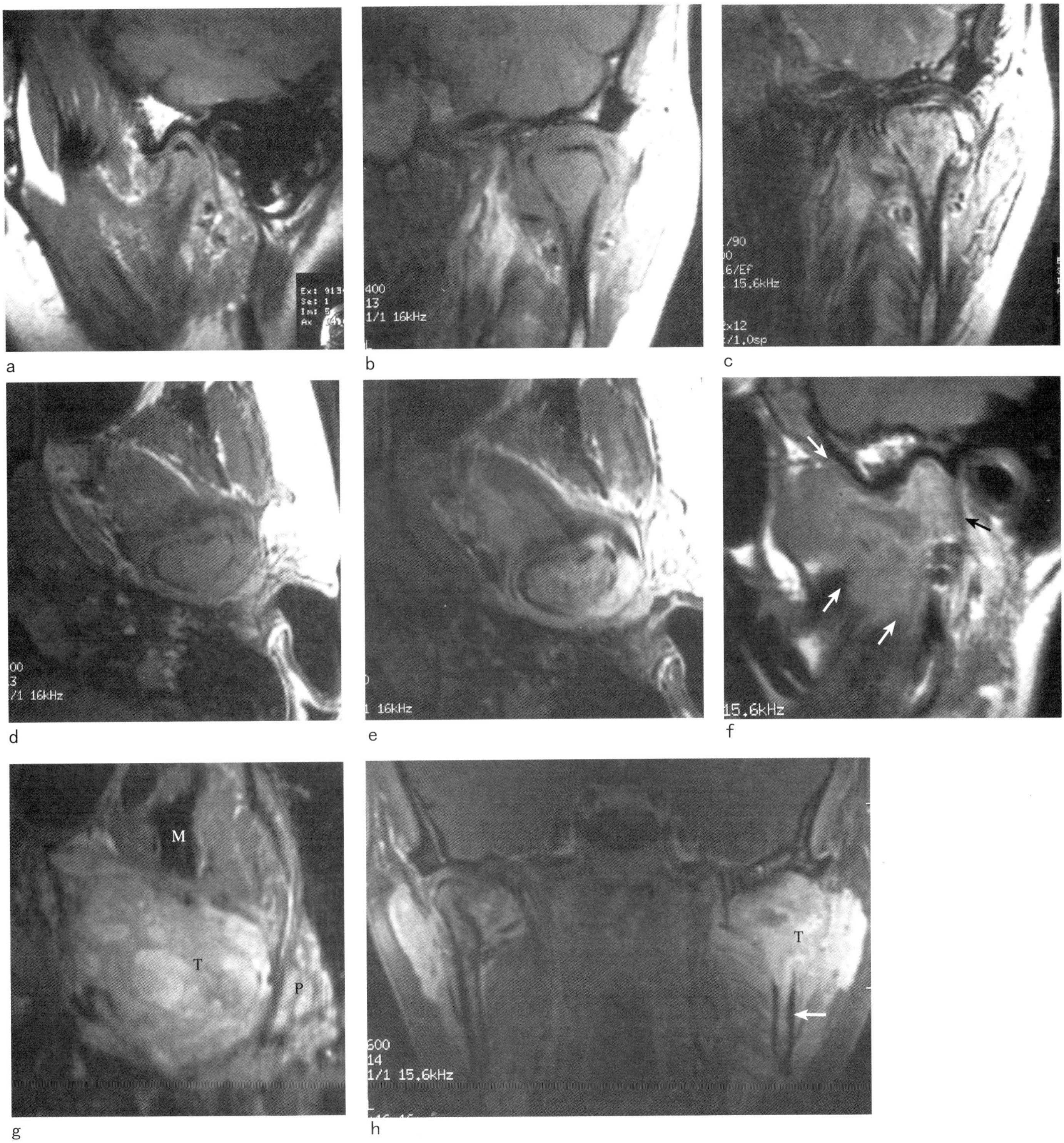

图5.39 朗格汉斯细胞组织细胞增多症。a 矢状位 T1WI 显示关节间隙稍微增宽，髁状突骨髓腔被低信号组织取代，关节盘正常，有明确的前部、中部及后半部。b，c 冠状位T1WI（b）和T2WI（c）显示关节囊轻微肿胀。左侧颞下颌关节边缘部分渗出，髁状突髓腔内中等高信号（c） d 轴位T1WI 显示左侧颞下颌关节囊肿胀，髁状突髓腔内信号改变。e 增强T1WI 显示左侧颞下颌关节及髁状突髓腔内明显对比强化 f 1月后矢状位 T1WI 显示左侧髁状突明显受破坏，伴随关节内软组织侵犯（箭） g 轴位T2WI 显示左侧下颌骨支上部。颞下颌关节区及邻近的翼状肌区高信号软组织肿块（T），M= 下颌骨，P= 腮腺。h 冠状位压脂 T1WI 显示肿块明显异常对比增强，侵犯颞下颌关节及上颌骨上支。

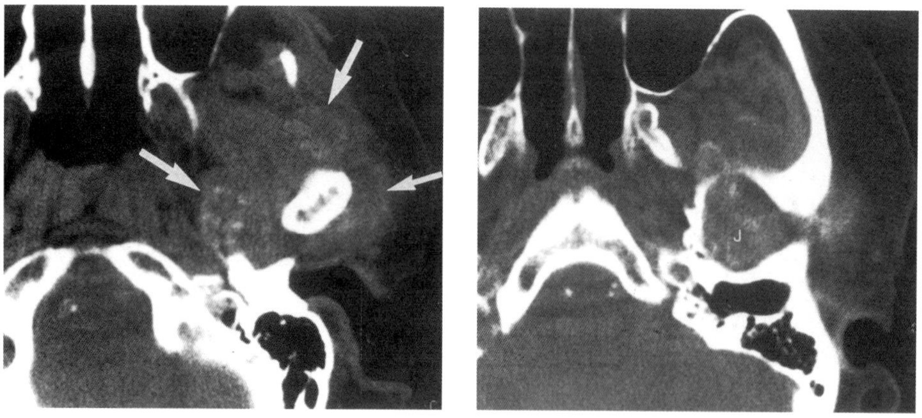

a b

图5.40 软骨肉瘤。a 轴位CT扫描显示累及左侧 颞下颌关节的软组织肿块(箭) 病变具有软骨性肿瘤特征性的斑点状钙化。b 轴位CT扫描显示肿块侵犯左侧颞下颌关节(J)。

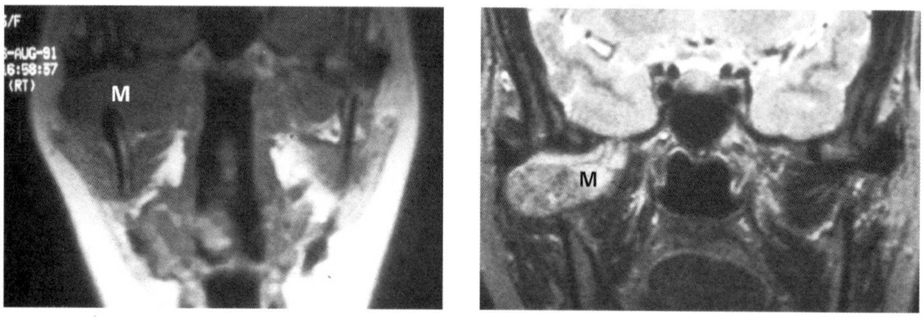

a b

图5.41 右侧颞下颌关节软骨肉瘤。a 冠状位T1WI和b T2WI显示肿块（M）侵犯右侧颞下颌关节，病变T1WI呈低信号，T2WI呈高信号。

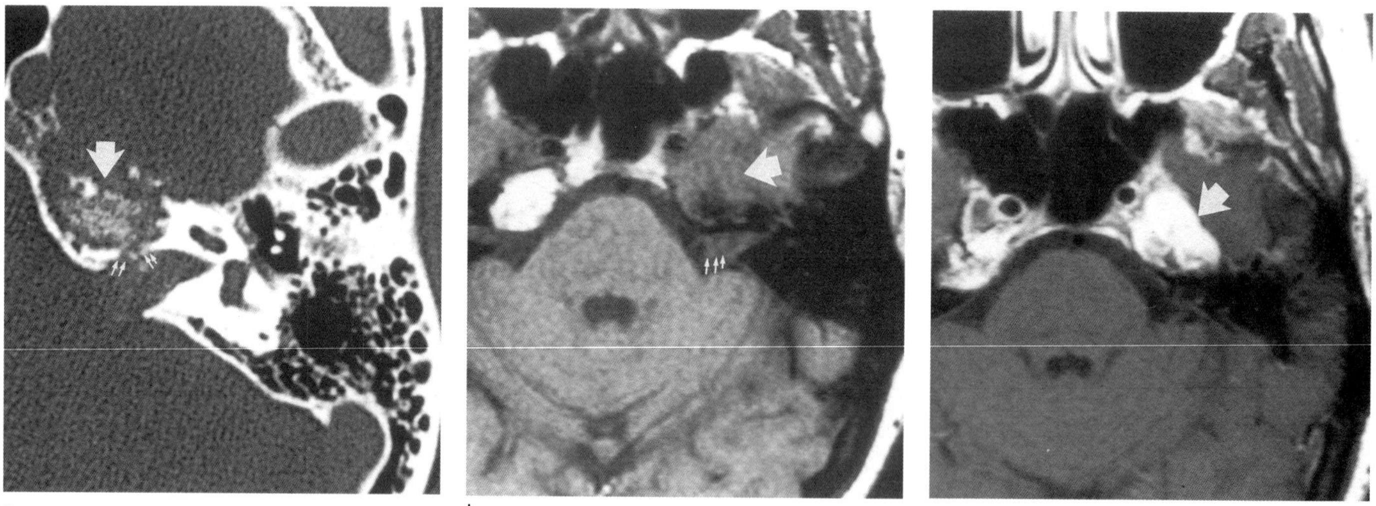

a b c

图5.42 左颞骨成软骨细胞瘤 a 轴位 CT扫描显示肿块侵犯左侧岩骨尖（宽箭），蔓延至左侧内耳道（小箭）。注意病变内病理性钙化灶 b 轴位 T1WI显示左侧岩骨尖正常的高信号骨髓信号被低信号（宽箭）肿块取代。注意左侧内耳道内异常软组织肿块（小箭）。c 增强 T1WI，所见层面比b低数毫米，显示明显强化的肿块侵犯左侧岩骨尖（箭）（图片源自Dr.G.Lee,Kansas City,MO,USA）。

PVNS的病因仍不明了[40]。 微观观察，PVNS是一种伴有滑膜衬细胞增生的非特异性炎性过程，其内含有含铁血黄素，大量的巨细胞，大量的脂质沉积，这些物质使它呈铁锈色[40]。 图像上，PVNS表现为双侧颞下颌关节的骨侵蚀，关节囊可能中等程度的肿胀，各期出血常见，此特点在MRI能得到最好的显示。这些病变富血流，因此血管造影及CT，MR 增强扫描能得到很好的显示[39, 40]。

CT和MR图像上，需与颞下颌关节PVNS鉴别的病变有滑膜软骨瘤病、巨细胞肉芽肿、朗格汉斯组织细胞增多病、巨细胞瘤、软骨黏液样纤维瘤和成软骨细胞瘤。

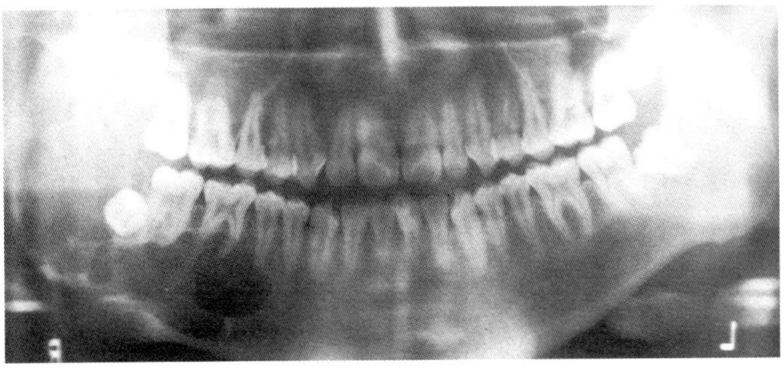

a

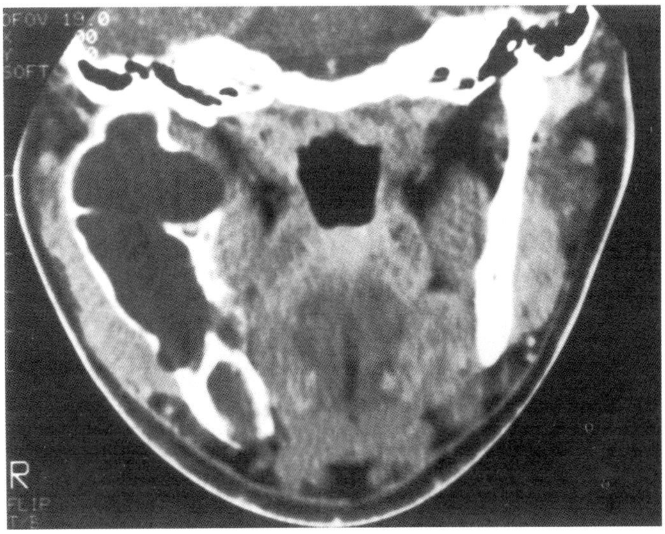

b

图5.43 牙源性角化囊肿侵犯右侧髁状突。a 平片显示牙源性角化囊肿累及右侧下颌骨支，致使其增粗。b 冠状位 CT扫描显示牙源性角化囊肿累及右侧下颌骨支及髁状突。

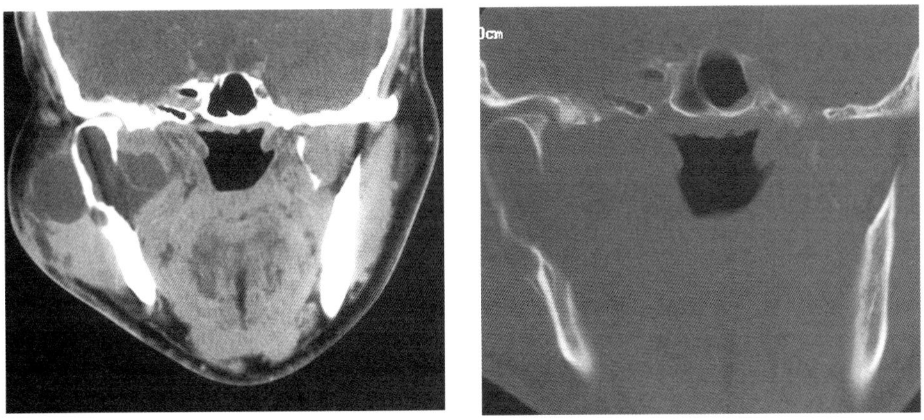

a b

图5.44 右侧牙源性角化囊肿累及髁状突及咀嚼肌间隙。a 冠状位(软组织窗)和b(骨窗)CT扫描显示病变侵犯右侧髁状突及咀嚼肌间隙。

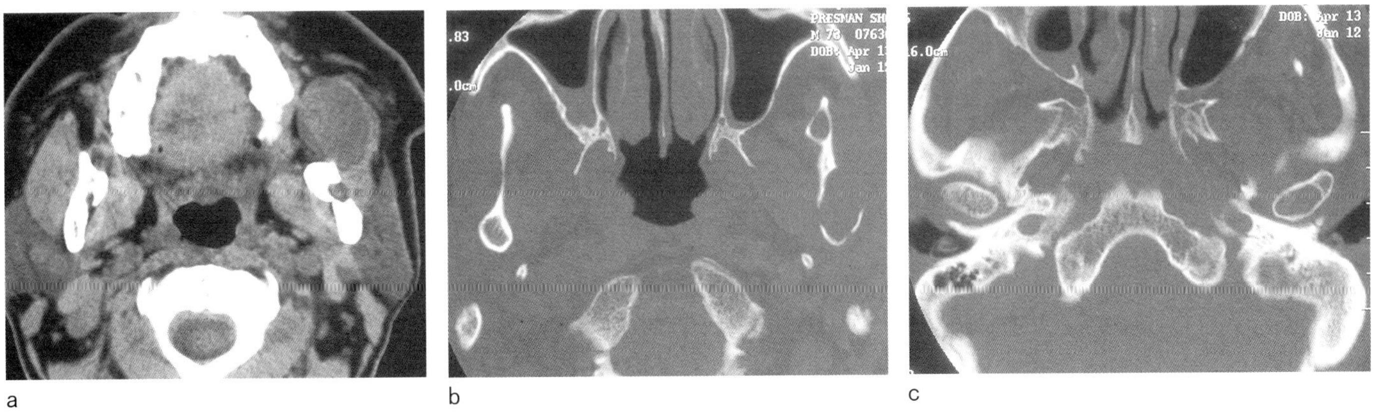

a b c

图5.45 造釉细胞瘤侵犯左侧颞下颌骨关节及颊间隙。a CT扫描显示左侧颊部巨大肿块，左侧下颌骨支变形，溶骨性破坏，咀嚼肌变形受累。b 另一病人，CT扫描显示左侧下颌骨支溶骨性破坏，其表现符合造釉细胞瘤。c 同图5.45b为同一病人，造釉细胞瘤累及左侧髁状突，正常的髁状突密度被均匀的低密度病变取代。

其他病变

这部分介绍几种病，其症状和表现和颞下颌关节功能不全近似。下颌骨囊肿和肿瘤优先侵犯髁状突和关节窝(图5.43～45)。 和颞下颌关节功能不全相鉴别的病变有头颈部的病变，它们引起关节和咀嚼肌疼痛而产生近似的症状。还有Eagle综合征，不典型神经痛，三叉神经痛，颈动脉痛及急慢性鼻窦炎，耳炎和外耳道病变也应考虑在内(图5.46～50)。颅底或交界处的恶性肿瘤也能影响到颞下颌关节或产生相似的症状。

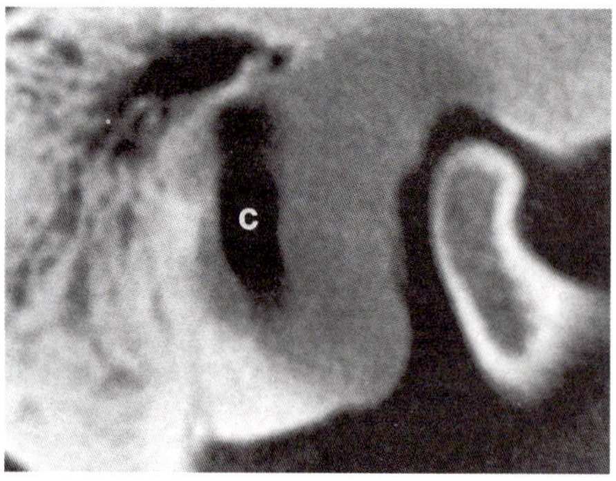

图5.46 颞下颌关节纤维发育不良。矢状位CT扫描显示纤维发育不良累及关节窝及外耳道，注意耳道缩窄(C)。

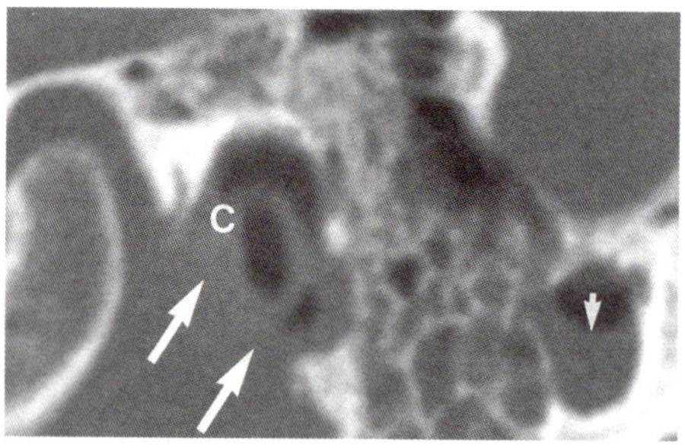

图5.47 外耳道胆脂瘤累及颞下颌关节。矢状位CT扫描显示外耳道胆脂瘤（C)，外耳道前臂受侵蚀（大箭)，乳突气房积液（小箭)。

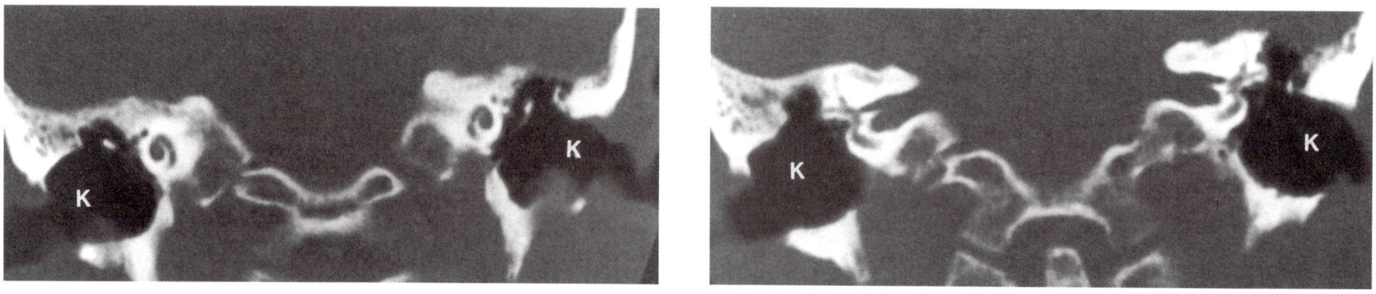

图5.48 双侧角化症。冠状位CT扫描(a, b)显示双侧外耳道由于角化症（K）明显扩大，角化碎屑已经外溢。角化症与耳道胆脂瘤有相似的CT表现，如图5.47所示。

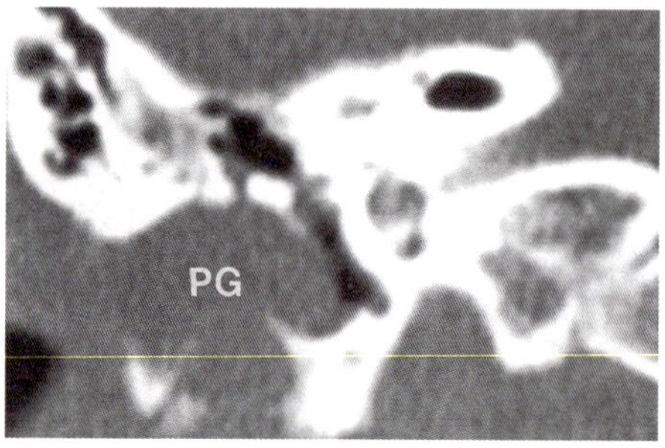

图5.49 外耳道脓性肉芽肿侵犯TMJ。冠状位CT扫描显示外耳道巨大的脓性肉芽肿(PG)，外耳道顶壁及TMJ受侵蚀。

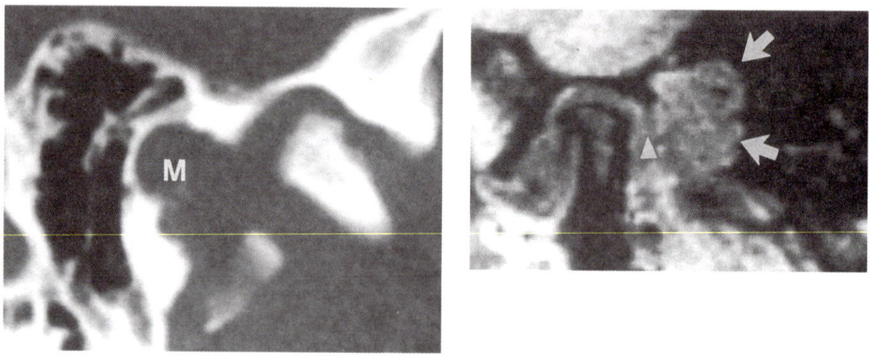

图5.50 外耳道癌侵犯TJM。a 矢状位CT扫描显示外耳道软组织肿块（M)，外耳道前壁受侵蚀。b 矢状位T1WI显示外耳道巨大肿块（箭)，TJM受侵犯（箭头)。

骨折

髁状突骨折一般指髁突骨折，只有这样骨折发生于关节囊内，才称得上是真正的髁状突骨折（图5.51）[7]。大部分骨折线横跨髁突，更多的是髁突下骨折。可双侧可单侧，后者常见。单侧骨折指骨折线累及对侧的颏孔。外耳道流血常指示有颞骨鼓部或颅底骨折[7]。髁状突骨折占面部骨折的25%～35%。这些骨折能导致关节强直，咀嚼肌功能紊乱，关节内错位，也影响下颌骨的生长，导致面部两侧不对称。

大部分髁状突骨折发生于前内侧（图5.51)，多是由于外侧肌肉的牵引所致，髁状突由于外侧关节囊和韧带的牵拉而出现移位。髁状突受损害的程度和受力的大小、方向、是否出现真牙或假牙对外力的缓冲及受损害时口是否

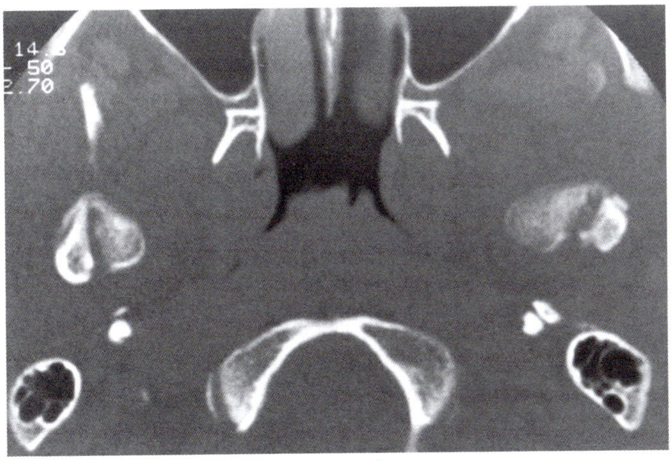

a

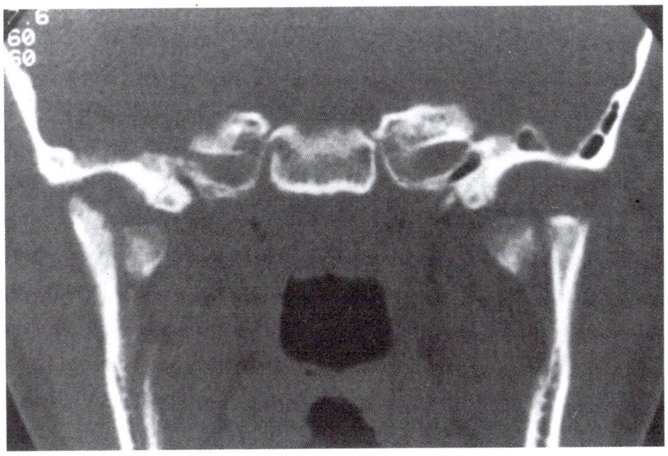
b

图 5.51 双侧髁状突骨折。 a 轴位和 b 冠状位 CT 扫描显示双侧关节囊内髁状突骨折。

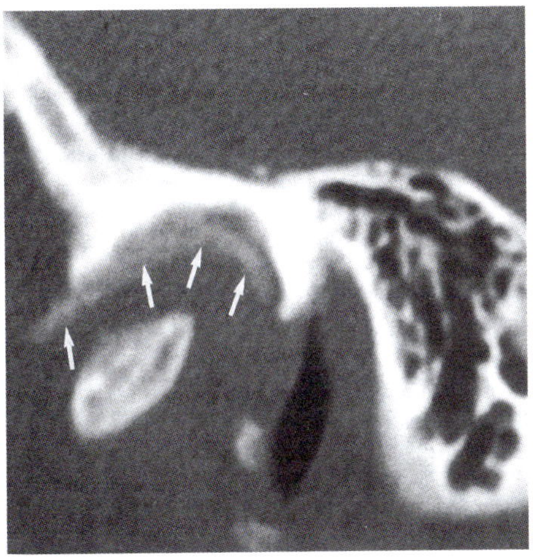
a

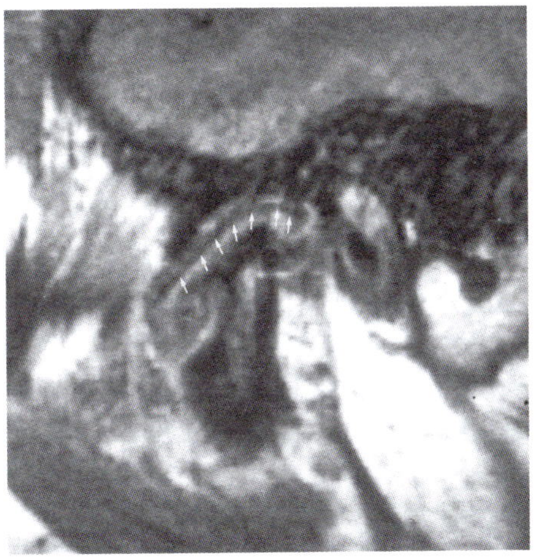
b

图 5.52 颞下颌关节术后改变。a 矢状位 CT 扫描显示增大的囊内 roplast Tenon 移植物（箭）移植物和关节窝形态近似，关节窝前部有骨膜增生反应，移植物前部分没有骨骼支撑。b 矢状位 T1WMR 扫描显示移植物呈低信号，与关节窝形态匹配。

张开。髁状突极少移位至外耳道和中颅凹[2]。就图像而言，骨折可以描述为发生于关节囊内或髁颈部（图 5.51）。移位和错位这些词也用来定量描述骨折，移位指关节间隙的扩大，而错位指骨折部分从关节窝移出。

放射学表现

由于颞下颌关节和其他骨结构结合及关系紧密，下颌骨高位颈部骨折及囊内骨折在平片上很难发现，所以做 CT 很必要（图 5.51）[7]。不管何时发现髁状突骨折，都应该仔细的阅读放射学图片，因髁突的骨折可能伴有下颌骨体部的隐秘骨折[7]。MRI 能很好的显示骨髓的水肿，软组织损害及关节内出血。

术后改变

关节的图像判读可能很困难，关节内纤维化使关节盘变形，辨别关节盘的解剖结构几乎不可能。椎间盘切除术后关节囊内低信号的瘢痕组织取代关节盘，这样很难明确地与 retrodiskal 组织区分。假如有金属移植物用于关节重建，则只能用多轴迹体层摄影术或常规平片来评价术后情况，若用 CT 或 MRI，则伪影太多图像无法阅读。

评价 Proplast Tenon 移植物的位置和关节内硅橡胶移植物，CT 扫描是理想的方法(图 5.52.5.53)。关节内移植物 Proplast Tenon 的 CT 表现各不相同，CT 扫描可以显示出髁状突、关节窝及髁突的变形，骨骼重建或破坏在 CT 上也能准确地评价出来。当怀疑移植物断裂移位或关节内感染或肉芽肿形成时，MRI 很有价值。移植物周边经常会出现增生的纤维囊[6]。这些表现从 MRI 上可以发现。有时移植的硅胶会被周围组织取代，其和周围组织不相容。移植物时常出现的碎片和其状况可以用 MRI 和 CT 评价，然

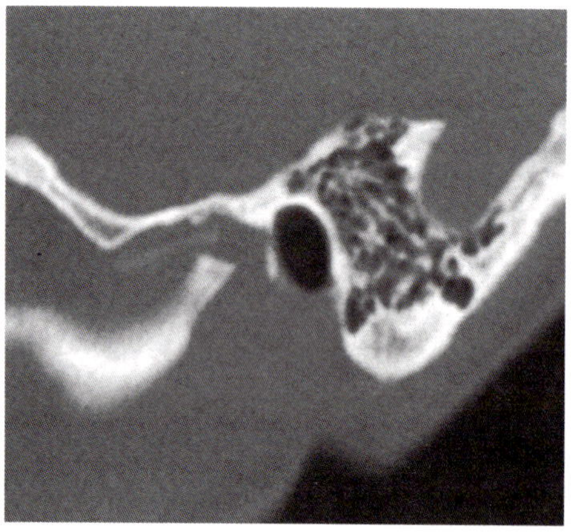

图5.53 proplast Tenon关节置换和椎间盘切除术后改变。矢状位CT扫描显示移植物位于增大的关节窝内。

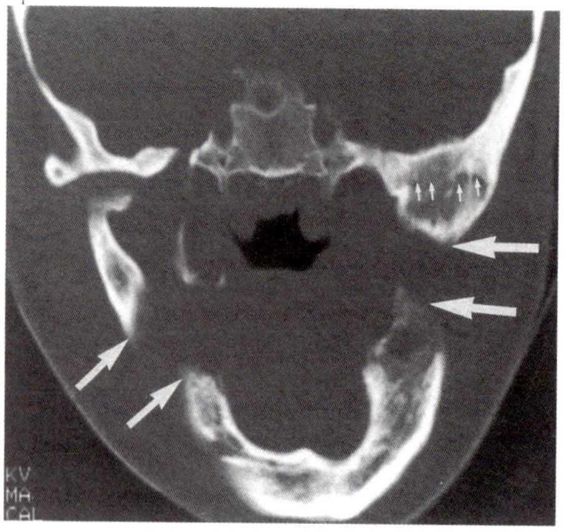

图5.54 双侧关节间隙成形术后改变。冠状位CT扫描显示双侧关节间隙成形术（大箭）间隙位置的选择是基于外科路径及下牙槽管的位置。注意关节骨性融合的位置（小箭），为了使间隙塑形成功，它必须跨越下颌骨支，且其宽度在5～10mm。

而CT常用于评价移植物的完整性。Alloplastic颞下颌关节移植不常用，因其长期效果不好[6]。金属髁状突假体可以用螺钉固定于下颏骨支，proplast Tenon下颌窝移植常和髁状突假体一起使用。

间隙关节成形术由于要治疗颞下颌关节强直，为了使间隙塑形成功，它必须跨越下颌骨支，且其宽度在5～10mm(图5.54)。随着时间延长，间隙内移植物可以被取代，而手术位置也可以有新生骨形成。

参考文献

1 Warwick R, Williams PL, eds. Gray's Anatomy, 35th British edition. Philadelphia: W.B. Saunders; 1973.
2 Heffez LB, Mafee MF, Rosenberg H, eds. Imaging Atlas of the Temporomandibular Joint. Philadelphia; Williams and Wilkins; 1995.
3 Mafee MF, Heffez L, Campos M, et al. Temporomandibular joint: role of direct sagittal CT air-contrast arthrogram and MRI. Otolaryngol Clin North Am 1988; 21: 575-588.
4 Mafee MF. Case 7: Temporomandibular joint anatomy. In: Som PM, Curtin HD, Dillon WP, Hasso AN, Mafee MF, eds. Head and Neck Disorders (Fourth Series) Test and Syllabus. Reston, VA: American College of Radiology; 1992: 144-162.
5 Lever JD, Ford HER. Histological, histochemical and electron microscopic observation on the synovial membrane. Anat Rec 1958; 123: 528.
6 Westesson P-L. Temporomandibular joint and dental imaging. Neuroimaging Clin North Am 1996; 6: 333-355.
7 Laskin DM. Diagnosis of pathology of the temporomandibular joint. Clinical and imaging perspectives. Radiol Clin North Am 1993, 31: 135-147.
8 Norgaard F. Arthrography of temporomandibular joint. Acta Radiol 1944; 174: 663-637.
9 Heffez LB, Mafee MF, Langer B. Double-contrast arthrography of the temporomandibular joint: role of direct sagittal CT imaging. Oral Surg Oral Med Oral Pathol 1988; 65: 511-514.
10 Mafee MF, Kumar A, Tahmoressi CN, et al. Direct sagittal CT in the evaluation of temporal bone disease. AJR 1988; 150: 1403-1410.
11 Heffez LB, Anderson D, Mafee MF. Developmental defects of the tympani plate. Case reports and review of the literature. J Oral Maxillofac Surg 1989; 47: 1336.
12 Mafee MF, Valvassori GE. Radiology of the craniofacial anomalies. Otolaryngol Clin North Am 1981; 14: 939-988.
13 Herring SW, Rowlatt UF, Pruzansky S. Anatomical abnormalities in mandibulofacial dysostosis. Am J Med Genet 1979; 3: 225-259.
14 Mafee MF, Schild JA, Kumar A, et al. Radiological features of the ear-related developmental anomalies in patients with mandibulofacial dysostosis. Int J Pediatr Otolaryngol 1983; 7: 229-238.
15 Obwegeser HL, Makek MS. Hemimandibular hyperplasia - hemimandibular elongation. J Maxillofac Surg. 1986, 14: 183.
16 Mafee MF. Case 15: TMJ synovial chondromatosis. In: Som P, Curtin HD, Dillon WP, Hasso AN, Mafee MF, eds. Head and Neck Disorders (Fourth Series) Test and Syllabus. Reston VA: American College of Radiology; 1992: 343-362.
17 Bounds GA, Hopkins R, Sugar A. Septic arthritis of temporomandibular joint - a problematic diagnosis. Br J Oral Maxillofac Surg 1987; 25: 61-67.
18 Wurman LH, Flannery JV, Sack JF. Osteomyelitis of the mandibular condyle secondary to dental extractions. Otolaryngol Head Neck Surg 1979; 87: 190-198.
19 Schellhas KP, Wilkes CH. Temporomandibular joint inflammation: comparison of MR fast scanning with T1 and T2-weighted imaging techniques. AJR 1987: 153: 93.
20 Heffez LB, Jordan S. A classification of temporomandibular joint disk morphology. Oral Surg 1989; 67: 11.
21 Westesson PL, Rohlin M: Internal derangement related to osteoarthrosis in temporomandibular joint autopsy specimens. Oral Surg 1984; 17: 17.
22 Katzberg RW, Bessette RW, Tallents RH, et al. Normal and abnormal temporomandibular joint: MR imaging with surface coil. Radiology 1986; 158: 183-189.
23 Rao VM, Farole A, Karasick D. Temporomandibular joint dysfunction: correlation of MR imaging, arthrography, and arthroscopy. Radiology 1990; 174: 663-667.
24 McCarthy WL, Farrar WB. Surgery for internal derangements of temporomandibular joint. J Prosthet Dent 1979; 42: 191-196.
25 Schellhas KP, et al. MR of osteochondritis dissecans and avascular necrosis of the mandibular condyle. AJR 1989; 152: 551-563.
26 Blackwood H. Arthritis of the mandibular joint. Br Dent J 1963; 115: 317.
27 Macalister A. A microscopic study of the human temporomandibular joint. NZ Dent J 1954; 50: 161.
28 Bean LR, Omnel KA, Öberg T. Comparison between radiological observations and macroscopic tissue changes in the temporomandibular joint. Dentomaxillofac Radiol 1977; 6: 90.
29 Tabeling HG, Dolwick MR. Rheumatoid arthritis: diagnosis and treatment. Fla Dent J 1985, 56: 1.

30 Steinbrocker O, Trager CH, Batterman RC. Therapeutic criteria in rheumatoid arthritis. JAMA 1949; 140: 659.
31 Katzborg RW. Temporomandibular joint imaging. Radiology 1989; 170: 297–307.
32 Syrjäneen SM. The temporomandibular joint in rheumatoid arthritis. Acta Radiol 1985; 26: 235.
33 Ogus H. Rheumatoid arthritis of the temporomandibular joint. Br J Oral Surg 1975; 12: 275.
34 Resnick D. Temporomandibular joint involvement in ankylosing spondylitis. Radiology 1974; 112: 587.
35 Davidson C, Wojtulewsky JA, Bacon PA, Winstock D. Temporomandibular joint disease in ankylosis spondylitis. Ann Rheum Dis 1975; 34: 87.
36 Schwartz L, et al. Facial pain and mandibular dysfunction. Philadelphia: WB Saunders; 1968.
37 Herzog S, Mafee MF. Synovial chondromatosis of the TMJ: MR and CT findings. AJNR 1990; 11: 742–745.
38 Lind P, Hillerstrom K. Osteoid osteoma in the mandibular condyle. Acta Otolaryngol 1963; 57: 467–470.
39 Youssef RE, Roszkowski MJ, Richter KJ. Pigmented villonodular synovitis of the temporomandibular joint. J Oral Maxillofac Surg 1996; 54: 224–227.
40 Klenoff JR, Lowlicht RA, Lesnik T, et al. Mandibular and temporomandibular joint arthropathy in the differential diagnosis of the parotid mass. Laryngoscope 2001; 111: 2162–2165.

6 下颌骨和上颌骨

Alfred L.Weber
Mahmood F.Mafee

胚胎学

约在怀孕第4周，口凹或原始口的范围头侧是前脑凸出部，尾侧是心突起部。下颌部和全颈部以后将出现在口部和发育中的胸部之间，此时还没有出现，将在第六对鳃弓或咽弓出现时形成，鳃弓位于头的外侧面，靠近后脑。胚胎形成的这个阶段（第4周末），原始口凹周围可见5个突起，这些突起或隆起包括一个额鼻突起和两对上颌和下颌隆起，上颌和下颌隆起位于原始口凹的每一侧，分别位于口凹的上和下（也见于第10章）。额鼻突起发育成中央面部的结构（也见于第4章）。上颌和下颌隆起起源于第一对鳃弓，发育成下颌骨和上颌部的外侧2/3、上牙（除了门牙）和上腭。从额鼻突起发育的鼻板，形成上唇的上颌骨间部分和包括4个门牙的上腭的上颌骨前部（也见于第10章）。第一对鳃弓通常指下颌弓，第二对鳃弓指舌弓。下颌弓的肌肉组织受三叉神经下颌段的支配；舌弓受面神经支配。第一弓的软骨骨架（Meckel软骨）从发育中的耳囊伸入下颌弓，在腹侧端与另一软骨相遇（图6.1）。怀孕的第6周可以识别出Meckel软骨，其背侧末端是分开的，并经常形成锤骨和砧骨的原基（图6.1）。Meckel软骨腹侧部逐渐消失，而继发的膜内化骨（间叶组织的下颌骨）在其周围形成下颌骨。Meckel软骨的中间部消失，但软骨膜鞘持续存在成为前踝和蝶骨下颌韧带。下颌弓的肌肉团形成鼓室张肌、腭帆张肌、咀嚼肌、下颌舌骨肌和二腹肌前腹，所有这些肌肉都由下颌神经支配。

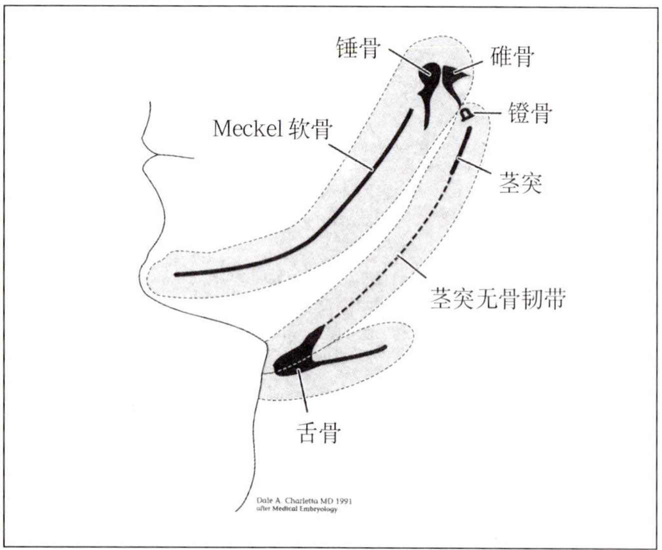

图6.1 面和颈部矢状面图解，显示下颌骨Meckel软骨和舌骨Reichert软骨。

人类的下颌弓（第一对弓）生长在咽底的腹内侧，在中线部与其他弓相遇。当下颌骨突进入口和咽底部的时候，前脑和口腔之间中央部分的间叶组织增殖突起形成额鼻隆起。胚胎的第5周外胚层厚板形成，将额鼻隆起分成内和外侧隆起或皱褶，这些增厚的组织为嗅板或鼻板。间叶组织自中央突扩展到口凹顶部增殖形成下颌前突。随着这些变化的进展，下颌弓（第一鳃弓或咽囊）背部有一个向腹侧的突起肿大，这就是下颌突起。下颌突起向腹侧生长与鼻皱襞融合。外侧鼻隆起与下颌隆起两个相对的边缘一起生长并在未来的鼻和面颊一边之间连接起来。

牙齿发育

当胚胎发展约8～9mm时，原始口腔上皮开始生长伸入到其下的间叶质内，此区以后将为齿所占有，每个颌骨的马蹄形增厚部称为齿板。齿蕾起源于齿板和其周围的细胞，将来发育成牙齿。当胚胎约20mm时，外胚层从齿板增生形成分散的突起，外胚层和邻近的外胚间叶一起生长形成齿蕾。此期齿蕾的外胚层称为齿釉质器官，外胚间叶部分称为齿乳头。生长的齿釉器官压迫周围邻近的细胞，使它们密集排列，这些细胞组成齿滤泡。齿槽骨的下陷部分含有齿胚和齿滤泡称为齿隐窝。随着颌骨长度生长，齿板深入颌间叶形成磨牙和乳牙的齿蕾。

釉质发育

在分化成成釉细胞之前，造釉器的内釉上皮细胞变长同时诱导齿乳头细胞分化成成齿质细胞。当齿本质一形成和矿化，成釉细胞就分泌齿釉质。

骨化

下颌骨由致密的纤维膜性组织骨化形成（膜内化骨），该组织位于下齿槽神经外侧和Meckel软骨腹侧部分的较

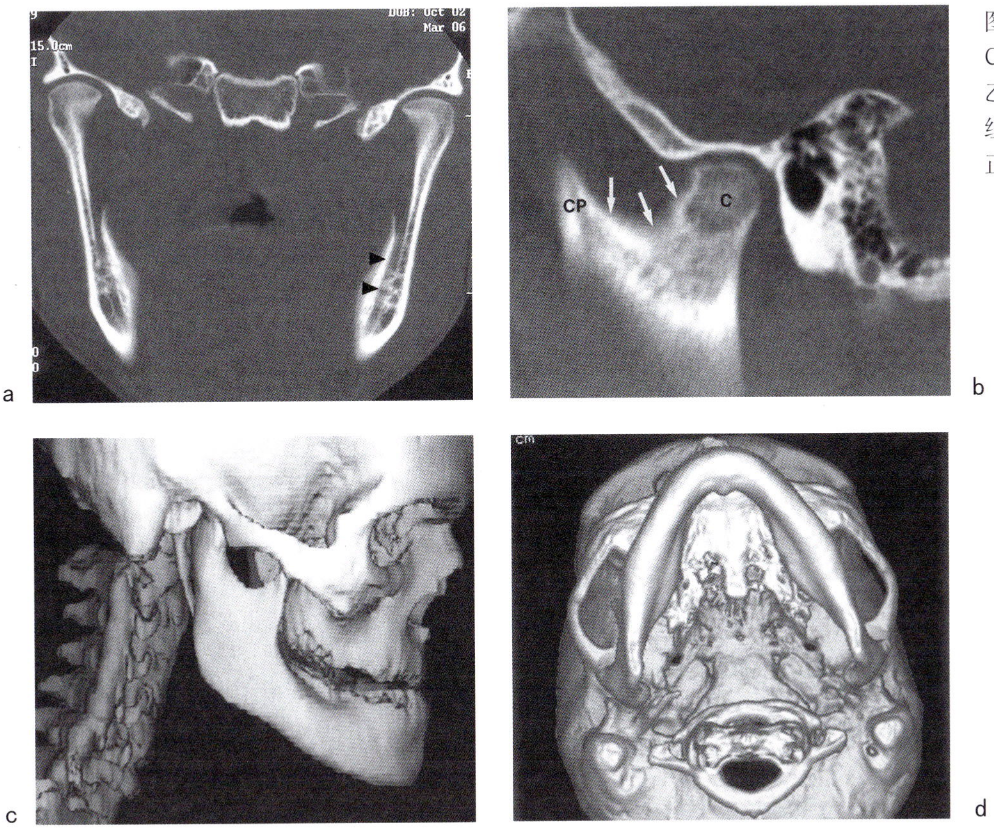

图6.2 正常下颌骨。a 冠状面和 b 矢状面 CT 扫描显示髁状突（C），冠状突（CP），乙状切迹（箭）和下颌管（箭头）。c, d 重组颅骨 3D 侧面（c）和底面（d）观，显示正常的无齿下颌骨三维解剖。

低部。每一半分别由一个中心骨化，胚胎第 6 周时该骨化中心靠近颏孔[1]。出生时下颌骨为两个分离的部分，中央由纤维组织连接，称为下颌联合。

解剖

下颌骨

下颌骨是面部最大、最坚硬的骨骼，有一个水平弯曲的体部和两个宽大的升支（图6.2）。下颌骨体的下缘称为下颌骨底部，体的上缘是齿槽部分（齿槽骨），其中有 16 个齿槽窝容纳齿根。内侧面由浅斜的齿槽嵴分成两部分，称为下颌舌骨线[1]。下颌舌骨线下有一压迹，称为下颌下腺窝，容纳下颌下腺。前方，下颌舌骨线上方有一压迹，称为舌下腺窝，容纳舌下腺。颏孔开口于下颌骨体的外侧面，第 2 个前磨牙的下方，自颏孔发出颏神经和血管。下颌升支是四边形的，有两个平面、四个边和两个明显突起。下颌孔位于下颌升支内侧面中心之上（图6.2）。这个孔与下颌管相通，向下向前迂曲走行于下颌骨体部，开口于颏孔（图6.2）。在前方和内侧面下颌孔因一薄三角形名下颌小舌的突起而显得模糊（图6.2）。下颌支的上缘是薄的，形成一个曲线的切迹，称为乙状切迹或下颌切迹。乙状切迹在前方与冠状突连接，后方与髁状突连接。大多数颞肌的纤维止于冠状突。髁状突向上膨大形成下颌关节（图6.2），它由纤维软骨覆盖，与颞骨鳞部下颌窝形成关节。下颌头以下的狭窄部称为髁状突颈部。下颌管内走行下齿槽神经和血管，其分支进入齿根[1]。

上颌骨

上颌骨继下颌骨之后为面部最大的骨骼，它们连接形成整个上颌[1]。每一个上颌骨分为一体和四突：颧突、额突、齿槽突和上腭突。上颌骨的体部呈粗糙的锥状。它有四个面——前面、后面或颞下面、上面或眶面、内面或鼻面，它们包围一大的含气腔，即上颌窦。上颌骨前面门齿以上有一个微小的凹陷，即门齿窝。门齿窝的外侧有一个大而深的凹陷，称为尖齿窝。尖齿窝上是眶下孔，即眶下管的前端，内走行眶下神经和血管。上颌骨前面的内侧与一深的凹缘融合即鼻切迹，止于一个尖角形突起下面，这

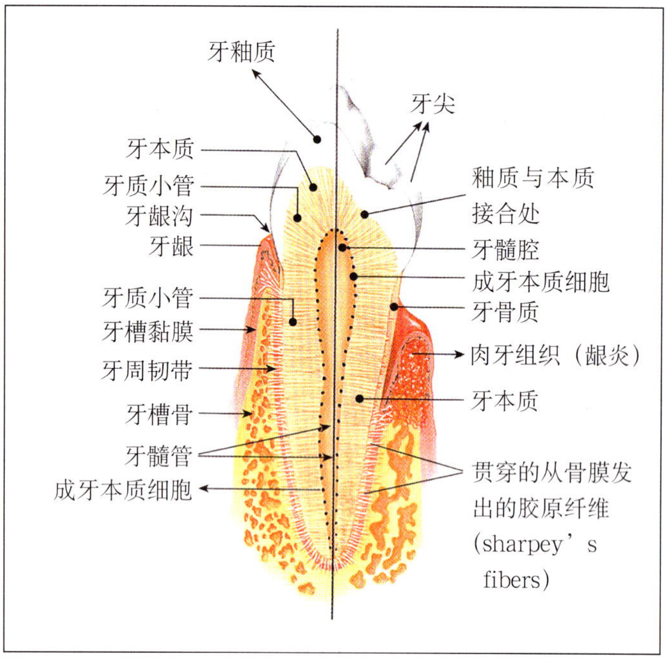

图6.3 齿纵切面图。下颌磨牙颊舌纵切面显示了齿的各个结构。牙颈部牙釉质逐渐变尖。成牙质细胞用黑点表示排列在牙髓表面。齿周韧带固定齿槽中的齿。齿根表面覆盖着牙骨质，一种骨样组织。Sharpey 纤维是胶原纤维通过牙周韧带向牙槽骨的延伸。

个尖角形突起与对侧上颌骨对应的突起共同形成鼻前嵴。颞下面向前凸，就是颞下窝的前壁。颧突分隔开颞下面和前壁。它包括临近中心的两个或三个小齿槽管，内走行后上齿槽血管和神经。在这个平面的下后部有一个圆形隆起，即上颌粗隆，其内侧面与上腭骨锥状突形成关节。上颌骨的眶面组成眼眶底部的大部分。上颌骨的鼻面可见向后上方的一大而不规则的开口部上颌窦裂孔，通向上颌窦。上颌窦是上颌骨体内一个大锥形的腔，它的壁包括眶壁、前壁、颞下壁和上颌骨体部的齿槽面。上颌窦的底由上颌骨的齿槽突构成，其最低处通常位于鼻腔底部水平以下1.25cm。有一些人上颌窦的底被磨牙根穿通。

上颌骨颧突与颧骨形成关节。在鼻骨和泪骨之间上颌骨的额突向上向后突起。额突的内侧面是鼻腔外侧壁的一部分。上颌骨额突的顶端与额骨的鼻部形成关节。上颌骨齿槽突厚呈弓形，后部比前部宽，形成多个窝状以接纳齿根。尖牙的洞是最深的，磨牙的洞是最宽的。上颌骨的腭突厚而坚硬，是水平的，从腭骨鼻面最低部分向中央突起。鼻腔底部和口腔顶部大部分是由上腭骨形成[1]。上颌骨的腭突与其对侧对应的骨联合形成骨性上腭的前3/4。腭骨的水平板与对侧对应的骨形成骨性上腭的后1/4。紧靠门齿的后方可见两个外侧管的开口，这两个外侧管称为门齿管，每一个管向上进入对应的半个鼻腔，其内通过大腭动脉的终支和鼻腭神经[1]。

牙齿解剖

牙齿

拔出齿包括两部分：(1) 牙冠，被高度无机化牙釉质覆盖，非常坚硬的半透明组织；(2) 齿根，被薄层牙骨质包埋，微黄色骨样组织（图6.3）。牙冠和齿根之间是齿颈部。图6.3显示齿纵切面。可见齿大部分是牙本质构成。牙釉质厚约1.5mm，而牙骨质更薄（图6.3）。牙髓腔是位于齿中心的管道（图6.3）。齿根部的牙髓腔变窄形成牙髓管，在根尖部开口进入顶孔。牙髓包括专门的连接组织，像原始的间叶组织。牙根部覆盖的牙本质被软组织与牙槽分离，这些软组织称为齿周韧带（图6.3）。齿周韧带宽约0.2mm，为每个齿提供坚硬支柱。牙颈部齿周韧带被齿龈覆盖（图6.3）[1]。

齿解剖学家用专门术语描述齿表面。靠近唇或颊面称唇面或颊面。靠近舌表面称为舌面或腭面。腭象限包括中心和其两侧的门齿。两侧门齿外侧是尖牙，在腭骨尖牙齿根最长。每侧的尖牙外侧是两个前磨牙，每个前磨牙都有一个颊尖和一个腭尖或舌尖。2%的人第二前磨牙为先天性缺失。每侧第二前磨牙外侧是三个磨牙，每个磨牙都有4或5个牙尖。每个腭象限乳牙的两个门牙、一个尖牙和两个前磨牙将分别被永久的门牙、尖牙和前磨牙替换。乳牙的磨牙与永久的磨牙相似[1]。

牙齿血管和淋巴管

下牙槽动脉是上颌动脉的一个分支。进入下颌孔以后，穿过前面的下牙槽管，分布于下牙和下颌骨体。源于下颌牙槽骨和牙齿的静脉汇入牙间隔的大静脉或汇入经过几个下牙槽静脉的静脉网。这些静脉的一部分进入面静脉，其他的向后走行进入翼状静脉丛。上腭分布着前和后上牙槽动脉，后牙槽动脉的分支来自于上颌动脉——眶下动脉的一个分支。牙槽动脉的牙支分布于牙周韧带。与上牙槽动脉伴行的静脉向前汇入面静脉或向后汇入翼状静脉丛。

牙齿淋巴系统

腭和牙齿的淋巴回流知之甚少。因为人类牙脓肿和腭骨髓炎导致下颌骨以下和上颈部深部淋巴结肿大，这可能被认为是上牙和下牙通常的淋巴回流途径。

齿神经分布

上牙由前后上牙槽神经支配，这些神经源于上颌神经。支配齿的这些神经从上颌窦的后壁延伸向前壁。下颚和齿槽骨大部由下牙槽神经的分支支配，颊神经的分支支配磨牙和前磨颊面齿龈，舌神经的分支支配所有下牙的舌面齿龈。下牙槽神经源自上颌神经。颊神经和舌神经是下颌神经的感觉支。

牙齿组织学

齿的大部分是牙本质，即坚硬有弹性黄白色的、无血管矿物样组织。70% 的牙本质是无机化合物（大部分是水晶羟磷灰石，还有一些以无定型的磷酸钙形式存在），剩余 30% 主要是水和胶原。牙本质的微观特征是均匀分布的牙管（图6.3）[1]，直径 1～2 μm；牙管从牙髓腔伸出，包括牙釉质联合部（图6.3）。每一个牙小管包含成牙质细胞细胞膜覆盖的细胞质的突起，位于牙髓腔的外周部。成牙质细胞——齿的组成细胞，排列在齿的牙髓面（图6.3）。牙本质前期——非无机化的牙齿层，将牙本质和齿的无机化层分隔开来。牙髓的钙化原因不为人知，随着年龄的增长很少被发现。

牙髓

牙髓位于牙齿的中心部位，其表面覆盖成牙质细胞。齿中心部包含牙髓血管、感觉神经纤维和结缔组织（图6.3）。牙髓血管是丰富的毛细血管网，内有许多细小动脉从齿周韧带经过尖孔进入牙髓管。牙髓与齿周韧带和经过牙尖孔的牙槽骨组织间隙相通。

牙釉质、牙骨质和齿周韧带

覆盖在整个牙周表面的牙釉质是非常坚硬的，其内充满密集的杆柱或棱柱。棱柱 3～6mm 宽，内充满羟磷灰石结晶。成牙质细胞是负责形成牙釉质的上皮细胞。牙骨质覆盖了 2/3 牙根，是无定型的骨样组织（图6.3），40% 的重量是矿物质。牙骨质包括牙骨质细胞和 Sharpey 纤维，即胶原纤维通过牙周韧带向牙槽骨的延伸（图6.3）。整个生命中，新的牙骨质层沉积下来填充牙的移动。牙骨质是高密度的钙质沉积，类似于骨质，不含细胞。含细胞和不含细胞的牙骨质的区别就是是否含有牙骨质细胞，可以任何一种形式存在于牙根部。齿周韧带（图6.3）宽 0.2mm，是一种密集的纤维组织，位于牙根和牙槽骨之间的薄层纤维连接，主要作用是支持牙槽内齿以及通过压力感受器提供感觉信息。齿周韧带的主要成分是胶原纤维，可分为若干组[1]。这种胶原纤维指的是 Sharpey 纤维（图6.3）。

齿龈

牙颈周围的组织是齿龈（图6.3）。互相连接的齿龈组织覆盖齿槽骨，起保护作用。健康的口腔齿龈可以和口腔黏膜的支持部分开，齿龈是浅粉红色点状的，口腔黏膜红色发亮而且光滑。齿龈和腭上皮是角化的，牙槽上皮不是角化的[1]。发炎的黏膜变红，长期的齿龈炎将会引起齿槽骨吸收（图6.3）。

影像技术

上颌骨、下颌骨可以发生多种病变，包括囊肿、良恶性肿瘤，这些病变通过不同的影像学检查方法很容易显示，像口内牙片、下颌骨后前位、侧位、斜位以及全景平片、CT 和 MRI[2~9]。平片上囊肿和良性肿瘤很容易鉴别，一些囊肿影像学可以做出明确诊断，但是大的囊肿，侵袭性的良性肿瘤和恶性肿瘤应行进一步的 CT 和 MRI 检查。口内牙片用来分析一些病变与牙齿的关系。下颌骨的放射

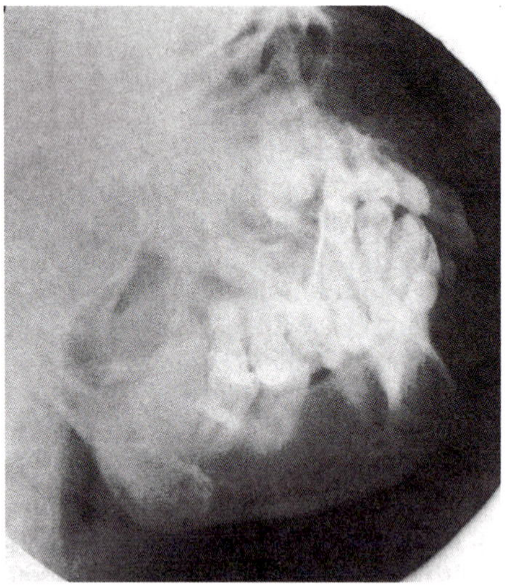

图6.4 正常的下颌骨普通平片。下颌骨侧斜位显示了正常的下颌体、下颌角、下颌升支、下颌髁状突、冠状突。

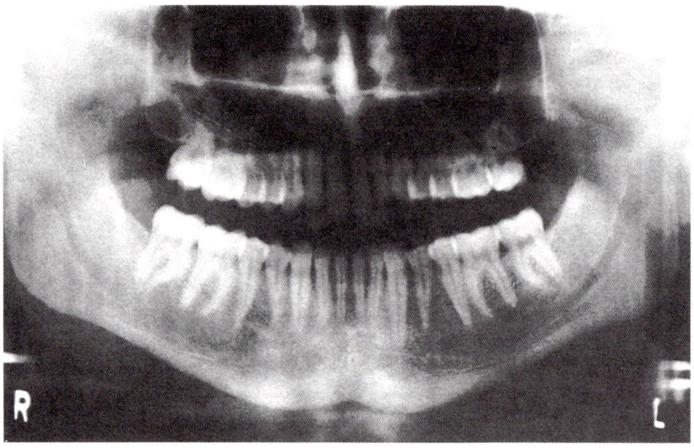

图6.5 正常上下颌骨。上下颌骨全景照片显示了正常的下颌骨结构和密度，显示了双侧正常的下颌管、髁状突、冠状突以及正常的牙齿排列和位置。

学检查可以用头架或在水平X光台上。增强可以用来显示解剖结构的细节。暗盒一般放在台顶或头架的位置。下颌骨标准常规拍照位包括（1）后前位，（2）侧位，（3）左或右斜位。当需要时颞下颌关节位和上下齿咬合位可作为补充。

1 **后前位**。这个位置可以很好的显示下颌骨升支，下颌角和下颌体前面观。因为颈椎的重叠，下颌联合显示不好。根据感兴趣区可以通过患者轻轻地向左或向右转头避开部分重叠。投照时将患者的前额或鼻子贴近暗盒。头矢状面垂直于暗盒平面，中心线垂直于暗盒。

2 **侧斜位**（图6.4）。在常规投照位中，这个位置最常用也最有用。在下颚一侧放置5 × 7英寸胶片暗盒，x线球管向头侧倾斜30°，中心线对准下颌角。这个位置可以显示下颌体，包括部分齿槽骨、后磨牙下三尖、下颌角、下颌升支、乙状切迹、髁状突和冠状突。

3 侧位。因为这个位置两侧下颌骨重叠所以显示的信息有限。胶片暗盒放在一侧面部，包括腭。X线球管从一侧指向面部。中心线对准下颌角。

4 全景照片（图6.5）。全景X光机可以投照包括牙齿的上下腭曲面照片。暗盒放在患者头下部，通过胶片暗盒和X线球管同步运动获得。这样的一张照片就可以显示包括冠状突、髁状突全部的下颌骨、上颌骨，包括鼻腔的下部和上颌窦。牙尖也可以显示，但前牙除外，因为有颈椎重叠。

口内照片

口内牙片是通过一张小的胶片口袋获得，这种胶片是无屏高速X线片，并且用一张铝箔来减少X线反射。牙X光机包括一个小的、非常轻的并且可以移动的球管头，管电流是10～15mA，电压是60～100kVp。三种基本的口内投照位置：牙尖周围、咬翼片和上下齿咬合面胶片。对于放射学医师来说牙尖周片和口内牙片对评价牙尖和邻近骨的解剖重要的。对于很多疾病牙齿和病变区的关系是重要的诊断依据。口内牙片可以显示前下颌舌面、外表面以及颌下管内的结石，除此之外还可以显示前部坚硬的上腭。

CT

上颌骨和下颌骨病变的诊断CT是很重要的检查手段，尤其是下颌骨内外的恶性肿瘤。CT可以很好的显示上下颌骨骨质异常和关节软组织结构。检查应该包括：(1)骨窗和软组织窗；(2)从颞下颌关节到舌骨水平平行于下颌体下缘3、4或5mm横断面扫描（图6.6）；(3)从外听道到下颌联合前缘垂直于听眦线3～4mm冠状面扫描(图6.7)。高分辨率靶扫描CT和骨窗尤其可以显示骨骼异常，例如下颌舌面和外颊面的膨胀性病变、骨质破坏和良恶性肿瘤骨外侵犯。来源于口底和齿龈的病变继发下颌骨的侵犯也可以在CT上很好的显示。CT提高了对骨皮质病变、病理性骨折、骨膜反应和骨膨胀病变程度的显示，同时可以肯定诊断各种上下颌骨肿瘤时牙床是否累及[4,5,7]。

MRI

对大多数下颌骨病变MRI检查是有限的。然而有一些病变MRI有助于诊断，例如囊性病变内实性成分的鉴

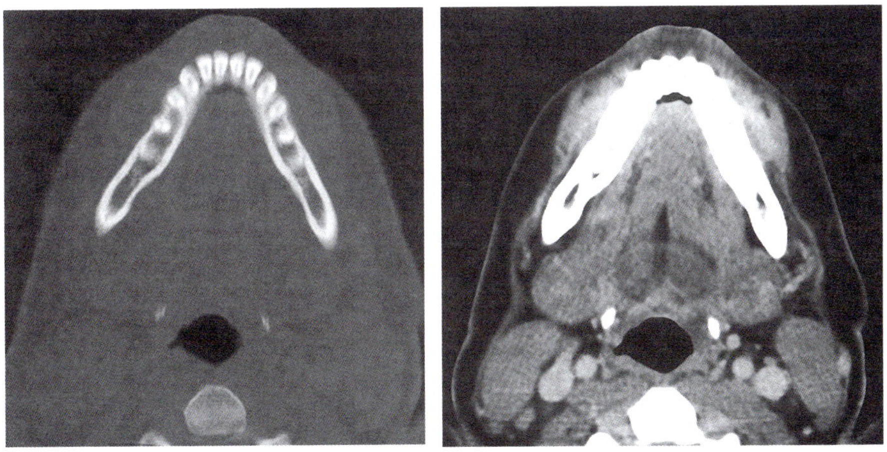

a b

图6.6 正常下颌骨 CT 图像。下颌骨横断面（a 骨窗 b 软组织窗）显示正常的下颌骨和邻近软组织结构。

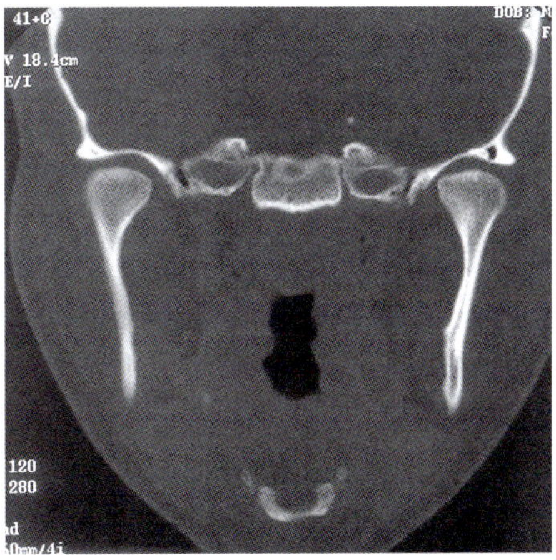

图6.7 正常下颌骨CT图像。冠状面CT（骨窗）显示正常下颌骨升支。

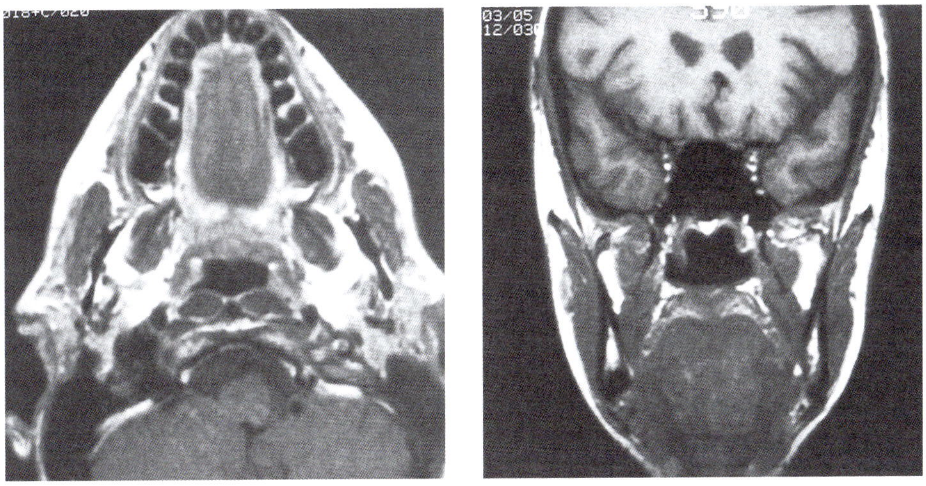

a b

图6.8 下颌骨正常MRI图像。a 横断面T1WI 显示了正常的下颌骨升支和上颌牙槽部分。b 下颌骨冠状面T1WI 显示了下颌升支。骨皮质呈低信号，而骨髓成高信号。同时显示了下颌升支邻近的咀嚼间隙。

别、恶性肿瘤下颌骨的侵犯和骨髓异常。MRI 可以也提示囊性成分的性质（比如液体、角蛋白或血液）。显示软组织肿瘤范围方面 MRI 优于 CT 是因为 MRI 对比分辨率更高。检查应该是 3～5mm 横断面和冠状面 T1、T2 加权扫描（图6.8）。对比剂有助于评价恶性病变的范围。

MRI 上，充满液体的囊根据液体的成分可以表现为低、中或高信号。蛋白样液体和物质或慢性出血在 T1 和 T2 加权像上均显示为高信号。急性出血在 T2 加权像上显示为低信号。含铁血黄素在 T2 加权像和梯度回波脉冲序列显示为低信号。在良性和恶性肿瘤，T1 加权序列常显示低信号，T2 加权像上高信号。肿瘤不同于囊性病变，在钆强化的 T1 加权像上有强化。年轻患者囊肿和肿瘤的鉴别是重要的，尤其是某一种类型的囊肿，比如出血性骨囊肿，有一些病例不需要手术。一些病例包括成釉细胞瘤可以显示骨外侵犯行为。如果手术肿瘤没有完全切除，有相当的病例肿瘤易于复发。外科手术根除前 MRI 对于发现和显示骨外侵犯是非常重要的。来源于临近结构的肉瘤很容易侵犯下颌骨，比如来源于牙龈、口底和舌的肉瘤。这种骨侵犯的特征是下颌骨骨皮质信号缺失。下颌骨的骨髓是脂肪，在 T1 加权像上为高信号；因此在 T1 加权像上高信号消失代表肿瘤侵犯。骨髓内的肿瘤如转移瘤、白血病、淋巴瘤、多发性骨髓瘤也取代 T1 加权像上的高信号而呈低信号。

病理

先天发育异常

上颌骨和下颌骨发育异常通常导致面骨异常，面部不对称。髁状突发育不全导致下颌骨缺如，髁状突过度生长导致凸颌。许多病例上颌骨也有发育异常。下颌骨发育不全也可以作为综合征中其中一个症状，例如一侧面部发育萎小（第一二对鳃弓异常）、Treacher-Collins 综合征（下

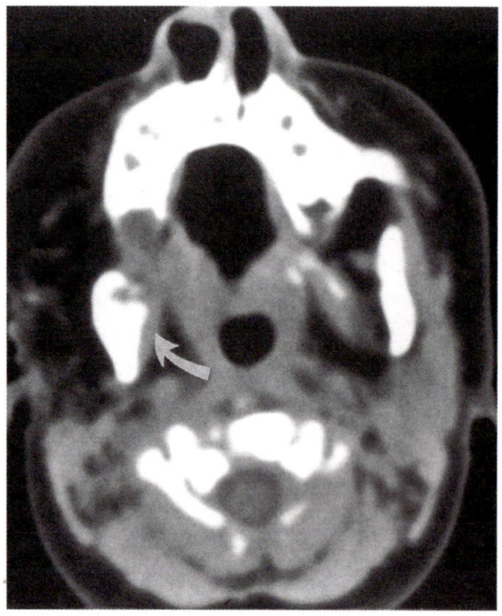

图6.9 一侧面部发育萎小。CT扫描显示右侧下颌骨升支发育异常。同时显示右侧翼内肌发育不良、右侧腮腺缺如。

颌面骨发育不全)、Goldenhar综合征和Pierre Robin综合征（图6.9）。一侧面部发育萎小的患者因其相应侧下颌骨发育异常，下颌支可以缺如，同侧咀嚼肌减小。下颌面骨发育异常（MFD）的患者显示下颌升支和髁状突发育不全。Pierre Robin综合征特征是小颌、舌下垂和腭裂。Crouzon综合征、Apart综合征和Saethre-Chotzen综合征可引起上颌骨牙槽突延长和腭弓开大。一些病例冠状突也可延长导致下颌骨运动受限（图6.10）。

炎症

许多炎症可累及上颌骨和下颌骨，其中最主要的是齿感染。炎症进展可累及骨骼，引起骨髓炎。上颌骨和下颌骨感染影像学表现与其他骨感染影像学表现相同。放射菌病和其他慢性感染性疾病包括真菌感染都可以累及上颌骨和下颌骨。真菌感染尤其是侵袭性的曲霉菌和毛霉菌可以累及免疫抑制的病人。真菌感染可侵犯上颌窦壁引起明显的骨侵蚀，并累及软组织，其次引起眶骨、颅骨破坏。下颌骨骨髓炎放射学表现为化脓性骨髓炎、慢性硬化性骨髓炎、伴有骨膜炎的骨髓炎或类似放射性骨坏死。急性化脓性骨髓炎为突然起病，经历一个急性过程，相关的发热和其他全身炎症。开始8～10天平片表现阴性，以后呈现出异常密度。骨闪烁扫描法、MR和CT检查可以做到早期诊断（图6.11）。下颌骨硬化性骨髓炎主要表现为低密度感染骨的增殖反应。病变可局限可弥漫。局限型表现尖周的骨炎，通常为慢性过程导致尖周骨硬化。慢性弥漫型则引起骨皮质增厚和骨髓腔硬化。而伴发骨膜炎的骨髓炎以骨膜反应为主，引起骨膜下新生骨沉积。在过去的硬化性非化脓性骨髓炎中对这个表现描述的不正确[7]。骨髓炎也可观察到死骨。

放射性骨坏死

骨受到大量X线照射后会发生放射性骨坏死，其坏死特征是慢性、疼痛伴有后期死骨和永久的骨变形（图6.12）。平片和CT可以显示大片异常密度或累及骨的鼠咬状表现（图6.12）。

良恶性肿瘤

对于肿瘤虽然可以采取各种各样的影像学检查方法，但有时不能做出明确诊断，可采取外科探查术和组织检查。表6.1提供了上颌骨和下颌骨最常见的囊肿和良恶性肿瘤。作为试探的影像学诊断，应该注意分析以下征象：(1)上颌骨、下颌骨（下颌联合、下颌体或升支）病变部位；(2)囊肿与其临近牙齿的关系，比如牙冠是否在病变内部（含牙囊肿），牙尖是否为囊壁的一部分（牙根囊肿或含牙囊肿）；(3)病变的形状（圆形或椭圆形），牙尖之间是并指样还是手指样（出血性骨囊肿）；(4)囊腔的密度以及内有无骨骼、钙化（Pindborg肿瘤，牙骨质瘤，牙瘤，骨化性纤维瘤，牙尖周围牙骨质发育异常）；(5)病变的边界（边界锐利或边缘模糊）；(6)硬化反应或新骨形成（骨肉瘤、软骨肉瘤）；(7)其内是否含牙或与牙有关（牙瘤）。每一个病例这些放射学征象都要评价，作为最终的诊断依据。

下颌骨牙源性和非牙源性囊肿[4,5,7]

上颌骨和下颌骨囊肿包括一组各种病变，很容易通过放射学检查发现。囊壁为上皮细胞，囊内为液体或囊实性成分。显微镜下壁的观察和放射学表现对诊断都是必要的。放射学影像表现为单房或多房透亮区，可为不同大小、形态、清晰度。它们与牙的关系为鉴别诊断提供了重要特征，将其分为牙源性囊肿和非牙源性囊肿（表6.1）。

牙源性囊肿[4,5,7]

牙源性囊肿来源于牙，根据其壁为上皮、与牙齿的关系和内可含钙化可以鉴别。

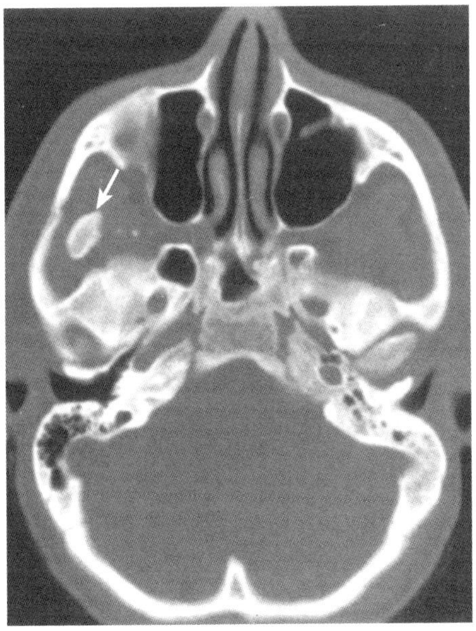

a

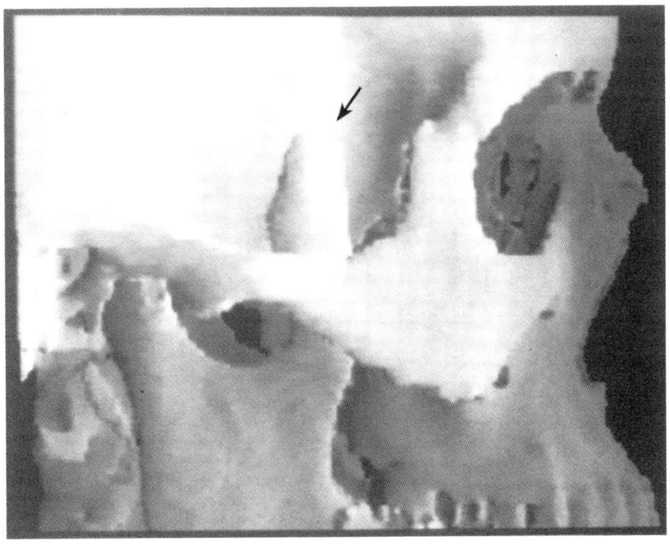

b

图6.10 冠状突延长。a 横断面CT扫描和b三位重组图像显示右侧冠状突延长（箭）。

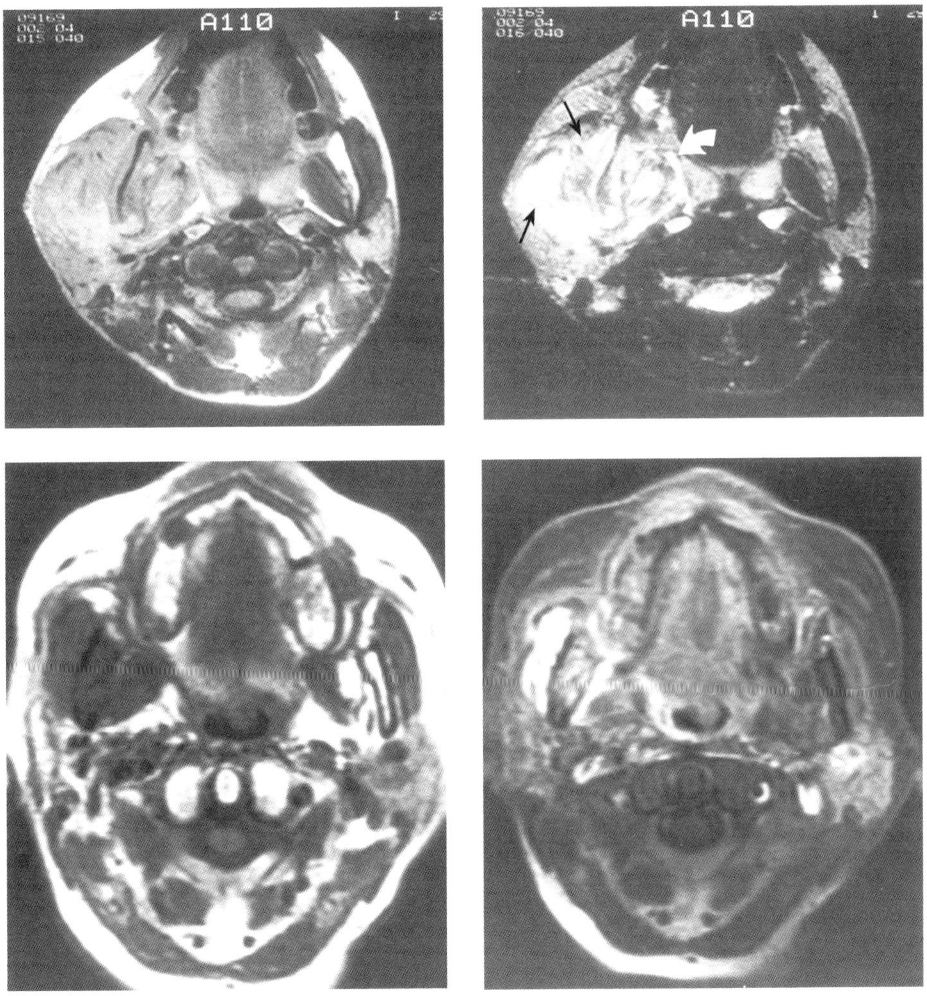

a b c d

图6.11 因咀嚼间隙感染引起的下颌骨骨髓炎。

a 横断面PWI显示右侧咬肌、右侧翼内肌和邻近的腮腺间隙肿胀。同侧下颌骨骨髓水肿，同时伴有骨膜反应。

b 横断面T2WI显示软组织水肿的范围优于PWI，黑箭指示咬肌肿胀，弯箭指示翼内肌肿胀。

c，d c横断面T1WI和d横断面增强脂肪抑制T1WI显示感染区域的对比增强，包括由下颌升支、右咬肌和右侧翼状肌。

表6.1 上颌骨、下颌骨囊性病变和良恶性肿瘤

Ⅰ牙源性囊肿
- 牙根囊肿
- 含牙囊肿
- 牙源性角质囊肿
- 基底细胞痣综合征

Ⅱ非牙源性囊肿
- 裂隙囊肿
  - 鼻腭管囊肿（切牙管囊肿）
  - 上颌球形囊肿
  - 鼻唇囊肿（鼻牙槽囊肿）
- 单发孤立性或出血性骨囊肿
- 静止的骨空腔（Stafne 囊肿）

Ⅲ良性牙源性肿瘤
- 上皮源性肿瘤
  - 牙成釉细胞瘤
  - 钙化的上皮性牙源性肿瘤（Pindborg 肿瘤）
  - 牙源性的混合组织瘤
  - 牙瘤
    - 复杂混合牙瘤
    - 复合牙瘤
    - 成釉细胞牙瘤
- 中胚层牙源性肿瘤
  - 牙源性粘液瘤
  - 牙骨质瘤
    - 牙尖周围牙骨质发育异常
    - 牙骨质纤维瘤
    - 巨大牙骨质瘤
    - 良性牙骨质成牙细胞瘤

Ⅳ良性非牙源性肿瘤
- 外生骨疣
  - 下颌隆凸
  - 上腭隆凸
  - 多发骨疣
  - 骨软骨瘤
- 骨瘤
  - 单发
  - 多发（Gardner 综合征）
- 巨细胞瘤
- 巨细胞肉芽肿
- 甲旁亢棕色瘤
- 动脉瘤样骨囊肿
- 朗格汉斯组织细胞增多症
  - Letter-Siwe 病
  - Hand-Schuller-Christian 病
- 嗜酸细胞肉芽肿

Ⅴ纤维骨病变
- 纤维发育异常
  - 单骨
  - 多骨
  - McCune-Albright 综合征
  - 颌骨增大症
  - 骨化性纤维瘤
  - 沙样骨纤维瘤（幼稚侵袭性骨纤维瘤）
  - 成骨细胞瘤
  - 成软骨瘤
  - Paget 病
  - 石骨症

Ⅵ脉管瘤
- 血管瘤
- 淋巴管瘤
- 动静脉畸形
- 血管外皮瘤

Ⅶ神经源性肿瘤
- 神经鞘瘤
- 神经纤维瘤
- 恶性神经鞘瘤和神经纤维瘤

Ⅷ恶性肿瘤
- 癌
  - 鳞状细胞癌继发侵犯
- 黏液上皮癌（小涎腺癌）
- 腺样囊性癌（小涎腺癌）
- 转移瘤
  - 支气管肺癌
  - 乳腺癌
  - 肾上腺癌
  - 前列腺癌
  - 甲状腺癌
  - 其他
- 肉瘤
  - 骨肉瘤
  - 上颌骨软骨肉瘤
  - 纤维肉瘤
  - 尤文肉瘤
  - 滑膜肉瘤
- 恶性淋巴瘤
- 多发性骨髓瘤
- Burkitt 淋巴瘤

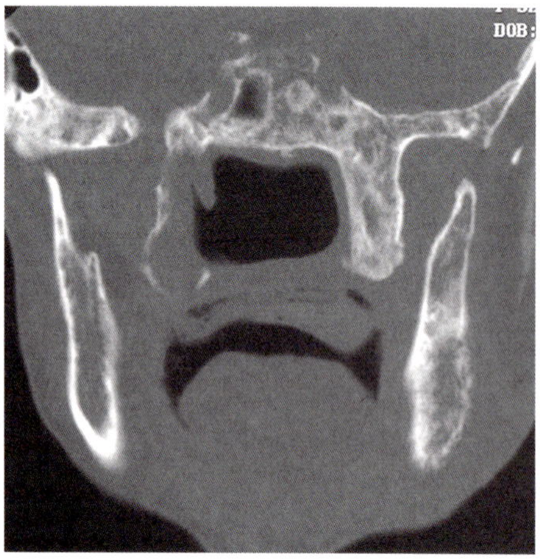

图6.12 放射性骨坏死。冠状面 CT 扫描显示放射性骨坏死患者下颌骨左支不规则的骨质密度减低区。

牙根囊肿[10]

牙根囊肿是上颌骨和下颌骨最常见的囊肿，起源于牙尖，呈边界清晰的透亮区。薄层骨皮质包被，内壁衬有鳞状上皮（图6.13）。比较大的病变有骨皮质的膨胀。牙根囊肿可以引起牙移位，松动的牙齿会导致轻度的牙根吸收。上颌骨囊肿可向上颌窦延伸。放射学上，后者直径通常小于1.5cm。

含牙囊肿[11]

含牙囊肿是继牙根囊肿之后最常见的牙源性囊肿。大多数位于下颌骨，与未长出的牙齿的牙冠有关。含牙囊肿很少多发。囊肿大小变化较大，边界锐利，如果体积大，

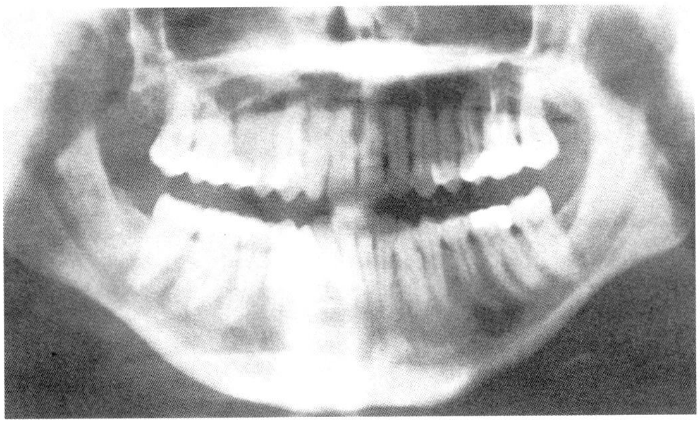

a

图6.13 a下颌骨牙根囊肿。下颌骨全景片显示下颌骨体的一个边界清楚的囊性病变，紧邻左第二前磨牙牙根。

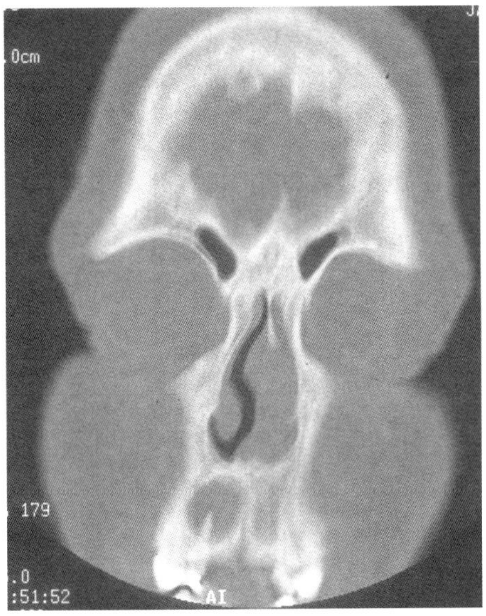

b

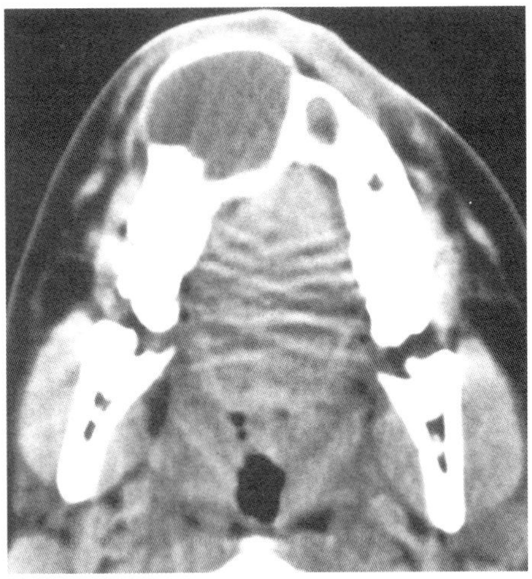

c

图6.13 b牙根囊肿。CT扫描显示上颌骨边界锐利的囊肿，紧邻右侧门牙和尖牙牙根。c下颌骨牙根囊肿。临床资料：10岁女孩患右侧上颌骨膨胀性牙源性囊肿。CT扫描显示一个大的膨胀性囊肿，累及右侧上颌骨前部。病理报告壁为鳞状细胞排列组成的坚韧内壁伴慢性感染，符合牙根囊肿。

可引起骨膨胀。它们边界锐利，单房或很少见的多房透亮区（图6.14）。含牙囊肿可引起牙齿松动，临近牙齿的吸收。含牙囊肿很少发展为成釉细胞瘤，黏膜上皮瘤和癌。T1WI显示为低信号，T2WI显示为高信号。CT、MRI增强扫描无对比增强。薄层环形强化代表被膜。累及上颌骨的含牙囊肿可延伸向上颌窦，引起窦壁移位。不同于成釉细胞瘤，含牙囊肿无囊外软组织肿块，然而并不是所有的成釉细胞瘤都显示软组织成分，有时可以与含牙囊肿相似。另一方面，含牙囊肿可发展成成釉细胞瘤，黏膜上皮瘤和癌[7]。

牙源性角质囊肿[12-16]

牙根囊肿与尖周肉芽肿不能鉴别，但牙源性角质囊肿起源于牙板的残余上皮，占所有腭囊肿的2%～11%。可见于各年龄，20～30岁时发病高峰。根据它的临床行为和组织学成分，这种囊肿可认为是骨囊肿的一个分型。牙源性角质囊肿内充满了黄色干酪样角质，囊壁为分层排列的角质和上皮。囊腔可为单房，但经常为多房，膨胀的骨壁变薄说明了该囊肿的侵袭性生长方式。如果囊肿没有完全切除，30%～40%会复发。确诊要靠显微镜下特征和放射学表现（比如含牙囊肿或牙根囊肿经组织学检查可证实为角质囊肿）。角质囊肿通常是多房透光区，边缘光滑或呈扇贝样，更常见位于下颌骨体和升支（图6.15～6.17）。它可以引起皮质变薄和牙根膨胀吸收（图6.15）。人的上颌骨角质囊肿可引起上颌窦膨胀，骨壁消失（图6.14c，d）。CT显示水样密度，边界清楚的囊性病变，同时由于较厚上皮的脱落使得局部密度增高。MRI上，T1WI囊呈中低信号，T2WI呈高信号（图6.16，6.17）。静脉注射钆对比剂后，囊的周边会有轻度增强（图6.15e）。临近组织的侵犯比如咬肌会有中度或明显的增强（图6.16），MR表现支持成釉细胞瘤而不是牙源性角质囊肿（图6.16d）。许多时候放射学表现不能鉴别角质囊肿和成釉细胞瘤。当在全景片上发现腭骨的一个境界清晰的病变时要考虑到牙源性角质囊肿、含牙囊肿、成釉细胞瘤、成釉细胞纤维瘤、腺样牙源性囊肿和外伤性囊肿。囊肿切除复杂，手术不完全切除后复发率在20%～60%不等。Brannon研究了312例牙源性角质囊肿说明只要病变一部分切除，就不会复发。

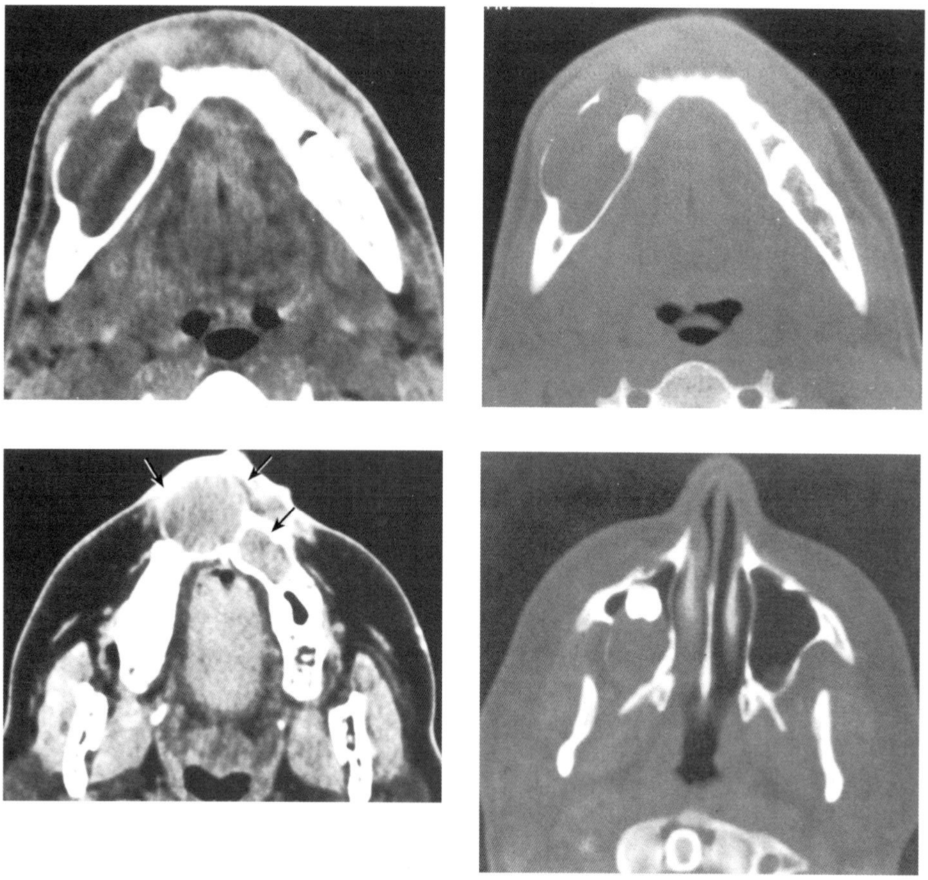

图6.14 含牙囊肿。横断面（a软组织窗；b骨窗）CT扫描显示右侧下颌骨体的一个膨胀性囊性病变。囊肿的前部有牙根。下颌骨颊侧骨皮质部分吸收。c 另一例患者横断面CT扫描箭指示上颌骨的含牙囊肿。d 含牙囊肿。横断面CT扫描显示右侧上颌窦后部以及邻近颞下窝的膨胀性囊性病变。囊肿的前部有牙根，囊肿源于右侧上颌骨的牙槽部，图上未显示。

基底细胞痣综合征(Gorlin或Gorlin-Goltz综合征)

基底细胞痣综合征（痣样的基底细胞癌综合征）是一种常染色体显性遗传性疾病，有不同的外显率和表达性[7]。在基底细胞痣综合征中可见许多大小不一的角质囊肿沿着基细胞痣排列，通常可以转变为基底细胞癌，除此之外还可见骨骼的异常和多余的硬膜钙化。早期小儿期就可发生腭囊肿，可单房，可多房，都被证实为角质囊肿，大小从几毫米到几厘米（图6.18）。

非牙源性囊肿[4]

非牙源性囊肿是进化来的。裂隙囊肿顾名思义就是沿着各种各样的骨或胚胎裂隙生长。同牙源性囊肿一样，壁衬上皮细胞，内含液体或半固体。裂隙囊肿根据其解剖位置分类。额外发育的囊肿起源于胚胎残余，比如皮样囊肿和上皮样囊肿。其他病原的囊肿壁不衬上皮，包括孤立的骨囊肿、Stafne囊肿和动脉瘤样骨囊肿。

裂隙囊肿

鼻腭管囊肿（切牙囊肿）位于靠近前腭乳头的切牙管。这种囊肿可能起源于切牙管的残余上皮。大多数囊肿个小，常规的放射学检查都可以发现。切牙管一般位于或靠近中线位置。囊肿境界清楚，呈卵圆形或圆形（图6.19）。大囊肿可以突入到鼻腔或上颌窦。周围骨皮质受压变薄，中央切牙的牙根分离。

上颌球形囊肿[12]是早期名词，用来指位于一侧切牙和尖牙之间的上颌骨囊肿，与切牙缝有关（图6.20）。这种囊肿起源于胚胎分化时鼻中隔和上颌骨之间的残余上皮[19]。可能很少一些病变被诊断为上颌球形囊肿，而事实上是牙源性囊肿[20]。囊肿通常伸入到牙槽骨冠部，相邻的牙根分离，随着长大成梨形。如果上颌球形囊肿伸向相邻的1个或2个牙根的尖部，牙的活性对于与牙根囊肿鉴别非常重要。

鼻牙槽囊肿（鼻唇囊肿）发生于鼻一侧的软组织，紧邻上唇[19,21]。男女发病比例为1：3。鼻牙槽囊肿发生在鼻翼和上颌骨之间，不侵犯骨骼[19]。患侧通常前鼻底上抬。很少双侧并发。该囊肿被认为是起源于缝隙残余的上皮。另一理论认为鼻牙槽囊肿起源于异位的鼻泪管组织。虽然这些囊肿是先天的，但是典型的都见于成人。囊肿的特征是位于上颌骨，外形边界清楚，膨胀少。囊内压可引起临近上颌骨变形，呈半球形缺失。

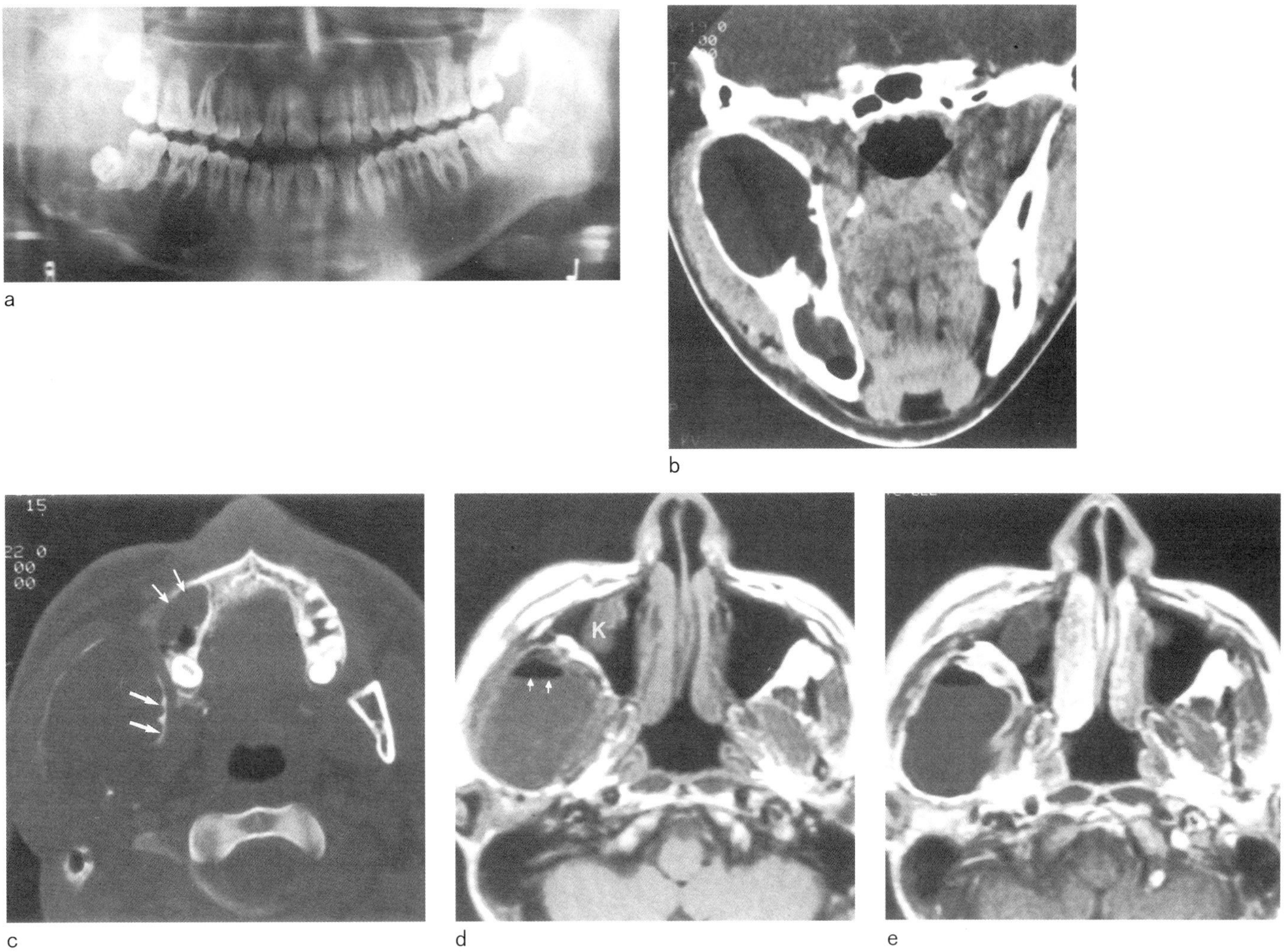

图6.15 牙源性角质囊肿。a 下颌骨全景片显示一个大的多房囊性病变，累及右侧下颌骨全部下颌支和部分下颌体，囊内见线样分隔。b 冠状面CT扫描（软组织窗）显示右侧下颌支和下颌体膨胀性囊性病变。c 横断面CT扫描（骨窗）显示右侧下颌支膨胀性病变，骨皮质变薄或呈扇贝样（大箭），另一个角质囊肿累及了右侧上颌骨的牙槽部（小箭）。d 不强化的T1WI和e 强化的T1WI显示上颌骨囊肿内的气液平（箭），囊肿的周边薄层强化和一个小的上颌骨角质囊肿（K）。感谢M.F Mafee,博士。

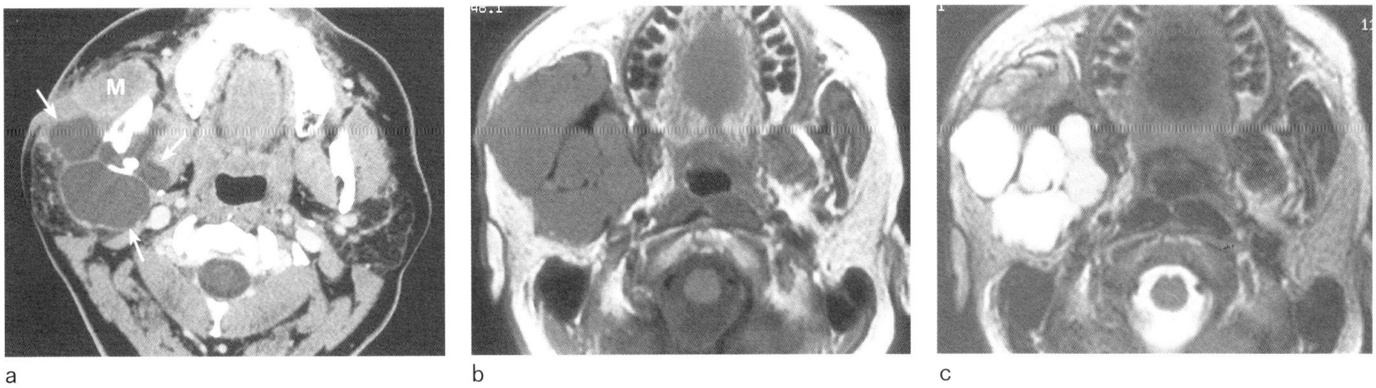

图6.16 牙源性角质囊肿侵犯咬肌。a 强化横断面CT扫描 b 横断面平扫T1WI c 横断面T2WI d 增强的横断面脂肪抑制T1W e 增强的冠状面T1WI显示一个大的下颌骨角质囊肿（箭），侵犯了右侧咬肌（M）。变形的右侧咬肌明显强化（M），与感染有关。感谢M.F Mafee博士。

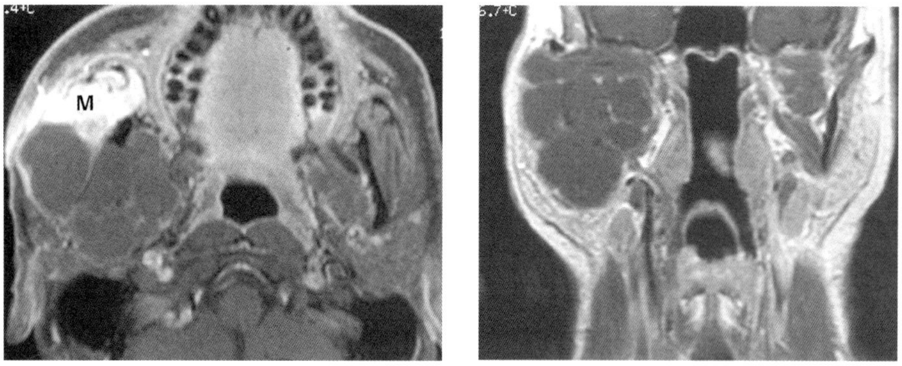

d e

图6.16d, e

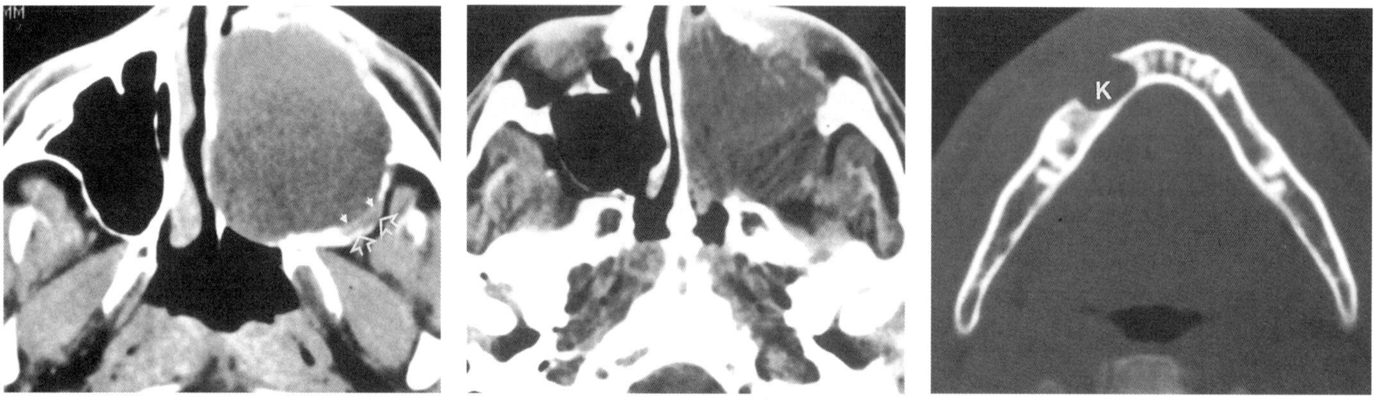

a b c

图6.17 多发牙源性角质囊肿。a CT扫描显示左侧上颌骨的膨胀性囊性病变，上颌骨后壁变形（中空箭），囊壁弧形钙化（小箭）。b CT扫描显示囊性病变侵犯左侧上颌窦前壁、后壁，囊肿起源于左侧上颌骨牙槽骨，伸向左侧上颌窦。c 下颌骨CT扫描显示右侧下颌骨的又一个小角质囊肿（K）。

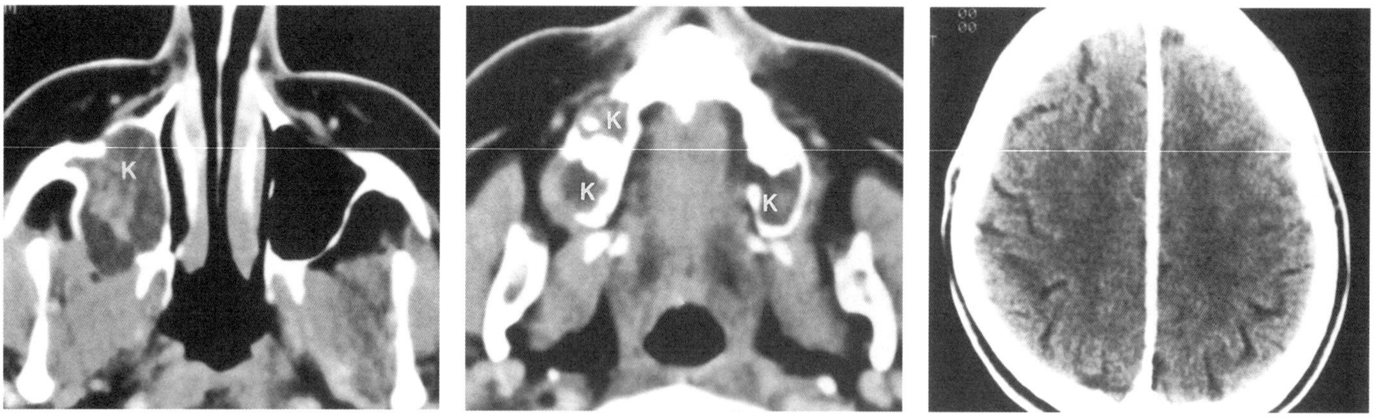

a b c

图6.18 基底细胞痣综合征。a 横断面强化CT扫描显示右侧上颌窦的膨胀性肿块，符合角质囊肿（K）。囊内增强的部分与浓厚的脱落上皮有关。b 横断面CT扫描显示上颌牙槽骨的多发角质囊肿（K）。c CT扫描显示大脑镰钙化。

CT扫描上显示缝隙部位呈梨形的一个密度均匀无强化囊肿，在上颌骨下无侵犯和分隔（图6.21）。如果肿块长时间存在，可引起上颌骨前壁萎缩变形。CT特征有助于鼻牙槽囊肿与牙源性脓肿、牙源性囊肿、上颌骨球形囊肿、腭中部囊肿（切牙管囊肿）、纤维骨病变、上颌骨术后纤毛囊肿（内含物囊肿）鉴别。

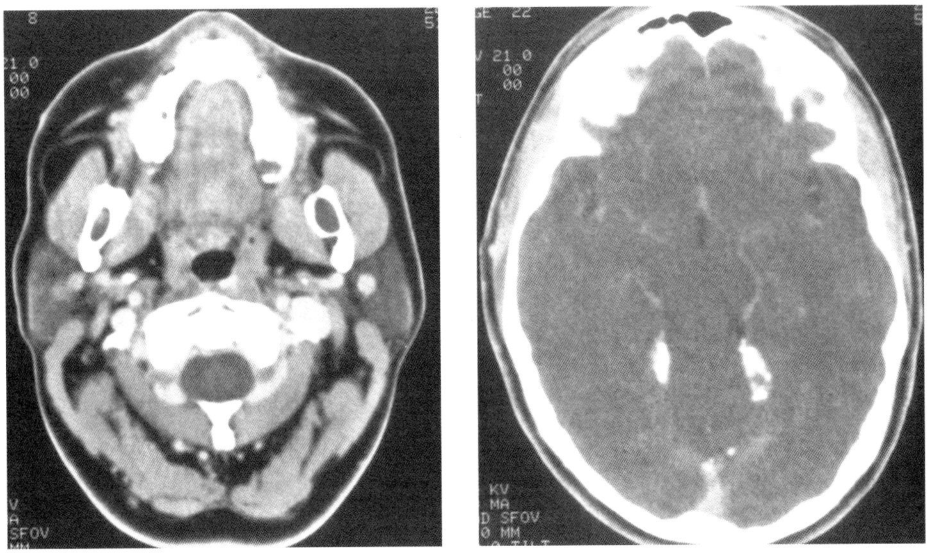

a b

图6.18 d横断面CT扫描显示双侧下颌骨升支的小角质囊肿。e 横断面CT扫描显示小脑幕的钙化。

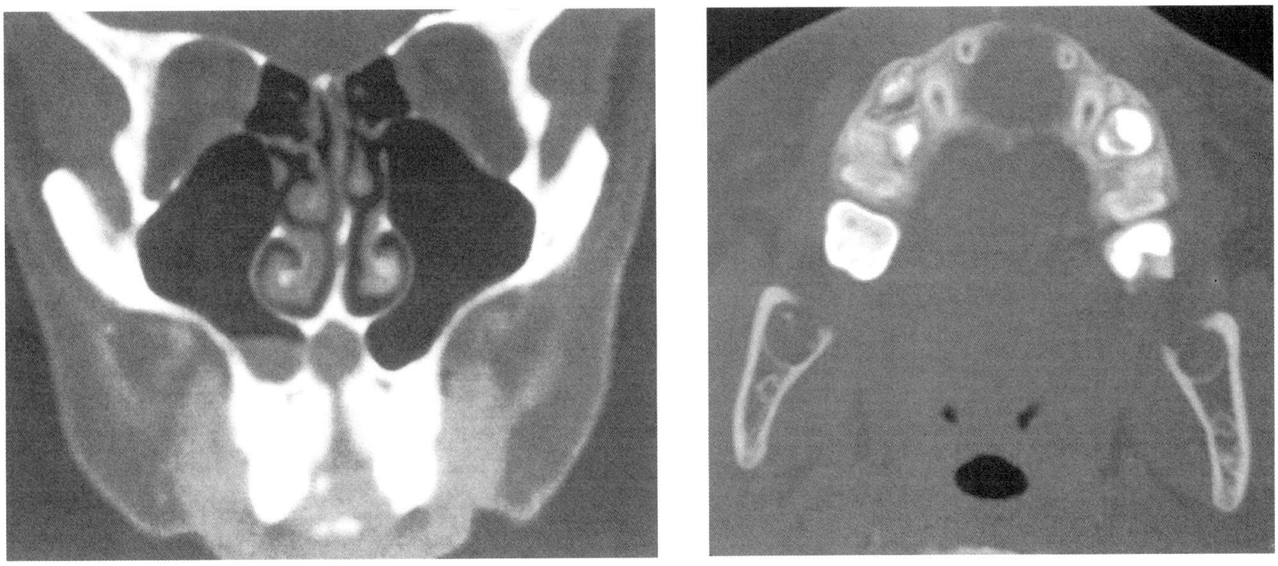

a b

图6.19 鼻腭管囊肿。a 冠状面CT扫描显示在中央切牙之间前部切牙管部位边界清楚的圆形、卵圆形囊性病变，局部膨胀。b 横断面CT扫描另一例患者位于上颌前部的切牙囊肿，局部骨膨胀。

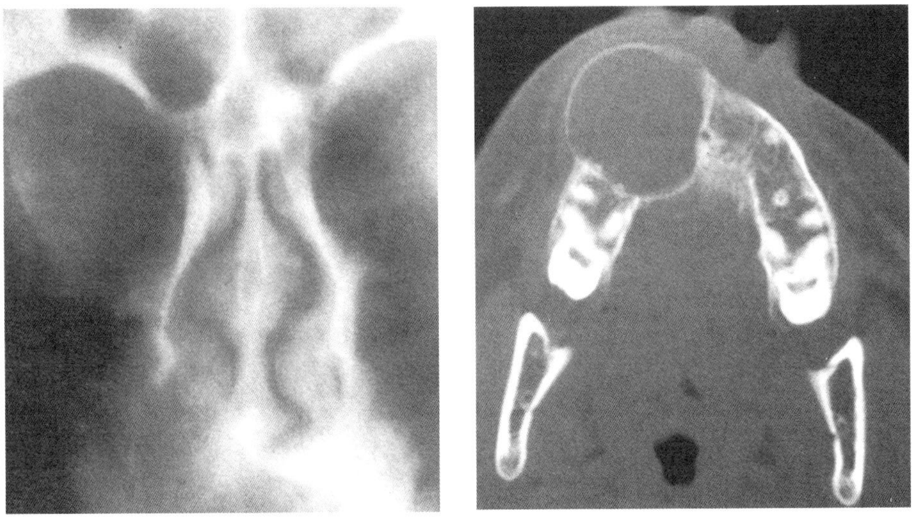

a b

图6.20 a 上颌球形囊肿。冠状面成像显示上颌前部病变突向右侧鼻腔，右侧上颌窦下内壁轻度膨胀。b 另一例患者横断面CT扫描显示右侧上颌骨边界清楚的囊性病变，符合上颌骨球形囊肿。

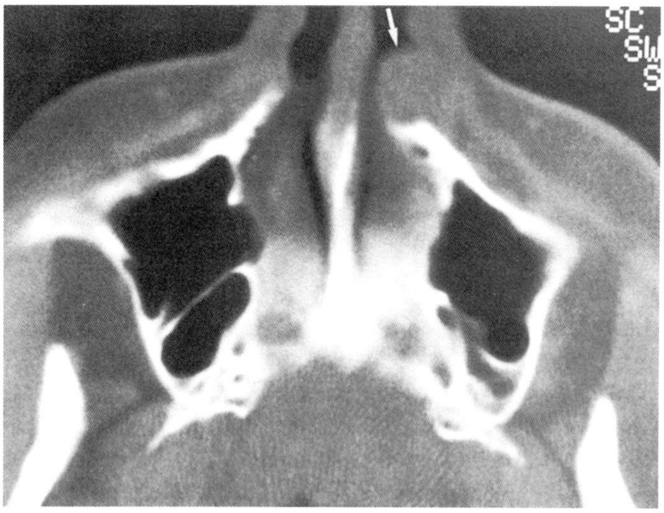

图6.21 鼻唇囊肿（鼻牙槽囊肿）。横断面CT扫描显示囊肿（箭）。囊肿使上颌骨鼻突移位。

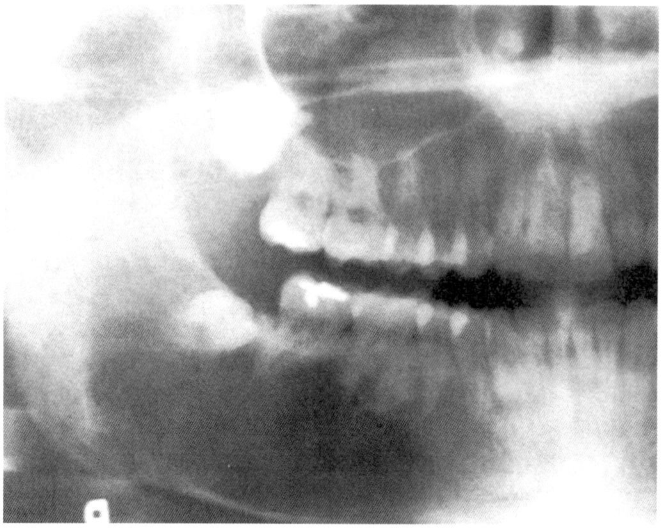

图6.22 a 出血性骨囊肿。下颌骨全景片显示右侧下颌骨体、角、升支部的大卵圆形囊肿，引起轻度的扇贝样表现和下部的骨皮质变薄。右下第二磨牙牙根轻度的斑点状骨侵蚀。

单发孤立或出血性骨囊肿

出血性骨囊肿[13]同样属于非牙源性囊肿，主要发生于青年人下颌骨体。通常为单房，内充满清亮的液体或血液。囊壁衬疏松的血管结缔组织，无上皮层，内含新鲜或陈旧出血。放射学表现囊肿呈轻微扇贝状，边缘稍模糊（图6.22）。位于牙根之间的囊肿呈扇贝样。稍大的囊肿可伸向牙内间隙、下颌支，引起轻微的下颌骨膨胀（图6.22b）。

静止的骨空腔(Stafne囊肿)

Stafne囊肿是邻近下颌骨内面的假囊肿。下颌骨皮质呈扇贝状，病变内含脂肪网状组织和部分下颌下腺组织。病变可为双侧。Stafne囊肿[24]通常位于下颌后部下颌管以下靠近下颌角（图6.23）。下颌骨常规放射学检查偶然发现该囊肿呈椭圆形、圆形透亮区，边界清楚，边缘轻度硬化。

良性牙源性肿瘤[25]

牙源性细胞和组织的异常增殖引起牙源性肿瘤。他们可分为不同组病变反映了牙结构发育的复杂性。放射学表现变化多样，许多肿瘤不能和前面讲的囊肿相鉴别。

上皮性牙源性肿瘤

牙成釉细胞瘤

牙成釉细胞瘤是最常见的上皮性肿瘤[25,26]。成釉细胞瘤（又名釉质上皮瘤）大约占所有腭病变的1%[26]，可发生于任何年龄，但30～40岁最常见。80%的病变累及下颌

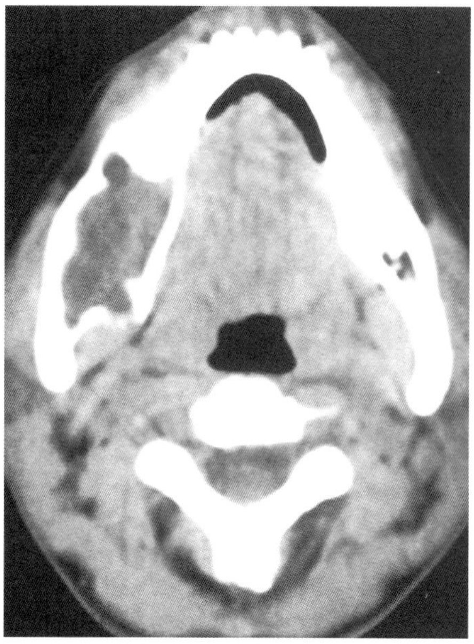

b

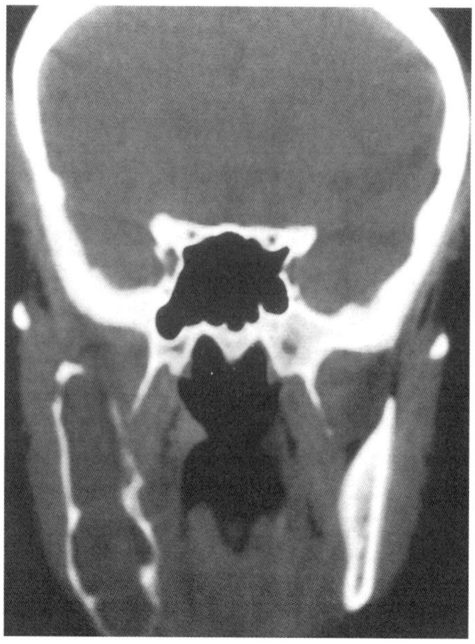

c

图6.22 b横断面和c冠状面CT扫描显示右侧下颌骨体和升支部的大的膨胀性囊性病变，引起内层皮质扇贝样表现。这个囊肿被诊断为外伤性骨囊肿。组织学检查囊肿内壁不含上皮层。

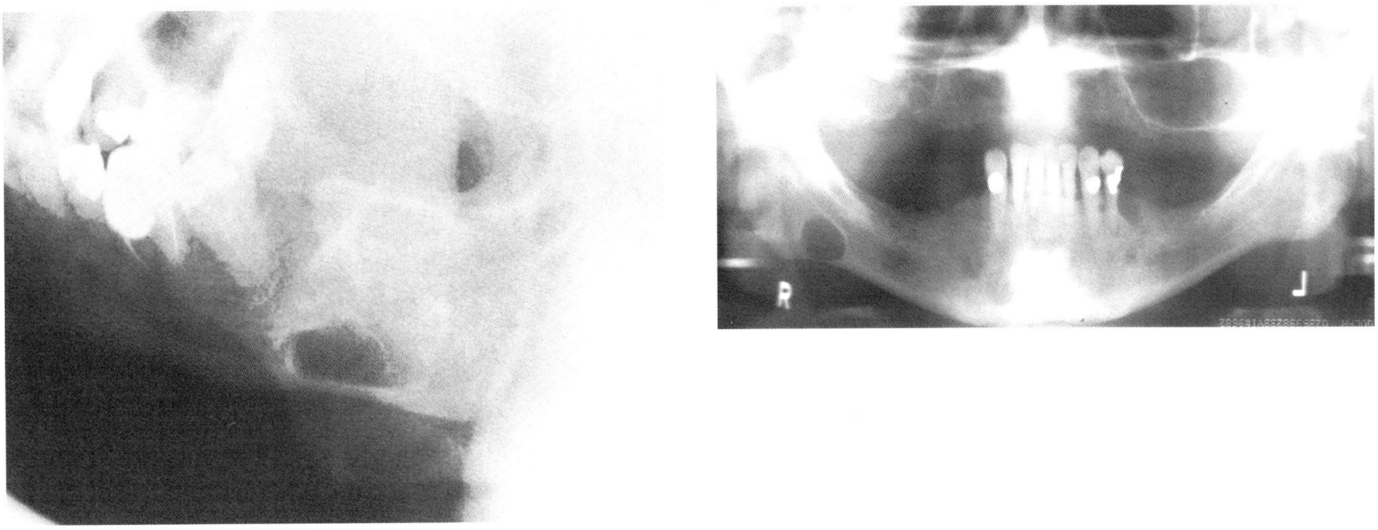

a b

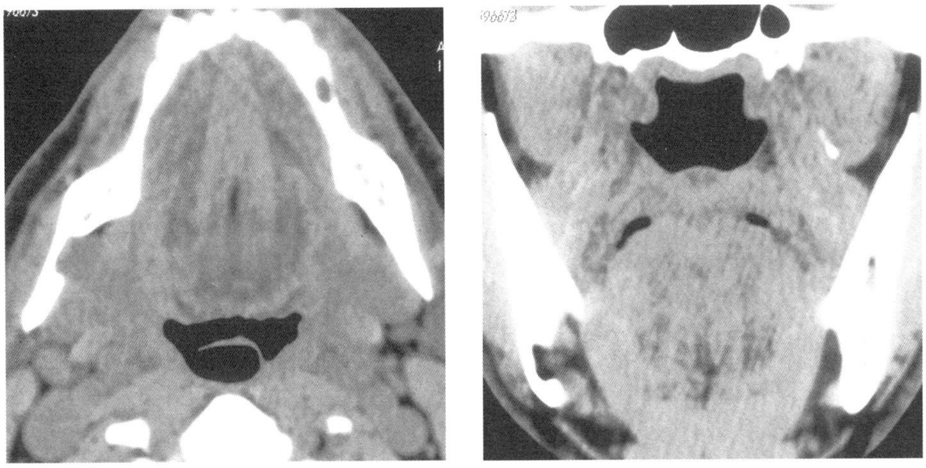

c d

图6.23 a Stafne囊肿。下颌骨斜位显示从下颌骨体向下到下颌管的一个境界锐利的卵圆形囊肿，有轻度的硬化边。b 另一例Stafne囊肿的患者下颌骨全景片显示右侧下颌骨体到下颌管的境界锐利的圆形囊肿。c 横断面和d 冠状面CT扫描，同2.23b 是同一患者，显示下颌骨病变内充满纤维神经血管结缔组织和部分右侧下颌下腺。感谢M.F.Mafee博士。

骨，尤其是磨牙—下颌支区域。通常不累及第三磨牙。上颌骨成釉细胞瘤首先发生在磨牙区域，但通常累及上颌窦和鼻腔底部。最常见的临床症状是病变区域的无痛性膨胀。组织学上肿瘤呈类似牙釉质的牙源性上皮形成的开放性增殖瘤巢、瘤岛。牙成釉细胞瘤的组织学分型包括小囊状型（实性，囊性），丛状型，棘状型，基底细胞型和颗粒细胞型。成釉细胞瘤的治疗和预后知之甚少，只是颗粒细胞型的成釉细胞瘤复发率高。预后与肿瘤的大小、范围和发生部位有关。下颌骨成釉细胞瘤使得骨皮质变薄，限制了肿瘤的范围。成釉细胞瘤组织学恶变以后成为成釉细胞癌，好发于下颌骨，形态类似鳞状细胞癌。肿瘤可以转移到肺、淋巴结、骨骼和肝脏。鉴别诊断包括含牙囊肿、牙源性角质囊肿、成釉细胞纤维瘤。放射学上成釉细胞瘤可为单房或多房囊肿（图6.24～6.28）。单房囊肿呈圆形、卵圆形，边缘模糊，偶见轻度的边缘硬化（图6.26），无骨膜反应，伴有不同程度的骨膨胀，有时边缘呈扇贝样，还可见到牙板硬膜消失，牙尖骨侵蚀和牙移位。在多房囊肿中，病变呈蜂窝状或肥皂泡样表现。这些小囊可为卵圆形或球形，大小不一，从限制在牙槽部的一个小囊到引起上下颌骨广泛膨胀和破坏的大囊。肿瘤有穿破腭骨皮质的倾向，伴有周围软组织肿块。CT表现低密度的囊变区内混有等密度，反映了病变内的实性成分（图6.25～6.27，6.29，6.30）。成釉细胞瘤的膨胀特征表现为膨胀的上下颌骨的骨包壳，骨包壳可连续或断续。CT尤其可以显示骨外的肿瘤成分，骨窗和软组织窗横断面、冠状面可以很好的显示（图6.25）。成釉细胞瘤的MR表现与鳞状细胞癌相似。病变在T1WI呈低信号，在T2WI呈高信号。然而成釉细胞瘤在T2WI经常显示信号明显增强（图6.27）。

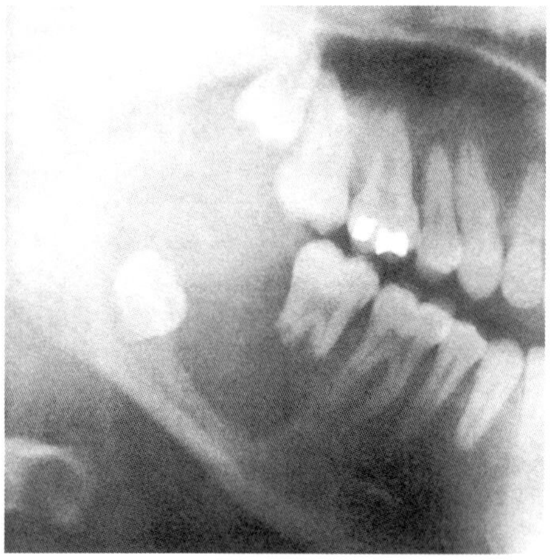
a

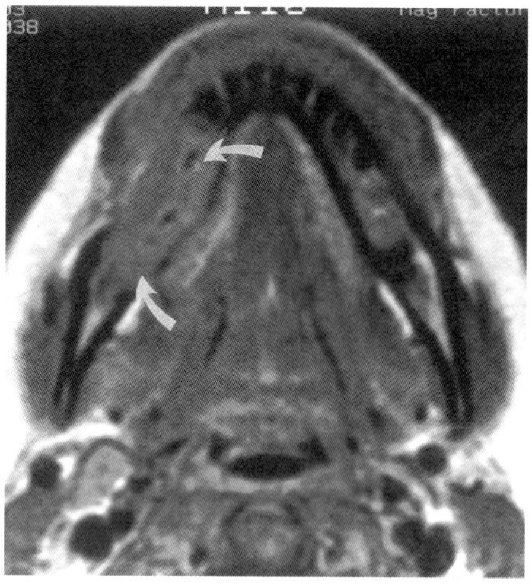
b

图6.24 a右侧下颌骨的成釉细胞瘤。下颌骨全景片显示右侧下颌骨体、下颌骨角和升支的透亮区，病变向牙槽骨膨胀，突向邻近的口腔。病变的后下部有一个阻生牙，右第二磨牙的后牙根有轻微的切断。b 另一例患者横断面MRI扫描显示左侧下颌骨的成釉细胞瘤（箭）。病变呈低信号，取代了高信号脂肪。

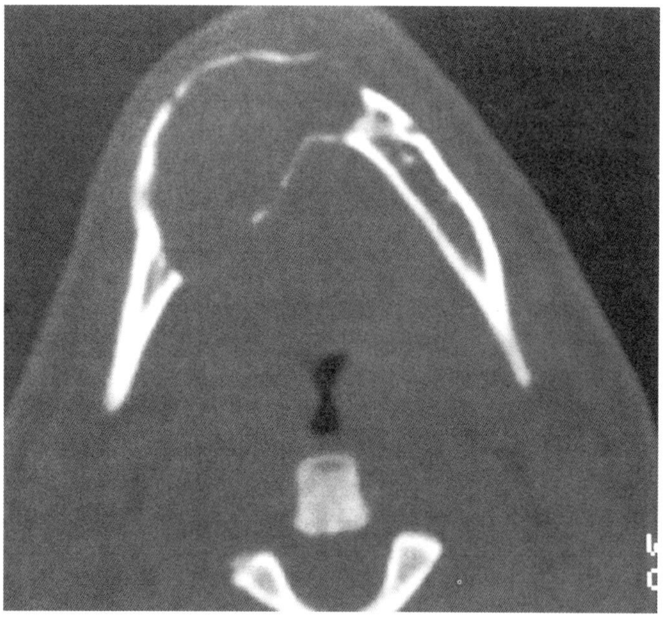
a

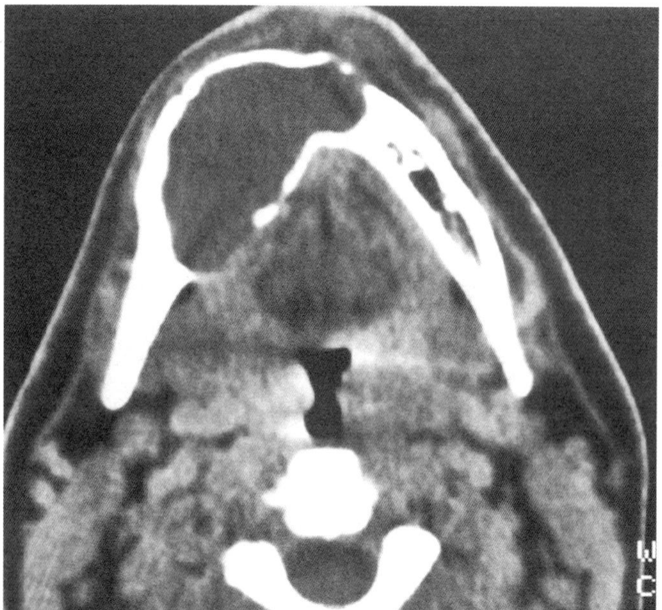
a

T2WI 边缘明显强化（图6.27，6.28）。T1WI 髓腔内高信号脂肪被低信号肿瘤取代。静脉内注射钆对比剂后成釉细胞瘤实性成分呈中到明显强化。

钙化的上皮性牙源性囊肿（Pindborg 瘤）是牙源性肿瘤中的少见类型。肿瘤主要发生在下颌骨，通常位于磨牙和前磨牙区域。肿瘤生长缓慢，很少侵犯骨外软组织结构。多面体形上皮细胞丛状排列成类似牙釉质的成分，可以发生钙化。以前Pindborg 瘤不确定的组织学特征反映了疾病的各种各样形式包括不常见的成釉细胞瘤、含牙囊肿和腺样釉质上皮瘤。腺瘤状牙源性肿瘤和含牙囊肿被报道，表明其组织病理学起源不同。放射学上表现为单房或多房境界非常清楚的透亮区（图6.31）。它们通常个小、不透光，内有钙化，常位于阻生牙附近。CT 表现为下颌骨密度均匀的肿块，很少靠近上颌牙槽骨，内含牙齿和周边无定形钙化，周围可见中度到明显的软组织肿块。MRI 显示不均匀的肿块，T1WI 低信号，T2WI 高信号，内部钙化在T1WI 和T2WI 均为低信号。静脉内注射钆对比剂后软组织呈中到明显强化。

钙化的牙源性囊肿（牙源性Ghost 细胞瘤）

钙化的牙源性囊肿是少见的牙源性病变，具备囊肿和实性肿瘤的特征。大多数的WHO 分类时用牙源性Ghost 细胞瘤这个名词。Ghost 细胞瘤得名是由于囊壁上的特征性细胞，浆红染且没有细胞核[7]，并可发生钙化。这种病

◁图6.25 成釉细胞瘤。a 横断面CT 扫描骨窗显示右侧下颌骨体的膨胀性病变，骨皮质变薄，，部分骨消失。b 横断面CT 扫描软组织窗再次显示右侧下颌骨膨胀性病变，与邻近肌肉对比，病变内部呈稍低信号。

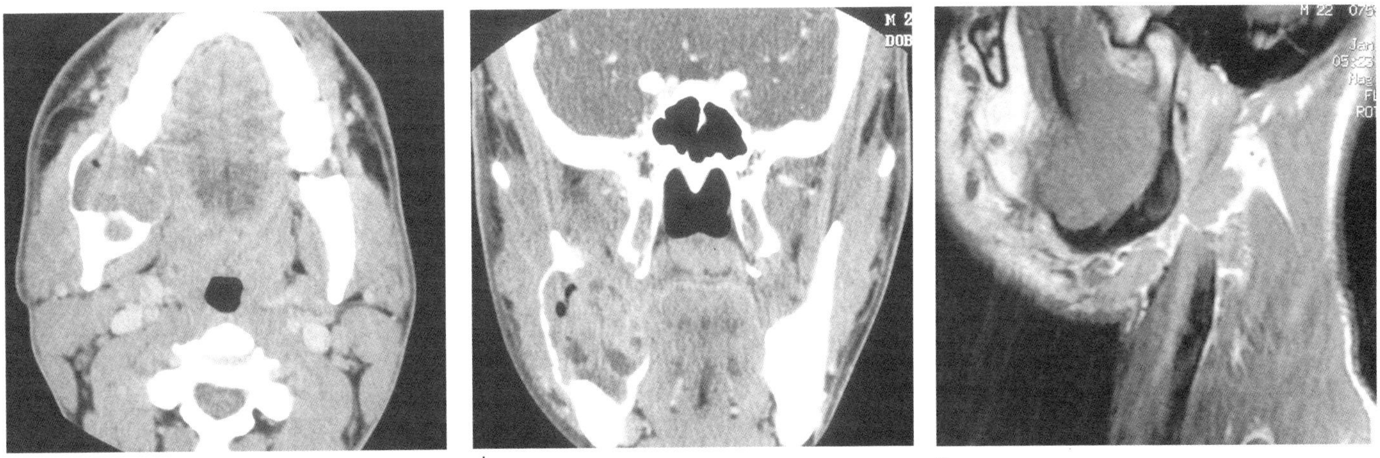

c d e

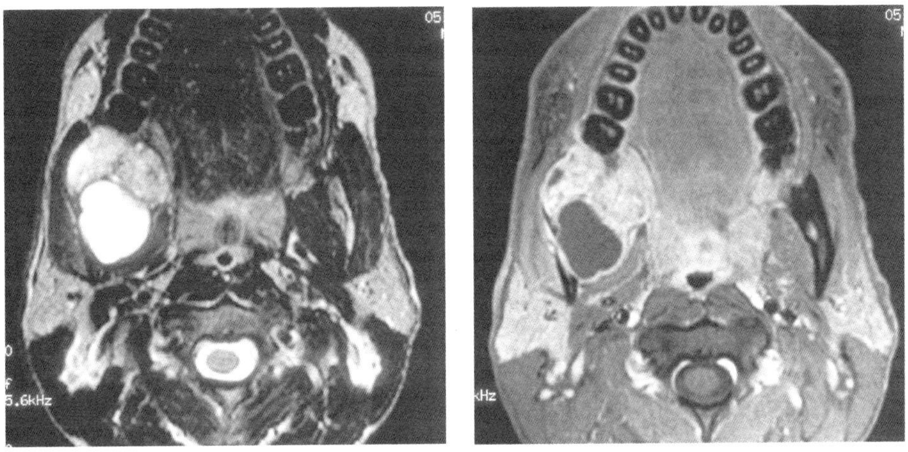

f g

图6.25 为另一患者，c 轴面增强CT扫描，d 冠状面增CT扫描，e 矢状面T1WI，f 轴面T2WI，g 轴面增强脂肪抑制T1WI MR扫描，示大的釉质母细胞瘤。注意其实质性和囊性成分，于增强MR图像（g）上显示最佳。

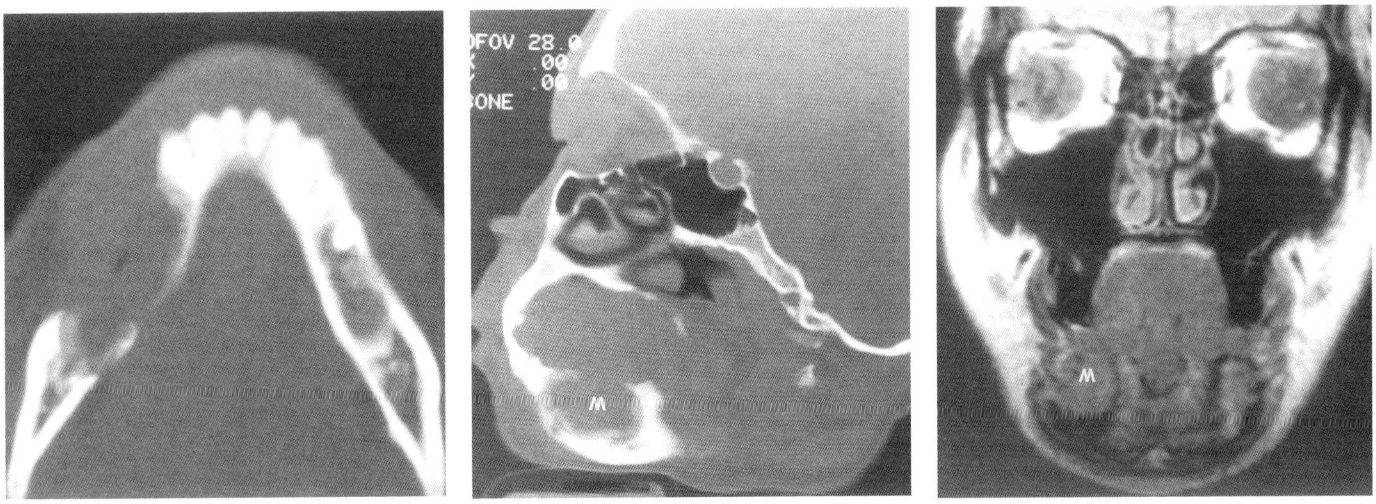

a b c

图6.26a-c 右侧下颌骨釉质母细胞瘤。a 为轴面CT扫描，b 为矢状面CT，c T1WI示右侧下颌骨肿块（M），符合釉质母细胞瘤。

图6.26d-g ▷

变可发生于上颌骨和下颌骨。囊表现为单灶或多灶的透光区，内含散在的、不规则、大小不等的钙化。其x线表现可与腺瘤样齿源性肿瘤、Pindborg瘤和釉质母细胞性纤维一齿质瘤相似[7]。

透明细胞齿源性癌

近20年来，已经有了透明细胞齿源性癌（COCC）的报道，这是一种易发于老年人上颌骨的罕见的齿源性肿瘤，女性多见，它具有潜在侵袭性，并可以多次局部复发或局限区域的或远处转移。[32] COCC是一种低分化的恶性齿源性癌。

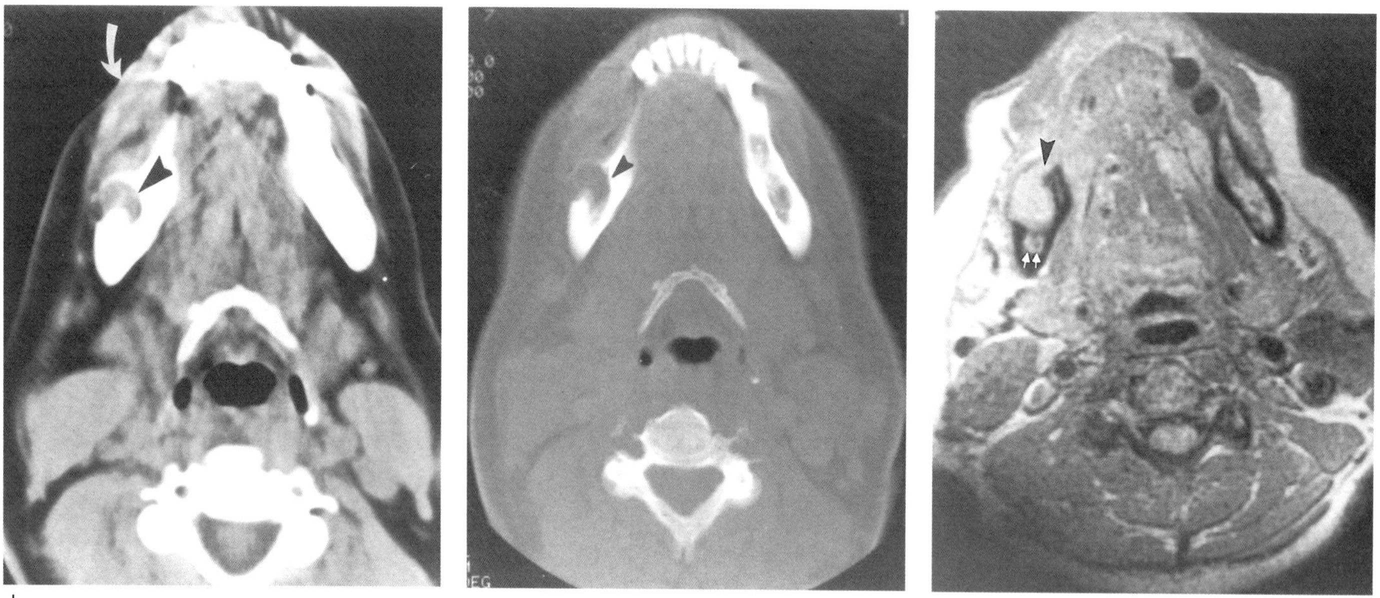

d e f

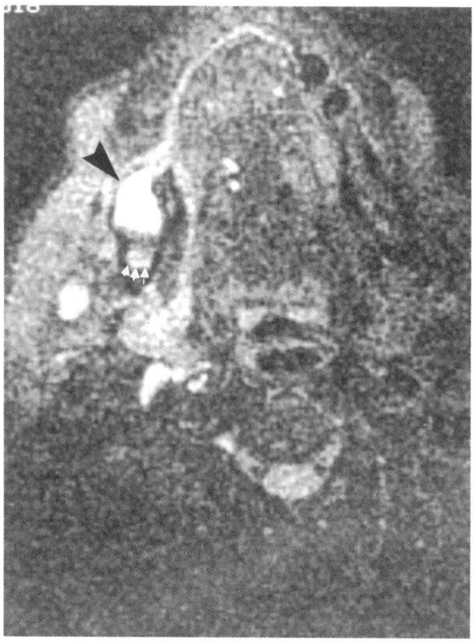

g

图6.26 d,e 复发的釉质母细胞瘤。另一患者的d轴面（软组织窗）和e轴面（骨窗）CT扫描示复发的釉质母细胞瘤（箭头）。下颌骨体部前方的软组织密度影（箭）证实是纤维组织。肿瘤和纤维组织的区分在MR上（f,g）显示较CT清晰。f轴面质子密度像和g T2WI示复发的釉质母细胞瘤（箭）；部分病变保持囊性（黑箭头）。病例由M.F.Mafee博士提供。

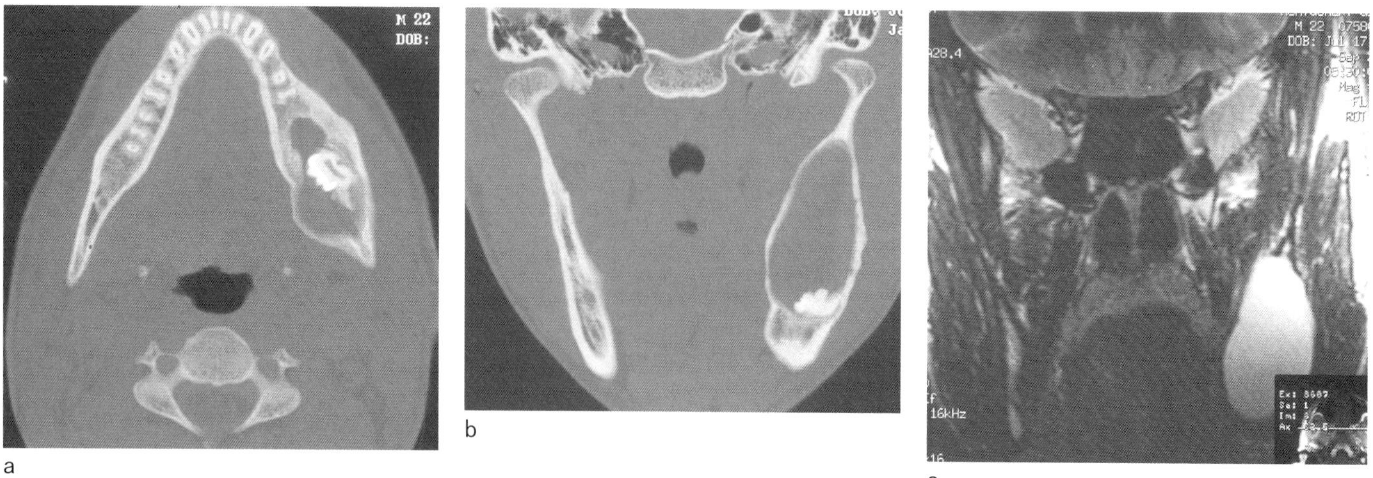

a b c

图6.27 釉质母细胞瘤。a 轴面和b 冠状面CT扫描图像示左侧下颌支膨胀性病变，病变下部有一颗完整的牙齿。c 冠状面T2WI MR扫描，病变为高信号，与牙源性囊肿不能区分。病例由M.F.Mafee博士提供。

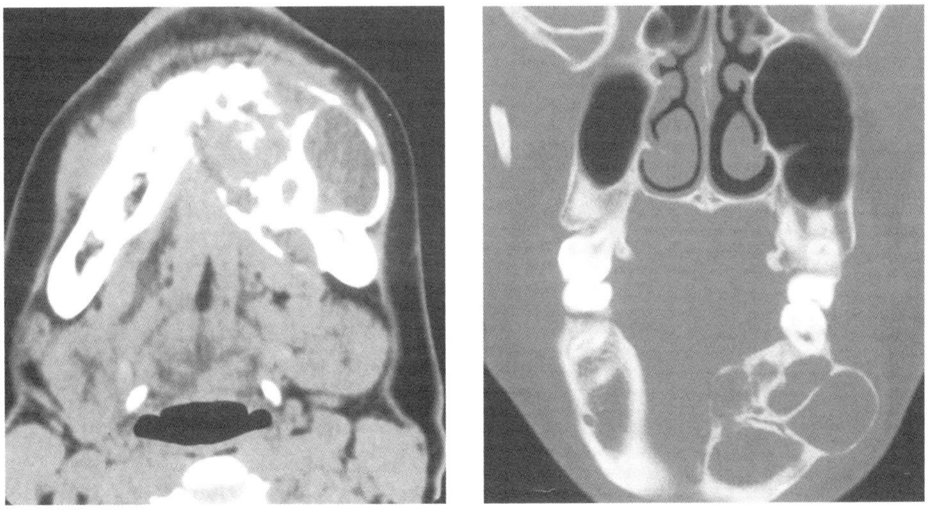

a b

图6.28　釉质母细胞瘤。a 轴面和b 冠状面CT扫描像示左侧下颌骨体部膨胀性溶骨性病变。可见多发溶骨性病变，由细小分隔分开。病例由M.F.Mafee博士提供。

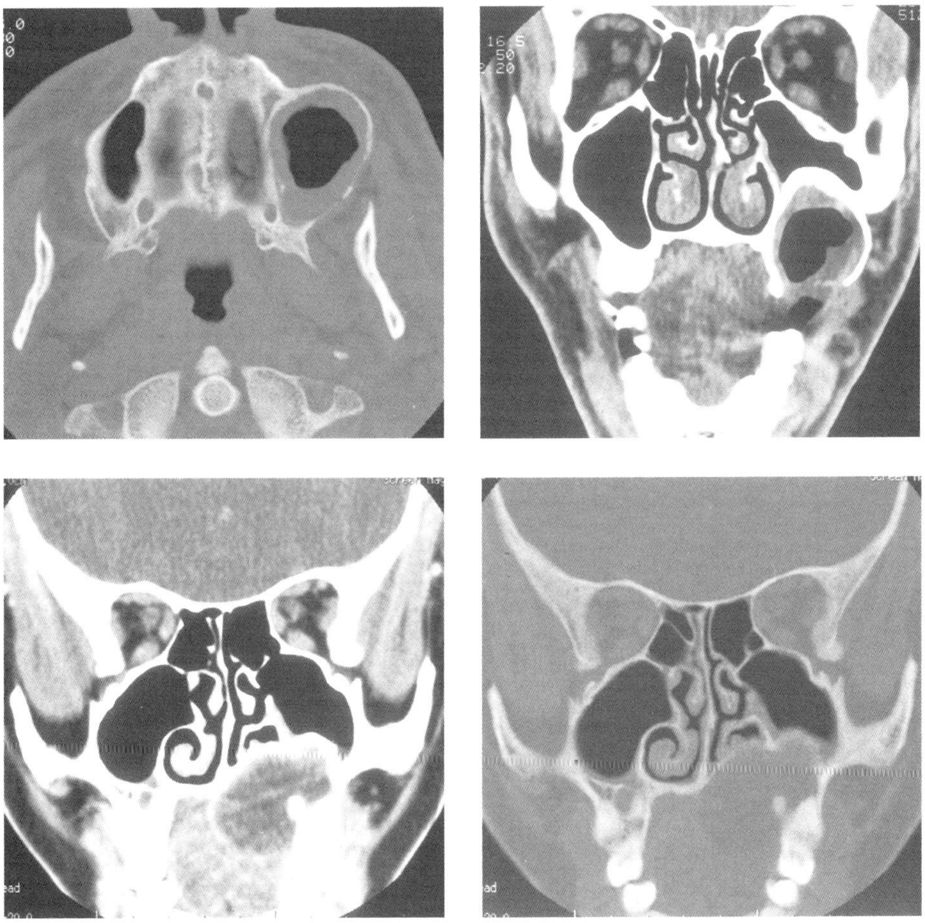

a b c d

图6.29　上颌骨釉质母细胞瘤。a 轴面CT扫描示累及左侧上颌骨的膨胀性病变。b 冠状面CT扫描示病变膨胀性生长进入左侧上颌骨窦部。注意口腔与囊性的釉质母细胞瘤相通。c,d 冠状面CT扫描示另一患者上颌骨齿源性角质囊肿。注意该病变无法确切地与釉质母细胞瘤相鉴别（a,b）。病例由M.F.Mafee博士提供。

许多COCC最初可被误诊为各种类型的造釉细胞瘤，包括不典型造釉细胞瘤、透明细胞造釉细胞瘤、腺瘤样齿源性肿瘤、黏液表皮样癌，或误诊为转移性腺癌。由于人们对该肿瘤的组织学改变、免疫组化、电镜表现和低度恶性倾向的了解逐渐增多，故将其命名为COCC[32]。下颌的骨内透明细胞瘤鉴别诊断，包括转移癌、特别是肾细胞癌、中心性（骨内的）涎腺肿瘤及齿源性肿瘤（可含透明细胞成分，如钙化的上皮性齿源性肿瘤和具透明细胞变的釉质母细胞瘤）[32]。中心性（原发于骨的）涎腺细胞瘤极其少见，发生于下颌的涎腺透明细胞癌罕有报道[32]，最常诊断的是腺样囊性癌和黏液表皮样癌（可出现透明细胞变）[32]。可有广泛透明细胞变的其他涎腺肿瘤（如肌上皮瘤／肌上皮癌和瘤细胞瘤）并不发生，如原发的骨性下颌肿瘤。

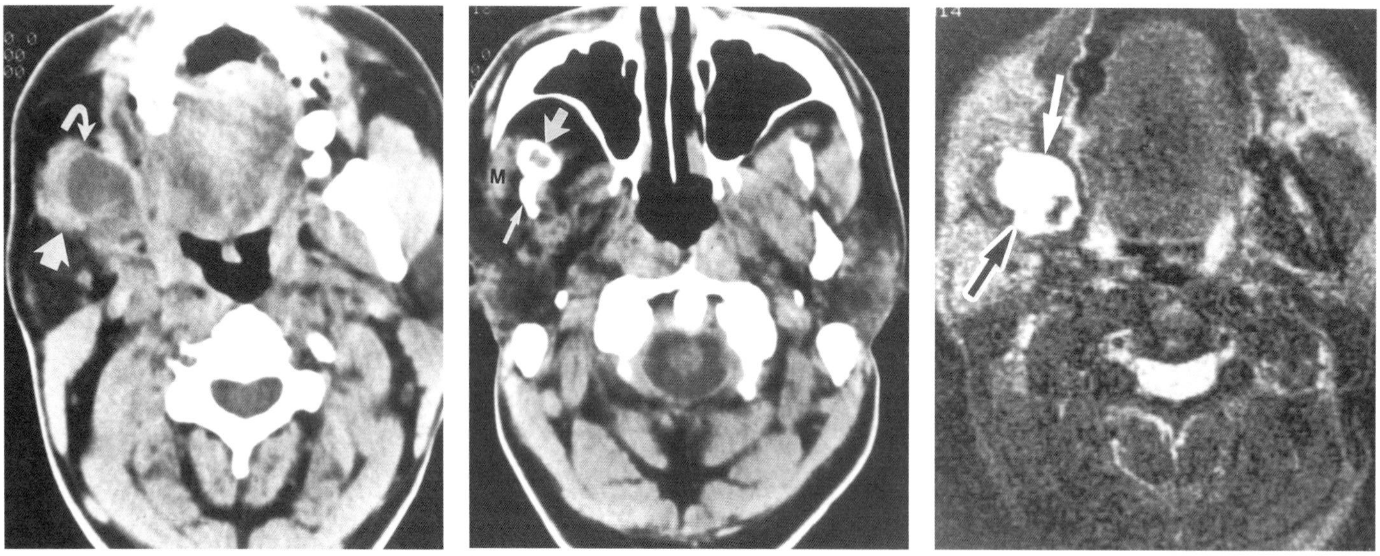

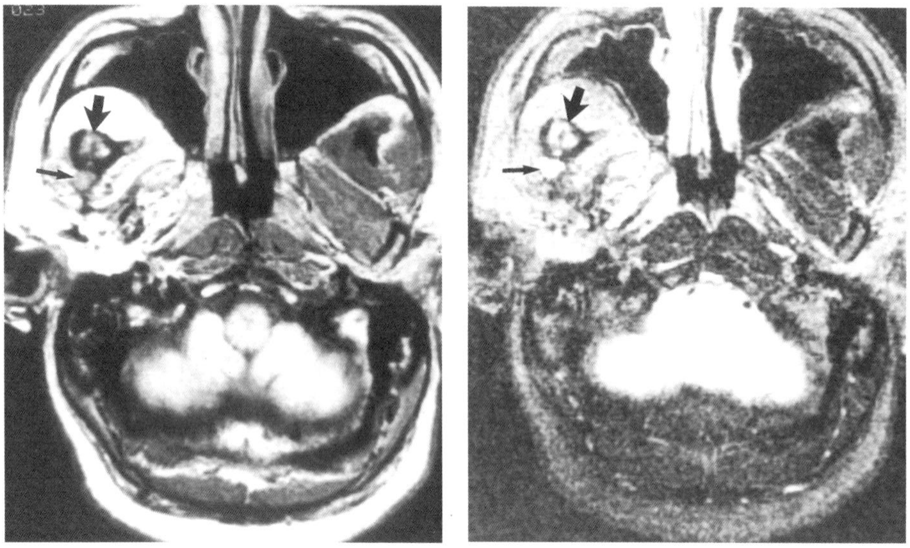

图6.30 复发的釉质母细胞瘤。a 增强轴面CT扫描示右侧下颌骨切除后及釉质母细胞瘤复发的改变（箭）。b 增强轴面CT扫描示移位的冠状突及残余髁突（箭）。注意颞肌的变形（M）及翼状肌明显萎缩性改变。在该CT图像上确定在残余下颌骨内的肿瘤是不可能的。c T2WI示复发的釉质母细胞瘤（箭）。d 质子密度像及e T2WI示残余下颌骨（箭）内的复发釉质母细胞瘤呈高信号。病例由M.F.Mafee博士提供。

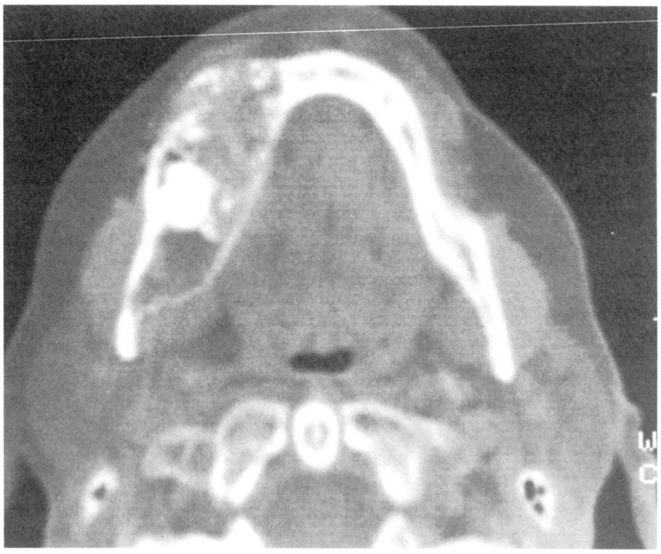

图6.31 右侧下颌骨Pindborg瘤。轴面CT扫描（骨窗）显示右侧下颌骨体部的膨胀性病变，向骨联合部扩展。病变内可见点状钙化。注意完整的第3臼齿。

放射学平片上，包括全口曲面摄影COCC表现为边界不清的透亮区。CT扫描病变表现为膨胀性分叶的肿物，静注碘对比剂后呈中度强化，可以侵蚀下颌骨皮质。[32]

混合上皮齿源性肿瘤

齿质瘤

齿质瘤[33]中包括所有的牙齿组织为杂乱排列型（如釉质、齿质、牙骨质、牙髓组织）。复合齿质瘤（复合成分齿质瘤）由牙齿的各种成分构成，与正常牙齿相似。复杂齿质瘤（复杂成分齿质瘤）其内含各种排列紊乱的牙齿组织，形态学上与正常牙齿或发育不良牙齿无相似之处。除了上述成分，含有釉质母细胞样结构的肿瘤，被称为**釉质母细胞性纤维齿质瘤**[7]。这种病通常无临床症状，常伴有未萌出的牙。大部分病变很小，仅几毫米大小，但也可长到很大。放射学，齿质瘤表现为边界清楚的肿块，内有形状不定的钙化（**复杂齿质瘤**）（图6.32～35）和/或不规则排列的畸形牙齿（**复合齿质瘤**）（图6.35）。

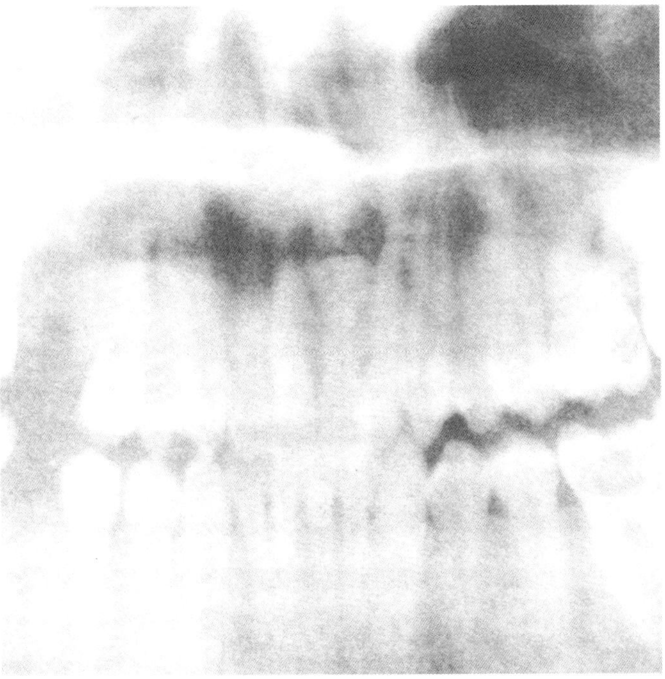

a

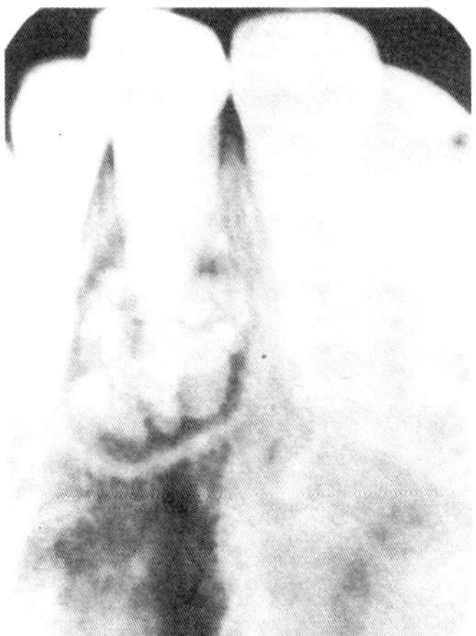

b

图6.32　复杂齿质瘤。a 上颌骨全景片示上颌骨一边界模糊的缺损区内含多发钙化密度，相邻中切牙的牙根中断。b 同一区的牙片更为细致地显示了钙化密度，形成锐利的骨性边缘，代表齿质瘤的壁。

肿瘤通常环以窄透亮带。对于无或钙化很少的发展中的齿质瘤，因不易与其他表现类似的病变区别，放射学诊断比较困难。釉质母细胞性纤维齿质瘤放射学平片表现为边界清楚的溶骨区，伴腔内散在的高密度区。

腺瘤样齿源性肿瘤

腺瘤样齿源性肿瘤（腺样釉质母细胞瘤）是一种少见的牙齿齿源性上皮肿瘤，特别是犬齿[7]。其影像学表现可与有钙化的齿源性囊肿、釉质母细胞性纤维齿质瘤和Pindborg瘤相似。[7]

中胚层齿源性肿瘤

齿源性黏液纤维瘤[9] 起源于齿源性结构的中胚层部分[5,7]。此瘤不会出现于颌骨以外的骨骼，在所有齿源性肿瘤中约占3%～6%[5,7,34]。因其发病部位仅限于颌骨，人们相信这种肿瘤就是起源于始基的成齿间充质组织或起源于胚胎性成骨结缔组织[26]。但也有极少的齿源性黏液纤维瘤发生于颞骨[35,36]。齿源性黏液纤维瘤累及上、下颌骨的概率大致相等。发生于上颌骨的病变最常见于体部和支部。放射学表现为多发的大小不等的透亮区，被或弯或直的骨小梁分隔成三角形（图6.36）、四角形或方形区域。单发病变也有报道。放射学上肿瘤边缘可以是清晰的或模糊不清（图6.37）。这类肿瘤可能与釉质母细胞瘤、中心性巨细胞肉芽肿或囊肿相似（图6.37）。如果肿瘤呈侵袭性且生长迅速，则无包膜显示，病变常经骨向周围软组织内扩展而无明显的边界。

齿骨质瘤[20] 分为根尖周围牙骨质发育不良、牙骨质化纤维瘤、巨型牙骨质瘤和良性牙骨质母细胞瘤等几类。根

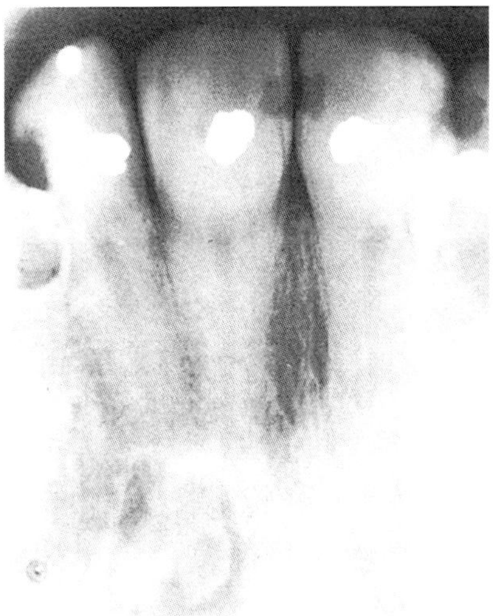

图6.33　复杂齿质瘤。前牙片显示紧邻侧切牙牙根可见一个透亮区，内含一畸形齿。

尖周围牙骨质发育不良是一种多发于下颌骨的罕见疾病，且总是发生于牙根。最初病变是由于牙周膜结缔组织增生的结果，表现为边缘清楚的透亮区，但随后可演变为密度高的钙化肿物（图6.38a）。根据放射学表现可将病变分为三期：（1）根尖部很清楚的透亮区（溶骨的早期）；（2）病变内部分为透亮区（成牙骨质的混合期），又有坚硬组织形成，开始常出现在病变中心。（3）病变演变成矿化的肿块，周围环以窄透亮区（无活动成熟期）[4,5,7]。病变所累及的牙齿是正常的。除非合并感染，否则根尖周围牙骨质发育不良不需要治疗。氟牙骨质发育不良（氟牙骨质骨性发育不良）是一种弥漫性根尖周围牙骨质发育不良（图6.38b，c）。

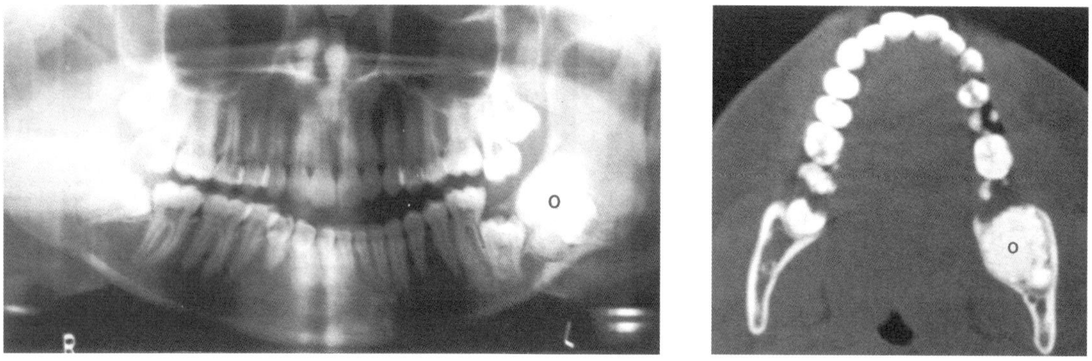

a b

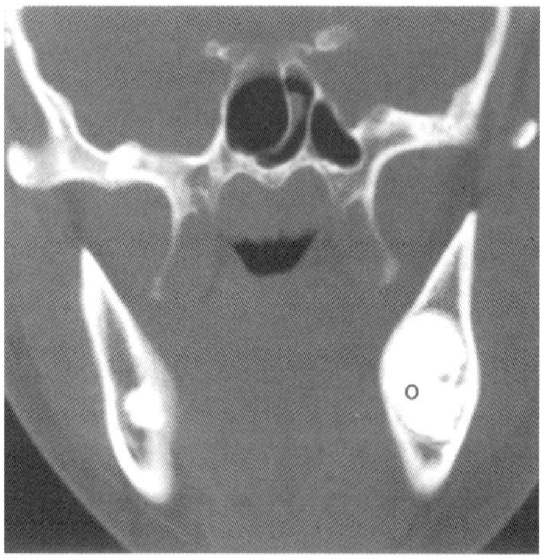

c

图6.34 复杂齿质瘤。a 全景牙片，b 轴面CT扫描，及c 冠状面CT扫描，示齿质瘤（O）。病例由M.F.Mafee博士提供。

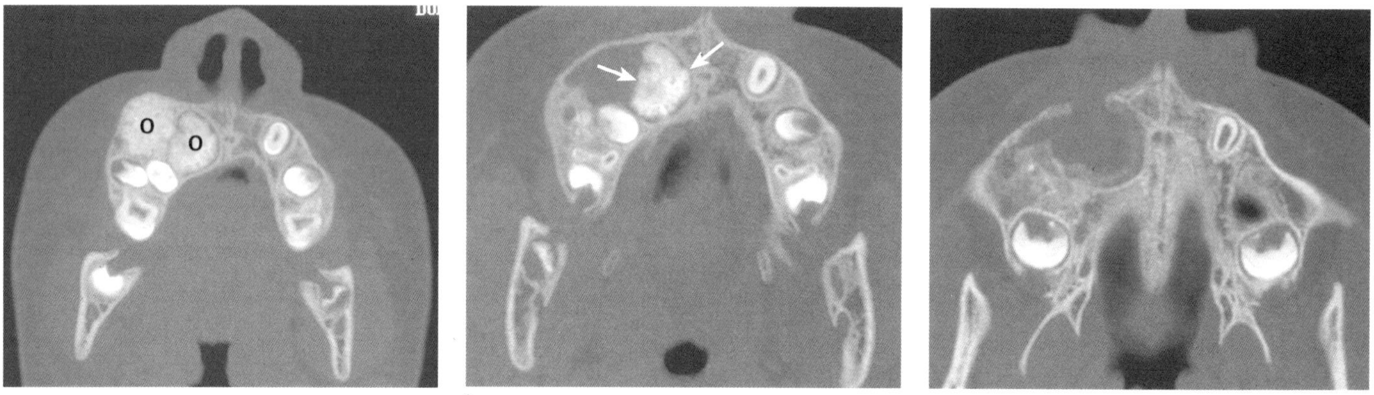

a b c

图6.35 复杂齿质瘤。a CT扫描示一名4岁儿童的大齿质瘤（O）。b CT扫描示术后残余肿瘤（箭）。c 第2次手术后CT扫描示齿质瘤被完全切除。病例由M.F.Mafee博士提供。

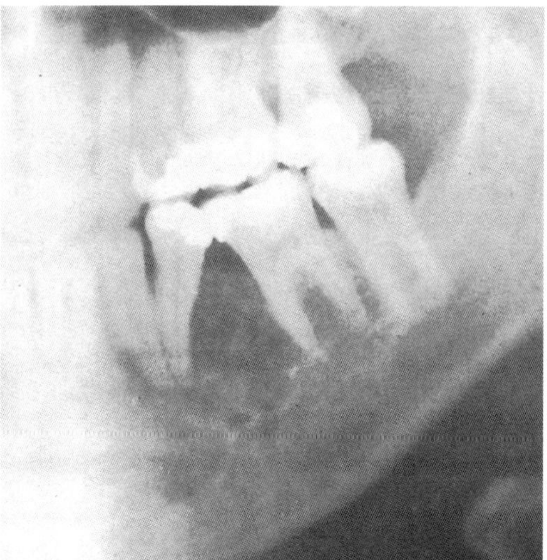

◁图6.36 左侧下颌骨黏液纤维瘤。下颌骨全景牙片显示左下颌骨齿槽部在临近的下颌骨体部前磨牙与磨牙之间，可见一分房的透亮区，伴多角度的分隔。

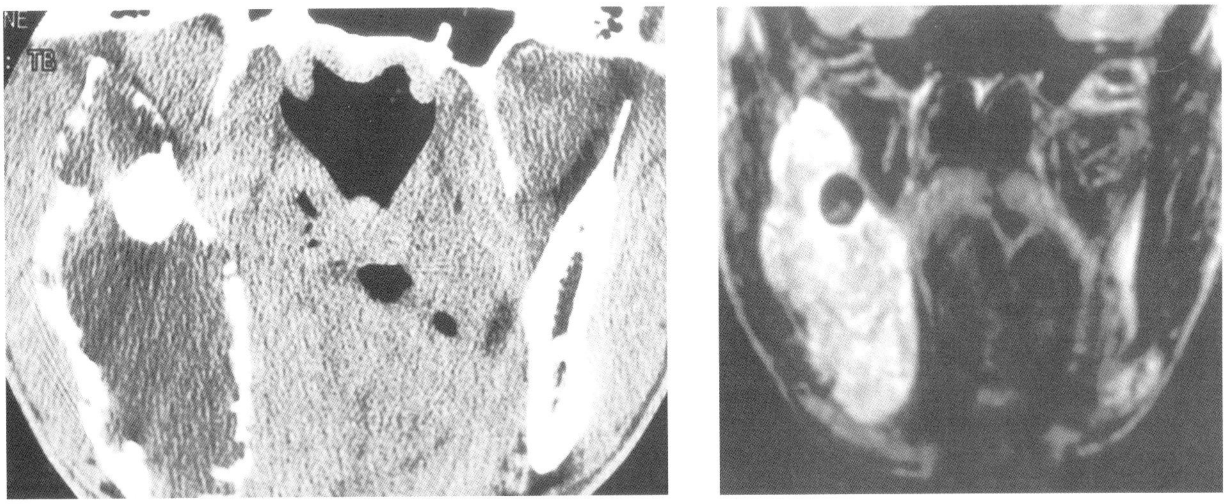

a b

图6.37 黏液纤维瘤。a 冠状面CT扫描和b 冠状面T2WI MR扫描，示右侧下颌骨一个巨大的膨胀性肿块，符合黏液纤维瘤。注意病变上部一牙根移位。增强T1WI MR扫描示病变有中度到明显的强化（此处未包括）。病例由M.F.Mafee博士提供。

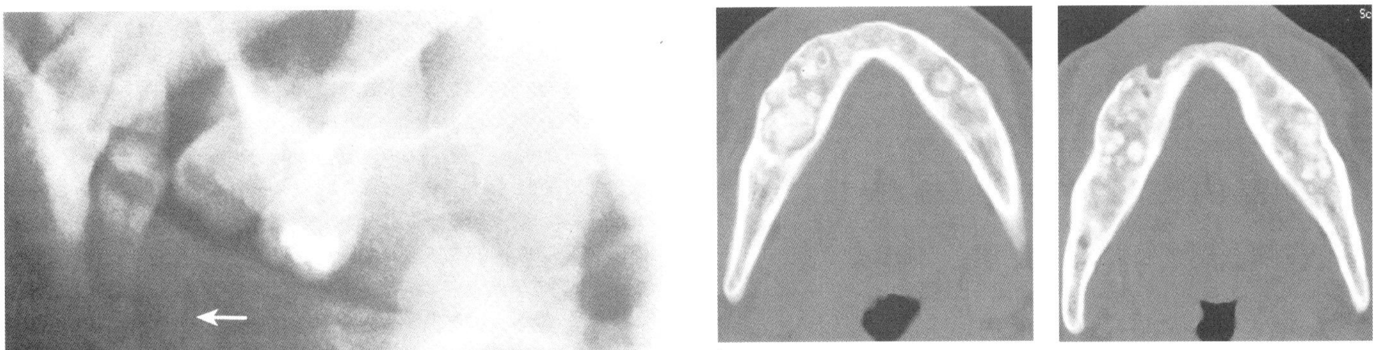

a b c

图6.38 a 根尖周围牙骨质发育不良。下颌骨斜位片示紧邻前磨牙根可见一个边界模糊不清的低密度区，伴中心钙化（箭）。b, c 氟性牙骨质发育不良的疑似病例，b 轴面CT扫描示右侧下颌骨一个轻度膨胀性病变，病变内可见大小不等的钙化区。下颌骨皮质完好。对侧下颌骨也有类似改变。c 轴面CT扫描，为b头侧6mm处，示左侧下颌骨同样被累及，病变内含数个钙化灶。病例由M.F.Mafee博士提供。

牙骨质化纤维瘤

牙骨质化纤维瘤是一种生长缓慢的间叶组织来源肿瘤，由细胞性纤维母细胞组织构成，含有类牙骨质样组织的嗜碱性肿块。肿瘤常侵及下颌骨，直径一般为1～2cm（大的病变罕见）[38]。 放射学特点决定于疾病进展的分期。早期，牙骨质化纤维瘤表现为边界清楚，界限分明的透亮区，内部无高密度区，与囊肿相似。随后病变内部逐渐沉积斑点状的钙化，形成一个高密度肿块，周围有环状透亮带[38]。

巨型牙骨质瘤

巨型牙骨质瘤由大的无细胞的牙骨质组成，表现为单侧或双侧对称的肿块，有不等的高密度影其中散在低密度透亮区。病变位于牙根附近，最常见于下颌骨[38]。

良性牙骨质母细胞瘤是一种由有功能的牙骨质母细胞构成的少见病，其特征是形成包绕根尖的牙骨质的肿块，（图6.39）。（最常累及恒牙，但乳牙也可见到）。病变常单发，一般位于磨牙或前磨牙区，常累及下颌骨第一磨牙[38]。放射学上病变边界清楚，中心高密度区与牙根相连，周围最常见宽度一致的透亮带，代表形成的细胞层外围为钙化组织。病变可使颌骨的骨皮质膨胀[38]。

良性非齿源性肿瘤[39]

这类肿瘤不仅见于颌骨，也见于全身其他部位的骨骼。放射学上，发生于颌骨的病变表现与发生于其他部位的病变没有显著差别，但要注意它们给邻近牙齿结构带来的异常改变[38]。

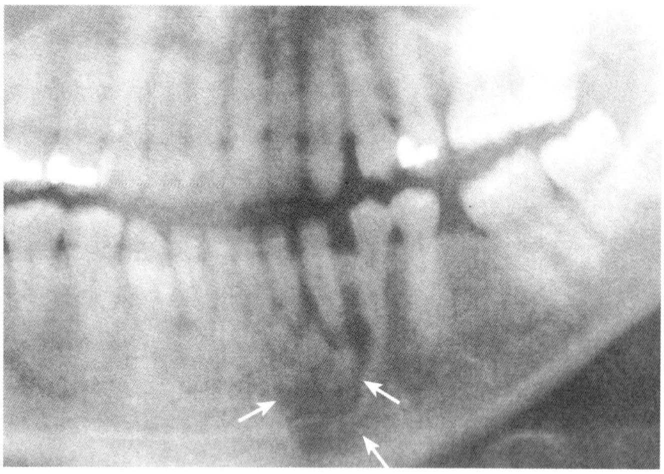

图6.39 牙骨质母细胞瘤。颌骨全景片示下颌骨体及联合部可见一钙化肿块，临近切牙和犬齿的牙根（箭）。

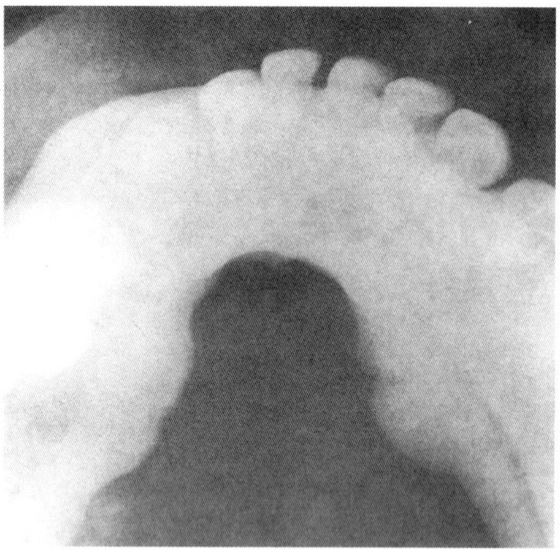

图6.40 颌骨隆突型。口内牙片示沿上颌骨左侧及右侧前缘生长的骨性外生骨疣。

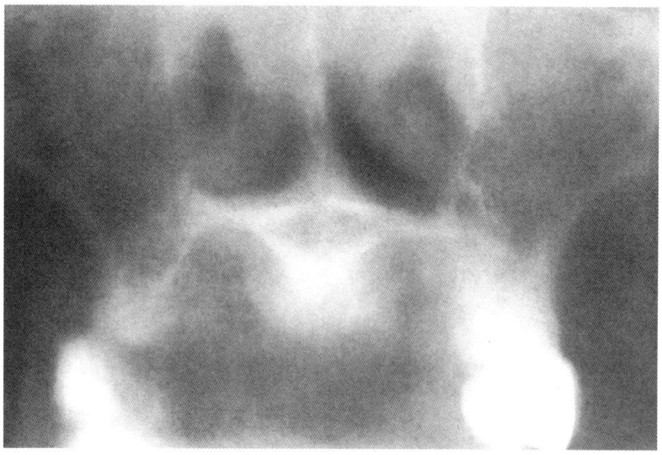

图6.41 硬腭隆突型。冠状断层摄影示生长于硬腭中部的骨性外生骨疣。

外生骨疣[40，41]

外生骨疣是骨的局限性生长突出，其大小和外观各异，呈扁平状、结节状，或为上、下颌骨表面带蒂的隆起。根据发病部位不同可分为三种类型，（1）下颌骨隆突型，（2）硬腭隆突型，（3）多发外生骨疣。下颌骨隆突型由下颌骨舌面向外生长形成（图6.40），隆起的大小、形状、数目可不同。通常双侧发病且位于下颌舌骨线上方，与前臼齿相对。硬腭隆突型是一种扁平状、梭形、结节状或分叶状外生骨疣，生长于硬腭中部（图6.41）。多发型外生骨疣生长于上颌骨颊面的磨牙区，表现为小的、结节状的骨性肿物[38]。

放射学上，可见增多的骨密度区。如果外生骨疣由致密骨组织构成，就表现为一致性高密度，而有骨髓腔的外生骨疣，有骨小梁。外生骨疣在平片上常不易显示，尤其是那些小的，或是与牙齿重叠的病灶。但是在高分辨CT骨扫描图像上很容易看到。[38]

骨软骨瘤

骨软骨瘤是一种良性肿瘤，被认为是由于软骨在某个生长点的过度生长。有报道下颌骨内的骨软骨瘤最常见于冠状突和髁状突。这是一种生长很缓慢的病变。放射学上，它们表现为骨外致密突出影。影像上可与外生骨疣相似，有时与骨旁骨肉瘤相似。虽然少见，但骨软骨瘤可具恶性倾向。治疗选择彻底手术切除。

骨瘤[38，42]

骨瘤是一种由致密或松质骨构成的良性病变，常位于骨内膜或骨膜部（图6.42），体积变化极大，可以很小，也可长到大肿块而引起骨的畸形。放射学上，其特征性表现是边界清楚的硬化的骨性肿物，有宽基底或蒂与下颌骨表面相连（图6.43）。如肿瘤位于牙齿附近，可发生牙根吸收。

Gardner综合征[43]包括多发骨瘤，伴有结肠多发息肉、表皮样囊肿和皮脂腺囊肿、皮肤硬纤维瘤和封闭的多余齿和恒牙。多发骨瘤通常先于结肠息肉（大多患者30岁以后终会发生恶变）出现[38]。虽然骨瘤可见于颅骨或面骨的任何部位，但最常见于额骨、筛骨、上颌骨和下颌骨（图6.44）。

巨细胞瘤和巨细胞修复性肉芽肿[5，7，38，44-46]

巨细胞瘤包括很多种情况。头部和颈部巨细胞瘤含三种截然不同的成分，分别为巨细胞瘤、巨细胞修复性肉芽肿和伴甲状旁腺功能亢进的褐色瘤[44]。号组织学上区分这几种骨巨细胞瘤（GCT）是很困难的，有时是不可能的。这些肿瘤都含两种主要的细胞类型，巨细胞和间质细胞。散布于这些细胞之间是不同量的基质[44]。GCT的间质是血管性的，含大量薄壁的毛细血管，常伴多发出血灶[46]。这些病变往往伴有继发的动脉瘤样骨囊肿形成（ABC）。ABC是一种放射学表述而不是一个病理学命名。它是一种继发过程，与其原发疾病并存。ABC只含出血性的囊区。1953年，Jaffe[45]新创了“巨细胞修复性肉芽肿（GCRG）”

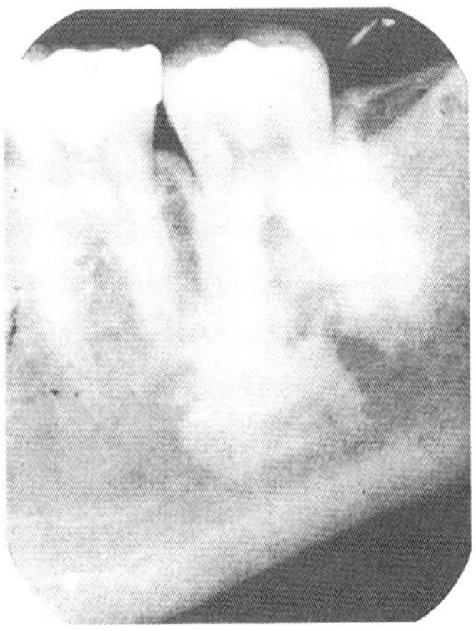

图6.42 下颌骨骨瘤。下颌骨全景片示下颌骨髓腔内一个边缘锐利的骨性病变，与附近的磨牙牙根相邻。

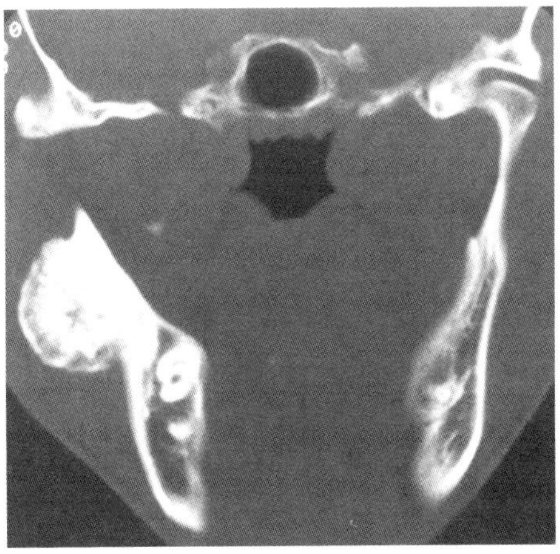

图6.43 下颌骨骨瘤。冠状面CT扫描示右侧下颌骨骨瘤。病例由M.F.Mafee博士提供。

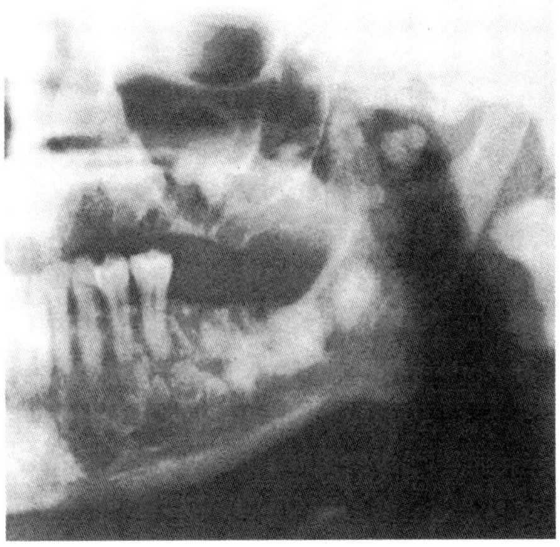

图6.44 Gardner综合征。下颌骨全景片示上、下颌骨内多发骨瘤。

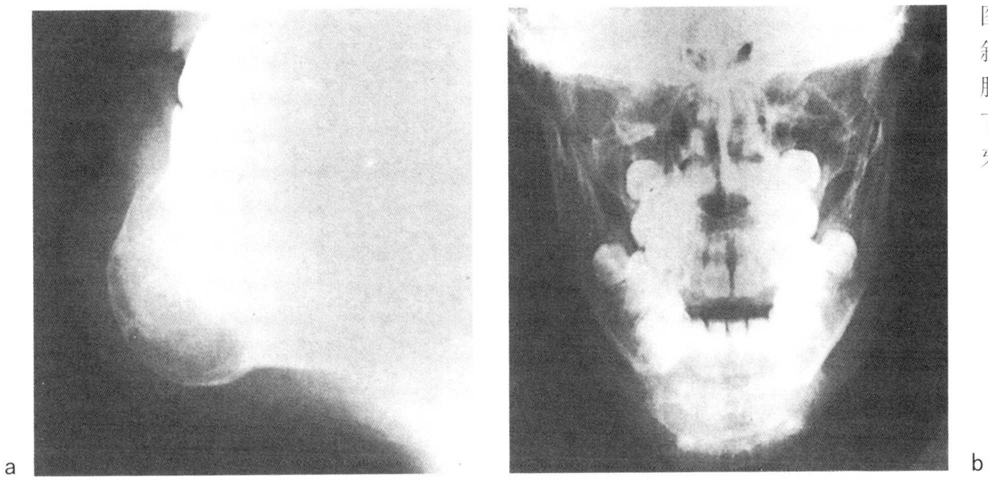

图6.45 下颌骨巨细胞肉芽肿。a 下颌骨斜位片示下颌骨联合部一个肥皂泡样的膨胀性、分隔的病变。b 下颌骨后前位片示下颌骨联合部膨胀性病变，引起邻近的前牙轻度受侵及移位。

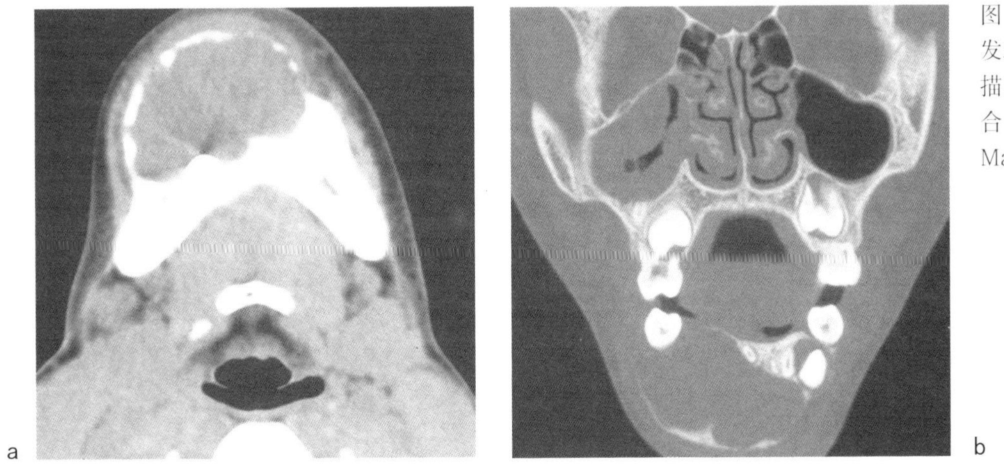

图6.46 巨细胞修复性肉芽肿。12岁男孩，发现下颌骨肿物。a 轴面和b 冠状面CT扫描示一个较大的膨胀性肿块，组织学上符合巨细胞修复性肉芽肿。病例由M.F.Mafee博士提供。

一词代表仅见于颌骨的各种巨细胞瘤，靠近骨质破坏区可看到有骨样组织沉积区，呈试图修复的表现[44,45]。Jaffe认为，这些病变代表了一种对颌骨创伤后骨内出血的反应[45]。鉴于有些病变无相应的外伤史，又没有明显的修复组织成分，另一些学者倾向于用巨细胞肉芽肿来命名此病变[46]。组织学上GCRG与GCT通常很容易区别。其肉芽肿特征主要表现在出血灶周围有丰满的、静止的纤维母细胞和多核巨细胞[46]。沿出血灶常可看到骨样成分，一个很少见于GCT的征象，而在GCRG中常见[46]。囊性变和ABC成分并不常见。颌部GCRG被进一步细分为中心型（发生于骨内的）（图6.45，6.46）和周围型（发生于牙龈软组织的）[44,46]。周围软组织型GCRG要比中心型更常见，并

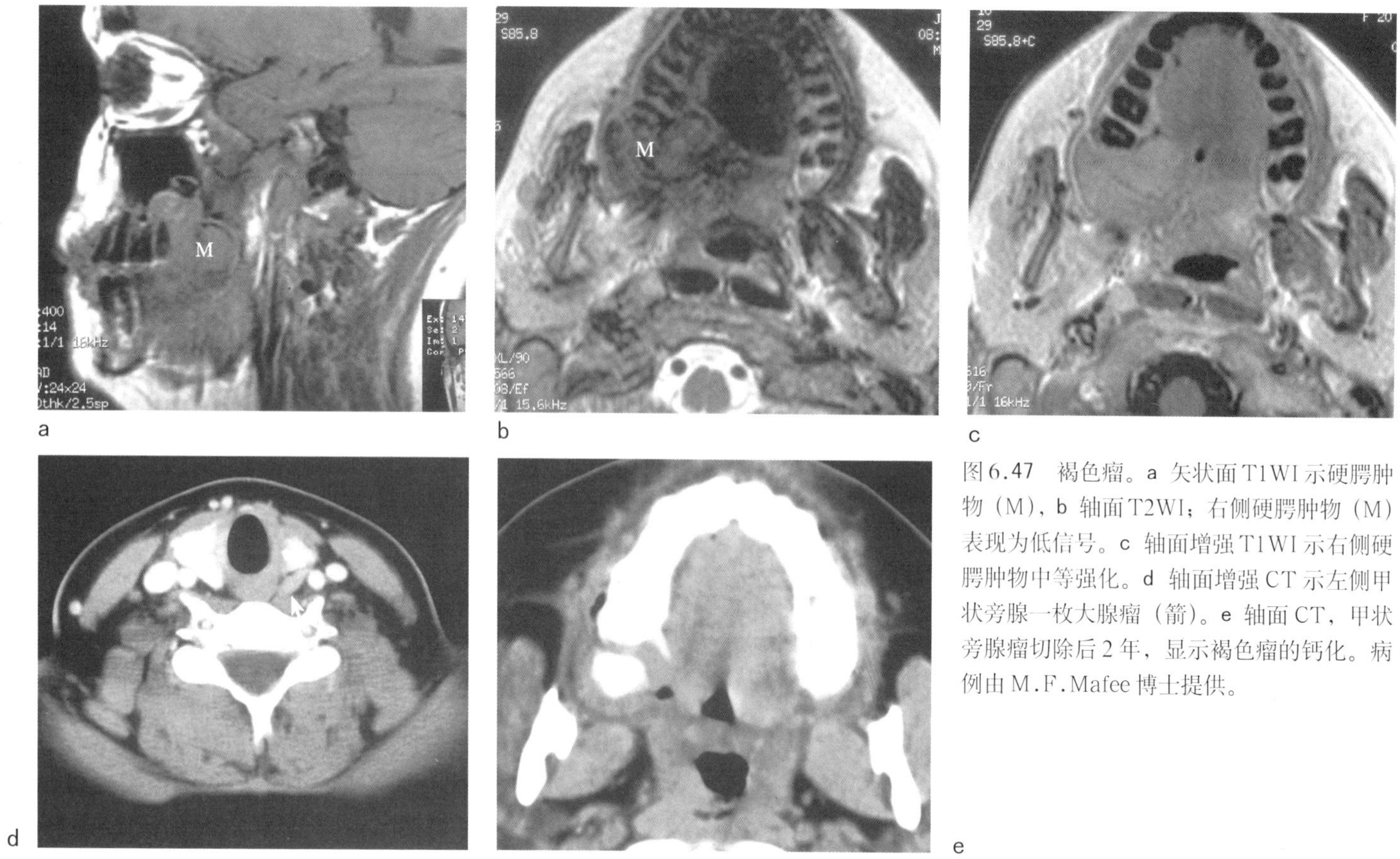

图6.47 褐色瘤。a 矢状面T1WI示硬腭肿物（M），b 轴面T2WI；右侧硬腭肿物（M）表现为低信号。c 轴面增强T1WI示右侧硬腭肿物中等强化。d 轴面增强CT示左侧甲状旁腺一枚大腺瘤（箭）。e 轴面CT，甲状旁腺瘤切除后2年，显示褐色瘤的钙化。病例由M.F.Mafee博士提供。

累及牙龈和牙槽黏膜，该肿瘤多见于20岁以上女性，并可能与先前拔牙有关。中心型GCRG常发生于10～20岁的患者，伴或不伴外伤史。真正的巨细胞瘤（GCT）是一种相对常见的骨肿瘤。绝大多数发生于骨发育成熟的患者。GCT起源与骨的干骺端，最常见的具特异性的部位是膝周围。颌面部骨的GCT罕见[26]。出现于上、下颌骨的巨细胞性病变，更多的可能是GCRG或褐色瘤，而非真性GCT（破骨细胞瘤）。究竟长骨的“真性”巨细胞瘤是否会发生于颌面部，仍有争议[46]。巨细胞肉芽肿则好发于上、下颌骨（图6.43，6.47）。最常位于下颌骨的前部（图6.45，6.46），自前磨牙和磨牙扩展，并常跨越中线。病变通常为多房性低密度，呈“蜂窝”样表现，有穿过病变区薄的骨性间隔。多个分房形状不规则，大小各异；但内部无骨小梁的单房肿瘤也曾见到。病变常呈明显膨胀和骨皮质变薄（图6.47）。如病变发生于牙齿附近，会出现牙齿移位和牙根吸收。位于上颌骨内巨细胞肉芽肿（尤其位于上颌骨窦区）表现为“磨玻璃”密度[38]。和GCT一样病变在MR T1WI和T2WI上均为低信号～等信号。囊变区（ABC部分）在MR T1WI和T2WI表现为低或高信号，取决于出血的不同时期，增强后肿瘤的实质部分有中度到或明显的强化。

褐色瘤[47]

囊性纤维性骨炎、骨囊肿、褐色瘤和其他巨细胞病变是可伴有甲状旁腺功能亢进罕见的临床疾病[47]。褐色瘤通常是全身病变的一部分，改变包括骨密度减低，全身性骨质疏松，多个指骨及锁骨的骨膜下骨吸收，牙周硬膜板层消失和颅骨脱钙。褐色瘤代表细胞的修复过程，包含成簇的含有含铁血黄素的巨噬细胞、巨细胞和增生的纤维母细胞[47]。血管结构、出血和含铁血黄素沉积使病变呈特征性的褐色，因此得名“褐色瘤”。组织学上褐色瘤与其他含巨细胞的病变不能区分。如真性巨细胞瘤、“动脉瘤样骨囊肿”、巨细胞修复性肉芽肿[47]。作为甲状旁腺机能亢进的一部分，褐色瘤通常多发，如见于肋骨、锁骨、颅骨和骨盆骨。也有上、下颌骨褐色瘤病例的报道。放射学表现为膨胀性多房病变，与转移瘤和其他纤维性骨病相似（图6.47，6.48）。

朗格汉斯细胞组织细胞病[48]

朗格汉斯细胞组织细胞病（LH）是一系列疾病的总称，其主要病理改变为含脂质的朗格汉斯组织细胞增殖，伴有炎症反应[48]。病变可为全身性、多灶性或为局灶性改变；急性或慢性；良性或恶性。根据临床特征，表述为3种疾病：Letterer-Siwe病，Hand-Schüller-Christian病和嗜酸性肉芽肿。

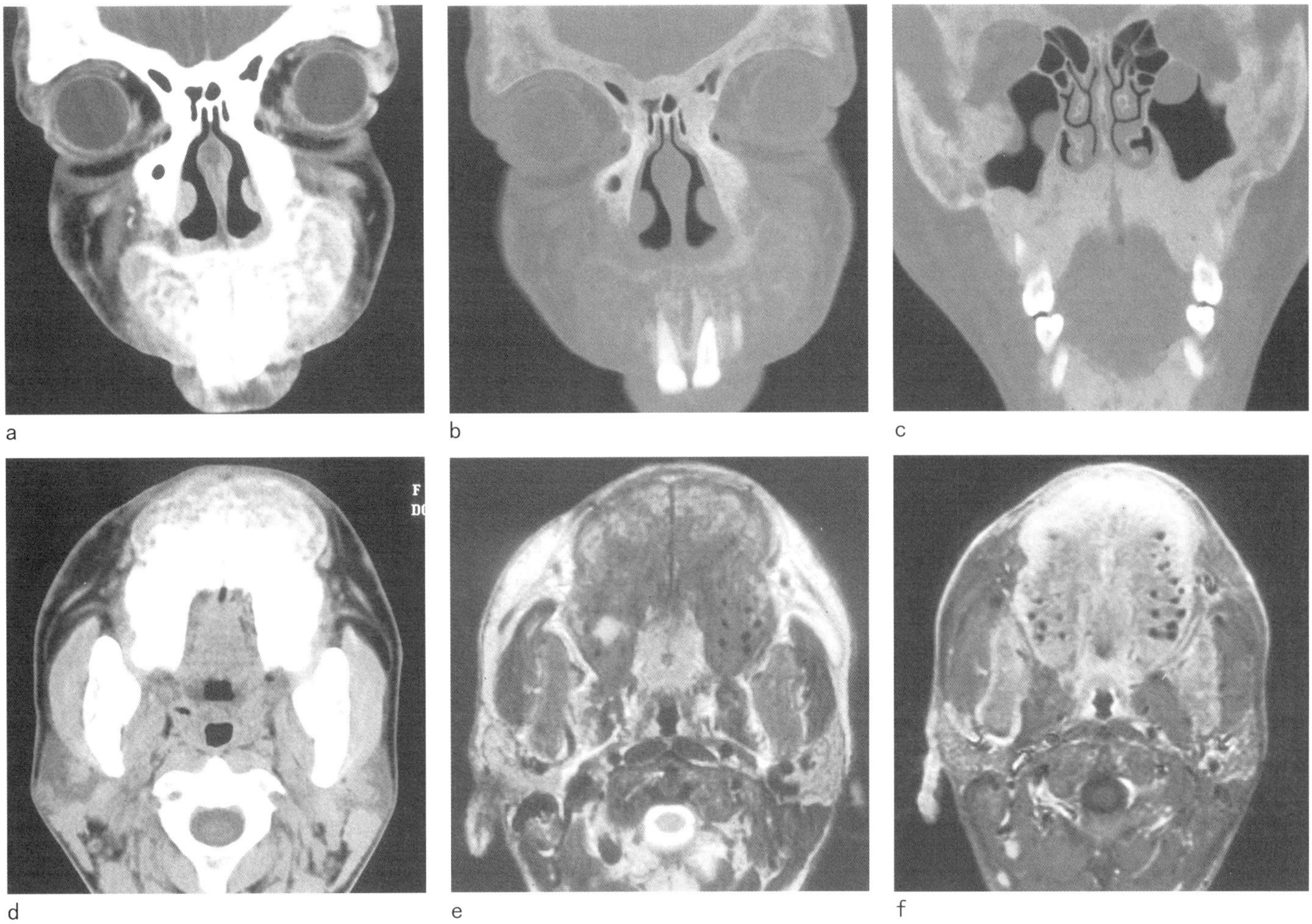

图6.48 肾性骨营养不良患者的褐色瘤。a 冠状面CT示上齿龈软组织明显增厚，伴内部不规则钙化区。b，c 冠状CT示肾性骨营养不良的骨骼改变。d 轴面CT示上齿龈软组织明显增厚，伴钙化。e 轴面T2WI示齿龈病变为混杂信号特征。f 轴面增强T1WI 示上齿龈病变中等到显著强化。上齿龈活检结果符合褐色瘤。病例由M.F.Mafee博士提供。

Letterer-Siwe病是LH的一种急性、广泛播散型疾病形式，发生于2岁以内的婴幼儿。临床表现包括皮肤病变、肝脾肿大、淋巴结肿大和肺部病变。此外病变大多出现于多处骨骼，可表现为多发的，小的，圆形低密度区，边界清楚。如果累及牙齿，则常造成牙齿松动，伴牙龈出血[7, 38]。

Hand-Schüller-Christian病[38, 48]是LH的一种播散性的慢性骨及骨外形式，代表一种介于嗜酸性肉芽肿和Letterer-Siwe 病的中间形式。有三种典型表现：(1)单发或多发的，边缘锐利的颅骨缺损；(2)单侧或双侧突眼；(3)10%的患者因病变累及漏斗-下丘脑轴而出现尿崩症。也可侵犯其他器官（如淋巴结、肝、脾、肺和皮肤等）[38, 48]。无论是发现红色海绵样的牙龈还是出现乳牙过早脱落，口内病变往往是最早被注意到的。放射学表现为上、下颌骨不规则低密度骨质缺损区。如牙槽骨破坏严重，牙齿就会出现“漂浮”征[38]。

嗜酸性肉芽肿[38, 48]是LH最轻的一种疾病形式，可以是单发或多发。可见于任何骨骼，最常见于颅骨、肋骨、股骨、和颌骨的载牙区，主要是下颌骨。多于摄片时偶然发现。病变通常位于髓腔，病骨特征性为不规则低密度区，不伴反应性骨质硬化（图6.49，6.50）。这种肿瘤样病变通常为单发，但是，也可见到像根尖肉芽肿和牙周疾病那样的多发骨密度减低区[38]。放射学早期表现为牙槽骨嵴和牙间隔的破坏，伴牙滤泡皮质轮廓或硬膜板层消失。病变区的牙齿会松动、漂浮或脱落。CT和MRI可帮助评价各种形式的LH，尤其适用于显示软组织受侵范围（图6.50）。LH在T1WI显示低信号，T2WI中等信号。钆对比剂增强后T1WI有中等到明显强化（图6.50c）[48]。

纤维骨性病变[47, 49]

骨纤维异常增殖

骨纤维异常增殖是一种特发性非遗传性（“娃娃脸”除外）良性骨病变，其正常骨组织被结构薄弱的纤维组织和骨性组织所取代[47,48]。上颌骨发病多于下颌骨，常见于后部。可见三种类型：(1)单骨型；(2)多骨型（多骨病变，通常双侧）；(3)McCune-Albright综合征，为一罕

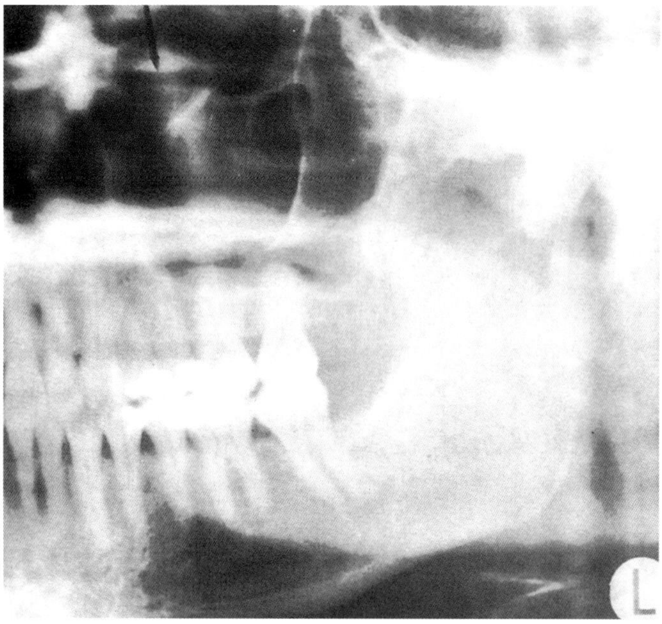

图6.49 嗜酸性肉芽肿。下颌骨全景片。可见左下颌骨升支，邻近髁状突颈部一个形态略显不规则但边缘锐利的溶骨性病变。

见疾病，包括多发骨纤维异常增殖伴内分泌异常和皮肤色素过度沉着[47,48]。

单发骨纤维异常增殖占所有病例的70%，表现为颌骨（主要是唇面或颊面）无痛性肿胀或膨凸，伴有牙齿排列不齐或移位，上颌骨隆起，和上颌窦、颧突、眶底的侵犯；有时也会扩展到颅底。单发骨纤维异常增殖男女发病均等，主要见于青少年。生长板闭合时，病变停止生长。这种单发骨病变不会进展为多发骨型。**多发骨纤维异常增殖**占所有病例的27%，以长骨畸形为特征，如弯曲、皮质增厚等。颅骨和面骨，包括上颌骨和下颌骨常常被累及，常因骨性膨胀出现两侧明显的不对称。McCune-Albright 综合征占所有病例的3%，以皮肤色素沉着、内分泌异常、性早熟、多发骨病变为特征，多见于年轻女孩[47,48]。

组织学上，纤维异常增殖由各种比例的纤维组织和编织的（不成熟的）骨组织构成。放射学上，当病变以纤维组织为主时，表现为单发或多灶性的边界不清的低密度病变；然而，当病变以骨基质为主时（图6.51~6.57），其密度差别取决于病变中沉积的不成熟骨组织含量。另一种表现是骨密度均匀一致显著增高伴骨膨胀。较大的病变会使骨皮质膨胀变薄（图6.51）。娃娃脸[49]是一种常染色体显性遗传病，发病年龄2~20岁，得名于患者娃娃脸样的外观。有青春期后颌突退化伴成年后颌骨再塑性。病变以双侧颌骨肿胀为特征，一般为下颌骨[49]。 上、下颌骨内出现多发的、通常两侧对称的纤维骨性病变，尤其多见于下颌支（图6.52，6.53）。典型的影像表现是膨胀性生长的病变伴骨皮质变薄和多房的低密度区，内含粗大的骨小梁结构（图6.51）。组织学上，病变由纤维组织和大量多核巨细胞构成。

骨化性纤维瘤[47,49]

骨化性纤维瘤是一种由纤维组织构成的界限清楚的良性病变，内含多少不等的不规则骨小梁，其中偶尔混杂有牙骨质。最常发生于下颌骨[7,38]。 放射学上病变呈锐利的边界（图6.58），与纤维异常增殖正好相反。疾病早期为低密度区，随着肿瘤的成熟，骨性密度不断沉积，使病变逐步变为高密度肿块（图6.59）。

砂砾性活动性骨化性纤维瘤（青少年侵袭性骨化性纤维瘤）[47,49]

砂砾性活动性骨化性纤维瘤又名青少年侵袭性砂砾性骨化性纤维瘤，是骨化性纤维瘤的一种变异，典型的见于上颌骨和鼻窦道[47,49]。 该疾病主要发生于年轻人。病变具侵袭性表现，使病骨明显膨胀（图6.60）。该病已在第4章鼻腔和鼻旁窦有详细论述。

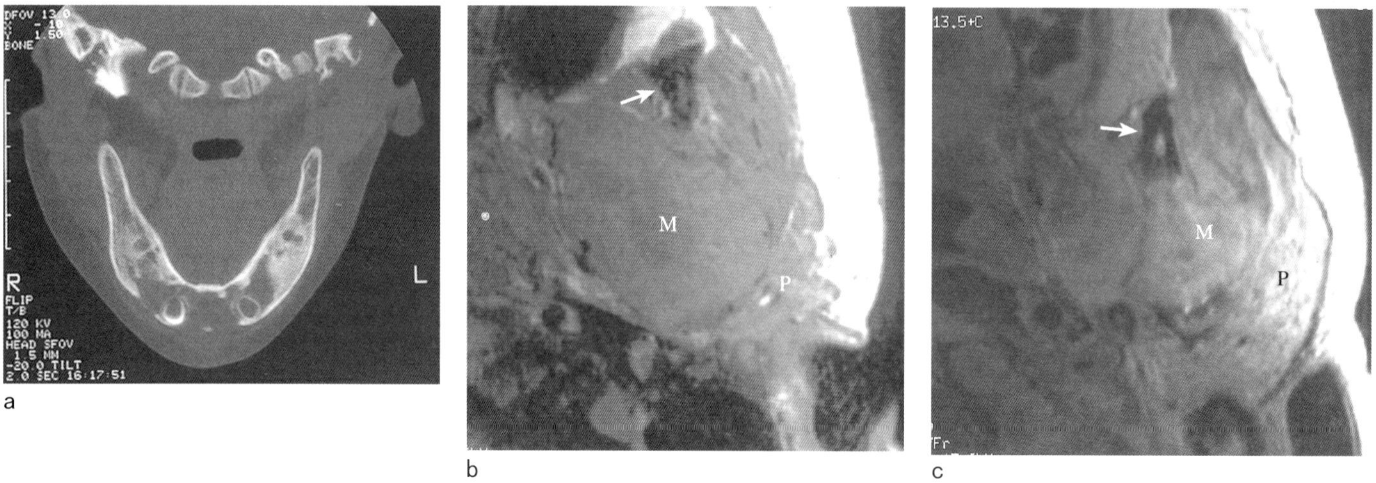

a b c

图6.50 a 朗格汉斯细胞组织细胞病。CT示下颌骨多发的溶骨性病变；可见双侧乳突受累。b 另一朗格汉斯细胞组织细胞病的轴面T1WI 和c 增强轴面T1WI示下颌骨巨大肿块(M)。注意下颌骨未受累及的部分（箭）。P=腮腺。病例由M.F.Mafee博士提供。

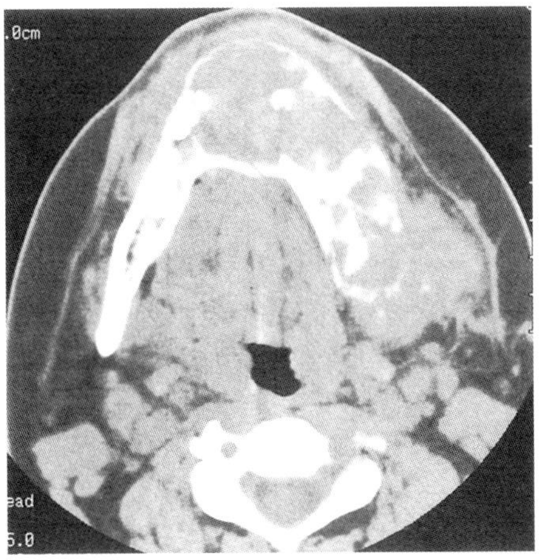

图6.51 下颌骨纤维异常增殖。轴面CT（软组织窗）示左下颌骨膨胀性病变，累及联合部。膨胀的下颌骨内部可见多发的骨性密度。骨膨胀边缘轻度不规则和不完整。

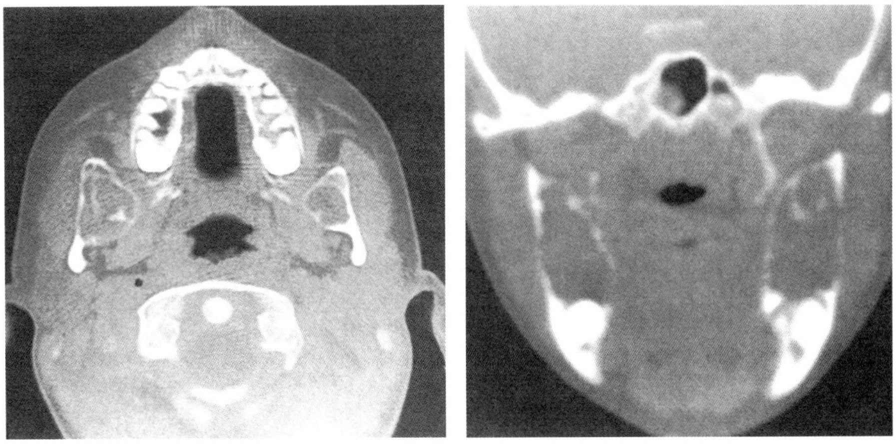

a b

图6.52 娃娃脸。a 轴面CT示下颌骨两侧升支膨胀性纤维性病变。b 冠状面CT也显示右下颌骨两侧轻度分隔的膨胀性、囊性病变。

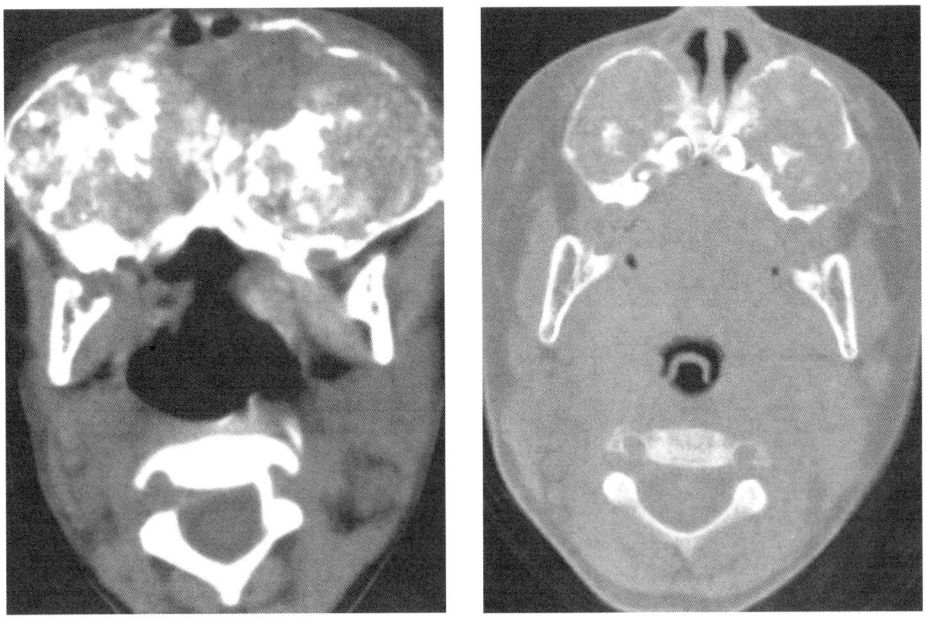

a b

图6.53 娃娃脸。a，b 轴面CT显示上颌骨明显膨胀，为纤维骨性病变，符合骨纤维异常增殖。病例由M.F.Mafee博士提供。

骨母细胞瘤[47,49]

骨母细胞瘤是一种良性成骨性肿物，多见于10～30岁，男性多见，男女比例约2∶1。骨母细胞瘤组织学上与骨样骨瘤相似，但体积较大（常大于2cm）。骨母细胞瘤为圆形或卵圆形，边界清楚，内部有不成熟骨形成的交错的骨小梁，边缘主要为成骨细胞。包绕肿瘤骨的基质是富含毛细血管的疏松结缔组织。头部及颈部的骨母细胞瘤发生于上下颌骨、眼眶和颞骨。放射学上，骨母细胞瘤表现为边界清晰的圆形膨胀性病变，有明显的钙化边缘[47,49]。静注钆对比剂后，T1WI可见肿瘤中心部分中等到显著的强化（见第4章和TMJ）。

软骨瘤

软骨瘤属生长缓慢的病变，认为起源于骨中的软骨残余[7]；看起来很像下颌骨体中的溶骨性病变，偶见于髁状突[7]。组织学上，软骨瘤属于透明软骨新生物，因此，表现为T2WI高信号[7]。病变于T1WI为低信号，静注钆对比剂后，T1WI有灶性强化[7]。

软骨母细胞瘤[47,49]

软骨母细胞瘤是一良性软骨性肿瘤，由软骨母细胞构成，并形成原始的透明基质包绕在软骨母细胞周围。软骨母细胞瘤并不常见，发生在头部及颈部的占2%[49]。最常见部位是颞骨（见第3章）。肿瘤形成边缘清晰的地图样低密度区，常带有点状钙化。

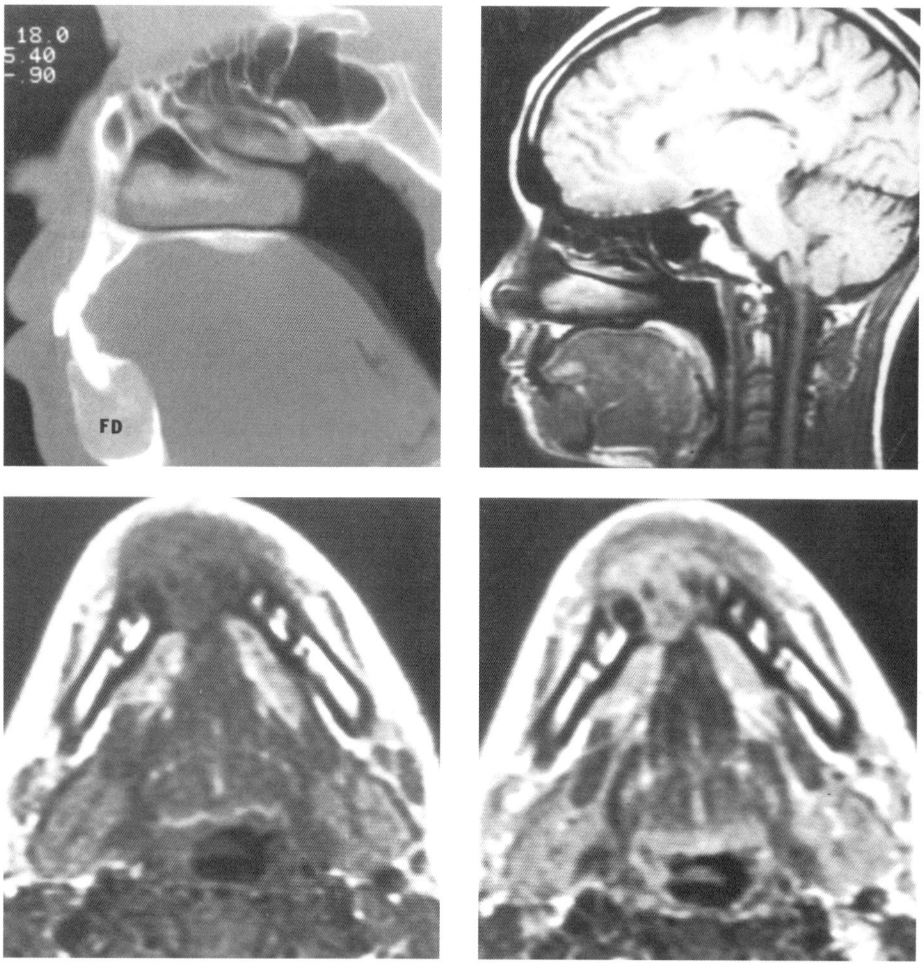

a b c d

图6.54 骨纤维异常增殖。a 矢状面CT，b 矢状面T1WI，c 轴面未增强T1WI和d 轴面增强T1WI示下颌骨纤维异常增殖(FD)。病例由M.F.Mafee博士提供。

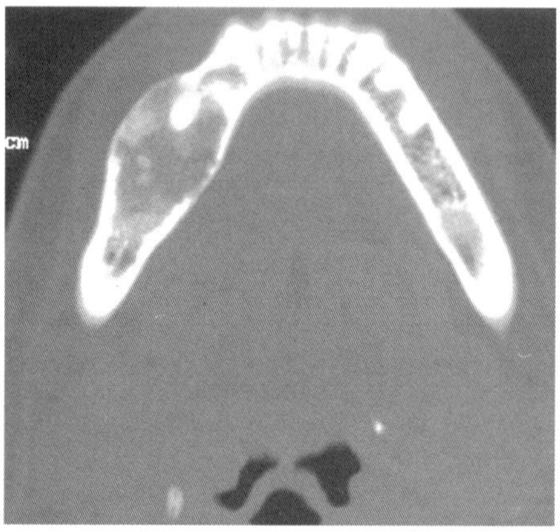

图6.55 骨纤维异常增殖。轴面CT示右侧下颌骨体膨胀性病变，符合骨纤维异常增殖。病变内几乎没有钙化区。

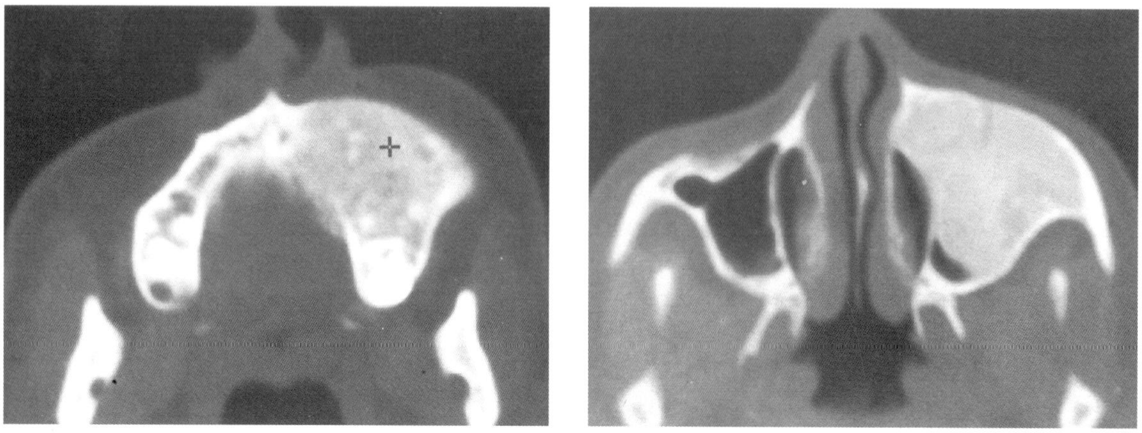

a b

图6.56 骨纤维异常增殖。轴面CT（a和b）示上颌骨及左侧上颌窦骨纤维异常增殖。注意，与图6.55病变不同，本例骨纤维异常增殖病变内有弥漫钙化，CT扫描呈特征性的毛玻璃改变。病例由M.F.Mafee博士提供。

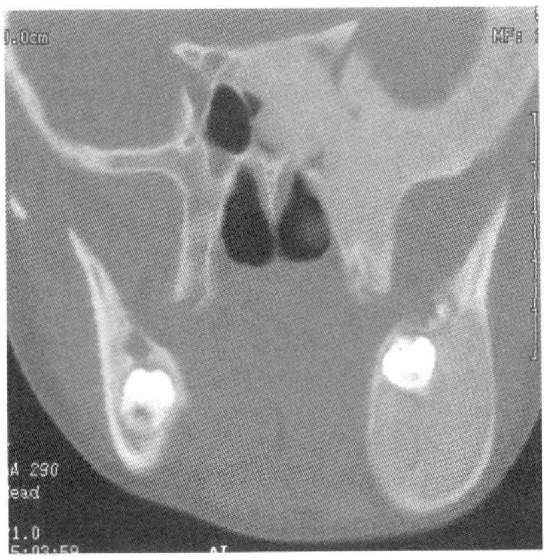

图6.57 多骨的纤维异常增殖。冠状面CT示累及左侧下颌骨、左侧蝶骨和左侧颞骨的骨纤维异常增殖。

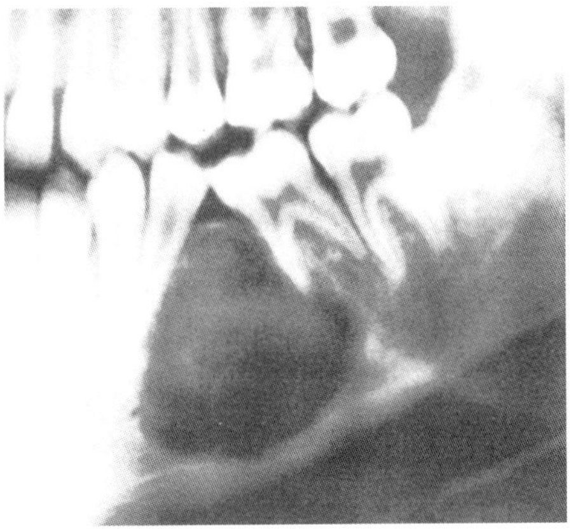

图6.58 左侧下颌骨骨化性纤维瘤。下颌骨全景牙片示下颌骨体一边缘锐利的溶骨性病变，略呈膨胀性，使包绕的磨牙和前磨牙轻度移位。病例由M.F.Mafee博士提供。

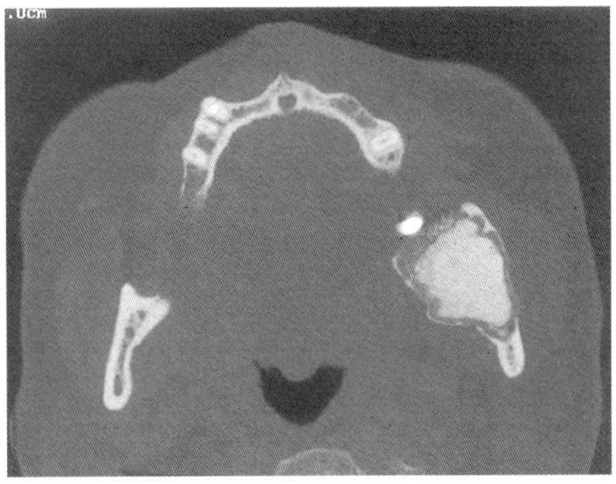

图6.59 轴面CT示一个累及左侧下颌骨的病变，疑为骨化性纤维瘤。病例由M．F．Mafee博士提供。

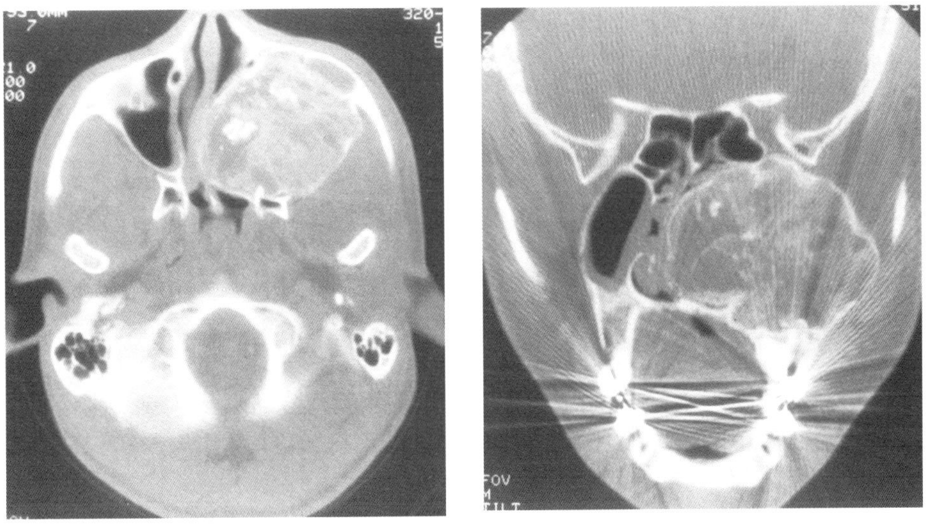

图6.60 青少年侵袭性骨化性纤维瘤。轴面CT（a）和冠状面（b）示膨胀性肿块伴钙化灶（沙砾样小体），累及左侧上颌骨，符合砂砾性骨化性纤维瘤。病例由M．F．Mafee博士提供。

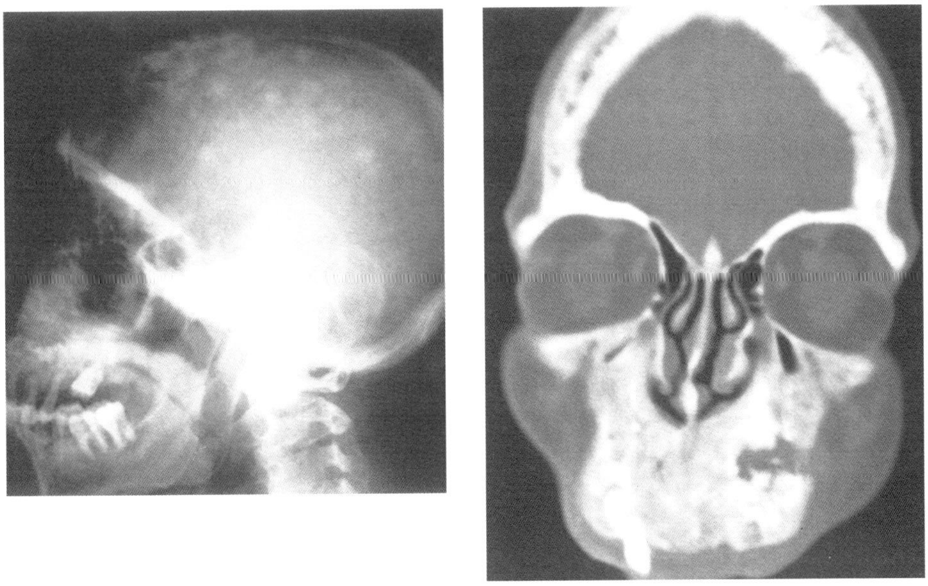

图6.61 畸形性骨炎。a 头颅侧位片示上颌骨及颅骨畸形性骨炎样改变。b CT示畸形性骨炎明显累及顶骨、上颌骨和下颌骨。病例由Calvin Flowers博士（芝加哥，IL，美国）提供。

畸形性骨炎[50]

畸形性骨炎是40岁以上人群的常见病，约占该人群的3%～4%[50]。它以骨的过度和异常重塑为特征，活动期和静止期病变同时存在[50]。病理上可分为三期：溶解期，病变以破骨细胞为主；混合期，成骨细胞引起的骨修复与再吸收并存；成骨期，此时以成骨细胞为主[50]。畸形性骨炎的放射学表现反应了这些病理改变。最初是溶骨性改变，随后骨小梁增多，骨皮质增厚，骨骼粗大，髓腔膨胀

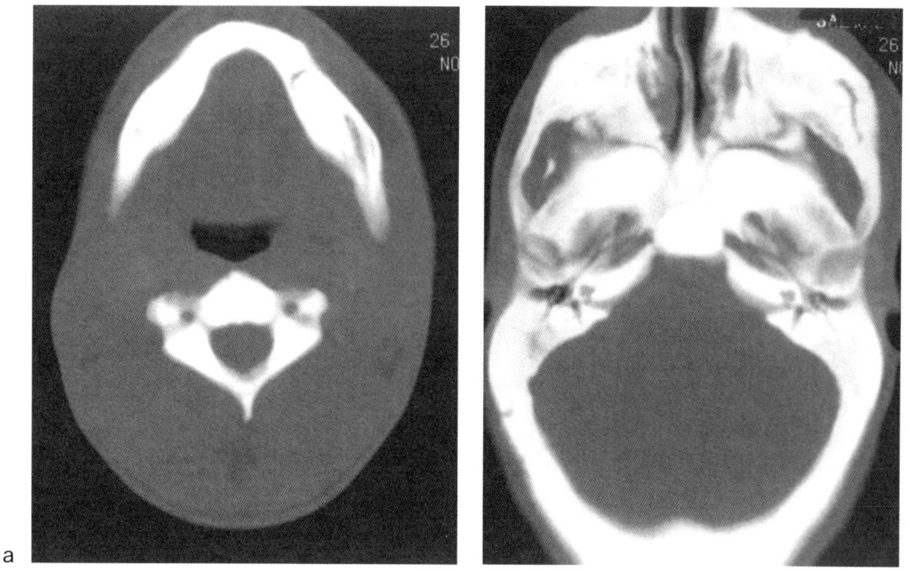

图6.62 石骨症。CT扫描（a和b）示石骨症造成上、下颌骨及其它面颅骨明显硬化，伴骨髓腔消失。病例由M.F.Mafee博士提供。

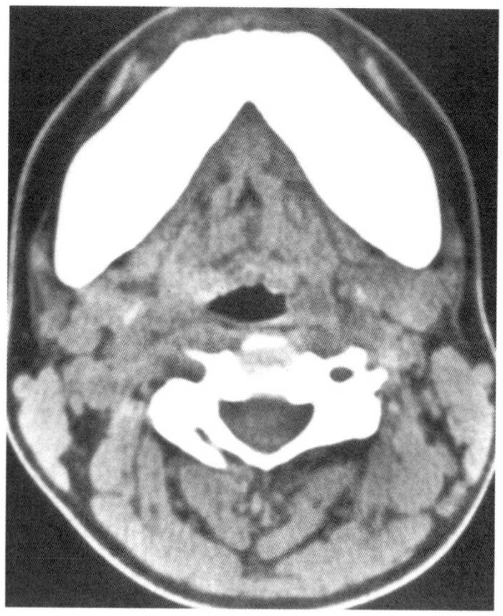

图6.63 Engelmann疑似病例。CT扫描示下颌骨明显硬化和增厚。病例由M.F.Mafee博士提供。

（图6.61）。还可见骨髓改变，活动期增强T1WI骨髓有中等到显著的强化。如出现骨质破坏和局部软组织肿块则预示有肉瘤样变的可能[50]。

石骨症

石骨症是具有破骨细胞骨吸收作用受损不同情况的一组疾病[51, 52]。共分五型。最常见的两种是常染色体隐性（恶性）和常染色体显性（良性）遗传石骨症[51]。二者之间通过遗传形式、临床和影像学表现、预后很容易区分[52]。常染色体隐性型患者在出生时或生后不久发病，常常于幼儿期病亡。而良性常染色体显性型石骨症是一种成人型疾病，有时于放射学检查时偶然发现[52]。根据骨质硬化的分布，可以将该病分成两个基本表型：常染色体显性石骨症Ⅰ型（ADO-Ⅰ）和Ⅱ型（ADO-Ⅱ）。ADO-Ⅰ型以普遍的、均匀性骨质硬化为特征，主要见于颅骨、脊柱和长骨[52]。Ⅱ型则以不同分布的硬化为特征。可见到更多的局灶的骨过度硬化，而不是较为一致的骨质硬化。导致骨内骨（“骨中骨”）和颅底明显硬化[52]。X线平片和CT显示面颅骨包括髓腔在内的一致性硬化（图6.62）。受累的骨于MR所有脉冲序列上均表现为低信号[51]。Engelmann病的CT表现可与石骨症相似（图6.63）。

血管肿瘤

血管瘤[38]

血管瘤是一种血管性肿瘤，罕见于颌骨，多发于颅骨和椎体。是由新生血管（毛细血管、海绵状或混合型）构成的良性肿瘤，常于拍片检查时偶然发现。放射学上病变表现为低密度区，常有纤细的骨小梁通过将病变分隔为大小不等的腔（图6.64）。大血管瘤可使骨皮质变薄、膨胀、或被破坏。如骨小梁呈放射状排列，就形成“日光征”。有时也会见到单发低密度病变伴硬化或模糊的边界（类似骨囊肿）[38]。

血管畸形

血管畸形通常出生时即有，可以单由毛细血管、静脉、动脉、淋巴组织中的一种构成，或者由这些成分混合而成。根据临床和血管造影表现，分为高血流和低血流性病变[7]。发生在上颌、下颌、面部的病变常常侵犯骨质（图6.65）。

血管外皮细胞瘤[26]

血管外皮细胞瘤是一组生物学行为各异的血管性肿瘤，起源于作为压力感受器的外皮细胞，位于毛细血管壁的外层内[26]。在头部和颈部，血管外皮细胞瘤可出现于任何部位，但最常见的发病部位是鼻腔、眼眶和鼻旁窦。血管外皮细胞瘤是富血管性病变，可以造成骨质侵蚀。骨内的血管外皮细胞瘤可与骨内的血管瘤表现相似（图6.66）。

神经源性肿瘤

良性神经源性肿瘤（神经鞘瘤或神经纤维瘤）[38]偶见于颌骨，绝大多数发生于下颌骨。**神经鞘瘤**（雪旺细胞瘤）通常有包膜且内含两种组织成分（Antoni A型和Antoni B型组织）。

神经纤维瘤起源于神经纤维的结缔组织鞘，可见神经突（轴突）穿过无包膜的肿瘤。这类肿瘤可以单发，也可以是神经纤维瘤病的一部分。放射学上，表现为一个孤立的低密度病变，伴下颌管的扩大（图6.67），或表现为单房或多房低密度伴皮质膨胀甚至穿透。有时，颌骨内的肿瘤会穿透皮质扩展到周围软组织。一个靠近骨生长的神经纤维瘤会在骨表面造成杯口状的侵蚀破坏[38]。

恶性肿瘤

恶性肿瘤分为（1）继发于邻近软组织的病变侵犯上、下颌骨；（2）原发于上、下颌骨的肿瘤；（3）远处而来的转移瘤三大类。它们代表不同组的病变，主要由癌和肉瘤组成[38]。根据恶性肿瘤的放射学表现常能将其与良性肿瘤和囊肿区分，然而许多情况下也需要活检来作最后诊断。然而手术或放疗前放射学上评价恶性肿瘤的范围十分重要。在诊断上、下颌骨恶性肿瘤时，CT与MRI检查是首选的方式。两种方法具互补性，CT适用于分析骨的改变，显示钙化和确定肿瘤扩展到上、下颌骨以外；而MRI对于组织特征更有特异性，可最佳确定骨外软组织受累的边界，显示骨髓受侵[5,38]。

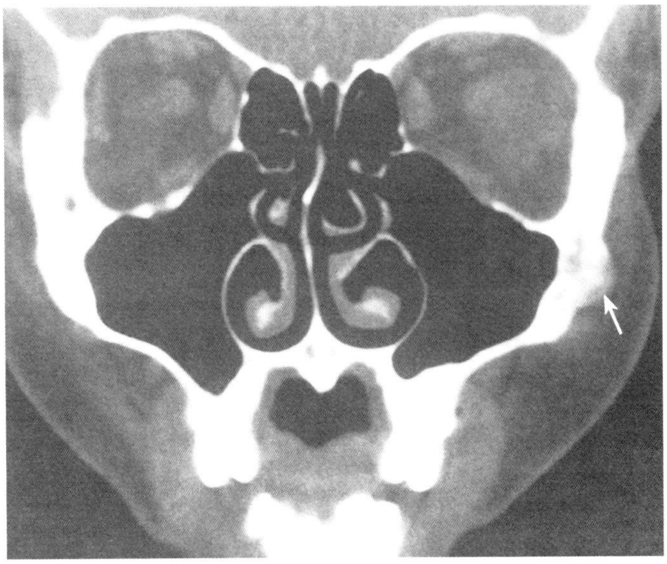

图6.64 左侧上颌骨血管瘤。冠状面CT（骨窗）示左侧上颌骨膨胀性病变（箭）。病变边界清楚，中心含放射状骨针。

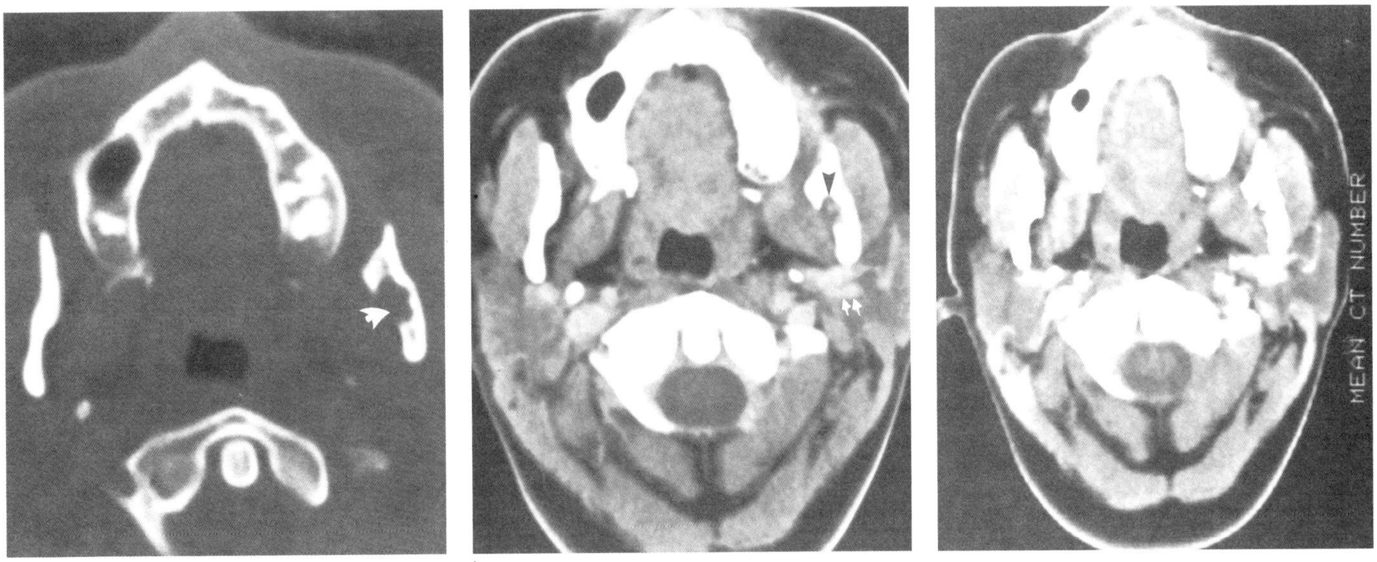

a b c

图6.65 面部动静脉畸形（AVM）累及下颌骨。a 轴面CT示左侧下颌支低密度区（箭）。b 轴面增强CT示下颌骨后部血管结构增多（白箭）。注意左下颌支骨质缺损区有局灶性强化(黑箭头)。c 动态CT示下颌骨AVM明显迅速强化。病例由M.F.Mafee博士提供。

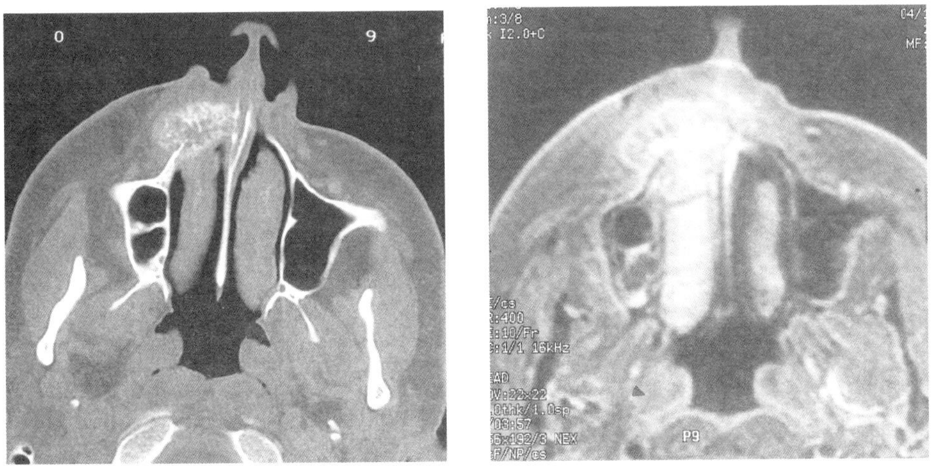

a b

图6.66 海绵状血管外皮细胞瘤。a CT和b 增强T1WI示累及上颌骨的骨内血管外皮细胞瘤。

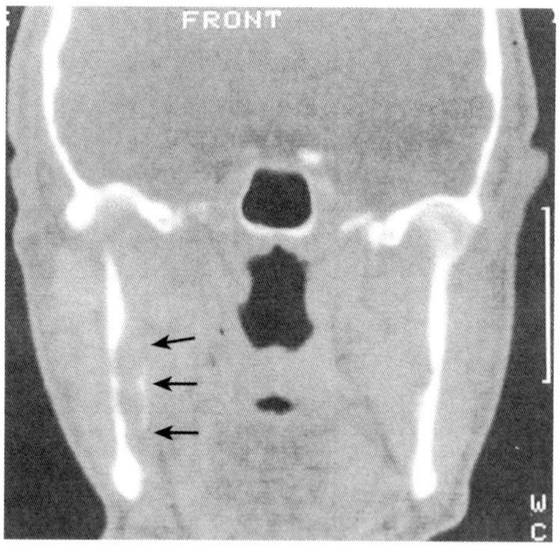

图6.67 神经纤维病患者的右侧下颌管神经纤维瘤。冠状面CT显示右侧下颌管（箭）普遍扩张，管内缘呈波浪状。

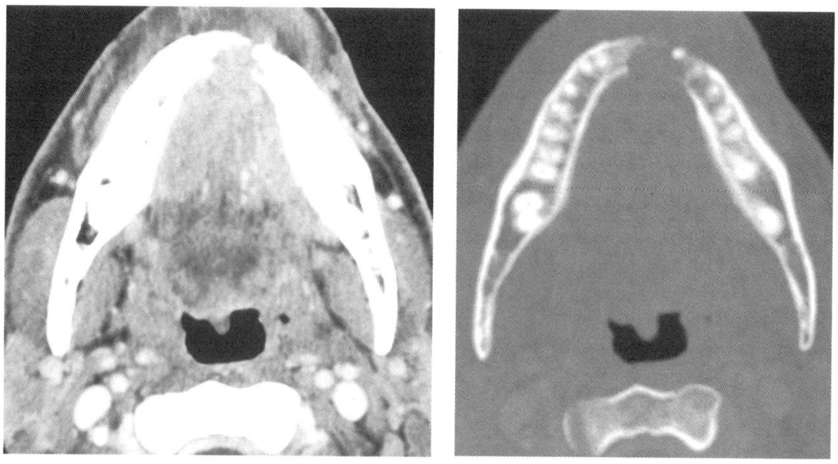

图6.68 癌侵犯下颌骨。CT（a软组织窗；b骨窗）示口底鳞状细胞癌侵犯下颌骨。病例由M.F.Mafee博士提供。

癌[38，53]

绝大多数发生于颌骨的癌起源于口腔和上颌窦。常继发侵犯上、下颌骨，其骨质侵犯方式主要是通过滋养管扩展，或进展性肿瘤直径侵蚀[53]。 长久以来，人们相信口腔淋巴循环经下颌骨汇入颈淋巴系统[53] ，这是病变按照“颌－颈部”模式扩展的基础。因此，这些病变切除下颌骨在肿瘤学上认为是必要的。1964年，Marchetta等[54]否定了这种观点。他们通过对部分下颌骨切除标本进行细致的解剖和组织学分析，证实口腔肿瘤侵犯下颌骨是直接扩展的结果，而非通过淋巴通道[54]。 因此，对口腔癌患者实施颌骨部分切除术并非都是必要，即使物理检查认为肿瘤距离下颌骨似乎很近时也是如此[53]。 如果肿瘤没有侵犯全部骨皮质，可实施下颌骨边缘切除术，既保持了下颌骨的连续性，避免更多功能上和美观上的破坏，又能保证足够的切除范围[53]。因此，术前了解骨骼受侵程度对于确定适宜的手术方案十分重要[53]。 迄今为止，用于了解骨骼受癌瘤侵犯程度的方法有临床体格检查、全景颌骨片、CT、放射性核素扫描、齿扫描(Dentascan) 和MRI[38，53，55]。Mukherji等[55]在一项对49名患者的研究中，计算了CT检查的准确性：灵敏度96%；特异度87%；阳性预测值89%；阴性预测值95%。他们认为，之所以研究结果十分理想，是因为应用了先进的成像技术，采用3mm层厚，骨算法和软组织算法重组[55] 。放射学上，骨质侵犯表现在牙槽缘，引起杯口状的侵蚀缺损（图6.68，6.69）。初期骨质侵蚀表浅且边界清晰（图6.68），随病变进展，形成不规则空腔（图6.69）。外表的骨皮质侵蚀，尤其是下颌骨舌面在轴位CT断面上显示最佳（图6.68）。晚期患者常发生病理性骨折。通常情况下，受肿瘤侵犯的颌骨无骨质硬化(除合并慢性骨炎）或骨膜反应。

中央型颌骨表皮样癌[38]是癌中的一个亚型，这种罕见肿瘤可能起源于上皮成分（牙齿发育中的一部分）或上皮细胞（胚胎过程中包埋于下颌骨深层组织当中）。这些病变绝大多数位于下颌骨。放射学表现为低密度区，边缘不规则。多发的小骨质破坏区形成虫蚀样改变。上述表现无特异性，因此不可能与其他恶性病变相鉴别。齿源性囊肿内衬上皮的癌变极其少见，但是据报道见于含牙囊肿、牙根囊肿、残留囊肿和角化囊肿[38]。放射学上，病变具有囊肿样外观，边缘清晰。恶变区囊的边缘变得模糊不清、不规则或虫蚀状。

黏液表皮样癌[7，38]

黏液表皮样癌是可发生于下颌骨的另一型癌。起源于上、下颌骨内的异位涎腺组织，常位于前磨牙区或磨牙区。放射学表现包括边界不清的囊性或多房的囊变区。大涎腺和小涎腺的黏液表皮样癌和腺样囊性癌可侵犯上、下颌骨（图6.71）。腺样囊性癌沿神经周围扩展可导致下颌骨齿槽管、门齿孔、及大和小硬腭孔的扩大。同样，头部和颈部鳞癌和淋巴瘤沿神经周围生长也会引起下颌管、门齿孔、硬腭孔、眶下管和其他颅底孔的增大。[38]

肉瘤

上、下颌骨的肉瘤罕见，常发生于年轻人。其中最常见的是骨肉瘤[38]。放射学平片可见病变导致溶骨性破坏，且无明确边界（溶骨型），硬化和骨密度增加（成骨型），或为混合型（图6.72，6.73）。一些骨肉瘤因放射状排列的钙化骨针，而呈现“日光效应”（图6.72）。晚期病例常见到骨皮质破坏，且肿瘤长到颌骨以外。含钙化或骨样组织或兼而有之的病变在CT图像上更容易识别（图6.74a，b）。

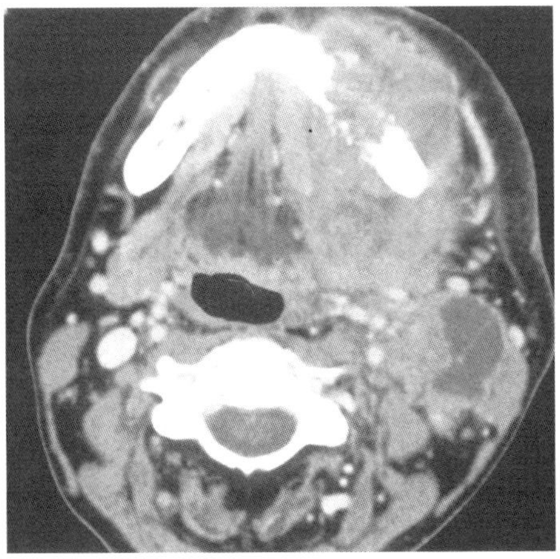

图6.69 齿槽缘鳞状细胞癌侵犯下颌骨。增强CT示左下颌骨齿槽缘巨大肿瘤。注意左下颌骨受侵及肿瘤沿左侧口底生长。注意左侧大的坏死淋巴结（2区淋巴结）。

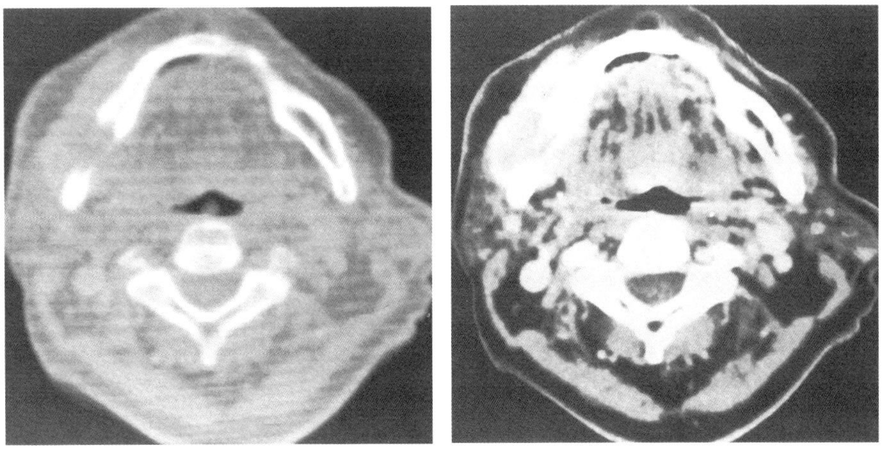

a b

图6.70 齿槽缘癌侵犯下颌骨。a 轴面CT（骨窗）显示右侧下颌骨水平支溶骨性破坏。b 轴面CT（软组织窗）：同样，注意右下颌骨骨质破坏伴局部软组织肿物。

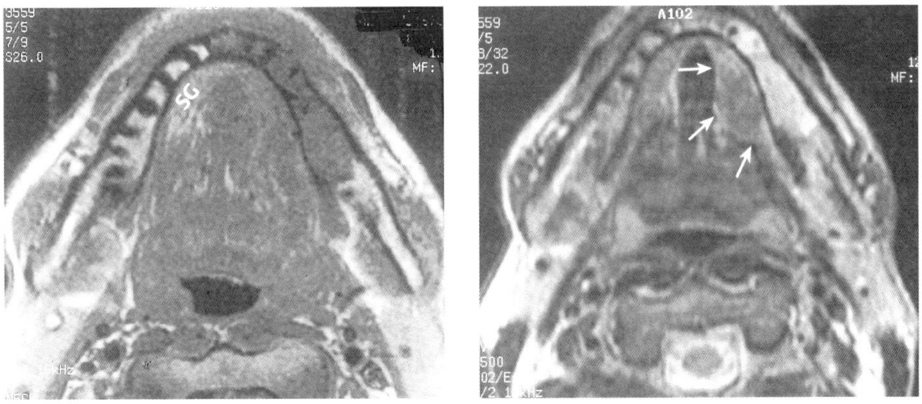

a b

图6.71 腺样囊性癌伴下颌骨神经周围侵犯。a T1WI和b T2WI MR扫描，示正常的右侧舌下腺（SG）和弥漫增大的左侧舌下腺（箭），符合腺样囊性癌。注意肿瘤沿神经周围扩散引起的左下颌支异常信号。病例由M.F.Mafee博士提供。

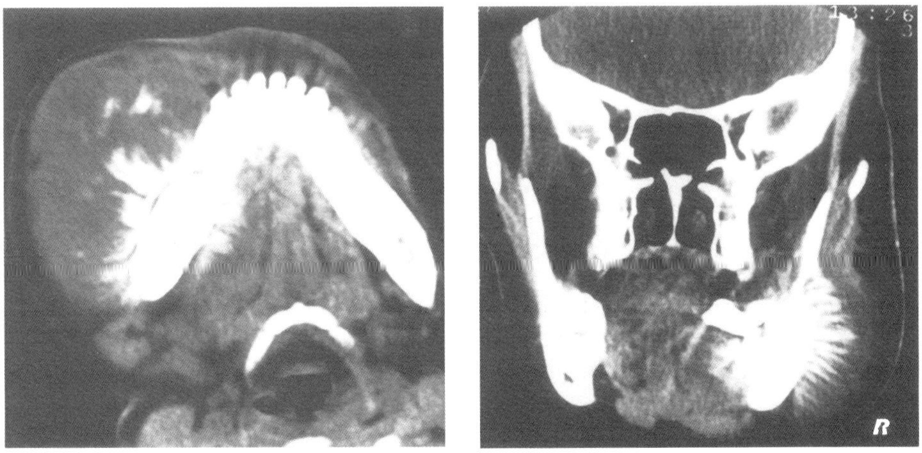

a b

图6.72 下颌骨骨肉瘤。a 轴面和b 冠状面CT示骨肉瘤和放射状矿化的肿瘤骨针形成的“日光征”。R为右侧。病例由M.F.Mafee博士提供。

软骨肉瘤

头部和颈部含软骨的肿瘤（软骨瘤和软骨肉瘤）并不常见[26, 47, 49]。头部和颈部软骨瘤最常见的部位包括鼻旁窦、鼻腔、鼻中隔、上、下颌骨、喉、硬腭、咽和耳。头部和颈部软骨肉瘤最常见的部位是喉，也可累及下颌骨、上颌骨和鼻旁窦[26]。软骨瘤和软骨肉瘤均为颌部少见肿瘤，有时也可见到临近颞颌关节的软骨瘤和软骨肉瘤（见第3、5章）。

纤维肉瘤[42]是颌部少见病，主要发生于下颌骨，分为中央型和周围型两种。少见的中央型常生长于下颌管内，造成骨质破坏，因其位于骨中心部，较大病变逐渐膨胀导致侵蚀骨皮质。

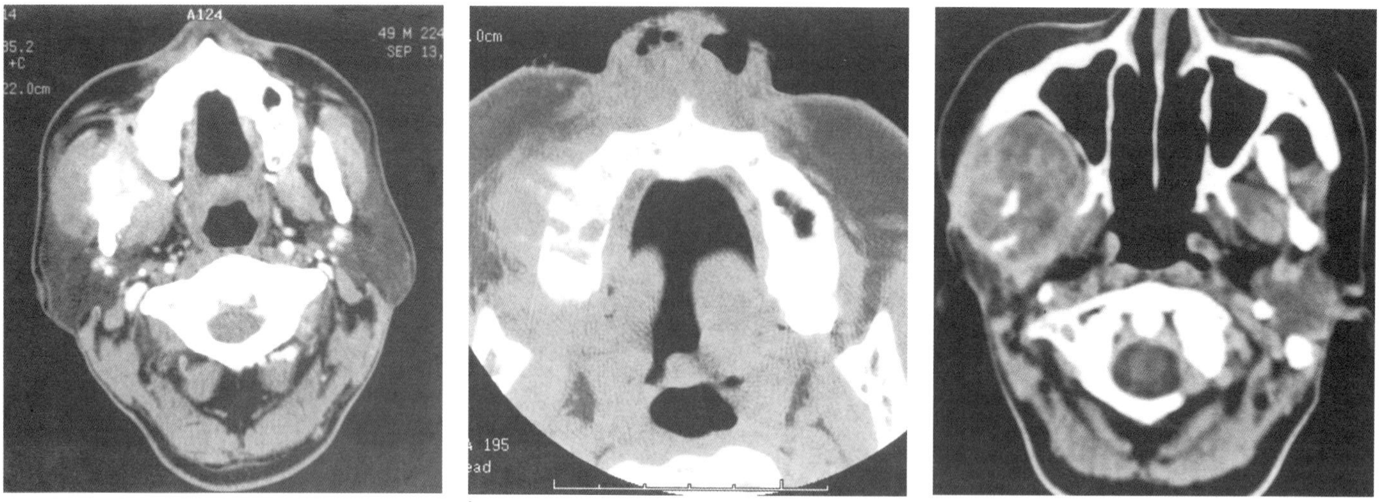

a　b　c

图6.73　骨肉瘤。a CT示右侧下颌支骨肉瘤。b 另一患者的CT显示右侧上颌骨软骨源性骨肉瘤。两个病例都可见到肿瘤明显侵犯周围软组织。c 另一患者CT示右下颌骨复发的骨肉瘤。病例由M.F.Mafee博士提供。

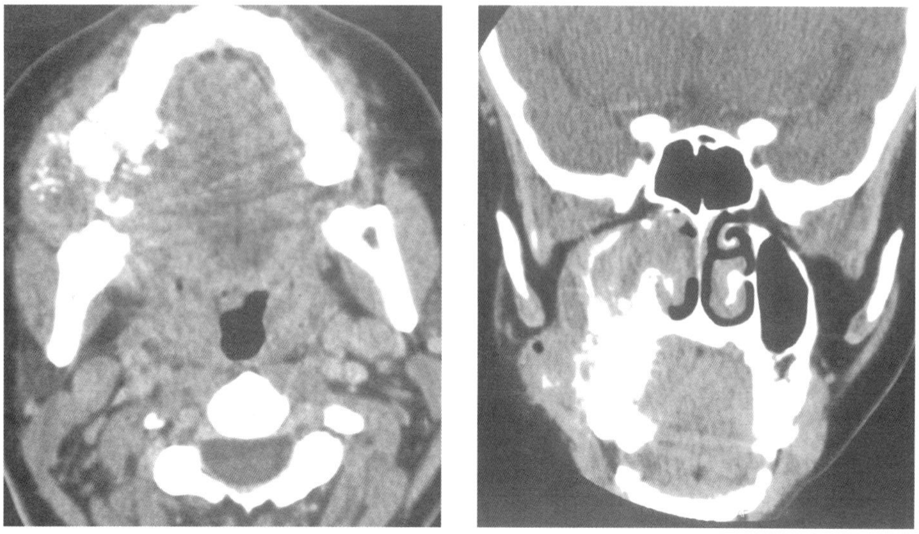

a　b

图6.74　上颌骨骨肉瘤。a 轴面和b 冠状面CT 示右上颌骨软组织肿块。注意瘤体的矿化范围及骨肉瘤特征性的骨针。病例由M.F.Mafee博士提供。

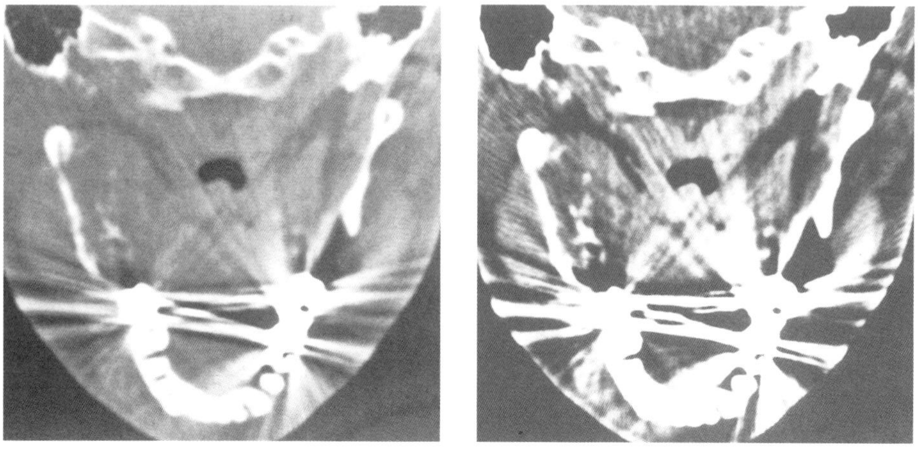

a　b

图6.75　右下颌骨尤文（Ewing）肉瘤。a 下颌骨冠状面CT（骨窗）示下颌骨升支一个溶骨性破坏病变。b 冠状面CT（软组织窗）示溶骨性破坏及向下颌骨内和外两侧扩展的骨外肿块。

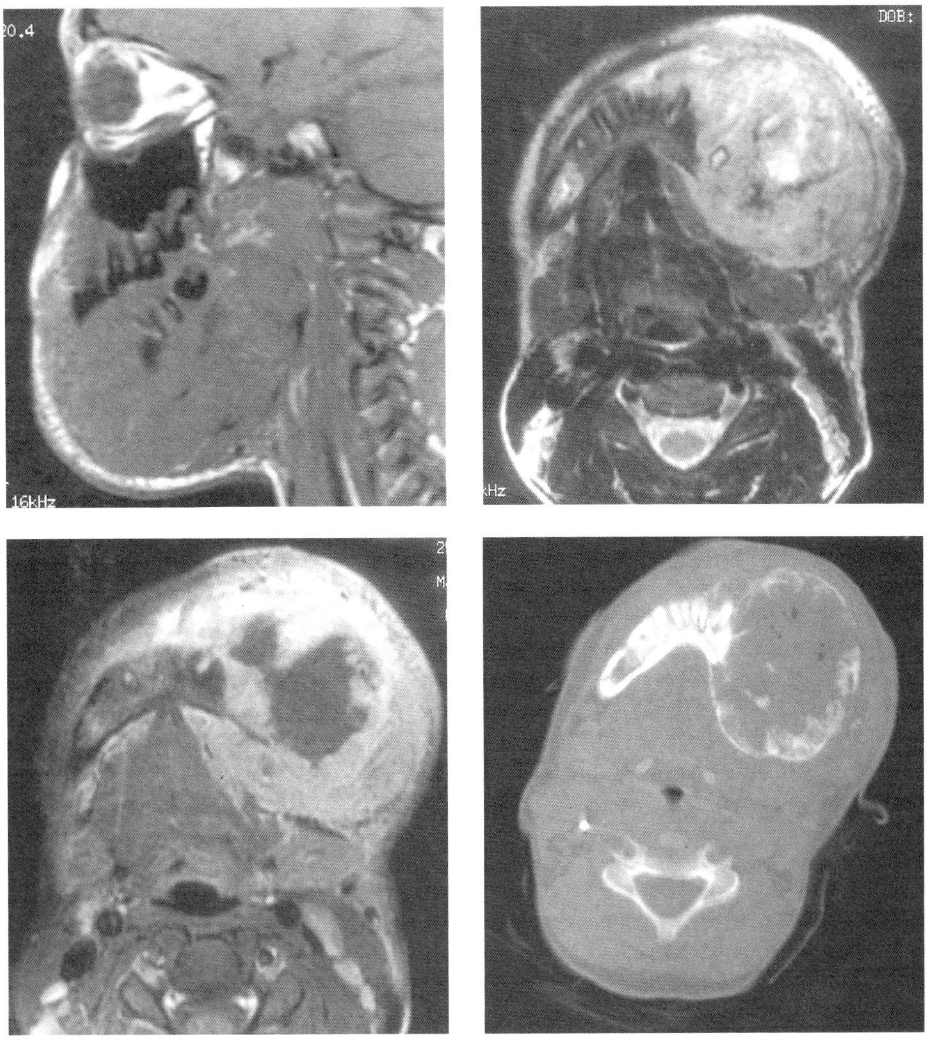

a b c d

图6.76 尤文（Ewing）肉瘤。一名12岁男孩的a 矢状面T1WI，b 轴面T2WI和c 轴面增强T1WI，显示左下颌骨破坏性病变。d CT显示大的溶骨性病变伴硬化区，与骨肉瘤或Burkitt淋巴瘤不能鉴别。病例由M.F.Mafee博士提供。

更多发的周围型起源于下颌骨骨膜或牙周膜，常发生于下颌骨体部，放射学显示齿槽边缘或下颌骨下缘侵蚀样改变，侵蚀破坏的深度依肿瘤进展的时期而不同[7, 38]。

尤文（Ewing）[38]在下颌骨的发病率比上颌骨高10倍。放射学上，病变有点状的不规则低密度区，一小部分病例还可看到散在的骨质硬化区（图6.75，6.76）。还可见到骨皮质膨胀性破坏，周围有垂直的骨针（图6.76）。那种特征性的洋葱皮或层样的骨膜下新骨在上、下颌骨病变中常常缺如[38]。

恶性淋巴瘤[7, 38]

骨原发恶性淋巴瘤可见于上、下颌骨。放射学上无特征性表现（图6.77）。更常见的是下颌骨内大小不等、边界不清的溶骨性破坏区（另见第4章）。

多发性骨髓瘤[7, 38]

多发性骨髓瘤以多发或弥漫性的骨侵犯为特征，偶尔也会见到单发病变。颌部的多发性骨髓瘤中，下颌骨病变最为常见（尤其是下颌角、下颌支和磨牙区）。典型的放射学表现是穿凿样、不规则的圆形或椭圆形低密度区，不伴有周围骨的反应，(颅骨病变更是如此)(图6.78)。肿瘤可以穿透下颌骨皮质，但无骨膨胀。如果病变范围广泛，则整块骨都会被破坏。

Burkitt淋巴瘤[26]

Burkitt淋巴瘤是一种高度恶性的非霍奇金恶性淋巴瘤，具有鲜明的临床、病理和流行病学特征。已确认有两型：地方性的或非洲型，非地方性的或美洲型。非洲型男性发病多于女性，常常在10岁以前发病。最常表现为颌骨（图6.79）、肾脏、卵巢、腹膜后、眼眶和脑膜的淋巴结外肿瘤。大约90%的病例EB病毒（EBV）滴度和EB病毒DNA整组基因升高。美洲型也是男性多见，最常于10~20岁发病。

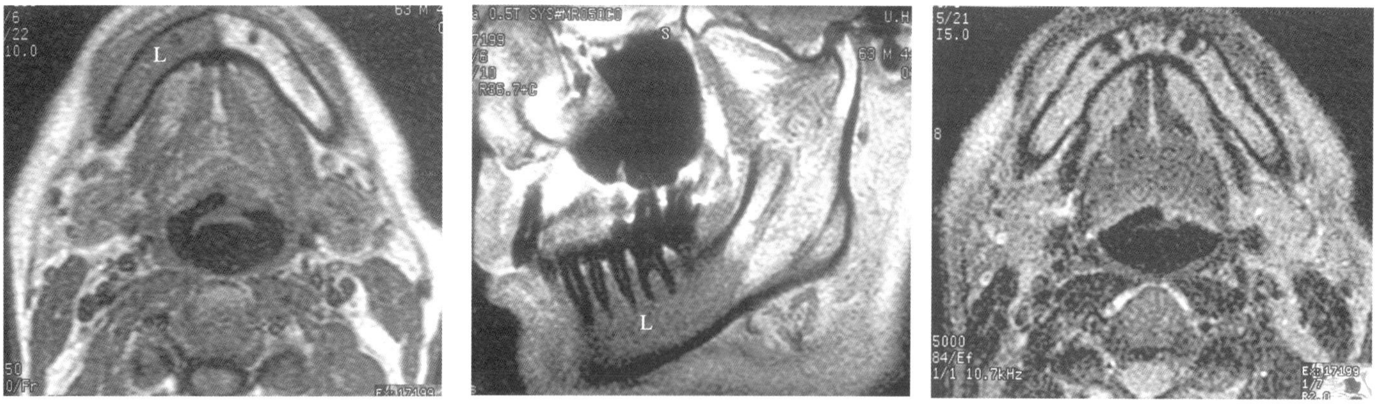

a b c

图6.77 下颌骨淋巴瘤。a 轴面T1WI，b 矢状面T1WI，和c 轴面T2WI示原发性淋巴瘤（L）侵及右侧下颌骨骨髓。病例由M.F.Mafee博士提供。

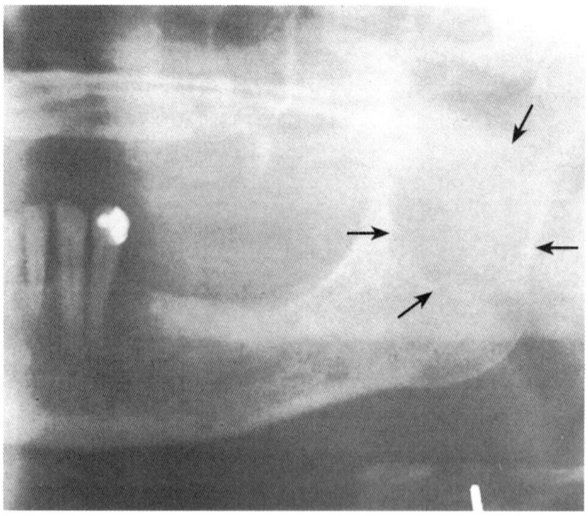

图6.78 下颌骨多发性骨髓瘤。下颌骨全景片显示下颌升支（箭）一个边界比较清晰的溶骨性病变。注意下颌骨体部较小的、穿凿样的、溶骨性病变。

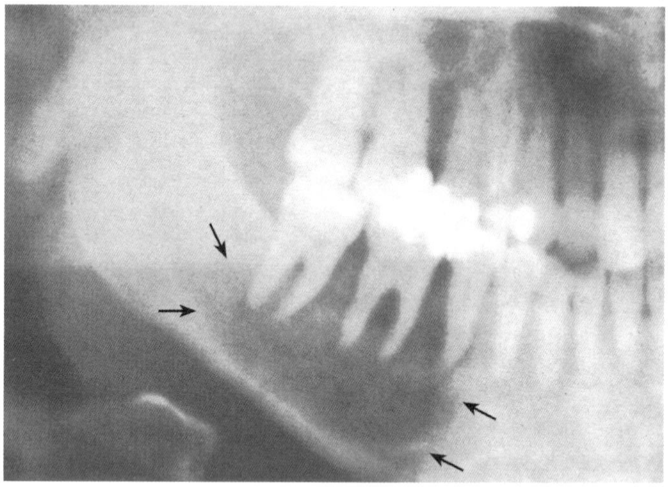

图6.79 下颌骨Burkitt淋巴瘤。右下颌骨全景片显示右侧下颌骨体靠近前磨牙牙根一个边界不清的斑点状破坏区（箭）。

此病表现为含有淋巴组织的消化道来源的腹内肿瘤；其他可累及的部位包括卵巢、鼻咽、眼眶、脑膜、腹膜后、肾脏、浅表淋巴结和骨髓。有EBV感染证据的病例不足30%[26, 38]。

白血病

白血病可累及颌骨。早期的放射学表现为牙齿的硬膜板层消失，牙齿松动，随后出现不同程度的溶骨性破坏[38]。MRI对显示白血病浸润引起的骨髓改变十分敏感。受累骨髓表现为T1WI和T2WI中等到明显的低信号[7]。

转移瘤[38]

上下颌骨的转移瘤可能是部位不明的恶性肿瘤的首发表现，或是某个已知的原发肿瘤发生多处播散的最早证据。下颌骨转移瘤比上颌骨多4倍。最常见的原发肿瘤是来自乳腺、肺（支气管起源的癌）、肾（肾细胞癌）、甲状腺、前列腺和胃。通常骨质破坏在放射学上表现为不规则低密度区，边界不清（图6.80～6.82）。偶尔也会见到混合型病变（兼有溶骨性及硬化区），例如乳腺转移癌。极少数情况下也可以见到来自前列腺的转移瘤引起的弥漫性成骨改变（图6.80）。下颌骨的破坏可以是局限的，单侧或双侧的，或弥漫分布于骨的大部[7, 38]。

齿扫描

牙周疾病的进展会导致牙齿脱落。很多年来，人们尝试永久替代自然牙齿，但都没有成功，主要的并发症是松动、感染，植入体周围骨吸收[56, 57]。1969年，Branemark等[58]表示通过一种严格的两步手术过程，可以将钛金属植入体安全地植入颌骨，且失败率很低。首先将钛金属植入体植入骨骼，被口腔黏膜覆盖3～6个月后，再通过二期手术与人造牙齿粘合在一起[57]。成功的骨内植入需要精确了解下颌管、上颌齿槽和上颌窦的位置。损伤下颌管内的神经血管束，会引起面部感觉异常，而穿透上颌窦壁会使植入失败的可能性增加，也增加了上颌窦感染的机会[56, 57]。

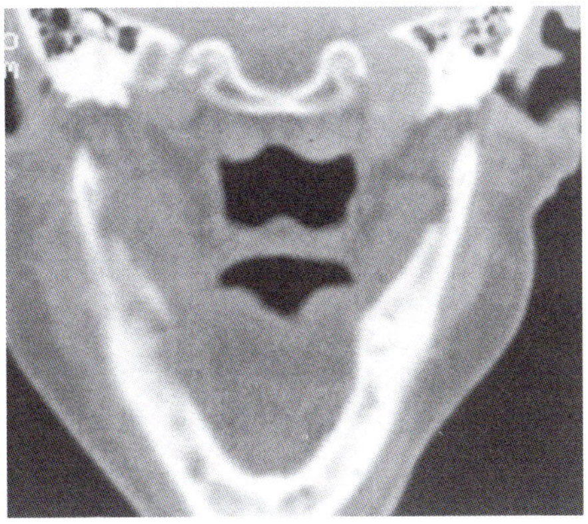

图6.80 来自前列腺癌的左侧下颌骨转移瘤。冠状面CT（骨窗）示左下颌骨体部及升支部一个硬化的转移瘤。

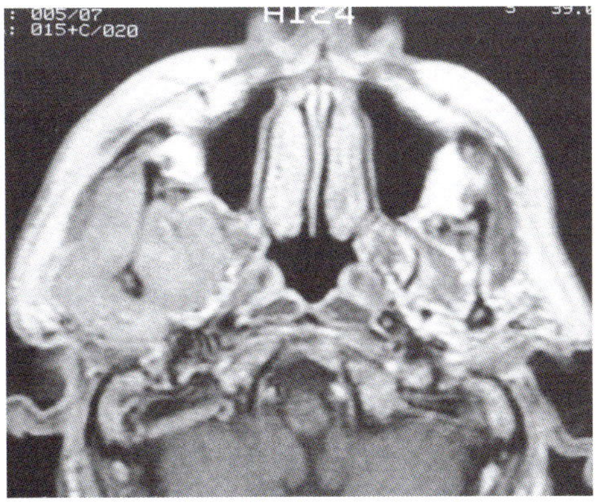

图6.81 转移瘤。轴面增强T1WI示来自前列腺癌的右下颌骨转移瘤。病例由M.F.Mafee博士提供。

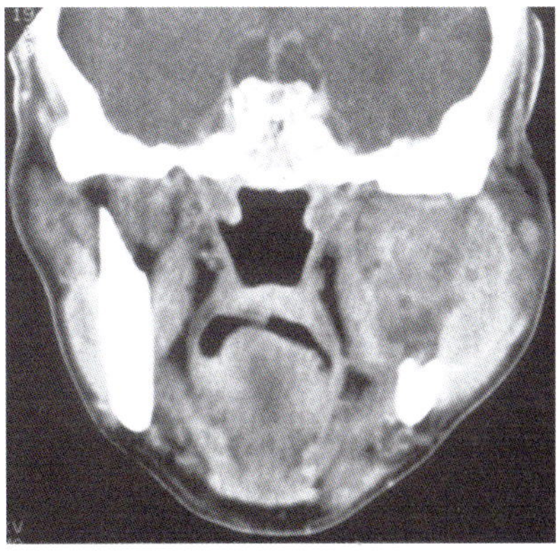

图6.82 转移瘤。冠状面增强CT扫描示来自肾细胞癌的左下颌骨转移瘤。病例由M.F.Mafee博士提供。

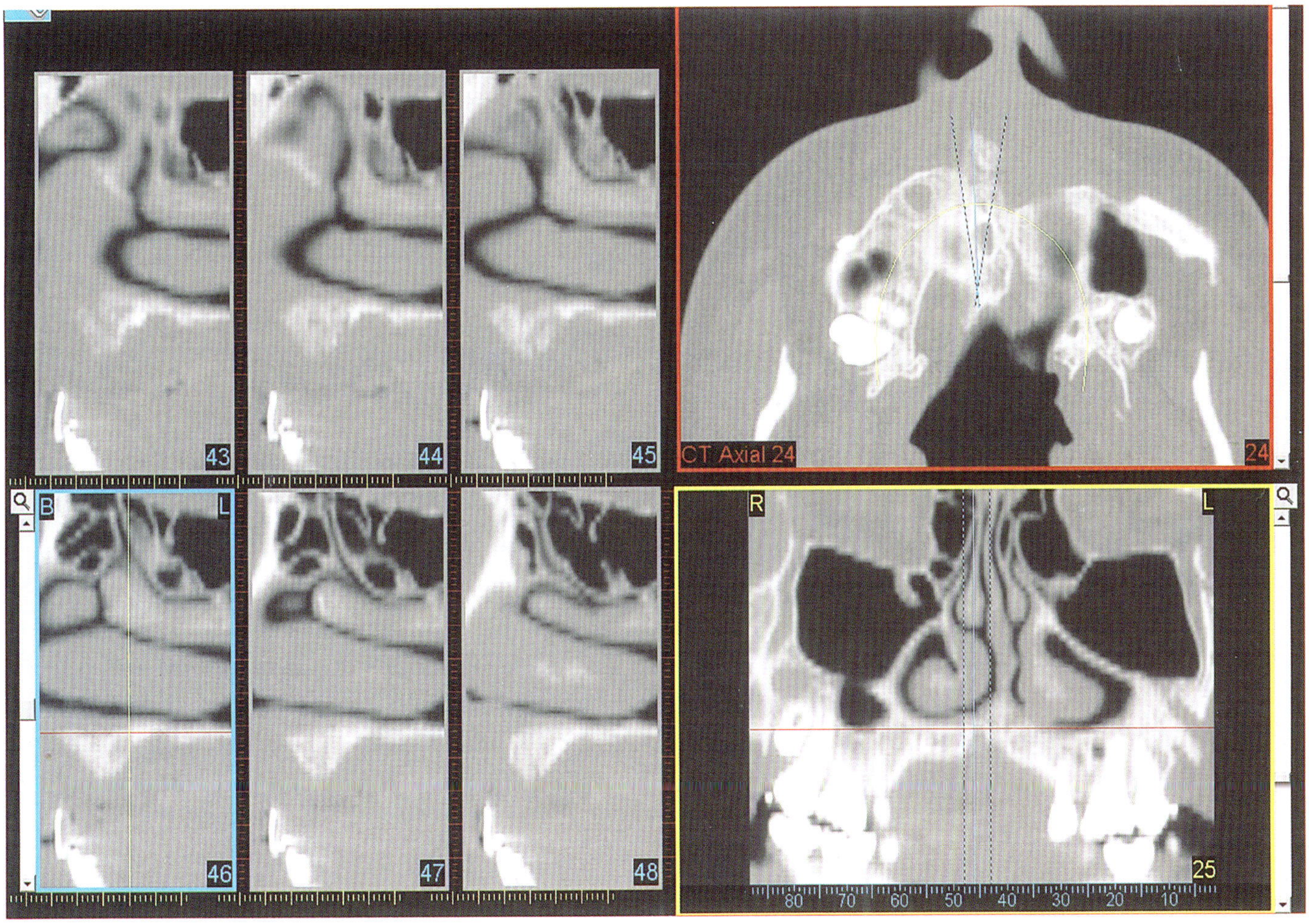

图6.83 一名腭裂患者的上颌骨齿扫描。右上角为轴面原始图像中的一帧，右下角标有数字（24）。沿上颌骨齿槽突的弧度画出的黄色曲线代表全口曲面断层像的具体位置，显示于右下角。垂直于黄色曲线的蓝线代表重组断面图像（43~48）的具体位置。横贯全口曲面断层像的红色水平线代表轴面图像的确切位置（CT轴面24）。全口曲面断层图像左边界的红色滚动标记代表每幅CT轴面图像的位置。全口曲面断层像上的蓝色垂线代表重组断面图像的具体位置（43~48）。重组图像46上见到的B和L标记表示患者的颊侧（B）和舌侧（L）。穿过该图像的红色水平线代表轴面CT图像的具体位置。重组断面图像（43~48）右侧的红色滚动标记代表每一帧CT扫描的轴面原始图像位置。重组断面图像46中见到的黄色垂线代表全口曲面断层像的确切位置。重组断层图像（43~48）下方的一组黄色滚动标记代表三维重建的每一帧全口曲面断层图像位置。

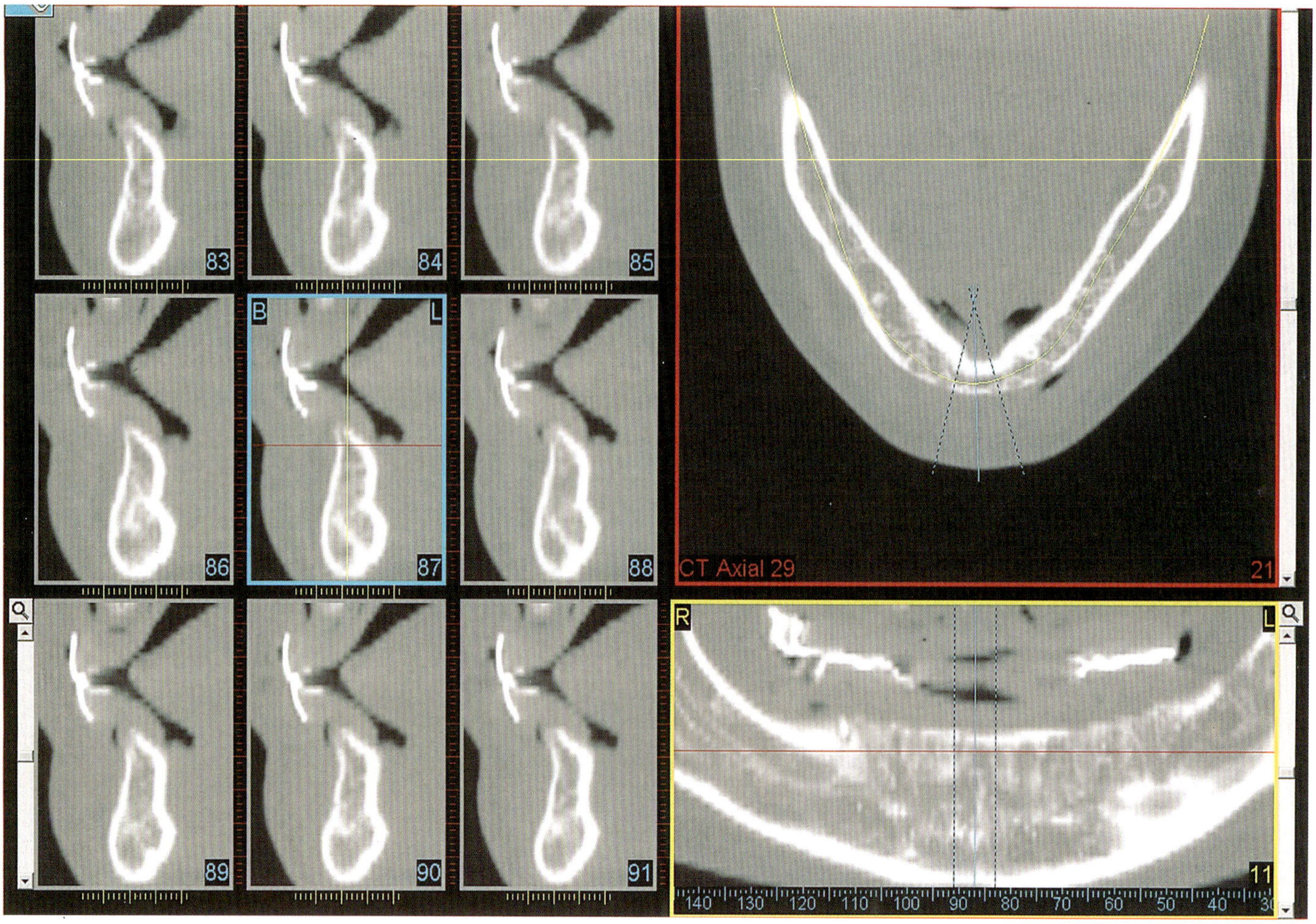

图6.84 下颌骨齿扫描。示轴面图像（右上角），全口曲面断层像（右下角），和9帧下颌骨重组断面图像（83~91）。右上角为轴面原始图像，带有红色边框，右下角标有数字（21），随滚动条的滑动，可顺序显示数字标号从小到大的图像。CT扫描时确定的图像编号显示于每一幅轴面源图像的左下角（29）。基于以下原因，这两个数字可能并不一致：有时，比如这个患者，3D重组可能不需要所有的图像，因为最低层面中已不包含任何骨组织，因此重建时被删掉了。3D重建事实上是从第9层轴面图像开始的，此时第一幅所显示图像左下角显示的数字是9而右下角显示的数字是1。因此，第9帧轴面CT图像是用于3D重建的第1帧图像。该齿扫描由CT/MASTER软件包（Maryland，USA）完成。

外科医生需要测量齿槽突的高度和宽度，以便选择适当的植入体，并保证有充分的承载骨。因此需要垂直于下颌管的下颌骨交叉断面来提供所需要的术前信息。牙齿植入体要植入骨内，因此需要一定容积的骨来包埋植入体[57]。在下颌，可将植入体安全地放置于颏孔前方。如果要将植入体放到颏孔外侧面，就需要精确了解下颌管（下牙槽神经）的部位，以免损伤下牙槽神经。因此，口腔颌面部外科医生需要测量下颌管上方齿槽突的上下径。如果此径不够植入体的长度，就可能发生永久性的神经损伤[57]。在上颌骨，如过度气化扩展进入齿槽突，就会造成骨量太少不能满足上颌骨内植入体的需要[57]。植入体直径约4mm，长度从7mm~15mm不等[57]。

齿扫描（DentaScan）—是一种齿科CT软件，是一项辅助口腔颌面外科医生制定骨内植牙方案的技术[56,57]。它将标准轴位CT扫描数据重组成2个独立的图像：全口曲面断层和类矢状位图（图6.83，6.84）。利用重组图像可以仔细地观察颌骨颊面和舌面的骨皮质，理论上在评价上、下颌骨解剖和病理方面，较直接的轴面和冠状面具有更高的灵敏度和特异度[53,56,57]。齿扫描软件使用的是薄层轴位CT扫描数据。采集非增强轴面图像时要与齿槽缘（下颌骨咬合面）平行，采用骨算法，1mm层厚和床距。如使用多层CT，则用1.25mm的层厚和床距。CT图像（原始图像）用齿扫描软件进行后处理。不考虑病变具体位置，沿轴面图像上牙根的位置划一条曲线（图6.83）。这幅带有曲线的CT轴面图像（图6.83）确定了要重组的全口曲面断层的位置（图6.84）。随后，在这张带有曲线的轴位参考图像上标出所需断面数目，程序自动生成该数目垂直于曲线的短线，然后按这些位点重组出2~3mm厚的断面图像（图6.84）。全口曲面断层也可以在床距2mm的垂直断面图像上获得[53,56]。一旦轴位图像、曲面断层、垂直断面像同时显示，每一帧图像上的滚动条标记均与另两种图像的具体位置相关联，这样可得到一个解剖面与其他方位断面的精确关系。[56,57] 如此所获得的数字化信息有望被口腔外科医生用于制定手术方案。

参考文献

1 Warwick R, Williams PL, eds. Gray's Anatomy, 35th British edition. Philadelphia: W.B. Saunders; 1973.
2 Stafne EC, Gibilisco JA. Oral Roentgen Diagnosis, 4th ed. Philadelphia: W.B. Saunders; 1975.
3 Seldin EB. Radiology of the mandible. In: Taveras JA, Ferrucci JT, eds. Radiology: Diagnosis, Imaging, Intervention, Vol. 3. Philadelphia: J.B. Lippincott; 1987.
4 Weber AL. Radological evaluation. In: Thaller SR, Montgomery WW, eds. Guide to Dental Problems for Physicians and Surgeons. Baltimore: Williams and Wilkins; 1988.
5 Weber AL, Easter K. Cysts and odontogenic tumors of the mandible and maxilla. Part I. Contemp Diagn Radiol 1982; 5(25): 1–5.
6 Weber AL, Easter K. Cysts and odontogenic tumors of the mandible and maxilla. Part II. Contemp Diagn Radiol 1982; 5(26): 1–5.
7 Weber AL, Kaneda T, Scrivani SJ, Aziz S. Jaw: cysts, tumors, and non-tumorous lesions. In: Som PM, Curtin HD (eds). Head and Neck Imaging, 4th ed. St. Louis, MO: Mosby; 2003: 930–994.
8 Osborn AG, Hanafee WN, Mancuso AA. Normal and pathological CT anatomy of the mandible. AJR 1982; 139(3): 555–559.
9 Christianson R, Lufkin RB, Abeymayor E et al. MRI of the mandible. Surg Radiol Anat 1989; 11(2): 163–169.
10 Stafne EC, Milhorn JA. Periodontal cysts. J Oral Surg 1945; 3: 102–111.
11 Mourshed F. A roentgenographic study of dentigerous cysts. Oral Surg Oral Med Oral Pathol 1964; 18: 47–51, 54–61.
12 Donoff RB, Guralnick WC, Clayman L. Keratocysts of the jaw. J Oral Surg 1972; 30: 800–804.
13 Weber AL. Imaging of cysts and odontogenic tumors of the jaw: Definition and classification. Radiol Clin North Am 1993; 31: 101–120.
14 Meara JG, Shah S, Likk RL, Cunningham MJ. The odontogenic keratocyst: a 20-year clinicopathological review. Laryngoscope 1998; 108: 280–283.
15 Grafenberg MR, Kim S, Sorensen D. Pathology Quiz Case 2. Odontogenic keratocyst (OKC). Arch Otolaryngol Head Neck Surg 2002; 128: 1100–1102.
16 Brannon RB. The odontogenic keratocyst: a clinicopathological study of 312 cases, part II: histological features. Oral Surg Oral Med Oral Pathol 1977; 43: 233–255.
17 Abrams A, Howell FV, Bullock WK. Nasopalatine cysts. Oral Surg Oral Med Oral Pathol 1963; 16: 306–32.
18 Little JW, Jakobsen J. Origin of the globulomaxillary cyst. J Oral Surg 1973; 31: 188–195.
19 Hillman T, Galloway EB, Johnson LP. Pathology Quiz Case I. Nasoalveolar cyst. Arch Otolaryngol Head Neck Surg 2002; 128: 452–455.
20 Wysocki GP, Goldblatt LI. The so-called "globulomaxillary cyst" is extinct. Oral Surg Oral Med Oral Pathol 1993; 76: 185–186.
21 Kuriloff DB. The nasolabial cyst-nasal hamartoma. Otolaryngol Head Neck Surg 1987; 96: 268–272.
22 Klestadt WD. Nasal cysts and the facial cleft cyst theory. Ann Otol Rhinol Laryngol 1953; 62: 84–92.
23 Huebner GR, Turlington EG. So-called traumatic (hemorrhagic) bone cysts of the jaw. Oral Surg 1971; 31: 254–265.
24 Stafne EC. Bone cavities situated near the angle of the jaw. J Am Dent Assoc 1942; 29: 1969.
25 Regezi JA, Kerr DA, Courtney RM. Odontogenic tumors: analysis of 706 cases. J Oral Surg 1978; 36: 771–778.
26 Wenig BM. Atlas of Head and Neck Pathology. Philadelphia: W.B. Saunders, 1993; 175–178.
27 Heffez L, Mafee MF, Vaiana J. The role of magnetic resonance imaging in the diagnosis and management of ameloblastoma. Oral Surg Oral Med Oral Pathol 1988; 65: 2–12.
28 Franklin CD, Pindborg JJ. The calcifying epithelial odontogenic tumor. Oral Surg Oral Med Oral Pathol 1976; 42: 753–765.
29 Sik-Chung Ching A, Wai Pak U, Kew J, Metreweli C. CT and MR imaging appearances of an extraosseous calcifying epithelial odontogenic tumor (Pindborg tumor). AJNR 2000; 21: 343–345.
30 Wood NK, Goaz PW, eds. Differential diagnosis of oral and maxillofacial lesions. St. Louis, MO: Mosby; 1997: 428–431.
31 Ismail IM, Al-Talabani NG. Calcifying epithelial odontogenic tumor associated with dentigerous cyst. Int J Oral Maxillofac Surg 1986; 15: 108–111.
32 Brandwein M, Said-Al-Naief N, Gordon R, Urken M. Clear cell odontogenic carcinoma. Report of a case and analysis of the literature. Arch Otolaryngol Head Neck Surg 2002; 1281: 1089–1095.
33 Tratman EK. Classification of odontomas. Br Dent J 1951; 91: 167–173.
34 Davis RB, Baker RD, Alling CC. Odontogenic myxoma. Clinical pathological conference: Case 24: I and II. Oral Surg Oral Med Oral Pathol 1978; 36: 534–538, 610–615.
35 Pitkaranta A, Carpen O, Ramsay H. Fibromyxoma of temporal bone. Otolaryngol Head Neck Surg., 1997; 117:201–203.
36 Shaw EA, Antonelli PJ. Radiology case 1. Fibromyxoid tumor of the petrous apex. Arch Otolaryngol Head Neck Surg., 2003; 129: 129–132.
37 Zegarelli EV, Kutscher AH, Napoli N, Furono F, Hoffman P. The cementoma. A study of 230 patients with 435 cementomas. Oral Surg Oral Med Oral Pathol 1964; 17: 219–224.
38 Weber AL. Radiographic evaluation of the mandible and maxilla (cysts, benign and malignant tumors). In: Valvassori GE, Mafee MF, Carter BL (eds). Imaging of the Head and Neck. Stuttgart: Thieme; 1995. pp.; 510–526
39 Wood NK, Goaz PW. Differential Diagnosis of Oral Lesions. St. Louis, MO: C.V. Mosby; 1980: 392–393.
40 Sazuki M, Sakai T. A familial study of torus palatinus and torus mandibularis. Am J Phys Anthropol 1986; 18: 263–272.
41 Bhaskar SN, Cutright DE. Multiple exostoses; report of cases. J Oral Surg 1968; 26: 321–326.
42 Noren GD, Roche WC. Huge osteoma of the mandible: report of a case. J Oral Surg 1978; 36: 375–379.
43 Halse A, Roed-Petersen B, Lund K. Gardner's Syndrome. J Oral Surg 1975; 33: 673–676.
44 Quick CA, Anderson R, Stool S. Giant cell tumors of the maxilla in children. Laryngoscope 1980; 90: 784–791.
45 Jaffe HL. Giant cell reparative granuloma, traumatic bone cyst, and fibrous (fibro-osseous) dysplasia of the jawbones. Oral Surg 1953; 6: 159–175.
46 Murphey MD, Nomikos GC, Flemming DF, et al. From the Archives of the AFIP. Imaging of giant cell tumor and giant cell reparative granuloma of bone: radiological-pathological correlation. Radiographics 2001; 21: 1283–1309.
47 Mafee MF, Yang G, Tseng A, et al. Fibro-osseous and giant cell lesions including brown tumor of the mandible, maxilla and other craniofacial bones. Radiol Clin North Am 2003; 13: 525–540.
48 Hidayat AA, Mafee MF, Laver NV, Noujaims S. Langerhans cell histiocytosis and juvenile xanthogranuloma of the orbit. Clinicopathological, CT, and MR imaging features. Radiol Clin North Am 1998; 36: 1229–1240.
49 Wenig BM, Mafee MF, Gosh L. Fibro-osseous, osseous, and cartilaginous lesions of the orbit and paraorbital region. Correlative clinicopathological and radiographic features, including the diagnostic role of CT and MR imaging. Radiol Clin North Am 1998; 36: 1241–1259.
50 Smith SE, Murphey MD, Notamedi R, et al. From the Archives of the AFIP Radiological Spectrum of Paget disease of bone and its complications with pathological correlation. Radiographics 2002; 22: 1191–1216.
51 Curé JK, Key LL, Goltra DD, VanTussel P. Cranial MR imaging of osteopetrosis. AJNR 2000; 21: 1110–1115.
52 Van Hul W, Vanhoenacker F, Balemans W, et al. Molecular and radiological diagnosis of sclerosing bone dysplasias. Eur J Radiol 2001; 40: 198–207.
53 Brockenbrough JM, Petruzzelli GJ, Lamasney L. DentaScan as an accurate method of predicting mandibular invasion in patients with squamous cell carcinoma of the oral cavity. Arch Otolaryngol Head Neck Surg 2003; 129: 113–117.
54 Marchetta FC, Sako K, Badillo J. Periosteal lymphatics of the mandible and intraoral carcinoma. Am J Surg 1964; 108: 505–507.
55 Mukherji SK, Isaac DL, Creager A, et al. CT detection of mandibular invasion by squamous cell carcinoma of the oral cavity. AJR 2001; 177: 237–243.
56 Abrahams JJ. The role of diagnostic imaging in dental implantology. Radiol Clin North Am 1993; 31: 163–180.
57 Westesson PL. Temporomandibular joint and dental imaging. Neuroimaging Clin North Am 1996, 36: 1229–1240.
58 Branemark PI, Breine U, Adell R, et al. Intraosseous anchorage of dental prosthesis. I. Experimental studies. Scand J Plast Reconst Surg 1969; 3: 81–100.

致谢

感谢 Nikil Balakrishnan 的协助。

第五篇　舌骨上颈部

第7章　鼻咽部

第8章　咽旁间隙和嚼肌间隙

第9章　涎腺

第10章　口腔与口咽部

7 鼻咽部

Mahmood F. Mafee

胚胎学

咽部是前肠腹头端（以后发展为咽部），而鳃结构（鳃弓、咽囊、鳃裂或鳃沟和鳃膜）在咽的发育过程中起着重要的作用。

第一对鳃弓或下颌骨对鳃弓的内胚层在背面参与形成鼻咽的外侧壁。随着胚胎头部的增大，第一咽囊背端加深，当它仍保持与第一鳃裂背端的外胚层接近时，第一及第二有内胚层为衬的咽囊合并，且与邻近的咽外侧部一起形成鼓管隐窝，咽鼓管窝形成鼓室腔和咽鼓管。

第二鳃囊腹侧的内胚层不参与形成咽鼓管隐窝，但最终形成腭扁桃体窝和部分腭扁桃体。

腭扁桃体的淋巴组织由第二对鳃弓的间充质衍化而来，咽部上皮和黏膜下腺是由内胚层衍化而来，咽缩肌是由第四、五和六对鳃弓间充质衍化而来。第1鳃弓间充质形成咀嚼肌（内侧和外侧翼状肌，颞肌和咬肌），还形成腭帆张肌，鼓膜张肌，二腹肌前腹和下颌舌骨肌。以上肌肉受三叉神经（第一鳃弓神经）下颌支的支配。由第二鳃弓的中胚层形成的肌肉（第二腹肌的后腹，茎突舌骨肌，镫骨肌，颈阔肌和颌面部表情肌群）由面神经（第二鳃弓神经）支配。

咽缩肌群由咽部神经丛（第Ⅸ、Ⅹ对颅神经、Ⅺ对颅神经的分支和交感神经丛的分支）支配。腭帆提肌也属于咽肌，它也由咽部神经丛支配。

解剖学

咽部是黏膜衬里的肌膜管腔，长12~14cm，向下延续为食管，鼻腔（鼻咽）、口腔（口咽）、喉腔（喉咽或咽下部）均与咽部相通（图7.1）。鼻咽为长方体结构，前界为后鼻孔，通过后鼻孔与鼻腔相连（图7.1）。它的顶部在椎前肌和斜坡附着于颅底，并斜向下成为咽后壁，覆盖寰椎和与其有关的韧带和肌肉（图7.1，7.2）[1~4]。鼻咽顶和后壁是鼻咽部的穹窿。鼻咽后壁通过咽底筋膜与椎前肌和斜坡分开，通过疏松的网状组织将咽后壁与覆盖在

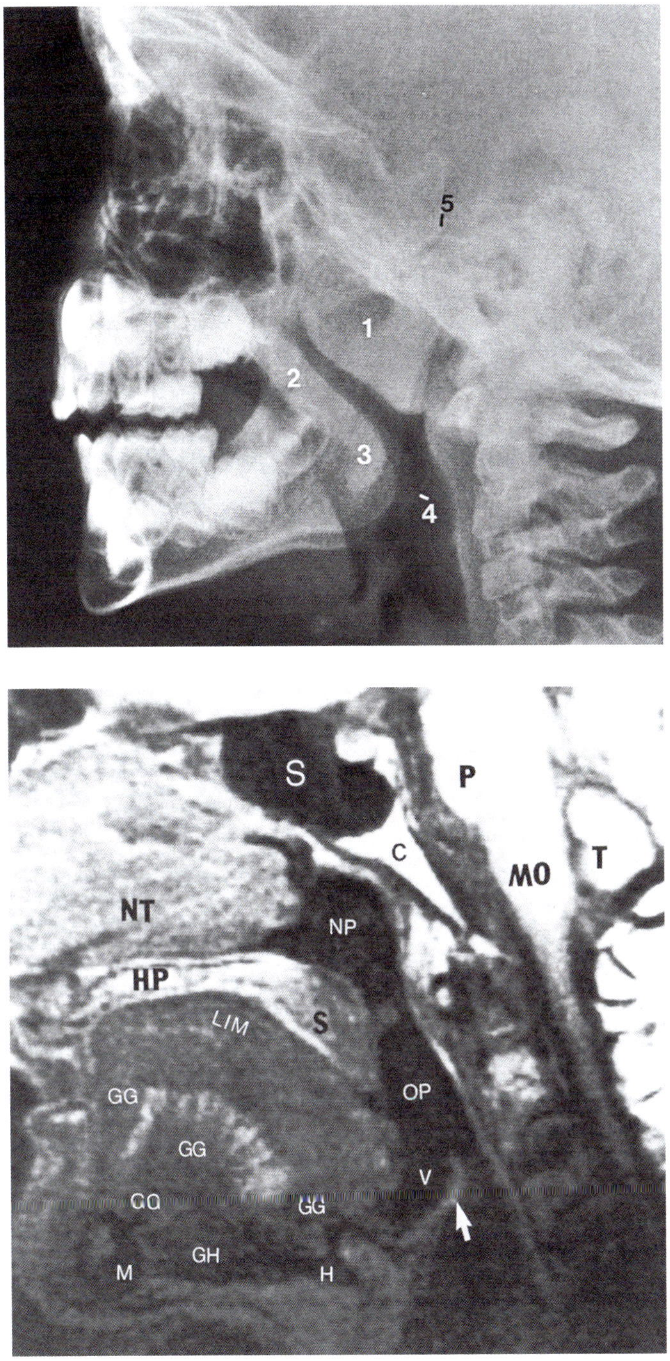

图7.1 a 正常鼻咽部：儿童侧位片。突出的腺样体（1），软腭（2），悬雍垂（3），腭扁桃腺（4）和蝶枕联合（5）。b 正常口腔和口咽部，MR旁正中矢状T1WI。C＝斜坡；GG＝颏舌肌；GH＝颏舌骨肌；H＝舌骨；HP＝硬腭；LIM＝舌固有肌；M＝下颌骨；MO＝延髓；NP＝鼻咽；NT＝鼻甲；OP＝口咽；P＝桥脑；黑S＝软腭；白S＝蝶窦；T＝小脑扁桃体；V＝会厌溪；白箭号＝会厌。

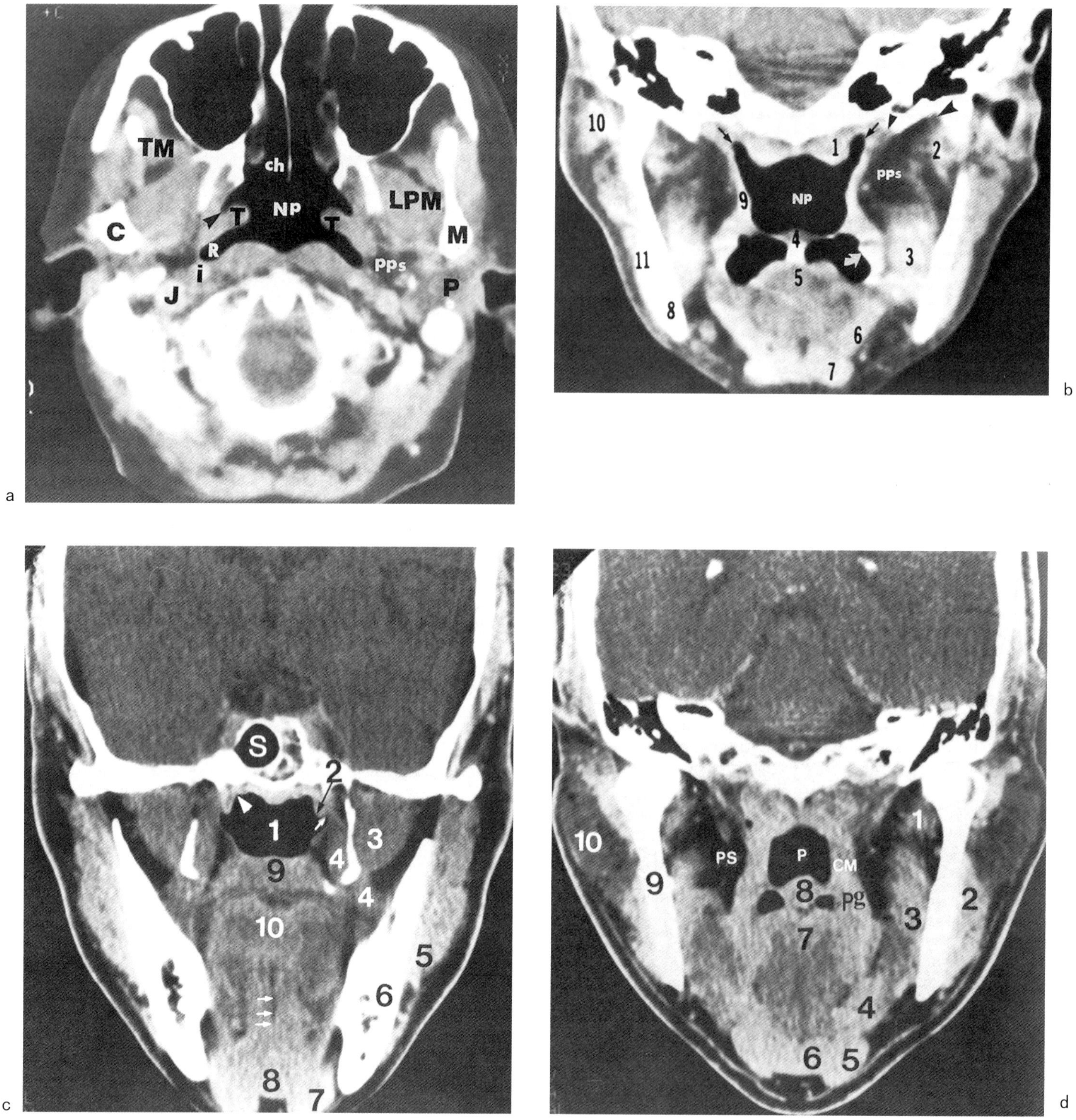

图7.2 a 正常鼻咽。横断面CT示鼻咽（NP），后鼻孔（ch），咽鼓管圆枕（T），咽隐窝（R），咽鼓管口（箭头），咽旁间隙（pps），腮腺上部（P），下颌骨（M），翼外肌（LPM），颞肌（TM），下颌骨髁（C），颈内动脉（i）和颈内静脉（J）。

b 正常鼻咽和咽旁间隙。冠状CT示鼻咽（Np），咽隐窝（箭），咽旁间隙（pps），鼻咽顶（头长肌）(1)，翼外肌（2），翼内肌（3），软腭（4），舌底部（5），下颌舌骨肌（6），二腹肌前腹（7），下颌骨（8），咽缩肌（9），腮腺（10），咬肌（11），舌腭弓（弯箭）咽旁脂肪组织网伸展到颞骨的下面（箭头）。

c 正常咽和咽旁间隙。切面通过蝶窦（S）和软腭（9）。S=蝶窦；单白箭=咽鼓管口；白箭=舌中隔；白箭头=咽隐窝；1=鼻咽；2、带黑箭=咽鼓管圆枕；3=翼外肌；4=翼内肌；5=咬肌；6=下颌骨；7=二腹肌前腹；8=颏舌肌；9=软腭；10=舌固有肌。

d 此层比c层面向后6mm。CM=咽缩肌；P=鼻咽；pg=腭舌肌；PS=咽旁间隙；1=翼外肌；2=咬肌；3=翼内肌；4=下颌舌骨肌；5=二腹肌前腹；6=颏舌肌；7=舌固有肌；8=软腭；9=下颌骨；10=腮腺。

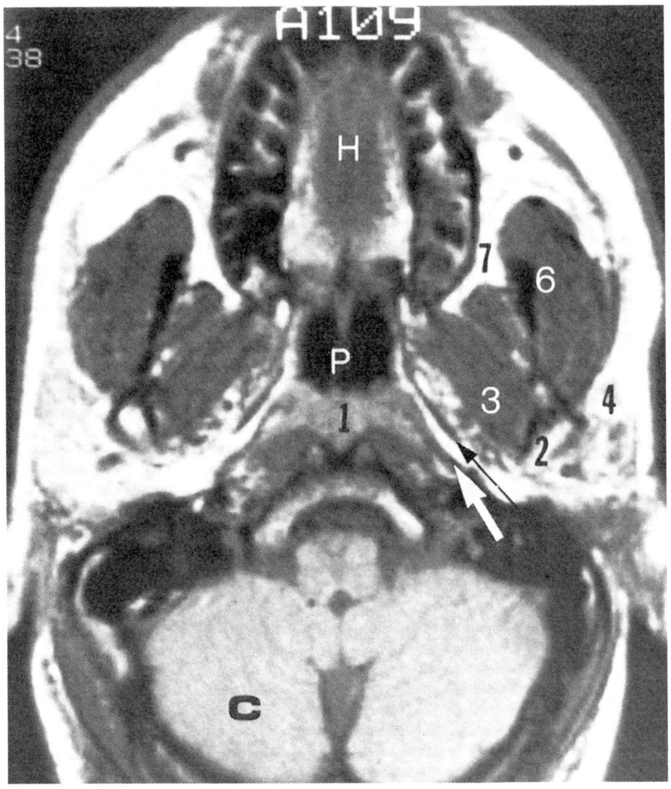

e

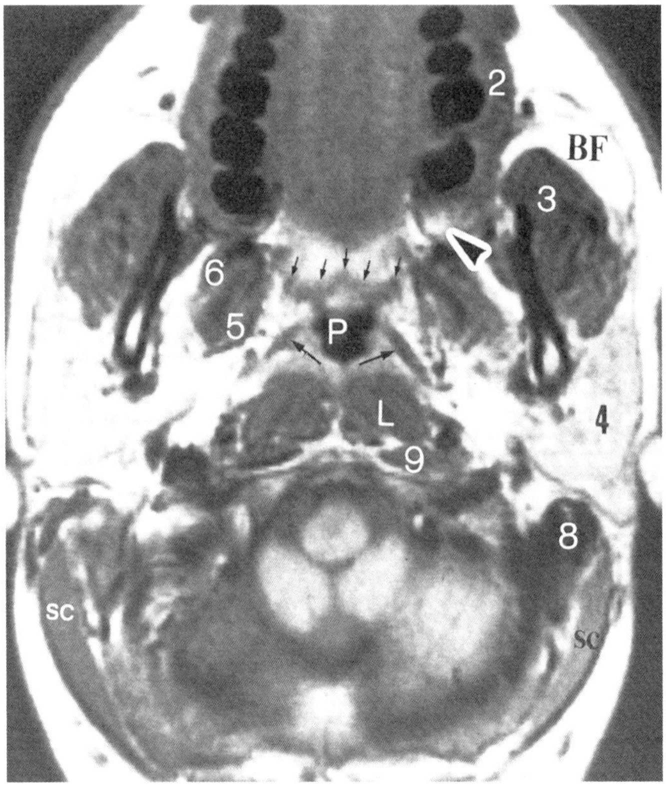

f

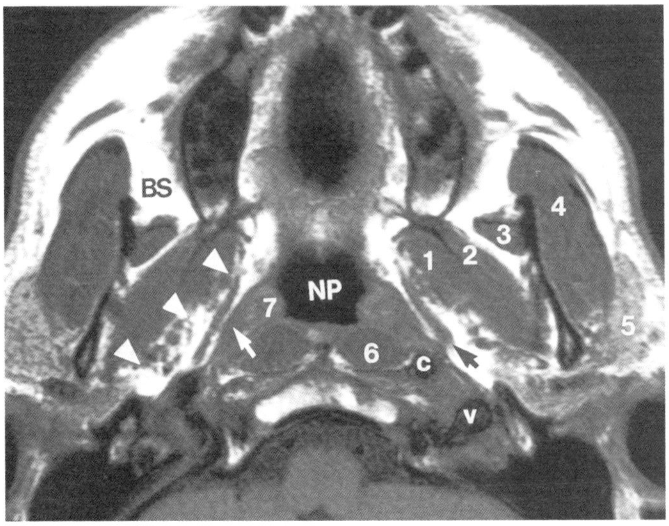

g

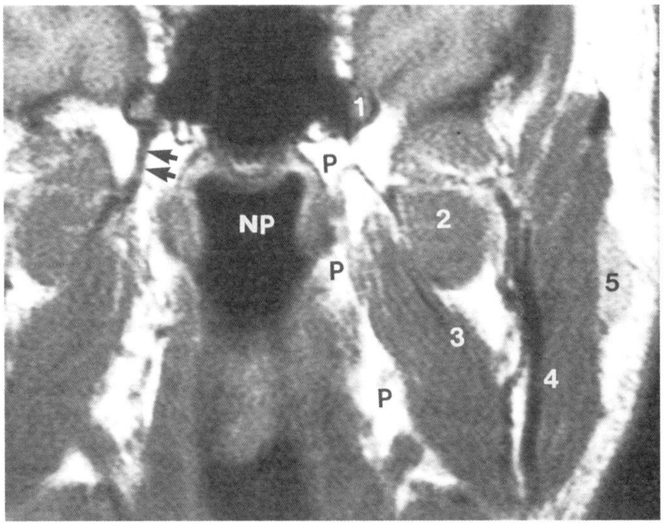

h

图7.2 e 正常鼻咽和上颈部。MR横断质子密度像。此层面通过上颌骨齿槽突、鼻咽和小脑。C= 小脑；H= 硬腭；P= 鼻咽；白箭 = 腭帆提肌；黑箭 = 腭帆张肌；1= 腺样体；2= 下颌骨；3= 翼外肌；4= 腮腺；6= 咬肌；7= 颊部脂肪。f 此层面比e层面向下6mm，通过上齿、喙突和乳突。BF= 颊部脂肪；L= 头长肌；P= 鼻咽；SC= 头夹肌；短黑箭 = 咽腭肌；长黑箭 = 腭提肌；黑和白箭头 = 颊咽间隙；2= 颊肌；3= 咬肌；4= 腮腺；5= 翼内肌；6= 翼外肌；8= 乳突；9= 头前直肌。

g. h. i 正常鼻咽。

g 鼻咽（NP）较下部高分辩MR横轴T1WI。1= 翼内肌；2= 翼外肌；3= 颞肌；4= 咬肌；5= 腮腺；6= 头长肌；7= 咽鼓管（圆枕）；c= 颈内动脉；v= 颈内静脉；白箭号 = 腭帆提肌；黑箭号 = 腭帆张肌；BS= 颊部间隙；箭头 = 咽旁间隙神经血管结构。

h 高分辩冠状MR T1WI示三叉神经上颌分支（1），翼外肌（2）；翼内肌（3）；咬肌（4）；腮腺（5）；咽旁间隙（P）；鼻咽（NP）和翼间筋膜（箭）。

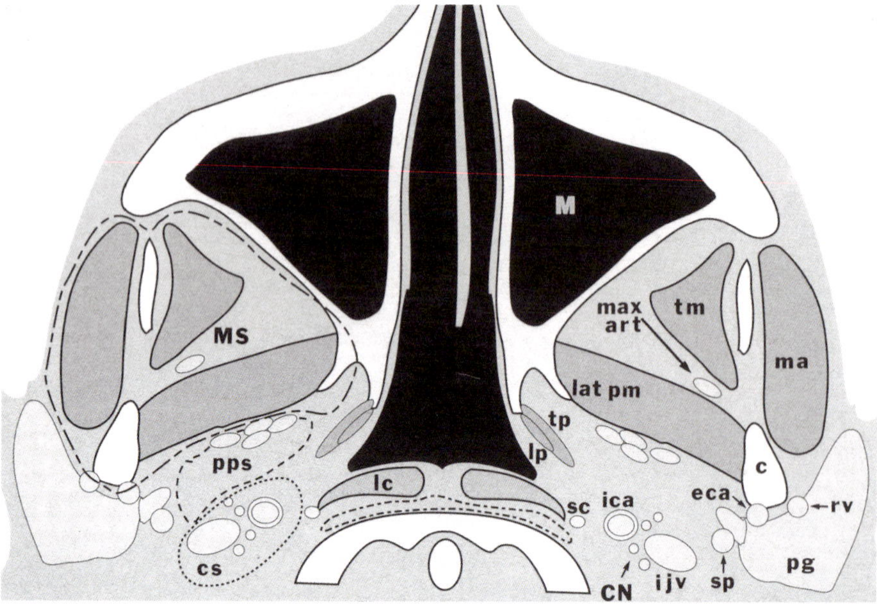

图7.2i 咽部和相关间隙的图解。M=上颌窦；tm=颞肌；max art=上颌内动脉；ma=咬肌；lat pm=翼外肌；tp=腭帆提肌；lp=腭帆张肌；c=下颌骨髁；rv=下颌后静脉；eca=颈外动脉；pg=腮腺；sp=茎突；ijv=颈内静脉；CN=颅神经（Ⅸ－Ⅻ）；ica=颈内动脉；sc=交感神经链；LC=颈长肌；cs=颈动脉间隙；pps=咽旁间隙；MS=咀嚼肌间隙。细点线代表椎前间隙。由Dale Chartta.MD.绘图。

颈长肌和头长肌的筋膜分开（图7.2f）[1,5]，两侧外侧壁有咽鼓管开口，将口的上和右被咽鼓管隆凸（圆枕）固定是咽鼓管软骨咽部末端形成的坚硬突起。腭帆提肌（图7.2e）当其进入软腭，产生黏膜隆凸，正好在咽鼓管咽部开口的下方[1]，在管的突起后方形成以黏膜衬里深度不同的隐窝，称为咽隐窝(Rosenmuller窝)(图7.2a，b)。鼻咽外侧壁存有咽鼓管圆枕即咽鼓管内端的软骨，被上缩咽肌围绕（图7.2），且有Morgagni窦穿过（薄弱部分和肿瘤扩展的部位），窦中通过咽鼓管、腭帆提肌（图7.2）[5]。鼻咽位于软腭上方（图7.1，7.2b）。当吞咽时，软腭和悬雍垂构成鼻咽功能性的底部，鼻咽向下在软腭水平与喉咽（图7.3）连续。

咽底部筋膜

咽部从内到外由三层组织构成，包括黏膜层、纤维层和肌肉层。原始的咽部肌肉群包括三块叠盖的咽缩肌，这些肌肉全部向后止于中央嵴，中央嵴是一层厚的结缔组织，它在咽结节处与颅底附着。肌肉层之外是薄的颊咽筋膜（肌外膜的外层），它覆盖在缩咽肌的外面，并向前延伸在翼下颌缝上到达颊肌。中间的纤维层（肌外膜的内层）位于肌肉层与黏膜层之间，它在上方（咽基底筋膜）较厚，此处没有肌纤维。咽部肌肉群（缩咽肌）内面衬以咽底筋膜（肌外膜的内层）（图7.3）。咽底筋膜或咽腱膜（上咽缩肌的腱膜）包绕着由上咽缩肌上部和颅底构成的间隙。头长肌和头直肌位于上缩咽肌和颅底及颈椎上部之间（图7.2、7.3）。咽底筋膜与斜坡和位于颈动脉内侧颞骨岩部紧密相连，经咽鼓管下面并向前延伸翼板后缘到达翼缝下颌骨[1]。随着它的下行，厚度变薄，在中线（咽缝）向后增厚为咽缩肌的附着处。咽肌位于纤维层外面，纤维层是厚的深在的肌外膜内层，覆盖着肌肉（咽底筋膜），而肌外膜外层较薄构成咽颊筋膜[1]。在CT和MRI，正常情况下这两个筋膜贴在一起。在增强CT和MRI，咽底筋膜比正常黏膜强化更明显（图7.4）（也见于第8章）。

咽鼓管穿过咽底筋膜(Morgagni窦)开口入鼻咽部，影响咽鼓管功能的有腭帆提肌、腭张肌和茎突咽肌（图7.2e，f）。腭提肌和腭张肌（图7.2e～g）分别起始于咽鼓管软骨部的下后壁和下内壁翼板的舟状窝，它们垂直向下，在翼肌内侧止于腭腱膜和腭帆（图7.2e，f）。吞咽时，软腭上抬、上缩咽肌纤维收缩、腭咽括约肌（Passavant括约肌）共同封闭鼻咽部[1]。Passavant括约肌起自腭咽肌和硬腭后外缘，上咽缩肌的内部肌纤维围绕咽部。两侧鼻咽外侧壁最突出解剖标志是咽鼓管软骨的内端（圆枕）（图7.2）。咽鼓管咽部开口正好在它黏膜下软骨上抬（圆

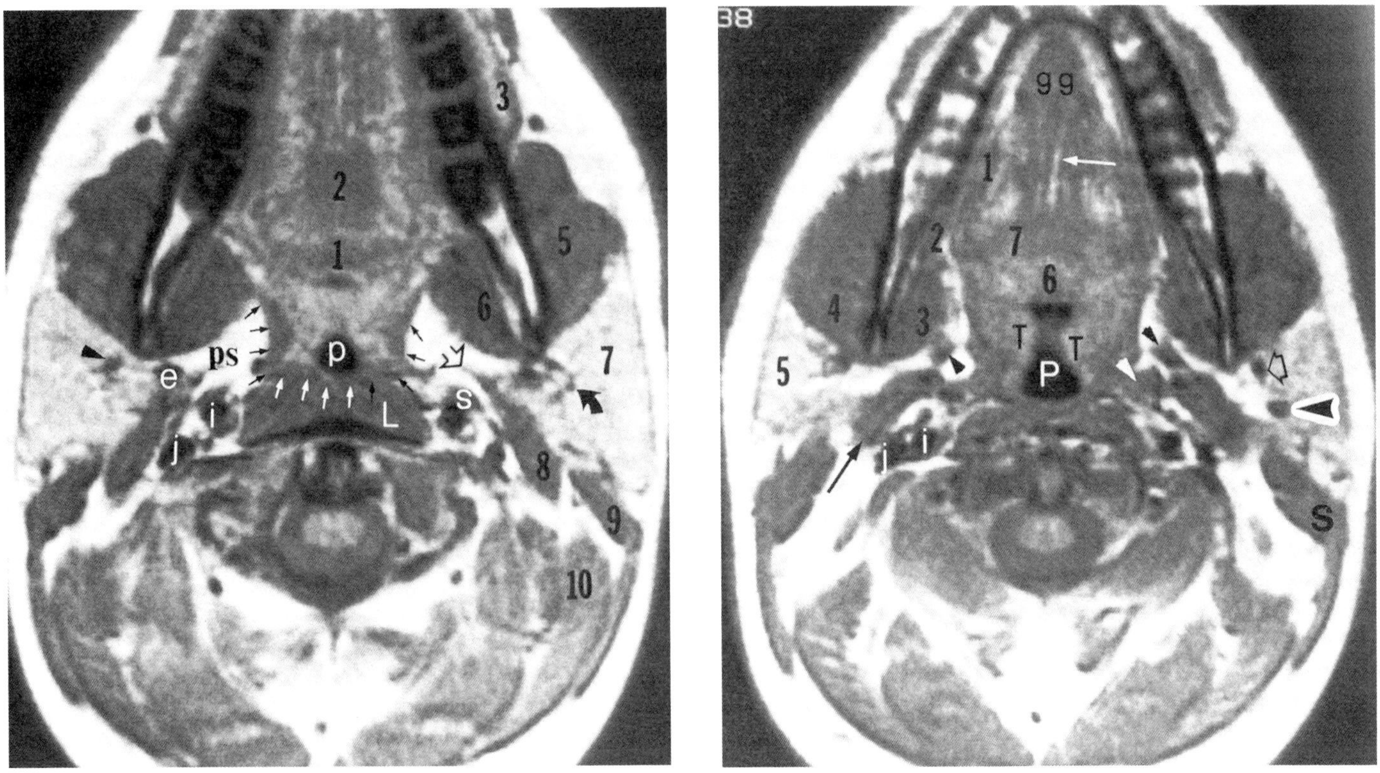

a b

图7.3 正常口咽和腭扁桃体。a 此层面比图7.2f 低9mm，并通过下齿槽嵴。e= 颈外动脉；i= 颈内动脉；j= 颈内静脉；L= 头长肌；p= 口咽；ps= 咽旁间隙；s= 茎咽肌；小白箭和黑箭 = 上咽缩肌；空箭 = 茎突舌骨肌；黑弯箭 = 面神经；黑箭头 = 下颌后静脉；1= 纵行舌固有肌；2= 横行舌固有肌；3= 颊肌；5= 咬肌；6= 翼内肌；7= 腮腺；8= 二腹肌后腹；9= 胸锁乳突肌；10= 头夹肌。b 此层面比 a 层面低 6mm。gg= 颏舌肌；i= 颈内动脉；j= 颈内静脉；P= 口咽；S= 胸锁乳突肌；T= 腭扁桃体；白箭 = 舌中隔；白箭头 = 茎咽肌；黑箭头和白箭头 = 颈外静脉；空箭 = 下颌后静脉；黑箭 = 二腹肌后腹；黑箭头 = 茎突舌骨肌；1= 舌骨舌肌；2= 下颌舌骨肌；3= 翼内肌；4= 咬肌；5= 腮腺；6= 纵行舌固有肌；7= 横行舌固有肌。

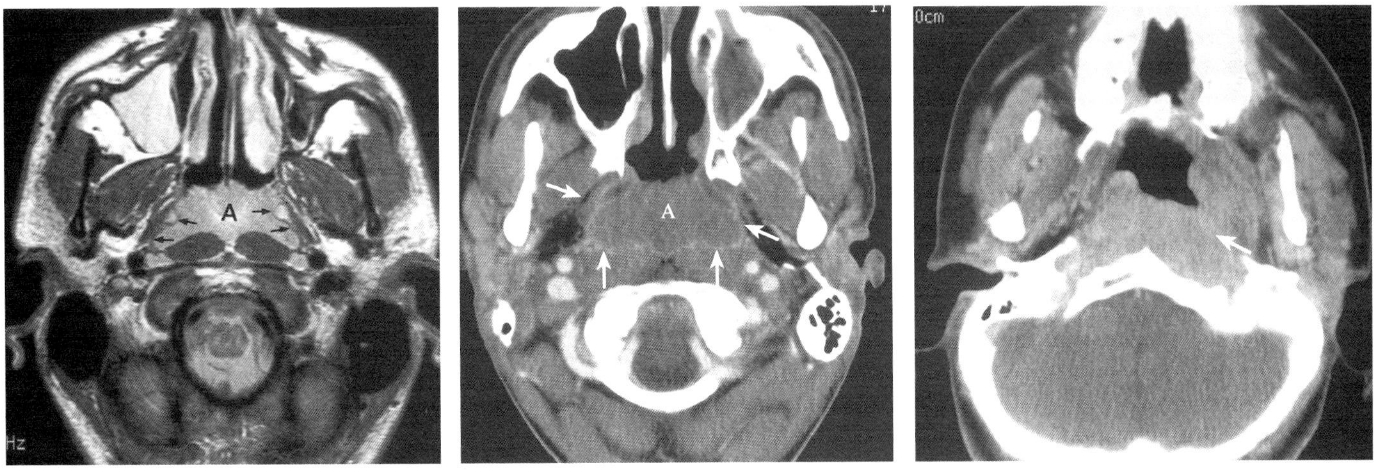

a b c

图7.4 a 咽扁桃体（腺样体）。23 岁男性 MR 横断面 PDWI 示腺样体增大（A），腺样体组织未超出咽基底筋膜（箭）。b 17 岁男性患者增强 CT 示腺样体肥大（A）。注意咽基底筋膜（箭）增强。c 13 岁男孩 CT 扫描示鼻咽组织由于淋巴上皮癌（箭）两侧不对称。注意左侧咽基底筋膜显示不清。

枕）的前方可以看到（图 7.2a）。在圆枕和咽后壁之间是咽隐窝，为裂隙状隐窝（图 7.2a, b），其尖端达颈动脉管前缘（图 7.2b）。鼻咽癌黏膜下扩散是众所周知的，它常位于 Rosenmuller 隐窝，可以向外侧通过 Morgagni 窦侵及到咽旁间隙。鼻咽部的解剖结构在 MRI 显示的更清楚，但是由于解剖变异（图 7.2c），有时这些标志（圆枕和Rosenmuller窝）在CT或MRI并不很明显，因此，观察鼻咽结构和咽旁结构表面和深部的对称性是非常重要的。

事实上，Rosenmuller窝在临床查体中实际上是显示不清的，它接近颅底使癌症沿此区扩散进入邻近颅底。在咽黏膜和肌肉之间的咽壁中有一个不完整的淋巴环。腺样体或鼻咽扁桃体位于鼻咽顶部附近，接近咽鼓管（图7.1、7.4）。鼻咽上皮细胞的类型从复层鳞状上皮到有纤毛的假复层或移行性的都有[2]。

咽扁桃体和咽黏液囊

咽扁桃体（腺样体）在出生时很小，一般体积增大到6～7岁，此后开始萎缩[1]，腺样体组织可一直较大（增生性）（图7.4a），有时与浆液性中耳炎有关。在PDWI和T2WI，腺样体组织信号高于肌肉，增强CT和MRI呈中等强化（图7.4b）。增生的腺样体组织应是对称的，鼻咽软组织或腺样体表现不对称时需仔细检查是否为更严重的病变，如癌症（图7.4c）。AIDS患者腺样体可非常明显。咽扁桃体或腺样体组织含有很多皱褶，这些皱褶主要由弥漫的淋巴组织组成，但是其深部可有一些黏液腺。咽黏液囊是一个不稳定的盲囊，位于鼻扁桃体之上，鼻咽后壁的中线部位，在CT和MRI上不能显示。有时在腺样体底部可见小的中心性钙化，代表脊索附着于咽黏膜囊之处。胚胎时期，脊索位于颅底下方，即形成枕骨底的部位，在此处它附着于形成原始咽顶部的内胚层，随着此区域的发育，脊索附着物形成一个成角的内胚层隐窝（Luschka窝），此窝形成咽黏液囊[1]。在咽鼓管咽部开口后方的鼻咽扁桃体向外侧延伸形成管状扁桃体。

咽峡部、口咽峡部和Waldeyer环

在软腭游离缘和咽后壁之间，鼻咽和口咽相交通，这个开口称为咽峡部。口部与咽部相交通的开口称为口咽峡部。腭扁桃体是位于咽外侧壁的两个肿块淋巴组织，扁桃体组成淋巴组织环带的一部分，淋巴环是围绕消化道和呼吸道开口处的淋巴组织，又称为Waldeyer环。环的上部由鼻咽扁桃体（腺样体）组成，外侧部由腭或口咽扁桃体，和咽鼓管周围的淋巴收集系统组成，前部和下部由舌扁桃体形成[1]。在这些主要的扁桃体之间还可见比较小的淋巴收集组织（图7.1，7.2e）。腭扁桃体（图7.3）由排列成小结节样或滤泡的淋巴组织组成。囊滤泡的中央（生发层）淋巴细胞在此繁殖。

神经支配

咽部的运动和大部分感觉是由咽丛支配，咽丛组成有第Ⅸ（舌咽神经）和第Ⅹ颅神经（迷走神经）和第Ⅺ对颅神经（脊副神经）的分支以及交感神经丛的分支。

血液供应

咽部的供血动脉是颈外动脉的各分支，包括咽升动脉、面动脉、舌动脉、上颌动脉和甲状腺上动脉。咽部的静脉组成静脉丛直接引流入颈内静脉和面静脉，或与翼静脉丛相交通。

淋巴

鼻咽通过丰富的毛细淋巴丛引流入同侧或对侧上部颈深淋巴结[1,2,4]。鼻咽癌首先累及的是外侧的咽后淋巴结，它们位于颈深部，通常不能触摸到[4]。颈静脉二腹区淋巴结（Ⅱ区）和上及下副神经链淋巴结（Ⅴ组）经常被肿瘤累及，肿瘤由咽后淋巴结通过输出淋巴管或直接由鼻咽部扩散而来[4]。口咽部的淋巴包括扁桃体和舌底部引流入上部的颈深淋巴结，尤其是颈静脉二腹肌区（Ⅱ区）和颈静脉肩胛舌骨淋巴结群（Ⅲ区）[2]。

局部解剖（咽旁间隙）

鼻咽部的局部解剖关系对于理解鼻咽癌的局部扩散形式是非常重要的。咽旁间隙、咀嚼间隙、颞下间隙、鼻腔、眼眶、蝶窦和颅底与鼻咽关系密切，鼻咽癌可扩展累及这些结构。咽旁间隙（PPS）是舌骨上颈部不规则形的、主要由脂肪填充的间隙。PPS曾用过多种名称，包括外侧咽旁间隙、咽咀嚼间隙、咽翼间隙和咽上颌间隙。PPS像一个倒置的金字塔，从颅底延伸到舌骨大角水平（图7.2，7.3）[6-7]。PPS的下界止于二腹肌后腹－舌骨大角水平连接处[6]。此处有坚固的筋膜附着，限制PPS延伸到舌骨以下。但筋膜常薄弱，不能有效地阻挡感染的扩散[6]。

PPS向上在蝶骨处与颅底相连，在卵圆孔内侧，围绕盲孔和位于岩骨下邻近颈动脉管和颈静脉窝的部位（图

7.2，7.3）。PPS 进一步被厚的筋膜层分成间隙，此间隙指到肿瘤生长和炎症蔓延。关于这些筋膜层的描述在解剖、临床和放射学文献中是不同。PPS 内侧壁上部由腭帆张肌和它的筋膜、咽颅底筋膜、腭帆提肌、咽上缩肌构成，最下部由扁桃体窝构成(图 7.2，7.3)。它的外侧壁前部由咀嚼肌间隙内侧壁构成(图 7.3)。翼内肌和从其延伸出的一个筋膜层(称作翼间筋膜或腱膜，也称作联合筋膜或翼内筋膜)构成了咀嚼肌间隙内侧界，将咀嚼肌间隙与 PPS 分隔开(图 7.2h)[7]。PPS 进一步分为茎突前和茎突后区。从茎突延伸至腭帆张肌的筋膜向后穿过 PPS 脂肪，将 PPS 分成这两个区[6]。颈动脉鞘在解剖上被认为是 PPS 的茎突后区的后部分(图 7.2a，7.3a)。PPS 详细解剖见第 8 章。

咀嚼肌间隙

咀嚼肌间隙是一个独立的筋膜间隙，以颈深筋膜浅层为界，其内含有翼状肌、咬肌、颞下肌和下颌骨体及下颌支的后部(图 7.2，7.3)。颞颌关节在咀嚼肌间隙上部。细节见第 8 章。

颞下窝

颞下窝是一不规则腔隙在上颌骨后方及鼻咽和翼腭窝外侧 （图 7.2a）。颞下窝的上界为颧弓。它向下延伸至上颌骨齿槽缘。颞下窝的内侧界为蝶骨大翼的颞下面及外侧翼板。颞下窝在内侧与翼上颌裂及翼腭窝(蝶腭窝)相交通。颞下窝内含有咀嚼肌、上颌内血管以及下颌神经和耳颞神经。卵圆孔(V3)和棘孔(脑膜中动脉)开口于颞下窝顶部。进一步细节见第 8 章。

应用解剖

虽然大多数筋膜层在 CT 和 MRI 扫描上不能显示为分离的层，但通常对称的含有脂肪和肌肉的间隙可以确定 PPS 的边界(图 7.2，7.3)。咀嚼肌间隙容易显示为含肌肉的间隙。鼻咽癌通常通过 Morgagni 窦向外侧蔓延侵犯 PPS。同样，鼻咽肿瘤也可蔓延至颞下窝、翼上颌裂及翼腭窝，然后通过眶下裂进入眶尖。鼻咽癌累及 PPS 茎突后部导致肿瘤蔓延至颈动脉间隙。肿瘤黏膜下蔓延在破裂孔区进入颅底导致肿瘤侵入海绵窦。

组织学

鼻咽上部与呼吸有关，表面覆盖假复层纤毛柱状上皮(呼吸系统)。咽下部更多与进食有关，其上皮变为复层鳞状上皮。黏膜下层含有黏液腺和小涎腺，以及明显的淋巴成分。上皮基底膜不明显，淋巴成分正常时存在于上皮内(淋巴上皮)。腺样体是含有生发中心的淋巴样组织，但它没有被膜或淋巴窦，也没有上皮隐窝[2，3]。

成像技术

鼻咽和呼吸消化道其他部分表浅病变通过内窥镜检查大多能准确检测。体检和内窥镜检查对于肿瘤或炎症的深部浸润可能会遗漏或难以识别。需行影像学检查以更好显示这些病变和对癌症进行准确临床分期。鼻咽和局部解剖(咽旁间隙和颞下窝)的 CT、MRI 提供的图像有足够的信息和极佳的解剖细节。横断位和直接冠状位 CT （层厚 4～5mm）用于评估鼻咽及局部解剖。对于较小病变和评估鼻咽癌轻微的骨质受侵需用较薄的层面(2.5～3mm)。应使用和不用碘对比剂的检查。对比剂对评估转移性结节病变、颅底以及颅内受累是重要的。对比增强检查应包括整个颈部、颅底及部分颅内结构(包括海绵窦和岩尖)。检查骨质受侵情况 CT 比 MR 好。显示鼻咽肿瘤首选 MRI。在 CT 上鼻咽癌通常与肌肉呈等密度，而优越的软组织对比分辨力使得 MRI 可更良好地显示肿瘤的边界及真实范围。本章大部分 MR 图像都采用 GE Horizon Echospeed 1.5T 超导 MR 扫描仪(GE，Milwaukee，WI，USA)。用头线圈行鼻咽和颞下窝评估，用颈线圈行颈部其余部分评估。应检查整个颈部以评估淋巴结病变。技术参数如下：矢状、横断和冠状位；层厚 4～5mm，距阵 256 × 128、256 × 192 或 256 × 256；短 TR 为 400～800ms，TE 为 25ms；长 TR 为 2000～2500ms，TE 为 20，25，80，100ms；两次激励；视野 16～24cm；用多层面采集技术。标准自旋回波(SE)用长 TR 短 TE(TR/TE ＝ 2000/25ms)和长 TE(TE=80/60ms)可被快速自旋回波(FSE)T2 加权单回波(TE=80ms)序列代替。鼻咽肿物 MRI 评估应包括强化前、后(Gd-DTPA)T1 加权脉冲序列组合。强化后横断和冠状位 T1 用和不用脂肪抑制采集。脂肪抑制脉冲序列更倾向于在气 － 骨交界面产生的伪影(磁敏感性伪影)或与齿科填充物和畸牙矫正架相关伪影。我们的方法是用和不用脂肪抑制分别采集横断位图像和冠状位图像。

鼻咽病理学

先天性异常

先天性异常不常见，常伴有颅底发育过程中的缺陷。神经成分及骨的融合失败可能导致脑膨出或脑膜膨出的发生，使其通过蝶骨进入鼻咽或鼻腔。脊索残留正好终止于颊咽膜背侧附着处的尾侧，它可保留如一实性肿物或囊肿，称作Tornwaldt(Thornwaldt)囊肿或咽黏液囊囊肿（图7.5）[8-10]。Tornwaldt 囊肿由胚胎的脊索（咽囊）头端的持续残留衍化而来，表现为二三十岁时鼻后部持续的黏液性或化脓性分泌物[10]。Tornwaldt 囊肿表现为鼻咽中线部位的囊性肿物，大小约1～1.5cm，在MR T1WI和T2WI上都表现为高信号（图7.5）。在CT扫描上，囊肿无对比强化，除非它有感染。不常见到Tornwaldt 囊肿直径大于2cm。Tornwaldt囊肿位于Rathke囊的背侧和尾侧。Rathke囊是垂体前部的原基，位于颊咽膜的前面[3]。虽然Rathke囊通常是闭塞的，但Rathke 囊的残余可持续存在为一小的上皮性囊肿，位于蝶骨体或鼻咽内。Rathke 囊囊肿是由Rathke 囊残留的上皮成分构成的。Rathke 囊是口凹顶部的一个外突，它在胚胎发生时形成垂体前叶。Rathke 囊上皮的残留可以陷入蝶骨内。这种情况的发生是由于Rathke 囊在蝶骨骨化前行经其间充质原基。这些上皮残留可以引起蝶骨内或鼻咽的“颅外颅咽管瘤”(图7.6)。表皮样囊肿、皮样囊肿、迷芽瘤、畸胎瘤、错构瘤(呼吸道上皮腺瘤样错构瘤)以及神经管原肠囊肿在鼻咽都不常见(图7.7a)[11,12]。神经管原肠囊肿通常见于二三十岁时。它们可以位于斜坡后或斜坡内，向外生长进入鼻咽或蝶骨。与其他部位的神经管原肠囊肿（颅咽管瘤，Rathke 囊肿，胶样囊肿，颈部和脊柱的神经管原肠囊肿）相似，它们通常在MR T1WI 和T2WI 上表现为高信号(见第3章)。黏液潴留囊肿（图7.7b）偶尔见于鼻咽部。来源于第二腮弓的腮裂囊肿[9]，胸腺囊肿以及流入性舌下囊肿(获得性囊肿)可以向深部扩展至C1 高度的鼻咽外侧壁(图7.8)。Tornwaldt 囊肿和神经管原肠囊肿应与假性囊肿相鉴别。鼻咽部假性囊肿据推测可能是头长肌周围炎的结果。这些囊肿的任何一种都可继发感染。钙化偶尔见于C1前方，这继发于颈长肌腱鞘周围炎[13]。表7.1 列出了先天性和后天性鼻咽囊性病变。

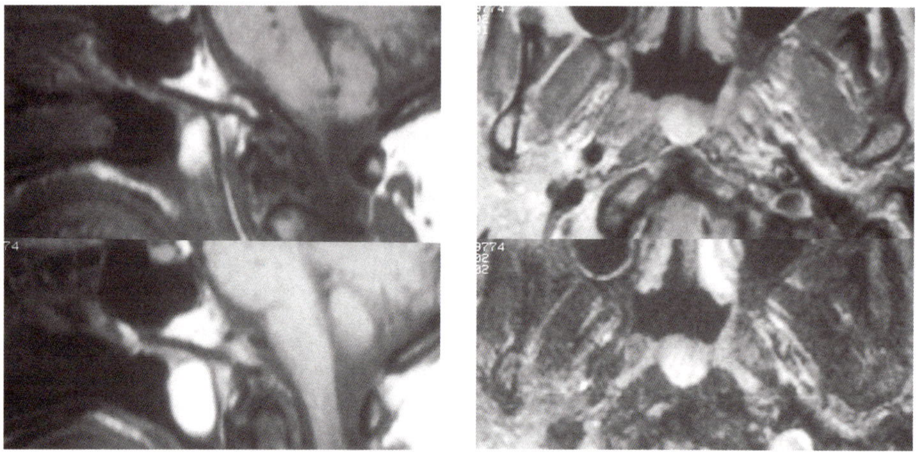

a b

图7.5 Tornwaldt 囊肿。a 矢状T1WI和 b 横断PDWI（上）和T2WI（下）示 Tornwaldt 囊肿。病变在所有脉冲序列呈高信号。

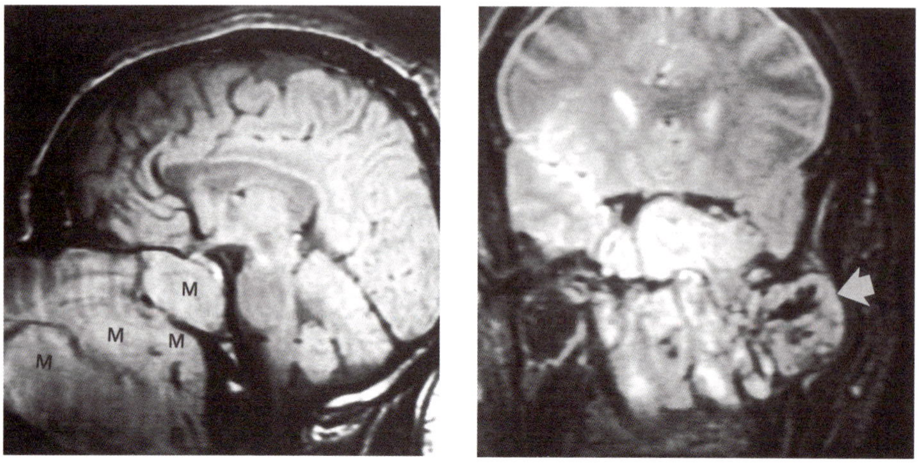

a b

图7.6 颅外颅咽管瘤。a 矢状T1WI示巨大肿块（M）侵及蝶窦，鼻咽和腭口腔。b T2WI示肿块（M）呈高信号。注意侵入颞下窝（箭）。垂体和鞍上区在所有序列中都正常。

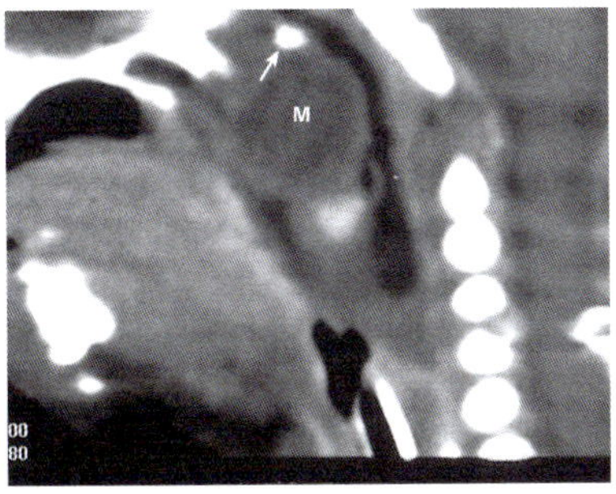

a

图7.7 a 鼻咽畸胎瘤。矢状重组CT示鼻咽巨大肿块（M），有小钙化（箭）。符合畸胎瘤，病例由Mujtaba Khan.MD.提供。b 黏液潴留囊肿。
1、增强CT示鼻咽部推测为潴留囊肿（箭）。
2、另一名患者横断面CT示鼻咽部高信号肿块（箭）。
3、增强T1WI示潴留囊肿无增强，而正常黏膜强化。

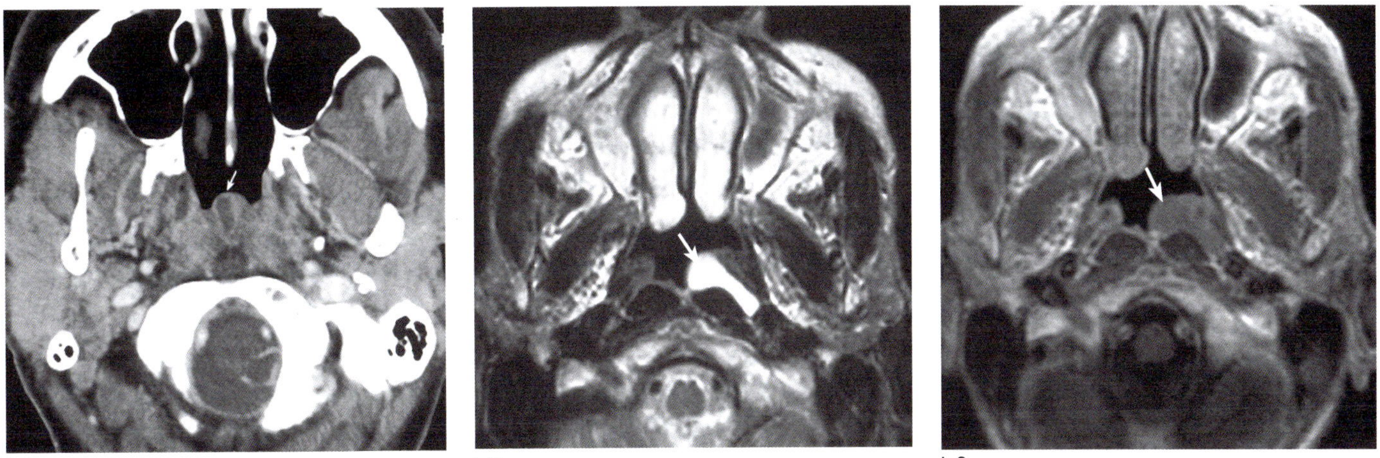
b1 b2 b3

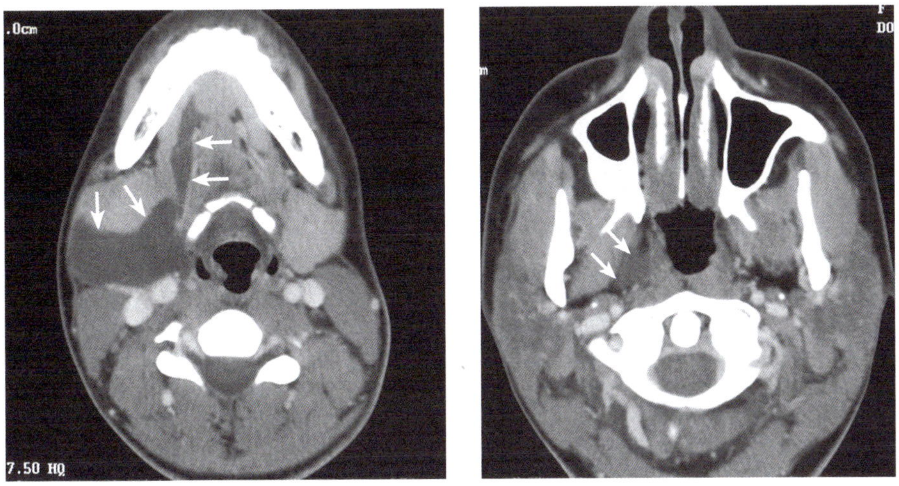
a b

图7.8 流入性的舌下囊肿。a CT示一大囊性肿块符合流入性舌下囊肿的（箭）。b CT鼻咽部水平CT扫描示向高位咽旁延伸的舌下囊肿（箭）。

炎症

鼻咽弥漫性炎症或炎性肿块可伴有腺样体和咽部和咽旁间隙的感染（图7.9～7.11），伴有斜坡或蝶骨骨髓炎，或伴有颞骨岩尖的感染（图7.9，7.10），后者可继发于耳部慢性感染，继发于假单胞菌感染的恶性外耳道炎，后者发生在控制不好的糖尿病患者或影响到颞骨的肉芽肿性疾病，如结核。鼻窦腔的侵袭性真菌感染（毛霉菌病或曲霉菌病）可很快扩展到颅底、鼻咽和邻近组织。增强CT或MRI能显示上述改变，MRI显示骨髓病变比CT显示后期骨质破坏要早。

表7.1 鼻咽部先天性和获得性囊肿

A. 先天性
- 颅底脊膜膨出／脑脊膜膨出
- Tornwaldt囊肿（脊索残留）
- 神经管原肠囊肿（Rathke囊肿、颅外颅咽管瘤）
- 皮样囊肿
- 表皮样囊肿
- 囊性错构瘤（迷芽瘤）
- 囊性畸胎瘤
- 第二腮裂囊肿延伸到咽外侧壁
- 胸腺囊肿延伸到咽外侧壁

B. 获得性
- 黏液潴留囊肿
- 流入性舌下囊肿延伸至咽外侧壁
- 假性囊肿（头长肌周围炎），炎症后囊肿
- C1～C2滑膜囊肿（类风湿性关节炎）
- Waldeyer咽组织的转移性囊性鳞状细胞癌

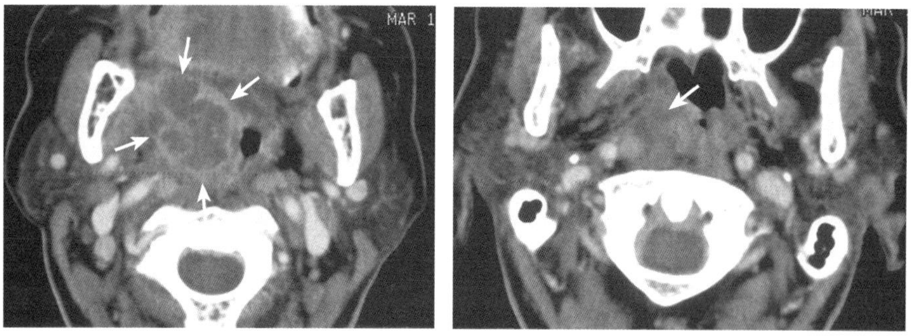

a b

图7.9 鼻咽和口咽感染。a CT示扁桃体旁脓肿（箭）。b CT示扁桃体旁感染延伸至鼻咽部（箭）。

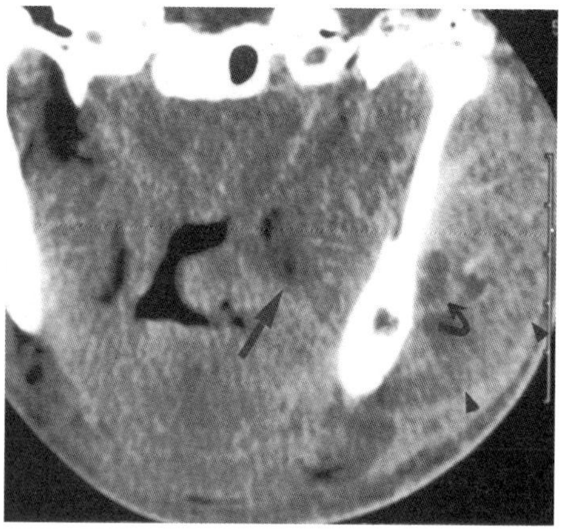

图7.10 鼻口咽及咀嚼肌间隙感染。冠状增强CT示左侧腭扁桃体增大，扁桃体旁囊肿（直箭），咽旁和鼻咽炎症性改变，咀嚼肌间隙炎症性病变（箭头）。注意由于囊肿形成致液体聚集（弯箭）。

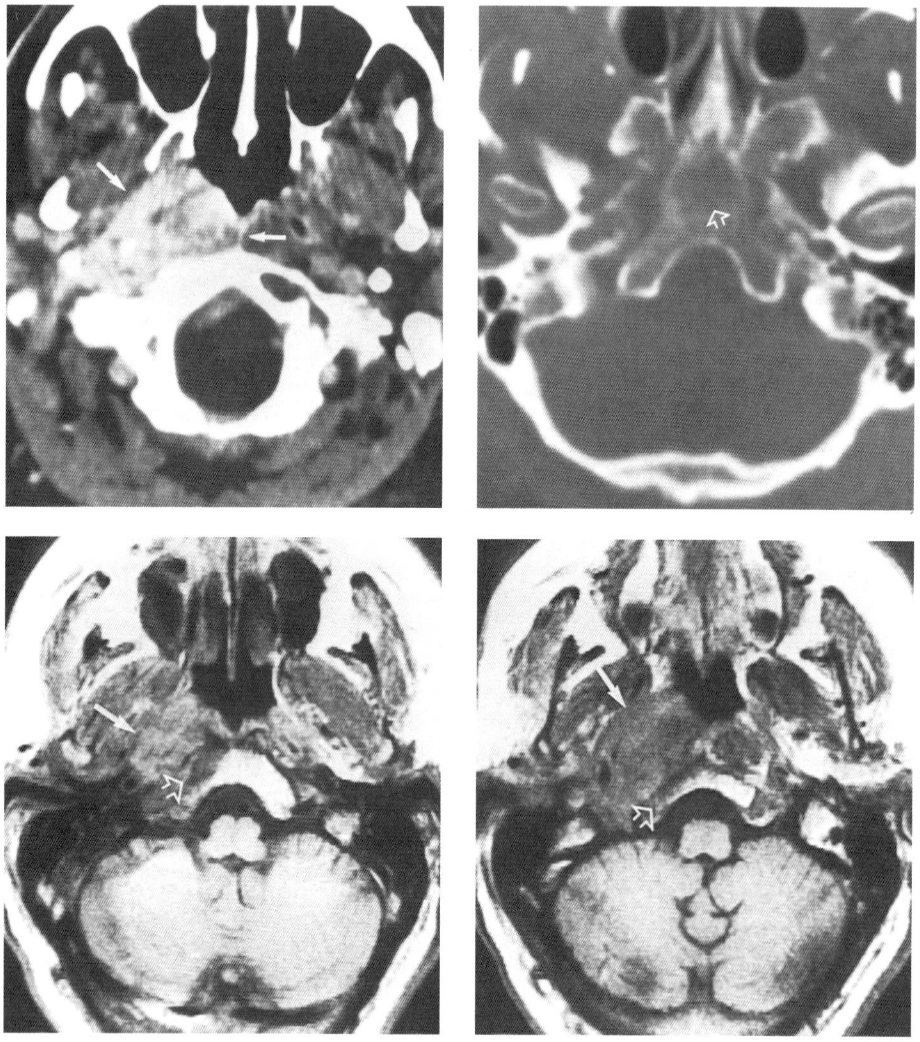

a b c d

图7.11 继发于恶性外耳道炎（假单胞菌）的鼻咽部炎症性肿块。a，b 横断增强CT（a软组织窗，b骨窗），c，d MR横断示鼻咽右侧肿块（箭）。骨质受侵在CT扫描b上很难显示，但在MR图像c，d 上很明显（空箭）。骨扫描上骨髓炎也导致放射性同位素吸收增加。

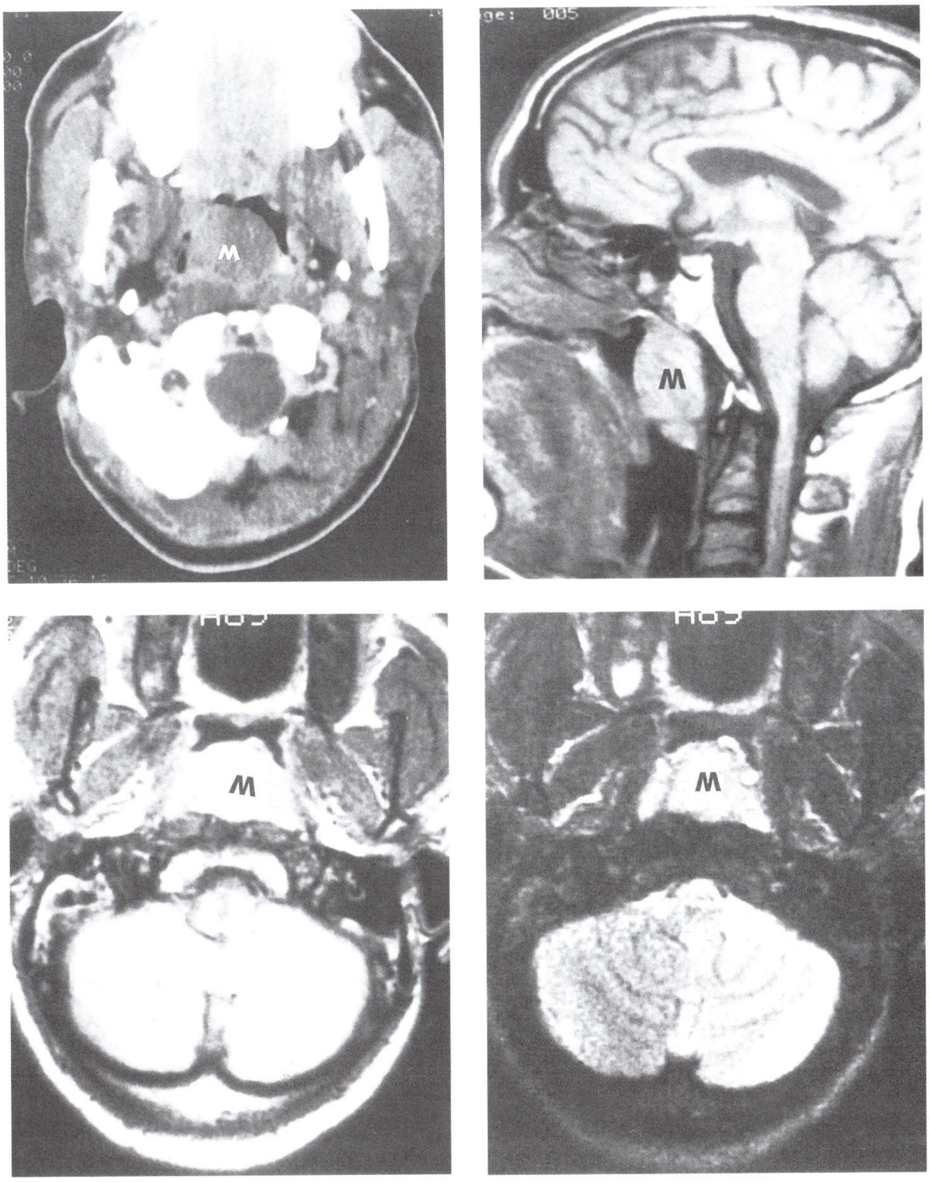

a b c d

图 7.12　鼻咽部的鼻硬结病。a CT 横断和b MR 矢状T1WI，c 横断面PDWI，和 d MR 横断T2WI 示鼻咽部肿块（M），符合鼻硬结病。

一例鼻咽部鼻硬结病患者显示了肿块效应，可见于伴发慢性感染（图7.12）。鼻硬结病是呼吸道的慢性肉芽肿性疾病，发病与Klebsiella 鼻硬结炎有关，最初就为本病是累及鼻部的病变，但现在已知也累及咽部、气管和支气管。

感染性单核细胞增多症

它是一种系统性的、良性的、自限性的感染性淋巴细胞增殖性疾病，由Epstein-Barr 病毒造成。临床表现有急性咽扁桃体炎。发热、无力、淋巴结病变和肝脾增大。咽扁桃体炎常常比较严重，淋巴结病变可以是大块的。淋巴结病变常常累及颈后淋巴结，但颈前及颈后淋巴结都可受累（图7.13）[2]。

Tangier 病

Tangier 病一种是与脂蛋白代谢有关的常染色体疾病，导致黄色瘤性细胞沉积在鼻咽、扁桃体、腭、肝脏、脾脏、淋巴结、外周神经和角膜[2]。该病最初是在美国 Chesapeake Bay 的Tangier 岛发现的。累及扁桃体导致咽扁桃体炎的症状。典型表现为扁桃体肿大、呈黄色。鉴别诊断包括非特异性咽扁桃体炎和脂类存储疾病[2]。

良性肿瘤

青少年鼻咽血管纤维瘤

鼻咽部的良性肿瘤罕见（表7.2），最常见的是青少年鼻咽血管纤维瘤（JNA）[15,16]。JNA 发生在青少年男孩，出现症状的平均年龄为15 岁（图7.14~7.18）[17]。一般发

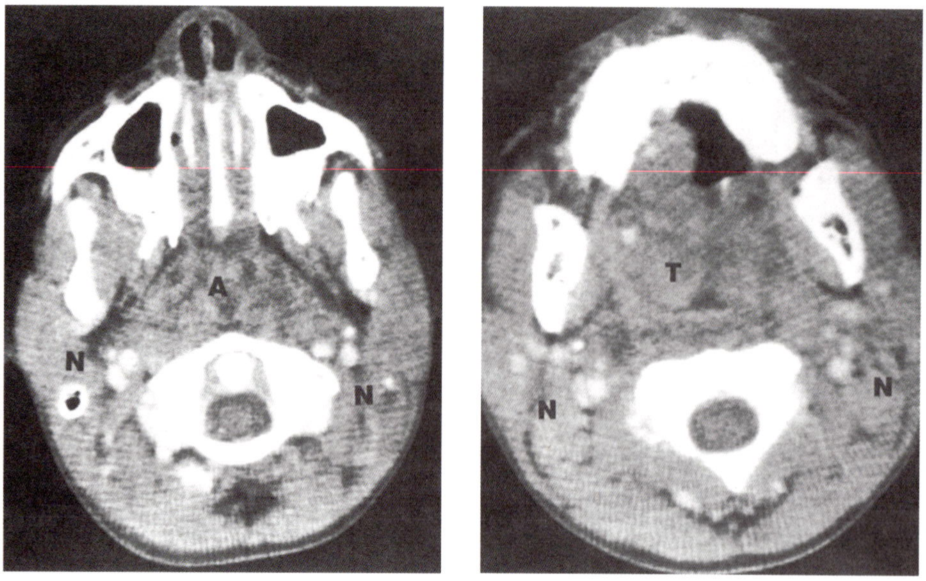

a b

图7.13 感染性单核细胞增多症。鼻咽部（a）和口咽部（b）CT横断面示腺样体（A）、腭扁桃体（T）明显增大，颈后三角和颈静脉链淋巴结病变（N）。

表7.2 鼻咽的良性肿瘤

- 青少年血管纤维瘤
- 黏液潴留囊肿
- Tornwaldt 囊肿
- 神经管原肠囊肿
- 脑膜神经管原肠囊肿膨出
- 皮样－表皮样囊肿
- 畸胎瘤
- 迷芽瘤
- 错构瘤（上皮样腺瘤样错构瘤）
- 鳞状乳头状瘤（罕见）
- 鼻咽息肉
- 息肉（血管瘤性息肉）
- 后鼻孔息肉，延伸到鼻咽
- 假性肿瘤（炎症）
- 肉芽肿（结节病）
- 良性淋巴样增生
- 多形性腺瘤
- 异位的垂体腺瘤
- 血管瘤
- 淋巴管瘤
- 神经鞘瘤
- 颗粒细胞肿瘤
- 脂肪瘤
- 纤维瘤
- 颈静脉鼓室的副神经节瘤延伸到鼻咽
- 垂体腺瘤延伸到鼻咽（神经肠囊肿）
- 颅外颅咽管瘤（神经管原肠囊肿）
- 颅咽管瘤延伸到鼻咽

生在鼻腔上部后外侧壁或鼻咽。纤维血管瘤组织学是良性的，也是头和颈部局限性的侵袭性血管性肿物[17]。据报道，JNA的发病率是1：6000，在耳鼻喉病人中是1：60000，占头和颈部肿瘤的0.5%[17]。JNA生长进入鼻咽，经常向外侧生长进入翼腭窝。局部扩展至颞下窝，向上通过眶下裂进入眼眶和向上到达蝶窦，还可超出这些区域进入中颅窝、海绵窦和蝶鞍。10%～20%的患者证实有颅内扩展，随着肿瘤的生长还可伴有局部骨质破坏。患者典型的症状是流鼻血和鼻塞。虽然是发生在青少年的男孩的肿瘤，但也有报道发生在老年人[18]，还有少数报道发生在女性，但已有一些学者对其诊断提出质疑。JNA的病因还不明确，有关理论包括雄激素作用于胚胎软骨（一种下鼻甲错构瘤性病灶）（图7.17），或正常鼻咽部的纤维血管性基质位于鼻咽部[15~17]，转化生长因子β1（TGF-β1）是一种处于非激活状态的多肽，分裂后成激活形式，然后在组织中去活性。它促进纤维母细胞增殖，形成血管。TGF-β1在JNA的病因中起重要作用[17]。JNA虽然是头和颈部不常见的肿瘤，但发病率和死亡率显著[15~17]。

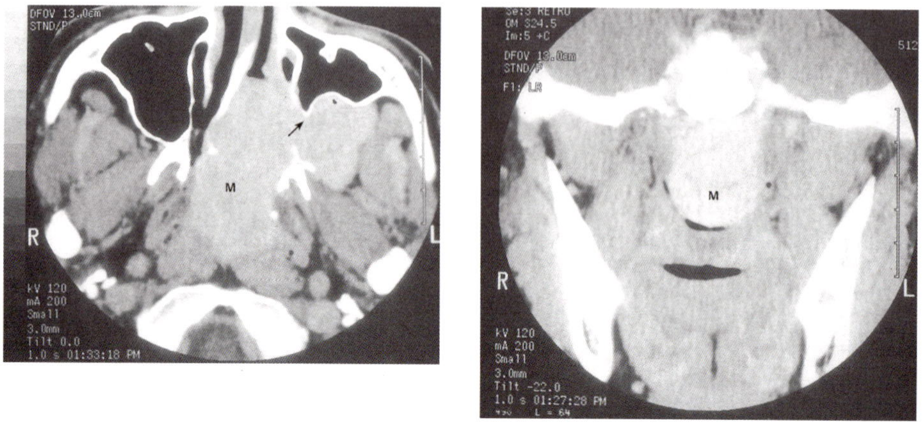

a b

图7.14 血管纤维瘤。a 增强CT横断面和 b CT增强冠状面示鼻咽部明显强化的肿块（M），注意扩展入翼腭窝（箭）。

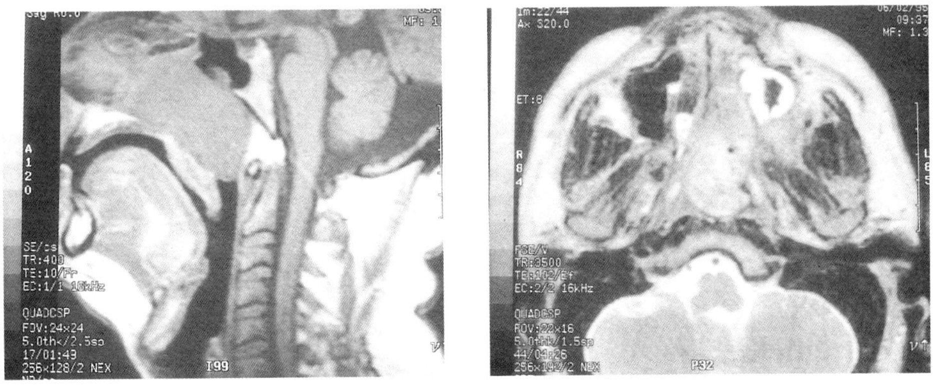

图7.14 c MR矢状T1WI和横断T2WI示鼻咽部血管纤维瘤。

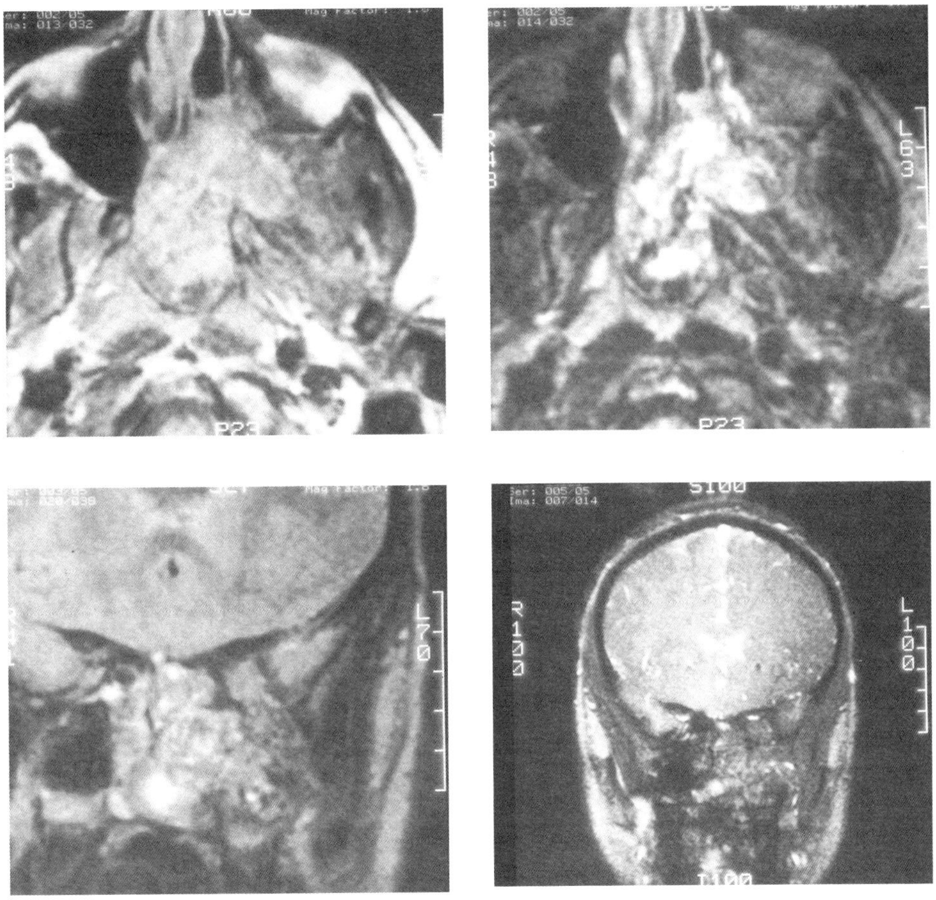

图7.15 血管纤维瘤。a MR横断PDWI，b MR横断T2WI，c 冠状T2WI，d MR冠状梯度回波示巨大的鼻咽部血管纤维瘤，注意T2WI可见流空信号，梯度回波可见增高信号（d），表明肿瘤富含血供。

应用增强CT[18]包括动态增强CT或增强MRI，可以早期诊断血管纤维瘤。了解肿瘤的确切范围，对制定手术方法是非常必要的。增强CT JNA呈明显强化（图7.14a，b），动态增强CT呈早期强化[18]。在MRI上T1WI呈低信号，T2WI呈中等高信号，病变为富血供，常可见流空信号（图7.15）。在流动敏感脉冲序列如梯度回波，显示的流入相关增强反应了JNA的富血供（图7.15d）。在MR增强T1WI，JNA呈明显强化（图7.16，7.17）。CT和MRI在检查血管纤维瘤复发中有重要作用（图7.18）。在MRI和CT上不能与鼻咽和鼻腔血管瘤性息肉鉴别（图7.19）[19]。

息肉和其他良性肿瘤

鼻咽部其他良性肿瘤包括鳞状乳头状瘤、息肉包括鼻后孔息肉（图7.20～7.23），血管瘤（图7.24a），淋巴管瘤（图7.24b），囊状水瘤（图7.25），脂肪瘤，神经鞘瘤，神经纤维瘤，异位的垂体腺瘤，垂体腺瘤的延伸（图7.26），错构瘤，畸胎瘤，表皮样囊肿和皮样囊肿（表7.2）[20，21]，错构瘤（来自希腊词，意思是“缺陷”）常描述为是组织的过度生长或非新生物的肿瘤样增殖，是由先天缺陷发育而来，其特征为存在的细胞和成熟的组织与其原发部位是相同的[2，12]。迷芽瘤基本上是错构瘤性病变，与其原发部位的细胞和组织不同。

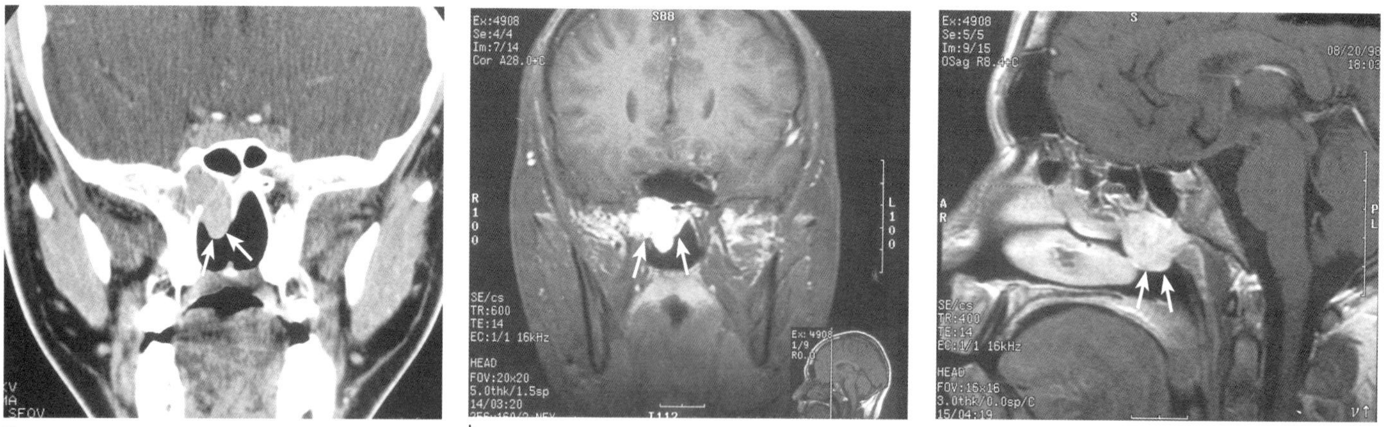

a　b　c

图 7.16　血管纤维瘤。a 冠状增强 CT 扫描 b，c MR 增强冠状和矢状 T1WI 扫描示一个鼻咽部肿块明显强化（箭），注意肿块延伸入翼腭窝。

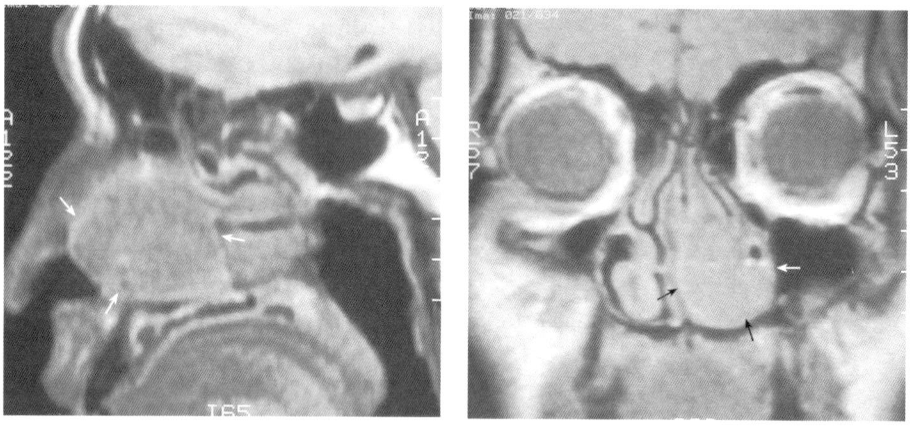

a　b

图 7.17　靠近下鼻甲的血管纤维瘤。a MR 矢状 T1WI 和 b 横断 PDWI 示血管纤维瘤（箭）来自靠近下鼻甲。

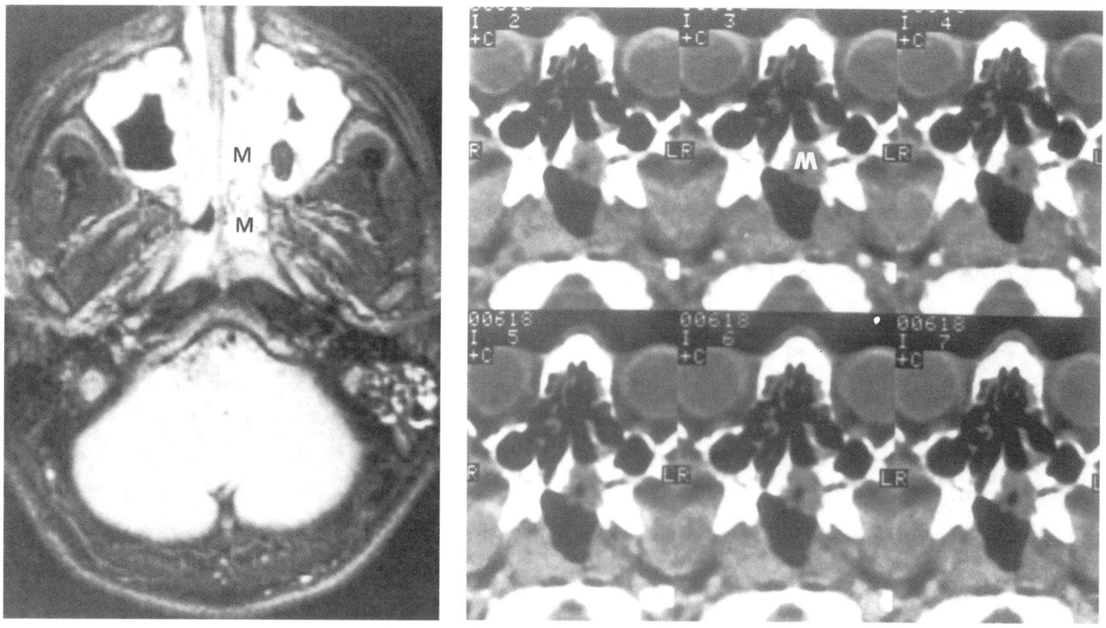

a　b

图 7.18　复发血管纤维瘤。a MR T2WI 扫描示鼻咽部和鼻腔内肿块（M）符合复发的血管纤维瘤。可见上颌窦炎性黏膜增厚。b 另一位曾患有血管纤维瘤病史的患者动态 CT 扫描示无强化的肿块（M），符合瘢痕组织。

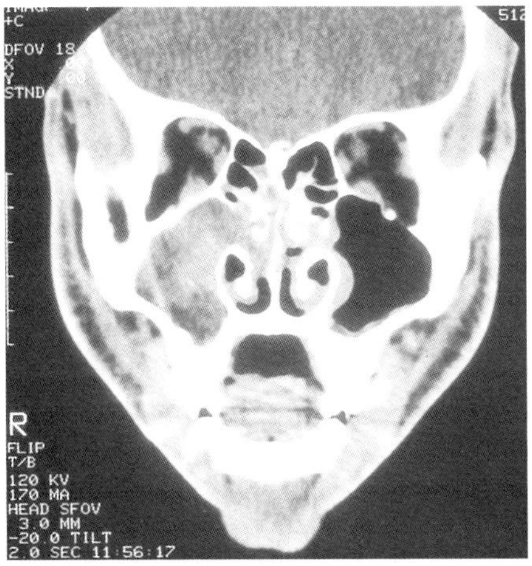

图7.19 血管性性息肉。冠状增强CT扫描示右侧上颌窦腔强化的肿块，延伸至鼻腔，符合鼻窦的血管性息肉。

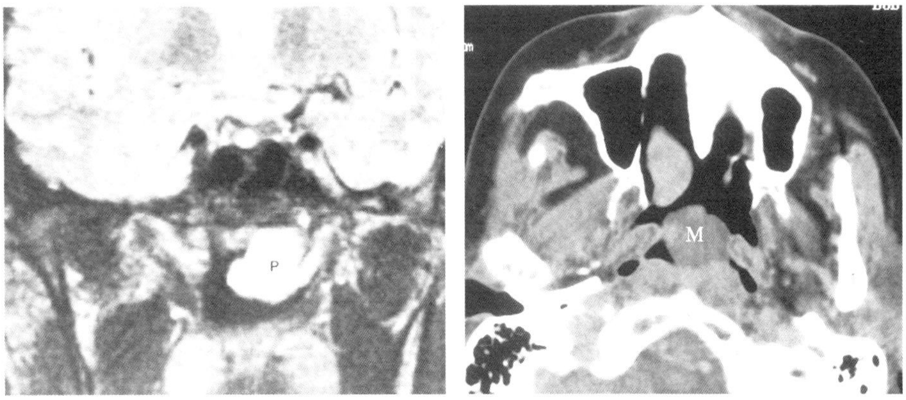

a b

图7.20 鼻咽部息肉。a MR T2WI扫描示鼻咽部息肉（P）。b 另一患者CT扫描示鼻咽肿块（M）可疑息肉。

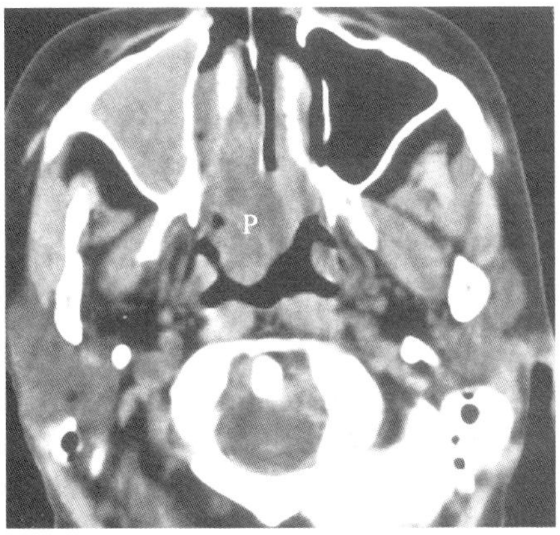

图7.21 鼻咽部息肉。CT扫描示鼻息肉，延伸至鼻咽部。

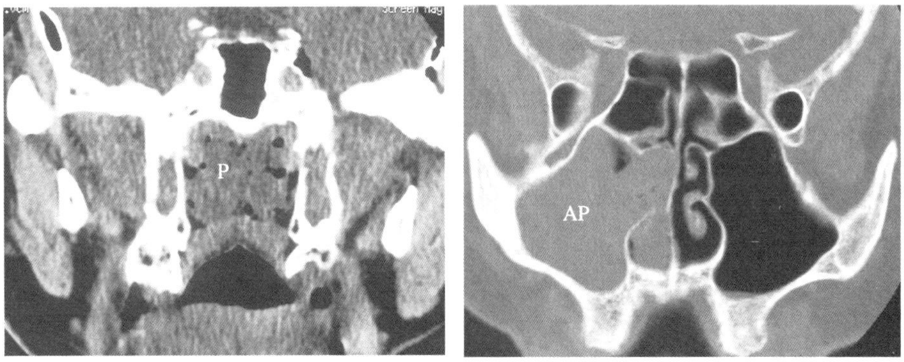

a b

图7.22 后孔息肉延伸至鼻咽部。a 冠状CT扫描示鼻咽部息肉（P）。b 冠状CT扫描示上颌窦息肉长入鼻腔。

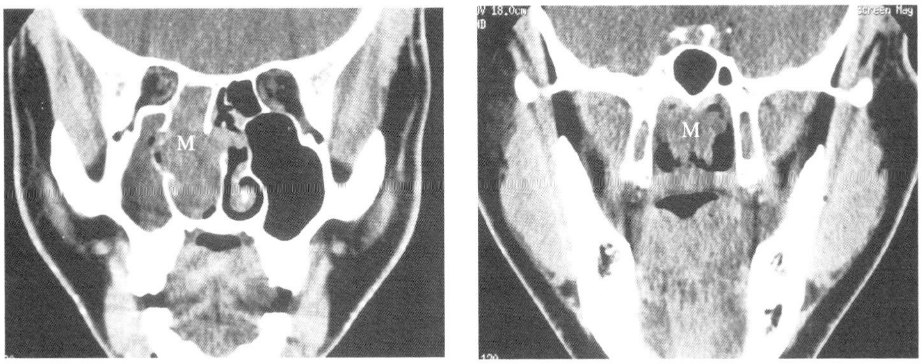

a b

图7.23 鼻腔内翻性状瘤延伸至鼻咽部。a 冠状CT扫描示右侧鼻腔肿块（M）。b 冠状CT扫描示乳头状瘤延伸至鼻咽。

举一个迷芽瘤的例子，Fordyce颗粒（Fordyce病或状况）可发生在口腔内任何部位的异位皮脂腺体聚集[2]，异位症一词是指正常的组织出现在不正常的位置。异位症的同义词包括迷芽瘤、异位和迷走静止[18]。错构瘤由起自三个胚层的多种组织构成，但通常其中一种是主要的[18]。畸胎瘤的范围从良性到恶性，是自律的、自发的、真性肿瘤，是由多种作用的组织衍生而来，其中可见三种胚细胞层的一种或更多的成分，常包括不属于发生部位器官的组织[2,12]。皮样囊肿在组织学上与畸胎瘤（分化好的畸胎瘤）相似，起源于外胚层和中胚层。表皮样囊肿仅起源于外胚层，而包含皮肤附属物例如皮脂腺和毛囊的称为皮样囊肿。

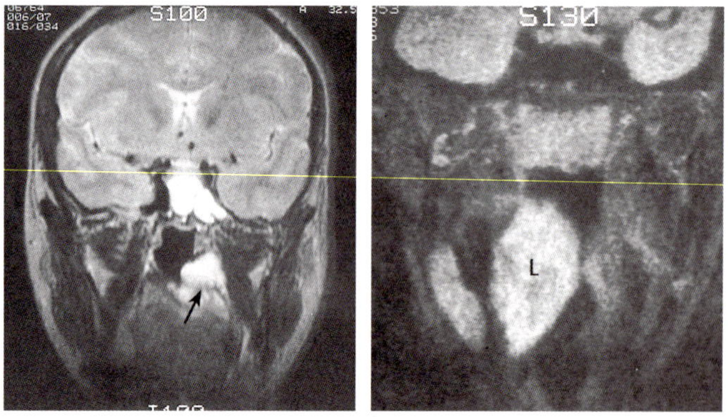

图7.24 鼻咽部血管瘤。a MR 冠状PDWI示鼻咽血管瘤（箭）。b MR T2WI示另一位扁桃体淋巴管瘤（L）的患者，病变不像血管瘤，在MR T1WI呈低信号，无强化。

覆盖有毛发的带蒂皮样囊肿称为毛息肉。1995年，Wening和Heffner[12]复习军事病理研究所的资料发现31例侵犯鼻咽部、鼻部、副鼻窦和面部的错构瘤。作者确实发现其中有炎性改变（息肉样生长，基质水肿、浆液黏液腺体增殖，血管和纤维母细胞增殖和炎性细胞混杂浸润）存在。因此他们认为炎症作为在疾病开始时的一种成分或使病变加剧，并建议称为呼吸道上皮性腺瘤样错构瘤[12]。有时，在CT和MRI上很难鉴别鼻咽部错构瘤、皮样囊肿和畸胎瘤。错构瘤和畸胎瘤常有不同的表现（图7.7a）。这些病变局限在黏膜，大小从1厘米到数厘米。鼻咽部乳头状瘤罕见，乳头状瘤尤其是蕈状乳头状瘤占Schneiderian乳头状瘤的50%，一般发生在20～50岁男性，大多数（95%）来自鼻中隔[12]。

恶性肿瘤

鼻咽部的恶性肿瘤包括鼻咽癌、低度恶性乳头状腺癌、非霍奇金恶性淋巴瘤、Burkitt淋巴瘤、绿色瘤、髓外浆细胞瘤、横纹肌肉瘤、恶性神经鞘瘤、脂肪肉瘤、Kaposi肉瘤、原发恶性黏液性黑色素瘤、脊索瘤、软骨肉瘤、转移瘤等（表7.3）。鳞状细胞癌和淋巴瘤大约占鼻咽部恶性肿瘤的90%[2,4,12]。绝大多数鼻咽部的恶性肿瘤是细胞分化程度不同的鳞状细胞癌，组织学类型包括角质型、非角质型和未分化型癌[2,4,22,23,24]。淋巴上皮癌、移行细胞癌或Schminckle瘤属于未分化非角质肿瘤，含有大量淋巴细胞。鳞癌占鼻咽癌的80%。其他鼻咽部恶性肿瘤有淋巴瘤，包括髓外单发骨髓瘤，或一些罕见类型，包括低度恶性乳头状腺癌、其他腺癌、囊腺癌、原发黏液性黑色素瘤、横纹肌肉瘤和转移瘤（表7.3）。鼻咽部腺癌可来自黏膜下浆－黏液腺或来自上呼吸道包括鼻咽的小唾液腺[2,14,12]。

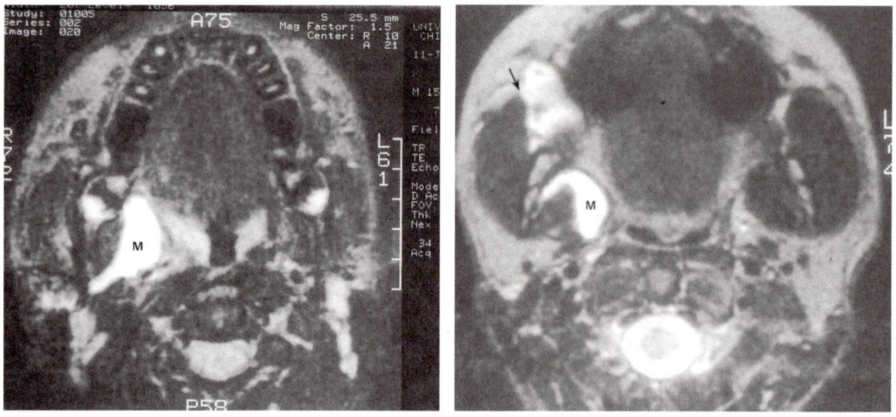

图7.25 囊性水瘤。a MR T2WI示右侧咽旁间隙高信号肿块（M），符合延伸的颈部囊性水瘤。b MR T2WI示另一患者右侧咽旁间隙和颊间隙（箭）高信号肿块（M），符合血管瘤。

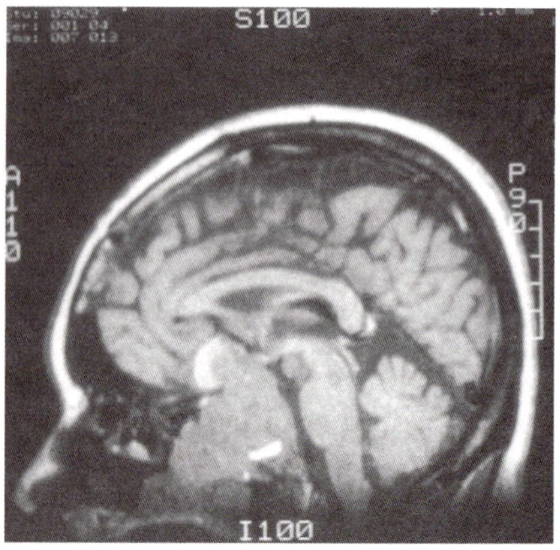

图7.26 延伸进入鼻咽的垂体腺瘤。MR矢状T1WI示垂体腺瘤延伸入鼻咽和鼻腔。

鼻咽癌

鼻咽癌（NPC）发病率在中国南方广东省发病率最高[4]，在美国，东南亚种族的患者发病率明显增高。在中国，它占所有癌症的15%～18%[2,4]，在美国，大约占所有癌症的0.25%[2]，来自美国的数字显示鼻咽癌的发病率为0.6/10万，男性所占比例为3∶1[4]。发病高峰男性40～44岁，女性在60～64岁[4,24]。鼻咽癌特别是淋巴上皮瘤，可见于青年及儿童，我们所见最小的患者是5岁女孩。鼻咽癌和Epstein–Barr病毒（EBV）有密切关系[2,4,24]。鼻咽癌患者EBV表面抗原滴度高于正常对照患者或头和颈部其他癌症患者[2,4]，抗EBV抗体滴度增高也与鼻咽癌（未分化型和非角化型）有关[2]。WHO将鼻咽部鳞状细胞癌分为三种组织学类型：角化型、非角化型和未分化型[2,22,25]，未分化型癌以前被描述为淋巴上皮癌[23]，根据未分化癌肿瘤细胞当中淋巴细胞的分布，可以分为两种类型：Regaud型和Schmincke型，前者淋巴细胞位于肿瘤细胞的周围，后者淋巴细胞与肿瘤细胞紧密相连[2]。淋巴细胞增殖被认为是代表NPC的一种局部免疫反应，有未分化型NPC是有益的，它的存在可阻止肿瘤细胞转移到颈部淋巴结[22]。未分化型占NPC的比率超过60%，此型的特点是没有角质化，主要是非肿瘤性的淋巴成分，导致不恰当命名淋巴上皮癌，其他的特点还有对侵袭缺乏促进纤维发育的反应，角蛋白阳性，白细胞总抗原阴性[2]。NPC中角化型占全部NPC的25%，此型的特点包括有角质化和细胞桥的传统鳞状细胞癌，分化程度分为好的、中等的和未分不好的[2]，对侵袭导致典型的促进纤维发育反应，免疫组化示角蛋白阳性，白细胞总抗原（LCA）阴性。NPC的非角化型最少见，约占1%。此型的特点是很少或没有角质化，生长方式与膀胱移行细胞癌相似，肿瘤角蛋白阳性，LCA阴性。

临床表现

与组织学类型无关，临床表现相似，包括颈部肿块（淋巴结病变）、听力丧失、鼻塞、流鼻涕、鼻出血、疼痛、耳痛、头痛和颅神经麻痹（图7.27～7.33）[2,24]。咽鼓管阻塞致中耳积液和听力丧失（图7.28）。鼻咽癌是侵犯颅底最常见的肿瘤（图7.30，7.33），肿瘤常扩展到颞下窝和蝶窦（图7.30），还可通过破裂孔扩展至海绵窦。侵犯斜坡及累及颅内认为是NPC特有破坏。NPC最初的表现可能与第6对颅神经有关的症状。

表7.3　鼻咽部恶性肿瘤

- 鳞状细胞癌（最常见；80%）
- 非霍奇金恶性淋巴瘤（第二位常见肿瘤；10%）
- 髓外浆细胞瘤
- Burkitt淋巴瘤
- 绿色瘤
- 低度恶性鼻咽乳头状腺癌
- 其他腺癌
- 腺样囊腺癌
- 黏液性黑色素瘤
- 恶性神经鞘瘤
- 脊索瘤
- 颗粒细胞肿瘤
- 横纹肌肉瘤（儿童）
- 神经细胞瘤（儿童）
- 纤维肉瘤
- 脂肪肉瘤
- 其他肉瘤
- 恶性纤维组织细胞瘤
- Kaposi肉瘤
- 转移瘤（肾脏、肺、乳腺）

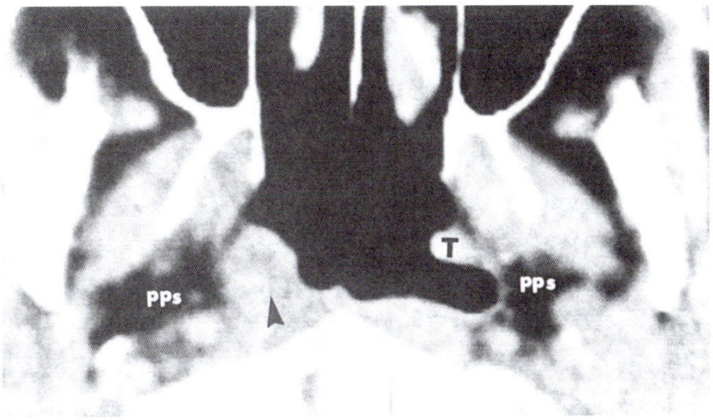

图7.27　鼻咽癌。横断CT扫描示来自Rosenmuller窝的肿块（箭号）；pps=咽旁间隙；T=咽鼓管圆枕。鼻咽肿瘤扩散先侵犯pps，然后是颅底。这是在头部CT扫描头中偶然获得的。

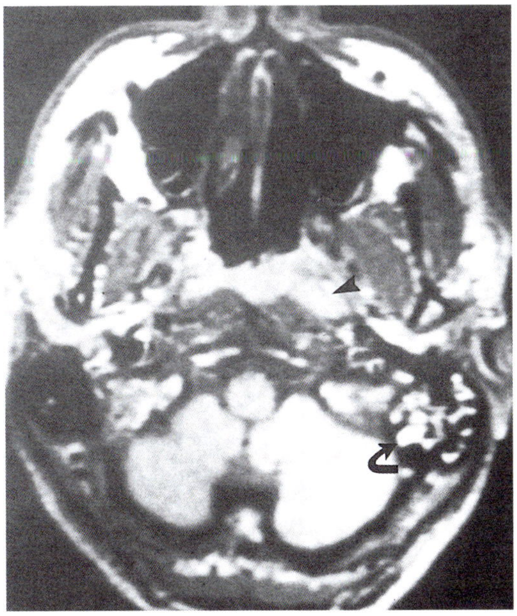

图7.28　鼻咽癌。横断MR质子密度像示：Rosenmuller窝不对称，由于癌使左侧软组织增厚（箭头）。注意左侧乳突小房（弯箭）可见液体信号。此患者表现有原因不明的左侧中耳积液。

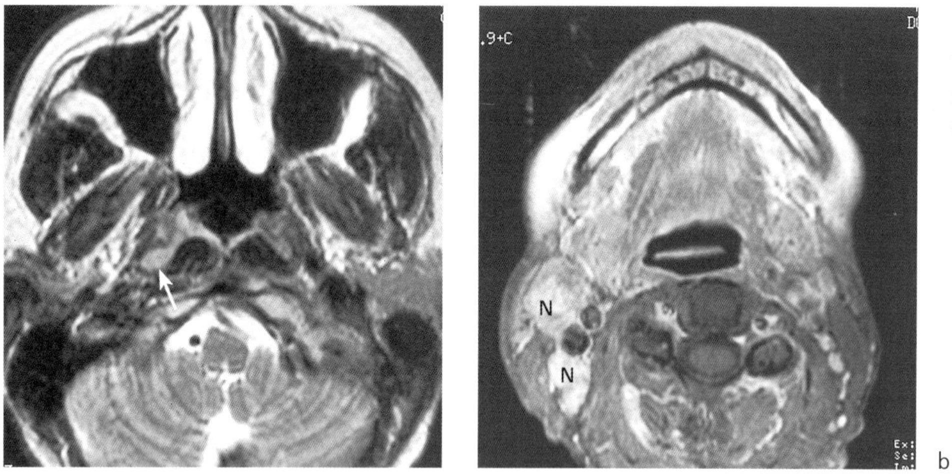

a b

图7.29a.b 鼻咽癌 a 轴位T2WI经活检证实的小鼻咽癌（箭）。b 轴位增强T1WI示右侧大的Ⅱ区和Ⅴ区淋巴结转移（N），注意左侧Ⅴ区淋巴结增生。

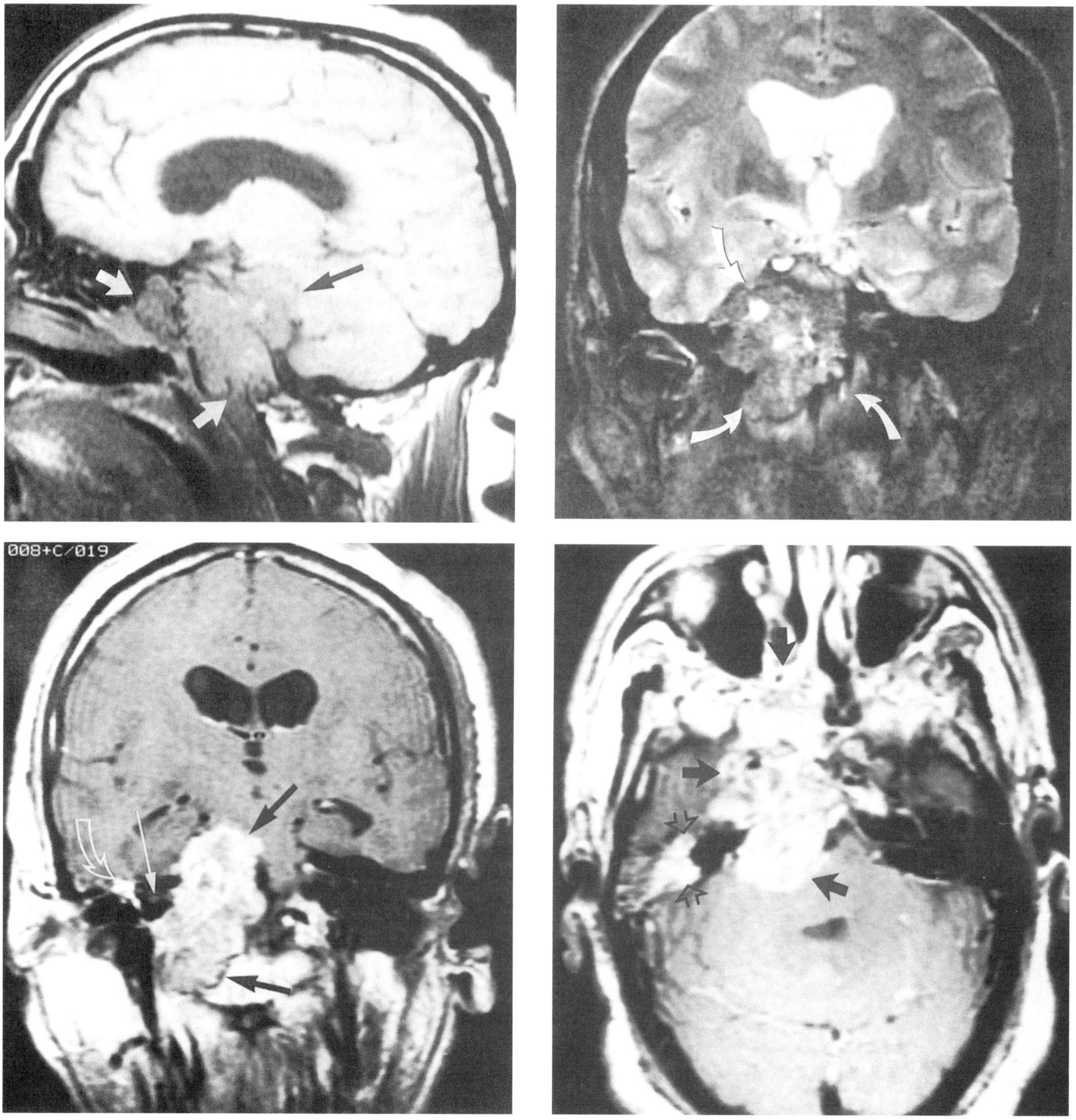

a b c d

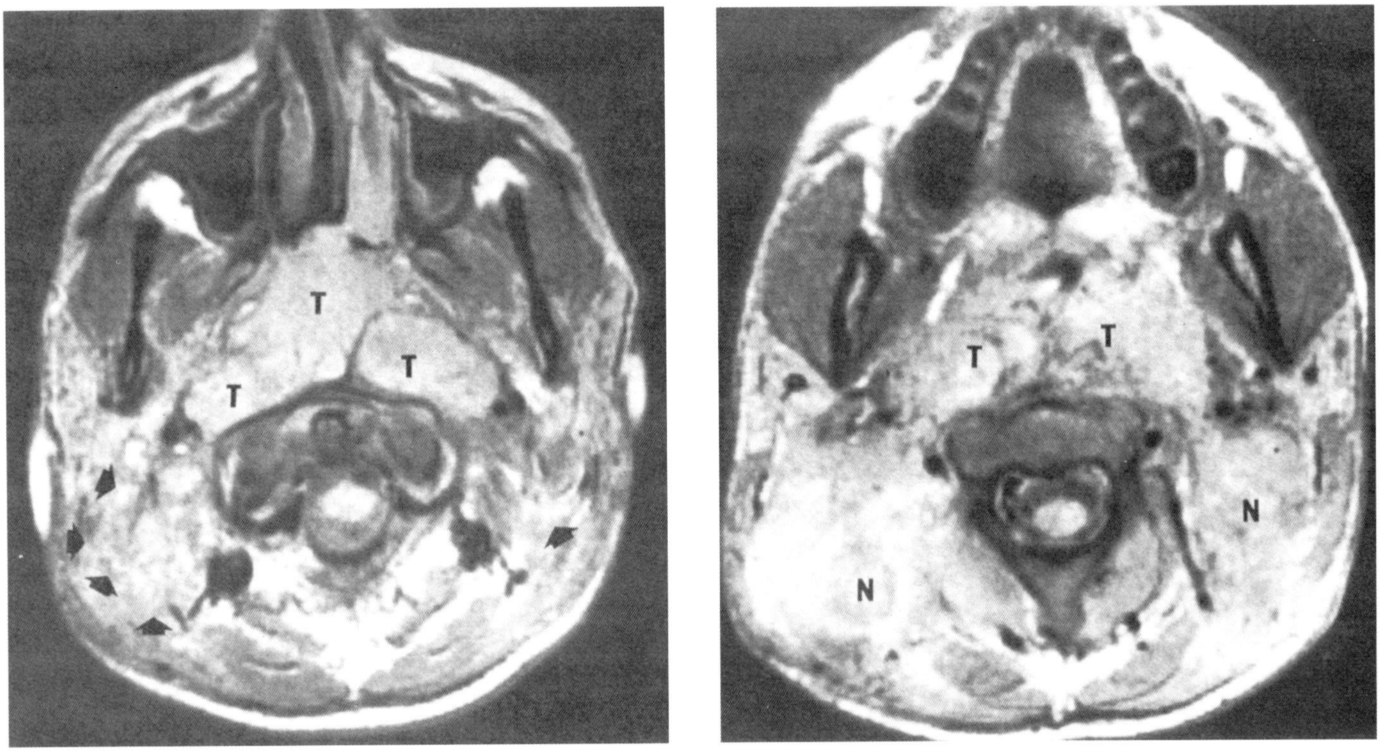

a b

图7.31 鼻咽淋巴上皮瘤侵入口咽。a、b 轴位PWI。扩展的肿瘤（T）累及整个鼻咽及双侧咽后淋巴结，向下侵及口咽，颈后三角有肿大的转移淋巴结（黑箭，N）。MRI 表现和非霍奇金淋巴瘤类似。

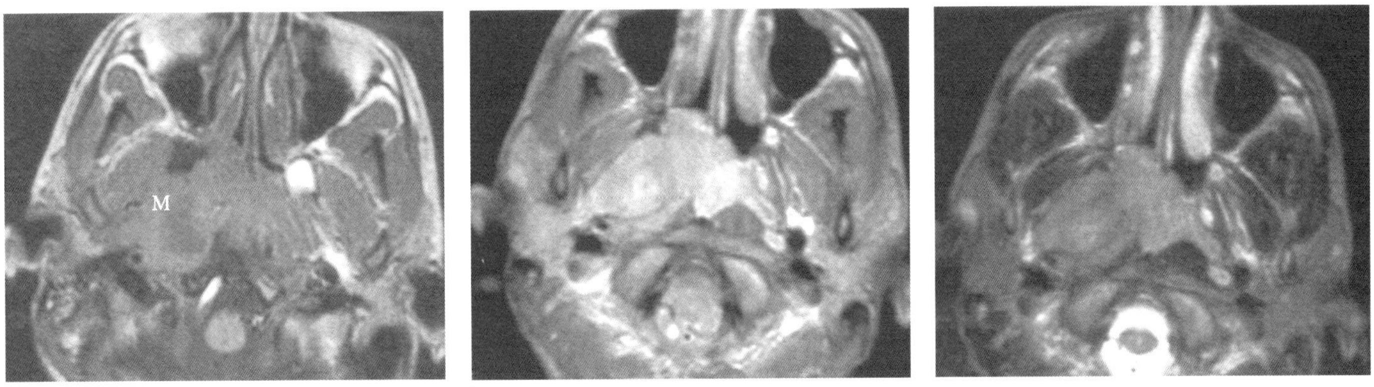

a b c

图7.32 13岁男孩鼻咽部淋巴上皮癌。a 轴位T1WI可见鼻咽一大肿块（M）。b 周围PWI及c横断T2WI显示肿块呈中等信号强度，与对侧正常腺样组织相似。

◁图7.30 鼻咽癌广泛侵及颅内。

a 矢状T1WI可见一大肿块（箭）侵犯鼻咽、蝶窦及斜坡后间隙。

b 冠状T1WI可见肿块侵犯鼻咽及颅底（箭）。

c 冠状增强后T1WI示肿瘤明显累及颅内和颅外（箭），侵及内听道孔（白箭），并经咽鼓管侵入中耳（弯箭）。

d 轴位增强后T1WI可见肿瘤蔓延至桥脑前区和鼻腔（黑实箭）并进入中耳（空箭）。

神经麻痹（图7.33），累及颈静脉窝（第9～11颅神经）、舌下神经管或海绵窦。

鼻咽表面上皮淋巴结构丰富，且可自由的跨过中线，所以常见颈部双侧淋巴结转移（图7.29，7.34）[26]，因此颈部应包括在主要放射野内。位于外侧的咽后淋巴结是鼻咽癌转移的第一站，因其位于颈深部触诊往往不能发现（图7.34）。约60%～80%鼻咽癌有淋巴结转移，其中可有半数为双侧（图7.31），颈部淋巴结最常见的转移部位为Ⅱ区，其余依次为Ⅴ区、Ⅲ区及其他区，可以是广泛的或双侧的（图7.31）。肝脏、骨、脑等远处转移也较常见，我们曾遇到两例肝转移病例。

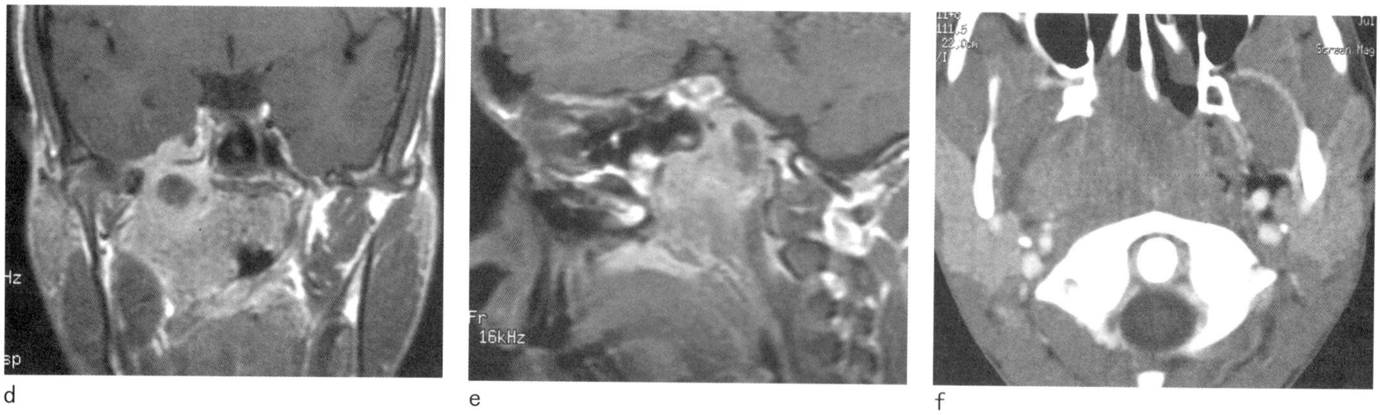

d e f

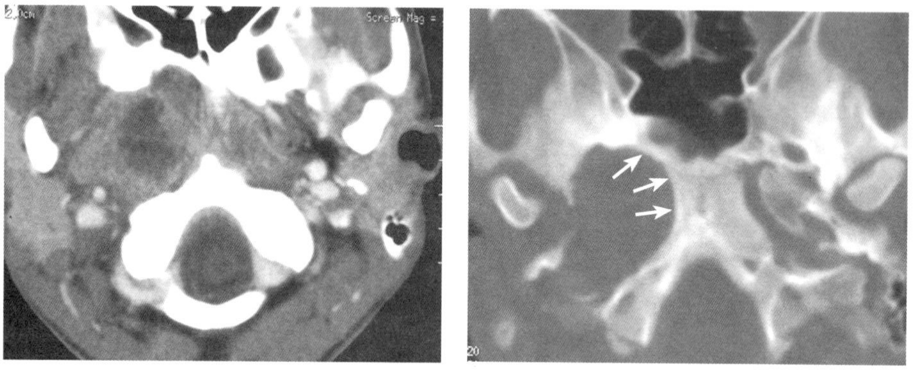

g h

图 7.32 d 冠状增强及 e 矢状增强 T1WI 示肿瘤中等强化，注意比对侧正常腺样组织强化明显，还应注意肿瘤侵犯咽基底筋膜（d），并浸润颅底。
f 两个半星期后，增强 CT 显示肿块轻至肿度强化。
g 增强 CT 示出血形成的肿瘤内低密度区。
h CT 示侵蚀斜坡（箭）。

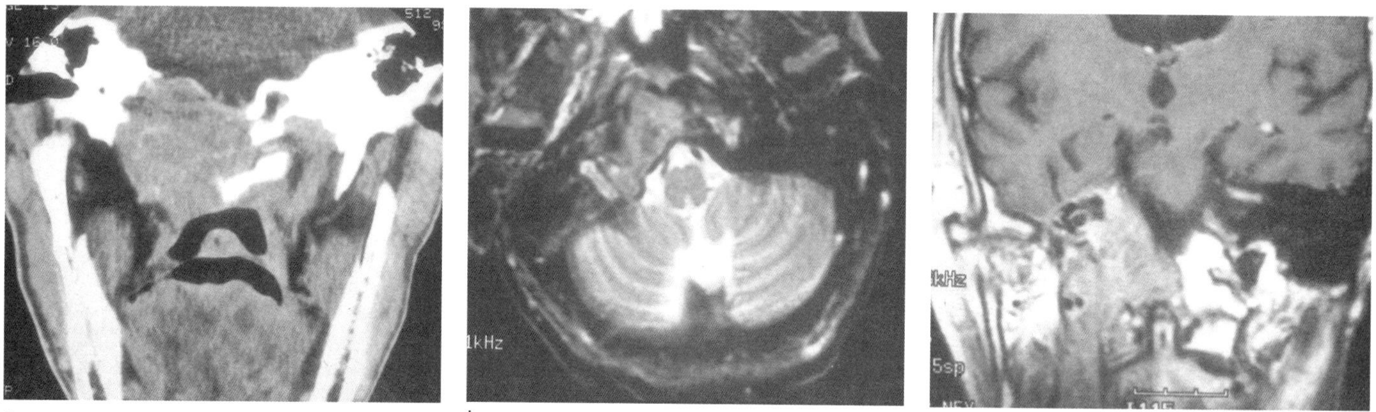

a b c

图 7.33 黏膜下鼻咽癌，类似斜坡转移，患者有右侧展神经麻痹症状。a CT 示鼻咽软组织稍不对称，但有明显的黏膜下肿块和斜坡侵犯。b 轴位 T2WI 显示肿块与脑组织均为等信号。c 增强冠状 T1WI 示肿瘤呈中等强化。

鼻咽癌的扩展方式

强韧的咽基底筋膜是阻挡鼻咽癌蔓延的有力屏障，但肿瘤仍可以侵犯该筋膜并累及斜坡，常见颅底受侵破坏蝶骨翼基底。肿瘤向上侵犯海绵窦，向两侧破坏卵圆孔和破裂孔，还能破坏硬膜进入桥脑前区。患者可有外展神经麻痹（图 7.33）、Horner 综合征、海绵窦综合征或颈静脉窝综合征。区域性淋巴结转移可以为最早出现的症状和体征。常见肿瘤局部扩散到咽旁间隙，包括茎突前间隙及颞上窝，颞下窝包含有耳颞神经、下牙槽神经及舌神经。由此可扩展到扁桃体床。由此向上侵及蝶骨、破裂孔、卵圆孔和岩骨斜坡裂隙。肿瘤还可向后扩展到咽旁间隙后部，从而累及Ⅸ～Ⅻ颅神经、颈交感链及该区内的淋巴结[25, 27]。也可直接向后扩散至咽后间隙，其中包括 Rouviere 结及该区的其他淋巴结（图 7.34）。向上扩展可累及蝶骨、斜坡、岩骨尖（包括颈动脉岩部）和颅内。CT 及 MRI 有重要作用，包括对鼻咽癌患者的诊断、治疗（分期）及放疗后和手术后评价（图 7.35），包括怀疑肿瘤复发时可进行 CT 引导的活检[1, 2, 28, 29]。在完成放疗及化疗后鼻咽癌软组织肿块及转移的淋巴结可明显存留数周（图 7.35）。

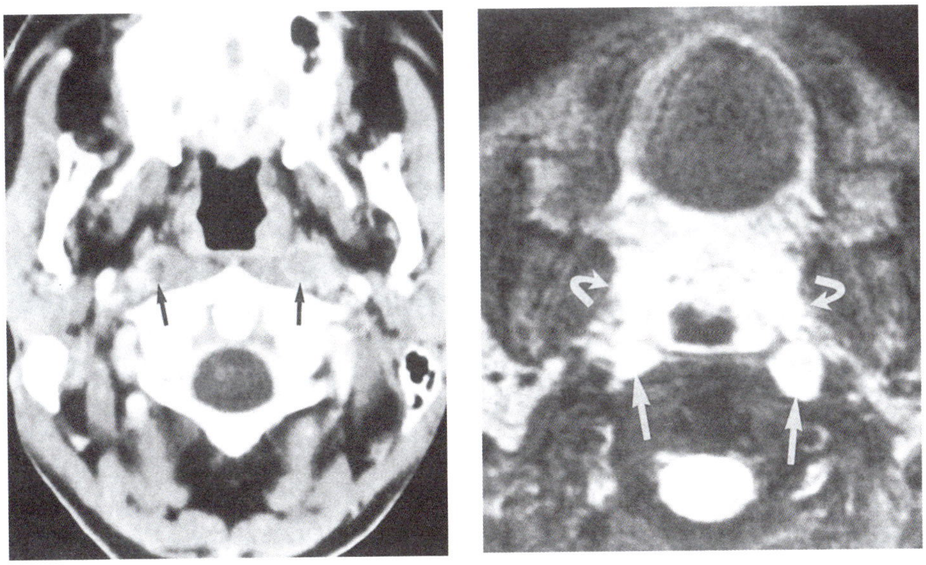

a b

图 7.34 咽后淋巴结病变。
a CT 示咽后淋巴结病变（箭），同时有口咽癌（图略），并累及鼻咽下部。
b 轴位 T2WI 示口咽癌累及腭扁桃体和软腭（弯箭）。注意咽后增大的淋巴结（直箭）。

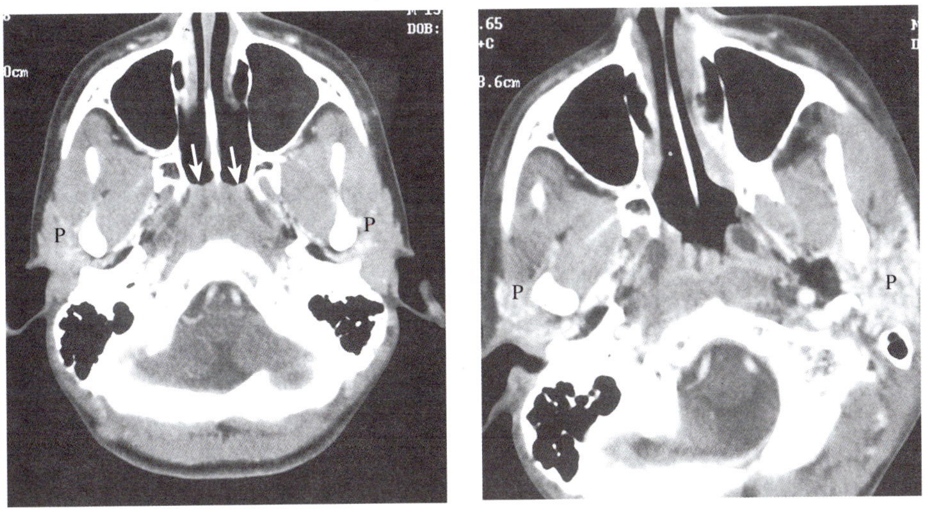

a b

图7.35 鼻咽癌。13岁男孩淋巴上皮癌放疗后。a 放疗完成后。b 4 月后随访。注意图 a 中明显的鼻咽软组织（箭）及图 b 中软组织明显缩小。注意鼻咽黏膜及腮腺（P）强化程度增加，与放疗有关。

鼻咽癌的分期见 表 7.4。

影像诊断

鼻咽癌 CT 扫描表现为浸润性肿块并有中等强化（图 7.21，图 7.32d，图 7.33d）。早期病变表现为鼻咽部软组织增厚，特别是 Rosenmuller 隐窝（图 7.27）。病变可完全位于黏膜下，黏膜表面轮廓没有明显变化，类似于斜坡转移（图 7.33）。还可以见到斜坡及翼底的侵蚀或局限性硬化增加。据作者经验，局限性硬化常与反应性过程有关，而非肿瘤侵犯。鼻咽癌 MRI 表现为 T1WI 低信号肿块，T2WI 呈中等高信号（图 7.29，图 7.30， 图 7.32）。肿瘤侵袭性越强，包括未分化肿瘤，T2WI 信号越低（图 7.30，图 7.32）。良性病变如鼻息肉、良性多形性腺瘤和低度恶性腺癌在 T2WI 和 PWI 上信号比鼻咽癌更高（图 7.36～7.38）。

表 7.4 鼻咽癌 TNM 分期

T 分期	
T1	肿瘤局限于鼻咽
T2	肿瘤扩展到口咽和／或鼻前庭软组织：
	T2a：无咽旁扩展*
	T2b：有咽旁扩展*
T3	肿瘤侵犯骨结构和／或副鼻窦
T4	肿瘤有颅内扩展和／或累及颅神经、颞下窝、下咽或眼眶
N 分期	
N0	无局部淋巴结转移
N1	单侧淋巴结：最长直径≤6cm，锁骨上窝以上
N2	双侧淋巴结：长径≤6cm，锁骨上窝以上
N3	淋巴结转移：
	N3a 直径＞6cm
	N3b 锁骨上窝内
M 分期	
M0	无远处转移
M1	有远处转移

* 咽旁扩展指肿瘤在咽基底筋膜以上向后外浸润。

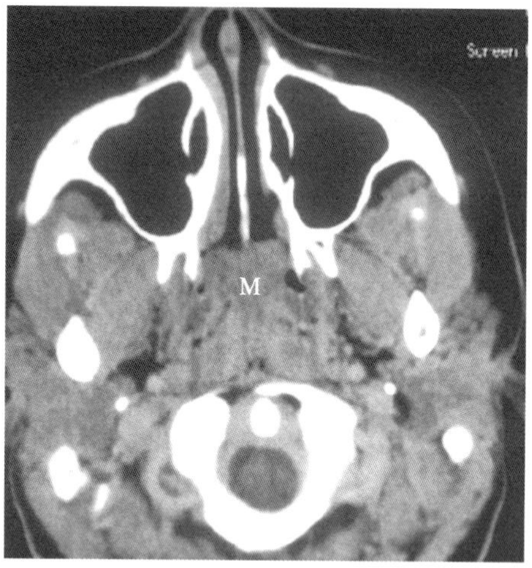

图7.36 低度恶性乳头状腺癌。CT示一边界清楚的鼻咽肿块（M），影像上不易与息肉鉴别。

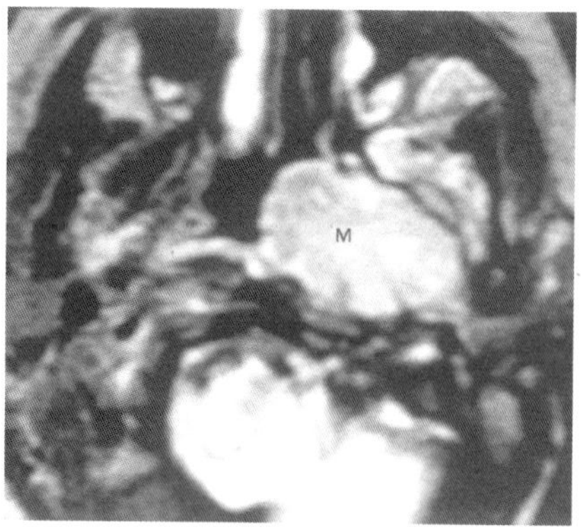

图7.37 鼻咽腺癌。T2WI 示一边界清晰的鼻咽肿物（M）。

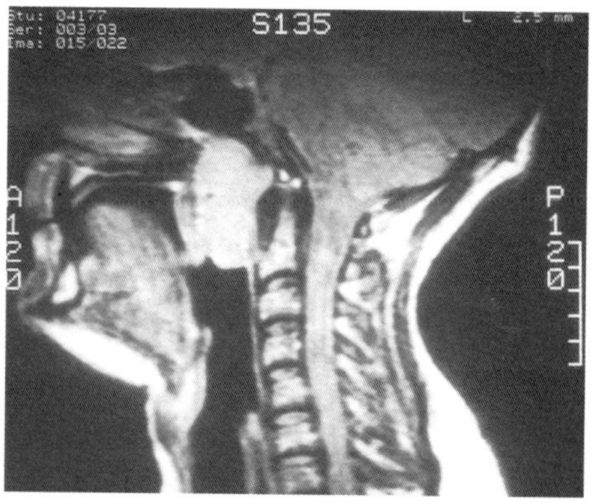

图7.38 鼻咽腺癌。PWI示一鼻咽高信号肿物，符合低度恶性腺癌。

肿瘤的软组织扩展在MRI上最容易确认；评价骨破坏程度，CT扫描最佳。原发肿瘤小到难以确认，但可形成局部播散和广泛的淋巴结转移（图7.21，图7.29）[28-30]。少数病人原发肿瘤可以小到CT及MRI均无法确认，则需进行鼻咽盲目活检。CT可以确认，但病灶深在，无法看到或触及是CT引导活检的指征[27-29]。至少20%鼻咽癌患者会发生远处转移。鼻咽癌的治疗主要靠放疗[24-26, 31-35]，这是因为是绝大多数鼻咽癌为未分化或未角化癌，对放疗敏感，又因为鼻咽解剖复杂，根治科手术困难。近年来颅底外科的技术进展使有效控制鼻咽癌原发灶复发成为可能[5, 31, 33]。目前对鼻咽癌复发的非手术指征为：①广泛侵犯硬膜，②侵及海绵窦和③咽基底筋膜侵犯[5]，斜坡受累明确表明肿瘤扩展至咽基底筋膜以上。MRI可于术前明确原发灶局限性复发的范围[5]。原发灶被控制后，颈部淋巴结清扫是治疗局部复发的上佳选择[34]。虽然放疗效果较好，但放疗后颈部孤立复发或病变持续存在的发生率约为6%～16%[26]。治疗结果常与肿瘤体积有关[35, 36]。一般认为颈淋巴转移会增加局部区域性复发和远处转移的危险性，且与头和颈部恶性肿瘤生存率降低约50%有关[37]。

鼻咽低度恶性乳头状腺癌

鼻咽低度恶性乳头状腺癌是罕见鼻咽恶性肿瘤，生物学行为不活跃（图7.36）[2]。肿瘤由乳头状和腺体状生长方式组成，可有沙粒体及坏死[2, 37]，这些病理特征与甲状腺乳头状腺癌类似。由于组织学的相似性，须进行甲状腺球蛋白免疫组化检查以鉴别鼻咽乳头状腺癌与甲状腺乳头状腺癌转移。其他应与鼻咽乳头状腺癌鉴别的鼻咽部肿瘤还包括那些起源于分布在鼻咽的小唾液腺的肿瘤，如多形性腺瘤、乳头状瘤（起源于表面上皮或小唾液腺）、黏液表皮样癌、其他腺癌和肾转移性乳头状腺癌（图7.37，图7.38）。

鼻咽淋巴瘤

恶性淋巴瘤通常分为霍奇金淋巴瘤和非霍奇金淋巴瘤。发生于头和颈部的淋巴结外原发性霍奇金淋巴瘤极罕见[2]，AIDS患者可发生累及鼻咽或头和颈其他部位的恶性淋巴瘤。与黏膜有关的淋巴组织（MALT）可能会造成各种淋巴结外恶性淋巴瘤增加，其中包括头和颈部的一些部位（Waldeyer扁桃体环、唾液腺、副鼻窦及其他）[2, 24, 25, 38]。Waldeyer扁桃体环（鼻咽、扁桃体及舌根）淋巴瘤约占头和颈部淋巴结外淋巴瘤的50%[2, 38]，最常见发生部位依次为扁桃体、鼻咽（图7.39）和舌根。恶性淋巴瘤分为低度恶性、中度恶性和高度恶性（表7.5），虽然可有各种形式和细胞类型，常见的组织学形式是以弥漫的大细胞或免疫母细胞为特点[2]。大细胞和免疫母细胞可能被误认为未分化鼻咽癌。淋巴瘤为LCA阳性、细胞角化蛋白阴性，而未分化癌为LCA阴性、细胞角化蛋白阳性[2]。Waldeyer环淋巴瘤主要来自B细胞，呈B细胞标记物（L-26）阳性反应，T细胞标记物（UCHL）阴性反应[2]。

淋巴瘤常为大块状，浸润性不及鼻咽癌（图7.39）。鼻咽癌和其他鼻咽肿瘤也可呈大块状（图7.40）。

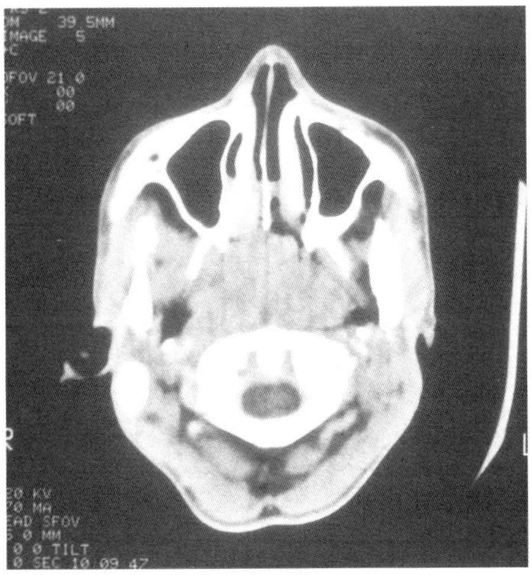

图7.39 淋巴瘤。轴位增强CT示鼻咽一大块状肿物，符合淋巴瘤。

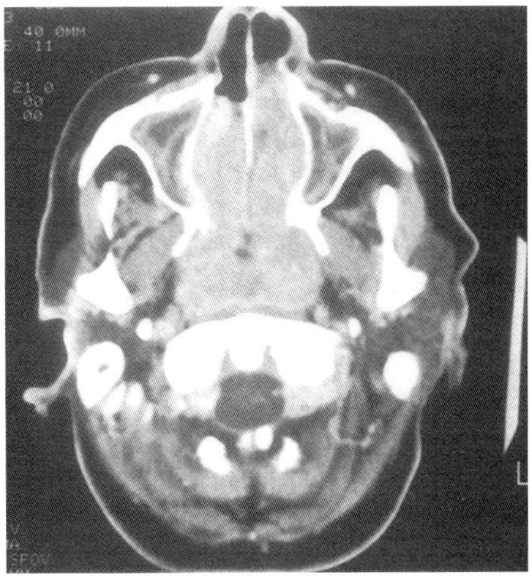

图7.40 梭形细胞癌。轴位增强CT示鼻咽和鼻腔一大块状肿物，符合梭形细胞癌。

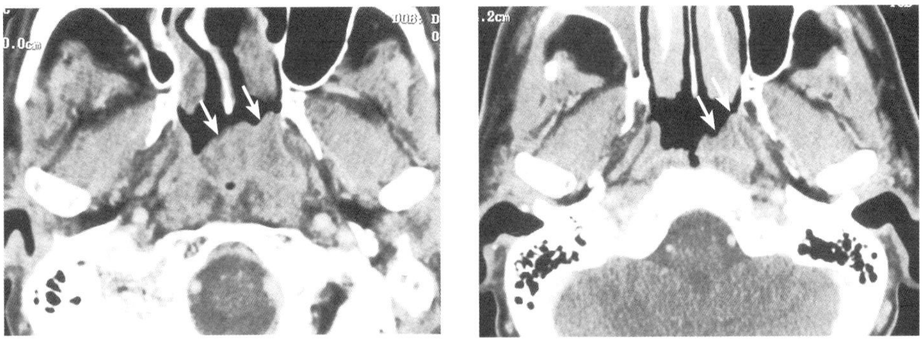

a b

图7.41 低度恶性淋巴瘤。a 轴位增强CT示一边界清晰的肿块（箭），符合鼻咽低度恶性淋巴瘤。注意咽基底筋膜完整。b 治疗5月后随访轴位，增强CT示肿块明显缩小（箭）。

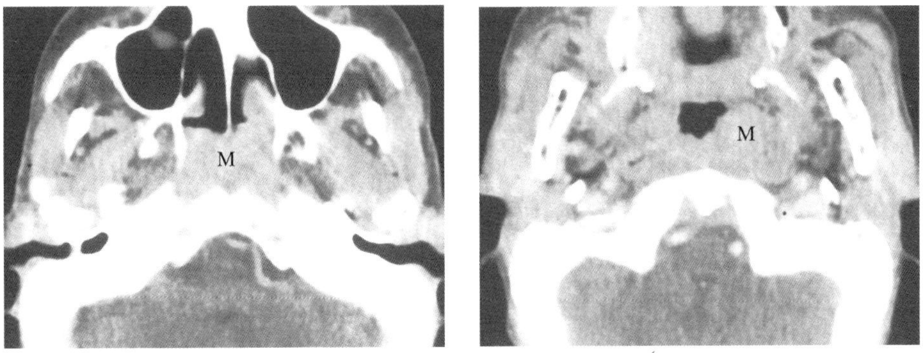

a b

图7.42 淋巴瘤。a，b 轴位增强CT，示一鼻咽肿块（M），符合淋巴瘤。CT表现不能与鼻咽癌鉴别。没有转移性（坏死）淋巴结病变，应作为支持淋巴瘤诊断的表现。

鼻咽单个肿块伴腮腺肿块（结节）应大大提高系统性淋巴瘤的可能性。有时鼻咽淋巴瘤的CT及MRI表现类似于腺样组织增生等良性病变（图7.41）。通常鼻咽淋巴瘤和鼻咽癌的CT和MRI表现类似，多数病例两者无法鉴别（图7.42），淋巴瘤可没有明显的强化（图7.42）。通常认为在Waldeyer环一界限清晰的肿块且临床表现黏膜完整，应更多的怀疑淋巴瘤（图7.43）。另一方面，该区单个边界欠清的浸润性肿块应更多的怀疑鼻咽癌（图7.44）。见于儿童和青年的单个侵袭性或弱侵袭性鼻咽肿块应更多想到非霍奇金淋巴瘤的可能性（图7.45），还包括Burkitt淋巴瘤、横纹肌肉瘤（图7.46，图7.47，图7.48）和鼻咽癌（图7.48b）。

表7.5 非霍奇金恶性淋巴瘤分类

Ⅰ	低度恶性
a	小淋巴细胞型
b	滤泡性，小核裂细胞为主型
c	滤泡性，小核裂细胞和大细胞混合型
Ⅱ	中度恶性
d	滤泡性，大细胞为主型
e	弥漫性，小核裂细胞型
f	弥漫性，小核裂细胞和大细胞混合型
g	弥漫性，大细胞型
Ⅲ	高度恶性
h	大细胞，免疫母细胞型
i	淋巴母细胞型
j	小无核裂细胞型（Burkitt淋巴瘤和非Burkitt淋巴瘤）
Ⅳ	其它，包括髓外浆细胞瘤

修改自参考文献2

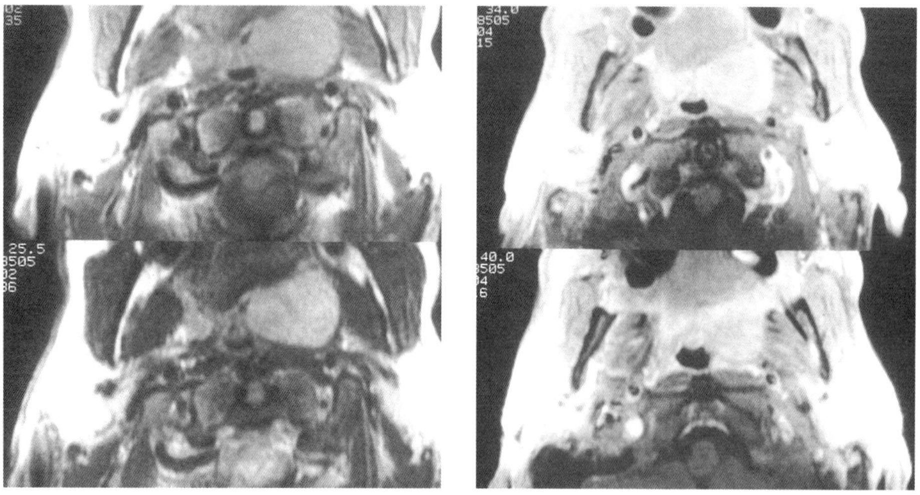

a b

图7.43 淋巴瘤。

a PWI（上）和T2WI（下）示一左侧扁桃体大肿块。

b 增强T1WI 示肿瘤中度强化，符合非霍奇金淋巴瘤。

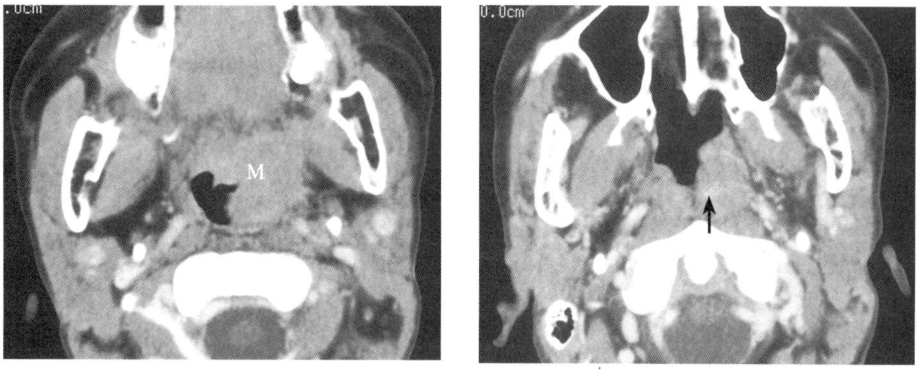

a b

图 7.44 扁桃体鳞状细胞癌，扩展入鼻咽内。

a 轴位增强 CT 示一肿块（M）累及左侧腭扁桃体。

b 轴位增强 CT 示扁桃体癌扩展入鼻咽内（箭）。

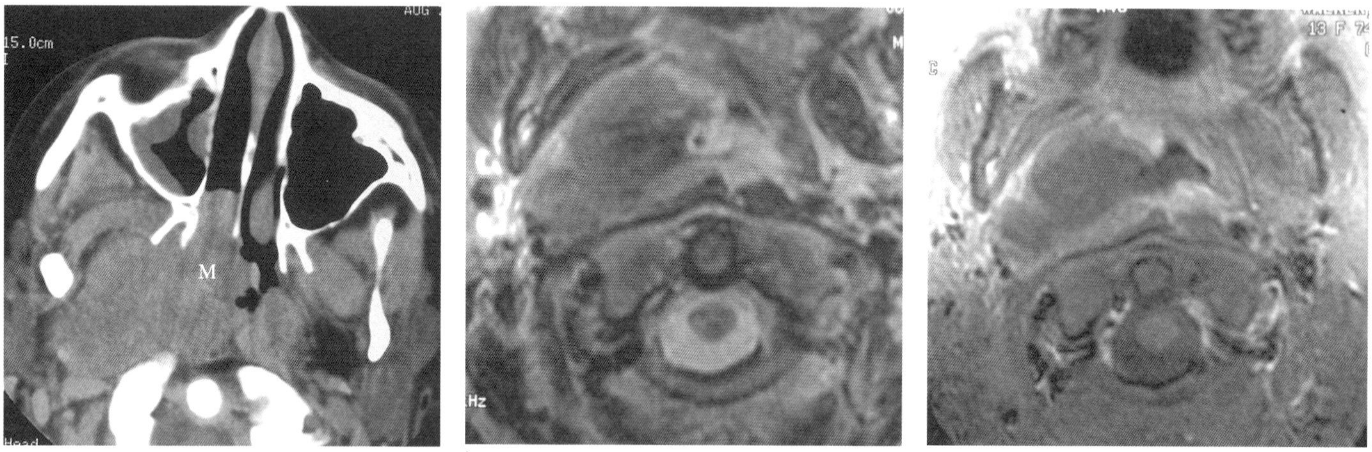

a b c

图7.45 13岁女孩患淋巴瘤。a 轴位平扫CT示一鼻咽肿块（M），注意明显扩展入咽旁间隙内。b 轴位T2WI 肿块几乎与肌肉呈等信号，这并非淋巴瘤的少见特点，可能与肿瘤细胞紧密，且细胞成分较多有关。c 轴位压脂T1WI 仅表现为中度周边强化。肿瘤中心无明显强化并不一定提示坏死，这是淋巴瘤的又一特征。有些淋巴瘤可以出现均匀强化，如图7.43所示。

Burkitt淋巴瘤

Burkitt 淋巴瘤是高度恶性非霍奇金恶性淋巴瘤，有独特的临床、病理学及流行病学特征，在第六章讨论。

鼻咽横纹肌肉瘤

横纹肌肉瘤是骨骼肌细胞（横纹肌母细胞）的恶性肿瘤，呈不同期别，是儿童和青年人群最常见的软组织肉瘤[2,25]。

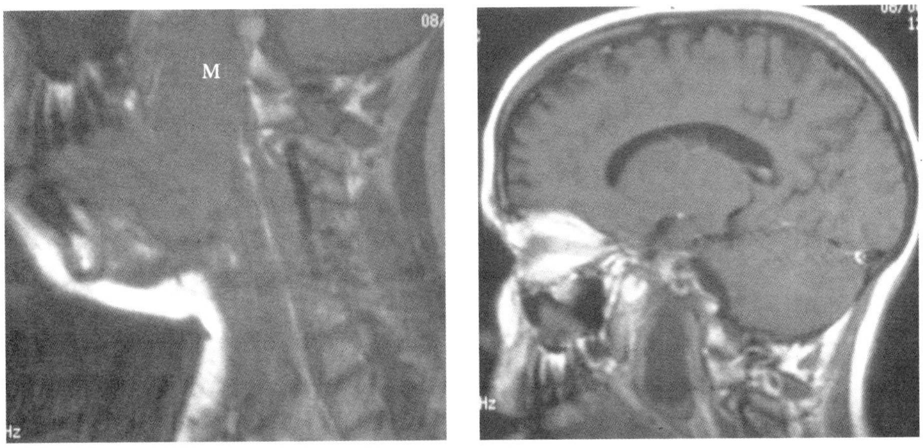

a b

图7.45 d 矢状T1WI平扫可见鼻咽肿块(M)。e 矢状增强T1WI 示淋巴瘤周边强化。

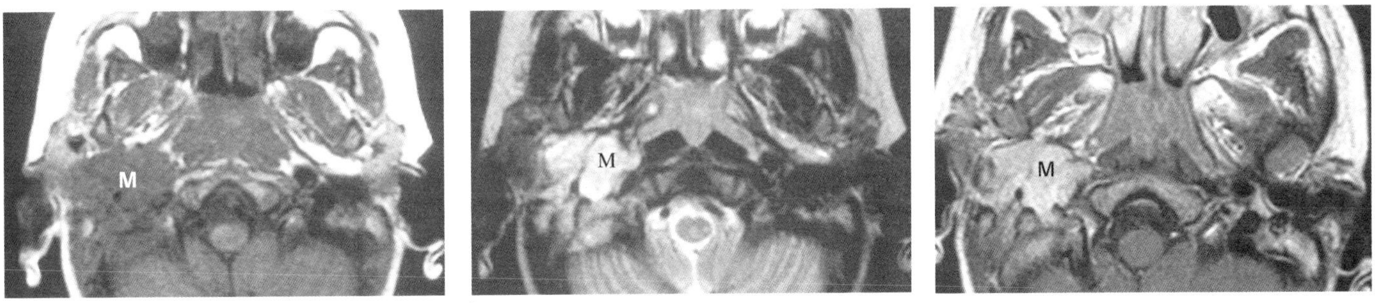

a b c

图7.46 3岁男孩患横纹肌肉瘤。a 轴位T1WI，b 轴位T2WI，c 轴位增强T1WI示一颅底肿块向鼻咽扩展。

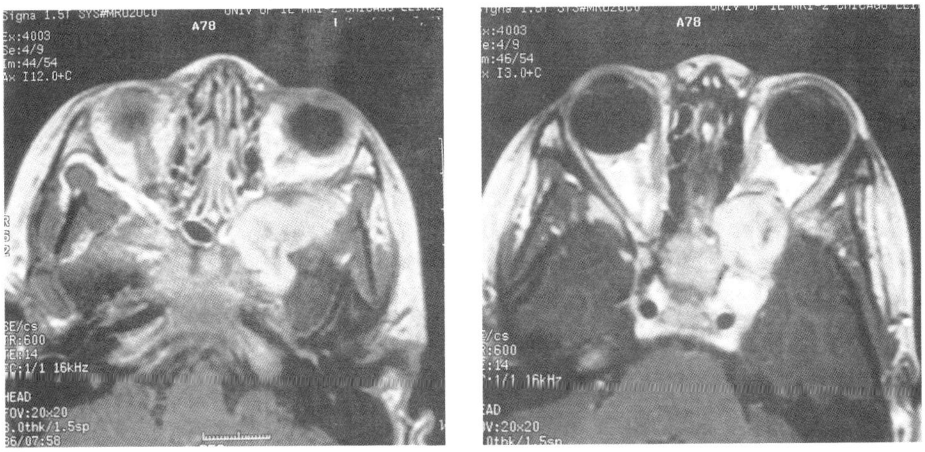

a b

图7.47 横纹肌肉瘤。a,b 轴位增强T1WI示一左侧颞下肿块扩展至左侧眼眶尖内。

除眼眶外，头和颈部常见部位为鼻咽，其次是颞骨（耳和乳突）、窦鼻腔、咽鼓管和咽旁间隙[2]。鼻咽横纹肌肉瘤可为清晰的、较局限的，可呈息肉状或多结节状，可以体积较大。肿瘤发生于咽鼓管邻近或咽旁隐窝/翼腭窝，伴有鼻咽内扩展。

鼻咽脊索瘤

鼻咽脊索瘤是起源于胚胎残留脊索的恶性肿瘤，脊索起原始中轴骨架的作用。颅颈脊索瘤最常见于鞍背、斜坡和鼻咽（图7.49），鼻咽脊索瘤常表现为大块状软组织肿物，伴有蝶骨钙化和破坏（图7.49）。颅底脊索在第3章讨论。

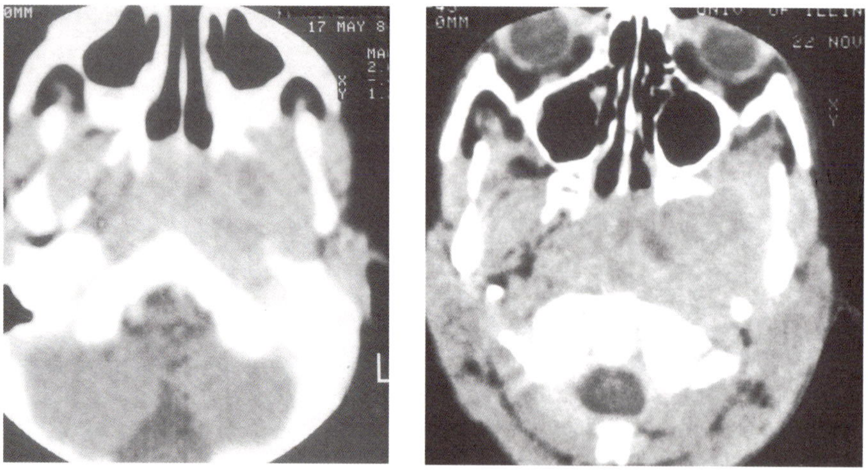

a b

图7.48 横纹肌肉瘤。a 4岁男孩，CT示一鼻咽横纹肌肉瘤扩展至颅底和左侧咽旁间隙内。b 12岁男孩CT示一鼻咽癌（淋巴上皮癌）伴左侧颅底和咽旁间隙内扩展。一旦这些肿瘤弥漫和扩展，靠CT和MRI特点对绝大多数病例不能做出鉴别。

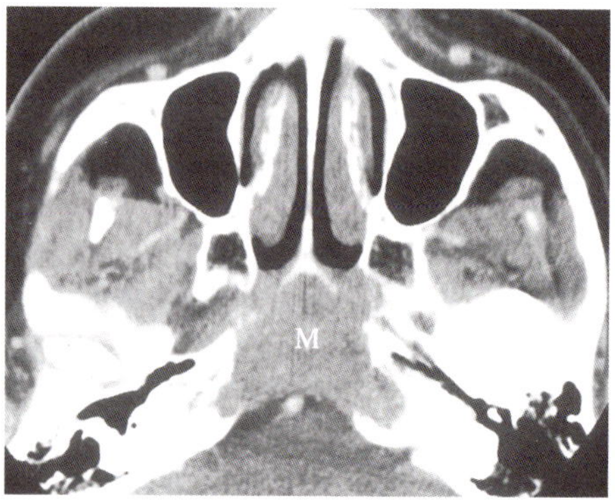

图7.49 脊索瘤。增强CT示斜坡区一破坏性肿块（M），扩展入鼻咽内。

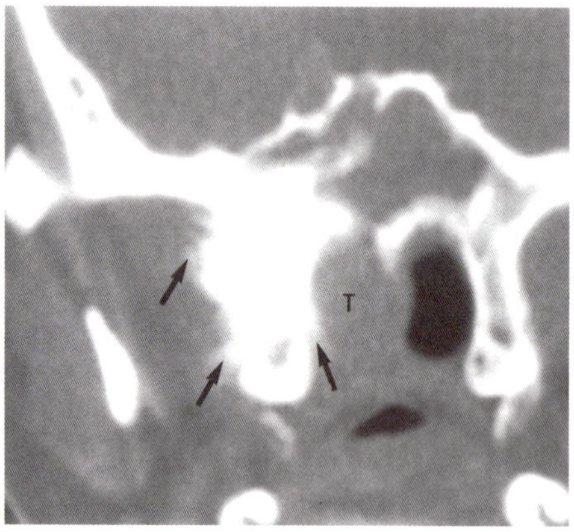

图7.50 翼板骨源性肉瘤，扩展入鼻咽内。CT示翼板硬化增加，伴“日光状”肿瘤骨（箭）。注意肿瘤扩展入鼻咽内（T）。

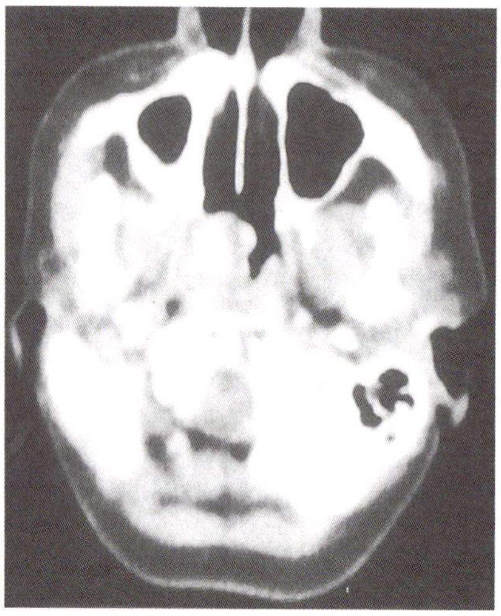

图7.51 颈静脉鼓室球瘤扩展入鼻咽内。动态增强CT示一鼻咽明显强化肿块，其密度-时间曲线符合多血管病变。该颈静脉鼓室球瘤经咽鼓管扩展入鼻咽。

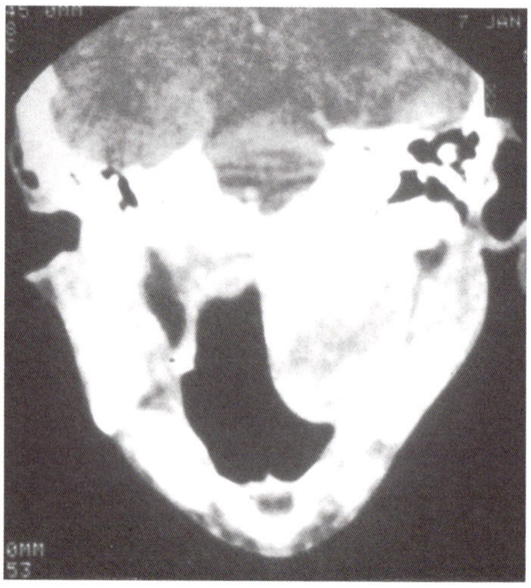

图7.52 转移瘤。冠状增强CT示右咽旁及鼻咽区大的强化肿块，符合甲状腺转移瘤。

其他病理学

蝶窦、颞骨、颅底和咽旁间隙的炎性及新生物性病变可能扩展累及鼻咽（图7.50，图7.51）。尽管相对少见，这些部位也可见到转移瘤（图7.52）。

致谢

对Jacqueline D.Jamieson的秘书工作和Hemant Shah，M.D. 的专业协助表示衷心感谢！

参考文献

1 Warwick R, Williams PL, eds. Gray's Anatomy, 35th British edition. Philadelphia: W.B. Saunders; 1973
2 Wenig B, ed. Atlas of Head and Neck Pathology. Philadelphia: W.B. Saunders; 1993.
3 Davies J. Embryology and anatomy of the head, neck, face, palate, nose, and paranasal sinuses. In: Paparella MM, Shumrick DA, eds. Otolaryngology. Philadelphia: W.B. Saunders; 1980; 63–123.
4 Rice DH, Spiro RH. Current Concepts in Head and Neck Cancer. The AmericanCancer Society; 1989.
5 Hao SP, Tsang NM, Chang CN. Salvage surgery for recurrent nasopharyngeal carcinoma. Arch Otolaryngol Head Neck Surg 2002; 128: 63–67.

6 Olsen KD. Tumors and surgery of the parapharyngeal space. Laryngoscope 1994; 104 (Supp.): 1–28.

7 Curtin HD. Separation of the masticator space from the parapharyngeal space. Radiology 1987; 163: 195–204.

8 Bonneville JF, Beloir A, Mawazini H, et al. Calcified remnants of the notochord in the roof of the nasopharynx. Radiology 1980; 137: 373–377.

9 Toomey JM. Cysts and tumors of the pharynx. In: Paparella MM, Shumrick DA, eds. Otolaryngology. Philadelphia: W.B. Saunders; 1980; 2323–2342.

10 James AE Jr., Macmillan AS Sr., Macmillan AS Jr., Momose JH. Tornwaldt's cyst. Br J Radiol 1968; 41: 902–904.

11 Arrat JL, Franche G, Barra MB, et al. Imaging Quiz Case 3. Hamartoma of the nasopharynx. Arch Otolaryngol Head Neck Surg 2000; 126: 1032–1036.

12 Wenig BM, Heffner DR. Respiratory epithelial adenomatoid hamartomas of the sinonasal tract and nasopharynx: a clinicopathological study of 31 cases. Ann Otol Rhinol Laryngol 1995; 104: 639–645.

13 Warrington G, Palmer MK. Retropharyngeal tendinitis. Br J Radiol 1983; 56: 52–54.

14 Curtin HD, Wolfe P, May M. Malignant external otitis: CT evaluation. Radiology 1982; 145: 383–388.

15 Chui MC, Briant TDR, Rotenberg D, Gonsalves CC. Computed tomography and angiofibroma of the nasopharynx. J Otolaryngol 1982; 11(5): 327–330.

16 Witt TR, Shah JP, Sternberg SS. Juvenile nasopharyngeal angiofibroma. Am J Surg 1983; 146: 521–525.

17 Dillard DG, Cohen C, Muller S, et al. Immunolocalization of activated transforming growth factor β1 in juvenile nasopharyngeal angiofibroma. Arch Otolaryngol Head Neck Surg 2000; 126: 723–725.

18 Michael AS, Mafee MF, Valvassori GE, et al. Dynamic computed tomography of the head and neck: Differential diagnostic value. Radiology 1985; 154: 413–419.

19 Som PM, Cohen BA, Sacker M, Choi I, Bryan NR. The angiomatous polyp and the angiofibroma: two different lesions. Radiology 1982; 144: 329–334.

20 Howell CG, Tassel PV, Gammal TE. High resolution computed tomography in neonatal nasopharyngeal teratoma. J Comput Assist Tomogr 1984; 8(6): 1179–1181.

21 Lingeman RE, Shellhamer RH. Benign neoplasms of the nasopharynx. In: Cummings CW, et al., eds. Otolaryngology Head and Neck Surgery. St. Louis, MO: Mosby; 1986; 1269–1280.

22 Jayasurya A, Bay BH, Yap WM, Tan NG. Lymphocytic infiltration in undifferentiated nasopharyngeal cancer. Arch Otolaryngol Head Neck Surg 2000; 126: 1329–1332.

23 Shanmugaratnam R, Chan SH, de-The G, et al. Histopathology of nasopharyngeal carcinoma. Cancer 1979; 44: 1029–1044.

24 Mafee MF. Nasopharynx, parapharyngeal space, and base of skull. In: Valvassori GE, Mafee MF, Carter BL, eds. Imaging of the Head and Neck. Stuttgart: Georg Thieme Verlag; 1995: 332–363.

25 Batsakis JG. Tumors of the Head and Neck. Clinical and Pathological Considerations, 2nd ed. Baltimore: Williams and Wilkins; 1979.

26 Wei WI, Ho WK, Cheng CK. Management of extensive cervical nodal metastasis in nasopharyngeal carcinoma after radiotherapy: a clinicopathological study. Arch Otolaryngol Head Neck Surg., 2001; 127: 1457–1462.

27 Kalovidouris A, Mancuso AA, Dillon W. A CT-clinical approach to patients with symptoms related to the V, VII, IX–XII cranial nerves and cervical sympathetics. Radiology 1984; 151: 671–676.

28 Gatenby RA, Mulhern CB Jr., Richter MP, Moldofsky PJ. CT-guided biopsy for the detection and staging of tumors of the head. and neck. AJNR 1984; 5: 287–289.

29 Gatenby RA, Mu1 hern CB Jr., Strawitz J. CT-guided percutaneous biopsies of head and neck masses. Radiology 1983; 146: 717–719.

30 Curtin HD. Nasopharynx, infratemporal fossa and skull base. In: Carter BL, ed. Computed Tomography of the Head and Neck. New York: Churchill Livingstone; 1985; 59–83.

31 Fisch U. The infratemporal fossa approach for nasopharyngeal tumors. Laryngoscope 1983; 93: 36–44.

32 Janecka IP, Sen CN, Sekhar LN, Arriaga M. Facial translocation: New approach to cranial base. Otolaryngol Head Neck Surg 1990; 103: 413–419.

33 Fee WE, Moir MS, Choi EC, Goffinet D. Nasopharyngectomy for recurrent nasopharyngeal cancer: A 2-to-17-year follow-up. Arch Otolaryngol Head Neck Surg 2002; 128: 280–284.

34 Ng Sh, Chang JT, Ko SF, et al. MRI in recurrent nasopharyngeal carcinoma. Neuroradiology, 1999; 41: 855–862.

35 Willner J, Baier K, Preunder L, et al. Tumor volume and local control in primary radiotherapy of nasopharyngeal carcinoma. Acta Oncol 1999; 38: 1025–1030.

36 Chong VFH, Zhou JY, Khoo JB, et al. Nasopharyngeal carcinoma tumor volume measurement. Radiology 2004; 231: 914–921.

37 Mafee MF. Discussion. Criteria for diagnosing lymph node metastasis from squamous cell carcinoma of the oral cavity: A study of the relationship between computed tomographic and histologic findings and outcome. J Oral Maxillofac Surg 1998; 56: 593–595.

38 Wenig BM, Hyams VJ, Heffner DH. Nasopharyngeal papillary adenocarcinoma: a clinicopathological study of a low-grade carcinoma. Am J Surg Pathol 1988; 12: 946–953.

39 Saul SH, Kapadia SB. Primary lymphoma of Waldeyer's ring: clinicopathological study of 68 cases. Cancer; 1985 56: 157–166.

8 咽旁间隙和咀嚼间隙

Sherif Gamal Nour 和 Jonathan S. Lewin

前言

咽是一个纤维肌性管，构成通气消化管道的上部。咽自颅底向下扩展至C6椎体水平，作为导管将空气和食物分别运送至气道和消化道。鼻咽、口咽和下咽是经典的三个组成部分，直接位于脊柱前方，分别位于鼻、口和喉的后方。鼻咽和口咽构成咽的舌骨上部，咽壁由薄肌肉层构成，衬附黏膜，被覆疏松的筋膜保证吞咽动作时使喉的运动[1,2]。

多种疾病情况可累及鼻咽及口咽，这些病变最初可发生在咽壁各层、邻近咽的颈部舌骨上深间隙、或可自鼻或颅底突入并悬于气道内，如咽部肿物。另外，咽部病变可能更多的是功能紊乱的结果，而不是解剖上的改变。

在现代影像时代之前，研究咽部病变的影像工具有限。不过是侧位平片、传统断层摄影、喉咽对比造影。放射学家只得依靠软组织肿胀、腔内充盈缺损、咽轮廓的影像异常这些征象[3]；所有这些征象构成了病理学改变的间接证据，但缺少观察病变真实过程的手段。

尽管应进行临床检查，但咽部黏膜病变受解剖变异及病人顺应性的影响，较难进行评价[3]。内镜下看到的黏膜病变仅可代表“冰山一角”，深在病变的真正范围无法确定。而且，有关的颈部淋巴结，除非大到可以触及，否则也可能在临床检查中被忽视。

CT和近来的MRI断面影像为咽及颈深部疾病的诊断带来一场革命，放射学家第一次能真切地洞察病理学改变，并能确定确切的病理学来源部位，勾画病变范围及其对周围颈部重要结构的影响。有了这些信息，放射学医师能与临床更有效的协作，为确定治疗方案做出不可估量的贡献。

现代影像学手段使我们认识到了舌骨上颈部解剖复杂性，为该区病变的诊断带来新的发展，即采用筋膜划分间隙的概念取代经典划分方法。目前CT和MRI已经成为评价鼻咽、口咽病理学的基本手段，当前国际抗癌联盟(UICC)和美国癌症联合会（AJCC）采用的鼻咽癌及口咽癌的分类均以断面影像所见为基础。

MRI连续观察已经超越的单纯的解剖学影像改变，目前已发展为能接近实时的记录咽部功能状态；放射学研究焦点将扩展到包括咽功能紊乱（如阻塞性睡眠呼吸暂停）在内的范围，这个时代即将到来。

最后，MRI介入是当前放射学应用领域迅速发展的组成部分，已成功应用于引导咽部及毗邻深部颈间隙的活检及微创治疗。

解剖学

传统上将舌骨以上头和颈部划分为鼻咽、口咽和口腔（图8.1），每部确切的内容决定于包括多少邻近深部组织[4-7]。

鼻咽是通气消化管道的最上部，前后径及头尾径分别约为2cm和4cm，后上方以蝶骨底、枕骨基部、颈椎上端两个椎体及颈前肌肉为界[1,4-6,8]。前面通过鼻后孔与鼻咽交通；而向下直接与口咽延续为口腔，由通过硬腭、软腭向后至Passavant嵴（与软腭升部相对的咽肌形成的嵴）连线的水平面将两者划分开来。鼻咽外壁及后壁的特点在第7章讨论。

口咽是通气消化管道的一部分，位于口腔后方（通过张开的口腔可以看到），被舌轮廓乳头、扁桃体前柱、软腭与口腔划分开，所以舌的后1/3及舌扁桃体被认为属于口咽，而非口腔的一部分。在后方，由上、中缩肌将口咽与被覆在2、3颈椎前的颈前肌肉分开。在上方，口咽与鼻咽相续；在下方，鼻咽与下咽以咽会厌襞为界，与喉以会厌及内、外侧舌会厌襞为界[5,6,10]。口咽的外壁的特征为包括有2个咽峡弓（柱）：前弓（腭舌肌）和后弓（腭咽肌）。两者之间有扁桃体窝，两侧内含“咽峡扁桃体”或“腭扁桃体”[10]。关于口咽的进一步讨论见第10章。

上述咽的经典构成部分没有考虑到头和颈部筋膜平面。虽然经典的鼻咽、口咽及下咽名称对于浅层黏膜病变相当有效，但对于鳞状细胞癌这样的病变，放射学家想要在断面影像上对头和颈深部病变准确定位时，这种“非筋膜基础”的经典分区方法作用要小得多[5,7]。

所以，传统的头和颈部舌骨上鼻咽、口咽和口腔分区法已被略复杂、但更为有效的分区方案取代，这种新方案以颈筋膜层为依据，划分成多个间隙，这种“空间上的进展”更能满足舌骨上来源的空间定位，根据各个解剖间隙独特的病理过程限制鉴别诊断范围，更有助于鉴别每个部位特有的病理过程[4, 5-7, 11-13]。另外，这种分区方案使用外科和病理学定义的术语，这样就为放射学医师与咨询的外科医生提供了一种“共同语言”。

颈筋膜层

对舌骨上颈部间隙的认识关键在于对头和颈部筋膜构架的准确理解。(图8.2～8.6)。

颈筋膜基本上有两个主要组成部分：颈浅筋膜层和颈深筋膜层。

- 颈浅筋膜是一疏松的纤维蜂窝层，颈扩肌嵌入其深部[14]。
- 颈深筋膜是由多筋膜层构成的复合体，常分为三层：

颈深筋膜浅层(封套筋膜)

该层环绕颈部形成完整的封套，向上附于下颌骨体下缘向后至下颌角，再向后至乳突、上项线及枕外隆突。

向下，颈筋膜浅层附于肩峰和肩胛嵴，至锁骨，至胸骨柄。封套筋膜的两等份向后附于项韧带及颈棘突；向前延续并附于舌骨，并与颈深筋膜的中层（脏层）汇聚，将颈划分为舌骨上部及舌骨下部[1, 14]。

封套筋膜裂开包裹多个颈内结构，从而形成下列筋膜间隙：

咀嚼间隙：在与下颌骨下缘附着处以上的部位，一部分封套筋膜向上延续，包裹咀嚼肌和下颌骨（下颌支和下颌骨体后部）。分裂成浅部覆盖咬肌并达颧弓（与覆盖腮腺的筋膜相连，构成腮腺－咬肌筋膜）；深部向深部走行达翼状肌至颅底，将咽旁间隙划分为咀嚼间隙和茎突前间隙（图8.3）。[12, 14-16]

腮腺间隙是封套筋膜在乳突和下颌角间裂开，包裹腺体形成包膜[14, 16]。腮腺间隙的内侧面容纳腮腺深叶，通过茎突下颌管（茎突和下颌骨后缘之间的沟）延展一定距离与茎突前间隙汇合（图8.3a）[4]。

下颌下间隙及舌骨下间隙：是一层封套筋膜裂开，衬附在下颌下腺下面，之后于下颌舌骨线附于下颌骨，从而形成腺体的包膜。在放射学术语中，“下颌下间隙”指下颌舌骨肌表面下至在舌骨和下颌骨之间延展的封套筋膜浅层的全部区域（图8.3a）。舌骨下间隙是深达颌舌骨肌、上至口底黏膜的区域（图8.3a）。这两个间隙之间的联系是它们均与咽旁间隙的茎突前部分自由沟通（图8.3）。[4, 16]

肌间隙：由筋膜裂开，包裹斜方肌、胸锁乳突肌、二腹肌及肩胛舌骨肌下腹的筋膜片形成。

胸骨上间隙（Burns）：是一位于胸骨柄上方的浅间隙，由封套筋膜裂开附于颈静脉凹前、后缘形成。

颈深筋膜深层（椎前筋膜）：该层环绕脊柱和椎旁及椎前肌肉，牢固嵌入于脊柱棘突及横突上（图8.1，8.3a）。椎前筋膜自颅底向下延展直至T3椎体，在那里于后纵隔内与前纵韧带融合[1, 14]。颈深筋膜深层之一的翼状筋膜紧贴椎前筋膜的前方（图8.1，8.3a）近似冠状面，已有一些作者描述过[1, 14]。

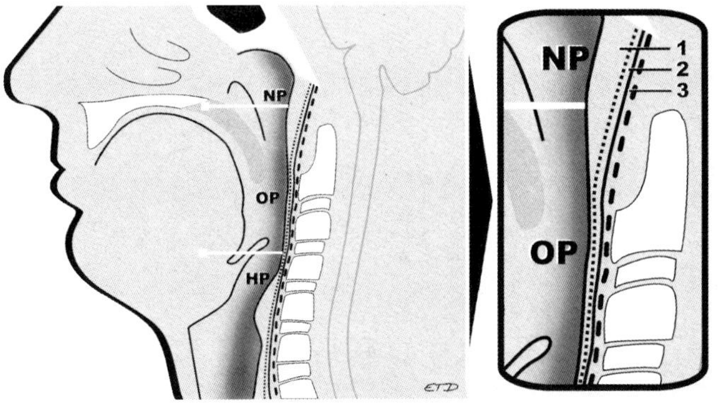

图8.1 矢状图解示咽的分区及筋膜线
NP= 鼻咽；OP= 口咽；HP = 下咽；…… = 颊咽筋膜；— = 翼状筋膜；－－－－－ = 椎前筋膜；1 = 咽黏膜间隙（PMS）；2= 咽后间隙（RPS）；3 = 危险间隙（DS）。注意软腭属于口咽。经允许复制并修改自参考文献4。

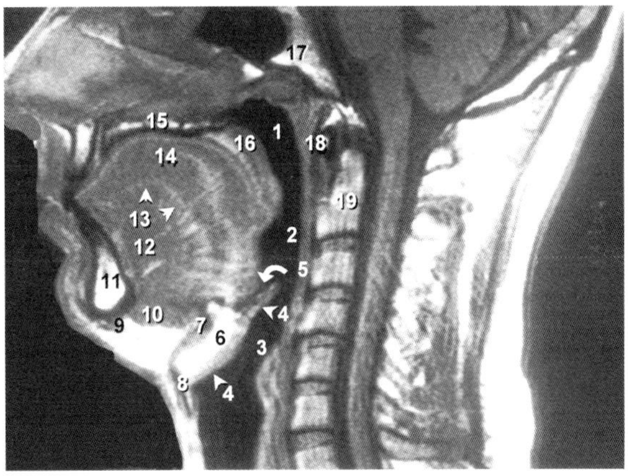

图8.2 正常咽及口腔经正中矢状面平扫T1WI。
1 = 鼻咽气道；2 = 口咽气道；3 = 下咽气道；4 = 会厌；5 = 会厌溪；6= 会厌前脂肪；7 = 舌骨；8 = 甲状软骨；9 = 下颌舌骨肌；10 = 颏舌骨肌；11 = 颏联合；12 = 颏舌肌；13 = 舌隔；14 = 舌体；15 = 硬腭；16 = 软腭／悬雍垂；17 = 斜坡；18 = 寰椎（第一颈椎）前弓；19 = 齿状突。经允许复制并修改自参考文献4。

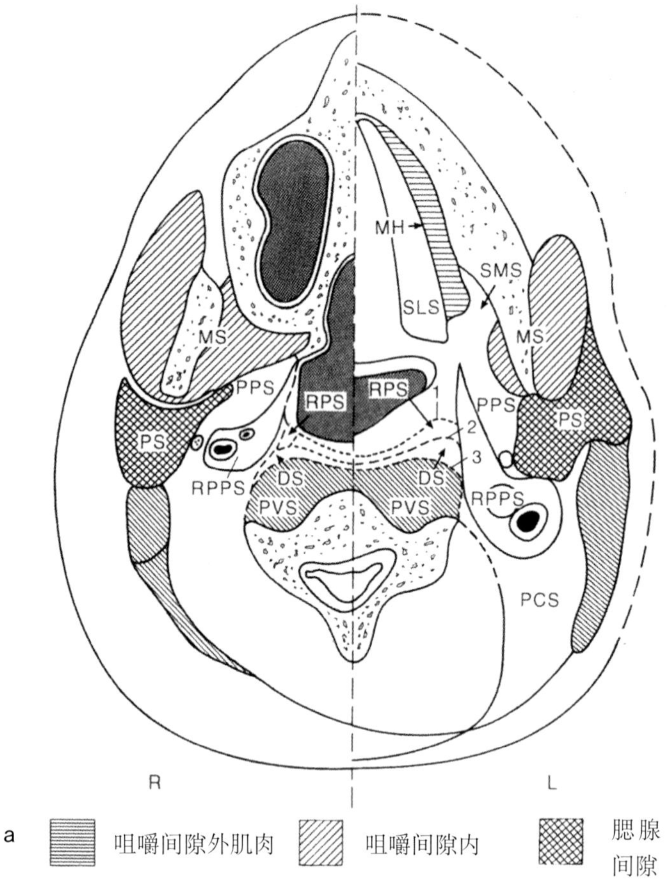

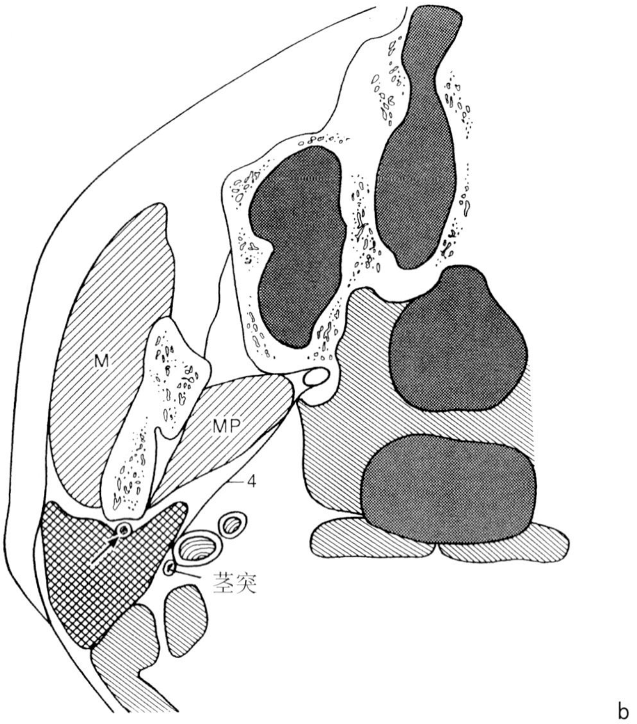

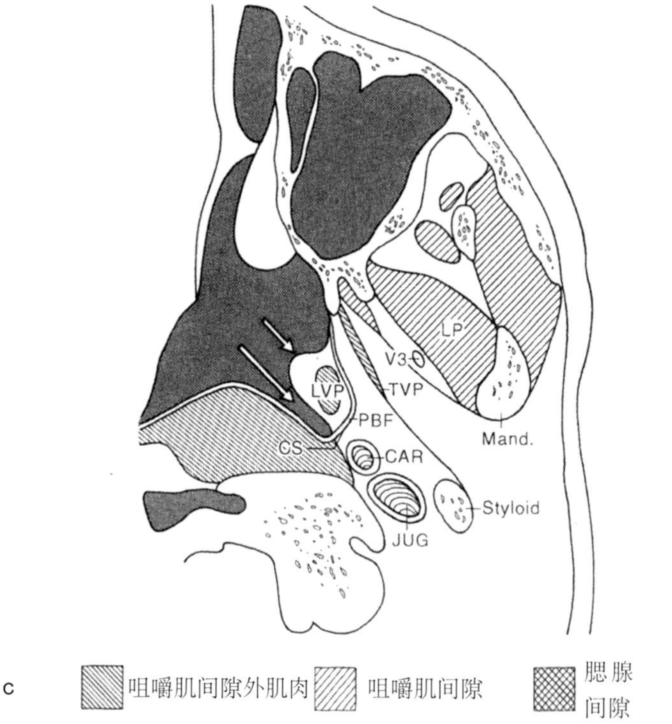

图8.3a 鼻咽（右）及口咽（左）水平舌骨上间隙图解。
b．c 分隔茎突前及茎突后咽旁间隙和咀嚼肌间隙的筋膜层图解。

1	BFF
2	翼状筋膜
3	椎前筋膜
4	腭帆张肌筋膜
CAR	颈内动脉
CS	矢状筋膜
DS	危险间隙
JUG	颈内静脉
LP	翼外肌
LVP	腭帆提肌
M	咬肌
Mand	下颌骨髁
MH	下颌舌骨肌
MP	翼内肌
MS	咀嚼间隙
PBF	咽基底筋膜
PPS	茎突前部咽旁间隙
PS	腮腺间隙
PCS	颈后间隙
RPPS	茎突后部咽旁间隙
RPS	咽后间隙
SLS	舌下间隙
SMS	下颌骨下间隙
TVP	腭帆张肌
V3	咀嚼间隙内三叉神经下颌支
b 图中黑箭	下颌后静脉
c 图中短箭	咽鼓管圆枕
c 图中长箭	Rosenmuller 隐窝

图8.3d～f ▷

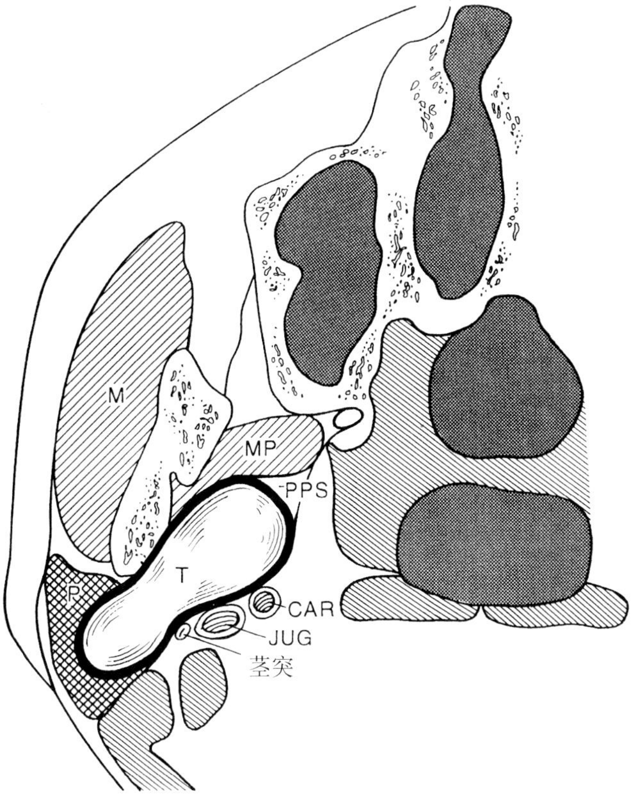

d

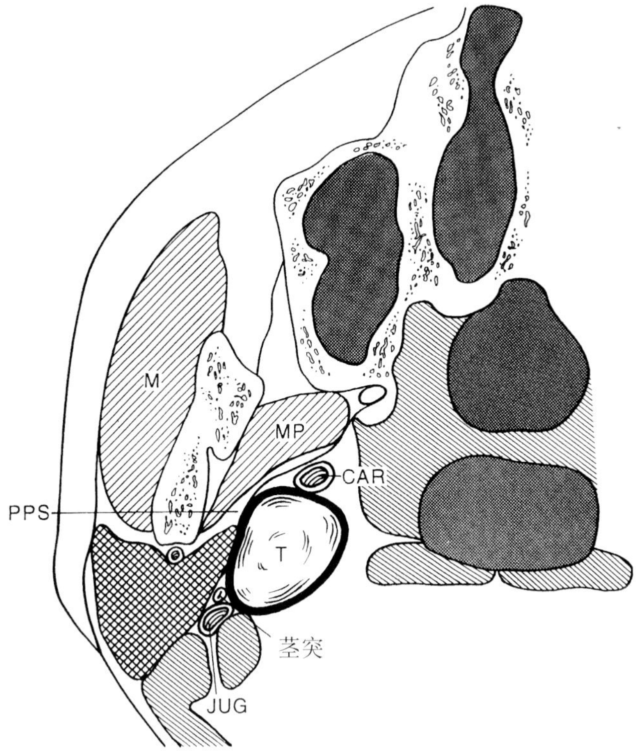

e

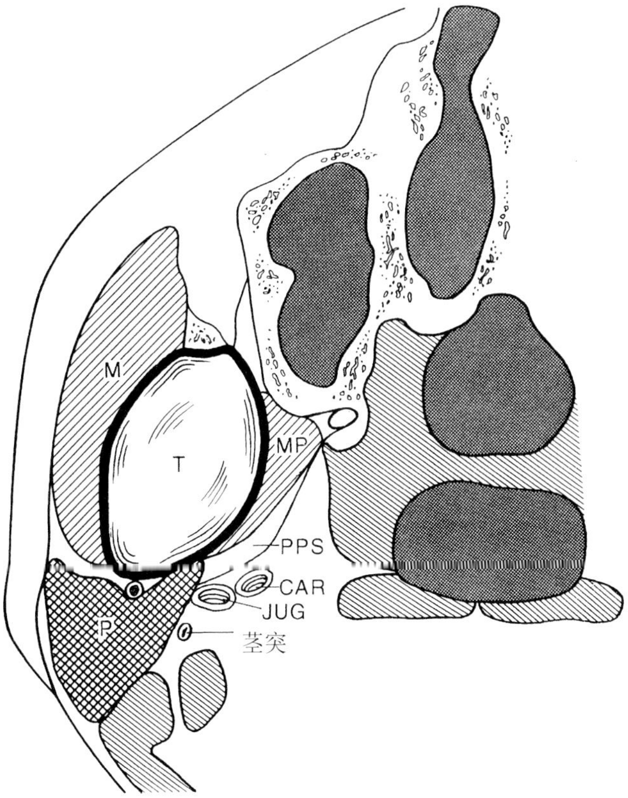

f

图8.3

d 图解示一腮腺深叶肿块。肿瘤通过增宽的茎突下颌沟扩展，常见于腮腺深叶肿瘤。如肿块不表现为沿茎突下颌沟扩展，在考虑肿块来源于茎突前咽旁间隙之前，应仔细观察各层面上肿瘤和腮腺之间的脂肪界面（见图8.17a～f）。

e 图解示一茎突后咽旁间隙肿块。可见特征性茎突前咽旁间隙脂肪向前外移位，颈内动脉前移，二腹肌后腹外移（图略）及肿瘤扩展至茎突后，这些均为茎突后咽旁间隙肿瘤的典型表现（见图8.21，8.22）。经Dr.H.Curtin允许。

f 图解示一咀嚼间隙肿块。茎突前咽旁间隙脂肪向后内移位和咀嚼间隙内正常脂肪层消失为咀嚼间隙肿块的特征性表现。

CAR	颈内动脉
JUG	颈内静脉
M	咬肌
MP	翼内肌
P	腮腺
PPS	咽旁间隙茎突前部
T	肿瘤

椎骨周围间隙：被环形的椎前筋膜包围，被附于颈椎横突的筋膜分为前方的椎前间隙和后方的脊柱旁间隙（图8.3a）[5,6,13]。椎前间隙自颅底扩展至尾骨，由于如前所述，椎前筋膜在第三胸椎（T3）水平与前纵韧带融合，所以椎前间隙足够紧密，可以阻止感染或肿瘤的上下扩散[17]。

危险间隙：是位于椎前筋膜前、翼状筋膜后的狭窄潜在间隙（图8.3a），该间隙自颅底扩展至膈肌水平，填充有疏松的小网状组织，为感染供了现成的播散通道，所以被称为危险间隙。

颈深筋膜中层（内脏筋膜）

关于该筋膜各构成层的文献相当混乱，绝大部分解剖参考书在讨论封套筋膜与椎前筋膜与之间的筋膜层时，把关注要点放在气管前筋膜上[1,14]。然而，本书着重描述与舌骨上颈部有关的筋膜层，以使读者对局部空间解剖有全面的理解。舌骨上基本的脏层筋膜包括如下。

颊咽筋膜：是一层覆盖在咽缩肌外面的疏松结缔组织（肌外膜外层），允许咽的运动（图8.3a，c），向上附于颅底，与咽基底筋膜的附着处相同（见下），向前延续覆盖在颊肌上[1,5,6,10,16]。颊咽筋膜在CT及MRI上可显示不清（另见第7章）[18]。

矢状筋膜：分布于两侧的小筋膜片，呈矢状位，自颊咽筋膜向前至椎前筋膜，向后接近颊咽筋膜颈椎横突附着点（图8.3c）。这个小筋膜片的重要性在于其分隔了位于内侧的咽后间隙和位于外侧的咽旁间隙茎突后部[4]，该筋膜片有时也被称为翼状筋膜，但为避免与前述椎前翼状筋膜混淆，最好不用这个词。

腭帆张肌筋膜：包裹茎突及其肌肉结构的较厚筋膜，向前内扩展与腭帆张肌的相关筋膜合并（图8.3b），然后再向前与翼突下颌缝和颊咽筋膜融合[12,20]。该筋膜把咽旁间隙划分为前外部（茎突前）和后内部（茎突后）（图8.3a）[12,20]。

咽基底筋膜（咽腱膜）：是位于颈深筋膜浅层和深层间的第4层筋膜，为重要的筋膜层，常在颈深筋膜中层之外单独描述。该筋膜为强韧的膜性结构，形成几乎封闭的、有抵抗力的腔隙，决定鼻咽的轮廓[9,18]。咽基底筋膜向上附于颅底，自翼状内板扩展，向后走行至岩骨，恰好位于颈动脉孔前方；两侧向内返折并延续，覆盖在头长肌、头直肌上（图8.3c）。咽基底筋膜自颅底下行，形成一长环状结构，封闭喉两侧上缩肌间的缝隙。而后，据解剖参考书描述，咽基底筋膜衬附在咽肌内面（肌外膜内层），支持咽的鼻部大部分黏膜，于软腭水平以下明显变薄[1,6,10,16,18,19]。从功能和影像方面看，更为相关的是咽基底筋膜的上咽缩肌以上部分，由此称“咽腱膜”（图8.5）（另见第7章）。

由致密纤维组织构成的咽基底筋膜在MRI上呈低信号线，自翼状内板扩展至腭张肌内侧的颈动脉孔（图8.5）[18]。

所以，咽缩肌夹在咽基底筋膜（内侧）和颊咽筋膜（外侧）之间，形成“三明治”（图8.3）。在上缩肌上缘（上缩肌和颅底之间），两层筋膜融合，与衬附的黏膜共同形成外侧咽隐窝的薄壁（Rosenmuller窝）[1,18,19]。在外侧隐窝前方，双侧咽基底筋膜存在天然缺损（Morgagin窦），从颅底到咽黏膜间隙，有咽鼓管和腭帆提肌通过[6,10,18,19]。咽鼓管圆枕是两侧位于在咽鼓管口前下和Rosenmuller窝后上的嵴，是咽外侧壁最明显的解剖标志，由腭帆张肌和咽鼓管软骨及衬附的黏膜组成[10,18,19]。

面部和颈部间隙

根据上述各脏层筋膜定义的面和颈部深间隙包括如下：

咽黏膜间隙（PMS）

PMS是鼻咽、口咽位于颊咽筋膜内侧（气道侧）的区域，颊咽筋膜将PMS在外侧与咽旁间隙分隔，在后方与咽后间隙分隔。所以PMS是由咽壁的5层结构组成，它们从内向外为：

1. 黏膜层：鼻咽上部衬附呼吸上皮（假复层纤毛柱状上皮），鼻咽下部因更多的与食物接触，上皮变为复层鳞状弄[19]。
2. 黏膜下层，包括可变的小唾液腺和明显的Waldeyer环淋巴组织（腺样体、咽扁桃体、舌扁桃体和黏膜下淋巴管），正常情况下上皮内也可存在淋巴样组织（淋巴上皮）[5,6,19]。
3. 致密的咽基底筋膜。
4. 喉部上缩肌：第三层和第五层在其上粘合，并有咽鼓管（软骨端）和腭帆提肌穿入。咽鼓管和腭帆提肌被认为在PMS内。
5. 薄层颊咽筋膜构成PMS的外界。

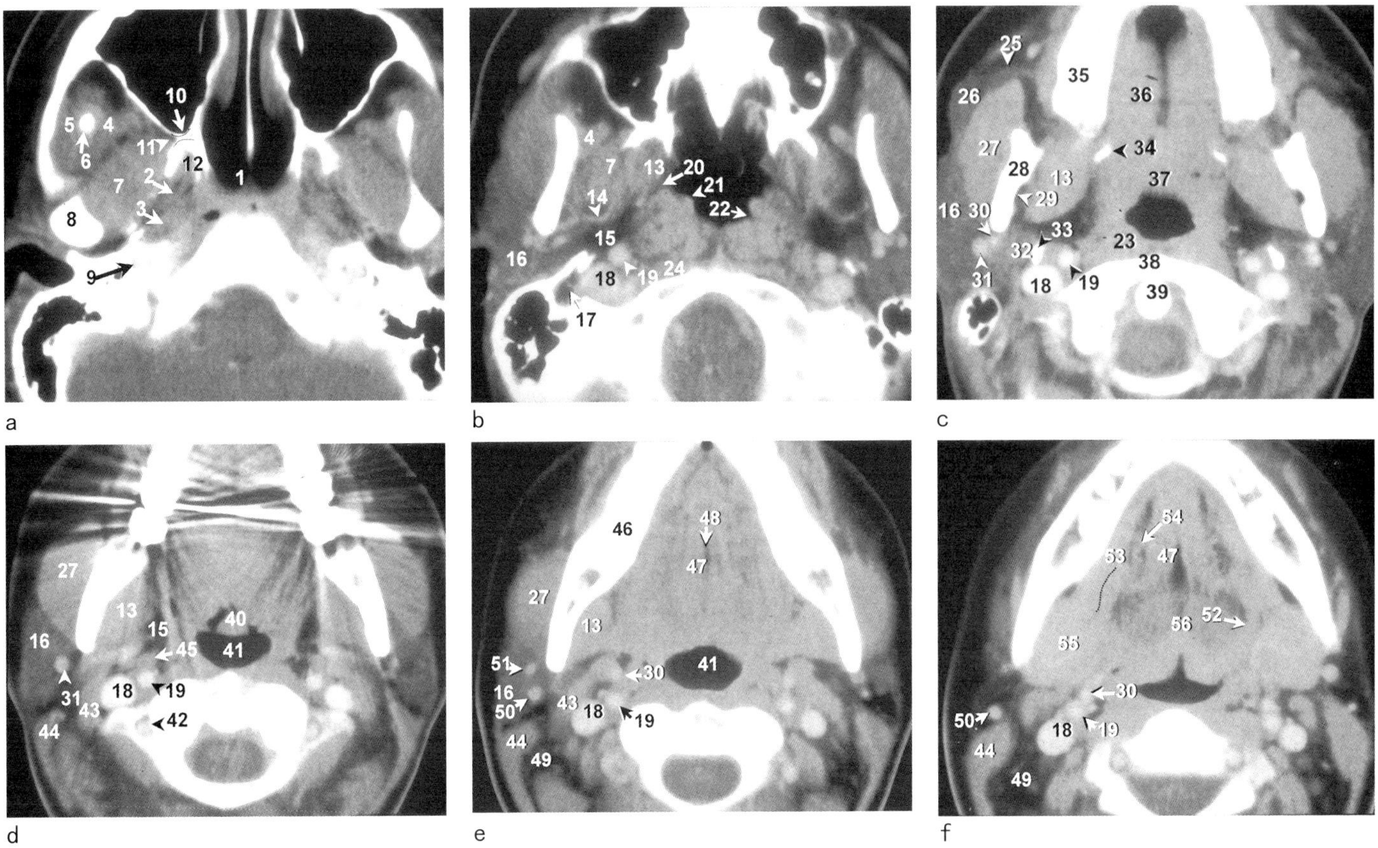

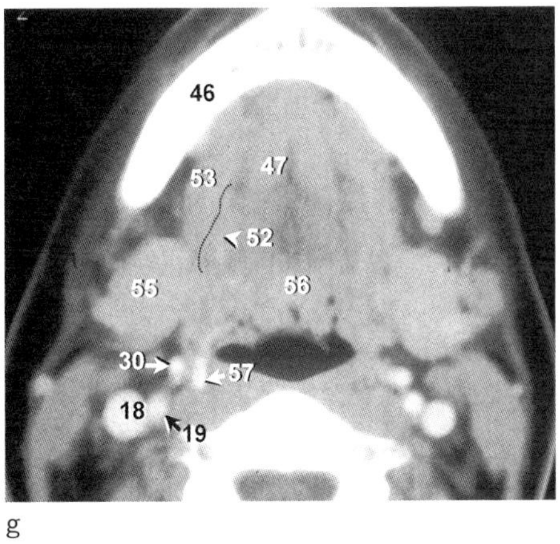

图8.4a～g　轴位增强CT扫描（层厚5mm）正常的鼻咽、口咽和其它舌骨上颈结构的影像解剖。

1＝鼻咽部气道；2＝腭帆张肌；3＝腭帆提肌；4＝颞肌（深部＝内侧头）；5＝颞肌（表浅＝外侧头）；6＝下颌骨冠状突；7＝翼外肌；8＝下颌骨髁突；9＝岩骨管垂直段内颈内动脉；10＝翼腭窝（基底部）；11＝翼颌裂；12＝翼内和外板之间的翼窝；13＝翼内肌；14＝上颌内血管；15＝咽旁间隙的茎突前腔内脂肪；16＝腮腺（浅叶）；17＝茎乳孔内被脂肪包绕的面神经；18＝颈内静脉；19＝颈内动脉；20＝咽鼓管口；21＝覆盖在腭帆提肌上的咽鼓管隆突；22＝咽隐窝外侧壁(Rosenmüller窝)；23＝头长肌；24＝头前直肌；25＝腮腺(Stensen)导管；26＝副腮腺组织；27＝咀嚼肌；28＝下颌支；29＝下颌孔；30＝颈外动脉；31＝下颌后静脉（位于颈外动脉的表面）；32＝腮腺的深叶茎突延伸；33＝茎突；34＝翼状钩（自翼内板向下突出）；35＝上颌骨齿槽突；36＝硬腭；37＝软腭；38＝寰椎前弓（第一颈椎）；39＝枢椎齿状突；40＝悬雍垂；41＝口咽部气道；42＝横突孔内的椎动脉；43＝二腹肌后腹；44＝胸锁乳突肌；45＝茎突肌；46＝下颌骨体；47＝颏舌肌；48＝舌中隔；49＝颈后间隙脂肪；50＝颈外静脉；51＝面部后静脉（下颌后静脉和面静脉交通）；52＝舌骨舌肌；53＝下颌舌骨肌；54＝舌动脉，位于舌下间隙的脂肪内；55＝下颌下腺；56＝舌底；57＝舌骨上角。经参考文献4同意后转载。

咽后间隙(RPS)

咽后间隙是一个小的潜在腔隙，其边界为[4,6]：

- 前方由颊咽筋膜与咽黏膜间隙相隔（图8.3a，c）。
- 后方由椎前筋膜与椎前间隙相隔。
- 侧面由薄分隔筋膜与每一侧咽旁间隙茎突后腔分开（图8.3c）。
- 上方为颅底。
- 下方为颈2～颈6椎体水平之间颊咽筋膜和椎前筋膜融合[21]。

咽后间隙通常含有少量脂肪，在舌骨上区、咽后间隙的外侧（Rouviere淋巴结）和内侧的淋巴结中也含有少量脂肪[5,21]。

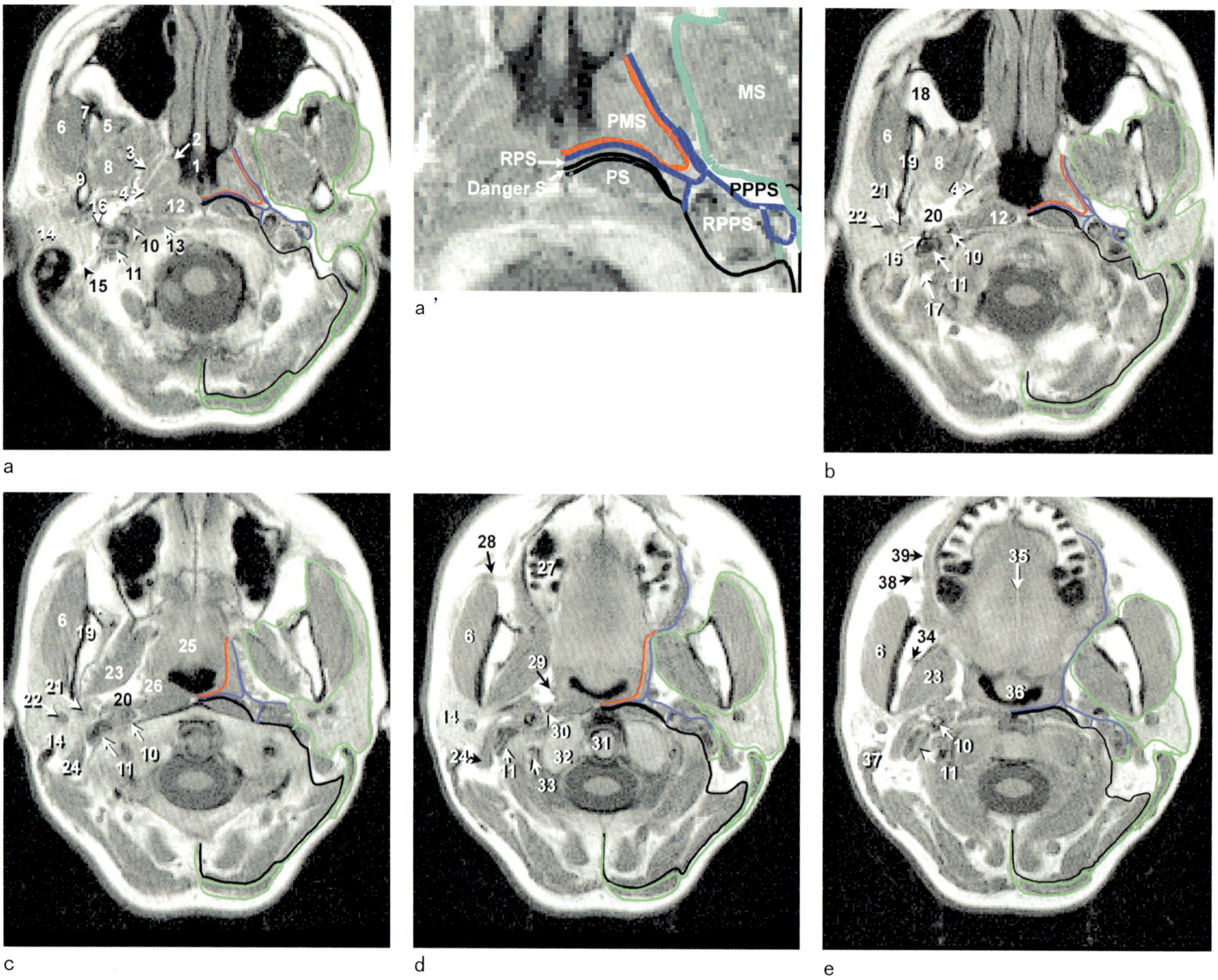

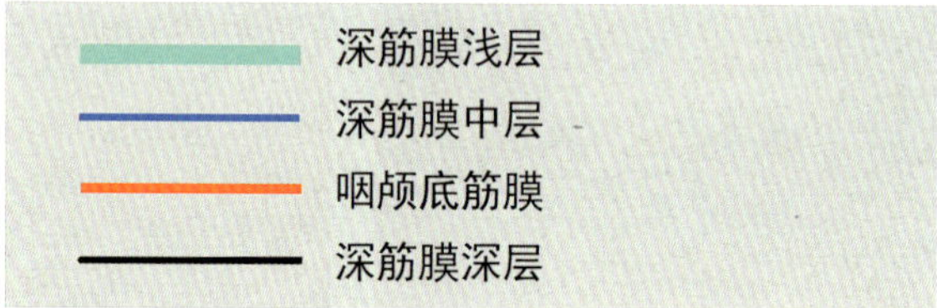

图8.5a～e 在轴位T1WI未增强图像示鼻咽部、口咽部、口腔和舌骨上颈间隙的正常影像解剖。(a 的中心区放大)。1＝鼻咽部气道；2＝咽鼓管隆突；3＝腭帆张肌；4＝腭帆提肌；5＝颞肌（深部＝内侧头）；6＝咀嚼肌；7＝下颌骨冠状突；8＝翼外肌；9＝下颌颈；10＝颈内动脉；11＝颈内静脉；12＝头长肌；13＝头前直肌；14＝腮腺(浅叶)；15＝出茎乳孔进入腮腺的面神经；16＝茎突；17＝头外侧直肌；18＝颞下窝内的脂肪；19＝下颌支；20＝咽旁间隙的茎突前腔内脂肪；21＝颈外动脉；22＝下颌后静脉；23＝翼内肌；24＝二腹肌后腹；25＝软腭；26＝咽部的上缩肌；27＝上颌骨的齿槽突；28＝腮腺(Stensen)导管；29＝咽上缩肌上面的咽升动脉；30＝咽后外侧淋巴结(Rouvière的)；31＝齿状突；32＝寰椎侧块（第一颈椎）；33＝横突孔内的椎动脉；34＝下颌孔，其内穿过下齿槽神经和血管；35＝舌中隔；36＝悬雍垂；37＝胸锁乳突肌；38＝面前静脉；39＝颊肌；40＝颏舌肌；41＝颈外静脉；42＝颈后间隙内脂肪；43＝舌骨舌肌；44＝下颌舌骨肌；45＝舌下间隙内脂肪；46＝下颌下腺；47＝口咽部气道；48＝舌底；49＝下颌骨体部。PMS＝咽黏膜间隙；RPS＝咽后间隙；PS＝椎周间隙；MS＝嚼肌间隙；PPPS＝茎突前咽旁间隙；RPPS＝茎突后咽旁间隙（颈动脉间隙）；经参考文献4同意后转载。

图8.5f～i ▷

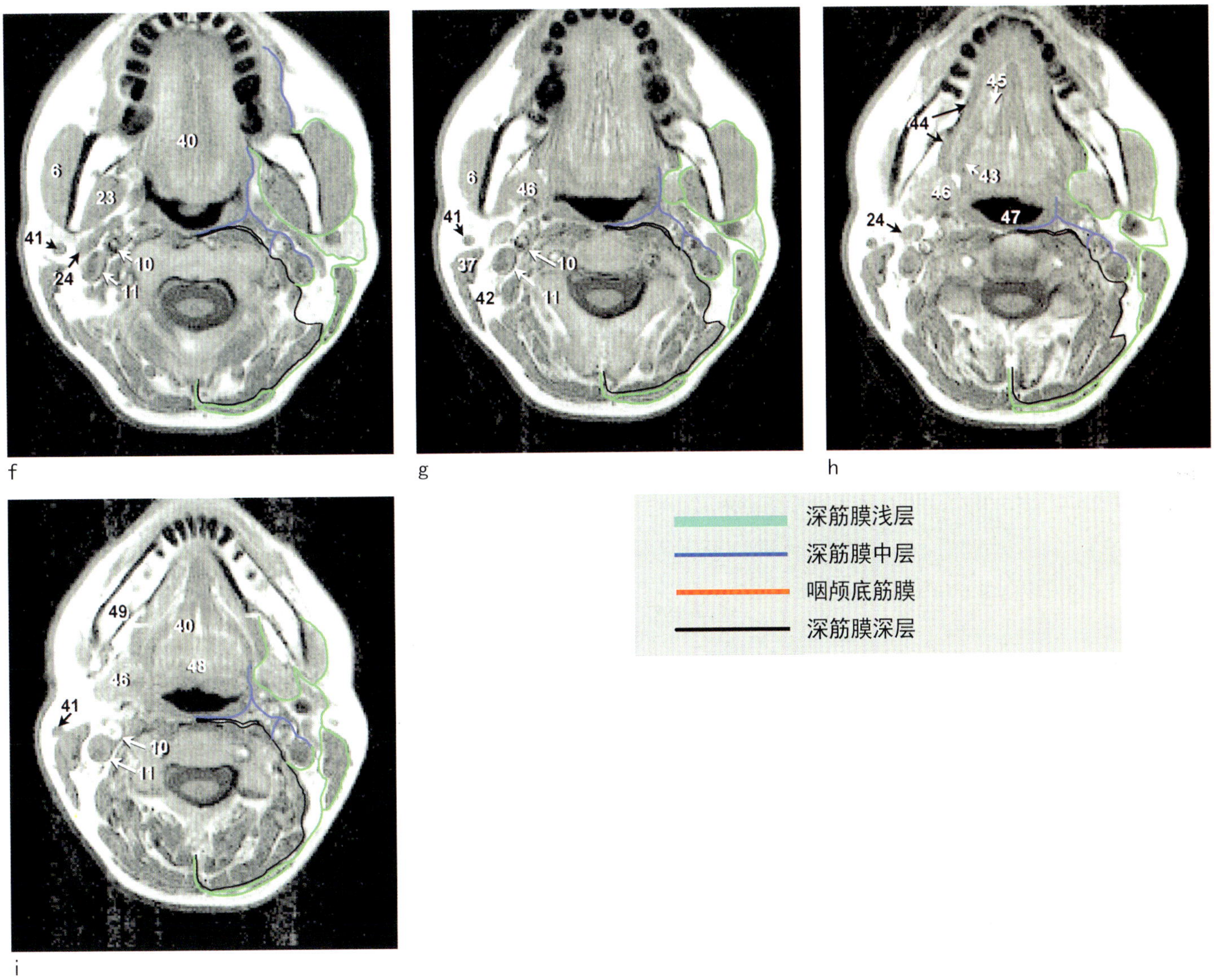

图8.5f～i　轴位T1WI未增强图像示鼻咽部、口咽部、口腔和舌骨上颈间隙的正常影像解剖。

1 ＝鼻咽部气道；2 ＝咽鼓管隆突；3 ＝腭帆张肌；4 ＝腭帆提肌；5= 颞肌（深部＝内侧头）；6 ＝咀嚼肌；7 ＝下颌骨冠状突；8 ＝翼外肌；9 ＝下颌骨颈；10 ＝颈内动脉；11 ＝颈内静脉；12 ＝头长肌；13 ＝头前直肌；14 ＝腮腺(浅叶)；15 ＝出茎乳孔进入腮腺的面神经；16 ＝茎突；17= 头外侧直肌；18 ＝颞下窝内的脂肪；19 ＝下颌支；20 ＝咽旁间隙的茎突前腔内脂肪；21 ＝颈外动脉；22 ＝下颌后静脉；23 ＝翼内肌；24 ＝二腹肌后腹；25 ＝软腭；26= 咽部的咽上缩肌；27 ＝上颌骨的齿槽突；28 ＝腮腺(Stensen)导管；29 ＝咽上缩肌上面的咽升动脉；30 ＝咽后外侧淋巴结(Rouvi ère)；31= 齿状突；32 ＝寰椎侧块（第一颈椎）；33 ＝横突孔内的椎动脉；34 ＝下颌孔，其内穿行下齿槽神经和血管；35 ＝舌中隔；36 ＝悬雍垂；37 ＝胸锁乳突肌；38 ＝面前静脉；39 ＝颊肌；40 ＝颏舌肌；41 ＝颈外静脉；42 ＝颈后间隙内脂肪；43 ＝舌骨舌肌；44 ＝下颌舌骨肌；45 ＝舌下间隙内脂肪；46 ＝下颌下腺；47 ＝口咽部气道；48 ＝舌底；49 ＝下颌骨体部 PMS= 咽黏膜间隙；RPS ＝咽后间隙；PS ＝椎周间隙；MS ＝嚼肌间隙；PPPS ＝茎突前咽旁间隙；RPPS ＝茎突后咽旁间隙（颈动脉间隙）；经参考文献 4 同意后转载。

内侧的咽后淋巴结位于中线附近，在成年人中除非是病理性的增大一般都很少出现[21,22]。外侧的咽后淋巴结（LRP）可在紧邻颈内动脉内侧见到靠近头长肌，通常在颈 1～颈 2 水平最明显但偶尔也可低到硬腭水平看到[21~23]。通常，在磁共振上能观察到 LRP 淋巴结在 CT 上看的较少。在成人，通常淋巴结直径小于 3～5mm，而增大到 1cm 的淋巴结有均匀的密度和信号也可认为是正常的[21,23]。在儿童，LRP 淋巴结能达到 2cm，特别是那些有腺样体肥大的儿童更是如此[22]。咽淋巴链为鼻咽部、口咽部、中耳、鼻腔和鼻旁窦提供了淋巴引流[17,22]。

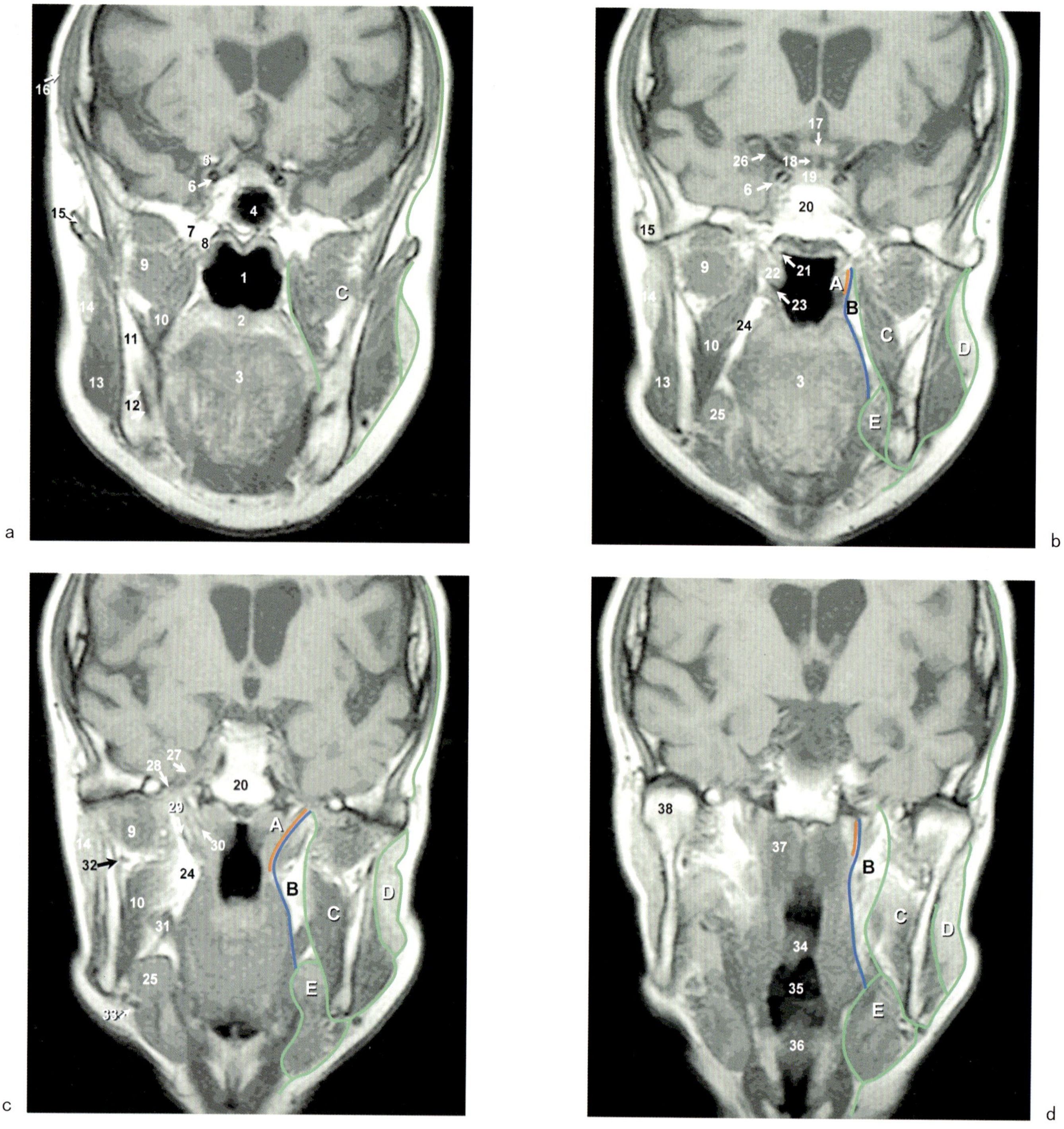

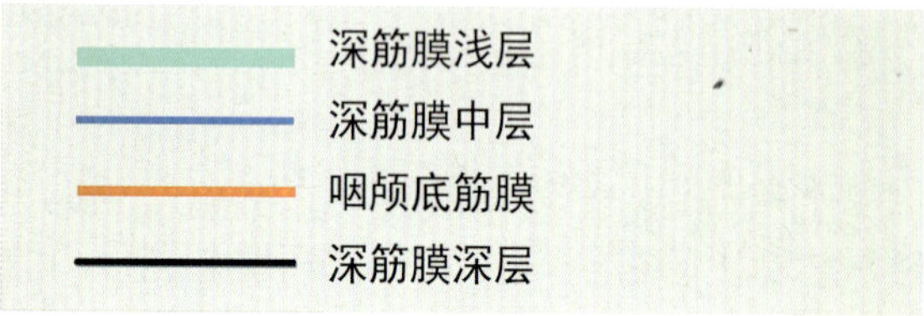

图8.6a～d 磁共振冠状位T1WI未增强图像示鼻咽部、口咽部、口腔和舌骨上颈间隙的正常影像解剖。1＝鼻咽部气道；2＝软腭；3＝舌；4＝蝶窦；5＝前床突；6＝颈内动脉；7＝蝶骨大翼；8＝蝶骨翼内板根部；9＝翼外肌；10＝翼内肌；11＝下颌骨支；12＝下颌管；13＝咀嚼肌；14＝腮腺；15＝颧弓；16＝颞肌；17＝视交叉；18＝垂体柄；19＝垂体；20＝斜坡；21＝咽隐窝；22＝腭帆提肌上的咽鼓管隆突；23＝咽鼓管开口；24＝茎突前咽旁间隙内脂肪；25＝下颌下腺；26＝大脑中动脉；27＝三叉神经的下颌支；28＝卵圆孔；29＝腭帆张肌；30＝腭帆提肌；31＝茎突舌肌；32＝上颌骨内动脉；33＝面静脉；34＝悬雍垂；35＝口咽部气道；36＝会厌；37＝头长肌；38＝下颌骨头；A＝咽黏膜间隙（PMS）；B＝茎突前咽旁间隙（PPPS）；C＝嚼肌间隙（MS）；D＝腮腺间隙（PS）；E＝下颌下间隙。经参考文献4同意后转载。

咽旁间隙(PPS)

咽旁间隙是一个解剖学上的隐窝，其外形如一倒置的锥体，其底部在颅底，其顶部在舌骨大角。它占据了嚼肌和吞咽肌之间间隙。它的边界与毗邻关系如下：

- **外侧面：**前外侧壁：由覆盖翼内肌内面的覆盖筋膜层与嚼肌间隙分开（图 8.3）[6, 10, 19, 20]。后外侧面：由覆盖在腮腺深叶上的覆盖筋膜层与腮腺间隙分开（图 8.3a，8.5）[10,20]。然而，这是一稀疏的筋膜层不能起到阻挡疾病扩展的屏障作用[4]。
- **内侧面：**由颊咽筋膜与咽黏膜间隙分开，但是，它的最后部分由 cloison sagittale 与咽后间隙分开（图 8.3）[6, 20,26]。
- **后面：**由椎前筋膜与椎前间隙分开[10, 20, 26]。
- **前面：**前上方（在翼颌缝水平）：由颊咽筋膜和覆盖于翼内肌内面的筋膜会聚而成（图 8.5）。[10, 4] 前下方（在下颌舌骨肌水平）：咽旁间隙通常与舌下和下颌下间隙连通，因此，病变可以由一间隙向另一间隙播散而不必穿过筋膜边界[5,16,27]。
- 下方：咽旁间隙通常被认为可向下延伸至舌骨。然而，多层筋膜层的融合和靠近下颌角的肌肉鞘限制了其向尾侧的扩展[4]，茎突舌肌可认为是咽旁间隙下方的功能边界[4]。

如上所描述的咽旁间隙边界是面深部较大的区域，比咽部任何一侧所看到的脂肪三角都大。这一定义得到了多数学者的支持，并说明了腭帆张肌的筋膜将咽旁间隙所分割成的几个部分[4, 25]：

- 茎突前咽旁间隙：筋膜的前外侧。
- 茎突后咽旁间隙：筋膜的后内部。这是颈动脉间隙向舌骨上的延伸（颈动脉鞘及其内容物）（图 8.3，8.5）。

舌骨上颈间隙的组成部分及侵入诸间隙的常见疾病列入表 8.1。

正常影像解剖学

图 8.3～8.6 展示了舌骨上颈间隙在 CT MRI 的正常解剖。

表 8.1 舌骨上颈部解剖间隙：它们的组成及常见疾病[4,5-7,12,13,24]。黑体字为最常见病变

部位	内容	病变的鉴别诊断
1.咽黏膜间隙	1.黏膜 2.黏膜下含有： —小唾液腺 —淋巴组织（腺样增殖体，咽门的舌扁桃体） 3.咽颅底筋膜 4.咽上、咽中咽缩肌 5.颊咽筋膜（包绕层）加上起源于咽黏膜间隙外部的： 软骨性咽鼓管 腭提肌	*假性肿块：* • 不对称的 Rosenmüller 窝； • 咽炎： —有传染性的 —照射后 *先天性的：* • Tornwaldt 囊 *炎性的：* • **腺样体的 / 扁桃体的：肥大 / 发炎 / 脓肿** • 炎症后： —营养不良性钙化 —潴留囊肿 *良性肿瘤：* • **青少年血管纤维瘤** • 血管瘤 • 小唾液腺的多形性腺瘤（良性混合瘤） • 横纹肌瘤 *恶性肿瘤：* • **鳞状细胞癌** • **非霍奇金淋巴瘤** • 小唾液腺恶性肿瘤 • 横纹肌肉瘤（儿科的）

CS，颈动脉间隙
MS，咀嚼肌间隙
PMS，咽黏膜间隙
PPPS，茎突前咽旁间隙
PS，腮腺间隙
PVS，椎周间隙
RPPS，茎突后咽旁间隙
RPS，咽后间隙
ICA，颈内动脉
IJV，颈内静脉
AVM，动静脉畸形
ECA，颈外动脉

表8.1 舌骨上颈部解剖间隙：它们的组成及常见疾病[4,5-7,12,13,24]。黑体字为最常见病变（续表）

部位	内容	病变的鉴别诊断
2.茎突前咽旁间隙(PPPS)	1.脂肪 2.翼静脉丛 3.上颌内动脉 4.咽升动脉 5.三叉神经下颌支V3的分支	*假性肿块* • **不对称的翼静脉丛** *先天性的* • 第2腮裂囊肿 *炎性的* • 临近间隙的感染播散 —咽黏膜间隙：咽炎、增殖腺炎、扁桃体炎、扁桃体周围脓肿、下颌后静脉血栓形成 —腮腺间隙：腮腺结石病、腮腺深叶脓肿 —咀嚼肌间隙：牙齿的感染、拔除第3磨牙伤及翼突下颌缝 • 继发于穿透侧咽壁外伤的感染 *良性肿瘤* • 多形性腺瘤（良性混合瘤）： —从腮腺深叶扩展 —起源于咽旁间隙内的唾液腺 • 脂肪瘤 • 神经鞘瘤 *恶性肿瘤* • 黏液表皮样癌、囊性腺样癌、咽旁间隙内的涎腺恶性混合瘤 • 血管外皮细胞瘤 • **从邻近间隙内恶性肿瘤的扩散** —咽黏膜间隙：鳞状细胞癌、非霍奇金淋巴瘤、小唾液腺恶性肿瘤 —腮腺间隙：黏液表皮样癌、囊性腺样癌 —咀嚼肌间隙：肉瘤 • 转移（肾、前列腺） —颅底肿瘤
3.茎突后咽旁间隙(RPPS)＝颈动脉间隙（CS）	1.颈内动脉(ICA) 2.颈内静脉(IJV) 3.低位4对颅神经(IX～XII) 4.交感链 5.淋巴结（颈深部链）	*假性肿块* • **颈内动脉扩张** • **不对称的颈内静脉** *炎性的* • 颈动脉间隙蜂窝织炎或脓肿： —从邻近间隙蔓延 —感染的颈内静脉淋巴结破溃 *血管的* • **颈内静脉血栓形成或血栓性静脉炎** • **颈内动脉血栓、附壁血栓、动脉瘤、假性动脉瘤或夹层动脉瘤** *良性肿瘤* • **神经节细胞瘤**： —颈静脉球 —迷走球瘤 —颈动脉体瘤 • 神经鞘肿瘤 —**神经鞘瘤** —神经纤维瘤 • 脑膜瘤（颈静脉孔的） *恶性肿瘤* • **鳞状细胞癌的淋巴结转移** • 原发鳞状细胞癌的直接侵犯 • 非霍奇金淋巴瘤 • 血管外皮细胞瘤 • 侵袭性纤维瘤病 • 转移（肺、乳腺、肾、前列腺和甲状腺的）积存于颞骨下方

CS，颈动脉间隙
MS，咀嚼肌间隙
PMS，咽黏膜间隙
PPPS，茎突前咽旁间隙
PS，腮腺间隙
PVS，椎周间隙
RPPS，茎突后咽旁间隙
RPS，咽后间隙
ICA，颈内动脉
IJV，颈内静脉
AVM，动静脉畸形
ECA，颈外动脉

表 8.1 舌骨上颈部解剖间隙：它们的组成及常见疾病[4,5-7,12,13,24]。黑体字为最常见病变（续表）

部位	内容	病变的鉴别诊断
4. 咽后间隙 (RPS)	1. 脂肪 2. 淋巴结 —外侧咽后壁（Rouvière 的） —内侧咽后壁	*假性肿块* • 颈内动脉迂曲 • 水肿液或淋巴液倒流入咽后间隙继发静脉或淋巴管梗阻 *先天性的* • 血管瘤 • 淋巴管瘤 *炎性的* • **反应性腺病** • **化脓性腺病（腺内脓肿）** • **蜂窝织炎** *良性肿瘤* • 脂肪瘤 *恶性肿瘤* • **结节转移灶在：** • **—头颈部鳞状细胞癌（最常见于鼻咽部）** —黑素瘤 —甲状腺癌 • **结节状非霍奇金淋巴瘤** • **原发鳞状细胞癌直接侵入（特别是后壁的原发灶）** • 颅肿瘤直接向轴外侵犯，如硬脑膜肉瘤和脊索瘤
5. 咀嚼肌间隙 (MS)	1. 下颌骨（下颌支 + 下颌体后部） 2. 咬肌 —翼外肌 —翼内肌 —咬肌 —颞肌 3. 齿槽下方和舌神经（三叉神经下颌支 V3 的分支）	*假性肿块* • 副腮腺 • 良性咀嚼肌肥大（单侧 / 双侧） • 下颌神经（颅神经 V3）去神经萎缩 *先天性的* • 血管瘤和动静脉畸形 • 淋巴管瘤 / 水囊瘤 • 发育的下颌骨囊肿 *炎性的* • **牙源性脓肿（特别是下部的第 2、3 磨牙）** • 下颌骨骨髓炎 • 咀嚼肌间隙的良性肿瘤的坏死性外耳道炎的蔓延 *良性肿瘤* • 神经鞘瘤（神经鞘瘤 – 神经纤维瘤） • 成骨细胞瘤 • 下颌骨巨细胞瘤 • 平滑肌瘤 • 纤维黏液瘤 *恶性肿瘤* • **肉瘤：软骨肉瘤 / 骨肉瘤 / 软组织肉瘤** • 恶性神经鞘瘤 • **非霍奇金淋巴瘤** • **口咽的鳞状细胞癌侵润（磨牙后三角）** • **横纹肌肉瘤（儿科）** • 下颌骨转移（从肺癌 / 乳腺癌 / 肾癌）

CS，颈动脉间隙
MS，咀嚼肌间隙
PMS，咽黏膜间隙
PPPS，茎突前咽旁间隙
PS，腮腺间隙
PVS，椎周间隙
RPPS，茎突后咽旁间隙
RPS，咽后间隙
ICA，颈内动脉
IJV，颈内静脉
AVM，动静脉畸形
ECA，颈外动脉

表8.1 舌骨上颈部解剖间隙：它们的组成及常见疾病[4,5-7,12,13,24]。黑体字为最常见病变（续表）

部位	内容	病变的鉴别诊断
6. 腮腺间隙 (PS)	1.腮腺 2.面神经 VII 3.颈外动脉（ECA）(其末端终止于腮腺并进入上颌骨内和发出颞浅动脉处) 4.下颌后静脉 5.腮腺内和腮腺旁淋巴结	*先天性的* • 第一腮裂囊肿 • 血管瘤（儿科的） • 淋巴管瘤（儿科的） *炎性的* • 蜂窝织炎/脓肿 • 良性淋巴上皮病变（AIDS） • 反映性腺病 • 肉芽肿（肉样瘤病），木村病 *良性肿瘤* • **混合瘤(良性混合瘤)** • **Warthin 瘤(乳头状淋巴性腺瘤病)** • 嗜酸细胞瘤 • 脂肪瘤 • 面神经鞘瘤或神经纤维瘤 *恶性肿瘤* • 原发的 **—癌：** **黏液表皮样的** **腺样囊的** 腺泡细胞 鳞状上皮细胞 —非霍奇金淋巴瘤 —恶性混合瘤 • **转移(腮腺结节内)** **—头皮鳞状细胞癌** **—头皮黑素瘤** **—非霍奇金淋巴瘤**
7. 椎周间隙 (PVS)	1.脊椎前肌肉 2.斜角肌 3.椎动脉和静脉 4.臂神经丛 5.膈神经	*假性肿块* • 椎体骨赘 • 椎间盘前方突出 *炎性的* • **椎体骨髓炎(化脓/结核)** • 蜂窝织炎/脓肿 *血管的* • 夹层动脉瘤，动脉瘤或假性动脉瘤 *良性肿瘤* • 神经鞘瘤/神经纤维瘤（颈神经根/臂丛） • 椎体良性骨肿瘤 恶性肿瘤 • 原发的 **—脊索瘤** —非霍奇金淋巴瘤 —椎体原发恶性肿瘤 • **转移** **—椎体或硬膜外转移** • 鳞状上皮细胞癌直接转移

CS，颈动脉间隙
MS，咀嚼肌间隙
PMS，咽黏膜间隙
PPPS，茎突前咽旁间隙
PS，腮腺间隙
PVS，椎周间隙
RPPS，茎突后咽旁间隙
RPS，咽后间隙
ICA，颈内动脉
IJV，颈内静脉
AVM，动静脉畸形
ECA，颈外动脉

成像基本原理和技术

CT 和磁共振是当前观察舌骨上颈部结构最基本的方法。此区从颅底延伸至舌骨上方，大部分被骨骼包绕，从而使体外临床检查受限。另外，黏膜病变向表浅的扩展检查医师可较易识别，但向深部扩展和限于深部间隙的病变则临床和内镜的检查几乎完全不能做出评价。

舌骨上颈部肿块在多数情况下，MRI 证实优于 CT[5]，因为 MRI 有较高的软组织对比分辨率和多平面观察的能力，和对发现神经周围和血管周围肿瘤的播散和对颅内侵犯更具优势。

CT

患者定位

病人轴位扫描取仰卧位，直接的冠状扫描取俯卧位。当疑有鼻咽和腭部肿块以及是否有颅底受侵时，必须要采用俯卧冠状位[10]。扫描时必须屏住呼吸并且必须经常注意头部的正确位置[10]。

静脉对比增强

对伴有鼻咽部／口咽部病变的颈部淋巴结病进行明确诊断时，需要恰当的碘对比增强扫描。通过高压注射器可以首先一次团注（50ml，2ml／s）对比剂，随后持续注射对比剂（1ml／s）[10]。

采集参数

先做一个侧位的定位像。轴位扫描时需设平行听－眶下线，要覆盖从外耳道至胸骨柄上缘的全部区域。这样广泛的范围是为了能够确保正确的评价咽部、颅底和全部含淋巴结的区域。检查最好采用 3～5mm 厚的连续薄层和小视野（FOV）。为评价任何骨质病变时还需用高分辨骨重组法[10, 4]。

磁共振

患者体位

仰卧位的病人无需改变体位即可得到轴位、矢状位和冠状位的扫描图像。头线圈扫描鼻咽和口咽的部位很方便。有恶性肿瘤的病人，需评价全颈部淋巴结病变，需用一专用的颈线圈以覆盖从口底至锁骨上区[10,18,19]。除头部及咽部的运动外，还应避免吞咽动作和打鼾，以确保得到最佳质量的图像[10]。

静脉对比增强

静脉注射钆对比剂后的 T1 权重图像利于发现病变。这样的图像可以使小病灶显示的更加明显；从而能够更好的评价病变的直接蔓延、轻微浸润和神经周围的播散，还有助于判定放疗或术后肿瘤复发[6,8,28,29]。

脉冲序列和采集参数

一般而言，T1WI 提供了最好的脂肪／肌肉和脂肪／肿瘤的对比，而 T2WI 提供了最好的肌肉／淋巴组织的对比[10,30,31]。

最常用的是轴位扫描，即轴位 T1WI 和轴位 T2WI，所有病人的扫描至少包括从腭至舌骨。推荐应用快速自旋回波的压脂技术得到 T2WI 有很高的病变显示率[6,32]。

冠状 T1WI 可明显提高邻近颅底的和下颌骨下的或舌下间隙内病变的评价。而矢状 T1WI 很有助于中线病变的评价。

对比增强 T1WI 应用压脂技术可以更好的显示强化区，特别是当评价颅底或其他骨有破坏时，可见骨髓信号中断。然而，我们还必须知道不理想的压脂技术可以产生类似病变的假高信号，尤其是在鼻咽顶部和眼眶底部更易出现[6,33]。

如上所述，当患者为恶性肿瘤需检查颈部淋巴结转移灶时应用颈线圈做颈部扫描。

扫描 T1WI 的层厚不要超过 3～4mm，T2WI 的层厚不要超过 5mm，层间距为 1mm 或更小，T1WI 的回波时间要尽可能的短，以减少磁敏感伪影。运动代偿梯度和空间预饱和脉冲也有助于减少流动伪影和其它运动伪影。相位编码应设为前后方向，使血管的“鬼影”在前后方向上消失而不穿过咽部[5]。最佳视野、矩阵大小和信号平均数要依靠特殊成像系统和场强，但是，应该综合考虑以满足适当的信噪比、空间分辨率和全部检查时间。

已有几种新磁共振技术应用于鼻咽／口咽部成像中。其中包括 MRA 来评价血管闭塞或被肿块推移[6,34]；功能性的上呼吸道成像来研究有睡眠呼吸暂停和腭裂的病人的软腭功能[6,35]；灌注成像来评价肿瘤血供和治疗反应；波谱成像来确定恶性肿瘤和怀疑肿瘤复发的基本图像[6]。

病理学

当遇到舌骨上颈部的病变时，对其特征和分类，并基于对这一复杂解剖区域的理解，分成几步来分析是重要的。第一，必须确定病变的中心或可能的部位，把病变定位到一个或几个由筋膜解剖确定的舌骨上颈部深部间隙内是鉴别诊断的主要依据。第二，根据影像学特征如是否存在坏死、囊变成分、钙化和估计血供情况也可能进一步缩小鉴别诊断的范围。病变的大小和多样性累及邻近的骨骼、软骨或神经血管结构，神经周围的播散也必须认真评价，这关系到最好的外科或放疗计划的制定和准确的预后判断。最后，应根据肿瘤的血供和确定颈内动脉和椎动脉的受累以帮助确定是否需行术前血管造影术、血管栓塞术或动脉球囊闭塞试验。

起源于咽壁内和邻近深部颈间隙的病变

咽黏膜间隙(PMS)病变

假性肿块

不对称的Rosenmüller 窝

侧咽隐窝的不对称性可能是由于散在炎性组织或大量不对称的淋巴组织所致，使咽隐窝表现为似有肿块生成[5,6,36]。当有下列情况时可以排除是真的肿瘤[5,36]：

1. 咽旁、咽后间隙内相邻的软组织间隔尚存；
2. 鼻咽筋膜保持临床完整性；
3. 当用 Valsalva 法或改良的 Valsalva 法（闭口鼓腮法）时重复应用 CT 扫描，塌陷的咽隐窝开放。

先天性病变

Tornwaldt (Thornwaldt)囊肿

病理学：这是一个先天性中线后部的咽黏膜间隙囊肿，以咽黏膜为界。它起源于咽黏膜至脊索的黏着斑，接着沿着脊索向上发展至颅底，结果形成鼻咽憩室（鼻咽黏液囊）[37]，咽炎的发作可以引起通气孔闭塞，继而形成囊肿。目前Tornwaldt 囊肿占全部尸检标本（和头磁共振）的 4%[5,10,36,37-40]。

临床描述和影像学特征：深入讨论和该病有关的影像学特征全包括在第 7 章内。

炎性病变

腺样体和扁桃体肥大

病理学：这些淋巴组织的增生代表着免疫反应而不是疾病本身的进展。它最常见于腺样体增殖，在 2～3 岁时腺样体开始增长外突，至青少年时期开始退化。幼儿期未见到腺状组织增生时很可能处于免疫缺陷状态[10]。在成人，吸烟诱导鼻咽部淋巴样增生不少见[41]。

临床表现：婴儿表现为喂养困难，而较年长的儿童表现为其他的鼻部梗阻症状如经口呼吸和打鼾。向上侵犯咽鼓管口可引起中耳炎[5]。咽扁桃体环增生可致吞咽困难[42,43]。腺样体切除术和扁桃体切除术的手术指征是其肥大的组织导致了鼻咽部气道的梗阻、慢性中耳炎或中耳流脓[42,44,45]。

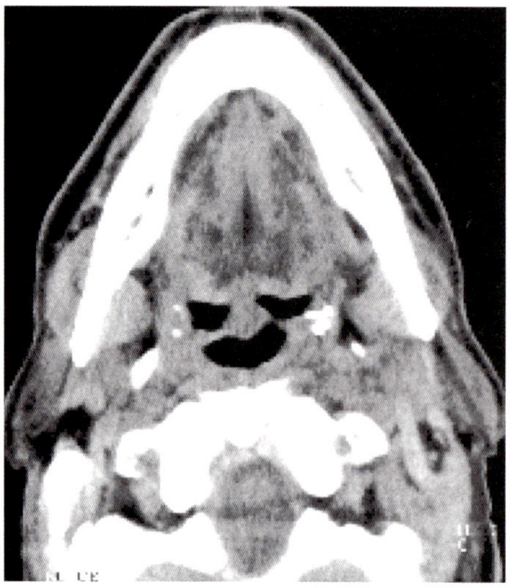

图8.7 腭扁桃体营养不良性钙化。于口咽水平行 CT 扫描显示了双侧簇状扁桃体钙化（扁桃体结石），左侧的更明显。经参考文献 4 同意后转载。

影像学特征：肥大的腺样体的影像学特征在第 7 章中叙述。

尽管如此，还须意识到仅通过基本的 CT 或磁共振检查来区别肥大的腺样体和鼻咽部的淋巴瘤是不可能的，这一点非常重要[46]。因此只能通过活组织检查来确诊。

腭扁桃体肥大较腺样体肥大少见。常表现为双侧光滑、椭圆形或圆形的软组织块向上生长，可挤占口咽气道的任意一侧。舌扁桃体肥大最少见，它们发生于舌基底部和向上侵入 valleculae 后部，两者在 CT 和磁共振上的表现都类似腺样体肥大[47]。

扁桃体炎和扁桃体周围脓肿

病理学：急性扁桃体炎或扁桃腺炎可由病毒或细菌感染引起。该疾病通常有自限性，但是，当它严重时，感染可能会化脓，导致扁桃体周围脓肿或是引起罕见的扁桃体脓肿。在儿童，扁桃体周围脓肿占头和颈间隙感染的 49%[48]。当继发传染性单核细胞增多症时，急性咽扁桃体炎将合并颈部淋巴结肿大和肝脾肿大[19]。

临床表现和影像学特征：

关于扁桃体炎和扁桃体周围脓肿的进一步讨论和这一疾病影像学特征全部在第 10 章内叙述。

炎症后营养不良性钙化

扁桃体钙化块（扁桃体结石）可通过 CT 检测到（图 8.7），而且能显示出既往已痊愈的肉芽肿或慢性扁桃体炎。此病较少见于腺样体或舌扁桃体[5,6,49]。

炎症后潴留囊肿

病理学：咽部炎症的后遗症通常形成于黏液腺发生炎症梗阻时，其黏液潴留形成囊肿。这些囊肿和鼻旁窦内生长的囊肿十分相似[7,49]。

临床表现和影像学特征：囊肿通常无症状，但是当其足够大时会在咽的浅表部位形成肿块或阻塞咽鼓管口而继发中耳炎[5]。更进一步的讨论和这一疾病影像学特征全部在第 7 章和第 10 章内叙述。

良性肿瘤

青少年鼻咽血管瘤

病理学：这是个富血管、良性、局部蔓延、无被膜的间质细胞肿瘤[8,50,51-54]，常被认为源于邻近的蝶腭骨孔[37,49]在鼻和鼻咽之间的翼内板根部。它占到全部头颈部肿物的 5%[36]，其在远东地区的发病率高于美国[9]。

临床表现和影像学特征：幼年血管纤维瘤几乎都发生于男青年[37,49]，目前的平均年龄是15岁[36]。最常见的症状是由于鼻塞引起的鼻音（91%）。其次是严重的反复发作的鼻衄（59%）；最少见的是患者出现面部畸形[36]。查体发现在鼻前庭和鼻后间隙内可见暗红色、反复溃烂的块状肿物[51]。更进一步的讨论和这一疾病影像学特征全部在第3章和第7章内叙述。

一幼年血管纤维瘤影像学基础分级体系的提议可预测肿瘤预后及复发率，并可提供最佳的外科手术路径[39,49,54,55]。

1型：肿瘤局限在鼻咽部。

2型：肿瘤延伸到翼腭窝或嚼肌间隙。

3型：肿瘤延伸至眶或颅内。

富血供的肿瘤禁忌活组织检查而且需行术前栓塞。其主要血供来源于上颌动脉。小的供血动脉包括ECA上行的咽支和腭支，有时，肿瘤还有来自颈内动脉的供血血管[36,49,50]。

小唾液腺的良性混合瘤

病理：良性混合瘤（多形性腺瘤）可能源自位于咽黏膜间隙的黏膜下层的小唾液腺内、腭（常见于的小唾液腺的位置）、或是舌底部。咽外肿瘤发生的位置包括口、鼻、鼻旁窦、喉和气管[10]。

临床表现：其临床表现可由小的黏膜下结节长大成带蒂的团块阻塞口咽气道。

影像学表现：当肿瘤较小时，应用磁共振检查较易发现，它常表现为一个边界清楚的、圆形、信号均匀的位于咽黏膜间隙内的团块。病灶在T1WI上呈低或等信号，在T2WI上是呈明显高信号[49,56]。大的肿瘤在CT和磁共振上表现为带蒂的团块，向上侵入鼻咽、口咽或口腭气道。它的表现很不典型，通常活组织检查可以确诊[5,10]。此类肿瘤的影像学特征在第4章、第7章和第10章进行叙述。

恶性肿瘤

鳞状上皮细胞癌：鼻咽癌

病理：鳞状上皮细胞癌（SCC）占全部成人鼻咽癌的70%[8,10,57]。可进一步分级为：

1型：角化鳞状上皮细胞癌（25%）。

2型：非角化癌（12%）（有时涉及到移行细胞癌）。

3型：未分化癌（63%）。

数个病因相互作用可促进鼻咽鳞状上皮细胞癌的发展。这些因素包括遗传易感性、环境因素（包括化学致癌物）和暴露于埃勃拉（Epstein-Barr）病毒，这些都与2、3型的鼻咽癌高度相关[49,60,61,62-74]。

影像学表现：一般认为磁共振是诊断原发和复发鼻咽癌的检查方式[59,60,73,75,76,79,80,81]。影像学表现对一种特殊类型的恶性肿瘤通常是非特异性的。对于鼻咽淋巴瘤或小唾液腺恶性肿瘤的鳞状上皮细胞癌在CT和MRI上表现可能是相同的[5,10]。在评价鼻咽癌的范围、局限性和颅内肿瘤扩散（图8.8）及转移淋巴结时，影像学起了重要作用。因此，需制定正确的TNM分型[82-106]。

对随访扫描放疗后的鼻咽癌进行评价是一项极具有挑战性的放射学工作。临床医师希望放射科医师从照射后的肉芽组织中区分出肿瘤的残余和肿瘤的复发。因为内窥镜检查会由于被射线诱发的黏膜炎的阻碍而无法检测出深部的肿瘤复发。而且，活组织检查需要被引导至可疑复发区，从已恢复了的组织中找到这一区域的能力太有限了[96]。

这样磁共振评价的基本功能就和CT弱化肿瘤和纤维组织相似[96]。在磁共振上成熟的瘢痕组织（由脱水少细胞的胶原构成）无对比增强，在T2WI上为低信号，但这一表现足以与肿瘤组织相区别[59,91,96]。另一方面，磁共振的信号不能区别未成熟的瘢痕组织（由富含水分的多细胞的肉芽组织构成）和复发的肿瘤，因为两者都表现为对比增强和T2WI上的中等至高信号[59,96,100]。在后一种的情况中，以下的方法可能帮助诊断：

- 在理想条件下，放疗后磁共振扫描基线应保持不变，以便与以后磁共振检查进行对比分析。复查应在放疗结束3～4个月后，就是考虑到了全部慢退化肿瘤细胞和急性照射后的放射反应变化（包括咽后壁的增厚和咽后水肿）。进行性增长的肿块或组织肥厚应该被认定为肿瘤复发。当反复发生的病灶出现照射后反应或是挛缩形成瘢痕时，无变化的病变区并不能除外肿瘤复发的可能[10,96,101]。
- 当没有以前的图像时，发现一个阳性的淋巴结是复发的可靠指征[10]。另外，研究病变的形态学可能对此有帮助。已有人提出，复发的肿瘤通常表现为分叶且有占位效应的肿块，而放疗后的改变通常更多的是向上至鼻咽部不对称的播散过程形成的是直边[102]。然而，这些表现应作为提示性的标准而非肿瘤复发的唯一决定要素。
- 如果有可能，一些技术可以测量问题肿块的代谢活动，因此可以通过高代谢率将复发肿瘤从放疗后的组织中区分出来。这些技术包括正电子发射体层摄影术（PET）、（^{18}F）氟脱氧葡萄糖（FDG）、菌体-201扫描和磁共振波谱扫描[10,103-106]。

这部分病变、临床表现和影像学特征在第7章进行叙述。

鳞状上皮细胞癌：口咽癌

病理：在鼻咽内，鳞状上皮细胞癌构成了口咽部全部恶性肿瘤中的大多数（90%）[8,107-110]。播散模式和淋巴引流的不同途径依照原发部位而定[10]，然而，所有颈部转移的淋巴结病的发生率为50%～70%，这有助于诊断大多数病例的不利因素[108-112]。

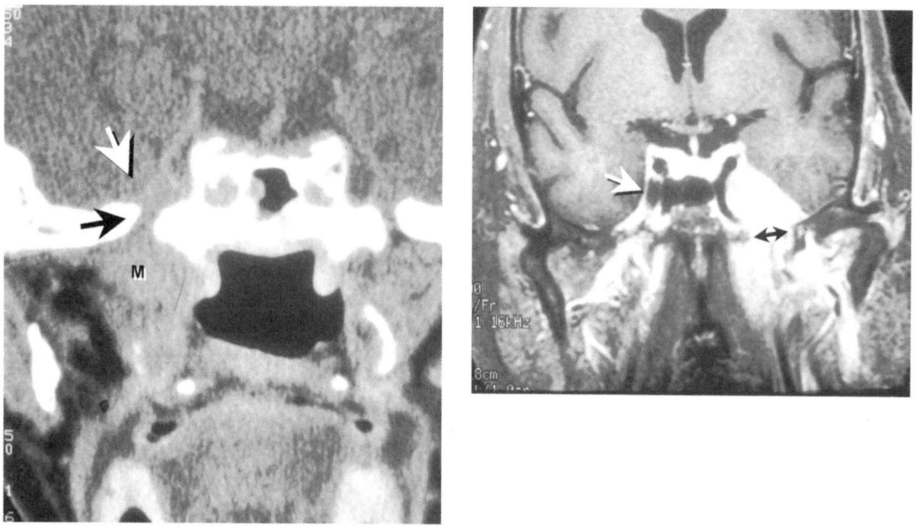

a b

图8.8 鼻咽癌是通过卵圆孔进行颅内扩散的。a 冠状位CT强化后扫描示右侧软组织病变斑块呈轻度强化（M），病变导致鼻咽气道不对称并向颅内扩散，表现为（1）已证实的有强化的小软组织块（白箭所示）占据了正常Meckel腔，使其内的正常脑脊液密度消失；（2）右侧卵圆孔增宽（黑箭所示）。b 注射钆造影剂后行冠状压脂T1WI显示了另一病例，有明显强化的左侧咽旁间隙和咀嚼肌间隙块状病变通过同侧增大的卵圆孔（双箭所示）向颅内扩散，该图像为通过颅中窝内部的一个额外的轴位定位图像，包括海绵窦和左侧颞叶（白箭＝正常海绵窦）。

这两例显示了当颅底结构未被破坏时，鼻咽癌穿过卵圆孔向颅内扩散的通常路径。此种肿瘤扩散途径，已证实为沿下颌骨三叉神经分支区发生，同时，肿瘤已经侵犯咀嚼肌间隙。参考文献4。

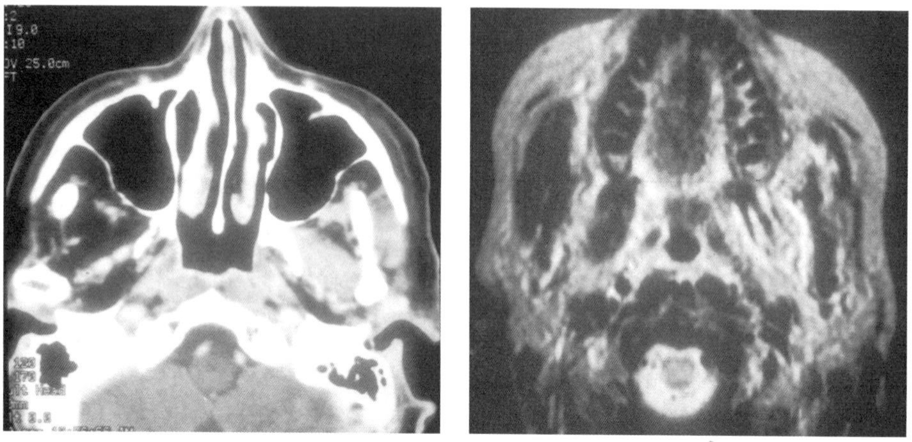

a b

图8.9 咬肌萎缩

a 轴位CT强化后扫描为鼻咽水平。b 为另一个病人口咽水平的轴位T2WI，显示了右侧和左侧咀嚼肌间隙，分别过度充盈肌间脂肪的结果。参考文献4。

临床表现和影像学特征：口咽癌的临床表现和影像学特征在第10章做了进一步分析讨论。这里仅复习沿颈筋膜向神经周围扩散的影像学特征。

腭扁桃体癌和咽弓癌的扩散可发生于侧壁并侵入咽上缩肌至咽旁和咀嚼肌间隙，如前所述的鼻咽癌一样具有潜在的扩散至颅底的风险。向后外侧可蔓延到茎突后咽旁间隙并可导致颈内动脉被包绕[113]。

虽然扁桃体区可在正常情况下表现为双侧不对称，但当伴随扁桃体周组织消失和咽旁间隙或颈部有淋巴结病时应该引起怀疑[111,114,115]。

软腭癌通常最先扩散至扁桃弓和硬腭。其它潜在的途径包括沿着腭张肌和腭提肌的侧壁向咽旁间隙和向上扩散至颅底。向上扩散可发生在鼻咽部，和他（或）通过腭大孔和腭小孔进入翼腭窝，而后进入海绵窦[10]。

应用放射学来评价口咽癌的定向问题时，应包括直接影响类型的肿瘤组织的特殊成分和随后欲行外科手术的范围[116-125]。如下就此问题进行了详细描述：

• *侵袭深筋膜间隙，神经周围浸润和向颅底／颅内的扩散*

如前所述，口咽癌可以播散侵入咽不同的筋膜间隙。神经周围的浸润可表现为原发肿瘤沿着下颌骨和上颌骨的三叉神经分支区向上扩散至颅底和颅内。

沿神经周围扩散的直接影像学特征包括（图8.8）：

1. 受累神经增粗和出现强化（应该注意可能发生的跳跃性病变）
2. 异常强化Meckel腔
3. 海绵窦硬脊膜侧壁膨出

间接征象包括：

1. 在CT上表现为卵圆孔扩大（图8.8a）；
2. 咬肌萎缩（沿下颌神经扩散）（图8.9）；
3. 翼腭窝的正常脂肪层消失（浸润上颌神经）[49,90,118]。

这类肿瘤扩散的文献报道改变了扁桃体癌和腭癌的治

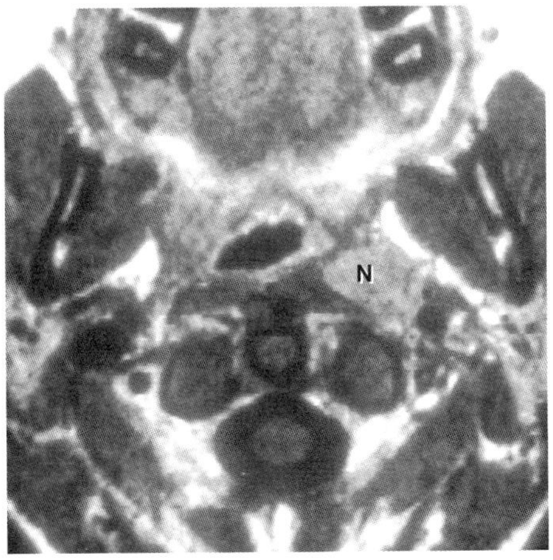

图8.10 增大的咽后壁淋巴结（Rouvière）。口咽水平的轴位磁共振强化T1WI示在一个鼻咽癌的病例中，左侧增大的Rouvière结节(N)的典型表现。增大的淋巴结表现为边界清晰的位于咽后旁正中的结节影，在T1WI上为中等信号。它侵蚀和推移了咽旁前外侧的脂肪，并向逆时针方向轻度挤压旋转口咽部气道。参考文献4。

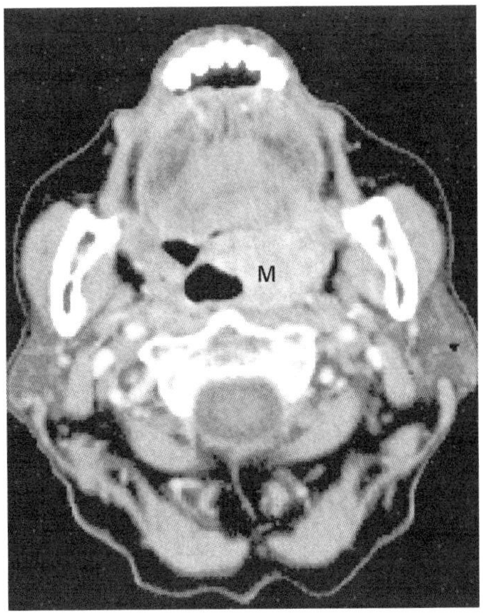

图8.11 局限于咽旁间隙的左侧腭扁桃体的鳞状上皮细胞癌。轴位CT增强后扫描可见一个边界不清晰、轻度强化的软组织团块（M），其中心位于左侧扁桃体窝，延伸至前扁桃弓（腭舌肌）至软腭内和舌基底。它延伸至后腭弓（咽腭肌）甚至达咽后壁。左侧的椎骨前脂肪边界消失提示椎骨前间隙受侵，但此情况也可能是由于轻度的受压萎缩所致。咽旁间隙较完整。参考文献4。

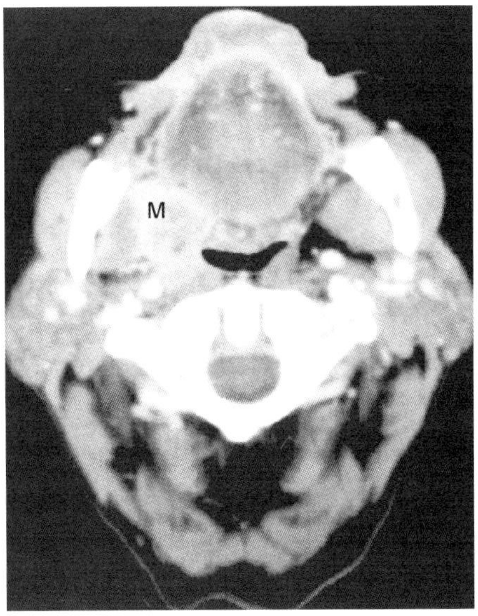

图8.12 自右侧腭扁桃体浸润至咽旁间隙的鳞状上皮细胞癌。轴位CT增强后扫描于口咽层面可见一边界清晰的明显强化病变团块（M），包括右侧的扁桃体区域，其中心无强化区提示有肿瘤坏死。肿瘤侵犯前部的扁桃体弓至右侧舌基底部，向后侵犯扁桃弓至后咽壁，并有可能累及椎骨前间隙、咽旁间隙茎前和茎后的起支撑作用的部位，但是未完全包绕颈内动脉，同样，咀嚼肌间隙内的肿瘤无法与翼内肌分开。应注意的是病变向外侧播散时，可于神经周围沿着颅内下颌神经（第3支）播散。参考文献4。

疗方法，由广泛性局部切除至经口内基于被浸润的结构更广泛切除的外科手术。在许多部门，经影像学证明的大量邻近颅底的肿瘤将行外科清扫[119]。

• *脊柱前肌肉受侵犯*

以下的病例为咽癌，特别是那些起源于咽后壁可疑侵犯椎骨前肌的咽癌病例。在磁共振或CT增强后的图像中常表现为咽后脂肪带的中断、不规则的肌肉边缘、T2WI上肌肉信号增高或肌肉出现明显强化（图8.10～8.12），这些表现常提示放射学医师脊柱前肌肉可能已受侵犯。然而，由于这些影像表现可能是由于肿瘤周围水肿而非真正的肌肉受侵，病变明确的侵犯范围应由外科所见来最终确定。如果在外科手术时发现肿瘤不能移动，那么该肿瘤则被视为无法切除[49,108,126,127,128]。

• *神经周围的扩散*

腺样囊性癌，鳞状上皮细胞癌和口咽部的淋巴瘤可能会沿着神经周围组织进行扩散[129,130-132]。腺样囊性癌在全部的鼻咽／口咽恶性肿瘤中，向神经周围组织扩散的发病率最高[49,90,118,131,132]。这种播散方式，在诊断组织学上腺样囊性癌大约占50%；若延误了早期诊断将可能导致治疗失败[10]。

咽后间隙(RPS)病变

假瘤

在临床上咽后间隙肿块可能来源于：

• 颈内动脉向内侧扭曲延伸导致咽后壁膨胀。
• 由于颈内静脉或淋巴管阻塞导致咽后血肿或水肿。咽后间隙的水肿最常累及双侧舌骨上区和舌骨下区，在CT上表现为密度减低和间隙增大[21]。

先天性损害

血管瘤／淋巴瘤／血管畸形

这些常被浸润的病变部位多能跨越筋膜屏障（如：穿越间隙的疾病），而且可能延伸至咽后间隙形成多间隙受累的一部分。

血管瘤和其他低灌注血管畸形在CT上表现为相对的密度增高区，典型表现为出现明显强化[133]。在磁共振上，

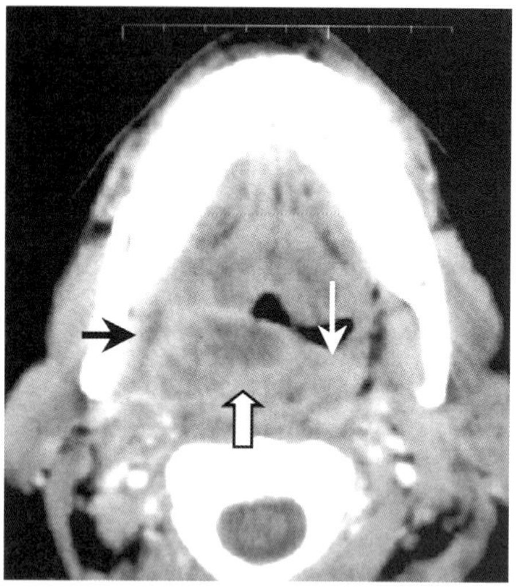

图8.13 咽后部的感染。轴位CT增强后扫描通过口咽层面示增厚的咽后壁软组织出现强化，合并蜂窝织炎（细白箭所示）和右侧低密度的脓肿形成（粗白箭所示），以上构成了明显的挤压气道的结构。在此应注意脓肿起始于局部的咽后外侧淋巴结。随着的炎症的发展使右侧茎前咽旁间隙脂肪明显变薄（黑箭所示）。

T1WI和中等权重像上表现为中等信号强度，在T2WI上表现为异常高信号[134,135]。

注射钆对比增强剂后，呈常规信号强度[133,135]。在相应的血管结构内可以识别出信号流空区，而在高灌注病变内更常见到血管流空[135]。

淋巴管瘤在CT和磁共振上的典型表现是单房病灶，当其体积较小或为多房病变时界限较清晰，当病变体积较大时缺乏局限性[136]。它在CT和磁共振上表现为液体的密度和信号，增强后病灶边缘不强化或轻微强化[136]。当发生淋巴管瘤内出血时在临床上表现为病变迅速增大；可通过CT上的高衰减值（急性）和磁共振T1WI像上的高信号（慢性）来识别淋巴管瘤内的出血灶[129,130]。有时还可以看到出血部位的血流情况[135]。

先天性血管异常目前分类如下[137,138]：

1．真毛细血管瘤，其常随着年龄的增长而退化。退化的血管瘤在T1WI上表现为局部高信号是由于其被脂肪所替代[135]。血管瘤可能看上去与静脉血管畸形相似，除非后者含有静脉石。
2．血管畸形（动脉的、毛细血管的、静脉的、淋巴管的和混合性的），它保持稳定或是在病人体内慢慢生长。当化妆品引起毁容、出血或是出现功能缺陷时，较典型的病变常需要某种形式的治疗。

从治疗前景来看，最重要的问题是对这些病变进行分类，低灌注的血管畸形常可以用经皮硬化疗法成功治疗[140]，高灌注的血管畸形常可以行经动脉栓塞术治疗[139,141]。磁共振T2WI可以很好的区分两者，因为低灌注结构呈明显的高信号和高灌注结构可见明显的信号流空[139,140,142]。

炎性状态

咽后感染

病理学：咽后间隙的感染很少见于成人，成人常继发于直接的咽后壁创伤，如在内窥镜检查或尝试插经鼻胃管过程中造成的外伤[143]。青春期后咽后淋巴结链的萎缩使该病发病率逐渐减少[17,143]。感染常见于4岁或更小的患儿，其常合并咽炎、腺样增殖体感染或腭扁桃体感染，最常见于链球菌或葡萄球菌感染，沿咽后壁淋巴结环播散。典型的咽后间隙感染进程分四个阶段，通过适当的治疗可将其阻断在任一阶段。

1．反应性淋巴结肿大：这代表了咽后淋巴结播散感染的第一反应。淋巴结反应性增生而其内部结构无损坏。

2．化脓性淋巴结炎：淋巴结内脓肿继续发展可使受感染的淋巴结化脓。

3．咽后蜂窝组织炎（脓肿）：早期组织的播散，外部受累淋巴结可能会导致蜂窝织炎，引起组织肿胀，此时并无脓液聚集[5]。当化脓的淋巴结扩大，病灶最后破裂进入咽后间隙，在咽后侧淋巴结链正中线旁和在舌骨上水平形成了典型的脓肿灶[138]。感染可侵及咽后间隙的各壁[21]。

4．复杂的咽后脓肿：如未及时治疗，咽后脓肿可向更远处的与之相连的颈间隙传播，扩散至上纵隔或穿透翼筋膜进入危险间隙，由此可向下扩散至膈膜水平[17]。

临床表现：病人表现为软腭邻近部位的肿胀，从而挤压软腭向前移位，并可合并发热、咽喉痛、吞咽困难、轻度至中度的颈项强直和偶然的失音。如果气道内生成赘生物可能使呼吸变的急促或伴有异声[144]。

影像学特征：

1．反应性淋巴结肿大：在此期，可以看到咽侧后壁淋巴结增大（直径大于1cm），但淋巴结的形态正常（大椭圆形或肾形），通常其构成成分相同[5]。

2．化脓性淋巴结炎：化脓的淋巴结体积增大，CT上表现为中心密度减低或磁共振上表现为液体信号[21,138]。然而，这些中心区的改变在并未完全化脓的早期淋巴结液化时就可以看到。完全化脓的淋巴结可以通过其边缘强化和相应的咽后间隙水肿识别（图8.13,8.14）[5]。

3．咽后蜂窝织炎／脓肿：最常见的咽后间隙感染的患者通常为局限在鼻咽或口咽水平咽后间隙内的蜂窝织炎[21]，表现为弥漫性的增厚（大于椎体前后径的3／4），而且咽后软组织出现强化（图8.13）。

当脓肿形成时，它表现为一个充满液体边缘强化的区域，其内可见气体或气液平[36]。如上所述，它源于咽侧后壁淋巴结，但可播散至整个咽后间隙（图8.14），有时可见特征性的“蝶形领结”[5]。由于常伴有显著的占位效应[10]，应注意观察咽部气道内肿物的增生程度。

从淋巴结炎（周围水肿）和蜂窝织炎中明确鉴别诊断

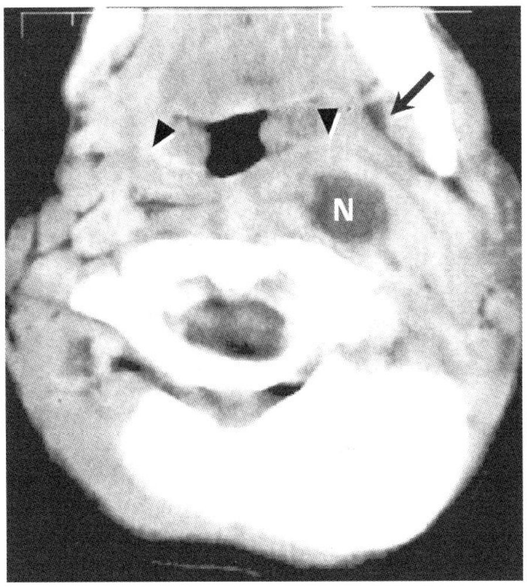

a

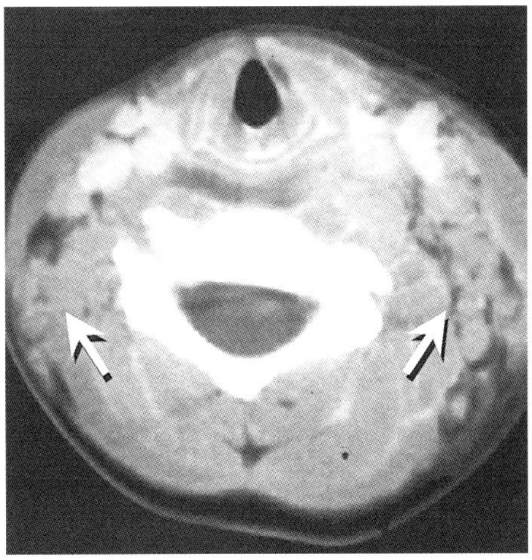

b

图8.14 咽后感染。一个5岁男孩有左上颈部隆起。a CT强化后扫描示左侧的咽侧后壁淋巴结(Rouvière)增大（N），表现为中心密度减低及边缘明显强化；该图像与化脓性淋巴结炎表现一致（淋巴结内脓肿）。相应的腭扁桃体增大（箭头）考虑为感染所致。注意同侧咽旁间隙内柱后的部分是完整的（箭）。b 为同一病例的下一层面，其咽后间隙内充满液体密度影。病灶边缘轻度强化的表现提示咽后脓肿形成，不要认为这是互相融合的水肿带，因此必须建立外科引流。注意双侧颈后淋巴结（箭）。经参考文献4同意后转载。

咽后脓肿非常重要，咽后脓肿常需要外科引流（术），而化脓淋巴结炎和蜂窝织炎没有必要进行外科介入治疗，只需根据其可能出现反应采用保守治疗[5,10]。

4．复杂的咽后脓肿：由于伴随感染，咽旁脂肪可能表现为密度增高（图8.13）。但当化脓扩散至这一区域时，多数咽后脓肿需行外部引流术而非经口入路手术资料[143]。尽管，轴位CT扫描常能显示全部咽后感染的范围，但磁共振矢状位有时可更好的帮助确定病变上下范围和发现伴随的移植或咽、喉、气管或食管受压情况。

除非脓肿或蜂窝织炎延伸的范围达到胸2～胸6椎体水平以下，通常咽后间隙感染扩散至危险间隙的过程并不能从咽后间隙的演变过程中识别。

良性肿瘤

咽后脂肪瘤

咽后间隙的良性肿瘤是很罕见的，尽管曾有人报道过脂肪瘤[21,145]。它常表现为咽后的一个软组织肿块，在CT和磁共振上很容易辨认，CT上表现为有特征性的低密度（−50～−100HU），磁共振上表现为T1高信号和T2低信号。

恶性肿瘤

咽后间隙的恶性肿瘤很常见，常继发于[21]：

1．原发于鼻咽、口咽后壁或咽下部的鳞状上皮细胞癌的直接播散。

2．包括咽后淋巴结的转移：

- 最常见于原发鼻咽鳞状上皮细胞癌，但也可见于口咽癌[21]。增大的淋巴结可以有中心性坏死。
- 来自其他部位的转移，如甲状腺癌和恶性黑色素瘤[21]。相关的结节可能在T1WI上表现为高信号，因为黑色素属于顺磁效应，甲状腺癌含有高蛋白（甲状腺球蛋白）成分或出血。

另外，非霍奇金淋巴瘤可包括咽后淋巴结链病变，无论是原发灶还是涉及多条淋巴回路。所累及的淋巴结最初表现为单侧且性质相同，但是随后向结节外部蔓延可能会引起淋巴瘤组织充满全部咽后间隙[5]。

茎突前咽旁间隙病变(PPPS)

假瘤

不对称的翼状静脉丛

偶可看到翼状静脉丛（在翼外肌的内表面的上方）是大量聚集在一侧的。先天的血管解剖变异在CT增强后扫描和磁共振压脂的轴位T1WI上可表现为蛇形增强[5]。

先天性病变

典型的（咽旁）第二腮裂囊肿

病理学：面和颈的下部由6对腮弓发育而成。在它们之间有5个内胚层咽囊在其内面，其外部有5个外胚层裂[146,147]。第二咽囊形成扁桃体窝和腭扁桃体，然而，第二腮裂（和第三、四腮裂在一起）形成一个外胚层束叫做颈窦[148]，它随着发育而闭塞。

颈窦没有完全闭塞将导致第二腮裂窦或瘘管，更常见的是沿着口咽扁桃体窝至颈部锁骨上区走行的囊肿[148]。第二腮裂囊肿最常出现的部位为下颌下间隙[27]，但不典型的病变可生长在由胚胎束咽旁段发育而来的咽旁间隙中[148]。

临床表现：虽然是先天性疾病，但其最常见于青壮年，常继发于呼吸道感染或外伤[148]。小的囊肿常无症状。当位于咽旁的囊肿且增大时可出现腮裂膨出、吞咽困难或不定向的颈部不适感[149]。在检查时，口咽后外侧壁表现为内壁膨隆[5]。

影像学特征：在其非典型部位（咽旁），囊肿在CT和磁共振上表现为薄壁、壁光滑呈液体衰减值的结构或信号强度囊性结构，从腭扁桃体的深部向颅底方向的咽旁脂肪的延伸（图8.15）[5]。偶尔出现的T1高信号可能是高蛋白

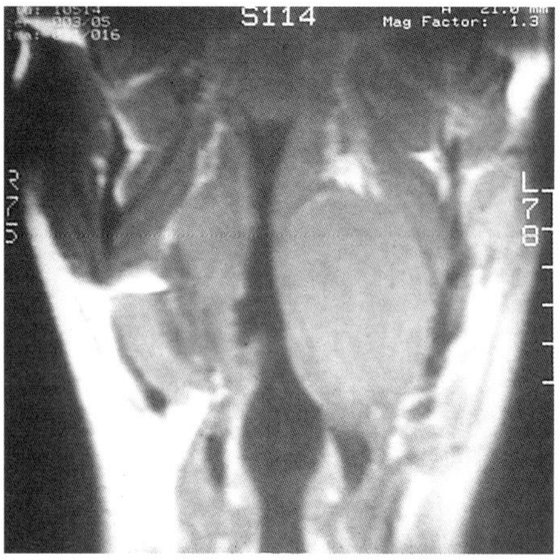

图8.15 不典型的腮裂囊肿。冠状位磁共振T1WI显示了一个咽旁腮裂囊肿。病例经M.F. Mafee，M.D允许后转载。

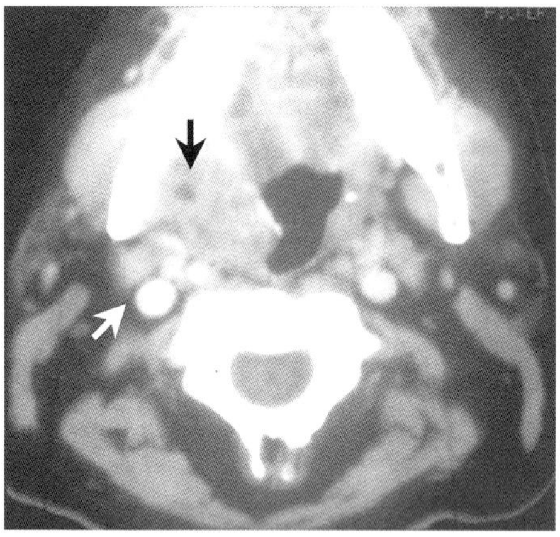

图8.16 扁桃体炎引起的茎突前咽旁间隙内的隔腔感染。在口咽层面的轴位强化CT扫描显示右腭扁桃体右侧茎突前咽旁脂肪闭塞。图上显示在炎性病变中有一片小的低密度区域，这可能表示小的脓腔形成（黑箭）。包绕在柱后咽旁间隙内隔腔的脂肪层形态完整（白箭）。

成分或囊内出血[149]。当被感染时，囊壁增厚且不规则，环绕它的脂肪层可能会变得模糊不清[148]。

典型的第二腮裂囊肿的影像学特征在下面的“下颌骨下间隙和舌下间隙病变”进行讨论。

炎性状态

咽旁间隙感染

病理学：茎突前咽旁间隙内的隔腔感染最常起源于扁桃体周围脓肿的播散、扁桃体后血栓性静脉炎、阻断翼突下颌缝的第三磨牙摘除术、咽侧壁穿透性的损伤、腮腺深叶脓肿的直接蔓延、因扁桃体切除术或牙科外科手术行局麻术所引起的并发症[143;144]。感染也可以由下颌下腺、腮裂、甲状舌管、通过岩骨尖气房引发的颞骨感染来播散[143]。

由于筋膜的正常解剖具有个体差异，所以炎性病变在咽旁间隙和邻近间隙的扩散各有不同，这可能起源于正常变异、先前的外伤、外科手术、感染或放疗[17]。病变侵袭性、抗生素对病原的敏感性和宿主的一般健康和免疫状态都可能会影响感染的蔓延[17]。一旦茎突前咽旁间隙内的隔腔感染，则很容易播散至腮腺、咀嚼肌、下颌骨下的或茎突后咽旁间隙[143]。

临床表现：咽旁和邻近间隙感染的临床表现包括突然发热和寒战。当感染蔓延至茎突后咽旁间隙时，第9对颅神经至第12对颅神经或交感神经丛可出现功能异常，累及咀嚼肌间隙时可出现张口困难。还需注意出现痛性上颌骨牙龈肿胀提示炎症侵及，同侧颊部受累时也可出现明显疼痛[144]。在临床检查中，通常可看到咽侧壁中度肿胀[143,144]。

咽旁间隙感染的并发症包括邻近的颈动脉受侵蚀引起致命的出血或假性动脉瘤，与扩散至咽后间隙一样，可由于病变的占位效应和炎症引起患者窒息或吞咽困难[144]。病变还可扩散至鼻旁窦、眼眶、向颅内扩散和导致骨髓炎[134]。

影像学特征：咽旁和相邻间隙的影像学表现可为检测颈深部感染及其合并症提供有利的辅助手段，也可据此决定外科引流的最佳时间和途径[143]。当感染情况复杂、广泛蔓延导致临床上评价困难时，图像通常是最有用的[134]。在CT上，蜂窝织炎可表现为相邻脂肪层消失的软组织块影。它通常表现为边界欠清、有强化，并可延伸至筋膜层（图8.16）和皮下组织[134,144]。受累肌肉可出现强化和体积增大，局部皮肤增厚，其皮下组织可出现线形或斑片状强化[144]。

颈深部间隙的脓肿，据报道占咽旁间隙肿块的9%，常表现为单房或多房的囊性病变，其中心可出现气体或液体。脓肿壁呈不规则强化或出现周围组织水肿，其范围与周围筋膜的走行相一致[26,143,144]。有时可见部分脓腔不闭合或未经抗生素治愈的脓腔，在CT上可表现为低信号区，但在吸引术或探查术时也许不能发现脓液[144]。

轴位或冠状位CT扫描可明确疾病的程度和存在的并发症，磁共振通常能通过其多平面的成像方式和更好的软组织对比度分辨率提供更好的影像学定位方法。炎性渗出物在T1WI上为低或中等信号强度，它通常与邻近的肌肉信号强度相等[144]。蜂窝织炎和脓腔在T2WI上信号强度增加。钆对比剂可通过显示强化的脓肿壁来帮助从蜂窝织炎中识别脓肿。无论CT或磁共振都不能区分典型细菌性或肉芽肿来源的感染[144]。

良性肿瘤

多数茎突前咽旁间隙肿瘤是良性的，其中大部分来源于组织学上显示为多形性腺瘤的唾液腺细胞[150]。

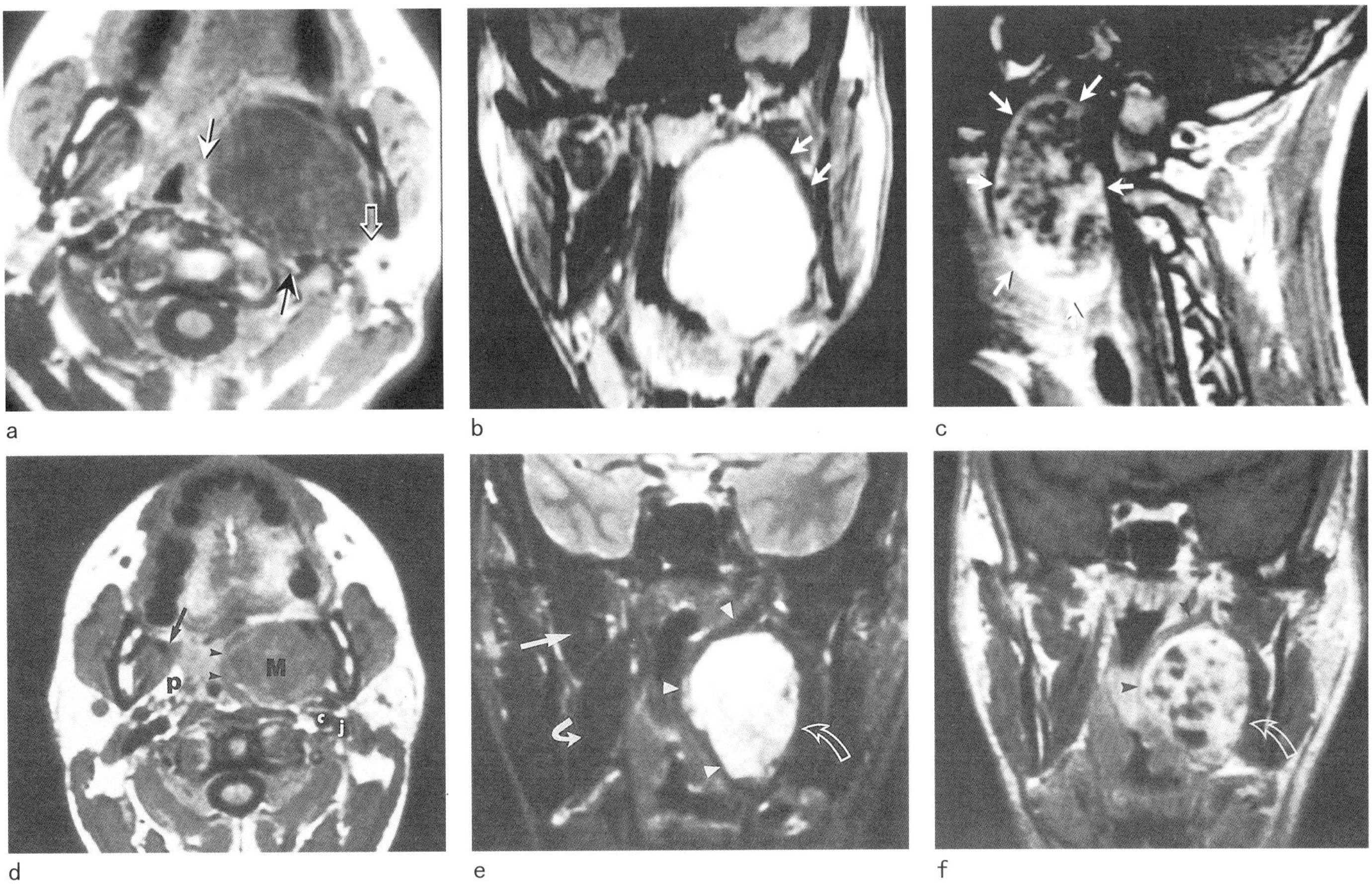

图8.17 多形性腺瘤，a 在轴位T1WI（500/12）强化前表现为一个边界清楚较相邻肌肉信号低的团块，取代了咽旁间隙内茎突前的部分的脂肪，仅存的脂肪向内侧移位（直白箭号），颈内动脉向后移位（直黑箭）。病变与腮腺深叶之间看不到完整的脂肪层（开放的箭）。b 中等权重磁共振冠状位图像（2500/30）显示了包块为信号均匀，相对于相邻的肌肉和淋巴组织呈高信号，且边界清楚，挤压口咽内侧黏膜。左侧的翼内肌受压且向上外侧移位（箭）。c T1WI（500/15）对比增强后的矢状位影像示团块呈显著的不均一性，多种低信号区代表钙化或纤维化。矢状和冠状位影像在识别向上下方向蔓延的病变时都非常有效，因为它挤占了大部分的茎突前咽旁间隙内的空间（箭）。病变与腮腺深叶无明显分界，所以，在制定外科手术计划时一定要将其看作为起源于深叶的包块。腮腺深叶受压，向外侧移位，在手术中看不到与包块相连。d 磁共振轴位T1WI像示咽旁间隙（PPS）内的包块（M）。图中显示咽缩肌上部向中间移位（箭头），左翼内肌向侧方移位。注意正常的右翼状肌（箭头）和正常的PPS（P）；颈内动脉（c）和颈内静脉（j）。e 磁共振冠状位T2WI显示了混合瘤，其位于向中间移位的咽缩肌（箭头所示）和左侧翼内肌（弯曲的空心箭）之间。注意正常的翼状肌的右侧（直箭）和中间（弯曲的实箭）部分。f 冠状位T1WI强化示混合瘤的不均匀的强化特征。图中显示移位的咽缩肌（箭头）和翼内肌（箭）。不均匀强化常见于混合瘤。有时候，神经源性肿瘤可以表现为相似的强化。图8.17d～f是经M.F. Mafee，M.D允许后转载。

良性混合唾液腺瘤（多形性腺瘤）

病理学：这一区域的唾液腺肿瘤常缘自腮腺深叶并穿过茎突下颌管延伸至咽旁间隙（详见第9章）[150]。然而，唾液腺肿瘤也可源于柱前咽旁间隙间隔内唾液腺的先天性残余组织[11,150]。

临床表现：患者典型表现为无痛性肿块，良性唾液腺瘤很少引起其他症状[151]。

影像学特征：良性唾液腺瘤在CT上常表现为一个卵圆形软组织肿块。当它体积较小时病灶密度均匀，但当其增大时，可表现为易变的低密度病灶，常代表囊的退化或聚集的血浆黏蛋白。高密度的病灶代表钙化，尽管不常见，但也可能存在（详见第9章）[11]。

良性唾液腺瘤在磁共振上常表现为边界清楚的团块，在T1WI和质子加权像（长TR，短TE）上呈低或中等信号，在T2WI上呈高信号（图8.17）。小的病变在形态上是典型的信号均匀病灶，当其增大到直径2.5cm以上时，常在所有的脉冲序列中表现为混杂信号病灶，且其中心呈低信号或信号缺失，这代表该区的钙化或纤维化（图8.17）[11]。在T1WI和质子加权像上的高信号区也可能发生于大的肿瘤中，这与该区有局灶性出血相符[11]。在如此的患病率情况下，肿块的不均一性并不能很好的鉴别良恶性肿瘤[11]。良性混合瘤的最佳提示是在CT图像上看到营养不良性钙化或在磁共振上看到边界清楚、光滑分小叶的肿瘤外形[11]。然而，需特别注意的是在沃辛（Warthin）瘤、腺泡细胞癌、腺样囊性癌和良性混合瘤的恶变病灶中也可以看到钙化（详见第9章）。

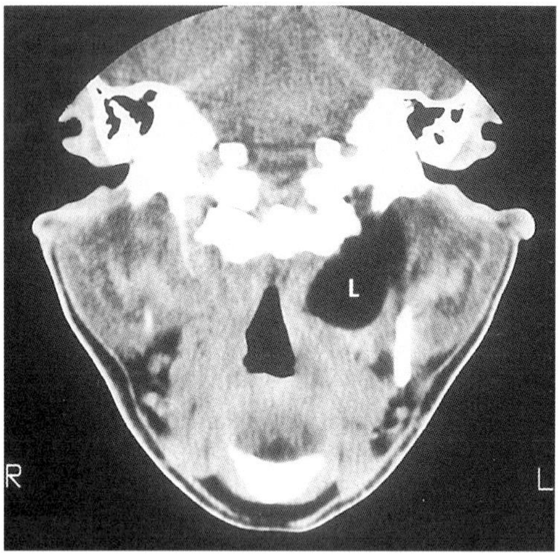

图8.18 咽旁脂肪瘤。冠状位CT扫描显示左侧咽旁脂肪瘤（L）。它显示了脂肪衰减的信号特征。病例经M.F. Mafee，M.D允许后转载。

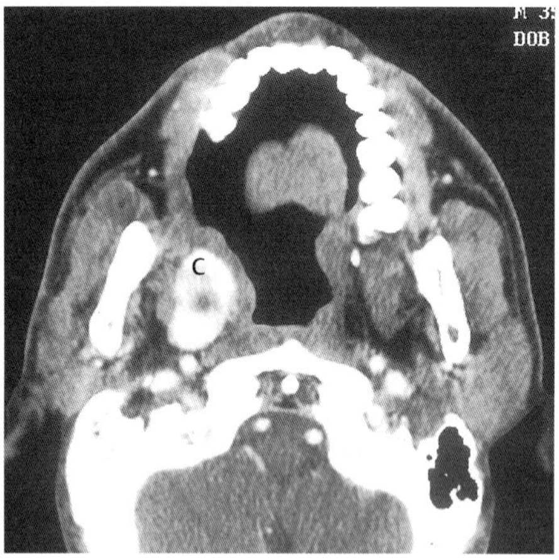

图8.19 咽旁间隙的黏液表皮样癌。增强CT扫描显示了一个复发的右侧咽旁的黏液表皮样癌（c）。图中显示的明显强化较为少见。病例经M.F. Mafee，M.D允许后转载。

此类患者在行外科手术时，原发茎突前隔腔内唾液腺赘生物的位置需特别注意。由于病变缘自腮腺深叶，通常是通过手术来保护面神经以防止神经损害。当病变全部局限于茎突前咽旁间隙，不与腮腺相连时，治疗时就可不必考虑面神经损伤（图8.17d～f）[152]。在某些医院行腮腺深叶肿块的手术，且肿瘤尚未扩散至茎突下颌管时，以颌下作为手术入路可不影响面神经。

在诊断腮腺外起源的茎突前咽旁间隙隔腔内的肿瘤时，必须详细观察在肿瘤边缘的侧后方与腮腺的深部之间是否有完整的脂肪层（图8.17d）。在此必须引起注意，因为该连接部分有可能是非常细的肿瘤组织的峡部，而且，最好用高分辨率的轴位薄层T1WI来检查（图8.17d）。当病变直径大于4cm时，间隔的脂肪层可能由于肿块的占位效应而被挤占，此时区别肿瘤来源于腮腺内或是腮腺外较为困难（图8.17a）[11]。在此类病例里，原发于腮腺肿瘤的手术入路常选择那些可明显降低面神经损害风险的路径[11,152]。

咽旁脂肪瘤

此类病变少见，且其在CT上呈特征性的低密度，在所有磁共振脉冲序列中病变与脂肪信号特征相一致（图8.18）。

恶性肿瘤

茎突前咽旁间隙隔腔内的恶性肿瘤较良性肿瘤少见，包括原发于唾液腺的恶性肿瘤，如黏液表皮样癌（图8.19）、腺样囊肿和腺泡细胞癌，并沿着与恶性肿瘤相邻的间隙直接浸润（详见第9章）[11,24]。由于多于2/3的唾液腺恶性肿瘤具有光滑、边界清楚的病灶，因此其很难与良性肿瘤相区别[11]。然而，一个形态不规则、边界不清或周围组织受侵的表现则提示病变有较强的侵袭性。但也有例外，一个环绕在良性肿瘤周围的炎性反应偶尔也会出现类似的表现[153]。

茎突后咽旁间隙损害

假瘤和异常血管

常见的几种非外科的血管假瘤包括冗长的、扩张的或扭曲的颈内动脉，它在临床上可表现为咽旁间隙搏动的肿块[152]。在CT上，颈内动脉或颈内静脉的血栓可与该区坏死的肿块表现很相似[5]。这一缺点只能靠异位的血管来帮助辨认，磁共振的信号特征常可提示血栓、正常颈内动脉或颈内静脉的血管流空。当临床上遇到貌似神经节细胞瘤能且触到搏动的包块时，则在该部位还需和颈内动脉瘤或假性动脉瘤进行鉴别诊断。必须进行术前分析以明确是否存在异常，以确定手术方案防止手术出血和并发症的发生。当CT上出现明显强化的包块且与颈内动脉无法分开时，要注意磁共振上是否有流空信号或信号强度提示为血栓的情况[5]。如果仍不能明确诊断，可以通过磁共振血管造影术、CT血管造影术或普通投照的血管造影术来确实。

炎性蜂窝织炎

颈动脉间隙蜂窝织炎或脓肿

病理学：茎突后咽旁间隙内隔腔的感染常由于蜂窝织炎或相邻间隙的脓肿导致；也可来源于颈内静脉淋巴结的化脓，其引流颌下、扁桃体和咽部感染区的淋巴液[144,154]。这一区域的感染可能会导致颈内静脉的脓毒性血栓静脉炎，此类情况在应用抗生素前相对常见，还可导致颈内动脉受侵蚀、血栓形成或假性动脉瘤[154]。

临床表现：以上讨论的是位于茎突前咽旁间隙内隔腔的蜂窝织炎和脓肿。

影像学特征：应用磁共振来评价茎突后咽旁间隙内隔腔的感染非常有用，根据颈内动脉和颈内静脉正常血管流空影消失的特征，可以协助诊断血管内血栓形成[144]。由于茎突前咽旁间隙内隔腔的感染发展，其扩散至相邻的深部间隙较为常见。而扩散至舌骨下颈动脉间隙则相对较少见，这是因为那里的筋膜间隙紧紧包绕着血管，几乎没有可以扩张的空间。但是，脓毒性血栓存在时可向下方扩散。

良性肿瘤

良性肿瘤是茎突后咽旁间隙内隔腔最常见的肿瘤。最常见的良性肿瘤是神经节细胞瘤和神经鞘瘤。

神经节细胞瘤

病理学：头颈部的神经节细胞瘤也被认为是化学感受器肿瘤（非嗜铬性副神经节瘤）或是球瘤，其生长缓慢且血管丰富，由特殊的Zellballen细胞模式的细胞巢组成，在纤维间质中被众多的血管屏障分隔[155,156]。它们最常出现在颈内动脉分叉处（颈动脉体瘤）迷走神经的结状神经节（迷走神经球），常继发于颈静脉孔内（颈静脉体）或中耳（鼓室球）的病变[156]。然而，神经节细胞瘤也可起源于颈部迷走神经的任一段以及迷走神经通往喉和气管的分支，即在主动脉弓水平和肺动脉分叉水平之间的纵隔内[156,157]。起源于面神经（面神经球）、眼眶或鼻腔内的神经节细胞瘤较为少见[156]。神经节细胞在含血液氧量较低的状态下于颈动脉球和迷走神经结状神经节水平可出现组织超常增生，从而起着调节内环境稳定的化学感受器的作用。在神经节细胞瘤高发地区这一组织细胞的超常增生常伴随着本病发病率的显著提高，如秘鲁、美国科罗拉多州、墨西哥城[151,156]。神经节细胞瘤起源于柱后咽旁间隙的隔腔内，最常出现在迷走神经的节状神经节或其稍下方，被称为“迷走球”瘤；其次，它们可起源于颈静脉孔内向下蔓延生成神经节细胞瘤（迷走神经球），或是向上延伸成颈动脉体瘤[150,152,156-158]。偶可见神经节细胞瘤来源于咽旁间隙的其他化学感受器组织[151]。

临床表现：迷走神经球可表现为无症状的包块，但更多的是表现为迷走神经功能障碍，如声带麻痹或是有舌下或舌咽神经的症状[151,156]。这一表现与颈动脉球神经节细胞瘤的表现相反，颈动脉球神经节细胞瘤很少有临床症状。神经节细胞瘤患者发病时的年龄呈多样性，多小于40岁[158]。在全部患者中，病变表现为多灶的约占3%，近1/4的患者有神经节细胞瘤家族史[155]。当发现局部结节的恶性表现或出现远处转移时，有近6%的病人有颈动脉体瘤。由于迷走神经球瘤约占到了16%，从而导致其恶性肿瘤发病率较高[156]。但是，作者凭经验认为恶性的神经节细胞瘤是非常罕见的。

影像学表现：在CT检查中，迷走神经球瘤常表现为一个边界清楚的包块，位于茎突后咽旁间隙内。几乎所有病例都可见瘤体推挤颈内动脉向前移位。注射对比剂后，多数病例表现为病灶明显均匀强化[11,152]。偶尔的病灶中心不强化的区被认为是出血或坏死[11,152]。动态CT扫描团注的对比剂快速积聚于富血管的肿块则常提示病灶为神经节细胞瘤（图8.20a，b）[11,152,155]。若不行动态扫描，就无法用CT将神经节细胞瘤与其他可能明显强化的肿瘤中明确的区分出来，其中包括近1/3的神经鞘瘤[11,152,159]。当神经节细胞瘤起源于颈静脉孔并向下延伸至咽旁间隙时，用高分辨CT扫描并用骨算法重建可较好的显示细微的或粗大的骨质改变及其与中耳肿瘤的关系，并典型揭示了累及骨的permeative结构（详见第1章）[11]。另外，必须谨慎的评估颈部的残余部分以除外那些多发神经节细胞瘤可疑的外周侵犯。（图8.20b）

在磁共振诊断上，神经节细胞瘤呈典型的卵圆形，轮廓清楚，与邻近软组织分界清晰，较大的病变可呈分叶状（图8.20d～f，8.21，8.22）[11]。颈内动脉的前部或中部可被瘤体推移。在磁共振T1WI和质子加权像上，瘤体与邻近肌肉信号相似，呈等或稍高信号（图8.20d，f，8.21a，8.22a）[153,155]。在T2WI上，病变较相邻肌肉的信号稍高（图8.21c，8.22b）[153,155]。在磁共振图像上，神经节细胞瘤典型的表现为瘤体内的迂曲或点状极低信号区，可认为是信号流空，被认为高流速血流通过和信号丧失的结果（图8.22b）[153,155,160,161]。这些低信号在肿瘤内的分布是不均匀的，因此它不会存在于瘤体的每一个层面上[153]。然而，可发现有信号流空区域的病变的最大直径一般大于1.5～2.0cm[153,155]。连续脉冲的流动敏感序列如梯度回波序列是显示肿瘤血供的最佳方式（图8.20e，8.21e，8.22c）。高信号的区域应为血流缓慢的区域，在此区域还应能看到散乱的血管流空影信号[153,155]。这种混杂高低信号的特征曾被部分学者命名为“盐－胡椒”征[153,155]。这种特征性表现常提示肿瘤血管极其丰富，如迷走球瘤、颈动脉体瘤和在此部位发生的具有该特征的大部分肿瘤[153]。在分析可疑的颈部舌骨上神经节细胞瘤时，这种信号特征性改变具有良好的组织对比度，可更清晰显示瘤体的解剖细节和邻近的血管结构（图8.20～8.22）[155,162]。

在CT动态扫描（图8.20b）和磁共振扫描之前，就应根据神经节细胞瘤特征性的血管造影表现而确立诊断（图8.20c）[156]。通过血管造影检查，血管瘤的诊断根据主要是瘤体有丰富的血供，且在动脉期上多条走行扭曲、边界清晰，粗细均匀的供血动脉（图8.20c）和在实质期上肿瘤的浓染[156,163]。更具特征性的是，迷走球瘤位于颈内动脉的前中部，不累及动脉分叉，也没有其他邻近血管汇入（图8.21e）。颈外动脉可受压向内侧或外侧移位[156,163]。瘤体不如那些典型的颈动脉体瘤和颈部的神经节细胞瘤的瘤体染色均匀，这很可能是因为迷走球瘤在组织学上有较多硬结的缘故[156]。尽管不再需要进一步的鉴别诊断，但应用血管造影术还可对神经节细胞瘤进行姑息性治疗或行术前瘤体的栓塞，以及外科手术切除前的瘤周血管评价[155,156]。迷走球瘤应积极的进行手术完整切除，当病变由于累及颅底的关键结构而不能完整切除时应行放射治疗以巩固

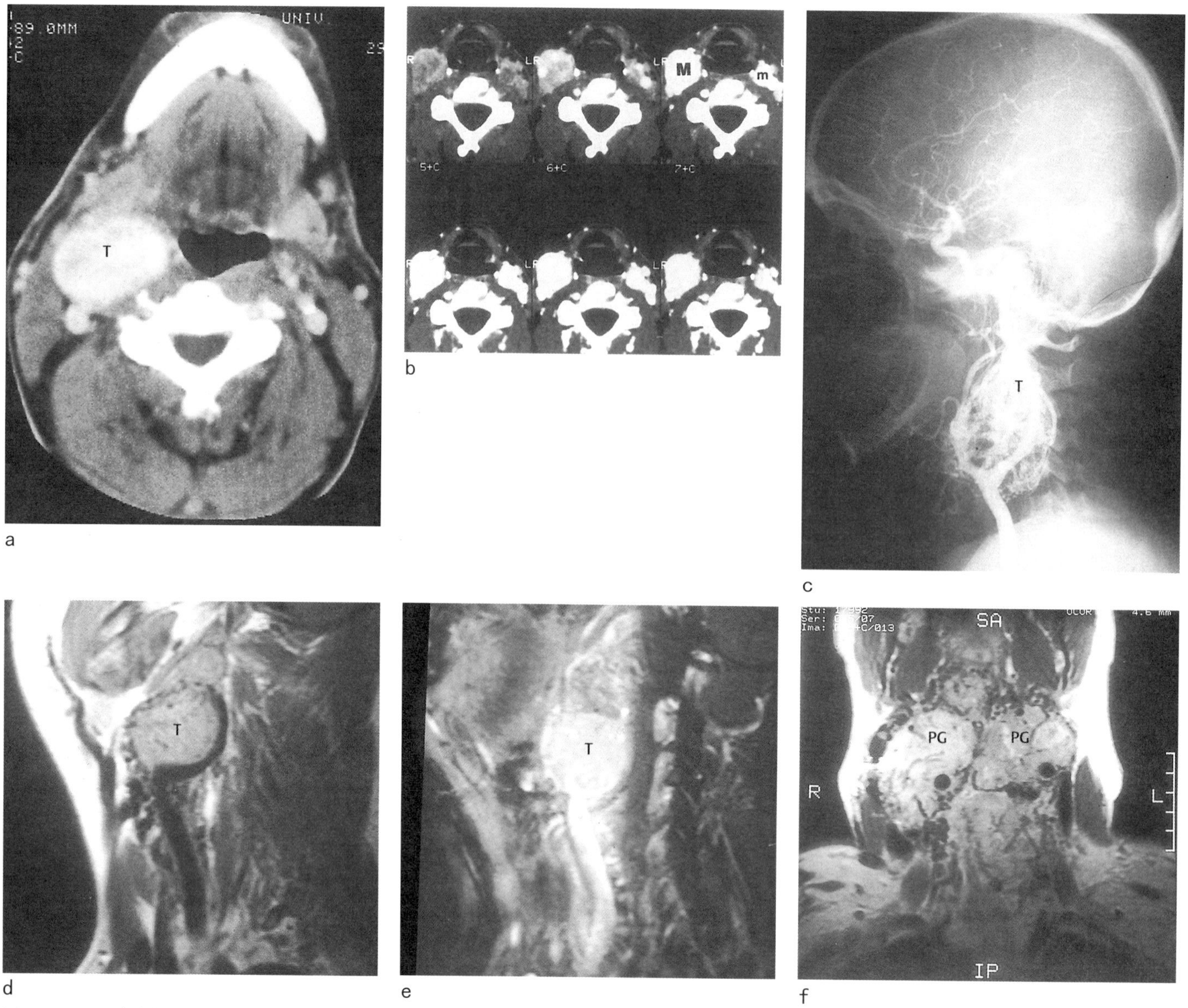

图8.20 颈动脉体瘤。a 轴位CT强化图像示右侧的颈动脉体瘤（T）。b 两侧的颈动脉体神经节细胞瘤。另一名患者的动态CT扫描图像示左侧（M）和右侧（m）的颈动脉体瘤。c 另一名患者侧位的血管造影图像显示巨大的颈动脉体瘤（T）。e 梯度回波磁共振的矢状图像所显示的富含的血管肿块的影像学特点与颈动脉体瘤相一致。f 冠状位T1WI，与d、e为同一患者，示两侧的神经节细胞瘤（PG）。病例经M.F. Mafee，M.D允许后转载。

增强疗效[156]。

神经鞘瘤

病理：在起源于神经鞘的肿瘤中，神经鞘瘤是第二种最常见的茎突后咽旁间隙肿瘤，并且也是最常见的神经纤维瘤[150]。神经鞘瘤起源于神经鞘的施万（Schwann）细胞并形成典型质硬的纤维结构（Antoni A 型）和凝胶状结构（Antoni B 型），这两种结构可同时出现在同一个瘤体上[151]。在此区域的神经鞘瘤多来源于迷走神经或交感干，少部分情况下来源于邻近的神经纤维（见第3章）[150,151]。

临床表现：当出现无症状的肿块，神经来源的肿瘤多合并神经麻痹，同侧的声带麻痹常是迷走神经发生神经鞘瘤的最常见征象[151]。神经鞘瘤很少会出现疼痛和快速的增长，但当其出现时常常预示着肿瘤出现恶性变和预后不良[151]。当临床查体时，触诊位于下颌角下方的瘤体，它通常可以左右移动，但不能上下移动[192]。神经节细胞瘤的病程较长，可达40～50年[187]。

影像学特征：神经鞘瘤常表现为位于茎突后咽旁间隙的球形梭形肿块。来源于迷走神经的典型神经鞘瘤常可推挤颈内动脉使之移位（图8.23）[191]。典型神经鞘瘤的边缘十分清晰。在CT强化图像中，瘤体强化的程度明显比周围肌肉组织高（图8.24a）[191]。大约有1/3的神经鞘瘤在CT图像上有显著的强化（图8.23）[164]。然而，神经源性病灶在动态CT下乏血管瘤体的强化时程要明显不同于富血管的神经节细胞瘤[191]。当瘤体在颈静脉孔水平增长时，CT图像显示局部骨质边缘受压呈扇状，而并不像神经节细胞瘤那样对周围骨质逐渐侵蚀（见第3章）[5]。

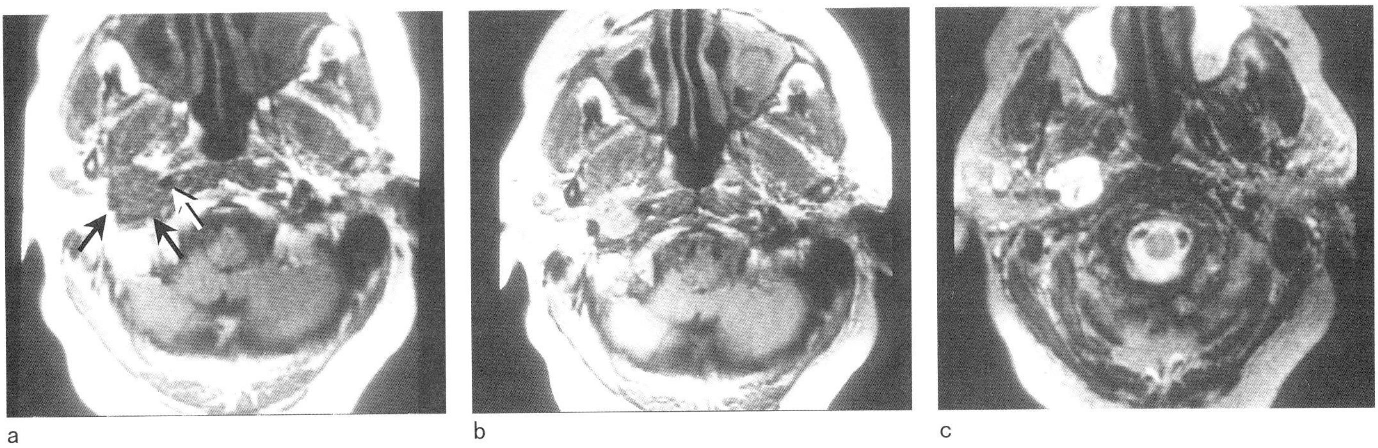

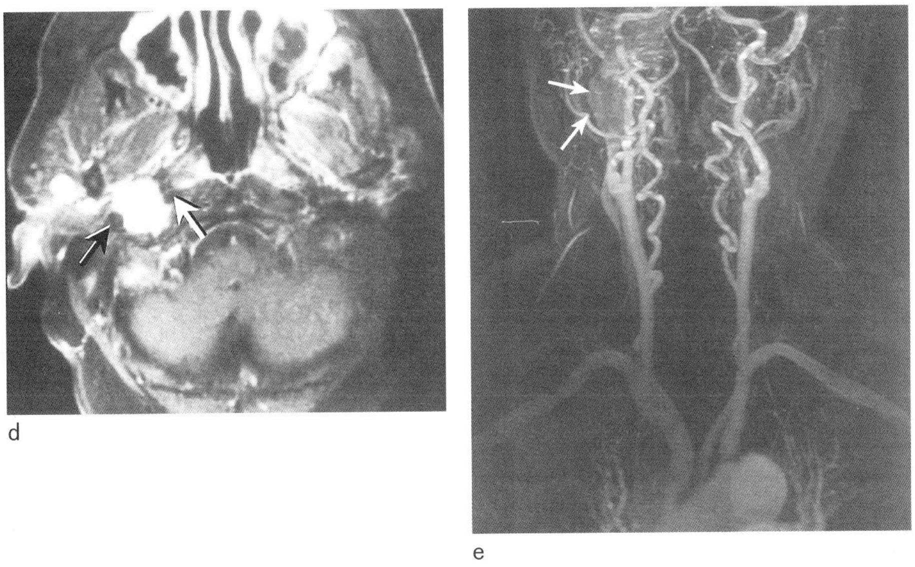

图8.21 迷走神经球瘤。a 轴位T1WI(570/15)显示：肿块（黑箭）与周围肌肉相比呈中等信号，病灶挤压柱前咽旁脂肪使之移位，挤压颈内动脉（白箭）向前内侧移位。b 质子密度像（2500/15）显示肿块信号高于周围肌肉，病灶内还可见少量的血管流空信号。c T2WI（2500/90）图像上多条迂曲低信号即血管流空信号。病灶呈高信号且边界清晰锐利。d 对比增强的压脂T1WI（600/15）图像显示病灶更加清晰。颈内动脉的血管流空影（白箭）受压向前内侧移位。茎突（黑箭）清晰可见。e 2D-TOF血管成像，图像为另一患者。图中显示神经节细胞瘤周围增多的异常血管（箭）。

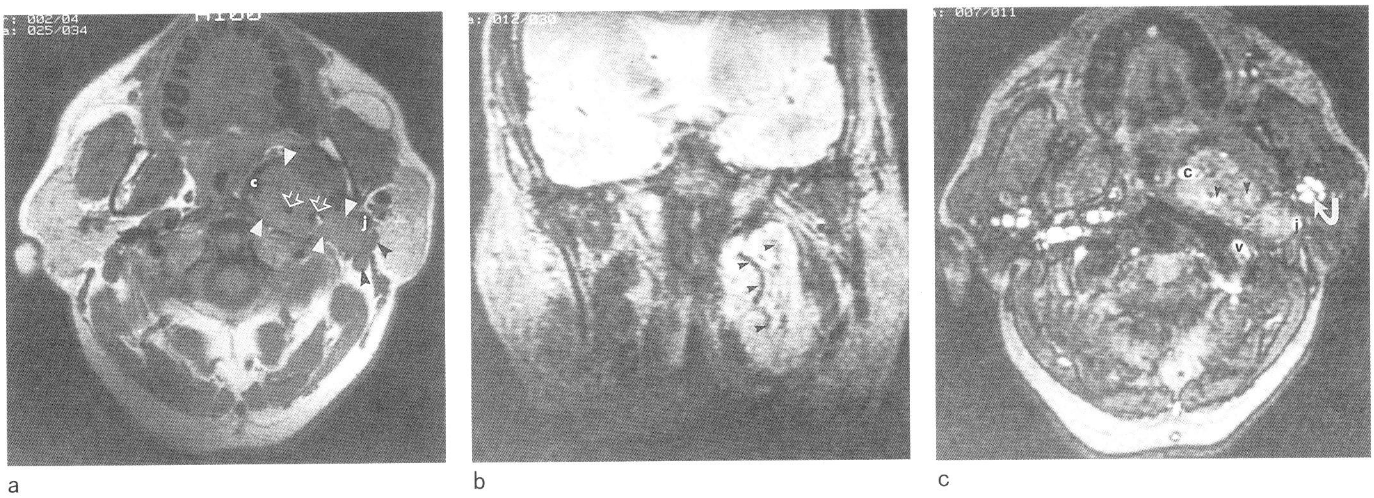

图8.22 神经节细胞瘤。a 磁共振轴位的PWI图像显示巨大的咽旁肿块（白箭头），其表现符合迷走神经的神经节细胞瘤。肿块使颈内动脉（c）前移，使颈内静脉（j）和二腹肌后腹（黑箭头）后移。肿瘤的血供明显增多（中空箭）。b 冠状T2WI图像。肿块内可见多条明显的血管流空影（箭头）是神经节细胞瘤的特征性改变。c 轴位梯度回波图像。可现示肿块内血管影（箭头）、颈内动脉（c）、颈内静脉（j）、下颌后血管（颈外动脉和颈静脉的分支）（弯箭）。病例经M.F. Mafee，M.D允许后转载。

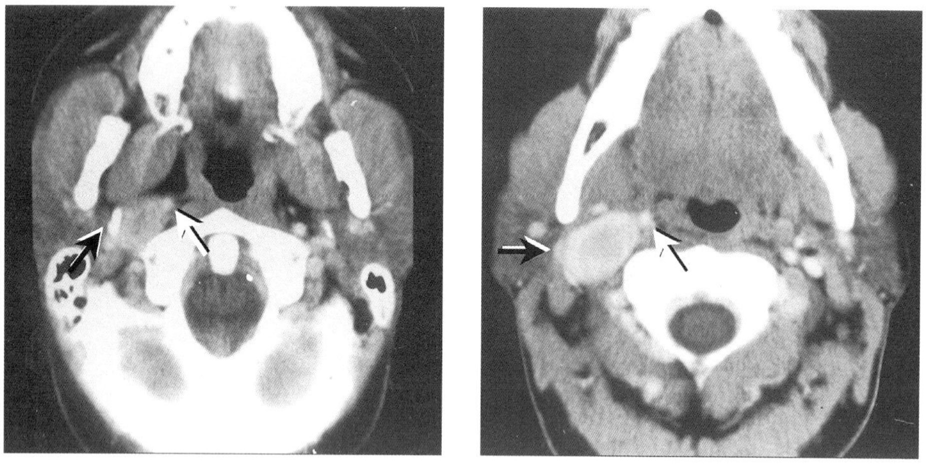

a b

图8.23 迷走神经鞘瘤，a 团注造影剂后轴位CT扫描显示：颈内动脉（白箭）前内侧可见卵圆形的团块，病灶挤压柱前咽旁脂肪使之移位，挤压茎突（黑箭）轻度向前外侧移位。在CT强化的动脉期，肿块边界显示清晰，较周围肌肉明显强化。b 较低位的层面显示颈内动脉向内侧移位（白箭），颈内静脉向外侧移位（黑箭）。同时可见肿块出现明显强化。

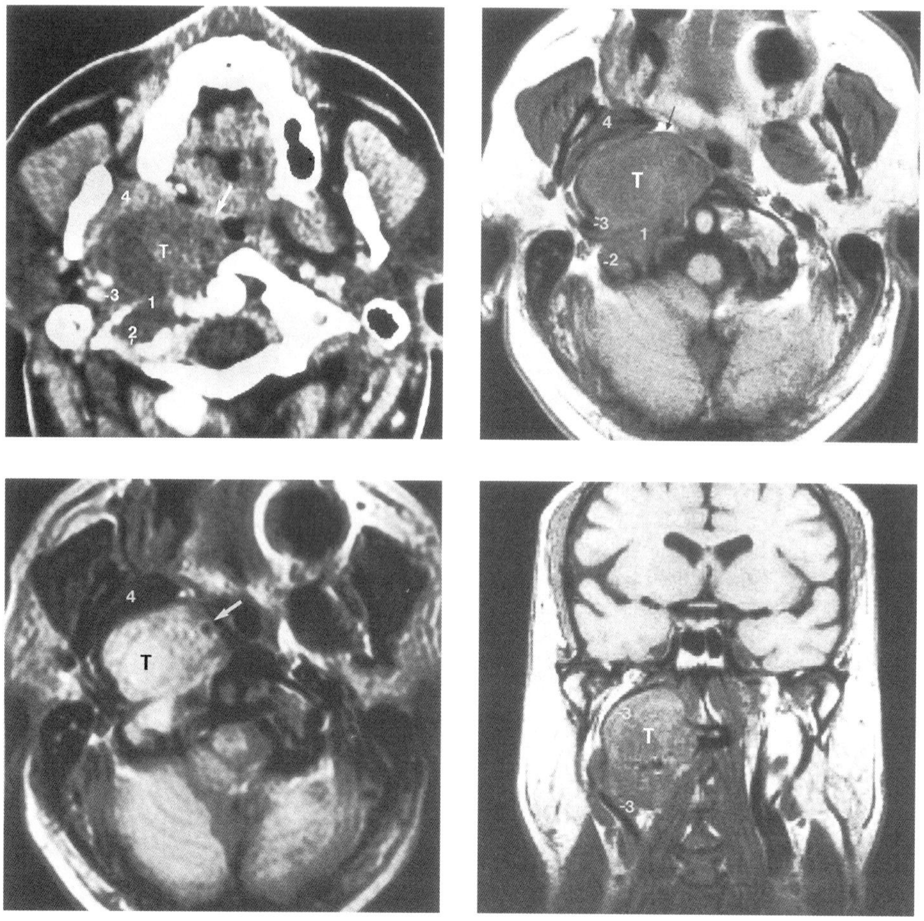

a b c d

图8.24 良性的神经鞘瘤生长入咽旁间隙。a CT强化像，b 轴位的T1WI，c 轴位的T2WI，d 冠状的T1WI。由于瘤体（箭）阻塞咽鼓管导致患者的中耳炎反复发作。病灶（T）侵犯至C1（1），导致其侧块骨质破坏，继而向后挤压椎动脉使之移位（2），并使颈动脉、颈静脉向后外侧移位（3）。病变逐步侵入翼外肌（4）。磁共振所显示情况大致如此。冠状位图像也显示了巨大的瘤体挤压周围血管向后外侧移位，从而证实其为C1内来源的神经鞘瘤。病例经Barabara L. Carter,M.D允许后转载。

在T1WI上，可显示肿瘤为中等信号的团块，T2WI上病灶的信号明显增高，病灶边缘清晰光滑，其内部信号均匀（图8.24c，8.25，8.26b）[153]。虽然偶尔可以看到信号的缺失区，但这种表现不同于神经节细胞瘤的“盐－胡椒”征（图8.20d，8.22a）[153]。神经鞘瘤在CT和磁共振上偶尔出现囊性变，从组织学上解释，这种囊性病灶是由增多的Antoni B型组织或是大量富脂的施万细胞之间的组织间液不断汇集而形成的囊性间隙[165]。

神经纤维瘤也发生在茎突后咽旁间隙，其患者常患有多发性神经纤维瘤病，该病也可单独发生而不附属于多发性神经纤维瘤病[150]。较大的神经纤维瘤病灶通常都有明显的脂肪浸润和坏死，在CT上表现为一个较大软组织团块，或表现多发低密度、边缘不清晰或强化后显示模糊边缘的团块[152]。在组织学上，病变的低密度取决于脂肪细胞（成纤维细胞形成）存在的数量，丛状神经纤维瘤获取神经周脂肪组织的多少以及病灶囊变、坏死和梗死的程度[165]。

在T1WI和质子密度像上神经纤维瘤呈中等信号，与周围肌肉类似，而在T2WI上信号较不均匀[153]。在较大病灶内出现不均匀的低信号与钙化、纤维变性和血管流空有关[153]。“盐－胡椒”征常会在病例中看到，但这并不是神经纤维瘤的典型表现。在CT上，病灶的多发低密度、边界清晰的肿块多明显提示病变可能为神经纤维瘤。

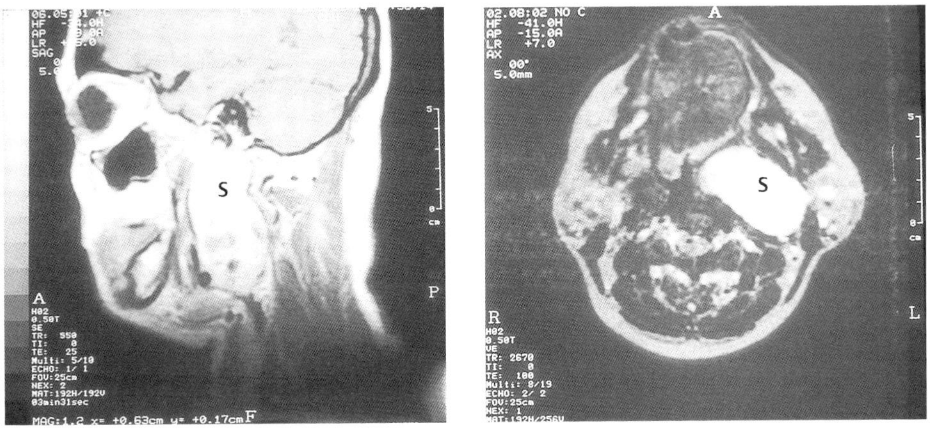

图 8.25a 矢状位的 T1WI 对比增强后；b 轴位的 T2WI 示咽旁迷走神经鞘瘤(S)。病例经 M.F. Mafee，M.D 允许后转载。

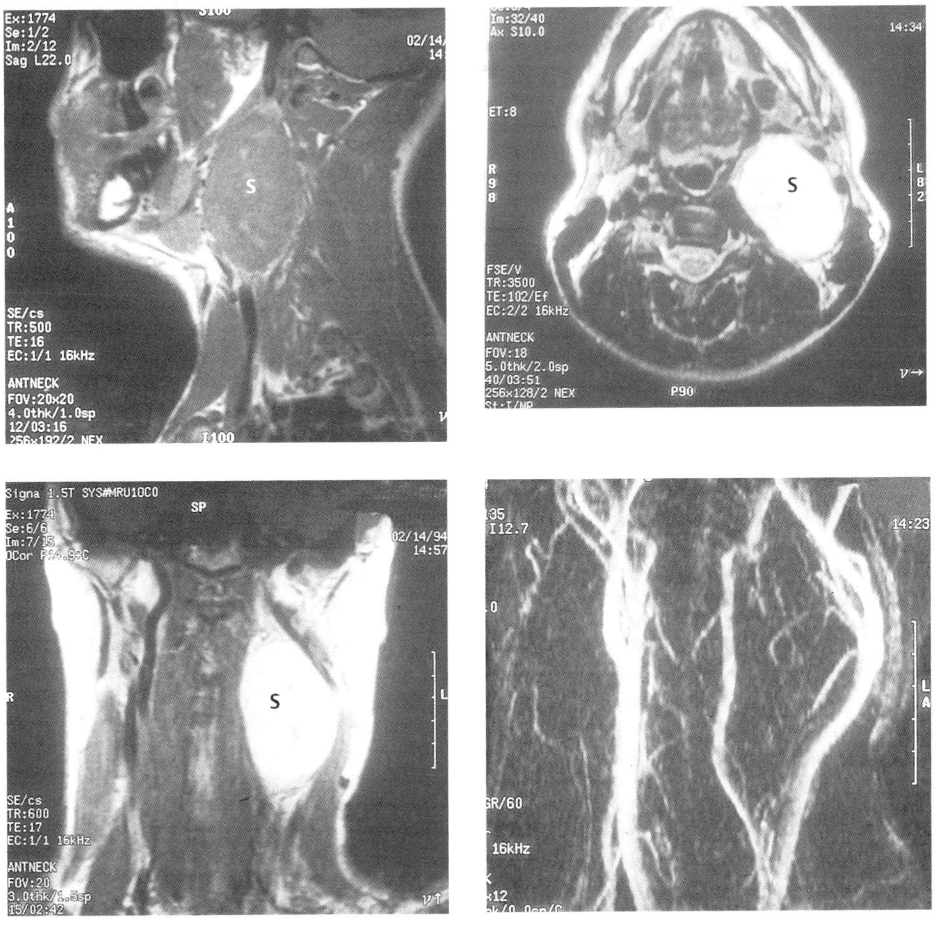

图 8.26a 矢状位的 T1WI；b 轴位的 T2WI；c 冠状位 T1WI；d MRA 示咽旁交感神经鞘瘤(S)。与图 8.21e 对比，颈内动脉出现侧向移位，但血供未发生明显变化。MRA 图显示了向前外侧移位的颈内动脉。病例经 M.F. Mafee，M.D 允许后转载。

经血管造影检查，神经源性肿瘤既可表现为乏血管的肿瘤，也可表现为富血管的肿瘤[192]。在典型的病例中，神经源性肿瘤的血管染色要明显浅于神经节细胞瘤，常表现为血管分布不均，伴有局部血管的缺失、推移和聚集[192]。而且，神经源性肿瘤的血管染色通常较迟，而神经节细胞瘤的染色在动脉前期就已经显影[192]。对于神经节细胞瘤首选的治疗方法就是外科完整切除[166]。

其他良性肿瘤

其他茎突后咽旁间隙的良性肿瘤较为少见。众所周知，颅外的较大脑（脊）膜瘤可生长至此区域。有时可以看到典型的“哑铃形”结构，小部分病灶位于颅内而大部分病灶位于颅外[152]。在 CT 图像上，大量的散布的高密度钙化灶表现较为典型，增强扫描后病灶会出现明显强化[152]。颈静脉孔边缘光滑的扇形增大和邻近骨骼的骨质增生也可被作为良性肿瘤鉴别诊断的依据。

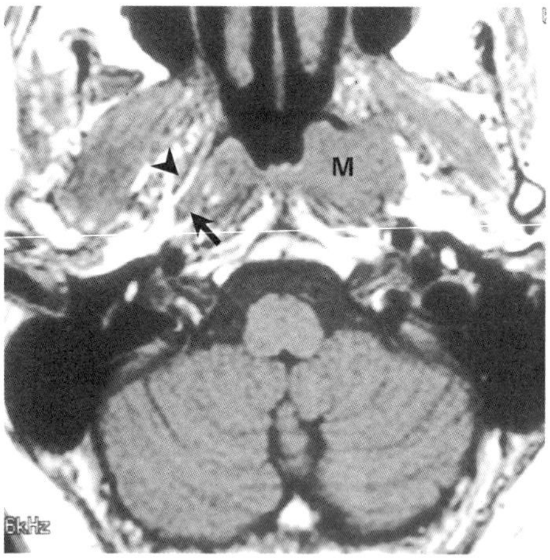

图8.27 鼻咽癌。鼻咽的轴位T1WI未强化示：鼻咽左侧黏膜上有一个等信号的肿块（N），已侵犯茎突前咽旁间隙内的脂肪，但未侵及邻近的翼内肌，病灶也可能来源于咀嚼肌旁间隙。注意左侧腭帆提肌（箭）和右侧正常结构内腭帆张肌（箭头）间的脂肪条带。参考文献4。

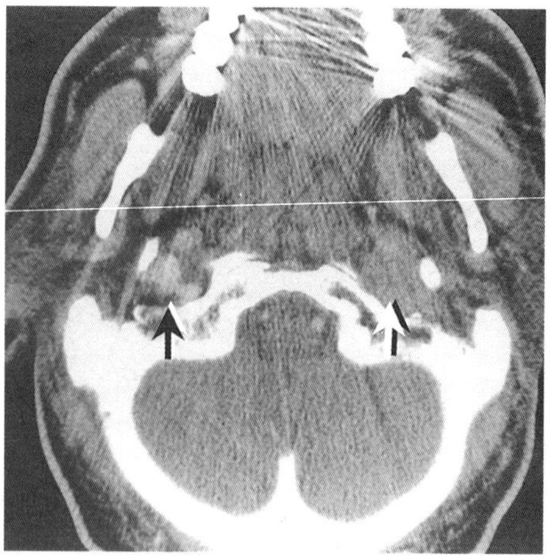

图8.29 转移瘤侵犯至咽旁间隙。该患者在数年前出现舌咽神经痛和晕厥，现诊为咽部的鳞状细胞癌。轴位CT强化图像示在咽旁间隙内偏左侧可见软组织团块（白箭），正常的脂肪间隙和强化的血管消失。在右侧可以看到正常的神经血管结构和周围脂肪（黑箭）。

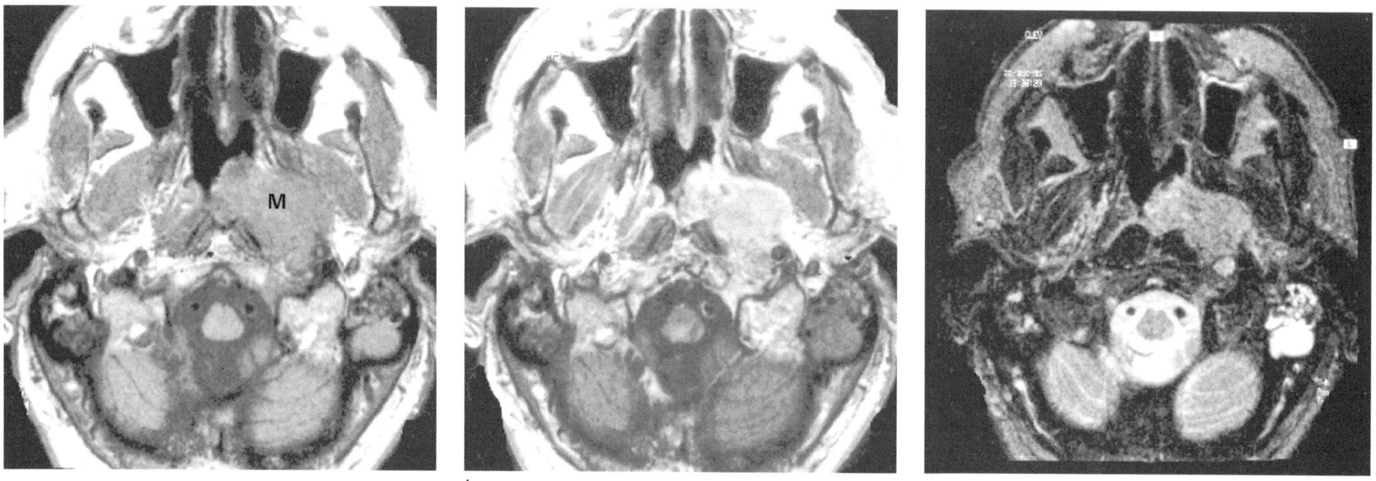

a b c

图8.28 鼻咽癌侵犯左侧的咽旁间隙。a 轴位的T1WI可显示一个大约4 × 2.5cm的软组织肿块（M），病变侵犯左侧的咽黏膜，进入鼻咽部气道，并侵犯茎突前咽旁间隙（对比两侧的咽旁脂肪的外形和厚度）。瘤体与翼内肌之间的脂肪层消失并累及脊柱前间隙。b 轴位T1WI注射钆对比增强后示肿瘤对比增强，肿瘤边缘锐利，与咽旁脂肪分界清晰。这些情况在未增强的图像上就已经可以粗略观察到。c 轴位T2WI所显示的是同一患者，瘤体呈中等信号。图中还显示由于咽鼓管阻塞后导致乳突气房内被液性信号充填。参考文献4。

恶性肿瘤

大部分累及咽旁间隙的恶性病变都是转移性疾病，都可从鼻咽或扁桃体癌直接扩散而来[150,195]。需特别指出的是，鼻咽癌可越过莫加尼(Morgagni)窦，沿侧面穿过咽颅底筋膜，经咽鼓管进入咽旁间隙（图8.11,8.12,8.27-8.29）[167]。

恶性肿瘤的淋巴结转移途径基本相同，病理证实增大的前外测淋巴结汇入颈内动脉和颈内静脉区淋巴结，再至二腹肌后腹区域淋巴结。尽管很多人认为咽旁间隙有很多咽后和咽下的筋膜隔断，但恶性肿瘤浸润的淋巴结会越级扩散至高级别的淋巴结，使瘤体本身未显露之前就已出现淋巴结的转移。当颈内高级别淋巴结的直径超过1.5cm时就被认为是异常增大的淋巴结，当其中心密度明显降低时常提示其可能坏死，这种情况常出现于鳞癌发生转移时[152]。其他原发肿瘤也可转移至此。需特别指出的是，甲状腺癌和肾上腺癌的转移灶血供较丰富，其信号特征与神经节细胞瘤较为相似，即在磁共振T1WI和质子密度像上呈中等信号，在T2WI上呈相对高信号[153]。在T2WI上也可见到多发的血管流空区，呈“盐－胡椒”样表现[153]。

邻近脂肪和肌组织界限的丧失有助于把富血管转移瘤

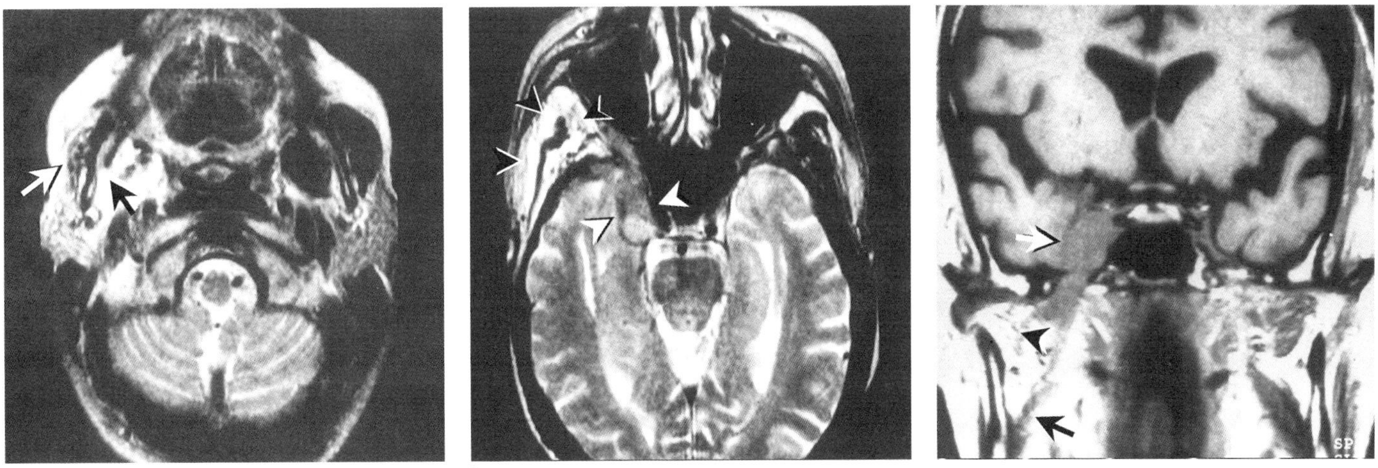

a　　b　　c

图8.30　三叉神经恶性神经鞘瘤致三叉神经去神经萎缩。a，b 轴位 T2W（3230/90）FSE MRI显示右侧嚼肌（白箭），翼内肌（黑箭）和颞肌呈中等信号且体积丧失。高信号显示出颞肌腱及残余的肌组织（黑箭头）。可见中等信号的恶性神经鞘瘤使右侧海绵窦扩大并经圆孔扩展和进入眶下裂（白箭头）。c 冠状位T1W(600/15) MRI显示海绵窦内的肿块经扩大的卵圆孔（白箭）向下沿三叉神经的下颌骨区蔓延。还可见脂肪组织取代了翼外肌（黑箭头）和翼内肌（黑箭）。

和副神经节细胞瘤区分开来[153]。血管造影也能提示这些富血管的转移，可以观察到动脉管径不规则提示肿瘤包绕，这有助于区分血管性转移和副神经节细胞瘤[192]。偶尔也可以碰到恶性副神经节细胞瘤和神经鞘瘤有同样表现。

淋巴瘤也会累及高位颈内静脉淋巴结链，其典型表现是在高位颈内静脉淋巴结链内血管前外侧出现异常淋巴结影。CT扫描显示淋巴结呈均质密度且能强化[152]。MRI图像上，淋巴瘤T1WI呈中等信号，质子像信号与肌肉近似，T2WI信号比肌肉稍高[153]。淋巴结边缘光滑且信号均匀[153]。淋巴瘤的淋巴结信号强度和腺样体及咽扁桃体内淋巴组织的信号等同[153]。大多数情况下，其他淋巴结链受累才提示淋巴瘤的诊断。

咀嚼肌间隙(MS)的病变

假瘤

副腮腺

临床检查中不对称的副腮腺可被误认为是肿块。沿Stenson管出现的副腮腺在正常人群中约为21%[5]。在触诊中可以发现咀嚼肌内有肿块，而在CT和MR图像上我们可以清楚地发现该组织位于咀嚼肌间隙之外嚼肌上，其表现和腮腺等同（图8.4c）。[5]

良性嚼肌肥大

良性嚼肌肥大是一种不常见的病，其嚼肌弥漫性均匀增大，病人中一半单侧发病，一半双侧发病[168,169]。这可和家族性或后天性的睡眠中磨牙有关，错位咬合也可能能导致该病[169]。除了发现嚼肌肥大，还可以发现在嚼肌止点范围的下颌骨前部骨皮质毛糙[169]。良性肥大的嚼肌光滑的边缘及密度和信号等同于正常肌肉且缺乏异常对比强化，以此与咀嚼肌肿瘤鉴别[169]。

去神经萎缩症

去神经萎缩可由于脑干核、三叉神经或三叉神经节或三叉神经周围部分和分支的损害引起，也可由存在的系统性疾病如重症肌无力、多发性肌炎、进行性系统硬化症或者类风湿性关节炎引起[170]。长时间的失神经支配导致肌体积缩小并被脂肪组织取代（图8.9），急性去神经支配可导致肌肉水肿，从CT或MRI图像上可观察到这些肌肉急性期的水肿改变（图8.30）[170]。必须仔细与起源于咀嚼肌的肿瘤鉴别以免混淆。另外，可见到由于颅骨骨折或颅骨切除术后所引起的反射交感性失养症[170]。嚼肌挫伤、裂伤及颞下颌关节炎症也可引起嚼肌的局部水肿或炎症[170]。

先天性病变

血管瘤

病理： 头和颈部血管瘤呈毛细血管或海绵型，经常累及嚼肌，且可伴有相邻的下颌骨变形[133,135,168,171]。

临床表现： 毛细血管型血管瘤常出现在婴儿早期，生长迅速和受脂肪的取代并到成年时退化，而海绵状血管瘤及其他先天性血管畸形直到婴儿晚期或儿童期才出现，其增长的速度与病人增长的速度相似，不出现退化或消退[135]。

影像特征： 血管瘤在影像上示边界清楚的或沿筋膜面浸润；还可看到卫星灶[135]。当颈部肿块中确认有静脉石时海绵状或静脉性病变（血管瘤）的CT表现具有特征性，MR图像由于其能很好地对比显示病变组织与正常的周边组织，因此其在显示血管瘤方面比CT更好[135,168,171]。血管

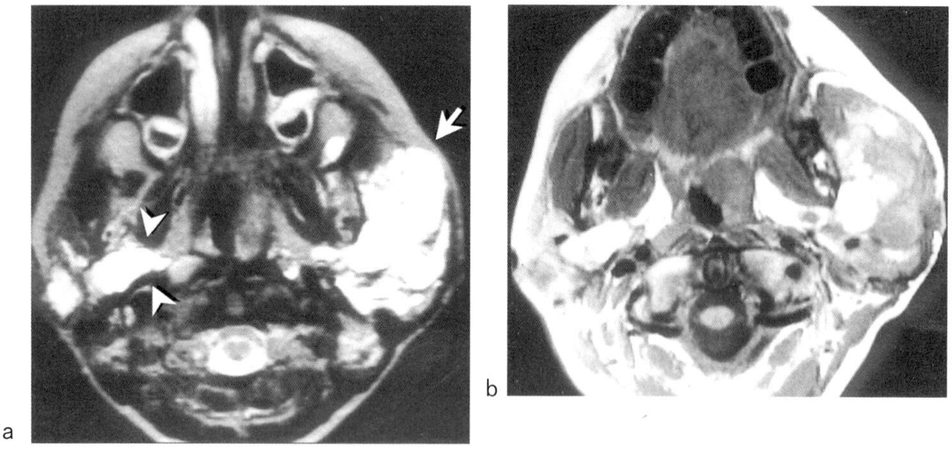

图8.31 双侧腮腺间隙及左侧咀嚼肌间隙淋巴管瘤。

a T2WI(5400/90)FSE 轴位 MRI 显示多房肿块侵犯左侧腮腺间隙的表浅及深部，并向前延伸取代了大块的左侧嚼肌（箭）。同样右侧腮腺间隙有近似的多房性肿块，通过茎突下颌通道进入咽旁茎突前间隙（箭头）。两个病变信号都和脑脊液信号相似且都通过邻近筋膜间隙表现为浸润性扩展.

b T1WI(750/15)轴位 MRI（与a 同一层面）显示肿块各个小房不同的信号，高信号代表先前出血的高铁血红蛋白或蛋白含量较高的液体。多房性含液肿块伴内出血二者结合是淋巴瘤非常特征性的表现。

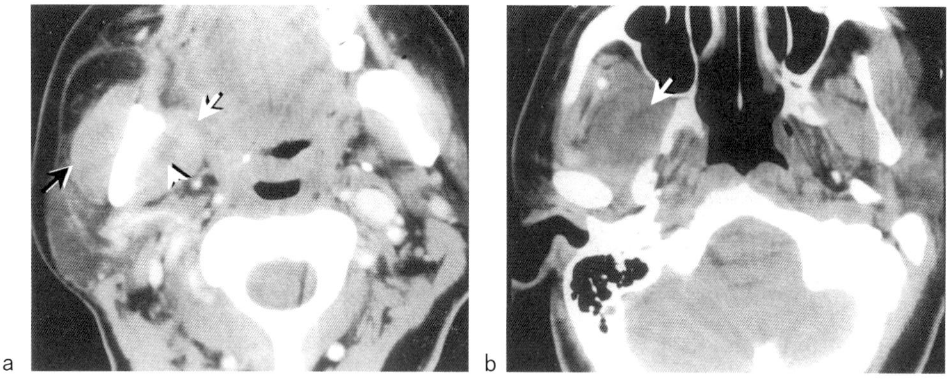

图8.32 智齿拔除后的嚼肌间隙感染。a 轴位下颌支水平 CT 增强扫描显示右侧翼内肌（白箭）明显肿大，中心部分出现低密度，怀疑脓肿形成（箭头），嚼肌后部也出现低密度和肿胀（黑箭）。

b 下颌骨髁突水平轴位CT增强扫描显示右侧翼外肌受累呈明显扩大和密度减低（白箭）。

瘤和其他血管畸形的 CT 和 MR 影像表现在前述“咽后间隙（RPS）病变”一节中先天性病变项下有描述。

淋巴管瘤

淋巴管瘤由异常的淋巴管和囊组成，沿头和颈部筋膜面生长，典型的浸润包绕而非压迫[135, 136]。淋巴管瘤 MRI 的特点如上述（图8.31)。如上所述，淋巴管瘤和血管瘤及其他血管畸形一样，不受筋膜局限而是通常侵犯多个深层筋膜间隙。

炎症性病变

炎症性病变常继发于拔除第二或第三磨牙或牙窝刮除术或感染的牙根[144]。外伤后的下颌骨或颧骨或颞骨骨髓炎也能继发累及咀嚼肌间隙[168]。

病理学：典型的齿源性感染可导致骨膜下脓肿、蜂窝织炎及局限性下颌骨骨髓炎。感染可以累及嚼肌、颞肌和翼状肌以及嚼肌间隙中的脂肪[144]。当感染最初可以被局限时，它就可以沿筋膜和肌肉、血管、神经、唾液腺管及脂肪垫蔓延，并且沿着最小的阻力通道累及邻近的多个间隙[168]。感染最易扩展到颅底和嚼肌间隙的颧骨上部[183]。感染也可向下蔓延到口腔底部及邻近的间隙[171]。

临床表现：常见的是疼痛、发热、明显的牙关紧闭及下颌骨角和支处的硬结[144]。当脓肿限于咀嚼肌间隙，口内引流是恰当的治疗方法[143]。然而，当感染蔓延至邻近区域如口腔底部、腮腺或咽旁间隙，就必须进行外引流[168]。

影像特征：放射学检查首先照颌部全景像，看是否有根尖周围脓肿或肉芽肿，评定是否有骨髓炎存在[144]。CT 扫描可以显示由于蜂窝织炎而导致的脂肪丧失或液体聚集，建议脓肿引流（图8.32)[171]。还可显示那些临床未想到的受累间隙，冠状位和轴位骨重组技术有助于检出下颌骨和颅底的骨髓炎[144, 171]。骨髓炎以骨皮质丧失并伴随有骨髓腔的密度增高及骨内边缘不清的透亮区为特征。[144]若感染长期存在则可看到死骨片和骨质硬化[144]。在 MR 图像上，脂肪层的破坏，多间隙的受侵及液体聚集提示可确定为脓肿。另外，如正常骨皮质无信号的消失和 T1WI 图像上正常骨髓脂肪信号的消失，可确定为骨髓炎[144]。T2WI

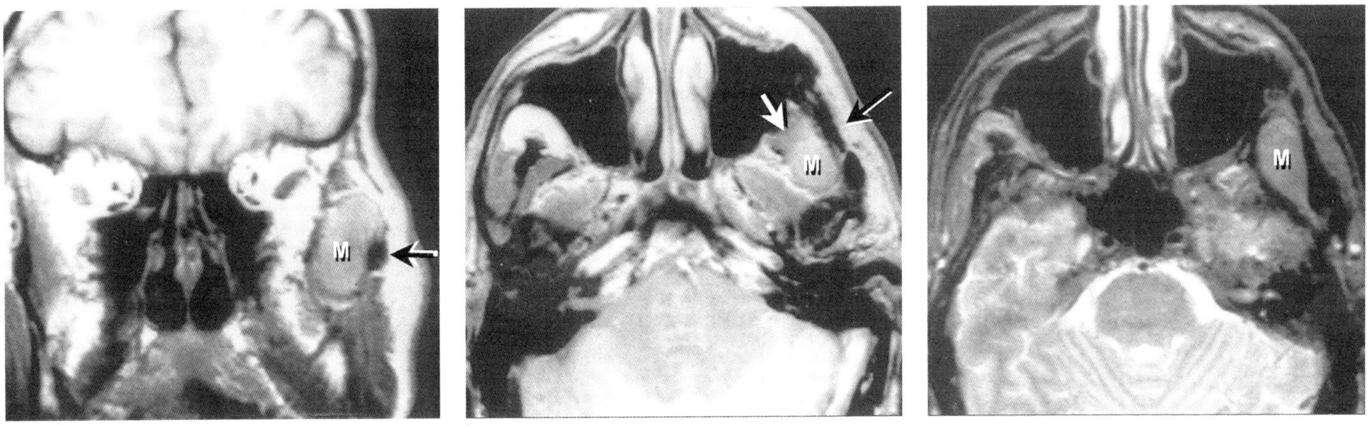

a b c

图8.33 嚼肌间隙神经鞘瘤。a T1WI(600/15)冠位 MR and b 质子密度像(2500/22)轴位MRI显示边界清楚的病变呈中等信号比邻近肌肉信号稍高，病变侵犯左侧颧骨上和颧骨下交界处，在颧弓的内侧（黑箭），肿块（M)显示的很清楚并使邻近的颞肌移位（白箭）。c T2WI(2500/90)轴位 MR 扫描显示肿块（M）呈中等信号，信号强度接近白质。

能显示骨膜下脓肿或下颌骨骨髓腔内信号增高[144]。

良性肿瘤

神经鞘瘤

嚼肌间隙的良性肿瘤以神经鞘瘤多见，因三叉神经的下颌骨分布区及其大分支经过嚼肌间隙（图8.33)。咽旁间隙的茎突前区部分与嚼肌间隙以筋膜相隔，三叉神经的下颌骨分布区与此处的筋膜紧邻[12]。 嚼肌间隙内神经鞘瘤的影像特征和起源于咽旁间隙的神经鞘瘤完全相同。

其他良性肿瘤

其他良性肿瘤如成骨细胞瘤（见第3章)、横纹肌瘤（图8.34）以及脑（脊）膜瘤也可偶然发现（图8.35)。

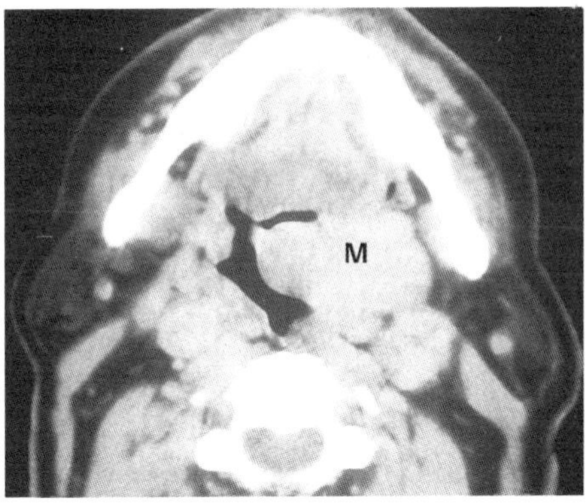

图8.34 咽部横纹肌瘤。轴位CT扫描显示一巨大肿块（M),影像表现符合口咽部平滑肌瘤，病变蔓延至左侧咽旁间隙。病例源自M.F.Mafee,M.D.

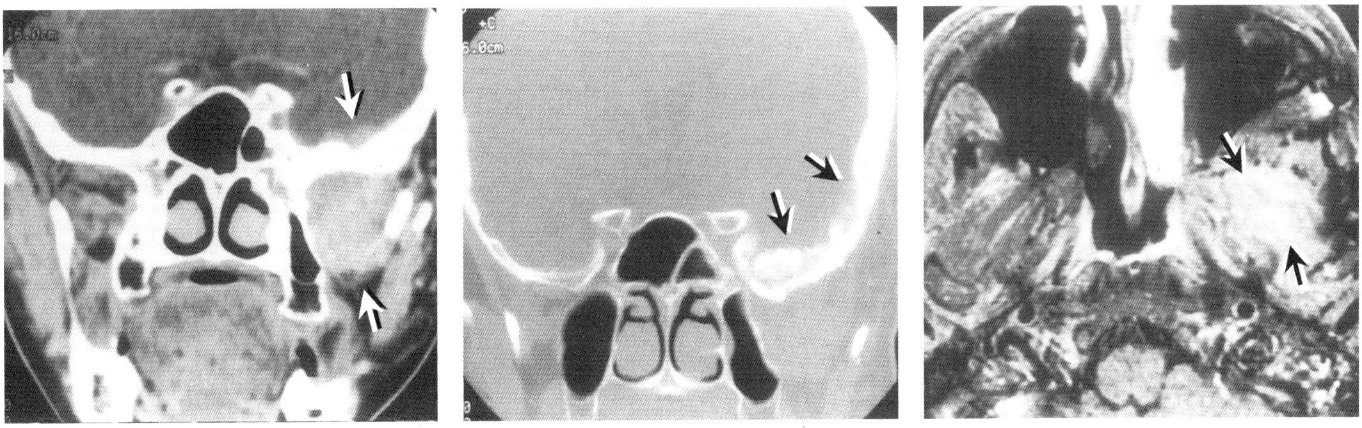

a b c

图8.35 嚼肌间隙脑膜瘤。a冠状位CT扫描显示左侧嚼肌间隙一强化的肿块占据左侧翼外肌的上下部分及其周边的脂肪间隙。蝶骨大翼增厚，异常强化的软组织延伸到蝶骨之上进入中颅凹（箭）。b 冠位 CT 骨重组像显示蝶骨大翼增厚，其表现符合脑膜瘤（箭）c Ga增强T1WI(450/20)并脂肪抑制轴位 MRI显示强化的肿块取代翼外肌（箭）。

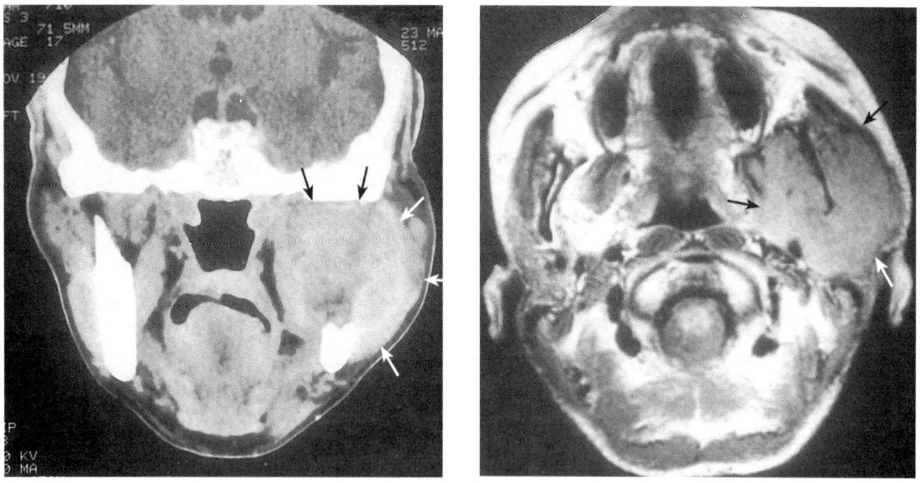

a b

图8.36 a 冠位CT扫描显示转移性格拉维茨-瘤（肾上腺样瘤）侵犯左侧嚼肌间隙（箭）。b 轴位 PW MR扫描显示鳞状上皮细胞癌转移至左侧咀嚼肌间隙（箭）。病例源自 M.F.Mafee博士。

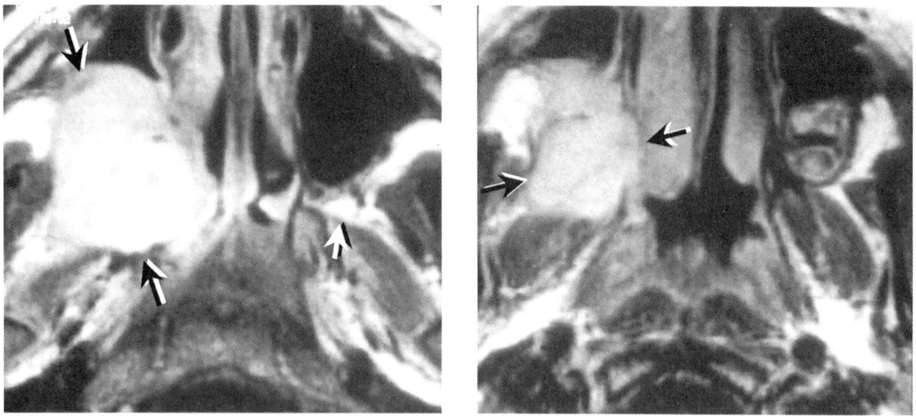

a b

图8.37 10岁患者，翼腭窝及眶下裂横纹肌肉瘤并延伸至咀嚼肌间隙 a，b 鼻咽水平轴位T1WI(540/15)增强MRI显示一强化稍不均质肿块侵犯翼外肌前部（黑箭）并向前侵犯上颌窦。肿块占据右侧翼腭窝，而正常的左侧翼腭窝则呈脂肪信号（白箭）。稍高层面图像还可以发现肿块通过眶下裂侵入眶尖。

恶性肿瘤

嚼肌间隙内的恶性肿瘤可以直接源自间隙内的组织成分，也可以是邻近间隙病变的延伸或来自转移瘤（图8.36a，b）。嚼肌间隙原发性肿瘤最常见的是肉瘤（见第5章）[171]。

肉瘤

嚼肌间隙的肉瘤包括起自邻近颞下颌关节的下颌骨软骨肉瘤；起自下颌骨任何部分的骨肉瘤；三叉神经下颌骨走形区及其分支的恶性神经鞘瘤或者是少见的软组织肉瘤[171,172]。横纹肌肉瘤也可发生于嚼肌间隙且常见于年轻患者（图8.37）（见第2和第3章）[153]。

嚼肌间隙内肉瘤的CT图像上表现为等密度病变，且常破坏邻近的下颌骨。尽管呈现高密度的非骨化骨样组织的出现或骨肉瘤肿瘤骨的形成会有助于肉瘤的诊断，但是从图像上分辨其细胞类型还是很困难的[136]。CT图像上出现软骨样钙化会有助于软骨肉瘤的诊断（见第5章）[5]。当肉瘤明显的侵犯下颌骨时肿瘤内会出现碎骨片。各种肉瘤的MR表现也很相似且很难鉴别，T1WI及PWI呈中等信号，T2WI信号比肌肉稍高[153]。

其他原发或继发于下颌骨的肿瘤如造釉细胞瘤或纤维肉瘤也偶尔可以见到且常蔓延侵犯嚼肌间隙。这些肿瘤很明显起源于下颌骨（见第6章）。

恶性神经鞘瘤

嚼肌间隙的恶性神经鞘瘤和起源于咽旁间隙茎突前区的恶性神经鞘瘤相似，表现为沿三叉神经下颌骨走行区及其主要分支分布的肿块。此类肿瘤通过卵圆孔侵犯三叉神经节并非少见，所以应该观察整个三叉神经包括三叉神经根部，以免进行不合适的外科切除或放疗[172]。

非霍奇金淋巴瘤

非霍奇金淋巴瘤也可出现在此区域，和发生于此区域的其他恶性肿瘤相比，其边界清晰边缘光滑[153]。然而术前诊断很困难，除非其他地方出现淋巴结转移提示非霍奇金淋巴瘤[172]。淋巴瘤有时也会出现边界不清和转移现象。

癌

远处原发的癌可以转移至咀嚼肌间隙，如肺癌，乳腺癌，前列腺癌或肾癌，口腔的鳞状细胞癌，唾液腺癌或外耳道癌[171]。富血供转移瘤如肾细胞癌或甲状腺癌和发生于此区域的其他恶性肿瘤很难鉴别，但是在MRI上可出现特征性的“椒盐征”，类似神经节细胞瘤[153]。恶性肿瘤的性质如侵犯邻近脂肪和肌肉及骨质破坏可以鉴别神经节细胞瘤和富血供的转移瘤。

当嚼肌间隙出现恶性转移瘤，尤其是口腔的腺样囊性癌和复发的鳞状细胞癌，沿神经周围的转移非常常见，应该仔细的检查三叉神经下颌骨走行区及其大分支，见上一章节“鳞状上皮细胞癌：口咽癌”（见第6章）的有关内容[13,90,171,173]。来自腮腺的恶性肿瘤其神经周围的转移也可以发生在咀嚼肌间隙，肿瘤沿三叉神经耳颞支蔓延且具有相似的图像表现（见第3章）。除了发现病变沿神经转移，图像还能对肿瘤的范围做出术前评估，对肿瘤的可治愈性做出更好的术前评估及更好的外科辅助治疗和放疗[171]。

腮腺间隙(PS)的病变

起源于腮腺间隙的病变其病理类型最多还是源自腮腺本身，这在本书各章节都有描述。然而有几种病变其来源可以不起自腮腺，它们包括先天性病变，感染及起源于腮腺周边及腮腺内部的淋巴结的病变。

先天性病变

第一鳃裂囊肿

病理：第一鳃裂囊肿少见，约占所有腮裂异常的8%，当腮腺周边或腮腺内出现囊性病变时，应考虑到本病的可能[148]。其病因是在胎儿发育到第8或第9周时第一鳃裂未完全闭塞[174]。正常情况下外耳道起自第一鳃裂。鼓室，乳突气房及咽鼓管起自第一鳃囊[148]。第一鳃裂囊肿可以随着鳃裂瘘的潜在出现而出现。病变可以从下颌骨下间隙的舌骨起始，向上经过腮腺（见第9章）并和腺体及面神经存在不同的相互影响，于外耳道的软骨－骨结合处终止[148,174]。

临床表现：临床上这些囊肿最常见于中年女性，表现为腮腺下极或外耳道内逐渐增大的肿块[148,174]。

影像特征：第一鳃裂囊肿的CT表现为腮腺或其周边的圆形或卵圆形囊肿[148]。(见第9章)。囊壁薄，不同程度的强化，多次感染后囊壁强化明显。发生于此区域的囊性病变的鉴别诊断包括比较常见的腮腺本身的病变如黏液滞留囊肿、唾液腺囊肿、唾液腺囊肿、疣、颞下颌的腱鞘囊肿、由于人类免疫缺陷病毒而出现的淋巴上皮的腮腺囊肿和皮脂囊肿[174]。术前要考虑到第一鳃裂囊肿的可能性，其病理诊断很困难，因其少见且感染后上皮线会变模糊[148]。

血管瘤和淋巴管瘤

低流量的脉管畸形，包括血管瘤和淋巴管瘤，经常出现在婴幼儿的腮腺间隙（图8.38)。图像表现近似于前面已述的发生于咽后间隙和嚼肌间隙的血管瘤和淋巴管瘤，二者进一步的讨论及其影像特征将在第9章中详述。

炎症性病变

腮腺间隙的感染比较典型的是起自脱水的腺体，后者是由于来自口腔的凝固酶阳性葡萄球菌经Stenson管使腺体感染[154]。腮腺内或其旁边的淋巴结化脓感染也可使腮腺间隙感染，起自于外耳道的急性外耳炎通过Santorini裂也可以引起腮腺间隙的感染[154]。当感染起自腺体本身时常会出现多房性脓肿[154]。如前面所提到的，腮腺间隙和咽旁间隙的prestyloid compartment几乎无分界，因此感染可经此向颈深部发展；腮腺间隙的感染可以起自嚼肌间隙或导致邻近的嚼肌间隙的感染（图8.39)。

恶性肿瘤

腮腺内或其周边的淋巴结内可能隐含有非腮腺自身来源的恶性肿瘤。腮腺内及其周边的淋巴结引流外耳道及头皮的淋巴液，起源于外耳道周边皮肤及头皮内的恶性黑色素瘤及鳞状细胞癌都能转移至这些淋巴结而表现为腮腺间隙的肿块[5]。另外，非霍奇金淋巴瘤也可起自这些淋巴结（图8.40)，或者比较少见的是起自腮腺自身内的淋巴结[175]。

下颌骨下间隙及舌下间隙的病变

下颌骨下间隙及舌下间隙以下颌舌骨肌为界，但是二者在下颌舌骨肌后面相延续。舌下间隙的肿瘤大都来自口咽部癌的直接扩展，这在上一章节中已有详述。另外，很多累及下颌骨下间隙和下颌舌骨间隙的病变其病理来源为唾液腺组织，这在本书各章节也有详述。许多种不是起源于唾液腺自身的先天性，感染性或瘤样病变也可累及这些间隙，这将在第9和12章讨论。

先天性病变

这些病变大都在两岁内发病，而恶变可发生在任何年龄段[176]。

典型的第二鳃裂囊肿

病理：第二鳃裂囊肿占所有鳃裂异常病变的95%，也可以起自咽旁间隙，从口咽部的扁桃体窝至锁骨上窝之间的区域内都可发病，囊性病变比瘘管或窦道病变常见[148,174]。

临床表现：尽管它们是先天性的异常，典型的第二裂囊肿最常表现为年轻患者下颌角区域内的肿块，后者常被

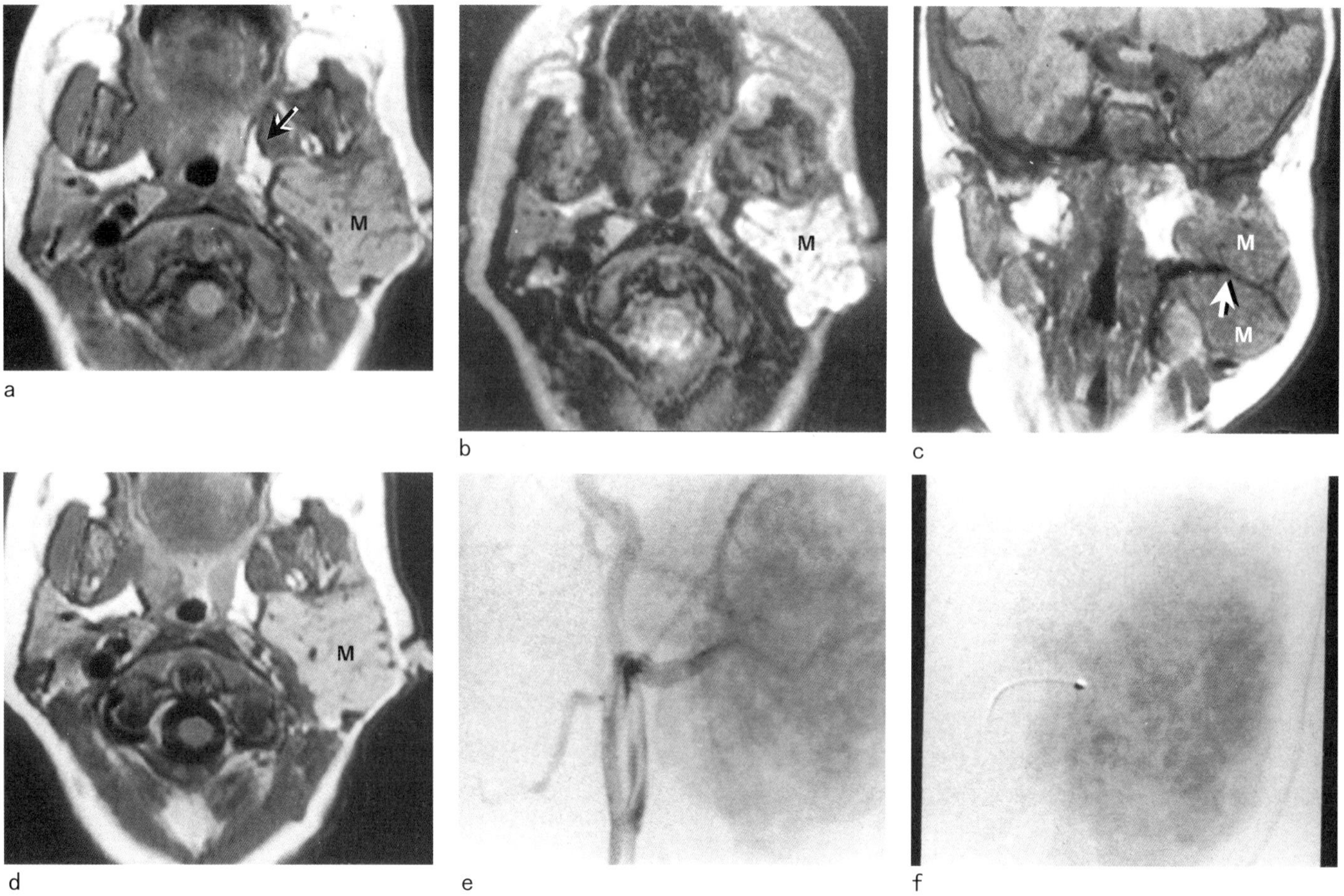

图8.38 7月大的婴儿，腮腺间隙血管瘤。a PWI(2200/20)和 b 轴位T2WI(2200/100)显示一稍显分叶状肿块（M），PWI信号比肌肉稍高，T2WI信号与脑脊液近似，肿块填满腮腺间隙并通过扩大的茎突下颌孔侵犯咽旁前外侧的脂肪（箭）。c 冠位T1WI（800/20)显示肿块（M）与邻近肌肉信号相似，肿块中心有一条明显扩张的供血动脉（箭）c d T1WI(800/20)增强 MRI显示肿块弥漫性强化，信号比邻近肌肉高。e 血管造影动脉晚期也证实病变有大的供血动脉，肿瘤明显染色。f 毛细血管晚期肿瘤持续染色，呈现出血管瘤的典型特征。

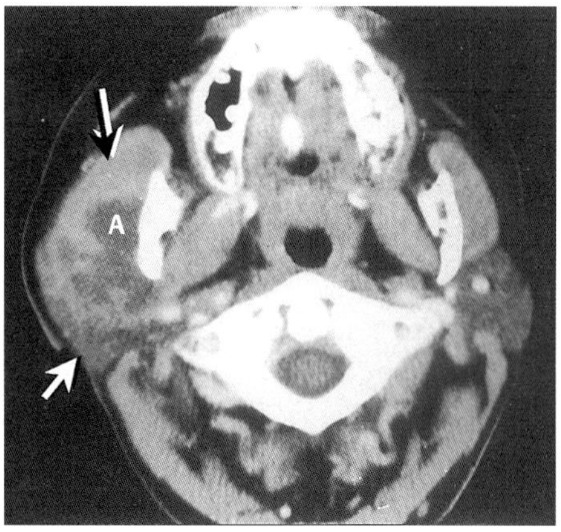

图8.39 齿源性咀嚼肌感染，病变蔓延至腮腺间隙。口咽水平轴位增强CT扫描显示右侧咬肌增大（黑箭），其内有一巨大低密度，代表脓肿形成（A）。脓肿向后侵犯腮腺间隙，邻近的腮腺密度减低，其表现符合感染（白箭）。

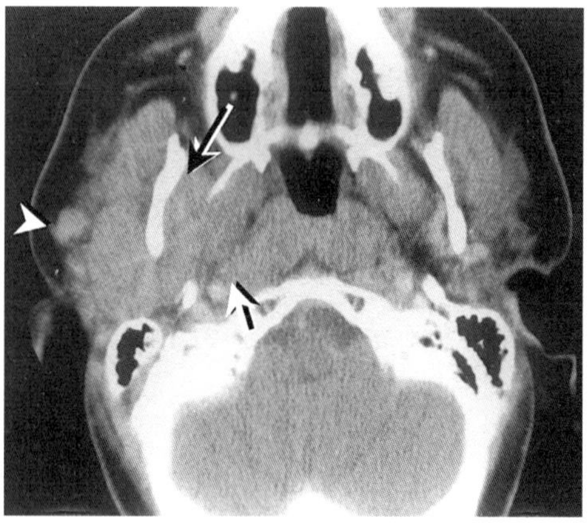

图8.40 腮腺间隙非霍奇金淋巴瘤，轴位增强CT扫描显示肿块呈中等密度，通过右侧腮腺侵犯至腮腺间隙并占据了翼外肌和下颌骨支间的正常脂肪间隙（黑箭）。咽旁间隙内右颈内动脉周围脂肪间隙变模糊（白箭），腮腺旁有一明显凸起的具有占位效应的淋巴结（箭头）。

认为是由于呼吸道的感染或起源于呼吸道的肿瘤引起[148]。

影像特征：如上述描述，第二鳃裂囊肿最典型的发病位置是位于下颌骨下间隙内，它使其前部的下颌下腺，后侧面的胸锁乳突肌及后中部的颈动静脉移位（图8.41）[176]。偶尔可以见到囊肿在颈内外动脉间扩展的病例。

该病变的典型影像表现为椭圆形肿块，CT图像上呈低密度，MR扫描显示液性信号，囊壁较薄，周围软组织的水肿程度取决于上述表现和病变感染的程度[148]。对于一年轻成年患者若在上述区域内发现一薄壁囊肿，且出现特征性的推移邻近组织的情况，就应该很有信心的把它诊断为此病（图8.41）[148]。

与发生于此位置的其他囊性病变的鉴别诊断中，应考虑到乳头状甲状腺癌的囊性转移，此点非常重要。病变内有一强化的结节有助于后者的诊断（图8.42）。下颌下间隙的其他囊性病变（但是极少引起邻近结构的特征性移位）包括下颌腺囊肿、坏死或囊变的神经鞘瘤、表皮样或皮样囊肿、原发性鳞状上皮细胞癌的囊性转移结节（见第10和12章）。

淋巴管瘤

如上面所述，淋巴管瘤为薄壁单囊或多囊肿块，CT呈低密度，MR扫描呈液性信号[176]。下颌下间隙是淋巴管瘤的一个常见发病部位，且常蔓延至邻近的筋膜间隙。有时淋巴管瘤在T1WI和T2WI都呈现高信号，这是由于瘤内富含有蛋白质性质的液体或有陈旧性出血。

甲状舌管囊肿

甲状舌管囊肿约占颈部先天性异常的70%，是颈部最常见的非齿源性囊肿[177,178]。胚胎发育过程中，甲状舌管通行中线内的盲孔穿过口腔底部的舌肌群和下颌舌骨肌，继续深行至颈阔肌和舌骨的前方，该管环绕舌骨的下缘，在恢复其位于甲状舌骨肌群和strap肌前面的路线之前，它轻微向上直至舌骨背侧的凹面[178]。最终，该管终止于甲状腺峡部水平。甲状舌管有具有分泌功能的上皮组织，其

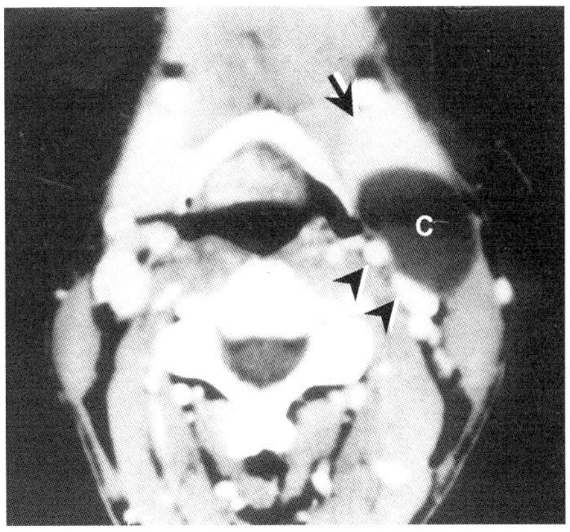

图8.41 第二鳃裂囊肿。轴位增强CT扫描显示一边界清晰的低密度薄壁囊肿（C），使前部的下颌下腺（箭）后侧面的胸锁乳突肌及后中部的颈动静脉（箭头）移位。这是该病最常见部位的典型表现。

行程过程中任一部位退化不全都可形成囊肿[178]。有时偶尔在这些囊肿里面可以发现甲状腺残余组织，甲状腺组织可以停滞在甲状舌管的行程中的任一位置[178]。20%甲状舌管囊肿位于颈部舌骨之上的区域，15%位于舌骨水平，65%位于舌骨水平之下[174,178]。当其位于舌骨上或在下颌下腺内，甲状舌管囊肿典型的表现是分离两侧二腹肌的前腹且位于正中线(图8.43)[176]。然而 25%的舌骨上甲状舌管囊肿可以是旁正中分布的[174]。在第12章节将对甲状舌管囊肿进行深一步的讨论。

舌下囊肿

尽管舌下囊肿起源于唾液腺（舌下腺或者下颌下腺）并且在相应的章节（第9章）将会有描述，但是它们在舌下间隙和下颌下间隙的囊性病变鉴别诊断中有一席之地，所以我们还得对它进行简单的描述。单纯的舌下囊肿是舌下腺的黏液滞留性囊肿，位于舌下间隙的筋膜腔内，其边界清晰，呈低密度或液性信号（图8.44）[176]。假如舌下囊肿破裂，其可以从舌下间隙延伸至下颌下间隙，此时我们

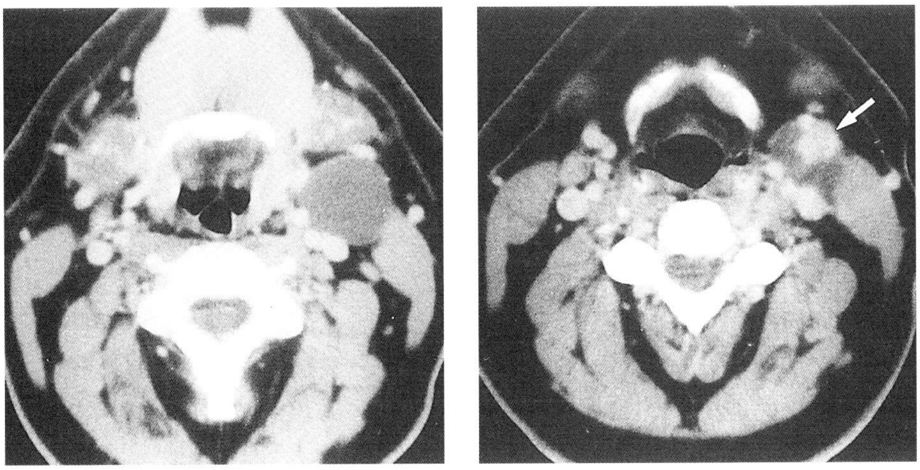

a b

图8.42 和第二鳃裂囊肿相似的囊性甲状腺癌转移。a 轴位增强CT扫描显示一低密度肿块，薄壁，边缘清楚。其表现与第二鳃裂囊肿相似。
b 稍低层面轴位CT增强扫描显示囊内有一明显强化的软组织结节（箭），此表现可以把它和第二鳃裂囊肿区别开来。术后病理证实为甲状腺癌。

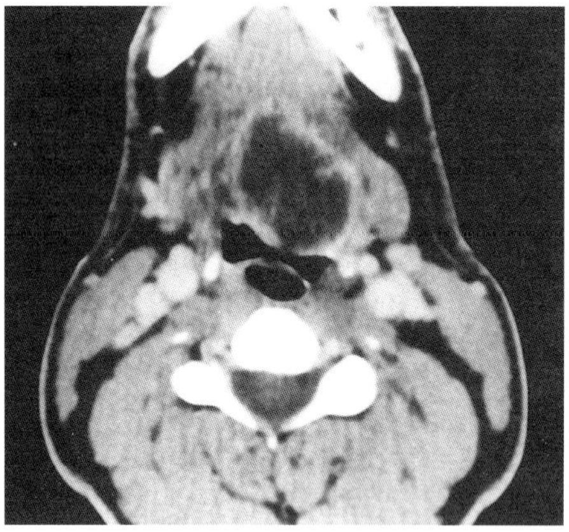

图8.43 感染性甲状舌管囊肿。病人发烧且吞咽困难，舌基底部轴位增强CT扫描显示中线旁紧邻舌骨上有一液性低密度肿块。囊壁不规则，轻微增厚，考虑和感染有关。

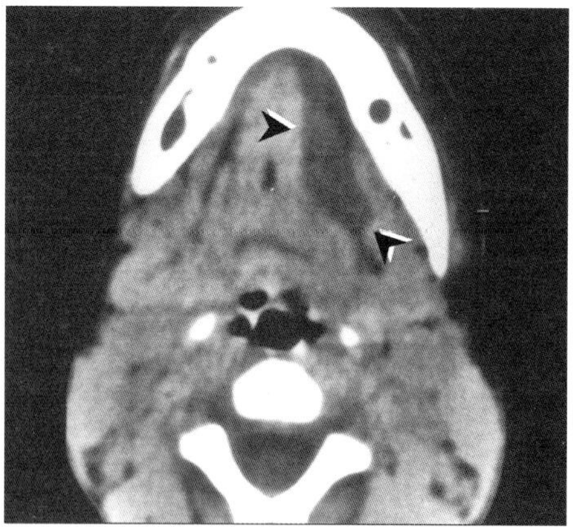

图8.44 舌下囊肿。轴位CT扫描显示一液性低密度肿块，病变充填左侧舌下间隙，没有明显的壁（箭头）。

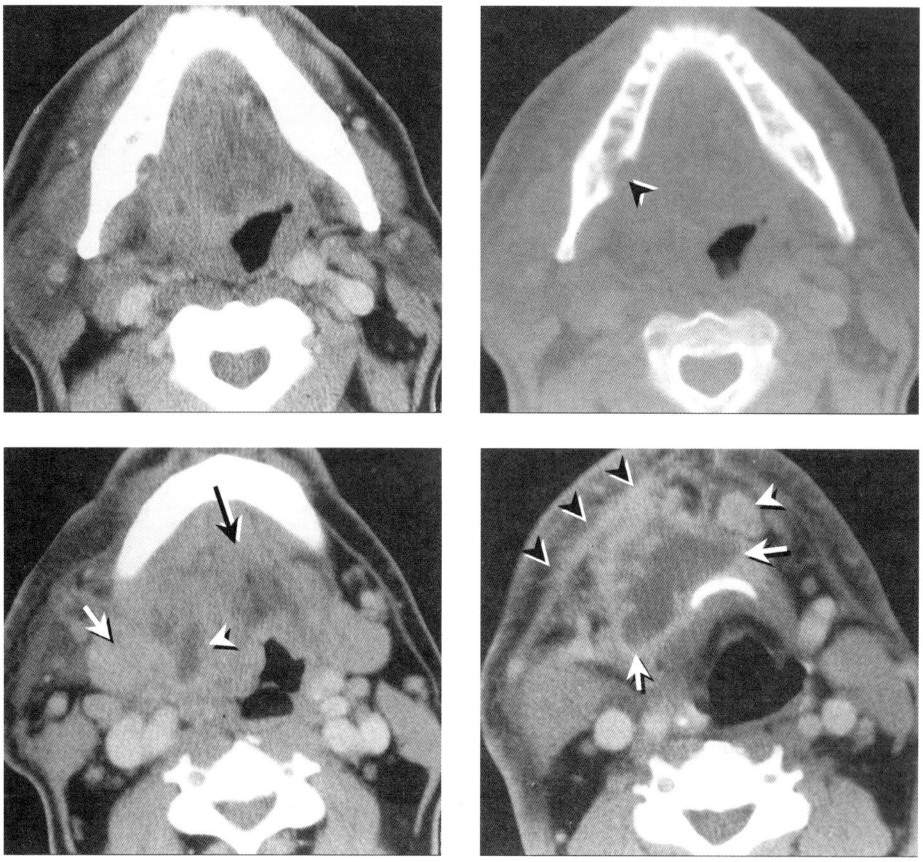

a b c d

图8.45 由于第三磨牙拔除而导致的下颌下间隙和舌下间隙感染及下颌骨骨髓炎。a 轴位增强CT扫描显示下颌骨后内缘侵蚀性破坏，口咽上部的舌下间隙脂肪层变模糊，密度增高。b 同一层面骨窗更好的显示出第三磨牙位置下颌骨内的异常透亮度（箭头）。c 稍低层面的轴位增强CT扫描显示颏舌骨肌向左侧移位（黑箭），感染扩展至邻近下颌腺（白箭）的下颌下间隙。低密度区代表脓肿形成（箭头）。d 稍低层面轴位增强 CT扫描显示感染蔓延至低于舌骨水平的下颌下间隙，脓肿（白箭）形成，呈大片状的低密度病变聚集区，边缘轻度强化。皮下组织水肿明显，沿增厚的皮肤和增厚的颈阔肌分布（黑箭头）。还可见一明显肿大的淋巴结移位至左侧（白箭头）。

可以描述它为“游走性”或“突进性”舌下囊肿。这一时期，舌下囊肿典型地位于下颌下间隙内，但是其也可以延伸至咽旁间隙内[176]。游走性舌下囊肿典型表现常为病变有一“尾巴”从下颌舌骨肌的内缘延伸至舌下间隙，该“尾巴”在CT上呈低密度，MRI呈液性信号[5]。偶尔“尾巴”可通过下颌舌骨肌的中前部[176]。该病变典型的“尾巴”状的影像学表现可以把它和表皮样囊肿或淋巴管瘤区分开来[176]。与游走性的舌下囊肿相似，简单的舌下囊肿可以变大，在没有破裂的情况下也可以延伸至下颌舌骨肌的内缘。若有感染或手术史，舌下囊肿的薄壁会增厚[176]。对舌下囊肿的进一步讨论将在第9和10章节进行。

炎症性病变

下颌下隙和舌骨下隙的感染很常见，在下颌舌骨肌的后缘两个间隙内的感染可以互相浸润扩展。假如感染得不到控制，就会蔓延至嚼肌间隙和咽旁间隙。下颌下间隙的感染最常来自牙齿，口底或者面颊部，这些区域的感染被引流至颌下淋巴结；由于结石所导致下颌下腺阻塞所引起的感染也可累及下颌下间隙[144]。蜂窝组织炎和下颌下间隙脓肿很容易地就能继发咽旁间隙的感染。下颌下间隙感染也可以来自牙源性感染(图8.45)。典型地，第二三磨牙牙根紧邻下颌舌骨，其感染可以直接蔓延至下颌下间隙。第二磨牙之前的牙根感染可以延伸到下颌舌骨肌之上导致舌下间隙感染[154]。感染源常为链球菌或葡萄球菌，混合性感染还有厌氧菌参与，后者常导致多间隙感染[476,179]。

舌下间隙急性感染的一种潜在的致命形式叫做Ludwig咽峡炎，应该值得特别关注[179]。Ludwig咽峡炎是口底的蜂窝组织炎，常由齿源性感染引起，创伤或者拔牙也可引起[154]。90%的病例报道和下颌磨牙的感染有关[179]。蜂窝组织炎经常侵犯双侧舌下腺并且可以迅速地蔓延至舌骨上的颈部软组织，出现舌后面和上面的水肿使舌移位[154,179]。假如感染得不到治疗，它可以扩展至prestyloid and retrostyloid compartments及咽后间隙，也可以扩展至纵隔或膈下的组织，后两种情况比较少见[179]。Ludwig咽峡炎是一种临床急症，若其得不到诊断和迅速有效的治疗，常会损害呼吸道引起窒息[179]。Ludwig咽峡炎的进一步讨论及其影像学特征将在第10章中进行。

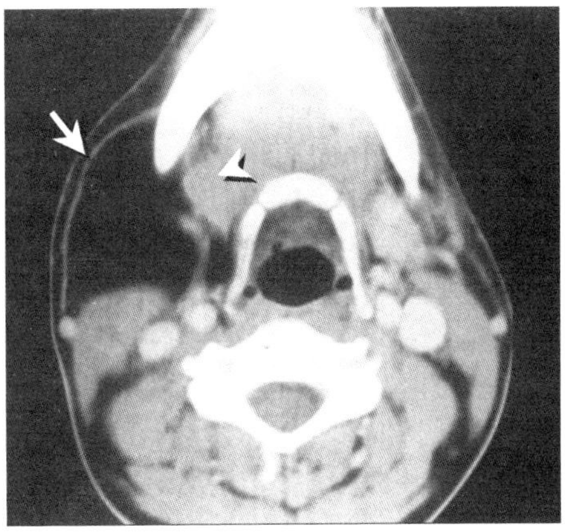

图8.46 下颌下间隙脂肪瘤。舌骨水平轴位CT增强扫描显示一肿块推移左侧下颌腺向前内侧移位（箭头），颈阔肌向后移位（箭），肿块和皮下脂肪密度等同，均质，边缘清晰。

良性肿瘤

下颌舌下间隙的良性肿瘤包括皮样和表皮样肿瘤，脂肪瘤及唾液腺来源的良性肿瘤。唾液腺肿瘤在第9章有详述。脂肪瘤少见，由于其CT和MR表现和皮下脂肪等同而易于得到诊断（图8.46）。

舌下和下颌下间隙的皮样和表皮样囊肿需和发生于中线和旁中线的囊性病变如舌骨上的甲状舌管囊肿和坏死的淋巴结相鉴别。皮样囊肿在颈部较少见，但是可以占颈部中线或旁中线囊性病变的22%[134]。下颌下隙和舌下间隙都可发生皮样囊肿，其黏膜上皮层含有外胚层和中胚层的组织[134,176]。CT和MR可以典型地显示出这些薄壁病变。病变内部脂肪的出现有助于把它和发生于此部位的其他囊肿相鉴别[134,176]。皮样和表皮样囊肿的进一步讨论将在第10章进行。

恶性肿瘤

唾液腺外的恶性肿瘤最常来源于下颌下和舌下间隙内的淋巴结链，这些淋巴结常引流其他部位的肿瘤细胞如下唇、面颊前部黏膜、牙槽背部、舌部或者舌下间隙[176]。侵犯舌下和下颌下间隙的病变也可来自口腔或舌部的癌变组织（图8.47）。和颈部其他部位的恶性淋巴结病变一样，恶性淋巴结典型的影像表现为薄壁、不规则，静脉团注对比剂呈中等程度的强化。转移性淋巴结可以是囊性(图8.42)或者向邻近的组织侵犯。

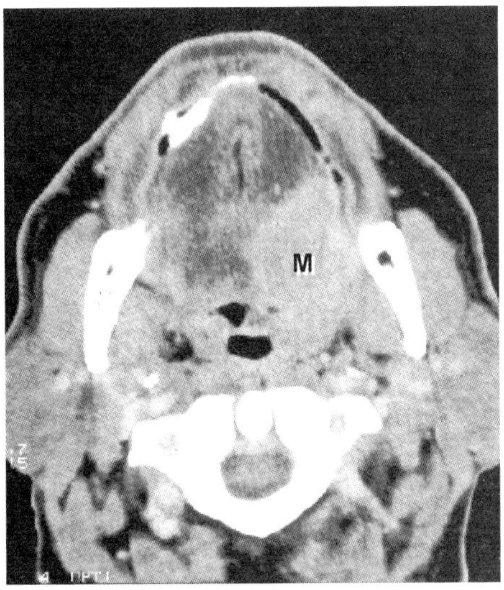

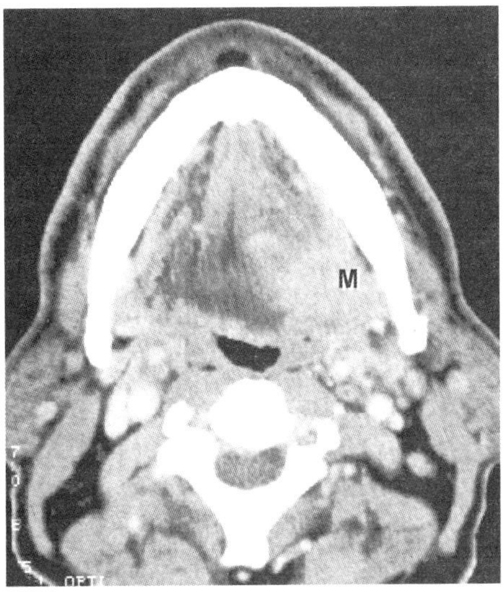

图8.47 舌底部鳞状细胞癌。a 轴位增强CT扫描显示一体积较大且明显增强的肿块(M)侵犯左侧舌根部，侵占咽部及翼内肌间的脂肪间隙，并向后侵犯扁桃弓(腭舌肌)。b 同一病例口底水平CT增强扫描显示口底肿块侵犯左侧舌下隙（包绕舌的神经血管束），并侵犯同侧的颏舌肌／颏舌骨肌，但是病变没有达到中线水平。

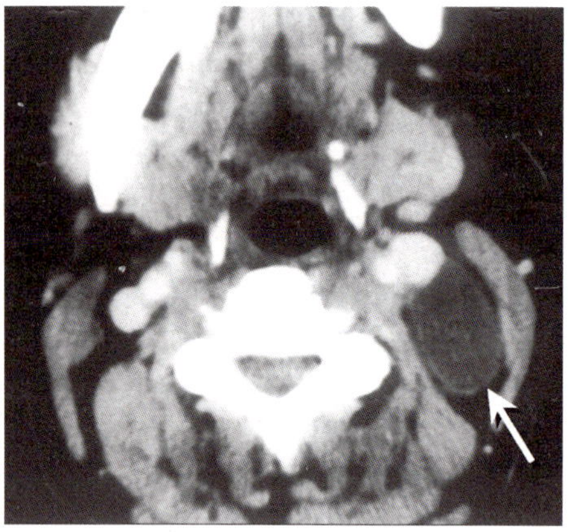

图8.48 颈后间隙淋巴管瘤（囊状水瘤）。舌骨水平轴位增强CT扫描显示边缘清晰的单侧低密度肿块扩展至颈后间隙（箭），病变壁薄，均质。乳头状甲状腺癌和鳞状细胞癌的囊性转移和此病表现相似。

颈后间隙

颈后间隙位于脊柱旁肌肉和胸锁乳突肌之间，位于舌骨之上部较窄而在舌骨之下相对增宽。此间隙能发生很多病变，包括先天性病变如淋巴管瘤(图8.48)、血管瘤、鳃裂囊肿，肿瘤如脂肪瘤、神经纤维瘤、神经纤维瘤、淋巴瘤、侵袭性纤维瘤及其他少见肉瘤[180]。然而大部分颈部后间隙病变和脊柱旁淋巴结链的淋巴结转移有关，包括炎症性的腺体感染，转移癌或淋巴瘤[21,180,181]。病变发生在舌骨水平之下部位较常见。

颈部后间隙是头颈部脂肪瘤最常见的发病部位，约占该部位脂肪瘤发病总数的13%[134]，该病年轻和年老患者都很少，最常发病年龄为50～60岁之间[134]。脂肪瘤在CT上和MR上可以容易地诊断，CT呈低密度，MR呈脂肪信号，与皮下脂肪信号等同，对周围组织可产生推移，但不会出现浸润表现[134]。

舌骨上颈部创伤

喉咽，鼻咽，口咽的舌骨上部分与喉咽（咽下部）或者喉头部相比不易受损伤[10]，大量鼻咽部和口咽部的放射学资料也证实了上述观点[187-199]。

临床病理学和影像学对喉咽部创伤的机制做了大量的描述，按照相关规定把创伤分为钝器伤（闭合伤）和锐器伤（开放性损伤）两种类型。

钝器伤

如由于摩托车事故引起的头颈部钝器伤会导致咽后部血肿形成，而后者会迅速发展为呼吸道阻塞，影响患者生命[21,200]。

一旦创伤后急诊放射学检查发现椎骨前软组织肿胀，就应该首先固定病变部位并维护呼吸道的通畅[187]。接着应行CT扫描来检查是否有颈椎棘突骨折的存在，向上应该扫到颅底，目的是明确是否有枕骨髁骨折的存在[191]，并且尽量扫描到血肿的下部来观察它是否累及到纵隔。

也有报道颈部后血肿源自小的钝器损伤[187]，过度伸展所致的损伤[190]或由于交通事故中的(汽车)保险气袋爆炸所致的损伤[188]。

颈部后血肿非创伤原因包括抗凝治疗和动脉瘤，肿瘤和炎症的并发症[190]。

锐器创伤

咽后穿孔所致的创伤可以是偶然性发生的，也可以是医源性的。偶然性穿孔常累及口咽部，常由外来异物[21]、鱼骨[197]、枪弹伤[198]或者口腔内异物直接刺伤所致[199]。医源性穿孔常累及鼻咽部，常由于上消化道内窥镜检查[194]、辅助换气、[21]新生儿咽部换气、鼻胃管或者新生儿复苏插管所致[193]。

咽部穿孔可并发以下一种或几种症状：

- 肺气肿，气体经穿孔的咽壁进入颈后部。穿孔常至咽后部进入气体，这在CT上很容易发现。偶尔大量聚集于间质的气体可累及多个深部筋膜间隙并互相连接成串，引发纵隔积气[21,192,194,201]。
- 咽后脓肿少见且常由于口腔菌群扩散引起，没有得到控制的感染常扩展至深部筋膜间隙，导致筋膜炎或咽后壁脓肿[10]，可以向下蔓延至纵隔并可以向下蔓延至更危险的间隙直到横膈[192]。咽后脓肿的图像表现在前面章节已有描述。
- 血管损伤 后外侧口咽部损伤常导致颈内动脉(ICA)血栓和脑血管缺血，尤其是小孩子口腔内落有尖锐的异物时。颈内动脉常在颈动脉分叉以上1～3cm处损伤，此处颈动脉和口咽部气道仅有扁桃体和咽上缩肌的咽肌分隔。病人典型表现为经过一段中间清醒期（偶尔超过24小时）后出现意识紊乱，偏瘫，若优势半球缺血还会出现表达性失语症[199]。

也有这样的病例报道，说是由于口腔内钝器伤[195]和小的咽部损伤[196]而导致颈内动脉血栓形成。

阻塞性睡眠呼吸暂停综合征(OSA)

病理生理学：OSA 患者 睡眠中上呼吸道阶段性阻塞，最常发生在咽部水平[202]。 部分原因是由于神经肌肉紊乱所致。正常情况下，睡眠开始时对咽部肌肉的神经输出开始减少，接着它们之间的协调性也降低。吸气时，假如咽部气道开始就比较窄或比正常情况有更大的顺应性，上呼吸道内形成的负压就有使咽壁萎陷低张的可能[203]。

临床表现：肥胖病人比较常见。OSA 的发病率随年龄增长而增长，还和睡眠时是否打鼾，烟酒史，是否服用过镇静药有关，也和基因及家族遗传有关[202]。

睡眠中反复发作的持续10s或大于60s的呼吸暂停会导致动脉血氧饱和度降低，反复觉醒，这样就导致典型的症状如白天瞌睡、早晨头晕及注意力不集中[203,204]。 与OSA发病相关的其他原因包括胃食管反流、阳痿、心律不齐、高血压、脑卒中及心肌梗死[168,168]。

影像的作用：当前，OSA 的诊断是对临床怀疑有OSA的患者行整夜睡眠图（连续记录睡眠过程中相关的生理学变化）检查来评价其生理学指标的严重性，还应用经鼻的纤维光导内窥镜检查来评价气道狭窄的实际程度[202]。

随着新影像技术的出现，应用于咽喉部的接近实时的动态成像已经成为现实，我们可以无创的评价咽喉功能异常。已有超高速 CT （电子束 CT）[203,205-208] 和MR 荧光镜透视检查[204,209-213] 用于OSA 病人的检查。

超高速 CT 扫描是用电子枪产生一束快速移动的电子束轰击机架上的多重探测器，确保同时显现出多层图像，这样就可以在小至50～100ms的时间内得到具有很高时间分辨力的图像[214]。 超高速CT 应用离子化放射扫描，其缺点是不能得到正中矢状面[204]。

“MR 荧光镜透视检查”这个词在介绍“多重梯度回波序列快速获取MR图像的能力（可高达每帧/0.3～7S）的发展”的文章中已有介绍。[215,216]

荧光透视MRI应用GRASS（稳态梯度回波）[204,211,213] 和FLASH(快速小角度激发) [204,209,210] 序列进行上呼吸道功能成像。通过静态呼吸、模拟打鼾及Muller 动作（闭鼻用口呼吸）状态下得到矢状面和轴位图像[204]。 轴位扫描平面在口咽和喉咽（鼻咽最底部和软腭相对，此处是OSA 患者的最狭窄位置[218]）。

需要得到OSA 患者两个基本成像异常图像：[203,204]

1. 轴位狭窄喉咽腔的横断面积，矢状位狭窄的长度；
2. 咽壁顺应性的增加程度。矢状位评价悬雍垂、舌根、咽后壁的活动度，轴位评价咽侧壁的活动度。

颈部舌骨上组织活检和介入性MRI

介入MRI是应用MR技术指导放射学介入，包括诊断和最小侵袭程度的治疗。

能显示复杂的解剖位置，良好的对比度和空间分辨力及多维成像使MRI在指导介入治疗过程中有其独特的优势。这在舌骨上病变的活检取样中显得尤为重要[216,219,220]，因为此部位CT 引导受几个因素的制约，包括操作过程中没有十足的把握避开血管，不能超越单层图像（常用轴位），CT 对于咽黏膜下病变界限显示不清晰及CT 颅底易产生伪影。MRI引导的介入优点如下[216,219,220]：(图8.49)：

- 进针过程中可以连续的观看颈内动脉，椎动脉及颈外动脉的大分支的情况(图8.49)，较高的血管显示能力与MR 内在的梯度回波序列所致的流动相关增强效应有关。
- 多维显像确保针沿病变轴位或长径走行，另外，MR的任意层面成像使针可以随着不同的病人做出调整。
- 持续接近实时的显像能使穿刺针得到重新调整以能及时地避开重要结构。
- 穿刺过程中T1WI 和T2WI对比以显示病变的最大范围，T2W 技术可以引导穿刺取样复杂病变的非坏死区域，增加穿刺取样区域。

介入MRI技术的另一个应用是基于MRI组织活检技术之上来引导和监视血管内药物注射，包括血管畸形的硬化治疗。穿入穿刺针后同样速度的成像速度可以用来监视畸形血管内的硬化剂[139]。 多维显像可以监视畸形血管内的乙醇和其他硬化剂，以免它们外渗或通过静脉弥散[139]。

已报道由于用射频治疗OSA患者使患者舌底部瘢痕形成及后来发生继发性皱缩[221]。 近来一种新的用于舌底部经皮MR 引导射频消融技术已有报道[222]。

MR 引导穿刺的准确性和安全性取决于穿刺针的显像，安全准确的完成MR 引导穿刺需要很好的理解成像参数和决定穿刺针道的位置，这些不是本节所涉及的[215,216,219,223]。

介入MR 三大基本配备：

1. 需要有一开放的磁场体系，以确保方便和病人接触（图8.50)。
2. 即使是在低场强开放式MR 也需用快速梯度回波成像的应确保有大范围的组织对比且能及时成像（每帧/0.3～7s）以便示踪，有时在线圈最适度以外的部位也得进行扫描以便显示穿刺点[215,217,219,224,225]。
3. 通过室内具有高分辨率且能隔离射频的显示器在扫描仪的一侧进行实时图像观察（图8.50)[36,215,216]。

有了这三个配置，操作者就可以坐在病人旁边而不需

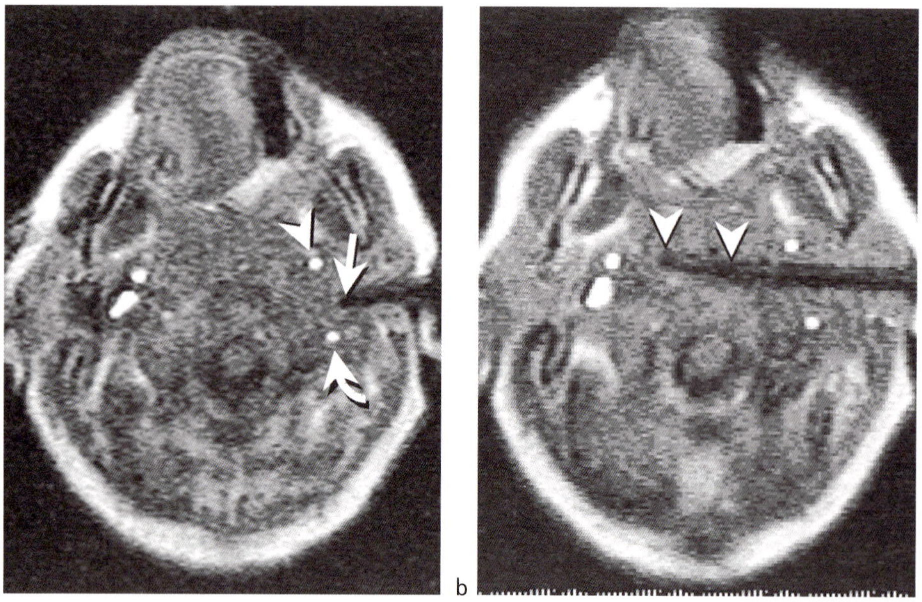

a b

图8.49 68岁男性，C1～C2 椎体及椎前肿块（舌骨水平之上）的接近实时的介入MR 引导穿刺。用稳态进动序列(FISP)(18/7/4/90⁰)（TR/TE/平均信号数/翻转角)扫描，成像速度1帧/7s，此病例以前外科术前组织活检没有成功。

a 穿刺针刚进入时图像显示针尖通过左侧腮腺间隙。椎前间隙内可发现一边界不清的肿块。2D傅里叶变换使血管如颈内动脉(箭头)、椎动脉(弯箭)清晰显示。针尖(直箭)准确清晰地被监视以避开这些重要结构。

b 针得到重新调整，使之位于颈内动脉的前方。针的痕迹被显示为远端针尖的间苗区域（箭头间）。病理结果为慢性骨髓炎和蜂窝组织炎，病原体被成功分离出来。

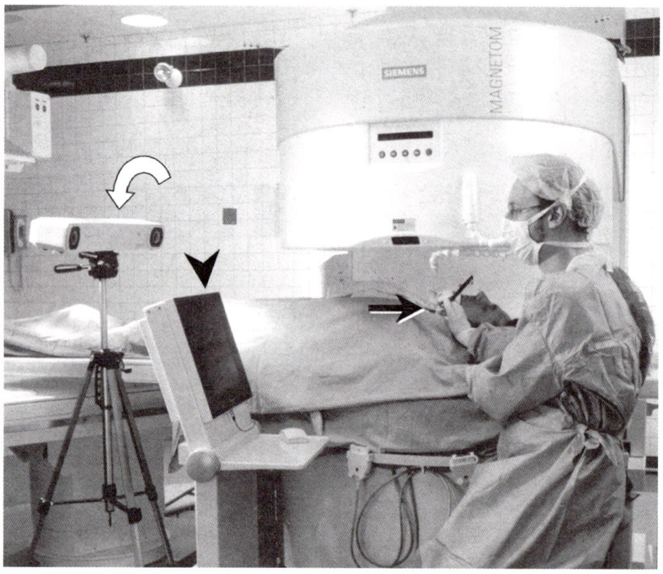

图8.50 介入 MRI配置 开放式MR，以方便接触病人，电视摄像机传感配置（弯箭）以便发现手提式穿刺针（黑箭）的位置.此系统需要自动的获取连续MR图像以便确定针的位置，并自动及时的在临近扫描仪（箭头）的屏蔽LCD显示出四幅图像。LCD控制面板上的计算机鼠标和脚踏板（未显示）可以方便操作者操作。

要操作者从介入装置移开就可以进行介入操作，这种方式和血管造影及超声引导穿刺近似，特别适合放射科医师能应用更多的介入器材进行介入诊治。

参考文献

1 Moore KL. The neck. In: Clinically Oriented Anatomy 3d ed. Baltimore: Williams and Wilkins; 1992: 783–852.

2 Mukherji SK, Castillo M. Normal cross-sectional anatomy of the nasopharynx, oropharynx, and oral cavity. Neuroimaging Clin North Am. 1998; 8: 211–8.

3 Seaman WB. Pharynx. radiology. In: Margulis AR, Burhenne HJ, eds. Alimentary Tract Radiology, 3d ed. St Louis, MO: Mosby; 1983: 491–518.

4 Nour SG, Lewin JS. Nasopharynx/oropharynx. In: Haaga JR, Lanzieri CF, eds. CT and MR Imaging of the Whole Body, 4th ed. St. Louis, MO: Mosby; 2002; 619–662.

5 Harnsberger HR. Head and neck imaging. In: Osborne AG, Bragg DC, eds. Handbooks in Radiology, 2d ed. St Louis: Mosby-Year Book; 1995

6 Norbash AM. Nasopharynx and deep facial spaces. In: Eldman RR, Hesselink JR, Zlatkin MB, eds. Clinical Magnetic Resonance Imaging, 2d ed. Philadelphia: W.B. Saunders; 1996: 1079–1109.

7 Barakos JA. Head and neck imaging. In: Brant WE, Helms CA, eds. Fundamentals of Diagnostic Radiology, 2d ed. Philadelphia: Lippincott Williams and Wilkins; 1999: 211–232.

8 Mendenhall WM, Million RR, Mancuso AA, et al. Nasopharynx. In: Million RR, Cassisi NJ, eds. Management of Head and Neck Cancer: A Multidisciplinary Approach. Philadelphia: Lippincott; 1994: 599–626.

9 Ryan SP, McNicholas MMJ. Head and neck. In: Anatomy for Diagnostic Imaging. London: W.B. Saunders; 1994: 1–44.

10 Mukherji SK, Holliday RA. Pharynx. In: Som PM, Curtin HD, eds. Head and Neck Imaging, 3d ed. St Louis, MO: Mosby; 1996: 437–487.

11 Som PM, Sacher M, Stollman AL, Biller HF, Lawson W. Common tumors of the parapharyngeal space: refined imaging diagnosis. Radiology 1988; 169: 81–85.

12 Curtin HD. Separation of the masticator space from the parapharyngeal space. Radiology 1987; 16: 195–204.

13 Harnsberger HR, Osborn AG. Differential diagnosis of head and neck lesions based on their space of origin. 1. The suprahyoid part of the neck. AJR 1991; 157: 147–154.
14 Clemente CD, ed. Muscles and fasciae. In: Gray's Anatomy, 30th American edition. Philadelphia: Lea and Febiger; 1985: 429–605.
15 Hardin CW, Harnsberger HR, Osborn AG, Doxey GP, Davis RK, Nyberg DA. Infection and tumor of the masticator space: CT evaluation. Radiology 1985;157: 413–417.
16 Hollinshead WH, Rosse Cornelius. Pharynx and larynx. In: Textbook of Anatomy, 4th ed. Philadelphia: Harper and Row; 1985; 987–1006.
17 Paonessa DF, Goldstein JC. Anatomy and physiology of head and neck infections (with emphasis on the fascia of the face and neck). Otolaryngol Clin North Am 1976; 9: 561–580.
18 Lanzieri CF, Lewin JS. Oropharynx and Nasopharynx. In: Stark DD, Bradley WG, eds. Magnetic Resonance Imaging, 3d ed. St. Louis, MO: Mosby; 1999.
19 Mafee MF. Nasopharynx, parapharyngeal space, and skull base. In: Valvassori GE, Mafee MF, Carter BL, eds. Imaging of the Head and Neck. Stuttgart: Georg Thieme Verlag; 1995: 332–363.
20 Som PM, Biller HF, Lawson W. Tumors of the parapharyngeal space: preoperative evaluation, diagnosis and surgical approaches. Ann Otol Rhinol Laryngol Suppl 1981; 90: 3–15.
21 Davis WL, Harnsberger HR, Smoker WR, Watanabe AS. Retropharyngeal space: evaluation of normal anatomy and diseases with CT and MR imaging. Radiolog. 1990; 174: 59–64.
22 Cross RR, Shapiro MD, Som PM. MRI of the parapharyngeal space. Radiol Clin North Am 1989; 27: 353–378.
23 Mancuso AA, Harnsberger HR, Muraki AS, Stevens MH. Computed tomography of cervical and retropharyngeal lymph nodes: normal anatomy, variants of normal, and applications in staging head and neck cancer. Part I: normal anatomy. Radiology 1983; 148: 709–714.
24 Silver AJ, Mawad ME, Hilal SK, Sane P, Ganti SR. Computed tomography of the carotid space and related cervical spaces. Part I: Anatomy. Radiology 1984; 150: 723–728.
25 Olsen KD. Tumors and surgery of the parapharyngeal space. Laryngoscope 1994; 104: 1–28.
26 Maran AG, Mackenzie IJ, Murray JA. The parapharyngeal space. J Laryngol Otol 1984; 98: 371–380.
27 Coit WE, Harnsberger HR, Osborn AG, Smoker WRK, Stevens MH, Lufkin RB. Ranulas and their mimics: CT evaluation. Radiology 1987; 163: 211–216.
28 Vogl T, Dresel S, Bilaniuk LT, Grevers G, Kang K, Lissner J. Tumors of the nasopharynx and adjacent areas: MR imaging with Gd-DTPA. AJR 1990; 154: 585–592.
29 Robinson JD, Crawford SC, Teresi LM, Schiller VL, Lufkin RB, Harnsberger HR, Dietrich RB, Crim JR, Duckwiler GR, Spickler EM, et al. Extracranial lesions of the head and neck: preliminary experience with Gd-DTPA-enhanced MR imaging. Radiology 1989; 172: 165–170.
30 Unger JM. The oral cavity and tongue: magnetic resonance imaging. Radiology 1985; 155: 151–153.
31 Lufkin RB, Wortham DG, Dietrich RB, Hoover LA, Larsson SG, Kangarloo H, Hanafee WN. Tongue and oropharynx: findings on MR imaging. Radiology 1986; 161: 69–75.
32 Lewin JS, Curtin HD, Ross JS, Weissman JL, Obuchowski NA, Tkach JA. Fast spin-echo imaging of the neck: comparison with conventional spin-echo, utility of fat suppression, and evaluation of tissue contrast characteristics. AJNR 1994; 15: 1351–1357.
33 Anzai Y, Lufkin RB, Jabour BA, Hanafee WN. Fat-suppression failure artifacts simulating pathology on frequency-selective fat-suppression MR images of the head and neck. AJNR 1992; 13: 879–884.
34 Vogl TJ, Dresel SH. New developments in magnetic resonance imaging of the nasopharynx and face. Curr Opin Radiol 1991; 3: 61–66.
35 McGowan JC 3d, Hatabu H, Yousem DM, Randall P, Kressel HY. Evaluation of soft palate function with MRI: application to the cleft palate patient. J Comput Assist Tomogr 1992; 16: 877–882.
36 Dähnert W. Ear, nose, and throat disorders. In: Radiology Review Manual, 4th ed. Baltimore: Williams and Wilkins; 1999: 314–335.
37 Chong VF, Fan YF. Radiology of the nasopharynx: pictorial essay. Australas Radiol 2000; 44: 5–13.
38 Ikushima I, Korogi Y, Makita O, Komohara Y, Kawano H, Yamura M, Arikawa K, Takahashi M. MR imaging of Tornwaldt's cysts. AJR 1999; 172: 1663–1665.
39 Battino RA, Khangure MS. Is that another Thornwaldt's cyst on M.R.I.? Australas Radiol 1990; 34: 19–23.
40 Boucher RM, Hendrix RA, Guttenplan MD.The diagnosis of Thornwaldt's cyst. Trans Pa Acad Ophthalmol Otolaryngol 1990; 42: 1026–1030.
41 Finkelstein Y, Malik Z, Kopolovic J, Bernheim J, Djaldetti M, Ophir D. Characterization of smoking-induced nasopharyngeal lymphoid hyperplasia. Laryngoscope 1997; 107: 1635–1642.
42 Brodsky L, Koch RJ. Anatomic correlates of normal and diseased adenoids in children. Laryngoscope 1992; 102: 1268–1274.
43 Potsic WP. Assessment and treatment of adenotonsillar hypertrophy in children. Am J Otolaryngol 1992; 13: 259–264.
44 Gates GA, Avery CA, Prihoda TJ, Cooper JC Jr. Effectiveness of adenoidectomy and tympanostomy tubes in the treatment of chronic otitis media with effusion. N Engl J Med. 1987; 317: 1444–1451.
45 Gates GA, Avery CA, Prihoda TJ. Effect of adenoidectomy upon children with chronic otitis media with effusion.Laryngoscope 1988; 98: 58–63.
46 Dillon WP, Mills CM, Kjos B, DeGroot J, Brant-Zawadzki M. Magnetic resonance imaging of the nasopharynx. Radiology 1984; 152: 731–738.
47 Hudgins PA, Jacobs IN, Castillo M. Pediatric airway disease. In: Som PM, Curtin HD, eds. Head and Neck Imaging, 3d ed. St Louis, MO: Mosby, 1996; 545–611.
48 Ungkanont K, Yellon RF, Weissman JL, Casselbrant ML, Gonzalez-Valdepena H, Bluestone CD. Head and neck space infections in infants and children. Otolaryngol Head Neck Surg 1995; 112: 375–382.
49 Yousem DM, Chalian AA. Oral cavity and pharynx. Radiol Clin North Am 1998; 36: 967–981.
50 Weissleder R, Rieumont MJ, Wittenberg J. Head and neck imaging. In: Primer of Diagnostic Imaging, 2d ed. St. Louis, MO: Mosby, 1997; 547–594.
51 Phelps PD. The pharynx and larynx: the neck. In Sutton D, ed. Textbook of Radiology and Imaging, 6th ed. New York: Churchill Livingstone; 1998: 1273–1295.
52 Gullane PJ, Davidson J, O'Dwyer T, Forte V. Juvenile angiofibroma: a review of the literature and a case series report. Laryngoscope 1992; 102: 928–933.
53 Reddy M, Anton JV, Schoggl A, Reddy B, Matula C. Recurrent angiofibroma invading the skull base—case report. Neurol Med Chir (Tokyo) 2002; 42(10): 439–442.
54 Ungkanont K, Byers RM, Weber RS, Callender DL, Wolf PF, Goepfert H. Juvenile nasopharyngeal angiofibroma: an update of therapeutic management. Head Neck 1996; 18: 60–66.
55 Radkowski D, McGill T, Healy GB, Ohlms L, Jones DT. Angiofibroma. Changes in staging and treatment. Arch Otolaryngol Head Neck Surg 1996; 122: 122–129.
56 Maroldi R, Battaglia G, Farina D, Maculotti P, Chiesa A. Tumours of the oropharynx and oral cavity: perineural spread and bone invasion. JBR-BTR. 1999; 82: 294–300.
57 Neel HB, Slavitt DH. Nasopharyngeal cancer. In: Baily BJ, ed. Head and neck surgery—otolaryngology. Philadelphia: J.B. Lippincott; 1993: 1257–1260.
58 Shanmugaratnam K, Sobin LH. Histological typing of upper respiratory tract tumors. In: International Histological Classification of Tumors, No. 19. Geneva, Switzerland: World Health Organization; 1978.
59 Chong VF, Fan YF, Mukherji SK. Carcinoma of the nasopharynx. Semin Ultrasound CT MR 1998; 19: 449–462.
60 Chong VF, Fan YF, Khoo JB. Nasopharyngeal carcinoma with intracranial spread: CT and MR characteristics. J Comput Assist Tomogr 1996; 20: 563–569.
61 Chong VF, Fan YF, Toh KH, Khoo JB, Lim TA. Magnetic resonance imaging and computed tomography features of nasopharyngeal carcinoma with maxillary sinus involvement. Australas Radiol 1995; 39: 2–9.
62 Yu MC, Yuan JM. Epidemiology of nasopharyngeal carcinoma. Semin Cancer Biol 2002; 12(6) :421–429
63 Dickson RI. Nasopharyngeal carcinoma: an evaluation of 209 patients. Laryngoscope 1981; 91: 333–354.
64 Easton JM, Levine PH, Hyams VJ. Nasopharyngeal carcinoma in the United States. A pathological study of 177 US and 30 foreign cases. Arch Otolaryngol 1980; 106: 88–91.
65 Chia KS, Lee HP, Seow A, et al. Trends in Cancer Incidence in Singapore 1968–1992. Singapore: Singapore Cancer Registry; 1996.
66 King AD, Kew J, Tong M, Leung SF, Lam WW, Metreweli C, van Hasselt CA. Magnetic resonance imaging of the eustachian tube in nasopharyngeal carcinoma: correlation of patterns of spread with middle ear effusion. Am J Otol 1999; 20: 69–73.
67 Chong VF, Fan YF. Jugular foramen involvement in nasopharyngeal carcinoma. J Laryngol Otol. 1996; 110: 987–90.
68 Su CY, Lui CC. Perineural invasion of the trigeminal nerve in patients with nasopharyngeal carcinoma. Imaging and clinical correlations. Cancer 1996; 78: 2063–2069.

69 Wakisaka M, Mori H, Fuwa N, Matsumoto A. MR analysis of nasopharyngeal carcinoma: correlation of the pattern of tumor extent at the primary site with the distribution of metastasized cervical lymph nodes. Preliminary results. Eur Radiol 2000; 10: 970–977.
70 Mesic JB, Fletcher GH, Goepfert H. Megavoltage irradiation of epithelial tumors of the nasopharynx. Int J Radiat Oncol Biol Phys 1981; 7: 447–453.
71 Chong VF, Fan YF, Khoo JB. Retropharyngeal lymphadenopathy in nasopharyngeal carcinoma. Eur J Radiol 1995; 21: 100–105.
72 Mancuso AA, Hanafee WN. Nasopharynx and parapharyngeal space. In: Computed Tomography and Magnetic Resonance Imaging of the Head and Neck, 2 d ed. Baltimore, MD: Williams and Wilkins, 1985; 428–498.
73 Sievers KW, Greess H, Baum U, Dobritz M, Lenz M. Paranasal sinuses and nasopharynx CT and MRI. Eur J Radiol 2000; 33: 185–202.
74 King AD, Lam WW, Leung SF, Chan YL, Teo P, Metreweli C. MRI of local disease in nasopharyngeal carcinoma: tumour extent vs tumour stage. Br J Radiol 1999; 72: 734–741.
75 Ng SH, Chang TC, Ko SF, Yen PS, Wan YL, Tang LM, Tsai MH. Nasopharyngeal carcinoma: MRI and CT assessment. Neuroradiology 1997; 39: 741–746.
76 Barakos JA, Dillon WP, Chew WM. Orbit, skull base, and pharynx: contrast-enhanced fat suppression MR imaging. Radiology 1991; 179: 191–198.
77 Crawford SC, Harnsberger HR, Lufkin RB.The role of gadolinium-DTPA in the evaluation of extracranial head and neck lesions. Radiol Clin North Am 1989; 27: 219–242.
78 Hillsamer PJ, Schuller DE, McGhee RB Jr, Chakeres D, Young DC. Improving diagnostic accuracy of cervical metastases with computed tomography and magnetic resonance imaging. Arch Otolaryngol Head Neck Surg 1990; 116: 1297–1301.
79 Hunink MG, de Slegte RG, Gerritsen GJ, Speelman H. CT and MR assessment of tumors of the nose and paranasal sinuses, the nasopharynx and the parapharyngeal space using ROC methodology. Neuroradiology 1990; 32: 220–225.
80 Ng SH, Chong VF, Ko SF, Mukherji SK. Magnetic resonance imaging of nasopharyngeal carcinoma. Topics Magn Reson Imaging 1999; 10: 290–303.
81 Xie C, Liang B, Lin H, Wu P. Influence of MRI on the T, N staging system of nasopharyngeal carcinoma. Zhonghua Zhong Liu Za Zhi 2002; 24(2): 181–184.
82 Union Internationale Contre le Cancer; Sobin L, Wittekind C, eds. TNM Classification of Malignant Tumors, 5th ed. New York: Wiley-Liss; 1997.
83 American Joint Committee on Cancer. Fleming I, Cooper J, Henson D, et al., eds. Manual for Staging of Cancer, 5 th ed. Philadelphia: Lippincott-Raven; 1997.
84 Sham JS, Cheung YK, Choy D, Chan FL, Leong L. Nasopharyngeal carcinoma: CT evaluation of patterns of tumor spread. AJNR 1991; 12: 265–270.
85 Sham JS, Choy D. Prognostic value of paranasopharyngeal extension of nasopharyngeal carcinoma on local control and short-term survival. Head Neck 1991; 13: 298–310.
86 Yu ZH, Xu GZ, Huang YR, Hu YH, Su XG, Gu XZ. Value of computed tomography in staging the primary lesion (T-staging) of nasopharyngeal carcinoma (NPC): an analysis of 54 patients with special reference to the parapharyngeal space. Int J Radiat Oncol Biol Phys 1985; 11: 2143–2147.
87 Su CY, Hsu SP, Chee CY. Electromyographic study of tensor and levator veli palatini muscles in patients with nasopharyngeal carcinoma. Implications for eustachian tube dysfunction. Cancer 1993; 71: 1193–1200.
88 Chong VF, Fan YF. Radiology of the masticator space. Clin Radiol 1996; 51: 457–465.
89 Chong VF. Masticator space in nasopharyngeal carcinoma. Ann Otol Rhinol Laryngol 1997; 106: 979–
90 Laine FJ, Braun IF, Jensen ME, Nadel L, Som PM. Perineural tumor extension through the foramen ovale: evaluation with MR imaging. Radiology 1990; 174: 65–71.
91 Olmi P, Fallai C, Colagrande S, Giannardi G. Staging and follow-up of nasopharyngeal carcinoma: magnetic resonance imaging versus computerized tomography. Int J Radiat Oncol Biol Phys 1995; 32: 795–800.
92 Chong VF, Fan YF. Skull base erosion in nasopharyngeal carcinoma: detection by CT and MRI. Clin Radiol 1996; 51: 625–631.
93 Chong VF, Fan YF. Meningeal infiltration in recurrent nasopharyngeal carcinoma. Australas Radiol 2000; 44: 23–27.
94 Mineura K, Kowada M, Tomura N. Perineural extension of nasopharyngeal carcinoma into the posterior cranial fossa detected by magnetic resonance imaging. Clin Imaging 1991; 15: 172–175.
95 Chong VF, Fan YF. Maxillary nerve involvement in nasopharyngeal carcinoma. AJR 1996; 167: 1309–1312.
96 Ng SH, Chang JT, Ko SF, Wan YL, Tang LM, Chen WC. MRI in recurrent nasopharyngeal carcinoma. Neuroradiology 1999; 41: 855–862.
97 Chong VF, Fan YF. Pterygopalatine fossa and maxillary nerve infiltration in nasopharyngeal carcinoma. Head Neck 1997; 19: 121–125.
98 Chong VF, Fan YF, Khoo JB, Lim TA. Comparing computed tomographic and magnetic resonance imaging visualisation of the pterygopalatine fossa in nasopharyngeal carcinoma. Ann Acad Med Singapore 1995; 24: 436–441.
99 Daniels DL, Rauschning W, Lovas J, Williams AL, Haughton VM. Pterygopalatine fossa: computed tomographic studies. Radiology 1983; 149: 511–516.
100 Mancuso AA. Imaging in patients with head and neck cancer. In: Million RR, Cassisi NJ, eds. Management of Head and Neck Cancer: A Multidisciplinary Approach. Philadelphia: Lippincott; 1994: 43–59.
101 Sham JS, Wei WI, Kwan WH, Chan CW, Kwong WK, Choy D. Nasopharyngeal carcinoma. Pattern of tumor regression after radiotherapy. Cancer 1990; 65: 216–220.
102 Chong VF, Fan YF. Detection of recurrent nasopharyngeal carcinoma: MR imaging versus CT. Radiology 1997; 202: 463–470.
103 Mukherji SK, Drane WE, Tart RP, Landau S, Mancuso AA. Comparison of thallium-201 and F-18 FDG SPECT uptake in squamous cell carcinoma of the head and neck. AJNR 1994; 15: 1837–1842.
104 Mukherji SK, Gapany M, Phillips D, Neelon B, O'Brien S, McCartney W, Buejenovich S, Parekh JS, Noordzij JP, Castillo M. Thallium-201 single-photon emission CT versus CT for the detection of recurrent squamous cell carcinoma of the head and neck. AJNR 1999; 20: 1215–1220.
105 Fischbein NJ, AAssar OS, Caputo GR, Kaplan MJ, Singer MI, Price DC, Dillon WP, Hawkins RA.Clinical utility of positron emission tomography with 18F-fluorodeoxyglucose in detecting residual/recurrent squamous cell carcinoma of the head and neck. AJNR 1998; 19: 1189–1196.
106 Kao CH, ChangLai SP, Chieng PU, Yen RF, Yen TC. Detection of recurrent or persistent nasopharyngeal carcinomas after radiotherapy with 18-fluoro-2-deoxyglucose positron emission tomography and comparison with computed tomography. J Clin Oncol 1998; 16: 3550–3555.
107 Lenz M, Greess H, Baum U, Dobritz M, Kersting-Sommerhoff B. Oropharynx, oral cavity, floor of the mouth: CT and MRI. Eur J Radiol 2000; 33: 203–215.
108 Becker M. Oral cavity, oropharynx, and hypopharynx. Semin Roentgenol 2000; 35: 21–30.
109 Franco RA, Har-El G. Cancer of the head and neck. In: Lucente FE, Har-EL G, eds. Essentials of Otolaryngology, 4th ed. Philadelphia: Lippincott Williams andWilkins; 1999: 326–335.
110 Sheman LJ. Diseases of the oropharynx. In: Lee KJ, ed. Textbook of Otolaryngology and Head and Neck Surgery. New York: Elsevier; 1989; 407–414.
111 Gale DR. CT and MRI of the oral cavity and oropharynx. In: Valvassori GE, Mafee MF, Carter BL, eds. Imaging of the Head and Neck. Stuttgart: Georg Thieme Verlag; 1995: 445–474.
112 Gromet M, Homer MJ, Carter BL. Lymphoid hyperplasia at the base of the tongue. Spectrum of a benign entity. Radiology 1982; 144: 825–828.
113 Yousem DM, Hatabu H, Hurst RW, Seigerman HM, Montone KT, Weinstein GS, Hayden RE, Goldberg AN, Bigelow DC, Kotapka MJ. Carotid artery invasion by head and neck masses: prediction with MR imaging. Radiology 1995; 195: 715–720.
114 Muraki AS, Mancuso AA, Harnsberger HR, Johnson LP, Meads GB. CT of the oropharynx, tongue base, and floor of the mouth: normal anatomy and range of variations, and applications in staging carcinoma. Radiology 1983; 148: 725–731.
115 Nigauri T, Kamata SE, Kawabata K, Hoki K, Mitani H, Yoshimoto S, Yonekawa H, Miura K, Beppu T, Fukusima H. Squamous carcinoma of the posterior oropharyngeal wall. Nippon Jibiinkoka Gakkai Kaiho 2002; 105(8): 882–886.
116 Leslie A, Fyfe E, Guest P, Goddard P, Kabala JE. Staging of squamous cell carcinoma of the oral cavity and oropharynx: a comparison of MRI and CT in T- and N-staging. J Comput Assist Tomogr 1999; 23: 43–49.
117 Beahrs OH, Henson DE, Hutter RVP, Kennedy BJ, eds. Manual for Staging of Cancer: American Joint Committee on Cancer, 5th ed. Philadelphia: J.B. Lippincott; 1997.

118 Curtin HD, Williams R, Johnson J. CT of perineural tumor extension: pterygopalatine fossa. AJR 1985; 144: 163-169.

119 Mukherji SK, Castelijns J, Castillo M. Squamous cell carcinoma of the oropharynx and oral cavity: how imaging makes a difference. Semin Ultrasound CT MR 1998; 19: 463-475.

120 Becker M, Hasso AN. Imaging of malignant neoplasms of the pharynx and larynx. In: Taveras JM, Ferruci JT, eds. Radiology: Diagnosis-Imaging-Intervention. Philadelphia: J. B. Lippincott; 1996: 1-16.

121 Mukherji SK, Mancuso AA, Mendenhall W, Kotzur IM, Kubilis P. Can pretreatment CT predict local control of T2 glottic carcinomas treated with radiation therapy alone? AJNR 1995; 16: 655-662.

122 Mukherji SK, Weeks SM, Castillo M, Yankaskas BC, Krishnan LA, Schiro S. Squamous cell carcinomas that arise in the oral cavity and tongue base: can CT help predict perineural or vascular invasion? Radiology 1996; 198: 157-162.

123 Keberle M, Hoppe F, Dotzel S, Hahn D. Prognostic value of pretreatment CT regarding local control in oropharyngeal cancer after primary surgical resection. RoFo. Fortschritte auf dem Gebiete derRontgenstrahlen und der neuen bildgebenden Verfahren 2003; 175(1): 61-66.

124 Chung TS, Yousem DM, Seigerman HM, Schlakman BN, Weinstein GS, Hayden RE. MR of mandibular invasion in patients with oral and oropharyngeal malignant neoplasms. AJNR 1994; 15: 1949-1955.

125 Sigal R, Zagdanski AM, Schwaab G, Bosq J, Auperin A, Laplanche A, Francke JP, Eschwege F, Luboinski B, Vanel D. CT and MR imaging of squamous cell carcinoma of the tongue and floor of the mouth. Radiographics 1996; 16: 787-810.

126 Loevner LA, Ott IL, Yousem DM, Montone KT, Thaler ER, Chalian AA, Weinstein GS, Weber RS. Neoplastic fixation to the prevertebral compartment by squamous cell carcinoma of the head and neck. AJR 1998; 170: 1389-1394.

127 Hudgins PA, Burson JG, Gussack GS, Grist WJ. CT and MR appearance of recurrent malignant head and neck neoplasms after resection and flap reconstruction. AJNR 1994; 15: 1689-1694.

128 Sugimura K, Kuroda S, Furukawa T, Matsuda S, Yoshimura Y, Ishida T. Tongue cancer treated with irradiation: assessment with MR imaging. Clin Radiol 1992; 46: 243-247.

129 Wong DS, Fuller LM, Butler JJ, Shullenberger CC. Extranodal non-Hodgkin's lymphomas of the head and neck. Am J Roentgenol Radium Ther Nucl Med 1975; 123: 471-481.

130 Chong VF, Fan YF. The retropharyngeal space: route of tumour spread. Clin Radiol 1998; 53: 64-67.

131 Conley J, Dingman DL. Adenoid cystic carcinoma in the head and neck (cylindroma). Arch Otolaryngol 1974; 100: 81-90.

132 Kim KH, Sung NW, Chung PS, et al. Adenoid cystic carcinoma of the head and neck. Arch Otolaryngal Head and Neck Surg 1994; 120: 721-726.

133 Rossiter JL, Hendrix RA, Tom LW, Potsic WP. Intramuscular hemangioma of the head and neck. Otolaryngol Head Neck Surg 1993; 108: 18-26.

134 Faerber EN, Swartz JD. Imaging of neck masses in infants and children. Crit Rev Diagn Imaging 1991; 31: 283-314.

135 Baker LL, Dillon WP, Hieshima GB, Dowd CF, Frieden IJ. Hemangiomas and vascular malformations of the head and neck: MR characterization. AJNR 1993; 14: 307-314.

136 Reede DL, Holliday RA, Som PM, Bergeron RT. Nonnodal pathological conditions of the neck. In: Som PM, Bergeron RT, ed. Head and Neck Imaging. St. Louis, MO: Mosby-Year Book; 1991.

137 Mulliken JB, Glowacki J. Hemangiomas and vascular malformations in infants and children: a classification based on endothelial characteristics. Plast Reconstr Surg 1982; 69: 412-422.

138 Robertson RL, Robson CD, Barnes PD, Burrows PE. Head and neck vascular anomalies of childhood. Neuroimaging Clin North Am 1999; 9: 115-132.

139 Lewin JS, Merkle EM, Duerk JL, Tarr RW. Low-flow vascular malformations in the head and neck: safety and feasibility of MR imaging-guided percutaneous sclerotherapy—preliminary experience with 14 procedures in three patients. Radiology 1999; 211: 566-570.

140 Govrin-Yehudain J, Moscona AR, Calderon N, Hirshowitz B. Treatment of hemangiomas by sclerosing agents: an experimental and clinical study. Ann Plast Surg 1987; 18: 465-469.

141 Yakes WF, Haas DK, Parker SH, Gibson MD, Hopper KD, Mulligan JS, Pevsner PH, Johns JC Jr, Carter TE. Symptomatic vascular malformations: ethanol embolotherapy. Radiology 1989; 170: 1059-1066.

142 Meyer JS, Hoffer FA, Barnes PD, Mulliken JB. Biological classification of soft-tissue vascular anomalies: MR correlation. AJR 1991; 157: 559-564.

143 Stiernberg CM. Deep-neck space infections. Diagnosis and management. Arch Otolaryngol Head Neck Surg 1986; 112: 1274-1279.

144 Weber AL, Baker AS, Montgomery WW. Inflammatory lesions of the neck, including fascial spaces—evaluation by computed tomography and magnetic resonance imaging. Isr J Med Sci 1992; 28: 241-249.

145 Hockstein NG, Anderson TA, Moonis G, Gustafson KS, Mirza N. Retropharyngeal lipoma causing obstructive sleep apnea: case report including five-year follow-up. Laryngoscope 2002; 112(9): 1603-1605.

146 Benson MT, Dalen K, Mancuso AA, Kerr HH, Cacciarelli AA, Mafee MF. Congenital anomalies of the branchial apparatus: embryology and pathological anatomy. Radiographics 1992; 12: 943-960.

147 Chandler JR, Mitchell B. Branchial cleft cysts, sinuses, and fistulas. Otolaryngol Clin North Am 1981; 14: 175-186.

148 Harnsberger HR, Mancuso AA, Muraki AS, Byrd SE, Dillon WP, Johnson LP, Hanafee WN. Branchial cleft anomalies and their mimics: computed tomographic evaluation. Radiology 1984; 152: 739-748.

149 Cerezal L, Morales C, Abascal F, Usamentiaga E, Canga A, Olcinas O, Bustamante M. Pharyngeal branchial cyst: magnetic resonance findings. Eur J Radiol 1998; 29: 1-3.

150 Lawson VG, LeLiever WC, Makerewich LA, Rabuzzi DD, Bell RD. Unusual parapharyngeal lesions. J Otolaryngol 1979; 8: 241-249.

151 Heeneman H, Maran AG. Parapharyngeal space tumours. Clin Otolaryngol 1979; 4: 57-66.

152 Som PM, Biller HF, Lawson W, Sacher M, Lanzieri CF. Parapharyngeal space masses: an updated protocol based upon 104 cases. Radiology 1984; 153: 149-156.

153 Som PM, Braun IF, Shapiro MD, Reede DL, Curtin HD, Zimmerman RA. Tumors of the parapharyngeal space and upper neck: MR imaging characteristics. Radiology 1987; 164: 823-829.

154 Paonessa DF, Goldstein JC. Anatomy and physiology of head and neck infections (with emphasis on the fascia of the face and neck). Otolaryngol Clin North Am 1976; 9(3); 561-880.

155 Olsen WL, Dillon WP, Kelly WM, Norman D, Brant-Zawadzki M, Newton TH. MR Imaging of pragangliomas. AJNR 1986; 7: 1039-1042.

156 Duncan AW, Lack EE, Deck MF. Radiological evaluation of paragangliomas of the head and neck. Radiology 1979; 132: 99-105.

157 Cook PL. Clinical records bilateral chemodectoma in the neck. J Laryngol 1977; 91: 611-618.

158 McIlrath DC, ReMine WH, Devine KD, Dockerty MB. Tumors of the parapharyngeal region. Surg Gynecol Obstet 1963(Jan.): 88-94.

159 Shugar MA, Mafee MF. Diagnosis of carotid body tumors by dynamic computerized tomography. Head Neck Surg 1982(Jul./Aug.): 518-521.

160 Axel L. Blood flow effects in magnetic resonance imaging. AJR 1984; 143: 1157-1166.

161 Bradley WG, Waluch V. Blood flow magnetic resonance imaging. Radiology 1985; 154: 443-450.

162 Som PM, Sacher M, Stollman AR, Biller HF, Lawson W. Common tumors of the parapharyngeal space: Refined imaging diagnosis. Radiology 1988; 169(1): 81-85.

163 Tsai FY, Goldstein JC, Parhad IM. Angiographic features of lateral cervical masses. Trans Am Acad Ophthalmol Otol 1977; 84: 840-850.

164 Som PM. Parapharyngeal Space. In Som PM, Bergeron RT, eds. Head and Neck Imaging. St. Louis, MO: Mosby-Year Book; 1991.

165 Kumar AJ, Kuhajda FP, Martinez CR, Fishman EK, Jezic DV, Siegelman SS. Computed tomography of extracranial nerve sheath tumors with pathological correlation. J Comput Assist Tomogr 1983; 7(5): 857-865.

166 Shoss SM, Donovan DT, Alford BR. Tumors of the Parapharyngeal Space. Arch Otolaryngol 1985; 111: 753-757.

167 Teresi LM, Lufkin RB, Vinuela F, Dietrich RB, Wilson GH, Bentson JR, Hanafee WN. MR imaging of the nasopharynx and floor of the middle cranial fossa. Part II. Malignant tumors. Radiology 1987; 164: 817-821.

168 Braun IF, Hoffman JC, JR. Reede D, Grist W. Computed tomography of the buccomasseteric region: 2. Pathology. AJNR 1984; 5: 611-616.

169 Braun IF, Torres WE, Landman JA, Davis PC, Hoffman JC Jr. Computed tomography of benign masseteric hypertrophy. J Comput Assist Tomogr 1985; 9(1): 167-170.

170 Schellhas KP. MR imaging of muscles of mastication. AJNR 1989; 10: 829-837.

171 Hardin CW, Harnsberger HR, Osborn AG, Doxey GP, Davis K, Nyberg DA. Infection and tumor of the masticator space: CT 3valuation. Radiology 1985; 157: 413-417.

172 Som PM, Biller HF. The combined CT-sialogram. Radiology 1980(May); 135: 387-390.

173 Curtin HC, Williams R, Johnson J. CT of perineural tumor extension: pterygopalatine fossa. AJNR 1984; 5: 731-737.

174 Miller MB, Rao VM, Tom BM. Cystic masses of the head and neck: pitfalls in CT and MR interpretation. AJR 1992; 159: 601-607.
175 Harnsberger HR, Bragg DG, Osborn AG, Smoker WRK, Dillon WP, Davis RK, Stevens MH, Hill DP. Non-Hodgkin's lymphoma of the head and neck: CT evaluation of nodal and extranodal sites. AJR 1987; 149: 785-791.
176 Coit WE, Harnsberger HR, Osborn AG, Smoker WRK, Stevens MH, Lufkin RB. Ranulas and their mimics: CT evaluation. Radiology 1987; 163: 211-216.
177 Ayala C, Healy GB, Robson CD, Vargas SO. Psammomatous calcification in association with a benign thyroglossal duct cyst. Arch Otolaryngol Head Neck Surg 2003; 129(2): 241-243.
178 Reede DL, Bergeron RT, Som PM. CT of thyroglossal duct cysts. Radiology 1985; 157: 121-125.
179 Nguyen VD, Potter JL, Hersh-Schick MR. Ludwig angina: an uncommon and potentially lethal neck infection. AJNR 1992; 13: 215-219.
180 Parker GD, Harnsberger HR. Radiological evaluation of the normal and diseased posterior cervical space. AJR 1991; 157: 160-165.
181 Parker GD, Harnsberger HR, Smoker RK. The anterior and posterior cervical spaces. Semin Ultrasound CT MR 1991; 12(3): 257-273.
182 Chung SK, Chang BC, Dhong HJ. Surgical, radiological, and histological findings of the antrochoanal polyp. Am J Rhinol 2002; 16(2): 71-76.
183 Som PM, Brandwein M. Sinonasal cavities: inflammatory diseases, tumors, fractures, and postoperative findings. In: Som PM, Curtin HD, eds. Head and Neck Imaging, 3d ed. St Louis, MO: Mosby; 1996: 126-315.
184 Mafee MF, Carter BL. Nasal cavity and paranasal sinuses. In: Valvassori GE, Mafee MF, Carter BL, eds. Imaging of the Head and Neck. Stuttgart: Georg Thieme Verlag; 1995: 248-331.
185 Weissman JL, Tabor EK, Curtin HD. Sphenochoanal polyps: evaluation with CT and MR imaging. Radiology 1991; 178: 145-148.
186 Hughes ML, Carty AT, White FE. Persistent hypophyseal (craniopharyngeal) canal. Br J Radiol 1999; 72: 204-206.
187 Daniello NJ, Goldstein SI. Retropharyngeal hematoma secondary to minor blunt head and neck trauma. Ear Nose Throat J 1994; 73: 41-43.
188 Tenofsky PL, Porter SW, Shaw JW. Fatal airway compromise due to retropharyngeal hematoma after airbag deployment. Am Surg 2000; 66: 692-694.
189 Mazzon D, Zanatta P, Curtolo S, Bernardi V, Bosco E. Upper airway obstruction by retropharyngeal hematoma after cervical spine trauma: report of a case treated with percutaneous dilational tracheostomy. J Neurosurg Anesthesiol 1998; 10: 237-240.
190 O'Donnell JJ, Birkinshaw R, Harte B. Mechanical airway obstruction secondary to retropharyngeal haematoma. Eur J Emerg Med 1997; 4: 166-168.
191 Mariani PJ. Occipital condyle fracture presenting as retropharyngeal hematoma. Ann Emerg Med. 1990; 19: 1447-1449.
192 Siou G, Yates P. Retropharyngeal abscess as a complication of oropharyngeal trauma in an 18-month-old child. J Laryngol Otol 2000; 114: 227-228.
193 Pumberger W, Bader T, Golej J, Pokieser P, Semsroth M. Traumatic pharyngo-oesophageal perforation in the newborn: a condition mimicking oesophageal atresia. Paediatr Anaesth 2000; 10: 201-205.
194 Verron P, Grandpierre G, Vergeau B, Cornudet B, Salf E, Cudennec YF. Nasopharyngeal perforation: an exceptional accident during digestive endoscopy. Ann Otolaryngol Chir Cervicofac 1998; 115: 27-28.
195 Moriarty KP, Harris BH, Benitez-Marchand K. Carotid artery thrombosis and stroke after blunt pharyngeal injury. J Trauma 1997; 42: 541-543.
196 Sidhu MK, Shaw DW, Roberts TS. Carotid artery injury and delayed cerebral infarction after minor pharyngeal trauma. AJR 1996; 167: 1056.
197 Tsai YS, Lui CC. Retropharyngeal and epidural abscess from a swallowed fish bone. Am J Emerg Med 1997; 15: 381-382.
198 Hung T, Huchzermeyer P, Hinton AE. Air rifle injury to the oropharynx. The essential role of computed tomography in deciding on surgical exploration. J Accid Emerg Med 2000; 17: 147-148.
199 Rayatt SS, Magennis P, Hamlyn PJ. Carotoid artery thrombosis following a penetrating oro-pharyngeal injury of unusual aetiology. Injury 1998; 29: 320-322.
200 Chin KW, Sercarz JA, Wang MB, Andrews R. Spontaneous cervical hemorrhage with near-complete airway obstruction. Head Neck 1998; 20: 350-353.
201 Schoem SR, Choi SS, Zalzal GH, Grundfast KM. Management of oropharyngeal trauma in children. Arch Otolaryngol Head Neck Surg 1997; 123: 1267-1270.
202 Maniglia AJ, Davis JA, Maniglia JV. Obstructive sleep apnea syndrome. In: Lee KJ, ed. Essential Otolaryngology. Head and Neck Surgery, 7th ed. Stamford: Appleton and Lange; 1999: 859-874.
203 Galvin JR, Rooholamini SA, Stanford W. Obstructive sleep apnea: diagnosis with ultrafast CT. Radiology 1989; 171: 775-778.
204 Jager L, Gunther E, Gauger J, Reiser M. Fluoroscopic MR of the pharynx in patients with obstructive sleep apnea. AJNR 1998; 19: 1205-1214.
205 Stein MG, Gamsu G, de Geer G, Golden JA, Crumley RL, Webb WR. Cine CT in obstructive sleep apnea. AJR 1987; 148: 1069-1074.
206 Ell SR, Jolles H, Galvin JR. Cine CT demonstration of nonfixed upper airway obstruction. AJR 1986; 146: 669-677.
207 Brasch RC, Gould RG, Gooding CA, Ringertz HG, Lipton MJ. Upper airway obstruction in infants and children: evaluation with ultrafast CT. Radiology 1987; 165: 459-466.
208 Ergun GA, Kahrilas PJ, Lin S, Logemann JA, Harig JM. Shape, volume, and content of the deglutitive pharyngeal chamber imaged by ultrafast computerized tomography. Gastroenterology 1993; 105: 1396-1403.
209 Shellock FG, Schatz CJ, Julien PM, Silverman JM, Steinberg F, Foo TK, Hopp ML, Westbrook PR. Dynamic study of the upper airway with ultrafast spoiled GRASS MR imaging. J Magn Reson Imaging 1992; 2: 103-107.
210 Shellock FG, Schatz CJ, Julien P, Steinberg F, Foo TK, Hopp ML, Westbrook PR. Occlusion and narrowing of the pharyngeal airway in obstructive sleep apnea: evaluation by ultrafast spoiled GRASS MR imaging. AJR 1992; 158: 1019-1024.
211 Suto Y, Matsuo T, Kato T, Hori I, Inoue Y, Ogawa S, Suzuki T, Yamada M, Ohta Y. Evaluation of the pharyngeal airway in patients with sleep apnea: value of ultrafast MR imaging. AJR 1993; 160: 311-314.
212 Schoenberg SO, Floemer F, Kroeger H, Hoffmann A, Bock M, Knopp MV. Combined assessment of obstructive sleep apnea syndrome with dynamic MRI and parallel EEG registration: initial results. Invest Radiol 2000; 35: 267-276.
213 Jager L, Gunther E, Gauger J, Reiser M. Fluoroscopic MR of the pharynx in patients with obstructive sleep apnea. AJNR 1998; 19: 1205-1214.
214 Huda W, Slone RM. Computers and computed tomography. In: Review of Radiological Physics. Philadelphia: Lippincott Williams and Wilkins; 1995: 93-109.
215 Lewin JS, Petersilge CA, Hatem SF, Duerk JL, Lenz G, Clampitt ME, Williams ML, Kaczynski KR, Lanzieri CF, Wise AL, Haaga JR. Interactive MR imaging-guided biopsy and aspiration with a modified clinical C-arm system. AJR 1998; 170: 1593-1601.
216 Lewin JS. Interventional MR imaging: concepts, systems, and applications in neuroradiology. AJNR 1999; 20: 735-748.
217 Mahfouz AE, Rahmouni A, Zylbersztejn C, Mathieu D. MR-guided biopsy using ultrafast T1- and T2-weighted reordered turbo fast low-angle shot sequences: feasibility and preliminary clinical applications. AJR 1996; 167: 167-169.
218 Caballero P, Alvarez-Sala R, Garcia-Rio F, Prados C, Hernan MA, Villamor J, Alvarez-Sala JL. CT in the evaluation of the upper airway in healthy subjects and in patients with obstructive sleep apnea syndrome. Chest 1998; 113: 111-116.
219 Merkle EM, Lewin JS, Aschoff AJ, Stepnick DW, Duerk JL, Lanzieri CF, Strauss M. Percutaneous magnetic resonance image-guided biopsy and aspiration in the head and neck. Laryngoscope 2000; 110: 382-385.
220 Lewin JS, Nour SG, Duerk JL. Magnetic resonance image-guided biopsy and aspiration. Topics Magn Reson Imaging 2000; 11: 173-183.
221 Powell NB, Riley RW, Guilleminault C. Radiofrequency tongue base reduction in sleep-disordered breathing: A pilot study. Otolaryngol Head Neck Surg 1999; 120(5): 656-664.
222 Nour SG, Lewin JS, Gutman M, Hillenbrand C, Wacker FK, Wong JW, Mitchell IC, Armstrong CB, Hashim MM, Duerk JL, Strauss M. Percutaneous MR imaging-guided radiofrequency interstitial thermal ablation of tongue base in porcine models: implications for obstructive sleep apnea syndrome. Radiology 2004; 230: 359-368.
223 Lewin JS, Duerk JL, Jain VR, Petersilge CA, Chao CP, Haaga JR. Needle localization in MR-guided biopsy and aspiration: effects of field strength, sequence design, and magnetic field orientation. AJR 1996; 166: 1337-1345.
224 Duerk JL, Lewin JS, Wendt M, Petersilge C. Remember true FISP? A high SNR, near 1-second imaging method for T2-like contrast in interventional MRI at .2 T. J Magn Reson Imaging 1998; 8: 203-208.
225 Chung YC, Merkle EM, Lewin JS, Shonk JR, Duerk JL. Fast T(2)-weighted imaging by PSIF at 0.2 T for interventional MRI. Magn Reson Med 1999; 42: 335-344.

9 涎腺

Mahmood F.mafee

胚胎学

涎腺起源于原始口（口凹）内衬上皮连续的局部增生或芽生而成。腮腺最早出现以口腔表面局部外胚层向内生长，延伸至相邻的间充质内；而颌下腺和舌下腺认为是由内胚层发育而来。[1] 腮腺在人类胎长为 8 mm 时即可辨认（妊娠 4 周～6 周）。舌下腺的原基在人类胎长为 13mm 即可认出，为舌龈沟底部的上皮向外生长。颌下腺是最后发育的，在人类胎长为 20mm 可看到舌龈沟（舌旁沟）一小的上皮增厚。增大的胚芽中分支的上皮索状组织形成分泌导管；其远端（囊）分化成腺泡；[1] 临近周围的间充质形成腺体以及大叶和小叶间的分隔。小的涎腺发育较晚，在胚胎的 12 周末（62mm 长）才能辨认。涎腺的分泌细胞在胚胎发育期间无分泌功能。腮腺包膜形成在颌下腺和舌下腺包膜形成之后。颈部淋巴系统的发育发生在颌下腺和舌下腺之后，在腮腺包膜形成之前，认识到这一点很重要。这就解释了为什么腮腺会有一套淋巴系统，而其他大涎腺没有。在腮腺包膜形成的过程中，“异位”的涎腺组织可包含在腮腺内和腮腺周围的淋巴结构内。这种罕见的胚胎发育过程解释了一种不寻常的情况，即涎腺肿瘤出现在颈部淋巴结内而大涎腺却表现正常。

解剖学

涎腺包括两组：3 对大腺体（腮腺、颌下腺、舌下腺）和分布在口腔和咽部的不同的小腺体。[1-4] 大腺体是管状腺泡型。[5] 小腺体是由大约 600～1000 个小而独立的腺体组织聚集而成，位于口腔黏膜下，分散在口内或较小范围的咽部、咽旁间隙、鼻腔、副鼻窦、喉和气管。[1-6]

腮腺

它是最大的涎腺，主要位于咬肌和下颌支表浅部位的皮下组织内。它的下部“(尾部)”通过茎突下颌韧带与颌下腺分开。腺体由颈深筋膜的浅衍生的纤维结缔组织囊所包绕边界清楚。腮腺（图 9.1）

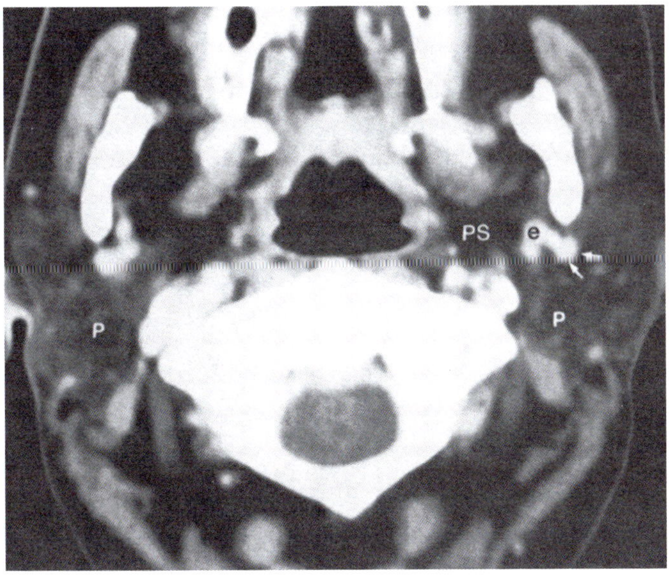

a

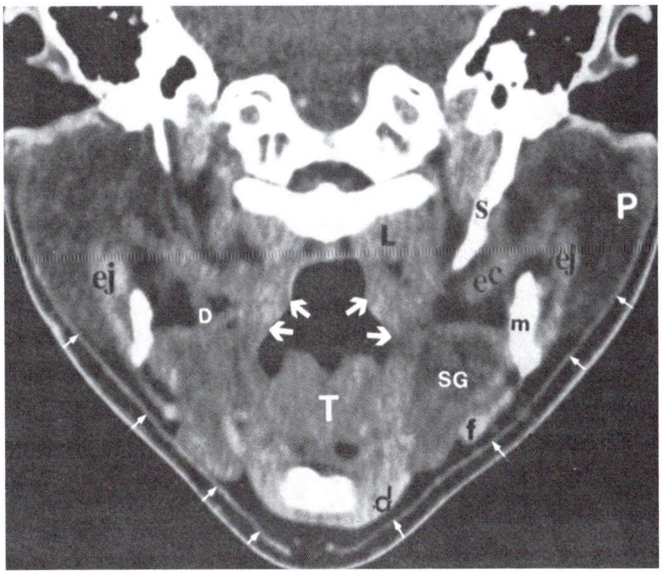

b

图 9.1　腮腺正常 CT 解剖。

a 轴位增强 CT 扫描显示正常腮腺（P），颈外动脉（e），下颌后静脉（箭），咽旁间隙（PS）。

b 正常颌下腺和腮腺。在茎突水平的冠状增强 CT 扫描图像。d：二腹肌前腹；D：二腹肌部分后腹；ec：颈外动脉；ej：颈外静脉；f：面神经；L：颈长肌；m：下颌骨；P：腮腺；S：茎突；SG：颌下腺；T：舌；小白箭号：颈阔肌；长白箭号：咽。在茎突（S）的内侧可见强化的颈动脉鞘。

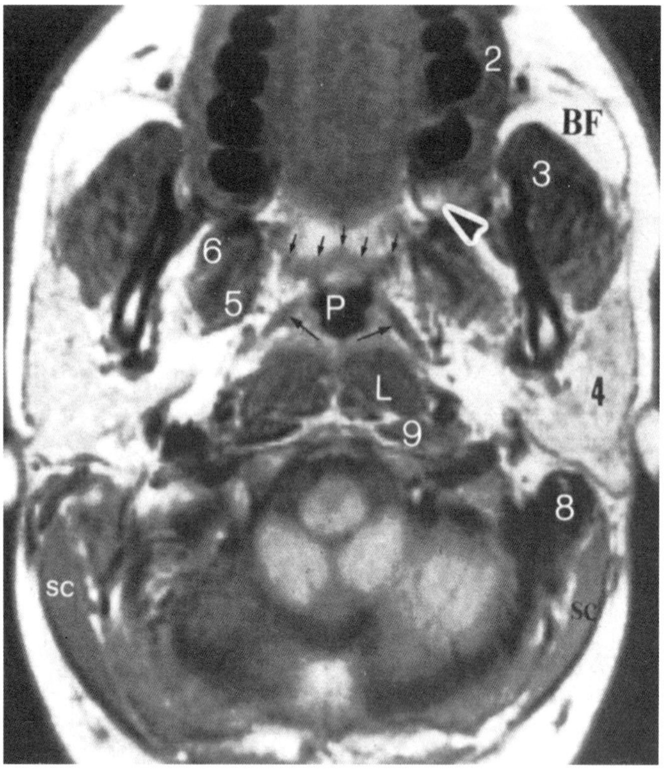

a

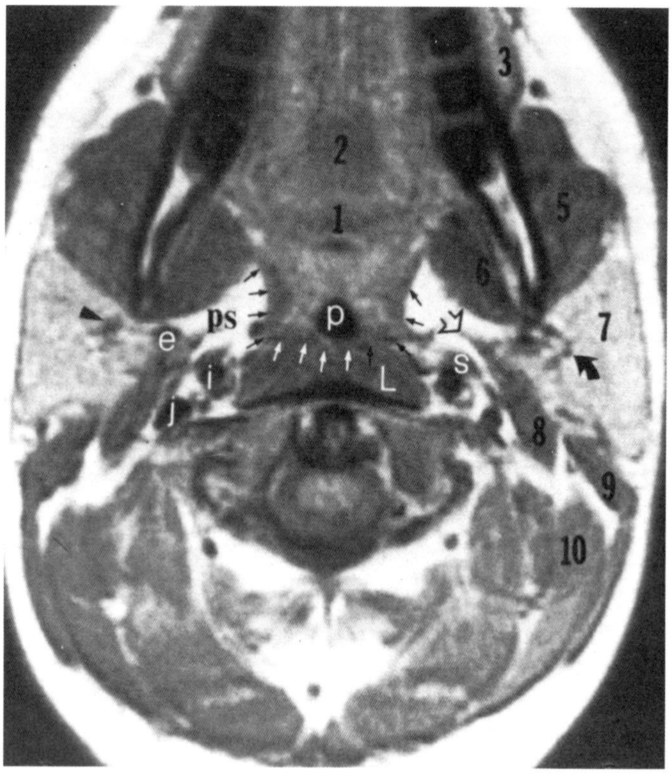

b

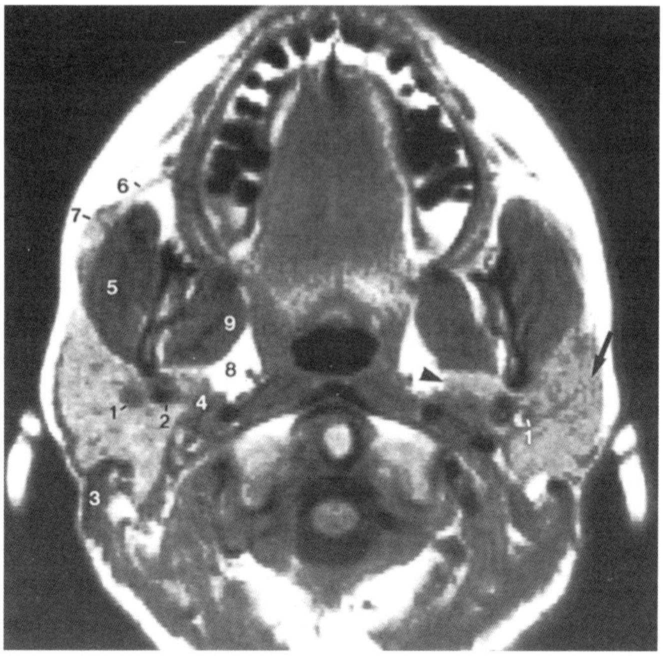

c

图9.2 腮腺的正常MR解剖。

a 轴位MR自旋密度加权图像。该层面经过上牙、下颌骨冠突和乳突。

BF=颊部脂肪；L=头长肌；P=咽；SC=头夹肌；短黑箭号=咽腭肌；长黑箭=腭提肌；黑白箭头=颊咽间隙；2=颊肌；3=咬肌；4=腮腺；5=翼内肌；6=翼外肌；8=乳突；9=头前直肌。

b 该层面位于a层面下方9mm，经过下牙槽。

e=颈外动脉；i=颈内动脉；j=颈内静脉；L=头长肌；p=口咽；ps=咽旁间隙；s=茎突咽肌；小白黑箭=上咽缩肌；空箭号=茎突舌骨肌；黑弯箭号=面神经；黑箭头=下颌后静脉；1=舌纵向内附肌群；2=舌横向内附肌群；3=颊肌；5=咬肌；6=翼内肌；7=腮腺；8=二腹肌后腹；9=胸锁乳突肌；10=头夹肌。

c 轴位MR图像显示腮腺和下颌后静脉（1）；颈外动脉（2）；胸锁乳突肌（3）；二腹肌后腹（4）；咬肌（5）；Stensen（腮腺）导管（6）；表层的咬肌。面神经（箭）位于下颌后静脉的外侧。它的主干将腮腺划分为深、浅两叶。注意腮腺的副叶（7）和咽旁间隙（8），腺体（箭头）延伸到咽旁间隙内。9=翼内肌。

的边界：上为颧弓，上后为乳突和茎突以及外耳道的骨部和软骨部，下和后为胸锁乳突肌和二腹肌的后腹，内侧为颈组肌肉、颈内静脉、颈内动脉和第[9, 10, 11, 12]对脑神经(图9.2)。腮腺导管长约5cm长，自腺体向前走行于周围脂肪间隙内，横线咬肌表面，沿颧弓下方走行，并与颧弓平行(图9.2c)，然后腮腺导管转向内侧，穿过颊肌，开口于一位于上颌第二磨牙对侧口腔黏膜乳头的上[6]（图9.2c）。约20%的人在紧邻腮腺导管腮腺的前方可看到副腮腺(图9.2c)。[3,5]

其他通过腮腺实质的正常结构有⑴颈外动脉分支，包括耳后动脉、上颌动脉和颞浅动脉；⑵面后静脉（下颌后静脉)(图9.1,9.2)[1,7]；⑶第5对脑神经的耳颞支；⑷面神经的颅外段。位于腺体上部的下颌后静脉是由上颌静脉与颞浅静脉汇合而成，并在行于颈外动脉腺体内段的表面

(图9.3)。腮腺是唯一含有几个淋巴结的涎腺。[8]

虽然腮腺没有解剖学的界线，我们就用经腺体内面神经主干所形成的平面把腮腺分为深浅两叶（图9.2c）。这种人工分法有其实际的意义：位于面神经主干表浅部位的新生物用腮腺浅叶切除术；如新生物位于面神经主干的深部，则需要腮腺全切术。面神经通过茎突后方的茎突乳突孔出颅（图9.4）。它穿经腮腺的深部和后面，然后分出到面部的分支。颅外面神经的近端部分在进入腮腺之前会被少量脂肪组织所包绕。这个脂肪垫的消失作为肿瘤向神经周围扩散的征象。然后面神经走行于二腹肌后腹的前外侧和茎突的后外方（图9.4）。以后面神经从腮腺的后内面进入腮腺的上部（图9.2c,9.4），并在腮腺实质内分成两个大分支，颞面支（上部分）和颈面支（下部分）。这些主要分支相互吻合，形成神经丛，由此处分出的主要分支负责支配面部表情的运动。

腮腺较小的深叶通过茎突与下颌支之间形成的裂隙（茎突下颌通道）延伸至位于茎前咽旁间隙内（PPS）（图9.1，9.2）。PPS内包含脂肪和小空泡组织，PPS位于鼻口咽筋膜和咽颅底筋膜的外侧（图9.1，9.2）。茎前PPS前外侧为翼内筋膜，后内侧为腭帆张筋膜（图9.2）。茎前PPS内的新生物主要来源于涎腺。咽旁间隙进一步分成茎后PPS，位于腭帆张筋膜的后内侧（图9.2a）。茎后PPS内包含颈内动脉、颈静脉、淋巴结和第9～12对颅神经（图9.2 b，c），从茎后PPS长的新生物主要是神经鞘瘤，神经节细胞瘤或者淋巴结转移瘤。

血供和淋巴引流

腮腺的血供是由颈外动脉的分支，包括耳后动脉、颌内动脉、颞浅动脉、面横动脉。静脉回流入颈外静脉。

淋巴系统经腮腺内和腮腺周围的淋巴结引流至颈浅、深淋巴结。[8]

腮腺间隙

腮腺间隙的形成为颈深筋膜的浅层至胸锁乳突肌前方将腮腺分成内外叶，包含腮腺、腺体内及腮腺周围的淋巴结，面神经、下颌后静脉、颈外动脉远端及其一些分支的起始段。腮腺间隙前方与咀嚼间隙相邻，上面与外耳道相邻，下缘达下颌角。腮腺间隙的内面称为腮腺间隙的咽旁面，含有腮腺的深叶并延伸至茎前PPS。这区之间的筋膜非常薄，有时缺失，以致新生物或感染可从腮腺间隙蔓延至PPS。

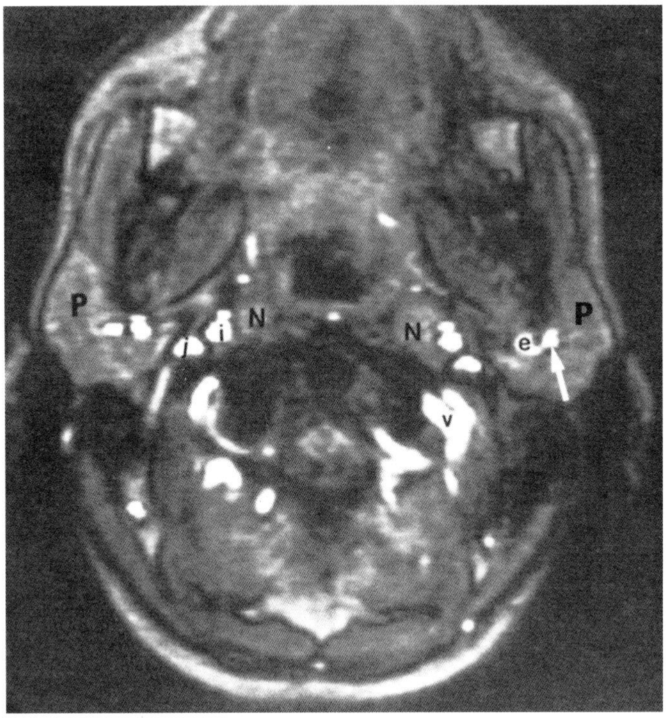

图9.3 腮腺正常MR血管解剖。

鼻咽癌患者正常腮腺轴位MR图像。扫描序列应用小翻转角（GRASS，TR=30ms，TE=12ms，翻转角30度）显示腮腺（P）与肌肉相似呈中等信号，正常血管结构是高信号。e=颈外动脉分支；I=颈内动脉；j=颈内静脉；v=椎动脉；箭号=下颌后静脉；N=增大的咽后淋巴结，来自于鼻咽癌的转移。

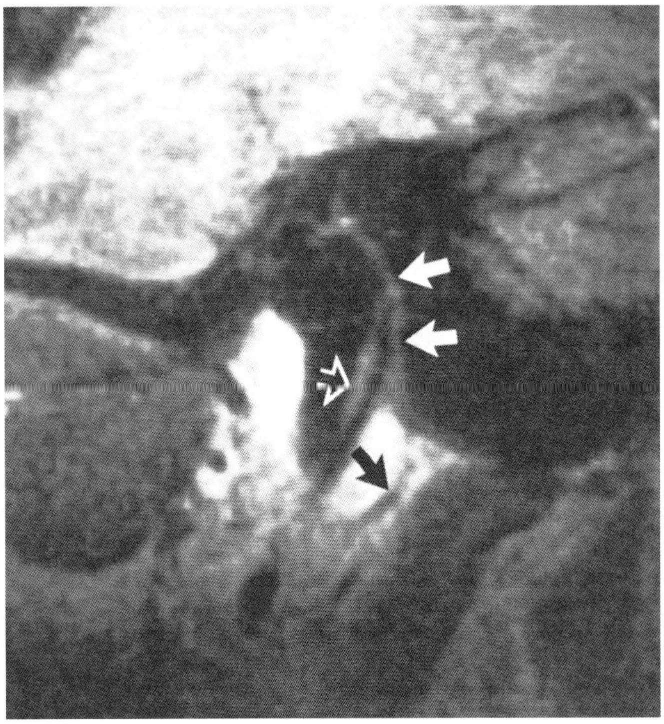

图9.4 面神经的正常MR解剖。

矢状位T1WI MR图像显示面神经的鼓室、乳突段和腮腺段（箭号）和镫骨肌（空箭号）。

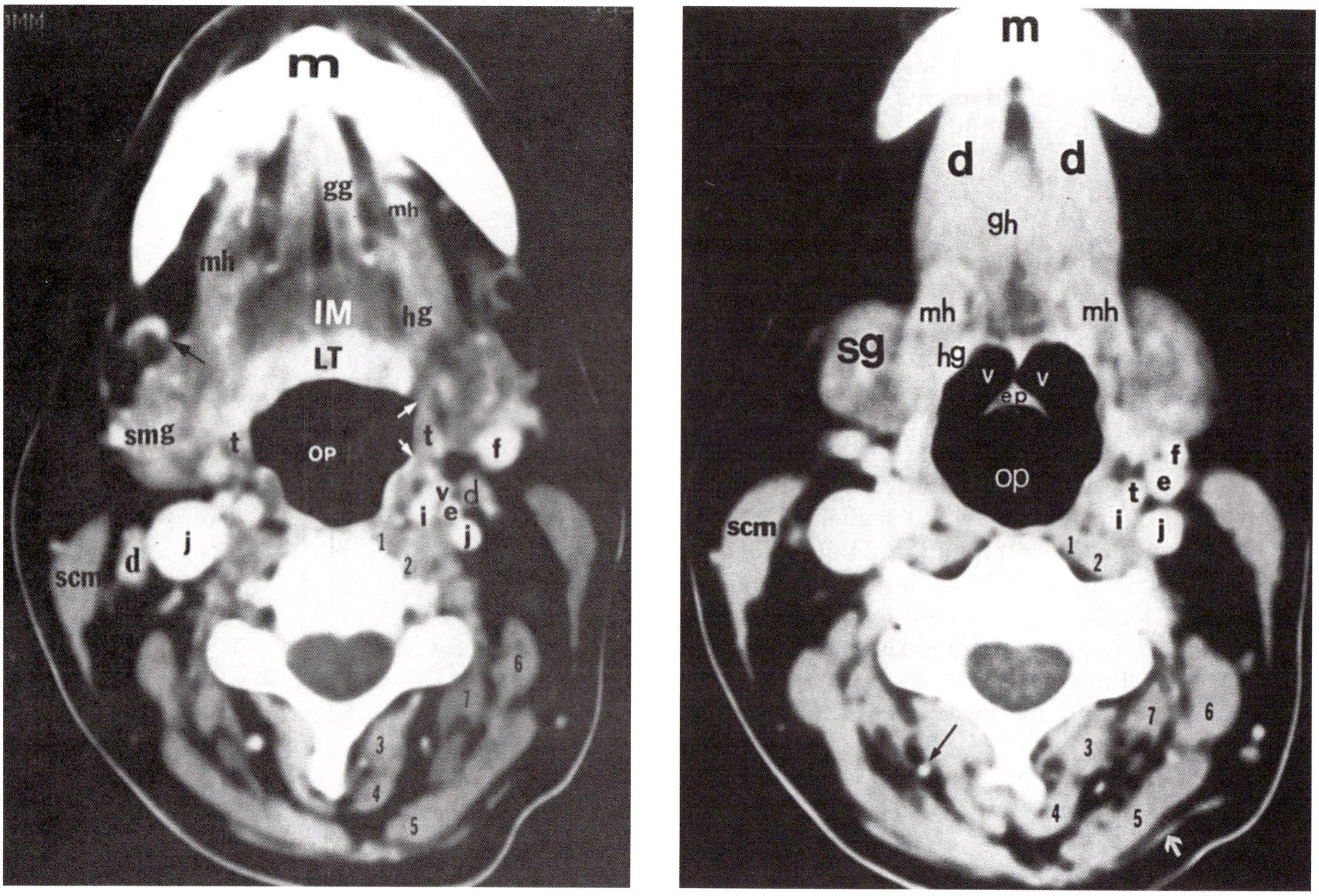

图9.5 颌下腺、口底、口咽和上颈部的正常CT解剖。

a 该层面穿过下颌骨体中部，其中下颌舌骨肌（mh）将口底和颈部分开。

d= 二腹肌后腹；e= 颈外动脉；f= 面后静脉；gg= 颏舌肌；hg= 舌骨舌肌；i= 颈内动脉；IM= 舌内肌；j= 颈内静脉；LT= 舌扁桃体；m= 下颌骨；mh= 下颌舌骨肌；op= 口咽；scm= 胸骨乳突肌；smg= 颌下腺；t= 腭扁桃体；v= 咽静脉；黑箭号 = 面前静脉；白箭 = 咽缩肌；1= 颈长肌；2= 头长肌；3= 颈半棘肌；4= 头半棘肌；5= 头夹肌；6= 肩胛提肌；7= 头最长肌。

b 该层面经过下颌骨体（m）和第3颈椎椎体下部分

d= 二腹肌前腹；e= 颈外动脉；ep= 会厌；f= 面静脉后支；gh= 颏舌骨肌；hg= 舌骨舌肌；i= 颈内动脉；j= 颈内静脉；m= 下颌骨；mh= 下颌舌骨肌；op= 口咽；scm= 胸锁乳突肌；sg= 颌下腺；t= 甲状腺上动脉；v= 谷；黑箭 = 颈深静脉；白箭 = 斜方肌；1= 颈长肌；2= 头长肌；3= 颈半棘肌；4= 头半棘肌；5= 头夹肌；6：肩胛提肌；7= 头最长肌。

（在冠状图像9.1b上，颌下腺能清晰显示。）

颌下腺和舌下腺

颌下腺是第二大成对的涎腺，包括深、浅两叶。较大的表浅叶位于下颌下间隙内，在下颌舌骨肌的后下方。较小的上部（深叶）延伸向上在下颌舌骨肌上面以指状突起（钩状突）进入舌下间隙（图9.6）。面动脉对颌下腺的外侧面有一压痕。颌下腺导管（Wharton导管）从深叶在舌下间隙内下颌舌骨肌之上，沿口底开口于位于同侧舌系带的舌下乳头中线附近的舌下阜。[1-3]

舌下腺，最小的成对涎腺，位于口底部的黏膜下层，在下颌舌骨肌的上方和颏舌骨肌／颏舌肌复合体的外侧，坐落在下颌联合旁下颌骨内缘舌下凹陷之内（图9.6）。舌下腺位于颌下腺深叶的正前方，不像其他大腺体，舌下腺没有自己的包囊。舌下腺约有8～20条独立的小导管（Rivinus），它们单独开口于舌下襞的（即舌下乳头）。有一些小导管可融合形成Bartholin导管，在邻近下颌下腺管开口处注入其内。舌下的神经和舌下神经通过舌下间隙走行，提供了肿瘤向神经周围侵犯的一个潜在通道。[1, 3, 10]

颌下腺和舌下腺的神经分布

面神经通过鼓索分出支配颌下腺和舌下腺的感觉和分泌功能。舌神经是三叉神经下颌支的一个分支，它穿经颌下神经节，与鼓索伴随。[8]

血供和淋巴引流

颌下腺的血供经由颈外动脉分支，包括面动脉和舌动脉。舌下腺由舌动脉的舌下支以及面动脉的颏下支分别供血。

淋巴系统经颌下及舌下淋巴结引流到颈浅和颈深淋巴结内。

■应用解剖

筋膜平面的分界线非常重要，不仅因为其与肿瘤、感染的侵犯范围有关，更是因为特定位置的肿瘤类型决定于该区域内主要组织类型。腮腺深叶位于茎前PPS间隙（图9.2），所以该区域的大部分病变是涎腺来源（图9.7）。茎后间隙内主要病变与大血管、颅神经和淋巴结有关（例如神经节细胞瘤、神经鞘瘤、淋巴结病变）（图9.8）。虽然来自于茎前PPS的新生物主要在腮腺内生长，但腮腺外残留的原始涎腺或PPS内小的涎腺组织同样能在茎前PPS内长出涎腺新生物。[11] 临床上PPS内肿物与腮腺肿瘤类似（图9.8）。颌下腺深叶的上部与PPS的前下壁紧密相连（图9.5b），因此，颌下腺肿瘤或感染性病变能延伸至PPS内。腮腺肿物与PPS肿瘤之间的鉴别有很重要的外科意义（图9.9，图9.10），因腮腺内新生物要应用小心面神经的方法进行腮腺切除，而腮腺外肿瘤经口腔或颈部手术，从而避免对面神经的损伤。[11] 如发现肿块与腮腺深叶之间完整的脂肪界面则提示腮腺外病变（图9.7a）。腮腺深叶一侧移位或变形，伴随茎突下颌通道正常，则支持腮腺外PPS肿物（图9.7）。在分辨这些差别时MRI可优于CT；[11] 然而大的肿瘤可能没有这种差别。图9.1a和9.2b，通过发现茎突下颌通道的浸润和／或二腹肌后腹向中线移位以及咽旁脂肪向中线的移位能推断出此为腮腺深叶的肿瘤。如发现肿瘤位于茎突前方（图9.1a），颈内动脉向后

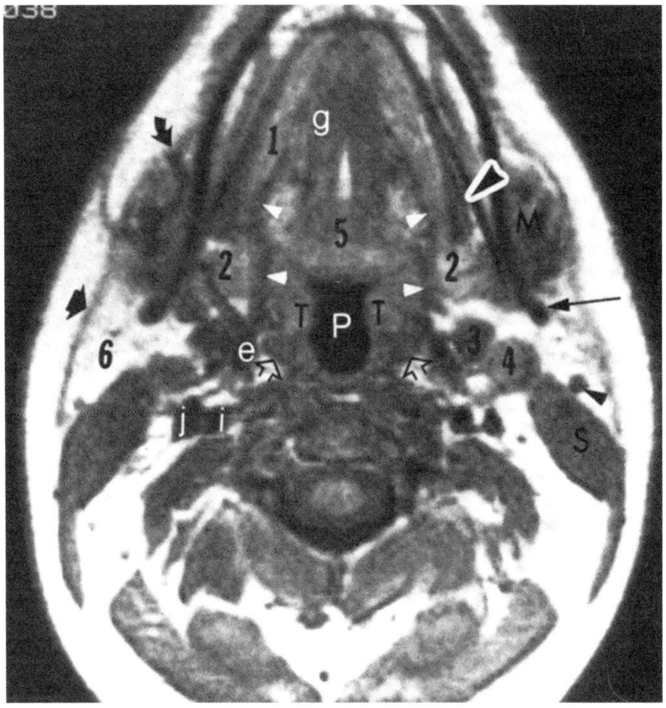

图9.6 舌下腺的正常MR解剖。轴位MR自旋密度加权图像。该层面经口咽、上颈部，恰好穿过下颌骨颏孔。
e=颈外动脉；g=颏舌肌；i=颈内动脉；j=颈内静脉；M=咬肌；P=咽；S=胸锁乳突肌；T=腭扁桃体；白箭头＝位于舌骨舌肌后方的茎舌肌；白黑箭头＝下颌舌骨肌；黑箭号＝下颌后静脉；短黑弯箭号＝面静脉前支；空箭号＝咽缩肌；黑箭头＝颈外静脉；1=舌下腺；2=颌下腺；3=茎舌骨肌；4=二腹肌后腹及部分淋巴结；5=舌内肌；6=腮腺。

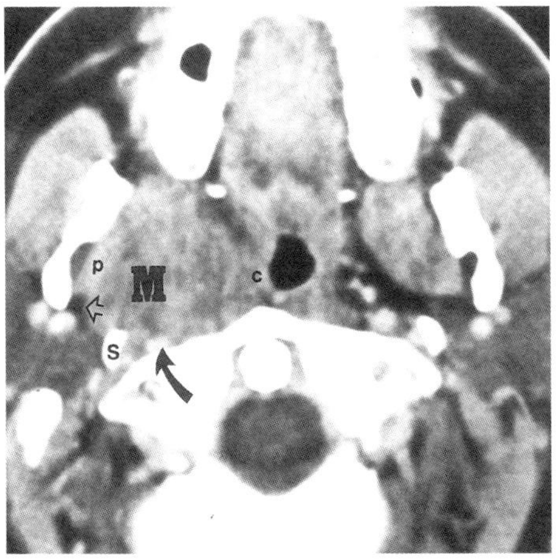

a

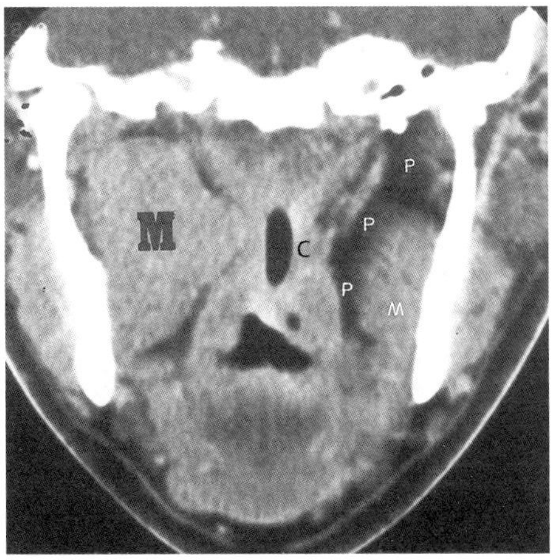

b

图9.7 咽旁间隙的良性混合瘤。
a 轴位增强CT扫描示右侧咽旁间隙内的圆形肿块（M）。注意颈内动脉（弯箭）位于肿块的后方，翼内肌（p）向外侧移位，而咽缩肌（c）向内侧移位。在肿块与向外移位的腮腺深叶之间有很清晰的脂肪空泡组织（空箭）。S=茎突。
b 冠状CT扫描示右侧咽旁间隙肿块位于咽缩肌和翼内肌之间。注意左侧正常的咽旁间隙（P），咽缩肌（c）和翼内肌（m）。

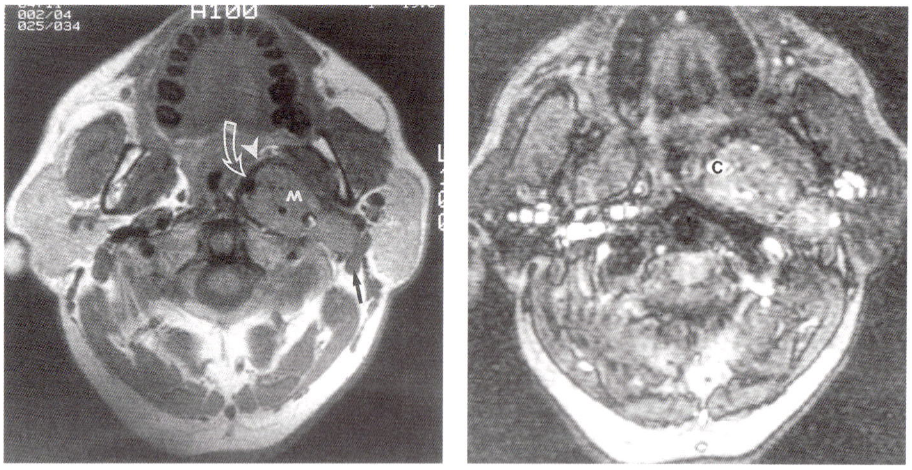

a b

图9.8 非嗜铬性副神经节瘤。a 增强轴位MR扫描示与迷走神经副神经节相一致的咽旁肿块（M）。注意颈内动脉（弯箭）向前移位，二腹肌后腹（黑箭）向外侧移位，咽旁脂肪（箭头）向内侧移位。注意肿瘤内明显的动脉（流空信号）是非嗜铬性副神经节瘤的特征表现。b 梯度回波序列扫描确认了肿瘤的高血供性。C= 颈内动脉。临床诊断该患者是左侧腮腺肿瘤。

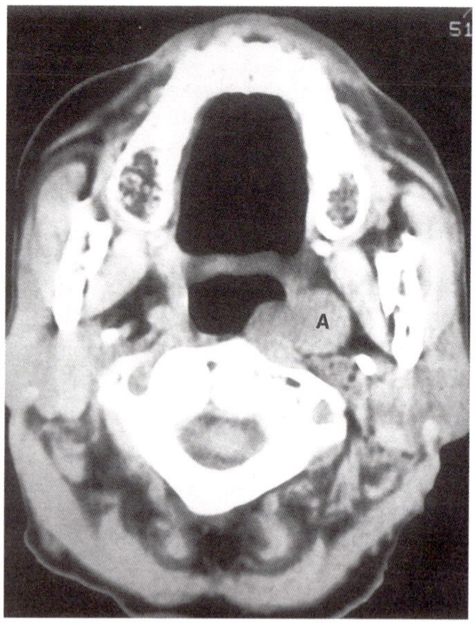

图9.9 咽旁淋巴结病。轴位CT扫描示与腺病相一致的茎前咽旁肿块。

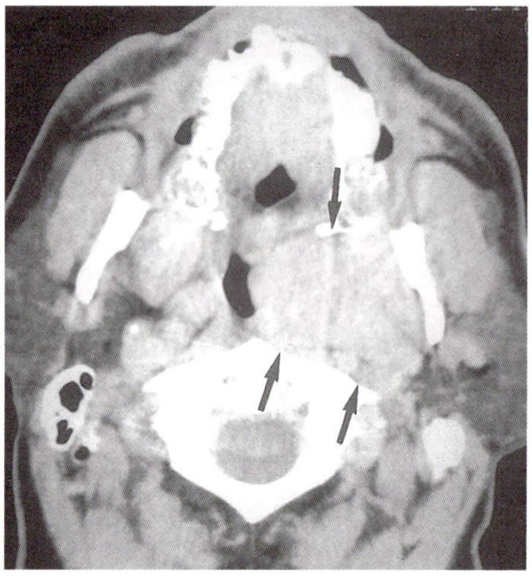

a

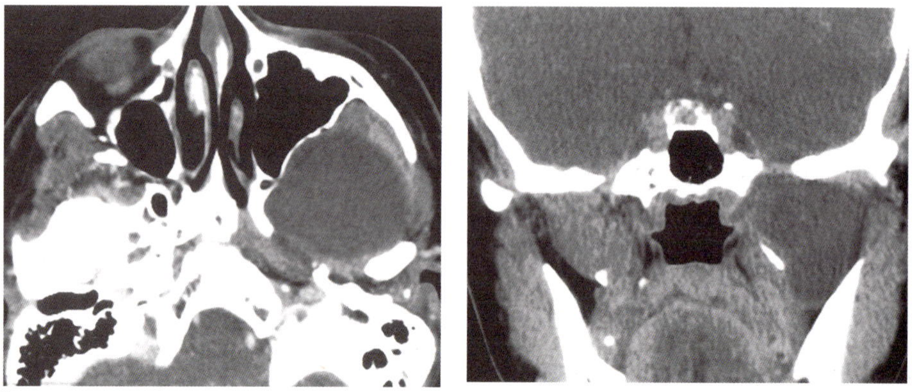

b c

图9.10 a 横纹肌瘤。CT扫描示与横纹肌瘤相一致的咽旁肿块（箭）。肿块与腮腺之间有很薄的脂肪组织。b与c 神经鞘瘤。另外一位患者的增强CT轴位扫描b和冠状扫描c显示左侧颞下间隙内的巨大肿块，伴左侧卵圆孔增大，推测为神经鞘瘤。一些神经鞘瘤可以没有明显强化。

移位（图9.1a，图9.2b），二腹肌后腹向侧面移位（图9.2c），和／或PPS脂肪向后内侧移位（图9.7，图9.9，图9.10），则推断为茎前PPS肿物。颈内动脉向前移位（前外侧或前内侧）（图9.2b，图9.8），二腹肌后腹向前外侧移位（图9.2b，图9.8），病变位于茎突后方（图9.1a），并延伸至二腹肌后腹的后内侧，则推断为茎后PPS肿物（图9.2b，图9.8）。如对该区域解剖关系不能正确评价会导致外科手术方式选择错误，导致肿瘤较难切除，损伤主要的结构、器官或肿瘤溢液。[11] 茎前PPS的前外侧是咀嚼间隙，其内包括翼内肌、翼外肌、咬肌、颞肌（图9.2），下颌支和第5对颅神经的下颌支。第5对颅神经下颌支存在于翼内韧带外侧的卵圆孔内，在咀嚼间隙内向下走行。因此咀嚼间隙疾病发展过程中通过卵圆孔侵犯神经周围有很高的发生率。咀嚼间隙内的局限性病灶不可能是涎腺来源的。（图9.10 b，c）。[11]

组织学

涎腺组织学上包括许多腺泡和导管，它们被结缔组织分隔所间隔。所有涎腺内都含有许多脂肪细胞，[6,7,] 而在组织分隔内有大量聚集的脂肪细胞是腮腺的特征。[5] 在连续的组织内脂肪的含量与个人体质和年龄增长有关。

腺泡是由黏液及浆液分泌细胞所组成，它们约占大涎腺细胞体积的85%~90%。[3,6] 腮腺几乎只有浆液分泌细胞组成。颌下腺和舌下腺有混合的分泌单元，颌下腺主要是浆液分泌细胞，舌下腺主要是黏液分泌细胞。[3,5] 腺泡液体引流到闰管，然后到分泌管，最终到排泄管。上皮来源的肌上皮细胞和含有细胞内收缩功能的细胞（肌丝）环绕腺泡和闰管，通过收缩明显促进分泌。整个涎腺发现不知何种功能的瘤细胞，其数目会随着年龄的增长而增加。许多组织中存在瘤细胞（甲状腺、肝、肾、鼻腔、气管等）和缺乏特定细胞功能的衰退或变性细胞。[3,5] 腮腺是唯一含有淋巴组织的涎腺。这是因为在胚胎后期腮腺包膜形成导致其与邻近淋巴组织混合在一起。相对的，涎腺组织可以合并到腮腺和腮腺周围淋巴结内。

影像

腮腺影像研究提供有用的信息能使内科医生确诊疾病并选择合适的治疗方案。[1-5] 通过病史和检查，确定以下几个问题是非常重要的，包括症状的急慢性，疾病源于单个腺体还是多个腺体，是否有肿胀，是否有表面皮肤病变、面神经麻痹和疼痛。排除系统性疾病也很重要，例如结节病，淋巴网状内皮系统增生性病变，免疫缺陷，代谢和内分泌失调等。

传统放射学包括涎管 X 线平片，放射性核素扫描，CT，CT 涎管造影，MRI，MR 涎管成像，超声，有时也会用到血管造影。

- 确定涎腺病变的确切位置和病变范围，并与咽旁肿块进行鉴别。
- 鉴别新生物与感染或其他疾病进程。
- 如果可能，区分肿物的良、恶性。[1-5, 11-21]

传统放射学

通过标准图像例如下颌区的斜侧位平片、口腔内咬合面图像或全景图可以发现颌下腺和腮腺内的结石（图9.11）。[1-5, 12] 咬合片对颌下腺导管前2/3的结石非常有用（图9.11c）。在前后位或轴切位上显示腮腺的结石最好（图9.11d，e）。大多数（80%）的涎腺结石是不透 X 线的。此前存在钙化（例如在淋巴结、扁桃体、肿瘤和静脉内的钙化）必须与涎腺结石相鉴别。在发现和描述结石和钙化上，CT 比传统 X 检查更可靠（图9.11f）。用1~2.5mm 螺旋 CT 或轴位 CT 扫描，甚至可以发现涎腺导管系统内1~2mm 小结石（图9.11g）[1]。

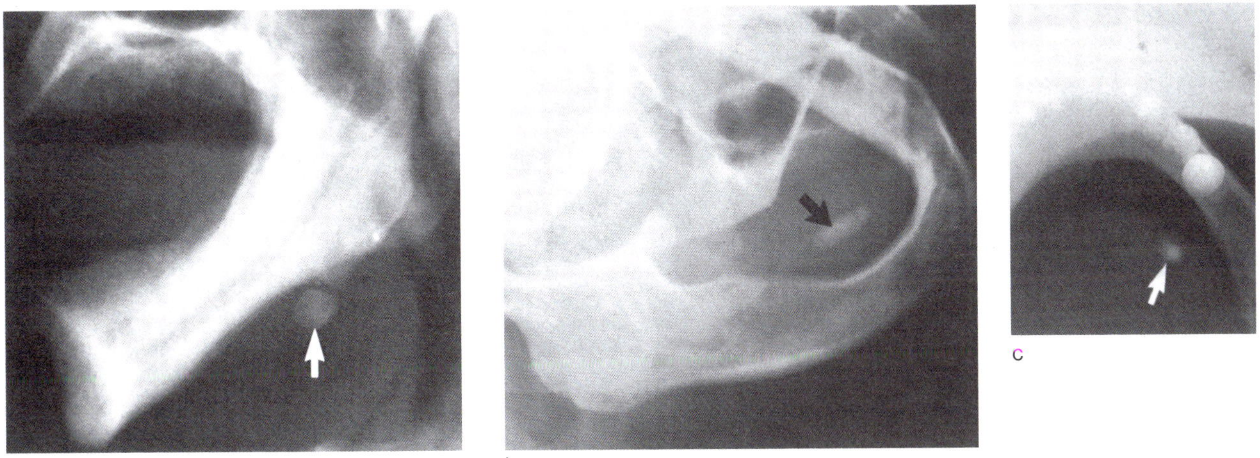

a b c

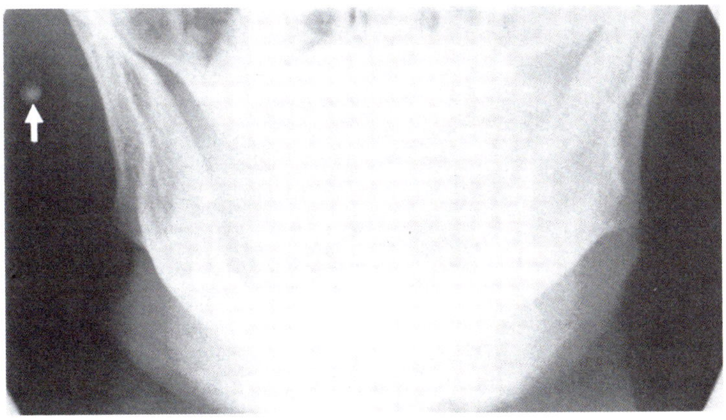

d

图9.11 涎石症。
a 下颌区侧位像显示右侧颌下腺内的一个不透X线的结石（箭）。
b 下颌区侧斜位像显示颌下腺导管内结石（箭）。
c 咬合像显示颌下腺导管内结石（箭）。
d 腮腺和颊部区域前后位图像显示在腮腺导管内的钙化（箭）。

图9.11 e-g ▷

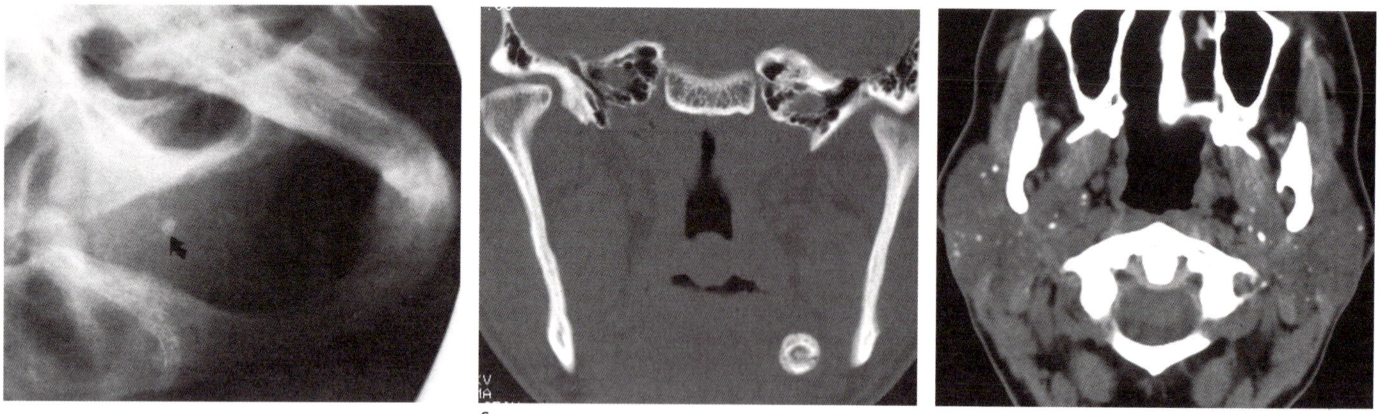

e f g

图9.11 e～g 涎石症。

e 腮腺及颊部区域斜位图像显示腮腺导管内的钙化（箭）。

f 冠状CT扫描示左侧颌下腺导管内结石。

g 轴位CT扫描示因慢性腮腺炎造成的多发钙化。

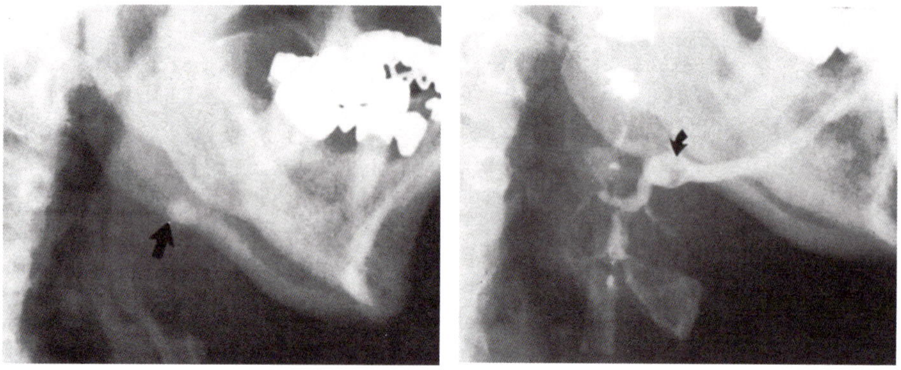

a b

图9.12 颌下腺导管内的钙化。

a 下颌区域侧位显示一钙化（箭）。

b 涎管造影显示颌下腺导管主干内因结石而造成的充盈缺损。在结石造成的狭窄后方有中度的扩张，感染性的涎腺炎使腺体内导管系统边缘不规则。

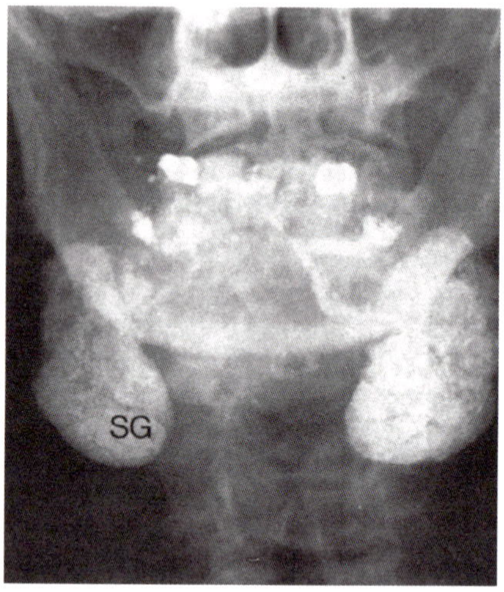

图9.13 正常颌下腺的双侧涎管造影。前面观，腺泡充盈期，颌下腺显影（SG），并可见到颌下腺导管。

传统涎管造影术

涎管造影术能分析腺体内导管系统，提供有用的信息，从而准确诊断导管内病变（图9.12，图9.13）。[1-5,12] 虽然CT和MRI在解剖及病理诊断上有很高的准确性，而且很大程度上取代了平片涎腺造影检查，但传统涎管造影在评价导管疾病时仍起到了重要的作用，[12] 例如涎腺肿大，涎腺的慢性感染性疾病，未钙化的结石（阴性结石），但这种技术不再应用于涎腺肿块和肿瘤的诊断中。[12]CT、MRI平扫及增强扫描和CT涎腺管造影比传统涎管造影更加清晰准确地显示涎腺解剖结构及涎腺肿瘤（图9.14，图9.15）。最近提出如果有典型的影像表现和特征性临床症状，慢性涎腺炎和干燥综合征能通过MRI和MR涎管成像确诊，避免了这些病人涎管造影或穿刺活检（图9.45，图9.46）。[18,20] 涎管造影的三个主要指征是：

1．突发的急性肿胀提示结石引起阻塞，在CT扫描中未被确诊（无钙化的结石）。在这种情况下涎管适影不像MR涎管成像，涎管造影时常可通过取石达到治疗的作用。

2．一个或多个涎腺病变逐渐发展或慢性反复性肿大提示慢性感染、导管狭窄或涎腺肿大症。

3．在CT或MR上未能发现可触及的涎腺内肿块，CT涎管成像优于传统涎管造影或两者可以相互结合。

一些作者认为在涎管炎和涎管成形术后评价涎腺导管时传统涎管造影优于MR或CT涎管成像。[12] 如涎管造影出现对造影剂的过敏反应和曾做过甲状腺功能试验及腮腺急性化脓性或其他急性感染状态，则不能应用涎骨造影。[1]

传统涎管造影技术

应用较钝的针以避免乳头破溃和导管壁的穿孔。如果乳头太小，可以用有刻度的探针扩张。注射时首选头端呈椭圆形直径为1cm略有弯曲的钝针。[3] 如果椭圆形钝针紧

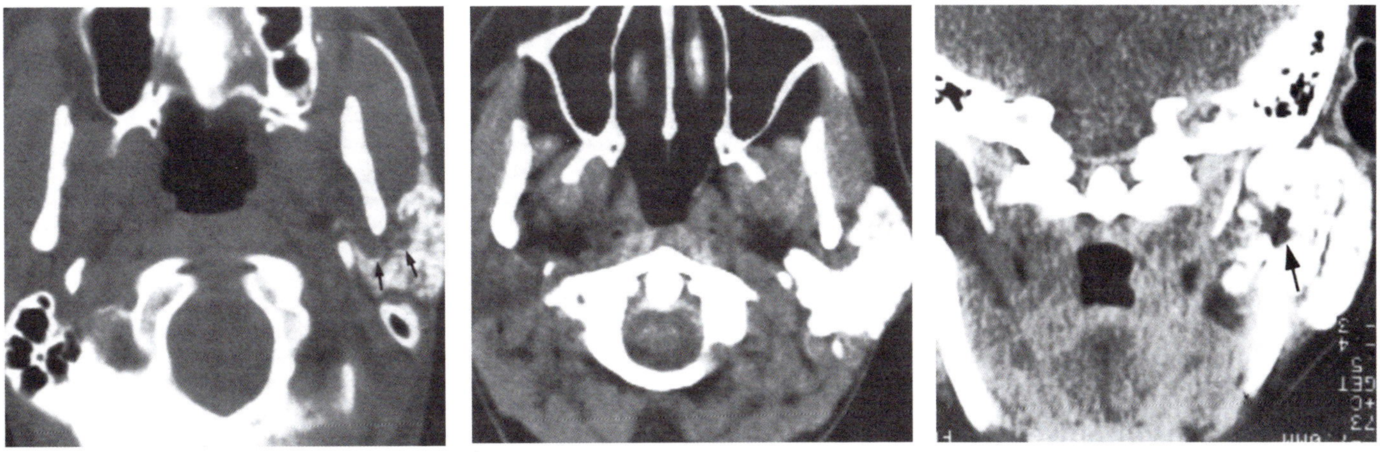

a b c

图9.14 a～c 正常腮腺CT涎管造影。
a 注入造影剂后左侧腮腺和腮腺导管密度增高。箭指示下颌后血管。
b 腮腺密度逐渐增高，其深叶向下颌骨的内后侧延伸，达到咽旁间隙。
c 冠状涎腺造影显示腮腺的浅、深叶充盈良好。注意腺体内的血管结构（箭号）。

压着乳口，可以防止插管插入过深和造影剂反流。病人可采取坐位或仰卧位。通常在上颌第二磨牙对侧口腔黏膜上很容易发现腮腺导管的乳头。小心按摩腮腺能在导管乳头处看到滴状的唾液。颌下腺导管的开口比腮腺的小，通常需要放大镜来确认。导管开口位于口底舌系带侧方的舌下阜上。[1,3] 传统涎腺造影使用像碘苯十一酸乙酯这种脂溶性造影剂和水溶性碘液混合物（图9.12，图9.13）。如果条件允许，高碘含量的水溶性造影剂（0.5～1.5ml）更好，例如森诺格拉芬（38%的结合碘，泛影葡胺，Squibb）。[1] 过去应用乙碘油制剂（39%的结合碘，乙碘罂粟子油，Savage实验室制造）和罂粟子油的酯类形式，偶尔也能提供较好的导管显像。[1] 水溶性造影剂所显示的导管系统图像不如含油对比剂清晰。这因为其扩散快速及唾液稀释和循环血液吸收。如果只研究导管，水溶性或油性的造影剂都可达到满意效果。[3]

涎管造影中有三个阶段：导管充盈期、腺泡充盈期和排泄后期（图9.12，图9.13）。腺管造影的实质显影是因为腺泡内充满造影剂，对勾画出实质内肿块非常有用。[1,3] 腺泡不显影则为异常，但并不特异。能导致腺体明显肿胀或水肿或能充盈整个腺泡腔，或能破坏、浸润或取代腺泡的任何病变都可以阻碍腺泡的显影。[1,3] 排泄后期摄片是在注射造影剂1个小时或更长时间之后获取，它是涎管造影检查中一重要部分。排泄后期摄片可以发现造影剂外渗，并能评价排空的方式。造影剂排空延迟的原因可以是感染、阻塞或与实质破坏有关的病变（例如自身免疫性涎腺肿大症、慢性感染、放射性损害或肿瘤侵犯）。[1,3] 急性感染是涎管造影的禁忌证，因为注射对比剂会加重急性症状。碘过敏的患者也不应做涎管造影。对于那些计划测甲状腺功能的患者，涎管造影应该向后推迟，直到甲状腺检测完毕再进行。[1]

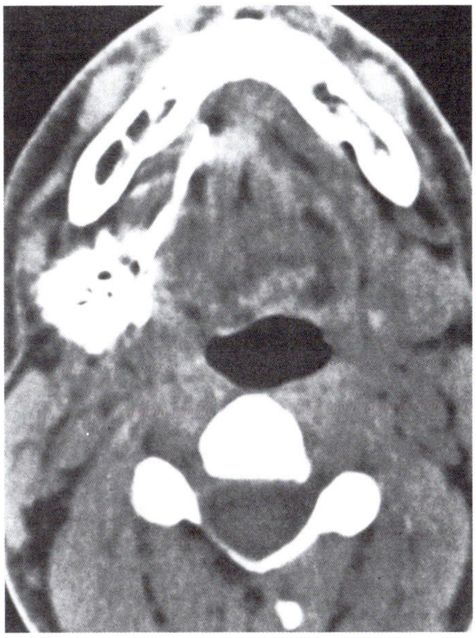

图9.15 正常下颌腺的CT涎管造影。在其深叶和颌下腺导管内充满高密度造影剂。

CT和MRI

包括小的涎腺在内的所有涎腺肿瘤在CT和MRI图像上均可被发现。但是，我们平常既不用CT也不用MRI的各种脉冲序列对涎腺疾病进行特异性诊断。它们常用来确定涎腺肿瘤的位置及浸润范围。MRI能很好的区分咽旁间隙病变与腮腺深叶病变，并能很好的确定腮腺肿块与面神经的关系。[3,5,9,10,11] 因自身免疫性涎腺病变、涎腺炎、涎腺导管皱缩以及涎腺慢性炎性疾病所导致的涎管狭窄，传

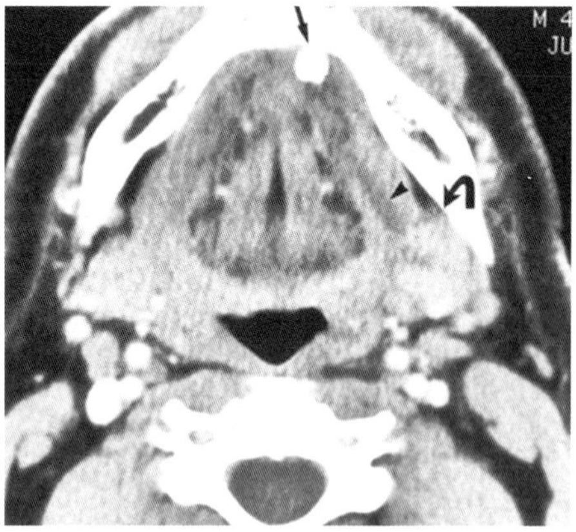

图9.16 下颌腺结石。轴位CT扫描示结石（箭）阻塞了导管（箭头），同时能看到下颌腺（弯箭）的上部（深部）。

统涎管造影和MR涎管成像对以上疾病的诊断具有优越性。[12] 这些病人传统涎管造影可表现为导管狭窄，腺体内导管系统的囊状扩张，充盈或排空延迟，以上这些改变在CT和MRI扫描上不能确切诊断。但是，对于评价急性炎症病变或脓肿时，可以选择CT，它能轻易分辨出导管内或腺体内阳性结石（图9.16）。

CT扫描技术和涎腺CT表现

下巴稍稍抬起时在轴位扫描上涎腺能清晰显示（图9.1a）。如果牙齿有干扰图像的填充物，可将发射半轴向头侧延伸，机架倾斜15～20°。避免牙齿充填充物的倾斜角度在侧位定位图上很容易确定。CT扫描可使用以下扫描参数：3mm间隔扫描基础上3mm螺旋重建，螺距为1，170～280mA，120V。轴位扫描上自外耳道水平的颅底，下达甲状软骨中央水平。腮腺和颌下腺病变经常可直接冠状扫描（图9.1b）。通常一些腮腺病变在冠状位上能较好显示。我们常规扫描包括平扫和增强扫描。增强开始时用50ml静脉内团注，随后以1.0ml/s的速度注入含碘对比剂100ml。静脉注入含碘对比剂腮腺增强CT早期会引起多形性腺瘤密度减低。[22] 增强冠状面扫描能够解决这个问题，因为造影剂灌注与冠状面采集图像之间有延迟的时间。因唾液和腺体内多种脂肪细胞组成网状结构的影响，正常的腮腺密度低于邻近咬肌（图9.1a）。通常颌下腺的密度高于腮腺（图9.5）。大多数腮腺内肿物在平扫CT上能清晰显示，因为它们的密度高于正常腺体实质。一些腮腺密度较高，会使腺体内软组织密度病变显示率减低。静脉强化检查能更好的显示血管结构，是诊断血管瘤或少见的血管外皮细胞瘤的必要的检查方法。增强CT扫描可增加多种涎腺肿瘤的显示率。强化CT延时扫描能显示多形性腺瘤。[22] 因它能提高病变的显出率，故其是提高多形性腺瘤诊断准确性的一种重要方法。感染性团块可见到环状强化。CT平扫切面上发现不了颌下腺肿物，因其与腺体实质密度相同。所以在诊断颌下腺肿物时必须行增强CT扫描。有时腮腺肿瘤（特别是黏膜上皮细胞癌、腺样囊状癌和腺泡癌）在增强CT及MRI图像上没有明显的强化（图9.92）。在CT平扫和MRI图像上，这些病变也不能显示软组织密度。所以我们应用CT涎管造影来评价这些CT及MRI不能很好显示的涎腺肿瘤。

MRI技术

这章中大部分使用的是1.5超导磁体产生的图像（GE医疗系统，Milwaukee，WI，美国）。应用Picker装置（Picker国际）得到的MRI涎腺造影图像。我们常规使用矩形头线圈或神经血管头线圈来完成涎腺成像，这些线圈由MEDRAD公司为GE医疗系统制造。脉冲序列及图像的选择包括矢状面T1WI图像（TR是600或800ms，TE是20或25ms），随后是快速或常规轴位自旋回波序列（自旋密度或质子加权像TR是2000ms，TE是20ms和T2WI像TR是2000ms，TE是80ms）。一些病例需要冠状面T1WI来进一步评价涎腺肿块。矢状位T1WI能更好的显示面神经及其与腮腺肿块的关系。T1WI显示空间信息及解剖细节最好，而T2WI进行对比分析较好。应用SITR脉冲序列也可评价涎腺病变。通常在该序列上病变显示的更加明显。

现在在评价涎腺肿瘤时并没有一种较好使用Gd造影剂的指征。[23] 相反地，Gd增强后可以减低肿块与腮腺之间的对比性。[23] 最近一份研究[23]表明Warthin肿瘤的特征性表现是缺少Gd强化，所以无强化可作为诊断该肿瘤的一个标准。但是，其他良性肿瘤甚至一些恶性肿瘤也可以不强化[23]，因此是否使用Gd增强还存在争论。我们常规使用Gd-DTPA的T1WI(压脂前后比较)图像来评价大小不等的涎腺肿块。我们发现，Gd增强对于评价涎腺的良、恶性肿瘤，发现浸润性新生物的颅内侵犯及对涎腺肿瘤神经周围蔓延范围的确定很有帮助。在CT和MRI扫描图像上Warthin肿瘤的实质部分可以有轻到中度，时常有明显的强化。

MRI图像有较好的软组织分辨率和多方位成像的特点，当怀疑涎腺肿物时它作为一种常规检查方法。[23-26] 涎腺来源的肿块经常进行穿刺活检，[4, 5, 11] 故MRI图像的作用是明确肿块的位置和它与邻近正常结构的关系。特别是

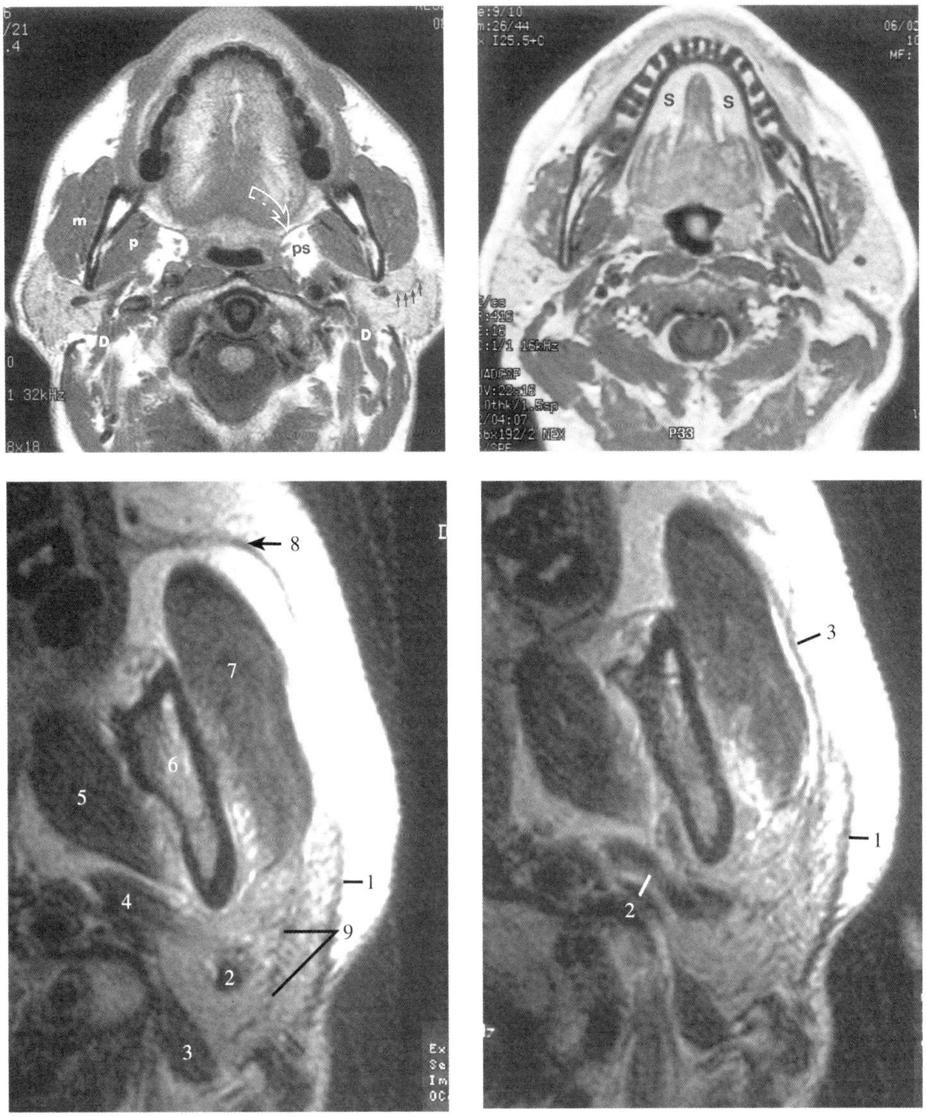

图9.17 涎腺的正常MR表现。

a 轴位MR T1WI平扫图像显示正常腮腺和部分面神经（黑箭）。D=二腹肌；m=咬肌；P=翼内肌；ps=咽旁间隙；弯箭号=推断为翼突下颌缝，这个缝是口腔与口咽的交点，位于前柱和后磨牙之间。

b 轴位增强T1WIMR图像。注意腮腺和舌下腺（S）中度强化。

c 轴位MR T2WI（TR=3000ms，TE=89ms）扫描，表面线圈，显示正常腮腺、腮腺包膜（1），下颌后静脉（2），二腹肌后腹（3），茎突乳突肌肉群（4），翼内肌（5），下颌骨（6），咬肌（7），腮腺导管（8）和面神经（9）。注意腮腺内许多纤细的纤维分隔。

d 轴位MR T2WI（TR=3000ms，TE=89ms）扫描，表面线圈，显示正常腮腺、腮腺包膜（1），下颌后静脉（2）和腮腺导管（3）。注意腮腺内许多纤细的纤维分隔。

图9.17 e-g ▷

在腮腺，主要是明确肿块与面神经的关系以便保留面神经的功能。[5, 7, 24, 25] 注意有报道称使用MRI可直接显示腮腺内面神经。[9] 但在临床工作中，并不可能总显示面神经，面神经可能与腮腺导管系统及面静脉的分支混合出现（图9.17）。[3, 5, 9, 27]

MRI对炎性或导管性病变的诊断有限度，因MR不能准确判断钙化以及显示腺体内导管系统。发现与涎腺疾病相关的钙化或阳性结石常常提示感染性病变。因此，在诊断急性感染性病变或脓肿时，对密度差别敏感的CT仍是常规检查手段。[22]

正常涎腺的MRI表现

T1WI、T2WI及质子密度图像中，腮腺的信号比皮下脂肪的信号稍低，比肌肉信号高（图9.17）。注入对比剂Gd-DTPA后会有轻到中度的均匀强化（图9.17b）。T1WI、质子密度及T2WI图像中，颌下腺的信号比腮腺低（图9.6），并且在质子密度和T2WI图像上颌下腺信号比舌下腺信号低（图9.6），故能区分颌下腺的深叶和舌下腺。应用梯度回波等对血流敏感的脉冲序列MRI图像上，颌下和舌下腺的信号比腮腺高（图9.3）。T1WI图像上腮腺的高信号认为是由于腮腺内含有相对较高信号的脂肪组织。[25] 在T1WI上面神经与含有较多脂肪高信号的腮腺相比呈中等信号(图9.2c，图9.17)。下颌后静脉小的分支可与面神经腮腺内的分支平行（图9.2b）。腮腺内有很多细小的纤维分隔，但不接近面神经的主干直径（图9.17a，c，d）。[9] 面神经主干在矢状位T1WI图像上显示最好，特别是使用表面线圈（图9.4）。面神经的大多数分支用高分辨T1WI和T2WI斜轴切面显示最好（图9.17c，e，f）(例如相对于听眶线向尾侧倾斜35°能显示颈面支；[9, 27] 相对于听眶线向头侧倾斜15°能显示颞面支）。[9] 然而正像我们前面提到的不是所有的病例中面神经都能得到可靠的确认，并易与面静脉小分支及腮腺导管系统相混淆。[27] 例如，如存在一个大腮腺内肿块，因为神经周围组织消失使面神经与肿瘤对比性降低，所以面神经很

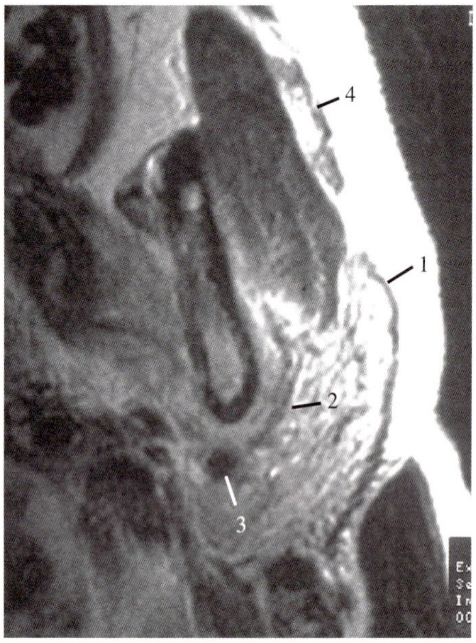

e

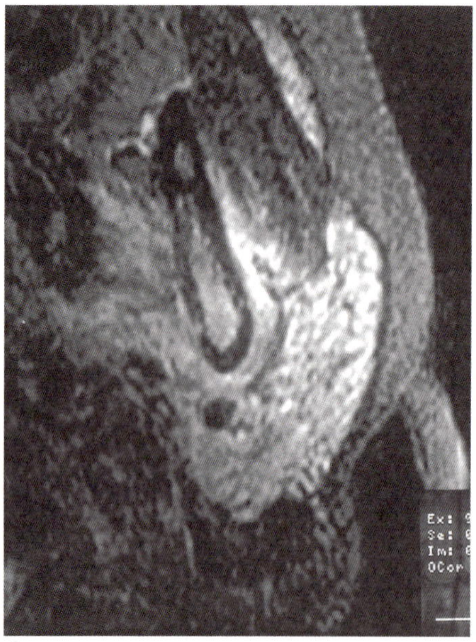
f

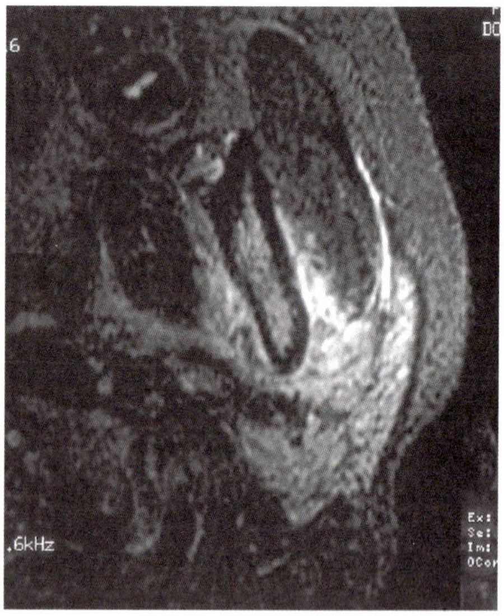

g

图9.17e～g 涎腺的正常MR表现。
e 轴位MR T2WI（TR=3000ms,TE=89ms）扫描，表面线圈，显示正常腮腺、腮腺囊（1），其内的面神经（2），下颌后静脉（3）和腮腺的副叶（4）。
f 轴位FSEIR（TR=3000ms,TE=75ms,TI=140ms）MR扫描，表面线圈（与e图层面一致），显示腮腺、腮腺包膜，腮腺内的面神经、下颌后静脉和腮腺的副叶。
g 轴位FSEIR（TR=3000ms,TE=75ms,TI=140ms）MR扫描，表面线圈（与d图层面一致），显示腮腺、腮腺包膜，下颌后静脉和高信号的腮腺导管。

难显示。如肿瘤延伸至下颌后静脉及下颌支内侧，那么依靠深叶被间接包裹推断更加可靠。[11]

MR涎管成像技术

与MR的胰胆管造影术类似，MR涎骨成像术是以在重T2WI图像上不流动的液体呈高信号的原理为基础。1996年Lomas等初步报告[15]之后，研究人员开始尝试各种不同的序列提高导管的显示[16, 17]，并报道了导管被肿瘤组织所占据的MR涎管成像表现[17]，在干燥综合征时腺体内唾液的聚集，[18, 19]导管内结石和狭窄。[20, 21]MR涎骨成像是在合理的很长TE和长回波长度来采集重T2WI图像。因在数据采集中有衰减，短T2组织在脉冲链末的回波中几乎没有信号。MR涎骨成像使用不同类型的序列，例如标准快速采集弛豫增强序列（RARE）、单次激发半傅里叶采集快速自旋回波序列（HASTE）、T2WI梯度和自旋回波序列（GRASE）、2D快速自旋回波序列（2DFSE）、3D快速自旋回波序列（3DFSE）、3D延伸时相均匀快速自旋回波序列（3DEXPRESS）、积极干扰稳态序列（CISS）。[15]利用薄层（0.6mm）判断小结石时3D技术很有优势，最大密度投影图像能显示整个导管的解剖。大部分信号会因相邻组织信号的改变而发生变化。可以使用能提高背景抑制的特定脂肪抑制序列，但一些作者发现在MIP重建图像上解剖结构的显示很容易明确相邻结构的关系。使用3DFSE，CISS和3DEXPRESS序列，图像质量都能达到诊断的要求，惟一的缺点是一部分患者因患幽闭恐怖症而不能检查。

通过近期一系列结果表明MR涎骨成像有很明显的优点。当我们处理一个患有涎腺良性病变，相对比较年轻的患者时，不使用X线检查很有利。另外，病变急性期以及会对碘合造影剂敏感的患者也可做MR涎管造影。即使操作比较熟练，由于放置插管进入导管开口失败，常规涎腺造影仍有4%的患者不能成功。[20, 21]另外，16%的患者MR涎管造影可以揭示其他信息，能够较好显示涎腺导管内逆流的部分，对于那些传统涎腺造影仅能显示正常导管移位的病例，该检查能够明确诊断（例如涎腺肿瘤、囊肿、舌下囊肿）。因此，约20%的病例MR造影检查的清晰度明显优于传统检查。

MR涎骨成像的不足包括一般MR的禁忌证，而且位于主导管开口处的结石或狭窄由于牙齿内致密汞合金的影响而减低显示率。尽管相对于传统涎腺造影MR对于评价第二和第三级导管时分辨率较低，但诊断通常并不受影响。[21]

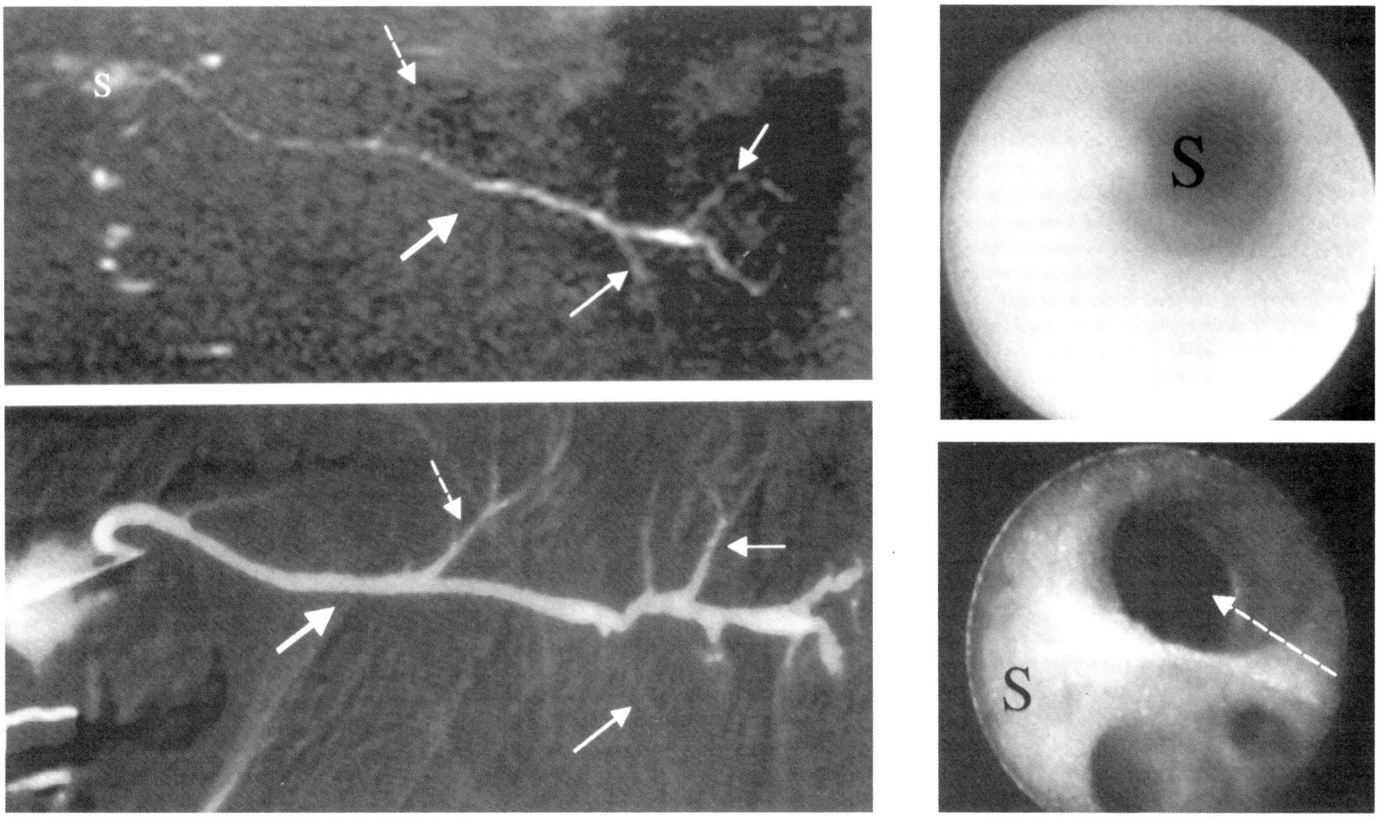

a1 a2 a3 a4

图9.18 a 正常涎管造影，MR 涎管成像和腮腺涎管镜正常表现。1. 矢状面斜位3D-EXPRESS序列的MIP重建图像显示直径约1～2mm的正常主腮腺导管（粗箭），正常主要分支（细箭）和正常直径小于1mm的副导管（虚箭）。口腔内腮腺（s）为高信号。2. MR 涎管造影后行传统涎管造影，证实了正常导管的诊断。腮腺导管主干（粗箭），副导管（虚箭）和初级和次级导管分支（细箭），因为注入造影剂，所以比MR 涎管成像的导管图像稍宽些。3. 4. 诊断性涎管镜检查是为了排除小黏液栓，涎管镜证实了正常的腮腺导管表现（s），初级导管分支(虚箭)，次级导管分支未显示。M. Becker，MD 提供病例。

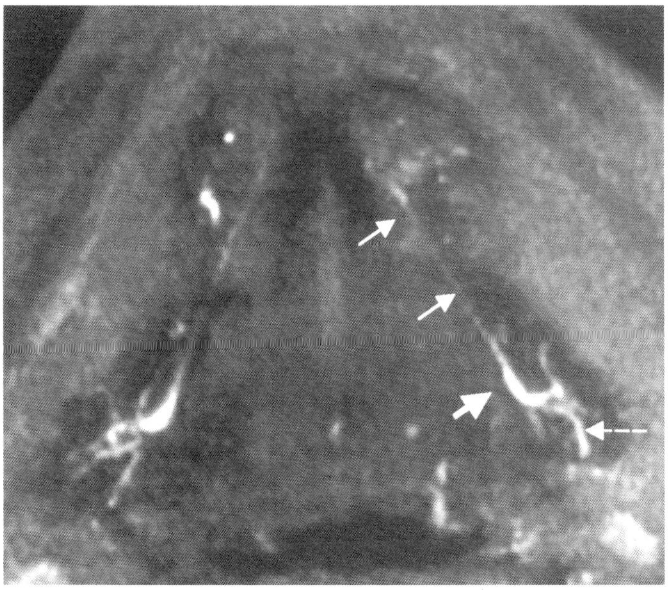

b1

图9.18 b 颌下腺导管系统在轴位MR 涎管造影（MIP 重建）和涎管镜正常表现。1. 在MR 涎管造影中，因下颌导管生理的破坏（细箭）造成其比口底水平前部管腔窄。大多数后部导管逐渐增宽（粗箭）和初级导管分支（虚箭）甚至宽于腮腺的前部分导管。2. 口底水平腮腺导管涎管镜显示的平面图。箭表明副导管出现。3. 腮腺内导管涎管镜显示它们的圆形形态和大小（虚箭）。M.Becker，MD 提供病例。

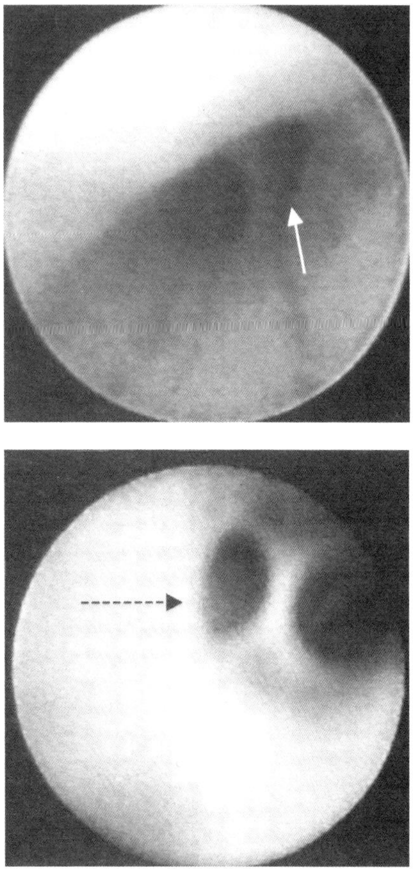

b2 b3

磁共振 3D EXPRESS 序列的说明

病人不需要做任何特殊的准备，在图像的采集过程中，要求病人平静呼吸而且要避免咳嗽或大幅度的吞咽动作。矢状、冠状和横断面的快速定位像，能够方便地获得层面定位。磁共振涎腺成像在轴面扫描时要平行于硬腭，在斜矢状面需要平行于 wharton 或 stensen 导管。磁共振涎腺成像采用了 3D-EXPRESS（three-dimensional extended-phase conjugatesymmetry rapid spin-echo）序列，一个重度 T2WI 单次激发快速自旋回波序列，使用半傅里叶分析。成像参数如下：重复时间（TR）6000-10000ms；回波时间（TE）190ms；回波链长度（ETL）136；回波间间隔 8.5ms；2 × RAM（reduced-acquistion matrix）；FOV 16 × 16cm；矩阵大小 256 × 256 像素；层厚 0.6～1.5mm；成像时间 5～6 分钟，每个序列 30 秒。所有病人的磁共振图像都需要到独立的工作站处理(Picker International)。所有的病例均需获得最大密度投影（MIP）重组图像。

超声技术

涎腺的超声成像可用来评价结石、炎性病变和先天性疾病；与针吸活检细胞学检查联合应用，可以作为一种涎腺肿瘤的定性诊断的有力工具。然而，超声检查依赖于操作者，而且不可能从断面显示腮腺和下颌下腺。对于下颌下腺深部很难显示，对于腮腺较深部腺叶可能无法确定，因为邻近下腭骨。涎腺的超声成像采用 7～12MHz 频率的线性阵列宽带换能器。如在人身体的其他部位，换能器的选择依赖于需检查病变的深度和其间组织的衰减，在检查非常表浅的病变，可以使用一种树脂橡胶制成的缓冲垫。尽管多普勒和高功率多普勒成像常被用来检查涎腺疾病，但是大多数的诊断要靠灰阶技术得到。

核医学

对于涎腺疾病显示的准确性，用 ^{99} 锝放射性核素扫描技术要比涎腺造影术、CT 或者 MR 差一些。但是，核医学对 Warthin 肿瘤和嗜酸细胞腺瘤的诊断是有价值的。只有这些肿瘤是可靠的高摄取放射性核素的肿瘤。还有助于确定在亚临床期累及到涎腺的系统性疾病，比如结节病和胶原性疾病。

临床应用：病理状况

先天性病变

腺涎的先天性病变比较少见。在第一和第二鳃弓综合征中，腮腺有时缺如（图 9.19 a, b）。这些病例要与腺体被脂肪代替鉴别。鳃裂异常和囊性水瘤可累及到腮腺。囊性水瘤可累及所有大的涎腺。罕见的异位胸腺组织可出现在大涎腺邻近（图 9.19 c, d）。

鳃器的先天异常

鳃器发育的变化进化导致了囊，窦或者瘘管的产生。一个鳃囊窦有一个内部开口；一个鳃裂窦有一个外部开口。一个鳃瘘则两者都存在，这些开口代表着囊和裂的存在和它们之间上皮板的消失。[28] 腮裂囊肿与残留的囊和裂有关。[28] 窦和瘘管常从管道口排出黏液性或脓性分泌物。高达 10% 的病例可以是双侧的。[8]

鳃裂异常是先天性的病变，是由于在胚胎形成的第六和第 7 周时 His 颈部窦道的不完全退化所致（见第 10 章和第 11 章）。[16, 28, 29] 第一对腮裂异常常表现为囊肿（68%），其次为窦（16%）和瘘管（16%）。[8, 29] 腮腺，耳廓和面神经会受到第一对鳃裂囊肿不同程度的影响。第一鳃沟发育成外耳道，如果在此处发育停滞或细胞残留导致腮腺内或邻近腮腺的囊肿形成，或导致与外耳道、耳廓后方、耳垂或者下颌角的瘘管形成。[1, 8, 16, 29] 在检查时，囊肿在耳廓周围腮腺区，呈边缘光滑、圆形、无压痛有波动的肿块。沿外耳道底部可有一外部开口。如有感染发生，患者可表现为腮腺肿胀，外耳道炎和颈部脓肿。[29] 第一鳃裂囊肿发生于涎腺内部或与腮腺邻近，通常于腮腺内部（图 9.20）。其他发育性囊肿如皮样囊肿和表皮样囊肿可与腮腺、下颌下腺或者鳃裂囊肿类似。[29] 大导管系统的先天性囊状扩张，并且形成多囊腔的囊性区甚为少见，可单侧或双侧发生，可在婴儿期或更晚时出现。[17] 如果进入囊肿的导管通畅，在涎腺造影检查中就能显示出囊肿的轮廓。

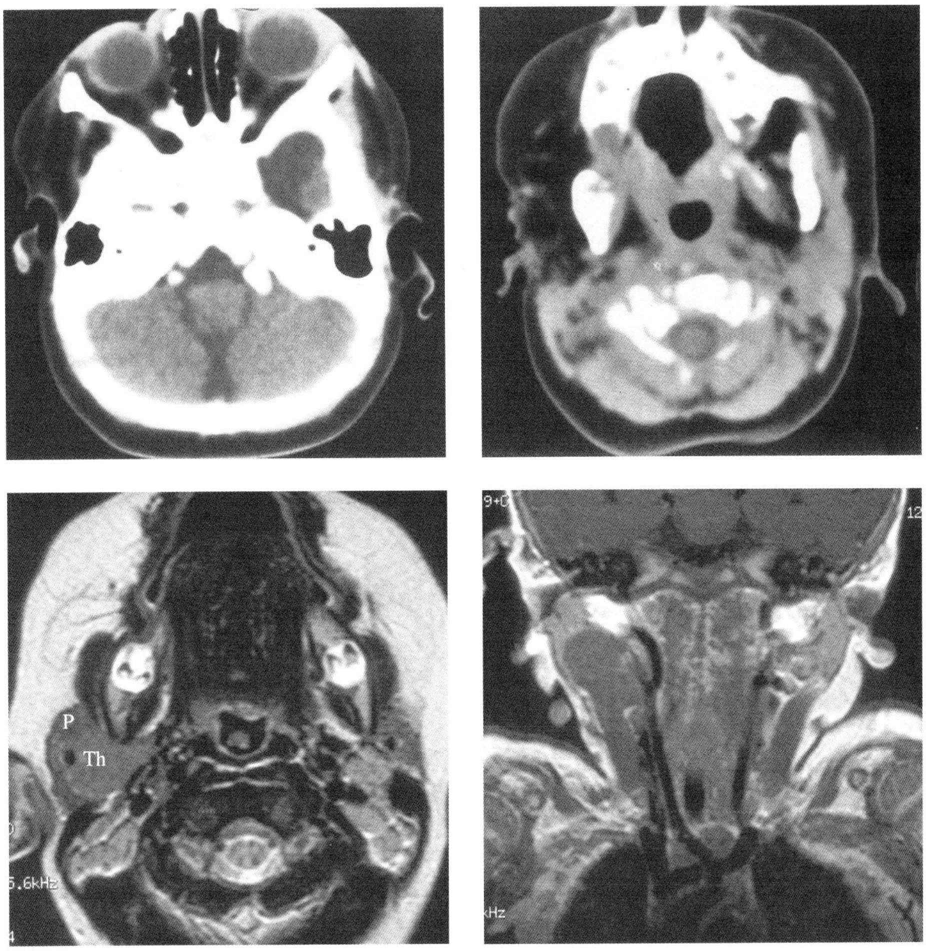

图9.19 右半面部发育小和同侧腮腺缺如。a，b CT横断面图象显示右侧外耳畸形，右侧颞肌发育不全，右侧眼眶外侧壁前部短缩，右翼肌发育不良，右侧腮腺缺如。c 另一个8个月女婴病人，磁共振横断面T2WI图像和d 冠状面T1WI图象显示一异位胸腺组织（Th）代替了部分右侧腮腺（P）。

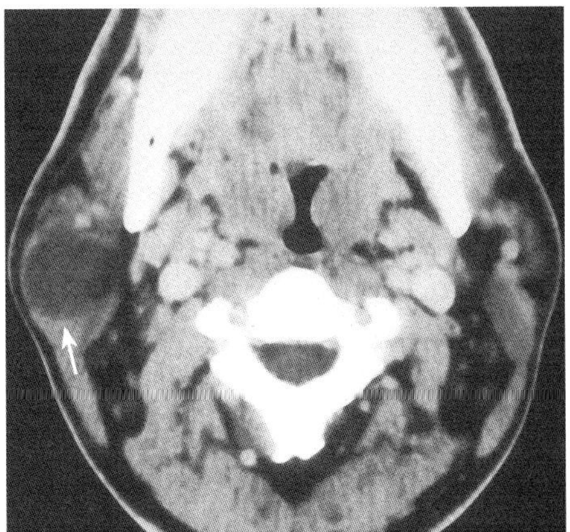

图9.20 第一鳃裂囊肿。增强横断面CT扫描图象显示一囊性肿（箭）与第一鳃裂囊肿吻合。

涎腺区域的其他囊性病变

涎腺和涎腺区的其他囊性病变包括皮样囊肿（图9.21 a,b），表皮样囊肿（图9.21 c,d），舌下囊肿和囊性水瘤。舌下囊肿为黏液潴留囊肿，它继发于舌下腺或涎腺的阻塞，在舌下的间隙内生长。[1] 从阻塞的舌下腺导管的外溢液体流入口底而形成了舌下囊肿。舌下囊肿无内衬上皮细胞，只是个假性囊肿。舌下囊肿能经下颌舌骨肌或其周围疝入咽旁间隙下部或颌下间隙内，这些都称为插入的舌下囊肿（图9.22 a，b）。舌下囊肿的壁薄，呈单房、密度均匀一致的囊性病变，位于舌下腺间隙。在磁共振T1WI呈均匀一致的低到中等信号，在T2WI呈均匀的高信号（图9.23）。表皮样囊肿和皮样囊肿常位于口底或下颌下间隙，可以表现为下颌下腺或者舌下腺附近的肿块（图9.21）。皮样囊肿和表皮样囊肿可位于腮腺（图9.21 a,b）和下颌下腺内（图9.21 c,d）。囊性水瘤是囊性的淋巴管瘤，认为是先天性淋巴管引流受阻而形成。大多数的囊性水瘤发生于颈后三角内，并可直接累及或侵及涎腺。[1,29] 腮腺的囊性水瘤是少见的先天性病变，表现为无症状的柔软而有波动的肿块。颈部超声成像，CT和MRI检查被用来确定病变的大小和范围，帮助制定外科治疗方案。囊性水瘤在CT扫描图像中显示为低密度影，而在磁共振T1WI为低或者中等信号，在T2WI则为高信号（图9.25）。内部蛋白－液体比例高或发生出血可导致T1WI呈现高信号。与鳃裂囊肿和舌下囊肿不同的是大多数囊性水瘤内部可见低信号的分隔，与纤维性分隔信号符合。在囊肿内有时可看到液平面。

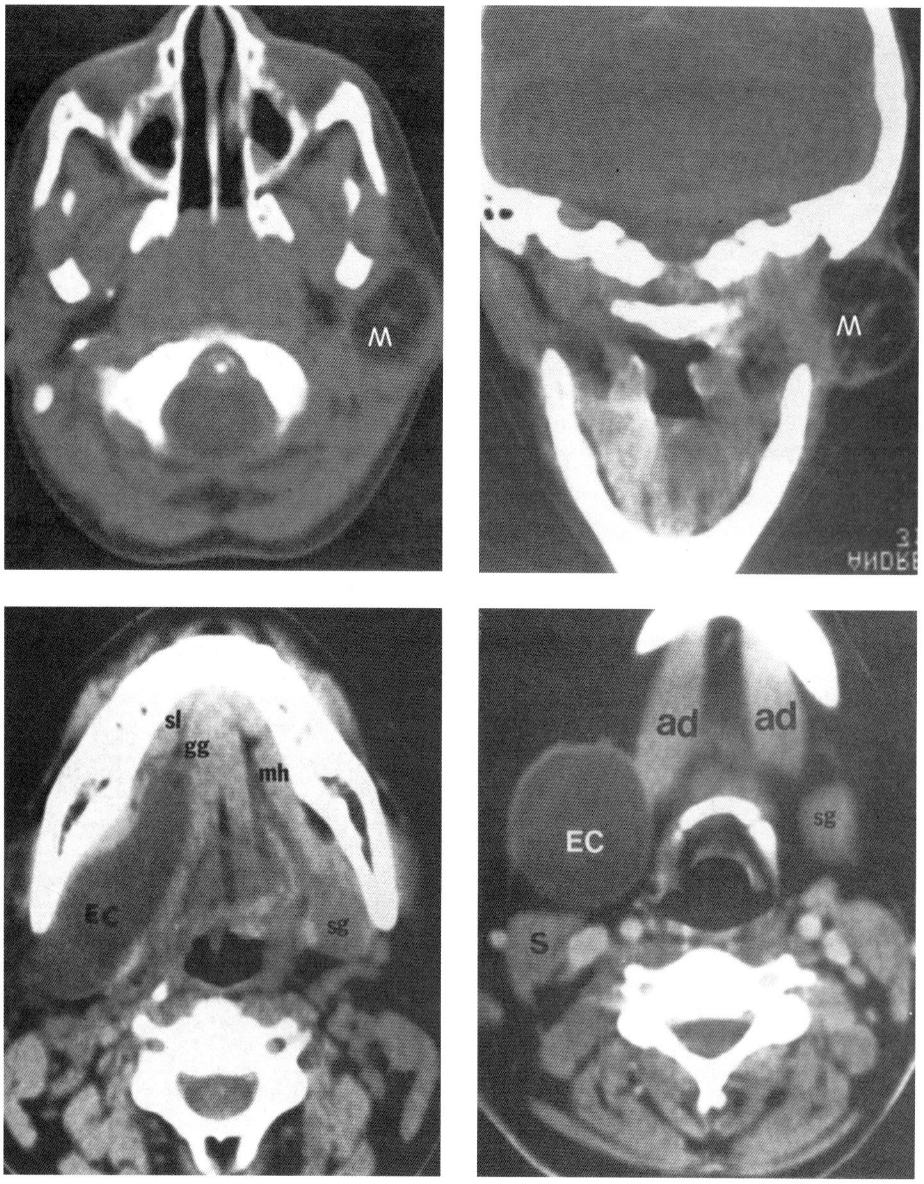

图9.21 a，b 腮腺皮样囊肿。a 轴位，b 冠状位增强CT扫描。左侧腮腺扩大，呈不均匀低密度肿块（M）。c，d 口底表皮样囊肿。两层间隔为1cm的轴位增强CT扫描显示右侧颈部一大低密度病变，周围有薄层包膜包绕，表现符合表皮样囊肿（EC）。ad= 二腹肌前腹；gg= 颏舌肌；mh= 下颌舌骨肌；S=胸锁乳突肌；sg=下颌下腺；sl=舌下腺。

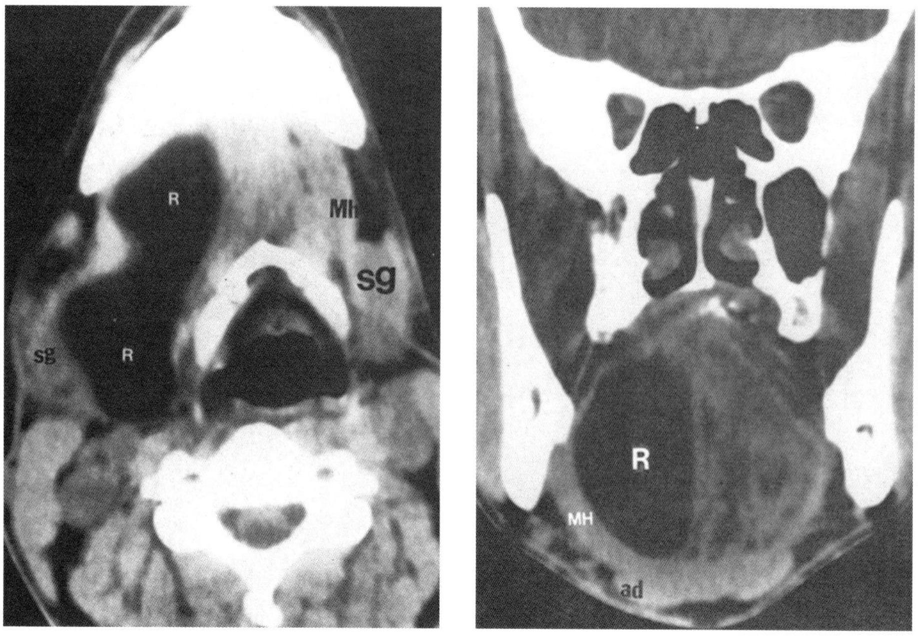

图9.22 舌下囊肿，插入型。
a 轴位CT扫描显示位于口底的大舌下囊肿（R），颈部右侧下颌下腺（sg）向外侧移位，受累侧下颌舌骨肌与正常左侧（Mh）侧相比较可见明显畸变。b 冠状面CT扫描显示在下颌支水平可见插入的舌下囊肿（R），它使舌向左移位，和下颌舌骨肌（MH）向下移位。ad =二腹肌前腹。

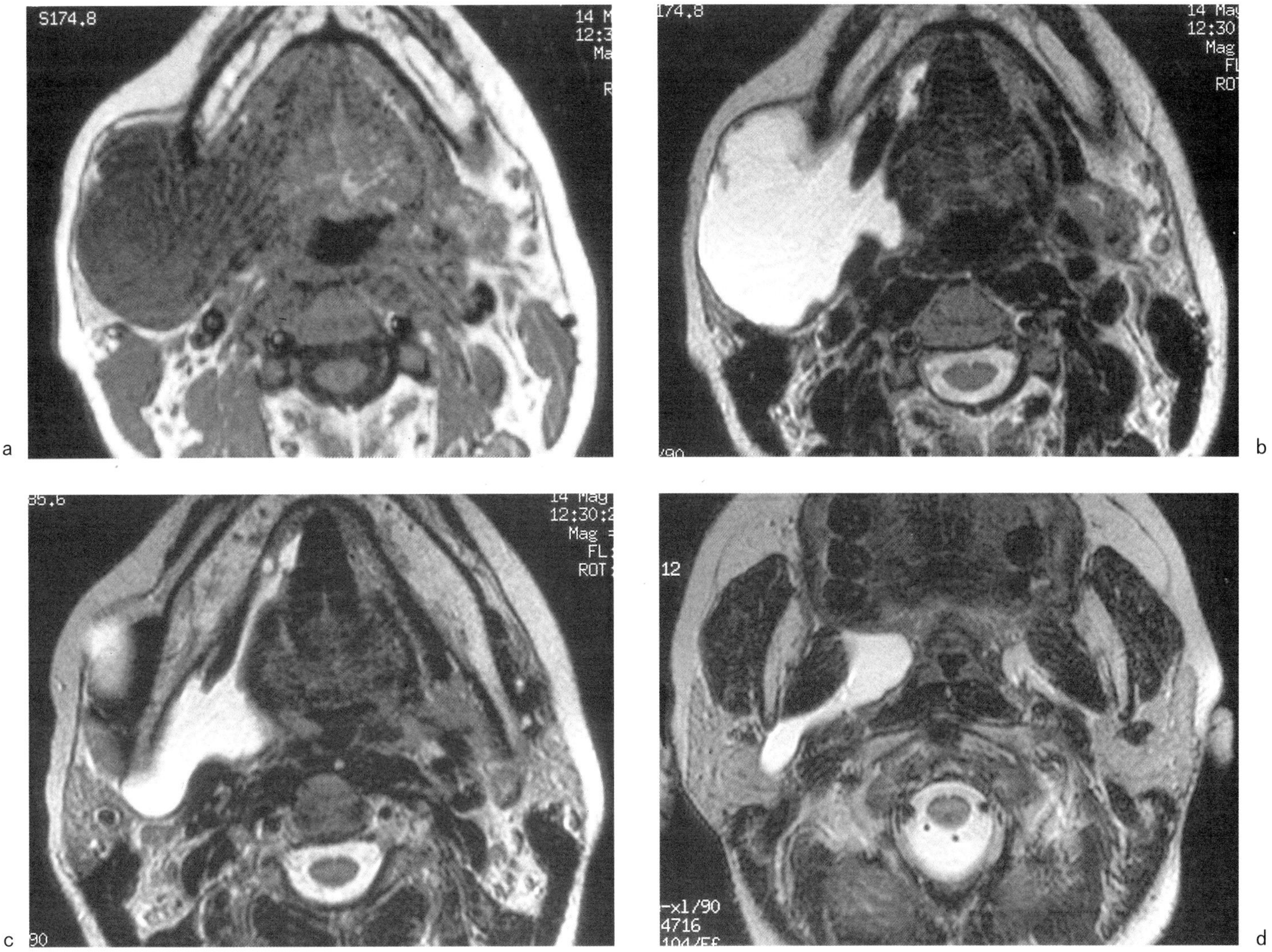

图9.23 大的插入的舌下囊肿。磁共振成像轴位T1WI (a) 和T2WI (b～d) 推断为一大插入的舌下囊肿扩展到右侧的咽旁间隙内，并达腮腺的深叶。[30] 靠近腮腺的多发皮脂腺囊肿可与腮腺继发囊肿或肿瘤相似。

主要涎腺的炎性病变

涎腺的炎性病变发病可很急剧或缓慢。急性感染包括病毒性感染，如流行性腮腺炎或腮腺炎，细菌性感染所致，如急性化脓性涎腺炎。除非涎腺炎持续存在，否则影像学不易显示（图9.26）。单侧或双侧的腮腺和或下颌下腺的弥漫扩大，会导致腮腺炎，它与其他诸如柯萨奇病毒A、B型，ECHO 病毒[艾柯病毒（echovirus），鼻病毒1型]，E-B 病毒，疱疹病毒，A 型流感病毒，涎腺病毒及脉络丛脑膜炎病毒所致的病毒性感染不同。急性涎腺感染不应实施涎腺造影术，因为它有造成感染播散的危险。如有临床指征，可行强化 CT 或者 MRI 扫描检查。弥漫的增强是感染性病变的特征性表现（图9.26）。慢性感染性疾病包括慢性复发性涎腺炎，慢性涎管扩张，慢性肉芽肿性病变（即结节病，结核病，梅毒，放线菌病等），淋巴上皮性涎腺病变，Kimura 病和涎腺结石。

急性化脓性涎腺炎伴脓肿形成

急性化脓性涎腺炎是一种细菌感染疾病，而且腮腺的脓肿较下颌下腺更为多见。最常见的致病细菌和微生物为金黄色葡萄球菌和绿色葡萄球菌。CT 和 MRI 对感染和脓肿的显示非常有帮助（图9.27 9.28）。腺体弥漫性肿胀，脓肿表现为单房或者多房性充满液体。下颌下腺脓肿通常

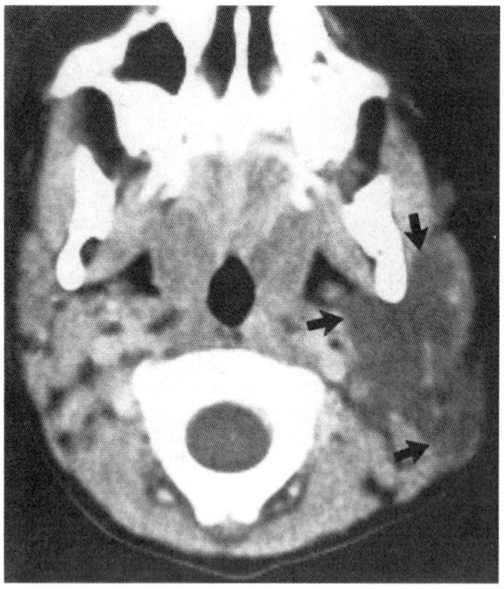

图9.24 腮腺的囊性水瘤。轴位强化CT扫描 。可见左侧腮腺和同侧颈前三角区域内一个大的低密度肿块（如图中箭所示）。

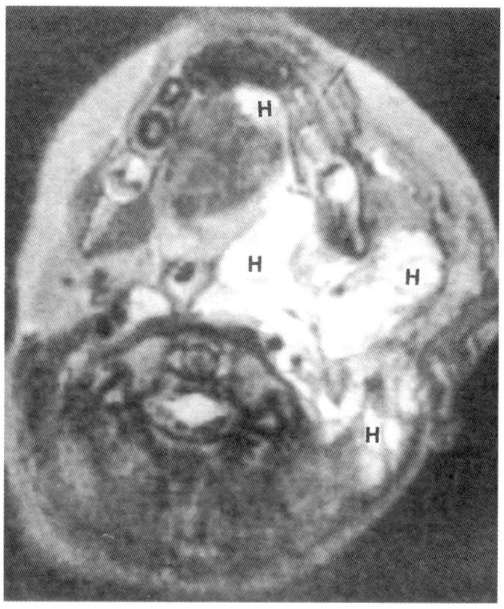

图9.25 囊性水瘤的磁共振成像表现。轴位T2WI扫描显示一个大的囊性水瘤（H），病变累及左侧腮腺、同侧咽旁间隙、口腔和颈后部。

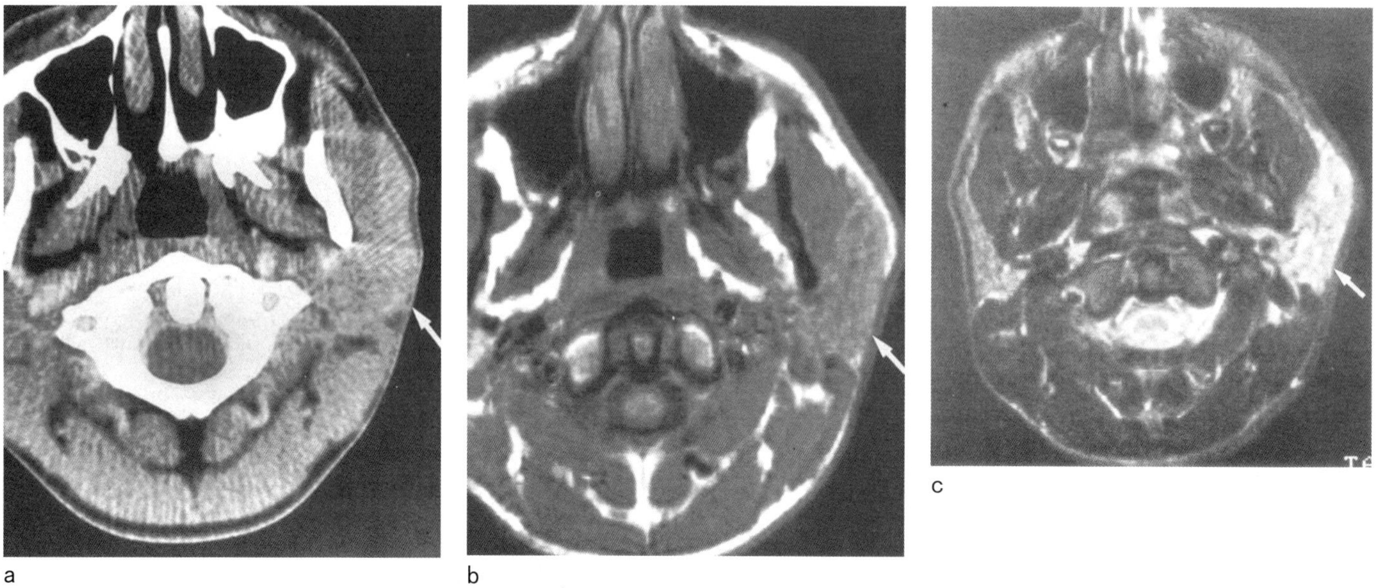

图9.26 急性腮腺炎后的涎腺慢性炎症。a 强化CT扫描，b 磁共振T1WI和c T2WI图像。图像显示了病人由于慢性感染所导致腮腺的持续肿胀（如箭所示），c 图中显示了MRI T2WI图像中左侧腮腺的明显增大（如箭所示）。请见参考文献1。

继发于腺体的结石或者腺管的阻塞。 腮腺脓肿与咀嚼肌间隙的感染性病变分界不清（图9.28）。然而，炎性病变，特别是慢性涎腺炎症有时在CT和MR上表现类似于肿瘤（图9.29）。与恶性肿瘤相比较，急性炎性肿块常会引起颈部浅筋膜和颈部深筋膜浅层的增厚，皮下脂肪也会受累。病变在磁共振T2WI中呈高信号，MR强化扫描可见急性涎腺感染呈强化表现。钙化和结石的出现是炎症性病变的另一诊断依据，因为钙化很少发生于腮腺肿瘤。[3] 但是，钙化可见于多形性腺瘤，Warthin肿瘤，腺泡细胞癌和腺样囊腺癌（表9.1）。涎腺的慢性阻塞性疾病最终会导致腺体的萎缩和脂肪变性（见图9.43c）。

慢性复发性涎腺炎

涎腺导管的狭窄、结石或者两者同时存在于致涎腺主要分泌管，都会导致涎腺管的慢性炎症（涎管炎）和涎腺的慢性炎症（涎腺炎）。 涎腺管内部脓腔内容物的不断增多和涎腺本身的慢性感染都会导致腺体持续的肿胀。 慢性复发性涎腺炎经常会伴有反复的涎腺肿大，疼痛，触痛，按压腺体会从导管排出脓液。 CT对于涎腺炎症病变的诊断要优于MRI。 肿胀腺体的增加，伴或不伴有营养不良性钙化（图9.30），腺体内部腺管的扩张和脓腔的形成在CT中所表现出的低密度区域这些都是慢性涎腺炎症的特点。慢性复发性涎腺炎后期通常导致涎腺管的扩张（图9.30）。在病变的早期，涎腺成像中涎腺管的排空时间近

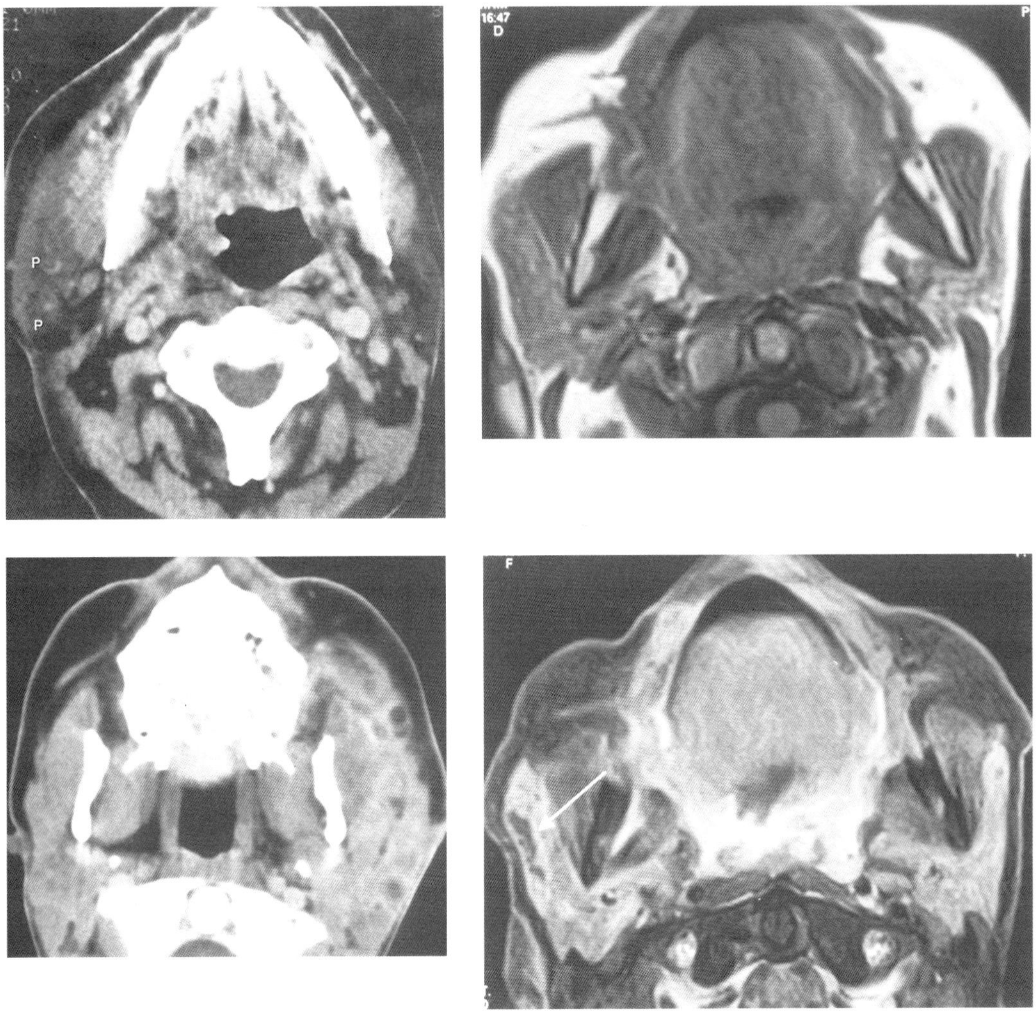

图9.27 a 急性腮腺炎。增强轴位CT扫描显示了右侧腮腺的弥漫性肿胀（P）。这是由于皮下的水肿所致。b 急性腮腺炎。另一个病人的增强轴位CT扫描示左侧腮腺弥漫性增大。注意腮腺内部沿扩大的Stensen管分布的小脓肿，还可看到同侧咬肌的肿胀。c 化脓性涎腺炎MRI所见。图中显示了一个70岁的糖尿病病人，病人出现急性右侧腮腺肿胀，肾功能衰竭，实验室检查结果与细菌感染相吻合。上图所示了磁共振平扫T1图像，图中显示了右侧腮腺浅表叶呈低信号，左侧腮腺明显萎缩。下图所示的是磁共振脂肪抑制T1图像，在静脉注射造影剂增强扫描后，可见一个位于腮腺表浅部位的脓肿（箭号）。脓肿已行外科引流，病人已经痊愈。本病例由M．Becker，MD提供。

似正常。随着病变的进展，涎腺成像会表现为涎腺内部腺管的扩张和囊性变（图9.30 c），以及排空时间的明显延迟（图9.45 b）。先天性涎腺炎常在幼年时候被发现。慢性涎腺炎症可以导致腺体实质的缺失、基质脂肪变和继发腺体萎缩。慢性炎症性改变在磁共振成像观察中表现为T1WI和T2WI相对低信号（图9.29 c）。[1,3]

涎腺的慢性进行性疾病（肉芽肿性病变）

涎腺的肉芽肿性病变通常表现为慢性病程，范围局限或腺体的无痛性增大。影响涎腺的肉芽肿性疾病包括：结节病，结核病，非典型分枝杆菌感染，猫抓病，淋巴肉芽肿性病，麻风病，兔热病，普鲁菌病，真菌感染，放线菌病，梅毒，[31-33]和弓形虫病。相关的颈部淋巴结肿大也较为常见。[1] 结核病可能继发于腭部扁桃体的感染或口腔黏膜的破坏，在涎腺中可能表现为囊性病变或液性团块，也可表现为腮腺内多发肿块（增大的结节）。3/4发生于涎腺的结核会累及到腮腺。[1] 猫抓病是来源于多种革兰阴性、非抗酸菌（*巴尔通体属*），它是来自于健康的家猫和小动物的传染。症状包括潜在的锁骨上淋巴结、下颌下淋巴结、颈部淋巴结和颏下淋巴结的肿大，[8] 2～3个月这些淋巴结会自然消退。大概有4%～6%的结节病会累及涎腺[31]（图9.32）。结节病是一种系统性肉芽肿性病变，至今病因不明。[31-33] 大约6%的病变局限在腮腺内；然而，大约10%～30%的系统性疾病病人会累及腮腺。[31] 病变也可仅

表9.1 涎腺钙化的鉴别诊断

- 涎腺结石病
- 慢性涎腺结石（营养不良性钙化）
- 慢性肉芽肿性涎腺炎（结节病，结核病）
- 自身免疫性流涎慢性期（点状钙化）
- 放射性涎腺炎
- 多型性腺瘤
- Warthin瘤
- 腺泡细胞癌
- 囊腺癌
- 非多型性腺瘤的肉瘤样恶化
- TMJ期滑膜软骨瘤病向腮腺内部的扩散
- TMJ期滑膜肉瘤向腮腺内部的扩散

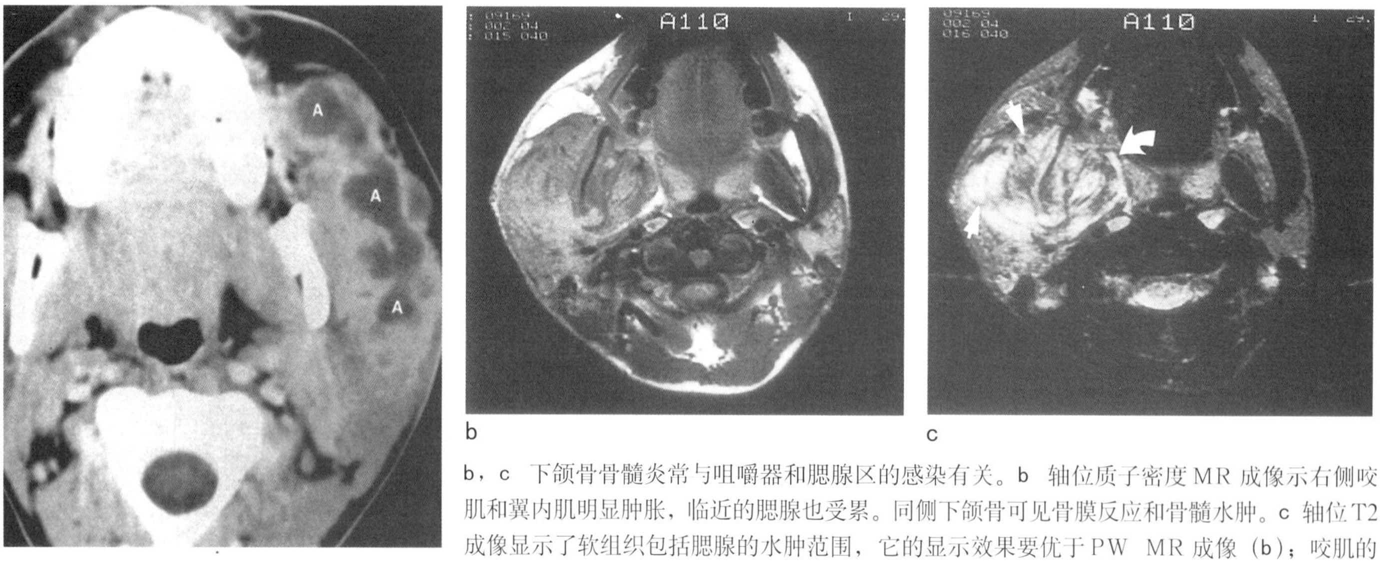

a b c

图9.28 a 腮腺和咬肌脓肿。轴位强化CT扫描显示一个巨大的感染性团块占据左侧面部。由于感染所致咬肌和临近的腮腺粘连分界不清。多房性的脓肿（A）表现为平扫的多发的低密度区域和强化后的环状强化。

b，c 下颌骨骨髓炎常与咀嚼器和腮腺区的感染有关。b 轴位质子密度MR成像示右侧咬肌和翼内肌明显肿胀，临近的腮腺也受累。同侧下颌骨可见骨膜反应和骨髓水肿。c 轴位T2成像显示了软组织包括腮腺的水肿范围，它的显示效果要优于PW MR成像（b）；咬肌的肿胀（如箭所示），肿胀的翼内肌（弯曲箭所示）。右侧下颌骨骨髓明显水肿，右侧下颌骨皮质骨膜下可见液体聚集。

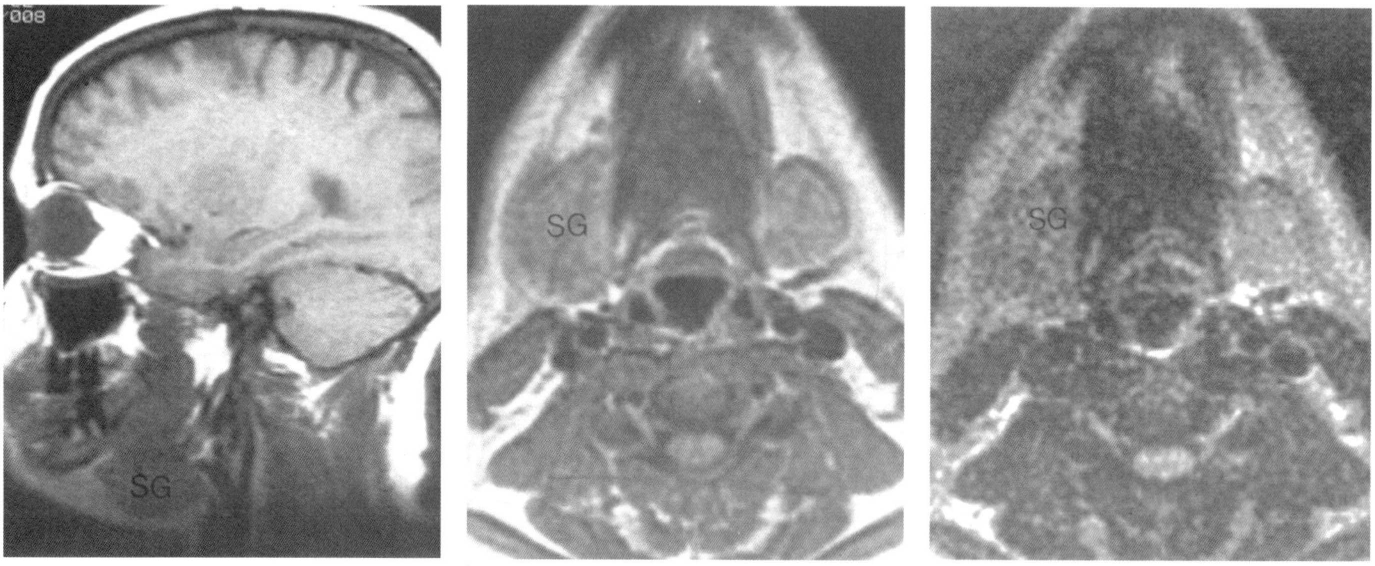

a b c

图9.29 右侧慢性下颌下腺的感染和相关肿瘤。a 矢状面T1WI，b 轴面自旋密度权重，c 显示的是T2WI轴面扫描图像。右侧下颌下腺明显增大，病变在T1WI为低信号，在自旋密度权重像为等信号，在T2WI上信号强度低于正常腺体，外科证实为慢性感染。在腺体的上部也可见一肿块，病变信号强度在所有脉冲序列中与残留的正常腺体信号相同而表现为等信号，因此不易与腺体内的炎症区分。

表9.2 腮腺增大的鉴别诊断

- 传染性疾病（腮腺炎，抓痕病，化脓性腮腺炎，放线菌病）
- 肉芽肿性疾病（结节病，结核病等等）
- Kimura病
- 免疫性疾病
- 胶原病（例如Sjögren综合征）
- 代谢和内分泌相关性延腺病变
- 血管源性疾病（血管瘤，血管畸形）
- 淋巴管瘤（囊性水瘤）
- 淋巴上皮病变（获得性免疫缺陷综合征）
- 淋巴瘤
- 腮腺肿瘤（上皮组织来源，间叶组织来源的）
- 转移瘤（肾脏，肺脏，乳腺，甲状腺，恶性黑色素瘤）

累及单侧腮腺。另外，腮腺，泪腺，眼部（脉络视网膜炎）和颅神经（面神经）的病变也可以伴随发生，这些被称为眼色素层腮腺炎或者叫做Heerfordt综合征。[31] 病变局限于腮腺的病人常为双侧腮腺受累，较坚硬，弥漫性增大，可能会伴有口干的症状。[3, 31-33] 表9.2描述了腮腺增大的鉴别诊断。 50%～80%的肉芽肿患者血清血管紧张素（ACE）会增高。[31] ACE增高也可见于其他疾病，如糖尿病，矽肺患者和变态反应性肺炎。[31] 涎腺成像术、CT和MRI对于腮腺肉芽肿的诊断非常有帮助。(图9.32～35)。[33] 涎

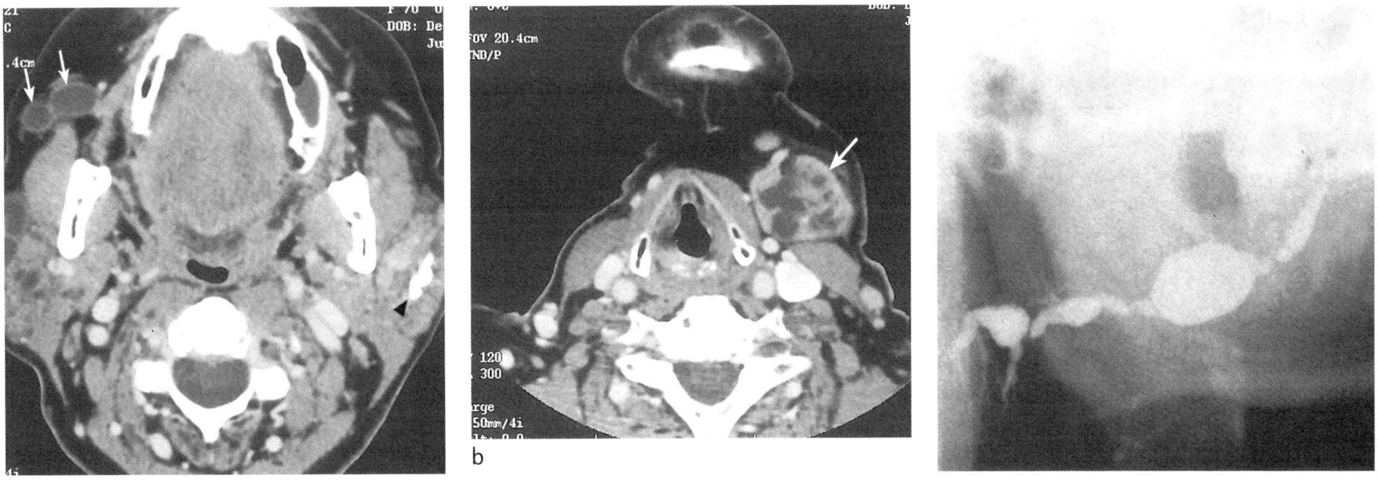

a b c

图9.30 a，b 慢性复发性涎腺炎。a 强化CT扫描显示右侧腮腺呈囊性变，右侧的Stensen管扩张（箭），左侧腮腺出现营养不良性钙化。b 与a图中相同的病人的强化CT扫描示左侧的下颌下腺增大（箭），内可见多个囊腔。右侧下颌下腺缺如。这是一位70岁的女性病人，有长期的涎腺炎和腺体外结石病史。c 慢性涎腺炎症所致涎腺管扩张。另一位病人的侧位涎管造影可见主腺管和其分支的扩张。在腺管扩张部之间可见多发狭窄段。

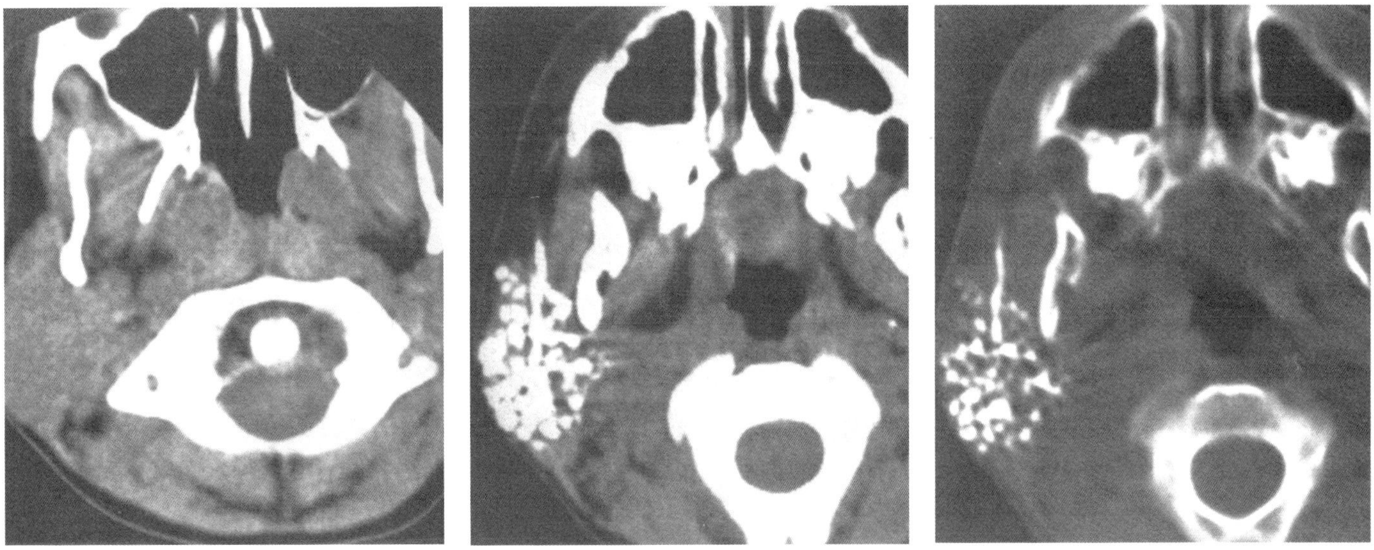

a b c

图9.31 发生于一个7岁男孩的复发性涎腺炎，右侧腮腺间歇性肿胀。a 轴位CT平扫显示右侧腮腺明显增大。b，c CT涎管成像可见腺泡和腺管的囊状扩张。c 图为加大窗宽后可更加清晰地显示多发腺管和腺泡充盈不佳，这是由于感染成腺体间质的纤维化所致。

腺成像术和CT检查常可以发现腮腺的弥漫型肿大，发生于腺体内部的多发小结节影，或者单发的肿块。在腮腺肉芽肿的病人中，面神经位于腮腺内的部分可增粗和外形变得不规则，这在MRI成像上能更好的表现出来（图9.35）。

Kimura病

Kimura病是一种先天性炎性疾病，主要累及腮腺和下颌下腺，导致局部淋巴结肿大。本病多见于东方人，它不同于涎腺的肿瘤和炎症。其病理学特征为不正常的淋巴滤泡和血管内皮的增殖，病人的外周嗜酸细胞增多。[1,34] CT和MRI的表现为非特异性的（图9.36）。伴随嗜酸细胞增多（组织细胞血管瘤）的淋巴管增生可能与局部的淋巴结肿大和外周嗜酸细胞增多相关。此疾病病因不明，很多学者认为Kimura病和伴随着嗜酸细胞增多的组织细胞增生为两种不同的病理过程。[8]

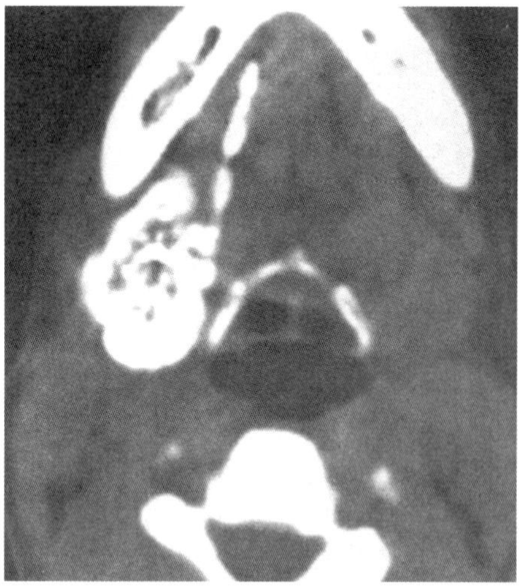
图9.32　右侧下颌下腺肉芽肿。轴位CT涎管成像示右侧下颌下腺增大，结节性肉芽肿所致部分腺管造影剂充盈不佳。

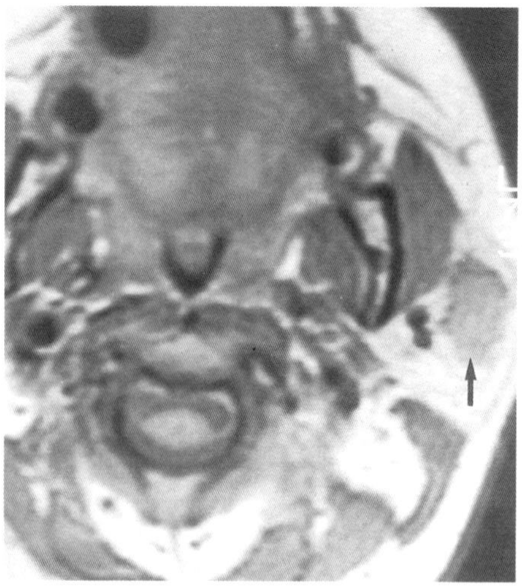
图9.33　肉芽肿。轴位PW MR成像示腮腺内部的肿块（箭），符合结节性肉芽肿。

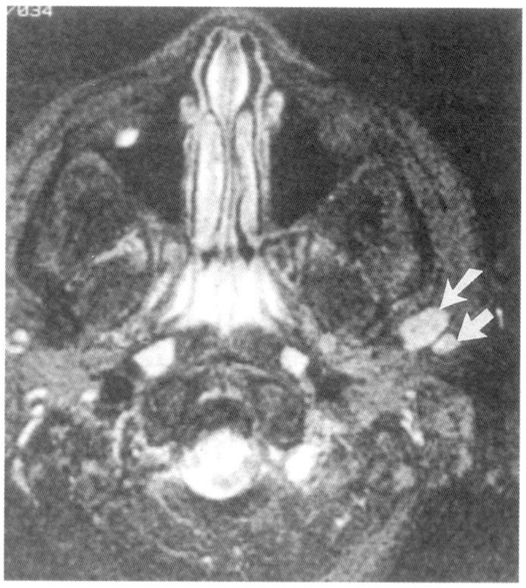
图9.34　轴位T2WI图像显示了腮腺内部的假性结节肉芽肿（箭）。

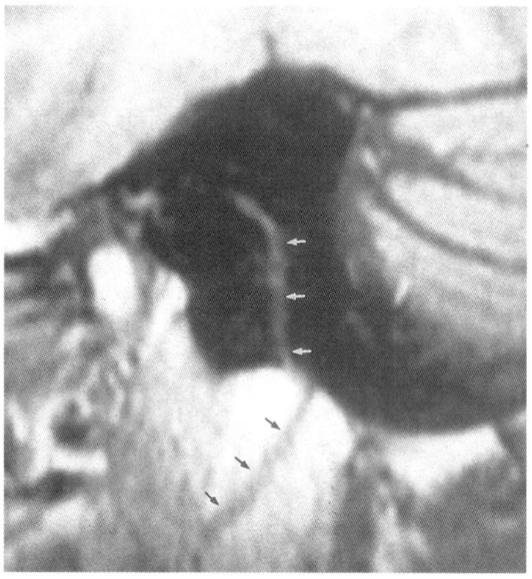
图9.35　伴有面神经麻痹的肉芽肿。一位假性肉芽肿病人的矢状面T1图像，可见腮腺增大及面神经腮腺部分的不规则增粗。

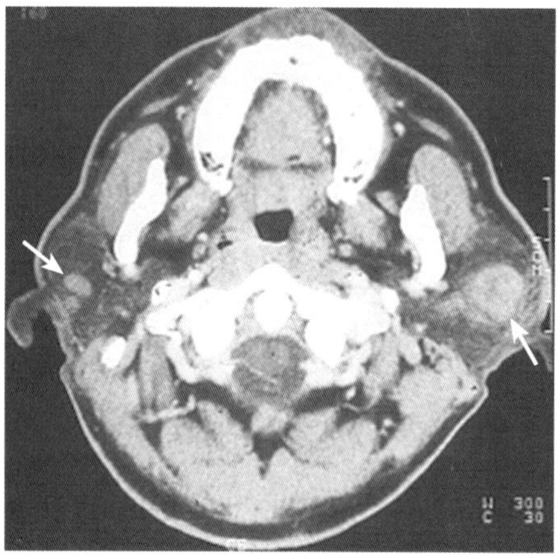
图9.36　Kimura病。轴位增强CT扫描显示双侧腮腺肿块（箭）。左侧腮腺包膜和其表面皮肤的轻度增厚。

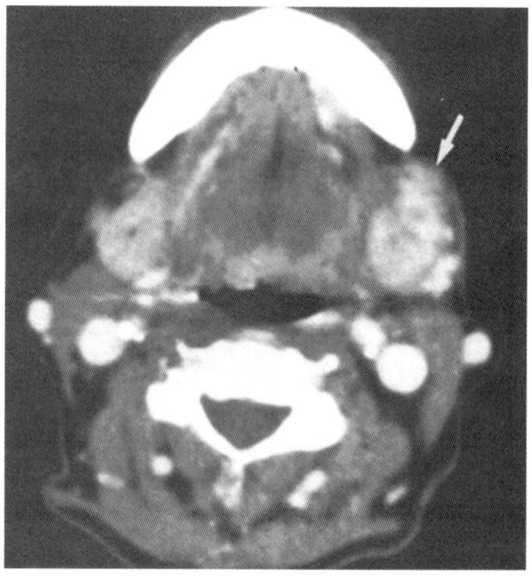
图9.37　Kuttner肿瘤。增强CT扫描显示由于长期慢性的感染刺激所致肿瘤形成，左侧下颌下腺轻度增大（箭）。见参考文献1。

Kuttner 肿瘤

Kuttner肿瘤用来代表一种慢性硬化性涎腺炎症，病变形成一种纤维化的包膜包绕腺体和腺管系统。[1] 腺体表现为一种临床表现的静止期，有时候还有轻微的扩大(图9.37)。[1]

儿童复发性涎腺炎症

儿童复发性涎腺炎症的准确病因至今并不明确，腮腺的间断肿胀可能为单侧或双侧的，每次发作会持续几天到几个星期。[1] 涎腺成像显示在整个肿胀的腺体内部有点状或者球形的造影剂聚集（图9.31，9.38)。有些病变会自然消退，有些则需要抗生素治疗。[1] 大部分病例在青春期好转，少部分病人在成年后仍然可以感染。

放射性涎腺炎症

放射性涎腺炎症的特征表现为腺体的急性肿大，触痛明显，病变在几天之内可以消退。受照射的腺体通常在CT平扫图像上表现为高密度影，增强CT扫描表现为明显强化（图9.39)。腺体受到照射后，腺体的CT强化表现会持续很长时间，这可能是由放射性血管炎和黏膜炎症所致。

碘中毒性腮腺炎

经静脉注射的强化药物（碘酸盐）很少造成涎腺的肿大，如这种情况发生则称为碘中毒性腮腺炎，这是腺体对于高浓度碘制剂的一种炎症反应。[15]

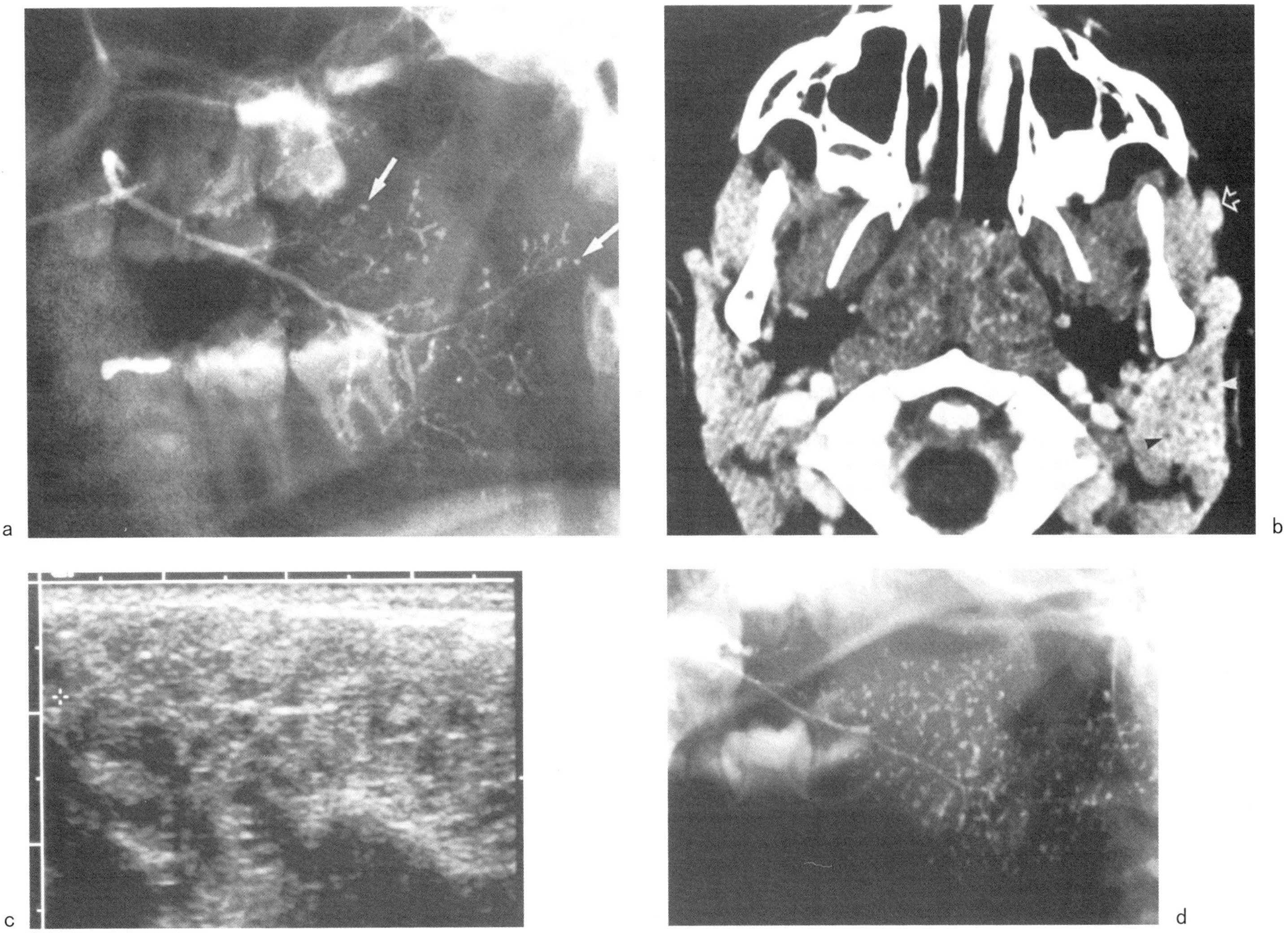

图9.38 a，b 儿童复发性涎腺炎。a 涎管造影。涎管造影图中可见典型的由炎症所致的造影剂点状集中（箭）。b 增强CT扫描。在左侧腮腺增大，并可见明显强化，腮腺内多发不强化的小囊状低密度影，为液体的少量聚集所致。腮腺副叶也可见强化改变（空箭）。见参考文献1。c，d 儿童复发性腮腺炎。典型的超声和涎管成像表现。c 腮腺超声成像显示了均匀分布于双侧腺体内部的数毫米大小的低回声病变。d 在成人的Sjögren综合征患者常规涎管造影（侧位）中也发现了类似的改变。图中显示了腺体中央管道正常，而整个腺体内可见弥漫性均匀分布的点状造影剂聚集。c 和 d 两个病例由 M.Bcker 医生提供。

坏死性涎腺瘤样变

这是一种少见的良性自限性（反应性的）涎腺组织的感染过程，其组织学和临床表现都类似恶性肿瘤。[0] 病变常累及上腭较小腺体。它常表现为上腭的溃疡，是由于局部小腺体的缺血坏死所致。[1]

涎腺结石和慢性涎腺炎

涎腺结石相对较为常见，在尸检中涎腺结石的发现率为1%。[35] 它常使受累腺体发生反复的疼痛和肿胀。疼痛和肿胀常发生在进餐的过程中，因为在进餐的时候腺体受到刺激而分泌。[18、35] 涎腺结石有时直接源自涎腺的感染。[35] 浓稠的下颌下腺分泌液和其碱性环境使得此处非常容易造成盐分的沉淀。[3] 腺管腔内的黏液栓子和残余废物使腺管上皮细胞脱水产生剥落，导致了结石的发生。大约85%～90%的涎腺结石发生在下颌下腺，有10%发生在腮腺。舌下腺和一些较小的涎腺很少受累。[8] 涎腺结石由有机物和无机物组成，两者的比例差异较大。[35] 有机物为糖蛋白，黏多糖和一些细胞碎片。无机物主要包括碳酸钙和磷酸钙。[35] 钙，镁和磷酸盐离子各自构成病变成分的20%～25%，剩余部分则由一些无机物（镁，铁和铜）组成。[35] 它的化学成分主要由磷酸钙结晶（$Ca_5[PO_4]_3OH$）或者白色磷酸钙，三价磷酸钙盐（$Ca_3[po_4]_2$）所组成。[35、36]

涎腺结石的确切发病机制还不清楚，学者们提出了很多假说来解释病因。[36] 一种基于细胞内微小钙化的理论认为，如它被分泌到腺管内时，就会发展成一个结石。还有一种理论认为腺管内的黏液栓子会发展成结石。 还有一种假设认为口腔内的细菌和残余物质可能移动到涎腺管内导致病变形成结石。[35] 舌下腺的结石比较少见。在下颌下腺的结石常在腺体的门部或腺管系统内被发现。

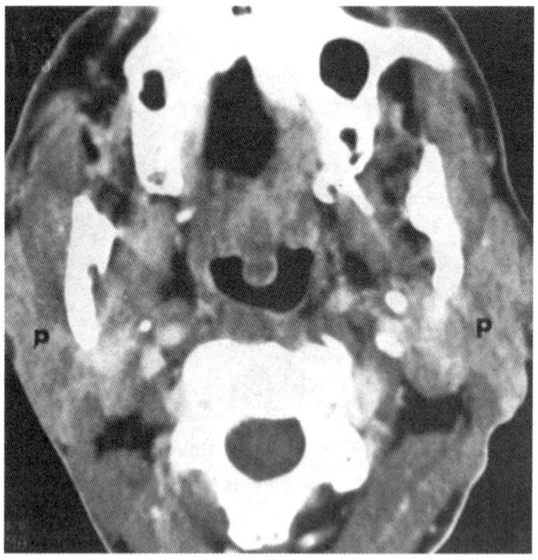

图9.39 放射性涎腺炎。轴位增强CT扫描显示腮腺（P）明显强化，为黏膜炎症和血管炎症所致。

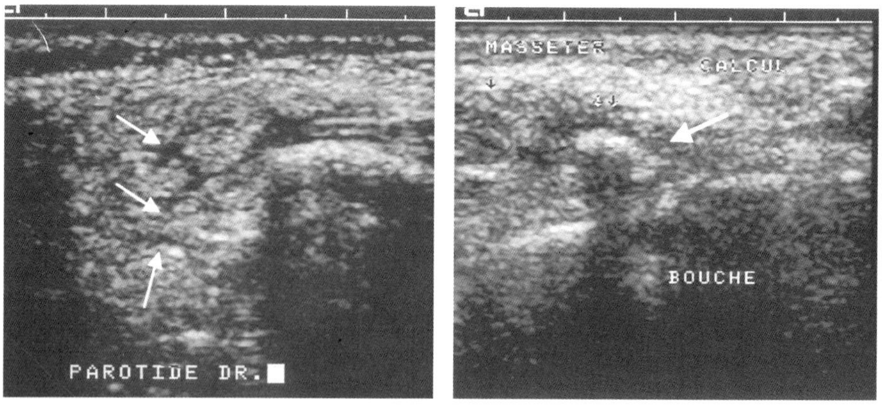

a b

图9.40 涎腺炎和涎腺结石的超声影像。a 腮腺的轴面超声成像显示了腺体的肿胀和腺体内部腺管系统的扩张（箭）。b 在Stensen导管（箭）内可见一个4mm大小的结石回声。病例由M.Becker医生提供。

涎腺结石的传统治疗方法为外科手术从口腔内取出结石，通常需要行腺管外口的切开术，对反复发作的涎腺炎症会行涎腺切除术。各种微创治疗手段近年来不断地应用于涎腺结石的治疗中，能够尽可能得保留腺体的完整，如体外碎石术，经皮内窥镜取石术。[12] 当前的治疗主要强调在涎腺结石早期阶段正确诊断的必要性， 在未形成明显的实质破坏和纤维化的阶段进行正确诊断，因为此时可以经内窥镜或经皮介入取石。

涎腺结石的影像学诊断包括普通平片、超声、CT、常规涎腺造影技术、数字化涎腺成像及近期的磁共振涎腺成像技术。[1, 2, 12, 15-21] 尽管其作用日益受到MR涎腺成像的挑战，数字化涎腺成像目前仍被应用于评价是否有包括结石在内的涎腺管异常。 先进的数字化涎腺成像技术可以评价涎腺腺管的功能， 反应催涎药物的疗效和经涎腺开口逆向注射造影剂后偶然导致的结石排出。其缺点包括辐射损害，结果依赖于操作者的插管技术，还有需要注射造影剂。造影剂的注射可能会导致涎腺导管远端的结石被造影剂推动到腺体的近端，使得可经过口腔内经外科处理的结石成为外科难以操作和处理的结石，或加大内窥镜取石的难度（图9.41 b）。[20, 21]

高分辨率超声因为其无创伤性、易于操作和价格低廉的特性成为应用广泛的一线检查手段来评估有无涎腺结石，在超声影像中涎腺结石表现为一种椭圆形的强回声影或者为圆形稍低回声影（图9.40 a，b）。超声对于检查涎腺结石的敏感性主要依赖于涎腺结石的大小， 大于3mm的结石都能通过超声发现，小于3mm的结石一般可能会在超声检查中漏诊。[20, 21] 钙化点，血管钙化和狭窄会形成超声图像中的假性结石。超声诊断结石的另一个局限性是它不能准确地确定结石数目。而涎腺结石部位和数量的早期准确诊断对于制定内窥镜治疗计划非常重要（治疗时期，局部麻醉）。

在磁共振涎腺成像中，钙化表现为圆形、卵圆形或不规则形的无信号影，它们在涎腺腺管内部或紧贴扩大的或无扩大的涎腺管（图9.41）。磁共振对于涎腺结石的敏感性非常高，配备有超薄层（0.6mm）扫描的三维采集技术也被应用于临床。尽管大部分小的涎腺结石可以通过磁共振涎腺成像技术诊断，但对于大小约为2～3mm，并且不伴有涎腺导管的扩张的结石可能会漏诊（图9.41 c，d）。[20, 21] 磁共振涎腺成像不能区别固体的结石和浓缩的黏液或组织碎片，因为在磁共振成像中后者也表现为腺管内的无信号影， 在实际的工作中， 这对临床的治疗可能没有太大的影响， 因为一个有症状的病人通常在很多情况下都会实施内窥镜取石。较小的结石在磁共振轴位像中可很好显示（图9.43g）。在MIP重组图像中，小的结石很可能会被漏诊，因为结石的影像会受周围高信号唾液的影响。[21] 大小在2～3mm的涎腺结石很可能在磁共振涎腺成像和超声检查中表现为正常，认识这一点非常重要。因此，对于那些症状持久的病人应该实施常规涎腺造影。

涎腺结石的症状可能包括间断的肿胀和由进食引起的疼痛。涎腺结石和涎腺管狭窄的症状很类似。感染和结石有相同的并发症，诊断依赖触诊、腺管的探查和影像学表现。大部分（80%～90%）下颌下腺腺管结石是不透X线的，因为它的钙盐含量非常高，在X线平片和CT图像中表现的非常明显。CT比X线平片更加敏感，它可以分辨出细小的结石：25%的病人结石为多发。如果在平片和CT中没有发现结石，常规的涎腺造影可发现不透X线的结石。结石造成阻塞近侧的腺管扩张，造影剂排空延迟。如腺管发生完全性阻塞，结石远端的腺管不充盈造影剂。有慢性或者复发性涎腺炎症的病人行常规的涎腺造影或者磁共振涎腺成像非常有必要，尤其是对结石的有无和数目或寻找腺管的单发或者多发狭窄非常有帮助（图9.42，9.43）。[18]

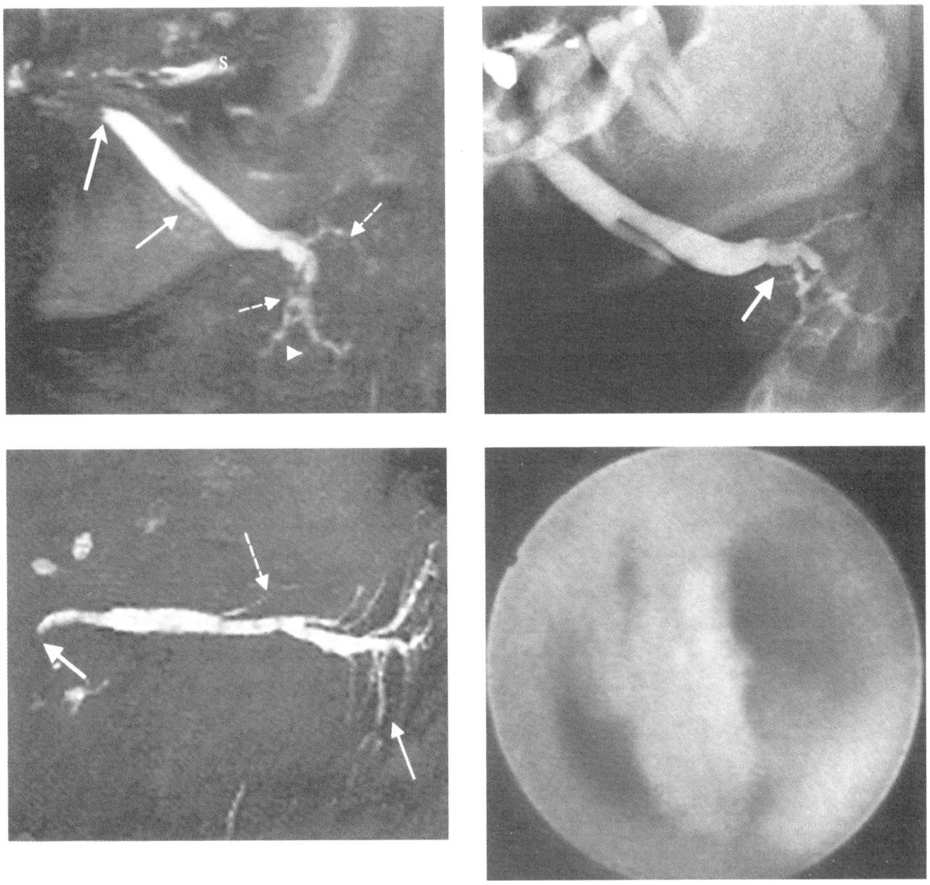

图9.41 a，b 涎腺结石的True-positive MR成像。a 磁共振涎腺造影斜矢状位MIP重建显示了一个位于Wharton导管口附近的约4mm大小的结石（粗箭）。Bartonlin导管（细箭）和其主要分支（虚箭）轻度扩张，腺体内部分支（小箭）继发扩张，还可见口腔内的高信号唾液（s）。b 在磁共振涎腺成像后进行的常规涎腺造影证实了涎腺结石的诊断，导管末端被结石（箭）充填表现为充盈缺损，结石经内镜被取出见参考文献1。c，d 涎腺结石的False-negative MR成像。c 斜矢状面的MIP重组图像示Stensen导管开口（粗箭）至内部分支（细箭）的全程扩张。开口处有一可疑小的狭窄段。虚箭显示了它的附属腺管。d 磁共振成像后行涎腺管内窥镜检查示一大小为3 × 1mm的结石，位于Stensen导管的开口处，发生导管扩张。检查未发现狭窄，结石经内镜取出。见参考文献21。

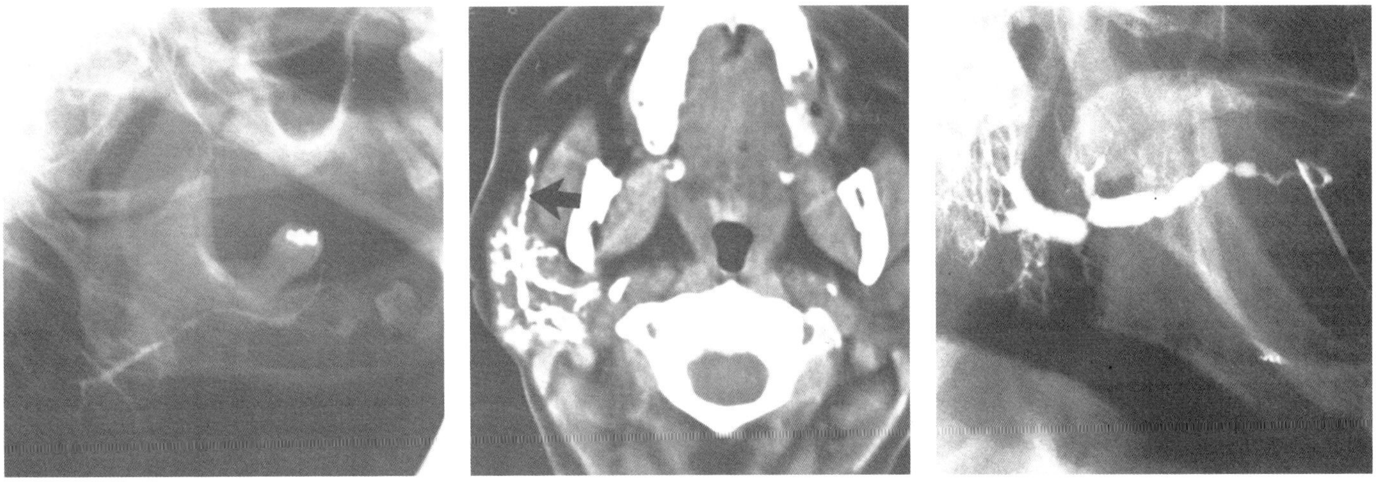

图9.42 a，b 慢性涎腺炎症。
a 涎腺成像显示腺体内部腺管系统及Stensen导管不规则，腺体实质内腺管狭窄和延长。
b CT显示Stensen导管和腺体内部导管系统呈串珠状改变。腺体内部导管的阻塞和腺体的炎症反应导致影像学中表现的导管充盈缺损。
c 涎腺造影示涎腺管炎症所致的腮腺管内的多发狭窄。图9.42 c见参考文献1。

腮腺管结石并不少见，腺管内部和腺体本身都能看到钙化灶，钙化常继发于涎腺的慢性疾病（自身免疫疾病，Sjogren综合征，慢性肉芽肿）或肿瘤。涎腺腺管炎症是一种慢性感染过程，常导致腺管扩张，可能与腺管的多发狭窄有关（图9.30 c）。腺管扩张常在CT或MR扫描的时被发现（图9.43）。对腺体内的腮腺结石，外科的治疗手段为腮腺切除术。[18] 对于下颌下腺的结石，外科治疗受结石位置的影响。可触及的下颌舌骨肌前下缘结石常在口内的行横行切口促其排出。下颌舌骨肌后缘的结石常切除整个腺体。[18] 体外碎石术，内镜取石术和通过球囊操作行机械取石和涎腺管成型术都是外科治疗涎腺结石和涎腺管狭窄的方法。[18，21]

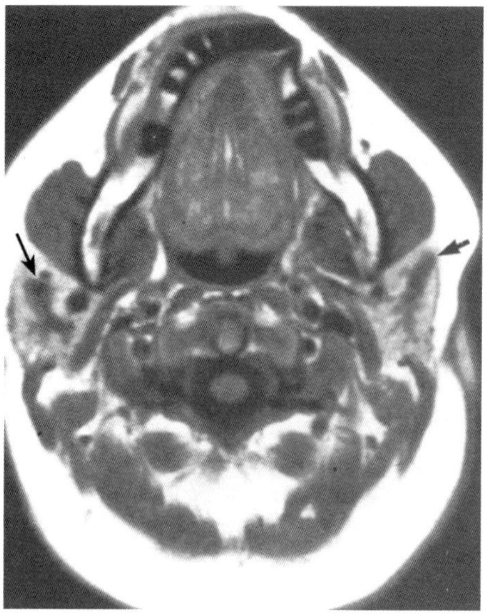
a

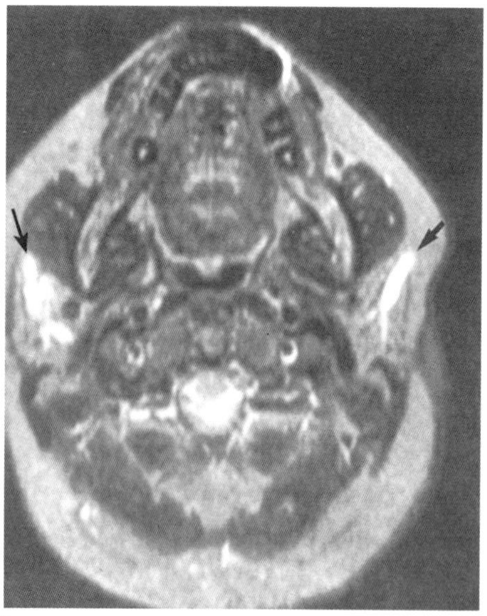
b

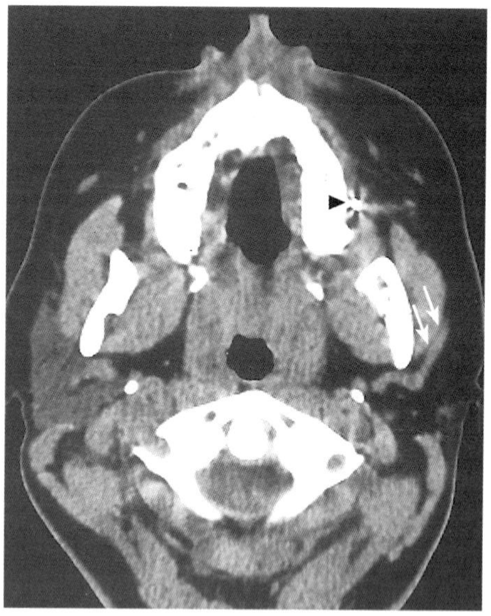
c

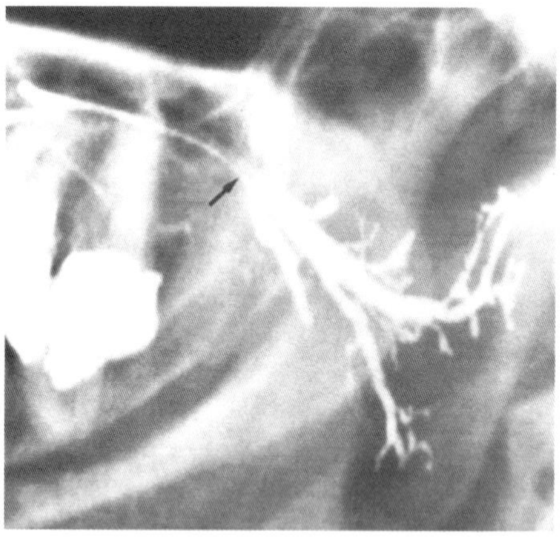
d

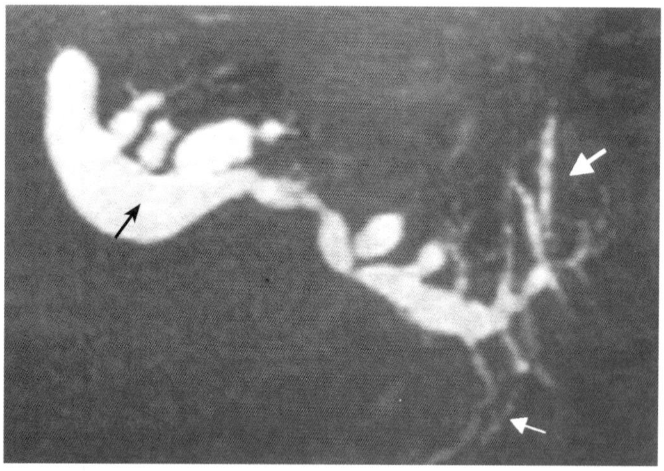
e1

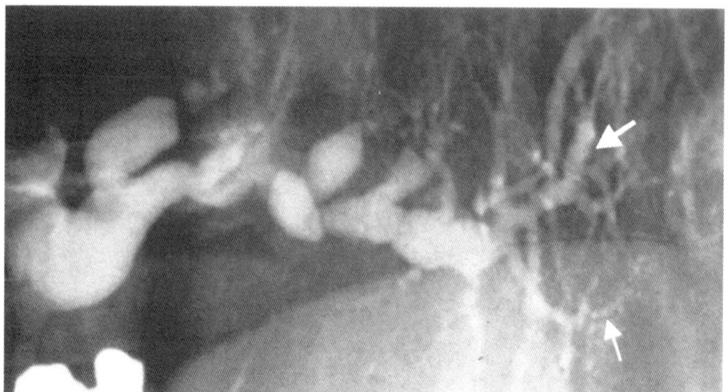
e2

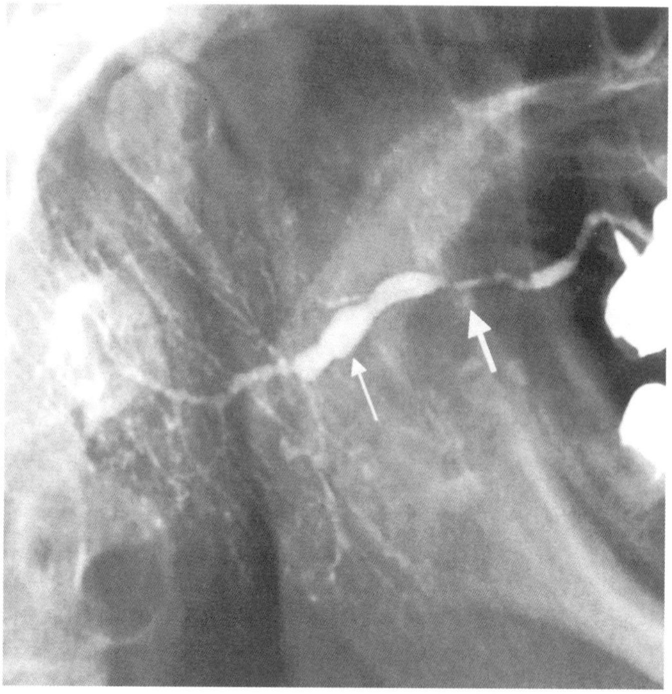
f

图9.43 a,b 腮腺导管扩张。a MR T1成像，b MR T2成像。慢性涎腺炎症致腺管扩张（箭）。见参考文献1。c CT扫描示左侧Stensen导管扩张（箭），它在开口处与外部异位的腺体相联系（箭头）。左侧腮腺脂肪变性。d 显示了涎管的炎症，表现为腮腺导管的延长和狭窄（箭所示）。见参考文献1。e 显示了慢性涎管炎症和涎腺炎症的磁共振成像和常规X线涎腺造影所见。1 磁共振的3D-EXPRESS序列斜矢状面的MIP重组图像示腺体内主导管的扩张和分叶改变，还可见腺管狭窄和憩室形成。主腺管及其分支的扩张区（黑箭）和狭窄区（白箭）显示出不同的腺管管径。2 左侧腮腺常规成像证实了磁共振成像的发现：腺体内主导管的显著扩张，导管的狭窄段和憩室的形成，和腺管扩张（粗箭）和狭窄（细箭）的相应管径变化。造影剂有效的充盈可看到腺体导管的二级和三级分支。见参考文献21 f 常规的涎腺造影显示了包括狭窄（粗箭）和扩张（细箭）的Stensen管在内的腮腺慢性炎症。注意腺体内部导管分支管径的不规则和对比剂的弥漫的聚集，代表了小脓肿和导管分支的扩张。

g1
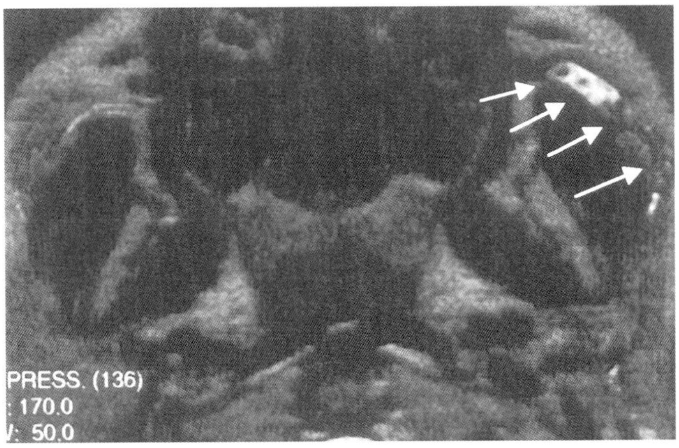

g2
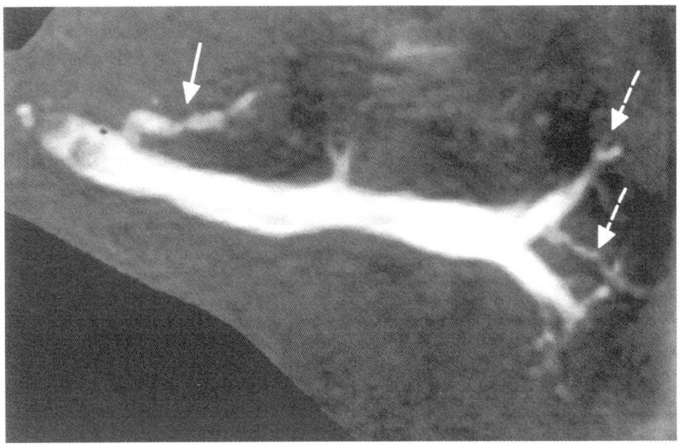

图9.43 g 多发结石导致的复发性腮腺炎症，磁共振成像的原始图像和MIP重组图像的互补作用。1 3D-EXPRESS序列的轴面原始图像了Stensen导管内多发低信号结石（箭）。2 斜矢状位MIP重组图像良好的显示了腺体内部主导管和二级分支（虚箭）及其附属导管（箭）的狭窄段。MIP重组图像对结石的显示效果不如轴位的原始图像。病例43 e～g由M.Becker医生提供。

涎腺导管的狭窄

腮腺和下颌下腺腺体导管狭窄可来自先天异常或结石，损伤，感染或肿瘤（如图9.42）。症状类似于涎腺结石，表现为腺体间断的肿胀，进食时疼痛和继发于导管阻塞的感染，诊断主要靠常规涎腺造影或CT、MR涎腺成像。结石，狭窄，医源性结扎术后或创伤导致的腺管完全性闭塞会导致腺体的萎缩。 目前对于腺管狭窄的治疗手段为经内镜或经皮介入扩张术。 在磁共振涎腺成像中发现扩张的导管突然变细或者腺管逐渐变细可诊断腺管狭窄。必须注意口底前1/3水平部分的Wharton导管和与咬肌重叠的Stenson导管不能在造影检查中显示， 在没有导管扩张的情况下不可认为存在狭窄。尽管涎腺结石可被超声和CT诊断，但仍有30%的涎腺结石会被误认为单发或者多发的狭窄，因此，要想诊断狭窄需要进行磁共振和常规的涎腺成像检查。[21] 尽管常规涎腺成像显示外围的腺管优于磁共振成像，但磁共振涎腺成像对于发现腺管狭窄非常有帮助。

获得性免疫缺陷综合征和腮腺淋巴上皮病变／囊肿

涎腺的囊肿分为两种类型：先天性和获得性。先天性包括来源于鳃裂的囊肿（图9.20）、表皮样囊肿、皮样囊肿（图9.21 a-d）和罕见的异常来源的多发囊肿。[1, 16, 17, 29] 后天获得性囊肿包括淋巴上皮来源的和继发于狭窄（涎腺肿瘤所致）、感染和肿瘤的囊肿。淋巴上皮性病变这个术语最早是由Bernier在1958年最先提出的，[37] 他把这种病变定义为一种不同于鳃裂囊肿的独立的病变。

良性淋巴上皮病变（BLL）是一组包括不同临床表现，在组织学上拥有类似特征的疾病。 这些临床和组织学上的特性可单独发生，或与这些疾病相联系。与BLL这个术语相关的疾病包括：Sjögren综合征（干燥综合征）和干燥症候群，Mikulicz病／综合征，慢性斑点状腮腺炎。

研究表明获得性免疫缺陷综合征（AIDS）包括颈部淋巴结病，腮腺和腮腺内淋巴结病，腮腺肿大。双侧的多发腮腺囊肿与人类免疫缺陷病毒(HIV)的感染有关。(图9.44)[32, 38-41] HIV血清阳性和与颈部淋巴结病相关的多发腮腺良性淋巴结病有很高的相关性。[11, 38-41] MRI和CT对于这些变化很敏感（图9.44)，发现这些变化时，放射学家应该提醒相关的临床医生注意病人是否有无症状性HIV感染的可能。[38] 这些病人的腮腺肿大与腺体内淋巴结病有着显著的联系。在组织学上，腺体内淋巴结囊性恶变区域表现为滤泡增生和良性淋巴上皮浸润。

伴有唾液腺腺管囊状扩张的唾液腺弥漫性淋巴浸润也可被发现。腮腺肿大也可能源自病毒和细菌的感染或肿瘤形成。[39] 尽管腮腺肿瘤相对少见，但在AIDS病和囊腺癌病人中还是经常被报道，它来自于HIV诱导的持续淋巴结扩散，发生于腮腺内部淋巴结的Kaposi肉瘤，和发生于下颌下腺内的大细胞性淋巴瘤。[40] 腮腺的淋巴上皮囊肿不仅见于HIV的感染，还可能发生于慢性感染，诸如肉芽肿病变，或与自身免疫性疾病 （如Sjögren综合征）有关。(图9.45～9.47）这些与免疫缺陷综合征无关，或者为先天性疾病。[41] 腮腺的AIDS相关性淋巴上皮囊肿与其他良性淋巴上皮病变的主要区别在于前者囊肿位于淋巴结，而后者囊肿发生于腺体实质内。

良性淋巴上皮病变(BLL)可为单侧或者双侧。这些囊肿的壁光滑，大小不一， 可从数毫米到数厘米不等（图9.44，9.45)。与BLL不同，囊状Warthin瘤的壁呈结节状。[41] 有时，BLL病变的壁也可为结节状（图9.44b)。AIDS相关性淋巴上皮囊肿与其他病变的不同点在于AIDS病人有弥漫性颈部淋巴结肿大。在与肉芽肿相关的BLL病人

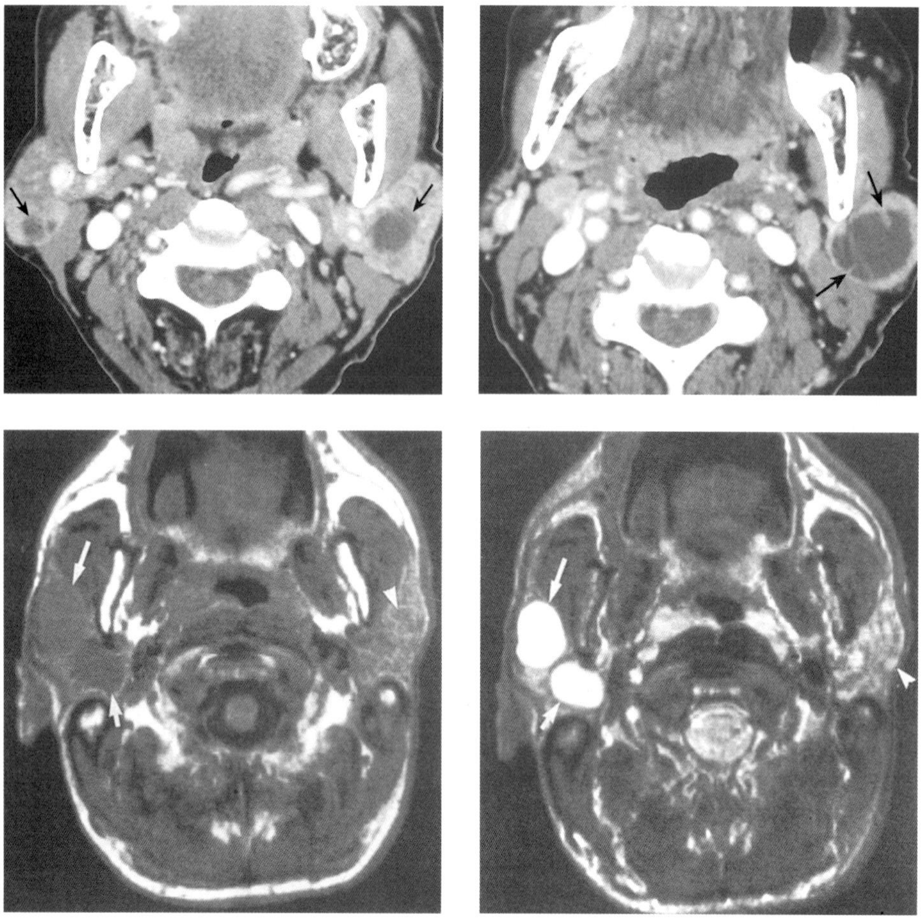

图9.44 a～d AIDS相关性淋巴上皮囊肿和相关病变。a 增强CT扫描示双侧腮腺囊肿(箭)。b 增强CT扫描示一左侧腮腺内部的巨大囊性肿块(箭)。其周围的结节呈中等程度的增强改变．在CT扫描图像上病变不能与Warthin肿瘤区分。c 一个与a和b不同的病人的T1WI和d T2WI磁共振成像扫描，显示了整个腮腺多发囊肿（箭所示）和淋巴上皮病变（箭头）。图9.44c，d来自参考文献1。

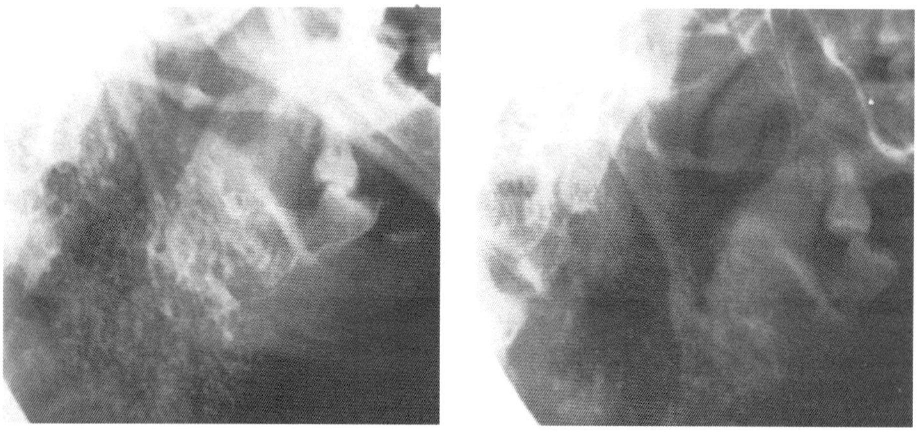

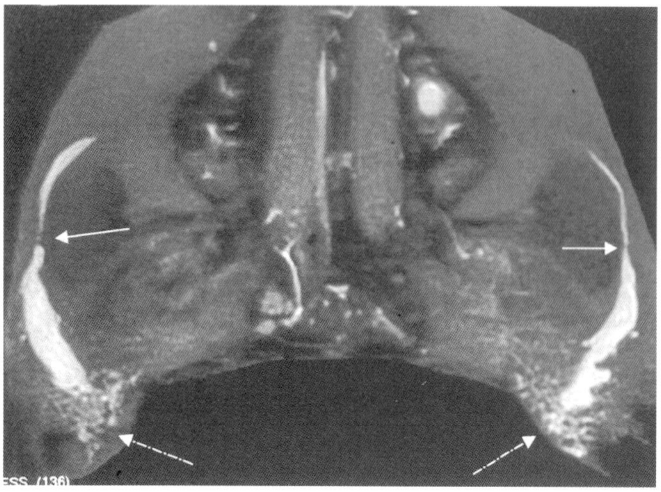

图9.45 a，b Sjögren综合征。常规涎腺造影。

a 注射造影剂后立刻行侧位造影观察。

b 侧位延迟成像可见在a图中的腮腺内多发小球形造影剂聚集影，这是腺泡排空延迟所致。

c Sjögren综合征病人见双侧层状结石．轴位磁共振涎腺造影MIP重组图象显示双侧Stensen管的明显狭窄（箭），腺管系统显著扩张，造影剂在双侧腺体内呈点状均匀聚集（虚箭示）。病例由M. Becker医生提供。

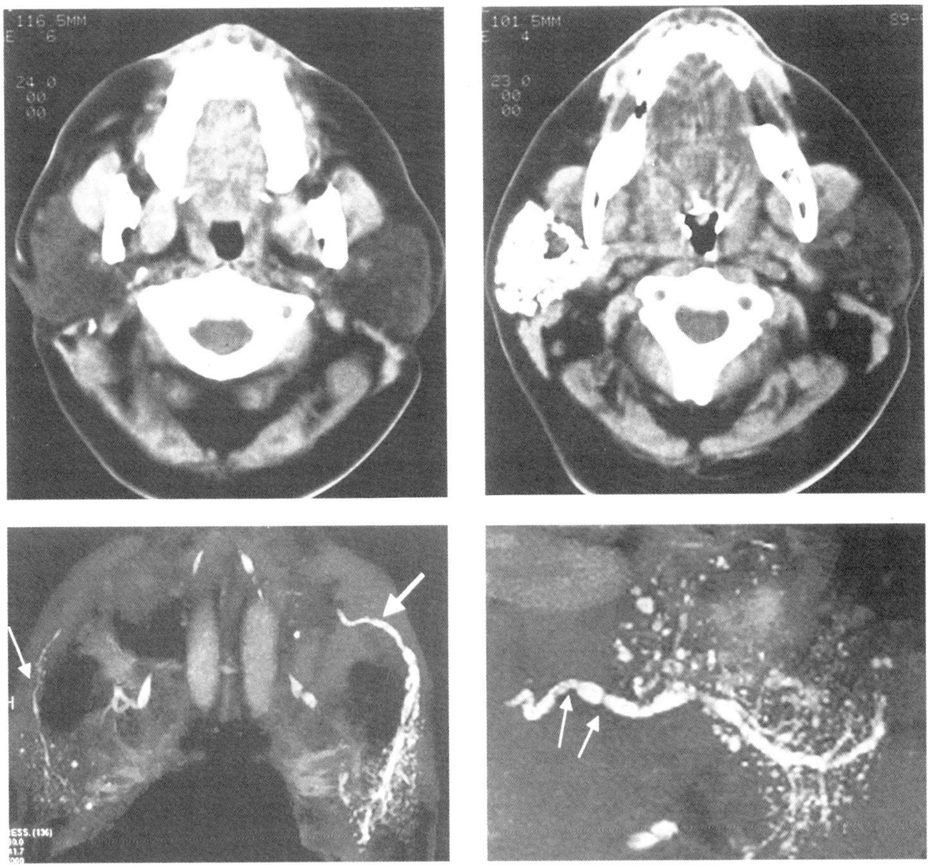

a b c d

图9.46 a Sjögren综合征。强化增强扫描示腮腺肿大。b CT涎腺成像示右侧腮腺内唾液的球状聚集。cd Sjögren综合征和左侧腮腺内呈层状排列的结石影。c 应用3D-EXPRESS序列的磁共振涎腺成像MIP重组图像示双侧腺体内病变，左侧腮腺腺体内1～2 mm大小的唾液聚集影，右侧腮腺内1 mm或更小的多发唾液聚集。正常的右侧Stensen导管（细箭）。左侧腮腺主导管显著扩张和多发狭窄（粗箭），提示存在腺管炎症。d 左侧腮腺磁共振涎腺成像斜矢状位MIP重组图像示腺体实质内多发大小1～2 mm的信号增强区，及腺体主导管狭窄段的扩张和分叶改变（箭，见参考文献21）。

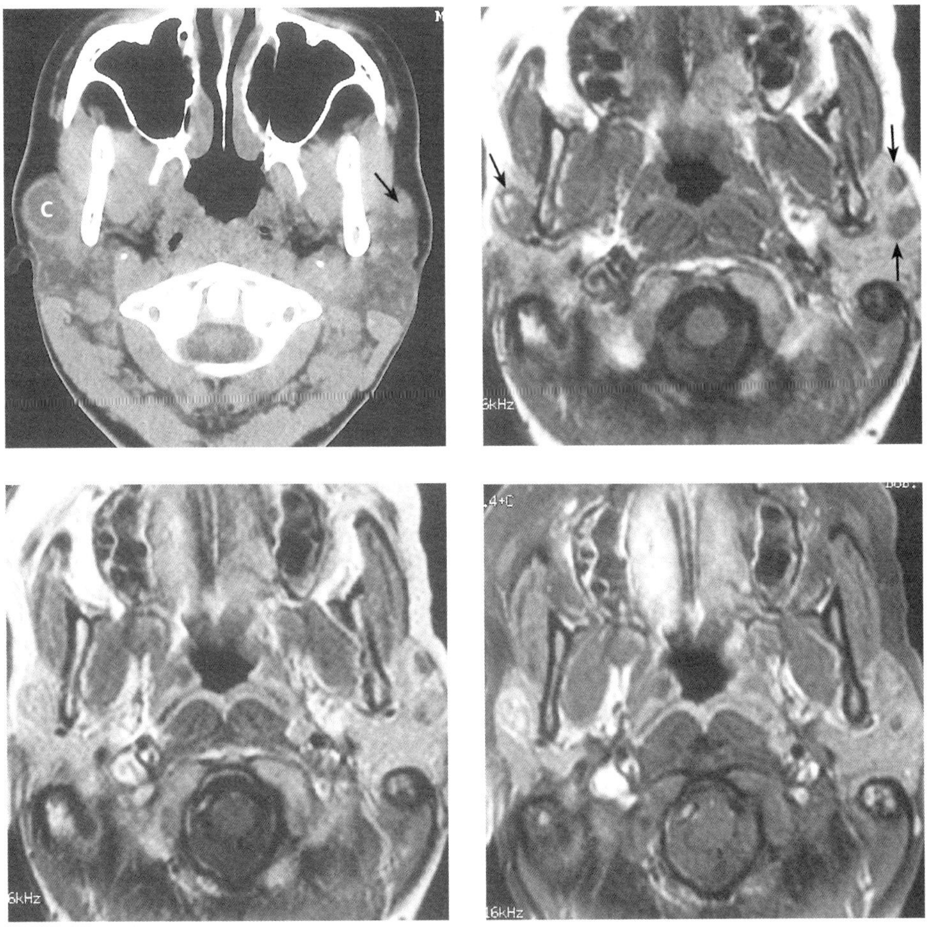

a b c d

图9.47 为一个22岁女性Sjögren综合征患者。a CT平扫示右侧腮腺内的一大的囊性肿块影(c)和左侧腮腺内小结节影。由于高密度的腺体的衬托使得病变结节显示的非常清晰。b 磁共振T1WI示双侧腮腺肿块（箭）。c 增强T1WI和d增强脂肪抑制序列T1WI示腮腺肿块的轻微强化表现。

中也可见到颈部淋巴结肿大。在Sjögren综合征病人中，颈部淋巴结肿大的出现会增加淋巴瘤的发生率。

良性BLL的显微镜下检查可见在腺体小叶内部导管的周围和其基膜周围弥漫聚集的小淋巴细胞，[7,8,41] 随着淋巴细胞浸润的增加，可导致腺泡的萎缩，最终被集中的淋巴细胞所取代。病变进一步发展，腺管上皮发生增生，最终导致腺管的狭窄、扩张和囊性变。一些作者[41] 认为AIDS相关性淋巴上皮性囊肿很可能是结节内（腮腺淋巴结）腺管上皮内容物所致的囊状扩张所致，虽然Warthin肿瘤缺乏乳头状增生改变，但与前者的发展很类似。

良性淋巴上皮性涎腺肿大（自身免疫性涎腺病）

双侧主要或次要涎腺或者泪腺腺体的单侧或者双侧非肿瘤性肿大与自身免疫性疾病相关，或单独出现。这种影响涎腺的特殊的病变可被临床、影像学和病理学的标准所鉴别。本病常发生于40～50岁的女性，临床上涎腺腺体反复发生弥漫性肿胀，常常伴随轻微的疼痛和触痛。本病常见于腮腺，但可累及多个腺体。病变没有典型的系统症状，但它可发生基于腺管内分泌物阻塞所致的急性细菌感染。 疾病的过程被称为自身免疫性流涎，良性淋巴性涎腺肿大，慢性淋巴上皮性涎腺肿大，非梗阻性涎腺管扩张和斑点状腮腺炎。病因可能是一种自身免疫性过程。 这一组疾病中较为特殊的是Sjögren综合征，尽管腮腺的慢性肉芽肿也可有类似的表现。

Sjögren综合征

Sjögren综合征是一种自身免疫性疾病（自身免疫性流涎）。[20,43] 目前的研究表明Sjögren综合征是由于淋巴细胞介导的外分泌腺损害所致，它可导致腺体分泌物的减少和黏膜的干燥。[7] Mikulicz病这个术语在临床上常被引用来代表腮腺和泪腺的肿大，角膜结膜炎和口腔干燥的疾病，这类疾病没有全身症状。[1] Mikulicz病经常与良性淋巴上皮囊肿互用， 用来代表大的涎腺和泪腺的无症状性肿大。这个名词应用于临床比较恰当，而作为一个形态学术语则不太适合。[8]

Sjögren综合征是由淋巴细胞诱导的外分泌腺的损伤，导致角膜结膜炎和口腔干燥。它可伴随一些全身系统性自身免疫性疾病如风湿性关节炎或少见的系统性红斑狼疮。[20,43] Sjögren综合征主要见于女性，平均发病年龄在50岁左右。1/3的病人有双侧或单侧的涎腺肿大，腮腺常受累。在疾病的活动期机体的特殊自身免疫性抗体（SS－A和SS－B）的水平可能会增加，或不增加。[41] 为了确诊疾病常采用小涎腺活检。 在腮腺的导管周围可见单核细胞和淋巴细胞的浸润，[41,43] 还可见被淋巴细胞浸润的上皮岛，它可以阻塞腺体内部的导管，导致腺体内部导管系统的扩张。在Sjögren综合征中还可伴有良性淋巴上皮囊肿，但是研究和报道的很少。[41] 这些囊肿发生于腺体的实质部，而不像AIDS相关的淋巴上皮囊肿发生于腮腺的淋巴结内。[19,41] 还有一些胶原疾病可能与良性淋巴上皮性涎腺肿大有关，包括系统性红斑狼疮，硬皮病，结节性多动脉炎和多肌炎。在Sjögren综合征的患者中非霍奇金氏淋巴瘤的发病率明显增高。[7]

包括普通平片涎腺管造影、放射性核素成像、超声、CT、MRI（图9.45～9.48）和MR涎腺成像在内的多种影像学研究被应用于Sjögren综合征的诊断。对于Sjögren综合征的诊断普通平片造影的敏感性要高于CT和MRI。[1] 涎管造影显示了斑点状和球状的对比剂聚集（图9.45）。平片造影的不利因素在于它可能会加重感染和使患者产生疼痛与不适。[19] 超声对于Sjögren综合征的诊断也非常有价值。在疾病的早期阶段，在CT上表现为非特异性的腮腺肿大（图9.46）。在疾病的后期，CT可见腺体的密度增高，呈结节状改变（图9.47 a），或可见腺体发生脂肪变性，呈多发结节状密度影，和点状钙化影。Sjögren综合征病人的MR扫描图像可见增大的腮腺内呈现长T2和短T2信号相间的不均匀斑点、结节影（胡椒盐征）。与正常侧腮腺相比整个病变腮腺T2WI呈低信号。（图9.47，9.48）[19,42] 这些影像学表可以提示Sjögren综合征的存在，临床病人有Sjögren综合征表现时也可用来做鉴别诊断。[19] 这些低信号区代表着伴有胶原纤维组织增多的局部淋巴细胞的聚集，T2WI高信号区可能代表腺体内部扩张的导管。[19] Sjögren综合征累及到的涎腺能够被普通平片造影和MR涎腺成像确定（图9.45）。新的技术手段可以显示病变特征性改变，包括弥漫的点状高信号区域，代表腺体内部腺管系统的扩张。在疾病的后期，MR涎腺成像与常规涎腺成像类似，都能显示腺体内部腺管分支的扩张和不规则改变（图9.42c，9.45b，9.46c）。[20,43] 合并症包括急性涎腺炎症、慢性涎腺炎症、囊肿、钙化、腺体萎缩和整个腮腺的斑点状钙化。[1]

涎腺肿瘤

总论

涎腺的肿瘤比较少见，占全部恶性肿瘤的0.3%，不到头颈部肿瘤的3%。[5,46,47] 大部分涎腺的肿瘤都表现为无症状的肿块。涎腺的肿瘤较身体其他器官具有更多的种类。[5] 幸运的是大部分涎腺肿瘤呈低度恶性或者呈良性改

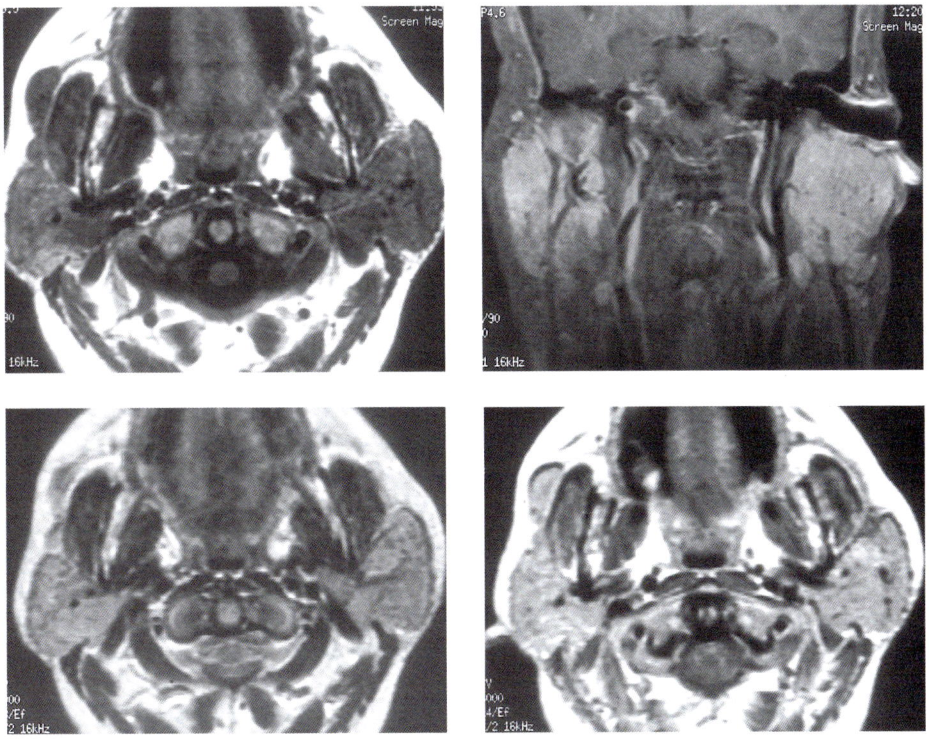

图9.48 Sjögren 综合征。a 轴位平扫T1WI图像，b 增强冠状位脂肪抑制T1WI图像，c T2WI 和 d PW MR 扫描显示腮腺的中等扩大。在T1WI，T2WI和PW MR扫描中腺体表现为不均匀信号（a，c，d）

变，高度恶性者少见。70%～80%的涎腺肿瘤发生于腮腺，据报道有17%～34%肿瘤可以发生恶变。[5,46,47] 与腺癌、恶性混合瘤、囊性腺样癌、鳞状细胞癌和未分化癌相比较，腺泡细胞癌和黏液性表皮样瘤的病人预后良好。[46] 腮腺肿瘤早期淋巴结转移的发生率为12%至24%不等。[46]

临床上，病人症状对于良性与恶性病变的鉴别并不可靠，低分化的恶性病变常表现为良性特征，如缓慢生长、无痛性肿块。 恶性侵袭性病变或感染性病变可表现为迅速生长和明显疼痛。然而，腮腺肿块导致面神经麻痹常提示恶性肿瘤的存在和不良的预后。[47,48] 我们曾经遇到过一例伴随有面神经麻痹的良性混合瘤患者，病变位置较高，在茎乳孔的出口处压迫面神经（见图9.61 a，b）。另一些作者也对腮腺良性肿瘤所造成的面神经麻痹做了相关的报道，有作者建议如果肿瘤明确地位于腮腺的浅表部位，针吸活检证实为良性病变， 可直接行腮腺浅表部分切除术而不用影像学检查。[49,50] 否则，在行外科手术前应该进行影像学检查。然而，也有人认为针吸活检有可能造成病变的复发和播散。

手术前应该确认肿块的位置是在腺体内部还是在外部（见图9.7～9.10）；还需要明确病变在腮腺的深部还是位居表浅部位；如果有可能的话，病变与面神经的关系也应明确；[2,5,7,24,27,51] 应该注意高度恶性肿瘤的可能性。[48] 如出现恶性肿瘤征象，应提醒外科医生考虑外科根治性手术的必要性。[48]

涎腺的主要肿瘤分类如下：(a) 上皮组织来源的肿瘤（表9.3，9.4）；(b) 支持组织来源的肿瘤，如血管瘤、淋巴管瘤、脂肪瘤、神经鞘瘤、纤维瘤、恶性淋巴瘤和各种

表9.3 涎腺的良性肿瘤

上皮来源
1 多形性腺瘤(良性混合瘤)(腺样囊性瘤)，大部分普通肿瘤
2 单一类型腺瘤
a Warthin 瘤(乳头状腺淋巴瘤)，大部分继发性肿瘤
b 嗜酸细胞腺瘤(嗜酸细胞腺瘤)，或者嗜酸性腺瘤
c 肌上皮细胞瘤
d 管状腺瘤
e 基底细胞腺瘤
f 透明细胞腺瘤
g 富糖原腺瘤
3 导管内乳头状瘤
a 乳头状涎腺瘤
b 导管乳头状瘤
c 内翻性乳头状瘤
非上皮来源
• 血管瘤，毛细血管瘤，海绵状血管瘤
• 淋巴管瘤
• 淋巴管血管瘤
• 神经鞘 / 神经纤维瘤
• 脂肪瘤
• 纤维瘤

修改自参考文献1 和8

肉瘤（表9.3，9.4）。少数病变如血管脂肪瘤、血管外皮脂肪瘤、淋巴上皮样癌、巨细胞瘤、癌肉瘤、侵袭性纤维瘤和转移瘤包括来源于腮腺的转移性脑膜瘤也见报道（表9.3，9.4）。

涎腺肿瘤的CT表现

涎腺的大部分良性肿瘤和低分化恶性肿瘤都可见包膜

表9.4 涎腺的恶性肿瘤

上皮来源
• 大多数黏液性表皮样癌（成人和儿童）
• 囊腺癌
• 腺癌（分泌黏液）
• 透明细胞癌（非黏液性，富糖原性或者非糖原性）
• 非特异性腺癌
• 腺泡细胞癌（在儿童中第二常见）
• 嗜酸细胞癌（恶性嗜酸细胞瘤）
• 恶性混合瘤（真性恶性混合瘤或者癌肉瘤）
• 外生性多形性腺癌（发生于良性混合瘤的腺癌）
• 原发性鳞状细胞癌（少见）
• 基底细胞癌
• 未分化癌
• 上皮肌上皮癌（少见）
• 淋巴上皮样癌（癌性外生性淋巴上皮病变）
• Stensen 导管癌（少见）
• 皮脂腺癌
非上皮来源
• 淋巴瘤
• 肉瘤（脂肪肉瘤，纤维肉瘤，血管肉瘤等等）
• 外生性多形性腺瘤肉瘤（成骨性软骨肉瘤）
• 皮肤纤维瘤
• 血管外皮细胞瘤
• 滑膜肉瘤
• 巨细胞瘤
• 恶性神经鞘瘤
• 神经纤维肉瘤
转移性
• 黑色素瘤
• 鳞状细胞癌
• 肾脏
• 肺脏
• 甲状腺
• 脑膜瘤（少见报道）

修改自参考文献1 和8

或假包膜，多为单发肿块且边界清晰。恶性肿瘤无包膜且边缘模糊不清。[1, 3, 5, 63-68] 良性肿瘤有时可表现为局限性边缘模糊，这是由于周围的炎症反应造成的。[4] 良性混合瘤的包膜可表现的厚而不规则， 这是由于肿瘤细胞可能浸润包膜的表面或形成包膜外的赘生物。 咀嚼肌的侵犯常与恶性肿瘤相关。[67, 68] 神经周围的侵犯是囊腺癌的特征性表现（见表9.68,9.85～9.90)。

通常，CT 和MRI 检查的主要目的并不是区分病变的良、恶性性质，CT 和MRI 作为一种重要的手段，主要来确定病变解剖位置、病变范围、局部淋巴结情况和远处转移的情况。[5, 45, 51] 在一个由32 个腮腺肿瘤病人组成的研究中，术前的CT 扫描发现了一些临床检查漏掉的细节变化。[47] 囊肿的CT 表现类似于身体其他部位的囊肿。[45] 通常，囊肿有一个很薄且边界清晰的囊壁， 内含有水样密度或蛋白质密度的液体；囊肿也可表现为高密度。血管瘤可见显著的强化表现（图9.49～9.51）且可表现为特征性的动态增强特征（图9.50b)。淋巴管瘤呈特征性的MRI 表现（图9.52 a，b)。良性混合瘤见于另外的显示，呈清晰的边缘。(图9.53,9.54）[1-5,22,45] 腮腺内部的面神经与良性混合瘤分界不清，与正常低密度的腺体相比，肿块常表现为高密度。右侧腮腺组织相对致密，因此肿块可表现为与腺体组织一致的等密度。如要识别肿块需要行CT 或MR 涎管成像。

静脉注射对比剂后，良性涎腺多形性腺瘤表现为轻到中度的增强（图9.55)。增强部分根据其混合成分（混合瘤）而表现为均匀或不均匀。大的多形性腺瘤常呈不均匀表现，为肿瘤内低衰减的坏死，陈旧出血和囊性变所致。[2, 22] 其他的良性或恶性涎腺病变也可能有类似的表现。[4, 5] 一些作者认为多形性腺瘤的增强特征可能是从注射碘造影剂到CT 采集图像开始这一延迟时间内的功能表现，在一组多形性腺瘤的病例中，有7/8 病变的强化程度会随着时间而增加，病变会变得均匀一致。[22] 有9/10 的非多形性腺瘤，在注射对比剂后和延迟CT 扫描时没有显著的变化。在延迟扫描时病变增强的显著变化是诊断多形性腺瘤的重要依据。许多机构认为，对于潜在的多形性腺瘤针吸活检没有必要。因它会增加肿瘤被膜的破坏机会，而导致肿瘤种植。切取活检能反应更加典型的多形性腺瘤特征。下颌下腺肿块与腮腺肿块有类似的CT 表现（图9.56)；有时高密度的正常大小下颌下腺需行MRI 检查。有一些肿瘤在CT 和MRI 平扫和增强中很难被发现（见图9.29)。这些疾病很容易与慢性炎症混淆。临床上发现这些病变必须行CT 和MRI 涎腺涎管成像。

恶性肿瘤可以有类似的清晰边缘，或边缘模糊不清。侵袭性肿瘤很少见到边缘，常向腺体外蔓延达脂肪和筋膜。这些肿瘤侵入邻近的正常解剖结构，可以蔓延至外耳道、中耳、颅底、咽旁间隙和颞下窝。局部涎腺的感染性病变可形成假性肿块。感染性疾病常见扩大的腺体内相对弥漫不规则的不透X 线病变。[2, 4] 任何时候CT 都不能单独区别涎腺内部界限清晰的肿瘤的良、恶性质。尽管浸润性肿块很可能为恶性病变，但良性病变周围的炎症反应很类似恶性肿瘤。腺体内的肿块可完全或部分被腺体组织包绕，或蔓延到腺体外仅部分留在腺体内部（见图9.56)。[4] 这时，腺体内成分直接与腺体组织相邻，而没有脂肪层间隔其中。[4] Warthin 肿瘤和腺泡细胞癌常可见钙化。钙化很少见于混合瘤。混合瘤内如见不规则钙化，且迅速生长并伴有疼痛则很可能发生恶变。(见图9.64 c)。

涎腺肿瘤的MR 表现

MR 和CT 对涎腺肿块的评价有重要的意义。[2, 22, 45, 64] 它们可区别来自腺体内部或外部的肿块，如区别颈部结

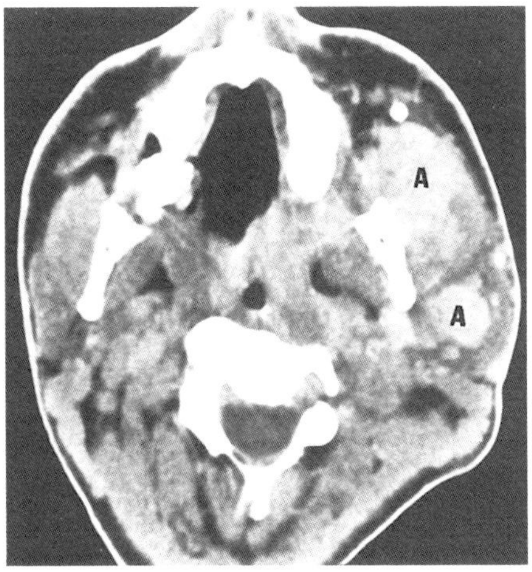

图9.49 腮腺的血管瘤。强化CT扫描显示左侧腮腺和咬肌内可见一个强化团块影，表现符合血管瘤（A）。注意左侧咬肌前方的钙化灶。

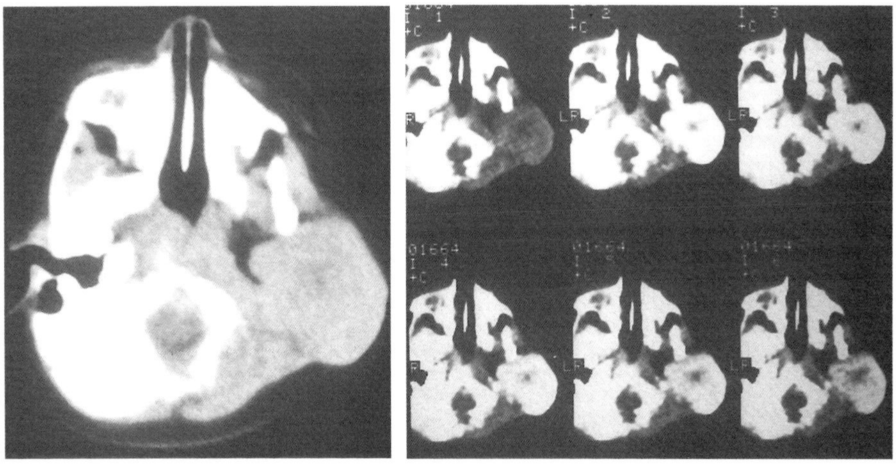

a b

图9.50 腮腺的毛细血管瘤。a 强化CT和b动态强化CT扫描显示了一个占据整个左侧腮腺的毛细血管瘤。注意到动态强化扫描时对比剂快速进入和快速退出的特点。

节、咽旁肿块和腮腺肿块。[2,4] MR还可以反应腮腺肿块与面神经的关系。尽管MRI与CT一样都不能做出组织学诊断，但它能提供肿瘤的大体的形态学特点。圆形，边界清晰，有完整包膜的病变常为良性病变，相反，形态不规则，弥漫性分布的肿瘤常为恶性。在MRI研究中，多型性腺瘤外观呈分叶状，具有完整的包膜，这些特征对于诊断的提示价值为100%。[45] 脂肪瘤，淋巴瘤和血管瘤不同于涎腺其他的肿瘤。

良性病变和低度恶性病变在MR T1图像中的典型表现为低信号，T2图像为高信号，这可能由于其浆液性和黏液性成分富含水分所致。[2,64] 相反，高度恶性病变常表现为T1低信号，T2为稍高信号，可能为肿瘤内疏松细胞结构含量高且富含自由水的缘故，细胞有丝分裂旺盛，含有顺磁性物质。[2,48] 但伴有坏死的高度恶性大细胞肿瘤不同，它含有大细胞富含细胞质在T2WI为相对低信号。与CT增强扫描类似，静脉注射Gd-DTPA的MR增强扫描，腮腺病变会表现出轻微、中等程度和明显的增强改变。囊腺癌，腺泡细胞癌和Warthin肿瘤有时相对于正常腺体表现出显著的增强表现。

血管性病变

血管瘤

血管瘤为来源于内皮细胞的良性肿瘤，可累及涎腺（图9.49）。血管瘤按血管形状分为毛细血管型，海绵型或硬化型。先天性毛细血管瘤常在出生时表现为腮腺的肿胀。血管瘤（毛细血管型）是婴儿腮腺肿瘤的常见（90%）类型[8]，常见于女性，[3,26] 经常导致新生儿腮腺肿胀（图9.50）。它们可发生于下颌下腺。[1] 50%的毛细血管瘤可发生自发退变，尤其在2～3岁常见。表皮血管瘤也可发生。海绵状血管瘤也可见于涎腺，且常发生于较大的儿童，常见静脉石并有自愈趋势。[1] 血管瘤边缘可清晰，或侵入周围邻近的肌肉组织内。（图9.49）。涎腺内的海绵状血管瘤常发生于年龄较大的儿童，主要累及腮腺，以排列着扁平上皮细胞的薄壁扩张血管为特征。与毛细血管瘤不同，海绵状血管内瘤不发生退变，因此需要彻底的外科手术切除。[8] 血管瘤和血管畸形（AVM）在T1为等信号，T2为高信号（图9.51）。流空信号代表大的血管或钙化（静脉石），常较为弥散，AVM[51] 如果出现这种表现则为区别于淋巴管瘤的特征表现。钙化可见于淋巴管血管瘤。

淋巴管瘤

淋巴管瘤和囊性水瘤为淋巴管的先天性良性病变。病变可直接侵犯涎腺或为颈部的囊性水瘤侵犯涎腺（图9.24，9.25，9.52）。淋巴管瘤表现为多房性的低密度病变，CT扫描无增强，MR T1为低信号，T2为高信号。一些淋巴管瘤在T1上可表现为高信号。淋巴管瘤呈多房性病变较为广泛，可包括眼眶，可双侧发病。淋巴管瘤如发生出血可表现为多种信号，多房性充满液体并伴有内部的出血的团块高度提示淋巴管瘤和囊性水瘤。淋巴管瘤无明显强化表现。

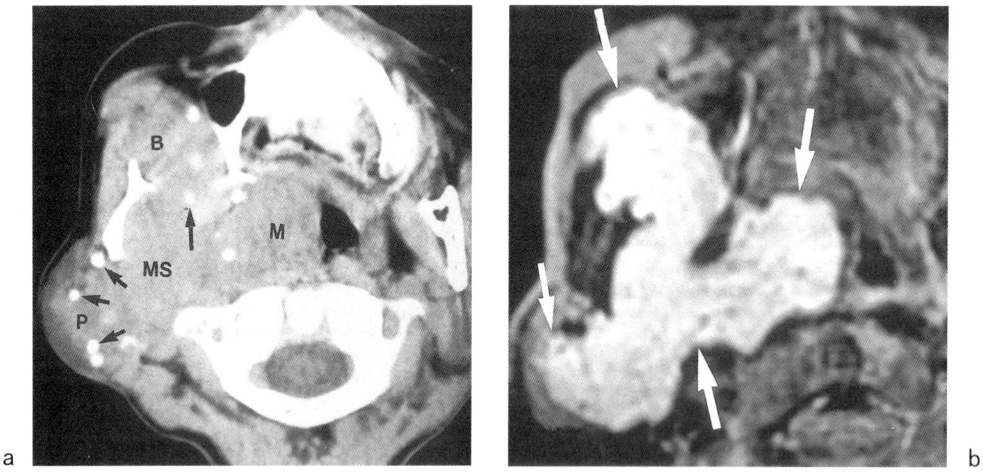

图9.51 血管瘤。a CT扫描显示咽旁间隙（M）、咬肌间隙（MS），颊间隙（B），和腮腺区（P）内巨大肿块影。注意箭头所示的血管多发钙化影（前）。b T2WI MR图像显示了血管瘤不同的构成（箭所示）。

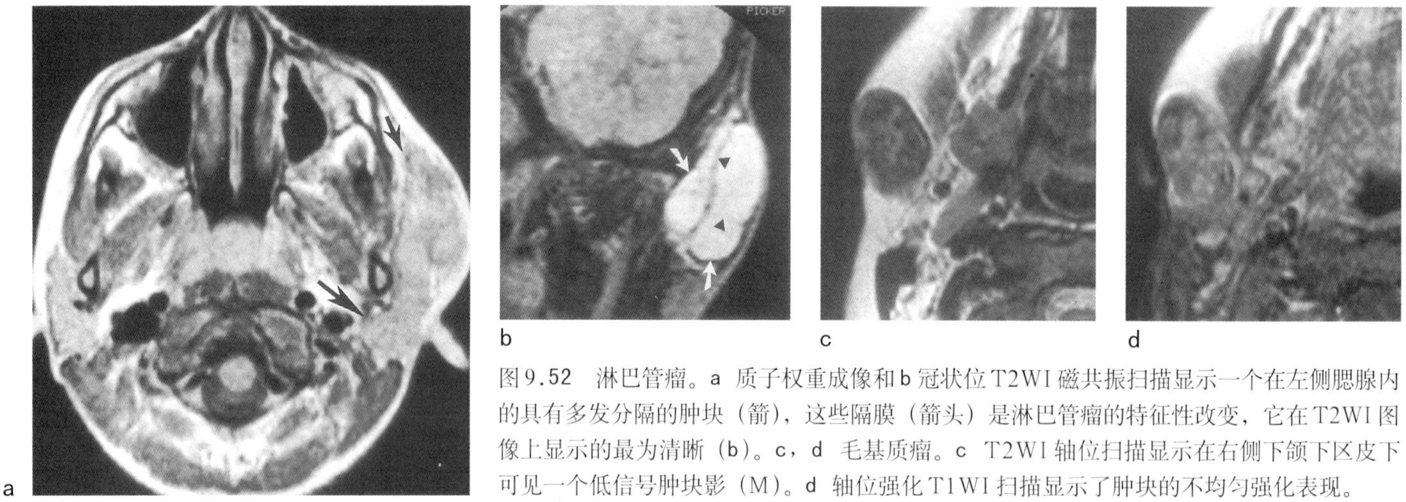

图9.52 淋巴管瘤。a 质子权重成像和b冠状位T2WI磁共振扫描显示一个在左侧腮腺内的具有多发分隔的肿块（箭），这些隔膜（箭头）是淋巴管瘤的特征性改变，它在T2WI图像上显示的最为清晰（b）。c，d 毛基质瘤。c T2WI轴位扫描显示在右侧下颌下区皮下可见一个低信号肿块影（M）。d 轴位强化T1WI扫描显示了肿块的不均匀强化表现。

皮脂腺囊肿

皮脂腺囊肿可发生在下颌下区或在颊部和腮腺周围，临床上类似于下颌下腺或腮腺的囊肿或肿瘤。皮脂腺囊肿和肿瘤在CT图像中与肌肉密度相同。病变在MR T1WI为低信号，在T2WI表现为高信号。有时，病变内浓稠的分泌物和钙化可表现为低信号。

毛基质瘤

毛基质瘤为一种发生于毛囊的良性皮肤肿瘤，由Malherbe和Chenantais在1880年首次报道，它是一种来源于皮脂腺伴有钙化的肿瘤。[52] 又称为“钙化上皮瘤”。病变常发生于颊部和耳廓周围，在临床上可类似血管瘤或浅表的腮腺囊肿或液性肿块。1961年，经进一步的超微结构研究，Forbis和Hclwig[53]介绍了毛基质瘤，确立了皮肤毛囊外根鞘的细胞来源。临床上这些疾病表现为孤立的，坚硬的，无痛性的皮肤或者皮下组织内的肿块。[54, 55] 24%的病例表面皮肤轻微发红或发蓝。[53] 病变常发生于颊部，颈部，眶周和头皮。它们的特征性组织学表现包括基底细胞、影细胞、异物巨细胞和病变内部的钙化。毛基质瘤在CT表现为清晰的边缘和常伴有钙化的皮下肿块影。病变在MR T1WI和T2WI均表现为低信号，这与其钙化的成分相一致（图9.52c）。增强扫描病变表现为不均匀性的增强改变（图9.52d）。[54]

上皮组织来源的肿瘤

概述

1．涎腺的良性病变，包括良性混合瘤（多型性腺瘤）、乳头状囊腺淋巴瘤（Warthin肿瘤）、嗜酸细胞腺瘤（嗜酸细胞瘤）和单一形态的肿瘤，包括基底细胞腺瘤、富含糖原的腺瘤、透明细胞腺瘤和肌上皮瘤。[3, 5, 51, 56] 涎腺其他良性肿瘤包括乳头状导管腺瘤（乳头状瘤）、良性淋巴上皮病变、皮脂腺瘤和淋巴腺瘤。[50, 51, 56]

2．涎腺的恶性病变包括恶性混合瘤、恶性外生性多型性腺瘤（良性混合瘤恶变而来）、原发性鳞状细胞癌、囊腺癌、黏液表皮样癌（低分化，高分化）、腺泡细胞（颗粒状）囊腺癌（低分化，高分化）、嗜酸细胞腺癌（恶性嗜酸细胞瘤）、腺癌（产黏液的）、透明细胞癌（非黏蛋白性和含糖原或者不含糖原）和其他的腺癌和混合性肿瘤，其中包括皮脂腺癌、Stensen 导管肿瘤、黑色素瘤、淋巴上皮来源的腺癌、癌肉瘤、未分化腺癌、未分型病变和转移瘤。[5, 50, 51, 56] 上皮－肌上皮癌（EMC）是一种少见的恶性涎腺肿瘤。EMC 占所有涎腺肿瘤的 1%。[57] EMC 是一种低度恶性腺癌，但可复发和发生颈部的转移。[57] EMC 是腮腺的主要肿瘤，较少发生在下颌下腺和口腔内的涎腺。腮腺癌在组织学 T 期（T3 和 T4 期）最易发生颈部的转移和严重的纤维化。[46] 腺癌、未分化癌、高度恶性黏液性表皮样癌、鳞状细胞癌和腺管癌均被认为是高风险的组织学类型。[46] 腺泡细胞癌、恶性混合瘤和肌上皮癌被认为是中等程度的危险的组织类型。[58, 59] 而囊腺癌、低度和中等程度恶性的黏液性表皮样癌具有较低的危险性（表 9.5）。[46]

治疗腮腺恶性肿瘤必须要有准确的病理组织学诊断，因为生物学上的侵犯和肿瘤的结局跟其组织学相关联。[2, 48] 这种相关性可把肿瘤分为两组有时为三组：低度恶性，中等程度恶性和高度恶性（表 9.5）。[14, 56] 单一的肿瘤表现出多种病理表现并不少见，这时的分类就相当的主观。[46, 56] 通常涎腺肿瘤的生物学特性不能通过冰冻切片反映。 当切片分析表现为高度恶性特征时，辅助的放射治疗和化学治疗是必要的。[58, 59] 70%～80% 的腮腺肿瘤为良性。[46, 47] 另一方面，50% 的下颌下腺肿瘤和较小的涎腺肿瘤为恶性。[5, 59] 大约 90% 的舌下腺肿瘤为恶性，大约占所有涎腺恶性肿瘤的 0.5%～4.5%。半数肿瘤为囊腺癌（见图 9.87），其余为黏液性表皮样癌（见图 9.87）其中一小部分为鳞状细胞癌。[5] 60%～65% 的孤立涎腺肿块为良性混合瘤。腮腺的 Warthin 瘤或乳头状囊腺淋巴瘤和大部分继发性良性肿瘤大约占所有腮腺肿瘤的 8%。[5, 14, 41] 腮腺肿块所致的面神经麻痹提示肿瘤为恶性且预后不良。[60～62] 偶尔，良性的混合瘤也可导致面神经麻痹。Eneroth [60] 在一组 1790 例良性腮腺肿瘤的病例组中发现没有面神经麻痹，而在一组 378 例恶性腮腺肿瘤的病人中就有 46 例出现了面神经麻痹表现。后者发病 5 年后的死亡率为 100%。在另一项研究中，Eneroth 和他的合作者们[60, 61] 研究了 1029 例恶性腮腺肿瘤的病人，他们发现其中面神经麻痹的发生率为 14%，5 年生存率为 9%。Conley 和 Hamaker [62] 回顾了 279 例恶性腮腺肿瘤的病例，他们发现面神经麻痹并不完全是不良预后的征兆：在 34 例病人中有 9 例患者在 5 年后痊愈，24 例病人中有 4 例生存了 10 年并且在 10 年后痊愈。

表 9.5 涎腺肿瘤的组织学类型和颈部转移的危险性及其预后

高危险性	a 未分化癌
	b 高度恶性黏液表皮样癌
	c 腺癌
	d 鳞状细胞癌
	e 腺管癌
中等危险性	f 腺泡细胞癌
	g 来源于多形性癌（恶性混合瘤）
	h 肌上皮癌
低危险性	i 囊腺癌
	j 低度恶性黏液表皮样癌
	k 中等度恶性黏液表皮癌
	l 上皮－肌上皮癌

皮肤的浸润也是恶变涎腺肿瘤且预后不良的特征。90% 的腮腺肿瘤发生于腺体浅叶。[47] 肿瘤可以发生于腮腺的任何部分。如肿瘤发生于腮腺的浅表叶时，耳廓的前方、上方或下方会发生肿胀。[47] 如肿瘤来自于下颌角后部区域或上颈部，可经茎突下颌管进入咽旁间隙，造成局部软组织的突出。[49, 63] 这就是所谓的哑铃状肿瘤（见图 9.63，9.70）。另一方面，咽旁的涎腺肿瘤即所谓的周围肿瘤，表现为一无症状的柔软肿块。发生于下颌下腺的良性混合瘤也常没有症状。肿瘤可以发上于下颌下腺的任何部分，但腺体的外部最常发生。[47]

一些作者主张对于良性的混合瘤不宜行针吸或者切开活检。尽管大部分腮腺肿瘤为良性多形性腺瘤， 但是它与来源于先前腮腺肿块上的多形性腺瘤的肿瘤有着确切的联系。[47] 肿瘤细胞的浸润是一个危险因素，会使良性混合瘤的囊壁变的厚而连续。[2] 肿瘤细胞可能会在囊表面或者突出于囊的表面。[2] 这种多中心生长的特性是外科手术切除的指征，甚至包括正常的腺体组织。[2, 48] 肿瘤还可源于腮腺的多个不同位置（多中心多形性腺瘤），为肿瘤在腮腺内扩散所致，但是这种情况很少见。[45] 外科的切除术是最为普遍的治疗手段，不管肿瘤发生于哪个腺体或是来源于何部位。 为此经常会行下颌下腺的完全切除。切除包括大部分肿瘤边缘的正常腺体组织的腮腺切除术，需要保留面神经。混合瘤常在未行彻底切除的病人中复发。 良性混合瘤很少演变为恶性肿瘤。如果肿瘤为恶性病变，如发生癌变通常的组织学类型为腺癌、鳞癌或者肉瘤。

良性上皮肿瘤

大多数涎腺肿瘤位于腮腺的浅表叶，且多为良性病变。少数情况，肿瘤也可以发生于腮腺深部或下颌下腺，舌下腺，或者一些小的涎腺的深部腺体叶。这时病变很可能为恶性（图 9.53～9.56）。[4, 5]

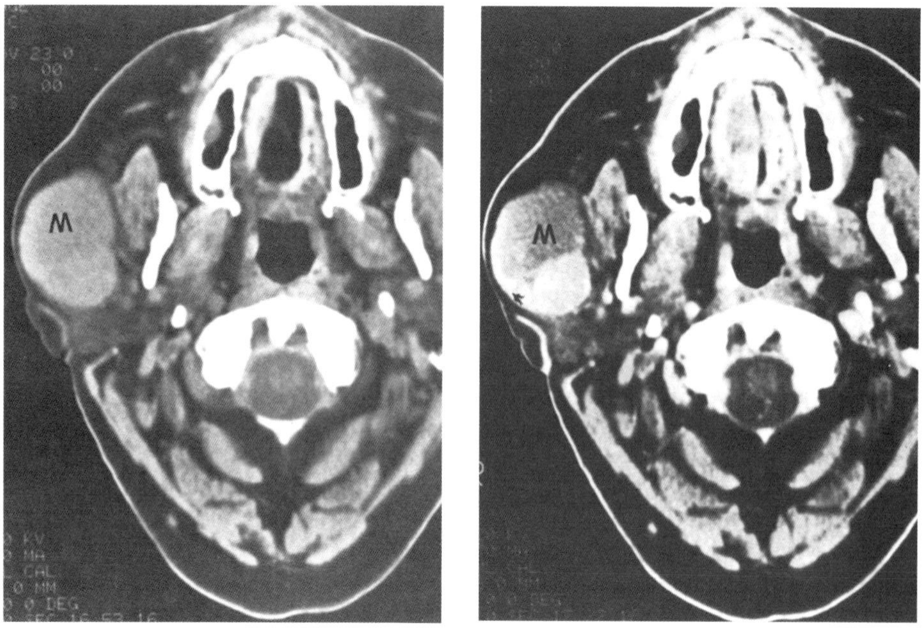

a b

图9.53 右侧腮腺良性多形性腺瘤。a 为CT平扫b为CT增强扫描。a右侧腮腺增大，内可见一密度不均匀大肿块（M）b静脉注入对比剂后，肿瘤明显不规则强化。诊为腮腺混合瘤。

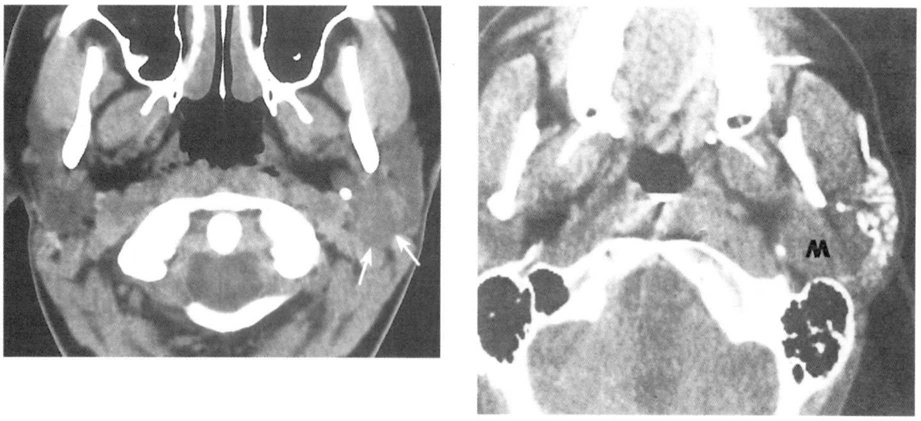

a b

图9.54 a 17岁女性患者，腮腺良性多形性腺瘤。CT平扫示近等密度肿块（箭），累及左侧腮腺。b 腮腺多形性腺瘤。另一患者的轴位CT涎腺造影示边界清楚的肿块（M）位于左侧腮腺深叶。

多形性腺瘤（良性混合瘤）

多形性腺瘤，也称良性混合瘤，是最常见的涎腺肿瘤，占所有大涎腺肿瘤的40%～70%，大部分（85%）发生在腮腺内[1-3]。很少发生于舌下腺[3]。下颌下腺此类肿瘤的发生率约为40%[3]，常见于下颌下腺的外侧部分（图9.56）。在腮腺可发生于腮腺任何部位，最常见于浅叶。儿童患者较成人少见，并且绝大多数为良性（图9.54a）。

组织学上，多形性腺瘤内，导管、肌上皮和间叶细胞分布于多形性基质内，多形性基质含有黏蛋白样、黏液样、软骨和玻璃样变组织，少数病例还可见到骨和脂肪成分，因此冠以“混合瘤”之称[3]。良性混合瘤大体上可有包膜形成，显微镜下可见肿瘤细胞和小的突起可向包膜外生长，这是肿瘤只做剥离术后复发率高的原因[3]。双侧（图9.57）及多中心的病灶很少见。许多病例报道多灶性的多形性腺瘤都是在手术时肿瘤细胞播散所致（参见图9.62）。多形性腺瘤可以恶变，表现为长期存在的良性混合腺瘤患者在一个时期内快速增长[67]（参见图9.66）。这类肿瘤绝大多数为实性，但极少数伴有囊变及出血。

有报道腮腺肿瘤可出现自发性和肿瘤相关性梗死。

CT平扫时，多形性腺瘤常表现为轮廓清楚、密度较均匀的肿块，较正常腺体密度稍高（图9.53）。部分良性多形性腺瘤可以与腮腺组织密度相等（图9.54a）。在多形性腺瘤内可以出现钙化，但不常见。增强CT扫描时，良性混合瘤呈轻至中度强化（图9.53，9.55），强化均匀或不均匀（图9.53，9.55）。良性混合瘤的强化程度随时间而增加，并且趋于更均匀一致强化[22]。下颌下腺的良性多形性腺瘤比正常腺体组织的强化要差得很多（图9.56）。双侧的和多中心的多形性腺瘤很少见（图9.57）。在MRI，良性多形性腺瘤表现为T1WI低信号，质子密度像中等信号，T2WI高信号（图9.58，9.59）。在不同脉冲序列，一些肿瘤信号可更不均匀（图9.60）。MRI增强扫描时，常显示明显不均匀强化。部分肿瘤平扫时T1WI和T2WI信号均匀，但强化后于T1WI呈不均匀信号（参见图9.69）。很少见分叶状且边界不清的病变。肿瘤内的

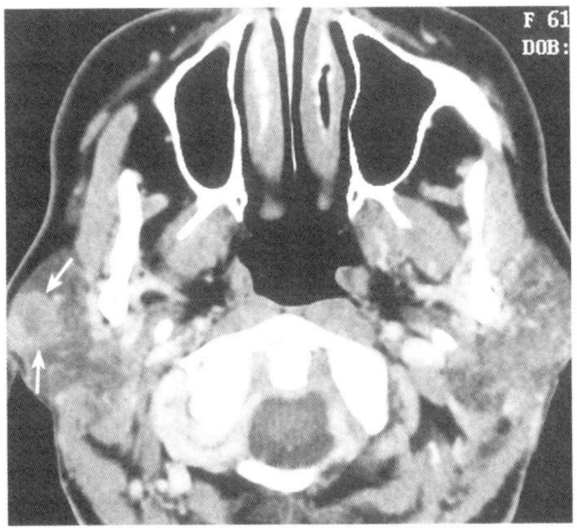

图9.55 腮腺良性多形性腺瘤。增强CT扫描显示不均匀强化的多形性腺瘤（箭）。

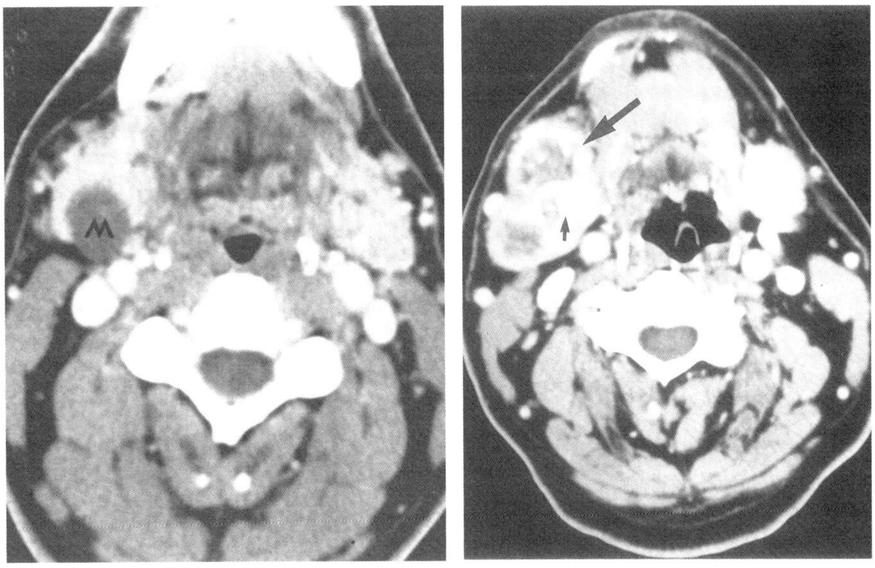

图9.56 a 下颌下腺的良性多形性腺瘤。增强CT扫描轴位片见右颌下腺后部轮廓清晰的不强化肿块（M）。注意明显强化的正常下颌下腺。b 下颌下腺的良性多形性腺瘤。强化CT扫描显示另一例发生于右侧颌下腺的强化不均匀的肿块（箭头）。内可见明显钙化（小箭）。

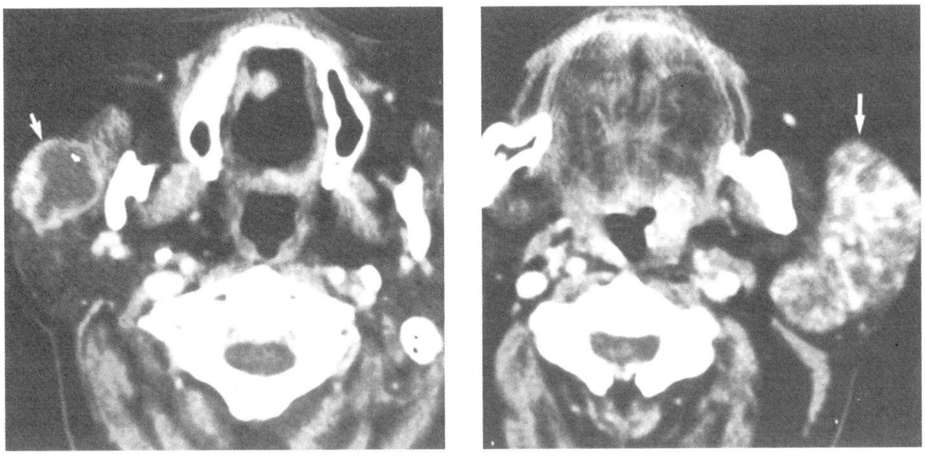

图9.57 双侧腮腺多形性腺瘤。增强CT扫描：a层面位于b的头侧。多形性腺瘤（箭）边缘光整，强化不均匀，位于腮腺浅叶。左侧肿瘤已切除，右侧肿瘤经穿刺活检证实。双侧多形性腺瘤极少见。参见参考文献1。

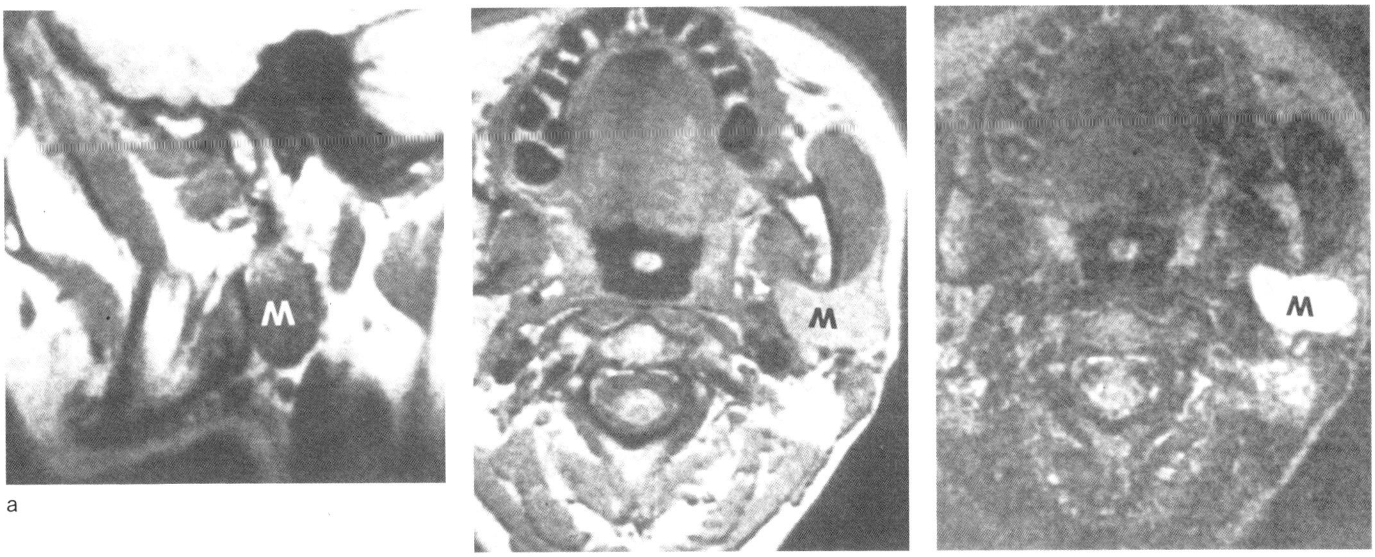

图9.58 良性多形性腺瘤。a 矢状面T1WI，b 轴位质子密度像，c 轴位T2WI。左侧腮腺有轮廓清楚的肿块（M）。肿瘤于T1WI呈低信号（a），质子密度像呈中等信号（b），在T2WI呈高新号（c）。下颌后血管结构向后移位。

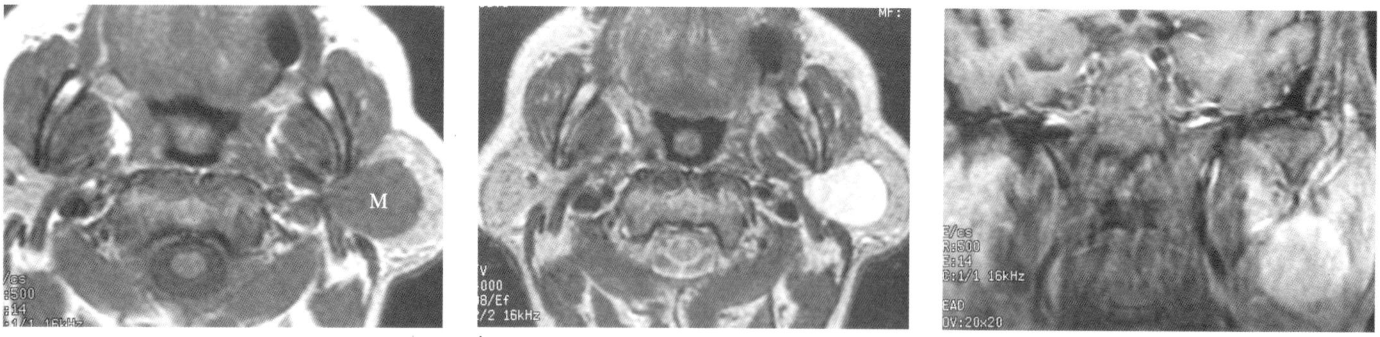

a b c

图9.59 良性多形性腺瘤。a 轴位T1WI，b T2WI，c 为强化压脂T1WI冠状面扫描显示左侧腮腺浅叶内的不均匀肿块符合良性多形性腺瘤（M）。

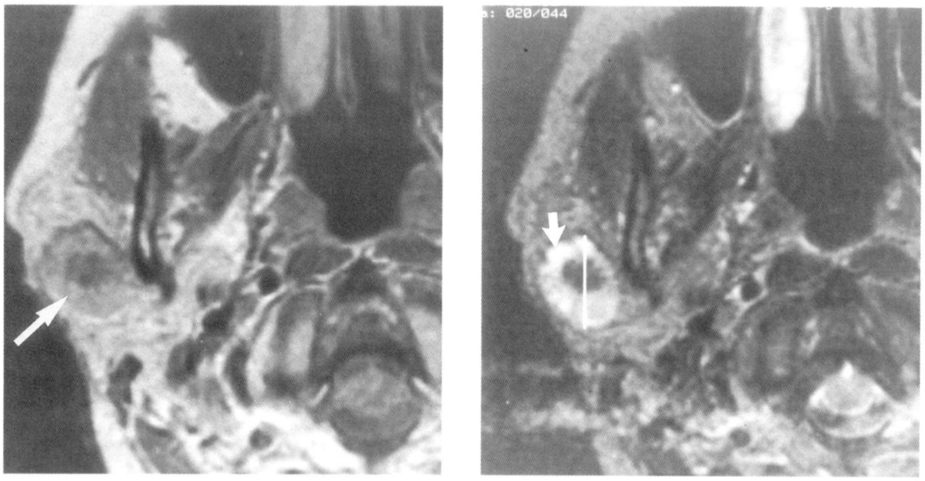

a b

图9.60 良性多形性腺瘤。a 轴位质子密度像 b T2WI显示右侧腮腺不均匀信号肿块（M）。信号不均匀是多形性腺瘤（上皮－间叶混合组织）的特性，与其内含有上皮、各种间叶组织、囊变和常伴发出血有关。注意此瘤的不规则轮廓，这种表现更倾向于诊断为有浸润性的肿瘤如黏液表皮样癌或腺癌而不是类似本例的良性肿瘤。这是由于良性混合瘤的包膜有不同的厚度和连续性。肿瘤细胞可能在肿瘤表面或在包膜外形成疣状赘生物。

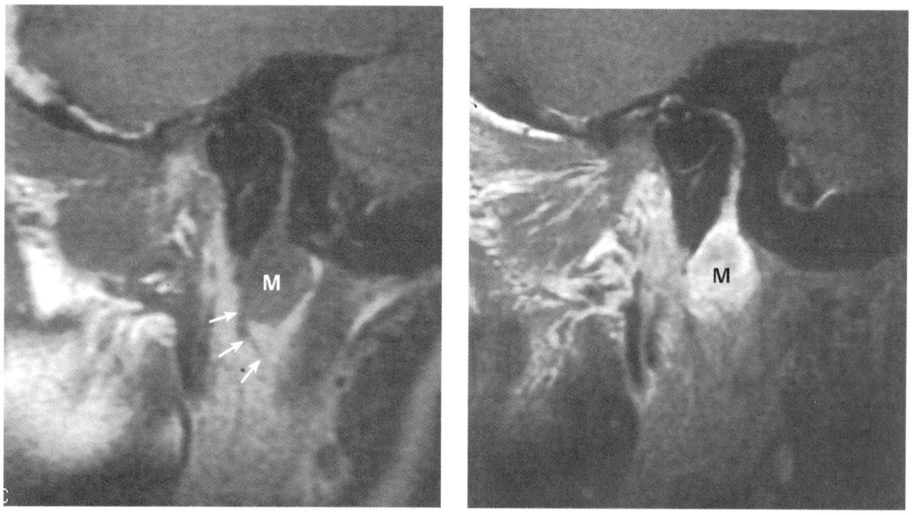

a b

图9.61 a，b一例伴有面瘫的多形性腺瘤。a 为平扫b为强化的矢状MR T1WI示一肿块符合腺瘤，面神经受压移位（箭）。c～e 面神经瘤。c冠状T1WI，d 轴位质子密度像，e为T2WI显示另一例左侧腮腺内的轮廓清楚肿块（M），肿块呈T1WI（c）低信号，质子密度像（d）中等信号，T2WI（e）高信号。

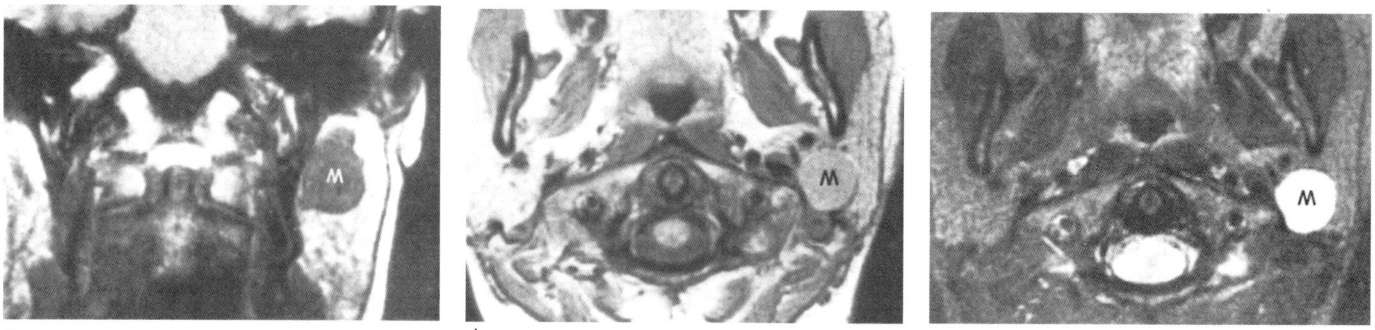

c d e

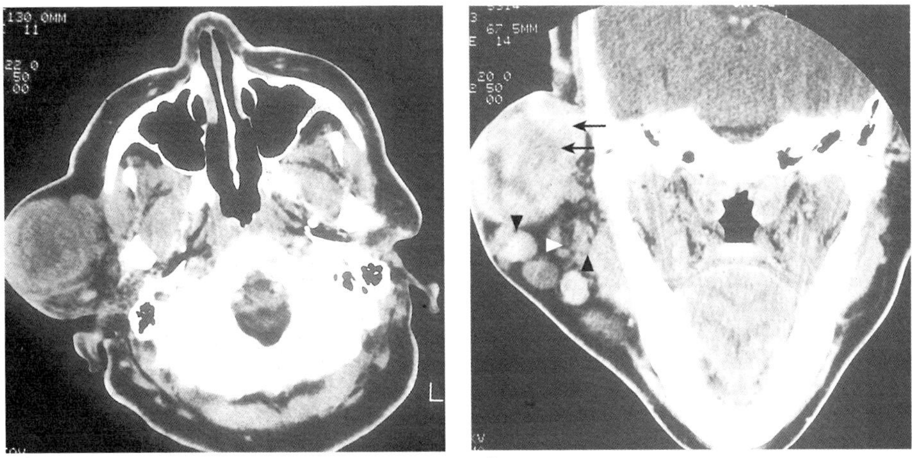

a1　　a2

图9.62 a 复发的多形性腺瘤。1.轴位和2.冠状位CT示一大肿块（箭）和数个小肿块（箭头）符合复发病变。

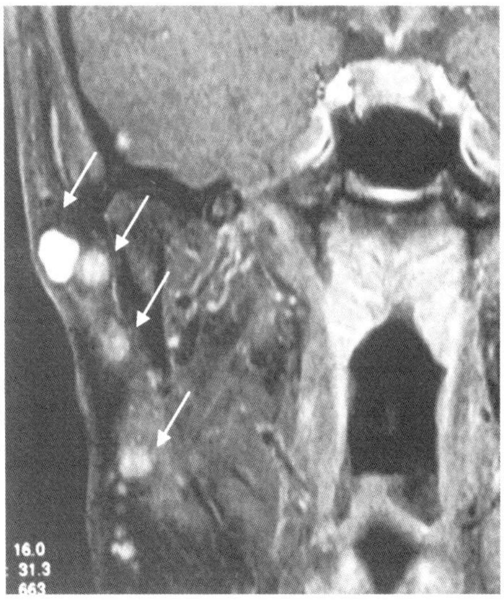

b

b 增强压脂冠状T1WI为另一患者，示腮腺浅叶切除后多灶性复发的多形性腺瘤（箭）。图9.62b图片由M. Beker，MD提供。

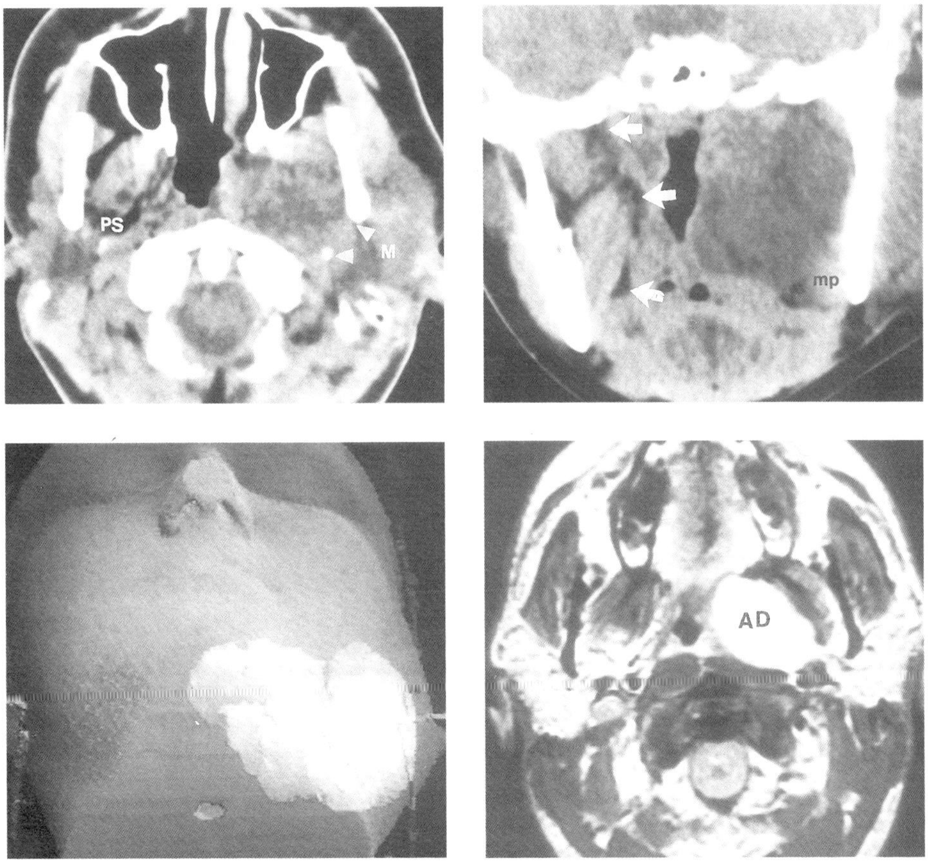

a　b　c　d

图9.63 腮腺复发的多形性腺瘤。a 轴位，b 冠状面，c 为三维CT扫描，显示整个左侧腮腺区的哑铃形巨大肿瘤（M）。右侧增宽的茎突下颌管（箭头）。mp＝翼内肌。PS＝咽旁间隙。肿块占据了整个咽旁间隙。冠状位显示正常的咽旁间隙（箭）。此病人因肿瘤恶变造成肺内转移。d 另一例左侧咽旁间隙的良性多形性腺瘤（AD）。MR T2WI显示边界清晰，比较圆的肿块（"圆形肿瘤"），与腮腺深叶能区分开。

低信号区可能代表钙化和纤维化的部分（图9.60）[4,5,51]。T2WI上的高新号区与肿瘤内的黏液基质有关。

在Gd-DTPA增强T1WI上，这些含黏液的区域可强化，从而与不强化的囊变部分区别开来。极少数良性多形性腺瘤可导致面瘫（图9.61a）。在可疑的腮腺肿瘤内，确认有钙化，则支持多形性腺瘤的诊断（但钙化也可见于腺泡细胞癌、腺样囊性癌和Warthin瘤），因为其他类型肿瘤极少钙化[48]。因此，在选择用CT检查的病例中，可增加多形性腺瘤诊断的特异性。腮腺内面神经瘤与良性混合瘤的CT和MRI表现基本相同（图9.61c，d，f）[3,5,51]。

部分发生于腮腺内的面神经瘤较大，呈分叶状并有囊变。腮腺良性肿瘤的标准外科治疗包括表面切除、次全切

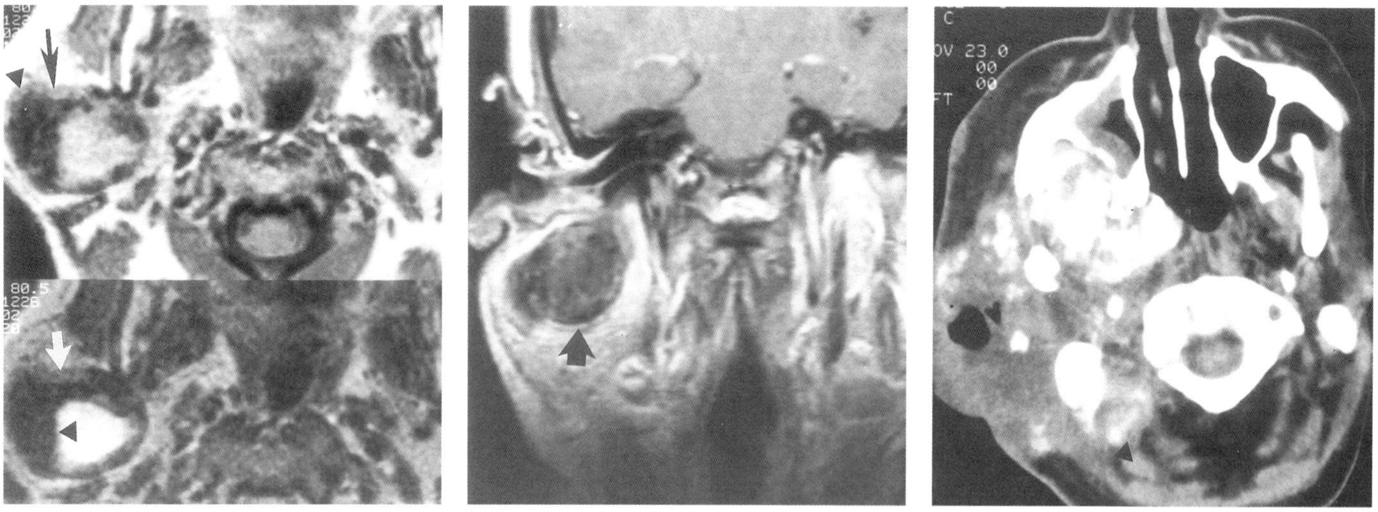

图9.64 多形性腺瘤骨肉瘤变。a 轴位质子密度像（上）T2WI（下）b MR 冠状增强 T1WI，显示右侧腮腺的不均匀强化的肿块（箭）。低信号区（a 内箭头）提示骨的成分。c 随访 CT 扫描显示位于腮腺和咀嚼肌间隙的巨大肿瘤有肿瘤骨病灶形成。

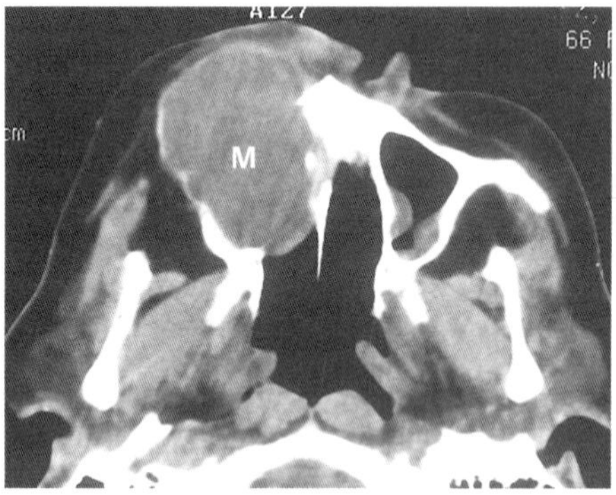

图9.65 小涎腺良性混合瘤。CT 扫描显示累及硬腭和上颌骨的边界清楚较大的膨胀生长肿块（M）。

除或者极少数行腮腺全切[69,70]。在一组256例行腮腺手术的病人中，有46.1%的患者可有面神经功能障碍但无长期面瘫，只有3.9%行神经保留手术的病人出现了长期面瘫[69]。多形性腺瘤必须全部切除。术前活检会增加复发的风险（图9.62）[5]。不完全切除会导致复发，复发可增加恶变的风险（图9.63）。复发的多形性腺瘤表现为术区内的多个簇状结节。复发肿瘤在T2WI显示最佳，表现为高信号。尽管报道说恶变发生率低在2%～5%，有些统计示未治疗的多形性腺瘤高达25%将恶变为癌[1,5,14]。由于多形性腺瘤癌变以及肉瘤变（图9.64），因此多形性腺瘤必需全切。

小涎腺良性混合瘤

良性多形性腺瘤或良性混合瘤也可发生于小涎腺，小涎腺位于口腔黏膜下并上呼吸道扩展。累及小涎腺的病变最常见于腭部，其次为口唇。迄今为止，多形性腺瘤发生于上呼吸道最常见的部位是鼻腔，其次是鼻咽部和喉[8]。据Auclair讲[74]，"每有100例腮腺肿瘤发生，大概有40个小涎腺瘤，15个下颌下腺肿瘤和不到1个的舌下腺瘤发生。"约50%的小涎腺瘤为恶性[1]。恶性肿瘤大部分为腺样囊性癌。小涎腺肿瘤的CT和MRI特征和发生于大涎腺者相仿（图9.65，9.66）。外生性造釉细胞瘤从影像上可能被误诊为小涎腺肿瘤（图9.67）。最多见的小涎腺恶性肿瘤是腺样囊性癌。这类肿瘤有高度的向神经和血管周围侵犯倾向（图9.68）。良性多形性腺瘤还可起于咽旁间隙异位的小涎腺（图9.69）。这些肿瘤应与发生于腮腺深叶的肿瘤进行鉴别（图9.70）。

Warthin瘤（乳头状囊腺淋巴瘤）

Warthin瘤（腺淋巴瘤或乳头状囊腺淋巴瘤），是发生在涎腺的第二位的最常见良性肿瘤，但累计仅占所有涎腺肿瘤的5%～8%[8]，相当于所有良性腮腺肿瘤的12%～10%[2,5,41,71-73]。尽管也可以发生在邻近的淋巴结，但几乎专有性地累及腮腺[3,4]。罕有发生在下颌下腺、腭、唇、扁桃体、喉和上颌窦的病例报道[8]。约10%病例为双侧发病[41]。Warthin瘤也是最常见单侧发病的多灶性病变。肿瘤为良性，仅有极少数具有争议性的恶变报道。Warthin瘤表现为单侧或双侧腮腺内存在的多个肿块，这种特征较其他涎腺肿瘤更常见。双侧发生的腺泡细胞癌和少数良性混合瘤也有报道[1]。Warthin瘤常发生于腮腺尾部，其特征为生长缓慢无症状的无痛性肿块[5,51]。Warthin

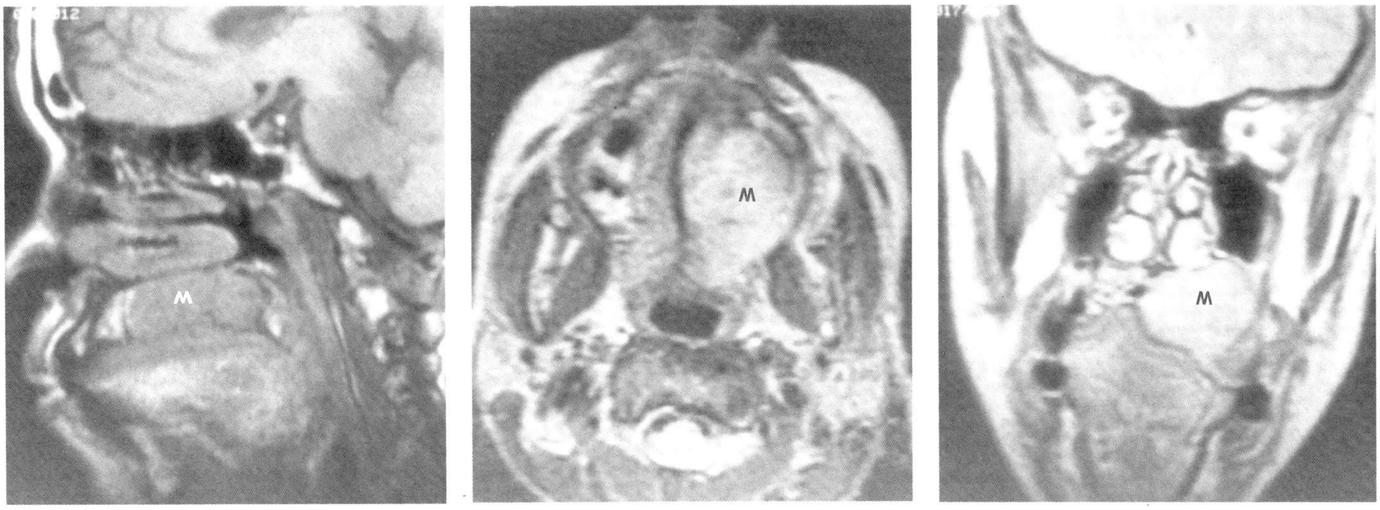

a　b　c

图9.66　小涎腺良性混合瘤。a 矢状面T1WI，b 轴位T2WI，c 增强冠状T1WI MR扫描，显示发生于硬腭大肿块（M）。

瘤含有胚胎发生时混在腮腺淋巴结内异常增殖的腮腺导管[2,41]。组织学上，其特征为淋巴样基质或淋巴结内含有由双层上皮细胞组成的腺管乳头样囊性结构[2,5,41,51]。Warthin瘤患者很少有发生面瘫的报道[71]。良性腮腺肿瘤发生面神经瘫痪的发病机制认为是由于肿瘤体积突然增大造成的。

Warthin瘤的CT检查是非特异的，多表现为位于腮腺内或突出腮腺表面边界清楚的等密度或高密度肿块[2]。尽管组织学上这类肿瘤常有含黏液样液体的囊性成分，但由于囊腔非常小其CT特征不具有特异性（图9.71）。

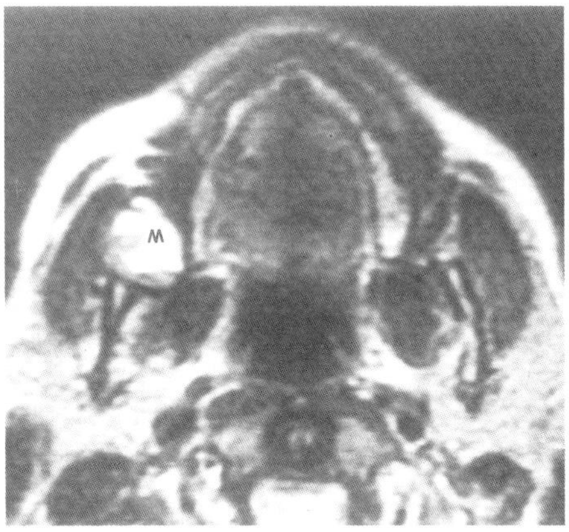

图9.67　造釉细胞瘤。轴位T2WI MR扫描示口腔右侧高信号肿块（M），类似小涎腺多形性腺瘤。

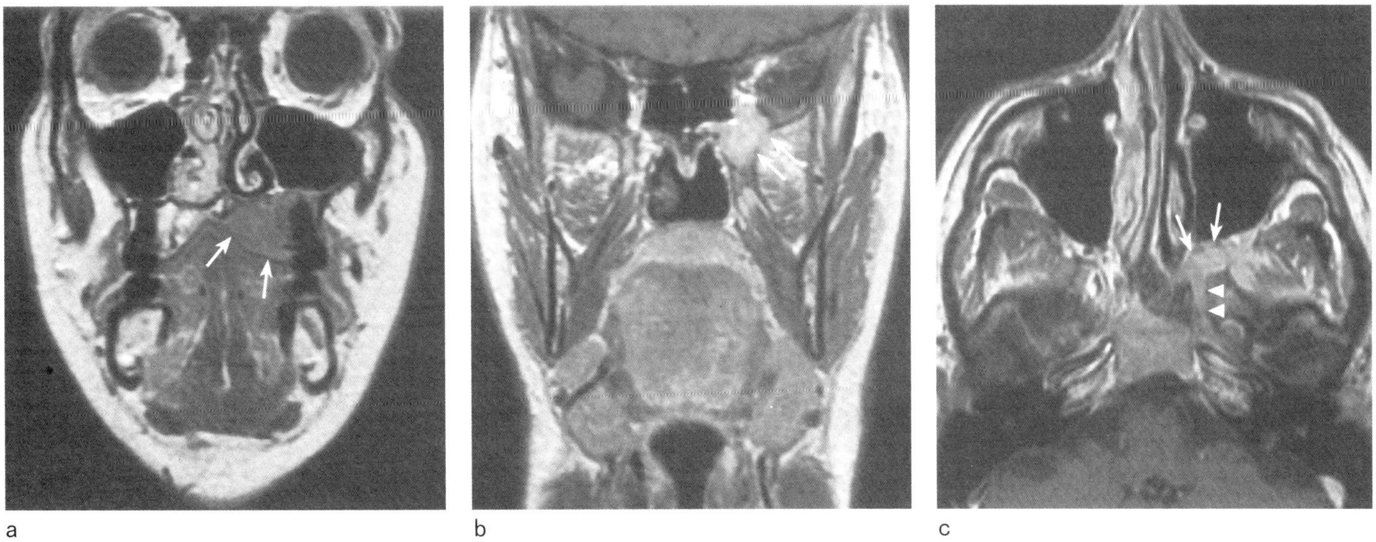

a　b　c

图9.68　硬腭腺样囊性癌向神经周围蔓延。a 冠状T1WI MR扫描示左侧翼腭窝肿块（箭）。b 冠状T1WI MR扫描示左侧翼颚窝肿块（箭）。c 轴位T1压脂增强MR扫描示左侧翼腭窝肿瘤（箭），沿翼管蔓延（箭头）。

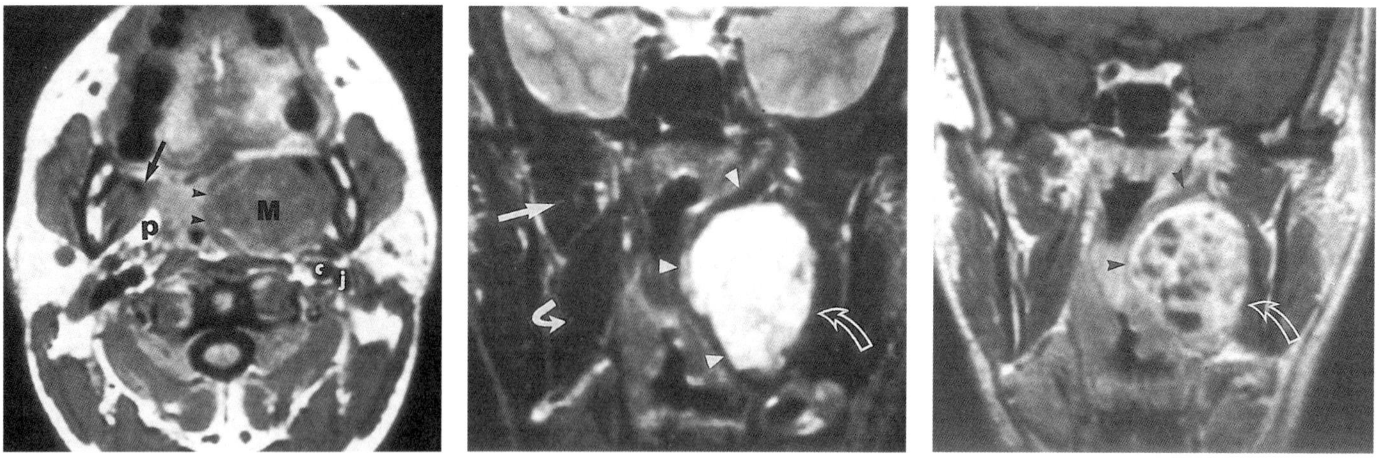

图9.69 咽旁间隙的多形性腺瘤。

a 轴位T1WI MR扫描示一肿块累及咽旁间隙（M）。注意咽上缩肌（箭头）向内移位并且左侧翼内肌向外移位。而右侧翼内外肌（箭）和咽旁间隙（pps）正常；c = 颈内动脉；j = 颈内静脉。

b 冠状位T2WI MR扫描示多形性腺瘤，位于向内移位的咽缩肌（箭头）和左侧翼内肌之间（空心弯箭）。而右侧咽缩肌（直箭）和翼内肌（实心弯箭）正常。

c 冠状面T1WI 增强MR扫描可显示多形性腺瘤不均匀强化的特征。注意移位咽缩肌（箭头）和翼内肌（箭）。多形性腺瘤也常见均匀强化。有时神经源性肿瘤也有类似强化表现。

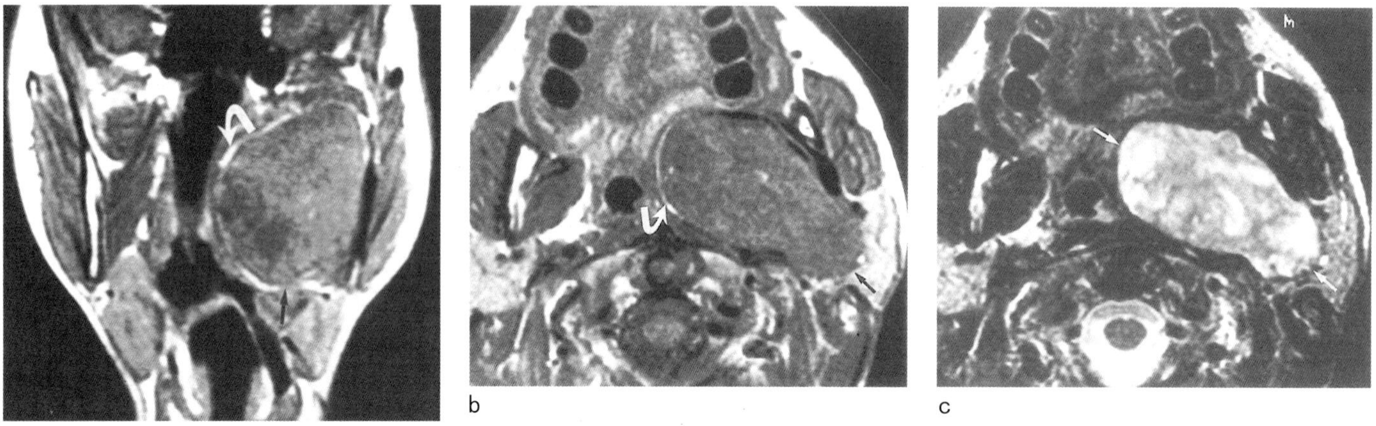

图9.70 腮腺深叶多形性腺瘤。a 冠状T1WI，b 轴位T1WI，c 轴位T2WI MR成像。这个大肿瘤（箭）是来自腮腺深部的外生性病变。注意咽旁脂肪（弯箭）向内移位。此患者注意到自己脸部轻微肿胀，但直到出现吞咽困难才接受手术治疗。引自参考文献1.

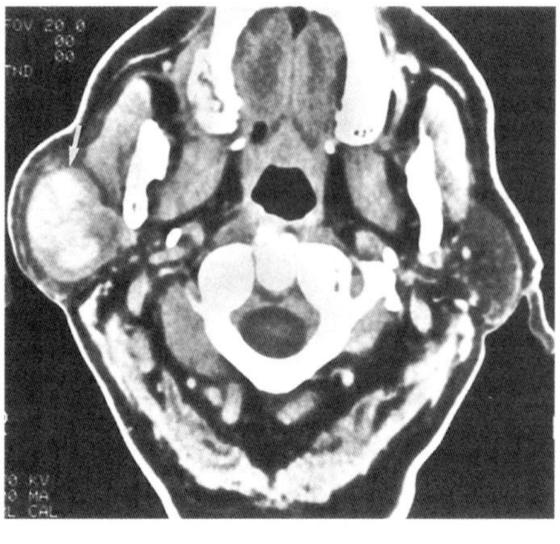

图9.71 Warthin瘤。增强CT扫描。右侧腮腺浅叶分叶状肿瘤（箭），边界清楚，有强化。此图片引用经美国麻省Salem州立医院Merric Landy允许。

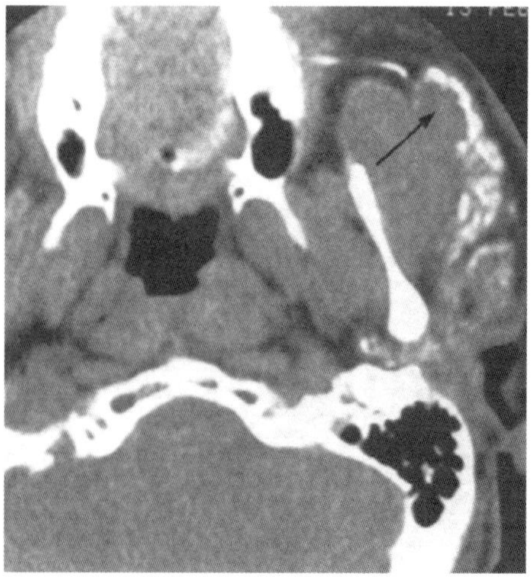

图9.72 腮腺Warthin瘤。CT涎腺造影示左侧腮腺浅叶肿瘤（箭），腮腺导管向外移位。

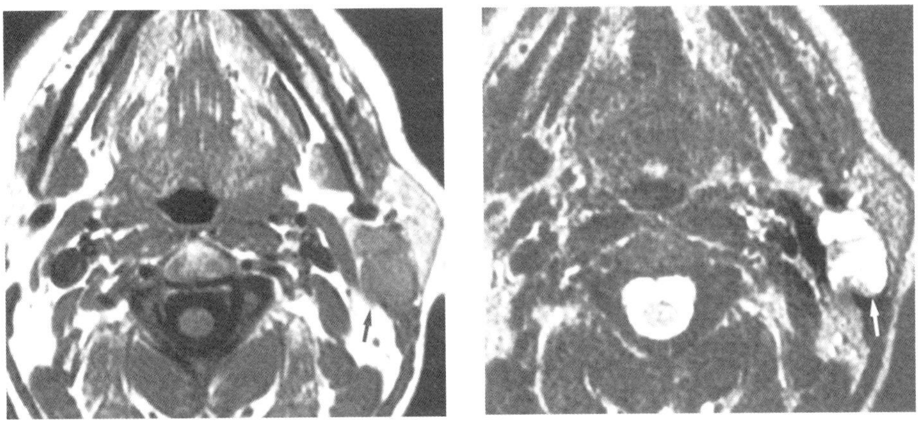

a b

图9.73 MR扫描示位于左侧腮腺后部的分叶状病变（箭），T1WI低信号，T2WI高信号，符合Warthin瘤表现。源于参考文献1。

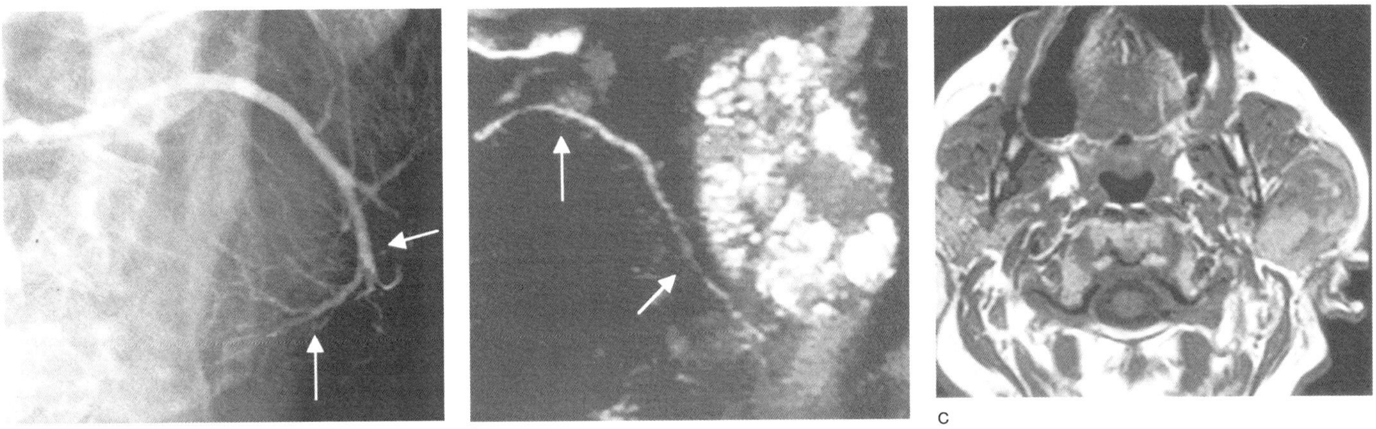

a b c

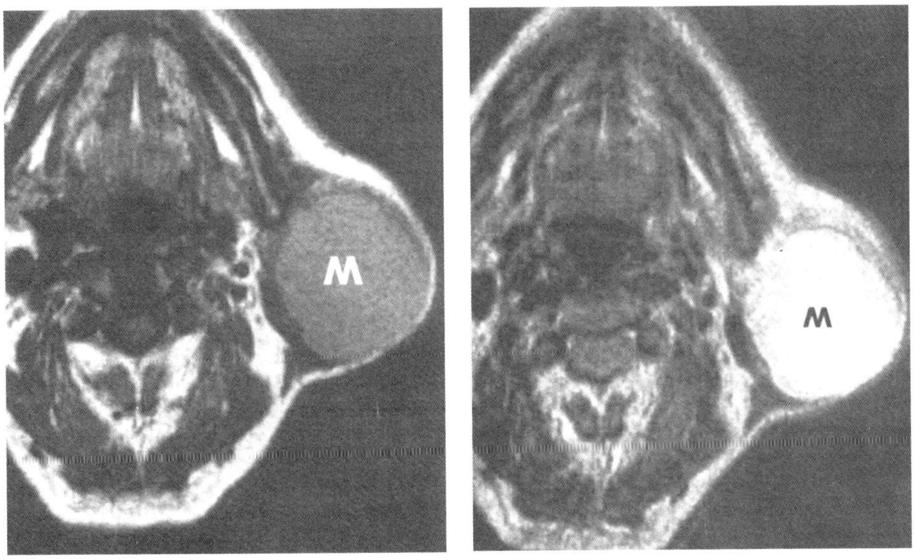

d e

图9.74 a～c 表现为腮腺急性肿胀的Warthin瘤。a 传统涎腺造影示左侧腮腺主腮腺管及其腺内分支走行不正常，都向下外侧移位（箭），腮腺内导管粗细如常。此患者行MRI检查。b 最大密度投影（MIP）MR涎腺成像，斜矢状位3D－EXPRESS序列显示正常的腮腺主导管（箭），被一高低信号混杂的肿块挤压，向下移位。c MR自旋回波序列T1WI显示大片低信号（囊变）和高新号（出血）区，提示为Warthin瘤。手术证实为Warthin瘤伴急性出血。病例由M.Becker博士提供；图 a和b源于文献21。

d，e 腮腺大囊肿。d为 T1WI e为T2WI轴位MR扫描示信号均匀的大肿块（M）使左侧腮腺增大。肿块于T1WI为低信号，T2WI为高信号。

发生囊变或部分囊变的Warthin瘤囊壁光滑，但由于囊壁厚薄不均匀，造影剂会有不同程度的渗入，有时可见到囊壁上结节样强化。Warthin瘤可以起源于腮腺副叶（图9.72）。Warthin瘤有分叶倾向，位于腺体内的部分相对较小，腺体外的部分较大，可伴或不伴钙化，呈葡萄串样外观[5, 51]，弥漫性钙化为其显著特点。在CT增强上Warthin瘤的实性部分呈轻至中度强化。

通常在MRI，Warthin瘤为信号不均匀的[2, 22]、边界清楚的分叶状肿块，T1WI为低或中等强度信号，T2像为高信号，与良性混合瘤表现类似（图9.73）。部分Warthin瘤在T2WI上为显著低信号。偶见T1WI高新号和低信号可能与含高蛋白的囊变、出血和基质纤维化有关[22, 72]（图9.74c）。Warthin瘤与其他的腮腺囊肿不易鉴别（图9.74d）。Warthin瘤呈轻或中度强化（图9.71）[22, 72]。不强化

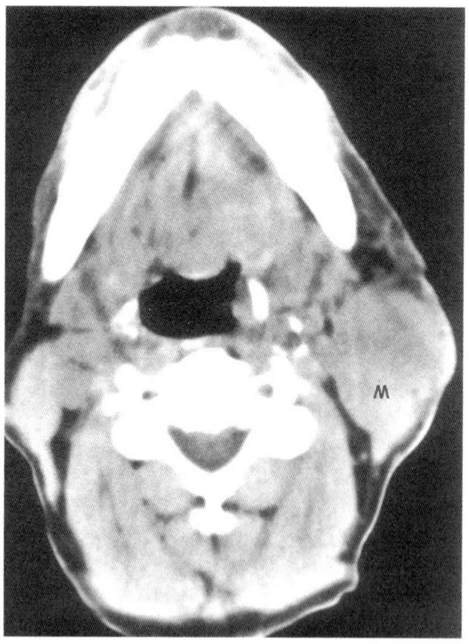

图9.75 低度恶性的黏液表皮样癌。CT平扫示左侧腮腺尾部大肿块（M）。

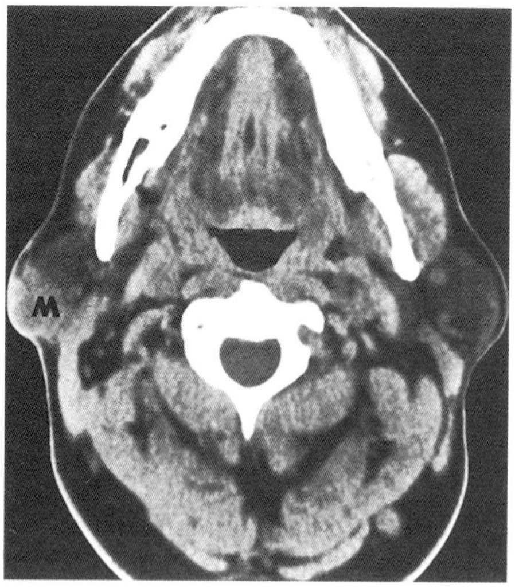

图9.76 高度恶性的黏液表皮样癌。CT轴位平扫见右侧腮腺后部高密度肿块（M）。与对侧的正常皮下组织对比，患侧皮下组织明显受累。除了皮下组织受侵强烈提示为侵袭性病变外，此患者CT表现与良性腮腺占位相同。

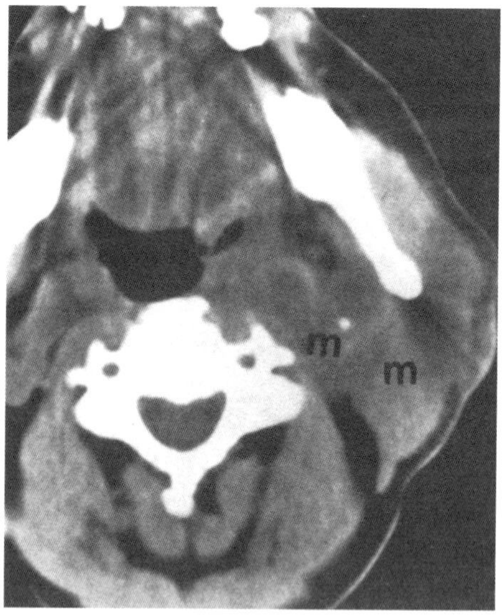

图9.77 黏液表皮样癌。轴位CT平扫示同时累及腮腺深、浅叶的不均匀密度大肿块（m）。肿瘤延伸至咽旁间隙内，中咽部咽外侧壁变形、移位。

或轻度强化的双侧囊性病变的鉴别诊断包括Warthin瘤、自身免疫性涎腺肿大症、淋巴上皮囊肿、HIV感染合并症、炎症和特发性囊肿[2,53]。尤其在Warthin瘤、自身免疫性涎腺肿大和炎性囊肿，腮腺内可见细小或粗大钙化灶。

^{99m}锝扫描对术前诊断有帮助，因为Warthin瘤内放射性核素浓集，双侧病变时更典型。嗜酸细胞瘤也可有类似的放射学核素聚集，但较少见且绝大部分为单侧发病。多形性腺瘤、转移瘤、鳞状细胞癌和脓肿均不会有放射性核素聚集[73]。

嗜酸细胞瘤或嗜酸性腺瘤（嗜酸细胞增多症）

嗜酸细胞瘤是一种发生于腺体组织的罕见肿瘤，绝大部分发生在大涎腺，但也有发生于甲状腺、肝、肾、气管和鼻腔的报道，实际上可发生于呼吸道浆液黏液层的任何部位[58]。绝大部分嗜酸细胞瘤是良性的。这种良性病变被认为起源于导管上皮[5,8]。嗜酸细胞瘤的特征性细胞为嗜酸细胞。这种细胞特征为胞浆内含有大量线粒体，电镜下观察最佳[58]。嗜酸细胞瘤和Warthin瘤相似，能使^{99m}锝浓集，因此，在^{99m}锝核素扫描时若显示为“热”区，则提示可能有嗜酸细胞瘤或Warthin瘤存在。从CT和MRI表现，嗜酸细胞瘤不能与良性混合瘤及实性Warthin瘤鉴别。

恶性上皮性肿瘤

黏液表皮样癌

基于组织学表现和间变的程度，恶性上皮性肿瘤可分为分化好（低度恶性）、分化差（高度恶性）和中等恶性的三类[14]（表9.5）。常见的涎腺恶性肿瘤为黏液表皮样癌。AFIP（美国武装部队病理学研究所）发现此类肿瘤54%的发生于大涎腺（主要是腮腺），46%发生于口腔内的小涎腺[59]。低度恶性者囊变较多，占据肿瘤大部分。这种肿瘤看似良性，但数年后出现转移[1]。高度恶性肿瘤是富细胞的、实性的和浸润性的。其复发率很高[59]，并可向局部淋巴结、肺、骨骼及脑内扩散[59]。随肿瘤恶性程度不同，CT和MRI表现各异。低度恶性肿瘤呈良性特征，可囊变，还可有边界清楚的出血，显微镜下有浸润性[1]，其表现可与多形性腺瘤相似。中等程度的恶性肿瘤很少囊变，高度恶性者多为实性，MR扫描，T1WI和T2WI呈低至中等信号[1]。黏液表皮样癌和腺样囊性癌是最常见的低度恶性肿瘤，腺囊性肿瘤的临床预后不良。黏液表皮样癌（最常见的涎腺恶性肿瘤）几乎仅发生于腮腺内[1-5,48,51]，在40～50岁发病率最高[5]。尽管黏液表皮样癌很少见于小儿，仍是儿童最常见的涎腺恶性肿瘤。黏液表皮样癌恶性程度可低（图9.75）可高（图9.76）。在CT图像上，黏液表皮样癌很少呈等密度甚至低密度（图9.77），CT和MR增强扫描，呈轻至中度强化甚至明显强化（图9.78）。黏液表皮

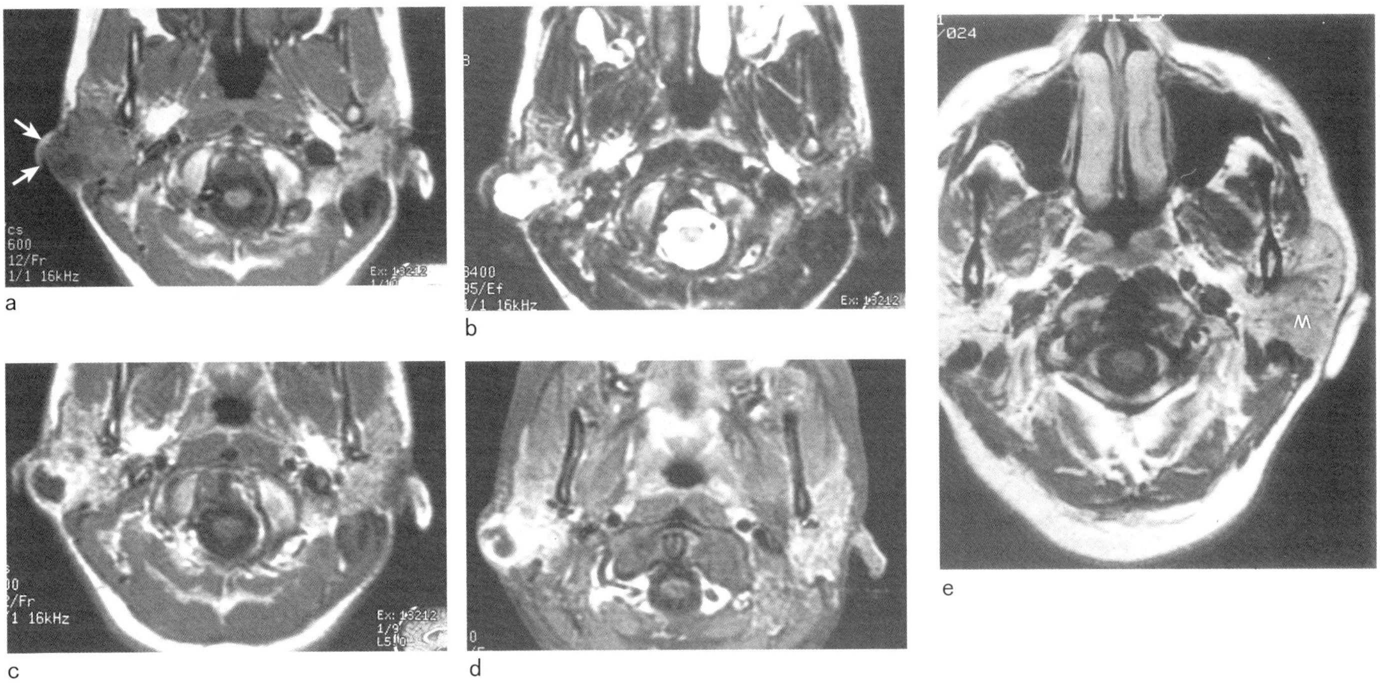

图9.78 一例患高度恶性黏液表皮样癌12岁女孩MRI。a 轴位T1WI，b T2WI，c 增强T1WI，d 增强压脂T1WI。显示右侧腮腺的黏液表皮样癌（箭）。e 高度恶性黏液表皮样癌。另一患者T1WI增强MRI示边界不清的肿块（M），与正常腮腺比较强化程度减低。

样癌可较小，局限于腮腺浅叶，其CT和MRI图像呈良性混合瘤的表现[1]。复发的黏液表皮样癌为边界不清的浸润性肿块，呈中度或明显强化（图9.79）。腺泡细胞癌（图9.81）不易与黏液表皮样癌和良/恶性混合瘤鉴别（图9.80）。未分化癌具有浸润性和侵袭性，肿瘤可向各个方向蔓延，常伴有面神经常受累（图9.82）。原发于腮腺的鳞状细胞癌很少见，与高危腺癌的CT和MRI特征相似。

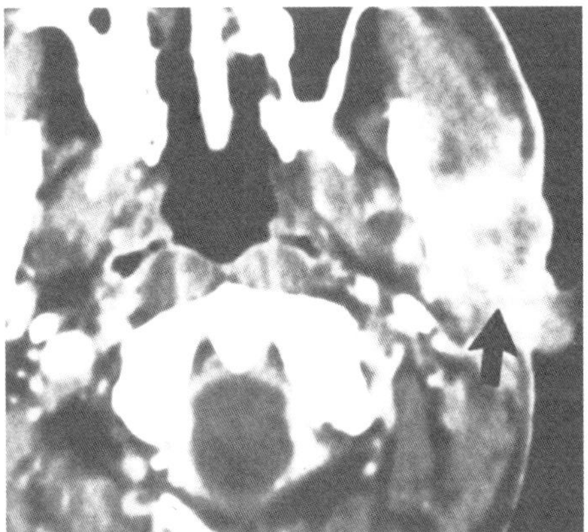

图9.79 复发的黏液表皮样癌。增强CT轴位扫描示增大的左侧腮腺内不均匀强化肿块（箭），侵及相邻咬肌。

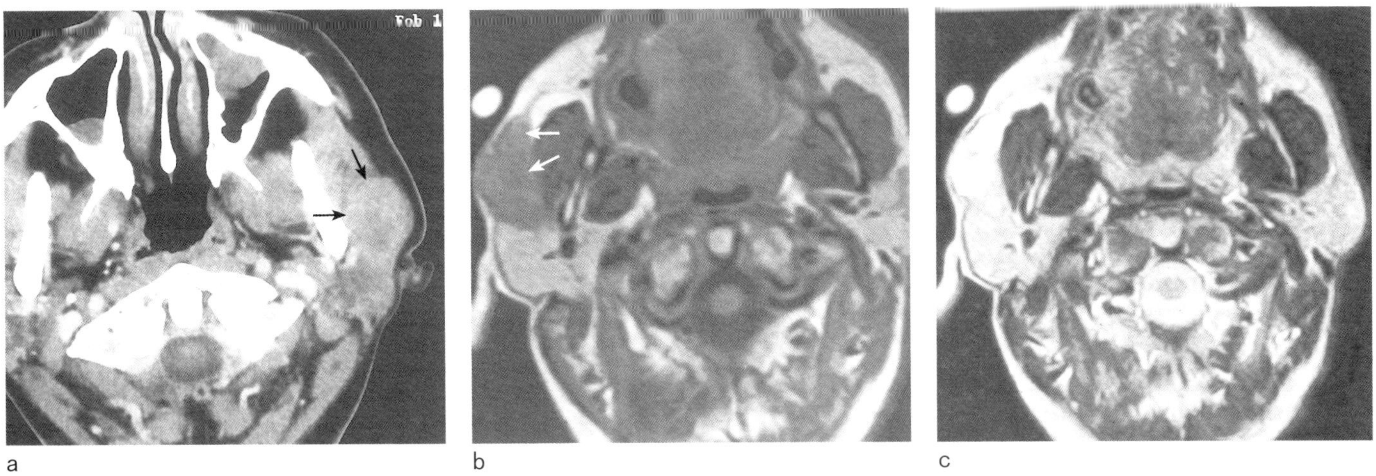

图9.80 a 腮腺腺泡细胞癌。增强CT扫描示左侧腮腺浅叶内中等强化的肿块（箭）。b，c 黏液表皮样癌。b 轴位T1WI，c T2WI MRI示另一例患者，右侧腮腺肿块（箭）符合黏液表皮样癌。

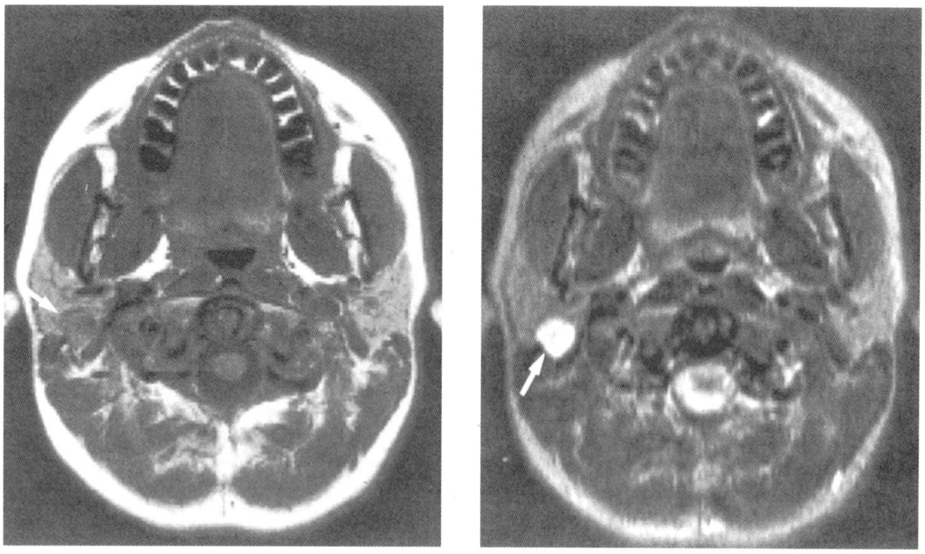

a b

图9.81 腺泡细胞癌MRI。a T1WI和b T2WI MR扫描。腮腺后上部见一边界清晰的肿瘤（箭），T1WI呈稍低信号（a），T2WI呈亮的高信号（b）。引自参考文献1。

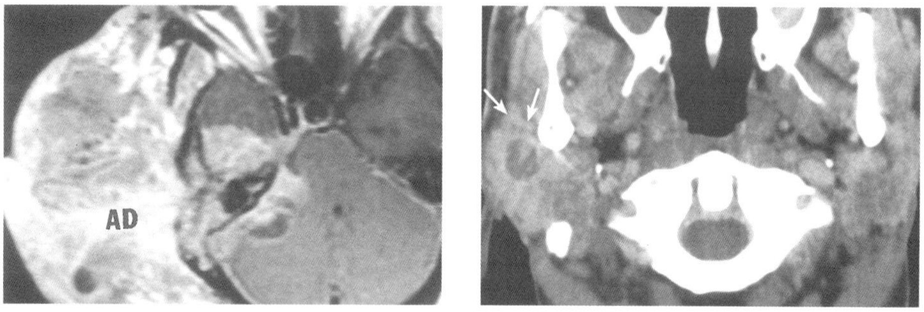

a b

图9.82 a 25岁女性，未分化腺癌。增强MR扫描，T1WI示右侧腮腺弥漫性肿块。注意此侵袭性腮腺腺癌（AD）向周围蔓延进入颞骨和颅腔。b 腮腺腺癌。轴位增强CT示另一例患者右侧腮腺内边界不清的肿块（箭），内有囊变成分，符合腺癌。

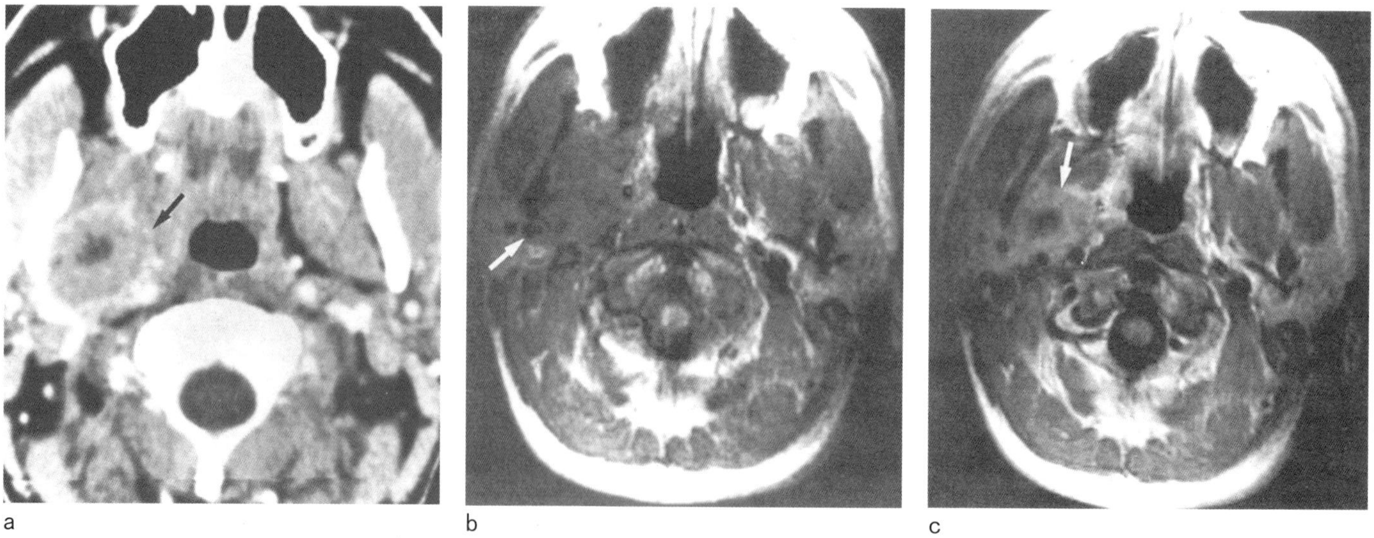

a b c

图9.83 源自多形性腺瘤的腺癌。a 增强CT扫描，b和c分别为增强前后T1WI的MRI。

图9.83 d-f ▷

最多见的高危腺癌包括：高度恶性黏液表皮样癌（图9.78）、未分化癌（图9.82），腺癌、鳞状细胞癌和涎腺导管癌（表9.5）。与良性肿瘤和低度恶性肿瘤比较，这些肿瘤富细胞，有实性细胞巢形成，核浆比高，浆液和黏液基质含量很少。上述病变多伴有局部浸润、淋巴结转移和神经周围侵蚀。

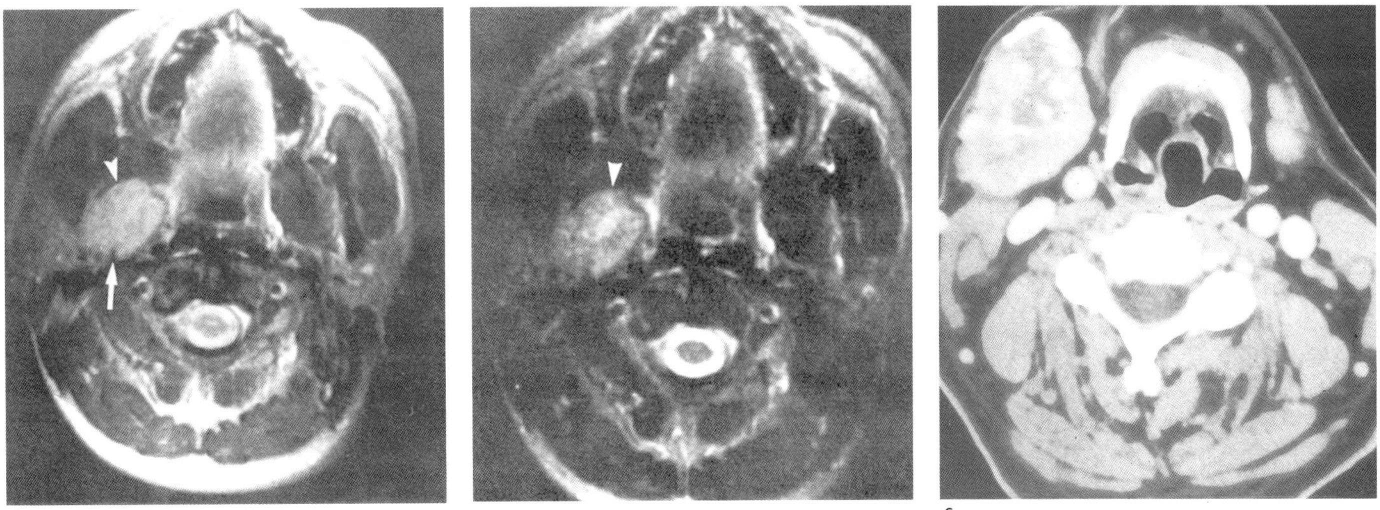

d e f

图9.83d～f d为MR质子密度像，e为T2WI。此肿瘤（箭）来自腮腺深部，并且轻度强化（c），CT上边界较模糊（a），但在MRI边界清晰（c～e）。这个病人有颞下颌（TMJ）关节症状，但颞下颌关节MRI表现正常。后来发现咽旁间隙和翼内肌（箭头）受侵犯。f 另一病例强化CT扫描示右侧颌下腺肿块。符合多形性腺瘤恶性变表现。图9.83 a～e 源自参考文献1。

如前所述，与良性和低度恶性肿瘤相比，高度恶性肿瘤T1WI为低信号，T2WI信号也相对较低[2, 48]。因此，若忽略临床表现和肿瘤边缘的情况，识别到肿块内的低信号，应想到侵袭性恶性肿瘤可能[48]。但有些侵袭性肿瘤MR扫描T2WI可为高信号（图9.78）。

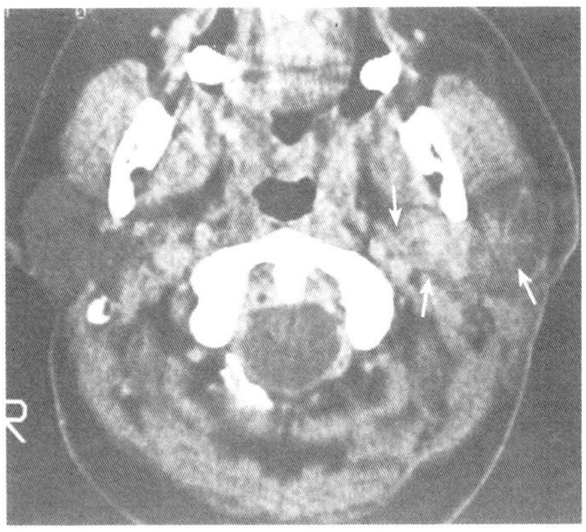

图9.84 腮腺腺样囊性癌合并面瘫。轴位增强CT扫描示左侧腮腺增大，并被一密度不均匀肿块浸润，累及深叶（箭）。临床上未触及病变。

腺样囊性肿瘤

腺样囊性癌约占所有涎腺恶性肿瘤的12%。腺样囊性癌（圆柱瘤样癌）在腮腺很少见（图9.84），是起源于小涎腺、下颌下腺和舌下腺的最常见恶性肿瘤（图9.85～9.87）。这类肿瘤可来源于泪腺（占所有泪腺肿瘤的50%）、外耳耵聍腺和上部气道[8]。

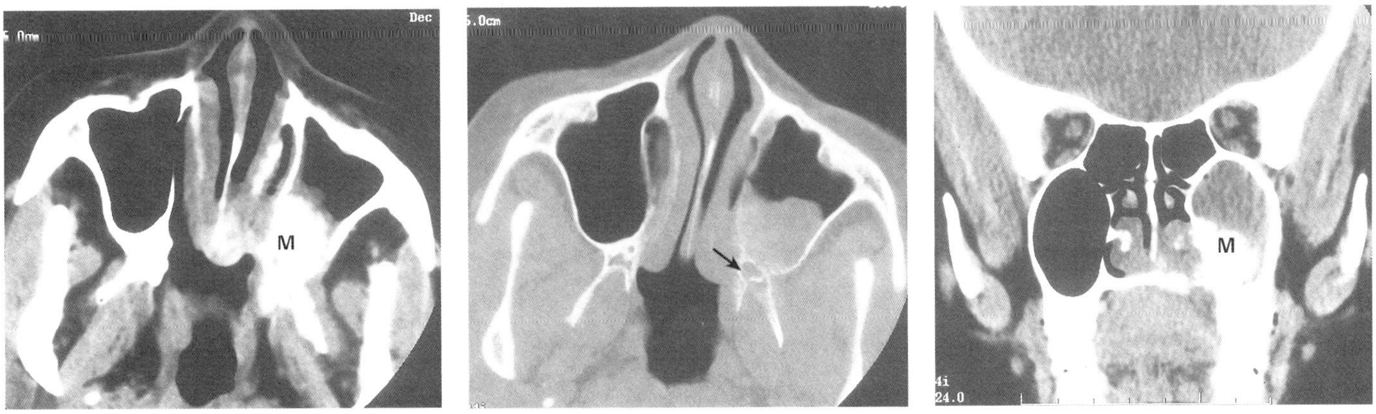

a b c

图9.85 小唾液腺腺样囊性癌，向周围神经侵犯。a 轴位CT扫描示左侧上颌窦腔后部部分钙化的肿块（M）。b 轴位CT扫描示：由于周围神经受累腭大孔（箭）扩大。c 冠状位CT扫描显示肿块（M）。可见邻近硬腭的破坏。此肿瘤或者来源于上颌窦黏膜的小涎腺，或者来源于硬腭。

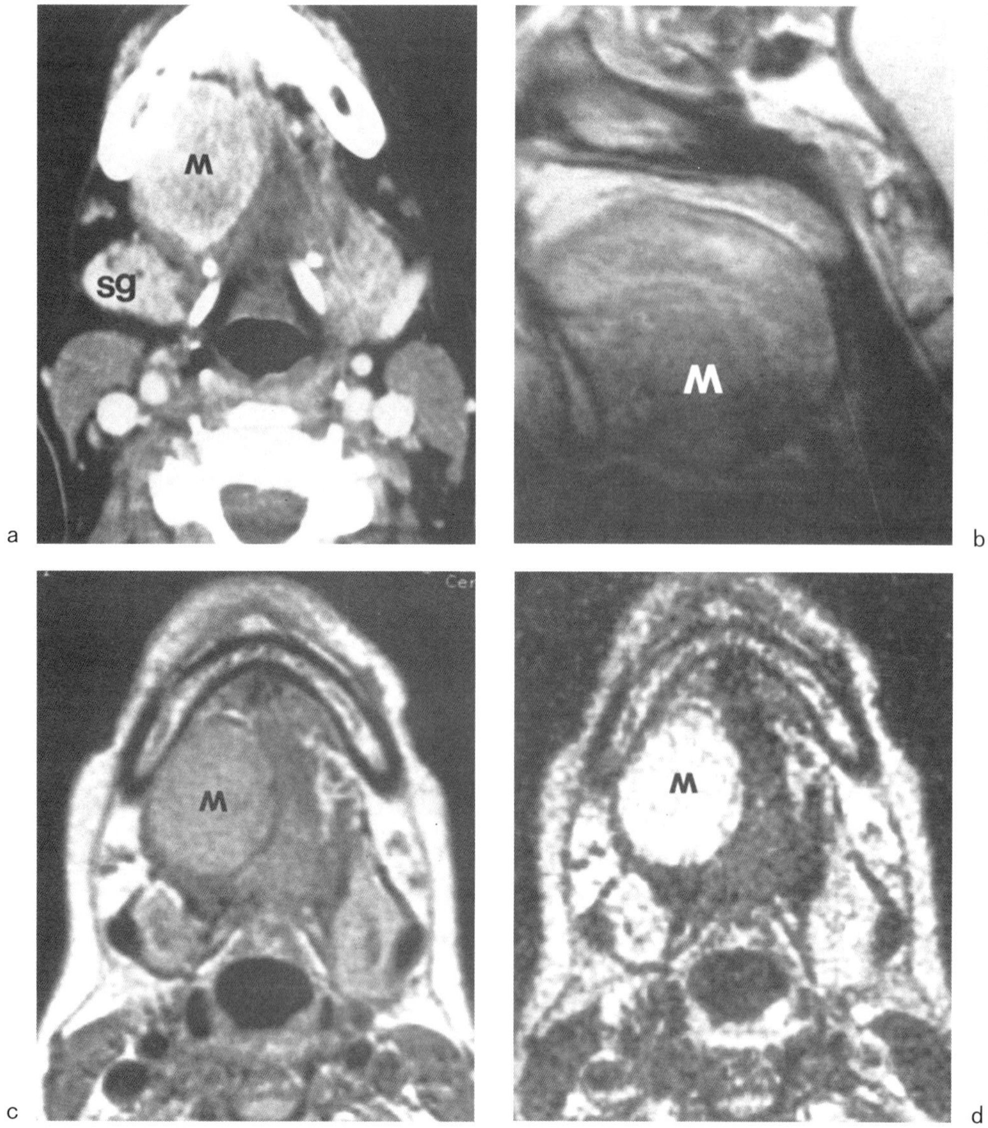

图9.86 口底小涎腺的腺样囊性癌。a 增强CT扫描轴位显示位于颌下腺（sg）前方强化大肿块（M）。b 矢状T1WI，c 轴位质子密度像，和d轴位T2WI MR扫描示口底巨大占位性肿块（M）。T1WI肿块较肌肉信号低，质子密度像肿块和肌肉信号相等，T2WI肿块呈高信号。

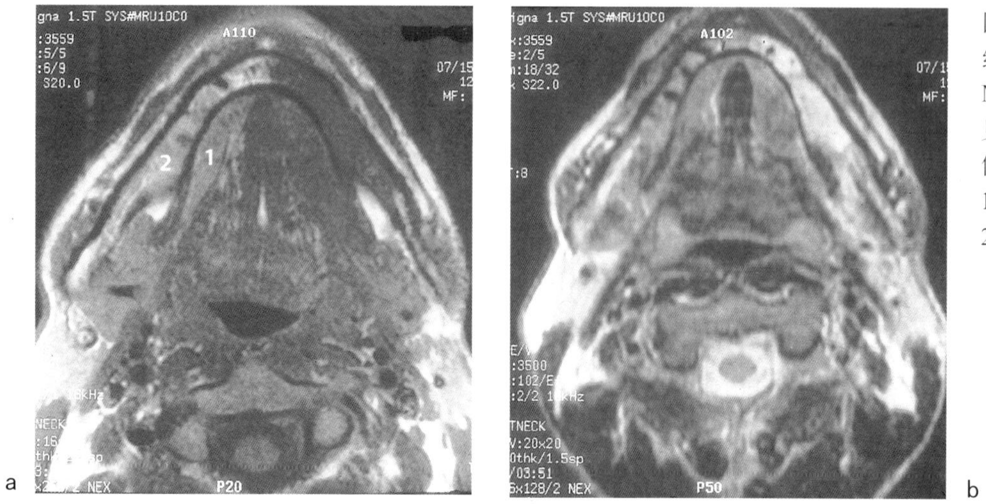

图9.87 左侧舌下腺的腺样囊性癌，向神经周围侵犯。a 轴位T1WI，b 轴位T2WI MR扫描示左侧舌下腺增大，信号异常。可见肿瘤沿着下颌骨下牙槽神经蔓延，在左侧下颌骨骨髓信号改变衬托下显示更清晰。
1= 正常右侧舌下腺
2= 正常右侧下颌骨

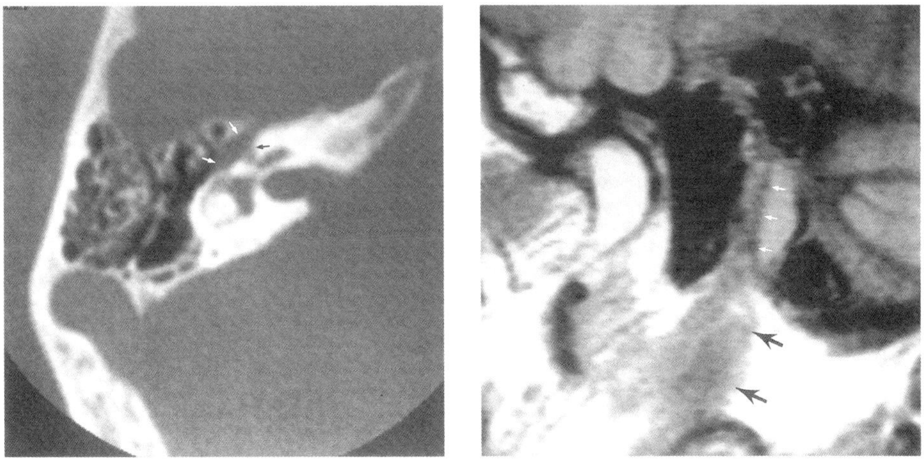

图9.88 腮腺的腺样囊性癌患者，有2年腮腺肿瘤引起的与癌相关的面瘫史。a CT扫描示面神经管扩大（箭）。b 矢状T1WI MR扫描示腮腺内的不规则肿块（大箭）。注意沿着面神经的神经周蔓延（小箭），MR诊为腮腺肿瘤并经手术证实。

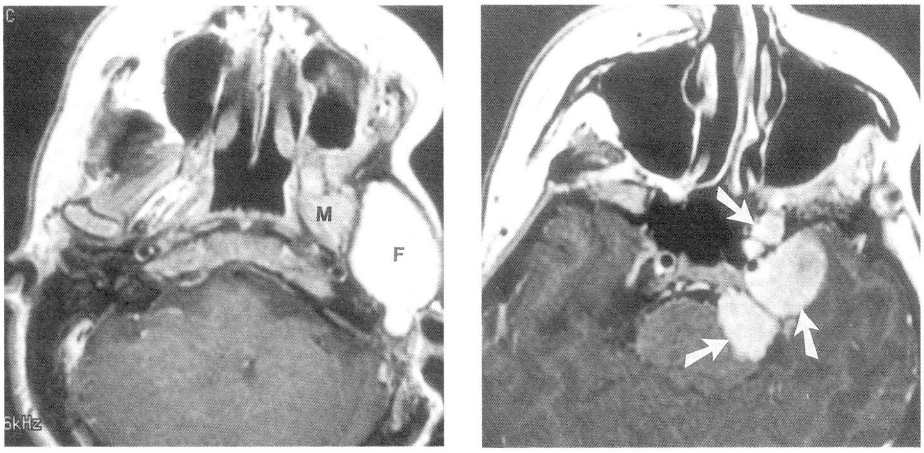

图9.89 腺样囊性癌伴肿瘤神经周蔓延。a 轴位T1WI MR增强扫描示腺样囊性癌切除后数年手术床内脂肪（F）。注意左侧咽旁间隙内异常强化的肿块（M）。b增强 MR扫描T1WI轴位示沿着三叉神经的强化肿瘤组织（箭）。

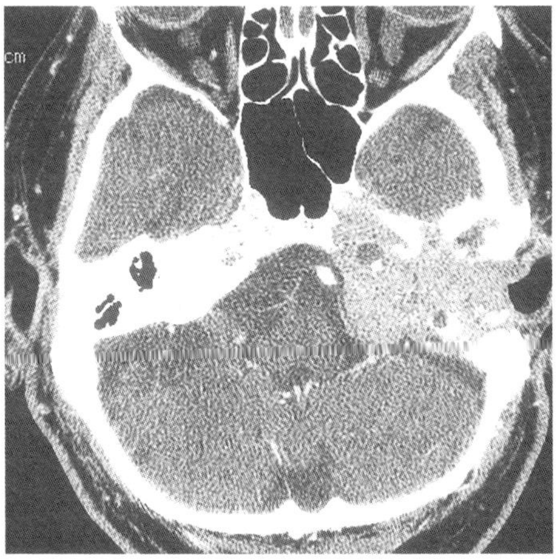

图9.90 整块岩骨被腮腺的腺样囊性癌破坏。CT扫描示左侧岩部乳突骨被肿瘤组织代替。

肿瘤有多个名称如腺样囊性癌、圆柱瘤、假腺瘤基底细胞癌和腺癌[5, 51]。最常发生于小唾液腺，常见于中年早期的女性患者（图9.85～9.87）。腺样囊性癌可有不规则钙化，有时看似成骨肉瘤（图9.85）。常有疼痛并且可以是最突出的症状。肿块生长缓慢，周围很少有包膜。腺样囊性癌的一个重要特性是有很强的向神经周围淋巴结和血管周围间隙侵犯的倾向[1-5, 51]，在原发肿瘤切除时或术后远期可观察到这种现象（图9.68，9.78，9.88，9.98）。神经周围和神经内扩散的肿瘤多来自大／小涎腺的腺样囊性癌和面部皮肤的鳞癌。腮腺腺样囊性肿瘤的直接蔓延和向神经周围侵犯可导致整块颞骨的破坏（图9.90）。涎腺起源的腺样囊性癌（图9.91）和其他腺癌如腺泡细胞癌（图9.92）可以发生于大涎腺或小涎腺，极少数来自颈部淋巴结内异位的涎腺组织。这些病变常有浸润性表现，增强CT和MRI扫描呈轻度强化（图9.91，9.92），近似囊性病变如同较深的舌下囊肿。腺样囊性癌的组织学表现：镜下可见黏液和浆液性基质内存在嗜酸性玻璃样变，和呈柱状或以其他形状特征性排列的基底细胞[5, 51]。淋巴结扩散常通过直接蔓延方式并非经淋巴管通道[51]。更常见的扩散方式是经血行转移到肝脏、肺、脑和骨。原发性肿瘤的治疗是根治性切除。腺样囊性癌生长缓慢病程为数月至数年，后期可导致疼痛、压痛以及皮肤固定和／或包括面神经在内的深部结构的固定。

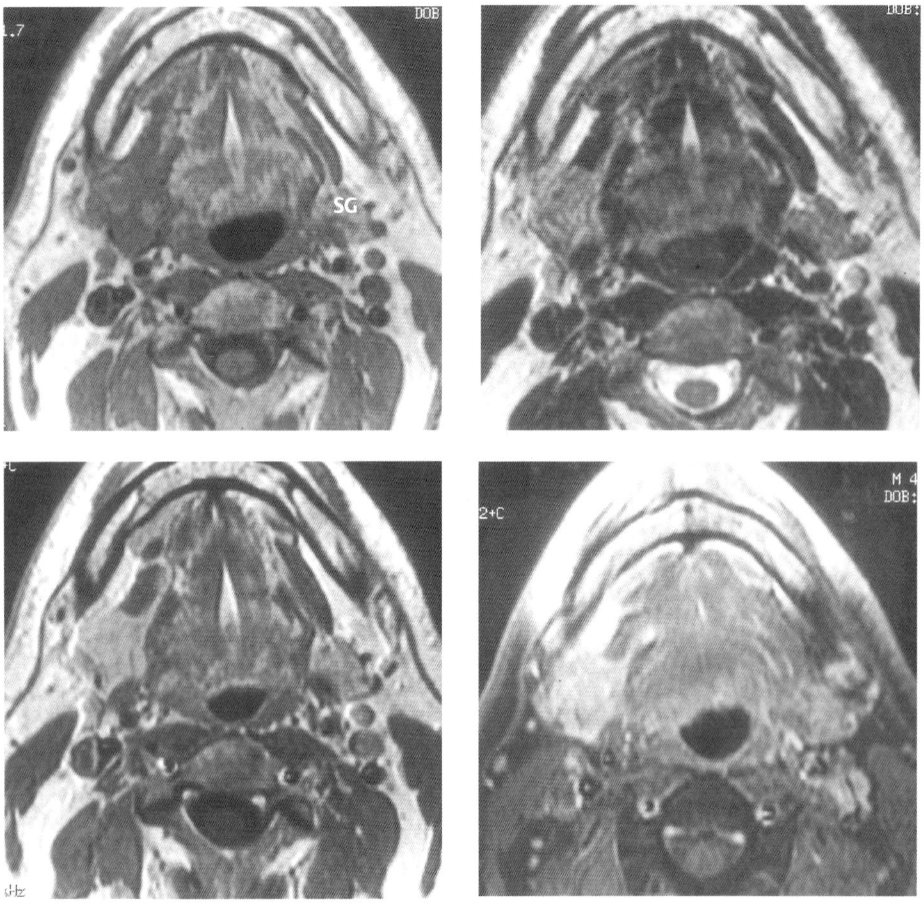

图9.91 下颌下腺的腺样囊性癌。a 为T1WI，b 为T2WI，c 为增强T1WI，d 为增强压脂T1WI MRI扫描。注意正常的左侧下颌下腺（SG），因癌变增大的右侧下颌下腺。这种浸润性肿瘤的表现与亚急或慢性炎性病变不能鉴别。

据报道总体生存率为69%，15年生存率为38%。T2WI上低信号与肿瘤细胞密度和不良的预后相关（图9.91）。20%～50%的病例可远隔转移到肺和骨[1]。肿瘤边界可以非常锐利（图9.86），也可因浸润到邻近结构而边界不清（图9.87，9.91）。

恶性混合瘤

这种肿瘤相对少见，包括原发性（真性）恶性混合细胞瘤（或癌肉瘤）和癌性多形性腺瘤，即起源于已存在的（原发或复发）多形性腺瘤。恶性混合瘤约占所有涎腺恶性肿瘤的7%，占所有混合瘤（良性和恶性总和）的4%，占所有涎腺肿瘤的2%～4%。最常发生于腮腺；小涎腺罕见（图9.83）[1]。

腺泡细胞腺癌

腺泡细胞腺癌是一种低度恶性涎腺肿瘤，约占所有恶性涎腺肿瘤的18%，占所有涎腺肿瘤的6.5%[8]。女性发病多于男性，尤其是30～50岁为好发年龄段。90%以上发生在腮腺，5年生存率为82%，10年生存率为68%[1]。肿瘤也可发生于下颌下腺、舌下腺（图9.92），以及上呼吸道全程内的小唾液腺[5]。在儿童中，腺泡细胞腺癌是第二位最常见的涎腺恶性肿瘤，仅次于黏液表皮样癌（表9.4）[8]。双侧腮腺受累的病例可达到3%[5]。肿瘤起源部位被认为是涎腺导管系统的末端。在病理学上，肿瘤边界清晰或有包膜，呈圆形或多分叶状。大部分肿瘤为均质性，但也可有囊变和出血。在CT和MRI上，肿瘤边界相当清楚（图9.80a，9.81），也可边界欠清且有浸润性（图9.92）。从图像特征上，腺泡细胞腺癌不易黏液表皮样癌（图9.80b，c）或其他良恶性肿瘤鉴别（图9.81，9.82b）。

原发鳞状细胞癌

腮腺原发鳞状细胞癌是一种少见肿瘤。在缺少临床和组织学证据时，对头和颈其他部位的肿瘤做出原发鳞状细胞癌的诊断不可靠。转移的鳞状细胞癌较原发者更为多见。鳞状细胞癌、腺癌、低分化癌、淋巴上皮癌都具有高度恶性浸润性肿瘤的影像特征。在鉴别诊断时，应把转移癌和肉瘤考虑在内[1,5]。

非上皮性肿瘤

非上皮性肿瘤来源于腺内的或邻近间叶组织成分，较上皮性肿瘤少见[1]。常见的非上皮性肿瘤包括血管瘤（图9.49，9.50）、脂肪瘤（图9.93）和神经源性肿瘤（图9.61 c～e）[1,5]。

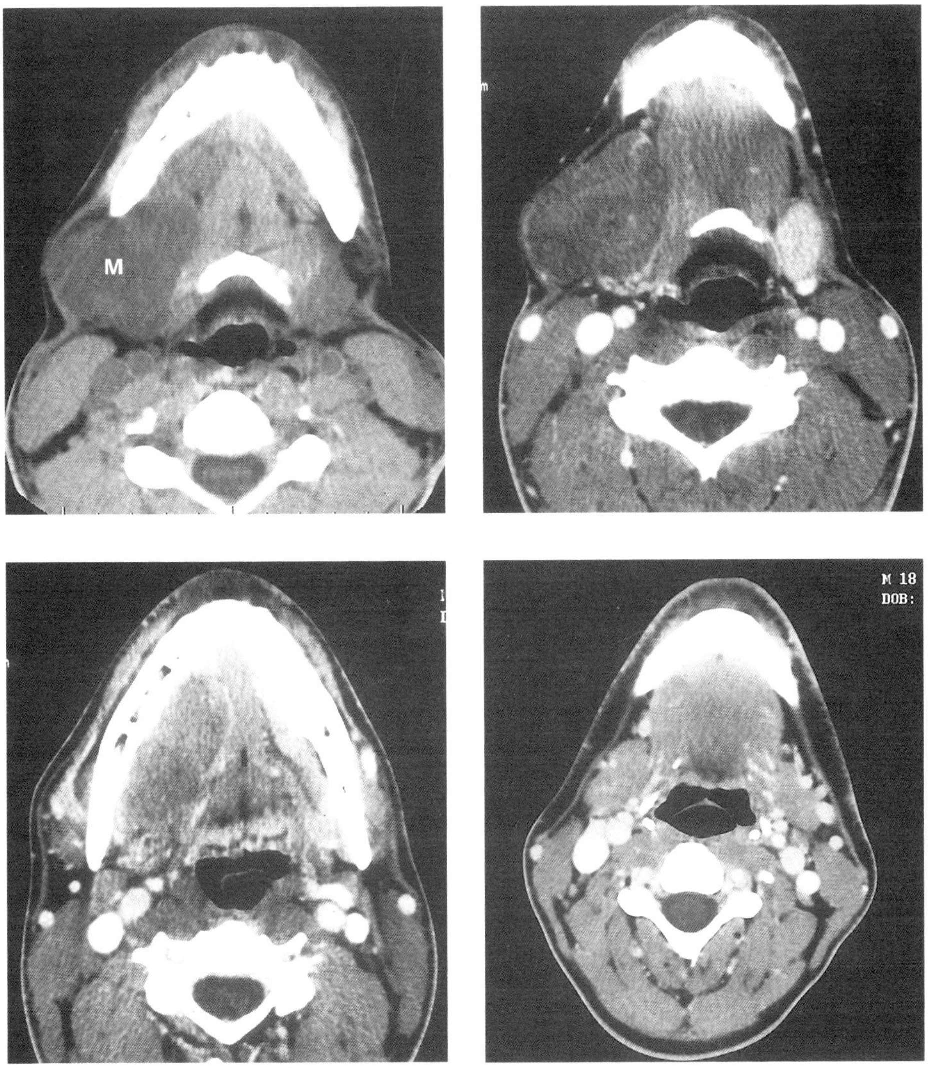

a b c d

图9.92 腺泡细胞癌。a CT平扫示下颌间隙内肿块（M）。b 增强CT扫描示肿瘤内轻度强化。注意左侧下颌下腺的正常强化。c 增强CT扫描见肿瘤沿口底蔓延，右侧颈部二腹肌淋巴结轻度增大。d 术后增强CT示正常的下颌下腺。因被肿瘤压迫，右侧下颌下腺术前（a，b，c）扫描未见显示。推测此肿瘤起源于异位的涎腺组织或者小唾液腺或者舌下腺。

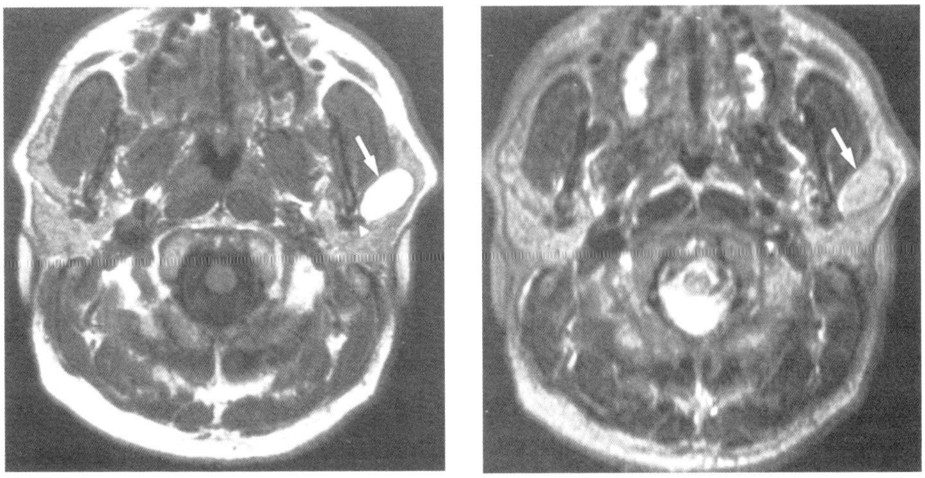

a b

图9.93 腮腺脂肪瘤MRI。a T1WI，b T2WI。含有脂肪的良性肿瘤（箭）位于下颌后静脉（箭头）外侧，深及面神经。引自参考文献1。

涎腺的神经源性肿瘤常见于中年人。常发生于腮腺，下颌下腺略少。一般而言，这类病变在MRI表现为T1WI低信号，质子密度像信号中等，T2WI为高信号（图9.61c～e）。病变内散在的局灶性低信号区与营养不足所致的钙化（少见）、血管流空或囊变有关。多灶存在是支持神经纤维瘤病的依据[3,5,51]。神经源性肿瘤呈中度至明显强化。肿瘤内常见有不强化或弱强化的部分。脂肪瘤少见，但可发生于各年龄组。脂肪瘤和神经纤维瘤会侵入深部腺内间隔并有复发倾向[4]。

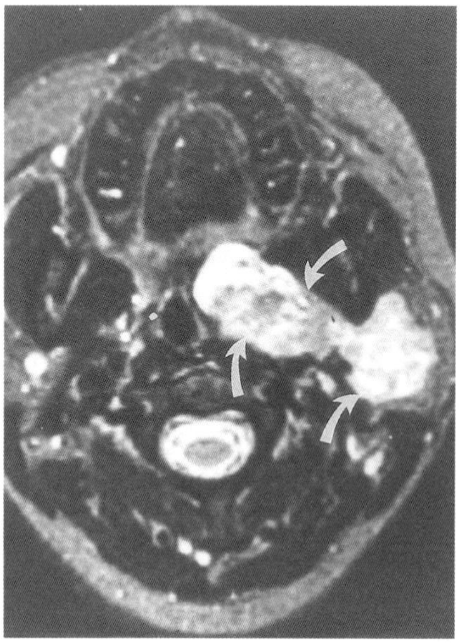

图9.94 腮腺脂肪肉瘤。轴位T2WI MR扫描示高信号肿块（箭）。不易与恶性的或大的良性腮腺肿瘤鉴别。

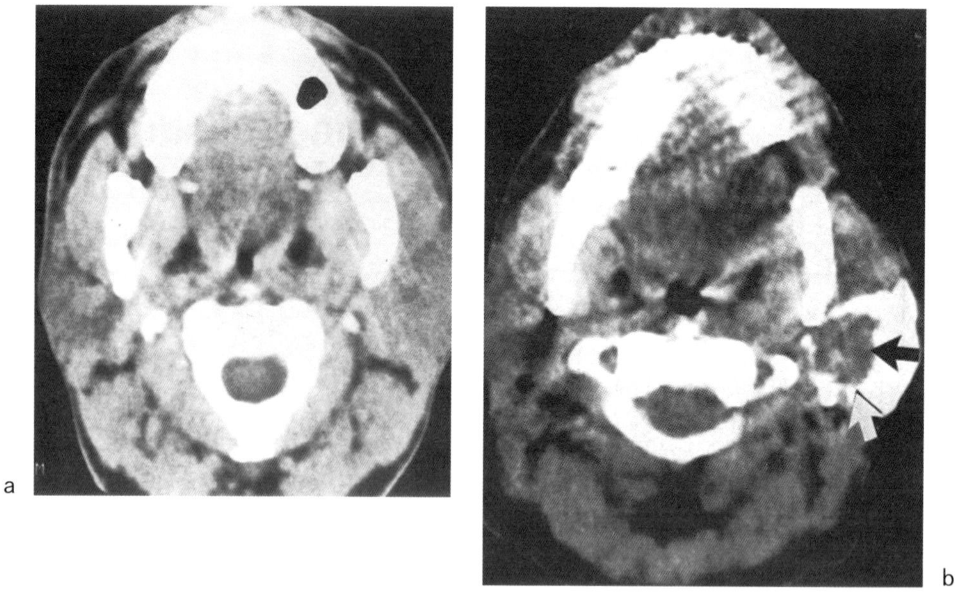

图9.95 左侧腮腺肉瘤。
a 增强CT扫描轴位示左侧腮腺非特异性增大。肿瘤与残存的腺体等密度，因此，极易漏诊。咬肌后缘的界面消失。
b CT涎腺造影勾勒出不规则的肿瘤轮廓，符合肉瘤病变（箭）。

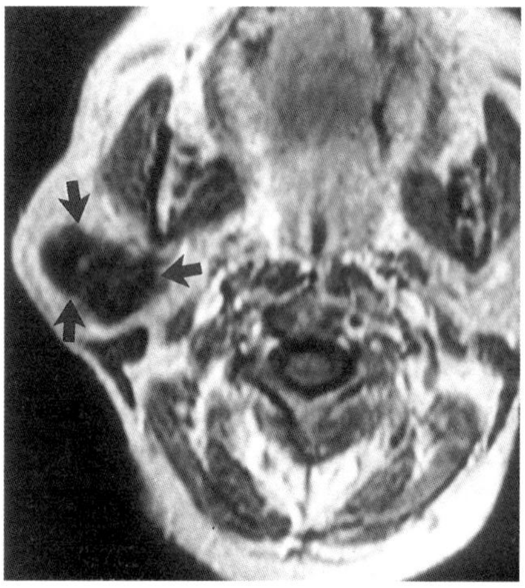

图9.96 多形性腺瘤骨肉瘤变。增强MR扫描示低信号肿块（箭），符合骨源性肉瘤。低信号与瘤内骨性成分有关。

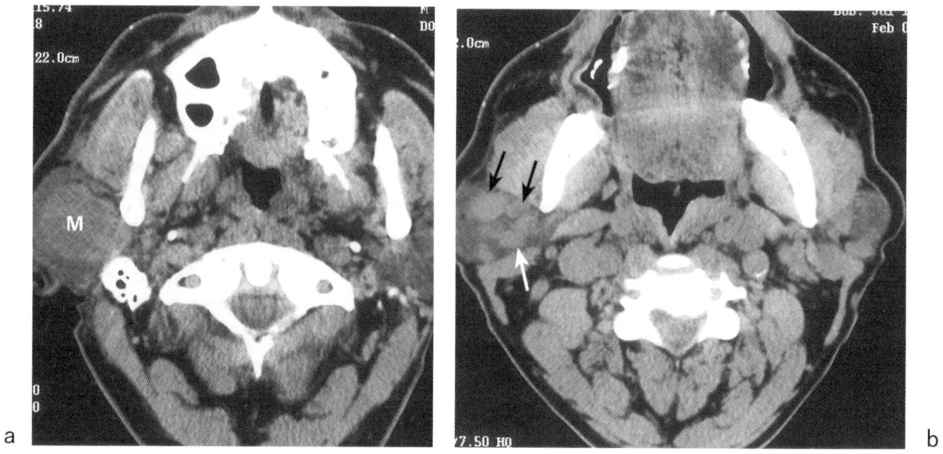

图9.97 腮腺淋巴瘤。
a CT平扫示右侧腮腺大肿块（M）。
b CT平扫示多个腮腺内肿块（箭），代表淋巴结受累。左侧腮腺内有一增大的浅部淋巴结。

MRI表现与近似脂肪，T1WI为高信号，T2WI信号减低（图9.93）。脂肪瘤不应与多形性腺瘤混淆，含脂肪的多形性腺瘤极少[66]。腮腺脂肪肉瘤的CT和MRI特征与恶性上皮性肿瘤近似（图9.94）。有些肉瘤在平扫和增强CT上很难显示，有时候，CT涎腺造影可以用来发现肿瘤（图9.95）。其他肉瘤（横纹肌肉瘤、纤维组织细胞瘤、纤维肉瘤、血管肉瘤、神经肉瘤、骨／软骨肉瘤以及滑膜肉瘤）也可起源于大涎腺（图9.96）（表9.4），肉瘤可发生于各年龄组，但更多见于40岁以下患者。肉瘤的MR信号和形态学表现是非特异的，与其他恶性肿瘤和淋巴瘤类似[3, 5, 65]。

淋巴瘤

起源于涎腺的原发性恶性淋巴瘤很少见，而继发性的较常见。在自身免疫性涎腺疾病患者中，恶性淋巴瘤发病率增高，在干燥综合征患者中，其发病率是普通人群的40倍[2, 5, 51]。腮腺内的淋巴结病变还可因淋巴结炎、结核、结节病、弓形体病、HIV淋巴结炎和转移性疾病所致[2, 4, 5, 51]。

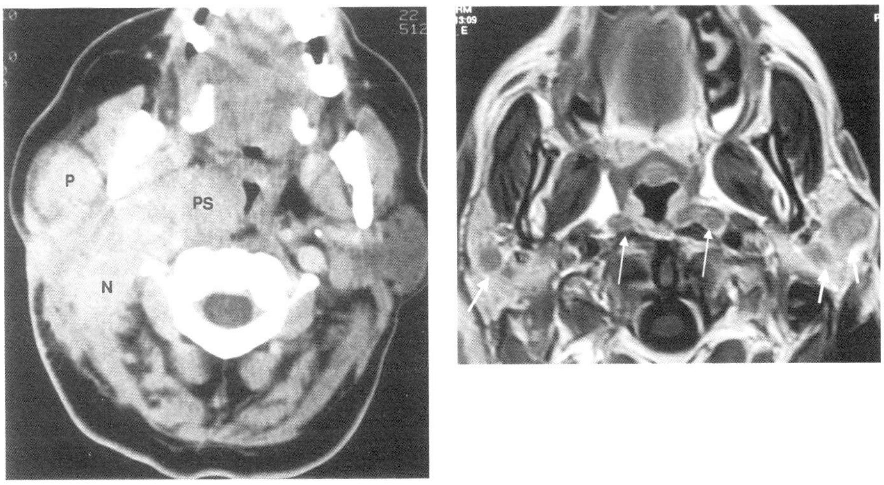

a b

图9.98 a 腮腺淋巴瘤。增强CT示一浸润性病变累及整个右侧腮腺（P）并延伸至咽旁间隙（PS）。淋巴结（N）增大，腮腺外的筋膜层（P）和胸锁乳突肌也受侵。b 非霍奇金淋巴瘤累及双侧腮腺（箭）和咽后壁淋巴结（细箭），这是一例HIV阳性患者，符合非霍奇金淋巴瘤。此病例由M. Bechker医学博士提供。

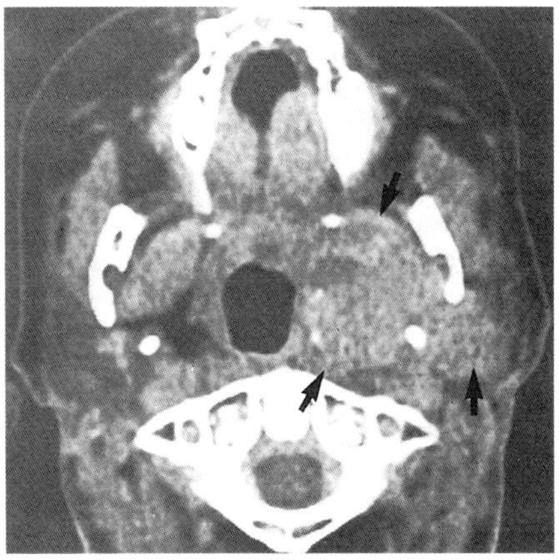

图9.99 左侧扁桃体鳞状细胞癌。增强CT扫描轴位片示左侧扁桃体和咽旁的肿块（箭）累及左侧扁桃体和腮腺。

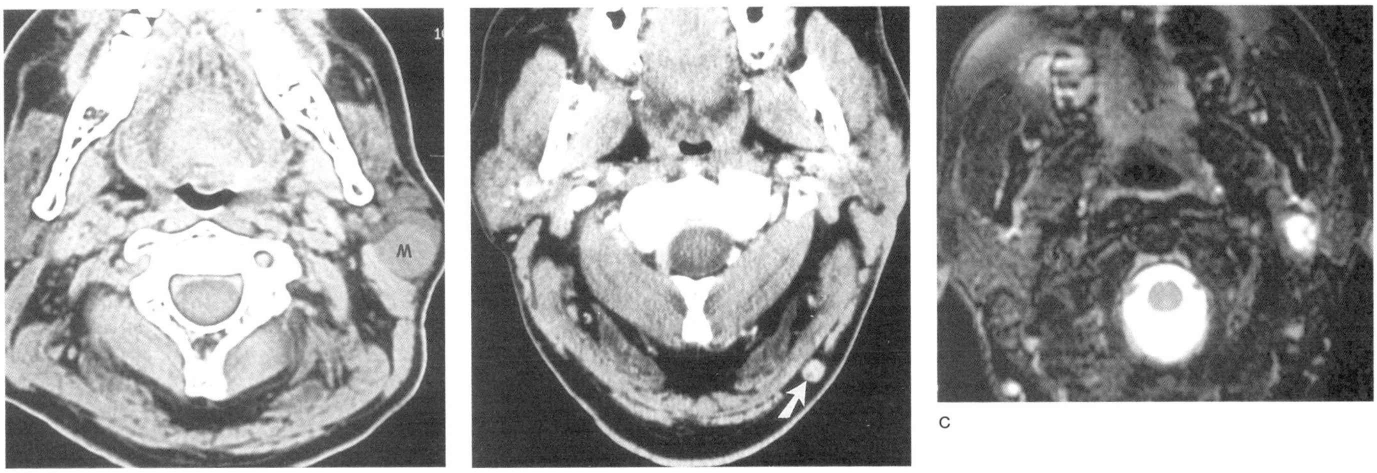

a b c

图9.100 转移的恶性黑色素瘤。a CT扫描示左侧腮腺边界清楚的肿块。术前诊断为良性混合瘤。b CT扫描示更高层面可见一淋巴结（箭）提示为转移性病变。c MR轴位T2WI扫描示另一患者左侧腮腺内淋巴结转移，原发灶为左颊部的Merkel细胞瘤。

原发的腮腺淋巴瘤，CT图像上表现为中至高密度，MRI T1WI为中等强度信号，T2WI为稍低或稍高信号（图9.97，9.98）[2]。病变可以边界清晰（图9.97），也可边界模糊且有浸润性（图9.98）。

转移瘤

涎腺转移性病变或由头和颈部癌变直接蔓延累及涎腺的并不少见（图9.99）。以腮腺原发肿瘤行腮腺切除后发现，其中4%为由腮腺外的恶性病变转移而来。由于腮腺有其他涎腺见不到的丰富淋巴结和血管交通网，更容易发生转移性病变。皮肤鳞状细胞癌和黑色素瘤占腮腺淋巴性转移瘤的大部分（图9.100）。原发于肾（图9.101）、前列腺（图9.102）、肺（图9.103）、乳腺和胃肠道的病变经血行播散来的转移瘤少有报道[4, 7]。锁骨以下的原发灶向头和颈部转移不常见，绝大部分病变来自泌尿生殖道[74]。临床上，腮腺转移灶可以是原发肿瘤的首要证据。有时在肾切除10年以上，才出现腮腺转移性肿块[74]。尽管腮腺转移瘤很少发生，但是当穿刺标本发现腮腺肿块含透明细胞成分，或者患者有肾细胞癌的病史时，应想到腮腺转移瘤可能[74]。对于单发的腮腺转移瘤，腮腺切除面神经保留术是合适的治疗方案。临床上，下颌骨转移瘤和颞下颌关节紊乱有时会误诊为腮腺肿瘤（图9.101，9.102，9.104，9.105）。

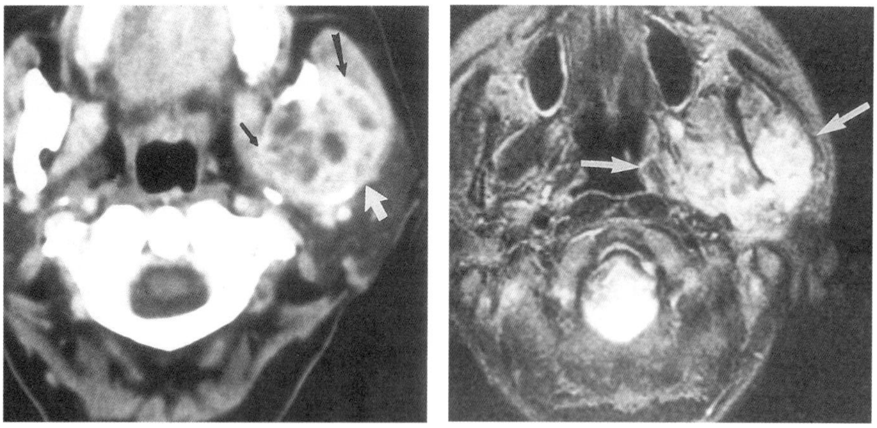

图9.101 肾上腺样瘤转移到下颌骨累及腮腺间隙。a 轴位增强CT扫描示下颌骨及其相邻咬肌、腮腺间隙内的大肿块（箭），其内部分坏死。b MR 扫描T2WI示另一患者累及腮腺和咬肌间隙的转移瘤。

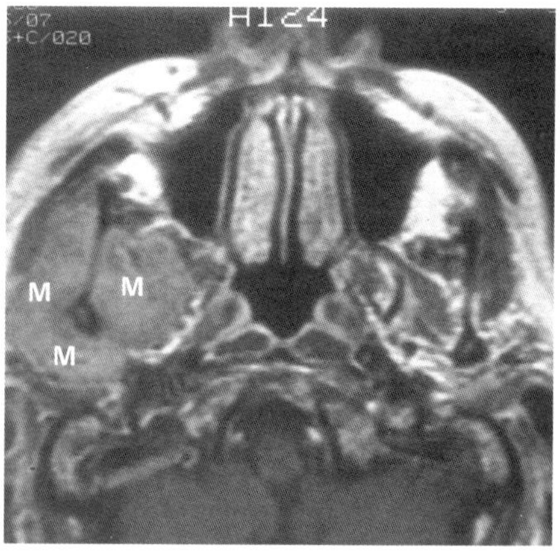

图9.102 前列腺癌转移至下颌骨，累及腮腺咬肌间隙。MR增强扫描T1WI示右侧腮腺和咬肌间隙内的大肿块（M）。

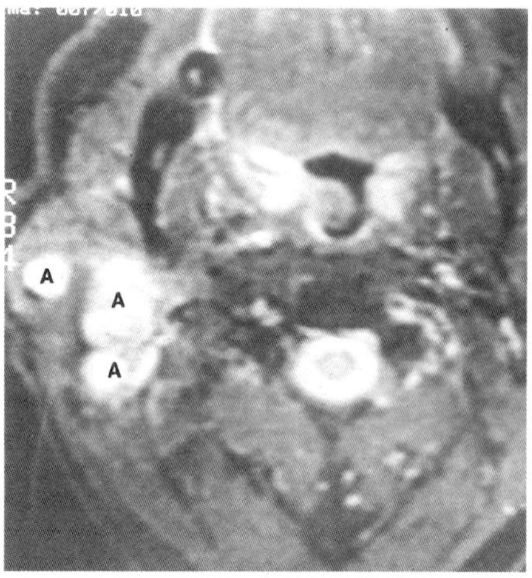

图9.103 肺未分化腺癌腮腺转移。MR扫描T2WI示右侧腮腺增大，内可见高信号的转移性腺癌（A）。与原发于腮腺的未分化腺癌不易鉴别。

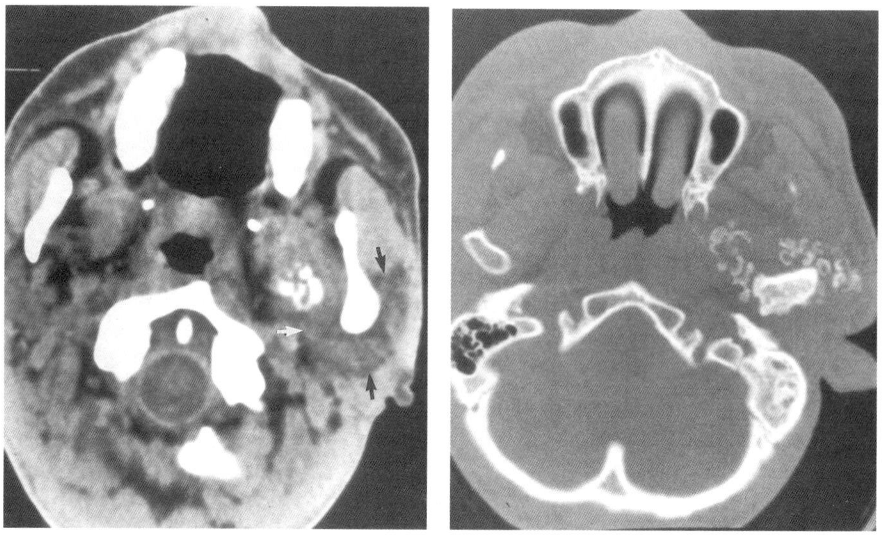

图9.104 颞下颌关节滑膜软骨瘤病。a CT扫描示左侧颞下颌关节和腮腺区明显增大的软组织肿块（箭）。可见累及翼肌的钙化。b CT扫描示多个关节旁钙化（游离体）。

其他病变

滑膜软骨瘤病

颞下颌关节（TMJ）的病变的蔓延如滑膜软骨瘤病可以累及腮腺间隙。滑膜软骨瘤病是一种罕见的良性病变，其特征为滑膜化生，并形成许多含透明软骨细胞的病灶。这些病灶可以与滑膜分离成为关节间隙内的游离体，也可以钙化。病变可以向关节外扩展，看似腮腺或咽旁间隙肿块[75, 76]。CT检查可见关节间隙内和关节囊外的多发钙化。MR可以显示关节囊的扩张程度和游离体[75]。在T2WI和梯度回波序列，可确定关节间隙内大量积液的存在[75]。病变边缘的界定非常关键，因为其邻近重要结构并有向关节外延伸的可能性，可见数例报道（图9.104）[75, 76]。TMJ和咬肌间隙的肿瘤如软骨肉瘤、软骨黏液样纤维瘤、滑膜肉瘤和恶性神经鞘瘤可以蔓延至腮腺间隙（图9.105）。与之相似，外耳道病变如坏死性外耳道炎和耳鳞状细胞癌也可以延伸达腮腺间隙内。

代谢性和内分泌相关的涎腺疾病（涎腺病）

涎腺病也称涎腺肿大症，是一种非肿瘤性、非炎性的涎腺实质性病变，其发生是由于涎腺功能性实质的代谢或分泌失调，临床表现为反复发生的涎腺无痛性肿胀，主要见于腮腺[7, 8]。非炎症性的唾液腺增大可以是许多代谢和

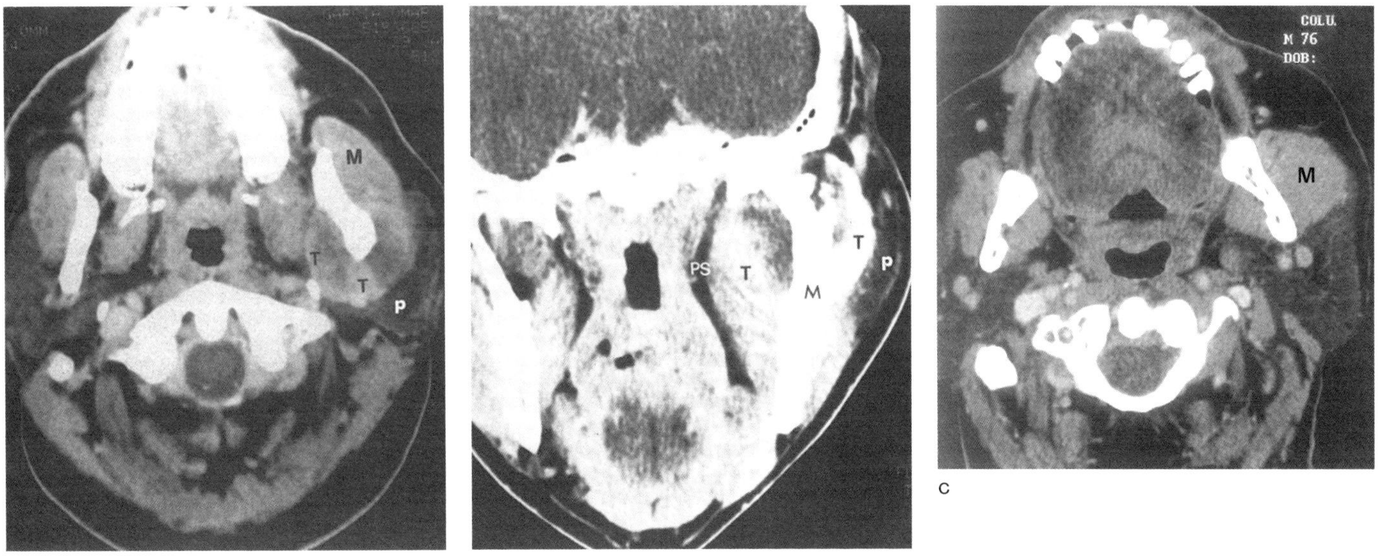

a b c

图9.105 a,b 咬肌间隙内恶性神经鞘瘤。
a 轴位CT强化扫描示下颌骨后方较大肿瘤（T）；M＝咬肌；P＝腮腺。
b 冠状位强化CT示：咬肌间隙内恶性神经鞘瘤（T）；M＝下颌骨；p＝腮腺；PS＝咽旁间隙。
c 咬肌间隙内恶性纤维组织细胞瘤。轴位强化CT可见一中度强化肿块（M）累及左侧咬肌，考虑恶性纤维组织细胞瘤。

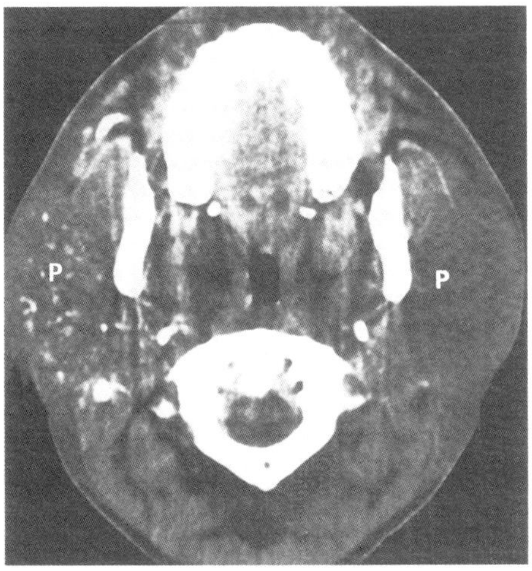

图9.106 代谢性涎腺炎。轴位CT扫描示一糖尿病患者双侧腮（P）腺增大。右侧涎腺造影显示腮腺内有多处不规则造影剂聚集区

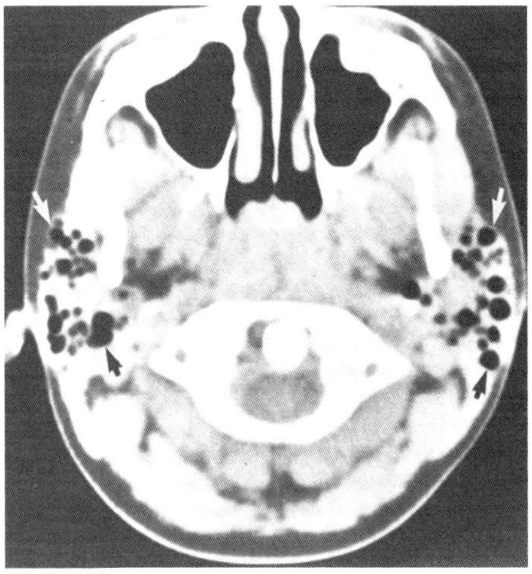

图9.107 呼吸性腮腺炎。强化CT扫描。患儿反复出现双侧腮腺肿胀，腮腺内可见多发囊袋状潴留的气体。此患者曾患复发性腮腺炎。引自参考文献1。

内分泌疾病并发症，如糖尿病（图9.106）、痛风、营养失调、营养不良、酗酒、儿童囊性纤维化和自主神经系统功能失调（神经源性涎腺病）[7]，也可以见于各种服药患者，如利尿剂、利血平、保泰松以及含有重金属的药物等[1]。

Kussmaul病

由于囊性纤维化导致黏液浓缩，使涎腺导管变窄、结石产生和间质纤维化，尤其在舌下腺[1]。Kussmaul病是一种罕见病因引起黏液栓塞导管导致腮腺或下颌下腺增大，见于脱水和衰弱病人[1]。

呼吸性腮腺炎

有文献报道玻璃吹制工、小号吹奏者和装病的人，其腮腺导管可积气膨胀[1]。呼吸性腮腺炎可以在平片和CT上显示（图9.107）。

（对Jacqueline Janieson抄录此章表示特别感谢）

参考文献

1 Carter BL. Salivary glands. In: Valvassori GE, Mafee MF, Carter BL, eds. Imaging of the Head and Neck. Stuttgart: Georg Thieme Verlag;1995: 475–509.
2 Som PM, Brandwein M. Salivary glands. In: Som PM, Curtin HD, eds. Head and Neck Imaging. St. Louis, MO: Mosby; 1996: 823–915.
3 Mafee MF. Oral cavity, oropharynx, upper neck and salivary glands. In: Valvassori GE, Buckingham RA, Carter BL, Hanafee WN, Mafee MF, eds. Head and Neck Imaging. Stuttgart: Georg Thieme Verlag; 1988: 253–309.
4 Mafee MF. Imaging of the oral cavity, pharynx, larynx, trachea, salivary glands, and neck. In: Ballenger JJ, Snow JB, eds. Ballanger's Otorhinolaryngology Head and Neck Surgery, Chapter 5 a. Ontario, Canada: BC Decker; 2002; 1353–1391.
5 Mafee MF, Venkatesan TK, Ameli N, et al. Tumors of parotid gland and parapharyngeal space: role of CT and MRI. Oper Techn Otolaryngol Head Neck Surg 1996; 7(4): 348–357.
6 Ghaney DO, Jacobs JR, Kern R. Salivary Glands; Anatomy. In: Cummings CW, Fredrickson JM, Harker LA, Krause CJ, Schuller DE, eds. Otolaryngology Head and Neck Surgery. St. Louis, MO: Mosby-Year Book; 1993: 977–985.
7 Batsakis JG. Salivary glands; physiology. In: Cummings CW, Fredrickson JM, Harker LA, Krause CJ, Schuller DE, eds. Otolaryngology Head and Neck Surgery. St. Louis, MO: Mosby-Year Book; 1993: 986–996.
8 Wenig BM, ed. Atlas of Head and Neck Pathology. Philadelphia: W.B. Saunders; 1993.
9 Teresi LM, Kolin E, Luffkin RB, et al. MR imaging of the intraparotid facial nerve: normal anatomy and pathology. AJNR 1987; 8: 253.
10 Tabor EK and Curtin HD. MR of the salivary glands. Radiol Clin North Am 1989; 27(2): 379–392.
11 Olson KD. Tumors and surgery of the parapharyngeal space. Laryngoscope 1994; 104 (Supp.): 1–28.
12 Kim RH, Strimling AM, Grosch T, et al. Nonoperative removal of sialoliths and sialodochoplasty of salivary duct strictures. Arch Otolaryngol Head Neck Surg 1996; 122: 974–976.
13 Olsen RD, Maragos NE, Weiland LH. First branchial cleft anomalies. Laryngoscope 1980; 90: 423–436.
14 Seifert G, Thomson ST, Donath K. Bilateral dysgenetic polycystic parotid glands. Virchows Arch. Pathol Anat 1981; 390: 273–288.
15 Lomas DJ, Carroll NR, Johnson G, Antoun NM, Freer CE. MR sialography. Work in progress. Radiology 1996; 200: 129–133.
16 Murakami R, Baba Y, Nishimura R, et al. MR sialography using half-Fourier acquisition single-shot turbo spin-echo (HASTE) sequences. AJNR 1998; 19: 959–961.
17 Jungehülsing M, Fischbach R, Schröder U, et al. Imaging case study of the month: MR sialography. Ann Otol Rhinol Laryngol 1998; 107: 530–535.
18 Takashima S, Takeuchi N, Morimoto S, et al. MR imaging of Sjögren syndrome: correlation with sialography and pathology. J Comput Assist Tomogr 1991; 393–400.
19 Tonami H, Ogawa Y, Matoba MI, et al. MR sialography in patients with Sjögren's syndrome. AJNR 1998; 19: 1199–1203.
20 Jager L, Menauer F, Holzknecht N, Scholz V, Grevers G, Reiser M. Sialolithiasis: MR sialography of the submandibular duct—an alternative to conventional sialography and US? Radiology 2000; 216: 665–671.
21 Becker M; Marchal F; Becker CD, et al. Sialolithiasis and salivary ductal stenosis: diagnostic accuracy of MR sialography with a three-dimensional extended-phase conjugate-symmetry rapid spin-echo sequence. Radiology 2000; 217: 347–358.
22 Lev MH, Khanduja K, Norris P, Curtin HD. Parotid pleomorphic adenomas: delayed CT enhancement. AJNR 1998; 19: 1835–1839.
23 Sharafuddin MJA, Diemer DP, Levine RS, Thomasson JL, Williams AL. A Comparison of MR sequences for lesions of the parotid gland. AJNR 1995; 16: 1895–1902.
24 Casselman JW, Mancuso AA. Major salivary gland masses: comparison of MR imaging and CT. Radiology 1987; 165: 183.
25 Mandelblatt SM, Braun IF, and Davis PC: Parotid Masses: MR imaging. Radiology 1987; 163: 411.
26 George CD, Ng YY, Hall-Craggs MA, Jones BM. Parotid haemangioma in infants: MR imaging at 1.5 T. Pediatr Radiol 1991; 21: 483–485.
27 Thibault F, Halimi P, Bely N, et al. Internal architecture of the parotid gland at MR imaging: facial nerve or ductal system? Radiology 1993; 188: 701–704; discussion 705.
28 Cunningham MJ. The management of congenital neck masses. Am J Otolaryngol 1992; 13(2): 78–92.
29 Ho S, Lee D, Bluestone C. Imaging Quiz Case 2: First branchial cleft cyst. Arch Otolaryngol Head Neck Surg 2000; 126: 793–797.
30 Siegel MJ, Glazer HS, St Amour TE, et al. Lymphangiomas in children: MR imaging. Radiology 1989; 170: 467.
31 Baumgartner BJ, Sorensen DM, Willard CC, et al. Pathology Quiz Care. Sarcoidosis of the parotid glands. Arch Otolaryngol Head Neck Surg 2002; 128: 195–196.
32 Newman LS, Rose CS, Maier LA. Sarcoidosis. N Engl J Med 1997; 336: 1224–1234.
33 Som PM, Shugar JM, Biller HF. Parotid gland sarcoidosis and the CT sialogram. J Comput Assist Tomogr 1981; 5: 674–677.
34 Som PM, Biller HF. Kimura disease involving parotid gland and cervical nodes. CT and MR findings. J Comput Assist Tomogr 1992; 16: 320–322.
35 Marchal F, Kurt AM, Dulguerov P, Lechman W. Retrograde theory in sialolithiasis formation. Arch Otolaryngol Head Neck Surg 2001; 127: 66–68.
36 Ashby RA. The chemistry of sialoliths: stones and their homes. In: Norman JED, McGurk M, eds. Color Atlas and Text of the Salivary Glands. Diseases Disorders and Surgery. London, UK: Mosby-Wolfe 1995; 243–251.
37 Bernier JL, Bhaskar SN. Lymphoepithelial lesions of salivary glands. Cancer 1958; 11: 1156–1178.
38 Holiday RA, Cohen WA, Schinella RA, et al. Benign lymphoepithelial parotid cyst and hyperplastic cervical adenopathy in AIDS-risk patients: a new CT appearance. Radiology 1988; 168: 439.
39 Shugaar JM, Som PM, Jacobsen AL, et al. Multicentric parotid cysts and cervical adenopathy in AIDS patients: a newly recognized entity: CT and MR manifestations. Laryngoscope 1988; 98: 772.
40 Tunkel DE, Loury MC, Fox CH, et al. Bilateral parotid enlargement in HIV-seropositive patient. Laryngoscopy 1989; 99: 590.
41 Som PM, Brandwein MS, Silvers A. Nodal inclusion cysts of the parotid gland and parapharyngeal space: A discussion of lymphoepithelial, AIDS related parotid, and branchial cysts, Cystic Warthin's tumors, and cysts in Sjögren's syndrome. Laryngoscope 1995; 105: 1122–1128.
42 Elliott JN, Oertel YC. Lymphoepithelial cysts of the salivary glands. Am J Clin Pathol 1990; 93: 39–43.
43 Spath M, Kruger K, Dresel S, Grevers G, Vogl T, Schattenkirchner M. Magnetic resonance imaging of the parotid gland in patients with Sjögren's syndrome. J Rheumatol 1991; 18(9): 1372–1378.
44 Ohbayashi N, Yamada I, Yoshino N, Sasaki T. Sjögren syndrome: comparison of assessments with MR sialography and conventional sialography. Radiology 1998; 209: 683–688.
45 Ikeda K, Tasutoma K, H-Kawa S, et al. The usefulness of MR in establishing the diagnosis of parotid pleomorphic adenoma. AJNR 1996; 17: 555–559.
46 Brito Santos IR, Kowalski LP, Araujo VC, et al. Multivariate analysis of risk factors for neck metastases in surgically treated parotid carcinomas. Arch Otolaryngol Head Neck Surg 2001; 127: 56–60.
47 Urquhart A, Hutchins LG, Berg RL. Preoperative computed tomography scans for Parotid tumor evaluation. Laryngoscope 2001; 111: 1984–1988.
48 Som PM, Biller HF: High-grade malignancies of the parotid gland: identification with MR imaging, Radiology 1989; 173: 823–826.
49 Myssiorek D. Removal of the inferior half of the superficial lobe is sufficient to treat pleomorphic adenoma in the tail of the parotid gland. Arch Otolaryngol Head Neck Surg 1999; 125: 1164–1165.
50 Helmus C. Subtotal parotidectomy: A 10-year review (1985 to 1994). Laryngoscope 1997; 107: 1024–1027.
51 Kramer LA, Mafee MF. Salivary glands. In: Stark DD, Bradley WG, eds. Magnetic Resonance Imaging, 3rd ed. St. Louis: Mosby; 1999: 1771–1784.
52 Malherbe A, Chemantais J. Note Sur L'epithelioma calcific des glands sebacees. Prog Med 1880; 8: 826–828.
53 Forbis R, Helwig EB. Pilomatrixoma (calcified epithelioma). Arch Dermatol 1961; 83: 606–618.
54 Agarwal RP, Handler SD, Mathews MR, et al. Pilomatrixoma of the head and neck. Otolaryngol Head Neck Surg 2002; 125: 510–515.
55 Fink AM, Berkowitz RG. Sonography in preauricular pilomatrixoma of childhood. Ann Otol Rhinol Laygol 1997; 106: 167–169.
56 Seifert C, Sobin LH. The World Health Organization's histological classification of salivary gland tumors. Cancer 1992; 70: 379–386.
57 Amin KS, McGuff HS, Cashman SW, et al. Recurrent epithelial-myoepithelial carcinoma of the parotid with direct intracranial extension. Otolaryngol Head Neck Surg 2002; 126: 83–84.

58 Hamdan Al, Kahwagi G, Farhat F, Tawii A. Oncocytoma of the nasal septum: a rare cause of epistaxis. Otolaryngol Head Neck Surg 2002; 126: 440–441.
59 Auclair PL, Ellis GL. Mucoepidermoid carcinoma. In: Ellis GL, Auclair PL, Gnepp DR, eds. Surgical Pathology of the Salivary Glands. Philadelphia: W.B. Saunders; 1991: 269–298.
60 Eneroth CM. Facial nerve paralysis: A criterion of malignancy in parotid tumors. Arch Otolaryngol 1972; 95(4): 300–304.
61 Eneroth CM, Andreasson L, Beran M, et al. Preoperative facial paralysis in malignant parotid tumors. ORL J Otorhinolaryngol Relat Spec 1977; 39(5): 272–277.
62 Conley J, Hamaker RC. Prognosis of malignant tumors of the parotid gland with facial paralysis. Arch Otolaryngol 1975; 101: 39.
63 Rabinov K, Kell T, Gordon P. CT of the salivary glands. Radiol Clin North Am 1985; 22: 145–159.
64 Casselman JW, Mancuso AA. Major salivary gland masses: comparison of MR imaging and CT. Radiology 1987; 165: 183–189.
65 Lampe HB, Savoury L, Nicholson RL, et al. Evaluation of parotid lesions by magnetic resonance imaging, J Otolaryngol 1988; 17(4): 183.
66 Som PM, Braun IF, Shapiro MD, et al. Tumors of the parapharyngeal space and upper neck: MR imaging characteristics, Radiology 1987; 164: 823.
67 Som PM, Shugar JM, Sacher M, et al. Benign and malignant parotid pleomorphic adenomas: CT and MR studies, J Comput Assist Tomogr 1988; 12(1): 65.
68 Freling NJ, Molenaar WM, Vermey A, Mooyaart EL, Panders AK, Annyas AA, Thijn CJP. Malignant parotid tumors: clinical use of MR imaging and histologic correlation. Radiology 1992; 185: 691–696.
69 Mehle ME, Kraus DH, Wood BG, et al. Facial nerve morbidity following parotid surgery for benign disease: The Cleveland Clinic Foundation experience. Laryngoscope 1993; 103, 386–388.
70 Watanabe Y, Ishikawa M, Shojaku H, et al. Facial nerve palsy as a complication of parotid surgery and its prevention. Acta Otolaryngol (Stockh) 1993; Supp 504: 137–139.
71 Rinkel RNPM, Manni JJ, Quiz Care 2. Warthin tumor. Arch Otolaryngol Head Neck Surg 1999; 125: 1271–1273.
72 Minami M, Tanioka H, Oyama K, Ital Y, Eguchi M, Yoshikawa K, Murakami T, Sasaki. Warthin tumor of the parotid gland: MR-pathologic correlation. AJNR 1993; 14: 209–214.
73 Bocchini T, Graham A, Williams W, et al. Bilateral Warthin's tumor. Clin Nucl Med 1988; 13: 892.
74 Auclair PL, Ellis GL, Gnepp DR, Wing BM, Janney CG. Salivary gland neoplasms—general considerations. In: Ellis GL, Auclair PL, Gnepp DR, eds. Surgical Pathology of the Salivary Glands. Philadelphia: W.B. Saunders; 1991: 135–164.
75 Herzog S, Mafee MF. Synovial chondromatosis of the TMJ: MR and CT findings. AJNR 1990; 11: 742–745.
76 Klenoff JR, Lowlicht RA, Lesnik T, et al. Mandibular and temporomandibular joint arthropathy in the differential diagnosis of the parotid mass. Laryngoscope 2001; 111: 2162–2165.
77 Park YW, Hlivko TJ. Parotid gland metastasis from renal cells carcinoma. Laryngoscope 2002; 112: 453–456.

10 口腔与口咽

M. Becker

序言

应用口腔与口咽成像的主要原因是：

⑴鳞状细胞癌及其他非鳞状细胞癌的影像学评价和分级；⑵对已有淋巴结转移病人，在头和颈部寻找尚未发现的原发瘤的部位；⑶得到炎性和感染性疾病及其并发症的图像；⑷评价在此部位的先天发育性病变。临床查体、内窥镜检查及临床定向活检是口腔及口咽部疾病诊断评价的首要手段。当口腔及口咽小的肿瘤在放射学图上常不能显示时，对那些临床怀疑有深部侵犯或转移病灶或每当临床表现对病变的病因还不清楚时应该用断面成像。此外，因此部位的肿瘤可在黏膜下蔓延而不破坏正常的黏膜，断面图像可以最好的帮助内镜检查医师在最佳部位进行活检，从而降低了活检的假阴性率。在怀疑有炎症或感染性疾病的患者中，主要用影像检查发现潜在的合并症，从而帮助耳鼻喉科医师和颌面外科医师做出恰当的治疗方案。因此，耳鼻喉科医师、颌面外科医师和影像学专家相互之间需要密切合作。影像诊断要对此部位有关的复杂的解剖有充分的认识。

发育

胎儿发育到第 4 和 5 周，出现腮弓或咽弓并由此发育为头和颈部。[119b] 它们通过腮裂彼此分开。随着腮弓和腮裂发育的同时，咽囊开始沿着咽管腭侧壁显现，咽腭是发育为原腭的头侧部分。在胚胎的第 4 周末，面部的中心有口凹芽形成胚层表面接着它的周围由第 1 对咽弓包绕。此时，可区分 5 个由间充质细胞形成的隆突：两个下颌突，两个上颌突（第 1 对咽弓）和额突，以后形成鼻突（图 10.1）。最初，把口咽膜口凹与原咽分开，在胚胎发育的第 24～26 天该膜破裂，使原腭与羊膜腔相通。

每个腮弓由间充质和神经嵴组成，间充质形成肌肉、软骨、骨骼和血管面神经自脑长入鳃弓。[119b]

第一腮弓软骨发育成上颌骨、颧骨、部分颞骨及下颌骨。由第一咽弓衍化的肌肉群包括咬肌、二腹肌的前腹、下颌舌骨肌、鼓膜张肌、腭帆张肌（见正常解剖）。有时，前述诸弓发育的肌肉可移行入其他区域，因此，这些肌肉不会永远附着在它们自己弓的骨骼成分上。但是供应这些肌肉的神经永远来自原来的弓。第一弓的三叉神经，其下颌支是唯一提供给第一弓的神经（见正常解剖）。

第二腮弓软骨发育为镫骨、茎突、茎突舌骨韧带、舌骨小角及舌骨体的上部。从第二咽弓衍化的肌肉包括镫骨肌、茎突舌骨肌、二腹肌的后腹及面部表情肌。上述所有肌肉由第二弓衍化的面神经供应。

第三咽弓的软骨形成舌骨体的下部和舌骨大角。第三弓衍化的肌肉包括茎突咽肌和上缩肌。它们由第三弓的舌咽神经支配。

第二咽囊内衬上皮形成胚体以后形成腭扁桃体。在第 3～5 个月期间，扁桃体逐渐被淋巴组织浸润。

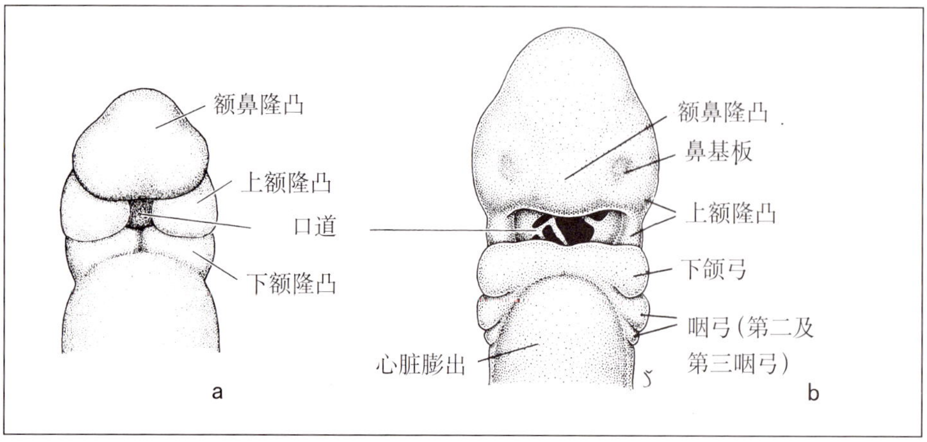

图 10.1　a 约 24 天胚胎的额面观。口凹被 5 个间充质隆突围绕颊咽膜暂时封闭。b 稍大些胚胎的额面观。可显示颊咽膜的破裂口。（经参考文献 119b 允许转载）

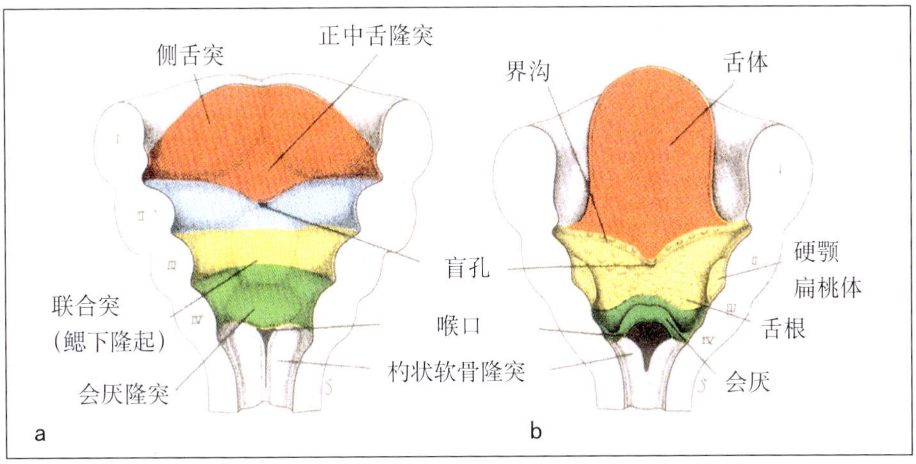

图10.2 c 从上面看咽弓的腹侧部分显示舌的发育。各咽弓的断面分别用数字Ⅰ～Ⅳ来标明。a 胚胎5周。b 胚胎5个月的。显示了盲孔节、甲状腺始基的位置，和终沟是形成第一、二咽弓之间的分隔线。

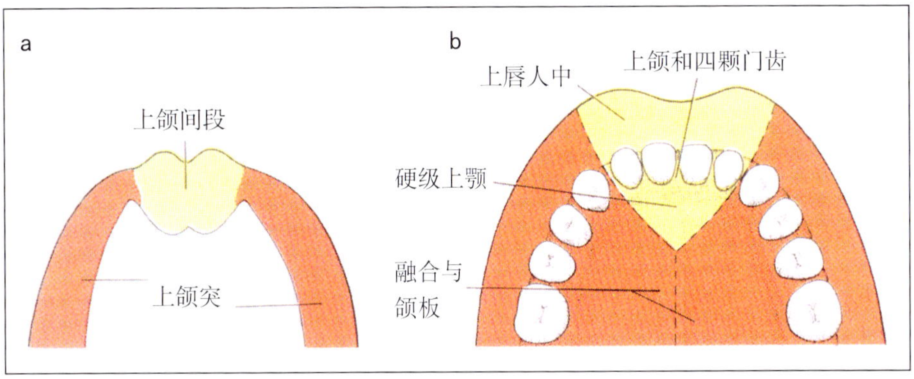

图10.3 a 上颌间段和上颌突的图解 b 示上颌间段发育为上唇人中，上颌的正中部和它的四颗门齿和原始腭三角。（经参考文献119b允许转载）。

舌大约在胚胎第4周时出现，它由两个侧舌突和一个中间突构成，即所谓的奇结节。第一咽弓形成这三个突（图10.2），第二、三、四弓的中胚层形成第二个中间突（联合突）。侧舌突生长超过奇结节并且两侧彼此融合，发育成舌的前2/3（舌体，活动的舌或口舌）。因此，舌前2/3的感觉支配是三叉神经下颌支（见正常解剖）。舌的后1/3（固定部分，舌根或咽舌）由第二、三、四咽弓发育形成。第三腮弓生长超过第二弓。因此，舌后1/3的感觉支配由第三腮弓的舌咽神经供应。舌根后部分（由第四腮弓衍化）神经由第四弓的迷走神经喉上支支配。舌的前2/3与后1/3以V字型的浅沟分界，此浅沟称为终沟。甲状舌管近端的残留部分为盲孔，位于终沟的顶部（参见12章）。舌肌大部分由枕部体节的成肌细胞发育形成。因此，舌部肌肉群由舌下神经支配。

上唇是由两个上颌突（图10.1 10.3）和两个侧鼻突融合形成，软腭及硬腭由两个上颌突的较深部分融合和称为上颌间段的衍化而成，上颌间段代表融合的两个上颌突（图10.3）。

正常解剖

口腔与口咽的黏膜完全被鳞状上皮被覆。口腔包括唇、硬腭、上下牙槽嵴、舌的前2/3、颊黏膜、磨牙后三角及口底软组织。上牙槽嵴指的是由黏膜覆盖着的上牙槽齿槽突。这部分黏膜进而覆盖牙龈直到与硬腭相交处。下牙槽嵴指的是由黏膜覆盖着的下牙槽齿槽突。这部分黏膜覆盖牙龈直到与口底相交处。口腔与口咽是以扁桃腺前柱、舌的轮廓乳头及软硬腭交界部分界的（图10.4）。从临床角度来说这种分界方法十分有意义，因为口腔与口咽鳞状细胞癌的表现、组织学分级及预后是不同的[9-11,13,32]。硬腭将口腔与鼻腔分开（图10.4）。通过上牙槽嵴使其在前部及两侧相连。在正中线，腭正中缝延续至最前方的切牙管。在表层黏膜和腭骨之间有着众多的小唾液腺。

舌由成对的内外多层肌肉组成。包括4对固有肌肉－下纵肌、上纵肌、舌垂直肌和舌横肌；4舌外肌－舌骨舌肌、茎突舌肌、颏舌肌及腭舌肌（图10.5－10.8）。舌与其外附肌群共同由第Ⅻ对颅神经（舌下神经）支配。

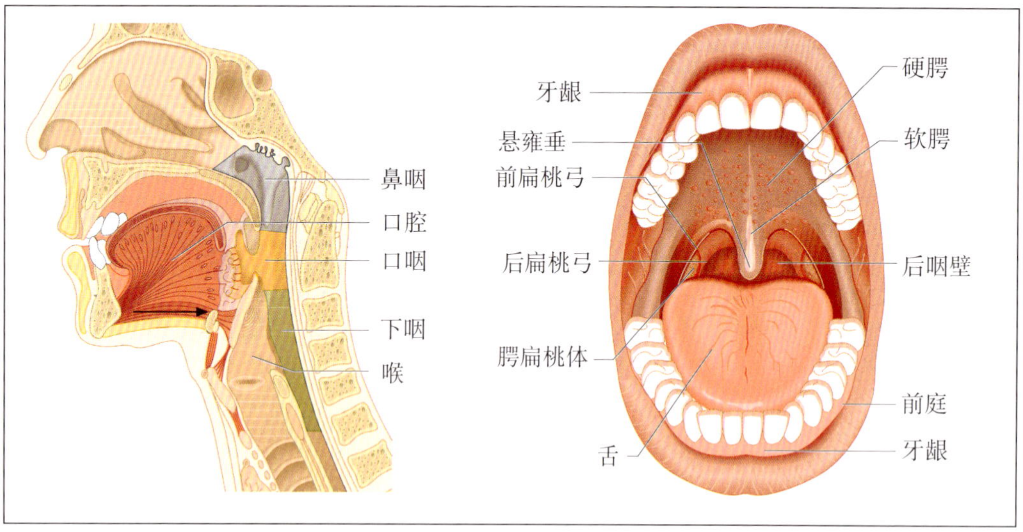

图 10.4 口腔和口咽的解剖图。

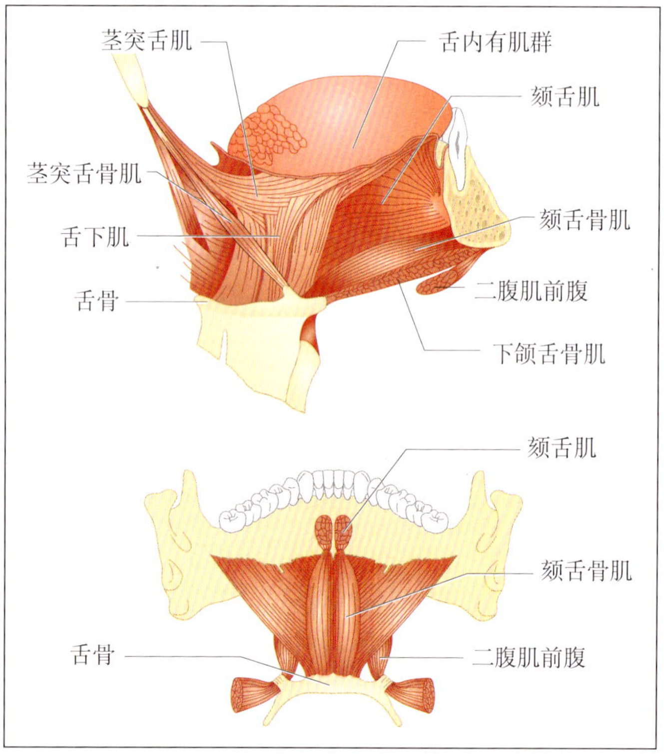

图 10.5 舌内外层肌肉解剖图

上纵肌和下纵肌被横行或纵行的纤维间隔分开，最厚的隔膜位于正中线，称之为舌中隔。由于舌肌和黏膜下腺的周围包绕着高信号的脂肪而其自身在 MRI 图像上又呈现低信号,舌固有肌在 MR 的 T1 和 FSE T2 序列上最好被显示。在 MR 上，舌固有肌肉比外附肌肉的信号更高，但比鳞状细胞癌灶信号略低[13, 14, 51, 77, 78]。舌固有肌肉在 CT 与 MRI 检查中都可观察到，而且它们在 MR 的 T1 和 FSE T2 序列上都表现为低信号（图 10.6）。舌骨舌肌部分附着在舌骨上，转而继续上行直至混入茎突舌肌（图 10.5 10.7）。茎突舌肌起于茎突舌骨韧带和茎突，并在其前下方呈放射状分布。舌骨舌肌和茎突舌肌共同构成舌的外侧缘。

轮廓乳头位于舌前 2/3 与后 1/3 交界处。轮廓乳头排列成人字型，在人字型的顶端可见盲孔，在胚胎时期的甲状腺组织由此下行。舌系带连接舌与口底软组织。Wharton 导管开口于舌系带的边缘。

舌的感觉神经在其前部和后部的分布是不同的。在舌的前 2/3，舌神经（三叉神经的下颌支发出）发出感觉神经，而鼓索神经（加入面神经）采集舌的味觉。味觉纤维在颅内的走行是：神经节 – 中间神经元 – 脑桥孤束核。舌的后 1/3 感受味觉和触觉。

舌的供血血管包括舌动脉（颈外动脉的分支）和舌静脉，二者与舌下神经和两组分离的淋巴管伴行。舌前部的淋巴液经舌体的中央和两侧引流。而中央系统引流同侧和对侧颌下淋巴结的淋巴液，边缘系统引流同侧和对侧颈部（二腹肌）淋巴结的淋巴液。

舌下间隙位于两侧颏舌肌的后方和下颌舌骨肌的正上方（图 10.6 10.7）。颏舌肌起于下颌骨的前部并向后放射状发散入舌体。每个舌下间隙包括舌下肌肉的前方间隙，舌的唾液腺，神经血管束（舌的动脉、静脉和神经，还包括舌下神经），以及带有 Wharton 导管的颌下腺组织。包含有脂肪的舌舌中隔分隔左右侧的颏舌肌（图 10.6 10.7）。由于舌中隔并不是筋膜屏障，所以其两侧的舌下间隙是可以自由相通的。

口底是覆盖在下颌舌骨肌和舌骨舌肌上面的半月形区域，其范围从舌前 2/3 部分的底面延伸到下牙槽嵴的内缘表面。前扁桃体弓基底为口底的后界。

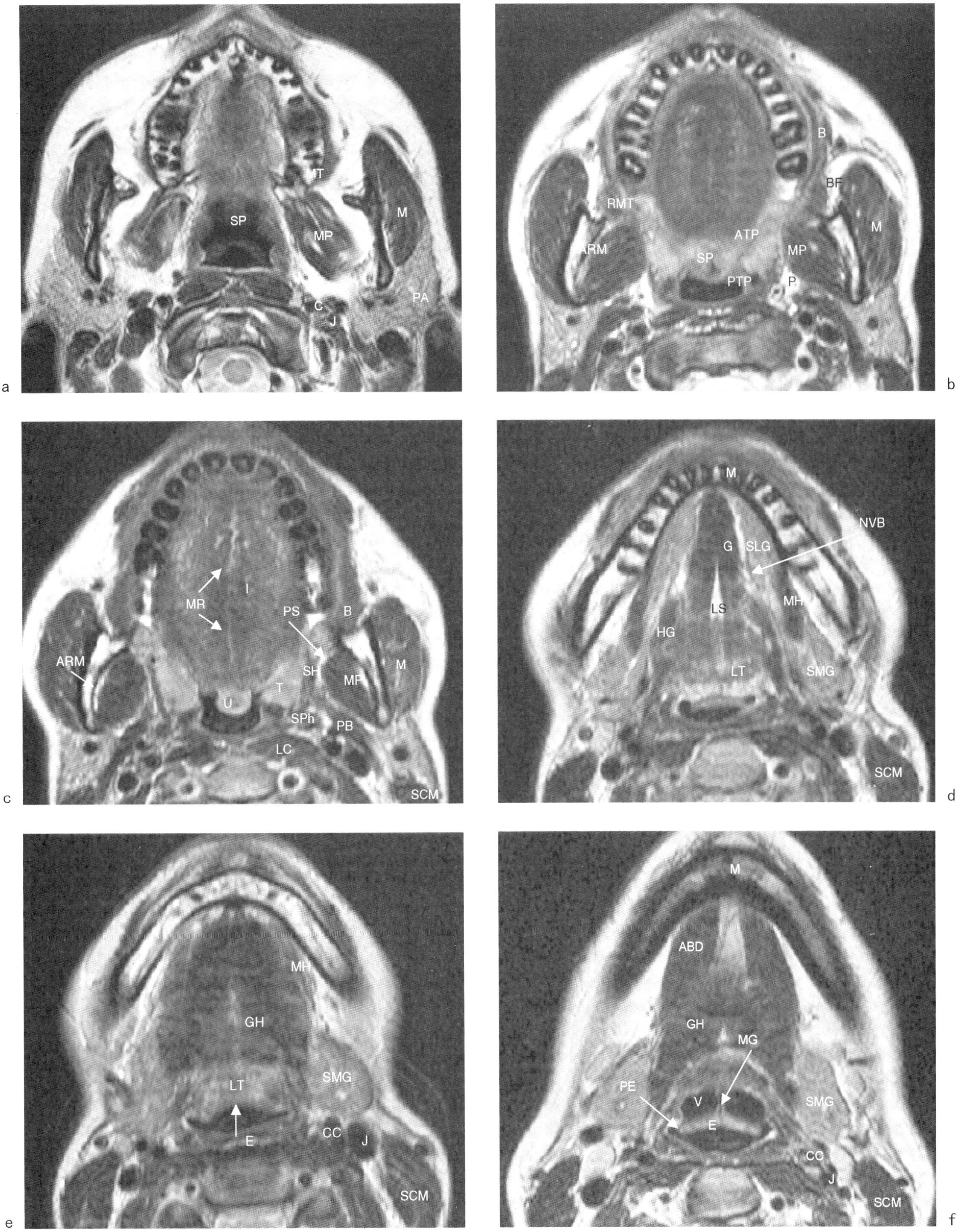

图10.6 a～f　T2WI 横断面图像正常解剖。图像上显示的是缩写，参考图10.7。

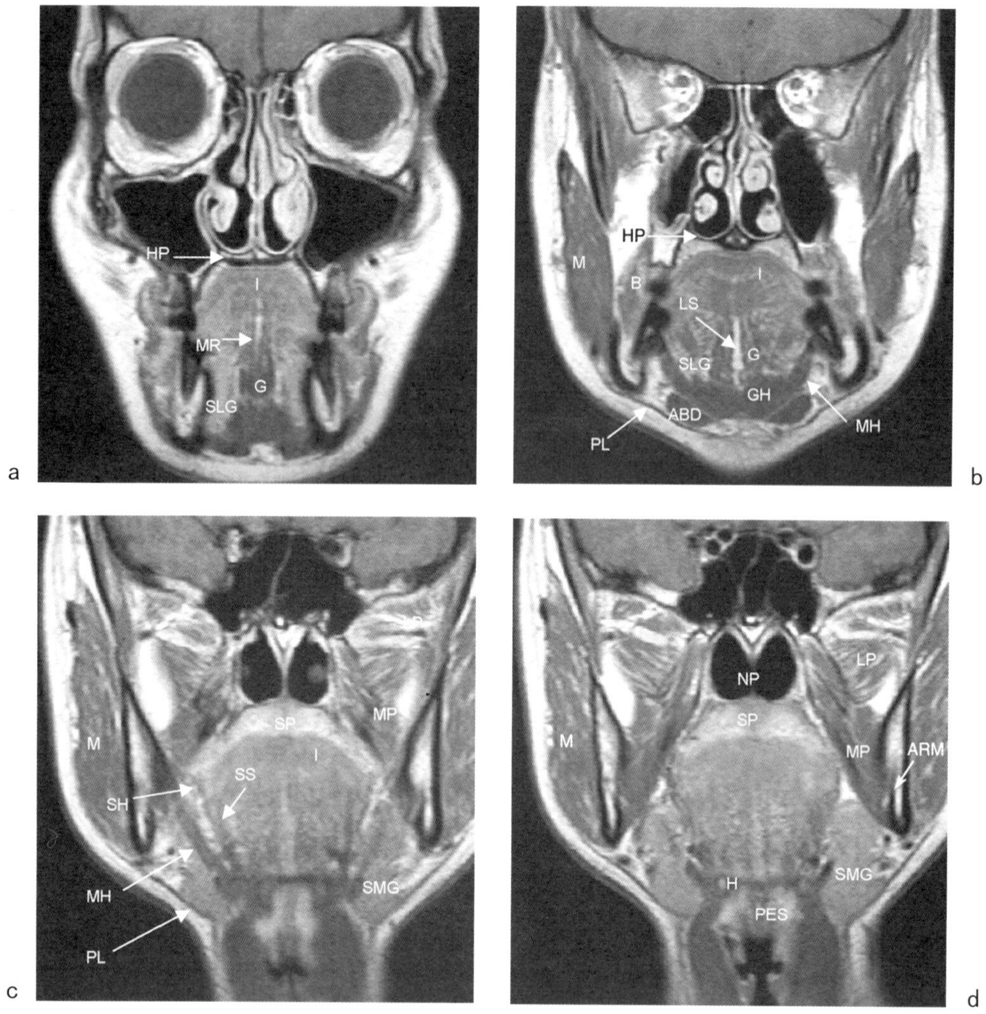

图10.7 a～d 增强T1WI图像的正常解剖。ABD＝二腹肌的前腹；ARM＝下颌骨升支；ATP＝前扁桃弓；B＝颊肌；BF＝颊脂垫；C＝颈内动脉；CC＝颈总动脉；E＝会厌；G＝颏舌肌GH＝颏舌骨肌；H＝舌骨；HG＝舌下肌；HP＝硬腭；I＝舌固有肌；J＝颈内静脉；LC＝颈长肌；LP＝翼后肌；LS＝舌中隔；LT＝舌扁桃体；M＝咬肌；MG＝正中舌会厌襞；MH＝下颌舌骨肌；MP＝翼内肌；MR＝正中缝；MT＝上颌结节；NP＝鼻咽；NVB＝神经血管束；P＝咽旁间隙；PA＝腮腺；PB＝二腹肌的后腹；PE＝咽会厌襞；PES＝会厌前间隙；PL＝颈阔肌；PS＝翼（突）下颌间隙；PTP＝后扁桃弓；RMT＝磨牙后三角；SCM＝胸锁乳突的肌；SLG＝舌下腺；SMG＝颌下腺；SH＝茎突舌骨肌；SP＝软腭；SPh＝茎突咽肌；SS＝茎突舌肌和舌骨舌肌；T＝腭扁桃体；U＝悬雍垂；V＝会厌谷。

口底主要包括舌的外附肌肉舌外肌和伴随其走行的下颌舌骨肌和颏舌骨肌。冠状面图像对观察该部位解剖结构更有价值。下颌舌骨肌构成了口底的主要结构，这种结构形成了下颌骨构成口底的内表面。下颌舌骨肌的后缘是游离的，这就为肿瘤和炎性病变从舌下间隙（位于下颌舌骨肌的上方）蔓延至下颌下间隙（位于下颌舌骨肌的下方）或反向蔓延提供了条件（图10.6 10.7）。颏舌骨肌位于颏舌肌下方且深入舌骨下方。二腹肌前腹位于下颌舌骨肌的后下方。下颌舌骨肌和二腹肌前腹都受下颌神经支配（V3）[56, 97]。

下颌下间隙位于下颌舌骨肌的后下方和舌骨的上方。下颌下间隙后部和舌下间隙与咽旁间隙之间没有筋膜分隔。下颌下间隙包含二腹肌的前腹、下颌下腺的表浅部分、面动脉及静脉、舌下神经的分支、脂肪、下颌下淋巴结和颏下淋巴结[56, 72]。

口咽位于舌的轮廓乳头的后方。它包括舌的后1/3、谷裂（中间和后方的舌咽襞）、扁桃弓(腭舌弓和腭咽弓)、软腭、咽缩肌（其范围从硬腭水平到舌骨水平；口咽的后壁和下壁），腭骨和舌扁桃体（图10.6～10.8）。

软腭作为鼻咽具有功能的下壁，它分隔着口咽和鼻咽。软腭的前部与硬腭的后部相连，其向后与腭舌弓、腭咽弓和咽缩肌相融合。软腭是由腭舌肌、腭垂肌、腭帆张肌和腭帆提肌等肌肉形成的纤维肌架构。下颌神经（V3）支配其中的腭帆张肌，其他肌肉由蝶腭神经节支配。软腭的血液供应包括上颌动脉和它相应的静脉系统，此静脉系统流经翼丛静脉血管网（汇入颈内静脉）。淋巴液汇入靠近上部的颈深淋巴结和咽后淋巴结。软腭在CT下的图像与肌肉类似，在增强扫描的图像上可出现强化。在T1WI上，软腭黏膜的信号相对于肌肉来说呈高信号或等信号。在静脉注射钆对比剂后，软腭黏膜的信号与口腔和口咽的黏膜一样，都呈现中等对比增强[13, 27, 31, 126]。在T2WI上，黏膜的信号相对与大量黏膜下腺来说呈现高信号。

磨牙后三角是位于下颌骨最后一个磨牙后方的三角形区域，其后方是前扁桃体弓，其两侧是颊黏膜，其尖端是翼突钩。翼突下颌翼内肌在其上方走行，向内附着在下颌骨的下颌舌骨肌线的后面。磨牙后三角的黏膜由两侧颊脂垫覆盖至双侧下颌骨升支（图10.6b）。

腭扁桃体以成对的形式位于口咽的两侧，它们位于前后扁桃体弓所各自形成的腭舌肌和腭咽肌之间的扁桃体窝（图10.6）。腭舌肌收缩抬高舌体使口咽开放，腭咽肌收缩提起喉头和喉咽部同样使口咽开放。在咽的两侧，由于咽的上收缩肌肉群上抬，使扁桃体构成两侧的边缘。在CT图像上，由于扁桃体与其周围的前后扁桃体弓有着相似的衰减系数，所以它们较难以分辨。与其类似，在T1WI上，由于二者具有相近的信号强度所以也不易区分。在T2WI上，扁桃体比周围的肌肉的信号强度要高，这是因为扁桃体内的淋巴组织和黏膜下腺比其周围的肌肉具有更长的T2弛豫时间（图10.6）。在T2WI上，贯穿Wsldeyer环（腭扁桃体、舌扁桃体和咽扁桃体）的淋巴组织呈高信号。由于扁桃体大小的不同，导致扁桃体窝随之变化，从而使CT和MR都不能轻易的发现扁桃体窝内小的肿瘤，除非该肿瘤已出现外周侵犯。在未增强的T1WI和T2WI上，正常扁桃体的信号特征常常掩盖住那些小的肿瘤。然而，在脂肪抑制的（Gd）对比增强T1WI上，由于肿瘤本身的异常对比增强和脂肪抑制序列的对比作用使其更容易被识别（图10.9）。

舌扁桃体位于舌根部的黏膜下层，可呈现多种不同表现。会厌谷的一侧为舌会厌正中襞，另一侧为舌会厌外侧襞（图10.6 10.8）。舌会厌正中襞由舌根延续至会厌的前面。舌会厌正中襞的根部附着在舌骨会厌韧带上，它从而构成了会厌前间隙的上缘（图10.8）。

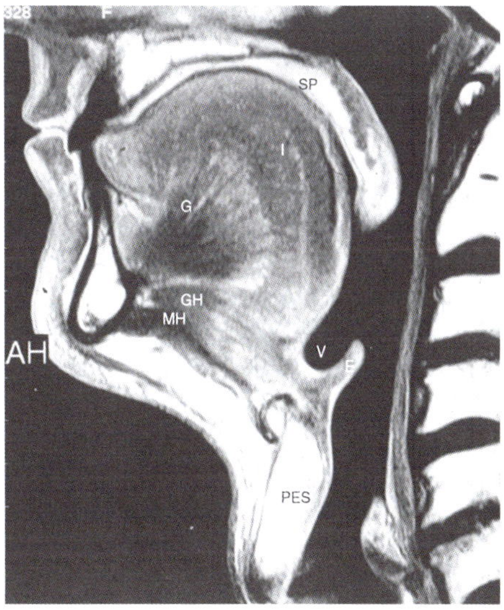

图10.8　显示口腔及口咽的正中矢状位增强T1WI。SP= 软腭；I= 舌固有肌；G= 颏舌肌；GH= 颏舌骨肌；MH= 下颌舌骨肌；V= 会厌谷；E= 会厌；PES= 会厌前间隙。

影像技术

CT

CT与MR相比较其主要优点是快速成像、有效和价廉。CT固有的缺点是放射辐射、为获得软组织的高对比度而注射的高剂量碘对比剂、牙科填充材料所致的伪影。CT扫描方式的不同取决于其所用设备硬件的容量与软件的能力。螺旋CT扫描能够通过轴位扫描获得的全部数据在不超过20秒的时间内重建成不同厚度的薄层图像。应用2～3mm准直和1～1.5螺距进行螺旋扫描所获得的图像可基本满足临床上的需求。在冠状面和矢状面上的高分辨CT和高质量的二维重建图像可以要求用1～1.3mm的准直和1～1.5螺距采集获得。

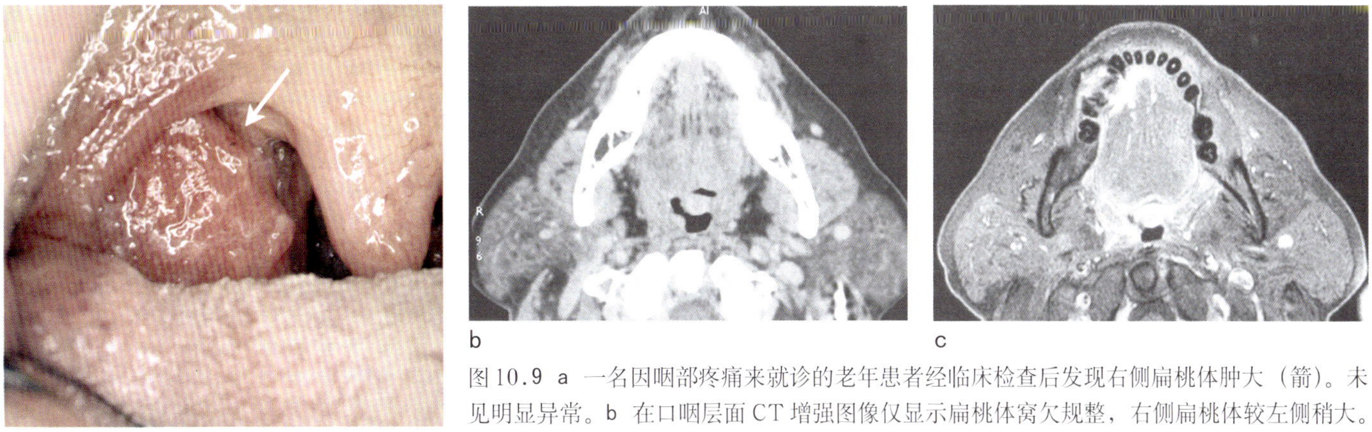

a b c

图10.9　a　一名因咽部疼痛来就诊的老年患者经临床检查后发现右侧扁桃体肿大（箭）。未见明显异常。b　在口咽层面CT增强图像仅显示扁桃体窝欠规整，右侧扁桃体较左侧稍大。病变扁桃体没有异常强化。c　脂肪抑止的对比增强T1WI，右侧扁桃体出现异常对比增强提示扁桃体可能存在肿瘤，但不累及咽旁间隙。扁桃体切除术后病理证实为鳞状上皮细胞癌。

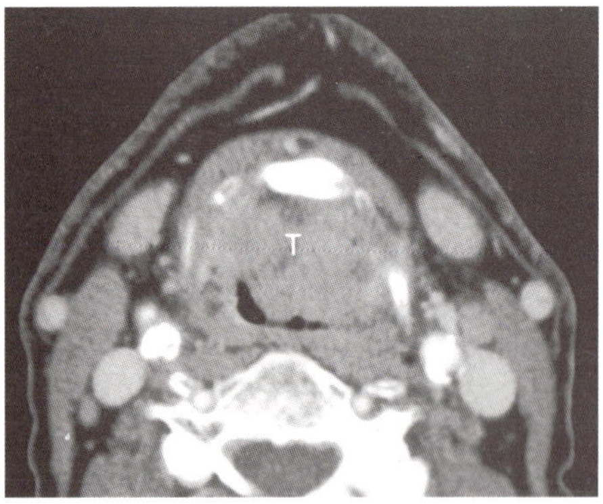

a

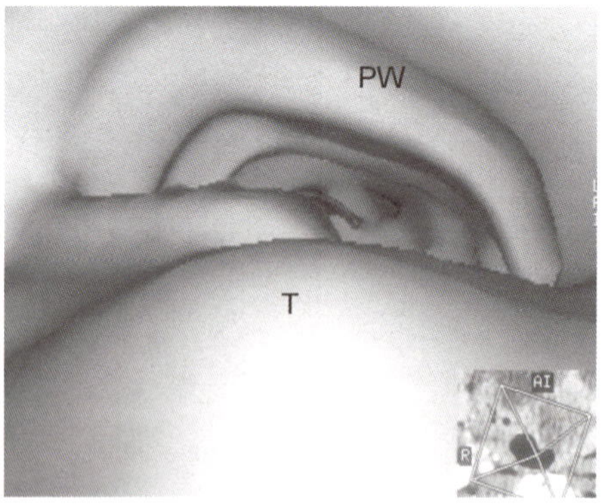

b

图10.10 a 在口咽水平的CT增强图像，显示了一个宽基底的舌部肿瘤（T）生长蔓延至会厌谷。b 从容积扫描数据重建出的仿真内窥镜图像，图中显示由于巨大肿瘤（T）所导致的舌后部异常隆起。PW＝咽后壁。

应用厂家所提供的配套软件，所采集数据也可进行三维容积重建并获得 “仿真内窥镜”图像（图10.10）。多层螺旋CT应用至今，高质量的二维冠状面和矢状面图像已可常规获得。16排多层螺旋CT所应用的参数包括1.3～2mm的准直部分交叠0.6～1mm层距和1～1.5的螺距。如果不考虑采集技术方面的因素，口腔和口咽的CT检查应包括软组织和骨骼的精细容积重建。扫描范围应从颅底包括致胸廓入口。理想状态下，口腔与口咽的轴位断层图像应与硬腭平面平行，冠状位图像应与硬腭平面垂直[87, 124]。当患者曾进行过牙科材料填充（银汞合金）时，应改变扫描角度以减少扫描伪影。患者的体位需特别注意，不好的体位明显的丢失正常的对称。在大约1/6的口腔癌中，咽部、喉部或支气管树会同时受累，因此就要求这部分患者延长扫描范围至胸部[27, 52, 94, 107]。

MRI

MRI与CT相比较软组织的高对比性是其最大的优点。其缺点是它需要患者具备比CT检查更多的条件，如具有幽居恐怖症、严重的呼吸困难、吞咽疼痛，以及体内金属植入物的患者都不能行MR检查。获得口腔和口咽的MR图像需要高场强的头和颈部容积线圈，薄层扫描，以及T1WI、T2WI和CE-T1WI众多序列之一。标准的MR检查的参数包括3或4mm的层厚，0～1mm层距，至少20cm × 20cm的视野，2次平均采集次数。采集的矩阵应至少为256 × 256，但如可能应使用512 × 256或512 × 512的矩阵。在静脉注射钆对比剂后应用脂肪抑止技术可更清晰的显示肿瘤的结构，短反转时间恢复序列可更敏感的发现骨髓浸润和微小病灶。与CT一样，其扫描范围也应从颅底扫描至胸廓入口。口腔与口咽的轴位断层图像应与硬腭平面平行，冠状位图像应与硬腭平面垂直[13, 14, 87, 97, 143]。尽管在CT和MR图像上常出现假牙和牙齿填充物的伪影，但它们通常不会影响对MR图像的观察。

超声

超声（US）常被用于评价某些口底组织和舌疾病的病理学水平上的表现，例如涎石、感染、先天畸形和舌运动功能紊乱等疾病。然而，超声的诊断与操作者密切相关，而且超声图像在显示解剖结构上不如CT和MR图像完整和清晰。超声应用带有5～12MHz的曲阵或线阵宽带换能器可以对口底进行完善的检查。另一方面，换能器所用频率的选择取决于病灶的深度及间隔组织对能量的衰减程度。在检查较为表浅的病灶时，常使用一种由硅酮弹性体制成的垫料；但是，一种可很好显示此类表浅病灶的现代高频（超声）换能器却很少应用，这种仪器能够清晰显示此类区域的关键解剖结构。尽管彩色多普勒和功效多普勒可被用于口腔的检查，但现多日常应用标准灰阶技术进行诊断。

口腔与口咽部肿瘤

鳞状细胞癌

累及口腔和口咽的鳞状细胞癌已处于晚期，因为其预后不良和治疗后口咽功能的不良反应而被认为是治疗上的巨大挑战[107]。鳞状细胞癌在整个口腔和口咽部恶性肿瘤中的比例略高于90%。在美国，口腔和口咽部鳞状细胞癌约占全身恶性肿瘤的3%～7%，然而在某些国家或远东地区，这些恶性肿瘤占全身恶性肿瘤的比例几乎接近1/2[9, 10]。发生口腔和口咽的鳞状细胞癌的男性约是女性的2倍以上，发病年龄大约在60～80岁之间[11]。然而最近的研究表明，该病的发生年龄段有向40岁以下发展的趋势[86]。吸烟和酗酒是发生口腔和口咽的鳞状细胞癌的两个高致病因素。另外还有一些因素会增加患该病的风险，如使用嗅剂、三期梅毒、营养不良性大疱性表皮松解症、扁平苔藓、先天性角化不良、黏膜下纤维变性、经常咀嚼槟榔及职业

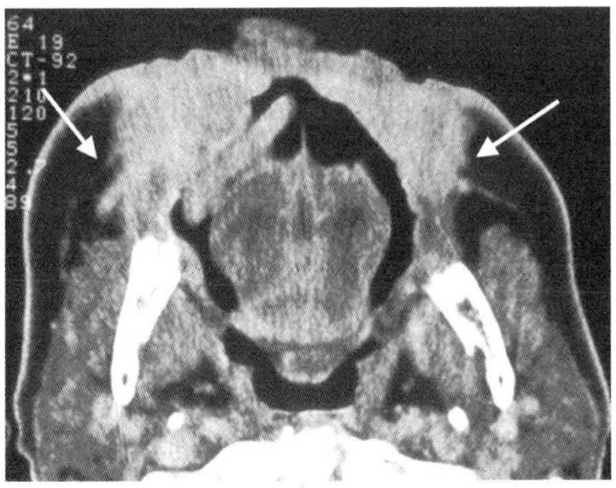
a

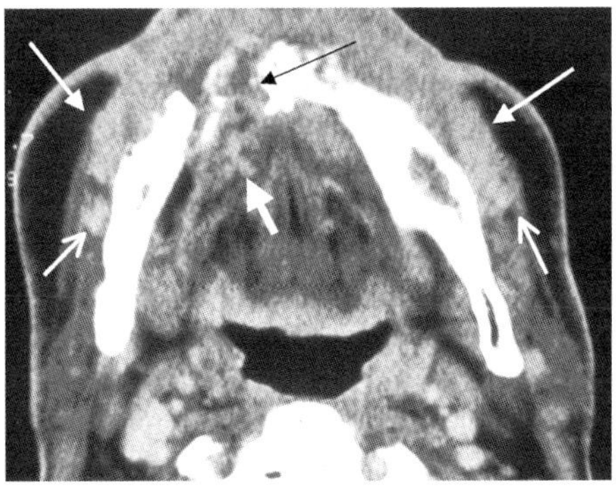
b

图10.11 两名唇部鳞癌患者的CT增强图像，a 上唇浸润性鳞癌病灶侵入了口腔前庭和两侧颊间隙的脂肪组织（箭）。b 下唇晚期溃疡性鳞癌病灶侵入了口周肌肉组织（箭），同时下颌骨受侵（黑箭）。肿瘤侵入口底组织（细箭）并向两侧浸润，侵入咬肌的前下部（开放箭）。

性外露（皮革和纺织制造工业）。由于放射性治疗存在至少10年的潜伏期，因此经放射性治疗的患者患病的风险也在逐步增加[32, 52, 107]。最近人们普遍认为埃伯拉病毒Epstein-Bari virus(EBV)和人乳头状瘤病毒（HPV）16型在瓦耳代尔（Waldeyer）扁桃体环的鳞状细胞癌中起着重要的作用[69, 111]。HPV阳性患者比阴性患者更容易早期形成巨大肿瘤并且出现淋巴结的转移[111]。

虽然口腔和口咽的鳞状细胞癌较发生在身体其他部位的肿瘤更容易发现，但大部分患者当发现时就已经进入晚期病程。口咽的黏膜由于来自内胚层所以不同于口腔的黏膜，当它发生癌变时它的未分化程度更高且更具有侵袭性，因此其预后较口腔的鳞状细胞癌更差[35, 107, 129]。口腔和口咽肿瘤的特征性表现就是顽固性溃疡，导致溃疡有许多原因，如佩戴不合适的假牙、口腔内出血、肿块、口臭、发音困难、咽喉炎、吞咽痛、吞咽困难和耳痛。然而，体积较大的肿瘤尤其是那些起源于舌根部的肿瘤往往无任何症状，常可见到仅表现为初期颈部巨大肿块的病例经检查为口咽部的原发肿瘤。临床上，早期的黏膜病变如黏膜白斑病和黏膜红斑病一样通过视诊就能够明确诊断。黏膜白斑病表现为黏膜上的白色斑片，有大约10%的黏膜白斑病患者可发生癌变。由于黏膜白斑病的病损可能包括分化不良、原位癌、浸润性癌以及不明原因顽固的黏膜白斑病变，这些都必须通过组织活检从而得出病理学诊断。黏膜红斑病常表现为一种相对少见的红色的轻软光滑的斑块状病损，常发生在口底黏膜、舌的前面和两侧、扁桃弓及软腭[35, 107, 129]。黏膜红斑病癌变的几率高达80%。

鳞状细胞癌的治疗前病程分级最主要依据是轴位的影像学图像。MRI被认为比CT更加具有特异性和精确性。可是，在大部分医院里配备了为数众多的CT机，而且CT扫描的速度较快和相对廉价就决定了怀疑口腔和口咽部肿瘤的许多患者只进行了CT的检查而不是MRI。大部分的口腔和口咽部鳞状细胞癌病灶大于1.5cm，又由于它们之间的堆积和扭曲从而能较容易被发现。由于它的特殊性，可能导致原发肿瘤的病灶与转移而来的瘤灶有很显著的区别，所以口腔和口咽部鳞状细胞癌的病例需逐一分析。

肿瘤转移的范围与方式

唇癌

唇黏膜的癌瘤是口内最常见的恶性肿瘤[9, 10, 11]。在美国，唇癌常发生在50～70岁的老年白人。但在其他地区，特别是斯堪的纳维亚(半岛)，女性患唇癌的几率要明显高于它们在美国的女性同胞。其高危因素包括红色的皮肤、阳光的过分曝晒、吸烟（尤其是使用烟斗者）、应用酒精、较差的口腔卫生、慢性的免疫抑止（例如肾移植后）和梅毒。在所有的下唇原发鳞癌的患者中有大约95%的患者病灶位于中线的两侧[10, 51, 52]。尽管在此区域下唇癌高发，但它在男性所有鳞癌患者中只占0.6%的比例[9, 10]。上唇很少出现鳞癌，但当其形成原发肿瘤后，由于其位于中线附近也就使其比下唇癌发展更快，更具有侵袭性。令人惊讶的是，在如此显而易见的外露部位，发生的唇癌往往得不到早期诊治，许多患者都会耽误两年以上才去就医。将近一半以上的患者在初次就诊是都会有一个直径在1.5cm以上的溃疡（图10.11）。鳞状细胞癌大体上分为三种类型：隆起型、溃疡型和疣型。溃疡型鳞癌比隆起型更具有浸润性，疣型鳞癌较少见。许多唇癌出现之前在该区域可能发生黏膜白斑病，或出现外生性赘疣，或只是一个小溃疡。唇癌由于其无痛性而拖延诊治延长病程。总体来说，唇癌比其他部位鳞癌出现淋巴结转移的时间较晚且相对少见（在下唇癌患者中不超过10%）。然而，晚期下唇癌可播散至颏下淋巴结和颌下淋巴结，晚期上唇癌可播散至耳前淋巴结、颏下淋巴结和颌下淋巴结。

出现早期病变时将病灶从正常的口轮匝肌中分辨出来十分困难，它们在影像中很少显示。当其生长至在影像中能够完整显示时，该病灶已至晚期且很难行临床治疗了。在CT和MR图像上原发的肿瘤表现为带或不带溃疡的软组织团块（图10.11）。应用CT及其附带的相应软件可更好的诊断发生在上颌骨和下颌骨颊面的细微骨质破坏。较大的癌肿可直接侵犯下颌骨或只侵犯颏神经而没有骨皮质的破坏（图10.11，10.12）。唇癌出现骨侵犯后，其被TNM（恶性肿瘤国际临床病期分类）分级定为T4级，此时临床上就不得不行下颌骨部分切除术（下唇癌）或上颌骨部分

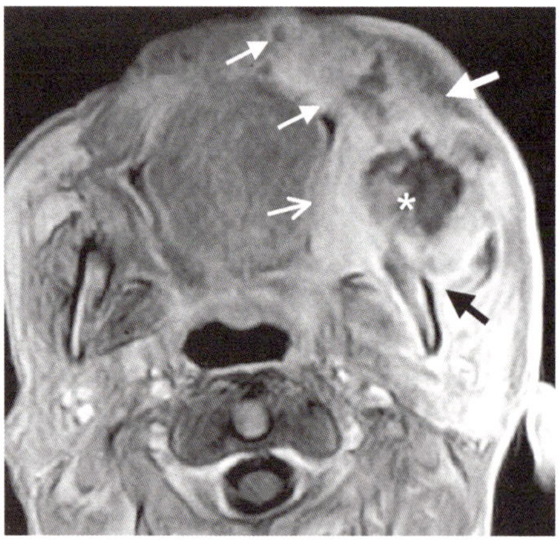

图10.12 由于下唇癌的范围较广，导致患者不能张口。低场强MR（0.2T）下增强对比T1WI显示瘤灶位于左下唇（箭）和左侧颊黏膜（开放箭），病灶蔓延至咀嚼间隙和颊间隙（细箭）。并显示了病灶内大面积的组织坏死（星号）和下颌骨支的骨质破坏。

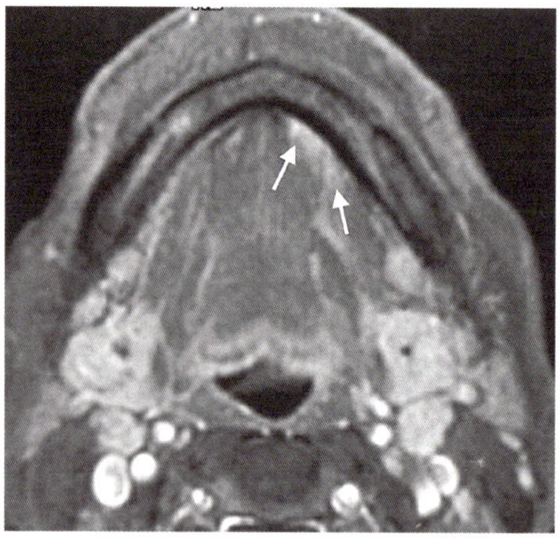

图10.13 对比增强的压脂T1WI，在口底的左侧可以看到不连续的小片状异常对比增强病灶，病例证实为鳞癌。

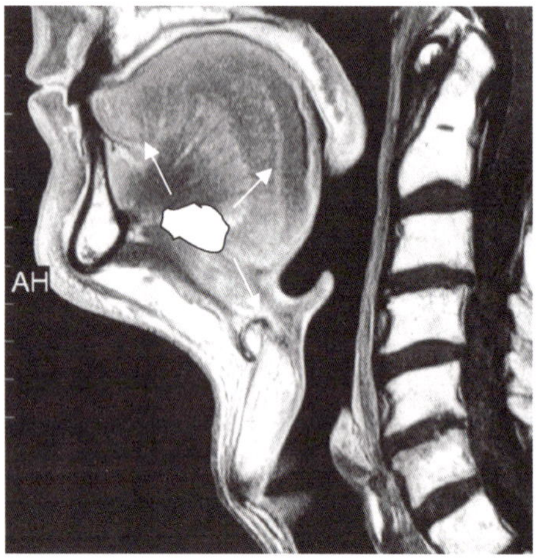

a

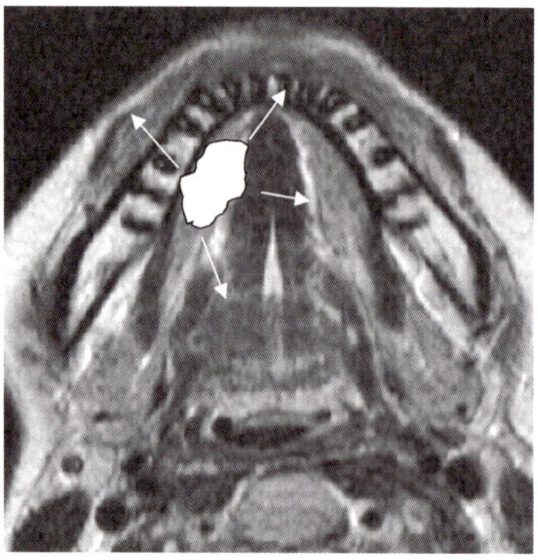

b

图10.14a. b 显示口底癌病变蔓延的形式。

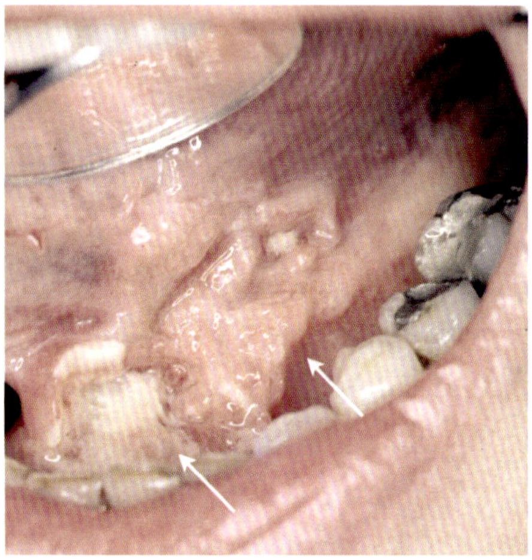

图10.15 口底癌的大体表现。通过临床检查很容易发现，该老年患者在口底左侧生长有一触痛的肿物（箭）。经触诊发现，患者整个口底左侧及其前方的软组织变硬，暗示病灶在黏膜下扩散。经病例证实为分化良好的鳞状细胞癌。

切除术（上唇癌）[98, 100]。

尽管小的瘤灶可应用外科手术或放射方法治疗，但大部分发生癌瘤的嘴唇最终都要通过外科手术切除。术后小的皮肤缺损通常直接缝合即可，大的不能直接缝合的皮肤缺损还需通过局部皮瓣重建才可。

口底癌

口底的鳞状细胞癌是指经黏膜覆盖的 U 形区，该区域包括两侧的下牙龈（下牙槽残嵴的内表面）之间的区域和舌的前三分之二（图10.13～10.15）。它在口腔癌中的发生率约为10%～15%，多发生于平均年龄在60岁的老年男性。它在口腔癌中的发生率位于第三，而在非洲它却是最常见口腔恶性肿瘤[10, 52]。吸烟和酗酒是导致该病的主要因素。位于口底前部的癌肿可位于中间或两侧，或侵及舌系带[3-6]。在发病初期，病灶可能非常小（图10.13），但随着时间的进展，其外部特征及乳头状突起开始显现。病灶较少出现溃疡。口底的肿瘤可向多个方向发展（图10.14）。

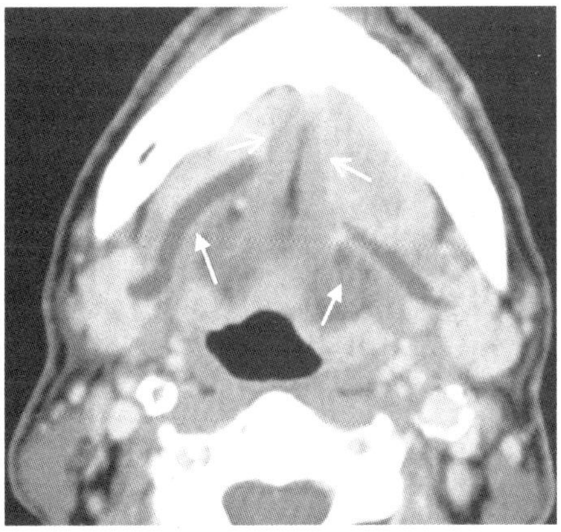

图10.16　CT增强图像，以显示患者的颌下肿块的边界。还显示带有裂隙的口底肿块侵犯舌下间隙和其内的神经血管束以及闭塞的颌下腺管（箭）。颏舌骨肌同时受侵（空箭）。

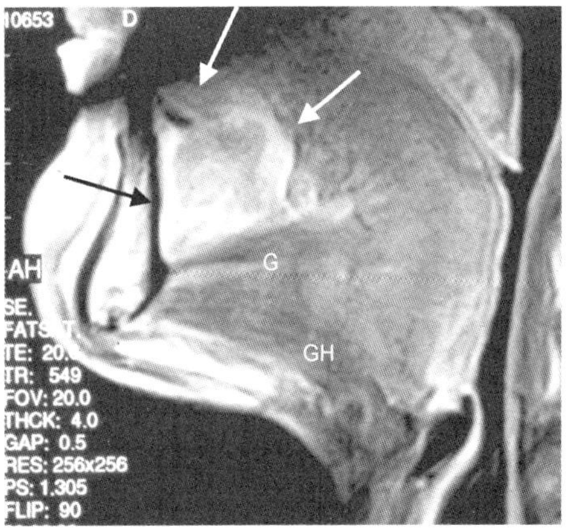

图10.17　对比增强的压脂T1WI正中矢状面图像显示口底前部病灶主要侵犯舌的腹侧面（箭）。同时侵及颏舌肌（G）、颏舌骨肌(GH)和下颌骨的舌面（黑箭）。图中也显示由于牙中银汞合金的伪影导致在下巴部位出现不均匀脂肪信号。

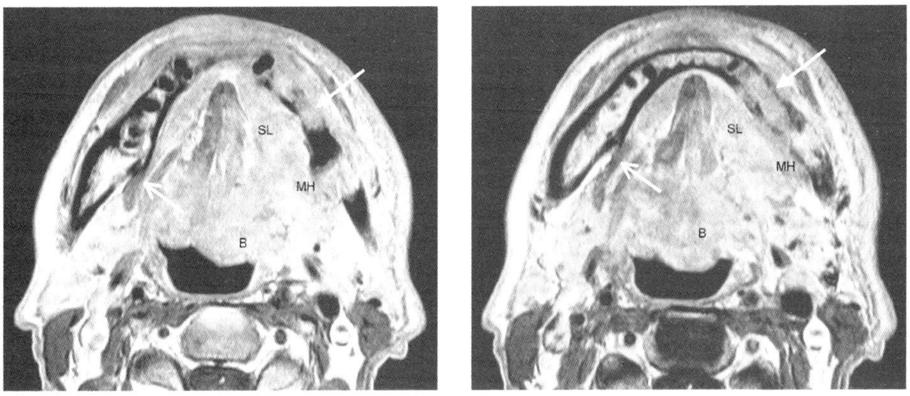

a　b

图10.18a, b　口底鳞癌波及整个口底时的对比增强T1WI图像。累及左侧舌下间隙(SL)、左侧下颌舌骨肌（MH)、左侧舌根部（B）和下颌骨（箭)。图中还显示了对侧的正常下颌舌骨肌解剖结构（空箭)。左侧的神经纤维血管束被肿瘤包裹。

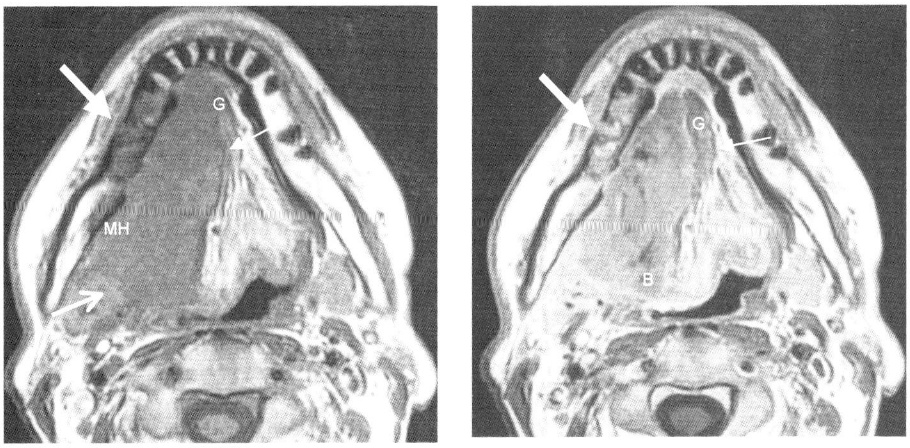

a　b

图10.19　口底癌侵犯舌根及下颌骨。a 增强前和b增强后T1WI图像所显示的为同一解剖层面，可见巨大的瘤体穿过中线（细箭）侵及颏舌肌（G）、右侧下颌舌骨肌(MH)、右侧颌下间隙（开放箭）、舌根（B）和下颌骨（粗箭）。图中还显示骨皮质受损、增强前后T1WI中髓腔内出现异常对比增强。

病变向下蔓延可侵入舌下间隙，有可能阻塞下颌下腺管并导致下颌下腺的慢性炎症（图10.16）。继续向下蔓延可侵及颏舌肌和舌骨舌肌，最终穿过下颌舌骨肌侵犯二腹肌前腹及下颌下间隙。病灶常累及舌的腹侧面、舌临近的纤维血管束、舌根及舌扁桃体[13, 14, 100, 124, 143]（图10.17～10.19）。术前应行CT或MR检查以明确口底癌病灶与舌中隔、舌旁神经纤维血管束的关系。

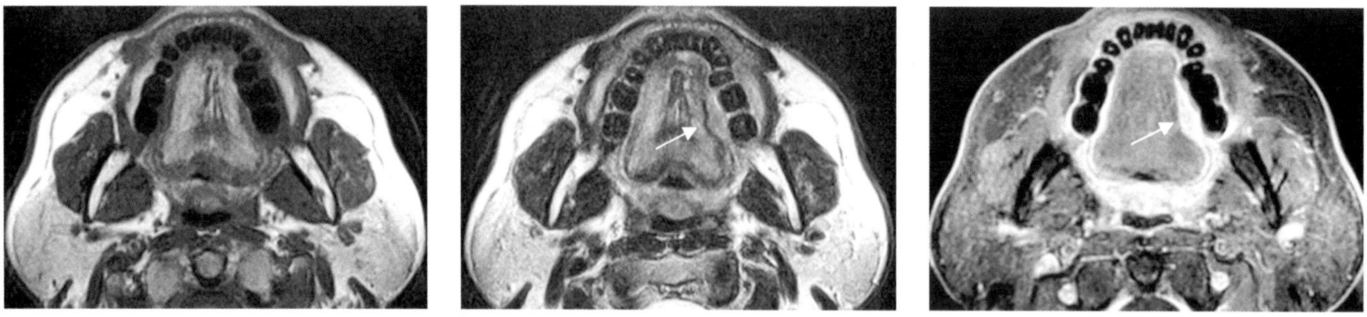

a b c

图10.20 沿舌的左侧缘可见一小原发鳞癌病灶，此累病灶在T1WI上较难发现(a)，在T2WI上观察(b图中的箭)略好于T1WI，而在对比增强的压脂T1WI上较容易观察（c图中的箭)。

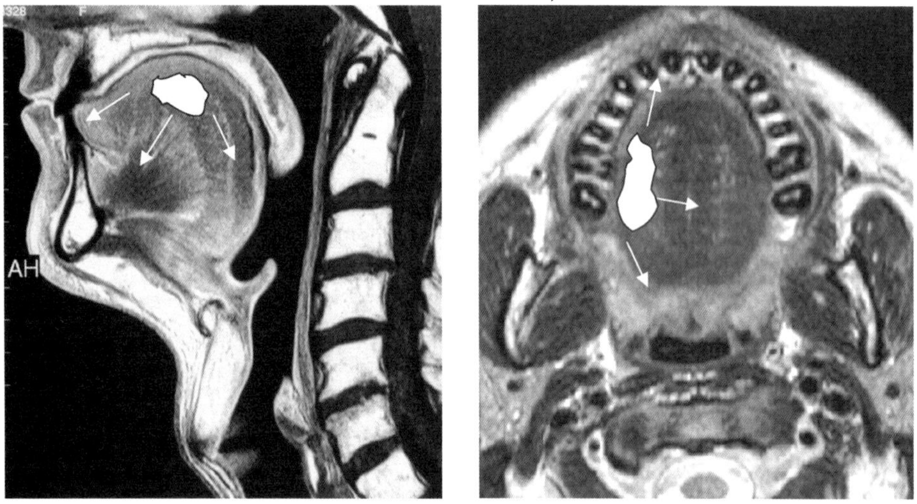

a b

图10.21a.b 显示口舌癌病变蔓延的形式。

病变常早期沿两侧的牙龈黏膜进展，然后沿骨膜破坏下颌骨的舌侧面骨质结构，最终侵入骨髓腔（图10.18，10.19)。下颌骨被侵的部位和程度决定着外科治疗的入路和预后（详见下文)。

口底癌的淋巴转移的发生率约在30%～70%之间；然而，转移至颈部淋巴结的时间常常比舌癌要晚。原发肿瘤位置的不同也就决定了该区的淋巴管是汇集到颌下区的淋巴结还是汇集至高位二腹肌淋巴结。也常见于从两侧转移。

早期癌可通过放射治疗或外科局部切除进行治疗。对于晚期癌症，常推荐应用外科手术和放疗相结合的联合疗法。术后小的皮肤缺损通常直接缝合即可，大的不能直接缝合的皮肤缺损还需要皮肤移植、局部皮瓣和带蒂皮瓣重建才可。

口舌癌

在舌的口腔部分（前2/3）发生鳞状细胞癌的几率可高达75%。舌癌在口腔癌内是第二种常见的恶性肿瘤（约占口腔癌的20%）[10, 52, 107]。舌癌是男性高发病，多见于60岁～80岁的老年人，但最近也有年轻化的趋势。由于普卢默－文森（Plummer－Vinson）综合征的作用，斯堪的那维亚妇女的舌癌发生率要明显高于美国女性。口腔不良的卫生习惯、吸烟、酗酒以及梅毒的交叉感染都是重要的致病因素。对于其他类型的口腔癌，也存在着一定的地理区域差异。例如在印度，舌癌的高发生率有些不成比例。舌癌通常是沿着舌的两侧缘（中1/3）和腹侧面侵犯舌的前2/3（图10.20)。舌尖和舌的背面很少出现原发病灶。通常，舌前2/3的鳞癌的预后较舌根部鳞癌要好，这是由于舌根部鳞癌在组织学上细胞分化较低。舌癌的生长方式有浸润型、溃疡型和隆起型，初次就诊的患者通常病灶直径在2cm以上。较大的肿瘤常沿舌的两侧缘生长侵犯舌扁桃体沟、舌根、扁桃体窝、口底组织和下颌下间隙（图10.21～12.24)。癌瘤可沿舌的腹侧面直接侵入口底组织，在很多病例中很难确定原发病灶在舌的哪个具体部位。较大的前舌的癌瘤可蔓延至舌根，反之亦然。舌或口底的晚期鳞癌侵及舌神经后，常可导致患者耳部的疼痛。

在舌癌的最初表现上，前舌癌中有40%病例出现是由于地域性的腺体疾病，而在舌两侧发生鳞癌的病例中只有约一半是这种情况。

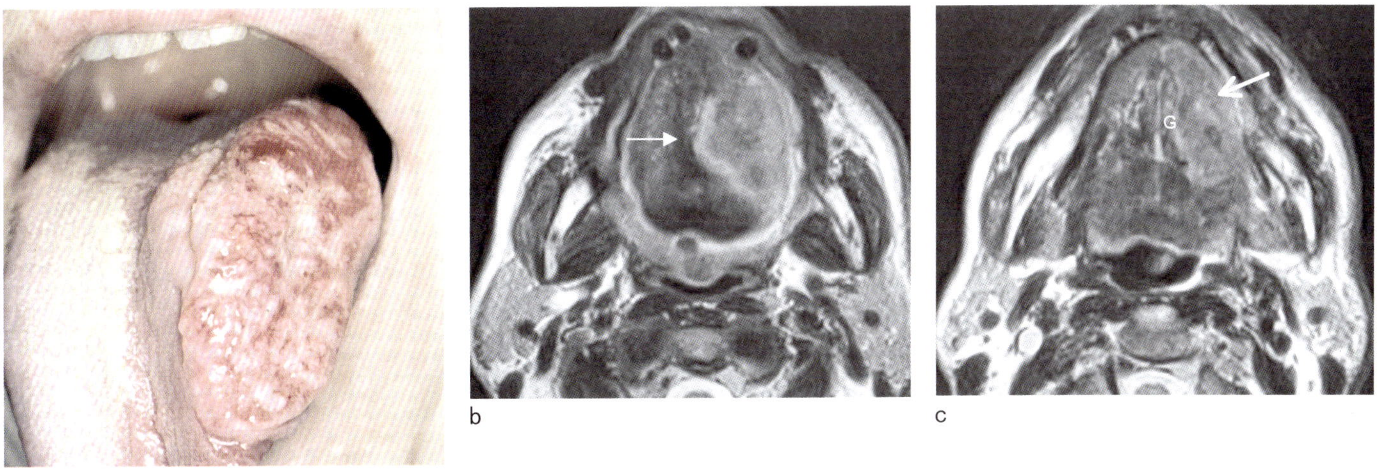

a b c

图10.22 舌左外侧缘鳞状细胞癌。a 临床表现．见到一大的外生性肿瘤几乎累及整个左半舌，伴有异常黏膜表面溃疡。临床上，肿瘤未越过中线。b,c T2WI FSE图像显示肿瘤越过中线（箭）并伴有左侧口底的侵犯（空箭）。左侧的神经血管束受到损害，并累及左侧的颏舌肌（G）。

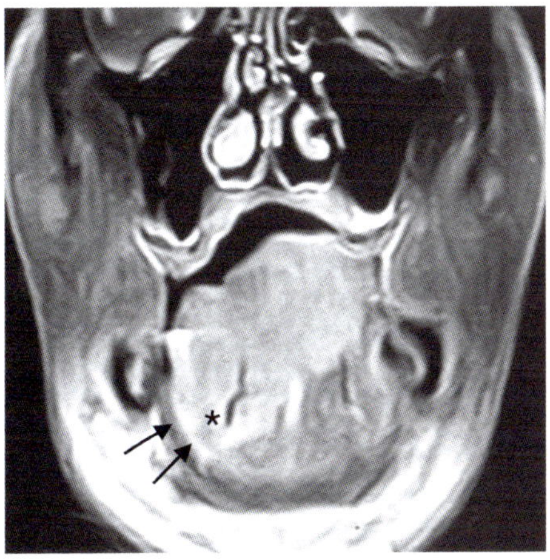

图10.23 增强后的MRI T1WI压脂像冠状位示巨大舌肿瘤。双侧的肿瘤几乎累及了整个舌内肌。两侧的颏舌肌、右侧舌下间隙（星）和右侧下颌舌骨肌（箭）均被侵犯。两侧的神经血管束均被肿瘤侵犯。注意在下颚区有不均匀的脂肪饱和。

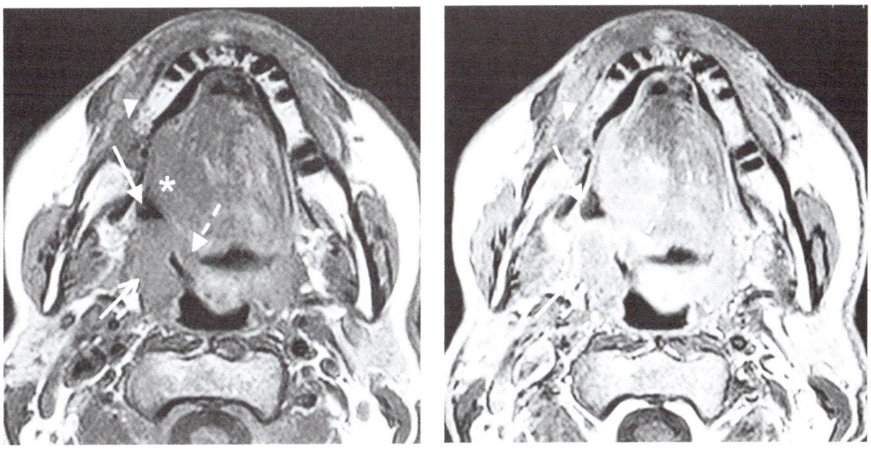

a b

10.24 a 未增强化的和 b 增强后的T1W MR图像显示源于舌外缘的鳞状细胞癌(星)长入舌扁桃体沟(箭),扁桃体窝(空箭),和扁桃体前柱(虚箭).注意伴有右侧下颌骨受侵(箭头)。

除了常规的CT、MRI轴位图像，冠状位图像可能提供有关舌新生物精确范围及其与神经血管束关系的额外信息。治疗学的选择（局灶性切除、部分或整个舌切除术、放疗）取决于肿瘤的范围、两侧对称、累及的同侧或对侧的神经血管束。

颊癌和齿龈癌

颊部构成口腔的侧壁，由颊黏膜、颊肌、外纤维脂肪组织及皮肤组成。与颊部相连的黏膜表面由龈颊沟的上部延伸至下部，在此黏膜自身反折由上至下覆盖上和下齿槽脊并形成口唇的接合部和下颌骨支的接合。鳞状细胞肿瘤发生的典型位置就是在口的接合部，沿着磨牙后区域的牙齿咬合面或是沿着齿龈。大多数**颊癌**发生在男性70～80岁吸烟或咀嚼槟榔者，这点特别在颊癌的发病学中起着重要作用[10, 52, 107]。颊癌可分为三个亚型：外生性、溃疡性及疣状。颊黏膜的鳞状细胞癌有侵犯嚼间隙、颊肌、最后累及皮肤、前扁桃柱及软腭倾向[13, 87, 100]（图10.25，10.26）。翼内肌的浸润可引起牙关紧闭，这可能是首先出现的症状。

颊癌的淋巴转移途径是不同的，包括下颌骨下的、面部、腮腺内的及耳前淋巴结。淋巴结转移可在早期看到并在约50％的病例出现。早期颊癌因为不易与口的轮匝肌区分可能很难在断层图像上看到。大的肿瘤在CT和MRI上很容易看到。体积小的病变可经口腔切除治疗。然而，

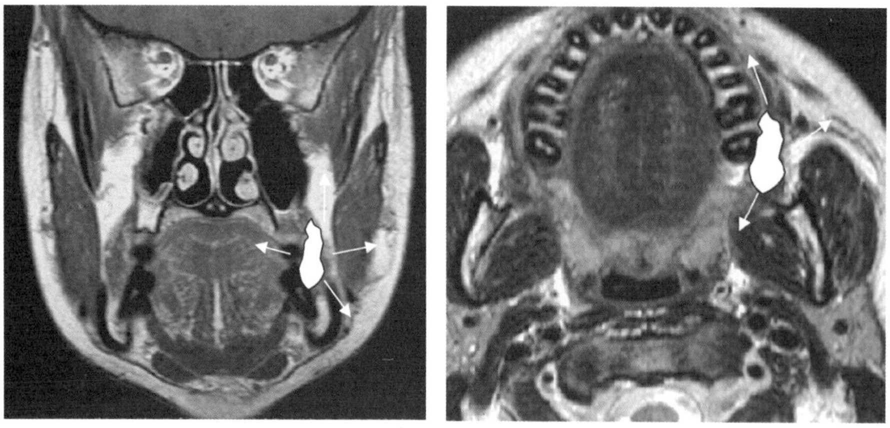

a b

图 10.25 a, b 颊黏膜癌的播散方式。

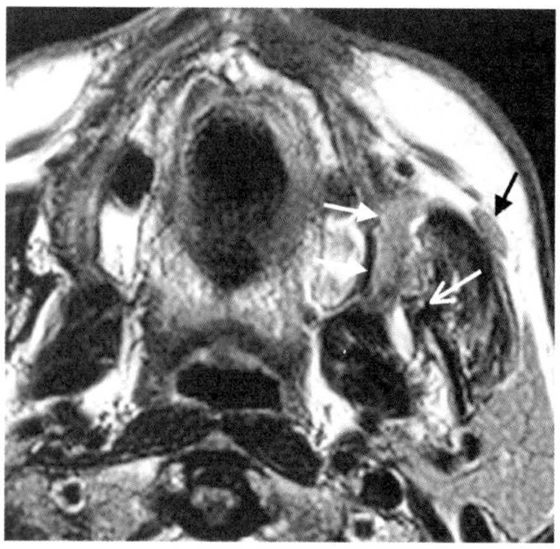

图 10.26 T2W MR 图像显示颊癌沿着颊肌向后蔓延（箭）。肿瘤紧靠下颌骨升支前部(空箭)。注意有增大的面淋巴结(黑箭)。

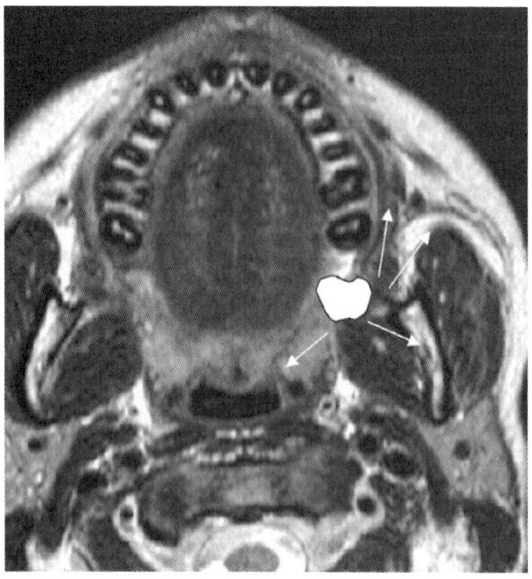

图 10.27 磨牙后三角区癌的播散方式。

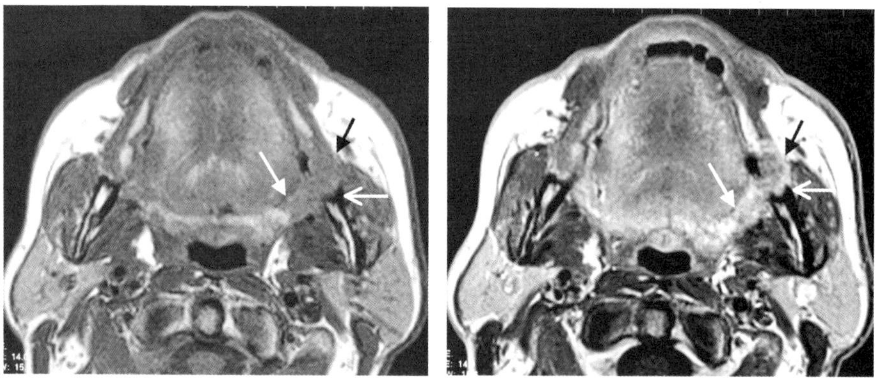

a b

图 10.28 同一平面 a 未增强的及 b 增强后的 T1W MR 图像显示一磨牙后三角区癌向上蔓延入前扁桃体柱(白箭)，向前蔓延入颊肌及颊区(黑箭)。肿瘤紧邻下颌骨升支；但没有看到下颌骨受侵(空箭)。手术证实了上所见。

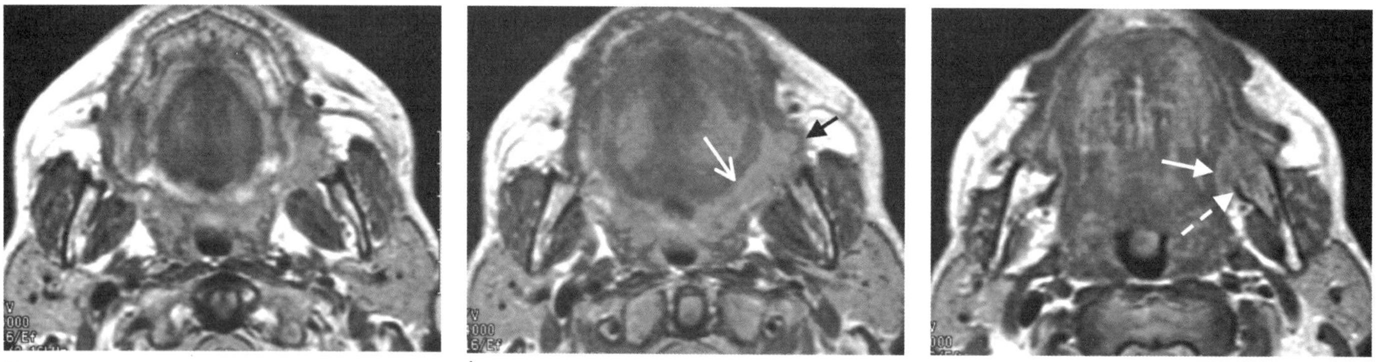

a b c

图 10.29 不同平面(a～c)的 T2WI MR 图像显示一磨牙后三角区癌来自上颌骨结节后方，肿瘤向前外方沿着颊肌蔓延侵及颊部脂肪(箭)，向后蔓延达后扁桃体柱(空箭)，向下进入口底(箭)并侵犯下颌骨升支(虚箭)。注意与正常的右侧下颌骨骨髓脂肪的高信号比较。

延伸至翼颌缝的肿瘤需要更加广泛的切除，侵犯骨者需另行下颌骨部分切除或上颌骨切除[100]。

起源于磨牙后三角区的癌可能向前生长侵犯颊区，因此很像颊癌（图 10.27，10.28）。它们可向后沿着咽上缩肌侵犯扁桃体，向上沿着翼颌缝生长可接近颅底及鼻咽，而向下生长导致口底受侵。由于非常邻近下颌骨的升支所以常见骨侵犯（图 10.29）。小的表浅病变可以通过经口腔手术治疗。然而大的肿瘤在影像学上可见邻近组织受

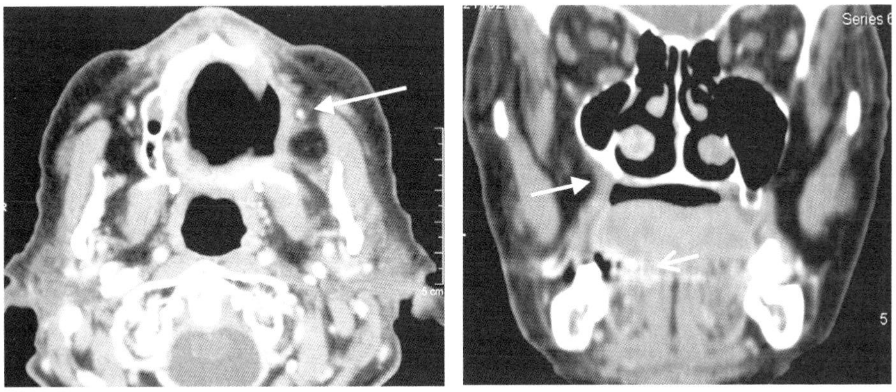

a b

图10.30 硬腭鳞状细胞癌。a 增强轴位CT图像和b冠状位两维重组容积图像重建显示源于硬腭左侧缘的硬腭进展期肿瘤，伴有广泛的上颌骨受侵(箭)。此患者还有来自舌外侧的第二原发肿瘤（空箭）。

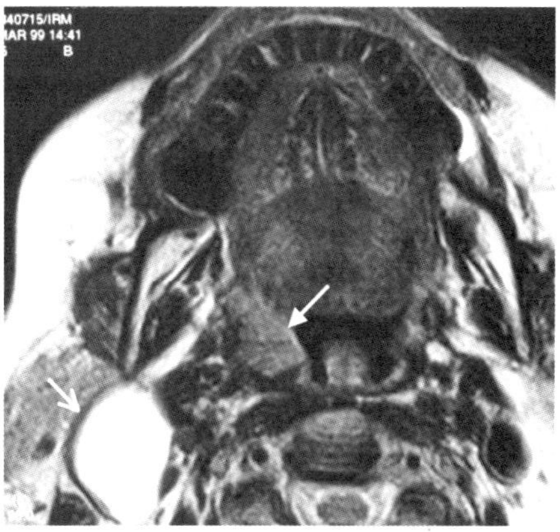

图10.31 右侧扁桃体的鳞状细胞癌伴有一大“囊性”淋巴结转移。在T2WI MR图像上右侧的扁桃体柱较左侧增大，提示着肿块的存在(箭)。空箭号指向一完全坏死的(囊性的)转移的上颈静脉淋巴结。

侵，可行包括部分下颌骨／上颌骨的切除手术治疗，或行保留器官的综合放射治疗和化疗[100, 124, 143]。

齿龈鳞状细胞癌（**齿龈或齿槽黏膜**）经常发生在磨牙或磨牙前的区域，沿着牙齿的齿龈或沿着齿槽，发生在下颌比上颌更常见[10, 52, 107, 124, 143]。临床诊断可能很困难，因为症状与体征易与此部位常见的良性炎症性或反应性病变相混淆。临床上这些肿瘤可能表现为溃疡形成、斑状或结节状病变。约50％的牙龈癌经常发现位于癌下的骨遭破坏[16, 139]。通常的侵犯途径是通过缺齿的牙槽脊。很多病例临床上骨破坏是看不到的只在影像上能看到。放射学检查，包括牙片、颌全景片、CT、齿扫描或MRI，扩大了评价。约50%的病人首次表现为下颌淋巴结转移，一般来讲，转移灶的分化程度比原发灶低。来自下齿槽嵴的颈部转移比来自上齿槽嵴更常见，上述两个部位的癌都有转移到下颌淋巴结的倾向，然而，上齿槽嵴的癌也可能转移到上部颈深淋巴结。

硬腭癌

在西半球，来自硬腭的肿瘤大约50％为小唾液腺起源，剩下的50%来自鳞状细胞。硬腭鳞状细胞癌通常发生于老年男性并与吸烟有关，所以在那些硬腭癌发病率高的国家实行了禁烟。坏死性涎腺化生和淋巴样滤泡增生是可与硬腭癌混淆的两种良性病变。

硬腭的鳞状细胞癌可生长自硬腭中线部或偏一侧或另一侧靠近上齿龈。新生物极少是局限性的且周围常有白斑区。尽管在诊断时肿瘤通常局限在原发部位，进展期肿瘤可侵犯上颌骨、鼻腔、颊黏膜或磨牙后三角区（图10.30）。神经周围蔓延通过腭大神经和腭小神经进入翼腭窝不仅是腺样囊性癌的常见途径，鳞状细胞癌也同样可以。因此，神经周围肿瘤的播散应当用MRI来查找以评价翼腭窝及圆孔情况。小的肿瘤在CT上可能很难看到，因为它可能只表现为轻度的不对称。但是，CT是评价细微骨侵蚀的理想检查方法。在T2权重的MR图像上肿瘤呈高信号，可容易被检出。冠状面（CT或MRI）对评价这些肿瘤特别有用。约30%硬腭鳞状细胞癌患者有颈部淋巴结转移。淋巴播散途径是沿面部和咽后淋巴结及沿上部颈静脉链。

硬腭鳞状细胞癌的处理与口腔的其他肿瘤相似。小的表浅病变没有骨侵蚀可经口腔内切除，而广泛病变有骨侵蚀可能要部分切除上颌骨。

扁桃体及腭弓癌

口咽部鳞状细胞癌通常分化不良并在有表现时就有局部进展。颈部淋巴结转移总的发生率约为50%～70%，预后常不佳[10,57,107,129]。

扁桃体癌占所有上呼吸消化道恶性肿瘤的1.5%～3%，位居第二，仅次于喉部肿瘤。咽喉肿痛可能是唯一症状，而肿瘤的第一症状可能是淋巴结转移。再者，位于扁桃体隐窝看不见的小的癌易在颈静脉二腹肌区产生囊性转移，因此必须彻底寻找原发病变（图10.31）。早期的扁桃体癌常发现位于靠近扁桃体的上极，癌瘤倾向于向前和后扩散到扁桃体柱，因此对这些部位要知道这种可能的播散方式（图10.32）。这些病变可扩展向后达咽侧壁、咽周间隙和翼肌；向下至舌扁桃体沟、舌底部及口底；向上至软腭及鼻咽[13, 14, 51]（图10.33～10.35）。

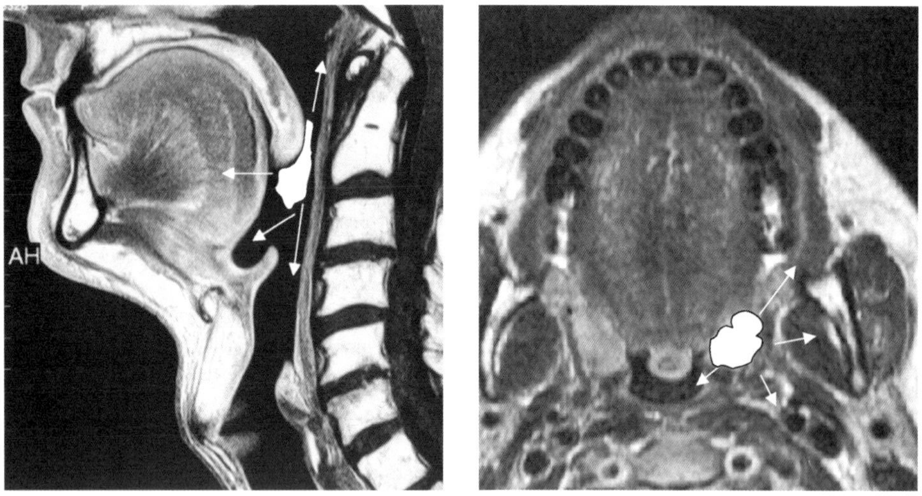

图10.32 a,b 扁桃体肿瘤的播散方式。

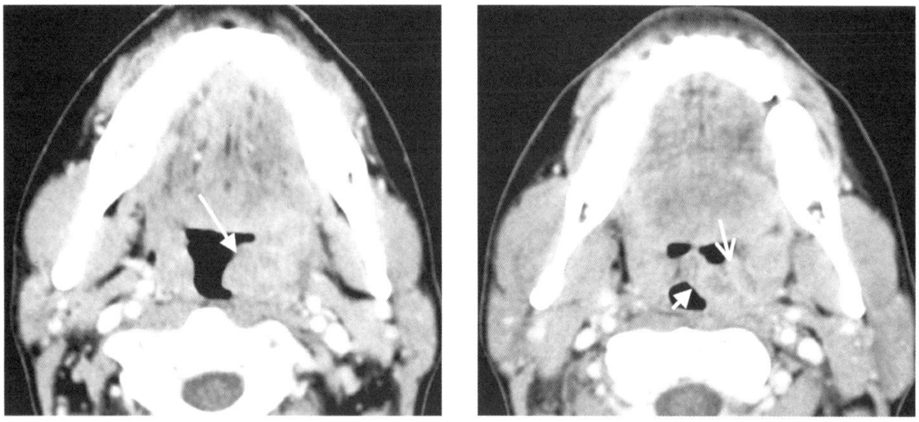

图10.33 a,b 增强后的轴位CT图像。左侧扁桃体的鳞状细胞癌（箭）侵犯前扁桃体柱（空箭）及软腭（短箭）。

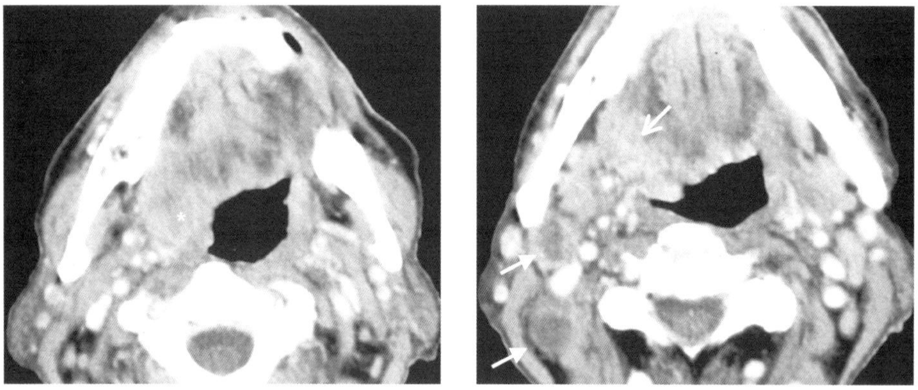

图10.34 a,b 增强后的轴位CT图像显示右侧扁桃体的鳞状细胞癌(星)向下波及舌扁桃体沟及口底(空箭)，并伴有咽旁间隙的受侵.注意比较左侧咽旁间隙的脂肪的表现。可见左侧上颈静脉淋巴结转移并有中心部坏死(箭)。

骨的侵蚀不常见且仅在进展期存在。咽旁及咀嚼肌间隙的广泛侵蚀可能伴有颈内动脉包绕、向前沿筋膜和肌面侵及颅底。如果肿瘤在轴位像上包绕颈内动脉周围超过270°，就不可能切除血管而不切除[144]。虽然扁桃体窝可以不对称，但当颈部存在不明原发灶的转移性淋巴结时，那不对称的扁桃体区应高度怀疑而仔细检查。不管颈部淋巴结状态如何，咽旁间隙的闭塞应怀疑而做仔细检查。

淋巴结转移主要发生在颈静脉上部及咽后淋巴结，但副神经淋巴结及下颌下淋巴结亦有受侵危险。来自扁桃体窝内的鳞状细胞癌总体有70%机会出现以临床阳性的转移淋巴结为首发表现。位于扁桃体窝的早期肿瘤可作经口腔广泛局部切除。进展期病变侵及咽旁及咀嚼肌间隙者需行舌底、下颌骨及上颌骨的部分切除。在许多医院这些大的肿瘤将用综合性的放疗与化疗。

扁桃体癌病人的远处转移是个很大的问题，在整个病程中约15%～20%的病人可以发生。在进展期患者或有颈部或下颈部多水平病理证实淋巴结转移患者远处转移最常发生在肺部[52,94,107]（图10.36）。

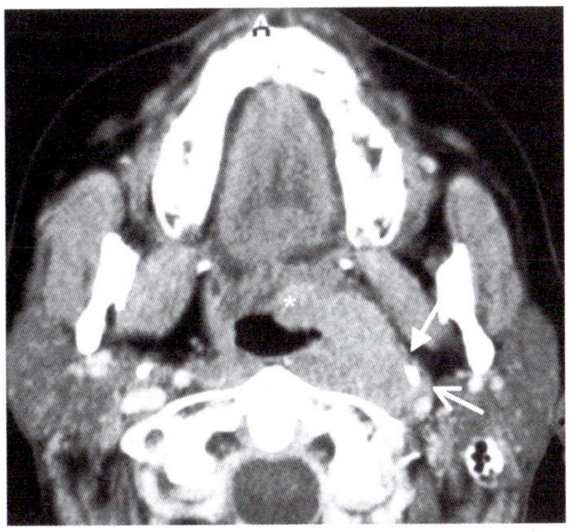

a b

图10.35 a, b 轴位增强后CT图像左侧扁桃体鳞状细胞癌蔓延入后扁桃体柱(星号)和咽旁间隙(白箭)。注意左侧颈内动脉有移位及包绕(开箭)。

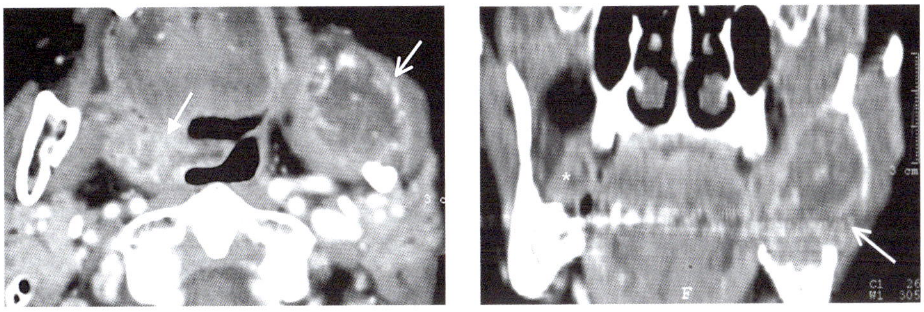

a b

图10.36 a轴位增强CT图像和b 2D冠状位重组图像 右侧扁桃体鳞状细胞癌蔓延至软腭（箭)。此病人还有左下颌骨升支的溶骨性病变（开箭)。组织学证实为鳞状细胞癌的转移。胸部CT进一步显示了肺转移。

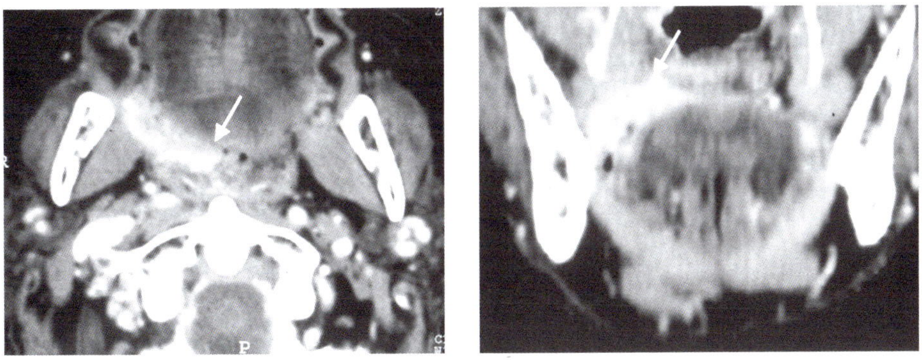

a b

图10.37 a轴位增强CT图像和b 2D冠状位重组图像显示起自右扁桃体前柱明显强化的病变向上侵入软腭(箭)。组织学证实为鳞状细胞癌。

侵及腭弓的表浅肿瘤典型的表现是多灶性，即通常所称的“有病黏膜”[10, 51, 52, 107]。长自扁桃体前柱的肿瘤要比长自扁桃体后柱的多得多。**扁桃体前柱的鳞状细胞癌**易向前侵犯软腭，从软腭向前侵犯硬腭，再向前侵犯鼻咽、翼状肌及颅底[87, 100]（图10.37)。扁桃体前柱的病变向前播散沿着翼颌缝进入颊肌，向下播散沿着腭舌肌到舌底。淋巴结转移主要在下颌下淋巴结及颈静脉上淋巴结。扁桃体前柱内的鳞状细胞癌有45%机会血管以临床阳性转移淋巴结为首发表现。

扁桃体后柱的鳞状细胞癌向前侵及软腭，向后进入咽后壁，向下进入咽会厌皱襞。主要的淋巴引流入颈静脉上部淋巴结。然而，当有咽后壁受侵时，咽后淋巴结副神经淋巴结有受侵危险。

舌底癌

25%的舌肿瘤发生于舌的后1/3部（舌底部)，即舌的口咽部。**舌底部鳞状细胞癌**有侵袭性、可深部浸润，在有临床表现时有75%的病人有淋巴结转移且近30%是双侧的淋巴结转移[10, 107]。舌底癌可向两侧侵犯下颌骨和翼内肌，向上侵犯扁桃体窝及软腭，向前侵犯舌的可活动部及口底；向下侵犯会厌谷、会厌前间隙（看下部）会厌或部分下咽部[13, 98, 100, 126]（图10.38–图10.40）舌底的肿瘤与正常的淋巴组织不管是CT或MR上都易混淆，因为都有强化，T2信号特征相似。

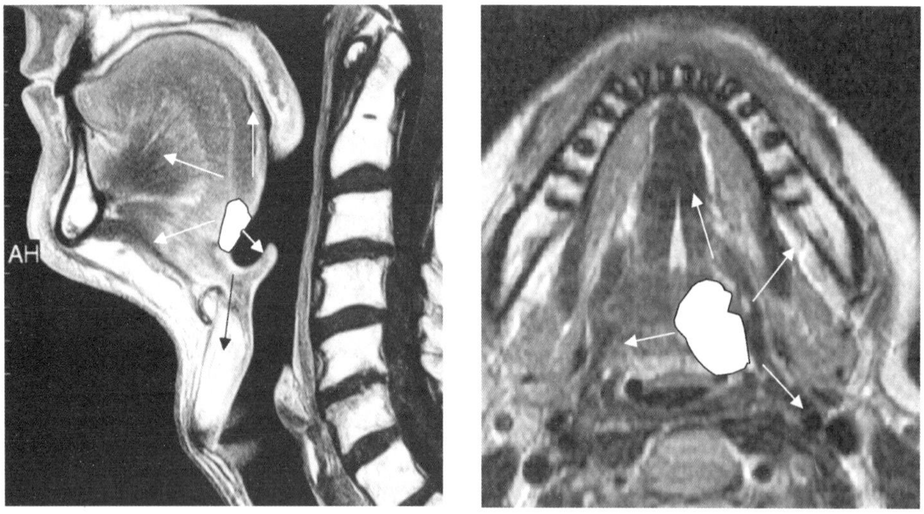

a b

图10.38 a,b 舌底肿瘤的播散方式。

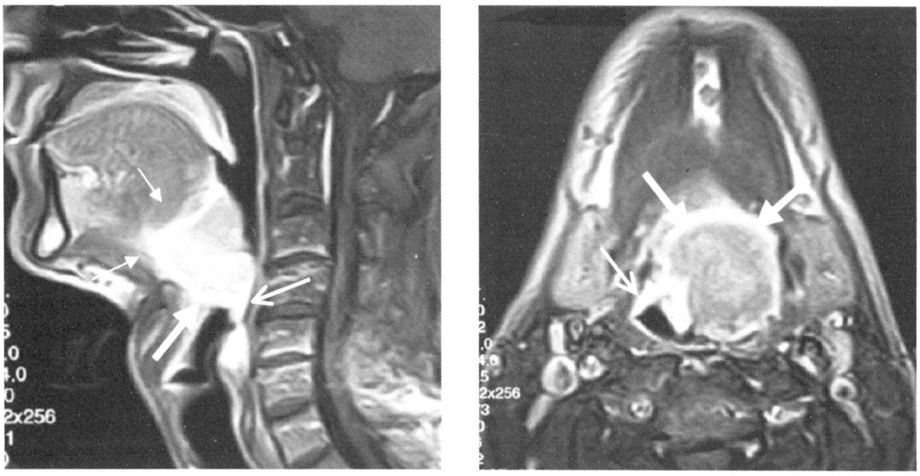

a b

图10.39 a 矢状位和b 轴位注入对比剂后压脂T1WI MR图像显示舌底巨大肿瘤向前侵入颏舌肌及颏舌骨肌（细箭），向下进入会厌谷（粗箭）。会厌受压向右和向下移位（空箭）。没有会厌前间隙的侵犯。注意明显的气管受侵。

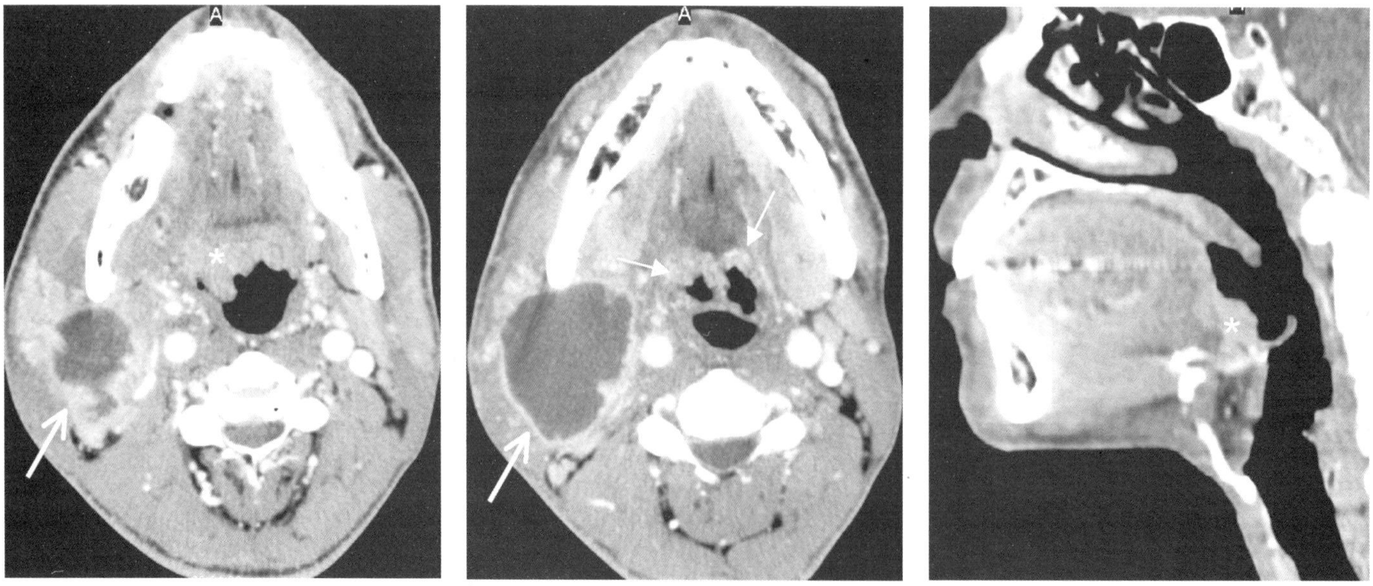

a b c

图10.40 a，b 轴位增强的CT图像及c 2D 螺旋扫描的矢状位重建显示舌底肿瘤（星）侵犯会厌谷（箭）、内侧舌会厌皱襞和会厌的舌面，会厌的舌面表现的不规则。临床上，因为黏膜完好，肿瘤观察不到。而深部活检揭示其为鼻咽癌未分化型。注意右侧大的坏死的转移淋巴结（空箭）。

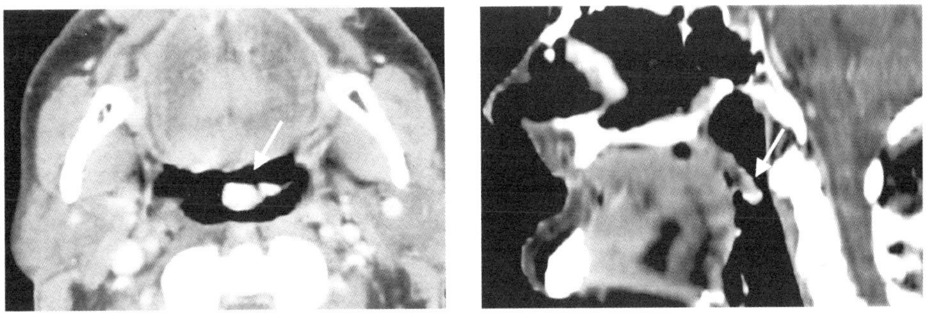

a b

图10.41 a 轴位增强CT图像及b螺旋扫描2D矢状位重组显示一相对小的软腭肿瘤蔓延至悬雍垂，悬雍垂增大、不规则（箭）。

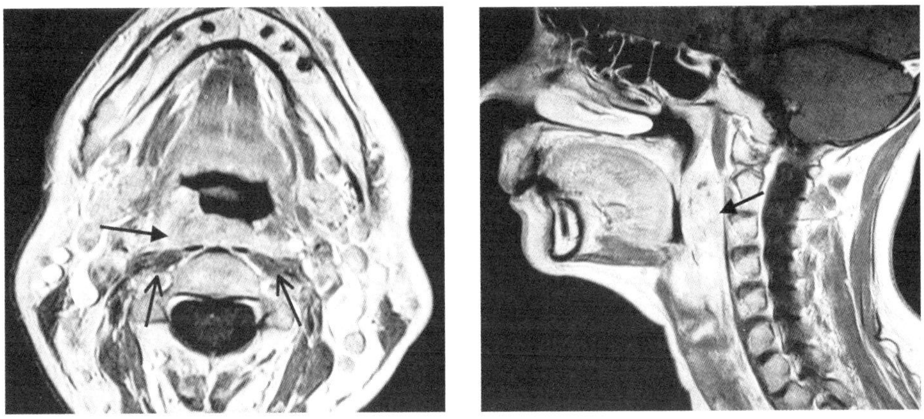

a b

图10.42 咽后壁的鳞状细胞癌。a 轴位及b 矢状位增强T1W MR图像显示一大的外生性肿瘤起自咽后壁，侵犯咽缩肌及咽后间隙（箭），肿瘤没有侵犯椎前肌肉，椎前肌肉无强化（空箭）。注意头尾侧的播散在矢状位MR图像上显示的最好（b）。

深部内镜活检是鉴别二者的唯一途径。除了常规的轴位图像，矢状面及冠状面图像对评价舌底肿瘤的大小很好。治疗方法的选择依赖肿瘤的大小、两侧性、同侧及对侧的神经血管束的侵犯等（见下）。

软腭癌

多数软腭肿瘤是鳞状细胞癌；而小唾液腺癌典型的发生部位是软腭后部[10, 12, 68]。在所有的口咽部肿瘤中，软腭的鳞状细胞癌预后是最好的。他们经常侵犯软腭的口腔面，肿瘤蔓延向前侵犯硬腭，向两侧侵犯扁桃体柱及扁桃体窝，再向两侧进入咽旁间隙、鼻咽及颅底。约60%的病例以淋巴结转移为首发表现。冠状及矢状位CT扫描及MRI图像对评价软腭肿瘤是至关重要的，因为在横断面上小的病变可能被漏诊。在CT上，软腭与肿瘤的衰减值及强化模式相似，除非影像上有明显的饱满，否则肿瘤易被漏诊（图10.41）。而在以上因为腭本身在T1权重像上为高信号（丰富的黏膜腺及脂肪），肿瘤在T1权重像上为低信号，所以容易被识别。

口咽后壁的癌

口咽后壁的癌在所有口腔及口咽的鳞状细胞癌中预后最差。这些肿瘤蔓延向尾侧进入下咽部，向头侧进入鼻咽部[10, 13, 14, 100, 126]（图10.42）。他们经常是黏膜下播散，侵犯咽后脂肪组织，但是，因为椎前筋膜的存在成为肿瘤播散的屏障，所以椎前肌肉的侵犯在初有临床症状时不常见。这些病变通常采用放疗。

断层成像在治疗方案建立中的作用

临床评价及单独内镜活检不能对一些关键解剖区域及结构作出可靠的估计及评价，而这些解剖区域及结构对口腔及口咽部肿瘤治疗方案的确定至关重要，所以断层成像在治疗前的评估中起着重要作用。这些关键区域包括舌底的两侧或深部及神经血管束、会厌前间隙、下颌骨及上颌骨、翼腭窝及颅底、椎前肌肉。

舌底的两侧或深部及神经血管束的侵犯

小的表浅的影像学上没有发现周围神经播散征象的舌前后部病变可以作广泛的局部切除或局部放疗。没有越过中线的进展期病变做部分舌切除可望得到彻底治疗[100, 143]。从吞咽及讲话的角度上讲，大多数有半舌存在的患者的生活质量能够维持在可接受的水平。越过中线的肿瘤及伴有对侧神经血管束受侵犯的肿瘤需行舌全切术。舌全切术是一个从多方面讲都延迟的手术，使病人没有任何吞咽及清楚地讲话的能力。在许多医院，这种根治性的切除手术经常被认为是不可接受的治疗方法，经常采用非手术的保留器官综合性放化疗。如果舌底部很小的可活动的部分被保留下来，那么功能的恢复及活瓣重建将大大提高。

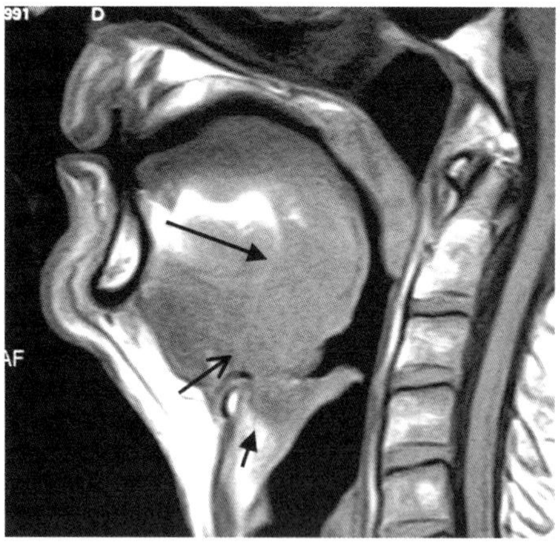

a

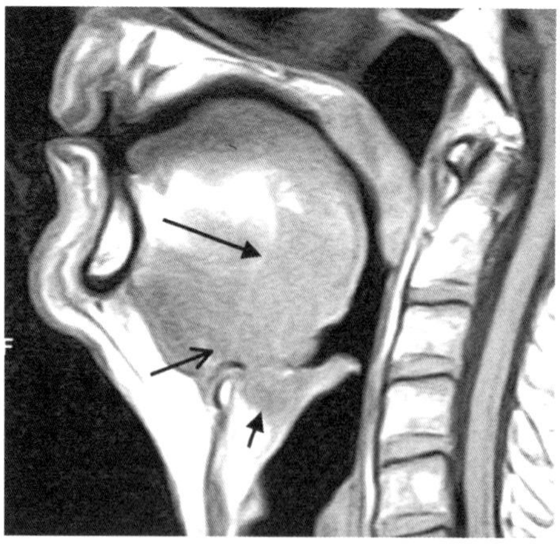

b

图10.43 a 未增强的和b增强的矢状位T1WI MR图像显示一巨大舌底肿瘤侵犯颏舌肌（长箭）、颏舌骨肌（空箭）、会厌谷和会厌前间隙（短箭）。注意肿块仅有轻度强化。

重要的手术方案信息是通过仔细观察CT或MRI图像上中心位于舌一侧的肿瘤是否占据了舌中隔或越过中隔长到另一侧。这种征象的出现是需行对侧切除的指征。在CT上通过观察肿瘤的边缘与舌下间隙内增强的血管的关系能对神经血管束的受侵作出更好的评价[101]。T2WI及增强的T1WI MR图像在评价舌癌的确切边缘及其与神经血管束的关系上也是非常有用的。

最近表明在切除口底、舌口腔内的部分及舌底肿瘤时，CT对预计舌下神经（Ⅻ）是否切除也十分有帮助。如果近端舌动脉起始部周围的脂肪平面被肿瘤填塞舌下神经的“牺牲”基于CT图像就可能预见到。评价术者保留舌下神经能力的CT阴性预测值为87%，特异性为80%。

会厌前间隙的受侵

会厌前间隙由脂肪组织及疏松有弹性的胶原纤维组成，其前以甲状腺膜及甲状软骨为界，后界为舌骨下会厌，颅侧界为舌骨会厌韧带，尾侧界为会厌柄。会厌前间隙在轴位及矢状位图像显示最佳。会厌前间隙因为含有丰富的脂肪组织，在CT上呈低密度，在T1权重及FSE T2权重 MR图像上呈高信号。

会厌前间隙可被口腔内癌或口咽部癌通过侵及舌底所侵犯。会厌前间隙的受侵意味着要行声门上甚至是整个喉的切除[52, 81, 100, 126, 143]。因此，没有会厌前间隙受侵的舌肿瘤行标本切除时不需将声门上区喉部包括在内。因为舌底及喉的联合切除经常导致患者术后的生活质量很差伴吞咽及讲话受影响，所以准确诊断是非常重要的。CT和MRI都很适宜显示会厌前间隙内脂肪组织被肿瘤组织取代（图10.43）。虽然矢状位图像显示肿瘤侵犯会厌前间隙的上下范围最好，但是确立诊断标准的轴位图像就足够了。报道的CT和MRI检出会厌前间隙受侵的敏感性为100%，相应的特异性分别为93%及84%～90%[13, 81, 146]（也可见第Ⅵ部分）。

下颌骨及上颌骨的侵犯

肿瘤往往在牙床处侵入下颌骨，因为牙床无论是在有牙与无牙的颌骨均处在反折黏膜与贴附黏膜的连接处[26]。下颌骨的侵犯经常是口腔或口咽部鳞状细胞癌晚期的征象，很难做出临床评价。外科手术依据受累的范围不同各异[31, 100, 126, 143]。如果肿瘤毗邻骨膜但没有侵犯骨膜，那则以骨膜为肿瘤边界将其切除。伴有骨膜侵犯或局限于下颌骨内外皮质内的骨侵蚀的肿瘤可行边缘性的下颌骨切除术（皮质切除，边缘性下颌骨切除），以此来保持下颌骨的连续性[24, 25, 139]。然而，侵犯舌或唇的外缘或肿瘤蔓延至骨髓腔的肿瘤因为初次足以能消灭骨内病变的照射剂量有招致放射性骨坏死的危险，所以就必须行下颌骨部分切除术而后再重建[24, 25]。下颌骨切除后，应用微血管活瓣来代替骨以达到满意的美观效果。最近表明口腔鳞状细胞癌侵犯下颌骨的程度影响患者的生存率，但这种差异不是因为局部手术失败，因为两种局部切除术的失败率是相似的（边缘下颌骨切除术为29%，部分下颌骨切除术为25%），重要的结果是，边缘下颌骨切除的5年生存率仅为25%，部分性下颌骨切除者则为40%。部分下颌骨切除（和进展期下颌骨浸润）病人的不良预后是因为转移的发病率增加或肿瘤复发[130]。

微小的皮层侵蚀用薄层CT扫描最易检出（1mm连续断层扫描骨算法），结合用CT牙软件能予以补充（图10.44）。总的来讲，轴位及冠状位图像都经常用到，尤其是牙龈肿瘤。报道的齿CT软件程序DentaScan对评价口腔鳞状细胞癌侵犯下颌骨临床上固定用于下颌骨的诊断准确性敏感性为95%，特异性为79%，阴性预测值为92%[23]。最近表明，临床专门针对下颌骨的口腔鳞状细胞癌病人，3mm连续断层扫描骨算法重建可能达到相同的效果（敏感性96%，特异性87%，阳性预测值89%，阴性预测值95%）[98]。但是，对于磨牙后三角区的肿瘤，CT是一种有用但不准确的骨侵蚀的检查方法（敏感性仅为50%，阴性预测值61%）[74]。

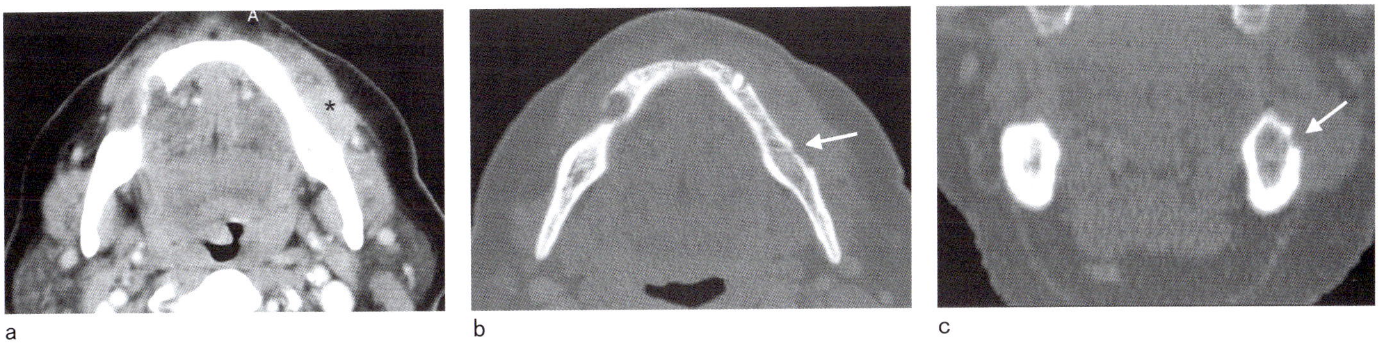

图10.44 a，b 轴位增强螺旋CT图像1mm薄扫分别用软组织算法(a)和骨算法(b)。c 螺旋扫描骨算法2D冠状位重建。可见一右下部牙龈前庭部肿瘤（星）伴有下颌骨皮质的微小侵蚀(箭)。

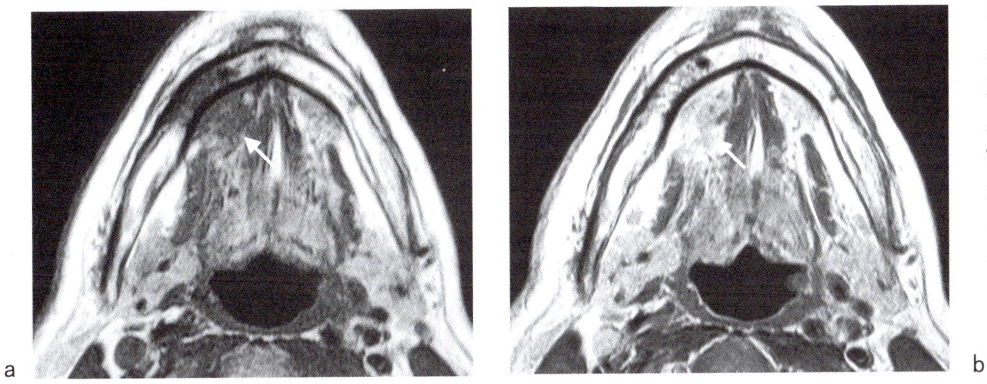

图10.45 MRI假阳性的下颌骨侵犯。a 未增强的和b增强的轴位T1W MR图像显示接近相邻下颌骨的口底肿瘤。临床上，肿瘤固定于下颌骨。下颌骨骨髓腔在T1WI上有异常的低信号，注入对比剂后有强化。这些征象被认为是下颌骨受侵，但手术仅发现骨髓腔内的炎症性病变，而没有肿瘤。

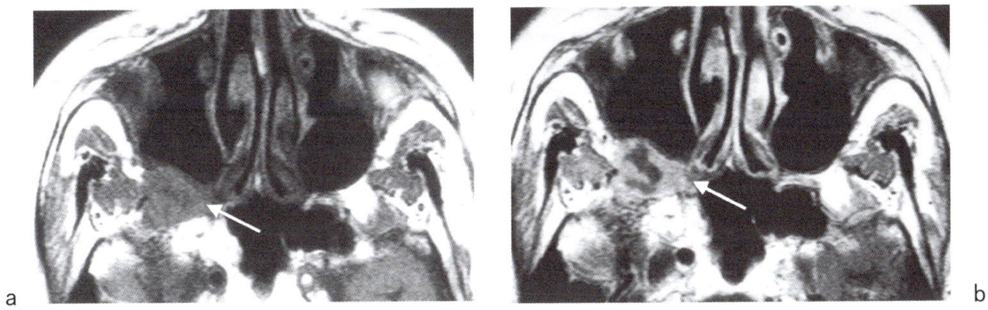

图10.46 一软腭鳞状细胞癌患者，肿瘤沿周围神经V2播散进入翼腭窝。a 未增强的和b增强的轴位T1WI 显示右侧翼腭窝内的瘤块有中心部坏死（箭）。

下颌骨骨髓受侵用MRI最易检出。未增强的T1WI低信号、T2WI或STIR图像高信号及注入对比剂后有强化是下颌骨受侵的指征。但是，这些征象不总是很特异，也可以由瘤周水肿和感染、同时存在的其他牙周疾病、骨髓炎及后来的放疗引起的放射性纤维化和放射性骨坏死引起（图10.45）。报道的MRI检出下颌骨受侵的敏感性为96%，特异性为84%～90%[13, 31, 143]。

上颌骨的受侵经常在磨牙后三角区癌及硬腭癌中见到。骨的受侵蚀意味着要行部分上颌骨切除而不是广泛局部切除。如果能构建出适当简明的填塞物将口腔与鼻腔和鼻咽分隔开，那患者能比较好的耐受部分上颌骨切除术。否则，伴有发声困难的腭咽功能不全及食物反流入鼻腔的机会将增加。薄层（1～2mm）冠状CT是检出细微上颌骨受侵的理想检查方法。

翼腭窝受侵及周围神经播散

周围神经播散的肿瘤典型的是在鳞状细胞癌、腺样囊性癌及起源于口腔和口咽的淋巴类肿瘤中见到（也可见第3及第4章）。认识肿瘤的周围神经播散对完全切除原发肿瘤是非常关键的。

肿瘤的周围神经播散在MR上表现为注入钆对比剂有增强和／或受累神经的增大，在CT扫描上表现为相应神经孔的增大。对于有增强的大小正常的神经，除非证实其未受侵，否则即提示周围神经有播散[37, 100]。由于有可能作为周围神经播散途径的每一根主要神经干在出颅底时都有脂肪组织包绕，这些脂肪组织的闭塞也提示着周围神经的播散。反之，周围神经脂肪组织正常存在则可以确切的排除周围神经播散。周围神经的播散可以是逆行性的也可以是顺行性的，比如，硬腭的肿瘤可以逆行侵犯翼腭窝（图10.46），从翼腭窝又顺行侵犯舌下神经。

表10.1 口腔癌的TNM分期

T：原发性肿瘤		
TX		不可评估的原发性肿瘤
T0		无迹象的原发性肿瘤
Tis		原位癌
T1		肿瘤直径不大于2cm
T2		肿瘤直径在2～4cm之间
T3		肿瘤直径大于4cm
T4a		*(唇)* 肿瘤越过骨皮质、下牙神经、口底或（下腭）皮肤
T4a		*(口腔)* 肿瘤越过骨皮质，进入舌肌（颏舌肌、舌骨舌肌、腭舌肌和茎突舌肌），上颌窦或面部皮肤的深部或外部
T4b		*(唇或口腔)* 肿瘤侵入咀嚼部、翼板、颅底或包围颈动脉
N：局部淋巴结		
NX		不能评估的局部淋巴结
N0		无转移局部淋巴结
N1		仅有一个同侧转移的淋巴结且小于3cm
N2		仅有一个同侧转移的淋巴结且直径在3～6cm间；有多个同侧转移的淋巴结但直径均小于6cm；两侧或对侧有转移淋巴结直径均小于6cm
	N2a	仅有一个同侧转移的淋巴结且直径在3～6cm间
	N2b	有多个同侧转移的淋巴结但直径均小于6cm
	N2c	两侧或对侧有转移淋巴结直径均小于6cm
N3		同侧转移淋巴结直径大于6cm
M：远端转移		
MX		不可评估的远端转移
M0		无远端转移
M1		有远端转移

表10.2 口咽癌的TNM分期

T：原发性肿瘤		
TX		不可评估的原发性肿瘤
T0		无迹象的原发性肿瘤
Tis		原位癌
T1		肿瘤直径不大于2cm
T2		肿瘤直径在2～4cm之间
T3		肿瘤直径大于4cm
T4a		肿瘤累及以下任意部位：喉、进入舌肌（颏舌肌、舌骨舌肌、腭舌肌和茎突舌肌），翼内肌、硬颚、下颌骨
T4b		肿瘤累及以下任意部位：翼外肌、翼板、外鼻咽、颅底或包围颈动脉
N：局部淋巴结		
NX		不能评估的局部淋巴结
N0		无转移局部淋巴结
N1		仅有一个同侧转移的淋巴结且小于3cm
N2		仅有一个同侧转移的淋巴结且直径在3～6cm间；有多个同侧转移的淋巴结但直径均小于6cm；两侧或对侧有转移淋巴结直径均小于6cm
	N2a	仅有一个同侧转移的淋巴结且直径在3～6cm间
	N2b	有多个同侧转移的淋巴结但直径均小于6cm
	N2c	两侧或对侧有转移淋巴结直径均小于6cm
N3		同侧转移淋巴结直径大于6cm
M：远端转移		
MX		不可评估的远端转移
M0		无远端转移
M1		有远端转移

口腔及口咽肿瘤周围神经播散的主要途径是三叉神经。腭及扁桃体柱肿瘤周围神经播散的通常途径是上颌神经。如果肿瘤沿着腭神经进入翼腭窝，那窝内的脂肪间隙将被填塞。从翼腭窝肿瘤沿着圆孔和翼管分别进入海绵窦区和破裂孔，在进展期的侵及翼状肌的扁桃体、磨牙后三角区及颊癌，可沿下颌神经通过卵圆孔到达海绵窦、三叉神经节和岩骨尖。最后，肿瘤从海绵窦向后沿着三叉神经节前纤维进入三叉神经池，最后到达脑干。肿瘤沿着神经发展时神经通常有增大。周围神经的播散大大的改变了治疗方法。颅底以下的蔓延可手术治疗，但是颅内的蔓延在许多医院将用放疗及化疗。

椎前肌肉的侵犯

椎前肌肉的侵犯通常发生在咽后壁癌向后播散时，这排除了手术切除的可能。因为椎前肌肉系统非常靠近椎管和脊髓，所以要特别注意放疗入口的位置以避免出现大的放疗并发症，比如横贯性的脊髓炎[11]。肌肉形态不规则、T2MR图像高信号及注入对比剂后T1MR图像和CT图像上有强化提示可能椎前肌肉受侵犯。然而这些征象不具有特异性，也可由瘤周水肿和感染引起[82,143]。

根据TNM系统的影像及肿瘤分型

国际肿瘤联合控制中心（UICC）及美国癌症联合会(AJCC）纲要[11,57,127]建议使用断层成像，几项研究的结果已经表明应用断层成像能大大提高治疗前肿瘤T分期的准确性。虽然螺旋CT较传统动态增量CT对T1期肿瘤的诊断有所提高，但它对口腔及口咽癌的分期没有明显提高[67]。报道的CT对口腔癌分期的总的准确性为81～85%，对口咽癌分期的准确性为84～90%[67,77,78]。报道的MRI对以上两部位癌的分期的总的准确性相似，两者均波动在81～89%[77,78,134]。但是因为有高的软组织对比度，MRI在评价小的口腔癌及口咽癌的准确性比CT高，尤其对口腔来说，MRI优于CT，因为牙齿的充填物及密致骨很少或不引起假相。

表10.1和10.2列出了口腔癌和口咽癌的TNM分类。

非典型鳞状细胞癌

“非典型鳞状细胞癌”是有特殊组织学和免疫组织化学特性的鳞状细胞癌变异型。非典型鳞状细胞癌包括疣状癌、鼻咽癌中的未分化型、梭形细胞瘤、基底细胞癌、腺样鳞状细胞癌和巨细胞癌[9-11,18]。据文献报道5%～12%口腔和口咽肿瘤为非典型鳞状细胞癌。

疣状癌

疣状癌或者称为Ackerman瘤典型的是发生在有吸烟史的老年人的颊黏膜和下牙龈[9,10,64]。如果病人开始就行手术治疗，口腔疣状癌的预后是相当好的。临床上，这种肿瘤表现为疣状的，大块的外生性肿物，带有丝状突起，可与寻常疣相混淆。尽管疣状癌可以发生局部的侵犯，进展期可侵犯下颌骨，但它几乎不转移到淋巴结。大多数作者将单纯手术作为治疗方法，在大多数病例里病变是可以局部切除的。因为表浅取材活检可能缺乏组织特异性，所以全层活检或可能的话切除活检对确立诊断是必要的[9,18,64]。尽管喉的疣状癌（见11章）可以有特征性的放射学表现，但是尚无资料显示口腔及口咽的疣状癌有特征性的放射学表现。

鼻咽癌的未分化型

未分化鼻咽癌是鳞状细胞癌的不常见的变异型，有独特的淋巴成分[9,10,18]。肿瘤主要发生在60～70岁的男性。EB病毒（EBV）的感染在发病学中起着重要的作用。肿瘤通常起源于淋巴组织丰富的舌底及扁桃体（图10.40）。未分化鼻咽癌的患者的肿瘤比普通类型的鳞状细胞癌表现出更强的侵袭性。在鼻咽癌的未分化型中，远处转移及淋巴转移的发生率比普通型的鳞状细胞癌的发生率要高。颈部淋巴结转移，转移到对侧淋巴结及增大淋巴结聚集成簇可能是首发症状[9,10,52,62]。与报道过的喉部肿瘤相似，这些肿瘤与普通型的鳞状细胞癌有相同的影像学特征。单纯放疗或与化疗结合能有效的消除局部病变[75,211,230]。

基底细胞癌

口腔及口咽的**基底细胞癌**更多发生在60～80岁的有嗜烟酒史的男性。临床上，这些肿瘤表现为溃疡性、外生性的牢固肿块[4]。主要的组织学特征是与鳞状细胞癌密切联系的基底样模式。活检时，基底样鳞状细胞癌与其他组织学类型的肿瘤有一些相似性，比如，腺样囊性癌、腺鳞癌。电子显微镜和免疫组化检查对建立正确的诊断是有帮助的。在口腔及口咽的好发部位是口底和扁桃体。基底样鳞状细胞癌的预后是非常差的且不可预见[4,9,10]。肿瘤经常是被发现时就处于进展期，表现出侵袭性：周围神经侵犯，颈部淋巴结转移，远处转移到肺、肝、骨、脑和皮肤。与相同部位的普通型的鳞状细胞癌相比，是否应内基病样鳞状细胞癌表现出高的局部复发率、远处转移率、死亡率和短的平均存活期[4]。

表10.3　口腔和口咽部罕见的鳞状和非鳞状细胞肿物

非典型鳞状细胞癌
- 疣状癌或Ackerman癌
- 未分化型鼻咽癌
- 口腔和口咽的基底鳞状细胞癌

恶性非鳞状细胞肿瘤
- 小唾液腺肿物
  - 黏液表皮样癌
  - 腺样囊性癌
  - 腺泡癌
  - 腺癌
- 原发淋巴瘤
  - 霍奇金淋巴瘤
  - 非霍奇金淋巴瘤
- 脂肉瘤
- 横纹肌肉瘤
- 平滑肌肉瘤
- 恶性纤维组织细胞
- 纤维肉瘤
- 滑膜肉瘤

良性非鳞状细胞肿瘤
- 混合瘤（良性混合瘤）
- 脂肪瘤
- 神经鞘瘤
- 神经纤维瘤
- 侵犯性纤维瘤的（腹腔外硬纤维瘤）
- 横纹肌瘤
- 平滑肌瘤
- 血管外皮细胞瘤

非鳞状细胞肿瘤

恶性非鳞状细胞肿瘤

口腔和口咽的非鳞状细胞肿瘤列于表10.3中。

小唾液腺肿瘤

小唾液腺肿瘤是除霍奇金淋巴瘤和非霍奇金淋巴瘤外的第二常见的口腔和口咽肿瘤。估计口腔和口咽部有500～1000个小唾液腺。硬腭和软腭是小唾液腺存在的最常见位置，因此也是小唾液腺肿瘤发生的最常见位置。但小唾液腺肿瘤可以长在口腔和口咽的其他区域，比如舌底、扁桃体、会厌谷[12,56,68]。小唾液腺起源的肿瘤在腭部的发生率可达到鳞状细胞癌在腭部的发生率。小唾液腺起源的肿瘤不同于鳞状细胞癌，多发生于较年轻患者，50～70岁之间，男女发病率相等，生长缓慢。早期的小唾液腺肿瘤通常局限在起源位置，晚期可以有邻近组织结构的受累，比如：硬腭、上颌骨、鼻窦及颊黏膜。最常见的小唾液腺起源的良性肿瘤是多形性腺瘤，最常见的恶性肿瘤是腺样囊性癌（圆柱瘤），二者共占小唾液腺肿瘤的70%[10,51]。

腺样囊性癌是小唾液腺肿瘤中最常见的恶性肿瘤。肿瘤可位于黏膜下但黏膜完好无损，临床检查可能只发现黏

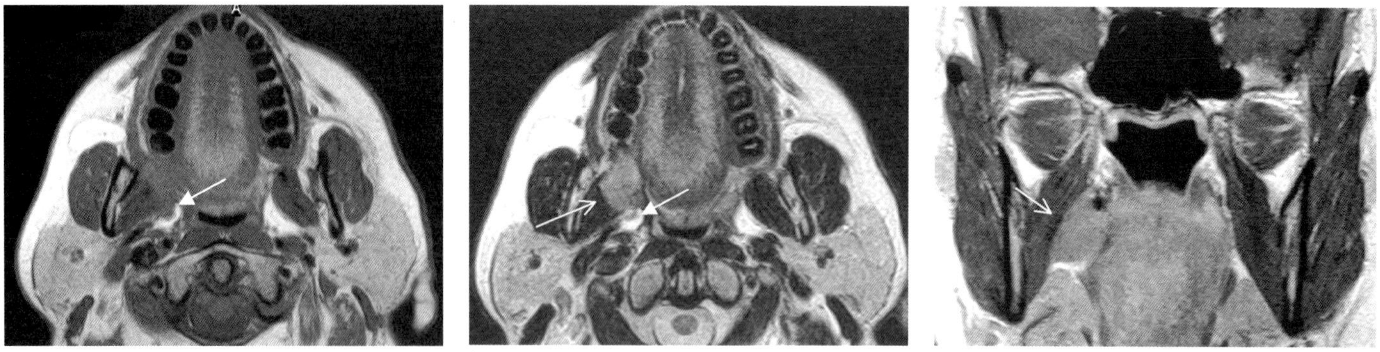

a b c

图10.47 一牙关紧闭症的年轻女性患者。临床检查未发现黏膜病变，但可触到此部位磨牙后三角区黏膜下隆起。a 轴位T1WI，b 轴位T2WI和c 增强后冠状T1WI显示一边缘锐利的肿块蔓延入咽旁间隙（箭）并侵犯翼内肌（空箭）。深部的活检揭示其为腺样囊性癌2级。

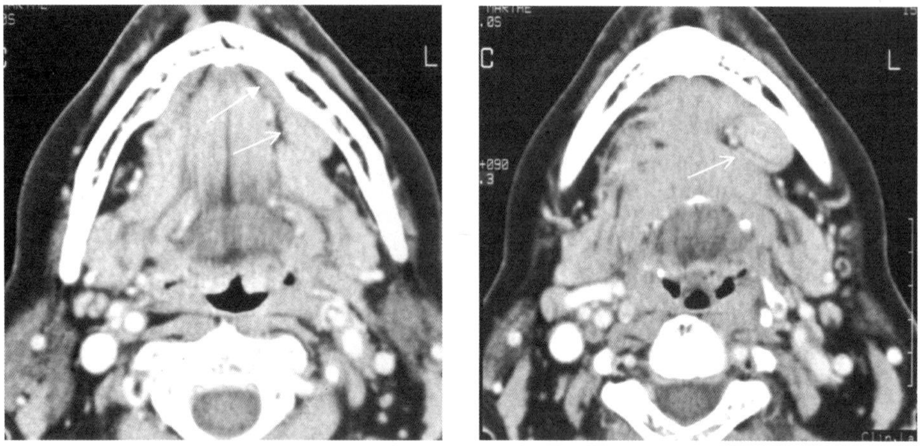

a b

图10.48 男性患者左颏下可触及肿块。a,b 口底水平增强CT图像显示由舌下腺向后侧面生长的边界清楚的肿块（空箭号），向下蔓延入下颌下间隙。尽管肿块密度均匀、边缘锐利，手术证实其为腺样囊性癌，来自副涎腺或小唾液腺。

膜下膨窿（图10.47,10.48）。对这些患者要强行行深部黏膜下活检来确立组织学的诊断。组织学上，腺样囊性癌可分为三个明确的亚型：筛状（1级）、管状（2级）及实性癌（3级）[63]。腺样囊性癌特征性的转移途径是沿着三叉神经的第二及第三支[37]（见上部）。腺样囊性癌患者的生存期要长于鳞状细胞癌患者，平均达8年，最长为15～18年[10, 125]。区域性转移到颈部淋巴结很少见，而终末期通常远处转移至肺、骨及脑。治疗选择手术和综合性放化疗。在确立诊断时，MRI和CT典型的都能显示黏膜下的肿瘤转移（图10.47）。腺样囊性癌在T1WI、T2WI上信号强度及MR和CT的强化模式均不具特异性，借以与其他肿瘤相区别。但是，MR T2WI上低信号多为富细胞肿瘤（实性亚型，3级），预后差，而MR T2WI上高信号多为乏细胞肿瘤（筛状及管状亚型，1～2级）预后较好[125]。

黏液表皮样癌及**腺泡癌**有不同的生物学行为，但是**腺癌**预后极差[10, 47]。CT和MRI的影像表现无特异性不易与口腔及口咽的其他恶性肿瘤相鉴别（图10.49，10.50）。但腺癌中能见到非常粗糙的钙化（图10.50）。舌下腺及下颌下腺肿瘤虽然不常见，但是可向颅侧蔓延，其次侵犯口底、临近皮下脂肪，有时侵及皮肤（图10.51）。临床上，这些患者黏膜完好无损，但有局限性或弥漫性的口底隆起（图10.51）。进一步向颅侧蔓延可侵犯咽旁间隙及咀嚼肌间隙，导致牙关紧闭（图10.50）。

淋巴瘤

霍奇金淋巴瘤及**非霍奇金淋巴瘤**都最常发生在头颈部伴有淋巴结的增大。霍奇金淋巴瘤主要发生在淋巴结，结外淋巴组织受累不常见（4%），非霍奇金淋巴瘤经常侵犯结外淋巴组织（23%）[132]。然而，口腔及口咽的**原发淋巴瘤**非常罕见，占以上两区域所有恶性肿瘤的3.5%。口腔及口咽的淋巴瘤通常累计Waldeyer环。Waldeyer环最常受累的部位为腭扁桃体，之后为舌扁桃体及咽扁桃体（图10.52，10.53）。预后相对比较差，确诊后3年的死亡率为30%。[46]不像鳞状细胞癌，淋巴瘤尽管病变本身膨大但不易向深部侵犯（图10.52，10.53）且常与颈部的淋巴结病相伴出现。受累淋巴结从1～10cm不等[76]。在CT和MRI上最显著的特征是均匀的薄的边缘增强。不像鳞状细胞癌，霍奇金淋巴瘤及非霍奇金淋巴瘤的受累淋巴结很少发生中心部坏死[15, 76]。

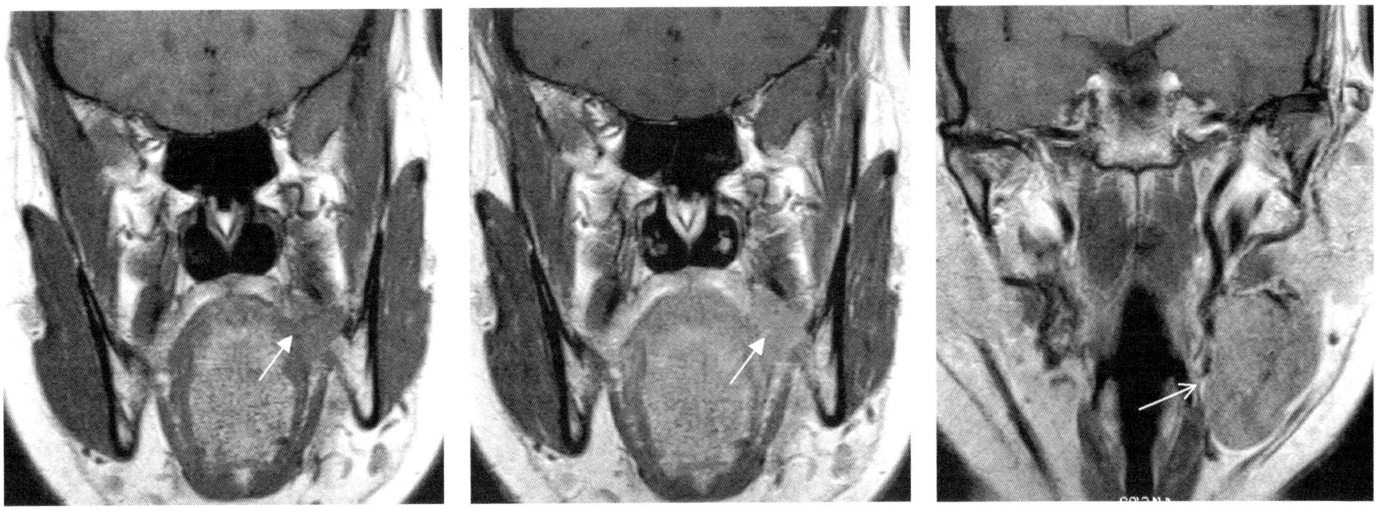

a b c

图10.49 一年轻女性患者颈部触及一大的肿块。冠状位（a）和增强后的T1WI（b和c）显示一累及左侧扁桃体前柱的肿瘤（箭），向下蔓延进入舌扁桃体沟。可见中度增强，左侧还可见巨大的有均匀一致强化的转移淋巴结（空箭）。活检揭示其为黏液表皮样癌。

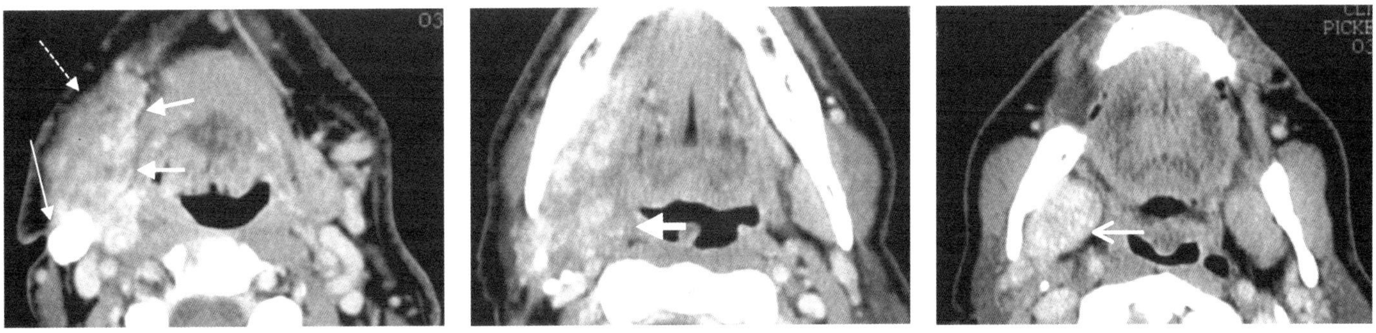

a b c

图10.50 牙关紧闭症男性患者临床检查发现弥漫的颏下区硬结。增强的CT图像（a～c）显示来自右下颌下腺区弥漫浸润的肿块（箭），向上蔓延进入咽旁间隙（粗箭）和翼内肌（空箭）。注意非常粗的钙化（细长箭）和右侧皮下脂肪的侵犯（虚箭）。组织学揭示其为腺样癌。

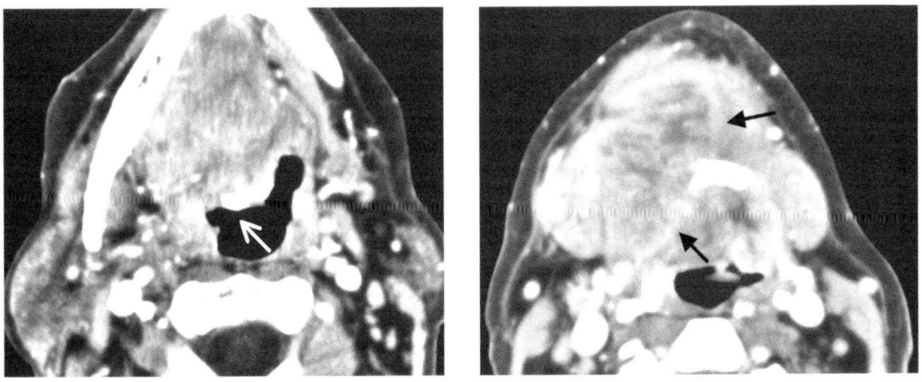

a b

图10.51 老年女性临床检查发现口底和颏下区弥漫性硬结。黏膜是完好的。增强的CT图像（a和b）显示一来自下颌下腺的弥漫浸润的肿块（箭），向上蔓延至舌固有肌和舌底（空箭）。组织学揭示其为黏液表皮样癌。

脂肉瘤

脂肉瘤很少发生在头颈部，报道的口腔的脂肉瘤不足50例。报道的脂肉瘤在口腔内发生在颊部、腭、口底和颏下区[104]。这些区域的脂肉瘤没有性别倾向，可以发生在任何年龄（平均年龄50岁）。它们起源于筋膜面轴位的成脂细胞而不是先前存在的脂肪瘤[10, 104]。组织学上脂肉瘤可分为4个亚型：分化良好型和黏液样肿瘤，预后良好；多形型和圆形细胞病变，预后差。必须行广泛的外科切除。在CT上分化良好型脂肉瘤密度不均匀且高于皮下脂肪，它们的典型表现为含脂肪及软组织成分的混杂密度，边缘常模糊、浸润，并且增强后有不均匀的强化区。在T1W MR图像上分化良好的脂肉瘤主要表现为脂肪性的病变，但信号要比皮下脂肪低。在增强后的T1W MR压脂像上，脂肉瘤表现为斑片状的不均匀的强化。其他组织学类型的

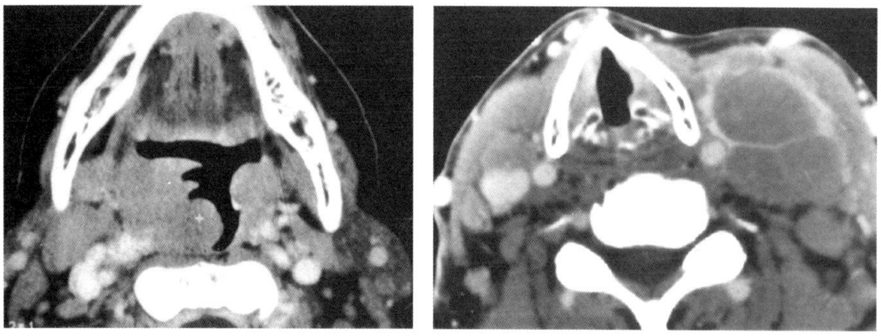

a b

图10.52 一非霍奇金淋巴瘤患者增强CT图像（a和b）显示其累及Waldeyer环及淋巴结。注意均匀一致增大的扁桃体及均匀一致增大的颈内静脉旁淋巴结，伴有特征性的淋巴结周边薄层强化。

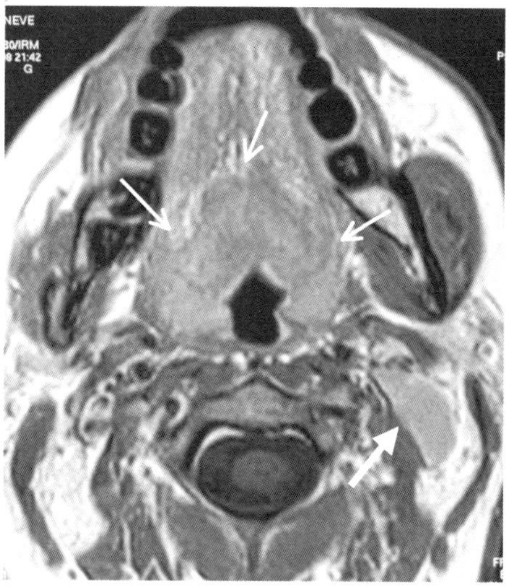

图10.53 一非霍奇金淋巴瘤患者增强的MR T1WI。注意舌底淋巴组织的受累（开箭），和均匀一致增大的上颈内静脉旁淋巴结伴有特征性的淋巴结周边薄层强化（箭）。

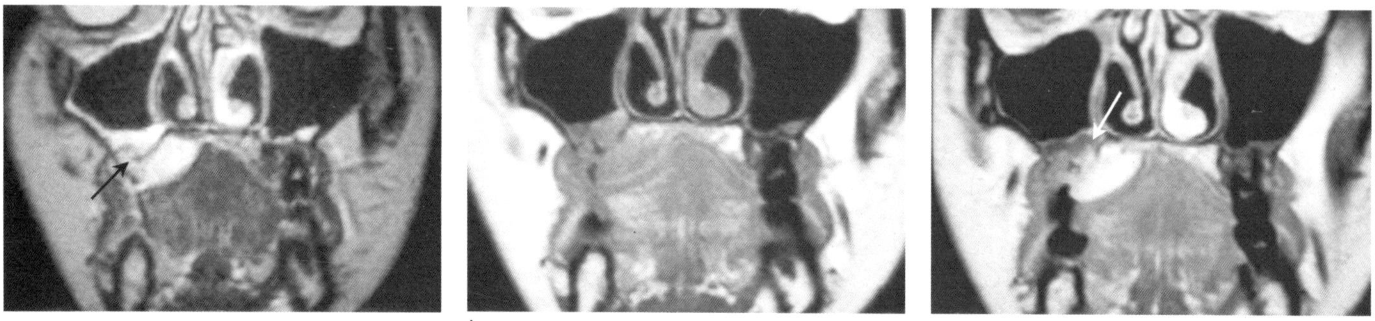

a b c

图10.54 黏液样脂肉瘤。a 一硬腭黏膜下隆起患者的冠状位MR T2WI显示右侧高信号病变伴有骨破坏（箭）。注意右侧上颌窦黏膜增厚。b 同一平面 MR T1WI显示右侧稍低信号的肿块伴有骨质破坏。c 静脉注入对比剂后，肿瘤明显强化。注意骨侵蚀区被增厚的上颌窦黏膜覆盖。基于上述MR 的表现作出了恶性肿瘤的诊断，可能来自小唾液腺。手术揭示其为黏液样脂肉瘤。Dr．Jan Casselman (Sint Jan Hospital，Bruges,Belgium)提供。

脂肉瘤（黏液样，多形型和圆形细胞病变），影像上看不到增大的脂肪区域。如果缺乏脂肪信号（或密度）的脂肉瘤不能与其他软组织肿瘤相鉴别（图10.54）。

肌组织和纤维组织源性的肿瘤

横纹肌肉瘤

尽管**横纹肌肉瘤**容易发生在头和颈区，但累及口腔和口咽的罕见。在口咽部好发部位为舌底。肿瘤好发在儿童和青少年，在CT和T1W MR图像上均与肌肉的密度和信号相似。在T2WI上肿瘤经常为高信号（图10.55）并且注入对比剂后有不同程度的强化。

恶性纤维组织细胞瘤

3%～10%的**恶性纤维组织细胞瘤**（MFH）发生在头和颈部，10%～15%头颈部的恶性纤维组织细胞瘤来自口腔和口咽[113]。MFH典型的男女发病比例为3：1并且常发生在50岁以上患者。先前曾行口腔放疗是MFH的一个易感因素，潜伏期从5年～15年不等[21, 138, 141]。放射引起的MFH的预后非常差。临床上和内镜下肿瘤典型的表现为黏膜下无蒂的、息肉样的边界不清楚的浅黄色肿块。就像其他的黏膜下病变一样也需强行行深部活检。因为MFH对放疗和化疗有抵抗性，治疗方法仍选手术治疗。转移到肺不少见。MFH的组织学诊断有赖于见到组织细胞样细胞、成纤维细胞、多核巨细胞、瘤巨细胞、正常和／或不正常的有丝分裂细胞及胶原的产生。以组织学的标准，MFH可分为以下几型：席纹状多形型，黏液型、感染性、巨细胞型及血管瘤样[138, 141]。席纹状多形型是口腔内最常见的变异型，没有免疫组化与电镜资料不可能与梭形细胞癌鉴别。在CT扫描和MRI上，可以见到一大的、均匀强化的软组织肿块，没有坏死及肉眼可见的溃疡。内镜下黏膜完整但颜色发黄，影像表现为典型均匀增强的软组织块影，能提示此肿瘤发生而非鳞状细胞癌。

其他的更不常见的累及口腔及口咽的恶性肿瘤包括平滑肌肉瘤、滑膜肉瘤和纤维肉瘤。这些肿瘤临床／内镜及影像的表现没有特征性。

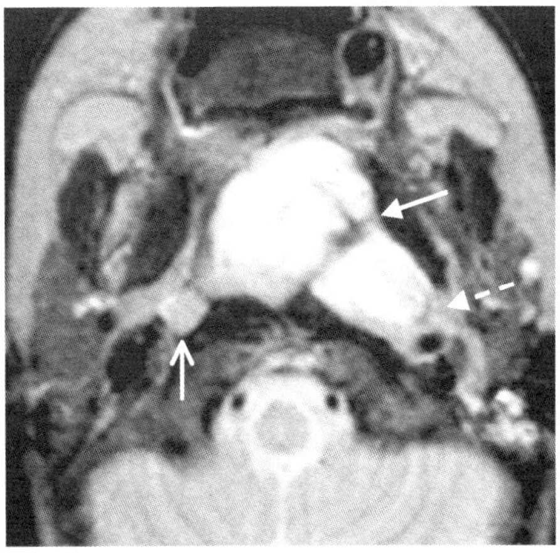

图10.55 一男孩口咽部的横纹肌肉瘤。T2WI 显示一球状肿块几乎阻塞了口咽部。注意翼内肌的侵犯（箭）和咽旁间隙的侵犯（虚箭）。右侧可见咽后淋巴结转移（开箭）。Dr. Alexandra Borges (Cancer Institute. Lisbon, Portugal).供图。

良性非鳞状细胞肿瘤

多形性腺瘤

多形性腺瘤（良性混合瘤）是口腔和口咽最常见的小唾液腺起源的良性肿瘤。大多数的多形性腺瘤发生在腮腺，8%起自下颌下腺内，不到1%起自舌下腺内，7%发生在小唾液腺内。多形性腺瘤的CT图像特征包括：没有强化，边界清晰（图10.56），如偶然表现的边界不清提示肿瘤侵袭性较强。大的肿瘤可以发生囊变，有时可见到钙化，当肿瘤累及硬腭时肿瘤生长缓慢典型导致骨的重塑而不是骨破坏。多形性腺瘤在MR T1WI上通常与肌肉等信号，在T2WI上呈高信号。囊变、坏死和出血导致在T2WI上肿瘤内出现不同的信号。尽管US引导的或没有US引导的细针吸细胞学检查能揭示肿瘤的良性特征，但常规多形性腺瘤总是手术切除，因为它有高度的恶变危险（可见第9章）。

脂肪瘤

虽然**脂肪瘤**是间质起源的最常见肿瘤，只有13%发生在颅外的头和颈部[9, 10, 18]。大多数的头和颈部脂肪瘤位于颈后三角区和咽后间隙（可见12章）。在口腔和口咽部脂肪瘤占所有良性肿瘤的1%～4%，好发部位依次为颊部、舌、口底、腭及颏下区[44, 49, 84, 104, 109]。40岁及以上为高发年龄段，男女比例为2.5：1。组织学上脂肪瘤由以小叶排列的成熟脂肪组织构成，中间隔以纤维组织间隔。大多数肿瘤边界清楚有包膜，但浸润性的无包膜的脂肪瘤也有报道，尤其是在舌部[44, 75, 104]。治疗选择手术切除。影像诊断脂肪瘤非常的直观。CT和MRI对几乎所有的病例都能确诊。典型的CT表现为均匀一致的没有增强的病变，CT值在−65～−125之间（图10.57）。在MRI的所有成像序列上脂肪瘤的信号与皮下脂肪相同（MR T1WI高信号，MR T2WI中等信号及MR T1WI压脂像极低信号）。就像身体其他部位脂肪瘤一样，如果瘤体在CT和MR上有与其他软组织相同密度或信号的部分，并且在这些连接的组织内看到对比增强，则应考虑脂肪肉瘤（见上）。

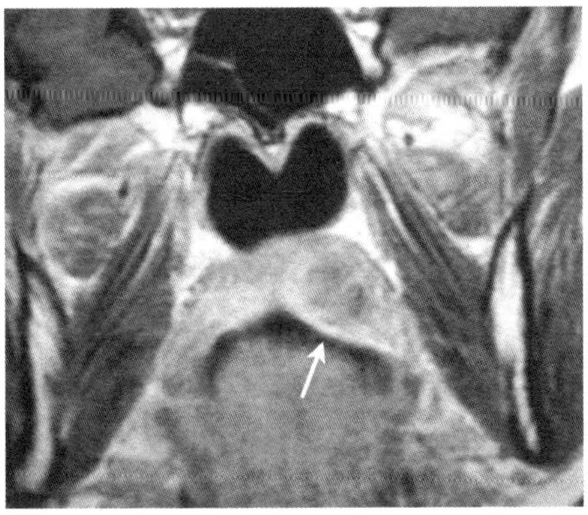

a

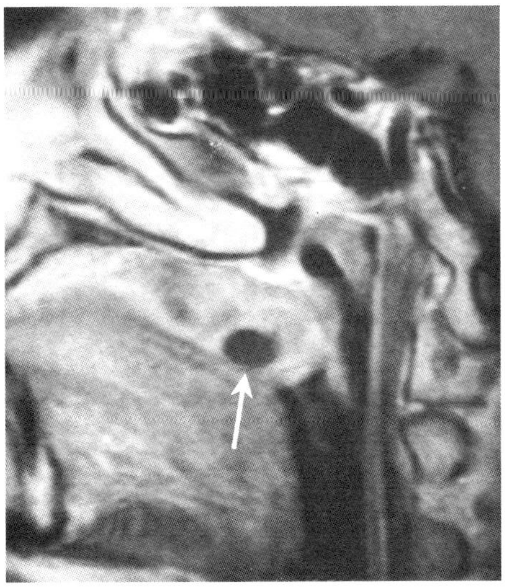

b

图10.56 软腭的多形性腺瘤。a 冠状位和b矢状位增强MR T1WI显示左侧软腭边界清楚的卵圆形肿块（箭）中心区域囊性变。组织学揭示其为多形型腺瘤。Dr. Jan Casselman (Sint Jan Hospital, Bruges, BeFgium)供图。

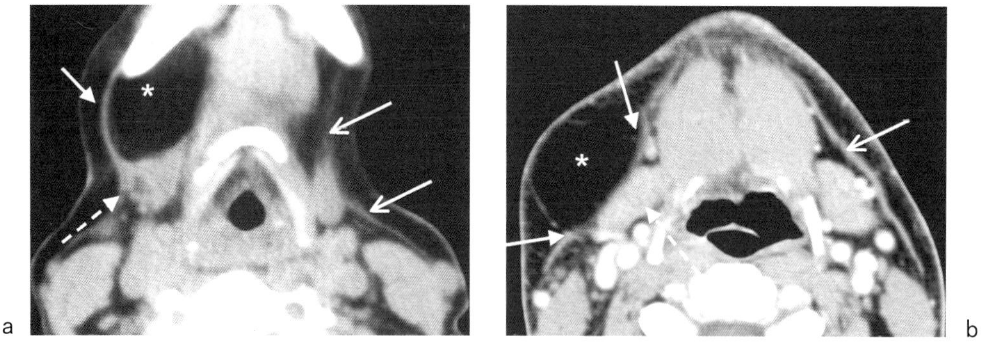

图10.57 两个不同患者的脂肪瘤。a下颌下间隙脂肪瘤患者（星）。注意颈阔肌受压向侧移位（箭）下颌下腺受压后移并有明显占位效应（虚箭）。Dr.Atexandra Barges (Cancer Institute, Lisbon, Portuga).供图。b 一黏膜下脂肪瘤（星）患者下颌骨下间隙有明显的占位效应。注意颈阔肌（箭）及下颌下腺（虚箭）向内受压移位。开箭号所指为位置正常的对侧颈阔肌。

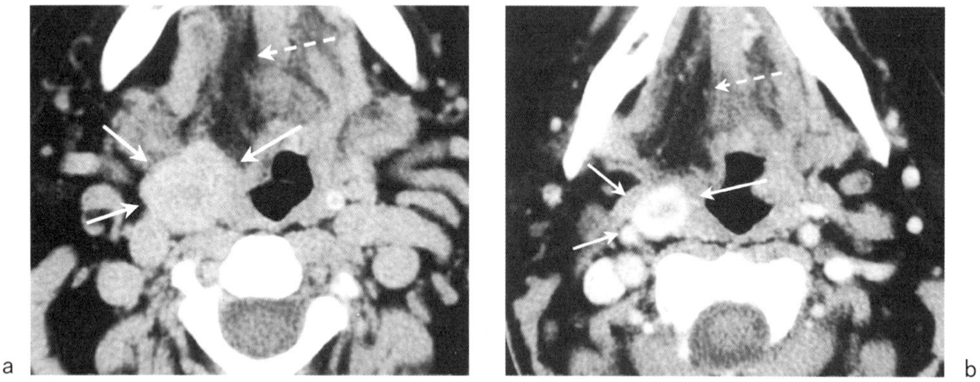

图10.58 口咽的施旺细胞瘤。a 未增强的和b增强的口底水平轴位图像显示位于口咽缩肌、舌底和咽旁间隙内偏右侧的肿块（箭）。肿块有指环样强化。注意受累舌下神经麻痹及右半舌的脂肪浸润（虚箭）。手术证实了影像所见，揭示其为舌下神经弓水平的舌下神经施旺细胞瘤。Dr. Fernando Torrhina and Dr.David Coutinho (Imagens Medicas Integradas, Lisbon, Portugal)供图。

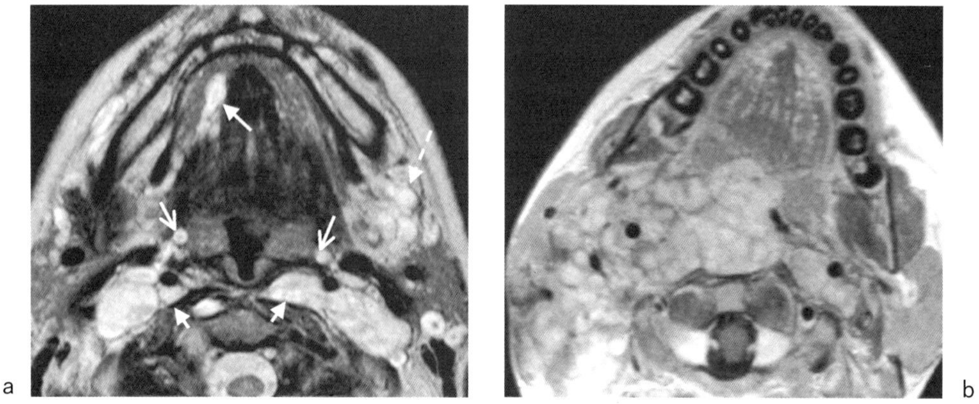

图10.59 MRI见到的累及口腔及口咽的神经纤维瘤。a 神经纤维瘤病1型患者的轴位FSE T2WI。注意多灶性肿瘤累及了舌下间隙（箭）、下颌骨下间隙（虚箭）、咽后间隙（短箭）和咽旁间隙（开箭）。b 另一患者增强轴位T1WI显示一大的丛状神经纤维瘤累及黏膜下脂肪、右侧腮腺、及口咽导致主要咽腔阻塞。注意右侧颈内动脉受包绕及内侧的颈内静脉。同时有椎前肌肉的侵犯。病例b由Dr.Jan Casselman (Sint Jan Hospital, Bruges, Belgium)供图。

神经鞘瘤与神经纤维瘤

神经鞘瘤包括**施旺细胞瘤**和**神经纤维瘤**。仅有13%的施旺细胞瘤发生在颅外的头和颈部[10, 66, 85, 62, 123]。大多数颅外的施旺细胞瘤好发的部位依次为：沿着交感神经链、神经丛臂、迷走神经和颈神经根。口腔和口咽的施旺细胞瘤少见[60, 66, 89]。50%的口腔施旺细胞瘤病例肿瘤起自舌内[10]。施旺细胞瘤累及腭和口底更少见[36, 85, 123]。施旺细胞瘤可单发或多发，常发生在30～50岁的女性。在CT扫描上施旺细胞瘤表现为均匀一致的软组织密度肿块，注入对比剂后有不同程度的增强。大的病变可发生囊变，因此表现为中心区不强化周边区不增强。在MR T2WI上施旺细胞瘤的信号高于肌肉，在T1WI上与肌肉的信号相等，静脉注入对比剂后小的病变有均匀一致的增强，而大的病变可见到“靶征”（低信号的中央区和高信号的周边部）（图10.58）这是因为中央的囊变区没有强化，周边围以强化的组织。累及口腔和口咽的神经纤维瘤几乎都与神经纤维瘤病有关[10, 123]。用合适的临床设备能作出直接的诊断。在CT扫描和MRI上神经纤维瘤病可表现为单发或多发的圆形肿块，另外也可表现为更有浸润性的病变，丛状神经纤维瘤（图10.59）

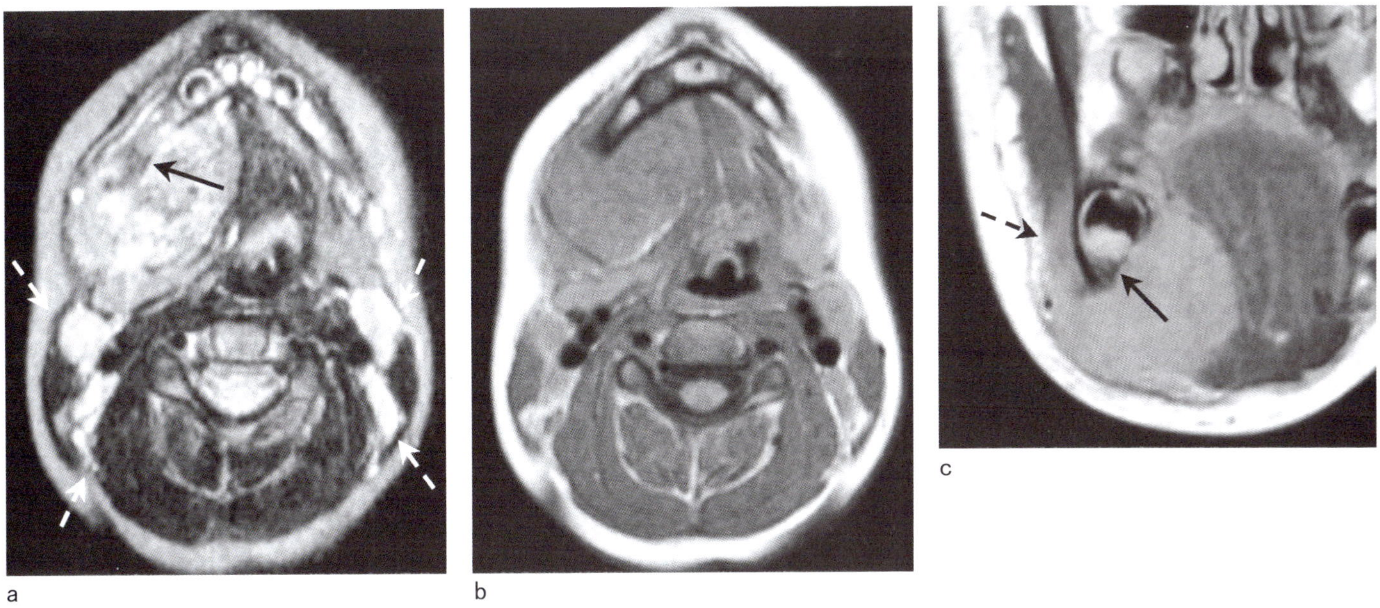

图10.60 侵袭性纤维瘤病。a 一儿童的轴位SE T1WI显示一来自右侧口底的大的高信号肿块侵犯下颌骨（箭）。注意双侧反应性增大的淋巴结（虚箭）。b 同一平面T1WI显示肿块信号均匀稍强于肌肉。c 冠状位对比增强的图像清晰显示下颌下间隙、下颌舌骨肌、右侧翼状肌内侧和右侧二腹肌前腹的受侵。注意下颌骨的侵蚀（箭）和右侧咀嚼肌下部的受侵（虚箭）。手术揭示其为纤维瘤病。Dr. Jan Casselman (Sint Jan Hospital,Bruges, Belgium)供图。

侵袭性纤维瘤病

侵袭性纤维瘤病也称为腹腔外硬瘤、分化的纤维肉瘤或纤维肉瘤样纤维瘤病，代表了临床和生物学特征介于良性纤维性病变和纤维肉瘤之间一组纤维瘤。这些局部侵袭的肿瘤经常见于儿童和青年人[54, 115, 117, 120]。它们的复发率（20%～70%）非常高但是没有远处转移的潜力。在头和颈区侵袭性纤维瘤病典型的是发生在锁骨上区和面部。累及口腔尤其是舌非常少见[54, 115, 117]。侵袭性纤维瘤病在CT上仅有轻度的强化，常与相邻肌肉有分隔。侵袭性纤维瘤病在MR T1WI和T2WI上有不同的信号特征，在注入对比剂后有一定程度的强化（图10.60）。侵入邻近组织常见。

横纹肌瘤

心肌外**横纹肌瘤**是颅脑部肌肉起源少见肿瘤[1, 2, 30-39]。心肌外横纹肌瘤已被武断地分为“成人型”及“胎儿型”，可表现为单发或多发[8, 10, 33, 34, 103]。胎儿型横纹肌瘤最常发生在3岁以下儿童，而成人型横纹肌瘤易发生在40～60岁。成人型横纹肌瘤发生在男性比女性更常见。成人横纹肌瘤的好发部位包括舌底、口底、咽及喉部[19, 95]。在口腔及口咽部，肿瘤内镜下表现为黏膜下边界清楚的病变。就像其他黏膜下病变一样，也需对其进行深部活检。镜下观察成人横纹肌瘤可见大的圆形或多边形细胞，有强嗜酸性，有时胞浆有空泡形成，少有细胞表现出十字条纹，一些细胞可有胞浆内结晶体（骨片结晶），被认为是Z带的成分[9, 10]。镜下若无PTAH染色，横纹肌瘤可能很难与颗粒细胞成肌细胞瘤鉴别。治疗选择手术。因为局部复发很常见，因此即使是过了12年以后，也应行足够广泛的切除。CT平扫可见单发或多发密度均匀一致的肌肉密度肿块，静脉注入对比剂后可有轻度的增强。横纹肌瘤在MR T1WI上与肌肉的信号相等，在MR T2WI上呈高信号，静脉注入对比剂后轻度增强。

邻近间隙起源的肿瘤

因为口腔和口咽紧邻咀嚼肌间隙、咽旁间隙、颈内动脉间隙及咽后间隙，所以起源于这些邻近间隙的肿瘤可推移或累及扁桃体、咽后壁、口底及颊区。大的神经节细胞瘤或颈内动脉间隙的施旺细胞瘤典型的推移扁桃体及口咽内侧壁导致吞咽困难、呼吸困难、吞咽痛，临床评价时发现明显的双侧不对称（图10.61）。咽后椎前肿瘤向前推移咽后壁导致咽部的前后径变短，而咽部前后径变短可导致打鼾或睡眠呼吸暂停综合征（图10.62）。下颌骨的良性肿瘤可推移口底的结构导致慢性进行性的功能障碍和面部畸形（图10.63），而恶性肿瘤可表现出侵袭性和侵犯性。这些“口周的和口咽周的”肿瘤在第Ⅴ部分和第6章有详细的讨论。

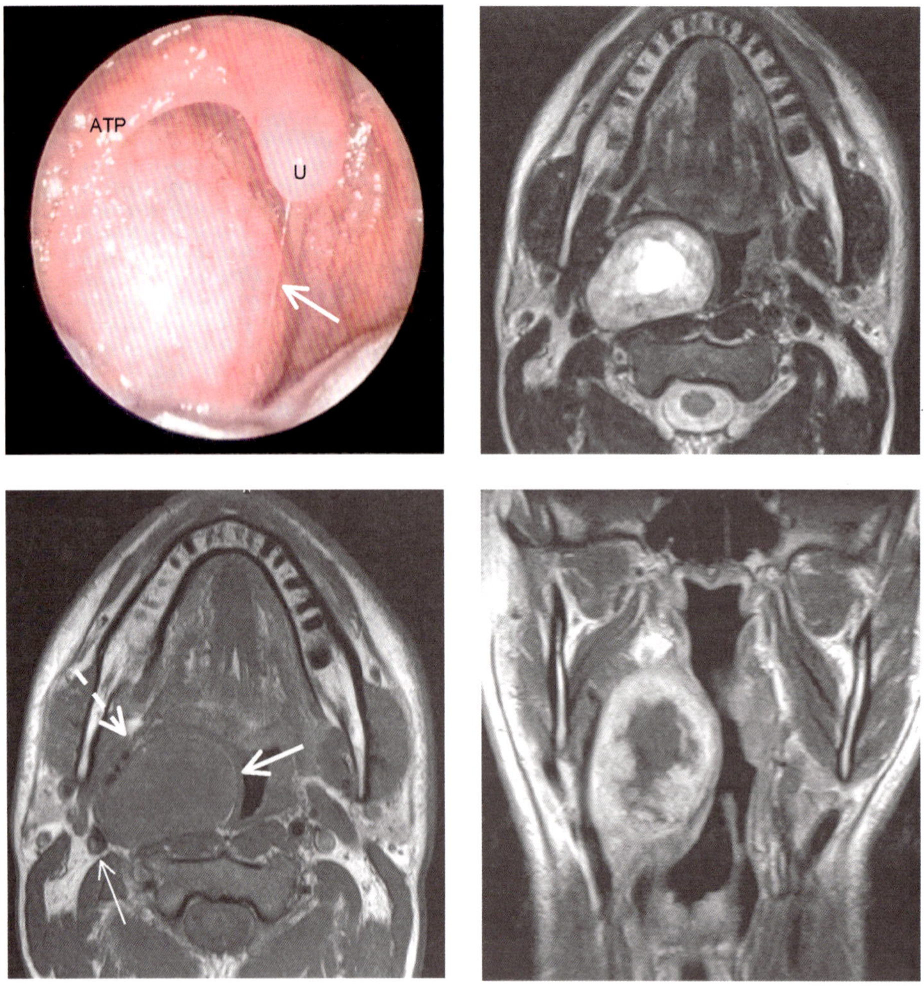

a b c d

图10.61 交感神经链的施旺细胞瘤引起明显的口咽移位。a 一进行性吞咽困难的年轻患者临床检查时发现两侧口咽部明显的不对称。黏膜是完整的但口咽侧壁明显的向内侧移位（箭）。ATP= 扁桃体前柱，U= 悬雍垂。b 轴位 MR T1WI 显示一与肌肉等信号的大肿块。肿块向内推移口咽部的黏膜（虚箭），向前推移颈内动脉（细箭）。c 同一平面 MR T2WI 显示肿块呈靶样表现，边缘较厚的中度高信号伴中央非常高的信号区。d 对比增强的冠状位 MR T1WI 显示口咽部被一中心区域坏死的肿块阻塞大块状变窄。此颈内动脉间隙内的肿块的 MR 表现提示其为神经源性肿瘤。手术证实为交感神经链的施旺细胞瘤。

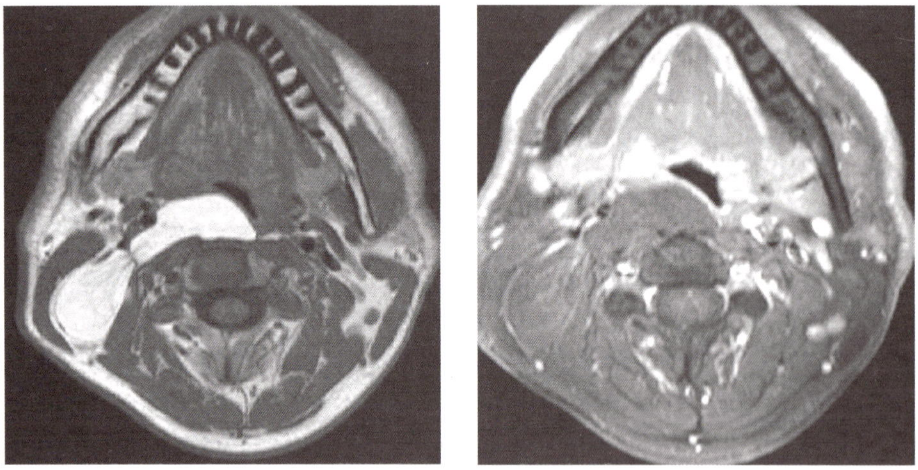

a b

图10.62 咽痛的年轻女性患者临床检查时发现口咽部两侧明显的不对称。黏膜完好无损。a 未增强的 T1WI 及 b 增强后的 T1WI 压脂像显示右侧扁桃体被一大肿块推压向前内侧移位，肿块在 T1WI 上为高信号，压脂像上为低信号，没有明显的增强。诊断与脂肪瘤有关并累及咽后间隙和颈后三角区。手术证实了影像所见。

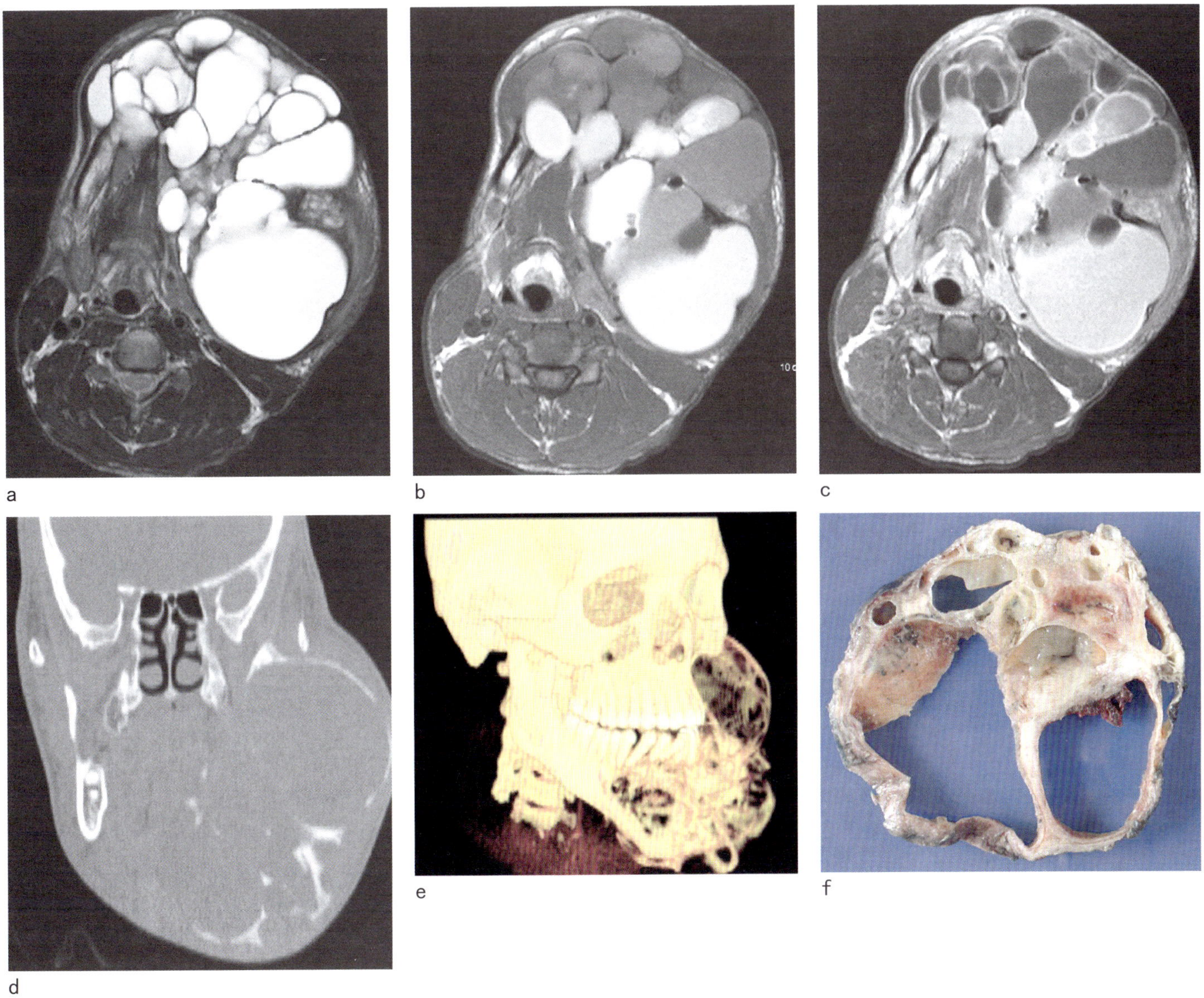

图 10.63 一年轻患者下颌骨的巨大成釉细胞瘤伴主要面部畸形及口底扭曲。a 轴位 T2WI 和 b T1WI 显示一左侧下颌骨巨大多房性病变伴明显的口底占位效应。肿块内的囊内有包含不同蛋白成分的液体，c 注入对比剂后，内部纤细分隔可见强化。d 带骨窗的冠状位 CT 图像和 e 螺旋扫描 3D 重组显示内部的分隔由薄的骨性成分组成。注意肿块的特征性水泡样表现。患者做了手术切除，组织学证实其为滤泡样成釉细胞瘤，f 肉眼大体标本切面显示特征性的囊变形成。囊内还发现了黏液样成分。

口腔和口咽的感染性病变

影响口腔和口咽最常见的感染性病变是牙源性的和扁桃体源性的或是由于小唾液腺腺管系统的阻塞或之后的感染[13, 124, 126, 143]。多数患者急性起病，有时临床症状急剧恶化。虽然疑为小唾液腺管系统感染的病人经常首先行超声检查，但现在许多医院选择 CT 作为评价方法。最近表明 MRI 在初次评价颈部急性感染时在许多方面优于 CT，包括病变的明显性、累及的解剖间隙的数量、蔓延的范围和感染的起源[96]。但实际中和理论上 MR 成像目前仍选择性的用于那些使用碘对比剂受限或禁忌的感染性病变的病人。

牙源性感染

牙源性感染最常见的病因是口腔卫生不良导致的根周或牙周疾病，或是由于龋齿拔除。牙源性感染可导致蜂窝织炎、肌炎、筋膜炎或骨髓炎和脓肿形成[20, 40, 140]。前三种感染用超声难以诊断，因为结构移位及解剖结构的紊乱不常见。**蜂窝织炎**的 CT 特征是皮肤和皮下组织的增厚，脂肪组织的密度增高并有斑点状的不规则的强化（水肿性，“脏”脂肪）。**筋膜炎**表现为筋膜的增厚和有增强。**肌炎**表现为肌肉的增厚和有增强，在 MRI 上蜂窝织炎、肌炎及筋膜炎边界不清，T2WI 上信号弥漫增强，在增强 T1WI 图像上有条纹状和边界不清的强化。根据他们的大小，超声、CT、MRI 能检测到**脓肿**，在超声检查，脓肿表现有

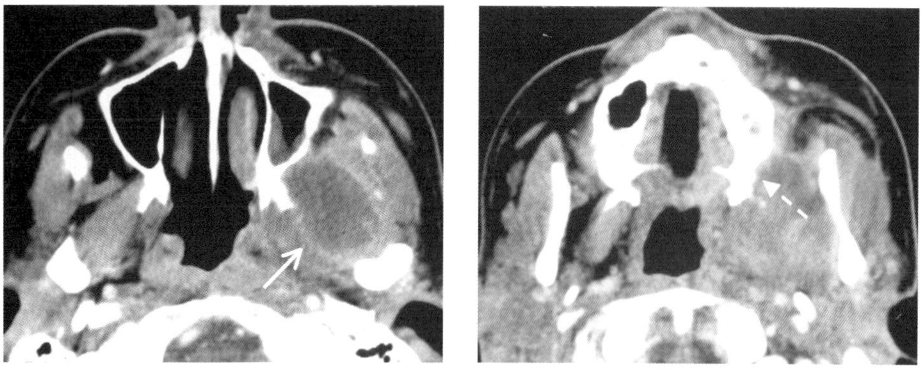
a b

图10.64a，b 有拔牙病史患者的增强CT图像。翼内肌内的齿源性脓肿(箭)，在摘除第三上磨牙龋齿以后（虚箭）。

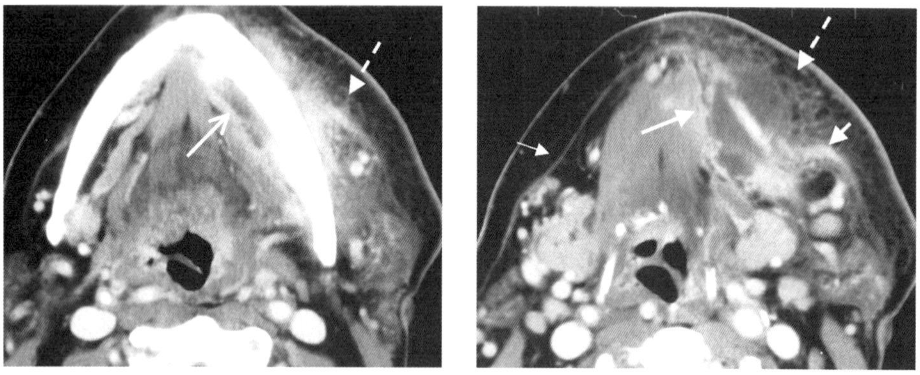
a b

图10.65a，b 增强CT图像在拔除一前磨牙龋齿之后的齿源性脓肿，注意舌下间隙内有脓肿（开箭），以及脓肿继续蔓延，沿着下颌舌骨肌的游离缘进入下颌下间隙（箭）。伴有蜂窝织炎（虚箭）颈阔肌肌炎（短箭）。注意与对侧正常颈阔肌对比（细箭号）。

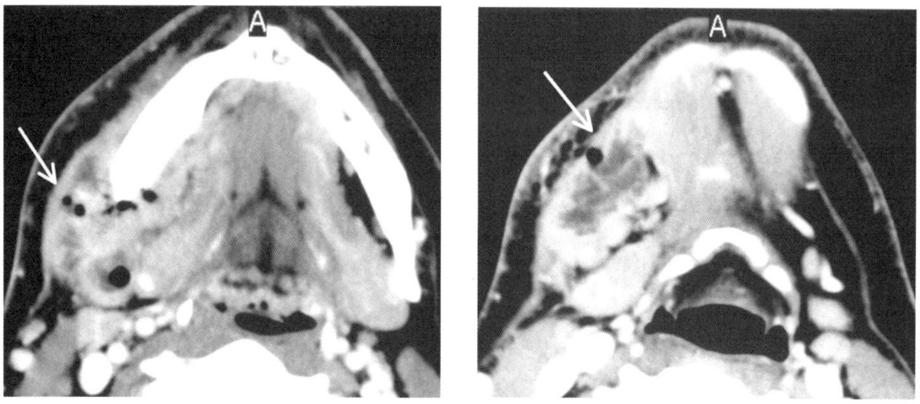

a b

图10.66a，b 增强CT图像，第三磨牙导致的齿源性脓肿，注意在下颌下间隙内有一脓肿（开箭），脓肿内还有气体存在。

或多或少的低回声病变，在彩色多普勒成像上，在充以液体的中心没有灌注，而周围区域有过度灌注。有时，在脓肿腔内可见碎屑状高回声。脓肿的MRI特征包括在T2-WI像上呈高信号，而在没有强化的T1-WI像上呈低信号，和在血管内注入对比剂后有典型的边缘强化。在CT上，脓肿表现为单个或多腔的低密度区，有或没有气体聚集，通常与筋膜间隙一致和外周边缘强化（见章节12）。

根据他们的起源，**齿源性脓肿**有不同的扩散形式。上颌磨牙的齿源性感染可在颊间隙和咀嚼间隙产生脓肿。脓肿可从咀嚼间隙扩散到磨牙后三角、咽旁间隙、颌下间隙和口底。与下颌第二和第三磨牙根不一样，下颌第一磨牙和前磨牙根尖达不到下颌舌骨肌附着处下面，结果，起源于下颌第二和第三磨牙的感染扩散到下颌下间隙，而起源于第一及前磨牙的感染趋向累及舌下间隙，从舌下间隙和下颌下间隙进一步扩散到咽旁间隙并由此进入咽后间隙。

Ludwing 咽峡炎一词是指各种炎症状况影响到舌下和下颌下间隙，感染最常见于20～30岁的病人，在儿童极罕见。患者常表现有面部肿胀、口疼、发热、吞咽困难和呼吸困难。感染的原因通常是牙源性的，但舌下或颌下涎腺炎，损伤，口底的手术方法，例如，癌切除后随之通过皮瓣的方式重建，也是感染的原因。典型表现是，感染开始在下颌下间隙形成蜂窝织炎，然后通过下颌舌骨裂扩散

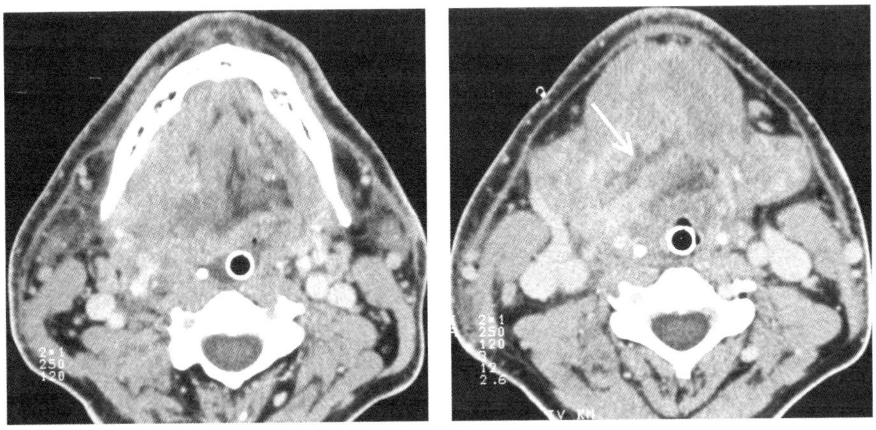

a b

图10.67 齿源性起源的Ludwing咽峡炎。a，b 气管插管患者的增强CT图像，显示口底的大面积水肿和蜂窝织炎，特别是在右侧。在舌根部可见初始脓肿形成（箭）。

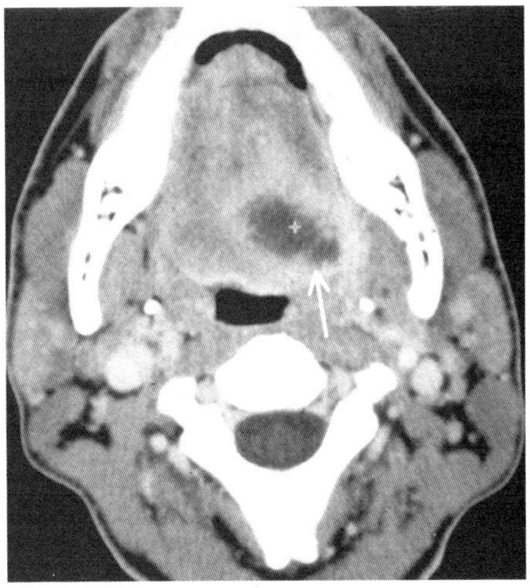

图10.68 有吞咽困难与呼吸困难的患者的增强CT图像，显示脓肿位于口舌后部（箭）。

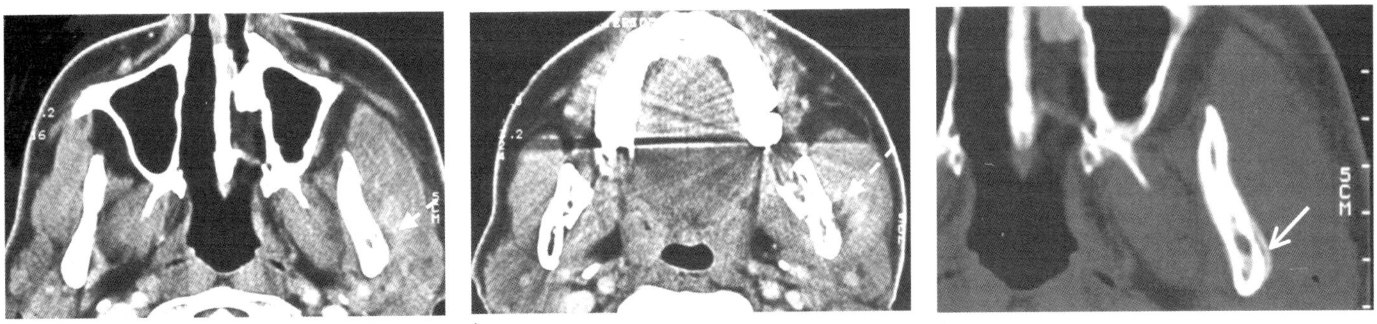

a b c

图10.69 ab 增强CT图像，软组织窗，c 骨窗，有第三上磨牙龋齿拔除的病史，咬肌内可见脓肿（虚线箭）和下颌骨的骨膜反应（开箭）。手术证实了下颌骨骨髓炎与放射学所建一致。

到舌下间隙。炎症累及肌肉、筋膜和结缔组织，但不侵及涎腺。典型地通过肌肉和筋膜平面播散到临近的两侧下颌下间隙。在CT上，蜂窝织炎、水肿和口底的肌炎都能看见，有时伴随脓肿形成。在Ludwing咽峡炎和其他累及口底的感染，舌经常地被向上抬起并向后移位，有严重损及气道的可能性。虽然这比口底的感染少见，但有脓肿形成的舌感染也可导致严重的急性气道损伤，需要紧急的气管切开。口底与舌头感染的治疗包括抗生素，如果有必要，需气道处理和手术引流。因为这些类型的感染是很危险的，放射学正确诊断的延误对患者的预后有严重的影响。

下颌下间隙的感染可播散到咽旁间隙，纵隔。严重的并发症包括颈内动脉的侵蚀和破裂、颈内静脉的栓赛、坏死性筋膜炎、纵隔炎、胸腔积脓和败血症休克伴多器官衰竭引起的。

下颌骨急性骨髓炎最常是由于牙齿的感染，较少是由于齿科的操作，或各种手术过程或穿通伤。在急性骨髓炎的最初7～14天期间，平片可以是正常的，或轻微的广泛的骨质疏松或牙根周围间隙的扩大。在7～14天内，在CT上，可见小梁不清晰和边界不清楚的低密度区，在MRT2-WI和STIR图像上，可显示骨髓水肿。因为急性骨髓炎经常伴随邻近间隙的感染扩散，在这个阶段经常做CT，CT检查应始终包括注射对比剂，软组织窗和骨窗。层厚（1～3mm）是重要的，CT表现包括骨膜新骨的形成、局部骨破坏、死骨、窦道、肌炎、筋膜炎、蜂窝织炎和脓肿形成。在MR炎症侵及骨髓与软组织时，在T2-WI像上呈高信号，在T1WI呈低信号，在注射对比剂后有强化。

慢性骨髓炎是骨感染的持续，可由于急性骨髓炎的不充分治疗，或亚临床感染的长期反应。颌骨的慢性骨髓炎可再分为3种：

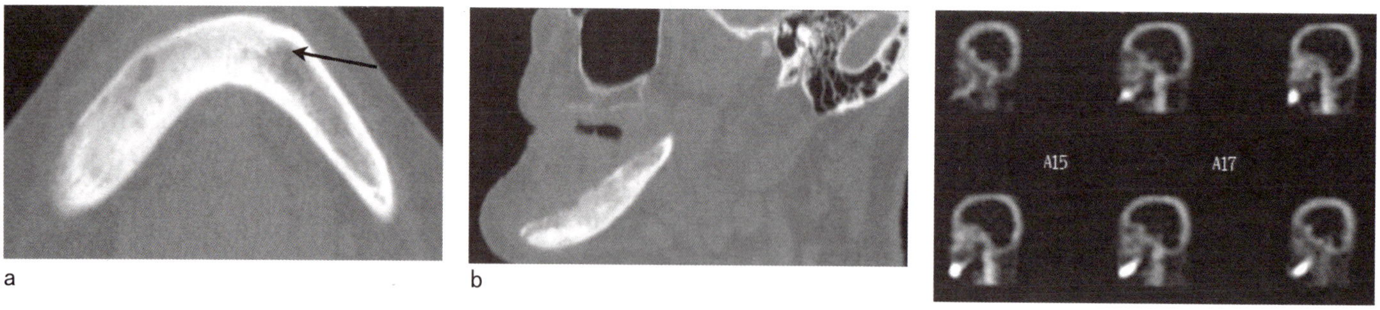

图10.70 a 轴位薄层CT（1mm）骨窗和b矢状2D重组，持续几个月疼痛病史的患者的图像，显示慢性硬化型骨髓炎的特征。右侧下颌骨内可见硬化区与不规则的外形。还明显地累及左侧的下颌骨（箭）。C来评价炎性过程的活动性，同一位患者用镓闪烁显像，与CT上所见的相同区域有大量的示踪物吸收。手术证实了慢性硬化性骨髓炎。

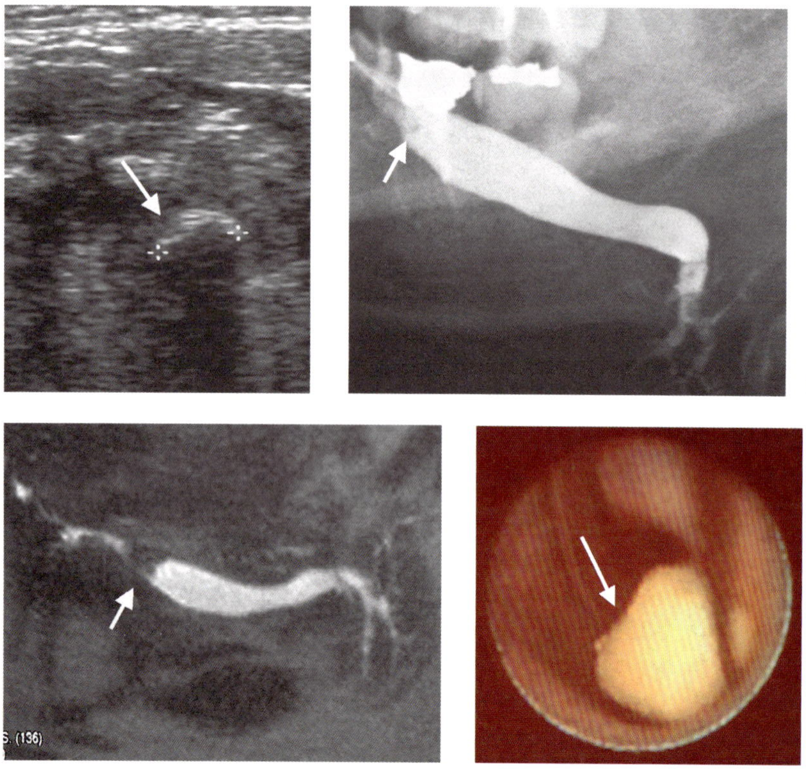

图10.71 复发性下颌下腺肿胀的患者。确实的涎腺结石阳性所见超声（a），传统的涎管造影（b），和MR涎管造影术(c)可见涎石病的真实阳性结，在超声上可见4mm结石（箭），口底内探知有声影。在传统的涎管造影术和MR涎管造影（箭）上，看到，在沃顿管前部分管内是充盈缺损的结石，并导致管的扩张。注意在传统的涎管造影和MR涎管造影上，导管系统大小不同。这是因为在传统涎管造影上，导管系统被有效地充盈，致导管系统扩张。而MR涎管造影，只显示导管内的唾液。结石用内镜取出。d涎腺内窥镜图像见取出前的4mm结石（箭）。

慢性硬化性骨髓炎，慢性化脓性骨髓炎和伴有增殖性骨膜炎的慢性骨髓炎(Garre骨髓炎)，慢性硬化性骨髓炎可局限或弥漫（图10.70）。局限型的特点是，病灶密度均匀边界清楚，而弥漫型可见广泛的硬化区与未受累的骨分界不清。慢性化脓性骨髓炎特点为多发骨破坏区、脓肿形成、死骨片、硬化的改变遍及受累的骨，骨膜新骨形成包括骨壳形成（包壳）、窦道、蜂窝织炎、肌炎和脓肿形成。Garre骨髓炎典型地发生在下颌骨后部，源于齿尖周围脓肿、拔牙后的感染、或感染伴有未完全冒出的牙。放射学表现，边界不清楚的骨髓病变伴有清晰的骨膜反应，为骨皮质呈洋葱皮样反应而形成的。

起于涎腺的感染

下颌下腺和少见的舌下腺炎性症过程是由于涎腺管内结石或纤维性狭窄造成的。结石和狭窄可导致下颌下腺管的扩张，随后形成导管的感染（涎腺管炎），腺体实质感染（涎腺炎）和脓肿形成。

在CT和MRI图像上常规可看到下颌下腺管（沃顿管）。当沃顿管大于2mm，应该做彻底的评价以除外小结石。因为只有60%～80%涎腺结石是钙化的，在CT可能看不到小而无钙化的结石。大于3mm的结石，在超声和MRI涎腺造影上很容易发现（图10.71）。然而当结石的直径小于或等于2mm时，在超声上常看不到（图10.72），有时甚至在MR涎腺造影也看不到。但到现在为止，MR

涎管造影术对确定涎腺结石是最敏感，而侵袭性的技术用3D 采集技术，如3DFSE，EXPRESS或CISS序列。MR涎管造影对发现结石的敏感性报道是91%，相关的特异性是94%~97%，阳性预测值是94%~97%，阴性预测值是91%（也见章节9）。

急性涎管炎在CT和MR上的特征包括导管系统扩张，和管壁的强化（图10.73）。在急性涎腺炎，由于实质水肿和充血使腺体增大。在超声上，增大的腺体是模糊和不均匀的。在彩色多普勒图像上，可见典型的富血管状态。在MRT2-WI像上，信号强度增加，在T1-WI信号较低，在注入对比剂后有明显强化是其特征表现。有时可见到受影响的腺体边缘不锐利，和伴有腺周的蜂窝织炎或肌炎（图10.73）。和MRI表现相似CT的典型表现为受累的腺体增大和注射造影剂后明显强化。

慢性复发性涎腺炎，MR和X线涎腺造影术典型的显示唾液管的狭窄和扩张（图10.74）。MR涎管造影对发现涎腺导管系统的狭窄是极好的工具。它的敏感性是100%，

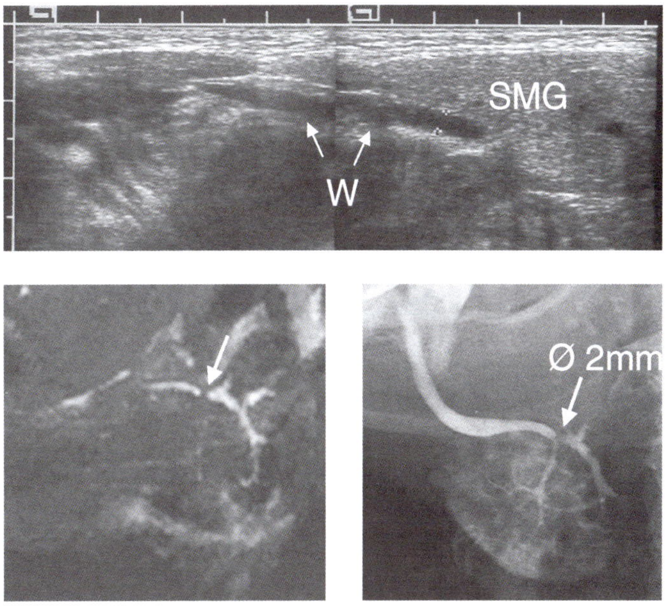

图10.72a 下颌下腺肿胀复发的患者，下颌下腺的超声检查正常。W＝沃顿管；SMG＝颌下腺。b MR涎管造影和c传统的涎管造影显示2mm的结石（箭），但超声没有发现。结石以后被内窥镜取出。b和c从参考文献16复制。

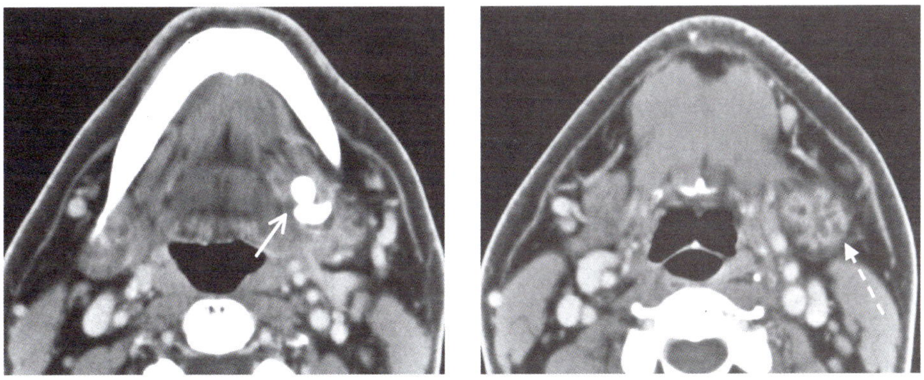

图10.73a, b 急性下颌下腺肿胀患者的增强CT图像，显示：因结石阻塞导致涎腺炎和涎管炎特征性的成像可见（箭）。注意扩张的腺内导管有壁的强化(虚箭)，以及右侧下颌下腺水肿。在右下颌下腺周围同样有分离的蜂窝织炎。

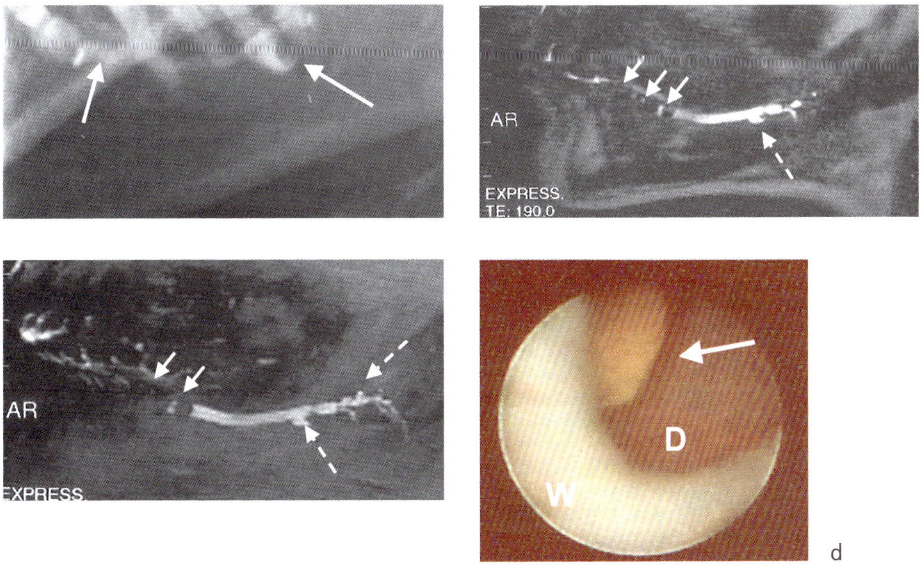

图10.74 女性患者，在咀嚼时，有复发性颌下腺肿胀的表现。a 传统的涎管造影（侧斜位）显示由于导管系统末端被结石移位，而不能完全充盈管。虽然提高注射压力，但导管系统的远端仍不能显影。b 斜矢状MR涎管造影序列的原始图像，在前1/3沃顿管内，显示多发的2~4mm结石（箭）。伴有涎管炎和小憩室的突出（虚箭）。c MIP重组像见位于沃顿口附近的结石（箭）较差。然而憩室突出（虚箭）和由于涎管炎导致局部的狭窄区管径不规则和比原始图像显示的更好。d 涎腺内窥镜证实了结石的存在、狭窄区域和憩室的突出。W＝沃顿管，D＝近端的憩室，箭指向3mm的结石，该结石在传统的涎管造影上移位到近端的憩室内。经允许，复制自参考文献16。

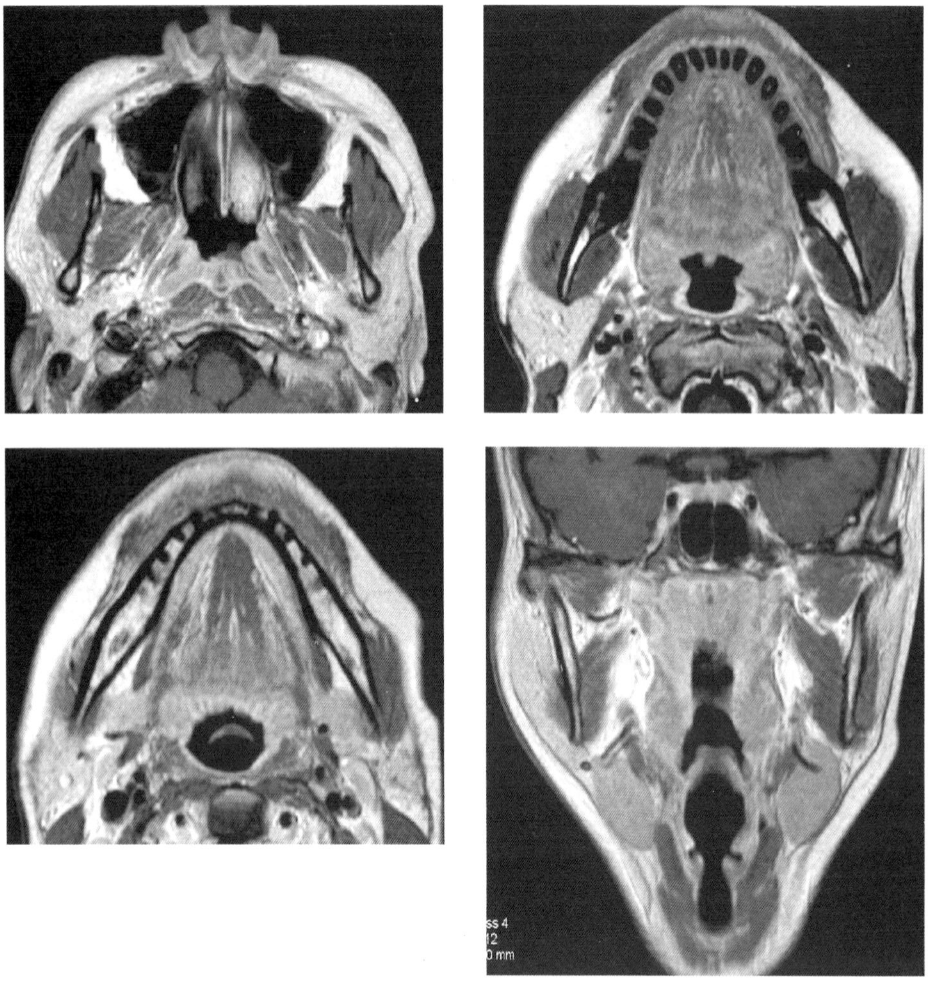

a b c d

10.75a～d 明显的淋巴组织增生的年轻患者增强MR T1WI。示特征性表现为鼻咽部和口咽部内对称性地累及淋巴组织。强化区混有条状的无强化区。

相对特异性是97%，阳性预测值是87%～95%，阴性预测值是100%（见9章）。在一些慢性复发性下颌下涎腺炎的病例中，腺体变的坚硬（Kuttner tumor），在临床上可能与涎腺新生物相混淆。CT可显示一个小的边界清楚的均匀强化的腺体，在MR T2WI呈低信号，提示为纤维化。在没有导管扩张、狭窄或结石的基础上，仅在断面图像上与下颌下腺新生物的鉴别是不可能的。图像引导下细针穿刺细胞学活检在鉴别这两种病是很有用的。

扁桃体和扁桃体周围炎症与感染和扁桃体结石

腺样体和**扁桃体增生**是明显的免疫生物学活性的形态学表现而不是一种疾病。过度的活性导致了咽部淋巴上皮组织的肥大，最常见的是腺样体（咽扁桃体）组织，少见的是（颚）扁桃体。在CT或MRI上可直接诊断。鼻咽部和口咽部的黏膜间隙充满了肥大的腺样体组织，和保留于深层筋膜的中层。扁桃体增生经常是对称的（图10.75）。

扁桃体炎的临床表现有咽部的疼痛和发热。它是由溶血性链球菌、葡萄球菌、链球菌肺炎、嗜血杆菌引起的。虽然扁桃腺炎和咽炎是最常见的感染，特别是儿童，影像检查只用于可能发生并发症时。吞咽困难的增加、斜颈、耳疼、牙关紧闭和咽壁的突出提示的黏膜下肿物是扁桃体（扁桃体周围）脓肿的特征性临床征象。CT扫描目前被认为是首选的成像方法。扁桃体脓肿一般被上咽缩肌限制在外面（图10.76）。如果咽缩肌被穿透，脓肿不再局限在扁桃体窝，炎症可扩散到咽旁间隙或咽后间隙。感染也可播散到翼状肌，导致牙关紧闭，或播散到下颌下间隙。颈内静脉的败血症性血栓或致命的颈动脉性动脉瘤是少见的并发症。CT常显示脓肿腔被咽缩肌限制在咽部黏膜间隙。不常见的是，CT上可见脓肿破溃到邻近的咽旁间隙和更远的部位。

扁桃体结石是以前的或慢性扁桃体炎的后遗症，在扁桃体内有单发的或多发的钙化，占人群的10%。大的扁桃体结石在临床上可被误认为扁桃体脓肿。

黏液潴留囊肿和舌下囊肿

黏液潴留囊肿是由于黏液分泌腺发炎，可沿口腔和咽部的任何地方发生。在咽部黏液潴留囊肿起源于小的涎腺。如果黏液潴留囊肿被局限在扁桃体水平叫做扁桃体潴留囊肿。

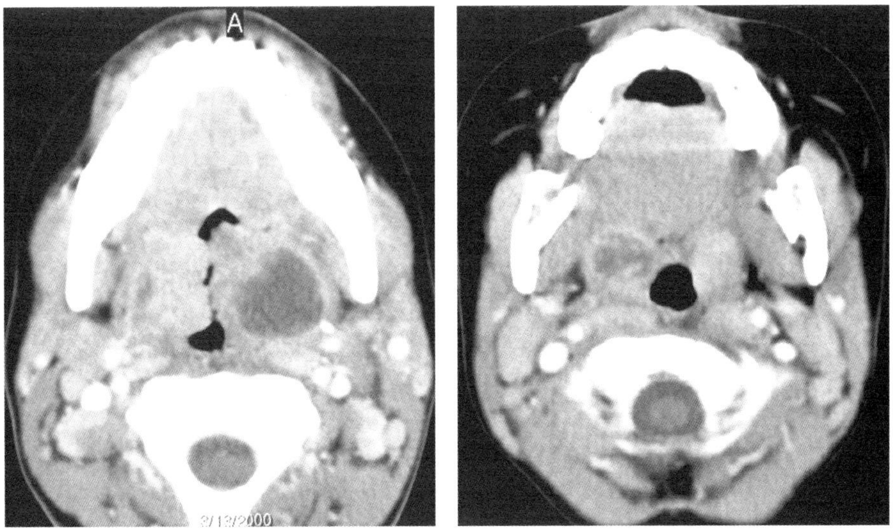

a b

图10.76a 一成人的增强CT图像。b 2岁小男孩的增强CT图像。两者的CT扫描可见特征性的扁桃体周围脓肿的表现。注意脓肿被局限在扁桃体窝，没有穿破咽缩肌。

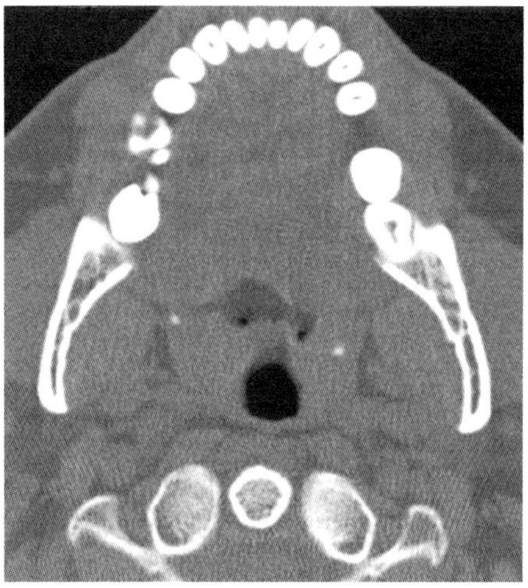

b 图10.77 薄层CT图像上，偶然见到的扁桃体小结石。

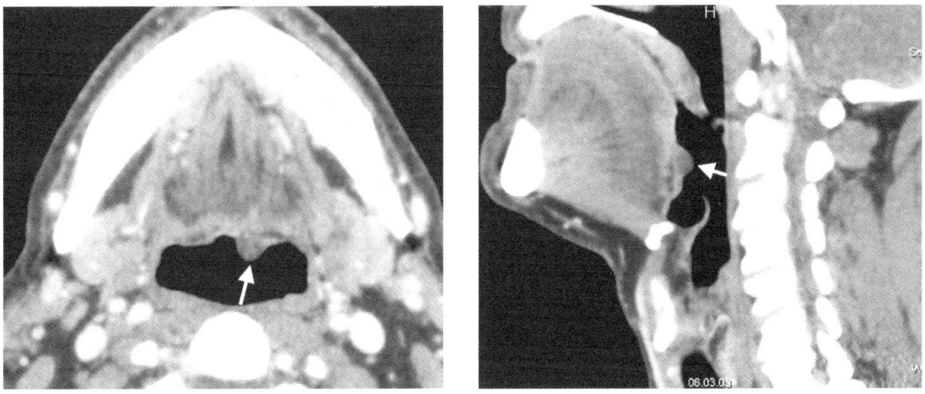

a b

图10.78a 轴位增强CT图像和b重组的矢状2D图像，显示了在舌根部小的黏液潴留囊肿。

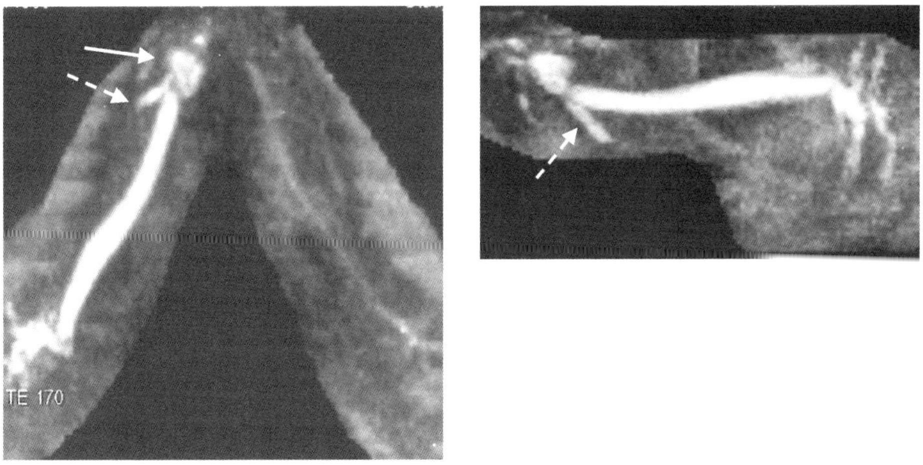

a b

图10.79 创伤后单纯的舌下囊肿，在轴位a和斜矢状位bMIP MR涎管造影序列。舌下囊肿（箭）位于舌下间隙，阻塞了沃顿（Warton）管和Bartholin管(虚线箭)。

如果位于会厌区，叫做会厌潴留囊肿。在CT上，黏液潴留囊肿的CT值在0~20HU之间。在MRIT1-WI呈低信号，而在T2-WI，依据他们的蛋白含量呈现不同的信号。在增强CT和MRI图像上，可见边缘强化。

口底的黏液潴留囊肿，也叫做黏液囊肿或舌下囊肿，是两种类型。单纯的舌下囊肿是由于舌下腺导管系统的阻塞或外伤（包括手术）（图10.79）。它位于下颌舌骨肌的上面，而流入性舌下囊肿是由于潴留的黏液沿着下颌舌骨肌的游离缘外溢到下颌下间隙所致。有报道下颌下腺管开口先天性闭锁是极为少见的流入性舌下囊肿的原因。在CT和MRI上，舌下囊肿通常是薄壁，单房囊性病变，位于舌下区域（单纯舌下囊肿），或位于颌下与舌下区域（流

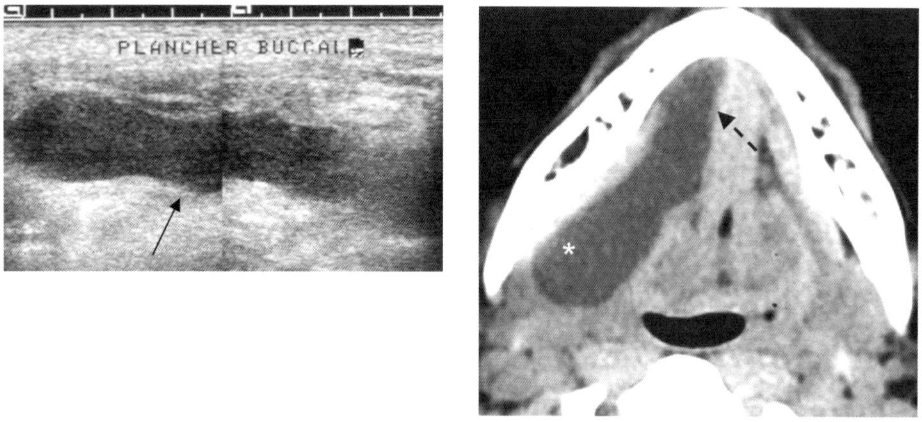

图10.80 3岁女孩流入性舌下囊肿。在超声和CT的特征性表现。a 口底的超声检查（斜矢状位）显示囊性病变位于下颌下间隙内（箭），提示舌下囊肿。b 口底水平的未强化的CT图像，示右侧有一流入性舌下囊肿（星）。舌下囊肿肿块位于下颌下深间隙内，伴尾部向前延伸到舌下间隙(虚箭)。手术证实流入性的舌下囊肿是由于沃顿管口先天性闭锁。

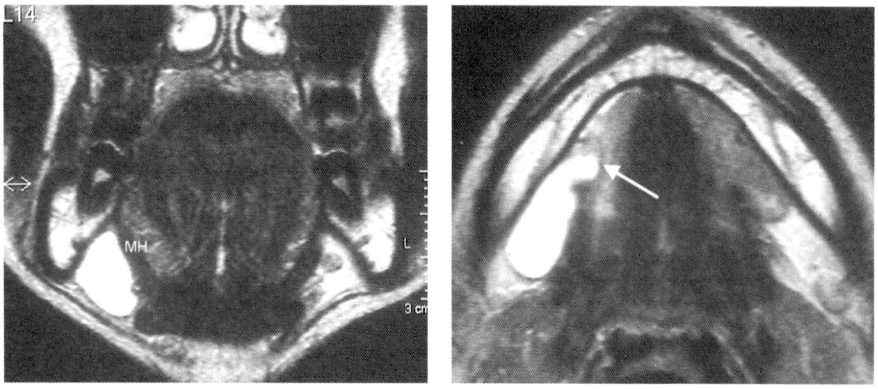

图10.81 流入性的舌下囊肿。MR的特征，a 冠状和b 轴位,MR，FSE T2WI，在口底水平可见一囊性肿块位于下颌舌骨肌下面（MH）。舌下囊肿肿块位于下颌下深间隙，伴有向前延伸到舌下间隙的尾部（箭）。感谢Nicole Freling博士。

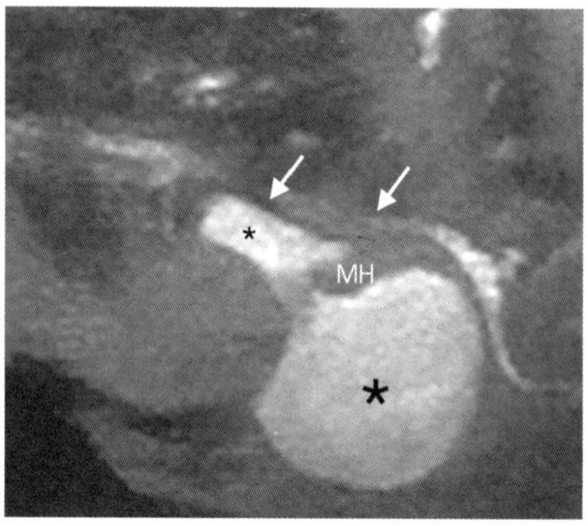

图10.82 流入性舌下囊肿。在MR涎腺造影术图像上的特征。斜矢状MIP显示：一囊性肿块部分位于下颌舌骨肌（MH）的下面，部分位于下颌舌骨肌的上面，舌下囊肿的肿块位于下颌下间隙内（星）有一个向前延伸到舌下间隙的尾部（小星号），沃顿管向上移位（箭）。

入性舌下囊肿）(图10.80～10.82)。单纯舌下囊肿与流入性舌下囊肿之间区别的重要性是前者经口手术切除治疗，而后者切口在下颌骨下。

口腔与口咽不常见的感染

罕见的口腔与口咽部感染包括结核、放线菌病、芽生菌病囊虫病、组织胞浆菌病、梅毒颌坏疽性口炎。[2,3]

喉外原发和继发喉外的头和颈部**结核**是罕见的。[2,48,59]它有典型的慢性过程。罕见，侵及口腔和口咽部、涎腺、耳、副鼻窦和眼眶。原发口面部结核的临床表现有口腔溃疡、累及下颌骨和涎腺、淋巴结炎可出现在50%的原发口腔和口咽部的病例。继发性病变的患者可能有肺部病变，伴有或不伴有临床及放射学活动的征象。由于常无肺部侵及，诊断一般是困难的，通常需要组织活检。单独用抗结核药物效果通常很好。

放线菌病是由某些放线菌属导致的传染病。放线菌属是革兰阳性病原体，其特征为厌氧杆菌，生存在人类口腔厌氧的壁凹陷处。颈面部、腹部、骨盆和胸腔的放线菌属感染是不少见的。虽然口腔黏膜经常是放线菌属进入深部组织的位置，但口腔黏膜的放线菌病是极少见的。放线菌病一般描述为单发或多发脓肿或变硬的肿块，伴有坚固的纤维壁和软的中心性分房。放线菌病也可原发地表现为类似鳞状细胞癌的长期口腔黏膜溃疡。

坏疽性口炎是急性的坏死性齿龈炎，病变迅速地播散到邻近组织内。最常见于第三世界国家，儿童发病率最高。螺旋体属（Borrelia）和梭形杆菌总是存在的。坏疽性口炎的CT的征象是有特征的，包括由于边界锐利的溃疡可导致的大片软组织缺损，和边界清楚骨缺失。坏疽性口炎可在临床上诊断，一般CT扫描3D重组用于修复手术之前。

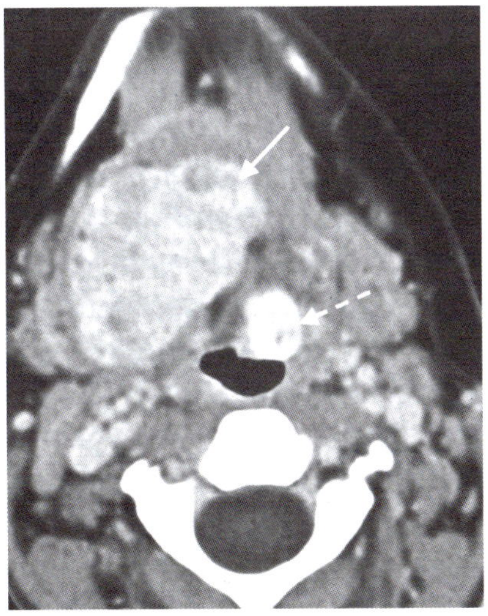

图 10.83 多发病灶的甲状腺舌管囊肿。增强 CT 的特征，注意在舌根水平（虚箭）和口底平面（箭）可见明显强化的肥大甲状腺结节。

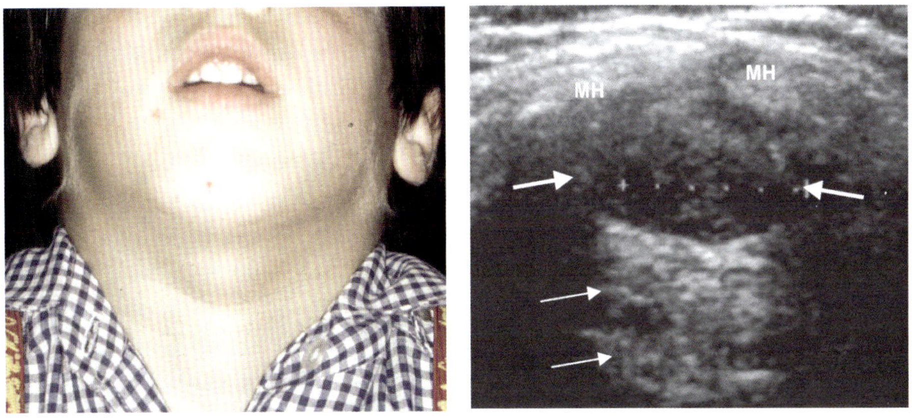

a b

图 10.84 甲状舌管囊肿位于口底。特征的临床表现和超声表现。a 颏下中线肿胀的男孩照片。触诊肿胀是软的。强烈提示甲状舌管囊肿。b 通过口底冠状超声观察显示：无回声的中线病变（箭），特征性的强回声，提示囊肿（细箭）。囊肿位于下颌舌骨肌的上面。

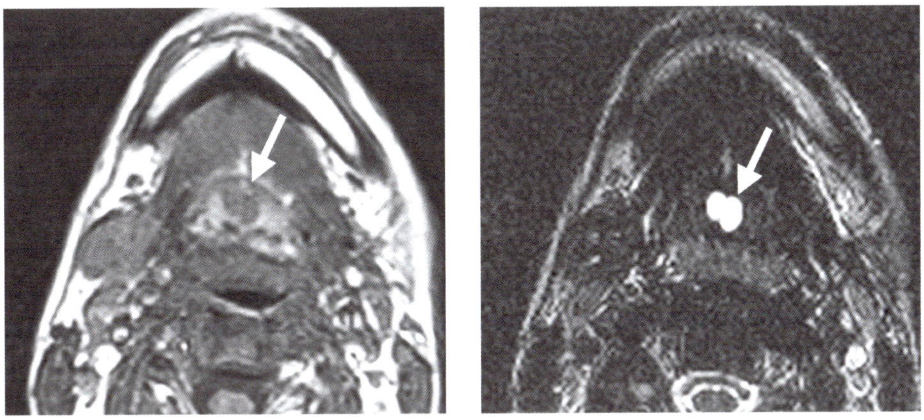

a b

图 10.85 甲状舌管囊肿。在 MRI 上的特征，a 轴位 T1WI 和 b 重 T2WI 图像，在舌根水平可见囊性中线病变位于盲孔水平（箭）。

先天性病变

口腔与口咽部的先天性病变包括甲状舌管异常、皮样囊肿、表皮样囊肿、血管畸形和腮裂囊肿。[65]

甲状舌管囊肿与舌甲状腺组织

在胚胎发生期间，甲状腺 / 甲状旁腺的原基从轮廓乳头顶点的盲孔下降，经过舌根和口底到下颈部的最后位置。在尾侧的移动期间，原基正好在舌骨的前身组织前面经过，后面留下了由上皮组织构成的通道，叫做甲状舌管。正常的甲状舌管到胎儿第 8 周时消退。**甲状舌管的残**余可产生囊肿、瘘管或在舌根内、口底或前颈部的甲状腺组织的实性结节形成。

临床上有意义的舌甲状腺是少见的。然而，在舌根的小于 3mm 的异位甲状腺组织在尸体解剖发现占人群的 10%。[126,143] 异位甲状腺组织在女性高于男性，是由于在青春期和怀孕期间激素的影响。大多数异位甲状腺组织无症状而是偶然发现的。然而较大的异位甲状腺组织可发生吞咽困难和呼吸困难（图 10.83）。有报道发生在舌甲状腺与甲状舌管囊肿内的甲状腺癌。舌甲状腺组织的 CT 和 MRI 的特征类似正常的甲状腺组织，舌甲状腺可有明显的强化（图 10.83）。因为这可能是在人体内仅有的功能性甲状腺组织，在计划切除前，应该做甲状腺闪烁照相，以寻找其他甲状腺组织，病理的舌甲状腺组织特征与被累及的甲状腺病理是相似的，如多发结节性甲状腺肿、癌、甲状腺炎等等。

虽然大多数甲状舌管囊肿（65%）发生在舌骨下颈部，25% 位于舌根或口腔内。[3,23] 在口腔内甲状舌管囊肿常位于中线。在 CT 或 MRI 上，可见典型的中线或正中旁肿块，有或无边缘强化。在超声上，侵及口底或舌根的中线或正中旁的囊性肿块很容易看到。可做出正确诊断（图 10.84，10.85）。

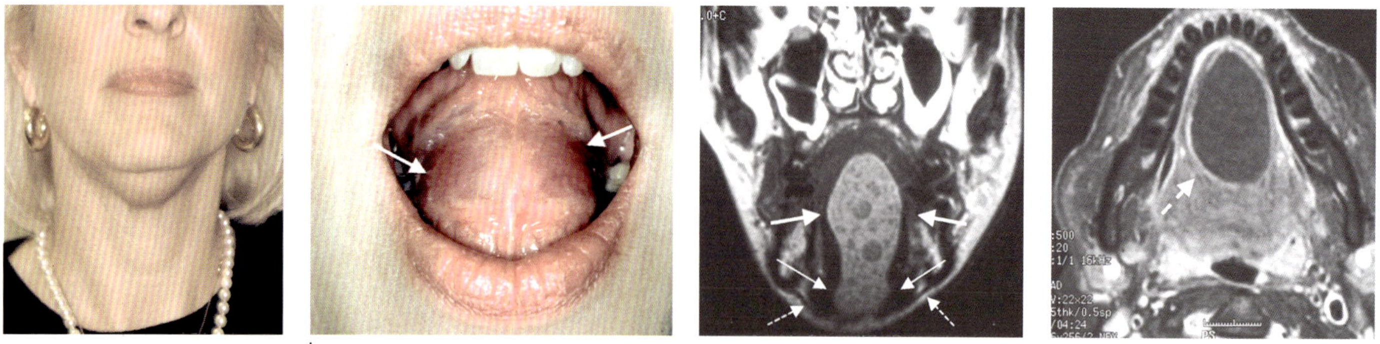

a b c d

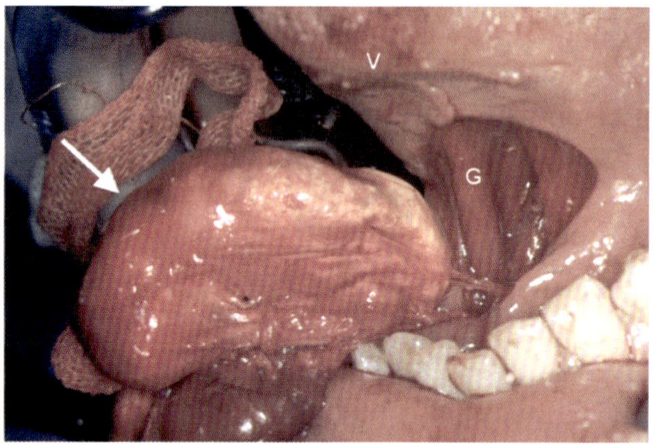

e

图10.86 皮样囊肿的临床和MR表现。a 中年妇女有一长期颏下中线肿胀的表现。b 临床视诊，在舌腹侧下方，可见一边界清楚的中线黏膜下病变（箭）。病变上的黏膜是完整的。c 冠状T2WI和d轴位对比增强，脂肪抑制MR T1WI，在颏舌肌（箭）与颏舌骨肌（细箭）之间的中线上，可见到大的囊性肿块。在T2WI上，肿块信号不均匀，有多发的脂肪小球。在T1WI强化图像上，可见薄的周边强化（虚箭）。在图像c虚箭号指向下颌舌骨肌。据MR成像所见，提示皮样囊肿的诊断。由于病变位于下颌舌骨肌之上，选择经口内手术。e 手术中的可见大的囊性病变壁光滑（箭）。V＝舌腹面的舌表面，G＝颏舌肌。病理证实为皮样囊肿。

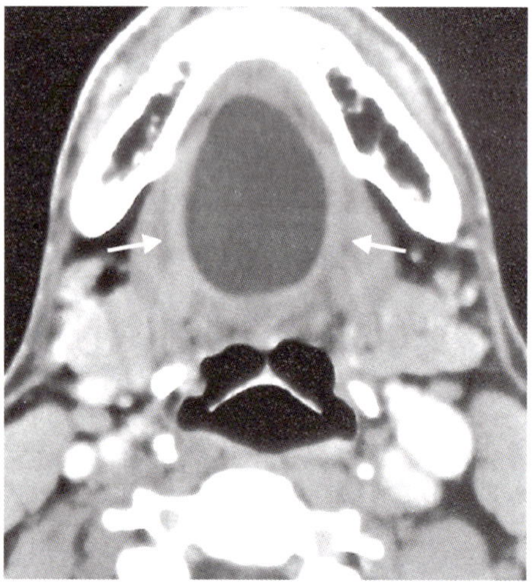

图10.87 CT可见表皮样囊肿。对比增强轴位图像显示：在两侧颏舌肌之间中线上，可见一大的单房囊性肿块（箭）。肿块呈均匀低密度。从图像上看，符合皮样囊肿或表皮样囊肿。手术证实为表皮样囊肿。

发育性囊肿

发育性囊肿被认为起源于在第一和第二腮弓中线闭合期间上皮细胞的残余。发育性囊肿可分为表皮样囊肿、皮样囊肿、畸胎瘤（见第2章节第2节段）。表皮样囊肿由单层鳞状上皮纤维壁构成。[39，50，73] 皮样囊肿含有皮肤附属物，如皮脂腺、毛囊和脂肪组织，畸胎瘤包含有由3种胚层衍生的组织。皮样囊肿含有脂肪可认为是分化良好的畸胎瘤（两种胚细胞层）。皮样囊肿在口腔内少见。[50] 当出现时，一般位于口底、舌下或下颌下间隙和舌的中线上或略偏离中线的位置。[91，92，137] 有报道舌下囊肿癌变。治疗包括手术切除。位于下颌舌骨肌上面的病变，优先的方式是通过口内，这样避免了明显的瘢痕，并且手术后恢复时间短。在下颌舌骨肌下面的病变一般用口外的手术方式切除。因此，在CT或MRI上，囊肿与下颌舌骨肌关系在手术计划中是非常重要的。轴位成像，特别是冠状位成像在确定病变的位置是重要的（图10.86）。皮样囊肿在身体任何部位都有典型的MRI信号特征。表皮样囊肿内的液体密度和皮样囊肿内的脂肪可鉴别这两种病变（图10.86，10.87）。然而，在无脂肪时，在图像上不能鉴别表皮样囊肿与皮样囊肿。在CT和MRI上，囊肿的薄壁通常有强化。

血管畸形

根据Mulliken和Gloowacki，头和颈部的血管病变可分为血管瘤和血管畸形。[102] **血管瘤**是新生物，其特征为内皮细胞的增生增多和减少，典型表现为1岁期间是迅速增生期，随后为退化期。与血管瘤相反，血管畸形不是肿瘤，但有着正常内皮细胞增生率的先天性血管异常。他们不退化，且当有外伤或内分泌变化时，**血管畸形**可迅速变大。血管畸形可细分为毛细血管的、静脉的、动脉的和淋巴管畸形。[53] 有一亚组患者显示复合血管畸形即可同时有高流量和低流量病变的特征，或为低流量和淋巴管瘤的病变。

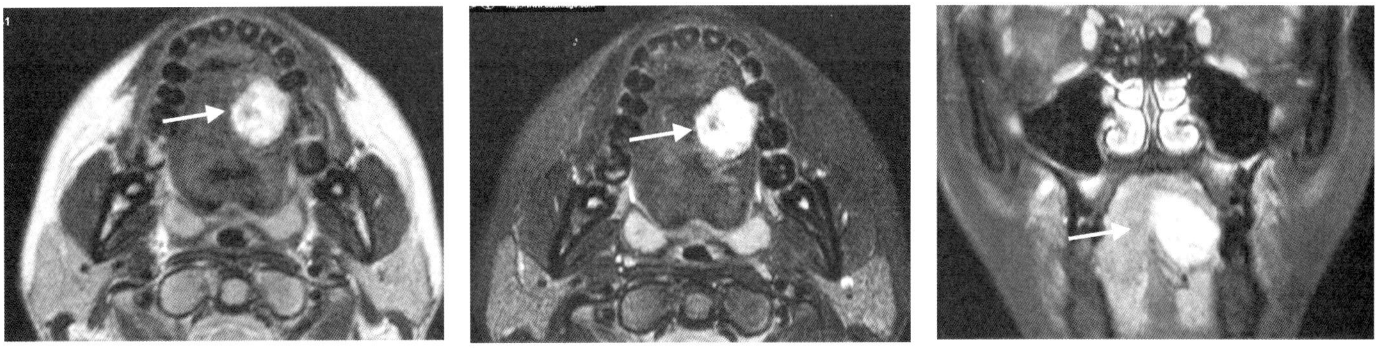

a b c

图10.88　舌的静脉畸形。特征性的MR所见。a 轴位T2WI，b 轴位STIR，c 冠状增强化脂肪抑制MRI的T1WI。位于左半部舌内的边界清楚的病变在T2WI和STIR图像上呈高信号，在注射对比剂后有明显强化，没有看见匐行的信号流空，在轴位图像上，可见小的低信号斑点，可能为小的静脉石或小的栓塞区。

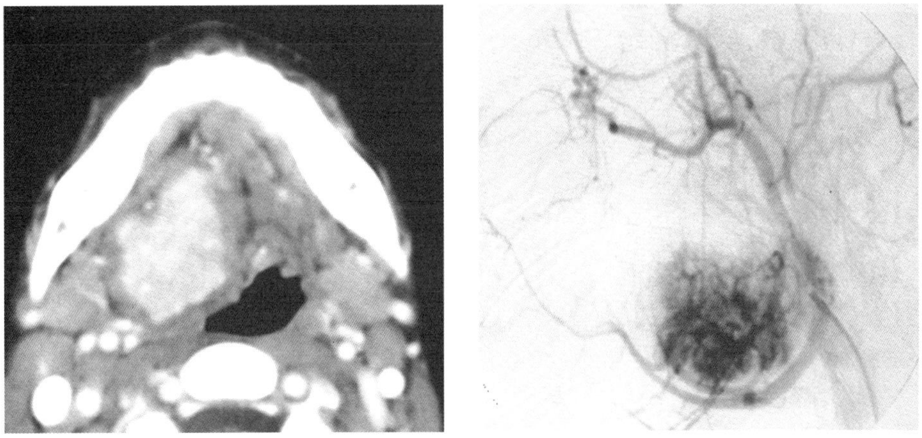

a b

图10.89　舌的静脉畸形，a 在轴位CT增强图像上，显示位于口底的肿块有明显强化，病变延伸到舌根。b 患者于栓塞前行血管造影显示：明显的实质染色持续到静脉期。

动脉畸形是高流量畸形，是由于异常血管的形态发育所致。[53, 102, 142] **动静脉畸形**和**动静脉瘘**包括在此类内。毛细血管和静脉畸形是低流量损害。在头和颈部里，毛细血管畸形易侵及皮肤及皮下组织，而静脉和动脉畸形易侵及深部结构。静脉和动脉畸形最常见的位置是舌、唇和颊，动脉和静脉畸形虽然可手术切除或栓塞，但通常只采用保守疗法。在MRIT1WI上，静脉畸形与肌肉相比，呈等信号或高信号。在T2WI上，呈很高信号。注入对比剂后，有明显的强化（图10.88）。在MRIT1WI和T2WI上，可见静脉石呈圆形无信号区。在MRIT1WI上，血栓形成呈高信号，在MRIT2WI上静脉池呈孤立的均匀的高信号。[142] 在CT扫描上，静脉畸形显示不同程度的强化（图10.89），静脉石的出现是特征性的。栓塞前，血管造影显示在动脉期后，深部实质染色持续时间长（图10.89）。动脉畸形有大的扭曲的动脉和引流静脉组成，在血管造影上很容易认出。在血管造影上，这些病变在不能典型地显示实质染色。在MRI上，T1WI和T2WI，由于增大的动脉成分，可见到匍行的流空（图10.90）。在显示血管畸形的范围和复杂性上，MRI优越于CT。

淋巴管瘤是良性没有包膜的病变，被认为是起源于隔离的原始胚胎淋巴囊。根据异常的淋巴管间隙的大小，淋巴管瘤可分为3种组织学类型：毛细管的，海绵状的和囊性的（囊性水瘤）。囊性水瘤含有巨大的扩张的囊性间隙，典型的位置在颈后三角、上纵隔、口腔内、下颌下间隙与舌下间隙。累及下颌下间隙较舌下间隙病变多见。在口腔内，淋巴管瘤可发生在舌、口底、颊部和唇[22]（图10.91，10.92）。舌前部是口腔淋巴管瘤最常见的部位，通常表现为增大的舌[7]。手术切除囊性水瘤是很困难的，因为囊性水瘤常缠绕和粘连邻近的结构，如在下颌下间隙病变的病例中，累及舌的神经血管蒂。海绵状淋巴管瘤包括中间囊肿，典型地发生在舌与涎腺内，而毛细淋巴管瘤包含很小的囊肿和皮肤的小囊泡。囊性水瘤是淋巴管瘤最常见的类型。65%囊性水瘤在出生时就出现，很多病例到2岁时临床上明显。它们的CT与MRI特征是多分隔的囊性肿块，可潜入和围绕正常结构，使手术切除很困难。在MRIT2-WI上，典型的囊性水瘤与脑脊液呈等信号，然而由于蛋白含量的不同，在T1WI上有不同的信号（图10.92）。颈部囊性水瘤的迅速增大通常是由于出血进入到肿块的囊性

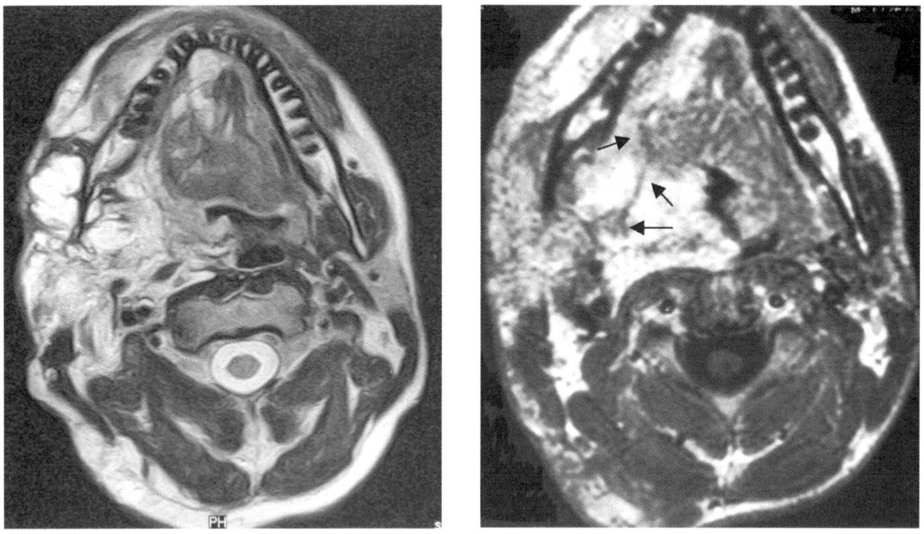
a b

图10.90 广泛的动静脉畸形。特征性MR表现。a T2WI。b 强化的MR T1WI 在T2WI上可见一大的高信号病变。注射对比剂后，可见明显的强化。病变侵及面部的软组织、咀嚼肌、腮腺、口底、口咽部、咽后间隙和外颈部，可见多发的弯曲线状的流空信号（箭），表明血管内流速高。

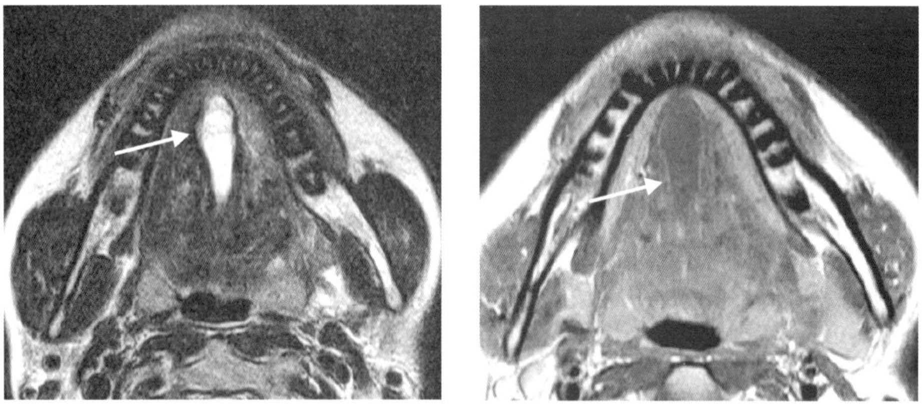
a b

图10.91 口底的淋巴管瘤。a 轴位MR T2WI，b 增强后的轴位MR T1WI。一囊性病变（箭）位于中线，使颏舌肌向外侧移位。在T2WI上可见很薄的分隔，手术证实为淋巴管瘤。

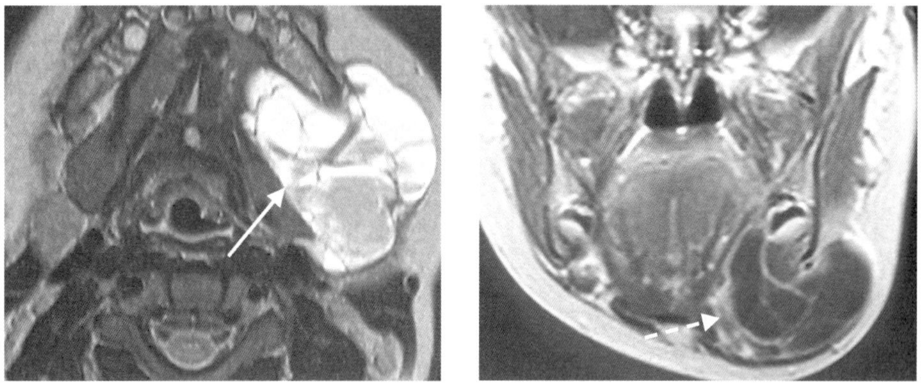
a b

图10.92 患有淋巴管瘤的6岁男孩，表现下颌下间隙肿物迅速增大。a 轴位T2WI，b 冠状位T1WI，显示一与脑脊液信号相同的多发分隔囊性肿块位于下颌下间隙（箭）并潜入围绕下颌角，可见。液-液平面代表血液较低信号（箭）和淋巴液层面。在MR T1WI上，个别的薄间隔有强化（虚箭）。

间隙内。多发的液-液平面，表示成层的血和淋巴液，是有特征性的。液-液平面在CT上可看到，但在MRI图像上更明显。

腮裂异常

所有的**腮裂异常**，95%起源于第二腮器残余物。正常情况下，到胎儿第9周时第二腮裂器官退化。[6,99] 当退化阶段不完全时，残余组织有可能发生使腮裂异常。最常见的第二腮裂异常是没有窦或瘘管的囊性肿块。然而可能发生囊肿，窦或瘘管相互转化，**第二腮裂囊肿**可发生在婴儿或年轻人。典型的腮裂囊肿的患者表现为在下颌下间隙内有无痛性肿块。[70] 上呼吸道感染后，囊肿大小常有改变。第二腮裂囊肿最常见的位置是后下颌下间隙。囊肿位于下颌角，下颌下腺后外侧，颈动脉的外侧，胸锁乳突肌的前内侧。当囊肿呈鸟嘴状并向内指向颈内动脉和颈外动脉之间，是第二腮裂囊肿所特有的。典型的CT显示基本上与

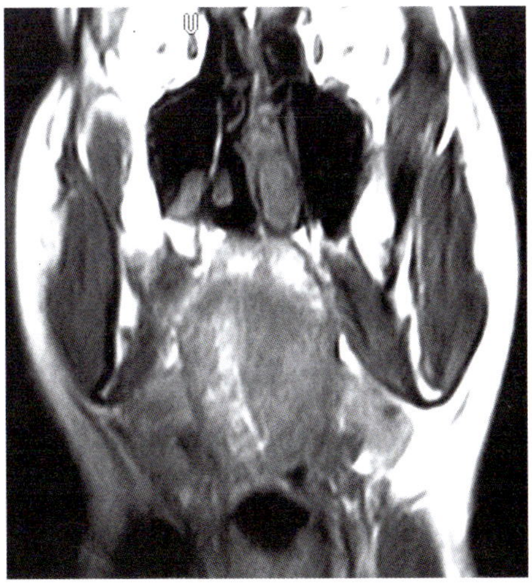
a

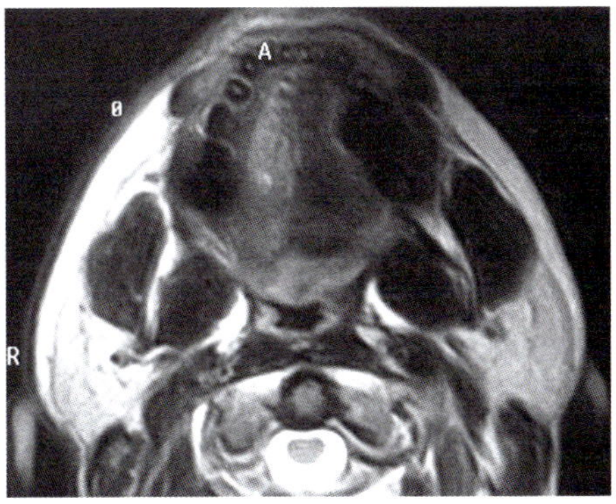
b

图10.93 腹部手术在口内插管后，有舌下神经的麻痹。症状开始后3周成像检查。MRI结果与亚急性/慢性早期去神经相一致。a 冠状位MR T1WI，显示右半舌的信号升高，是由于脂肪的沉积。注意轻的体积减小和舌的中隔移向右侧。b 轴位MR T2WI，显示右半舌高信号与水肿相一致。

脑脊液等密度的单房囊性肿块。均匀的薄的囊周边强化为特征。然而，囊肿感染可导致增厚的、不规则的包膜强化。根据脓肿内相对的蛋白浓度，第二腮裂囊肿在MRIT2WI，与脑脊液信号相同，而在MRIT1WI有不同的信号表现。鉴别诊断包括大的坏死性淋巴结（见12章）。很少在口咽内扁桃体水平看到第二腮裂囊肿（不典型的第二腮裂囊肿）。在图像上，可见一囊性肿块从口咽部咽扁桃体的深部边缘在咽旁间隙上方达颅底（见8章）。

其他病变

去神经肌肉萎缩

舌下神经、下颌舌骨神经（下齿槽神经的分支）和来自C1的纤维供应舌与口底的运动神经。沿这些神经走行的任何地方损伤这些神经，可产生去神经萎缩。舌下神经的损伤在不同条件下能看到，如脑干或基底池的病变、颅底肿瘤、颈部结节，扁桃体切除术后颈内动脉夹层、下颌下腺切除后、口腔插管的并发症和放射治疗后。[1, 43, 79, 121, 122, 128, 110]（图10.93～10.96）。损伤下颌神经可脑干和基底池的病变、海绵窦/颅底的病变、下颌间隙脓肿、下颌骨骨髓炎、V3的神经鞘瘤和神经纤维瘤、鳞状细胞癌的神经周围播散、腺样囊性癌和淋巴瘤。在半月神经节后根的神经根切除术后和创伤后，可见下颌骨神经的损伤。

舌下神经的损伤，舌内外肌群受影响。[37, 83, 118] 在下颌神经近端损伤，以下的肌肉受影响：咀嚼肌（咬肌、颞肌、翼内肌和翼外肌）；鼓膜张肌和腭帆张肌（受咬肌分支支配）；下颌舌骨肌与二腹肌前腹（受下颌舌骨分支支配）。下颌神经远端仅累及下齿槽神经的下颌舌骨分支，可见下颌舌骨肌与二腹肌前腹选择性地萎缩。C1的运动神经单独损伤产生颏舌骨肌的萎缩非常少见。

舌下神经（Ⅻ）与下颌神经(V3)去神经的成像所见依病变的过程而定。舌下神经与下颌神经的去神经可分为慢性期、亚急性期或急性去神经，每一期有其特征性的成像表现。长期慢性去神经显示为受影响的肌组织体积明显缩小和广泛的脂肪替代，受影响的肌肉里无异常强化和MRIT2WI无信号强度增高。在CT与MRI上体积减小，脂肪替代，没有强化，很容易确诊（图10.95，10.96）。慢性舌下神经去神经特征性表现是在仰卧轴位像上，受影响的半舌脱垂入口咽、结果与正常舌肌肌张力丧失是一致的。慢性V3去神经的其他表现有同侧咽鼓管的不对称和由于腭帆张肌去神经有关的耳咽管调节的缺失而出现的乳突内的液体，都是额外结果。[118]

与长期慢性去神经比较，在早期或轻度慢性去神经，肌肉体积相对的被保留，去神经肌肉组织的脂肪替代不广泛。典型的MRIT2WI上，没有像水肿一样高信号。[118]

急性/亚急性去神经导致像水肿一样的信号改变和去神经肌组织异常对比强化。在MRIT2WI，或STIR(短tau翻转恢复)图像上，可见像水肿一样的高信号（图10.93，10.94）。偶尔肌肉体积增加可有急性去神经信号改变，提示可能有真的水肿成分。在急性舌下去神经，可额外看到脂肪替代。但V3去神经直到亚急性期才可看到。[118]

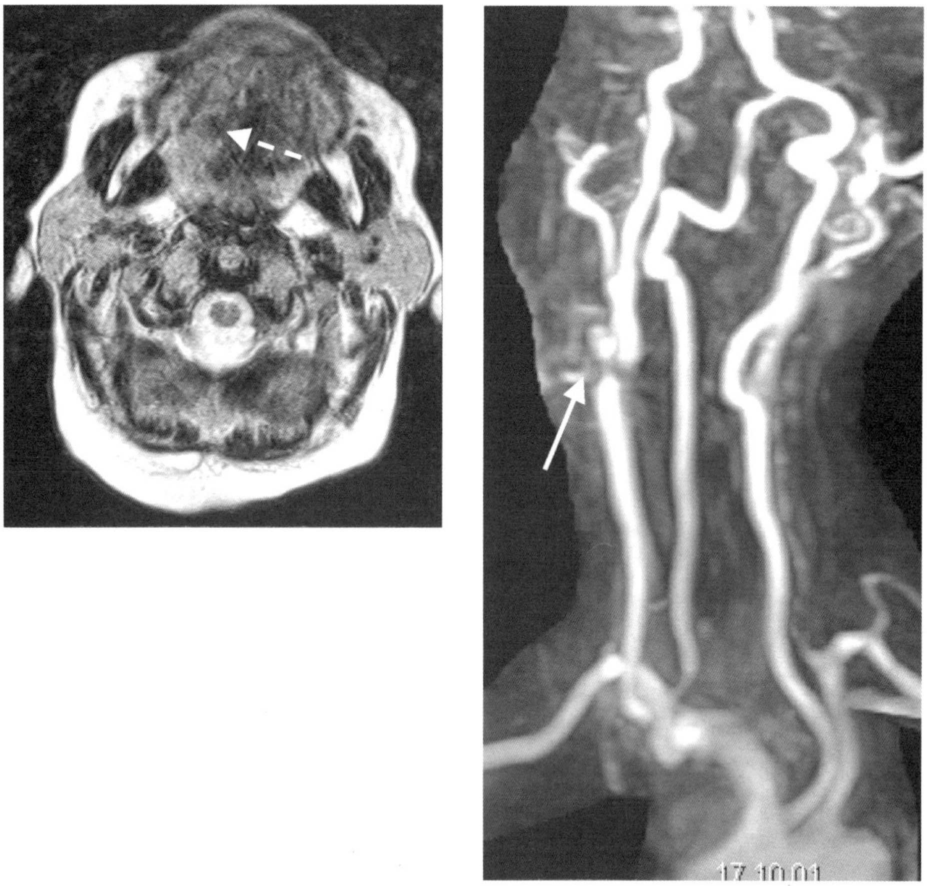

a b

图10.94 颈内动脉的动脉瘤压缩舌下神经，导致舌下神经的麻痹。MR 表现与亚急性／慢性早期去神经相一致。a 轴位 T2WI 示，在右半舌内的高的信号与水肿一致。b 颈动脉血管造影显示在右侧颈内动脉的动脉瘤（箭）。手术证实颈内动脉的动脉瘤压迫舌下神经，该神经沿着下颌下腺向前弯曲。

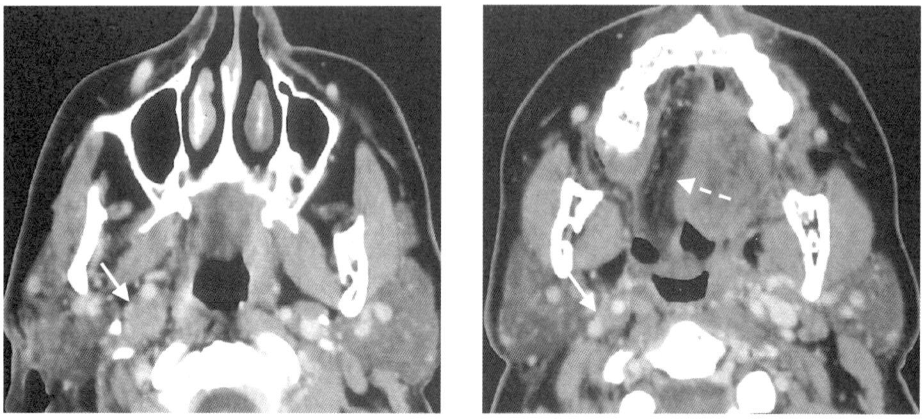

a b

图10.95a, b 轴位增强 CT 图像，在颈动脉间隙水平舌下神经的神经鞘瘤导致了长期的舌下神经麻痹（箭）。虚箭号所指向为右半舌的脂肪浸润。

确定舌下与下颌的运动神经去神经必须立即进行彻底的检查，沿着神经的全过程回到它在脑干的起源，以其确定病变的位置。

巨舌和急性舌肿胀

巨舌或舌增大，可发生在多种先天性的，内分泌的和代谢性的条件下，如 Down 综合征、Pierre Robin 综合征、淀粉样变性、黏多糖病、肢端肥大症、呆小症、舌的囊肿和舌的淋巴管瘤。[112] 舌的淀粉样变性有舌内外肌的对称性增大，没有任何局灶性肿块。在 MRIT1WI、T2WI 可见增大的、受浸润的肌肉显示正常的信号强度，并且没有异常对比强化。

大的急性**舌肿胀**导致气道阻塞可见于过敏性反应或脊柱手术严重的并发症。[93, 116] 在手术期间脊柱的位置（屈曲的胸－颈位置）、气管插管的固定、舌根的压迫可引起舌肿胀。大量的水肿累及所有舌肌导致舌肿胀。一旦舌肿胀发生，应用皮质类固醇对阻止气道阻塞是有效的。

巨舌和和急性舌肿胀都是临床诊断。然而，特殊情况时为了除外其他潜在的病变，可用影像学检查。

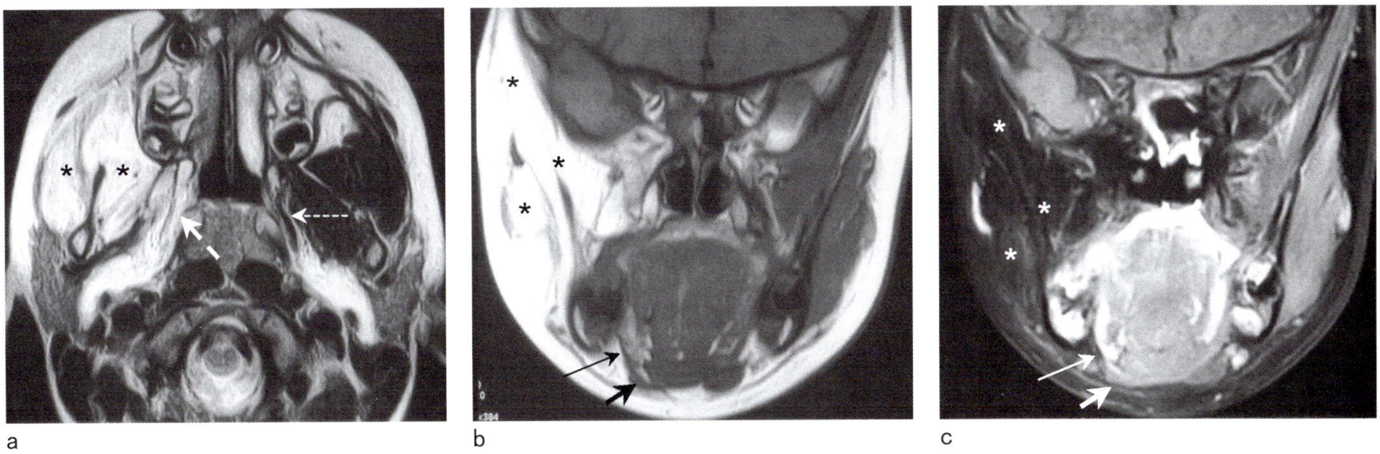

图10.96 一个6岁女孩长期的V3麻痹。特征性的MR表现。a 轴位MR T2WI，b 冠状位MR T1WI，c 冠状强化，MRI脂肪抑制图像显示：右侧咀嚼肌萎缩和脂肪浸润（星）。右侧下颌舌骨肌萎缩（细箭），右侧二腹肌前腹萎缩（粗短箭）和右侧腭帆张肌萎缩（粗虚箭）。虚箭指向左侧正常的腭帆张肌。注意对侧的咀嚼肌，下颌舌骨肌，二腹肌前腹的正常大小和正常的信号强度。

致谢

由于他们有价值的著作，在此感谢WILLY Lehman M.D.，Francis Marchal M.D.，和PDM.D.，耳鼻喉科和颈面部外科，Paulette Mhawech M,D.，临床病理科，日内瓦大学医院。

参考文献

1 Adams H, Verhoff MA, Hagemeyer TP, Muller KM. Arachnoid cyst with consecutive brainstem atrophy, hypoglossal nerve paresis and tongue atrophy. Pathologe 2001; 22(4): 266–269.
2 Aktogu S, Eris FN, Dinc ZA, Tibet G. Tuberculosis of the tongue secondary to pulmonary tuberculosis. Monaldi Arch Chest Dis 2000; 55(4): 287–288.
3 Alamillos-Granados FJ, Dean-Ferrer A, Garcia-Lopez A, Lopez-Rubio F. Actinomycotic ulcer of the oral mucosa: an unusual presentation of oral actinomycosis. Br J Oral Maxillofac Surg 2000; 38(2): 121–123.
4 Altavilla G, Mannara GM, Rinaldo A, Ferlito A. Basaloid suamous cell carcinoma of the oral cavity and oropharynx. ORL 1999; 61; 169–172.
5 Amin MA, Bailey BM. Congenital atresia of the orifice of the submandibular duct: a report of 2 cases and review.Br J Oral Maxillofac Surg 2001; 39(6): 480–482.
6 Ang AH, Pang KP, Tan LK. Complete branchial fistula. Case report and review of the literature. Ann Otol Rhinol Laryngol 2001; 110(11): 1077–9.
7 Bakaeen G, Winkler S, Bakaeen L, Rehani LA, Katsetos CD. Congenital macroglossal angiodysplasia ("lymphangioendotheliomatosis"). Arch Pathol Lab Med 2000; 124(9): 1349–1351.
8 Ballester F, Polo I, Papi M, Lafarga J, Espuch D, Niveiro M. Rhabdomyoma in the adult. Acta Otorrinolaringol Esp 2000; 51(4): 361–363.
9 Batsakis JG. Tumors of the Head and Neck. Clinical and Pathologic Considerations, 2d ed. Baltimore: Williams and Wilkins; 1979.
10 Batsakis JG. Tumors of the Head and Neck. 2d ed. Baltimore: Williams and Wilkins; 1979.
11 Beahrs OH, Henson DE, Hutter RVP, Kennedy BJ, eds.: Manual for Staging of Cancer: American Joint Committee on Cancer, 5th ed. Philadelphia: J.B. Lippincott; 1997.
12 Beckhardt RN, Weber RS, Zane R, et al. Minor salivary gland tumors of the palate: Clinical and pathologic correlates of outcome. Laryngoscope 1995; 105: 1135.
13 Becker M. Oral cavity, oropharynx and hypopharynx. Semin Roentgenol 2000; 35(1): 21–30.
14 Becker M, Hasso AN. Imaging of malignant neoplasms of the pharynx and larynx. In: Taveras JM, Ferruci JT, eds. Radiology: Diagnosis-Imaging-Intervention. Philadelphia: J.B. Lippincott; 1996: 1–16.
15 Becker M, Kurt AM. Infrahyoid neck: CT and MR imaging versus histopathology. Eur Radiol 1999; 9 (Suppl. 2): 53–68.
16 Becker M, Marchal F, Becker CD, Dulguerov P, Georgakopoulos G, Lehmann W Terrier F. MR-sialography: diagnostic accuracy for assessing sialolithiasis and salivary duct stenosis using a 3D extended phase conjugate symmetry rapid spin echo (EXPRESS) sequence. Radiology 2000; 217: 347–358.
17 Becker M, Marchal F, Dulguerov P, Georgakopoulos G, Lehmann W, Terrier F. How reliable is US in the assessment of sialolithiasis? Eur Radiol 2004. [In press].
18 Becker M, Moulin G, Kurt AM et al. Atypical squamous cell carcinoma of the larynx and hypopharynx: radiologic features and pathologic correlation. Eur Radiol 1998; 8: 1541–1551.
19 Becker M, Moulin G, Kurt AM et al. Non-squamous cell neoplasms of the larynx: radiologic-pathologic correlation. Radiographics 1998; 18(5): 1189–1210.
20 Becker M, Zbären P, Hermans R, et al. Necrotizing fasciitis of the head and neck: role of CT in diagnosis and management. Radiology 1997; 202: 471–476.
21 Bonetta A, Gelli MC, Zini G, Iotti C, Barbieri V, Pedroni C, Armaroli L. Postradiation sarcoma of head and neck: report of two cases. Tumori 1996; 82(3): 270–272.
22 Brennan TD, Miller AS, Chen SY. Lymphangiomas of the oral cavity: a clinicopathologic, immunohistochemical, and electron-microscopic study. J Oral Maxillofac Surg 1997; 55(9): 932–935.
23 Brockenbrough JM, Petruzzelli GJ, Lomasney L. DentaScan as an accurate method of predicting mandibular invasion in patients with squamous cell carcinoma of the oral cavity. Arch Otolaryngol Head Neck Surg 2003; 129: 113–117.
24 Brown JS, Kalavrezos N, D'Souza J, Lowe D, Magennis P, Woolgar JA. Factors that influence the method of mandibular resection in the management of oral squamous cell carcinoma. Br J Oral Maxillofac Surg 2002; 40(4): 275–284.
25 Brown JS, Lewis-Jones H. Evidence for imaging the mandible in the management of oral squamous cell carcinoma: a review. Br J Oral Maxillofac Surg 2001; 39(6): 411–418.
26 Brown JS, Lowe D, Kalavrezos N, D'Souza J, Magennis P, Woolgar J. Patterns of invasion and routes of tumor entry into the mandible by oral squamous cell carcinoma. Head Neck 2002; 24(4): 370–383.
27 Carr RJ, Langdon JD. Multiple primaries in mouth cancer- the price of success. Br J Oral Maxillofac Surg 1989; 27: 394–399.
28 Cavicchi O, Santini D, Chiodo F. Invasive mycotic and actinomycotic oropharyngeal and craniofacial infection in two patients with AIDS. Mycoses 1994; 37(5–6): 209–215.
29 Cheuk W, Chan JK. Kuttner tumor of the submandibular gland: fine-needle aspiration cytologic findings of seven cases. Am J Clin Pathol 2002; 117(1): 103–108.

30 Cholankeril JV, Scioscia PA. Post-traumatic sialoceles and mucoceles of the salivary glands. Clin Imaging 1993; 17(1): 41–45.
31 Chung TS, Yousem DM, Seigerman HM, et al. MR of mandibular invasion in patients with oral and oropharyngeal malignant neoplasms. AJNR 1994; 15: 1949.
32 Clark JR, Vaugham CW, Fitzgerald TJ, Costello R. Cancer of the head and neck. In: Osteen RT, ed. Cancer Manual, 8th ed. Boston: American Cancer Society; 1990: 145–160.
33 Cleveland DB, Chen SY, Allen CM, Ahing SI, Svirsky JA. Adult rhabdomyoma. A light microscopic, ultrastructural, virologic, and immunologic analysis. Oral Surg Oral Med Oral Pathol 1994; 77(2): 147–153.
34 Corio RL, Lewis DM. Intraoral rhabdomyomas. Oral Surg Oral Med Oral Pathol 1979; 48(6): 525–531.
35 Datar S, Patanakar T, Armao D, Mukherji SK. Papillary carcinoma in a giant thyroglossal duct cyst. Clin Imaging 2000; 24(2): 75–77.
36 de Bree R, Westerveld GJ, Smeele LE. Submandibular approach for excision of a large schwannoma in the base of the tongue. Eur Arch Otorhinolaryngol 2000; 257(5): 283–286.
37 Delavelle J, Becker M, Megret M, Pizzolato G, Rüfenacht D A. The trigeminal nerve: diagnostic features of intracranial and extracranial pathology. Int J Neuroradiol 1998; 4(6): 445–465.
38 DelBalso AM. An approach to the diagnostic imaging of jaw lesions, dental implants, and the temporomandibular joint. Radiol Clin North Am 1998; 36: 855–890.
39 De Ponte FS, Brunelli A, Marchetti E, Bottini DJ. Sublingual epidermoid cyst. J Craniofac Surg 2002; 13(2): 308–310.
40 Deroux E. Complications of dental infections. Rev Med Brux 2001; 22(4): A289–295.
41 Devine JC, Jones DC. Carcinomatous transformation of a sublingual dermoid cyst. A case report. Int J Oral Maxillofac Surg 2000; 29(2): 126–127.
42 Dubin MG, Ebert CS, Mukherji SK, Pollock HW, Amjadi D, Shockley WW. Computed tomography's ability to predict sacrifice of hypoglossal nerve at resection. Laryngoscope 2002; 112(12): 2181–2185.
43 Dziewas R, Ludemann P. Hypoglossal nerve palsy as complication of oral intubation, bronchoscopy and use of the laryngeal mask airway. Eur Neurol 2002; 47(4): 239–243. [Review.]
44 Elidan J, Brama I, Gay I. A large tonsillolith simulating tumor of the tonsil. Ear Nose Throat J 1980; 59(7): 296–297.
45 Epivatianos A, Markopoulos AK, Papanayotou P. Benign tumors of adipose tissue of the oral cavity: a clinicopathologic study of 13 cases. J Oral Maxillofac Surg 2000; 58(10): 1113–1117.
46 Epstein JB, Epstein JD, Le ND, Gorsky M. Characteristics of oral and paraoral malignant lymphoma: a population-based review of 361 cases. Oral Surg Oral Med Oral Pathol Oral Radiol Endod 2001; 92; 519–525.
47 Evans HL. Mucoepidermoid carcinoma of salivary glands: a study of 69 cases with special attention to histologic grading. Am J Clin Pathol 1984; 81: 696–701.
48 Fortun C, Barros J Melcon C, Condes E, Cobo E, Perez-Martinez C, Ruiz-Galiana J, Martinez-Vidal A, Alvarez F. Extra-laryngeal head and neck tuberculosis. Clin Microbiol Infect 2000; 6(12): 644–648.
49 Friedman M, Chow J, Toriumi DM, Strorigl T, Grybauskas V. Benign neoplasms of the oral cavity. Clin Plast Surg 1987; 14(2): 223–231.
50 Fuchshuber S, Grevers G, Issing WJ. Dermoid cyst of the floor of the mouth—a case report. Eur Arch Otorhinolaryngol 2002; 259(2): 60–62.
51 Gluckman JL, Thompson R. Cancer of the oropharynx. In: Paparella MM, Shumrick DA, eds. Otorhinolaryngology. Philadelphia: W.B. Saunders; 1991: 2167–2187.
52 Gold L, Nazarian LN, Johar AS, Rao VM. Characterization of maxillofacial soft tissue vascular anomalies by ultrasound and color Doppler imaging: an adjuvant to computed tomography and magnetic resonance imaging. J Oral Maxillofac Surg 2003; 61(1): 19–31.
53 Graziani M, Logoluso G, Boldrini R, Fasanelli S. Aggressive fibromatosis in childhood. Radiol Med (Torino) 1995; 89(3): 364–367.
54 Harrison HD. Sublingual gland is origin of cervical extravasation mucocele. Oral Surg Oral Med Oral Pathol Oral Radiol Endod 2000; 90(4): 404–405.
55 Hattori H. Atypical lipomatous tumor of the lip with pleomorphic lipoma-like myxoid area, clinically simulating mucocele. J Oral Pathol Med 2002; 31(9): 561–564.
56 Hermanek P, Scheibe O, Spiessl B, Wagner G. TNM Classification of Malignant Tumors, 4th ed. Berlin: Springer; 1992.
57 Horn G, Werner JA, Schmidt D, Beigel A. Rhabdomyoma of the mouth floor—a case report. HNO 1992; 40(8): 322–324.
58 Iype EM, Ramdas K, Pandey M, Jayasree K, Thomas G, Sebastian P, Nair MK. Primary tuberculosis of the tongue: report of three cases. Br J Oral Maxillofac Surg 2001; 39(5): 402–403.
59 Gale DR. CT and MRI of the oral cavity and oropharynx. In: Valvassori GE, Mafee MF, Carter BL Imaging of the Head and Neck. Stuttgart: Georg Thieme Verlag; 1995: 445–4741. Smoker WRK. Oral cavity. In: Som PM, Curtin HD. Head and Neck Imaging, 3d ed. St. Louis, MO: Mosby-Year Book;1996: 488–544.
60 Go JH. Benign peripheral nerve sheath tumor of the tongue. Yonsei Med J 2002; 43(5): 678–680.
61 Gomez D, Faucher A, Picot V, Siberchicot F, Renaud-Salis JL, Bussieres E, Pinsolle J. Outcome of squamous cell carcinoma of the gingiva: a follow-up study of 83 cases. J Craniomaxillofac Surg 2000; 28(6): 331–335.
62 Kapila K, Mathur S, Verma K. Schwannomas: a pitfall in the diagnosis of pleomorphic adenomas on fine-needle aspiration cytology. Diagn Cytopathol 2002; 27(1): 53–59.
63 Kim KH, Sung MW, Chung PS, et al. Adenoid cystic carcinoma of the head and neck. Arch Otolaryngol Head and Neck Surg 1994; 120: 721–726.
64 Koch BB, Trask DK, Hoffman HT, et al. National survey on head and neck verrucous cainoma. Patterns of presentation, care, and outcome. Cancer 2001; 92; 110–120.
65 Koeller KK, Alamo L, Adair CF, Smirniotopoulos JG. Congenital cystic masses of the neck: radiologic-pathologic correlation. Radiographics 1999; 19(1): 121–146.
66 Koizumi Y, Utsunomiya T, Yamamoto H. Cellular schwannoma in the oral mucosa. Acta Otolaryngol 2002; 122(4): 458–462.
67 Kosling S, Schmidtke M, Vothel F, Hahn S, Weidenbach H, Oeken J. The value of spiral CT in the staging of the oral cavity and of the oro- and hypopharynx. Radiologe 2000; 40: 632–639.
68 Kraitrakul S, Sirithunyaporn S, Yimtae K. Distribution of minor salivary glands in the peritonsillar space. J Med Ass Thai 2001; 84(3): 371–378.
69 Kruk-Zagajewska A, Szkaradkiewics A, Wierzbicka M, Joseph A, Woznial A. The role of Epstein–Barr virus (EBV) infection in carcinogenesis of palatine tonsil carcinoma. Otolaryngol Pol 2001; 55: 267–272.
70 Kumara GR, Gillgrass TJ, Bridgman JB. A lymphoepithelial cyst (branchial cyst) in the floor of the mouth. NZ Dent J 1995; 91(403): 14–15.
71 Kurabayashi T, Ida M, Yasumoto M, Ohbayashi N, Yoshino N, Tetsumura A, Sasaki T. MRI of ranulas. Neuroradiology 2000; 42(12): 917–922.
72 Laine FJ, SmokerWR. Anatomy of the cranial nerves. Neuroimaging Clin North Am 1998; 8(1): 69–100. [Review.]
73 Lalwani AK, Engel TL. Teratoma of the tongue: a case report and review of the literature. Int J Pediatr Otorhinolaryngol 1992; 24(3): 261–268.
74 Lane AP, Buckmire RA, Mukherji SK, Pillsbury HC 3rd, Meredith SD. Use of computed tomography in the assessment of mandibular invasion in carcinoma of the retromolar trigone. Otolaryngol Head Neck Surg 2000; 122(5): 673–677.
75 Lawoyin JO, Akande OO, Kolude B, Agbaje JO. Lipoma of the oral cavity: clinicopathological review of seven cases from Ibadan. Niger J Med 2001; 10(4): 189–191.
76 Lee YY, Van Tassel P, Nauert C, et al. Lymphomas of the head and neck: CT findings at initial presentation AJNR 1987; 8: 665–671.
77 Lenz M. Computertomographie und Kernspintomographie bei Kopf-Hals-Tumoren. Methoden, Leitkriterien, Differentialdiagnosen und klinische Ergebnisse. Stuttgart: Georg Thieme Verlag; 1992.
78 Lenz M, Hermans R. Imaging of the oropharynx and oral cavity. Part II: Pathology. Eur Radiol 1996; 6: 536–549.
79 Lin YS, Jen YM, Lin JC. Radiation-related cranial nerve palsy in patients with nasopharyngeal carcinoma. Cancer 2002; 15(95 Pt 2): 404–409.
80 Lobitz B, Lang T. Lymphangioma of the tongue. Pediatr Emerg Care 1995; 11(3): 183–185.
81 Loevner LA, Yousem DM, Montone KT et al. Can radiologists accurately predict preepiglottic space invasion with MR? AJR 1997; 169: 1681–1688.
82 Loevner LA, Ott IL, Yousem DM, et al. Neoplastic fixation to the prevertebral compartment by squamous cell carcinoma of the head and neck. AJR 1998; 170: 1389–1394.
83 Loh C, Maya MM, Go JL. Cranial nerve XII: the hypoglossal nerve. Semin Ultrasound CT MR 2002; 23(3): 256–265.
84 Louis PJ, Hudson C, Reddi S. Lesion of floor of the mouth. J Oral Maxillofac Surg 2002; 60(7): 804–807.
85 Manfredi R, Mazzoni A,Amir R, Altman KW, Zaheer S. Neurilemmoma of the hard palate. J Oral Maxillofac Surg 2002; 60(9): 1069–1071.
86 Martin-Granizo R, Rodriguez-Campo F, Naval I, Diaz Gonzalez VJ. Squamous cell carcinoma in the oral cavity in patients younger than 40 years. Otolaryngol Head Neck Surg 1997; 117; 268–275.

87 Mancuso AA, Hanafee WN. Oral cavity and oropharynx including tongue base, floor of the mouth and mandible. In: Computed Tomography and Magnetic Resonance Imaging of the Head and Neck, 2nd ed. Baltimore: Williams and Wilkins; 1985: 358–427.

88 Mehanna HM, Al-Bahnasawi L, White A. National audit of the management of peritonsillar abscess. Postgrad Med J 2002; 78(923): 545–548.

89 Menko FH, van der Luijt RB, de Valk IA, Toorians AW, Sepers JM, van Diest PJ, Lips CJ. Atypical MEN type 2B associated with two germline RET mutations on the same allele not involving codon 918. J Clin Endocrinol Metab 2002; 87(1): 393–397.

90 Mignogna MD, Muzio LL, Favia G, Ruoppo E, Sammartino G, Zarrelli C, Bucci E. Oral tuberculosis: a clinical evaluation of 42 cases. Oral Dis 2000; 6(1): 25–30.

91 Miles LP, Naidoo LC, Reddy J. Congenital dermoid cyst of the tongue. J Laryngol Otol 1997; 111(12): 1179–1182.

92 Mitchell TE, Girling AC. Hairy polyp of the tonsil. J Laryngol Otol 1996; 110(1): 101–103.

93 Miura Y, Mimatsu K, Iwata H. Massive tongue swelling as a complication after spinal surgery. J Spinal Disord 1996; 9(4): 339–341.

94 Mohadjer C, Dietz A, Maier H, Weidauer H. Distant metastasis and incidence of second carcinomas in patients with oropharyngeal and hypopharyngeal carcinomas. HNO 1996; 44; 134–139.

95 Moriniere S, Sibel JP, Marlier F, Guerrier B. Basilingual rhabdomyoma treated by endoscopy. Ann Otolaryngol Chir Cervicofac 2001; 118(4): 245–248.

96 Munoz A, Castillo M, Melchor MA, Gutierrez R. Acute neck infections: prospective comparison between CT and MRI in 47 patients. J Comput Assist Tomogr 2001; 25(5): 733–741.

97 Muraki AS, Mancuso AA, Harnsberger HR et al. CT of the oropharynx, tongue base and floor of the mouth: normal anatomy and variations, and applications in staging carcinoma. Radiology 1983; 148: 725–731.

98 Mukherji SK, Isaacs DL, Creager A, Shockley W, Weissler M, Armao D. CT detection of mandibular invasion by squamous cell carcinoma of the oral cavity. AJR 2001; 177(1): 237–243.

99 Mukherji SK, Fatterpekar G, Castillo M, Stone JA, Chung CJ. Imaging of congenital anomalies of the branchial apparatus. Neuroimaging Clin North Am 2000; 10(1): 75–93, viii. [Review.]

100 Mukherji SK, Pillsbury HR, Castillo M. Imaging squamous cell carcinoma of the upper aerodigestive tract: what clinicians need to know. Radiology 1997; 205: 629–646.

101 Mukherji SK, Weeks S, Castillo M, Krishnan LA. Squamous cell carcinomas that arise in the oral cavity and tongue base: can CT help redict perineural or vascular invasion? Radiology 1996; 198: 157–162.

102 Mulliken J B, Glowacki J. Hemangiomas and vascular malformations in infants and children: a classification based on endothelial characteristics. Plast Reconstr Surg 1982; 69: 412–420.

103 Napier SS, Pagni CG, McGimpsey JG. Sublingual adult rhabdomyoma. Report of a case. Int J Oral Maxillofac Surg 1991; 20: 201–203.

104 Nascimento AF, McMenamin ME, Fletcher CD.Liposarcomas/atypical lipomatous tumors of the oral cavity: a clinicopathologic study of 23 cases. Ann Diagn Pathol 2002; 6(2): 83–93.

105 Nigam S, Singh T, Mishra A, Chaturvedi KU. Oral cysticercosis—report of six cases. Head Neck 2001; 23(6): 497–499.

106 Norman JE, Head K. Ranula—this term is probably one of the oldest in surgery, and its etymology is not very obvious.Br J Oral Maxillofac Surg 2002; 40(5): 455–456.

107 Norris CM Jr., Cady B. Head and neck, and thyroid cancer. In : Holleb AI, Fink DJ, Murphy GP, eds. American Cancer Society Textbook of Clinical Oncology. Atlanta, GA: American Cancer Society, 1991: 306–327.

108 Omura S, Nakajima Y, Kobayashi S, Ono S, Fujita K. Oral manifestations and differential diagnosis of isolated hypoglossal nerve palsy: report of two cases. Oral Surg Oral Med Oral Pathol Oral Radiol Endod 1997; 84(6): 635–640.

109 Parkins GE. Large sublingual lipoma. Br J Oral Maxillofac Surg 1997; 35(5): 377.

110 Pavithran K, Doval DC, Hukku S, Jena A. Isolated hypoglossal nerve palsy due to skull base metastasis from breast cancer. Australas Radiol 2001; 45(4): 534–535.

111 Paz JB, Cook N, Odom-Maryon T, Xie Y, Wilczynski SP. Human papillomavirus (HPV) in head and neck cancer. An association of HPV 16 with squamous cell carcinoma of Waldeyer's tonsillar ring. Cancer 1997; 79: 595–604.

112 Penna KJ, Verveniotis SJ. Lymphangiomatous macroglossia. Medical and surgical treatment. NY State Dent J 1995; 61(10): 30–33.

113 Poli P, Floretti G, Tessitori G. Malignant fibrous histiocytoma of the floor of the mouth: case report. J Laryngol Otol 1995; 109(7): 680–682.

114 Pulcini C, Vandenbos F, Roth S, Mondain-Miton V, Bernard E, Roger PM, De Salvador-Guillouet F, Hyvernat H, Girard-Pipau F, Mattei M, Dellamonica P. Lemierre's syndrome: a report of six cases. Rev Med Interne 2003; 24(1): 17–23.

115 Pulec JL. Aggressive fibromatosis (fibrosarcoma) of the facial nerve. Ear Nose Throat J 1993; 72(7): 460–467, 470–472.

116 Renehan A, Morton M. Acute enlargement of the tongue. Br J Oral Maxillofac Surg 1993; 31(5): 321–324.

117 Roychoudhury A, Parkash H, Kumar S, Chopra P. Infantile desmoid fibromatosis of the submandibular region. J Oral Maxillofac Surg 2002; 60(10): 1198–1202.

118 Russo CP, Smoker WR, Weissman JL. MR appearance of trigeminal and hypoglossal motor denervation. AJNR 1997; 18(7): 1375–1383.

119a Quraishi HA, Ortiz O, Wax MK. Dermoid cyst of the floor of the mouth. Otolaryngol Head Neck Surg 1998; 118(4): 562–563.

119b Sadler TW. Head and Neck. In: Sadler TW, ed. Langman's Medical Embryology, 5th ed. Baltimore: Williams and Wilkins; 1985: 281–310.

120 Schwartz HE, Ward PH. Aggressive fibromatosis of the tongue. Ann Otol Rhinol Laryngol 1979; 88(1 Pt 1): 12–15.

121 Shahab R, Savy LE, Croft CB, Hung T. Isolated hypoglossal nerve palsy due to internal carotid artery dissection. J Laryngol Otol 2001; 115(7): 587–589.

122 Sharp CM, Borg HK, Kishore A, MacKenzie K. Hypoglossal nerve paralysis following tonsillectomy. J Laryngol Otol 2002; 116(5): 389–391.

123 Shimoyama T, Kato T, Nasu D, Kaneko T, Horie N, Ide F. Solitary neurofibroma of the oral mucosa: a previously undescribed variant of neurofibroma. J Oral Sci 2002; 44(1): 59–63.

124 Sigal R. Oral cavity, oropharynx and salivary glands. Neuroimaging Clin North Am 1996; 6: 379.

125 Sigal R, Monnet O, de Baere T, Micheau C, Shapeero LG, Julieron M, Bosq J, Vanel D, Piekarski JD, Luboinski B, Masselot J. Adenoid cystic carcinoma of the head and neck: evaluation with MR imaging and clinical-pathologic correlation in 27 patients. Radiology 1992; 184: 95–101.

126 Sigal R, Zagdanski A-M, Schwaab G, et al. CT and MR imaging of squamous cell carcinoma of the tongue and floor of the mouth. Radiographics 1996; 16: 787–810.

127 Skitarelic N, Mladina R, Morovic M, Skitarelic N. Cervical necrotizing fasciitis: sources and outcomes. Rev Med Brux 2001; 22(4): 289–295.

127a Sobin LH, Wittekind C, eds. TNM Classification of Malignant Tumours, 6th ed. Hoboken, NJ: Wiley; 2002:22–36.

128 Spitzer C, Mull M, Topper R. Isolated hypoglossal nerve palsy caused by carotid artery dissection the necessity of MRI for diagnosis. J Neurol 2001; 248(10): 909–910.

129 Sygula M, Skladowski K, Wydmanski J, Sasiadek W, Wygoda A. Comparison of natural history of squamous cell carcinoma and nondifferentiated carcinoma localized in the oro- and nasopharynx. Otolaryngol Pol 2000; 54 (Suppl. 31): 286–290.

130 Tankere F, Golmard JL, Barry B, Guedon C, Depondt J, Gehanno P. Prognostic value of mandibular involvement in oral cavity cancers. Rev Laryngol Otol Rhinol (Bord) 2002; 123: 7–12.

131 Thomas JA, Ware TM, Counselman FL. Internal carotid artery pseudoaneurysm masquerading as a peritonsillar abscess. J Emerg Med 2002; 22(3): 257–261.

132 Urquhart A, Berg R. Hodgkin's and non-Hodgkin's lymphoma of the head and neck. Laryngoscope 2001; 111: 1565–1569.

133 Urquhart AC, Hutchins LG, Berg RL. Distinguishing non-Hodgkin lymphoma from squamous cell carcinoma tumors of the head and neck by computed tomography parameters. Laryngoscope 2002; 112: 1079–1083.

134 Vogl TJ, Bruning R, Grevers G, Mees K, Bauer M, Lissner J. MR imaging of the oropharynx and tongue: comparison of plain and Gd-DTPA studies. J Comput Assist Tomogr 1988; 12(3): 427–433.

135 Vogl TJ, Steger W, Ihrler S, Ferrara P, Grevers G. Cystic masses of the floor of the mouth: value of MR imaging in planning surgery. AJR 1993; 161: 183–186.

136 Vuong PN, Pham-Thominet L, Neveux Y, Balaton A, Houissa-Vuong S, Fombeur JP, Soudan P. Adult type rhabdomyoma of the soft palate: pathology of 2 cases with review of the medical literature. Arch Anat Cytol Pathol 1990; 38(4): 152–158.

137 Walstad WR, Solomon JM, Schow SR, Ochs MW. Midline cystic lesion of the floor of the mouth. J Oral Maxillofac Surg 1998; 56(1): 70–74.

138 Wanebo HJ, Koness RJ, MacFarlane JK, Eilber FR, Byers RM, Elias EG, Spiro RH. Head and Neck Sarcoma: Report of the Head and Neck Sarcoma Registry. Society of Head and Neck Surgeons Committee on Research. Head Neck 1992; 14(1): 1–7.

139 Werning JW, Byers RM, Novas MA, Roberts D. Preoperative assessment for and outcomes of mandibular conservation surgery. Head Neck 2001; 23(12): 1024–1030.
140 Wiese KG, Merten HA, Wiltfang J, Luhr HG. Clinical studies on the pathophysiology of odontogenic abscesses. Mund Kiefer Gesichtschir 1999; 3(5): 242–246.
141 Wiesmiller K, Barth TF, Gronau S. Early radiation-induced malignant fibrous histiocytoma of the oral cavity. J Laryngol Otol 2003; 117(3): 224–226.
142 Yonetsu K, Nakayama E, Miwa K, Tanaka T, Araki K, Kanda S, Ohishi M, Takenoshita Y, Yoshida K, Katsuki T. Magnetic resonance imaging of oral and maxillofacial angiomas. Oral Surg Oral Med Oral Pathol 1993; 76(6): 783–789.
143 Yousem DM, Chalian AA. Oral cavity and pharynx. Radiol Clin North Am 1998; 36(5): 967–981.
144 Yousem DM, Hatabu H, Hurst MD, et al. Carotid artery invasion by head and neck masses: prediction with MR imaging. Radiology 1995; 195: 715–720.
145 Zadvinskis DP. Congenital malformations of the cervicothoracic lymphatic system: embryology and pathogenesis. RadioGraphics 1992; 12: 1175–1189.
146 Zbären P, Becker M, Laeng H. Pretherapeutic staging of laryngeal cancer: cinical findings. Computed tomography and magnetic resonance imaging versus histopathology. Cancer 1996; 77(7): 1263–1273.
147 Ziegler CM, Schwarz W, Grau A, Buggle F, Hassfeld S, Muhling J. Odontogenic focus as the etiology of cerebral ischemia. Mund Kiefer Gesichtschir 1998; 2(6): 316–319.

第六篇 舌骨下颈部

11 喉和下咽

M. Becker

绪论

虽然在诊断评价喉和下咽时，内镜检查是第一位的。但由于断层图像能够对喉的深部组织进行评价，故影像学检查是必不可少的补充检查手段。CT 和 MRI 都能提供很好显示喉和下咽的细节图像。应用了 20 多年的 CT，随着多排探测器采集技术的应用其作用进一步加强了，其图像采集速度极快，并可进行多方位及三维图像重组。虽然如此，其作用仍受到 MRI 进一步挑战。由于 MRI 的高分辨率和高软组织对比度，许多人已认为对喉和下咽的成像首选 MRI。然而，MRI 存在一些相对不足之处，如采集时间长、运动伪影、部分人有幽闭恐惧症、缺乏实用性等。因此，CT 和 MRI 现今应用广泛，选用哪种要视地区与个人情况而定。

内镜及断层成像的互补作用要求密切的定期的相互学习合作。放射学者对完成和解释喉和下咽 CT 和 MRI 图像时，不仅要熟悉正常解剖和病理特点，还要了解图像所见与临床和治疗的关联。鳞状细胞癌治疗前后评价，在本书上下文中出现的特别重要性在于说明 CT 和 MRI 检查的最重要指征。本章目的为评述当前影像学对喉和下咽的作用，重点在肿瘤性疾病和其他病理情况。

发育概述

含有间充质条带的腮弓或咽弓，出现于胚胎发育第四、五周。腮裂将腮弓分开。在弓和裂发育同时，咽囊沿咽肠的侧壁出现，咽肠是原肠的头侧部分（见第 10 章）。每个腮弓包括自己的软骨/骨成分，自己的血管、神经和肌肉成分。由于不同腮弓肌肉有时会移行到周围部位，故其并不一定附着于它自己的腮弓的骨骼成分上。然而，供应这些肌肉的神经来自原腮弓。

经过 4 周发育，一条叫做喉气管沟的纵沟出现在原咽的底部，位于咽囊尾侧。稍后喉气管沟外翻，形成了喉气管憩室(见图 11.1)。接着远端扩大形成了球状的肺芽。喉入口是喉气管管进入原咽开口处。最初，喉气管憩室与前肠广泛相通。随着憩室向尾侧膨胀，形成食管气管嵴。接着它们融合形成气管食管间隔将前肠分为背侧部分（食管）和腹侧部分（气管和肺芽）(见图 11.1)。喉气管憩室内胚层发育成喉、气管、支气管、细支气管上皮和肺内层上皮。所有这些结构的结缔组织、软骨和肌肉均来源于喉气管憩室周围的间充质。随着胚胎生长，由喉气管管头端周围间充质发育形成的杓状隆突向头侧朝舌生长（见图 11.2)。喉裂隙样开口变成“T”形，称为喉入口。原喉上皮迅速增殖暂时封闭管腔。到第十周，管道再形成，管腔恢复。在此过程中，喉室、声带、前庭皱襞形成。会厌是由鳃下隆起最尾端部分（见第 10 章）发育而来。

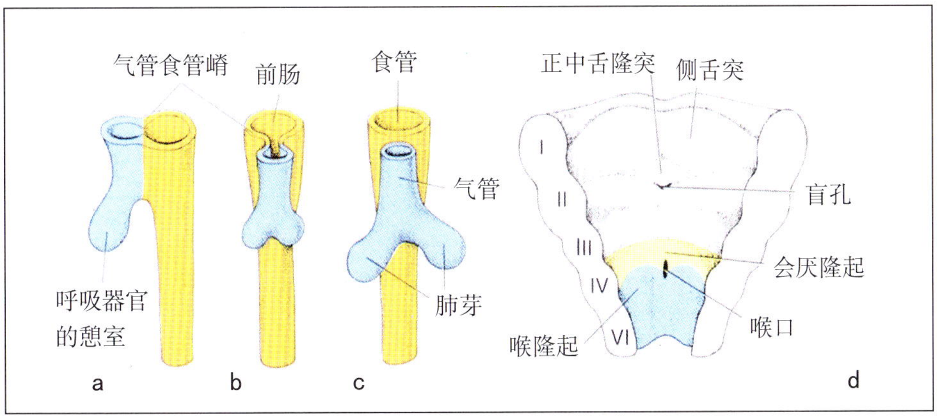

图 11.1 a~c 喉气管憩室连续发育过程。注意食管嵴及隔的形成，前肠分为食管和气管及肺芽。d 喉腹侧上面观。注意喉孔和周围突起。经允许复制参考文献 101b 内容。

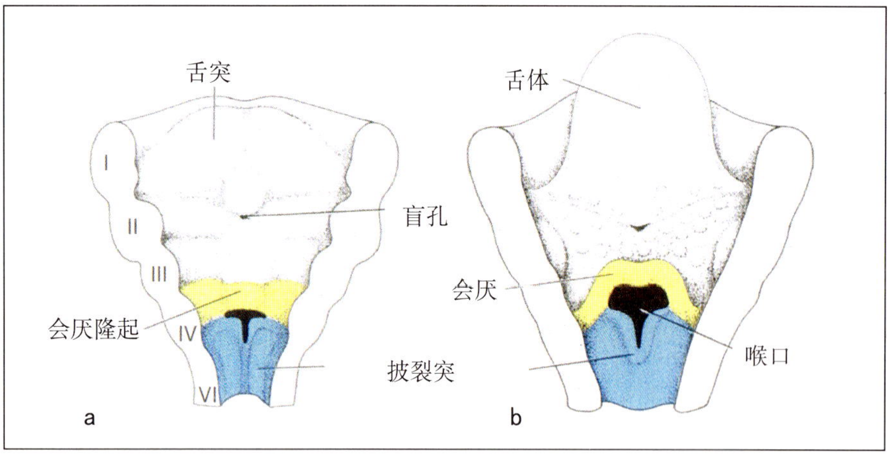

图11.2 图示在发育连续各期喉孔及周围突起。a 6周时 b 12周时。经允许复制参考101b内容

第四和第六咽弓软骨融合形成喉透明软骨（甲状软骨、环状软骨、杓状软骨）和弹性软骨（小角软骨、楔状软骨）。第四弓形成了环甲肌、腭提肌和咽缩肌，因此这些肌肉的支配神经为迷走神经上喉支，即第四弓的神经。喉固有肌由第六弓衍生而来，因此这些肌肉的支配神经为迷走神经喉返支，即第六弓的神经。

正常解剖

■喉

喉有软骨性骨的框架，由诸多肌肉和韧带连接的此框架支撑由黏膜覆盖表面的喉，这对发声至关重要。软骨表面覆以黏膜，这对发声至关重要，最重要的喉部黏膜覆盖表面的结构是假声带、喉室和真声带。

喉黏膜解剖

真声带自前向后伸张绕过气道，其前部汇于前联合，后部汇于后联合。假声带略位于真声带的头侧，与真声带平行。喉室即真、假声带之间的裂隙。喉黏膜自假声带向上延伸达杓会厌皱襞。杓会厌皱襞把喉和下咽分开。

喉软骨

甲状软骨为喉部最大的软骨（见图11.4）。它有两块大翼向前缘成角相连。上角从每侧翼上缘的最后部向上延伸，下角向下伸展，与环状软骨形成关节。环状软骨形成完整环形似印戒（见图11.4）。环状软骨后部也称为后板，高于其前部。后板上缘达后联合和真声带后部，而前部恰好在前联合之下。环状软骨下缘是喉和气管之间的连接处。锥形的杓状软骨位于环状软骨上缘，二者形成环杓关节（11.4）。杓状软骨上部平假声带水平，而声韧带附着于杓状软骨下部的声带突。因此，在断层图像中，杓状软骨下部和声带突能作为确定真声带平面的标志性结构。小角软骨、楔状软骨位于杓状软骨的顶部（见图11.4）。

成年人甲状软骨、环状软骨、杓状软骨包括三个组成部分：(1) 无骨化无矿物化的透明软骨；(2) 骨皮质；(3) 含脂肪与分散骨小梁的骨髓腔。虽然青年人喉软骨仍完全为透明软骨，软骨内骨化通常见于20～30岁，且随年龄而增加。每个软骨的骨化过程有其特有的类型，但骨化程度大不相同[61]。会厌、杓状软骨声带突、小角软骨和楔状软骨由黄色纤维软骨组成，它们通常不骨化。

喉肌

喉肌包括甲杓肌、前和后环杓肌、杓状软骨间肌和环甲肌。甲杓肌组成真声带的大部分，向前伸展到甲状软骨，向后到杓状软骨声带突（见图11.5～11.8）。甲杓肌走行平行于真声带－喉室－假声带。内侧的纤维通常指的就是声带肌。

喉部分区

喉部分三区：声门上区、声门区、声门下区（11.5）。声门区为真声带区。声门区上界为喉室下缘，下界认为定为喉室下方1cm。喉室以上的喉部称为声门上区。其上界达杓会厌皱襞水平和会厌软骨上缘。假声带位于声门软骨上区下部。声门下区范围自声门区下缘到环状软骨下界。

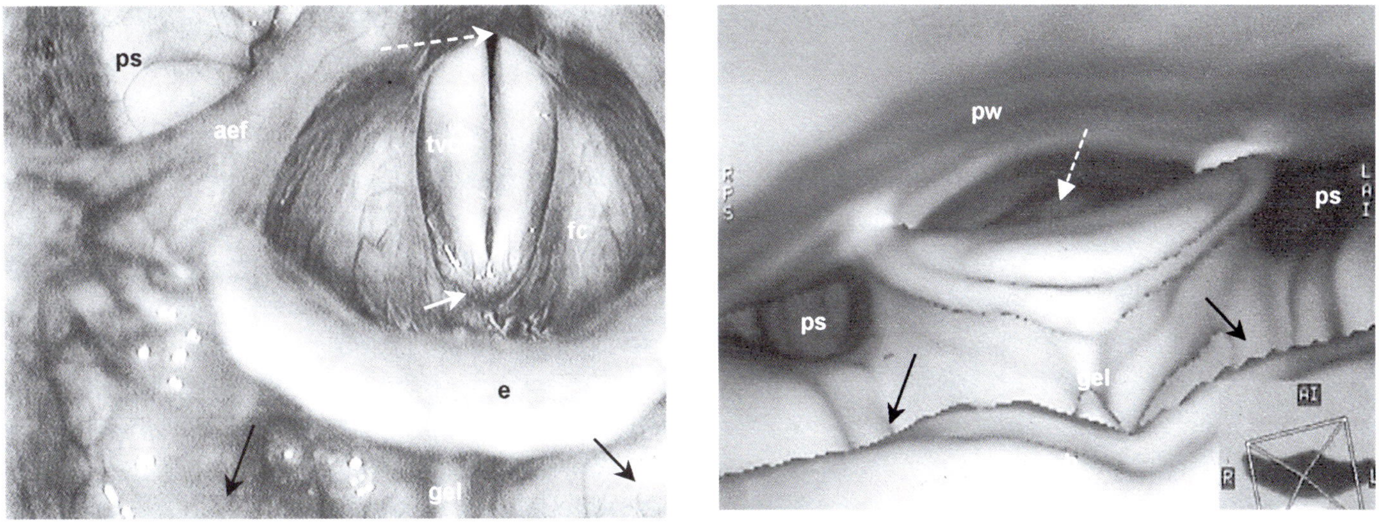

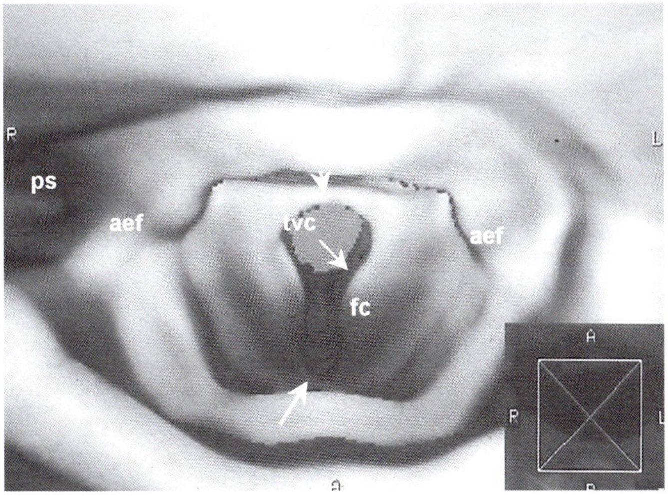

图11.3 图示喉部内窥镜与仿真内窥镜的所见。a 发声时内窥镜图像。e＝会厌；ps＝梨状隐窝；gel＝舌会厌韧带；黑箭号＝会厌谿；fc＝假声带；tvc＝真声带；白箭号＝前联合；虚箭号＝后联合；aef＝杓会厌皱襞。b, c 平静呼吸时螺旋CT扫描采集的仿真内窥镜成像。b 舌底水平（b）从会厌上面观。会厌皱襞（箭），梨状隐窝（ps），下咽后壁（pw），舌会厌韧带（gel），喉前庭（虚线）。c 更向下“通过喉前庭”的图像 fc＝假声带；tvc＝真声带；箭号＝前联合；虚箭号＝后联合；aef＝杓会厌皱襞；ps＝梨状隐窝；pw＝下咽后壁。

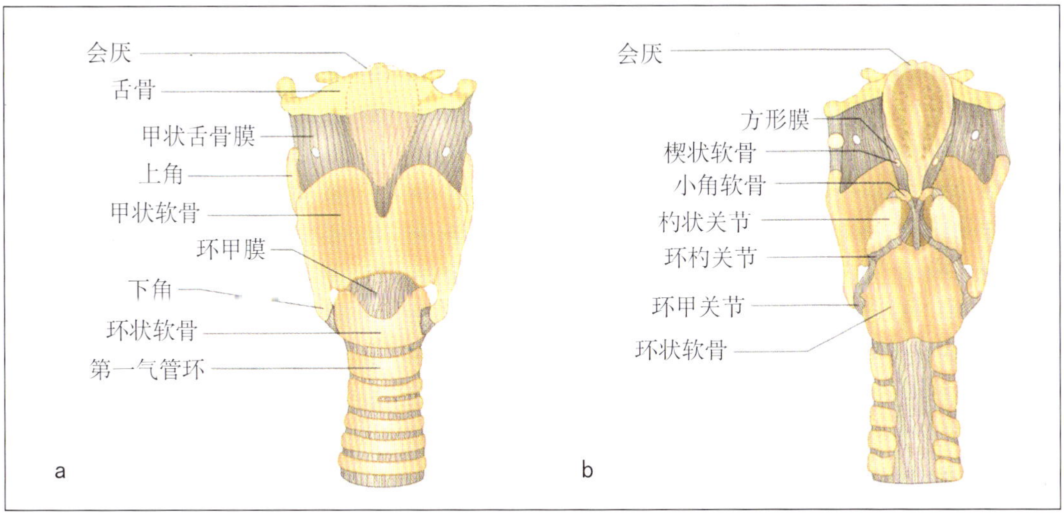

图11.4 喉的正常解剖。a 前面 b 后面。

深部间隙

喉部主要间隙是会厌前间隙和声门旁间隙（见图11.5～11.7）。这两个间隙是喉内肿瘤扩散的重要途径。UICC原则会厌前间隙在喉癌的T分类中起重要作用[3]。会厌前间隙由脂肪组织、疏松弹力纤维和胶原纤维组成。其前界为甲状舌骨膜和甲状腺板层，后界为舌骨下会厌，上界为舌骨会厌韧带，下界为会厌蒂。（见图11.6）。会厌前间隙在横断及矢状面显示最佳。

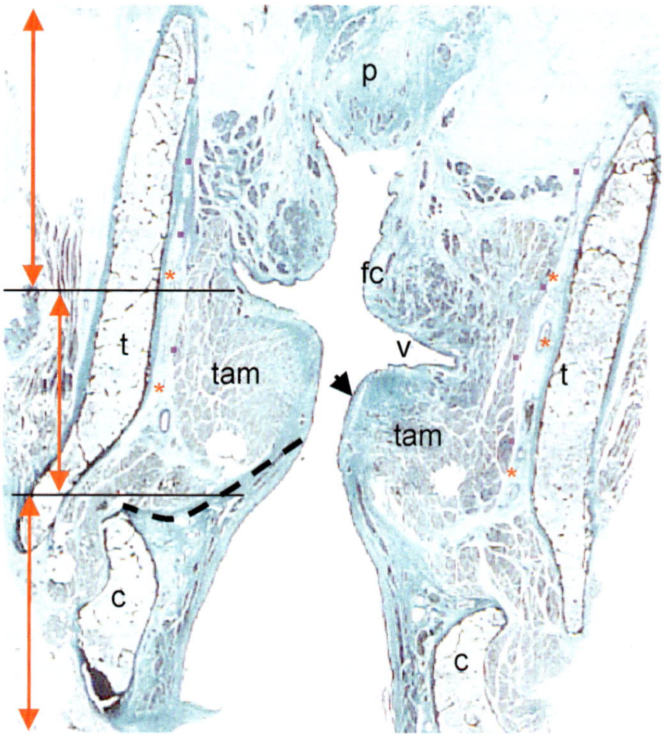

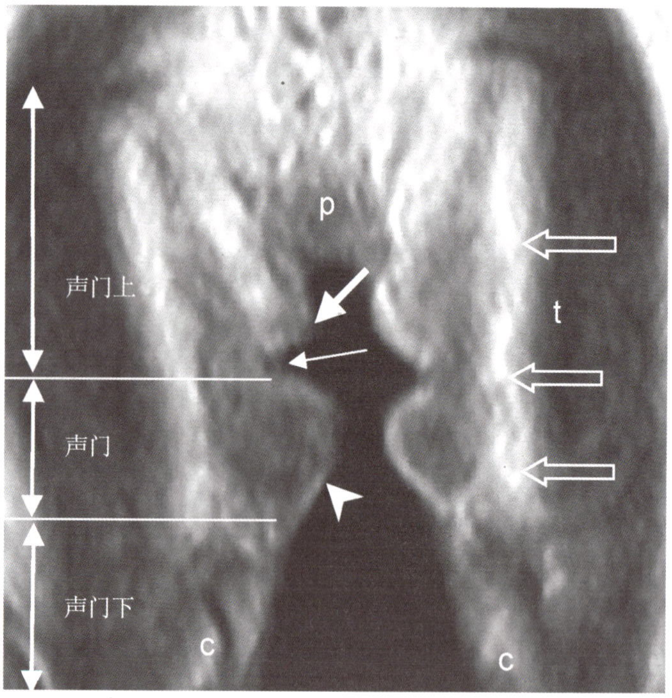

图 11.5 喉局部和间隙解剖。a 正常尸检标本的正中冠状面全器官组织切片。星＝含有脂肪声门旁间隙；p＝会厌柄；t＝甲状软骨；c＝环状软骨；tam＝甲杓肌；fc＝假声带；v＝喉室；短箭＝真声带；小点＝甲状舌骨韧带，虚线＝弹性圆锥。b 健康志愿者增强MR冠状面T1WI图像，显示真声带（箭头）水平甲杓肌表现为典型的中到低信号。粗箭＝假声带；细箭＝喉室；黑箭＝声门旁间隙。注意甲状声门韧带和弹力圆锥在常规MRI上是看不到的。c＝环状软骨；t＝甲状软骨；p＝会厌柄。

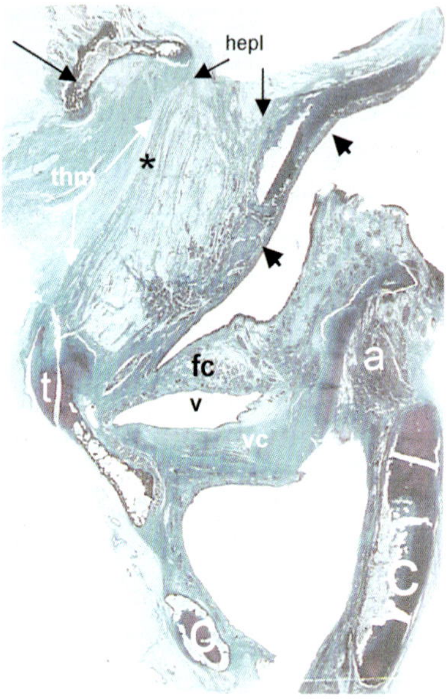

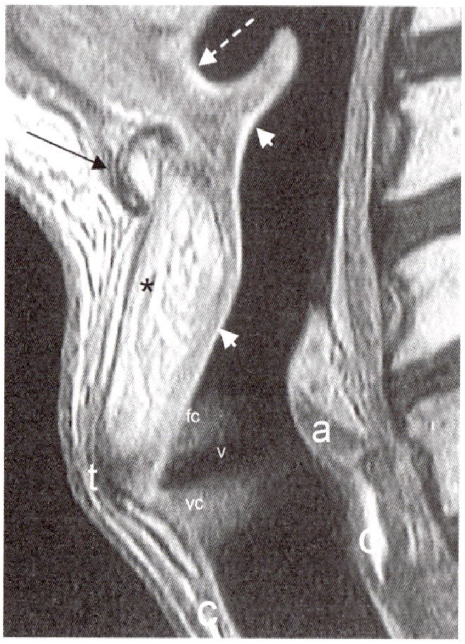

图 11.6 正常会厌前间隙。a 正常尸检标本的旁矢状面全器官组织切片。b 健康志愿者增强MR旁矢状面T1WI图像。星＝会厌前间隙；短箭号＝会厌；长细箭号＝舌骨；t＝甲状软骨；c＝环状软骨；a＝杓状软骨；thm＝甲状舌骨膜；hepl＝舌骨会厌韧带；v＝喉室；fc＝假声带；vc＝真声带；虚箭＝会厌谷。

声门旁间隙位于喉黏膜与喉软骨之间，是成对和对称的，在声门上区它环绕喉室周围，并继续向头侧后外方达会厌前间隙[33, 75, 100, 101a, 103]。喉室和声门旁间隙在冠状面显示最佳。会厌前间隙后下方紧邻声门旁间隙，二者以纤维组织（甲状声门韧带）分隔，而后上方二者不能分开[101a, 103]。然而甲状声门韧带变异很大，仅见于一些解剖标本[101a]。甲状声门韧带在现今标志的CT或MRI上是见不到的。

声门旁间隙包含脂肪、疏松结缔组织和头尾侧方向的血管[100, 101a]。在声门水平无横行的解剖分区易于肿瘤通过声门播散。声门旁间隙侧面为甲状软骨。声门旁间隙向背侧伸入杓会厌皱襞，并把前部喉内腔和后部梨状隐窝分开。因此，声门旁间隙紧连梨状隐窝黏膜层。这样使肿瘤易由下咽播散入喉，反之亦然[64, 100]。在声门上区中央部，

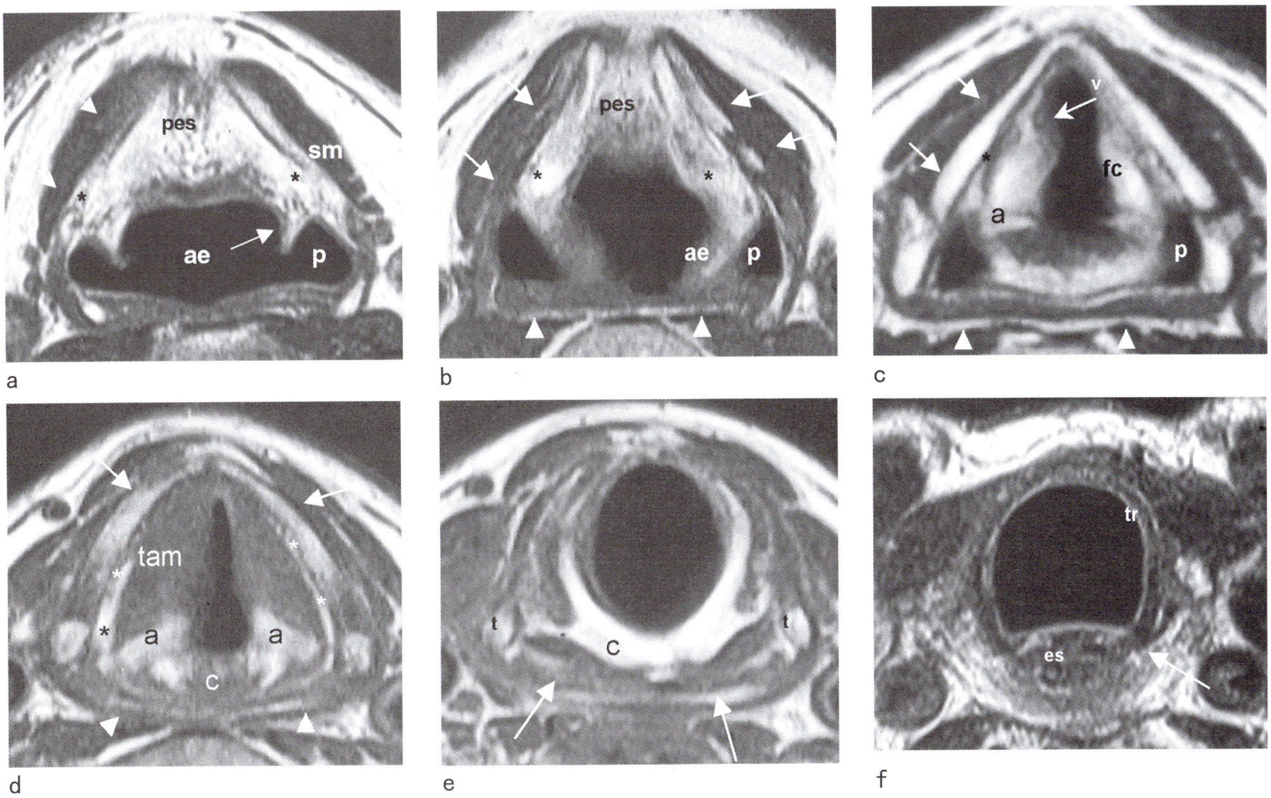

图11.7 MR 平扫横断 T1WI 显示正常喉和喉咽。a～c 声门上水平。pes= 会厌前间隙；* = 声门旁间隙；ae = 杓会厌皱襞；fc = 假声带；v = 喉室；p = 梨状隐窝；箭号 = 甲状软骨；a = 杓状软骨；箭头 = 喉括约肌；sm = 声带肌。d 声门水平。*= 声门旁间隙；tam = 甲杓肌；箭号 = 甲状软骨；a = 杓状软骨；c = 环状软骨；箭头 = 喉括约肌。e 声门下水平。c = 环状软骨；箭号 = 食管沟；t = 甲状软骨下角；f 颈部气管水平。es = 颈部食管；箭号 = 气管－食管沟。

声门旁间隙与会厌前间隙可以甲状声门韧带分开，也可以两个间隙自由交通。甲杓肌组成声带的大部分，占据了声门体积的大部分（见图11.5–11.8）。在声门水平，声门旁间隙脂肪组织向中央伸展分于甲杓肌尾侧纤维。弹性圆锥为声门旁间隙的内下界（见图11.5）。弹性圆锥位于声韧带和环状软骨上缘之间，在前部与环甲膜融合。声门旁间隙向前下部过喉侧壁穿过环状软骨和甲状软骨之间的间隙，到环甲韧带中部。在此部位环甲膜是不完整的。向后下方，声门旁脂肪组织与环杓关节周围脂肪组织离得很近。

声门下区位于弹性圆锥中间，弹性圆锥对肿瘤扩散来说是一个重要的边界。由于其黏膜与环状软骨紧密相连，在环状软骨与其气道之间通常没有放射学可见组织存在，因此肿瘤可播散入对侧（见图11.7，11.8）[11, 75]。声门下区在横断面显示最佳。

下咽

下咽分区

下咽是咽的最下部分，从舌骨平面和会厌䜣延伸到食管括约肌。下咽部有三个清楚分区：梨状窝，环后或环杓后区和下咽后壁[11, 33, 60]（见图11.3，11.7，11.8）。

梨状窝是下咽前外侧，双侧对称，位于甲状舌骨膜内面和甲状软骨内侧及杓会厌皱襞外侧之间（见图11.7，11.8）。犁状窦前部黏膜与声门旁间隙后部相邻。犁状窦下界位于真声带水平。杓会厌皱襞后或外面形成犁状窦内壁，而杓会厌皱襞前或内面属于喉内腔。因此限于杓会厌皱襞内面的肿瘤生物学行为如声门上区肿瘤，而限于杓会厌皱襞外面的肿瘤则如下咽肿瘤更具侵袭性。犁状窦外侧壁又分为两部分：由甲状舌骨膜形成的膜部和由甲状软骨形成软骨部。

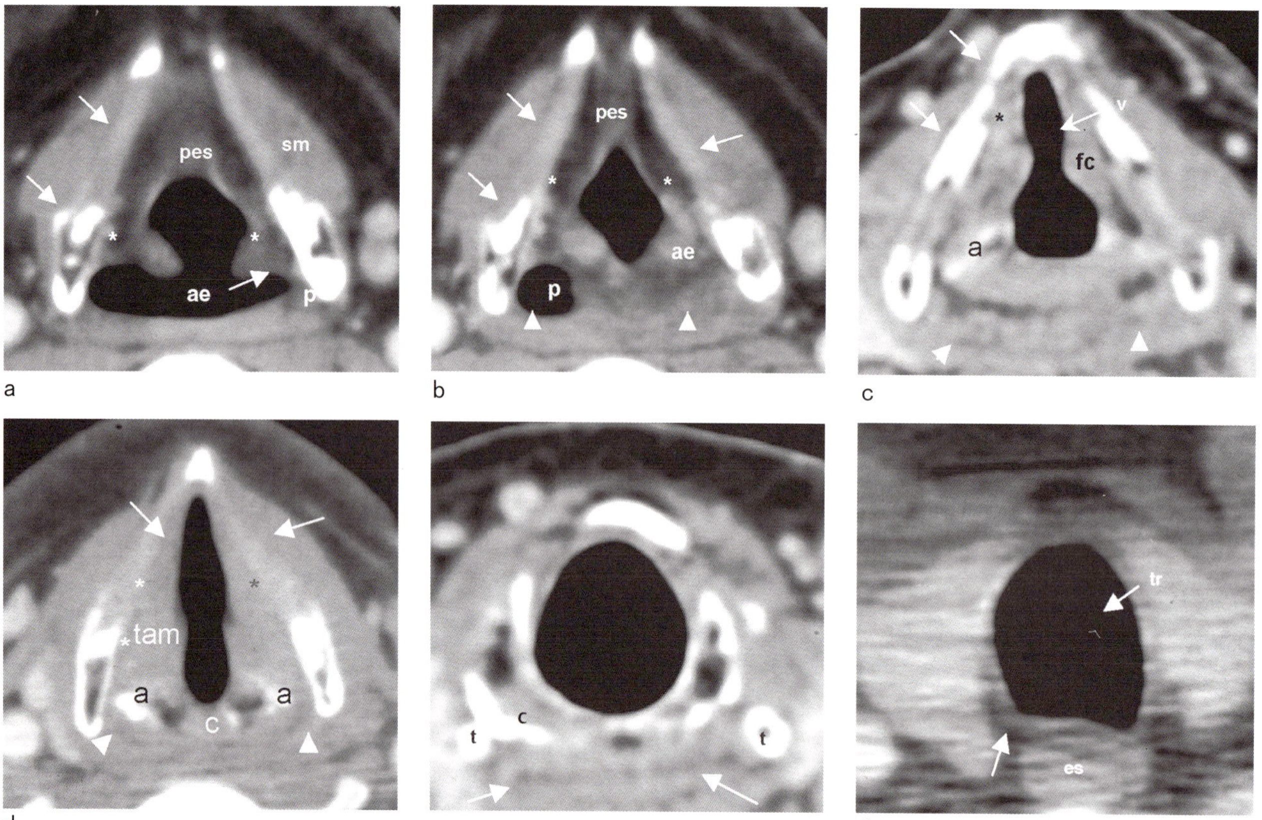

图 11.8 增强 CT 横断面显示喉和下咽部正常解剖。a～c 声门上水平。pes= 会厌前间隙；星＝声门旁间隙；ae＝杓会厌皱襞；fc＝假声带；v＝喉室；p＝梨状窦；箭号＝甲状软骨；a＝杓状软骨；箭头＝咽缩肌；sm＝舌骨下肌。d 声门水平。星＝声门旁间隙；tam＝甲杓肌；箭号＝甲状软骨；a＝杓状软骨；c＝环状软骨；箭头＝咽缩肌。e 声门下水平。c＝环状软骨；箭号＝食管环；t＝甲状软骨下角；f 颈部气管水平（tr）。es＝颈部食管；箭号＝气管－食管沟。

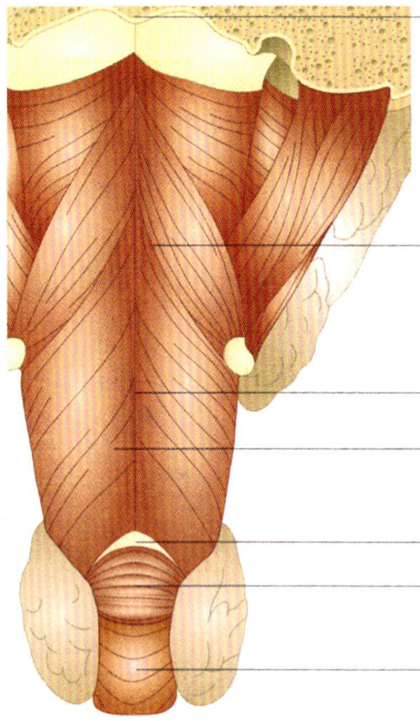

图 11.9 正常喉咽解剖

环后或环杓后区伸展自杓状软骨水平到环状软骨下缘，形成下咽下部前壁（见图 11.7，11.8）。

下咽后壁为口咽后壁的连续，向下下咽后壁融入环咽肌后壁再向下为颈部食管。

下咽肌肉

下咽肌肉包括上行和下行两部分（见图 11.9）。上行肌肉是斜行的，在后正中线达最高点。起自后正中嵴，止于甲状软骨。下行肌肉指的就是所谓的环咽肌，起自环状软骨，水平走行，与颈部食管的环状肌肉融合[59]。环咽肌上部与下咽斜行肌下部在喉咽后部围成一个三角形间隙，称为 Killlian 裂或 Lannier 裂。在吞咽过程中，鼻咽、口咽、喉咽括约肌相互配合。通常，环甲肌处于闭合状态，吞咽时，环甲肌松弛，使食物进入食管，接着收缩以防止食物自食管向下咽部反流。

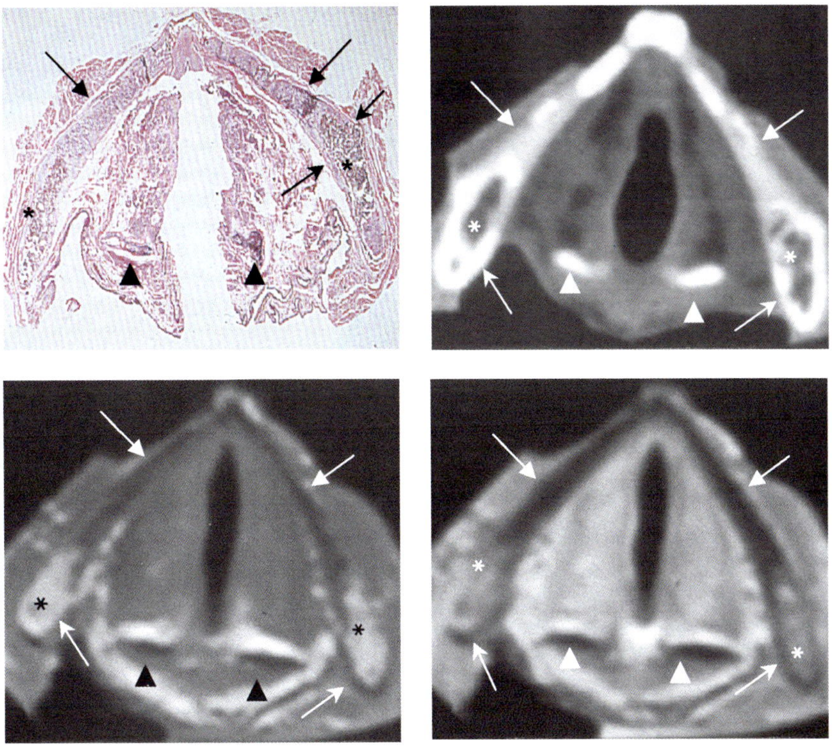

图11.10 CT和MRI喉软骨组织特征。a 正常尸检标本假声带水平横断面全器官组织切片。甲状软骨由骨化软骨和无骨化透明软骨组成。骨化软骨(*)由骨髓腔（含骨小梁和脂肪组织）、内皮层、外皮层组成。箭头指的是杓状软骨。b 同水平尸检CT横断面图像。无骨化软骨（→）呈软组织密度。骨化软骨骨髓腔呈低密度，皮质呈高密度（△）。箭头指的是杓状软骨。c 同水平尸检SE序列T1WI横断面图像。未骨化透明软骨呈低信号(→)。骨髓腔(*)由于大量脂肪存在呈高信号，骨皮质（△）呈低信号。箭指的是杓状软骨。d 同水平尸检SE序列T2WI横断面图像。无骨化透明软骨呈低信号（→）。骨髓腔（*）呈等信号，骨皮质（△）呈极低信号。箭头指的是杓状软骨。

断层影像组织特征

CT

在增强CT中，喉表面黏膜通常不强化，而下咽黏膜常常强化。下咽内可见到气体或处于萎陷状态。需要注意，萎陷状态的犁状窦很像肿瘤。Valsalva动作又称“堵鼻鼓气法”可使此区扩张，从而与肿瘤相鉴别。在横断CT环甲肌水平，下咽呈椭圆形，左右径宽于前后径。颈部食管呈圆形，在环甲肌水平以下，椭圆形变为圆形的交点即为下咽和颈部食管分界点（见图11.8）。所有以脂肪为主的组织（如假声带、杓会厌皱襞、会厌前间隙、声门旁间隙）在CT上均呈低密度（见图11.8）。弹性圆锥、甲状声门韧带等薄层结缔组织在CT上通常不能分辨。甲状舌骨膜、环甲膜等喉黏膜膜在CT上也看不到。它们的位置可通过舌骨下肌群来判断。

在CT上，骨化软骨内、外皮层呈高密度，中心部髓腔由于脂肪组织存在呈低密度。无骨化透明软骨与无骨化纤维弹性软骨

呈软组织密度[11, 16, 18, 27, 33, 73, 76](见图11.10)。骨皮质、脂髓、无骨化透明软骨静脉注入含碘对比剂后无强化。

MRI

在MRI上，下咽和喉黏膜在T1WI呈低或等信号（见图11.7），在T2WI呈高信号，静脉注入含钆对比剂后均强化[8, 80]。肌组织如真声带、咽缩肌，在T1WI、T2WI均呈等到低信号，静脉注入含钆对比剂后均无明显强化。因此在T2WI和增强T1WI上黏膜与其下方肌组织很容易区分（见图11.5）。所有以脂肪成分为主的组织（如假声带、会厌前间隙、声门旁间隙）在SE序列T1WI上呈高信号，T2WI上呈等信号（见图11.7）。在FSE序列上，脂肪组织在T1WI、T2WI均呈高信号。弹性圆锥和甲状声门韧带等薄层结缔组织，即使在运用了高矩阵（512 × 512）和小视野技术的MRI图像上仍不能分辨。甲状舌骨膜、环甲膜等黏膜在MRI上也看不到。

在MRI上，无骨化透明软骨在T1WI、T2WI均呈等到低信号。骨皮质在T1WI、T2WI均呈极低信号，而骨化软骨髓腔由于有大量脂肪组织存在在SE序列 T1WI呈高信号，T2WI呈等信号[18, 26, 27, 39]（见图11.10），在FSE序列T1WI、T2WI均呈高信号。骨皮质、脂髓、无骨化透明软骨静脉注入含钆对比剂后无强化。

影像技术

CT

CT(Computed Tomography)，直到90年代中期仍为喉和下咽部唯一的检查手段，且随着螺旋CT应用功能日益加强。螺旋CT图像采集速度更快，可进行多方位、三维图像重组，这样更有利于对喉和下咽病变的诊断。快速采集避免了呼吸伪影，新的图像算法大大提高了图像质量和空间分辨率。由于喉和下咽解剖结构复杂精细，多方位重组能更好的观察是否有肿瘤浸润。常规CT操作简单，可重复性强。近年来多排探测器采集技术的应用，大大提高了CT速度和分辨率。人们通常会考虑放射剂量问题，但做喉和下咽CT主要目的为观察是否为肿瘤性疾病，在此前提之下，剂量问题是次要的。CT主要缺点为碘对比剂剂量相对较高，有可能出现过敏反应及肾毒性。

扫描方法：患者仰卧，颈部过伸，要求在扫描过程中禁止吞咽和咳嗽。先扫定位图，扫描范围自舌根到气管上段，平行于真声带或假声带扫描。用高压注射器自静脉注入含碘造影剂（总剂量约含碘35～40g）。多数人选择在平静呼吸状态下扫描，而不是屏气时扫描的原因为平静呼吸时真声带外展，有利于观察前和后联合[8, 9, 68, 75–80, 96, 104]。有些情况下如观察下咽和喉室时需加做发声或Valsalva动作扫描。

Suojanen等人对螺旋CT优点总结如下。喉部扫描常规使用螺旋技术，原因为扫描时间在20秒内，且可进行任意方位重组。喉部诊断最低要求为：采集层厚3mm，螺距为1mm与2mm层厚重叠重建。如要获得高质量的冠状位、矢状位重组图像，则要求采集层厚1mm，螺距1～1.5。利用软件还可进行三维容积重组[84]和所谓的“仿真内窥镜”。仿真内窥镜为表面重建，利用计算机技术模拟重建喉内表面（见图11.3）。对内窥镜检查困难的部位如声门下区或气道狭窄的程度的评价非常有用。由于螺旋扫描速度快，可在发声或呼吸动作时扫描。一般常规选择软组织算法重建，骨算法作为补充用于软骨细节的观察。一般情况下二者在诊断准确性上无明显差别，当怀疑有软骨受侵时，要同时观察软组织窗和骨窗[16, 79, 95]。

MRI

与CT相比头颈部MRI最大的优点为高软组织对比度，对精细结构观察更佳，当有病变存在时尤为明显。另外对比剂不良反应较CT对比剂小的多。

然而，头颈部MRI检查也有很大的缺点。由于图像采集和重组时间较长，故运动与呼吸伪影较大。为了获得完整的图像，必须更换线圈，这样检查时间就会很长，头颈部肿瘤患者往往难以忍受。经过十几年的技术改进，如梯度的使用、扫描序列更快速、重建算法的改进、头颈部新的体积线圈等，使得扫描时间大大缩短。虽然检查时间仍比CT长，但由于上述技术应用，MRI图像质量更高了，运动伪影也大大减少了。因此，自90年代中期以来MRI开始挑战CT主体地位。很多学者认为MRI是观察头颈部肿瘤包括喉和下咽的最佳检查手段。

目前，MRI仍存在的缺点为对有医疗植入物（起搏器、血管夹、人工瓣膜、神经刺激器等）的患者不能进行检查；部分患者可由于空间狭小而出现幽闭恐惧症；预定患者过多导致图像质量欠佳。患者仰卧，颈部过伸，固定线圈，扫描范围自颅底至锁骨，可获得高信噪比图像。

头颈部MRI检查的基本原则是对同一部位采用不同的扫描参数，从而获得不同的序列如T1WI、T2WI图像，或特殊序列如脂肪抑制，或增强扫描。因此，尽管技术提高了，但与螺旋CT比较喉部MRI仍须相当长时间（大约30分钟），且需要患者的高度配合。呼吸困难是进行喉和下咽检查患者的常见症状，也是产生运动伪影的原因。据报道行喉－下咽MRI检查的患者中高达16%由于幽闭恐惧症或运动伪影而无法诊断[18, 27, 118]。然而，我们的经验表明，98%的喉－下咽MRI能够获得高质量图像，这就要求医技人员检查前对患者进行仔细培训，检查时要求患者平静呼吸，不能吞咽和咳嗽。多和患者沟通有助于正确诊断。如果患者在检查过程中不能避免咳嗽，可以按铃提示需要暂停一会，此序列需重扫。

喉和下咽MRI序列主要技术发展方向是能够像其它部位一样提高扫描速度。由于对仪器软件、硬件理解不同，研究者之间存在相当大的不同。虽然如此，有两个序列是大多数人使用的，即SE或FSE序列T1WI，FSE序列T2WI。先扫矢状位定位图，然后行横断FSE序列T2WI和

SE 或 FSE 序列 T1WI，扫描范围自舌根到气管上段，平行于喉室或真声带。常规扫描参数为层厚 3～4mm，层间距 0～1mm，扫描范围 20cm × 20cm 或以下。矩阵至少为 256 × 256，如可能使用 256 × 512 或 512 × 512 以提高空间分辨率，以获得更多的诊断信息。尽管双次激发可提高图像质量，但延长了扫描时间，增加了吞咽或咳嗽产生的运动伪影。呼吸校正也可降低运动伪影。另外静脉注入钆对比剂后常规行横断 T1WI 扫描。为了避免喉部流动伪影，特别是静脉注入钆对比剂后，在横断面上增加了前后位相位梯度编码，在冠状位增加了上下位相位梯度编码。也可行增强前后 SE 序列脂肪抑制 T1WI 扫描及 FSE 序列 T2WI 扫描。冠状位及矢状位扫描主要用于观察一些解剖学间隙，例如，矢状位主要观察会厌前间隙，冠状位主要观察声门旁间隙和喉室[8, 33, 75]。

根据诊断目的不同，对头颈部其它部位可行动态连续采集（如神经节细胞瘤与其他肿瘤鉴别）[112]。在人体其它部位如乳房动态序列已经证实可以发现肿瘤新生血管，鉴别肿瘤复发与瘢痕组织等，因此有望对喉－下咽原发肿瘤或肿瘤复发的证实提供帮助。然而到目前为止，其作用在临床应用中尚未体现出来。减影技术有利于显示轻度强化肿瘤的边界和范围，增加了肿瘤及其周围脂肪之间的对比。然而，减影技术对由正常生理呼吸运动所产生的失真非常敏感。

其他影像检查方法

超声对儿童喉或下咽部肿块的诊断是有用的检查手段，但对成人而言，与 CT 或 MRI 比较作用较小，故不作为临床常规检查手段。

平片在喉咽检查方面，作为内窥镜的辅助手段仍起重要作用。钡餐造影对于憩室、囊肿、狭窄、肿瘤、术后及放疗后改变的诊断非常重要。透视对吞咽困难患者的喉部检查是必不可少的。通常使用钡剂，但疑有穿孔或瘘时使用水溶性含碘造影剂。对异物或疑有穿孔或瘘的患者应使用水溶性含碘造影剂。

正电子发射断层扫描术（FDG－PET）是近年来的新技术，原理为肿瘤细胞与正常生理组织或成熟瘢痕组织细胞新陈代谢正好相反。因此有助于肿瘤组织小病灶的定位，但其空间分辨率相对较低。在头颈部包括喉和下咽，FDG－PET 主要用于观察鳞状细胞癌是否复发。相对于 CT 或 MRI，FDG－PET 优点在于可疑肿瘤的解剖定位。

鳞状细胞癌

流行病学与成像原理

吸烟是喉部鳞状细胞癌主要易感因素。饮酒也是引起喉癌的原因，但相对于头颈部其他部位而言其作用较弱[9, 10, 67, 125]。一些欧美国家研究表明重工业城市喉癌发病率是乡村的 2～3 倍，男女比率约为 10 ∶ 1，[67] 且存在明显地域差异。

下咽癌发病率低于喉癌，吸烟和饮酒是其易感因素。下咽癌也存在明显地域差异，其中 65%～75% 发生于梨状窝。环状软骨后癌在英国、威尔士、印度发病率仅次于 Plummer－Vinson 综合征，但其他国家很少见。

仅有 5%～10% 的喉咽肿瘤是非鳞状细胞肿瘤，来自于各种不同组织成分，与吸烟、饮酒无关。其生物学行为和预后各异，从良性（如脂肪瘤）到高度恶性（如未分化肉瘤）。临床表现及治疗方法与鳞状细胞癌不同。

喉鳞状细胞癌最常见的临床症状为声嘶、吞咽困难。下咽鳞状细胞癌可触及颈部淋巴结。由于鳞状细胞癌来源于黏膜表面，因此通常是内窥镜首先发现，并经活检证实的。CT 和 MRI 均不能发现表浅的鳞状细胞癌。鳞状细胞癌增强前后 CT 值及 MRI 信号均与正常黏膜接近。但内窥镜不能判断肿瘤黏膜下受侵犯程度，由于肿瘤组织与周围脂肪、肌肉、软骨组织密度或信号不同，在水平及上下方向深部组织受侵犯程度判断上 CT 和 MRI 具有优势。鳞状细胞癌治疗和预后与黏膜下受侵犯深度及累及组织成正比，因此 CT 和 MRI 可作为内窥镜的辅助检查手段，是喉和下咽癌不可缺少的治疗前检查方法。

要想准确分析判断喉癌和下咽癌患者 CT 和 MRI 图像，就必须了解其转移路径和累及周围组织程度的标准，尤其是喉部软骨受累程度。放射学者最熟悉的临床应用为判断肿瘤类型及为治疗方法提供依据。

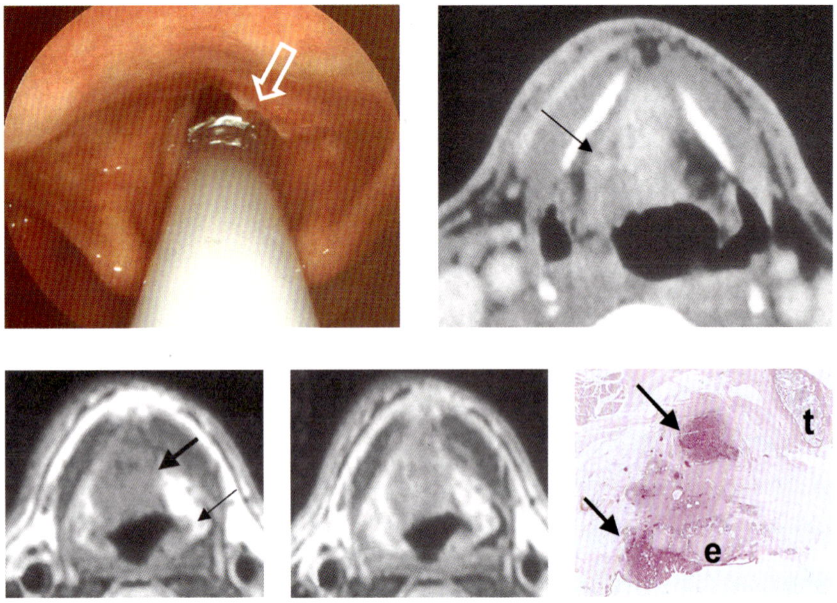

a b c d e

图11.11　声门上区前部癌侵及会厌前间隙。a 内窥镜显示原发于会厌固定部位小的黏膜下癌（箭）。b 同一病人增强横断面图像显示强化肿瘤侵及会厌前间隙（箭）。c 同一病人同一层面MRI平扫SE序列横断面图像显示等信号肿瘤侵及会厌前间隙（粗箭）。未受侵的声门旁间隙由于脂肪组织存在呈高信号（细箭头）。d 同一水平MRI增强SE序列横断面图像显示强化肿瘤侵及会厌前间隙。e 声门上水平喉切除术活检横断面组织切片证实会厌前间隙肿瘤侵犯（箭）。e＝会厌；t＝甲状软骨。

肿瘤位置与转移模式

喉

声门上区癌

根据转移灶位置，声门上区肿瘤转移最具代表性[8,64,75,79]。原发于喉会厌表面的肿瘤（声门上区前部癌）可进一步分为舌骨上区或会厌游离缘肿瘤，舌骨下区或会厌体部肿瘤。后者可通过会厌软骨边缘、其周围自然存在的间隙或直接破坏软骨侵及会厌前间隙[31]（见图11.11）。原发于会厌柄的肿瘤通常侵及会厌前间隙下部，经由前联合到达声门区和声门下区，形成“声门转移”肿瘤（见图11.12）。这些发生于前面下部的肿瘤可水平转移，向前侵及甲状软骨和真声带，向后侵及喉室。尽管内窥镜不能发现会厌前间隙受累情况，但其对肿瘤分类、治疗与预后起重要作用[9,12,55,71,80]。根据UICC和AJCC（美国癌症联合会）指南，一旦会厌前间隙受累就已经到T3期[55]。当声门上区喉癌会厌广泛受累时，喉切除术水平方向范围就要更广，有时需行包括环状软骨－舌骨的环状软骨上喉切除术[71,83]。会厌前间隙受累程度也会影响声门上区喉鳞状细胞癌放疗的最终效果[80]。CT和MRI都能证实会厌前间隙脂肪是否受累（见图11.11）。矢状位最适合观察会厌前间隙上下方向肿瘤转移情况，但一般横断位诊断已经足够了。

原发于杓会厌皱襞与舌骨下会厌联合部位的肿瘤（声门上区侧后壁癌）生长方式又有不同。其特征为不仅经会厌转移到会厌前间隙及其周围[75-77,79]，还可侵犯甲状软骨和甲状舌骨膜上缘。声门上区侧后壁癌也可转移到舌骨下带、咽会厌皱襞和会厌谿。虽然后两者内窥镜观察最佳，但CT和MRI也可证实。

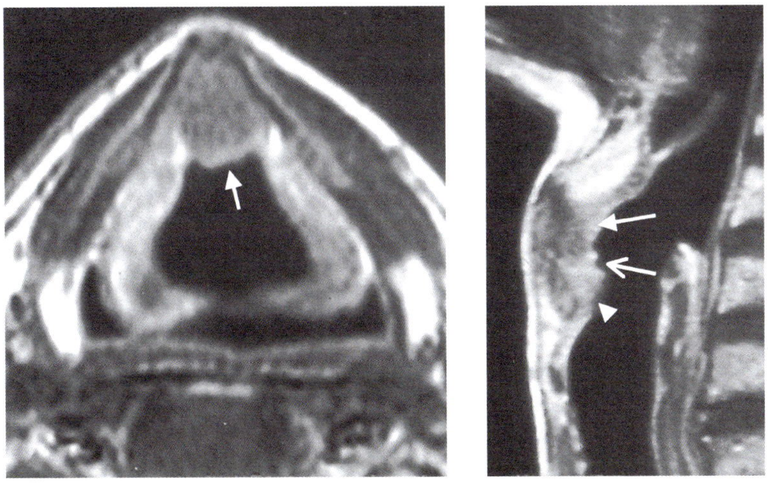

图11.12 内窥镜低估声门上区前部癌经声门浸润。内窥镜发现原发于会厌柄黏膜的一个小肿瘤。a 横断和b 矢状增强SE序列T1WI图像清楚显示肿瘤自声门上区黏膜向上侵及会厌前间隙（箭），向下侵及前联合（空箭）和声门下区下部（箭）。经允许复制参考文献8内容。

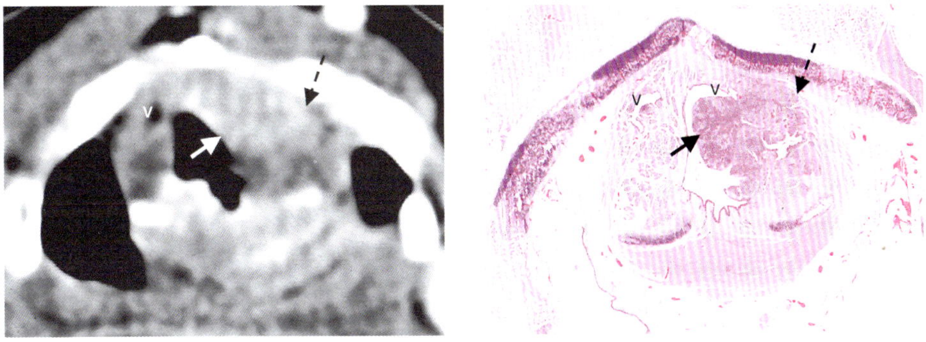

图11.13 CT显示声门上区侧部癌侵及声门旁间隙。内窥镜发现原发于假声带的一个小肿瘤。a CT显示肿瘤累及假声带（箭）和声门旁间隙（虚箭）。v＝喉室。b 组织学证实CT所见。肿瘤来源于假声带水平（箭），侵及声门旁间隙（虚箭）。v＝喉室。

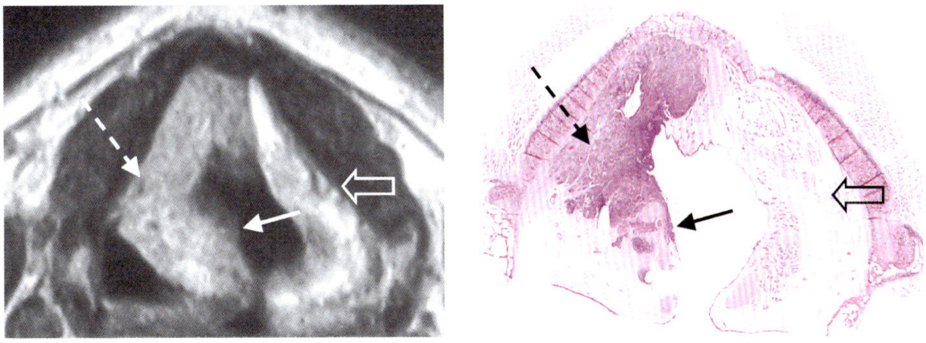

图11.14 MRI发现声门上区侧壁癌侵及声门旁间隙。内窥镜发现杓会厌皱襞右侧喉表面一个大肿瘤。a 增强T1WI可见肿瘤累及杓会厌皱襞右侧（箭）和声门旁间隙（虚箭）。左侧声门旁间隙表现为正常高信号（黑箭）。b 病理证实MRI所见。肿瘤原发于杓会厌皱襞（箭），侵及声门旁间隙（空箭）。含有脂肪组织和小血管的左侧正常声门旁间隙（黑箭）。

原发于假声带、喉室或杓会厌皱襞的声门上区肿瘤（声门上区侧壁癌）经过一段时间生长后仍较表浅[9, 8, 75-77, 79]。然而，有一半的声门上区侧壁癌确诊时实际上已经有声门旁的转移。肿瘤特点为沿黏膜自声门旁向声门和声门下区或远处转移，故断层图像有重要作用。CT和MRI声门旁转移的主要征象为脂肪组织被肿瘤组织所替代[9, 11, 75, 77]（见图11.13～11.14）。

原发于杓状软骨或杓状软骨间的肿瘤（声门上区后壁癌）通常侵袭性强，主要侵犯喉咽舌骨后部（见图11.15）。由于其特点为沿黏膜下转移，断层图像是治疗前观察肿瘤范围的唯一方法。

声门上区癌淋巴结转移常见，主要转移到颈部淋巴结，且双侧对称。

声门癌

声门癌好发于真声带前半部。然而内窥镜易于发现的小病变在断层影像却容易漏诊。与CT相比MRI更容易发现早期病变（见图11.16）。声门癌主要向前转移到达前联合。无论是内窥镜还是断层影像都不易对前联合病变进行判断。前联合包括真声带前部组织，由密集的无血管的纤维弹性组织组成，对声门癌早期时可起到屏障作用[63]。一旦肿瘤侵及前联合，很容易出现舌骨上区和舌骨下区转

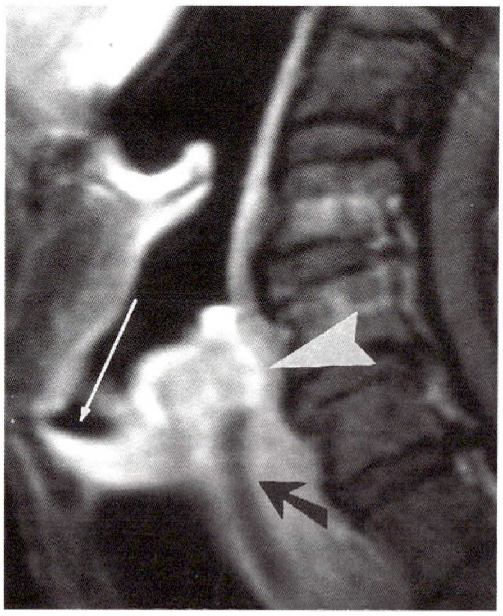

图11.15 后部喉癌环后区黏膜下浸润。增强MR SE序列矢状位T1WI显示肿瘤来源于杓状软骨黏膜，伴有环后区黏膜下浸润（箭头）。白箭号指的是喉室入口处。粗黑箭号指的是环状软骨后部。经允许复制参考文献8内容。

移。此类肿瘤转移在断层影像观察最佳（见图11.17）。前联合水平以下的舌骨下区肿瘤转移在横断CT和MRI上表现为甲状舌骨膜的不规则增厚[8]。经由甲状舌骨膜内神经血管束所组成的自然腔隙或甲状软骨表面下附属组织可转移到喉前软组织[81, 21]。出现甲状软骨前联合受累，证明存在舌骨下区前部转移。

早期声门癌侵及后部杓状软骨声带突相对比较少见，原发于后联合的肿瘤罕见。然而，声门癌晚期可经声带游离缘转移到后联合（见图11.18）。内窥镜对后联合病变诊断明确，故一般不单独采用断层影像对其进行诊断。另外，放射学者还要考虑到出现某些征象的可能原因。真声带内收时后联合黏膜凸出，与肿瘤引起的病理性增厚相似。所以进行喉部CT检查时应在平静呼吸状态下进行（打开声门，见上文）。肿瘤可自后联合转移到杓状软骨、环状软骨或环杓关节（见图11.18）。CT和MRI很难发现环甲关节转移。原发于后联合的肿瘤也可以通过淋巴道转移到环杓关节或梨状窝尖的黏膜下组织。

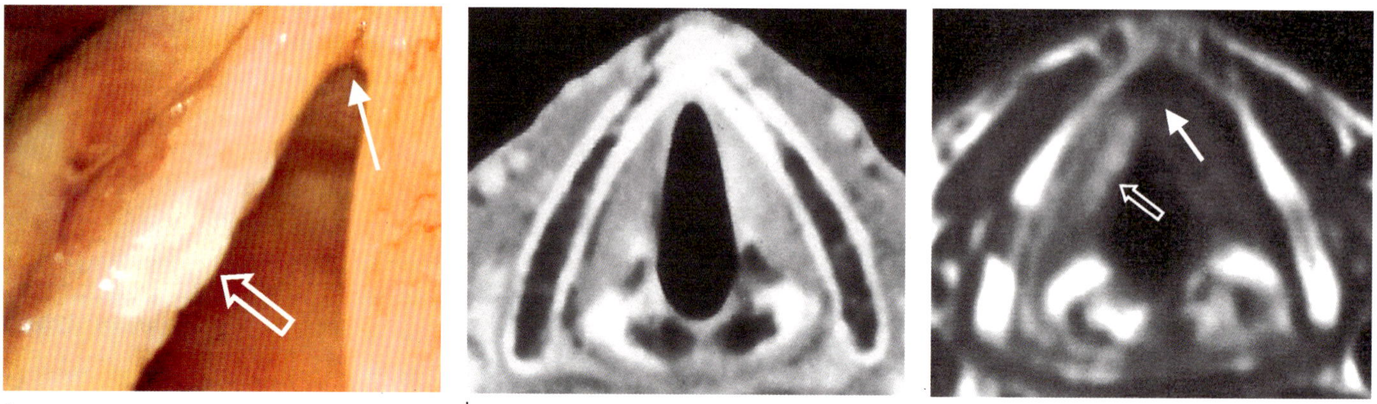

a b c

图11.16 小声门癌。a 内窥镜图像显示来源于真声带右侧前半部小病变（黑箭）。未侵及前联合（箭）。b CT（2mm层厚）未发现病变。c MRI（SE T2WI）清晰显示病变，信号增高（黑箭）。未侵及前联合。

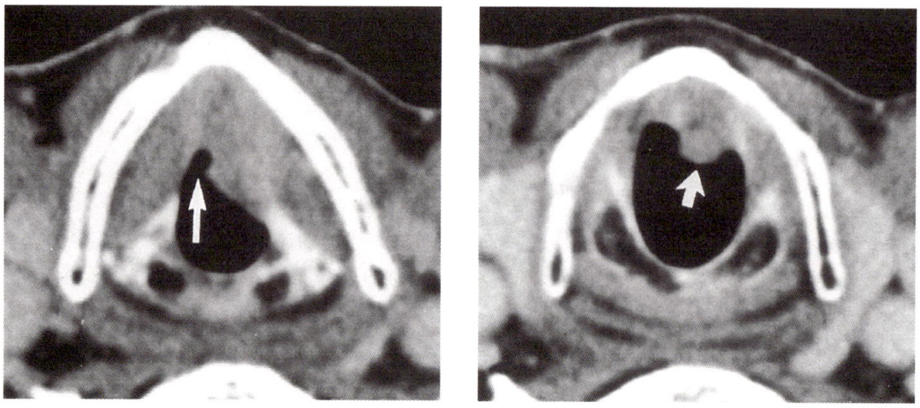

a b

图11.17 声门癌侵及前联合和声门下区。a 强化CT声门水平可见左侧肿块侵及前联合（箭）和声带右侧。肿瘤还侵犯了甲状软骨。b 下位水平CT显示肿瘤侵及声门下区前部（箭）。经允许复制参考文献8内容。

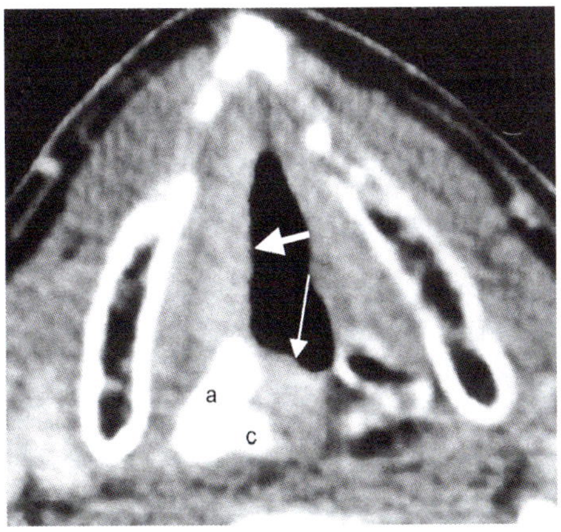

a

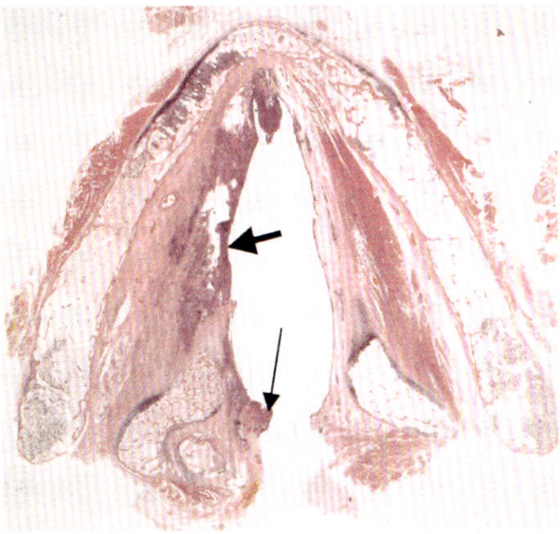

b

图11.18 声门癌侵及后联合。a 强化CT声门水平可见左侧肿块侵及后联合（箭）和声带右侧（粗箭）。可见杓状软骨（a）和临近环状软骨（c）大部分硬化。b 病理证实右侧声带癌（细箭）侵及后联合（箭）。镜下可见杓状软骨声带突和右侧环状软骨上后表面受累。

声门肿瘤向侧部侵及甲杓肌时，可导致声带固定。根据UICC和AJCC指南，一旦出现声带固定则属于T3期[55]。由于有中部的弹性圆锥及两侧甲状软骨翼软骨膜阻挡，声门旁间隙内主要为经由环甲膜到舌骨下带的上下方向的转移。声门旁转移临床症状隐蔽，只能通过CT和MRI发现。尽管横断图像非常有用，但如对垂直方位病变诊断不明，可行冠状位扫描。

声门下转移相对较为常见，弹性圆锥表面及深部均可发生[64, 125, 126]。如未行CT或MRI，单独内窥镜很难发现声门下转移，往往低估了肿瘤侵犯程度（见图11.17）。在横断位上显示声门下转移程度及肿瘤与软骨之间关系最佳，而冠状位作用甚微。

局限于喉腔内的声门癌淋巴转移少见。然而，一旦越过环甲膜后出现淋巴结转移几率明显提高[10, 11, 77–79]。

经声门癌

以前“经声门癌”指肿瘤同时发生于声门和声门上区。然而，现在观点不同了，认为喉室肿瘤可自前向后，也可自后向前经声门生长。因此，一些学者将“经声门癌”重新定义为原发于喉室肿瘤主要经黏膜下侵及声门旁间隙。经声门转移在多数情况下用于晚期病变及诊断不明确时[64, 67]。CT和MRI可观察到生长在黏膜下的肿瘤，但内窥镜只有在其突出于黏膜表面情况下才能见到，局限于黏膜内时难以发现（见图11.19）。经声门癌喉软骨及环甲膜受累非常常见。出现前联合受累的经声门癌侵袭性很强，可导致软骨膜全层受累和甲状软骨完全被肿瘤组织替代[62,64,68,75,76]。内窥镜往往对这类肿瘤估计不足，治疗前应行CT或MRI检查以判断其真实范围（见图11.12）。无论声门上区癌还是声门区癌向后部转移时，早期即可跨越声门区。经声门癌淋巴结转移很常见。

声门下区癌

声门下区肿瘤占喉部肿瘤的1%～8%。原发于声门下区喉癌是喉癌的特殊类型，临床上极少见，常见为声门区或声门上区肿瘤向下蔓延而来（11.17）。原发于声门下区喉癌往往发现较晚，其原因为诸如喘鸣、声嘶、呼吸困难、触及下颈部淋巴结等临床症状出现较迟。除此以外，我们的经验表明内窥镜下发现的黏膜下肿块，活检往往难以发现癌细胞。

声门下区原发性肿瘤常发生于一侧，然而，由于此水平正中线无屏障结构，故肿瘤易越过前、后正中线。最具代表性的表现为声门下区腔隙完全被肿瘤组织取代，在断层图像上可清楚显示（见图11.20）。弹性圆锥可直接阻挡声门下区小肿瘤沿正中线向腔隙的生长。然而，较大的肿瘤很快将这一结缔组织膜破坏，侵及环状软骨、气管或向喉外生长侵及甲状腺。声门下区原发性肿瘤还向上侵及后联合，向后侵及食管。大约有一半声门下区癌在检查最初即可发现喉部其他组织的受累[6, 12]。

声门下区癌淋巴结转移较声门癌多见，首先为气管旁和气管前淋巴结，然后为锁骨下或上纵隔淋巴结。

下咽

梨状窝癌

内窥镜很容易发现犁状窦癌。断层影像难以发现局限于黏膜内肿瘤表浅部位的转移，然而CT或MRI横断图像很容易发现晚期病变。平静呼吸时犁状窦常处于闭合状态，故很难对其病变进行判断（见图11.21）。CT检查时可做Valsalva动作使其张开。

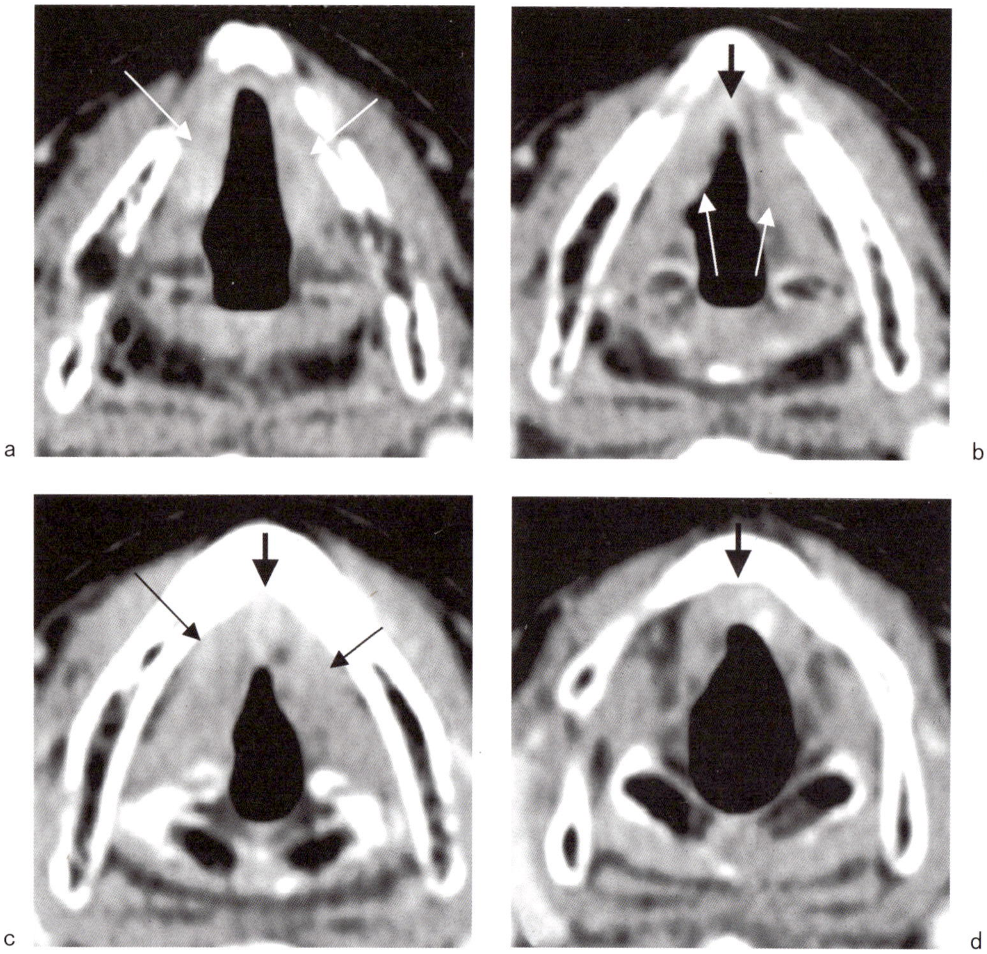

图11.19 声门癌沿前联合经声门黏膜下转移。内窥镜可见双侧声门肿瘤前联合受累。声门上、下区未见肿瘤浸润。强化CT声门上区水平（a和b）声门水平（c）声门下水平（d）可见肿块侵及声带（细箭）、前联合（c图粗黑箭）、假声带（细白箭）、会厌前间隙下部（b图粗黑箭）和声门下区（d图粗黑箭）。

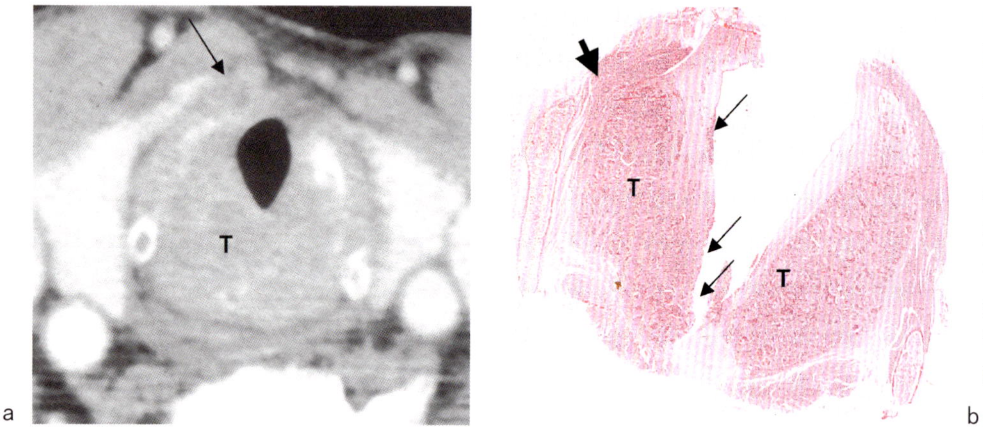

图11.20 声门下区原发癌。患者呼吸困难。内窥镜发现位于后联合下和声门下区右侧较小黏膜病变。其余部位黏膜布满肿瘤，声门下区广泛狭窄。a 强化CT声门下水平可见环周声门下肿瘤（T），环状软骨环破坏和喉旁舌肌(箭)受累。喉部其余部位未受累。b 病理证实环周声门下肿瘤（T），环状软骨环肿瘤样破坏。提示黏膜下病变范围较大，黏膜病变相对较小。喉旁舌肌（粗箭）受侵。经允许复制参考文献9内容。

根据生长部位不同，梨状窦癌可向不同方向转移从而侵犯邻近组织。梨状窦正中壁及梨状窦角癌可向前经声门旁间隙进入喉室[6, 8–12, 76–79, 117, 128]（见图11.22）。此类肿瘤临床症状隐蔽。肿瘤可自声门旁间隙侵及会厌前间隙和对侧黏膜下层。梨状窦侧壁癌可侵犯颈总动脉。如果横断面显示肿瘤环绕动脉而过。[270]不切除此段动脉不能除去病变[123]（见图11.23）。梨状窦癌还可侵及或穿透杓会厌皱襞从而侵及喉室。CT或MRI上表现为杓会厌皱襞增厚，但仅根据断层图像来判断是单侧还是双侧受累是不可能的，需要内窥镜与影像相结合。梨状窦晚期癌可向下侵及肺尖[128]。一旦侵及肺尖，杓状软骨、环甲关节和声门下区则下咽环后区也可受累。再向下可侵及环甲关节、喉部其他

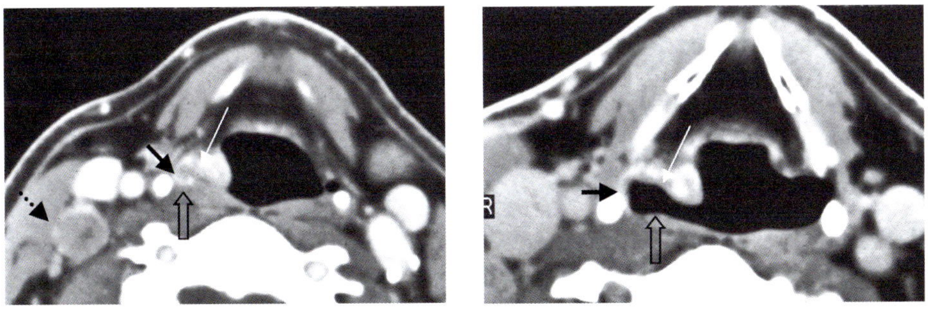

a b

图11.21 Valsalva动作时图像对梨状隐窝癌的价值。平静呼吸时强化CT声门上区断层图像显示下咽部肿块侵及右侧梨状隐窝正中壁（白箭）和侧壁（粗黑箭）。可能存在后壁受累（矩形箭）。在杓会厌皱襞水平声门旁间隙受累，杓会厌皱襞增厚且明显强化。淋巴结转移（短线箭）。b 同一层面Valsalva动作时图像。杓会厌皱襞展开。后壁未受侵（矩形箭）。然而，正中壁（细白箭）和侧壁（粗黑箭）受累。

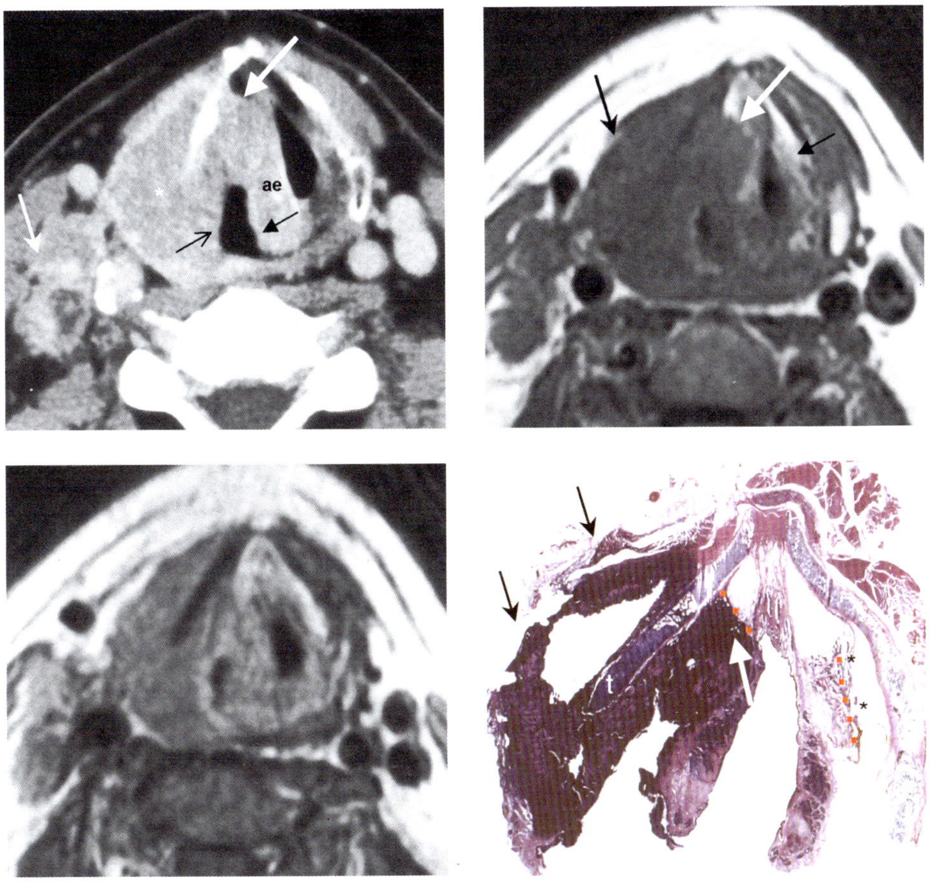

a b c d

图11.22 梨状隐窝癌声门旁间隙受侵。a 强化CT声门上区水平断图像显示下咽部肿块侵及梨状隐窝正中壁（箭）、侧壁（开放箭）和整个右侧杓会厌皱襞（ae）。侵及声门旁间隙（粗白箭），甲状软骨板后部破坏（*），喉前肌肉受侵。右侧可见一大淋巴结，中央坏死。b MRI平扫SE序列T1WI可见一等信号肿瘤侵入右侧声门旁间隙（粗白箭）和颈部软组织（三角）。未受侵左侧声门旁间隙由于大量脂肪组织存在呈高信号（细黑箭）。c 同一层面强化T1WI显示肿块强化侵及右侧声门旁间隙、甲状软骨和颈部软组织。d 病理证实右侧声门旁间隙（粗箭）和颈部软组织（细箭）受累。t＝甲状软骨；*＝正常左侧声门旁间隙；红点表示右侧和左侧甲状舌韧带，分隔声门旁间隙及会厌前间隙。整个右侧甲状舌韧带被肿瘤组织所取代。经允许复制参考文献18内容。

软组织、气管食管沟上段和食管嵴。食管嵴转移可为黏膜下，内窥镜难以发现（见图11.24）。CT和MRI横断面易于发现食管沟病变。犁状窦癌有时可侵及喉软骨，甲状软骨角及其上缘易受侵。极少数情况下，可侵及喉上部的神经血管束。

环后部癌

环后部癌很少见，是一种特殊类型肿瘤，在某些疾病如Plumer-Vinson（或Paterson-Brown-Kelly）综合征患者发病率增高[8,69]。环后部癌黏膜下转移常见，可向颈段食管转移，或环绕食管转移。由于肿瘤主要沿黏膜下生长，故CT或MRI横断及矢状面只能估计其真实范围（见图11.25）。甲状软骨受累常见，有时可越过环杓肌后缘侵及甲状腺和颈段气管。另一常见途径为沿喉返神经分支周围神经转移，可导致声带活动度减弱甚至声带固定。

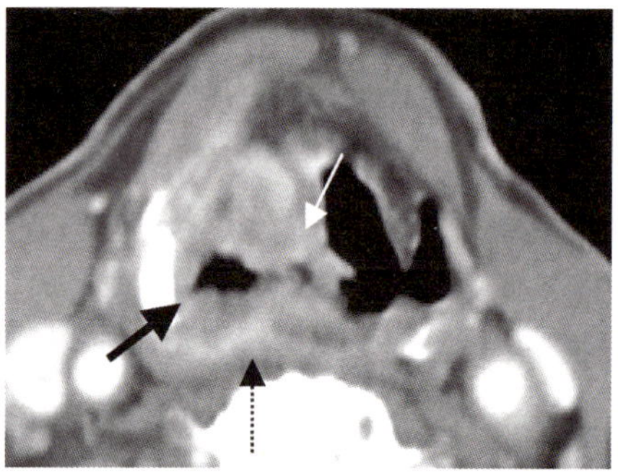
a

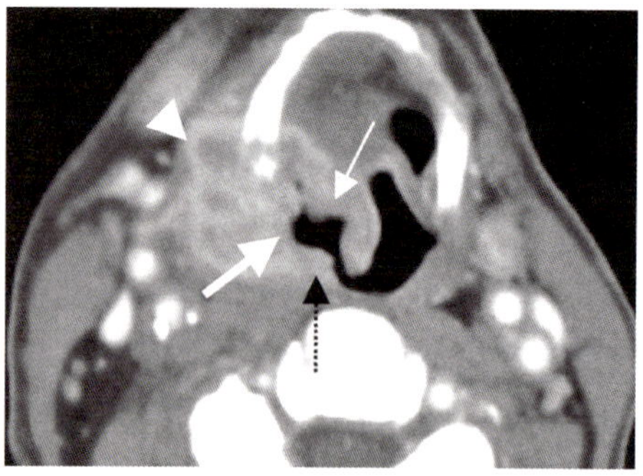
b

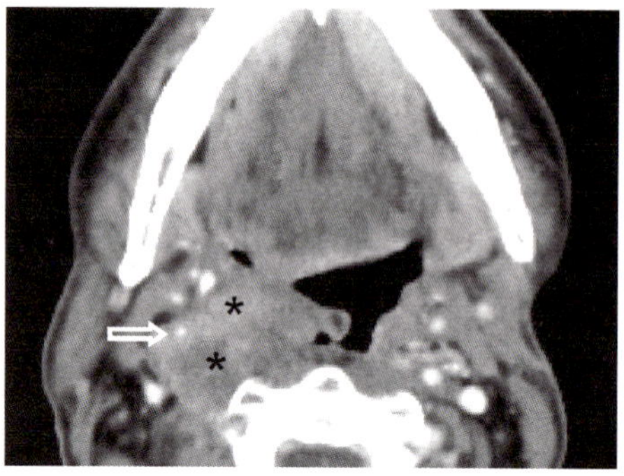
c

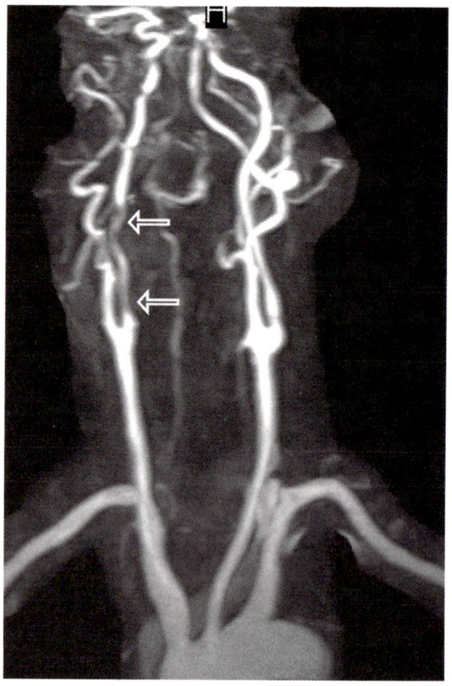
d

图11.23 梨状隐窝癌侵及环状软骨。强化CT声门上水平（a和b）及口咽水平（c）显示梨状隐窝肿瘤侵及正中壁（细箭）、侧壁（粗箭）和后壁（虚线箭）。肿瘤通过甲状舌骨膜（箭）侵犯喉前肌。肿瘤累及咽旁和咽前间隙（*）。右侧颈内动脉被肿瘤环绕（空心箭）。d MR血管成像证实右侧颈内动脉被肿瘤包绕（空心箭）。由于不可能行手术切除，此病人进行了放化疗。

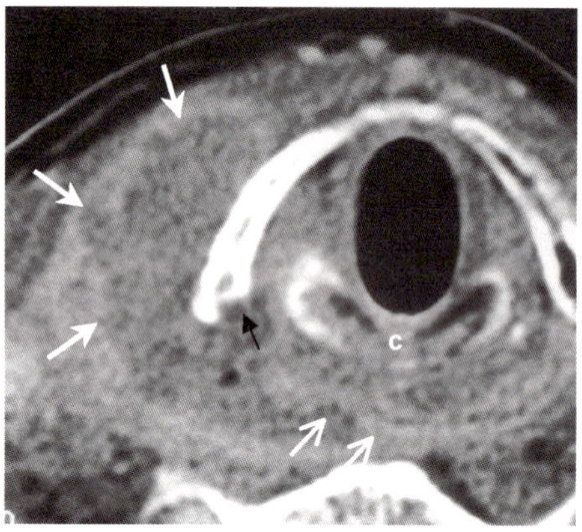
a

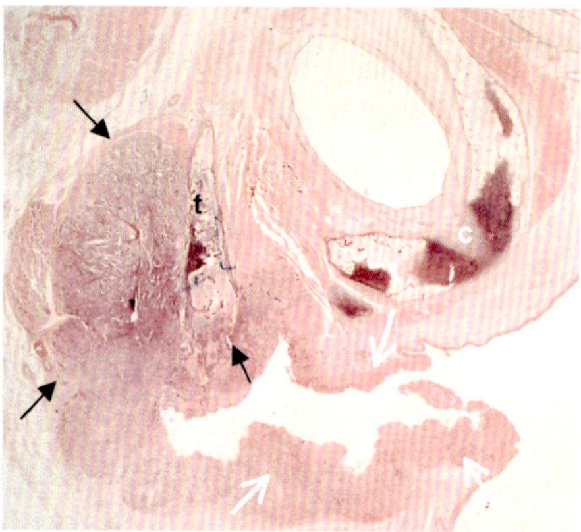
b

图11.24 梨状隐窝癌侵及食管边缘。a 强化CT声门上水平横断面显示梨状隐窝肿瘤侵及甲状软骨板后角（黑箭）、颈部软组织和食管边缘黏膜下层（开放箭）。c＝环状软骨。b 病理证实黏膜下肿瘤侵及食管边缘（开箭）、甲状软骨和颈部软组织（箭）。t＝甲状软骨；c＝环状软骨。经允许复制参考文献12内容。

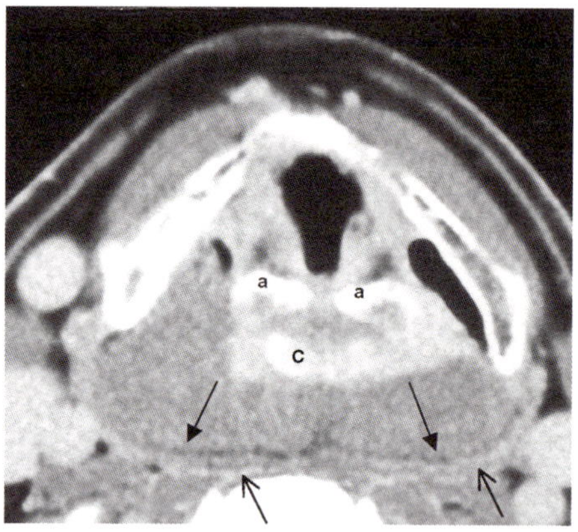
a

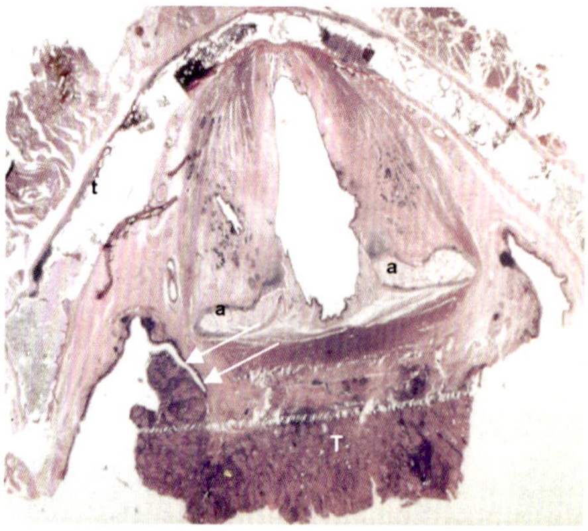
b

图11.25 喉咽部环后癌。a 强化CT声门水平横断面可见一大肿瘤，来源于环后部侵及右侧梨状隐窝。喉咽口塌陷（箭）。喉后壁正常黏膜无明显强化（开箭）。c＝环状软骨；t＝杓状软骨。b 横断面病理证实环后肿瘤（T）侵及梨状隐窝正中壁（箭）。t＝甲状软骨；a＝环状软骨。苏木精－伊红染色。经允许复制参考文献8内容。

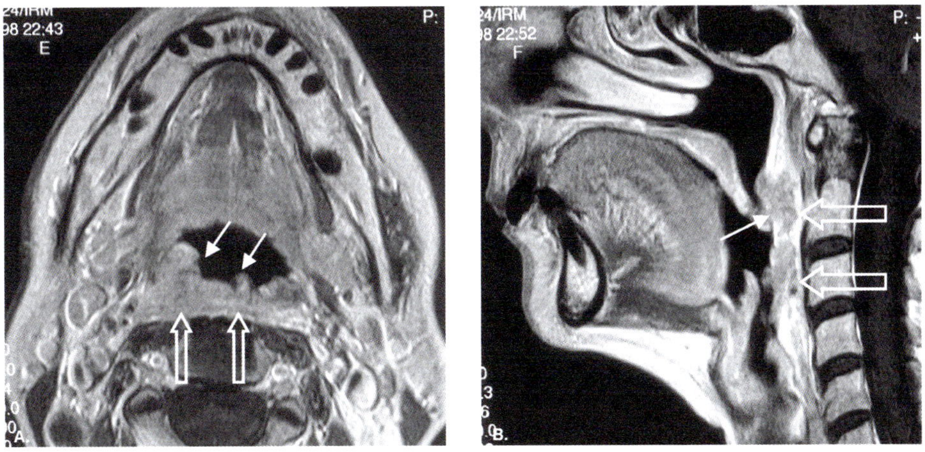

图11.26 咽后壁癌。a 强化MR T1WI横断面和b 矢状面图像显示中等强化肿瘤（箭）侵及口咽及喉咽后壁。咽缩肌及咽后间隙受累（黑箭）。锥前肌肉未受累。

咽后壁癌

咽后壁癌发生于咽后壁椎前软组织，表现为软组织增厚，多呈扁平状，沿黏膜表面生长，通常同时累及口咽和下咽。内窥镜诊断容易，断层影像主要用于评估黏膜下受累程度。在CT或MRI横断面上，肿瘤表现为咽后壁不均匀增厚（见图11.26）。向侧面侵及犁状窦后壁。下咽癌绝大多数不会越过杓状软骨水平。但向上侵及杓会厌皱襞、舌扁桃腺沟和口咽后壁常见。环后区及喉软骨受累少见。早期常表现为咽后间隙受侵，椎前肌肉受累少见（见图11.26）。

下咽部鳞状细胞癌预后较差。这是由于超过75%的患者早期即有颈部淋巴结转移，并且20～40%的患者会出现远处转移。

深部咽旁间隙转移

深部咽旁间隙转移对肿瘤分期、手术方法选择及放射治疗效果均有影响[8,55,71,79,83,80,93,94]。内窥镜活检难以发现会厌前间隙及声门旁间隙的肿瘤浸润，CT和MRI检查目的即为评估深部咽旁间隙是否受侵。鳞状细胞癌深部咽旁间隙受累会影响手术方法的选择。例如：声门旁间隙受侵是垂直半喉切除术的禁忌证，而会厌前间隙受侵却不是水平声门上区喉切除术的禁忌证，会厌前间隙受侵范围越广泛，水平声门上区喉切除术切除范围约大，有时行环状软骨上区喉切除术甚至全喉切除术（见下）。会厌前间隙受累还影响肿瘤的分期。根据UICC和AJCC指南，会厌前间隙受累定义为T3期[55]。最后，深部咽旁间隙受累还影响肿瘤的预后。多数人认为声门旁间隙受累代表肿瘤恶性度高，易出现经声门转移，预后差，放射治疗复发率高[56,57,75,93,94]。同样，会厌前间隙受累程度也影响声门上区鳞状细胞癌放疗效果[57,80,99]。

增强及薄层CT对评价会厌前间隙及声门旁间隙是否被肿瘤浸润敏感性较高，会厌前间隙敏感性92%～100%，声门旁间隙为95%[8,9,78,126]。然而，特异性不一，会厌前间隙为90%～93%，声门旁间隙不具有特异性（50%），因此往往高估病变。出现假阳性的原因是可能为瘤旁炎性反应[8,126]。

MRI对评价会厌前间隙受侵的敏感性100%，特异性84%～90%，阳性预测值75%～80%，阴性预测值100%[8,9,71,126]。MRI出现假阳性的最可能原因将会厌前间隙内瘤旁炎性反应误认为是肿瘤浸润，因为甲状舌骨韧带在MRI上是看不见的。MRI对声门旁间隙特异性不高，特异度50%～76%[8,126]（见图11.27）。出现假阳性的最主要原因为瘤周炎性反应。

侵及软骨

一般认为当肿瘤侵及骨或软骨时，放射治疗效果较差，肿瘤复发率增加，出现放射性坏死的概率增高[15,26,28,33,34]。最近一些研究表明以CT或MRI为基础的一些参量——肿瘤体积、肿瘤软骨转移、会厌前间隙、声门旁间隙、声门下区转移对预测喉和下咽癌放射治疗后效果很有意义[28,56,57,66,80,93,94]。

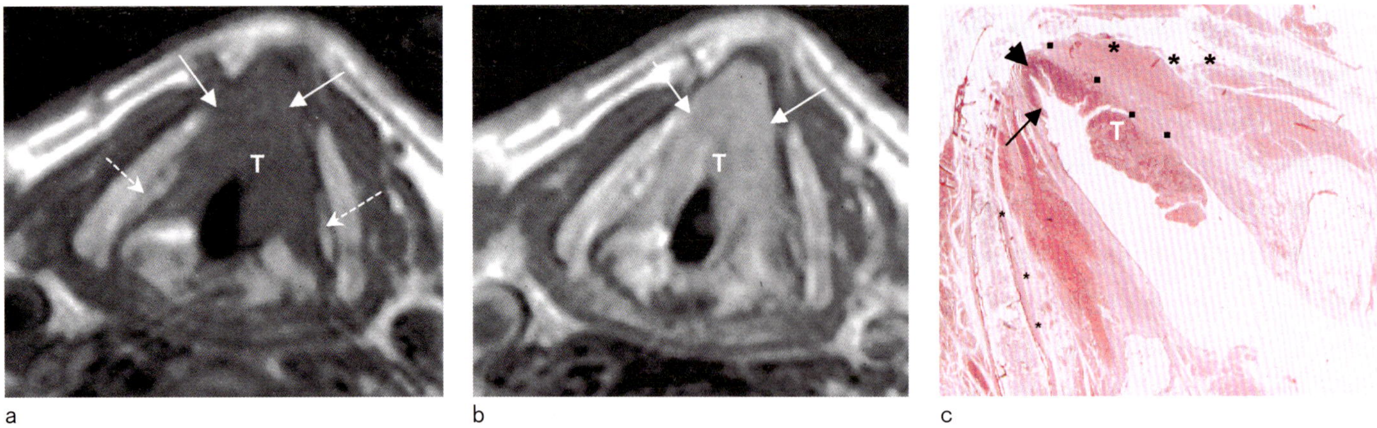

图11.27 MR 检查声门旁间隙受侵假阳性。a 声门水平横断T1WI。b 同层MRI强化T1WI。可见肿块侵及真、假声带（T）。部分侵入声门旁间隙前部（细白箭头）。显示两侧正常声门旁间隙后部（虚线箭头）。c 手术活检横断病理切片（苏木精染色）显示肿瘤（T）相对较小，真声带和声门旁间隙前部（*）可见大量炎性反应，MR 上很像肿瘤浸润。短黑箭头指的是前联合受累。细黑箭头指右侧声带黏膜受累。左侧声带黑点划的是肿瘤深度。

表11.1 喉软骨肿瘤转移：CT 与病理比较

作者(年)	病例数	敏感度	特异度	阴性预测值
Castelijins (1988)[27]	16	46%	91%	69%
Sulfaro (1989)[110]	71	47%	88%	–
Becker (1995)[18]	53	66%	94%	86%
Zbaren (1996)[125]	40	67%	87%	82%
Becker (1997)[16]	111[a]	61%	92%	85%
	111[b]	91%	68%	95%

经允许修订参考文献8 内容
所有手术病例均行全器官病理切片
a 采用喉外肿瘤播散、侵蚀或溶解软骨的综合CT 标准所得到的结果。
b 采用喉外肿瘤播散、软骨骨质硬化、侵蚀或溶解的综合CT 标准所得到的结果。

喉和下咽癌软骨转移为TNM 分期中的最严重一期——T4 期[55]。很多学者认为出现喉软骨骨架转移时，大范围手术是唯一的根治方法。虽然上述观点尚存在争议[28, 34, 87, 113, 117]，但有一点是明确的，治疗前放射医师利用CT 或MRI 评估软骨转移情况是值得注意的。

软骨转移及伴随的炎症现象的组织学机制

软骨转移好发于胶原束附着于软骨膜处，是肿瘤软骨转移的直接途径。主要包括前联合腱、下位甲状软骨板前1/4 与后3/4 连接处、甲状软骨后缘中部、环杓关节、环甲膜附着处[64, 65, 97, 121]。

一般认为，骨化软骨较未骨化软骨更易出现转移，其原因是肿瘤血管因子活性（TAF）所致，而未骨化软骨可生成抑制TAF 的蛋白质和胶原酶，故不易被肿瘤侵犯[24, 25, 46]。然而近年来的一些研究发现有11%的转移仅发生于未骨化软骨，而骨化软骨未受侵，这说明未骨化透明软骨转移发生率比以前所认为的要高[16]。认为肿瘤组织侵犯喉软骨的发生机制为成骨细胞状态，此状态时透明软骨转化为骨，进而新生骨受侵[16, 20, 45, 46, 51, 52, 97]。肿瘤细胞生成的前列腺素和白介素-1 可刺激破骨细胞。这一过程并不能直接说明软骨内存在肿瘤细胞，也可以是肿瘤邻近软骨的反应，甚至在肿瘤穿透软骨膜之前就可看到成骨细胞活跃和新骨形成。总之，肿瘤侵犯喉软骨的过程分三阶段：(1) 肿瘤邻近软骨内炎性改变，诱使骨再塑（新骨形成和骨质溶解）；(2) 较多的骨质溶解；(3) 肿瘤浸润。

软骨转移的CT 表现

成人喉软骨有三种组织成分——骨密质、含大量脂肪的骨髓腔和未骨化软骨，各种成分CT 值各异，因此喉软骨在CT 上具有特征性表现。骨化的喉软骨特别是甲状软骨CT 表现差异很大。虽然肿瘤组织本身与未骨化软骨密度非常接近，但是肿瘤存在仍然可能是邻近软骨新骨形成和骨质溶解的原因。因此，应仔细区分是肿瘤生长还是本身变异。

CT 对发现喉软骨受侵的准确性各文献报道各异（见表11.1）。一部分可能为技术因素所致。例如，一些从前的研究采用的层厚为4～6mm，每层采集时间4～9s，因此易出现运动伪影及部分容积效应。更重要的因素为研究者所采用的每块软骨受侵的诊断标准不同（见表11.1）。直到最近才达成共识，喉软骨两侧均有肿瘤存在是CT 喉软骨受侵的唯一诊断征象。但仅对晚期患者适用，因此长期以来认为CT 对评判喉软骨转移不敏感[3, 27, 70, 110]。为了

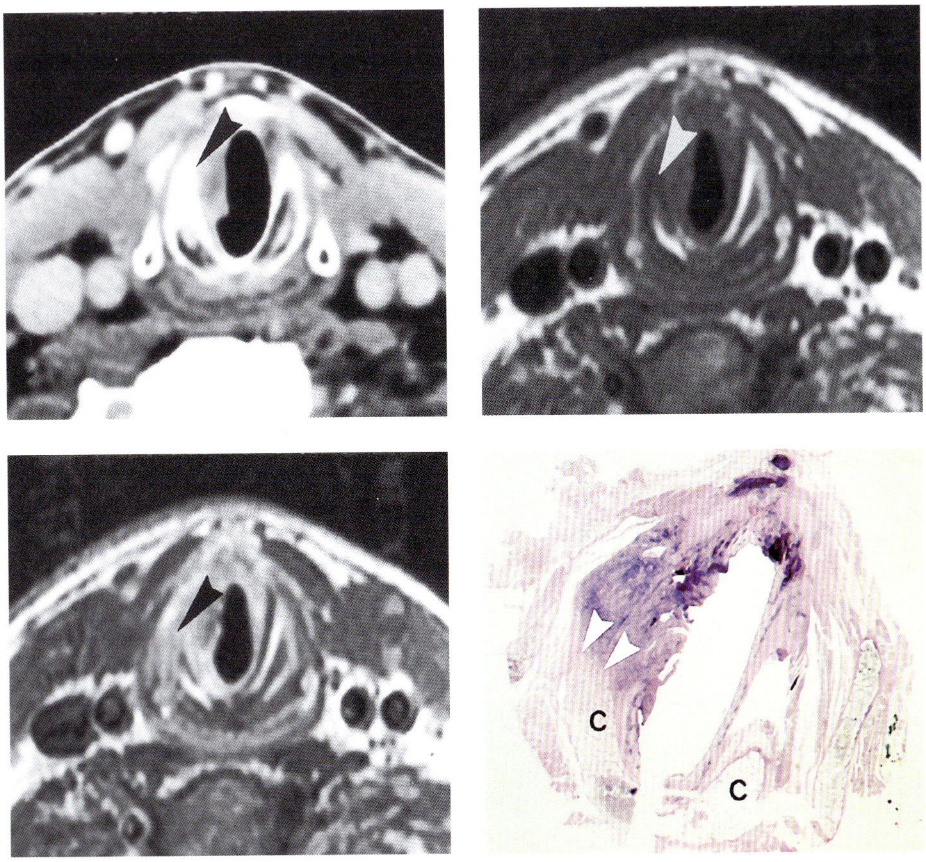

图11.28 CT和MRI发现肿瘤侵及环状软骨。46岁男性喉部舌声门下癌。a 强化CT声门下水平。右侧声门下区可见一均匀强化肿块影。可见环状软骨不均匀硬化（箭头），表明环状软骨受侵。未见到环状软骨内缘。b MR SE序列T1WI横断面。右侧声门下区可见一等信号肿块影。环状软骨右侧信号减低（箭头）。c 强化 MR SE序列T1WI横断面可见右侧声门下区肿块明显强化，邻近环状软骨同样强化。环状软骨明显强化表明肿瘤侵犯（箭头）。d 同水平横断病理切片显示声门下巨大肿块侵及右侧环状软骨（箭头）。c＝环状软骨。经允许修订参考文献18内容。

提高CT的敏感性，又提出了其他诊断征象，包括软骨本身改变，如硬化症，髓腔闭塞，轮廓模糊、突出，软骨形态失常，邻近未骨化软骨受侵[16, 75, 91, 95, 96]。一项111人的前瞻性研究用于对这些征象进行评价，活体的组织病理切片作为金标准[6]。研究发现四种征象或其联合存在是CT肿瘤侵及软骨的可能征象，它们是喉外肿瘤转移、骨质硬化症、骨质破坏、骨质溶解。每一征象与不同组织学表现相对应，或敏感性高，或特异性高。

骨质硬化症是发现喉软骨受侵的敏感指标，能够早期诊断软骨膜或软骨内微小肿瘤的转移（见图11.18，11.28）[16, 91]。此征象对各软骨特异性不同，甲状软骨最低（40%），环状软骨及杓状软骨较高（分别为76%和79%）[16]。因此，如果邻近硬化软骨发现一肿块，不能主观认为髓腔内存在肿瘤细胞（见图11.29）。相反，如果手术未成功切除CT显示为硬化的软骨，则可能有50%～60%的肿瘤未切净。

软骨受累进程中，在新骨形成区域可见到大的、小的骨质溶解。小的骨质溶解与CT上骨质破坏相对应，而大的骨质溶解与CT上骨质溶解相对应（见图11.30，11.31）。骨质破坏、骨质溶解组织学基础为骨的破坏，而骨质破坏原因为破骨活跃，且在骨破坏区可见退化骨与肿瘤细胞紧密相连。因此认为骨质破坏和骨质溶解是观察软骨是否受侵的特异性标准（见图11.30，11.31）。骨质破坏和骨质溶解都存在时特异性为93%。而当存在更多的喉软骨受侵时，各项指标特异性均不高。

喉外肿瘤转移的发生是由于肿瘤穿过喉软骨进入喉外软组织（见图11.20,11.22,11.32）。CT检查特异性很高，但由于仅能在晚期发现，其敏感性较低为44%。对所有软骨的喉外肿瘤转移、骨质硬化、骨质破坏／溶解进行综合评定，敏感性高达91%（见表11.1）。由于其阴性预测值为95%，故CT可作为术前排除软骨受侵的优秀检查手段。另一方面，特异性为68%，出现这种较低的原因为通过活检很难证实软骨受侵，而且不现实。对所有软骨的喉外肿瘤转移、骨质破坏／溶解进行综合评定，敏感性为92%，特异性仅为61%。（见表11.1）。

软骨转移的MRI表现

MRI诊断肿瘤软骨转移主要依靠不同序列透明软骨和脂髓信号改变[16, 18, 27, 28]。在MRT2WI上，肿瘤侵及的透明软骨显示为较正常软骨高的信号。在平扫MR T1WI上，受累的透明软骨和脂髓显示为与肿瘤组织相似的低到

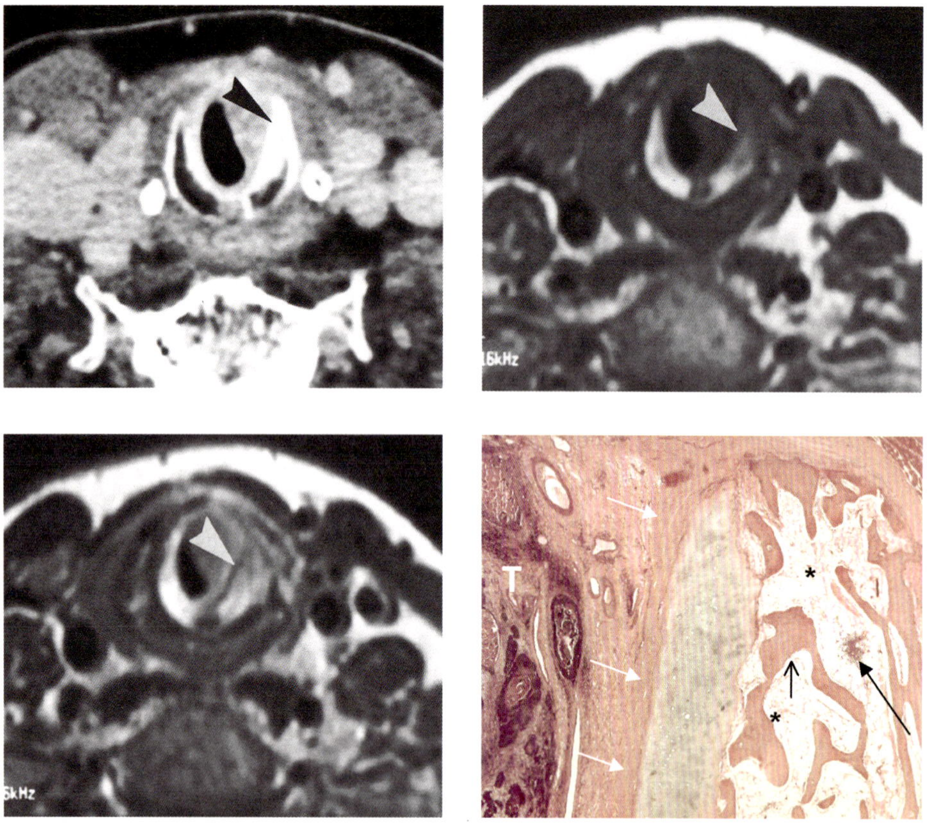

见图11.29 未受侵的环状软骨由于炎性改变导致CT和MRI呈假阳性。71岁女性喉部舌声门下癌。a 强化CT横断面声门下水平。左侧声门下区可见一均匀强化肿块影。邻近肿瘤的左侧环状软骨广泛硬化（箭头），表明环状软骨受侵。b MR SE序列T1WI横断面。左侧声门下区可见一低信号肿块影。邻近的左侧环状软骨信号减低（箭头）。c 强化 MR SE序列T1WI横断面。左侧环状软骨（箭头）及声门下区肿块均强化。d 活检横断病理切片显示左侧声门下巨大肿块（T），但无证据证明环状软骨受累。可见环状软骨淋巴滤泡（黑箭）炎性改变，纤维化（*）和骨质吸收（开放箭），但软骨膜完整（白箭）。经允许修订参考文献18内容。

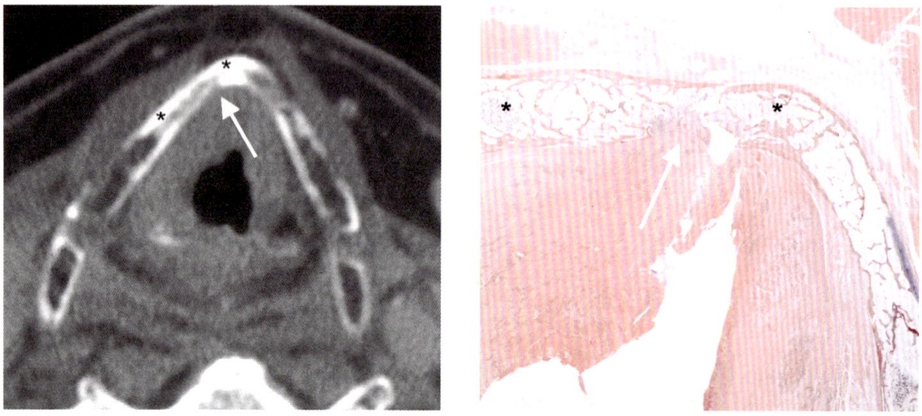

图11.30 经声门癌甲状软骨受累。a 强化CT假声带水平甲状软骨旁可见一肿块影。右侧甲状软骨板小骨质破坏（箭）和广泛骨质硬化（*）。b 相应手术病理切片证实甲状软骨小侵蚀（箭），在CT上显示为小骨质破坏。真正浸润周围骨小梁密度增高（*），与a中骨质硬化对应。经允许修订参考8内容。

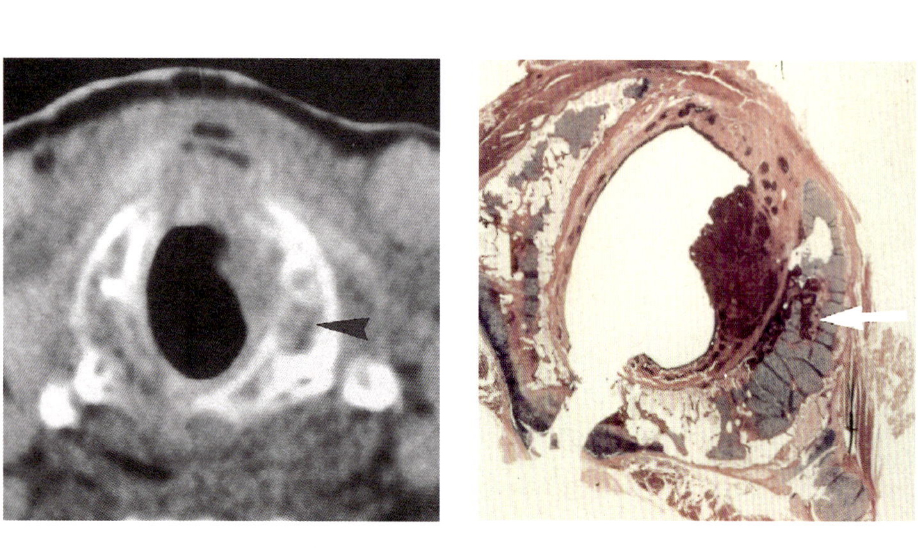

图11.31 声门－声门下癌环状软骨溶解与硬化。a 强化CT声门下水平邻近环状软骨可见一肿块影。左侧环状软骨板可见骨质溶解区（箭），环周广泛骨质硬化。b 相应同水平手术横断病理切片证实大范围肿瘤转移（箭），与CT上骨质溶解相对应。经允许修订参考文献18内容。

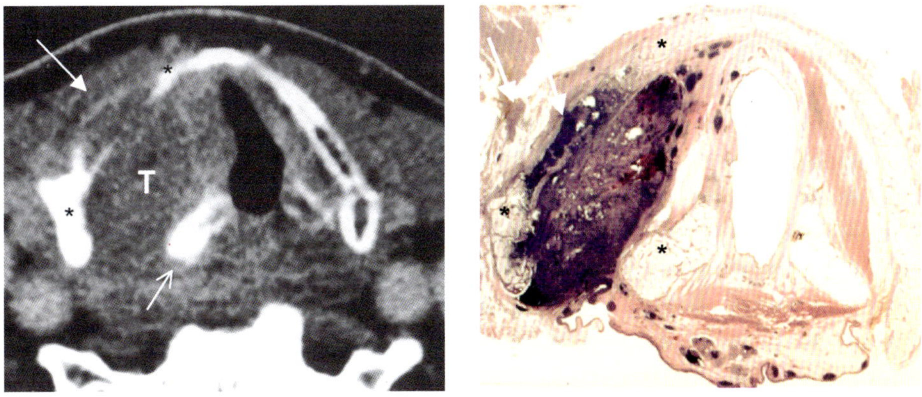

a b

图 11.32 梨状隐窝癌“喉外转移”。a 强化 CT 横断面可见原发于右侧梨状隐窝的巨大肿块（T）侵及声门旁间隙。右侧甲状软骨可见“喉外转移”（箭）及“硬化”（*）。右侧杓状软骨可见“硬化”（开放箭），较对侧为大。b 横断病理切片证实甲状软骨和喉前肌肉（箭）受侵，杓状软骨未受累。由于右侧甲状软骨和右侧杓状软骨新骨形成导致骨小梁密度增高（*），与 a 所见“硬化”相对应。经允许修订参考文献 16 内容。

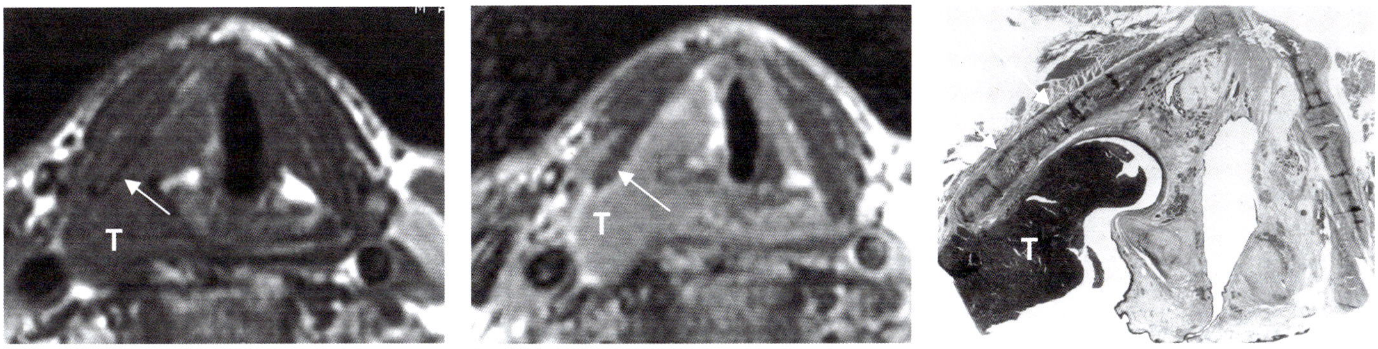

a b c

图 11.33 MRI 排除肿瘤侵犯甲状软骨。a SE 序列 T1WI 声门上水平可见右侧梨状隐窝等－低信号肿块影（T）。邻近右侧甲状软骨板也呈等～低信号（箭）。b 静脉注入 GA-DTPA 后 SE 序列 T1WI 肿瘤（T）强化，邻近甲状软骨板未强化（箭）。这表明甲状软骨含有未骨化透明软骨，无强化肿瘤转移存在。c 相应同水平手术横断病理切片证实右侧甲状软骨板含有未骨化透明软骨（箭）。组织学未发现软骨转移。肿瘤（T）原发于右侧梨状隐窝侧壁。经允许修订参考文献 8 内容。

等信号，静脉注入 GA-DTPA 后可见到强化表现（见图 11.28）。如无这些表现，排除软骨转移的可信度很高（见图 11.33），阴性预测值很高（见表 11.2）。然而其特异性不如预期高，还可出现一定的假阳性，其阳性率仅为 68%～71%。原因为肿瘤周围的炎性反应、水肿和纤维化与肿瘤侵及软骨表现相似（见图 11.29）。由于肿瘤周围炎性反应最常见于甲状软骨，MRI 对观察甲状软骨转移的特异性仅为 56%，而环状软骨和杓状软骨分别为 87% 和 95%[18]。因此利用 MRI 诊断甲状软骨肿瘤转移时应加以注意。另一方面，包括软骨内外面的广泛的肿瘤侵犯（例如 CT 表现为喉外肿瘤者），MRI 诊断准确性很高（见图 11.22）。文献报道的 MRI 结果见表 11.2。所有的研究者均采用同一标准来进行 MRI 软骨转移评价，故除了由于样本量和个体差异的不同所形成的小的不同之外，所有结果无需进行分门别类。

表 11.2 喉软骨肿瘤转移：MRI 与病理比较

作者（年）	病例数	敏感度	特异度	阴性预测值
Castelijins（1988）[27]	16	89%	88%	92%
Becker（1995）[18]	53	89%	84%	94%
Zbaren（1996）[125]	40	94%	74%	96%

经允许修订参考文献 8 内容

由于 CT 和 MRI 均具有很高的敏感性和阴性预测值，故目前认为二者均适合评价治疗前软骨受侵情况，且二者价值基本相同。然而，假阳性都是不可避免的。尽管 CT 和 MRI 对不同组织评价的物理机制完全不同，但对于“过分解读”为肿瘤，每类软骨表现惊人的相似（见图 11.29）。可能原因与导致过高估计软骨转移的根本病理原因一样，即为炎性反应。

表11.3 UICC与AJCC喉癌原发肿瘤T分期

T 原发肿瘤	
TX	不能确定原发瘤
T0	无原发肿瘤的依据
Tis	原位癌
声门上癌	
T1	局限于声门上一亚区，声带运动正常
T2	肿瘤超过声门上或声门一个亚区，或侵入声门上区之外（如舌底、会厌谿、梨状窝内侧壁），无喉部固定
T3	肿瘤限于喉部，声带固定，和／或环后间隙、会厌前间隙、喉旁间隙侵犯和／或甲状软骨轻微糜烂（如内侧皮质）
T4a	肿瘤经甲状软骨，和／或侵犯达喉外，如气管、颈部软组织包括舌深部肌肉及舌外肌（颏舌肌、舌骨舌肌、腭舌肌、及茎突舌肌）、颈阔肌、甲状腺、食管
T4b	肿瘤侵犯椎前间隙、纵隔结构，或包裹颈内动脉
声门癌	
T1	肿瘤限于声带，可侵犯前或后联合，运动正常
T1a	肿瘤限于一侧声带
T1b	肿瘤侵犯双侧声带
T2	肿瘤侵犯声门上或声门下区，声带运动受限
T3	肿瘤限于喉，伴声带固定，和／或喉旁间隙侵犯，甲状软骨轻度糜烂（内侧骨皮质）
T4a	肿瘤经甲状软骨，和／或侵犯喉外如气管、颈部软组织包括舌深部肌肉及舌外肌（颏舌肌、舌骨舌肌、腭舌骨肌、及茎突舌肌）、颈阔肌、甲状腺、食管
T4b	肿瘤侵犯椎前间隙、纵隔结构，或包裹颈内动脉
声门下癌	
T1	肿瘤限于声门下区
T2	肿瘤累及声带，声带运动正常或受限
T3	肿瘤限于喉，声带固定
T4a	肿瘤经甲状软骨，和／或侵犯喉外如气管、颈部软组织包括舌深部肌肉及舌外肌（颏舌肌、舌骨舌肌、腭舌肌、及茎突舌肌）、颈阔肌、甲状腺、食管
T4b	肿瘤侵犯椎前间隙、纵隔结构，或包裹颈内动脉
N 局部淋巴结	
NX	不能确定局部淋巴结
N0	无局部淋巴结转移
N1	同侧单个淋巴结转移,<3cm
N2	同侧单个淋巴结转移，3~6cm；或同侧多个淋巴结转移，最大径均<6cm；或对侧／双侧淋巴结转移，最大径<6cm
N2a	单侧单个淋巴结转移，大小3~6cm
N2b	同侧多个淋巴结转移，最大径均<6cm
N2c	双侧或对侧淋巴结转移，最大径均<6cm
N3	转移淋巴结最大径>6cm
M 远隔转移	
MX	不能确定远处转移
M0	无远处转移
M1	远处转移

表11.4 UICC与AJCC下咽癌T分期

T 原发肿瘤	
TX	未确定原发灶
T0	无原发肿瘤的依据
Tis	原位癌
T1	肿瘤限于下咽部1个亚区，最大径2cm或以下
T2	肿瘤侵犯下咽部1个亚区及以上或1个邻近结构，最大径2~4cm，无半侧喉固定
T3	肿瘤最大径超过4cm，或半侧喉固定
T4a	肿瘤侵犯：甲状或环状软骨，舌骨，甲状腺，食管，颈前中央软组织（喉前颈阔肌与皮下脂肪）
T4b	侵犯椎前筋膜、包裹颈内动脉或侵犯纵隔
N 局部淋巴结	
NX	局部淋巴结不能评价
N0	无局部淋巴结转移
N1	同侧单个淋巴结转移,<3cm
N2	同侧单个淋巴结转移，3~6cm；或同侧多个淋巴结转移，最大径均<6cm；对侧或双侧淋巴结转移，最大径<6cm
N2a	单侧单个淋巴结转移，大小3~6cm
N2b	同侧多个淋巴结转移，最大径均<6cm
N2c	双侧或对侧淋巴结转移，最大径均<6cm
N3	转移淋巴结最大径>6cm
M 远隔转移	
MX	远处转移不能评价
M0	无远处转移
M1	远处转移

治疗前按照TNM系统的T分期

TNM分期有利于肿瘤的临床研究与预后评估，这两点均有助于临床医师制定治疗计划。目前UICC与AJCC提出的喉癌和下咽癌分期基本一致，原发肿瘤的侵犯程度几乎能准确地反映*术后分期*（pT），术后分期是在切除标本组织学检查基础上确定的。*临床或治疗前的原发肿瘤分期*（T）适用于未行手术的患者，该分期基于所有能获得的治疗前信息，包括体检、内镜、活检、及断层成像资料。影响喉及下咽癌治疗前T分期的局部因素每个亚区均有所不同，见表11.3及11.4。综上所述，很明显，邻近亚区的侵犯常为肿瘤黏膜下扩展的结果，因此仅能被断面影像学所检出。

尽管UICC及AJCC推荐使用断层影像技术进行分期，但未提出CT与MRI 孰为首选。数则研究与笔者的临床经验表明，CT或MRI的断面成像技术可极大地改善喉癌与下咽肿瘤的T分期准确度。[2, 8, 47, 60, 68, 74, 75, 106, 110, 125–127]

表 11.5 数则研究喉癌与下咽癌总的治疗前分期

作者(年)	患者例数	原发肿瘤	CE	CE-CT	CE-MRI
Sulfaro(1989)[10]	71	喉与下咽	59%	88%	–
Vogl(1991)[118]	28	喉与下咽	64%	–	86%
Zbaren(1996)[125]	40	喉	57%	80%	87%
Thabet(1996)[116]	98	喉与下咽	52%	84%	–
Becker(1997)[8]	111	喉与下咽	58%	80%	85%

经允许，仿自参考文献 8

分期的准确度以病理 pT 分期为金标准

缩写：CE 临床评价包括直接内镜与活检，CE-CT 结合临床包括喉镜、活检与 CT 的信息，CE-MRI 结合临床包括喉镜、活检与 MRI 的信息

表 11.6 非典型性鳞癌的影像学特征

非典型鳞癌	肿瘤部位	强化类型及形态学	淋巴结转移
鼻咽未分化鳞癌	声门上，声门下，黏膜下	均匀强化，大肿块，无溃疡、坏死及软骨侵犯	有
疣状癌	声门	强化不均，外生性，表面不整，深部侵犯少，罕有软骨侵犯	无
梭形细胞癌	声门上	强化不均匀，大块状，细蒂，有溃疡	不定
基底细胞样癌	梨状窦，环后区	不均匀，增强 T1WI 上边缘清楚的分叶状强化	有，结外侵犯

经允许，仿自参考文献 14

尽管临床根据内镜检查分期的准确度仅为 60% 左右，但与 CT 或 MR 结合准确度大大增加（表 11.5）。另外，临床分期的准确度还因原发肿瘤的部位而不同，自声门至声门上至跨声门型准确度逐渐下降。相反，断面影像学对跨声门型及声门上型者分期的准确度最佳，表明临床 / 内镜检查与 CT/MRI 具有相互补充的作用。除了肿瘤所在亚区的原因，多位作者报道小的黏膜下病变（pT1）以喉镜检查更易于评价，而 CT/MRI 则对大肿瘤（pT3 及 pT4）效果更佳[60, 110, 116]。总之，文献资料表明常规使用 CT 或 MRI 作为临床及喉镜检查的补充有助于术前分期的准确度。

非典型性鳞状细胞癌

“非典型性鳞癌”指喉及下咽癌的一种特殊组织学类型，其生物学行为不同，即与鼻咽部疣状癌、梭形细胞癌、基底细胞样癌、腺鳞癌及巨细胞癌不同[1, 6, 4, 14, 41, 43]。据文献报道，非典型性鳞癌占所有喉及下咽癌肿瘤的 2%～7%，这些肿瘤与常见的鳞癌的诊断、预后及治疗均有所不同。

鼻咽未分化癌

鼻咽未分化癌是鳞癌一种少见的变异，含淋巴上皮样成分[6, 14, 41, 86]，文献中使用的名词还包括：淋巴上皮样癌、鼻咽未分化癌、Schminck-Regaud 淋巴上皮瘤。该病累及 50～70 岁男性，EB 病毒感染在发病中起重要作用。内镜下肿瘤表面覆盖完整的黏膜，最常起源于声门上或梨状窦区，因为这些区域淋巴组织丰富（表 11.6）。该瘤位置深在，因此活检必须达黏膜下，否则即会漏诊病变。鼻咽未分化癌常转移至颈淋巴结，有时侵犯肺及其他器官，颈淋巴结转移可能为其首发症状。单纯放疗或与化疗结合能有效地治愈局部肿瘤病变。最明显的特点是内镜下黏膜完整与影像学上类似于其他常见鳞癌的表现不相称（图 11.34）。有趣的是，尽管肿瘤较大并广泛侵犯声门旁间隙，断面影像学上往往并无软骨侵犯。但 CT 与 MRI 常可检出淋巴结转移，典型地累及双侧颈淋巴结。

疣状癌

疣状癌，或称 Ackerman 瘤，文献报道占喉癌的 1%～4%[6, 14, 43]。该瘤组织学结构及预后均与常见的鳞癌不同，如早期治疗恰当则预后甚佳。60～0 岁男性多见，临床表

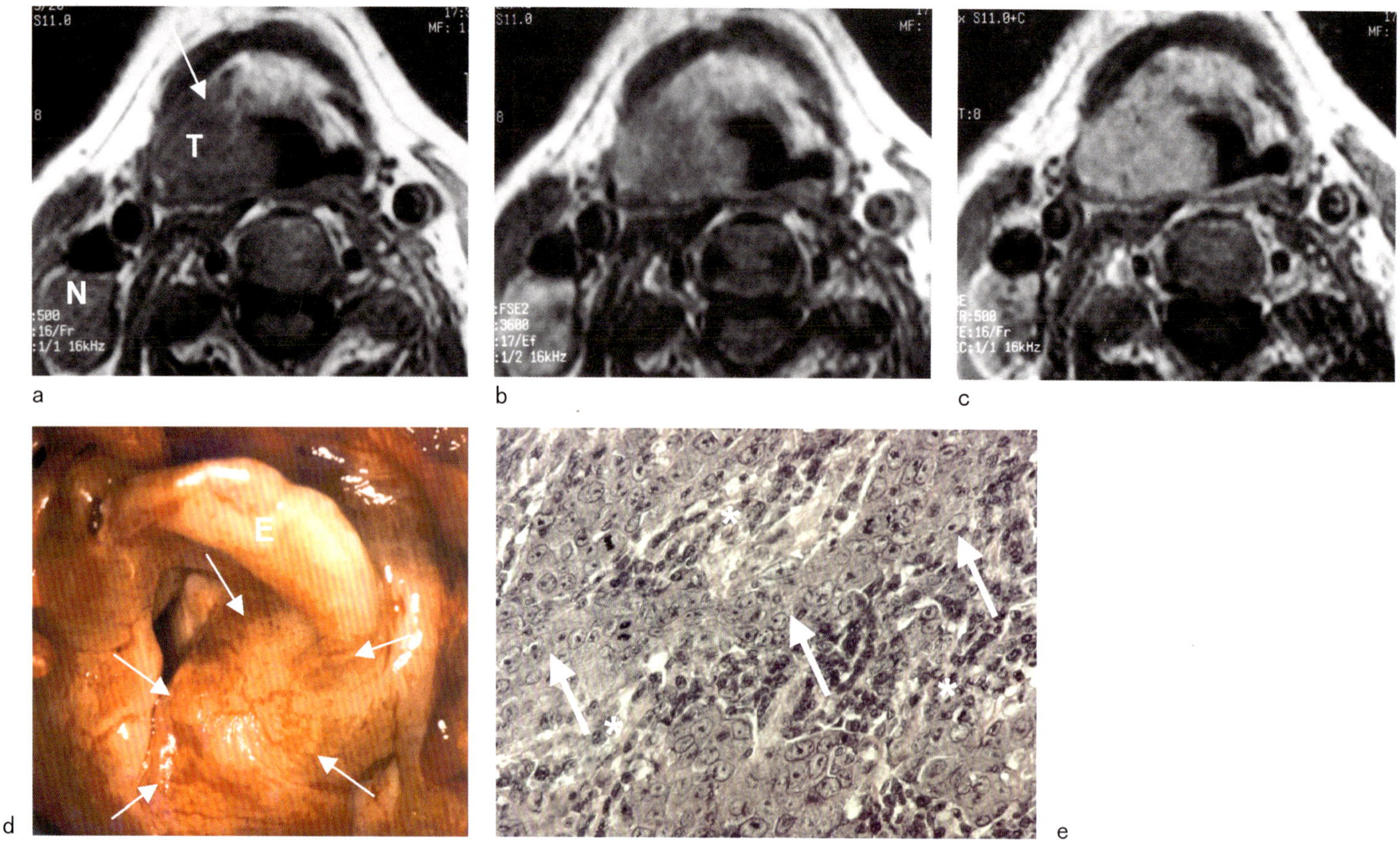

图11.34 喉咽未分化癌。男，76岁，颈部可触及多发包块，MRI检查。喉镜下见右侧杓会厌皱襞增厚，但黏膜面完整。a 轴位SE T1WI，低信号肿块（T）侵犯右侧杓会厌皱襞及右侧喉旁间隙脂肪（箭）。N大的转移性淋巴结。b 轴位FSE T2WI，肿瘤肿块及转移性淋巴结内信号稍增高。c 增强轴位SE T1WI，肿瘤中度均匀强化，无坏死。黏膜下深部活检显示鼻咽部未分化癌。该患者行全喉切除加颈部清扫术。d 大体标本，上面观，声门上大肿块，黏膜面完整。E会厌。e 高倍镜下观，大的色淡上皮，边缘不清，泡状核，弥漫分布小的淋巴细胞（星号），为鼻咽未分化癌特征。HE染色。患者6年后随访无复发。经允许，引自参考文献14。

现为赘状、大块外生性肿物，伴线条状结构，常累及真声带(图11.35)。人类HPV-16病毒在致病中起重要作用[22]。喉疣状癌几乎不发生淋巴结转移[6,14,43]。目前对本病的正确治疗争议甚大，文献报道放疗后复发率为51%~71%，手术复发率则仅为7%[43]。另外，数位作者报道放疗后出现间变或肉瘤样变的危险增加，间变的潜伏期仅为数月。因此，多个研究中心均把手术列为首选，且多数患者可行保守手术（声带切除、保留部分发声功能的喉切除术）。尚未见疣状癌颈淋巴结及远处转移的报道，因此手术治疗一般不必行颈部清扫。诚如多位作者的建议，当临床为恶性病变表现、而组织学为良性表现时，需要进行多次活检以确定诊断。影像学检查的作用是不但能提示并非常见鳞癌的诊断，还提示需行再次活检以取得确定性的正确诊断。根据几组病例的研究，疣状癌可具备特征性的影像学表现：表面不整的外生性肿块，病变向深部指状突入，深部浸润有限，注射对比剂后中度强化，无淋巴结转移（表11.6，图11.35）。

梭形细胞癌

梭形细胞癌为罕见的双向分化鳞癌，假肉瘤样表现为其镜下特征。该病有不同的称谓，包括梭形细胞鳞癌、假肉瘤、多形性癌[6,14,29]。喉为最常见的部位，次为口腔及食管[6,29]。虽然该病与常见的鳞癌发病年龄与性别倾向一致，文献报道梭形细胞癌更易为外生性及息肉样。肿瘤主要位于声门上区，内镜下2/3带蒂、以柄附着于黏膜。手术为首选治疗方法，并需行颈部清扫。梭形细胞癌可见特征性的影像学表现：肿块大，外生性，带蒂，位于声门上或梨状窝，强化不均匀，有细蒂（表11.6，图11.36）

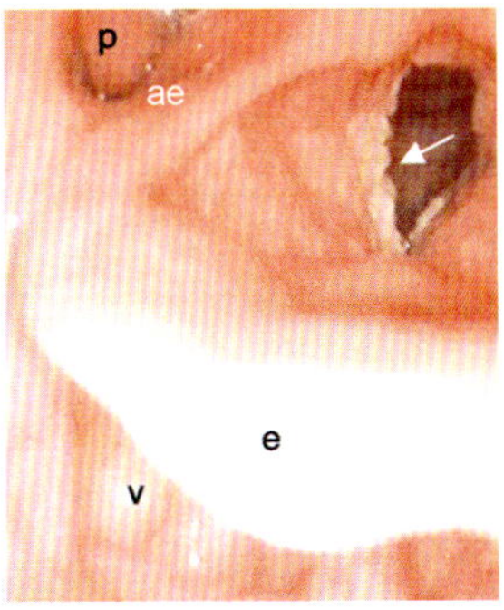

a

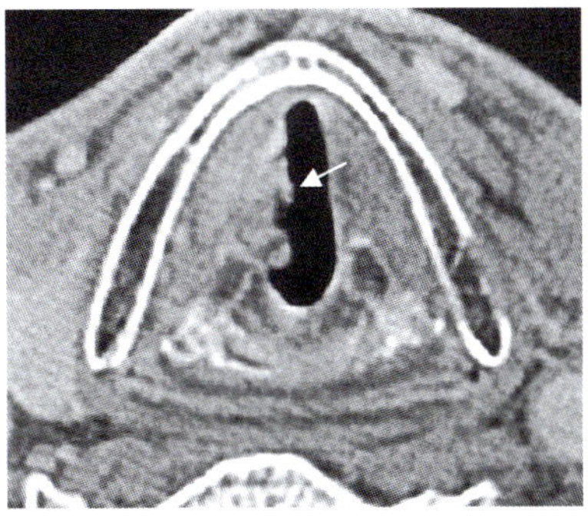

b

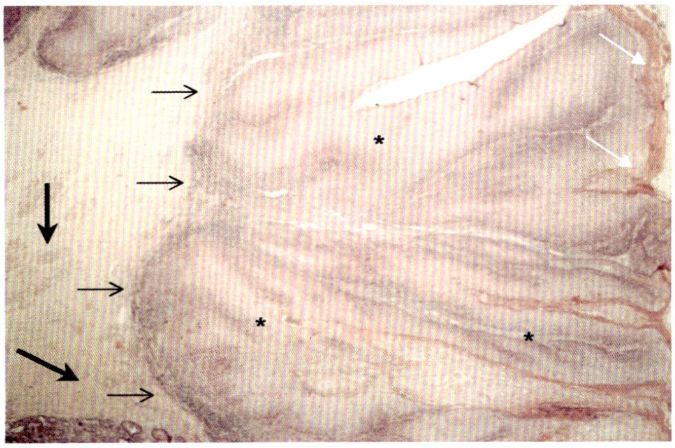

c

图11.35 疣状癌。73岁声音嘶哑患者典型的内镜、CT与组织学表现。a 间接喉镜检查下见白色肿物（箭），起自真声带，内见特征性的线状结构。ae杓会厌皱襞，e会厌，p梨状窦，v会厌谿。b 轴位CT骨窗显示累及右侧声带的肿物，特征性的地毯状表面及指状突出（箭）。行内镜下活检。c 低倍镜下箭长的线状高度分化鳞状上皮构成的突起（星号），表面覆以鳞状细胞（箭），肿瘤的边缘为压迫状及清楚、而非浸润周围结构（空箭），肿瘤前部边缘见重度的炎症反应（粗箭）。经允许，引自参考文献14。

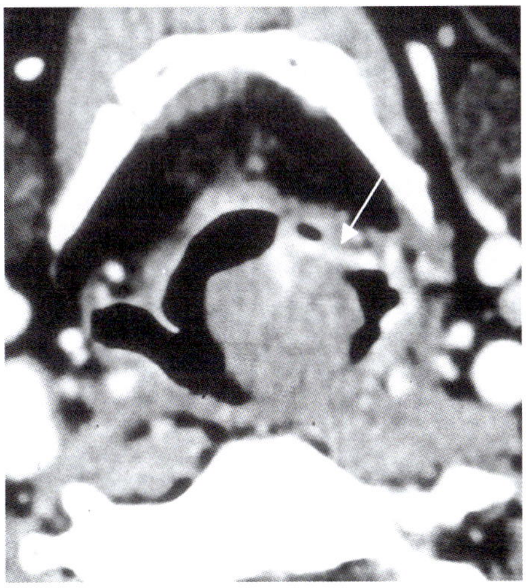

a

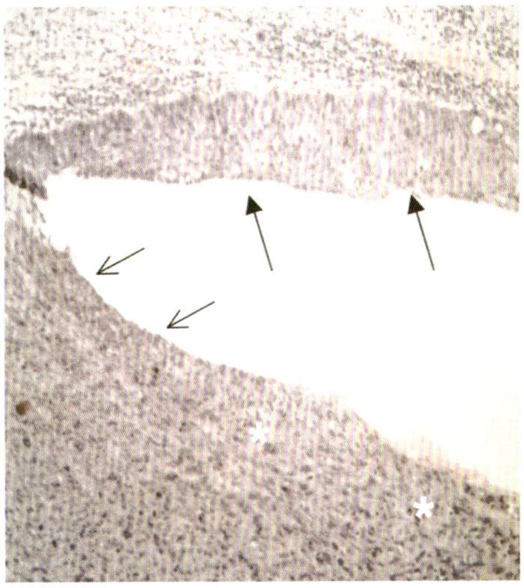

b

图11.36 梭形细胞癌。男，67岁，呼吸困难，具备典型的CT与组织学表现。镜下见带蒂大肿块附着于左侧杓会厌皱襞。a 轴位增强CT，肿物呈息肉状、以细蒂附着于黏膜，中度均匀强化（箭）。b 低倍镜下观，瘤蒂层面，可见完整的粘膜（箭）与明显分化不良（空箭）及鳞癌之间的移行区。患者行全喉切除，然后放疗，6年无复发。经允许，引自参考文献14。

基底细胞样癌

基底细胞样鳞癌少见，也称基底细胞样癌，由基底细胞样细胞与鳞状细胞构成[4, 6, 7, 14]。据信该肿瘤起自于假复层柱状上皮底部的多潜能细胞，好发于声门上、下咽部及舌底，预后一般较常见的鳞癌差。该瘤具有局部侵袭性及早期局部与远处转移，故认为属高恶度倾向的肿瘤。最常见的转移部位是颈部淋巴结，其次为肺、骨骼及皮肤。首选治疗为手术，次为放疗[4, 6, 14]。由于常发生远处转移，有些作者提出需行辅助化疗。组织学上本病可与腺样囊性癌、腺鳞癌及鳞癌混淆。转移淋巴结内可见鳞状细胞与基底细胞样成分，或二者之一。这一独特肿瘤最特征的影像学表现为增强T1WI上边界清楚的分叶状强化，该征象未见于常见的鳞癌[14]（图11.37）。这种分叶状强化与大体病理上所见的肿瘤结构相关，其肿瘤巢散布于纤维血管基质内。

非鳞状细胞肿瘤

虽然喉部肿瘤大多数是鳞癌，各种类型的良性与恶性上皮、神经外胚层及中胚层起源的肿瘤均可累及喉部，这些不常见的肿瘤约占喉部肿瘤的2%～5%[6, 13, 17, 23, 37, 35, 50]，其诊断与治疗在以下几方面与鳞癌不同：鳞癌黏膜面一般明显异常，因此内镜易于诊断，而许多少见类型的喉部肿瘤并不累及黏膜，而需行穿过肿瘤黏膜的深部活检以

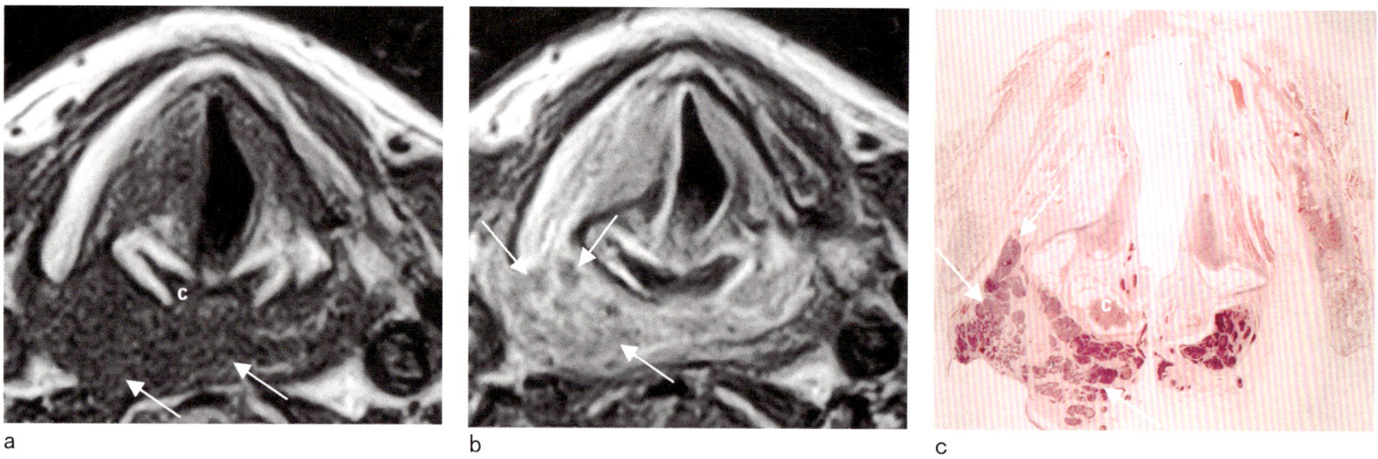

图11.37 下咽部基底细胞样癌。男，64岁，疼痛与吞咽困难。特征性MRI与组织学表现。a SE T1WI图像，肿瘤累及右侧梨状窦与环杓后区（箭）。C环状软骨。b 增强SE T1WI，肿瘤为明确的分叶状强化，肿瘤小叶为中度强化（箭），肿瘤周围基质小叶强化明显。患者行全喉切除肌右侧颈部清扫术。c 相应水平轴位组织学切片，可见典型的肿瘤小叶（箭），周围为反应性基质。HE染色。c 为环状软骨。组织学上无喉软骨受侵。经允许，引自参考文献14。

表11.7 根据组织学划分的喉非鳞状细胞来源肿瘤

肿瘤类型	%
血管形成性肿瘤	32.5
软骨来源肿瘤	20.0
造血组织来源肿瘤	12.5
涎腺组织来源肿瘤	10.0
脂肪组织肿瘤	7.5
转移瘤	7.5
神经源性肿瘤	5.0
肌源性肿瘤	2.5
纤维组织来源肿瘤	2.5
合计	100.0

经允许，引自参考文献13。

确诊，此时断面影像学不但能同鳞癌一样可显示黏膜下结构的侵犯，还在确定肿瘤特征及在引导内镜医师选择恰当部位活检中起到关键作用。一般不能仅根据影像学鉴别原发于黏膜与黏膜下的肿瘤，观察CT与MRI图像时总是需要参考临床病史及喉内镜检查所见[102]。若内镜表现正常、而CT及MRI可见肿块，提示为少见类型的肿瘤或鳞癌罕见地出现于完整的黏膜下。起源于喉室黏膜面的鳞癌可很早就侵犯声门旁间隙，侵犯声门上与声门区。内镜有可能漏诊喉室内小的黏膜病变[8, 13, 35, 77]，因此内镜下肿瘤可表现为黏膜下隆起，其真正的范围CT或MRI才能显示。行断面影像学检查的另一原因是寻找颈部转移性淋巴结。

喉及下咽部最常见的非鳞状细胞来源肿瘤见表11.7。

血管形成性肿瘤

头颈部血管形成性肿瘤可分为良性（血管瘤）与恶性（Kaposi肉瘤与血管外皮瘤）。

血管瘤

血管瘤是一种以血管内皮细胞增殖与转化加速的肿瘤，典型地表现为出生后1年内为快速增长期，此后为退化期[6, 44, 90]。**血管畸形**与血管瘤不同，并非肿瘤，但真性的血管先天性畸形血管内皮细胞增殖速度正常（见下文）。喉血管瘤见于6月内婴儿，女婴是男婴的2倍。常位于声门下区，最常见的临床表现是呼吸困难与喘鸣。内镜检查肿瘤为可变形的、暗红色或淡红色，表面覆盖的黏膜一般完整（图11.38）。患儿的治疗包括气管切开术，血管瘤可自行退化。

影像学特征显而易见。断面影像学可见声门下肿物（图11.38）。CT上注射对比剂后明显强化；MRI T2WI上肿物为显著高信号，注射钆螯合物后明显强化，多数病例均可确诊。

Kaposi肉瘤

Kaposi肉瘤被认为是一种少见的多灶性血管系统肿瘤[6, 149]，仅偶尔侵犯喉部。过去欧洲及美国罕见本病，直至最近因为AIDS病而发病增多[49]。目前已认知的Kaposi肉瘤分为三种类型：典型型，累计60～70岁地中海男性；中非Kaposi肉瘤；及AIDS相关Kaposi肉瘤。最常见的Kaposi肉瘤伴随AIDS病，多数喉Kaposi肉瘤无论HIV是

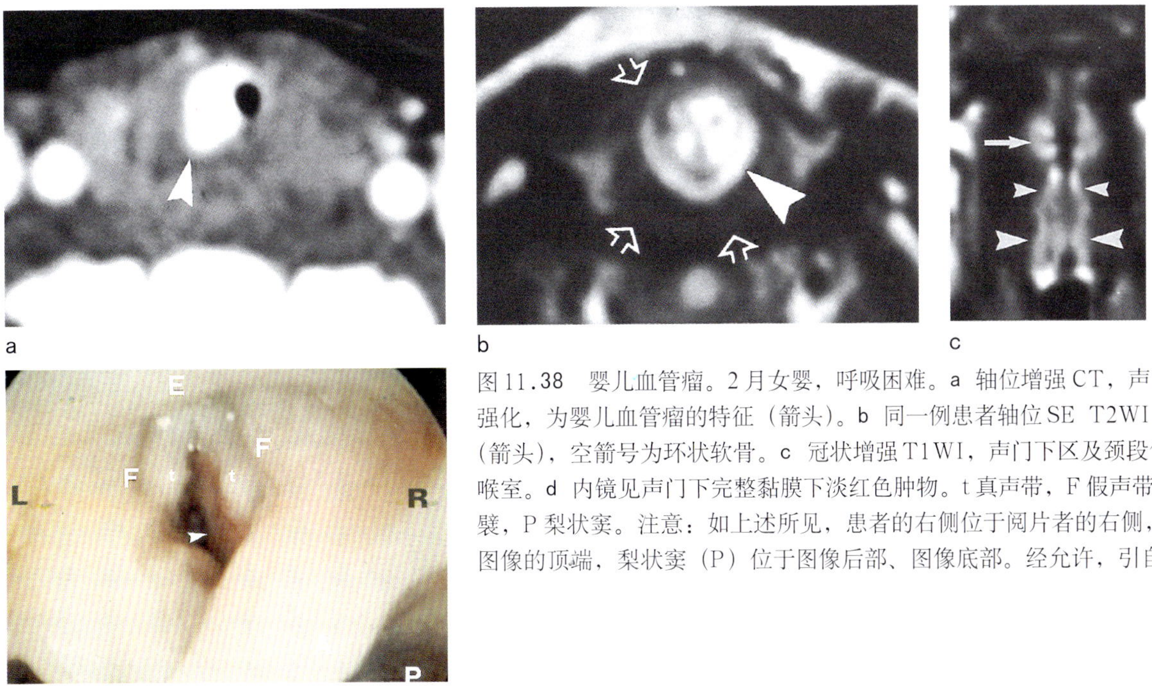

图11.38 婴儿血管瘤。2月女婴，呼吸困难。a 轴位增强CT，声门下软组织肿块，明显强化，为婴儿血管瘤的特征（箭头）。b 同一例患者轴位SE T2WI，病灶内见明显高信号（箭头），空箭号为环状软骨。c 冠状增强T1WI，声门下区及颈段气管受侵。箭号指右侧喉室。d 内镜见声门下完整黏膜下淡红色肿物。t真声带，F假声带，E会厌，A杓会厌皱襞，P梨状窦。注意：如上述所见，患者的右侧位于阅片者的右侧，会厌（E）位于前部、图像的顶端，梨状窦（P）位于图像后部、图像底部。经允许，引自参考文献13。

否阳性，均伴皮肤多发病变。因此当诊断经皮肤活检确诊时，喉部受累被认为是病变的晚期表现。喉部Kaposi肉瘤最常见的部位是会厌。患者临床表现各异，老年Kaposi肉瘤患者一般可存活数年，死亡罕见为肿瘤本身所致。最近报道使用低剂量干扰素alfa-2b[54]治疗，喉部病变可完全消退。累及喉部的中非Kaposi肉瘤可迅速致命。AIDS有关的Kaposi肉瘤通常在病变已经侵犯淋巴结及内脏的晚期才累及喉部。这些病例伴发淋巴瘤的比例很高，预后通常很差。

CT与MRI上注射对比剂后Kaposi肉瘤可相对显著强化。喉部黏膜下相对富血供肿块加皮肤典型多发病变高度提示Kaposi肉瘤的诊断[13]。

喉部骨来源肿瘤

喉部骨及软骨来源的肿瘤包括软骨瘤、软骨肉瘤及骨肉瘤。软骨肉瘤是喉部最常见的肉瘤[6, 13, 17, 42, 108]，主要累及50～70岁男性，50%～70%起源于环状软骨后板，20%～35%起源于甲状软骨，临床表现为完整喉黏膜下的分叶状肿物，主要为局部侵犯，很少发生远处转移。手术是治疗的首选方法，功能保留性喉切除术应用越来越广泛[115]。术后10年可见肿瘤复发，局部切除或部分喉切除术后更为多见。影像学检查对手术计划制定及监测功能保留性喉切除术患者局部复发评估必不可少[13, 42, 108, 115, 119]。

肿块内粗大点彩状钙化高度提示为软骨肉瘤，CT检查不但能显示肿瘤内不明显的钙化，还能确定肿瘤的来源（图11.39），但缺乏可靠的CT征象区别软骨肉瘤与软骨瘤。同其他部位的软骨来源肿瘤一样，喉软骨肉瘤在T2WI上为很高信号，与透明软骨的细胞密度低及含水量高有关，瘤内少许点状T1及T2WI低信号与钙化有关，但不如CT显示得好（图11.39）。注射对比剂可见肿瘤弥漫性中央或周边强化，但该表现缺乏特异性，不足以区别低恶度软骨肉瘤与良性软骨瘤[6, 13, 108]。总之，虽然确诊尚需深部活检，CT与MRI 所见可强烈提示软骨肉瘤的诊断。

喉部淋巴网状系统肿瘤

淋巴网状系统肿瘤包括霍奇金病与非霍奇金淋巴瘤、浆细胞瘤、白血病及假性淋巴瘤。约30%的恶性淋巴瘤起源于头颈部（颈淋巴结与Waldeyer淋巴环），喉淋巴瘤非常罕见，可孤立发生，也可作为全身淋巴瘤的一部分。**浆细胞瘤**以50～70岁男性最多见，累及声门上、真声带与假声带。内镜下肿物为带蒂或略显突出状，易出血，黏膜通常完整。约40%的髓外浆细胞瘤起源于骨及出现软组织播散。治疗包括手术切除或局部放疗，播散的病例采用化疗。影像学表现无特异性，CT与MRI的主要作用是显示病变黏膜下范围，并作术后随访。

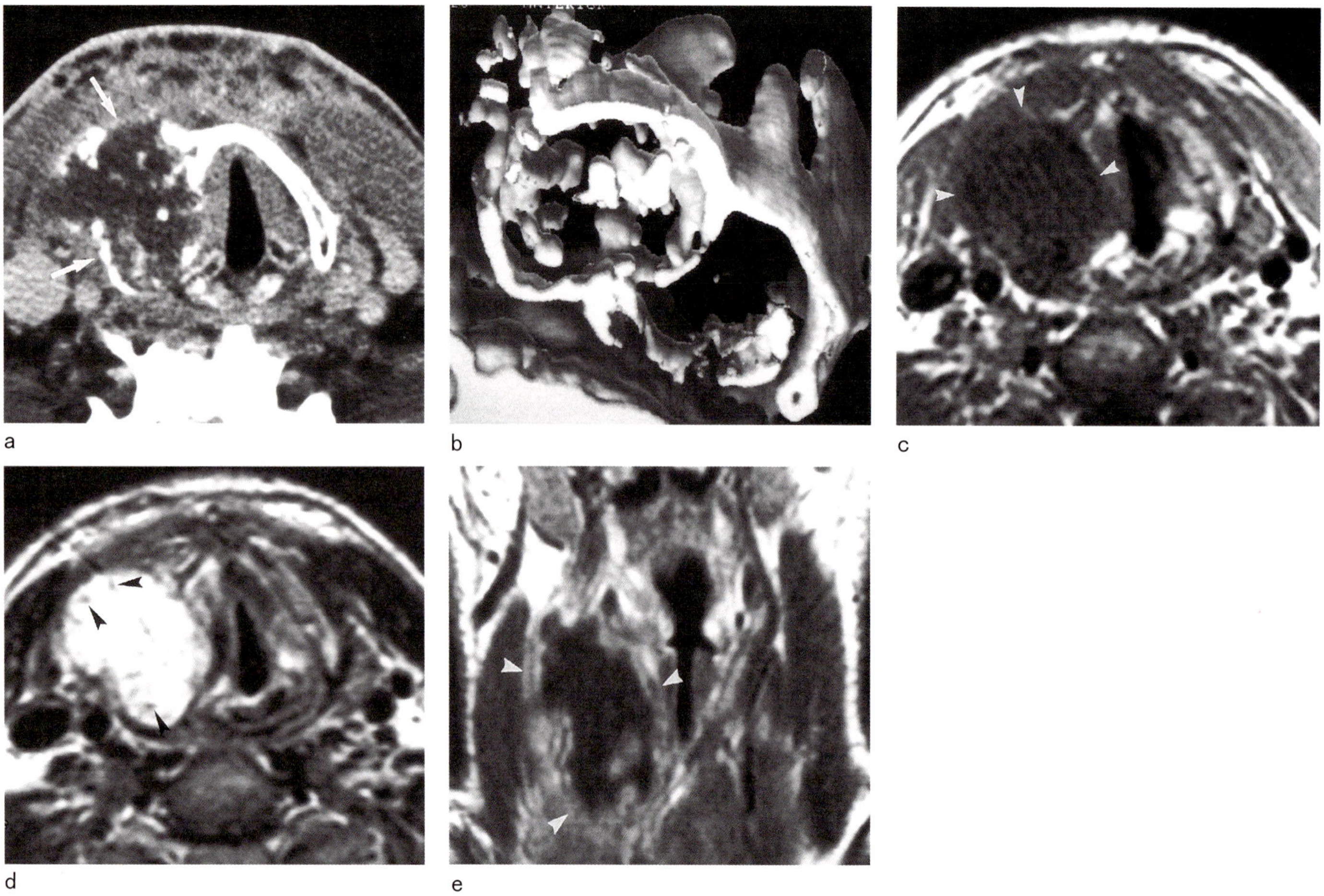

图11.39 喉软骨的软骨肉瘤。47岁颈部硬块的男性患者CT及MRI表现。a 轴位增强CT见大的分叶状肿块，伴软骨肉瘤典型的粗大与点状钙化（箭）。b 3D重组更好地显示起源于甲状软骨板的分叶状肿块。c 轴位SE T1WI，起源右侧甲状软骨板的分叶状肿块，内见低信号（箭头）。左侧甲状软骨板正常。d FSE T2WI，因内含水分，信号极高。瘤内低信号与钙化有关（空箭）。e 冠状位增强SE T1WI，肿块边缘中度强化（箭头），注意肿瘤位于黏膜外。患者行功能保留性喉切除术，5年后无复发。经允许，引自参考文献13。

小涎腺肿瘤

多种小涎腺肿瘤分布于喉部，尤以声门上区为著，次为声门下区。所有已知的小涎腺良恶性肿瘤均可起源于这些腺体的上皮，最常见者为多形性腺瘤、腺样囊性癌、黏液表皮样癌及腺癌[6, 13, 17, 58, 105, 38]。

腺样囊性癌

腺样囊性癌原因不明，但与吸烟无关。与其他喉部恶性肿瘤男性较多不同的是，腺样囊性癌无明显性别倾向。本病大约80%的病变位于声门下区，典型地位于其与食管的交界区（图11.40，11.41）。肿瘤可自黏膜下侵犯全喉、甲状腺及食管。声门下者临床表现为咳嗽、喘息，偶见血痰，可因肿瘤侵犯神经而出现明显疼痛。喉返神经麻痹为典型表现，常始于单侧，晚期侵犯双侧。本病生存期较鳞癌长，平均8年，最长可达15～18年[6, 13, 38, 105]。局部淋巴结侵犯少见，但晚期常见肺、骨及脑转移。治疗包括手术、放疗，辅以化疗。

腺样囊性癌就诊时MRI及CT典型地表现为肿瘤黏膜下广泛侵犯（图11.40，11.41），声门下为主的肿瘤最常侵犯环状软骨及甲状腺，喉返神经麻痹的影像学征象可为CT或MRI显示（见下文）。肿瘤MRI信号特点及CT、MRI强化类型无特征性，不足以与其他恶性肿瘤区分。但是，T2WI上低信号似与肿瘤细胞密集（实性，3级）程度有关、预后不良，但T2WI低信号与细胞较少（筛状或管状型，1或2级）[105]相关、预后较好。尽管喉腺样囊性癌影像学表现无特异性，Caucasian妇女、无吸烟史、主要位于声门下黏膜下、无颈淋巴结转移时应考虑到。

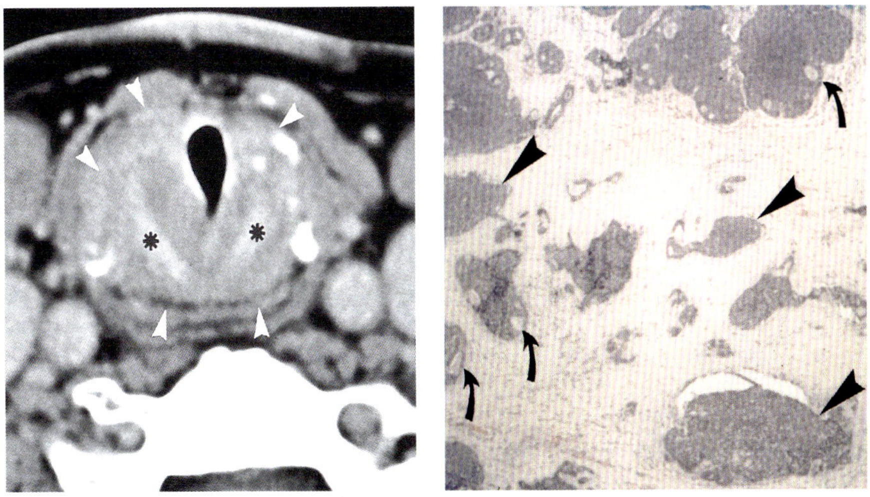

a b

图11.40 腺样囊性癌。51岁男性，无吸烟及酗酒史，渐进性呼吸困难与喘鸣3个月，内镜检查声门下腔狭窄，黏膜表现正常，活检阴性。a 内镜检查前CT扫描，声门下原发肿块，超过喉部范围（箭头）、侵犯环状软骨（星号），未见颈淋巴结转移，重复内镜检查活检阴性，遂行手术切开活检。b 声门下区活检标本低倍镜检查，肿瘤细胞围绕实性瘤巢排列（箭头），提示为3级腺样囊性癌，进一步影像学检查显示骨及肝脏转移，患者行姑息性化疗，1年后死于广泛播散。经允许，引自参考文献13。

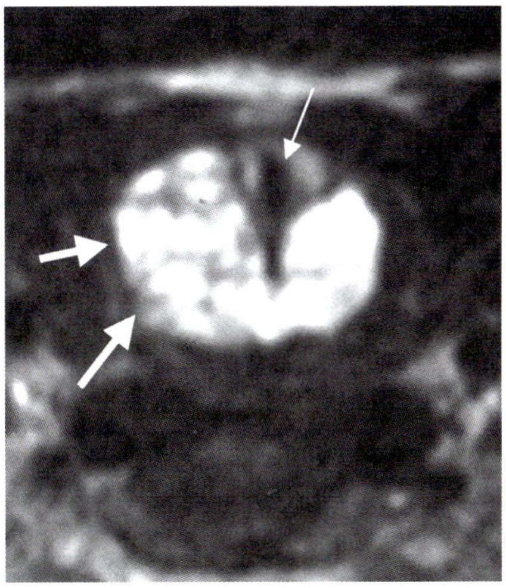

11.41 腺样囊性癌。60岁女性，呼吸困难。声门下水平轴位T2WI，大肿块侵犯环状软骨（粗箭）。注意严重气道狭窄（细箭）。经法国La Timon医院Moulin博士同意引用。

黏液表皮样癌

据报道黏液表皮样癌起自浆液黏液腺导管，男性发病率为女性6倍[6, 13]。黏液表皮样癌生物学行为较鳞癌侵袭性弱。化疗对该肿瘤仅有中度疗效，因此首选手术切除。本病影像学表现缺乏特异性。

腺癌

最多见于50～70岁的男性。内镜下为完全位于黏膜下的结节或大的溃疡性肿块[6, 13, 58]。CT与MRI上可表现为黏膜下肿块伴广泛侵犯喉部骨骼结构。

脂肪组织肿瘤

脂肪组织肿瘤包括脂肪瘤与脂肪肉瘤。尽管脂肪性肿瘤是结缔组织肿瘤中最常见者，但本病罕见于喉部[6, 13, 92, 107]。70%以上为50岁以上男性，25%为多发脂肪瘤。喉部脂肪瘤最常见于声门下区，活动性肿块可脱入气管或食管，导致异物感、呼吸困难，甚至偶尔因窒息而死亡[6, 92]。内镜下为息肉状或带蒂的黏膜下肿块，应行深部活检，否则会漏诊病变。小的脂肪瘤可在内镜下切除，大的肿瘤则需经切开手术切除。本病预后良好，无复发。

喉部脂肪肉瘤的早期表现与脂肪瘤类似，手术充分切除为首选治疗方法。若非颈部转移，即无需行选择性颈部清扫术。但是喉部脂肪肉瘤术后局部复发与远处转移常可见到。

脂肪瘤影像学诊断容易，CT与MRI几乎能确诊所有病例。特征性CT表现为病变密度均匀、无强化，CT值−65～−125HU[13, 17, 107]。MRI上脂肪瘤在所有序列上信号与皮下脂肪一致（T1WI高信号，T2WI信号强度下降，脂肪抑制序列上信号极低）。同其他部位一样，若见到CT或MRI上有软组织结构，并见结缔组织条带内强化，则应考虑脂肪肉瘤。

喉部转移瘤

喉部转移瘤最常见的机制是体循环：下腔静脉、右房、肺、左心、主动脉、颈外动脉、甲状腺上动脉、及喉上动脉。若无肺内病变，则需考虑经椎旁静脉丛及胸导管的逆向转移。其原发瘤按降序的排列是：皮肤（黑色素瘤）、肾脏、乳腺、肺、前列腺、结肠、胃及卵巢。[13, 48, 99]喉转移瘤分为两组：侵犯喉部软组织如喉室与杓会厌皱襞者，包括黑色素瘤与肾腺癌；侵犯骨化甲状软骨及环状软骨、杓状软骨的髓腔，原发瘤为肺癌及乳腺癌。喉转移瘤的症状

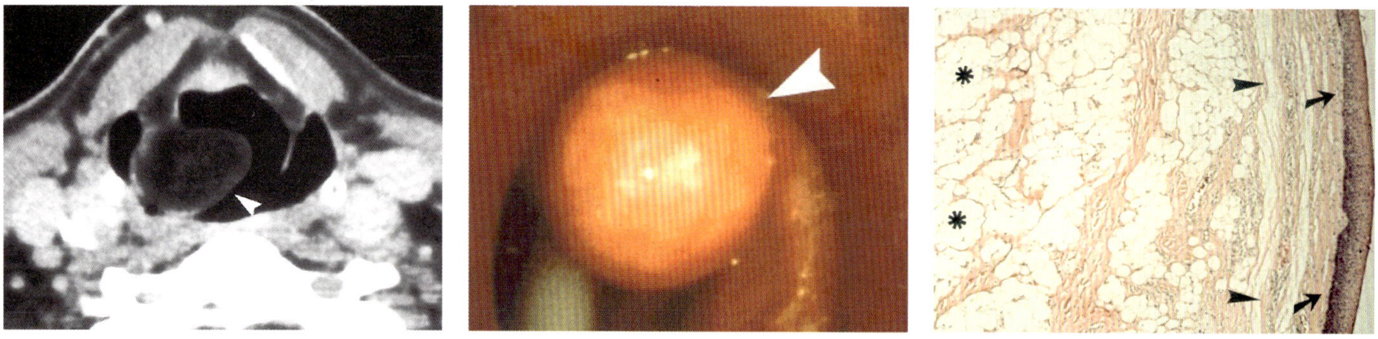

a　b　c

图11.42　男，77岁，异物感、发作性窒息及发音改变。a 声门上水平轴位增强CT，右侧杓会厌皱襞无强化、含脂肪密度肿块（箭头）。b 内镜检查可见起源于右侧杓会厌皱襞的带蒂肿物（箭头）。c 低倍镜下见肿物覆盖的鳞状上皮完整（箭），分叶状脂肪瘤由成熟脂肪细胞（星号）及纤维性假包膜构成(箭头)。患者行内镜下肿物切除，5年无复发。经允许，引自参考文献13。

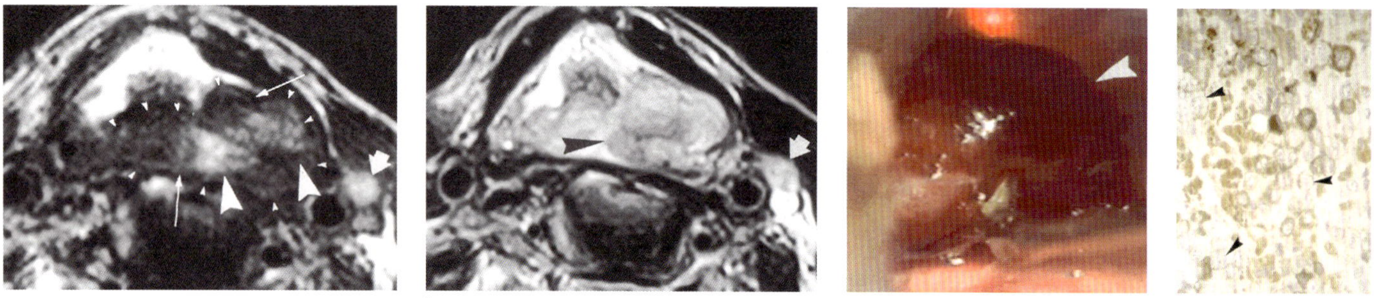

a　b　c　d

图11.43　81岁，男。黑色素瘤喉转移，呼吸困难，偶有血痰。a 轴位增强SE T1WI，累及左侧杓会厌皱襞的大肿块（细箭头），内见低信号区（细箭）及高信号（粗箭头），左侧可见高信号淋巴结（粗箭 ）。b 与a同一水平FSE T2WI，T1WI所见的高信号呈低信号（箭头），左侧淋巴结仍为高信号（粗箭）。注射对比剂后肿物中度强化。该例信号特征提示为声门上及颈淋巴结黑色素瘤转移。c 内镜检查见深色息肉状声门上肿物，累及左侧杓会厌皱襞（箭头）。d 高倍镜下为典型的黑色素瘤表现：瘤细胞大而圆，胞核色深及泡状，肿瘤胞浆内见大量黑色素。患者提示曾在其他医院行头皮结节病变的切除，咨询该院的诊断是头皮黑色素瘤，因此喉肿瘤及颈淋巴结转移考虑为头皮黑色素性黑色素瘤转移。经允许，引自参考文献13。

根据累及部位的不同而异。痰血是肾腺癌转移最重要的症状，因为该肿瘤血供丰富。喉转移如为单发则需治疗。治疗方法包括部分及全喉切除、放疗和或化疗，方法选择需根据原发肿瘤的生物学行为，并要考虑患者的生活质量。喉转移瘤一般预后很差，但文献报道有些病例证明生存期长[48]。

喉转移瘤影像学表现多无特异性。但肾腺癌及黑色素瘤转移具有典型MRI表现（图11.43，11.44）：肾腺癌转移因为富血供形成明显强化，以及流空信号，提示并非为鳞癌。喉黑色素瘤转移类似身体其他部位的黑色素瘤，即由于顺磁性效应，T1WI上为高信号及T2WI为中到低信号。最近的研究提示黑色素瘤的信号特点并不取决于其黑色素性或非黑色素性，而是与组织学上黑色素的多少有关[122]。

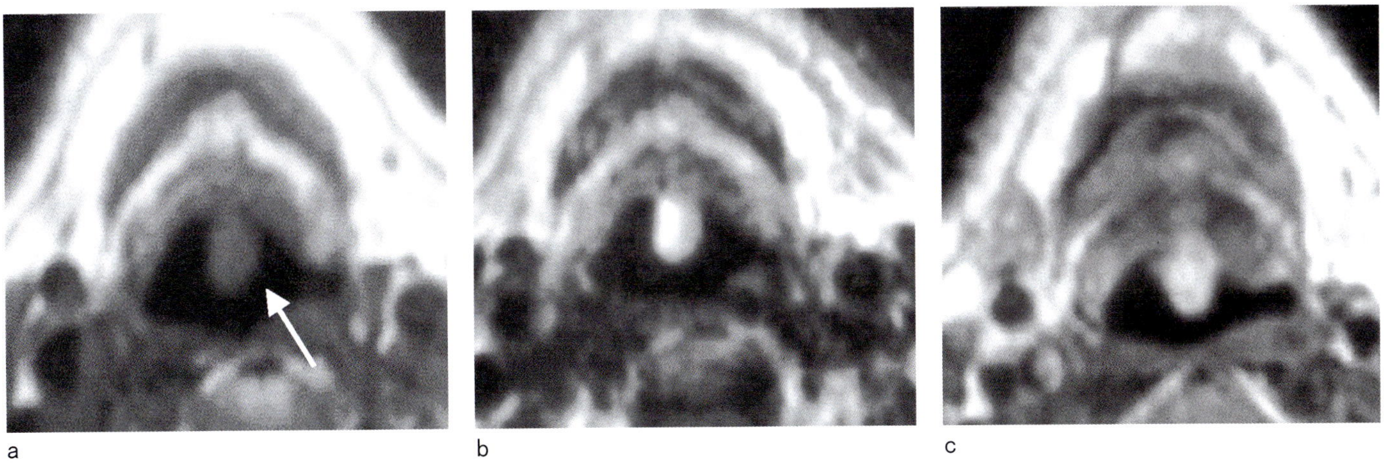

图11.44 65岁，男，肾腺癌及肺转移，表现为呼吸困难及偶尔血性痰。a 轴位非增强SE T1WI，显示会厌喉面小肿块（箭）。b 相同水平FSE T2WI，肿块为高信号。c 注射对比剂后增强T1WI，肿块显著强化，提示为富血供病变，内镜下切除肿块，组织学证实为肾腺癌喉转移。

肌源性肿瘤

喉平滑肌及横纹肌起源的肿瘤罕见，包括平滑肌瘤、血管平滑肌瘤、平滑肌肉瘤、心外横纹肌瘤及横纹肌肉瘤。**良性横纹肌瘤**为起源于骨骼肌的一种少见肿瘤[6,13]，好发部位是舌、咽部及喉。喉的横纹肌瘤内镜下位于黏膜下，境界清楚，多累及真声带。与其他黏膜下肿瘤一样，需行深部活检。治疗首选手术切除，因常见局部复发，甚至在长达12年后复发，故切除须彻底。

神经源性肿瘤

包括神经鞘瘤、神经纤维瘤、神经节细胞瘤、及颗粒细胞瘤。喉的周围神经鞘肿瘤常为神经鞘瘤。其症状为喉缓慢生长肿瘤的表现，如逐渐出现发音改变及吞咽时异物感。喉神经鞘瘤通常起源于喉上神经，因此最常位于杓会厌皱襞[124]。内镜下肿瘤表面覆以毛细血管增加的薄层黏膜。本病常行内镜下进行。

神经鞘瘤及神经纤维瘤可有典型的MRI表现，T1WI上近75%的神经鞘肿瘤信号与脊髓相似，T2WI上95%以上的病例为高信号，注射对比剂后几乎所有神经鞘肿瘤均强化。神经源性肿瘤的强化类型各异，MRI增强检查可见靶状强化（高信号环与低信号中心），原因是肿瘤中心囊变或坏死。

肿瘤治疗造成的形态改变及肿瘤复发的检出

喉及下咽部恶性肿瘤最主要的方法是手术、放疗、放疗后手术以及放疗加化疗。[6,9,26,29,30,56,57,75,120]治疗方法的选择除受临床表现影响外，还要考虑组织学、肿瘤原发部位及其范围、有无转移等。有些适应证无可争议，如喉的原位癌一般在内镜下手术，T1与T2期喉鳞癌放疗效果良好。但是对于T3及T4期肿瘤以及其他部位原发肿瘤或非鳞状细胞肿瘤，不同医院及国家治疗方法不尽相同，这方面的争议不在本书的讨论范围，不过，放射学医师必须熟悉不同治疗所造成的形态学变化。

喉切开手术、术后改变及肿瘤复发

喉癌手术治疗有两个目的，即肿瘤学上瘤组织的适当切除以及尽可能地保留喉的基本功能。全喉切除的损害太大，人们认为它降低了术后生活质量。保留发音功能或部分喉切除术的出发点是：即使切除了喉的基本结构，仍能使多数患者保留呼吸、吞咽及语言功能。患者的选择是发声功能保留喉切除手术成功的关键，除了患者一般临床情况，还取决于局部因素如肿瘤深部侵犯的范围及软骨侵犯的情况。

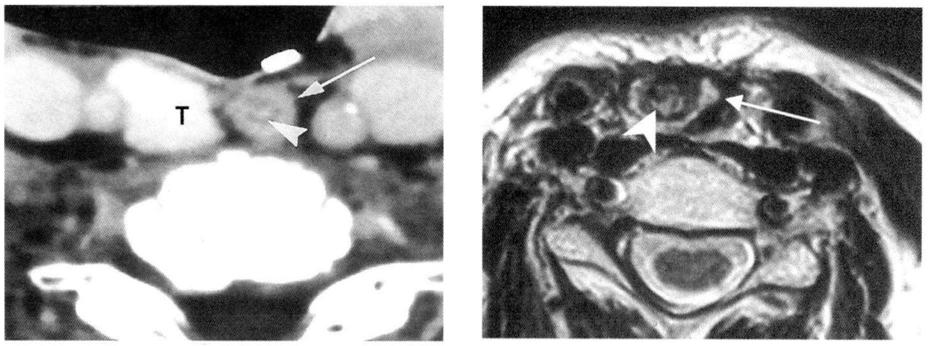

图11.45　喉部全切术后颈部表现。a 轴位增强CT，新咽部正常（箭），外缘规则性增厚、光滑，注意新咽黏膜明显强化（箭头）。T 甲状腺右侧叶。b 另1例全喉切除术后FSE T2WI，新咽部正常（箭），外缘规则增厚、光滑，注意新咽黏膜面为明显高信号（箭头）。

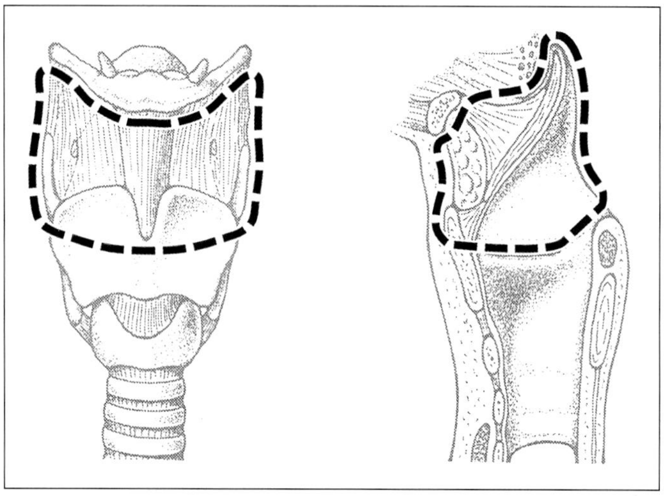

图11.46　声门上横向喉切除术。a 额状面与b 侧面，声门上喉部横向切除术后结构图（虚线内）。经允许，引自参考文献8。

全喉切除术适用于下列四种情形：（1）广泛性喉及下咽部鳞癌或其他恶性肿瘤、已侵犯喉软骨及声门下区时的主要治疗方法；（2）放疗失败后的补救措施；（3）局部喉切除术后肿瘤局部复发；（4）出现放疗后骨与软骨坏死的并发症。禁忌证是出现血行转移与合并其他肿瘤。全喉切除时全部喉结构、梨状窦及颈阔肌均需切除。咽部缺损逐层缝合（下咽黏膜与下咽缩肌），自舌底到颈段食管形成一管状新的咽部。全喉切除术后的CT与MRI成像上，全喉结构及舌骨结构的缺如导致黏膜的塌陷及不规则；所谓的新咽部表现为圆形或卵圆形管状结构，自舌底延伸至食管，周围环以脂肪与肌肉组织（图11.45）。新咽部外壁规则增厚及光滑，正常气管造瘘口壁光滑、薄及规则。

最常见保留发声的喉切除术包括横向声门上喉切除术、纵向半喉切除术、舌骨及环状软骨切开的环状软骨上喉切除术、环状软骨上环状软骨－舌骨－会厌切开的喉切除术。[29, 30, 33, 36, 63, 83] **横向声门上喉切除术**适宜于喉室以上的肿瘤，会厌前间隙及肿瘤未越过喉室均可行此手术。这种喉切除术包括喉上半部结构即会厌、杓会厌皱襞、假声带、会厌前间隙及部分甲状软骨。下端切缘恰位于前联合上方、通过喉室。杓状软骨通常保留，但肿瘤侵犯时也会切除一侧杓状软骨（图11.46，11.47）。该术式的禁忌证是肿瘤侵犯双侧杓状软骨、后联合、环后区、声门、喉室及甲状软骨。术后断面成像可见无会厌、假声带、会厌前脂肪、声带前缘抬高，后者与舌底缝合。切除假声带所致的缺损由残留的咽部黏膜充填，后者常增厚及冗余。声门及声门下区结构无改变（图11.47）。

纵向半喉切除术适宜于T1～3期的声门癌，[36, 83] 此类病变可为侵袭性鳞癌或疣状癌。本术式可作为首选，或作为放疗失败后的补救方法。当肿瘤限于真声带时行此手术，切除一侧真、假声带及喉室、同侧甲状软骨板（图11.48）。若前联合或对侧真声带的前1/3受侵，切缘需向外扩展；一侧杓状软骨受侵时杓状软骨也需切除。若肿瘤跨越喉室侵犯假声带或达声门下区以及声门旁间隙、甲状软骨及环杓关节受侵，则不能行纵向半喉切除术。应用切除的甲状软骨膜或颈阔肌制作一个假性声带充当发声保护及起到括约肌样作用。喉室半喉切除术后CT或MRI表现为喉腔轴线倾斜及切除侧的甲状软骨变短。甲状软骨的手术缺损通常为旁中线性，邻近的软骨增厚及硬化。自甲状软骨缺损处向切除侧的杓状软骨处延伸的假性声带（瘢痕组织）使声门结构不对称，常伴喉憩室形成。

环状软骨上环状软骨－舌骨切开的喉切除术目前为治疗侵犯喉室、声门及某些少许侵犯甲状软骨的晚期声门上癌病例的治疗方法，[29, 30, 83] 禁忌证为声门下区侵犯并累及环状软骨。环状软骨上喉切除术包括切除真假声带、声门旁

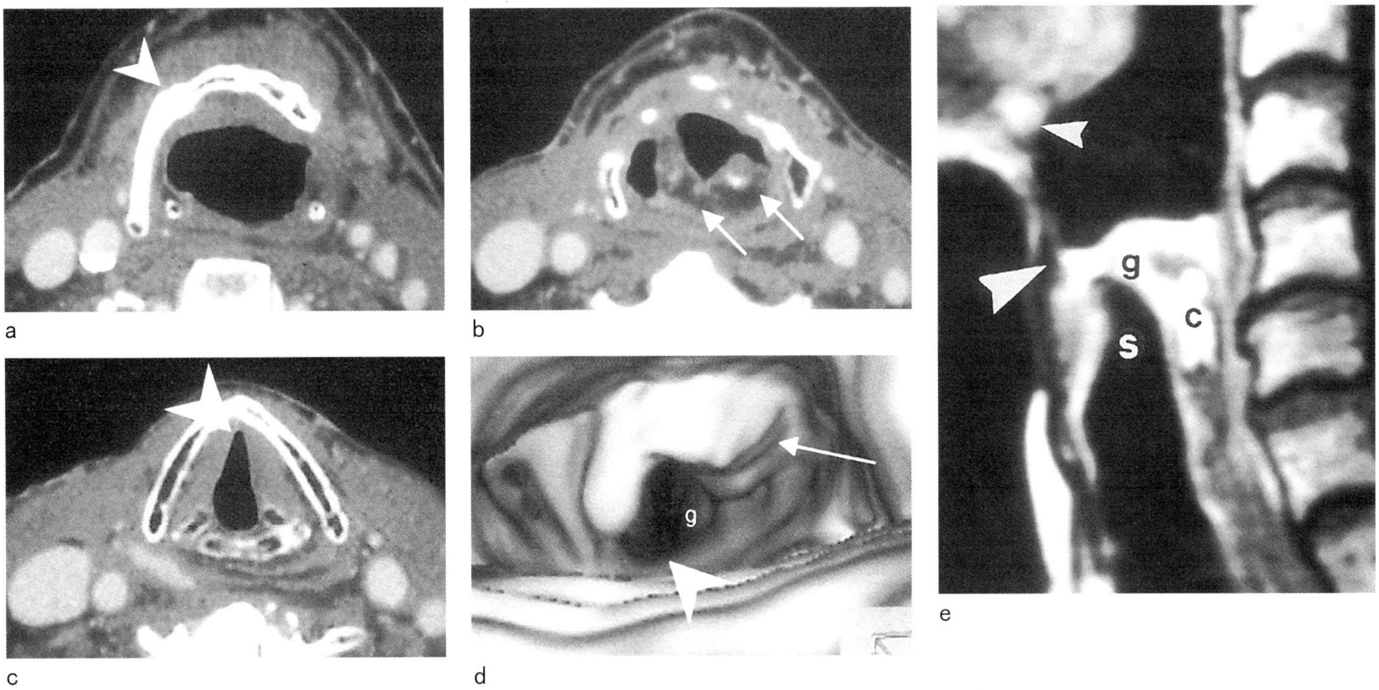

图11.47 横向声门上喉切除术。a～c 轴位增强CT，d 螺旋CT数据仿真内镜，e 矢状位增强T1WI。无会厌、假声带结构，咽部黏膜冗余（箭）。声门水平所见正常。未切除舌骨（细箭头），粗箭指示前联合。g 声门，c 环状软骨，s 声门下腔。

间隙、甲状软骨、会厌、会厌前间隙，不包括环状软骨、舌骨及至少一侧的杓状软骨（图11.49），也需要保留甲状软骨下角以避免喉返神经损伤。环状软骨舌骨切开时将环状软骨上翻，然后对环状软骨及舌骨进行手术操作。术后的CT及MRI表现是无会厌及甲状软骨（除了下角），舌骨及环状软骨靠近中线。冗余的下咽部黏膜于一侧杓状软骨外进行缝合形成光滑、规则的纵向新声门，可呈横向走行。假性声带过短则造成新的喉前庭及声门下腔内衬的黏膜不对称增厚，可形成相当大的咽凹，内含气体或液体（图11.50）。

环状软骨上环状软骨－舌骨－会厌切开的喉切除术用于治疗晚期喉癌，其与环状软骨上环状软骨－舌骨切开的喉切除术的主要差别是前者完全切除会厌，后者则保留会厌的舌骨上部分。

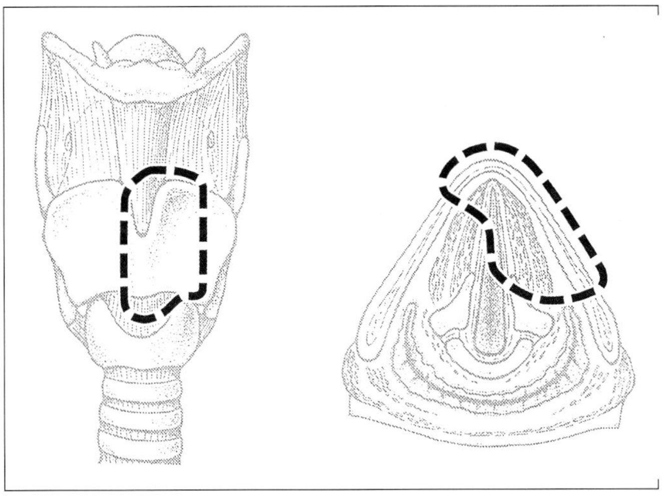

图11.48 纵向半喉切除术。a 额状面，b 轴面图。虚线显示手术切除的结构。经允许，引自参考文献8。

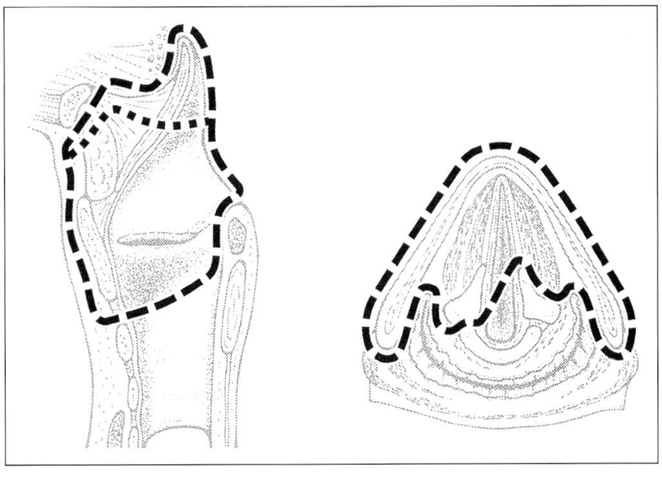

图11.49 环状软骨上环状软骨－舌骨－会厌切开的喉切除术，a ▷ 侧位及b 轴位。长虚线内显示环状软骨舌骨切开声门上喉切除术切除的结构，短虚线范围内为环状软骨上环状软骨－舌骨－会厌切开的喉切除术时切除的结构。二者区别在于会厌，前者全部切除会厌，后者保留会厌的舌骨下部分。两者下切缘基本一致。经允许，引自参考文献8。

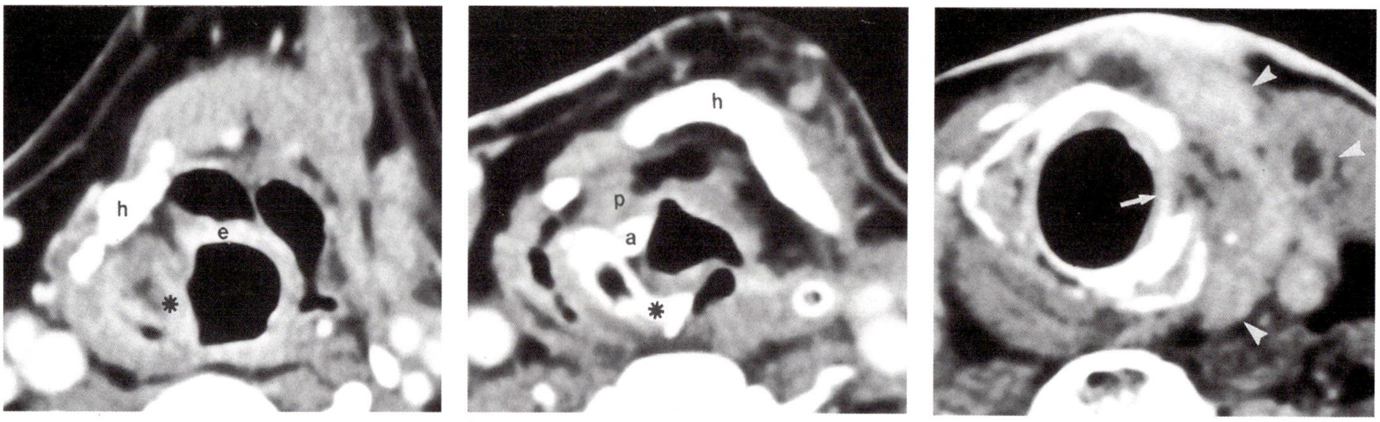

a b c

图11.50 环状软骨舌骨会厌切开声门上喉切除术后肿瘤复发，术后三年因怀疑肿瘤复发行CT检查。a 新前庭被残留的会厌（e）分为前后两半，舌骨水平（h）可见覆盖于右侧杓状软骨（星号）的粘膜。b 舌骨下缘（h）及环状软骨（星号）显示于同一水平，残留的杓状软骨（a）的前方的致密瘢痕形似假的声带（p）。上述a及b图所示为正常术后表现。c 声门下水平可见一边缘模糊大的软组织肿块（箭），延伸至颈部软组织（箭头），注意左侧环状软骨广泛硬化，手术证实为广泛肿瘤复发。经允许，引自参考文献8。

其他保留发声功能的喉切除术包括**声门－声门下喉切除术**，该手术切除侵犯声门下的声门肿瘤；以及**喉次全切除术**，用于跨声门癌侵犯声门下时。两种手术均部分切除环状软骨。完全局限于咽壁内的下咽癌可行保留喉的肿瘤切除术，但更晚期的病例则需同时行喉部分切除。

目前仅见少数喉切除术后的研究，[36, 37, 83] 尚未见比较CT与MRI孰优孰劣的文献。部分或全喉切除术后并发症即感染或误吸的早期处理并不一定必须行术前CT检查。晚期术后并发症如喉狭窄、肉芽肿形成，临床表现为呼吸困难或发声改变，必须与肿瘤复发相鉴别。由于术后喉腔易于行间接或可曲性喉镜评价，对症状性术后患者似无必要行CT检查，但有必要选择性地使用CT评估内镜检查业已证实的术后肿瘤复发的范围。

尽管熟悉部分与全喉切除术后的CT与MRI表现大大有利于放射学医师解释影像学所见，但喉术后评估仍具有挑战性。一旦见到喉形态不规则、超过1cm的强化软组织块、前联合增厚及残留喉软骨破坏即应考虑术后肿瘤复发[83]（图11.50）。

放疗所致喉改变及放疗后喉肿瘤复发

放疗对肿瘤的控制使需行手术全喉切除的患者得以保留喉的功能，因此越来越多的病例采用单纯放疗或放疗辅以化疗。CT与MRI上可见放疗所致的各种头颈部改变，尤其是喉部与下咽部。这些表现包括可预计的放疗后变化以及放疗的并发症，对放疗后改变与肿瘤复发的鉴别有重要意义，因为多数放疗后改变具有自限性，而肿瘤复发与残留会改变治疗方案。

放疗后的预计改变

治疗喉与下咽鳞癌所需的相对大剂量放疗（>60～65Gy）作用于放疗野内喉部、下咽部及颈部所有组织，对呼吸道上皮、深部结缔组织、喉软骨及横纹肌产生不同程度的辐射效应。

正常喉内及咽部软组织的放疗反应通常在放疗结束至放疗后3个月达到高峰，放疗后3个月在断面成像检查上可清楚见到这些改变。放疗性水肿与纤维化可致喉部软组织弥漫性对称性增厚，增强CT与压脂增强T1WI上喉黏膜与深部结构呈显著、弥漫性或网状强化，这些变化可在12个月后消失或不定期性持续存在。[15, 88, 89] 水肿与早期纤维化导致T2WI上高信号及T1WI低信号改变，会厌前间隙及声门旁间隙脂肪呈低信号强度，在T1WI上并见条状及网状改变。

喉及下咽部放疗后3个月特征性的CT与MRI表现包括会厌与杓会厌皱襞、假声带、声门旁间隙、前后联合、声门下区、咽后壁及咽后间隙的水肿与纤维化（图11.51），这些病变部分不可逆转[88, 89]。

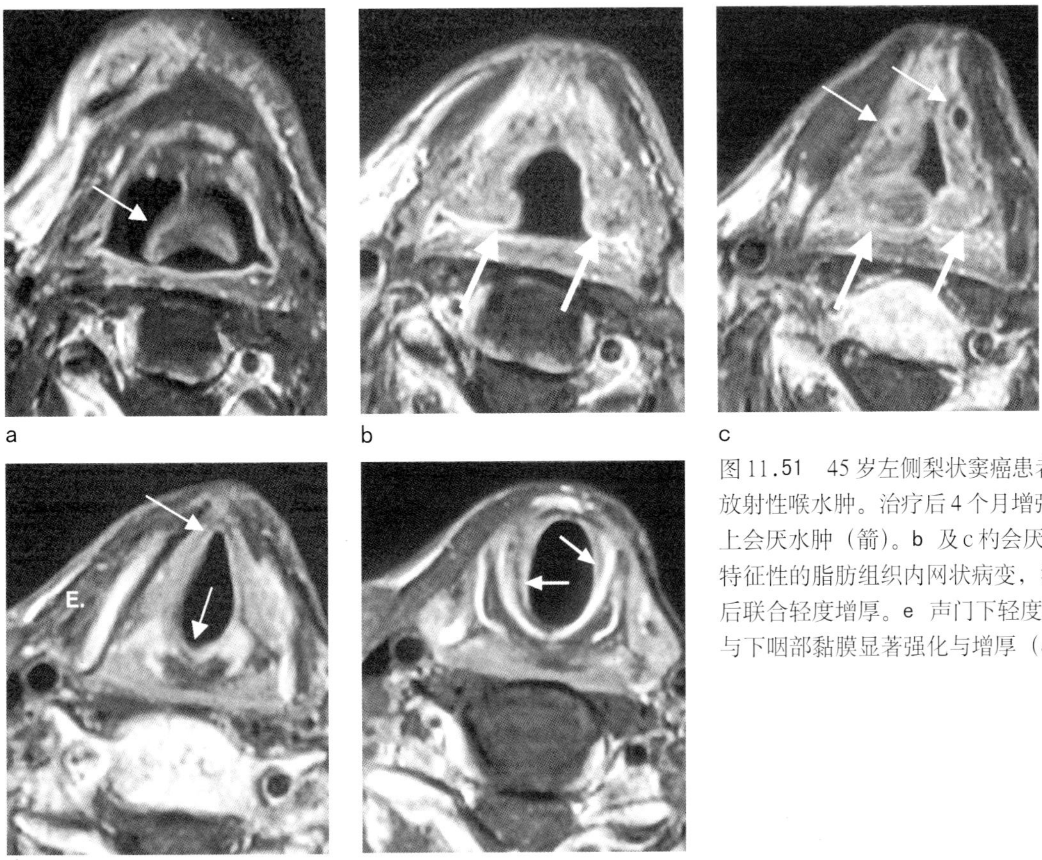

a b c d e

图11.51 45岁左侧梨状窦癌患者，左侧颈部根治切除术及放疗后放射性喉水肿。治疗后4个月增强T1WI显示特征性改变。a 舌骨上会厌水肿（箭）。b 及c 杓会厌皱襞水肿及纤维化（粗箭），可见特征性的脂肪组织内网状病变，注意双侧喉室增大（细箭）。d 前后联合轻度增厚。e 声门下轻度增厚，与水肿有关（箭），注意喉与下咽部黏膜显著强化与增厚（a～e）。

放疗的并发症

大剂量放疗后正常组织可立即出现并发症（急性反应），或在数月、甚至数年后出现异常（晚期反应）。晚期反应常累及增殖缓慢或无增殖的细胞（骨、软骨及神经组织）。据报道晚期反应是由于微血管结构或基质细胞损伤所致。对放疗后的正常表现及并发症影像学征象的了解减少了放疗组织活检的需要，后者可引起愈合不良、感染及瘘道形成。[15, 88, 89]

喉及下咽部放疗并发症包括软组织坏死、骨软骨坏死、咽部运动功能丧失及喉返神经麻痹。[15, 21, 32, 40, 72, 89]

软组织坏死

软组织坏死是放疗后2年内最为常见，有时发生于喉及下咽部大肿块内，[8, 15] 虽然总是能愈合，但一般需要6个月以上。出现瘘道者则需手术治疗。坏死的CT与MRI表现很明显（图11.52）。如未随访，坏死邻近并存软组织块时不能除外肿瘤，有时甚至需行全麻下活检以确定诊断。在作者单位，内镜检查活检后行CT或MRI随访。若影像学表现无改变，则无需活检，患者可行仔细的临床随访包括经鼻纤维喉镜及CT或MRI随访。若影像学表现有变化，这必须行全麻下活检。

喉骨软骨坏死

喉癌放疗引起的骨与软骨坏死并不常见，据一则文献报道为1%～15%[15, 89]。完整软骨膜覆盖的软骨可耐受大剂量辐射。由于软骨膜是软骨唯一的营养来源，其损伤将有软骨膜炎的可能。[15, 26] 病毒及细菌性喉炎，以及喉放疗后活检均可诱导不可逆性的软骨膜炎及骨髓炎，后者可导致明显坏死与喉塌陷。软骨膜的损伤使之更易于出现辐射性骨软骨坏死。其他危险因素包括短期完成某一剂量的放疗、放疗野大、慢性呼吸道感染以及全身性动脉硬化。

临床特点包括吞咽疼痛、恶臭、偶见脓性痰以及软骨碎片。软骨坏死可在放疗过程中形成，但放疗后数月或数年也可出现。罕见的病例骨软骨坏死甚至发生于放疗后20年乃至30年。有时保守的治疗方法（抗生素、暂时性气管切开、正压给氧）可使坏死组织吸收。若保守治疗无效，或同时有肿瘤复发，则需行全喉切除术。罕见的病例坏死广泛及为爆发性，累及颈部大血管，导致颈动脉破裂。

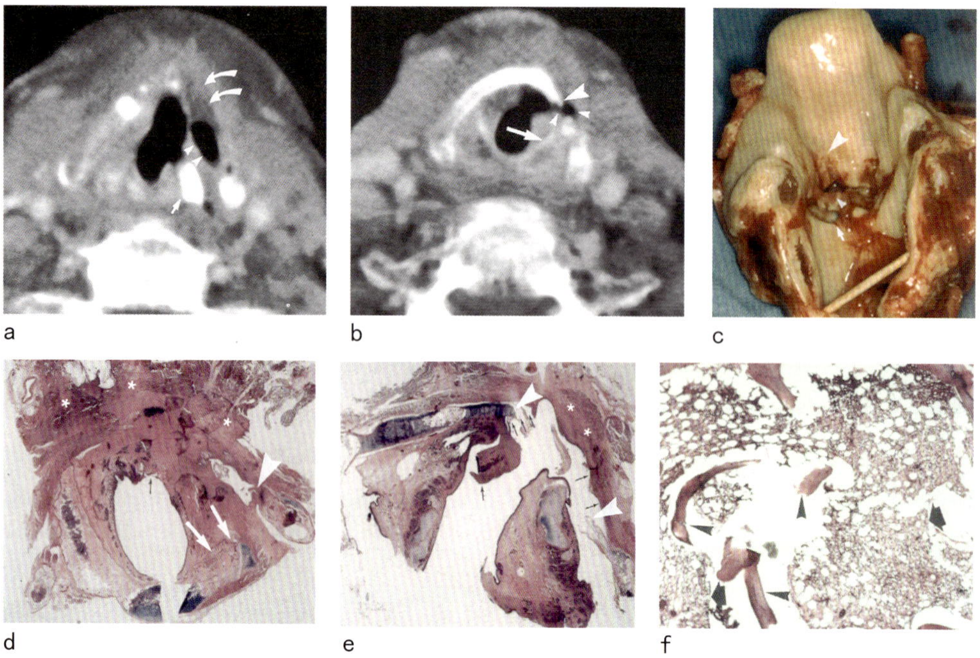

图11.52 51岁患者，左侧声带癌侵犯甲状软骨放疗后（70Gy，2Gy/次）3个月，软组织及骨软骨坏死。a及b，放疗后3个月增强螺旋CT，软组织坏死伴内含气体的溃疡（小箭头）自喉表面延伸至甲状软骨。软骨骨折（大箭头）、坏死并累及喉前颈阔肌（弯箭）。注意左侧杓状软骨硬化（小箭），左侧环状软骨轻度密度增高（大箭）。颈部软组织普遍水肿。尽管应用积极保守治疗，患者仍有严重疼痛、呼吸困难及吞咽困难。c 全喉切除标本显示广泛黏膜溃疡累及左侧声门上区（大箭头）、声门（小箭头）及声门下区（小箭）。肉眼未见肿块。d，e 分别与a及b同一水平的全喉轴位组织切片，黏膜溃疡（小黑箭），左侧甲状软骨坏死及碎片（粗箭头），左侧环状软骨板坏死（大箭）及喉前肌肉坏死（星号）。未见肿瘤组织。HE染色。f 左侧杓状软骨局部放大，脓性渗出物及炎性浸润病变（粗黑箭）内见坏死骨碎片（箭头）。经允许，引自参考文献15。

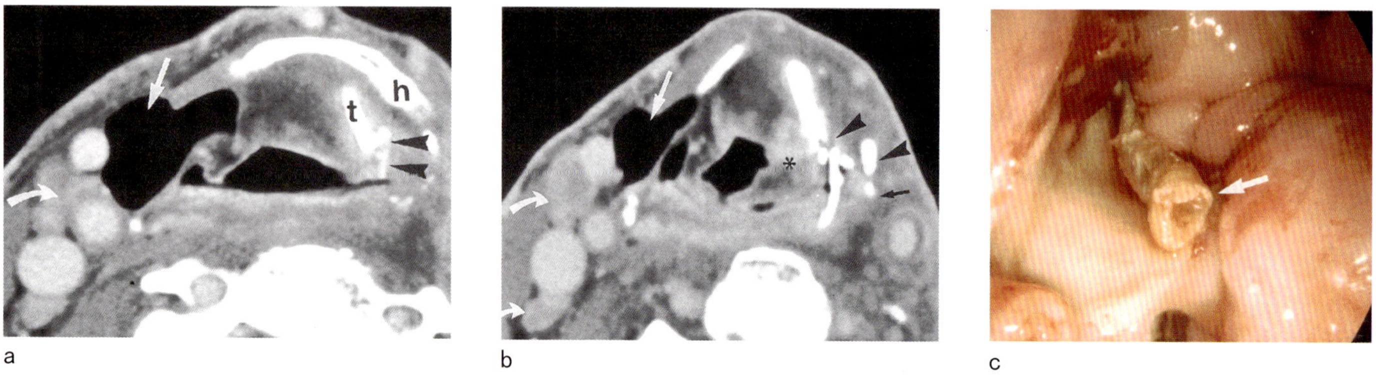

图11.53 68岁患者，甲状软骨骨软骨坏死，左侧梨状窦癌左颈部根治性清扫及放疗后2年吞咽疼痛、声音嘶哑及恶臭。a，b 增强CT显示头足方向喉萎陷。a 舌骨（h）位于甲状软骨（t）前方，a及b显示左侧甲状软骨硬化碎片（粗箭头），骨碎片见于会厌前间隙及颈部软组织内（细黑箭）。左侧杓会厌皱襞水肿及强化明显（星号）。同时可见右侧外凸性喉囊肿（白箭），及多个反应性淋巴结增大（弯箭）。c 内镜下左侧梨状窦展开后可见黏膜水肿及裸露的、黄色的甲状软骨碎片（箭）。多次深部活检未见肿瘤细胞，仅见坏死骨碎片，提示骨放射性坏死。患者保守治疗，3年后CT随访显示喉结构无变化。

骨软骨坏死的CT与MRI特点包括软骨坏死周围炎性肿胀、深部含气的溃疡、受累软骨硬化、坏死骨软骨碎裂及脱落、颈阔肌或沿声门旁间隙脓肿形成以及瘘道（图11.52，11.53）。罕见的病例可见喉萎陷，CT及MRI均易于显示。放疗中及放疗后进展性喉软骨硬化可能表明肿瘤复发或骨软骨坏死或两者均有。一般来说，进展性软骨坏死应考虑为预后不良的指征。若软骨放射性坏死与肿瘤残留或复发并存，单纯CT或MRI不可能鉴别，[88, 89] 即使活检阴性也不能除外肿瘤。此时影像学随访是除外软骨坏死并存肿瘤的唯一方法。

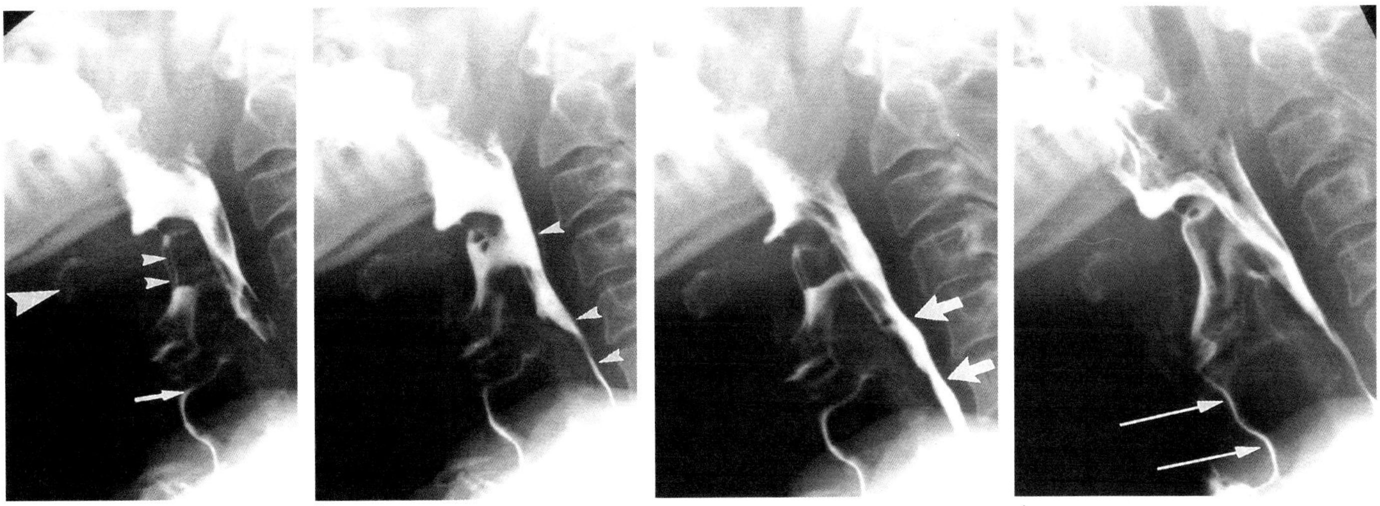

a b c d

图11.54 咽部狭窄及误吸。a～d 55岁患者口咽及喉咽癌79Gy剂量放疗后2年，咽部造影电影静态点片，严重吞咽困难、体重下降及肺炎。a 钡团进入口咽部时舌骨无升高（粗箭头），会厌保持向上的位置（细箭头），钡团随后进入喉前庭并因声门开放而吸入气管（细箭）。b 数毫秒后钡剂进入下咽部（细箭头）。c 下咽部最大充盈相，显示放疗后严重狭窄（箭）。d 下咽部排空相，蠕动明显减弱，残留的钡剂继发性吸入气管（细箭）。注意整个吞咽过程中因颈部肌肉严重纤维化瘢痕形成而舌骨与会厌位置无变化，该患者需放置鼻饲管。经允许，引自参考文献15。

咽部放疗的并发症

头颈部癌患者放疗可因肿瘤复发或放射性形态与功能改变出现吞咽困难。[15, 40, 59, 72] 咽部电影造影是其首选检查，可显示咽及食管运动异常及形态改变如狭窄、溃疡及瘘道形成（图11.54～11.55）。广泛性颈部纤维化导致吞咽时喉部上升障碍，是误吸的先兆。另外，会厌闭合迟缓可导致严重、危及生命的原发性误吸，而咽缩肌蠕动不足引起食团不能有效廓清及继发性误吸。全喉切除术重建的咽部可发生辐射性狭窄，放疗结合化疗似更易出现咽及食管狭窄。

喉返神经麻痹

颅神经对辐射具有极强抵抗力，因此颅神经麻痹并不常见，提示颅神经麻痹是神经周围结构放射性纤维化压迫所致。舌下神经最常受累。喉返神经麻痹并不常见，但文献报道可发生于头颈部癌或乳腺癌外放疗后或甲亢患者 ^{131}I 治疗后。喉返神经麻痹CT与MRI特点是甲杓肌萎缩、喉室增大、同侧梨状窦扩大、真声带萎缩（见下文）。若大剂量放疗区断面成像检查在迷走神经及喉返神经走行全程均未显示肿块，应考虑喉返神经辐射性麻痹。

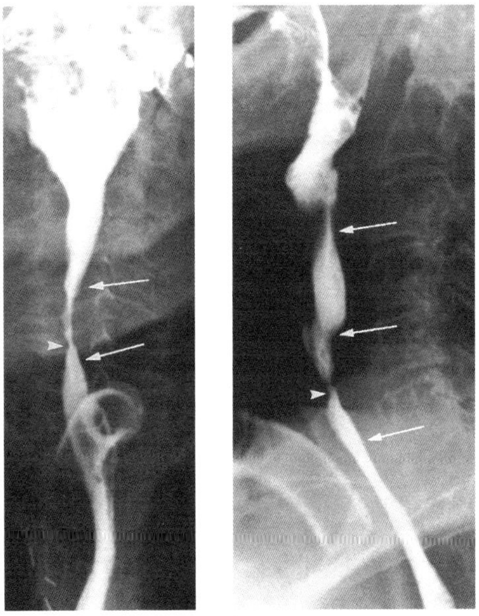

a b

图11.55 手术及放疗后咽部狭窄。55岁患者因喉癌3年前行全喉切除术，随后放疗。咽部造影电影静态点片。a 正位及b 侧位，咽部充盈相显示重建咽部的严重、光滑的向心性长段狭窄（箭），另见短段狭窄（箭头）。内镜显示无肿瘤复发。尽管进行了内镜下扩张术，患者仍有症状，需放置鼻饲管。经允许，引自参考文献15。

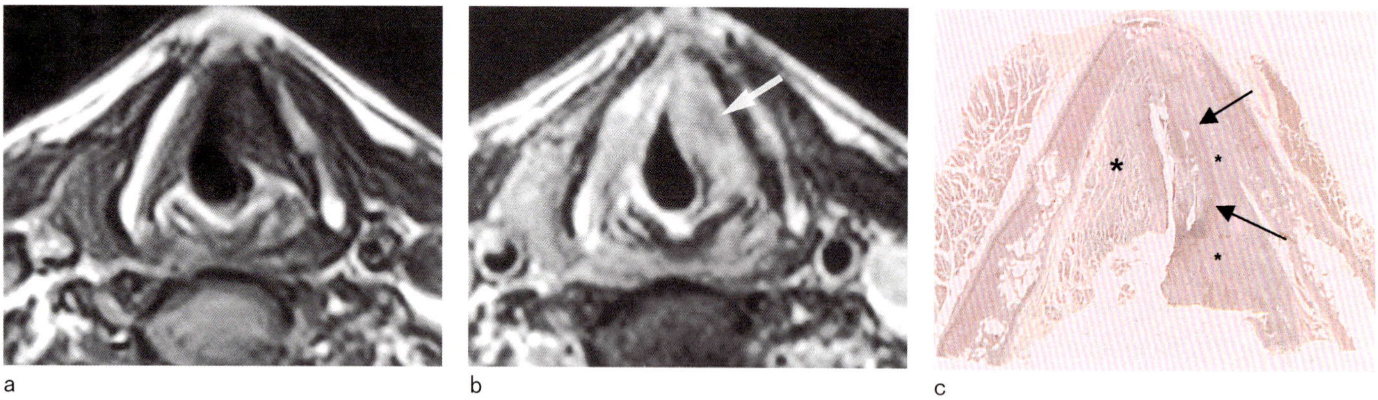

图11.56 MRI显示肿瘤复发。2年前因小的喉鳞癌行放疗的老年患者，出现逐渐加重的声音嘶哑。内镜检查双侧声带黏膜完整，但左侧声带固定，首次内镜下活检未见鳞癌。2周后行MRI。a与b SE T1WI，a 平扫，b 增强扫描，显示真声带不对称，左侧甲杓肌不均匀强化，提示肿瘤复发。再次行深部组织活检证实肿瘤复发。遂行环状软骨舌骨切开术。c 全喉切除证实影像学所见，黑箭号指示肿瘤 、位于完整黏膜的下方，小星号处为左侧甲杓肌内炎症改变，大星号处为对侧甲杓肌。

肿瘤复发的检出

放疗后肿瘤复发通常在头两年内出现症状，体检及内镜检查因放疗所致的黏膜及其下方改变而受限，黏膜外的肿瘤复发在内镜下可完全见不到。理想的随访方法是放疗完成3个月后连续的CT或MRI检查，并在2年内每隔3或6个月复查一次。因为经济原因，这种随访难以施行，仅用于有复发危险性较大的患者。最终放疗后患者复发的危险可根据预后因素进行评估，如术前TNM分期（根据临床、内镜及断面影像学）以及治疗前与治疗后断面影像学所见。[56, 57, 66, 80, 93-95] 因此断面影像学检查仅限于那些肿瘤复发高危的患者，复发危险较小的患者则做临床随访，直至有复发的症状或体征即发声改变、疼痛、呼吸困难或声带固定、或内镜下可见肿块。一旦证实复发，治疗前的TNM分期被称为rTNM，病理TNM分期称为pTNM。

咽喉肿瘤放疗后最常使用CT进行随访，但有些医院应用MRI或PET检出放疗、手术后或放疗加手术后的肿瘤复发[53]。

复发肿瘤的组织学特征与原发肿瘤相似。无论使用何种影像学技术，影像学医师均必须熟悉预期的形态学改变以及可能出现的放疗后早期与晚期并发症的表现。可能难以区分非肿瘤性放疗后改变与肿瘤残留及复发，因此有“学习曲线”一说，诊断能力取决于放射学医师的经验。成功的放疗使肿瘤4个月内有效地缩小，此期间若50%及以上的肿瘤仍然存活，则需考虑治疗失败。治疗3月内微小的或不明显的局部肿块不应考虑为仍存在肿瘤，但明显的2～3cm大小的肿块或逐渐增大的肿块则提示肿瘤复发或残留（图11.56）。曾有人提出除非治疗3个月，否则无须行影像学检查，因此尚无人试图对此期CT与MRI上局限性异常进行活检，[75, 80] 此时活检有诱发软骨膜炎或软骨坏死的可能。

总之，喉及下咽部弥漫性改变不应作为肿瘤复发的依据，但是放疗完成3个月后CT与MRI见到局限性肿块应提示为肿瘤复发或残留。氟脱氧葡萄糖（FDG）-PET在鉴别放疗后改变与肿瘤复发方面具有令人鼓舞的前景[53]，此方面最新文献的讨论不在本章论述范畴。

囊性、囊袋状、憩室病变及蹼

喉

喉的囊性病变包括黏膜囊肿、喉囊肿、喉黏液囊肿及甲状舌管囊肿。

喉囊肿来源于喉黏膜内的小唾液腺，因此可见于喉的任何部位。喉唾液腺囊肿可被临床怀疑、而经影像学诊断。CT上囊肿为低密度（0～20HU），MRI上为T2WI高信号、T1WI为不同信号，原因是其内蛋白含量不等。

喉膨出是喉室小囊（喉附件）延长和扩张形成的。喉膨出常由于喉小囊（喉附件）开口于喉室的部位发生梗阻而形成。(图11.57)，有时位于靠近小囊颈部的小肿瘤可造成喉膨出，并引起临床症状。喉膨出可见于2%的正常人和18%的喉癌患者。喉膨出可含有空气或液体，如含液体，也称**小囊囊肿**或**喉黏液囊肿**。喉内膨出向上突入声门旁间隙，内镜下表现为声门上黏膜下肿物（图11.58）。如喉膨通过甲状舌骨膜扩展入颈部软组织，称为**喉外膨出**（图11.59）。喉外膨出实际上兼有喉内膨出和喉外膨出。喉膨出在CT和MRI上表现为边界清晰、含气或含液结构从喉室扩展入声门旁间隙或经甲状舌骨膜扩展入颈部软组织（图11.58，11.59）。喉黏液囊肿及喉脓囊肿病例见图11.58b，图11.59a。

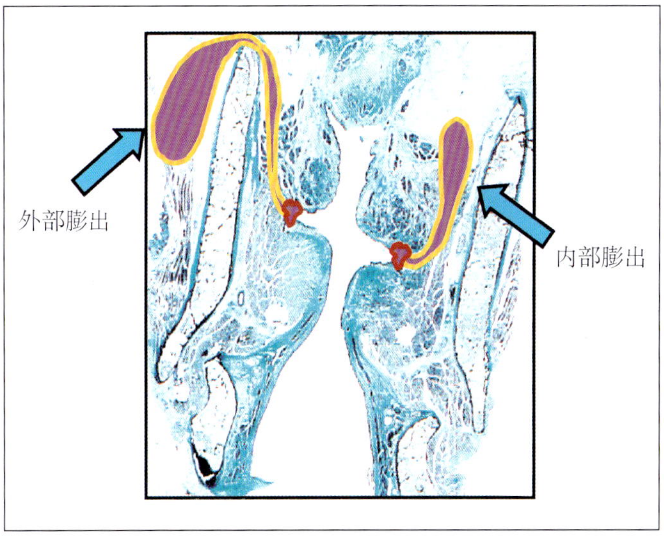

图11.57 喉膨出形成机制的图解。

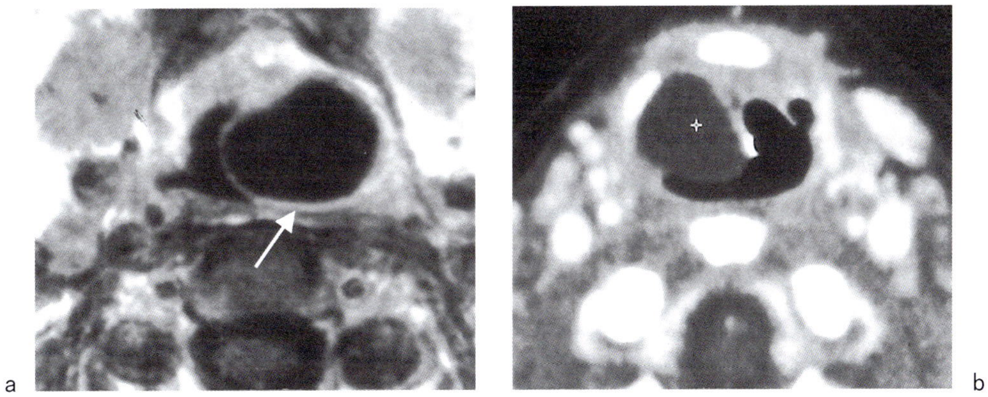

图11.58 SE T1WI喉内膨出的两个不同患者。
a 男性，45岁，呼吸困难。增强SE T1WI示一喉声门上大的含气结构，壁薄和光滑并有强化（箭），为喉内膨出的特征性表现。b 男孩，4天，严重呼吸困难。增强CT示一喉声门上大的充液结构(calipter)，壁薄和光滑，是先天性喉内黏液膨出的特征性表现。

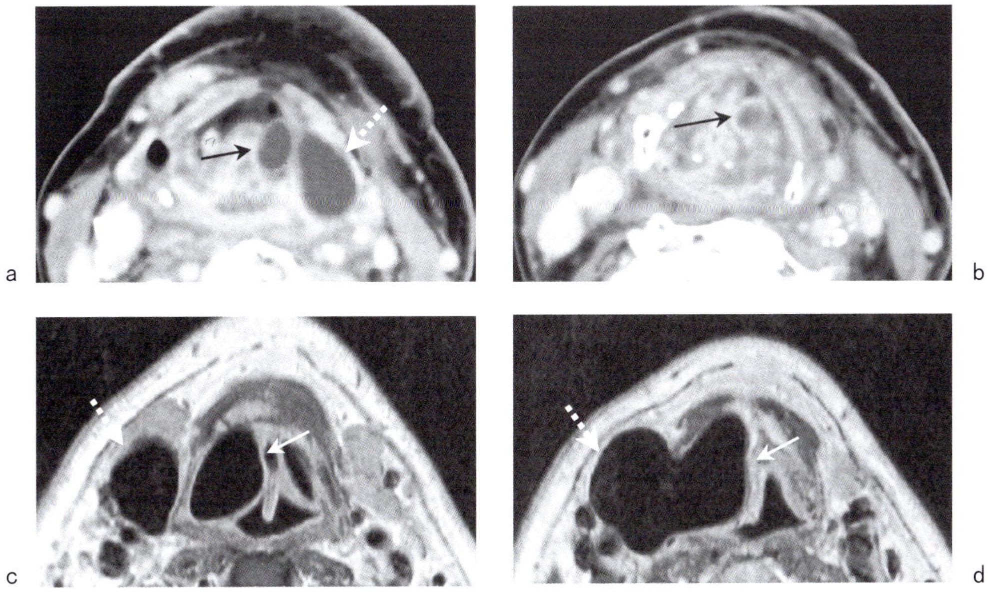

图11.59 喉外膨出的两例不同患者。第一位患者有发热、严重呼吸困难，左颈部可触及一质软、可压缩的肿胀。a，b 声门上水平增强CT示一含液扩张的喉小囊（箭），经甲状舌骨膜扩展入颈部软组织（虚箭）。含液结构的壁轻度强化（黏液囊肿和脓囊肿）。注意伴有明显的颈前软组织蜂窝织炎表现。第二位患者右颈可触及肿胀，c，d 增强FSE T1WI示声门上水平一含气喉膨出（箭），经甲状舌骨膜扩展入颈部软组织（虚箭）。

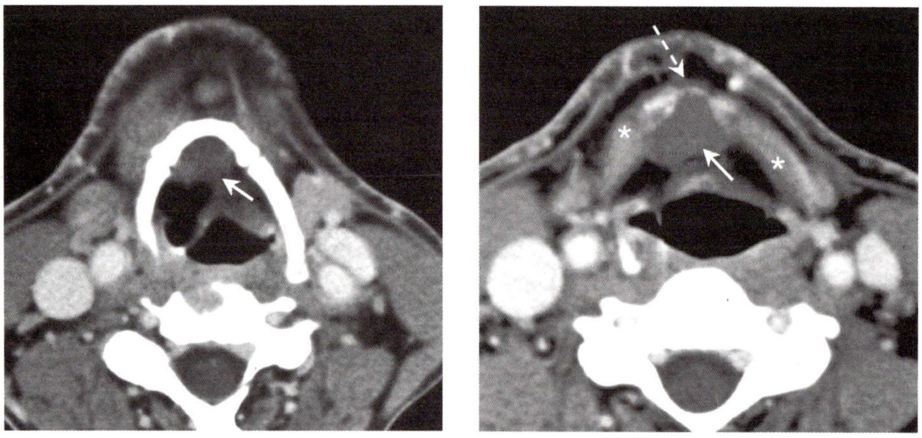

a b

图11.60 甲状舌管囊肿。舌骨水平（a）及声门上水平（b）增强CT示中线区一囊性病变，（箭），壁无强化，于甲状切迹水平扩展入会厌前间隙（虚箭）。注意病变靠近舌骨，及位于带状肌内独特的位置（星号）。

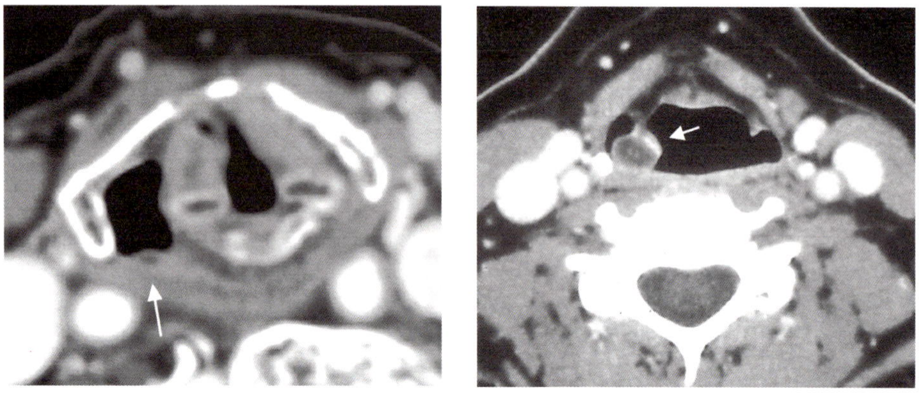

a b

图11.61 颈总动脉。两位不同患者的下咽部黏液潴留囊肿。a 女，60岁，增强CT示一小囊性病变（箭），壁无强化，来自下咽后壁，为黏液潴留囊肿的特征。注意偶然发现的走行于咽后的双侧颈总动脉。b 女，45岁，呼吸困难。增强CT示一来自杓会厌皱襞后壁（梨状窦前壁）的囊性病变（箭），有壁强化，为感染性黏液潴留囊肿的特征。

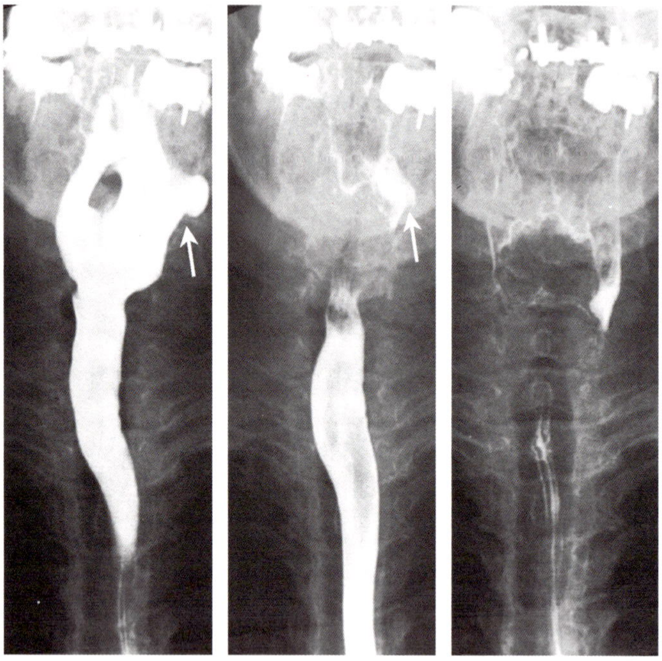

a b c

图11.62 左侧非恒定的咽膨出。动态咽造影可见吞咽早期（a）甲状舌骨膜水平可见宽基底咽囊形成（箭），咽排空后（b），咽膨出逐渐变小，逐渐消失，直到最后看不见（c）。

甲状舌骨管囊肿源于残留的甲状舌骨管。舌骨下甲状舌骨管囊肿典型的见于喉的前部、位于带状肌内或下方，它位于中线或中线稍偏些。（图11.60）。偶尔囊肿可隆起超出甲状软骨切迹，进入声门前脂肪间隙（图11.60），声门旁间隙不受累，这与喉膨出经常伸入声门旁间隙相反。

■下咽部

下咽部囊性病变包括源于下咽部咽黏膜小唾液腺的**黏液囊肿**，可见于下咽部的任何部位，CT和MRI一般可明确诊断（图11.61）

咽膨出也称“咽囊”或“咽耳”，是梨状窦上咽黏膜良性突起的囊，典型的见于老年人，发生于无下和中咽缩肌支持的甲状舌骨膜的部分。[59] 咽膨出可分为“非恒定性”和“恒定性”，前者仅见于吞咽时的几毫秒间，后者在吞咽后的静止时仍可见到（图11.62）。咽内压力增高是形成咽膨出的原因，如一些吹喇叭和萨克斯者。咽内压增高可能由咽部机械性梗阻引起，如下咽和颈段食管的肿瘤、狭窄或蹼；或者由咽部功能性梗阻引起，如环咽肌功能障碍、和咽部运动低下病。咽膨出诊断明确，正位钡造

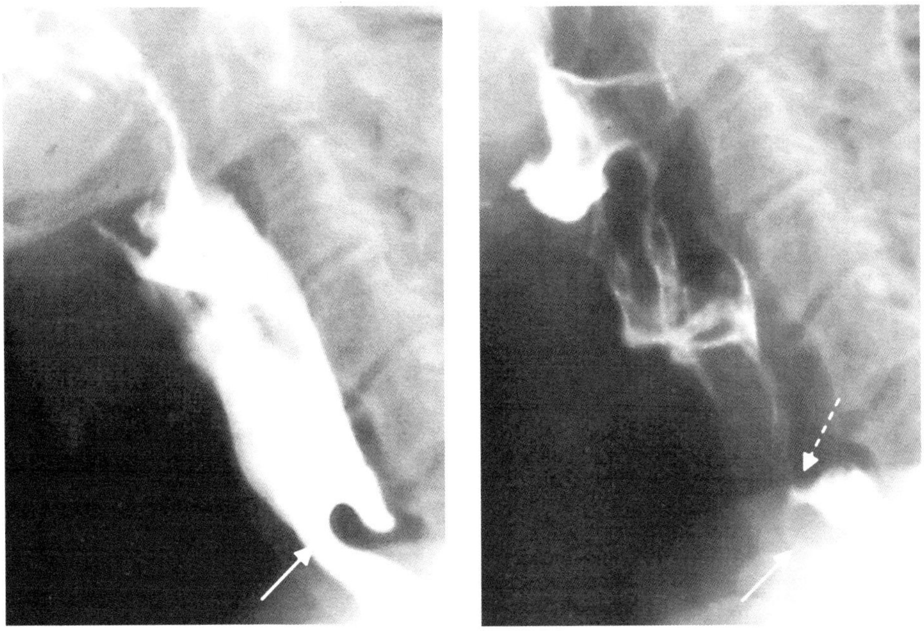

a b

图11.63 Zenker憩室。男，54岁，有症状。动态咽造影序列示早期咽部吞咽相（a）可见环咽肌提早关闭（环咽肌功能障碍，箭）。当蠕动波在咽部下行（b），到达Killian扭裂（虚线箭），黏膜向后疝出，形成特征性压力性憩室，也称Zenker憩室。图b箭号所指为环咽肌功能障碍。

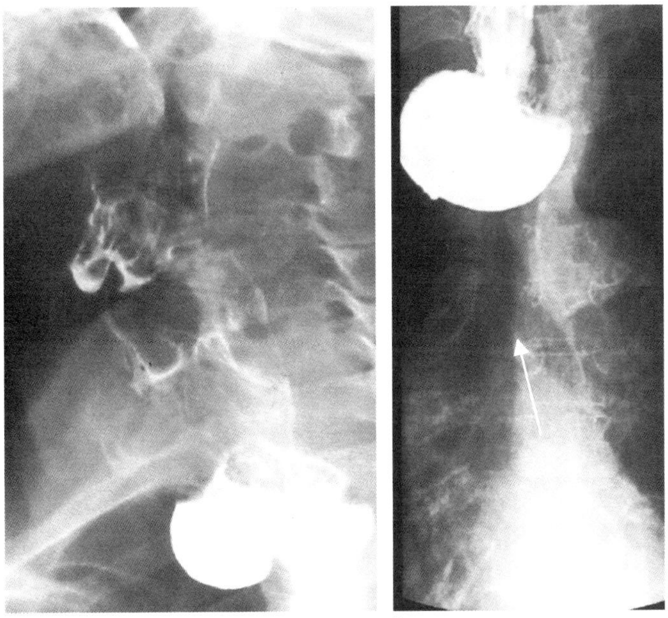

a b

图11.64 Zenker憩室：各种放射学表现。a 男，64岁，动态咽部造影序列示一因瘢痕和炎症形成的巨大双囊憩室。b 女，102岁，非常大的Zenker憩室深入纵隔。箭指为气管分叉。

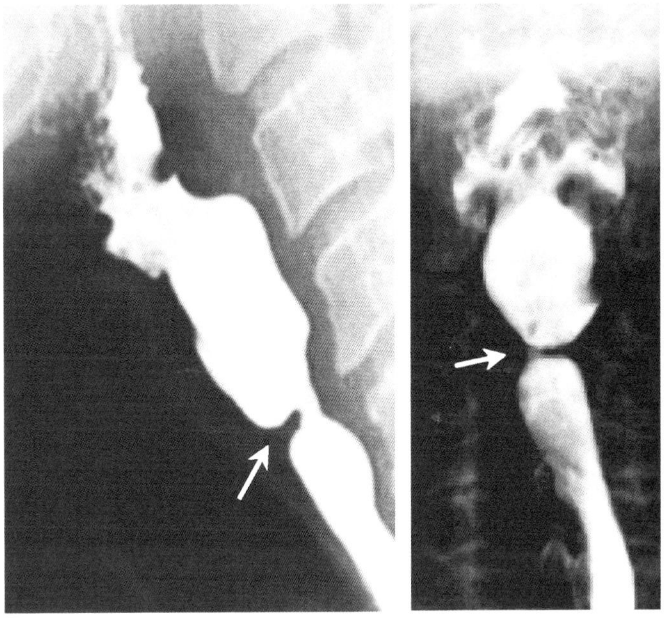

a b

图11.65 下咽部蹼。67岁，银屑病患者，动态咽部造影（a侧位，b 正位）示来自下咽前壁的薄膜，是蹼的特征。

影表现为充钡的宽基底囊状突出（图11.62），CT偶尔可发现含气的咽膨出。

下咽部憩室分为外侧憩室及后部憩室。外侧咽憩室起源于残余的三、四鳃裂，或为外压性憩室。先天性的外侧憩室表现为真性鳃裂囊肿和窦，向内仅与咽相连，在颈部为盲端，后部下咽憩室又称“Zenker憩室”。Zenker憩室是下咽部有黏膜衬里的突出的囊，发生于解剖上薄弱的区称“Killian扭裂”或“Lannier扭三角”。[59, 129] 环咽肌功能障碍对形成这种压力性憩室起关键作用。[59, 129] 当环咽肌提早闭合，蠕动波下降到咽部使下咽腔内压力增高，腔内压增高的结果迫使黏膜经解剖薄弱点Killian裂疝出（图11.63，11.64）。

蹼虽更常见于上段食管，可发生为下咽部薄而纤细的膜，典型的来自下咽的前壁（图11.65）。由于多数蹼仅在几毫秒间能见到，应选择动态咽部造影侧位投照检查。

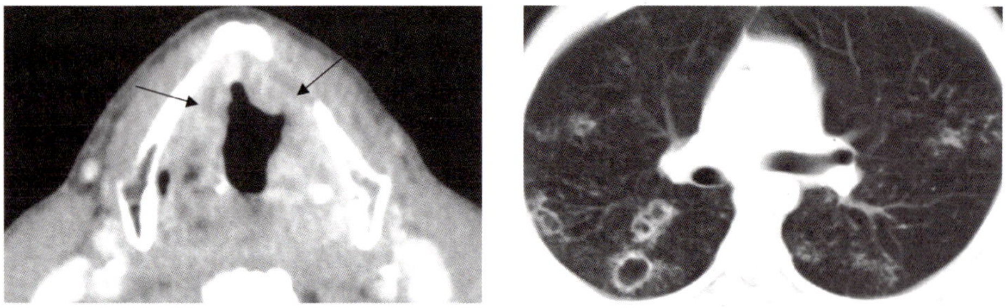

a b

图11.66 喉结核 女，37岁，急诊病人，咳嗽、咯血并严重呼吸困难。a 颈部CT示一喉双侧大肿块，累及假声带（箭）、喉室及声门旁间隙，放射学表现与鳞癌无法鉴别。b 肺部CT（肺窗）可见肺结核特征性表现有多发空洞。在肺部特征性表现的基础上，拟诊为喉结核，经内镜活检证实为肺结核累及喉。

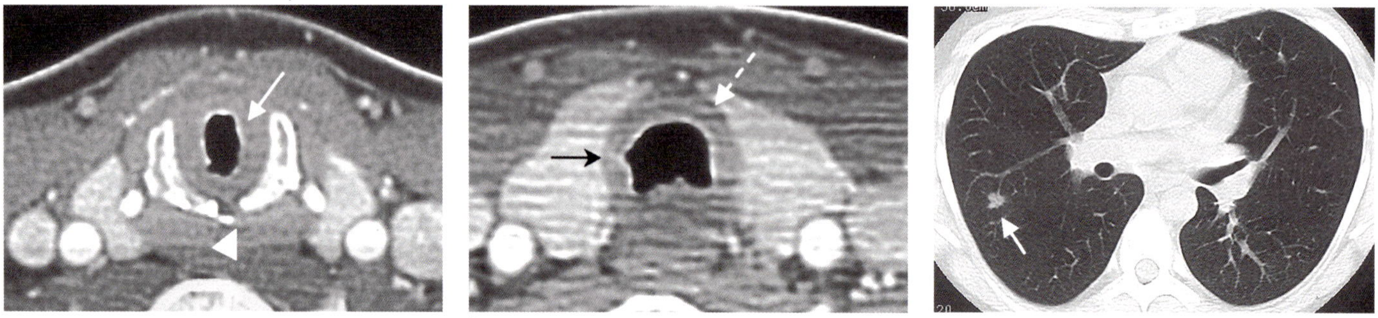

a b c

图11.67 女，37岁Wegener肉芽肿累及声门下、气管和肺。a和b 喉和气管水平增强CT示声门下区（箭）和颈段气管水平（箭），环形并有轻度不规则强化的软组织增厚（箭）。注意环状软骨后部（箭头）及气管环外部（黑箭）的不规则轮廓。c 肺部CT（肺窗）可见特征性浸润（箭）。

蹼可无症状而被偶然发现，或当它在腔内阻塞严重而造成吞咽困难，此时大口吞咽液体通过下咽蹼的开口处时形成“细的喷流现象”（喷流现象）。蹼可以是特发性的，或由各种疾病引起，如Plummer-Vinson综合征、皮肤疾病（大疱性表皮松解、银屑病、类天疱疮）和植皮对宿主的反应。

感染和炎性病变

很少对喉和下咽炎症和感染做影像检查，因为对大多数患者，临床即可诊断[8,33,19]偶尔为排除其他病因或寻找并发症，可进行影像检查。

喉气管炎或**假膜性喉炎**是发生于3个月～3岁儿童的感染，由副流感病毒引起，逐渐起病，有数天上或下呼吸道症状，随后发展为典型的犬吠样咳嗽及哮鸣。声门下区黏膜肿胀最明显，这个部位的狭窄，导致气道逐渐变细，形成平片的“葡萄酒瓶”样改变。然而，报道认为放射成像对假膜性喉炎的敏感性和特异性低，故平片检查应谨慎，并要结合临床。

会厌炎或**声门上炎**发生于老年早期，由B型流感嗜血杆菌引起，平片上可以看到会厌和喉部声门上弥漫性肿胀的典型表现。由于整个气道阻塞可能发生的非常迅速，迫使要进行紧急气管切开，会厌炎患者都要在急诊室观察。[33]

各种**肉芽肿性疾病**可能累及喉和下咽。管在欧洲和北美，结核、梅毒及霉菌感染很少累及喉和下咽，近来以上情况对免疫缺陷病人的重要性增加。如果肉芽组织能在CT和MRI上见到，经常无法与新生物鉴别。然而结合肺结核及双侧弥漫性喉软组织病变，并且喉结构没有破坏，应提高对**喉结核**的怀疑（图11.66）。

韦格纳（Wegener）肉芽肿是引起炎性病变的坏死性血管炎，肉芽及坏死的常见部位是呼吸道和肾脏（图11.67）。可累及喉，经常也可有头和颈部的如眼眶、副鼻窦等其他部位受累，但喉常是韦格纳肉芽肿最早的表现部位。临床上喉部病变可以位置表浅，或表现为黏膜下肿块，最常见于声门下区（图11.67）。鉴别诊断包括复发性多发软骨炎 、淀粉样变性和结节病（图11.68）。

复发性多发软骨炎是一种罕见的结缔组织病，引起软骨炎症，可与心血管病变关联。复发性多发软骨炎可能累及喉软骨、气管软骨及鼻和耳内的软骨。起初可见软骨周围软组织肿胀，随后软骨变软或破坏，异常软组织有钙化，范围可以很大[33]。

喉狭窄和气管狭窄可以是先天性的或者是外伤或手术的后遗症，典型呈环形狭窄。狭窄段的长度在容积数据冠状位二维重建上显示最佳（图11.69），仿真内镜影像对评价狭窄的程度非常有帮助。另外，CT通常能确定狭窄是否只包括软组织（这种情况可进行激光切除），或气管环有无内陷和异常软骨是否紧邻黏膜下。

虽然咽炎通常诊断和治疗简单，但对一些**免疫妥协患者**由不常见致病生物形成的**机会性感染性喉炎**，情况更为复杂。[2] 这种情况下需要使用断面影像评价病变是否局限于黏膜，或有无脓肿存在。**坏死性筋膜炎**是严重的急性、潜在致命性的细菌性软组织感染，临床进展迅速。CT表现包括蜂窝织炎、颈部各处伴或不伴有气体的多发液体积聚、颈筋膜弥漫性强化和带状肌肌炎。喉经常受累，须急诊插管。[19] **伴或不伴脓肿形成的肌炎**和最终形成的咽缩肌肌坏死，会造成吞咽困难及严重的吸入（图11.70）。存活下来的患者可能会有永久性瘢痕的远期后遗症，特别是在咽部下缩肌水平。在急性和亚急性期，CT及MRI显示咽缩肌强化或明显的咽壁破裂。

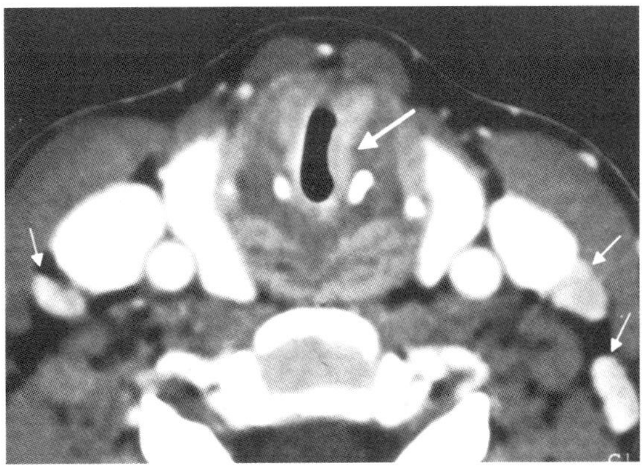

图11.68 女，35岁，声门下淀粉样变性，淋巴结受累，内镜见声门下狭窄。黏膜未受累。颈部增强CT发现声门下区环形的软组织增厚，伴有局域强化增加（箭），主要双侧颈淋巴结强化（细箭），活检发现颈部及声门下区淀粉样沉积。图片使用经Dr. Guy Mouline, Hopital La Timone, Marseille, France允许。

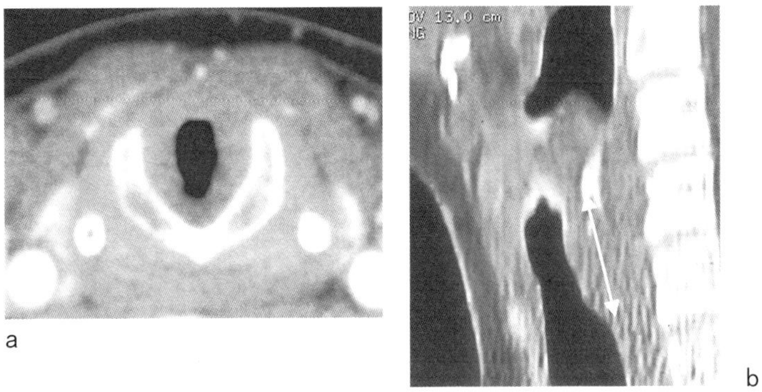

图11.69 长期插管后声门下及气管狭窄。
a 声门下水平轴位增强CT声门下软组织块状环状增厚。b 容积数据矢状面二维重建能更好的评价病变的头足范围（箭）。

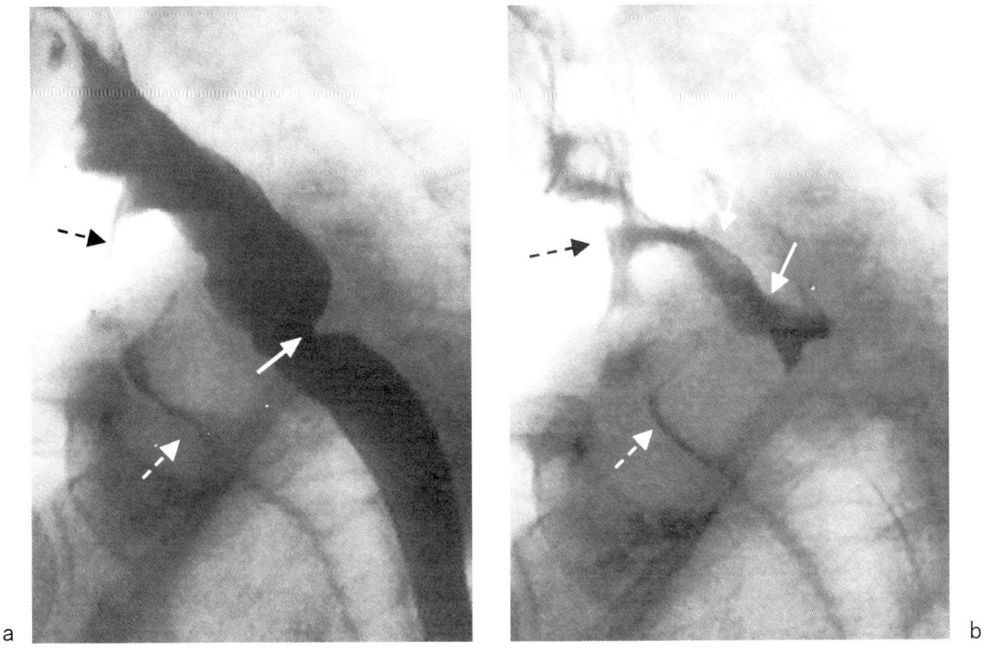

图11.70 颈部坏死性颈筋膜炎累及咽缩肌和带状肌。
a 动态咽造影示环咽肌功能障碍（箭），和吞咽早期可见原发性吸入。b 吞咽后由于蠕动功能不全，对比剂（箭）存留在喉咽，引起继发吸入（虚箭）。

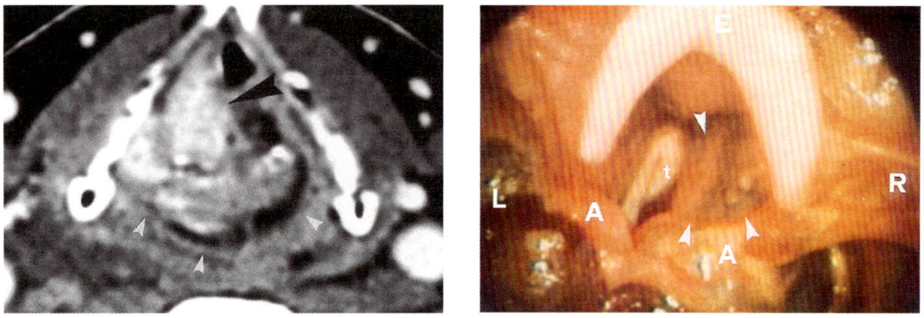

a b

图 11.71 静脉畸形，58 岁男性，声音嘶哑。
a 声门上水平 CT 示明显强化的大肿块累及右侧假声带（箭头），小箭头所指为杓会厌襞。b 同一患者内镜示一覆盖未受累黏膜的暗红色肿块（箭头）。注：我们从上面观察，患者的右侧（R）位于读者右侧，病人的左侧（L）位于读者左侧；会厌(E)在前，位于图像上部；杓会厌襞（A）在后，位于图像底部。A＝杓会厌襞，E＝会厌，t= 左侧真声带。未进行治疗。经允许引用自参考文献 13。

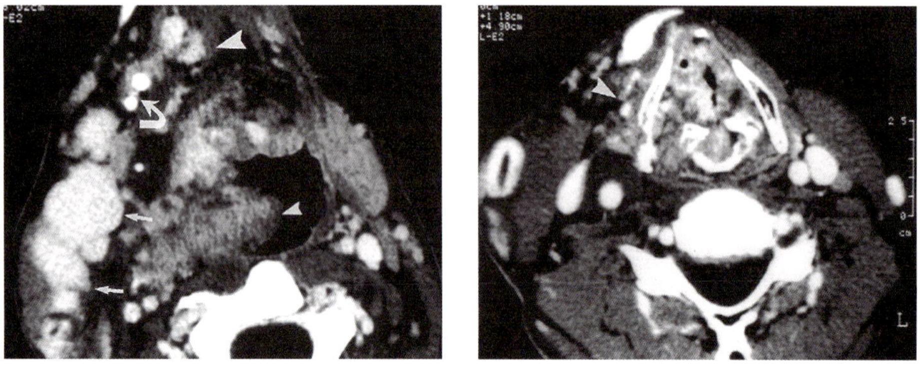

a b

图 11.72 37 岁男性，颈面部大范围血管发育异常，累及喉，有反复发作的阵发性呼吸困难。
a 增强 CT 示颈面部血管发育异常，累及口底（大箭头）、右侧杓会厌襞（小箭头）和下颌下间隙（箭）。弯箭所指为静脉石。b 较低层面增强 CT 可见声带和带状肌大范围受累（箭头）。注意粗大扭曲的动脉和引流静脉是联合性血管畸形的特征。对患者进行了喉内肿物的选择性栓塞和激光部分切除，以减轻呼吸困难。经允许图引用自参考文献 13。

先天性病变

喉先天性病变包括：喉闭锁、喉裂、喉狭窄、喉蹼、喉软化及喉血管畸形。除血管畸形外，其他喉部先天性疾病极少见。

血管畸形根据主要的异常血管类型分为：毛细血管型、静脉型和淋巴管型。[90] 呼吸困难和喘鸣是最普遍的症状表现。**静脉**畸形见于成人，可表现为喉部声门上单发的、局限性病变，或可伴有大范围颈面部血管发育异常（图 11.71），男多于女。内镜示发蓝的暗红色可压缩性肿胀，表面被覆的黏膜经常不受累。治疗选择包括激光切除、冷冻、局限性病变的外科手术或弥漫性病变的选择性栓塞。[15, 17, 19] 放射学特征明确。因静脉畸形为低血流病变，注入对比剂后 CT 上可只有中等程度强化，静脉石有病理特征性。MRI 上静脉畸形在 T2WI 呈很高信号，注入 DTPA 后有明显强化。如辨认出静脉湖或有静脉石存在，大多数病例都能准确诊断。

动脉畸形是多血供血管畸形，包括动静脉畸形和动静脉瘘，影像可见扭曲扩张的动脉和引流静脉，MRI 上动脉部分呈信号流空。联合型血管畸形兼有多血流和少血流病变的特征，这类病变特征性的具有高侵袭性，可以长得很大，多种治疗方法效果不佳（图 11.72）。

喉部多血管病变的鉴别诊断包括副神经节瘤、平滑肌瘤、多血供肿瘤的转移瘤。喉部副神经节瘤是来自喉上部或下部副神经节的神经内分泌肿瘤。在女性这类肿瘤是男性的 3 倍，然而在喉部很不常见。副神经节瘤典型的表现为 T1WI 和 T2WI 多发弧形信号流空，信号流空区的显著性随肿瘤体积增加。

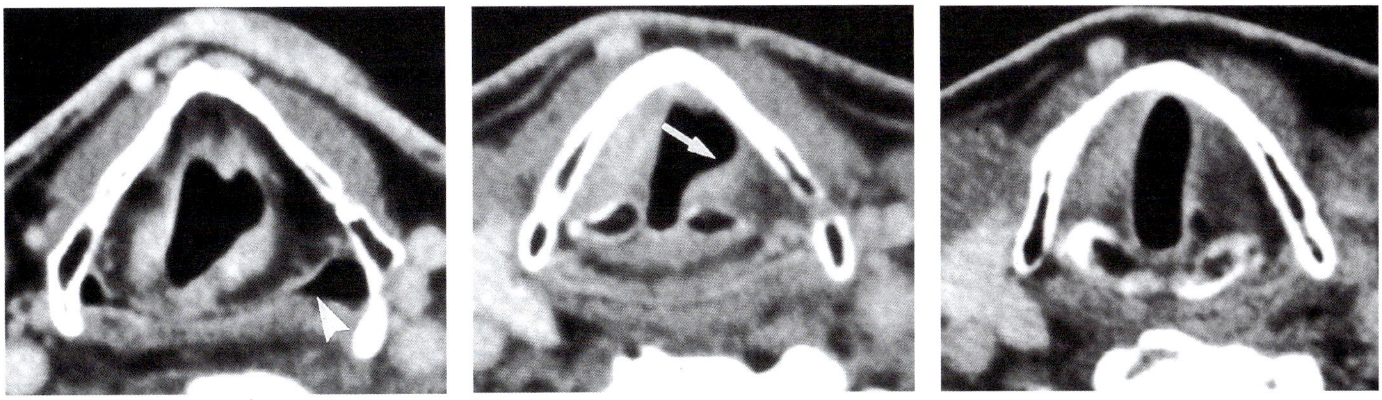

图11.73 喉返神经麻痹。增强CT经杓会厌襞水平（a）、假声带水平（b）、真声带下表面水平（c）示扩大的左梨状窦（箭头），左侧假声带位于旁正中位置，并有咽腔扩大（箭），左侧声带因脂肪浸润密度减低。这些表现均提示左侧喉返神经麻痹。

声带麻痹

声带麻痹可归入喉上神经病变、喉返神经病变或整个迷走神经病变，喉返神经麻痹最常见的声带麻痹类型。[9, 15, 33] 喉返神经麻痹的CT和MRI特点是由甲杓肌萎缩，并包括喉室扩大、单侧梨状窦扩大、假声带位于中线旁、真声带变小和／或脂肪浸润（图11.73）。尽管喉返神经麻痹最常见的原因是医源性的，比如继发于甲状腺手术后，其他鉴别诊断包括纵隔、甲状腺和食管肿物和动脉瘤。对原因不明的喉返神经麻痹患者，断面成像范围应扩大到包括颅底和纵隔，以包括迷走神经和喉返神经的全程。

外伤

喉外伤

严重的喉挫伤相对少见，最常见于摩托交通事故，喉和气管上部和脊柱相挤压。虽然为保护气道，需紧急行气管切开和环甲膜切开，但保守治疗通常对**喉部挫伤**有效，如嗓音休息、头部提高。而伴有碎骨片脱位的**喉部骨折**，最好于24小时内手术修复。所以对临床怀疑有喉部骨折的患者应进行断面影像检查以确定喉部支架结构的骨折及其严重程度。目前对严重喉部外伤推荐使用CT检查，它可以很好的显示大多数外伤性病变。轴位影像足以显示大部分类型的骨折和脱位，而水平骨折以在冠状二维重组图像观察最佳。[8, 33, 104]。MRI在急性外伤中的应用尚不普及，然而，对于软骨未骨化的年轻患者，MRI成像提供的信息优于CT扫描。

喉部外伤的影像表现类型包括黏膜下血肿、关节脱位、喉软骨骨折和会厌撕脱（图11.74）。轻微的外伤可能造成环杓关节错位，环杓关节脱位可发生于轻微外伤时，通过杓状软骨与环状软骨相对位置的异常可以明确诊断。环甲脱位发生于严重外伤时，CT可见环状软骨环相对于甲状软骨发生旋转，伴有甲状软骨下部和环状软骨下部之间的间隙增宽。甲状软骨骨折可以是垂直的或水平的，或可导致整个甲状软骨粉碎（图11.74）。当甲状会厌韧带撕裂或当甲状软骨上部向后脱位时，会发生会厌脱位或撕脱。[39] 环状软骨骨折趋向发生于双侧，并导致环状软骨环塌陷。对于透明软骨未骨化的年轻患者，MRI对喉部骨折的显示优于CT(图11.75)。

下咽外伤

成人**下咽穿孔**的主要原因是食入鸡骨或鱼骨，或器械操作（内镜、活检），这些穿孔会导致软组织气肿，并可发展成咽后脓肿。脓和水肿可以播散遍及咽后间隙，并由此进入纵隔。在急性期，侧位平片可显示咽后间隙和颈部软组织内的气体。水溶性对比剂咽部造影容易显示黏膜穿孔的位置（图11.76）。因为大多数患者进行的是保守治疗，常随访观察咽部缺损的自然闭合情况，一旦咽部缺损闭合，患者就可以正常进食了。常规使用CT来发现咽穿孔的并发症，如咽后脓肿、脓毒性颈内静脉栓塞及纵隔炎（见第12章）。CT对穿破下咽而后完全进入咽后间隙的鱼骨等细小异物的定位也很有价值（图11.77）。

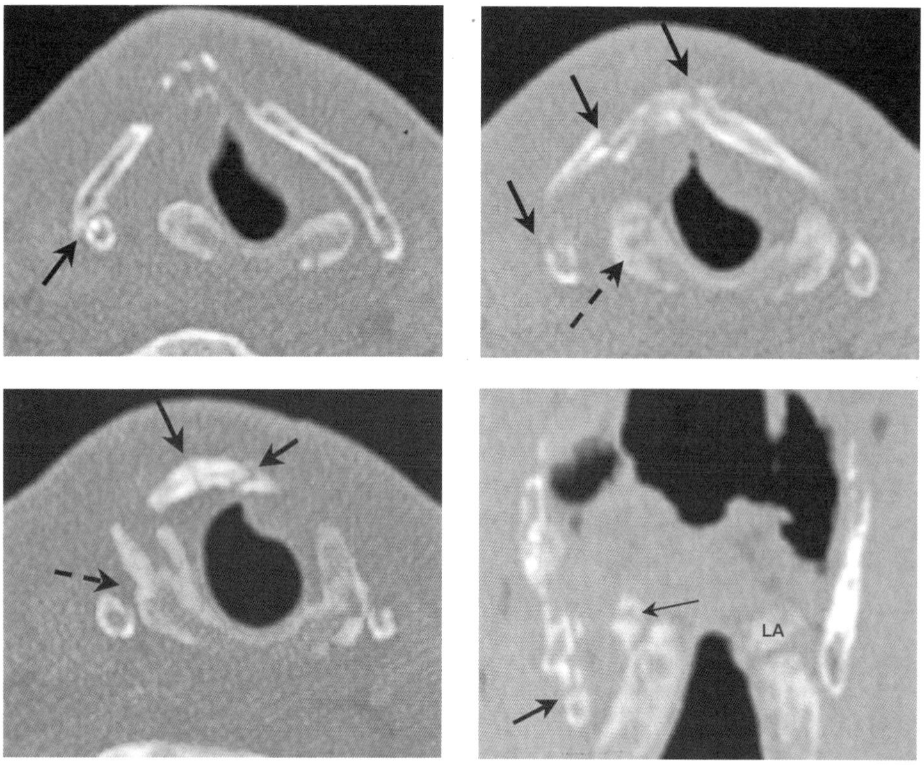

图11.74 喉部外伤。患者在摩托车事故受伤，支持仪表板所致创伤。轴位薄层(1mm) CT (a～c) 和冠状位二维重建 (d) 示粉碎的甲状软骨 (箭)，伴碎片向后脱位，导致气道狭窄。环状软骨也有骨折 (虚箭号)，骨折的右侧杓状软骨向外侧脱臼 (细箭)。LA= 正常位置的左侧杓状软骨。

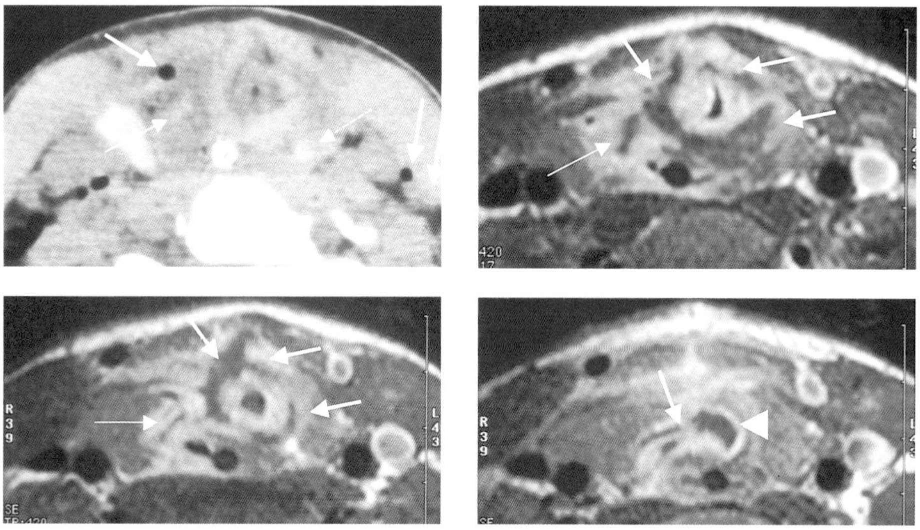

图11.75 增强MRI对喉部外伤的价值。12岁男孩，在摩托车事故中受伤。
a 紧急插管后CT检查可见轻微软组织气肿，伴一些气泡 (箭) 和环状软骨环向左侧旋转；怀疑有甲状软骨右下角骨折 (细箭)。甲状软骨左下角正常，没有脱位 (虚箭)。因喉软骨未骨化，CT准确显示骨折非常困难。b～d 增强T1WI显示完全粉碎的环状软骨环 (b、c图箭)，和甲状软骨右下角的骨折，并向右侧脱位 (细箭)。注意大范围黏膜撕裂 (d图箭) 和第一气管环骨折 (d图箭头)。患者接受了手术，手术证实影像所见。

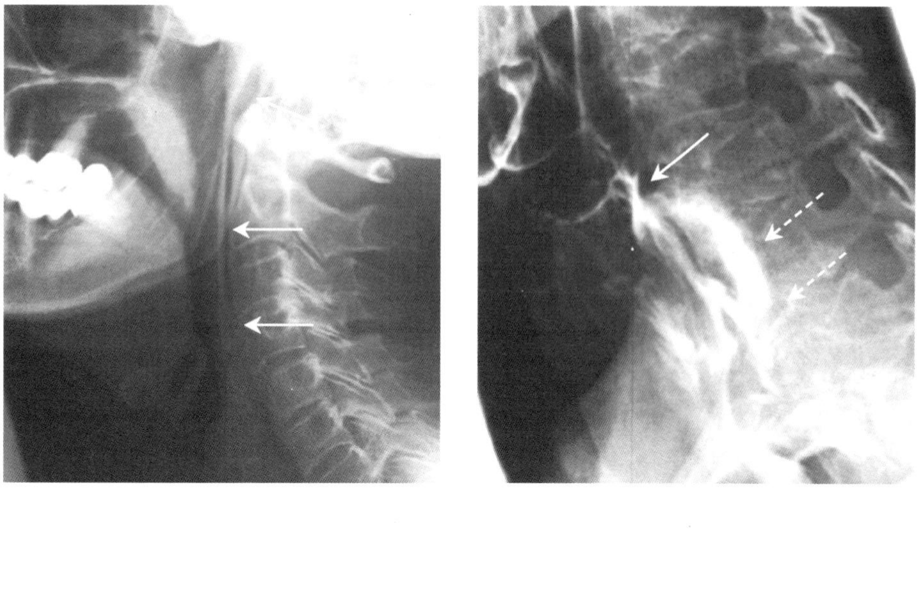

图11.76 75岁女性，鸡骨致下咽穿孔。
a 颈部侧位片示大范围软组织气肿，注意咽后间隙内的气体 (箭)。b 低渗水溶性碘咽部造影示穿孔部位位于下咽后壁 (箭)。注意对比剂在咽后间隙内聚积 (虚箭)。患者经保守治疗，数日后恢复。

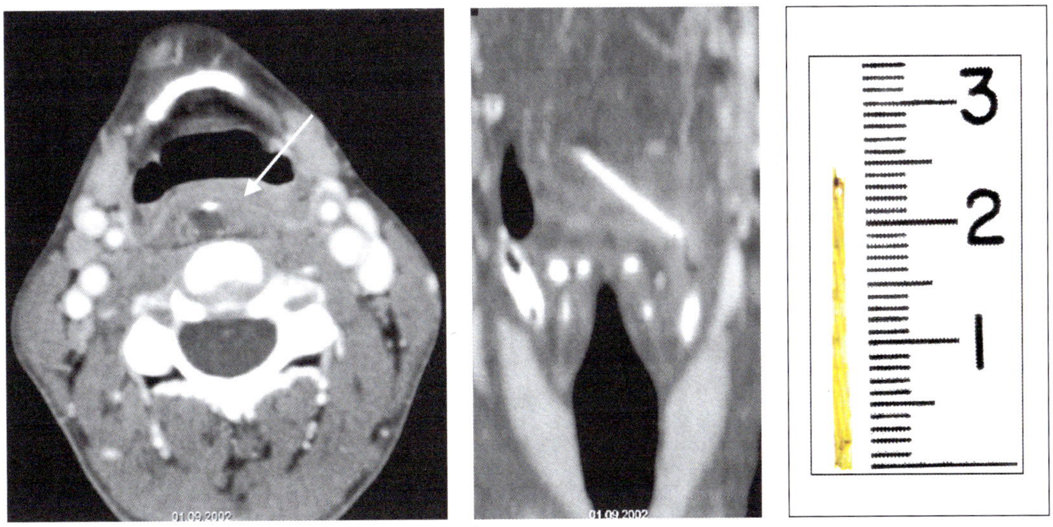

a b c

图11.77 55岁女性，鱼刺致喉咽穿孔。
a轴位及b冠状位二维重建增强CT示以大的咽后脓肿（箭）伴脓腔内不透放射线的异物。内镜仅见下咽后壁小的黏膜撕裂，手术探查发现2.5cm长鱼骨（图c示）导致的咽后间隙脓肿，鱼骨被成功取出。

因为这些异物位于下咽以外，内镜无法看到。这样，影像检查可以显示异物的确切位置，可以在合适的位置切开下咽后壁，用内镜将异物取出（图11.77）。

参考文献

1 Abramson AL, Brandsma J, Steinberg B, Winkler B. Verrucous carcinoma of the larynx. Arch Otolaryngol 1985; 111: 709–715.
2 Archer CR, Yeager VL, Herbold DR. Improved diagnostic accuracy in TNM staging of laryngeal cancer. J Comput Assist Tomogr 1983; 7: 610–617.
3 Archer CR, Yeager VL, Herbold DR. Computed tomography vs. histology of laryngeal cancer: their value in predicting laryngeal cartilage invasion. Laryngoscope 1983; 93: 140–147.
4 Banks ER, Frieson HF Jr, Mills SE, George E, Zarbo RJ, Swanson PE. Basaloid-squamous cell carcinoma of the head and neck. A clinicopathologic and immunohistochemical study of 40 cases. Am J Surg Pathol 1992; 16: 939–946.
5 Barbu RR, Khan A, Port JL, et al. Case report: Extramedullary plasmacytoma of the larynx. Comput Med Imaging Graph 1992; 16: 359.
6 Batsakis JG. Tumors of the Head and Neck. Clinical and Pathologic Considerations, 2 d ed., Baltimore: Williams and Wilkins; 1979.
7 Batsakis JG, El Naggar A. Basaloid–squamous cell carcinomas of the upper aerodigestive tract. Ann Otol Rhinol Laryngol 1989; 98: 919–920.
8 Becker M. Larynx and hypopharynx. Radiol Clin North Am 1998; 36: 891–920.
9 Becker M. Diagnose und Stadieneinteilung von Larynxtumoren mittels CT und MRT. Der Radiologe 1998; 38: 93–100.
10 Becker M. Oral cavity, oropharynx and hypopharynx. Semin Roentgenol 2000; 35: 21–30.
11 Becker M, Hasso AN. Imaging of malignant neoplasms of the pharynx and larynx. In: Taveras JM, Ferruci JT, eds. Radiology: Diagnosis–Imaging–Intervention. Philadelphia: J.B. Lippincott; 1996: 1–16.
12 Becker M, Kurt AM. Infrahyoid neck: CT and MR imaging versus histopathology. Eur Radiol 1999; 9 (Suppl 2): 53–68.
13 Becker M, Moulin G, Kurt AM et al. Non-squamous cell neoplasms of the larynx: radiologic-pathologic correlation. Radiographics 1998; 18: 1189–1209.
14 Becker M, Moulin G, Kurt AM, Zbären P, Dulguerov, Marchal F, Zanaret P, Lehman W, Rüfenacht DA, Terrier F. Atypical squamous cell carcinoma of the larynx and hypopharynx: radiologic features and pathologic correlation. Eur Radiol 1998; 8: 1541–1551.
15 Becker M, Schroth G, Zbären P, et al. Long-term changes induced by high-dose irradiation of the head and neck region: imaging findings. Radiographics 1997; 17: 5–26.
16 Becker M, Zbären P, Delavelle J, et al. Neoplastic invasion of the laryngeal cartilage: reassessment of criteria for diagnosis at CT. Radiology 1997; 203: 521–532.
17 Becker M, Zbären P, Laeng H. MRI and CT of unusual laryngeal neoplasms in adults: radiologic-pathologic correlation. Radiographics, Selected Neuroradiology Scientific Exhibits 1995; 15 (pt 3, CD): 1268.
18 Becker M, Zbären P, Laeng H, Stoupis C, Porcellini B, Vock P. Neoplastic invasion of the laryngeal cartilage: Comparison of MR imaging and CT with histopathologic correlation. Radiology 1995; 194: 661–669.
19 Becker M, Zbären P, Hermans R, Becker CD, Marchal F, Kurt AM, Marré S, Rüfenacht DA, Terrier F. Necrotizing fasciitis of the head and neck: role of CT in diagnosis and management. Radiology 1997; 202: 471–476 .
20 Bennett A, Carter RL, Stamford IF, Tanner NSB. Prostaglandin-like material extracted from squamous cell carcinomas of the head and neck. Br J Cancer 1980; 41: 204–208.
21 Berger PS, Bataini JP. Radiation induced cranial nerve palsy. Cancer 1977; 40: 152–155.
22 Brandsma JL, Steinberg BM, Abramson AL, Winkler B. Presence of human papilloma virus type 16 related sequences in verrucous carcinoma of the larynx. Cancer Res 1986; 46: 2185–2188.
23 Brodsky G. Carcino(pseudo)sarcoma of the larynx: the controversy continues. Otolaryngol Head Neck Surg 1984; 17: 185–197.
24 Carter RL, Tanner NSB. Local invasion by laryngeal carcinoma: Importance of focal ossification within laryngeal cartilage. Clin Otolaryngol 1979; 4: 283–290.
25 Carter RL, Tanner NSB, Clifford P, Shaw HJ. Direct bone invasion in squamous cell carcinoma of the head and neck: Pathological and clinical implications. Clin Otolaryngol 1980; 5: 107–116.
26 Castelijns JA, Becker M, Hermans R. The impact of cartilage invasion on treatment and prognosis of laryngeal cancer. Eur Radiol 1996; 6: 156–169.
27 Castelijns JA, Gerritsen GJ, Kaiser MC, et al. Invasion of laryngeal cartilage by cancer: Comparison of CT and MR imaging. Radiology 1988; 167: 199–206.
28 Castelijns JA, van den Brekel MWM, Tobi H, et al. Laryngeal carcinoma after radiation therapy: correlation of abnormal MR imaging signal patterns in laryngeal cartilage with the risk of recurrence. Radiology 1996; 198: 151–155.
29 Charlin B, Guerrier B, Balmigere G. Subtotal laryngectomy with cricohyoidopexy. Head and Neck Surg 1988; 1: 17–24.
30 Chevalier D, Piquet JJ. Subtotal laryngectomy with cricohyoidopexy for supraglottic carcinoma: review of 61 cases. Am J Surg 1994; 168: 472–473.
31 Clerf LH. The preepiglottic space. Its relation to carcinoma of the epiglottis. Arch Otolaryngol 1944; 40: 177–179.
32 Craswell P W T. Vocal cord paralysis following radioactive iodine therapy. Br J Clin Pract 1972; 26: 571 -572.
33 Curtin HD. Imaging of the larynx: Current concepts. Radiology 1989; 173: 1–11.
34 Curtin HD. The importance of imaging demonstration of neoplastic invasion of laryngeal cartilage. Radiology 1995; 194: 643–644.

35 DeFoer B, Hermans R, Van der Goten A, Delaere PR, Baert AL. Imaging features in cases of submucosal laryngeal mass lesions. Eur Radiol 1997; 6: 913-916.
36 DiSantis DJ, Balfe DM, Hayden RE, et al. The neck after vertical hemilaryngectomy: computed tomographic study. Radiology 1984; 151: 683-687.
37 DiSantis DJ, Balfe DM, Hayden RE, et al. The neck after total laryngectomy: CT study. Radiology 1984; 153: 713-717.
38 Donovan DT, Conley J. Adenoid cystic carcinoma of the subglottic region. Ann Otol (St. Louis)1983; 92: 491-495
39 Duda JJ Jr, Lewin JS, Eliachar I. MR evaluation of epiglottic disruption. AJNR 1996; 17: 563-565.
40 Ekberg O, Nylander G. Pharyngeal dysfunction after treatment of pharyngeal cancer with surgery and radiotherapy. Gastrointest Radiol 1983; 8: 97-104.
41 Ferlito A. Primary lymphoepithelial carcinoma of the hypopharynx. J Laryngol Otol 1977; 91: 361-367.
42 Ferlito A, Nicolai P, Montaguti A, Cecchetto A, Pennelli N. Condrosarcoma of the larynx: review of the literature and report of three cases. Am J Otolaryngol 1984; 5: 350-359.
43 Ferlito A, Recher G. Ackerman's tumor (verrucous carcinoma) of the larynx. A clinicopathologic study of 77 cases. Cancer 1980; 46: 1617-1630.
44 Feuerstein SS. Subglottic hemangioma in infants. Laryngoscope 1973; 83: 466-473.
45 Galasko CSB. Mechanism of bone destruction in the development of skeletal metastases. Nature 1976; 263: 507-508.
46 Gallo A, Mocetti P, De Vincentiis M, et al. Neoplastic infiltration of laryngeal cartilages: histocytochemical study. Laryngoscope 1992; 102: 891-895.
47 Gerritsen GJ, Valk J, van Velzen DJ, Snow GB. Computed tomography: a mandatory investigational procedure for T-staging of advanced laryngeal cancer. Clin Otholaryngol 1986; 11: 307-316.
48 Glanz H, Kleinsasser O. Metastasen im Kehlkopf. HNO 1978; 163-167.
49 Gnepp DR, Chandler W, Hyams V. Primary Kaposi sarcoma in the head and neck. Ann Intern Med 1984; 100: 107-114.
50 Gorenstein AG, Neel HB III, Devine KD, Weiland JH. Solitary extramedullary plasmacytoma of the larynx. Arch Otolaryngol 1977; 103: 159-161.
51 Gregor RT, Hammond K. Framework invasion by laryngeal carcinoma. Am J Surg 1987; 154: 452-458.
52 Gregor RT, Lloyd GAS, Michels L. Computed tompography of the larynx: a clinical pathologic study. Head Neck Surg 1981; 3: 284-296.
53 Greven KM, Williams DW III, Keyes JW Jr., et al. Distinguishing tumor recurrence from irradiation sequelae with positron emission tomography in patients treated for larynx cancer. Int J Radiat Oncol Biol Phys 1994; 29: 841.
54 Gridelli C, Palmieri G, Airoma G, Incoronato P, Pepe R, Barra E, Bianco AR. Complete regression of laryngeal involvement by classic Kaposi sarcoma with low dose alpha 2 b interferon. Tumori 1990; 76: 292-293.
55 Hermanek P, Hutter RVP, Sobin LH, Wagner G, Wittekind Ch, eds. TNM Atlas: Illustrated Guide to the TNM/pTNM classification of malignant tumors, 4th ed. Berlin: Springer; 1998; 22-49.
56 Hermans R, Van den Bogaert W, Rijnders A, Baert AL. Value of computed tomography as outcome predictor of supraglottic squamous cell carcinoma treated by definitive radiation therapy. Int J Radiat Oncol Biol Phys 1999; 44: 755-765.
57 Hermans R, Van den Bogaert W, Rijnders A, Doornaert P, Baert AL. Predicting the local outcome of glottic squamous cell carcinoma after definitive radiation therapy: value of computed tomography-determined tumor parameters. Radiother Oncol 1999; 50: 39-46.
58 Houle JA, Joseph P, Batsakis JG. Primary adenocarcinoma of the larynx. J Laryngol Otol 1976; 90: 1159-1163.
59 Jones B, Donner M. Common structural lesions. In: Jones B, Donner M, eds. Normal and Abnormal Swallowing. Imaging in Diagnosis and Therapy. New York: Springer; 1991; 93-108.
60 Katsantonis GP, Archer CR, Rosenblum BN, Yeager VL, Friedman WH. The degree to which accuracy of preoperative staging of laryngeal carcinoma has been enhanced by computer tomography. Arch Otolaryngol Head Neck Surg 1986; 95: 52-62.
61 Keen JA, Wainwright J. Ossification of the thyroid, cricoid and arytenoid cartilages. S Afr J Lab Clin Med 1958; 4: 83-108.
62 Kirchner JA. Invasion of the framework by laryngeal cancer. Acta Otolaryngol (Stockh) 1984; 97: 392-397.
63 Kirchner JA. Pathways and pitfalls in partial laryngectomy. Ann Otorhinolaryngol 1984; 93: 301-305.
64 Kirchner JA, Carter D. Intralaryngeal barriers to the spread of cancer. Acta Otolaryngol (Stockh) 1987; 103: 503-513.
65 Kirchner JA, Fischer J. Anterior commissure cancer—a clinical and laboratory study of 39 cases. Can J Otolaryngol 1975; 4: 637-643.
66 Lee WR, Mancuso AA, Saleh EM, et al. Can pretreatment computed tomography findings predict local control in T3 squamous cell carcinoma of the glottic larynx treated with radiation therapy alone ? Int J Radiat Oncol Biol Physiol 1993; 25: 683-697.
67 Lehmann W, Raymond L, Faggiano F, et al. Cancer of the endolarynx, epilarynx and hypopharynx in south-western Europe: Assessment of tumoral origin and risk factors. Adv Otorhinolaryngol 1991; 46: 145-156.
68 Lenz M, Hypopharynx and larynx. In: Lenz M, ed. CT and MRI in head and neck tumors. Stuttgart: Georg Thieme Verlag; 1992; 107-134.
69 Lindwall N. Hypopharyngeal cancer in sideropenic dysphagia. Acta Radiol (Stockh) 1953; 39: 17-37.
70 Lloyd GAS, Michaels L, Phelps PD. The demonstration of cartilaginous involvement in laryngeal carcinoma by computerized tomography. Clin Otolaryngol 1981; 6: 171-177.
71 Loevner LA, Yousem DM, Montone KT, Weber R, Chalian A, Weinstein G. Can radiologists accurately predict preepiglottic space invasion with MR imaging? AJR 1997; 169: 1681-1687.
72 Logemann J A, Bytell D E. Swallowing disorders in three types of head and neck surgical patients. Cancer 1979; 44: 1095-1105.
73 Mafee MF, Schild JA, Michael AS, Choi KH, Capek V. Cartilage involvement in laryngeal carcinoma: Correlation of CT and pathologic macrosection studies. J Comput Assist Tomogr 1984; 8: 969-973.
74 Mafee MF, Schild JA, Valvassori GE, Capete V. Computed tomography of the larynx: Correlation with anatomical and pathologic studies in cases of laryngeal carcinoma. Radiology 1983; 147: 123-128.
75 Mancuso AA. Evaluation and staging of laryngeal and hypopharyngeal cancer by computed tomography and magnetic resonance imaging. In: Silver CE, ed. Laryngeal Cancer. New York: Thieme; 1991: 46-94.
76 Mancuso AA, Calcaterra TC, Hanafee WN. Computed tomography of the larynx. Radiol Clin North Am 1978; 16: 195-208.
77 Mancuso AA, Tamakawa Y, Hanafee WN. CT of the fixed vocal cord. Am J Radiol 1980; 135: 529-534.
78 Mancuso AA, Hanafee WN. Elusive head and neck carcinomas beneath intact mucosa. Laryngoscope 1983; 93: 133-139.
79 Mancuso AA, Hanafee WN. A comparative evaluation of computed tomography and laryngography. Radiology 1979; 133: 131-138.
80 Mancuso AA, Hanafee WN: Larynx and hypopharynx. In: Mancuso AA, Hanafee WN, eds. Computed Tomography and Magnetic Resonance Imaging of the Head and Neck, 2nd ed. Baltimore: Williams and Wilkins; 1985: 1-503.
81 Mancuso AA, Mukherji SK, Schmalfuss I et al. Preradiotherapy computed tomography as a predictor of local control in supraglottic carcinoma. J Clin Oncol 1999; 17: 631 637.
82 Marlowe SD, Swartz JD, Koenigsberg R, et al. Metastatic hypernephroma to the larynx: unusual presentation. Neuroradiology 1993; 35: 242-246.
83 Maroldi R, Battaglia G, Nicolai P, et al. CT appearance of the larynx after conservative and radical surgery for carcinomas. Eur Radiol 1997; 7: 418-431.
84 Meglin AJ, Biedlingmaier JF, Mirvis SE. Three dimentional computed tomography in the evaluation of laryngeal injury. Laryngoscope 1991; 101: 202-207.
85 Micheau C, Luboinski B, Lanchi P, et al. Relationship between laryngoceles and laryngeal carcinomas. Laryngoscope 1978; 88: 680-688.
86 Micheau C, Luboinski B, Schwaab G, Richard J, Cachin Y. Lymphoepitheliomas of the larynx (undifferendiated carcinomas of nasopharyngeal type). Clin Otolaryngol 1979; 4: 43-48.
87 Million RR. The myth regarding bone or cartilage involvement by cancer and the likehood of cure by radiotherapy. Head Neck 1989; 11: 30-40.
88 Mukherji SK, Mancuso AA, Kotzur IM, et al. Radiologic appearance of the irradiated larynx. Part 1. Expected changes. Radiology 1994; 193: 141-148.
89 Mukherji SK, Mancuso AA, Kotzur IM, et al. Radiologic appearance of the irradiated larynx. Part 2. Primary site response. Radiology 1994; 193: 149-154.
90 Mulliken J B, Glowacki J (1982) Hemangiomas and vascular malformations in infants and children: a classification based on endothelial characteristics. Plast Reconstr Surg 69: 412-420.
91 Muñoz A, Ramos A, Ferrando J, et al. Laryngeal carcinoma: sclerotic appearance of the cricoid and arytenoid cartilage—CT-pathologic correlation. Radiology 1993; 189: 433-437.

92 Ortiz CL, Weber AL. Laryngeal lipoma. Ann Otol Rhinol Laryngol 1991; 100: 783–784.

93 Pameijer FA, Hermans R, Mancuso AA et al. Pre- and post-radiotherapy computed tomography in laryngeal cancer: Imaging-based prediction of local failure. Int J Radiat Oncol Biol Phys 1999; 45: 359–366.

94 Pameijer FA, Mancuso AA, Mendenhall WM, Parsons JT, Kubilis PS. Can pretreatment computed tomography predict local control in T3 squamous cell carcinoma of the glottic larynx treated with definitive radiotherapy ? Int J Radiat Oncol Biol Phys 1997; 37: 1011–1021.

95 Piekarski JD, Heran F, Bosq J, et al. CT imaging of normal and abnormal laryngeal cartilage in adults. Selected Scientific Exhibits: RSNA 1993. Radiographics 1994; 14 (CD): 690.

96 Piekarski JD. Atteinte des cartilages dans les carcinomes pharyngo-laryngés. In: Marsot-Dupuch K, ed. Données récentes de l'imagerie en otho-rhino-laryngologie, Collège d'Imagerie pour la Recherche et l'Enseignement en Oto-rhino-Laryngologie (C.I.R.E.O.L.). Paris; 1996; 15: 1–7.

97 Pittam MR, Carter RL. Framework invasion by laryngeal carcinomas. Head Neck Surg 1982; 4: 200–208.

98 Pollak RS. Laryngectomy and radical neck dissection. 1955; 8: 1177–1184.

99 Quinn FB Jr., McCabe BF. Laryngeal metastases from malignant tumors in distant organs. Ann Otol Rhinol Laryngol 1957; 66; 139–143.

100 Reidenbach MM. Borders and topographic relationships of the paraglottic space. Arch Otorhinolaryngol 1997; 254: 193–195.

101 a Reidenbach MM. The preepiglottic space: topographic relations and histological organization. J Anat 1996; 88: 173–182.

101 b Sadler TW, Respiratory system. In: Sadler TW, ed. Langman's Medical Embryology, 5 th ed. Philadelphia: Williams and Wilkins; 1985: 215–223.

102 Saleh EM, Mancuso AA, Stringer SP. CT of submucosal and occult laryngeal masses. JCAT 1992; 16: 87–93.

103 Sato K, Kurita S, Hirano M. Location of the preepiglottic space and its relationship to the paraglottic space. Ann Otol Rhinol Laryngol 1993; 102: 930–934.

104 Schaefer SD. The use of CT scanning in the management of the acutely injured larynx. Otolaryngol Clin North Am 1991; 24: 31–36.

105 Sigal R, Monnet O, de Baere T, Micheau C, Shapeero LG, Julieron M, Bosq J, Vanel D, Piekarski JD, Luboinski B, Masselot J. Adenoid cystic carcinoma of the head and neck: Evaluation with MR imaging and clinical-pathologic correlation in 27 patients. Radiology 1992; 184: 95–101.

106 Silverman PM, Bossen EH, Fisher SR, Cole TB, Korobkin M, Halvorsen RA. Carcinoma of the larynx and hypopharynx: computed tomographic-histopathologic correlations. Radiology 1984; 151: 697–702.

106a Sobin LH, Wittekind C, eds. TNM Classification of Malignant Tumours, 6th ed. Hoboken, NJ: Wiley; 2002:36–43.

107 Som PM, Scherl MP, Rao VM, Biller HF. Rare presentations of ordinary lipomas of the head and neck: a review. AJNR 1986; 7: 657–664.

108 Stiglbauer R, Steurer M, Schimmerl S, Kramer J. MRI of cartilaginous tumors of the larynx. Clin Radiol 1992; 46: 23–27.

109 Stoll B A, Andrews J T. Radiation induced peripheral neuropathy. Br Med J 1966; 1: 834–837.

110 Sulfaro S, Barzan L, Querin F, et al. T-staging of the laryngohypopharyngeal carcinoma; a 7-year multidisciplinary experience. Arch Otolaryngol Head Neck Surg 1989; 115: 613–620.

111 Suojanen JN, Mukherji SK, Wippold FJ. Spiral CT of the larynx. AJNR 1993; 15: 1579–1582.

112 Takashima S, Noguchi Y, Okumura T, Aruga H, Kobayashi T. Dynamic MR imaging in the head and neck. Radiology 1993; 189: 813–821.

113 Tart RP, Mukherji SK, Lee WR, Mancuso AA. Value of laryngeal cartilage sclerosis as a predictor of outcome in patients with stage T3 glottic cancer treated with radiation therapy. Radiology 1994; 192: 567–570.

114 Tien RD, Hesselink JR, Chu PK, Szumowski J. Improved detection and delineation of head and neck lesions with fat-suppression spin-echo MR imaging. AJNR 1991; 12: 19–24.

115 Tirwari RM, Snow GB, Balm AJM, Gerritsen GJ, Vos W, Bosma A. Cartilaginous tumors of the larynx. J Laryngol Otol 1987; 101: 266–275.

116 Thabet HM, Sessions DG, Gado MH, et al. Comparison of clinical evaluation and computed tomographic diagnostic accuracy for tumors of the larynx and hypopharynx. Laryngoscope 1996; 106: 589–594.

117 Vogl TJ, Steger W, Balzer JO, et al. MRI of the hypopharynx, larynx and neck. Eur Radiol 1992; 2: 391.

118 Vogl TJ, Steger W, Grevers G, Schreiner M, Dressel S, Lissner J. MRI with Gd-DTPA in tumors of larynx and hypopharynx. Eur Radiol 1991; 1: 58–64.

119 Wippold FJ, Smirniotopoulos JG, Moran CJ, Glazer HS. Chondrosarcoma of the larynx: CT features. AJNR 1993; 14: 453–459.

120 Wolf GT. Induction chemotherapy plus radiation compared with surgery plus radiation in patients with advanced laryngeal cancer. N Engl J Med 1991; 324: 1685–1690.

121 Yeager VL. Archer CR, Anatomical routes for cancer invasion of laryngeal cartilages. Laryngoscope 1982; 92: 449–452.

122 Yousem DM, Cheng L, Montone KT, Montgomery L, Loevner LA, Rao V, Chung TS, Kimura Y, Hayden RE, Weinstein GS. Primary malignant melanoma of the sinonasal cavity: MR imaging evaluation. Radiographics 1996; 16: 1101–1110.

123 Yousem DM, Hatabu H, Hurst MD, et al. Carotid artery invasion by head and neck masses: Prediction with MR imaging. Radiology 1995; 195: 715–720.

124 Yousem DM, Oberholzer JC. Neurofibroma of the aryepiglottic fold. AJNR 1991; 12: 1176.

125 Zbären P, Becker M, Laeng H. Pretherapeutic staging of laryngeal cancer: clinical findings, computed tomography and magnetic resonance imaging versus histopathology. Cancer 1996; 77: 1263–1273.

126 Zbären P, Becker M, Laeng H. Staging of laryngeal cancer: endoscopy, computed tomography and magnetic resonance imaging versus histopathology. Eur Arch Otolaryngol 1997; 254: 117–122.

127 Zbären P, Becker M, Laeng H. Pretherapeutic staging of hypopharyngeal carcinoma: Clinical findings, computed tomography, and magnetic resonance imaging compared with histopathologic evaluation. Arch Otolaryngol Head Neck Surg 1997; 123: 908–913.

128 Zbaren P, Egger C. Growth patterns of piriform sinus carcinomas. Laryngoscope 1997; 107(4): 511–518.

129 Zbären P, Schar P, Tschopp L, Becker M, Hausler R.Surgical treatment of Zenker's diverticulum: transcutaneous diverticulectomy versus microendoscopic myotomy of the cricopharyngeal muscle with CO_2 laser. Otolaryngol Head Neck Surg 1999; 121(4): 482–487.

12 其他舌骨下颈部病变

M. Becker

绪论

影像学在颈部疾病的诊断中起着重要作用。它能鉴别出真假性肿块。描述病变的精确位置、范围及性质。正常影像解剖知识是理解疾病病理过程的基础。本章首先复习与影像相关的解剖知识。然后集中讲述一些最常见的影响舌骨下颈部淋巴结病变和非淋巴结结构病变，包括甲状腺。

解剖

舌骨是舌骨上颈部和舌骨下颈部之间标志性结构，因为几个筋膜就像天然的分界面一样附着在舌骨上。舌骨上区是指从颅底到舌骨的纵向解剖区域。舌骨下区是指从舌骨到胸廓入口的纵向解剖学区域。

对于颈部结构的分类有许多方法。外科医生用表浅的肌肉群将舌骨颈部的表浅结构划分为若干三角区。而放射学家和解剖学家们通常用颈深筋膜的各层将颈部划分为各个间隙。本章按照器官系统来组织。最后讨论一下舌骨下颈部的间隙及三角区。

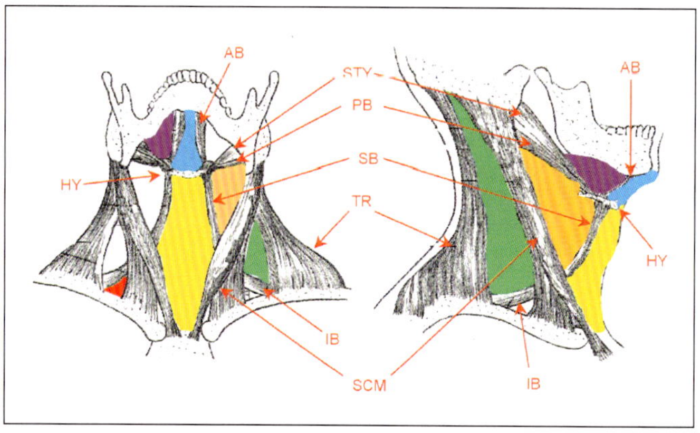

图 12.1 颈部的肌肉及三角区。前面观及侧面观。
肌肉：AB；二腹肌前腹；PB，二腹肌后腹；STY，茎突舌骨肌；SB，肩胛舌骨肌上腹；IB，肩胛舌骨肌下腹；SCM，胸锁乳突肌；TR，斜方肌；HY，舌骨。
舌骨上三角区：下颌下三角（紫色）；颏下三角区（蓝色）舌骨下三角区：颈动脉三角（橙色）；肌三角（黄色）；枕三角（绿色）；锁骨下三角（红色）。

肌肉

舌骨下颈部上界为舌骨，下以胸骨角为界。舌骨下颈部的软组织大多由肌肉构成（图12.1）胸锁乳突肌起自耳后颞骨的乳突，经颈部外侧面向前下走行，然后分为二头分别止于胸骨和锁骨内侧面（图12.1，12.2）。其功能为负责头的转动。斜方肌起自头颅后部、第七颈椎及全部胸椎的棘突，止于肩峰及肩胛冈。该肌肉宽而平，其作用为负责肩胛骨的提升（图12.1，12.2）。胸锁乳突肌及斜方肌都受第XI颅神经的支配（副神经）。颈阔肌起自下颌骨，其部分肌肉纤维融入面部表情肌肉内（图12.2）。以很平的肌肉覆盖着颈前部，然后融入胸大肌、三角肌的筋膜内。它由面神经支配（第VII颅神经）。二腹肌由前腹和后腹两个腹构成，它们由一中心腱相连（图12.1）。前腹起自下颌骨的内面。延伸于舌骨的外侧面。在此延续成一厚肌腱，后腹位于舌骨上颈部，止于乳突的内面。从舌骨的纤维滑轮使肌腱保持在原位。二腹肌前腹由下颌神经支配（V3），后腹由面神经支配（VII）。肩胛舌骨肌分为上腹和下腹。上腹起自舌骨，延伸向锁骨的内面，在此延续为中央肌腱。下腹在锁骨上走行，止于肩胛骨的上缘。肩胛舌骨肌内腹之间的肌腱由来自锁骨内侧的纤维滑轮固定在原位。舌骨下肌群包括甲状舌骨肌、胸骨甲状肌、胸骨舌骨肌及肩胛舌骨肌上腹与舌骨、甲状软骨和胸骨的前面连接（图12.2）。它们由C1～C3支配。斜角肌是椎旁肌中最前面的肌肉，前和中斜角肌起自低位颈椎的横突，止于第1肋骨的前部。臂丛和锁骨下动脉走行于胸廓入口水平的前和中斜角肌之间（图12.2），后斜角肌起自第6、7颈椎横突，止于第2肋骨。

血管

颈部最大的血管为颈总动脉及颈内静脉（图12.2、12.3）。它们在颈部垂直走行，因此在轴位图像上表现为圆形结构。颈总动脉和颈内静脉在上颈部走行于胸锁乳突肌内侧，在下颈部位于其下方， 颈内静脉位于颈总动脉外

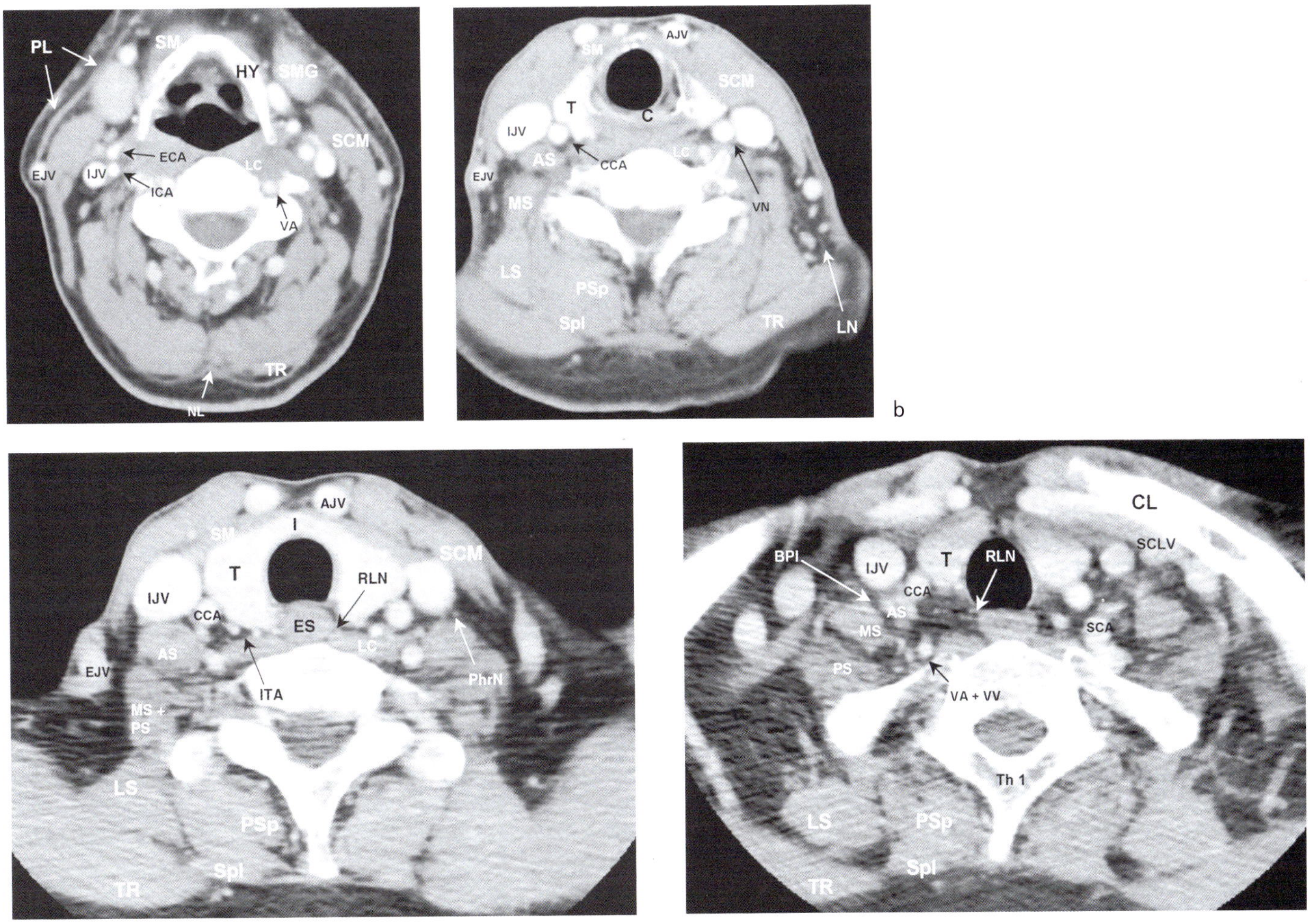

图 12.2　颈部 CT 横断面解剖平面。舌骨（a），环状软骨环（b），甲状腺（c），及锁骨（d）。AJV ＝颈前静脉；AS＝ 前斜角肌；BPI ＝臂丛；C ＝环状软骨；CCA ＝颈总动脉；CL ＝锁骨；ECA ＝颈外动脉；EJV ＝颈外静脉；ES ＝食管；HY ＝舌骨；ICA ＝颈内动脉；IJV ＝颈内静脉；ITA ＝甲状腺下动脉；LC ＝颈长肌；LN ＝正常淋巴结；LS ＝肩胛提肌；NL ＝项韧带；MS ＝中斜角肌；PhrN ＝膈神经；PL ＝颈阔肌；PS ＝后斜角肌；PSp ＝椎旁肌肉；RLN ＝喉返神经；SCA ＝锁骨下动脉；SCLV ＝锁骨下静脉；SCM ＝胸锁乳突肌；SM ＝舌骨下肌群；SMG ＝下颌下腺；Spl ＝头夹肌；T ＝甲状腺；Th1 ＝第一胸椎；TR ＝斜方肌，VA ＝椎动脉，VN ＝迷走神经。

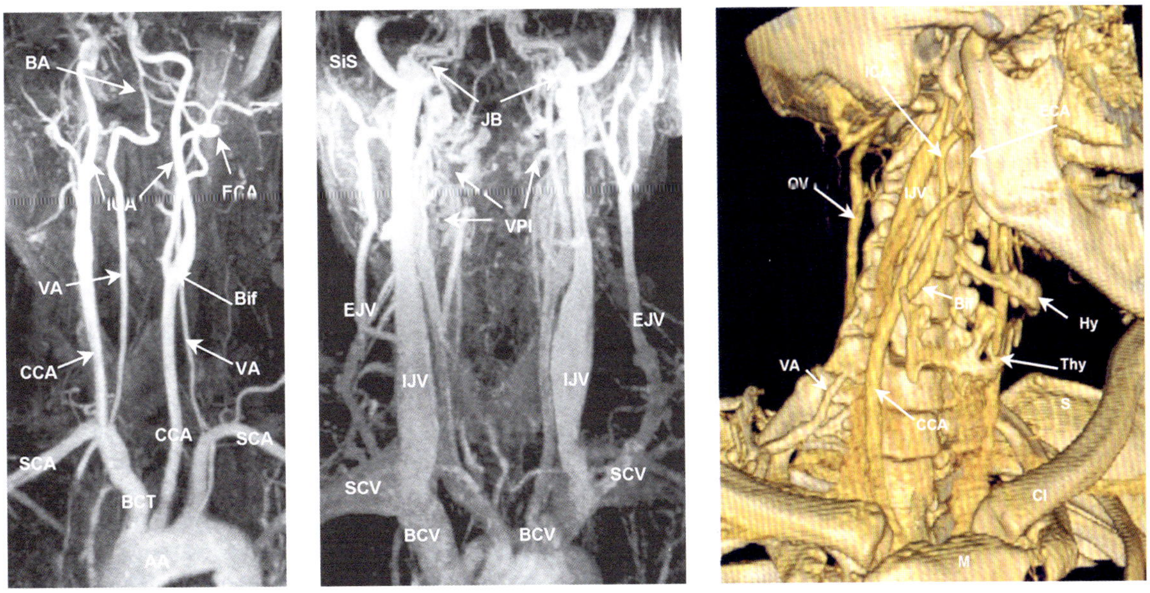

图 12.3　颈部血管解剖。
a MR 血管成像，冠状面；b MR 静脉造影，冠状面 c 增强 CT3D 重组颈部血管。AA ＝主动脉弓；BA ＝基底动脉；BCT ＝头臂动脉干；BCV ＝头臂静脉；Bif ＝颈动脉分叉部；CCA ＝颈总动脉；CL ＝锁骨；ECA ＝颈外动脉；EJV ＝颈外静脉；Hy ＝舌骨；ICA ＝颈内动脉；JB ＝颈静脉球；M ＝胸骨柄；OV ＝枕静脉；S ＝肩胛骨；SCA ＝锁骨下动脉；SCV ＝锁骨下静脉；SiS ＝乙状窦；Thy ＝甲状软骨（骨化部分）；VA ＝椎动脉；VPI ＝椎静脉丛。

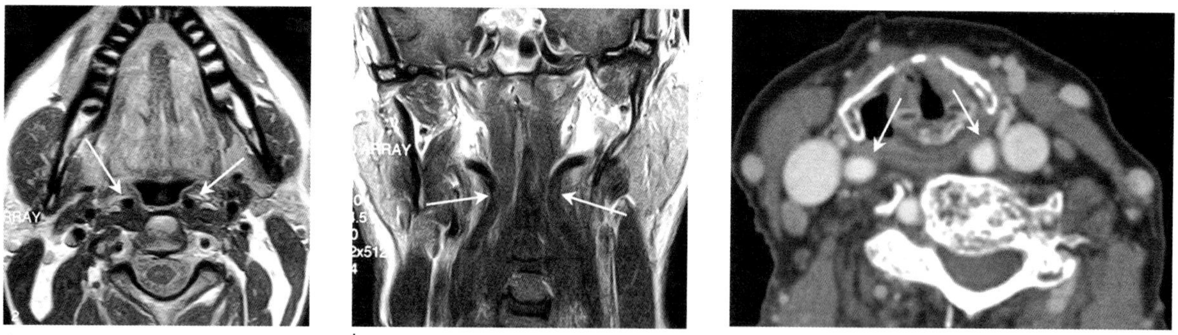

a b c

图 12.4 咽后走行，男性患者于烟后壁可见双侧黏膜下隆起，(a) 轴位和 (b) 冠状位增强T1WI像。MR检查能除外黏膜下肿瘤，它显示出两侧颈内动脉的咽后走行（箭），解释了咽后壁黏膜下隆起。(c) 一位女性患者的轴位增强CT示偶然发现的颈总动脉走行于咽后（箭）。

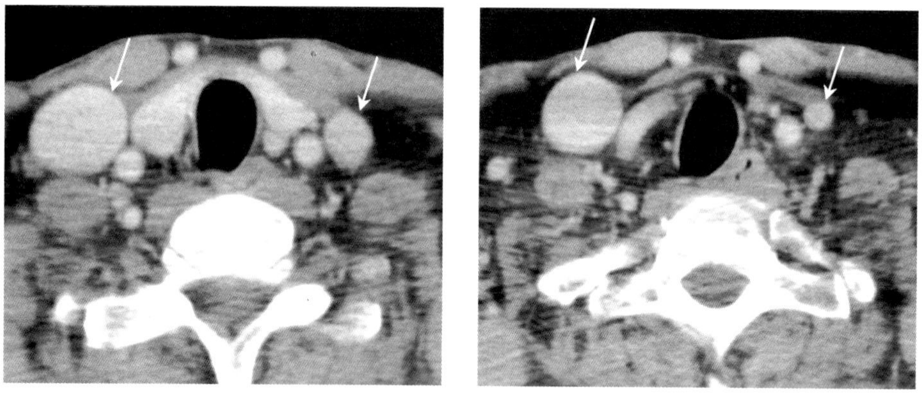

a b

图 12.5 a、b 增强CT图像：非对称的颈内静脉，右侧大于左侧。两侧颈内静脉都为箭号所指。

侧。颈总动脉在舌骨平面分为颈内动脉及颈外动脉。在分叉处，颈总动脉形成颈动脉球。在颈动脉分叉水平颈内动脉位于颈外动脉的后外侧，然后沿颈内静脉向头侧继续走行。然而，颈外动脉很快发出分支供应头部颅外部分和颈部。椎动脉从锁骨下动脉发出，在颈部沿着脊柱外侧面上行，它在第6颈椎水平进入横突孔，然后环绕寰椎侧块进入枕骨大孔。颈外静脉位于颈阔肌和胸锁乳突肌之间，在前斜角肌水平注入锁骨下静脉。

在某些病人，颈内动脉和颈总动脉可能走行于咽后部。这种正常变异可能导致咽后壁黏膜下隆起，临床上可能疑为黏膜下肿物。断面影像通过显示颈动脉的迷走就很容易澄清这种情况（图12.4）。颈内静脉通常比颈总动脉粗，而且右侧颈静脉很常见大于左侧（图12.5）

淋巴结

淋巴结最常用的分类方法是由联合国癌症控制中心(DIC)和美国癌症联合委员会(AJCC)制定的。最近为了在影像和物理检查中使淋巴结位置描述标准化，提出以影像学为基础的淋巴结分类[131, 132]（图12.6，12.7），Ⅰ区淋巴结位于舌骨以上，下颌舌骨肌以下及两侧下颌下腺后缘水平线之前，ⅠA区淋巴结（前称颌下淋巴结）位于双侧二腹肌前腹的内侧缘，ⅠB区淋巴结（前称下颌下淋巴结）位于二腹肌前腹内侧缘外面。Ⅱ区淋巴结（颈静脉上段）从颅底延伸到舌骨体下部，在轴位影像上位于两侧胸锁乳突肌后缘水平线之前和下颌下腺后缘水平线之后。ⅡA区淋巴结不能与颈内静脉分开或位于颈内静脉外及内侧；ⅡB区淋巴结（前称上脊副神经淋巴结）位于颈内静脉后方其间有脂肪面将二者分开。咽后淋巴结位于颈内动脉内侧。Ⅲ区淋巴结（颈静脉中段）位于舌骨体下部及环状软骨下缘之间，这些淋巴结在轴位影像上位于胸锁乳突肌后缘水平线之前。Ⅳ区淋巴结（颈静脉下段）位于环状软骨下缘与锁骨之间，Ⅴ区淋巴结（颈后三角区）从颅底延伸至锁骨水平，所有Ⅴ区淋巴结在轴位影像上都位于斜方肌前缘水平线前方，在环状环软骨下缘以上的Ⅴ区淋巴结（也称上Ⅴ区淋巴结或ⅤA区淋巴结），在横轴位上位于胸锁乳突肌后缘水平线后方。在环状软骨环下缘以下的

V区淋巴结（也称下V区淋巴结或V B区淋巴结）位于胸锁乳突肌后缘斜线后和外方及前斜角肌外缘。Ⅵ区淋巴结（前间隙）位于舌骨与胸骨柄上缘之间及两侧颈动脉内缘之间，它们包括近脏器的、颈前及颈外静脉淋巴结，Ⅶ区淋巴结位于胸骨柄上方和无名静脉之间，Ⅶ区淋巴结是上纵隔淋巴结。锁骨上淋巴结即为包括一部分锁骨的影像上所能看到的较低位置的Ⅳ、V区淋巴结，对于上述所有淋巴结区，如果在轴位影像上划分区的横线或斜线穿过一淋巴结，则该淋巴结划归为它的横断面积占的那个区[131，132]。

正常淋巴结在CT平扫上与肌肉等密度，它们在T1WI上与肌肉呈等信号，在T2WI上稍高于肌肉信号，正常淋巴结在增强CT与MRI上强化程度稍高于肌肉（图12.2)，它们边界清楚，通常呈椭圆形。其最大长径与横径之比应大于2[134]，CT上常能见到有一含脂肪的淋巴结门部。

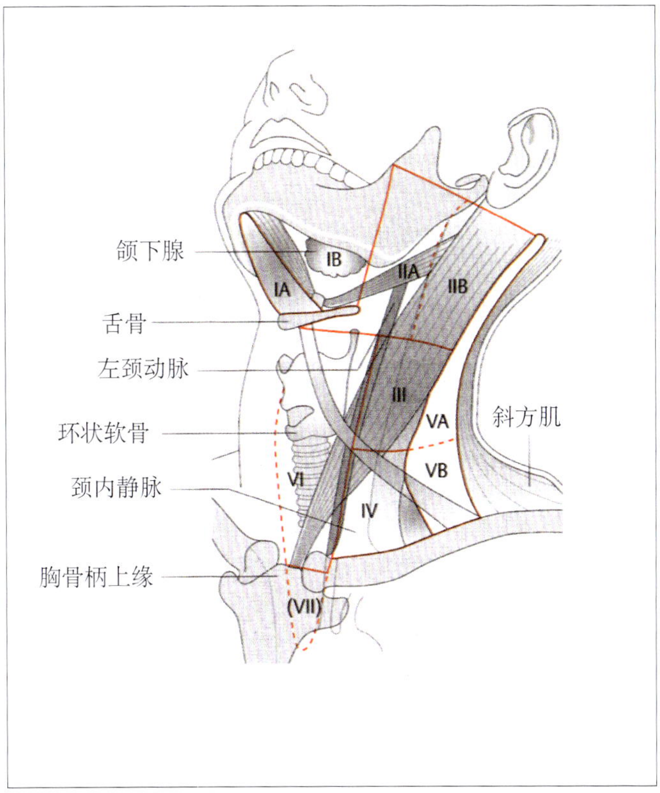

图12.6 影像学为基础的淋巴结分区，颈部淋巴结分区左侧观，经许可从参考文献131复制。

神经

迷走神经（颅神经X）在颈部与颈内静脉伴行，位于颈内静脉与颈总动脉之间和后方（图12.2），主要支配咽和喉，副神经（颅神经XI）斜跨侧颈部，位于椎旁肌表面，支配胸锁乳突肌和斜方肌。支配横膈肌的膈神经沿着前斜角肌的前内缘经颈下行，喉返神经为迷走神经的一支，支配喉肌，右侧喉返神经在锁骨下动脉水平从迷走神经分出，在锁骨下动脉下绕过，在气管食管沟内向上（图12.2)。左侧喉返神经发自主动脉弓水平，在主动脉下绕过，在气管食管沟内上到喉。交感神经链位于颈内静脉、颈内动脉及颈总动脉后方。最后臂丛神经发自C5～T1神经根，在前和中斜角肌之间经过，正常的神经在CT上为软组织密度，它们在T1WI和T2WI呈低信号，注射对比剂后，无明显强化。

脏器

位于舌骨下颈部的上呼吸消化道包括：下咽部、喉、气管及食管。这些器官在11章中详细讨论。甲状腺和甲状旁腺位于喉与气管周围，甲状腺有两个叶，由峡部相连（图12.2，12.8）第三叶即锥叶可能起源于峡部上面。甲状腺的上缘位于甲状软骨中部水平，它的下缘位于第5或第6气管环。在平扫CT影像上，甲状腺由于含碘而呈高

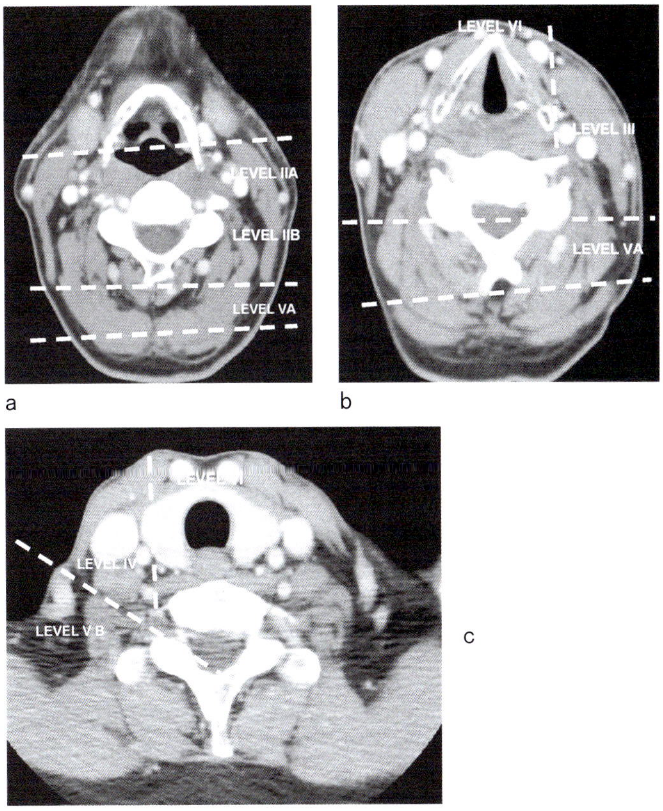

a b c

图12.7a～c 以影像学为基础的淋巴结分区用于轴位CT。

a
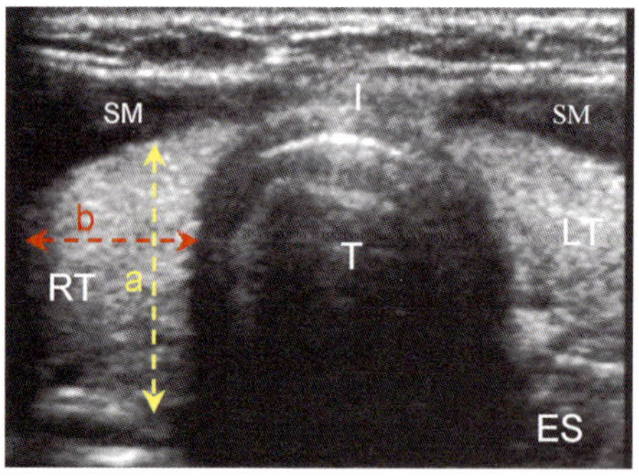

b
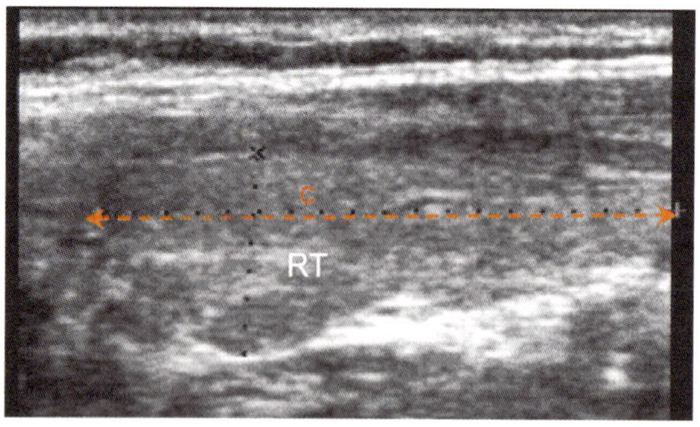

c
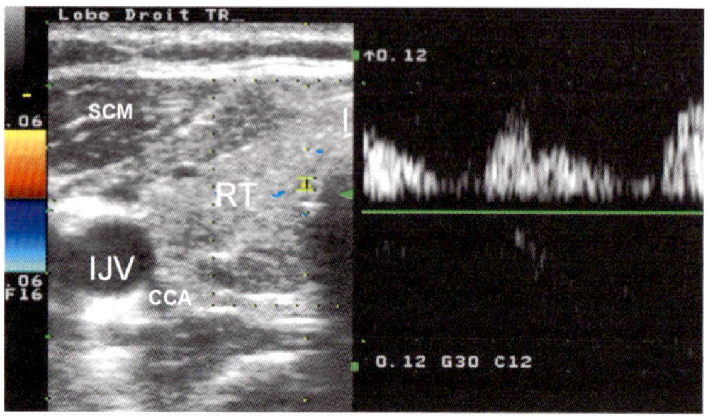

图12.8 超声上甲状腺的正常解剖，a B型超声轴位，b B型超声上甲状腺右叶长轴位 c 甲状腺右叶轴位彩色多普勒图像注意其图像均匀与肌肉组织相比，其实质结构回声稍强。在彩色多普勒上可见到正常血流分布。
CCA＝颈总动脉；ES＝食管；I＝峡部；IJV＝颈内静脉；LT＝甲状腺左叶；RT＝甲状腺右叶；SM＝舌骨下肌群；SCM＝胸锁乳突肌；T＝气管；正常超声甲状腺测量值：a＝10～17mm； b＝12～20mm；c＝40～70mm

密度。在T1WIMR上，甲状腺信号低于肌肉，在T2WIMR上，其信号稍高。注入对比剂后，甲状腺很明显强化。超声上甲状腺回声强于肌肉组织，在彩色多普勒图像上（图12.8），它只有中等程度灌注。甲状腺的血供来自甲状腺上动脉（发自颈外动脉）及甲状腺下动脉（发自甲状颈干）。甲状腺上静脉注入颈内静脉，而甲状腺下静脉注入颈内静脉及无名静脉。淋巴引流方向不同，向外流入颈内静脉链、向后流入咽后区、向下流入气管旁区和纵隔。

四个甲状旁腺（两上、两下）在常规CT及MRI检查中通常看不到。然而甲状腺下动脉及静脉可作为在CT及MRI上识别甲状旁腺的标志（图12.2）。当看得见它们时，甲状旁腺信号强度及对比强化程度与甲状腺相同。在15%～20%人群中在颈动脉分叉部及前纵隔内可发现异位甲状旁腺。在8%的病例中，甲状旁腺组织位于甲状腺内[4]。

筋膜层和间隙

在颅外头和颈部主要有两层筋膜：颈浅筋膜（SCF）及颈深筋膜（DCF）[54]，颈浅筋膜由皮下组织和颈阔肌包膜构成，颈深筋膜分为三层：浅层（被盖）、中层（脏器或咽黏膜）及深层（椎前）。被盖筋膜围绕胸锁乳突肌及斜方肌（图12.9），脏器筋膜包绕咽、喉、气管、食管、甲状腺及甲状旁腺。在前颈部头尾方向形成一圆柱体，椎前筋膜包绕椎旁肌及脊柱，椎前筋膜前部分为两层：翼状筋膜位置靠前，真正的椎前筋膜位置靠后（图12.9）。颈深筋膜的三层都参与构成颈动脉鞘，颈动脉鞘从颅底延伸到主动脉弓，包绕颈内动脉、颈总动脉、颈内静脉及迷走神经。交感神经丛位于颈动脉间隙内侧的筋膜壁内，舌骨下肌群被由被盖和脏器筋膜构成的舌骨下筋膜包绕（图12.9）。

颈筋膜把颈部分成许多清楚的间隙（图12.10），把颅外头和颈部划分为许多间隙的概念已被解剖学家们广泛采用。随着CT、MRI影像技术的发展，这种概念在放射学家中间也越来越普遍。因为通过了解这些间隙及其成分，放射学家能掌握以解剖为基础的鉴别诊断诊断(见表12.1～12.5)。颅外头及颈部的这些间隙在炎症或肿瘤的播散通路中起着重要作用。它们被比作垂直升降机，代表肿瘤或炎症播散的自然管道。在这章里，传统的解剖命名方法及被Hansherger采用的命名方法将一并 呈现给大家，这种命名方法在头和颈部放射学家、外科医生及解剖学家的中间已广泛采用。舌骨上颈部包括10个间隙，它们通过颈深筋膜的不同层次来界定（见于8章）。舌骨下颈部包括6个间隙：脏器间隙、咽后间隙、颈动脉间隙、椎前间隙、颈后间隙及颈前间隙（图12.10）。

脏器间隙

脏器筋膜环绕形成脏器间隙（图12.10），舌骨下颈部的脏器间隙内包括喉、下咽部、气管、甲状腺及甲状旁腺（表12.1）

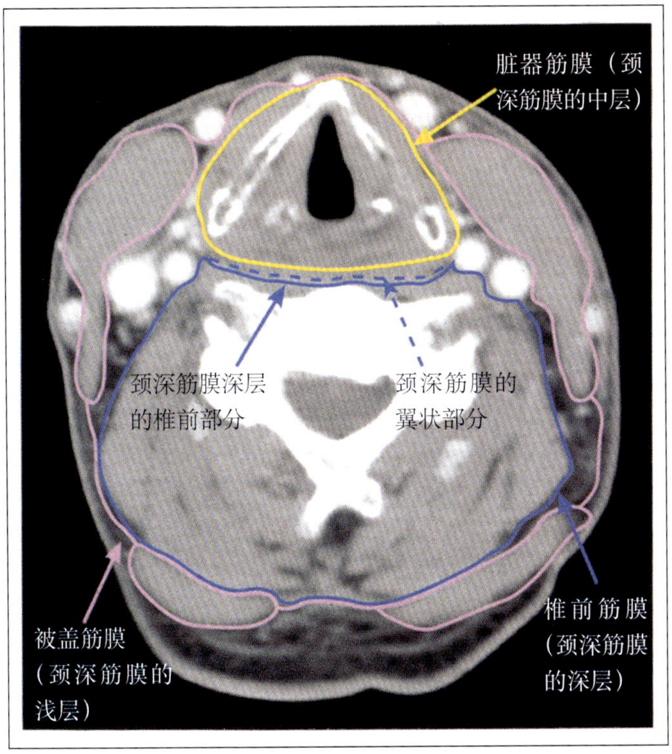

图 12.9　舌骨下颈部间隙筋膜的分层。DCF= 颈深筋膜。

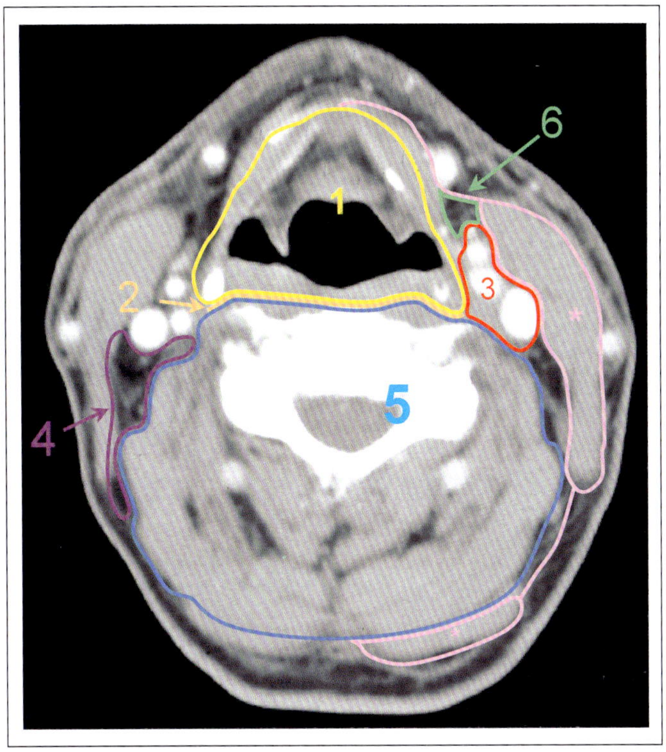

图 12.10　舌骨下颈部间隙。1= 脏器间隙；2= 咽后间隙；3= 颈动脉间隙；4= 颈后间隙；5= 椎前间隙；6= 颈前间隙；大星 = 胸锁乳突肌；小星 = 斜方肌。

表 12.1　舌骨下区脏器间隙：范围、内容物和最常见病理情况的鉴别诊断

范围	内容物	常见疾病
舌骨到纵隔	喉	鳞状细胞癌、软骨肉瘤、喉膨出
	下咽部及颈段食管	鳞状细胞癌、Zenker 憩室 癌（鳞状细胞癌和腺样囊性癌）
	气管	良性狭窄
	甲状腺	甲状腺肿、胶样囊肿、腺癌、甲状腺癌（乳头状癌、囊泡癌、未分化癌）、甲状腺炎
	甲状旁腺	腺瘤、增生
	甲状腺 / 甲状旁腺胚胎残留组织	甲状舌管囊肿
	第 3、4 腮裂残留组织	第 3 腮裂囊肿、梨状窦瘘
	气管旁淋巴结	转移瘤（鳞癌、甲状腺癌、淋巴瘤）
	喉返神经	麻痹（术后、淋巴结转移）

咽后间隙及危险间隙

“真的”咽后间隙直接位于咽部后方（图 12.9），前以脏器筋膜为界，后以翼状筋膜为界，一直向下持续到第 4 胸椎椎体水平。危险间隙位于翼状筋膜和真正的椎前筋膜之间，它从颅底延伸至横膈，内含脂肪间隙组织，CT 与 MRI 上不能区别咽后间隙[35]。危险间隙是感染播散到纵隔的一条重要通道。因为真正的咽后间隙和危险间隙通过断面影像不能将其区分开来，在这一章里，它们被统称为“咽后间隙”（图 12.10）。

咽后间隙内含咽后淋巴结及脂肪间隙组织。仅舌骨上区内能见到咽后淋巴结，舌骨下区则只含脂肪间隙组织（表 12.2）

颈动脉间隙

在舌骨下颈部，颈动脉间隙边界：前为颈前间隙外侧为胸锁乳突肌，后为颈后间隙及椎前间隙，内侧为咽后间隙及脏器间隙（图 12.10）。舌骨下区颈动脉间隙内有颈总动脉、颈内静脉、交感神经链、第 X 颅神经及淋巴结（表 12.3）

表12.2 舌骨下咽后间隙：范围、内容物和最常见病理情况的鉴别诊断

范围	内容物	病理要点
舌骨 到纵隔*		炎症和肿瘤从颈部播散到纵隔的途径 • 炎性病变（蜂窝组织炎、脓肿、坏死性筋膜炎） • 原发鳞状细胞癌直接侵犯
	脂肪间隙组织	脂肪瘤、脂肪肉瘤
	第3腮裂残留组织	第3腮裂囊肿

* 注意咽后间隙上部位于舌骨上颈部（颅底到舌骨），而下部位于舌骨下颈部。
淋巴结仅位于舌骨上咽后间隙内。

表12.3 舌骨下颈动脉间隙：范围、内容物和最常见病理情况的鉴别诊断

范围	内容物	常见病理情况
舌骨到主 动脉弓*	颈总及颈内动脉	血栓形成、动脉瘤或假性动脉瘤、夹层
	颈内静脉	血栓形成／血栓性静脉炎
	迷走神经（颅神经X）	神经鞘瘤、神经纤维瘤
	交感神经链	副神经节瘤
	颈动脉体	转移瘤（鳞癌、淋巴瘤、甲状腺癌）
	淋巴结	化脓性淋巴结炎、脓肿
	第2腮裂残留组织	第2腮裂囊肿

* 注意颈动脉间隙上部（从舌骨到颈静脉孔）位于舌骨上颈部。

表12.4 舌骨下区椎前间隙：范围、内容物和最常见病理情况的鉴别诊断

范围	内容物	病理要点
舌骨 到纵隔*	椎前肌、斜角肌和椎旁肌	脓肿
	椎体及附件	骨髓炎（化脓性、结核性）
	臂丛神经根	转移瘤、鳞癌直接侵犯、脊索瘤、椎体原发肿瘤
	膈神经	神经鞘瘤、神经纤维瘤；MPNST
	椎动脉、椎静脉	动脉瘤或假性动脉瘤、夹层、血栓形成

* 注意颈后间隙上部位于颈后舌骨上颈部（颅底到纵隔），而下部位于舌骨下颈部。

椎前间隙

椎前间隙由椎前筋膜包绕形成，正好位于咽后间隙后方（图12.10）。原发性椎前间隙肿块常使咽后间隙向前移位、脏器间隙后壁向前移位。颈动脉间隙向外侧移位。椎前间隙内含有椎前肌、斜角肌、椎旁肌、椎体、颈椎间盘、椎管、椎动脉及静脉、膈神经及臂丛神经根（见表12.4）

颈后间隙

颈后间隙从颅底延伸到锁骨（图12.10），其外侧为胸锁乳突肌，后方为斜方肌，内侧为颈后间隙，前方为颈动脉间隙。内容物为脂肪、副神经（颅神经XI）、淋巴结及腋前臂丛（表12.5）。

颈前间隙

颈前间隙是一个完全由脂肪组成的小间隙（图12.10），位于脏器间隙外侧，颈动脉间隙前方，胸锁乳突肌内侧。

三角区

浅表肌肉将颈部分成若干三角区。这种传统的解剖的描述方法在颈部物理检查中仍在沿用。前三角区位于胸锁乳突肌及下颌骨前方（图12.1），后三角区位于斜方肌和胸锁乳突肌之间。前三角区又可分为颏下三角、下颌下三角、颈动脉三角及肌三角，颏下三角及下颌下三角位于舌骨上颈部，而颈动脉三角及肌三角位于舌骨下颈部。后三角又可分为枕三角及锁骨下三角（图12.1）

表12.5 舌骨下区颈后间隙：范围、内容物和最常见病理情况的鉴别诊断

范围	内容物	常见疾病
舌骨到锁骨*	脂肪组织	脂肪瘤／脂肪肉瘤
	副神经（颅神经XI）	神经鞘瘤、神经纤维瘤、直接侵犯（肺尖癌、乳腺癌）
	臂丛（腋前部分）	神经鞘瘤、神经纤维瘤、MPNST
	淋巴结	转移（鼻咽部的鳞癌、淋巴瘤）、反应性淋巴结病变、结核性淋巴结炎、化脓性淋巴结病变及脓肿
	隔离的原始胚胎性淋巴囊	先天疾病（囊性水瘤－淋巴管瘤系列）
	第3腮裂残留组织	第3腮裂囊肿

* 注意颈后间隙上部位于舌骨上颈部（颅底到舌骨），而下部位于舌骨下颈部。

影像技术

CT

对于舌骨下颈部，CT扫描是首选的检查方法。与MRI相比，CT的主要优势为图像采集快，简便易得及费用低。缺点为有辐射，为了获得良好的软组织对比度需使用碘对比剂。作为规定，CT检查应包括整个头颈部。因为舌骨下颈部的疾病能蔓延或播散到舌骨上颈部。反之亦然。由于硬件及软件的技术能力不同，扫描设定也有所不同。螺旋扫描使得在20秒以内从轴位采集数据资料及任意层面内重组图像成为可能。采用2～3mm的层厚，1～1.5螺距的扫描参数获得的图像能够产生良好的质量，足以解决临床上常见的相关问题。自从多排螺旋CT应用以来，常规扫描即可得到良好质量的2D冠状及矢状重组图像。16排CT扫描机的参数包括：1～2mm的层厚、0.5～1mm的间隔、0.875的螺距。舌骨下颈部的轴位影像理想上应与真声带的平面相平行，相当于C4～C5椎间盘水平。冠状影像应与颈部大血管长轴相平行，与硬腭相垂直。对比增强扫描应在动、静脉获得造影剂时病变内造影剂也能看到的条件下完成。另外应特别注意病人的体位，体位不正可能导致两侧结构明显不对称，而误认为病变。同样重要的是对病人的指导，在图像采集时要减少呼吸和运动伪影，因为位于舌骨下颈部的疾病可能蔓延入胸腔或可伴有并存的气管支气管肿瘤，包括胸部的成像可证明[13]。

MRI

最近几年，在舌骨下颈部MRI或已成为一种重要的检查方法。良好的软组织对比度是MRI与CT相比最突出的优点，缺点包括：检查时间长，应用受限及费用高。MR检查与CT相比更多需要病人的合作，有幽闭恐惧症、严重呼吸困难或吞咽痛或有电子植入物的患者不能用MRI。因为颈部极易受到呼吸、吞咽及血管搏动的影响而产生运动伪影，使MR图影像质量大大降低，尤其是有气道病变的患者。

舌骨下颈部的MR检查最好采用高场强，要用一头和颈部容积线圈，薄层扫描，至少采集T1WI、T2WI及T1WI增强影像。标准的MR检查扫描参数包括：3或4mm的层厚，0～1mm的间隔，16 × 16cm或更小的视野和二次平均。图像的矩阵至少应为256 × 256，如可能应当用512 × 256或512 × 512。静脉注射对比剂后采用压脂技术对于显示肿瘤的范围，坏死的淋巴结非常有帮助。而且STIR序列对于骨髓的浸润性病变或微小病变非常敏感，为了克服呼吸、吞咽及血管波动产生的运动伪影通常需采用流动补偿技术、层面内及层面外饱和及呼吸门控／心电门控技术。和CT一样，检查区域应从颅底至胸廓入口。舌骨下区的轴位影像应与真声带所在平面相平行，相当于C4～C5椎间盘水平。冠状影像应与颈部大血管长轴相平行，与硬腭相垂直。

超声

超声可用于舌骨下颈部许多疾病的诊断。对于甲状腺和甲状旁腺来说，超声是首选的检查方法。而且对于那些舌骨下颈部表浅炎性病变的病人来说，超声也是一线的检查方法。此外，超声引导下的针吸活检能够确诊淋巴结、非淋巴结颈旁肿物及甲状腺肿物的性质，从而能够避免开放式活检[99,146]，超声是一种动态的检查方法，它可以给检查者提供观察部位解剖和功能方面直观的印象。例如，在动态检查中应用Valsalva动作，则检查者可以清楚地判断颈部肿块完全或部分压迫颈内静脉，舌骨下区的超声成像最好采用频率为7～12MHz的曲面排列或线性排列的宽频探头。就像身体的其他部位一样，探头频率的选择依赖于被检查病变的深度及穿透组织的衰减系数。当病变部位非常表浅时，通常用聚硅酮制成的降低弹性垫。然而，随着

现代高频探头的出现，这种方法已很少使用，高频探头能对此区提供非常清晰和关键解剖结构的图像。彩色多普勒和能量多普勒成像常应用于颈部疾病的检查，但许多诊断结果仍取决于标准的灰阶技术。必须在两个不同的层面同时发现病变超声才能予以诊断。理想条件下超声图像序列应当用录像带记录下来，因为在整个检查过程中，获得一幅静止的图像仅能在一瞬间显示。因此常规检查中由于各种实际及组织结构的原因，常不宜用录像带检查，而是以静止图像形式记录下来。并不是所有放射学科都用超声检查，因为该技术有以下缺点：不能探测深部结构，与操作者密切相关及报告仅依据于检查者所选的图像。（对于临床医师没有标准的参考图像）

甲状腺的核医学检查

甲状腺的核医学检查用于：①评估甲状腺的功能状态（甲状腺功能减退症，甲状腺功能正常及甲状腺功能亢进症）；②确定甲状腺结节的功能（摄核素增加即为热结节，反之摄核素减少即为冷结节）；③寻找甲状腺癌的转移灶。甲状腺的核医学检查采用^{123}I、^{131}I 及^{99m}Tc。对于甲状腺显像优先选用^{123}I，因为它辐射剂量低，半衰期短。^{131}I 比^{123}I 辐射量大，半衰期长，常用于甲状腺摘除术后的全身显像及发现甲状腺癌的复发和转移，主要是乳头状及滤泡状癌。热结节（摄碘率高于正常甲状腺）与冷结节（摄碘率低于正常甲状腺）的鉴别非常重要，因为热结节中仅1%～4%为恶性，而冷结节中达25%为恶性（见下），动态注射^{99m}Tc 闪烁造影（也称为“放射性核素”甲状腺血管造影术）可用来鉴别良和恶性甲状腺结节，新血管生成对于甲状腺肿瘤的生长及发展是必需的，表现为血管内皮不规则，动静脉瘤形成以及血管结构增加，如果在放射性核素甲状腺血管造影中结节是低灌注的（血管供应少于正常甲状腺）则该结节很可能为良性，而如果结节表现正常或高灌注，则可能是恶性的。

FDG-PET

2^{18}氟-2-脱氧-D-葡萄糖（FDG）的正电子发射计算机断层成像（PET）在颈部肿瘤学中的应用在增加。与解剖形态成像的CT、MRI及US技术相反，FDG-PET是一种基于正常组织与肿瘤组织代谢活动不同而成像的一种技术。考虑到它们的检测，FDG是葡萄糖的同功异质体存在于细胞内和增加糖酵解，这样就可把它们检测出来。肿瘤摄取率与组织学分级无关。作为一种代谢成像方法，FDG-PET预计能在头和颈部恶性肿瘤诊断治疗过程中有重要影响。目前FDG-PET主要用于确定淋巴结转移瘤。寻找颈部已有转移灶的不明原发肿瘤及治疗后的处理。然而这种技术还存在一些缺陷：放射性药物半衰期短（FDG半衰期-110min）和要求生产药物的回旋加速器必须与检查设备距离近；投资和运转费用高及机器数量有限；因为空间分辨率仅3mm，影像清晰度差，微小肿瘤可被遗漏。

肿瘤病变

淋巴结肿瘤

颈部CT或MR检查最常用于寻找已知黏膜恶性肿瘤的潜在转移灶，较少用来评估未知的颈部肿物。最常见的肿瘤包括：头和颈部鳞状细胞癌的转移瘤、甲状腺的转移瘤及淋巴瘤。

鳞状细胞癌转移瘤

鳞状细胞癌是上呼吸消化管道最常见的恶性肿瘤，是否有淋巴结转移是影响鳞癌患者生存的重要因素之一。头和颈部鳞癌淋巴结转移发生率取决于原发肿瘤的位置，在最初发现的淋巴结病变其转移的发生率是不同的。声门癌淋巴结转移低到10%，下咽癌转移可高达75%。虽然依肿瘤位置及不同文献的报道会有所差别，但头和颈部鳞癌有淋巴结转移的患者，有对侧单个或者两者之一有淋巴结包膜外侵犯者都使长期生存率下降50%[66,126,132]。在最初诊断淋巴结转移的存在对于复发性转移是最大的预测指标[66,128]。在某些病例中，虽然原发瘤已被控制，但病人可能死于复发的淋巴结转移。此外，淋巴结转移灶的出现也直接与远处转移相关。

最初，确定颈部淋巴结的评估仅完全限于临床评估。

然而临床上颈部检查为阴性的病例中20%～40%淋巴结组织学呈阳性。因此，断面影像技术（CT、MRI及US）及最新的FDG-PET技术被广泛用于寻找淋巴结转移灶。解剖学上，颈部所有淋巴结都位于脂肪组织内，这个事实可用于解释CT能够发现仅数毫米的微小结节。MRI静脉注射对比剂后的压脂技术对于发现微小淋巴结是必需的[11]。

MR淋巴造影技术采用极小的超顺磁性氧化铁（USPIO）颗粒，在它较长的血循环周期内，被正常淋巴结内的巨噬细胞所吞噬。结果由于T2和氧化铁的磁化率效应使正常淋巴结信号强度下降。氧化铁可提高颈部淋巴结的特征。但提高是有限的，因为运动及磁化率效应产生伪影的技术问题。颈部对呼吸、吞咽及血管搏动产生运动伪影很敏感，在MR检查中影像质量会有所下降，尤其气道病变的患者，与CT相比分辨率不好，这些伪影像许多放射学家们愿选择CT作为淋巴结转移的检查。

CT与MRI检查可以发现7.5%～19%临床检查阴性，而肿瘤阳性的淋巴结[83-87, 128, 149]。如果在颈部已发现多发转移灶，那么另外淋巴结转移灶的发现对于疾病的治疗及结果几乎无任何意义。然而，如果新发现的淋巴结转移瘤能提高病变的N分级或位于计划治疗区之外，或影像上发现转移而临床上颈部检查为阴性，则影像学检查是非常有意义的。

对颈部进行影像学检查时（CT、MRI及US），其诊断指标包括淋巴结的大小、形态、内部结构及淋巴结的分组。

在不同的学者淋巴结大小的诊断标准差异很大。大小标准是敏感性与特异性的折中方法[32]。许多学者认为Ⅱ区淋巴结其最大直径大于15mm，或其他区大于10mm则为异常。应用这一标准，20%～25%的病例诊断不准确。有些学者提出用淋巴结的最小轴位直径来判断淋巴结转移灶更为可靠[149]，在这一标准内，颈二腹肌组淋巴结最小轴位直径不应大于11mm，在头和颈部其他区域的淋巴结不应大于10mm（图12.11，12.12）。这些诊断标准的敏感性为89%，特异性为73%．因此被放射学家们广泛采用。超声最近一项研究表明Ⅱ区淋巴结最小轴位直径7mm及颈部其他区域6mm的诊断阈对于颈部临床上未触及的淋巴结转移灶[146]可代表敏感性特异性适当的平衡。应用这些标准对临床产生的影响还未进行广泛的评估。

此外，如果淋巴结在原发肿瘤引流区Ⅱ区有3个或更多的淋巴结最大直径为8～15mm，在其他区为8～9mm时，则提示转移[146-149]。

正常淋巴结为椭圆形，研究表明正常反应性增生的淋巴结长径与短径之比应大于2。长径与短径之比小于2则提示有淋巴结转移[134]。这一诊断标准在超声检查中很方便应用，因为操作者旋转探头可以容易的得到淋巴结的长、短径（图12.13）。也可用于MRI直接扫描获得的冠状、矢状面图像，也同样用于螺旋CT数据采集后2D冠状及矢状重组图像中（尤其是多排螺旋CT，图12.14）。

所有这些诊断标准都适用于均匀，边界清楚的淋巴结。除了淋巴结大小之外，影像诊断转移瘤的最可靠的征象为淋巴结中心坏死区，其在增强CT上表现为低密度区，增强压脂MRT1WI表现为低信号（图12.15～12.17），在T2WI上淋巴结中心坏死区表现为高信号。在同一病人比较CT与MRI图像，可以发现CT上的淋巴结坏死区域大于MRI[118,122,146]。

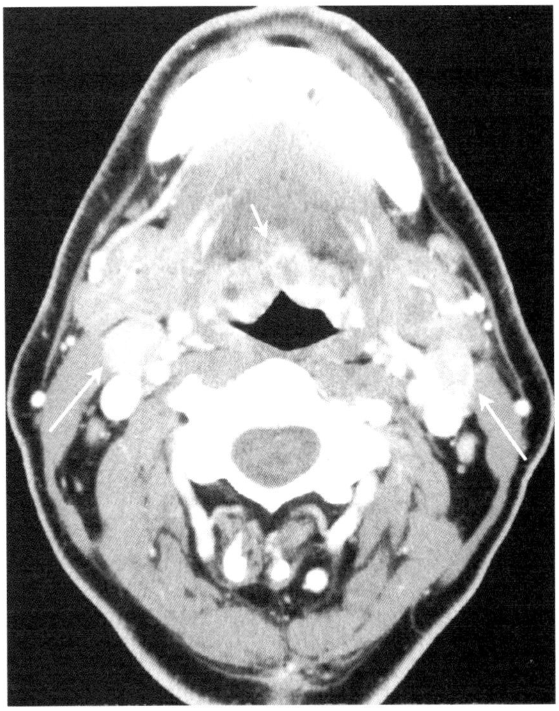

图12.11　CT图像上均匀增强的肿大淋巴结。增强CT显示：舌根癌（短箭）、双颈Ⅱ区淋巴结肿大（长箭），左侧最小轴位直径是11mm，右侧是13mm。病理诊断：双颈淋巴结转移。

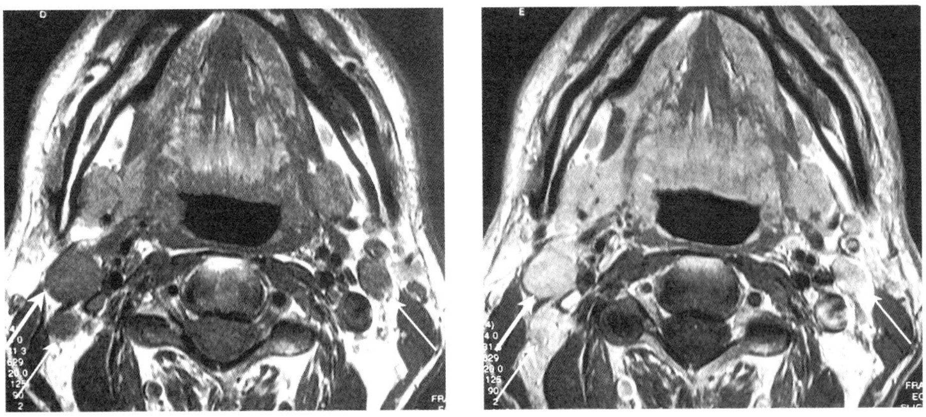

a　b

图12.12　MRI：均匀增强的肿大淋巴结。一声门上型鳞癌病人增强前（a）和后（b）的MR T1WI。注意双颈部均匀增强的Ⅱ区淋巴结（细和粗箭）。仅右侧一淋巴结（粗箭）肿大。病理证实：仅右侧一淋巴结为转移瘤（粗箭），双颈为反应性淋巴结增生（细箭）。

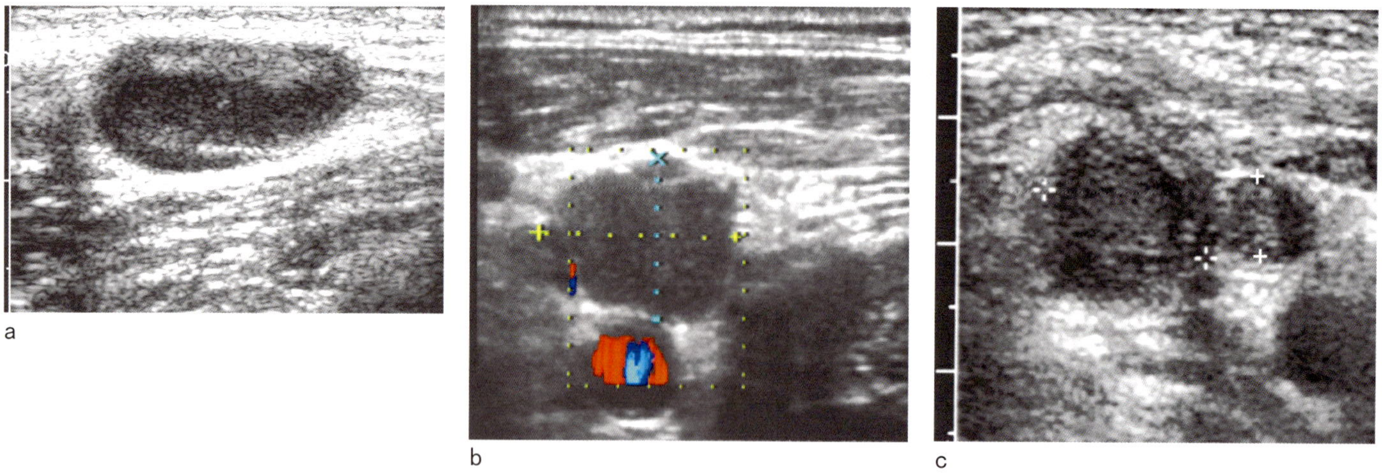

图12.13 超声检查中可见淋巴结形态作为诊断转移瘤的一项指标。a 正常增生的淋巴结呈特征性的椭圆形。注意其长径与短径之比>2。b 针吸活检证实扁桃体鳞癌淋巴结转移，其长径与短径之比<2。c 针吸活检证实下咽部鳞癌淋巴结转移。注意b、c图像上淋巴结在临床上都可触及。

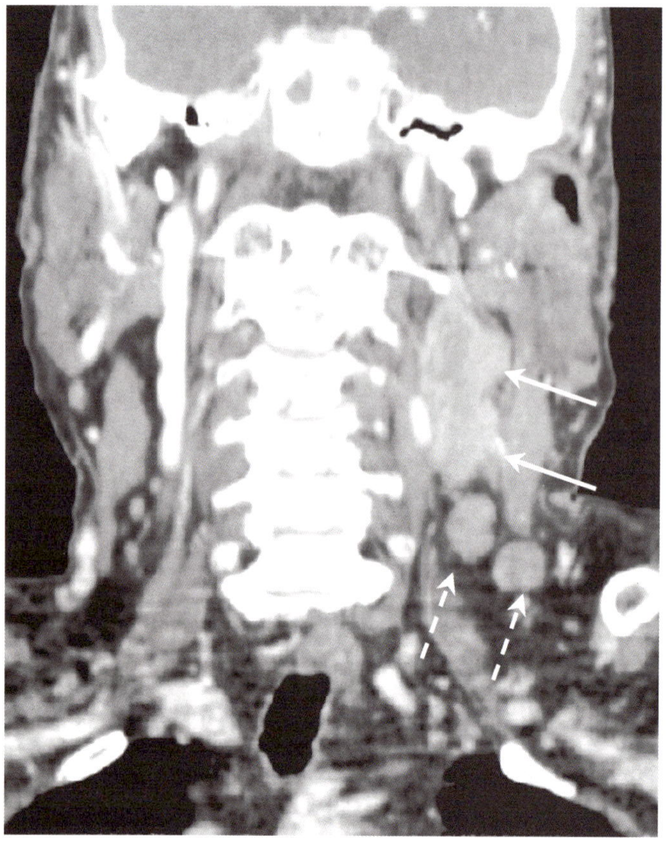

图12.14 淋巴结大小、形态作为CT淋巴结转移的诊断指标。筛窦的鳞癌伴左颈Ⅱ～Ⅳ区淋巴结转移。注意增大的淋巴结（箭）及正常淋巴结为椭圆形变为球形（虚箭）。另外所有淋巴结都有不均匀增强。颈部活检证实所述淋巴结均为转移瘤。

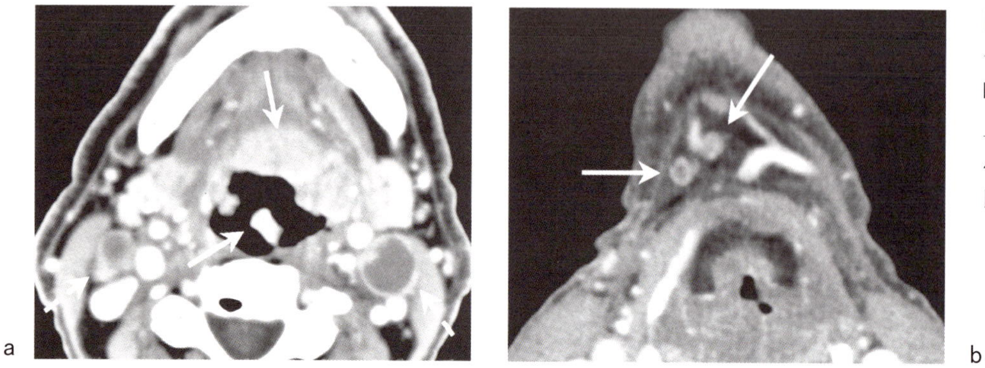

图12.15 CT可见淋巴结中心坏死。从四位患有上呼吸道、消化管道鳞癌病人（a～b）的增强CT图像。a 舌根肿瘤侵犯舌骨上会厌（箭），有双颈Ⅱ区淋巴结转移伴中心坏死（虚箭）。b 口底癌颏下有两个（Ⅰ区）淋巴结转移伴中心坏死（箭）。

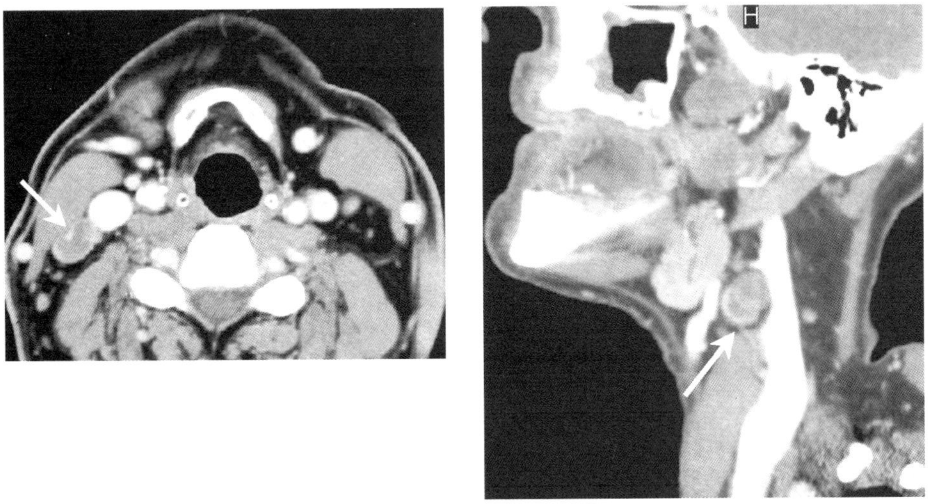

c d

图12.15 c 扁桃体癌右Ⅱ区淋巴结转移伴中心坏死（箭）。d 舌肿瘤有Ⅱ区淋巴结转移伴中心坏死并对颈内静脉有肿块效应。

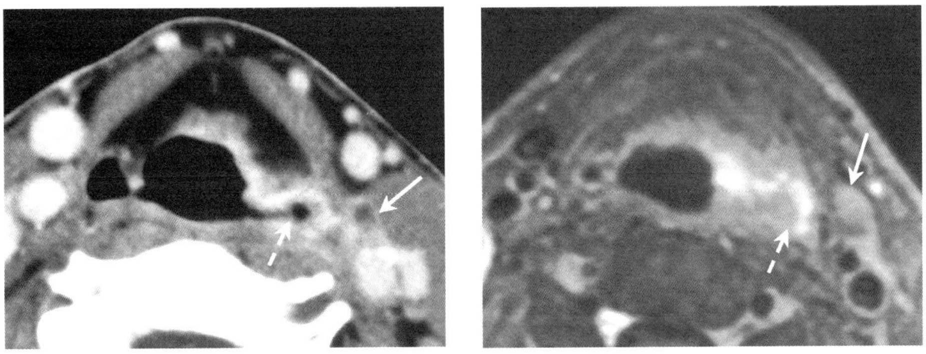

a b

图 12.16 CT 及 MRI 可见淋巴结中心坏死。同一病人、同一层面增强CT图像（a）及增强后压脂T1WI（b）。左侧梨状窝鳞癌（虚箭）有Ⅲ区一小淋巴结伴中心坏死（箭）在CT及MRI检查中都可发现。手术证实为转移瘤。

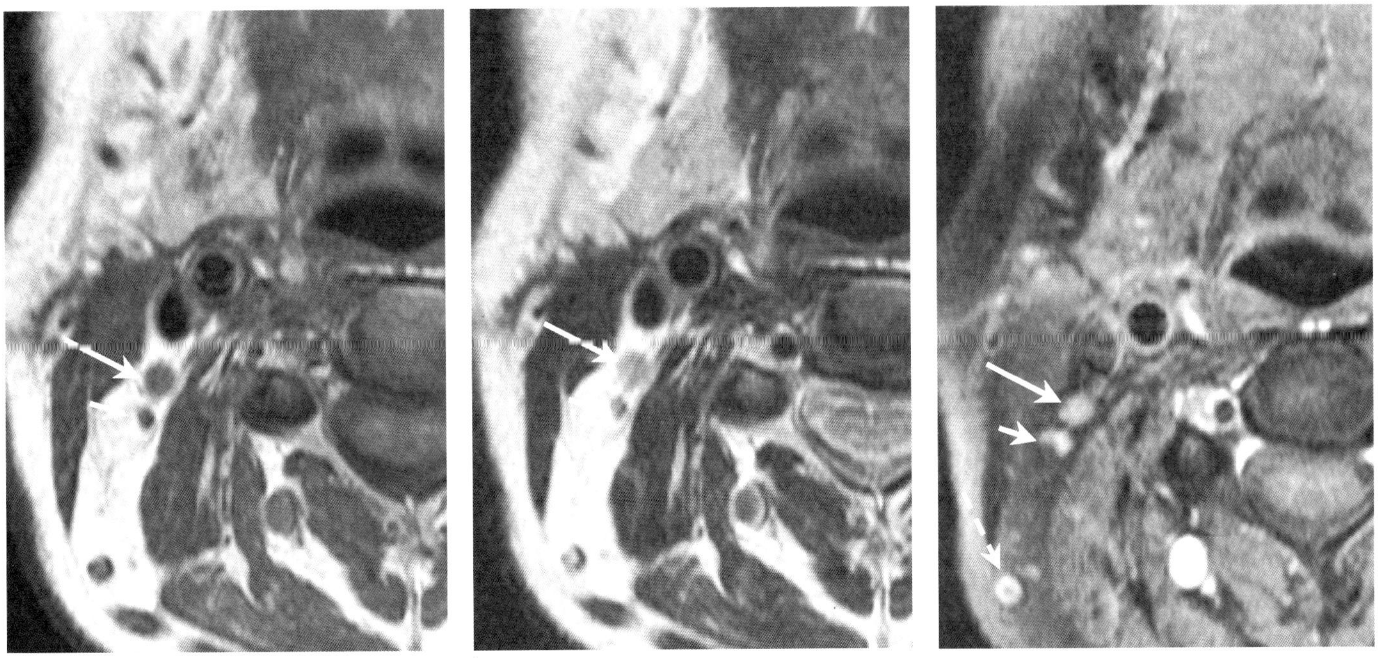

a b c

图 12.17 增强后压脂的T1WI可见伴有中心坏死的小淋巴结。患者为口咽鳞癌。a T1WI b T2WI c 在同一平面压脂T1WI显示Ⅱ区两个小淋巴结。较大的淋巴结在T1WI及T2WI显示为均匀的信号强度以及均匀强化（箭），较小的淋巴结（短箭）在a，b 图像中无特异表现，在c中可发现淋巴结含脂肪门部化生（短箭）。此外，在右侧可见3mm的Ⅴ区淋巴结伴环形强化，提示中心坏死（虚箭）。基于以上影像发现，Ⅱ区淋巴结可认为是反应性淋巴结，而Ⅴ区小的淋巴结则为转移瘤。外科证实上述结论。注意小的中心坏死区只有在增强压脂的MR T1WI才能见到。

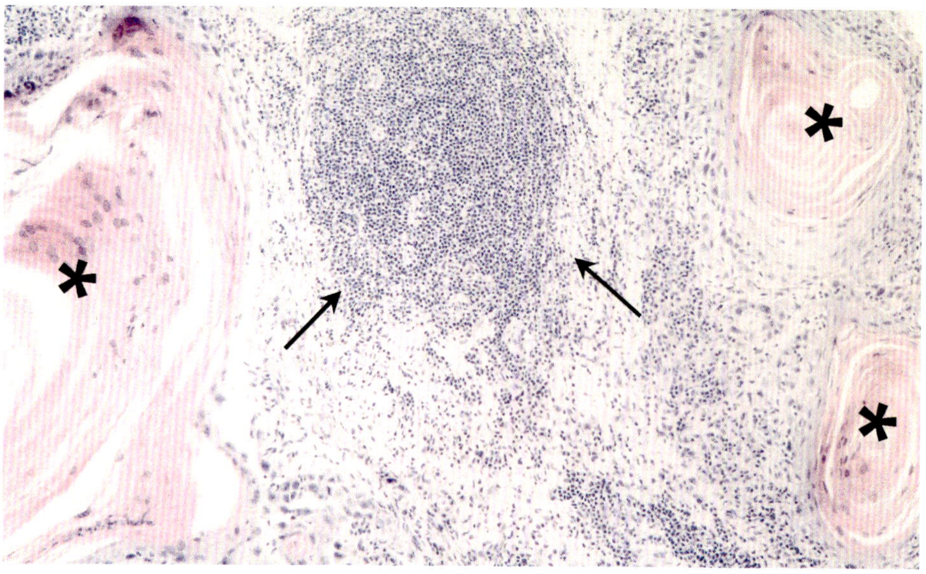

图12.18 分化较好的鳞癌淋巴结转移显微照片显示侵犯淋巴结皮质的边缘窦和淋巴结髓质并伴有角蛋白珠（星），箭号指向淋巴结皮质的淋巴滤泡。

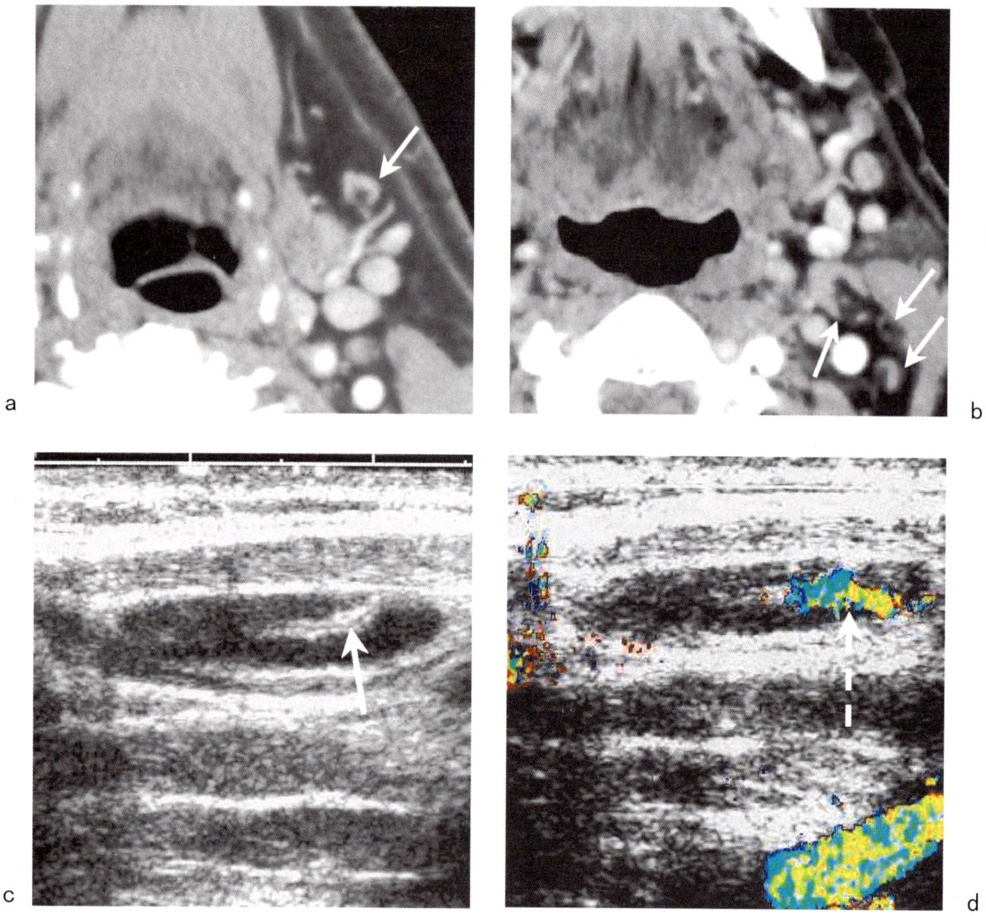

图12.19 CT及US可见含脂肪的淋巴结门化生 a，b两个不同病人含脂肪的淋巴结门化生（箭）注意特征的U形和含脂肪的淋巴结门有一血管，c US显示淋巴结含脂肪化生的门部和d另一病人相应的多普勒图像显示一增大的椭圆形淋巴结门部的强回声（箭）和有门部的一增大血管（虚箭）。

这种CT和MRI的不同表现可用以下来解释。癌细胞侵犯淋巴结首先发生在皮质的边缘窦，肿瘤细胞增生然后侵犯淋巴结髓质，引起淋巴结内淋巴循环受阻（图12.18）。当髓质发生坏死时，肿瘤细胞可以通过淋巴管－淋巴管或淋巴管－静脉途经转移到其他淋巴结。虽然这样的淋巴结一般都认为是坏死性的，但在病理上髓质内包含肿瘤细胞及间质液体。CT表现的坏死包括肿瘤细胞及间质液，而在MRI上表现的仅为与水信号相似的为真正的坏死区。淋巴结中心坏死在放射学上必须与淋巴结含脂肪门部化生和淋巴结内脓肿鉴别。含脂肪门部化生是慢性淋巴结炎的反应，受侵淋巴结典型表现为U形，门部的密度低于肿瘤组织（图12.19）。然而如果门部化生非常小，则不可能与淋巴结中心坏死区分。

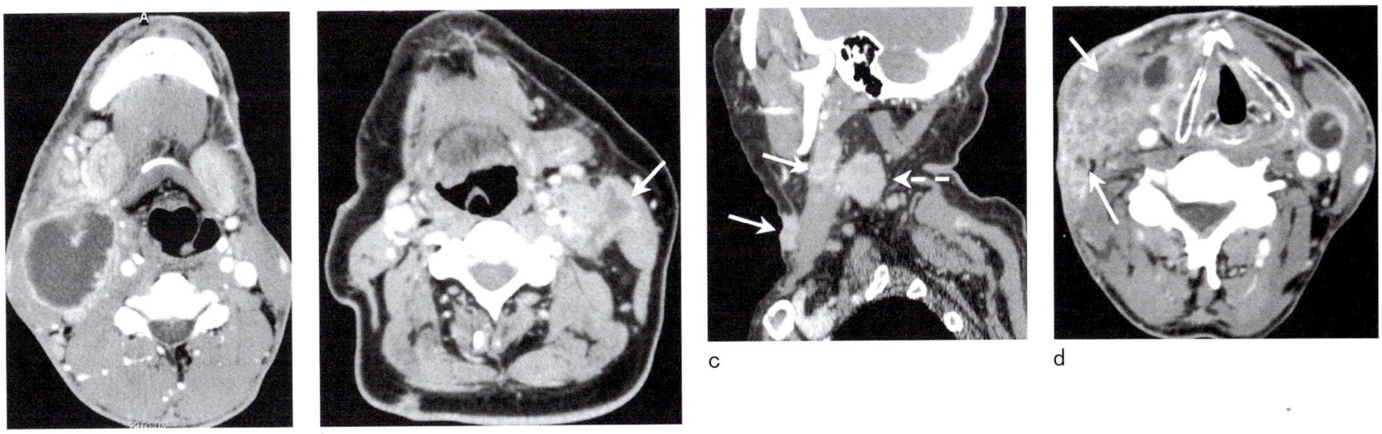

a b c d

图12.20 四个上呼吸、消化管道鳞癌病人淋巴结包膜外转移的各种CT表现。a Ⅱ区淋巴结转移伴中心坏死，胸锁乳突肌受侵，淋巴结前和内部分强化提示淋巴结外播散。b Ⅱ区淋巴结转移（箭）伴中心坏死，有针刺状边缘及胸锁乳突肌受侵。c Ⅱ、Ⅲ区（箭）及Ⅴ区（虚箭）淋巴结边缘有针刺状侵润的提示包膜外侵犯。d 双颈Ⅲ区淋巴结转移伴中心坏死，注意右侧胸锁乳突肌广泛的不均匀增强（箭头）与组织学上弥漫的淋巴结外扩散及癌性淋巴管炎相一致。

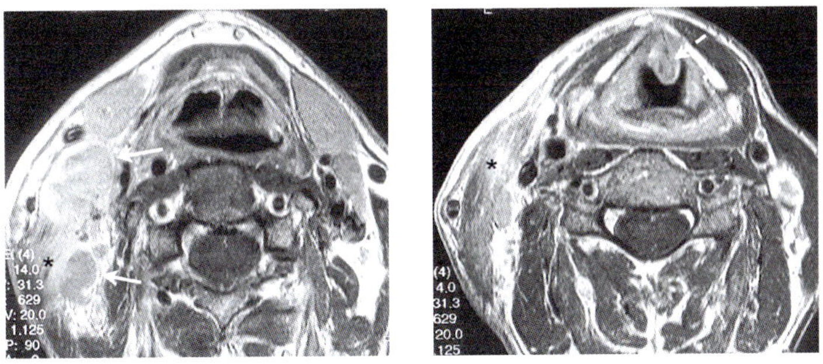

a b

图12.21 一患者有扁桃体癌（未显示）及声门上喉癌（虚箭）有淋巴结外扩散和侵及胸锁乳突肌。增强T1WI（a、b）显示右侧Ⅱ区淋巴结转移（箭）伴胸锁乳突肌弥漫强化（星），组织学证实为广泛的肌肉侵犯。

淋巴结内脓肿通常发生在有急性感染的病人。有脓肿形成的淋巴结中心有一低密度区，边缘厚，不规则且模糊，这些表现在影像学上与转移瘤相似。淋巴结脓肿周围常伴有蜂窝织炎，特征性的临床所见及蜂窝织炎有助于二者的鉴别（见下）。

组织学发现存在淋巴结，直径<1cm、<2cm、2～3cm及>3cm的淋巴结发生肿瘤淋巴结外侵犯的发生率分别为25%、40%、50%及75%[32, 118, 126]。包膜外侵犯在增强CT及T1WI增强MR影像（压脂）表现为淋巴结边缘强化呈不规则形增厚伴有向周围脂肪浸润[156]（图12.20、12.21）。这一诊断标准仅适用于最近未接收放疗或手术的病人，因为上述治疗能引起相似的影像学表现。一旦发生淋巴结包膜外侵犯，肿瘤就可侵犯胸锁乳突肌、颈动脉、颈内静脉及第Ⅹ～Ⅻ颅神经（图12.20、12.21）。影像上不能显示颈动脉外膜受侵，但随着肿瘤与颈动脉之间接触程度的增加，就增加了影像显示的可能[155]，如果在轴位像上肿瘤包绕颈动脉超过270°。若切除肿瘤不可能不切除动脉[155]。

用上述诊断标准，CT与MRI对于淋巴结转移瘤的诊断有着相似检出淋巴结转移的价值。CT和MRI的敏感性为67%～89%，特异性为73%～97%[32, 85, 111, 118, 124, 146, 156]。尽管普遍认为对各种标准均判断CT略好于MRI[32]，但两种技术均有相近的假阴性（CT 84%，MRI 79%）

对于淋巴结的评估，超声与CT、MR图像相比，它能提供相似甚至更高的精确度[146]。超声对于淋巴结转移瘤的诊断标准包括：圆形，低回声及淋巴结门部模糊（图12.13，12.22）。包膜外侵犯在超声上表现为淋巴结边界显示不清。在能量多普勒及色彩多普勒超声成像中，恶性淋巴结可表现为外周灌注增加，病灶无灌注。中央血管的缺乏或不规则的灌注形式。高的阻抗指数也提示为转移瘤[75]。然而需强调的是，这些超声检查结果对于淋巴结转移瘤并不是特异的，它与淋巴瘤和炎性淋巴结炎的表现有很多相同之处。超声与超声引导下的针吸活检特异性超过95%，敏感性为42%～98%[139, 146]。不过这种技术并未广泛应用，因为它与操作者的技术密切相关，而且还需要有经验的细胞学家。

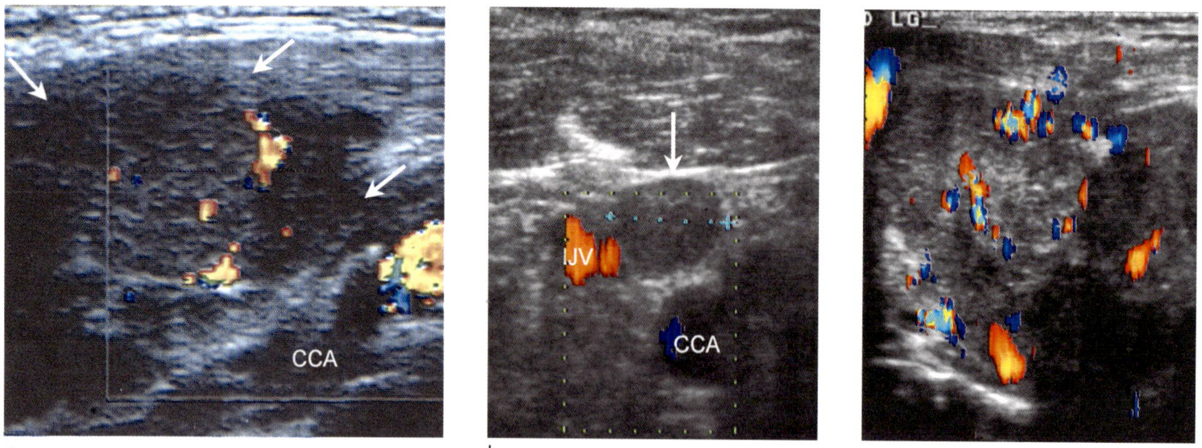

a b c

图 12.22 彩色多普勒 US：淋巴结转移的各种表现，a 左颈部纵切面超声显示Ⅲ区淋巴结转移和淋巴结门部消失，低回声和淋巴结边缘不清（箭）提示淋巴结外扩散。注意未见中心血管和局灶性血流灌注。b 右颈部横断面超声显示 7mm 大小的Ⅲ区淋巴结转移（箭），呈低回声，无淋巴结门部血管，几乎没有血流灌注 c 纵切面超声显示Ⅱ区一大的淋巴结有淋巴结外扩散和不规则形的灌注。CCA = 颈总动脉；IJV = 颈内静脉。

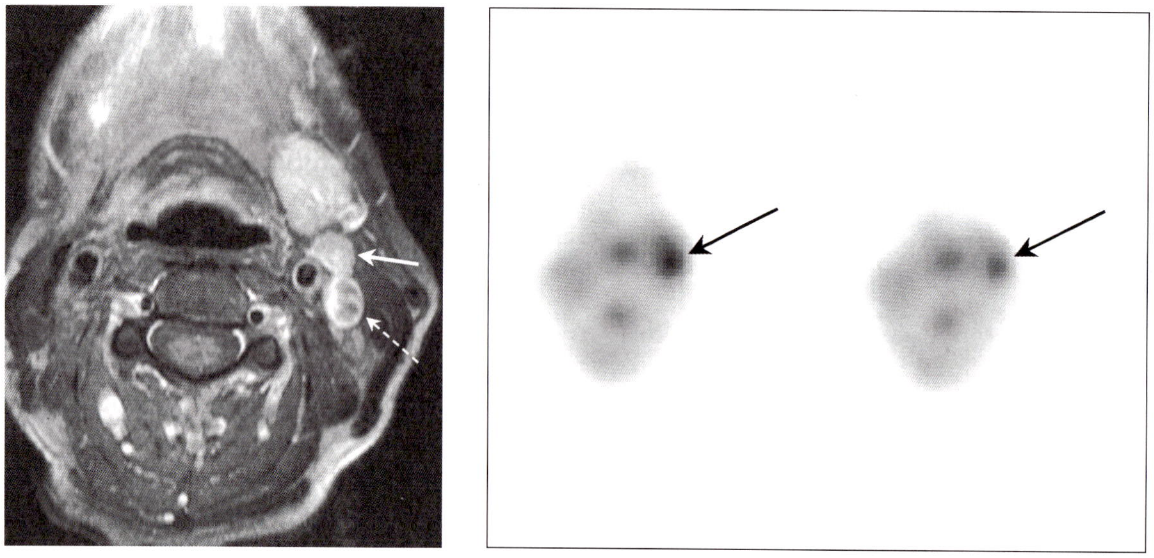

a b

图 12.23 鳞癌转移瘤：一舌根癌女性患者颈部未触及淋巴结 PET 检查真实阳性。MRI 检查是可疑。a 增强压脂的 MR T1WI 图像显示左侧Ⅱ区淋巴结，最小直径 10mm，均匀一致增强（箭），虚箭号指向颈内静脉造成的流动伪影。b 同一病人 PET 清楚地显示左侧一高代谢病灶，提示转移播散。患者做了颈部清扫和组织学证实为Ⅱ区淋巴结转移。

FDG-PET 已显示它广阔的前景[16,41,78,111]（图 12.23），FDG-PET 的敏感性为 71%～90%，特异性为 86%～99%[2,16,41,111]。在一系列将 FDG-PET 直接与 CT 和／或 MRI 的检查结果相比，FDG-PET 技术仅略好于那些解剖检查技术。几年前发表的文献将临床检查、PDG-PET 和 CT 对检测淋巴结转移做了比较，虽然 PDG-PET 和 CT 对于淋巴结转移瘤发现率无明显差别，然而把二者结合起来则可以明显提高效果[16]。因此看起来将来用新一代的联合 CT-PET 扫描机结合起来使用将提高这种技术的性能。然而，需指出的是 FDG-PET 可出现假阳性结果，因为它不能将恶性淋巴结与良性反应性淋巴结相鉴别。事实上，活跃的巨噬细胞可以导致 FDG 摄取率增加。

淋巴瘤

霍奇金病与非霍奇金淋巴瘤都常累及颈淋巴结群，受累淋巴结大小可由 1～10cm[79]。CT 与 MRI 上最突出的特点为淋巴结体积增大，密度／信号均匀及薄壁环状强化（图 12.24～12.27），在超声上受累淋巴结表现为体积增大，低回声，边界清楚及正常椭圆形状消失（图 12.28），在多普勒超声检查中，常可见受累淋巴结均匀和血流灌注增强，经治疗后血流灌注将逐渐下降。淋巴瘤受累的淋巴结可发生坏死，但是明显少于鳞癌或甲状腺癌转移的淋巴结。包膜外侵犯经常发生在 Walders 环水平，在 23%的非霍奇金淋巴瘤患者中可见到（图 12.29）。然而，在霍奇

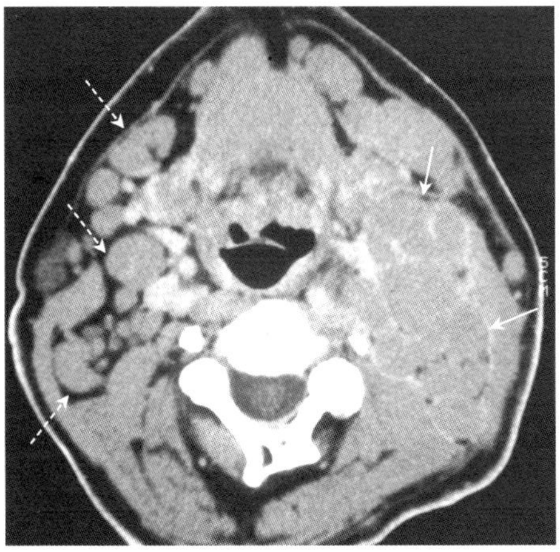

图12.24　颈部非霍奇金淋巴瘤典型CT表现。增强CT显示双颈多个肿大淋巴结肿大，大小从1～10cm不等。双侧Ⅰ区、Ⅱ区淋巴结皆受累。注意部分肿大淋巴结几乎无强化（虚箭），其他受累淋巴结表现为薄壁环状强化，未见淋巴结中心坏死。

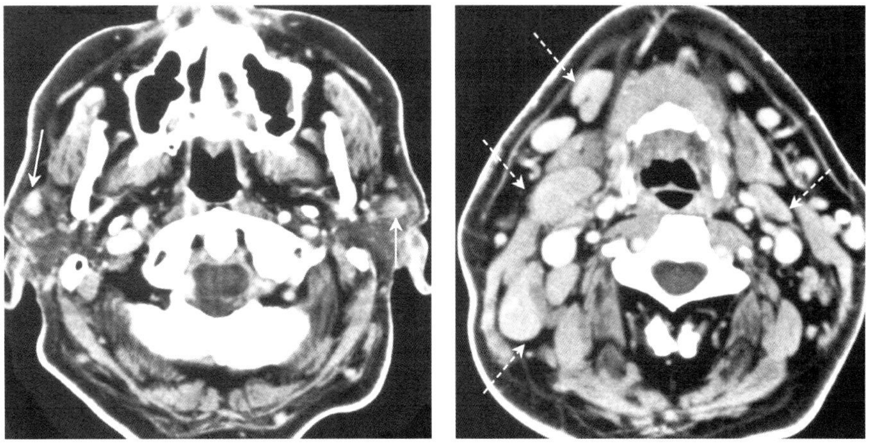

a　b

图12.25a、b　颈部非霍奇金淋巴瘤侵犯腮腺典型CT表现。增强CT显示多个肿大淋巴结（虚箭头）（Ⅰ区和Ⅱ区），轻度均匀强化。注意双侧腮腺淋巴结也肿大（箭）。

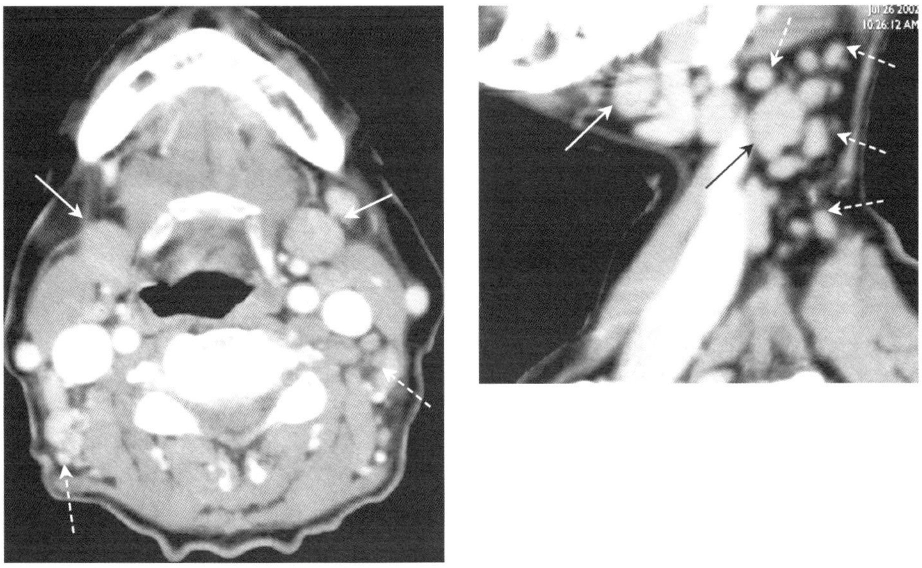

a　b

图12.26　颈部非霍奇金淋巴瘤。许多小或中等大小的淋巴结。a 增强轴位图像，b 容积数据进行的2D矢状重组图像显示一些肿大淋巴结以及多个小淋巴结外（虚箭）；还可显示（箭）它们呈均匀强化。组织学证实不仅增大淋巴结而且小淋巴结也是属于非霍奇金淋巴瘤。

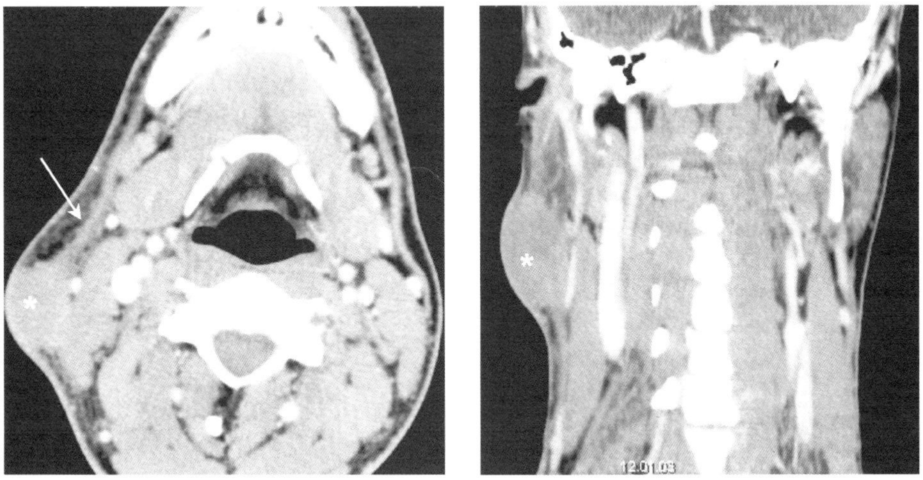

a　b

图12.27　颈部非霍奇金淋巴瘤不典型表现颈部迅速肿胀，呈炎性征象的一年轻男性患者，a 增强轴位图像，b 2D冠状重组图像。右侧可见一肿大、均匀强化的颈外静脉头肿块（星）。注意颈阔肌增厚。周围脂肪间隙呈网状强化形式，提示蜂窝织炎（箭头）。组织学证实非霍奇金淋巴瘤。

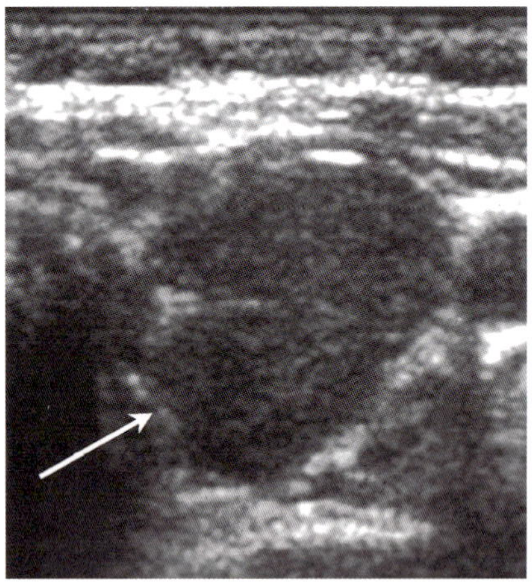

图12.28 颈部非霍奇金淋巴瘤典型表现。横断面显示一肿大，回声低但均匀的圆形淋巴结（箭头），边缘清楚。双侧可见多个同样特征的淋巴结。

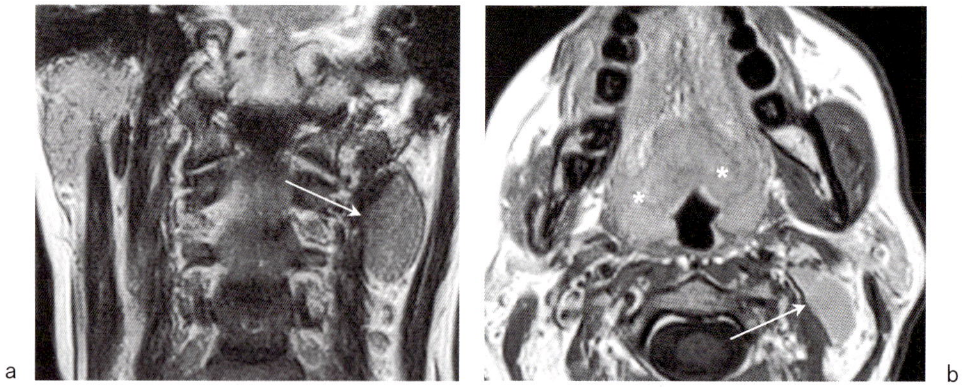

图12.29 颈部非霍奇金淋巴瘤侵及Waldeyers环。a 冠状T2WI、FSE、MR影响显示Ⅱ区淋巴结肿大，其信号强度均匀（箭）。b 轴位增强T1WI显示淋巴结均匀强化（箭），侵及舌扁桃体（星号）。

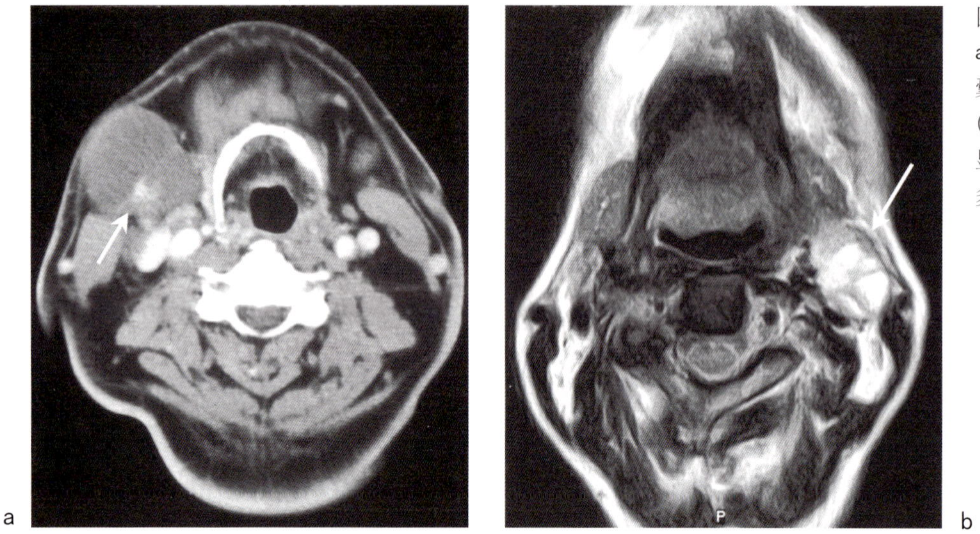

图12.30 乳头状甲状腺癌的囊性转移灶。a 一乳头状甲状腺癌病人增强CT显示右侧囊性转移灶（Ⅱ区），其壁结节轻度强化（箭）。b 另一乳头状甲状腺癌病人，T2WI显示Ⅱ区一明显囊性淋巴结转移灶，内有多个厚分隔（箭）。

表12.6 淋巴结中心坏死的鉴别诊断

恶性
鳞癌
甲状腺癌
淋巴瘤*
良性
化脓性淋巴结病变
猫抓病
结核病或非结核性分枝杆菌感染
土拉伦斯菌病（Talaremia）。

* 少见

金病患者不常见（仅4%）[144,145]。霍奇金病或非霍奇金淋巴瘤放疗或化疗后常可见淋巴结内钙化，但在治疗前很少见到。

甲状腺癌淋巴结转移

甲状腺乳头状癌淋巴结转移表现多种多样，包括淋巴结出血、囊变或坏死、钙化，血供丰富和均匀强化（表12.6～12.8）[130]。囊变的淋巴结可含有高浓度的甲状腺球蛋白，所以它们在CT表现为低密度，在MR影像T1WI及T2WI都为高信号（图12.30，12.31）。若淋巴结内出血，在CT上呈现高密度，在T1WI及T2WI上表现为高信号。MRI对于发现甲状腺癌淋巴结转移有较高的敏感性（95%）。而特异性及阳性预测值较低（分别为51%，84%）[53]。淋巴结内钙化相对常见于甲状腺乳头状癌，也可见于甲状腺滤泡状及髓样癌转移。最近的研究表明，甲状腺癌淋巴结转移占恶性淋巴结钙化的42%[44]，但化疗或放疗后淋巴瘤性淋巴结除外。淋巴结钙化、坏死及强化的鉴别诊断见表12.6～12.8。

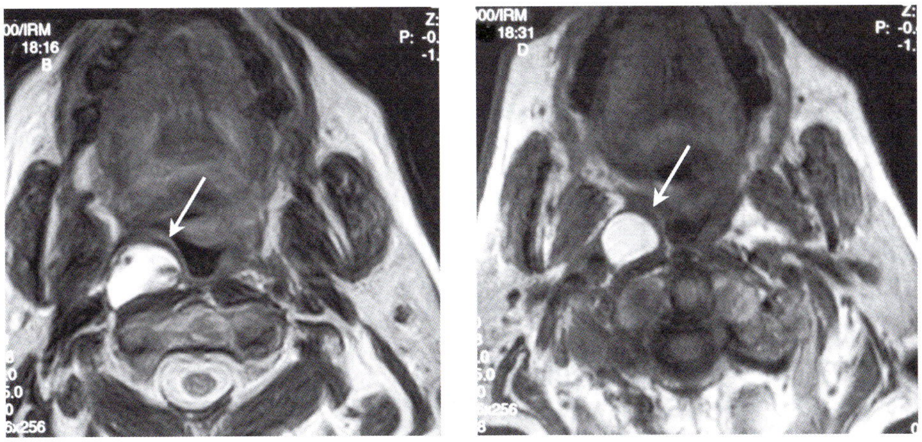

a b

图12.31 来自乳头状甲状腺癌的咽后囊性出血性转移瘤。a FSE T2WI显示一增大的高信号咽后淋巴结（箭）。b 增强前T1WI显示该淋巴结同样呈高信号（箭）。外科探查证实为一来自乳头状甲状腺癌的囊性转移瘤，合并淋巴结内出血。

来自其他肿瘤的淋巴结转移

来自其他颅外头和颈部原发肿瘤（如黏液性表皮样癌、腺癌）或远方部位的原发肿瘤（肺、乳腺、颈段食管、腹部）的淋巴结转移的表现可以多种多样，包括实性、坏死性、富血管性和钙化淋巴结。肾细胞癌和恶性黑色素瘤的转移在CT和MRI上可显示血供增加及出血区。由于黑色素的顺磁特性，因而在MR成像上，来自恶性黑色素瘤的淋巴结具有典型特征。偶然来自结肠癌的淋巴结可显示有钙化。来自远方部位（肺、乳腺、腹部、颈段食管）的大多数转移性颈部淋巴结发生于锁骨上区（IV下区和V下区）。

非结节性肿瘤

最常见的非结节性颈部肿块包括神经源性肿瘤、脂肪瘤和副神经节瘤。

神经源性肿瘤

神经源性肿瘤包括神经鞘瘤、神经纤维瘤、神经节细胞瘤和颗粒细胞瘤。神经鞘瘤和神经纤维瘤是颅外头和颈部最常见的神经源性肿瘤类型。

神经鞘瘤

神经鞘瘤是良性肿瘤，起源于围绕末梢神经的Schwann细胞。神经鞘瘤可以单发或多发，它们可并发或不并发神经纤维瘤病2型（NF2）。颈部神经鞘瘤典型地累及迷走神经、颈部神经根、交感神经链或臂丛（图12.32～12.35）。[158] 大多数单发神经鞘瘤累及舌骨上颈部，并从该部扩展到舌骨下颈部。典型的发病年龄在20～50岁。临床表现是无规律的，包括运动功能不良或感觉神经分布区疼痛。然而，经常是直到肿瘤长到相当大时，患者才出现症状。神经鞘瘤MRI上有典型征象，在T1WI上大约75%神经鞘瘤信号强度同脊髓，在T2WI上95%以上的

表12.7 淋巴结钙化的鉴别诊断

恶性
甲状腺癌（乳头状、髓样及滤泡状）
淋巴瘤*
腺癌（黏蛋白生成型）
鳞状细胞癌*
良性
结核
结节病
组织胞浆菌病
球孢子菌病
真菌感染：非结核性分枝杆菌感染
巨大淋巴结增生（Castleman病）
类风湿性关节炎*
硬皮病
淀粉样变性

* 少见

表12.8 强化的淋巴结鉴别诊断

恶性
转移性鳞状细胞癌
转移性甲状腺癌*
淋巴瘤
转移性黑色素瘤和肾细胞癌*
良性
急性病毒性或细菌性感染
结核
猫抓病
AIDS相关淋巴结病变
巨大淋巴结增生（Castleman病）
Kikuchi病
Kimura病
淀粉样变性*

* 非常明显强化

神经鞘瘤呈高信号，注射钆类对比剂后，几乎所有的神经鞘肿瘤均有强化。[11, 54, 115, 158] 增强形式明显不一。在增强后MRI或增强后CT上可见到靶征（边缘高信号及中心低信号），这是由于中心区囊性变或坏死变性所致（图12.33、12.34）。 当神经鞘瘤发生于颈动脉间隙（咽旁间

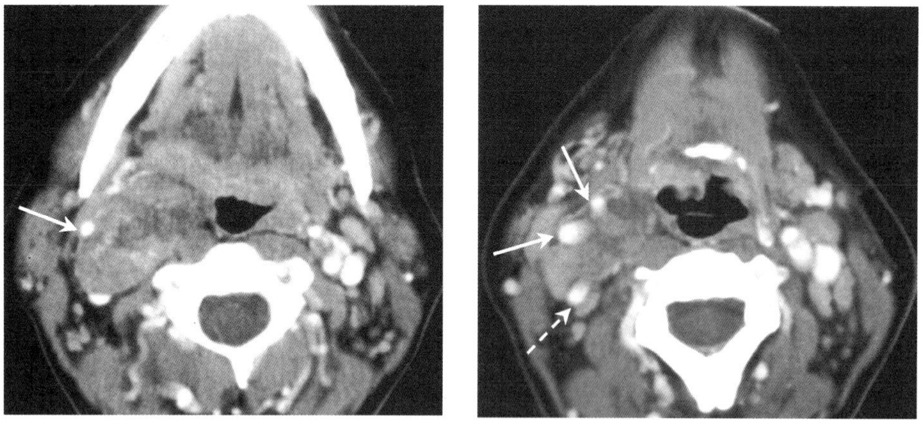

图12.32 交感神经链神经鞘瘤。CT所见。年轻女性患者主诉在舌骨水平可触及一肿块。舌基底部水平（a）和舌骨水平（b）增强CT显示一大的低密度肿瘤有不均匀强化，有颈内动脉和颈外动脉（箭）及颈内静脉（虚箭）向外侧移位。口咽部有明显的肿块效应。手术证实为交感神经链神经鞘瘤。

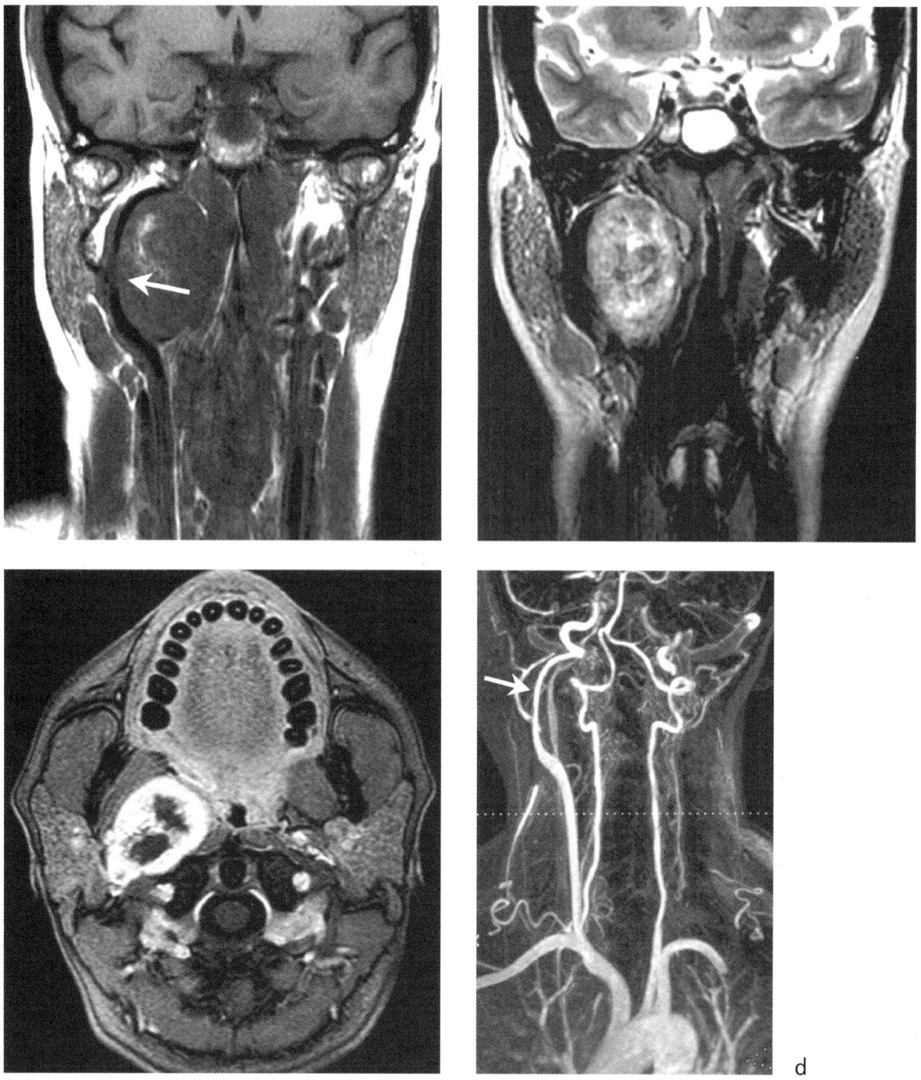

图12.33 交感神经链神经鞘瘤。MR所见。年轻女性患者主诉在舌骨水平可触及一软肿块。a 冠状位T1WI显示一不均匀大肿块，信号强度等至高于肌肉。肿块位于颈动脉间隙，使颈内动脉向前外侧移位（箭）。b FSE T2WI显示一不均匀低和高信号，提示有囊性变和出血。c 轴位增强T1WI显示一边缘强化和中心区囊变的靶样征象。d MR血管造影显示颈内动脉明显向外侧移位，无较多血供。手术证实为交感神经链神经鞘瘤。

隙的茎突后腔隙）内时，它们有使颈内动脉和颈总动脉向前方、外侧或前外侧移位的特点，在轴位CT和MRI上显示良好（图12.32～12.34）。在血管造影上，神经鞘瘤表现为乏血管或中度富血管性病变。血管增多的神经鞘瘤通常显示有中度血供，它们可表现为对比剂染色不均，但无动静脉分流。外科手术被认为是治疗首选，但有报道5%的复发率。神经鞘瘤极少发生恶性变。[151]

大多数神经鞘瘤是两种组织学类型组织混合而成：一为细胞丰富的Antoni A型组织和富有染色质的细胞排列成特征的木栅状及洋葱圈状（Verocay小体）；二为相对的无细胞的囊性Antoni B型组织（图12.34）。Antoni B型组织通常混杂于Antoni A型组织内，整个肿瘤均可如此分布。退行性改变包括坏死、囊性变及脂质形成，可能很明显，但与肿瘤大小及部位没有相关性。[11]

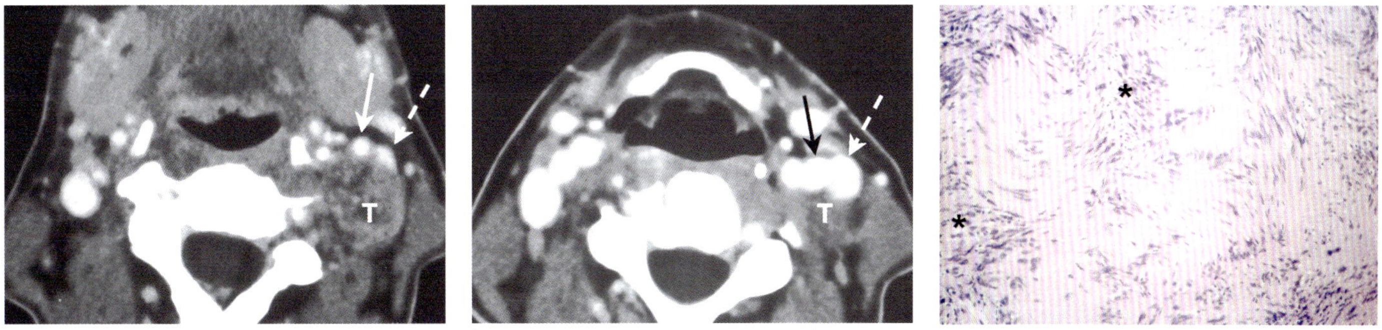

a b c

图12.34 迷走神经神经鞘瘤。CT所见。年轻男性患者主诉有进行性吞咽困难及左颈部可触及一肿块。舌基底部水平（a）和舌骨水平（b）增强CT显示一不均匀轻微强化的肿瘤（T）使颈内动脉和颈外动脉（箭）及颈内静脉（虚箭）向前移位。肿瘤沿迷走神经的走向生长。手术证实为迷走神经神经鞘瘤。c 显微镜照片（苏木精-伊红染色）显示Antoni A型组织和特征性的木栅状和洋葱圈状（Verocay小体，星号）。

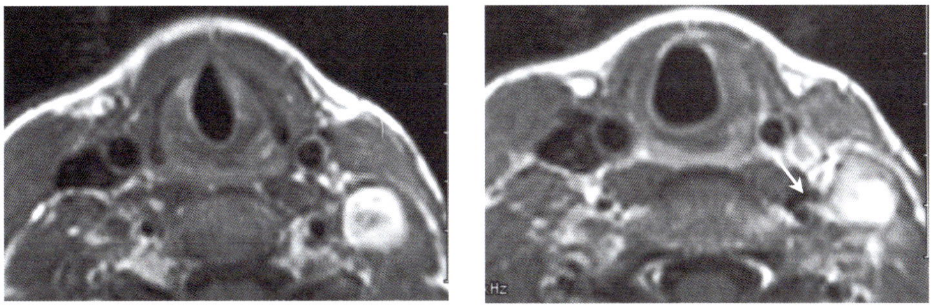

a b

图12.35 臂丛神经鞘瘤。年轻女性患者主诉左侧C6皮肤感觉神经分布区疼痛。声门水平（a）和声门下水平（b）增强MR T1WI显示一梭形肿块沿C6神经根伸入椎间孔（箭）。肿瘤边缘部明显强化，中心部无强化。手术证实为C6神经根神经鞘瘤。

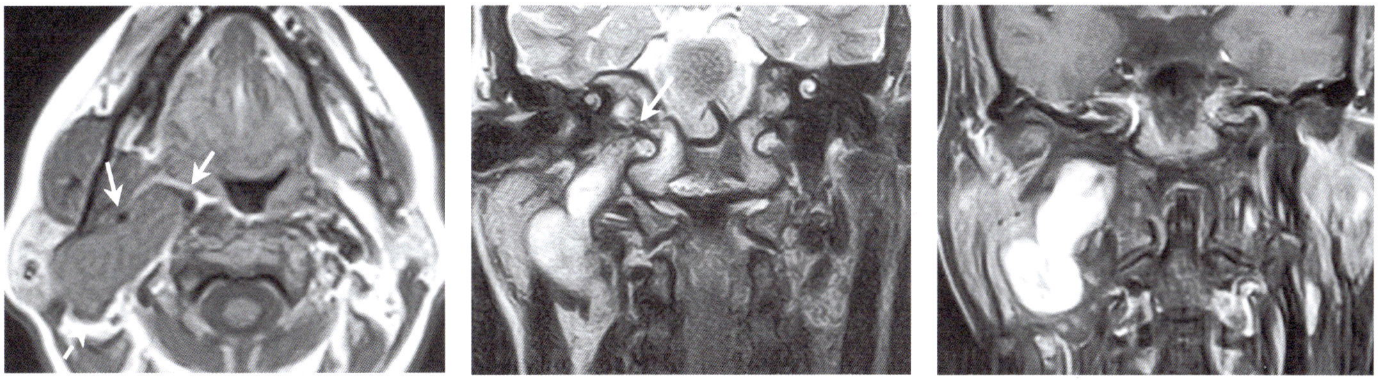

a b c

图12.36 迷走神经单发神经纤维瘤。年老女性主诉有长期吞咽困难和喉返神经麻痹。a 轴位T1WI MR显示一肿块，信号与肌肉相同，颈内动脉和颈外动脉向前移位（箭），颈内静脉向外侧移位（虚箭）。b 冠状位T2WI MR显示梭形肿块呈高信号并扩展至颈静脉孔内（箭）。c 增强冠状位脂肪抑制T1WI显示有明显强化。MR提示肿瘤来自迷走神经，为神经鞘瘤或神经纤维瘤。手术证实为迷走神经的单发神经纤维瘤。

神经纤维瘤

神经纤维瘤可来自真皮内、皮下组织内，或来自其他较深部组织内的神经。它们最常见于20～40岁年龄患者。大多数神经纤维瘤生长缓慢，无痛性肿块待长到相当大时才引起特定的症状。[11, 54, 151] 通常原发的神经包含在神经纤维瘤内，大体观肿瘤常呈梭形结构。所以，外科摘除肿瘤时不能保留神经。组织学方面，神经纤维瘤边界清楚，但没有被膜，肿瘤由梭形细胞和有大量胶原纤维的基质组成。

颈部神经纤维瘤可以是单发病变（尽管很少），或可见于NF1（von Recklinghausen病）患者（图12.36，12.37）。NF1是一种常染色体显性遗传性疾病，有牛奶咖啡斑、外周神经纤维瘤、视神经胶质瘤和Lisch结节（虹膜色素沉着结节）。NF1基因位点在染色体17q11.2。见于NF1的神经纤维瘤既可以是局限的，也可以是丛状的。局限的神经纤维瘤可位于皮肤内，或位于深部软组织结构内。它们典型地发生于童年或青春期出现牛奶咖啡斑后。NF1多发的神经纤维瘤常沿脊柱两侧生长（图12.37）。多达40%的NF1患者可见骨骼异常，包括椎管扩大、椎体扇形变和椎间孔扩大，骨异常缘于脊膜膨出或神经纤维

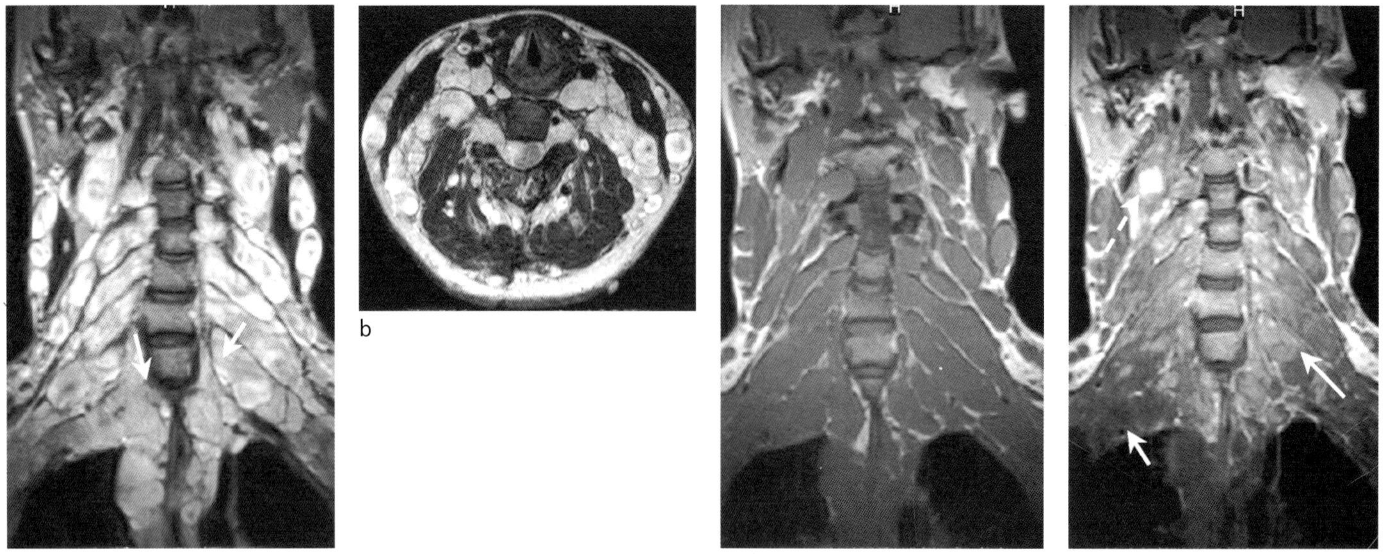

a b c d

图12.37 神经纤维瘤病1型。特征性的MRI所见。a 冠状位和b 轴位T2WI显示多发高信号神经纤维瘤累及所有的颈部神经根、臂丛、迷走神经及外周皮下神经分支。注意还有椎间孔内侵犯（b图内）及纵隔受累（a图内）。c 与a 图相同的冠状位T1WI显示大多数神经纤维瘤与肌肉信号相同。d 增强T1WI显示从轻微（短箭）、中度（箭）到明显的（虚箭）不同强化形式。

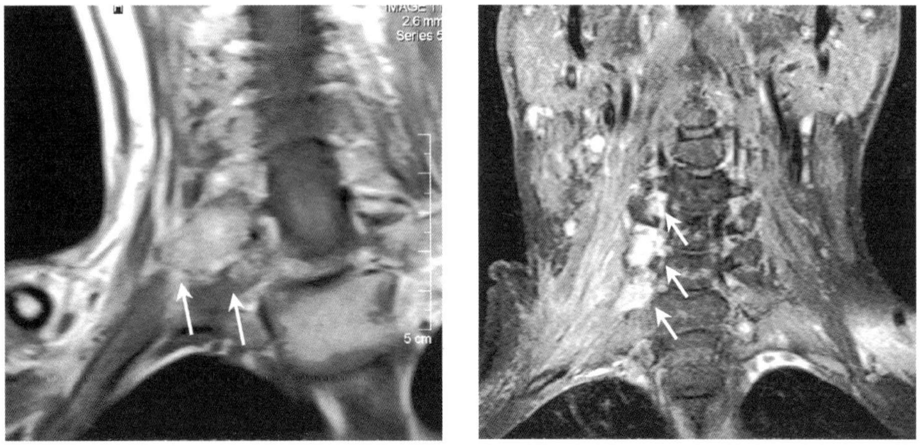

a b

图12.38 一无神经纤维瘤病1型的年轻男性恶性外周神经鞘瘤（MPNST）患者。主诉疼痛，同时有C7水平的运动及感觉缺失。a 冠状位增强MR T1WI显示一梭形均匀强化的肿瘤（箭）累及C7和C8神经根及右侧臂丛的中间干。MR成像提示臂丛神经源性肿瘤的诊断。手术证实为MPNST。b 在外科手术和放疗一年后的冠状位增强脂肪抑制MR T1WI显示在C6～C8水平肿瘤复发（箭）。再次手术证实肿瘤复发。9个月后患者未见局部肿瘤复发，但出现多发肺转移瘤（未显示）。

瘤。肿瘤恶性变或恶性外周神经鞘瘤的再生见于2%～6%的NF1病例。[72] 丛状神经纤维瘤可早在童年出现。它们是弥漫性病变，典型地沿神经束长段生长，并侵及邻近的肌肉和皮下脂肪。

在CT上，单发神经纤维瘤可表现为低密度区，几乎接近囊肿的表现。在MR上，单发神经纤维瘤T1WI呈低信号，T2WI呈高信号，有不同程度的强化（图12.36）。NF1局限的神经纤维瘤影像特征类似于单发神经纤维瘤。它们常为双侧的和沿颈部神经根生长（图12.37）。

在CT和MRI两者图像上，丛状神经纤维瘤均显示有特征性“靶征”。在CT上，多发肿瘤结节显示为中央高密度区周围为低密度环。在MR T2WI上，中央为低信号区被外周高信号区包绕。[151] 丛状神经纤维瘤在CT和MRI上的这种特征性影像可用组织学所见解释，在丛状神经纤维瘤内，中央的纤维性成分被外周黏液瘤样组织包绕。

恶性外周神经鞘瘤

恶性外周神经鞘瘤（MPNST）是世界卫生组织（WHO）为统一以前被称之为恶性神经鞘瘤、神经纤维肉瘤和神经源性肉瘤等病种而采用的新名称。[72] 这些肿瘤缘于再生（图12.38）或来自丛状神经纤维瘤的恶性变。11%的MPNST是由放射治疗引起的（参看下文）。大多数肿瘤见于30～50岁，但也见于患NF1的年轻患者。[42] 临床方面，患者主诉有疼痛性肿块和可有运动及感觉缺失。NF1神经纤维瘤突发疼痛性增大提示有恶性变，必须做活检。[150] MPNST的影像表现是非特异性的，包括增大的梭形肿块、沿神经干蔓延的侵袭性肿瘤及有时出现坏死和出血区。MPNST的预后受多种因素影响，如年龄、肿瘤位置、首次外科手术的范围及有无NF1。[42、150]

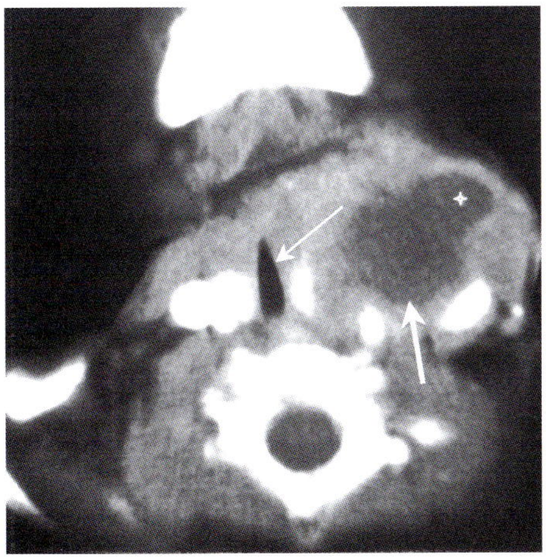

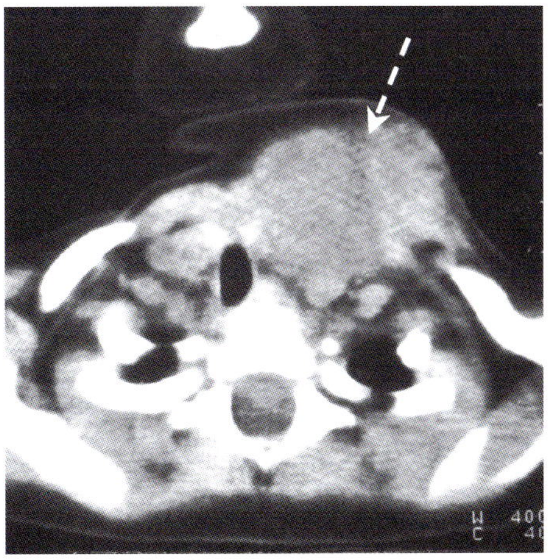

图12.39 原发的颈部神经母细胞瘤。特征性的CT所见。一2岁女童具有霍纳(Horner)综合征及可触及的颈部大肿块。增强CT成像(a和b)显示左侧颈部一不均匀病变有囊性变、坏死区(箭)及实性部分(虚箭)。注意有胸锁乳突肌及甲状腺受侵、气道移位和狭窄(a图细箭)。

原始神经性肿瘤

原始神经性肿瘤(PNET)起源于原始的神经嵴细胞,他们自发育中的脊髓移行至交感神经神经节、肾上腺髓质或其他部位。PNET包括神经母细胞瘤、神经节神经母细胞瘤和神经节细胞瘤。

神经母细胞瘤好发于5岁以下儿童。肿瘤起源于沿脊柱的交感神经节。大多数神经母细胞瘤发生于腹部。原发的颈部神经母细胞瘤少见,发病率为2%(图12.39)。见于颈部的大多数神经母细胞瘤肿块是从腹部神经母细胞瘤转移而来。颈部原发或转移性神经母细胞瘤很常见的是侵犯咽和喉部的大肿块及可能累及Ⅸ至Ⅻ对颅神经或交感神经节所产生的吞咽困难和呼吸困难及霍纳(Horner)综合征。CT表现各异,包括有或没有钙化的均质性肿瘤或有坏死区的不均匀病变(图12.39)。在MR T2WI上,神经母细胞瘤显示为中等信号强度,注射对比剂后,可见明显强化。放射性核素次碘苯甲基胍闪烁扫描已被用于确定原发或转移性疾病。检测原发性神经母细胞瘤的敏感性为94%,而检测转移性神经母细胞瘤的敏感性为83%。[151] 神经母细胞瘤患者的预后依据于首次发病的年龄、分期、淋巴结转移及MYCN致癌基因是否增高。

神经节细胞瘤是与神经母细胞瘤相对应的完全成熟的良性肿瘤。大多数神经节细胞瘤发生于10岁以上儿童的纵隔内或腹膜后。仅有少数病例见到颈部脊柱旁肿块。神经节细胞瘤表现为很大的界限清晰的肿瘤,1/3以上的病例可有钙化。

神经节神经母细胞瘤是由神经母细胞瘤细胞被神经节细胞瘤基质包绕组成的。影像表现是非特异性的。

副神经节瘤

非嗜铬性副神经节瘤(又称化学感受器瘤或血管球复合体瘤)起源于血管壁内衍化的神经嵴细胞。这些血管球体组织可对pH、血氧分压、二氧化碳分压的改变作出反应。在颅外头和颈部,副神经节瘤可发生在中耳腔(鼓室球)、颈静脉球区(颈静脉球)、结节状神经节区及迷走神经颈段(迷走神经球)、颈动脉分叉部(颈动脉体瘤)。[11, 54, 83] 在舌骨下颈部,副神经节瘤最常发生在颈动脉分叉部的颈动脉体。[83] 偶然一个大的迷走神经球瘤可延伸至舌骨下颈部表现为颈动脉间隙肿瘤。颈动脉体瘤可发生在所有年龄段,好发于40~50岁妇女,有副神经节瘤家族史的患者多达30%可有多发肿瘤。生活于高海拔地区,如秘鲁、墨西哥或科罗拉多易于发生颈动脉体瘤。尽管有功能活性的血管球瘤被报道,但大多数头和颈部副神经节瘤无功能活性。已有报道血管球瘤并发甲状腺髓样

表12.9 多发性内分泌腺瘤综合征

特征	MEN Ⅰ	MEN ⅡA	MEN ⅡB
染色体连锁	染色体11	染色体10	不明
甲状腺	甲状腺肿 甲状腺瘤 甲状腺炎	髓样癌	髓样癌
甲状旁腺	增生 腺瘤	增生	异常少见
嗜铬细胞瘤	无	有	有
肾上腺皮质	腺瘤或腺癌 胰高血糖素瘤 肠血管活性肽肿瘤 类癌 Zollinger-Ellison综合征		
垂体腺	腺瘤	无	无
胰腺	胰岛细胞腺瘤 胰岛素瘤 胃泌素瘤	无	无
其它所见	副神经节瘤	无	牛奶咖啡斑 类马凡综合征面容 黏膜皮肤神经瘤

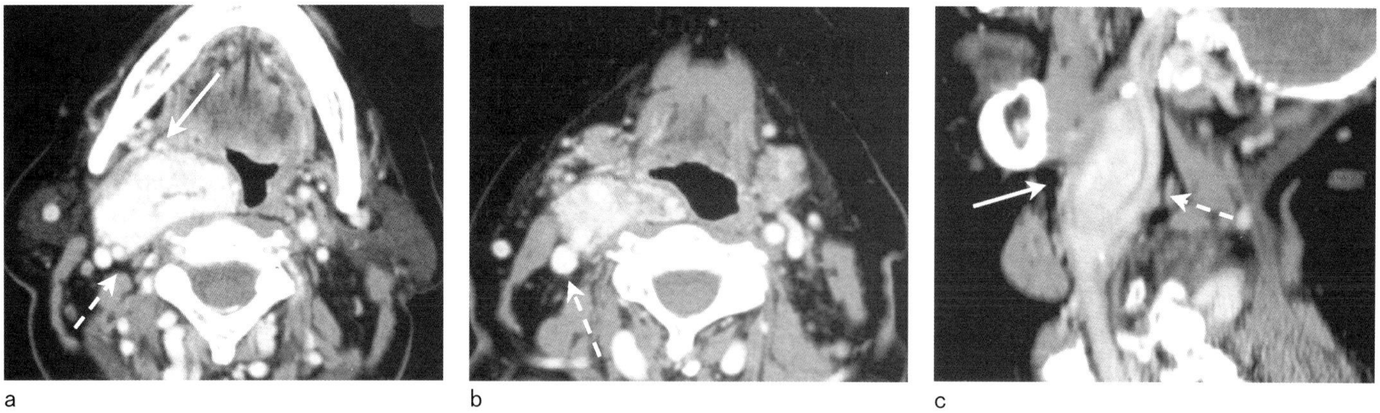

图12.40 颈动脉体副神经节瘤。特征性的CT所见。a，b 口咽部水平增强轴位图像及c 旁矢状位多层容积扫描2D重组图像显示一富血管肿块，使颈外动脉向前移位（箭）和颈内动脉及颈内静脉向后移位（虚箭）。注意有特征性的颈动脉分叉张开，以旁矢状位2D重组图像显示最佳。c 箭号指向颈外动脉；虚箭号指向颈内动脉。

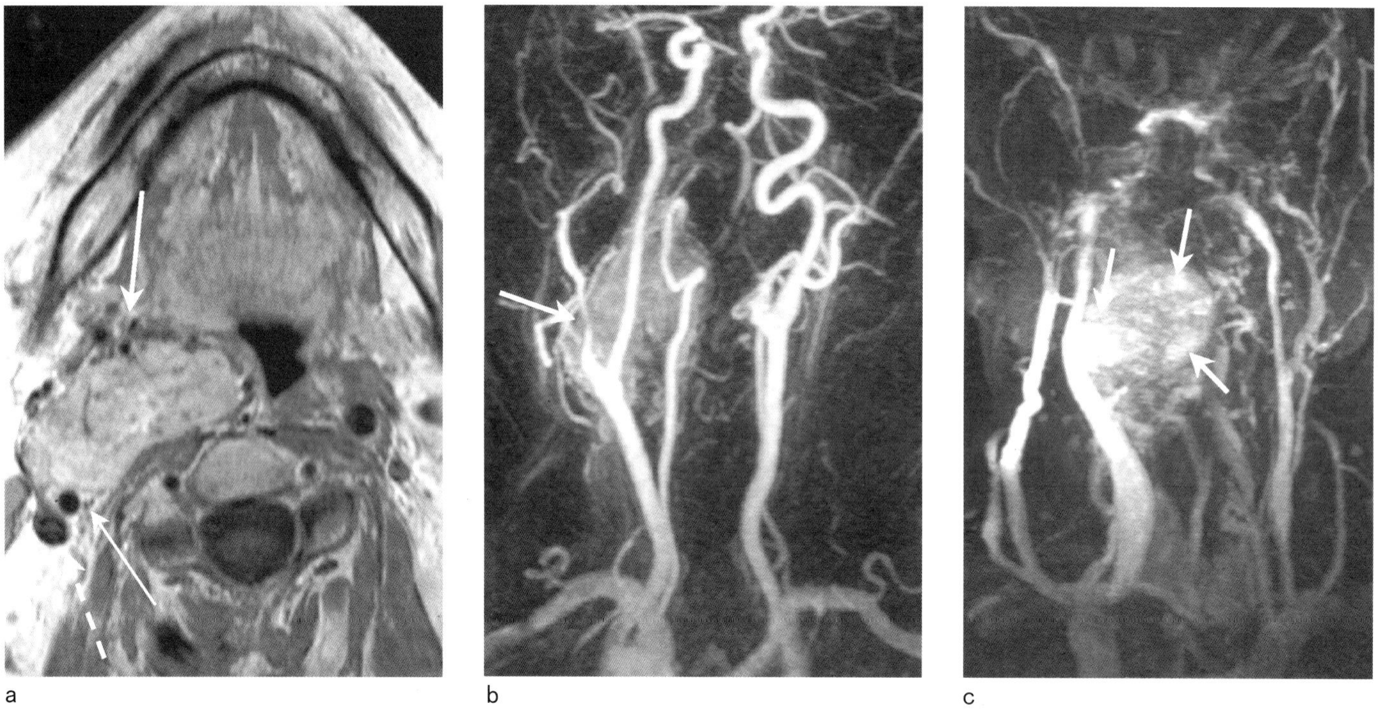

图12.41 颈动脉体副神经节瘤。特征性的MRI和MR血管造影所见。a 一老年女性在舌骨水平可触及一搏动性肿块，轴位增强T1WI显示一具有典型的匍行的流空及明显增强的富血管肿块。颈外动脉向前外侧移位（箭），颈内动脉（细箭）及颈内静脉（虚箭）向后外侧移位。b，c 注射对比剂后MR血管造影图像；b 动脉期，c 静脉期。b 图肿瘤显示早期强化，所见呈富血管染色（注意与图12.33d神经鞘瘤的比较）。还有颈动脉分叉张开和颈外动脉变窄（箭）。静脉期可见对比剂汇聚成大静脉湖（箭）。

癌、家族性多发性内分泌腺瘤（MEN）综合征（尤其MEN1型，表 12.9）、神经纤维瘤病患者及具有多发黏膜皮肤神经瘤的患者。副神经节瘤可发生转移或表现为侵袭性生长形式，以致出现残疾症状和甚至于因进行性侵犯极重要的组织而慢慢地死亡。10%的颈动脉体瘤是恶性的。已报道有局部淋巴结转移及肺、肝、心脏、肾脏和脑转移。

在增强CT成像上，副神经节瘤显示为明显强化的病变，见于胸锁乳突肌内侧 （图12.40）。[11、83、115] 在T1WI及T2WI成像上，特征性地表现为多发曲线状无信号（图. 12.41）。这些无信号区的显示程度随肿瘤的大小和血管直径的增加而增加。这种MR表现不是副神经节瘤所特有的，其他多血管病变也有报道，如血管畸形、血管瘤、来自肾细胞癌的转移瘤等。颈动脉体瘤放射诊断的关键是包绕颈动脉分叉部肿块使颈内动脉和颈外动脉近端张开（图12.40，12.41）。副神经节瘤的组织学分析显示为边界不清的无包膜病变。主细胞排列成簇状和圆形细胞巢（Zellballen），被含有众多血管的纤细基质所包绕。常见颈动脉壁外膜受侵（图12.42）。免疫组化检查在大多数头和颈部副神经节瘤的主细胞内特征性地显示磷酸丙酮酸水合酶及神经丝蛋白，同时还显示各种其他的多肽和激素，

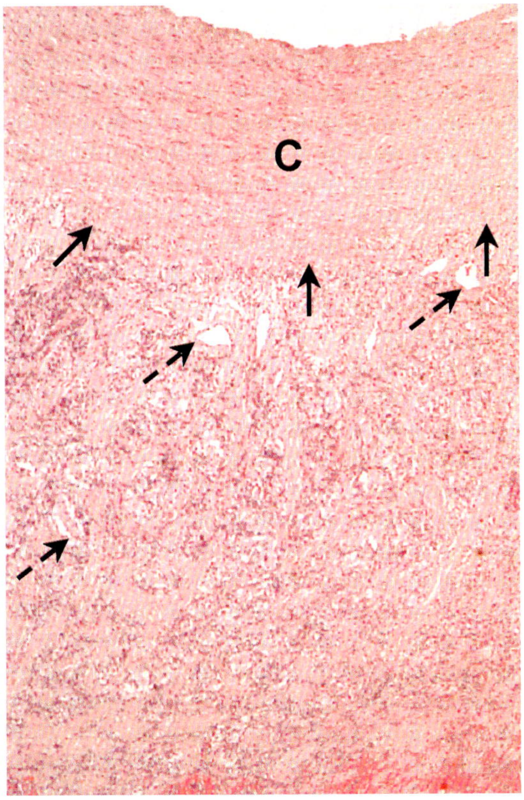

a

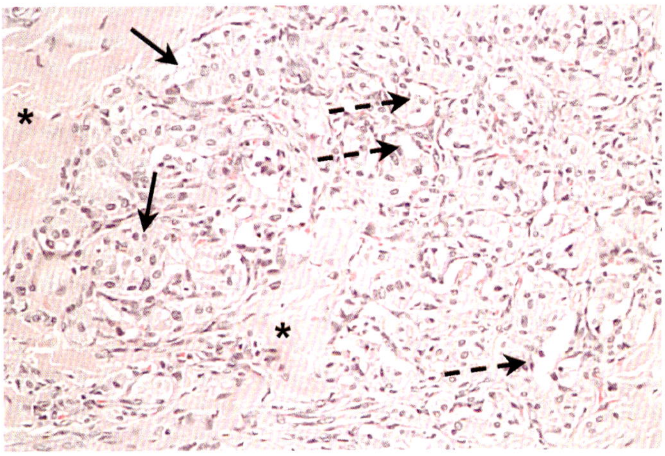

b

图 12.42 副神经节瘤。组织学所见。a 颈动脉体瘤显微照相（苏木精－伊红染色）显示它的特征性病变部位与颈动脉壁相关（C）。颈动脉壁外膜（箭）受无包膜肿瘤团块的侵犯。注意众多的血管（虚箭）。b a 的放大详图显示特征性的 Zellballen 细胞巢（箭）、富胶原基质（星）及众多的血管（虚箭）。

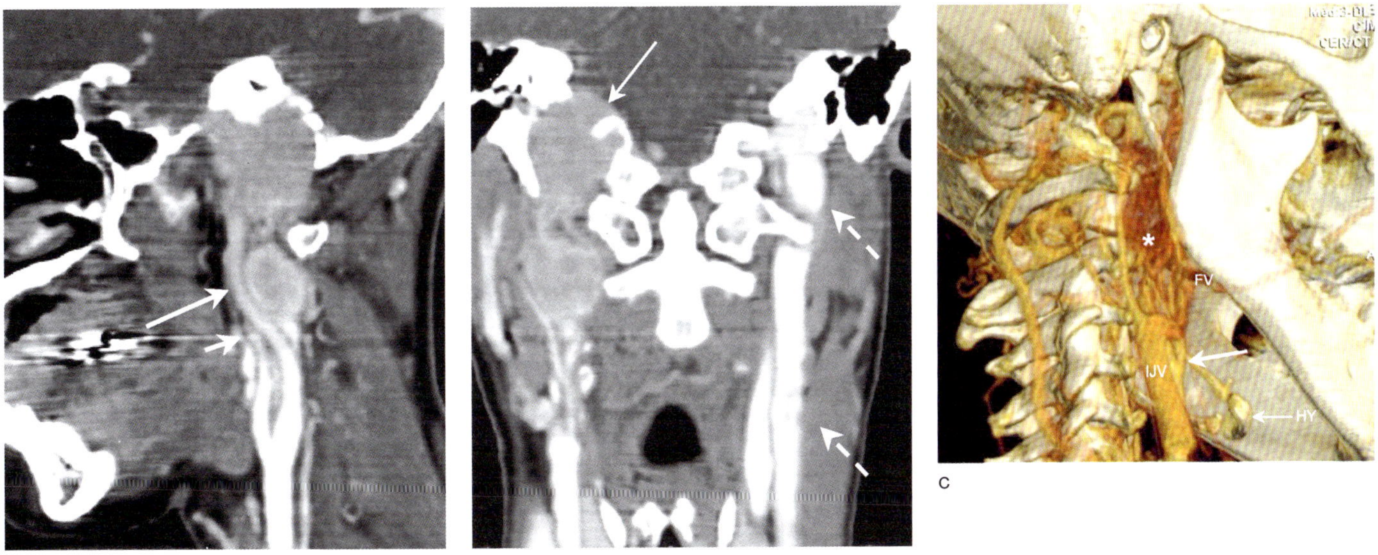

a b c

图 12.43 年轻女性颈静脉球瘤患者，在下颌角下可触及一肿块，无其他症状。a 旁矢状位及 b 冠状位多层容积扫描 2D 重组图像显示颈动脉间隙一富血管病变使颈内动脉（长箭）和颈外动脉（短箭）向前移位。有颈内静脉及颈静脉孔（细箭）受侵。注意正常的左侧颈内静脉（虚箭）。c 3D 血管重组图像显示一富血管肿瘤（星）位于颈内动脉及颈外动脉的后方。颈动脉分叉正常（箭）。IJV= 颈内静脉位于肿块下方；FV= 面静脉；HY= 舌骨。

如 5－羟色胺、血管加压素、促肾上腺皮质激素及降钙素。[83]

迷走神经球瘤和颈静脉球瘤两者均可发生于颈内动脉背侧的迷走神经周围。它们易使颈内动脉和颈外动脉向前移位。但不会像颈动脉球瘤那样使颈动脉分叉张开（图 12.43）。副神经节瘤须与其他富血管病变鉴别，如来自肾细胞癌、甲状腺癌及黑色素瘤的转移瘤或淀粉样沉积（图 12.44）。

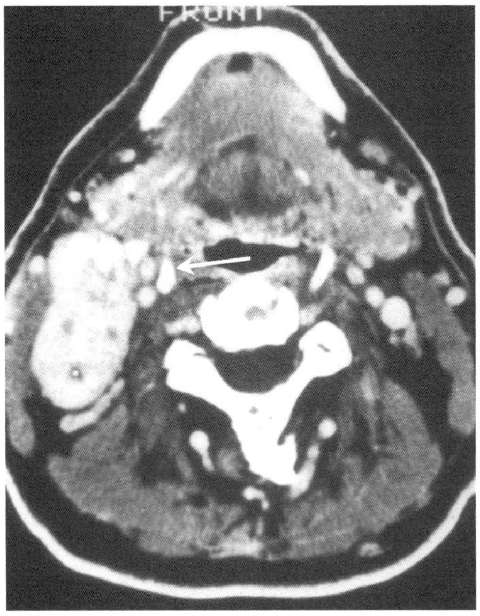

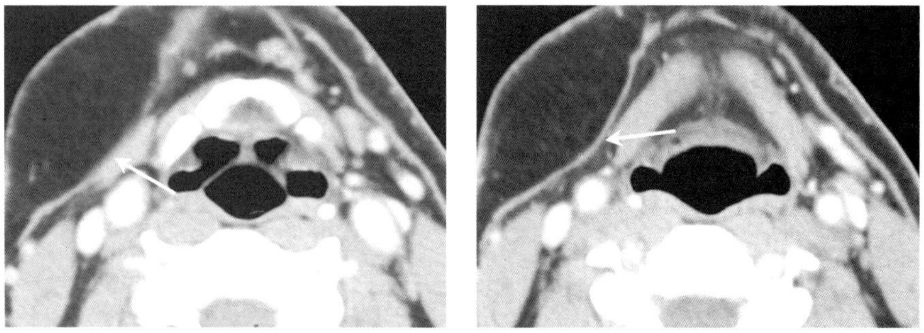

a b

图 12.45 脂肪瘤。特征性的 CT 所见。舌骨水平（a）和稍低层面（b）轴位增强图像显示一低密度值的皮下肿块提示脂肪瘤。注意颈阔肌向中间移位（箭）。手术证实为有包膜的脂肪瘤。

◁ 图 12.44 淀粉样变性病。颈部富血管肿块的鉴别诊断。患者右侧颈部可触及一肿块，增强 CT 显示一富血管肿瘤位于向中间（箭）移位的神经血管束外侧及后方。放射学方面提示富血管的淋巴结转移瘤的诊断。手术证实为颈内静脉淋巴结（II 区）淀粉样沉积。

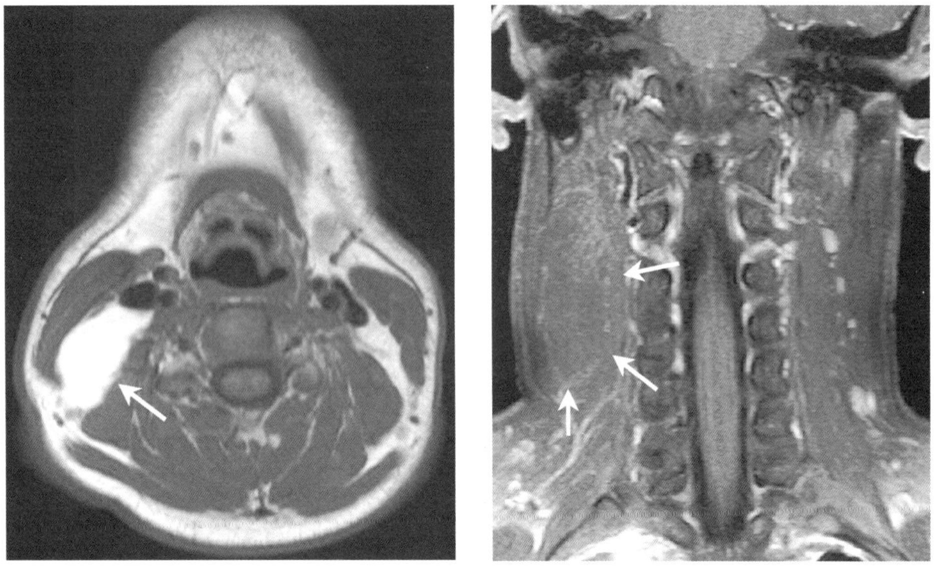

a b

图 12.46 脂肪瘤。特征性的 MRI 所见。a 轴位 T1WI 显示一高信号肿块位于颈后间隙内（箭）。b 冠状位增强、脂肪抑制 MR 显示该肿块由脂肪组织组成，没有强化（箭），因此提示脂肪瘤的诊断。手术证实影像所见。

脂肪性肿瘤

脂肪瘤

尽管脂肪瘤是来自体内间叶的最常见肿瘤，但仅有 13% 的脂肪瘤发生于颅外头和颈部。大多数的脂肪瘤位于皮下（浅表至颈深筋膜表层）及颈后三角。少数病例，脂肪瘤可发生于咽后间隙或可潜入颈总动脉和颈内静脉周围。皮下肿瘤大多无症状。它们可多年生长缓慢或长期保持稳定。触诊时，表浅的脂肪瘤通常柔软，因此可与其他颈部肿块进行鉴别。发生于颈深部间隙的脂肪瘤可出现与咽、喉或食管相关的肿块效应症状，如吞咽困难、打鼾、睡眠呼吸暂停综合征及呼吸困难。从临床上检测深部脂肪瘤比较困难，且较表浅脂肪瘤更难于切除。因此，深部间隙的脂肪瘤复发率较高。组织学方面，脂肪瘤是由成熟脂肪组织构成，排列成小叶，由纤维组织隔分开。多数肿瘤的界限清晰且有包膜，也有浸润性无包膜脂肪瘤的报道。

脂肪瘤的放射学诊断是肯定的。CT 和 MRI 两者对所有病例可做出明确诊断（图 12.45，12.46）。典型的 CT 征象为均匀无强化的病变，CT 值为 -65～-125HU（图 12.45）。在 MRI 上脂肪瘤的信号强度在所有脉冲序列与皮下脂肪相同（T1WI 为高信号，T2WI 信号强度降低，脂肪抑制 T1WI 为很低信号）（图 12.46）。与身体其他部位的脂肪瘤一样，如果部分脂肪瘤在 CT 或 MRI 的密度或信号强度与软组织的特征相同，而在那些结缔组织束内可见到对比强化，那应考虑脂肪肉瘤的诊断。

多发对称性脂肪瘤病（Madelung 病，弥漫性对称性颈脂瘤病）

多发对称性脂肪瘤病（MSL）又称为 Launois–Bensaude 综合征或 Madelung 病，是一种少见疾病，主要见于中年男性。但也有报道儿童发病。该病是以多发对称性无包膜

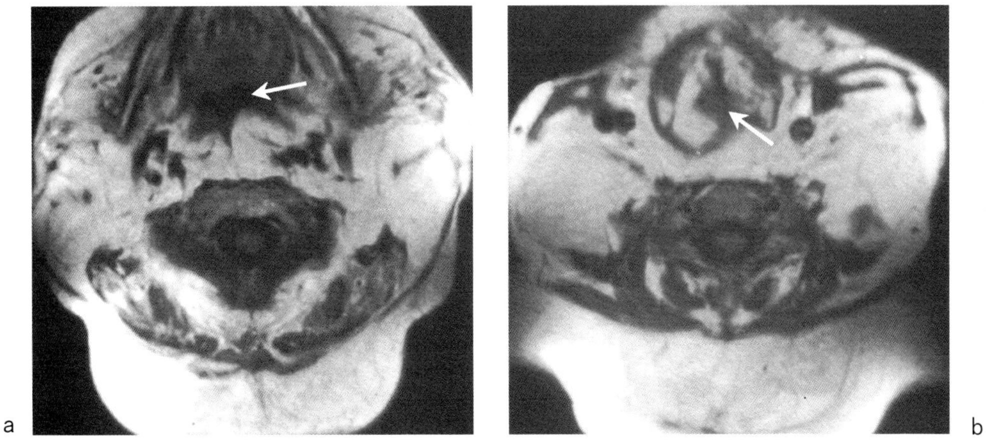

图12.47 Madelung病。特征性的MRI所见。中年男性患有Madelung病，主诉有严重的呼吸困难和吞咽困难。外科大块切除前进行了MR检查。口咽部水平（a）和喉部水平（b）T1WI显示无包膜脂肪肿块遍布所有颈部间隙，导致咽和喉部明显变窄（箭）。

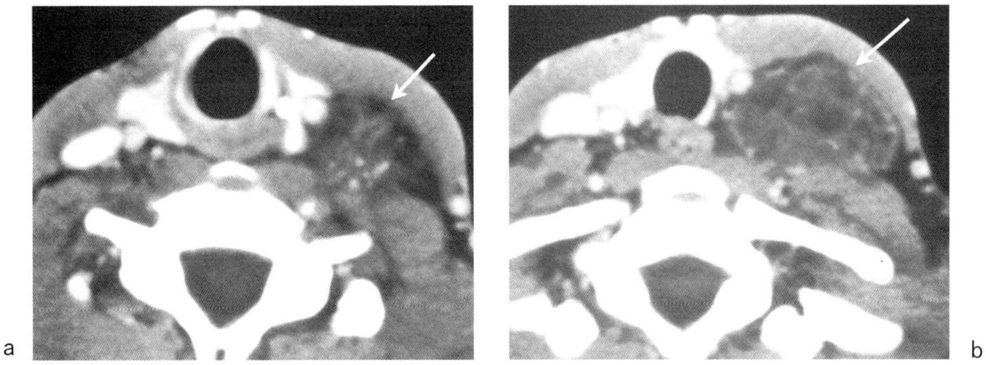

图12.48 颈部脂肪肉瘤。特征性的CT所见。a，b 一老年患者舌骨下颈部水平增强CT显示一低密度肿块并有一些束状强化组织（箭）。肿瘤上部无包膜（a）。注意颈内静脉和颈总动脉向中间移位。手术证实为低分化的脂肪肉瘤。

脂肪肿块堆积为特点，分布于颈部、肩部及躯干其他部位的周围。常合并有神经系统畸形。[1, 3, 76] 近来，提出MSL可能是一种临床表现各异的神经代谢性疾病，其发病机制尚不清楚。然而，已观察到它与酒精中毒、代谢紊乱及恶性肿瘤关系密切。[1, 3, 76, 160] 患者常常对他们的外貌提出抱怨，但治疗有可能使颈部运动减少和／或减少通气食管的问题。对呼吸困难及吞咽困难病例唯一有效的治疗是外科大块切除，吸脂术用于较小的病变。标准的整容方式可用皮肤切开及去除，具有好的整容效果。

断面成像常用来证实Madelung病患者颈部过量脂肪的分布（图12.47）。另外，成像还常用于手术前确定脂肪内大血管走行、有无气管压迫及非脂肪瘤性病变。作为Madelung病手术前的检查方法，MRI及CT两者可为外科手术提供充分的信息，而超声检查帮助较少。

脂肪肉瘤

脂肪肉瘤在头和颈部很少见，占全部头和颈部软组织肉瘤大约2%。[95] 不像一般的脂肪瘤，脂肪肉瘤常在筋膜表面的深部，主要侵及脏器、咽后及咽旁间隙。[103] 颈部脂肪肉瘤没有性别偏向，好发于50～70岁。它们来自包绕筋膜面的成脂细胞的再生而非来自原有的脂肪瘤。组织学方面，脂肪肉瘤可被细分为四型：分化良好型和黏液型肿瘤其预后良好，而多形性和圆细胞型肿瘤其预后较差。必须行广泛外科切除。在命名和区分不典型脂肪瘤及分化良好的脂肪肉瘤上有一些争论，事实上两者在组织学上是相同的。

脂肪肉瘤的影像所见依据于组织学分级。在CT上，脂肪肉瘤是密度不均匀的病变，CT值高于皮下脂肪，常显示为脂肪和软组织成分的混合（图12.48）。[43] 很常见边界不锐利、浸润性边缘以及不均匀斑片状强化。在T1WI上，分化良好的脂肪肉瘤主要表现为脂肪性病变，但有低于皮下脂肪的信号。在脂肪抑制增强成像上，可见斑片状不均匀强化。根据最近研究，已提出若病变主要为脂肪信号（或脂肪CT值），多半是一般的脂肪瘤。若病变脂肪少些，但还是大部分为脂肪，则可能是脂肪瘤或是分化良好的脂肪肉瘤。若缺乏脂肪信号（或脂肪CT值），脂肪肉瘤或脂肪瘤不能与其他软组织肿瘤进行鉴别。[43]

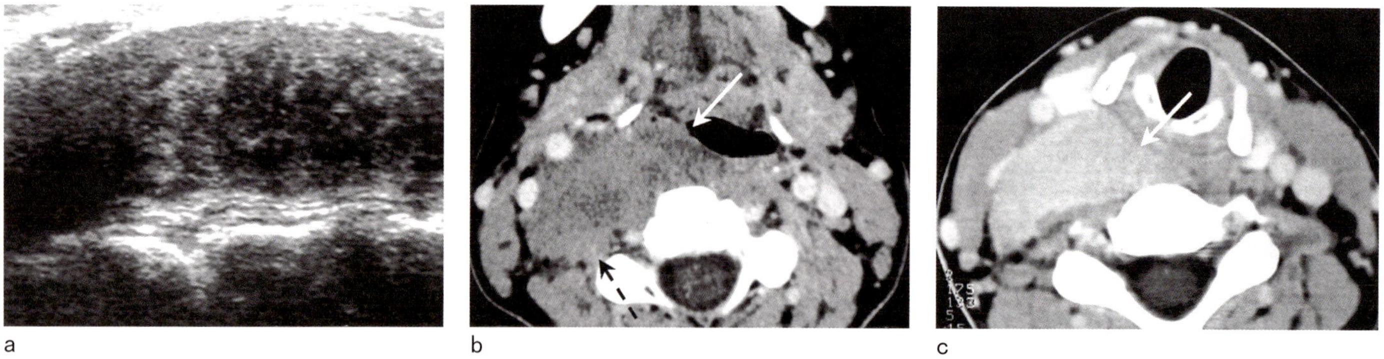

图12.49 颈部侵袭性纤维瘤病。a 颈部超声检查显示一边界清楚的低回声肿块。这些无特异性。b，c 口咽部水平（b）和喉部水平（c）增强CT成像显示一均匀的瘤样肿块主要位于颈后间隙。肿瘤的某些部分显示略有强化（b），其它部分显示有中度强化（c）。肿块使颈总动脉及颈内静脉向前移位。肿物侵及咽后间隙（箭）及椎前间隙（虚箭）。手术证实为侵袭性纤维瘤病。肿块最有可能来自椎前筋膜。Dr. Fernando Torrhina及Dr. David Coutinho授权（Imagens Medicas Integradas, Lisbon Portugal）。

纤维性肿瘤

侵袭性纤维瘤病

侵袭性纤维瘤病又称腹外纤维性肿瘤、分化的纤维肉瘤或纤维肉瘤样纤维瘤病，它是一种少见的、组织学上属良性但有局部侵袭的肿瘤，常见于儿童和年轻人。[51] 纤维瘤病可单发或与Gardner综合征并发。[113] Gardner综合征是一种常染色体显性遗传性疾病，以结肠腺瘤样息肉为特征，并100%有恶性变的可能。结肠外表现包括胆管受累、甲状腺癌、骨骼及牙齿改变、肠系膜纤维瘤病。[113]

侵袭性纤维瘤病起源于筋膜和肌腱膜组织，属局部浸润性病变，外科切除后局部复发率高（20%～70%），但是它们无转移可能。大多数纤维瘤病见于四肢，头和颈部发病率估计约7%～27%。大多数颈部肿瘤位于锁骨上窝或肌肉内。患者最常见的主诉是无痛性肿块或神经系统症状，包括疼痛或神经病变。尽管纤维瘤病目前难以局部控制，但对于原发及复发的纤维瘤病，首选完全手术切除。根据肿瘤的位置及范围，以及有明显的发病率和死亡率的可能，确定最恰当的治疗选择。手术中，副神经或膈神经、部分臂丛或骨结构可能必须被切除，造成永久的神经系统或功能的损伤。[62] 放射治疗适用于不全切除或肿瘤复发，而很少被推荐为首选疗法。

组织学方面，侵袭性纤维瘤病是由分化良好的、高度细胞化的纤维组织构成。侵袭性纤维瘤病在CT上有轻度强化，常与相邻的肌肉分辨不清（图12.49）。在MRI上，侵袭性纤维瘤病的T1WI和T2WI信号各异，增强形式从无强化、不均匀强化到明显均匀强化。[70] 无论是信号强度还是增强形式均与肿瘤的生物学行为无明显关系。肿瘤的边缘可以锐利或不清晰（图12.49）。

纤维肉瘤

纤维肉瘤是头和颈部少见病变。最常见的部位是下颌骨、上颌骨、面部、舌骨下颈部及喉部。不像侵袭性纤维瘤病那样，纤维肉瘤有转移的可能（60%以上的病例）。5年生存率为39%～54%。组织学方面，纤维肉瘤与侵袭性纤维瘤病不同，它有不典型细胞及相对极少的胶原质，影像所见是非特异性的。

源于纤维组织细胞和骨骼肌肉的肿瘤

恶性纤维组织细胞瘤

纤维组织细胞的肿瘤包括良性纤维组织细胞瘤和恶性纤维组织细胞瘤。恶性纤维组织细胞瘤是最常见的软组织肉瘤和成人最常见的辐射诱导的肉瘤（见下）。[14, 19, 55] 在舌骨下颈部，肿瘤通常是局限性的，见于肌肉内或沿筋膜生长。影像所见是非特异性的。

横纹肌瘤及横纹肌肉瘤

骨骼肌肉来源的肿瘤包括横纹肌瘤及横纹肌肉瘤。**横纹肌瘤**是一种不常见的良性病变，大多数病变来自心肌，在此它可并发结节性硬化。心脏横纹肌瘤被认为是错构瘤样病变，但心外的横纹肌瘤被认为是新生的肿瘤，70%～90%的心外横纹肌瘤见于头和颈部，一般在通气食管上部之内，少见于后三角区、颈动脉间隙、咽旁间隙或肌组织内。[25, 29] 男性最常见。通常由于肿瘤生长缓慢，没有明显的症状。头和颈部多房的病变虽然罕见，但已有报道。[152, 159] 外科手术是首选治疗。因为局部复发常见，甚至术后长达35年仍有复发，必须做完全切除。CT及MRI所见是非特异性的（参见第8章）。

横纹肌肉瘤是儿童最常见的软组织肉瘤。约40%的横纹肌肉瘤见于头和颈部。头和颈部最常见的类型是胚胎性横纹肌肉瘤。最常见的部位是眼眶、鼻咽、中耳及鼻腔（参见第2、3和7章）。横纹肌肉瘤很少见于舌骨下颈部。虽然影像所见是非特异性的，但CT及MRI最常显示侵袭性

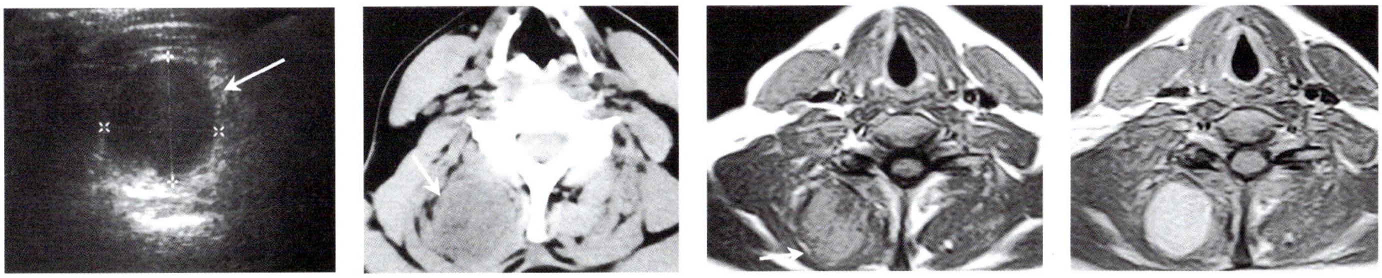

a b c d

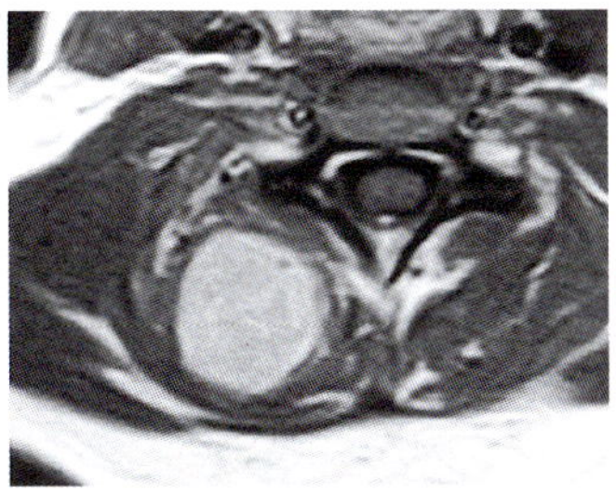

e

图 12.50 多形性玻璃变性血管扩张性肿瘤。a 颈部超声检查显示一界限清晰的低回声肿瘤（箭）位于脊柱旁肌组织内。b 颈部增强前 CT 扫描显示肿瘤（箭）的密度值与肌肉相同。c 声门水平的 MR T1WI 显示肿瘤界限清晰，有比正常肌肉更高的信号。肿瘤位于脊柱旁肌组织内，夹肌受压向后移位（箭）。d MR FSE T2WI 显示肿块呈高信号。e 增强 MR T1WI 显示病变明显均匀强化。依据影像所见提示肌性或纤维组织细胞瘤性肿瘤的诊断。组织学证实为一很少见的多形性玻璃变性血管扩张性肿瘤。Dr. Fernando Torrhina 及 Dr. David Coutinho 授权（Imagens Medicas Integradas, Lisbon Portugal）。

肿瘤有骨侵犯、神经周围蔓延及明显强化。治疗包括化疗及外科手术，用或不用放射治疗。[105]

多形性玻璃变性血管扩张性肿瘤

多形性玻璃变性血管扩张性肿瘤（PHAT）是一罕见的、近期才认识的、最有可能缘于基质的纤维母细胞衍生的低度恶性肉瘤。[127] PHAT 几乎只发生于 30～85 岁的成年人。多见于上、下肢及躯干的皮下软组织，而少见于颈部（图 12.50）。虽然数年后可出现局部复发，但迄今为止不曾有远方转移的报道。组织学方面，肿瘤有一界限清晰的薄纤维包膜，大小不一的扩张血管成簇状分布，散布于整个肿瘤内。肿瘤是由丰满的梭形和圆形的多形细胞构成的，[127] 这些细胞在扩张的血管之间排列成块状。在 CT 及 MRI 上，可见肿瘤边界清晰和均匀，且可见明显强化（图 12.50）。

甲状腺及甲状旁腺肿块

甲状腺结节

甲状腺结节常见，包括腺瘤、囊肿、局灶性甲状腺炎、多发结节性甲状腺肿及恶性肿瘤。在成年人可触到的结节中，甲状腺结节发生率估计在 4%～8%。[89,90] 用超声检测，包括未触到的结节在内，发生率达 20%～30%。[127] 50 岁以上的成人中多达 50% 可见到甲状腺结节。甲状腺结节既可单发（1/3）也可多发（2/3）。区别单发甲状腺结节与多发甲状腺结节是重要的，超声检查可以做到。单发结节的恶性发病率为 10～15%，多发结节性甲状腺肿的恶性发病率为 4%～7.5%。[89,90] 超声检查 70% 甲状腺结节为实性，19% 为囊性，11% 为混合性。[8,9]

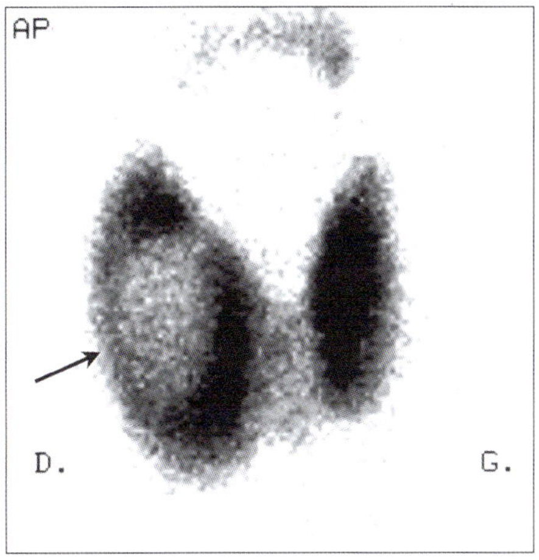

图 12.51 前后位 ^{99m}锝（高锝酸盐）扫描显示甲状腺右叶（箭）一吸收减少区（冷结节）。超声引导细针抽吸活检证实为乳头状癌。

20% 的实性结节、12% 的混合性结节及 7% 的囊性结节被证实为甲状腺癌。[8,9] 通常认为 ^{99m}锝（高锝酸盐）显像的甲状腺"热"结节几乎总是良性病变，而 ^{99m}锝（高锝酸盐）显像的"冷"结节恶性的可能性为 10%～25%（图 12.51）。因此，为排除恶性肿瘤，常须做超声或非超声引导的细针抽吸活检（FNAB）或粗针抽吸活检。细针抽吸活检（FNAB）已被确认是一种安全和费用便宜的方法，该项技术在一些临床研究中显示有高的诊断准确性。[99]

腺瘤

腺瘤是良性甲状腺肿瘤，可发生于所有年龄组，女性较男性多见。腺瘤常是单个的且直径小于 3cm。滤泡状腺瘤是由被纤维基质包围的腺样上皮细胞构成的。它们常显示有变性改变，如囊肿形成、出血、纤维化或钙化。[8,9,84] 在 CT 及 MRI 上，腺瘤可为实性和有强化，也可以显示囊

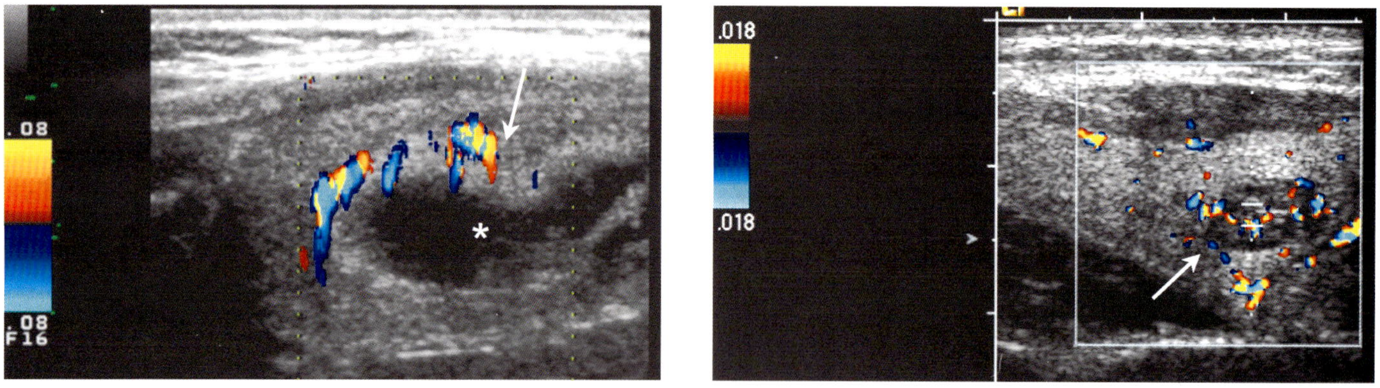

a b

图 12.52　滤泡状腺瘤。超声可见囊性与实性相对。a 一年轻女性患者的彩色多普勒成像显示一单发甲状腺结节位于其它部位是正常的甲状腺腺体内。结节有一中央囊变区（星号），周围有血流灌注。手术证实为滤泡状腺瘤。b 另一位甲状腺机能亢进的患者，彩色多普勒成像显示一单发低回声、边界清晰的肿块（箭）位于其它部位是正常的甲状腺腺体内。注意中央血流灌注增加。手术证实为滤泡状腺瘤。

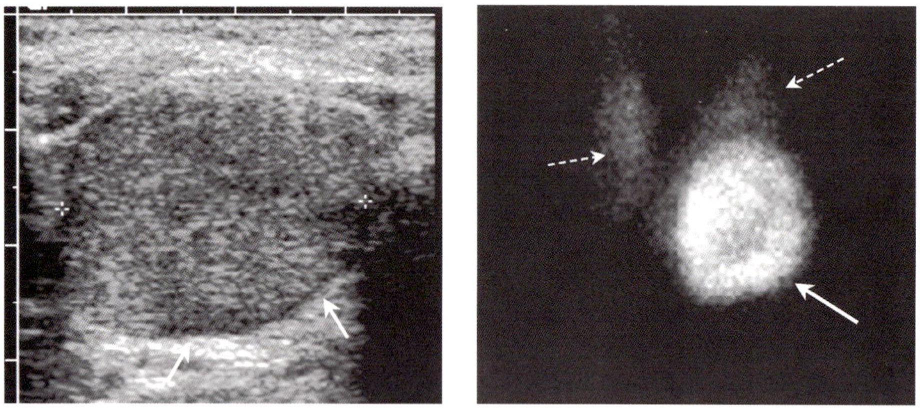

a b

图 12.53　滤泡状腺瘤。特征性的超声及闪烁照相所见。a 一老年女性甲状腺超声检查显示一单发、均匀的稍低回声肿块，边缘环以低回声（箭）。在多普勒超声上（未显示），血供模式类似于图 12.52b 所见。b 同一患者 ^{123}I 扫描（前后位）显示甲状腺左叶（箭）一孤立的、放射性示踪剂亲合性病变（热结节）。结节抑制了其余的左叶及右叶（虚箭）。

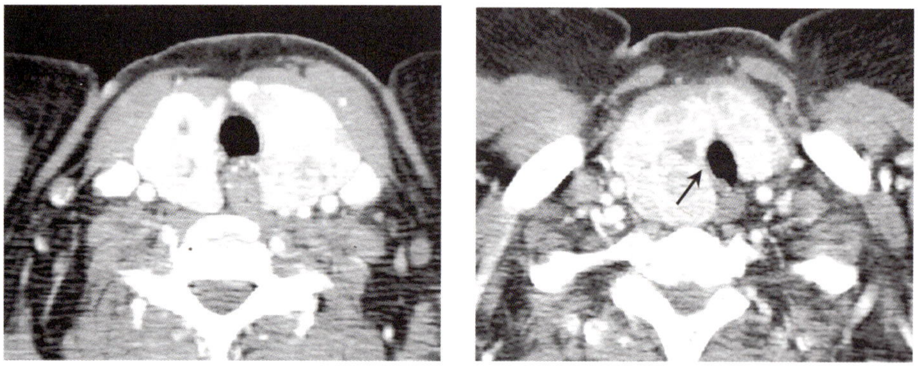

a b

图 12.54　多发结节性甲状腺肿。典型 CT 所见。颈部气管水平的增强 CT 显示甲状腺增大及强化不一的甲状腺多发结节。注意这些结节显示有多发中心低密度区及气管有轻度的肿块效应（箭）。

性变及钙化。在超声上，囊性及实性腺瘤的鉴别很容易做到，彩色多普勒等可清楚显示实性腺瘤内血供增加（图 12.52）。在放射性核素扫描上，甲状腺腺瘤可以是有功能的（热结节）也可以是无功能的（冷结节）（图 12.53）。

多发结节性甲状腺肿

腺瘤样或胶样多发结节性甲状腺肿在总人群中发病率为 3%～5%，在甲状腺肿病流行区里发病率较高。[89, 90, 119] 患者常出现可触的颈部肿块或气管－食管受压和移位，这常见于胸骨下甲状腺肿。甲状腺肿可伴有甲状腺功能亢进、甲状腺功能正常或甲状腺功能减退。组织学方面，多发结节性甲状腺肿是由胶样结节或真性腺瘤构成的。结节多发，大小不一，部分有包膜。组织病理学常见纤维化、坏死及钙化区。因此根据下面的组织学改变（图 12.54，12.55），其 CT 及 MRI 所见不一。钙化常见于多发结节性甲状腺肿内，CT 显示最好。胶样质在 T1WI 为低或高信号，T2WI 为高信号。血液产物根据血液降解分期在 T1WI 及 T2WI 上信号强度不一。纤维化在 T1WI 及 T2WI 上均

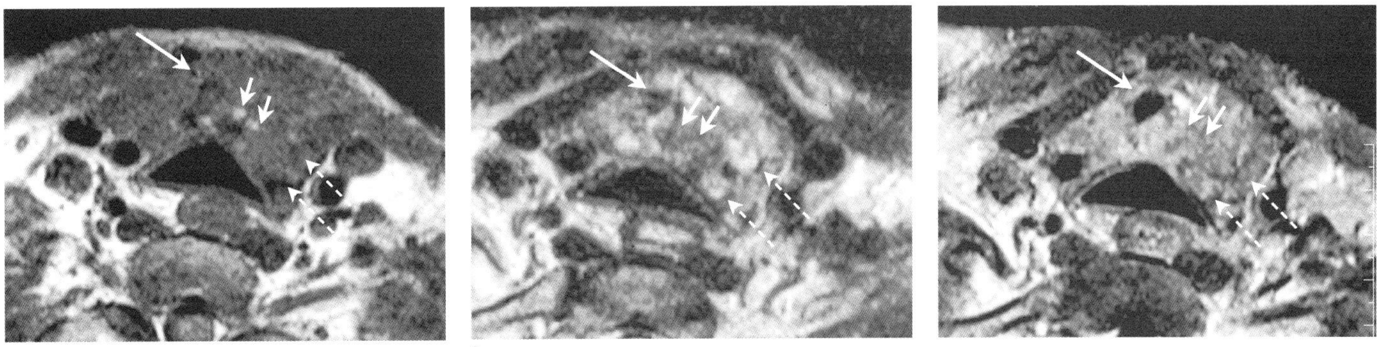

a b c

图12.55 多发结节性甲状腺肿。典型MRI所见。颈部气管水平的 a T1WI，b FSE T2WI，c 增强MR T1WI显示峡部增大及气管狭窄和移位。注意甲状腺实质信号明显不均匀，有钙化（所有脉冲序列均无信号；长箭）、腺瘤（T1WI低信号、T2WI高信号，有强化；虚箭）及血液产物（T1WI高或低信号、T2WI低信号；短箭），

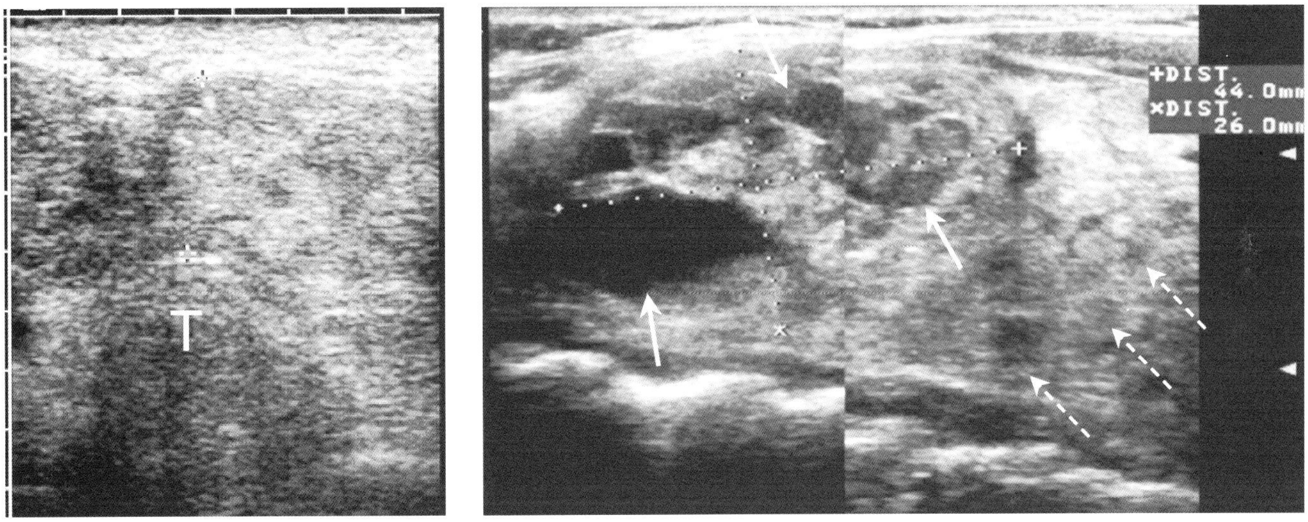

a b

图12.56 多发结节性甲状腺肿。典型超声所见。a 峡部水平轴位超声显示峡部增大（在callipter之间测量），有不均匀回声结构。T=气管。b 通过甲状腺右叶的纵向超声显像显示一大结节（在callipter之间测量）有一囊性变区（箭），以及许多实性低回声区（虚箭）。

为低信号，钙化沉积物显示为无信号（图12.55）。[56, 60]在CT及MRI上常可以见到气管偏移及狭窄。在超声上，多发结节性甲状腺肿表现为增大的结节状腺体，有不均匀的回声结构包括实性结节、囊肿、出血性结节及钙化结节（图12.56）。在^{99m}锝同位素（高锝酸盐）扫描上，多发结节性甲状腺肿显示为增大的和不均匀的热、冷及未受损区（图12.57）。这种特征性表现常常可避免对可触及结节进行活检。然而，对甲状腺肿内较大的、明显的或正在生长的肿块极需活检。

囊肿

大多数囊肿是甲状腺腺瘤变性的结果。在CT上它们通常为低密度，但当蛋白含量（包括甲状腺球蛋白）升高时变为等密度。MR信号强度依据于囊肿内成分。浆液性囊肿在T1WI为低信号、在T2WI为高信号，而胶样囊肿有甲状腺球蛋白浓度升高时T1WI及T2WI均为高信号。

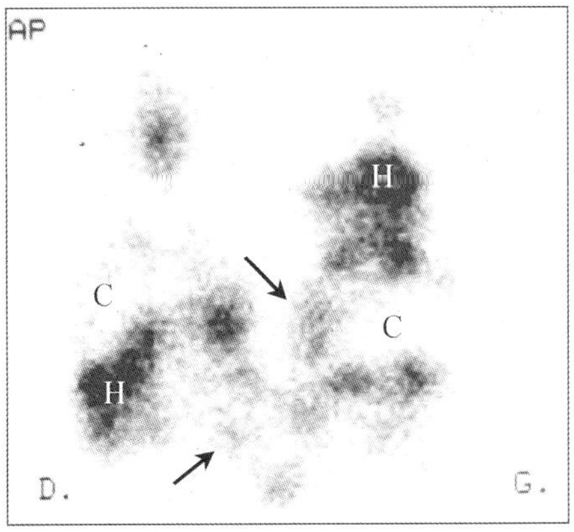

图12.57 多发结节性甲状腺肿。典型的闪烁照相所见。前后位^{99m}锝同位素（高锝酸盐）扫描。腺体增大，在不均匀的腺体内有冷结节（C）和热结节（H）及未受损区（箭），为多发结节性甲状腺肿的特征。

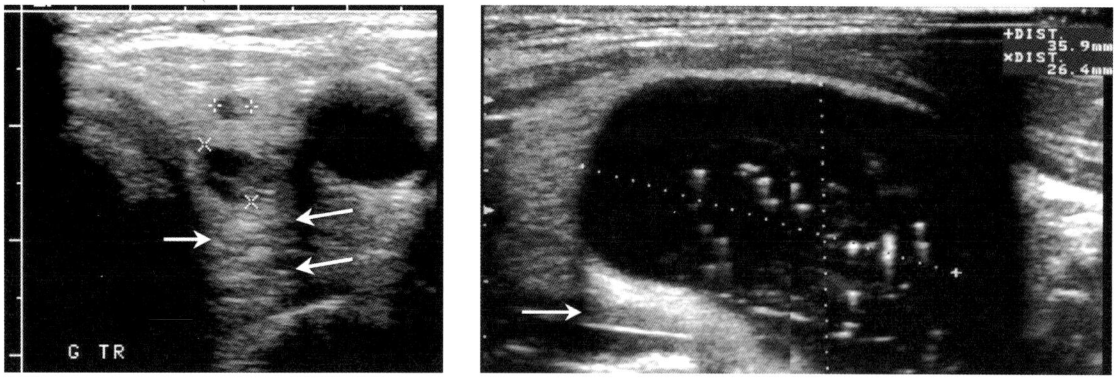

a b

图12.58 甲状腺囊肿。超声学特征表现：a 轴位US：通过甲状腺左叶图像两个无回声病变（在之间）伴后方回声增强（箭）。b 纵切US图像：另一患者甲状腺左叶内可见一单个较大囊肿伴后方回声增强（箭），其内部回声提示囊肿内出血。

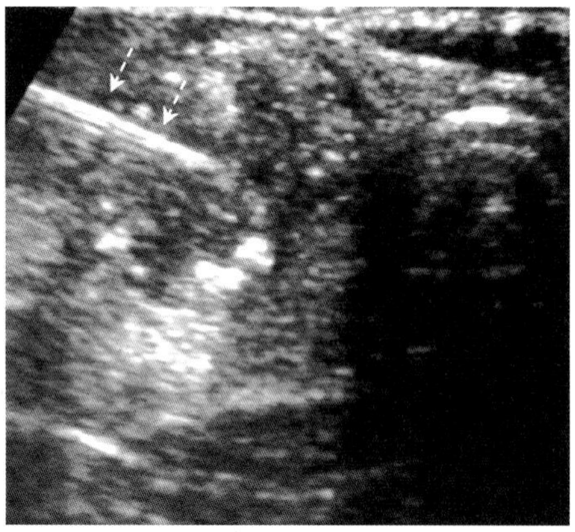

图12.59 针吸活检，甲状腺右叶可见一实性稍低回声结节，有钙化（箭），针尖（虚箭）位于结节的中心。病理呈现为甲状腺乳头状囊性肿瘤。

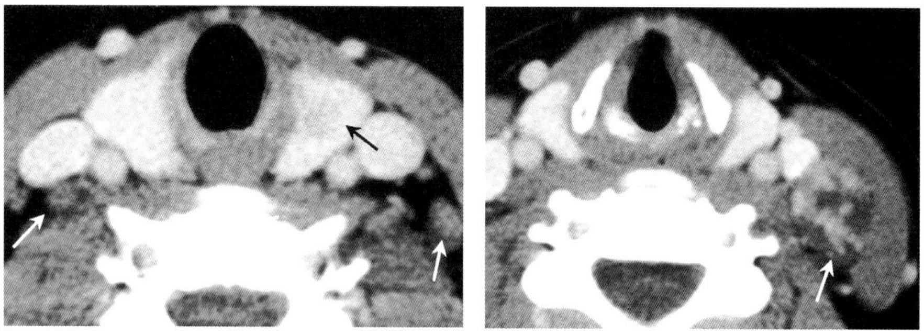

a b

图12.60 外科手术证实：甲状腺内小乳头状癌伴有淋巴结转移。患者有可触到的淋巴结，增强CT图像分别在气管平面（a）、声门下(b)层面显示甲状腺左叶（黑箭）内约为1cm的结节，伴有两侧Ⅳ区淋巴结转移（白箭）。

囊肿的超声表现为无回声暗区伴后方回声增强，（图12.58）。偶尔可见囊肿内出血使囊肿突然增大。在CT和MRI，出血的囊肿与胶样囊肿的表现一样。在US，出血的囊肿有特征性的内部回声（图12.58）。

甲状腺癌

甲状腺恶性肿瘤按出现频率减低依次为：甲状腺乳头状恶性肿瘤（60%～80%）、滤泡状癌(15%～18%)、间变癌（3%～10%）、髓样癌（4%～5%）、淋巴瘤（5%）、鳞状细胞癌、肉瘤、和从甲状腺外的肿瘤转移瘤[59,60]。最后邻近器官的肿瘤可侵及甲状腺。

甲状腺癌并不多见，约占全身恶性肿瘤的1.6%。甲状腺癌的影像学表现在很大程度上依赖肿瘤的组织分型。由于大多数甲状腺结节是良性结节，影像学检查的目的主要是区分病变的良、恶性。在放射学核素扫描检查中，大部分甲状腺癌表现为冷结节（如图12.51）。首选检查方法包括：应用^{99m}TC高锝酸盐或放射性碘进行进行甲状腺核素扫描，和超声引导下针吸活组织检查。而CT和MRI检查仅限于手术前判断肿瘤侵及的范围以及有无转移。对CT强化扫描及含碘造影剂的使用必须慎重，因为这些药物对甲状腺功能所产生的影响可持续6周之久。

乳头状癌（腺癌）

乳头状癌为最常见的甲状腺癌，30～50岁为发病高峰。女性多于男性。如果病变直径小于5cm并且甲状腺被膜完整，预后通常很好（20年存活率＞90%）[23]。在乳头状癌，20%以上为多灶性，仅次于甲状腺内淋巴播散。多数情况下癌灶不超过1.5cm（如图12.59，12.60）。但亦可侵犯喉、气管或颈段食管[23,119]（如图12.61，12.62）。在50%的病例组织学表现为：一个维管的核心，附有上皮组织、不典型核、沙瘤样团块、层状钙化球。乳头状癌常常含有滤泡成分，据此组织学上划分为变异滤泡癌或乳头滤泡混合癌。然而这种混合癌最终表现仍类似乳头状癌。沙瘤样钙化很容易在CT上显示出来。这种钙化可以是点状的，也可表现为云雾状。在甲状腺乳头状癌内同样可见看见无定形钙化（如图12.62）。在CT和MRI上，出现病

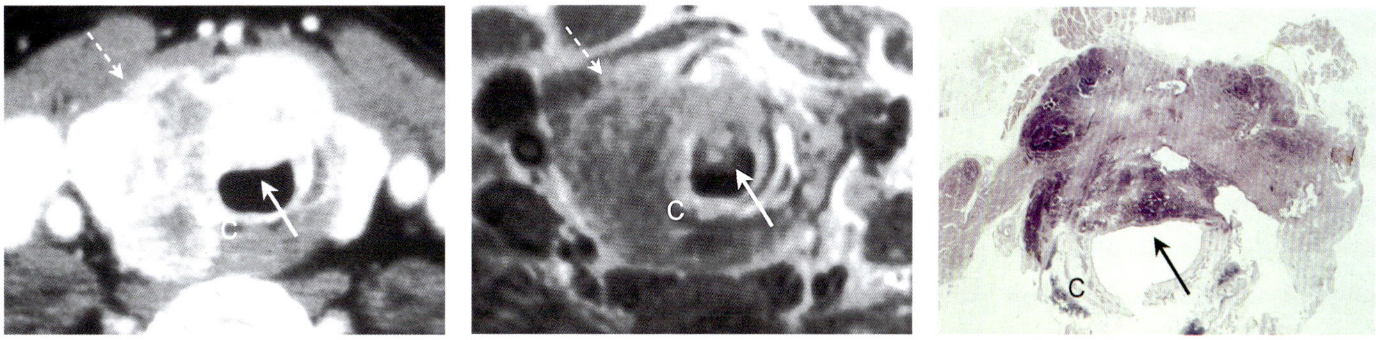

a b c

图12.61 乳头状癌侵犯声门下区。a 增强CT图像和b 增强TIWI声门下层面示右侧甲状腺肿瘤侵犯声门下区右和前方，且破坏环状软骨（C），患者有呼吸困难和进行性喘鸣。声门下气道内可见肿瘤结节（箭）。肿瘤还侵犯声带前肌（虚箭）。患者接受了甲状腺切除术和全喉切除术。c手术切除之全器官横切面组织学切片，证实为扩展到甲状腺外的乳头状癌，注意侵犯环状软骨（C）和声门下区（箭），并侵及声带肌（虚箭）。苏木素－伊红染色。

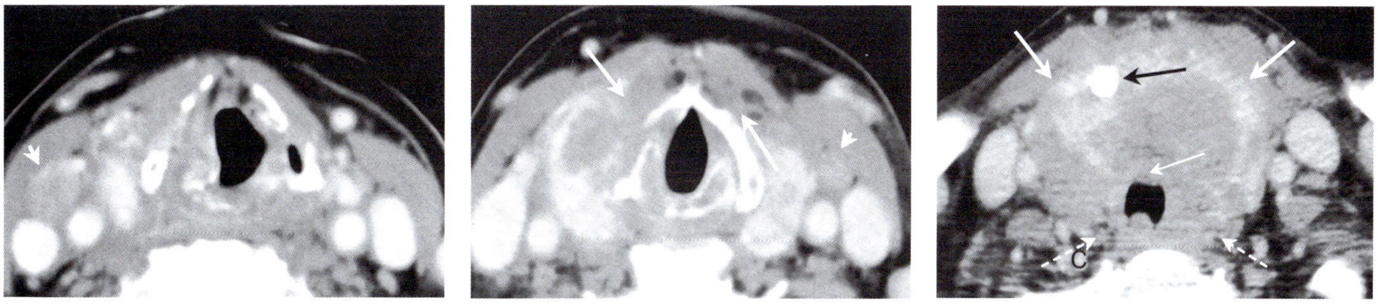

a b c

图12.62 乳头状癌向甲状腺外侵犯，并淋巴结转移。增强CT图像：声门上区（a），声门下区（b），气管颈段（c）层面上显示出甲状腺肿瘤已侵犯甲状腺外的组织，如声带前肌（箭），气管（细箭），气管食管隐窝（虚箭），并有两侧III区淋巴结转移（短箭）。肿瘤侵及左侧气管食管隐窝所致喉神经麻痹。肿瘤内可见无定形的钙化（黑箭）。

变边界不清，有腺体外播散，淋巴结受侵，侵及喉或气管时，应当认为是恶性病变。然而在CT和MRI上边界清晰的病变也不能排除恶性肿瘤。超声示：早期甲状腺癌常常为低回声或呈“囊性”无回声区伴有周围多不完全的血管环和多血管中心带。这些表现都是非特异性的，故需细针吸活检以明确病变的组织学类型。更进展的病变还可表现为边界不清、腺体外播散和淋巴结受侵。但不规则或边界不清并非恶性病变所特有，恶性肿瘤和良性肿瘤有这种表现者分别占60%和45%。

在多达50%的乳头状癌中，颈部淋巴结转移常早于临床对甲状腺肿瘤的确定（图12.60）。然而，鳞状细胞癌有无淋巴结转移对预后有极大的影响，与此相反颈部淋巴结转移对乳头状癌患者的预后无明显影响。乳头状癌淋巴结转移可进入到气管旁和锁骨上窝（Ⅳ～Ⅵ区），以后进入颈静脉中部和上部淋巴结（III和II区）及咽后淋巴结（图12.31）。乳头状癌的淋巴结转移可有多种影像表现：实性并富血管、囊实性、囊性、和囊性伴有钙化（见上）。

总的来说，乳头状癌有较高的淋巴扩散率，因此患者有任何淋巴结，不管大小都应怀疑为恶性；术后，甲状腺癌的复发最好是用^{131}I核素扫描来确定，它还是筛查远处转移最好的方法。对于搞不清楚的术后病例，建议用MRI检查结合^{131}I核素扫描。

滤泡状癌

滤泡状癌多见于40～50岁女性。大体上和腺瘤很相似，但镜下所见滤泡状癌有侵蚀血管和被膜的特征[8,9,89,90]。这些侵袭性肿瘤常侵犯周围组织，包括气道。淋巴结转移是罕见的（5%～13%），但常见血行转移到肺、肝、骨、和脑。甲状腺不同类型肿瘤及转移灶可吸收放射性碘，且可用于转移灶的检出和治疗。滤泡癌超声表现：52%呈实性等回声，44%呈低回声。CT和MRI上有不同表现，可从边界清晰的结节，到边界模糊、有坏死和钙化的肿瘤（图12.63，12.64）。进展性肿瘤可侵犯喉、气管、食管和气管食管隐窝。患者则可出现呼吸困难，吞咽困难和喉返神经麻痹。

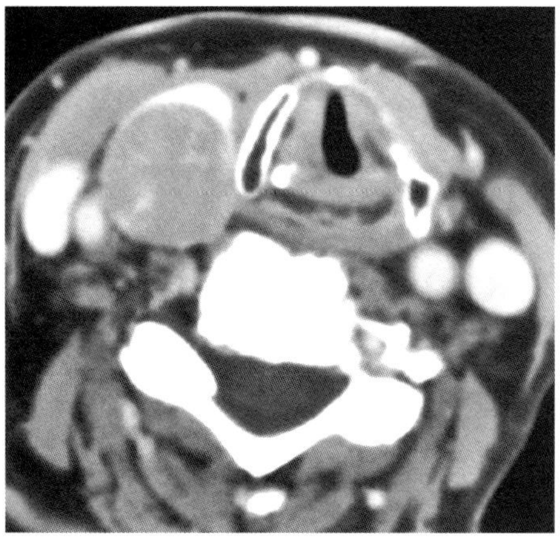

图12.63 甲状腺滤泡癌。一颈部可触及肿块的老年女性患者，增强CT示：右侧甲状腺内可见一单个、边界清晰的结节，无淋巴结转移；手术证实为甲状腺滤泡癌。

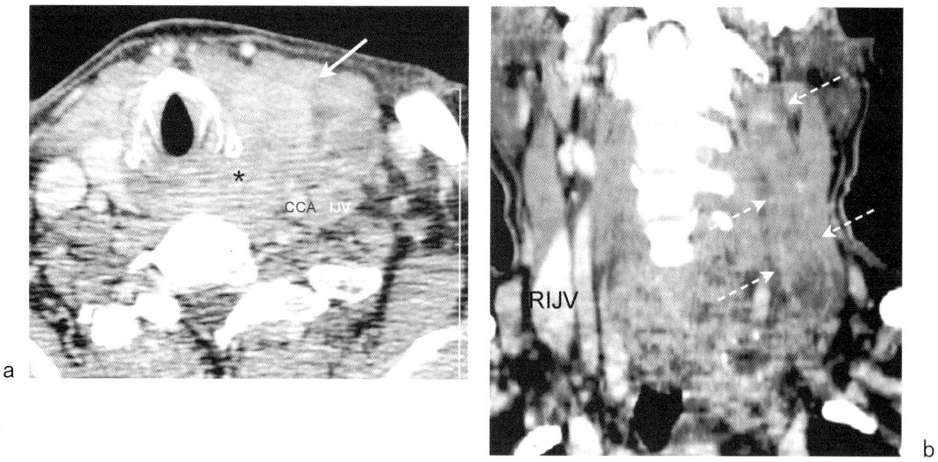

图12.64 进展期甲状腺滤泡癌可有颈静脉内血栓。a 增强CT和b CT扫描二维重建显示：甲状腺左叶一巨大肿瘤，侵及声带肌（箭），左侧气管食管隐窝（星号），包绕左颈总动脉（CCA）和侵及颈内静脉（IJV）。并左颈内静脉内有广泛血栓（虚箭）。RIJV表示正常右侧颈内静脉。

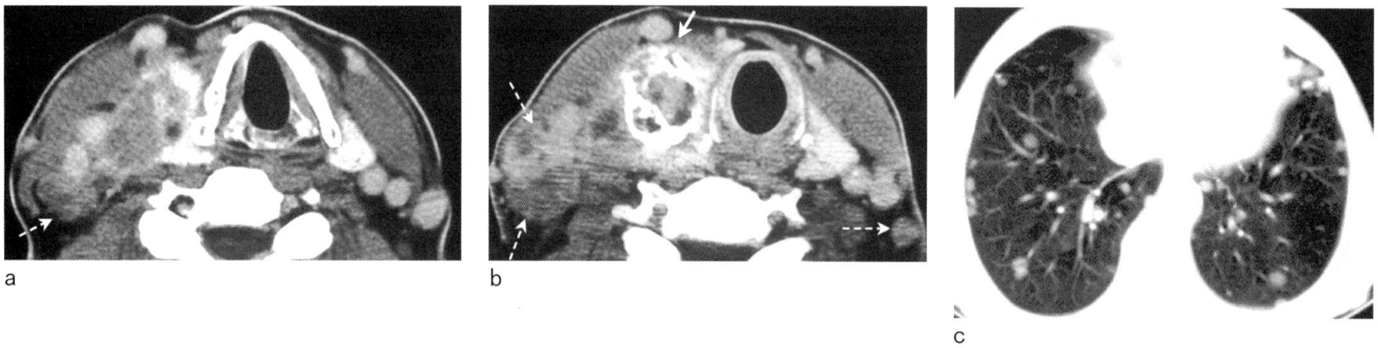

图12.65 甲状腺未分化癌。增强CT：在声门区（a）、声门下区（b），和肺下叶水平（c）可见右侧甲状腺内一巨大，边界模糊的肿块，有钙化，并向腺体外扩散，侵及声带肌（箭号），和颈动脉。并有Ⅲ及Ⅳ区淋巴结转移（虚箭号）及多发肺转移瘤。

未分化癌

未分化癌是甲状腺侵袭性最强的肿瘤。多见于50岁以上的患者，平均生存期为6~12个月，有近50%的病例，未分化癌发生于甲状腺肿、乳头状癌和滤泡状癌。肿瘤常体积较大，有出血和坏死区，并常侵及邻近软组织，如喉、气管、食道、颈动脉、颈内静脉（图12.65）。常有纵隔淋巴结及远距离血行转移。在CT和MRI上，不能与其他进展期的甲状腺癌区别。

髓样癌

髓样癌起源于甲状腺滤泡旁细胞（C细胞）。C细胞来自于鳃状袋系统的后鳃体的神经嵴组织，这些细胞分泌降钙素，能降低血清钙。多数髓样癌表现为一个局限的无包膜实性结节。组织学可见大量血管基质、淀粉样沉积物、出血和透明样变的胶原质。70%的髓样癌是单发的；其余30%有家族病史，可伴有或无MEN（多内分泌腺瘤）（表12.9）。

MEN综合征可有血清钙水平增高，在有遗传特征的家族中可利用这点进行筛选检查。在CT和MRI上：甲状腺髓样癌可以为实性、有沙瘤样或颗粒状钙化、甲状腺外的扩散，以及淋巴转移和血行远处转移到肺、肝脏、骨。

淋巴瘤

甲状腺淋巴瘤首发于甲状腺内，或为系统性淋巴瘤的一部分。80%的患者多有桥本甲状腺炎（图12.66）。大多数甲状腺淋巴瘤为非霍奇金淋巴瘤B细胞型。治疗方法可选择化疗和放疗，但总体来说，预后不佳。放射学表现是多样性的，可表现为单发结节影（80%），双侧结节影（20%）（图12.66），甲状腺内巨大肿块影伴有腺体外扩散，肿块内坏死，受侵区淋巴结转移。超声表现：甲状腺淋巴瘤呈低回声和血管结构多样性。

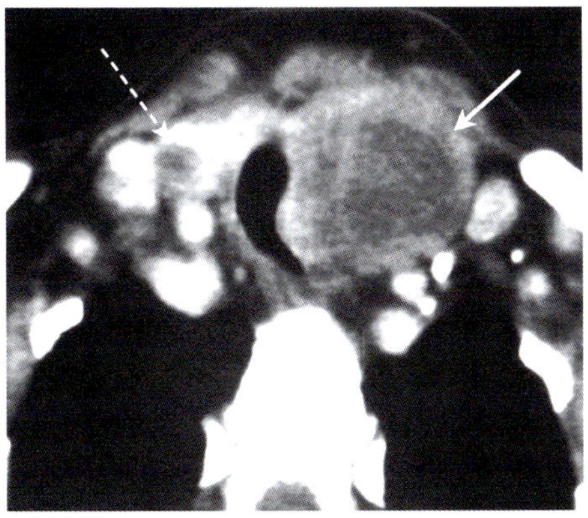

图 12.66　一有长期亚急性甲状腺炎病史的老年女性患者，发现甲状腺原发非霍奇金淋巴瘤。增强 CT 示：左侧甲状腺内一低密度肿块，有轻度强化，气管受压并受侵，右侧甲状腺内可见另一小结节（虚箭），证实该结节也是非霍奇金淋巴瘤。

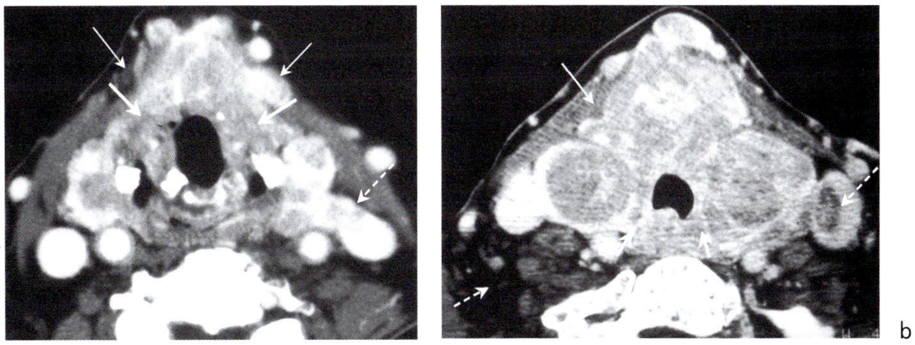

图 12.67　组织学证实来源于肾细胞癌的甲状腺转移癌。增强 CT 在声门区（a），气管颈段（b）水平见多结节肿块侵及整个甲状腺、声带肌（细箭）、气管食管隐窝（短箭），甲状软骨（箭），并左侧颈内静脉瘤栓形成（虚箭）。从图像上难与原发甲状腺癌区别。

在 CT 上肿瘤常呈低密度，和仅有少量强化。在 MRI 上 T1WI 和 T2WI 均呈低信号，注射对比剂后病变强化不明显。

肉瘤

原发性甲状腺肉瘤是罕见的。它可为新生的或伴随颈部放射性治疗而产生。最常见的肉瘤有血管肉瘤、纤维肉瘤和脂肪肉瘤。所有肉瘤预后不佳。

转移癌

甲状腺转移癌的原发肿瘤多为乳腺癌、肺癌、肾癌和恶性黑色素瘤。尽管有 2%～4%的死于恶性疾病的患者病理发现甲状腺转移癌，但甲状腺转移癌在临床上很难发现。转移癌表现为甲状腺内单个或大小不等多个肿块影。虽然，影像学表现无特异性，但对于已知有原发恶性肿瘤的患者来说，甲状腺内出现多个结节影应怀疑为转移癌。在进展期，肿瘤可侵及整个甲状腺，从 CT 和 MRI 上难以与甲状腺原发肿瘤区分（图 12.67）。

甲状旁腺肿瘤

原发甲状旁腺功能亢进发生率为 0.1%～0.2%。女性患者为男性的 2～3 倍。引起甲状旁腺功能亢进的疾病按频率递减依次为甲状旁腺单发腺瘤（80%～90%），甲状旁腺增生（12%～15%），多发腺瘤（2%～3%），和甲状旁腺癌（< 1%）。[37]

多数甲状旁腺腺瘤出现于正常甲状旁腺区，仅少数发现在异位甲状腺内（图 12.68）。甲状旁腺功能亢进症的诊断方法包括：核素扫描、超声、MRI 和 CT。术前很少进行影像检查，因在无影像检查下手术成功率在 95%以上，然而术前影像学检查常用于：持续性或复发性甲状旁腺功能亢进需再次手术者[136]（图 12.68）。目前，^{99m}TcMIBI 核素显像和超声显像是诊断发生于正常位置的甲状旁腺增生和腺瘤的基本方法。其中 ^{99m}Tc MIBI 核素显像敏感性为 70%～100%，超声检查的敏感性及特异性别为 70%～80%、90%～96%[50,108,112]。MRI 检查的敏感性及特异性为 80%、85%[59,60]。对纵隔内异位甲状旁腺瘤诊断，应用 MRI 压脂及增强扫描准确率可达 90%[58,59]。^{99m}TcMIBI 核素显像、超声、CT 或 MRI 检查可用于对异位于颈部腺瘤的诊断。腺瘤超声表现为低回声，其内可见丰富血流信号（图 12.68）。其 MRI 表现：在 T1WI 呈低信号，在 T2WI 及注射对比剂后呈多种信号强度（图 12.68）。

颈部肿瘤治疗后影像学表现

目前，颅外与颈部恶性肿瘤的主要治疗方法有：手术治疗、放射性治疗、放疗后手术以及放化疗相结合。治疗方法的选择受以下因素影响：临床参数、原发病变的范围、组织学表现、有无淋巴及远处转移。

颈部放射性治疗后继发改变

头和颈部肿瘤放射治疗后诱发改变包括预期反应和放疗并发症。区别放疗后改变与肿瘤复发具有重要临床意义，大多数放射治疗后改变有自限性，而肿瘤复发或残余肿瘤需改变治疗方法。

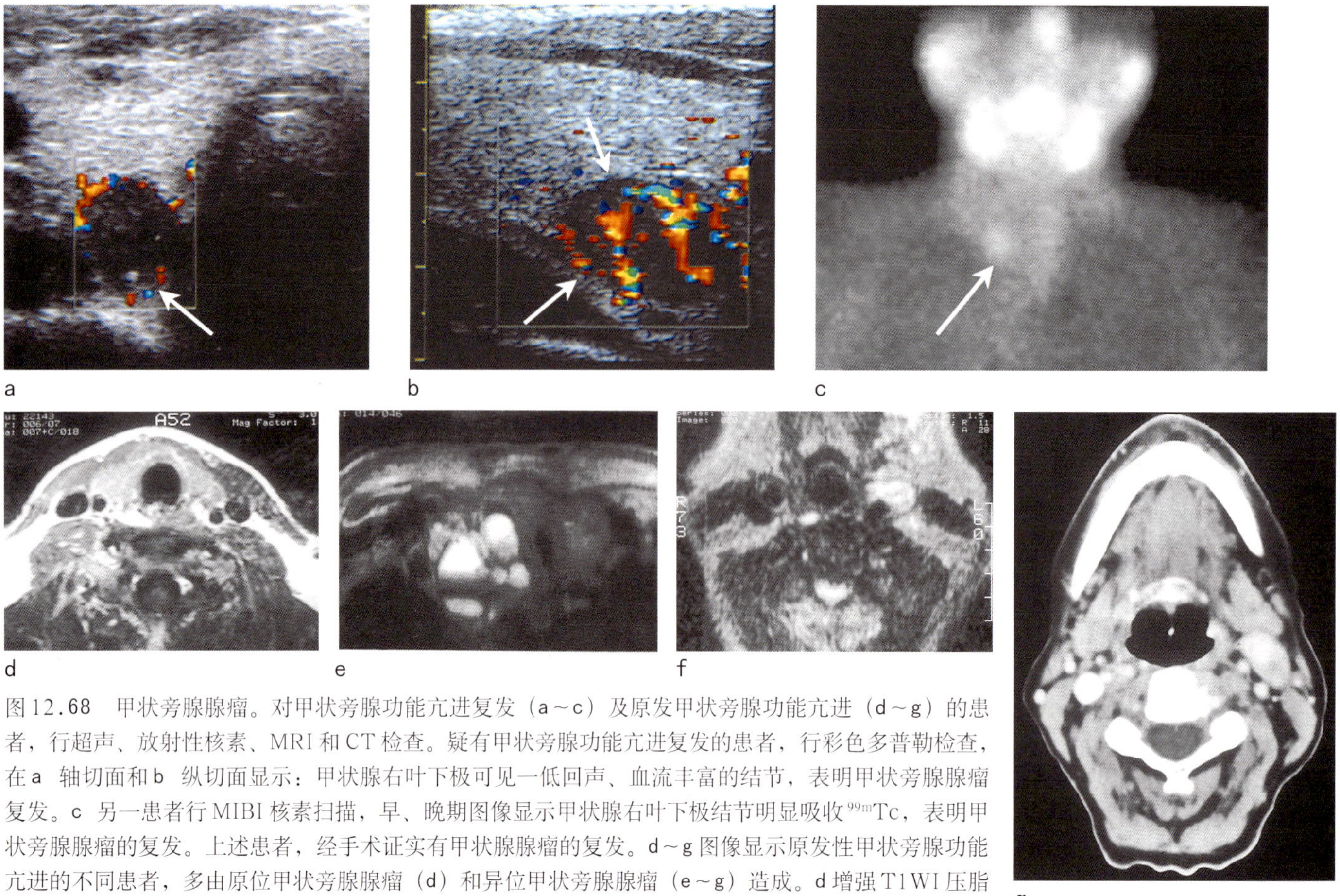

图12.68 甲状旁腺腺瘤。对甲状旁腺功能亢进复发（a～c）及原发甲状旁腺功能亢进（d～g）的患者，行超声、放射性核素、MRI 和 CT 检查。疑有甲状旁腺功能亢进复发的患者，行彩色多普勒检查，在 a 轴切面和 b 纵切面显示：甲状腺右叶下极可见一低回声、血流丰富的结节，表明甲状旁腺腺瘤复发。c 另一患者行 MIBI 核素扫描，早、晚期图像显示甲状腺右叶下极结节明显吸收^{99m}Tc，表明甲状旁腺腺瘤的复发。上述患者，经手术证实有甲状腺腺瘤的复发。d～g 图像显示原发性甲状旁腺功能亢进的不同患者，多由原位甲状旁腺腺瘤（d）和异位甲状旁腺腺瘤（e～g）造成。d 增强 T1WI 压脂图像显示右侧甲状旁腺腺瘤有强化。e T2WI 显示纵隔内一个巨大囊性肿物伴甲状旁腺瘤。f 增强 CT 显示咽后高密度腺瘤。g 增强 CT 显示左侧颌下腺后一巨大异位甲状旁腺腺瘤。

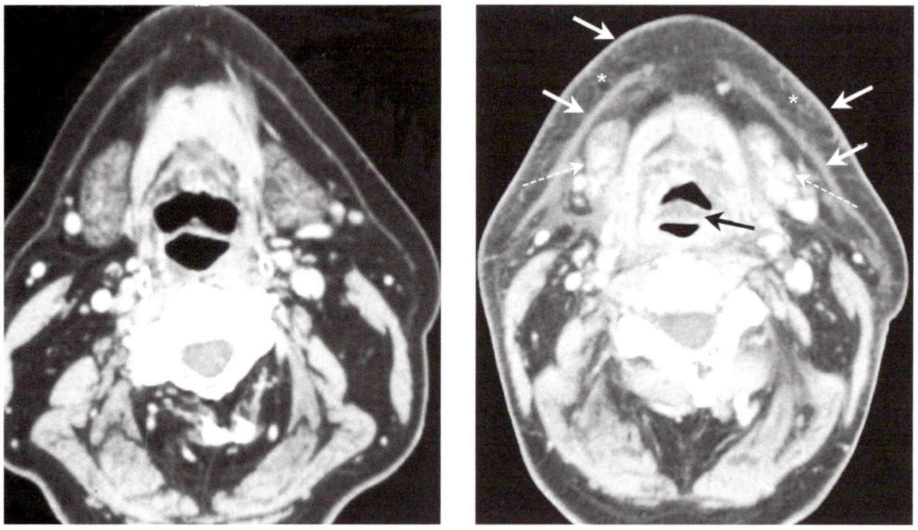

图12.69 颈部肿瘤放射性治疗后典型 CT 表现。a 增强 CT 示：在会厌舌骨层面，一有右侧扁桃体鳞状细胞癌的老年男性患者，放射性治疗前的图像。b 同一患者经过 3 个月放射性治疗（70Gy）后，增强 CT 示：颈前皮肤及颈阔肌增厚（箭），照射野处皮下脂肪网状肿胀（星号），颌下腺体积缩小（虚箭），会厌舌骨襞弥漫性增厚（黑箭）。

预期改变

成功的放射性治疗会引起 3 个月内肿瘤体积明显缩小，如果在这段时期后仍可见到 50% 或更多的肿块，应怀疑治疗失败。头和颈部肿瘤治疗需要相对较高剂量（> 60Gy）放射性治疗，可引起头颈部出现炎性肿胀和纤维性瘢痕形成。这些改变在放疗后 3 个月内即可出现，又可持续两年或更长[12,17,73,104]。

临床上，患者出现：一肿胀、变硬的颈部，“树”样增厚的皮肤，体表标志消失，有时有疼痛感，使触诊困难。颈部肿瘤经放射性治疗后典型 CT 和 MRI 表现有：颈前区皮下脂肪、声门上结构（第 11 章）咽后壁、咽后间隙（图 12.69～12.71）对称性增厚。软组织肿胀及纤维化在 CT 上分别表现为密度增高和脂肪间隙内的网状条索影，在

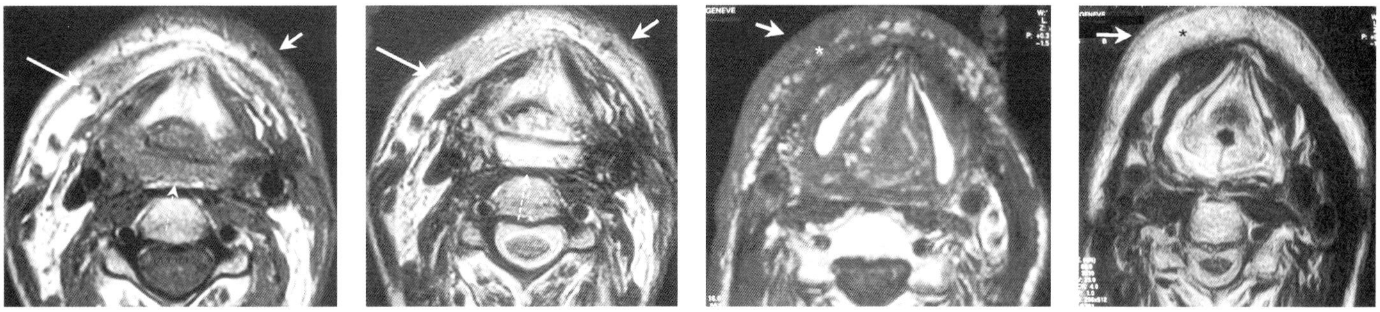

a b c d

图12.70 一下咽鳞状细胞癌的患者，放射性治疗1年后的典型MRI表现。a T1WI和b T2WI 在声门上水平，c T1WI和d T2WI在声门水平显示：颈部皮肤及颈阔肌的增厚（短箭），颈前脂肪的网状肿胀（星号），声门区软组织明显肿胀伴呼吸道完全梗阻，咽后间隙的肿胀（虚箭）。

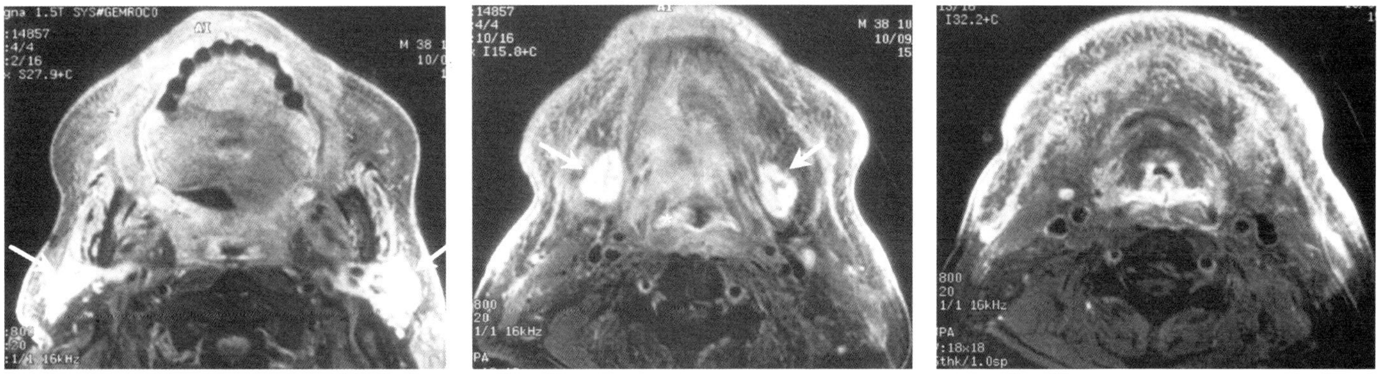

a b c

图12.71 一扁桃体癌患者3个月前经放射性治疗后，在增强MR压脂图像（a～c）表现为：颈部皮肤及颈阔肌明显增厚，皮下脂肪出现不同于炎症改变的网状强化，唾液腺体积缩小并明显强化（放射性诱导性涎腺炎，箭头），咽候黏液的明显强化(b星号)。在3年的随访检查中上述表现将持续存在。

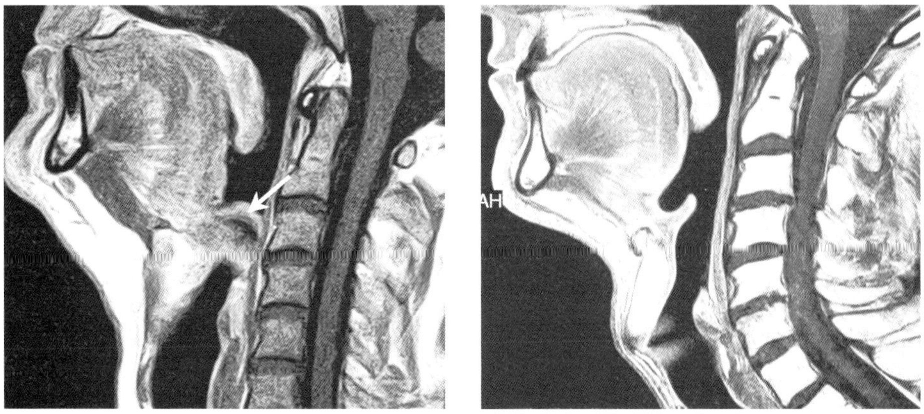

a b

图12.72 放射性治疗继发颈椎体内红骨髓被脂肪组织代替。a 增强T1WI示：一位舌癌的患者（箭）b 同一患者经放射性治疗后1年，在T1WI上表现为颈椎体内的红骨髓被脂肪组织代替。

MRI的T1WI表现为一递减的信号强度并有网状改变，在MRI的T2WI和STIR图像上表现为高信号。在CT和增强T1WI压脂图像上，在照射野区域内脂肪间隙可见明显强化，这种表现可能在1年后消失，也可长期存在[12,123]（图12.71）。

在舌骨以下层面，颈部肿瘤经放射治疗后诱发预期改变还包括：颈动脉壁进行性增厚和颈椎内红骨髓被脂肪组织所替代（图12.72）。加速动脉粥样硬化的形成引起颈动脉壁进行性增厚[28]。在接受颈部放射性治疗的患者随访检查中很容易发现这些改变。实际上，都有颈椎内红骨髓被脂肪组织替代，并在一般T1WI上能很好的显示出来。

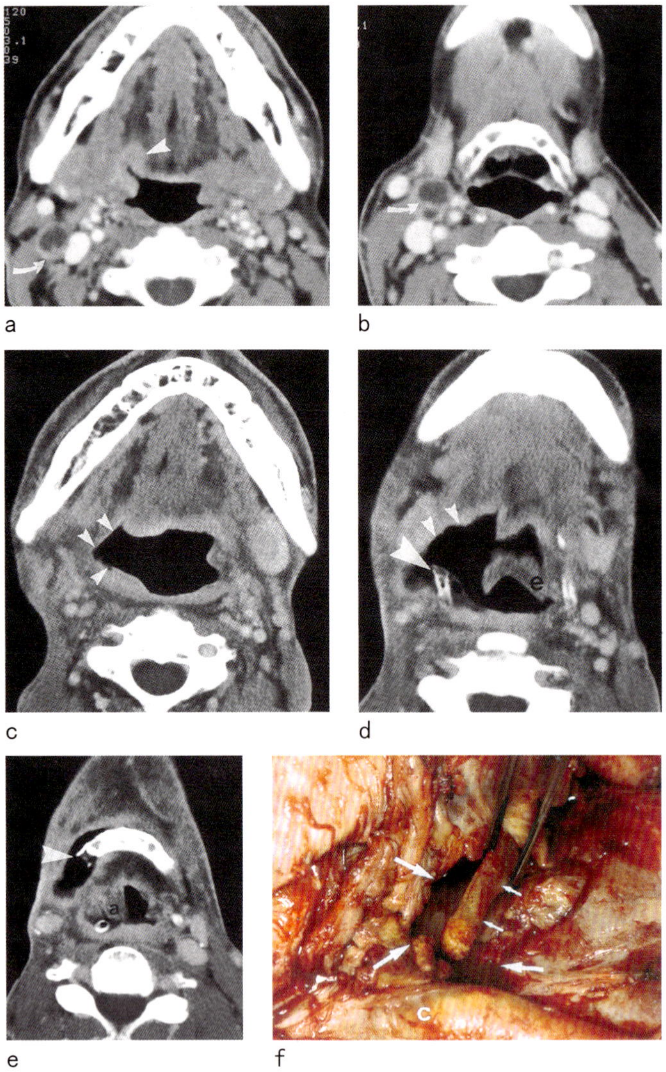

图12.73 一位61岁患者，有右侧口咽癌，放射性治疗后，出现放射性舌骨坏死。a b 在治疗前的 增强CT示：肿块边界不清，侵及舌扁桃体窝（箭），多处淋巴结转移中心坏死（弯箭）。该患者行放射性治疗（70Gy）。手术和放疗后一年，出现右耳严重疼痛，明显呼吸及吞咽困难。c～e 增强CT示：口咽癌患者出现黏液性溃疡和软组织肿胀（小箭头）。舌骨内较大坏死空洞并与外界相通（大箭头）。和治疗前相反(b)，放疗后引起会厌（e）和杓会厌皱襞明显肿胀。虽然保守治疗可使患者的症状加重，但外科手术仅用于去除坏死组织。f 手术中发现一个巨大坏死空洞（大箭号），舌骨发黄并容易碎裂（小箭）。C＝颈动脉。来自于参考文献12。

放射性治疗并发症

正常组织经高剂量照射后出现的边缘效应可在放疗后立即出现（速发效应），或在完成治疗后的几个月或几年中出现（迟发效应）。[104] 晚期并发症主要影响由慢增生或不增生细胞构成的组织，如骨、软骨、其他连接性组织和神经组织。大多数放射性治疗诱发的晚期损伤的确切机制还没完全了解。有人认为晚期损伤主要是由于破坏了微血管系统或基质细胞。引起迟发综合征的因素有：总照射剂量和照射体积、剂量一致性、日常照射范围和两侧照射的间隔时间[104]。了解放疗后出现的正常影像表现，及放射性治疗并发症，可减少对照射组织行活组织检查，尤其在病灶愈合不良，感染及瘘管形成的情况下，很难进行活组织检查。

放射性骨和软骨坏死

骨和软骨的坏死可影响到：喉软骨，舌骨，颌面骨，及颞骨（第11章）。舌骨常位于患口咽癌或咽喉癌的患者的照射野中，因此常发生放射性舌骨坏死和分离。在较典型的病例中，放射性治疗后到症状发展常为5～10年。放射性舌骨坏死与喉软骨坏死的临床表现很相似。[12] 放射性舌骨坏死组织学表现为骨膜肿胀伴骨膜下多发脓肿及死骨形成。CT显示为邻近舌骨的炎性肿胀，较深的含气溃疡，坏死骨的碎裂和脱落，瘘管形成（图12.73，12.74）。由于骨坏死可能与镜下肿瘤改变有关系（在临床病例中占很大比率），因此CT或MRI随访检查有重要价值。对有明显数量肿块并有骨坏死的患者，应行活组织检查，寻找复发癌组织。放射性舌骨坏死的治疗是长期的，治愈需要几年。保守治疗（应用抗生素，临时气管切开术，下鼻饲管，和高压氧疗）有时在清除坏死组织时是成功的。但在保守治疗失败或考虑肿瘤复发时，应手术治疗。

软组织坏死和口腔皮肤瘘形成

在对口咽部肿瘤照射后2年内最常出现软组织坏死。黏膜萎缩、持续性酒精和烟草的消耗是易感因素，并且手术前照射似乎增加了瘘管形成的几率[12,36]。患者常出现疼痛和吞咽困难所致的体重下降。95%以上的软组织坏死可自愈，但愈合时间为6个月以上。当有大面积软组织坏死并有瘘管时需手术治疗。软组织坏死的影像学诊断常是容易的。但是，如果看到软组织肿块、瘘管及溃疡时，应怀疑肿瘤复发。应用水溶性的碘对比剂行咽部造影术主要用来测量瘘管的范围。另外，CT检查在肿瘤复发的检出和制定外科重建手术的治疗方案上具有一定的应用价值。

颈动脉疾病

对头和颈部肿瘤放射性治疗加速了动脉粥样硬化形成，其发生率高于未行放疗的患者[45,65,110]。放射性血管病的诱发因素有：高照射剂量、高血清胆固醇和高血脂。另外，颈部照射可诱发放射所致的甲状腺功能减退和动脉变性。

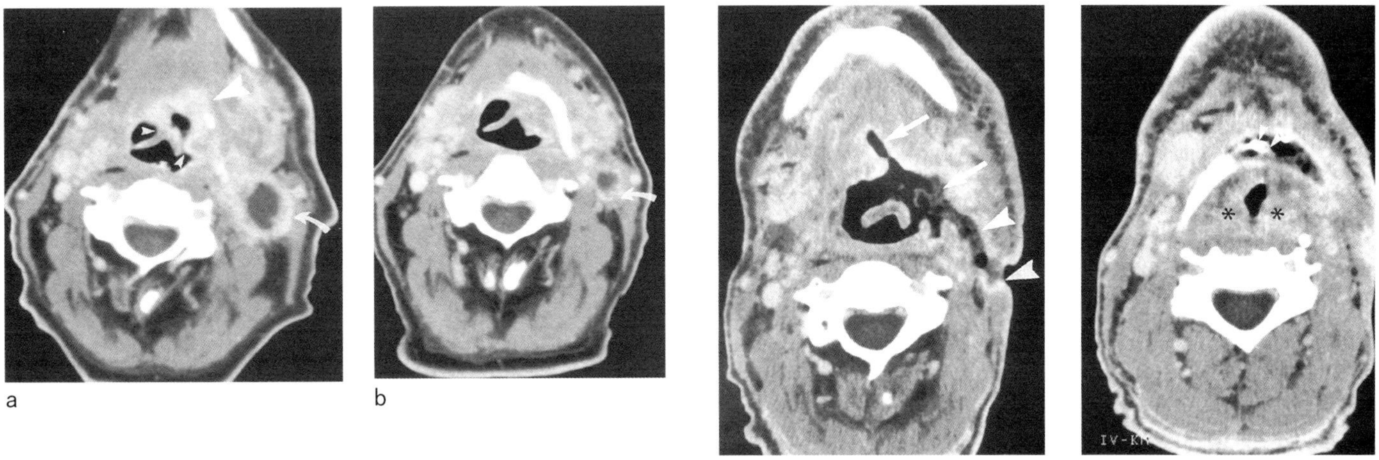

图12.74 一56岁患者，有左侧口咽癌病史，有放射性舌骨坏死和咽－皮肤瘘管。a，b 治疗前增强CT示：肿瘤侵及左沟（大箭头），舌会厌皱襞和喉会厌皱襞（小箭头）。左侧较大转移性淋巴结坏死表示肿瘤外扩散（弯箭）。该患者行放射性治疗（86Gy，1.8Gy/层），接着4个月后进行颈部剖析，由于肿瘤是无菌的。c，d 手术后11个月，增强CT示：口底和咽左壁深部软组织溃疡（箭）。大面积咽－皮肤瘘管形成（大箭头）和舌骨坏死（小箭头）。伴随放疗出现：会厌及杓会厌皱襞（星号）持续肿胀，皮下脂肪密度增高。来自于参考文献12。

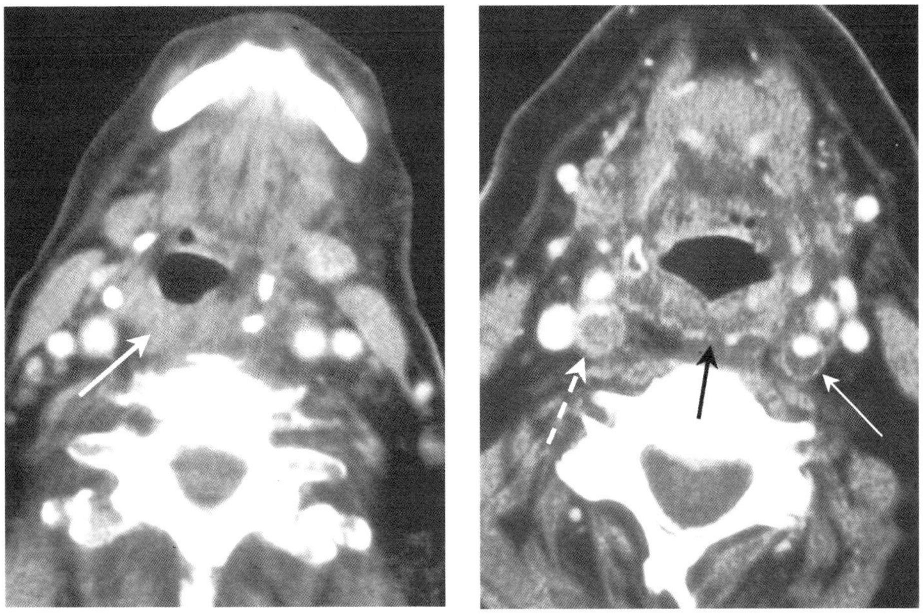

图12.75 55岁患者，有口咽癌及下咽癌病史，放射性治疗后出现颈动脉狭窄或闭塞。a 经放疗后，CT示：咽后壁明显增厚（箭），淋巴瘤后遗症或放疗后软组织肿胀。两侧颈动脉正常强化。b 1年后，CT示：咽后壁持续性增厚（箭），对应于放疗后引起的软组织肿胀和损伤。右侧颈内动脉闭塞（虚箭），左侧颈内动脉不同程度狭窄（细箭）。由于患者无动脉粥样硬化的客观证据，因此上述表现为放射性治疗所产生。来自于参考文献12。

放射性动脉病表现为：动脉闭塞、动脉硬化伴不完全闭塞、动脉粥样硬化斑块形成、附壁血栓、动脉瘤和少见的自发性动脉破裂。在头和颈区最常出现：颈动脉狭窄或较少见的椎动脉狭窄。上述症状常出现于成功照射后的1～10年内，但有时也在20～30年后出现。动脉狭窄常是双侧的，累计范围较长，并且和照射野有关。有时，动脉狭窄可发展为单侧或双侧动脉闭塞（图1.75）。虽然很多患者早期无症状，仍建议进行适当的监测，因为缓慢发展脑血管病变是共有的。[30] 最常见的症状有：黑朦、暂时性脑缺血发作（TIA）和癫痫小发作，癫痫大发作是不常见的。

急性动脉破裂是罕见的并发症，可出现危及生命的大出血，例如，手术后伤口并发症或暴发性放射性喉软骨坏死可促使动脉破裂。[12] 血管壁透壁性坏死是少见的，可导致假性动脉瘤的形成，可出现危及生命的急性或间歇性出血（图12.76）。对照射血管的组织学检查显示包括内膜层、弹性层和肌层，准确对应于射线入口处，典型表现包括：内膜下广泛纤维化、局部上皮细胞减少、弹性膜变薄和破裂、肌肉损伤、裂口形成、外膜增厚并纤维化、炎性溃疡及组织不同时期的动脉内血栓。[73,30,65,125]

对于头和颈部接受高剂量照射的患者进行随访，CT、MRI（包括MR血管造影）和彩色多普勒为较好的无创伤性的检查方法。

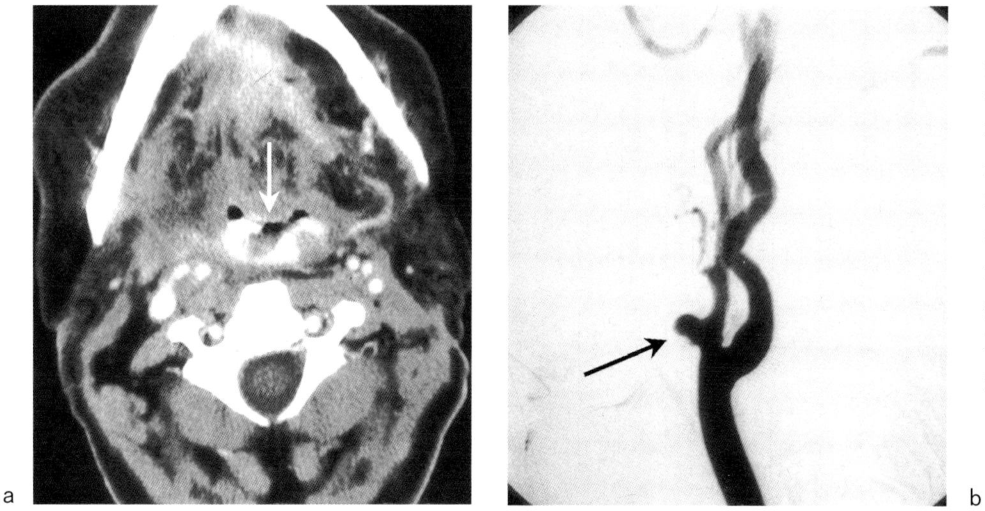

图12.76　59岁患者，有喉癌病史，经放射性治疗（68Gy）后，出现颈外动脉假性动脉瘤，进行喉切除术和两侧颈部断面分析。该患者出现大量间断性呕血和低血容量休克。a 增强CT示：肿瘤区有造影剂渗出（箭）。不能确定出血部位。颈部术后和放疗后都出现两侧皮下脂肪的减少。b 右侧颈动脉造影术显示颈外动脉假性动脉瘤（箭），无造影剂渗出。栓塞术用于防止再次出血。有必要进行动脉旁路移植手术。来自于参考文献12。

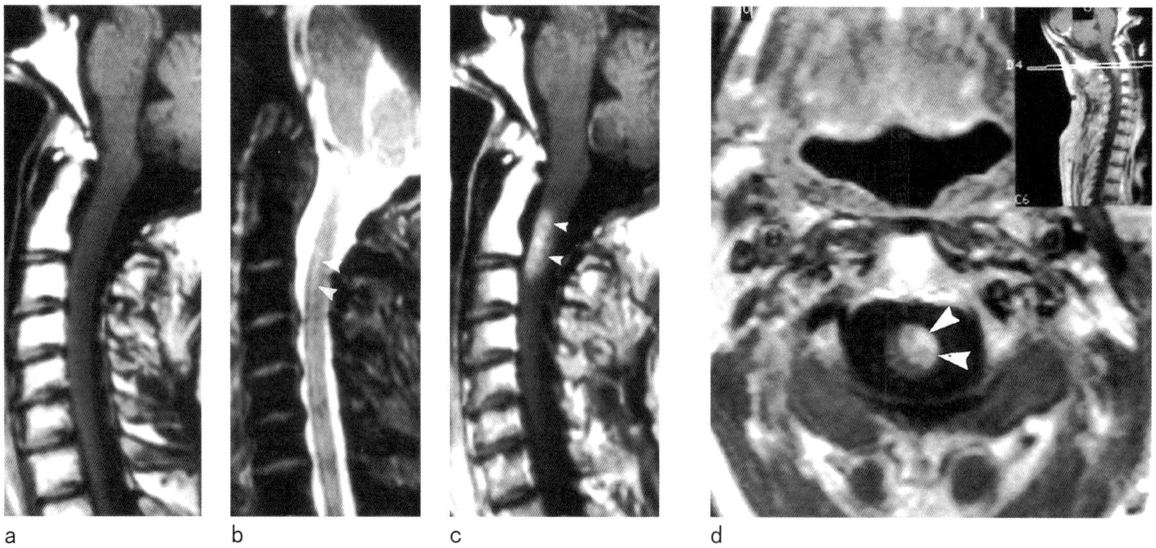

图12.77　57岁患者，有鼻咽癌病史，经照射（76Gy）后，出现迟发性放射性脊髓炎，2年以前出现左侧半切综合征和右侧知觉过敏、金字塔征。临床检查及MRI检查没有发现肿瘤复发的征象。脊髓在照射野中。a T1WI SE矢状面示：脊髓肿胀，呈低信号，b SE T2WI矢状面示：从颈2～颈3脊髓呈高信号（箭头）。增强T1WI在c矢状面和d 横断面上：脊髓明显强化，病变主要左侧（箭头），表明有放射性脊髓炎；椎体在T1WI呈高信号，表明其内红骨髓被脂肪组织代替。 来自于参考文献12。

然而，血管造影术仍是金标准，他用于应急情况下，和用于那些在CT、MRI和US上不能清楚显示血管病理的病例中（图12.76）。CT和MRI检查不仅能准确显示血管壁，并能准确估算血管腔狭窄的程度，也可显示因血管外膜纤维化所致的动脉管腔闭塞。[28]

放射性脊髓炎

永久性脊髓损伤是放射性治疗后产生的破坏性较大的并发症。放射性横贯性脊髓损伤是不可逆转的过程，且没有有效的治疗方法。对头和颈部肿瘤行放射学治疗，出现永久性脊髓损伤这种并发症的几率约为2％。[12] 放射性脊髓炎的发生依赖于：照射野的面积，总放射线剂量，局部放疗面积；小面积放疗似乎可减少这种损伤的发生。大部分病例伴随着对鼻咽癌患者行放射性治疗而产生。在放疗后的半年到2年中，出现症状有：常有皮肤感觉异常，进一步可有全脊髓麻痹、甚至死亡。尸检发现：受影响脊髓阶段的肿胀、广泛的脱髓鞘及凝固性坏死。

影像学表现主要依赖于症状出现后的时间间隔。在症状出现后的6～8个月内行MRI图像显示：脊髓肿胀：SET1WI图像呈低信号，SET2WI图像呈高信号，在注射对比剂后出现明显强化（图12.77）。在症状出现后的3年以上行MRI图像显示：脊髓萎缩，未见异常信号。

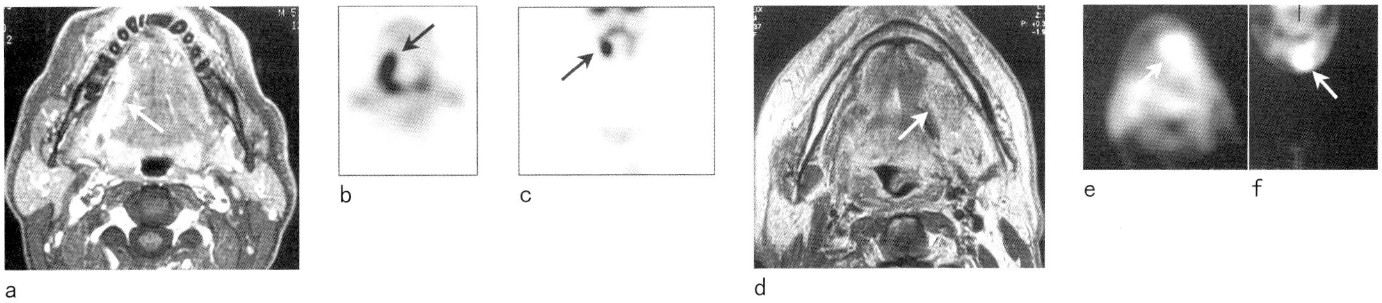

图12.78 MRI和PET发现肿瘤放射治疗后复发（原发位置）。a 增强、脂肪抑制MR T1WI图像，患者为右侧口底癌（箭）放射治疗前。b，c 相应的轴位（b）和冠状（c）FDG-PET放疗前图像，显示右侧高代谢病灶（箭），未见淋巴结。该患者因口底癌行放射治疗。d，e，f 放疗完成后4个月行MRI（d）和PET（e）检查，（e轴位，f 冠状位）。虽然临床表现正常，但两种影像检查都清楚显示对侧复发的肿瘤（箭）。活检证实了肿瘤复发。

颅神经麻痹

由于颅神经对射线具有很强的抵抗力，所以放疗引起颅神经麻痹很少见。但是，神经病变可发生于放射治疗结束后2～7年[27]。据手术和尸检资料提示，神经病变的发生机制为放疗引起的周围纤维化压迫神经所致[27]，神经病变可发生于颅底至舌骨下颈部的任何平面。在舌骨以上颈部，舌下神经是最常受累的神经；而在舌骨下颈部，喉返神经最易受累[12, 131]。放疗后颈部淋巴结清扫可减少舌下神经麻痹的发生[73]。单侧舌下神经病变除轻微的发音困难外无其他明显的临床症状，临床查体可见舌萎缩、舌震颤和舌偏斜。喉返神经麻痹可导致典型的临床表现为发音困难，据报道可发生于头和颈部或乳腺肿瘤的外照射后以及甲亢^{131}I治疗后。有关舌下神经和喉返神经麻痹的CT和MRI表现详见第10和第11章。如果断层图像在沿全部舌下神经、迷走神经和喉返神经走行区未显示肿瘤，而患者有局部的大剂量放疗史，则应诊断为放疗导致的神经麻痹。

肉瘤的发生

以前有过颈部放射治疗是肉瘤发生的一个因素，其潜伏期为5～20年[92, 106]，但是，颈部放疗后肉瘤极少见。放疗导致的肉瘤可起自放疗部位的骨骼或软组织，此类肿瘤大多数为高度恶性。最常见的组织类型为恶性纤维组织细胞瘤、骨肉瘤，也可发生其他组织类型如血管肉瘤、横纹肌肉瘤、纤维肉瘤和恶性周围神经鞘瘤（MPNST）。

对于与放疗有关的软组织肉瘤来说，肿瘤的大小和级别是两个最重要的影响预后的因素。总的来看，放疗导致的肉瘤预后极差。治疗方法包括手术治疗和对有选择病例加以放疗和化疗[14]。颈部肉瘤的影像学表现无特异性，包括较大的卵圆形或梭形肿块、坏死和出血区、不均匀强化、带毛刺的弥漫浸润的肿块、或沿神经干的神经外膜或神经周围扩散。虽然肉瘤影像学表现不具备病理特征性，但是注意到潜伏期的时间有助于提示诊断。

发现肿瘤复发

肿瘤复发可以发生在其原发部位，也可以发生在淋巴结。复发性淋巴结转移可伴或不伴有原发肿瘤复发。实际上，尽管原发肿瘤得到控制，患者也可死于复发性淋巴结转移。原发部位的肿瘤复发或淋巴结复发常在于放疗后2年之内出现临床表现。由于放疗引起照射部位的变化常会使体检或内窥镜检查受限，因此，除临床评价外，在放疗后2年之内，理想的随访手段应包括CT或MRI的连续断面影像检查。但是，由于这种随访手段较为昂贵，所以，仅限于那些具有高肿瘤复发风险的患者，而对于那些低肿瘤复发风险患者来说，只在临床检查或内窥镜检查可疑有肿瘤复发时才进行影像学检查。检查的底线应在放疗后3个月进行，这时，放疗引起的大部分急性或亚急性炎性改变都应已消失[12, 17, 88, 104, 123]。但是，也有部分患者的放疗后改变在2年后都无可明显变化。

临床医师和头颈部放射医师的密切交流对正确阅读CT和MR图像是重要的[88]。因为即使原发肿瘤位于舌骨下颈段，淋巴结复发也可以发生在舌骨上颈段，所以，成像范围必须包括自颅底至胸腔入口的整个头颈部区域。一般的原则是，头颈部弥漫的病变不应认为是肿瘤复发的征象，而CT或MRI上局限性肿块，不论其表现如何，都警示放射医师可能为肿瘤复发（图12.78～12.80）。在没有被证实是其他病变之前，这些肿块都应被认为是肿瘤复发。在实际工作中，对连续检查的比较，如出现一新的肿块和／或再现异常强化，更易做出诊断。

最近，有人提出彩色多普勒超声和FDG-PET可用来可靠地判断放疗后病人肿瘤复发[40, 46, 111]。但是，虽然彩色多普勒超声可以准确地发现复发性淋巴结，却不能显示原发部位肿瘤复发（位于脏器间隙）。FDG-PET显示原发部位病变的敏感性为100%，显示淋巴结复发的敏感性为83%～93%，而对原发部位和淋巴结病变的特异性分别为64%和76%～97%[40, 46, 111]。据文献资料，这些数据相似或高于CT/MRI结果[40, 46, 111]。

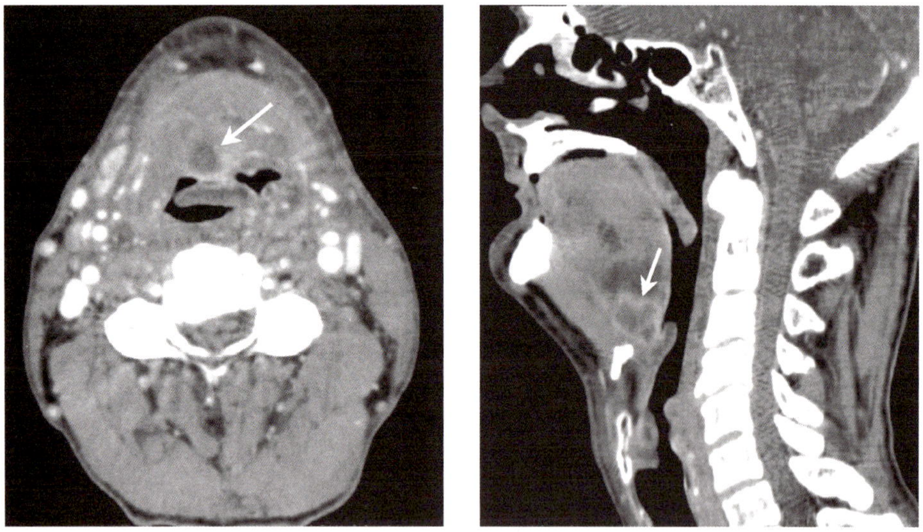

a b

图12.79 CT检出肿瘤复发（原发部位）。a 轴位增强CT和b 矢状2D重组图像。患者为两侧会厌谿的鳞状细胞癌放、化疗联合治疗后18个月，图像显示位于舌根和口底部复发的肿瘤（箭）。注意在颈部和喉部由放疗引起的改变。活检证实了影像所见。

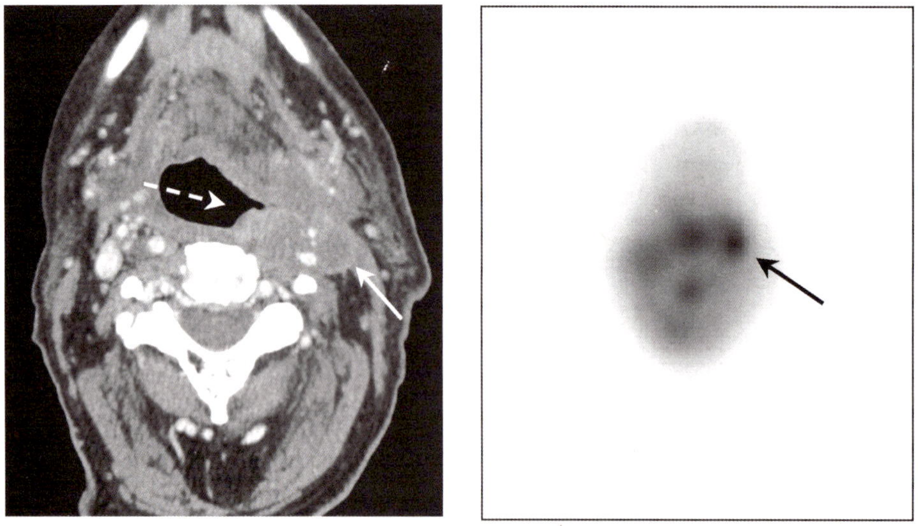

a b

图12.80 CT和PET检出肿瘤复发（淋巴结病变）。a 舌根部水平增强CT扫描，患者为左侧扁桃体癌联合放、化疗术后12个月。左侧可见一个Ⅱ区淋巴结转移（箭），另外，口咽外侧壁和后壁的不对称提示肿瘤原发部位亦有肿瘤复发。b 同一患者的FDG-PET图像，显示左侧高代谢灶提示淋巴结转移（箭）。未见其他高代谢灶。再次补救手术发现左侧一个二级转移性淋巴结，在原发部位未见肿瘤复发。

不同类型颈部清扫和皮瓣重建术后改变

不同类型颈部清扫术后改变

对于颈部淋巴结转移的外科治疗方法包括根治、扩大根治、改良根治或选择性颈部清扫手术。

颈部根治清扫术为去除所有同侧的颈部淋巴结（Ⅰ～Ⅴ区），清扫范围包括自下颌骨下缘至锁骨，从二腹肌前腹到斜方肌、脊副神经、同侧颌下腺、颈内静脉和胸锁乳突肌均需清扫。因此，颈部根治清扫术后患者的CT和MRI显示同侧颈部变平，并上述结构缺如（图12.81）。手术使患者发生斜方肌萎缩（图12.82）、进行性肩下垂、肩痛、肩胛骨突出和肩外展受限。

颈部扩大根治术适用于有大块淋巴结病变和广泛淋巴结外蔓延的患者。颈部根治清扫术未包括的其他淋巴结组和非淋巴结构也被切除，如：皮肤、颈阔肌、带状肌和第Ⅸ、Ⅹ颅神经。手术造成的缺损经常用肌皮瓣封闭（见下面）。

颈部改良清扫术（也称为**功能性颈部清扫术**）指切除同侧所有淋巴结组，而保留一个或多个未受肿瘤侵犯的非淋巴结结构。影像学表现很轻微，包括轻度皮肤增厚、组织界面模糊和手术侧颈部变平（图12.83）。

颈部选择性清扫术指保留在颈部根治清扫术中常规需切除的一或多组淋巴结。例如：肩胛舌骨肌上清扫术中Ⅰ～Ⅱ区淋巴结常规切除，而在颈外侧清扫术中切除Ⅱ～Ⅳ区淋巴结。

皮瓣重建术后改变

较大的软组织缺损重建需要轴式、随机或自由皮瓣。**轴式皮瓣**从邻近部位取材，沿移植组织的长轴存在一套动静脉系统，并沿血管蒂旋转到达修补区域。

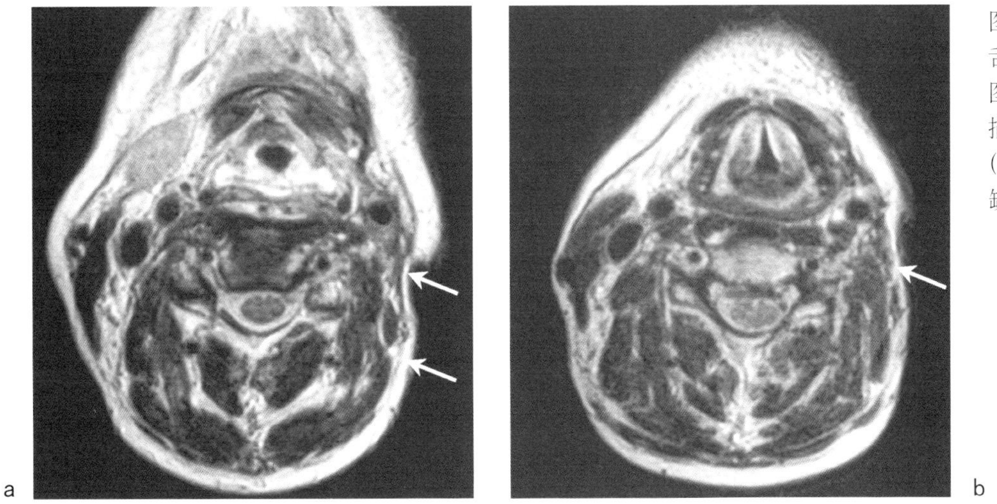

图12.81 颈部根治清扫术后MRI表现。舌骨水平(a)和声门上水平(b)T2WI FSE图像。左侧颈部根治清扫术后3个月扫描，显示左侧颌下腺缺如，同侧颈部变平(箭)，左侧颈内静脉和左侧胸锁乳突肌缺如。

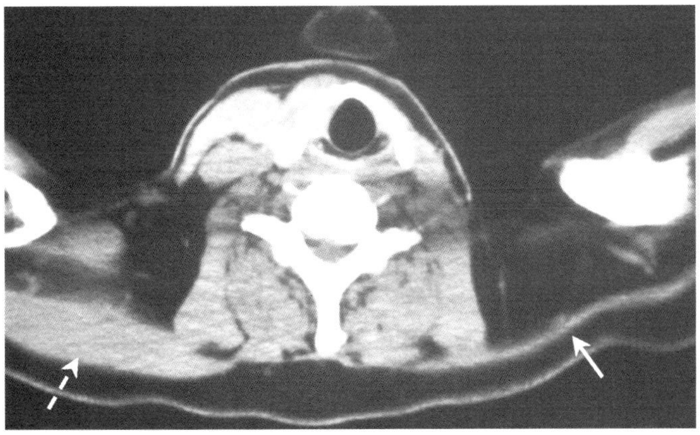

图12.82 颈部根治清扫术后CT表现。左侧颈部根治清扫术后9个月CT增强扫描，显示左侧斜方肌明显萎缩（箭），左侧胸锁乳突肌缺如。注意与正常大小的右侧斜方肌比较（虚线箭）。

皮肌皮瓣是轴式皮瓣的一种亚型，它含有皮肤、皮下脂肪和肌肉。最常用的皮肌皮瓣是胸肌和斜方肌皮瓣。由于在移植前手术常阻断支配皮瓣的神经，所以，在CT或MRI上可见皮瓣内的肌肉组织有脂肪浸润（图12.84），同时在皮瓣的一侧边缘处可见与皮瓣相连的营养血管。

游离皮瓣取自远距离的取皮部位并被移植来重建软组织缺损。重建需采用微血管吻合术，这会显著延长手术时间。最常用的游离皮瓣为手臂桡侧游离皮瓣用来行口腔内重建，腓侧游离皮瓣用来行下颌骨重建。和旋转的皮肌皮瓣不同，游离皮瓣在图像看不到血管蒂影。

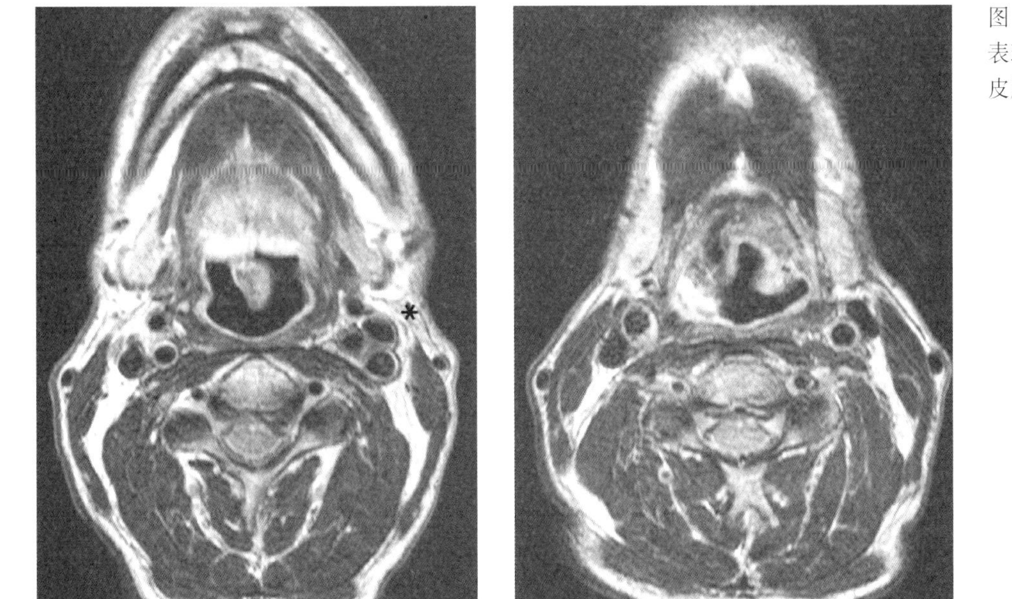

图12.83 左侧颈部功能性清扫术后MRI表现。FSE T2WI（a、b）。仅显示左侧皮肤轻度增厚（星号）和稍变平。

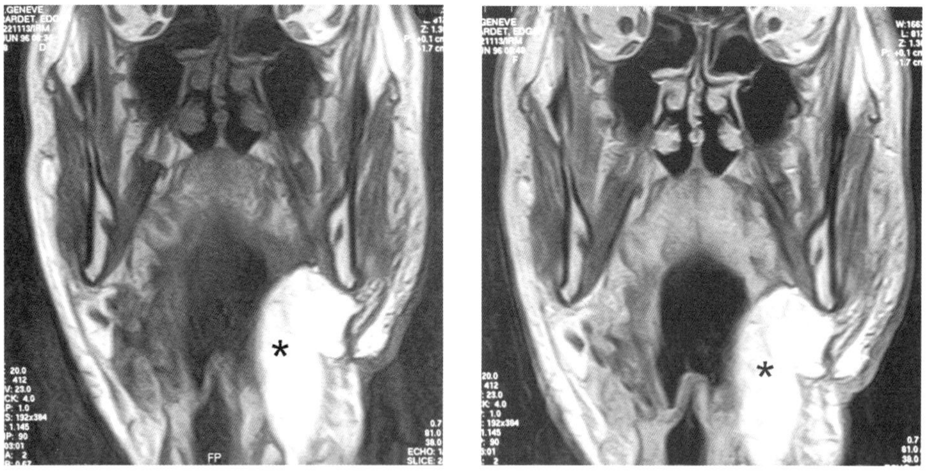

a b

图12.84 颈部根治清扫术和胸肌皮瓣重建术后正常MRI表现。冠状增强前（a）和增强后（b）T1WI，显示皮瓣内肌肉脂肪浸润（星号）。

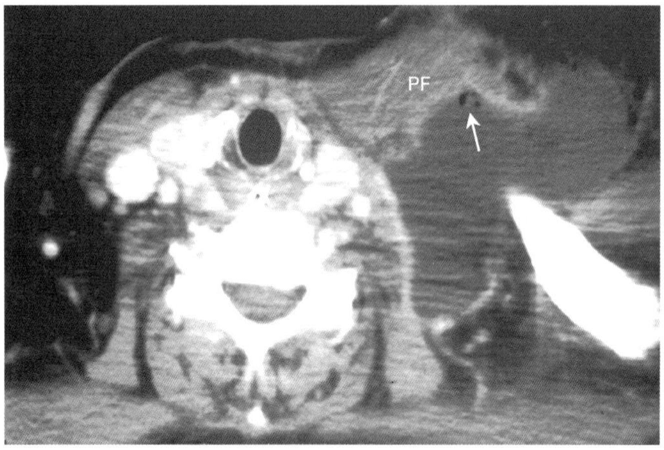

图12.85 颈部根治清扫术和胸肌皮瓣重建术后两周，术后脓肿表现。下颈部层面CT增强图像，显示胸肌皮瓣深部（PF）较大的含气脓肿空腔（箭）。注意左侧根治清扫术后，局部颈内静脉缺如。

术后并发症和肿瘤复发

建议术后扫描的底线应该在手术以后4～8周进行。在此时扫描，图像可以显示颈部业已改变了的解剖关系，并且大多数急性术后变化也已得到恢复。在以后的随诊检查中，任何软组织肿块逐渐减小都应该认为是血肿和水肿的吸收。相反，任何不断增大的肿块都须考虑为肿瘤复发。

术后并发症一般发生在术后第一个月。术后并发症包括：脓肿形成、血肿、皮瓣缺血伴坏死和咽皮肤瘘管（图12.85，12.86）。皮瓣缺血的并发症如坏死和咽皮肤瘘管在临床上和影像学上诊断都很容易；而后期的脓肿和血肿形成，如果不借助影像学手段，很难与肿瘤复发鉴别。

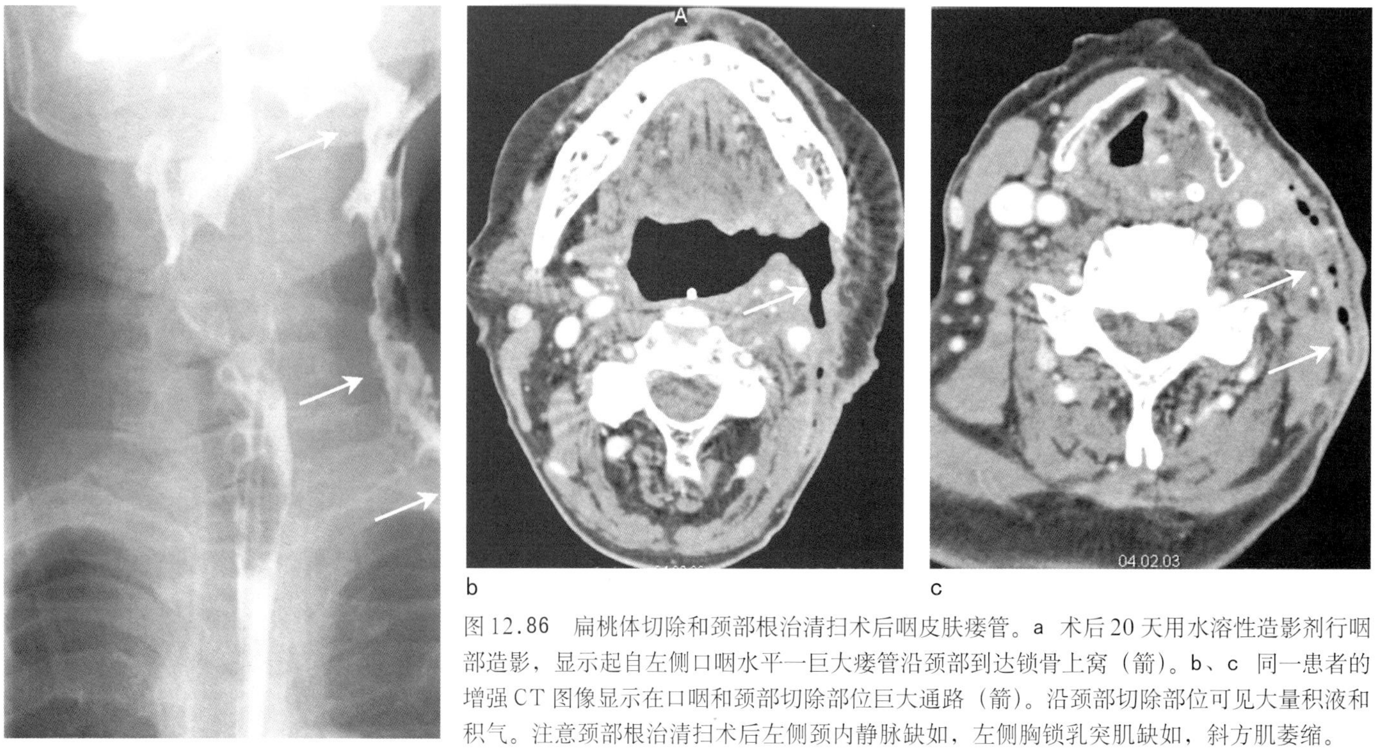

a b c

图12.86 扁桃体切除和颈部根治清扫术后咽皮肤瘘管。a 术后20天用水溶性造影剂行咽部造影，显示起自左侧口咽水平一巨大瘘管沿颈部到达锁骨上窝（箭）。b、c 同一患者的增强CT图像显示在口咽和颈部切除部位巨大通路（箭）。沿颈部切除部位可见大量积液和积气。注意颈部根治清扫术后左侧颈内静脉缺如，左侧胸锁乳突肌缺如，斜方肌萎缩。

在术后颈部的肿瘤复发可见于肿瘤原发部位、皮瓣内或皮瓣边缘处，也可见于其他处颈部（在同侧未切除的淋巴结内或对侧颈部淋巴结内）（图 12.87）。但是，肿瘤复发最常见于血管蒂上。影像学表现类似原发肿瘤伴有转移性淋巴结。影像学上，如果皮瓣内可见具有软组织密度或信号强度特征的肿块，应该考虑有肿瘤复发（图12.88）。肿瘤复发容易沿皮瓣向头侧和足侧方向蔓延，一旦能确定解剖结构的改变，肿瘤复发的诊断就很容易。

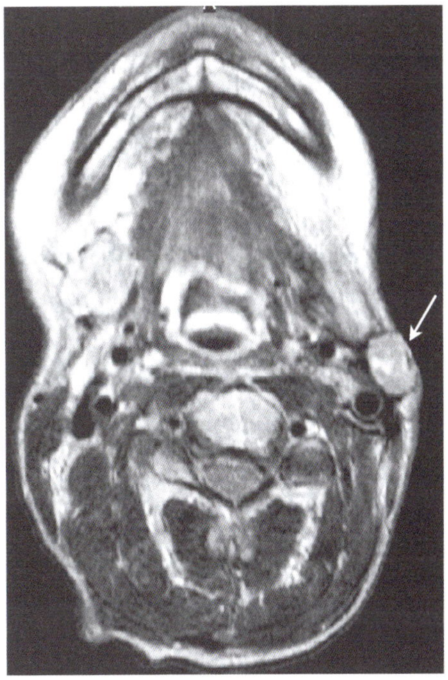

图12.87　颈部根治清扫术和口底手术后1年淋巴结复发。患者原有口底癌并同侧Ⅱ、Ⅲ区淋巴结转移。手术后1年的T2WI显示Ⅱ区一较大的转移性淋巴结（箭）。

感染和炎症

舌骨下颈部感染在所有年龄的人中都是很常见的临床疾病，尤其是在儿童和年轻人。颈部感染的症状和体征包括：发热、斜颈、吞咽困难、吞咽痛、食欲不振、可触及颈部肿块、颈部弥漫性红肿和红斑。尽管临床症状经常能提示诊断，但CT、MRI和超声（针对颈部表浅感染）还是常用来寻找有无脓肿。

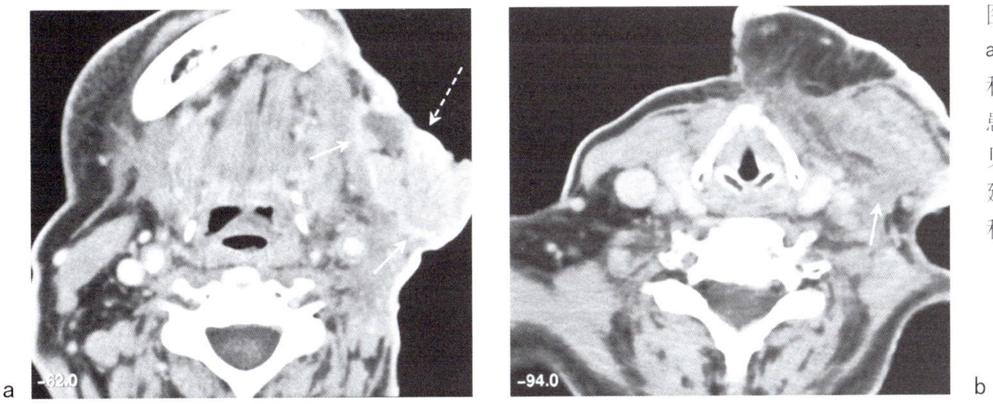

图12.88　CT显示胸肌皮瓣内肿瘤复发。a 轴位增强CT图像，颏部、下颌骨切除术和颈部根治术并行胸肌皮瓣重建术后2年，患者原有口底癌并淋巴结转移。皮瓣内可见一较大的复发肿瘤（箭），向头侧和足侧延伸。肿瘤已经侵犯覆盖皮瓣的皮下组织和皮肤。注意皮肤溃疡（虚线箭）。

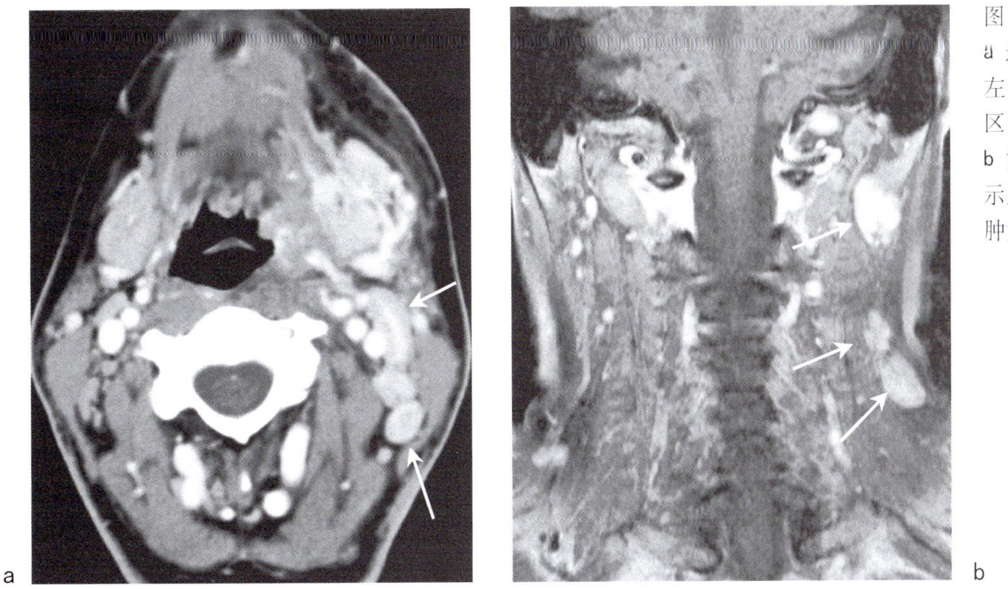

图12.89　CT和MRI显示反应性淋巴结。a 通过下颌下腺的轴位增强CT图像，显示左侧上段颈内静脉淋巴结显著增大（Ⅱ区），肿大的淋巴结强化均匀，呈卵圆形。b 注射对比剂后冠状位脂肪抑制T1WI，显示显著增大的脊副神经区淋巴结（Ⅴ区），肿大的淋巴结强化均匀（箭），呈卵圆形。

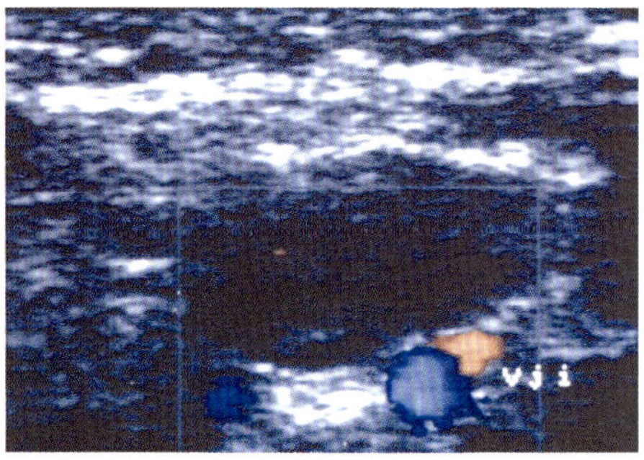

a

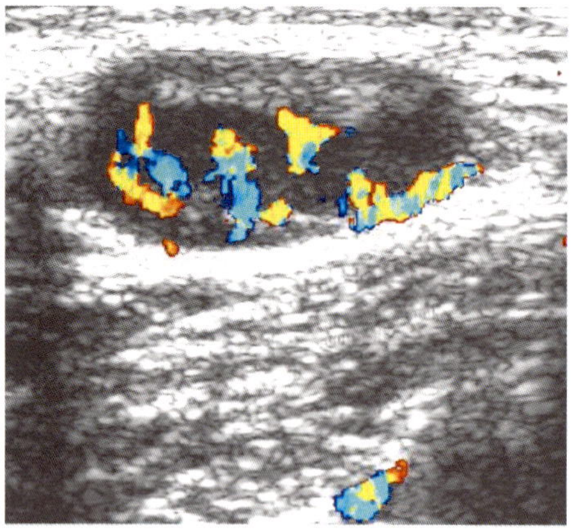
b

图12.90 彩色多普勒超声显示反应性淋巴结。a 纵向彩色多普勒超声显示一卵圆形肿大淋巴结，边缘光滑，未探及淋巴门，灌注减低。b 另一例患者的纵向彩色多普勒超声显示一卵圆形肿大淋巴结，边缘光滑，经由偏心性淋巴门的灌注增加。

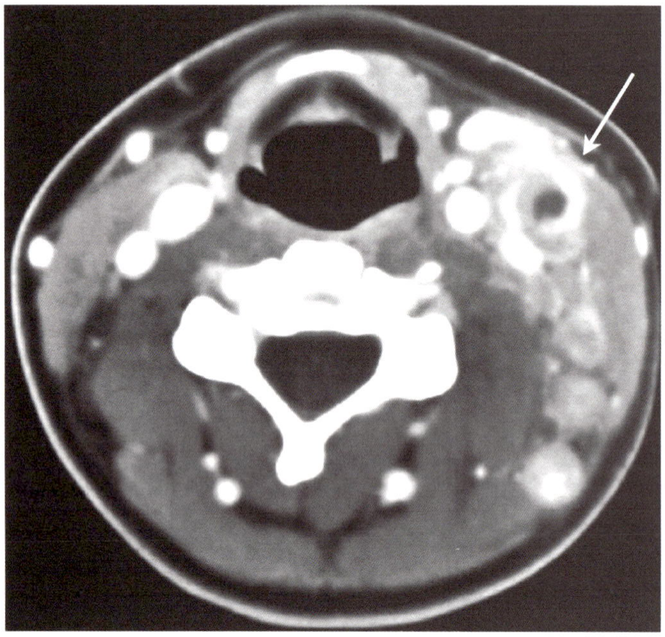

图12.91 年轻女性链球菌感染化脓性扁桃腺炎。增强CT扫描显示颈内静脉链多发肿大淋巴结（Ⅲ区）和一个脊副神经（Ⅴ区）淋巴结，其中一个可见淋巴结内脓肿（箭）。注意左侧胸锁乳突肌周围筋膜前部的轻度强化，以及化脓性淋巴结周围脂肪组织的强化。

对疑为咽后间隙蜂窝组织炎或脓肿的患者，传统平片仍然是初步检查的主要方法。尽管最近发现在对颈部急性炎性疾病的初步诊断中MRI较CT更优越，主要表现在病灶的显著性，累及解剖间隙的数目、范围和炎性病变的起源等[98]，但是，从实用的角度（检查快速，诊断效率高）来看，CT还是诊断舌骨下颈部感染或炎性疾病的首选方法。目前，由于实际上和逻辑上的原因，当这些患者须限制使用含碘造影剂或有禁忌的，MRI还是留给这些颈部炎症患者的保留检查方法。影像学检查在颈部感染性疾病中的作用包括：（1）精确定位感染的范围，（2）寻找和仔细观察脓肿灶，和（3）发现并发症，如败血症性颈内静脉血栓伴或不伴远处栓塞，动脉破裂，颅底和颈椎受侵，纵隔炎和脓胸。

舌骨下颈部的炎性和感染性疾病分为三组：颈部淋巴链炎症，深部间隙感染（咽后间隙）和软组织感染。

颈部淋巴结链炎症和感染

常见病毒性和细菌性疾病

当颈部淋巴结有炎症反应时体积增大，被称为反应性淋巴结病变。这个词指淋巴结最大径线小于1.5cm，卵圆形，内部结构均匀，在CT和MRI上呈不同的强化方式。淋巴结强化并不具有特征性，可见于各种炎症以及肿瘤性疾病（表12.8）。非特异性淋巴结炎的常见原因有扁桃腺炎、咽炎、齿源性感染。临床表现为颈部触痛、发热、白细胞升高和红斑。最常见的致病菌是***链球菌属，金黄色葡萄球菌属，消化链球菌属和梭菌属***[155]。在超声上，急性非特异性淋巴结炎表现为增大的淋巴结仍保持卵圆外形，呈低回声。彩色多普勒超声上淋巴结门不常见到，呈不同的灌注模式（灌注减低或增加）（图12.90）。亚急性炎症时，淋巴结趋于变小，仍保持卵圆外形，内部结构回声减低较轻。最后，慢性炎症时，淋巴结变小，轻度回声减低，仍保持卵圆形。

如果有急性强毒性感染，在超声、CT和MRI增强脂肪抑制T1WI上可见淋巴结坏死[11, 54, 86, 118, 127]。在这种情况下，淋巴结坏死对应于组织学的淋巴结内脓肿，被称为**化脓性淋巴结病变**（图12.91）。化脓性淋巴结病变和恶性淋巴腺病在放射学上不能鉴别。从化脓性淋巴结向包膜外播散可导致脓肿形成。如果感染首先累及颈内静脉链淋巴结（Ⅱ～Ⅳ区），其引起的脓肿位于颈动脉间隙。如果感染首先累及脊副神经淋巴链（Ⅴ区），则脓肿局限于颈后间隙。脓肿表现为单房或多房病灶，内呈液体密度，伴或不伴有气体聚集，通常使累及的间隙扩大，呈典型周边环样强化，脓肿壁常较厚（图12.92）。

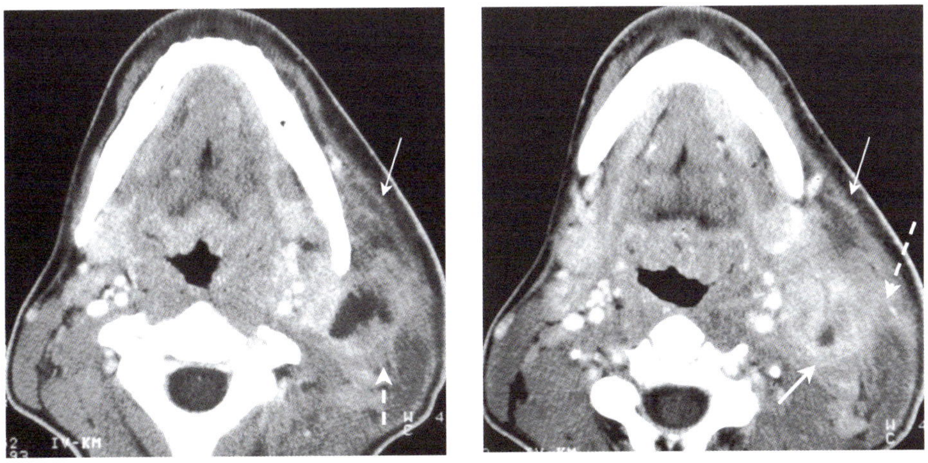
a b

图12.92 颈外侧脓肿典型CT表现。a b 增强CT图像显示一巨大脓肿有周边不规则环状强化(箭)。胸锁乳突肌明显强化(肌炎，虚线箭)，皮下脂肪强化(蜂窝组织炎，细箭)。外科引流证实为葡萄球菌感染。

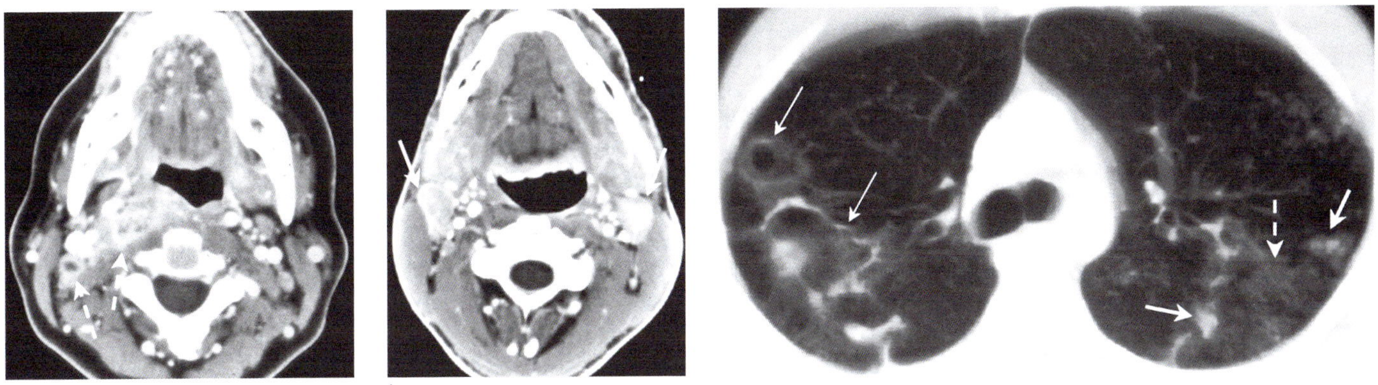
a b c

图12.93 结核病颈部淋巴结和肺受侵。a、b 一年轻女性患者的增强CT图像，显示两侧肿大的颈静脉二腹肌淋巴结（Ⅱ区）(箭)，呈均匀强化，右侧咽后间隙和颈静脉上部淋巴结（Ⅱ区）有中心坏死（虚线箭）。该患者的淋巴结未见钙化。c 肺上叶水平的CT图像（肺窗）显示多发肺内空洞（细箭），肉芽肿（粗箭），肺泡高密度影（虚线箭），为特征性肺结核表现。

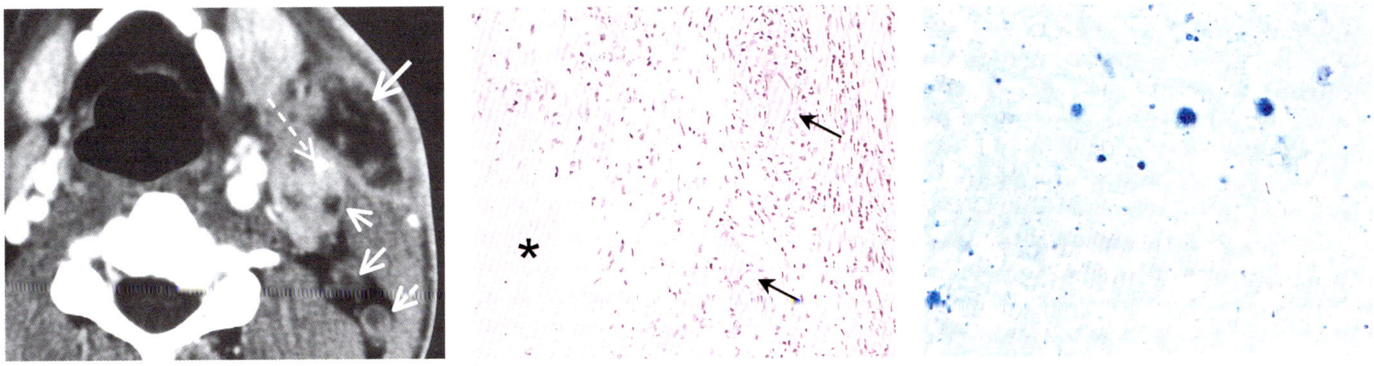

a b c

图12.94 结核性淋巴结炎。特征性CT和组织学表现。a 轴位增强CT图像显示多发肿大淋巴结伴不均匀强化、淋巴结内坏死区（小箭）和钙化（虚线箭）。从感染的淋巴结向包膜外扩散导致脓肿形成（大箭）。b 切除活检的结核性淋巴结的显微照片（苏木精－伊红染色）显示干酪样坏死（星号），周围环绕含有纤维组织的炎性间质、上皮样细胞和朗格汉斯巨细胞（箭）。c 抗酸染色（Ziehl–Neelsen）显示结核性分枝杆菌。经允许从参考文献11复制。

结核病和不典型分枝杆菌感染

分枝杆菌感染分为结核杆菌感染引起的结核病和由结核杆菌外的其他所有分枝杆菌属感染所致的非结核性感染。当分枝杆菌侵及舌骨下颈部淋巴链的淋巴结时导致结核性淋巴结炎。颈内静脉淋巴结和颈后三角淋巴结是最常受累的淋巴结[48, 93, 118]。开始时，淋巴结增大并表现均匀强化。亚急性期，在淋巴结中心部位可见小坏死区，为结内脓肿表现。在慢性期和治疗后可有纤维钙化改变。因此，结核性淋巴结可以有多种但具有特征性的CT表现：多种表现共存、不同强化形式、淋巴结中心部位坏死和球形钙化（图12.93，12.94）。

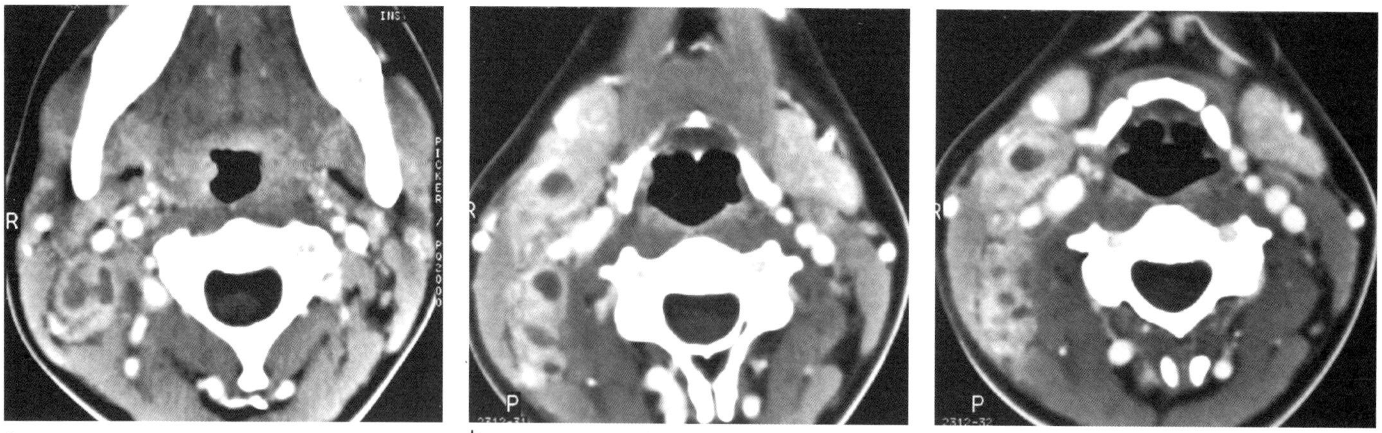

a　b　c

图12.95　年轻男性被小猫抓伤后感染猫抓病。横塞巴尔通体病（bartonella henselae）的巴尔通体滴度阳性。扁桃体窝水平的增强CT图像（a），二腹肌前腹水平图像（b）和舌骨体水平图像（c）显示右侧颈内静脉链上段和脊副神经淋巴链（Ⅱ、Ⅴ区）多发淋巴结，呈环状强化和中心坏死区。有些伴有淋巴结周围炎性病变。

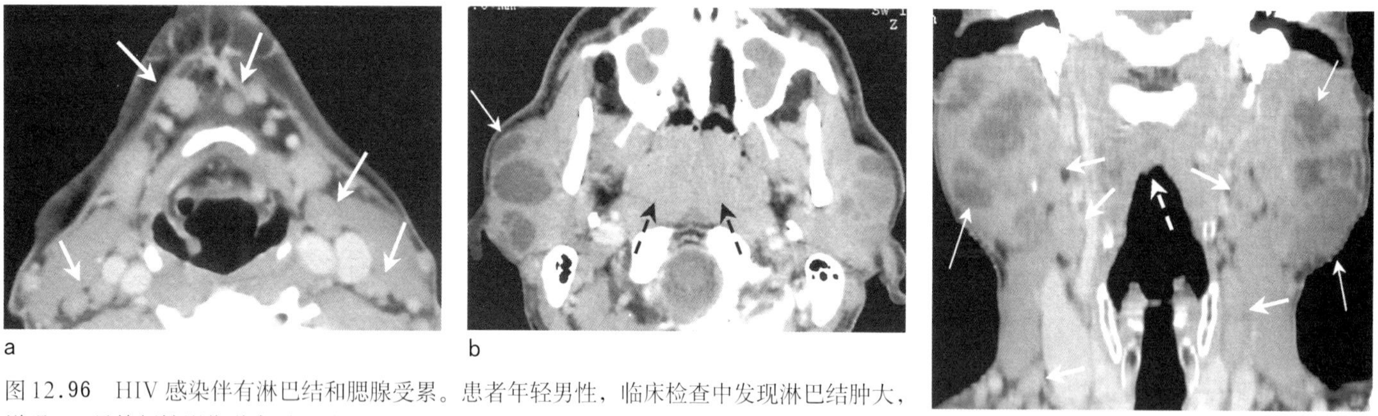

a　b　c

图12.96　HIV感染伴有淋巴结和腮腺受累。患者年轻男性，临床检查中发现淋巴结肿大，增强CT呈特征性影像学表现。舌骨下颈部水平的轴位CT图像（a），舌骨上颈部图像（b）和从容积扫描数据中重组的2D图像（c），显示多发肿大淋巴结，呈均匀强化（箭），腺样体增大（虚线箭）和两侧腮腺内淋巴上皮囊肿（细箭）。影像所见强烈提示HIV感染。血液化验证实HIV感染。

尽管钙化在颈部结核性淋巴结炎中最为常见，但是，在转移性甲状腺癌、放疗治愈的癌瘤和淋巴瘤淋巴结以及治愈的坏死性淋巴结脓肿等也可见到钙化。典型的蛋壳样钙化见于矽肺、结节病、结核病和淀粉样变性病（见表12.7）。

非结核性分枝杆菌感染是儿童肉芽肿性疾病的最常见的原因[116]。该病由*鸟细胞内分枝杆菌*，*牛型分枝杆菌*，*瘰疬分枝杆菌*和*堪萨斯分枝杆菌*引起。高峰发病年龄为2～4岁。临床上，患儿表现为慢性增大的淋巴结和发热，常无其他感染的体征。本病常因可疑化脓性细菌性淋巴结炎而延误诊断，常规抗生素治疗无效。淋巴结典型的进程为液化并自发向皮肤引流，影像学表现类似结核病。[116]

猫抓病

猫抓病是儿童和年轻人较为常见的肉芽肿性疾病。该病由横塞巴尔通体病（henselae）、一种革兰阴性杆菌引起。猫可能是该病的健康带菌者。此病可由猫、狗、兔子、木片和鱼骨抓伤或擦伤而感染。接种疫苗后可形成红斑样丘疹和小水疱，这些表现可于一周内痊愈也可迁延数月。接种数周后，多达30％的病例可发展为头和颈部淋巴病变，肿大的淋巴结可在几周内消失也可持续2年之久，部分患者可发展为淋巴结化脓而需手术治疗。增强CT和MRI显示增大的淋巴结伴有周围水肿和淋巴结中心坏死区（图12.95）。

HIV淋巴结

HIV感染时，CT和MRI都可见到双侧弥漫肿大的淋巴结。这种影像学表现为非特异性，在许多病毒感染中都可见到，如：EB病毒和巨细胞病毒[147]。但如果在腮腺内和大腺样体组织内出现淋巴上皮囊肿，强烈提示HIV感染。

结节病

结节病是一种原因不明的非干酪样肉芽肿疾病。在头和颈常见表现为腮腺受侵、面神经麻痹、眼、泪腺和颈部淋巴结受侵[116]。

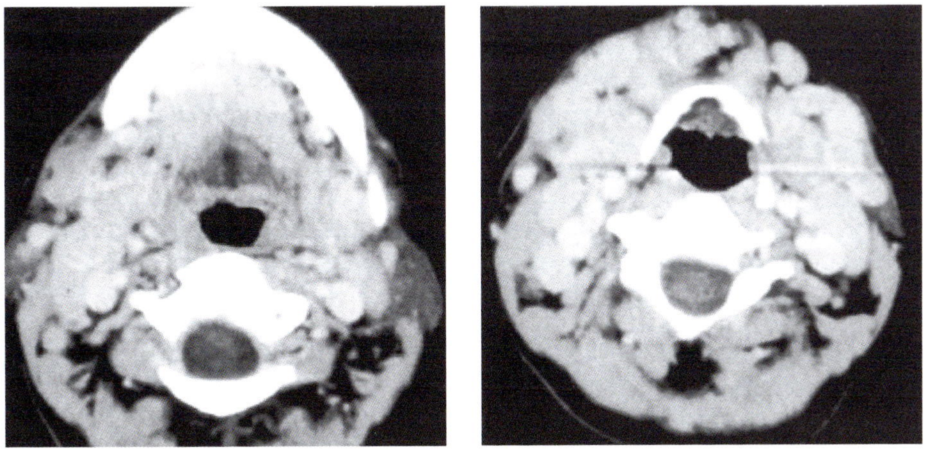

a b

图 12.97 巨大淋巴结增生病。a b 青年男性，可触及多发淋巴结，增强CT图像显示多个肿大、均匀强化的淋巴结。下颌下淋巴结切除活检为血管滤泡增生即巨大淋巴结增生病。蒙Fernando Torrhina大夫惠赠图像（医学影像融合，里斯本，葡萄牙）。

颈部淋巴结病变经常表现为双侧活动性无痛性的淋巴结[118, 127]。CT图像上增大的淋巴结密度均匀，边界锐利，呈“泡沫样”外观，钙化的出现与疾病的病程相关。腮腺受累时，可表现无涎管扩张的弥漫性腮腺肿大，或表现为腮腺内淋巴结受累。尽管影像表现不具有特征性，但是，如果同时有两侧腮腺增大和两侧增大的颈部淋巴结伴或不伴肺部侵犯，应强烈提示结节病。

其他的炎性病变

其他的感染颈部淋巴结的炎性病变包括巨大淋巴结增生病、川崎病、木村病（软组织嗜酸细胞肉芽肿）、kikuchifuchimoto病、和Rosai-Dorfman病。

巨大淋巴结增生病（又称血管滤泡增生症）是一种结节性疾病，多见于胸部（70%），少见于颈部（10%）。典型者感染30岁以下青年男性，患者除可触及颈部肿块外一般无其他症状。在CT和MRI扫描中，静脉注射对比剂后，肿大的无坏死的淋巴结表现极明显的强化[34]（图12.97）。偶可见钙化（表12.7和12.8）。

川崎病是一种急性系统性炎性疾病，发生于10岁以下儿童。其病因尚不明确，但可能与感染有关。诊断本病主要靠临床医师对临床症状的识别，包括：高热、口腔病变、多形性皮疹、结膜充血及单侧或双侧颈部淋巴结病变。川崎病最严重的病变为心脏病变，其致死率约2%。在CT和MRI上，大约50%～70%的病例可见肿大的反应性淋巴结。

Kimura病是一种感染性疾病，发生于10～30岁的亚洲男性。该病具有颈部淋巴结病变、外周血嗜酸细胞增多和血浆IgE升高的特征。在CT上，可见显著强化的肿大淋巴结，在MRI上，T1WI呈高信号，T2WI呈多样信号（见第9章）[129]。

Kikuchi病是一种感染性疾病，以颈部淋巴结病变、发热、流感样症状和白细胞减少为特征。典型病例见于20～30岁女性。曾有全身淋巴结病变和肝脾增大的报道。

Rosai-Dorfman病（鼻窦组织细胞增多病伴有大的淋巴结病变）是一种良性组织细胞增殖，最多见于20岁以内的年轻人。超过90%的患者有颈部巨大的无痛性淋巴结。在20%～30%病例中可见淋巴结外病变，包括眼眶和泪腺受侵。CT和MRI可见非特异性肿大淋巴结。

咽后间隙感染

如本章前面所述，咽后间隙可分为一个“真正的”咽后间隙（位于翼状筋膜前方）和一个危险间隙（位于翼状筋膜后方）[54]。因为翼状筋膜在目前的影像中尚不能分辨，所以“真正的”前部咽后间隙和危险间隙放在一起讨论，统称之为“咽后间隙”。

咽后间隙感染包括蜂窝组织炎和脓肿，最常见于儿童。50%咽后间隙感染见于6～12月的儿童，96%的感染见于6岁以下小儿。虽然不常见，但咽后间隙感染也可见于成人[20, 68]。咽后间隙感染最常来源于咽部、鼻和鼻旁窦的细菌感染。此外，咽后间隙感染还可由咽后间隙淋巴结的化脓性炎症引起，或由于局部直接穿通伤引起（异物、内镜、插管）。据观察，在过去的15年中，咽后间隙感染发病急剧升高，这种升高与A组β溶血性链球菌菌落培养阳性的脓肿发病升高一致[18, 20, 135, 154]。咽后间隙感染患者的典型临床表现为发热、呼吸和吞咽困难、流涎和颈部淋巴结病变。

当怀疑患者有咽后间隙感染时，可用颈部侧位片进行初步观察。成人和儿童正常的颈前软组织厚度在C2水平均不超过7mm，在C6水平不超过22mm（儿童为14mm）[20, 154]。颈部侧位片还可以显示咽后间隙内存在气体。目前，CT成为疑有咽后间隙感染患者的常规检查方法。CT最主要的适应证是鉴别蜂窝组织炎和脓肿，蜂窝组织炎可仅用抗生素治疗而脓肿则需手术治疗[71]。在CT上，蜂窝组织炎表现为咽后间隙增宽，为低密度区，“脏脂肪”表现，异常区域周边无明确环状强化（图12.98）。

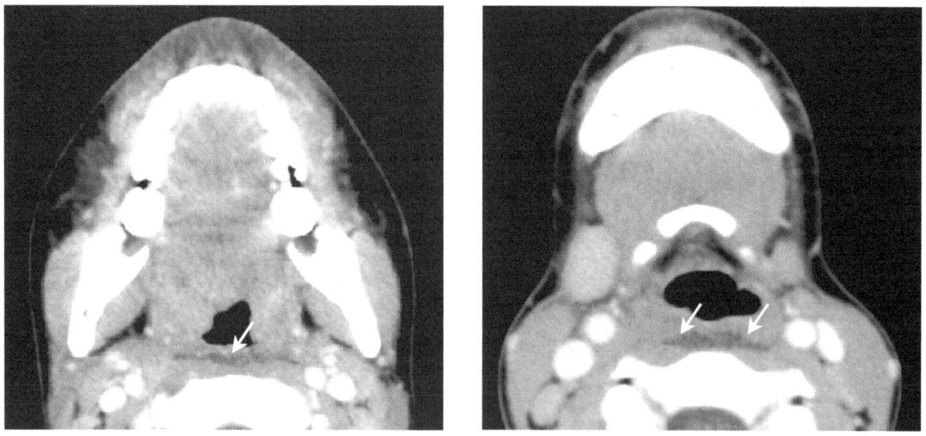

a b

图12.98 3岁儿童咽后蜂窝组织炎，伴有链球菌咽颊炎，吞咽困难和颈部淋巴结病变。口咽水平CT增强图像（a）和声门上水平的增强CT图像（b）显示咽后间隙增宽（箭），咽后间隙脂肪密度增高，未见显著不规则环状强化。患儿采用抗生素治疗后平稳恢复。

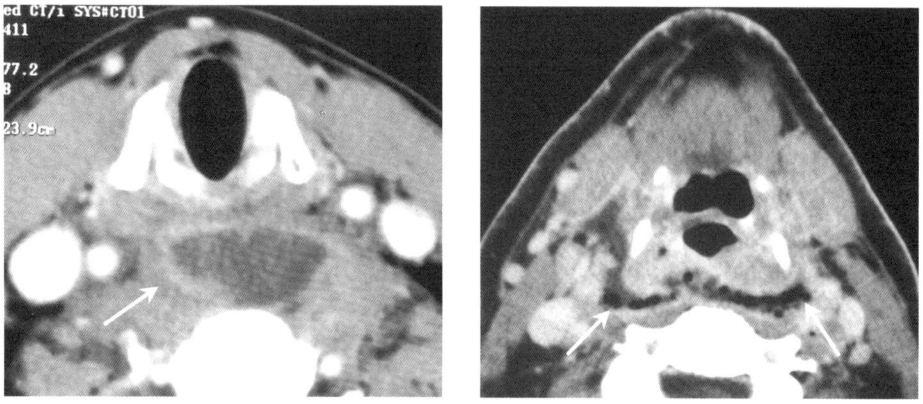

a b

图12.99 两个不同患者的咽后脓肿的特征性CT表现。a 细菌性咽炎患者声门下水平的增强CT图像显示咽后间隙因脓肿增宽，有不规则的强化脓肿壁。手术证实为A组β溶血性链球菌引起的咽后脓肿。b 一个糖尿病患者的舌骨上会厌水平的增强CT图像显示咽后脓肿内有气体影，提示致病菌为厌氧性病原微生物，手术证实为绿脓假单胞菌引起的脓肿。

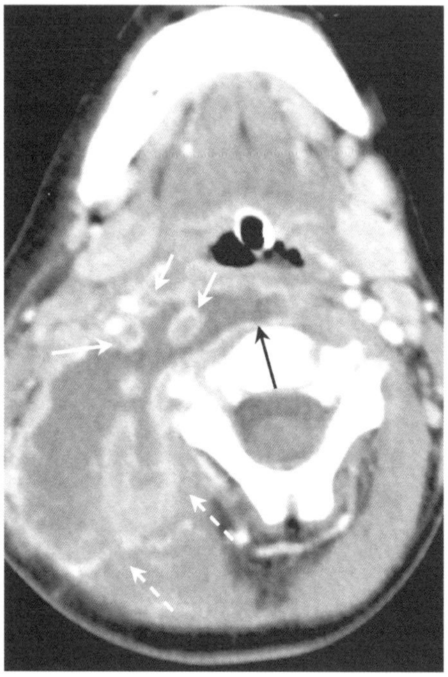

图12.100 咽后脓肿蔓延到邻近间隙。4岁患儿的轴位增强CT影像，在急诊室内有颈部插管，主要表现为明显呼吸困难、吞咽困难和右侧颈部肿胀。可见巨大的咽后脓肿（黑箭）延伸到椎前间隙（虚线箭），白箭指示增大的咽后淋巴结。手术证实影像所见。咽后脓肿的原因很可能是化脓性淋巴结炎。

脓肿表现为咽后间隙增宽，为低密度区域（伴或不伴有气体），和环绕异常区明显的不规则或环状强化（图12.99）。但在CT扫描中并非总能鉴别蜂窝组织炎和脓肿。根据最近的研究，CT鉴别咽后间隙脓肿和蜂窝组织炎/蜂窝织炎的准确率为74%~92%[20, 137]。文献报道CT鉴别咽后间隙脓肿和蜂窝组织炎的敏感性为85%，特异性为88%[137]。和环状强化相比，脓肿壁的不规则更能提示脓汁的存在。因此，有人建议，对于可疑的咽后脓肿进行外科引流前，应该综合考虑临床表现和影像学表现[20, 137]。除非脓肿向颈外侧播散，大多数咽后脓肿可经口内引流。

儿童咽后间隙感染常见的表现为同侧颈内动脉（ICA）变窄。尽管咽后间隙淋巴结炎和脓肿同侧的颈内动脉有明显变窄，但患儿却无神经系统障碍，这提示该狭窄是一种普通的、良性的并且很可能是偶然的影像发现。

咽后脓肿的鉴别诊断并不多，包括：第三腮裂囊肿感染（见下面）、川崎病、结核病和EB病毒感染[61, 63, 140]。

咽后脓肿的并发症包括脓肿向邻近颈部间隙扩散、寰枢椎半脱位、颈部硬脊膜外脓肿、败血病性颈内静脉血栓、颈动脉破裂、纵隔炎或颈椎椎体骨髓炎（图12.100，12.101）。寰枢椎半脱位在儿童已有详细讨论，但在成人并不多见。

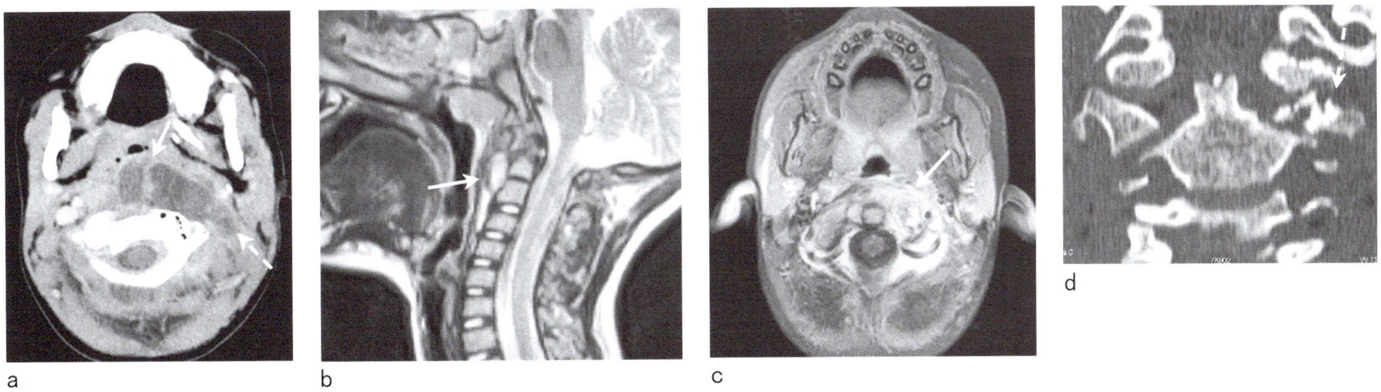

图12.101 咽后脓肿伴颈椎骨髓炎。a 早期轴位增强CT扫描，b 矢状位T2WI。正常免疫状态的6岁小儿咽部感染后咽后脓肿（箭）。脓肿引起严重的咽部梗阻并已向外侧方延伸至颈后间隙（a图中虚线箭）。矢状MR图像显示该处的颈椎尚正常。患者行外科引流，证实为链球菌引起的咽后脓肿。c 轴位脂肪抑制增强MR图像，d 外科引流术后2周容积扫描数据重组的2D冠状图像，显示C1的左侧部分强化（箭），以及骨碎片和骨质塌陷（虚线箭）提示C1骨髓炎。再次手术探察证实影像所见。

寰枢椎半脱位的机制为寰枢韧带软化，使关节有更大的活动度[94]。颈部硬膜外脓肿被视为咽后脓肿的一个并发症，可见于免疫正常或免疫缺欠的个体。金黄色葡萄球菌是最常见的致病菌[109]。其症状可以由单纯的肿块压迫和／或败血症性血栓性静脉炎伴有脊髓水肿和梗死引起。MRI对诊断该并发症以及监测治疗效果是重要的。硬膜外脓肿在T1WI上和正常脊髓相比呈低信号，在T2WI上呈高信号。注射造影剂后可见三种强化方式：均匀强化，周边强化和此两种结合的强化。均匀强化方式对应于蜂窝织炎性肉芽组织。而周边强化方式对应于明确的脓肿形成。

细菌性软组织感染

根据侵入的方式可以将细菌性软组织感染分为（1）丹毒（感染皮肤浅层和皮肤淋巴管）；（2）蜂窝组织炎（感染向深部蔓延达皮下组织但未侵及筋膜）；（3）坏死性筋膜炎（破坏筋膜和脂肪，有或无皮肤及肌肉坏死）；（4）肌炎和肌肉坏死[67, 133, 143]。上述感染性软组织炎症的不同类型在CT上均有特征。蜂窝组织炎以皮肤和皮下组织增厚，脂肪密度增高伴条纹状、不规则强化、无积液为特点（图12.102）。筋膜炎表现为筋膜增厚或筋膜强化。颈部浅筋膜一般在CT上可以见到，而三层颈部深筋膜和环绕具体肌肉周围的筋膜通常很薄而不能在CT上显示，并且在静脉注射造影剂后无明显强化。肌炎表现颈部肌肉或肌群的增厚有或无不均匀强化，肌肉坏死可显示强化范围内的低密度区，或直接显示明显的肌肉中断。因为CT增强扫描后正常肌肉组织的强化不能显示，所以，任何肌肉部分的显著强化都应该认为是病理性的。脓肿表现为单房或多房性液体密度区，伴或不伴有积气，常使受累间隙扩大，典

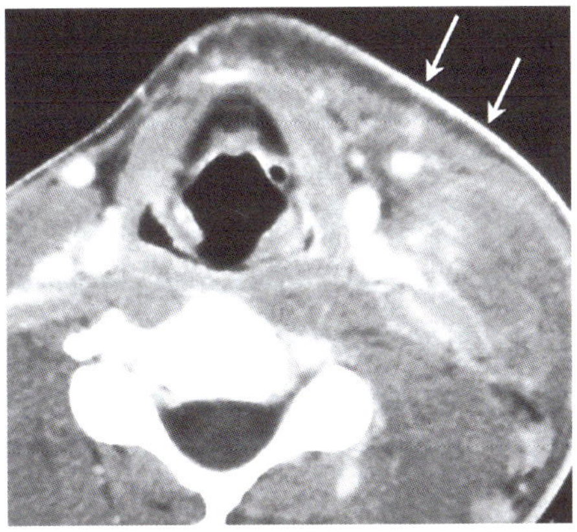

图12.102 轻微皮肤损伤后的蜂窝组织炎和肌炎。增强CT扫描显示左前颈部（箭）蜂窝组织炎，左侧胸锁乳突肌强化提示肌炎。左侧颈阔肌亦增厚。注意比较正常的右侧胸锁乳突肌、正常的右侧颈阔肌和正常的右侧前外侧颈部脂肪。亦可见反应性淋巴腺炎。

型表现为周边环状强化。

头和颈部**坏死性筋膜炎**是一种严重的、急性、有生命危险的链球菌或混合细菌引起的软组织感染，临床进展迅速[10, 49, 135]。该病可发生于免疫正常或免疫缺欠的个体，如不立即进行手术治疗，将不可避免的导致纵隔炎和致命的败血症。最常见的原因有齿源性、扁桃体和咽部感染，其次为手术和放疗[13, 38, 47, 49]。过去，坏死性筋膜炎曾用过多个相似的名称，每个名称分别描述该病的一个方面，即：非梭菌属坏疽、协同的坏死性蜂窝组织炎、急性溶血性链球菌坏疽以及其他的名称。自从在美国国内战争第一次描述本病以来，坏死性筋膜炎只有零星的报道，但是最近急剧增加。

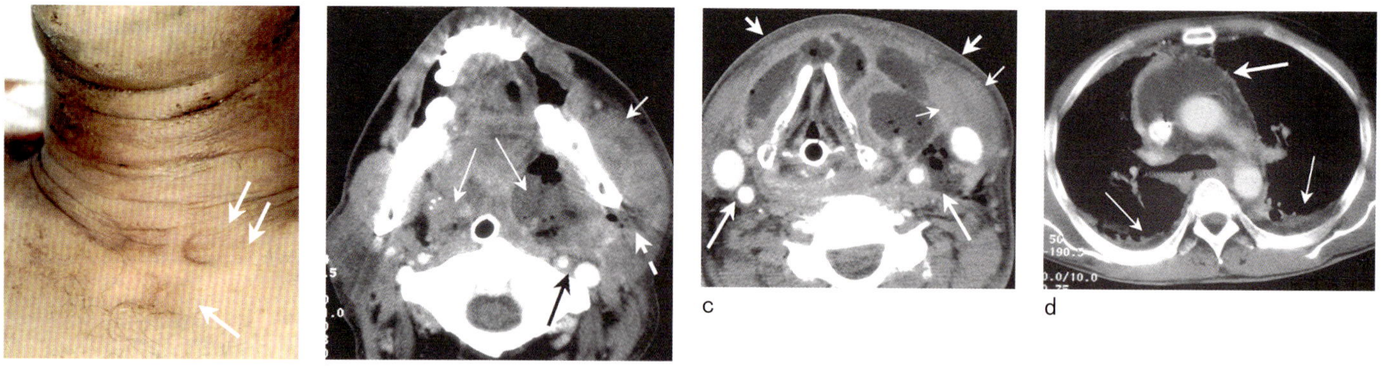

图12.103 厌氧菌引起的颈部坏死性筋膜炎。58岁男性的特征性CT表现，7天前有治牙史，表现发热、两侧颈部红斑伴肿胀和硬结。入院时因呼吸困难行气管插管，使用呼吸机。入院时摄于插管前的颈部照片（a），显示弥漫性颈部红斑和指压性水肿（箭头）。气管插管后口咽水平的增强CT图像（b），声门上喉部（c），气管分叉（d）水平图像，显示弥漫增厚的皮肤和皮下脂肪密度增高（短箭）。沿左侧咀嚼肌间隙和左侧胸锁乳突肌（细短箭）可见颈深筋膜的浅层强化。强化并炎性肿胀的左侧咬肌（b）和左侧胸锁乳突肌（C）提示肌炎。广泛的积液和气体对应于肌肉坏死（c）。多发积液和气体可见于两侧咽旁间隙（b中长箭号）、左侧咀嚼肌间隙（b中虚线箭号）和两侧颈动脉间隙（b和c中长粗箭）。前纵隔可见较大量的积液（d中粗箭）并有两侧胸腔积液（细箭）。CT显示坏死性筋膜炎和坏死性纵隔炎后，立即行颈部切开术和开胸术。经允许从参考文献13中复制。

长期以来需氧性微生物，特别是A组β溶血性链球菌和葡萄球菌被认为是坏死性筋膜炎的主要致病菌。然而，大多数坏死性筋膜炎的病例都由厌氧菌和需氧菌混合感染或因其协同作用引起，疾病进程的暴发特征也与这些细菌的共栖关系有关。细菌的酶和致热性外毒素不仅造成早期的全身性中毒，还易有胶原结构的瓦解和肌肉的坏死。据文献统计，坏死性筋膜炎累计致死率约为25%[13]。

虽然在进展期临床诊断坏死性筋膜炎很简单（弥漫性肿胀、红斑、水疱形成、皮肤坏疽；全身性症状包括败血症性休克和器官衰竭），但是，在初始阶段鉴别蜂窝组织炎和坏死性筋膜炎可能是非常困难的[13]。可是，这种鉴别诊断极其重要，因为蜂窝组织炎只需抗生素治疗，而坏死性筋膜炎则在抗生素治疗、液体控制和应用血管收缩剂维持血压外，必需行早期广泛外科引流和清创术才能使患者存活。由于存在这种临床诊断的不肯定性，恰当的治疗可能会被大大延迟。因此提倡使用CT和MRI以确定感染的位置和深度[13]。

同时有蜂窝组织炎、筋膜炎、肌炎和积液是坏死性筋膜炎的典型表现（图12.103和12.104）。蜂窝组织炎的CT异常一般较广泛，常见于整个颈前部。筋膜炎的CT异常在颈部深筋膜和浅筋膜都有。在深筋膜的三层中其表浅的一层最易受累。如某些作者指出，在最初的CT中如果显示深层筋膜受累，提示坏死性筋膜炎并非首先局限于表浅肌腱膜系统[82, 114, 133]，而是在一开始就表现浸润型生长方式。对于病变开始时就侵犯表浅肌腱筋膜系统和颈部深筋膜的一个可能的解释为局部血管缺乏，这种环境有利于细菌感染沿皮下播散，特别是厌氧菌感染。肌炎的和肌肉坏死的CT异常常见于颈阔肌、胸锁乳突肌和舌骨下肌群。这些特殊肌肉的肌炎可以用它们包绕的筋膜容易受侵来解释，如颈浅筋膜和颈深筋膜的浅层（包围筋膜）。在坏死性筋膜炎见到的积液常累及多个颈部间隙（至少4个），而不受颈部筋膜的限制[13]。组织学上其大多数属于液化的坏死组织而并非真正的脓肿。一半或更少的颈部坏死性筋膜炎患者，早期CT扫描可以发现其他的征象包括：积气、纵隔脂肪的条纹状强化、纵隔积液、胸膜和心包积液。个例报告认为广泛积气是坏死性筋膜炎特征性征象。但是，在最近的系列报道中，近40%坏死性筋膜炎的患者在CT上无积气表现[13]。这个观察结果可以用细菌学来解释，因为只有在广泛的厌氧菌感染时才有肉眼可见的积气。

一半的坏死性筋膜炎的患者可在一开始表现有坏死性纵隔炎，但是，临床上常不注意（图12.103）。另外，多达1/3的坏死性筋膜炎的患者开始时表现为广泛的心包和胸膜积液。坏死性筋膜炎胸部并发症的发生可以用颈部筋膜的解剖来解释。咽部感染播散到纵隔主要通过颈动脉间隙、咽后间隙和椎前间隙[138]。颈深筋膜的中层与心包的壁层在气管分叉水平融合，并且外侧方与纵隔胸膜紧密附着。这种解剖关系不仅可以解释坏死性纵隔炎的发生，而且可以累及胸壁筋膜、心包和胸膜腔，有胸腔积液和脓胸[13, 138]。

最近报道强调坏死性筋膜炎初步手术治疗后需用CT扫描随访观察，因为CT可以指导进一步的治疗。可能只有这种方法可以判定有无持续的积液和进行性感染，并且颈胸部CT常能指导进一步治疗。

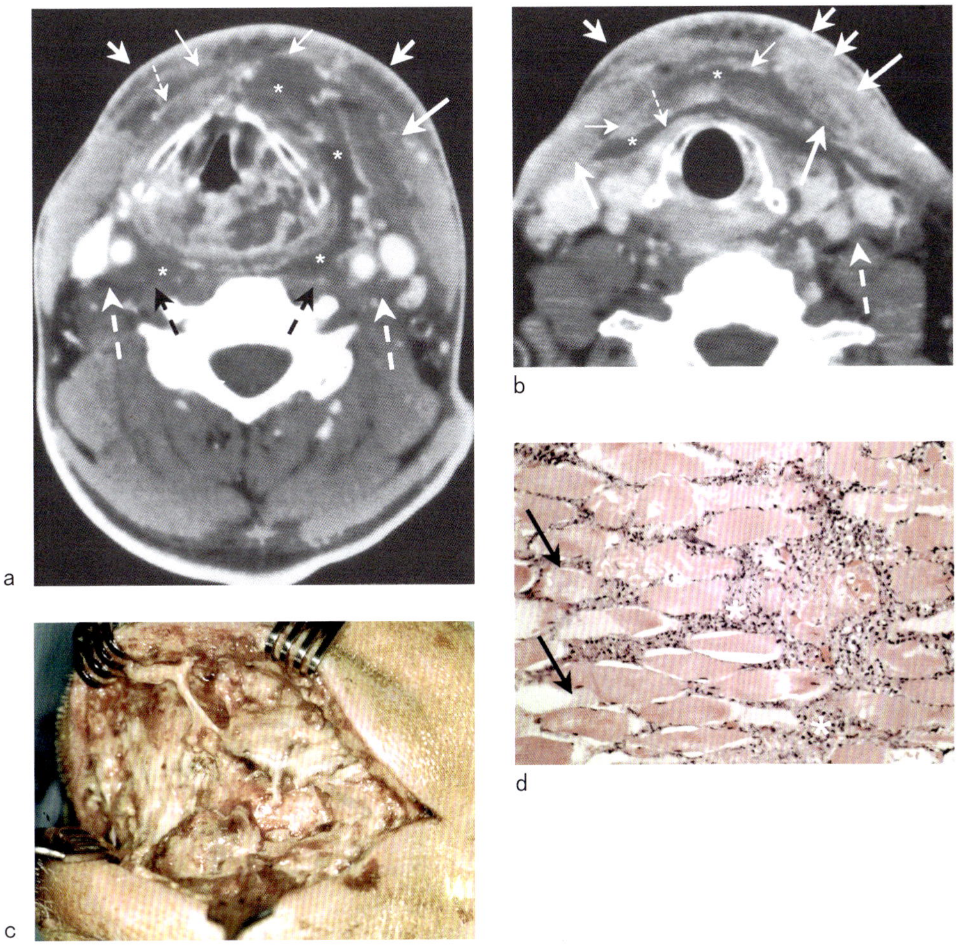

图12.104　颈部坏死性筋膜炎，特征性CT、手术和组织学图像。患者54岁男性，3天前因扁桃腺炎治疗，表现吞咽困难，颈部弥漫性无捻发样肿胀，无红斑和发热。a，b　增强CT声门上水平图像（a），声门下水平图像（b）显示弥漫性大范围皮肤肿胀（短箭），并可见显著的水肿以及"肮脏"表现的皮下脂肪和颈阔肌。注意包围筋膜沿胸锁乳突肌（长白箭）和舌骨下肌群（短细白箭）强化，以及脏器筋膜（短细虚线箭）和椎前筋膜（黑箭）的强化。沿左侧胸锁乳突肌内缘，在咽后间隙内和沿舌骨下肌群可见多发积液（星）。还可见左和右颈动脉间隙炎性受侵（长白虚线箭）和左侧胸锁乳突肌明显的肌炎，显示弥漫肿胀和不规则强化。有杓状会厌襞广泛炎性水肿。c　手术中颈部照片显示脓液覆盖在所有颈部筋膜和肌肉上，筋膜和肌肉均弥漫肿胀并灌注减低。手术活检标本取自不同的肌肉、皮下脂肪和筋膜的组织，显微镜检查发现坏死性筋膜炎。d　活检标本的显微镜照片，取自舌骨下肌群（苏木精－伊红染色），显示肌肉纤维的断裂（箭）和坏死的肌纤维间严重的炎性浸润有多形核白细胞和浆细胞（星号）。经允许自参考文献13复制。

坏死性筋膜炎的特征性组织学变化包括细菌和中性白细胞浸润深部真皮、筋膜和肌肉、和脂肪和肌肉组织的坏死破碎以及肌纤维的继发退化。筋膜的坏死是特征性表现（图12.104）。组织学上可见小血管的血管炎和血栓，这种表现不仅可见于CT上明显受侵的部位，而且可见于炎性病变附近外观健康的组织。

在随访CT上，坏死性筋膜炎不常见的并发症有咽壁穿孔，颈内静脉败血症性血栓形成和需要急诊结扎手术的颈外动脉破裂。颈动脉破裂作为动脉外膜坏死的直接并发症则很少见。

细菌感染的并发症

颈内静脉败血症性血栓

颈内静脉败血症性血栓是颈深部感染最常见的并发症。患者典型表现为发热、触痛、沿颈内静脉走行路径肿胀。败血症性栓子可停留在远距离的部位，引起静脉窦血栓、脑膜炎和肺梗死。Lemierre综合征是扁桃体炎后颈内静脉败血症性血栓的一种形式。这种病在有抗生素之前时代常见，并常引起败血症而死亡。在CT上，颈内静脉败血症性血栓有特征性表现：低密度的腔内血栓被强化的壁环绕（图12.105），残留的管腔因有自由流动的造影剂而呈高密度，颈部血管周围的软组织呈炎性反应（蜂窝组织炎和肌炎）的混杂密度。在MRI上，血栓根据其含有正铁血红蛋白的血凝块的成分而在T1WI和T2WI上呈不同的信号强度，而流动的血液表现流空信号。在T1WI陈旧的附壁血栓可有强化。在多普勒超声上由于血流缺失和缺乏可压缩性，使颈内静脉血栓的诊断较容易。

颈动脉破裂

颈动脉破裂是一种严重的并发症，可见于咽后脓肿、咽旁脓肿和坏死性筋膜炎的患者。出血位置在颈内动脉占62%，其次为颈外动脉（25%）和颈总动脉（13%）。典型患者常有迁延的临床病程，表现为反复小量出血、软组织血肿、霍纳综合征和第Ⅸ和Ⅻ颅神经麻痹。

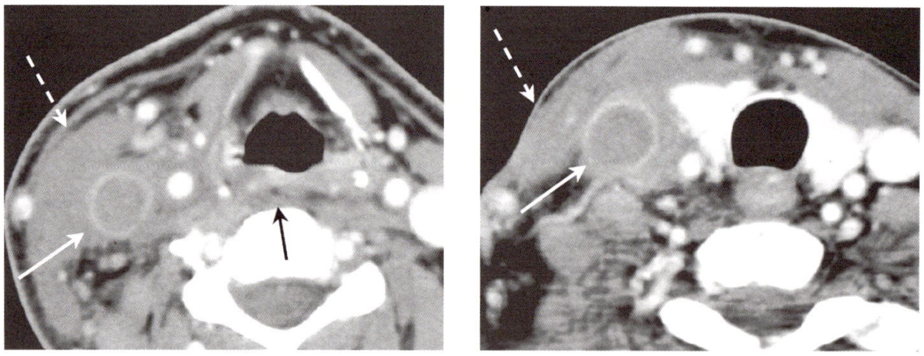

图12.105 颈内静脉化脓性栓塞，特征性CT表现 a、b 为舌骨下颈部层面增强CT显示颈内静脉内完全性栓塞（白箭），周围被颈后间隙及颈动脉间隙内炎性改变包绕（注意脂肪消失），右侧胸锁乳突肌明显水肿（虚箭），咽后有些蜂窝织炎（黑箭）。

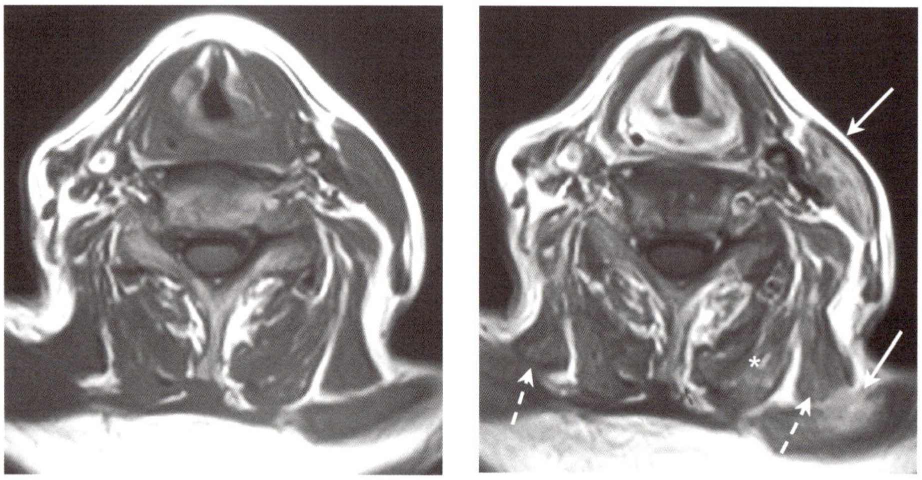

图12.106 皮肌炎累及颈部肌肉，一位老年女性，有吞咽困难及颈部非对称性疼痛。a.b 为舌骨下颈部层面T1WI，a 平扫 b 增强扫描，示左侧胸锁乳突肌和左侧斜方肌（箭）弥漫性强化。肩胛提肌（虚箭）及脊柱旁肌（星号）也有些异常强化，右侧胸锁乳突肌因长期废用有明显萎缩。

纵隔炎症

纵隔炎症可以由食管穿孔咽后和颈动脉间隙感染及颈筋膜坏死性炎症引起，胸部疼痛和呼吸困难是典型症状，在CT和MRI上有纵隔增宽、纵隔“脏脂肪”和纵隔积液提示本病诊断（图12.103）

椎体脊柱及椎间盘炎

详细描述颈椎炎症性和感染性疾病不包括在本章范围内。但认识化脓性椎体感染是重要的，因它可继发咽后间隙和颈动脉间隙炎症。脊柱椎间盘炎通常是血源性病原所致，特别是肺部或泌尿道感染，最常见的病原菌是链球菌，其次为葡萄球菌、埃希菌属和异形菌。急性期脊柱椎间盘炎病人有疼痛和血沉增快，因病原菌常位于终板，致椎间盘间隙破坏和邻近椎体破坏。CT表现为骨质硬化和椎旁软组织肿块。在MRI的 T1WI上椎间盘间隙为低信号， T2WI上为高信号，增强后椎间隙、终板和椎旁软组织有明显强化。

颈部肌肉及肌腱的炎性疾病

局灶性肌炎是骨骼肌肉少见炎症，最常见于四肢。胸锁乳突肌和斜方肌很少受累。局灶性肌炎最常见于儿童年龄组，伴有局部炎性体征、斜颈和发热。在影像上可见受累肌肉体积增大水肿和不同的强化提示炎症无脓肿形成。偶见这种表现与肌肿瘤很相似，临床及影像上易误诊为新生物的局灶性肌炎需活检确诊。通常不需治疗，可在几个月内吸收，偶尔静脉内用皮质激素和抗生素治疗。

在颈部典型皮肌炎常累及咽缩肌，较少累及斜方肌、舌骨下肌及胸锁乳突肌。在MR上受累肌肉早期为T1低信号，T2高信号，增强后病变有强化（图12.106），晚期可见肌肉萎缩。最好在电影咽镜下评估咽缩肌的功能异常，如环咽肌功能减低、咽部运动低下、吞咽时喉上升不能，导致要吸烟感觉（见11章）。

颈长肌钙化性肌腱炎的特征是颈长肌肌腱有钙盐沉积，病人常诉吞咽痛、颈部疼痛伴僵硬和低热，在CT上可见颈1～2水平椎前软组织增厚和钙化，当软组织肿胀消退时钙化可溶解。在MRI上可见T2高信号，钙化可能完全看不到。

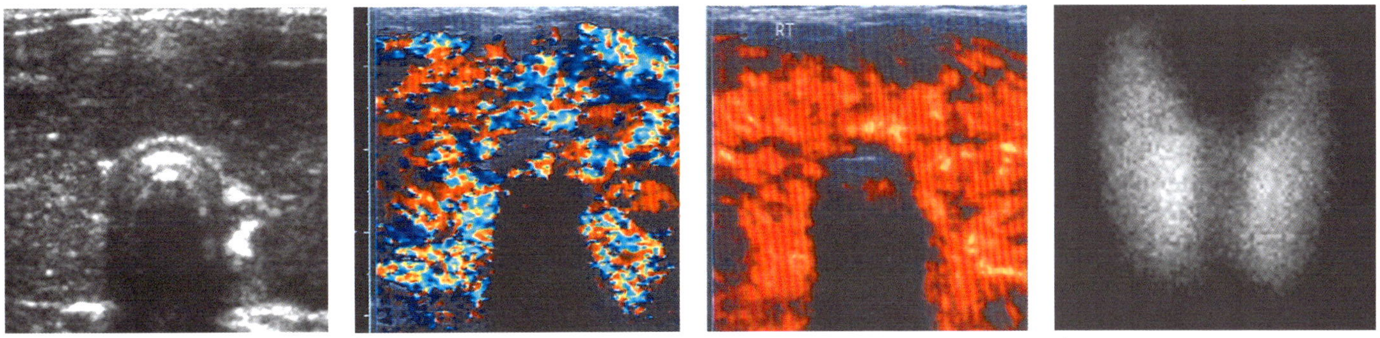

a　b　c　d

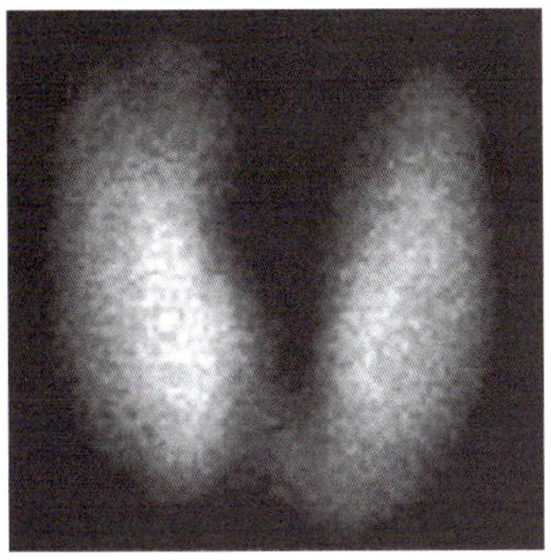

e

图12.107　Graves病：US彩色多普勒和闪烁扫描：a 轴位US示甲状腺弥漫性增大，累及两叶及峡部，呈低回声。b 彩色多普勒和c能量多普勒显示弥漫性灌注增高，甲状腺下动脉测量的血流速度峰值明显升高。d ^{131}I 扫描前后像和e ^{99m}Tc 高锝酸盐扫描显示腺体弥漫性增大和高吸收率。

甲状腺炎性病变

甲状腺炎性病变包括Graves病、急性感染甲状腺炎、Hashimoto甲状腺炎、Riedel甲状腺炎和淀粉样变性。

Graves病是一种典型年轻女性自身免疫性疾病，可引起甲状腺功能亢进。眼眶受累及胫前黏液水肿是腺体外最常见的异常。确诊有赖于实验室检查，血TSH下降伴T3水平减低或T3和T4水平都减低。US显示全甲状腺气球样增大（包括峡部）和低回声，有明显血管增多（图12.107）。此外，测量的血流峰值（甲状腺下动脉）明显增高，血管增多的程度与甲状腺功能亢进程度无相关性，然而，前者可作为预后指标。

急性感染性甲状腺炎主要致病菌为链球菌、葡萄球菌和肺炎双球菌，放线菌。沙门菌感染和结核菌少见。常见症状有甲状腺肿大疼痛、吞咽疼痛、咽下困难和发烧。CT和MR显示腺体水肿、腺体和颈部肿胀，有时形成脓肿。由梨状窝尖部瘘或甲状舌管瘘可引起甲状腺一种特殊类型的反复感染。

Hashimoto甲状腺炎（又称萎缩性淋巴细胞性甲状腺炎或慢性淋巴细胞性甲状腺炎）是一种原因不明自身免疫性疾病，导致腺体破坏和甲状腺功能减低。常发生于40岁以上女性，腺体可轻度增大或萎缩，12%病例可见到纤维化。确诊有赖于实验室检查，即抗甲状腺球蛋白抗体增高。本病伴发恶性淋巴瘤和乳头状癌的危险性升高。US显示腺体常萎缩、低回声，伴有小的疤痕组织高回声区（图12.108）。由于广泛纤维化致腺体表面呈分叶状。彩色多普勒可见到血管形成正常或减低，这方面CT没有特异性，然而，MRT2WI可见高信号合并低信号带(可能代表纤维组织)。

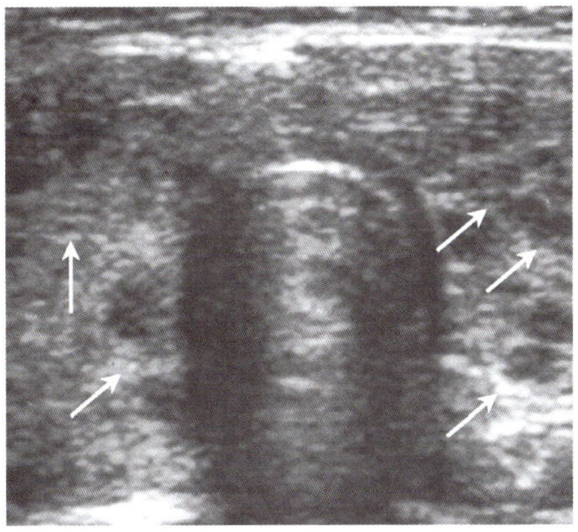

图12.108　Hashimoto甲状腺炎，US可见峡部横轴位US显示腺体萎缩，回声不均匀，低回声为主的腺体，有高回声区（箭）为纤维化。血液抗甲状腺过氧化酶抗体阳性。

Riedel甲状腺炎(又称侵袭性硬化性甲状腺炎)是一种少见疾病，属于炎性纤维硬化性疾病，可合并纵隔腹膜后纤维化和硬化性胆管炎。病因不明，可能与免疫调节有

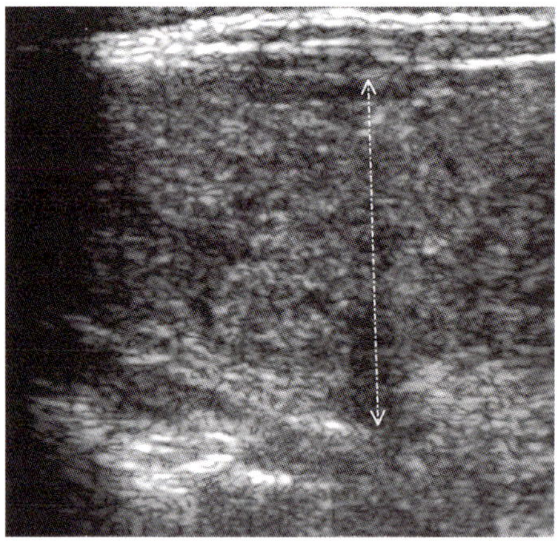

图 12.109 De Quervain 甲状腺炎，左叶甲状腺 US 纵轴位显示甲状腺左叶增大（特别是前后径）和明显低回声，峡部无增大。

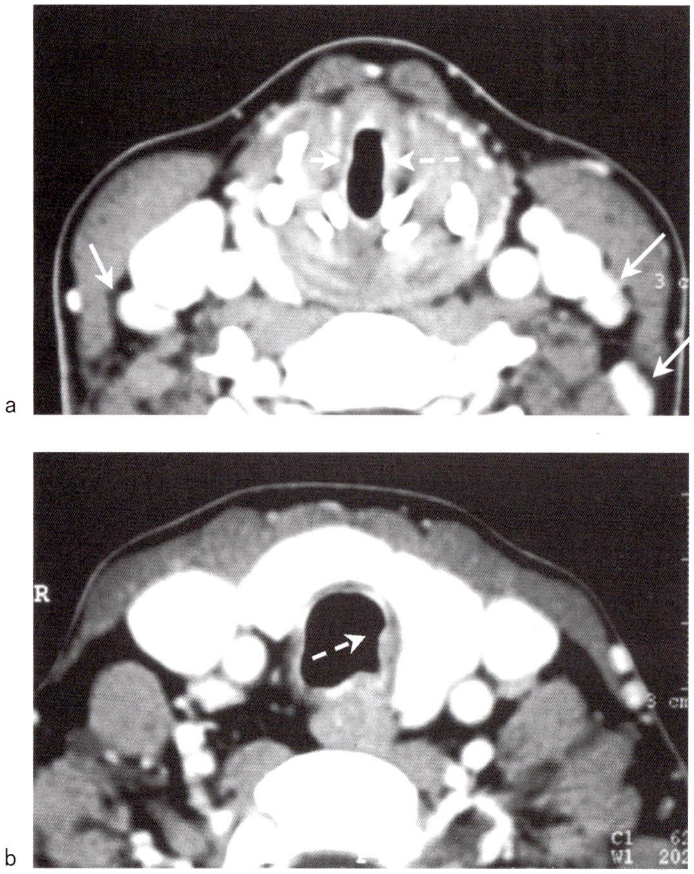

图 12.110 尸解证实为淀粉样变性侵犯甲状腺、喉、气管及颈淋巴结。增强 CT 扫描 a 声门下层面 b 颈气管层面显示甲状腺不对称增大。两侧多血管的淋巴结（箭）。由于淀粉样沉积引起声门下及气管狭窄（虚箭）。

关。Riedel 甲状腺炎主要发生于 50 岁左右女性，主要特征是腺体及周围肌肉筋膜广泛硬化，常导致气管及食管受压，触诊甲状腺质硬（硬石头状）。US 显示腺体增大及低回声，与 Graves 病的甲状腺肿相似。在 T1WI 和 T2WI 像上为均匀低信号，低度强化，CT 无特征性。

De Quervain 甲状腺炎（又称亚急性甲状腺炎或肉芽肿性甲状腺炎），其病因为是病毒感染，因常发生于上呼吸道感染之后（50%～90%），典型者中年女性发病，常见症状为发烧、无力、腺体增大疼痛及甲状腺功能亢进（50%病例），继之甲状腺功能减低，2～3 个月后最终功能恢复正常。De Quervain 甲状腺炎类似于肿瘤，确诊需作活检。US 典型表现腺叶增大，而峡部正常（不同于 Graves 病其峡部也增大），呈弥漫性或局灶性低回声结构，彩色多普勒血管形成减少（而 Graves 病有明显血管形成）。

淀粉样沉积在甲状腺内非常少见，致甲状腺弥漫性增大，甲状腺淀粉样变性病可见于 Hashimoto 甲状腺炎及系统性淀粉样变性病。在 MRI 上表现为 T1WI 及 T2WI 低信号，增强后呈均匀一致强化，在系统性淀粉样变性病中颈部淋巴结也可有淀粉样沉积，CT 显示增大淋巴结有富血供和／或合并出血（图 12.44，12.110）。MR 显示为增大淋巴结，T1WI 及 T2WI 均为低信号。

先天性或发育性疾病

发生于舌骨下颈部的最常见先天性疾病包括腮裂囊肿和瘘、甲状舌骨管囊肿、静脉畸形和淋巴管瘤。这组疾病肿块来自于颈部结构形成后的残留组织。

■腮裂异常

腮裂结构发生于胚胎的第 2 周，由 5 对咽弓组成，内侧由 4 个内胚层小囊分开，外侧由 4 个外胚层裂分开。在胚胎发育的第 4 至第 5 周时，第二到第四咽弓过度生长产生，第二内胚层腮弓产生 HIS 外颈侧窦，后者正常退化，HIS 外颈侧窦如持续存在可产生囊肿、窦道和瘘管。第一腮裂囊肿和瘘管可发生于外耳道至下颌角的任何部位包括腮腺（参阅第 9 章）。

第二腮裂异常

正常情况下第二腮裂囊肿在胚胎第 9 周退化，当退化不完全时残余组织可能生长形成腮裂异常。第二腮裂异常位于沿第二腮裂的胚胎管道，止于胸锁乳突肌前表面下 1/3 的 HIS 原始窦。第二腮裂异常是最常见的腮裂异常（95%）。婴儿或青年下颌骨区反复感染的病史，发生于婴幼儿或年轻人常提示本病诊断。双侧第二腮裂囊肿占 2%～3%，且注意到有家族的倾向，双侧第二腮裂囊肿可在耳鼻牙综合征中见到，后者是先天性常染色体遗传疾病，特征为耳部小凹、腮裂发育异常、耳聋和肾异常，严重影响预后。

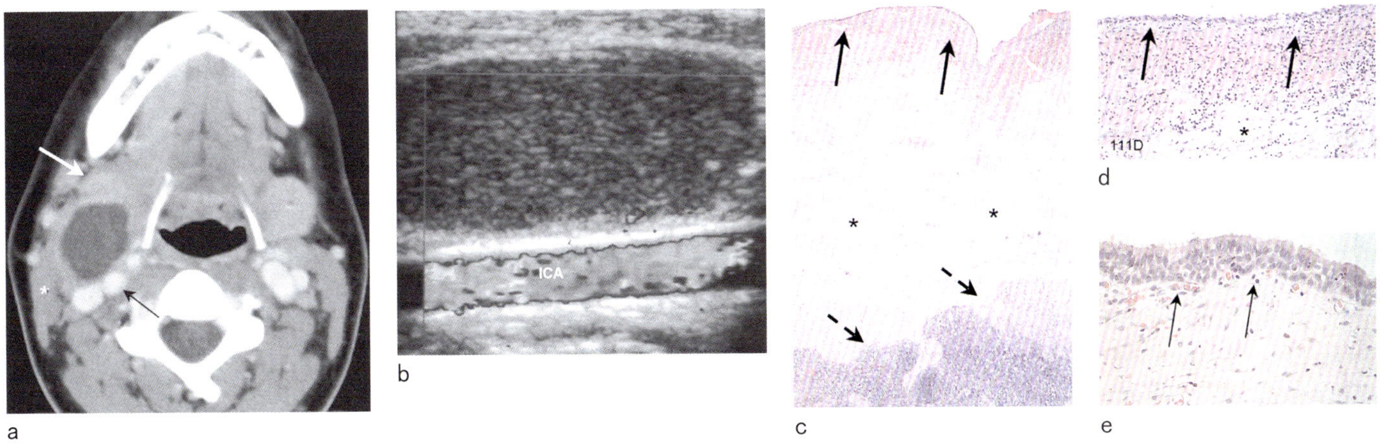

图12.111 第二腮裂囊肿：CT，US和组织学特征。a 横断面增强CT：舌骨层面显示囊性病变囊壁明显强化，由于炎症囊壁增厚，注意胚胎期限定的囊肿部位。白箭＝下颌下腺，黑箭＝颈内动脉星＝胸锁乳突肌。b 彩色多普勒US显示内部无血管的肿块和有内部回声提示含蛋白性囊肿，囊壁稍微增厚，囊肿位于颈内动脉（ICA）前方，并与之紧邻。病人进行了外科手术切除。c～e 标本的显微镜图像：显示腮裂囊肿壁的特征成分：鳞状上皮（黑箭），周围有炎性细胞和纤维化基质（星）及含胚芽中心的淋巴组织（虚箭）。部分囊壁可见到呼吸道上皮（e上的细箭号）。

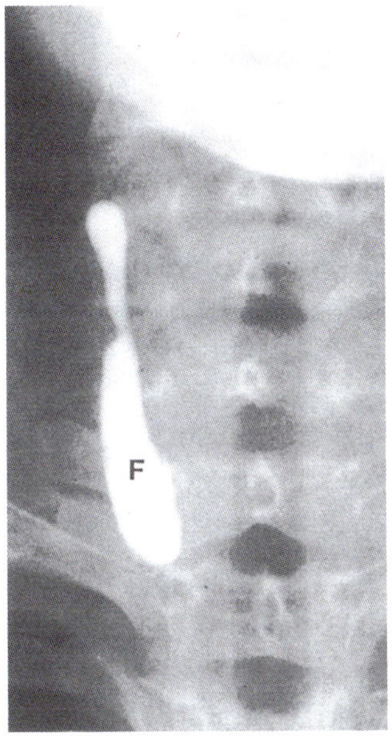

图12.112 第二腮裂瘘在传统X线瘘管造影像。注射碘造影剂后可见瘘管（F），从胸锁乳突肌前缘向下走到达锁骨。感谢Barbara L.carter医师。

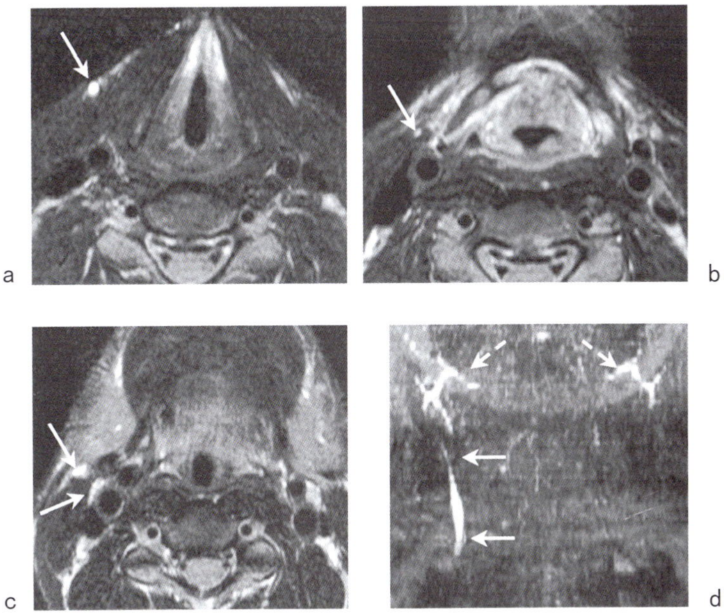

图12.113 第二腮裂瘘在MRI表现，a～c 轴位，重T2WI，一年轻患者在右侧胸锁乳突肌下中部边缘可见一小的皮肤开口，此为第二腮裂瘘特征性通路（箭）。d 由轴位的MIP冠状重组看到第二腮裂瘘的管道（箭）。虚箭号指左和右侧下颌下腺管。手术证实所见。

最常见的第二腮裂异常是不伴有窦道或瘘管的单纯囊性肿块（图12.111）。然而，任何囊肿窦道或瘘管的置换都可能有4种第二腮裂异常，根据表现形成可以区分瘘管、内窦、外窦及囊肿（图12.112，12.113）。瘘管时有内或外口的管状结构，其行程有病变特征性，外口（皮肤的）位于胸锁乳突肌下1/3的前缘（窦道的走行是向尾侧的），颈内外动脉分叉之间和第九和第十二颅神经外上方，

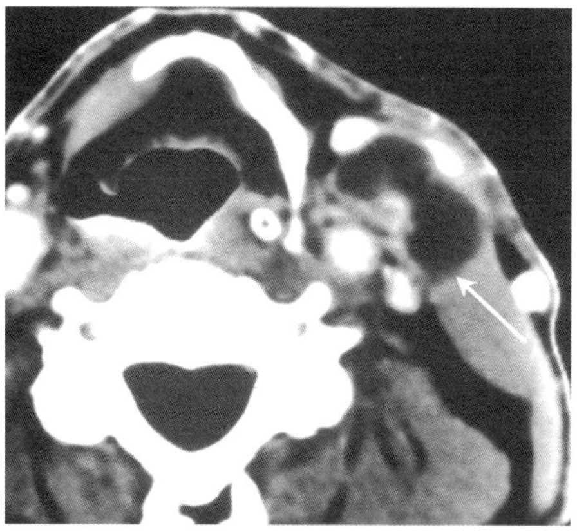

图12.114 鳞状上皮癌来自第二腮裂囊肿。中年男性在左侧颈部可触及肿块，CT增强扫描在舌骨水平显示明显囊性病变伴厚壁结节(箭)，提示为坏死性淋巴结转移。患者做了颈部清扫术病理回报为来自第二腮裂囊肿的鳞状细胞癌。

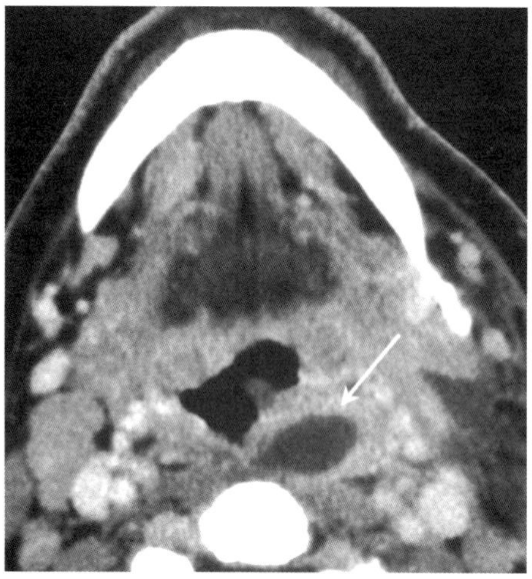

图12.115 咽后壁第三腮裂囊肿。一年轻男性，咽后壁脓肿外科引流后3周，增强CT显示咽后壁多发性含液区有规则明显强化的壁(箭)。再次完全切除手术为腮裂囊肿。

内口（咽部）位于扁桃体隐窝。内窦是靠近咽部盲端空隙，开口于扁桃体隐窝（图12.112）。外窦为一盲端空隙，从皮肤开口向内侧扩展到下1/3颈部。囊肿的位置位于瘘管任何部位，最常见第二腮裂囊肿部位是颌下间隙，外侧为颈动脉分叉和胸锁乳突肌前内侧（图12.111），一个鸟嘴样囊肿尖端指向内方在颈内外动脉之间具有本病特征。

第二腮裂囊肿在US上表现为单一囊性肿物，有不同的回声表现，从无回声(无感染囊液)到高回声（感染的囊内脓液），囊壁常薄而规则，而感染性囊肿囊壁增厚和富血管可在多普勒检查到。CT特征性表现囊肿为单房基本与脑脊液密度相同，囊壁薄而均匀为强化特征，而感染性囊肿囊壁增厚和不均匀强化（图12.111）。根据囊内蛋白含量不同，第二腮裂囊肿MR信号表现各异，典型的T2WI信号与脑脊液相同，但T1WI有不同的表现。第二腮裂囊肿囊壁的组织学特征包括鳞状上皮或呼吸道上皮，有炎性和纤维性基质与淋巴组织包绕的胚胎核心（图12.111）。CT或MRI上表现有不规则囊壁时考虑有鳞状细胞癌转移(最常来自扁桃腺)或第二腮裂囊肿癌变，非常少见，癌变来源于囊壁的鳞状细胞（图12.114）或异位的甲状腺组织，发现的异位的甲状腺组织不仅发生于甲状舌管的通道上，也可见于喉、气管、食管、纵隔、心包、膈肌和第二腮裂囊肿。

第二腮裂窦和瘘的诊断可用瘘管造影在薄层（1mm）CT增强扫描的2D冠状及矢状重组，或薄层重T2WIMR图像（MR瘘管造影的2D或MIP重组）（图12.112，12.113）MR瘘管造影的原理与MR唾液腺导管造影相同，CT和MR瘘管造影对显示病变的范围是很有用的，有助于手术完全切除，完全切除以防复发。

第三腮裂异常

第三腮裂异常少见，典型的是从梨状窦尖部向头方向走行，位于颈动脉间隙和胸锁乳突肌的后方，第十二颅神经之上，但在第九颅神经之下，达下颈部的外后方，当颈后三角发现囊肿时，鉴别诊断包括第三腮裂囊肿、淋巴管瘤、第五坏死性淋巴腺病变。发生于咽后间隙第三腮裂囊肿非常少见，与咽后脓肿相似（图12.115），临床病史是几乎所有第三腮裂异常的患者常出现外科引流后反复咽后感染，必须做囊肿完全切除以避免再感染。

第四腮裂异常

第四腮裂异常（又称梨状窦瘘）相当于一方面是持续存在的咽腮裂管，咽腮裂管位于甲状旁腺上与最后鳃体之间，另一方面是咽，瘘管始于梨状窦尖部，喉及气管接触走行，经过甲状软骨后，穿过咽部下缩肌，在甲状腺体后

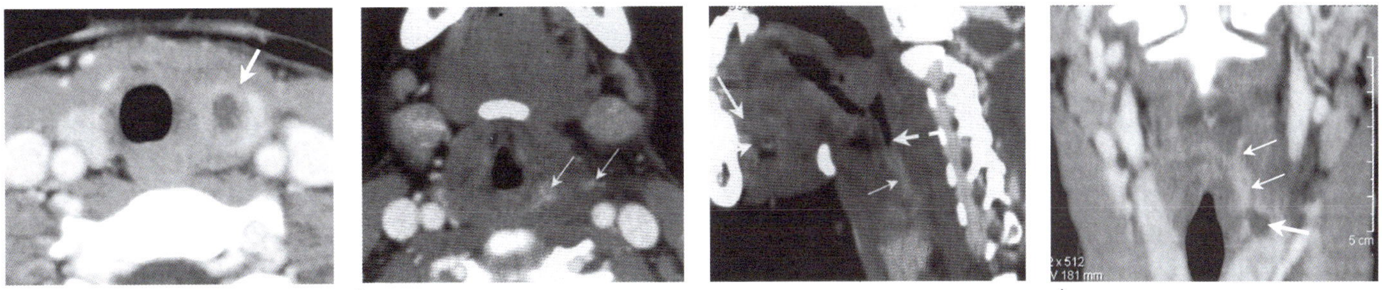

a b c d

图12.116 感染性第四腮裂瘘，一六岁男孩，因右侧下颈部复发性肿胀并有发热。a，b CT增强扫描容积采集轴位显示左侧甲状腺左叶脓肿（粗箭）。可见增强的管状结构（细箭）连接甲状腺脓肿腔和左侧梨状窦。c，d 第四腮裂瘘在矢状位及冠状二维重组像显示更清晰。虚箭＝梨状窦；细箭＝瘘管；粗箭＝甲状腺脓肿。手术证实影像所见。

部走行，第四腮裂瘘管全部行走于喉上神经的之下。理论上，第四腮裂瘘管在左侧向下延续到主动脉弓下，在右侧延续到锁骨下动脉之下，但实际上大多数瘘管其行程并不完全，常限于甲状腺周围区，大多数第四腮裂瘘位于左侧，在儿童和青少年表现为化脓性甲状腺炎或甲状腺周围脓肿，有报道误诊为局限性大叶性甲状腺炎、化脓性甲状腺炎或淋巴结炎。CT和MRI主要能显示梨状隐窝与甲状腺之间的交通，而开口于梨状窦的瘘口内镜检查不能显示，增强薄层扫描(1～2mm)和2D重组对诊断非常有帮助(图12.116)。

甲状舌管囊肿

甲状腺发育如一内胚层憩室位于第一咽囊与第二腮弓之间的原咽腹侧中线，甲状腺表现为该憩室的内胚层增厚，此点以后将为盲孔的原点，在胚胎发育过程中，甲状腺及甲状旁腺原基从舌底部盲孔下降到其最终位置脏器前间隙（图12.117）。在向尾侧迁移过程中，通常两叶的原基正好经过舌骨前身组织的前方，留下一个上皮组织的管道即甲状舌管，正常甲状舌管在胚胎第8周退化，沿该管道残留的甲状腺组织，可生成囊肿瘘管或甲状腺组织实性结节。异位甲状腺组织最常位于盲孔（见第10章），多达70%的病例有异位甲状腺，只有这是有功能的甲状腺组织。异位甲状腺也可见于喉、气管、纵隔和在第二腮裂囊肿之中（见上）。

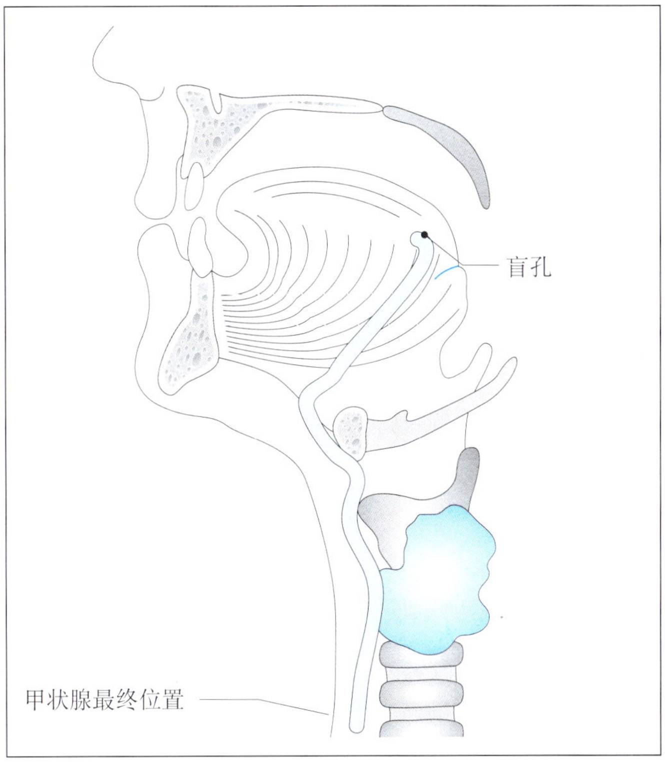

图12.117 颈部侧位线条图，显示甲状腺原基下降过程。甲状腺管囊肿、瘘及异位甲状腺组织可在沿此管下降过程中的任何部位发生。

甲状舌管囊肿是最常见颈部先天性肿块，常在20岁之前发现，往往继发感染。甲状舌管囊肿最常位于舌骨区，15%位于舌骨水平，20%位于舌骨上颈部，65%位于舌骨下，约75%囊肿位于中线，更多位于中线旁偏左。囊肿内有实性肿块可能为异位甲状腺组织或癌。来源于甲状腺舌管囊肿的甲状腺癌通常发生在成年人。据报道1%的甲状腺舌管囊肿发生甲状腺癌。其中大部分肿瘤为甲状腺乳头状癌，少数为鳞状细胞癌。鳞状细胞癌预后较差。

甲状舌管囊肿在US表现为液性暗区病变并有明显声影，囊壁可薄可厚。合并感染时，囊肿内可含有碎屑。囊肿内有结节或实质性肿块预示有恶变。CT或MRI典型表现为中线或中线旁囊性肿物在舌骨水平或舌骨下水平的舌骨下肌群中线（图12.118～图12.120）。囊肿壁表现为均匀薄壁强化，囊肿感染时为均匀厚壁强化。甲状舌管囊肿位于舌骨下肌内，是与成人其他颈部肿物鉴别的重要特征，这些肿物也有类似的CT或MRI表现，如坏死性颈前结节和栓塞的颈前部静脉，后者位于舌骨下肌的表面（图12.121）。组织学检查甲状舌管囊肿的壁由鳞状细胞黏膜组成，并常可见到甲状腺组织（图12.119）。炎性变可使甲状舌管壁的黏膜消失，使病理学诊断变得困难。

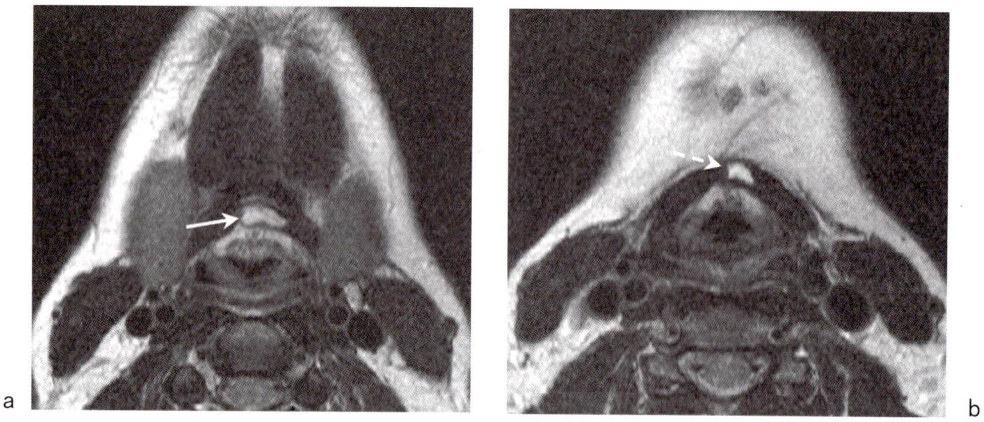

图12.118 MRI无感染性甲状舌管囊肿。T2WI FSE成像舌骨平面（a）舌骨下平面（b）显示紧邻舌骨一小的正中的高信号病灶部分在会厌前间隙（箭），部分在舌骨下肌（虚箭）。囊壁薄和在T1WI MR上无强化（未显示）。

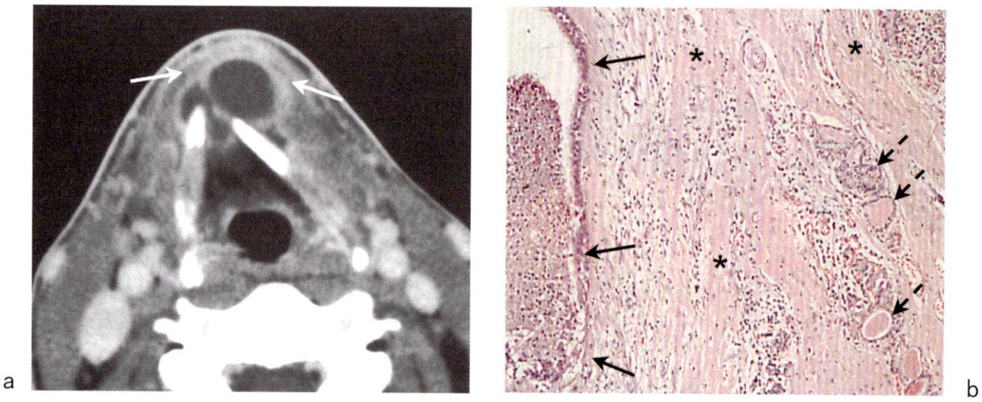

图12.119 感染性甲状舌管囊肿。典型CT及病理表现。a 紧邻舌骨下水平CT增强扫描轴位。主要包括位于中线的囊肿和在囊肿表面的舌骨下肌呈鸟嘴状（箭）。囊肿的感染导致囊壁变厚及明显强化。舌骨下肌伴发的炎性变导致肌肉和筋膜强化。b 囊肿切除的显微镜像（苏木精－曙红染色）显示甲状舌管囊肿壁典型结构：鳞状上皮（箭）周围伴炎症性纤维基质（星）及甲状腺滤泡（虚箭）。经参考文献11许可后复制。

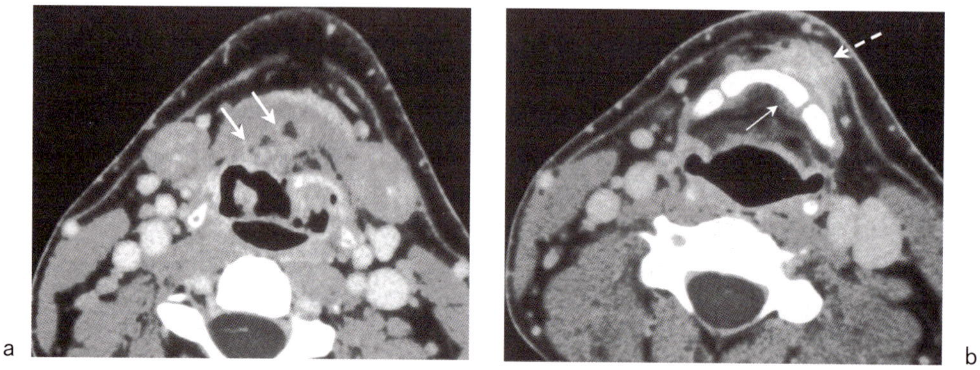

图12.120 感染的甲状舌管瘘。典型CT表现。增强CT像会厌平面（a）舌骨平面（b）显示管状结构强化有强化的壁（箭）向上延伸至舌根向下进入舌骨。近舌骨左侧正中旁有一小的囊状结构（细箭）。注意伴发的舌骨下肌炎性改变导致肌肉及筋膜强化（虚箭）。手术证实位延伸到舌底部的甲状舌管瘘。

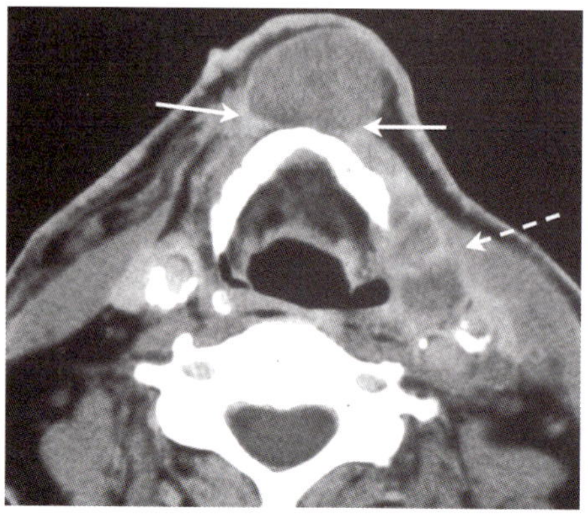

图12.121 来自恶性黑色素瘤的囊状转移类似甲状舌管囊肿。此患者表现在舌骨平面迅速增大的正中肿块。临床可疑为甲状舌管囊肿。舌骨平面增强CT显示囊壁强化的囊性肿块位于舌骨下肌表面（箭），提示颈前淋巴结转移。另外左侧可见转移性淋巴结有坏死（虚箭）。手术发现来自于恶性黑色素瘤的淋巴结转移。仔细检查病人发现左侧牙龈一小的恶性黑色素瘤。

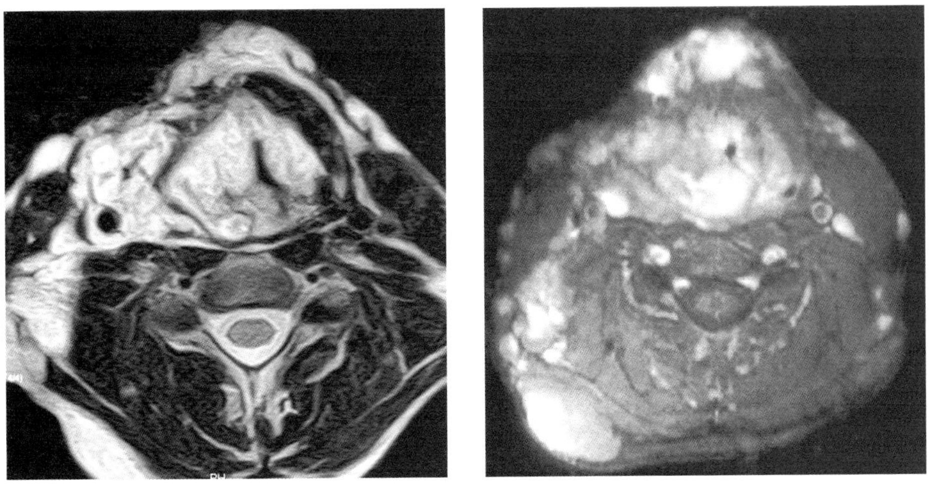

图12.122 广泛的静脉畸形。典型MRI表现。a 声门上平面MR T2WI轴位像显示右侧很高信号强度病变累及声门上喉部，舌骨下肌，颈动脉间隙，颈后间隙及胸锁乳突肌。无流空信号。b 强化压脂T1WI同一水平显示病变强化，提示静脉畸形。

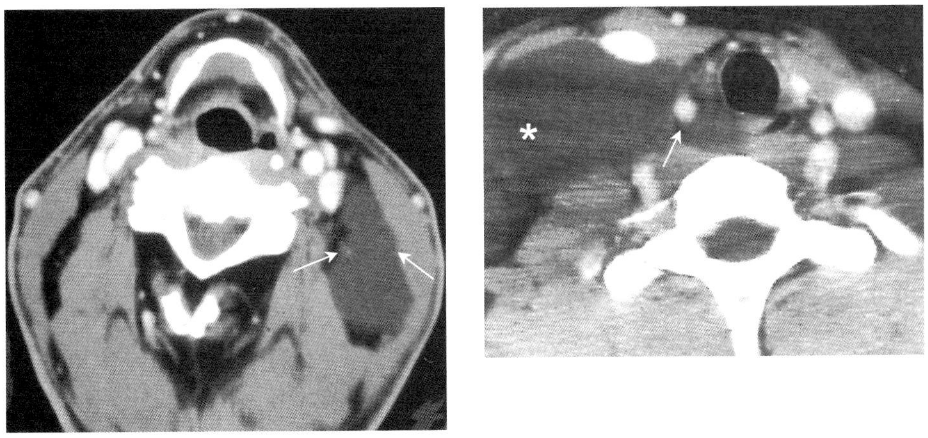

图12.123 囊性水瘤。典型CT表现，a 舌骨平面增强CT表现左侧颈后间隙一囊性病变，薄壁有强化分隔（箭），提示囊状水瘤。手术证实。b 另一患者锁骨上平面增强CT显示锁骨上区一大的囊性病变（星）。病变潜入正常的颈总动脉周围（箭）和颈内静脉向前移位。手术证实为囊性水瘤。

■血管畸形

据Mullike和Glowaki报道，头和颈部血管病变分为血管瘤和血管畸形。血管瘤属新生物有内皮细胞增殖和返折。血管瘤是婴幼儿及儿童时期最常见的头和颈部肿瘤。血管瘤在生后第1年为典型的快速增殖期，随后为退化期。

与血管瘤相反，**血管畸形**并非肿瘤，而是正常增殖的内皮细胞形成的真正的先天血管异常。典型的血管畸形不能退化，并且在伴有外伤或内分泌改变时可以快速增大。MRI是作为描述血管畸形范围及复杂性可选择的评价方法。血管畸形分为毛细血管、静脉、动脉及淋巴畸形。动脉血管畸形是以粗大、迂曲的动脉及引流静脉为特征的高血流畸形。增粗的动脉在MRI的T1WI及T2WI呈匐形血管流空信号。毛细血管及静脉畸形为低血流病变。静脉畸形在CT上最常表现为明显强化，有静脉石为特征性表现。静脉畸形在MRI T1WI表现为等或高于肌肉信号，T2加权像呈高信号，注射造影剂后呈明显强化（图12.122）。T1WI及T2WI上，静脉石表现为无信号的圆形区。血栓区域在T1WI为高信号，静脉湖在T2WI为不连续的均匀高信号区。

淋巴管瘤为良性的、无包膜的病变，该病变起源于原始胚胎性淋巴囊隔离而成。大约在妊娠6周时，颈静脉淋巴囊开放并开始引流入邻近的颈静脉，如果不能形成颈静脉囊和颈静脉之间的交通，充满淋巴的颈静脉囊扩张。90%的淋巴管瘤在2岁出现临床表现，另外10%在青少年时期出现颈部肿块。淋巴管瘤根据异常的淋巴间隙大小，分为3种组织类型。*毛细淋巴管瘤*由小的、毛细血管大小及薄壁淋巴管道组成；*海绵状淋巴管瘤*的组成是由中度扩张的淋巴管有纤维性管外膜；*囊性淋巴管瘤*（囊状水瘤）由直径从几毫米到几厘米的大的淋巴管扩张形成（图12.123，12.124）。大多数囊状水瘤起自颈后区（图12.123）。第二个在舌骨下颈部最常见的部位是锁骨上区。锁骨上及颈后间隙淋巴管瘤也可延伸入上纵隔（10%）。典型CT及MRI表现特征为多发分隔的囊性肿块可伸入或包绕正常结构，使外科切除非常困难（图12.123）。偶尔囊性水瘤可表现为无分隔囊性病变。MRI T2WI上，囊性水瘤典型表现为与脑脊液相等信号，而由于不同的蛋白成

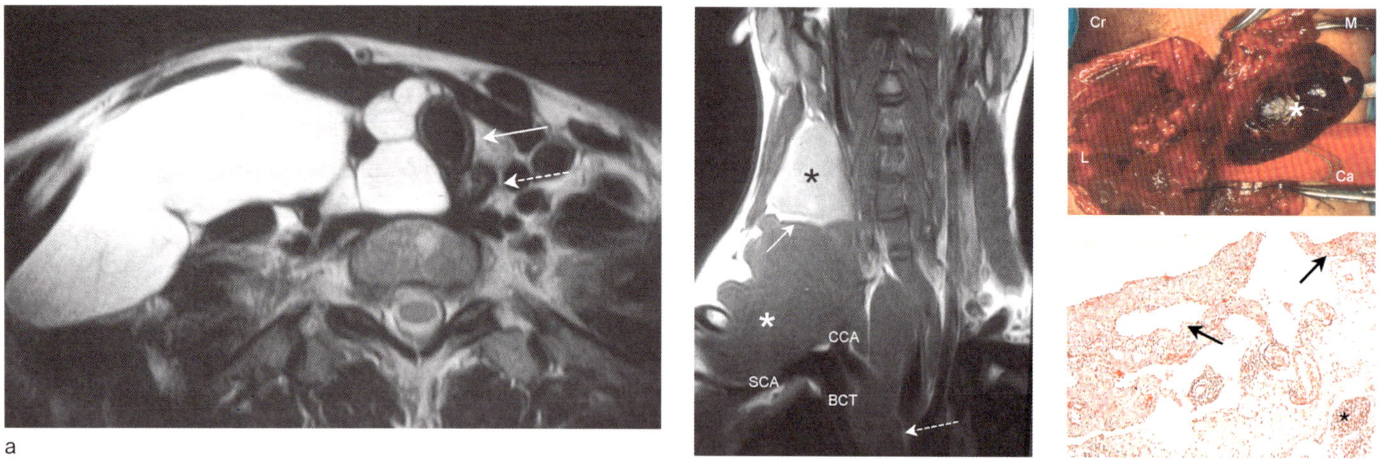

图12.124 囊性水瘤。MRI表现及显微镜结果。一青年男性患者，右颈部触及质软、可压缩性肿块。a 轴位T2WI FSE在颈部气管平面显示来自于右侧颈后间隙的多分隔的囊性病变。病变潜入至颈动脉及颈内静脉之间，使气管（箭）及颈部食管（虚线）向左侧移位。b 增强冠状T1WI SE显示薄分隔强化（箭）。因不同的蛋白成分在囊内间隙可见多种信号改变（星）。注意囊性水瘤延伸入纵隔（虚箭）潜入正常颈动脉及锁骨上动脉周围。CCA＝颈总动脉；SAC＝锁骨下动脉；BCT＝头臂干。c 术中发现右颈部大的很薄壁囊性肿块。M＝内侧 L＝外侧 Cr＝头侧；Ca＝尾侧。d 显微镜照像（苏木精－曙红染色）表现大的囊性间隙被明显内皮细胞（箭）衬里的淋巴管道包围。淋巴管道被含有散在的淋巴滤泡（星）的纤维基质包围。

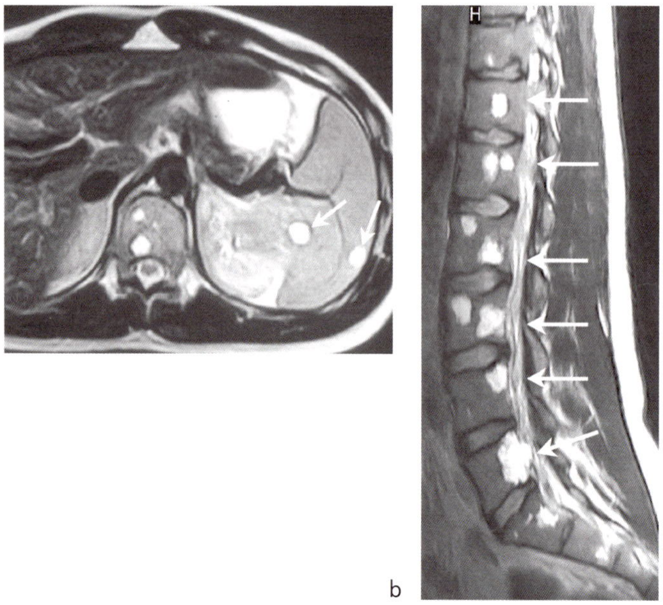

图12.125 囊性血管瘤病 典型MRI表现。a 腹部T2WI SE b 图12,124患者腰椎矢状位T2WI SE显示多发高信号病变在脾脏、腰椎及骶骨（箭号）。注射造影剂后病变无强化。

分，T1WI呈不同信号（图12.124）。颈部囊性水瘤迅速增大通常是由于肿块内囊性间隙出血所致，呈现为血及淋巴分层的多发液－液平面是这时期的特征性表现。液－液平面在CT也可见，但在MRI上这一显著的特征更加明显。

淋巴水瘤可表现为单发病变或偶尔与囊状血管瘤病伴发。骨骼－骨外血管瘤病为良性血管性增生累及骨髓腔和至少一种组织。还有所谓囊性血管瘤病其多发囊性病变弥漫性分布在骨骼中，经常在其他组织内有相同的血管瘤样改变，如脾脏。人们认为这种疾病是由淋巴系统前组织发育不良引起的。MRI是非常敏感的检查手段，可检测到弥漫性或多灶性囊性骨骼病变伴或不伴脏器的累及（图12.125）。颈部淋巴管瘤伴有囊性血管瘤病与单发淋巴管瘤患者有相同的影像学及组织学特征。

其他病变

血管情况

影响颈动脉、椎动脉及颈内静脉的详细的血管状况描述不在本章范围。但由于其他目的观察颈部情况时，如鳞癌、感染性疾病或颅神经麻痹等，可能会遇到这些血管情况。以下做以简单介绍。

在临床上可见到扩张的颈总动脉或颈内动脉为搏动性肿块，用影像学检查可除外副神经节瘤。在CT或标准的MRI上可以看到管状或迂曲状扩张的颈总动脉或颈内动脉。如果血管自身折迭明显，可见强化的颈动脉间隙，可提示为肿物， MRI血管成像或CT血管成像能分清这种情况。

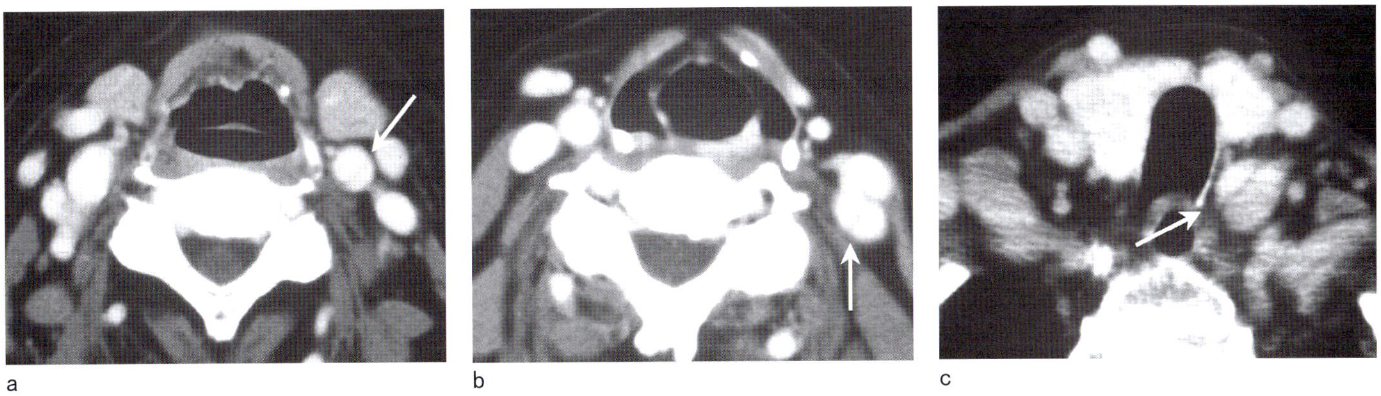

图12.126 a～c 颈总动脉夹层，老年女性患者，按摩后2周出现霍纳综合征。增强CT舌骨下颈部可见扭曲的左侧颈总动脉内有一内膜瓣及真腔和假腔（箭）。

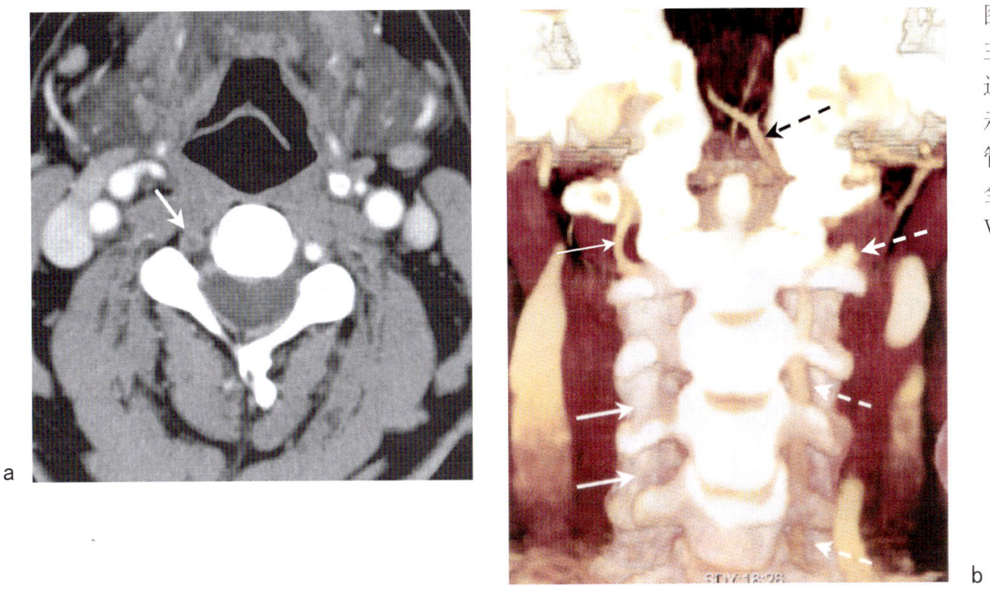

图12.127 右侧椎动脉夹层。一年轻患者，主因眩晕和眼球震颤来急诊。没有感觉及运动丧失。a 出现症状2小时后增强CT显示右侧椎动脉闭塞（箭）。b 冠状位CT血管造影重组像示左侧椎动脉的颈段部几乎全部闭塞（V2段，箭）。细箭号指通畅的V3段。虚箭号指正常的左侧椎动脉。

在脑卒中时颈动脉及椎动脉夹层常被遗漏，特别在青年患者。大多数夹层在颅外血管位于舌骨上颈部紧挨着颅底或其下方。但侵及舌骨下颈部的颈动脉及椎动脉夹层很少见。颅外段颈动脉夹层临床表现为颈和面部疼痛以及头痛。夹层形成数周或数月后，可出现霍纳综合征及累及颅神经。在颅外段椎动脉夹层时，眩晕、眼球震颤可为唯一表现症状。夹层可在钝伤、运动损伤、脊柱按摩、车祸及咳嗽时发生（图12.126.12.127）。枪伤及刺伤直接造成血管刺伤是少见形成血管夹层的原因。大多数颅外血管夹层有残腔而血栓迅速充填假腔。MR及MR血管成像对确定血管夹层极有帮助（图12.128,12.129），T1WI上，血管壁内出血一般为高信号，留下的通畅管腔可见流空区（图12.128）。压脂像在鉴别壁内亚急性出血及外膜周围脂肪有所帮助。尽管少见，但CT、MRI或血管成像可见双腔（真腔及壁内夹层）（图12.126,12.129）。MR血管成像可进一步观察到因壁内血肿形成血管节段性变细、血管瘤样扩张及全血管闭塞。

同时在CT、MRI意外发现不对称的颈内静脉无任何病理意义。对称的颈静脉可以有一正常变异范围。临床上，因不明原因颈部膨隆患者可由有关医生转诊做影像学检查（图12.5）。

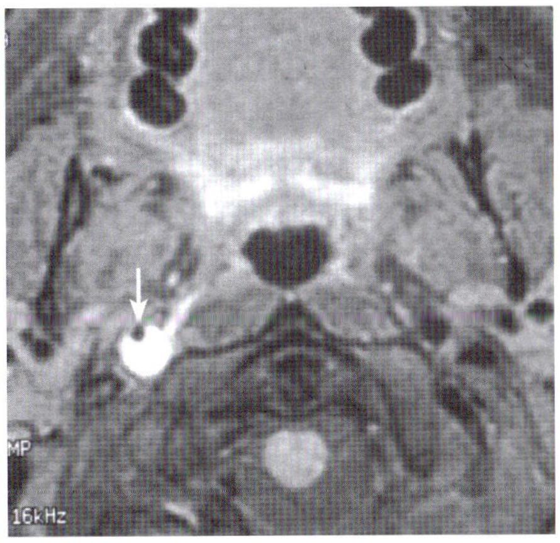

图12.128 右侧颈内动脉夹层。典型MRI表现。有颅神经症状（Ⅲ、Ⅳ）患者在MR压脂T1WI显示动脉夹层靶典型的表现，真腔低信号（箭）是通畅的，外周的高信号区相当于假腔内血栓。

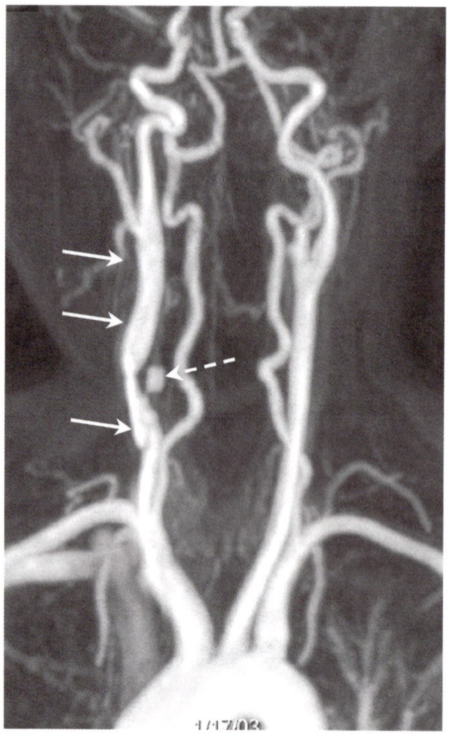

图12.129 大动脉炎患者右侧颈动脉夹层伴动脉瘤形成。注射造影剂MRA清晰显示右侧颈总动脉夹层，可见内膜瓣（箭）将血管分成真腔和假腔。右侧一小的动脉瘤形成（虚箭）。

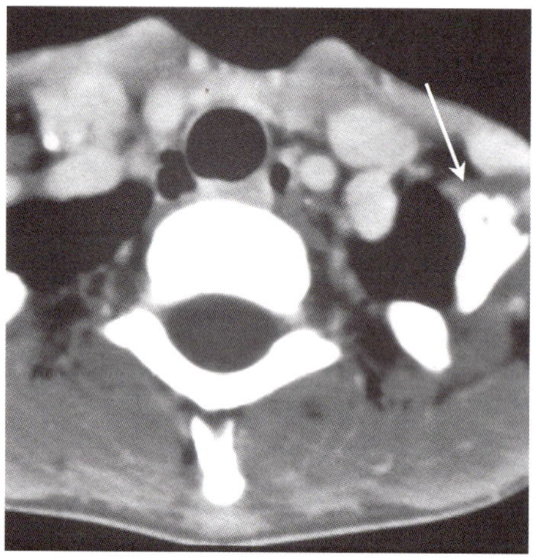

图12.130 年轻女性患者，临床检查锁骨上质硬肿块。增强CT显示可触及的肿块为颈肋（箭）。

颈静脉血栓可由许多原因引起，如深部间隙炎症（如上述）、滥用药物、中心静脉导管术和恶性肿瘤。其表现根据发病阶段而不同。在急性期，血栓充填的扩张的颈内静脉周围可见软组织界面明显消失（图12.105）。慢性期，颈内静脉表现为边界清楚的管状肿块影周围可见软组织界面。

肌肉骨骼结构——在病理上可能误诊

肩胛上提肌在做过颈部根治性清扫手术和未保留有副神经的患者可有代偿性增大 ，增大的肌肉不要认为是颈后部肿块位于深部（萎缩的）斜方肌（见上）。

锁骨提肌是一种正常变异，在2%人群中可看到。肌肉位于肩胛提肌前外方，不要误认为淋巴结病。

颈肋临床表现为锁骨上可触及的肿块，可转到CT检查寻找淋巴结病。容易做出正确诊断（图12.130）。

致谢

致谢日内瓦大学附属医院放射科的同仁及朋友，特别感谢Jacqueline Delavelle医师，Nathalia Dfouni医师，Alain Keller医师，Romain Kohler医师 ，Haleem Khan医师，Marco Palmesino医师，同时感谢视听设备室的Domingos Orlando先生和Phillppe Cammarassa先生，感谢他们所做出的贡献。

参考文献

1 Adamo C, Vescio G, Battaglia M, Gallelli G, Musella S. Madelung's disease: case report and discussion of treatment options. Ann Plast Surg 2001; 46(1): 43–45.

2 Adams S, Baum R, Stuckensen T, et al. Prospective comparison of ^{18}F-FDG PET with conventional imaging modalities (CT, MRI, US) in lymph node staging of hesd and neck cancer. Eur J Nucl Med 1998; 25: 1255–1260.

3 Ahuja AT, King AD, Chan ES, Kew J, Lam WW, Sun PM, King W, Metreweli C. Madelung disease: distribution of cervical fat and preoperative findings at sonography, MR, and CT. AJNR 1998; 19(4): 707–710.

4 Akerstrom G, Malmaeus J, Bergstrom R. Surgical anatomy of the human parathyroid glands. Surgery 1984; 95: 14–21.

5 Aldinger KA, Samaan NA, Haney M, et al. Anaplastic carcinoma of the thyroid: a review of 84 cases of spindle and giant cell carcinoma of the thyroid. Cancer 1978; 41: 2267–2275.

6 Ang AH, Pang KP, Tan LK. Complete branchial fistula. Case report and review of the literature. Ann Otol Rhinol Laryngol 2001; 110(11): 1077–1079.

7 Anzai Y, Prince MR. Iron oxide-enhanced MR lymphography: the evaluation of cervical lymph node metastases in head and neck cancer. J Magn Reson Imaging 1997; 75–81.

8 Ashcraft M, VanHerle A. Management of thyroid nodules I. Head and Neck Surg 1981; 216–227.

9 Ashcraft M, VanHerle A. Management of thyroid nodules II. Head and Neck Surg 1981; 297–322.

10 Bahna M, Canalis RF. Necrotizing fasciitis (streptococcal gangrene) of the face. Arch Otolaryngol 1980; 106: 648–651.

11 Becker M, Kurt AM. Infrahyoid neck: CT and MR imaging versus histopathology. Eur Radiol 1999 (9 Pt 2): 53–68.

12 Becker M, Schroth G, Zbären P, et al. Long-term changes induced by high-dose irradiation of the head and neck region: imaging findings. Radiographics 1997; 17: 5–26.

13 Becker M, Zbären P, Hermans R, et al. Necrotizing fasciitis of the head and neck: role of CT in diagnosis and management. Radiology 1997; 202: 471–476.

14 Belal A, Kandil A, Allam A, Khafaga Y, El-Husseiny G, El-Enbaby A, Memon M, Younge D, Moreau P, Gray A, Schultz H. Malignant fibrous histiocytoma: a retrospective study of 109 cases. Am J Clin Oncol 2002; 25(1): 16–22.
15 Berger P S, Bataini J P. Radiation induced cranial nerve palsy. Cancer 1977; 40: 152–155.
16 Benchaou M, Lehmann W, Slosman DO, et al. The role of FDG-PET in the preoperative assessment of N-staging in head and neck cancer. Acta Otolaryngol (Stockh) 1996; 332–335.
17 Bird R J, Bryce D P. Long-term effects of heavy irradiation to the neck. J Otolaryngol 1980; 9: 18–23.
18 Bisno AL, Stevens DL. Streptococcal infections of skin and soft tissues. Current concepts. N Engl J Med 1996; 334(4): 240–245.
19 Bonetta A, Gelli MC, Zini G, Iotti C, Barbieri V, Pedroni C, Armaroli L. Postradiation sarcoma of head and neck: report of two cases. Tumori 1996; 82(3): 270–272.
20 Boucher C, Dorion D, Fisch C. Retropharyngeal abscesses. A clinical and radiologic correlation. J Otolaryngol 1999; 28: 134–137.
21 Briggs RD, Pou AM, Schnadig VJ. Cystic metastasis versus branchial cleft carcinoma: a diagnostic challenge. Laryngoscope 2002; 112(6): 1010–1014.
22 Budde R, Hesse G, Cantemir S, Laubert A. Myositis proliferans. Differential cervical space-occupying lesion diagnosis. HNO 2002; 50(4): 358–361.
23 Cady B. Papillary carcinoma of the thyroid. Semin Surg Oncol 1991; 7: 81–86.
24 Cain AJ, Michie BA, Davis BC, Ram B. Focal myositis of the sternocleidomastoid muscle. J Laryngol Otol 1998; 112(7): 687–689.
25 Carron JD, Darrow DH, Karakla DW. Fetal rhabdomyoma of the posterior cervical triangle. Int J Pediatr Otorhinolaryngol 2001; 61(1): 77–81.
26 Celis I, Bijnens E, Peene P, et al. The use of preoperative fistulography in patients with a second branchial cleft anomaly. Eur Radiol 1998; 8: 1179–1180.
27 Cheng VST, Schulz MD. Unilateral hypoglossal nerve atrophy as a late complication of radiation therapy of head and neck carcinoma. A report of four cases and a review of the literature on peripheral and cranial nerve damages after radiation therapy. Cancer 1975; 35: 1537–1544.
28 Chung TS, Yousem DM, Lexa FJ, Markiewicz DA. MRI of carotid angiopathy after therapeutic radiation. J Comput Assist Tomogr 1994; 18(4): 533–538.
29 Cleveland DB, Chen SY, Allen CM, Ahing SI, Svirsky JA. Adult rhabdomyoma. A light microscopic, ultrastructural, virologic, and immunologic analysis. Oral Surg Oral Med Oral Pathol 1994; 77(2): 147–153.
30 Conomy J P, Kellermeyer R W. Delayed cerebrovascular consequences of therapeutic irradiation. A clinicopathologic study of a stroke associated with radiation-related carotid arteriopathy. Cancer 1975; 36: 1702–1708.
31 Craswell P W T. Vocal cord paralysis following radioactive iodine therapy. Br J Clin Pract 1972; 26: 571–572.
32 Curtin HD, Ishwaran H, Mancuso AA, et al. Comparison of CT and MR imaging in staging of neck metastases. Radiology 1998; 207: 123–130.
33 Datar S, Patanakar T, Armao D, Mukherji SK. Papillary carcinoma in a giant thyroglossal duct cyst. Clin Imaging 2000; 24(2): 75–77.
34 Davis BT, Bagg A, Milmoe Gj. CT and MR appearance of Castleman's disease of the neck. AJNR 1999; 173: 861–862.
35 Davis WL, Harnsberger HR, Smoker WRK, Watanabe AS. Retropharyngeal space: Evaluation of normal anatomy and diseases with CT and MR imaging. Radiology 1990; 174: 59–64.
36 Deland E M. Radiation damage to tissue and its repair. Surg Gynecol Obstet 1941; 72: 372–383.
37 Dellelis RA. Tumors of the parathyroid glands. Atlas of Tumor Pathology, series 3, fascicle 6. Washington DC: Armed Forces Institute of Pathology; 1993.
38 Deroux E. Complications of dental infections. Rev Med Brux 2001; 22(4): A289–295.
39 Dhanasekar G, Rajan MS, Nirmal Kumar B, Watson SD. Focal myositis of the neck with idiopathic orbital myositis. J Laryngol Otol 2002; 116(4): 314–316.
40 Di Martino E, Krombach GA, Nowak B, Sellhaus B, Schmitz-Rode T, Hausmann R, Westhofen M.Color duplex sonography in post-therapeutic neck evaluation. Am J Otolaryngol 2002; 23(3): 153–159.
41 Di Martino E, Nowak B, Hassan HA, Hausmann R, Adam G, Buell U, Westhofen M. Diagnosis and staging of head and neck cancer: a comparison of modern imaging modalities (positron emission tomography, computed tomography, color-coded duplex sonography) with panendoscopic and histopathologic findings. Arch Otolaryngol Head Neck Surg 2000; 126(12): 1457–1461.
42 Ducatman BS, Scheithauer BW, Piepgras DG, Reiman HM, Ilstrup DM. Malignant peripheral nerve sheath tumors. A clinicopathologic study of 120 cases. Cancer 1986; 15(57(10)): 2006–2021.
43 Einarsdottir H, Soderlund V, Larson O, Jenner G, Bauer HC. MR imaging of lipoma and liposarcoma. Acta Radiol 1999; 40(1): 64–68.
44 Eisenkraft BL, Som PM. The spectrum of benign and malignant cervical node calcification. AJR 1999; 172: 1433–1437.
45 Fajardo L F, Berthrong M. Vascular lesions following radiation. In: Rosen PP, Fechner RE, eds. Pathology Annual, Part 1, Vol. 23. Norwalk CT: Appleton and Lange; 1988: 297–330.
46 Fischbein NJ, Assar OS, Caputo GR, et al. Clinical utility of positron emission tomography with ^{18}F-fluorodeoxyglucose in detecting residual/recurrent squamous cell carcinoma of the head and neck. AJNR 1998; 19: 1189–1196.
47 Fliss DM, Tovi F, Zirkin JH. Necrotizing soft tissue infections of dental origin. J Oral Maxillofac Surg 1990; 48: 1104–1108.
48 Fortun C, Barros J Melcon C, Condes E, Cobo E, Perez-Martinez C, Ruiz-Galiana J, Martinez-Vidal A, Alvarez F. Extra-laryngeal head and neck tuberculosis. Clin Microbiol Infect 2000; 6(12): 644–648.
49 Giuliano A, Lewis F, Hadley K, Blaisdell FW. Bacteriology of necrotizing fasciitis. Am J Surg 1977; 134: 52–56.
50 Gooding GA, Sonography of the thyroid and parathyroid. Radiol Clin North Am 1993; 31: 967–989.
51 Graziani M, Logoluso G, Boldrini R, Fasanelli S. Aggressive fibromatosis in childhood. Radiol Med (Torino) 1995; 89(3): 364–367.
52 Gross BH. Radiographic manifestations of lymph node involvement in amyloidosis. Radiology 1981; 138: 11–14.
53 Gross ND, Weissman JL, Talbot JM, et al. MRI detection of cervical metastasis from differentiated thyroid carcinoma. Laryngoscope 2001; 11: 1905–1909.
54 Harnsberger HR. Handbook of Head and Neck Imaging. St. Louis, MO: Mosby-Year Book; 1995.
55 Haberal I, Samim E, Astarci M, Ozeri C. Radiation-induced malignant fibrous histiocytoma of the neck in a patient with laryngeal carcinoma. Am J Otolaryngol 2001; 22(2): 146–149.
56 Hanley JP, MacLean FR, Evans JL, Colls BM, Robinson BA, Patton WN, Heaton DC. Hemorrhagic lymphadenopathy as a presenting feature of primary al amyloidosis. Pathology 2000; 32(1): 21–23.
57 Hermanns R, Pameijer FA, Mancuso AA, et al. Laryngeal or hypopharyngeal squamous cell carcinoma: can followup CT after definitive radiotherapy be used to detect local failure earlier than clinical examination alone? Radiology 2000; 214: 683–687.
58 Higgins CB. Role of magnetic resonance imaging in hyperparathyroidism. Radiol Clin North Am 1993; 31: 1017–1028.
59 Higgins CB, Auffermann W. MR imaging of thyroid and parathyroid glands: a review of current status. AJR 1988; 151(6): 1095–1106.
60 Higgins CB, McNamara MT, Fisher MR, Clark OH. MR imaging of the thyroid. AJR 1986; 147(6): 1255–1261.
61 Homicz MR, Carvalho D, Kearns DB, Edmonds J. An atypical presentation of Kawasaki disease resembling a retropharyngeal abscess. Int J Pediatr Otorhinolaryngol 2000; 11(54(1)): 45–49.
62 Hoos A, Lewis JJ, Urist MJ, Shaha AR, Hawkins WG, Shah JP, Brennan MF. Desmoid tumors of the head and neck–a clinical study of a rare entity. Head Neck 2000; 22(8): 814–821.
63 Huang RY, Damrose EJ, Alavi S, Maceri DR, Shapiro NL. Third branchial cleft anomaly presenting as a retropharyngeal abscess. Int J Pediatr Otorhinolaryngol 2000; 54(2–3): 167–172.
64 Hudgins PA, Dorey JH, Jacobs IN. Internal carotid artery narrowing in children with retropharyngeal lymphadenitis and abscess. AJNR 1998; 19(10): 1841–1843.
65 Huvos AG, Leaming RH, Moore OS. Clinico-pathologic study of the resected carotid artery: analysis of sixty-four cases. Am J Surg 1973; 126: 570–574.
66 Johnson JT. A surgeon looks at cervical lymph nodes. Radiology 1990; 175: 607–610.
67 Kalbacha ME, Stankiewicz JA, Clift SE. Severe soft tissue infection of the face and neck. A classification. Laryngoscope 1982; 92: 1135–1139.
68 Karkanevatos A, Beasley NJP, Swift AC. Acute non-tuberculous retropharyngeal abscess in an adult. A case report and review of the literature. J Laryngol Otol 1997; 111: 169–171.
69 Kasagi K, Hatabu H, Tokuda Y, et al. Lymphoproliferative disorders in the thyroid gland. Radiological appearances. Br J Radiol 1991; 64: 569–575.
70 Kingston CA, Owens CM, Jeanes A, Malone M. Imaging of desmoid fibromatosis in pediatric patients. AJR 2002; 178(1): 191–199.
71 Kirse DJ, Roberson DW. Surgical management of retropharyngeal space infections in children. Laryngoscope 2001; 111(8): 1413–1422.

72 Kleihues P, Louis DN, Scheithauer BW, Rorke LB, Reifenberger G, Burger PC, Cavenee WK. The WHO classification of tumors of the nervous system. J Neuropathol Exp Neurol 2002; 61(3): 215-225.
73 Kleinsasser O. Radiation therapy. In: Kleinsasser O, ed. Tumors of the Larynx and Hypopharynx. New York: Thieme Medical Publishers; 1988: 234-253.
74 Koeller KK, Alamo L, Adair CF, Smirniotopoulos JG. Congenital cystic masses of the neck: radiologic-pathologic correlation. Radiographics 1999; 19(1): 121-146.
75 Koischwitz D, Gritzmann N. Ultrasound of the Neck. Radiol Clin North Am 2000; 38(5): 1029-1045.
76 Kratz C, Lenard HG, Ruzicka T, Gartner J. Multiple symmetric lipomatosis: an unusual cause of childhood obesity and mental retardation. Eur J Paediatr Neurol 2000; 4(2): 63-77.
77 Laiwani AK, Kaplan M J. Mediastinal and thoracic complications of necrotizing fasciitis of the head and neck. Head Neck 1991; 13: 531-539.
78 Laubenbacher C, Saumweber D, Wagner-Manslau C, et al. Comparison of fluorine-18-fluorodeoxyglucose PET, MRI and endoscopy for staging head and neck squamous cell carcinoms. J Nucl Med 1995: 36: 1747-1757.
79 Lee YY, Van Tassel P, Nauert C, et al. Lymphomas of the head and neck: CT findings at initial presentation AJNR 1987; 8: 665-671.
80 Levey DS, MacCormack LM, Sartoris DJ, Haghighi P, Resnick D, Thorne R. Cystic angiomatosis: case report and review of the literature. Skeletal Radiol 1996; 25(3): 287-293.
81 Ljunggren MP, Ebbo D, Koubbi G, Barrault S, Vuong N. How to treat a thyroid adenocarcinoma inside a branchial cyst. Ann Otolaryngol Chir Cervicofac 2002; 119(1): 52-55.
82 Lindner HH. The anatomy of the fasciae of the face and neck with particular reference to the spread and treatment of intraoral infections (Ludwig's) that have progressed into adjacent fascial spaces. Ann Surg 1986; 204: 705-714.
83 Mafee MF, Raofi B, Kumar A, et al. Glomus faciale, glomus jugulare, glomus tympanicum, glomus vagale, carotid body tumors and simulating lesions. Role of MR imaging. Radiol Clin North Am 2000; 38: 1059-1076.
84 Mancuso AA, Dillon WP. The neck. Radiol Clin North Am 1989; 27; 407-434.
85 Mancuso AA, Maceri D, Rice D, et al. CT of cervical lymph node cancer. AJR 1981; 136: 381-385.
86 Mancuso AA, Harnsberger HR, Muraki AS, Stevens MH. Computed tomography of cervical and retropharyngeal lymph nodes: normal anatomy, variants of normal, and applications in staging head and neck cancer. Part II: pathology. Radiology 1983; 148(3): 715-723.
87 Mancuso AA, Harnsberger HR, Muraki AS, Stevens MH. Computed tomography of cervical and retropharyngeal lymph nodes: normal anatomy, variants of normal, and applications in staging head and neck cancer. Part I: normal anatomy. Radiology 1983; 148(3): 709-714.
88 Mancuso AA. Imaging in patients with head and neck cancer In: Million RR, Cassisi NJ, eds. Management of Head and Neck Cancer. A Multidisciplinary Approach, 2nd ed. Philadelphia: J.B. Lippincott; 1994: 43-59.
89 Mazzaferri EL. Management of a solitary thyroid nodule. N Engl J Med 1993; 328(8): 553-559.
90 Mazzaferri EL. Thyroid cancer in thyroid nodules: finding a needle in the haystack. Am J Med 1992; 93(4): 359-362.
91 Michna G, Ghanem N, Laubenberger J, Schneider B, Kromeier J, Langer M. Relevance of magnetic resonance imaging for the staging and follow up of lymph node pathologies in adults with primary malignant lymphomas. Radiologe 2002; 42(12): 993-999.
92 Modan B, Baidaz D, Mart H et al. Radiation-induced head and neck tumors. Lancet 1974; 1: 277-279.
93 Moon WK, Han MH, Chang KH, et al. CT and MR imaging of head and neck tuberculosis. Radiographics 1997; 17: 391-402.
94 Morita T, Fujiki N, Shiomi Y, Kurata K, Oda N. Atlantoaxial subluxation in an adult secondary to retropharyngeal abscess. Auris Nasus Larynx 2001; 28(2): 177-179.
95 Morse MA, Bossen E, D'Amico TA, Williamson W, Johnson R. Myxoid liposarcoma of the supraclavicular fossa. Chest 2000; 117(5): 1518-1520.
96 Mukherji SK, Fatterpekar G, Castillo M, Stone JA, Chung CJ. Imaging of congenital anomalies of the branchial apparatus. Neuroimaging Clin North Am 2000; 10(1): 75-93.
97 Mulliken JB, Glowacki J (1982) Hemangiomas and vascular malformations in infants and children: a classification based on endothelial characteristics. Plast Reconstr Surg 69: 412-420.
98 Munoz A, Castillo M, Melchor MA, Gutierrez R. Acute neck infections: prospective comparison between CT and MRI in 47 patients. J Comput Assist Tomogr 2001; 25(5): 733-741.
99 Nathan AR, Raines KR, Lee YM, et al. Fine-needle aspiration biopsy of cold thyroid nodules. Cancer 1988; 62: 1337-1342.
100 Newland JR, Linke RP, Kleinsasser O, Lennert K. Lymph node enlargement due to amyloid. Virchows Arch A Pathol Anat Histopathol 1983; 399(2): 233-236.
101 Nicollas R, Ducroz V, Garabedian EN, Triglia JM. Fourth branchial pouch anomalies: a study of six cases and review of the literature. Int J Pediatr Otorhinolaryngol 1998; 44(1): 5-10.
102 Nusbaum AO, Som PM, Rothschild MA, Shugar JM. Recurrence of a deep neck infection: a clinical indication of an underlying congenital lesion. Arch Otolaryngol Head Neck Surg 1999; 125(12): 1379-1382.
103 Otte T, Kleinsasser O. Liposarcoma of the head and neck. Arch Otorhinolaryngol 1981; 232(3): 285-291.
104 Parsons JT. The effect of radiation on normal tissues of the head and neck. In: Million RR, Cassisi NJ, eds. Management of Head and Neck Cancer. A Multidisciplinary Approach, 2d ed. Philadelphia: J.B. Lippincott; 1994: 245-289.
105 Pappo AS, Meza JL, Donaldson SS, Wharam MD, Wiener ES, Qualman SJ, Maurer HM, Crist WM. Treatment of localized nonorbital, nonparameningeal head and neck rhabdomyosarcoma: lessons learned from intergroup rhabdomyosarcoma studies III and IV. J Clin Oncol 2003; 21(4): 638-645.
106 Patel SR. Radiation-induced sarcoma. Curr Treat Options Oncol 2000; 1(3): 258-261.
107 Perez-Cruet MJ, Burke JM, Weber R, DeMonte F. Aggressive fibromatosis involving the cranial base in children. Neurosurgery 1998; 43(5): 1096-1102.
108 Petti G, Kirk G. Parathyroid imaging. Otolaryngol Clin North Am 1996; 29: 681-691.
109 Piccolo R, Passanisi M, Chiaramonte I, Tropea R, Mancuso P. Cervical spinal epidural abscesses. A report on five cases. J Neurosurg Sci 1999; 43(1): 63-67.
110 Piedbois P, Becquemin JP, Blanc I, Mazeron JJ, Lange F, Melliere D, Le Bourggeois JP. Arterial occlusive disease after radiotherapy: a report of fourteen cases. Radiat Oncol 1990; 17: 133-140.
111 Popperl G, Lang S, Dagdelen O, et al. Correlation of FDG-PET and MRI/CT with histopathology in primary diagnosis, lymph node staging and diagnosis of recurrency of head and neck cancer. Rofo Fortschr 2002; 174: 714-720.
112 Price DC. Radioisotopic evaluation of the thyroid and parathyroids. Radiol Clin North Am 1993; 31: 991-1015.
113 Rai AT, Nguyen TP, Hogg JP, Gabriele FJ. Aggressive fibromatosis of the neck in a patient with Gardner's syndrome. Neuroradiology 2001; 43(8): 650-652.
114 Reed JM, Anaid VK. Odontogenic cervical necrotizing fasciitis with intrathoracic extension. Otolaryngol Head Neck Surg 1992; 107(4): 596-600.
115 Reede DL, Whelan MA, Bergeron RT. Computed Tomography of the infrahyoid neck. Radiology 1982; 145: 397-402.
116 Robson CD, Hazra R, Barnes PD, Robertson RL, Jones D, Husson RN. Nontuberculous mycobacterial infection of the head and neck in immunocompetent children: CT and MR findings. AJNR 1999; 20(10): 1829-1835.
117 Rojeski MT, Gharib H. Nodular thyroid disease: evaluation and management. N Engl J Med 1985; 313: 481-486.
118 Sakai O, Curtin HD, Romo LV, Som PM. Lymph node pathology. Benign proliferative, lymphoma, and metastatic disease. Radiol Clin North Am 2000; 38(5): 979-998.
119 Schmidt G. Schilddrüse. In: Sonographische Differentialdiagnose. Stuttgart: Georg Thieme Verlag; 2002: 431-462.
120 Schwaegerle SM, Bauer TM, Esselstyn C. Riedel's thyroiditis. J Clin Pathol 1988; 90: 515-522.
121 Shimazaki T, Yoshida Y, Umeno H, Nomura Y, Nakashima T. Two cases of piriform sinus fistula which required a long time for diagnosis. Auris Nasus Larynx 1999; 26(4): 501-507.
122 Sigal R. Infrahyoid neck. Radiol Clin North Am 1998; 36(5): 781-799.
123 Sigal R. Post-therapeutic imaging of upper aerodigestive tract tumors. Semin Roentgenol 2000; 35(1): 101-110.
124 Sigal R, Vogl T, Casselman J, et al. Lymph node metastases from head and neck squamous cell carcinoma: MR imaging with ultrasmall superparamagnetic iron oxide particles (Sinerem MR)—results of a phase-III multicenter clinical trial. Eur Radiol 2002; 12(5): 1104-1113.

125 Silverberg GD, Britt RH, Goffinet DR. Radiation-induced carotid artery disease. Cancer 1978; 41: 130–137.
126 Snow GB, Annyas M, Van Slooten EA, et al. Prognostic factors of neck node metastasis. Clin Otolaryngol 1982; 7: 185–192.
127 Smith ME, Fisher C, Weiss SW. Pleomorphic hyalinizing angiectatic tumor of soft parts. A low-grade neoplasm resembling neurilemoma. Am J Surg Pathol 1996; 20: 21–29.
128 Som PM. Update on imaging metastatic cervical lymph nodes: Criteria and differential diagnosis. AJR 1992; 158: 961–969.
129 Som PM, Biller H. Kimura disease involving parotid gland and cervical lymph nodes. CT and MR findings. J Comput Assist Tomogr 1992; 16: 320–322.
130 Som PM, Brandwein M, Lidov M, et al. The varied presentations of papillary thyroid carcinoma cervical nodal disease: CT and MR findings. AJNR 1994; 15: 1123–1128.
131 Som PM, Curtin HD, Mancuso AA. An imaging-based classification for the cervical nodes designated as an adjunct to clinically based nodal classifications. Arch Otolaryngol Head and Neck Surg 1999; 125: 388–396.
132 Som PM, Curtin HD, Mancuso AA. Imaging-based nodal classification for evaluation of neck metastatic adenopathy. AJR 2000; 174(3): 837–844.
133 Stamenkovic I, Lew D. Early recognition of potentially fatal necrotizing fasciitis. N Engl J Med 1984; 310: 1689–1693.
134 Steinkamp HJ, Hosten N, Richter C, et al. Enlarged cervical lymph nodes at helical CT. Radiology 1994; 191: 795–798.
135 Stevens DL. Invasive group A streptococcal infections: the past, present and future. Pediatr Infect Dis J 1994; 13: 561–566.
136 Stevens SK, Chang JM, Clark OH, et al. Detection of abnormal parathyroid glands in postoperative patients with recurrent hyperparathyroidism. Sensitivity of MR imaging. AJR 1993; 160: 607–612.
137 Stone ME, Walner DL, Koch BL, Egelhoff JC, Myer CM.Correlation between computed tomography and surgical findings in retropharyngeal inflammatory processes in children. Int J Pediatr Otorhinolaryngol 1999; 49(2): 121–125.
138 Strauss HR, Tilghman DM, Hankins J. Ludwig's angina, empyema, pulmonary infiltration and pericarditis secondary to extraction of a tooth. J Oral Surg 1980; 38: 223–229.
139 Takes R, Knegt P, Mani J, et al. Regional metastases in head and neck squamous cell carcinoma: revised value of US with US-guided FNAB. Radiology 1996;198: 819–823.
140 Takoudes TG, Haddad J Jr. Retropharyngeal abscess and Epstein-Barr virus infection in children. Ann Otol Rhinol Laryngol 1998; 107(12): 1072–1075
141 Told NW. Common congenital anomalies of the neck. Surg Clin North Am 1993; 73: 599–604.
142 Tomura N, Watanabe O, Hirano Y, Kato K, Takahashi S, Watarai J. MR imaging of recurrent head and neck tumours following flap reconstructive surgery. Clin Radiol 2002; 57(2): 109–113.
143 Tovi F, Fliss DM, Zirkim HJ. Necrotizing soft-tissue infections in the head and neck: a clinicopathologic study. Laryngoscope 1991; 101: 619–625.
144 Urquhart A, Berg R. Hodgkin's and non-Hodgkin's lymphoma of the head and neck. Laryngoscope 2001; 111: 1565–1569.
145 Urquhart AC, Hutchins LG, Berg RL. Distinguishing non-Hodgkin lymphoma from squamous cell carcinoma tumors of the head and neck by computed tomography parameters. Laryngoscope 2002; 112: 1079–1083.
146 Van den Brekel MWM. Lymph node metastases: CT and MRI. Eur J Radiol 2000; 33: 230–238.
147 Van den Brekel MWM, Castelijns JA, Snow GB. Imaging of cervical lymphadenopathy. Neuroimaging Clin North Am 1996; 6: 417–434.
148 Van den Brekel MWM, Castelijns JA, Stel HV, et al. Detection and characterization of metastatic cervical adenopathy by MR imaging: Comparison of different MR techniques. J Comput Assist Tomogr 1990; 14: 581–589.
149 Van den Brekel MWM, Stel HV, Castelijns JA, et al. Cervical lymph node metastasis: Assessment of radiologic criteria. Radiology 1990; 177; 379–384.
150 Wanebo JE, Malik JM, VandenBerg SR, Wanebo HJ, Driesen N, Persing JA. Malignant peripheral nerve sheath tumors. A clinicopathologic study of 28 cases. Cancer 1993; 71(4): 1247–1253.
151 Weber AL, Montandon C, Robson CD. Neurogenic tumors of the neck. Radiol Clin North Am 2000; 38: 1077–1090.
152 Welzel C, Gajda M, Jamali Y, Schrom T, Berghaus A, Holzhausen HJ. Adult multilocular rhabdomyoma as etiology of a space-occupying lesion in the area of the neck. HNO 2001; 49(7): 553–556.
153 Wetmore RF, Mahboubi S, Soyupak SK. Computed tomography in the evaluation of pediatric neck infections. Otolaryngol Head Neck Surg 1998; 119(6): 624–627.
154 Wills PI, Vernon RP. Complications of neck space infections of the head and neck. Laryngoscope 1981; 91: 1129–1136.
155 Yousem DM, Hatabu H, Hurst RW, et al. Carotid artery invasion by head and neck masses: Prediction with MR imaging. Radiology 1995; 195: 715–720.
156 Yousem DM, Som PM, Hackney DB et al. Central nodal necrosis and extracapsular neoplastic spread in cervical lymph nodes: MR imaging versus CT. Radiology 1992; 182: 753–759.
157 Zadvinskis DP (1992) Congenital malformations of the cervicothoracic lymphatic system: embryology and pathogenesis. Radiographics 12: 1175–1189.
158 Zbären P, Becker M. Schwannoma of the brachial plexus. Ann Otol Rhinol Laryngol 1996; 105: 748–750.
159 Zbären P, Lang H, Becker M. Rare benign neoplasms of the larynx: rhabdomyoma and lipoma. ORL J Otorhinolaryngol Relat Spec 1995: 57: 351–355.
160 Zeidler R, Lang S, Rasp G. Giant Madelung's disease. Report of a case and review of the literature. HNO 2002; 50(12): 1075–1078.

索引

C

F

G

H

J

K

L

M

P

Q

R

S

T

W

Y

Z